U0279154

胸 部 影 像 学
（第 2 版）

Müller's Imaging of the Chest
（2nd Edition）

主　编　Christopher M. Walker
　　　　Jonathan H. Chung
副主编　Stephen B. Hobbs
　　　　Brent P. Little
　　　　Carol C. Wu
主　译　史景云　孙鹏飞　高　丰

上海科学技术出版社

图书在版编目（CIP）数据

胸部影像学 / （美）克里斯托弗·M.沃克
(Christopher M. Walker)，（美）乔纳森·H.钟
(Jonathan H. Chung) 主编；史景云，孙鹏飞，高丰主
译. -- 2版. -- 上海：上海科学技术出版社，2024.4
（影像学大师系列）
书名原文：Muller's Imaging of the Chest (2nd
Edition)
ISBN 978-7-5478-6367-1

Ⅰ. ①胸… Ⅱ. ①克… ②乔… ③史… ④孙… ⑤高
… Ⅲ. ①胸腔疾病－影像诊断 Ⅳ. ①R560.4

中国国家版本馆CIP数据核字(2023)第198707号

上海市版权局著作权合同登记号　图字：09 - 2019 - 255 号

胸部影像学（第 2 版）
主　编　Christopher M. Walker
　　　　Jonathan H. Chung
主　译　史景云　孙鹏飞　高　丰

上海世纪出版(集团)有限公司 出版、发行
上海科学技术出版社
（上海市闵行区号景路 159 弄 A 座 9F-10F）
邮政编码 201101　　www.sstp.cn
浙江新华印刷技术有限公司印刷
开本 889×1194　1/16　印张 66.5　插页 36
字数：1610 千字
2015 年 1 月第 1 版
2024 年 4 月第 2 版　2024 年 4 月第 1 次印刷
ISBN 978 - 7 - 5478 - 6367 - 1/R·2862
定价：498.00 元

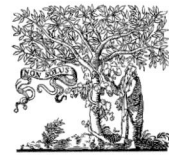

Elsevier (Singapore) Pte Ltd.

3 Killiney Road,

♯08 - 01 Winsland House I,

Singapore 239519

Tel: (65) 6349 - 0200; Fax: (65) 6733 - 1817

Müller's Imaging of the Chest, 2nd Edition

Copyright © 2019 Elsevier, Inc. All rights reserved.

Previous editions copyrighted 2008 by Saunders, an imprint of Elsevier Inc.

ISBN - 13: 978 - 0 - 323 - 46225 - 9

This translation of Müller's Imaging of the Chest, 2nd Edition by Christopher M. Walker and Jonathan H. Chung was undertaken by Shanghai Scientific & Technical Publishers and is published by arrangement with Elsevier (Singapore) Pte Ltd.

Müller's Imaging of the Chest, 2nd Edition by Christopher M. Walker and Jonathan H. Chung 由上海科学技术出版社有限公司进行翻译,并根据上海科学技术出版社有限公司与爱思唯尔(新加坡)私人有限公司的协议约定出版。

《胸部影像学》(第2版)(史景云　孙鹏飞　高　丰　译)

ISBN: 978 - 7 - 5478 - 6367 - 1

影像学大师系列

《胸部影像学》（第2版）
《腹部影像学》（第2版）
《肌肉骨骼影像学》
《产科影像学：胎儿诊断与监护》

- 爱思唯尔公司出版的经典影像学专著——"影像学大师系列"（Expert Radiology Series）。
- 国际顶尖的影像学专家共同编写，代表着该领域的顶尖水平。
- 以表格的形式总结了各种疾病的典型表现特点和医生须知关键点。
- 编写理念先进，侧重于疾病的影像学征象分析、鉴别诊断和诊断流程的制订，注重影像分析思维训练。

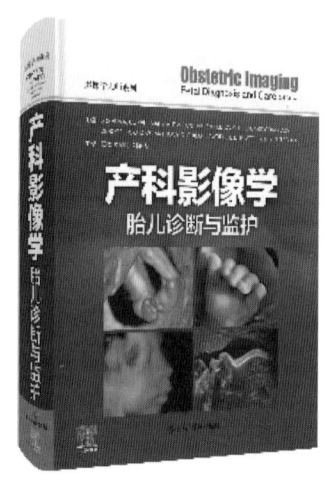

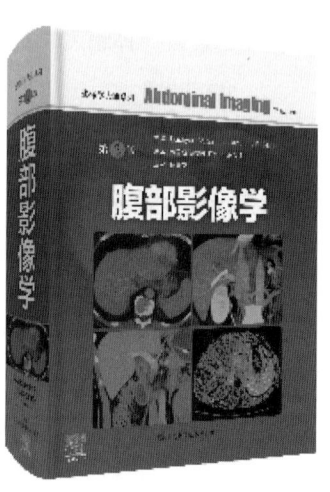

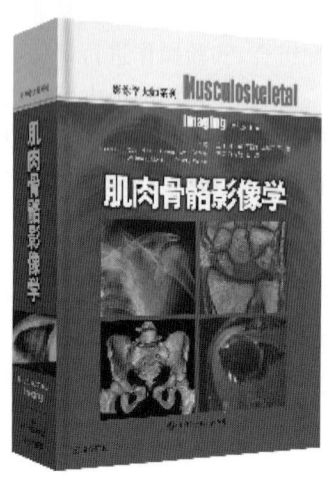

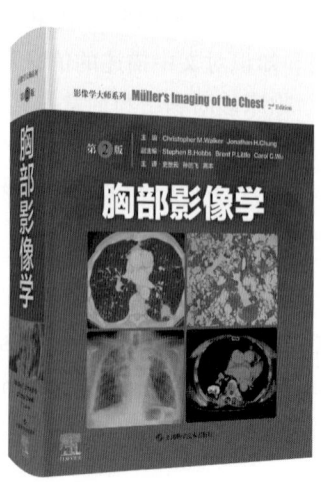

Eunhee,感谢你的不断支持和鼓励,让我完成了这个项目,是你让我成为一个更优秀的人。

Elsie,谢谢你一直爱我,让我感受到生活中那些最重要的部分。

Lillian,谢谢你总是让我开怀大笑,并能给予爸爸大大的拥抱。

CMW

致我的父母,Kyu Youl 和 Bok Hee:谢谢你们不断鼓励我的好奇心。

致我的女儿,Alexandra:谢谢你总是一看到我回家就非常兴奋,这是唯一让我觉得自己像个摇滚明星的时刻。

致我的爱妻,Aimee-Sue:谢谢你成为我们家庭的支柱,你不断的支持和爱总是鼓舞着我。

JHC

内容提要

  《胸部影像学》是爱思唯尔公司出版的"Expert Radiology Series"之一,由国际顶尖影像学专家共同编写,代表了该领域的顶尖水平。第2版《胸部影像学》在第1版的基础上,对编排进行改进,对内容进行了精简、更新,现全书共79章,内容包括各种胸部疾病的X线、CT、MRI、PET-CT及超声等影像学表现,以及影像相关的病理和临床表现的小结,并且以表格的形式总结了各种胸部疾病的典型表现。

  《胸部影像学》第2版内容全面,侧重于疾病的影像学征象分析和鉴别诊断,同时兼顾临床和病理医生,提供了大量图片及相关要点。本书适合放射科医生、病理科医生、临床医生及医学生阅读,帮助读者迅速地了解胸部疾病的各种特征,提高医生对各种胸部疾病的影像、病理和临床表现的认识,从而提升诊断水平。

译者名单

主　译　史景云　同济大学附属上海市肺科医院
　　　　孙鹏飞　兰州大学第二医院
　　　　高　丰　复旦大学附属华东医院

副主译　叶晓丹　复旦大学附属中山医院
　　　　王　琳　上海市公共卫生临床中心
　　　　白亮彩　兰州大学第二医院
　　　　赵永东　武警甘肃省总队医院

译　者　（按姓氏汉语拼音排序）
　　　　曹敬雪　同济大学附属上海市肺科医院
　　　　曹云太　青海大学附属医院
　　　　陈爱萍　南京医科大学第一附属医院
　　　　戴　洁　同济大学附属上海市肺科医院
　　　　戴　琦　中国科学院大学宁波华美医院（宁波市第二医院）
　　　　董永兴　青海省人民医院
　　　　黄玲莉　重庆市南川区人民医院
　　　　姜　蓉　同济大学附属上海市肺科医院
　　　　蒋　健　兰州大学第二医院
　　　　罗祠君　同济大学附属上海市肺科医院
　　　　闵现华　兰州大学第二医院
　　　　孙　秋　兰州大学第二医院
　　　　王　岚　同济大学附属上海市肺科医院
　　　　王建花　甘肃省武威肿瘤医院（武威医学科学研究院）
　　　　王升平　复旦大学附属肿瘤医院
　　　　杨勇旭　淮安市第五人民医院
　　　　袁　正　上海交通大学医学院附属第九人民医院
　　　　岳军艳　新乡医学院第一附属医院
　　　　张　婧　遵义医科大学第五附属（珠海）医院
　　　　张　苑　同济大学附属上海市肺科医院
　　　　张春雨　甘肃卫生职业学院
　　　　张国晋　四川省医学科学院·四川省人民医院
　　　　张文娟　兰州大学第二医院

张晓莹　同济大学附属第十人民医院
赵　龙　同济大学附属上海市肺科医院
赵萌萌　同济大学附属上海市肺科医院
郑生喜　张掖市第二人民医院

编者名单

主编

CHRISTOPHER M. WALKER, MD
Associate Professor of Radiology
University of Kansas Medical Center
Kansas City，Kansas

JONATHAN H. CHUNG, MD
Associate Professor
Section Chief of Thoracic Radiology
Interim Vice Chair for Quality
Department of Radiology
The University of Chicago Medicine
Chicago，Illinois

副主编

STEPHEN B. HOBBS, MD
Assistant Professor
Department of Radiology and Medicine
University of Kentucky
Lexington，Kentucky

BRENT P. LITTLE, MD
Division of Thoracic Imaging
Department of Radiology

Massachusetts General Hospital
Boston，Massachusetts

CAROL C. WU, MD
Associate Professor
Department of Diagnostic Radiology
The University of Texas MD Anderson Cancer Center
Houston，Texas

编者

Kiran Batra, MD
Assistant Professor
Department of Radiology
UT Southwestern Medical Center
Dallas, Texas

Matthew Bentz, MD
Assistant Professor
Department of Diagnostic Radiology
Oregon Health and Science University
Portland，Oregon

Marcelo F. Benveniste, MD
Associate Professor
Department of Diagnostic Radiology
Thoracic Section
The University of Texas MD Anderson Cancer Center
Houston, Texas

Anupama Brixey, MD
Department of Diagnostic Radiology
Oregon Health and Science University
Portland，Oregon

Juliana Bueno, MD
Assistant Professor of Radiology
Department of Radiology and Medical Imaging
University of Virginia
Charlottesville, Virginia

Suzanne C. Byrne, MD, FRCPC
Clinical Assistant Professor of Radiology
Department of Radiology
Memorial University
St. John's, Newfoundland, Canada

Brett W. Carter, MD
Associate Professor
Department of Diagnostic Radiology
The University of Texas MD Anderson Cancer Center
Houston, Texas

Jonathan H. Chung, MD
Associate Professor
Section Chief of Thoracic Radiology
Interim Vice Chair for Quality
Department of Radiology
The University of Chicago Medicine
Chicago, Illinois

Patricia M. de Groot, MD
Associate Professor
Department of Diagnostic Radiology
The University of Texas MD Anderson Cancer Center
Houston, Texas

Stephane L. Desouches, DO
Assistant Professor of Radiology
Medical College of Wisconsin
Milwaukee, Wisconsin

Robert M. DeWitt, MD, Major, USAF MC
Assistant Professor of Radiology
Uniformed Services University of the Health Sciences
Bethesda, Maryland
Landstuhl Regional Medical Center
Landstuhl, Germany

Jeremy J. Erasmus, MD
Professor
Department of Diagnostic Radiology
The University of Texas MD Anderson Cancer Center
Houston, Texas

Stephen K. Frankel, MD
Chief Medical Officer
Professor of Medicine
Division of Pulmonary, Critical Care, and Sleep Medicine
Department of Medicine
National Jewish Health
Denver, Colorado

Tomás Franquet, MD
Chief, Section of Thoracic Imaging

Department of Radiology
Hospital de Sant Pau
Barcelona, Spain

Cristina S. Fuss, MD
Associate Professor
Department of Diagnostic Radiology
Oregon Health and Science University
Portland, Oregon

Sherief Garrana, MD
Resident Physician
Department of Thoracic Radiology
University of Missouri-Kansas City/Saint Luke's Hospital
of Kansas City
Kansas City, Missouri

Matthew D. Gilman, MD
Division of Thoracic Imaging and Intervention
Massachusetts General Hospital
Boston, Massachusetts

J. David Godwin, MD
Professor of Radiology
Department of Radiology
University of Washington
Seattle, Washington

Daniel R. Gomez, MD
Associate Professor
Department of Radiation Oncology
The University of Texas MD Anderson Cancer Center
Houston, Texas

Ashish Gupta, MD
Assistant Professor
Department of Medical Imaging
University of Ottawa
Ottawa, Ontario, Canada

Vedant Gupta, MD
Assistant Professor of Medicine
University of Kentucky College of Medicine
Lexington, Kentucky

Thomas E. Hartman, MD
Professor
Department of Radiology
Mayo Clinic
Rochester, Minnesota

Stephen B. Hobbs, MD
Assistant Professor
Department of Radiology and Medicine
University of Kentucky
Lexington, Kentucky

Yeon Joo Jeong, MD
Department of Radiology
Pusan National University Hospital
Pusan National University School of Medicine

Busan, Republic of Korea

Michael A. Kadoch, MD
Assistant Professor of Clinical Radiology
Department of Radiology
University of California-Davis
Sacramento, California

Jeffrey S. Klein, MD
A. Bradley Soule and John P. Tampas Green and Gold
  Professor of Radiology
Department of Radiology
University of Vermont College of Medicine
Burlington, Vermont

Sarah T. Kurian, MD
Department of Radiology
University of Missouri-Kansas City
Kansas City, Missouri

Kyung Soo Lee, MD
Department of Radiology
Samsung Medical Center
Sungkyunkwan University School of Medicine
Seoul, Republic of Korea

John P. Lichtenberger, MD
Associate Professor of Radiology
Uniformed Services University of the Health Sciences
Bethesda, Maryland

Rebecca M. Lindell, MD
Assistant Professor
Department of Radiology
Mayo Clinic
Rochester, Minnesota

Brent P. Little, MD
Division of Thoracic Imaging
Department of Radiology
Massachusetts General Hospital
Boston, Massachusetts

Jaume Llauger, MD
Chief, Section of Musculoskeletal Imaging
Department of Radiology
Hospital de la Santa Creu i Sant Pau
Universitat Autònoma de Barcelona
Barcelona, Spain

Andrea L. Magee, MD
Resident Radiologist
Department of Radiology
The University of Chicago
Chicago, Illinois

Victorine V. Muse, MD
Assistant Professor of Radiology
Harvard Medical School
Massachusetts General Hospital

Boston, Massachusetts

Justin M. Oldham, MD, MS
Assistant Professor
Department of Internal Medicine
Division of Pulmonary, Critical Care, and Sleep Medicine
University of California-Davis
Sacramento, California

Melissa Price, MD
Instructor in Radiology
Division of Thoracic Imaging and Intervention
Massachusetts General Hospital
Boston, Massachusetts

Steven L. Primack, MD
Professor and Vice Chair
Department of Diagnostic Radiology
Oregon Health and Science University
Portland, Oregon

Bradley S. Sabloff, MD
Professor
Department of Diagnostic Radiology
The University of Texas MD Anderson Cancer Center
Houston, Texas

Jean M. Seely, MDCM, FCRPC
Associate Professor
University of Ottawa
Head of Breast Imaging Section
Department of Medical Imaging
The Ottawa Hospital
Clinician Investigator
Ottawa Hospital Research Institute
Ottawa, Ontario, Canada

Phillip A. Setran, MD
Radiology Resident
Department of Diagnostic Radiology
Oregon Health and Science University
Portland, Oregon

Girish S. Shroff, MD
Associate Professor
Department of Diagnostic Radiology
The University of Texas MD Anderson Cancer Center
Houston, Texas

Justin T. Stowell, MD
Resident
Department of Radiology
University of Missouri-Kansas City
Kansas City, Missouri

Nicola Sverzellati, MD, PhD
Professor of Radiology
Department of Medicine and Surgery
University of Parma
Parma, Italy

Mylene T. Truong, MD
Professor
Department of Diagnostic Radiology
The University of Texas MD Anderson Cancer Center
Houston, Texas

Emily B. Tsai, MD
Department of Radiology
Stanford University
Stanford, California

Chitra Viswanathan, MD
Professor
Department of Diagnostic Radiology
Division of Diagnostic Imaging
The University of Texas MD Anderson Cancer Center
Houston, Texas

Christopher M. Walker, MD
Associate Professor of Radiology
University of Kansas Medical Center
Kansas City, Kansas

Charles S. White, MD
Professor
Department of Diagnostic Radiology
University of Maryland
Baltimore, Maryland

Carol C. Wu, MD
Associate Professor
Department of Diagnostic Radiology
The University of Texas MD Anderson Cancer Center
Houston, Texas

译者前言

《胸部影像学》作为爱思唯尔公司出版的最经典的影像学专著之一,将各种胸部疾病的临床、病理和影像内容相融合,从基础到临床,进行了全面系统地解读。自第 1 版出版以来,受到了放射科医生、呼吸科医生、胸外科医生和其他相关科室医生,包括基层医生和进修医生的欢迎,在学界产生了良好的反响。

第 2 版《胸部影像学》在第 1 版的基础上,再次由国际顶级胸部影像专家共同编写而成。这些专家对第 1 版内容进行了更新与修正,使之反映近年来影像学的最新研究进展,并对一些内容进行了调整,从而更全面、更专业地阐述胸部影像学领域的相关内容。全书分为 16 部分,共 79 章,对各种胸部疾病进行了全面的阐述,包括病因、流行病学、发病机制、临床表现、病理表现和影像学表现,并以图表的形式对其临床和影像学要点进行了归纳总结,同时也优化了临床医生选择影像学检查的流程。本书将影像、临床和病理等各领域内容进行了提炼,重点突出了各种疾病影像表现的特点,并将其与临床和病理学表现进行了关联,有助于影像、临床和病理多学科共同诊治疾病,这增加了本书的可读性,突出了实用性。

本书适用于从事影像学专业工作 5 年以上的各级影像科医生、研究生学习与阅读,也适用于呼吸科医生、胸外科医生、心血管内科医生、全科医生、重症医学科医生以及研究生阅读。

由于原书成书时间的原因,本书的某些内容相对于目前临床工作的实际可能有些滞后,但绝大多数内容可满足临床需求。由于我们水平有限,难免在翻译和审校的过程中出现纰漏,恳请各位读者不吝赐教,以便译者不断改进与提高。

史景云　孙鹏飞　高丰

2023 年 6 月 2 日于上海

序　言

第 2 版《胸部影像学》旨在提供简洁、先进的胸部影像学精要。我们感谢 Christopher Walker 博士和 Jonathan Chung 博士作为主编,为达成这一目标所做出的重大贡献。同时,他们与卓越的国际知名胸部放射科医生团队也进行了良好的合作,这些放射科医生撰写了其专业领域的相应章节。第 2 版包括了肺部疾病的临床、放射学和病理学表现的最新回顾,同时为更好地说明最新的技术进展,新增了数百幅图片。

与日常临床工作一样,本书侧重于介绍胸部 X 线摄影和 CT。然而,在临床工作中还需要了解磁共振成像,在适当的情况下,也需要掌握核素显像、正电子发射断层显像(PET)、PET-CT 和超声检查的适应证和特征性表现。本书还对临床表现和病理表现进行了总结,临床病史有助于准确诊断和鉴别诊断,而了解病理表现可更好地理解影像学图像上所观察到的疾病模式。

作为编者,我们为第 1 版的成功出版感到高兴,并且非常感谢为其做出贡献的众多作者。然而,自 2008 年本书第 1 版出版以来,胸部影像学出现了许多重大改变和新进展,因此本书需要进行重大修订和更新。我们选择将修订版交给一支年轻的编写团队,他们具有规划、组织和完成这一重要任务所需的才能、精力和奉献精神。我们很高兴看到他们设法提高了本书的质量,并相信本书将对放射科住院医师、胸部放射学进修生、呼吸内科医生、胸外科医生和对胸部影像感兴趣的放射科医生有帮助。

Nestor L. Müller
C. Isabela Silva Müller

前　言

作为第 2 版《胸部影像学》的主编,我们既高兴又不安。我们感谢之前的主编 Drs. Nestor Müller 和 Isabela Silva,以及他们的助理主编 Drs. David Hansell、Kyung Soo Lee 和 Martin Rémy-Jardin,感谢他们为出版本书第 1 版所做出的卓越贡献,感谢他们建立了一支优秀的胸部放射科医生团队。

《胸部影像学》第 1 版的内容权威、全面,使其成为胸部影像学的权威著作。当我们有机会编写本书时,最初我们有些犹豫,因为第 1 版很难延续。然而,有机会参与本书的修订,这对于我们来说难以拒绝。值得庆幸的是,我们的夫人都敦促我们承担这个项目,以免将来后悔。鉴于需要更新和编写由以前的国际顶级胸部放射科医生团队所编写的权威内容,我们知道,要完成这一艰巨任务,我们需要帮助。我们的副主编 Drs. Stephen Hobbs、Brent Little 和 Carol Wu,以其卓越的临床培训、独特的临床背景及互补的临床知识和学术兴趣,给予了我们帮助。

胸部 X 线摄影仍然是全世界最常用的影像学检查。在许多患者中,高质量的 X 线胸片结合相应的临床信息,可进行准确的诊断。然而,胸部 CT 具有较高的对比分辨率,因此在许多病例中需要使用,以进行诊断。近年来,容积螺旋 CT 广泛使用,它可在任一平面重建不同层厚的图像,这使得胸部高分辨率 CT 和标准 CT 之间的界限已经模糊。胸部增强 CT 和 CT 血管造影是评估可疑恶性肿瘤、血管病变和血栓栓塞性疾病的重要工具。MRI 和 PET 是胸部影像学中重要的辅助检查,尤其在已知或疑似恶性肿瘤的病例中。尽管一些医疗机构已经使用 MRI 和 PET 来评估肺部良性疾病,但这些工作仍然仅用于研究,而不是公认的临床诊断标准。

在第 2 版中,我们全面回顾第 1 版内容,同时将本书从两卷合二为一。毋庸置疑,这很有挑战性,但我们对最终结果感到非常自豪,并希望您会同意本书已保留了基本的内容。本书的第一部分包括胸部 X 线摄影和胸部 CT 的正常表现,并详细讨论了胸部解剖。确实,熟悉正常才能发现异常。本书的第二部分侧重于胸部影像学表现,而不是诊断。这与本书读者联系最密切,因为只有了解患者异常的影像学表现才能进行诊断。最后,第三部分按照诊断或诊断分类的方法排列。

第 2 版修订的重点是肺癌筛查、肺纤维化和间质性肺疾病管理与诊断相关内容的更新;此外,还增加了 4 个章节,以更全面地阐述与胸部影像相关的主题:白血病、特发性胸膜肺弹力纤维增生症、具有自身免疫特征的间质性肺炎及非感染性肺移植和干细胞移植并发症。

如果没有同事和导师的支持,这本书不可能出版。首先,我们感谢华盛顿大学和麻省总医院的所有导师对我们心胸影像科的培养及指导;其次,感谢此领域的具体负责人 Drs. David A. Lynch 和 J. David Godwin,他们对所有事项均提供了支持和建议;最后,感谢我们的学员,他们也为本书提出了宝贵的意见和建议。

我们希望您能喜欢本书。最后,我们感谢爱思唯尔的优秀员工,包括 Robin Carter、Ann Anderson、Claire Kramer 和 Margaret Nelson 及其他工作人员,他们使这一努力成为可能。

本书面向临床放射科医生、呼吸科医生、实习医生和其他对胸部影像感兴趣的医务人员。本书对胸部疾病影像学表现提供了简洁而全面的阐述。我们希望第 2 版《胸部影像学》成为有助于胸部疾病诊治的宝贵资源，并最终改善患者的治疗。

Jonathan H. Chung, MD
Christopher M. Walker, MD

目　录

彩色插页

第 **1** 部分

正常胸部影像[*]

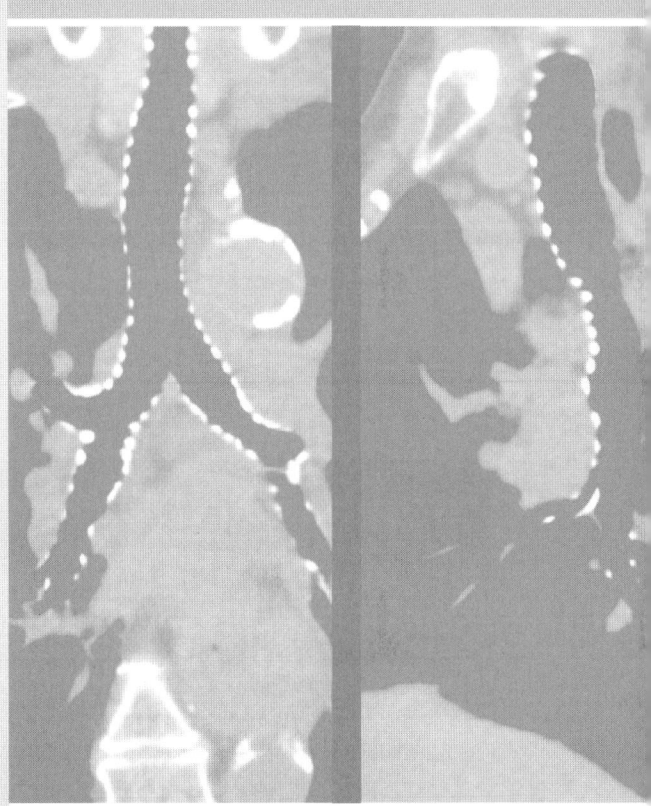

第1章

正常胸部 X 线摄影和胸部 CT

Juliana Bueno | Christopher M. Walker | Jonathan H. Chung

一、胸部 X 线摄影

(一) 技术 胸部 X 线摄影的标准体位为立位患者的正位和侧位。这样的投照方式可对胸部影像进行三维评价(图 1.1)。对于无法站立的患者,可选择直立前后位或仰卧位投照,但这样会降低图像质量。这主要是由于焦点到探测器距离缩短、心脏影像放大增多以及多数无法站立患者的屏气和深吸气能力受限。

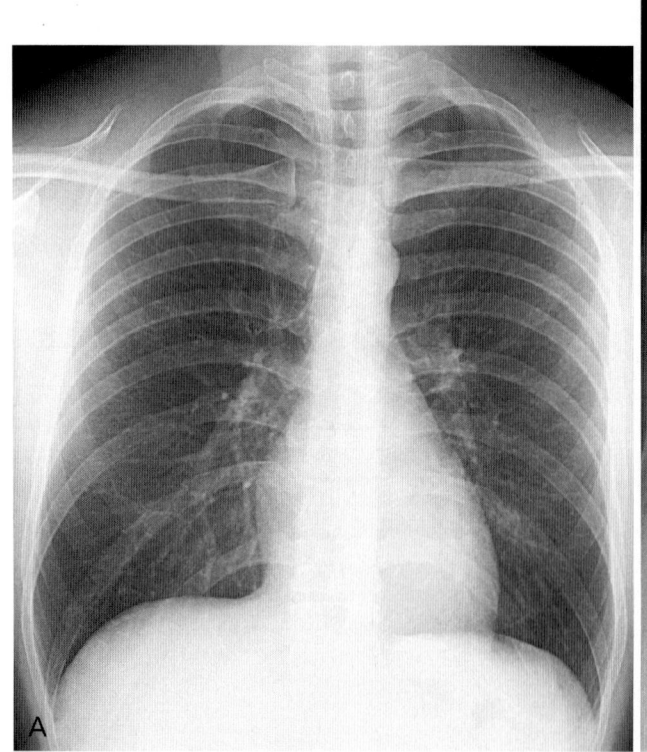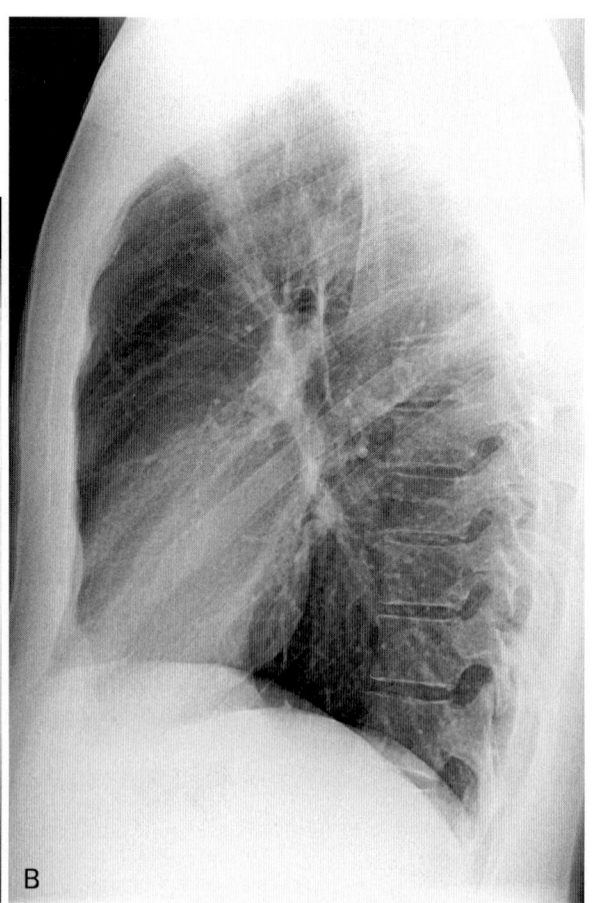

图 1.1 正常 X 线胸片。(A)后前位。(B)侧位。

＊ 编者和出版社感谢 Nestor L. Müller 博士和 C. Isabela Silva Müller 博士为本书上一版相关主题提供的材料。这是本章的基础。

1. 基本放射学技术　胸部疾病的准确诊断与胸部 X 线摄影的图像质量有极大关系,获得高质量的图像需关注多个因素。

(1) 患者体位和呼吸:理想的胸部图像应在患者深吸气的情况下拍摄,这样可避免心影扩大、纵隔轮廓放大和肺血管聚集的产生,以减少对诊断的影响。

正确的体位是将 X 线束投照在患者检查部位中央,患者身体无左右旋转,肩胛骨位于肺野外。测量双侧锁骨(胸部前部结构)的胸骨端到胸椎(胸部后部结构)棘突之间的距离可确定体位是否正确。在投照中心准确的胸片中,左、右锁骨胸骨端到胸椎棘突的距离相等(图 1.2)。美国放射学会规定:成人标准胸部 X 线摄影的球管到探测器距离至少为 72 英寸(182.9 cm),移动床旁摄影至少 40 英寸(101.6 cm)。

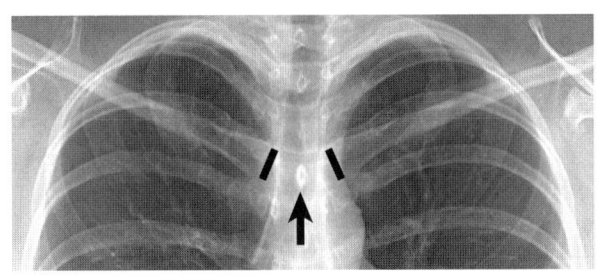

图 1.2　中心定位准确的 X 线胸片。正位 X 线片显示左、右锁骨内侧端(黑长条)与同一水平面的椎体棘突(箭)距离相等,这样显示 X 线胸片中心定位准确。

(2) 曝光条件:曝光条件良好的胸部正位 X 线摄影应使胸椎椎体和椎间盘隐约可见。这样的曝光条件可使心影后的肺纹理清晰可见。

(3) 电压:高电压(115～150 kV)可用于胸部正位和侧位 X 线摄影。高电压 X 射线易穿透纵隔结构,可缩短曝光时间,减少心影搏动伪影,并可使肺和纵隔结构轮廓清晰显示。

2. 图像采集　传统的屏幕-胶片摄影有诸多限制,因此已经被计算机 X 线摄影(CR)和数字 X 线摄影(DR)所取代。

在图像采集、传输、显示和存储方面,数字影像远远优于传统屏幕-胶片系统,因此它作为传统放射学检查的主要方法而得以广泛应用。CR 和 DR 的缺点在于:患者可能接收不必要的高辐射剂量,且由于对图像质量无影响,这些剂量也无法被检测到。数字系统的广泛应用使其可以在更广泛的曝光条件下使用,而且非常适合在曝光条件经常变换或难以控制的情况下使用,如床旁摄影。与屏幕-胶片摄影相比,CR 可保证图像质量,并可极大地降低床旁摄影的重复率。

可提供商品化的两个主要数字系统:基于光激励存储磷图像接收器的 CR 系统和基于平板 X 线探测器或探测器阵直接获取放射图像的 DR 系统。

(1) CR:CR(存储磷图像的放射摄影)可反复使用磷荧光板来记录影像,而不使用胶片。涂磷的平板被放置于特殊的盒子内,这个盒子外观与胶片盒相似。曝光时,该平板存储 X 线能量被激光束扫描后,产生可见光或红外线。可见光或红外线的强度与平板所吸收的 X 线能量相当,由此而产生的光被数字化测量和记录。

(2) DR:DR 采用平板 X 线探测器或探测器阵来直接获取数字化的放射影像,这样减少了探测器读取的过程。DR 的探测器以硒为基础,与传统的屏幕-胶片系统和光激励的磷探测器相比,它具有更高的量子效率。因此,在相同或较低的放射剂量下,它可使图像质量优于屏幕-胶片系统和现有的存储磷的探测器系统。

(二) 正常胸部解剖

1. 气道

(1) 气管和支气管:气管为中线结构,除气管分叉上方左侧光滑的主动脉压迹(图 1.3)外,气管两侧壁平行。气管全长 10～12 cm,16～20 个 C 形软骨环位于其前面和侧面,后缘为纤维肌肉形成的膜部。在年龄大于 40 岁的患者中,常可见软骨环钙化,尤其是女性,但在 X 线胸片上少见(图 1.4)。男性气管冠状面和矢状面直径的上限分别为 25 mm 和 27 mm;女性气管冠状面和矢状面直径的上限分别为 21 mm 和 23 mm。男性正常冠状面和矢状面直径的下限都为 13 mm,女性为 10 mm。

气管在气管隆突水平分为左、右主支气管,约在第 5 胸椎椎体水平。隆突角为 35°～90°(平均 61°),因其较宽的范围,测量隆突角无诊断价值。

右主支气管长约 2 cm,比左主支气管走行更陡直(图 1.3),它分为右上叶支气管和中间支气管。中间支气管自右肺上叶支气管起,继续向远端延续 3～4 cm,然后分叉成右肺中叶和右肺下叶支气管。左主支气管长约 5 cm,分为左肺上叶和左肺下叶支气管。

肺叶支气管分支为肺段支气管。在 X 线胸片上,肺段支气管只有在其末端呈环状阴影或异常增厚时才可见。X 线胸片上最常见的肺段支气管是上叶前段支气管,呈环状与相邻肺段肺动脉伴行(图 1.5)。

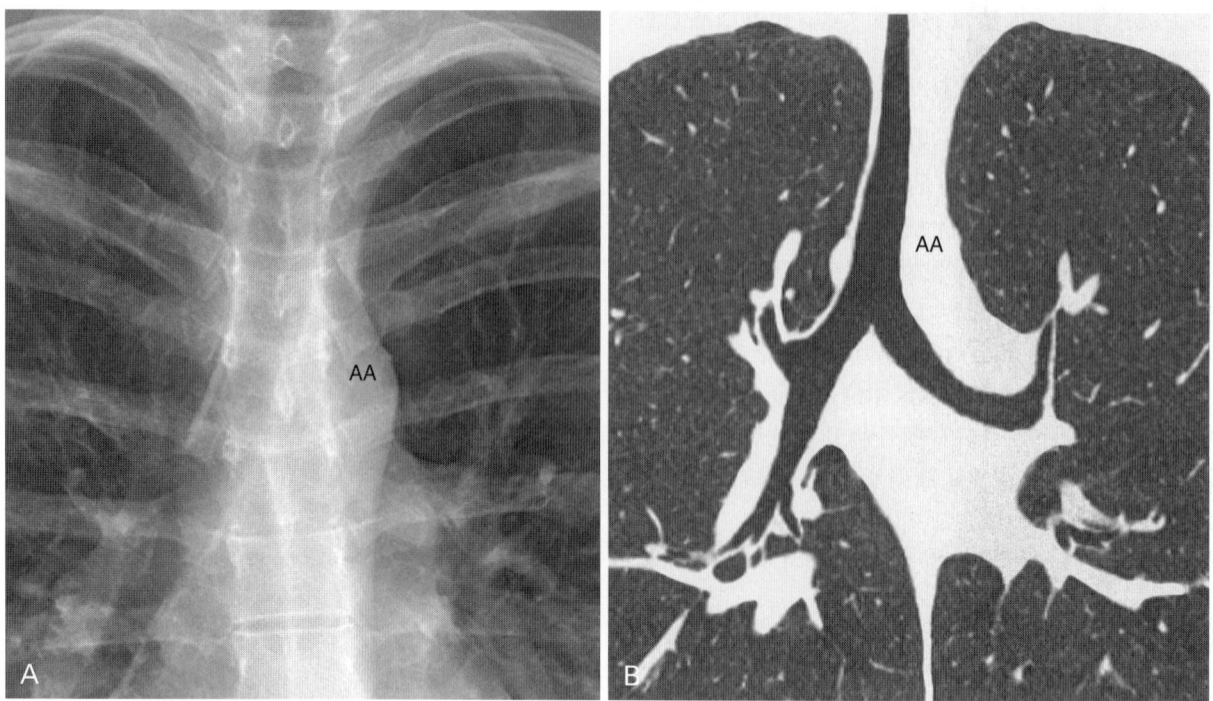

图 1.3 正常气管和主支气管。（A）正位 X 线胸片显示气管内的气柱笔直且位于中线，主动脉弓（AA）水平除外，因为其受主动脉弓压迫可略偏右。气管分为一略短的右主支气管和一较长且水平走行的左主支气管。（B）冠状面 CT 重建显示正常气管的解剖，主动脉弓水平略凹陷的气管和主支气管。气管发出右主支气管约 2 cm 后，右主支气管分出右肺上叶支气管和右侧中间段支气管。

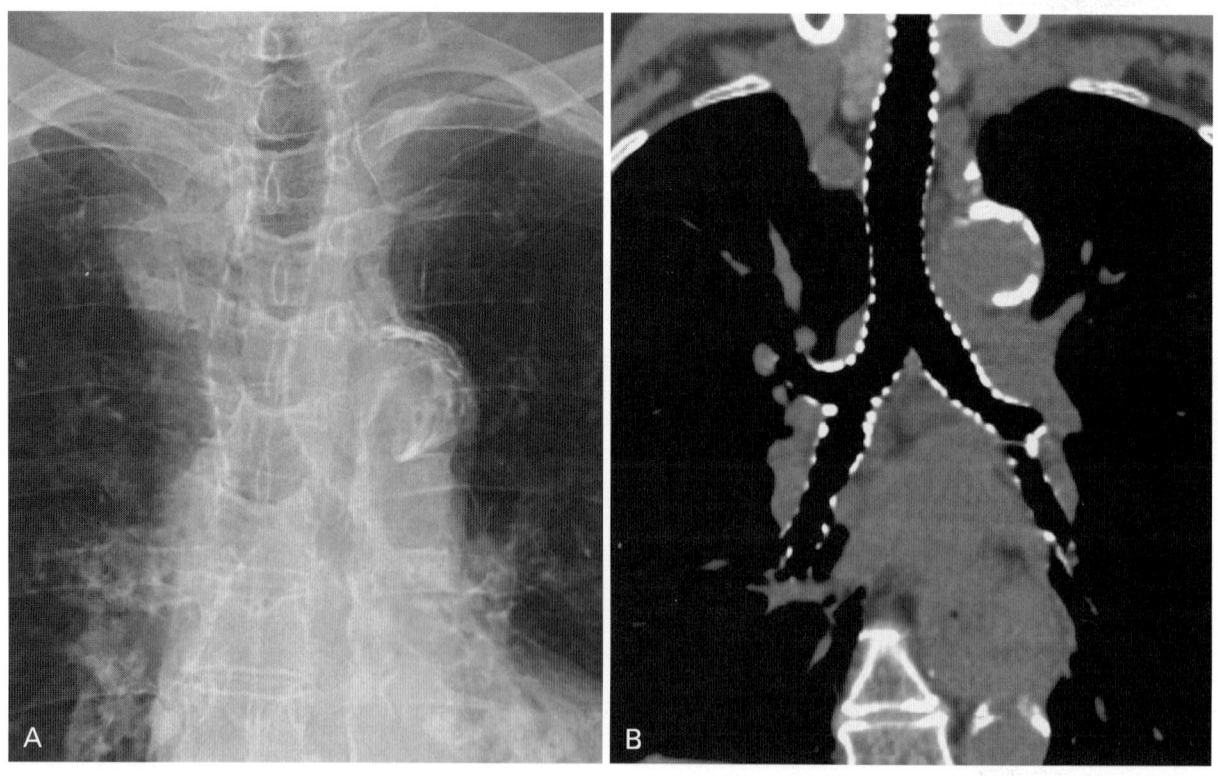

图 1.4 气管和支气管壁钙化，正位 X 线胸片放大观。（A）老年患者可见气管和支气管壁钙化。

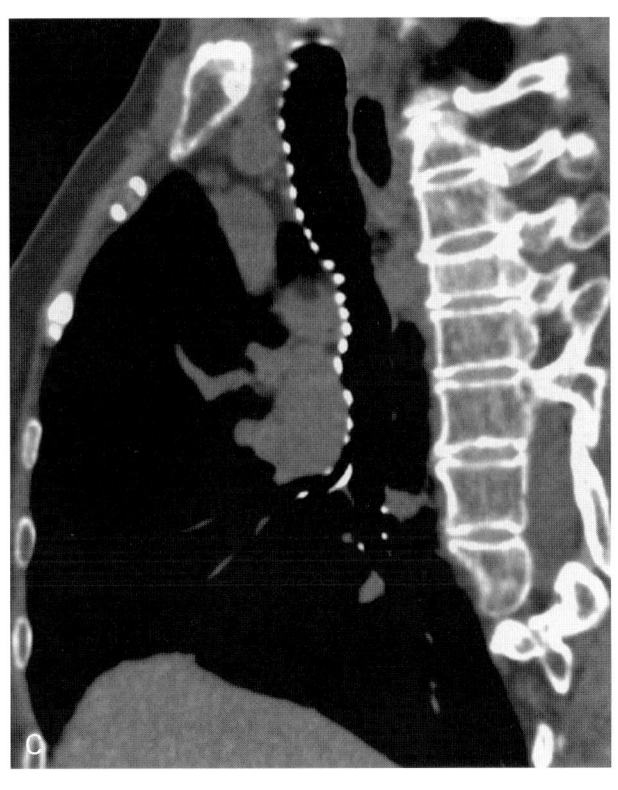

图 1.4(续) 冠状面(B)和矢状面(C)CT 重建图像可见气管和支气管钙化的范围。气道壁钙化为老年患者的正常表现。

2. 肺动脉和肺静脉循环

(1)肺动脉:肺动脉干或主肺动脉起始于肺动脉瓣,并向头侧及左侧延伸 4~5 cm,然后在心包内分叉成略短的左肺动脉和较长的右肺动脉(图 1.6)。左肺动脉延续肺动脉干到达肺门,然后呈拱形跨过左主支气管,并发出左肺上叶动脉和叶间动脉,进而发出段和亚段分支。左侧叶间动脉走行在左肺上叶支气管的后外侧。

右肺动脉在分叉前走行于升主动脉后方,在右主支气管前方分成升支(前干支)和降支(叶间支)。

测量肺动脉直径有助于肺血管疾病的评估,尽管在传统的 X 线摄影中,它仅限于测量右肺叶间动脉。右肺叶间动脉横向直径的正常上限(测量其外侧面至含气右侧叶间支气管外壁的距离)男性为 16 mm,女性为 15 mm(图 1.7)。叶间肺动脉的扩张可由肺动脉压力增加(如肺动脉高压)、流量增加(如左向右分流)或动脉瘤形成(如白塞综合征)导致(图 1.8)。

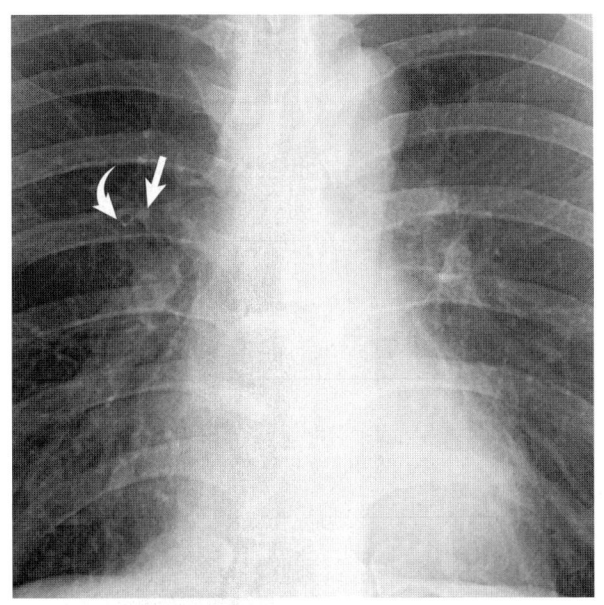

图 1.5 右肺上叶前段支气管轴面。正位 X 线胸片可见一环影(弯箭)为右肺上叶前段支气管轴面和邻近的前段肺动脉(直箭)。站立位 X 线胸片中支气管的外径略大于其相邻肺动脉。

要点:气管
● 男性正常气管直径 13~27 mm
● 女性正常气管直径 10~23 mm
● 气管软骨成 C 形,气管后壁由膜部构成

要点:肺动脉
● 成人的肺动脉干或主肺动脉在影像学上常不可见
● 正常右肺叶间动脉直径<16 mm

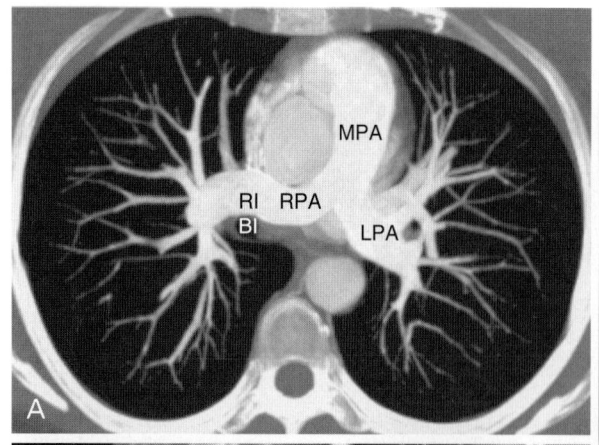

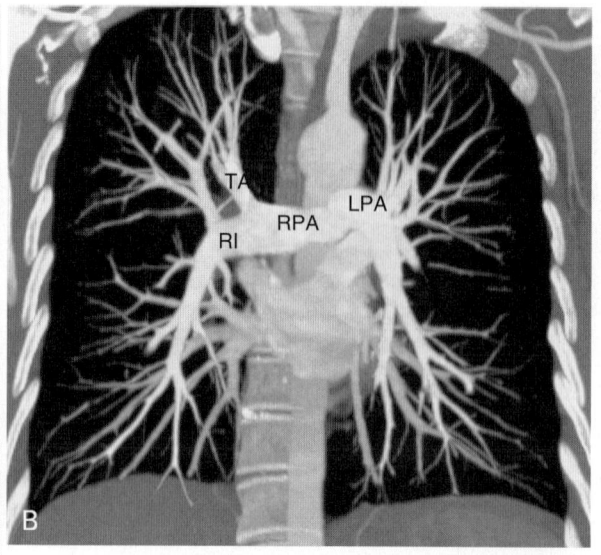

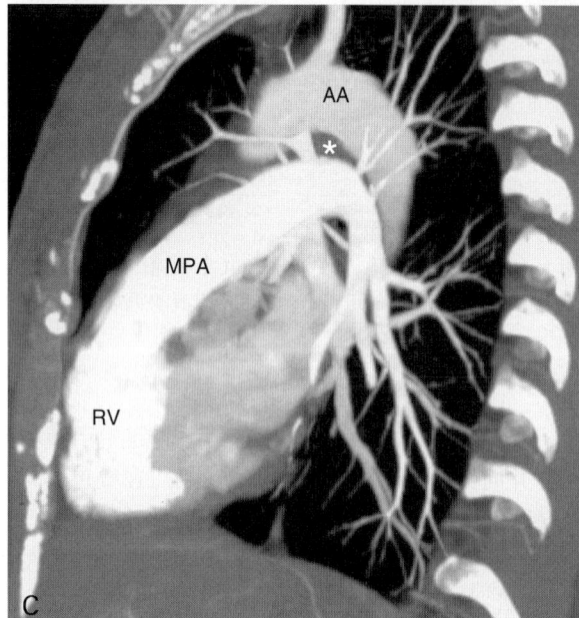

图 1.6　正常中央肺动脉解剖。(A)CT 扫描:最大密度投影可见肺动脉主干(MPA)向后走行并分成右肺动脉(RPA)和左肺动脉(LPA)。右肺动脉从肺动脉主干发出后,随即发出右肺动脉前干,前干向头端走行,供应大部分右肺上叶,右肺上叶动脉另分出一较大的右肺叶间动脉分支(RI),它走行于中间支气管(BI)前,然后转向侧方。(B)与正位 X 线胸片上显示的位置相同,冠状面 CT 图像显示右肺动脉(RPA)和左肺动脉(LPA)。右肺动脉和左肺动脉的中央部位于纵隔内,因而 X 线胸片上无法显示。右肺动脉分成前干(TA)和右侧叶间肺动脉(RI)。(C)与侧位 X 线胸片相对应,矢状面 CT 图像可见右、左肺动脉。肺动脉主干发自右心室(RV)并向头侧及向后走行。AA,主动脉弓;星号,主肺动脉窗。

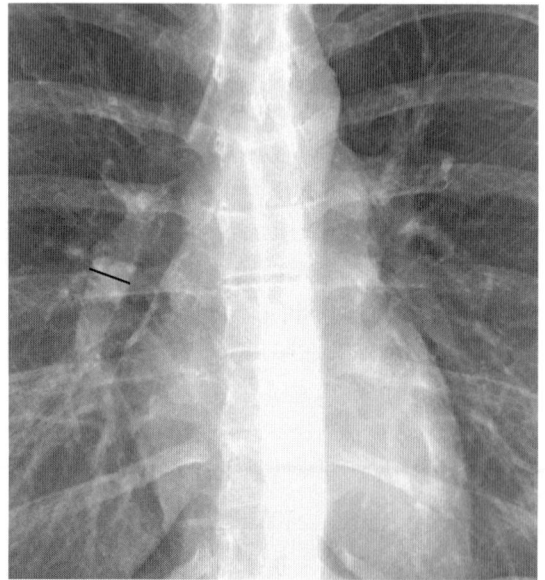

图 1.7　正常右肺叶间动脉正位 X 线胸片。从叶间动脉的外侧面到中间支气管(黑条)气柱处测量,正常右肺叶间动脉横径上限男性为 16 mm,女性为 15 mm。

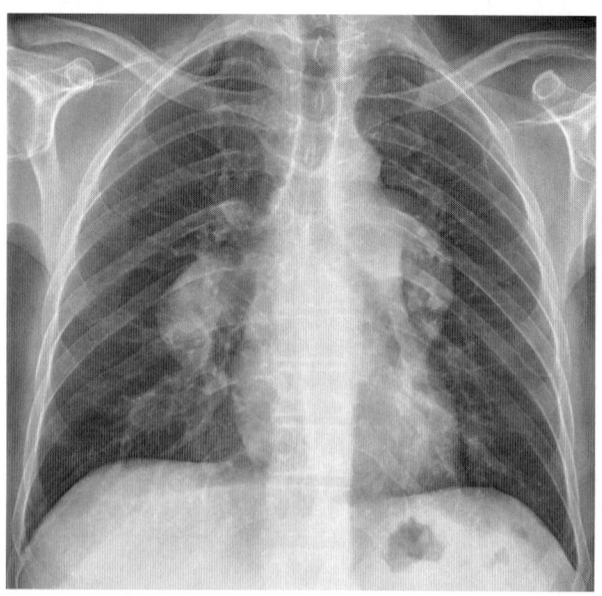

图 1.8　中央肺动脉增宽。严重肺动脉高压患者的正位 X 线胸片可见中央肺动脉明显增宽。

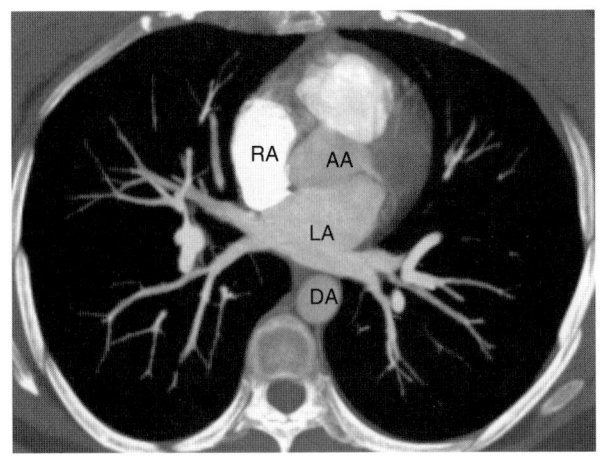

图 1.9 下肺静脉。在 CT 上,最大密度投影可见两支右肺静脉和左下肺静脉汇入左心房(LA)。AA,升主动脉;DA,降主动脉;RA,右心房。

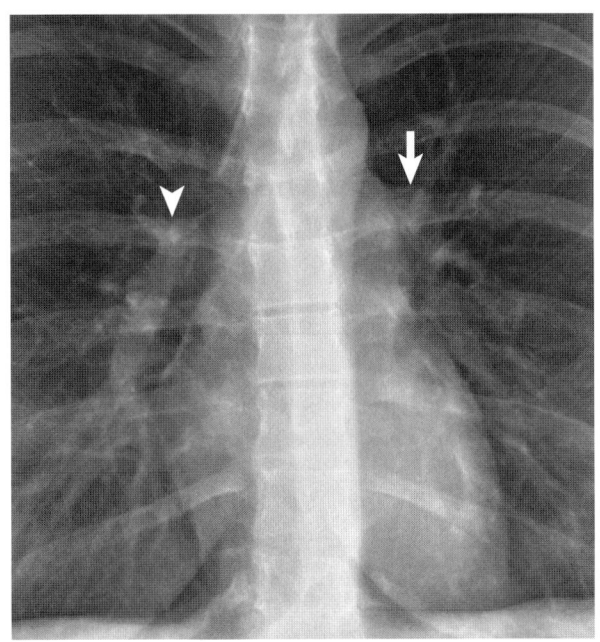

图 1.10 正常肺门。正位 X 线胸片可见右肺门阴影主要由垂直走行的叶间动脉(箭头)构成,而左肺门由左肺动脉远端(箭)和下行的左肺动脉构成。由于左肺动脉呈弓状跨过左主支气管及左上叶支气管,左肺门通常比右肺门高 1～2 cm。

(2) 肺静脉:肺静脉起源于小静脉,这些小静脉引流肺泡毛细血管和胸膜毛细血管网的血液回流。与肺动脉相反,肺静脉与气道无关。尽管这些肺静脉最终走向不同,但通常有两上支和两下支,前者引流右肺中上叶和左肺上叶,后者引流下叶(图 1.9)。

3. 肺门 在 X 线胸片上,组成肺门的解剖结构主要是肺动脉和肺静脉、部分支气管壁,以及其周围结缔组织和淋巴结(图 1.10)。

在后前位 X 线胸片上,右肺门阴影主要是由与肺动脉主干相垂直的右肺叶间动脉构成。紧邻右肺

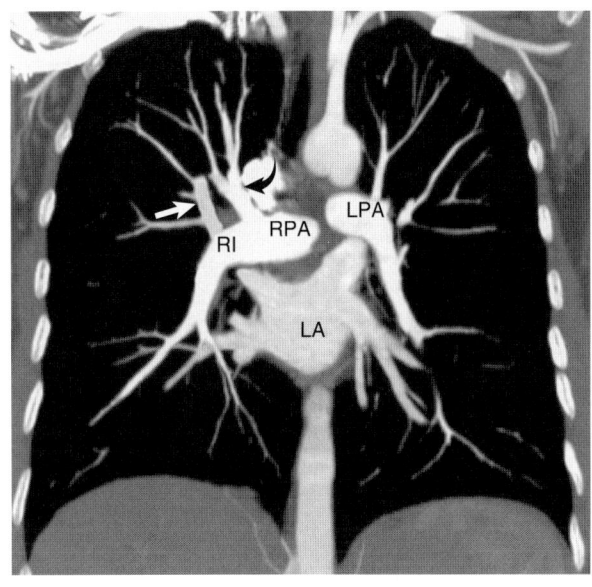

图 1.11 正常肺门解剖。冠状面 CT 图像肺门解剖,与 X 线胸片所见相同。右肺动脉(RPA)位于纵隔,因此正位 X 线胸片上不可见。正位 X 线胸片上,右肺门上部由右肺动脉升支(前干)(弯箭)和右上肺静脉(直箭)构成。右肺门下部由近垂直走行的叶间动脉(RI)形成。左肺门的大部由左肺动脉(LPA)远端与左肺动脉降支构成。LA,左心房。

叶间动脉的右肺门结构包括肺动脉升支(前干)和上叶肺静脉(图 1.11)。近 80% 的正常人可发现相邻的前(有时后)段肺动脉和支气管,它们一个呈圆点状,另一个呈环状(图 1.5)。

左肺门阴影的上部主要由左肺动脉远端、左侧叶间动脉近端及其肺段动脉分支,以及左肺上叶静脉和它的主要分支构成。由于左肺动脉跨过左主支气管和左上叶支气管,因此左肺门通常比右肺门(右侧叶间动脉)最高点高 1～2 cm(图 1.10)。

在肺门血管和支气管周围有少量脂肪和小淋巴结,X 线胸片不能将这些结构与其他结构相区分。肺门淋巴结增大可引起肺门影增大,呈分叶状,并掩盖叶间肺动脉。仔细观察邻近的肺门血管,可区分淋巴结疾病引起的肺门增大和肺动脉扩张引起的肺门增大。在淋巴结疾病中,增大的肺门内可见血管影(图 1.12)。而肺动脉扩张时,血管向增大的肺门边缘聚集(图 1.8)。这种表现称为肺门掩盖征(图 1.12)。

侧位 X 线胸片上肺门的解剖复杂,这是因为左、右侧肺门结构大都相互重叠(图 1.13)。通常从气管直到隆突水平均可良好显示,气管腔内的气体也逐渐变细。在隆突水平,左肺动脉呈弧形弯曲,因为它走行过程中跨过左主支气管,然后延续为左肺下叶肺动脉。75% 的正常人中可见左肺上叶支气管,因为它完全被血管包绕(上面是左肺动脉,后方是降主动脉,前

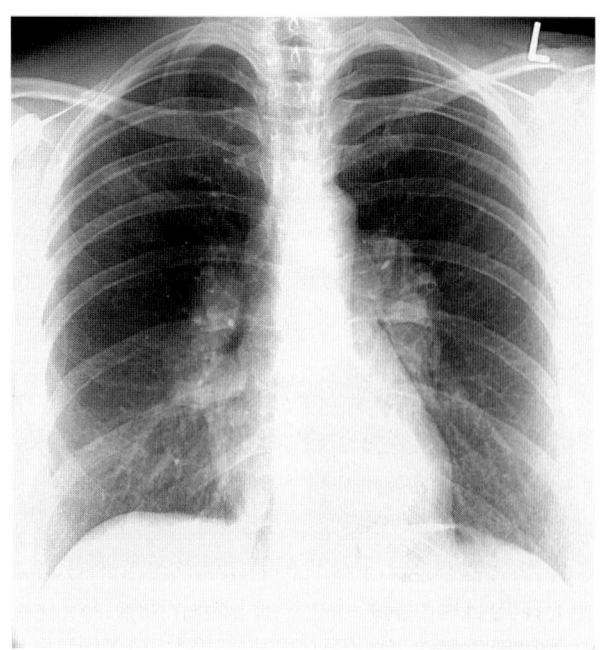

图 1.12 结节病所致双侧肺门淋巴结增大。正位 X 线胸片可见双肺门呈分叶状和其大小、密度均增加,此为肺门淋巴结增大的特征;可见肺门血管穿过凸出的肺门阴影(无肺门血管集束征),提示非肺动脉原因所致肺门阴影增大。

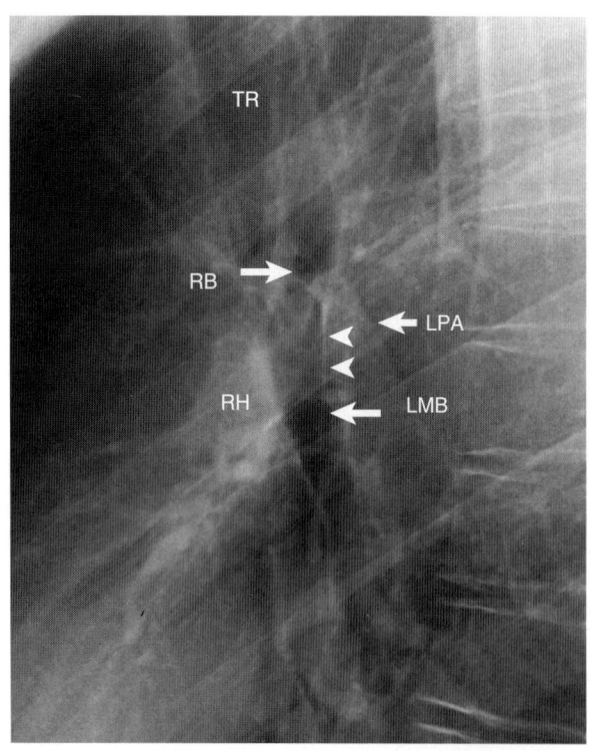

图 1.13 胸部侧位 X 线片上正常肺门解剖。胸部侧位 X 线片放大图像可见气管(TR)在隆突水平逐渐变细、左肺动脉(LPA)略上方。左肺动脉走行在左主支气管(LMB)上方,呈弧形,并延续为左肺动脉降支。气管隆突水平可见右上叶支气管(RB)内的气柱。气管的后壁延续为右主支气管及右侧中间支气管后壁,形成一线影,称为中间干线(箭头)。右肺门(RH)位于右侧中间支气管前面。

面是左上肺静脉的纵隔部分)。在 50% 的 X 线胸片中,正常情况下可见右侧上叶支气管的气柱末端呈圆形低密度区,因为它的后面缺乏血管,因此含气的上、下叶肺实质通常与其管壁相贴。右肺上叶支气管管腔未清晰显示,可高度提示气道被软组织完全包埋,最有可能为增大的淋巴结。

隆突水平以下,与气管后壁连续的一条线是右主支气管和中间段支气管的后壁,被称为中干线(图 1.13)。右肺上叶和中间支气管的后壁在前方腔内气体和后方奇静脉食管隐窝内的含气肺组织的共同衬托下可以看到。在定位准确的侧位 X 线胸片上,中干线穿过圆形的可透光的左肺上叶支气管的中后 1/3 处。中干线在 95% 的 X 线胸片中可见,通常厚度为 1～3 mm。当出现肺间质水肿或右肺门疾病时,最常见是右肺门淋巴结增大,中干线可异常增厚。

在侧位 X 线胸片上,右肺门影由前面的上肺静脉,后面的升、降右肺动脉以及周围的结缔组织和淋巴结共同构成。右肺动脉是被其他血管和软组织成分包裹的纵隔血管,因此在 X 线胸片上不可见。在中干线后方,左肺门的主要血管结构清晰可见。95% 的 X 线胸片中可见左肺动脉顶端,常呈现边缘清晰的阴影,位于左肺上叶支气管透亮影的后上方(图 1.13)。

左、右下肺静脉呈水平方向走行,常呈结节状阴影,位于肺门下后部。幸运的是,当血管向肺门聚集时,这些结构可清晰辨认,因此可与肺实质肿块相区分。

右肺门位于主支气管和左肺动脉前方,左肺动脉由于它走行过程中跨过左主支气管和左上支气管,形成倒 U 形表现,称为下肺门阴影(图 1.13)。通常,右侧中叶和下叶下方无大血管走行,左上和下叶支气管下方也无大血管走行。因此,在侧位 X 线胸片上,下肺门任何大于 1 cm 的圆形阴影可能是增大的淋巴结或肿块(图 1.14)。

4. 肺实质

次级肺小叶:次级肺小叶是由结缔组织包绕的、可区分的最小肺组织单位。正常的次级肺小叶在 X 线胸片上不可见,只有当小叶间隔因液体或组织(例如水肿或癌)而致小叶间隔增厚时,在 X 线胸片上肺组织可呈双线样,此时称为次级肺小叶。间隔线(Kerley 线)在肺组织的前面和侧面可见,在这些区域间隔线形成得较完整(图 1.15)。

5. 肺段和肺叶 X 线胸片上,正常肺段的解剖复杂多变且难以发现(图 1.16),但在 CT 上很容易发现。仔细分析病变在正、侧位 X 线胸片的定位,可确

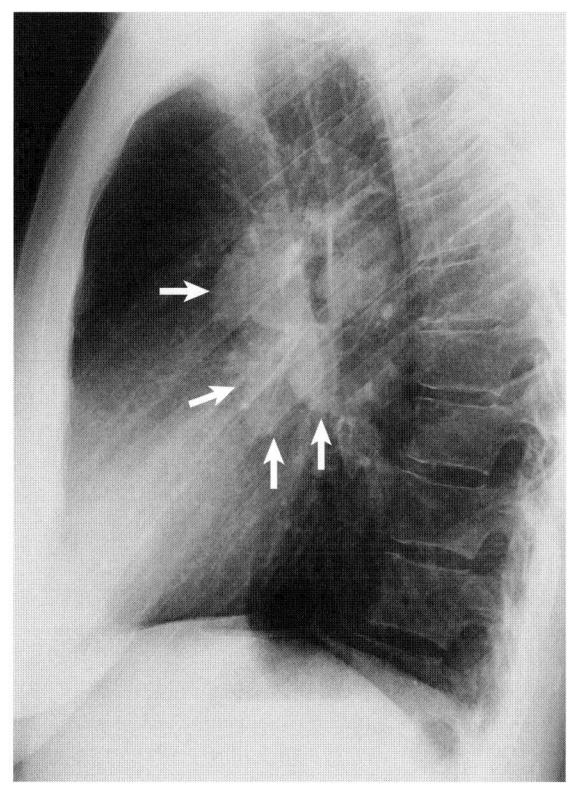

图 1.14　胸部侧位 X 线片可见肺门淋巴结增大。结节病患者胸部侧位 X 线片放大图像可见肺门呈分叶状且密度增高（箭），此为肺门淋巴结增大的特征。

定其在肺段的大致位置。

6. **影像密度**　肺组织的密度是由其内各种物质，包括气体、血液和组织，对 X 线的吸收程度不同而形成的。未充气的活体肺组织约由 50% 的血液和 50% 的肺组织构成。

在标准位 X 线胸片上，右肺和左肺的密度对称。如果患者拍摄时旋转，靠近探测器的肺组织与其他肺组织相比一致性透过度减低（白色）；反之，远离探测器的肺组织呈一致的透过度增高（更黑）。如果患者无旋转，并且 X 线束的定位准确，两肺在密度上的任何不同一定视为异常。其病因多种多样，从脊柱侧弯和先天性胸肌缺少等良性病变到更严重的疾病，如：Swyer-James-McLeod 综合征。

7. **肺纹理**　正确解释 X 线胸片需要全面了解正常肺内出现的线状影，肺动脉、支气管、肺静脉和伴行的肺间质构成了这些线状影。肺动脉从双侧肺门向外呈扇形发出，并随着向远端延伸逐渐变细，直到距离脏层胸膜表面 1～2 cm 处。

在正位 X 线胸片上，站立位时，上肺与下肺的肺血管大小有差异，这主要是从肺尖到肺底的血流压差造成的。而横卧位时，重力影响变小，血管大小的差异降到最低。

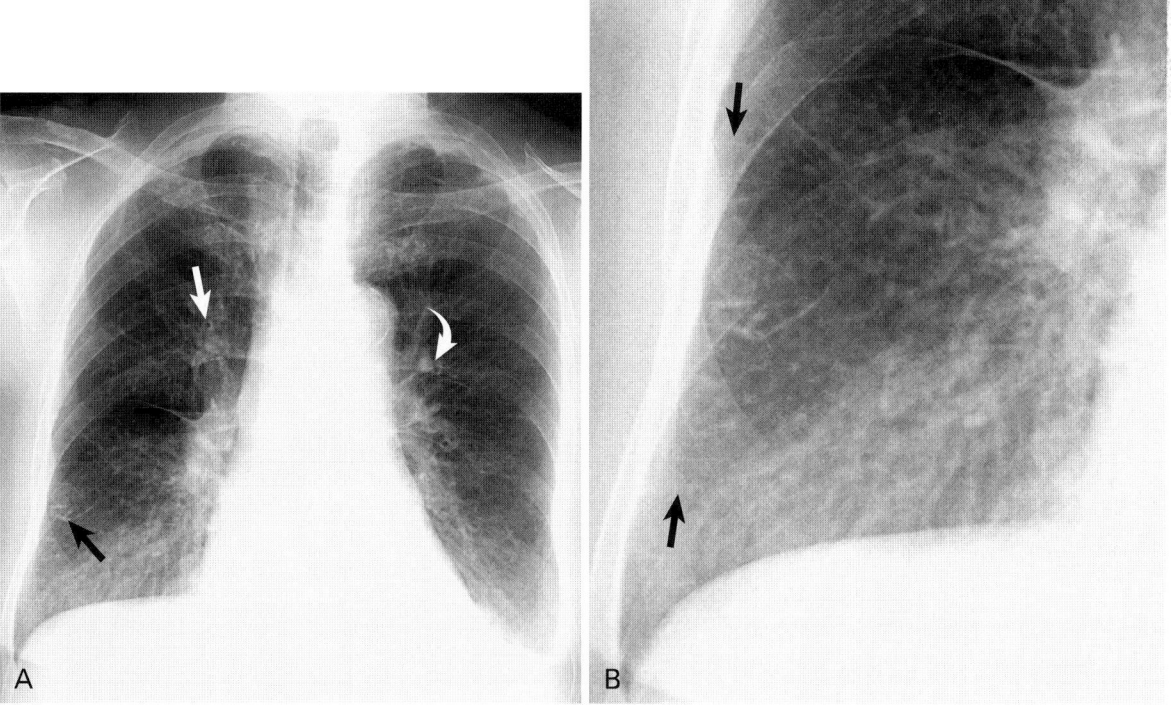

图 1.15　间质性肺水肿：小叶间隔增厚。（A）左心衰伴间质性肺水肿患者的胸部正位 X 线片可见间隔线（Kerley B）（黑箭），还可见肺水肿所致支气管袖带（直箭）和左肺上叶前段肺动脉增宽（弯箭），其直径大于邻近的支气管，并可见双侧少量胸腔积液。（B）右肺下叶局部放大图像可见间隔线（黑箭）。

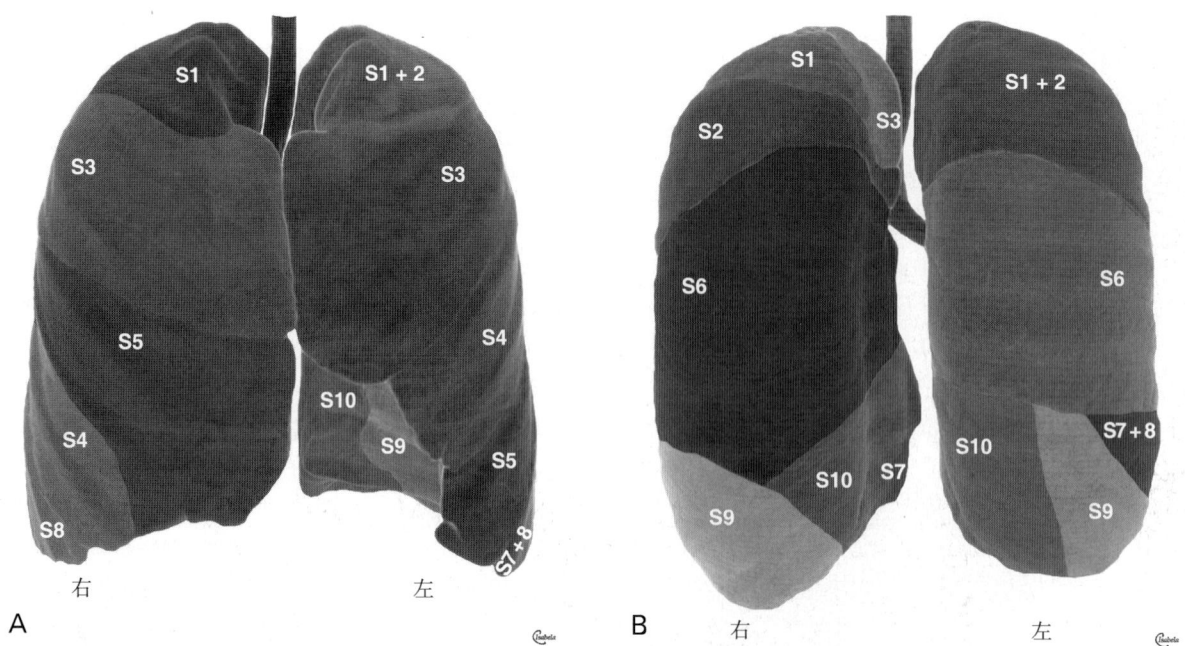

图 1.16 (A)肺叶和肺段:前面观。多排 CT 三维重建:双肺肺叶和肺段前面示意图。构成右肺前表面的肺段包括右肺上叶尖段(S1)和前段(S3)、右肺中叶外侧段(S4)和内侧段(S5)、右肺下叶前基底段(S8)。构成左肺前表面的肺段包括:左肺上叶尖后段(S1+2)、前段(S3)和左肺上叶上舌段(S4)、下舌段、前内基底段(S7+8)。由于心脏从原始图像中移除,故左肺下叶外基底段(S9)和后基底段(S10)也显示在图中。(B)肺叶和肺段:后面观。构成右肺后表面的肺段包括右肺上叶尖段(S1)、后段(S2)、前段(S3)和右肺下叶背段(S6)、外基底段(S9)、后基底段(S10)及(邻近心脏,未显示)右肺下叶内基底段(S7)。构成左肺后表面的肺段包括左肺上叶尖后段(S1+2)、左肺下叶背段(S6)、前内基底段(S7+8)、外基底段(S9)和后基底段(S10)。(见彩色插页)

8. 胸膜　胸膜腔由覆盖在肺表面的脏层胸膜和贴附于胸壁、横膈和纵隔的壁层胸膜共同封闭构成,两者在肺门处合并。脏层胸膜由覆盖在两层弹性组织上的间皮细胞构成,这些弹性组织将少量结缔组织与淋巴管分隔开。因为脏层和壁层胸膜加起来的厚度约为 0.2 mm,所以在 X 线胸片或 CT 上通常看不到肺表面、横膈表面以及纵隔表面的胸膜。每侧胸腔正常情况下可容纳(8.4±4.3)mL 液体。胸腔液体容量和成分受很多机制的影响,包括 Starling 力(经壁层胸膜滤过,脏层间皮吸收)、淋巴引流以及间皮细胞的活动。液体通常由壁层胸膜产生,然后经脏层胸膜引流。液体倾向于被吸入胸膜腔,这是因为,在达到最大呼吸量时,肺和胸壁的回缩起反向力的作用。

(1)叶间裂:叶间裂是胸膜从肺外表面延伸到肺实质形成的凹陷。它们常被分为两组:一组为将右肺分隔为三部分、左肺分隔为两部分的叶裂(正常叶裂),另一组为一肺叶内部的叶裂(副裂)。正常叶裂包括水平裂(位于右肺中叶与上叶之间)、右侧斜裂(位于合并的右肺上中叶与右肺下叶之间)以及左肺斜裂(位于左肺上叶与下叶之间)(图 1.17)。在侧位 X 线胸片上,可以看到斜裂是一条始于第 5 胸椎水平、斜向前下走行的线影,止于前肋膈角后方几厘米

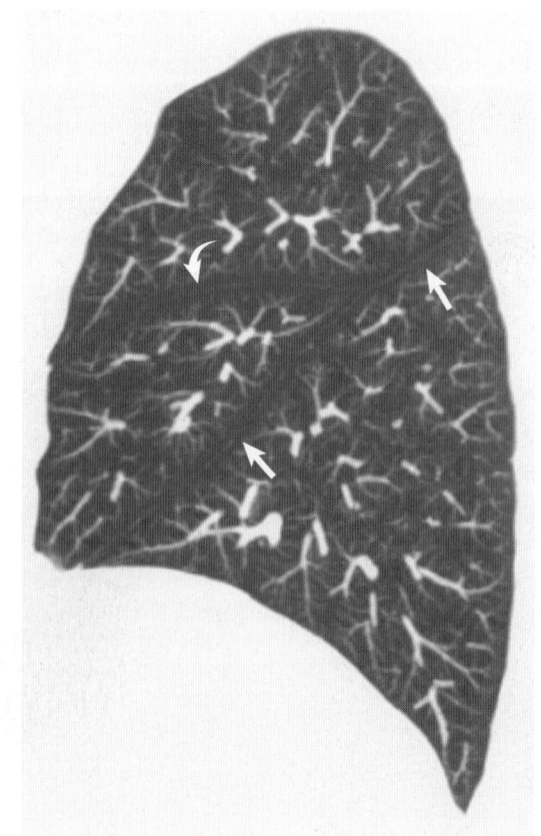

图 1.17 正常右侧叶间裂。矢状面 CT 最大密度投影可见正常右侧斜裂(直箭)和水平裂(弯箭)。

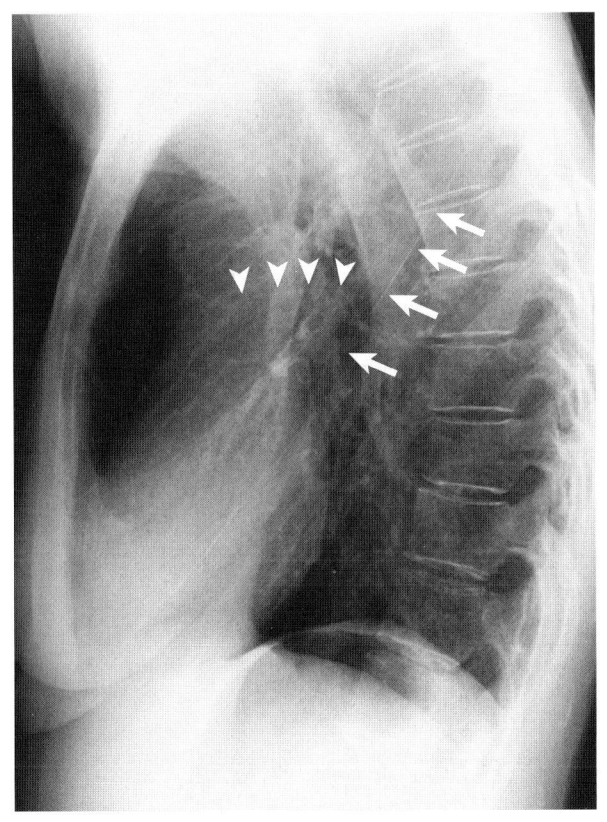

图 1.18 正常斜裂和水平裂。侧位 X 线胸片显示右侧斜裂（箭）和水平裂（箭头）。左侧主裂通常向右侧主裂稍后突出，在这张 X 线片上显示不清楚。

的膈面（图 1.18）。大多数情况下，叶间裂不完整，且副裂发生的概率不固定。

（2）副裂

1）奇裂：奇裂是最常见的副裂，是由奇静脉经右肺上叶尖端下移内陷所形成的。在 X 线胸片上，表现为一弧线影斜跨右肺上叶并终止于右肺门上方的不同部位。由于奇静脉本身位于叶裂内，因此可形成泪滴状阴影（图 1.19）。由于奇静脉走行于壁层胸膜外面，4 层胸膜（两层壁层和两层脏层）形成奇裂。

2）下副裂：下副裂将内基底段与下叶的其余部分分离。在 5%～13% 的 X 线胸片上可见到下副裂，常见于右侧，表现为一条起自横膈（常见于右侧）内侧，向头端斜内侧走行，并指向右肺门的细线（图 1.20）。

3）上副裂：上副裂将下叶背段与下叶基底段分隔开来，常见于右侧。约 3% 侧位 X 线胸片上可见上副裂。

4）左侧水平裂：左侧水平裂见于 8%～18% 的正常人中，但在 X 线胸片上仅见于 1.6% 的人中。左侧水平裂略高于右侧，与右侧水平裂一样，呈圆顶状（向上凸出）。

（3）肺韧带：肺韧带由两层胸膜构成，它将下叶的内侧面与其毗邻的纵隔和横膈固定在一起。它由纵隔壁层胸膜反折跨过主支气管和肺动脉、肺静脉到达肺表面形成脏层胸膜。尽管肺韧带在解剖上为肺实质外结构，它侧面毗邻一个肺实质裂面，这个裂面位于下叶，被称为段间隔（亚段间隔），它将内基底段与后基底段分隔开。肺韧带在正位及侧位 X 线胸片上不可见，它可限定肺不张以及气胸患者塌陷下叶的形状。

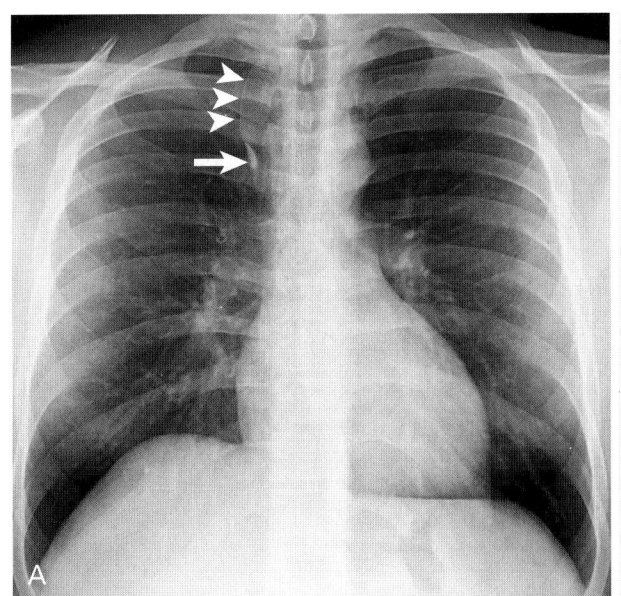
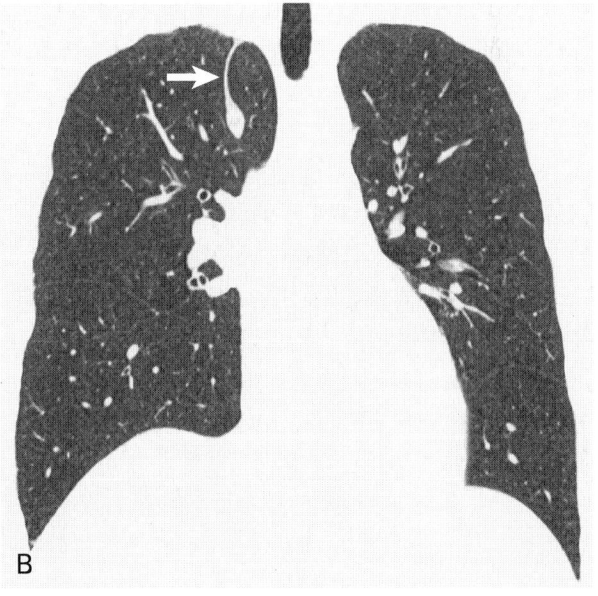

图 1.19 奇裂。（A）正位 X 线胸片可见奇裂呈弧线影（箭头），右肺上部斜向走行，可见奇静脉（箭）走行于其内。（B）冠状面 CT 可见奇裂（箭）。

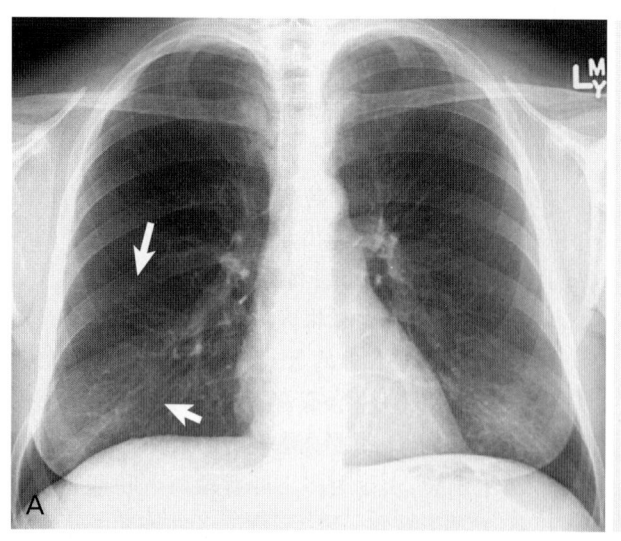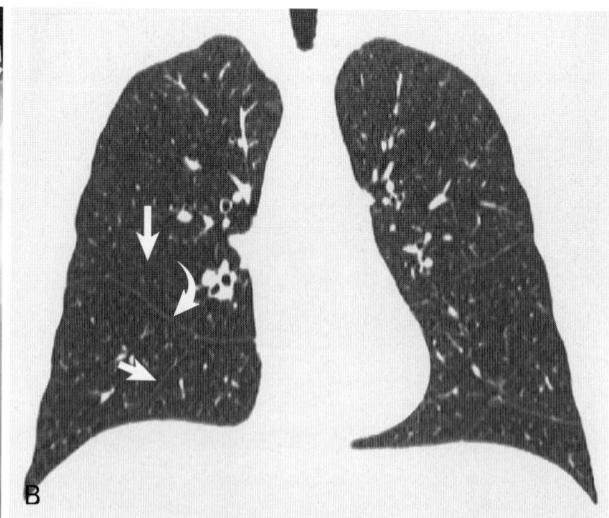

图1.20　副裂。（A）正位X线胸片可见右侧水平裂（长箭）和右侧下副裂（短箭）。（B）冠状面CT重建可见右侧水平裂（长直箭）、右下副裂（短直箭）和右上副裂（弯箭），还可见几处左肺副裂。

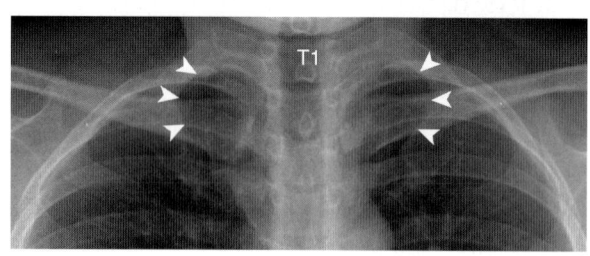

图1.21　胸廓入口。正位X线胸片细节视图可见左、右第1肋起始于T1后部并向前下走行。胸廓入口平行于第1肋（箭头），前低后高。

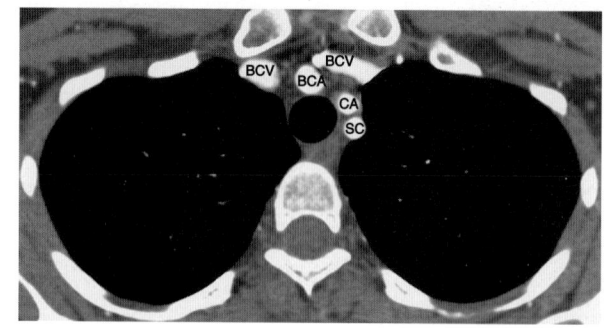

图1.22　胸廓入口结构。胸廓入口水平CT显示左、右头臂静脉（BCV），气管前方的右头臂动脉（BCA），气管略偏左的左颈总动脉（CA）和其后方的左锁骨下动脉（SC）。食管位于气管后方。

9. 胸廓入口　胸廓入口为颈根部与胸部结构的连接。它与第1肋平行，后高前低（图1.21）。因此，在正位X线胸片上，若阴影其上缘模糊且投影在锁骨水平或位于其水平以下，这个阴影一定位于前方，而投照在锁骨上方则阴影位于气管后或位于后方，这些特征性表现被统称为颈胸征。

从前到后，胸廓入口的结构包括左、右头臂静脉〔在胸骨柄右侧汇合形成上腔静脉（SVC）〕、主动脉上分支、气管、食管和食管两侧喉返神经（图1.22）。

X线胸片上体循环动、静脉的整体阴影，为从胸廓入口底部延伸到心脏的影像，称为血管柄。血管柄宽度的测量为两条竖线之间的垂直距离，一条线为从上腔静脉的侧边向上跨过右主支气管，另一条线为左锁骨下动脉向下与其发自主动脉弓的点之间的连线（图1.23）。尽管多变，但正常立位X线胸片上血管柄宽度小于6 cm，血管柄增宽（>7 cm）可因大血管扩张（仰卧位、怀孕、血流量增加、左心衰竭）、纵隔疾病（纵隔脂肪增多、淋巴结增大、肿块、积液）或胸膜疾病引起。

10. 纵隔

（1）解剖：纵隔将胸腔分成两个腔，在解剖上它为两肺之间的分隔。虽然对纵隔的描述存在差异，但在X线胸片上最为广泛使用的分类是解剖学分类，将纵隔可分为三部分：前（血管前）、中（心血管）和后（血管后）纵隔。前纵隔前缘为胸骨，后部为心包、主动脉和头臂血管。它向上与胸廓入口的前部融合，向下延伸至横膈水平，其内包括胸腺，胸廓内动、静脉的分支，淋巴结，下胸骨与心包的韧带和多少不等的脂肪。在X线胸片上，胸腺仅见于儿童和少年，它充满前纵隔的大部。

中纵隔包括心包及其内容物：升主动脉和主动脉横向部分、上下腔静脉、头臂（无名）静脉、膈神经和迷走神经的头侧部分、气管和主支气管及其邻近淋巴结以及肺动脉和静脉主干。后纵隔前方为心包和横膈的垂直部分、两侧为纵隔胸膜、后方为胸椎椎体，其内

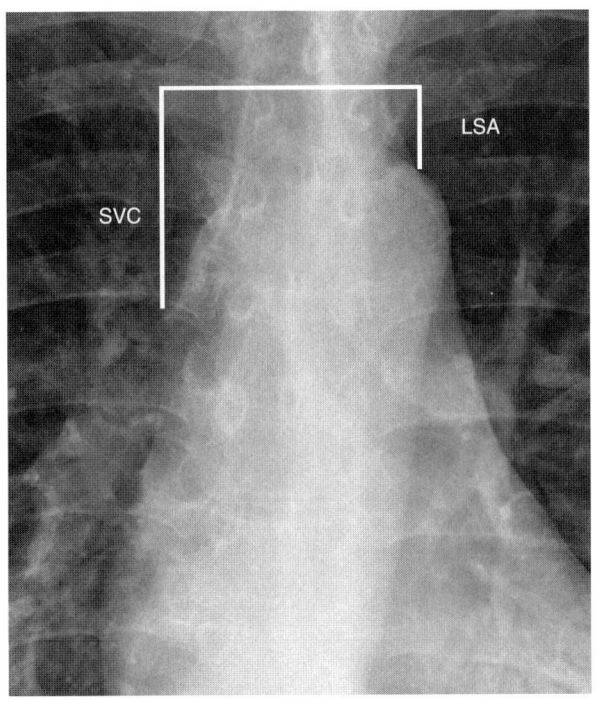

图 1. 23 血管柄。后前位(PA)X 线胸片细节视图显示血管柄的宽度,测量上腔静脉(SVC)的外缘穿过右主支气管的连线与左锁骨下动脉(LSA)向下和其主动脉弓起点之间连线的垂直距离。立位 X 线胸片上血管柄的正常宽度<6 cm。

包括降主动脉、食管、胸导管、奇静脉和半奇静脉、交感神经、脂肪和淋巴结。

鉴于侧位 X 线胸片上显示解剖结构存在差异,最好根据解剖位置将 X 线胸片上的异常分为 3 组。①前纵隔:肿块主要位于胸骨与气管前缘向下和心脏后缘连线之间。②中、后纵隔:肿块主要位于这条线与椎体前缘向后 1 cm 画线之间。③椎旁区:肿块主要位于毗邻椎体的区域(图 1.24)。虽然椎体并不是后纵隔的一部分,但是在侧位 X 线胸片上,椎旁区域的病变投射在后纵隔的位置上并不罕见,因此在鉴别诊断中应予以考虑。通过 CT 或者 MRI 可以准确评估这些病变的解剖位置。

(2)正位 X 线胸片:在正位 X 线胸片上,纵隔阴影到气管右侧主要由右侧头臂静脉和上腔静脉构成,下纵隔阴影由右心房构成(图 1.25)。从右锁骨内侧端到右支气管,几乎所有 X 线胸片均可见右头臂静脉与上腔静脉的交界(图 1.25)。上腔静脉的密度一般略小于主动脉弓,并且其与肺的交界面通常稍侧凹。上腔静脉区域的密度增加及其与肺交界面的侧凸可因上腔静脉增宽(仰卧位、怀孕和右心衰竭)、气管旁淋巴结增大、纵隔肿块、纵隔出血或胸膜疾病引起。

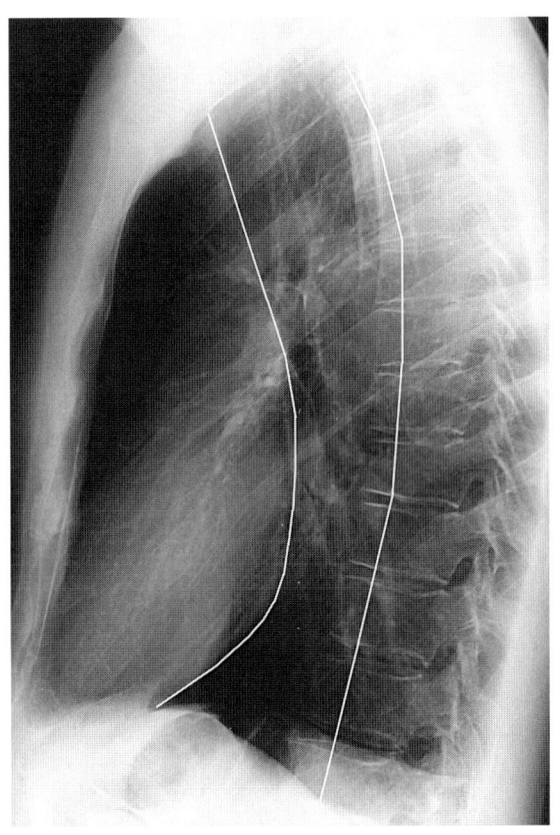

图 1. 24 侧位 X 线胸片上纵隔分区。如果肿块主要位于沿气管前缘和心脏后缘连线前面的区域,则可认为它位于前纵隔。如果它位于该线和椎体前缘后 1 cm 画线之间,则该肿块可能位于中纵隔或后纵隔。椎体前缘后 1 cm 连线后方的肺外肿块通常定位于椎旁。

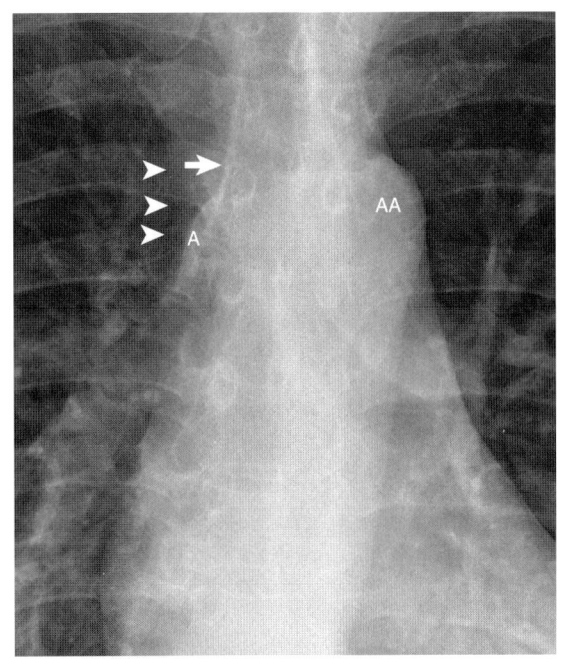

图 1. 25 正常右气管旁区。正位 X 线胸片细节视图可见主动脉弓(AA)水平的正常纵隔。右侧缘由上腔静脉(SVC)(箭头)的淡影构成。上腔静脉外缘平直,其密度低于主动脉弓,可见右气管旁带(箭)和右侧气管支气管角水平的奇静脉(A)。

正常气管的右侧面由覆盖右上叶的胸膜构成。在奇静脉上区的右肺上叶与气管右侧壁的接触产生了一条软组织密度的细带,它常见于正位X线胸片上,称为右侧气管旁带(图1.25)。这条带由气管的右侧壁、邻近的壁层和脏层胸膜及多少不等的纵隔脂肪构成。在奇静脉水平上方,这条带的厚度通常为1~4 mm。气管旁带的增宽(>5 mm)可因炎症或占位性病变引起的气管壁增厚、气管旁淋巴结增大、纵隔出血或胸膜疾病而引起。气管旁带增宽不是淋巴结增大特有的征象,因为出现增宽的患者中仅30%在CT上证实为气管旁淋巴结增大。

在右气管支气管角区,常可见到略扁平的椭圆形阴影,它是奇静脉进入上腔静脉的横截面影像(图1.25)。

奇静脉在上腰区肾静脉水平起源于右腰升静脉,为右腰升静脉的延续。奇静脉接收来自第5~11右侧肋间静脉、右侧肋下静脉、右侧肋间上静脉、右侧支气管静脉和上、下半奇静脉的血液回流,引流入上腔静脉。

右肺下叶与食管、奇静脉的升部相连,形成奇静脉食管隐窝。这个隐窝在透过性良好的正位X线胸片经常可见,它可从横膈膈肌一直延伸到奇静脉弓水平(图1.26)。奇静脉食管隐窝局灶性向右边突出应当引起怀疑,例如食管裂孔疝、食管肿瘤或重复囊肿、奇静脉扩张或隆突下淋巴结增大。

在正位X线胸片上,气管的左侧壁很少见到,这主要是因为邻近的左锁骨下动脉和纵隔脂肪的影响。正位X线胸片上,主动脉弓水平以上气管左侧纵隔阴影典型为弧形低密度影(凹向外侧),从主动脉弓一直延伸到锁骨内侧端或略高(图1.27)。此阴影的侧边与左锁骨下动脉走行相对应,可由动脉或者由更常见的邻近脂肪构成。纵隔左侧的第一个凸出由主动脉弓的后部构成。降主动脉左侧与左肺相贴形成左侧主动脉旁界面。左侧主动脉旁界面的侧凸可由迂曲的主动脉(通常见于老年人)、主动脉瘤、主动脉旁纵隔肿块或淋巴结肿大而引起。

约1%的X线胸片上可见一个小三角或圆形阴影紧贴主动脉弓,这个阴影被称为主动脉乳头,它是由左上肋间静脉向头侧前行进入左侧头臂静脉时形成的(图1.28)。

紧邻主动脉弓水平以下、左主支气管上方的是肺动脉干影。主动脉弓与左肺动脉之间的间隙被称为主肺动脉窗,常呈凹形或平直(图1.29)。它被大量的纵隔脂肪占据,其内侧界是动脉导管韧带,而其外

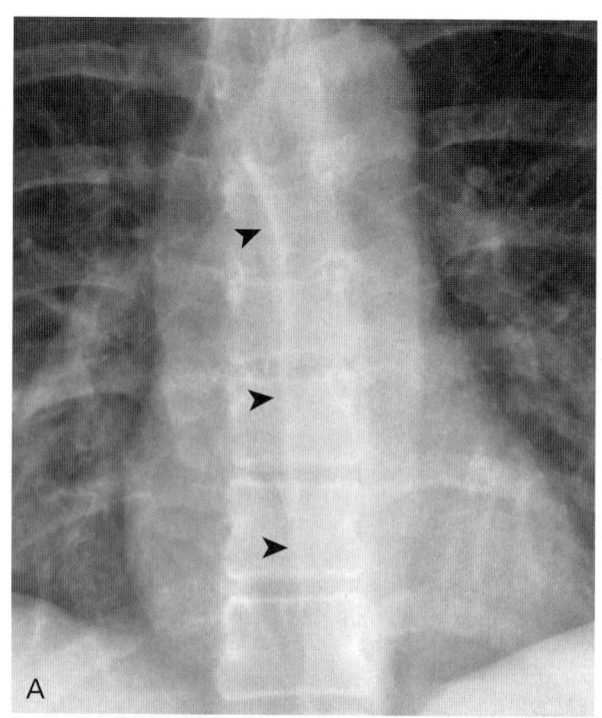

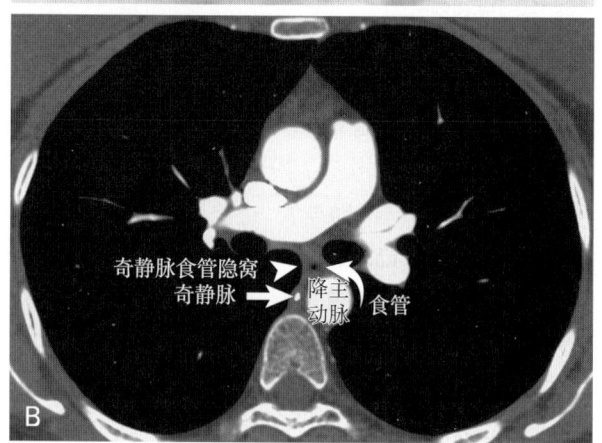

图1.26 奇静脉食管隐窝。(A)胸部正位X线片细节视图可见奇静脉食管隐窝,表现为光滑、连续的弓形(箭头),从横膈一直延伸到奇静脉弓水平。(B)增强CT显示奇静脉和食管构成奇静脉食管隐窝(AE)的内侧边。

侧界为纵隔胸膜与覆盖在左肺脏层胸膜,这些结构形成主肺动脉窗。主肺动脉窗的凸出可由淋巴结增大、纵隔肿块或主动脉瘤引起。由于左侧喉返神经走行在主肺动脉窗,在此区发生的病变可引起左侧声带麻痹、声音嘶哑。

在胸廓入口以下,前、后纵隔分别与邻近的肺组织相交形成两条线状阴影,称为前联合线和后联合线。

前联合线由左、右两侧肺组织在前纵隔胸骨后相互联合而形成。在正位X线胸片上此线典型表现为胸骨后自右上斜向左下(图1.30),约见于20%的X线胸片中。

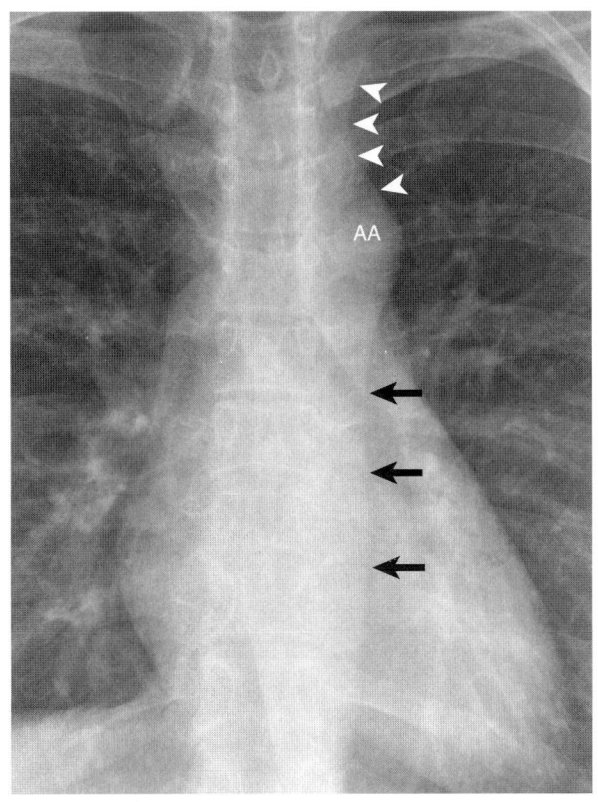

图 1.27　正常左纵隔阴影。胸部正位 X 线片细节视图可见主动脉弓（AA）上左纵隔的外缘为横向凹陷的弧形阴影（箭头），从主动脉弓延伸到锁骨内侧端略上方。此阴影的侧缘与左锁骨下动脉的走行一致，可由动脉形成，或更常见的是由相邻脂肪形成。纵隔左侧的第一凸起由主动脉弓的后部构成。自主动脉弓向下，降主动脉（箭）的左边可见位于内侧向下走行直达横膈水平。

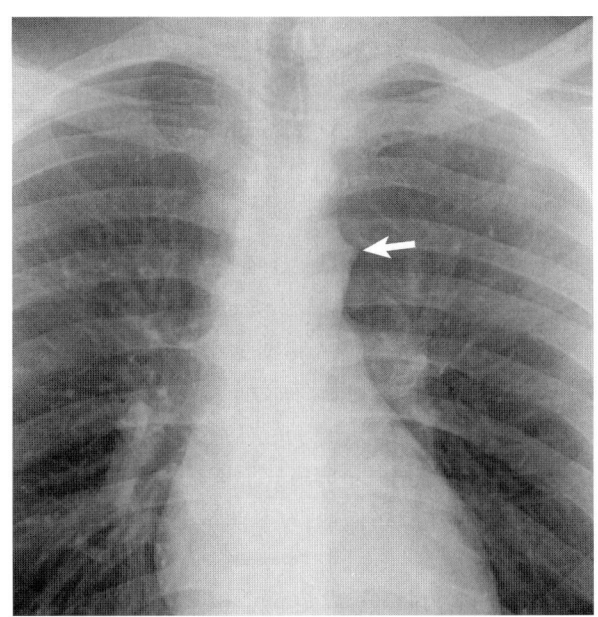

图 1.28　主动脉乳头。胸部正位 X 线片细节视图可见一小三角形阴影（箭）紧贴主动脉弓侧壁。这个阴影被称为主动脉乳头，由左上肋间静脉形成，向头侧及前方走行进入左头臂静脉。

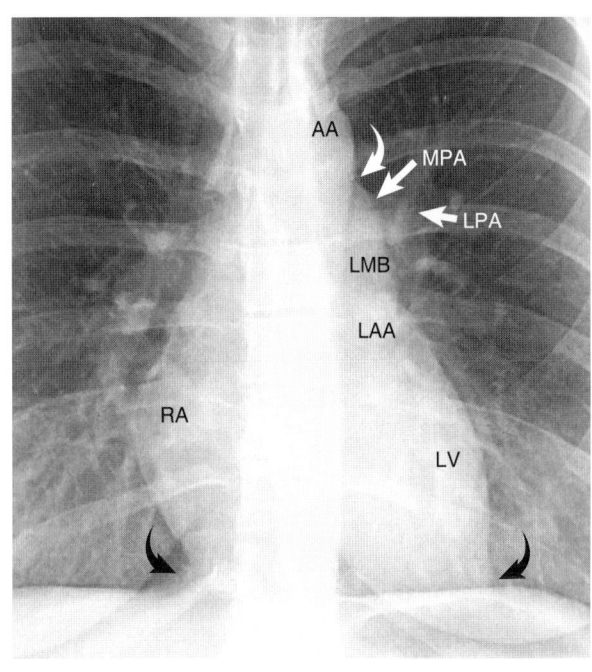

图 1.29　正常纵隔和心脏。胸部正位 X 线片细节视图可见主动脉弓（AA）。左主支气管以上、主动脉弓下紧接的阴影为肺动脉主干（MPA）。在此水平肺动脉主干表现为圆形或椭圆形阴影，位于左肺动脉（LPA）内侧。从主动脉弓到肺动脉水平，纵隔外侧缘常呈侧凹或平直（白弯箭）。主动脉弓与肺动脉之间的间隙称为主肺动脉窗。肺动脉主干和左肺动脉位于左主支气管（LMB）和左上叶支气管正上方。左主支气管正下方的侧缘由左心耳（LAA）形成，通常略凹或平直。心脏左缘余下部分由左心室（LV）形成。心脏右缘由右心房（RA）形成。心膈角或沟（黑弯箭）位于心包轮廓和膈肌交界处，此区常见不等量的脂肪。

上肺叶与中纵隔组织之间的胸膜联合形成后联合线（图 1.30）。在正位 X 线片上，后联合线常投照在气管气柱内，可为直线或者略凸向左。

（3）侧位 X 线胸片：在侧位 X 线胸片上，当气管呈现直线并向足端斜后走行时，气管易显示（图 1.31）。气管向前弯曲可因主动脉弓增宽或者被其后方增大的食管、异常血管或者纵隔肿块压迫凹陷所致。气管前壁很少见到，这是因为它常被纵隔掩盖，而后壁常可以看到，因为它紧靠肺组织。气管后壁与邻近的脂肪形成气管后条纹或带影。这个条纹通常直径＜4 mm。然而，这个条纹的测量很少有帮助，因为食管可介于气管后与肺组织之间，而导致这个条纹厚度达到 1 cm 或更宽。

主动脉弓水平以上，气管后方与脊柱前的区域称为气管后三角（图 1.31）。这是一个典型的透明空间，其内容物为食管、淋巴结和上叶后段。侧位 X 线片上，气管后三角的密度增高提示异常，虽然常由锁骨下动脉异常引起，但是其他的实性成分，包括食管

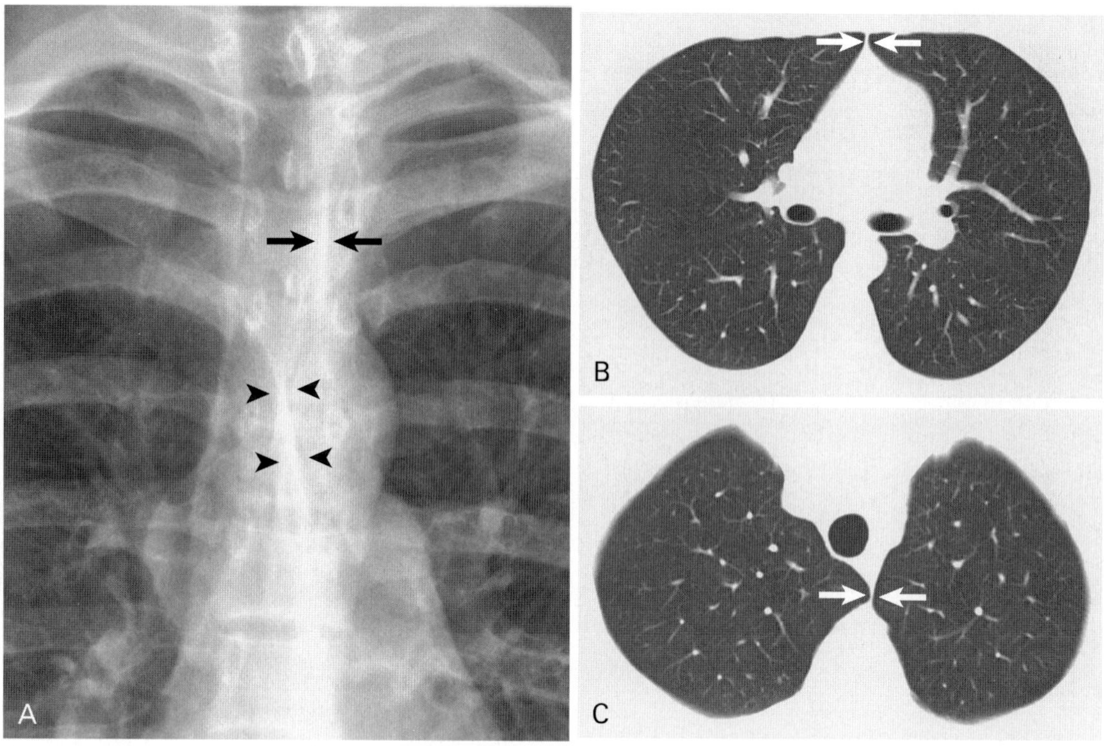

图 1.30 前联合线和后联合线。(A)胸部正位X线片细节图可见前联合线(箭头),从主动脉弓水平向左下斜行。后联合线(箭)位于主动脉弓水平以上。(B)中间支气管水平CT扫描可见胸骨后间隙中左、右肺(箭)相贴。此相贴形成胸部正位X线片上所见的前联合线。(C)在胸廓入口区CT扫描可见左、右肺(箭)在食管后相贴,此相贴形成后联合线。

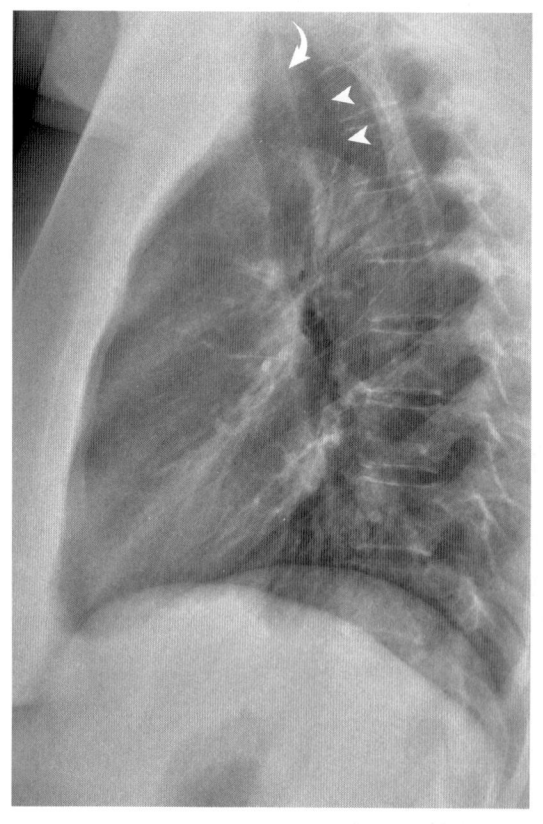

图 1.31 气管和气管后三角。胸部侧位X线片可见气管呈直线下行,斜向尾部和略向后。气管后壁和邻近的脂肪形成气管后带(弯箭)。气管后带与脊柱前主动脉弓水平以上的区域,称为气管后三角(箭头)。

肿瘤、甲状腺肿块、增大的淋巴结、动脉瘤或前肠重复囊肿均可引起密度增高。

要点:肺门和纵隔

- 左肺门正常情况下高于右肺门 1～2 cm
- 正常血管柄的直径<7 cm
- 正常右气管旁带:1～4 mm

---

11. 心脏 在标准后前位X线胸片上,正常人心脏横径的通常范围为 11.5～15.5 cm。低于 11.5 cm者占约 5%,仅少数人超过 15.5 cm(见于超重、矮胖体型中)。常用来评估整个心脏大小的指标是心脏最宽径与胸腔内最宽径之比,称为心胸比。在站立位X线胸片上,心胸比大于 50% 左心室增大的特异性约为 80%,而敏感性仅为 50%。心胸比对于检测左心房或右心室增大无帮助,因为这些腔室在横径上无法体现。

心脏的大小和轮廓受 5 个主要因素的影响。①心动周期:在舒张末期直径最大,收缩期峰值时直径最小。心脏收缩期和舒张期之间的宽度变化通常是小于 1 cm。②横膈的高度:横膈高度也受肺体积的

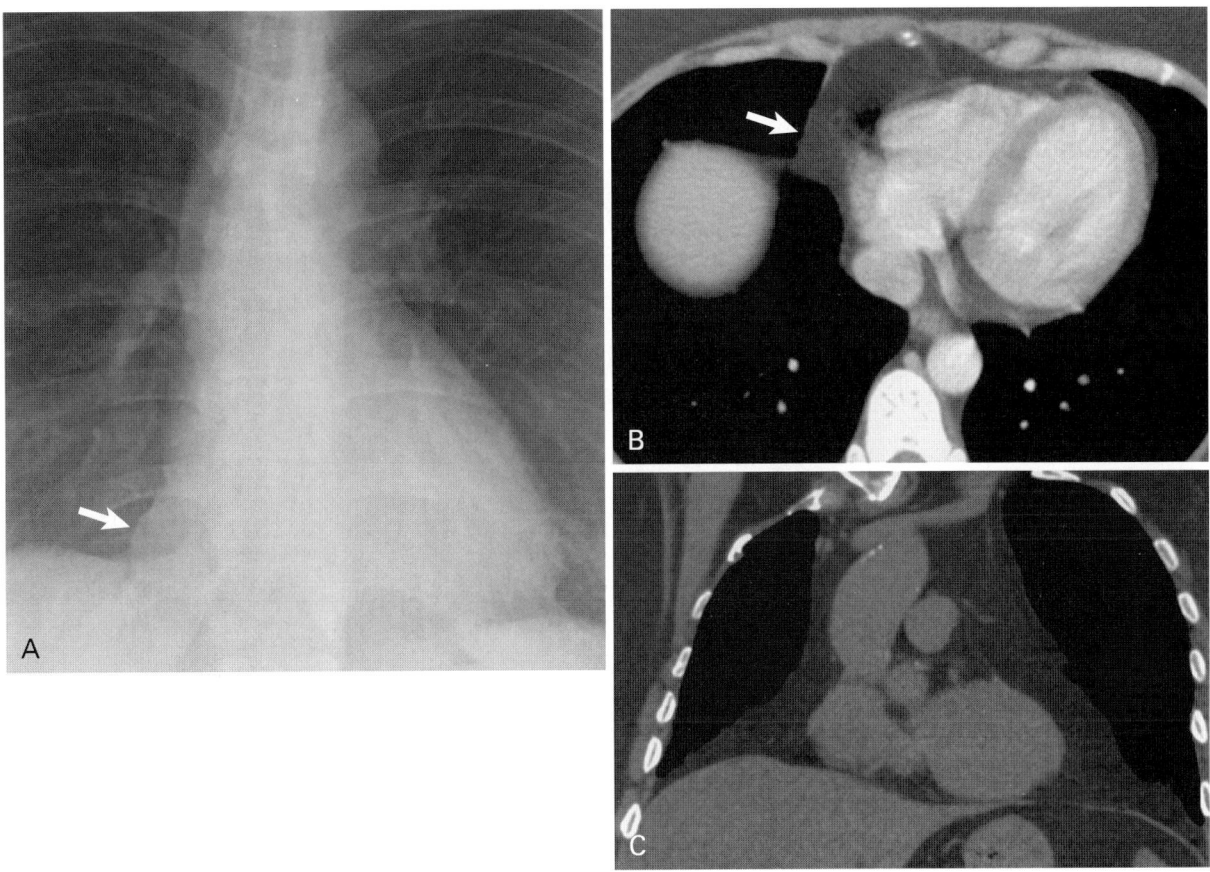

图 1.32　心包脂肪垫及纵隔脂肪增多症。(A)胸部正位 X 线片可见右侧心包脂肪垫(箭)。(B)CT 可见右侧心包脂肪垫(箭)。(C)冠状面 CT 可见广泛的纵隔脂肪增多症和心包脂肪垫增大。心脏大小在正常范围内。

影响。横膈的位置越低,心血管的轮廓越长也越狭窄。③胸腔内压力:它不仅影响心脏的大小也影响肺血管病变的肺内表现。④体位:若其他因素相同,卧位时心影比站立位时大。⑤后前位与前后位 X 线胸片:X 线束前后位投照时,心脏被放大更多,看起来更大。

在正位 X 线胸片上,心影右缘由与右肺中叶相邻的右心房构成。在横膈附近,当下腔静脉(IVC)进入右心房时其影像可被发现。在正位 X 线胸片上,右心室不可见。

左支气管以下紧贴心脏的边界常凹陷或平直(图 1.29)。在该水平的局灶性凸出最有可能提示左心耳增大,这是二尖瓣心脏病最常见的表现。左心房的增大可抬高左主支气管并引起气管分叉角增大。

心脏左、右缘与横膈前部相交形成左、右心膈角或隐窝(图 1.29)。心膈角的局灶性凸出可因脂肪堆积(主要为纵隔脂肪垫)、心包囊肿、增大的淋巴结或 Morgagni 疝引起(图 1.32)。

在侧位 X 线胸片上,心脏的前缘由右心室构成。通常右心室仅接触胸骨的下半部分(图 1.33)。X 线胸片上,右心室增大的最早征象为胸骨后透明间隙的缺失。心脏后界的上 1/3 由左心房构成,其下 2/3 由左心室构成。在一些 X 线胸片中可见到下腔静脉进入右心房后缘。

12. **横膈**　正位 X 线胸片上可见圆顶状横膈的上表面,因为它与肺组织之间形成界面,但下表面被腹部软组织掩盖。在约 95% 的正常成人中,右侧横膈顶投影在第 5 肋前端到第 6 前肋间隙之间。左侧位 X 线胸片上可见右侧膈肌的全部长度,左侧膈肌的前部被心影掩盖(图 1.34)。

13. **胸壁**　在胸部正位 X 线片上,肩部以上和沿着胸壁的软组织,包括皮肤、皮下脂肪和肌肉通常易区分。在无肺部或胸膜疾病、脊柱畸形或先天性肋骨畸形时,胸腔对称。

肋间动脉、静脉和神经位于肋骨下内面。侧位 X 线胸片常规是身体左侧靠近探测器拍摄,以避免心影放大。因此,离得更远的右侧肋骨被放大,看上去比

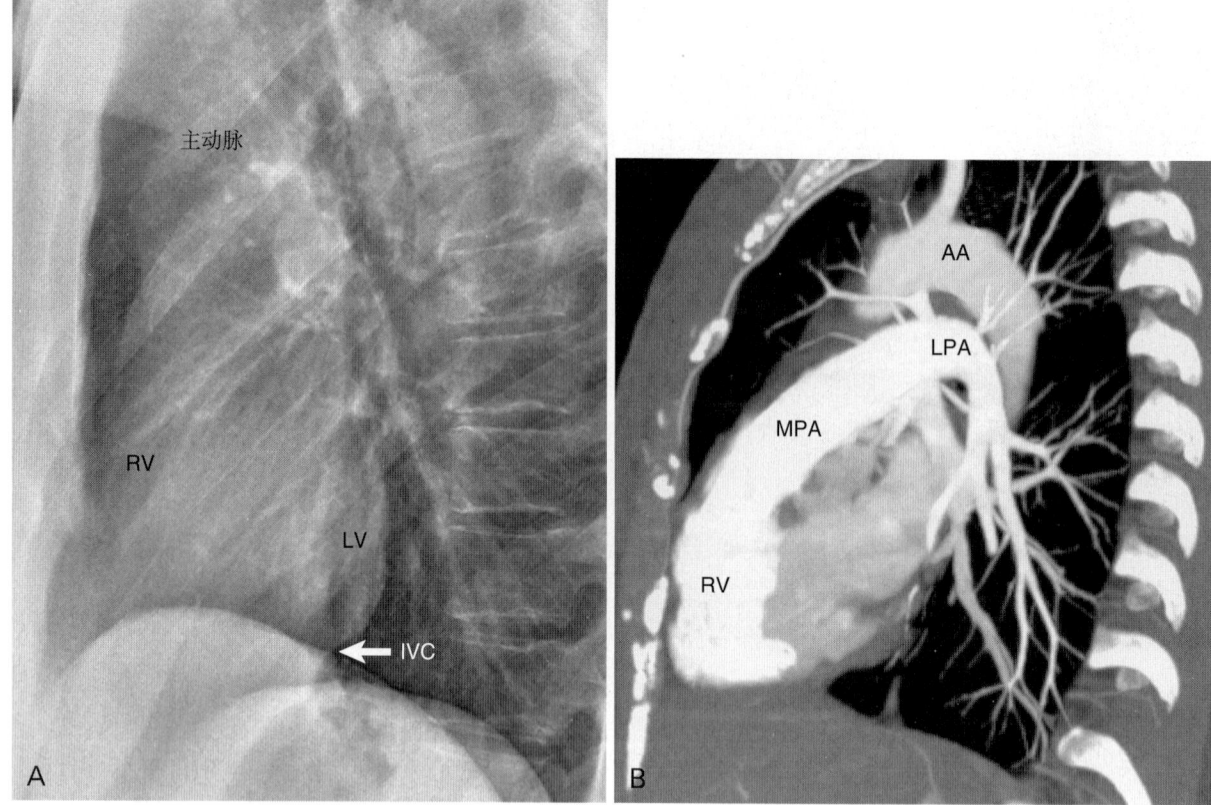

图 1.33 (A)胸部侧位 X 线片上正常心脏解剖。胸部侧位 X 线片可见由右心室(RV)形成的心脏前缘,其与胸骨接触的长度小于胸骨的下 1/2。心脏后缘的下 2/3 由左心室形成(LV)而上 1/3 由左心房形成。后心膈角的淡影(箭)为下腔静脉(IVC),它汇入右心房。这位老年患者的升主动脉、主动脉弓和降主动脉近端显示良好。正常青年人的主动脉不易显现。(B)矢状面 CT 可见形成心脏前缘的右心室、肺动脉流出道和肺动脉主干(MPA)。AA,主动脉弓;LPA,左肺动脉。

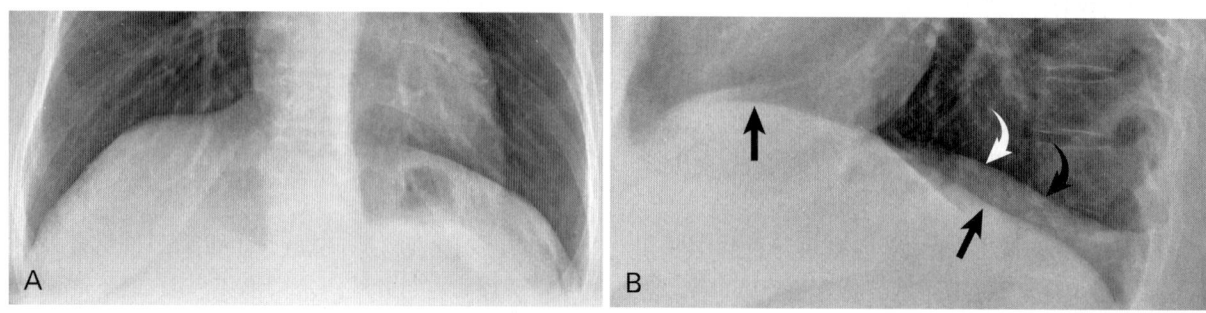

图 1.34 正常横膈。(A)胸部正位 X 线片细节视图可见左、右横膈圆顶状的上表面。右膈肌通常比左膈肌高 1~3 cm。(B)胸部侧位 X 线片细节视图可见右膈(直箭)的全长,左膈(弧箭)的前部被心脏掩盖。

左侧肋骨大(大肋骨征)。

　　单侧或双侧颈肋见于约 0.5% 的 X 线胸片中,它起于第 7 颈椎椎体(图 1.35),常被偶然发现。虽然有时会造成胸廓出口综合征——C8 神经根区的疼痛和无力,当受影响的肢体处于某个位置,双臂脉搏强度的变化可出现差异。其他多余肋骨罕见。

　　胸骨构成胸廓的前正中部。它由与锁骨相连的胸骨柄、胸骨体和剑突构成。胸骨最常见的先天性疾

病为胸骨凹陷,被称为漏斗胸,严重时可以引起心脏向左移位和轴向旋转。在正位 X 线胸片上,右心缘模糊表现类似于右中叶疾病(图 1.36)。

　　较少见的先天性疾病是胸骨异常突起,称为鸡胸(图 1.37),鸡胸在患有发绀型先天性心脏疾病时常见。

　　胸骨在正位 X 线胸片上很难评价,而在侧位或斜位 X 线片上可很好地观察。胸骨后肺组织使得胸

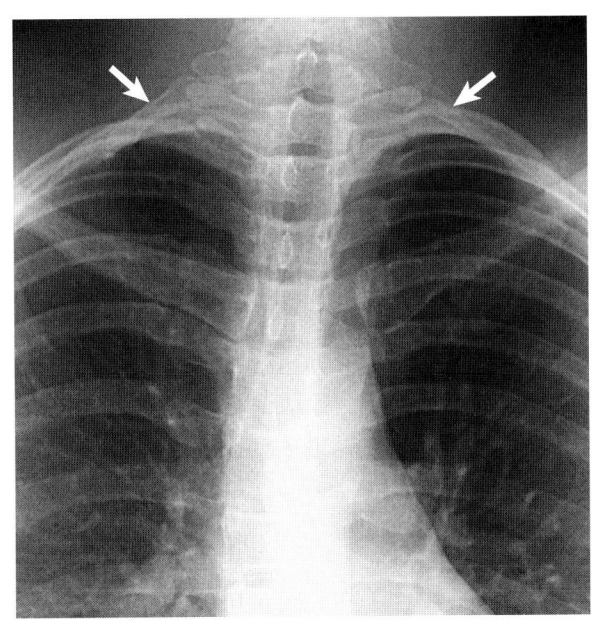

骨体后部皮质与肺组织之间的条带易辨认。这个胸骨后条带主要由脂肪构成,厚度 1～3 mm。由胸骨旁结构,特别是肋软骨,形成的肺组织压迹,可造成胸骨旁带后方的分叶状轮廓。不在肋软骨水平的局灶性凸出或分叶影常提示异常,以增大的内乳淋巴结最为常见。

在良好的 X 线胸片上,曝光条件应当使胸椎和椎间盘都依稀可见,且棘突位于中线。下叶和椎旁软组织相接可形成常在正位 X 线胸片上可见的椎旁界面或条带,特别是在下胸部。椎旁带通常薄且平行于脊柱。椎旁带的移位常伴随椎体异常(骨赘、骨折、感染、肿瘤)、椎旁肿块(血肿、神经源性肿瘤、椎旁脓肿)或淋巴结肿大而发生。

图 1.35 双侧颈肋,胸廓出口综合征女性患者。胸部正位 X 线片细节视图可见双侧颈肋(箭)起自 C7 椎体。

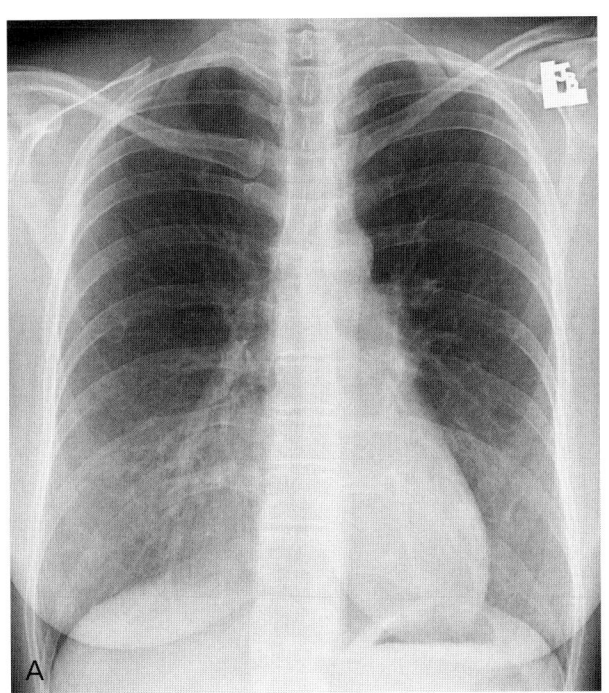

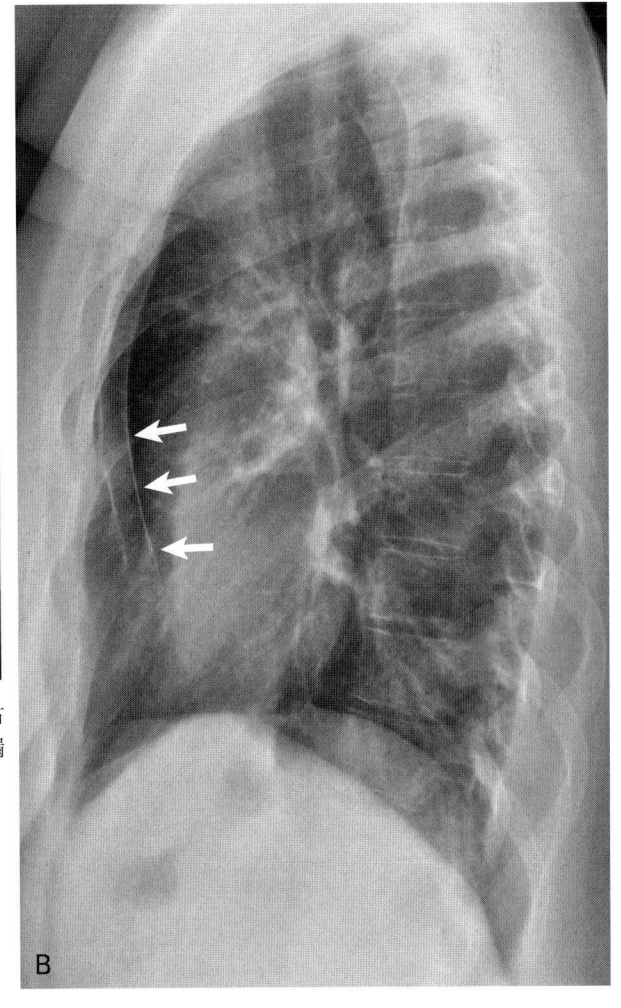

图 1.36 漏斗胸。(A)胸部正位 X 线片可见心脏向左移位,心右缘模糊。(B)胸部侧位 X 线片可见胸骨(箭)异常凹陷,称为漏斗胸。

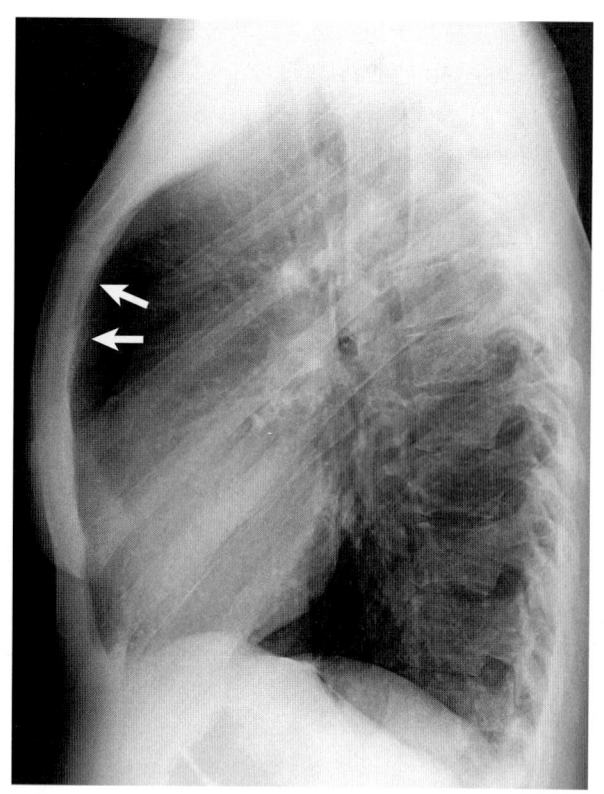

图1.37 鸡胸。胸部侧位X线片可见胸骨(箭)异常凸出,称为鸡胸。

二、胸部CT

(一) 技术方面 CT图像是三维影像的横断面二维图像,三维中另一维是指层厚。层厚又称为准直宽度,它由X线球管与患者之间的准直器决定。目前技术可采集亚毫米层厚数据,从而形成各向同性,可进行任一平面成像(矢状面、冠状面、斜面、曲面)重建。CT图像由大量像素组成,常规为512×512矩阵。一个像素即一个单位区域(例如,在图像矩阵上的每一个方块),它反映了单位体素内组织的密度,或者说体素等于像素乘以层厚。各个体素内X线衰减的平均值构成了图像。CT图像反映了该层面内不同原子序数组织对X线的吸收程度(影像密度)。X线球管和探测器在患者的两侧,环形排列,称为CT机架,它环绕着患者,患者置于检查床上,进入机架中,机架环绕患者,扫描一组投影,通过计算机重建而形成CT影像。

1. **渐进式和螺旋CT** 螺旋CT是20世纪90年代初的一项重要技术进步,它可使患者不断地移床通过机架,进行连续扫描。目前的胸部螺旋CT扫描通

常在单次屏气期间完成。由于数据采集的连续性,可进行真实的容积扫描,纵轴上空间分辨率增加,并无需更多的辐射就可以获得高质量的多平面和三维重建数据。由于螺旋CT可在单次屏气下完成整个胸腔的扫描,因此减少了由于呼吸移动引起的伪影,从而避免了图像质量的下降。

CT技术主要进展在于旋转时间更短(亚秒级CT扫描)和多探测器阵列(多排螺旋CT)。更快的旋转时间可增加任一层厚扫描覆盖的解剖范围,并显著减少心脏运动伪影、提高对肺血管和体循环血管的评估。多排CT扫描机的优势包括时间分辨率提高、Z轴空间分辨率提高、X线管使用效率提高以及图像噪声降低。

多排CT扫描机可产生各向同性的数据集(即三维像素在X轴、Y轴和Z轴上基本相同)。Z轴(头尾向)空间分辨率的提升可显著提高多平面重建和三维重建的图像质量。

多平面重建比一系列横断面图像可更好地显示各种结构之间的空间关系。使用基于图形的软件系统和容积重建技术可显示气道内腔,类似支气管镜检查时所显示的支气管内腔(图1.38和图1.39)。

许多技术可用于进行图像重建。最大密度投影(maximum intensity projection,MIP)是可用于CT血管造影和肺结节检查的一项重要技术(图1.40)。MIP图像可显示感兴趣的结构,使这些结构比预先选择的一组横断面图像及相邻结构更突出。图像保持原始轴面图像的分辨率。MIP的主要缺点是只有密度最高的结构才会显影。低密度结构则隐藏在高密度影中间,因此限制了MIP图像诊断肺栓塞的有效性。扫描层较厚(3~10 mm)对评估肺结节最有帮助(图1.41)。还有一种有关的技术是最小密度投影,它可突出显示一组横断面图像中密度最小的结构。采用5~10 mm层厚的最小密度投影有助提高微小低密度区的显示,尤其有助显示轻度肺气肿(图1.42)。

容积重建使用多排CT采集的全部数据(图1.43)。这是具有景深的真正三维重建。容积重建中的所有体素均可在三维影像中显示,而在重组范围之外的体素则无法显示。现在的工作站可进行实时容积重建、多平面重建和MIP。容积重建有助于评价血管形态改变(如狭窄)和显示复杂的三维解剖关系。

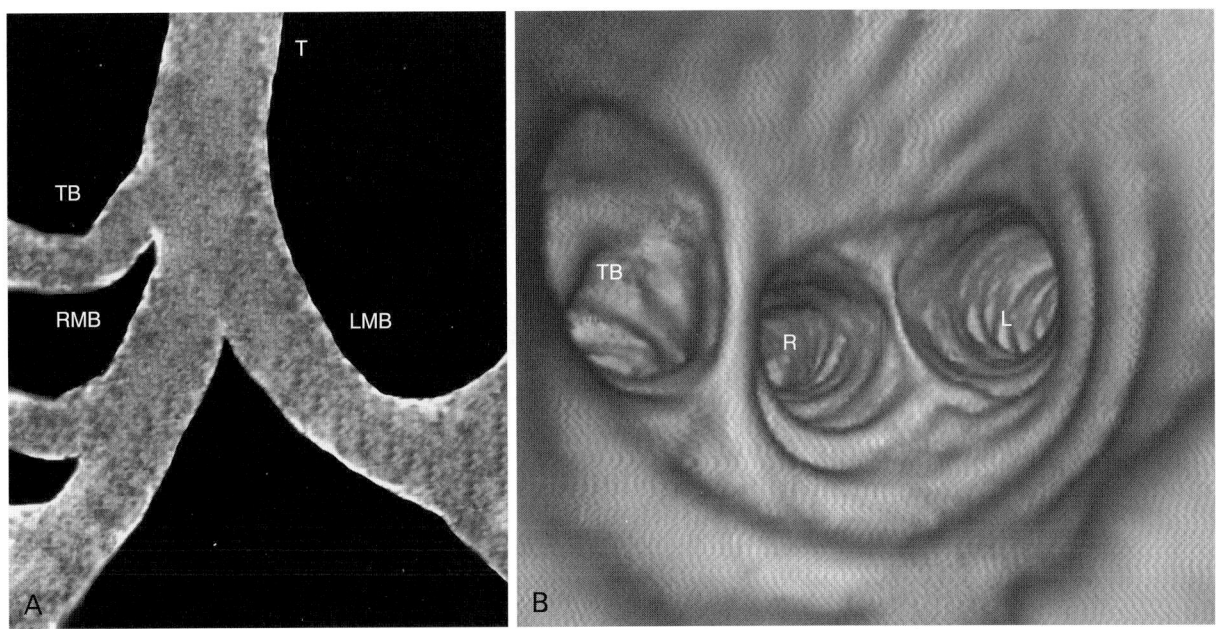

图 1.38　容积重建(CT 支气管造影和 CT 支气管镜):气管支气管。(A)三维容积重建,气道前面观可见气管支气管(TB)起源于气管下部(T),还可见右主支气管(RMB)和左主支气管(LMB)。此重建和支气管造影(CT 支气管造影)相仿。(B)CT 容积重建可见气管和支气管管腔,类似支气管镜(CT 支气管镜或仿真支气管镜)。图中可见气管支气管(TB)、右主支气管(R)和左主支气管(L)。

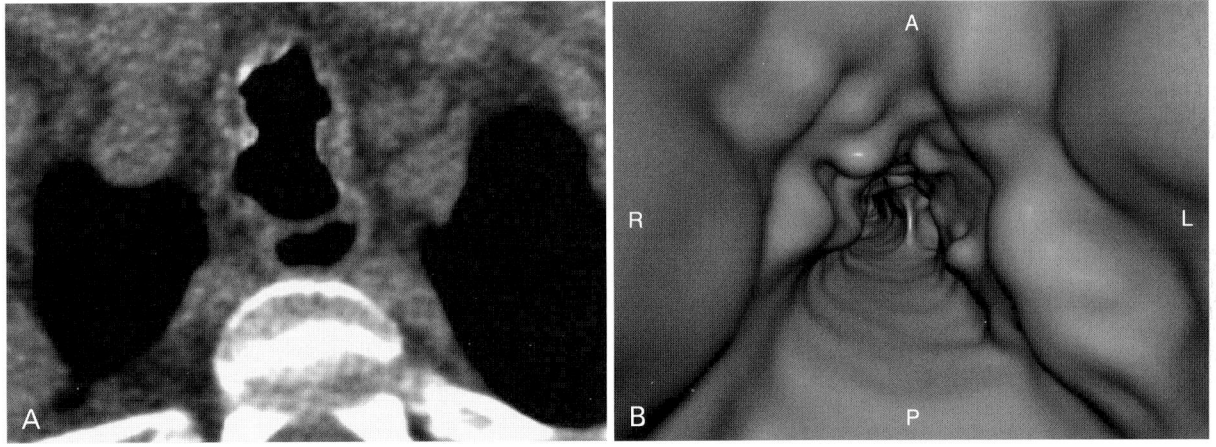

图 1.39　容积重建(CT 支气管镜):骨化性气管支气管病。(A)气管上部横断面 CT 放大图像可见结节性凸起,起源于气管前壁和侧壁并凸入气管腔。(B)CT 支气管镜可较好地显示弥漫结节状凸起引起的管腔弥漫性狭窄,可见气管后壁(P)未累及。该表现是骨化性气管支气管病的特征。A,前;L,左;R,右。

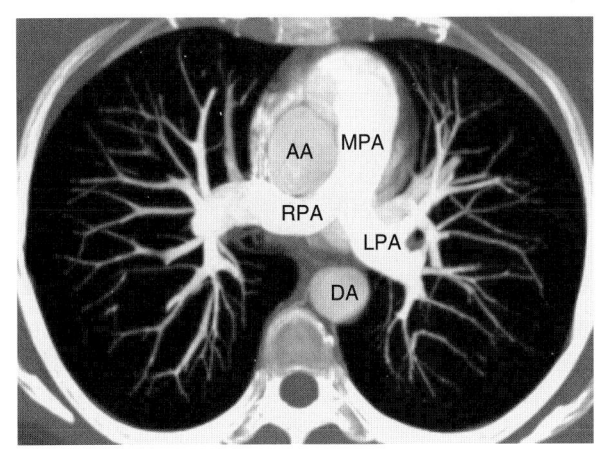

图 1.40　MIP。横断面 MIP 可较好地显示中央肺动脉及其与邻近结构的关系。AA,升主动脉;DA,降主动脉;LPA,左肺动脉;MPA,肺动脉主干;RPA,右肺动脉。

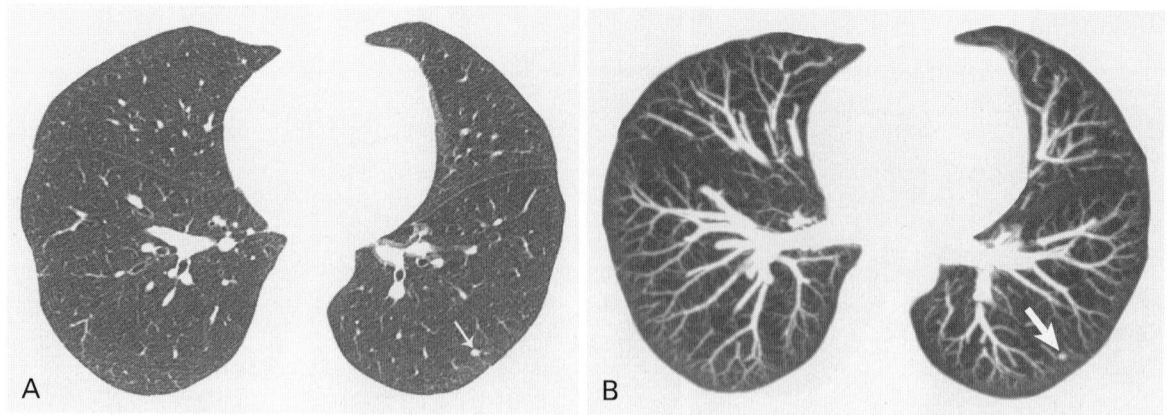

图 1.41 MIP 在检测肺小结节中的价值。(A)CT 扫描可见左下肺(箭)胸膜下结节。(B)相似位置 5 mm 层厚 MIP 可清楚区分肺小结节(箭)与肺血管。

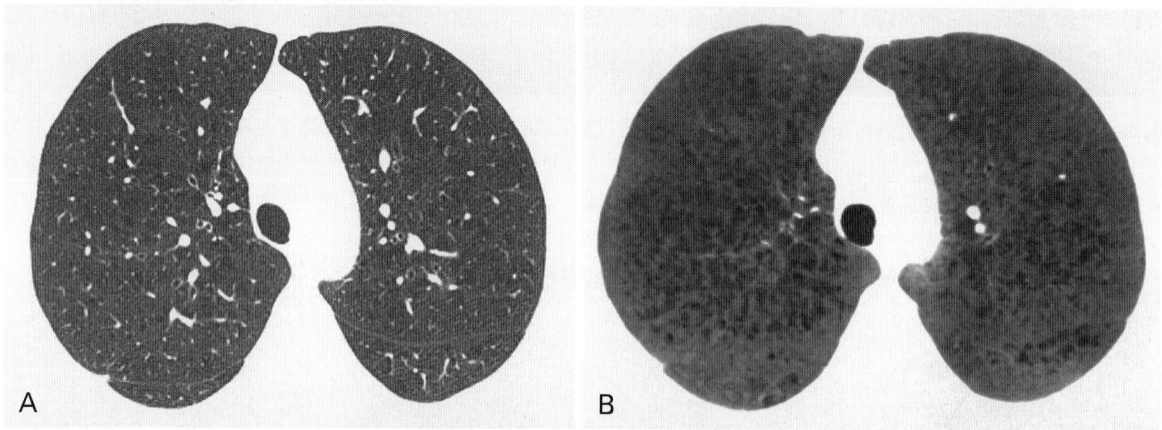

图 1.42 最小密度投影。(A)主动脉弓水平层面 HRCT 可见双上肺轻度肺气肿。肺气肿区与正常肺组织很难区分。(B)5 mm 层厚最小密度投影可见肺气肿特征性的多发密度减低区。HRCT 低估了肺气肿的程度。

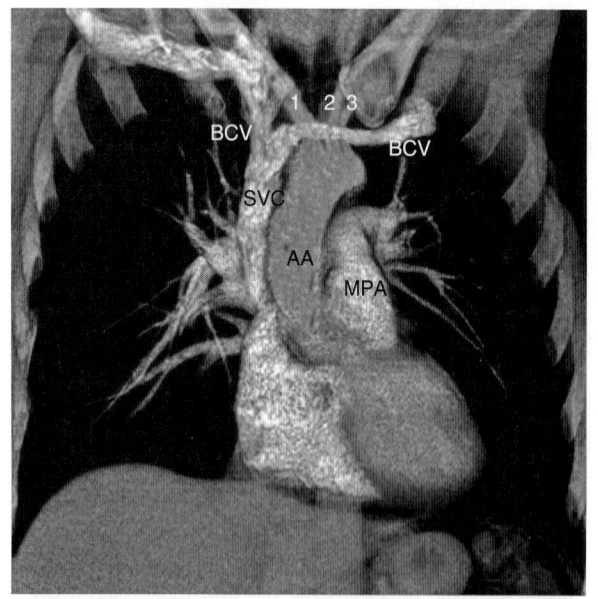

图 1.43 三维容积重建(3D)。冠状面三维容积重建图像可见纵隔和胸廓入口的正常结构。1,右头臂静脉;2,左颈总动脉;3,左锁骨下动脉。AA,升主动脉;BCV,头臂静脉;MPA,肺动脉主干;SVC,上腔静脉。(见彩色插页)

2. CT 扫描参数 许多 CT 扫描参数可影响胸部 CT 所提供的信息,主要包括层厚、视野、重建算法和图像显示设置(窗宽和窗位)。在一些病例中,静脉内对比剂有助于区分血管与软组织病变,或者发现血管内病变,如肺栓塞。

CT 图像的每个图像元素(像素)的密度值为单位体积组织或体素内所有密度的平均值,等于像素面积乘以层厚。层厚决定了像素所平均的组织或结构的数量,层厚减少意味着容积内被平均的像素减少,而空间分辨率提高。

最佳的层厚由扫描组织的大小和患者所需的扫描次数决定。目前公认的薄层扫描(层厚≤2 mm)可用于评价肺实质和周围支气管(图 1.44)。虽然较厚的层厚(如 3～5 mm)足够评价绝大多数纵隔病变,但薄层扫描可更详细地评价肺实质,现在几乎常规用于胸部影像学检查。

CT 胸部常规是在深吸气后屏气,而后进行扫描。深吸气后屏气可使肺组织与软组织病变、一过性

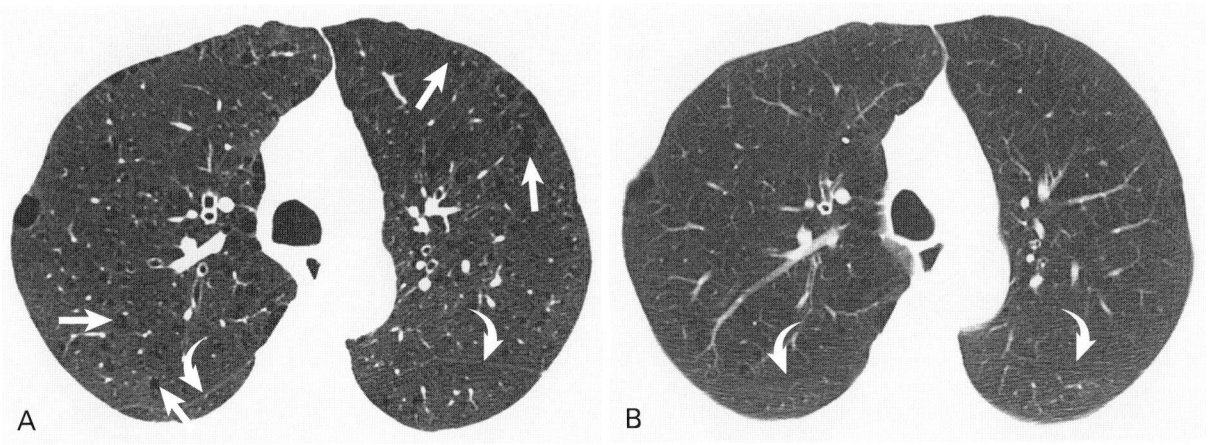

图 1.44　薄层与厚层 CT。(A)薄层(1 mm)CT 可见大量局灶性密度减低区(直箭),此为肺气肿的特征。叶间裂表现为边界清晰的线影(弯箭)。(B)厚层(5 mm)的 CT 扫描无法充分评价肺气肿的小局灶性病灶。该层面上叶间裂很难见到,可表现为密度略高和略低的宽带影(弯箭)。

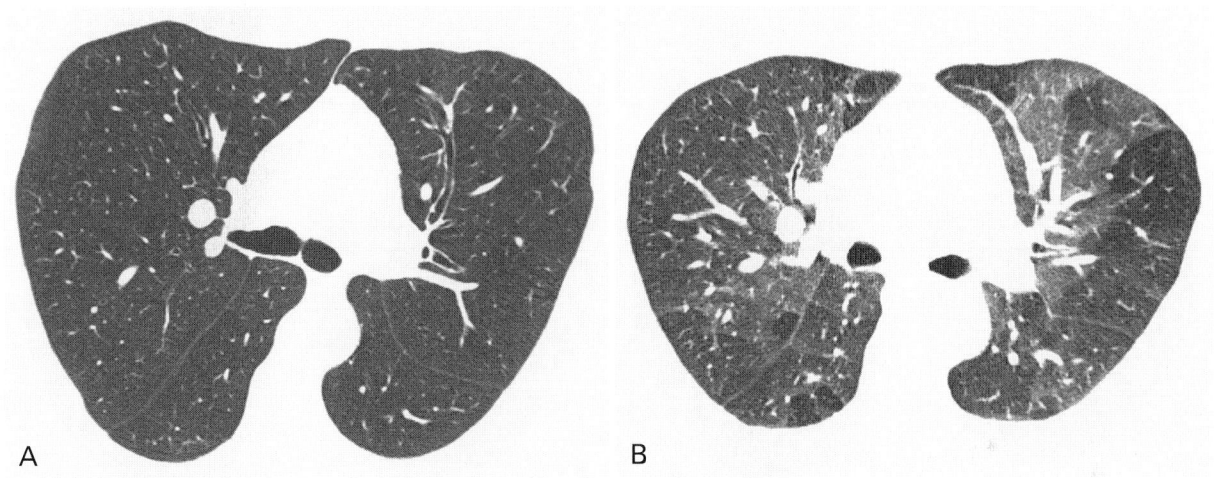

图 1.45　吸气相和呼气相 CT。(A)深吸气低剂量 HRCT 可见细小密度减低区和血管稀疏区。(B)最大呼气后低剂量 CT 扫描可见双肺弥漫性空气潴留。

出现的微小肺不张之间形成良好的对比。这种一过性肺不张可类似于肺实质病变。对于阻塞性肺疾病的患者,需加扫用力呼气中或呼气末序列以检测气道病变,如气管和支气管软化症,这样做可更好地显示空气潴留的范围(图 1.45)。

　　绝大多数患者采用仰卧位扫描。有时采用俯卧位扫描,以检查背侧肺组织中的微小病变,因为这些病变可与正常背部的依赖性密度或肺不张混淆。俯卧位扫描对疑似肺实质病变且胸部 X 线检查正常的患者、疑似石棉肺患者以及临床疑似间质性肺病患者(仰卧位 CT 扫描仅能显示局限于依赖性肺区的可疑异常)有帮助(图 1.46)。

　　胸部 CT 值的范围从气管中空气的约−1 000 HU

到致密骨的约 700 HU 不等。窗宽和窗位决定 CT 图像的显示,并限制为 256 灰度。无单一个窗口设置可充分显示胸部 CT 扫描上的所有信息。

　　为了在一定灰度内显示较大的密度值(HU),CT 值的设置常对应于被检组织的 CT 平均值,这个中心 CT 值被称为窗位(window level, WL)。在窗位的上方及下方,计算机会将某一 CT 值对应的灰度分布在其中。窗位以上和以下的 CT 值范围称为窗宽(window width, WW)。为了充分显示肺组织,推荐使用肺窗的窗位为−600～−700 HU,窗宽为 1 000～1 500 HU。纵隔窗的最佳窗位为 30～50 HU,窗宽为 350～500 HU,它可较好地显示纵隔、肺门和胸膜。这些是常规设置,并不绝对。

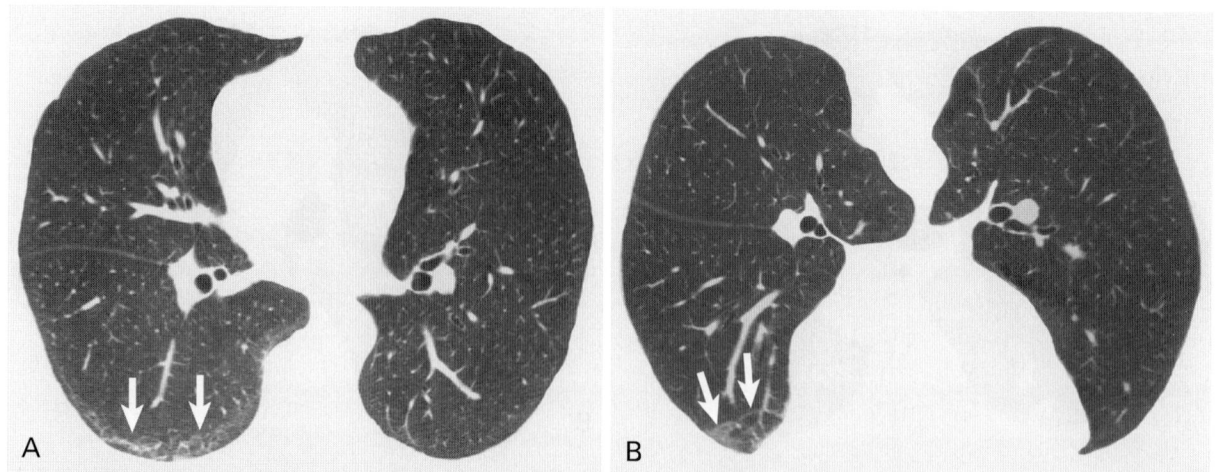

图 1.46　仰卧位出现坠积征患者进行俯卧位 CT。(A)仰卧位 HRCT 可见右肺下叶背侧局灶性线影和磨玻璃影(箭)。(B)同一水平俯卧位 HRCT 可见前片所示下叶背侧阴影消失,并且可见右肺中叶坠积部位形成局灶性阴影(箭)。这种表现的分布及其随体位变化而消散的变化是坠积性肺不张的特征。

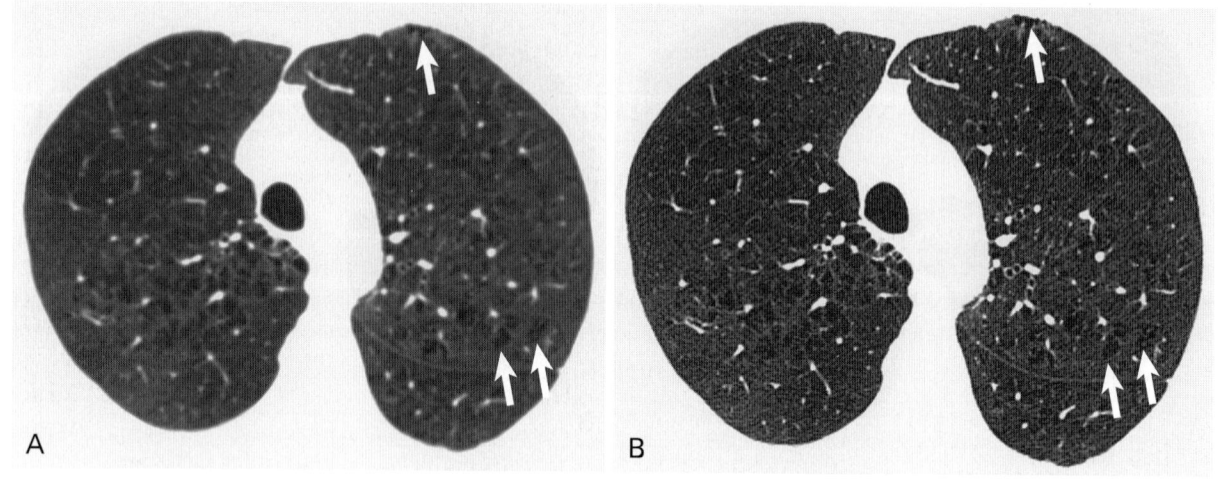

图 1.47　标准算法和高分辨重建算法。(A)采用标准算法和软组织算法重建的 CT 图像可见肺动脉轮廓不清,并且局灶性肺气肿区(箭)与正常肺实质之间界限不清。(B)同一组数据,用高分辨率重建边缘强化算法可见肺血管边缘锐利,并且肺气肿(箭)与正常肺组织之间界限清晰。

3. **高分辨率** CT(high resolution computed tomography,HRCT)　在大多数病例,CT 扫描数据采用标准算法或软组织算法重建,这可以使影像更加平滑,减少影像噪声,该算法在评价纵隔和胸壁病变较好。随着 CT 技术的进步和肺部成像协议的改进,常规 CT 扫描和 HRCT 扫描之间的区别逐渐模糊,这样可最大限度地利用该项技术。CT 扫描数据通常采用标准或软组织算法重建,该算法使图像平滑并减少图像噪声;这种算法是评估纵隔和胸壁病变的首选。而对于肺实质评估则需使用高分辨率重建算法来优化。这种算法可减少图像的平滑感并增加空间分辨率,可以更好地描述正常和异常的肺实质界面,并可

更好地观察小血管、气道和细微的间质病变(图1.47)。薄层扫描(0.5~1 mm 层厚)结合高分辨率重建可为肺间质和气腔疾病提供更有价值的信息,称为高分辨率 CT(HRCT)。HRCT 描述的肺组织形态学上堪比大体病理,现在可使用这种方法对任何胸部 CT 扫描进行重建。HRCT 还可进行俯卧位和呼气末扫描。不推荐进行增强扫描,因为它在间质性疾病评估中无价值。

4. **扫描剂量**　目前评价辐射风险的最佳指标为有效剂量。有效剂量反映了与全身不均匀照射所致随机性健康危害程度相仿的全身均匀照射的当量剂量。有效剂量的用途在于它可以与其他类型的辐射

暴露进行比较,例如自然本底引起的全身辐射暴露。有效剂量是指在全身受到非均匀性照射的情况下,受照组织或器官的当量剂量与相应的组织权重因子乘积的总和。测量单位是西弗(Sv)。

诊断性 X 线(包括 CT)使用的主要辐射风险是产生致命的癌症。根据国际放射防护委员会制定的标准,辐射总危险度为 0.016 5 Sv。也就是说,身体每接受 1 Sv(1 Sv = 1 000 mSv)的辐射剂量,就会增加 0.016 5 的致癌概率。虽然这是平均风险,在电离辐射致癌风险中,年龄因素仍具有重要作用。在相同的剂量下,儿童接受电离辐射患癌的风险更大。这是由于他们比成人有更长的时间发生癌症,并且他们的细胞分裂较成人更快。同理,50 岁以上的成人发生辐射诱导的癌症风险远低于年轻人,任何年龄的女性患辐射诱导的癌症风险均高于男性,这是由于患乳腺癌风险高的缘故。

胸部多排 CT 容积扫描,在 300 mAs、120 kVp 条件下的辐射剂量约为 7 mSv。因肺癌筛查而进行胸部 CT 扫描的辐射剂量约为 1.5 mSv。与之相比,采用 1 mm 层厚、10 mm 层间距的辐射剂量约为 0.7 mSv。一幅胸部后前位 X 线片剂量约为 0.05 mSv,每年本底辐射剂量约为 2.5 mSv。

(二) 正常胸部解剖

1. 气道

(1) 气管和主支气管:在 CT 上,气管壁常显示为 1~2 mm 的软组织条带影(图 1.48)。软骨钙化常见于老年人,尤其是女性。接受预防性华法林抗凝治疗的患者也可过早发生软骨钙化。气管横断面的形态多变,但最常见圆形或卵圆形。在最大吸气末进行 CT 扫描的图像上,气道后壁常表现为平直或后凸,

而在呼气相 CT 图像上则表现为前凸(图 1.49)。正常气管的最大横径(冠状面)和前后径(矢状面)在男性分别为 25 mm 和 27 mm,女性为 21 mm 和 23 mm。正常气管的横径和前后径下限是男性 13 mm,女性 10 mm。由于胸内压力升高,胸腔内气管的直径在吸气时减少。前后径的减少主要是由于气管后壁膜部的内陷,这一表现有助于确认呼气相 CT 扫描时已充分呼气。

气管在隆突处分为左、右主支气管(图 1.50),仅有很短的一段主支气管与气管一样具有马蹄形的软骨环,远端的支气管壁软骨环形态不规则。

(2) 肺叶支气管和肺段支气管:肺叶支气管发出肺段支气管。尽管肺段支气管解剖变异较多,在大多数人中,右肺包含 10 个肺段支气管,左肺有 8 个

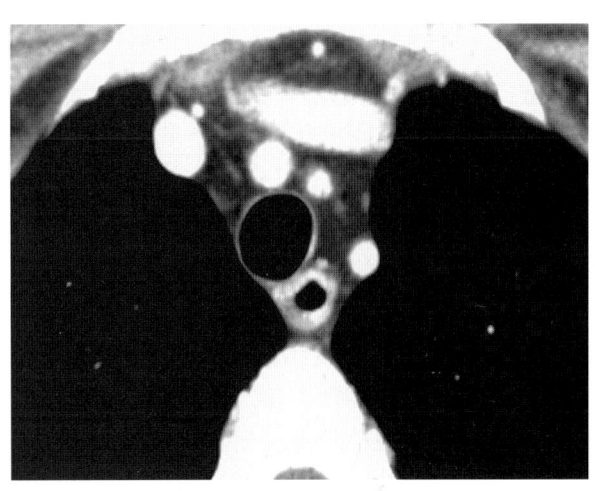

图 1.48 正常气管。CT 可见正常气道。气道壁表现为 1~2 mm 厚的条带状软组织影。前壁和侧壁由马蹄形软骨环构成,常随年龄的增长而出现钙化;后壁由纤维肌性膜构成。

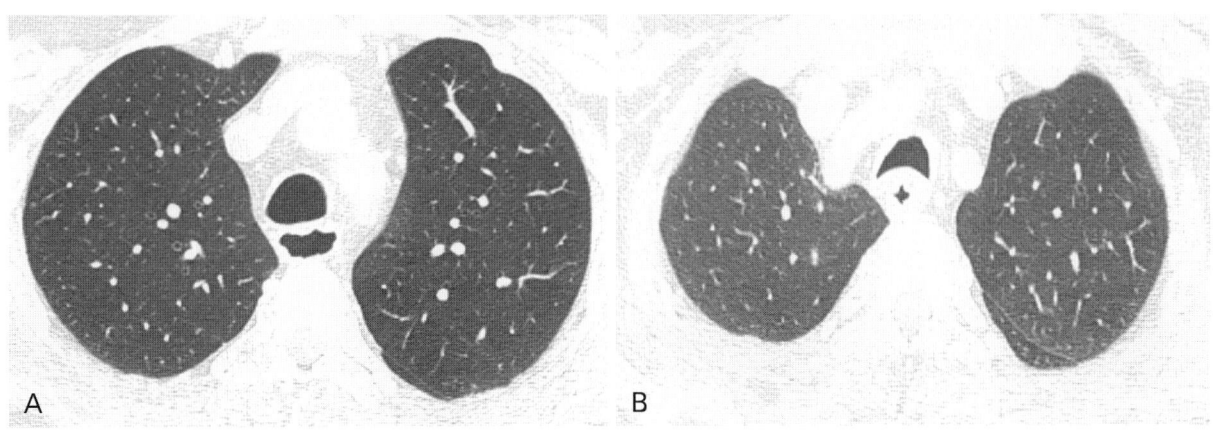

图 1.49 吸气相和呼气相的正常气管。(A)吸气相 CT 可见气管后壁略向后凸。(B)呼气相 CT 可见气管直径减小和气管后壁内凹,还可见正常肺密度增高。

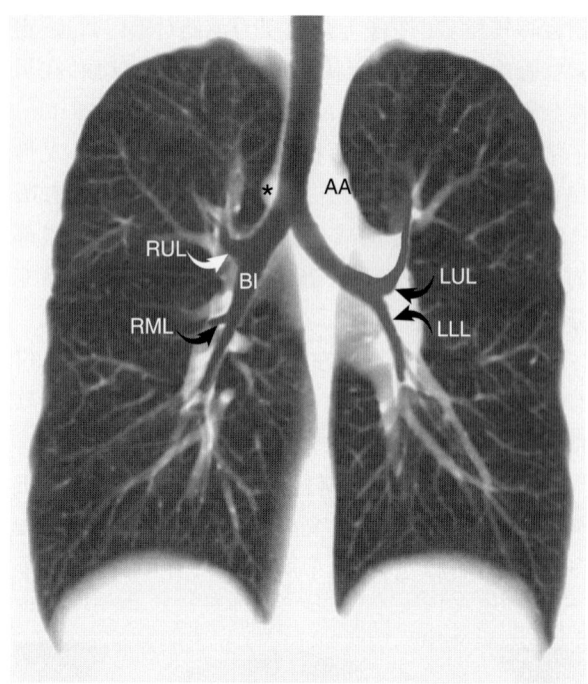

图 1.50 正常气管、主支气管和叶支气管。冠状面 CT 重建可见气管分为左、右主支气管。右主支气管起源后约 2 cm 即发出右上叶支气管(RUL)和右肺中间段支气管(BI)。左主支气管长约 5 cm,发出左上叶支气管(LUL)和左下叶支气管(LLL)。*,奇静脉;AA,主动脉弓;RML,右中叶支气管。

(图 1.51)。支气管解剖广泛采用 Jackson-Huber 或 Boyden 分类法。Jackson-Huber 分类法在北美广泛采用,也是本书中使用的方法。Boyden 分类法使用数字系统来识别肺段支气管。肺段支气管被标注为 B 后面跟着一个数字(如 B1),亚段支气管则标注为肺段数字后面跟着一个小写字母(如 B1a)。肺段支气管的编号顺序与其起源的气道相对应。支气管供应的肺段由字母"S"标注,后跟相应的数字。

右上叶分为 3 个肺段:尖段(Boyden 分类中的 S1)、前段(S3)和后段(S2)。中叶分为两个肺段:外侧段(S4)和内侧段(S5)。右肺下叶分为 5 个肺段:背段(S6)、内基底段(S7)、前基底段(S8)、外基底段(S9)和后基底段(S10)(图 1.16)。

左上叶分为两个肺段:尖后段(S1 和 S2)和前段(S3)。舌段分为两个肺段:上舌段(S4)和下舌段(S5),左下叶分为 4 个肺段:背段(S6)、前内基底段(S7 和 S8)、外基底段(S9)和后基底段(S10)。

2. 正常支气管的 CT 表现 支气管的外径与相邻肺动脉的外径大致相等(图 1.52)。如果动脉在相应的支气管之前分叉,或者由于血管收缩而变窄,支气管可能看起来大于邻近肺动脉。测量结果还受海拔高度的影响,可能是缺氧性血管收缩和支气管扩张

共同作用的结果。

气道采用不对称的二分叉方式发出分支,从气管到肺泡约有 23 级分支。每次分叉,支气管都会缩小且管壁变薄。支气管管壁的厚度约为管径的 10%～15%。由于管壁逐级变薄,较小的支气管很难分辨。在(约 1 mm 层厚)HRCT 上可分辨的最小支气管直径大约为 1.5～2 mm(图 1.53)。在正常人中,肋骨部或椎旁的胸膜下 1 cm 以内不可见气道。

3. 细支气管 细支气管内不含软骨,可分为膜性细支气管(不含肺泡)和部分肺泡内衬的呼吸性细支气管。膜性支气管近端紧邻呼吸性细支气管的部分,称为终末细支气管。最近端的分支后约还有 2～3 级呼吸细支气管。终末细支气管直径约 0.6 mm,较远端的呼吸细支气管直径约 0.4 mm。由于它们的管壁厚度均<0.1 mm,CT 上无法显示该级别的正常细支气管。

4. 肺动脉和肺静脉循环

(1)肺动脉:肺动脉干或主肺动脉起源于纵隔内肺动脉瓣,在心包内分叉(图 1.54)后向头侧延伸。主肺动脉的正常直径≤29 mm,比同层面降主动脉略细。主肺动脉直径测量的最佳位置是主动脉分叉处直角长轴面(图 2.24)。男性和女性在测量上无区别。主肺动脉的正常直径通常≤32.5 mm,并且略小于同一水平的升主动脉。主肺动脉的测量最好在与主肺动脉的长轴成直角处的分叉水平上进行(图 1.55)。男性和女性的测量值无明显差异。

左肺动脉几乎沿着肺动脉干的径线延伸到达肺门,拱形跨过主支气管。然后,血管分出一较短的上升分支,该分支发出上叶各段分支;通常,它继续走行,分出垂直方向上的左肺叶间动脉,再直接分出上叶和下叶的肺段动脉。左肺叶间动脉位于上叶支气管侧后方。

右肺动脉发出升支(前干)和降支(叶间)支(图 1.54)。尽管可变异,但常见的模式为升支再发出分支供应右上肺,降支则发出分支供应右肺中、下叶。

虽然右肺动脉近端的走行相对固定,但肺叶和肺段动脉的起源和分支变异较多。尽管有变异,肺动脉系统与支气管紧密相贴,分支也总与邻近的支气管伴行,直达远端的呼吸性细支气管水平。除这些常规血管外,肺动脉的一些(副)分支可起源于相应气道分叉处以外,并直接穿透肺实质。

(2)肺静脉:肺静脉最常见的是两支上肺静脉和两支下肺静脉,前者引流右肺上叶、中叶及左肺上叶;后者引流双肺下叶。在相当一部分人群中,右肺中叶

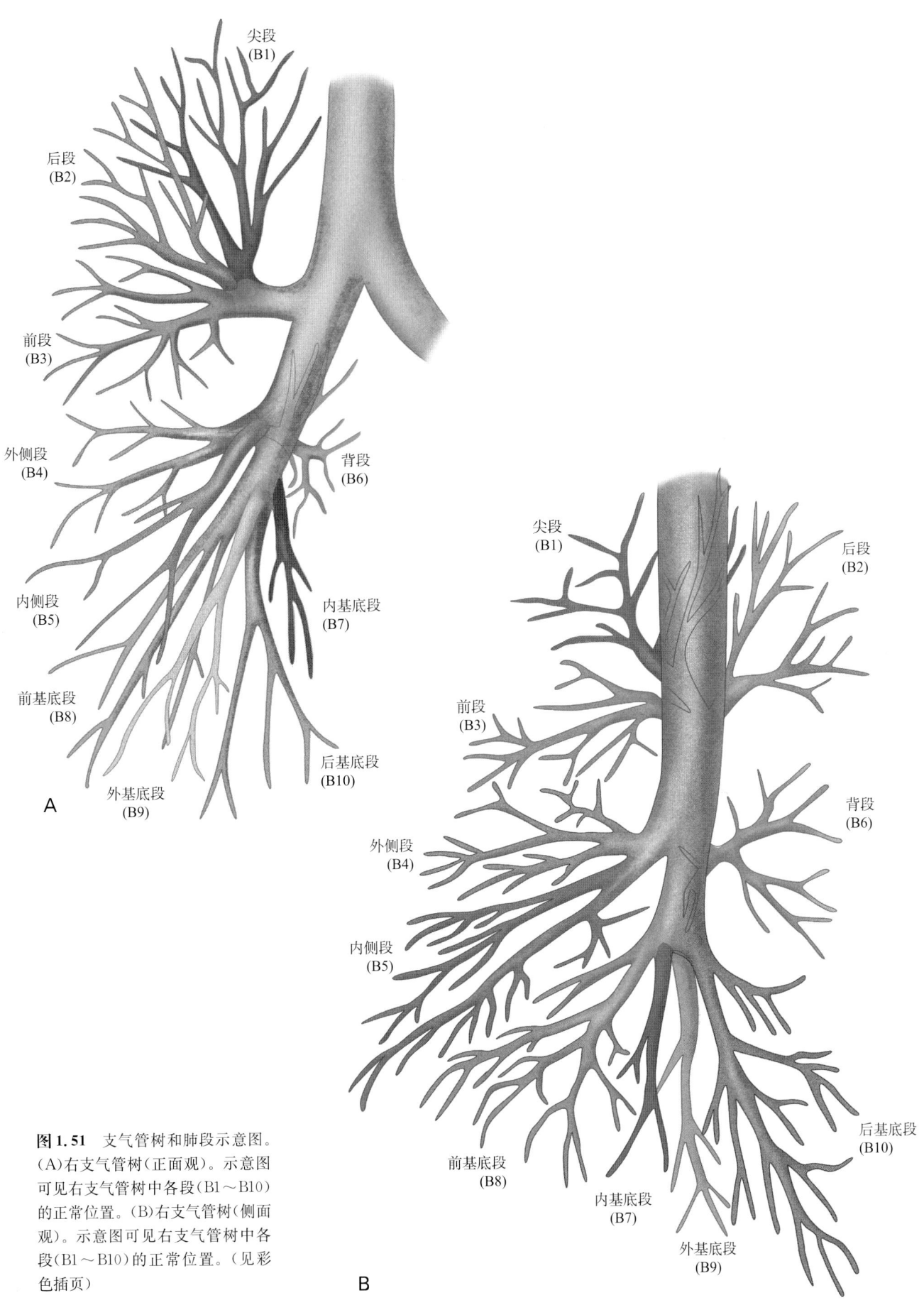

尖段
(B1)

后段
(B2)

前段
(B3)

外侧段
(B4)

内侧段
(B5)

前基底段
(B8)

外基底段
(B9)

背段
(B6)

内基底段
(B7)

后基底段
(B10)

A

尖段
(B1)

后段
(B2)

前段
(B3)

外侧段
(B4)

内侧段
(B5)

前基底段
(B8)

内基底段
(B7)

外基底段
(B9)

背段
(B6)

后基底段
(B10)

B

图 1.51　支气管树和肺段示意图。(A)右支气管树(正面观)。示意图可见右支气管树中各段(B1～B10)的正常位置。(B)右支气管树(侧面观)。示意图可见右支气管树中各段(B1～B10)的正常位置。(见彩色插页)

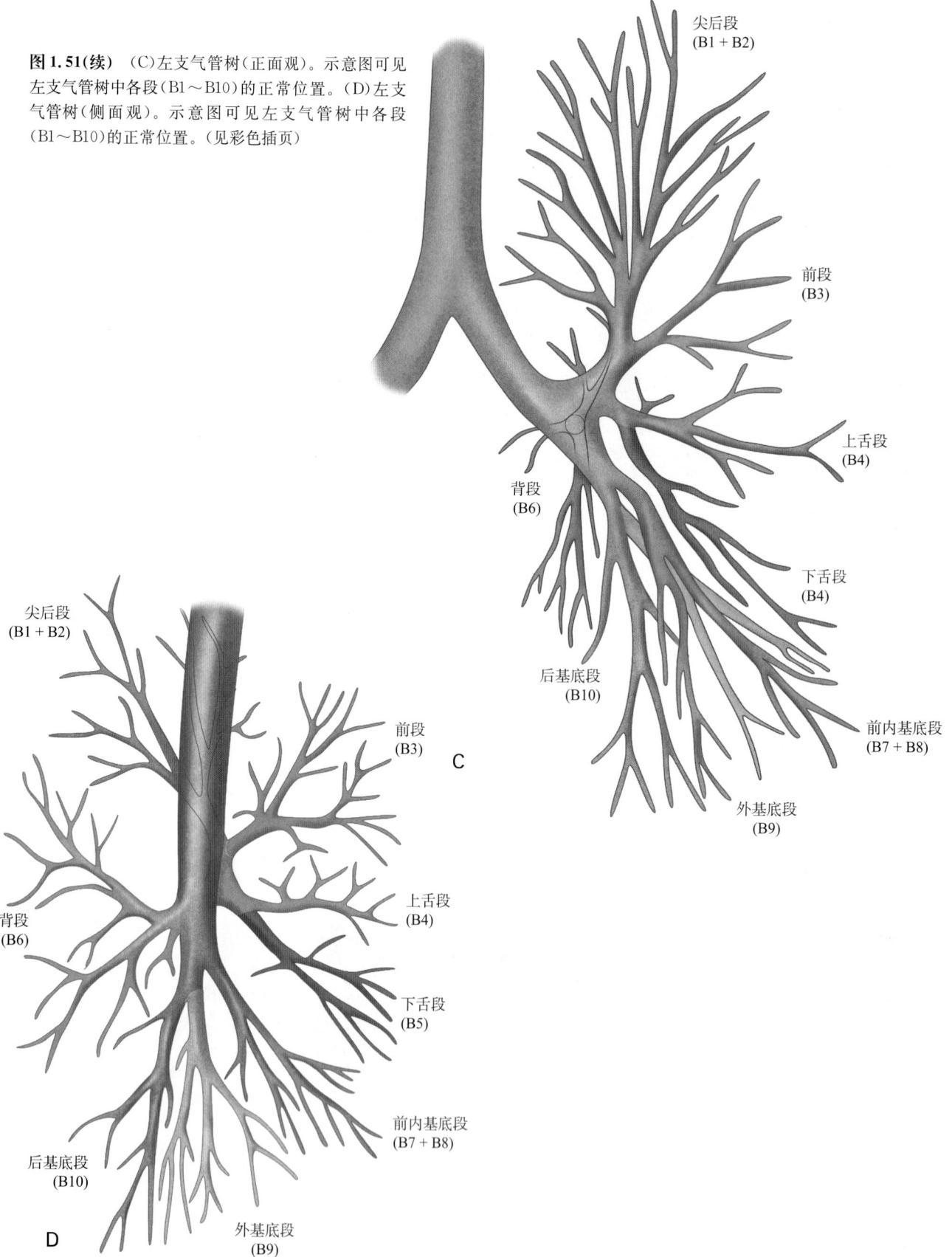

图 1.51(续) （C)左支气管树（正面观）。示意图可见左支气管树中各段(B1～B10)的正常位置。（D)左支气管树（侧面观）。示意图可见左支气管树中各段(B1～B10)的正常位置。（见彩色插页）

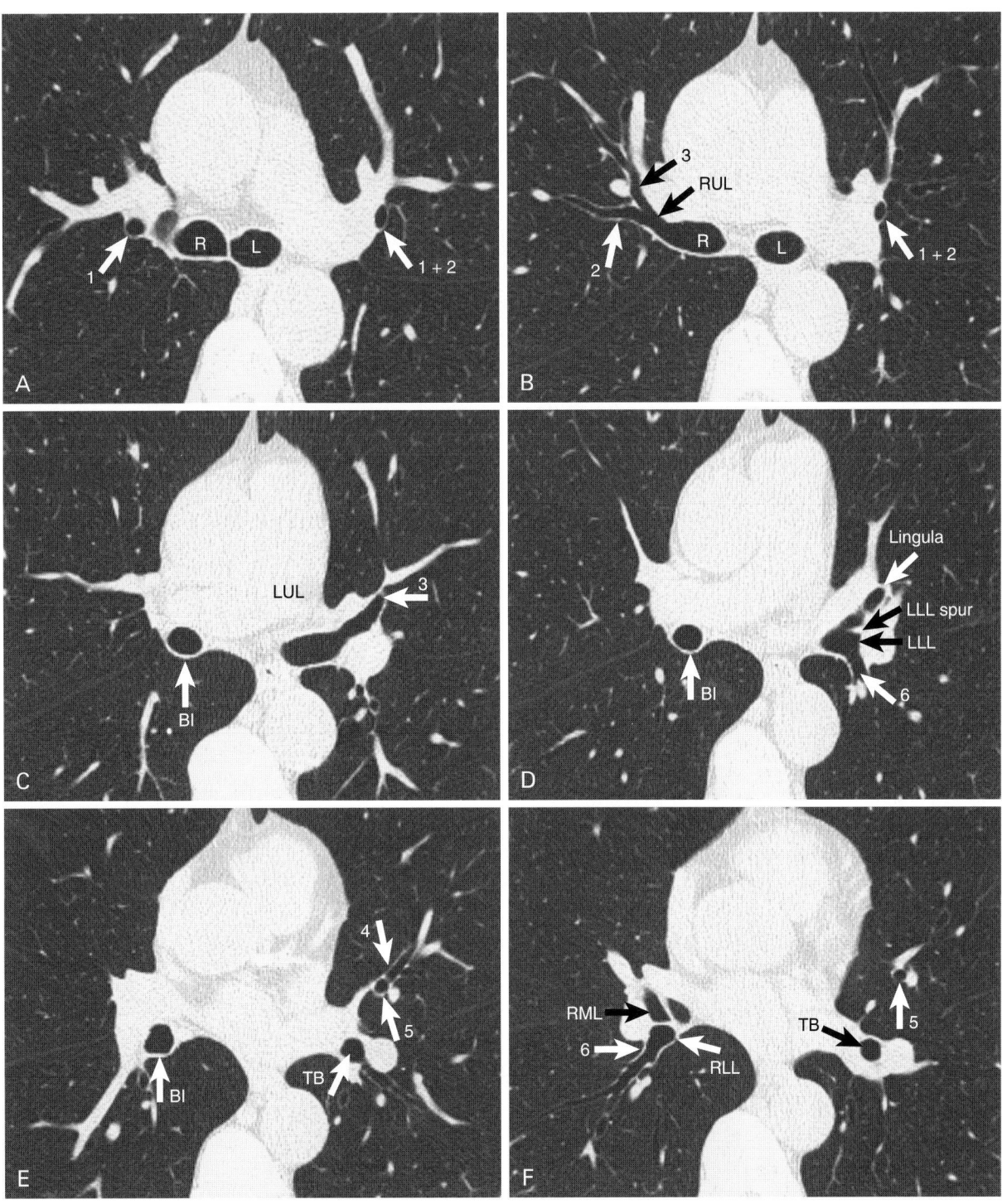

图 1.52　正常肺段支气管 CT 解剖。(A)在左、右主支气管近端水平层面 CT 可见右肺上叶尖段支气管(1)和左肺上叶尖后段支气管(1+2)。(B)在右肺上叶支气管(RUL)水平层面 CT 可见右肺上叶后段(2)、前段支气管(3)和左肺上叶尖后段支气管(1+2)。(C)在左肺上叶支气管(LUL)水平层面 CT 可见左肺上叶前段支气管(3)和中间段支气管(BI)。(D)在 C 图略偏下层 CT 可见舌段支气管(舌段)左下叶支气管(LLL)、左下叶背段支气管(6)和中间支气管(BI)。(E)在 D 图略偏下层 CT 可见舌段支气管分叉形成水平走行的上舌段支气管(4)(沿其长轴观察)和垂直走行的下舌段支气管(5)(沿横断面观察)。上舌段支气管在发出不久即分叉形成亚段支气管。在此水平也可见左基底干(发出背段支气管后,左下叶支气管的远端)(TB)和中间支气管(BI)。(F)在 E 图略偏下层面 CT 可见右肺中叶(RML)和右肺下叶(RLL)支气管,右肺下叶背段支气管(6),左肺下叶基底干和下舌段支气管(5)。

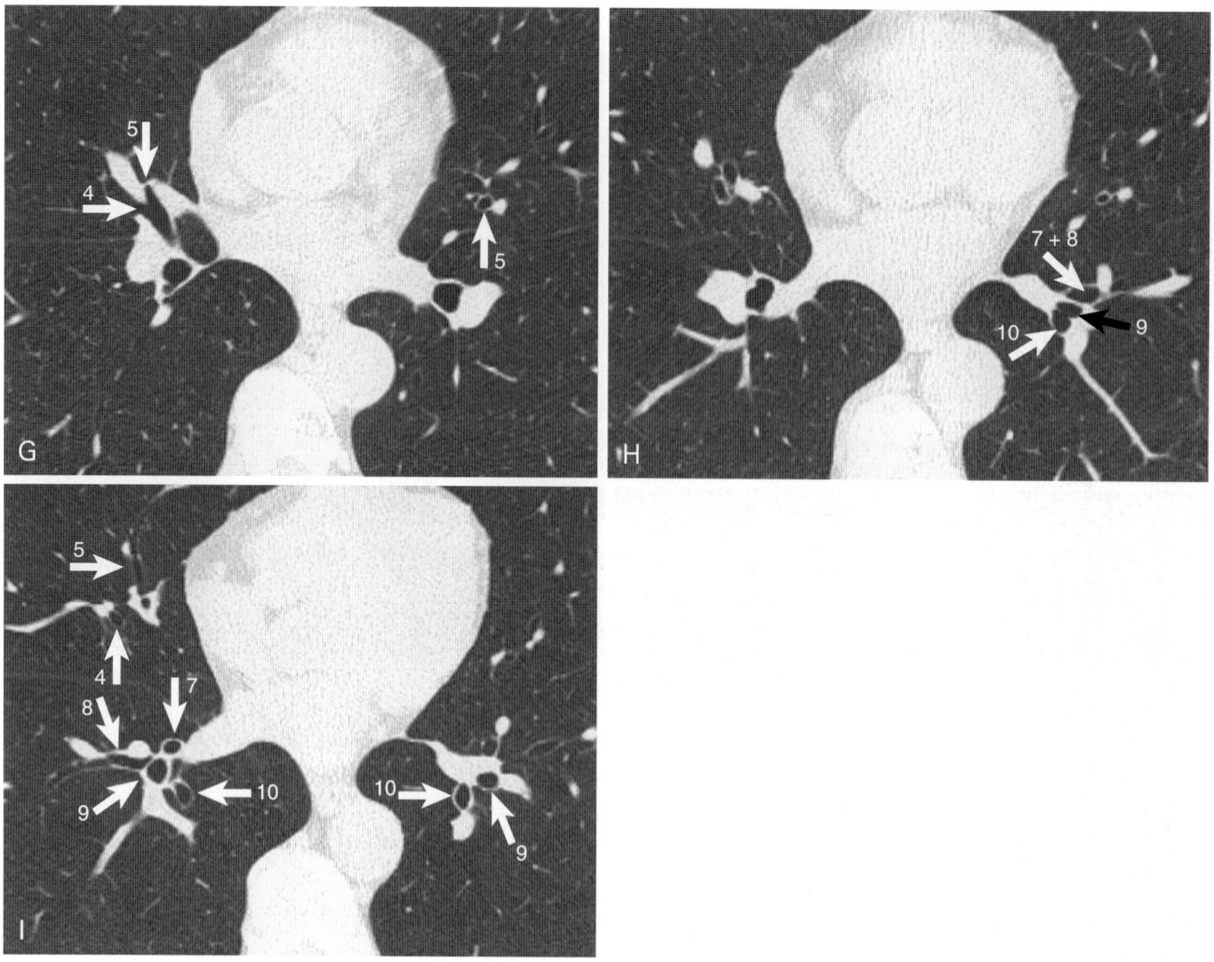

图 1.52（续） （G）在右肺中叶支气管分叉层面 CT 可见右肺中叶外侧段（4）和内侧段（5），左肺下舌段支气管（箭；5）和左、右肺下叶基底干。（H）在下肺静脉水平层面 CT 可见左肺下叶前内侧（7＋8）、外（9）和后基底段（10）。（I）在 H 图略偏下层面 CT 可见右肺下叶内（7）、前（8）、外（9）和后基底段（10）支气管，右肺中叶外侧段（4）、内侧段（5）支气管和左肺下叶外（9）和后基底段（10）支气管。

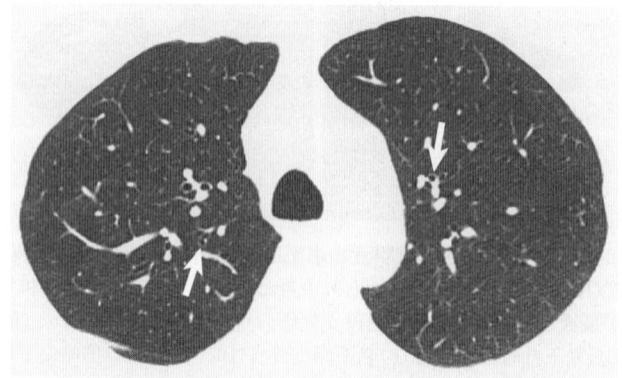

图 1.53 HRCT 上的正常支气管。上叶水平层面 HRCT 可见一些小支气管（箭），可分辨的最小支气管管径约 1.5～2 mm。在肋胸膜或邻近纵隔下 1 cm 处无法发现正常支气管。

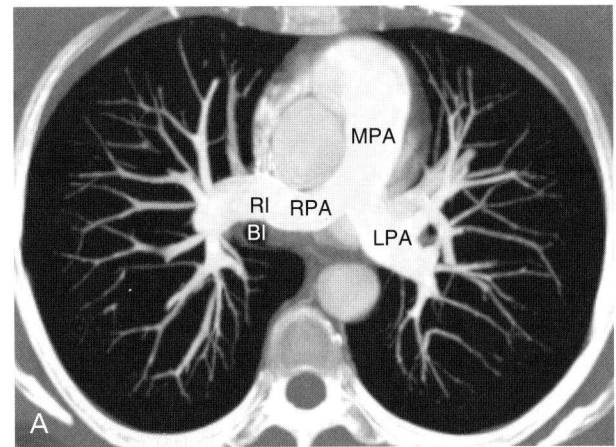

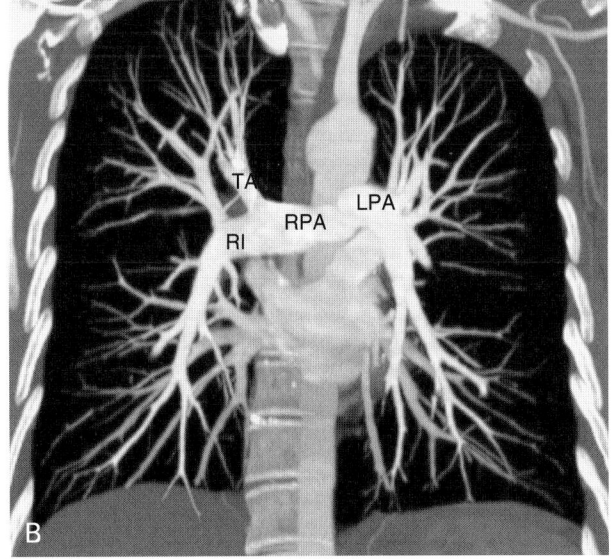

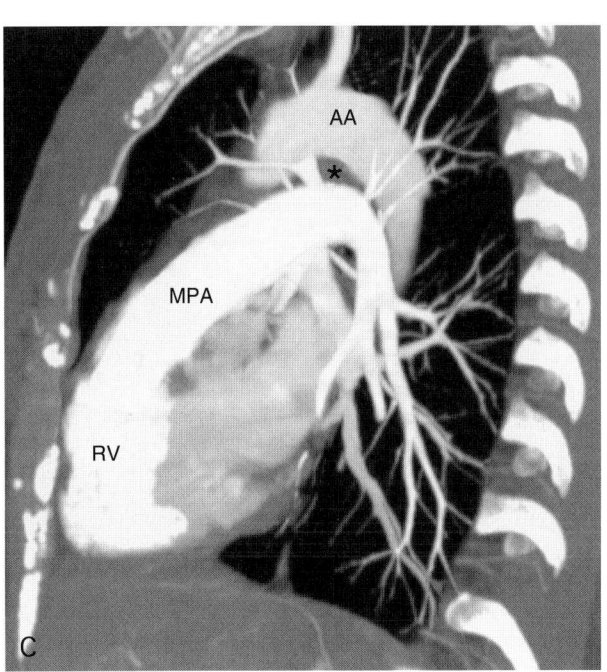

图 1.54 中央肺动脉正常解剖。(A) MIP 重建 CT 图像可见主肺动脉(MPA)向后走行,分成右肺动脉(RPA)和左肺动脉(LPA)。右肺动脉在发出不远即分出前干,其向头侧走行,供应大部分右上肺,还有一较大的叶间肺动脉(RI)走行于中间支气管(BI)的前方,然后外侧。(B)冠状面 MIP 可见右肺动脉和左肺动脉,与正位 X 线胸片相同。右肺动脉和左肺动脉的中央部分均在纵隔内,X 线胸片无法显示。右肺动脉分成前干(TA)和右叶间肺动脉(RI)。(C)矢状面 MIP 可见右肺动脉和左肺动脉,与侧位 X 线胸片相同。主肺动脉(MPA)起源于右心室(RV),向头侧及后方走行。★,主肺动脉窗;AA,主动脉弓。

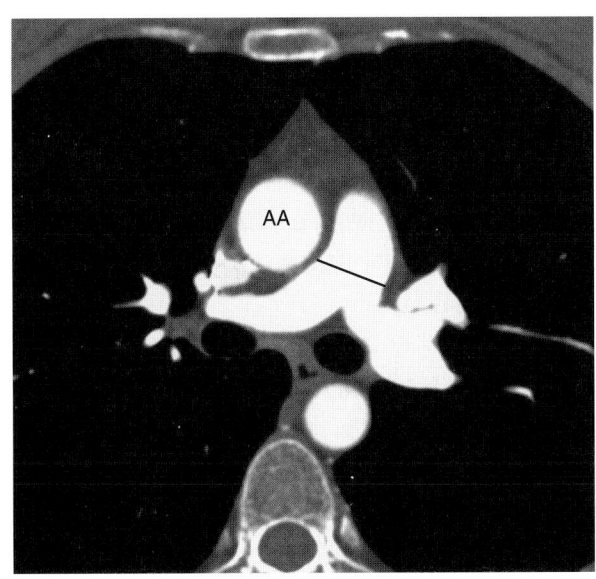

图 1.55 主肺动脉正常直径。正常主肺动脉直径,在分叉处(黑线)测量,直径<32.50 mm,较同层面升主动脉(AA)小。

静脉直接引流入左心房或当它们进入左心房时与右下肺静脉汇合(图 1.56)。右上、下肺动脉走行于主肺动脉下方,上腔静脉(SVC)后方,分别进入左心房。左肺静脉经过降主动脉前方,与右肺静脉一样,分别进入左心房或在心包腔内汇合后共干进入左心房。与肺动脉系统一样,许多肺静脉副分支在流经肺部时汇入静脉。

5. 支气管动静脉循环 支气管动脉的数量和起源差异较大。相对常见的是右侧一支(起源于肋间动脉-支气管动脉共干,而其中的右侧第一肋间动脉直接起源于主动脉),左侧两支,直接起源于降主动脉。左、右支气管动脉起源于气管隆突水平或略低,直径约为 1~1.5 mm。肺内支气管动脉位于支气管周围结缔组织内,并随气道一起发出分支到末端细支气管水平。

支气管动、静脉循环的独特之处在于它具有双静脉引流。一部分支气管静脉经奇静脉和半奇静脉引

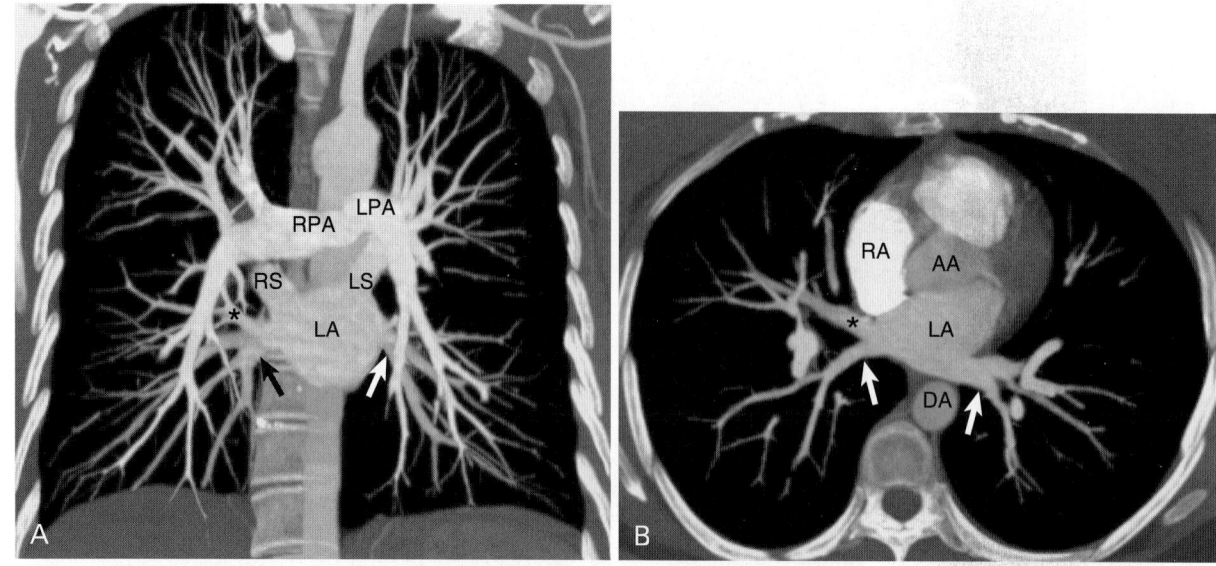

图 1.56　肺静脉和左心房。(A)冠状面 MIP 重建 CT 可见右上(RS)和左上(LS)肺静脉,右中叶肺静脉(★)和下肺静脉(箭)汇入左心房(LA)。LPA,左肺动脉;RPA,右肺动脉。(B)轴面 MIP 重建可见在汇入左心房时,下肺静脉(箭)和右肺中叶肺静脉(★)的交汇。AA,主动脉弓;DA,降主动脉;RA,右心房。

流到右心,主要与气管和大支气管有关。另一部分,与肺内主要支气管静脉有关,起源于与毛细血管前、毛细血管和毛细血管后的肺循环进行广泛吻合,并经肺静脉(支气管静脉与肺静脉吻合)流入左心房。

支气管扩张症(图 1.57)和肺动脉血流量减少患者(如严重慢性肺血栓栓塞患者)的支气管动脉可增粗(图 1.58)。

6. **肺实质**

(1) 次级肺小叶:次级肺小叶是由结缔组织隔包裹的最小肺组织单位(图 1.59)。HRCT 上很容易识别正常的小叶间隔,为长 1~2.5 cm,厚度略大于 0.1 mm 的直线,常延伸至胸膜表面。它们最常见于肺的前部和外侧,在此处发育较好。虽然在肺部较中心区域不太明显,但当它们因水肿或炎症或肿瘤组织增厚时可识别(图 1.60)。小叶间隔与小叶中心肺动脉(小叶核心)之间的肺实质内含低于 CT 分辨率的小血管和气道及其伴随的间质。该区域在 CT 上表现为比空气 CT 值略高的均一密度区。

从影像学的角度来看,将次级肺小叶视为肺结构的基本单位有两个主要原因:①它是 HRCT 上可清楚地识别的最小解剖单位;②评估其内部病变的分布有助于疾病的鉴别诊断。间质性肺水肿和癌性淋巴管炎等疾病常主要累及小叶间隔。与终末或呼吸细支气管有关的疾病在 HRCT 上主要分布在小叶中心附近。具有特征性的疾病包括小叶中心型肺气肿中

的局部低密度区与感染性细支气管炎、过敏性肺炎和矽肺中的微结节。

(2) 腺泡:肺腺泡位于终末细支气管远端,由呼吸性细支气管、肺泡管、肺泡囊和伴行的血管及结缔组织构成。据报道,腺泡直径范围为 6~10 cm,在一定程度上取决于肺充气的方式和压力。根据腺泡的大小不同,一个次级肺小叶可含 3~24 个腺泡。

7. **CT 上肺组织的密度**　CT 测量肺组织密度的依据是基于 X 线束的衰减与低原子序数物质(范围从氮气到水)的密度之间存在近似线性关系。CT 上的密度用 HU 表示,水为 0 HU,空气为 1000 HU。正常人在吸气末进行的 CT 扫描中肺组织 CT 值通常在−700~−900 HU。上肺的密度较下肺低,在一项研究中,针对健康受试者,在肺活量 90% 时进行呼吸门控 CT 检查,测得上肺的密度为−859 HU,而下肺的密度为−847 HU。

肺部通常存在前后梯度,在后部的依赖性肺区通常比非依赖肺区的密度大 50~100 HU。这种梯度主要归因于重力对血流和肺充气的影响。虽然正常前后的肺密度梯度几乎为线性,从肺前部到后部密度逐渐增加,但在许多正常人中,舌段和下叶背段常相对透过度高。有人认为这些肺段的通气和灌注均较相近肺组织差。

CT 值受肺体积的影响较大,在呼气时随着肺体积的减少逐渐增加。在用力吸气和用力呼气之间平

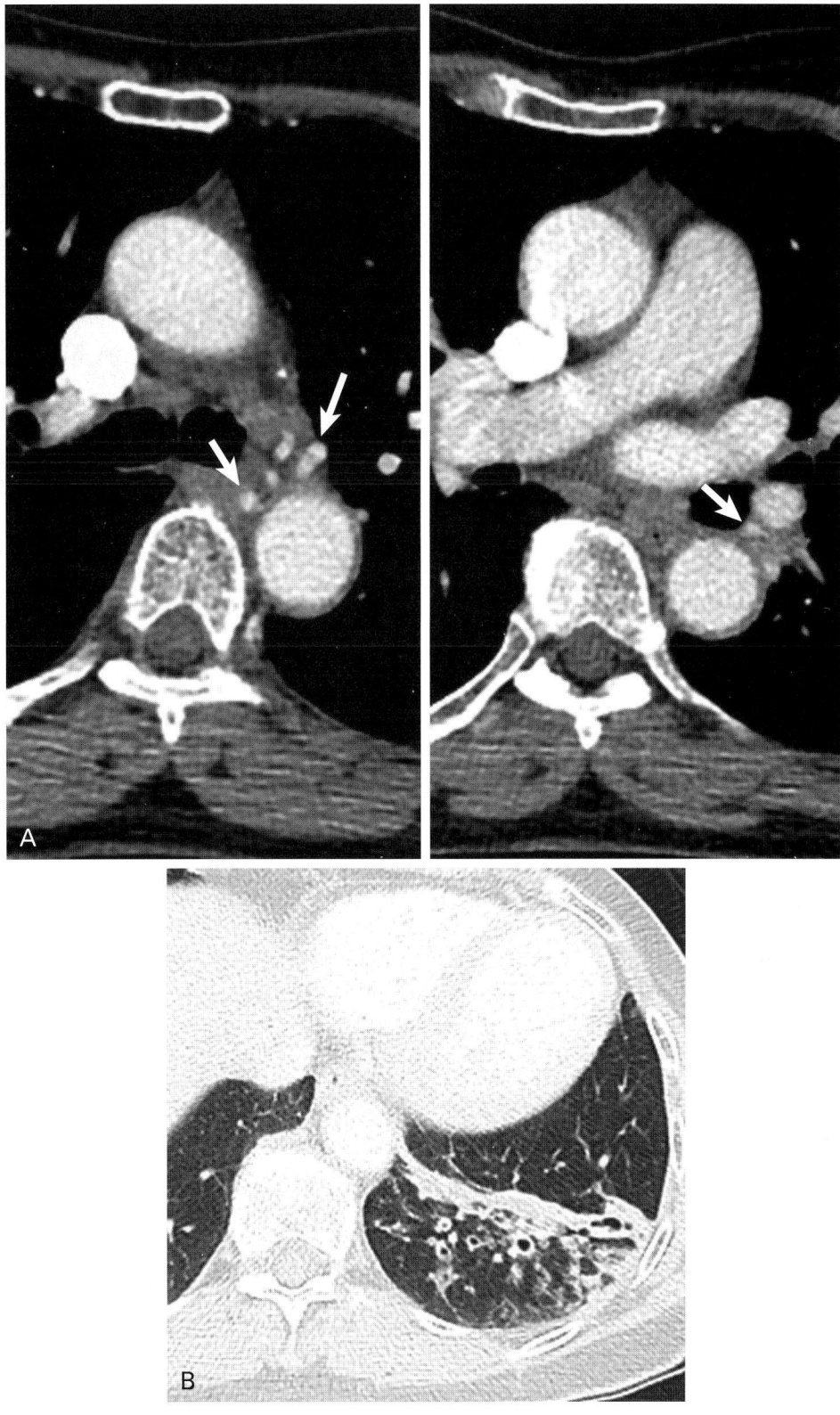

图 1.57 支气管扩张症引起的支气管动脉增粗。轴面 CTA（A）可见左支气管动脉（箭）明显扩张，该动脉进入左肺门，供应轴面 CT（B）中显示的支气管扩张的左肺下叶。（引自 Walker CM, Rosado-de-Christenson ML, Martínez-Jiménez S, et al. Bronchial arteries: anatomy, function, hypertrophy, and anomalies. Radiographics. 2015;35:32 - 49.）

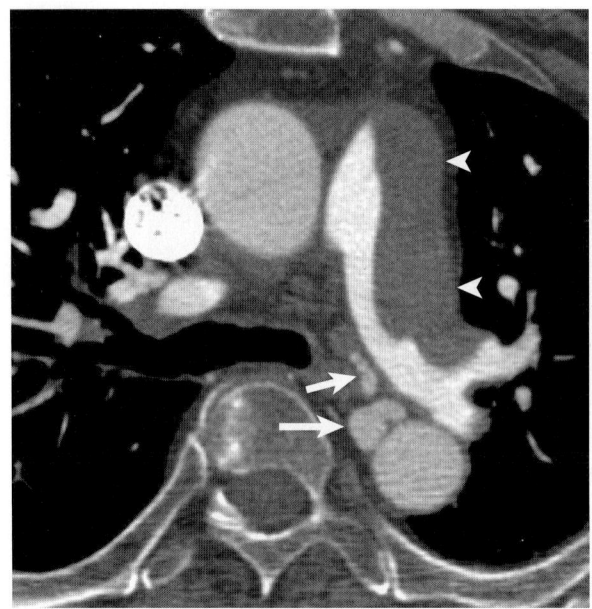

图 1.58 慢性血栓性疾病中增粗的支气管动脉。轴面 CTA 图像可见主肺动脉和左肺动脉内可见较大、偏心性充盈缺损(箭头),伴左支气管动脉扩张、迂曲(箭)。(引自 Walker CM, Rosado-de-Christenson ML, Martínez-Jiménez S, et al. Bronchial arteries: anatomy, function, hypertrophy, and anomalies. Radiographics. 2015;35:32-49.)

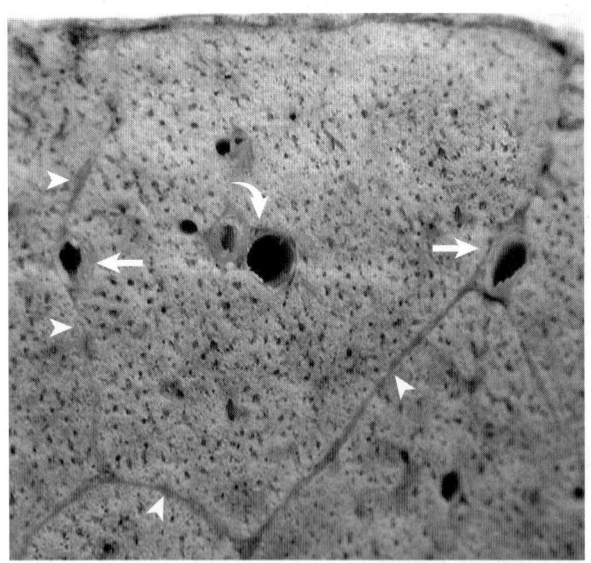

图 1.59 正常肺小叶。肺标本中可见被结缔组织分隔的次级肺小叶(箭头)。小叶细支气管和肺动脉(弯箭)位于小叶中央,引流肺静脉(直箭)位于小叶间隔。(鸣谢 Dr. Reynaldo T. Rodrigues, Federal University of São Paulo, São Paulo, Brazil.)(见彩色插页)

均 CT 值变化约为 100~300 HU。尽管肺密度的测量以及吸气和呼气梯度在临床实践中很少使用,但需要注意肺体积的任何减少均会引起肺密度增高。不

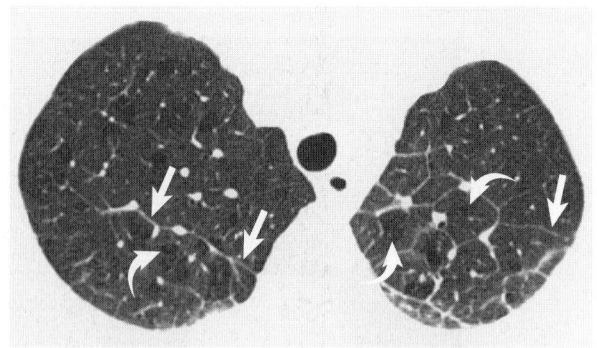

图 1.60 间质性肺水肿和小叶中央型肺气肿。HRCT 可见广泛小叶间隔增厚(直箭),还可见邻近次级肺小叶中央的局灶性透过度增高影(弯箭),此为小叶中央型肺气肿的特征。尽管肺气肿最初局限于小叶中央,最终会累及整个小叶。

完全吸气后或呼气期间进行的 CT 扫描可导致出现明显的磨玻璃影,类似于肺部疾病(图 1.61)。

依赖性肺区通常比非依赖性肺区在呼气时可引起更大程度的肺密度增高。因此,通常在吸气时出现的前后密度梯度在呼气扫描时更明显(图 1.61)。呼气 CT 扫描密度的增加常不均匀,这是因为肺部的某些区域密度增高不一致所致,并且相对透过度高。这些正常空气潴留区域常累及一小部分肺组织,最常见于下叶背段、中叶或舌段,或累及单个肺小叶,特别是在下叶的依赖性肺区(图 1.62)。

8. 胸膜

(1) 解剖:大多数正常胸膜在 CT 上不可见。然而,通常在肋间隙的肋骨内缘的肺和胸壁之间可见一条 1~2 mm 厚的软组织密度线。这条线代表脏层胸膜、正常胸膜液体、壁层胸膜、胸内筋膜和最内侧肋间肌的总厚度(图 1.63),被称为肋间条纹。

(2) 叶间裂:叶间裂是从肺外表面延伸到肺叶间的胸膜反折。斜裂和水平裂的解剖已在本章的 X 线摄影部分进行了描述。

叶间裂的 CT 表现有透明带、致密带和线影。这种多变的表现与 CT 层厚和叶间裂在横断面图像上所处的平面有关。CT 扫描层厚为 5 mm 时,几乎垂直的叶间裂(如胸腔上部)可表现为一条线影,若倾斜则可形成一边界清晰的致密(磨玻璃)带影。由于水平裂和 CT 扫描平面或多或少存在相切的关系,水平裂典型表现为缺乏血管影的透亮区,其位置与左肺相同。在薄层扫描中(1~2 mm 层厚),斜裂表现为连续、光滑的线影,厚度<1 mm。水平裂在其最高部位(略高于中叶支气管水平)表现为曲线或条带影,呈 1/4 圆形或半圆形(图 1.64)。

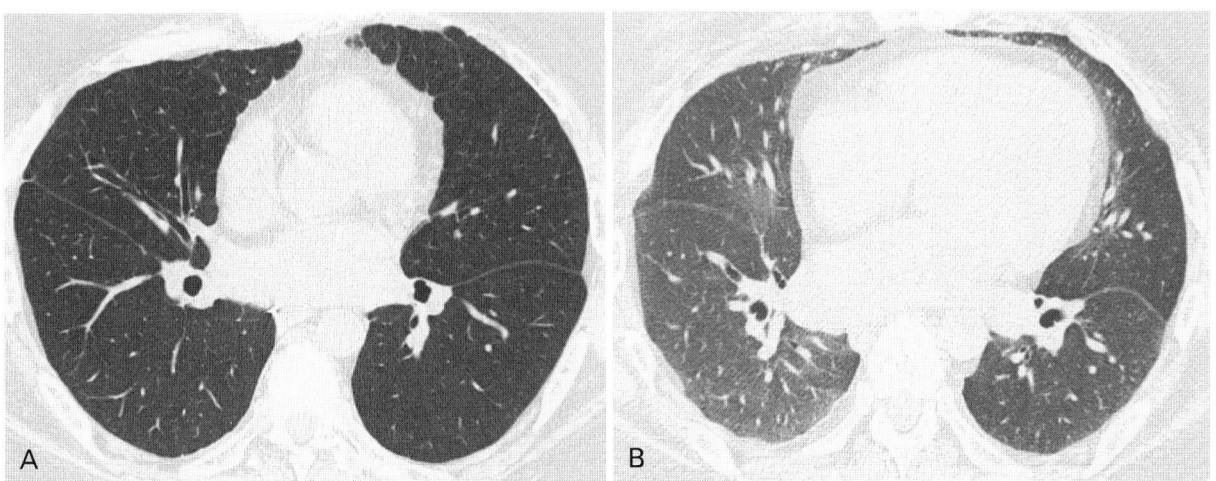

图 1.61 呼气相 CT 密度正常增高，类似于肺部病变。(A)在吸气末进行的 HRCT 可见肺前、后部密度梯度小。(B)呼气末进行的 HRCT 可见密度明显增高，特别是在右中叶和下叶，形成磨玻璃影。在肺体积较小的患者中，这种密度的正常增高类似于肺实质疾病。

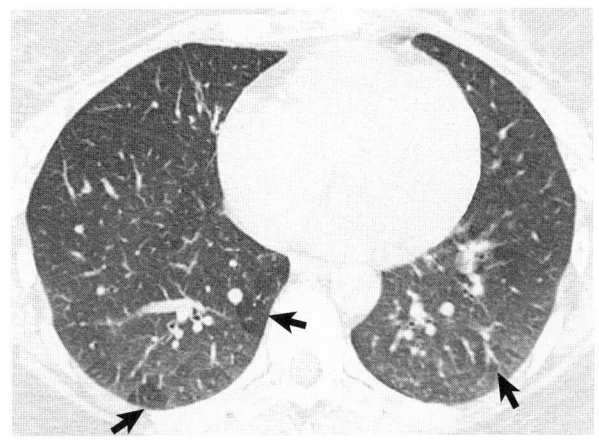

图 1.62 正常肺小叶空气潴留。呼气末 HRCT 可见正常的肺密度增高，尤其下叶，一些肺小叶内可出现空气潴留征(箭)。这种在依赖性肺区内出现的小灶性空气潴留征常在正常人中出现，并不提示气道疾病。

　　(3)副裂：任何一部分肺组织都有可能通过副裂与邻近的肺组织部分或全部分离。50%的肺在解剖上可见副裂。它们的发育程度各不相同，从不超过 1 cm 深的浅表缝隙到完整的裂隙。最常见的是奇裂、下副裂和上副裂。

　　1)奇裂：奇裂是由奇静脉经过右上叶肺尖部分向下内陷而成的。由于静脉在壁层胸膜以外走行，1%的正常人在 CT 上可见奇裂，表现为从右肺尖延伸至 T4 或 T5 椎体水平的细曲线或带(图 1.65)。

　　2)下副裂：下副裂将内基底段与下叶其余部分分开(图 1.66)。10%的正常人在 CT 上可见下副裂，常位于右下叶。

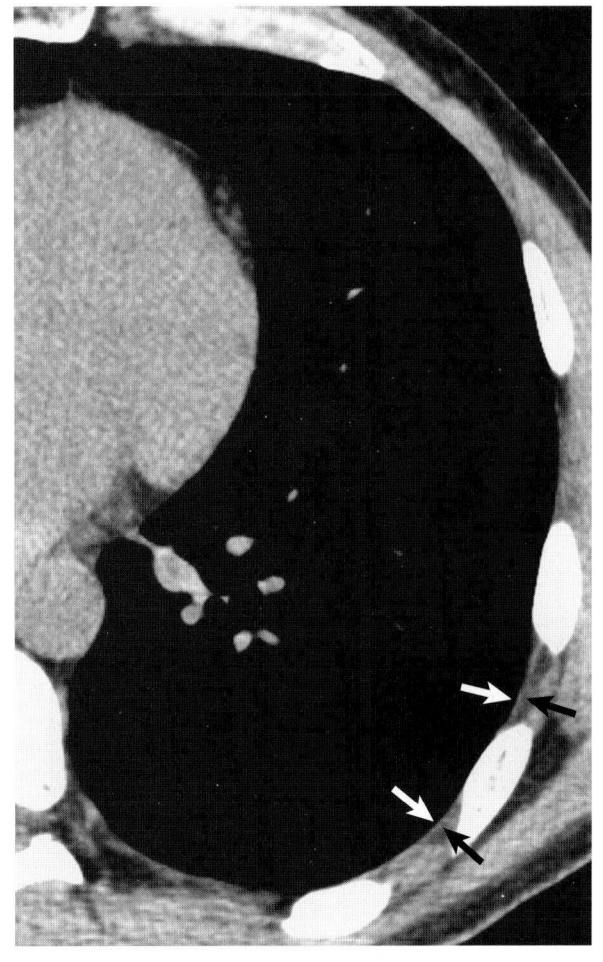

图 1.63 正常胸膜和肋间条纹。HRCT 可见正常肋间条纹，表现为一细白线(箭)，由脏层和壁层胸膜、胸膜间隙内正常液体、胸内筋膜和最内层肋间肌合并而成。邻近肋骨的正常胸膜，由于太细以至于无法显示。

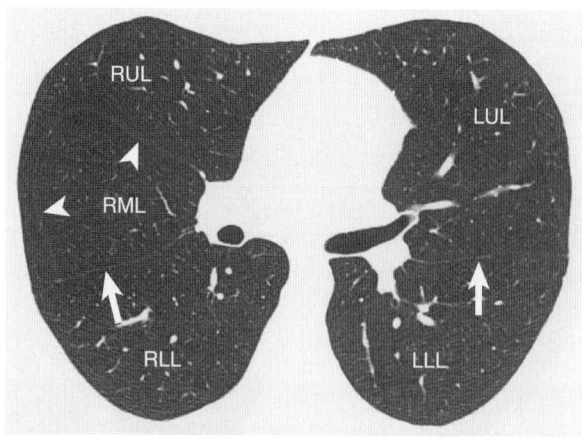

图 1.64 HRCT 上的正常叶间裂。HRCT 可见右侧斜裂、左侧斜裂(直箭)和右侧水平裂(箭头)。水平裂环绕的肺实质为右肺中叶(RML),而水平裂侧前方的肺实质为右肺上叶(RUL)。LLL,右肺下叶;LUL,左肺上叶;RLL,右肺下叶。

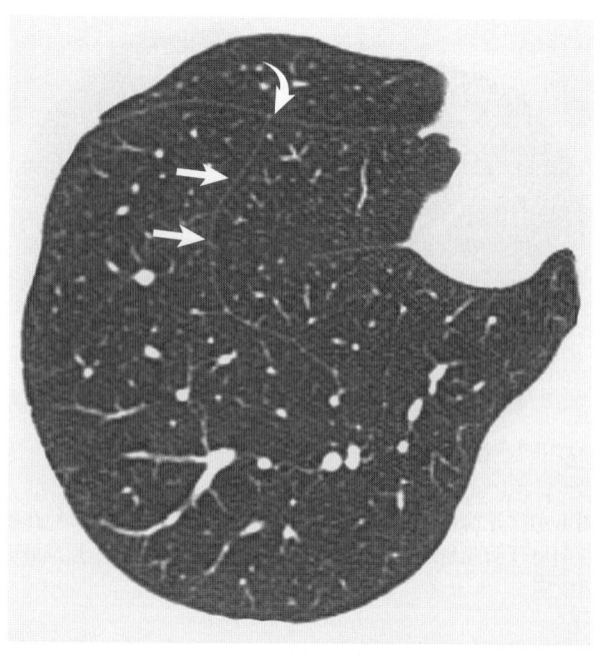

图 1.66 下副裂。HRCT 可见右肺下副裂(直箭)将右下叶的内基底段与前基底段分隔,并附着于斜裂上(弯箭)。

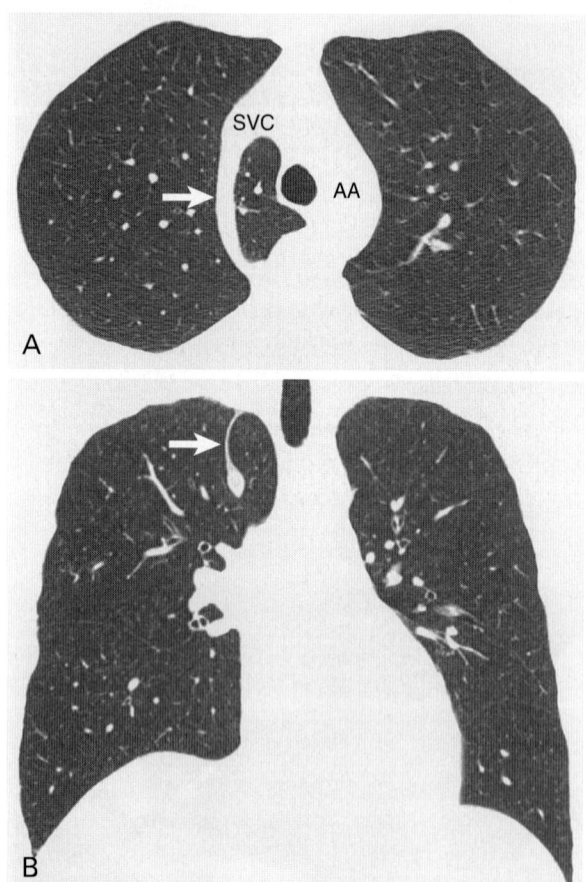

图 1.65 奇裂。(A)横断面 CT 可见奇静脉弓(箭)从椎旁区向前延伸汇入上腔静脉(SVC)。AA,主动脉弓。(B)冠状面 CT 重建可见奇裂(箭)。

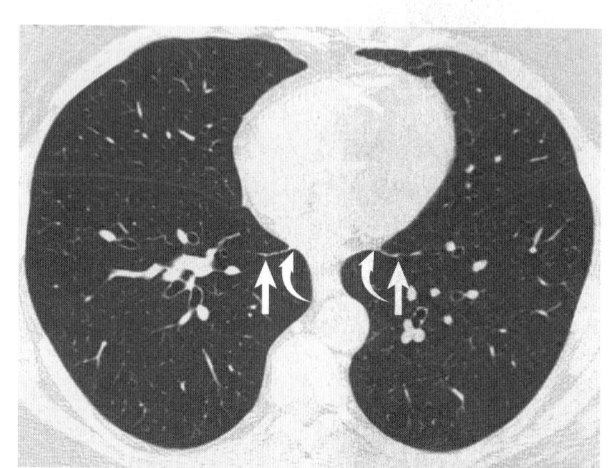

图 1.67 下肺韧带。HRCT 可见在下肺静脉水平下方 2 cm 处纵隔表面一小尖峰(弯箭),为右下肺韧带和左下肺韧带。细线影从肺韧带顶点延伸,形成肺段之间的间隔(直箭),将下叶内基底段和后基底段分隔。

3) 上副裂:上副裂将下叶背段与基底段分开,常位于右侧;由于上副裂水平走行,因此在冠状面或矢状面重建的 CT 图像上易识别。约 5% 的正常人在 CT 上可见此表现。

(4)肺韧带:肺韧带在 CT 上表现多样,常表现为纵隔面一小峰或金字塔形,并可见细线影从峰顶点延伸到肺,为肺段间隔的标志(图 1.67)。

9. 纵隔 纵隔是分隔左、右胸膜腔。它位于胸骨和椎体之间，上达胸廓入口，下达横膈。CT 可准确描述正常和异常纵隔，并精准定位纵隔肿块的起源部位、范围及其与纵隔结构的关系。在侧位 X 线胸片上纵隔可分为前、中和后纵隔三部分。国际胸腺恶性肿瘤兴趣组织（ITMIG）基于横断面图像提出一种新的纵隔分类标准，该标准已被接受，并在本书第 77 章中详细讨论。在 CT 上，常可根据肿块起源的组织或结构（如淋巴结、主动脉、胸腺、气管、食管）的直接表现来鉴别纵隔肿块。

虽然常可在不使用静脉对比剂的情况下获得足够的图像，但为了更好地观察血管结构和区分血管与非血管结构，应进行静脉注射对比剂的增强扫描。在纵隔内走行的体循环血管和肺血管，以及气管和主支气管对其他纵隔结构的定位起到重要作用。

为了观察 CT 上的正常纵隔结构，纵隔可分为 3 个区：①主动脉上区；②主动脉弓向下至气管隆突；③隆突下区。

（1）主动脉上区：胸廓入口是颈底部结构和胸部结构的连接处。纵隔的最上端毗邻胸廓入口，前后径窄。该区域的纵隔结构，从前到后，包括左头臂静脉、右头臂静脉（无名静脉）、颈总动脉（紧邻锁骨下动脉前方）、气管（位于主动脉上血管后方）、食管（位于气管后方，脊柱前方）和食管两侧的喉返神经（图 1.68）。食管常塌陷，可容纳少量空气。

右头臂静脉几乎全程垂直走行。在胸廓入口以下，左头臂静脉从左向右穿行，与右头臂静脉相汇形成上腔静脉（SVC）（图 1.69）。

主动脉上区纵隔的其他结构包括小淋巴结和小血管分支，尤其是内乳静脉。在一些患者中，甲状腺可延伸至纵隔主动脉上区，位于左头臂静脉水平上方。由于甲状腺含碘，因此比软组织密度高，在 CT 上易识别（图 1.70）。

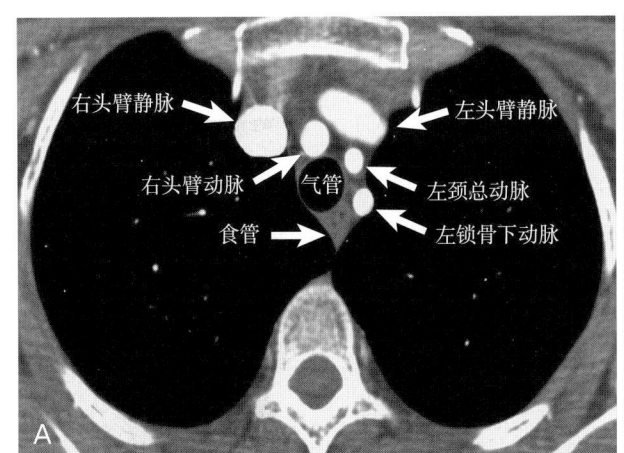
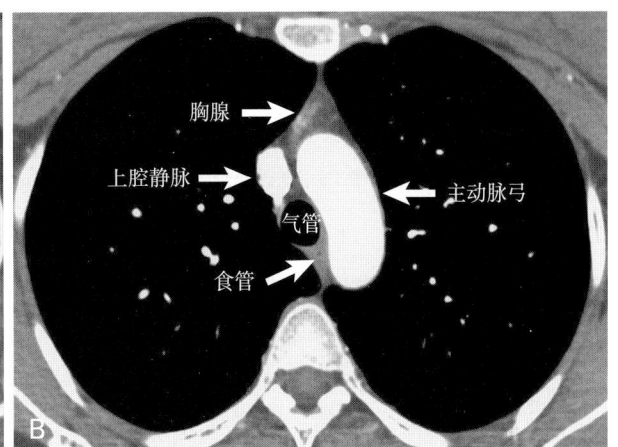
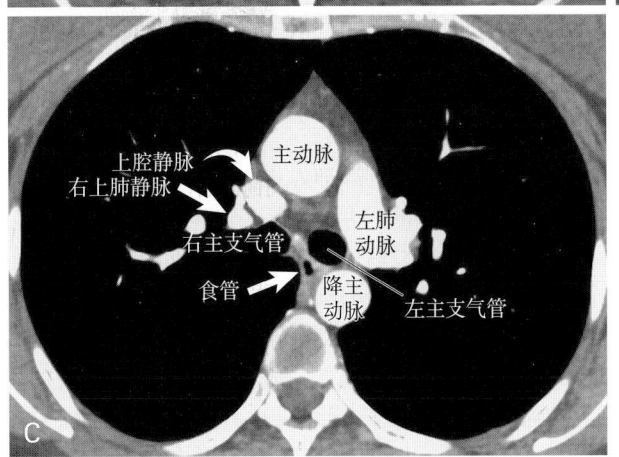

图 1.68 正常纵隔。（A）胸廓入口水平层面 CT 可见右头臂静脉（RBCV）和左头臂静脉（LBCV），右头臂动脉（RBCA）紧贴气管前方，左侧颈总动脉（LCA）略偏气管左侧，左侧锁骨下动脉偏后。食管位于气管（TR）后方。（B）在主动脉弓水平 CT 可见血管前纵隔内：胸腺、上腔静脉（SVC）、主动脉弓、气管（TR）和食管。（C）在左（LB）、右主支气管（RB）水平层面 CT 图像可见升主动脉（AA）、降主动脉（DA）、左肺动脉（LPA）、上腔静脉（SVC）、右上肺静脉（RSPV）和食管。

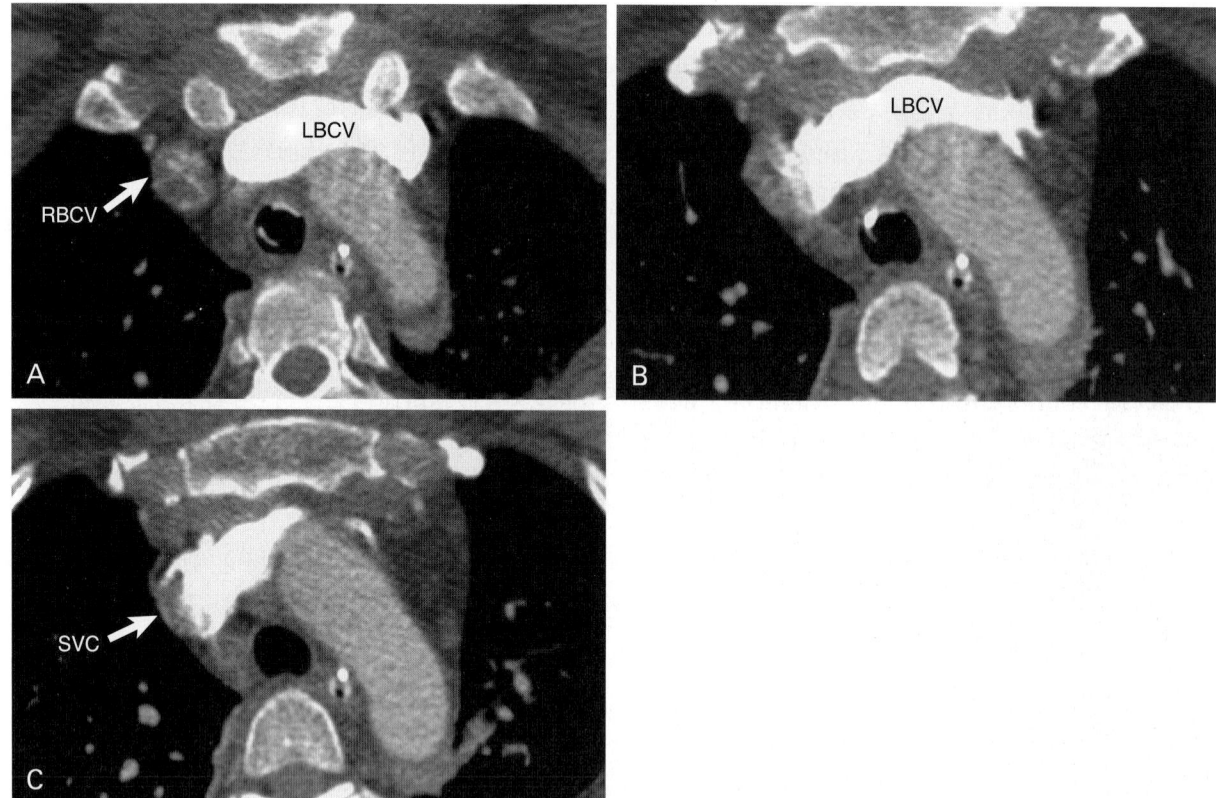

图 1.69　正常纵隔:左头臂静脉。(A)~(C)在胸廓入口水平层面 CT 可见左头臂静脉(LBCV)在主动脉弓前走行,与右头臂静脉(RBCV)汇合并形成上腔静脉(SVC)。

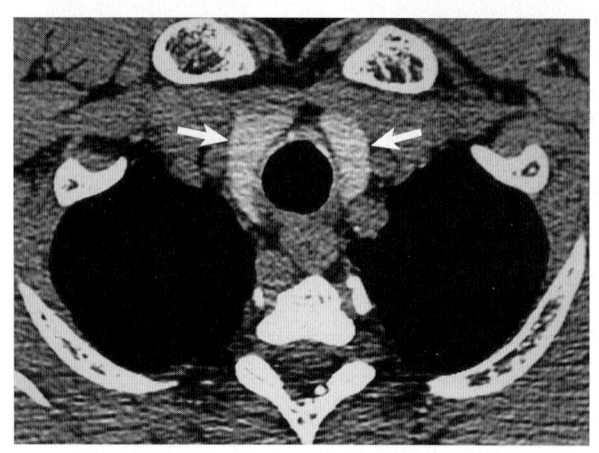

图 1.70　正常甲状腺。CT 可见正常甲状腺(箭),由于其内含碘,其密度高于软组织。

(2)主动脉弓到气管隆突:主动脉弓到气管隆突区域内的纵隔结构包括主动脉、上腔静脉、肺动脉、胸腺、左侧喉返神经、食管和几组重要的淋巴结(图 1.68B 和 C)。

主动脉弓起始于头臂动脉,由近段和远段组成。近段发出头臂动脉、左侧颈总动脉和左侧锁骨下动脉;这些血管的分支和分叉方式常有变异。主动脉弓远段位于左侧锁骨下动脉起始部和动脉韧带之间,称为主动脉峡部。动脉韧带远段为降主动脉。

主动脉弓前部(近段部分)位于气管右前方,向左后方走行,主动脉弓的最后部分位于脊柱左前方。

左上肋间静脉向头前行,汇入左头臂静脉(图 1.71)。静脉与主动脉弓的外侧缘相邻,可在 CT 上形成局灶密度增高影。

主动脉和上腔静脉前方可见一三角形间隙,其内含淋巴结、胸腺和脂肪。胸腺位于大血管前面,边缘光滑,并可向头侧延伸至甲状腺的水平,向下可达心底部。儿童和青少年的胸腺在 CT 上呈软组织密度。胸腺在青春期之前体积持续增大,之后开始退化。在 30 岁以上的患者中,它几乎完全被脂肪取代,仅可在血管前脂肪内见到细线状胸腺组织。胸腺 CT 常表现为两叶或箭头状,每叶胸腺均与胸膜相贴(图 1.68B)。一叶胸腺厚度的 CT 测量(垂直于长轴测量)具有一定价值(图 1.72)。20 岁以下患者正常胸腺的最大厚度为 1.8 cm,老年患者正常胸腺的最大厚度为 1.3 cm。

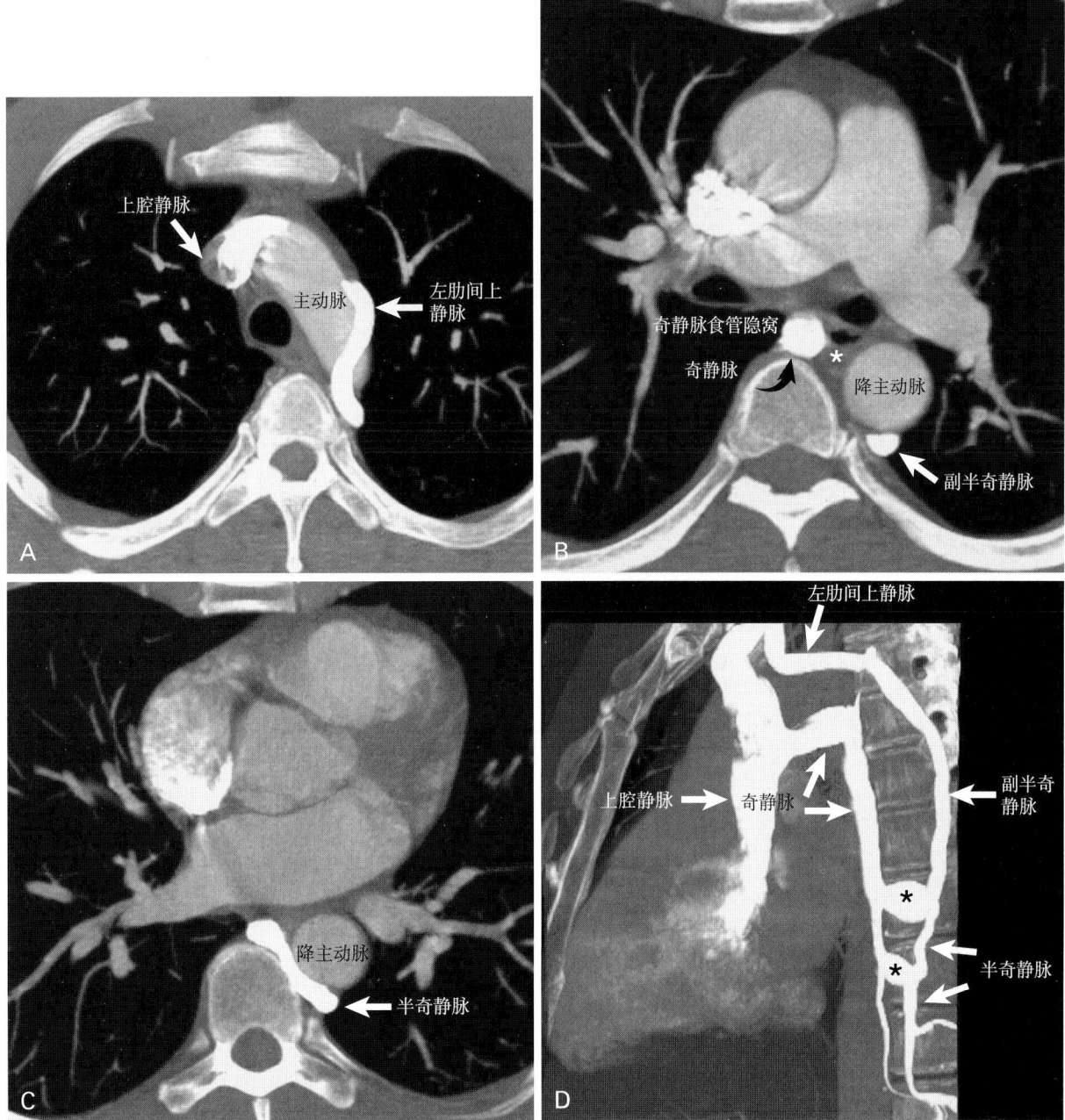

图 1.71 CT 上的左上肋间静脉和奇静脉及半奇静脉系统。(A) 在主动脉弓 (AA) 水平层面 CT 增强 MIP 可见明显的左上肋间静脉 (LSIV)。(B) 在主肺动脉水平层面 CT 可见奇静脉 (弯箭) 和食管 (*) 形成奇静脉食管隐窝 (AE) 的内边。副半奇静脉 (AHAz) 位于降主动脉 (DA) 的后方和椎旁间隙内。(C) 在下肺静脉水平层面 CT 可见半奇静脉 (HAz) 和奇静脉之间的交通静脉。(D) 斜矢状面 MIP 可见正常的上腔静脉 (SVC)、左上肋间静脉 (LSIV)、奇静脉 (Az)、副半奇静脉 (AHAz) 和半奇静脉 (HAz)，可见半奇静脉和奇静脉之间的交通静脉 (*)。

　　气管前、上腔静脉和主动脉弓后方区域称为气管前或前气管间隙，该间隙内常含脂肪和小淋巴结 (气管旁淋巴结)。纵隔左侧主动脉弓与主肺动脉之间间隙，称为主肺动脉窗。在左侧，纵隔区与主动脉弓后方和主肺动脉前方称为主肺动脉窗，主肺动脉窗内缘为动脉导管韧带 (动脉韧带)，外侧为纵隔和左肺外覆

的脏层胸膜。主肺动脉窗 (图 1.54C) 内含脂肪、主肺动脉淋巴结和左侧喉返神经。

　　在主动脉弓水平下方，可见升主动脉和降主动脉。升主动脉 (平均直径约为 3.5 cm，范围在 2.5～4.5 cm) 比降主动脉 (平均直径约 2.5 cm，范围 1.5～3.5 cm) 略宽。在升主动脉近段水平，常可见少量心

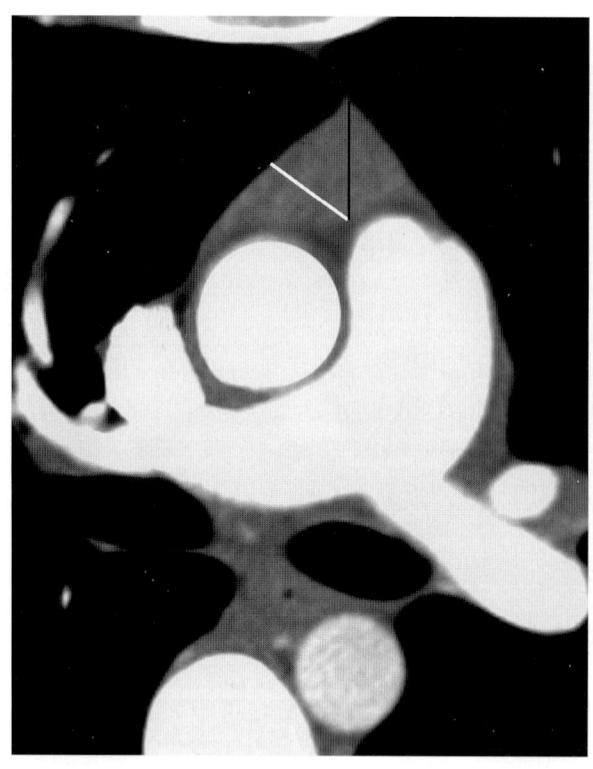

图1.72 胸腺的测量。胸腺常呈三角形或箭头状。为了测量，经胸腺由前部顶点做一垂线(黑线)，将其分为两半。每叶胸腺的厚度为其短径(白线)。胸腺最大正常厚度：在20岁以内为1.8 cm，20岁以上为1.3 cm。

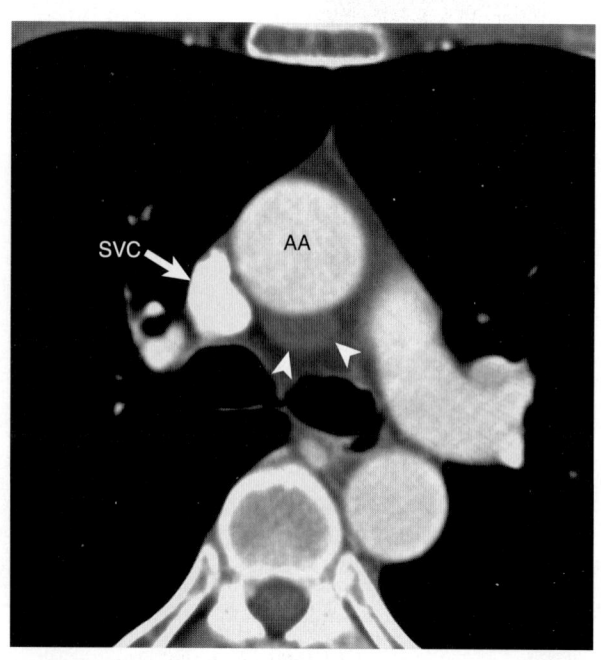

图1.73 正常心包上隐窝。CT增强扫描可见正常少量心包周围液体(箭头)，与升主动脉(AA)后壁相连。其部位和低密度是心包上隐窝的特征，因此可将其与气管旁淋巴结肿大相区分。SVC，上腔静脉。

包积液紧贴主动脉后方并深入气管前间隙。这部分心包腔被称为心包上隐窝(图1.73)。气管分叉为左、右主支气管。在气管隆突水平，奇静脉呈拱形向前走行经右主支气管进入上腔静脉后壁。

(3)隆突下区：气管隆突下区可见淋巴结和数量不等的脂肪。在气管隆突水平或略偏向下，可见奇静脉与食管平行，沿纵隔右侧走行。该部分紧贴右下肺内侧的纵隔胸膜反折，称为奇静脉食管隐窝。在左侧，半奇静脉与降主动脉伴行，位于降主动脉后方和椎旁间隙内(图1.71B)。左侧椎旁间隙内有半奇静脉、椎旁淋巴结(正常人少见)和脂肪。

10. 肺、胸膜和纵隔的淋巴系统　壁层胸膜淋巴管广泛分布于肋胸膜和膈胸膜表面。脏层胸膜淋巴管走行于结缔组织层中，它们形成淋巴管丛，主要沿着小叶边缘分布。前胸膜由胸骨旁淋巴结和前、中组膈上淋巴结引流，后胸膜由与椎体相邻、属于肋间淋巴结的椎旁组淋巴结引流，前膈和外侧由胸骨旁淋巴结和前组膈上淋巴结引流，后膈由主动脉旁和后纵隔(如膈脚后)淋巴结引流。前、侧胸壁淋巴管引流至胸骨旁淋巴结或胸肌淋巴结，后胸壁淋巴管引流至腋窝淋巴结。

在肺内，淋巴沿两条主要路径引流：一条在支气管血管旁结缔组织内，另一条在小叶间隔结缔组织内。在前者中，它向心流向肺门，最终到达支气管周围和肺门淋巴结；在小叶间隔中，它通常流入胸膜淋巴管。吻合通道连接小叶间隔淋巴管和支气管血管鞘内的淋巴管。

胸导管和右淋巴导管：胸导管是乳糜池的延续，乳糜池由两侧腰干在T12~L2水平(图1.74)的椎体前面汇合而成。胸导管经膈肌的主动脉裂孔进入胸腔，在大多数人中，它位于主动脉右侧并伴随其向头侧走行；在胸腔下部，它大致位于脊柱的中线或略偏向一侧。

在隆突水平，胸导管穿过左主支气管，与气管左外侧壁平行，略偏其后方，向头侧走行。胸导管经食管和左锁骨下动脉之间出胸廓上口达颈根部，常在颈内静脉汇入静脉系统，但有时也汇入锁骨下静脉、头臂静脉或颈外静脉。右侧淋巴管的影像解剖报道较少，因为它无法清楚显影且不连续。

1)淋巴结：虽然胸膜肺淋巴管在影像学上通常不可见，但肺门和纵隔淋巴结常可识别。在CT上，淋巴结表现为圆形或椭圆形软组织密度影，含或不含中心或偏心低密度脂肪，与正常血管或神经无关。

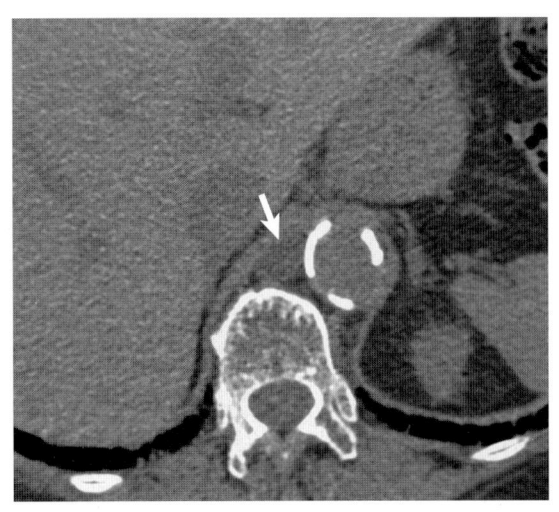

图 1.74 乳糜池。CT 可见膈脚后低密度影(箭),紧贴主动脉右侧,此为乳糜池的特征性部位。

2)胸壁淋巴结和胸腔脏器淋巴结:胸内淋巴结可分为胸壁淋巴结和胸腔脏器淋巴结;前者为位于壁层胸膜以外的纵隔外组织,它们引流胸壁和其他胸腔外结构的淋巴回流,而后者位于纵隔内两层胸膜之间,主要引流胸腔内组织。在北美,长期以来采用Mountain-Dresler 淋巴结分区(Mountain-Dresler/美国胸科学会)用于肺癌分期(图 1.75)。然而,现在已被国际肺癌研究协会(IASLC)修订的纵隔淋巴结分区所取代,它解决了 Mountain-Dresler 系统与其他类似系统之间的差异。同年《肿瘤-淋巴结-转移(TNM)分类》第 7 次修订版采用了这一新分区(图 1.76～图 1.80,表 1.1)。

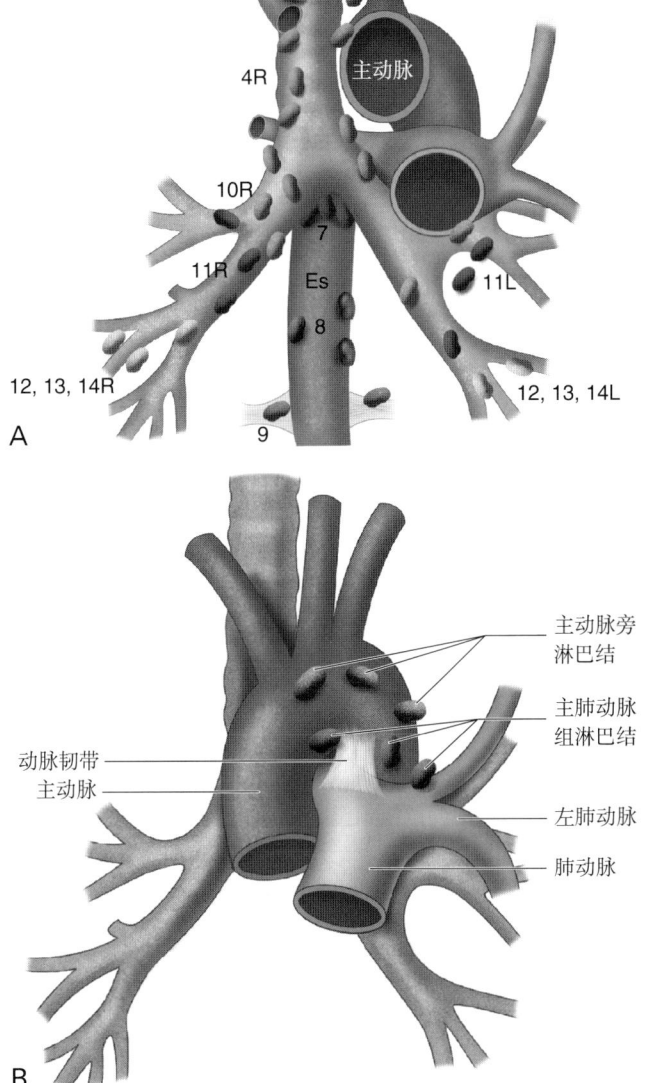

图 1.75 纵隔和肺门淋巴结图谱。(A)和(B)示意图可见纵隔和肺门淋巴结分组。(修改自 Mountain CF, Dresler CM: Regional lymph node classification for lung cancer staging. Chest. 111:1719,1997.)(见彩色插页)

锁骨上区
1.下颈部，锁骨上和胸骨切迹淋巴结

纵隔上区
2R-上气管旁淋巴结（右）
2L-上气管旁淋巴结（左）
3a-血管前淋巴结
3p-气管后淋巴结
4R-下气管旁淋巴结（右）
4L-下气管旁淋巴结（左）

主肺动脉区
5-主动脉下淋巴结
6-主动脉旁淋巴结

隆突下区
7-隆突下淋巴结

纵隔下区
8-食管旁淋巴结
9-肺韧带淋巴结

肺门/叶间区
10-肺门淋巴结
11-叶间淋巴结

肺周围区
12-肺叶淋巴结
13-肺段淋巴结
14-亚段淋巴结

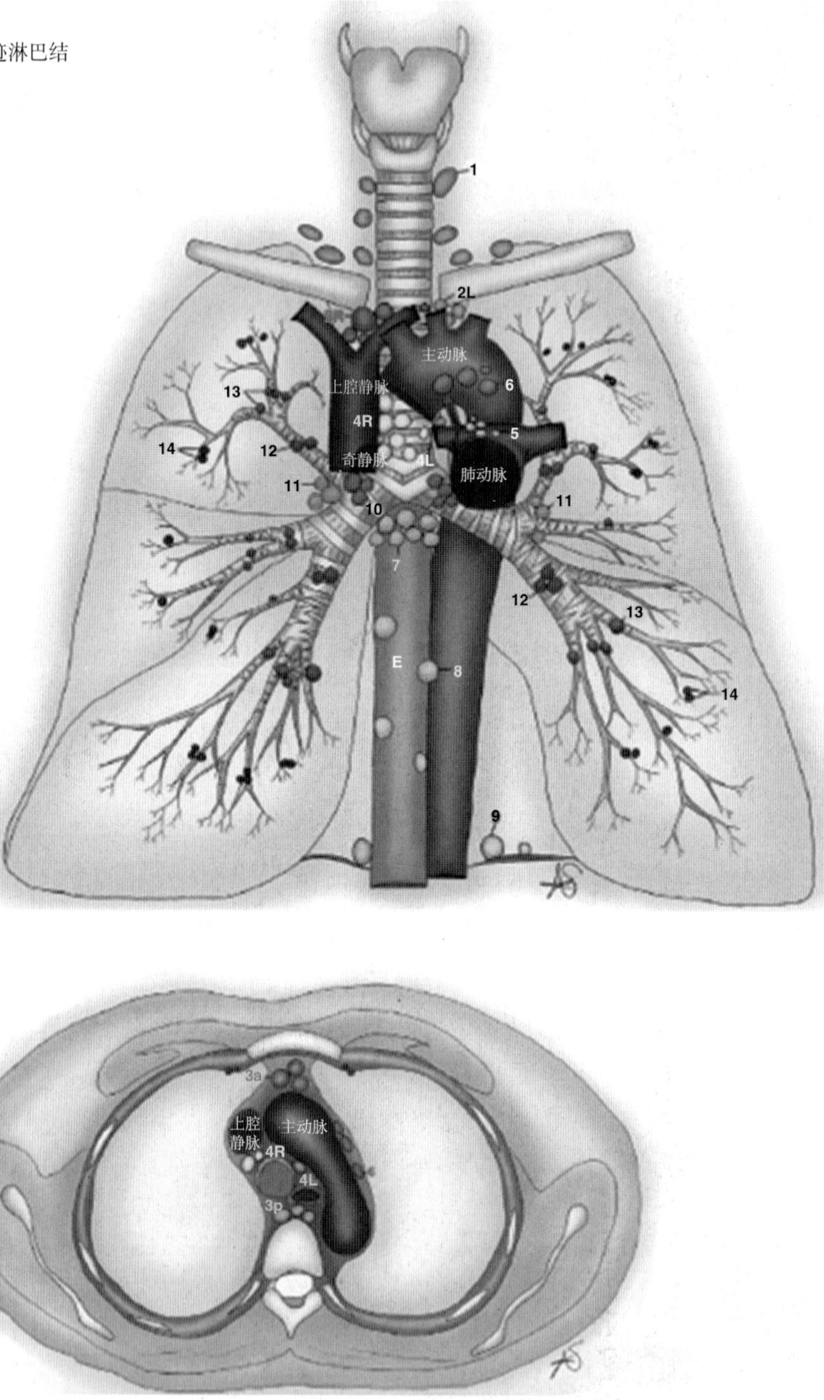

图 1.76 国际肺癌研究协会淋巴结图示意图。(A)显示了新分类系统定义的淋巴结分布和位置。(B)显示了主动脉弓水平胸部轴面图像以及该水平层面相对于纵隔器官的淋巴结分组位置。有关淋巴结的解剖细节见表 1.1。(引自 Jawad H, Sirajuddin A, Chung JH. Review of the International Association for the Study of Lung Cancer Lymph Node Classification System: localization of lymph node stations on CT imaging. Clin Chest Med. 2013;34:353-363;图 2.)(见彩色插页)

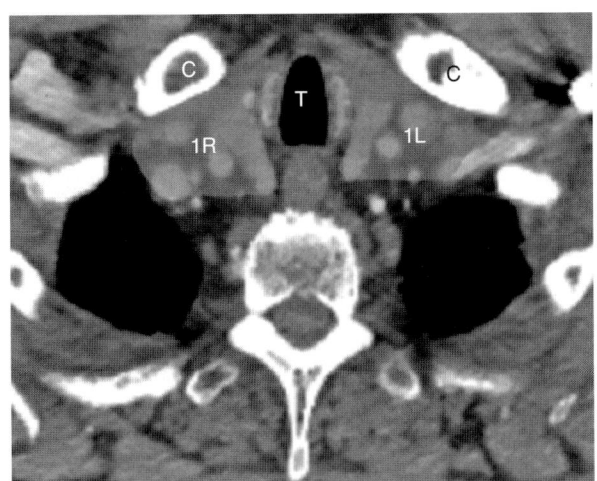

图 1.77 胸廓入口水平轴面 CT 图像显示 1 组淋巴结（锁骨上区）。1 组淋巴结位于锁骨（C）后面，胸骨切迹上方（粉红色高亮区）。T，气管；L，左；R，右。（引自 Jawad H, Sirajuddin A, Chung JH. Review of the International Association for the Study of Lung Cancer Lymph Node Classification System: localization of lymph node stations on CT imaging. Clin Chest Med. 2013;34:353-363;图 3A.）（见彩色插页）

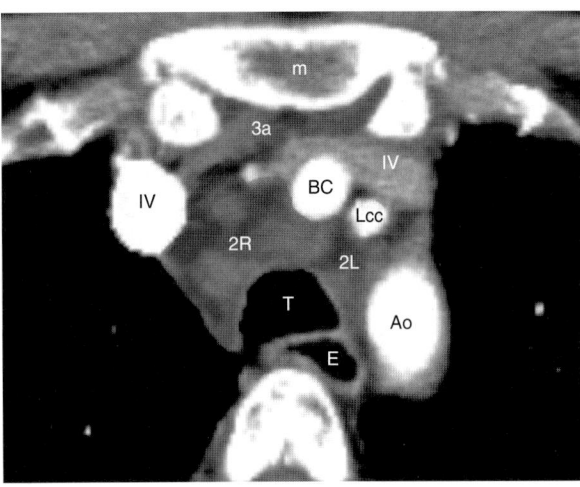

图 1.78 上纵隔胸椎轴面 CT 图像可见 2 组和 3 组淋巴结的位置。2R 和 2L 组（上气管旁、右和左）位于胸骨柄上缘（m）下方，胸骨柄是这些淋巴结和 1 组淋巴结间的解剖标志。血管前淋巴结（3a）位于胸骨后方，上腔静脉和无名静脉（IV）前方。Ao，主动脉；BC，头臂动脉；E，食管；Lcc，左颈总动脉；T，气管。（引自 Jawad H, Sirajuddin A, Chung JH. Review of the International Association for the Study of Lung Cancer Lymph Node Classification System: localization of lymph node stations on CT imaging. Clin Chest Med. 2013;34:353-363;图 4.）（见彩色插页）

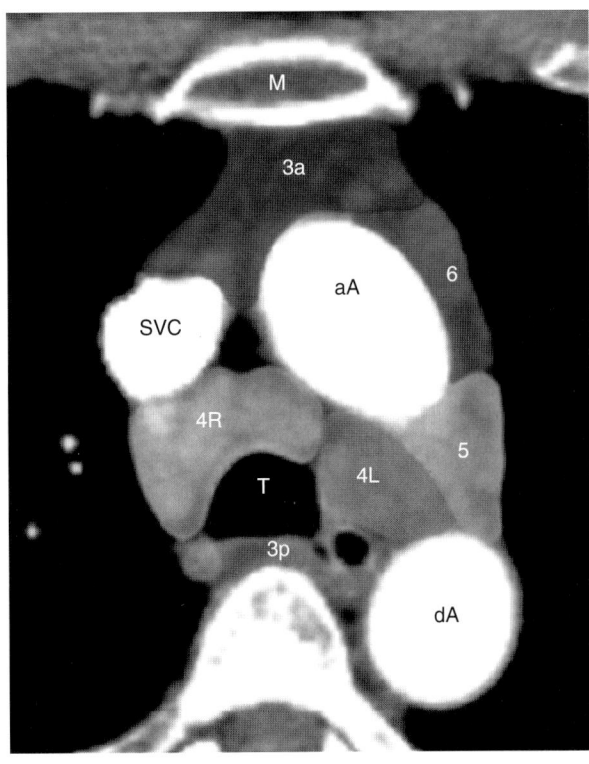

图 1.79 3a、3p、4R、4L、5 和 6 组淋巴结的位置。在主肺窗水平胸部轴面 CT 图像可见 3a、3p、4R、4L、5 和 6 组淋巴结的位置。aA，升主动脉；dA，降主动脉；M，胸骨柄；SVC，上腔静脉；T，气管。（引自 Jawad H, Sirajuddin A, Chung JH. Review of the International Association for the Study of Lung Cancer Lymph Node Classification System: localization of lymph node stations on CT imaging. Clin Chest Med. 2013;34:353-363;图 7a.）（见彩色插页）

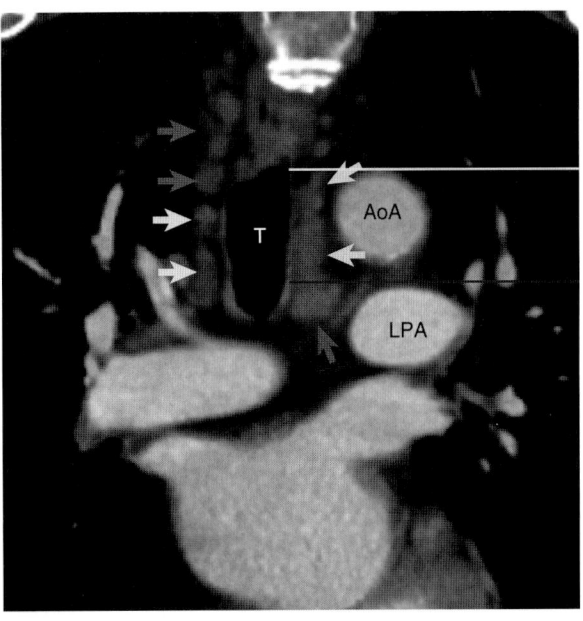

图 1.80 胸部冠状面 CT 可见 2R（红箭）、4R（黄箭）和 4L（蓝箭）组淋巴结。主动脉弓上缘（上线）为 4L 淋巴结的上缘；左主肺动脉（LPA）上缘（下线）为 4L 组淋巴结的下缘。LPA 上缘以下，气管分叉前淋巴结的手术治疗与纵隔淋巴结相似，因此尽管国际肺癌分类研究协会（4 组，洋红色箭）未明确规定，但通常归入下气管旁淋巴结。AoA，主动脉弓；LPA，左主肺动脉；T，气管。（修改自 Jawad H, Sirajuddin A, Chung JH. Review of the International Association for the Study of Lung Cancer Lymph Node Classification System: localization of lymph node stations on CT imaging. Clin Chest Med. 2013;34:353-363;图 9.）（见彩色插页）

表 1.1　国际肺癌研究协会淋巴结分类

淋巴结区域	淋巴结组	IASCL 淋巴结组	解剖边界		
			上界	下界	其他重要解剖描述
锁骨上	颈下淋巴结、锁骨上淋巴结、胸骨切迹淋巴结	1R 和 1L	环状软骨下缘	外侧：双侧锁骨 中间：胸骨柄上缘	1R 和 1L 淋巴结之间分界：气管中线
上	上气管旁	2R	中间：胸骨柄上缘 外侧：右肺及胸膜腔顶部	左头臂（无名）静脉尾侧与气管的交点	2R 和 2L 之间分界：气管左外侧缘
		2L	中间：胸骨柄上缘 外侧：右肺及胸膜腔顶部	主动脉弓上缘	
	血管前（3a）和	3a	胸部顶点	隆突	前界：胸骨 后界：上腔静脉（右）和左颈动脉（左）
	气管后（3p）	3p	胸部顶点	隆突	
	下气管周围	4R	左头臂静脉下缘与气管的交点	奇静脉下缘	前界：上腔静脉后，4R 和 4L 之间分界：气管左侧缘
		4L	主动脉弓上缘	肺动脉主干上缘	4L 左侧界：动脉韧带侧缘
主-肺动脉	主动脉下	5	主动脉弓下缘	左肺动脉上缘	动脉韧带侧缘
	主动脉旁	6	主动脉弓上缘绘制的水平线	主动脉弓下缘	位于升主动脉和主动脉弓的前外侧
隆突下	隆突下	7	气管隆突	左：左下叶支气管上缘 右：中间支气管下缘	
下	食管旁	8	左：左下叶支气管的上缘 右：中间支气管的下缘	横膈	食管壁周围；可在中线的任一侧
	肺韧带	9	下肺静脉	横膈	位于肺韧带内（纵隔下部胸膜反折的延伸）
肺门-肺叶间	肺门	10	左：主肺动脉上缘 右：奇静脉尾侧	叶间区域	包括与主支气管和肺门血管相邻的淋巴结
	肺叶间	11			位于主支气管分叉远端
周围	肺叶	12			肺叶支气管周围
	肺段	13			肺段支气管周围
	肺亚段	14			肺亚段支气管周围

　　IASLC 淋巴结图最重要的修改是将气管左侧壁定义为右侧和左侧淋巴结的新解剖分界（图 1.81），并将纵隔淋巴结重新分组为 7 个特定区域：锁骨上、纵隔上区、主肺动脉区、隆突下区、纵隔下区、叶间和外周。这些区域中的每一组都进一步编号为 1~14，并标记为右（R）或左（L）。

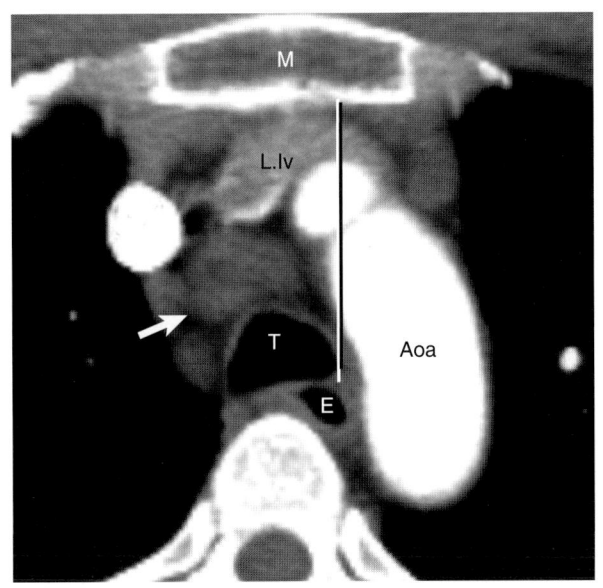

图 1.81　主动脉弓水平轴面 CT 可见气管左侧壁(线),根据新分类方案,它为确定左、右的解剖标志。白箭指向增大的 2R 组淋巴结。Aoa,主动脉弓;E,食管;L. IV,左无名静脉;T,气管。(修改自 Jawad H, Sirajuddin A, Chung JH. Review of the International Association for the Study of Lung Cancer Lymph Node Classification System: localization of lymph node stations on CT imaging. Clin Chest Med. 2013;34:353-363;图 5.)

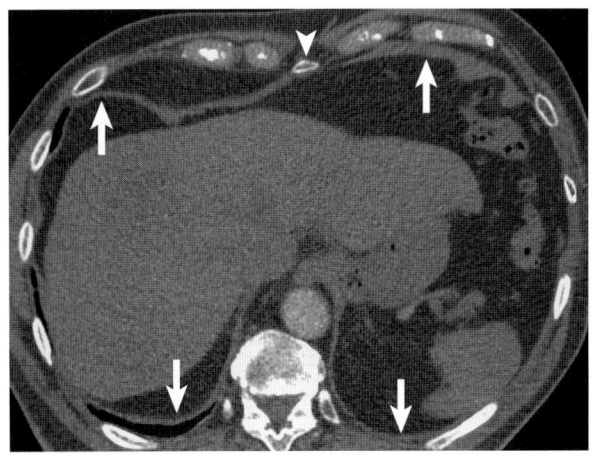

图 1.82　正常横膈。剑突水平层面 CT(箭头)可见正常横膈横断面解剖(箭),其周围为肺组织和腹部脂肪。

这种分区及其在 TNM 系统中所处的分期与淋巴结转移病例的预后具有相关性,尤其是在肺癌的分期中。无区域性淋巴结转移的患者被指定为 N0。同侧外周或肺门区(10～14 组)淋巴结转移的患者被指定为 N1。出现同侧纵隔(纵隔上区、主肺动脉和纵隔下区)或隆突下淋巴结转移(2～9 组)被认为是 N2,对侧纵隔、肺门-叶间和外周的淋巴结以及同侧或对侧锁骨上淋巴结(第 1 组)转移被认为是 N3。

虽然不再包含在淋巴结图中或在分期中考虑,但胸壁淋巴结(如内乳淋巴结和膈周淋巴结)是其他肿瘤(如淋巴瘤、恶性胸膜间皮瘤、食管癌和乳腺癌)的重要淋巴结。内乳淋巴结位于胸腔上部,双侧前肋间隙的后面,内乳血管的内侧或外侧。它引流前胸壁、乳腺、前胸膜和前膈肌,并与血管前淋巴结和膈上淋巴结相连通。膈上淋巴结包括前组淋巴结(心包淋巴结)、中组淋巴结(与 IVC 相邻的淋巴结)和后组淋巴结(膈脚淋巴结)。

3) 淋巴结的大小:淋巴结常呈椭圆形。淋巴结大小常测量横断面 CT 图像上其最短径,这是因为短径较长径的变化小。淋巴结的短径增加可认为该部位的淋巴结增大。当短径大于 7 mm 时,应考虑上气管旁淋巴结和左食管旁组淋巴结增大。前纵隔淋巴结的阈值为 8 mm;对于下气管旁和右食管旁组淋巴

结,阈值为 10 mm;隆突下淋巴结,阈值为 11 mm。一种更实用和常用的方法(尽管不太准确)是将所有纵隔淋巴结短径超过 10 mm 认为增大。

11. 横膈　横膈是分隔胸腹腔的肌性组织。其肌纤维前部起于剑突并环绕着胸腔第 7～12 肋骨的凸面,肌纤维后部起于第 1～3 腰椎椎体右侧缘和 L1～L2 椎体左侧缘。这些肌纤维向中央腱聚拢并且几乎垂直于边缘插入其中。

在 CT 上,横膈仅在与肺交界面处可见其上表面,与腹腔或腹膜后脂肪相交时可见其下表面。尽管当毗邻结构为相似软组织密度影,如肝、脾时,横膈不能显示,但横膈的位置可很容易地推断,因为在各个层面,肺和胸膜位于其周围,而腹腔脏器位于其中央(图 1.82)。

横膈的后部或腰部清晰可见,肌纤维起于膈肌脚,弓状韧带呈拱状插入中央腱(图 1.83)。右膈肌脚较左侧长,起于 L1～L3 前外侧缘,左侧膈肌脚起于 L1、L2。虽然膈肌脚的最前侧可见于主动脉前,但从侧面看,膈肌脚纤维常与内侧弓状韧带融合,以致难以区分。左、右膈肌脚内侧缘互相汇合并形成主动脉裂孔的前缘,膈肌脚形成其外侧缘。主动脉、奇静脉和半奇静脉以及胸导管经主动脉裂孔穿过膈肌。食管裂孔位于主动脉裂孔前方,包含食管和迷走神经。第三个裂孔为腔静脉裂孔,它是最前面的裂孔,位于紧贴右心房下方的中央腱内。

男性横膈的平均厚度略大于女性,右侧略大于左侧(右侧≈5 mm,左侧 4 mm)。尽管年龄与厚度无明显相关性,但结节状和不规则膈肌常多见于老年人。这可能是由于随着年龄的增长,连接横膈的结缔组织松弛增高的缘故。局部膈肌缺损常见于老年人(70～

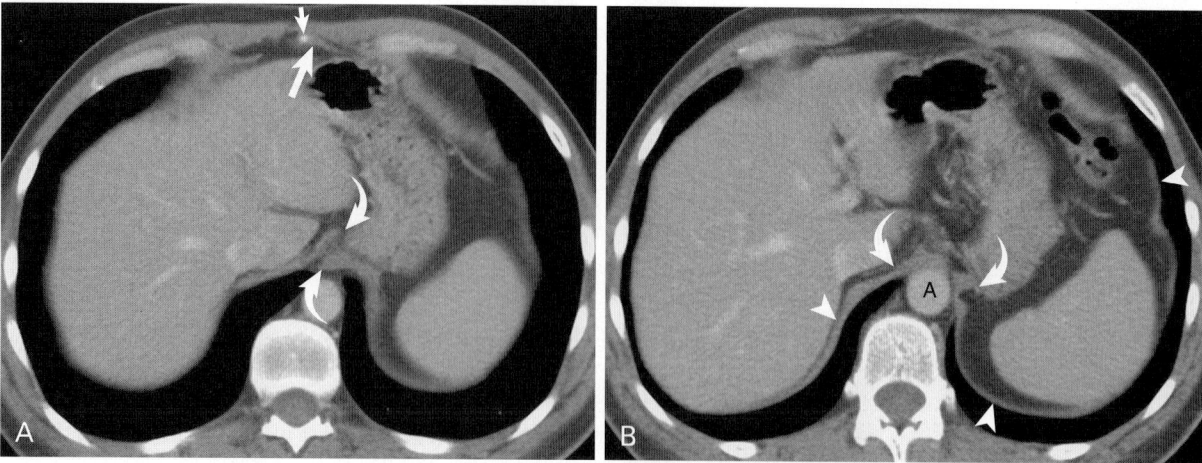

图 1.83　正常横膈。(A)剑突水平层面 CT(小直箭)可见左侧膈肌(大直箭)嵌入剑突的前肌纤维中。虽然在这个层面,前肌纤维明显不连续,但在略偏头侧水平,其连续并嵌入胸骨。在后面,食管裂孔水平可见膈肌脚(弯箭)。(B)在 A 图略向下层面可见到右膈肌脚和左膈肌脚(弯箭)在紧邻主动脉的前方汇合(A)。右膈肌脚光滑,左膈肌脚呈结节状。此为正常变异,可为单侧,也可为双侧,不应与淋巴结肿大混淆。横膈的上表面与肺组织交界,横膈下表面与腹腔或腹膜后脂肪(箭头)交界。虽然在与具有软组织密度的结构(如肝脏和脾脏)相邻的地方看不到横膈,但它的位置可以很容易推断出来,因为在各个层面,肺和胸膜都与横膈相邻并位于其周边,而腹部脏器位于其中央。

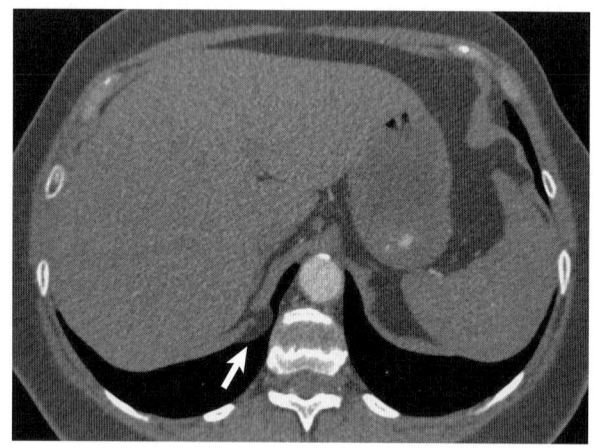

图 1.84　随年龄变化而出现的正常膈肌缺损。CT 可见经右侧横膈小缺损疝出的网膜脂肪疝(箭)。

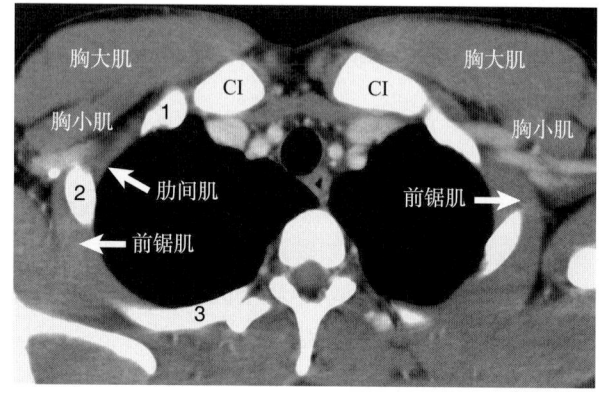

图 1.85　正常横断面 CT 胸壁解剖。左、右锁骨内侧端(CI)水平层面 CT 可见右侧第 1(1)、第 2(2)和第 3(3)肋骨以及左侧第 1 肋骨和第 2 肋骨。胸壁前外侧肌肉组织由胸大肌和胸小肌组成。肋间内肌和肋间外肌(肋间肌)位于肋骨之间,前锯肌(锯齿肌)位于胸部外侧面,紧贴肋骨表面。

79 岁),主要见于横膈后部。网膜脂肪可经膈肌缺损疝入胸腔,常见于正常老年人(图 1.84),它可在 X 线胸片上类似肺肿瘤或在 CT 上类似创伤性膈疝,而引起诊断困难。

　　12. *胸壁*　由于肋骨斜行走行,在 CT 单层图像上只可见肋骨的一小部分,但在多平面重建和容积重建上,肋骨可清晰显示。

　　由于脂肪平面分隔各肌肉群,因此 CT 图像可识别大多数胸壁肌肉。前胸壁外侧肌肉主要由胸大肌(较大且表浅)和胸小肌构成(图 1.85)。前锯肌位于胸部外侧肋骨的表面。后胸壁的肌肉更复杂,包括浅层、中层和深层肌肉。这些肌肉群中,第一组控制手臂运动,包括斜方肌、背阔肌、肩胛提肌和菱形肌。中间肌是呼吸肌,包括上、下后锯肌。深层肌肉位于椎旁,调节其运动。

　　肋间外肌和肋间内肌位于肋骨之间,CT 常无法区分。最内侧肋间肌、壁层胸膜与胸内筋膜融合在一起,在肋间隙的胸膜表面形成一条 1～2 mm 厚的线或条索,称为胸内筋膜,如前所述。

推荐阅读

Cole TJ, Henry DA, Jolles H, Proto AV. Normal and abnormal vascular structures that simulate neoplasms on chest radiographs: clues to the diagnosis. Radiographics.

1995;15:867 - 891.

Gibbs JM, Chandrasekhar CA, Ferguson EC, Oldham SA. Lines and stripes: where did they go? From conventional radiography to CT. Radiographics. 2007;27(1):33 - 48.

MacMahon H. Digital chest radiography: practical issues. J Thorac Imaging. 2003;18:138 - 147.

Mayo JR, Aldrich J, Müller NL. Radiation exposure at chest CT: a statement of the Fleischner Society. Radiology. 2003;228:15 - 21.

Nason LK, Walker CM, McNeeley MF, Burivong W, Fligner CL, Godwin JD. Imaging of the diaphragm: anatomy and function. Radiographics. 2012;32(2):E51 - E70.

Schaefer-Prokop C, Uffmann M, Eisenhuber E, Prokop M. Digital radiography of the chest: detector techniques and performance parameters. J Thorac Imaging. 2003;18: 124 - 137.

Sussmann AR, Ko JP. Understanding chest radiographic anatomy with MDCT reformations. Clin Radiol. 2010;65 (2):155 - 166.

参考文献见 *ExpertConsult.com*.

第 2 部分

肺部疾病影像表现

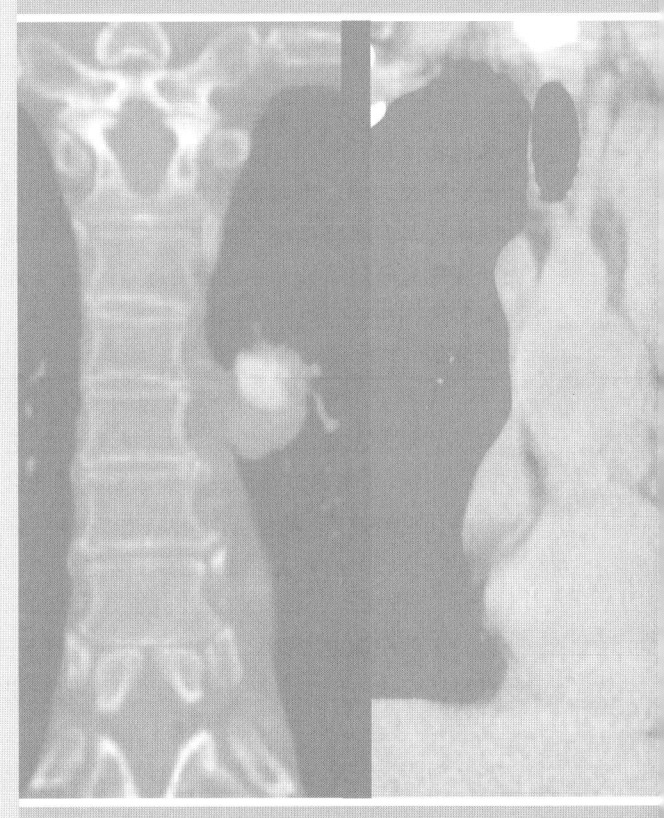

第2章

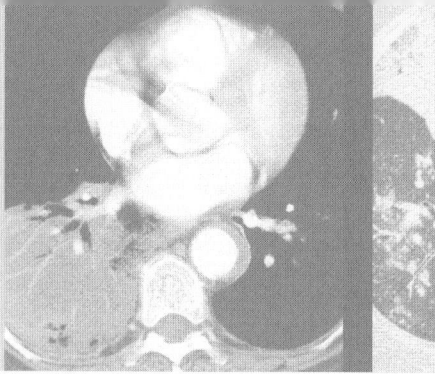
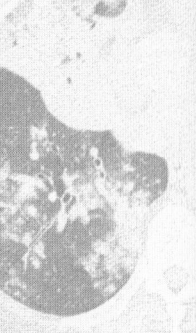

肺实变[*]

Jonathan H. Chung | Christopher M. Walker

气腔实变为气腔内气体被液体、蛋白质、细胞或其他物质取代所致。实变在 X 线胸片和 CT 上的特征性表现为单发或多发均质阴影,肺血管可被掩盖,肺体积不变或略缩小。如均匀密度阴影不掩盖肺血管则称为磨玻璃影。尽管磨玻璃影可因气腔部分充填所致,但它通常提示存在间质为主的疾病,这在第 5 章将详细阐述。

气腔实变的鉴别诊断需考虑到实变的形态和分布以及相关表现,如淋巴结肿大、患者年龄、近期旅行史和症状,如发热或咯血。鉴别诊断需考虑许多可能充填气腔的物质,如水(如水肿)、血(如肺出血)、脓液(如肺炎)、细胞(如腺癌、淋巴瘤、机化性肺炎)、脂肪(如脂质性肺炎)或蛋白质(如肺泡蛋白沉积)。尽管在绝大多数病例中影像学上的实变反映了气腔充填,但有时实变也可因为气腔被广泛间质性疾病侵犯而形成,例如在结节病的一些患者可见此表现。此外,一些归为间质性肺病的疾病,如急性间质性肺炎和机化性肺炎,在组织学和放射学上可见大量的气腔内物质。虽然建议使用"气腔充填"或"气腔阴影"来更好地描述实变,但这些术语临床上很少使用。

在绝大多数病例中,实变的鉴别诊断需结合临床、实验室检查和胸部放射学表现。对于怀疑有原发疾病(如支气管内肿瘤、支气管扩张症、肺栓塞)或有并发症(如脓肿形成、脓胸)以及对治疗无效且出现实变进展的患者,推荐使用 CT 检查。本章我们阐述实变的 X 线胸片、CT 表现和鉴别诊断。

一、X 线胸片

实变在 X 线胸片上的特征性表现为单发或多发均匀一致阴影,肺血管被掩盖,肺体积无或略有缩小(图 2.1)。实变的边缘常不清,除非实变紧邻胸膜,例如叶间裂。边界不清是由于实变蔓延到邻近正常肺组织,气腔部分充填所致。在实变区内常可见含气支气管(支气管充气征)。如果支气管完全阻塞(如肿瘤远端)或血液充填支气管(如肺梗死)或炎性分泌物和脓液充填支气管(如支气管肺炎),则无法观察到支气管充气征。

(一)轮廓征 在紧邻含气肺组织的区域,纵隔和横膈的轮廓在 X 线胸片上常清晰可见。而当实变位于肺内,并与纵隔或横膈相邻时,X 线胸片无法分辨其边界。心脏、主动脉和横膈的轮廓被邻近阴影遮挡,称为"轮廓征"(图 2.1)。据此可推断,肺内阴影未遮挡纵隔和横膈轮廓者,该阴影不会位于与这些结构相邻的肺内。尽管边缘轮廓征是鉴别中叶或舌段(遮挡心脏边缘轮廓)和下叶(遮挡邻近横膈)病变最有用的征象,但它也可在其他部位提供准确的解剖信息,包括下叶近横膈处肺组织实变可引起横膈消失(图 2.2),左肺上叶尖后段实变可引起主动脉弓左缘模糊,右肺上叶前段实变可引起升主动脉和上腔静脉边缘模糊,以及左肺充气不良导致邻近的椎旁后线模糊。良好的成像技术是边缘轮廓征诊断的关键,X 线穿透性不足可导致正常结构的边界不清。边缘轮廓征的另外一个缺点是在漏斗胸的患者右心缘显影模糊,这是因为邻近右心缘的充气肺组织被凹陷的胸壁所取代的缘故(图 2.3)。

* 编者和出版社感谢 Nestor L. Müller 博士和 C. Isabela Silva Müller 博士为本书上一版相关主题提供的材料。这是本章的基础。

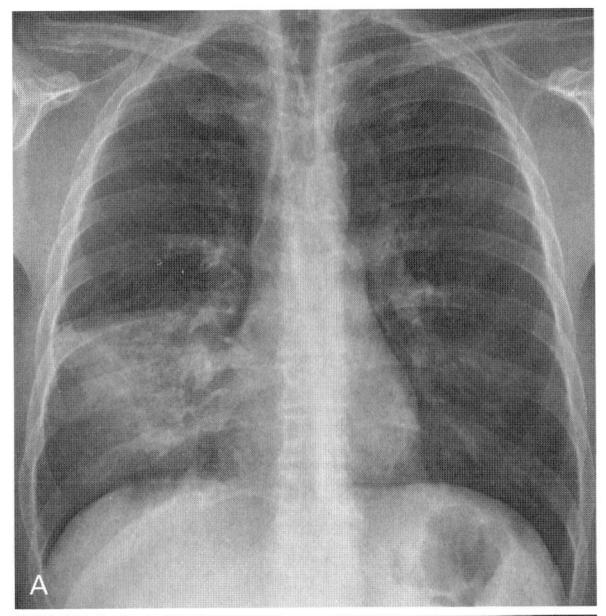

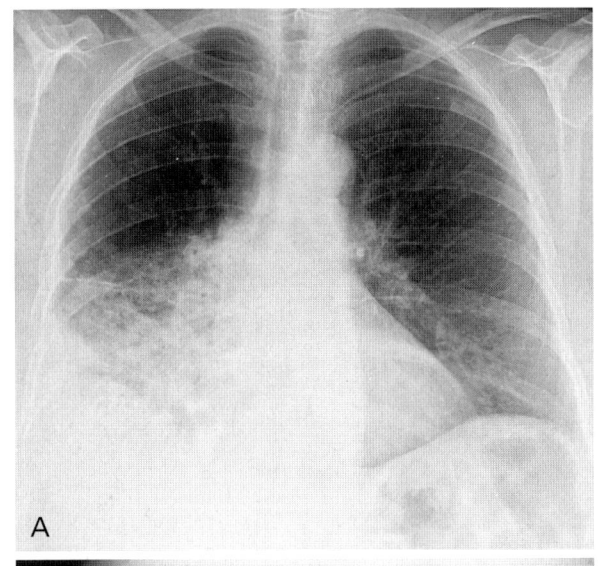

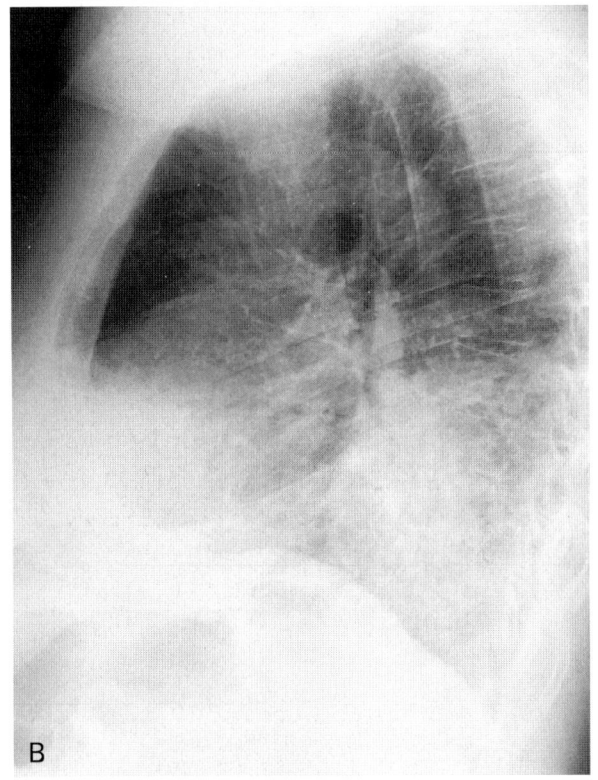

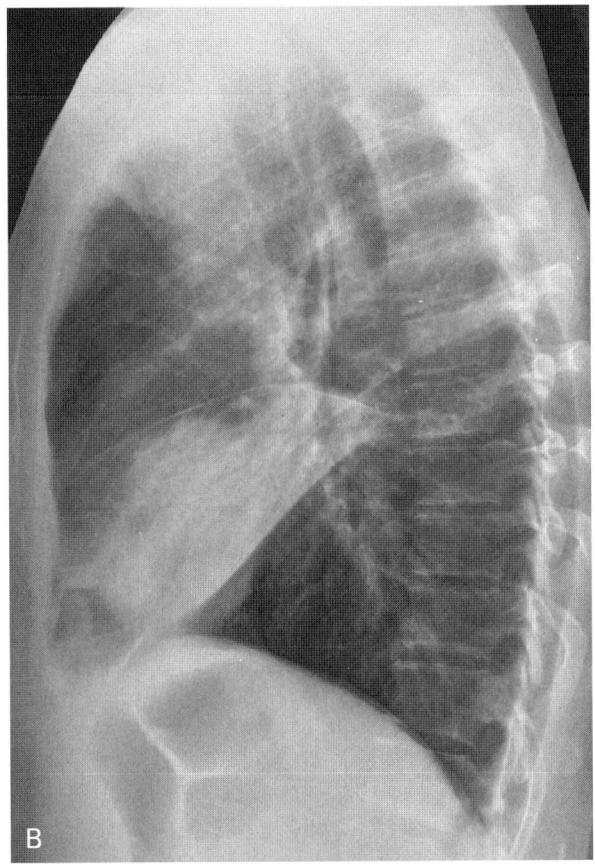

图 2.2 肺实变和轮廓征:右肺中叶和下叶肺炎。(A)胸部正位 X 线片可见右肺下叶实变伴右心缘及右膈肌轮廓模糊。(B)胸部侧位 X 线片证实右肺中叶实变,这解释了正位胸部 X 线片上右心缘模糊,而右下肺实变使右横膈轮廓模糊。左横膈在正、侧位胸部 X 线片上均清晰可见。

图 2.1 肺实变和轮廓征:右肺中叶肺炎。(A)胸部正位 X 线片可见右肺下叶实变,右心缘模糊(轮廓征),提示右中叶实变。右横膈顶清晰可见,提示右肺下叶基底段未受累。(B)胸部侧位 X 线片可见右肺中叶致密实变。

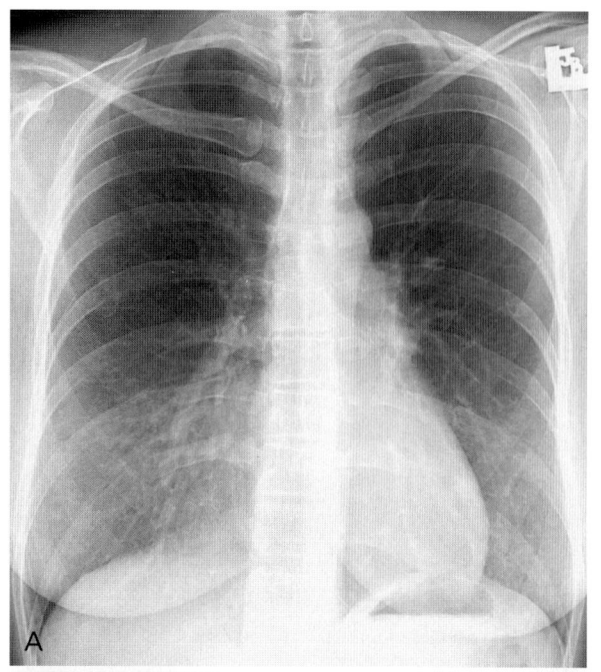

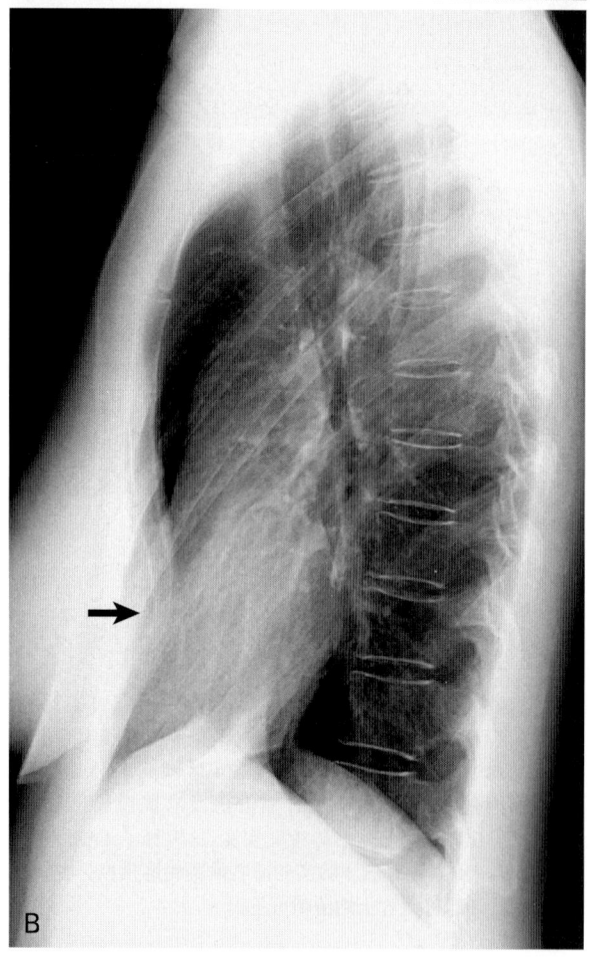

图 2.3 轮廓征:漏斗胸患者。(A)胸部正位 X 线片可见右肺下肺野密度增高,右心缘模糊。(B)胸部侧位 X 线片可见漏斗胸畸形(箭),胸部正位 X 线片上漏斗胸的其他表现包括密度增高、心脏向左侧移位、前肋垂直走行。

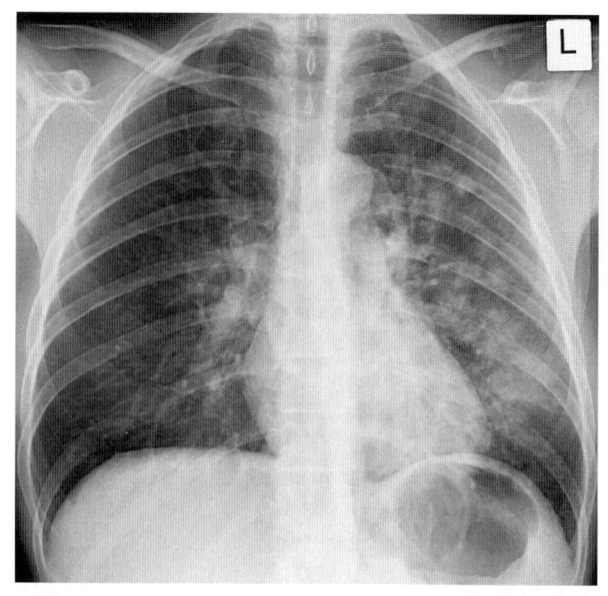

图 2.4 支气管肺炎,多灶性实变。胸部正位 X 线片可见左肺上、下叶斑片状实变影。与右心房相比,左心缘密度不均一增高,提示左下叶心后区实变。

(二)局灶性或多灶性实变　实变可表现为局灶、斑片状或双肺弥漫分布。局灶性实变可为节段性或非节段性分布,偶尔累及一整叶或一侧肺。节段性实变可伴或不伴体积减小,常由支气管阻塞(如肺癌)或肺梗死(如血栓形成或血管侵袭性曲霉病)引起。因吸入金黄色葡萄球菌、化脓性链球菌或各种革兰阴性菌引起的肺炎中也可见节段性分布。然而,这些病原体更多引起多灶性或双侧斑片状实变(支气管肺炎)(图 2.4)。在重症真菌性肺炎中也可见类似的分布,尤其见于免疫功能低下的患者中。大叶性(非节段性)实变最常由肺炎引起,通常继发于肺炎链球菌或肺炎克雷伯菌,在这些病例中可见支气管充气征或正常(图 2.1)或偶尔可见肺体积增大(肺叶扩张)。肺叶扩张可引起叶间裂凸出(叶间裂膨隆征)(图 2.5)。较少见的是肺叶或肺段实变继发于支气管阻塞(如支气管肺癌),在这种病例中,常伴肺不张,而无支气管充气征。

肺实质实变也可导致 5～10 mm 边界不清的结节,称为气腔结节(图 2.6)。它们代表呼吸性细支气管和肺泡受累,在感染性支气管炎和支气管肺炎早期特别常见。这些结节影呈小叶中央性分布在 HRCT 中比 X 线胸片中常见。

球形(圆形)实变可见于肺炎(球形肺炎)(图 2.7)、败血性肺栓塞、局灶性机化性肺炎、肺不张(圆形肺不张)和肿瘤(尤其是腺癌和淋巴瘤),偶尔可见于急性呼吸窘迫综合征(ARDS)早期。球形肺炎好发于儿

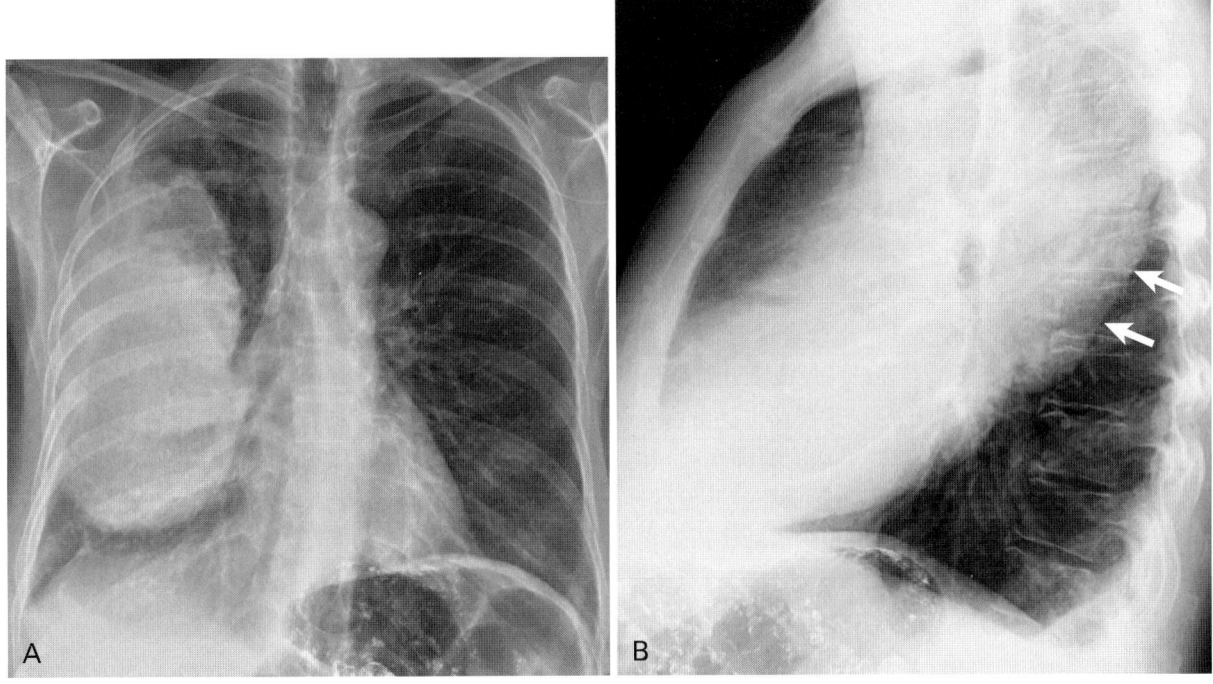

图 2.5 重症肺炎伴肺叶膨胀及叶间裂膨隆征。(A)胸部正位 X 线片可见右肺上、中叶致密实变。(B)胸部侧位 X 线片可见斜裂向后凸出(箭)(叶间裂膨隆征),肺叶膨胀的特征性表现,还可见右侧胸腔少量积液以及脾曲钡剂残留。

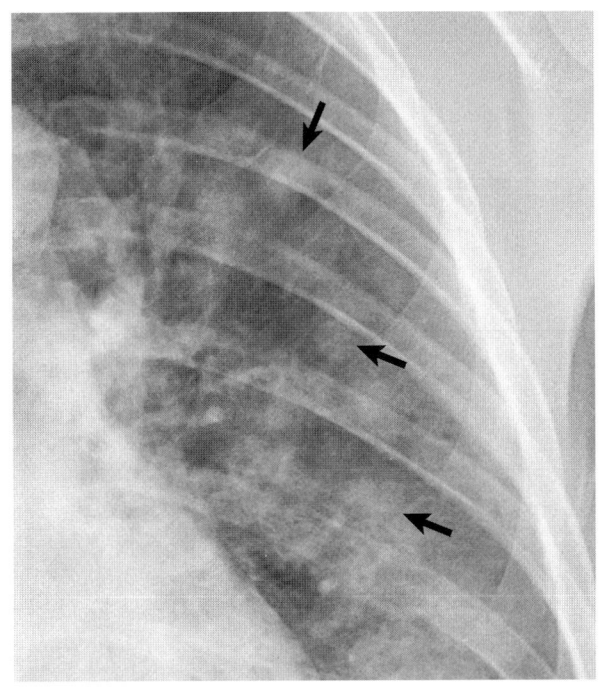

图 2.6 气腔结节。左肺上叶支气管肺炎患者(与图 2.4 为同一患者)放大图像可见几个圆形边缘模糊阴影(箭)。这些阴影为气腔结节,反映组织病理上细支气管周围(小叶中心性)实变。

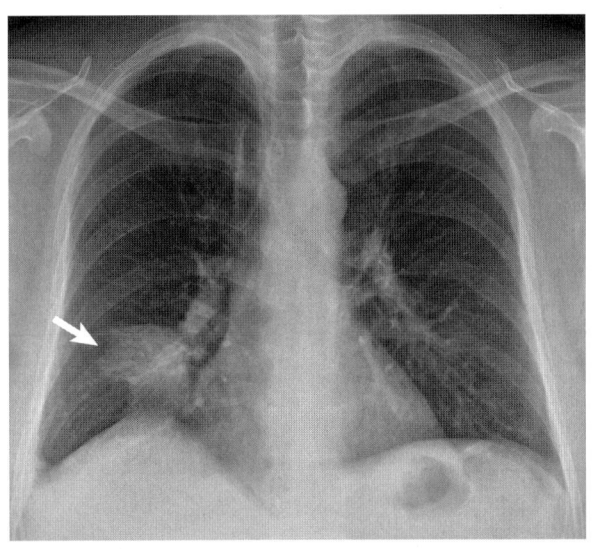

图 2.7 球形肺炎。胸部正位 X 线片可见右肺中叶圆形肿块样实变(箭)。

的是无法发现病原菌。偶尔,球形肺炎可因病毒感染所致[如冠状病毒所致的严重急性呼吸综合征(SARS)]或因 Q 热引起,它是由贝纳柯克斯体(立克次氏体)引起的人畜共患病。球形肺炎的患者常表现出急性或亚急性社区获得性肺炎的症状。但是,一些患者可无症状或无特异性症状。由于绝大多数球形肺炎可用抗生素治疗,因此诊断需考虑所有表现为圆

童,比成人多见。尽管球形肺炎在成人中可因细菌感染(尤其是肺炎链球菌和流感嗜血杆菌)所致,但常见

形实变的疾病。局灶性机化性肺炎是一种独立的疾病,可由细菌、病毒和真菌性肺炎不完全或延迟吸收所致,或者可为特发性。组织学特征包括慢性炎性浸润或气腔内形成肉芽组织息肉。圆形实变影生长缓慢,可持续几个月,提示肺癌或淋巴瘤。

局灶性实变有时可因肺水肿所致。最常见于心肌梗死,可引起乳头肌功能障碍或断裂。患者发生急性二尖瓣反流,血液流至右上肺静脉孔,导致水肿优先分布于右上肺。这些患者的实变常表现为非节段性,程度从轻度、肺门周围为主的上叶实变,到累及整个右肺上叶的致密实变影不等。局灶或多灶性实变较少见的原因包括肺静脉闭塞、肺水肿伴广泛肺血管栓塞(如严重急性肺栓塞引起较小范围的肺水肿)和复张性肺水肿。复张性肺水肿是一种医源性并发症,发生在气胸或胸腔积液快速引流、塌陷的肺快速复张后(图 2.8)。常在肺复张后 1 h 内突然发生。其范围常累及整个复张的肺,极少数仅累及一个肺叶或肺段。在绝大多数病例中,复张性肺水肿在发生后24~48 h 内加重,然后在接下来的 5~7 d 内缓慢吸收。

局灶性或多灶性实变还需考虑出血,尤其在咯血和胸部钝伤的患者中。引起局灶性肺出血的原因包括肺癌、支气管扩张症、肺栓塞和肺梗死。多灶性和弥漫性出血的原因包括肉芽肿性多血管炎(以往称韦格纳肉芽肿)、肺出血肾炎综合征、显微镜下多血管炎和系统性红斑狼疮(图 2.9)。

多灶性实变最常见的原因是病毒、细菌和真菌性支气管肺炎(图 2.4),实变可为单侧或双侧。

多灶性实变常可呈慢性改变,这些疾病包括单纯性肺嗜酸粒细胞增多症(吕弗勒综合征)、慢性嗜酸细胞性肺炎和机化性肺炎。单纯性肺嗜酸粒细胞增多症的特征表现为嗜酸性粒细胞增多,伴短暂和游走性病灶,常在 1 个月内自行消散。机化性肺炎常表现为斑片状、非节段性、单肺或双肺实变(图 2.10)。实变区可见于肺内任何部位,但肺外周最广泛。机化性肺炎可为特发性(隐源性机化性肺炎)或继发于已知疾病,如感染、药物反应、胶原血管疾病或放射治疗。

偶尔,慢性、多灶性双肺实变可由腺癌或淋巴瘤引起。腺癌引起的实变可表现为局灶或多灶,并可融合,常伴支气管充气征(图 2.11)。这是因为肿瘤沿肺泡壁生长并分泌黏液所致。有时,产生的大量黏液可引起肺叶膨胀和叶间裂凸出(叶间裂膨隆征)。肺淋巴瘤可表现为单发或多发肿瘤样实变,广泛融合的实变少见(图 2.12)。实变区内常可见支气管充气征。

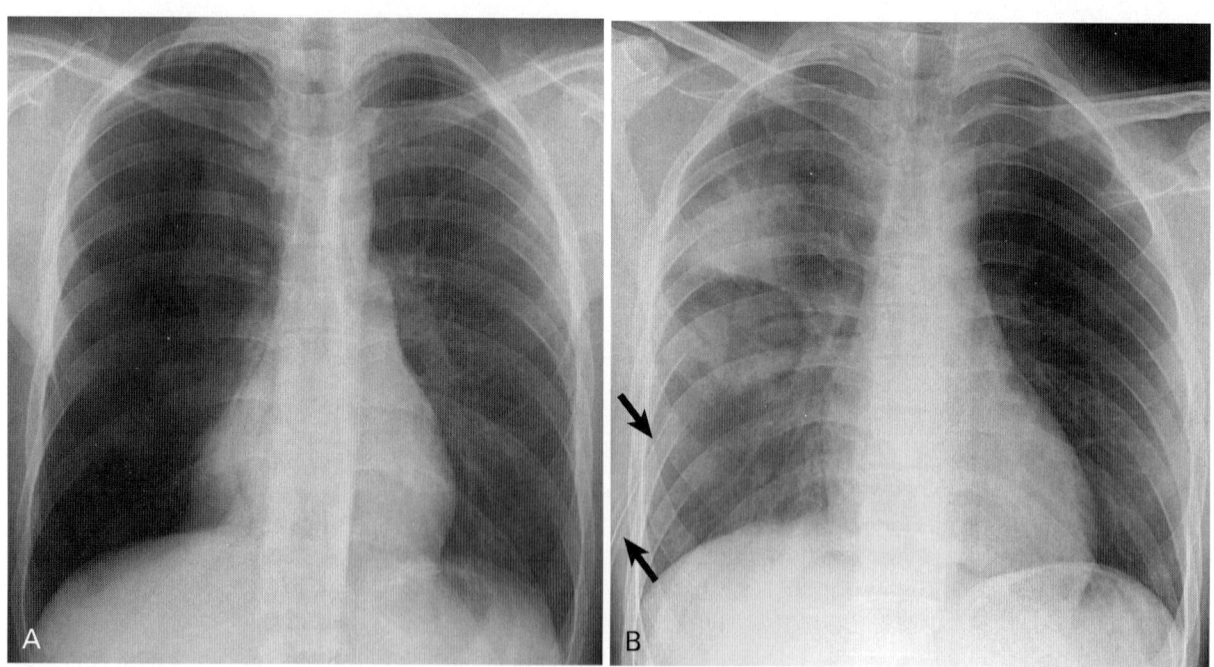

图 2.8 复张性肺水肿。(A)胸部正位 X 线片可见右侧大量气胸。(B)右胸插管(箭)后 36 h X 线胸片可见右肺实变和广泛薄雾状密度增高影(磨玻璃影),提示复张性肺水肿。

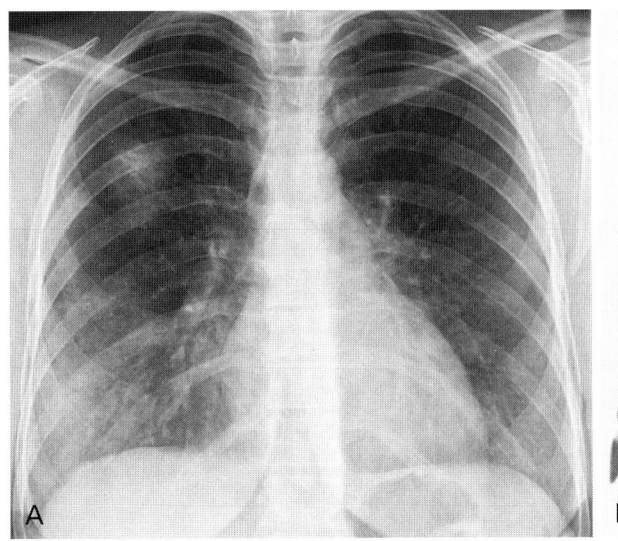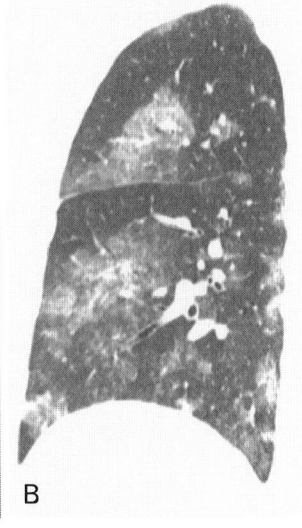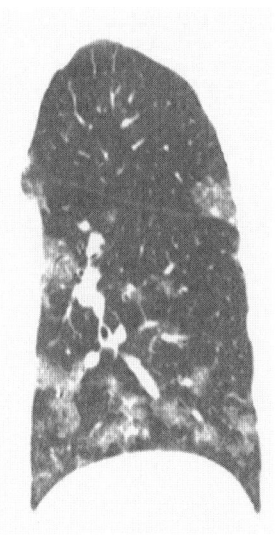

图 2.9 肉芽肿性多血管炎引起弥漫性肺出血的多灶性实变。(A)胸部正位 X 线片可见右肺上叶致密实变和右肺下叶边缘模糊的实变和磨玻璃影。(B)冠状面 CT 重建可见多灶性实变和磨玻璃影。

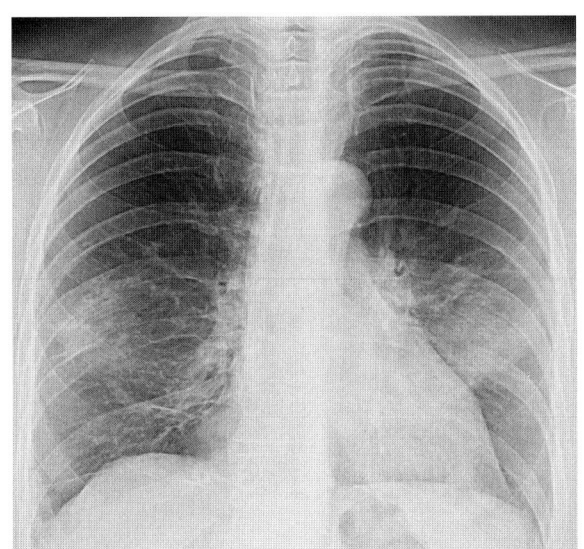

图 2.10 隐源性机化性肺炎。胸部正位 X 线片可见双肺斑片状实变和磨玻璃影。

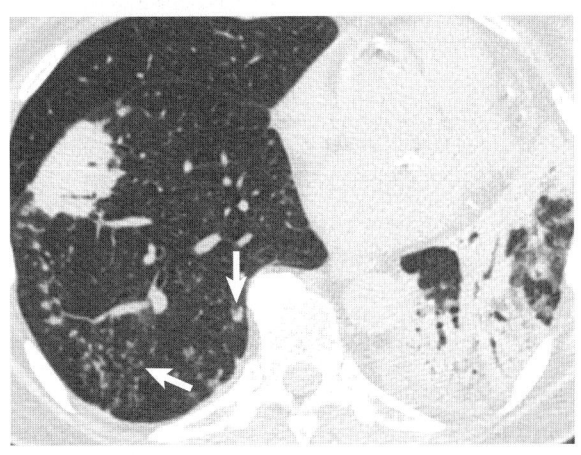

图 2.11 腺癌。横断面 CT 可见左肺多于右肺的多灶性实变伴空气支气管征。右肺下叶可见轻度小叶中心性结节和树芽征(箭),提示肺癌气腔播散。

要点:局灶性或多灶性气腔实变的原因

急性
- 肺炎
  - 细菌,分枝杆菌,真菌,病毒
  - 误吸
- 出血
  - 继发于局灶性病变,如支气管扩张症或肺癌
  - 挫伤(创伤)
  - 血管炎
  - 梗死(肺栓塞)
- 肺水肿
  - 复张性肺水肿
  - 乳头肌功能障碍(右上叶肺水肿)
  - 重症肺栓塞血流重新分布
  - 肺静脉闭塞

慢性
- 肺炎
- 嗜酸性细胞肺炎
- 机化性肺炎
- 脂质性肺炎
- 肿瘤
  - 支气管腔内癌引起远端阻塞性肺炎
  - 腺癌、淋巴瘤

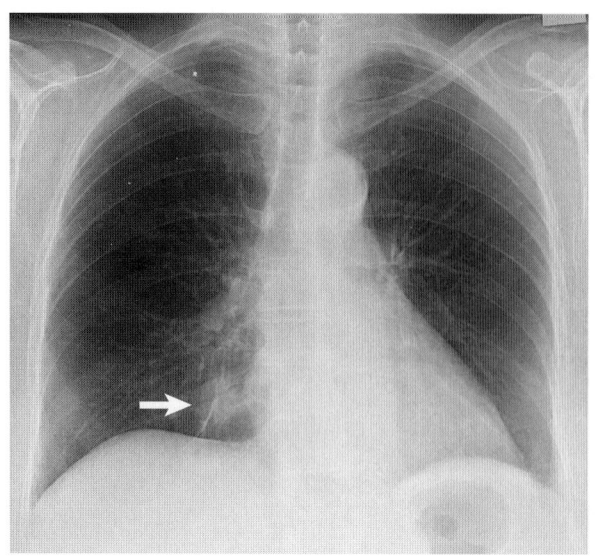

图 2.12　原发肺淋巴细胞性 MALT 淋巴瘤。胸部正位 X 线片可见右下肺野（箭）局灶性实变,在实变水平的右心缘（轮廓征）局部缺失,提示病灶位于中叶。

（三）广泛融合和弥漫性实变　许多疾病可引起广泛或双侧弥漫性肺实变。无论何种病因,其放射学表现常相似,因此了解临床病史（如外伤、已知的系统性疾病）,有无发热以及患者的免疫状态非常重要。

　　广泛或弥漫性双侧肺实变最常见于流体静力性肺水肿、渗透性水肿如 ARDS、弥漫性肺出血和耶氏肺孢子菌肺炎。流体静力性肺水肿的实变常累及肺门周围（蝴蝶状或蝙蝠翼状分布）,常伴小叶间隔增厚（间隔线）和心影增大（图 2.13）。其他可引起实变在肺门周围分布的疾病包括肺出血、吸入性肺损伤、肺泡蛋白沉积症和耶氏肺孢子菌肺炎（图 2.14）。耶氏肺孢子菌肺炎最常见于 AIDS 患者,X 线胸片上病变可表现为轻微的肺门周围阴影到双肺弥漫性实变,常无胸腔积液。

　　ARDS 中的肺实变最初表现为斑片状,但迅速融合呈弥漫分布（图 2.15）,常见支气管充气征。X 线胸片上间隔线很少见,除非患者合并流体静力性肺水肿。常见引起的 ARDS 原因包括休克、外伤、败血症、胰腺炎、肺炎和药物反应。相似的表现亦可见于急性间质性肺炎,它本质上是一种特发性 ARDS。

　　弥漫性肺出血常见于系统性血管炎患者中,包括肺出血肾炎综合征、肉芽肿性多血管炎和显微镜下多血管炎。弥漫性出血也可见于一些胶原血管疾病中,尤其是系统性红斑狼疮。弥漫性肺出血可引起斑片状或双肺融合的实变,常累及中下肺野（图 2.16,也见于图 2.9）。实变以肺门周围分布为主,肺尖及肋膈角区很少受累。

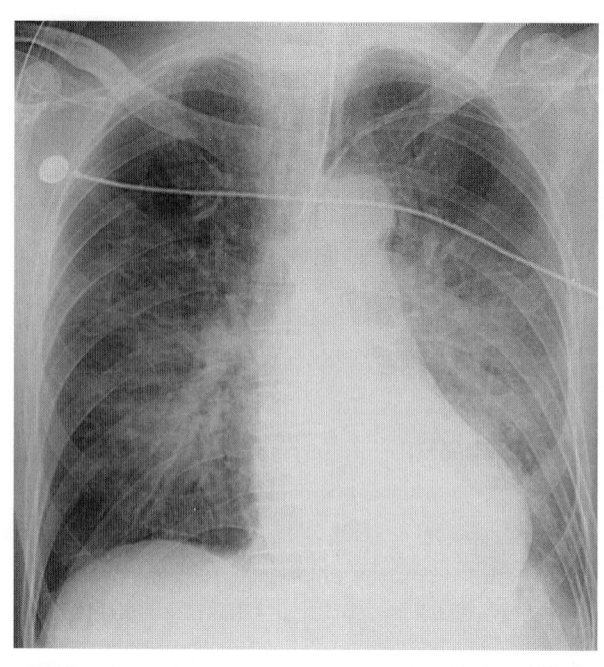

图 2.13　左心衰竭引起的流体静力性肺水肿。胸部正位 X 线片可见广泛实变,而胸膜下区相对空白。中心静脉导管和气管插管已经就位。

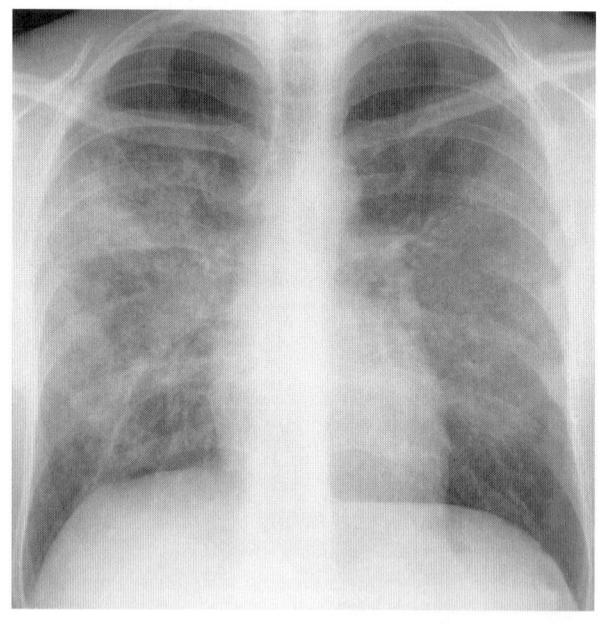

图 2.14　艾滋病患者耶氏肺孢子菌肺炎。胸部正位 X 线片可见双肺实变和以肺门周围分布为主的磨玻璃影。

　　慢性嗜酸性细胞肺炎的典型影像学表现为双肺实变,主要累及肺部外 1/3（肺水肿反转模式）,常累及肺上叶（图 2.17）。约 50% 的患者有过敏病史,常伴哮喘,大多数患者外周血嗜酸性细胞增多。机化性肺炎常为多灶性病变（图 2.18,也见于图 2.10）,偶可见呈弥漫性分布。约 60% 的患者,机化性肺炎主要分布于肺外围,类似于慢性嗜酸性细胞肺炎,也可呈

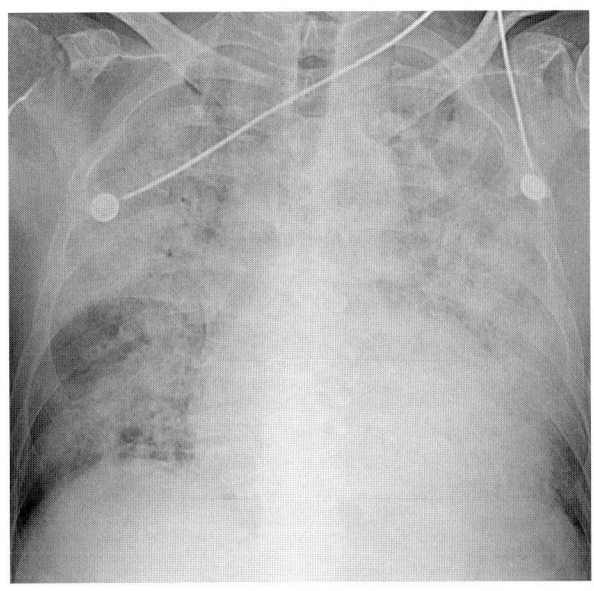

图 2.15　急性呼吸窘迫综合征。胸部正位 X 线片可见广泛双肺实变。

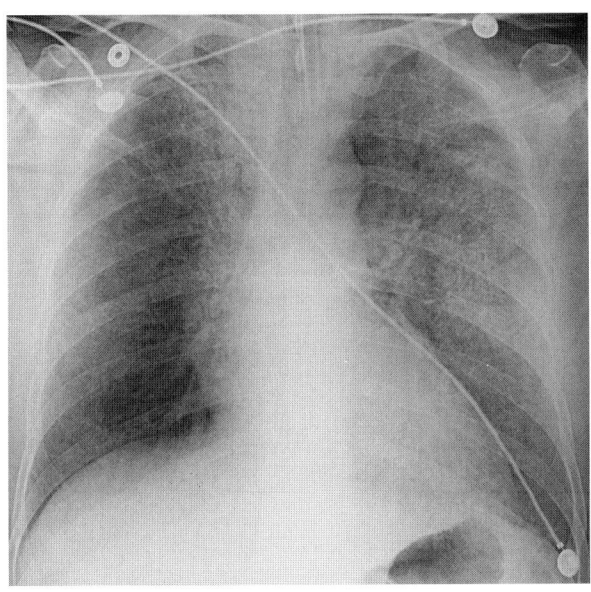

图 2.16　肉芽肿性多血管炎的弥漫性肺出血。胸部正位 X 线片可见广泛双肺实变及磨玻璃影,气管插管和胃管已经就位。

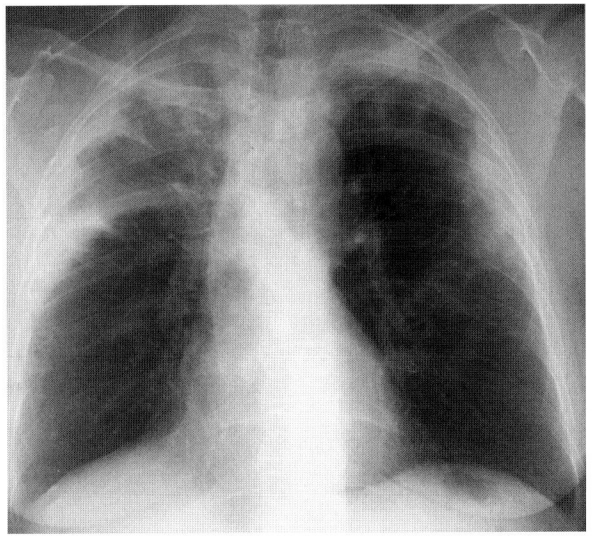

图 2.17　慢性嗜酸粒细胞性肺炎。胸部正位 X 线片可见双肺实变累及上、中肺野外带。

要点:弥漫性肺实变的病因

急性
- 水肿
  - 流体静力性(心源性)肺水肿
  - 渗透性增加(非心源性)肺水肿
  - 任何原因所致的 ARDS
  - 急性间质性肺炎
- 肺炎
  - 重症细菌性肺炎
  - 流感病毒性肺炎
  - 耶氏肺孢子菌肺炎
  - 巨细胞病毒肺炎
- 出血
  - 血管炎
  - 肺出血肾炎综合征
  - 肉芽肿性多血管炎
  - 显微镜下多血管炎
  - 系统性红斑狼疮
  - 出血倾向
  - 化疗
  - 抗凝

慢性
- 肺炎
  - 慢性嗜酸性细胞肺炎
  - 机化性肺炎
  - 脂质性肺炎
- 肿瘤
  - 原发或转移性腺癌、淋巴瘤
- 代谢性疾病
  - 肺泡蛋白沉积症

支气管周围分布(或两者并存)。这些表现在 CT 上较 X 线胸片更易显示。

X 线胸片上的弥漫性双肺实变也可由肺泡蛋白沉积症所致(图 2.19)。实变呈轻度颗粒状,HRCT 上常表现为双肺磨玻璃影合并小叶间隔增厚及小叶内间隔线影,此模式称为"铺路石"征(见于第 5 章)。

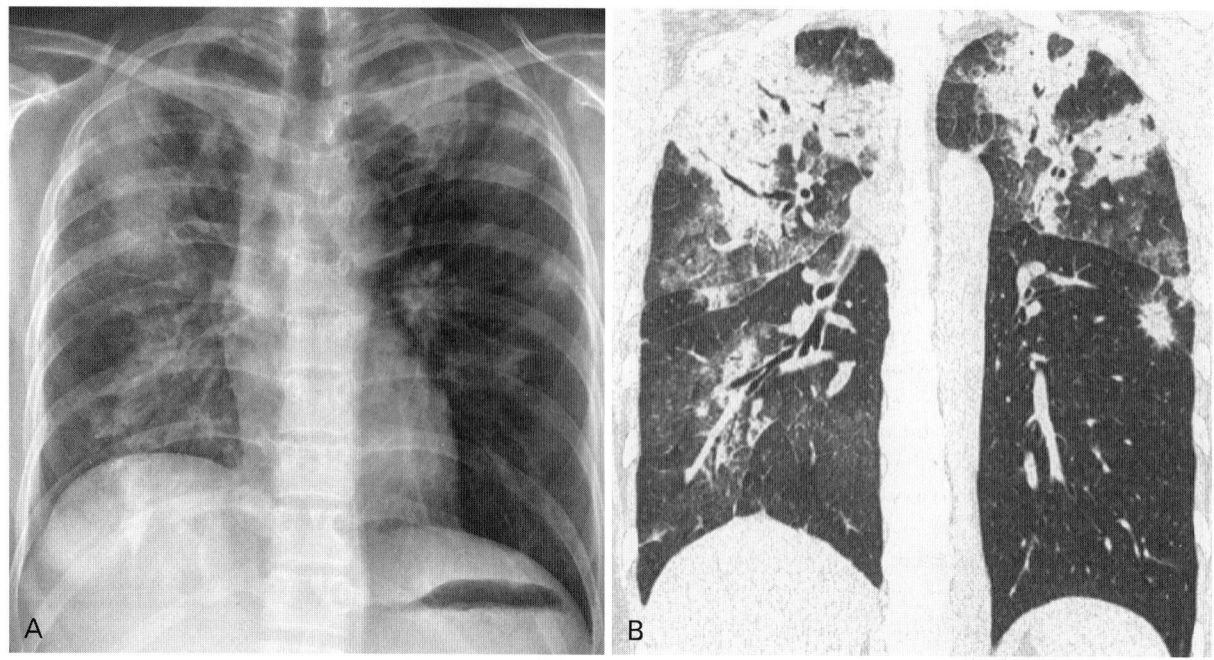

图 2.18 隐源性机化性肺炎。(A)胸部正位 X 线片可见双肺多灶及融合实变,主要累及上叶。(B)冠状面 CT 重建可见以支气管周围和肺外周分布为主的实变。

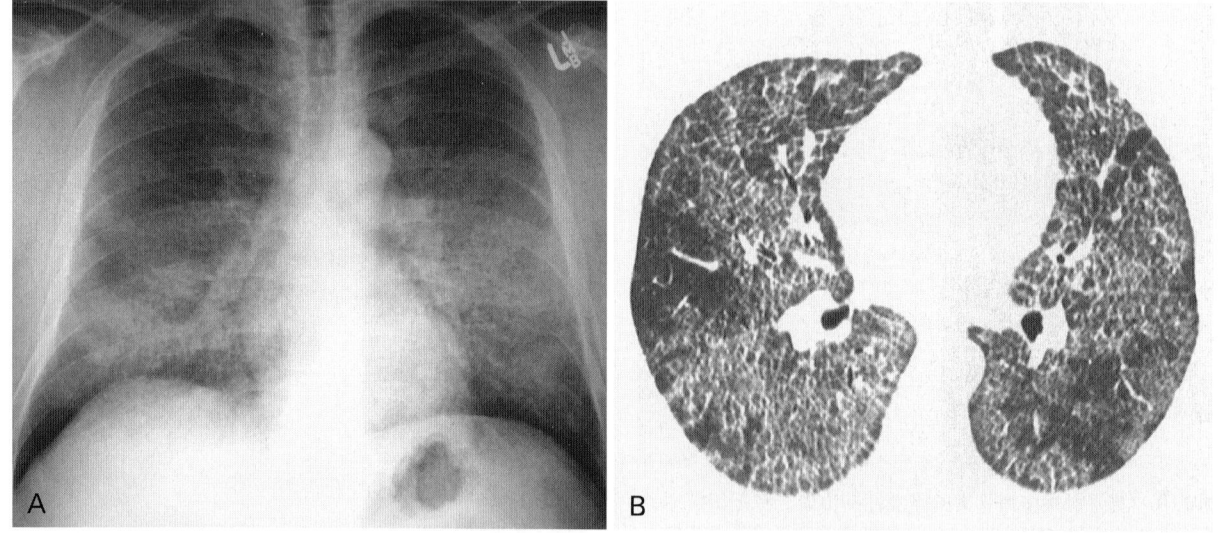

图 2.19 肺泡蛋白沉积症。(A)胸部正位 X 线片可见双肺广泛实变和磨玻璃影,而肺尖和肺底相对空白。(B)HRCT 可见双肺磨玻璃影,与小叶间隔光滑增厚和小叶内间隔线一起形成铺路石征。

二、CT

实变的 CT 表现为肺实质密度均匀一致增高,掩盖血管和气道壁。支气管充气征较常见,均匀一致密度增高,但未掩盖血管和气道壁,则称为磨玻璃影。

大多数实变患者的 X 线胸片表现都很明显,CT 提供的补充信息不多。但 CT 有助于鉴别诊断、发现潜在疾病和并发症。例如,在由脂质性肺炎引起的斑片状或弥漫性实变的患者中,CT 常可发现局灶性脂肪积聚(图 2.20)。CT 对检出可疑胺碘酮肺的患者也很有帮助,可发现因碘剂肺实质内堆积而形成的特征性密度增高影。在慢性嗜酸性粒细胞肺炎患者中,X 线胸片上仅 50% 的患者可显示特征性肺外周分布,而在 CT 上几乎所有患者均可显示。HRCT 也可显示肺实质病变,包括 X 线胸片上表现正常的小灶性实变。此外,在评估可能的疾病(如支气管内肿瘤、支气管扩张症、肺栓塞)或并发症(如脓肿形成、脓胸),以及对治疗无反应的进行性实变病例时,CT 也有帮助。

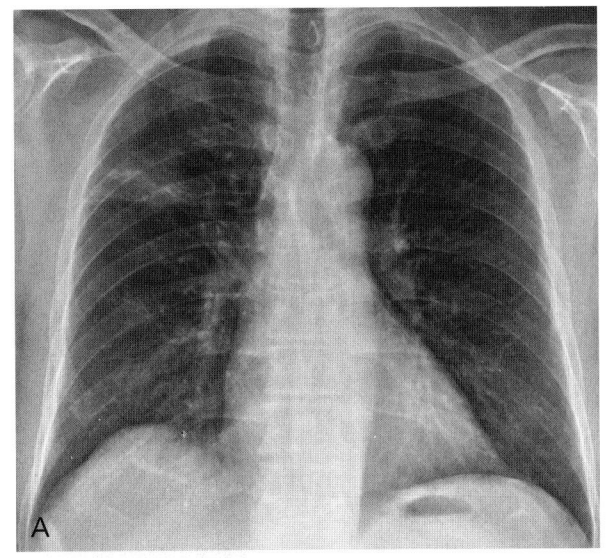

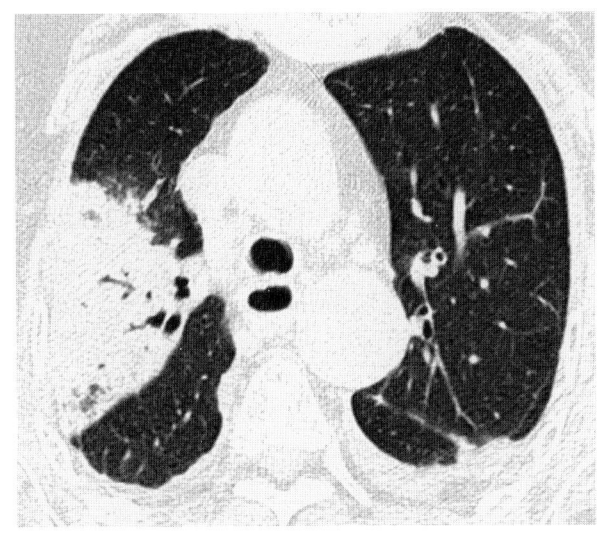

图 2.21 大叶性肺炎。CT 可见右肺上叶实变,其内可见空气支气管征。偶然发现食管扩张、主动脉扩张和左侧胸腔少量积液。

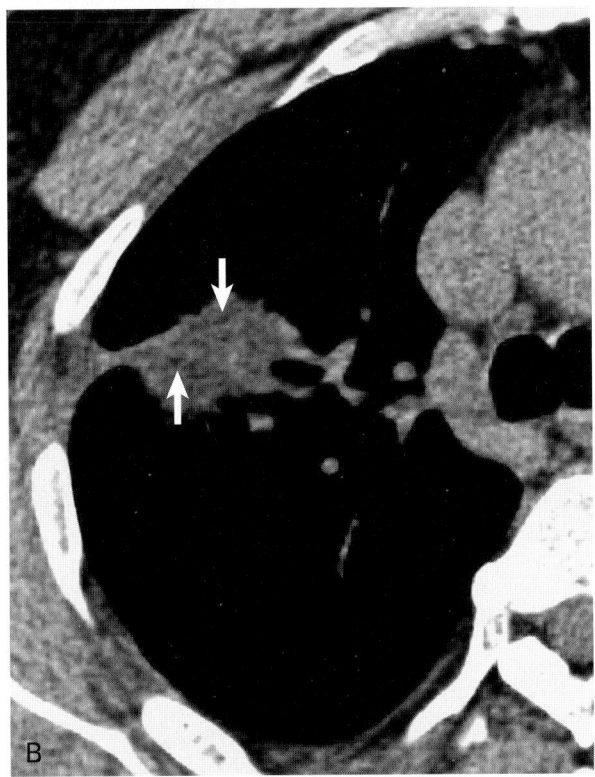

图 2.20 脂质性肺炎。(A)胸部正位 X 线片可见右肺上叶局灶性实变。(B)HRCT 可见实变内细小脂肪密度灶(箭)。

急性实变产生的原因包括细菌性、结核性、病毒性和真菌性肺炎,肺水肿,ARDS 和肺出血。慢性实变产生的原因包括机化性肺炎、嗜酸性肺病、放射性肺炎、腺癌和淋巴瘤。对于绝大多数患者,根据临床表现和 X 线胸片表现即可诊断。

(一) 肺实变的急性病因

1. 肺炎 肺炎可表现两种实变模式:大叶性(非节段性)实变和小叶性实变(支气管肺炎)。大叶性肺炎的表现为均匀一致气腔实变,累及整个叶(图 2.21)。实

变常最初发生于肺外周、脏层胸膜下,逐渐扩散至肺段边缘;最终累及整个肺叶。实变区内常可见支气管充气征。HRCT 上实变区周围常可见磨玻璃影,提示肺泡不完全充盈。绝大多数大叶性肺炎病例由细菌引起,肺炎链球菌最常见,其后依次为肺炎克雷伯杆菌、肺炎军团菌、流感嗜血杆菌和结核分枝杆菌。

支气管肺炎的特征性 CT 表现包括多灶性小叶实变、小叶中心性结节和分支状线样影以及气腔结节(图 2.22)。实变常累及整个肺小叶而邻近肺小叶不受累(小叶分布)。随着实变进展,病变可融合,累及整个肺段或肺叶。小叶中心性结节和分支状线影、类似树芽(树芽征)反映了呼吸性细支气管腔内以及邻近肺实质内出现炎性渗出(图 2.23)。气腔结节的直径 4~10 mm,边缘模糊。许多病原体可引起支气管肺炎,包括各种细菌(最常见金黄色葡萄球菌、流感嗜血杆菌和铜绿假单胞菌)、真菌、病毒和肺炎支原体。

CT 对存在肺部并发症的免疫功能低下患者的检测、鉴别诊断和管理特别有帮助。在免疫功能低下的艾滋病和非艾滋病患者中,因继发感染而出现的局灶性实变最常见的原因是细菌性肺炎。真菌感染也要考虑,尤其是在中性粒细胞减少的血液系统恶性肿瘤患者中。

2. 肺水肿和急性呼吸窘迫综合征 流体静力性肺水肿最常见的 CT 表现为小叶间隔增厚和磨玻璃影。水肿常表现为肺门周围分布和重力性分布(图 2.24)。在重症肺水肿患者中,实变主要分布于依赖

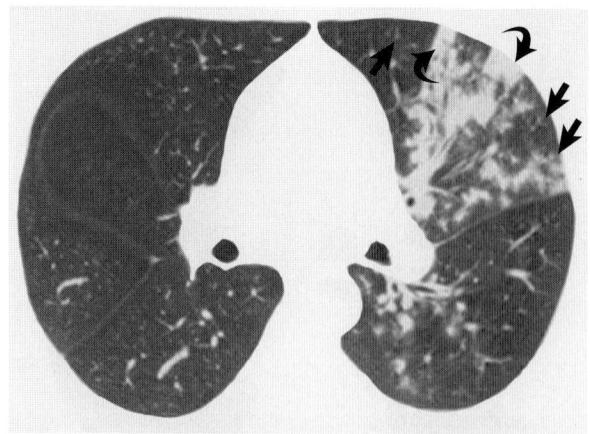

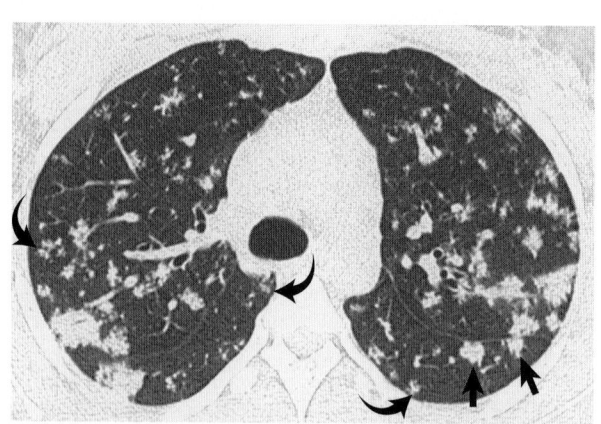

图 2.22 肺炎支原体引起的支气管肺炎。HRCT 可见舌段及左肺下叶小叶中心性结节和分支状阴影(直箭)以及大叶实变(弯箭)。(鸣谢 Dr. Atsushi Nambu, Department of Radiology, University of Yamanashi, Japan.)

图 2.23 肺结核引起的树芽征和气腔结节。HRCT 可见分支状小叶中心性阴影(树芽征)(弯箭),直径 4～10 mm 的气腔结节和局灶性实变。

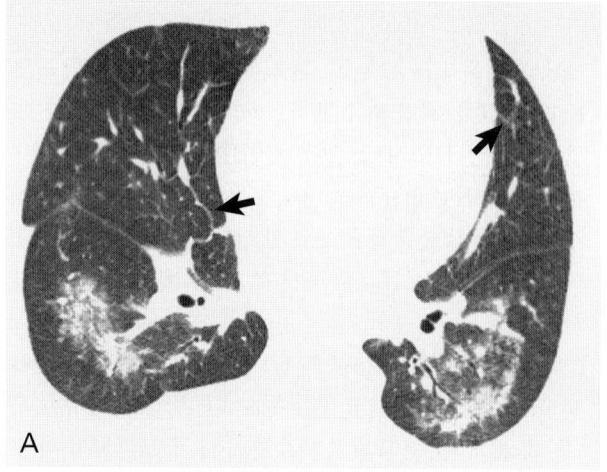
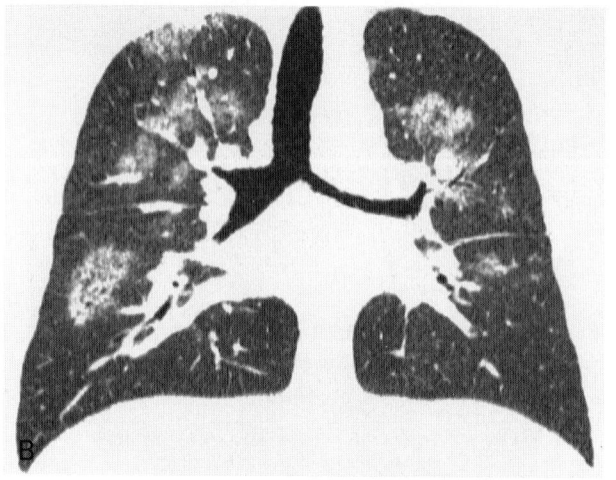

图 2.24 左心衰竭引起肺门周围分布的流体静力性肺水肿。(A)HRCT 可见双肺下叶实变和磨玻璃影,轻度小叶间隔增厚(箭)和少量胸腔积液。(B)冠状面 CT 重建图像可见以肺门周围(蝙蝠翼样)分布为主的实变和磨玻璃影。

性肺区。常见的相关表现包括少量胸腔积液和心脏增大。

　　ARDS 在 CT 上表现为双肺实变或磨玻璃影(或两者并存),可为斑片状或弥漫性分布,倾向于累及依赖性肺区(图 2.25)。小叶间隔增厚叠加磨玻璃影,形成铺路石征。

　　急性间质性肺炎是病因不明的突发性疾病,常发生于既往健康人群中,其病理学表现为弥漫性肺泡损伤。其临床、影像、病理学表现和 ARDS 相似。

　　3. 弥漫性肺出血　弥漫性肺出血的 HRCT 表现包括双肺斑片状或融合的实变影或磨玻璃影,或两者兼有。随着肺出血吸收,小叶间隔增厚和边缘模糊的小叶中心性结节在接下来的几天内经常出现(图 2.26)。这些表现可因淋巴管吸收出血所致。

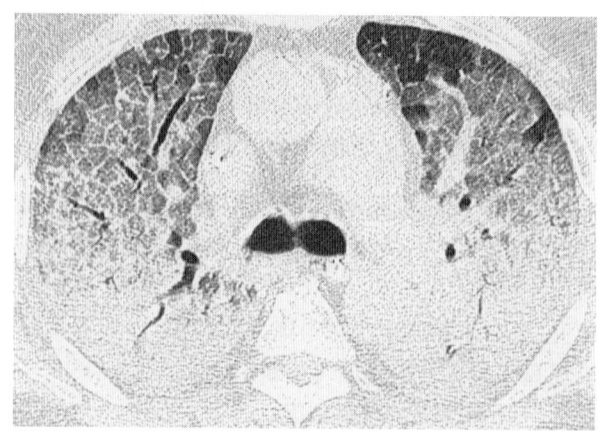

图 2.25 急性呼吸窘迫综合征。HRCT 可见双肺依赖区实变伴空气支气管征,广泛磨玻璃影和光滑增厚的小叶间隔(铺路石征)。

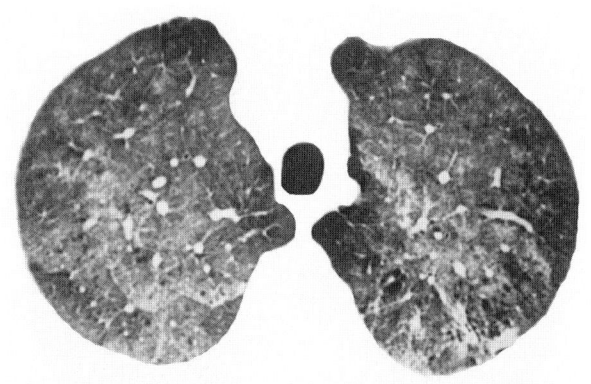

图 2.26　肉芽肿性多血管炎引起的弥漫性肺出血。HRCT 可见弥漫性双肺磨玻璃影,局灶性实变和边边缘模糊的小结节影。

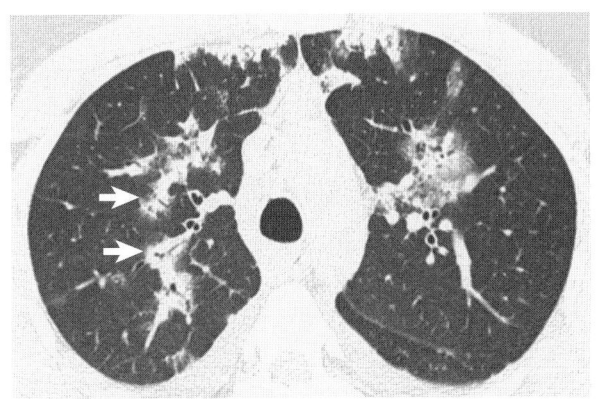

图 2.27　隐源性机化性肺炎。HRCT 可见双肺支气管周围(箭)和胸膜下分布的实变影。

(二) 肺实变的慢性病因

1. 机化性肺炎　机化性肺炎是一种以肺泡管和肺泡腔内出现疏松的肉芽组织为病理特征的疾病。细支气管可受累也可不受累。尽管许多病例为特发性(隐源性机化性肺炎),但半数或以上的机化性肺炎病例发生在肺部感染、药物反应、放射治疗、胶原血管疾病或有毒气体吸入之后。

机化性肺炎的 CT 表现包括双肺斑片状实变,约 $60\%\sim80\%$ 的病例表现为支气管周围或胸膜下分布(图 2.27 和图 2.28)。在约 60% 的机化性肺炎患者中,可见一些实变主要累及小叶周围区域,并围绕磨玻璃影,形成"反晕征"。

2. 嗜酸性粒细胞肺病　嗜酸性粒细胞肺病用于描述一组以肺间质和肺泡腔内出现大量嗜酸性粒细胞聚集的疾病。外周血嗜酸性粒细胞常增多。最常见两种疾病:单纯性肺嗜酸性粒细胞增多症(也称吕弗勒综合征)和慢性嗜酸性粒细胞肺炎。单纯性肺嗜酸性粒细胞增多症特征性表现为一过性、游走性的双肺实变。CT 上,实变常以肺外周分布为主,也常见磨玻璃影。慢性嗜酸性粒细胞肺炎以主要累及上、中肺野外带("肺水肿的照相底片")、均匀一致的肺实变为特征。该特征性表现在 X 线胸片上仅见于 50% 的患者中,但在 CT 上几乎所有患者均可见(图 2.29)。大多数患者在实变周围可见磨玻璃影。慢性嗜酸性粒细胞肺炎是嗜酸性肉芽肿性多血管炎(以往称 Churg-Strauss 综合征)的一种表现,这种嗜酸性血管炎几乎全部见于哮喘患者。与该病表现相同的疾病可见于机化性肺炎,偶尔也可见于结节病和腺癌患者中。

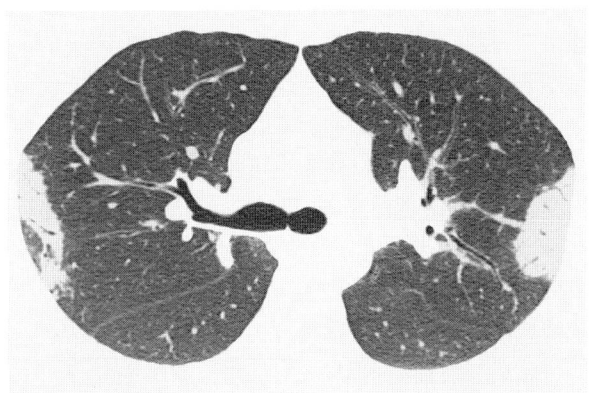

图 2.28　药物反应引起的机化性肺炎[5-氨基水杨酸衍生物(美沙拉嗪)治疗溃疡性结肠炎]。HRCT 可见双肺外周分布的斑片状实变伴空气支气管征。(经许可引自 Silva CI, Müller NL. Drug-induced lung diseases: most common reaction patterns and corresponding high-resolution CT manifestations. Semin Ultrasound CT MR. 2006;27:111-116.)

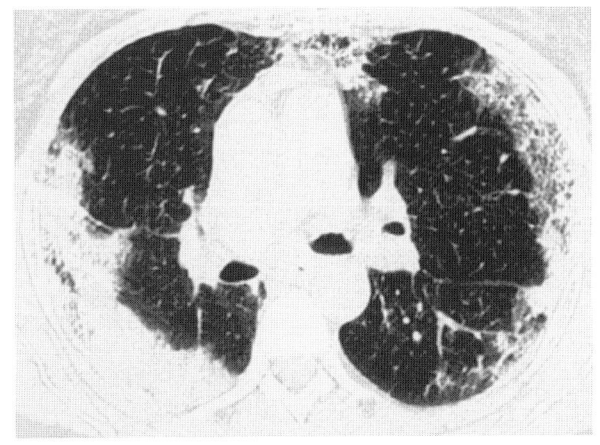

图 2.29　慢性嗜酸性粒细胞肺炎。HRCT 可见双肺外周实变。

3. **脂质性肺炎** 外源性脂质性肺炎是由于吸入矿物油、菜油或动物油质所致。X线胸片和CT表现包括单发或多发结节和肿块,以及局灶性或融合性实变。约80%患者的CT上可见局灶性脂肪密度影(图2.20)。较少见的表现包括磨玻璃影伴小叶间隔增厚和小叶间隔线(铺路石征)。

4. **腺癌** 原发或转移性腺癌可表现为孤立性结节或肿块、斑片状和融合磨玻璃影或实变,或较少见表现为大量磨玻璃影和软组织结节(图2.30)。弥漫肺部受累可因其肿瘤多中心起源、原发肿瘤沿支气管内播散或血行转移所致。

磨玻璃影是由于肿瘤倾向于沿肺泡壁局部扩散(贴壁样生长)以及肿瘤产生的黏液和液体所引起的继发实变所致。常见支气管充气征,常可见小叶中心性结节,反映肿瘤沿支气管播散。由于肿瘤产生的液体和黏液为低密度,如果注射CT对比剂,可见实变区内强化的血管影,这称为CT血管征(图2.31)。此征象为非特异性征象,因为也可见于其他病因引起的实变,包括细菌性肺炎、脂质性肺炎、淋巴瘤、肺梗死和肺水肿。因此,CT血管征在鉴别诊断中的价值有限。在无感染症状的患者中,只有在实变肺的密度低于胸壁肌肉时,才提示腺癌。

如果磨玻璃影或实变迁延数月,需考虑腺癌。支持腺癌而非感染的CT征象包括出现结节、肺外周分布的实变和小灶性透亮影(空泡征)。

推荐阅读

Sverzellati N, Lynch DA, Hansell DM, Johkoh T, King TE Jr, Travis WD. American Thoracic Society-European Respiratory Society Classification of the Idiopathic Interstitial Pneumonias: Advances in Knowledge since 2002. Radiographics. 2015;35(7):1849-1871.

Walker CM, Abbott GF, Greene RE, Shepard JA, Vummidi D, Digumarthy SR. Imaging pulmonary infection: classic signs and patterns. AJR Am J Roentgenol. 2014;202(3):479-492.

参考文献见 *ExpertConsult.com*.

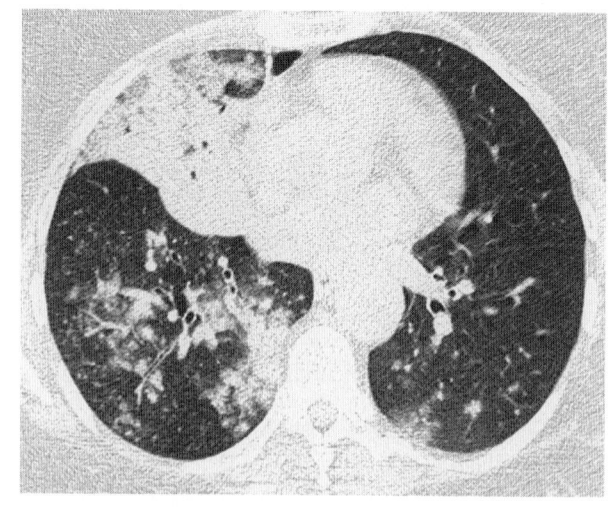

图2.30 腺癌。HRCT可见右肺中叶广泛实变、肺体积轻度减少以及双下肺斑片状实变、磨玻璃影和小结节影。

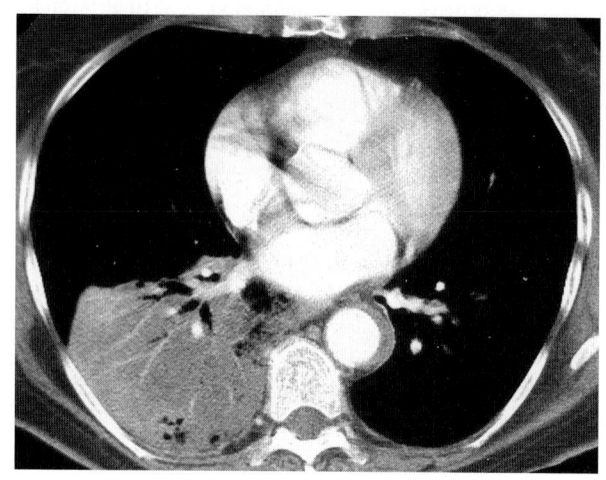

图2.31 腺癌和CT血管征。增强CT可见低密度实变,其内血管清晰可见(CT血管征)。

第3章

肺不张*

Brent P. Little

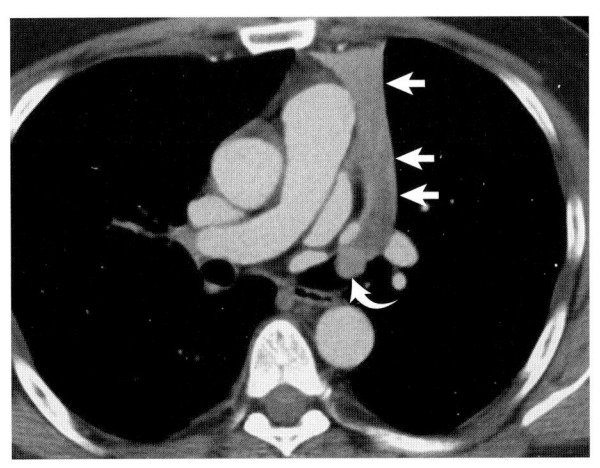

肺不张定义为全肺或部分肺充气低于正常并伴相应肺容量减少。尽管肺萎陷常等同肺不张,但其实肺萎陷指的是完全性肺不张。

一、肺不张的机制

肺不张的机制可分为5类:阻塞性(再吸收性)、被动性、压迫性、粘连性和瘢痕性。

(一)阻塞性肺不张 阻塞性或再吸收性肺不张发生于气管阻塞引起的相应区域气流受阻(图3.1)。氧气被吸收后,肺泡体积减小,而压力仍然是大气压,因此,相对于毛细血管内血液,肺泡内的二氧化碳和氮气分压上升,以上两种气体扩散到血液中以维持平衡。因此,肺泡容积进一步减少,肺泡-毛细血管血氧分压梯度随之上升,氧气扩散至毛细血管,循环往复,直至肺泡内气体完全吸收。健康肺部进行呼吸时,空气完全吸收需要24h。在插管患者吸入高浓度氧时,完全吸收常需1h。气道阻塞的最终结果是受累肺叶或肺完全萎陷,除非阻塞像通常的情况一样,肺炎在阻塞的远端发展。阻塞性肺炎(如肺癌远端)常导致实变,严重的可以限制肺容量缩小,这种情况常被称为"溺水肺"。阻塞性肺炎的X线胸片特征性表现(如肺段、肺叶或全肺均匀致密影,无支气管充气征)高度提示支气管内梗阻性病变。

阻塞性肺不张的患者,CT常可提供更多有价值的信息,尤其在精准定位和评估阻塞程度方面(图3.1)。增强CT可以鉴别肿块和萎陷的肺及邻近纵隔结构。在一些患者中,MRI或PET可以通过显示肿块和相

图3.1 左肺上叶支气管内类癌引起的阻塞性(吸收性)肺不张。CT增强可见肿瘤(弯箭)阻塞左肺上叶支气管,伴左肺上叶完全性肺不张(直箭),可见左肺斜裂向前内侧移位(直箭)。

邻肺萎陷提供类似或补充信息。

(二)被动性肺不张 被动性肺不张是指气胸存在时肺回缩引起的容积减少(图3.2)。肺有自然萎陷的趋势,如果从胸腔取出,就会发生这种情况。当肺位于胸腔内时,萎陷的趋势被胸壁对抗。在静息位(功能残气量),肺萎陷和胸壁扩张的趋势作用力大小相等,方向相反。当发生气胸时,肺回缩,体积减小。如果胸膜腔游离(如没有粘连),肺内任何部分不张都与邻近胸膜腔内气体量成正比。当气胸附近的肺组织收缩,在肺组织几乎完全塌陷时其密度才会明显增加。这可能由于肺体积缩小和血容量减少大致平衡,这也是小、中度自发性气胸很难识别肺缘的原因。

* 编者和出版社感谢 Nestor L. Müller 博士和 C. Isabela Silva Müller 博士为本书上一版相关主题提供的材料。这是本章的基础。

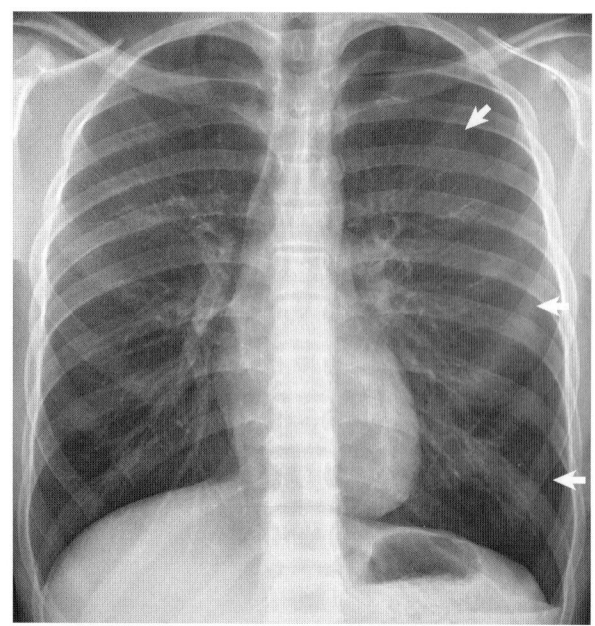

图3.2　气胸所致被动性肺不张。正位X线胸片可见左侧中等量气胸和左侧胸腔少量积液,左侧肋膈角可见液-气平面。通过识别脏层胸膜边缘可明确气胸(箭)。左肺容量减少,但左肺密度增高不明显。

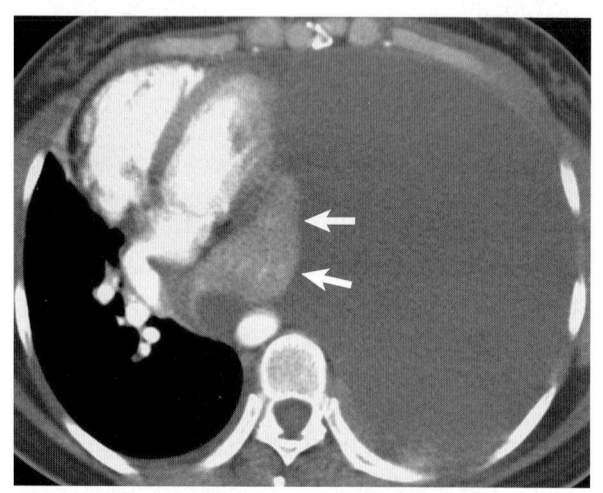

图3.3　压缩性或压迫性肺不张,由转移性腺癌继发的恶性胸腔积液引起。CT增强可见左侧大量胸腔积液伴纵隔右移,左下叶完全压缩性肺不张(箭)。

(三)压迫性肺不张　压迫性肺不张(某些放射科医生也称其为压缩性肺不张)是由于肺被邻近占位性病变压迫导致。任何胸腔内占位性病变,如支气管囊肿、肺大疱、肿瘤、胸腔积液和大的骨赘,均可引起邻近肺实质形成薄层肺不张(图3.3)。

CT上,肺不张通常见于重力依赖性肺区,表现为边界不清的密度增高影或胸膜下弧线(图3.4)。密度增高影长约数毫米到1cm或更厚,称为坠积阴影或坠积征。胸膜下弧线也称为胸膜下线,为长约数

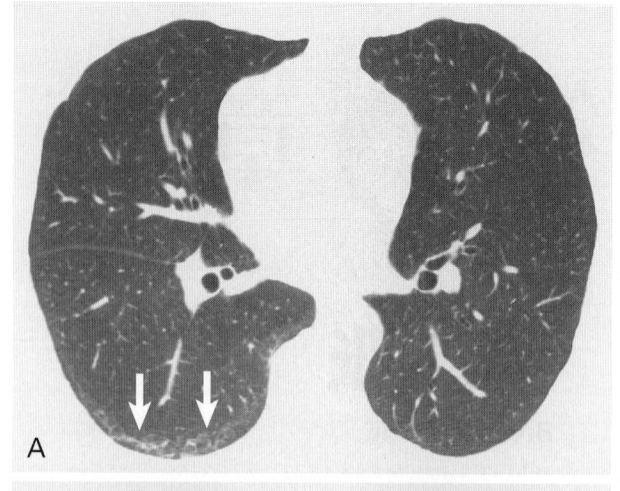

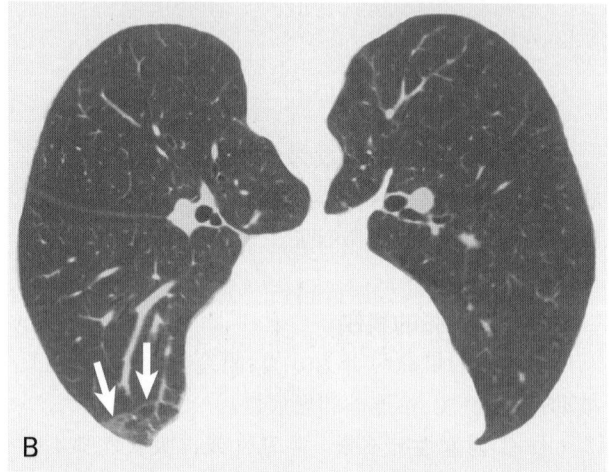

图3.4　坠积性肺不张。仰卧位HRCT(A)可见右肺下叶背侧弧线影和磨玻璃影(箭)。俯卧位相同层面HRCT(B)可见位于下肺背侧的阴影消散,右肺中叶形成弧线影(箭)。这种表现的分布和随体位改变而改变的特征,提示坠积性肺不张。

厘米的线样密度增高影,位于胸膜1cm以内,并与之平行。患者改变体位时坠积性肺不张的两种特征性影像表现消失。CT仰卧位和俯卧位扫描对比容易鉴别坠积性肺不张和间质性疾病及气道疾病。

(四)圆形肺不张　圆形肺不张是一种特殊类型的肺不张,特征是伴局部胸膜增厚。大部分圆形肺不张见于接触石棉的患者。其他原因包括结核病引起的胸腔积液或胸膜增厚、结核病以外的感染、肺梗死、左心衰竭、血胸、手术(主要是心脏手术)和恶性肿瘤。在X线胸片上,圆形肺不张表现为密度均匀的圆形、椭圆形、楔形或不规则肿块,位于肺外周部分,邻近增厚的胸膜(图3.5),通常最大直径3~6cm。圆形肺不张也可累及整个肺叶,伴受累肺叶容积减少。邻近的支气管和血管在经过肿块时,聚集成曲线状,与彗星尾相似(彗星尾征),此征象CT上显示最佳。这种异常表现最常见于肺下叶。

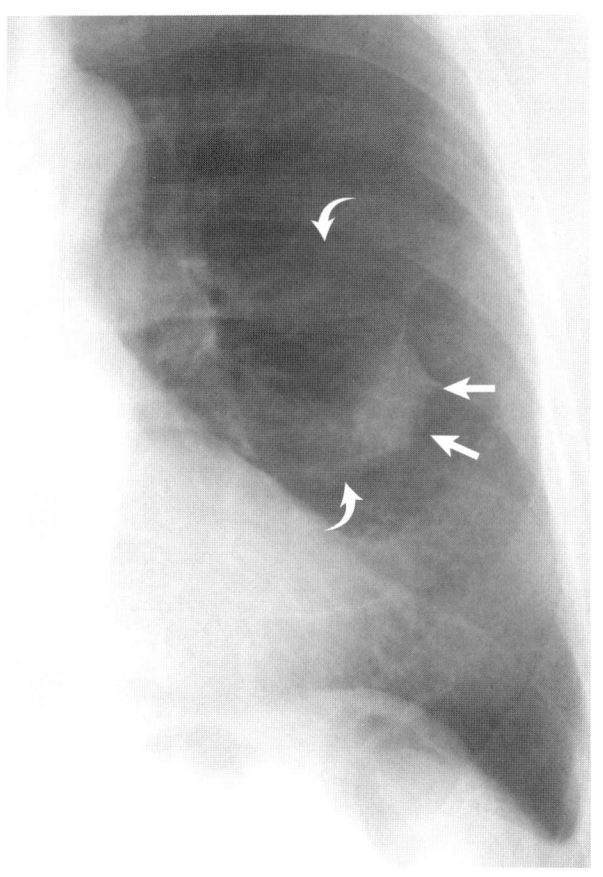

图 3.5 圆形肺不张，石棉相关性胸膜斑疾病的患者。后前位 X 线胸片左肺放大图像可见一椭圆形阴影；其外侧缘（直箭）边界清楚（阴影紧贴肺），内侧缘边界不清（阴影紧贴胸膜）；其周围肺血管（弯箭）弯向阴影（彗星尾征）。

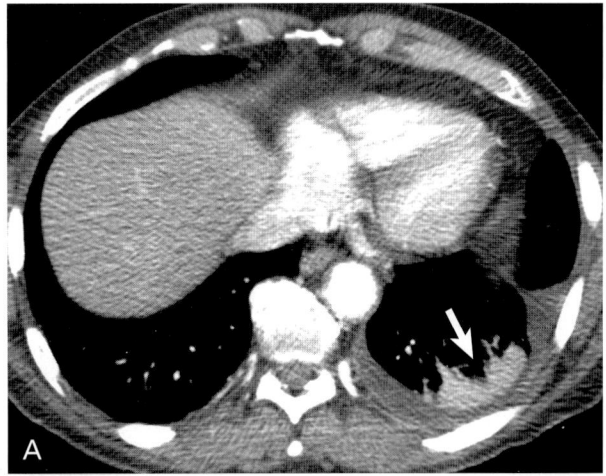

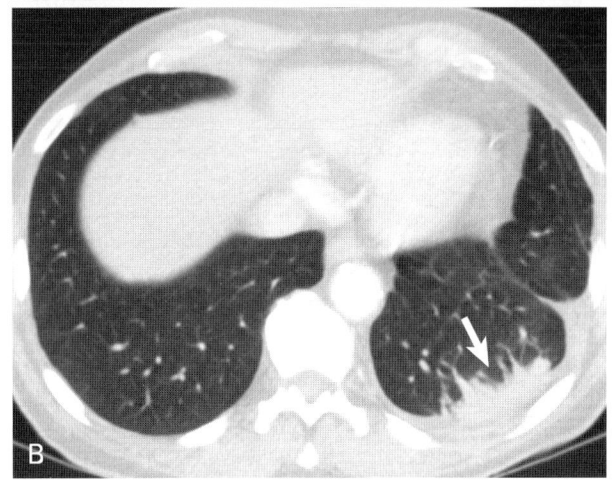

图 3.6 圆形肺不张，几年未见变化。（A）HRCT 可见左肺下叶不规则肿块（箭），其周围可见少量胸腔积液，伴胸膜轻度增厚。（B）肺窗 CT 可见病灶内侧缘（箭）出现"彗星尾"征，周围血管向病灶汇聚。

特征性 CT 表现包括支气管和血管弯曲并向圆形或椭圆形肿块靠拢，该肿块紧邻胸膜增厚区，与受累肺叶容积减少相关；血管和支气管弯曲进入肿块边缘，是形成彗星尾征的基础（图 3.6）。由于汇入血管，肿块的肺门（中央）部常边界不清。病灶内支气管充气征出现率约为 60%。肿块周围的胸膜外脂肪肥厚提示病变为慢性，但并非所有病例均可见该征象。

大多数患者中，CT 表现足以确诊，不需活检或进一步检查即可排除恶性病变可能。[18]F-氟尿嘧啶脱氧葡萄糖（FDG）PET 显示少量摄取或没有摄取（即摄取≤纵隔血池），可能有助于在混合病例中区分圆形肺不张和癌。圆形肺不张患者的随访结果表明，大多数病变可稳定多年。有时病变会缩小，也可在几周到几年内消退或增大。偶尔也需穿刺活检来排除肿瘤。

（五）粘连性肺不张 粘连性肺不张是用来描述因缺乏表面活性物质而引起的肺不张。在表面积和体积减小时表面活性物质减少肺泡的表面张力，因此，在体积和扩张压较低时，产生肺泡的临界闭合压，从而有效地保护肺泡不塌陷。成人粘连性肺不张产生的原因包括放射性肺炎、烟雾吸入损伤、ARDS 和肺血栓栓塞。放射性肺炎引起的肺不张常局限在受照射部位，偶尔在 CT 上可见于照射野以外的部位。X 线胸片和 CT 表现为磨玻璃影或实变区，伴肺容量减少（图 3.7）。放射性肺炎的 X 线胸片表现常发生于放射治疗完成后 1～6 个月。肺血栓栓塞以远段局灶性缺血导致局部表面活性物质减少，出现亚节段性、节段性或不太常见的大叶性肺不张。

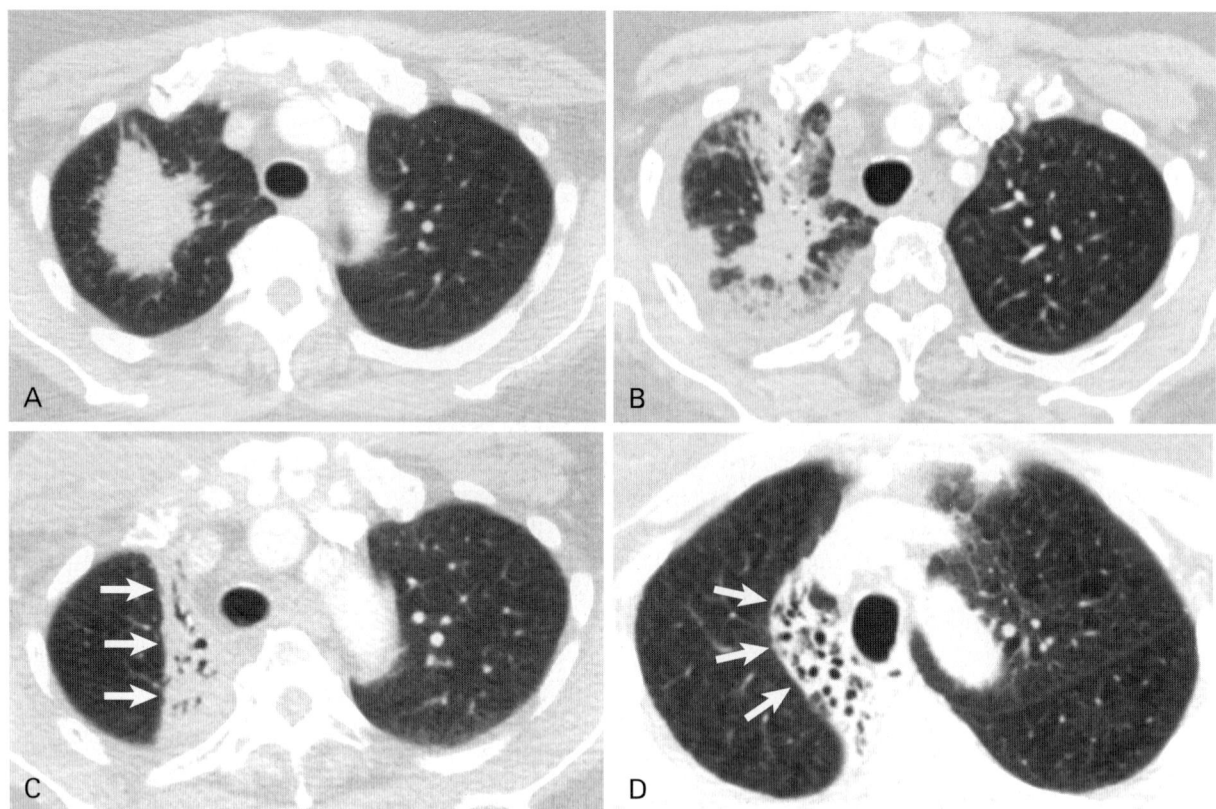

图 3.7 放射治疗后粘连和瘢痕性肺不张。(A)CT 可见右肺上叶结节,肺活检证实为肺腺癌,两肺上叶对称。(B)放疗后 6 个月,CT 可见右肺上叶照射野内广泛磨玻璃影,为放射性肺炎的特征性表现。(C)两年后 CT 显示典型放射性纤维化(瘢痕性肺不张)表现,其外缘平直(箭)。在纤维化区域内可见扩张、扭曲的支气管影(牵拉性支气管扩张),邻近肺组织代偿性过度充气。(D)另一右肺上叶肺癌患者放疗后两年,可见严重的右肺上叶瘢痕性肺不张,右斜裂(箭)向后内侧及向上移位。

心脏手术后,多数患者发生肺不张,尤其是左肺下叶。粘连性肺不张可能也与术后肺容量减少有关,这也解释了在 X 线胸片相对正常的情况下仍可能发生明显的动静脉分流。

(六)瘢痕性肺不张 虽为了完整性,在"肺不张"章节讨论了与肺纤维化相关的肺容量减少,但肺不张这个术语在这种情况下很少使用。基本病理过程之一为纤维化,纤维组织在成熟过程中收缩,致受累肺容量减少。纤维化可为局灶性,最有代表性的是长期的肺结核和放射性纤维化(图 3.7);也可为弥漫性,如特发性肺纤维化。

受累肺内支气管和细支气管扩张,是由于周围肺纤维化的弹性回缩力增加,该现象称为牵拉性支气管扩张和牵拉性细支气管扩张(图 3.7)。X 线胸片征象如预期的一样,肺段或肺叶容积较正常缩小,因含气支气管扩张形成的不均匀密度影,且不规则增厚带状影从不张的节段延伸至肺门。慢性肺容量减少的代偿征象通常很明显,包括局部纵隔移位(当上肺叶部分受累时,常表现为气管明显偏离),肺门移位(上

叶病变时较严重)和受累肺的余部肺组织代偿性过度充气。

要点:肺不张形成的机制

阻塞性肺不张
    支气管阻塞,其远端形成肺不张

被动性肺不张
    气胸时,肺组织回缩

压缩性肺不张
    占位性病变压迫,如胸腔积液、肺肿瘤或肺大疱

粘连性肺不张
    由于表面活性物质缺乏所致(如放射性肺炎)

瘢痕性肺不张
    由于纤维组织形成并收缩所致,可为局灶性(如结核)和弥漫性(如特发性肺间质纤维化)

二、肺不张的 X 线胸片表现

肺不张的影像学表现可以分为直接和间接征象。直接征象包括叶间裂移位、肺不张区域支气管和血管聚集。间接征象包括肺部阴影和其他结构移位以代偿肺容量缩小的相关征象(图 3.8)。

(一)直接征象

1. **叶间裂移位** 叶间裂移位形成不张肺叶的边界,是肺不张最可靠、最容易识别的征象之一(图 3.8)。任何一叶肺容量缩小时,其移位叶间裂的位置和结构都是可以预测的,将在后面具体的肺叶和肺段不张中讨论。

2. **血管和支气管聚集** 肺容量减少时,位于肺不张区域的血管和支气管聚集。这是肺不张的早期征象之一,当与之前 X 线胸片比较时,最容易被发现。不张肺叶的密度增高影可导致血管影模糊。除了阻塞性肺不张的患者外,在 X 线胸片或 CT 上可见到肺不张区域内充气支气管征。

(二)间接征象

除了局部阴影,肺不张主要的间接征象包括与代偿性胸膜腔压力下降所致的相关征象,如横膈抬高、纵隔移位、肺门移位和余肺组织过度充气(图 3.8)。肺不张越急,横膈和纵隔移位幅度越明显;肺不张越慢,肺不张的肺组织代偿性过度充气越明显。

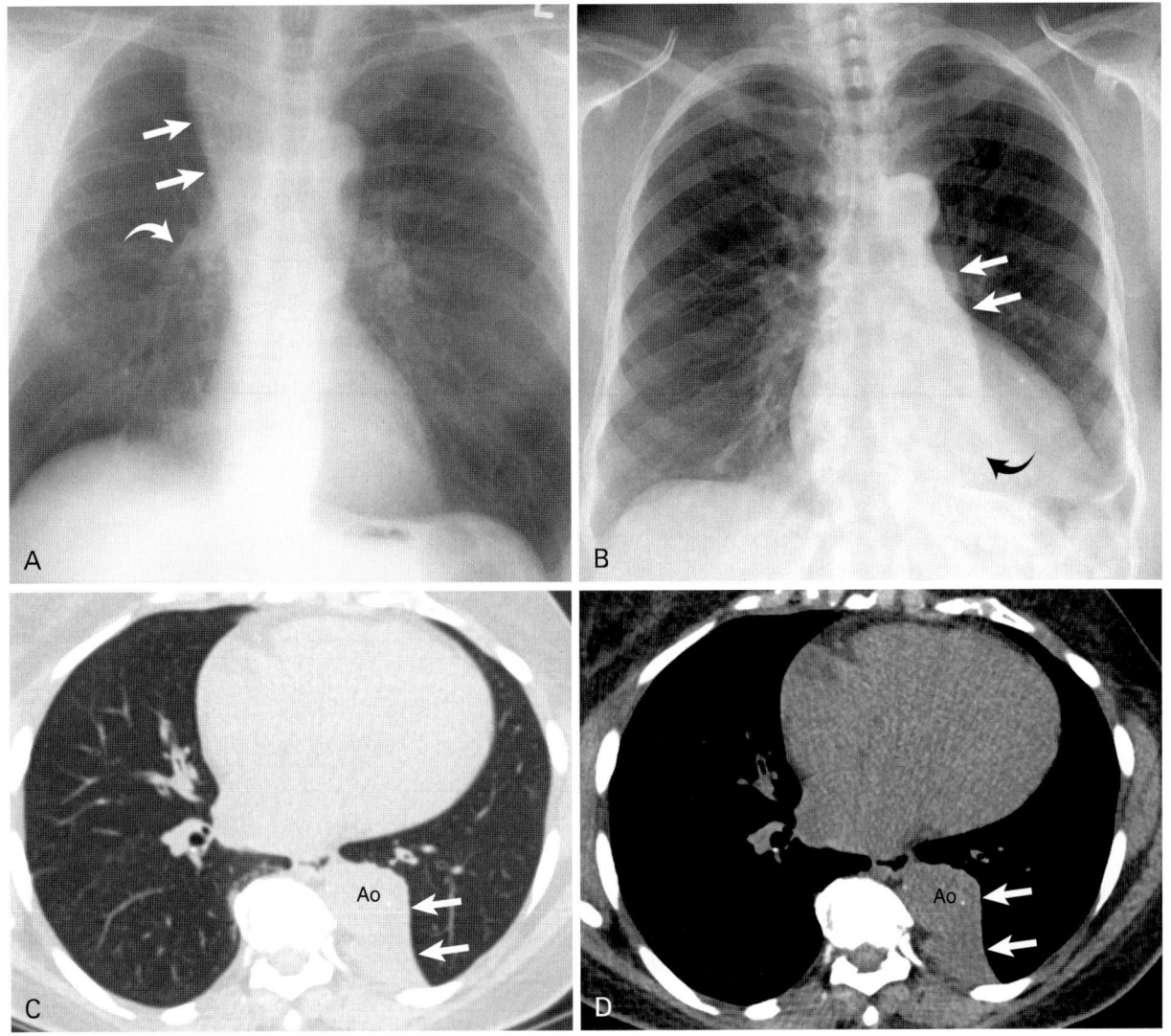

图 3.8 肺癌引起阻塞性肺不张的直接和间接征象。X 线胸片(A)可见水平裂向内上方移位(直箭),这是右肺上叶不张的直接征象。也可见几个间接征象,包括不张肺叶的密度增高、右侧肺门向上移位、右侧叶间肺动脉向外侧移位(弯箭)和右侧横膈抬高。(B)哮喘伴黏液嵌塞患者的 X 线胸片可见左肺下叶肺不张的几个间接征象。虽然降主动脉上部轮廓清晰(直箭),但由于相邻的左下叶肺不张,降主动脉远端轮廓模糊(弯箭)。左肺下叶不张可使心膈角密度增高,左肺上叶代偿性过度充气,可使肺野透亮度略增高。同一患者的 CT 肺窗(C)和软组织(D)窗可见左侧斜裂向后内移位(箭),伴左肺下叶不张粘连于主动脉(Ao)。

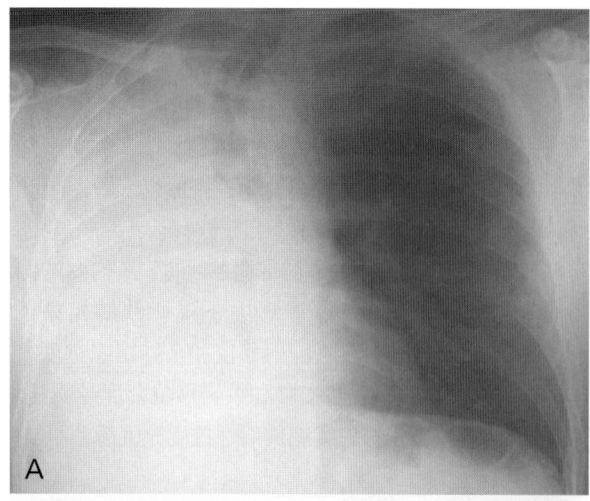

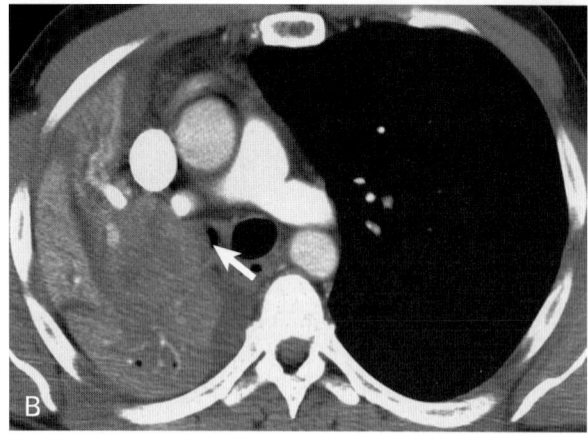

图3.9 右肺鳞癌引起的阻塞性肺不张。(A)X线胸片可见右侧胸腔密度增高和肺容量减少。气管和纵隔右移,左肺过度充气。右肺不张的阴影内无支气管充气征提示为阻塞性肺不张。(B)CT增强可见右主支气管完全被肿瘤阻塞(箭),伴远端肺不张和阻塞性肺炎。可见降主动脉位置正常,而前中纵隔区明显向右移位。

局部密度增加是由于气体吸收和液体聚集的共同作用。无气体的肺叶或节段的容积不仅取决于支气管阻塞的顺序,还取决于隔离在阻塞肺实质内的液体量。由于肺内含有大量气体,正常肺密度仅为0.12 g/mL。在X线胸片上看到肺容量损失引起的肺密度增高影之前,肺几乎完全萎陷。

单侧膈肌上抬在下叶肺不张较上叶肺不张更明显。在下肺区域,膈肌抬高与受累肺相接,下叶不张为后侧上抬,中叶和舌段不张为前部抬高,后两者膈肌移位多不明显。

评估膈肌上抬,了解双侧膈肌的变异很重要。右侧膈顶通常较左侧高1~2 cm,大约有10%的正常人群两侧膈肌在同一水平,有2%的人群右侧膈肌较左侧膈肌高3 cm以上。

前、中纵隔较后纵隔活动度更大,因此,肺不张患者该区移动范围更大。

同侧余部肺组织过度充气是肺不张最重要和可靠的间接征象之一。它很少迅速发生。肺不张早期患者,该征象对诊断的帮助不如其他代偿性征象,如膈肌上抬和纵隔移位。随着肺不张的进展,肺过度充气变得更加明显,而膈肌和纵隔改变消退。

当主支气管阻塞后,全肺不张,一侧胸腔容积减少必然引起对侧肺的代偿性过度充气(图3.9)。此时,纵隔移位较明显。由于前纵隔较其他纵隔区域更不稳定,前纵隔向侧后方旋转,正常肺过度充气到达一定程度,占据整个前部胸腔。因此,心脏和萎陷肺移位至同侧胸腔的后部。

上叶肺不张较下叶肺不张常表现出肺门移位,通常肺不张越慢,移位越严重,如肺结核所致肺上叶瘢痕常导致同侧肺门明显上移。下叶肺不张患者的右肺门向下移位较少见,仅左肺门向下移位较为明显,特别是左肺门与右肺门齐平时——这种情况仅见于3%的患者。

下叶肺不张的主要标志是叶间动脉的可视性减少,由于血管周围的肺实质不含气,空气-组织界面丢失,血管影消失。肺叶间动脉和下肺动脉向内侧移位提示下叶肺不张的征象。在左侧该征象尤其有价值,胸腔积液有时会在椎旁后区形成三角形阴影,与左下肺不张相仿。肺间动脉显示提示病变为胸膜起源,闭塞则提示肺叶不张。

要点:肺不张的胸片征象

直接征象

- 叶间裂移位
- 血管和支气管聚集

间接征象

- 局部密度增高
- 一侧横膈抬高
- 纵隔移位
- 余部肺代偿性过度充气
- 肺门移位

三、肺不张的模式

肺叶不张的程度多由所含液体和细胞的量决定,影像学表现从体积略缩小到整个肺叶萎陷程度不等,每个肺叶的解剖-空间位置也从正常到完全不张程度不等。

不论肺不张的严重程度如何,只要没有气胸和胸腔积液,绝大多数患者覆盖不张肺叶的脏层胸膜与壁层胸膜紧密相连。脏层胸膜通常在胸腔内凸面或纵隔面与壁层胸膜保持接触。由于肺叶内侧相对固定,肺叶不张的表现形式是有限的。不张的形状一部分受肺结构影响(支气管、动脉和静脉),其可在一平面上紧密聚集,但压缩的能力有限。因此,任何一个完全膨胀状态的肺叶都可以比作一个金字塔,其顶端位于肺门,基部与胸膜壁层相连。随着肺叶体积减小,金字塔两个表面靠近,完全肺不张最终形成扁平三角形或三角形"煎饼",尖端和基底分别与肺门和壁层胸膜相连。

在 CT 上不张肺叶横截面呈楔形而非半球状。尖端位于病变支气管起源处。不张的肺叶呈光滑锥形指向肺门,但大的中央型肿块引起的肺不张除外,因为这种情况下可见局灶性侧凸。其他提示阻塞性肿瘤的 CT 征象包括支气管腔内或支气管旁软组织块影,以及不张肺叶内没有支气管充气征。

(一)全肺不张 如果出现由于主支气管阻塞导致的全肺不张,代偿性表现与一般的肺不张相同(图3.9)。同侧膈肌抬高仅左侧可见,胃泡可提示其位置。患侧胸腔可见肺回缩征象。由于正常对侧肺过度充气,纵隔向患侧移位。前纵隔移位最明显。

全肺不张常继发于主支气管完全阻塞,不张肺组织的密度增高。但是,部分阻塞、既往患有结核病或肺炎的患者,肺体积减小常发生于正常肺或透亮度增高的不张肺组织中。

(二)肺叶不张 右上和左上肺不张由于与其他情况不同,因此分别阐述。下叶不张表现相似,故一同介绍。

1. 右肺上叶 水平裂和斜裂上半部分别向上方和向前方移位(图3.8A)。在侧位 X 线胸片上,水平裂和斜裂表现为轻度弯曲,水平裂表现为下方凹陷结构,斜裂为凸、凹或水平。后前位 X 线胸片上水平裂也有相似的弧度表现。

随着体积进一步减少,脏层胸膜常占据胸腔顶部,因此肺叶占据与上纵隔相连的一个扁平区域。当肺完全不张时,后前位 X 线胸片上不张肺的体积缩小到其阴影只引起轻度上纵隔增宽。在侧位 X 线胸片上,萎陷的肺叶表现为边界不清的三角形阴影,顶端位于肺门,基底部位于毗邻肺尖部的壁层胸膜。

另一个与右侧或左侧上叶不张或切除术后相关的征象(较少见于中叶不张)是膈上尖峰征(图3.10),

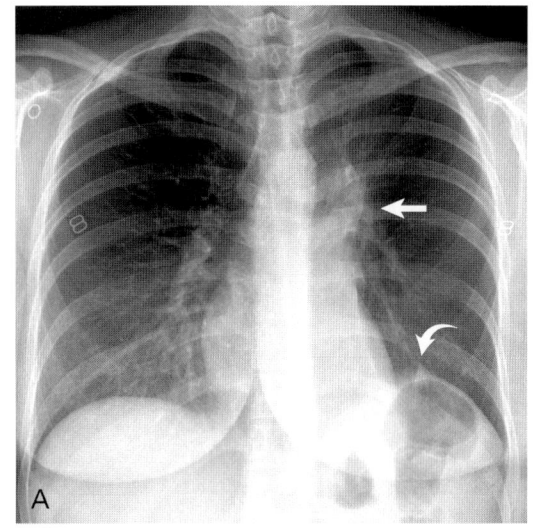

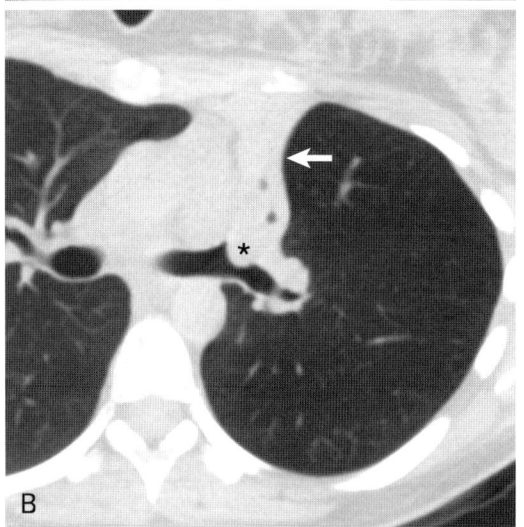

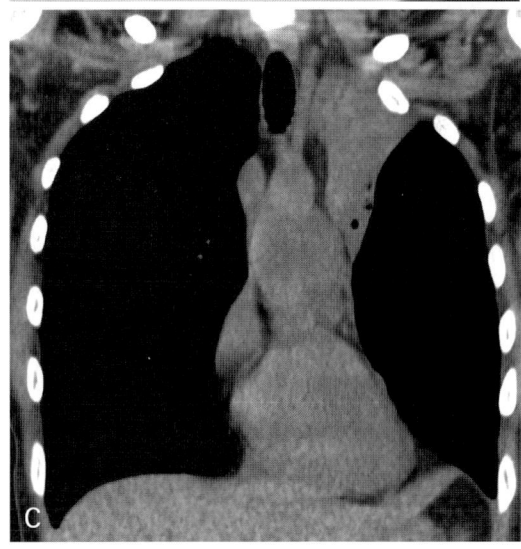

图 3.10 膈上尖峰征,由左肺上叶支气管内类癌引起的肺不张所致。(A)X 线胸片可见左侧胸腔体积缩小、左肺门上移(直箭)、左膈抬高,膈上尖峰征代表对下肺韧带的牵拉。(B)横断面肺窗 CT 可见左肺上叶支气管内肿瘤(星)伴左肺上叶肺不张,左侧斜裂(箭)向内上移位。(C)冠状面 CT 软组织窗可见左肺上叶肺不张伴斜裂向内上移位。

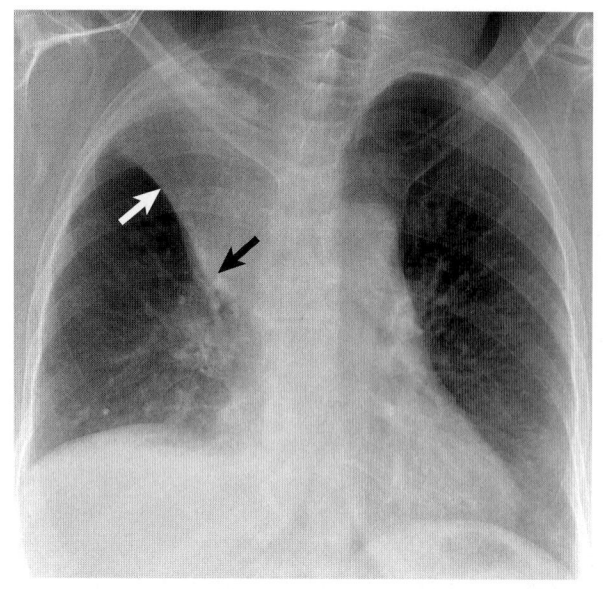

图 3.11　右肺上叶不张和横 S 征,由右肺门肿块引起。X 线胸片可见右肺上叶肺不张。可见移位的水平裂内侧局部向下凸出(黑箭),此为肺门肿块的下缘,水平裂外侧(白箭)呈凹形,两者形成反 S 状,称为横 S 征。也可见右膈肌轻度抬高。

它由一个小的、边界锐利的三角形影组成,从膈肌的中间部分向上突出,位于或接近膈顶。在绝大多数病例中,膈上尖峰征与下副裂相关。膈上尖峰征可能是由于脏层胸膜(和相关的胸膜外脂肪)向上回缩突入肺基底面的隐窝形成。当胸膜延伸至下副韧带时,胸膜延伸性比邻近的肺实质更小,束缚效应可能更大。

大的肺门肿块导致的右肺上叶不张可伴有典型的水平裂内侧向下突出。该征象与水平裂外侧位凹陷共同导致水平裂上反 S 形结构,称为横 S 征,也被称为反 S 征(图 3.11)。该征象高度提示肺癌引起的肺不张。尽管横 S 征首先用于右肺上叶不张,但其可用于描述任何一叶的不张。

在 CT 上,右肺上叶不张的内侧缘紧贴纵隔,并伴有水平裂向上、向内侧移位(图 3.12)。随着水平裂上抬,过度充气的中叶肺沿着不张的上叶肺向上移位。右肺下叶代偿性过度充气导致斜裂向上、前、内侧移位。

2. **左肺上叶**　左肺上叶和右肺上叶肺不张的主要区别在于左肺没有水平裂;所有位于斜裂前方的肺组织都受累(图 3.13)。右肺水平裂较斜裂垂直,向前移位几乎与前胸壁平行。该征象在侧位 X 线胸片上显影更佳。随着容积的进一步减少,叶间裂向内向上移位,直至肺叶阴影在侧位 X 线片上仅表现为粗线样影,紧贴前胸壁并与之平行。紧贴纵隔的不张肺

叶在正位片上遮挡左心缘(剪影征)。

尖段向下向前移位,它空出的位置就被过度充气的下叶背段占据;因此,胸腔顶部仍为充气肺组织。有时,下叶背段会插入不张的上叶尖段和纵隔之间,因此与不张肺内侧缘形成锐利界面并可见到主动脉弓。过度充气的背段可在正位胸片上显示为新月形透亮影,在德国文献中称为 Luftsichel(空气新月征)。该征象左侧多见(图 3.13)。

在 CT 上,左肺上叶不张紧贴前胸壁和纵隔,斜裂向前上方移位,由于斜裂牵拉肺门,左肺上叶不张的后缘从肺尖到肺门呈 V 形或小峰状(图 3.14)。

左肺上叶上区不张、舌段正常,所致的表现与右肺上叶不张相似。虽然左肺没有水平裂,但上部肺不张和过度充气的舌段间分界正常呈弧形弯向上方。舌段不张和右肺中叶不张相似,后前位 X 线胸片上左心缘轮廓模糊,侧位 X 线片上呈尖端指向肺门的三角形阴影。不张肺段的下缘边界清楚,为斜裂,但是由于左侧水平裂少见,上缘常不规则或边界不清。

3. **右肺中叶**　右肺中叶不张的诊断,在正位 X 线胸片上最困难,在侧位 X 线胸片上最容易。随着肺体积逐渐减少,水平裂和下半部分斜裂靠近,并且在肺完全萎陷时几乎相连(图 3.15)。由此形成的三角形煎饼样结构,其尖段指向肺门,其基底部与胸膜壁层在胸部的前外侧凸起处相连,在侧位 X 线胸片上显影较好。

在后前位 X 线胸片上,可能见不到密度增高影,仅表现为右心缘模糊,是由于右心房与不张肺的内侧缘相连(剪影征)。在后前位 X 线片上难以显示,这与在上下平面上不张肺叶的倾斜度和萎陷肺叶的厚度相关。

右肺中叶不张的 CT 表现包括的三角形或梯形影,尖端指向肺门(图 3.16)。当肺叶容积减少时,水平裂和斜裂相互靠近,前者向下方移动,后者向前向上移动。斜裂几乎和扫描平面垂直,故不张中叶的下界常边界清楚。

4. **下叶**　右肺下叶不张的表现和左肺下叶不张的表现相似,下叶前界为斜裂,通过下肺韧带到达下纵隔和横膈内侧。因此,肺下叶不张通常向纵隔内侧萎陷,与横膈连续。斜裂的上半部分向下摆动,下半部分向后摆动,在侧位 X 线胸片上显示最佳。在后前位 X 线胸片肺门和主支气管向下内侧移位,叶间动脉向内侧移位,并常由于被周围不含气肺组织掩盖而显示不清。不张肺叶常遮盖横膈。

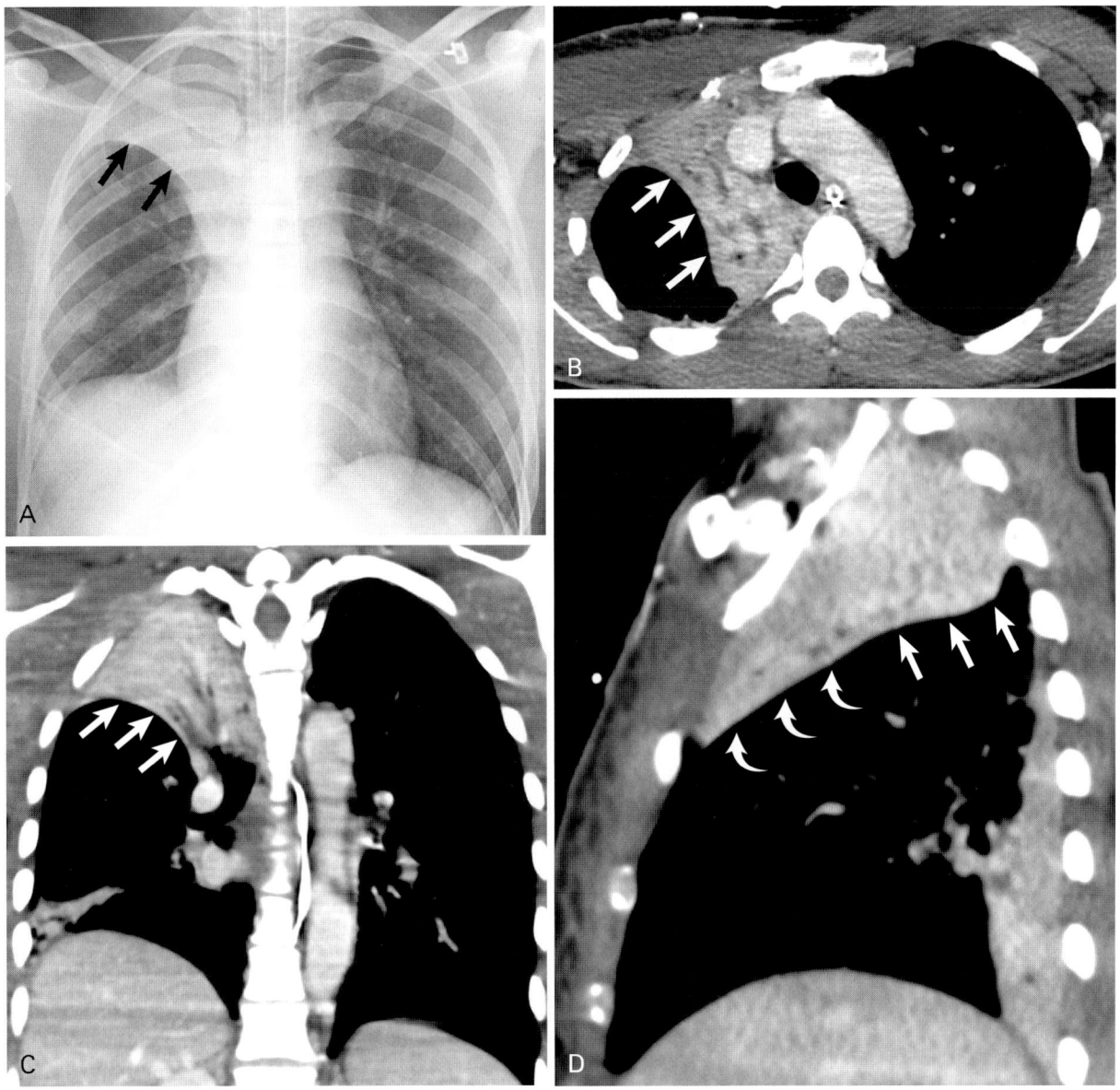

图 3.12 右肺上叶肺不张,由吸入和黏液栓所致。(A)X 线胸片可见右肺上叶肺不张,伴水平裂向上移位(箭)。(B)横断面 CT 可见右肺上叶肺不张,表现为紧贴纵隔的软组织密度影,其侧缘为向内上移位的水平裂(箭);可见右肺上叶支气管内液体影,由吸入和近端支气管阻塞所致。(C)冠状面 CT 软组织窗可见右肺上叶肺不张伴水平裂(箭)被拉向内上方。(D)矢状面 CT 可见右侧水平裂向上方移位(弯箭)以及右侧斜裂向前上方移位(直箭)。

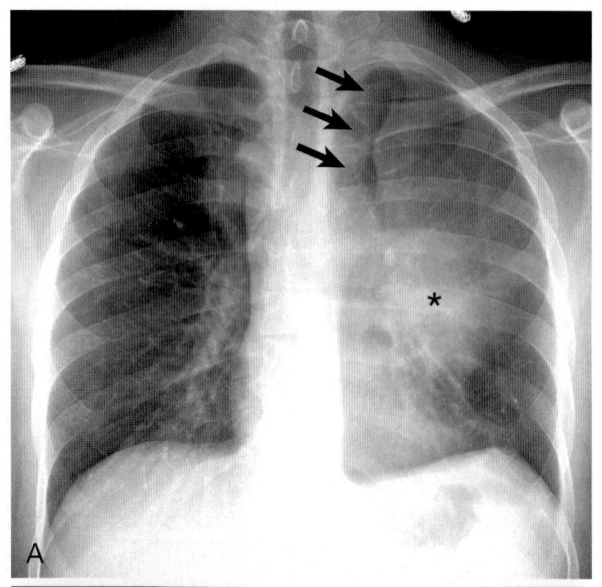

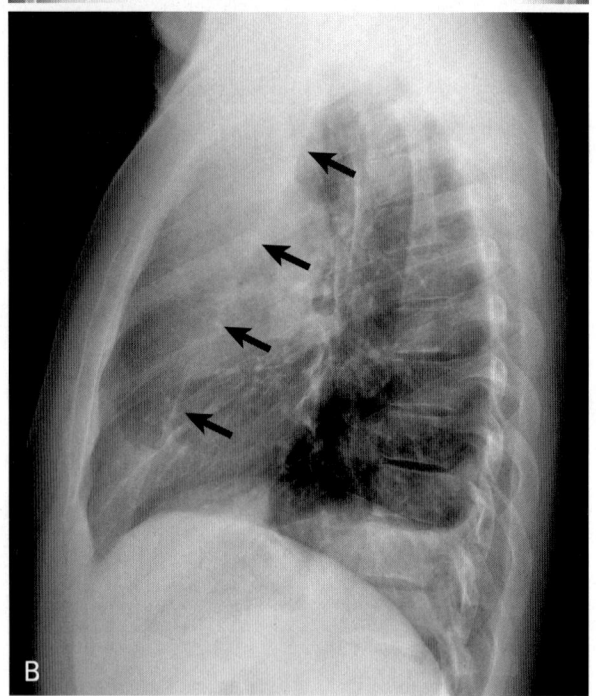

图 3.13 左肺上叶肺不张及空气镰刀征(Luftsichel 征)。后前位 X 线胸片(A)可见左肺门肿块(星)。左上胸腔边界不清的密度增高影,伴左心缘模糊("轮廓征"),左侧胸腔体积减小,左侧横膈抬高,以及左肺门上移,为左肺上叶不张的特征性表现。可见新月形透亮影位于不张的左上肺顶端和主肺动脉弓之间(Luftsichel 征)(箭)。侧位 X 线胸片(B)可见左侧斜裂(箭)向前移位。左下叶代偿性过度充气勾勒出主动脉弓轮廓,从而形成了正位 X 线胸片上主动脉弓旁的新月形透光区。

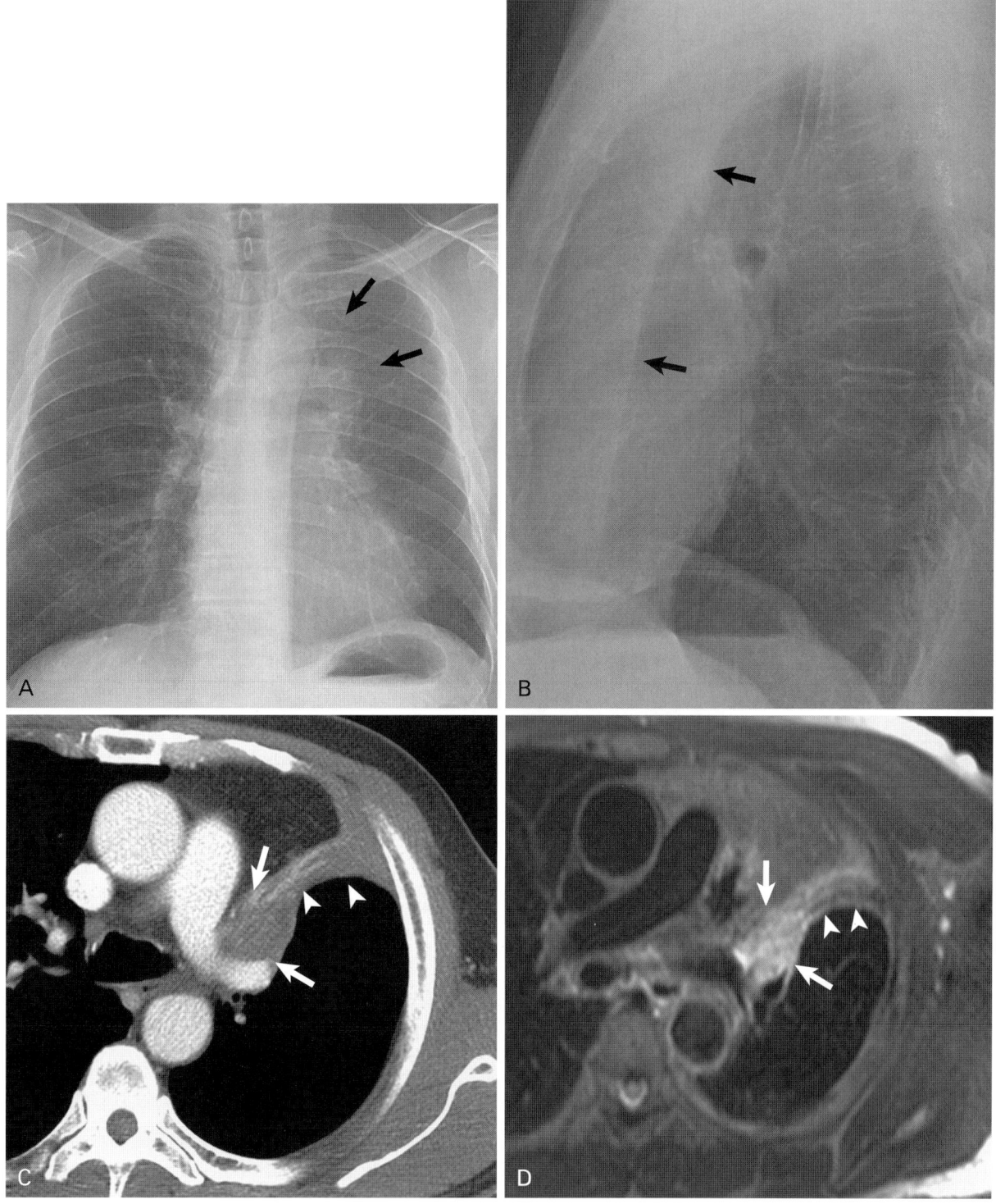

图 3.14 左肺上叶肺不张，由支气管管腔内鳞癌引起。(A)胸部正位 X 线片可见左侧胸腔密度略增高，左肺门上方(箭)可见一边缘模糊的阴影。(B)侧位 X 线胸片可见左侧斜裂(箭)向前移位。(C)增强 CT 可见一肿块(箭)引起阻塞，伴远端肺不张，左侧斜裂向内上移位(箭头)。(D)T2WI 可见一高信号肿瘤(箭)和一低信号的左肺上叶肺不张(箭头)。(鸣谢 Dr. Kyung Soo Lee, Samsung Medical Center, Seoul, Republic of Korea.)

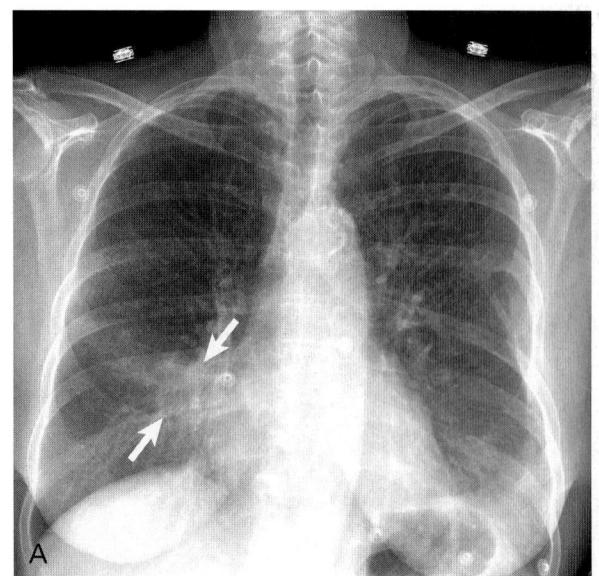

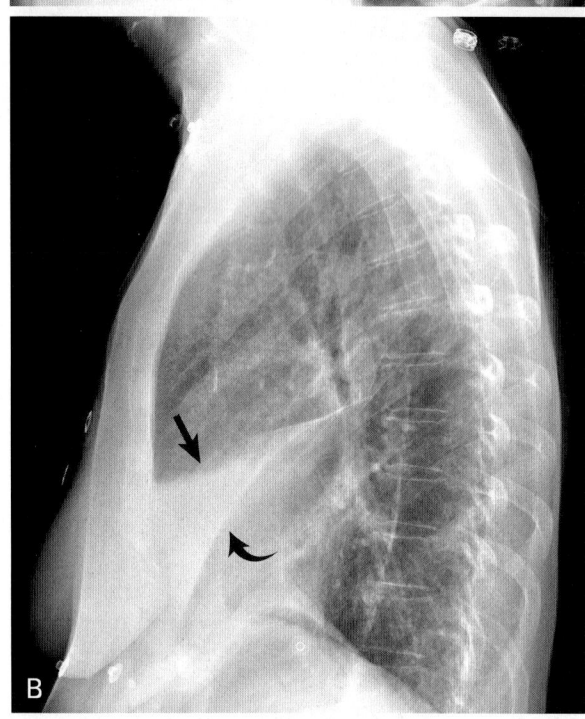

图3.15 右肺中叶不张。(A)后前位X线胸片可见一高密度边界模糊的区域,伴右心缘模糊(轮廓征,箭)。(B)侧位X线胸片可见水平裂(直箭)下移,右肺斜裂前移,形成右肺中叶不张的特征性三角形密度增高影。

由于斜裂上半部分向下移位,其通常在后前位X线胸片上显影清晰,表现为界限清楚的从肺门向下外侧斜行延伸的阴影(图3.17)。水平裂位置保持正常或向下移位。当肺不张进展时,肺叶向后内侧移位,占据后肋膈沟和肋脊角。由于三角形煎饼样阴影较平坦并背对纵隔,侧位X线胸片上被X线穿透的肺组织厚度可能不足以形成阴影。当肺不张严重时,仅有的异常征象可能是下胸椎密度轻度增高(图3.17)

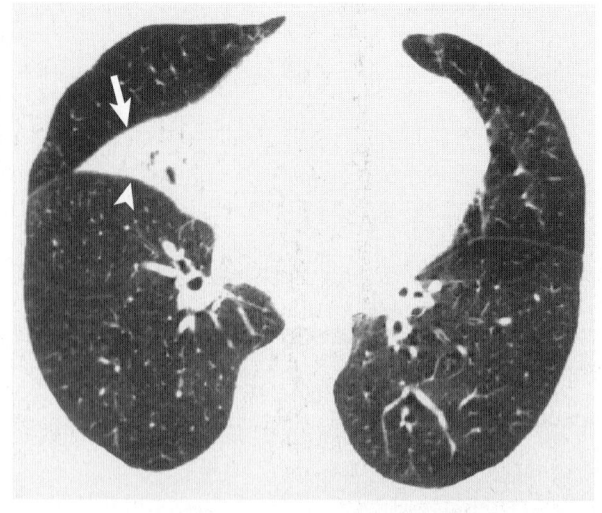

图3.16 患长期慢性支气管扩张症引起的右肺中叶不张。HRCT可见右肺中叶不张形成的特征性的宽三角形影。不张肺叶的前缘是水平裂(箭),可见其向下移位,后缘(箭头)为斜裂,可见其向前上移位。

(正常情况下,胸椎从上而下变得更透光)。如果曝光条件确保穿透心脏,不张肺叶可能在正位X线胸片上清楚显示,表现为肋脊角处小三角形阴影。

在CT上,下叶肺不张可显示为后内侧方向容积减低,因而斜裂向下移位(图3.18)。因为内侧部通过肺门结构和肺韧带固定在纵隔上,斜裂外侧部活动度较大。

5. 联合肺不张 由于左肺两叶不张导致的结果是左侧全肺不张,因此,仅右肺发生两肺叶不张时会表现此独特的征象。

(1)右肺中下叶联合不张:右肺中下叶合并肺不张是由于中间段支气管阻塞所致。在后前位X线胸片上,不张的右下肺遮盖右侧横膈,而不张的右肺中叶遮盖了右心缘(图3.19)。斜裂和水平裂向下向后移位,阴影占据胸腔的后下部分,阴影上表面可能向上凹或向上凸。

在CT上,不张的右肺中下叶占据胸腔下部,内侧紧贴右心缘,下方紧贴横膈。右侧斜裂形成不张肺的外侧缘,水平裂形成不张肺的前缘。

(2)右肺上中叶联合不张:由于右肺中上叶支气管起源独立且相距较远,这种情况较少见。不同的病因或同一病因累及两处解剖结构可形成联合不张。常见的原因有黏液栓和肺癌,比较少见的有类癌、转移性肿瘤和炎症过程。

右肺上中叶联合不张的X线胸片表现与左肺上叶不张的表现类似(图3.20)。在后前位X线胸片上,右肺上中叶联合不张表现为阴影遮盖了纵隔轮

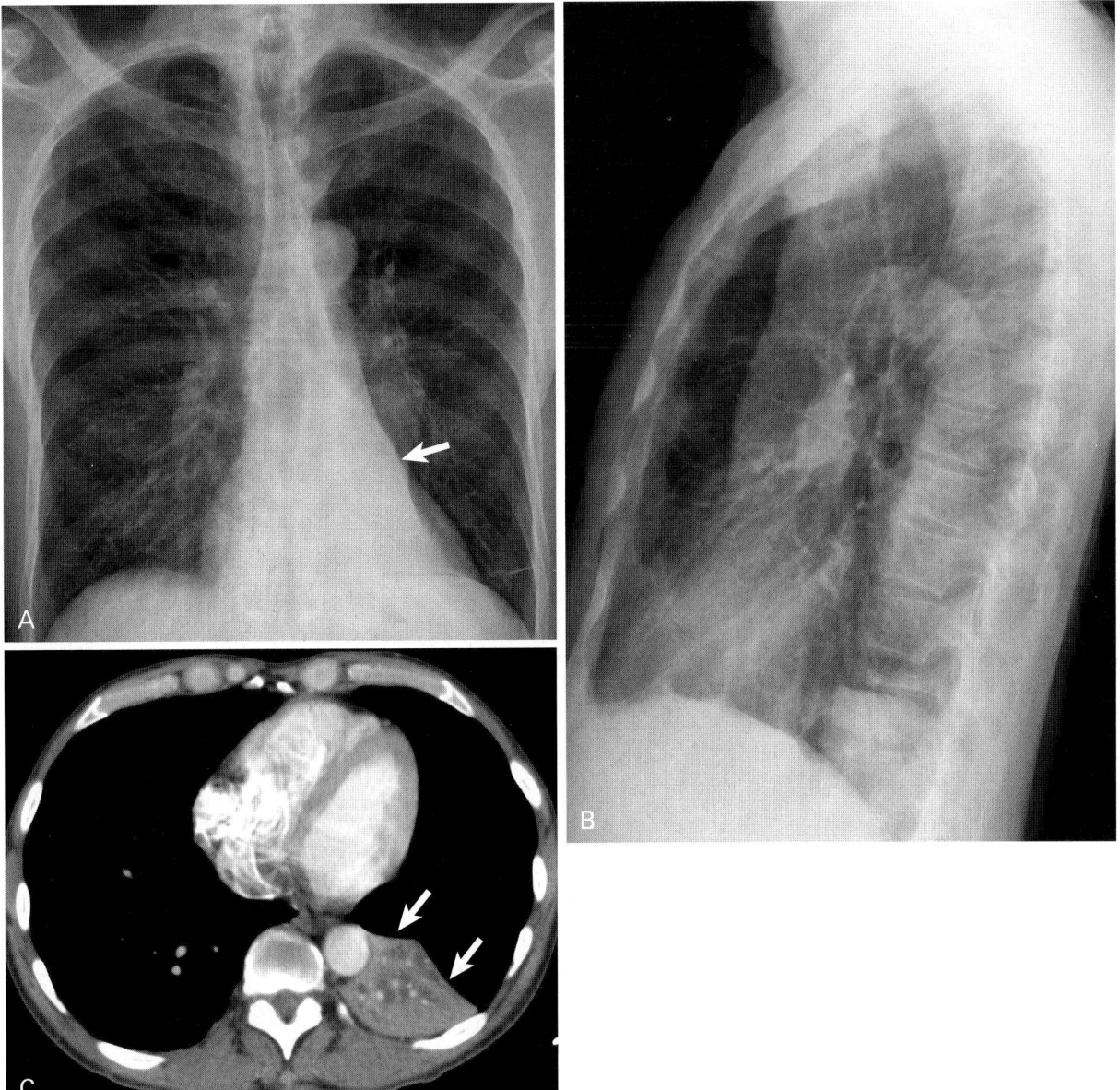

图 3.17 由黏液栓引起的左肺下叶不张,而它常继发于哮喘。(A)X 线胸片可见左侧斜裂向下向内移位,形成边界清楚的斜行阴影,从肺门(箭)斜向下外侧延伸,为左肺下叶不张的特征性表现。不张的左肺下叶使左肺下动脉和左侧横膈内侧模糊。(B)侧位 X 线片可见下胸椎密度略增高,这是由于下叶不张向后内侧移位,而占据后肋膈角的位置所致。通常下胸椎透过度较上胸椎高,这是由于上胸椎投影区有肩部肌肉覆盖。(C)CT 可见左下叶不张伴左斜裂(箭)向后内侧移位,可见支气管腔内液体、血管和支气管聚集。

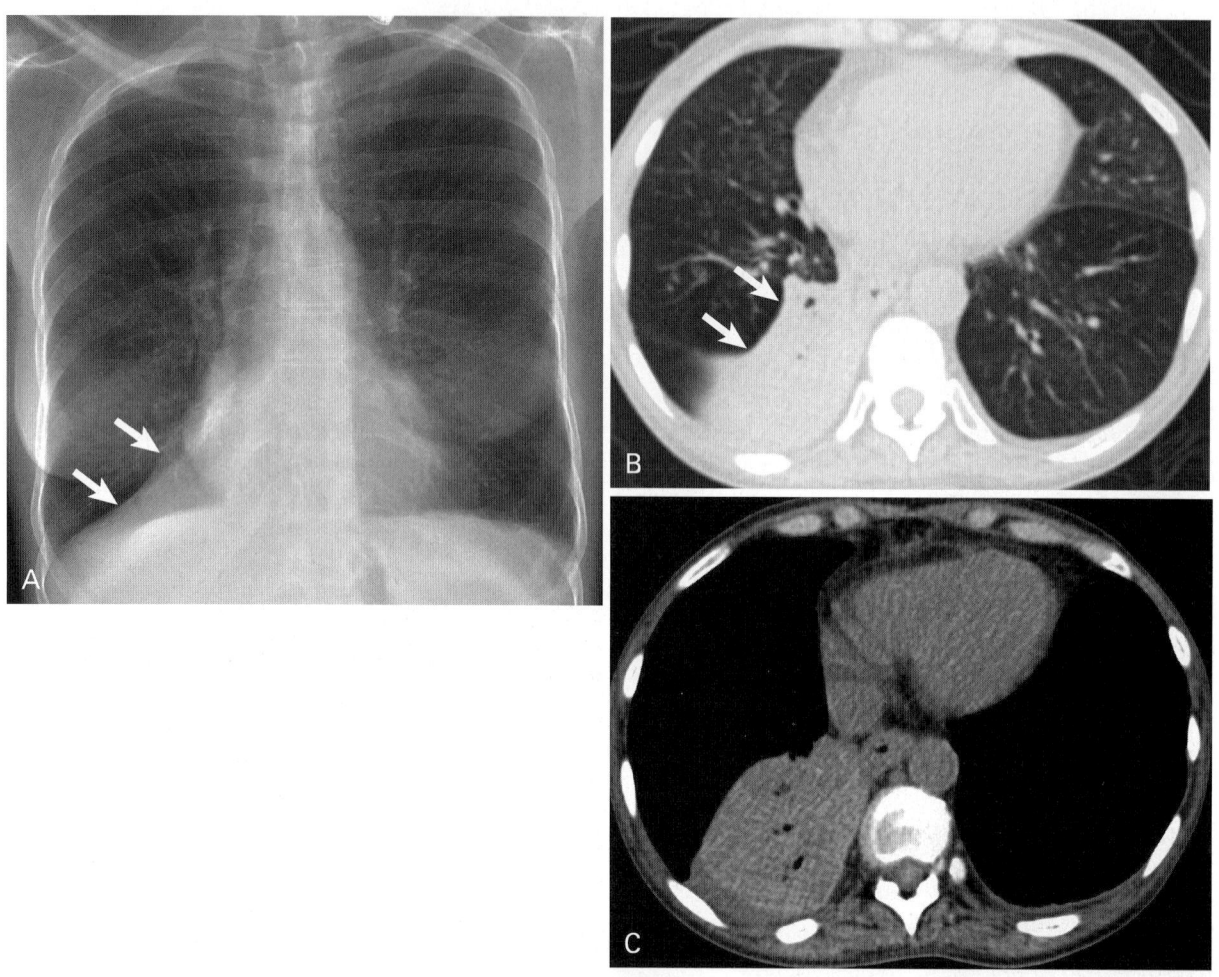

图 3.18 右肺下叶不张,由吸入和黏液栓所致。(A)后前位 X 线胸片可见右侧斜裂(箭)向内下移位,伴右膈肌外侧模糊。右心缘依然可见,而右肺中叶不张时右心缘模糊。CT 可见肺窗(B)和软组织窗(C)可见右肺下叶不张伴右侧斜裂(箭)向内后侧移位;右肺中叶依然可见。

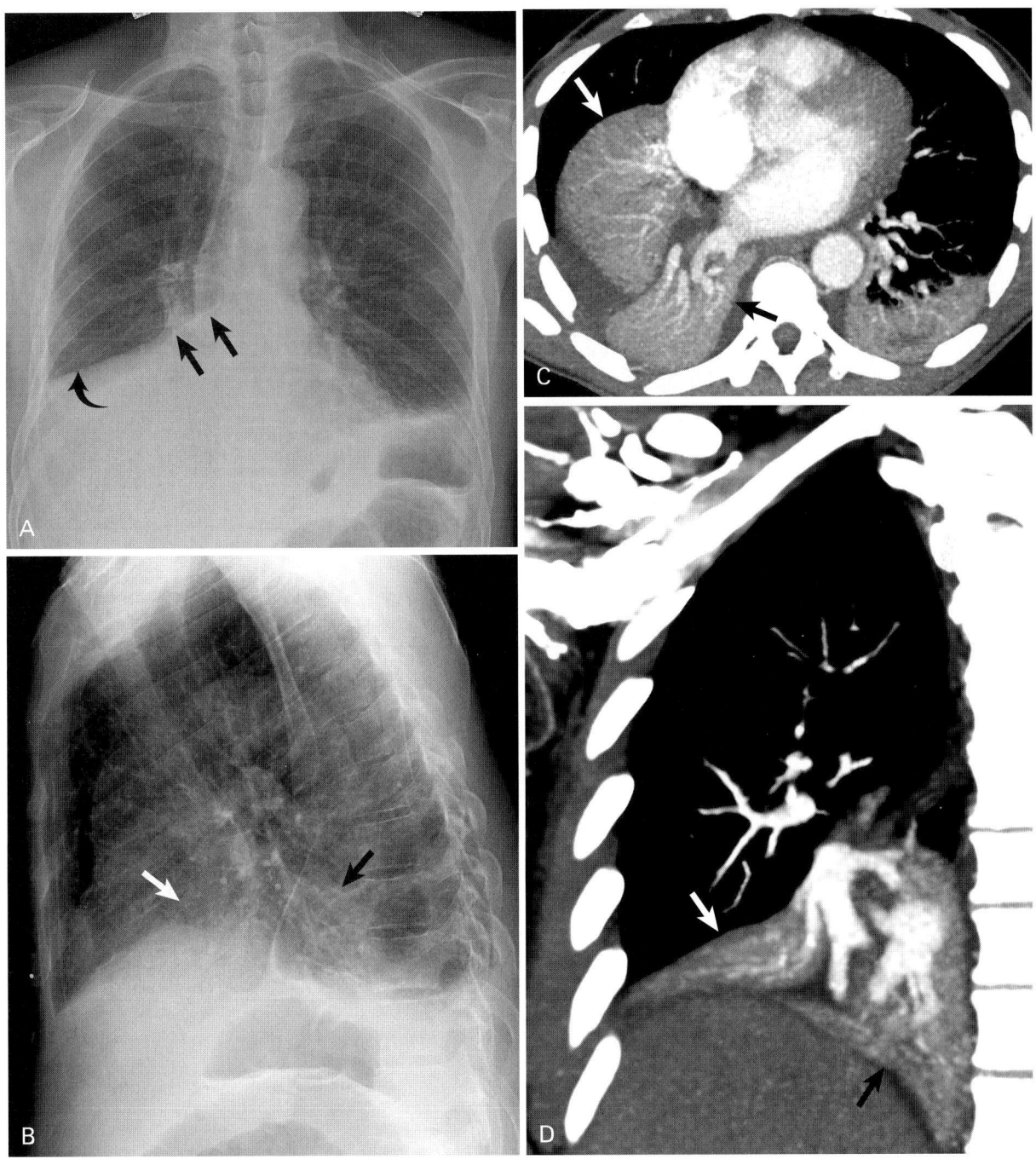

图 3.19 右肺中、下叶联合肺不张，由于类癌阻塞中间段支气管。(A)后前位 X 线胸片可见右侧斜裂(直箭)和水平裂(弯箭)向下移位，亦可见右肺门向下移位和右肺上叶过度充气。由于右肺中叶及下叶不张，引起右心房和右膈肌的轮廓不清。(B)侧位 X 线片可见右下肺野密度增高伴右膈肌不清。密度增高影的前界为不张的右肺中叶(白箭)，后方为不张的右肺下叶(黑箭)。(C)CT 可见前面的右肺中叶不张(白箭)，后面的右肺下叶不张(黑箭)；右侧胸腔积液、右侧叶间裂积液，将两肺叶分开。(D)矢状面 CT 可见前面的右肺中叶不张(白箭)以及后面的右肺下叶不张(黑箭)。

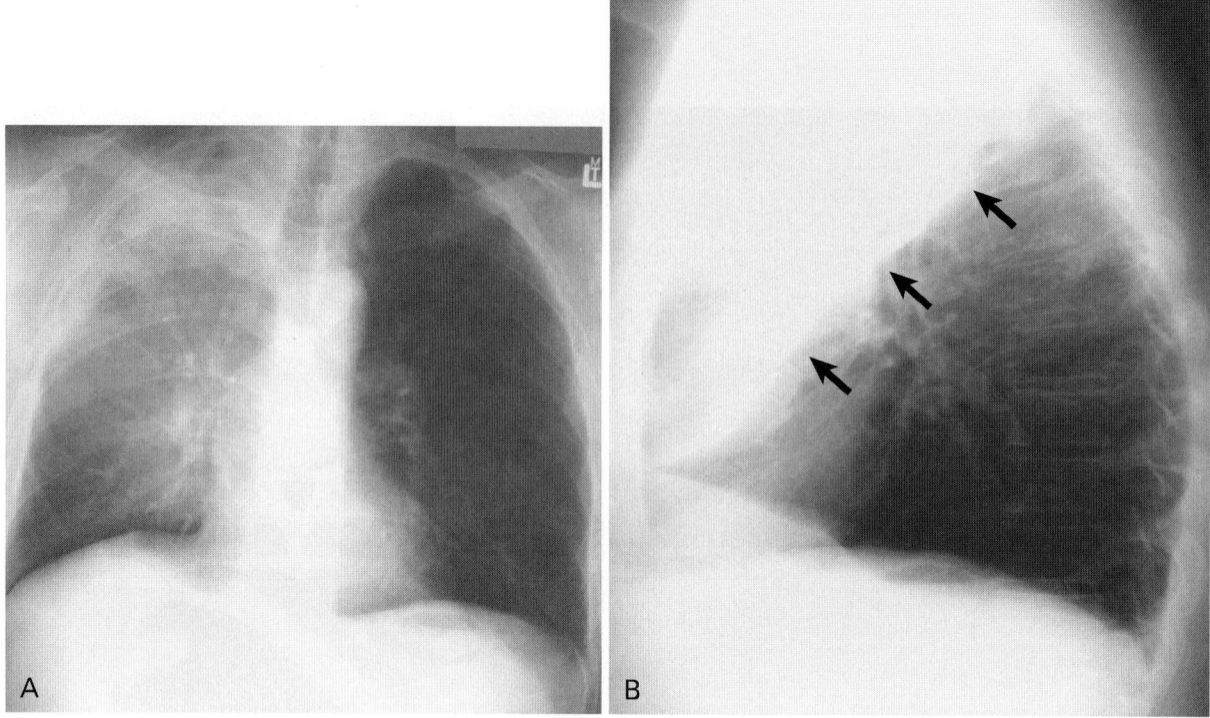

图 3.20 右肺上、中叶联合肺不张,由于小细胞肺癌阻塞引起。(A)后前位 X 线胸片可见右上肺野密度增高,伴右肺门上移,右心缘不清。(B)侧位 X 线片可见右斜裂(箭)明显向前上移位。

廓,导致边界不清。X 线胸片可以清楚显示肺门血管向上向侧方移位以及旋转,并且常伴降主动脉右侧和右心房轮廓模糊。在侧位 X 线胸片上,斜裂可向前移位(图 3.20),斜裂可平直、向前凸或向后凸。

CT 显示斜裂向前移位,伴过度充气的肺下叶充填右侧胸腔的大部分。不张的肺叶成楔形软组织密度区,前方紧贴胸壁,内侧紧贴升主动脉和右心缘。

(3) 右肺上下叶联合肺不张:右肺上下叶联合不张罕见,可能是由于右肺上叶支气管和下叶支气管同时发生黏液栓导致。曾有 1 例黏液腺癌患者,没有任何 CT 或支气管镜的证据表明支气管梗阻。右肺上下叶联合不张的 X 线胸片和 CT 表现与单独上叶和下叶不张相似。

6. 游走性肺不张 充满液体、肺实变或肿瘤的严重肺不张,在一侧胸腔内迁移,并随着体位改变,这种肺不张很罕见。在 6 例病变中,游走性肺不张有 3 例发生于右肺上叶,有 3 例发生于右肺上中叶。在仰卧前后位 X 线胸片上,不张肺叶占据右上肺野,伴楔形影紧贴纵隔右侧边缘。在直立后前位 X 线胸片上,严重肺叶不张向下迁移,形成肺门旁或肺门下方密度增高影,遮挡右心缘(图 3.21)。站立侧位 X 线胸片显示前上方的不张肺叶向同侧胸腔前下部移位。游走性肺不张本身无临床和影像学意义。但当肺叶迁移并占据后前位和侧位 X 线胸片上的重力依赖部位,则可误诊为纵隔和肺门肿块。

(三)节段性肺不张 节段性肺不张通常由于支气管阻塞并伴有阻塞性肺炎。因此,符合支气管节段性分布,密度均匀的增高影,且无支气管充气征,临床医生须警惕存在与阻塞性肺炎和肺不张相关的支气管腔内阻塞性病变。偶尔支气管扩张向远端发展到梗阻病变处(图 3.22)。节段性阻塞性肺炎导致的密度增高影不仅由受累肺实质原有体积的影响,炎性组织的容积也会对其产生影响。因此,阴影的范围可以从体积损失很小的大圆锥形密度增高影,至仅剩下一条宽线样以不张为主的致密影。

(四)线样(盘状)肺不张 线样肺不张(盘状肺不张,盘样肺不张)典型表现为线样软组织影,厚度范围为 1~3 mm,长度范围为 4~10 cm;位于肺野中下区域,后者多见(图 3.23)。虽然常表现为接近水平的线状影,但也可为斜形,取决于受累的肺区域。它们可以单发或多发,单侧或双侧。线样肺不张常见于膈肌移动降低,如腹腔内手术或炎性疾病。

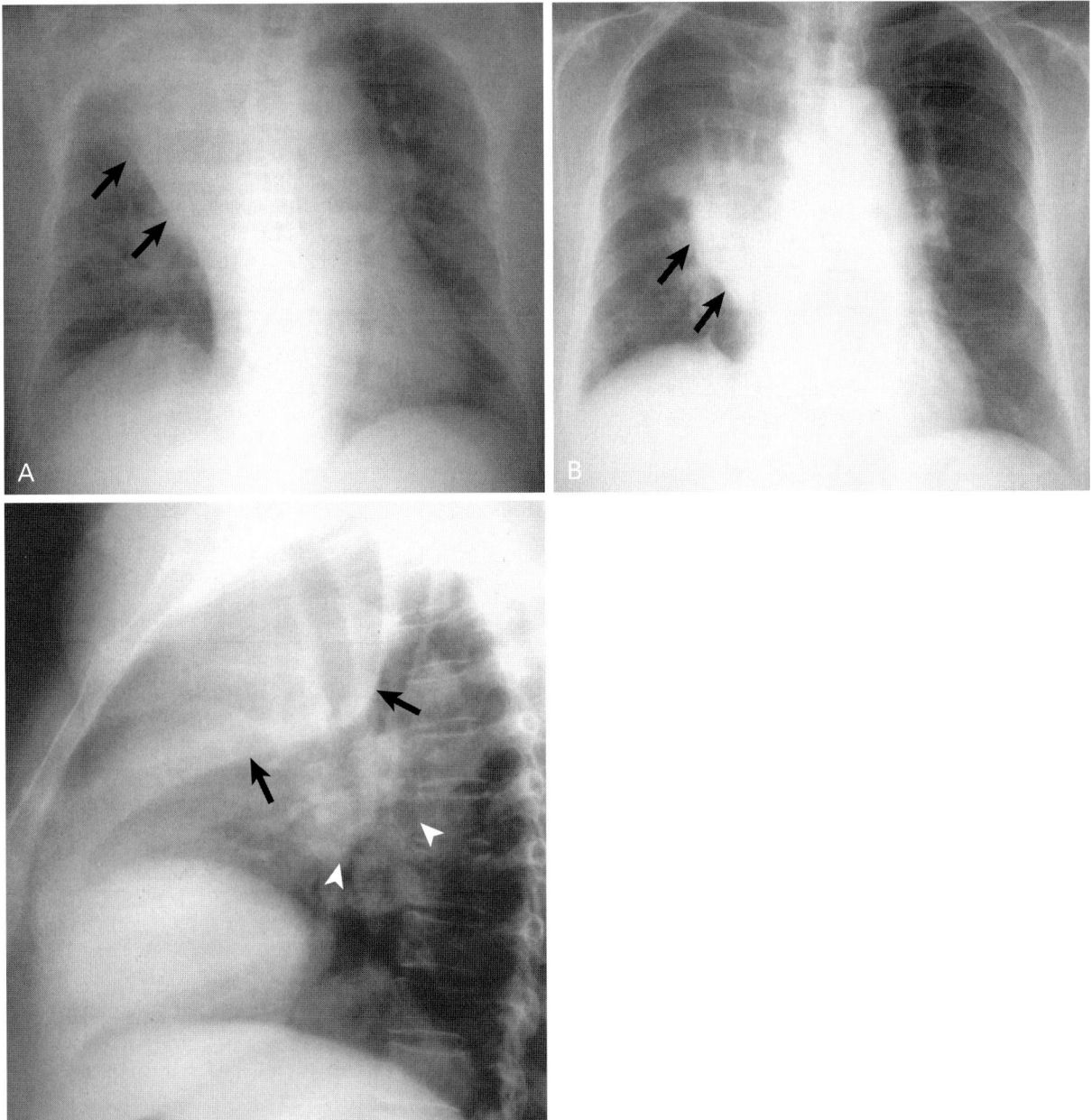

图 3.21 游走性肺不张。(A)仰卧位 X 线胸片可见右肺上、中叶肺实质内密度增高影(箭)和右侧膈肌抬高。(B)直立位 X 线胸片可见密度增高影向下移位(箭)。(C)侧位 X 线片显示右侧斜裂(箭)前移,为右肺上、中叶不张的特征性表现,亦可见肺门淋巴结肿大(箭头)。(鸣谢 Dr. Kyung Soo Lee, Samsung Medical Center, Seoul, Republic of Korea.)

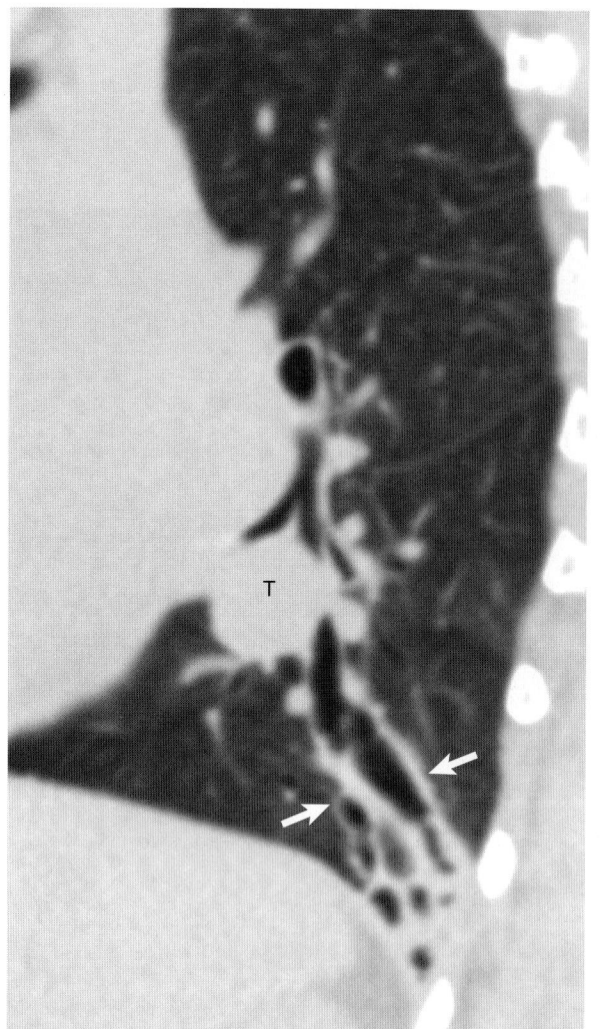

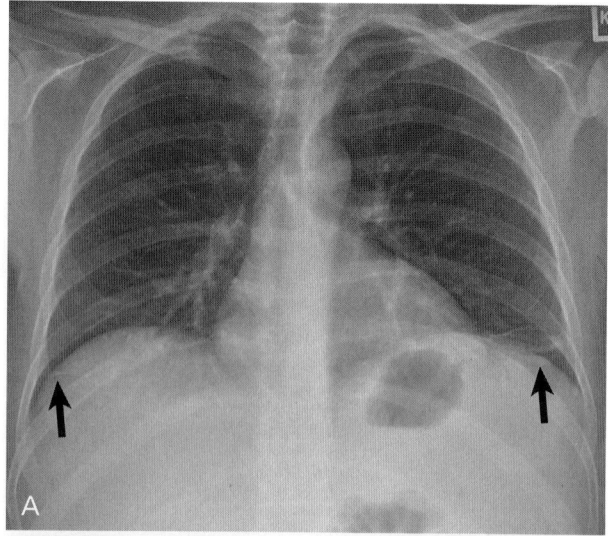

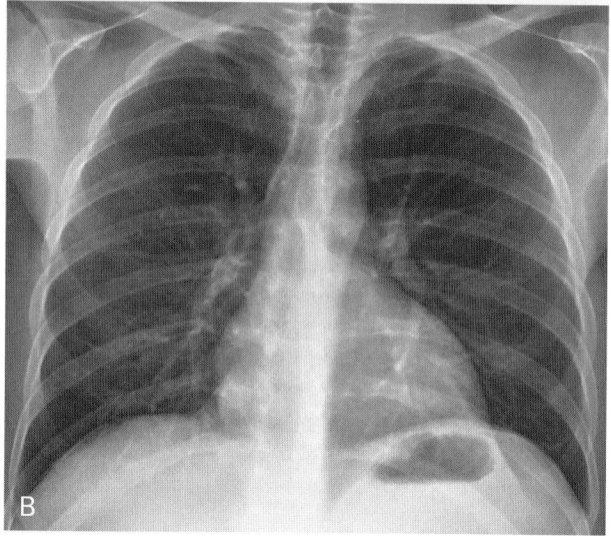

图 3.22　右肺下叶内基底段肺不张和支气管扩张,由类癌所致。肿瘤(T)阻塞右肺下叶内基底段支气管,引起远端肺段不张和支气管扩张(箭)。右肺下叶其余肺段依然充气,但整体肺体积减小。类癌缓慢生长常使远端支气管经球阀作用而引起扩张。

图 3.23　线样肺不张。(A)肺体积减小时 X 线胸片可见双下肺(箭)线样致密影,为线样肺不张的特征。(B)双肺深吸气时 X 线胸片可见正常。

　　10 例患者的 X 线胸片和尸检结果中均出现了线样阴影。肺不张线样区可延伸至胸膜,并与上面覆盖的胸膜内陷相关,胸膜下肺不张灶与相邻胸膜内陷相关。这种与先天性胸膜裂缝、凹陷、瘢痕及肺裂膨胀不全相关的情况也提示线样不张好发于原有胸膜内陷的部位,且不存在支气管阻塞。

推荐阅读

Lee KS, Logan PM, Primack SL, Müller NL. Combined lobar atelectasis of the right lung: imaging fi ndings. AJR Am J Roentgenol. 1994;163:43 - 47.

Molina PL, Hiken JN, Glazer HS. Imaging evaluation of obstructive atelectasis. J Thorac Imaging. 1996;11:176 - 186.

Proto AV. Lobar collapse: basic concepts. Eur J Radiol. 1996;23:9 - 22.

Woodring JH, Reed JC. Types and mechanisms of pulmonary atelectasis. J Thorac Imaging. 1996;11:92 - 108.

Woodring JH, Reed JC. Radiographic manifestations of lobar atelectasis. J Thorac Imaging. 1996;11:109 - 144.

The full reference list for this chapter is available at ExpertConsult.com.

参考文献见 ExpertConsult.com.

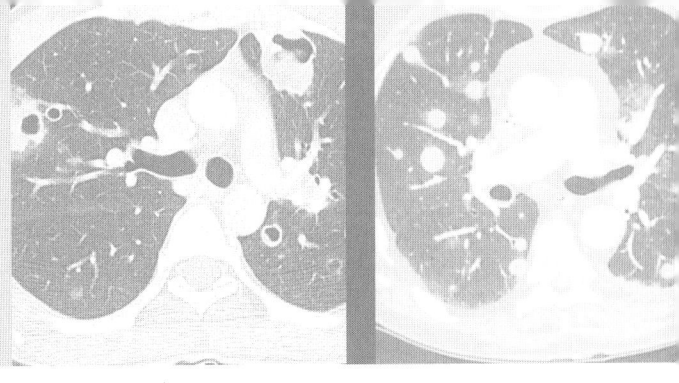

第4章

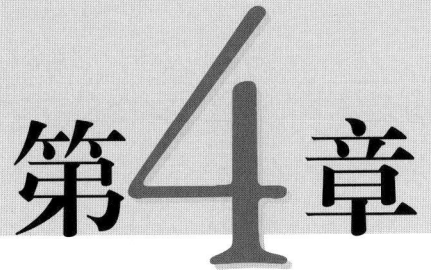

结节和肿块[*]

Sarah T. Kurian | Christopher M. Walker | Jonathan H. Chung

一、孤立性肺结节或肿块

肺结节为边界清楚、孤立、类圆形的直径≤3 cm的肺部病变。肿块是指直径在 3 cm 以上的病变。X线胸片和 CT 发现的孤立性肺结节和肿块,其鉴别诊断范围非常广(表 4.1)。然而,95% 的病灶属于以下三组:恶性肿瘤(原发性或转移性)、炎性肉芽肿(结核和真菌)、良性肿块(肿瘤性或非肿瘤性)(较少见),大约 40% X 线胸片检出的实性肺结节为肺癌。

表4.1 孤立性肺结节或肿块:鉴别诊断

病因学	影像学表现
先天性	
支气管囊肿	CT 表现为水样密度(50%),几乎所有病变在 MR T2WI 上表现为高信号影
肺动静脉畸形	圆形、椭圆形或轻度分叶状,CT 可显示供养动脉和引流静脉
感染	
结核	常见病。主要发生于上叶肺,常钙化
组织胞浆菌病	地区性流行,多钙化
球孢子菌病	地区性流行,多伴空洞形成
棘球蚴病	CT 表现为水样密度
肺脓肿	CT 可见空洞或中央低密度区
局灶性(圆形)肺炎	成人较儿童少见,多边界不清
肉芽肿性多血管炎	孤立性肺结节不常见
类风湿结节	坏死性类风湿肺结节多发常见
机化性肺炎	多表现为边界不清
脂质性肺炎	不规则的边界,CT 上脂肪密度影(80%)
结节病纤维团块	不常见。通常双侧分布,肺门周围和上叶分布。空气支气管征
石棉肺纤维团块	静脉药瘾者,通常上叶分布,可见石棉沉着特征性高密度影
尘肺	
矽肺进展性纤维团块	通常位于肺门旁,两侧分布,上叶为主。矽肺的其他表现

* 编者和出版社感谢 Nestor L. Müller 博士和 C. Isabela Silva Müller 博士为本书上一版相关主题提供的材料。这是本章的基础。

(续表)

病因学	影像学表现
肿瘤性	
肺腺癌	光滑、分叶状,或者最常见的是毛刺样边缘
类癌	少见,通常边缘光滑
错构瘤	少见。易表现为分叶状边缘,60%在CT上表现为脂肪密度区。爆米花样钙化为典型表现,但不常见
转移瘤	除肉瘤以外,孤立性转移少见。常表现为光滑边缘
外伤性	
血肿	不常见,光滑边界,通常位于肺周边部,病变缓慢增大

绝大多数X线胸片检出的肺结节直径在1cm以上。直径<7mm的非钙化性肺结节很少能在X线胸片上发现,相反,CT可以很容易检出直径在1~2mm的肺结节。研究显示超过50%的吸烟者在薄层CT上可检出肺结节,几乎所有结节直径都在7mm以下。这种结节绝大多数为良性。

X线胸片评估病灶的第一步是判断它是肺内结节而不是胸膜或胸壁异常。例如肋骨骨折愈合和皮肤上的病灶投影在肺内(图4.1)。第二步是评估肺结节的特征,判断其更倾向于良性还是恶性病变。影像学征象和临床资料的整合,如年龄、危险因素(如吸烟或胸腔外原发性肿瘤病史)、近期旅行史以及症状(如发热和咯血)。例如,青春期患者发现的肺结节,无论其边缘特征如何,都以良性多见。老年吸烟患者发生的无钙化生长性结节,即使边界清楚,也以恶性居多。在绝大多数病例中,肺转移瘤多发多见,但是也有单发肺转移瘤,尤其是肺肉瘤和睾丸肿瘤。

随着多排螺旋CT的发展,包括薄层成像、单次屏气采集、高质量容积图像数据以及多平面和最大密度投影重建的应用大大改善了结节的检测和影像学表征(图4.2)。值得注意的是,在评估结节的形状和外观时,应充分利用多平面CT图像,因为线性阴影,如肺不张或瘢痕,可能在一个层面上呈结节状。在绝大多数病例中结节不需要增强CT定性。

在评估肺结节时,为有助于诊断可将它们分为两类:①一类是明显良性结节,其明确的影像学特征证实为良性;②另一类是不确定性结节,代表所有可能的病变。这样的分类能够以合理的置信度区分良性结节和恶性结节。

(一)病变的位置 正面观肺内结节与邻近胸壁交角常呈锐角,边界清楚(图4.1A、B)。起源于胸膜腔和胸膜外的病灶会推移胸膜和向内推挤肺组织(图4.1C、D),正面观常表现为锥形轮廓,与胸壁交角呈钝角,并且边界不清楚。与其他影像学征象相似,这一征象也有误诊的可能。偶可见肺外病灶与胸壁交角为锐角,肺内病灶与胸壁交角为钝角。

(二)肺结节的影像学特征 判断病灶的良恶性通常是建立在对临床和影像学表现合理推论的基础上。需要注意的是,该结果不是病理结果。主要的放射诊断标准为结节大小、生长时间、钙化或脂肪、边界以及^{18}氟脱氧葡萄糖(^{18}F-FDG)摄取值。

1. **大小** 结节的恶性肿瘤发病率常因其大小而异,<5mm的结节恶性可能小于1%,5~10mm的结节为0.5%~28%,>20mm的结节为64%~82%。读片时需记住癌症的可能性受其他因素的影响,如年龄和吸烟史。

2. **大小的变化** 由于癌症的特征性表现是不可控制的生长,故肺结节增大须考虑恶性,而不增大则恶性可能性很小。由于一些良性肿瘤如血管瘤和结节型组织胞浆菌病可以增大,而一些细支气管肺泡癌生长缓慢,故结节增大不能单独作为指导治疗的依据。结节大小稳定两年通常作为良性结节的判定标准,这也不是绝对的,特别是对磨玻璃结节和部分实性结节,其大小的微小变化难以鉴别,需要根据Fleischner标准(表4.2和表4.3)进行更长时间的随访。

倍增时间较直径测量可提供更加准确的肺结节生长状况。倍增用于体积而非直径。假设一个结节是球形,直径增大1.25倍,意味着体积倍增(如一个直径为2cm的结节,直径达到2.5cm时体积倍增)。直径翻倍意味着体积是原来的8倍。测量倍增时间至少需进行两次X线胸片或CT检查。病灶是圆形的,直径至少取两层测量值的平均值。在一项218个肺结节的研究(177个恶性和41个良性)中,几乎所

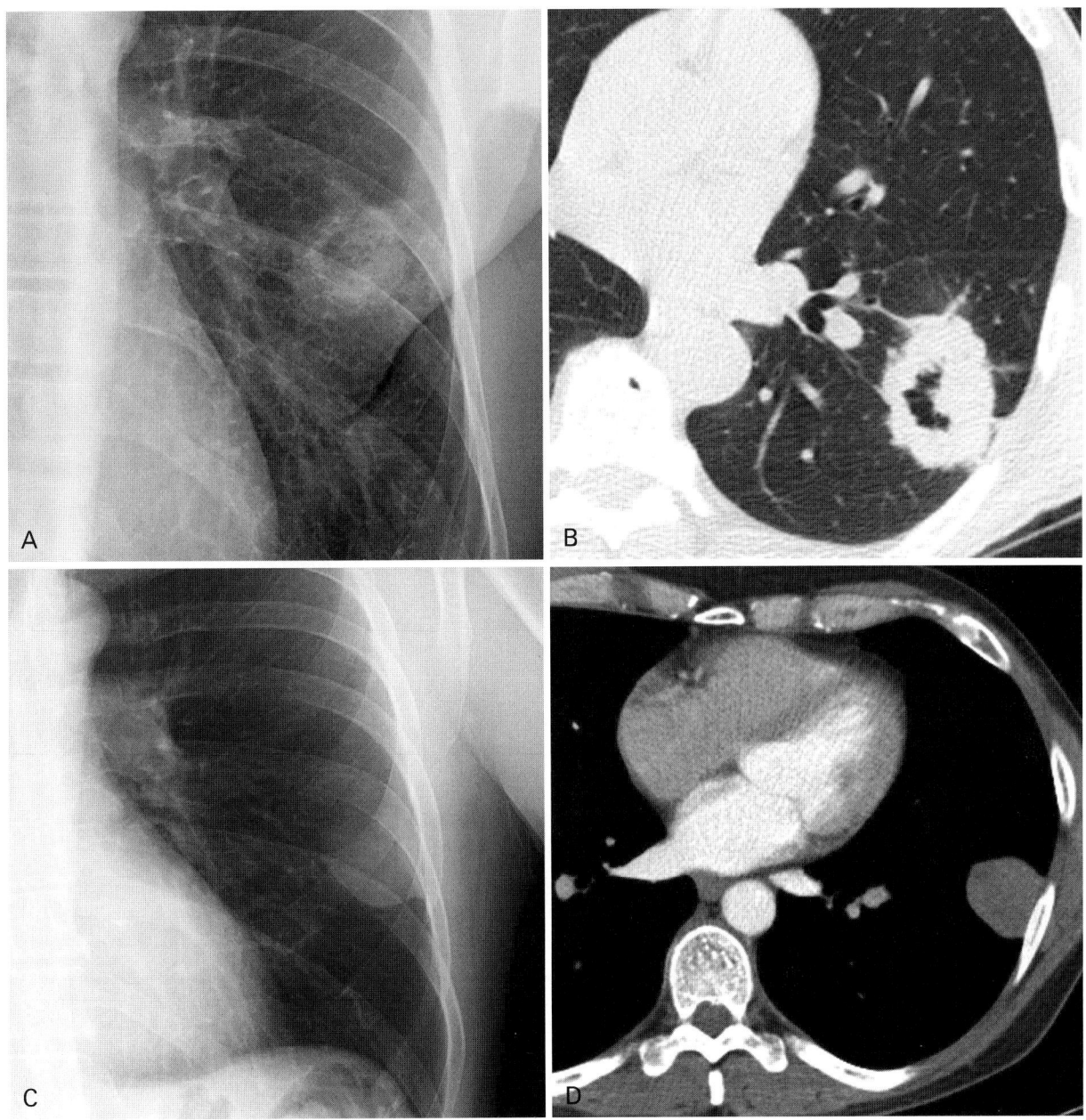

图 4.1 肺结节或肿块与胸膜或胸壁结节或肿块的对比。(A)正位 X 线胸片放大影像显示左下肺空洞结节。结节的边缘清晰,表明是肺部起源。(B)轴面 CT 证实肺结节位于左肺下叶肺实质内,伴有空洞,患者为肺癌。(C)正位 X 线胸片左上肺放大影像显示结节状阴影为圆锥形,边缘与胸壁成钝角。结节内侧边缘光滑,提示与肺组织邻接,而外侧边缘模糊,提示与胸膜和胸壁相接。(D)为与(C)相同患者的轴面 CT 证实结节的胸膜起源。(图 4.1C 经许可修改自 Walker CM, Takasugi JE, Chung JH, et al. Tumorlike conditions of the pleura. Radiographics. 2012;32:971 - 985.)

有倍增时间在 7 d 内或 465 d 以上的肺结节为良性。倍增时间在以上两者之间常是恶性。需要注意的一个例外是惰性肺癌(尤其是腺癌),可表现为在 5 年或更长时间内逐渐增大的磨玻璃结节。因此,根据

Fleischner 标准(表 4.3),磨玻璃结节需要更长的随访时间。可能该生长率原则适用于 40 岁以上患者,该人群恶性发病率增长明显。对该年龄段的个体研究表明,几乎所有倍增时间少于 37 d 的肺结节都是良性。

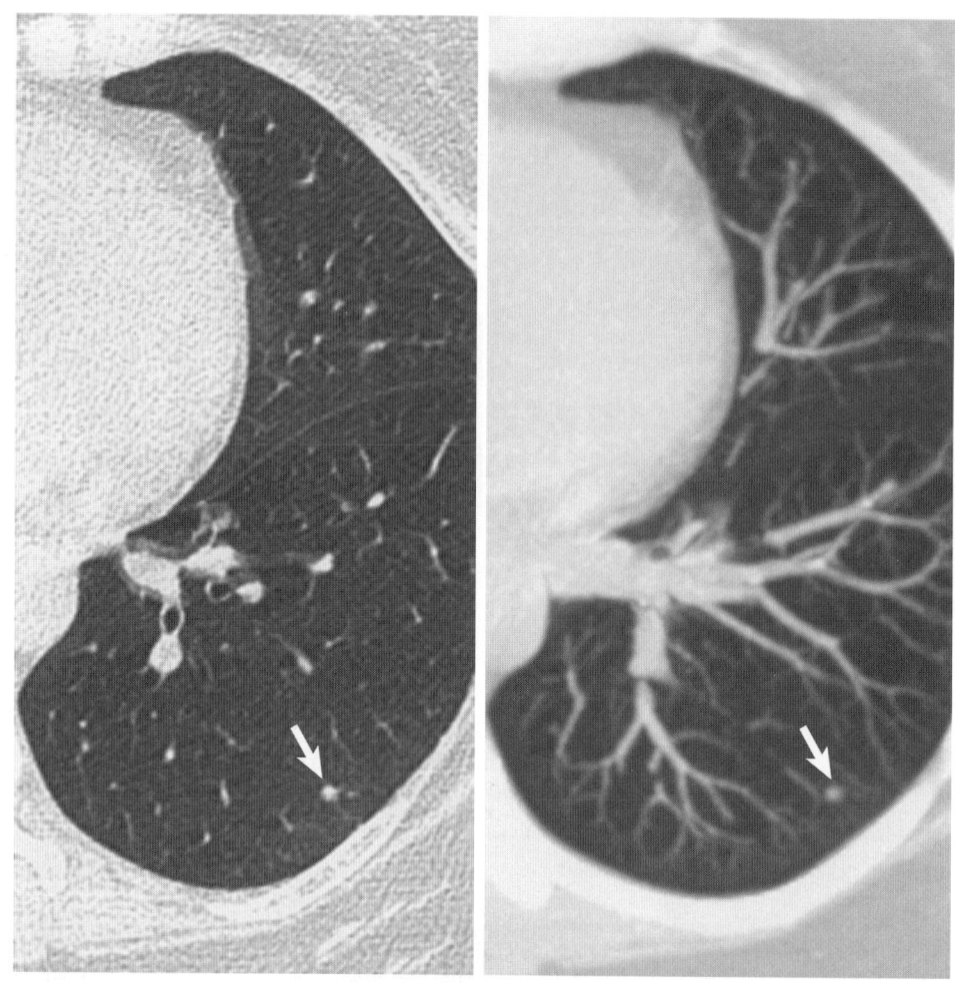

图 4.2   MIP 在检查肺部小结节中的价值。左图为多排螺旋 CT 显示左肺下部小的胸膜下结节（箭）。右图为相同层面 MIP 影像，更清楚地显示了肺结节（箭）。

表 4.2   实性结节 Flesichner 协会推荐处理方法

实性结节

	<6 mm 低风险	<6 mm 高风险	6~8 mm 低风险	6~8 mm 高风险	>8 mm 任何风险
单发	不需随访	如果可疑 12 个月 CT 随访[a]	6~12 个月 CT 随访,如果可疑,则考虑 18~24 个月 CT 随访[a]	6~12 个月 CT 随访和 18~24 个月 CT 随访	3 个月 CT, PET-CT 或组织学采样
多发	不需随访	如果可疑 12 个月 CT 随访[b]	3~6 个月 CT 随访,如果可疑,则考虑 18~24 个月 CT 随访[b]	6~12 个月 CT 随访和 18~24 个月 CT 随访	3~6 个月 CT 随访;如果有高风险或可疑,则需要额外进行 18~24 个月 CT 检查[b]

[a]可疑形态或上叶位置。[b] 基于最可疑的结节。（引自 MacMahon H, Naiditch NP, Goo JM, et al. Guidelines for management of incidental pulmonary nodules detected on CT images: from the Fleischner Society 2017. Radiology. 2017;284:228－243.有修改）

表 4.3　亚实性(磨玻璃和部分实性)结节 Fleischner 协会推荐处理方法

	<6 mm	≥6 mm	
		初次随访	后续随访(如果稳定)
单发实性结节			
磨玻璃	不需随访	6～12 个月 CT	每两年一次 CT 直到 5 年
部分实性	不需随访	3～6 个月 CT	每年进行一次 CT 检查,至少连续 5 年(注意:实性成分必须保持小于 6 mm;实性成分≥6 mm 的持续存在的部分实性结节应被高度怀疑为腺癌)
多发亚实性结节			
初次随访	3～6 个月 CT	3～6 个月 CT	
后续随访(如果稳定)	24～48 个月 CT	每个最可疑的结节	

引自 MacMahon H, Naiditch NP, Goo JM, et al. Guidelines for management of incidental pulmonary nodules detected on CT images: from the Fleischner Society 2017. Radiology. 2017;284:228‑243.有修改。

3. 钙化　钙化是良性孤立性结节最可靠的征象。良性钙化的 4 种形式:弥漫性、同心圆性、中央性和爆米花样(图 4.3)。弥漫性和同心圆性(层状)钙化通常提示肉芽肿(图 4.4),但这不适用于肿块的诊断。小的中央巢状钙化,最常见于肉芽肿性病变,常见于结核和组织胞浆菌病,也可见于部分错构瘤(图 4.5)。爆米花样钙化是错构瘤的特征性表现(图 4.5)。以上良性钙化很少见于恶性肿瘤(表 4.2)。然而结节或偏心性钙化可能是腺癌实质中的肉芽肿性钙化,须谨慎诊断(图 4.3)。

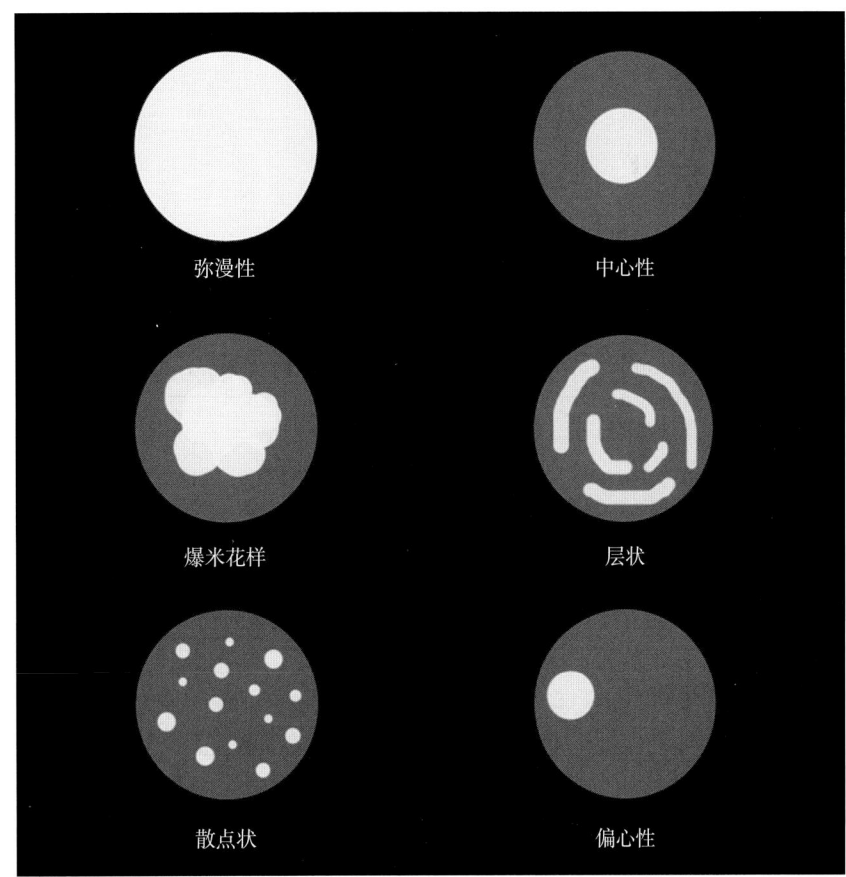

图 4.3　钙化的形式,示意图显示肺结节钙化的特征。弥漫性钙化、直径≤2 mm 结节的中心性钙化、爆米花样钙化和层状钙化,通常提示良性结节。弥漫性、中央性和层状钙化最常见于陈旧性结核和组织胞浆菌病引起的钙化性肉芽肿。爆米花样钙化罕见,几乎均见于错构瘤。点状钙化,尤其在大肿块以及偏心性钙化均提示恶性,常见于肺腺癌。

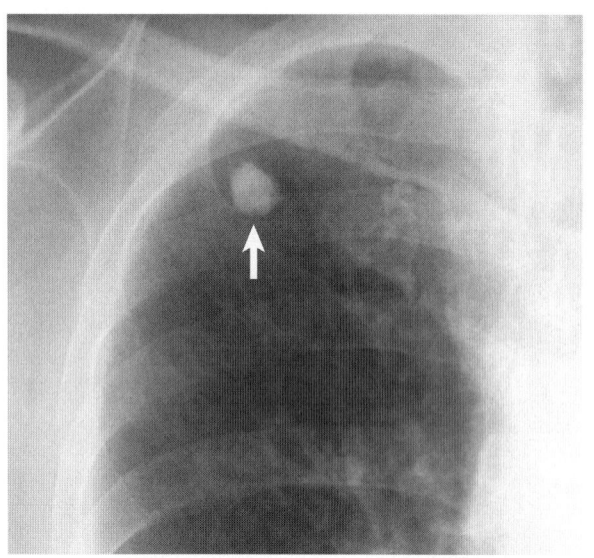

图 4.4 陈旧性结核的弥漫性钙化。正位 X 线胸片右上肺放大影像显示弥漫性钙化的结节(箭)。

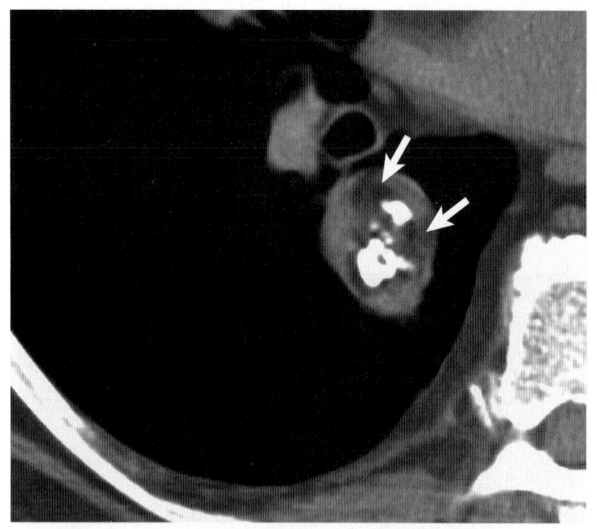

图 4.5 肺错构瘤的爆米花样钙化。CT 右肺下叶放大影像显示边缘光滑的结节伴有多发粗大局灶性钙化(爆米花样钙化),亦可见病灶内局灶性脂肪密度灶(箭)。这些征象实际上是错构瘤的病理特征。

低千伏 X 线胸片较高千伏 X 线胸片更容易发现肺结节内的钙化,CT 比 X 线胸片更容易发现肺结节内的钙化(图 4.6)。因此,CT 是评价肺结节的常规检查。在一项 634 个结节的研究中,153 个结节根据中央和弥漫性钙化,准确诊断为良性。尽管在原发性肺癌中,13% 显示有钙化区,仅 1 例类癌表现为良性钙化。其他恶性肿瘤既没有中央钙化也没有弥漫性钙化。

钙化在恶性肿瘤中表现为以下几种情况:①从鉴别诊断的角度,孤立性周围原发性腺癌吞噬钙化肉芽

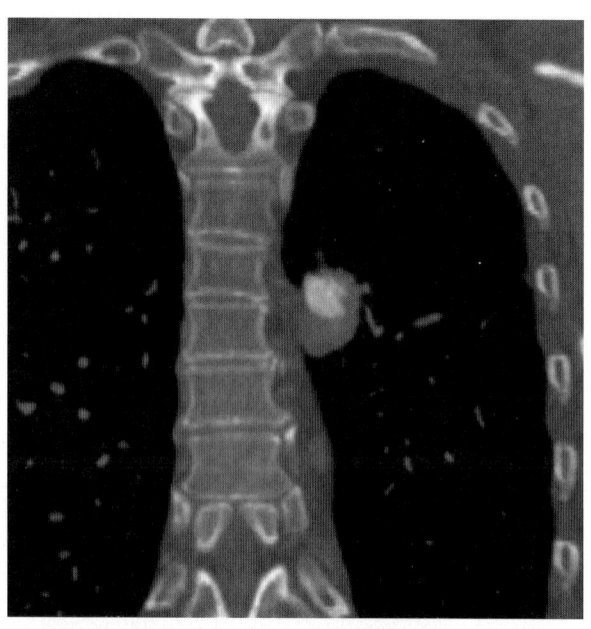

图 4.6 乳腺癌钙化转移。冠状面 CT 显示左肺钙化结节,钙化点的偏心分布。患者还有肝脏钙化转移瘤。

肿,钙化常为偏心性;②骨肉瘤和软骨肉瘤的实性转移瘤,在类骨质中有骨形成或恶性软骨性组织中有钙化;③罕见原发性肺类癌基质骨化;④巨大肺腺癌钙化(图 4.6),尤其是直径大于 3 cm 的肿瘤。钙化在薄层 CT 上见于 5%~10% 的肺腺癌,其中绝大多数直径在 3 cm 以上。这些大肿瘤中的钙化可以是点状、粗短杆状或无定形状,可表现为中央性、周围性或弥漫性分布,与砂粒体、坏死性腺癌的营养不良性钙化、肿瘤内原有的肉芽肿性炎症或支气管软骨钙化有关。

薄层(1~3 mm)CT 扫描是评价结节内钙化的最佳方法,可以最大限度地减少部分容积效应和基于影像学表现的结节分类误差(如实性和亚实性)。在薄层 CT 上可见钙化灶,CT 值常达到或超过 400 HU,若无该病灶,达到或超过 200 HU 可看作存在钙化。

4. 脂肪密度影 在薄层 CT 上,边缘平滑的肺结节内脂肪密度(-120~-30 HU)的显示提示错构瘤。但部分容积效应或坏死也可致类似的密度值。在一项 47 例错构瘤的研究中,18 例(38%)表现为脂肪密度区,10 例(21%)有钙化灶和脂肪影(图 4.5)。有毛刺的病灶内含有脂肪密度区高度提示类脂性肺炎(图 4.7)。类脂性肺炎的 X 线胸片和 CT 表现包括单个或多个结节或肿块,以及局部或融合的实变区。使用软组织窗,CT 可显示约 80% 的脂肪密度影。

5. 水样密度 CT 上水样密度(0 HU)及薄壁或囊壁显示不清可诊断为囊性病变。鉴别诊断包括支气管源性囊肿、先天性囊性腺瘤样畸形、包虫囊肿和

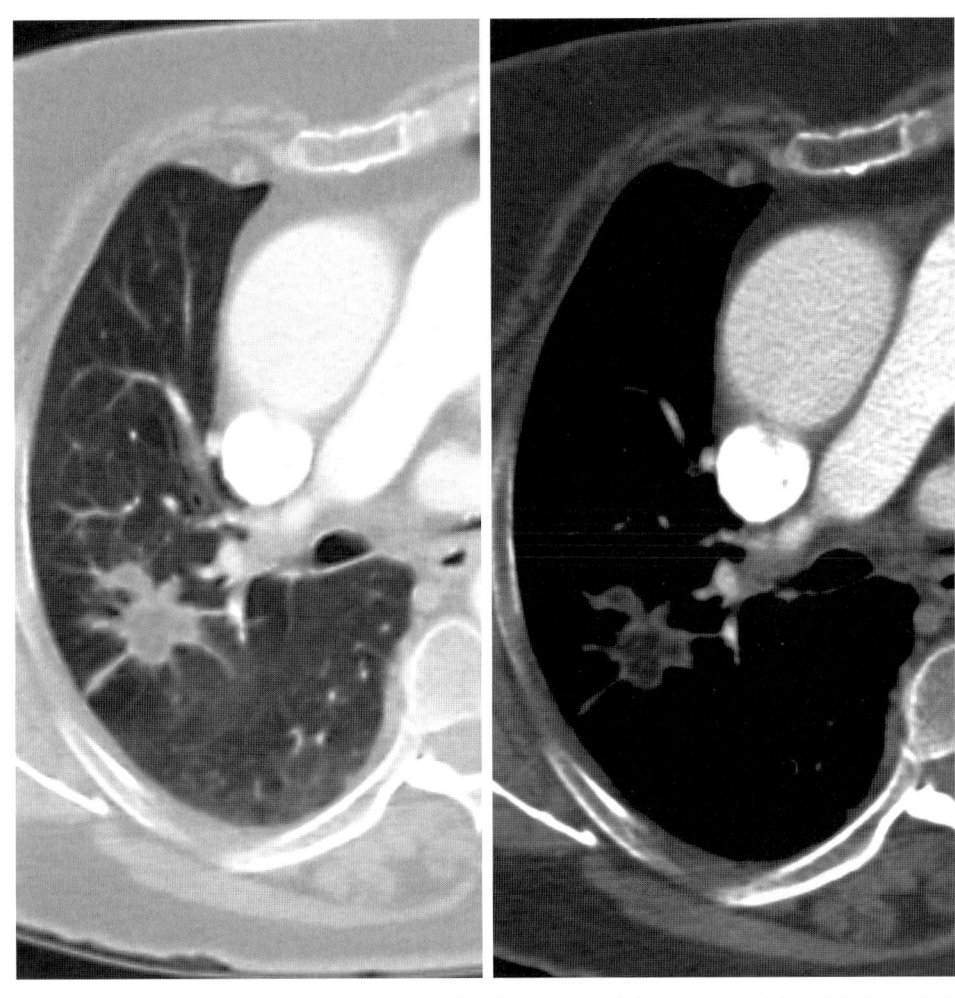

图 4.7 脂质性肺炎的脂肪密度灶。HRCT 放大影像(左图)显示右肺中叶结节状影,边界欠清,有毛刺。软组织窗(右图)显示中央局灶性脂肪密度灶,软组织窗上显示较清晰。

充满液体的囊泡(图 4.8)。仅约 50% 的支气管囊肿在 CT 上显示为水样密度。几乎所有的支气管囊肿在 MR T2WI 上都表现为类似脑脊液的特征性高信号影。值得注意的是,气-液平可能出现在肺脓肿或感染性空洞病变中,需要随访以明确诊断。

6. 支气管充气征　在薄层 CT 上,支气管充气征和细支气管充气征在肺腺癌较良性结节中更常见。例如,在一项 132 例患者的回顾性研究中,该征象见于 33 例(29%)腺癌(共 115 例)和仅 1 例(6%)良性结节(共 17 例)。受累气道常表现为扭曲和扩张。

7. 空泡征(假性空洞)　薄层 CT 上含有直径≤5 mm 的圆形或椭圆形空气密度区的结节高度怀疑恶性肿瘤,尤其是肺腺癌(图 4.9)。这种空泡征(假性空洞)很少见于良性肿瘤。相关的病理改变通常为受累气道扩张或癌周围的局灶性气肿。

8. 局灶结节性磨玻璃影　磨玻璃影是一个用来描述肺密度增加的术语,其内仍然可以看到通过的肺血管。局灶性圆形磨玻璃影或实变影的鉴别诊断范围广泛,包括局灶性细菌性肺炎、局灶性真菌性肺炎、局灶性病毒性肺炎、机化性肺炎、脂质性肺炎、非典型腺瘤样增生、细支气管肺泡癌、腺癌和原发性肺淋巴管瘤(MALT)。鉴于这种广泛的鉴别诊断,同时考虑到感染性、炎性病变的消退或迅速消退的可能性,直径 6 mm 及以上的磨玻璃结节应进行 6～12 个月的 CT 随访;而直径<6 mm 的磨玻璃结节常可以忽略。考虑到癌症生长缓慢的可能性(图 4.10),如果这些结节持续存在,修订后的 Fleischner 标准建议 CT 随访 5 年,而不是以前建议的 3 年(表 4.2 和表 4.3)。与单纯软组织影结节相比,CT 上混合磨玻璃影和实性结节(部分实性结节)更可能是恶性的(图 4.10)。这些结节通常是腺癌,需要密切随访或手术切除。

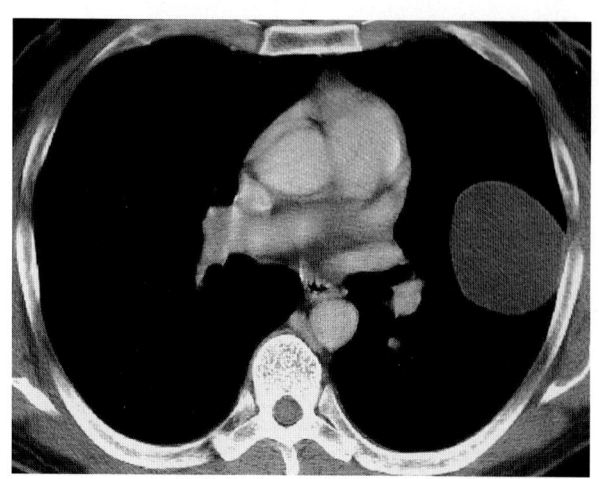

图 4.8　细棘球蚴引起的包虫病。轴面 CT 可见左肺均匀水样密度薄壁囊腔。

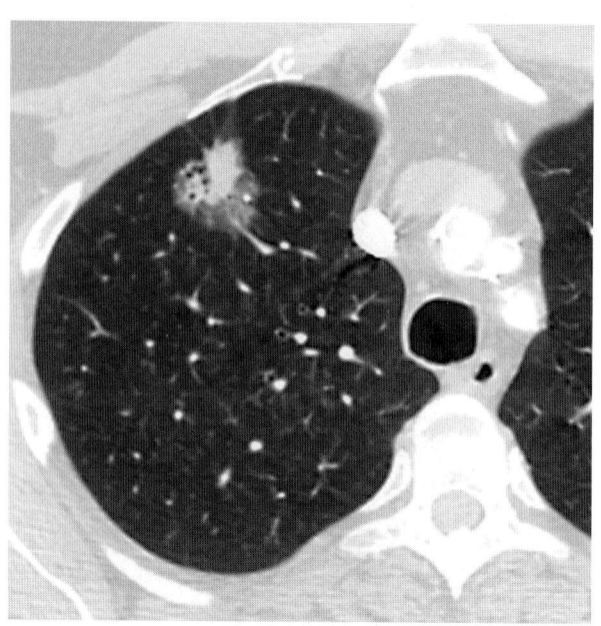

图 4.9　腺癌中的空泡。右肺上叶轴面 CT 放大影像可见结节内有小圆形低密度区（空泡征或假腔征）。

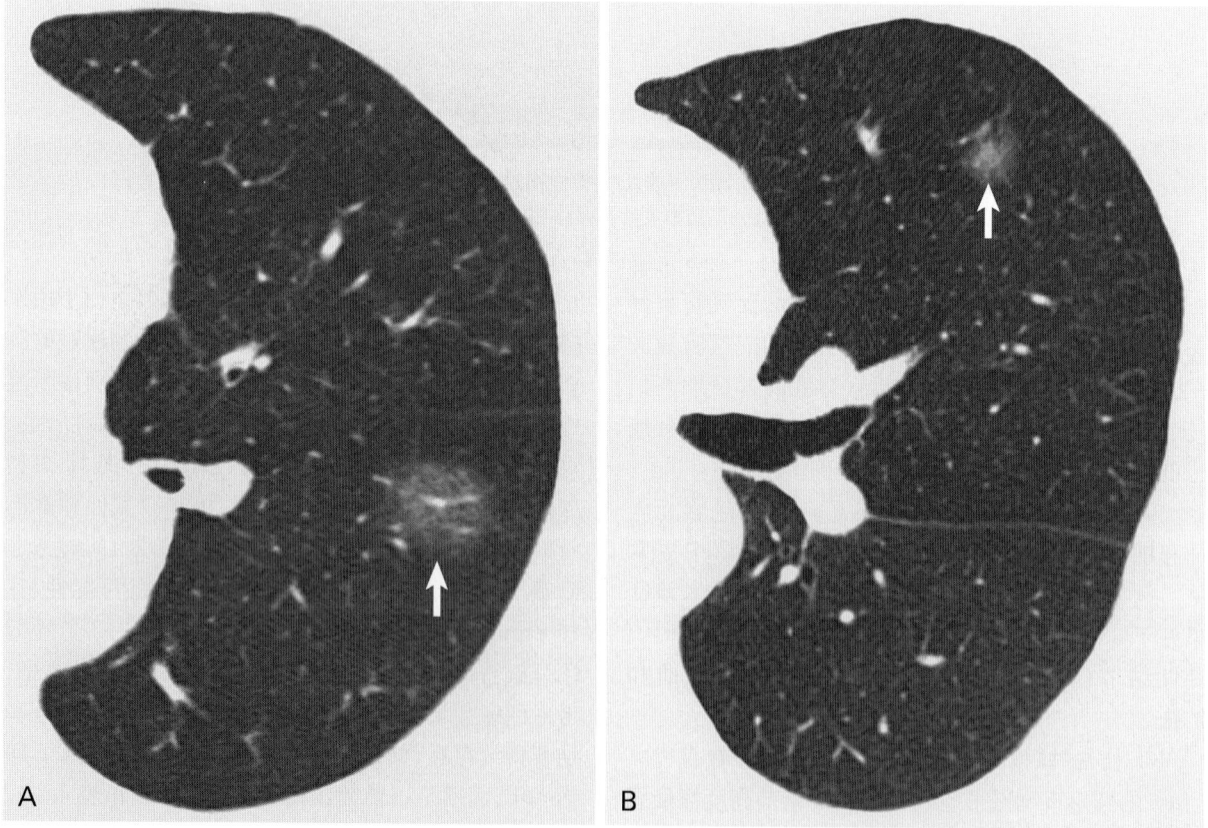

图 4.10　磨玻璃影和部分实性密度肺结节。（A）左肺下叶 HRCT 放大影像可见纯磨玻璃影肺结节（箭），病理证实为原位腺癌。（B）左肺上叶 HRCT 放大影像显示以磨玻璃影为主的孤立性肺结节，中央有软组织影（箭），病理为微浸润性腺癌。

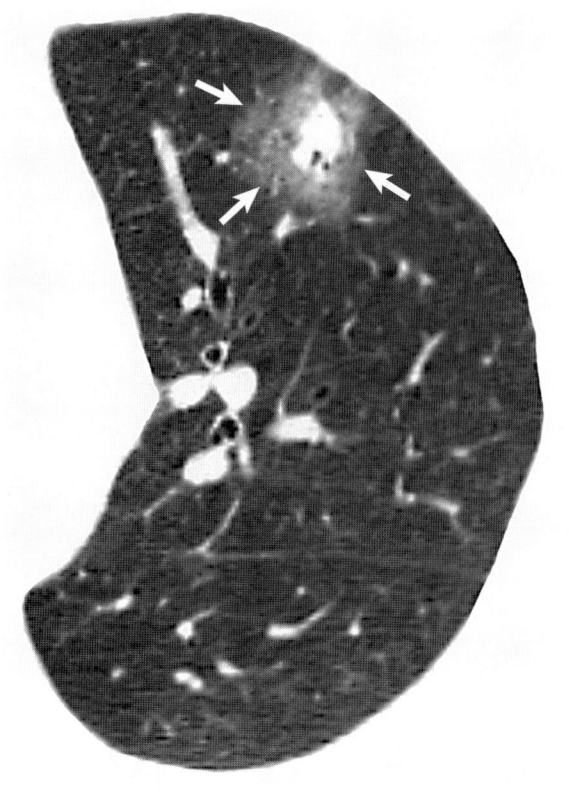

图 4.11 中性粒细胞减少性发热和急性白血病患者血管侵袭性肺曲霉病的 CT 晕征。HRCT 放大影像可见左肺上叶结节伴周围磨玻璃影(箭;CT 晕征)。

表 4.4 CT 晕征:鉴别诊断	
鉴别诊断	特征性表现
常见	
侵袭性曲霉病	严重中性粒细胞缺乏
念珠菌病	严重免疫功能缺陷
巨细胞病毒感染	常发生于移植后 1 个月或更久
腺癌	50 岁以上患者,无免疫功能缺陷
不常见	
疱疹病毒感染	免疫功能缺陷
转移性出血性肿瘤	原发性血管肉瘤
转移性黏液分泌性肿瘤	原发性结肠腺癌
卡波西肉瘤	男性 AIDS
脓毒栓子	静脉药瘾者;中心静脉置管
肉芽肿性血管炎	多发结节或肿块;鼻旁窦炎
机化性肺炎	双肺灶性实变或结节;周围或支气管旁分布

9. CT 晕征 CT 晕征指的是磨玻璃影环绕肺结节(图 4.11)。该表现首先在免疫缺陷患者的血管侵犯性曲霉病中报道,可见于各种感染(曲霉、念珠菌、毛霉、巨细胞病毒、疱疹)、肿瘤(腺癌、细支气管肺泡癌、转移性血管肉瘤、卡波西肉瘤)、血管炎(韦格纳肉芽肿)和机化性肺炎。磨玻璃影可能由出血导致(如侵袭性曲霉病)或由炎性过程中较低密度的渗出(如机化性肺炎),或肿瘤(如肺淋巴瘤),或由腺癌贴壁样生长方式导致。

尽管鉴别诊断范围广泛,CT 晕征结合临床症状对影像学诊断有高度提示作用(表 4.4)。例如一个无症状吸烟者,发现磨玻璃影环绕实性肺结节,提示支气管癌,最常见于腺癌。在免疫功能缺陷的中性粒细胞减少性发热的患者,一个或多个晕征的结节提示血管侵袭性曲霉病。

10. 结节与肺界面的特征 实性肺结节和邻近的肺界面,可以是毛糙或光滑的,毛刺提示恶性,例如在一项 283 例肿瘤的研究中,184 例(65%)肿瘤部分或全部边缘有毛刺(图 4.12);91 例(32%)边缘光滑但有分叶;只有 8 例(3%)边缘光滑且无分叶。边缘

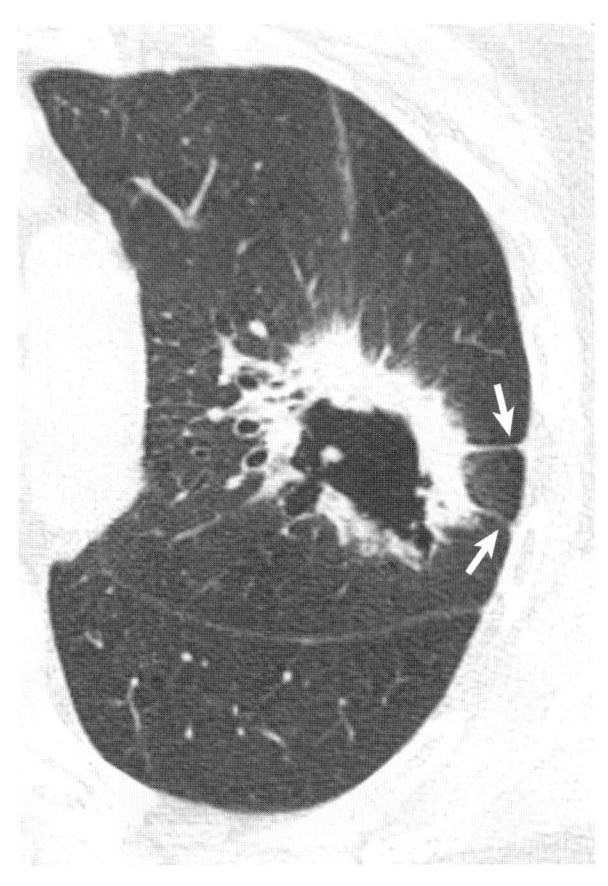

图 4.12 肺腺癌的胸膜凹陷征。轴面 CT 显示左肺上叶空洞性肿块,有毛刺,可见由肿块伸向胸膜的线状影(胸膜凹陷征)(箭),胸膜凹陷时脏层胸膜轻度隆起。

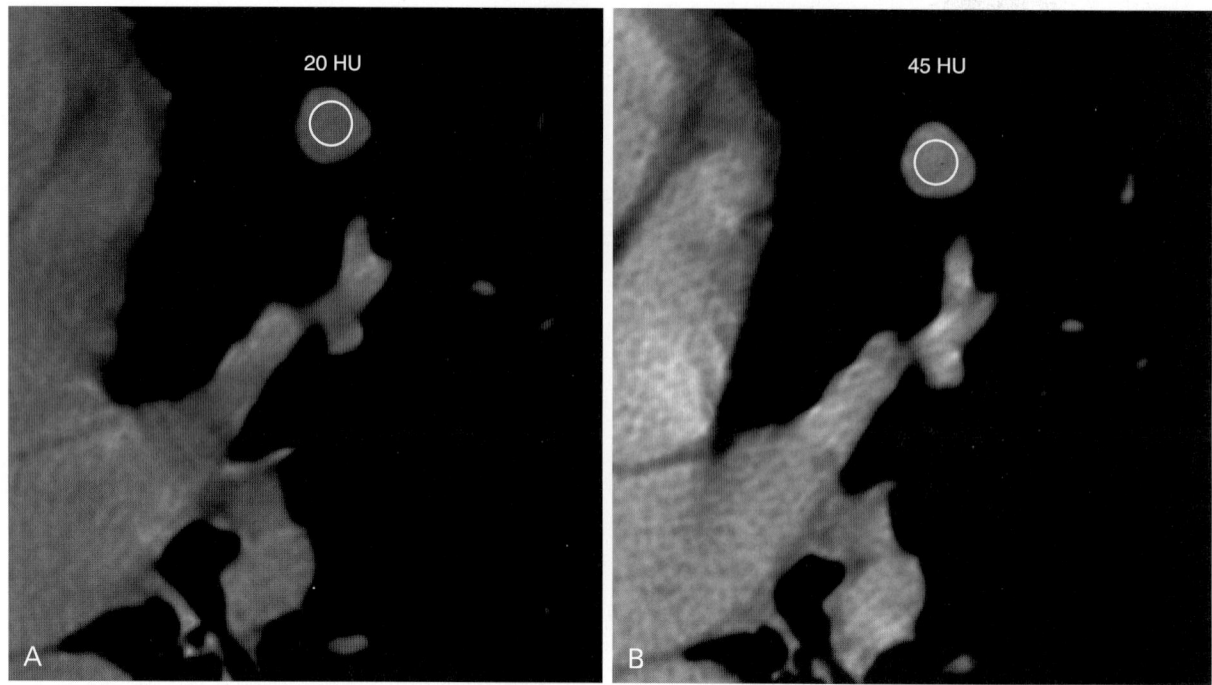

图4.13　病理证实为肺癌的结节强化。CT左肺放大影像(A)显示对比剂注入前边缘光滑的肺结节,密度均匀。CT值为20 HU。对比剂注入后CT(B)显示结节强化,CT值为45 HU。患者为64岁吸烟者,患肺癌。由于该技术的实施难度大,且PET-CT成像的应用,临床极少对结节进行增强CT评估。

不规则或有毛刺的结节恶性的比率约为5.5;分叶和边缘光滑者分别约为0.75和0.30。影像-病理对照显示,毛刺可能反映周围肺实质纤维化的存在,癌组织浸润至邻近肺实质,或为局部淋巴管蔓延。

胸膜尾征(胸膜凹陷)由一线状影从结节延伸至脏层胸膜(图4.12)。胸膜尾征表示纤维组织从结节延伸至脏层胸膜或可致胸膜腔向内回缩和脏层胸膜增厚。由于脏层胸膜内陷,少量胸膜外脂肪拉向此处,形成该阴影。胸膜凹陷在周围型肺癌的发生率约为60%～80%,该征象也见于转移和肉芽肿,因此该征象鉴别诊断价值有限。

11.　结节的增强CT　许多研究报道了薄层CT上测量肺结节的强化对鉴别良恶性的重要意义(图4.13)。这些研究的结果显示,静脉注射对比剂后,不强化和强化低于15 HU高度支持良性诊断。这种技术对细节要求非常高,容易受到光束硬化、部分容积效应和运动的影响,仅限于评估密度均匀的球形结节(即无钙化、脂肪、坏死或空洞)。由于假阳性和实施上的困难,结节的增强CT对诊断帮助较小,在当前的临床实践中极少使用。

其他研究评估了良性和恶性肺结节的廓清特征,类似于肾上腺病变。考虑到对患者的辐射剂量增加、需要细致的技术以及PET-CT评估的优越性,这些技术并未被常规使用。或许随着双能量CT技术的发展,可以进一步研究和使用这种增强技术。

12.　结节代谢PET-CT　PET-CT有助于区分良性和恶性肺结节,并以恶性结节表现出高代谢活性为特征。代谢活跃的细胞对FDG高摄取,FDG是一种被正电子发射[18]F标记的葡萄糖类似物,通过细胞膜转运和糖酵解途径之后不被进一步代谢,留在这些细胞中。通过同时进行的CT对FDG摄取进行定位,可以使放射科医生诊断代谢活跃的肺结节或肿块(图4.14)。值得注意的是,生长缓慢的肿瘤(如类癌、表现为部分实性或磨玻璃结节的腺癌以及直径<10 mm的肺癌)可能呈现假阴性。肺结核、组织胞浆菌病和类风湿结节等肺炎性疾病可能呈现假阳性。

(三) 实性肺肿块　如前所述,肺内实性阴影分为结节(直径≤3 cm)和肿块(直径>3 cm),肿块较结节恶性可能性更大(图4.15)。

和实性结节相同的是,肿块无钙化不能排除恶性。例如:在一项353例肺癌的研究中,CT可观察到20例(6%)有钙化,其中17例含有钙化(85%)的病灶直径>3 cm。肿瘤中的钙化可为点状、粗短杆状或无定形状,中央性、周围性和弥漫性分布(图4.16)。这和沙粒体肿瘤内坏死的营养不良性钙化或肿瘤内

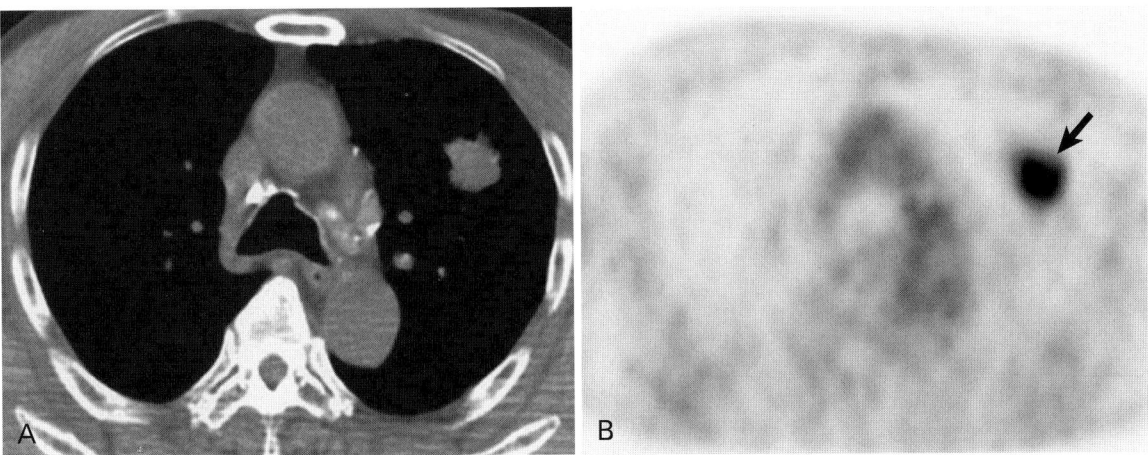

图 4.14 肺腺癌[18]F-FDG 的摄取。(A)CT 扫描显示左肺上叶毛刺状结节。(B)在相同层面的 PET 扫描显示结节中 FDG 摄取增加(箭),表明恶性。

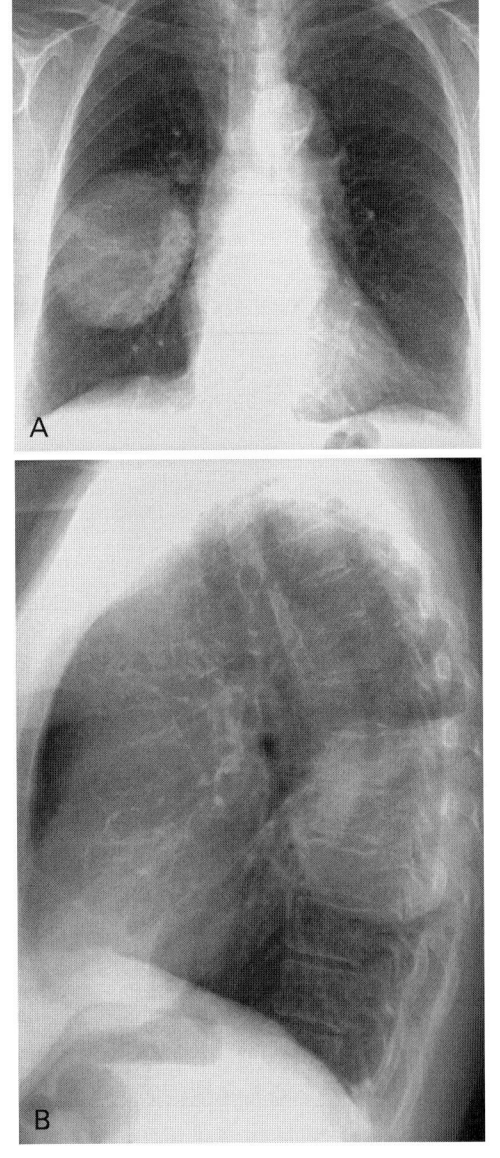

图 4.15 肺癌。(A)后前位 X 线胸片;(B)侧位 X 线胸片。显示右肺下叶肿块。

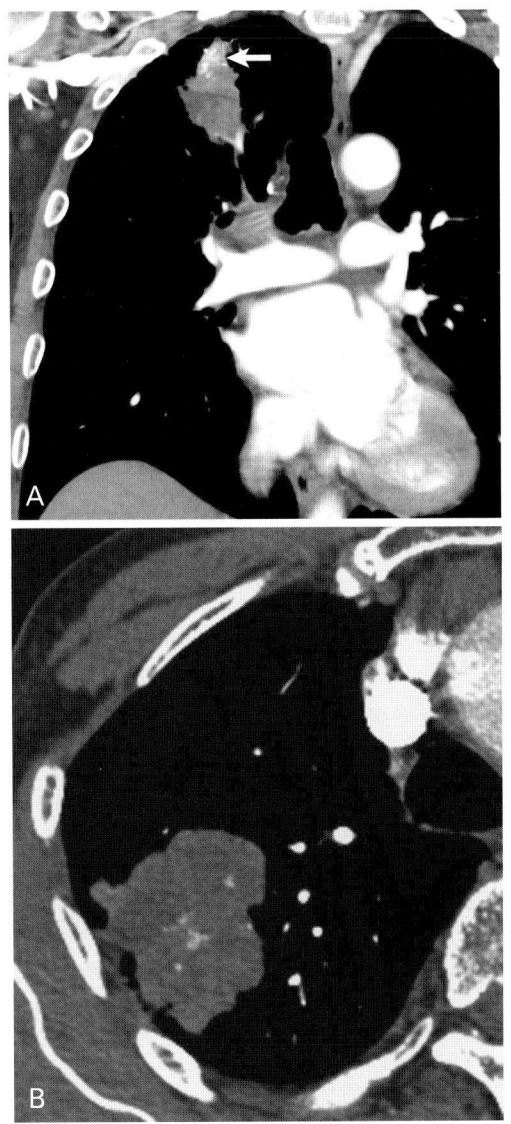

图 4.16 恶性钙化。(A)冠状面 CT 显示原发性肺腺癌患者右肺上叶细长形肿块,内见弥漫性偏心点状和无定形钙化(箭)。(B)结肠转移性腺癌的患者,轴面 CT 显示分叶状肿块,内见无定形局灶性钙化灶。

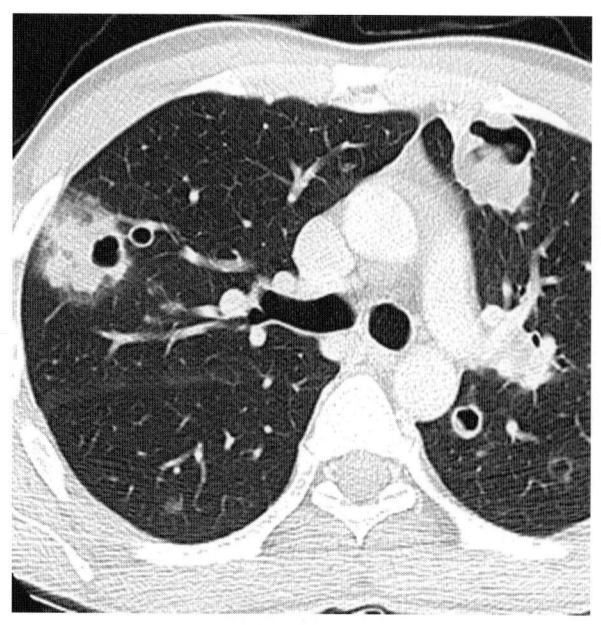

图 4.17 转移性移行细胞癌中的空洞。轴面 CT 显示双肺空洞结节和肿块,空洞壁厚且呈结节状,提示恶性。

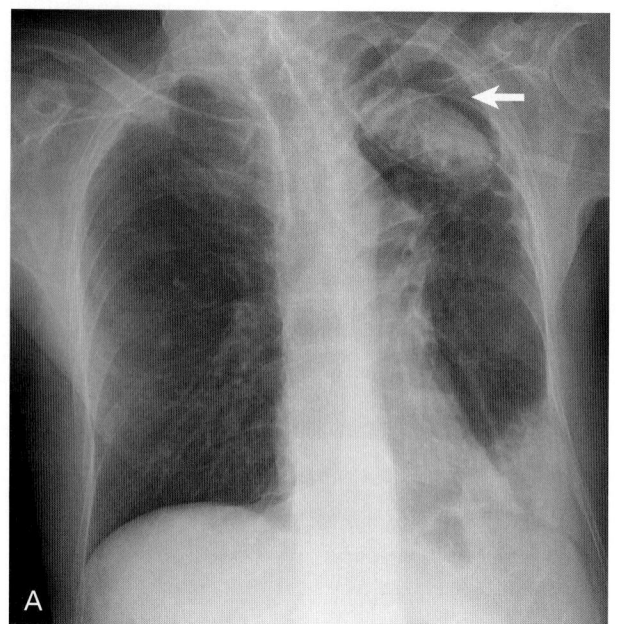

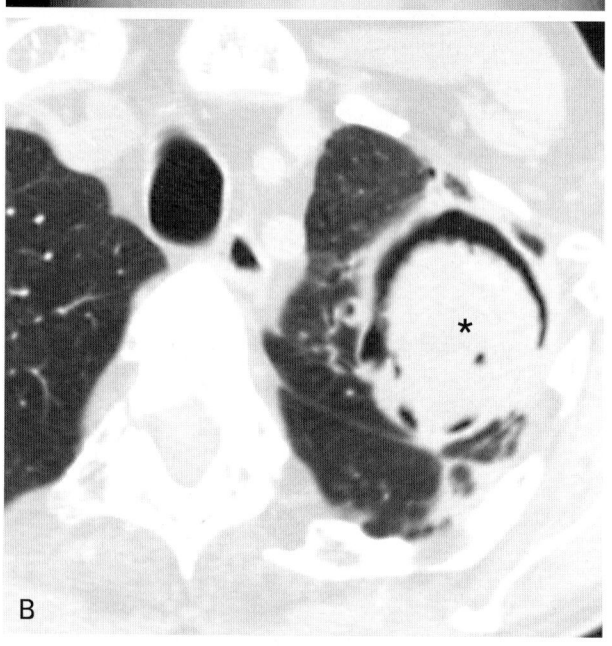

图 4.18 左肺上叶的曲霉球。(A)正位 X 线胸片显示左上肺肿块内伴空洞,周围环绕空气新月征(箭)。(B)HRCT 显示左肺上叶大空洞内均质软组织肿块(*)。肿块位于空洞的重力相关部位,提示肿块可移动,是分枝菌病的特征性表现。可见左肺上叶的瘢痕和支气管扩张,以及邻近的广泛胸膜增厚。

原有的肉芽肿性炎症合并钙化或肿瘤内支气管钙化相关。

约有 10%肺癌发生空洞,任何大小的肿瘤都可能发生空洞,绝大多数发生在直径 3 cm 以上的病灶。空洞在放射学上被定义为肺实变、肿块或结节内的含气腔隙(图 4.17)。其主要由病变中心部分的坏死和由此产生的部分液化物质通过连通的气道排出而形成的。

原发性肺恶性肿瘤空洞最常见的组织学类型是鳞状细胞癌,在一项 600 例影像回顾性研究中,263 例鳞状细胞癌中,有空洞者占 22%,97 例大细胞肺癌中占 6%,126 例腺癌中占 2%,114 例小细胞肺癌无空洞。绝大多数空洞内表面不规则,这是由于大小不等肿瘤组织伸向空洞和肿瘤内的片状坏死区。空洞为中心性或偏心性,直径在 1~10 mm 不等。

在很多病例中,空洞的影像学表现提示病变产生的原因,尤其在鉴别良恶性方面,有鉴别意义的影像学表现包括洞壁厚度、内表面(不规则或光滑)、内容物的性质、病变的数量以及当病变为多发时空洞数量的多少。

急性肺脓肿、原发和转移性肺癌、韦格纳肉芽肿的空洞壁较厚;慢性感染,如球孢子菌病洞壁较薄,洞壁的厚度评价在鉴别良恶性病变中的价值很大。在一项 65 例肺实性空洞的研究中,洞壁最厚处≤1 mm 者均为良性;厚度≤4 mm 者 92% 为良性;洞壁最厚处达 5~15 mm,良性和恶性各占一半;洞壁厚度超过 15 mm 者 92% 为恶性。此外,最近的一项研究表明,在肺腺癌患者中,空洞壁厚度是一个独立的预后因素。在这项研究中,洞壁厚度>4 mm 的患者出现实体亚型、血管侵犯、淋巴侵犯、坏死、阻塞性肺炎、腔内脓肿和细支气管阻塞的频率更高。

肺癌空洞的内表面常呈结节状(图 4.17),肺脓肿内壁毛糙,其他病变绝大多数内表面光滑,如洞内有内容物,通常为脓或肿瘤液化坏死,表现为平整光滑的气-液平。特征性空洞内容物强烈提示特定的疾病。如空洞内真菌球(图 4.18),形成可移动肿块,还有棘球蚴囊肿破裂,包膜塌陷,漂浮在液体表面,形成特征性水上浮莲征。

有些空洞性病变的特征性表现为孤立性(如原发性肺癌、急性肺脓肿和创伤后肺脓肿),其他病变的特征为多发性(如转移性肺癌、韦格纳肉芽肿和脓毒栓子)。

要点:孤立性肺结节或肿块

- 孤立(散在)局灶性阴影,直径≤3 cm(结节),或直径>3 cm(肿块)
- 恶性征象的可能性(百分比)
  - 直径 0.6~0.8 cm:0.5%~2%
  - 直径 2 cm:50%
  - 直径 2~3 cm:80%
  - 直径>3 cm:95%
- 有散在或中心性钙化的结节几乎均为良性
- CT 上边界清楚的结节,内含脂肪成分的几乎均为错构瘤
- 结节大小稳定 2 年者常为良性

(四)评价实性肺结节的规则 在许多病例中,肺结节是在 X 线胸片上首先发现的。但 X 线胸片对于发现肺结节有一些缺陷。胸膜和胸壁异常(如肋骨陈旧性骨折、肋骨上的骨岛和胸膜斑)以及正常结构(如乳头、肋软骨结合处)可能和肺结节混淆(图 4.19 和图 4.20)。X 线胸片也容易漏诊肺结节,并且和钙化常难鉴别。X 线胸片上,良性肺结节仅有的可靠性诊断特征性表现是弥漫性和中心性钙化,以及边缘光滑的结节至少两年没有增大。绝大多数患者都须螺旋 CT 进一步评价,如发现 X 线胸片不能显示的结节中央或弥漫性钙化,则可以诊断为肉芽肿;含有脂肪且边缘光滑的结节,诊断为错构瘤;肺动静脉畸形有供血动脉和引流静脉。Fleishner 学会推荐的非筛查 CT 检查偶然发现的肺小结节指南常被用来指导肺结节的评估,见表 4.2 和表 4.3。根据吸烟史、致癌物(例如石棉)暴露史、个人癌症史和肺癌的一级亲属患病史,将患者分为低风险或高风险。在修订的分类中,结节还必须区分为单个结节或多个结节,以及实性结节或亚实性结节(包括部分实性结节和磨玻璃结节)。实性结节按大小分为三类:<6 mm、6~8 mm 和>8 mm 的结节。亚实性结节按大小分为三类:<6 mm、6 mm、>6 mm。新指南还考虑到可疑的特征,如毛刺边缘、厚壁空洞或上叶位置。高危结节需更频繁的持续随访,尤其是具有可疑形态或上叶的结节。

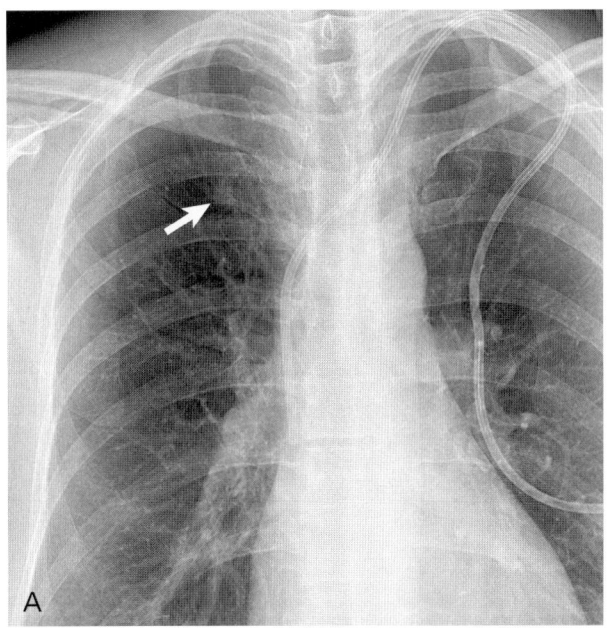

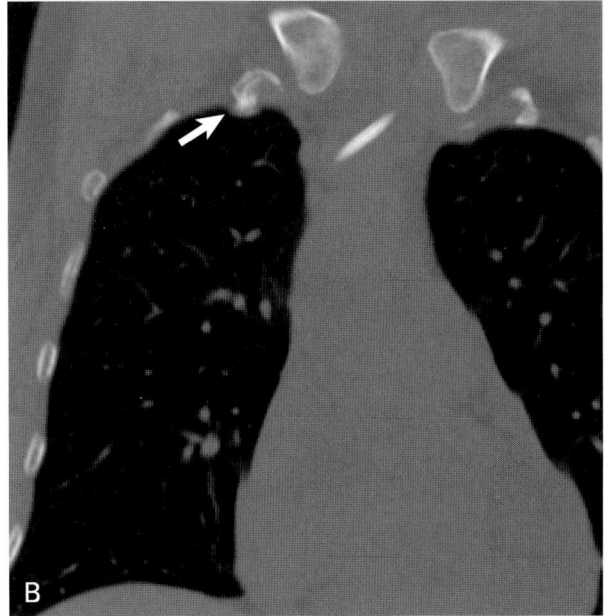

图 4.19 第 1 肋骨的假性结节。(A)正位 X 线胸片显示投影于右上肺结节伴毛刺(箭),与右前第 1 肋骨密切相关。(B)冠状面 CT 显示 X 线胸片所见的结节实际是右前第 1 肋骨延伸的骨赘(箭)。

与实性结节相比,6 mm 或更大的亚实性结节(部分实性结节和磨玻璃结节)应随访 5 年(表 4.2 和表 4.3),而不是以前建议的至少 3 年。

MRI 对孤立性肺结节的评价价值很有限,不作为常规检查。

对于 CT 征象不确定或担心恶性肿瘤的患者,进一步检查取决于预发癌症的概率和手术并发症的风险。对于一般手术风险的患者,如果癌症的预发可能性与 CT 上的结节表现不一致,则需要进行 FDG-

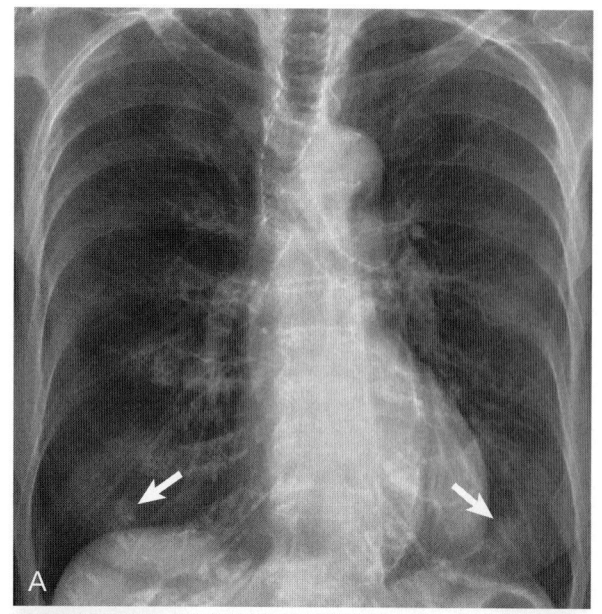

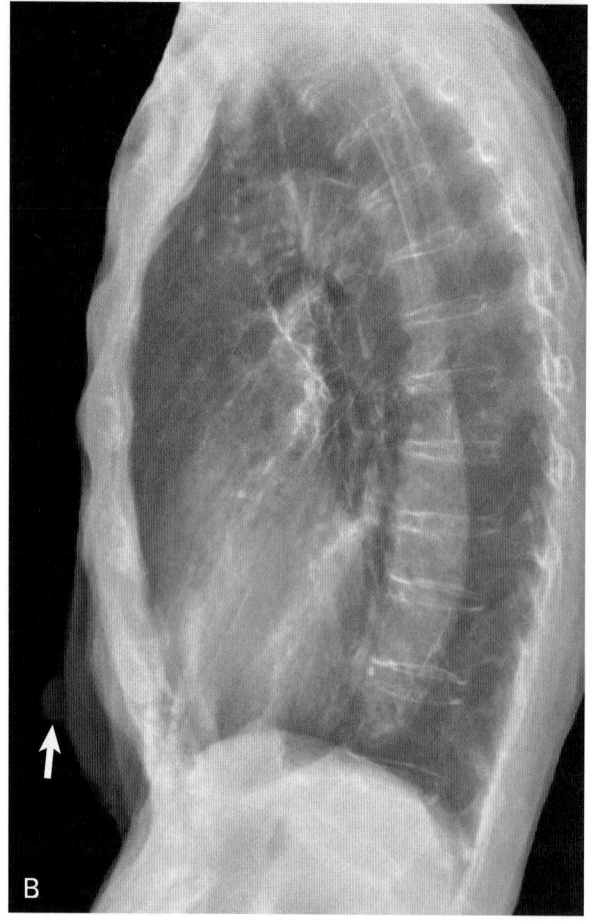

图 4.20 X线胸片上乳头影与肺结节相仿。(A)正位 X 线胸片显示小结节状阴影(箭)投影于两肺下部,为典型的乳头阴影。左侧乳头阴影边缘模糊。可见右肺尖的瘢痕。(B)乳头影(箭)经常能在后前位 X 线胸片上显示,这是由于空气勾勒,它的内侧缘或外侧缘通常清晰,而对侧的边缘则边界不清。

PET 成像。当患者罹患癌症的风险较低但 CT 怀疑恶性肿瘤或患者罹患癌症的风险较高但 CT 显示为

良性病变时,建议 PET 检查。FDG-PET 成像对诊断 10 mm 及以上结节的恶性肿瘤敏感性约为 97%,特异性为 78%。PET 的高精度仅限于直径为 10 mm 及以上的实性结节。

经胸针吸或穿刺活检适用于拒绝手术治疗的孤立性肺结节患者以及不适合手术的高危患者。针吸活检或穿刺活检有助于获得病理组织诊断。有孤立性肺结节的患者,如果结节的 CT 或 PET-CT 征象与恶性肿瘤一致且其癌症预测概率高,应进行适当的分期;如果能耐受手术应进行手术治疗;不能手术的患者(由于晚期疾病或患者自身原因)常接受放射治疗和(或)化疗。

二、多发肺结节和肿块

本章简短回顾直径为 1 cm 及以上的多发肺结节的鉴别诊断,弥漫性肺疾病的结节,其特征表现为多发直径<1 cm 的肺结节,在弥漫性肺疾病的章节详细阐述(第 7 章)。直径>1 cm 的多发结节鉴别诊断范围广泛,包括先天性异常(如动静脉畸形)、感染(如多发肉芽肿、化脓栓塞)、炎症过程(如韦格纳肉芽肿)和肺转移瘤(表 4.5)。超过 95% 的病例为肺转移或感染。

表 4.5 直径>1 cm 的多发结节的鉴别诊断

病因学	影像学表现
先天性	
肺动静脉畸形	CT 显示供血动脉和引流静脉
感染性	
脓毒栓子	主要发生于下肺,常发生空洞
肺脓肿	空洞或 CT 中央低密度区
侵袭性肺曲霉病	免疫功能缺陷,CT 晕征
念珠菌病	免疫功能缺陷,CT 晕征
肿瘤性	
肺转移瘤	边缘光滑,大小不一,主要分布于下叶
多中心腺癌	结节有毛刺
淋巴瘤	结节边缘光滑或有毛刺
卡波西肉瘤	AIDS 患者,支气管血管旁分布,结节边缘有毛刺
脉管炎性	
肉芽肿性血管炎	多发结节和肿块,常发生空洞
嗜酸性肉芽肿性血管炎	少见,很少钙化
类风湿结节	少见,通常伴有皮下结节
创伤性	
血肿	创伤病史,缓慢进行性缩小

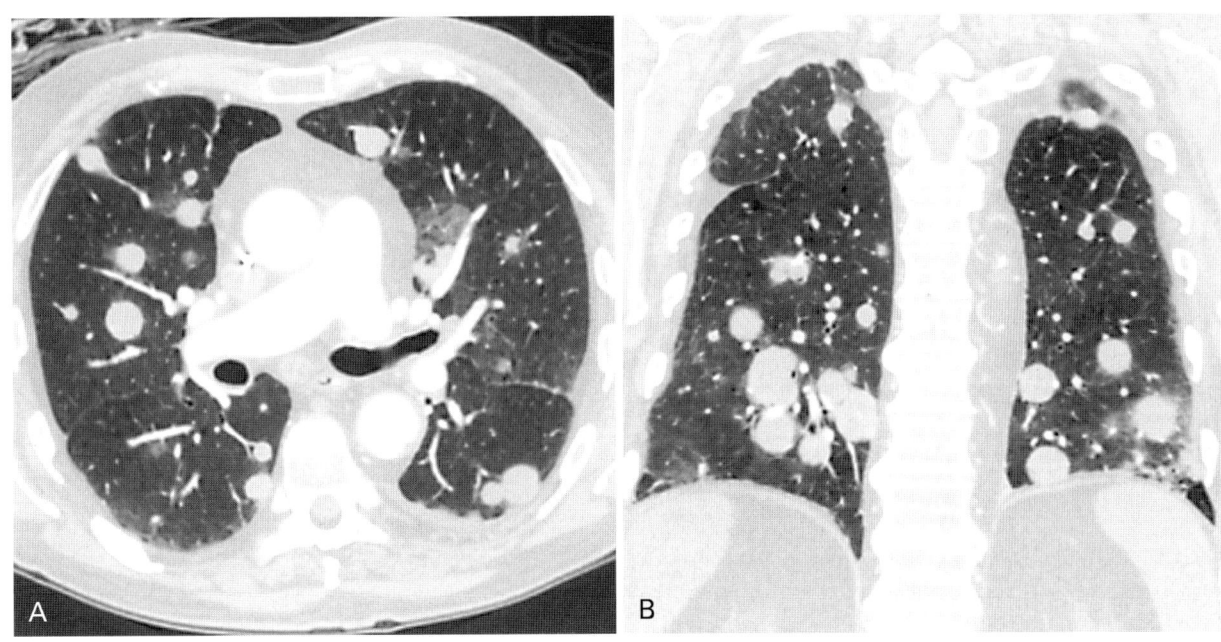

图 4. 21 黑色素瘤的肺部小转移瘤和大转移瘤。(A)CT 显示双肺多发结节,大小不一,随机分布。(B)冠状面 CT 可更好地显示结节在中、下肺的分布,反映了肺血流。部分结节边缘光滑,部分边缘有毛刺。

80%~90% 的多发肺转移瘤患者曾患肺外肿瘤或有与原发肿瘤直接相关的临床症状。多发肺转移瘤的影像表现可为粟粒样结节,也可为边界清楚的大肿块(图 4.21)。结节大小一致表示同时起源于一批癌栓;结节大小不同提示起源于不同时期的癌栓。在CT 上,肺转移瘤常发生于肺外带 1/3,尤其是下肺胸膜下区,可能是由于此区域血供丰富。直径<2 cm 的结节常为圆形,边界清楚,也可表现为其他形状,大的结节常有分叶,边缘不规则。边界不规则常见于转移性腺癌。偶可见结节周围磨玻璃密度的晕环绕。该征象最常见于富血供或出血性肿瘤,如血管肉瘤,也见于结肠黏液癌转移。

肺转移瘤的空洞发生率约为 4%。最常见于鳞状细胞癌转移,原发部位在男性常为头颈部,女性常为宫颈(图 4.22)。空洞亦可见于转移性腺癌和转移性肉瘤。转移性病变钙化罕见,且几乎均发生在骨肉瘤、软骨肉瘤或滑膜肉瘤。

多发结节的另一常见病因为肺部感染。多发结节可见于脓毒栓子、结核、组织胞浆菌病、球孢子菌病和隐球菌病。结核或地区性流行真菌感染中的多发肺结节,由于支气管内粟粒样播散所致,直径通常<1 cm(图 4.23)。组织胞浆菌病和球孢子菌病常有直径达 3 cm 的单个结节或直径<1 cm 的多个结节,尤其是在免疫功能低下的患者中。较小的结节聚集在

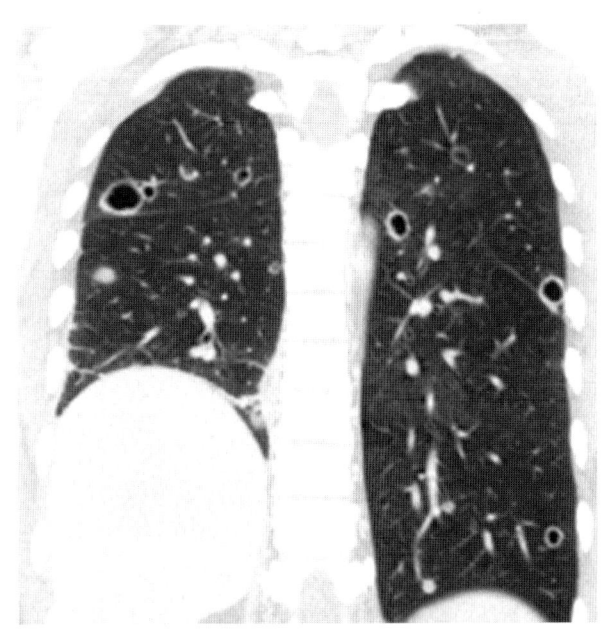

图 4. 22 移行细胞癌的空洞转移。冠状面 CT 可见多发空洞结节和实性结节,许多结节边缘不规则或边界不清。

一个较大的结节周围呈"卫星"状,这不是真菌感染特有的征象,也可能发生在其他肉芽肿过程中,如结节病。

脓毒栓子最常见于静脉药物使用和免疫功能缺陷患者中心静脉置管后。脓毒栓子表现为多发结节和楔形周围阴影,直径约 1~3 cm,常有空洞(图 4.24)。

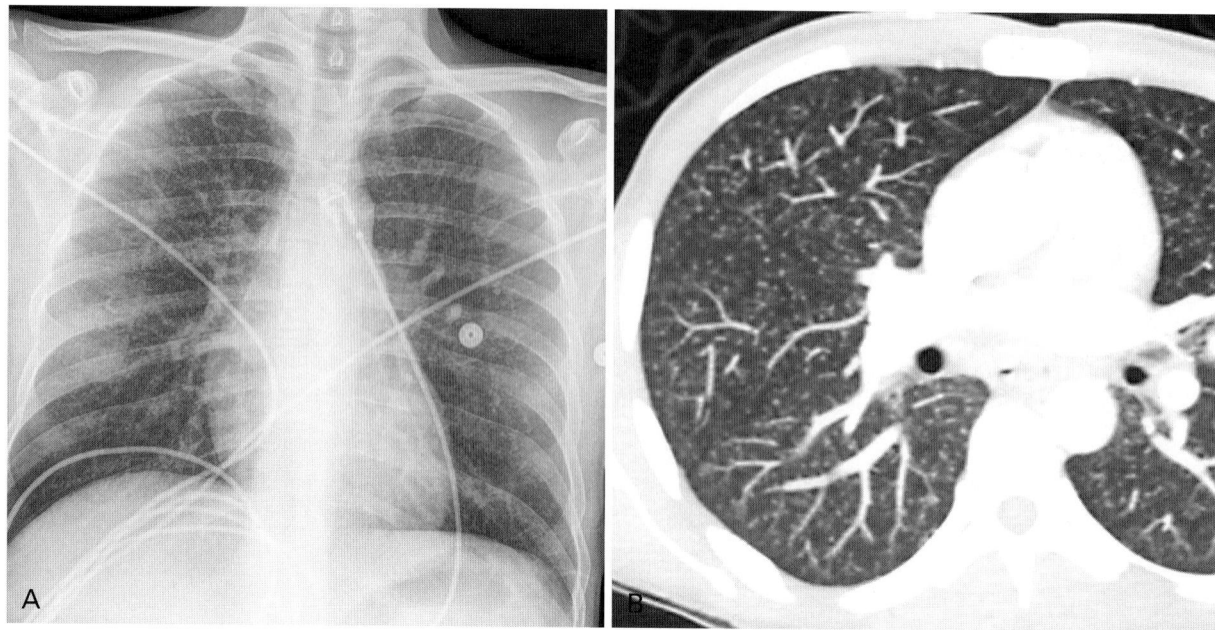

图 4.23 艾滋病患者的粟粒样组织胞浆菌病。后前位 X 线胸片(A)和 HRCT(B)可见弥漫性小结节随机分布于双肺。(修改自 Walker CM. Pulmonary infections. In: Digumarthy S, Abbara S, Chung J, eds. Problem-Solving in Chest Imaging. Philadelphia: Elsevier; 2019.)

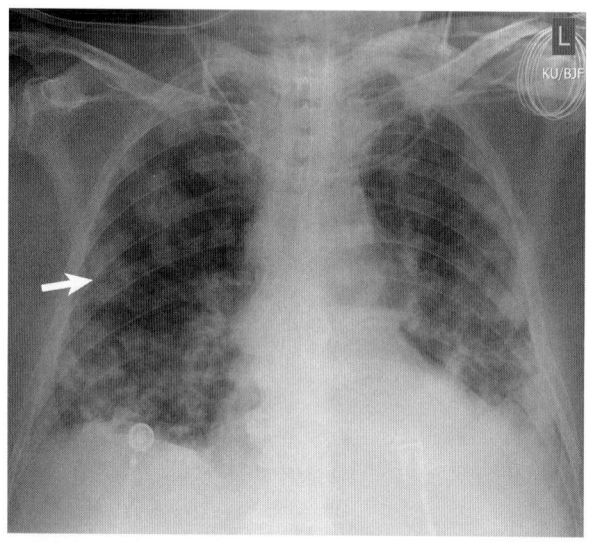

图 4.24 脓毒肺栓塞。X 线胸片(A)可见双肺多发结节,部分有空洞(箭),结节不规则,位于外周,随机分布。(修改自 Walker CM. Pulmonary infections. In: Digumarthy S, Abbara S, Chung J, eds. Problem-Solving in Chest Imaging. Philadelphia: Elsevier; 2017.)

结节的分布以周围带和下肺为主。在横断面 CT 扫描上,可见血管通向结节,称为"供血血管"征。多平面和最大密度投影显示大多数患者的肺动脉是环绕肺结节走行的,看似进入肺结节的血管常为结节的引流肺静脉。

在免疫功能缺陷宿主,多发肺结节可能的病因为侵袭性曲霉病、念珠菌病和巨细胞病毒肺炎。血管侵袭性曲霉病的特征为多发大小不等结节,直径在几毫米~3 cm。结节在 X 线胸片上边界不清楚,CT 上有磨玻璃影环,称为 CT 晕征(图 4.11)。该环是肺出血引起的。在特定的临床环境中,如严重中性粒细胞减少症患者合并发热,该征象提示血管侵袭性曲霉病,是非特异性诊断征象。伴晕征的多发肺结节的其他病因包括念珠菌病、巨细胞病毒肺炎、卡波西肉瘤、韦格纳肉芽肿和转移性血管肉瘤。念珠菌病和侵袭性曲霉病相似。巨细胞病毒和疱疹病毒肺炎结节直径常<1 cm。

最常见引起多发结节的血管异常是先天性动静脉畸形,常发生于遗传性出血性毛细血管扩张(Osler-Weber-Rendu 综合征)患者。在 X 线胸片上,动静脉畸形表现为边界清楚、分叶的圆形或类圆形结节,直径范围在数毫米到数厘米,CT 表现为特征性的粗大供血动脉和引流静脉。

多发结节和肿块也见于炎性过程,包括伴肉芽肿性血管炎、嗜酸性肉芽肿性血管炎以及类风湿关节炎患者的坏死性肺结节。韦格纳肉芽肿常伴有直径在数毫米到 10 cm 的结节和肿块。通常 X 线胸片上只能看见不超过 10 个肺结节,而 CT 上能看到更多的肺结节。结节随机分布,大约 50%有空洞。嗜酸性肉芽肿性血管炎(以往称 Churg-Strauss 综合征)的常见表现,包括一过性双肺斑片磨玻璃影和片状实变区。偶可见多发边界不清的单侧和双侧肺结节,结节内空洞少见。风湿性结节是风湿性关节炎不常见的表现,可以为单发或多发,直径在数毫米到 5 cm,边界清楚,肺周边多发,风湿性肺结节常见于发生皮下结节的患者,其消长与关节炎的活动性成正比。

推荐阅读

Bruzzi JF, Munden RF. PET/CT imaging of lung cancer. J Thorac Imaging. 2006;21:123 - 136. Bunyaviroch T, Coleman RE. PET evaluation of lung cancer. J Nucl Med. 2006;47:451 - 469.

Ko JP. Lung nodule detection and characterization with multi-slice CT. J Thorac Imaging. 2005;20:196 - 209.

MacMahon H, Naiditch NP, Goo JM, et al. Guidelines for management of incidental pulmonary nodules detected on CT images: from the Fleischner Society 2017. Radiology. 2017;284:228 - 243.

Tan BB, Flaherty KR, Kazerooni EA, et al. The solitary pulmonary nodule. Chest. 2003;123 (suppl 1):89S - 96S.

Truong MT, et al. Update in the evaluation of the solitary pulmonary nodule. Radiographics. 2014;34:1658 - 1679.

参考文献见 ExpertConsult.com.

第5章

肺间质模式[*]

Jonathan H. Chung｜Christopher M. Walker

肺部许多疾病主要累及肺间质或以肺间质受累为唯一特征,根据病变在X线胸片和CT上的形态和分布以及其伴随表现,如淋巴结肿大和胸腔积液,对疾病进行鉴别诊断。间质性肺疾病可引起6种不同的表现:间隔影、网格影、囊状影、结节影、磨玻璃影及实变影。尽管每种征象均可在HRCT上显示,且与特定的组织病理学表现相关,但是其在X线胸片上的表现仍为非特异性,且有时会误诊。X线胸片上的网格影可能是由光滑或不规则线样影、囊状腔隙或两者共同导致。大约10%的间质性疾病患者X线胸片正常。研究显示CT,尤其是HRCT,在检出肺实质病变和鉴别诊断中均优于X线胸片。对疑似间质性肺疾病或确诊间质性肺疾病的评估常规使用HRCT。

X线胸片由于价格便宜和放射剂量较低,仍作为评估疑似间质性肺疾病和随访的首选检查。连续的X线胸片随访可显示病变的进展过程,可作为确诊依据。在本章,我们综合X线胸片和HRCT的异常表现,发现相当一部分患者只能通过HRCT才能准确评价间质性疾病的表现形式、程度。间质性肺疾病可发生实变,但更多见气腔型疾病。实变在第二章单独阐述。

一、间隔影

间隔影是由于小叶间隔增厚(分隔次级肺小叶的组织)(图5.1),通常分隔线在X线胸片上不可见,仅有少数可见于HRCT,主要位于下叶前部和下部。当间隔增厚时,X线胸片上可见小叶间隔(间隔线),表

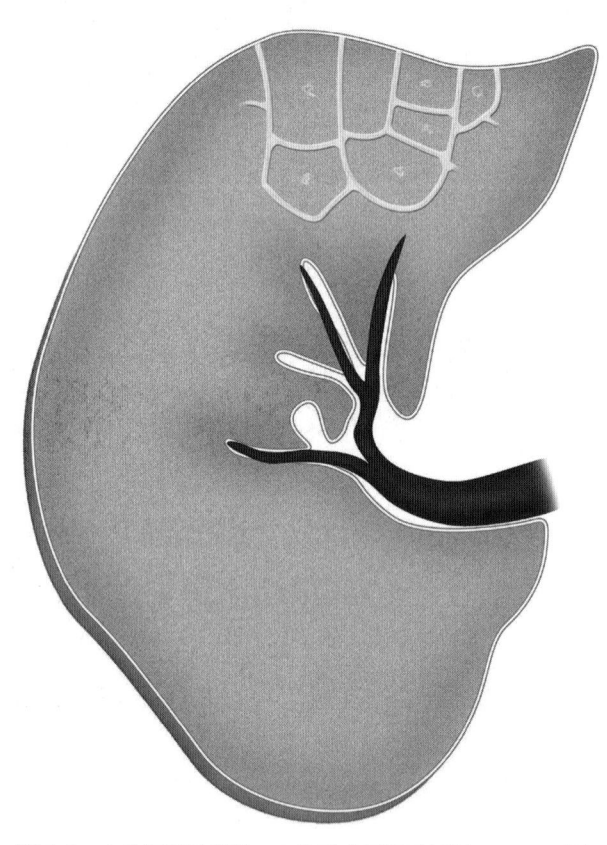

图5.1 小叶间隔示意图。右肺示意图显示间隔1~2 cm的细线影,与增厚的小叶间隔相对应。

现为短的(1~2 cm)线样影垂直于胸膜并与胸膜连续(Kerley B线)或指向肺门的略长(2~6 cm)线样阴影(Kerley A线)(图5.2)。在HRCT上,间隔线显示为延伸至肺外周胸膜的短线,呈弧形,靠近肺中心区域

---

[*] 编者和出版社感谢 Nestor L. Müller 博士和 C. Isabela Silva Müller 博士为本书上一版相关主题提供的材料。这是本章的基础。

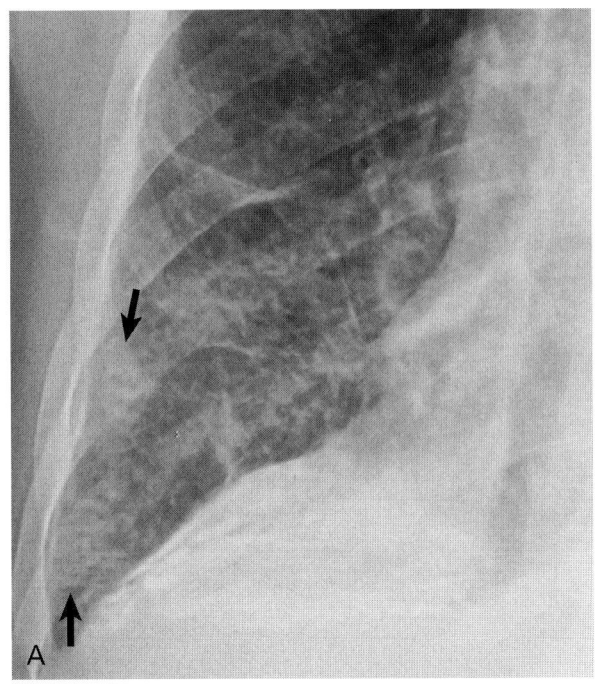

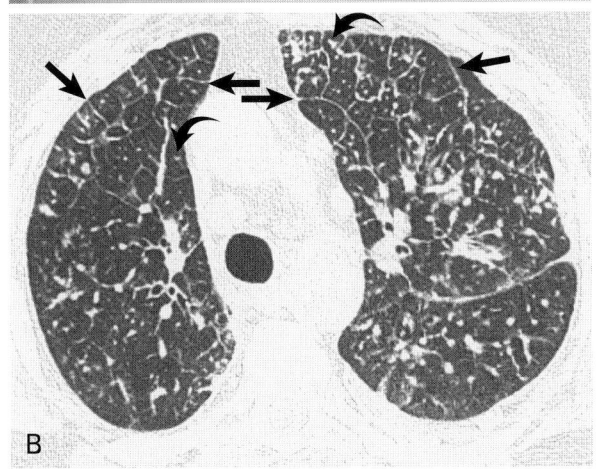

图 5.2 癌性淋巴管炎患者的间隔增厚。(A)右下肺放大图显示长约 1～2 cm 的线状影(箭),垂直于胸膜,这些是间隔线(Kerley B 线)。(B)HRCT 显示长约 0.5～2 cm 的线(直箭)和多边形弧线勾画出一个或多个肺小叶。这些线性阴影(间隔线)反映小叶间隔的增厚。突出的小叶中心小点(弯箭)代表沿小叶中心细支气管的间隔增厚,少量左侧胸腔积液。

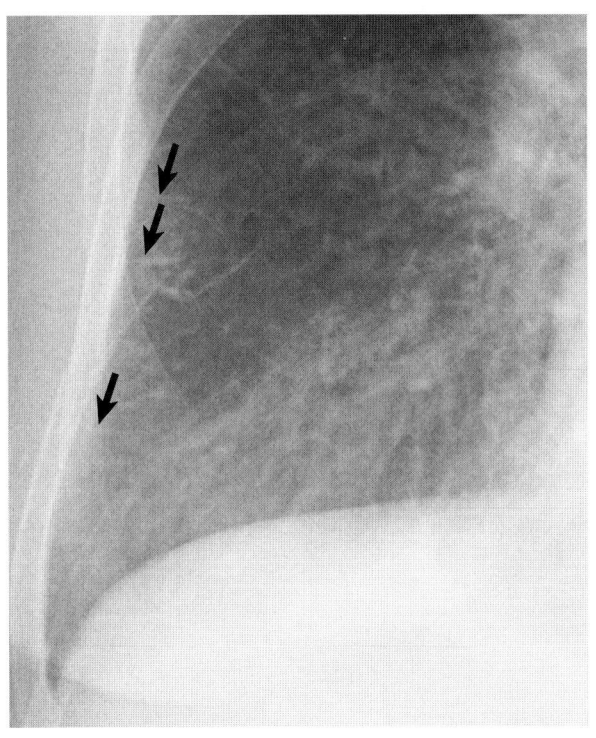

图 5.3 左心衰间质性肺水肿患者的间隔增厚。右下肺区放大图显示长约 1～2 cm 的线状阴影(箭),与胸膜垂直。这些是间隔线(Kerley B)。肺血管也显示清晰。

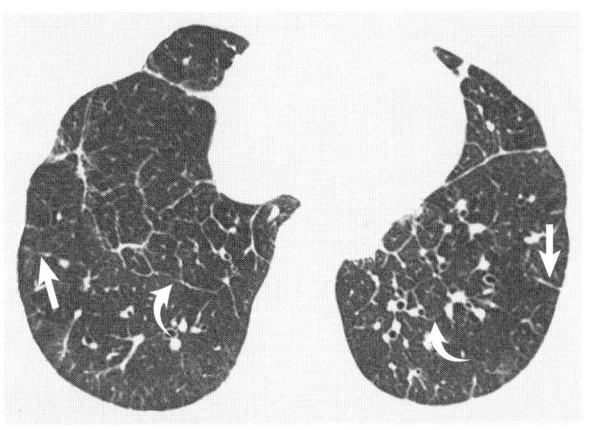

图 5.4 左心衰间质性肺水肿患者的间隔平滑增厚。HRCT 显示肺下叶垂直于胸膜的平滑的间隔线(直箭),更中央处为多边形弧形状线影(弯箭)。

勾画出一个或多个肺小叶(图 5.2)。小叶间隔增厚可能是由于水肿、细胞浸润或纤维化导致,间隔增厚可以是光滑、结节状或边缘不规则。

间隔影最常见的原因是静水压性肺水肿(图 5.3,图 5.4)。光滑的间隔影较少见的原因包括癌的淋巴管扩散播散(图 5.2)、淋巴瘤(图 5.5)、白血病、Churg-Strauss 综合征、急性肺排斥反应(图 5.6)、先天性淋巴管扩张和 Niemann-Pick 综合征(图 5.7)。这些引起广泛间隔影的疾病,通常是双侧对称性分布。局灶光滑的间隔影常见于邻近的胸膜炎(图 5.8),尤其见于脓胸和胸膜固定术后、淋巴细胞性间质性肺炎和特发性支气管扩张症。支气管扩张患者的小叶间隔影,可能是由于淋巴引流受损,且间隔影程度与支气管扩张症的严重程度相关。结节状间隔影最常见于癌性淋巴管炎患者(图 5.9,图 5.10)、结节病(图 5.11)、卡波西肉瘤、白血病和淀粉样变性。

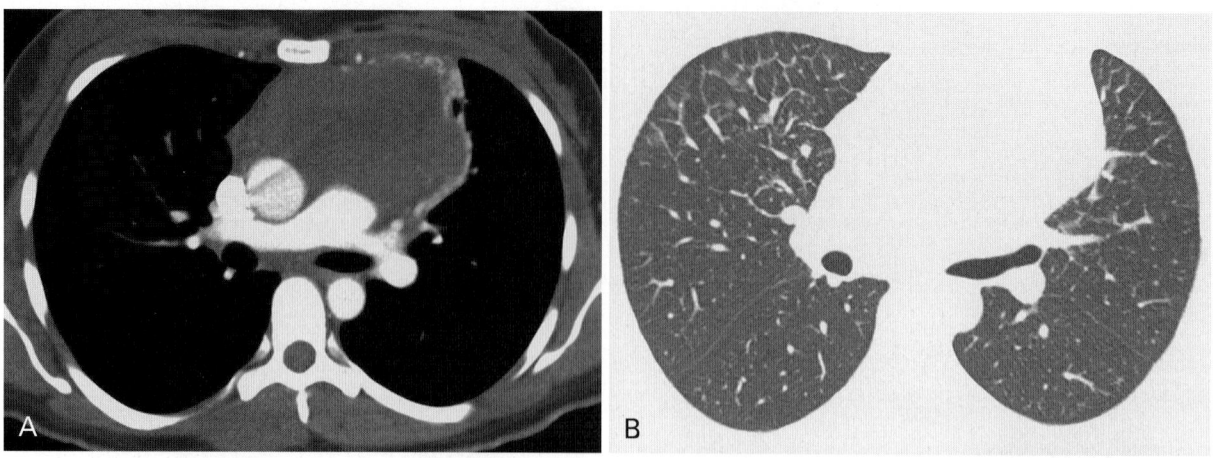

图5.5 非霍奇金淋巴瘤的间隔增厚。(A)增强 CT 显示巨大的前纵隔肿块(血管前)。(B)肺窗 CT 显示双肺小叶间隔增厚。

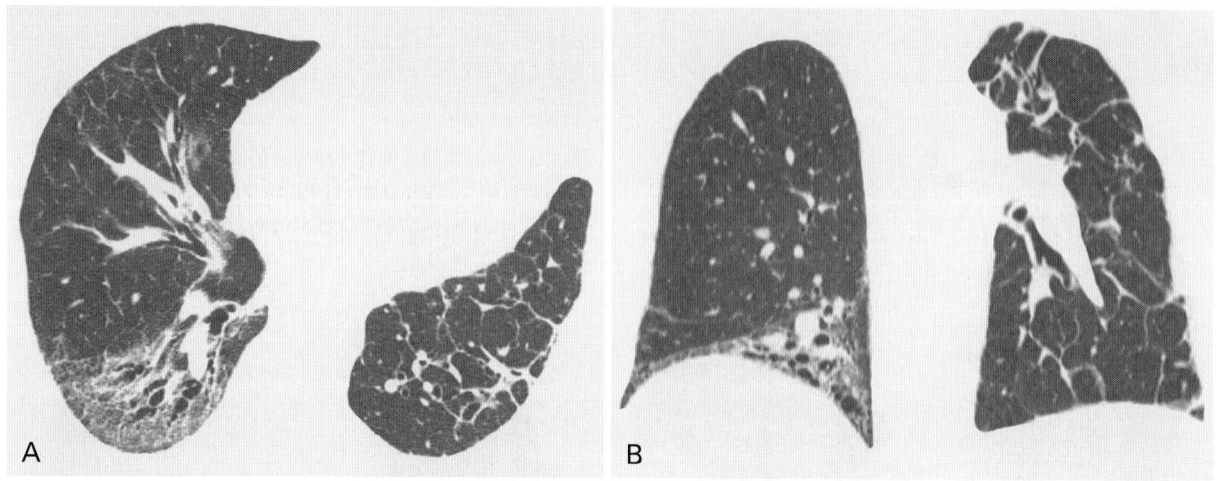

图5.6 急性肺排斥反应的间隔平滑增厚。(A)41 岁,男性,单侧左肺移植,HRCT 显示移植肺内多个小叶间隔增厚。间质纤维化是一种非特异性间质性肺炎,在自体右肺中表现明显。(B)冠状面 HRCT 显示移植左肺广泛的间隔增厚,自体右下肺纤维化。左肺经支气管活检显示急性排斥反应。

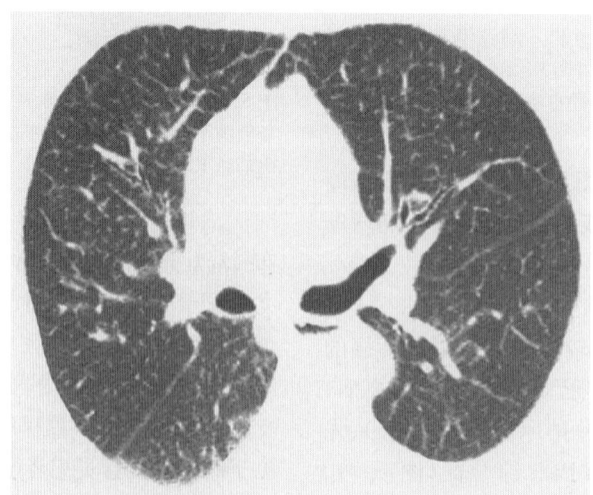

图5.7 尼曼-皮克病的间隔增厚。HRCT 显示双肺小叶间隔轻度增厚。

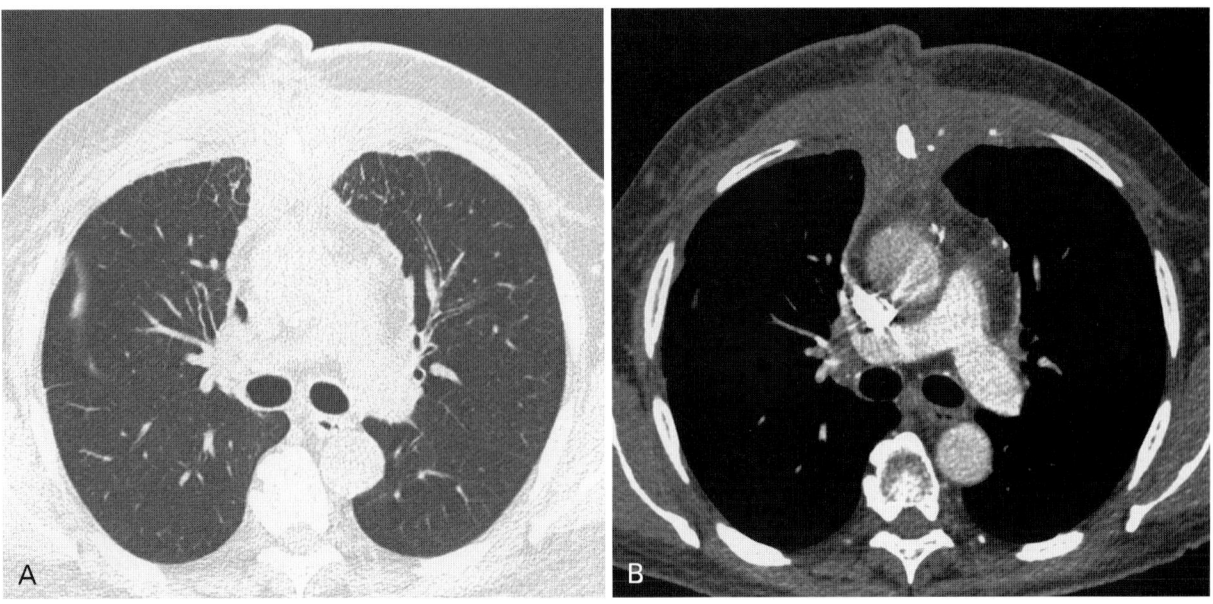

图 5.8 冠状动脉搭桥术后胸骨骨髓炎背景下胸骨胸膜炎症导致的间隔增厚。（A）HRCT 显示上叶前段小叶间隔增厚。（B）增强CT 显示胸骨旁区及双侧胸壁软组织肿胀，纵隔胸膜增厚。胸骨伤口培养出耐甲氧西林金黄色葡萄球菌。

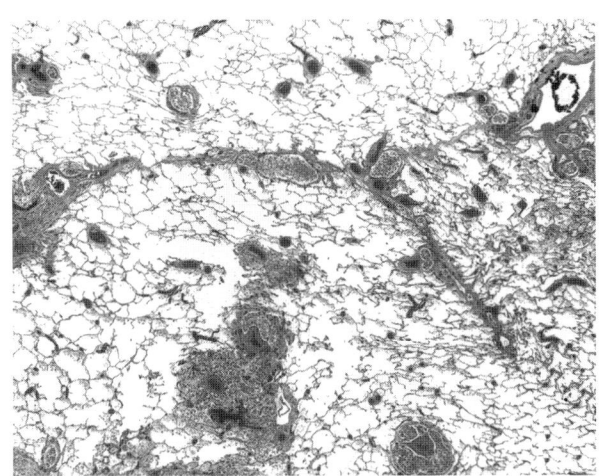

图 5.9 癌性淋巴管炎引起的间隔增厚。组织学标本显示小叶间隔被肿瘤细胞填充（结节样增厚）。（鸣谢 Dr. Julia Flint,Department of pathology Vancouver General, Vancover,Canada.）（见彩色插页）

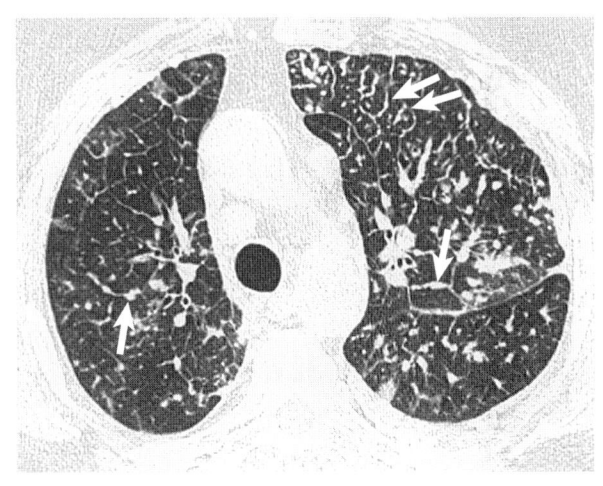

图 5.10 癌性淋巴管炎间隔结节性增厚。HRCT 显示广泛的双肺间隔增厚和左侧胸腔积液。一些增厚的间隔呈结节状（箭）。纵隔淋巴结肿大。

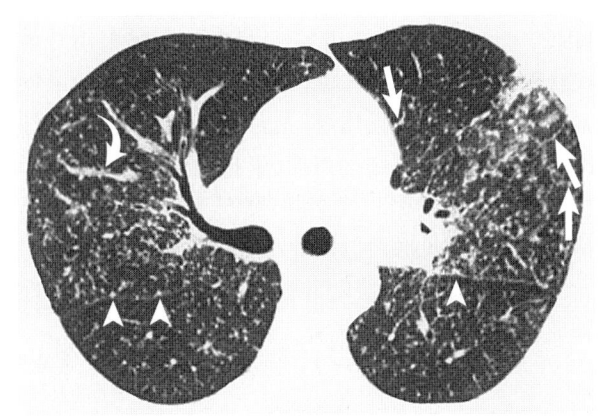

图 5.11 结节病的结节性间隔增厚。HRCT 显示小叶间隔结节状增厚（直箭），也显示了结节病的其他特征如沿血管分布的结节（弯箭）和叶间裂分布的结节（箭头）。

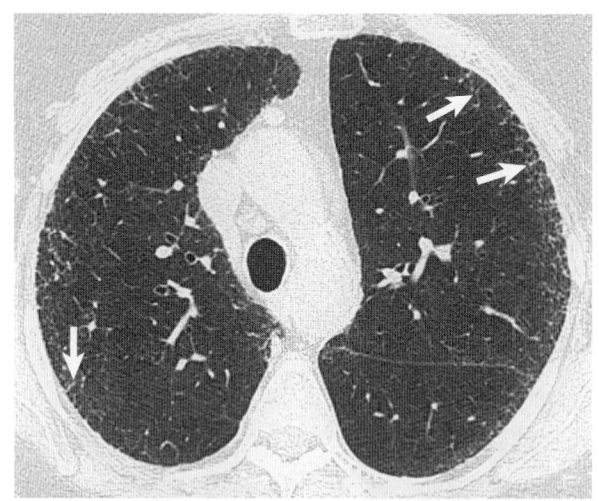

图5.12 特发性肺纤维化不规则间隔增厚。HRCT显示双肺少量不规则增厚的间隔（箭），还可见小叶内线、纤细的网状线、肺结构变形，特发性肺纤维化的病变多分布于胸膜下。

肿瘤淋巴管播散的患者常发生平滑或结节状间隔影（图5.2和图5.10），小叶间隔影是大多数病例的主要异常表现。其他常见表现包括单侧或双侧不对称肺门淋巴结肿大和胸腔积液。虽然间隔影可见于结节病，但很少是主要表现。结节病的结节通常为大量沿支气管血管和胸膜间质以及沿着叶间裂隙走行（图5.11）。不规则小叶间隔影最常见于间质纤维化患者，尤其是特发性肺纤维化、石棉肺和结节病（图5.12）。通常与纤维化的其他表现有关，如网格影、牵拉性支气管扩张和细支气管扩张伴行，并不是主要表现。特发性肺纤维化的主要表现通常包括肺周边部和基底部网格影以及分隔影。

二、网格影

网格影表现为无数交错线状影，形成网格状（图5.13）。X线胸片表现为光滑和不规则线样影、囊腔影或两者同时存在（图5.14）。尽管在X线胸片上很难区别这些异常，但是在HRCT上容易鉴别。HRCT上，网格影由仅几毫米、模糊的不规则小叶内线状影所形成（图5.15，图5.16）。小叶内线状影反映次级肺小叶内间质增厚，最常见于肺纤维化，肺纤维化也会导致实质结构扭曲、牵拉性支气管扩张、牵拉性细支气管扩张和蜂窝肺（图5.16，图5.17）。网格影形成的常见原因包括特发性肺间质纤维化、非特异性间质性肺炎、纤维化伴胶原血管病、慢性过敏性肺炎、肺结节病以及石棉肺。

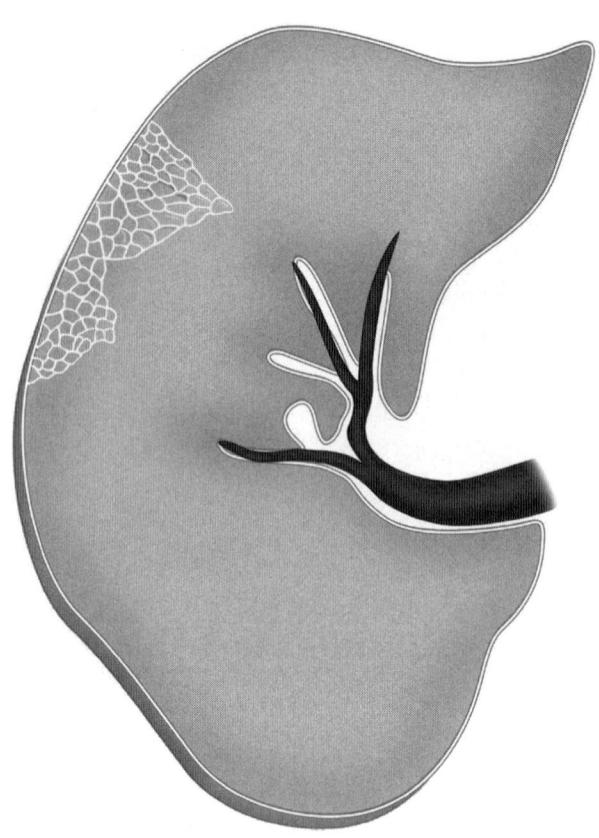

图5.13 右肺网格影示意图。HRCT上的网状影通常由小叶内间质线影所致（如肺叶内可见细线影是由于小叶内间隔增厚导致）。

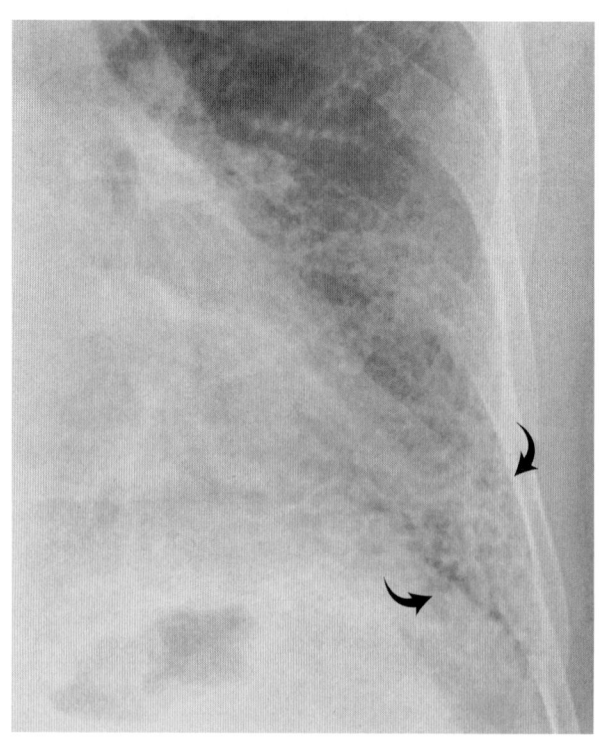

图5.14 特发性肺间质纤维化X线胸片显示网格影。左下肺放大影像显示广泛的网格影（弯箭），此患者的网格影是由不规则的线状影和蜂窝影共同构成。

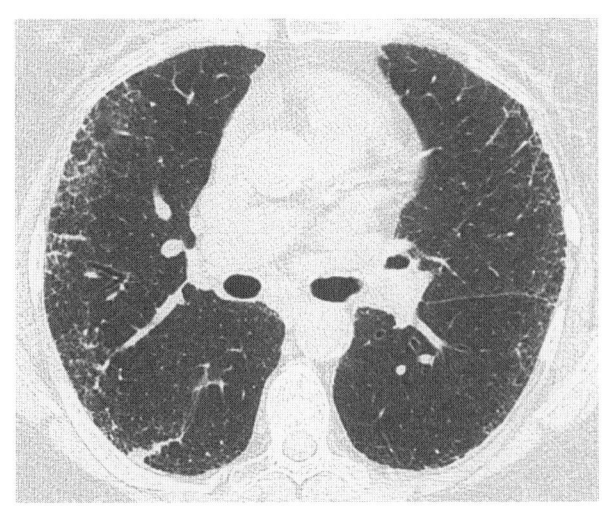

图 5.15　特发性肺间质纤维化的网格影。HRCT 显示双侧胸膜下不规则小叶内线性影,不规则小叶间隔增厚,形成精细的网格影。

特发性肺间质纤维化是局限于肺的慢性间质性纤维化,并伴有普通间质性肺炎的影像学和组织学表现。影像学表现包括双肺对称性的网格影,主要累及下肺,也可为弥漫性(图 5.14)。约 60% 的患者 X 线胸片上以肺周边带分布为主。当疾病进展时,网格影变粗大,并伴肺容量减少。

特发性肺间质纤维化的 HRCT 特点包括累及全肺的斑片状分布网格状影,但以胸膜下区和肺基底部最严重(图 5.16,图 5.17)。网格影常伴有不规则胸膜、血管和支气管交界面、肺结构扭曲、支气管和细支气管扩张(牵拉性支气管扩张和细支气管扩张)(图 5.16,图 5.17)。80%～90% 的特发性肺间质纤维化患者胸膜下可见多发直径在 2～20 cm 的含气囊腔(蜂窝肺)。

网格影也常见于非特异性间质性肺炎患者。非特异性间质性肺炎是慢性间质性肺疾病,组织学特征为间质纤维化和炎症相结合,临床表现类似特发性肺纤维化,但预后较好。非特异性间质性肺炎很少为特发性,最常见于结缔组织疾病患者(尤其是硬皮病)、药物反应或过敏性肺炎。X 线胸片和 HRCT 最常见表现为磨玻璃影和细网格影(图 5.18)。HRCT 常见肺结构扭曲,伴有牵拉性支气管扩张和细支气管扩张,但少见蜂窝影。这些表现可为弥漫性,但 60%～90% 的病例主要累及下肺,50%～70% 的病例主要累及在肺野周围。尽管非特异性间质性肺炎的纤维化主要累及肺外周带和基底部,但约 50% 的患者于下叶背侧、胸膜下区也可见少量纤维化(图 5.19)。绝大多数患者,以磨玻璃影为主,网格影相对较轻,无蜂

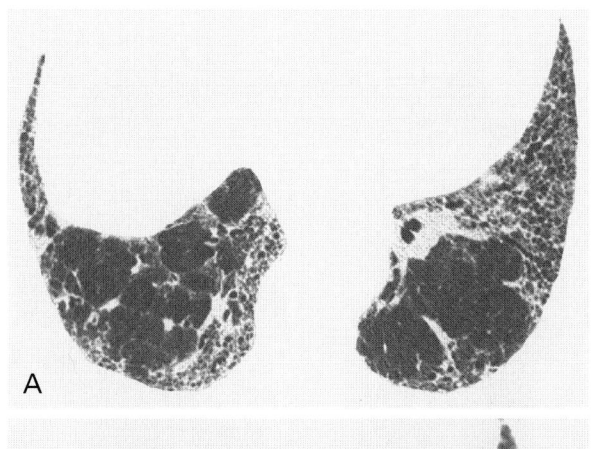

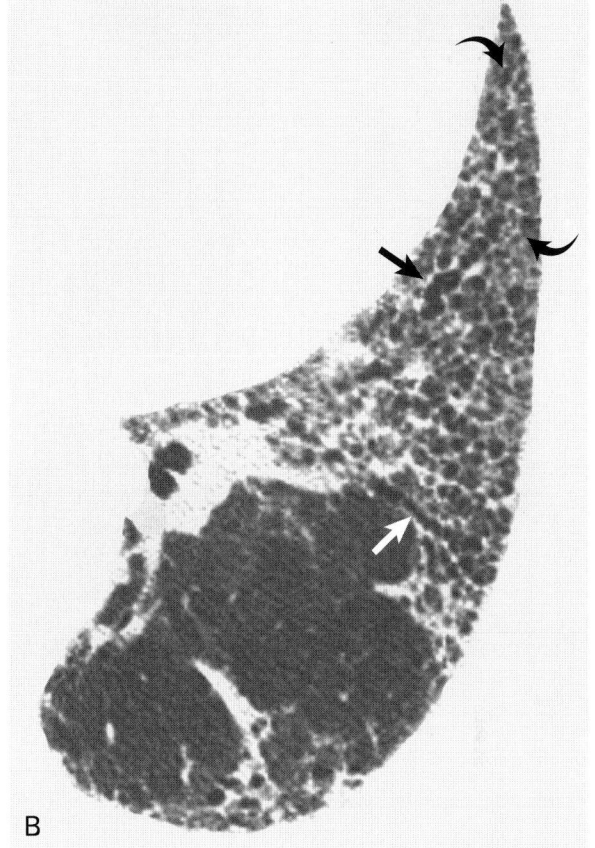

图 5.16　特发性肺间质纤维化伴牵拉性支气管扩张和细支气管扩张的严重网格影。(A)HRCT 可见下叶肺底周边呈网格状,中叶及舌段呈网格影弥散分布。(B)左下肺区放大图显示网格影、支气管扩张和串珠状改变(牵拉性支气管扩张)(直箭)。距胸膜约 0.5～1 cm 范围内扩张的气道为扩张性细支气管(牵拉性细支气管扩张)(弯箭)。

窝影和胸膜下区相对较轻等表现可鉴别非特异性间质性肺炎和特发性肺间质纤维化,但是很难鉴别网格影为主的非特异性纤维化间质性肺炎和普通间质性肺炎。X 线胸片和 HRCT 上最常见伴有网格影的胶原蛋白疾病是硬皮病和类风湿关节炎。硬皮病的组织学、X 线胸片和 HRCT 表现,通常与非特异性间质性肺炎一样,类风湿关节炎组织学、X 线胸片和 HRCT

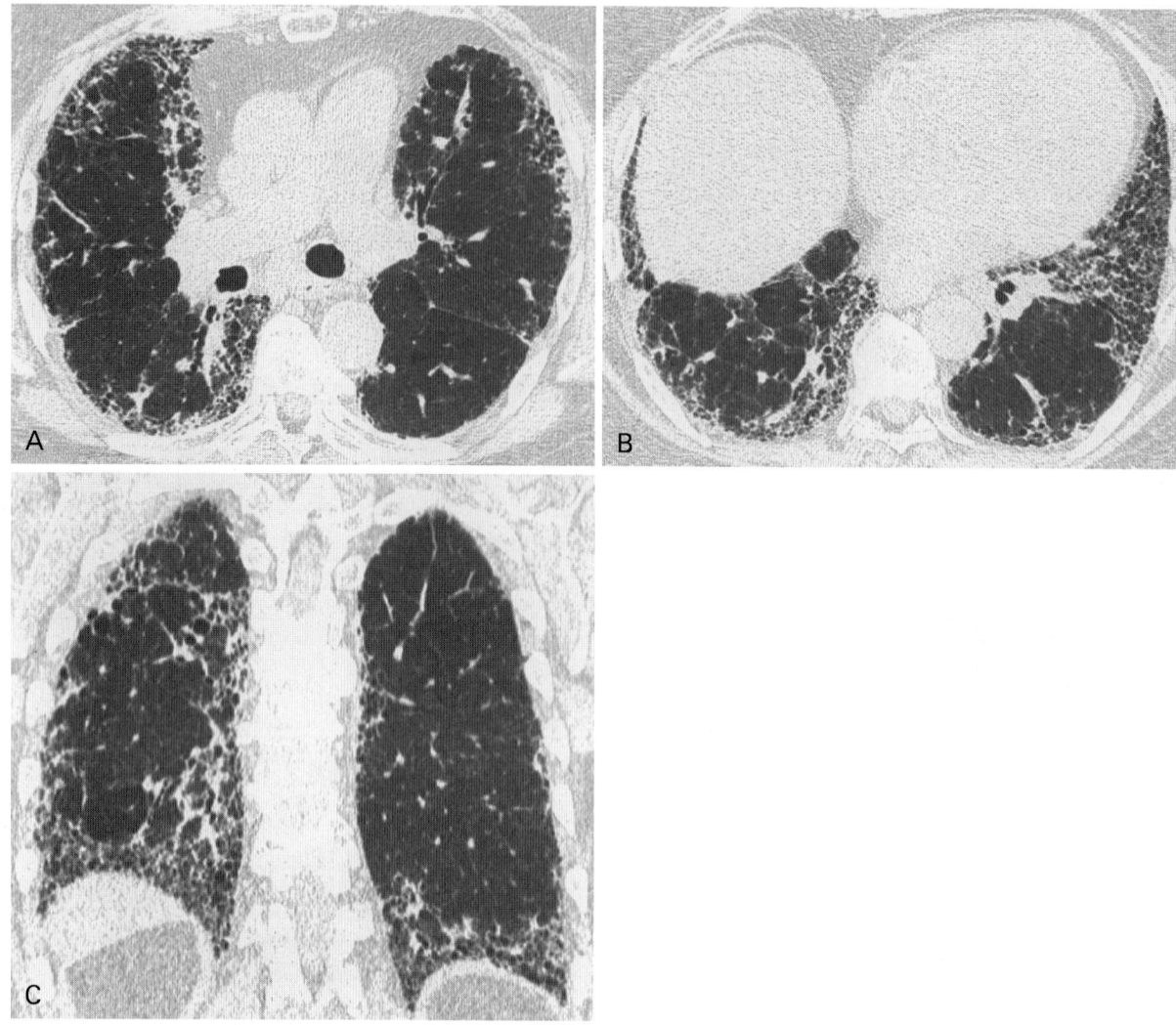

图 5.17 特发性肺间质纤维化。(A)中间支气管水平层面 HRCT 显示双肺网状影,几乎完全累及肺周围区域。(B)HRCT 显示肺底更广泛的网状影和胸膜下蜂窝状影。(C)冠状面 HRCT 显示网格影分布于全肺,但最严重的是胸膜下和肺底部。

表现通常与普通间质性肺炎的表现一致,较少出现非特异性间质性肺炎的表现。

慢性过敏性肺炎的纤维化主要累及肺中野或没有明显的分布区域(图 5.20)。肺尖和肺底相对较少受累,纤维化在 HRCT 上的分布通常是随机的,但以胸膜下或支气管血管旁分布为主。在绝大多数病例中,亚急性病变中有病变叠加的表现,典型的表现为边界不清的小叶中央性结节影、双肺广泛磨玻璃影及由于在呼气相上气道阻塞,空气潴留引起小叶区密度减低和血管影的减少(马赛克征)(图 5.20)。纤维化以中肺野分布为主,小叶中央性结节和小叶区域空气潴留是绝大多数过敏性肺炎的常见表现,有些患者的这些表现与普通间质性肺炎、非特发性间质性肺炎容易混淆。

15%～20%的结节病患者可见网格影,并伴有明显的实质性病变。结节病的纤维化主累及肺中上野,常伴有肺门上提,中央支气管的牵拉性扩张和下肺代偿性肺过度充气(图 5.21)。

石棉肺的网格影通常较轻,且主要或仅累及下肺,HRCT 通常表现为胸膜下网格影、胸膜下弧线影和小圆形或分支状胸膜下阴影,主要累及下肺背侧。绝大多数伴有胸膜斑或弥漫性胸膜增厚。

三、囊状影

囊状影为圆形、边界清楚、内含空气的肺实质腔隙。该定义适用于描述朗格汉斯细胞组织细胞增生症、淋巴管平滑肌瘤病和淋巴性间质性肺炎的气腔扩大(弥漫性肺气囊)(Birt-Hogg-Dubé 综合征、淀粉样变性、轻链沉着征也可表现为囊状影,但少见),终末期肺纤维化(蜂窝样改变)可见于特发性肺间质性纤

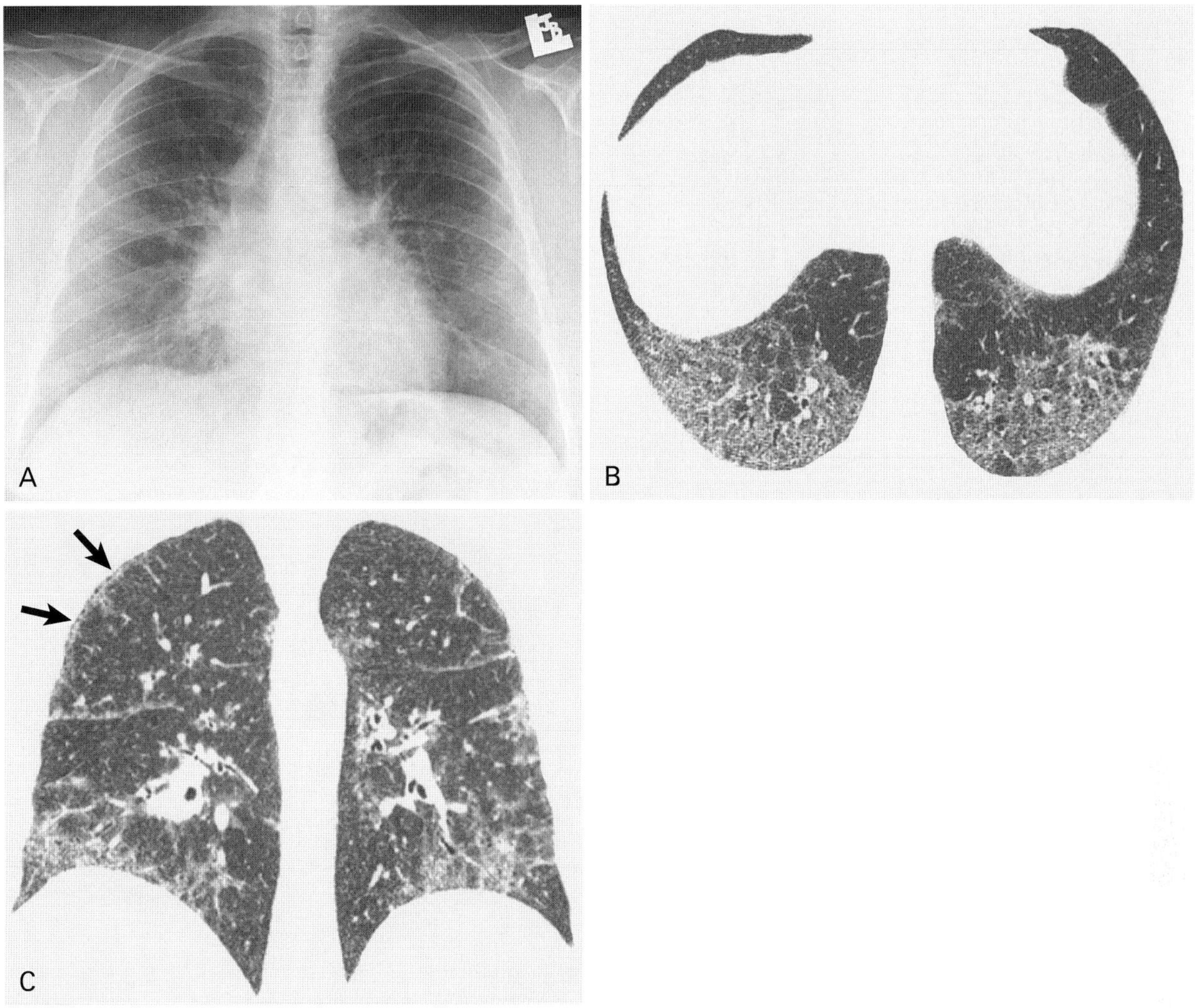

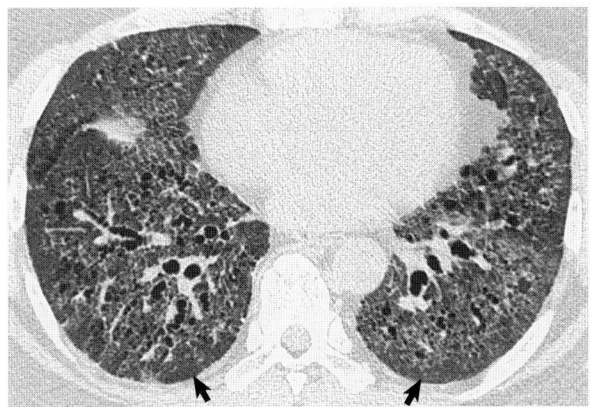

图 5.18 非特异性间质性肺炎。(A)后前位 X 线胸片显示双肺轻度网格影,大量磨玻璃影,中下肺野显著。(B)HRCT 显示双肺磨玻璃影,下叶伴网格影。(C)冠状面 HRCT 重建显示病变主要累及肺周围区和下肺。右上肺胸膜下少量网格影(箭)。

图 5.19 非特异性间质性肺炎。相对胸膜下空白区,HRCT 显示双肺广泛的磨玻璃影,牵拉性支气管扩张和网格影。紧邻胸膜的网格影(箭)较距胸膜 1 cm 处的肺组织内(胸膜下)的网格影轻,见于大约 50% 的非特异性间质性肺炎患者,为其特征性表现。

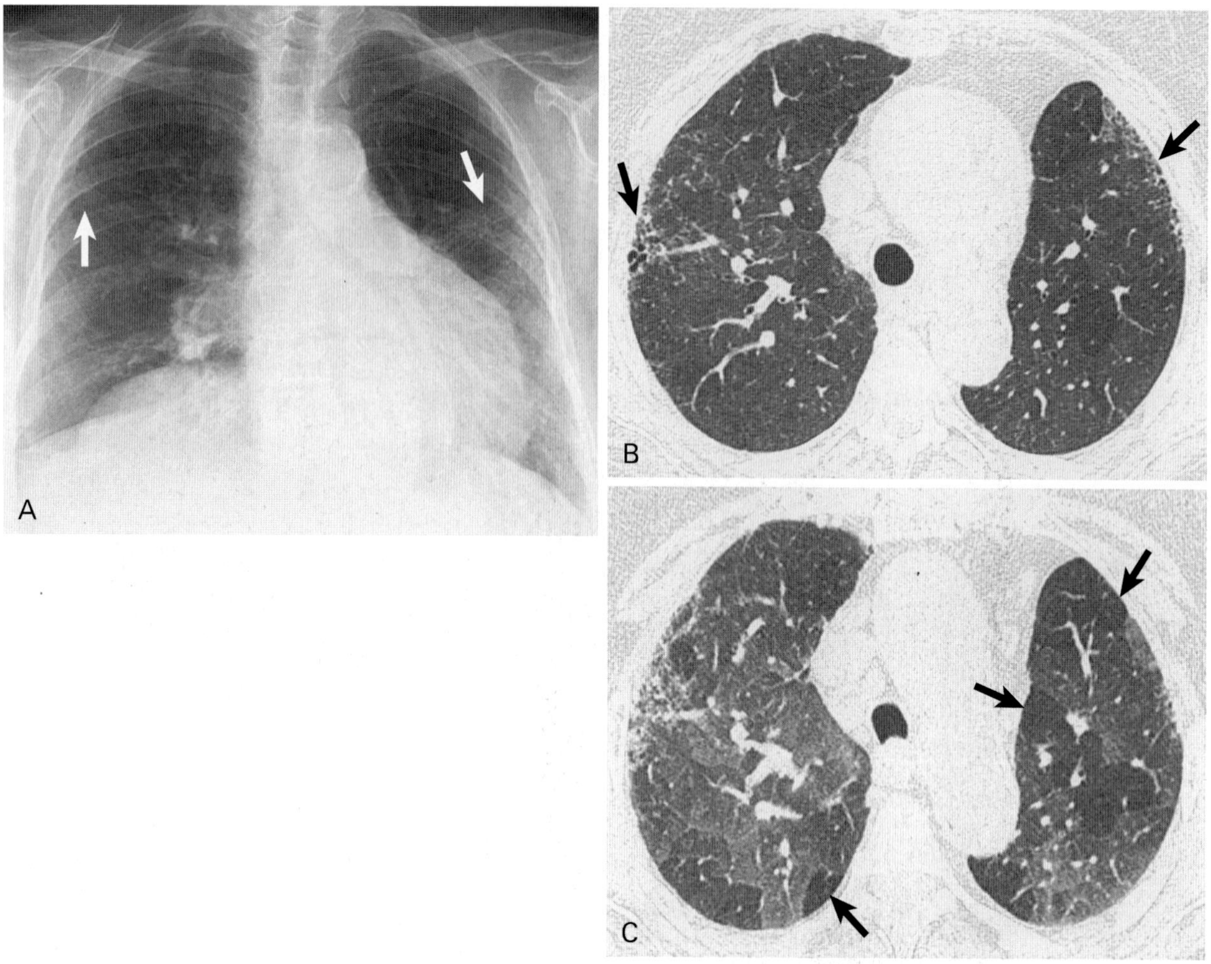

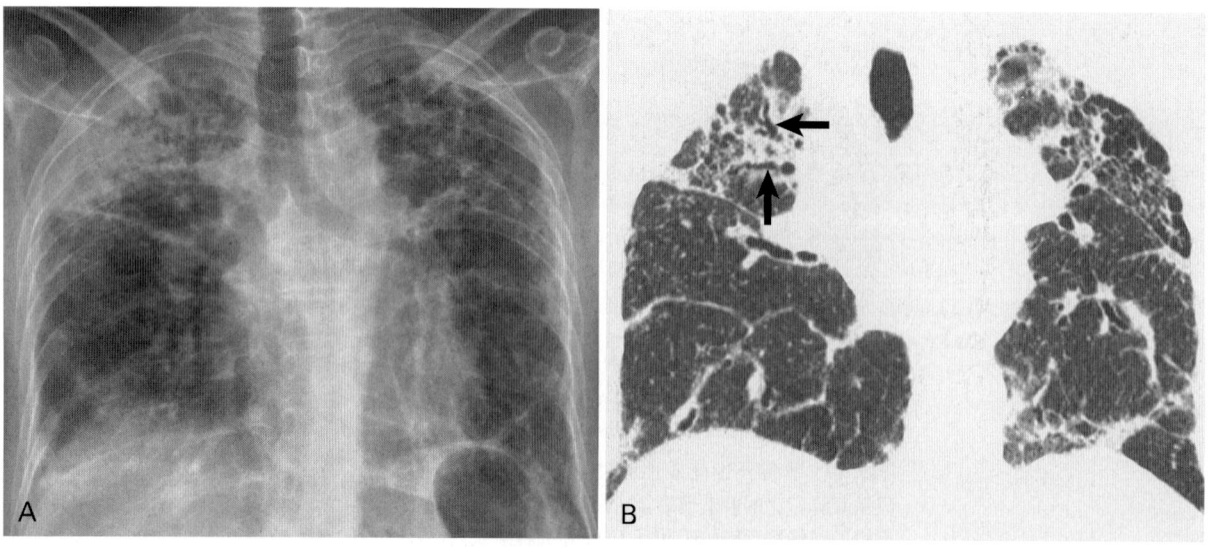

图 5.20 慢性过敏性肺炎。(A)后前位 X 线胸片示左肺中、下叶网格影,右肺中叶轻度网格影(箭)。(B)HRCT 显示轻度胸膜下网格影和蜂窝影(箭),双肺广泛的磨玻璃影,局部区域密度减低和血管分布减少。(C)最大呼气后的 HRCT 显示广泛的空气潴留(箭)。

图 5.21 结节病肺纤维化。(A)X 线胸片显示双肺广泛的网状结节,主要累及上叶,伴体积缩小。(B)冠状面 CT 重建显示上叶分布的网状和牵拉性支气管扩张(箭)。肺门上提,下叶代偿性过度充气。中、上肺野淋巴管旁结节也是结节病的典型表现。

维化,较少见于慢性过敏性肺炎、非特异性间质性肺炎、石棉肺和结节病。弥漫性肺气囊病变最多见于肺朗格汉斯细胞组织细胞增生症和淋巴管平滑肌瘤病。

肺朗格汉斯细胞组织细胞增生症是一种以朗格汉斯细胞浸润肺为组织学特征的疾病,常发生于年轻成人,几乎仅见于吸烟患者。实质异常通常为双侧对称性分布,上、中肺野弥漫分布为主,肋膈角区不受累。X 线胸片上显示网状或网状结节分布(图 5.22)。HRCT 的特征性表现包括囊腔(约 80% 的患者)和结节(约 60%~80%)。早期主要表现为结节,晚期主要表现为囊腔。结节直径范围在 1~10 mm,囊腔直径范围在数毫米到数厘米,可为圆形或椭圆

形,也可能为奇怪的形状,如双叶、三叶草形及分支状结构。无论病变处于哪一时期,其分布都以中、上叶为主,下叶相对较少受累(图 5.22)。

淋巴管平滑肌瘤病罕见,仅发生于女性,特点为形成囊样改变和间质平滑肌样细胞增生。影像学表现包括弥漫双侧网格影,常有过度充气,表现为胸骨后间隙增大或横膈低平(图 5.23)。50%~60% 的患者可见囊腔。HRCT 特征性表现大量薄壁充气囊腔,周边为正常肺实质包绕(图 5.23)。X 线胸片正常或仅有网格影的患者,HRCT 上可见囊性病变。囊腔直径通常为 0.2~2 cm,弥漫分布,无区域性分布特征。

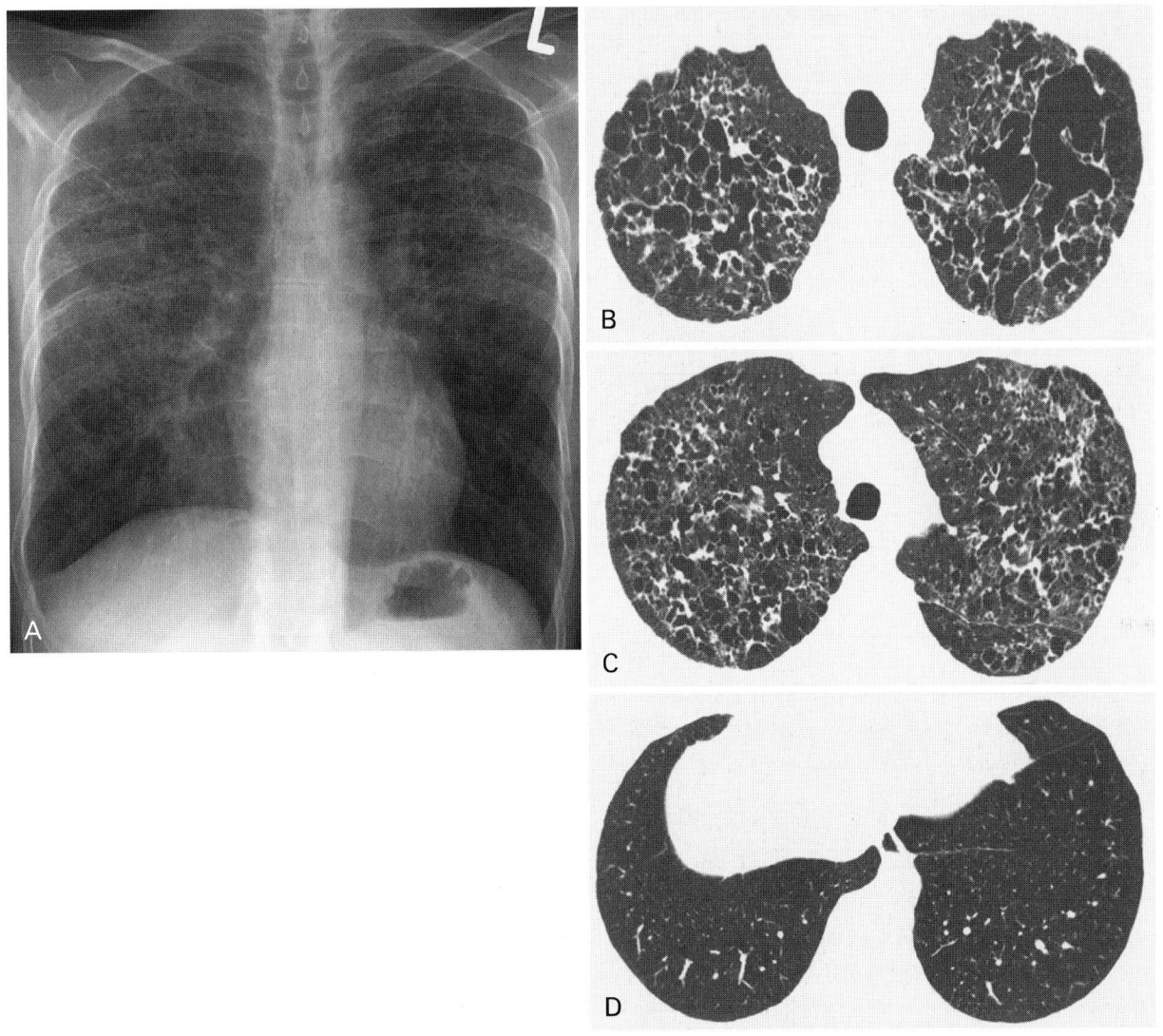

图 5.22 肺朗格汉斯细胞组织细胞增生症。(A)X 线胸片示上、中肺野弥漫性网状结构,下肺野显示良好。(B)肺尖部 HRCT 显示双侧大量薄壁囊腔。左肺上叶囊腔融合,形成形状各异的更大囊腔。(C)HRCT 显示略高于主动脉弓水平双肺大量囊腔,少数小结节,磨玻璃影。(D)HRCT 显示肺基底极少异常。患者吸烟,并发肺朗格汉斯细胞组织细胞增生症,磨玻璃影反映存在呼吸道细支气管炎("吸烟者的细支气管炎")。

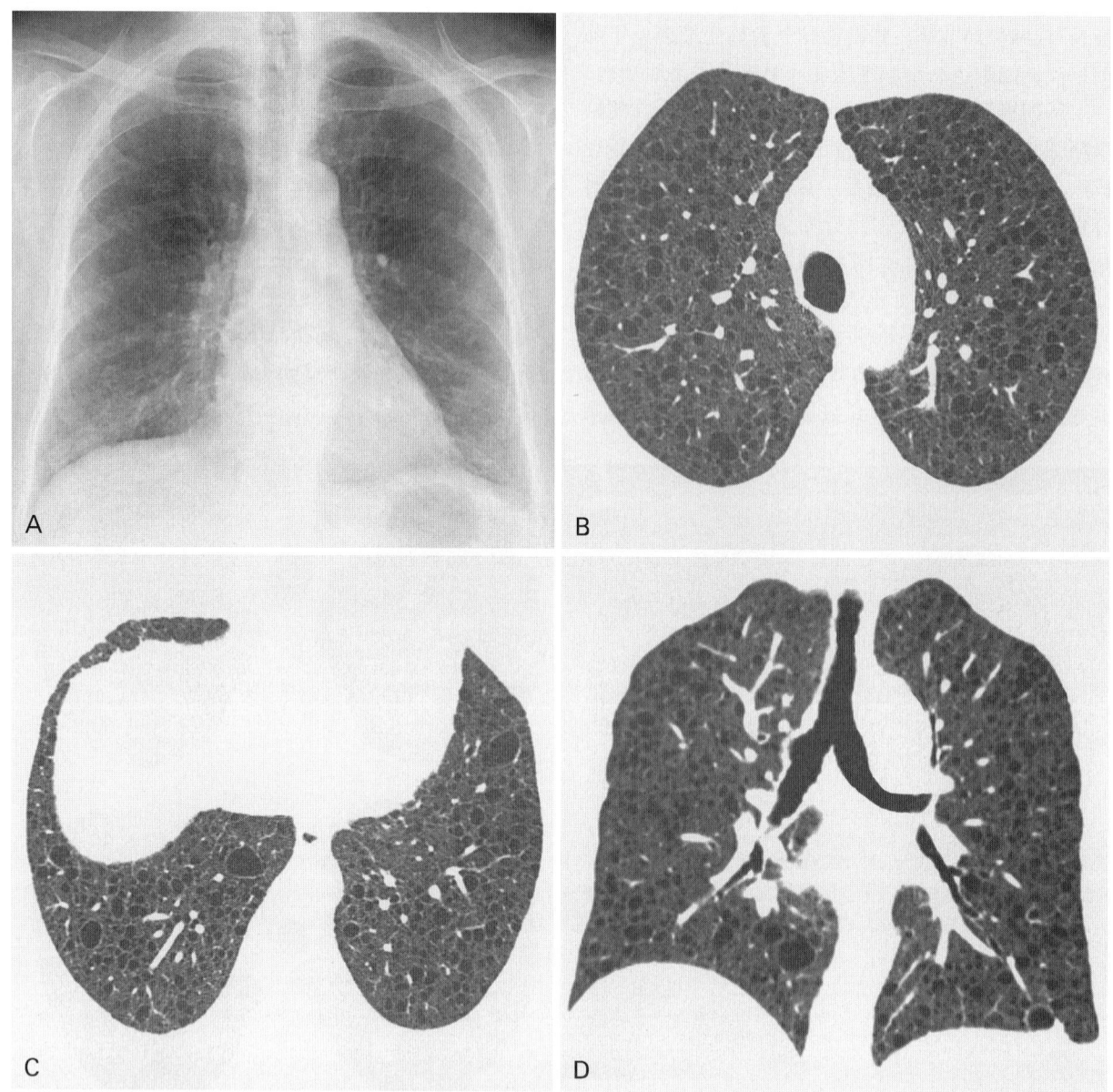

图 5.23 淋巴管肌瘤病。(A)后前位 X 线胸片显示弥漫性细网格影,伴肺血管扭曲和小片透亮区。(B)肺上叶水平层面 HRCT 显示双侧多发薄壁囊腔。(C)肺基底部水平层面 HRCT 显示弥漫性分布病变,与上肺相似。(D)冠状面 HRCT 重建显示囊腔弥漫性分布,肺容量增加。

囊腔可见于约 30% 的卡氏肺孢子菌肺炎患者中,可单发或多发,主要发生于上肺野,叠加于磨玻璃影上(图 5.24),耶氏肺孢子菌肺炎的囊腔可表现为肺气囊、早发性肺气肿,偶尔表现为空洞性结节。

约 60% 的淋巴性间质性肺炎患者和 13% 的亚急性过敏性肺炎患者可见单发或多发囊腔,典型变现为囊腔叠加于磨玻璃影上。淋巴性间质性肺炎的囊腔较少,多累及下肺野(图 5.25),也可导致广泛的囊腔形成;亚急性过敏性肺炎的囊腔可单发或多发,随机分布。Silva 等对 36 例慢性过敏性肺炎患者进行研究后,发现有 14 例患者(39%)表现为少量的囊腔。

绝大多数囊虫性肺炎、淋巴性间质性肺炎和亚急性过敏性肺炎的主要表现为磨玻璃影。

蜂窝影通常表现为直径 0.3~1 cm 的囊性区域,囊壁由数量不等的纤维组织组成(图 5.26),蜂窝影通常在胸膜下区和沿叶间裂方向分布最明显。最常发生蜂窝样改变的疾病是特发性肺间质纤维化(图 5.27)、结缔组织疾病和结节病,但是该表现可见于任何原因导致的晚期肺纤维化患者。空腔主要是呼吸性细支气管和肺泡管由于周围纤维组织牵拉扩张导致。HRCT 较 X 线胸片更容易评价蜂窝影的存在、分布和范围。蜂窝影的鉴别诊断和网格影相似。

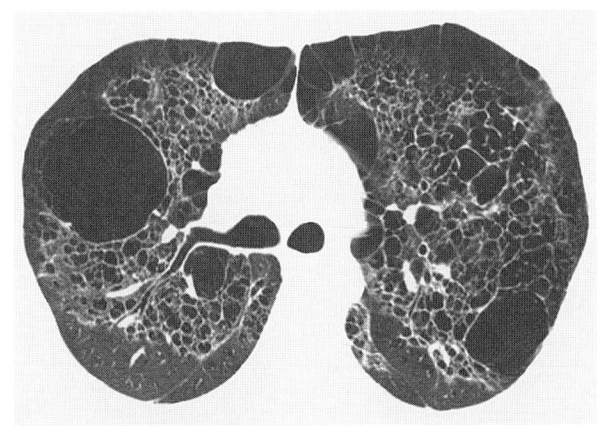

图 5.24 艾滋病患者肺孢子菌肺炎。上叶水平层面 HRCT 显示双肺多发大小不一的囊腔、小叶旁肺气肿及小叶中心性肺气肿,邻近囊腔的磨玻璃影也可见。

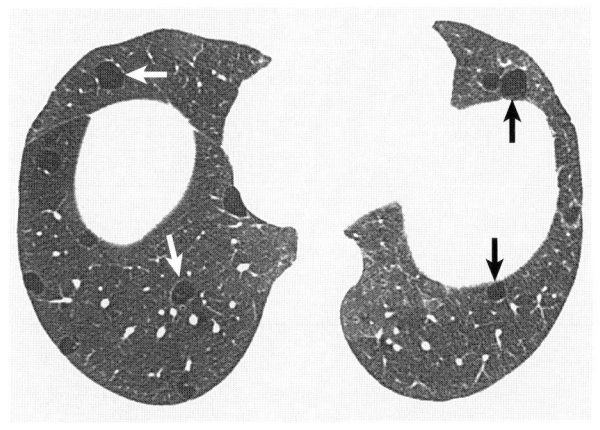

图 5.25 无吸烟史的淋巴间质性肺炎。HRCT 显示双肺斑片状磨玻璃影和多个薄壁囊腔(箭)。

大多数囊性病变的患者,可根据 HRCT 上囊腔的表现和分布以及相关表现,如结节影和磨玻璃影,可做出明确诊断(图 5.28)。与其他间质性表现相似,最终诊断须结合 HRCT 表现和临床资料及实验室数据,有些患者还须肺活检确诊。

四、结节影

结节影表现为数目众多的直径小于 1 cm 的圆形阴影,其成因是近似球形的细胞浸润或纤维组织使实质膨胀或两者兼有。结节的鉴别诊断需根据结节的形态和分布,以及伴随表现如淋巴结增大和临床表现。急性发病的发热患者,弥漫性小结节高度提示血行感染,特别是粟粒性肺结核,若同样的结节见于慢性病程患者,可能提示矽肺、煤工尘肺、静脉滑石肺或转移性肺癌(常见于甲状腺)和细支气管肺泡癌。X线胸片上的结节分布特征常有助于缩小诊断范围。

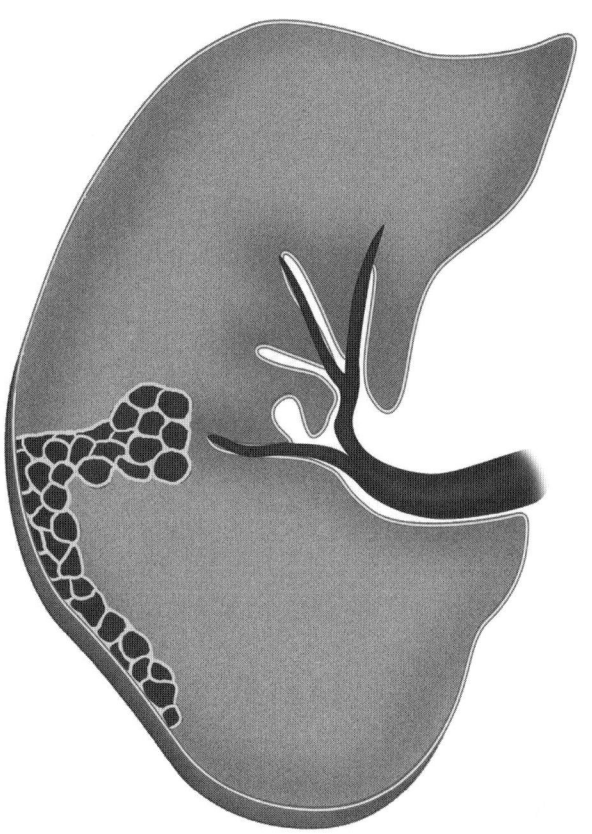

图 5.26 右肺蜂窝影示意图。HRCT 上蜂窝影的特征表现是聚集的囊腔,囊壁清楚,直径 3～10 mm。蜂窝影是终末期肺纤维化的 CT 特征。

矽肺和煤工尘肺可表现为弥漫性,但最主要累及上、中肺野,而血源性病变的弥漫性分布结节主要累及下肺野(该区域血流量大),如粟粒性结核和转移性肺癌。多发肺结节在 HRCT 上的各种表现可归纳为三种形式:淋巴管周围、小叶中心性和随机分布(图 5.29)。

(一)淋巴管周围结节分布 沿支气管血管束间质、小叶间隔和胸膜下区的淋巴管周围分布常见于结节病、癌性淋巴管炎、矽肺和煤工尘肺。在以上疾病中,结节常表现为边界清楚、直径约 2～5 mm、淋巴管周围分布的结节,常伴有支气管血管束结节样增厚。另一个有助于评价淋巴管周围结节分布的征象是胸膜下结节与叶间裂的关系(图 5.29)。与淋巴管周围分布结节相关的各种疾病,由于淋巴管周围间质不同的受累方式和与之伴行的表现,常可在 HRCT 上鉴别。

结节病最常见的放射学表现是双侧肺门和纵隔对称性淋巴结肿大,伴或不伴实质性病变。实质性改变通常为结节和网格结节阴影,主要位于上、中肺野(图 5.30)。90%～100%的有肺实质疾病患者,初诊

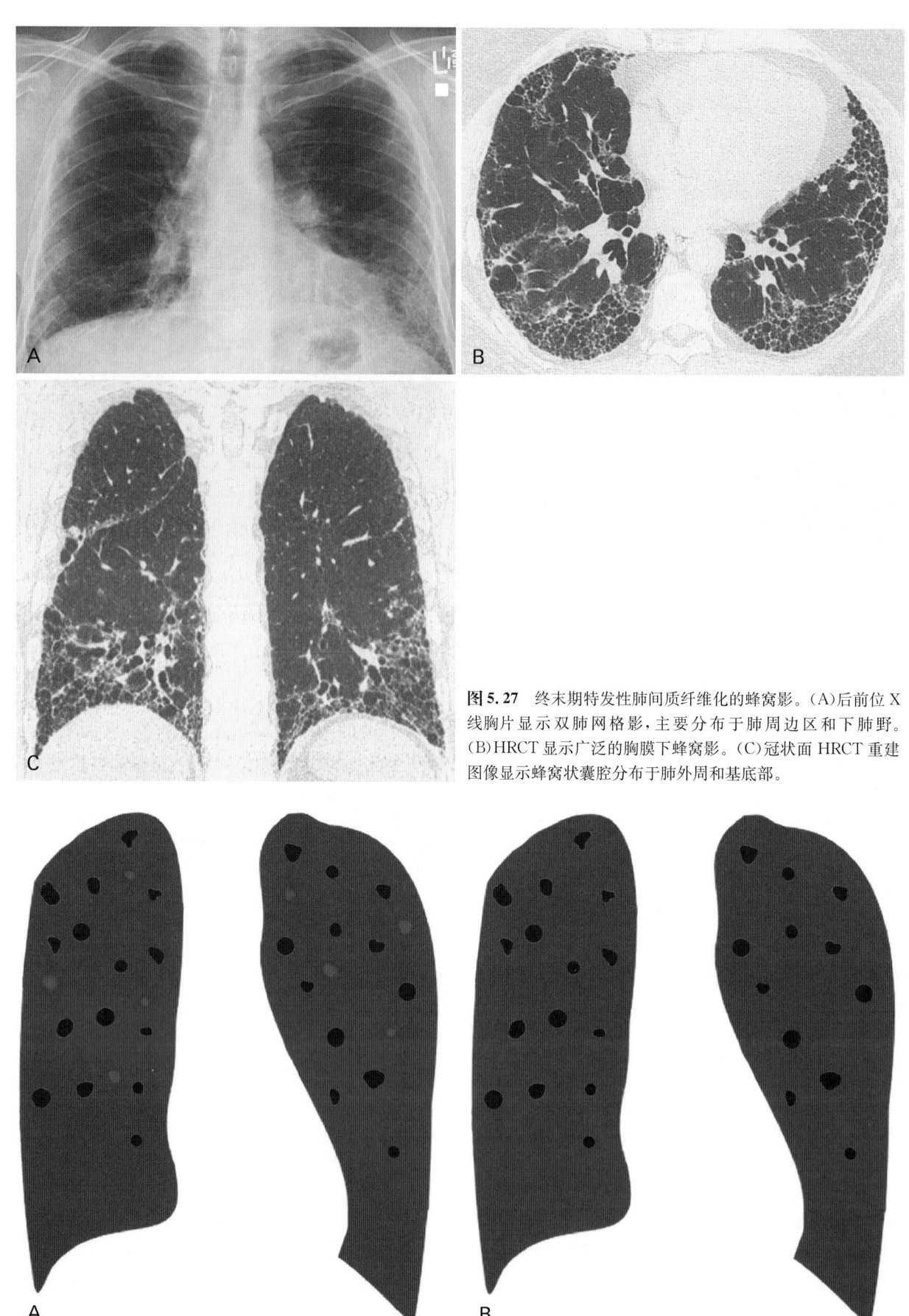

图 5.27　终末期特发性肺间质纤维化的蜂窝影。(A)后前位 X 线胸片显示双肺网格影，主要分布于肺周边区和下肺野。(B)HRCT 显示广泛的胸膜下蜂窝影。(C)冠状面 HRCT 重建图像显示蜂窝状囊腔分布于肺外周和基底部。

图 5.28　囊性病变及其分布示意图。肺朗格汉斯细胞组织细胞增生症的特点是结节和囊腔(A)，在病程后期阶段，仅在中、上肺野存在囊腔，肺基底部见相对空白区(B)。（见彩色插页）

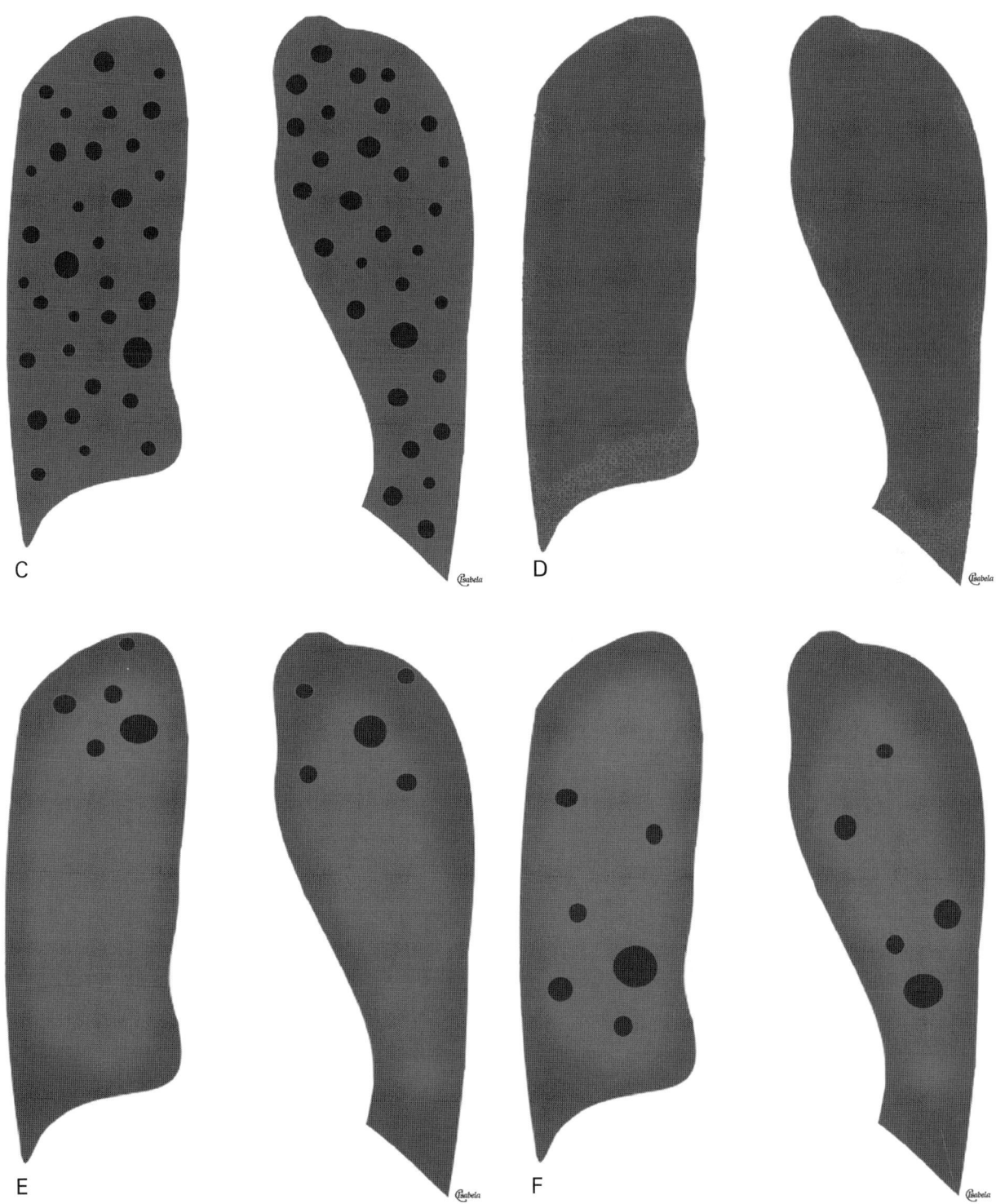

图 5.28(续)　(C)淋巴管肌瘤病的囊腔为双肺随机分布。(D)蜂窝影主要累及肺周边部和基底部。(E)肺孢子菌肺炎的囊肿典型地叠加在磨玻璃影上,以上叶为主。(F)淋巴细胞性间质性肺炎和亚急性过敏性肺炎的囊肿呈随机分布,但通常发生于磨玻璃影区,多累及肺中、下叶。（见彩色插页）

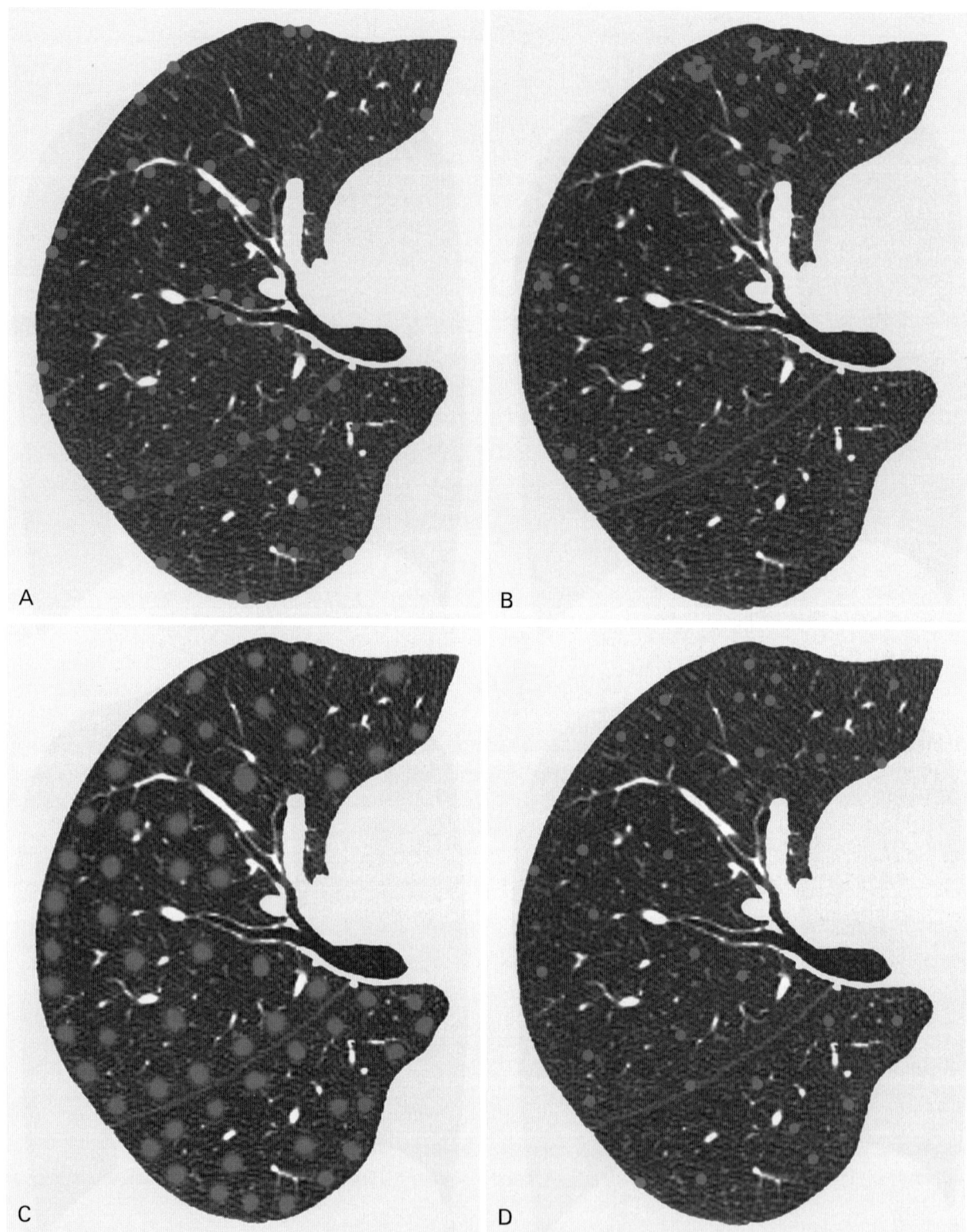

图 5.29 结节影及其分布示意图。(A)淋巴管周围型结节分布沿支气管血管间质、小叶间隔和胸膜下结节为主。(B)和(C)小叶中心分布结节以小叶间隔、肺胸膜、叶间裂隙、大血管和支气管几毫米处出现结节为特征。小叶中心性结节边界清楚、树芽征表现和斑片状分布(B)最常见于感染性细支气管炎。边界不清的小叶中央性结节影(C)最常见于支气管中心性肺泡炎,如过敏性肺炎和呼吸性细支气管炎。(D)结节随机分布的特点是结节分布于整个次级肺小叶,无区域倾向性。一些结节可能表现为小叶中央型,而另一些则表现为淋巴管周围型。(见彩色插页)

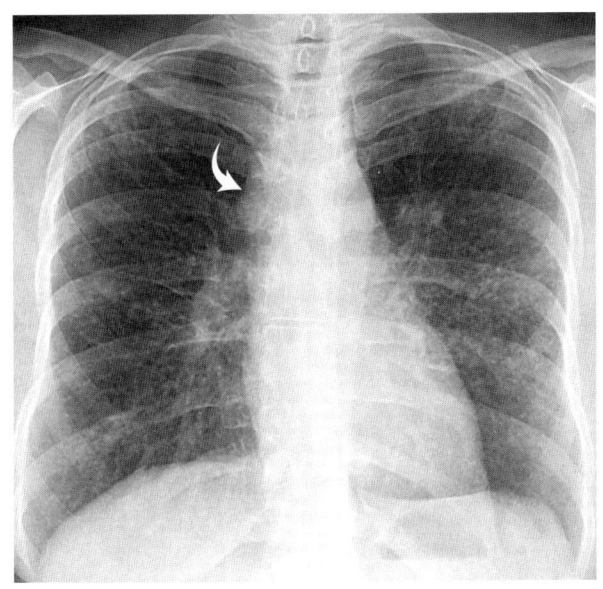

图 5.30　结节病结节。后前位 X 线胸片示双肺多发结节,主要累及上、中肺野,亦可见右侧气管旁淋巴结肿大(弯箭)。

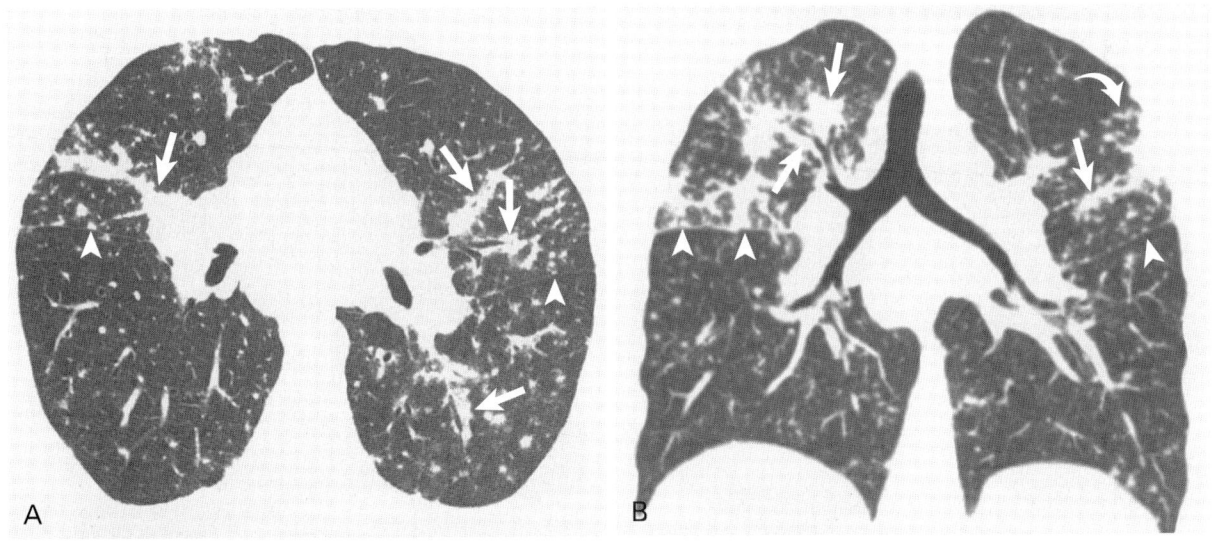

图 5.31　结节病淋巴管周围结节。(A)HRCT 显示多发小结节,主要沿支气管(箭)、血管(箭)、叶间裂隙(箭头)分布。(B)冠状面最大密度投影图像显示结节主要累及上叶,主要沿支气管(宽直箭)、血管(窄直箭)、胸膜下(弯箭)、叶间裂隙(箭头)分布。

HRCT 上可见肺结节,可见沿支气管血管束和邻近叶间裂处多发肺结节(图 5.31)。这种分布模式高度提示结节病,尽管 HRCT 可见小叶间隔增厚结节,但不是主要表现。

在绝大多数淋巴管播散肿瘤患者中,主要表现为小叶间隔增厚(图 5.2)。小叶间隔增厚可以是光滑,也有少数表现为结节状,可见支气管血管周围和胸膜下结节,但不如结节病患者多。肿瘤淋巴管播散的常见表现是单侧或非对称性肺门淋巴结肿大和胸腔积液。

矽肺病和煤工尘肺表现为边界清楚的小结节,通常直径 2~5 mm,比结节病中常见的结节略大,与结节病相似,矽肺和煤工尘肺的结节范围也相当广泛,但通常主要累及中上肺野,常伴有肺门和纵隔淋巴结肿大。矽肺常发生淋巴结钙化和肺结节,但在煤工尘肺中少见,与结节病相似,结节常出现于胸膜下和叶间裂隙。然而,矽肺和煤工尘肺的结节主要为小叶中心性分布,多见于上叶背侧(图 5.32)。细结节常见于结节病,矽肺和煤工尘肺少见,根据 X 线胸片或 CT 表现和职业暴露史可明确诊断。

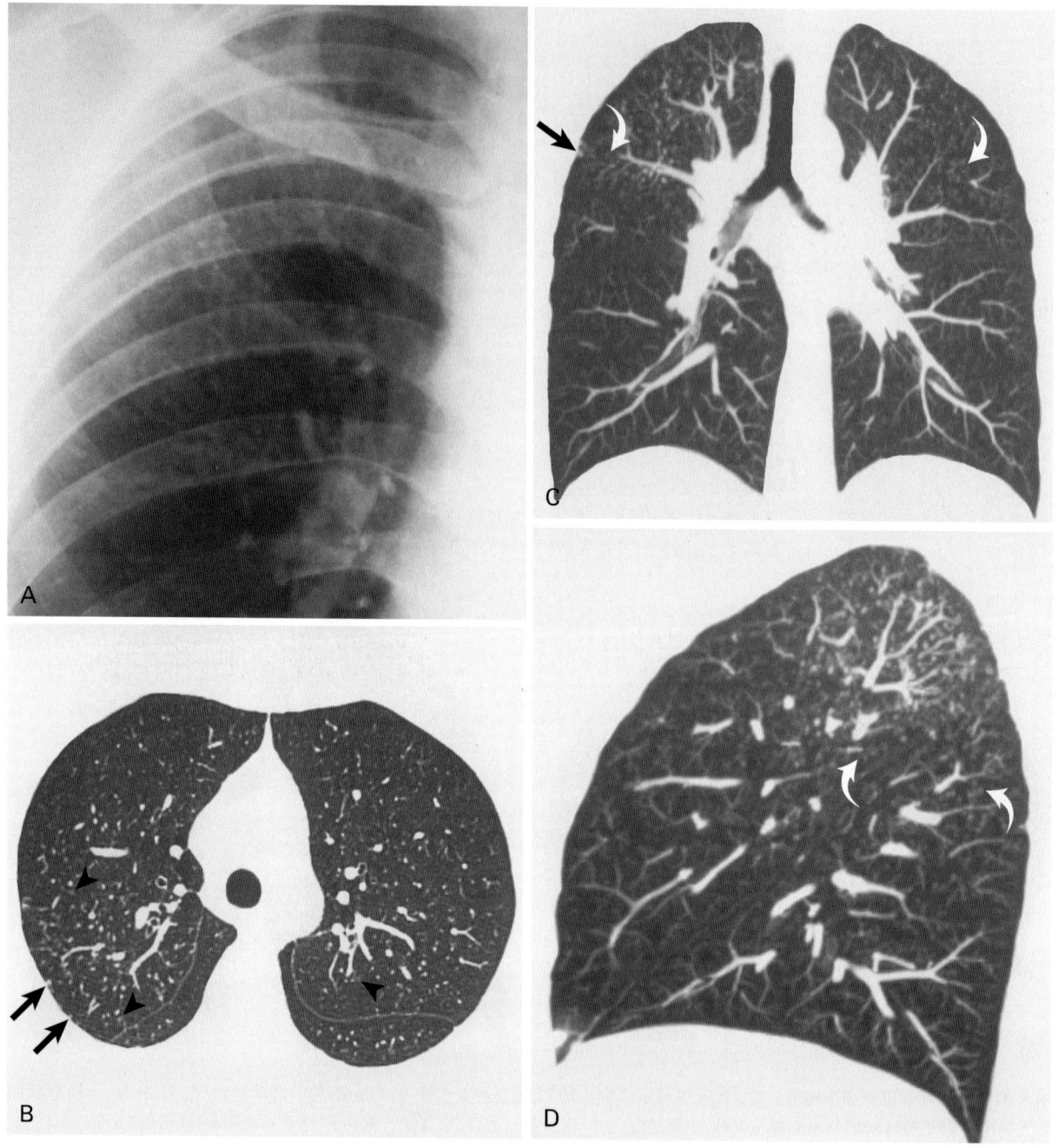

图 5.32 矽肺。(A)后前位 X 线胸片显示右上肺小结节。(B)HRCT 显示边界清楚的小结节,主要位于上叶背侧。部分结节呈胸膜下(直箭)和小叶中心性(箭头)分布。(C)冠状面最大密度投影图像更好地显示了结节及其主要的小叶中心性(弯箭)分布,也可见少数胸膜下结节(直箭)。(D)矢状面最大密度投影图像显示主要分布特点为背侧肺区域分布为主的结节和小叶中心性分布(弯箭)。[本病例鸣谢 Dr. Ericson Bagatin, Department of Occupational Health, State University of Campinas (UNICAMP), Campinas, São Paulo, Brazil.]

(二) 小叶中心性结节分布　小叶中心性结节阴影在 HRCT 上的特点是距离胸膜表面、叶间裂和小叶间隔数毫米的位置分布,是细支气管中心间质性疾病和细支气管炎的表现,小叶中央性结节常见于过敏性肺炎、各种细支气管炎,包括呼吸细支气管炎、呼吸细支气管炎-间质性肺疾病(RB-ILD)、泛细支气管

炎、感染性细支气管炎和结核或鸟分枝杆菌胞内感染。过敏性肺炎、呼吸细支气管炎和 RB-ILD,常边界不清,而伴有感染性细支气管炎和结核的支气管腔内播散的结节常边界清楚,并且通常伴有分支状影、树芽征表现。

过敏性肺炎的结节常弥漫性分布于全肺或主要

累及中、下肺野,常伴有磨玻璃影、密度减低区和呼气相空气潴留征(图 5.33,图 5.34)。呼吸细支气管炎和 RB-ILD 的小叶支气管炎常主要或仅累及上叶,由于这些疾病仅见于吸烟患者,因此常伴有小叶中央性肺气肿(图 5.35)。

树芽征 树芽征通常反映小叶中心性细支气管扩张,腔内有黏液、水或者脓液,常伴有细支气管周围炎症。常伴有小气道感染,最常见的病因是感染性细支气管炎、支气管肺炎和结核支气管播散或鸟-胞内分枝杆菌感染(图 5.36,图 5.37)。树芽征也可见于各种原因引起的支气管远端扩张和过敏性支气管曲霉病。各种形式的感染性细支气管炎及和分枝杆菌感染的支气管腔内播散,容易导致边界清楚的小叶中心性结节和分支状影(树芽征),局灶分布或多灶分布,单侧或双侧分布(图 5.37),通常可以与弥漫性间质性疾病如过敏性肺炎和 RB-ILD 鉴别,后者常导致边界不清的小叶中心性结节(磨玻璃密度),双侧对称性分布,很少表现为树芽征,偶尔小叶中心性结节和树芽征由于小叶中央肺动脉疾病导致,如血管内转移(图 5.38)。

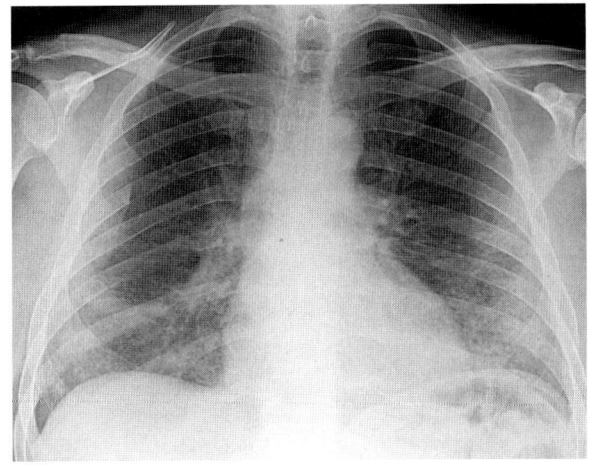

图 5.33 过敏性肺炎。X 线胸片显示中、下肺野密度增高模糊影(磨玻璃影)和边界不清的结节影。

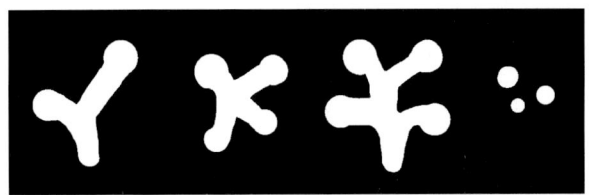

图 5.36 树芽征示意图。树芽型的特征性表现是小叶中心的分支状线影和结节影,常提示感染性细支气管炎或吸入性后遗症。

(三) 随机分布 与肺结构和次级肺小叶相关的随机分布小结节,最常见于粟粒性肺结核(图 5.39)、粟粒性真菌性感染和转移瘤。粟粒结核和肺转移瘤常表现为大量分布于肺野周边和肺基底部的结节。随机分布的结节可见于小叶间隔、小血管和胸膜表面,但没有明显的倾向性,肺部受累常见双侧对称性。结节随机分布,通常可在高分辨率 CT 上显示,但在最大密度投影上显示更清晰(图 5.40)。

鉴别淋巴管周围结节、小叶中心性结节和随机分布的结节,首先观察结节与胸膜和与叶间裂相关性。如果没有胸膜下结节,则为小叶中心性结节;如果出现大量胸膜下和叶间裂旁结节,则为淋巴管周围结节和随机分布的结节。鉴别这两种结节需观察其他结节的分布,如果其他结节为斑片状分布,尤其在支气管血管旁间质、小叶间隔或胸膜下区明显,则为淋巴管旁结节,如果结节弥漫均匀分布,则为随机分布。

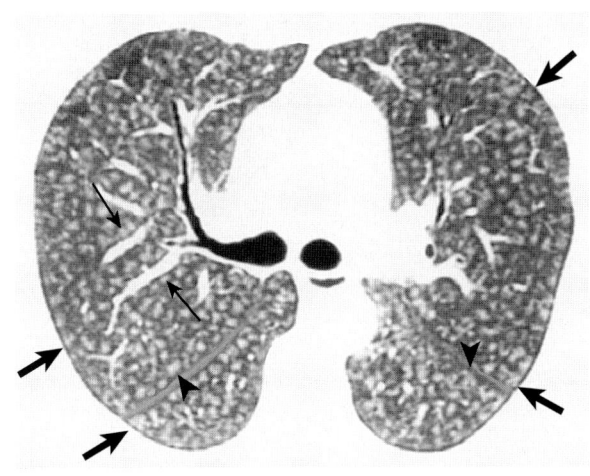

图 5.34 鸟饲养员的过敏性肺炎。HRCT 显示由边界不清的小叶中心性结节组成的弥漫性肺实质病变,小叶中心阴影通常与胸膜(粗箭)、小叶间隔(箭头)、大血管(细箭)和支气管相距几毫米。

五、磨玻璃影

磨玻璃影是密度增高模糊影,血管影仍清晰可见(图 5.41)。如果血管影模糊,即为实变。该表现为

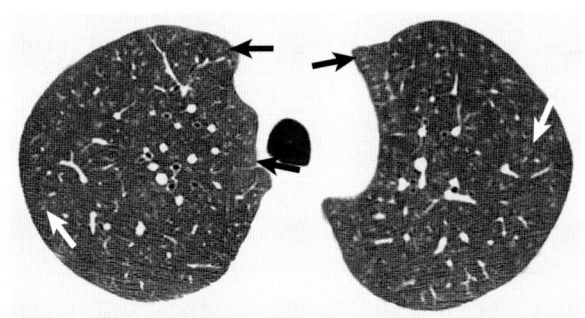

图 5.35 呼吸道细支气管炎。HRCT 显示上叶边界不清的小叶中心性结节(箭)。

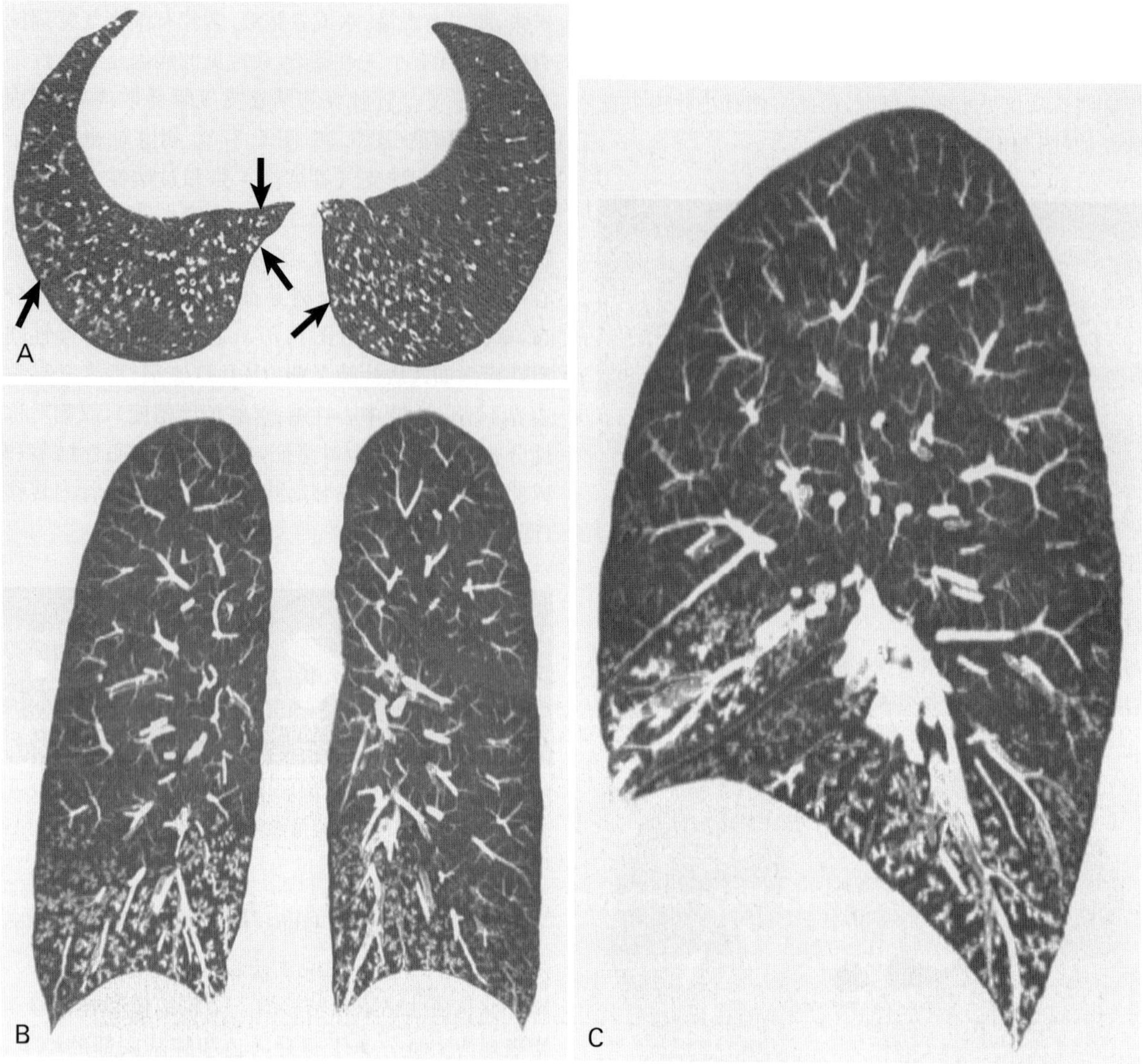

图 5.37 感染性细支气管炎树芽征。（A）HRCT 显示小叶中心的分支状结节影和线影，呈树芽征表现（箭）。（B）冠状面最大密度投影图像显示肺下叶树芽征。（C）右肺矢状面最大密度投影图像显示肺下叶广泛分布的树芽征，上、中肺野轻度受累。

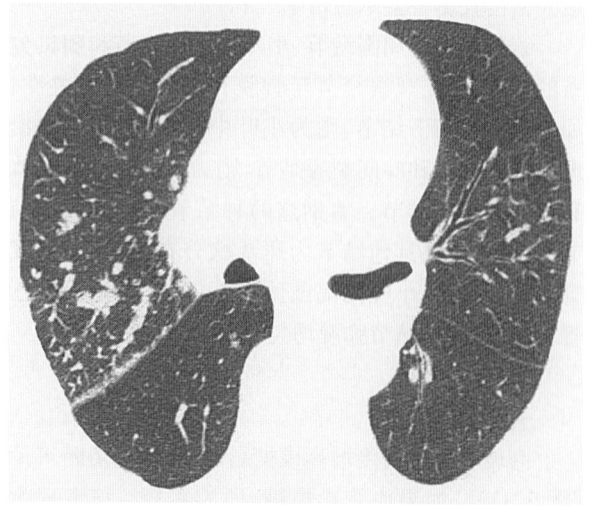

图 5.38 肾细胞癌血管内转移的树芽征。HRCT 显示上叶周边区域的小叶中心性结节和分支状阴影（树芽征），亦可见肺血管结节状增厚。

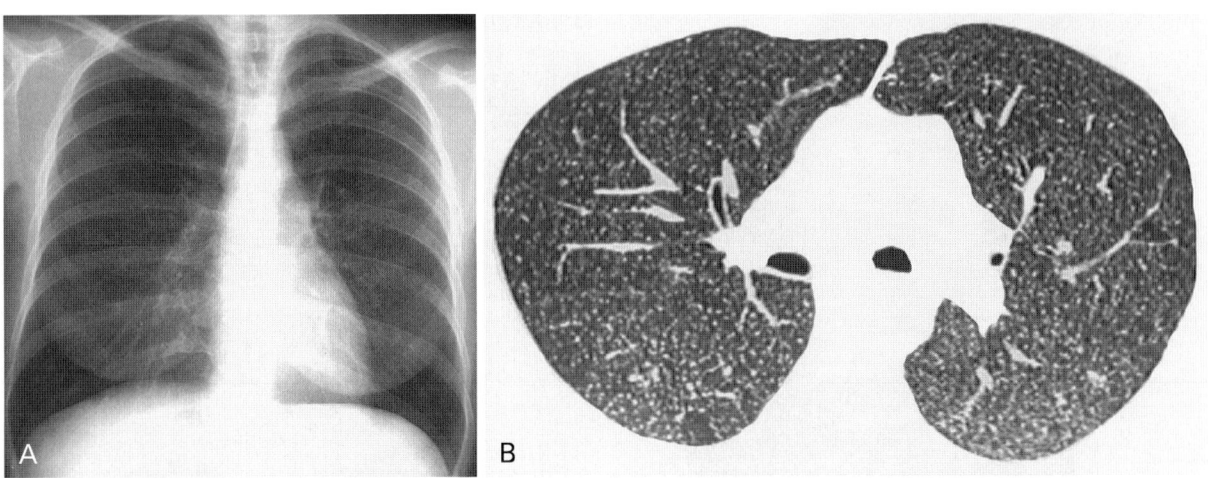

图 5.39　粟粒性肺结核。(A)X 线胸片示双肺多发 1～2 mm 直径结节(粟粒型)。(B)HRCT 显示大量结节随机分布。

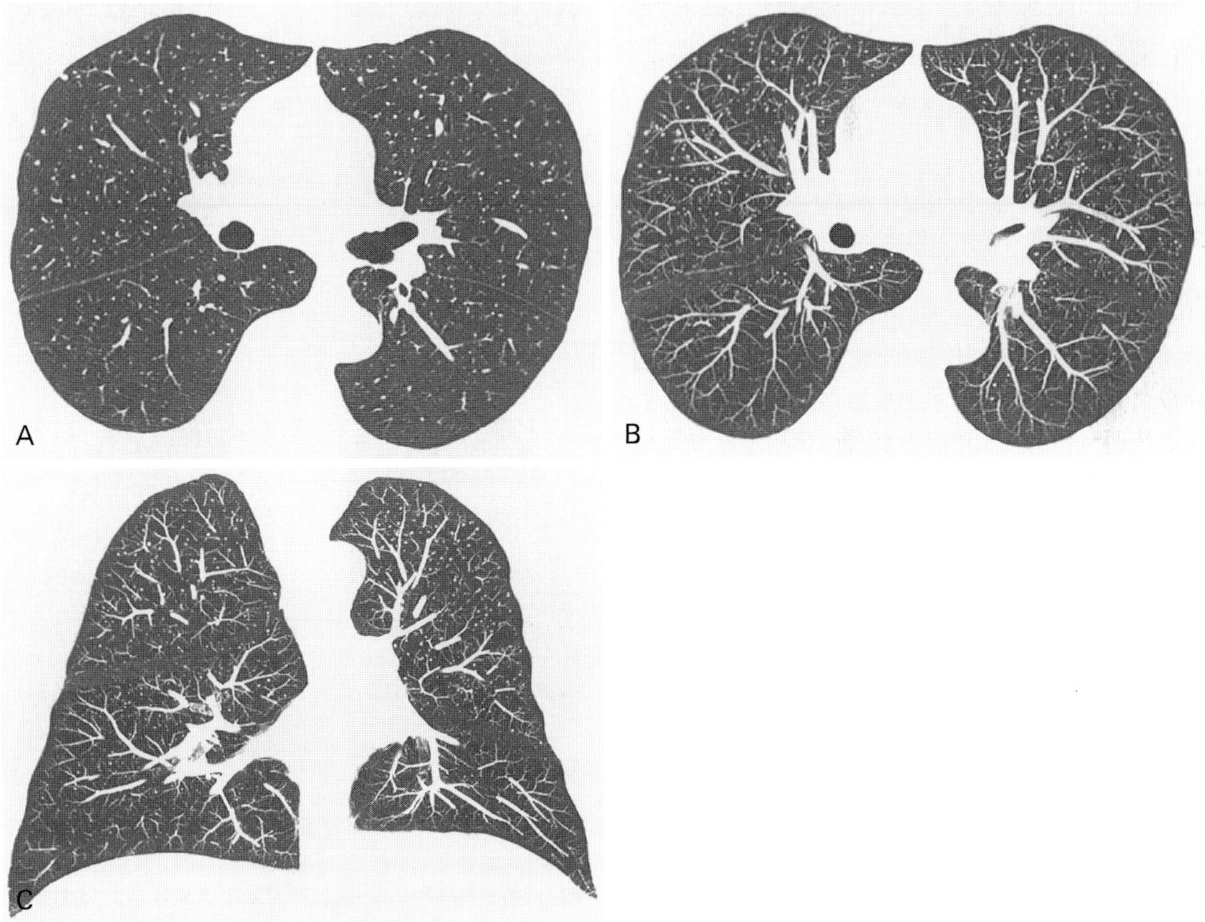

图 5.40　粟粒性肺结核结节的随机分布。(A)HRCT 显示小结节随机分布。在轴面(B)和冠状面(C)最大密度投影图像较好地显示结节的随机分布。(鸣谢 Dr.Catherine Beigelman-Aubry, Pitié-Salpetriere Hospital, Paris.)

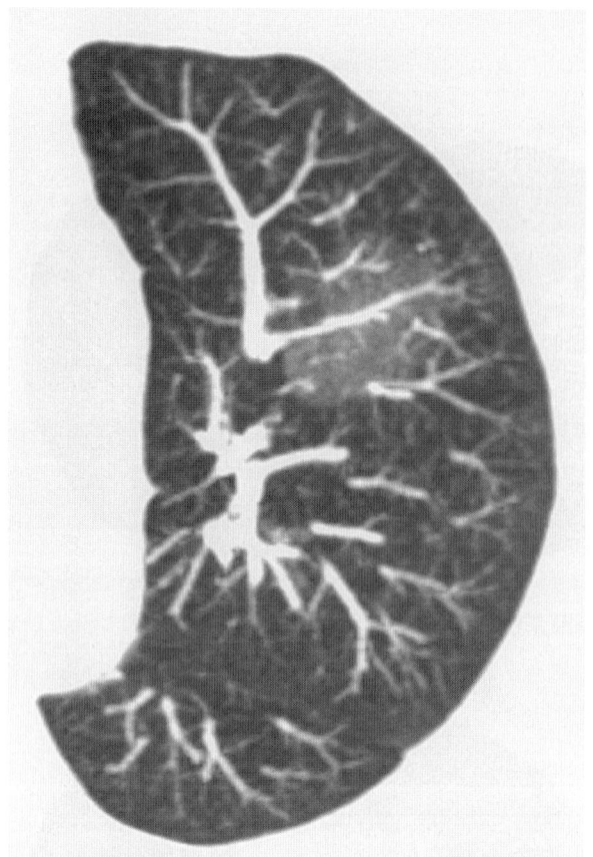

图5.41 磨玻璃影。最大密度投影图像显示左肺磨玻璃影的特征性表现,密度均匀增高,血管显示清楚。

HRCT上常见的重要表现,但在X线胸片上难以显示。在HRCT上,磨玻璃影反映低于分辨率下限的异常。磨玻璃影可见于多种疾病,包括间质性疾病、气道性疾病和由充血性心力衰竭或血流重新分布引起的毛细血管血容量增加。尽管磨玻璃影为相对非特异性的表现,评估伴行表现如结节或网格影有利于缩小鉴别诊断的范围。伴有结节或网格影的患者考虑以上表现的分布,而非磨玻璃影的表现,更有助于鉴别诊断。在以磨玻璃影为主或仅有磨玻璃影病变的患者中,临床表现在病变的评价中非常重要。

急性肺疾病常伴有磨玻璃影者包括非典型肺炎(如肺孢子菌或病毒)、肺出血和ARDS。肺孢子菌肺炎几乎均发生于免疫功能低下患者,尤其是AIDS患者及长期接受免疫抑制剂治疗患者。最早期影像学表现包括颗粒状或云雾状阴影(磨玻璃影),通常主要累及肺门周围区域。随着病变进展,云雾状阴影进展成为实变,肺部病变发展为弥漫性。HRCT上肺孢子菌肺炎的特征性表现包括双肺多发磨玻璃影,可为弥漫性或有明显的马赛克征,正常肺组织分布于磨玻

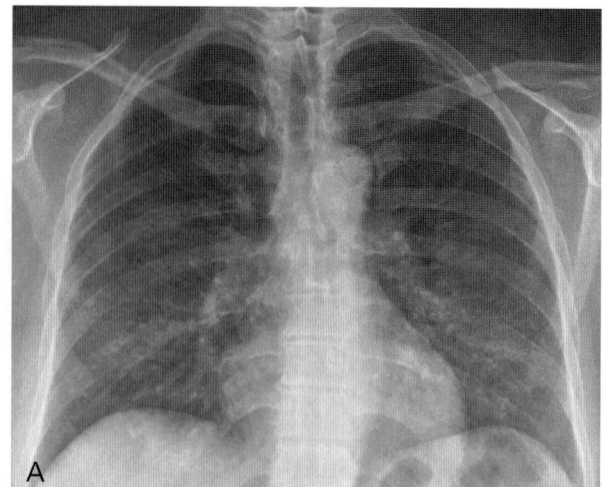

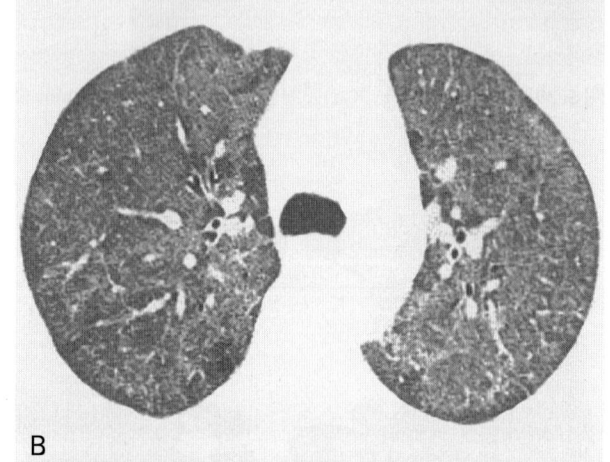

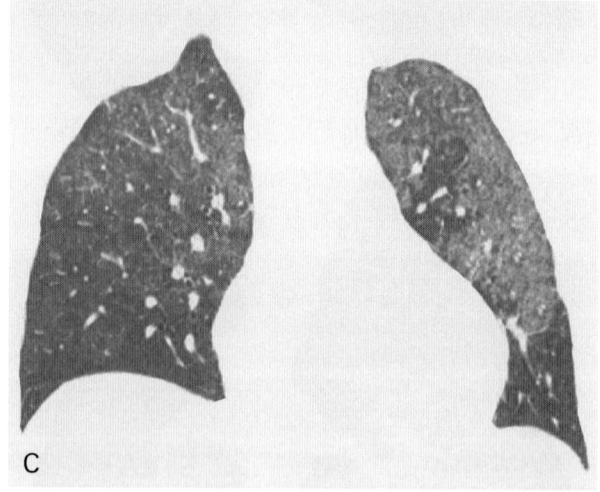

图5.42 艾滋病患者肺孢子菌肺炎。(A)X线胸片显示双肺对称性云雾状密度增高影(磨玻璃影)。(B)HRCT上叶显示双肺广泛的磨玻璃影。(C)冠状面HRCT重建显示上、中肺野广泛的磨玻璃影。

璃影中(图5.42)。病变发展后,磨玻璃影发展为实变,常见的伴随表现包括囊腔形成及网格影,囊腔见于约30%的患者。胸腔积液和淋巴结肿大少见。

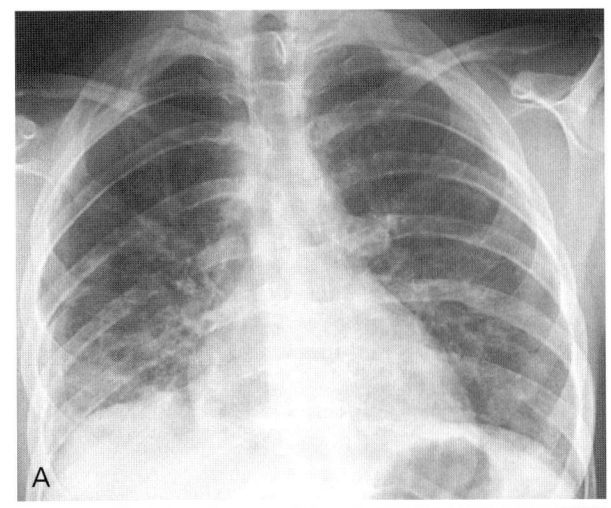

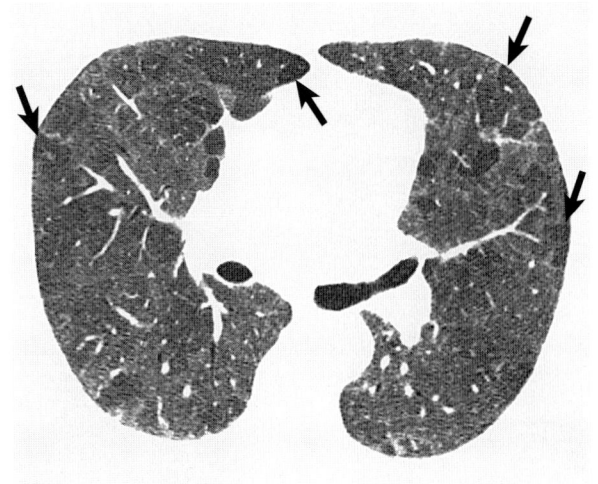

图 5.44 过敏性肺炎。HRCT 显示双肺广泛的磨玻璃影,少数小叶中心性结节、小叶区密度减低和血管分布减少(箭)。

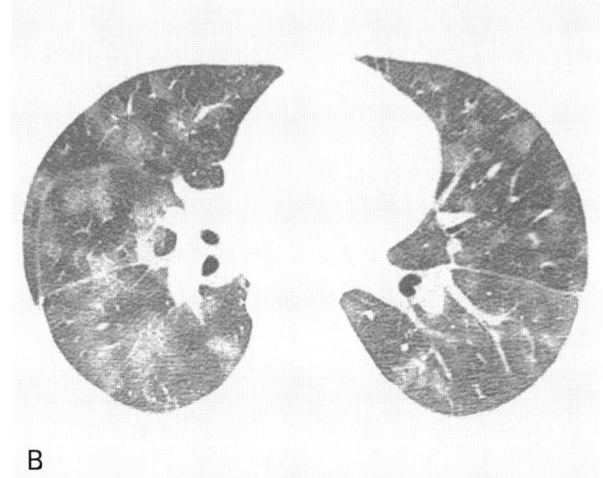

图 5.43 血管炎所致弥漫性肺出血。(A)X 线胸片显示磨玻璃影主要累及下肺野。(B)HRCT 显示双肺斑片状磨玻璃影。

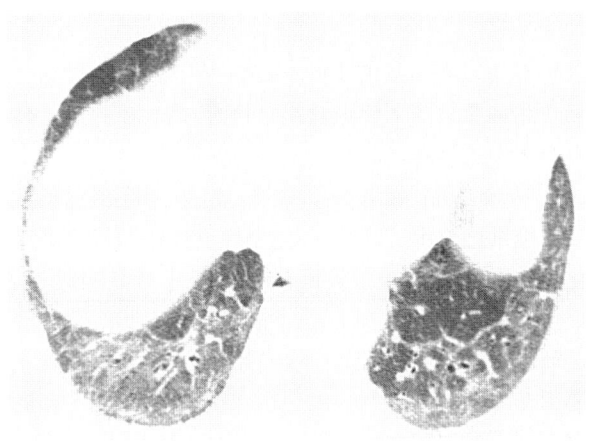

图 5.45 非特异性间质性肺炎。HRCT 显示双肺基底部广泛的磨玻璃影。

弥漫性肺出血的影像学表现包括斑片状磨玻璃影或均匀分布的实变影(图 5.43)。阴影可为弥漫性分布或主要分布于肺门周围和中、下肺野。肺尖和肋膈角很少受累。HRCT 表现包括磨玻璃影,少数表现为实变,可能为斑片状或弥漫性,但下肺区受累较多(图 5.43)。

ARDS 的早期 X 线胸片表现包括双肺边界不清的云雾状影(磨玻璃密度)和斑片状实变影。HRCT 特征性表现包括双侧对称的磨玻璃影和重力依赖性实变影。在 HRCT 上受累肺常密度不均匀,最多有1/3 的肺正常充气。

慢性呼吸系统疾病和只有磨玻璃影患者的鉴别诊断包括过敏性肺炎、非特异性间质性肺炎、脱屑性间质性肺炎、RB-ILD 和淋巴细胞性间质性肺炎。过敏性肺炎可能是正常宿主中最常见的导致弥漫性磨玻璃影的原因,过敏性肺炎的磨玻璃影可以是弥漫性的,但常主要累及肺中、下叶。局灶密度降低区和低

灌注区常位于磨玻璃影的交界处(图 5.44)。过敏性肺炎的低密度区常为小叶性分布,CT 扫描可见呼气末空气潴留征。小叶中心性结节交界处常可见磨玻璃影。小叶中心性结节常边界不清,直径小于 5 mm,常在中、下肺野大量分布。约 13% 亚急性过敏性肺炎患者有薄壁囊肿,最大径范围在 3～25 mm,数目约为 1～15 个,随机分布。

非特异性间质性肺炎最常见的 HRCT 表现包括双肺对称性磨玻璃影。绝大多数患者表现为细网格状影叠加于磨玻璃影上、牵拉性支气管扩张和肺结构扭曲。非特异性间质性肺炎的异常表现主要累及下肺区域,50%～70% 的患者以周围分布为主(图 5.45)。

患有 RB-ILD 的患者通常有近 30 年的吸烟史,通常 X 线胸片正常或表现为慢性阻塞性肺疾病相关的非特异性表现,RB-ILD 的 HRCT 表现常包括磨

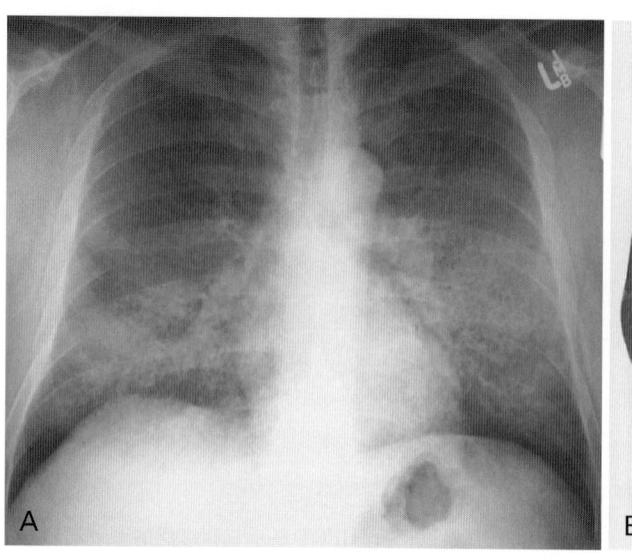 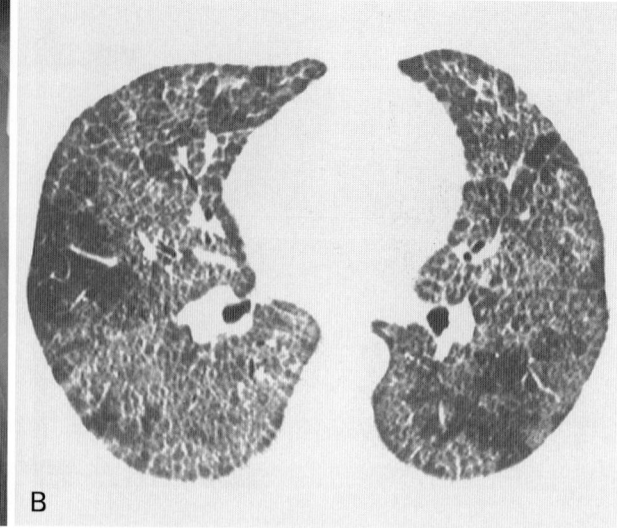

图 5.46　肺泡蛋白沉积的铺路石征。(A)X 线胸片显示双肺广泛的磨玻璃影和实变区,肺尖和肺基底部相对完好。(B)HRCT 显示双肺磨玻璃影,间隔线和小叶内线重叠,形成铺路石征。

玻璃影和边界不清的小叶中心性结节。病变可为弥漫性或主要累及上肺野域或下肺野,绝大多数患者伴有小叶中央型肺气肿。

脱屑性间质性肺炎不常见。组织学特征包括无数巨噬细胞充填肺泡腔、肺泡壁轻度炎症和轻度纤维化。约有 90% 的脱屑性间质性肺炎患者是吸烟者。最常见的 X 线胸片和 HRCT 表现包括双肺对称性磨玻璃影。磨玻璃影为斑片状或弥漫性,60% 的患者主要累及下肺野。60%~80% 的患者可见胸膜下和肺底部为主的细网格影。

铺路石征　铺路石征是斑片状和弥漫性磨玻璃影,叠加以小叶间隔增厚和小叶内线影组成。该征象首次描述于肺泡蛋白沉积症患者(图 5.46),是肺泡蛋白沉积症的典型表现,但也常见于很多其他疾病,包括 ARDS、急性间质性肺炎、肺水肿、肺出血、细菌性肺炎、肺孢子菌肺炎、急性嗜酸性肺炎、Churg-Strauss 综合征、放射性肺炎、黏液性腺癌和脂质性肺炎。鉴别诊断范围广泛,与磨玻璃影的鉴别诊断一样,很大程度上依据其伴行表现及分布,如实变和症状是急性或慢性进行鉴别。慢性情况下,此征象仍然高度提示肺泡蛋白沉积,特别是双肺弥漫性病变而不是主要分布于基底部或后部的病变,后者多见于类脂性肺炎。

六、模式方法的限制

X 线胸片和 HRCT 上的肺实质性异常可因与其相关的基础性疾病而改变,尤其是肺气肿和弥漫性间质疾病本身导致的继发效应。在 X 线胸片上,发生于肺气肿基础上的气腔实变类似间质性肺疾病,而间质纤维化的聚集类似气腔疾病。

推荐阅读

Boitsios G, Bankier AA, Eisenberg RL. Diffuse pulmonary nodules. AJR Am J Roentgenol. 2010; 194: W354 - W366.

Chong S, Lee KS, Chung MJ, et al. Pneumoconiosis: comparison of imaging and pathologic findings. Radiographics. 2006;26:59 - 77.

Hobbs S, Lynch D. The idiopathic interstitial pneumonias: an update and review. Radiol Clin North Am. 2014;52: 105 - 120.

Miller WT Jr. Chest radiographic evaluation of diffuse infiltrative lung disease: review of a dying art. Eur J Radiol. 2002;44:182 - 197.

Miller WT Jr, Shah RM. Isolated diffuse ground-glass opacity in thoracic CT: causes and clinical presentations. AJR Am J Roentgenol. 2005;184:613 - 622.

Raoof S, Bondalapati P, Vydyula R, Ryu JH, Gupta N, Raoof S, Galvin J, Rosen MJ, Lynch D, Travis W, Mehta S, Lazzaro R, Naidich D. Cystic lung diseases: algorithmic approach. Chest. 2016;150(4):945 - 965.

Webb WR. Thin-section CT of the secondary pulmonary lobule: anatomy and the image — the 2004 Fleischner lecture. Radiology. 2006;239:322 - 338.

参考文献见 *ExpertConsult.com*.

第6章

肺密度减低影[*]

Christopher M. Walker | **Jonathan H. Chung**

导致肺密度减低的疾病在X线胸片上表现为肺透亮度增加,而CT上表现为肺密度减低。肺密度减低可源于肺阻塞性过度充气而无肺结构破坏(如哮喘、闭塞性细支气管炎)、肺过度充气伴结构破坏(如肺气肿)和无肺过度充气而伴肺血和组织减少(如Swyer-James-Mcleod综合征、肺血栓栓塞症)。

认识到X线胸片上单侧肺透亮度增加可因气胸、体位不正、先天性或后天性胸壁疾病(如先天性胸肌缺如和乳房切除术)所致非常重要。临床上,患者体位不正和胸壁异常,尤其是乳房切除术后,是X线胸片上单侧肺透亮度增加最常见的原因(图6.1)。患者体位不正(旋转)占所有X线胸片患者的1%,可导致明显的单侧肺透亮度增加。肺透亮度增加发生于患者旋转的一侧,机制为胸壁对X线束的不对称性吸收。

一、肺体积改变

(一)全肺过度充气 引起肺密度减低的疾病,其特征是肺过度充气,但肺动脉近段中断(缺如)、单侧透明肺(Swyer-James-Mcleod综合征)、部分阻塞性支气管腔内病变及不伴肺梗死的肺血栓栓塞症除外。

肺含气量增加相关的放射学征象与膈肌、胸骨后间隙及心血管轮廓有关,其中最重要的是与膈肌相关的征象。严重肺气肿患者,膈肌下降达第7前肋和第11或第12后肋间隙,正常圆顶状的膈顶变得低平(图6.2)。

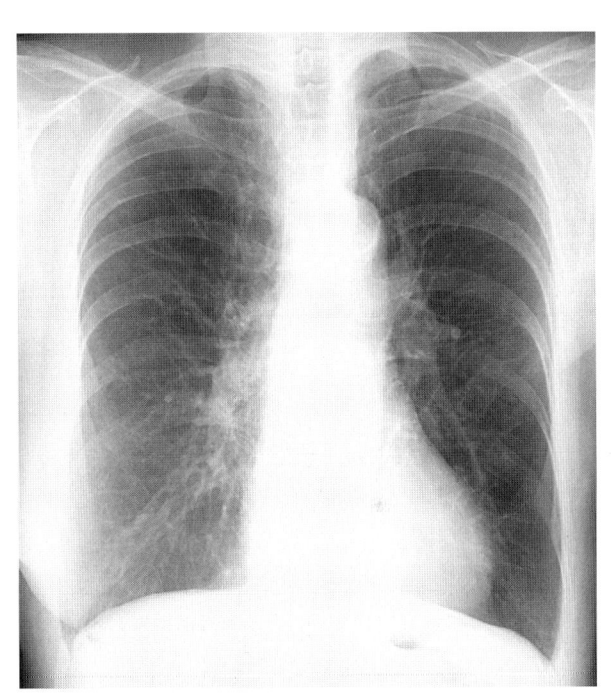

图6.1 继发于左侧乳房切除术的单侧肺透亮度增加。后前位X线胸片显示左侧胸腔透亮度增加。

尽管膈肌低平常主观评估,但直接测量更加准确。侧位X线胸片能更好地评估膈肌低平,即自胸膈联合向肋膈联合画一直线,膈顶至少应高于此线2.6 cm;小于2.6 cm提示肺过度充气。膈肌低平也可在后前位X线胸片上评估,自肋膈角向肋椎角画一直线,测量每侧膈顶的高度,测量值应大于1.5 cm;此测量方法的敏感性低于侧位X线胸片测量法。

* 编者和出版社感谢Nestor L. Müller博士和C. Isabela Silva Müller博士为本书上一版相关主题提供的材料。这是本章的基础。

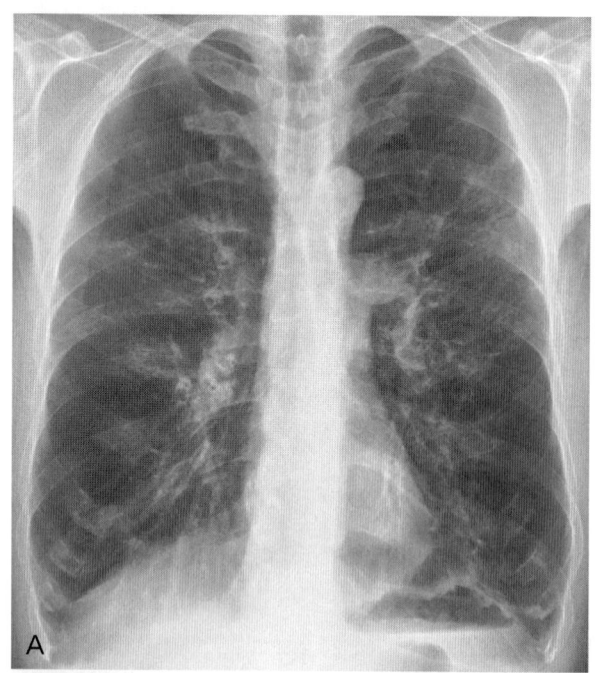

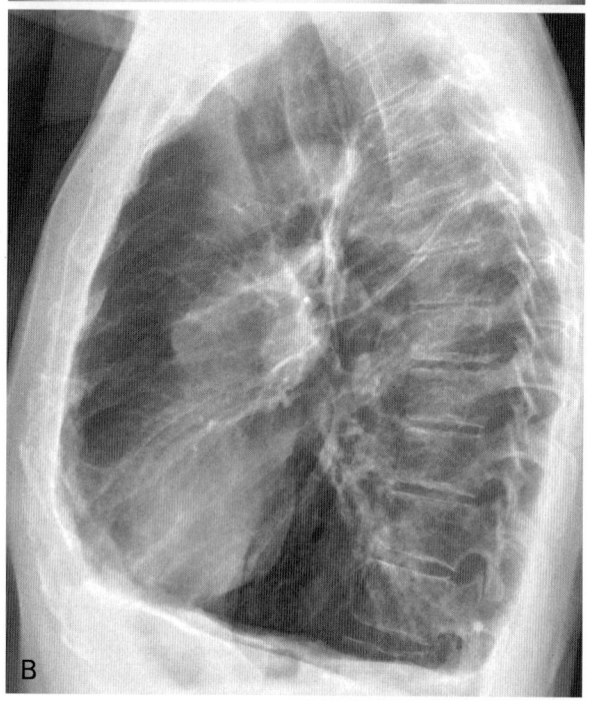

图6.2 α₁-抗胰蛋白酶缺乏相关性全小叶型肺气肿所致肺过度充气。(A)后前位X线胸片显示右侧膈顶低于右侧第7前肋水平,与肺容量增加相符合。外周血管影减少。(B)侧位X线片显示胸骨后透亮间隙增大(胸骨后缘与升主动脉前缘间距离>2.5 cm)和膈肌低平。

另一个检测肺过度充气的重要征象是侧位X线胸片上胸骨后透亮间隙增宽,直接测量优于主观评估:胸骨后缘与降主动脉前缘间的距离大于2.5 cm提示肺过度充气。

双侧全肺过度充气最常见的原因是肺气肿,其他少见原因包括哮喘、闭塞性支气管炎、肺朗格汉斯细

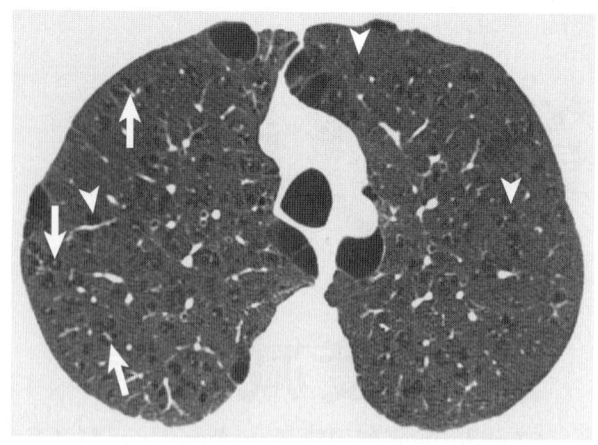

图6.3 小叶中心型和间隔旁型肺气肿。右肺上叶水平HRCT显示局灶性低密度影(箭头),即小叶中心型肺气肿的特征性表现。气肿区域内见血管影(箭),称之为"小叶中心点征"。胸膜下区局灶性气肿直径>1 cm(大疱),即间隔旁肺气肿的特征性表现。部分肺大疱有薄壁。

胞组织细胞增生症及淋巴管肌瘤病。

肺气肿的X线平片表现包括不规则透亮区、局限性无血管区、血管扭曲影、肺大疱及过度充气(图6.2)。轻度肺实质异常X线胸片很难发现,而CT尤其HRCT容易显示。CT上,肺气肿的特征是异常低密度区,且低密度区常边缘无壁;偶尔可见不超过1 mm的薄壁,尤其间隔旁型肺气肿和肺大疱形成患者(图6.3)。CT上可见位于低密度区的中央血管,称小叶中心点征。

哮喘最常见的影像表现为支气管壁增厚和过度充气。哮喘的过度充气在儿童较成人更常见,HRCT能明确支气管壁增厚、支气管腔内黏液栓及低密度区和血管增多混合区(马赛克征);呼气相CT扫描常显示多灶性空气潴留征(图6.4)。

严重闭塞性细支气管炎(细支气管炎性闭塞)的影像表现是肺过度充气和外周血管纹理减少。大多数病例中,闭塞性细支气管炎X线胸片并无明确异常。吸气相和呼气相HRCT扫描和肺功能检查是闭塞性细支气管炎最佳的影像学技术。CT表现为吸气相区域性密度减低影和血管增多影,呼气相空气潴留征(图6.5)。正常肺血流再分布导致不均匀性肺密度增高和血管增多(马赛克灌注),常见的伴随征象包括支气管扩张和支气管壁增厚。

(二)局限性肺过度充气 肺叶、肺段或一叶或多叶的局限性过度充气,有两种不同形式:伴有和不伴有空气潴留征。两者的鉴别对于诊断肺过度充气至关重要。

伴空气潴留的肺过度充气因异常肺实质的空气

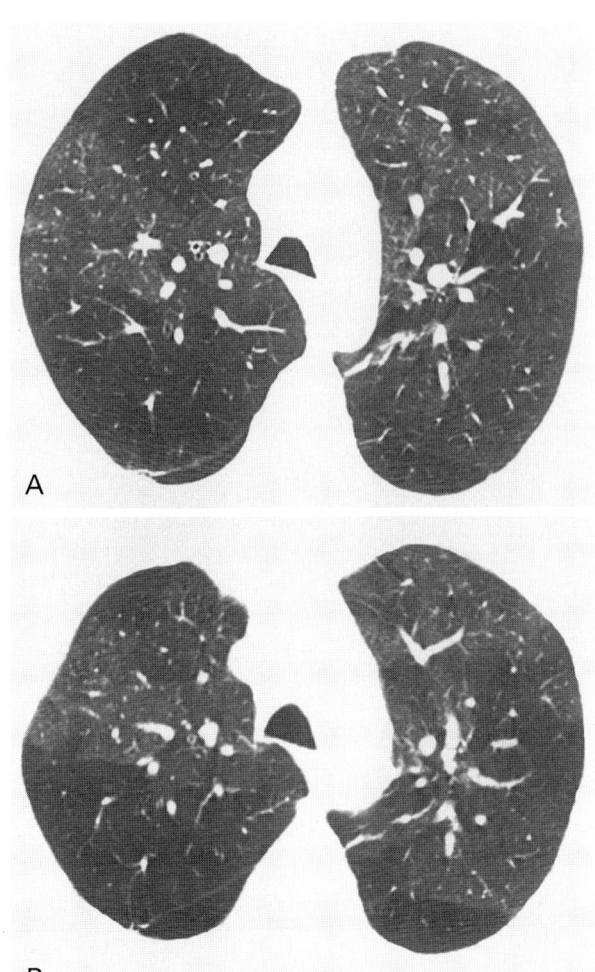

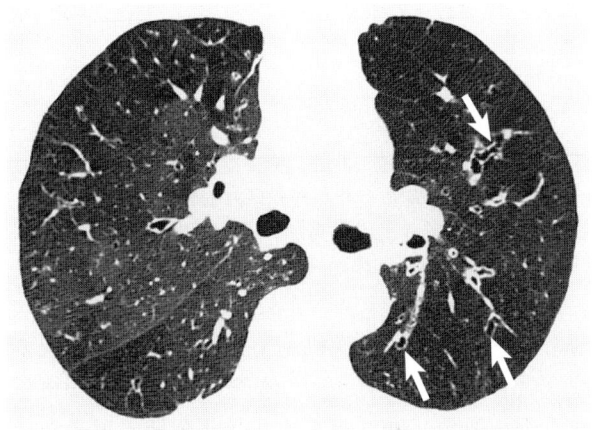

图 6.4 哮喘患者的马赛克灌注。(A)呼气末 HRCT 显示广泛性密度减低区和血管影减少。血流向正常肺组织再分布形成马赛克征。(B)最大呼气末 HRCT 显示双侧广泛性空气潴留征。

图 6.5 类风湿关节炎相关性闭塞性细支气管炎。HRCT 显示左肺大部分区域和右肺上叶前段及右肺下叶背段密度减低和血管影减少,亦可见支气管扩张(箭)。这些表现是闭塞性细支气管炎的典型征象。右肺上叶未受累部分因血流再分布导致血管影增多、密度增高。肺实质密度和血管影的不均质分布称为马赛克灌注。

流出口阻塞所致。最常见于支气管闭锁、先天性肺叶肺气肿、儿童支气管腔内异物所致的远段活瓣性阻塞。支气管腔内异物或肿瘤远段阻塞性过度充气成人罕见。600 例支气管癌的影像表现显示,部分阻塞性支气管腔内病变远段的过度充气不见于任何病例。成人部分阻塞性支气管腔病变几乎都引起肺体积减小。尽管肺体积减小,但患侧肺实质的密度通常低于对侧肺,这是继发于低换气介导缺氧性血管收缩所致的肺灌注降低(血流量降低)。尽管肺体积缩小,肺透光度仍增加。

先天性支气管闭锁罕见,因近侧肺段或亚段支气管先天性缺如,而远侧肺结构正常发育所致。常累及肺段支气管,左肺上叶尖后段支气管受累最常见。特征性影像表现是区域性肺透亮度增加和肺门周围阴影(图 6.6)。肺透亮度增加因异常肺段内血流量减少和空气体积增加所致,其机制为肺泡间、细支气管肺泡间及细支气管间连接(分别为 Kohn 孔、Lambert 管和 Martin 通道)的侧支通气。肺门旁阴影可呈现为圆形、椭圆形或分支状,因支气管闭锁远端分泌物积聚和黏液嵌塞所致。X 线胸片可发现异常,但 CT 显示更清晰。CT 显示紧邻支气管闭塞远端的支气管扩张、支气管内黏液嵌塞(支气管囊肿)、支气管囊肿近侧支气管阻塞,以及支气管闭锁远侧的过度充气、密度降低、血管影减少。黏液嵌塞在 T2WI 上常呈明显高信号。纤维支气管镜检查可用于排除获得性近侧支气管阻塞,如肿瘤、异物或炎性狭窄。

先天性肺叶过度充气(先天性肺叶过度膨胀),既往称为先天性肺叶肺气肿,其特征为肺叶进行性过度膨胀。肺叶过度充气的机制是支气管阻塞或支气管活瓣性作用使得吸气相空气吸入超过呼气相空气排出,进而导致肺叶进行性膨胀。最常累及左肺上叶,其次为右肺中叶、右肺上叶。先天性肺叶过度充气时,肺泡过度膨胀,但结构无破坏。因此,"先天性肺叶肺气肿"欠准确。大多数患者在 6 月龄前出现症状,偶尔在较大儿童首次确诊或在无症状成人患者偶然发现。X 线胸片和 CT 显示受累肺叶的过度充气和透亮度增加,以及邻近肺压缩性不张(图 6.7)。

不伴空气潴留征的肺过度充气是一个代偿性过程:手术切除肺组织后、局部肺不张(图 6.8)、肺实质瘢痕形成,胸腔内局部肺容量缩小,致部分肺容量代偿性增加,即剩余肺代偿正常的肺空气容量。

1. **肺大疱** 肺大疱是界限清晰、边缘锐利的含气腔隙,直径≥1 cm,壁光滑、壁厚≤1 mm(图 6.3)。肺大疱可呈现为单房或菲薄隔膜分隔的多房。

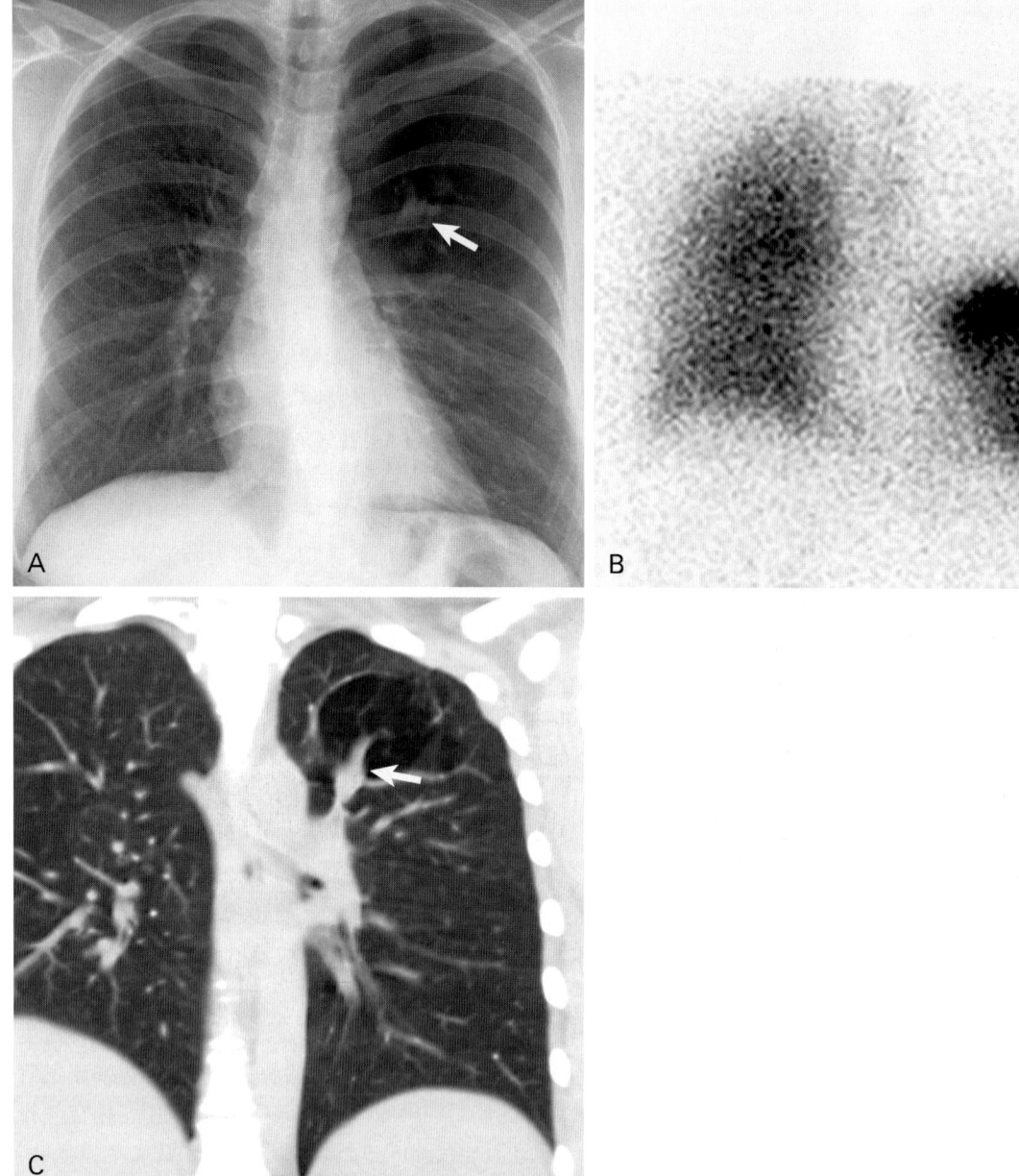

图 6.6 支气管闭锁。(A)后前位 X 线胸片显示左肺上叶透亮度增高和纵隔向右轻度移位。左肺门旁分支状、管状影(箭)代表闭塞支气管远侧的黏液嵌塞。(B)锝-99m 二乙烯三胺五乙酸前投影通气闪烁成像显示左肺上叶高透光区放射性示踪剂分布缺损。(C)另一例患者冠状面 CT 显示左肺上叶尖后段充填黏液的扩张支气管(箭),周围透亮度增高加。(经许可修改自 Stowell J,Walker C. Congenital Shepard JO, ed. Thoracic Imaging: The Requisites.3rd ed. Philadelphia: Elsevier; 2018.)

2. **肺小疱**　肺小疱初始定义为脏层胸膜内的含气腔隙。最常发生于肺尖,目前定义为直径<1 cm 的含气腔隙。其发病机制为气体自破裂的肺泡进入邻近的间质组织和脏层胸膜间质层,并积聚形成含气囊腔。

3. **肺气囊**　肺气囊是指肺内充气的腔隙、壁薄,其特征是数天至数周内体积增大、可自行消退。

通常与感染相关。发病机制为气道腔内活瓣性阻塞或支气管壁局限性坏死,气体进入邻近支气管血管间质组织所致。肺气囊在婴儿和儿童期常因金黄色葡萄球菌感染所致,而免疫功能缺陷患者常因肺孢子菌感染引起(图 6.9)。肺气囊亦可继发于创伤,尤其撕裂伤(图 6.10)。典型肺气囊常在数周或数月内自行消失。

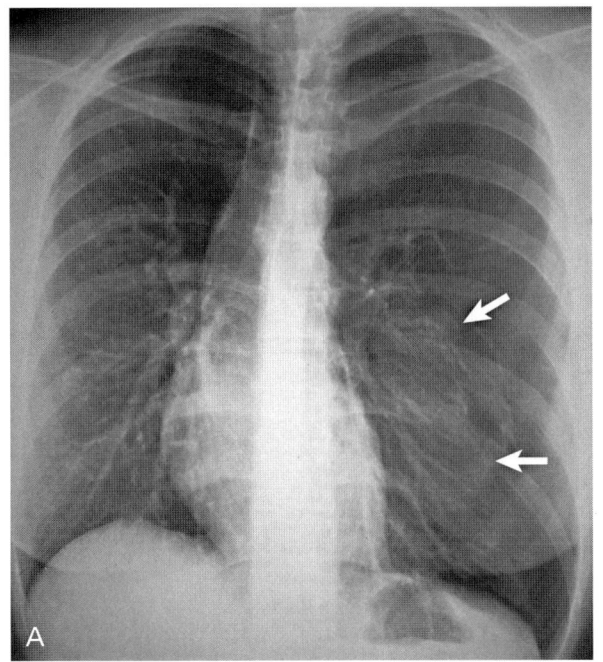

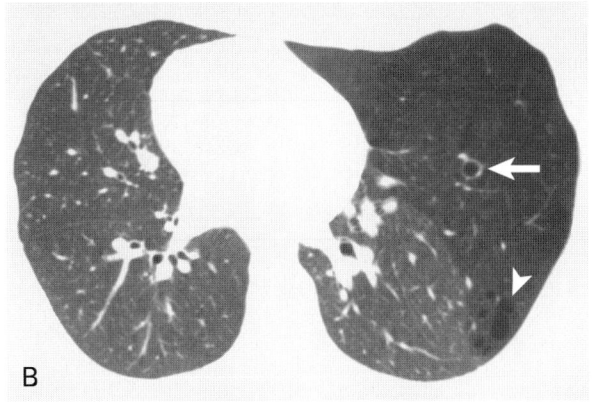

图 6.7 先天性肺叶过度充气。(A)后前位 X 线胸片显示左肺上叶和舌叶过度充气,左肺下叶受压膨胀不全(箭),以及心脏、纵隔右移。(B)轴面 CT 显示左肺上叶过度充气、密度减低,伴左肺下叶膨胀不全。此外,左肺上叶见支气管扩张(箭)和局限性囊腔(箭头)。(鸣谢 Dr. Mane-Pierre Cordeau, Department of Radiology, Hotel-Dieu de Montreal, Canada.)

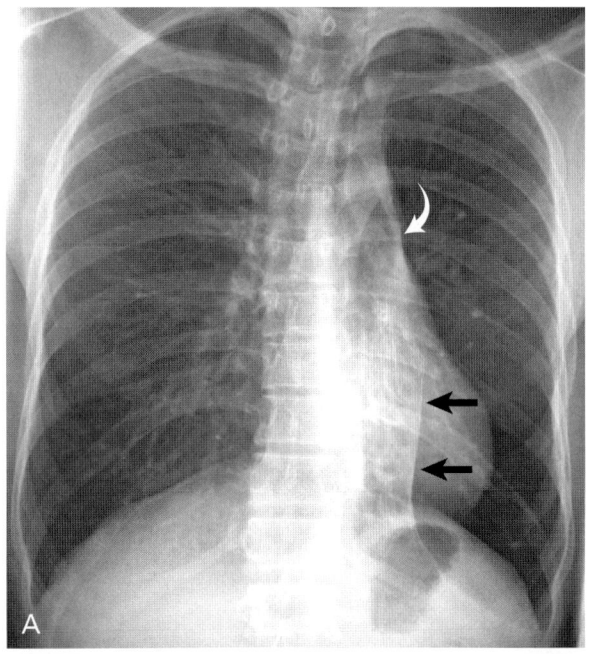

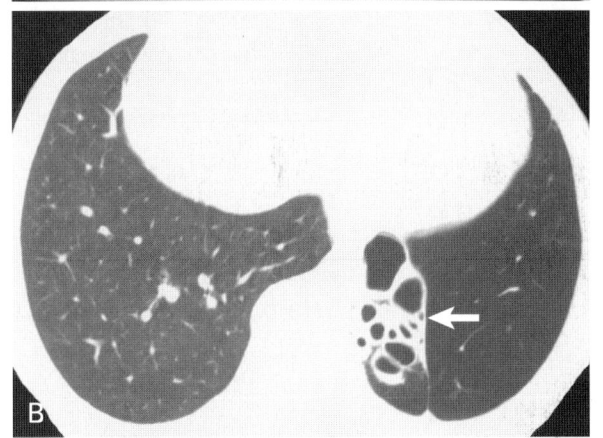

图 6.8 儿童病毒性肺炎后继发左肺下叶慢性不张并上叶代偿性过度充气。(A)后前位 X 线胸片显示左侧斜裂向下、向内侧移位(直箭),即左肺下叶不张的特征性表现。左肺上叶代偿性过度充气,右肺上叶轻度左移、超过前联合线(弯箭)。(B)HRCT 显示左侧斜裂向下、向内移位(箭),左肺下叶支气管扩张及左肺上叶代偿性过度充气。

二、肺血流改变

肺血减少继发于血流量下降,而肺血流量下降源于血管阻塞(如肺血栓栓塞)或外周小血管闭塞(如肺气肿)。其他血管性原因包括肺动脉近段中断(缺如)、先天性心脏畸形(如法洛四联症)以及会影响外周肺血管结构的疾病(如原发性肺动脉高压)。不伴有过度充气肺密度减低的非血管性原因包括 Swyer-James-McLeod 综合征和部分阻塞性支气管腔内病变。

急性肺血栓栓塞所致的中央、肺叶或肺段肺动脉阻塞可引起阻塞血管远侧的肺血流减少(韦斯特马克

征)。尽管该征象对诊断有帮助,但 X 线胸片和 CT 表现不典型。区域性肺血管减少常见于慢性肺血栓栓塞疾病,尤其当病变严重引起肺动脉高压时。典型 CT 表现是区域性肺血管减少和肺密度降低。正常肺的血流再分布导致区域性密度增高和血管增多(马赛克灌注)。肺动脉高压患者中,CT 图像马赛克征高度提示慢性肺血栓栓塞性疾病(图 6.11)。少数情况下原发性肺动脉高压也可见类似征象。急性和慢性肺栓塞可通过 CT 血管造影所示的特征性肺动脉充盈缺损而明确诊断(图 6.11)。

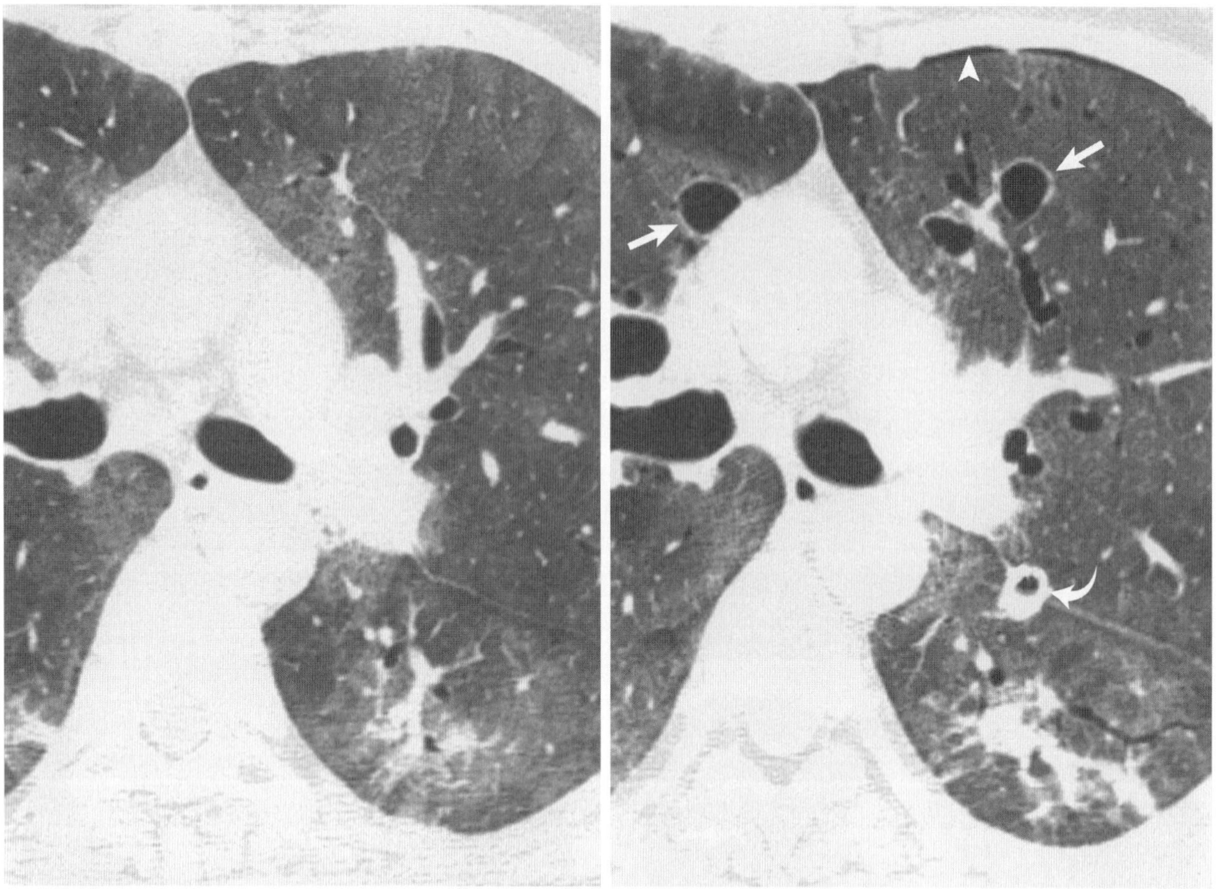

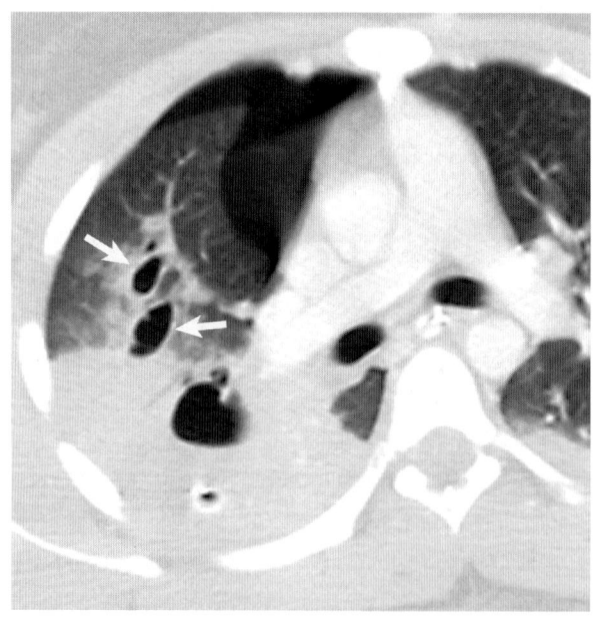

图 6.9 继发于耶氏肺孢子菌肺炎的肺囊肿。肺炎初始的轴面 CT(左侧图像)显示双侧广泛性磨玻璃影和局灶性实变影。1 个月后同层面轴面 CT(右侧图像)显示数个肺含气囊肿(直箭),亦见左侧少量气胸(箭头)和左侧斜裂内胸导管(弯箭)。随访 CT(未显示)显示肺囊肿吸收。

图 6.10 摩托车车祸继发创伤性肺囊肿(肺撕裂伤)。轴面增强 CT 显示右肺数个薄壁囊腔代表肺撕裂伤(箭),右侧气胸和双侧少量血胸。伴随右肺实变和磨玻璃影,提示肺挫伤和出血。

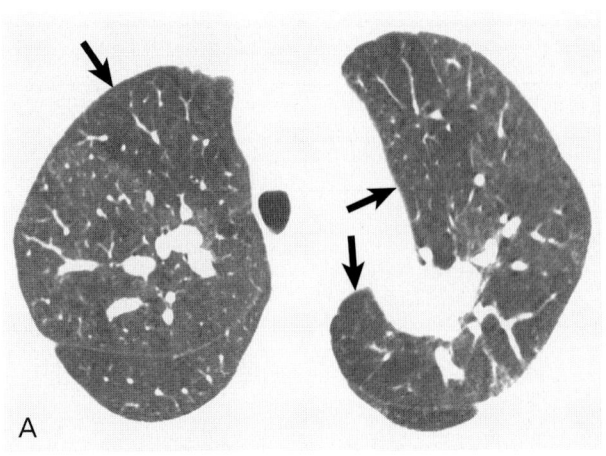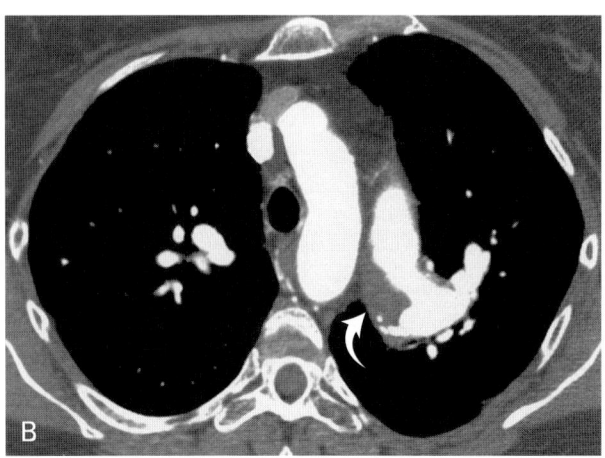

图 6.11　慢性血栓栓塞性肺动脉高压继发马赛克征。（A）HRCT(上叶层面)显示密度减低和血管影减少区域(箭)、密度增高和血管影增多区域(马赛克征),尤其肺密度增高区域的肺动脉较邻近伴行正常支气管明显增粗。(B)肺动脉 CTA 显示左肺动脉偏心性充盈缺损(弯箭)和血管腔不规则,符合慢性肺血栓栓塞性疾病的特征。

　　Swyer-James-McLeod 综合征的特征性 X 线胸片表现是肺或肺叶透亮度增加,吸气相肺体积正常或减低,呼气相见空气潴留征(图 6.12)。常为儿童呼吸系统感染后遗症,病毒感染最常见。病变肺或肺叶透亮度增加的主要原因是继发于闭塞性细支气管炎的肺血容量减少。HRCT 表现为吸气相病变肺密度下降、血管减少;呼气相常见空气潴留征(图 6.13)。大多数患者伴支气管扩张症。

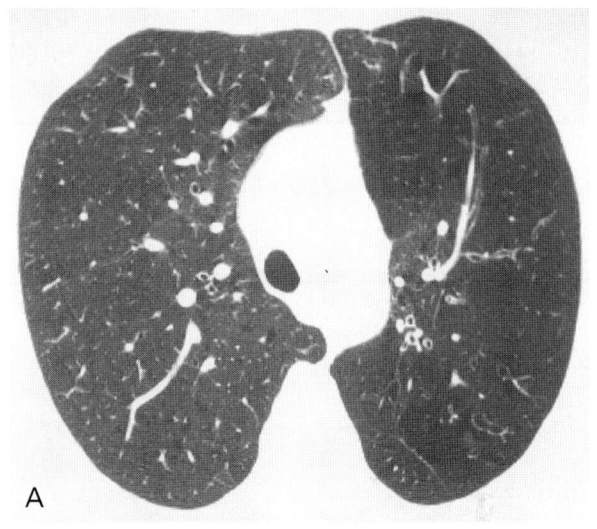

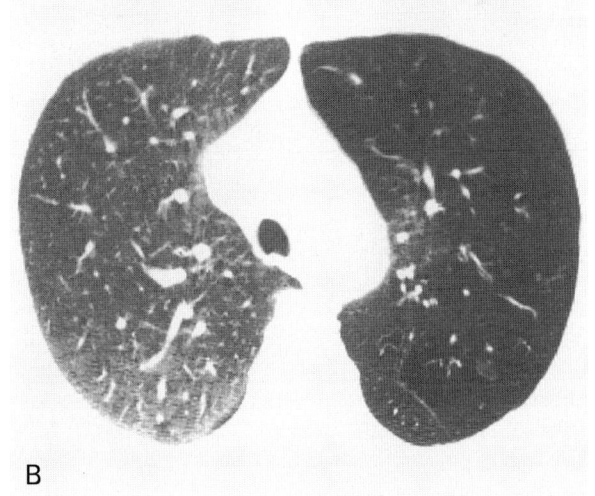

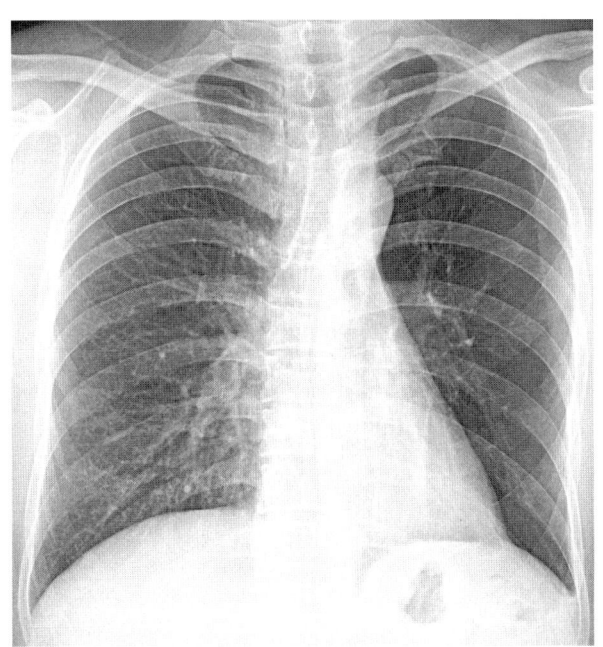

图 6.12　Swyer-James-Mcleod 综合征。后前位 X 线胸片显示左肺透光度增加和血管影减少。纵隔向左侧移位,符合左肺容量减少表现。

图 6.13　Swyer-James-Mcleod 综合征。(A) HRCT 显示左肺密度减低、血管影减少,伴支气管扩张和轻度体积缩小,继发纵隔和前联合线向同侧移位。(B)同层面呼气相 CT 显示左肺空气潴留征,纵隔和前联合线居中。

要点:X线胸片上肺透亮度增高

- 技术因素
  - 体位旋转:肺透亮度增高总是发生于旋转一侧
- 胸壁异常
  - 胸肌先天性缺乏:常与波伦综合征(Poland syndrome)相关
  - 乳房切除:手术史
- 胸膜异常
  - 气胸:X线胸片常可诊断
- 肺密度减低
  - 支气管闭锁:最常见于左肺上叶尖后段,受累肺段过度充气,肺门旁阴影(支气管囊肿)
  - 肺叶过度充气:受累肺叶过度充气,最常见于左肺上叶
  - 肺动脉近段中断:受累肺或肺叶体积小于正常,主动脉弓在截断肺动脉的对侧,CT、MRI可诊断
  - Swyer-James-McLeod综合征:单侧肺过度充气伴受累肺体积减小或正常,空气潴留征,CT显示支气管扩张
  - 肿瘤或异物所致支气管阻塞:儿童过度充气常见,而成人肺容量总是减小
  - 严重肺气肿:弥漫性肺透亮度增高,可呈非对称性

异物或肿瘤所致部分性支气管阻塞,常引起受累肺实质灌注降低(肺血减少),其机制为肺泡换气不足的适应性反应,即缺氧性肺血管收缩。儿童部分性支气管阻塞远侧的肺组织常过度充气。成人肺体积几乎总是减小(图6.14)。尽管肺体积减小,但总体效应是肺透亮度增加。

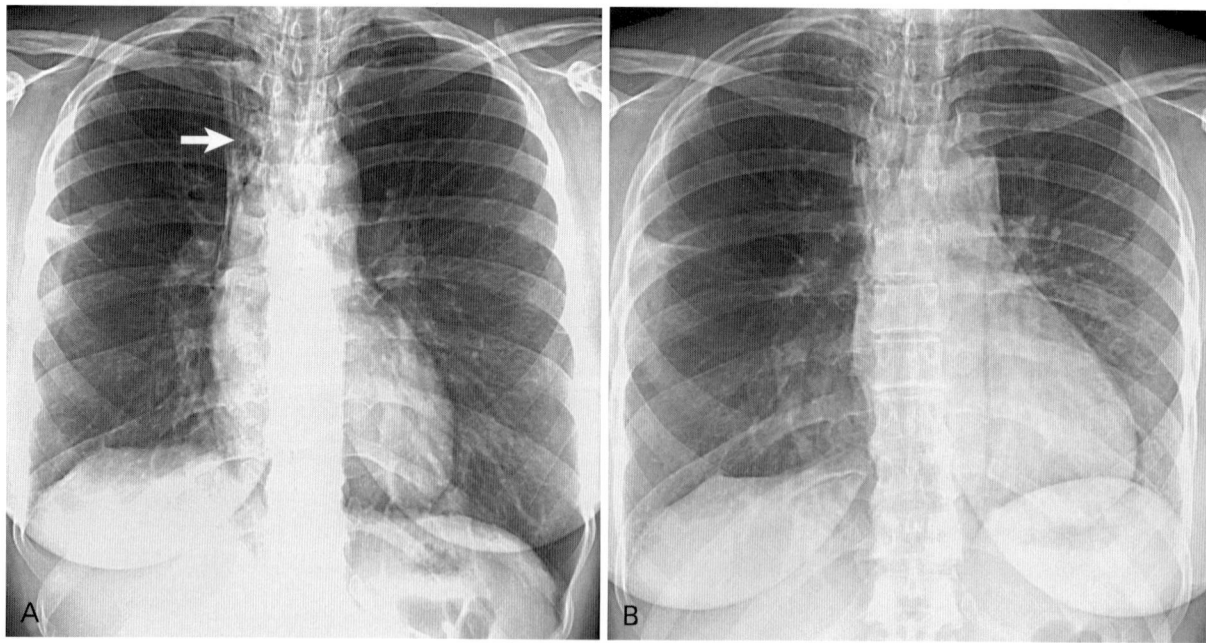

图6.14　支气管内类癌所致肺透亮度增加。(A)X线胸片显示右肺轻度透光度增加和体积缩小,伴纵隔向同侧移位;亦可见纵隔气肿(箭)和右侧胸膜增厚。(B)呼气相X线胸片显示右肺空气潴留征,纵隔向对侧移位。

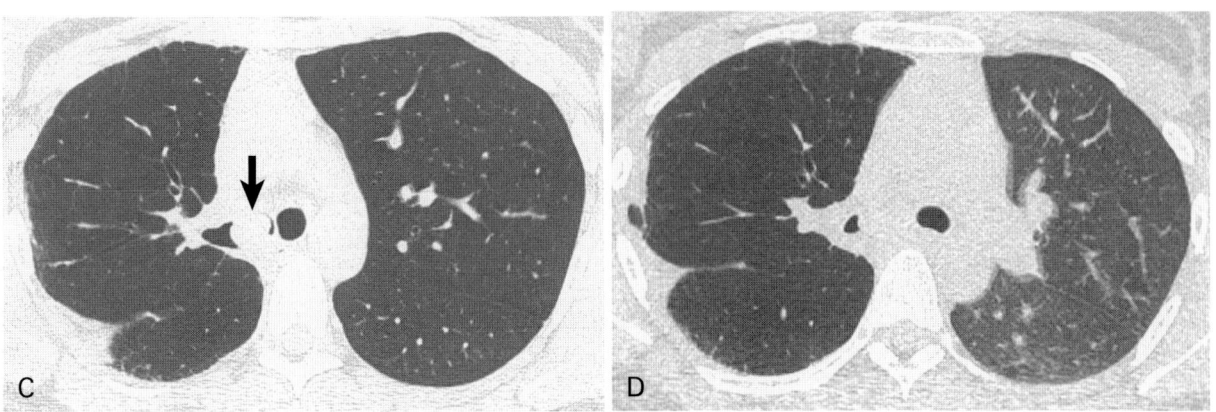

图 6.14(续)　(C)HRCT 显示右主支气管腔内肿瘤(箭),伴右肺密度减低、血管影减少和体积缩小。纵隔气肿吸收。(D)呼气相 HRCT 显示右肺广泛性空气潴留征。

推荐阅读

Biyyam DR, Chapman T, Ferguson MR, Deutsch G, Dighe MK. Congenital lung abnormalities: embryologic features, prenatal diagnosis, and postnatal radiologic-pathologic correlation. Radiographics. 2010;30(6):1721 – 1738.

Dillman JR, Sanchez R, Ladino-Torres MF, Yarram SG, Strouse PJ, Lucaya J. Expanding upon the unilateral hyperlucent hemithorax in children. Radiographics. 2011;31(3):723 – 741.

Franquet T, Müller NL. Disorders of the small airways: high-resolution computed tomographic features. Semin Respir Crit Care Med. 2003;24:437 – 544.

Silva CI, Colby TV, Müller NL. Asthma and associated conditions: high-resolution CT and pathologic findings. AJR Am J Roentgenol. 2004;183:817 – 824.

第 **3** 部分

肺发育疾病

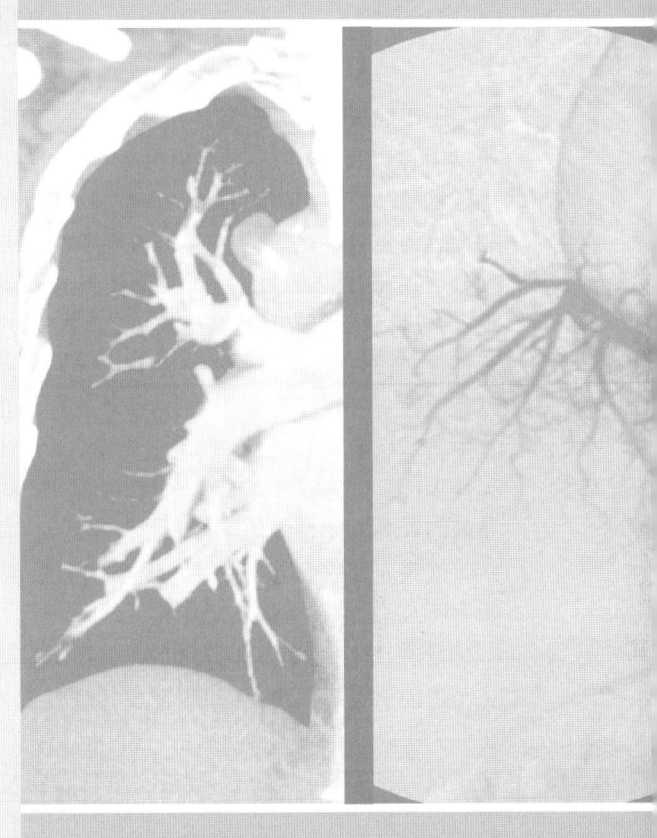

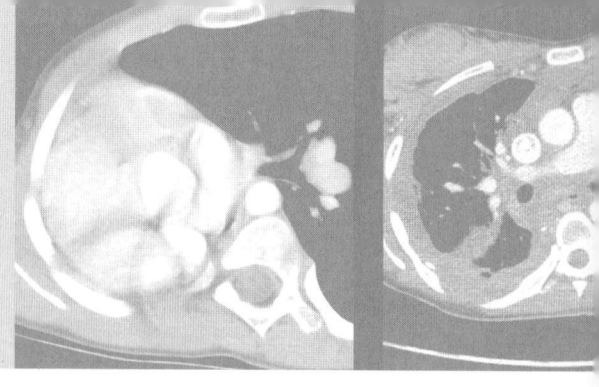

第7章

气道和肺实质异常[*]

Justin T. Stowell｜Christopher M. Walker｜Jonathan H. Chung

　　由于病理学对各种实体组织认识的不断变化以及临床和病理分类方案的频繁更新,先天性肺部疾病仍然是一个令人困惑的话题。基于胸部解剖结构,将病变分为先天性气管、支气管、肺和肺血管畸形。这种分类存在争议,因为这些畸形的胚胎学基础尚不清楚,而且最新的研究显示这些病变之间的组织病理学特征存在很大的重叠或并存。目前研究显示是一系列先天性支气管肺畸形(CBM),而不是单个的病变,其中典型病变包括先天性肺气道畸形(CPAM)(原先天性囊性腺瘤样畸形,CCAM)、叶内和叶外隔离症以及前肠囊肿。在妊娠的第3周到第24周之间,出现所有这些表现均为肺芽发育、分化或与原始前肠分离障碍所致,无论有无合并气道阻塞。

　　目前,这些病变大部分已在产前影像中诊断,并在出生前消退。但是,有些病变在儿童时期无症状,在青少年或成年时被诊断出来,这引起了围产期管理的争议。在某些情况下,可能需要对造成重大胎儿损害的较大病变在子宫内或产后早期进行手术。本章仅讨论在成年人中发现的发育异常。可通过X线摄影、产前超声、CT和MRI对大多数CBM进行诊断。CBM的管理是多样的,从保守观察到手术切除,通常取决于症状或潜在并发症的风险。

一、支气管分支异常
气管支气管
(一)病因、发病率和流行病学　　气管支气管树

的分支变异模式已详细描述过。当异常支气管从气管的右侧壁(常距隆突<2 cm)发出,并供应全部或部分右肺上叶时,称为气管支气管,许多作者用"气管"一词来描述上叶的任何异常支气管,其由气管和主支气管发出。当肺段支气管至上叶出现标准的分支模式时,异常气管支气管被称为副支气管,即右上叶3支,左上叶4支。如果一个或多个正常的上叶支气管缺如,则认为是气管支气管移位。当整个右上叶由气管支气管供应时,称为"猪支气管"。当气管支气管末端有盲端时则称为气管憩室。异常支气管通气的区域通常有正常的血管供应。

　　据报道,右气管支气管的发病率为0.1%～2%,气管支气管供应整个右上叶("猪支气管")的发病率约为0.2%,左侧则很少出现类似畸形。然而大多数病例是双侧气管支气管,或者在右侧异构的情况下出现双侧气管支气管或双侧右气管支气管(后续描述)。

(二)临床表现　　绝大多数成人气管支气管无症状,异常支气管是在CT或支气管镜检查时偶然发现。当异常支气管的排出受阻,导致反复出现右肺上叶肺炎、空气潴留、肺叶或节段阻塞后肺不张或支气管扩张等情况时,则这种异常可能有临床意义。

(三)影像学表现　　气管支气管以及支气管扩张或肺气肿等相关征象在CT上有典型特征(图7.1)。多平面重建、容积再现和虚拟支气管镜技术可用CT数据重建来生成气管支气管树的三维图像(图7.1,图7.2)。

＊　编者和出版社感谢Nestor L. Müller博士和C. Isabela Silva Müller博士为本书上一版相关主题提供的材料。这是本章的基础。

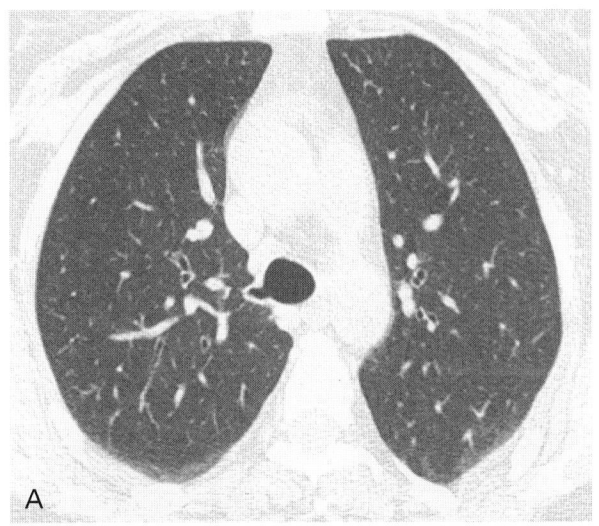

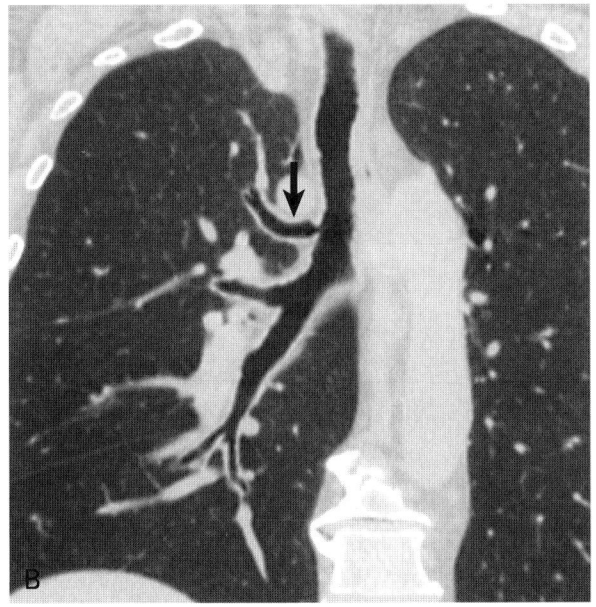

图7.1 气管支气管。CT(A)显示一个起源于右气管壁的小支气管。另一位患者(B)的冠状面CT显示气管支气管(箭)供应右上叶的顶部。(图7.1B修改自 Stowell J, Walker C. Congenital thoracic malformations. In: Shepard JO, ed. *Thoracic Imaging: The Requisites.* 3rd ed. Philadelphia: Elsevier; 2018.)

(四)治疗方案概要 对有症状患者的治疗是根据症状的严重程度和范围,轻者观察,重者肺叶切除。

副心脏支气管

副心脏支气管(ACB)是起源于右主支气管和中间段支气管内侧壁的额外支气管。支气管向中、尾方向运动1~5cm。壁软骨的存在可鉴别ACB和憩室。ACB通常是盲端结束(突然截断)的,可能与少量异常肺实质(所谓的心叶)有关。ACB在普通人群中发病率为0.5%。

(一)临床表现 绝大多数成年患者无症状。最

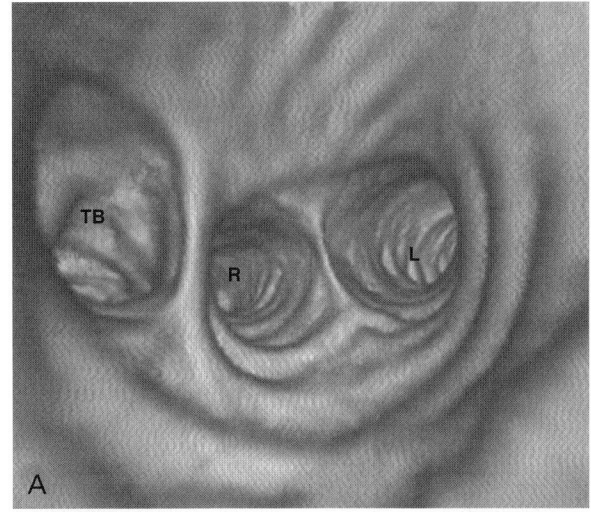

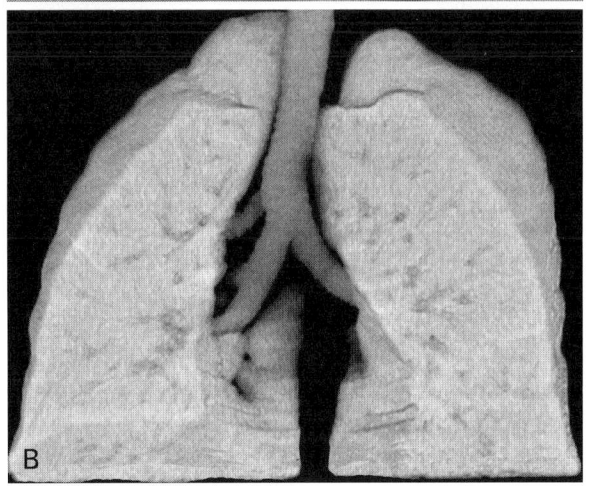

图7.2 气管支气管的CT支气管镜检查。(A)CT容积重建("CT支气管镜"或"虚拟支气管镜")显示气管和支气管腔的图像,类似于支气管镜所见。图像显示气管支气管(TB)、右主(R)支气管和左主(L)支气管是从气管下部水平"看到"的。(B)冠状面三维容积成像显示气管支气管进入右肺。

常见的并发症为继发于炎症与肿瘤的咳嗽和咯血。气胸可能是由于ACB支气管镜检查时创伤性肺损伤所致。

(二)影像学表现 副心脏支气管最好用CT诊断。就像其他支气管异常一样,ACB使用重建技术显示最佳,如多平面重建、容积再现和仿真支气管镜重组技术(图7.3)。

(三)治疗方案概要 有症状的患者治疗根据症状的严重程度,轻微者观察,严重者手术切除。

支气管移位

约10%的人会出现相同肺叶段或亚段支气管移位,CT上可清晰显示,其次可见段和亚段支气管起源于相邻肺叶,支气管移位通气的肺组织正常但CT常显示相邻肺叶间的叶间裂不完整,偶尔会有段支气管缺失(支气管不发育)。段支气管不发育最常见于

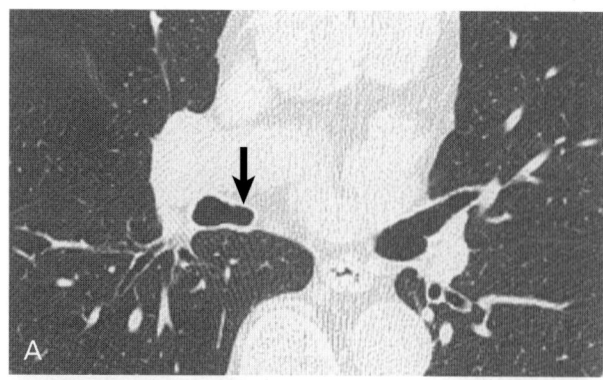
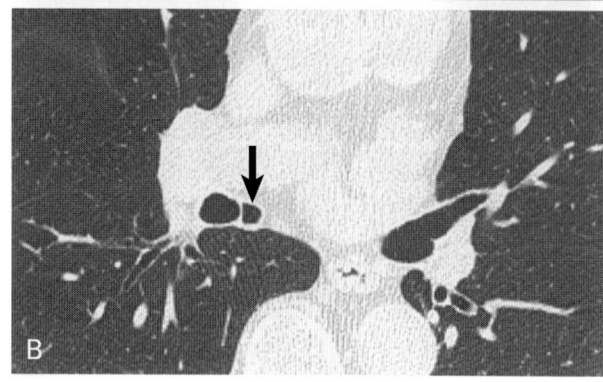
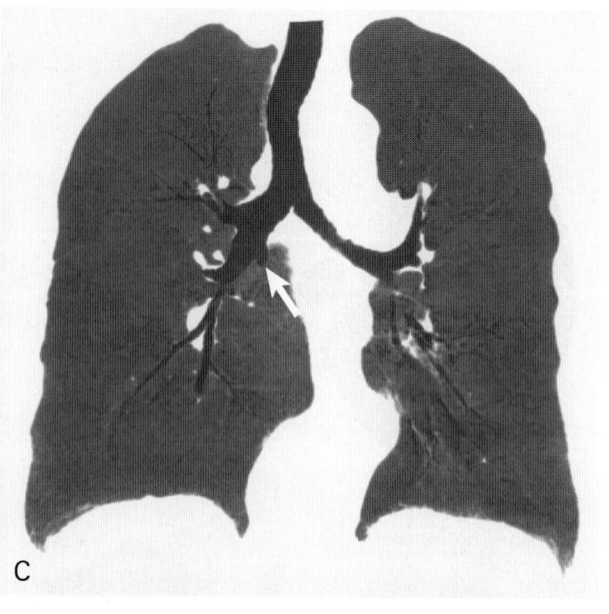

图 7.3 副心脏支气管。轴面 CT(A 和 B)显示起源于支气管中间内侧壁的心脏支气管(箭),向内通过,类似憩室的盲囊。中央气道的最小密度投影冠状面 CT(C)重建显示心脏支气管(箭)的内、下径。

右肺上叶。移位的段和亚段支气管在临床上无症状,常为 CT 或支气管镜偶然发现。

先天性支气管闭锁

(一)病因、发病率和流行病学 支气管闭锁发生在叶、段或亚段支气管起源处或其附近先天性截断,阻塞远端支气管和肺泡发育。支气管闭锁的发病机制尚不清楚,可能是支气管壁发生缺血后遗症的表现,也可能是支气管肺芽与原始支气管远端细胞团分离发育不良的表现。由于支气管闭锁常与其他先天性支气管肺畸形(隔离征、CPAM 和先天性肺叶膨胀过大)有关,常认为是这些病变共同导致支气管闭锁。支气管闭锁最常见于左肺上叶尖后段支气管,其次是右肺上叶段支气管,再次是中叶和下叶。患病率约为 1/10 万,男性更常见。

(二)临床表现 大多数患者无症状,部分表现为复发性肺炎。

(三)病理生理学 病理学上,在闭锁点周围的支气管树是特定的,气道和气腔数量正常,这导致黏液和黏液囊肿紧贴闭塞远端,由于空气只能通过侧支通道进入受影响的支气管肺段,导致肺泡远端过度膨胀和空气潴留。

(四)影像学表现

1. X 线胸片 先天性支气管闭锁 X 线胸片表现有一定的特征性,大约 90% 的病例可见肺透亮区,80% 的患者可见肺门结节和肿块(图 7.4)。由于低氧血症以及受影响的肺实质内空气量增加导致肺的透光度增加,相邻的正常肺被压缩并移位;纵隔居中或偏移,支气管闭锁远端分泌物和黏液聚集导致邻近肺门处椭圆形、圆形或分支状阴影。由于过度膨胀的肺组织所造成的压迫和肿块效应可能导致相邻的肺段不张。

2. CT CT 可以非常清楚地显示黏液嵌塞和节段性过度充气及血管减少。黏液嵌塞表现为沿支气管分布的分支状软组织密度影,通常伴有支气管扩张。CT 可清晰显示支气管闭塞,紧贴在气管支气管远端的支气管扩张以及黏液样密度影(黏液囊肿)、血管减少、密度降低和受累节段容积增加(图 7.4)。呼气相 CT 可显示受影响肺段的空气潴留。

3. MRI MRI 可诊断支气管闭锁。黏液嵌塞在 T1WI 上信号多变,而在 T2WI 上常为极高信号。

(五)影像检查的选择 尽管 X 线胸片表现有特征性,CT 是确诊最敏感的技术。它可以清楚地显示黏液嵌塞、节段性透亮区以及血管减少,以上表现综合判断即可作出诊断。黏液嵌塞表现为沿支气管分布的分支状软组织密度影,常伴有支气管扩张。MRI 也有相应表现,但 CT 是首选的影像学检查。

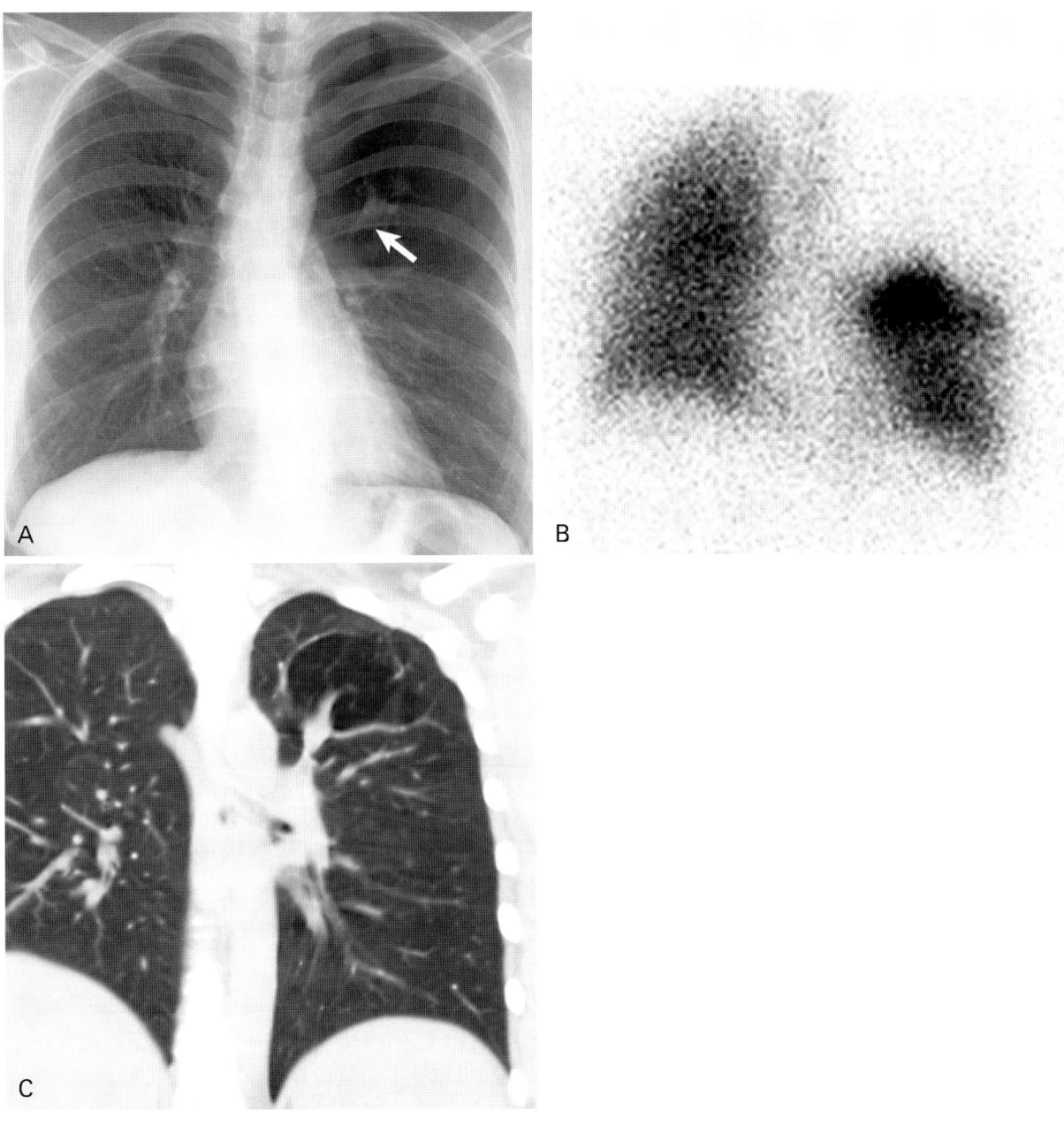

图 7.4 支气管闭锁。(A)后前位 X 线胸片显示左上叶透亮度增加,右侧纵隔轻微移位。左肺门周围分支,呈管状不透明(箭)表示闭锁远端的黏液嵌塞。(B)对同一患者进行的⁹⁹ᵐTc-二乙烯三胺五乙酸检查的前投影通气闪烁图像显示,该患者左上叶缺乏放射性示踪剂的分布。(C)另一位患者的冠状面 CT 显示支气管扩张,黏液充盈,尖后段的空气潴留所致的远端透亮度增加。(修改自 Stowell J, Walker C. Congenital thoracic malformations. In: Shepard JO, ed. Thoracic Imaging: The Requisites. 3rd ed. Philadelphia: Elsevier; 2018.)

(六) 鉴别诊断　主要鉴别诊断是异物或支气管腔内肿瘤导致的气道部分阻塞。与之相同的是支气管闭锁远端的肺组织透亮度增加并有空气潴留。但是,支气管腔内病变很少伴有支气管肺节段过度充气。支气管闭锁几乎都有这样的表现。因此,最大吸气 X 线胸片常可进行鉴别诊断。CT 通常可以确诊支气管闭锁远端的黏液嵌塞。但是,支气管镜可

以排除其他导致阻塞的原因,如异物和支气管腔内肿瘤。

(七) 治疗方案概要　治疗包括无症状患者的保守治疗。鉴于复发性感染的风险,部分学者主张手术切除闭锁支气管,即使在无症状患者中也是如此。

要点:支气管闭锁

- 最常累及左肺上叶尖后段支气管
- 常见的影像学检查结果
- 胸部摄影通常显示受累节段的透光度增高(来自侧支通气和空气潴留),血管减少,肺门旁结节或肿块
- CT显示圆形,椭圆形或分支状黏液嵌塞,节段性过度充气和血管减少
- T2WI上黏液栓塞为高信号

二、支气管肺异构与异位

根据心脏心房和腹部脏器相对于中线的位置,胸腹内脏关系按体位来描述。正位、反位、心房不定位(所谓的内脏异位)分别描述了正常左右侧心脏心房形态的正常、正常镜像和非镜像偏离正常左右心房的形态。心脏心房位置应包括描述上叶支气管到同侧肺动脉的位置,这是支气管部位最可靠的影像学特征,也包括心房形态。形态右肺指上叶支气管位于肺门(肺动脉)的同侧肺动脉上方。形态左肺由下支气管提供,该支气管在同侧肺动脉下方走行。

异构综合征常与支气管肺的结构异常有关,即每个肺的支气管和肺结构相同。双侧动脉上位支气管和动脉下位支气管分别代表着右异构和左异构(两侧右侧或两侧左侧)。右异构(双侧右侧)典型表现为双侧三叶肺和动脉上位支气管、双侧解剖学右心房、右位主动脉弓及无脾(或某些功能丧失)。右肺异构常与严重先天性心脏病相关,病死率高。左肺异构主要表现为双侧两叶肺和动脉下位支气管、双侧解剖学左心房及多脾(尽管这一特征可变)。其他常见的(尽管可变)表现包括两种形式即中线肝和肠旋转不良。左异构也可表现为奇静脉或半奇静脉延续下腔静脉(IVC)和胰腺截断。

(一)病因、患病率和流行病学 异构综合征相对罕见,婴儿中发病率1/10 000。很难确定左异构症的确切发病率,因为无症状的先天性心脏病患者可能在成年时偶然发现。反位的发病率为0.01%。虽然异构体的病因多变,但可能与各种基因(如 ZIC 3、Pitx-2、Cited-2、Sonic gehog、Lefty-1)的缺陷有关,这些基因在早期胚胎发育过程中调节着右或左的模式。此外,异构体与纤毛病变谱中的其他缺陷有关(如不动纤毛综合征、鼻窦异常、支气管扩张、胆道闭锁和脑畸形)。

(二)临床表现 支气管肺异构症的症状取决于相关异常的严重程度,包括顽固性喘息和婴儿心脏杂音导致发绀和心力衰竭。在男性中更常见的是右异构症,其预后较差,常与无脾症(导致免疫受损和败血症)和重度发绀性先天性心脏病(如常见房室管、单心室、大动脉转位和完全型肺静脉异常回流)有关。左侧异构体(双侧左侧)常伴有多脾,虽然与右侧异构体相比,其总体预后较好,但在出生后第一年有60%的病死率。先天性心脏缺损(最常见的是部分肺静脉反流、房间隔缺损和房室管)不像右室异构高发或严重,但患者可能出现由左向右分流的充血性心力衰竭。也可能出现与肠旋转不良有关的中肠扭转。

(三)影像学表现

1. 超声　产前超声可诊断位置异常,主动脉、心尖和胃泡(倒置)的右侧位置或某些位置偏差提示异位的诊断。超声还可以在肺静脉回流异常的情况下检测不同的静脉引流方式,而通过膈下静脉引流模式可提示心房的位置。新生儿的腹部超声可快速、安全地诊断多脾或无脾。

2. X线　既往用X线胸片来确定心尖和胃泡的位置,但结果不确切。此外,在正位X线胸片上显示双侧水平裂或动脉旁支气管,提示右同分异构,或左同分异构的双侧动脉上支气管。X线胸片可显示右同分异构背景下的右主动脉弓和左同分异构背景下的奇静脉向IVC延续。X线胸片也可通过异常的肺静脉回流检测出异常的肺血管。

3. CT　X线胸片可确定是否存在位置异常,但对解剖异常进行详细分类,则需要横断面成像。胸部、腹部和骨盆的CT可详细描述位置和相关的解剖异常(图7.5)。CT增强扫描可以在复杂的先天性心脏缺损和异常引流的背景下评估心脏和血管结构。CT和透视还可检测复杂的肠道旋转不良的扭转部位。

4. MRI　MRI可显示心脏的细节,常用于评估先天性心脏病,特别是心房形态的评估。鉴于CT辐射暴露的风险,MRI是儿童评估的首选方法。

(四)鉴别诊断 异位综合征的表现多样,鉴别诊断包括先天性心脏病(0.6%～0.8%)、右位主动脉弓、内脏转位、先天性肺发育不全(弯刀)综合征、原发性纤毛运动障碍和Kartagener综合征。

(五)治疗方案概要 治疗取决于畸形的类型和严重程度。通常,外科治疗适用于严重的发绀先天性心脏病。

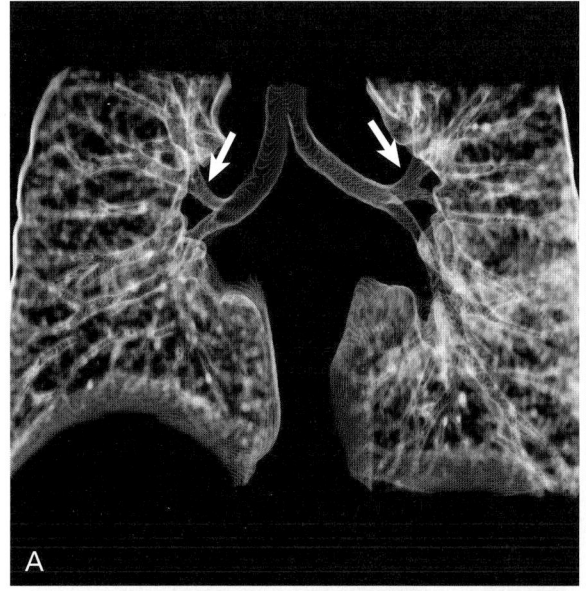

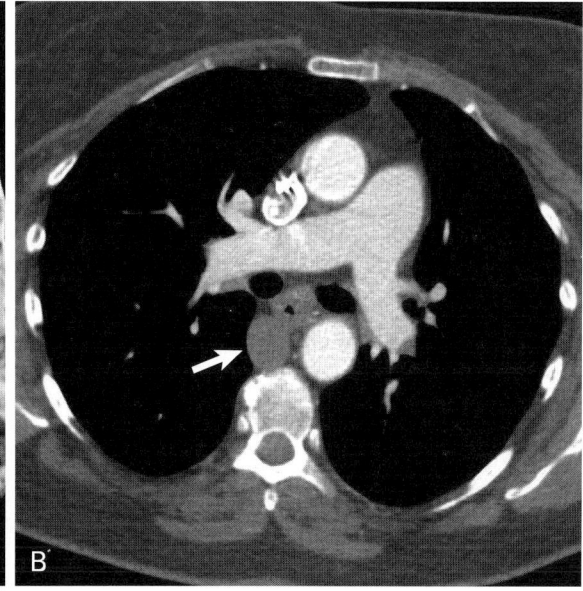

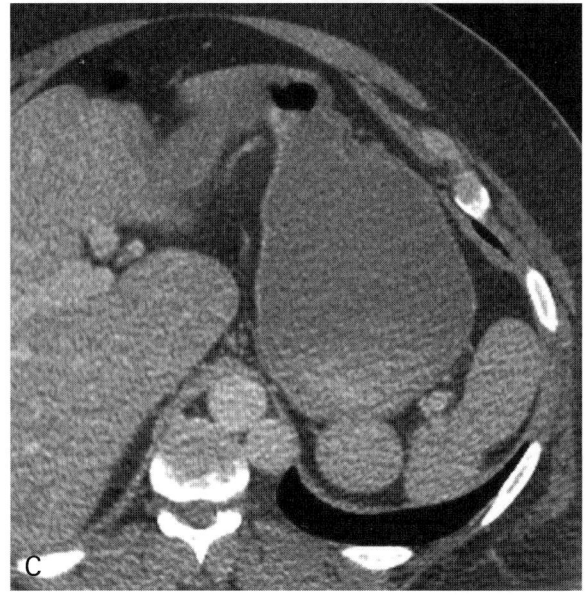

图 7.5 异构综合征。多排螺旋 CT 气管支气管树。(A)三维重建显示对称长主支气管,双侧上叶支气管(箭)延迟发出,显示双侧左侧或左侧异构。轴面 CT 血管造影(CTA)。(B)显示由下腔静脉中断所致的奇静脉(ARO)增大,双侧肺动脉拱起主支气管,显示双侧下支气管。后一种关系通常在冠状面重建显示较好。轴面 CTA(C)表现为多脾,与左脾同分异构和多脾相一致。(引自 Abbara S, Walker CM. In: Abbara S, et al., ed. *Heterotaxia Syndromes in Diagnostic Imaging Cardiovascular*. 2nd ed. Manitoba, Canada: Amirsys; 2014.)

要点:支气管肺异构与异位

- 根据心脏心房和腹部内脏相对于中线的位置,正位、反位、心房不定位(所谓的内脏异位)描述了胸腹内脏关系
- 双侧支气管或低支气管(支气管部位)是判断心房位置最可靠的依据
- 左、右异构与先天性心脏缺损和肠旋转不良相关性较强,更严重的缺陷(更常见于右异构)提示预后不良
- 常见 X 线表现:X 线片可发现心尖和胃泡定位不一致、奇静脉与 IVC 相延续或肺静脉引流异常,则提示异位的诊断
- CT 和 MR 可更好地显示潜在的内脏异常

三、支气管囊肿

(一)病因、发病率和流行病学 支气管囊肿的产生是由于胚胎第 3 和第 24 周气管支气管树从相邻气道异常分离导致。支气管囊肿少见,常为单发,但可与其他先天性支气管肺畸形(如闭锁)有关。约 75%~90% 位于纵隔。其他部位包括肺实质、胸膜、膈肌、颈部或腹部。

(二)临床表现 大多数支气管囊肿无症状,X 线胸片和 CT 偶然发现,症状通常由气管和支气管受压导致,咳嗽、喘息、喘鸣和肺炎,较少见的情况包括:支气管囊肿压迫食管导致吞咽困难或压迫邻近肺静脉引起局部肺水肿,肺实质内囊肿约有 20% 发生感染。肺实质内囊肿较少见的表现包括咯血和气胸。

(三)病理生理学 支气管源性囊肿呈薄壁、单

个,大致球形,其内充满浆液或黏液。囊肿壁内膜为呼吸上皮,含有平滑肌和软骨。在囊肿壁或黏液内可出现钙化。虽然支气管囊肿最初不与气管支气管树相通,但相通可能会继发于器械或感染。

(四)影像学表现

1. X线胸片　X线胸片上,纵隔内支气管囊肿常见于锁骨下或右气管旁区域,通常表现为圆形或椭圆形肿块(图7.6)。实质性支气管囊肿常界限清楚、实性、圆形或椭圆形,常发生于一侧肺下叶内1/3。随访X线胸片表现通常随时间变化,病灶形状和大小变化不大,尽管数年的随访可见到缓慢的生长,除感染,支气管囊肿通常不与气管支气管树交通。当相通时,则囊内含有空气,含有或不含有液体。囊肿和气管支气管树之间的交通可形成活瓣样机制,会引起囊肿快速增大。

2. CT　在约50%的病例中,在CT上可以明确诊断良性囊肿,表现为均匀的水样密度(0～20 HU)不强化,壁光滑菲薄(图7.6)。纵隔囊肿常压迫邻近气道和血管,而肺囊肿压迫邻近肺组织使之移位。黏液样囊肿内容物中存在蛋白质、出血或草酸钙可导致

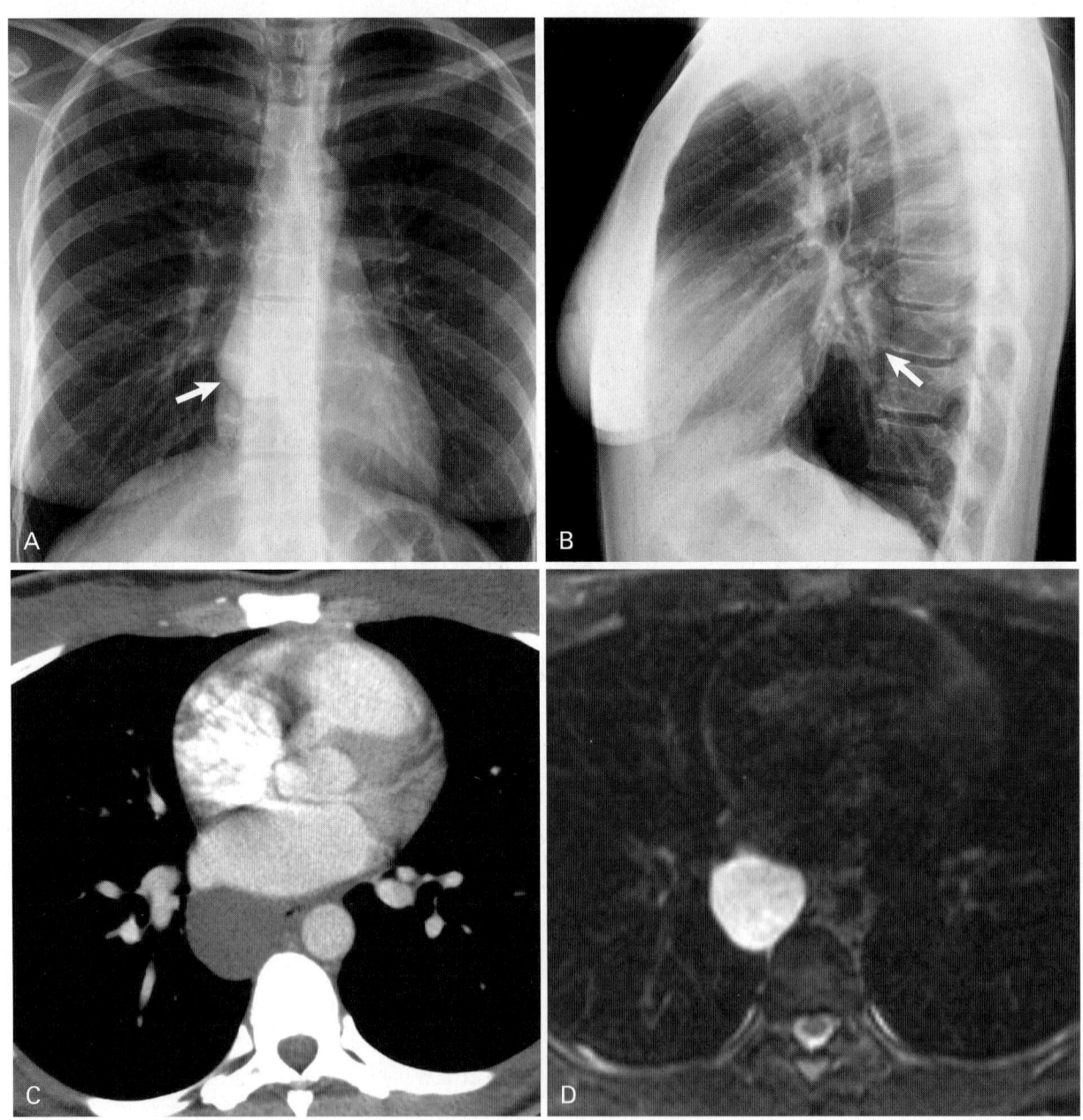

图7.6　支气管囊肿。后前位(A)和侧位(B)X线胸片显示出良好的胸骨下肿块(箭)。轴面增强CT(C)显示一个圆形的、非强化的、均匀的液体密度肿块,与食管和左心房后部相邻。(D)T2WI显示整个病变呈高信号,与支气管囊肿中的单纯性液体一致。

囊肿密度增高,使囊肿与其他肿块无法区分。感染后,囊肿可有不均匀强化,类似脓肿或坏死淋巴结。有时,支气管囊肿类似脓肿表现为充气多房囊肿。与支气管源性囊肿相邻的肺常出现异常,表现为密度减低和瘢痕缩小。

3. MRI MRI 可确定 CT 表现可疑的囊肿内容物。单纯囊肿或浆液性囊肿通常表现为 T1 低和 T2 高信号,高蛋白质成分的囊肿内容物在 T1WI、T2WI 上均呈高信号。无论是否有蛋白质,支气管囊肿在 T2WI 自旋回波影像上的信号都为均匀高信号(与脑脊液信号相似)(图 7.6)。伴有炎症或出血的囊肿信号不均匀,T1 和 T2 信号多样。

(五)影像检查的选择 支气管囊肿常在常规 X 线胸片上偶然检测到,它不能确诊支气管囊肿,还需 CT 和 MRI 进一步检查。由于 MRI 无辐射且敏感性高,对怀疑支气管囊肿的患者 MRI 优于 CT。如果 CT 和 MRI 不能确诊,CT 引导下穿刺抽吸囊肿内容物可确定囊肿的性质。

(六)鉴别诊断 需要鉴别的疾病包括肺肿瘤、脓肿、血管畸形(如动静脉畸形)和先天性肺气道畸形。支气管囊肿在 CT 上表现为特征性水样密度,MR T2WI 均匀高信号,增强 CT、增强 MRI 无强化,可与肺肿瘤鉴别。绝大多数病例表现出薄壁的特征性表现,可与肺脓肿鉴别。囊肿感染或出血在 CT 和 MRI 上表现为不均匀密度,类似肺脓肿。支气管囊肿易与先天性肺气道畸形鉴别,由于前者为单囊肿块,后者通常为多囊病变。

(七)治疗方案概要 不论是否有症状,对于手术风险低的儿童和健康年轻成人,支气管源性囊肿通常应外科手术。有症状的患者可行支气管内囊肿抽吸,但常需要手术切除,以防止复发或罕见的恶化。近 50% 的无症状患者继续出现囊肿的症状或并发症,0.7% 的囊肿发生恶性肿瘤,这也说明支气管源性囊肿患者应积极手术。

偶然发现支气管源性囊肿的无症状成年患者,也可保守治疗,并密切的临床和影像学随访。

四、先天性肺气道畸形

(一)病因、发病率和流行病学 CPAM 的特征为伴有支气管结构异常增殖的肺内多房囊性肿块。发病机制尚不明确,可能为发育中的局部停滞或支气管树的血管紊乱。既往称为先天性 CCAM,沿着这一疾病谱的首选名称是 CPAM,因为 5 个实体中只有 3 个是真正囊性的,并且只有Ⅲ型病变在组织学

要点:支气管源性囊肿

- 先天性囊肿,内壁为呼吸上皮,含软骨
- 约 75% 发生在纵隔,也可以在肺部或沿原始前肠的其他部位发现
- 典型位置:胸膜下或气管旁区域和肺下叶
- 常见的影像表现:
  胸部 X 线片上边界清晰、圆形或椭圆形肿块
  CT 上约 50% 为水样密度
  CT 或 MRI 静脉注射对比剂后无强化
  MRI-T2WI 几乎均为高信号
  如出现气-液平、病灶快速膨胀或出现强化应怀疑有感染或其他可能

上由腺瘤样成分组成。大多数 CPAM 在婴幼儿中诊断,但也有患者 64 岁才确诊,发病率 1/(25 000~35 000)。

(二)临床表现 绝大多数病例的临床表现为在新生儿期渐进性呼吸窘迫。成人 CPAM 可为偶然发现或伴有反复呼吸道感染,如咳嗽和发热相关症状。较少见的并发症包括气胸和恶变。

(三)病理生理学 CPAM 的三个主要病理亚型已被描述过。新增了不常见的 0 型和Ⅳ型 CPAM,并强调了一系列气道畸形,每一种畸形都具有独特的形态和预后。Ⅰ型 CPAM 来源于支气管或细支气管组织,大多数为成年患者,表现为一个大囊(>2 cm),常为多房囊,有时伴有几个小囊。Ⅱ型病变含有更均匀的小囊肿,直径<2 cm。Ⅲ型病变为大的实性病变,显微镜下表现为细支气管和肺泡管的微小囊肿和腺瘤样成分。囊肿壁呈细支气管型上皮内膜,含有平滑肌,常无软骨、液体、空气或有其中的两者。0 型和Ⅳ型 CPAM 分别由中央大气道(气管或支气管)或外周腺泡发育不良引起。0 型和Ⅳ型 CPAM 的影像学特征不太明确,因为 0 型 CPAM 患者早期死亡,缺乏影像学图像。Ⅳ型 CPAM 由单个大的无内膜囊肿组成,在病理学上通常无法与Ⅰ型 CPAM 鉴别。CPAM 可发生于任何肺叶,以下叶居多。

(四)影像学表现

1. X 线胸片 婴儿和儿童早期的影像学表现多样。较大儿童和成人,CPAM 的 X 线胸片常表现为单房和多房囊或复杂囊实性肿块。偶尔,单个囊肿先膨胀形成单个透亮区(图 7.7)。巨大的 CPAM 可能表现出肿块效应,导致邻近肺组织受压或纵隔移位。

周围实质中的肺炎可能会导致畸形或出现液-平面(图 7.8)。CPAM 通常由肺动脉供血并经肺静脉引流。

然而,体循环供血在混合性病变中已描述,与肺隔离症有相同的特征(随后讨论)。

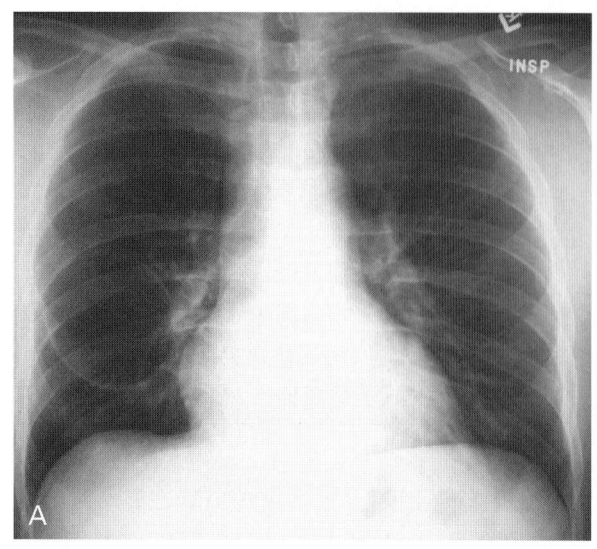

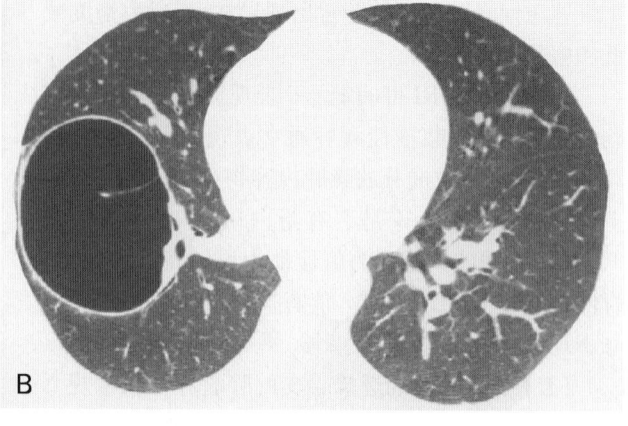

图 7.7　先天性肺气道畸形,Ⅰ型。(A)后前位 X 线胸片显示右肺下叶巨大的囊性病变。(B)CT 显示伴分隔的薄壁囊肿。

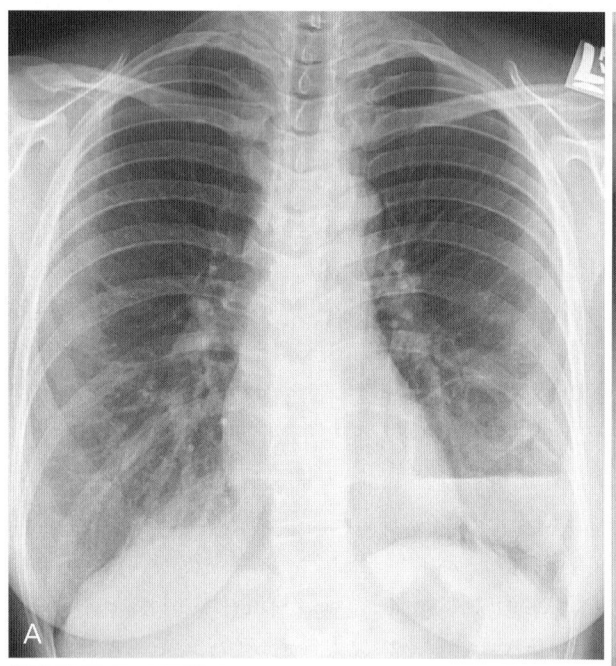

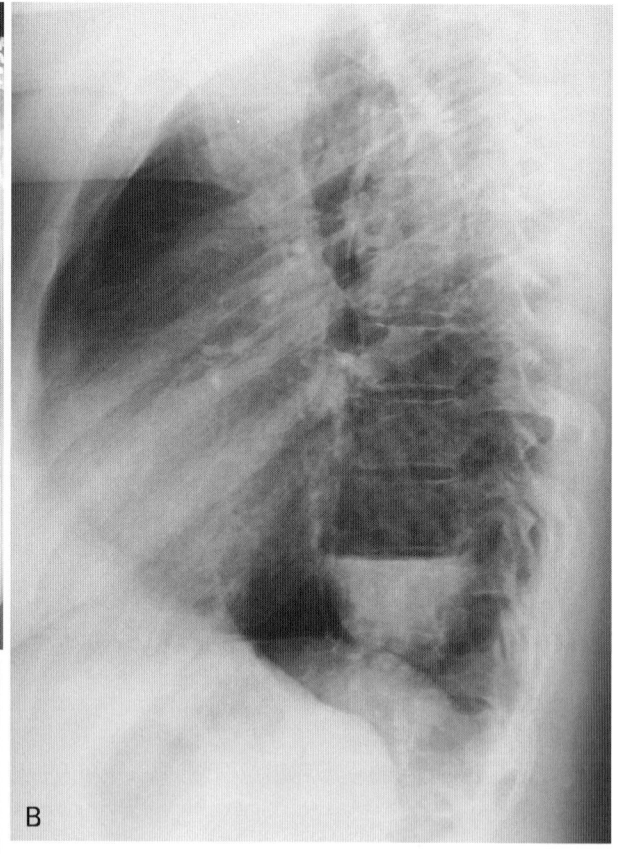

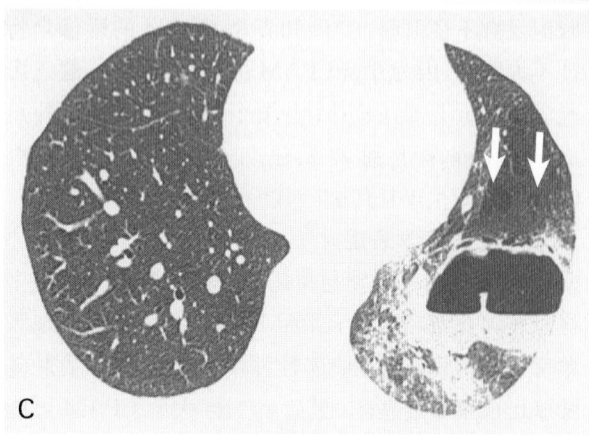

图 7.8　先天性肺气道畸形伴感染。后前位(A)和侧位(B)X 线胸片显示左肺下叶薄壁囊肿伴液平。肺窗轴面 CT(C)更清楚地显示囊性肿块旁的局灶性肺气肿(箭)。左肺下叶实变与合并肺炎和压迫性肺不张有关。

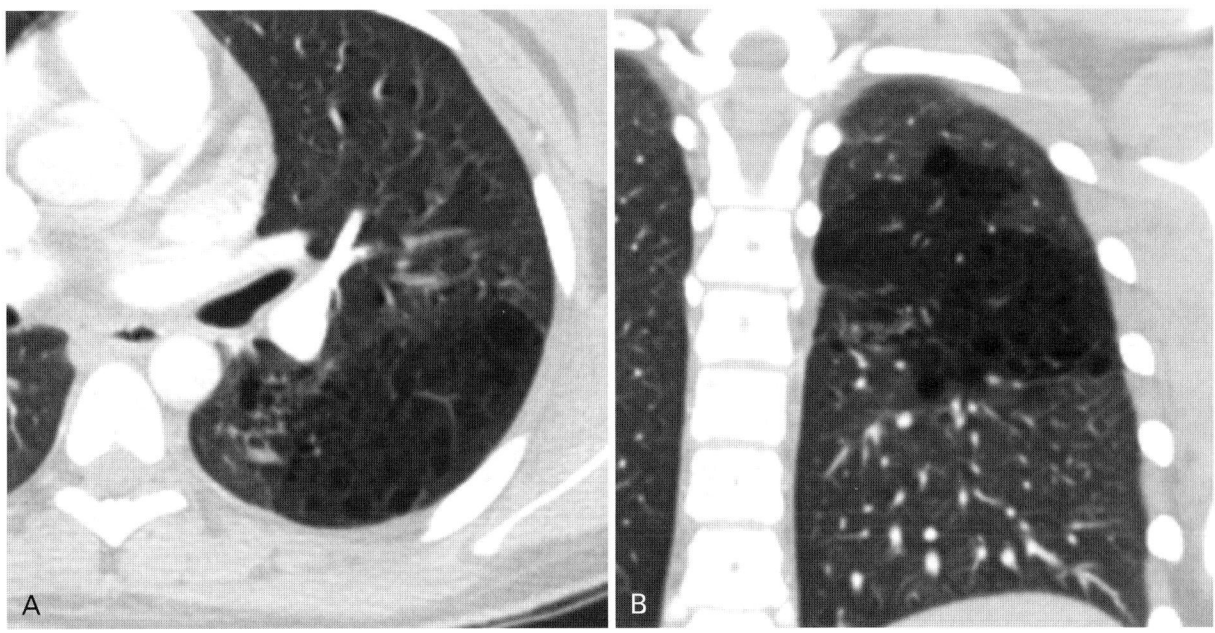

图 7.9 先天性肺气道畸形(CPAM),Ⅱ型。轴面(A)和冠状面(B)CT 显示左肺下叶上段有多个低密度小囊肿。无异常动脉,有助于区分 CPAM 与肺隔离症。(修改自 Walker CM, Wu CC, Gilman MD, et al. The imaging spectrum of bronchopulmonary sequestration. *Curr Probl Diagn Radiol.* 2014;43:100-114.)

2. CT　成年患者 CT 表现包括单房或多房囊或复杂囊实性肿块,直径在 4~12 cm(图 7.7,图 7.8)。Ⅰ型病灶至少有一个直径大于 2 cm 的囊,Ⅱ型特征为多个薄壁囊肿,直径范围在 2~20 mm(图 7.9)。

(五)影像检查的选择　部分患者 X 线胸片可提示诊断,CT 在显示 CPAM 的囊肿和实性成分方面优于 X 线胸片,是评价成人囊性肺疾病的常规检查。增强 CT 可显示动脉供血和静脉引流。

(六)鉴别诊断　主要鉴别诊断是肺脓肿和支气管囊肿,多囊薄壁复杂囊性肿块的表现,可与支气管囊肿鉴别,后者常为孤立性。但是该表现可能与肺脓肿的 X 线胸片表现混淆。可通过临床症状,无发热和咳嗽,数周后随访无变化进行鉴别诊断,但是感染

要点:先天性肺气道畸形

- 异质性、复杂的先天性畸形,典型呈囊性,含平滑肌,但一般无软骨
- 绝大多数在幼儿期被诊断,偶见于成年患者
- 常见放射学表现:
  - X 线片通常表现为肺下叶囊性或实性肿块,由大量含气囊肿组成
  - 成年患者的 CT 通常表现为多个薄壁、复杂的囊性肿块,直径 4~12 cm

性 CPAM 和肺脓肿鉴别困难。肺动脉供血有助于和肺隔离症鉴别,后者通常从主动脉接受血液供应。

(七)治疗方案概要　由于大部分病灶伴有反复感染,并有癌变的风险,CPAM 常需手术切除。也有学者提出偶然诊断的无症状成年患者可行保守治疗,但仍有争议。

五、先天性肺叶过度膨胀

(一)病因、患病率和流行病学　先天性肺叶过度膨胀(CLO)或先天性肺叶过度充气,可能是部分腔内梗阻所致的肺叶进行性膨胀,形成了单向球阀机制,导致空气潴留。既往也称为先天性/婴儿肺叶气肿,但 CLO 并没有真正的肺泡破坏,所以命名并不准确。支气管阻塞可能是先天性软骨缺损、管腔内或管腔外压迫(如支气管囊肿或肺血管)所致,可在一部分 CLO 患者中发现肺泡数目的异常增加。

(二)临床表现　CLO 通常在新生儿期和婴儿期被诊断,但 10% 的患者直到青春期或成年才被诊断。男性更多见。患者可能出现不同程度的呼吸损害,从新生儿的呼吸窘迫到成人的轻度呼吸困难和喘息。

(三)影像学表现

1. X 线胸片　X 线胸片表现为肺叶过度膨胀,以左上肺叶为主,右中上肺叶次之(图 7.10),发病率较低。扩大的肺叶经常在胸腔内产生占位效应,导致

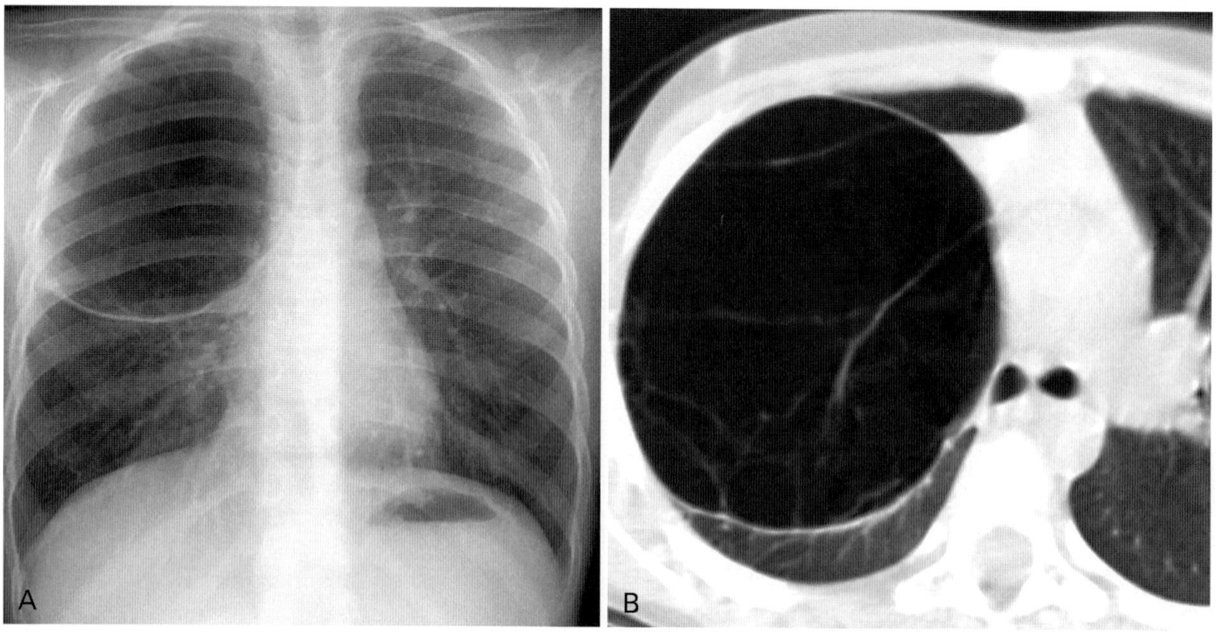

图 7.10　先天性肺叶过度膨胀(CLO)。(A)胸部 X 线片显示右肺上叶不对称透光度增高和纵隔轻度左移。(B)胸部肺窗轴面 CT 显示右肺上叶明显膨胀。CLO 虽可见于任何肺叶,但最常见于左肺上叶。(修改自 Stowell J, Walker C. Congenital thoracic malformations. In: Shepard JO, ed. *Thoracic Imaging: The Requisites*. 3rd ed. Philadelphia: Elsevier; 2018.)

纵隔不同程度移位,血管减少,相邻肺组织压缩性肺不张。在新生儿中,受累的肺叶最初表现为透亮度减低,随着肺内残留的液体被吸收而逐渐透亮。CLO 可呈双侧或多灶性。

2. CT　CLO 的 CT 表现也反映了影像学异常(图 7.10)。CT 能更好地显示受影响肺叶的血液供应减少,以及与纵隔移位和占位效应有关的结构损伤。

3. MRI　胎儿 MRI 或 B 超可在子宫内诊断 CLO,MR T2WI 表现为均匀高信号的肿块,超声上表现为高回声肿块。成年患者一般不需要这些方法诊断。

(四)鉴别诊断　鉴别诊断包括肿块导致的腔内梗阻、异物吸入或黏液栓塞,肿块引起的支气管腔内压迫,侧支通气引起的支气管闭锁(非球阀机制),CPAM,Swyer-James-McLeod 综合征。

(五)治疗方案概要　治疗依赖于疾病的临床表现,对急性新生儿呼吸窘迫患者采用肺叶切除术。鉴于病变可能会逐渐缩小,对于轻微或无症状的患者可采用保守的支持疗法。

六、肺隔离症

(一)病因、患病率和流行病学　肺隔离症(肺叶内或肺叶外)是一种畸形,其中一部分无功能的肺组织(可能是副肺芽)缺乏气管-支气管连续性,与剩余正常肺的气管支气管连续性,并从体循环动脉接受血液供应,往往来自原始的前肠血管。叶内型肺隔离症隔离的肺组织与正常肺叶包在同一个脏层胸膜内;叶外型肺隔离症隔离的肺组织在脏层胸膜外。

虽然认为在产前检查中发现的叶内型肺隔离症是先天性的,但也有学者认为,成年人中确诊的叶内型肺隔离症多为继发于慢性支气管阻塞和反复感染的后天性病变,这些病变的动脉血供来源于新生血管形成和感染组织中寄生的体循环血管。叶内型肺隔离症偶与其他先天性肺异常有关,常在青少年和年轻人中首次发现。叶外型肺隔离症是先天性的,并可能与其他先天性异常相关,如先天性膈肌异常、先天性

要点:先天性肺叶过度膨胀

- 最常累及左肺上叶,类似于支气管闭锁
- 常见影像表现:
  - 胸片通常表现为透亮度增高、血管减少和球阀效应引起的受影响节段的空气潴留
  - CT 显示邻近肺节段性或大叶性过度膨胀和血管减少、纵隔移位和压迫性肺不张
- 因为病变的肺泡结构正常,先天性肺叶肺气肿是一种不恰当的名称

心脏病和 CPAM。

肺隔离症罕见，占肺畸形的 0.15%～6%。叶外型肺隔离症常伴有其他先天性异常，多在新生儿期诊断；叶内型肺隔离症诊断较晚，一般在儿童和青少年中诊断，也可见于中老年人偶然发现。

（二）临床表现 成人中首次发现的肺隔离症通常无症状，在 X 线胸片或 CT 偶然发现。临床表现常与继发感染有关，表现为急性下叶肺炎、胸痛或咯血。肺炎不吸收和反复发作下叶肺炎的年轻人应怀疑叶内型肺隔离症。临床上，主要需与支气管扩张和肺脓肿鉴别。叶外型肺隔离症不与肺交通，很少发生感染，故常无症状。

（三）病理生理学 病理上，叶内型肺隔离症位于正常肺内，但与周围肺实质分界清楚，与正常支气管不相通。获得性叶内型与气管支气管树相通，因此在解剖上没有隔离开来。供应后天性叶内型肺隔离症的血管是薄而不规则的，相反供应先天性叶内型肺隔离症的动脉大而清晰。因此，一些临床医生将这些获得性叶内型肺隔离症归类为"假隔离"。叶内型肺隔离症的动脉供应来源于主动脉或其一个分支，最常见的是降主动脉，常是孤立的单支血管，但 20% 的叶外型肺隔离症可见多支血管。典型的表现是异常血管通过肺韧带的下部进入肺，且供血量超过被供应组织的需求量。通过肺静脉引流，常伴左到左分流。多位于下叶的后基底段，大约 2/3 在左侧，1/3 在右侧。

叶内型肺隔离症通常由一个或多个囊腔和数量不等的实体组织组成。囊肿类似扩张的支气管，通常充满黏液或脓液。

叶外型肺隔离症完全被胸膜包裹。约 2/3 靠近左侧横膈，位于下叶表面和横膈之间，少数病变位于横膈内或横膈下。叶外型肺隔离症由未成熟、无组织的肺组织和少数与正常气管支气管树无联系的气道组织组成，血供来源于主动脉或其分支，通过体静脉引流。

（四）影像学表现

1. X 线胸片 叶外型和叶内型肺隔离症最常见的 X 线表现是下叶后基底段的阴影，常与膈肌相连（图 7.11）。少见表现包括局部透亮度增高、支气管扩张、单发或多囊性肿块或下叶突出的血管（图 7.12）。当感染导致支气管瘘时，通常可见含气的囊性肿块，有或无液平。当肺炎发生时，它通常会影响周围的实质，使隔离组织变得模糊；囊性肿块可能直到肺炎消退才变得明显。

2. CT 叶内型肺隔离症最常见的 CT 表现是局灶性肿块或实变，几乎总是在左下叶的后基底段（图 7.11）。少见的表现包括囊肿或簇状囊肿（图 7.13）、血管扩张、黏液嵌塞或钙化灶。在 CT 上，叶外型肺隔离症表现为均匀密度影或边界清楚的肿块（图 7.14）；偶可见囊性区。隔离区附近的肺可有局灶性肺气肿和空气潴留。

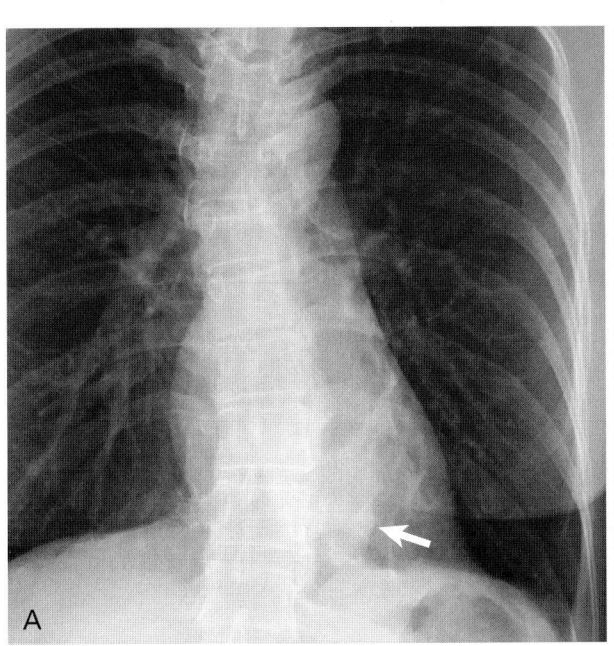
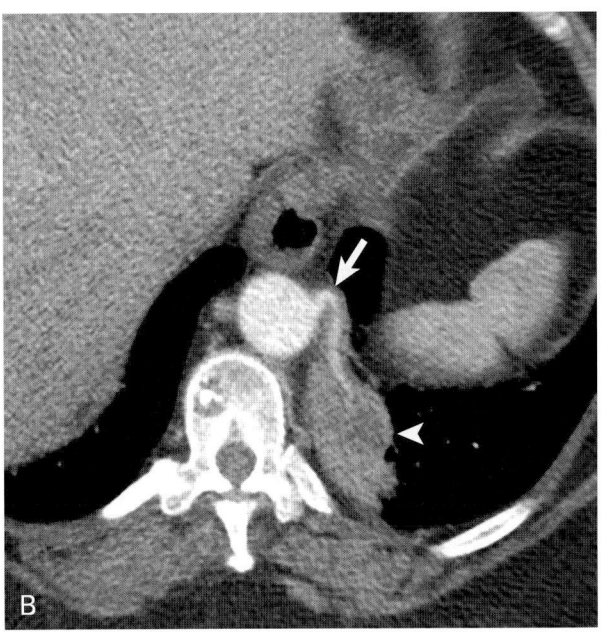

图 7.11 叶内型肺隔离症。（A）胸部 X 线片显示左心后区团块样病变（箭），毗邻左半侧膈肌。（B）轴面增强 CT 显示由胸部降主动脉发出的动脉（箭）供血的隔离肺组织（箭头）。（修改自 Stowell J, Walker C. Congenital thoracic malformations. In: Shepard JO, ed. Thoracic Imaging: The Requisites. 3rd ed. Philadelphia: Elsevier; 2018.）

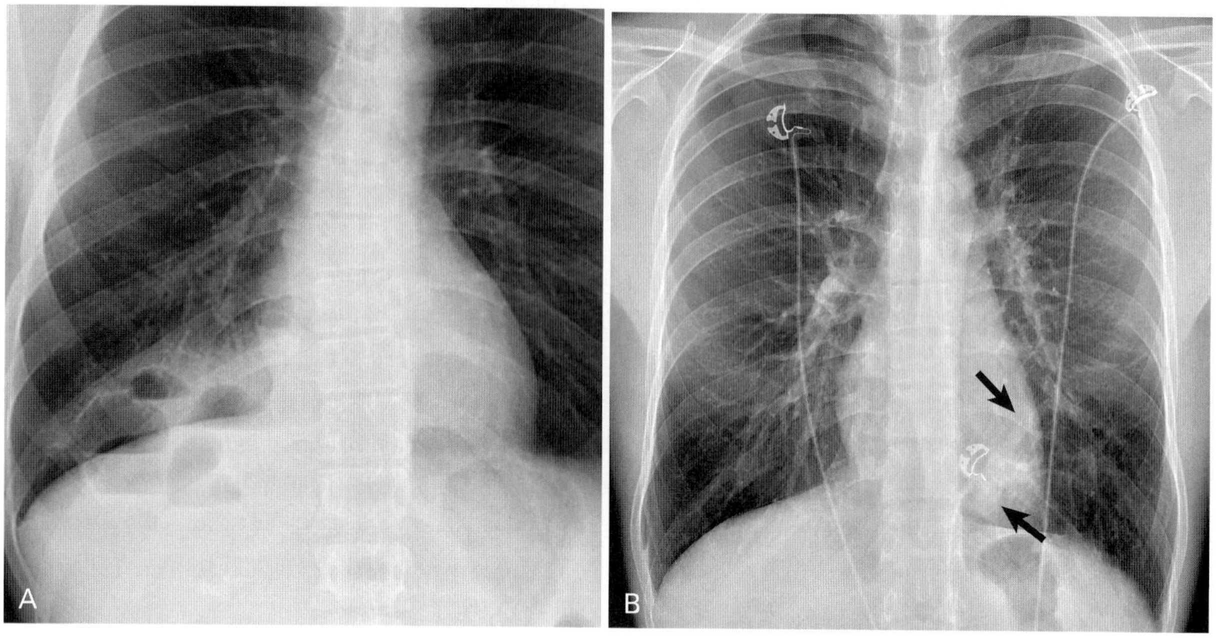

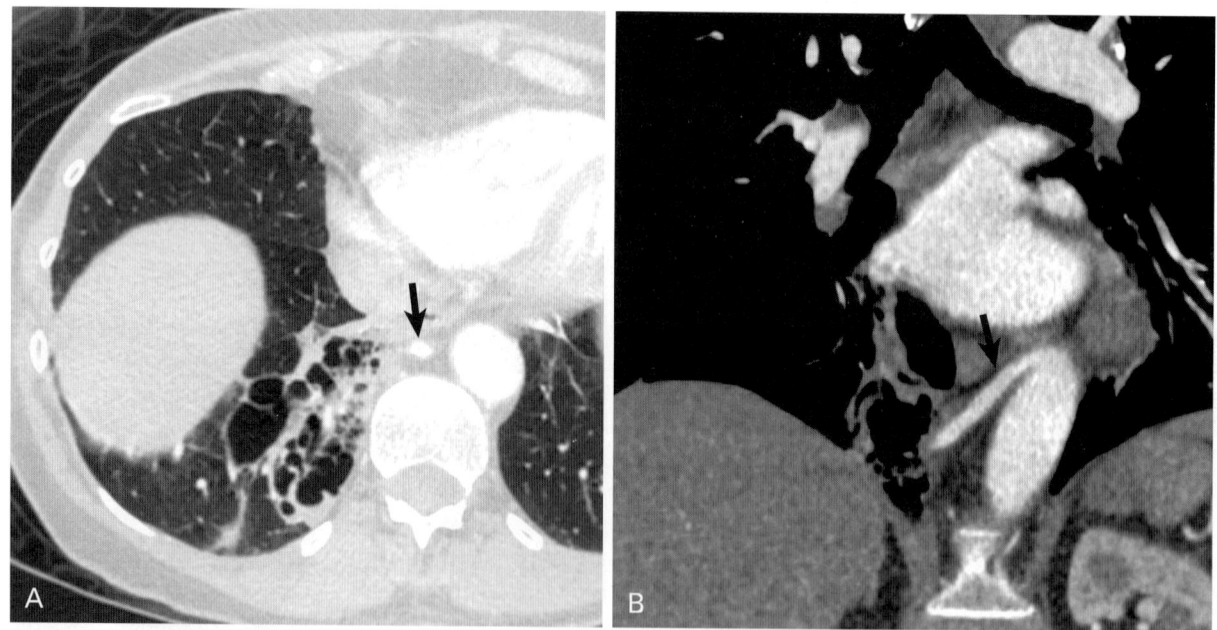

图 7.12 叶内型肺隔离症：X 线表现。（A）X 线胸片显示右肺下叶多房性囊性病变，伴多个气-液平。（B）不同患者的后前位 X 线胸片显示左下肺区域透亮度轻度增高，从降主动脉延伸出一个大的管状结构（箭），也可见右侧少量气胸。（修改自 Walker CM, Wu CC, Gilman MD, et al. The imaging spectrum of bronchopulmonary sequestration. *Curr Probl Diagn Radiol.* 2014;43:100 - 114.）

图 7.13 叶内型肺隔离症：CT 表现。轴面（A）和冠状面（B）增强 CT 显示来自降主动脉的异常动脉（箭）供应右肺下叶内侧囊性和实性肿块。（修改自 Stowell J, Walker C. Congenital thoracic malformations. In: Shepard JO, ed. *Thoracic Imaging: The Requisites.* 3rd ed. Philadelphia: Elsevier; 2018.）

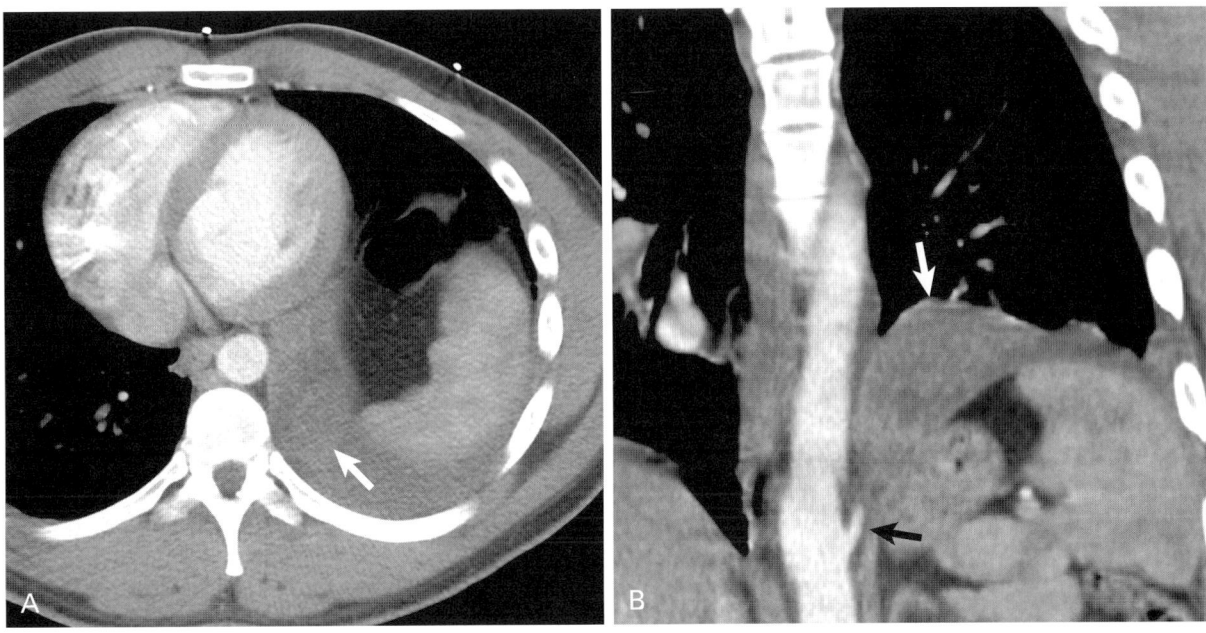

图 7.14 叶外型肺隔离症扭转。轴面(A)和冠状面(B)增强 CT 显示胸膜外肿块(白箭)靠近左半膈,由胸降主动脉的异常动脉供应。异常动脉的突然截断(黑箭)表示隔离肺可疑扭转,这在手术和病理上得到了证实。

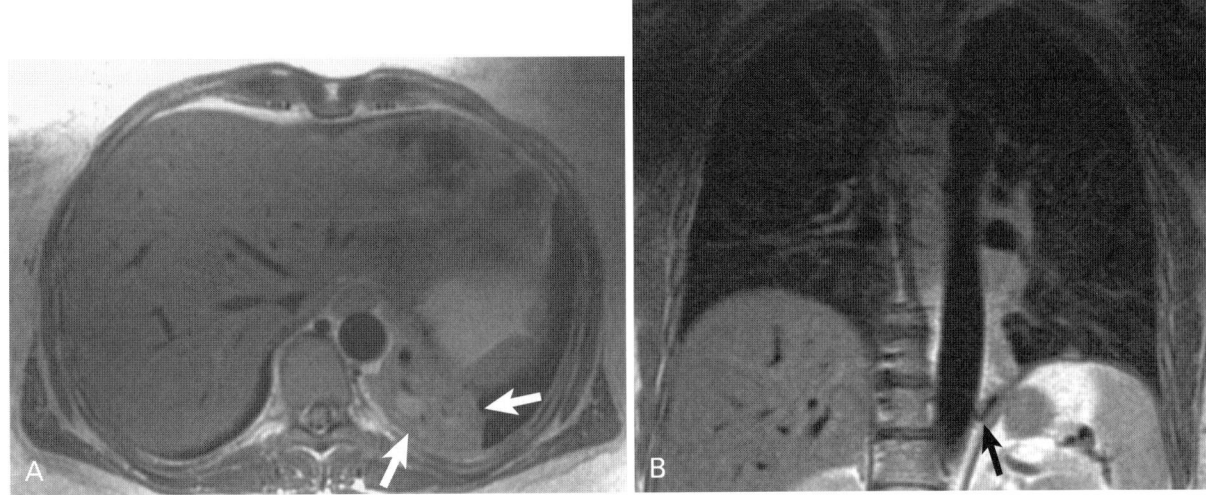

图 7.15 叶内型肺隔离症:MRI 表现。(A)轴面 T1WI 显示左肺下叶前内基底节段中等信号强度(箭)。(B)冠状面 T1WI 显示来自胸降主动脉的异常血管(箭),为实变区域供血,与叶内型隔离一致。

轴面薄层、增强 CT 或 CT 血管造影(CTA)的多平面重建和容积重建可准确评估大多数病例的体循环血供(图 7.11,图 7.13,图 7.14)。异常血管的典型表现是从下胸主动脉或上腹主动脉经下肺韧带进入隔离肺。

3. MRI 鉴别肿块的囊性、实性、出血和黏液成分,MRI 成像优于 CT。MR 血管造影(MRA)也能准确显示奇静脉或半奇静脉或下腔静脉的血液供应和引流静脉(图 7.15)。

(五)影像检查的选择 大多数患者在靠近膈肌的下叶出现均匀的模糊或囊性肿块而怀疑是肺隔离症。CT 有辐射危险,且 MRA 能很好地显示供应隔离肺的异常血管,因此 MRA 为评估疑似肺隔离儿童和年轻人的首选方法。然而,临床鉴别诊断包括 CT 上表现出的其他异常,如支气管扩张。

(六)鉴别诊断 包括复发性肺炎、肿瘤和异物继发支气管阻塞、复发性肺不张、肺脓肿、支气管囊肿和 CPAM。鉴别诊断的关键是显示隔离肺的体循环血供。多个支气管肺畸形可能共存（所谓的混合性病变），最常见的是叶外型和 2 型 CPAM，偶尔也会有支气管闭锁、支气管囊肿和 CLO。肺隔离症应与其他表现出异常体循环血供的情况进行鉴别，如先天性肺综合征（弯刀或肺静脉阻塞综合征）或对正常肺的孤立全身动脉供应。

（七）治疗方案概要　因正常肺组织受压而出现感染或症状的患者首选手术切除。鉴于复发感染、咯血以及如果隔离变成慢性感染的话，可能需要更广泛的切除，故大多数学者也推荐手术切除（通常是肺叶切除）无症状的叶内型肺隔离症。然而，无症状的、偶然发现的叶外型肺隔离症的治疗仍存在争议。有学者建议用 CT 或 MR 每隔 5～10 年进行一次检查随访，检测病情变化。

要点：叶内和叶外型肺隔离症

- 根据定义，一部分肺与余部正常肺分离
- 叶内型肺隔离症与邻近的肺相连，而叶外型肺隔离症由单独的胸膜包裹
- 叶内型和肺叶外型肺隔离症由主动脉供血；叶内型隔离症通过肺静脉引流，叶外型肺隔离症通过体静脉引流
- 叶内型肺隔离症约占 80% 的病例
- 两种类型的隔离最常发生在左下叶，靠近膈肌
- CTA 或 MRA 可更好地显示进出隔离组织的异常血管

七、肺发育不全

（一）病因、发病率和流行病学　肺发育不全（弯刀综合征）是指一个谱系的肺发育不全，源自气管支气管树和肺组织发育中的损伤。肺发育停滞可分为三种类型：①肺完全不发育，其中一个肺完全缺失，包括所有支气管、血管和实质组织；②肺发育抑制，除一个未发育的盲端支气管外，其余均受到抑制；③发育低下的肺，其中气道、血管和肺泡的数量或大小减少。

单侧肺完全不发育或肺发育抑制的发生率约为 1/10 000，单侧发育不全的发生率为（1～2）/10 000。肺发育不全常伴有同侧肺动脉异常和肺静脉异位引流（先天性肺综合征）有关，因此在第 8 章讨论。

（二）临床表现　大多数患有肺缺如或不发育的患者于新生儿期死亡，死于相关的先天畸形。但也有患者可生存到成年，无症状或仅有轻微症状。不伴有

血管异常的肺不发育患者，可无症状，可表现为气胸或呼吸衰竭。患有肺缺如、不发育或发育不全的患者，在儿童时期容易发生反复呼吸道感染。

（三）影像学表现
1. **X 线胸片**　在 X 线胸片上表现为一侧胸腔完全或几乎完全无含气肺组织（图 7.16）。肺容量明显缩小，导致同侧膈肌上抬，纵隔向同侧移位，肋间距缩小。绝大多数病例对侧肺明显过度膨胀，与前纵隔一同向患侧胸腔移位。肺缺如、无发育和发育不全可通过 CT 诊断（图 7.16）。肺缺如患者 CT 可显示初级

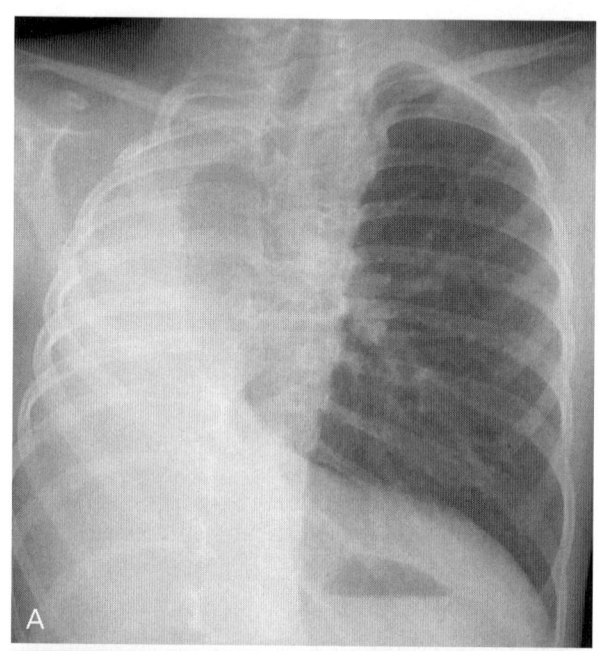

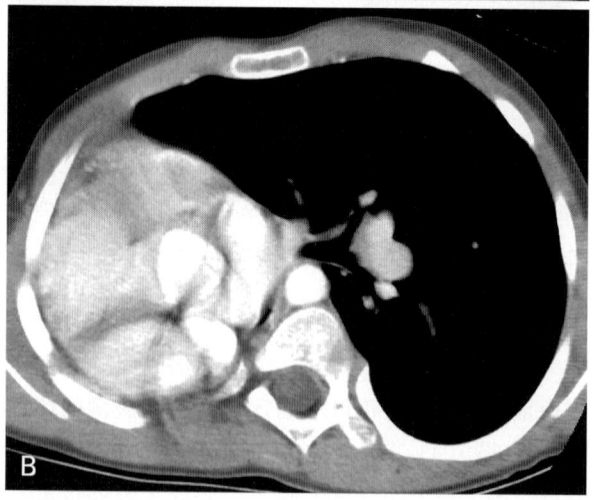

图 7.16　肺发育不全。（A）X 线胸片显示右肺完全缺失，纵隔明显右移位，左肺代偿性充血。（B）胸部轴面增强 CT 显示右半胸完全没有肺组织、支气管和肺血管，与肺发育不全一致。（修改自 Stowell J, Walker C. Congenital thoracic malformations. In: Shepard JO, ed. *Thoracic Imaging: The Requisites*. 3rd ed. Philadelphia: Elsevier; 2018.）

支气管以及同侧肺动脉缺如,肺发育不全患者 CT 可显示发育不全的支气管肺动脉和发育不全的肺。

2. MRI MRI 可诊断肺发育不全,尤其是钆增强的三维 MRA,可显示患侧无肺实质、支气管树和肺血管。

(四)鉴别诊断 肺发育不全的主要鉴别诊断是早期肺切除术,因两者影像学表现相同。其他鉴别诊断包括任何原因引起的全肺不张,严重支气管扩张伴肺塌陷和进展期纤维胸,CT 可进行鉴别诊断。肺发育不良的主要鉴别诊断是 Swyer-James-McLeod 综合征。虽然这两种情况都伴有单侧肺容量减少,但 Swyer-James-McLeod 综合征患者在呼气末 CT 上显示空气潴留。

(五)治疗方案概要 由于大多数肺发育不全病例是在无症状的成年人中偶然发现的,因此不需治疗。若有反复感染或有相关先天性异常,可行手术矫正。

八、先天性淋巴管畸形

原发性淋巴管疾病很罕见,是由于早期胚胎发生时淋巴系统发育异常所致。由于其确切发病机制不明确,故分类和命名复杂,但多数认为是属于淋巴管畸形的范畴。虽然我们曾经明确诊断不同的病变,包括淋巴管瘤、淋巴管扩张、淋巴管瘤病、淋巴管发育不良综合征以及其他原发性淋巴疾病(如淋巴管平滑肌瘤病)。但需要强调胸部淋巴管瘤病,正如第 77 章讨论的淋巴管瘤,原发性肺淋巴管扩张发生在新生儿期,是迅速致命的。

(一)病因、发病率和流行病学 淋巴管瘤病最近被国际血管异常研究学会重新命名为全身性淋巴管异常(GLA)。虽然淋巴管瘤被定义为成熟的、扩张的淋巴管组织的局灶性多囊增生,但 GLA 更广泛,常累及多器官系统,程度不一。淋巴管瘤和 GLA 都可能代表在胚胎发生早期未能与原始淋巴管和囊连接或从原始淋巴管和囊中产生的残留淋巴组织。当分离到肺部时,该疾病被分类为弥漫性肺淋巴管瘤病(DPL),是一种罕见病。

报道的 GLA 病例少于 60 例。GLA 患者可能在儿童期或成年期(通常在 20 岁之前)出现,无性别或种族差异。症状发作的年龄较晚可能与激素影响的生长差异或缺陷较小有关,需更长的时间来发展产生临床症状,这也解释了诊断年龄越小,病死率越高。

(二)临床表现 尽管在组织学上是良性的,但胸椎 GLA 和 DPL 可能导致缓慢进行性呼吸衰竭并最终死亡。临床表现因受累器官的不同而不同,常延误诊断。患者表现为非特异性症状,从轻微的喘息到严重的呼吸困难和呼吸功能不全。一些患者常有非劳力性咳嗽、咯血或乳糜胸形成。症状可能是由疾病相关的胸腔或心包积液(通常是乳糜)引起的。在合并感染的情况下可能会出现发热。罕见的临床表现包括弥散性血管内凝血、淋巴细胞减少和低蛋白血症等。

(三)影像学表现 胸腔 GLA 可影响正常淋巴组织存在的胸部任何组织,75% 的病例累及肺和骨,还可发现纵隔、胸膜、心脏和胸壁淋巴管瘤。

1. X 线胸片 GLA X 线胸片特征是非特异性的,通常包括双侧下叶主要的间质模糊、纵隔增宽、胸腔积液和心脏肥大(心包积液),可见椎体、肋骨、胸骨和肩胛骨的溶骨性病变,但任何骨都可能受到影响,并有病理性骨折的危险。乳糜胸和溶骨性病变的存在应引起对 GLA 的怀疑。椎管旁条形的非特异性增宽也可能存在于 GLA。

2. CT GLA 肺部受累的 CT 表现包括小叶间隔增厚和支气管血管周围增厚(图 7.17),与淋巴管数目和体积的增加有关;磨玻璃影表示肺泡内含有大量含血红素的巨噬细胞;纵隔和肺门周围广泛模糊,以及特征性的胸腔和心包积液(图 7.17)。胸椎 GLA 的 CT 表现为椎旁软组织增多;淋巴结肿大少见。CT 淋巴管瘤表现为低密度、无强化的间隔、多叶性肿块,CT 可进一步确定 GLA 中骨骼病变的范围(图 7.17)。

3. MRI 在胸部 GLA 中,MRI 很容易显示扩张淋巴组织的囊性特征,在液体敏感(T2 和短时反转恢复)序列图像上常表现为纵隔内和纵隔旁软组织内的不均匀高信号,MRI 可以很容易地显示胸膜腔和心包积液。

4. 核医学 淋巴显像可用于指导治疗、确定异常淋巴流量,并确认淋巴性质。

(四)鉴别诊断 由于 DPL 的影像学表现非特异,与肺水肿、淋巴管癌、间质性肺疾病、肺纤维化(与淀粉样变、SLE 或其他原因有关)以及其他罕见疾病(包括肺静脉闭塞性疾病、肺毛细血管血管瘤病或埃尔德海姆-切斯特病)重叠,往往会延迟诊断。淋巴管肌瘤病与 DPL 不同,女性多见,多发生肺囊性改变。影像学常无法鉴别,需要考虑患者的年龄、危险因素和临床病程。在某些情况下,患者对利尿剂缺乏反应可以排除肺水肿,而血管扩张剂治疗后呼吸状态的明显恶化可能意味着肺静脉闭塞性疾病或肺毛细血管瘤。

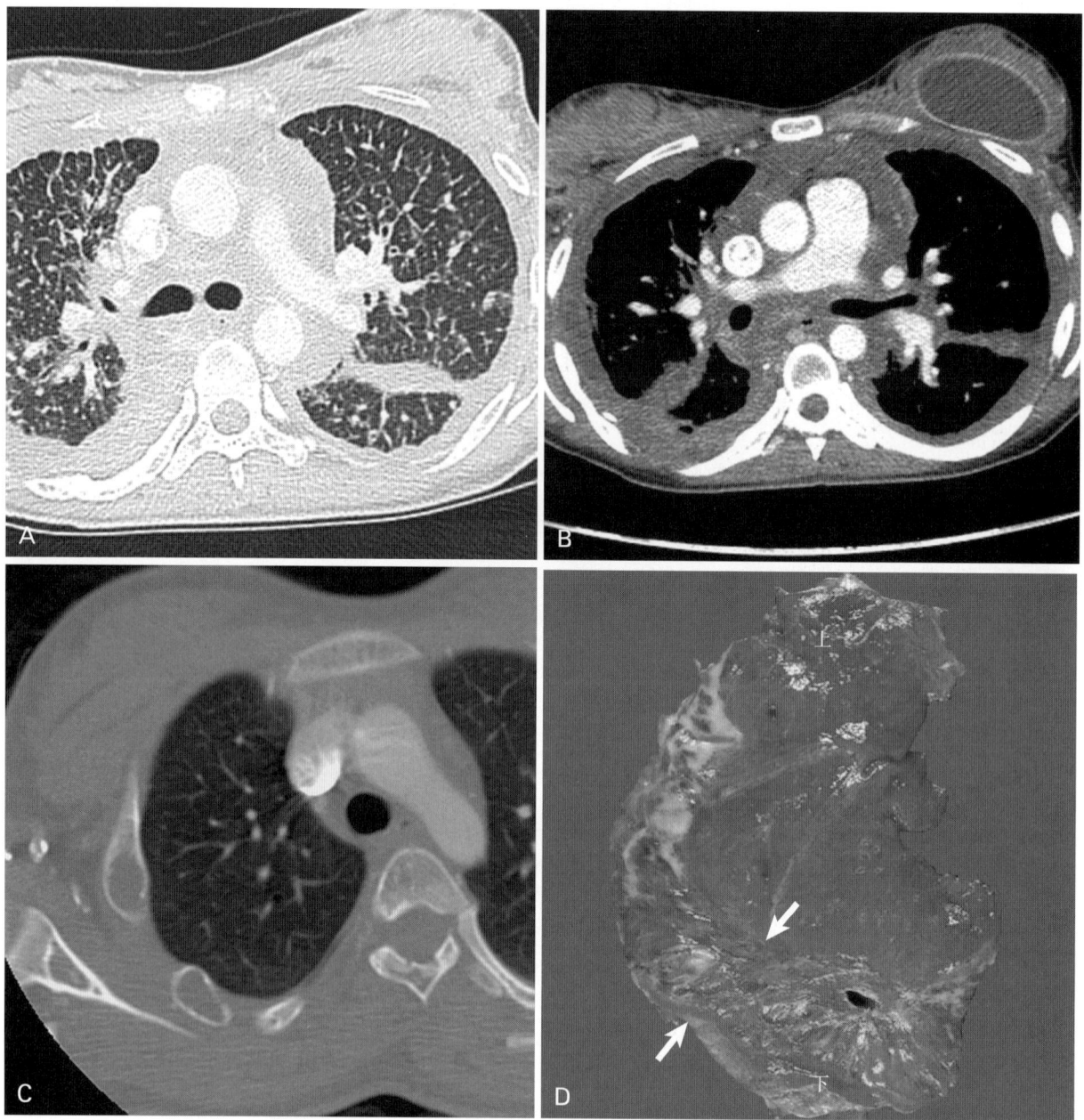

图7.17 弥漫性淋巴管瘤病。轴面CT肺窗（A）和纵隔窗（B）显示弥漫性光滑增厚，累及小叶间和支气管血管周围间质，胸膜和心包增厚和渗出，弥漫性肺淋巴管瘤中纵隔淋巴浸润。(C)不同患者的胸部轴面CT显示，在整个骨结构中有膨胀性溶骨性病变，表现为弥漫性淋巴管瘤病的骨骼受累。(D)另一例弥漫性肺淋巴管瘤患者尸检的右肺标本照片显示，肺外周有复杂的扩张淋巴通道（箭），中央可见正常肺。（图7.17A～C引自 Stowell J, Walker C. Congenital thoracic malformations. In: Shepard JO, ed. *Thoracic Imaging: The Requisites*. 3rd ed. Philadelphia: Elsevier; 2018; 图7-17D引自 Walker CM, Takasugi JE, Chung JH, et al. Tumorlike conditions of the pleura. *Radiographics*. 2012; 32: 971-985.）

（五）治疗方案概要 目前的治疗方案在缓解这种不断恶化的疾病方面取得了不同程度的成功。一般建议患者进食含有中链甘油三酯的低脂高蛋白质饮食以减少淋巴流量。对邻近结构造成显著占位效应的孤立性肺或纵隔病变可外科切除，但复发率很高。其他手术选择包括胸膜切除术、胸膜切开、胸导管结扎、肺移植。连续胸腔穿刺术通常用于切除复发性乳糜胸，经皮硬化治疗与各种药物（典型的多西环素）可用于不可手术的病变。用不同的药物（普萘洛尔、贝伐单抗、西罗莫司）进行全身治疗后，效果不同。

要点:先天性淋巴管畸形

- 与早期胚胎发育错误相关的罕见淋巴管发育障碍谱,预后不一
- 症状取决于胸部受累的位置和程度
- 常见的放射学表现:
  - 非特异性放射学表现包括间质模糊、胸腔积液和纵隔扩大
  - CT 和 MRI 能更好地确定胸内受累程度,并协助制订治疗计划
- 乳糜性胸腔积液和溶骨性病变应引起对 GLA 的怀疑

要点:先天性支气管肺畸形

- 成人支气管肺异常通常无症状
- 症状可能是由于邻近气道、血管或肺的叠加感染或压迫所致
- 成人最常见的支气管肺异常是气管支气管分支异常、支气管闭锁、支气管囊肿和肺隔离症
- 胸部 X 线摄影甚少得出特异性诊断,可通过增强 CT 或 MRI 来完善诊断

推荐阅读

Chassagnon G, et al. Tracheobronchial branching abnormalities: lobe-based classification scheme. Radiographics. 2016; 36:358 – 373.

Desir A, Ghaye B. Congenital abnormalities of intrathoracic airways. Radiol Clin North Am. 2009;47:203 – 225.

Lee EY, Dorkin H, Vargas SO. Congenital pulmonary malformations in pediatric patients: review and update on etiology, classification, and imaging findings. Radiol Clin North Am. 2011;49:921 – 948.

参考文献见 ExpertConsult.com.

第8章

成人先天性肺血管畸形[*]

BRENT P. LITTLE

先天性肺血管畸形包括肺动脉或肺静脉的缺如或中断，管径、起源或走行异常，以及连接异常。这些异常通常伴随其他先天性肺或心脏疾病，但亦可单独发生。尽管部分畸形没有临床意义，可能是影像学检查时偶然发现，但其他畸形也可产生严重后果。例如，肺动脉高压可继发于先天性肺动脉畸形或左向右分流，如异常肺静脉回流。临床无症状或症状轻微的患者，避免误诊的关键是识别和准确描述先天性肺血管异常。例如，肺动脉中断所致的肺部异常被误诊为肺纤维化或感染后瘢痕形成。

X线胸片仅能发现部分先天性肺血管畸形。大多数先天性肺血管畸形病例是在 CT 或 MRI 检查时首次发现或确诊，CT 或 MRI 可显示血管畸形的形态特征，识别并存的其他心血管异常。理解先天性肺血管畸形的典型影像学表现、其他伴随异常及临床表现对于准确诊断至关重要。

一、肺动脉近段中断

（一）胚胎学、发病率和流行病学 文献中本病有许多名称：肺动脉单侧发育不全、闭锁或缺如、隐匿性肺动脉、肺动脉近段中断。肺动脉中断的名称最恰当，因为其描述了肺动脉的连续性中断，除外了肺动脉存在，但因血流量减低而变得细小。因肺血流量影响肺的发育，胎儿期的肺血供中断会导致肺发育不全。这种畸形常与先天性心脏病有关，其中最常见的是室间隔缺损和法洛四联症。但其他心血管畸形亦

可见到，如主动脉缩窄、主动脉瓣下狭窄、大动脉右型转位或左型转位、肺动脉干狭窄或动脉瘤、弯刀综合征、动脉导管未闭及主动脉-肺动脉瘘。

（二）临床表现

肺动脉近段中断常在伴有先天性心脏畸形的儿童中确诊，但少数病例直到成年期才确诊。在成人，肺动脉近段中断常为单一异常，右侧较左侧更常见，且在绝大多数病例中伴随右位主动脉弓。临床症状可因肺动脉高压（19%～25%）或肺部感染（常见于肺发育不全患者）引起。

（三）影像学表现

1. X 线 X 线胸片表现为患侧肺体积缩小（图8.1）。因无空气潴留，患侧肺的透亮度通常与对侧相似。患侧肺门缩小而对侧肺门常增大，胸部侧位 X 线片显示最清楚（图 8.1）。患侧肺组织可伴有体循环侧支供血的征象，如胸膜下网状密度增高影、胸膜光滑增厚及肋间动脉扩张所致单侧肋骨压迹。与肺动脉流出道阻塞相关的先天性心脏病一样，患侧肺实质异常与肺纤维化或感染后瘢痕形成，如结核等类似。常见网状结节影和肺结构扭曲，可能是肺血减少所致的慢性肺实质损伤。

2. 通气-灌注（VQ）核素成像 VQ 闪烁成像显示患侧肺灌注完全缺损、通气降低。用于诊断空气潴留的氙（¹³³Xe）气延迟通气扫描为正常，这不同于存在空气潴留的 Swyer-James 综合征。

3. CT CT 可明确诊断肺动脉近段中断及其相

* 编者和出版社感谢 Jacques Remy 博士、John F. Bruzzi 博士和 Martine Remy-Jardin 博士为本书上一版相关主题提供的材料。这是本章的基础。

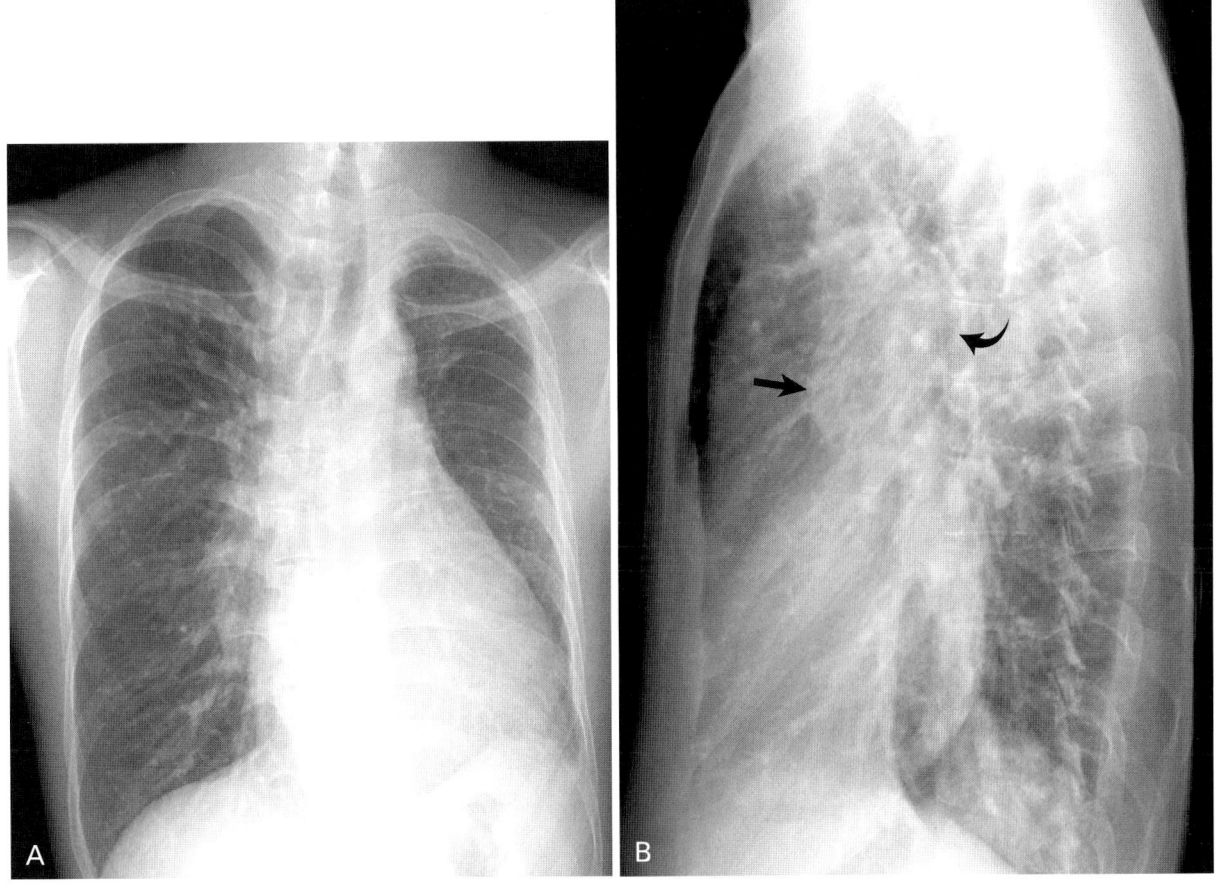

图 8.1 左肺动脉近段中断。(A)正位 X 线胸片显示左肺体积缩小伴气管、心脏向左移位。左肺动脉轮廓缺如,左肺血管稀少,肺外周网格状阴影。(B)侧位 X 线胸片显示左肺门曲线样阴影缺如,正常情况下其与左肺动脉相对应(弯箭);右肺门血管影清晰可见(直箭)。

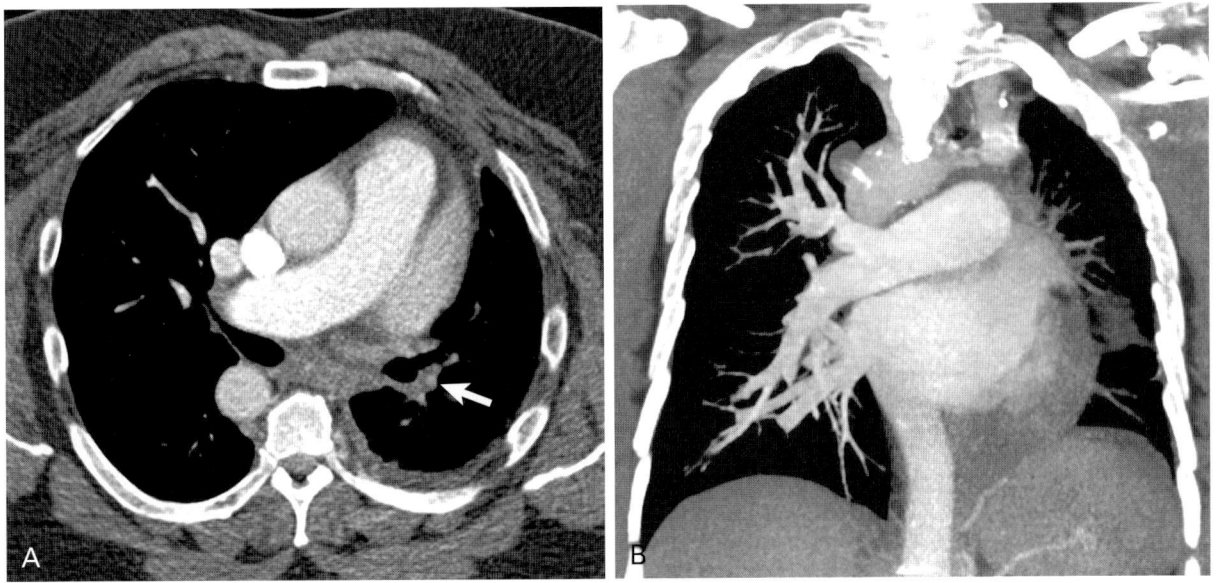

图 8.2 左肺动脉近段中断。(A)轴面 CT 显示左肺动脉缺如,左肺下叶肺动脉及分支较小(箭)。右主动脉弓可见,主动脉弓位于中断肺动脉的对侧。左肺体积小,胸膜轻度增厚。(B)冠状面最大密度投影图像显示左肺动脉中断,伴右肺动脉及其分支粗大。

关畸形(图 8.2)。所有患者均应行 CT 检查,即使年轻成人患者也不例外,以明确诊断并全面、准确评价

病变,尤其有助于制订详细的手术修补方案。需要在肺门部寻找未闭肺动脉,并明确较细的肺动脉近段与

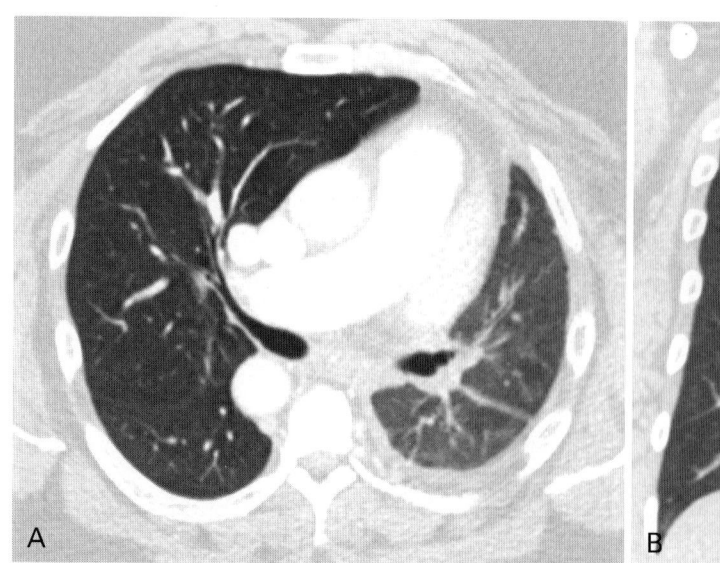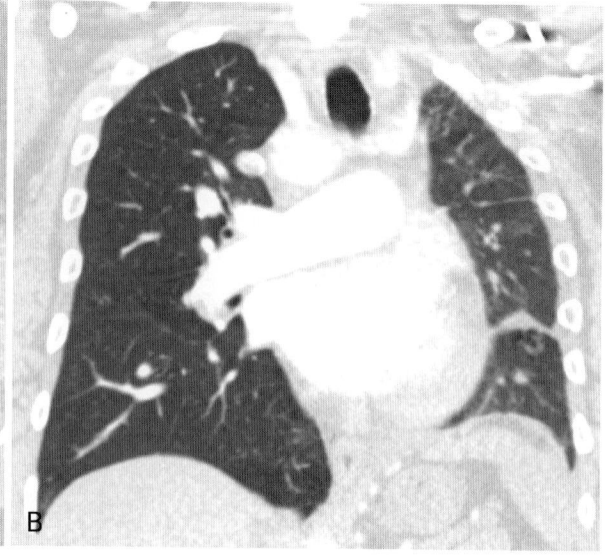

图 8.3 左肺动脉近段中断,与图 8.2 为同一患者。(A)和(B)轴面和冠状面 CT 重建显示左肺体积减小伴纵隔向左侧移位。左肺马赛克征,肺外周网状影及胸膜增厚,即肺动脉中断一侧肺的常见表现,因慢性肺动脉灌注不良和异常体循环侧支供血所致。

远段分支间的解剖连续性,除非肺动脉近段中断。肺血流量减少导致患侧肺动、静脉管径细小。体循环动脉系统也需评估,包括支气管动脉、膈动脉、肋间动脉、内乳动脉、外乳动脉以及肺韧带动脉。因大咯血时需对这些血管进行栓塞治疗,因此每支动脉的起源均需要仔细评价。与慢性血栓栓塞疾病和其他肺血流减少性疾病相同,肺动脉中断也与冠状动脉和支气管动脉间的体循环吻合相关。发育不全肺或双肺实质可出现马赛克征,可能与异常肺侧支循环灌注增高、肺动脉高压、正常肺血流再分布或对侧肺代偿性充气过度有关。

体循环侧支形成的 CT 间接征象包括肺实质马赛克灌注、小叶间隔增厚、胸膜下网状影或蜂窝影、胸膜下肺实质条带影或不规则胸膜增厚(图 8.3)。所有这些征象解释了"假性纤维化"或"假结核病"的放射学表现。

支气管壁增厚常见,常继发于支气管动脉扩张或反复的支气管感染。段或亚段支气管近段柱状扩张可能是伴行肺动脉管径缩小的结果,因为支气管和肺动脉共同包裹于同一支气管血管结缔组织鞘内,肺动脉管径缩小为扩张的支气管提供了空间。支气管壁缺血也是支气管近段扩张的原因之一,扩张支气管的血供被重新分配至外周肺动脉循环。此类近段支气管扩张与慢性血栓栓塞性疾病所见相同,但完全不同于静脉曲张型和囊状型支气管扩张征所见的支气管扩张表现。

4. MR MR 血管造影能准确描述肺动脉近段中断表现,并越来越多地应用于诊断和随访。心脏

MR 序列也是研究的重要部分,可特异性描述肺动脉血流、心室功能,以及伴随的先天性心脏畸形。因为这些异常最常在儿童期或成年早期被发现,而 MR 血管造影与 CT 相比无辐射。

(四)鉴别诊断 该病变较罕见,其他可能的鉴别诊断如下。

1. 单侧栓塞后肺动脉阻塞 即使缺乏血栓栓塞的病史,也有必要在肺动脉中断处和对侧肺寻找慢性血栓栓塞性疾病的影像学证据。慢性血栓栓塞性疾病仅累及单侧肺较罕见。

2. Swyer-James-McLeod 综合征 该病中同侧肺动脉存在,但因受累肺灌注降低而血管细小。如前所述,该病 VQ 闪烁成像表现不同于肺动脉近段中断。

3. Takayasu 动脉炎 肺动脉病变通常为双侧性,且大多数病例中体循环动脉亦受累。体循环动脉和肺动脉形态学异常同时发生则高度提示本病的诊断。相比于一侧肺动脉近段中断,Takayasu 动脉炎更易与慢性血栓栓塞性疾病相混淆。

4. 肺动脉原发性肿瘤和支气管肺癌 获得性单侧肺动脉阻塞的两个原因,两者均以肺门肿块为特征。

5. 纤维性纵隔炎 该病累及肺门也可引起单侧肺动脉阻塞。具有相关的临床病史或先前肉芽肿感染的其他征象,如部分钙化性纵隔肿块,或其他肺门结构(支气管、肺静脉)狭窄或中断时,应考虑纤维性纵隔炎。

6. 单侧肺静脉狭窄或闭锁 肺门部肺动脉细小,并且因体循环至肺动脉逆行性分流而呈延迟性强

化,其机制为对比剂通过体循环逆流而到达肺门部肺动脉。这种现象可通过 CT 扫描时肺门部数据二次延迟采集而检出。

(五) 治疗方案概要 在儿童或年轻人,中断的肺动脉可通过再植术或搭桥进行血运重建,但只有当肺门部或肺实质内近肺门侧的肺动脉未闭时才更适合吻合术。如果动脉管径太窄,可行姑息性吻合术促进血管进一步生长。当该病变直至成年才被发现,则只需行对症治疗。对于反复咯血的患者,可以行体循环动脉的栓塞治疗,甚至进行全肺切除,才能有效控制出血。

要点:肺动脉近段中断

- 成年期发现罕见
- 成年期首次发现时,通常为单一畸形
- 更常见于右侧
- 临床表现:肺动脉高压、反复感染、咯血
- 常见影像表现:
  - 肺体积小,伴外周网格状影和肺结构扭曲
  - 肺门部肺动脉缺如或细小
  - 正常肺静脉回流
  - 主动脉弓常位于对侧
  - 体循环侧支供血

二、肺动脉瓣狭窄

(一) 胚胎学、发病率和流行病学 肺动脉瓣狭窄可以长期无症状,取决于狭窄的程度,亦可能直到成年期 X 线胸片检查时偶然发现才诊断。肺动脉瓣狭窄的原因包括瓣叶交接处融合增厚、穹隆状肺动脉瓣,肺动脉瓣二叶瓣及瓣膜发育不良。

(二) 病理生理学 肺动脉瓣狭窄引起肺动脉干狭窄后的收缩期喷射血流。右心室收缩后压力升高导致右心室心肌肥大,以流出道最为显著。此外,右心室肥大引起右心室纵轴延长及转位。漏斗部和肺动脉干的转位致狭窄后喷射血液主要指向左肺动脉干。

(三) 临床表现 肺动脉瓣狭窄可以无症状,亦可出现继发于心脏射血量降低的劳累后疲乏。体征包括右心室流出道可闻及收缩期杂音和右心室肥大的心电图异常。

(四) 影像学表现

1. X 线 最常见的 X 线胸片表现是肺动脉干狭窄后扩张和左肺动脉及其近段分支的局限性扩张,同时右肺动脉正常或较细(图 8.4)。这些 X 线胸片所见与纵隔肿块或左肺门淋巴结肿大相似。心脏逆时针转位与左心室肥大较难鉴别。左肺动脉近段扩张可能局限于其上叶分支,也可能延伸至左肺叶间肺动脉,其在侧位 X 线胸片易显示(图 8.4)。狭窄后喷射血流引起的反复创伤会导致左肺动脉壁的局灶性钙化。

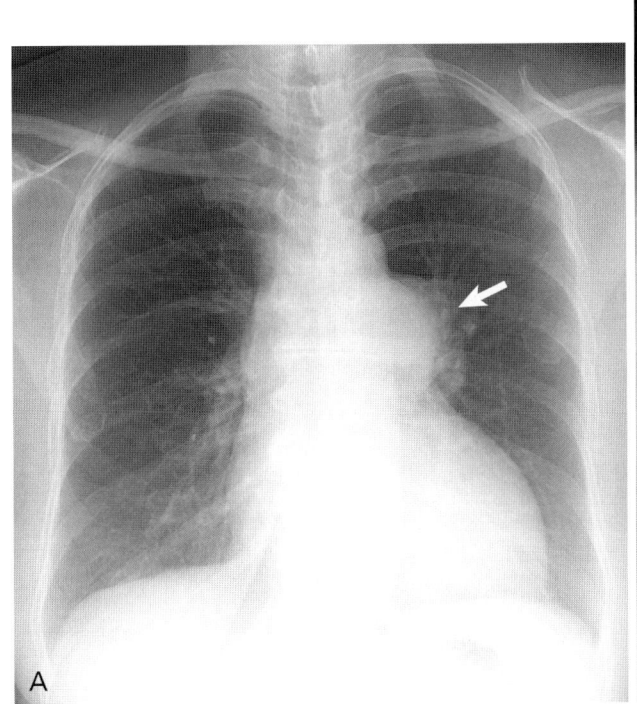
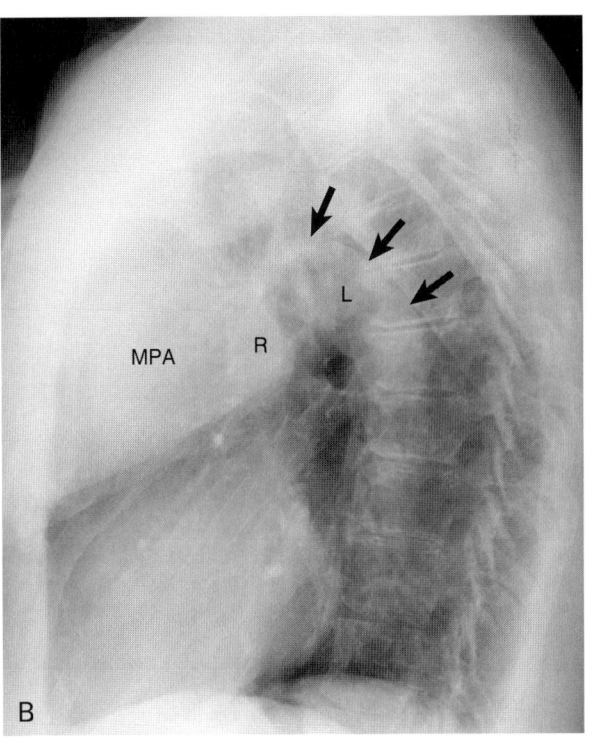

图 8.4 肺动脉瓣狭窄。(A)正位 X 线胸片显示主肺动脉和左肺动脉扩张(箭);右肺动脉管径正常。(B)侧位 X 线胸片示肺动脉干(MPA)扩张,左肺动脉(L 和箭)增粗,右肺门血管影正常(R)。

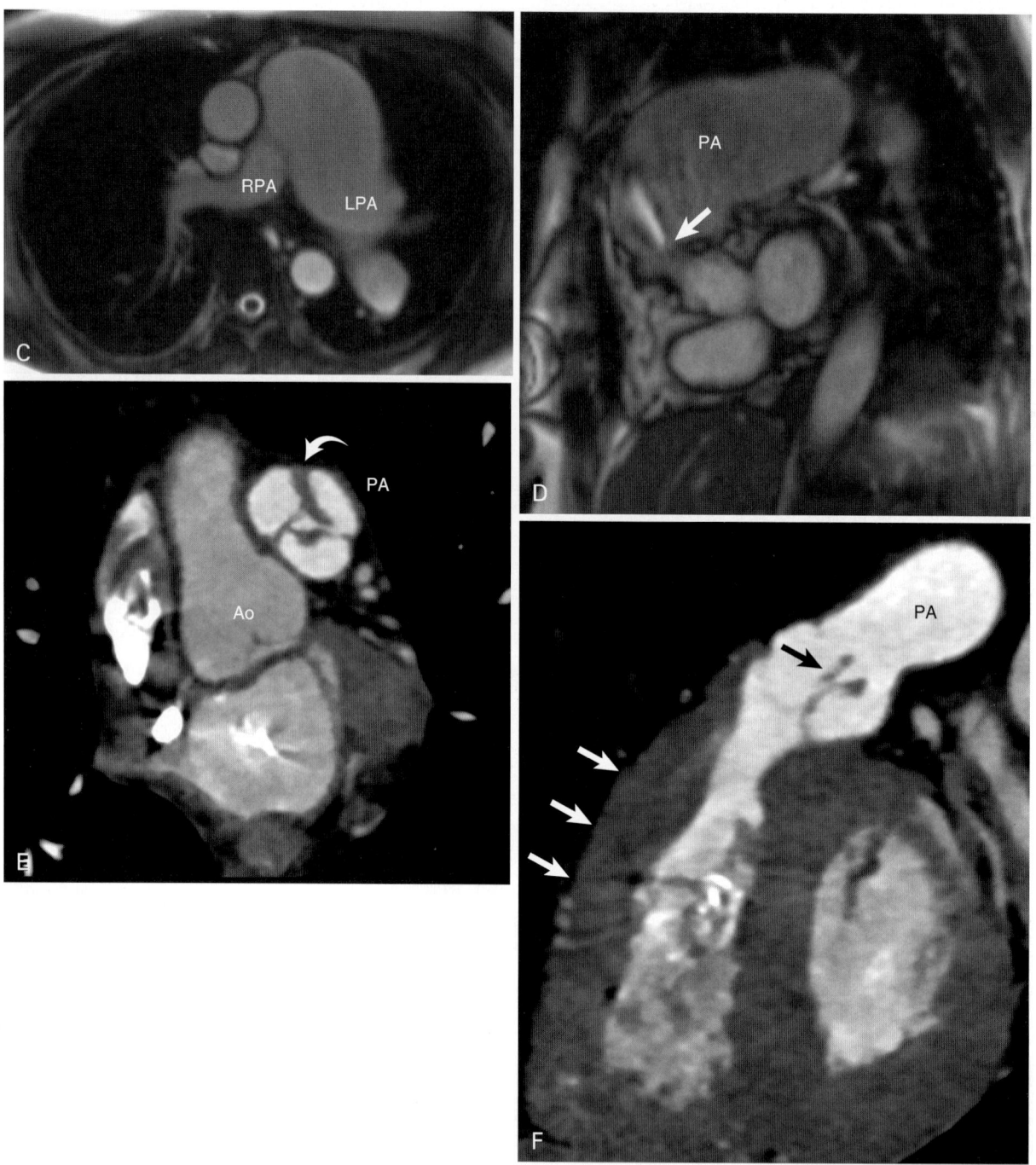

图8.4(续) (C)肺动脉中部稳态自由进动(SSFP)图像显示主肺动脉和左肺动脉近段(LPA)选择性扩张；右肺动脉(RPA)管径正常。(D)矢状面SSFP电影MR图像(右室流出道层面)显示主肺动脉(PA)严重扩张和自旋去相位喷射血流(箭)与肺动脉瓣狭窄处血流加速相对应。(E)倾斜平面CT重建显示肺动脉瓣叶增厚与肺动脉瓣狭窄相一致(弯箭)，亦可见动脉瘤样主动脉根部(Ao)。(F)矢状面CT重建显示肺动脉瓣膜增厚(黑箭)，瓣膜基底部呈穹隆状。右心室肥大可见(白箭)。

2. CT或MRI 左肺动脉选择性扩张常见(图8.4)，而右室肥厚亦可见。MRI电影成像显示自狭窄瓣膜至主肺动脉和左肺动脉的血液湍流，导致的自旋去相位流空伪影(图8.4)。肺动脉瓣中度不规则增厚，呈圆顶状，且可见瓣叶融合(图8.4)。个别病例见瓣叶钙化。瓣膜发育不良时，瓣膜环和肺动脉主干亦发育不良。

（五）鉴别诊断 鉴别诊断包括其他原因导致的

主肺动脉扩张,如肺动脉高压、主肺动脉特发性扩张、肺动脉瓣关闭不全、血管恶性肿瘤及动脉瘤。CT 对于排除累及纵隔和左肺门的肿瘤、淋巴结肿大至关重要,这些病变与肺动脉瓣狭窄的 X 线表现相似。

(六)治疗方案概要 治疗的必要性取决于狭窄前后的压力梯度,以及对心功能的影响。球囊瓣膜成形术是一种主要的治疗方法,其次是瓣膜结合部切开术或增厚瓣叶刮除术。该手术在不消除狭窄的情况下足以纠正跨瓣膜的压力梯度,从而有效地将圆顶状瓣膜替换为双尖瓣叶瓣膜。对于球囊瓣膜成形术难以治愈的病例,可采用手术置换。目前,部分医疗中心采用经导管肺动脉生物瓣植入术替代手术置换,尤其对于高危患者。

要点:肺动脉瓣狭窄

- 无症状患者可能偶然发现
- 收缩期杂音或 X 线胸片异常
- 常见影像学表现:
  - 左肺动脉及其近段分支扩张
  - 肺动脉瓣增厚
  - 右心室肥大

三、异位气管后左肺动脉(肺动脉吊带)

(一)胚胎学、发病率及流行病学 肺动脉吊带继发于左第六主动脉弓腹侧部的不发育、发育不全、再吸收或过早退化。因此,左肺血管丛与右侧第六主动脉弓相连。左肺动脉发育为右肺动脉的侧支血管,其解剖学描述为左肺动脉异常起源于右肺动脉。儿童发病多见,常合并其他先天性畸形,最常累及气管支气管树和心脏。成年人非常罕见,且常单独发病。

(二)临床表现 该病常无症状,当伴有先天性气管或支气管狭窄时,可出现呼吸困难或反复肺感染的症状。

(三)影像学表现

1. X 线 左肺动脉起源于右肺动脉后壁,沿右主支气管起始部上方,向左走行于气管和食管间,然后到达左肺门。X 线胸片显示右侧气管支气管角处见直径约 2 cm 的密度增高影(图 8.5)。右侧气管支气管角处密度增高影的 4 种可能诊断:淋巴结病、奇静脉弓扩张、部分肺静脉异常回流入上腔静脉、气管

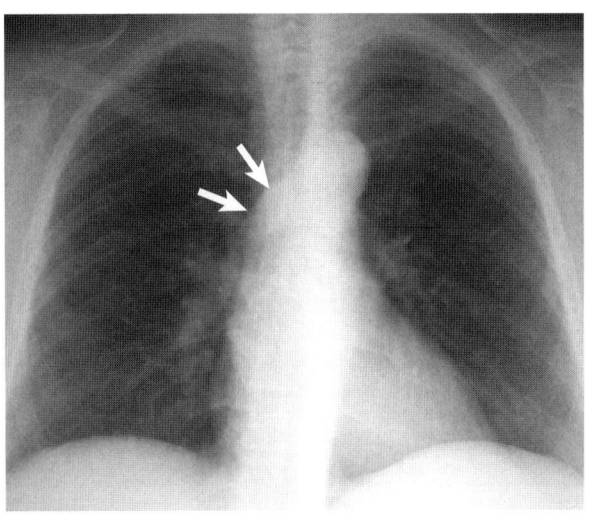

图 8.5 异位气管后左肺动脉(肺动脉吊带)。中度呼吸困难患者的 X 线胸片提示右侧气管支气管角(箭)异常阴影,证实为肺动脉吊带。

后左肺动脉。侧位 X 线胸片显示气管后下部异常血管影,其呈现为气管后直径约 10～15 mm 的圆形密度增高影。食管造影显示食管前壁光滑的外压性改变。

2. CT 轴面图像能清晰显示异常起源的左肺动脉。CT 检查容易诊断,即使 CT 平扫。左肺动脉环绕气管壁右后下部走行,故称"肺吊带"(图 8.6)。当其到达左肺门时,左肺动脉在肺内走行即可正常。传统血管造影诊断可能较困难,因为正位时左肺动脉与右肺动脉几乎完全重叠。异常左肺动脉可能异常狭小。部分病例中其到达左肺门的位置低于正常。

伴随的气管支气管畸形包括右肺上叶气管支气管,气管远端发育不全(图 8.7),右主支气管狭窄或完全性气管软骨环(餐巾环)。图像重建有助于识别中度气管狭窄(图 8.8)。"餐巾环"被称为"环形吊带综合征",其特点是气管软骨环的形态、直径在吸气相和呼气相无变化。成人软骨环的部分钙化可能提示异常的完全性软骨环特征。

3. MRI 尽管 MRI 是动脉畸形非常有价值的诊断性检查方法,但在鉴别肺实质和气管支气管树的异常方面不如 CT。

(四)治疗方案概要 治疗方法取决于伴随的其他异常,尤其气管支气管树的异常。先天性气管狭窄可通过扩张术、支架置入术、气管成形术或支气管移植治疗。左肺动脉再植术通常不在成人中尝试。

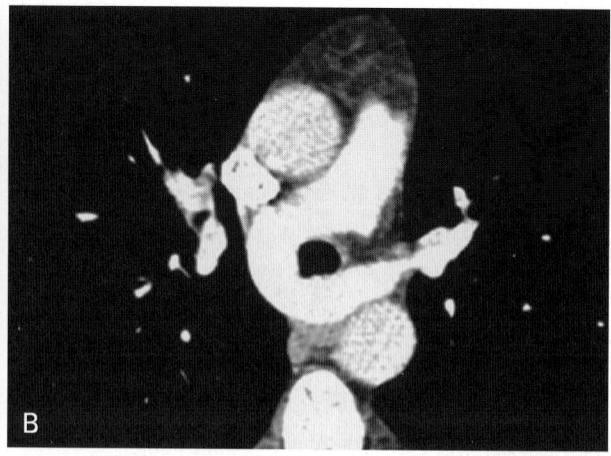

图8.6 异位气管后左肺动脉(肺动脉吊带)CT表现。(A)左上叶肺动脉(箭)层面CT图像,左肺动脉沿气管的右外侧和后部绕行。(B)略偏尾侧水平层面CT图像显示左肺动脉全程,其起源于右肺动脉近段后部,绕行于气管和食管间,然后向左肺门走行。(B)图和(A)图层面的气管相比,(B)图层面的气管直径略小于(A)图层面。

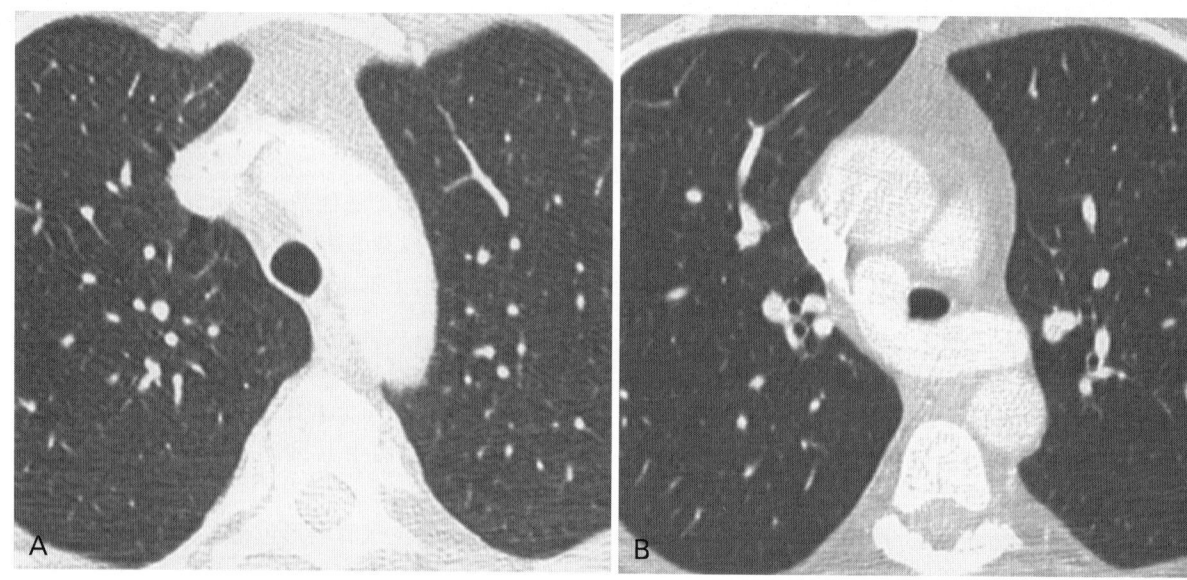

图8.7 异位气管后左肺动脉(肺动脉吊带)CT表现。主动脉弓水平层面(A)和异常肺动脉水平层面(B)CT再次证实异位肺动脉水平的气管直径变小。这两病例(图8.6,图8.7)均为典型的环形吊带综合征。

要点:气管后左肺动脉(肺动脉吊带)

- 也许 X 线胸片或 CT 偶然发现
- 可伴有或导致气管或支气管狭窄
- 特征性影像学表现:
  - 右侧气管支气管角密度增高影
  - 左肺动脉起源于右肺动脉后壁
  - 左肺动脉在气管和食管间走行,通向左肺门

四、右肺动脉与左心房异常交通

(一)胚胎学、患病率和流行病学 该病的胚胎学发生尚不清楚,几乎总是位于右侧,亦可见于左侧。先天性比创伤性常见,是一种极为罕见的畸形,常伴发其他畸形,如先天性心脏畸形和右肺叶发育不全。

(二)临床表现 除右向左分流比较严重外,其他临床重要的并发症与肺动静脉畸形类似:反常栓子和动脉瘤破裂等。增强超声心动图显示左心房微气

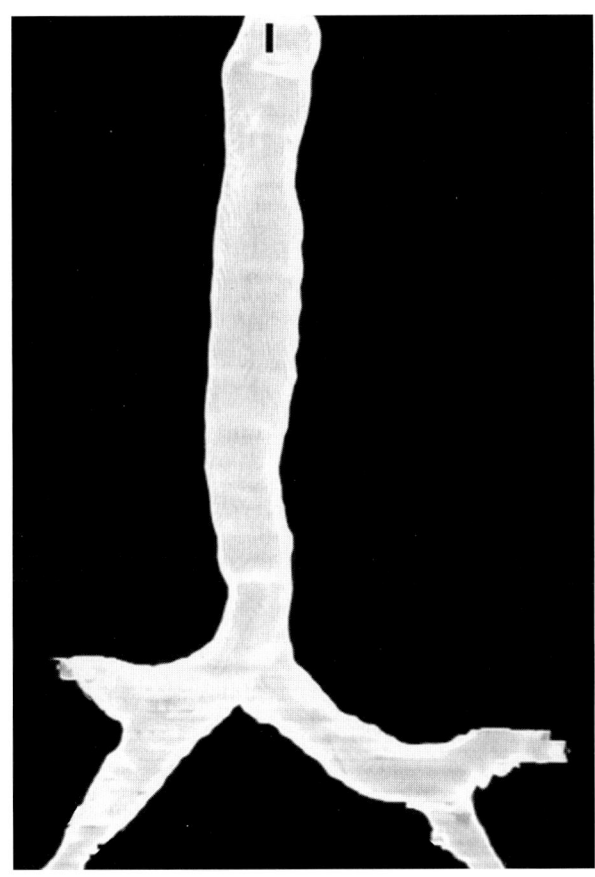

图8.8 异位气管后左肺动脉(肺动脉吊带)致气管狭窄。气管隆突水平层面容积重建图像显示气管远段中度狭窄。相比于气管近侧部分,该类型的狭窄呈光滑的鼠尾状,支气管镜检查不易发现。

泡出现迟于卵圆孔未闭,而早于肺动静脉畸形,通常在2~3个心动周期后。

(三)影像学表现

1. X线 X线胸片显示右向左分流伴右心后假瘤时,则考虑右肺动脉与左心房异常交通,心后假瘤和右肺动脉与左心房间的直接交通形成的动脉瘤囊相一致。

2. CT 该畸形有4种类型:I型,右肺静脉回流正常,右肺动脉近段后部与左心房间见一支血管相连;II型,右肺动脉分支与邻近静脉结构,如左心房、右肺上静脉或两者相通,右肺下静脉缺如;III型,右肺上、下静脉均引流入血管囊,继而连接右肺动脉和左心房;IV型,右下肺静脉被连接至动脉瘤囊的3支小静脉所替代,而动脉瘤囊毗邻左心房的右后外部分。右肺叶间动脉扩张,并紧邻动脉瘤囊,输入动脉血管间无交通。

(四)治疗方案概要 根据畸形的血管结构不同,临床处理策略包括 Gianturco 弹簧圈、Amplatzer

封堵器封堵,手术结扎和分离,手术切除,心内修补,以及全肺切除术。

要点:右肺动脉与左心房异常交通

- 罕见
- 右向左分流
- 主要并发症是动脉瘤囊破裂
- 常见影像学表现:
  - 右心后密度增高影
  - 右肺动脉与左心房间巨大交通

五、先天性肺动脉狭窄

(一)胚胎学、患病率和流行病学 先天性肺动脉狭窄的胚胎学发生不明。临床分为4种类型:①主肺动脉狭窄;②主肺动脉分叉处狭窄,并累及左右肺动脉起始部;③多支外周肺动脉狭窄;④肺动脉近段和外周均狭窄。

(二)病理生理学 狭窄累及的肺动脉较短,且位于近段,通常导致狭窄后血流加速(狭窄后的血流喷射)。较长段的肺动脉狭窄不会引起狭窄后的血流喷射。肺动脉狭窄对右心的影响呈多样性。

(三)临床表现 先天性肺动脉狭窄几乎总是伴随各种综合征。Williams-Beuren综合征或婴儿期特发性高血钙,包括智力低下、特殊面部特征,外周肺动脉或静脉狭窄及主动脉瓣上狭窄。其他综合征包括Noonan综合征、唐氏综合征、Alagille综合征、Ehlers-Danlos综合征,以及先天性风疹后遗症。肺动脉瓣上狭窄也许与心脏畸形相关,比如法洛四联症、大血管转位及房室间隔缺损。个别病例,肺动脉狭窄可以单独发生。

(四)影像学表现 影像学表现取决于狭窄的位置、血流动力学改变及是否存在狭窄后扩张。典型表现为不均质肺部血管生成,伴有乏血管区和梭形狭窄后血管扩张。主肺动脉近段(图8.9)和分叉处狭窄可致双侧对称性肺血管减少。肺动脉狭窄对右心的影响类似于瓣膜性肺动脉狭窄。

(五)鉴别诊断 鉴别诊断包括慢性血栓栓塞性疾病、纤维性纵隔炎,以及血管炎,如Takayasu动脉炎,这些病变均可导致类似于血管局限狭窄导致的狭窄后喷射性血流、较长段血管狭窄的血流改变。

(六)治疗方案概要 治疗方案取决于动脉狭窄

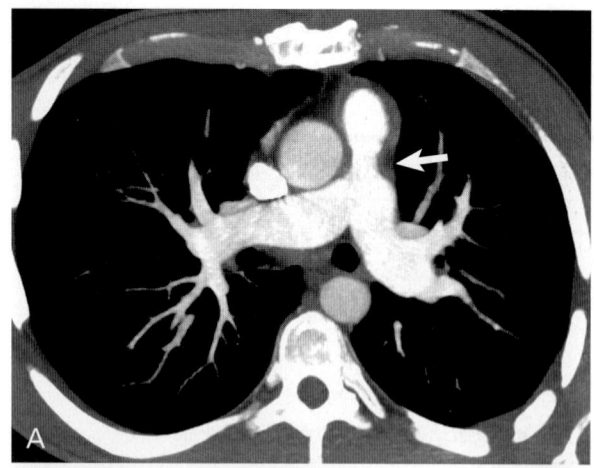

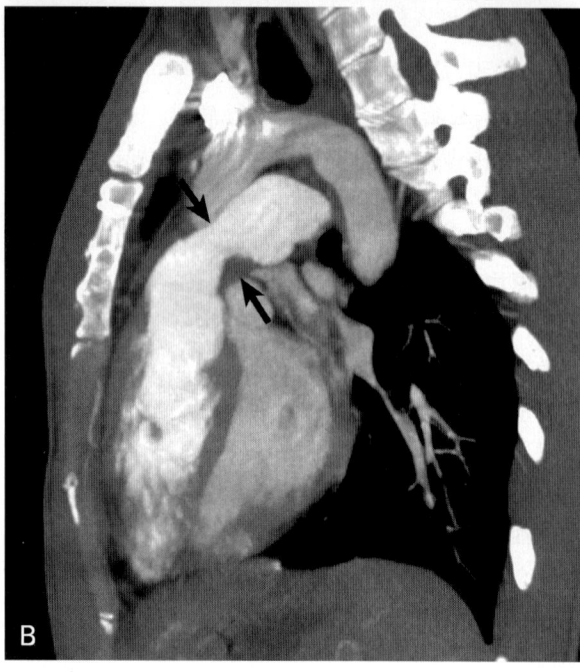

图8.9 肺动脉狭窄。(A)和(B)轴面和矢状面CT重建显示肺动脉瓣上主肺动脉局限性狭窄(箭),左肺动脉和右肺动脉近段轻度扩张。

的血流动力学改变,如手术切除狭窄段并端-端吻合,或血管内支架植入成形术。

要点:先天性肺动脉狭窄

- 最常发生于各类综合征中,Williams-Beuren综合征最常见
- 可能与心脏畸形有关
- 常见的影像表现:
  - 肺动脉分支狭窄后扩张
  - 肺部马赛克灌注
  - 右心室功能障碍

六、先天性肺静脉狭窄和闭塞

(一)胚胎学、发病率及流行病学 病变常累及单支或多支肺静脉的肺实质外走行段,单侧或双侧性发病。常在婴幼儿期或儿童期发现,成年期罕见。肺静脉狭窄或闭塞分为两型:一是继发于纤维环或隔膜的局限性闭塞,表现为完全闭塞且位于静脉-左房连接处;另一为远离左房的广泛性狭窄,与肺静脉发育不全或闭锁表现相一致。尽管大部分学者认为肺静脉狭窄、闭塞及发育不全常为先天性起源异常,但也有专家认为静脉血栓形成是另一可能的致病因素。

(二)病理生理学 理解肺静脉闭塞综合征的病理生理学有助于认识其影像学表现。该综合征常与静脉异常引流区的肺血管阻力增加和肺动脉血再分布有关。供应肺静脉闭塞区的肺动脉根据其血液量下降程度调节血管管径,因而表现为"发育不良"但仍未闭。血供下降刺激体循环-肺循环动脉侧支供血的形成,如支气管或非支气管体循环动脉,从而引起功能性体循环-肺循环动脉旁路,并伴肺动脉内血流逆流。静脉阻塞亦引起静脉血重新流入体静脉,如支气管静脉(支气管壁充血的原因)、经胸膜静脉、纵隔静脉、食管周围静脉及门静脉系统。这种肺静脉-体静脉分流即可解释输出血管(即上腔静脉或下腔静脉)血液的"动脉血化"和氧合。肺静脉闭塞综合征导致慢性肺泡性和间质性肺水肿,伴小叶间隔和支气管血管束周围间质增厚。慢性水肿最终导致肺纤维化。肺静脉闭塞区的淋巴管扩张,肺泡和间质中液体通过淋巴管吸收后引起肺门和纵隔淋巴结增大。

(三)临床表现 肺静脉狭窄或闭塞的临床表现可以是先天性心脏畸形的表现,以及肺动脉高压、反复呼吸道感染或不同程度咯血。VQ闪烁显像表现为肺灌注减低不匹配性"假肺栓塞"征,或肺灌注减低与通气降低相匹配性"假肺炎"征。支气管壁充血可能为通气阻塞的原因之一。

(四)影像学表现

1. X线 单侧肺静脉回流受阻的X线胸片表现为肺体积和肺门缩小,不伴有支气管阻塞或空气潴留。然而,是否有空气潴留需CT证实,因静脉闭塞综合征可导致轻微支气管阻塞,其继发于支气管壁内静脉和淋巴管的充血、水肿。此外,亦可见胸膜增厚。双侧肺静脉阻塞X线胸片表现类似于毛细血管后肺动脉高压的表现。

2. CT CT显示肺体积和肺门缩小,不伴有近段支气管阻塞。胸膜增厚伴胸膜粘连,有助于经胸膜静脉吻合的形成。肺实质内见斑片状磨玻璃影,肺静

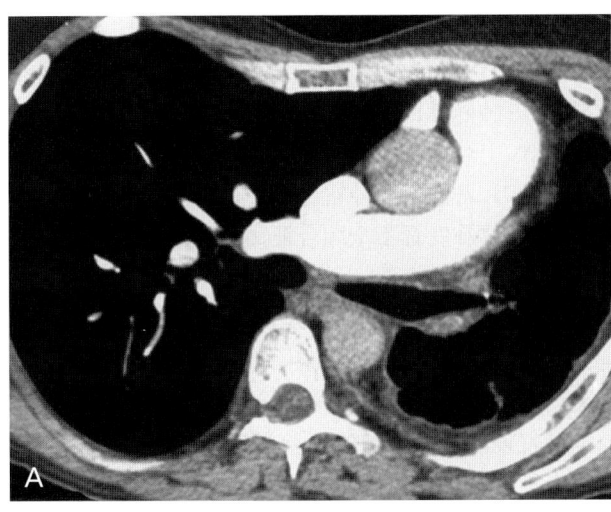
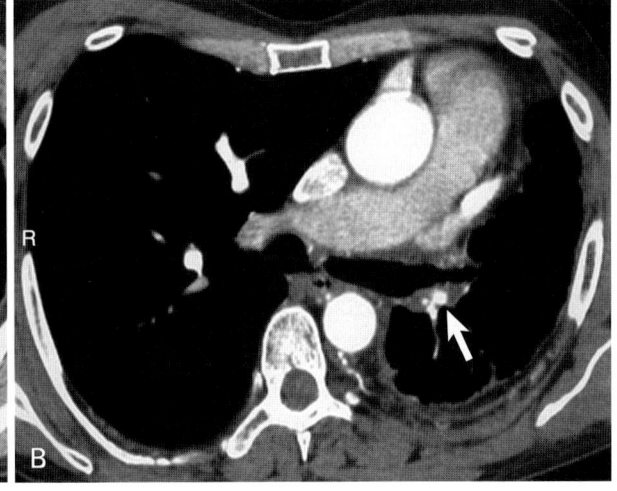

图 8.10　左肺静脉单侧闭塞。(A)肺动脉强化期采集的第一幅图像显示左肺动脉影几乎完全缺如,其管径非常细小。同时可见左肺体积缩小,伴左肺后部胸膜外脂肪增多。(B)体循环动脉强化期同层面图像可见左肺叶间动脉(箭),以及支气管动脉和肋间动脉明显显影。左肺动脉延迟性显影源于体循环-肺循环动脉分流反流(左肺动脉与左肺门水平)。根据图像采集时间的不同,肺动脉可表现为缺如、发育不全,或呈现为肺动脉内反流性体循环强化血流与未强化肺动脉血流交汇处的血栓形成。

脉闭塞区见小叶间隔增厚。支气管壁增厚,支气管镜显示支气管黏膜呈"假血管瘤"样改变,同侧肺动脉细小,若伴有动脉反流并导致含对比剂的血液梗阻时,甚至会误认为肺动脉缺如。肺动脉强化程度取决于图像采集时间;CT 增强扫描动脉早期密度无变化,后期因对比剂经体循环-肺循环动脉侧支旁路反流而强化(图 8.10)。肺门区 CT 血管造影体循环动脉早期,以及体循环静脉延迟期,可提供最佳的影像学特征。肺内静脉常可辨认,但其近心房部分显示不清。该部位左心房壁光滑,无正常情况下肺静脉汇入左房所见的特征性隆突。同侧肺门和纵隔软组织增厚,表示静脉阻塞引起的侧支静脉循环旁路的形成。同侧肺门、纵隔淋巴结增大和淋巴管扩张,其源于肺水肿所致的淋巴管扩张,亦可见静脉性梗死的征象。

　　3. 血管造影　如果常规影像学检查不能明确诊断,非选择性或选择性血管造影可显示闭塞静脉的残端、侧支静脉。侧支动脉的形成可致反复咯血,需行动脉栓塞治疗。

　　4. MRI　尽管自旋回波、稳态自由进动和梯度回波 MRI 有助于肺静脉畸形的研究,但 MRI 并不能提供肺实质、支气管、侧支静脉和动脉循环的影像学特征。

　　(五)鉴别诊断　怀疑单侧肺静脉闭塞综合征的患者需要和以下疾病鉴别:先天性或获得性,以及解剖或血流动力学原因导致的肺动脉近段中断;恶性肿瘤或纤维性纵隔炎肺门或纵隔浸润;继发于各种后天

性原因的肺静脉阻塞。

　　先天性静脉闭塞患者中,侧支静脉循环导致静脉血流入同侧未阻塞静脉。由此产生异常、扭曲的肺实质内静脉血管,常与部分静脉回流异常或肺动静脉畸形相混淆。轴面和多平面 CT 重建图像可证实异常血管为肺静脉,其中一支肺静脉狭窄或闭塞,而其他静脉扩张。当侧支静脉系统足以代偿闭塞静脉时,静脉回流异常区域的肺实质可无异常表现(见肺静脉畸形)。

要点:肺静脉狭窄或闭塞

● 单支或多支静脉受累,单侧或双侧性
● 肺静脉高压表现
● 症状包括反复支气管肺感染和咯血
● 常见的影像学表现
　■ 患侧肺体积减小
　■ 马赛克征和小叶间隔增厚
　■ 肺动脉血管细小、延迟强化
　■ 支气管壁增厚
　■ 体循环-肺循环动脉分流
　■ 肺静脉近心房部狭窄或闭塞

七、肺部静脉曲张

　　(一)胚胎学、发病率和流行病学　正常肺静脉回流的形成涉及源自肺总静脉的原始静脉丛的发育,而肺总静脉起源于左心房上壁,并连接双侧未发育成

熟的肺组织。肺总静脉组成左心房的近端部分，而 4 条肺静脉组成心房上部。任何一支肺静脉狭窄或闭塞导致另一支静脉曲张。尽管仍然称之为静脉曲张，但这些静脉曲张由局限性囊状扩张（或真性扩张）和一支或多支肺静脉管状扩张组成。后者可能是慢性肺静脉高压或肺静脉先天性闭塞或狭窄致肺内异常侧支静脉旁路形成的结果。这些异常可单独发生，亦可伴发其他先天畸形，尤其累及肺静脉的先天畸形。

（二）临床表现 肺静脉曲张通常无临床症状，但亦可出现罕见并发症，如咯血或体循环血栓栓塞症。

（三）影像学表现

1. X 线 肺静脉曲张 X 线胸片呈现为管状或圆形密度增高影，其管径随 Valsalva 和 Müller 动作而变化。影像学表现需与肺真性结节或更罕见的纵隔肿块相鉴别。

2. CT CT 易诊断受累静脉呈囊状或管状扩张。CT 亦有助于显示囊性扩张静脉内的血栓。

（四）鉴别诊断 鉴别诊断包括管状支气管和血管影，并非所有扩张肺静脉都表现为囊状或管状静脉曲张；其他鉴别诊断还包括肺动静脉畸形、肺实质内异常静脉通路及部分肺静脉异常回流。

（五）治疗方案概要 肺静脉曲张很少选择手术治疗，除非反复咯血，或曲张静脉大小、形态变化明显。对伴有肺静脉高压的心脏病，如二尖瓣狭窄，因可引起肺静脉曲张，可考虑手术治疗。

要点：肺静脉曲张

- 通常无症状，可引起咯血或体循环血栓栓塞
- 常见放射学表现
  - X 线胸片表现为结节样或管状阴影
  - CT、MRI 或血管造影显示肺静脉呈囊状、管状扩张

八、部分型肺静脉回流异常

部分型肺静脉回流异常（PAPVR）分两大类。第一类是弯刀综合征或肺发育不良综合征，通常无症状，包括右肺畸形和右肺静脉异常，X 线胸片容易辨认且异常静脉呈现为"半月形刀"样，为放射学上 PAPVR 的最常见形式；第二类由 PAPVR 的其他类型组成，不伴有肺部异常，通常无症状。

弯刀综合征（肺发育不全综合征）

弯刀综合征的特征是部分或全部右肺静脉回流异常，右肺静脉回流至下腔静脉最为常见，回流至肝上静脉、上腔静脉或右心房少见。典型征象是形似土耳其弯刀，常同时合并右肺畸形，为突出其复杂性，将其命名为"肺发育不全综合征"或"先天性肺静脉叶综合征"。

（一）胚胎学、发病率及流行病学 弯刀综合征男女均可发病，通常为散发，但亦有家族性病例的报道。检出年龄依赖于伴发的畸形，新生儿期至成年期均可发现。尚无合理的胚胎学理论能解释先天性肺发育不良综合征的所有畸形。

（二）临床表现 弯刀综合征可无症状或出现与伴发先天性肺发育不全、心脏畸形或肺动脉高血压相关的症状。临床症状按出现的频率，依次包括呼吸道反复感染、劳力性呼吸困难、慢性咳嗽、胸痛、哮喘及反复咯血。10％的病例无症状，常规胸部 X 线检查时偶然发现。临床症状取决于左向右分流的程度。

（三）病理生理学 术语"先天性肺静脉叶综合征"源于肺畸形常伴有右肺上叶发育不全的事实。右肺动脉发育不全与缺失肺的体积成比例。右肺动脉缺如实际上可能是肺动脉未闭，其继发于体-肺循环动脉的逆流。该复杂畸形与其他一系列异常相关，包括动脉或静脉、支气管和胸膜异常；心脏异常约占 20％。

弯刀静脉的中度扩张继发于左向右分流区血管阻力的降低，或体循环动脉供血肺部导致的静脉回流增加。下腔静脉扩张常见，但随分流血管的大小而变化。左向右分流量占心输出量的百分比在单一畸形时约为 50％，对侧肺叶切除后可增加至 75％，对侧全肺切除后可达到 100％。

罕见情况下，异常静脉可能在下腔静脉汇合处或经横膈处狭窄，并导致包括静脉异常回流在内的静脉闭塞综合征。弯刀静脉很少流入下腔静脉的膈上段、肝上静脉、门静脉、奇静脉、冠状窦或右心房。

（四）影像学表现

1. X 线 X 线胸片易显示并诊断弯刀静脉，特别是右肺轻度发育不全和异常静脉回流显著时。弯刀静脉的典型表现是一条垂直走向的曲线样静脉，凸向下外方且自上而下逐渐增粗（图 8.11）。部分病例受累肺体积非常小而形成右位心，异常静脉模糊，影响 X 线平片的检出。

侧位 X 线胸片显示胸骨后区条纹状阴影，因右肺前部较左肺更靠后所致。右位心和右旋心的程度

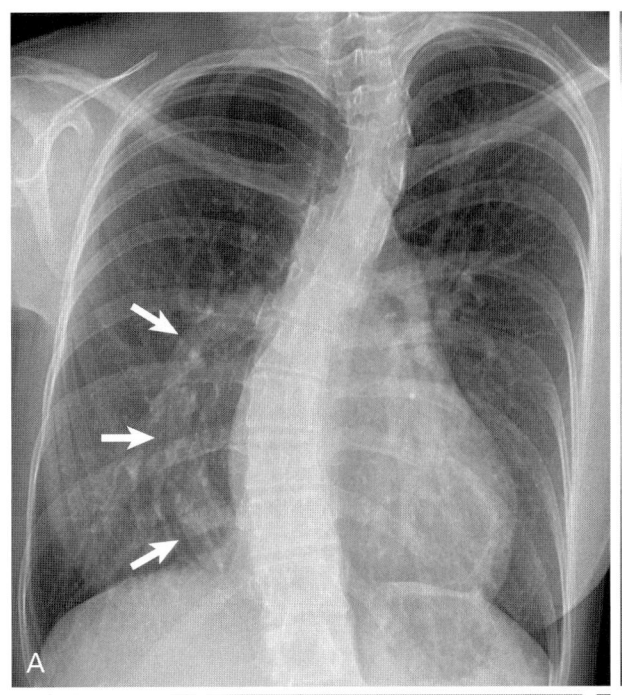

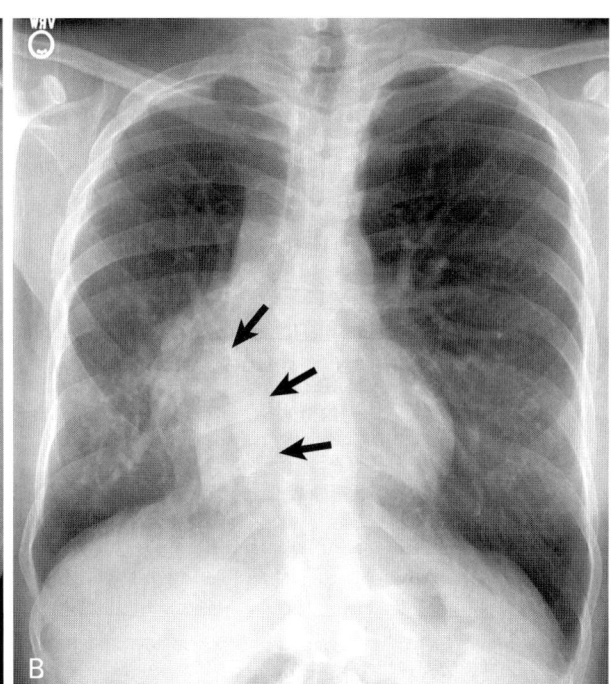

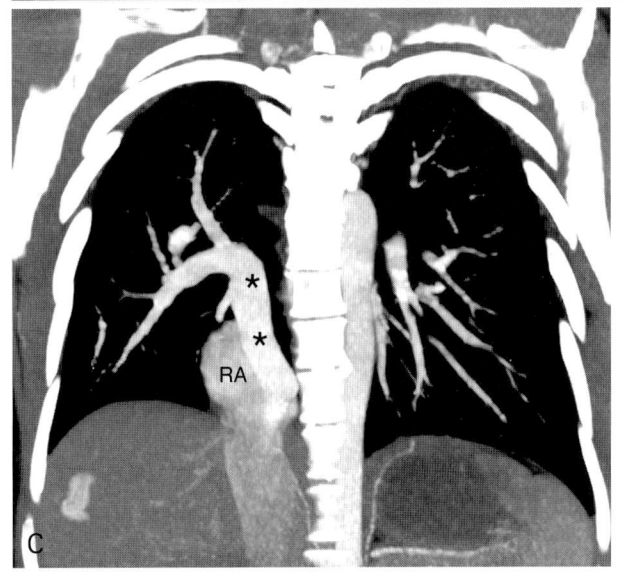

图 8.11　弯刀综合征。(A) 正位 X 线胸片显示较大管状阴影 (箭) 向右心膈角绕行；右肺体积较左肺小。该征象即刻联想到弯刀综合征，但 CT 或 MR 影像必须排除其他可能性病变，如支气管囊肿、体循环动脉和假弯刀综合征。(B) 另一例弯刀综合征患者的胸部 X 线正位片见异常弯刀静脉 (箭) 沿右肺内侧走行；右心缘增大，与右心房增大相对应。(C) 冠状面最大密度投影 CT 重建 (与 B 图同一病例) 显示弯刀静脉 (星号)，其引流右全肺的静脉血至扩大的下腔静脉，进而引流至扩大的右心房 (RA)。

常与右肺发育不全的程度成比例。"马蹄肺"是一种罕见畸形，其特征是部分右肺疝入心后左侧胸腔，并与左肺下叶纵隔面相连。马蹄肺由横跨纵隔的右侧支气管树的分支支气管通气。两肺相连处后部表现为心后区左侧旁的垂直裂缝样线条影。两侧胸膜腔常分离，亦可相通。

2. CT　多平面 CT 重建显示与肺发育不良综合征相关的右半胸弯刀静脉及各种相关异常 (图 8.11)。这些畸形包括以下内容。

(1) 支气管异常：支气管扩张、支气管盲端、支气管憩室。

(2) 肺：肺叶发育不全、不发育、发育不良，马

蹄肺。

(3) 肺动脉：右肺动脉发育不全、右肺动脉近段中断。

(4) 胸膜：肺裂异常 (副裂、不完全)、胸膜缺如。

(5) 横膈：先天性缺损、囊肿、重复膈 (副膈)。

肺发育不良综合征可伴发各种心血管畸形，CT 检查可以明确，包括以下畸形。①腔静脉畸形：右上腔静脉肺内走行、永存左侧上腔静脉、奇静脉汇入下腔静脉；②心脏畸形：房间隔缺陷、动脉导管未闭、法洛四联症。

(6) 肺动静脉畸形。

(7) 心包缺损。

异常体循环动脉可起源于胸主动脉或腹主动脉分支,尤其内乳动脉或右膈下动脉。因这些体循环动脉参与静脉回流异常的左向右分流,因此可导致咯血或肺性高血压等临床症状。栓塞是有效治疗方法。肺实质内的血管结构与肺动脉的外周分支一致。异常体循环动脉化以单纯叶内型血管性隔离症为代表,其内右肺基底部支气管中度扩张,而无肺动脉扩张。

近年来CT基本取代了主动脉造影、肺动脉造影及支气管造影。因异常静脉的管状特征和常伴随的多器官异常,多平面和三维重建图像有助于显示病变。

3. MRI　CT、MRI及超声心动图可用于术前评估心脏和肺、体循环血管系统的血流动力学特征。

（五）鉴别诊断　弯刀静脉最常引流入下腔静脉。弯刀静脉行程应该与正常引流入左房的假弯刀综合征(图8.12)和同时引流入左心房与下腔静脉的

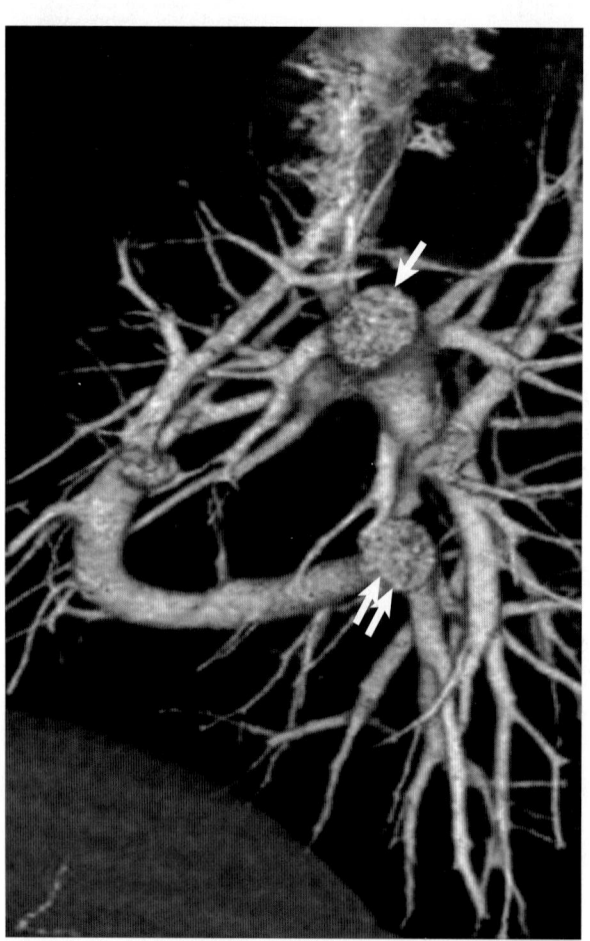

图8.12　假弯刀综合征:在一例无症状年轻人中偶然发现。右肺容量重建图像显示一支较长而走行异常的静脉,即自肺尖走向右肺前下部,然后几乎水平走行并终止于右下肺静脉(双箭)。该异常肺静脉的第一部分走行于肺门前方,相当于右肺动脉(单箭)水平。这是典型的假弯刀综合征征象,其中异常静脉形如弯刀样行程,但正常引流入左房。

异常静脉相鉴别。假弯刀综合征与终止于左心房的弯刀样静脉异常通路相对应。后者可能与奇静脉引流入下腔静脉、体循环动脉供血右肺和右肺发育不良相关,其中最复杂的畸形以右肺弯刀静脉引流入下腔静脉、第二弯刀静脉引流入左心房及两静脉间吻合为特征。X线胸片上胸内肋骨可能类似于异常静脉。

（六）治疗方案概要　成人右肺畸形很少需要治疗,而伴随的先天性心脏病则需要治疗。最常使用的治疗方式包括异常肺静脉再植入左心房或阻断供血肺的体循环动脉。

要点:弯刀(肺发育不良)综合征

- 可无症状
- 常见的临床表现
  - 右肺反复感染
  - 咯血
  - 肺高血压症状
- 常见的影像学表现
  - 肺体积小伴右上肺叶体积减小
  - 弯刀静脉伴左向右分流
  - 右肺部分体循环动脉化
  - 伴随众多畸形

九、其他形式的部分肺静脉异常回流

（一）胚胎学、发病率和流行病学　PAPVR可伴发先天性心脏病或单独发病。不合并先天性心脏病或其他畸形而单独发病的PAPVR见于0.4%～0.7%的成人,通常为CT偶然发现。

肺静脉系统和体循环静脉系统间持续交通并回流至右心,可通过两套静脉系统网络的胚胎发育来解释。PAPVR常引流至同侧体循环静脉:右侧PAPVR引流入奇静脉、上腔静脉、右心房、下腔静脉或肝上静脉,而左侧PAPVR引流入垂直静脉(引流入左头臂静脉)、半奇静脉或冠状窦。垂直静脉可能代表永存左心前静脉,且区别于永存左侧上腔静脉,前者引流入左头臂静脉、后者引流入冠状窦或左心房。除弯刀综合征外,肺静脉常引流入邻近的同侧体循环静脉。异常静脉直接流入右心房较罕见。右侧PAPVR是左侧的两倍。

（二）病理生理学　接受异常静脉回流的输出血管常扩张,原因是回流至右心的肺静脉较回流至左心者有较低的血管阻力,从而导致PAPVR区肺动脉血

流的再分配。

PAPVR 导致的左向右分流,通常不超过心输出量的 25%。然而成人中,当对侧肺切除后无症状 PAPVR 可引起症状。手术激活并增加了先前静脉的左向右分流。因此,术前胸部 CT 扫描的评价应包括计划性肺切除可能导致的 PAPVR 血流动力学改变。在某些情况下,为避免肺切除术后导致的右心衰,手术方案需采用首先行 PAPVR 左心房再植术的两阶段策略。在其他情况下,充血性心力衰竭的 PAPVR 患者可出现非对称心源性肺水肿,原因是引流入右心的异常肺静脉免于肺静脉高压的影响。相反,上腔静脉阻塞可导致异位肺静脉引流区的肺水肿。

(三)临床表现 成年人中,单独发病的 PAPVR 几乎都是无症状。

(四)影像学表现

1. X 线 当 PAPVR 中异常静脉扩张明显时,X 线平片可诊断,其表现取决于异常静脉引流的类型和行程。

(1)引流入上腔静脉下部的 PAPVR:该畸形包括右肺上叶部分或全部静脉引流入上腔静脉下部,汇合处刚刚高于右心房水平。X 线平片通常不能被识别。当右肺上叶(图 8.13)出现一支或多支管状影或右侧气管支气管角见密度增高影时,即可考虑本病。

(2)引流入垂直静脉的左肺上叶 PAPVR:左肺上叶可见一支或两支扩张管状影。该异常静脉引流入垂直静脉,而垂直静脉在左锁骨下静脉和颈内静脉汇合处(Pirogoff 汇合处)将左头臂静脉与右肺门上部相连。管径较小,X 线胸片呈现为主-肺动脉窗和主动脉弓水平的左侧纵隔界面。

(3)引流入右心房的 PAPVR:该畸形患者的右向左分流较上述几种类型更为严重,约占心输出量的 50%,成人肺动脉高压患者经常发现该畸形。肺实质内无异常静脉通路。内脏异位综合征(左旋或多脾)和永存左上腔静脉是常见的伴随畸形。

(4)引流入奇静脉或奇静脉弓(罕见)的右肺 PAPVR:该畸形与引流入上腔静脉下部的异位引流难以鉴别,也可见右肺下叶静脉引流入上腔静脉。

2. CT

(1)引流入上腔静脉的 PAPVR:CT 增强扫描能较好显示异常静脉,并容易识别上腔静脉汇入处(图 8.14,图 8.15),亦可合并静脉窦房间隔缺损。若

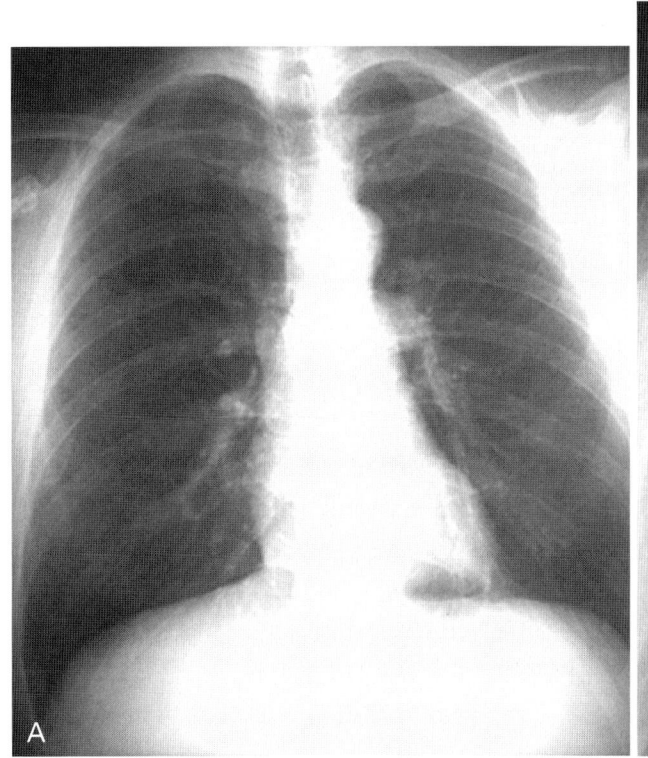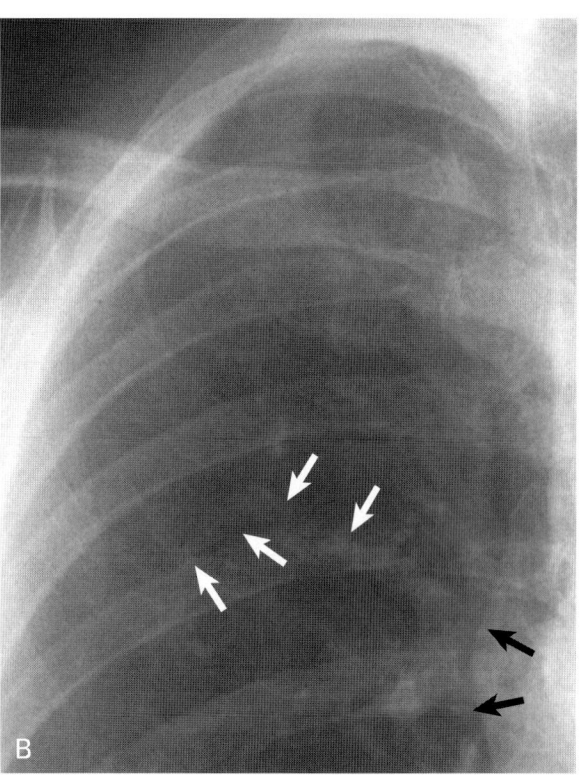

图 8.13 部分型肺静脉异常回流。胸部 X 线正位片(A)和右肺上叶放大图(B)显示自外向内走行的管状阴影,其走行轨迹首先向上斜行、然后向下斜行(白箭)。第二个异常是上腔静脉下部膨隆(黑箭)。两个伴随异常符合部分型右肺上叶静脉异常回流入上腔静脉下部表现。

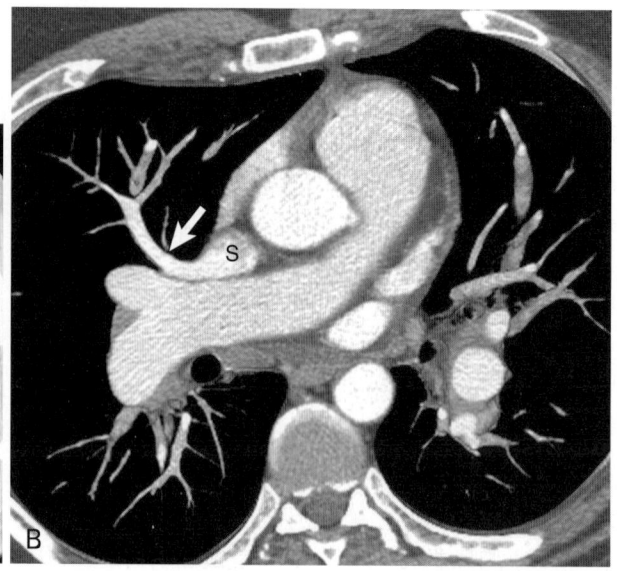

图 8.14 部分型肺静脉异常回流。(A)轴面肺窗 CT 显示异常管状结构影(箭)与上腔静脉相连。(B)轴面 CT 最大密度投影图像显示右肺上叶肺静脉异常回流(箭)入上腔静脉(S)。

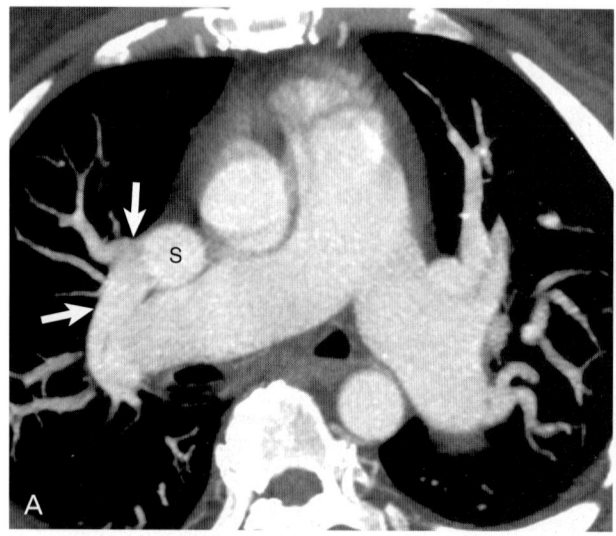
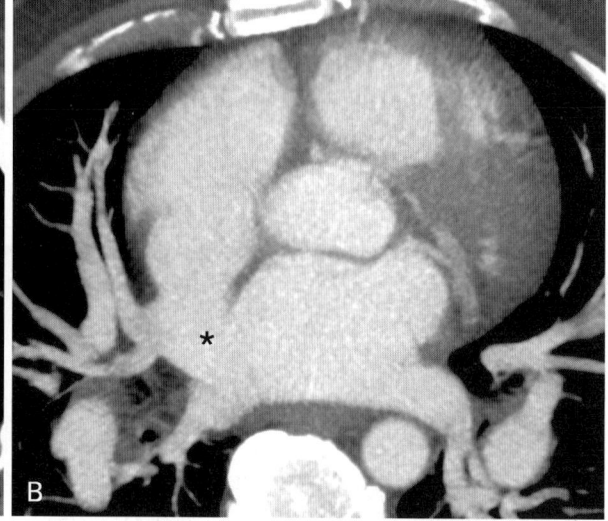

图 8.15 部分型肺静脉异常回流。(A)轴面 CT 最大密度投影图像显示右肺上叶(箭)肺静脉异常回流至上腔静脉(S)。(B)同一患者的心脏层面 CT 显示伴随的静脉窦型房间隔缺损(星号)。

计划外科手术,必须详细描述相关解剖学异常,如 PAPVR 引流入上腔静脉下部、窦房交汇处或上腔静脉上部,因这些细节决定了手术入路。

(2)引流入垂直静脉的 PAPVR:CT 显示肺内引流静脉走行,即左肺上叶至垂直静脉下段,汇入处在主动脉-肺动脉窗水平。垂直静脉向上绕过主动脉弓外侧面(图 8.16)。

(3)引流入右心房的 PAPVR:CTA 显示房间隔与引流入右房的右肺静脉间的异常交通(图 8.17)。异位引流可能与内脏异位相关,包括永存左上腔静脉、内脏异位综合征(多脾或更罕见的无脾或正常脾)。

3. MRI MRI 可以准确评价 PAPVR,尤其对伴随先天性心脏病评价和左向右分流的定量有重要价值。

(五)鉴别诊断 肺内的其他管状结构在 X 线胸片上可能与 PAPVR 相似,包括支气管囊肿和扩张的侧支静脉。CT 增强扫描易鉴别。

(六)治疗方案概要 单独发病和无症状的 PAPVR 不需要治疗。当先天性心脏病修补或肺切除术可能导致术后严重左向右分流增加时,可在先天性心脏病修补术期间或部分肺切除术前行 PAPVR 再植术。

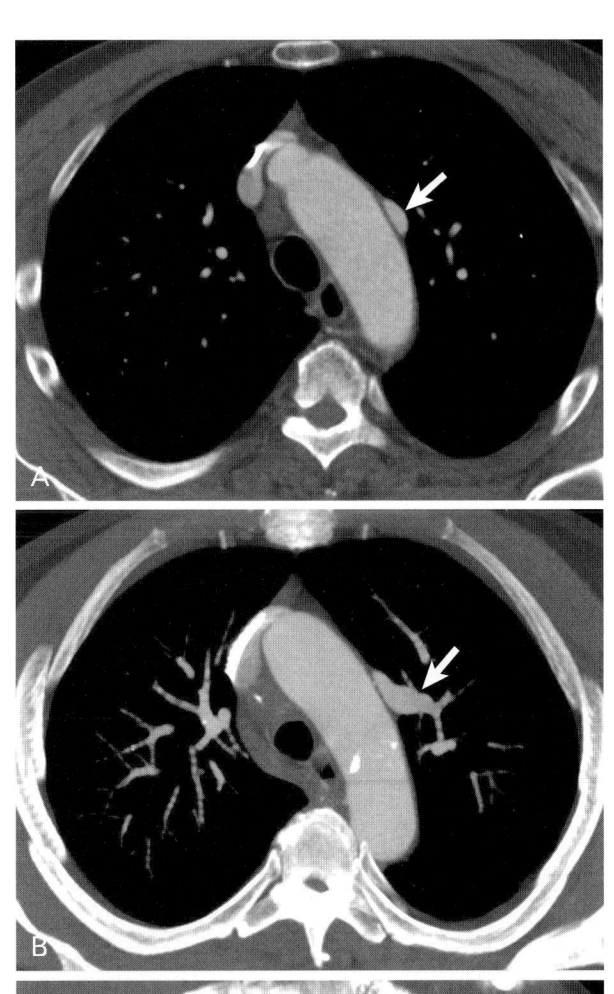

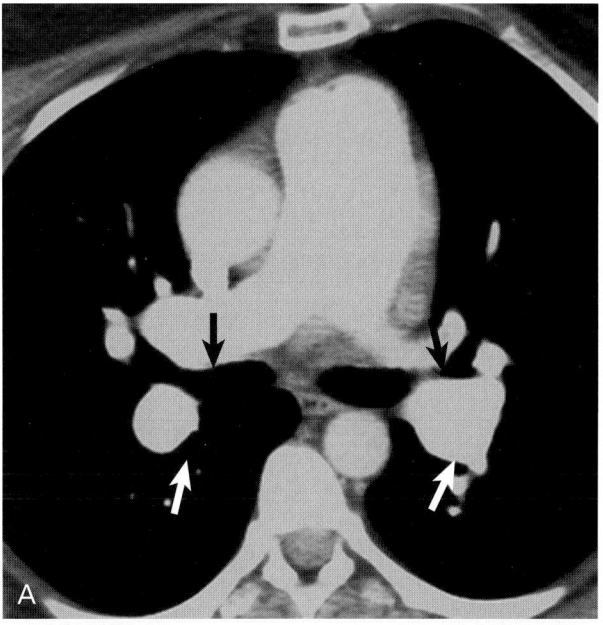

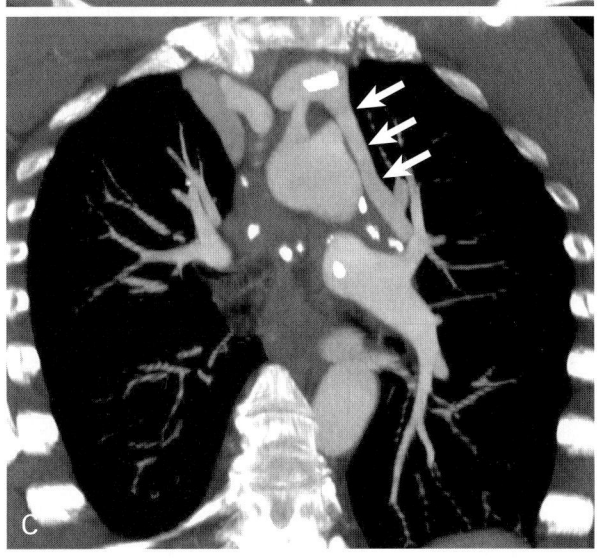

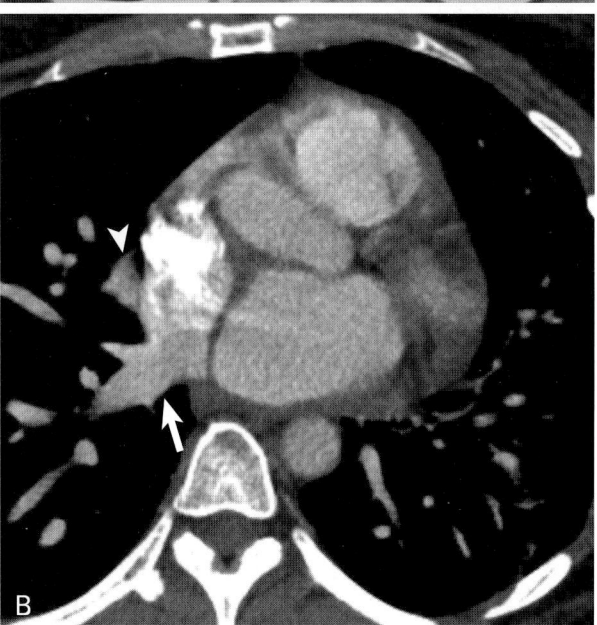

图 8.17　部分型肺静脉异常回流入右心房：年轻女性肺动脉高压1例。（A）CT 显示肺动脉干扩张，横径大于同层面升主动脉。同层面对称性显示上叶支气管（黑箭），代表支气管异构现象。异常扩张的双侧下叶肺动脉位于上叶支气管后方（白箭），提示双侧左旋或内脏异位。（B）右心房层面 CT 显示房间隔异位，房间隔引导肺静脉从右肺回流至右心房。右下肺静脉（箭）和右上肺静脉（箭头）。（图 A 经许可引自 Grenier P. Imagerie Thoracique de l'Adulte. Paris: Flammarion; 2006.）

图 8.16　部分型左肺上叶肺静脉异常回流入垂直静脉。（A）左肺上叶肺静脉的一支分支静脉（箭）在纵隔内沿主动脉外缘走行。（B）第一幅图的下方层面图像显示异常静脉（箭）沿主动脉外侧缘走行并与垂直静脉相连。（C）斜冠状面重建图像显示垂直静脉（箭）与左头臂静脉相连。

要点:部分型肺静脉异常回流

- 成年人常单独发病、无症状
- 左向右分流量大于25%时,可出现肺动脉高压征象
- 阻塞时出现局限性肺水肿
- 肺或肺叶切除术后有心力衰竭风险
- 常见放射学表现:
  - CT比X线胸片更易发现病变
  - 肺内管状和/或假结节影
  - 引流体循环静脉轻度扩张

十、变异或迁曲肺静脉

(一)胚胎学、发病率及流行病学　变异或迁曲的肺静脉是一种罕见的先天性畸形,其特征为肺静脉走行异常,而最终正常引流入左房,不伴分流。异常静脉走行的特征是蜿蜒迁曲而非平滑的曲线。

(二)临床表现　变异或迁曲的肺静脉无症状,几乎都是胸片或CT检查时偶然发现。但亦可能与其他病理学异常,如动静脉畸形相混淆。

(三)影像学表现

1. X线　变异的肺静脉常伴随同一部位或其他部位肺静脉管径和数量的异常。管状阴影的形态蜿蜒迁曲。轴面或矢状面常表现为"水桶柄样"走行。"水桶"的两支相互靠近时则类似于肺动静脉畸形。

2. CT　CT扫描容易诊断(图8.18,图8.19)。畸形静脉可通过不与支气管伴行,且引流入左心房来

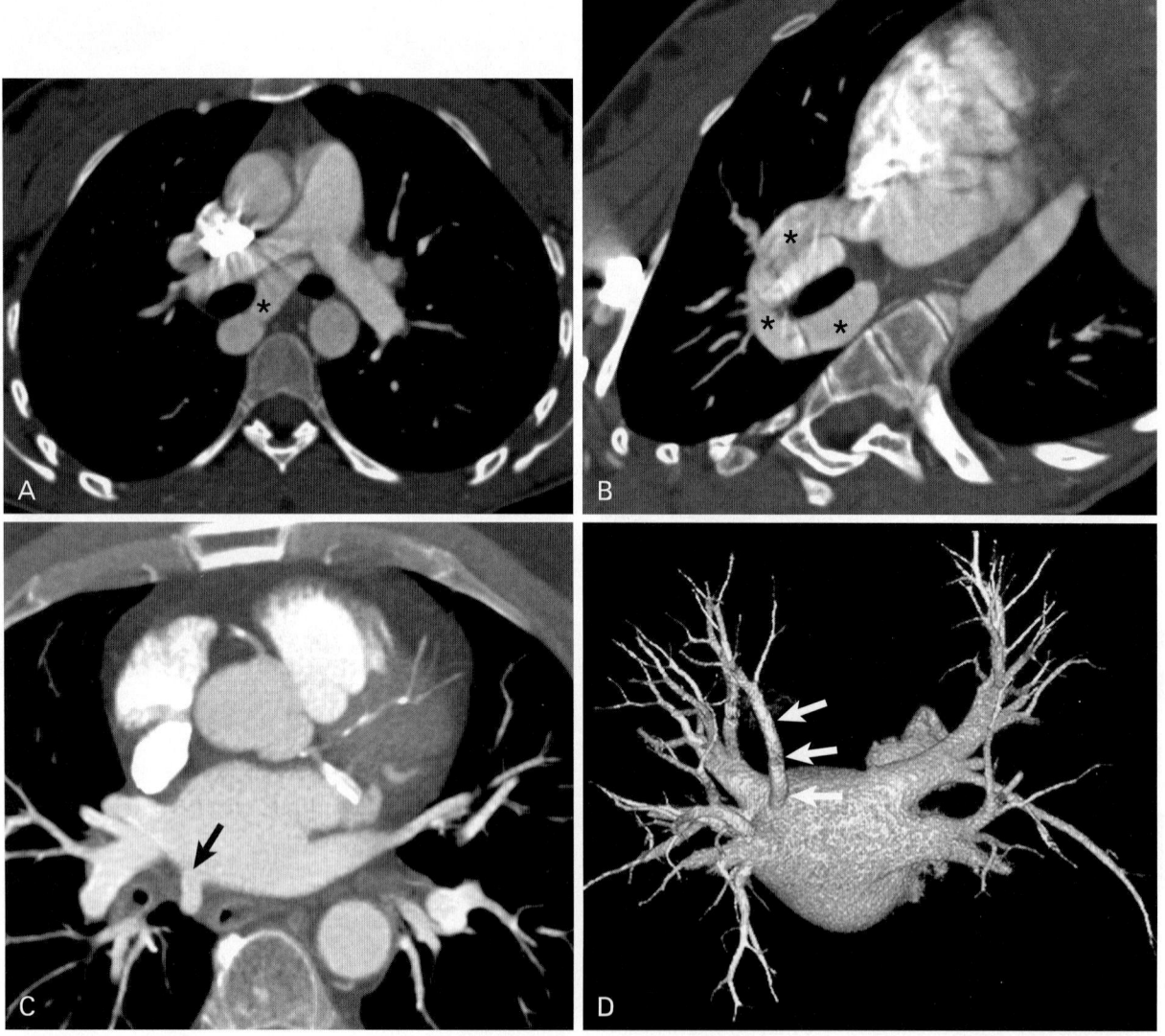

图8.18　变异肺静脉。(A)轴面CT显示变异肺静脉(星号),其引流左上叶肺静脉,穿过纵隔进入左心房。(B)斜平面重建图像显示右肺静脉(*)迁曲走行。(C)另一例病例显示上肺静脉。右肺上叶后段的一支小静脉(箭)引流入左心房顶部,该静脉与其他右肺静脉口分离。(D)三维容积重建图像显示同一上肺静脉(箭),引流入左心房上部。

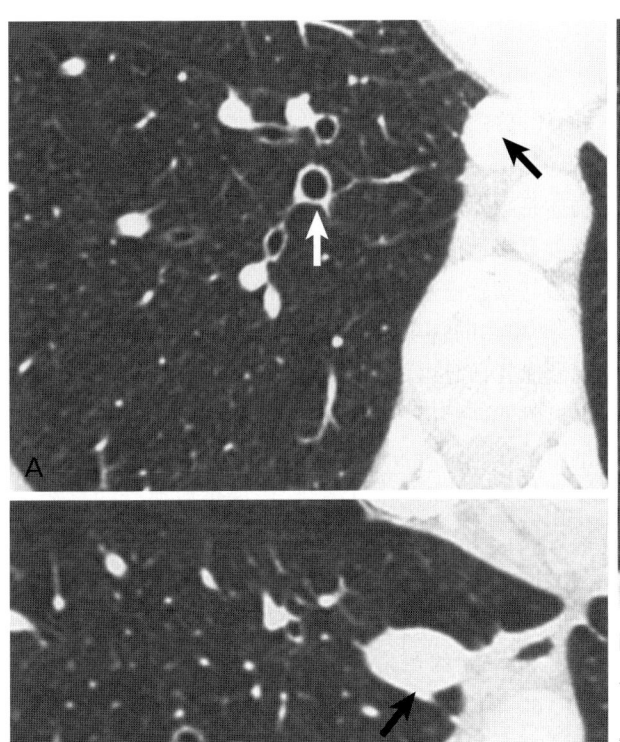

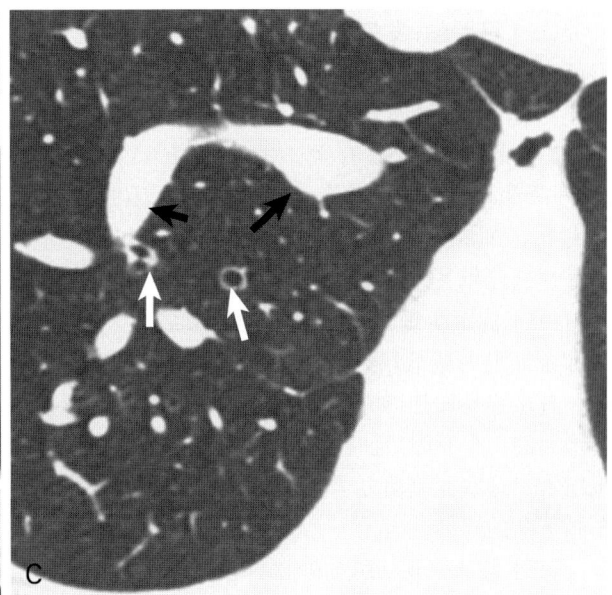

图 8.19 肺静脉变异。CT 显示一支变异右下肺静脉。该静脉水平方向(C,黑箭)走行,然后沿纵隔旁上升(A 和 B,黑箭)终止于左心房上部。同层面图像显示支气管不与同名动脉(A~C,白箭)伴行。该征象结合支气管(无肺动脉伴行)轻中度扩张,应予以筛检慢性血栓栓塞性疾病或异常体循环动脉供血。异位副裂(B,短箭)高度提示该区域存在先天性异常。

识别。另外,CT 有助于显示伴随的其他畸形:肺动脉发育不良、肺动脉扩张或迂曲、肺发育不良综合征的支气管肺畸形、异常体循环动脉、肺部其他区域的部分型肺静脉异常回流。

肺静脉回流中的部分变异累及肺实质内静脉,其仅呈轻度异常,因无病理学意义,故不能被视为畸形。最常见的变异是右肺上叶后段的肺静脉引流,其并非引流入右上肺静脉,而是垂直向后走行达中间段支气管,并汇入右肺上静脉近心房段或直接汇入左房。通常称之为上肺支气管中间段静脉(图 8.18C、D),左侧罕见。也可见其他静脉引流变异。右肺中叶的正常引流静脉为一条或两条(偶尔三条)肺段间静脉,其在右中叶支气管水平下方引流入右上叶肺静脉。然而,约 4.8% 右肺中叶静脉引流入右下肺静脉。肺的静脉回流亦可为一条,而非两条或多条静脉引流。

(四) 鉴别诊断 静脉走行变异类似于弯刀综合征,这是假弯刀综合征术语的来源,垂直走行的右心旁静脉正常引流入左房。假弯刀综合征中异常的弯

刀样静脉直接向下同时引流入下腔静脉和左房。这些类弯刀综合征可能伴发其他异常,典型者见于肺发育不良综合征。X 线胸片上,异常引流静脉易与肺结节混淆。

变异肺静脉、肺静脉曲张和肺静脉闭塞间有部分重叠:肺静脉闭塞导致静脉血通过静脉吻合支向同侧其他静脉反流,亦可引起肺内静脉异常,如静脉扩张或静脉曲张。全肺的单一肺静脉引流亦类似于肺静脉曲张。

要点:变异肺静脉

● 通常无症状,亦称迂曲的肺静脉

● 常见的影像学表现:

  ■ X 线胸片表现为管状和(或)假结节样阴影

  ■ CT 显示肺静脉走行异常,但正常引流入左房

十一、肺动静脉畸形

(一)胚胎学、发病率及流行病学　肺动静脉畸形(PAVM)的胚胎学发生尚不明确。PAVM有时被描述为血管发育不良性病变,其发生可能与血流动力学、激素及遗传因素有关。大多数PAVM见于Rendu-Osler-Weber综合征,且常为多发。因此,诊断单发PAVM须排除该遗传性综合征,因其与常染色体显性遗传相关。

(三)病理生理学　动静脉交通形成时,受累区域肺血管阻力减低,导致通过畸形血管的血流量增加。总血容量增加,如妊娠后4周,亦是引起畸形血管增大的一个原因,且畸形血管破裂等并发症的风险也增加。这些血流动力学因素也能解释PAVM常见于肺下叶的原因。

(三)临床表现　肺动静脉畸形可能在以下几种情况下被发现:①常规X线胸片检查时偶然发现;②出现并发症,如伴随端坐呼吸、反流性脓毒栓子或血栓栓子,以及畸形血管破入支气管或胸膜腔的右向左分流畸形;③Rendu-Osler-Weber综合征的家族性筛查;④Rendu-Osler-Weber综合征的胸外证据。Rendu-Osler-Weber综合征,PAVM治疗前应进行肝脏评价。肝动静脉瘘在肝动脉和肝上静脉间形成左向右分流,并增加肺内右向左分流量。降低肺内右向左分流量的一种方法是手术或栓塞治疗肝内分流。此外,临床干预前要查找并存的肺动脉高压和引起肺动脉高压的原因;PAVM栓塞治疗前应先处理肺动脉高压,若肺动脉高压不能很好地纠正,代表栓塞疗法是禁忌证。

(四)影像学表现

1. X线　X线胸片对于检测小到中等大小的PAVM价值有限(图8.20)。因此,X线胸片作为Rendu-Osler-Weber综合征的家族性筛查工具作用有限,不论正常与否,都需要CT进一步检查。某些病例中,X线胸片筛查PAVM的特征性表现,即通过显示供血血管和引流血管形成的"彗星尾"征而诊断PAVM较为容易。

2. CT　CT扫描通过识别血管畸形及其供血动脉和引流静脉而诊断PAVM,即使是小于1mm的病变或胸膜下外周病变。CT较传统血管造影敏感性更高,被认为是目前检出PAVM准确性最高、侵入性最小的检查技术(图8.20)。动静脉畸形CT检查的三个主要适应证是筛查、血管结构的治疗前评估以及外科手术和栓塞治疗后的随访。PAVM的CT筛查采用低剂量(低mA)扫描且不使用对比剂,扫描参数

类似于肺癌筛查。对于栓塞治疗前的评估,推荐CT血管造影(CTA),不但可以显示肺血管畸形,而且能够显示相关体循环血管。肺动脉供血血管栓塞治疗后,体循环动脉可能成为畸形血管异常灌注的第二来源,并且会进一步增强。对于每个动静脉畸形,需要描述每条动脉,尤其起源、走行(直行或迂曲)、方向、长度及直径,以便预判血管内治疗的效果,同时识别不参与动脉瘤囊(如果可能,栓塞治疗期间应该予以区分)灌注的肺动脉分支。实际上,栓塞治疗开始时,畸形血管信息可为介入放射医生提供极大的帮助;畸形血管的详细信息能够简化血管内操作,并减少对比剂用量、降低辐射剂量。简单型PAVM常见,仅有一条供血血管,其直径可测量,依据供血血管的直径选择合适直径的血管栓塞材料。复杂型PAVM不止一条供血血管,罕见。弥漫性PAVM涉及至少一个肺叶的每个亚段动脉。三维重建CT影像有助于综合评价PAVM的相关血管结构信息。

3. MRI　只要肺动静脉畸形的瘤囊直径大于3～5mm,MRA也是一种筛查和术前评估的有价值技术。MRA对于小畸形的细节显示不佳,且在评估体循环血管方面价值有限。

(五)鉴别诊断　动静脉畸形的鉴别诊断包括支气管囊肿、异常肺内静脉通路以及肺动脉或静脉与体循环动脉间的分流。

(六)治疗方案概要　不论是出于预防还是治疗的原因都可以进行干预,即使无症状的畸形也应治疗,以预防潜在的反流性栓塞。预防性治疗的目的是降低右向左分流的影响和动脉瘤囊破裂的风险。两种类型的干预措施:外科手术和血管内介入治疗。CT可明确动静脉畸形的血管结构,在治疗策略的选择中十分重要。血管内栓塞疗法甚至可应用于供血血管直径小于3mm的动静脉畸形。PAVM外科治疗的指征包括既往栓塞治疗失败,供血血管直径太大,不适合栓塞治疗,体循环动脉参与供血致栓塞治疗不安全,以及畸形太多而不适合血管内治疗。对于不适合任何疗法的患者,建议动态监测,尤其孕妇,在妊娠后4个月期间动静脉畸形可能快速增大,并伴随破裂和咯血的风险。

血管内治疗

(1)方法:栓塞疗法常用的材料包括栓塞球囊、非铁磁性金属线圈,偶尔也用微导管递送的微线圈。金属线圈是常用的栓塞材料,根据AVM的大小和形状选择合适的弹簧圈。

(2)疗效:初始总成功率约为98%,病死率为0。

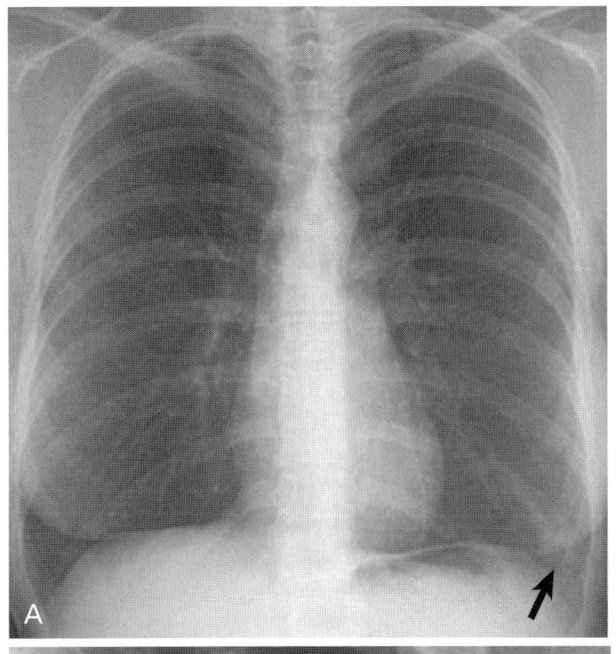
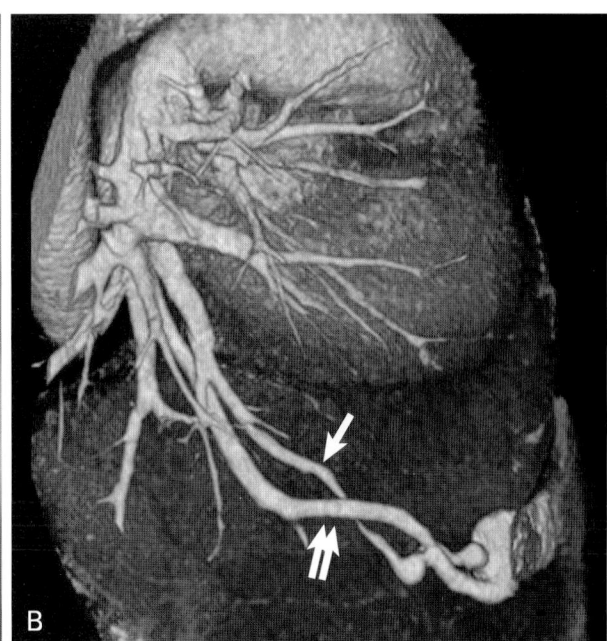
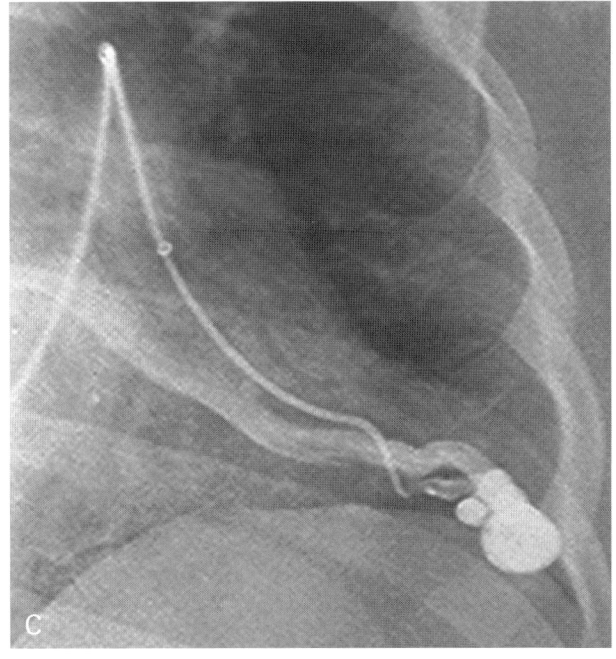

图8.20 肺动静脉畸形:X线胸片和CT表现。成年女性患者,10年前短暂脑缺血性发作病史,胸部正位 X 线片(A)显示左肋膈角区结节状阴影(箭)。放射学呈现为彗星尾征,即扩张肺静脉连接左肺门下部和动脉瘤囊。(B)另一患者的 CTA 容积重建图像显示动脉瘤囊紧贴肋骨前弓。单支动脉起源于左下叶肺动脉分支(单箭)。静脉较动脉粗大(双箭)。CTA 未发现明显体循环动脉供血证据。(C)与 B 同一患者的选择性动脉造影显示单支动脉,导管尖端紧靠动脉瘤囊,金属线圈自导管头端释放。该病例表明 CTA 和传统选择性动脉造影术在显示畸形血管结构方面的高度一致性。

因肺动脉血流优先流向低血管阻力区域,因此栓塞治疗后血流会再分布至正常肺区域,而这些区域会继发小的血管畸形。CT 监测有助于发现继发性血管畸形。

栓塞治疗后 CT 随访十分有效。85% 的闭塞性血管畸形的动脉瘤囊在数个月内会逐渐退缩。动脉瘤囊很大时,其内充填纤维组织或钙化性血栓。动脉瘤囊持续存在时,需要 CT 增强进一步评估,以排除瘤囊的灌注残留,并寻找首次血管栓塞治疗时没有发现的体循环供血动脉。研究显示,成功栓塞供血动脉

后延迟性再通的发生率为 10%~19%(图 8.21)。延迟性再通的相关因素包括肝脏或胃肠道(或两者)并存动静脉瘘、肺动脉高压,或首次血管内治疗时未发现的供血肺动脉。这些血管适合于重复栓塞治疗,从而根治性治疗动静脉畸形。血管内栓塞治疗后随访期间出现肺栓塞的临床或放射学征象时,应该寻找动静脉畸形邻近的异常体循环动脉。41% 的血管内栓塞治疗患者出现异常体循环动脉。与畸形血管闭塞密切相关的最常受累动脉是膈肌动脉和膈下动脉。

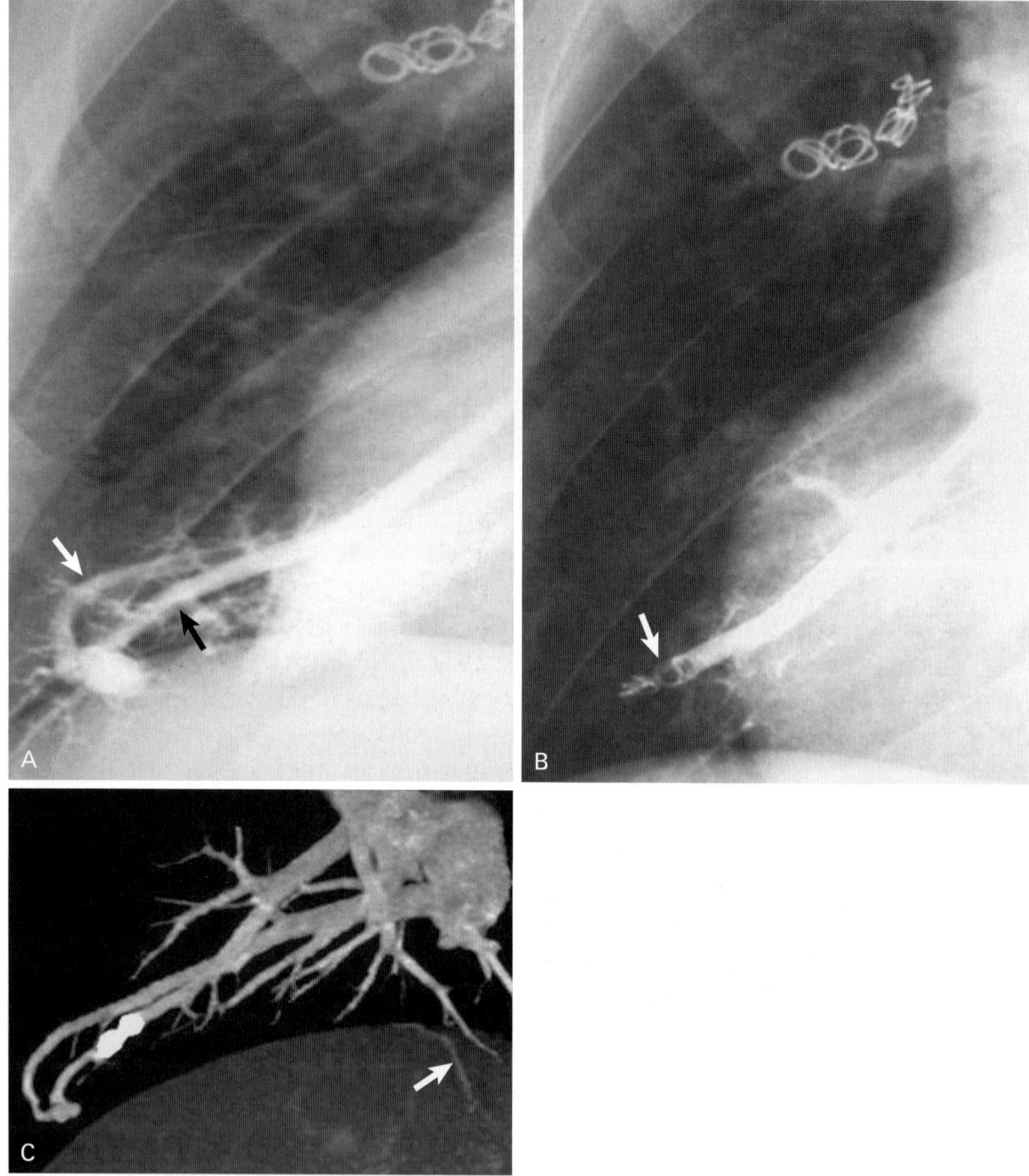

图 8.21 肺动静脉畸形的栓塞治疗。注射对比剂后供血动脉（A，黑箭）显影良好，而动脉瘤囊的静脉回流（A，白箭）显影较差。数枚金属线圈（B）放置于紧靠动脉瘤囊（箭）颈部的动脉蒂内。栓塞治疗后 2 年的随访 CTA（C，最大密度投影）显示动脉蒂再通，且动脉瘤囊灌注超过金属线圈。此种小直径的动脉蒂并不需要重复栓塞治疗，但推荐连续监测。随访检查应包括右侧膈下动脉（C，箭）的评估，该动脉呈中度扩张。

┌─────────────────────────────────┐
│ **要点:肺动静脉畸形** │
├─────────────────────────────────┤
│ ● 可能无症状 │
│ ● 临床症状: │
│ ■ 呼吸困难、端坐呼吸、发绀、反流性脓毒或血 │
│ 栓栓子 │
│ ■ 支气管或胸膜出血 │
│ ■ Rendu-Osler-Weber 综合征家族史 │
│ ● 常见发射学表现: │
│ ■ X 线胸片见管状和/或假结节样阴影 │
│ ■ CT 显示畸形和供血动脉、引流静脉 │
└─────────────────────────────────┘

十二、肺孤立性体循环动脉供血

(一)胚胎学、发病率及流行病学　该畸形过去被称作 Pryce Ⅰ型肺隔离症。现在称之为"正常肺基底段的体循环动脉化"或"不伴隔离症的肺体循环动脉供血"。该畸形仅累及一支体循环动脉,肺发育正常且有正常的支气管肺结构。肺下叶基底段最常受累,左侧较右侧常见。

(二)临床表现　临床症状主要归因于异常体循环动脉,包括异常动脉和肺静脉回流,左向左分流所致的心脏损害、动脉瘤形成、自发性血栓栓塞,以及动脉粥样硬化性疾病继发动脉夹层或破裂,进而导致咯血或血胸。

(三)影像学表现

1. X 线　X 线胸片通常正常,除外异常动脉非常大或动脉瘤形成的患者,X 线胸片显示的管状阴影与异常动脉相对应。

2. CT　异常体循环动脉起源于胸主动脉或腹主动脉,常通过肺下韧带到达肺下叶。异常动脉常呈 S 形向左侧走行,首先向下然后向上走行,此后分为数支向下到达肺下叶基底段,且匹配于肺动脉的走行和分布。左侧的异常动脉起源于降主动脉,而右侧起源于腹主动脉,且与膈下动脉的起源和走行相匹配。异常动脉亦可发生动脉粥样硬化病变,如钙化斑块和管径异常,即使年轻人也是如此。

全面评价包括受累肺叶肺循环、体循环血管和支气管的分析;不同于肺隔离症,受累区域的肺正常。受累肺段的支气管可能扩张,但邻近的同名肺动脉缺如(图 8.19)。体循环动脉灌注的肺实质可呈现为磨玻璃影,其继发于动脉血灌注增加或咯血。异常体循环动脉(图 8.22)有时作为肺动脉灌注的辅助灌注来源。

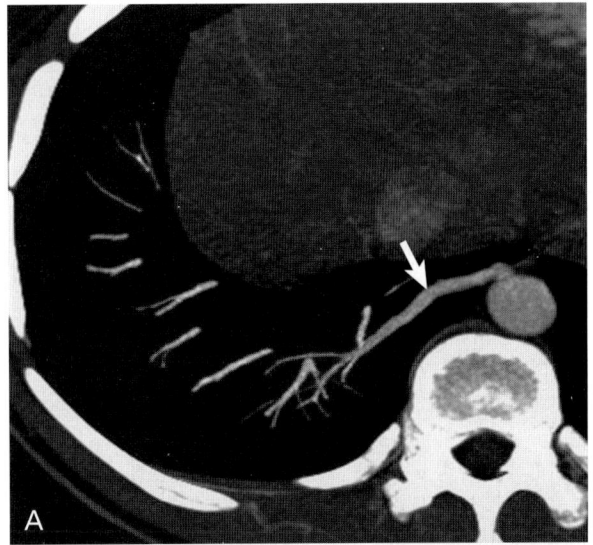

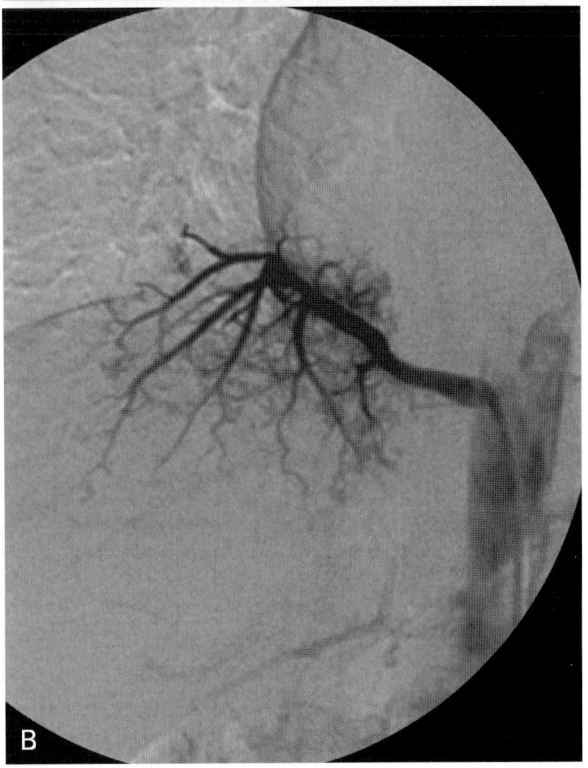

图 8.22　肺孤立性体循环动脉供血:咯血检查中发现。CT 血管造影(CTA)最大密度投影图像(A)显示起源于降主动脉的异常体循环动脉(箭),不伴有其他异常体循环动脉。异常血管的选择性造影(B)显示体循环动脉的分支与外周肺动脉走行类似。(修改自 Grenier P. Imagerie Thoracique de l'Adulte. Paris: Flammarion; 2006.)

3. MRI　MRI 检查可以获得与 CT 检查一样的信息,但 MRI 在评价支气管树、肺实质及胸膜方面准确性较低,而这些信息对治疗方案的制定十分重要。

(四)鉴别诊断　准确诊断需要确认肺实质、支气管、胸膜均正常,以排除肺叶内型肺隔离症,并除外继发于支气管肺和胸膜疾病的体循环动脉供血(假性

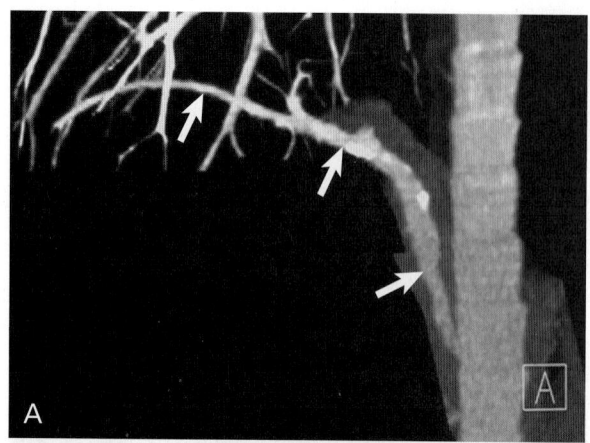

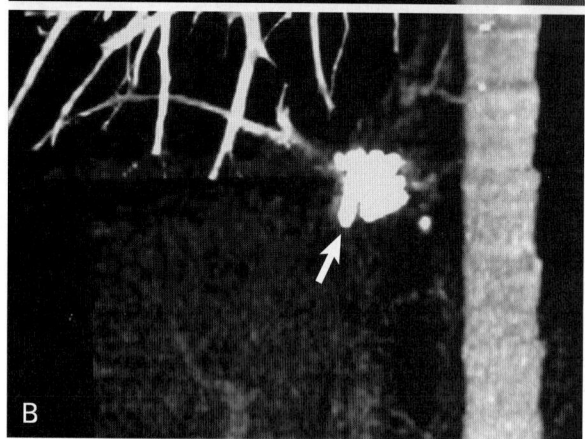

图 8.23 肺体循环动脉供血。CT 容积重建图像(A)显示孤立性异常体循环动脉(箭),其源于右膈下动脉。右肺下叶内基底段的肺动脉减少。手术夹闭结扎(B,箭)膈下动脉后的 CT 容积重建图像显示异常体循环动脉的斜上升段不显影,手术夹闭远端部分的血管管径小且经异常体循环动脉和肺动脉分支间的吻合而显影。这些吻合血管是体循环动脉闭塞后未发生肺梗死的原因。(经许可修改自 Grenier P. Imagerie Thoracique de l'Adulte. Paris: Flammarion; 2006.)

隔离症)。该畸形很少与慢性血栓栓塞性疾病混淆,后者有肺动脉分支但细小,而肺孤立性体循环动脉供血的肺动脉分支常缺如且局限于单一肺段。

(五)治疗方案概要　迄今为止,该类型血管畸形均可通过开胸术结扎异常动脉、切除受累肺段而治疗,个别病例可通过体循环动脉再植入肺动脉而治疗。尽管当受累肺段由独立体循环动脉供血时有肺梗死的风险(图 8.23),该病亦可采用金属弹簧圈栓塞异常动脉而治愈。若受累肺体积小或受累肺实质基本正常,行肺切除术似乎并不合理,尤其异常动脉开口紧邻脊髓根大动脉(Adamkiewicz 动脉)时,栓塞治疗可能并发医源性异位栓塞导致截瘫的风险,电视

辅助胸腔镜手术结扎异常动脉为栓塞疗法的替代方法。研究显示血管内治疗后短期随访疗效满意,但仍然没有长期随访的系列性研究报道。体循环血管再通可能发生于首次评估未发现的其他体循环动脉供血,或者栓塞治疗梗死后出现其他体循环动脉供血。当间歇性咯血引起肺泡出血时,可行电视辅助胸腔镜肺叶切除术。

要点:肺孤立性体循环动脉供血

- 常无症状,偶然在胸片或 CT 检查时发现
- 临床症状:咯血,心力衰竭,体循环动脉血栓或动脉瘤形成
- 常见影像学表现:
  - X 线胸片显示后基底部的管状影
  - CT 显示异常体循环动脉肺供血的证据
  - 异常血管起源于胸主动脉或腹主动脉
  - 肺和支气管树正常
  - 异常血管的早期动脉粥样硬化改变

推荐阅读

Chowdhury UK, Kothary SS, Airan B, et al. Right pulmonary artery to left atrium communication. Ann Thorac Surg. 2005;80:365-370.

Do KH, Goo JM, Im JG, et al. Systemic arterial supply to the lung in adults: spiral CT findings. Radiographics. 2001;21:387-402.

Porres DV, Morenza OP, Pallisa E, et al. Learning from the pulmonary veins. Radiographics. 2013;33:999-1022.

Konen E, Raviv-Zilka L, Cohen RA, et al. Congenital pulmonary venolobar syndrome: spectrum of helical CT findings with emphasis on computed reformatting. Radiographics. 2003;23:1175-1184.

Winer-Muram HT. Adult presentation of heterotaxic syndromes and related complexes. J Thorac Imaging. 1995;10:43-57.

Zylak CJ, Eyler WR, Spizarny DL, Stone CH. Developmental lung anomalies in the adult: radiologic-pathologic correlation. Radiographics. 2002;22:S25-S43.

参考文献见 *ExpertConsult.com*.

第 **4** 部分

肺部感染

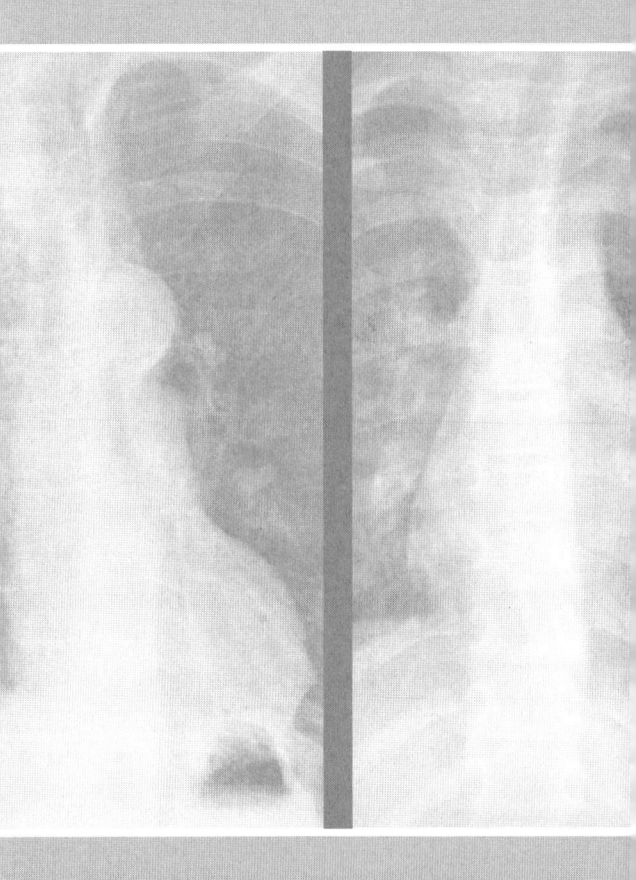

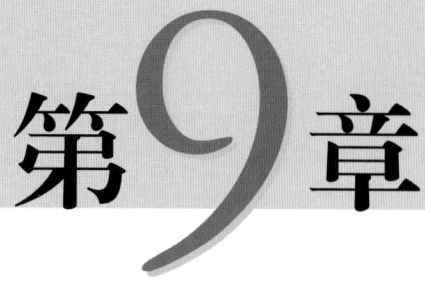

第9章

细菌性肺炎[*]

Stephane L. Desouches | Christopher M. Walker | Jonathan H. Chung

（一）病因、流行病学及传染病学　在美国，肺炎和流感是引起死亡的第八大原因，据估计，65 岁以上的患者每年因肺炎住院治疗的达 130 万人次。尽管所有年龄段都会感染肺炎，但极端年龄段（年幼和年老）的发病率和病死率较高。

肺炎广义上分为社区获得性肺炎和医院与养老院在内的卫生保健机构获得的感染，多重耐药（MDR）细菌更常见于医院或医疗保健相关肺炎。

社区获得性肺炎（CAP）是指近期未住院且未定期接触医疗保健系统的患者感染的肺炎。社区获得性肺炎的发病率为每年（5～6）/1 000，每年大约有560 万例 CAP，是最常见的感染性疾病之一。CAP最常见的病原体仍是肺炎链球菌，随着肺炎链球菌疫苗的广泛使用和吸烟率的降低，其发病率有所下降。20 世纪 30 年代后期，对肺炎不同的临床过程进行了描述，起病时间更长、发病更隐匿，症状发展较为典型，这种临床表现形式被称为非典型肺炎，病原体被称为非典型肺炎病原体。此外，非典型肺炎通常与疾病的全身表现有关，包括胃肠道异常、肝炎和脑膜脑炎。随着患者存活时间的延长，这种非典型的表现在传统非典型生物和其他传染源中都能看到，已不能作为鉴别依据。但因在临床中广泛应用，肺炎的典型和非典型病因的分类一直延续。引起 CAP 的典型微生物包括肺炎链球菌、流感嗜血杆菌、金黄色葡萄球菌、A 组链球菌、卡他莫拉菌、厌氧菌和需氧革兰阴性菌。非典型感染包括军团菌属、肺炎支原体和肺炎衣原体。

医疗保健相关性肺炎（HCAP）是指在感染前90 d 内有 2 d 或以上的住院史，居住在养老院或其他长期护理机构，在感染前 30 d 内接受过静脉抗生素治疗、化疗、血液透析或伤口护理患者感染的肺炎。HCAP 患者常感染抗药性细菌，如耐甲氧西林金黄色葡萄球菌（MRSA）、铜绿假单胞菌和不动杆菌。

医院获得性肺炎（HAP）是指入院后 48 h 或更长时间之后发生的肺炎。呼吸机相关性肺炎（VAP）是指在气管内插管 48～72 h 后出现的肺炎。在所有医院获得性感染中，HAP 和 VAP 是最常见的死亡原因，病死率在 20%～50%。HAP 和 VAP 的常见病原体包括革兰阴性杆菌（如大肠杆菌、肺炎克雷伯菌、肠杆菌、铜绿假单胞菌、不动杆菌）、革兰阳性球菌（如金黄色葡萄球菌，包括 MRSA 和链球菌属）。特别是在 VAP 中，患者也常被口腔厌氧菌感染。

（二）临床表现　细菌性肺炎起病迅速，典型的临床症状包括高热、咳痰、出汗和发冷。一些患者（特别是老年人）可能表现为病程缓慢、症状较轻。一些非典型感染病原体，如军团菌和支原体感染，全身症状常见，包括腹泻、肌肉痛、头痛和精神错乱、贫血或皮疹。

（三）病理表现和病理生理学　上呼吸道内的颗粒物和微生物，无论是气溶胶颗粒物还是口腔分泌物，轻微呼吸就能进入下呼吸道中。除非宿主防御系统存在缺陷，暴露于强毒性生物体或压倒性接种物，下呼吸道防御系统通常可以维持无菌环境。通过菌血症、感染性心内膜炎或被感染的导管发生的血行播

* 编者和出版社感谢 Nestor L. Müller 博士和 C. Isabela Silva Müller 博士为本书上一版相关主题提供的材料。这是本章的基础。

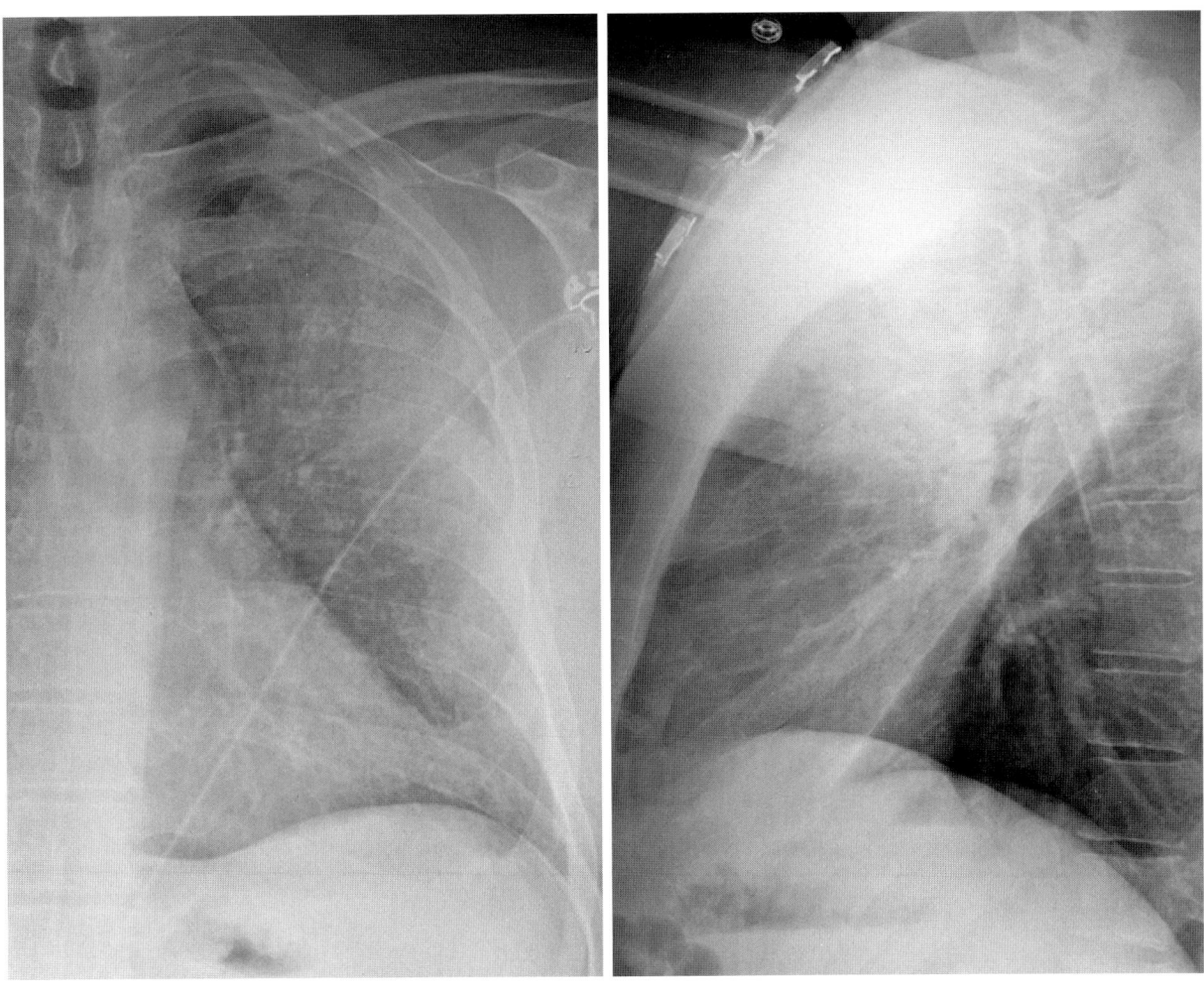

图 9.1 大叶性肺炎。胸部正位 X 线片(左)和侧位 X 线片(右)显示左肺上近叶间裂处实变影,可见支气管充气征。

散比较少见。直接播散不常见,但可由纵隔或邻近器官的感染引起,如肝脓肿或食管穿孔。

肺炎病理结果取决于感染的类型:大叶性肺炎、支气管肺炎、间质性肺炎和毛细支气管炎或感染的血行播散。

大叶性肺炎的组织学特点是肺泡内充满水肿渗出液和中性粒细胞。实变通常开始于紧邻脏层胸膜的肺组织,然后通过肺泡间孔和小气道向中央发展。表现典型者肺泡充满后延伸至肺段,有时候累及整个肺野(图 9.1)。

支气管肺炎典型表现为呼吸性细支气管内多形核白细胞的炎性渗出,这种渗出物和相关的终末毛细支气管炎开始可能限制感染的播散,影像学表现为特征性斑片影(图 9.2)。支气管肺炎可能与肺实质破坏或坏死有关。

间质性肺炎和细支气管炎的特征是细支气管壁内有炎症浸润,伴有腔内大量中性粒细胞的渗出,浸

入肺实质可导致肺段实变。间质性肺炎更常见于非典型微生物,如支原体、病毒或耶氏肺孢子菌。

血行播散的感染(败血性栓子)继发于附着在心脏瓣膜、菌血症或感染的导管或起搏器导线的易碎栓子,由于湍流而脱落,并滞留在肺毛细血管床中,这种感染通常与金黄色葡萄球菌有关。源自继发于坏死梭杆菌引起的口咽感染导致的颈内静脉或颈外静脉炎的败血症栓子(Lemierre 综合征)不太常见。

肺炎的炎症反应刺激邻近的胸膜,导致毛细血管通透性增加和渗出性胸腔积液(图 9.3),组织化学方面,这种单纯胸腔积液的 pH 和葡萄糖正常,如果不进行治疗,积液可能发展为纤维性脓胸。

(四)影像学表现

1. X 线和 CT 表现 细菌性肺炎的影像学表现取决于感染的类型,即某些微生物倾向于某些表现类型,提示这是某一类微生物感染,尽管没有特征的表现或形式。

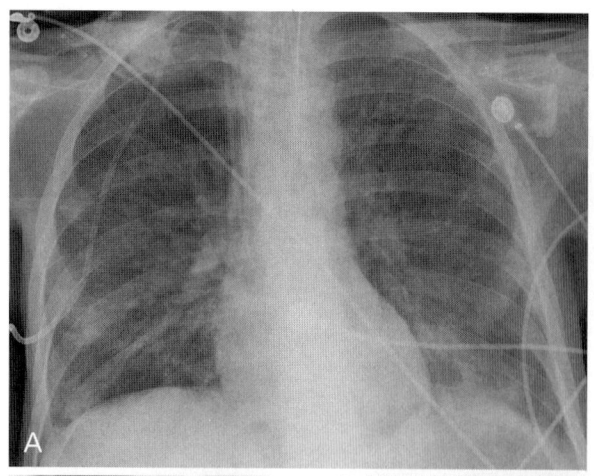

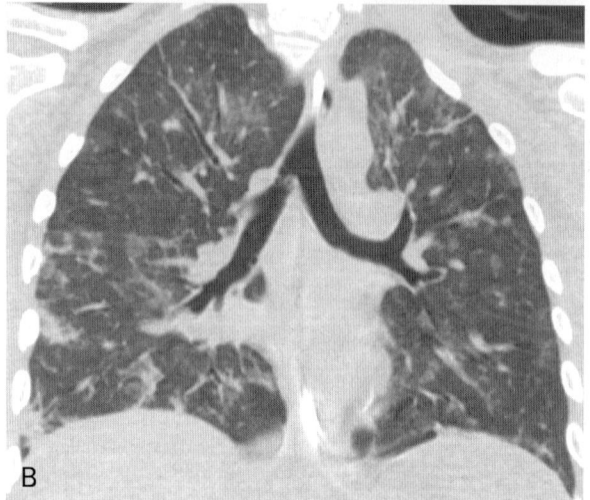

图9.2 支气管肺炎。(A)胸部X线片显示双肺下叶斑片状实变影。(B)冠状面CT重建显示双肺斑片状实变影和磨玻璃影。

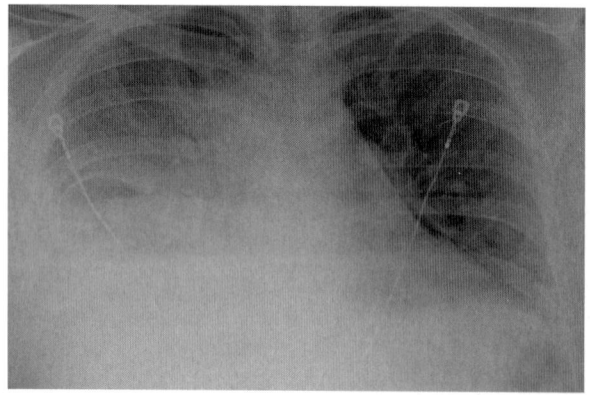

图9.3 与肺炎链球菌感染相关的胸腔积液。胸部X线片显示双肺下叶实变,以左侧为著,右侧中等量胸腔积液。由于炎性刺激引起毛细血管通透性增加,肺炎引起的胸腔积液通常是渗出性。

(1) 大叶性肺炎:大叶性肺炎的特征表现是均匀的肺实变并常累及邻近肺段(图9.4,图9.1),常以叶间裂(图9.5)或横膈为界。实变最初常发生在邻近

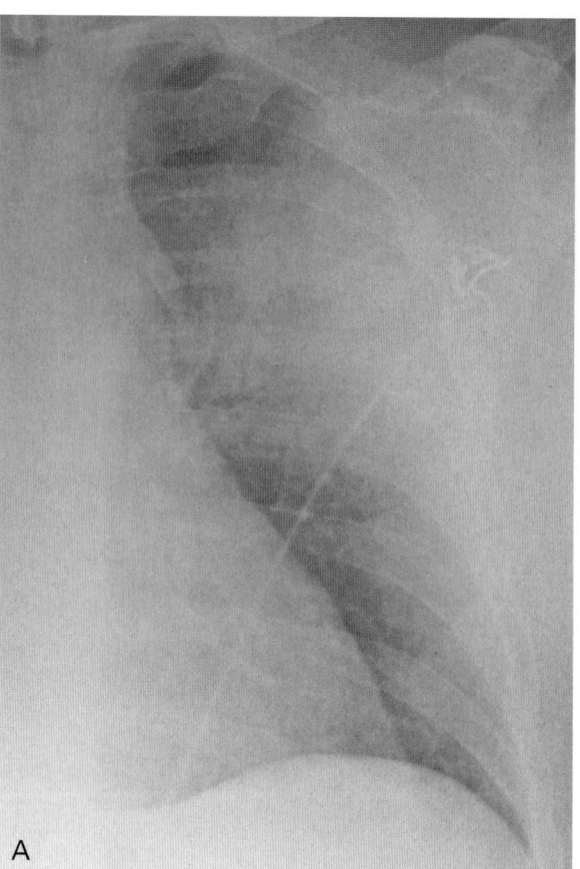

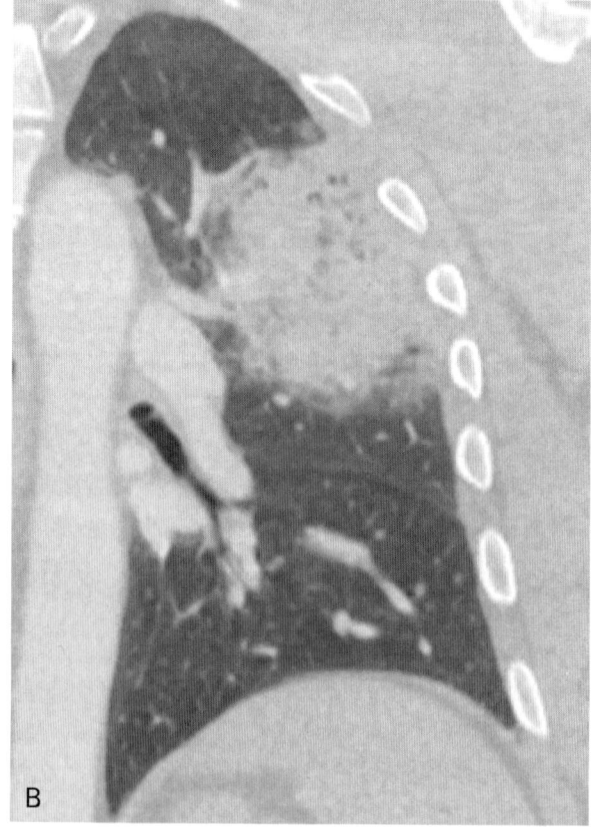

图9.4 军团菌引起的大叶性肺炎。(A)胸部X线片显示左肺上叶实变伴含气腔隙。(B)冠状面CT重建显示实变影,实变中的低密度代表早期空泡形成。

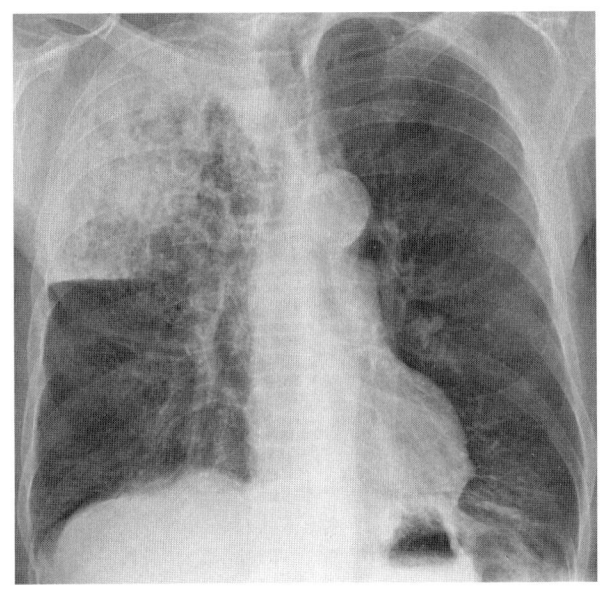

图 9.5 肺炎克雷伯菌的叶间裂分界。胸部 X 线片显示右上叶实变延伸至叶间裂,不累及邻近肺野。

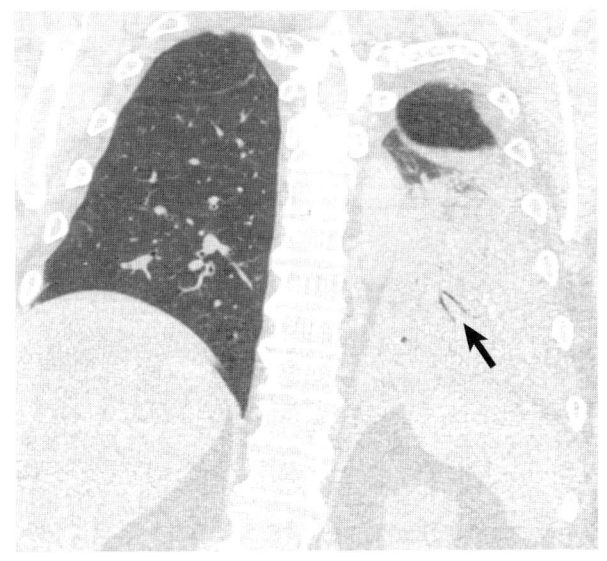

图 9.6 流感嗜血杆菌肺炎的充气支气管征。冠状面 CT 重建显示左肺下叶实变。低密度影(箭)显示实变内未闭的支气管(支气管充气征)。

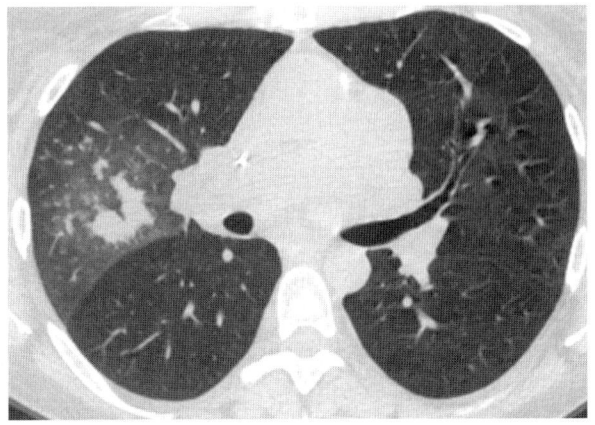

图 9.7 甲氧西林敏感金黄色葡萄球菌肺炎的不完全肺泡充盈。轴面 CT 显示实变周围磨玻璃影,磨玻璃影代表肺泡内未完全充盈渗出物。

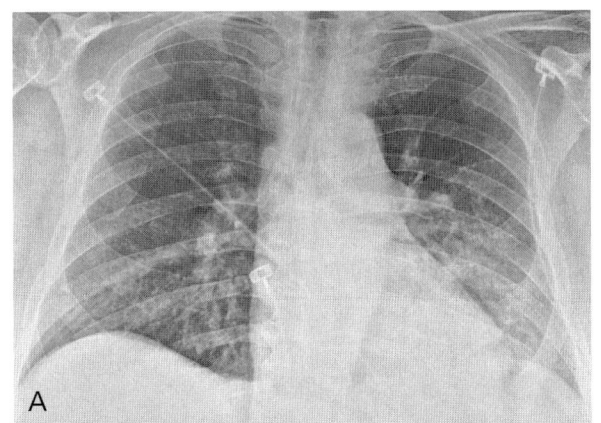

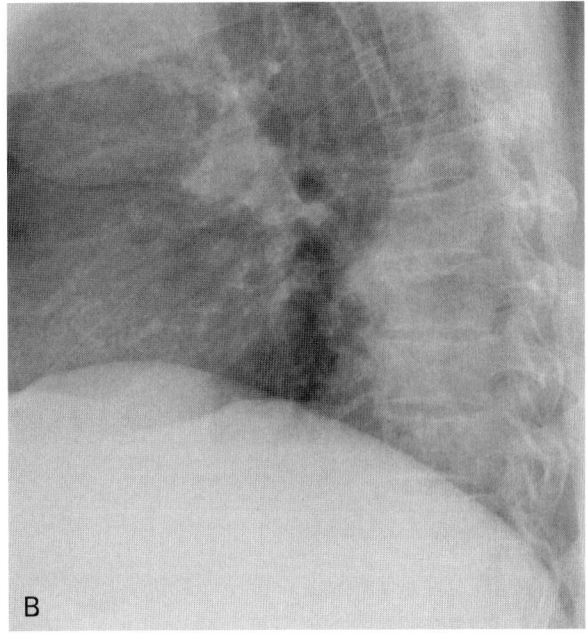

图 9.8 肺炎脊柱征。胸部正位(A)和侧位(B)X 线片显示左肺下叶实变,胸部侧位 X 线片下胸椎密度高于上胸椎(下胸椎密度通常低于上胸椎)。

胸膜的周围肺组织,并向中央扩展,最终累及整个肺叶,由于早期使用抗生素,典型表现并不常见。由于渗出累及肺泡而非细支气管,因此在肺实变中几乎都可见支气管充气征(图 9.6),在 CT 上,实变周围的磨玻璃影表示肺泡不完全充盈(图 9.7)

大叶性肺炎相关的典型征象包括"脊椎征",由于下叶实变导致胸部侧位 X 线片上下胸椎密度异常增高(图 9.8)。由于实变内的大量渗出物质,导致叶间裂膨出或移位(图 9.9)的"叶间裂膨出征"不常见。典型的"叶间裂膨出征"是用于描述克雷伯菌肺炎,但

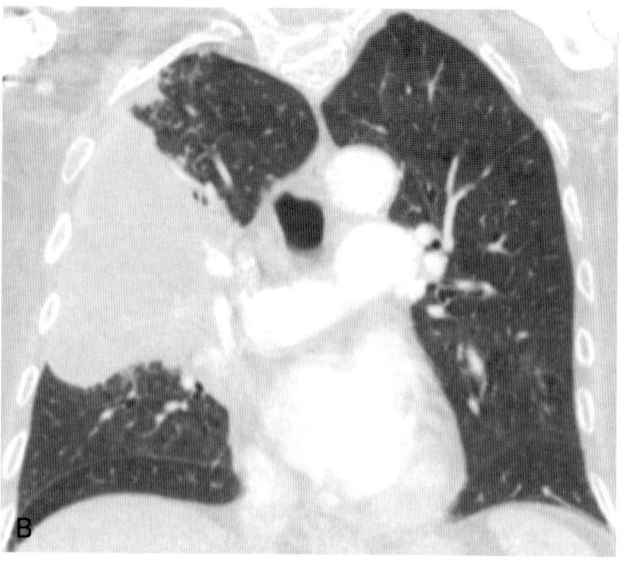

图9.9 克雷伯菌肺炎伴叶间裂膨出征。(A)X线胸片显示右肺上叶实变向下移位膨出。(B)冠状面CT重建图像显示实变向下方膨胀移位。病原体和宿主免疫系统产生的大量渗出物导致叶间裂"膨胀"或移位。

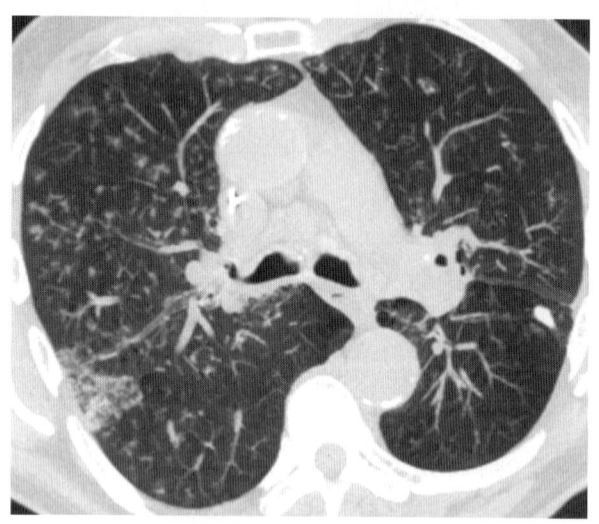

图9.10 支原体支气管肺炎树芽征。轴面CT最大密度投影显示双侧树芽结节和磨玻璃影。这是支气管肺炎的典型表现。

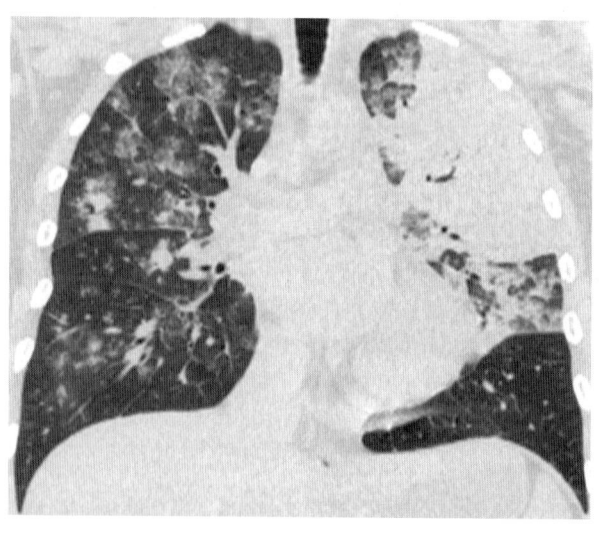

图9.11 金黄色葡萄球菌引起支气管肺炎。冠状面CT重建显示双侧斑片状实变和磨玻璃影,与支气管肺炎表现一致。多个叶段受累致左肺上叶均匀实变。

其更常见于链球菌感染肺炎,因为链球菌感染肺炎更常见。

大叶性肺炎最常见于肺炎链球菌、肺炎克雷伯菌和嗜肺军团菌感染。

(2)支气管肺炎和毛细支气管炎:支气管肺炎是起源于呼吸道细支气管的感染,最终扩展至邻近的肺泡,其典型表现是直径约5~10 mm的边界不清的小叶中心或气腔结节影,树芽征反映肺泡和细支气管受累(图9.10,图9.2),以及累及多叶、段的斑片状实变区(图9.11),相邻肺段肺炎的融合表现与大叶性肺炎相似。鉴别点主要是多数小叶性肺炎的非肺段性

分布或同时也分布于其他区域。

支气管肺炎患者由于肺组织破坏和坏死导致空洞常见,特别是在广泛肺实变的患者。因为累及气道,支气管肺炎经常导致病变肺段或肺叶体积减小,继发于支气管和细支气管管腔炎症的支气管充气征很少出现。

广泛的支气管壁炎症表现为支气管壁增厚和管腔变窄,肺实质的马赛克征常表示空气潴留。

支气管肺炎最常见于金黄色葡萄球菌、革兰阴性菌、厌氧菌和嗜肺军团菌感染,仅发生间质感染,包括细支气管炎、支气管壁增厚和管腔内黏液阻塞时,非典

型微生物如支原体、病毒或耶氏肺孢子菌更为常见。

　　(3) 血源性播散感染：血源性细菌感染(脓毒性栓子)最常见于静脉注射吸毒者或中心导管感染患者。最常见的表现是中、下肺的界限不清的结节影和楔形实变影，X线胸片和CT上表现为空洞(图9.12，图9.13)这个肺尖到肺基底部的梯度变化反映了中下肺叶血流比较丰富。

　　与结节密切相关的肺血管，称为滋养血管。虽然这些血管进入结节内，但薄层CT成像显示，滋养血管实际上是从结节流出的一条肺静脉，而肺动脉实际上只是围绕结节走行(图9.14)。脓毒性栓子阻塞肺动脉可引起出血和(或)梗死，导致边界不清的楔形实变或磨玻璃影(图9.13)。

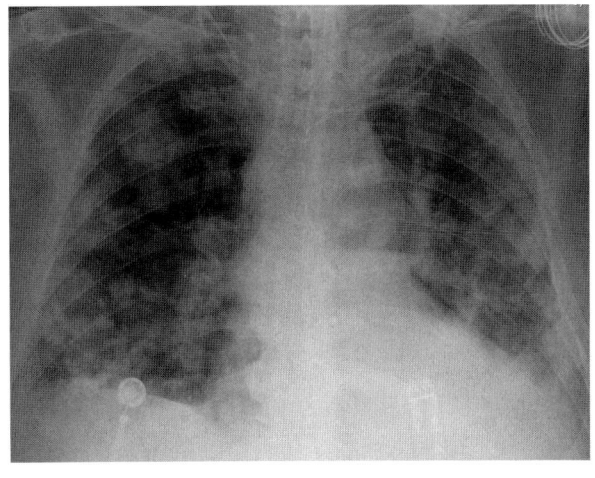

图9.12 脓毒性栓塞。胸部X线片显示双肺多发边界不清的阴影，与脓毒性栓子一致。这是一名静脉注射毒品患者，超声心动图提示三尖瓣心内膜炎。

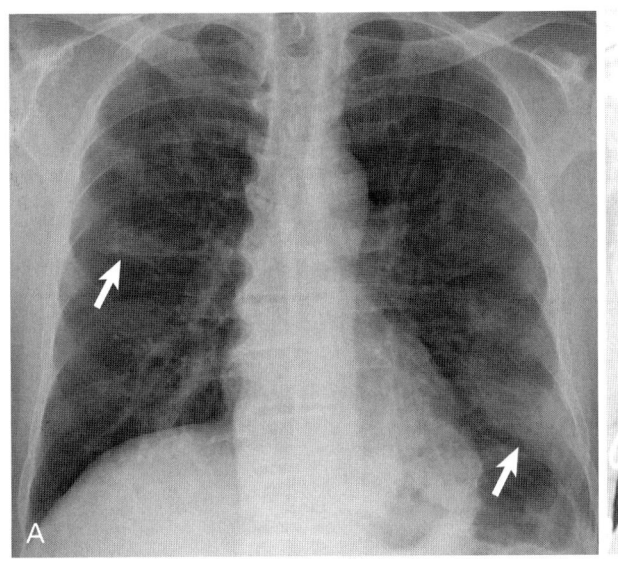
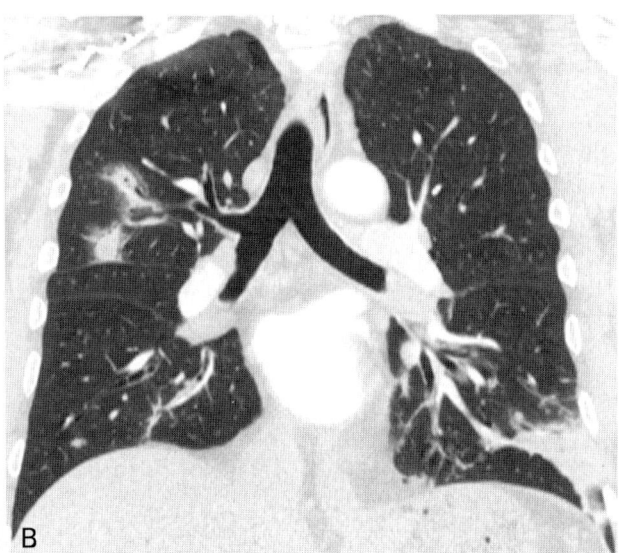

图9.13 脓毒性栓塞。X线胸片(A)和冠状面CT重建(B)显示继发于感染性栓塞的双肺外周楔形阴影(A，箭)。楔形是由于栓子阻塞肺动脉远端，导致周围肺实质梗死和出血。

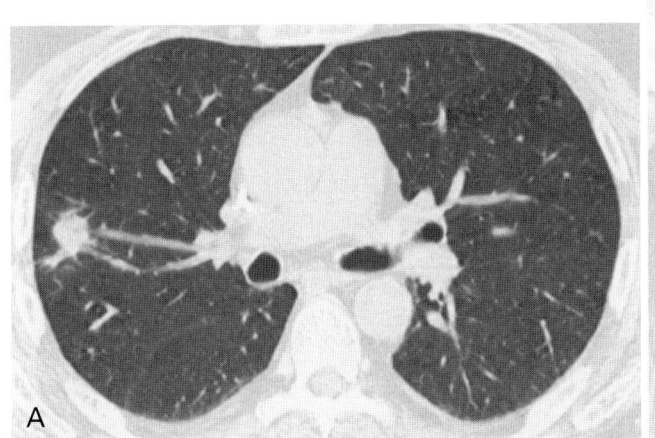
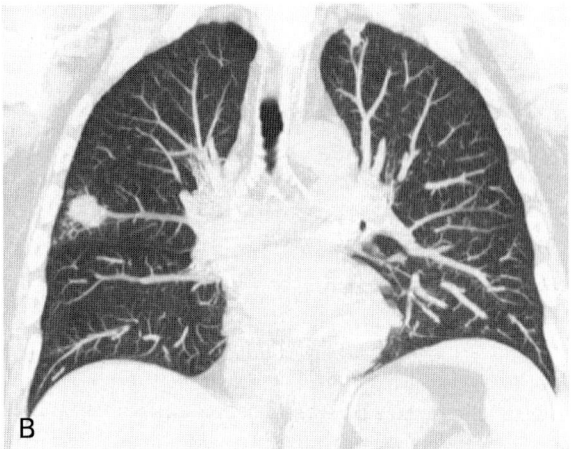

图9.14 伴"滋养血管"征的脓毒性栓塞。(A)轴面CT显示两支血管进入结节("滋养血管"征)。(B)冠状面最大密度投影显示进入结节的血管为引流静脉，左肺尖的另一结节也可见引流静脉。

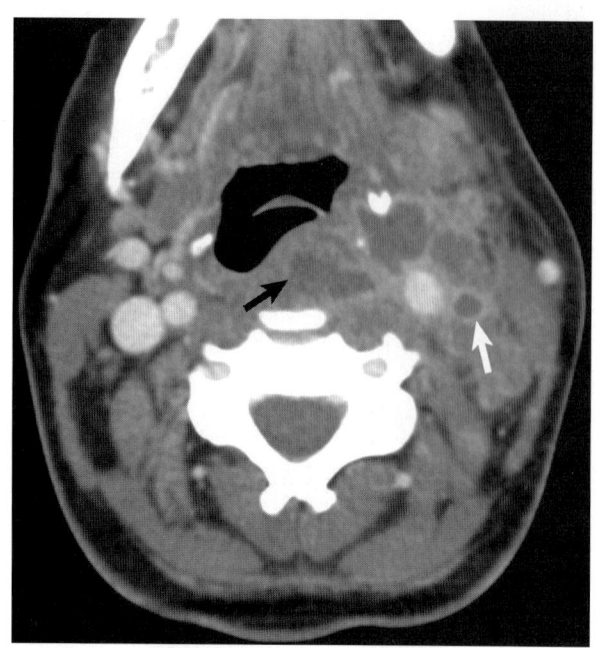

图 9.15　Lemierre 综合征。轴面增强 CT 表现为边缘强化的咽后脓肿,中央为低密度(黑箭)。脓肿通过筋膜层进入左颈深部软组织。左颈内静脉堵塞(白箭)。符合 Lemierre 综合征,最常由坏死梭杆菌引起。(修改自 Gutschow SE, Walker CM. Acute thoracic conditions in the intensive careunit. In: Sheporrd JO, ed. Thoracic Imaging: The Requisites. Philadelphia: Elsevier; 2018.)

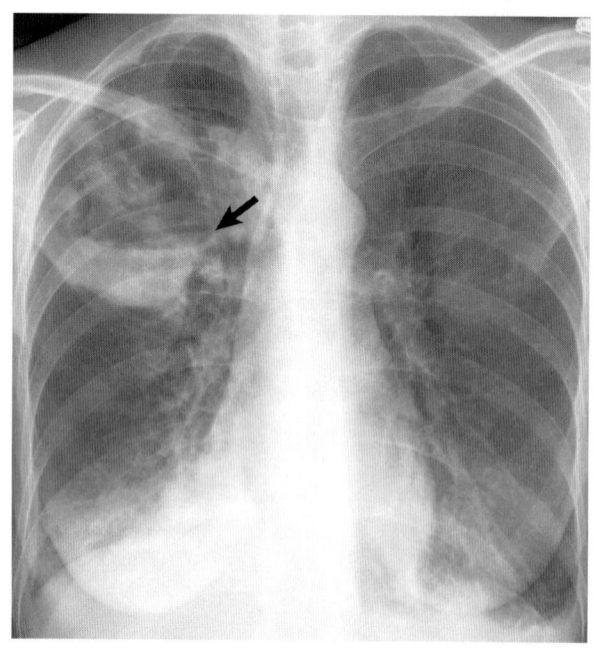

图 9.16　脓肿。胸部 X 线片显示右肺上叶单发巨大的空洞性肿块,伴含气-液平(箭)。虽可能为恶性肿瘤的空洞,但含气-液平及临床感染病史支持脓肿的可能性更大。

血源性感染最常由金黄色葡萄球菌引起,如前所述,在颈内静脉或颈外静脉血栓性静脉炎(称为 Lemierre 综合征)患者中,多发性败血性栓塞的发生率较低(图 9.15)。

(4)并发症:肺炎(特别是长期未经治疗时)可以并发肺脓肿或肺坏死、脓胸或胸壁侵犯等,这些并发症会影响治疗和预后。

肺炎患者的增强 CT 上,不均匀强化或空洞提示存在肺坏死,肺脓肿通常表现为厚壁,边缘强化的液性空洞,常有气-液平面(图 9.16)。由于脓肿呈球形,这种气-液平面在后前位和侧位 X 线片上的长度相似(图 9.17),这与脓胸相反,脓胸呈透镜状,因此在垂直投影上显示气-液平的长度不同(图 9.18),大多脓肿内壁光滑(约 90%的病例),50%的患者可见相邻肺实质实变。

肺炎通常表现为少量到中等量的胸腔积液,肺炎旁积液继发于邻近肺炎刺激引起毛细血管通透性增加,表现为游离性渗出液,随着积液的进展,内部纤维间隔出现,导致多房和脓胸的形成。"胸膜裂征"是渗出性积液的特异性征象,可见于 50%的脓胸中。此征象表现为脏层和壁层胸膜增厚和强化,被包裹性积液分隔(图 9.19)胸腔积液中存在气体,如果最近没有治疗干预,应诊断为支气管胸膜瘘,除非有其他明确原因导致(图 9.20)。

放线菌病、诺卡菌和分枝杆菌等侵袭性病原体可直接侵犯胸壁或横膈,但某些真菌感染更常见,如芽生菌病、曲霉病和毛霉病。

肺气囊常表现为位于肺的实变区或磨玻璃影中的薄壁含气影(图 9.21)。边界清楚的薄壁肺气囊可分为气肿大疱和肺脓肿。肺气囊典型病程为数日至数周扩大、数周至数月消退。有时气肿破裂可引起气胸(图 9.22)或纵隔气肿。肺气囊常发生在金黄色葡萄球菌和肺孢子菌感染,但也可见于其他感染,包括肺炎球菌性肺炎。

2. 明确的病原体　尽管进行了深入的评估,包括培养和聚合酶链反应检测,但只有 20%～50%的成人肺炎病例有明确的病原体,这可能是由于早期使用抗生素治疗或老年人症状较轻。

3. 社区获得性肺炎

(1)肺炎链球菌:肺炎链球菌是一种革兰阳性菌,通常与 CAP 有关。目前,肺炎链球菌感染约占 CAP 患者的 6%,但在老年人中可占到 20%～60%。既往 80%的 CAP 病例是由肺炎球菌引起的,但在儿童和老年人中广泛使用肺炎球菌疫苗,肺炎球菌性肺

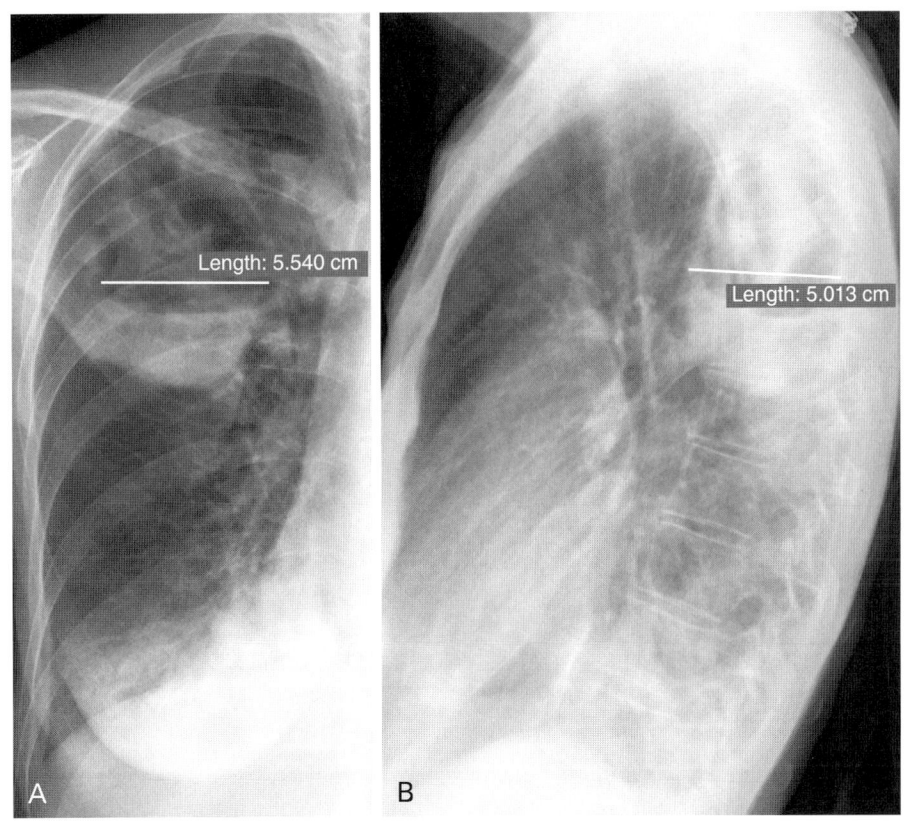

图 9.17 肺脓肿。图 9.16 所示同一患者的正位(A)和侧位(B)胸部 X 线片显示肺脓肿,其横径和前后径相似。肺脓肿通常是圆形的,而脓胸为梭形,故应测量前后径和横径。

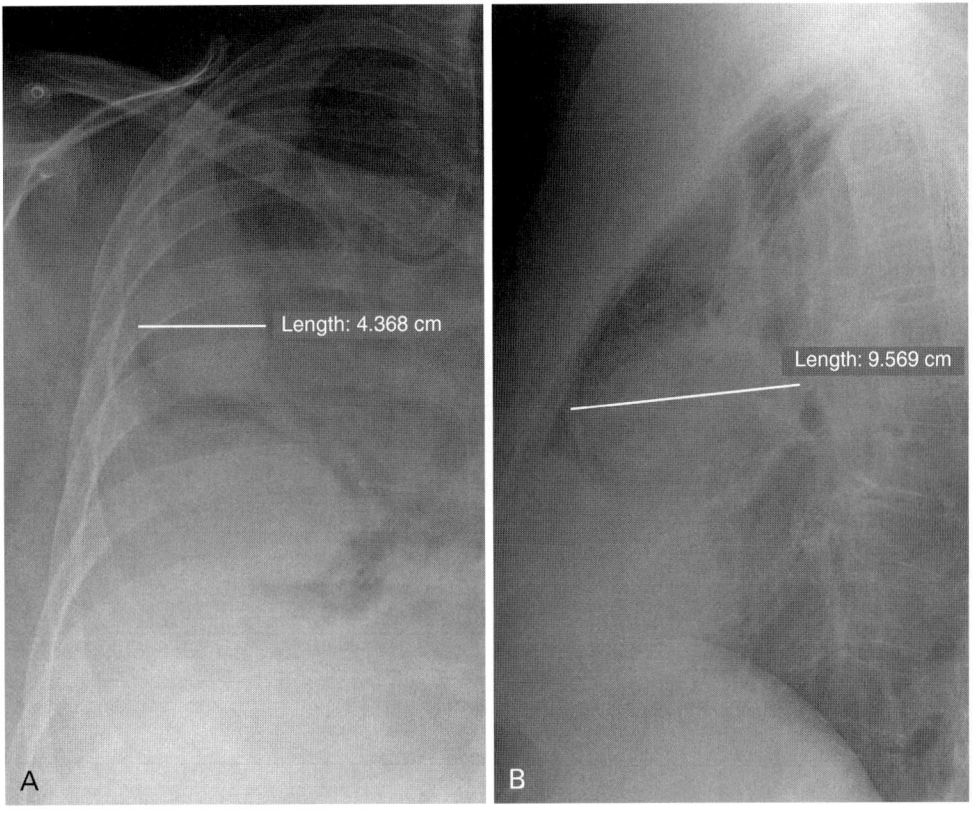

图 9.18 脓胸。正位(A)和侧位(B)胸部 X 线片显示前后径和横径有很大差异,与脓胸常见的梭形改变一致。因受胸膜约束,脓胸成椭圆形。

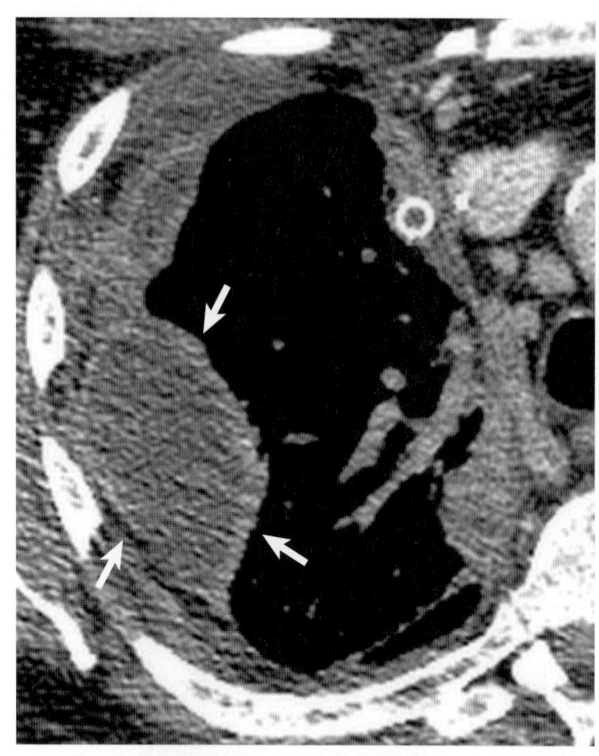

图 9.19 脓胸伴"胸膜裂"征。轴面增强 CT 显示,被包裹性积液分隔的脏层和壁层胸膜(箭)增厚强化。临床疑似感染,则符合纤维脓性脓胸,可能需要引流。

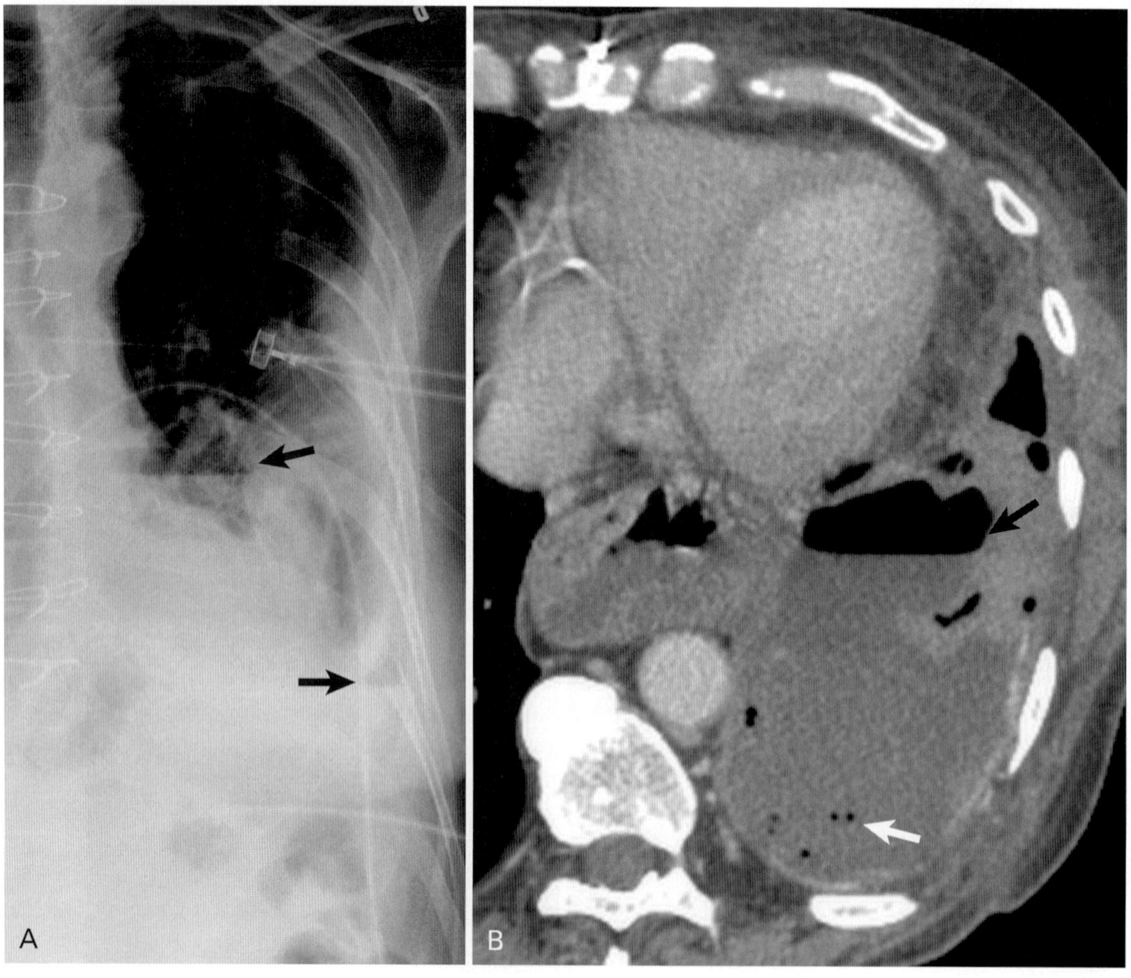

图 9.20 脓胸伴支气管胸膜瘘。(A)胸部 X 线片显示左侧胸腔多发气-液平(箭)。(B)增强轴面 CT 显示胸腔积液内大的含气-液平(黑箭)和多个气泡(白箭)。脓胸内积气(如果无穿刺)可诊断为支气管胸膜瘘,可见后壁胸膜增厚强化提示有渗出性积液。

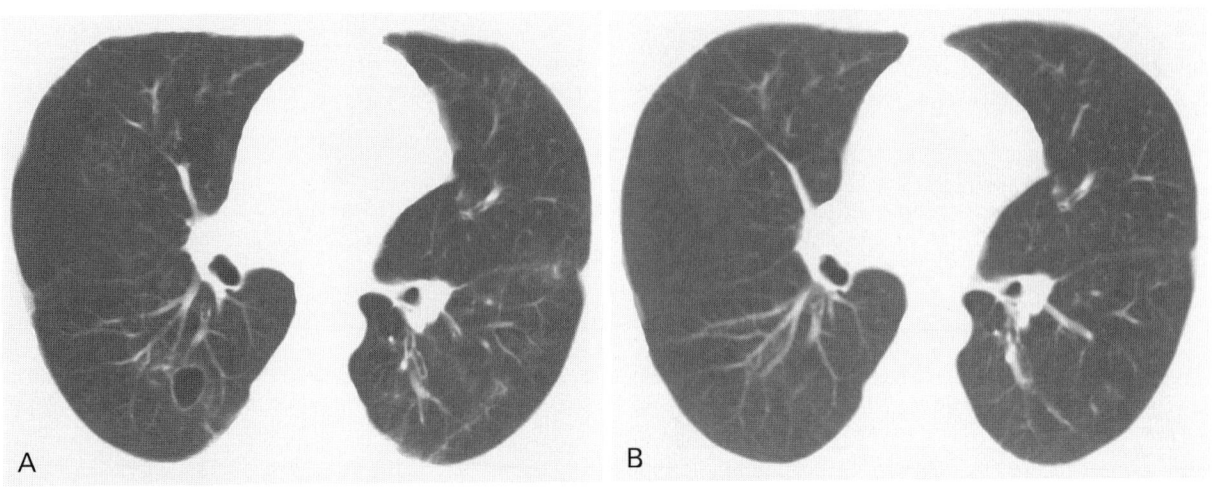

图 9.21 肺炎链球菌肺炎引起的肺气囊。(A)1 例支气管肺炎患者,CT 显示右肺下叶见薄壁囊性病变(肺气囊),双侧片状磨玻璃影和边界不清的小叶中心性结节影。(B)3 个月后的 CT 示右肺下叶肺气囊被吸收及双侧残留的瘢痕影。

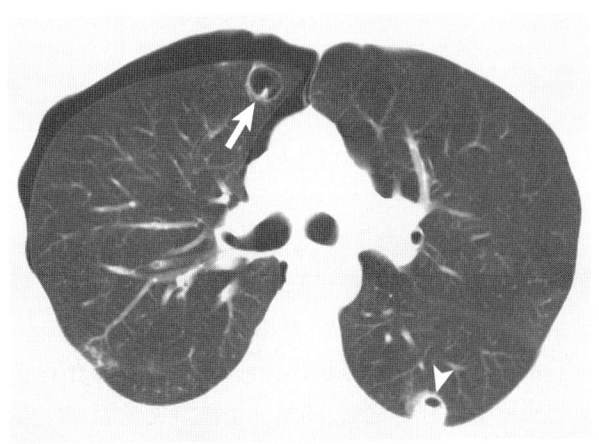

图 9.22 脓毒性栓塞引起气胸。右肺上叶支气管水平层面 CT 可见右肺上叶薄壁空洞(箭)及左肺下叶空洞性结节(箭),也需注意右侧气胸和右肺上叶后段的小叶中心性结节。

炎有所减少。肺炎链球菌感染与慢性心脏病或肺部疾病、酗酒、住院治疗和既往脾切除术有关。

肺炎链球菌特征性表现为肺叶实变,累及周围肺组织及邻近脏层胸膜(图 9.23)。有时,感染表现为类似肿块的球形实变影(球形肺炎),儿童比成人更常见(图 9.24)。尽管大叶性肺炎是最常见的表现形式,鉴于肺炎链球菌是一种很常见的感染源,其他的感染模式如支气管肺炎也会见到。

约 10% 患者可见明显的胸腔积液,可见于 30% 需 ICU 治疗的重症肺炎患者和 50% 的菌血症患者。X 线胸片上淋巴结肿大少见,但 CT 上 50% 的患者可见肿大淋巴结。

大多数患者抗生素治疗效果显著。有肺炎链球菌肺炎临床症状的患者若治疗后仍出现并发症,如肺

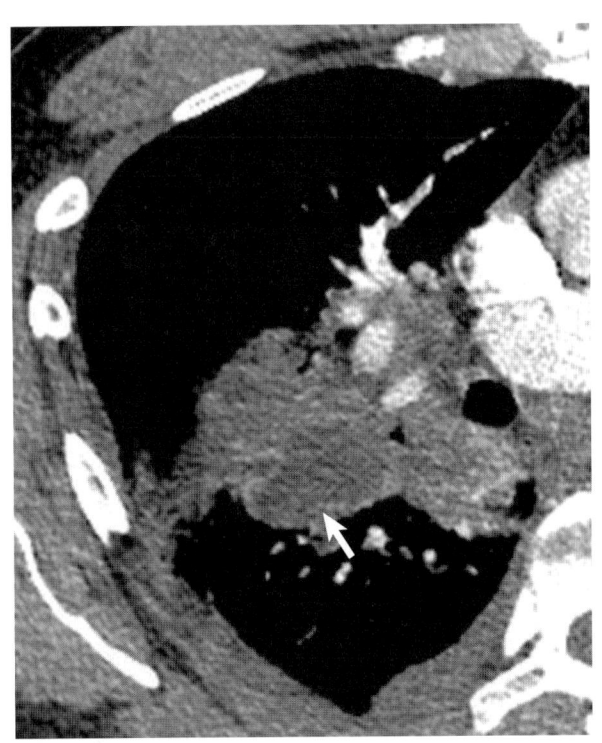

图 9.23 肺炎链球菌肺炎伴坏死。中间支气管水平层面增强轴面 CT 显示右肺下叶实变,病灶中心坏死呈低密度(箭)。

脓肿或坏死,则应考虑口腔菌群吸入的微需氧性链球菌感染。

(2) 流感嗜血杆菌:流感嗜血杆菌是一种革兰阴性菌,流感嗜血杆菌可引起 5%~20% 的社区获得性肺炎,病原菌较容易检出。由于在儿童中广泛使用 B 型流感嗜血杆菌疫苗,这种肺炎传染源的亚型已几乎消失。不典型流感嗜血杆菌是引起阻塞性肺病(COPD)急性加重的最常见原因。

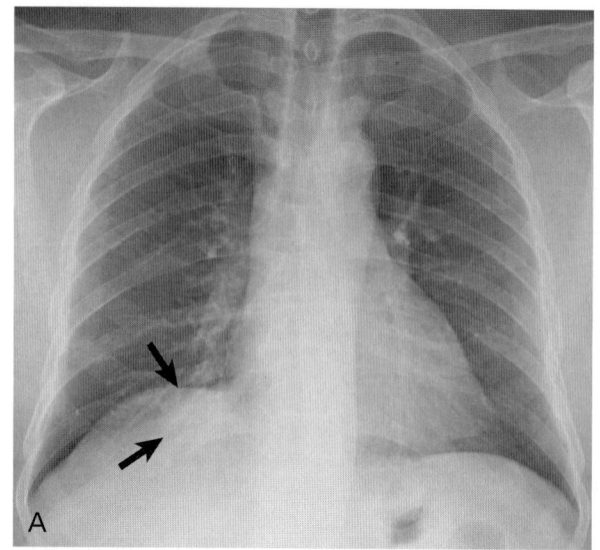

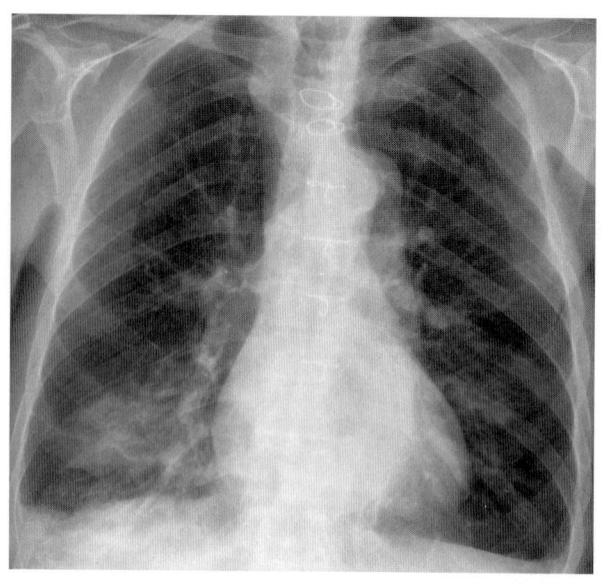

图 9.25 流感嗜血杆菌肺炎伴大叶实变。正位 X 线胸片显示右肺下叶实变。流感嗜血杆菌肺炎可表现为肺叶型或支气管肺炎型。

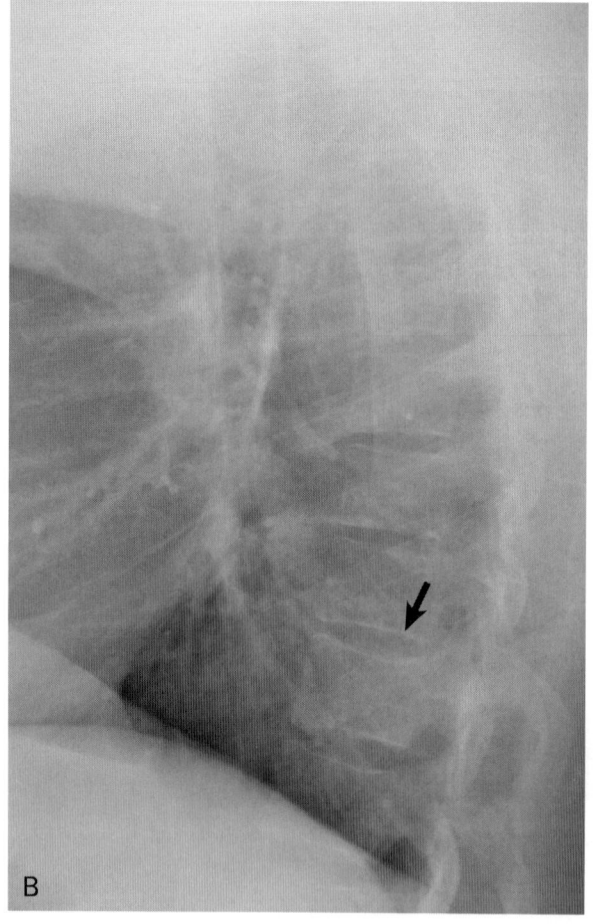

图 9.24 球形肺炎。正位(A)和侧位(B)胸部 X 线片显示右肺下叶圆形阴影(箭)，侧位片与脊柱重叠。随访证实为球形肺炎(未提供图)。球形肺炎常与恶性肿瘤难以区分，鉴别需进一步影像学检查和随访。

临床上，流感嗜血杆菌肺炎不易与其他细菌性肺炎区分。影像学上，流感嗜血杆菌肺炎可表现为大叶性或支气管肺炎(图 9.25)，也可见结节阴影，单独存在或与肺泡实变并存，提示细支气管炎。在 CT 上，

偶可引起双肺弥漫性小叶中心结节影，直径不超过 5 mm。脓胸很少，50％以上的患者可有胸腔积液。

（3）卡他莫拉菌：卡他莫拉菌是一种细胞内革兰阴性双球菌，以前归为奈瑟菌属，后来归为布兰汉菌属。卡他莫拉菌是一种常见的上呼吸道定植菌，可见于 1％～5％的健康成人，鼻咽定植在婴儿期常见。目前被认为是引起社区获得性细菌性肺炎(肺炎链球菌和流感嗜血杆菌之后)的第三个最常见的原因。卡他莫拉菌引起肺炎是引起阻塞性肺病加重的一个常见原因，约占老年人肺炎的 10％，既往健康的个体几乎不会感染。

卡他莫拉菌肺炎的影像学表现为典型的支气管肺炎表现，主要累及下叶，单侧或双侧斑片样实变。

4. 非典型感染　非典型肺炎占所有社区获得性肺炎的 50％，尽管进行治疗，但患者的症状出现较慢，病情持续时间较长。患者也常有全身症状。3 种非人畜共患细菌非典型感染为嗜肺军团菌、肺炎支原体和肺炎衣原体。

（1）嗜肺军团菌：嗜肺军团菌是革兰阴性球菌，是军团菌病的病原菌。可导致快速进展性肺炎，老年人常见，多发生于有基础疾病的患者，如阻塞性肺病、肾衰竭或恶性肿瘤。嗜肺军团菌存在于水中的生物膜中，如空调、淋浴器和蒸发式冷凝器，感染的机制可能是水分子被雾化。嗜肺军团菌肺炎的发病率有很大的地域差异，从 0.6％～23％不等。

军团菌感染常表现为肺外表现，包括肾功能不全

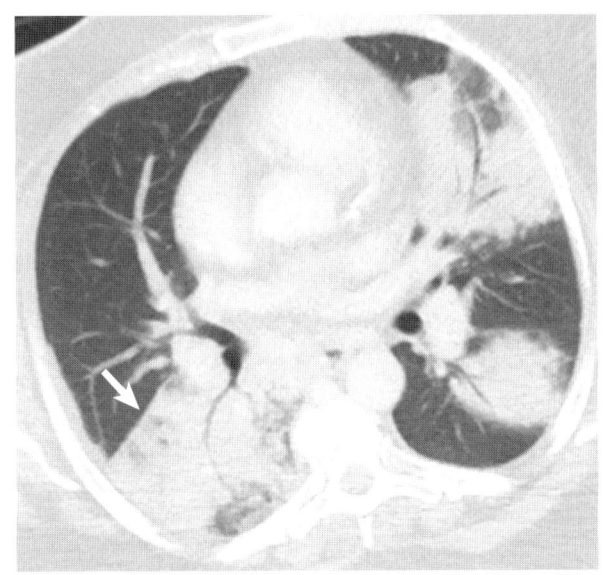

图 9.26　嗜肺军团菌肺炎。轴面 CT 显示为双肺实变伴磨玻璃影。支气管充气征提示是多发肺叶实变，而不是支气管肺炎。右肺下叶实变的叶间裂分界（箭）。

和电解质异常、腹泻、肌痛、头痛和神志不清，以及相对心动过缓（即发热时心率低于预期）。嗜肺军团菌感染最初表现为肺泡实变（大叶性肺炎模式），病变迅速发展到双侧斑片状实变区，提示支气管肺炎（图 9.26）。尽管进行了抗生素治疗，但肺炎常进展迅速。

　　免疫力正常的患者中，脓肿及空洞较少见，约占 1%～6%。与肺炎链球菌和嗜肺军团菌肺炎相似，可能表现为一个类似于肿块的圆形实变（球形肺炎）。

　　（2）肺炎支原体：肺炎支原体是一种缺乏细胞壁的细菌，在细胞外生长，是可在人工培养基上培养的最小的自由生物。通常表现在儿童和青少年中，发病高峰在 5～15 岁，但可能在 40 岁以上的患者中引起约 15%～20% 的肺炎。全年均可感染，在温带地区的秋天和初冬有一个发病高峰。通过咳嗽产生的雾化呼吸液粒在人际间传播。

　　作为一种导致非典型肺炎的病原体，症状出现较慢且较轻。与嗜肺军团菌感染一样，肺外表现也很见，包括鼓膜炎、脑膜脑炎、溶血性贫血、心包炎、心肌炎以及皮疹。

　　成人肺炎支原体感染的主要组织学和影像学表现为细支气管炎，发展为支气管肺炎的表现（图 9.27）。小儿肺炎支原体感染多表现为肺段或肺叶实变。淋巴结增大在小儿感染中更常见。CT 表现为支气管壁增厚、小叶中心性结节和树芽征，胸部 X 线表现为网状结节影，可伴单侧少量的胸腔积液。

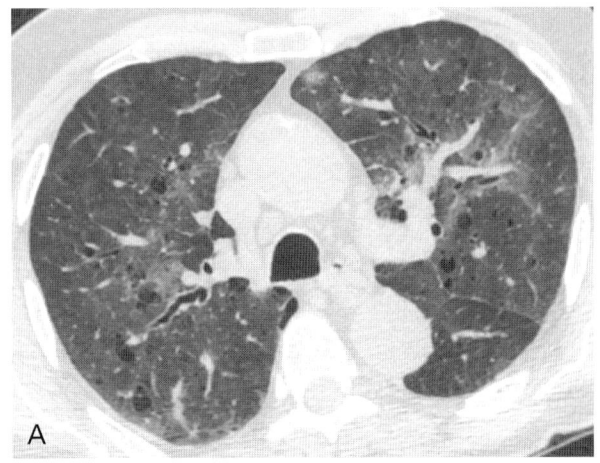
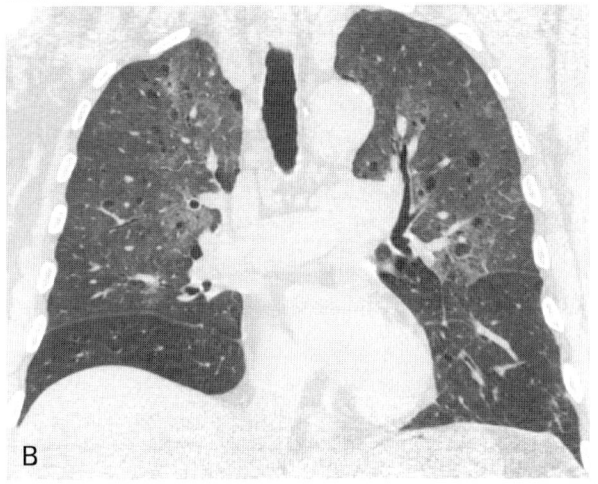

图 9.27　支原体肺炎伴肺气囊。轴面（A）和冠状面（B）CT 重建显示双肺磨玻璃影、马赛克征和散在的肺气囊，以及小叶中心性肺气肿。马赛克征是由于感染引起的细支气管炎所致。

　　大多数支原体肺炎可完全康复，但小部分，尤其是儿童，可发展为支气管扩张和缩窄性细支气管炎。如果肺广泛受累，可能发展为单侧透明肺（Swyer-James-McLeod 综合征）（图 9.28）。呼气相 CT 成像显示支气管扩张伴斑片状空气潴留。

　　（3）肺炎衣原体：肺炎衣原体是专性的细胞内寄生细菌，只能在宿主细胞中生长，不能在人工培养基中生长。肺炎衣原体是 CAP 的常见病因，约占 12%～20%。患者有潜在的慢性呼吸道疾病，如慢性呼吸道阻塞性肺疾病或囊性纤维化，最容易被感染，传播方式不清。相比其他非典型病原体，肺炎衣原体的肺外表现不常见，呼吸系统症状不重，持续时间更长。持续性亚临床感染不少见。

　　衣原体肺炎的影像学表现与支原体肺炎难以区分，包括细支气管炎演变为支气管肺炎表现。X 线表现为斑片状的单侧或双侧实变，与支气管肺炎一致，下叶或大叶实变不常见。CT 显示肺叶型实变更清

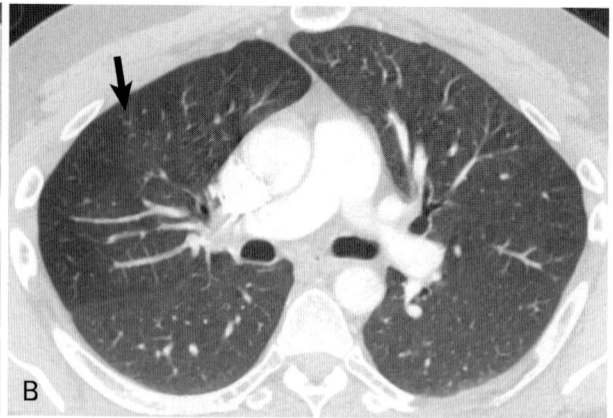

图 9.28 Swyer-James-McLeod 综合征(缩窄性细支气管炎)。(A)轴面 CT 显示右肺上叶实变,肺泡充盈不全(磨玻璃影)和支气管充气征。(B)复查胸部 CT 显示实变合并由缩窄性细支气管炎引起的肺透光度增加(箭),符合 Swyer-James-McLeod 综合征。

楚,表现为斑片状界限不清的实变区和磨玻璃影,与支气管肺炎表现相同,约 25% 的患者可有胸腔积液。

影像学很难鉴别出某一特定病原体,衣原体肺炎更容易感染老年患者,而支原体肺炎更容易感染 40 岁以下的人群。

5. 医疗保健相关、医院获得性和呼吸机相关性肺炎

(1) 金黄色葡萄球菌:金黄色葡萄球菌是革兰阳性菌,它区别于其他葡萄球菌的特点在于它能产生凝固酶,即血浆凝固酶。金黄色葡萄球菌,特别是耐甲氧西林金黄色葡萄球菌(MRSA),是引起院内感染肺炎的常见病原菌,占 20%～30%。金黄色葡萄球菌是引起社区获得性肺炎的少见细菌,约占确诊病例的 10%,通常是对甲氧西林敏感的金黄色葡萄球菌(图 9.29)。

金黄色葡萄球菌通常寄生在无症状的个体,是社区获得性肺炎的病因。在医院内,金黄色葡萄球菌肺炎通常发生在插管或呼吸道内固定术后的患者。发病机制可能是宿主防御系统的崩溃。

金黄色葡萄球菌肺炎典型表现为支气管肺炎,包括直径<10 mm 的边界不清的结节影、片状或融合状的实变区,累及一个或多个肺叶/肺段。中央支气管阻塞伴炎性渗出常导致肺段性不张的肺实变。支气管充气征在 X 线胸片上少见。40% 的患者可见双侧肺炎。

金黄色葡萄球菌肺炎常伴空洞,引起坏死性肺炎并脓肿形成(图 9.30),破裂漏气后可导致纵隔气肿和气胸伴支气管胸膜瘘。30%～50% 的患者可发生胸腔积液,其中约一半患者是脓胸。

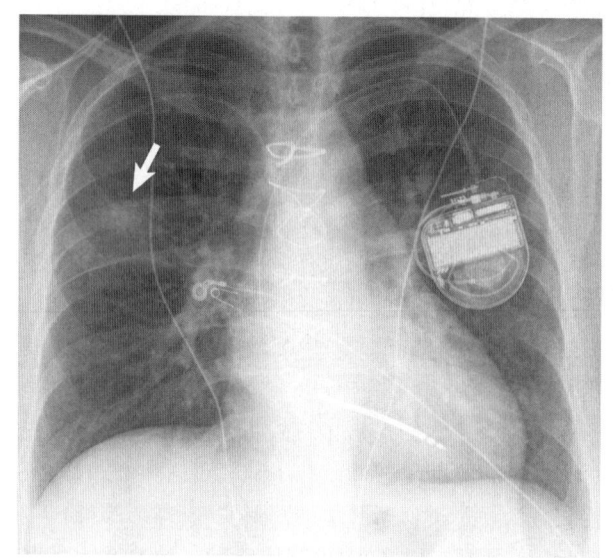

图 9.29 甲氧西林敏感金黄色葡萄球菌(MSSA)肺炎。免疫功能低下的异位心脏移植患者,正位 X 线胸片显示右肺上叶单发局灶性实变(箭)。血培养提示 MSSA。

血源性感染是金黄色葡萄球菌菌血症或中心静脉导管感染的常见途径,表现为多发性直径 1～3 cm 的结节影,结节多分布于肺下叶的外周区域,多数结节最终发展为空洞。当肺动脉被脓毒性栓子或血栓栓塞后会引起出血和(或)梗死,表现为边界清晰的楔形病灶。

(2) 铜绿假单胞菌:铜绿假单胞菌是一种广泛存在于环境中的革兰阴性杆菌,是医院获得性肺炎中最常见的革兰阴性杆菌,仅次于金黄色葡萄球菌的引起呼吸机相关性肺炎的第二常见病原菌。多种毒性因子导致高病死率,达 42%～87%。常见抗生素耐药性。铜绿假单胞菌是医疗保健相关肺炎的常见病原菌,因此美国胸科学会和美国传染病学会建议对这些

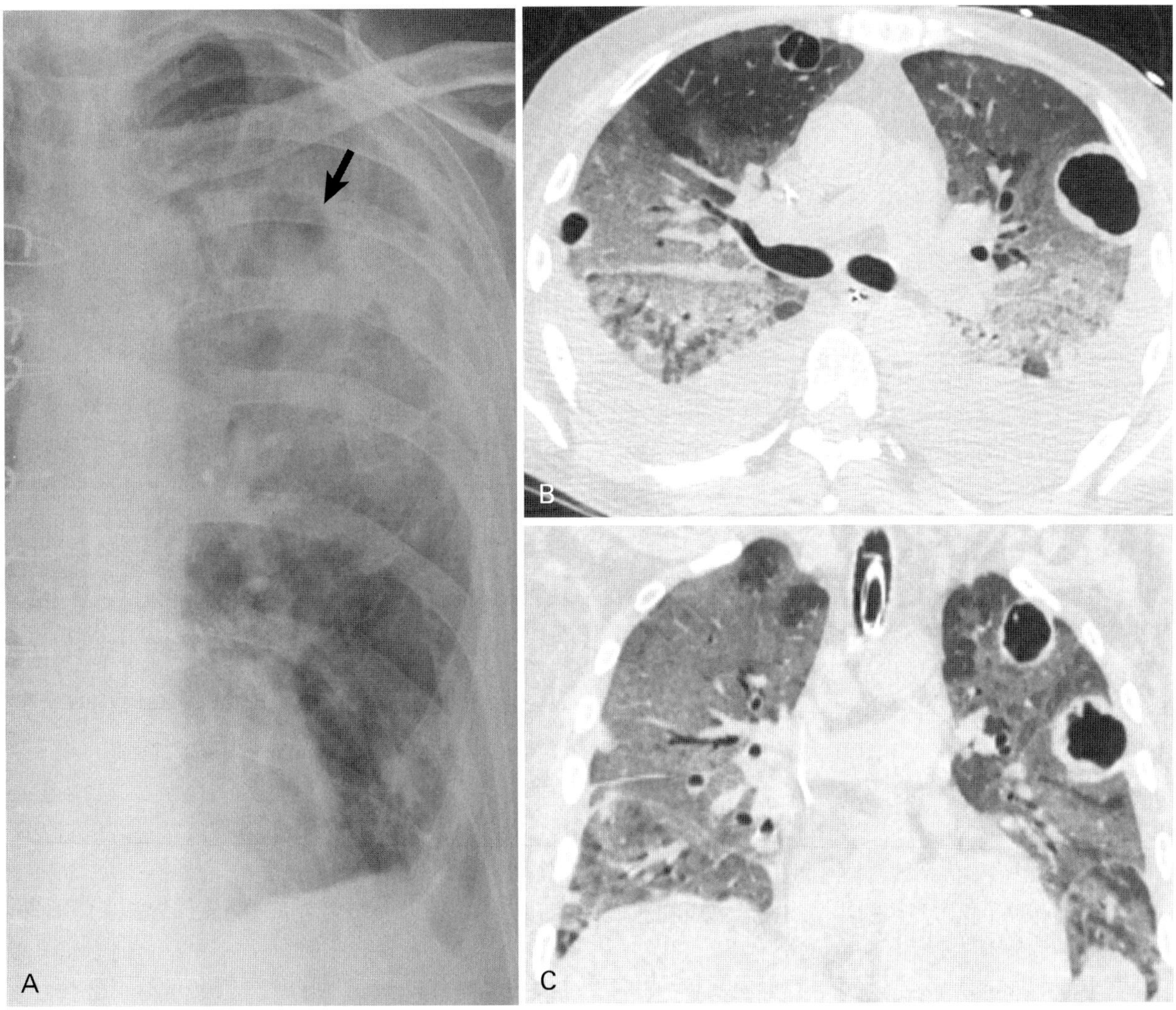

图 9.30　金黄色葡萄球菌肺炎引起的肺脓肿。A. X 线胸片显示左肺上叶实变伴圆形透光区（箭）。透光区为实变中的空洞和脓肿。另一金黄色葡萄球菌肺炎患者的轴面(B)和冠状面(C)CT 显示在磨玻璃影内有两个厚壁空洞，与肺脓肿一致，双侧中等量胸腔积液。本病例肺外带多发病灶常见于脓毒性栓塞伴脓肿形成。

肺炎进行包括多种抗假单胞菌的抗生素经验性治疗。

　　此外，铜绿假单胞菌是囊性纤维化或支气管扩张患者发生慢性气道定植和肺炎的主要原因（图 9.31）。

　　铜绿假单胞菌肺炎的 X 线胸片和 CT 常表现为支气管肺炎征象，即双肺多发实变影。少见表现包括伴或不伴叶间裂膨出的叶性实变或多发性小叶中心结节影。胸腔积液和脓肿形成较常见。

　　6. 肠杆菌科　肠杆菌科是一个革兰阴性杆菌科，含有许多无害的微生物，但也含有多种已知的人类病原体，包括大肠杆菌、肺炎克雷伯菌、肠杆菌属、不动杆菌属和黏质沙雷菌，其中最常见的微生物是肺炎克雷伯菌和大肠杆菌。

　　1%～5% 的社区获得性肺炎及约 15% 的医院获

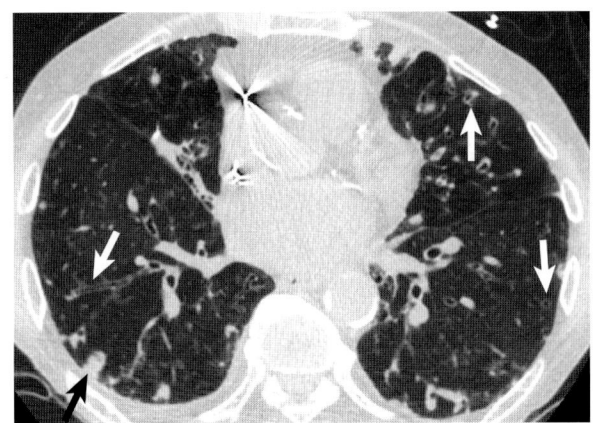

图 9.31　铜绿假单胞菌肺炎。轴面 CT 表现为支气管扩张（白箭）和结节（黑箭）。铜绿假单胞菌通常感染或存在于囊性纤维化或支气管扩张患者。肺外周边缘模糊结节是不常见表现（黑箭）。

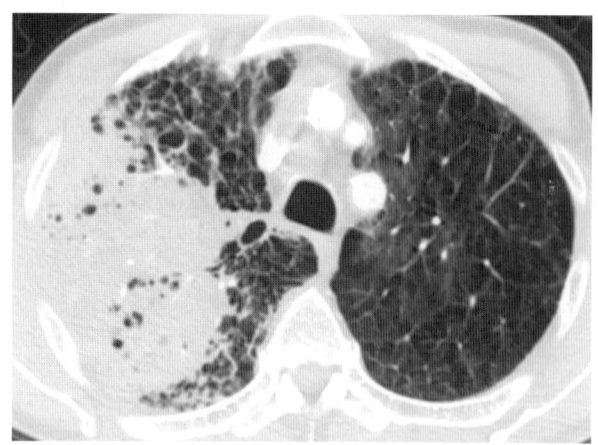

图 9.32 慢性阻塞性肺疾病（COPD）患者的肺炎克雷伯菌。轴面 CT 显示右肺上叶单发大片实变内高透光影，可能为肺气肿或空洞。严重的小叶中心性肺气肿，尤其是左肺上叶。肺炎克雷伯菌是社区和医院获得性肺炎的共同病因，尤其在慢性支气管肺病（如 COPD）的患者中。

得性肺炎是由克雷伯菌引起。克雷伯菌所致的急性肺炎好发于慢性酒精中毒或有慢性支气管肺疾病的男性（图 9.32）。约 4% 的社区获得性肺炎及 5%~20% 的医院获得性肺炎是由大肠杆菌所致。最常见于身体虚弱的患者。

克雷伯菌肺炎典型表现为大叶性肺炎，始于脏层胸膜下的外周肺组织，并通过肺泡间孔（科恩孔）和小气道向中心蔓延。由于不累及中央支气管，常见支气管充气征。与肺炎球菌肺炎相比，克雷伯菌肺炎更易引起大量的炎性渗出致肺叶实变并使叶间裂膨出（叶间裂膨出征），由于肺炎球菌肺炎更常见，因此与克雷伯菌相比，肺叶膨胀更常见于肺炎链球菌感染，脓肿形成和坏死也更常见（图 9.33）。胸腔积液出现率为 60%~70%。支气管胸膜瘘少见。偶尔可见急性克雷伯菌肺炎部分吸收进入慢性期，形成空洞且培养持续阳性；在这种情况下，影像学表现类似于肺结核。

大肠杆菌和铜绿假单胞菌性肺炎常表现为支气管肺炎征象，即双肺多灶性实变影。常累及多叶或主要位于肺下叶。胸腔积液较常见。

7. 厌氧菌　厌氧菌是一种异质性的正常菌群，口腔菌群为主要代表。已证实人类易感的厌氧菌超过了 30 属 200 种，肺部感染常为多重感染。最常见的是革兰阴性杆菌如拟杆菌、梭菌属、卟啉单胞菌属及普氏菌属，革兰阳性杆菌如放线菌属、杆菌和梭菌属，革兰阳性球菌如消化链球菌属和消化球菌属，革兰阴性球菌如韦容球菌属。需住院治疗的社区获得性肺炎，约 20%~35% 的住院肺炎患者单独发生厌氧菌感染，仅次于肺炎链球菌。它们也是医院获得性

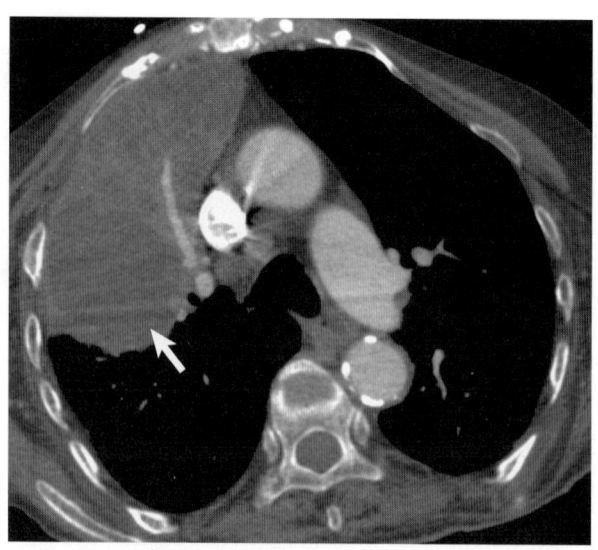

图 9.33 克雷伯菌肺炎伴肺坏死。轴面增强 CT 显示右肺上叶实变，后部无强化（箭）提示肺坏死。克雷伯菌比许多其他细菌病原体更容易导致肺坏死和脓肿形成。

肺炎的主要病因。

临床上，厌氧菌性肺炎表现类似于其他社区获得性和医院获得性感染，如发热、咳嗽及胸痛。通常为干咳，肺炎开始后 7~10 d 或更长，空洞形成则出现排痰性咳嗽，40%~75% 可出现脓臭痰。若出现脓臭痰则提示厌氧菌感染。

厌氧菌感染的影像学表现为支气管肺炎的征象，仰卧位时上叶后段或下叶上段较易发生，而立位时易发生于下叶基底段，表明继发于呼吸的感染呈重力性分布（图 9.34）。

约 50% 的病例出现空洞和坏死（图 9.35）。偶见脓肿相关性纵隔及肺门淋巴结肿大，类似肺癌的表现。

8. 人畜共患病　过去 10 年中发现的大多数新发感染都是人畜共患病。人畜共患传染病是致病菌在物种之间传播，从家畜和野生动物到人类。在社区获得性肺炎的人畜共患病因中，鹦鹉热衣原体（psitacosis）、白痢衣原体（Coxiella burnetii）和土拉热弗朗西斯菌（Francisellatularensis）是主要的致病菌。

鹦鹉热衣原体是鹦鹉热的病原体，主要感染鸟类。过去，这种感染被认为是由受感染的鹦鹉引起的（鹦鹉热源于希腊语中鹦鹉一词），任何鸟类都可能是鹦鹉热衣原体的携带者，包括人类在内的哺乳动物都是鹦鹉热衣原体的少见携带者。人类吸入携带细菌的鸟干粪便后导致感染。影像学表现无特异性，自肺门向外放射的网格状阴影，可累及肺底包括从肺门放射或累及肺底的网格状阴影、均匀的磨玻璃影、段

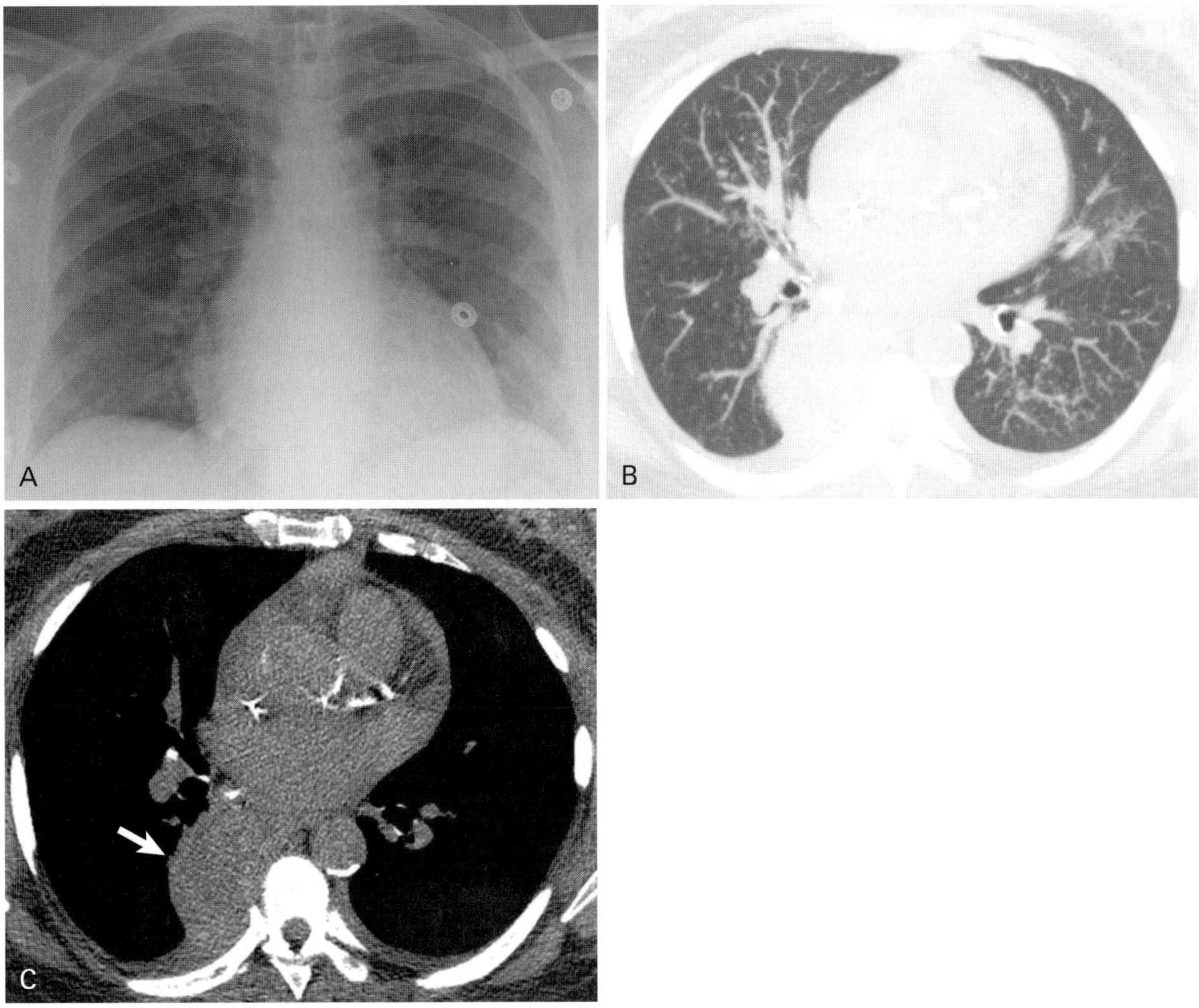

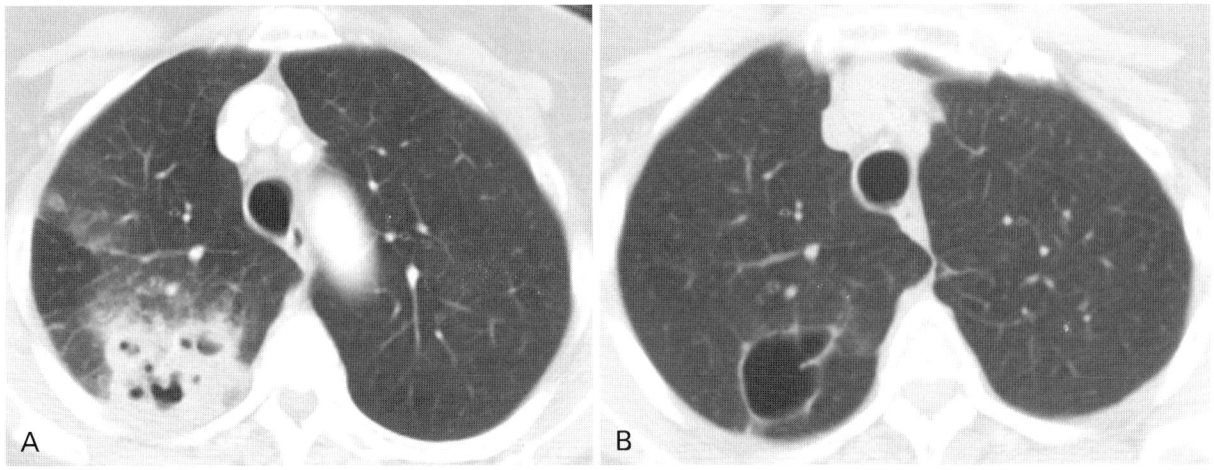

图 9.34　吸入性厌氧细菌性肺炎。(A)有肺炎症状患者的 X 线胸片显示双侧肺底密度不均匀阴影。患者有贲门失弛缓症病史，容易误吸。(B)轴面最大密度投影显示双肺树芽征，以左肺下叶为著。吸入性肺炎可出现在肺部的不同区域，取决于患者吸入时的位置。(C)纵隔窗轴面 CT 显示扩张的食管充满液体(箭)，符合贲门失弛缓症。

图 9.35　厌氧细菌性肺炎伴脓肿。(A)吸入性肺炎患者，轴面 CT 显示右肺下叶上段实变合并多发含气肺脓肿。(B)治疗后，感染部位出现残余气囊。随着时间推移，含气囊肿可能会吸收，但会导致肺部疤痕和纤维化。厌氧菌感染约 50% 的病例会发展为脓肿。

性或叶性实变,临床和影像学表现类似肺叶实变的肺炎球菌性肺炎。

白痢衣原体是 Q 热的病原体,Q 热是一种急性自限性发热疾病。牛、羊和山羊等家畜是常见的动物宿主,细菌可通过尿液、粪便、牛奶和生育附属物传播(每克受感染的绵羊胎盘中可携带 109 个病原体)。偶尔可通过蜱类传播,不常见。Q 热的影像学表现与非典型肺炎相似,主要是支气管肺炎和毛细支气管炎表现,胸膜下肺段性实变常见,35% 以上患者有胸腔积液。同其他非典型感染类似,常有头痛、肌痛、疲劳、恶心、呕吐和腹泻等肺外表现。

土拉热弗朗西斯菌是一种革兰阴性细菌,主要寄生于小动物如兔子等宿主,是引起土拉菌病的病原体。美国的蜱虫和叮咬性苍蝇及欧洲的蚊子是主要传播媒介。溃疡性土拉菌病以淋巴结肿大、疼痛为最常见表现。密苏里州报告的 2000—2007 年的病例中,39% 的成人和 24% 的临床表现为土拉菌肺炎的患者,可能是由于吸入雾化微粒所致。

土拉菌肺炎的典型表现为双侧肺叶或肺段实变,伴肺门淋巴结肿大和胸腔积液,少伴空洞和支气管胸膜瘘。

9. 高级细菌

(1) 星型诺卡菌:诺卡菌是遍布全球的、土壤中生长的需氧革兰阳性杆菌。多发生于免疫功能低下者,少数健康个体也会感染引起社区获得性肺炎。最常见的临床症状为低热、排痰性咳嗽和消瘦,病程呈间歇性。

诺卡菌肺炎最常见的影像学表现是多灶性均匀实变,常位于近胸膜下的周围肺,也可见到结节和肿块。1/3 以上患者可见空洞形成(图 9.36)。结节可表现为磨玻璃样边缘,即 CT 的晕征,典型表现见于伴中性粒细胞减少的血管侵袭性曲霉病患者。多种毒性因子可侵犯胸壁,也可见于芽生菌病、曲霉病、毛霉病、结核和放线菌病。

(2) 以色列放线菌:以色列放线菌是厌氧性线型菌,是引起放线菌病的最常见病原菌。该病原体是人类口咽部的正常居住菌群,多存在于龋齿患者和口腔卫生较差的牙槽骨周边。约 15% 的放线菌病患者伴胸部感染,感染通常是由误吸或微呼吸引起的,也可从颈面部或腹部感染。

肺部放线菌病最特征性的 X 线表现包括单侧外周片状实变影。实变主要累及下叶。外周环形明显强化,中央低密度区提示坏死和脓肿形成。偶见胸腔积液为唯一影像学表现,常代表脓胸。慢性感染可导

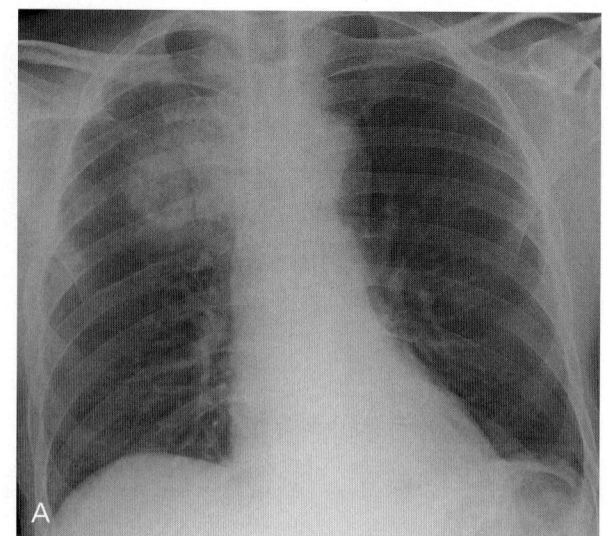

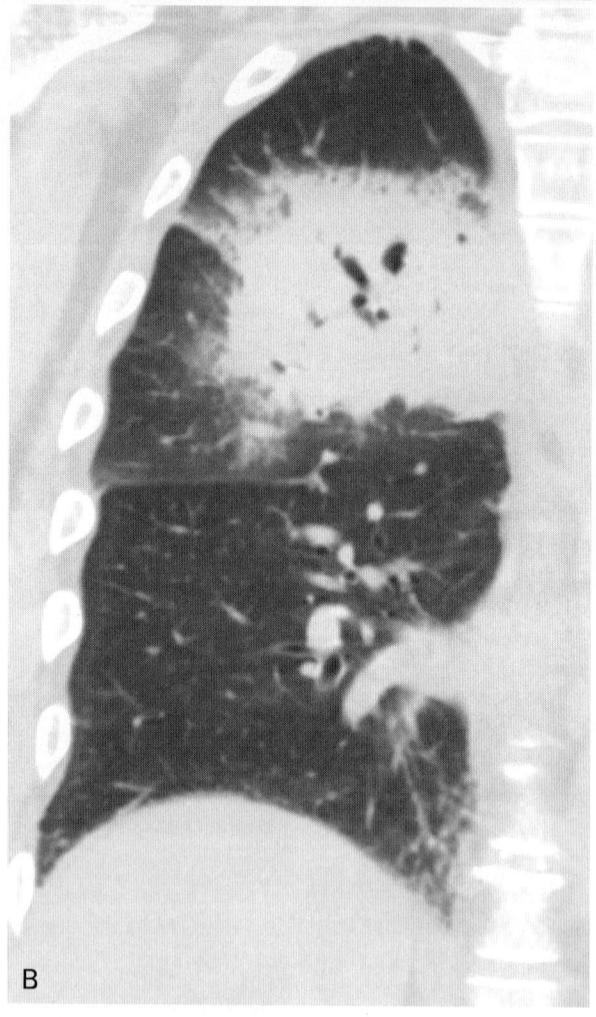

图 9.36　星型诺卡菌肺炎。(A)X 线胸片显示右肺上叶实变,线性透亮影提示支气管充气或空洞。(B)冠状面 CT 重建显示右肺上叶实变内透亮影,提示支气管充气和空洞。空洞约发生在 1/3 的诺卡菌感染患者。

致广泛的肺实质纤维化。

以前常有胸壁受累,现在不常见(图 9.37)。胸

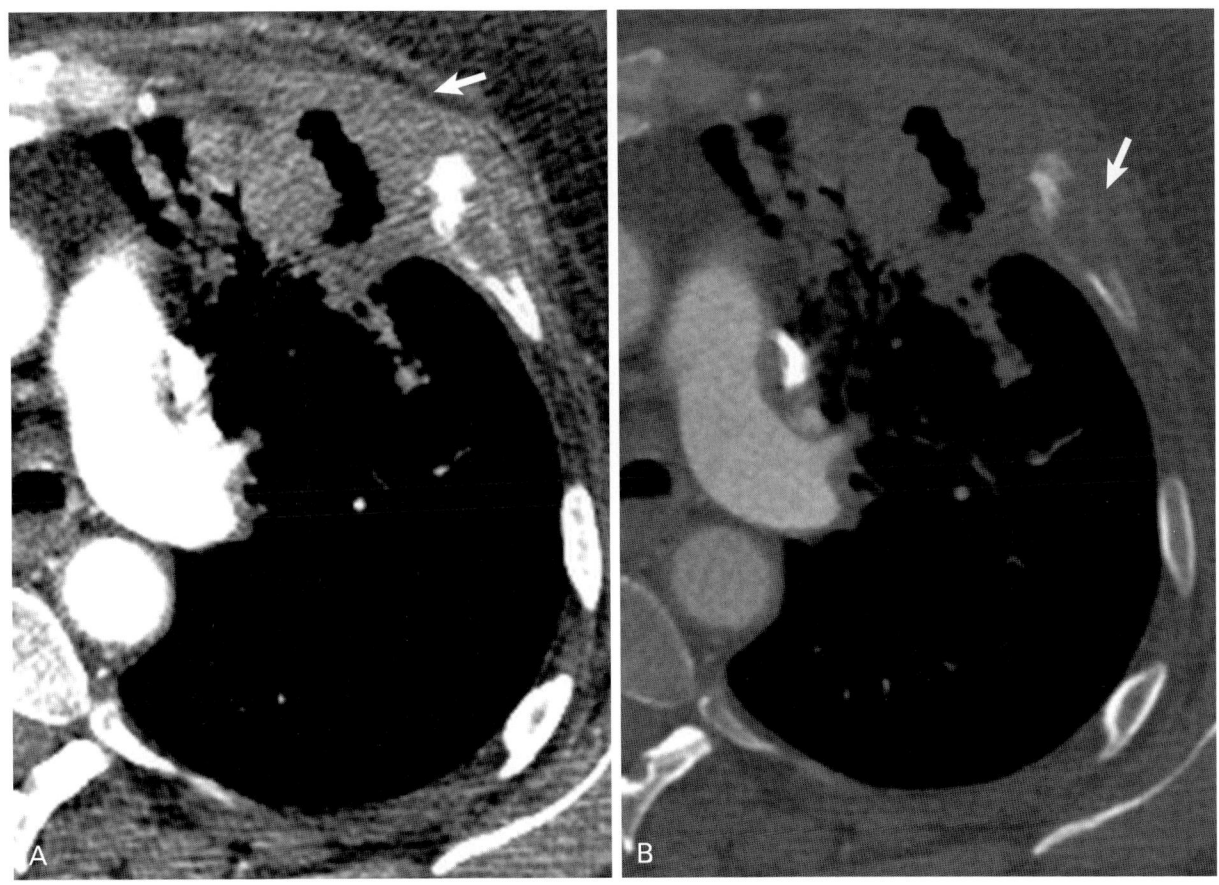

图 9.37 放线菌感染伴胸壁侵犯。(A)轴面增强 CT 显示感染通过胸膜直接侵犯到前胸壁(箭)。(B)同层面骨窗显示肋骨溶骨性破坏(箭),与感染引起的骨髓炎有关。

壁受累的表现包括软组织肿块和肋骨异常,CT 比 X 线平片更易显示。

（五）影像检查的选择 在肺炎诊断中 X 线胸片主要是证实存在与临床诊断一致的肺实质异常。影像学对细菌性肺炎的病因诊断价值有限,可通过痰、支气管镜检查、血液培养、尿液分析或细针抽吸来确定。X 线胸片对社区获得性肺炎的检出和排除具有较高的敏感性和特异性。在症状出现后数小时内进行影像学检查的院内感染患者,X 线胸片可能正常,应根据临床症状和实验室检查结果进行处理。一项对 2 706 例成年人肺炎的研究显示,近 1/3 的患者最初 X 线胸片为正常。

相比 X 线胸片,CT 表现更能提示某个特定的病原体,但仍为非特异性的。对于临床怀疑感染,正常或非特异性影像学检查怀疑肺炎并发症的患者,如脓肿或脓胸;疑似潜在病变的患者,如肺癌等,则应 CT 检查。CT 也适用于肺炎和持续性或反复发生肺部

阴影的患者(图 9.38)。

降钙素原是一种肺泡产生的肽前体,其有助于区分细菌感染和其他非感染性炎症。病毒感染或非感染性炎症患者,降钙素原水平一般不会升高。

肺炎继发实变的患者(40 岁以上或可疑病例<40 岁),建议在 6～8 周内复查 X 线胸片,以确定肺部阴影吸收,并排除潜在的恶性肿瘤的可能(图 9.39)。最新研究表明,虽然某些特征与肺癌风险增加独立相关,包括 50 岁以上、男性和吸烟史,但肺炎患者中新发肺癌的发生率很低(图 9.40)。

（六）鉴别诊断 尽管某些影像学表现高度提示肺炎,但 X 线胸片在确定病因方面的价值有限。潜在疾病(如肺气肿)及患者的年龄和免疫状态等可影响影像学表现。除了病毒、寄生虫和其他细菌等感染外,肺炎主要需与恶性肿瘤鉴别,也需与纵隔脂肪性肺炎(图 9.41)、组织性肺炎、放射性肺炎(图 9.42)或外伤等引起的新发肺部阴影鉴别。

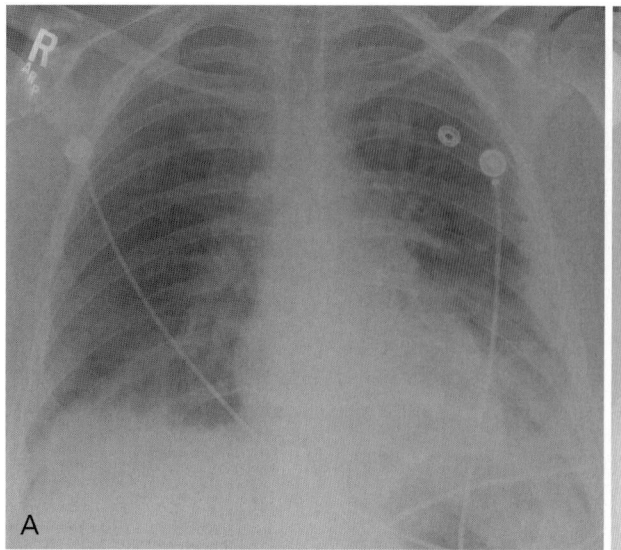

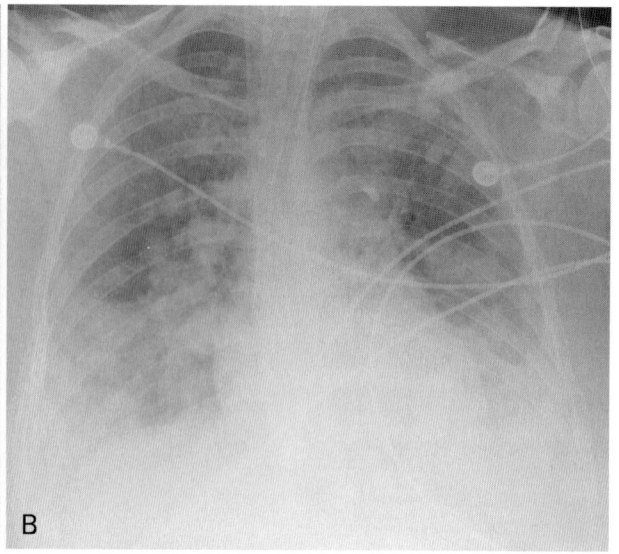

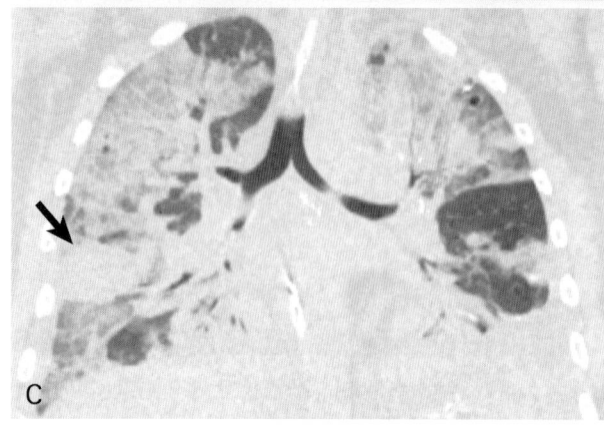

图 9.38 莫拉菌肺炎的疾病进展。(A)X 线胸片显示与支气管肺炎有关的双肺底絮状阴影。(B)4 d 后 X 线胸片显示两肺弥漫性病变明显进展。注意患者已经插管。(C)冠状面 CT 重建显示双肺广泛磨玻璃影,右肺下叶实变影(箭)。虽进行了治疗,病变仍有进展。影像学在评估治疗过程中患者病情恶化程度及感染并发症(如脓肿或脓胸形成)方面起着重要作用。

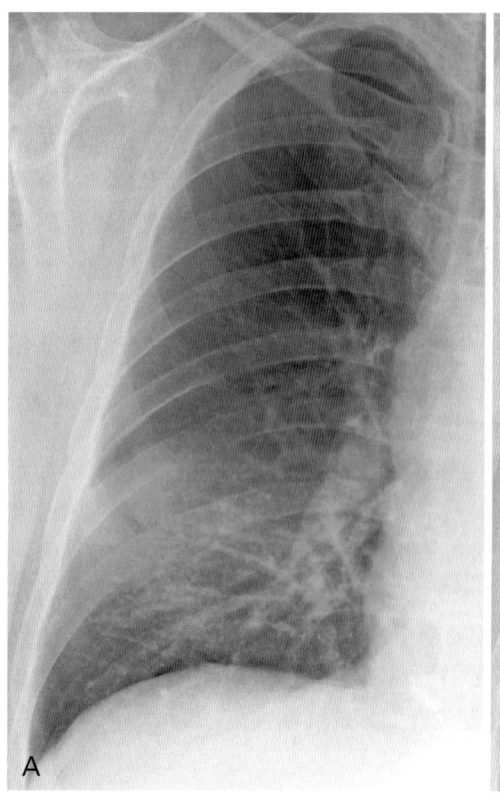

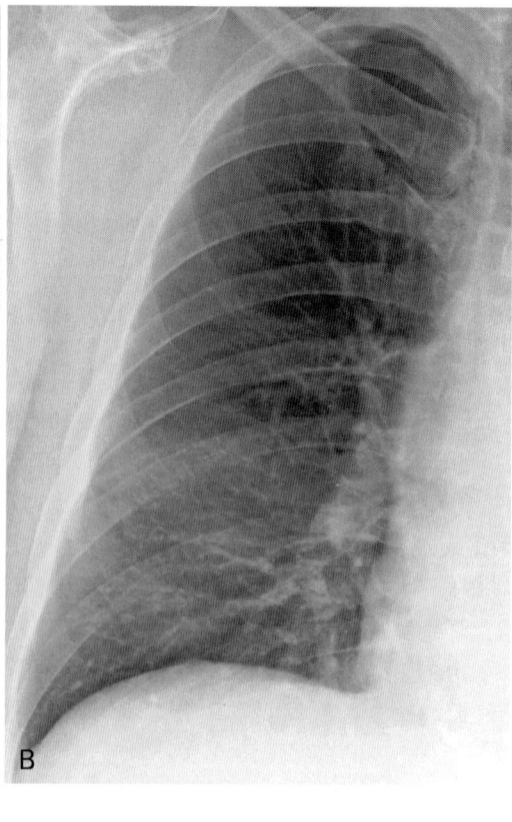

图 9.39 大叶性肺炎伴消散。(A)X 线胸片显示右肺下叶实变,呈圆形。在出现典型肺炎症状的情况下,应在 6~8 周内复查影像,以确认病灶吸收。(B)4 周后随访 X 线胸片显示肺部阴影几乎完全消失。肺炎的影像学表现迟于临床症状,有时在发病 2 周才出现影像学表现或病情缓解 2 周后影像学病灶才吸收。

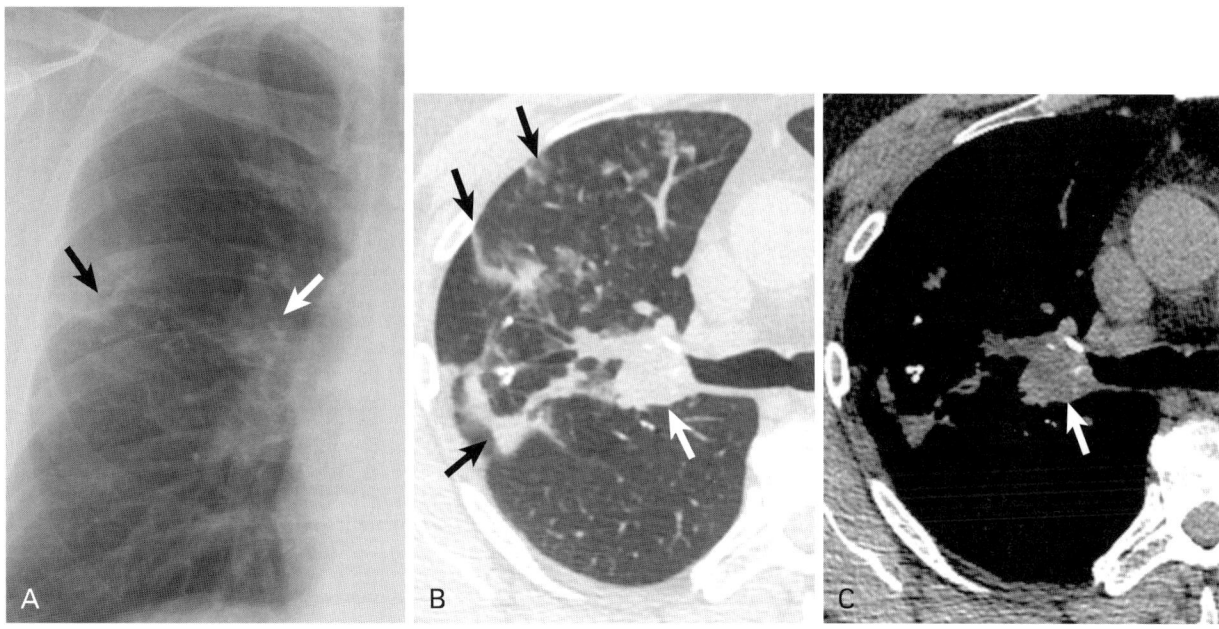

图 9.40 阻塞性肺炎。(A)有肺炎临床症状患者的正位 X 线胸片显示外周斑片状实变(黑箭)。肺门形态异常(白箭)建议 CT 检查。(B)轴面 CT 显示右肺门中央阻塞性肿块(白箭)和继发的片状实变和磨玻璃影(黑箭)。(C)纵隔窗轴面 CT 清楚地显示软组织密度的肿块(白箭)和周围钙化,证实为支气管内类癌。

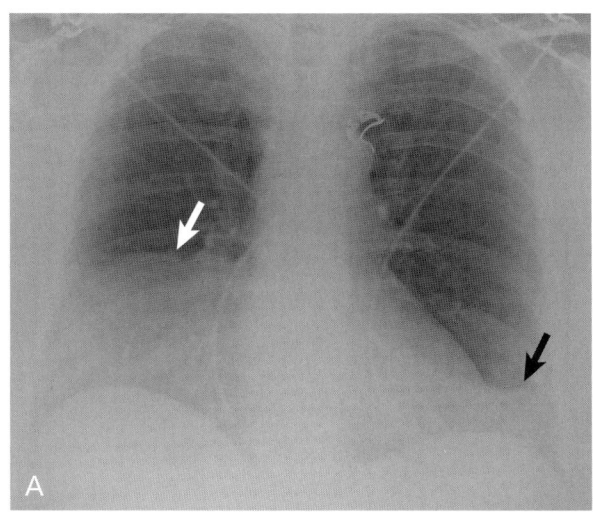

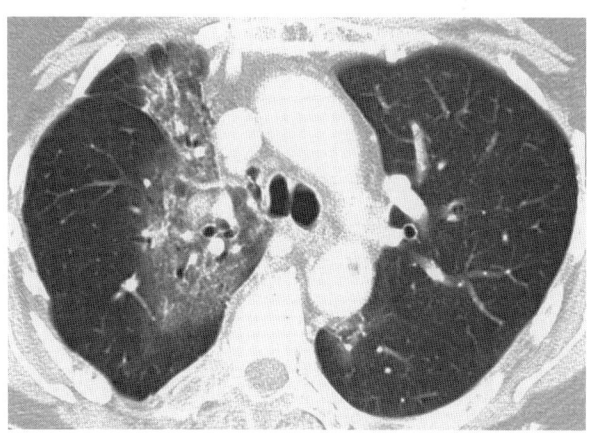

图 9.42 类似肺炎的肺部感染。轴面 CT 显示右肺上叶实变和磨玻璃影。在某种临床情况下,可能为感染。该患者既往有放疗史,这些表现提示放射性肺炎。与辐射部位一致的清晰边界提示放射性肺损伤的可靠表现。

(七)治疗方案概要 肺炎的治疗取决于引起感染的病原体、患者免疫状态及症状的严重程度。大多数病例对口服抗生素有效。

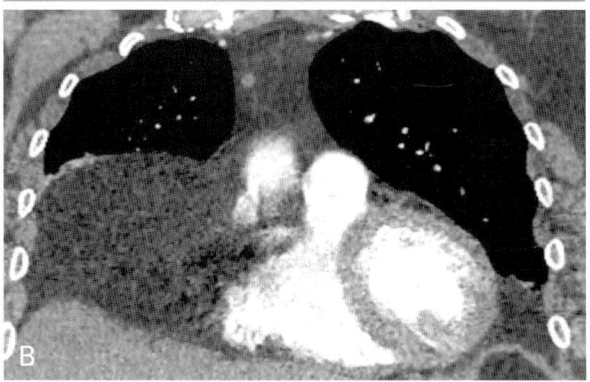

图 9.41 先天性胸骨旁疝(Morgagni 疝)和纵隔脂肪样肺炎。(A)X 线胸片显示双下肺阴影(箭),与心影分界不清。(B)冠状面 CT 重建显示双侧阴影呈脂肪密度。右心膈角阴影代表有腹膜脂肪的 Morgagni 疝,而左心膈角阴影代表纵隔脂肪。

要点:细菌性肺炎

- 肺炎广义上分为社区获得性感染和医疗保健相关性感染。多重耐药细菌在医院或医疗保健相关肺炎中更常见

- 引起社区获得性肺炎的最常见微生物:肺炎链球菌、流感嗜血杆菌、非典型微生物(军团菌属、肺炎支原体、肺炎衣原体)
- 引起医院获得性肺炎的最常见微生物:铜绿假单胞菌、革兰阴性杆菌、厌氧菌、肺炎克雷伯菌、金黄色葡萄球菌
- 细菌性肺炎的主要影像学表现:
  - 肺叶实变、支气管肺炎和血行播散感染
  - 大叶性肺炎主要或仅累及一个肺叶的均匀实变
  - 空气支气管征常见
  - 最常见的生物体
  - 肺炎链球菌
  - 肺炎克雷伯菌
  - 嗜肺军团菌
- 支气管肺炎通常表现为累及数个肺叶的斑片状、不均匀实变和磨玻璃影
  - CT可见小叶中心性结节和树芽样改变
  - 最常见的生物体
  - 金黄色葡萄球菌
  - 大肠杆菌
  - 铜绿假单胞菌
  - 厌氧菌
  - 流感嗜血杆菌
- 血行播散感染影像学的表现为中、下肺边界不清的结节和楔形实变
  - 常见空洞
  - 最常见于金黄色葡萄球菌引起的心内膜炎或中心静脉感染
  - 细菌性肺炎的并发症包括坏死和脓肿、肺气囊和支气管胸膜瘘
  - X线胸片的主要作用是确认临床疑似肺炎患者是否存在实质性病变
  - 尽管某些影像学表现可能提示某些病原体,但X线胸片在确定病因方面的价值有限
  - CT的主要作用是评估免疫功能正常且有非特异性影像学表现的以及疑有并发症(如脓胸)可疑肺炎患者

推荐阅读

Apisarnthanarak A, Mundy LM. Etiology of community-acquired pneumonia. *Clin Chest Med*. 2005;26:47-55.

Blasi F, Tarsia P, Aliberti S, et al. Chlamydia pneumoniae and Mycoplasma pneumoniae. *Semin Respir Crit Care Med*. 2005;26:617-624.

Cunha BA. The atypical pneumonias: clinical diagnosis and importance. *Clin Microbiol Infect*. 2006;12 (suppl 3): 12-24.

Herold CJ, Sailer JG. Community-acquired and nosocomial pneumonia. *Eur Radiol*. 2004;14 (suppl 3): E2-E20.

Khawaja A, Zubairi AB, Durrani FK, et al. Etiology and outcome of severe community acquired pneumonia in immunocompetent adults. *BMC Infect Dis*. 2013;13:94.

Lutfiyya MN, Henley E, Chang LF, et al. Diagnosis and treatment of communityacquired pneumonia. *Am Fam Physician*. 2006;73:442-450.

Marrie TJ, Peeling RW, Fine MJ, et al. Ambulatory patients with communityacquired pneumonia: the frequency of atypical agents and clinical course. *Am J Med*. 1996;101:508-515.

Moine P, Vercken JB, Chevret S, et al. Severe community-acquired pneumonia: etiology, epidemiology, and prognosis factors. French Study Group for Community-Acquired Pneumonia in the Intensive Care Unit. *Chest*. 1994;105:1487-1495.

Okada F, Ando Y, Wakisaka M, et al. *Chlamydia pneumoniae* pneumonia and *Mycoplasma pneumoniae* pneumonia: comparison of clinical findings and CT findings. *J Comput Assist Tomogr*. 2005;29:626-632.

参考文献见 ExpertConsult.com.

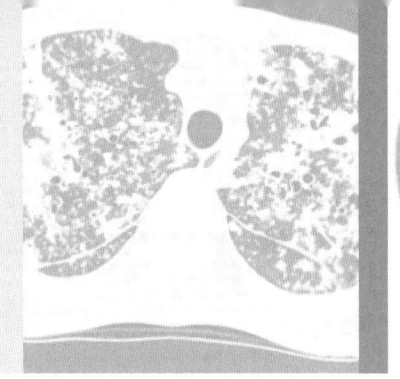
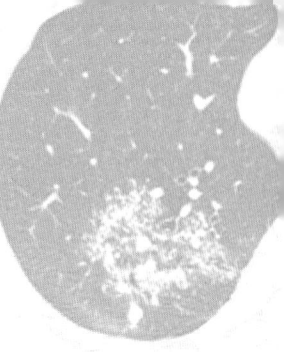

第10章

肺结核

Kyung Soo Lee | Yeon Joo Jeong

　　肺结核(TB)是一种由结核分枝杆菌引起的慢性复发性传染性疾病,结核分枝杆菌是一种需氧的、无运动、无芽孢的棒状杆菌,其对干燥环境、酸及酒精有很强的抵抗力。在人群间,它主要通过患者咳嗽时产生的含有结核分枝杆菌的飞沫传播。结核病患者的传染性随疾病程度、空洞形成、咳嗽频率以及生物体毒力的增加而增加。活动性肺结核在细胞免疫功能低下的人群中发生的风险最高,包括幼儿和老人、营养不良、肿瘤、免疫抑制治疗(包括类固醇和抗肿瘤坏死因子药物)、人类免疫缺陷病毒(HIV)感染、终末期肾病和糖尿病等人群。

　　2014 年预估有 960 万人患上肺结核,其中,150 万人死于肺结核,40 万人表现为 HIV 阳性。在 2014 年估计的 960 万新发病例中,58％在东南亚和西太平洋地区,28％在非洲地区。2014 年,美国报告共确诊 9 407 例结核病病例(每 10 万人口 3.1 例),略多于一半(54％)的美国病例发生于在国外出生的人。据估计,2000—2014 年,通过有效的诊断和治疗,已成功挽救了 4 300 万人的生命。为继续努力消灭全球结核病,世界卫生组织希望从 2016 年起,通过实施"消灭结核病战略",结束全球结核病疫情,该战略旨在到 2030 年将结核病死亡人数减少 90％,将新发病例减少 80％,并确保没有一个家庭因结核病而承受灾难性的代价。

　　HIV 感染是使结核病从潜伏期进展为活动期的最强已知危险因素。在全球范围内,2014 年 960 万新发结核病病例中有 12％为 HIV 阳性,结核病导致 40 万 HIV 阳性者死亡。其中,绝大多数患者生活在卫生资源缺乏的非洲和亚洲,这些国家的结核病发病率越来越高。在发达国家,高效抗逆转录病毒治疗(HAART)所诱导的免疫功能恢复极大地改善了 HIV 阳性患者的预后,并且减少了机会感染以及结核病在这些患者中的流行。然而,HIV 相关的肺结核依然在 HARRT 广泛使用和曾接受抗逆转录病毒治疗的国家中发生。此外,HARRT 反而使免疫重建炎性综合征患者的结核病相关临床表现恶化(见第 15 章)。

　　(一)临床表现　活动性肺结核患者可能无症状,也可能仅有轻微或进行性干咳,或者表现有多种症状,如发热、疲乏、体重减轻、盗汗和咳痰。老年肺结核病患者可能有不同的临床表现,包括更频繁的呼吸困难、合并内科疾病,如心血管疾病、糖尿病和慢性阻塞性肺病。

　　(二)病理学和病理生理学　吸入的结核分枝杆菌被肺泡巨噬细胞吞噬,并在巨噬细胞内繁殖,最终使细胞裂解,巨噬细胞和 T 淋巴细胞相互作用使巨噬细胞分化为上皮样细胞,聚集并形成肉芽肿。几周后,肉芽肿完全生成并有中心坏死。随着疾病进展,中心坏死扩大并融合。初次感染 2～10 周后,结核分枝杆菌的快速增殖期随着细胞免疫和迟发型超敏反应的形成而受到抑制。实质性疾病的最初病灶称为 Ghon 灶。Ghon 灶可以小至在显微镜下显示,也可以大到在放射图像上看到。Ghon 灶可随疾病发展而扩大、愈合,后者更为常见。治愈后可能表现为密度较高并含有钙化灶的瘢痕,通常中心会残留坏死组织。尽管疾病到这个阶段已经没有活动性,但包裹的坏死组织仍含有活性细菌,也是日后潜在的复发灶。潜伏性肺结核(LTB)或潜伏性肺结核感染(LTBI)是指即使患者感染了结核分枝杆菌,也没有活动性肺结核(影像学检查正常或有致密或钙化病变的疤痕),LTBI无传染性。

在感染早期,结核菌通常是通过淋巴管传向肺门和纵隔淋巴结,通过血液播散到身体其他部位。Ghon灶和感染的淋巴结合称为Ranke复合体,疾病在淋巴结的发展过程和肺实质相似,包括起初形成肉芽组织炎和坏死以及随后的纤维化和钙化。然而,炎症的复发通常先在淋巴结导致其肿大。原发性结核病的血行播散可能很常见,但很少形成粟粒样病变。

感染初期常无临床表现。特异性免疫形成后通常能充分限制结核分枝杆菌的增殖。一些结核分枝杆菌处于休眠状态,并在很多年以后仍有活性,称为结核病潜伏感染,只能通过阳性纯化蛋白衍生物结核菌素皮肤试验或免疫球蛋白-γ释放试验来检测,或者通过在影像学上出现原发肺感染部位和区域淋巴结的钙化来鉴别。约5%的感染病例免疫功能正常并在1年内成为临床活动性结核,称为进展性原发性肺结核。原发性肺结核进展的危险因素包括免疫抑制(特别是HIV感染)、处于年龄两个极端的患者或大量结核分枝杆菌。然而,在大部分感染患者中,结核病在临床和微生物学上仍然潜伏很多年。

大约5%的感染人群(最终为10%,5%加上此后每年0.1%),潜伏感染的内源性再激活或新菌株的再感染在最初感染多年后可发展形成。这种继发性结核病常与营养不良、虚弱或免疫抑制有关。免疫活性宿主的肺结核主要累及上叶尖后段和下叶背段,此位置的易发性与其较高的氧张力和淋巴引流受阻等综合因素有关。与原发性肺结核常可治愈不同,继发性肺结核通常呈进展性,主要的病变是炎症范围和坏死组织的扩大,常伴气道和空洞的连通。从空洞排出的坏死组织沿支气管播散可形成同一肺叶或其他肺叶的结核性感染。血行传播可导致粟粒性肺结核。

(三)疾病表现的新概念　初次暴露之后发病的患者通常被定义为原发性肺结核,因以前的结核病病灶复发或新菌株再感染而发病的患者被定义为继发性肺结核。继发性肺结核在临床、病理、影像学表现上与原发性肺结核有很大的区别。然而,最近很多基于DNA指纹分析的研究发现,原发性肺结核和继发性肺结核的影像学特征常非常相似。研究表明,健康青少年新近感染的原发性肺结核最常见的影像学表现是上肺实变、结节和空洞,这些影像学表现被认为是陈旧性肺结核复发的影像学表现(图10.1)。从感染到出现临床特征的时间并不能可靠地预测结核病

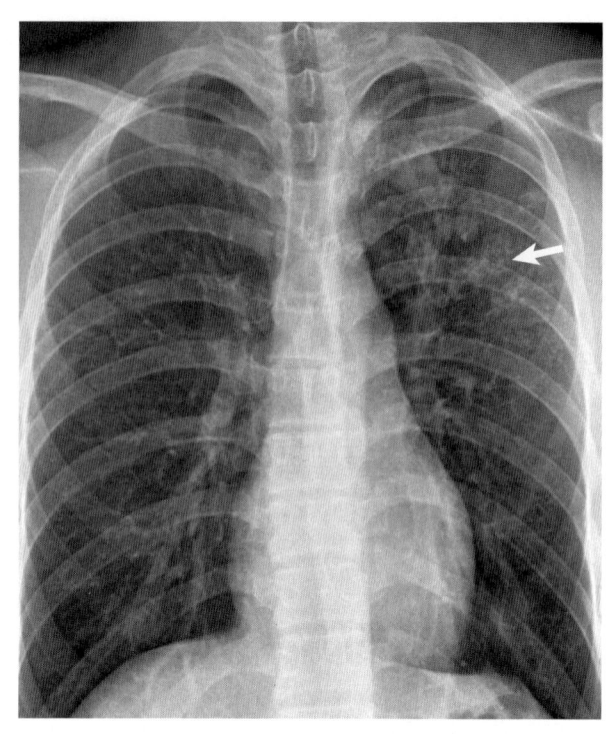

图10.1　18岁男性,原发性肺结核的典型影像学表现。X线胸片示左上肺空洞性结节(箭)、多发小结节、片状实变。

的影像学表现。宿主免疫反应的完整性是影像学表现的唯一独立预测因子。免疫功能正常的患者倾向出现肺实质肉芽肿性炎伴缓慢进展性结节和空洞,然而免疫功能缺陷的患者则倾向出现淋巴结肿大、下叶实变、粟粒性播散、胸腔积液。因此,应改变原发性肺结核与继发性肺结核影像学表现差异的传统观念,本书建议按病变部位即实质、淋巴结、气道和胸膜结核进行新的影像学分类。

要点:肺结核

- 增加结核病风险的相关因素
  - 老年(>70岁)、营养不良、癌症、免疫抑制疗法、艾滋病毒感染、终末期肾病和糖尿病
- 特征表现
  - 肉芽肿性炎症,即坏死灶被上皮样组织细胞和多核巨细胞包裹
- 原发性感染
  - 原发感染,最初的实质病变(Ghon灶)和淋巴结炎(Rank综合征)通常可治愈,但潜伏性感染(潜伏性结核感染)仍存在
- 继发性结核
  - 最终,10%的原发感染患者会再复发或被新菌株再感染

新概念

　　肺结核影像学表现的唯一独立预测因素是宿主免疫反应的完整性，而不是从感染到发展为临床疾病的时间。

　　（四）影像学表现　免疫活性宿主实质性肺结核的典型影像学表现是发生在上叶尖后段和下叶背段的局灶性或斑片状不规则实变影（图 10.2，图 10.1）。另外，常见的表现是边界不清的结节和线状影（纤维结节性肺结核）。158 例继发性肺结核患者的影像学特征的回顾性研究显示，约 55% 病例有实变，25% 有纤维结节，约 5% 表现为混合型。

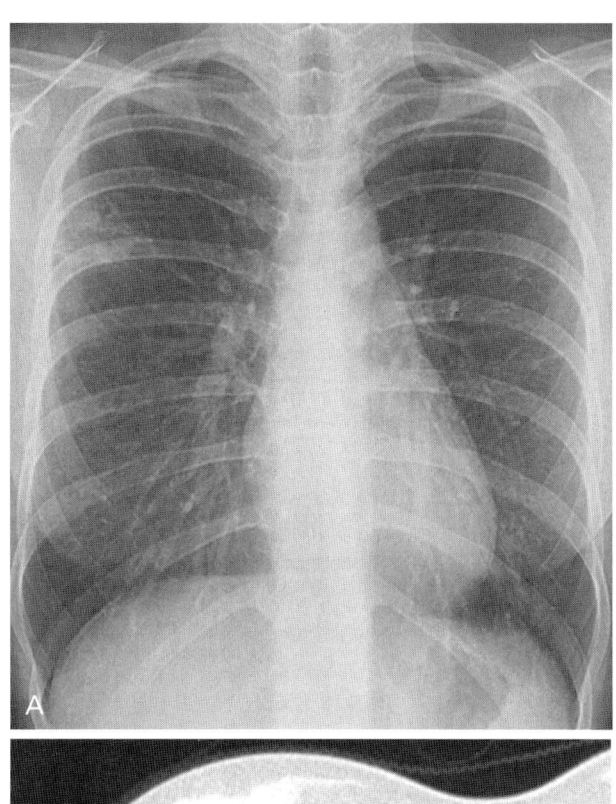

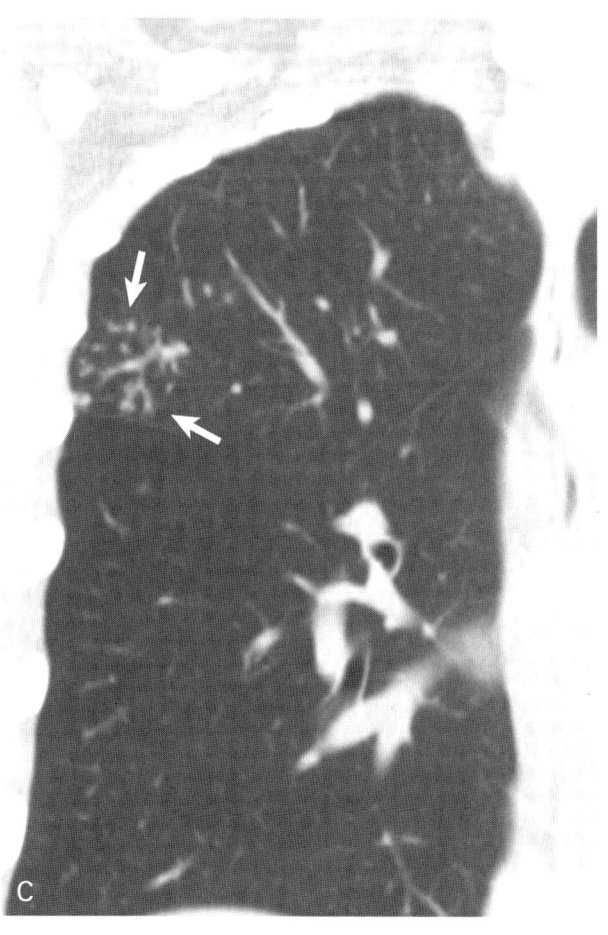

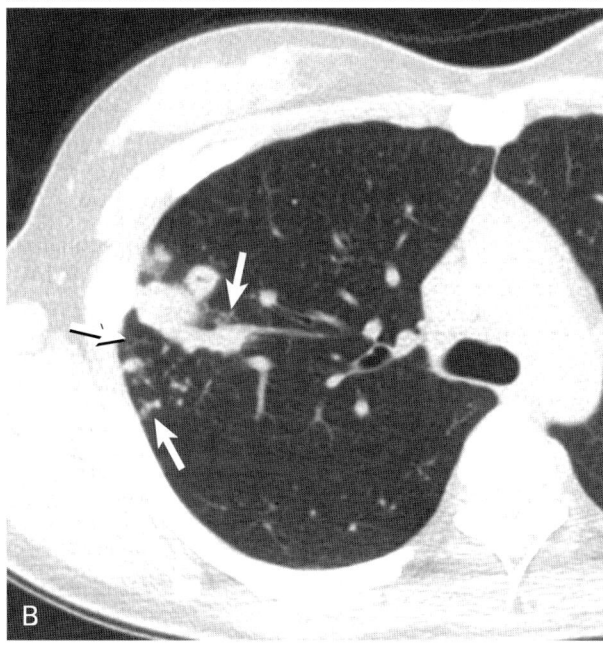

图 10.2　表现为小结节聚集的肺结核。（A）X 线胸片示右上肺局灶性肺实质影。（B）奇静脉弓水平层面 CT 显示右肺上叶后段有大小不等的聚集结节灶，其中一个结节内可见空洞，也要注意树芽征(箭)。（C）冠状面 CT 可见右上肺典型的树芽征(箭)。

约 20%～40%的病例可见单一或多个空洞(图 10.3,图 10.4)。约 10%～20%的结核空洞中可见气-液平。大约 85%患者的空洞在上叶尖后段,约 10%在下叶背段。在 10%～20%的患者中,支气管内播散影像学表现为远离空洞直径 4～10 mm 的结节(图 10.3)。

约 5%的继发性肺结核患者的主要表现是结核球,其定义为直径 0.5～4.0 cm 边缘光整的圆形或椭圆形病灶(图 10.5)。组织学上,结核球中心包括干酪样物质和周围的上皮样组织、多核巨细胞以及不

同数量的胶原蛋白。结核球通常发生在上肺,约 80%单发,20%多发。大多数病例存在组织学上与原发病灶相同的卫星结节,其直径为 1～5 mm(图 10.5)。

在免疫功能低下的宿主中,肺结核表现为粟粒性结核,肺门和纵隔淋巴结肿大在继发性肺结核中不常发生,约见于 5%～10%的患者。15%～20%的患者可见典型的单侧胸腔积液。虽然胸腔积液常与肺实质病变相关(图 10.6),但胸腔积液也可能是肺结核唯一的影像学表现(图 10.7)。胸腔积液可能由结核

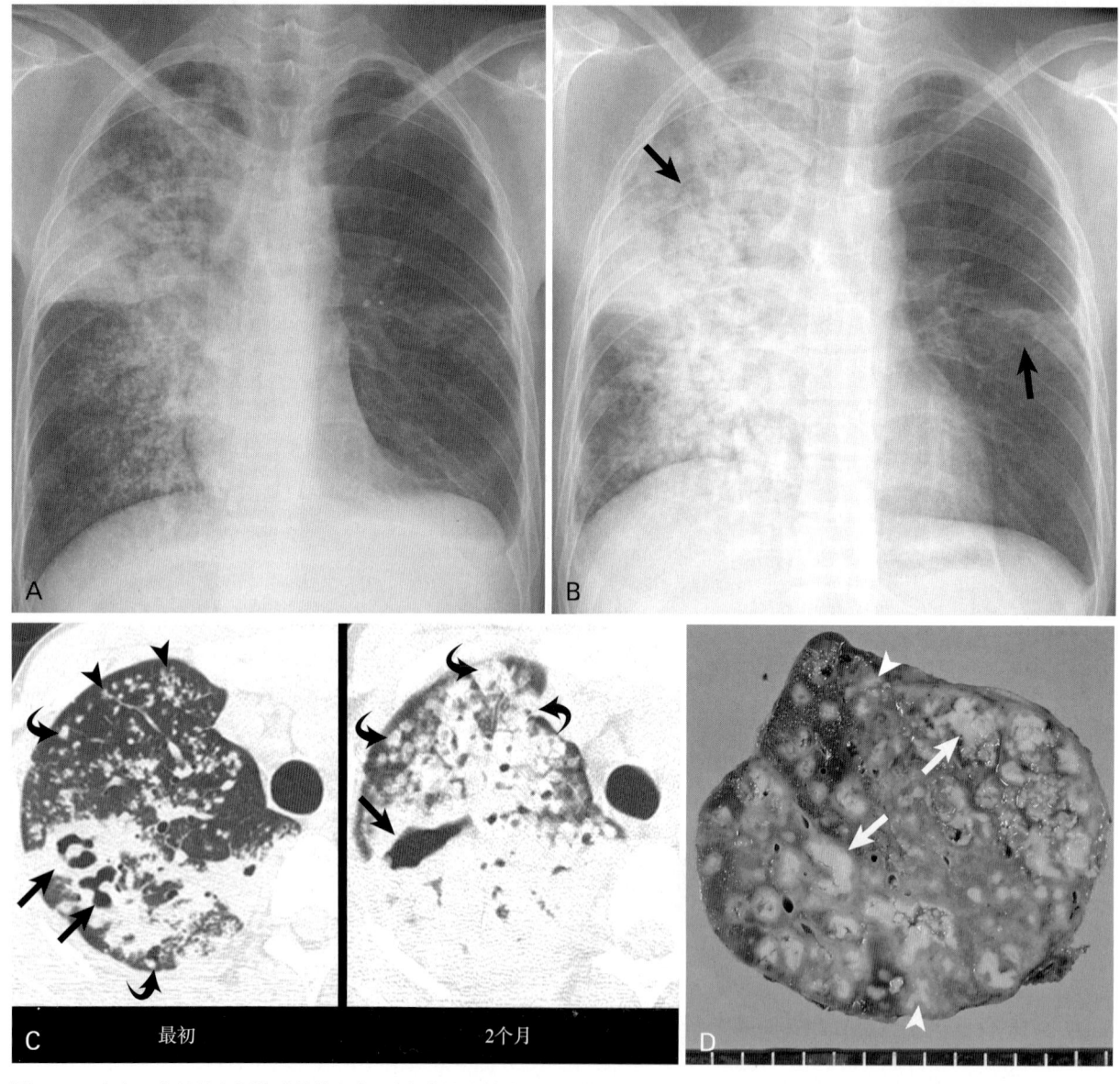

图 10.3　患病 2 个月的空洞性肺结核患者,耐多药性肺结核的进展期。(A)胸部 X 线片最初表现为两肺广泛的小结节聚集,同时右上肺段性肺实变和左侧少量胸腔积液。(B)2 个月后随访 X 线胸片示两肺病变增大伴以气腔实变为主的阴影,并可见空洞病变(箭)。(C)第一次 CT 和 X 线胸片(左图),两个月后的第二次 X 线胸片(右图)示右肺上叶空洞(箭)和非空洞性实变,树芽征(三角箭),大小不一的结节灶(弯箭)。(D)右肺切除后病理切片示小叶中心处含有淡黄色脂质坏死物质、结核和小结节的脓肿(箭)及结节分支状病灶(三角箭)。分支状提示病变位于气道中心。(见彩色插页)

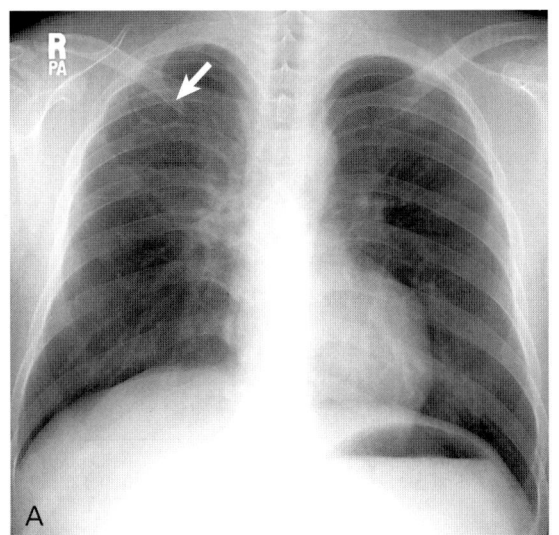
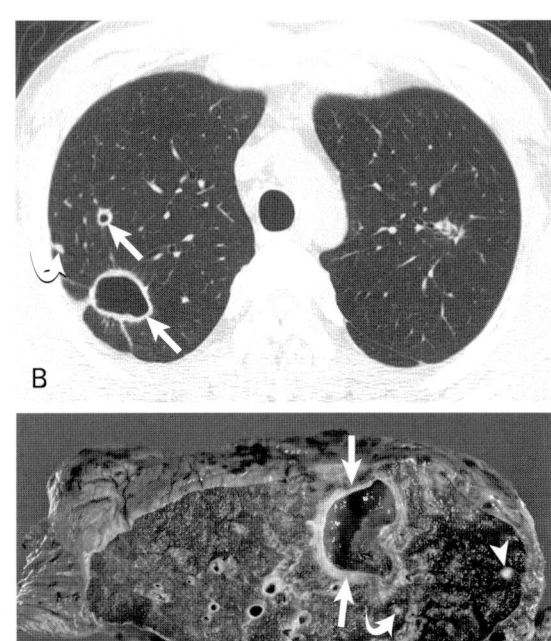
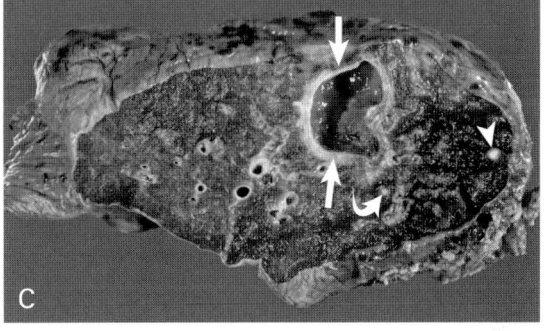

图 10.4 耐多种药空洞性肺结核患者。(A)胸部 X 线片显示两肺结节和空洞形成(箭)。(B)主动脉弓水平层面 CT 显示薄壁空洞(箭)和小叶中心性结节(弯箭)。下叶图像(未显示)显示树芽征,表明感染在支气管内扩散。(C)右肺上叶切除标本的连续矢状面病理切片示右上肺的空洞(箭)、钙化(箭头)及未钙化的小结节(弯箭)。(见彩色插页)

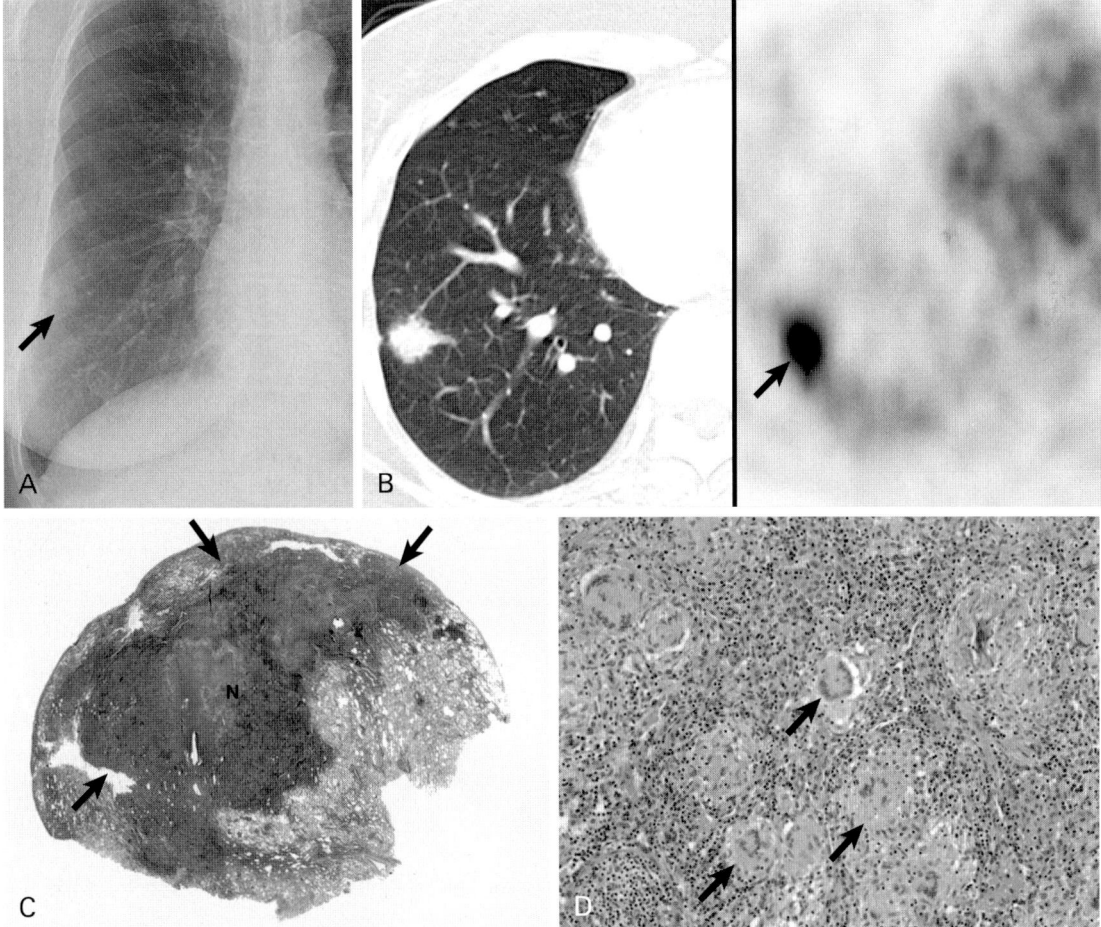

图 10.5 结核球患者。(A)胸部 X 线片示右肺下叶边界不清的结节(箭)。(B)基底段支气管层面 CT(左图),同层面(^{18}F)FDG-PET 示右肺下叶背侧基底段 FDG 摄取增高的结节。(C)楔形肺叶切除后显微镜下病理切片示结核球(箭)内含干酪样坏死区(N)。(D)将肉芽肿放大后证实上皮样组织细胞渗出和多核巨细胞(箭)。(见彩色插页)

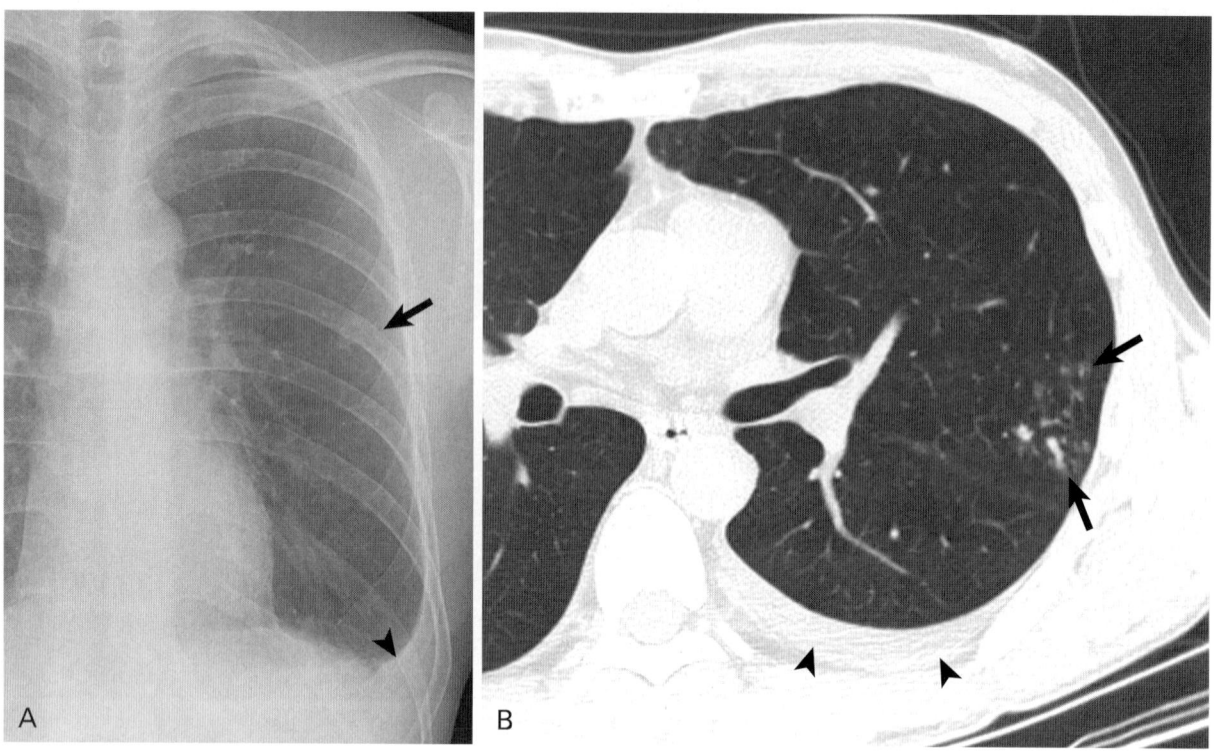

图 10.6 结核性胸膜炎和肺结核患者。(A)X 线胸片示左侧少量胸腔积液(箭头),左肺中叶(箭)小结节影。(B)左上叶支气管水平层面 CT 显示左肺上叶的树芽征(箭)。另外,可见左侧胸腔积液(箭)。

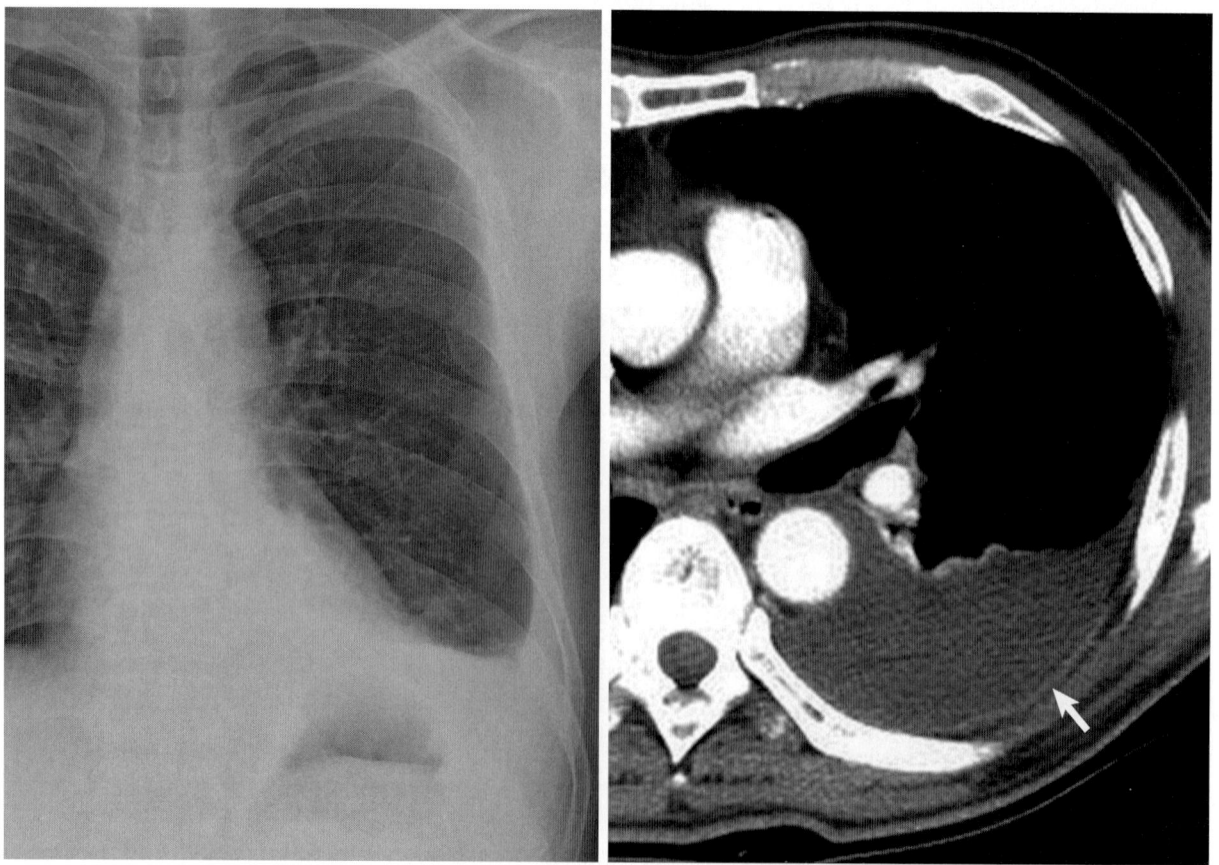

图 10.7 结核性胸膜炎。X 线胸片(左)和轴面 CT(右)显示左胸腔积液伴胸膜均匀强化(箭)。

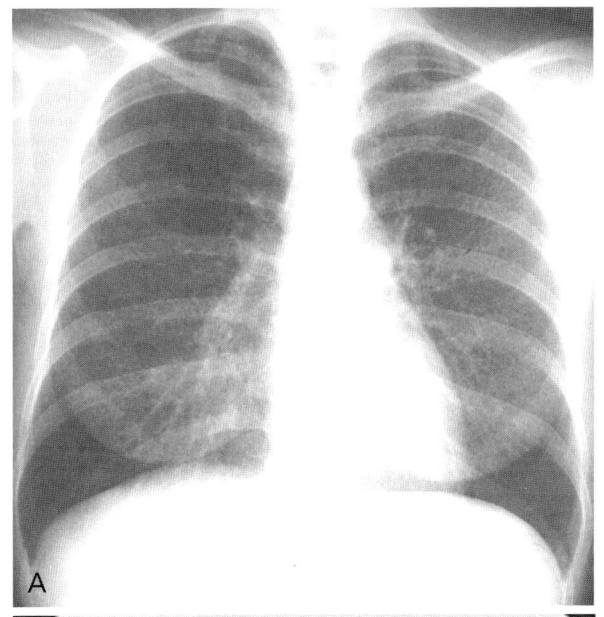

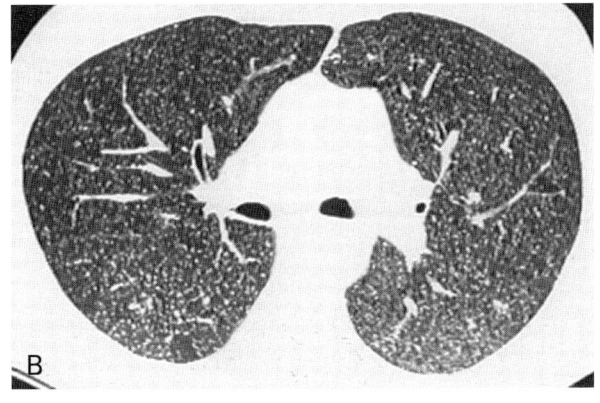

图 10.8　粟粒性肺结核。(A)X 线胸片显示双肺弥漫分布大量直径 1~2 mm 的结节(呈粟粒状)。(B)主支气管层面 CT 显示散在分布的大量小结节。

空洞破溃入胸膜腔形成,这种情况可导致结核性脓胸,偶尔形成支气管胸膜瘘伴气-液平。

　　粟粒性肺结核蔓延可发生于原发性或继发性疾病(图 10.8,图 10.9)。在继发性肺结核,粟粒状病灶可见于早期有明显实质病变的患者,这可能是唯一的肺部病变。所有的粟粒样感染病灶都会形成局灶性肉芽肿,最后发展成熟表现为坏死中心被上皮组织细胞和纤维组织包绕,边界清晰(图 10.9)。

　　肺结核可导致一系列的并发症和后遗症。肺组织和气管并发症包括急性呼吸窘迫综合征(ARDS)、广泛的肺组织破坏和瘢痕、多发囊状肺损伤(图 10.10)、曲霉球、支气管扩张、气管支气管狭窄(图

10.11)和支气管结石病。肺结核继发 ARDS 的 X 线表现为广泛的双侧磨玻璃影或实变影叠加在结核粟粒样或支气管播散病变之上。肺结核多发囊状病变可见于 ARDS 恢复期或肺结核广泛性实变的患者。囊状病变类似于肺气囊或肺大疱,可在一段时间后恢复,也可一直存在(图 10.10)。

　　肺结核的血管并发症有肺动脉炎、支气管动脉炎及血栓形成、支气管动脉假动脉瘤、Rasmussen 动脉瘤(图 10.12)。Rasmussen 动脉瘤是靠近结核空洞的肺动脉壁变薄所致的假性动脉瘤。纵隔并发症有食管纵隔瘘或食管支气管瘘、缩窄性心包炎(图 10.13)和纤维性纵隔炎。胸膜并发症包括结核性胸膜炎、脓胸、自溃性脓胸、纤维胸、气胸以及支气管胸膜瘘。自溃性脓胸(图 10.14)是由于结核性脓胸穿透胸膜壁层把内容物引流至皮下组织或胸壁而形成,引流至心包、脊柱、食管少见。胸壁最重要的并发症是结核性骨髓炎、软骨炎、结核性脊椎炎(图 10.15)和自溃性脓胸。

要点:肺结核 X 线表现

- 免疫受损宿主
  - 淋巴结肿大、胸腔积液、粟粒性播散、下叶实变
- 免疫活性宿主
  - 上叶尖后段、下叶背段局灶或片状实变影
  - 空洞(20%~45%)
  - 原发灶旁小结节影(20%~25%)

　　原发性肺结核常见的 CT 表现是小叶中心性结节、线样分支状和结节状影(树芽征)、斑片状或小叶性实变、空洞(图 10.3,图 10.4)。小叶中心性结节和树芽征起因于终末呼吸性支气管、肺泡管内和周围的干酪样坏死、肉芽肿性炎。在薄层 CT 上,成簇的小结节或树芽征表现为星系征(图 10.16),多叶段广泛分布的小叶中心性结节和树芽征反映了肺结核的支气管内播散。小结节聚集、融合可形成大结节(图 10.17)。绝大多数结核空洞是厚壁的,薄壁空洞也很常见,尤其是已接受过治疗的患者。

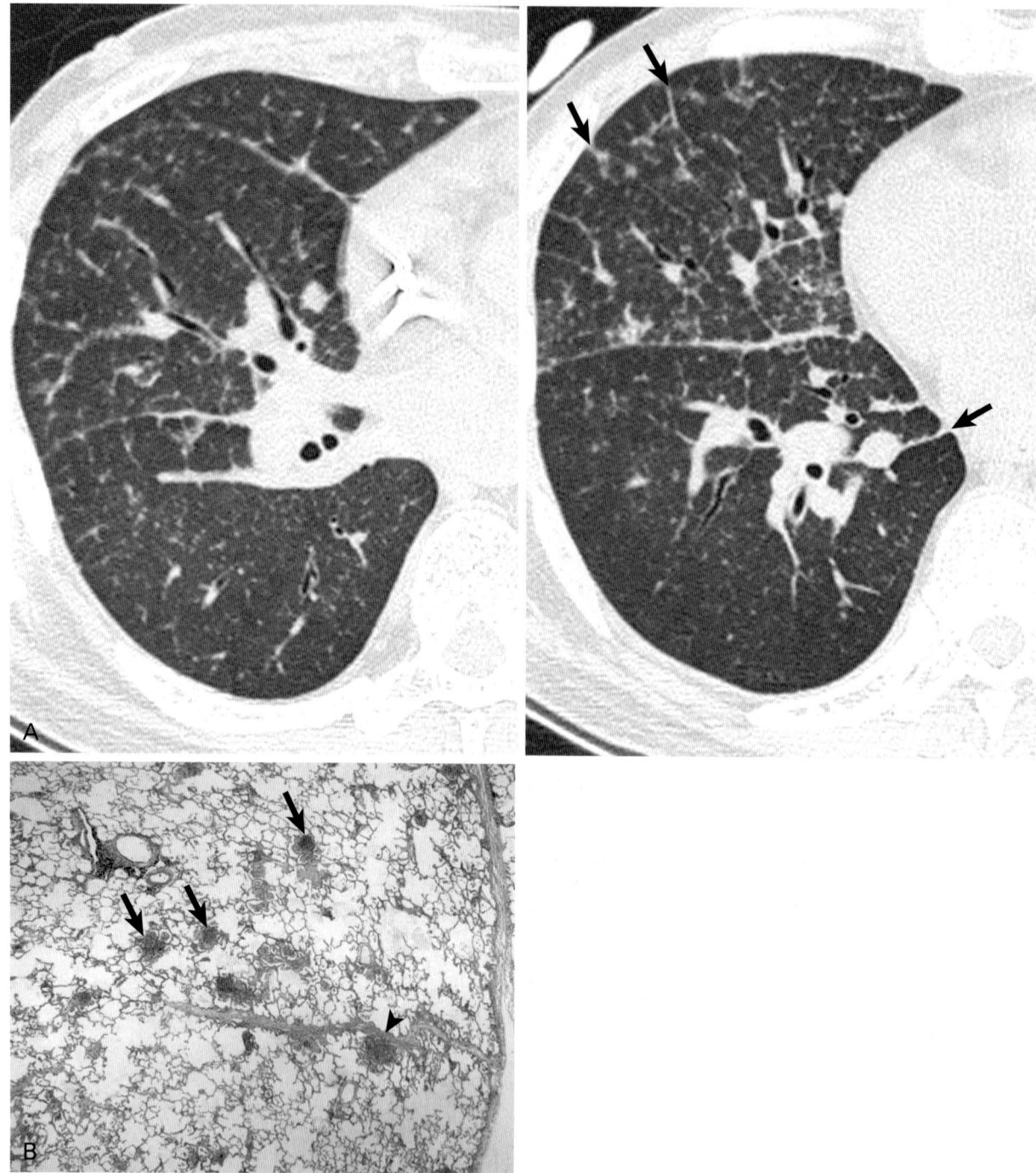

图 10.9 40 岁，粟粒性肺结核合并慢性粒细胞白血病的男性患者。(A)右下肺静脉(左)和节段性支气管(右)层面 CT 显示两肺散在分布的小结节，还可见小叶间隔光滑增厚(箭)。(B)电视胸腔镜(VATS)活检标本的镜下观察显示沿小叶间隔(箭头)和肺泡壁(箭)分布的小肉芽肿。(见彩色插页)

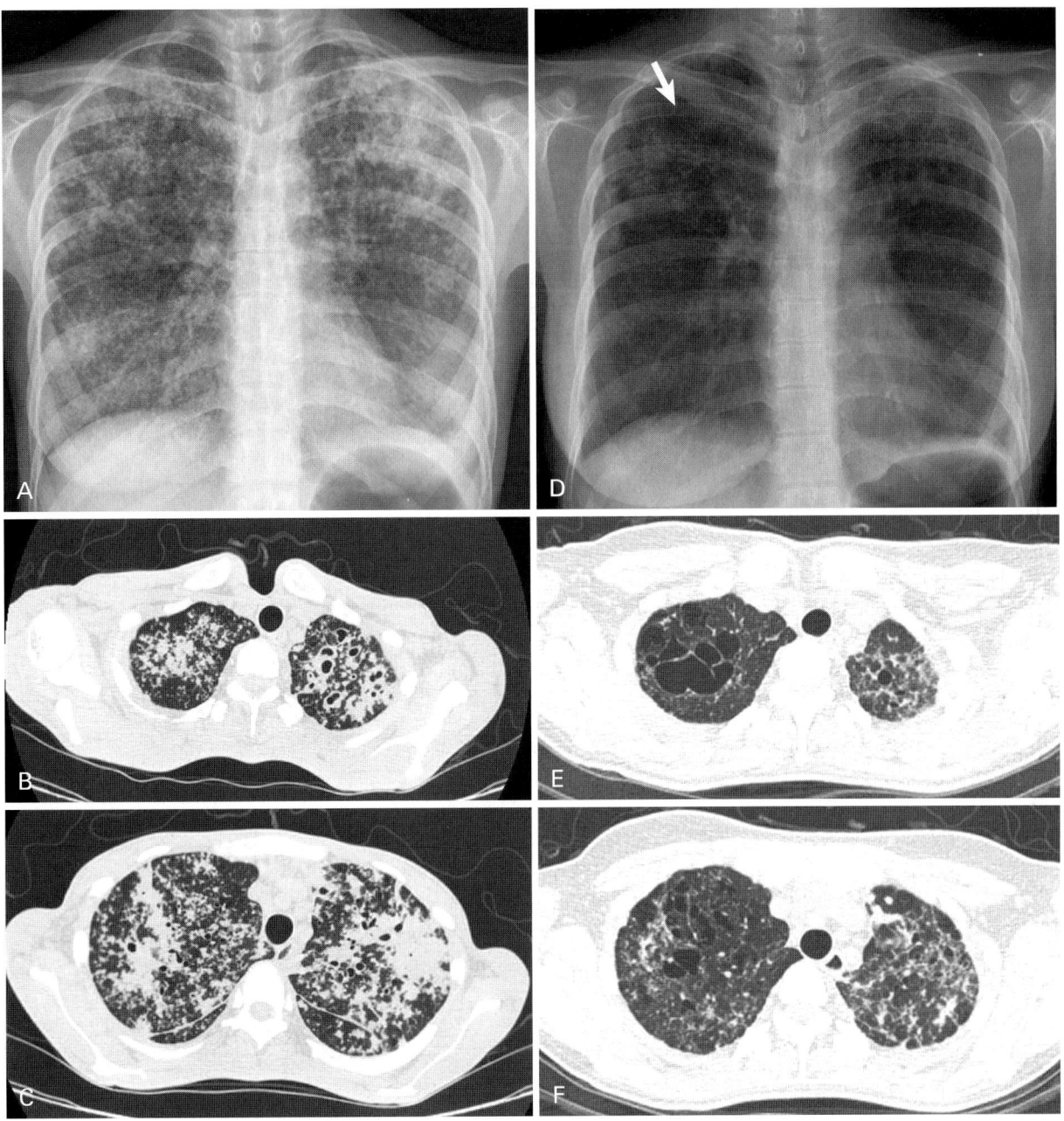

图 10.10 肺结核患者表现为广泛的肺组织实变和随后出现的肺内囊性病变。(A)X 线胸片最初示双肺多发结节和双肺上叶实变,左侧少量胸腔积液。(B、C)胸骨上切迹和胸骨柄层面 CT 显示上叶小叶中心性结节、树芽征、空洞性结节及实变。(D)患者接受抗结核治疗 4 个月后 X 线胸片示右肺实质内阴影减轻,但右肺上野有新发囊性病灶(箭),左肺上野阴影稍增多。(E、F)与(B)和(C)相同层面,和(D)同时获得的随访 CT 显示右肺上叶多个囊性病变,小叶中心性结节和实变范围缩小。

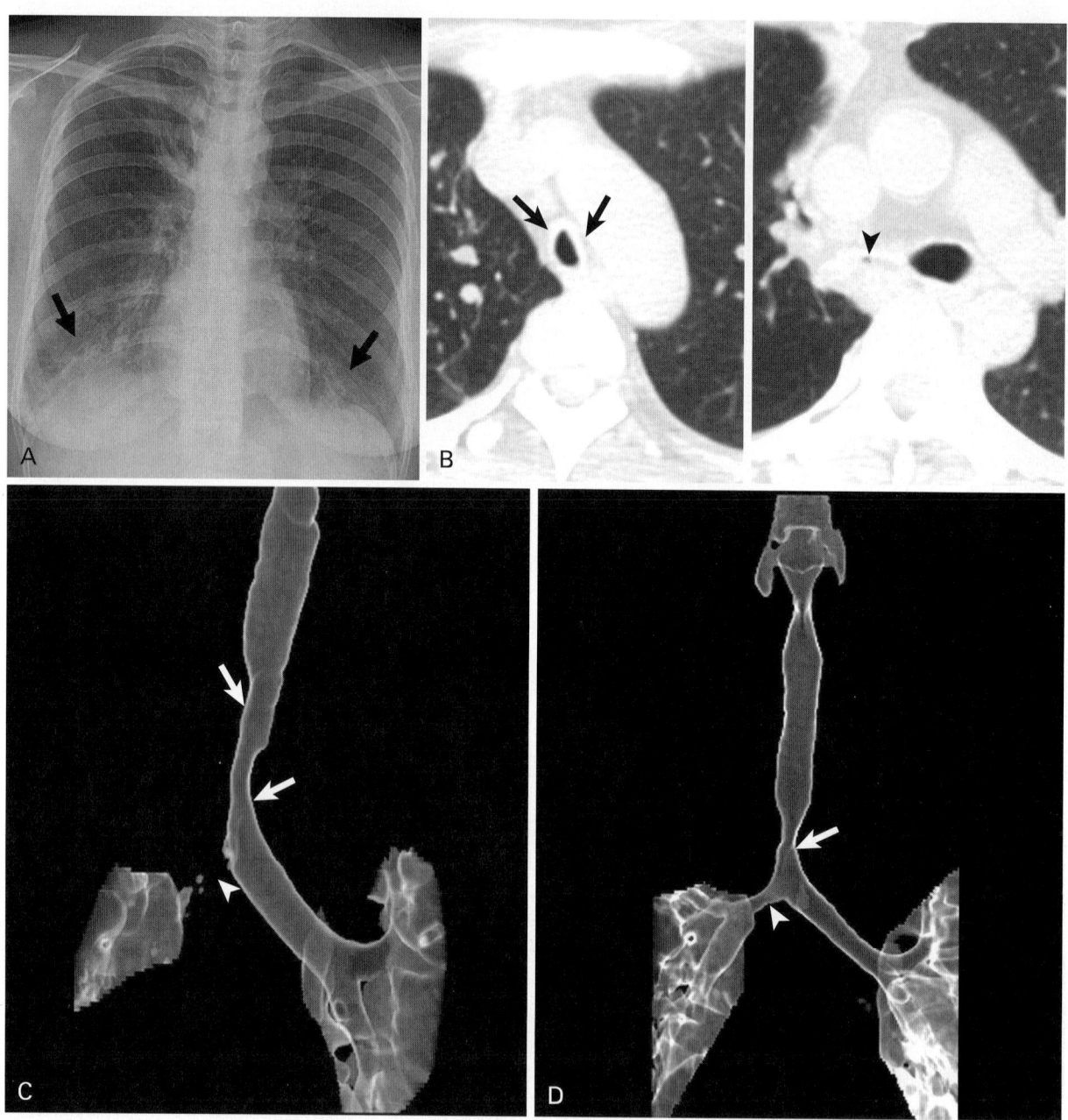

图 10.11 31 岁,女性,支气管结核患者的随访 CT。(A)初始 X 线胸片显示右肺上叶体积减小及双肺下叶肺实质阴影(箭)。(B)主动脉弓(左图)和主支气管(右图)层面 CT 显示气管远段(箭)的管腔狭窄和管壁增厚,右主支气管管壁明显增厚,管腔几乎闭塞(箭头)。(C)容积重建示气管下段的狭窄(箭)和右主支气管消失(箭头)。(D)患者接受 6 个月抗结核治疗后的 CT 容积重建示气道病变好转伴右主支气管重建,但气管远段(箭)和右主支气管(箭头)管腔光整、狭窄(气道结核的纤维化阶段)。

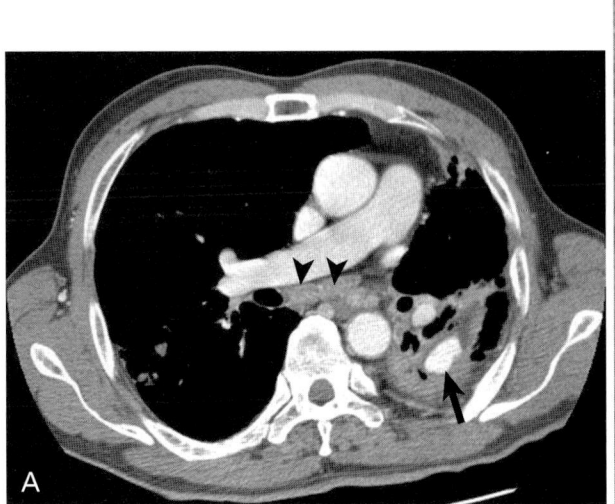
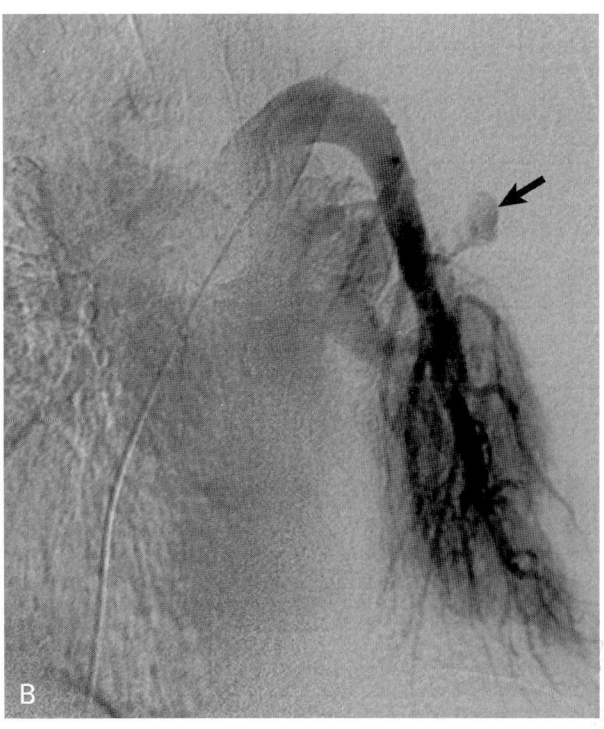

图 10.12　Rasmussen 动脉瘤患者伴有慢性毁损性肺结核。(A)支气管中间部层面的对比增强 CT 显示在左肺下叶背段,被对比剂填充动脉瘤(箭)伴肺组织实变,隆突下淋巴结肿大(箭头)。(B)非选择性左肺动脉造影,左肺动脉分支处见对比剂填充的动脉瘤。

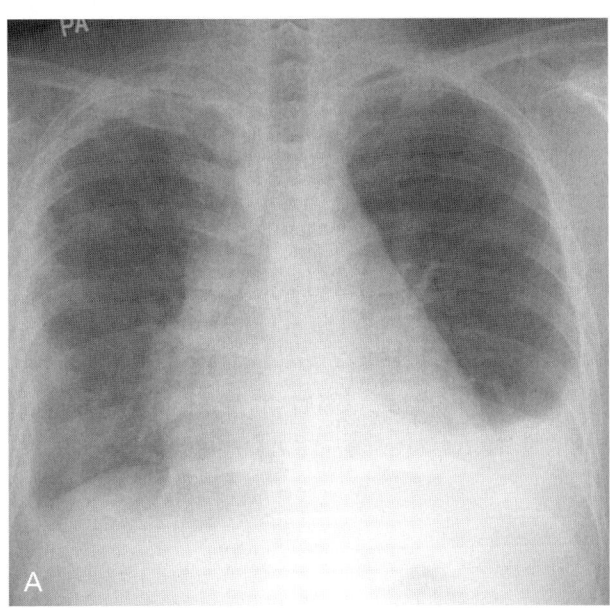
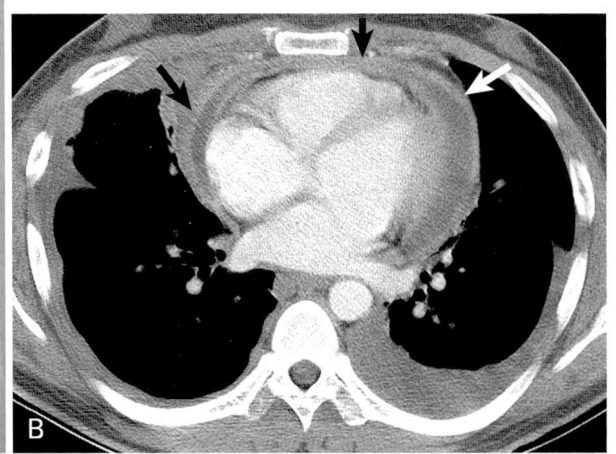

图 10.13　结核性缩窄性心包炎患者。(A)X 线胸片示心脏增大和双侧胸膜增厚、积液。(B)左心房层面 CT 示心包积液和双侧胸腔积液,可见明显强化、增厚的心包壁(箭)。

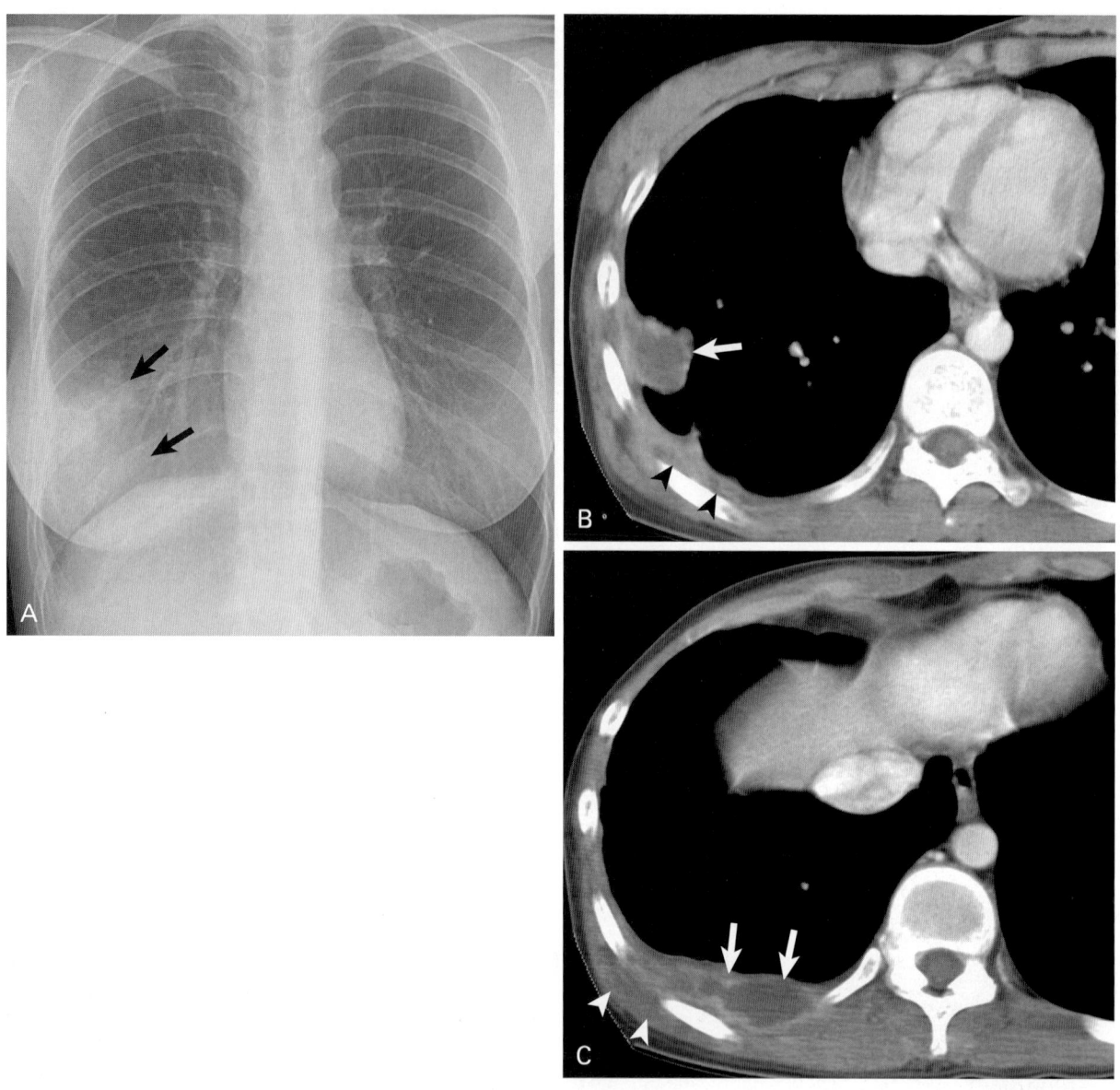

图 10.14 结核性自溃性脓胸患者。(A)X 线胸片示右肺下野高密度影。(B)肝上、下腔静脉水平层面增强 CT 示胸膜腔内小脓腔（箭），胸膜外肋骨下的软组织影（箭）。(C)图 B 下 10 mm CT 显示胸膜外肋下区（箭）和右胸壁（箭头）的液性脓腔。

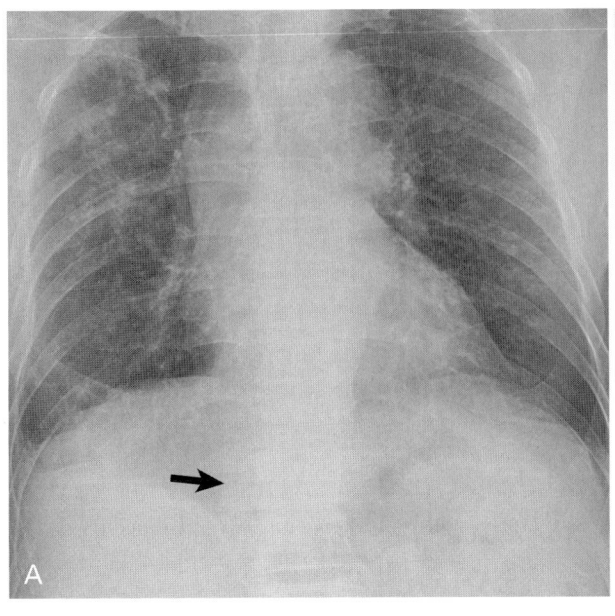

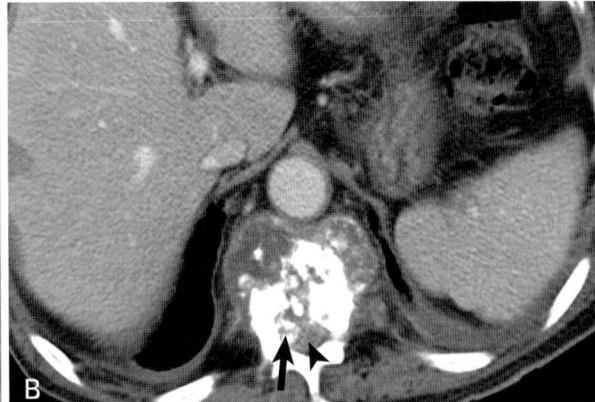

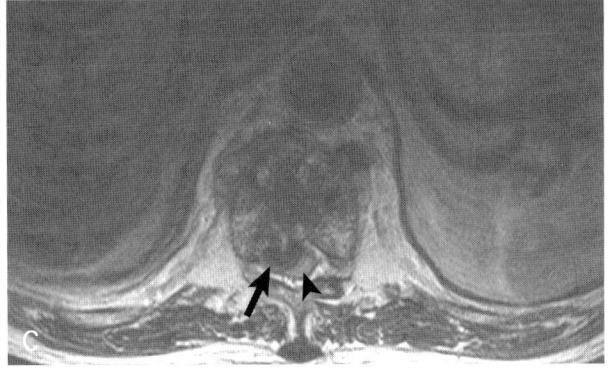

图 10.15 结核性脊椎炎患者。(A)X 线胸片示两肺不对称性结节和条索影,腰椎右侧旁显示不清。(B)肝尾状叶水平层面增强 CT 显示椎体两侧见钙化、不均匀的低密度软组织密度影,与破坏的椎体骨质相连,并可见扩展至椎管内(箭)的异常软组织影压迫脊髓(箭头)。(C)和(B)在同一层面的 MR T2WI 显示病变向椎管内扩展(箭)并压迫脊髓(箭头)。

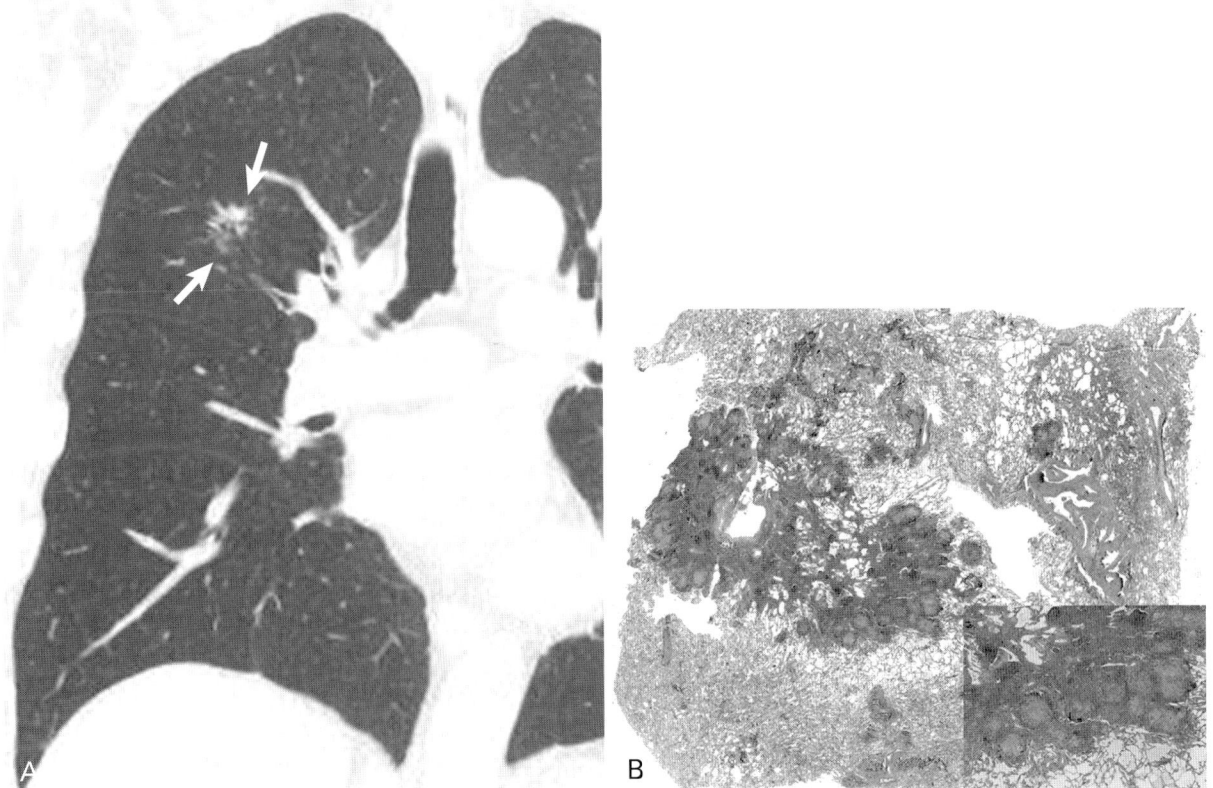

图 10.16 活动性肺结核的 CT 卫星征。(A)冠状面 CT 显示右肺上叶一个较大的结节和周围较小的卫星结节(箭)。(B)低倍显微照片显示小肉芽肿聚集形成 CT 的卫星征。插图:高倍显微镜下的多发性结核肉芽肿。(见彩色插页)

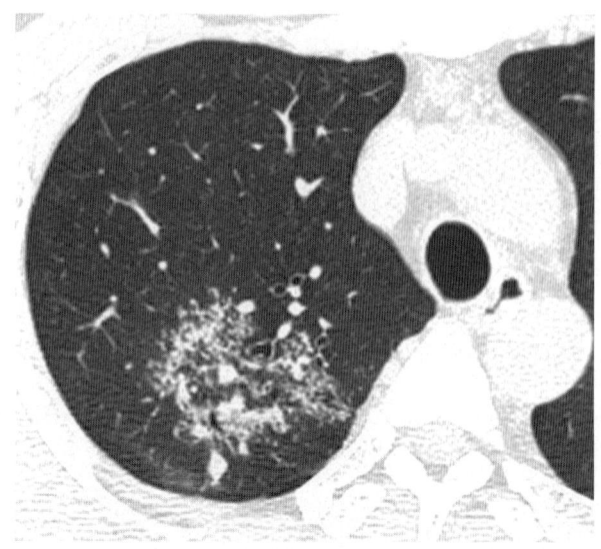

图 10.17 肺结核合并小结节和树芽征。主动脉弓水平层面 CT 显示合并有树芽征的肺实质病变,提示活动性肺结核。

29 名新发和 12 名复发肺结核患者的 CT 表现显示,最常见的 CT 表现为直径 2～4 mm 的小叶中心性结节和分支状阴影(树芽征),或两者都有,可见于 95%的患者。其他常见征象有结节空洞(69%)、小叶实变(52%)、小叶间隔增厚(34%)和支气管血管扭曲变形(17%)。结核在支气管内播散时常没有空洞的表现。在 12 例结核复发的患者中有 11 例显示小叶中心性结节和树芽征,CT 可从新发活动性病灶中区别出陈旧性纤维化病灶。患者接受治疗后进行 HRCT 显示小叶实变逐渐减轻。大多数小叶中心性结节和分支状影在治疗后 5 个月消失。后续复查显示,支气管血管扭曲变形、纤维化、肺气肿和支气管扩张加重。

Hatipoglu 等通过比较 32 例活动性肺结核和 34 例非活动性肺结核患者的 HRCT 发现,只有活动性肺结核的患者才有小叶中心性结节(91%患者)、树芽征(71%患者),直径 5～8 mm 的结节(69%患者)和实变(44%患者)。50%的活动性结核和 12%的非活动性结核可出现空洞。Poey 等观察 27 例继发性肺结核患者在接受 6 个月抗结核治疗前后的 HRCT 显示,只有治疗前可见边缘不清的小叶中心性结节,而网格状阴影(小叶内和间隔增厚)和纤维化在治疗前后都可出现。

结核瘤在 CT 上常边缘光整(图 10.18),但纤维化牵拉血管、小叶间隔或肺实质邻近结节,会导致边缘毛糙。20%～30%的结节和周围卫星灶可见钙化(图 10.5)。空洞可见于原发病灶和卫星灶。增强 CT 上结核瘤常表现为环状或曲线型强化(图 10.18)。

曲线型强化为纤维组织/肉芽肿性炎症组织包膜,未强化区为中央坏死组织的表现(图 10.18)。

粟粒性肺结核典型的 CT 表现为两肺散在分布的直径 1～3 mm 的小结节(图 10.8,图 10.9),增厚的小叶间隔和小叶内的线状影常较明显。

肺门和纵隔淋巴结肿多见于活动性肺结核患者的 CT 图像。Im 等的研究显示,在 HRCT 上,29 例新发肺结核的患者中有 9 例可见纵隔淋巴结肿大(31%),12 例复发性肺结核的患者中 2 例可见纵隔淋巴结肿大(17%)。活动性肺结核肿大淋巴结增强 CT 的典型表现为中央低密度区,伴边缘强化(图 10.19)。

Moon 等通过观察 37 例活动性和 12 例非活动性肺结核患者的 CT 表现,评估了 CT 在诊断结核性纵隔淋巴结中的作用。在 37 例活动性肺结核患者中,纵隔淋巴结的大小范围为 1.5～6.7 cm(平均 2.8± 1.0 cm),均表现为中央低密度而边缘强化;7 例患者的肿大淋巴结内可见点状钙化(19%);12 例非活动性结核患者淋巴结小于活动性结核患者的淋巴结,且强化均匀(无中央低密度区)。12 例非活动性肺结核患者中 10 例可见淋巴结钙化(83%)。活动性结核患者肿大淋巴结中央低密度区病理学为干酪样坏死。25 例治疗后患者的纵隔肿大淋巴结均变小,且低密度区消失。

10%～20%的肺结核患者为气道结核。气道结核的特征性 CT 表现为管壁环周增厚和管腔变窄,累及一长段支气管。活动性气道结核的管壁不规则增厚、管腔变窄。纤维化患者气道壁光滑变薄,管腔变窄(图 10.20)。

结核性胸腔积液 CT 表现为胸膜腔密度均匀的液体,增强后胸膜强化,表现为脏层胸膜和壁胸膜表面均匀增厚,中间见积液(胸膜分裂征)。结核性胸腔积液患者在服用抗结核药物 3～12 周后,可能出现新的胸膜下肺结节(图 10.21),但这不是治疗无效的表现,这些反常的胸膜下结节在继续用药后会好转。

AIDS 患者的结核影像表现受患者免疫抑制程度和是否接受 HAART 治疗的影响。轻度免疫抑制(>200 CD4 细胞/μL)患者的影像学表现与免疫功能正常的患者相似,主要表现为上叶的局灶性实变和结节影。中度或重度免疫抑制(<200 CD4 细胞/μL)患者的主要异常包括肺门或纵隔淋巴结肿大和气腔实变。X 线片上可显示 30%～60%患者的肿大肺门或纵隔淋巴结,CT 可显示 70%～90%患者的肿大肺门或纵隔淋巴结。肿大淋巴结密度减低,静脉注入对比剂后环形强化。中、重度免疫抑制的结核性淋巴结常

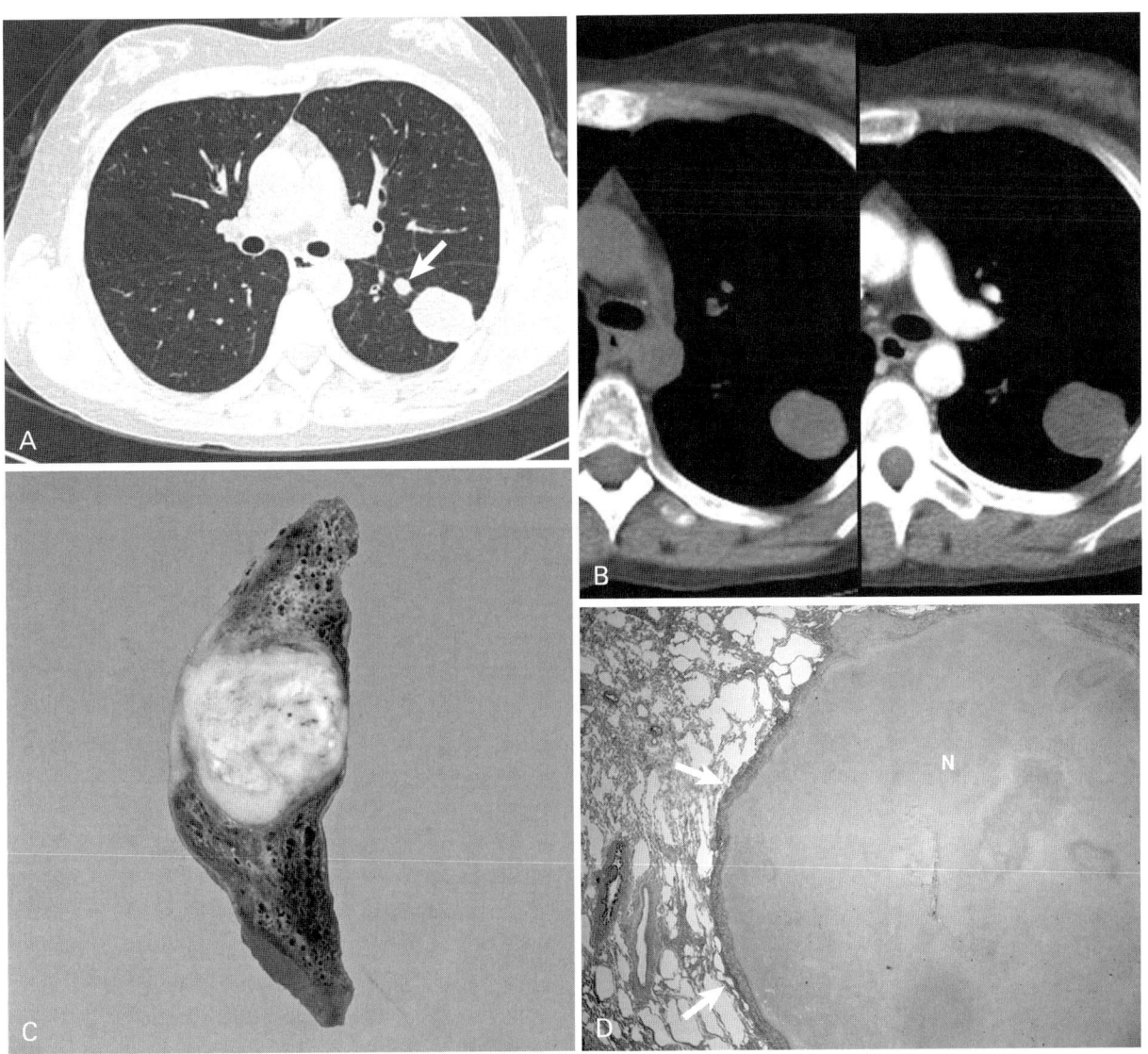

图 10.18　结核球。(A)右中间支气管层面 CT 显示左肺下叶边界清楚的肿块和卫星结节(箭)。(B)CT 平扫(左)和增强 CT(右)显示肿块无强化。(C)楔形切除病理标本显示肿块包含颗粒状和干酪样物质。(D)楔形切除病理标本的显微照片(苏木精和伊红,×12.5)显示含干酪坏死(N)区的结核球(箭)。(见彩色插页)

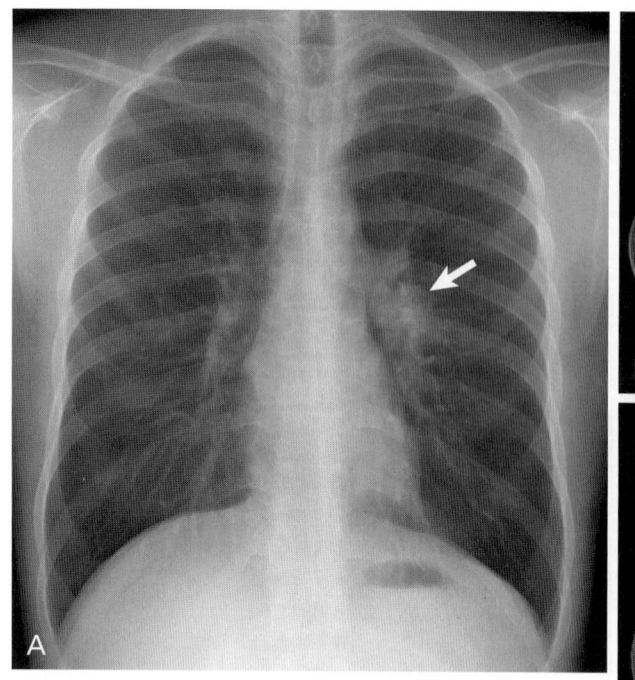

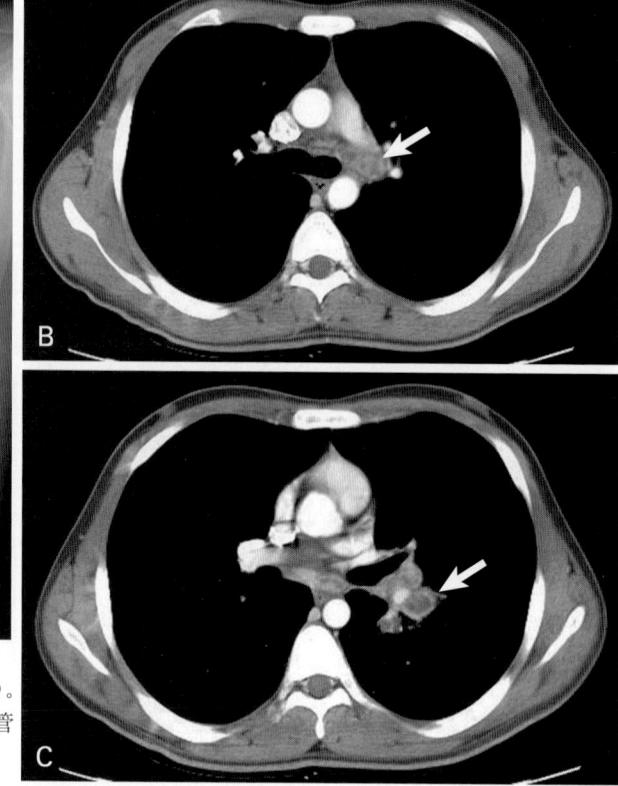

图 10.19 结核性淋巴结。(A)X 线胸片显示左肺门增大(箭)。(B、C)在隆突和左肺上叶气管层面 CT 显示左肺门和支气管周围的增大淋巴结,呈中央低密度、边缘强化(箭)。

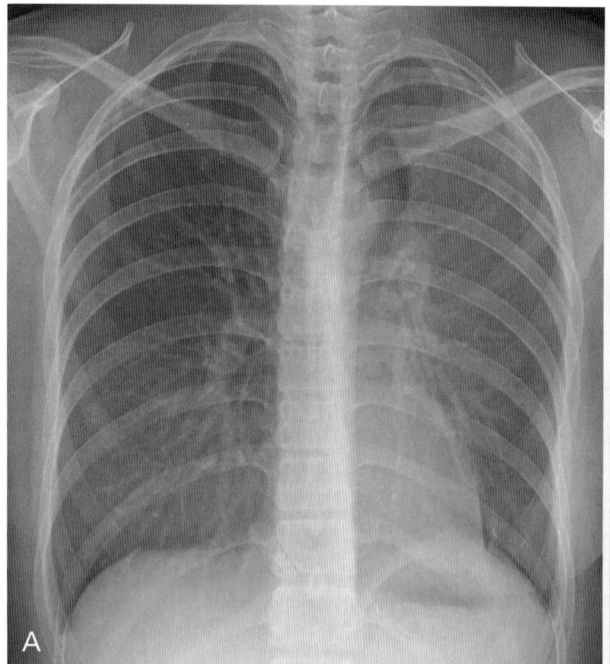

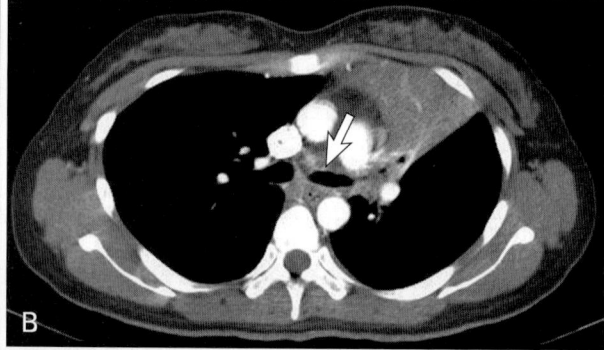

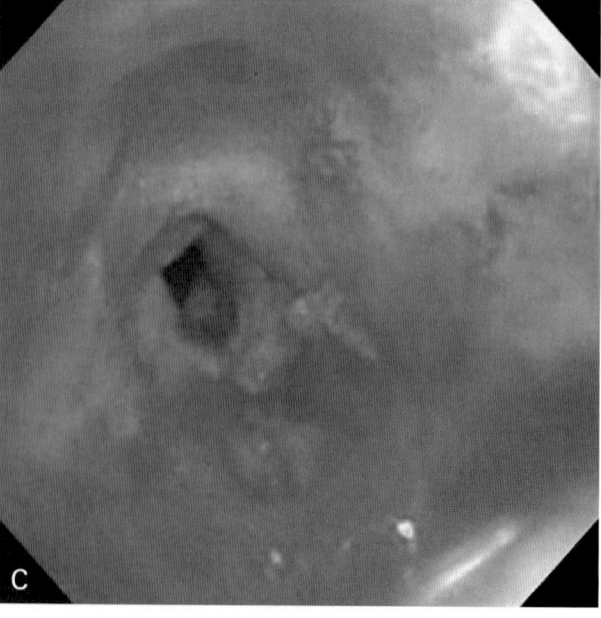

图 10.20 呼吸道结核。(A)X 线胸片显示伴镰刀征的左肺上叶不张。(B)左肺上叶气管层面 CT 显示左主支气管和肺上叶支气管壁增厚不规则,管腔变窄(箭所示),致左肺上叶不张。(C)支气管镜检查显示左主支气管狭窄,黏膜肿胀,表面覆盖白色物质。(见彩色插页)

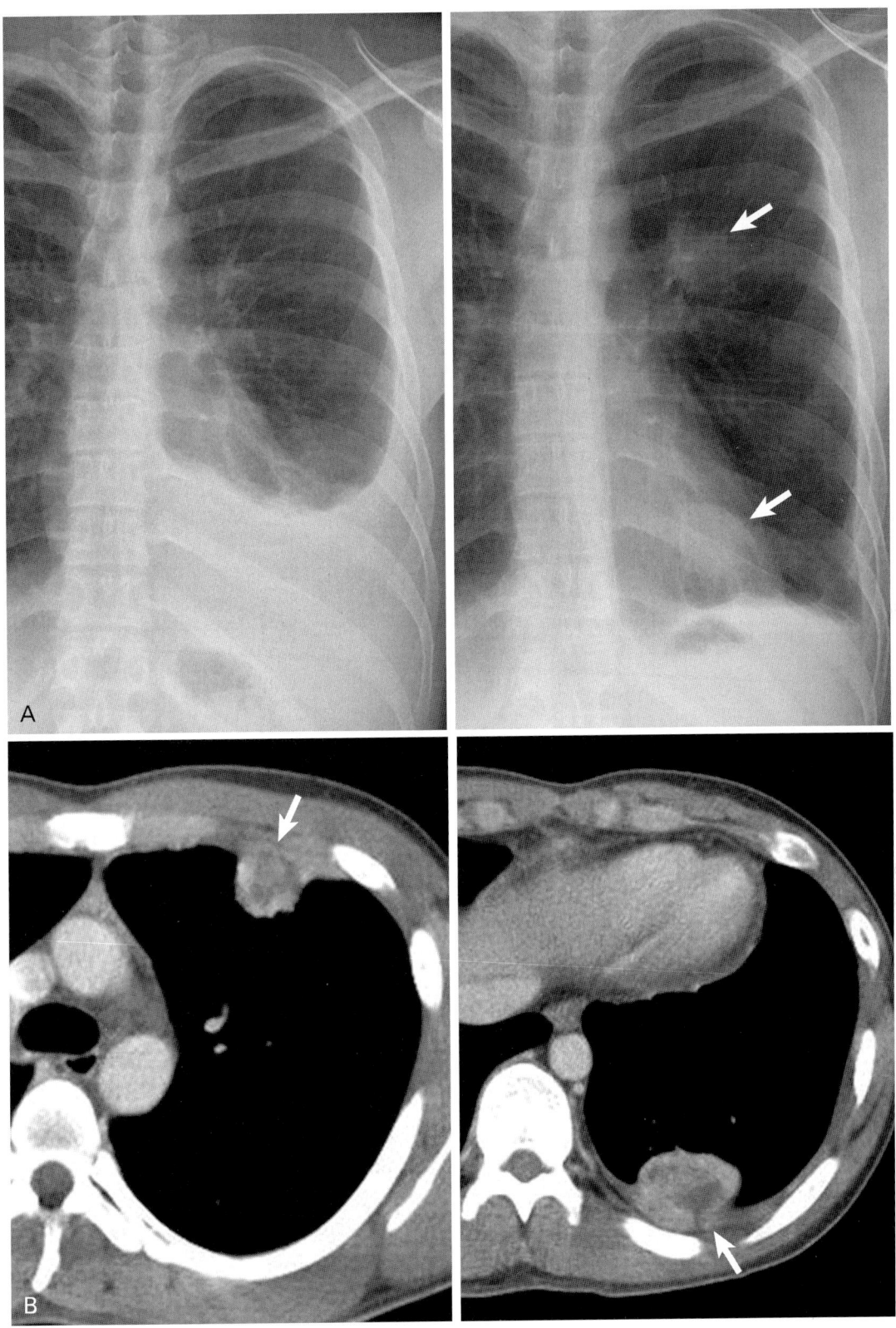

图 10.21 结核性胸膜炎伴反常的胸膜下结节。(A)首次 X 线胸片(左)和使用抗结核药物治疗 4 个月后的 X 线胸片(右)显示左侧胸腔积液减少,新出现的胸膜结节(箭)。(B)随访 CT 显示边缘强化的胸膜结节(箭)。这些结节在持续用药后消失(未显示)。

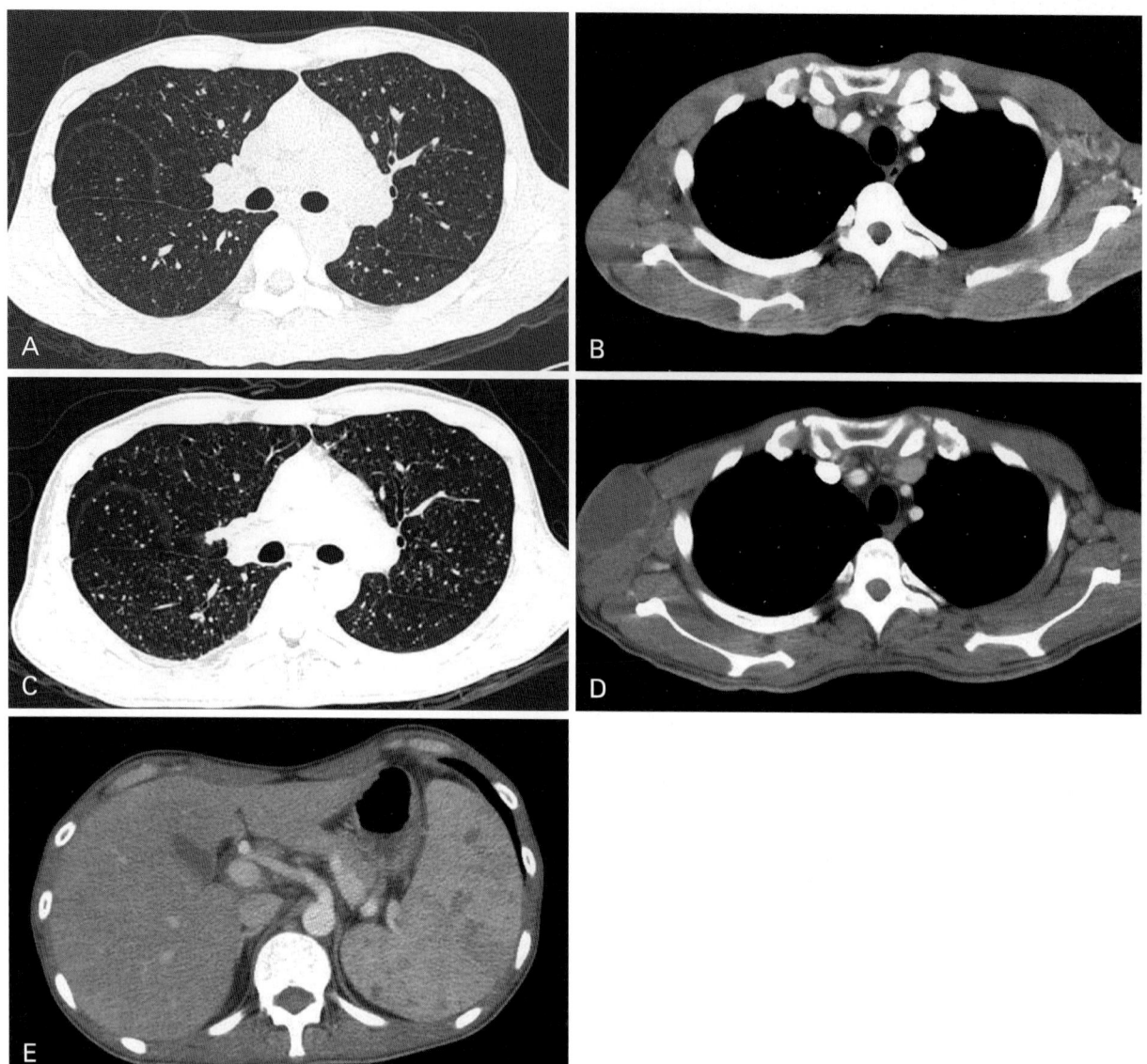

图10.22 43岁,HIV患者的肺结核相关免疫重建炎性综合征,初始CD4阳性,T细胞计数为27/μL,HIV RNA病毒载量为29 600/mL。(A)右主支气管层面CT显示小的、随机分布的结节,提示粟粒性肺结核。(B)胸骨柄层面增强CT显示双侧腋窝淋巴结边缘强化伴中央坏死。(C~E)4个月后随访,(A)和(B)显示粟粒性结核和结核性淋巴结加重,可见多个新发脾脏结节。此时,患者的CD4阳性T细胞计数增加(120/μL),HIV RNA检测不到。

合并广泛的肺实质、胸外淋巴结和胸外器官结核。严重的免疫抑制患者粟粒性肺结核和胸腔积液患病率极高,但10%~20%严重免疫功能不全的AIDS肺结核患者的X线表现可正常。根据HAART情况,艾滋病合并肺结核患者的临床和放射学表现与肺结核患者无明显差异。但HAART患者可能会出现肺和中枢神经系统结核的反常恶化,称为免疫重建炎性综合征,这与CD4细胞计数增加和病毒载量减少有关。免疫重建炎性综合征的典型影像学表现包括:70%患者的胸内或颈部淋巴结出现病变,新发或肺实质实变增大、胸腔积液增加(图10.22)。腹腔内结核或结核

性脑膜炎也可出现。治疗包括持续的抗结核治疗以减轻抗原负荷,持续有效的HAART治疗和正确使用抗炎药。

耐多药的结核病是指至少对异烟肼和利福平耐药的结核分枝杆菌。广泛耐药(XDR)的结核病是指对任何类型的氟喹诺酮和以下3种可注射药物中至少一种具有耐药性的结核分枝杆菌:阿米卡星、卷曲霉素或卡那霉素,同时对异烟肼和利福平耐药。尽管耐多药肺结核的影像学表现与药物敏感的肺结核相似,但既往研究表明,耐多药肺结核中支气管扩张、肺毁损、钙化性肉芽肿和空洞更为常见。双肺受累、肺

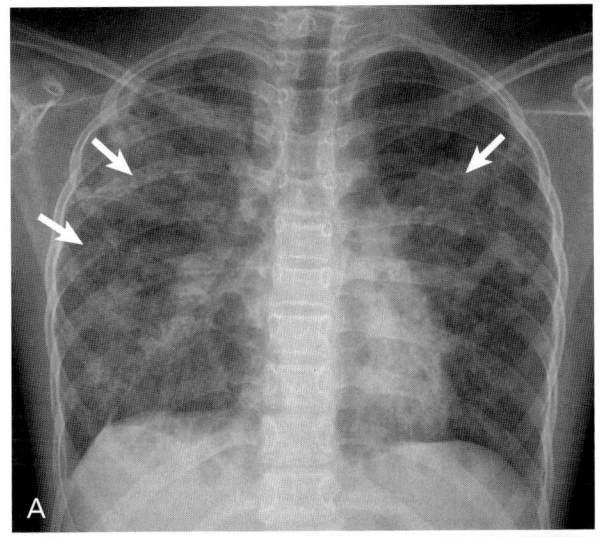

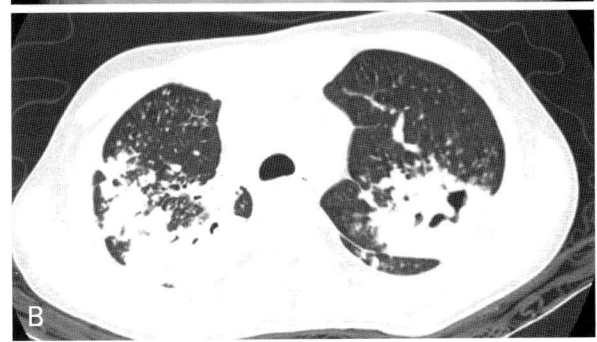

图 10.23 原发性耐多药结核病。(A)X 线胸片显示双肺多发斑片状实变和小结节,同时可见两肺多发空洞性结节(箭)。(B)在气管远端层面 CT 显示双肺空洞、大结节、小叶中心性结节及树芽征。

要点:肺结核的 CT 表现

- 典型的实质性肺结核
  - 上叶尖后段和下叶背段直径 2～4 mm 的小叶中心性结节
  - 树芽征(70%～80%)
  - 直径 5～10 mm 气腔结节(60%～70%)
  - 空洞(60%～70%)
  - 小叶实变(50%～60%)
  - 多个空洞病变提示耐多药结核病的可能性增大
- 粟粒性肺结核
  - 直径 1～3 mm 的结节随机分布于两肺
- 淋巴结结核
  - 边缘强化,中心低密度
- 气道结核
  - 一长段支气管的管壁环周增厚,管腔变窄
- 胸膜结核
  - 均匀增厚的脏层和壁层胸膜被积液分隔

段或肺叶实变及多个空洞在未经治疗或治疗时间在 1 个月内的原发性耐多药肺结核患者,比获得性耐多药肺结核更常见(图 10.23)。因此,CT 上多发空洞应警惕耐多药结核病,但耐多药结核病也可表现与普通结核病相同的无空洞的树芽征、小结节或小叶实变灶。广泛耐药结核病的影像学表现与耐多药结核病相似,广泛耐药结核的实变和树芽征更广泛。

(五)影像检查的选择 X 线胸片是评价肺结核的首选影像检查,其在诊断和治疗中十分重要。但活动性肺结核,X 线胸片可正常或仅见轻微异常改变。常见的误诊原因有:X 线胸片无法识别的轻微肺组织改变,肺门或纵隔淋巴结肿大,肺上叶结节,病灶周围大量的小结节及瘢痕等肺结核可能出现的改变。X 线胸片对播散性病灶的敏感性很低,71 例粟粒性肺结核患者的 X 线胸片,3 位独立的观察者仅诊断了 42～49 例粟粒性肺结核(敏感性 59%～69%)。

CT 显示微小肺组织病变和纵隔淋巴结肿大较胸片敏感。X 线胸片表现正常或疑似有病变,而临床怀疑为肺结核患者,CT 可在培养结果前诊断,敏感性高。研究显示,41 例儿童肺结核患者中,CT 仅诊断了 8 例(20%)。这 8 例患者,X 线胸片无明显异常表现,而 CT 显示边缘强化的淋巴结、钙化、支气管播散的结节或粟粒性肺结核,15 例患者(37%)依据 CT 表现改变了临床治疗方案。

薄层 CT 有助于显示融合的炎性病灶、高密度区及瘢痕内的小空洞。41 例活动性肺结核的研究显示,HRCT 可显示 58% 的空洞,而 X 线胸片只能显示 22% 的空洞。

当 X 线胸片表现为正常、疑似或微小病灶时,HRCT 也有助于显示肺内弥散性表现,且 CT 较 X 线胸片在显示粟粒性病灶和支气管内结核播散时更敏感,更能提示活动性病变。肺结核支气管内播散特征性表现为小叶中心性结节和远离原发灶的树芽征。Lee 等观察了 188 例肺结核患者的表现,结果显示 CT 诊断活动性结核主要依据肺实质病变、空洞及支气管内播散。146 例结核患者中 133 例(91%)经 CT 确诊为肺结核,42 例非结核患者中 32 例(76%)经 CT 准确排除了结核的诊断。误诊的主要原因是肺

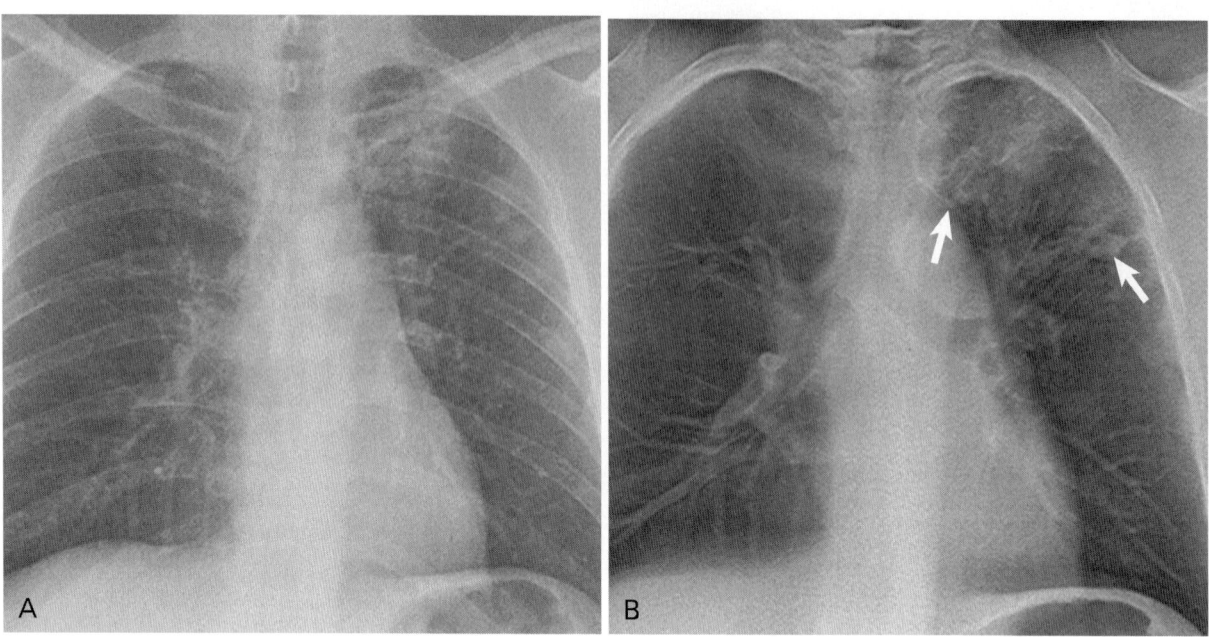

图10.24 空洞性肺结核。(A)X线胸片显示左上肺实变影。(B)胸部数字断层摄影显示左肺上叶实变内伴空洞(箭)。

癌和细菌性肺炎。89例活动性肺结核患者中71例 (80%)经CT确诊,57例非活动性结核患者中51例 (89%)经CT诊断为非活动性结核。

CT也有助于评估胸膜的并发症,如结核性积液、脓胸、支气管胸膜瘘及部分X线胸片未显示的胸膜疾病。然而,辐射剂量和成本仍是限制CT诊断结核病的原因。新的成像方法,如双能量减影数字X线摄影和数字断层成像优于X线胸片,尤其对显示空洞和小叶中心性结节,同时可以减少CT重复检查的辐射危险(图10.24)。

(六)鉴别诊断 肺结核的肺叶或肺段的实变表现需要和细菌性肺炎鉴别。结核病患者的实变常伴纵隔或肺门淋巴结肿大。陈旧性结核的后遗灶(包括Ghon灶)、结核的支气管播散、多发性空洞都提示结核性肺炎的诊断(图10.25)。Kim等的研究显示,52名肺叶实变的患者中24例为结核性肺炎,21例为中央型肺癌所致的阻塞性肺炎,7例为肺脓肿坏死后的空腔,实变区有3个或以上空洞常提示为结核。此外,常见细菌性肺炎抗生素治疗后无效也提示结核感染。纵隔和肺门肿大淋巴结伴中央低密度区以及静脉注射对比剂后周围环形强化也可见于淋巴瘤、转移瘤(特别是睾丸肿瘤)、小细胞肺癌及良性病灶,如Whipple病、克罗恩病,表现为肺上叶空洞的肺结核需要与非结核性感染、真菌性感染、鳞状细胞癌的空洞和由金黄色葡萄球菌、克雷伯杆菌和厌氧菌引起的化脓性细菌性肺炎相鉴别。

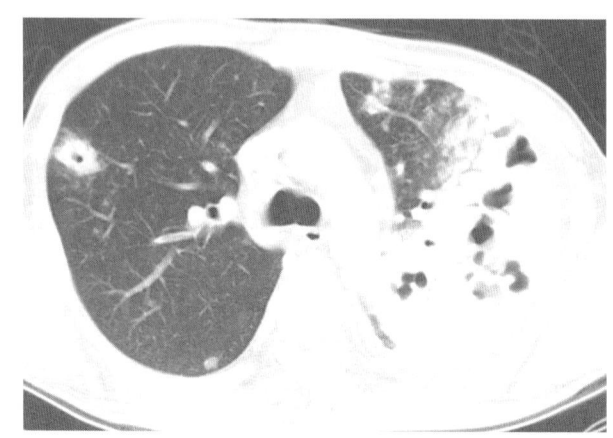

图10.25 肺结核表现为含有多个空洞的实变影。主支气管层面CT显示左肺大片实变内伴多个空洞。右上肺可见含空洞结节,以及双肺大小不一的结节病灶,无空洞。

多发结节(直径10~30 mm,结核瘤)的表现和肺转移瘤、淋巴系统恶性肿瘤、脉管炎、肉芽肿相似,如肉芽肿性多血管炎(既往称为Wegener肉芽肿)以及淋巴瘤样肉芽肿。小叶中心性小结节(直径<10 mm)和树芽征是诊断活动性肺结核最重要的征象,但这些征象也见于细菌、真菌及病毒性细支气管炎、吸入性肺炎、弥漫性泛细支气管炎、非结核性分枝杆菌肺炎。双侧对称性胸膜下病变主要位于双下肺,尤其是和支气管扩张相关时,倾向诊断为弥漫性泛细支气管炎。慢性鼻窦炎的也有助于诊断弥漫泛细支气管炎。双侧的非对称性病变包括细支气管炎和支气管扩张,右肺中叶和左肺上叶舌段感染严重时,提示为非结核

性分枝杆菌感染。

　　长期存在边缘模糊小结节的粟粒性肺结核,特别是伴心包积液时,易与肺转移瘤混淆,经支气管肺活检有助于鉴别诊断。

要点:胸内结核的主要鉴别诊断

- 肺叶或肺段的结核性肺炎
  - 细菌性肺炎
- 结核性淋巴结
  - 淋巴瘤
  - 转移瘤
  - 小细胞肺癌
  - Whipple 病和克罗恩病相关的良性反应性结节
- 结节
  - 淋巴增生性恶性肿瘤
  - 肉芽肿合并血管炎
  - 肺转移瘤
- 小叶中心性结节和树芽征
  - 细支气管感染
  - 非结核性分枝杆菌感染
  - 弥漫性泛细支气管炎
  - 吸入性病变
- 粟粒性肺结核
  - 粟粒状转移瘤
  - 粟粒性地方性真菌感染

　　(七)治疗方案概要　对无治疗史的肺结核患者的基本治疗方案包括早期给予利福平、异烟肼、吡嗪酰胺口服 2 个月,后 4 个月给予利福平和异烟肼治疗。如怀疑患者对异烟肼抵抗或已确诊/怀疑 HIV 感染时,前 2 个月可加用乙胺丁醇。患者如果来自异烟肼抵抗流行区或者抵抗率高发区时,开始就应用四联用药。治疗肺结核的几个注意事项应牢记:首先,病原体对用药应敏感;第二,患者必须完全或几乎完全遵从治疗规定;第三,痰培养成功后应记录细菌反应(治疗 3 个月后应消失)。

推荐阅读

Restrepo CS, Katre R, Mumbower A. Imaging manifestations of thoracic tuberculosis. Radiol Clin North Am. 2016;54(3):453 – 473.

Rozenshtein A, Hao F, Starc MT, Pearson GD. Radiographic appearance of pulmonary tuberculosis: dogma disproved. AJR Am J Roentgenol. 2015;204(5):974 – 978.

参考文献见 ExpertConsult.com。

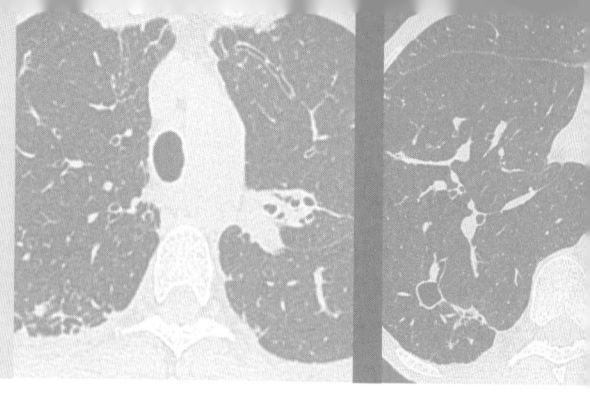

第11章

非结核(非典型)分枝杆菌感染[*]

Brent P. Little

多种非结核分枝杆菌(nontuberculous mycobacteria, NTM)可导致肺部感染,不同菌种之间的流行病学、微生物学、宿主反应及治疗方案具有显著差异。由NTM引起感染的严重性在很大程度上取决于个体的免疫状态和是否同时存在其他疾病。NTM的表现复杂,如过敏性肺炎和所谓"热浴肺病"患者感染的部分相同病理学改变。

(一)发病率和流行病学　NTM可被归类为环境条件分枝杆菌,因为它们无处不在,存在于水(河流和生活饮用水等自然来源)、粉尘和土壤中,不会在人与人之间传播。鸟复合分枝杆菌(见NTM分类)最容易从自然环境和NTM疾病患者中提取。不同地理区域的NTM患病率也存在差异,如玛尔摩分枝杆菌在欧洲比在北美更常见。

在一些地区,供水为潜在NTM的来源,即使供水检查显示无菌,"生物被膜"(供水系统管道内表面的一层膜)也可能为NTM阳性。生物膜沉积的NTM也可能存在于牙科钻孔设备或支气管镜,对消毒产生耐药性。NTM既存在于天然水中,也存在于人工源中,包括游泳池和漩涡浴。吸入含有NTM的液滴可导致过敏性肺炎(见后节热浴肺病)。NTM环境暴露可能发生在被水损害的建筑物,特别是在建筑物拆除期间,可能产生高浓度的NTM。

尽管环境暴露水平较高,但由NTM引起的临床显著感染的发生率相对较低(根据地理位置,大约为0.5~10/10万人),这表明NTM的致病性相对较低。报道显示NTM感染发病率持续上升,部分原因是人们对NTM的认识不断提高。

(二)非结核分枝杆菌的分类　几十年前,分枝杆菌属大约有30种,如今已识别出150多个菌种。其中许多物种具有外来名称(例如,*M. conspicuum*, *M. heckeshornense* 和 *M. mucogenicum*),可引起肺部疾病。NTM可引起多种其他疾病,如鸟分枝杆菌在AIDS患者中可能导致从腱鞘炎到菌血症的多种疾病,以及更为广泛认可的肺部表现。

NTM可以分为缓慢生长型分枝杆菌和快速生长型分枝杆菌。在许多生长缓慢的NTM中,与人类肺部疾病最密切相关的菌种是鸟分枝杆菌和胞内分枝杆菌,两者几乎是相同的生物,通常被称为鸟-胞内分枝杆菌复合群(MAC)。龟分枝杆菌、偶发分枝杆菌及脓肿分枝杆菌组成三个重要的快速生长物种,都可引起肺部疾病。可以根据菌落特征(包括色素生成)进一步细分NTM。缓慢生长的NTM在出现明显培养特征之前需要经过一段较长的时间。虽然聚合酶链反应测定可能因一些无显著临床意义的NTM而出现假阳性结果,但对某些NTM菌种的测定非常迅速且具有高度特异性。

(三)临床表现:定植与感染　由于NTM在环境中分布广泛,呼吸道分泌物(痰标本或支气管肺泡灌洗标本)偶尔会含有NTM,这可能是一种污染物,而不是具有临床意义的感染。定植也可能发生,即在个体上反复被检出,而没有伴随肺部感染的特征。临床显著的NTM感染的诊断取决于支持性的临床表现。美国胸科学会(ATS)准则指定3个确定NTM疾病

---

[*] 编者和出版社感谢 David M. Hansell 博士为本书上一版相关主题提供的材料。这是本章的基础。

的诊断标准:①临床表现和病程必须与 NTM 相关肺部感染相一致;②影像学检查结果必须一致;③病菌应在足够数量的情况下被检出(从痰或从支气管冲洗物中检出阳性培养物)。但确定这些诊断标准也存在困难,如影像学上进展性 MAC 感染的患者可能无症状,相反,症状可能反映了潜在的肺部疾病,使个体易被 NTM 定植或感染,而不是由 NTM 本身引起的。MAC 感染的影像学表现可能是轻微的,而 HRCT 表现可能是非特异性的。临床特征、影像学(特别是HRCT)和微生物学的信息整合,有助于鉴别定植和临床显著感染。

(四)病理学 不同种类的 NTM 致病机制各不相同,了解这些差异有助于解释 NTM 引起感染的临床表现。生长缓慢的 NTM 一般会破坏宿主的黏膜表面,如 MAC 突破胃肠道或呼吸道。这些微生物能够自己进入肺泡上皮细胞,并在不引起重大炎症反应的情况下进行复制。一旦越过宿主屏障,毒性更强的分枝杆菌就能在单核细胞和巨噬细胞内复制,最终发生肉芽肿性宿主反应。在对肺部 NTM 感染的组织病理学研究中,Fujita 等的研究显示病理学上有广泛性支气管周围肉芽肿(图 11.1)和伴随的支气管壁溃疡。故得出结论,MAC 导致了支气管扩张,而不是MAC 定植于已扩张的支气管。

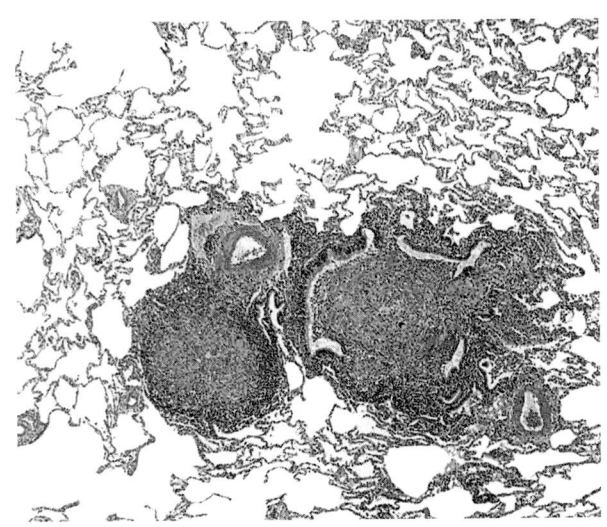

图 11.1 支气管周围肉芽肿。肺活检标本的低倍显微照片显示鸟-胞内分枝杆菌感染患者以支气管血管束为中心的肉芽肿,右侧的肉芽肿阻塞了细支气管腔。(鸣谢 Thomas V. Colby, Mayo Clinic, Scottsdale, AZ.)(见彩色插页)

宿主的免疫状态对 NTM 引起的疾病临床表现有重要影响。已认识到艾滋病毒感染者具有传播NTM 疾病的倾向。NTM 感染,尤其是 MAC,也见

于健康人,这可能与个体在干扰素产生或干扰素特定受体方面存在缺陷有关。更明显干扰宿主免疫状态的原因,如类固醇治疗和共存的疾病,将在后面的章节中讨论。

快速增长型 NTMB(偶发分枝杆菌、龟分枝杆菌及脓肿分枝杆菌)最常引起软组织感染,特别是伤口感染。肺部感染通常是多器官受累弥散性病变的一部分。在这种情况下,宿主免疫功能是决定疾病严重程度和预后的关键因素。此外,偶发分枝杆菌和龟分枝杆菌可导致食管运动障碍患者弥漫性肺部感染,如贲门失弛缓症、食管裂孔疝、卒中后运动障碍或间位结肠。

(五)影像学表现

1. MAC MAC 肺部感染在临床实践中相当常见,但往往被忽视。临床表现为非特异时,放射科医生有助于提高诊断的准确性。MAC 的影像学表现受宿主的免疫状态和是否存在肺疾病的影响;因此,影像学表现可以从一些不明显的结节到以肺气肿为背景的破坏性空洞病变。胸部 X 线片对确诊 MAC 感染具有重要的监测价值,而 HRCT 可以早期发现疾病并作出诊断。

(1) MAC 感染的表现

1) X 线:许多早期的 NTM 放射学研究并没有试图区分不同的菌种,因此很难确定不同种类的菌种之间影像表现是否有明确的差异。事实上这些差异可能反映了宿主的特征,而不是特定的 NTM 菌种的特征;此外,在多种菌种共存 NTM 患者的鉴别就更困难了。

既往文献显示,明显空洞形成的病变(因其与空洞性肺结核相似而被称为"经典"型),可能因为痰培养是主要的确诊方法,这意味着只有痰中含相对高浓度的 NTM 才会被纳入经典型。最常见于伴有肺部疾病,尤其是慢性阻塞性肺病(COPD)的老年男性患者(图 11.2)。在确诊的 MAC 感染患者中,影像学表现的另一极端是正常或接近正常的 X 线表现。Christensen 等研究了 114 例痰培养阳性的 MAC 感染患者,其中 7 例 X 线胸片正常,7 例有网格样表现。在早期的 X 线片中,大多数患者有局灶性肺异常,表现为小结节到大空洞。X 线片上出现明显空洞的(在Christensen 等的研究中,约 98% 的患者有可识别的空洞)概率可能随着早期诊断的增加而下降。NTM所致的空洞(平均直径 2.5 cm)比由结核分枝杆菌引起的空洞(平均直径 6 cm)小,且壁较薄,由于空洞大小在两者间重叠较大,所以不能依据大小标准来区分两种疾病。

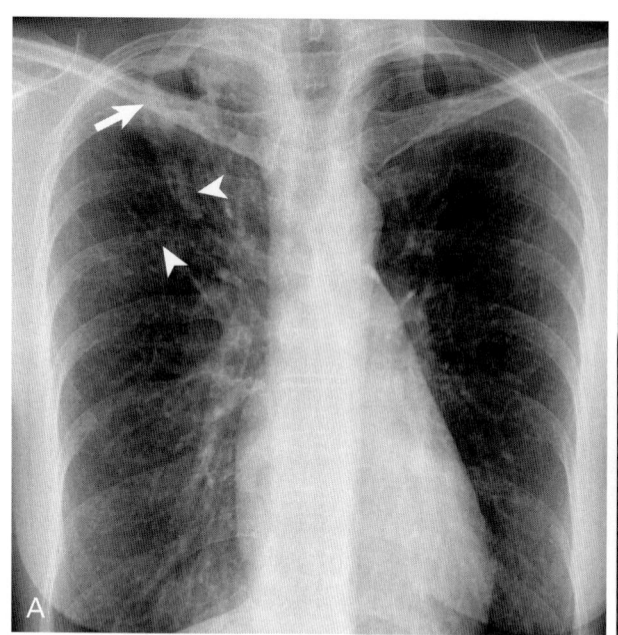
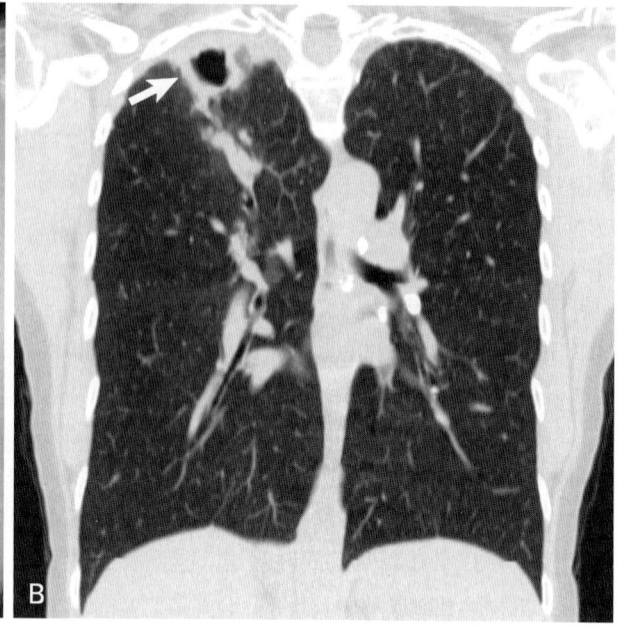

图 11.2 慢性阻塞性肺病(COPD)患者非结核分枝杆菌(NTM)感染。X线胸片(A)和冠状面CT(B)显示肺体积过度膨胀,右肺上叶空洞性结节(箭),结节边缘见模糊影(箭头)。未确诊之前,这样的表现表示肺结核感染的复发。NTM感染可能有相似表现,最常见于酗酒患者或慢性阻塞性肺病患者。(引自 Walker CM, Digumarthy S. Pulmonary infections. In: Digumarthy S, Abbara S, Chung J, eds. Problem-Solving in Chest Imaging. Philadelphia: Elsevier; 2019.)

　　较少见的MAC感染被称为"非典型"感染,比"典型"感染更易被识别,常见于无明显肺部疾病或明显免疫功能缺陷的老年妇女。这些患者MAC感染的影像学表现包括正常的X线片表现,小而不明显的结节(范围从几毫米到1.5 cm),以及支气管扩张合并斑片状病灶,通常以右侧中叶和左肺舌叶为主(图11.3)。小结节常表现为支气管内播散[对应HRCT表现的树芽征(图11.4)]。在老年女性中这种相对缓慢的疾病即使不治疗也可能加重或减轻,一些结节可自行消失,数月或数年后在不同的部位重新出现。Woodring等的研究显示MAC感染患者出现明确影像学进展的平均时间为6.4年,另有一例诊断后12年才出现影像学进展。同一项研究显示从最初发现到确定MAC感染之间的延迟(1~16年),也再次强调了临床和影像学表现的非特异性。MAC感染的一种不常见的表现是在X线胸片上表现为单发局灶性肿块或单发结节。结节和肿块的大小为1~5 cm,如无CT证实则不能确定是否为真正的孤立性病变。

　　温德米尔夫人综合征(Lady Windermere syndrome)是指右肺中叶和左肺舌叶支气管扩张,在非典型MAC感染的老年女性患者中特别突出(图11.5)。

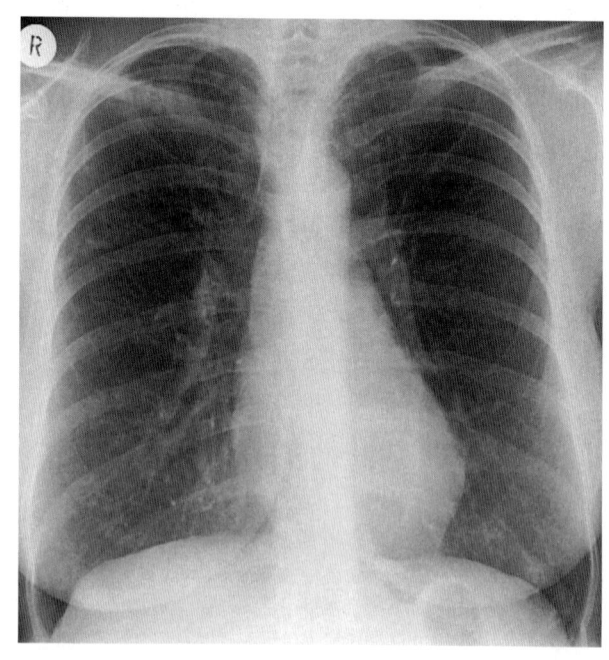

图 11.3 MAC感染的影像学表现。X线胸片显示右肺上叶周围微小的结节状阴影,9个月后复查X线胸片显示结节影消退(患者未接受治疗)。

　　2) CT:CT对显示肺部MAC感染很敏感,即使X线片显示不清,CT也可能显示出较广泛的侵犯。虽然个别MAC的CT特征是非特异性的,但CT征

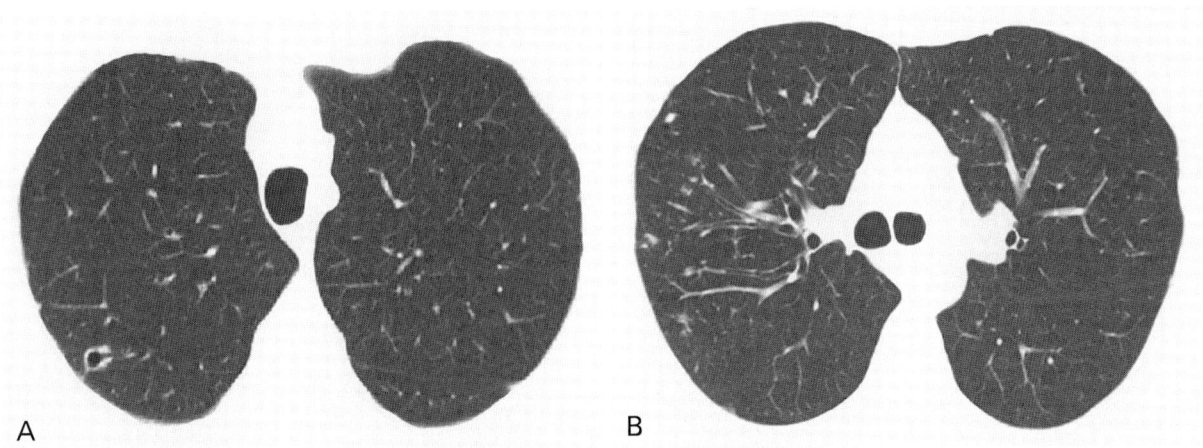

图 11.4 MAC 感染(与图 11.1 系同一患者)CT 表现。(A)气管层面 CT 显示右肺上叶小的空洞性病变;(B)主支气管层面 CT 显示树芽征和结节状阴影——典型 MAC 感染征象,同时可见右肺上叶支气管壁增厚、轻度扩张。

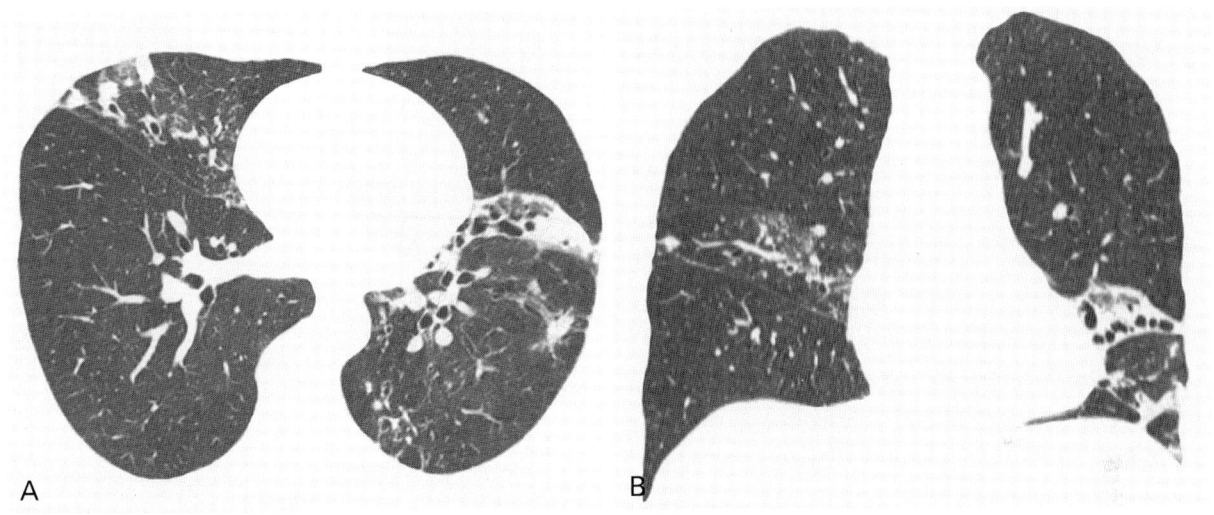

图 11.5 女性 67 岁。MAC 感染的 CT 表现呈"温德米尔夫人"分布。(A)右下肺静脉层面 CT 显示双肺支气管扩张,以及右中叶、左肺舌叶和左肺下叶磨玻璃影和浅淡实变影;亦可见到小结节影和少量树芽征;(B)冠状面 CT 重建清楚显示病灶主要分布于右肺中叶、左肺舌叶。

要点:MAC 肺感染的 HRCT 表现

- 显性特征
  - 支气管扩张
    - 通常多叶,右中叶和左肺舌叶为著
    - 通常为圆柱形,轻度至中度严重,很少有囊性或终末支气管扩张
  - 肺结节
    - 小叶中心性、分支小结节(树芽型)
    - 偶见随机结节,直径约 2 cm,偶见空洞
- 罕见特征
  - 纤维化伴支气管扩张、胸膜增厚或胸腔积液、纵隔淋巴结肿大

象的组合特别是出现在老年女性时,对诊断有很高的提示作用(图 11.6,图 11.4,图 11.5)。即使无任何明显的临床特征,CT 表现也有助于诊断 MAC 感染。

CT 对 MAC 感染的预测能力不同。Tanaka 等对 26 例 HRCT 表现提示 MAC 感染的患者进行了 4 年的随访监测,其中一半后来证实为 MAC 阳性。Swensen 等研究了相同肺叶同时伴发肺结节的支气管扩张症,显示恰好超过 50% 的个体 MAC 培养阳性(相反,CT 显示支气管扩张而无肺结节的个体中,MAC 培养阳性率仅为 4%),特异性和敏感性分别高达 87% 和 80%。在另一项研究中,相同肺叶同时出现支气管扩张和肺结节,尤其主要位于中叶或舌叶

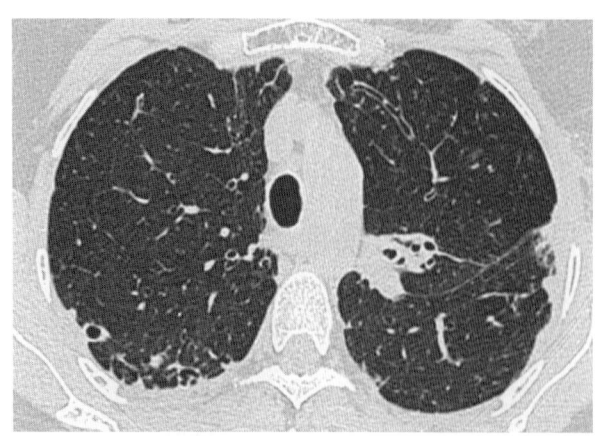

图11.6 MAC感染的CT表现。老年女性无明确诱因出现MAC感染,肺尖层面CT显示典型影像特征:轻微柱状支气管扩张、双肺少量小叶中心性结节、右肺尖外围空洞性小病灶,以及小的局灶性实变。另外也可见左肺上叶体积明显缩小。

时,高度提示MAC感染。在MAC感染背景下,树芽征的病理可能为小气道及其周围的渗出;树芽征出现时,散在随机分布的结节可能代表合并感染。结节的一部分可见空腔,偶有终末或小叶支气管与空腔相连。

　　CT的"马赛克"征表示闭塞性小气道病变(图11.7)。这是否与原有支气管扩张症有关或者是MAC感染的直接结果,目前尚不清楚。

　　其他少见特征包括斑片状磨玻璃影和肺门淋巴结增大,这些辅助征象是非特异性的并不重要,通常不会在缺乏MAC感染典型CT表现的情况下出现。广泛肿大的纵隔淋巴结为MAC感染的唯一表现,在没有HIV感染时极为罕见。

　　2. 堪萨斯分枝杆菌　所有非结核分枝杆菌(NTM)中,堪萨斯分枝杆菌与结核分枝杆菌最相似,尤其在常规抗结核药物的反应性及影像学表现方面。堪萨斯分枝杆菌感染确切的发生率尚不清楚,但在MAC之后,它是引起肺部疾病最常见的NTM之一。堪萨斯分枝杆菌在北美南部各州和艾滋病毒阳性个体中尤其多见。值得注意的是,堪萨斯分枝杆菌感染在韩国相对少见的,但其发病率现在正在增加。堪萨斯分枝杆菌通常感染中年男性,而不是老年女性(如MAC感染)。堪萨斯分枝杆菌感染的重要危险因素包括COPD、酒精中毒、尘肺病、瘤变、分枝杆菌病病史及其他消耗性疾病。

　　堪萨斯分枝杆菌感染的影像学表现几乎都是空腔性,累及上叶,同时伴有纤维化和实变。堪萨斯分枝杆菌感染的空洞在大小和壁特征上差异很大,其外

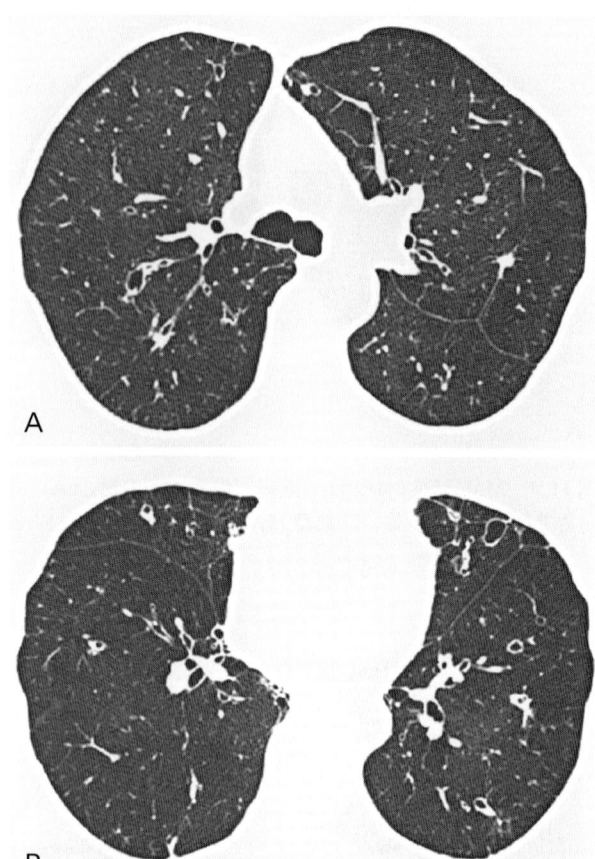

图11.7 MAC感染合并小气道病变。肺上叶(A)、下叶(B)CT显示广泛性支气管扩张,以右中叶、左舌叶(B)为著,并可见反映闭塞性小气道疾病的马赛克征。该患者气流严重受限。

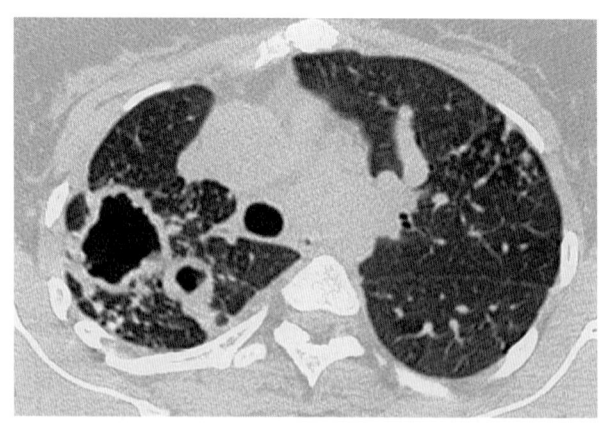

图11.8 堪萨斯分枝杆菌感染的CT表现。小叶中心性肺气肿伴堪萨斯分枝杆菌感染患者的CT显示右肺尖厚壁空洞和双侧小叶中心性结节状病灶,CT表现类似于复发性肺结核。

观与结核(TB)感染的原发性表现相似(图11.8)。Hollings等的一项CT研究显示,堪萨斯分枝杆菌感染的患者,只有不到一半的患者有空洞。若出现空洞,则局限于肺上叶,下叶受累不太可能是堪萨斯分

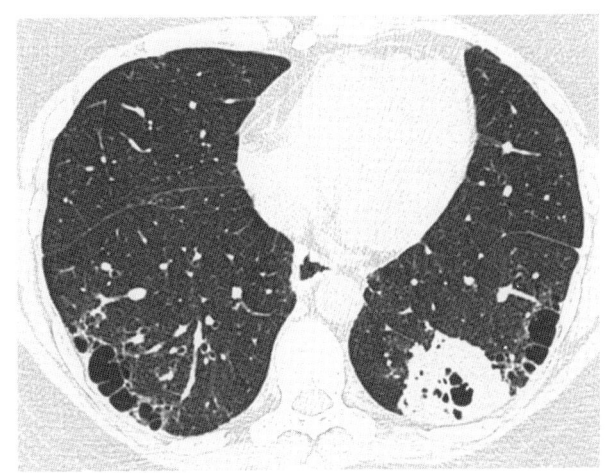

图 11.9　堪萨斯分枝杆菌感染的 CT 表现。系统性硬化患者(食管扩张)肺下叶层面 CT 显示肺外周纤维化背景上肿块样实变,随后证实为堪萨斯分枝杆菌感染。

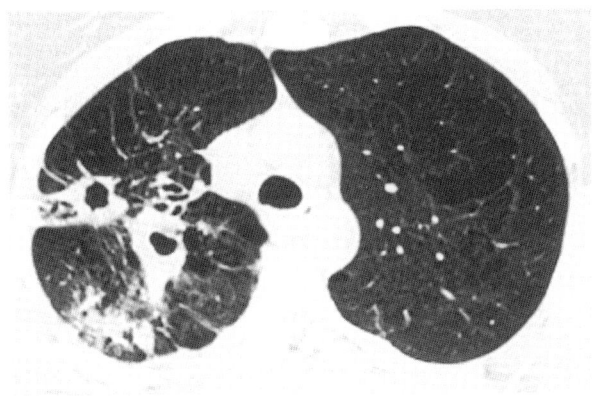

图 11.10　蟾分枝杆菌感染的 CT 表现。肺尖层面 CT 显示严重小叶中心性肺气肿背景上的空洞样病灶。这些表现不能与堪萨斯分枝杆菌感染相鉴别(图 11.8)。

枝杆菌感染。小样本($n=9$)对比研究显示,HRCT 上的支气管扩张症是堪萨斯分枝杆菌感染一个恒定不变的特征。然而,在所有 NTM 中,堪萨斯分枝杆菌最不可能单独引起 HRCT 表现为支气管扩张和细支气管炎(树芽状)。任何先前存在的肺部疾病,特别是小叶中央肺气肿或肺纤维化,都会改变堪萨斯分枝杆菌感染的表现(图 11.9)。

3. 蟾分枝杆菌　蟾分枝杆菌簇生的时间和地点常与堪萨斯分枝杆菌相同,共同来源是饮用水。蟾分枝杆菌的影像学特性与堪萨斯分枝杆菌非常相似(图 11.10)。通常累及肺上叶,常表现为空洞、纤维化及不同程度的结节、树芽征;最新的小样本研究显示,支气管扩张症是一个不稳定的特征。

4. 玛尔摩分枝杆菌　玛尔摩分枝杆菌似乎在欧洲大陆较北美更常见。很少有研究探讨玛尔摩分枝杆菌肺感染的影像学特征。Evans 等的研究显示,与

结核分枝杆菌感染相比,玛尔摩分枝杆菌感染中 6 cm 以上空洞和空洞内气-液平的发生率更高,而涉及一个支气管肺段以上的实变更多见于肺结核。

5. 戈登分枝杆菌　戈登分枝杆菌通常是一种非致病性污染物。一项 19 例戈登分枝杆菌痰检阳性患者的研究显示其无相关的特征性影像学表现,且每一个病例都有与胸部改变相关的其他疾病,如社区获得性肺炎、肺结核、杰氏肺囊虫肺炎、肺癌及肺气肿。

6. 龟分枝杆菌和其他快速生长型非结核分枝杆菌　龟分枝杆菌是一种快速生长型 NTM(其他重要的快速生长型 NTM 包括脓肿分枝杆菌和偶发分枝杆菌),其特征是培养基上生长较快;对药物治疗有一定的抵抗性。14 例龟分枝杆菌感染的研究显示其影像学表现类似于 MAC 感染,伴有较多的支气管扩张及肺结节表现,但无大叶性表现,空腔形成较 MAC 更为常见。脓肿分枝杆菌肺感染 CT 表现为双肺小结节影、支气管扩张及空洞形成,这些表现与 MAC 感染表现相互重叠。

囊性纤维化患者特别容易重复感染脓肿分枝杆菌,而食管贲门失弛缓症患者容易发生偶发分枝杆菌感染,食管运动障碍患者的影像学表现多为单侧或双侧网状结节或间隙模糊,无大叶性改变。胸腔积液和空洞不常见,分别约占 20% 和 15%。

7. 热浴肺病　NTM 感染由患者暴露在含有 MAC 的雾化液滴中的热浴盆引起。大多数病例报道发生于使用室内热水浴缸的健康年轻者。随后的宿主反应可能代表了对感染的过敏反应或肉芽肿性反应(图 11.11)。HRCT 表现更类似于亚急性过敏性肺炎(图 11.12)。结合停止使用热浴盆后症状改善及无需抗结核治疗,提示过敏反应是主要的病理过程。

热浴肺病患者通常有干咳和不同程度的低氧血症等亚急性表现。HRCT 研究表明热浴肺病的表现与亚急性过敏性肺炎相似,表现为界限不清,相对低密度的小叶中心性结节、斑片状磨玻璃影以及呼气相 CT 上出现空气潴留,提示小气道梗阻(图 11.13)。偶可见树芽型肺炎,这在其他原因引起的过敏性肺炎中不常见。

8. 与非结核分枝杆菌共存的疾病和感染　与全身或局部(肺)宿主免疫力相关的许多危险因素会影响患者 NTM 感染的敏感性。个别因素所引起的感染风险增加还没有完全清楚,要点中只列出了较重要的因素。

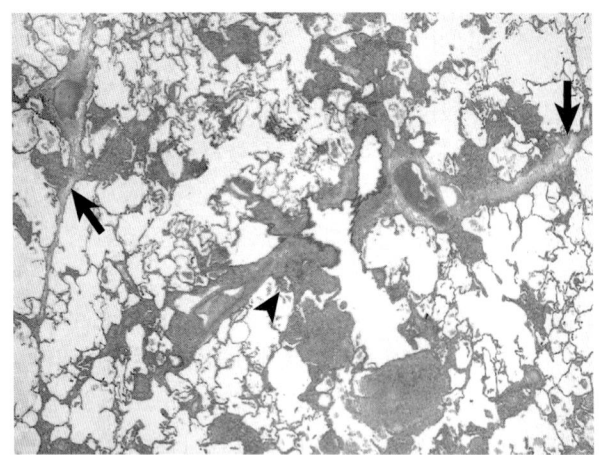

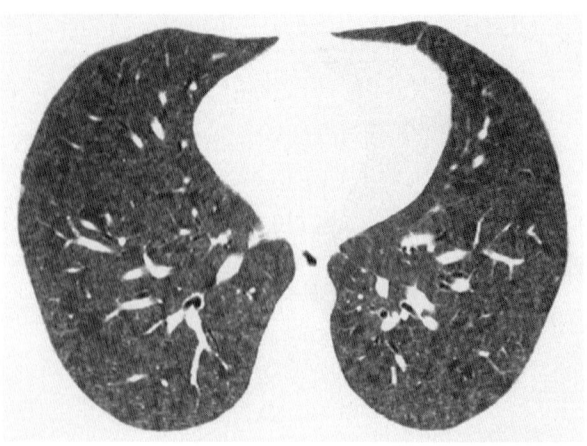

图 11.11　热浴肺病的病理学表现。肺手术活检标本显示大量非坏死性肉芽肿，伴有中度慢性间质性炎性浸润。非坏死性肉芽肿无明确解剖优势分布，病理显示沿肺小叶间隔（箭）和支气管血管束（箭头）分布。（Dr. Andrew Churg, University of British Columbia, Vancouver, Canada. 提供）（见彩色插页）

图 11.12　热浴肺病的 CT 表现（与图 11.11 为同一患者）。活检证实为热浴肺病。CT 扫描显示下叶水平弥漫性磨玻璃影和直径约 1～2 mm 的模糊小结节影，类似于亚急性过敏性肺炎。

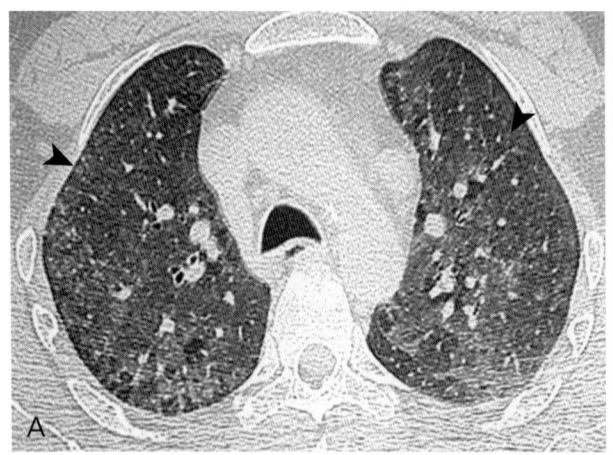

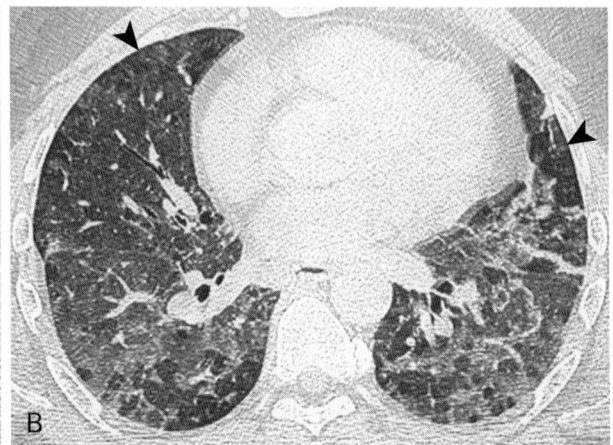

图 11.13　热浴肺病的 CT 表现。肺上叶（A）、下叶（B）呼气相 CT 显示磨玻璃影和小叶中心性结节（箭头），以及部分小叶空气潴留。（Dr. Thomas V. Colby, Mayo Clinic, Scottsdale, AZ. 提供）

要点：非结核分枝杆菌感染的危险因素

- 环境因素
  - 温暖气候
  - 矿业
- 宿主因素
  - 年龄增长（>40 岁）
  - 男性（有肺部疾病史）
  - 其他正常的"大龄妇女"
  - 食管动力障碍
- 曾患有全身性疾病
  - HIV 感染/AIDS
  - 糖尿病

- 酗酒
- 肺部疾病史
  - 吸烟相关 COPD
  - 任何原因所致的支气管扩张（特别是囊性纤维化）
  - 局限性肺纤维化（例如，放射性纤维化、肺结核病史）
  - 矽肺/尘肺
  - 慢性吸入性肺炎
  - 引起慢性肺破坏疾病（如慢性坏死性曲霉病）

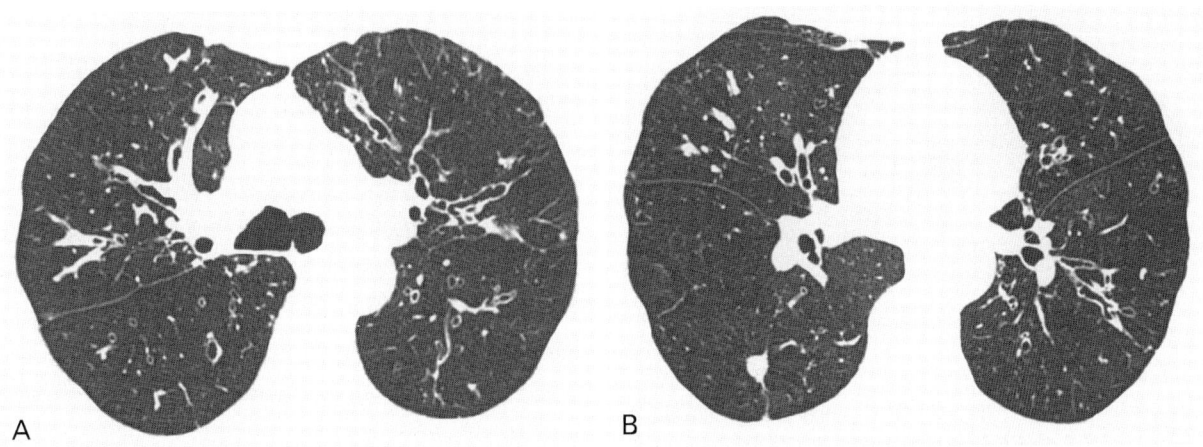

图 11.14　囊性纤维化并龟分枝杆菌感染。典型囊性纤维化并龟分枝杆菌感染患者的肺上叶(A)和下肺静脉层面(B)CT 没有明显提示合并非结核分枝杆菌感染的征象。

虽然无肺部或全身性疾病的 MAC 感染患者通常是 50 岁以上的女性,但 COPD 的 MAC 感染常发生于 40～50 岁的男性。与慢性阻塞性肺病相关的非特异性症状,偶尔伴有非 NTM 感染加重,使得在慢性阻塞性肺病背景下识别 NTM 感染尤为困难。CT 可能偶尔提示诊断,特别是当非复杂性肺气肿患者出现结节状病灶、局灶性支气管扩张和空洞病变时。虽然慢性阻塞性肺病患者的临床恶化和支持性 CT 表现有助于诊断,但在治疗之前,需有 NTM 感染的微生物学证据。

无论何种类型,大多数的 NTM 感染患者都有一定程度的支气管损伤,大多数患者的支气管扩张符合 HRCT 诊断标准。尚无法确定,是活动性 NTM 感染导致支气管扩张进展,还是定植(但不一定造成损害)在先前存在的支气管扩张。囊性纤维化患者有发生 NTM 感染的风险,特别是脓肿分枝杆菌、MAC、偶发分枝杆菌及堪萨斯分枝杆菌。但这些感染的 CT 表现与单纯囊性纤维化相似,囊性纤维化患者也可出现慢性肺部 NTM 感染(图 11.14)。但与非 NTM 感染患者相比,囊性纤维化和 NTM 感染患者的 HRCT 表现可能恶化得更快。

导致 HIV 患者罹患 NTM 疾病的确切机制未知(图 11.15),诱发免疫功能受损的典型原因是 HIV。艾滋病毒感染者体内可能存在的大量免疫抑制使 NTM 感染传播性更强,特别是当 CD4 细胞计数下降到 50 个细胞/mm^3 以下时。在严重免疫抑制的患者中,NTM 的影像学表现是非典型的,包括弥漫性结节和纵隔淋巴结肿大,部分病例可见中心低密度。在免疫重建炎症综合征中肿大的纵隔淋巴结也可出现中央坏死。

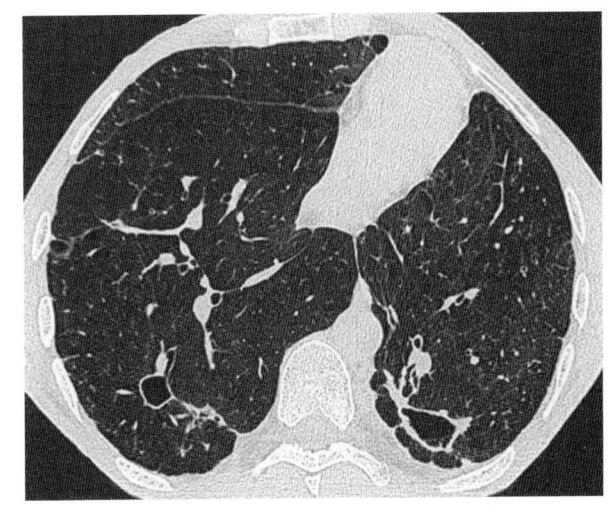

图 11.15　斯塞格分枝杆菌感染。HIV 感染患者 CT 显示多发空洞样病灶。痰液标本培养斯塞格分枝杆菌阳性。

(六)影像检查的选择　胸部 X 线摄影是诊断 NTM 感染的主要影像学检查方法,可显示结节、实变、空洞,偶可见支气管扩张。然而,在 ATS 准则中,胸部 X 线片在检测活动 NTM 感染(尤其是 MAC)方面不敏感,该准则强调了 CT 在非空洞性疾病中的应用。但最初 X 线胸片阳性的患者中,随访 X 线片仍是监测疾病和治疗反应的重要方法。痰检阴性患者,影像学表现尤其是 CT 表现可能有助于提示 NTM 感染,进行更彻底的 NTM 微生物学检查。此外,CT 能显示肺实质基础性疾病,有助于阐明 NTM 患者复杂的或严重的肺功能障碍,CT 可以评估 X 线胸片不能解释的临床恶化的情况。比如,HRCT 可以区别 NTM 感染本身的进展(如结节和树芽征增多),并发曲霉感染,包括慢性坏死性曲霉病,也称为半侵入性曲霉感染(图 11.16)。

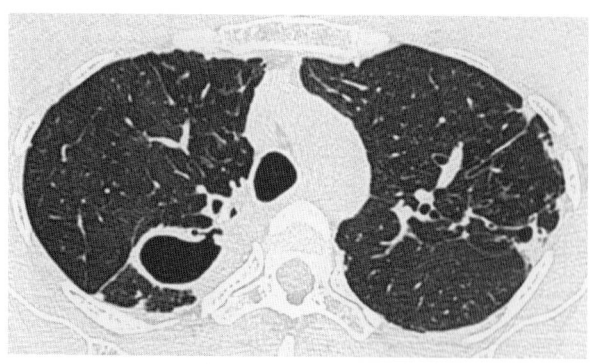

图 11.16 堪萨斯分枝杆菌感染和慢性坏死性曲霉病。主动脉弓层面 CT 显示右肺下叶背段厚壁空洞和邻近胸膜增厚,以及左肺上叶轻度支气管扩张和纤维瘢痕。除了堪萨斯分枝杆菌外,支气管镜标本中分离出了曲霉。抗结核和抗真菌药物联合治疗有效。

慢性肺部非结核分枝杆菌感染通常有一个反复的过程。随访 CT 中经常出现新的结节,而其他结节可能变小或消退。虽然小的树芽结节很容易被归为 NTM 感染,但较大的结节诊断较难,因为仅凭形态学很难与恶性肿瘤鉴别。虽然根据 Fleischner 协会的指导方针,对于偶然发现新的肺结节,通常会进行 3 个月的短期随访 CT,但这种做法可能会导致在慢性感染(如 MAC)中 CT 的过度使用。尽管尚未发布针对 NTM 感染的共识性指南,但鉴于 MAC 的反复过程可能会鼓励使用 CT。对于具有与其他感染性结节的背景不相称的特征或生长的结节,可能需更积极的随访。

（七）治疗方案概要

1. 内科治疗　NTM 感染的治疗和所选择的药物治疗方案很大程度上取决于经验,并基于临床医生的判断,患者的症状及意向。具有潜在严重副作用的药物治疗多用于有症状和进行性(如空洞)改变的患者中。轻度支气管扩张和呼吸道症状较少的患者可能不会明显受益于长期和艰苦的药物治疗方案,尤其是在没有证据表明这种治疗策略可长期获益的情况下。

一些 NTM 不能被标准的抗分枝杆菌药物治愈,不能确定哪种 NTM 给予哪种药物和哪种联合方式比较恰当。然而 ATS 等指南推荐了针对个别 NTM 感染的特效药物疗法。体外药物敏感试验有助于抗非结核分枝杆菌感染药物的选择。

尽管 NTM 感染的药物治疗较复杂,但对非复杂性 MAC 初次感染的治疗已有一些共识,即使用与 ATS 指南相一致的标准三联药物或四联药物。联合治疗中最常用的药物包括大环内酯类药物(如克拉霉素或阿奇霉素)、利福霉素及乙胺丁醇。治疗需要持续到痰菌培养转阴(连续 3 次痰培养阴性)后 1 年。需要密切监测毒性药物的副作用及反映疗效的细微临床改变。

连续的 HRCT 扫描有助于评价治疗后渗出性病变的转归(如结节和树芽征)。通过监测边界不清的结节是否消退或密度变化,连续的胸部 X 线片即可确认对治疗是否有反应。对于标准治疗失败或随后出现复发的患者,可能需要对痰液中复发的 NTM 进行敏感性测试,并使用其他药物替代或补充。

堪萨斯分枝杆菌是紧随 MAC 之后,临床最常遇到并需要药物治疗的 NTM。对于堪萨斯分枝杆菌,利福霉素是多药物联合治疗中的关键要素;当药物联合中包含利福霉素时,痰菌阴转率(或堪萨斯分枝杆菌被杀灭)达 100%。如前面章节所讲,堪萨斯分枝杆菌感染的临床和影像学表现,类似于常规复发型 TB,而且这些患者常采用正规的抗 TB 联合治疗,该方案通常包括利福霉素。

快速生长型分枝杆菌(如脓肿分枝杆菌和偶发分枝杆菌)所致感染的治疗经验有限,但这种类型 NTM 感染的治疗方案几乎都包含克拉霉素。重要的是,抗菌治疗的成功率在这些细菌间存在差异。脓肿分枝杆菌对治疗相对耐药,治疗几乎没有明显的反应,预后较差。

2. 外科治疗　对于难治性 NTM 感染患者尤其 CT 显示病变严重且局限的患者,手术切除是一种重要的治疗方法。尽管已经接受了充分的药物治疗且痰液阴性,但手术治疗患有纤维化和空洞性疾病的患者可能效果更好。药物治疗不敏感的 NTM 感染,如脓肿分枝杆菌感染,手术是首选的治疗方法。

要点:非结核分枝杆菌

- 患病率和流行病学
  - NTM 生物体在环境中普遍存在,特别是水和土壤,NTM 的流行具有地理差异

- 医院内 NTM 的感染源为生物被膜,特别是支气管镜
- NTM 种类和重要 NTM 肺感染的发病率持续上升

- 除了 NTM 菌种间的差异外,宿主防御功能的差异使 NTM 疾病的临床表现不同
- 分类
  - NTMB 大致可分为快速生长型和缓慢生长型
  - 最常见和最重要的缓慢生长型 NTM 是 MAC(世界范围内发病率上升)。已认识到许多其他种类的细菌,其中许多在临床上并不会引起严重的感染
  - 快速增长型 NTM 包括偶发分枝杆菌、龟分枝杆菌及脓肿分枝杆菌,都能引起肺部疾病

- 临床表现
  - 宿主免疫水平对 NTM 感染的严重程度有重要影响
  - 缓慢生长型 NTM(如 MAC)通过支气管黏膜层时会造成可变的免疫反应(肉芽肿性反应)
  - 综合考虑微生物学、临床表现及影像学表现才能对 NTM 感染作出可靠的诊断。X 线胸片正常不能排除 NTM 感染

推荐阅读

Chalermskulrat W, Gilbey JG, Donohue JF. Nontuberculous mycobacteria in women, young and old. Clin Chest Med. 2002;23:675 – 686.

Ellis SM, Hansell DM. Imaging of non-tuberculous (atypical) mycobacterial pulmonary infection. Clin Radiol. 2002;57:661 – 669.

Erasmus JJ, McAdams HP, Farrell MA, Patz EF. Pulmonary nontuberculous mycobacterial infection: radiologic manifestations. Radiographics. 1999;19:1487 – 1503.

Griffith DE, Aksamit T, Brown-Elliott BA, Catanzaro A, Daley C, Gordin F, et al. An official ATS/IDSA statement: diagnosis, treatment, and prevention of nontuberculous mycobacterial diseases. Am J Respir Crit Care Med. 2007;175:367 – 416.

Heifets L. Mycobacterial infections caused by nontuberculous mycobacteria. Semin Respir Crit Care Med. 2004;25:283 – 295.

Henry MT, Inamdar L, O'Riordain D, et al. Nontuberculous mycobacteria in non-HIV patients: epidemiology, treatment and response. Eur Respir J. 2004;23:741 – 746.

参考文献见 ExpertConsult.com.

第12章

真菌感染

Suzanne C. Byrne | Rebecca M. Lindell | Thomas E. Hartman

(一)病因学 胸部的真菌感染根据发病机制分为两类。第一类为地方性流行真菌,包括组织胞浆菌、粗球孢子菌和皮炎芽生菌;第二类为机会性真菌,包括曲霉、念珠菌、新生隐球菌和接合菌。

(二)流行病学 地方性流行真菌通常存在于特定区域的土壤中(此部分会在后续章节更详细地讨论)。其感染主要发生于地方病流行区生活的健康个体或访问者吸入真菌孢子。与此相反,机会性真菌无处不在,有潜在肺部疾病或免疫功能低下的个体更容易被感染。

(三)临床表现 由地方性流行真菌引起呼吸道感染的大部分患者都是轻度或亚临床型,具有自限性,只有少数患者会有很严重的感染,可能造成播散甚至死亡。严重的微分生孢子暴露后感染通常会更为严重,这种感染可在患者离开疫区后再发病,因此,即使不在流行地区,对本病的临床认识也是很重要的。

机会性真菌(特别是曲霉)的感染具有多种临床表现,随后将详细描述。免疫功能低下者和有潜在肺部疾病的个体感染地方性或机会性真菌后患严重疾病的风险增加。

(四)病理生理学 免疫功能正常的患者感染地方性真菌后,最常发展为支气管肺炎伴局部淋巴结肿大,这些患者很少造成播散或发展为慢性。有潜在肺部疾病或免疫功能低下的患者则有严重感染的风险,如播散、慢性感染、侵犯血管或延伸到胸膜或胸壁。曲霉的感染可使哮喘患者发生超敏反应,导致邻近段及亚段支气管扩张和黏液栓形成。

(五)影像学表现

1. 组织胞浆菌病

(1)急性组织胞浆菌病:组织胞浆菌病是由吸入双相真菌荚膜的小分生孢子造成的。鸟类和蝙蝠的粪便通过加快产孢子促进其增长。研究表明,生活在流行地区的成人超过半数均感染过荚膜组织胞浆菌。急性组织胞浆菌病可无症状或导致类似流感的症状,包括发热、干咳并有疲劳感。病情的严重程度可能随暴露水平和(或)免疫状态的变化而变化。

1)X线表现:多数患者的X线是正常的。在无症状个体中,最常见的表现是大小不等的孤立性肺结节。结节可增大或多发,并常伴淋巴结肿大,罕见空洞。有症状的患者最常表现出单个或多个区域气腔实变,以下肺野多见(图12.1)。常见纵隔和肺门淋巴结肿大且可能是唯一表现。胸腔积液罕见。在更严重的情况下,如严重暴露后的病例,可能会显示出两肺多发小结节或斑片状阴影(图12.1)。前者可类似于转移性病灶,消散期的气腔实变可形成结节。

尽管急性感染消失,但结节可持续存在,随后可以形成钙化性肉芽肿,感染的淋巴结也可钙化(图12.2)。结节内的钙化可呈中心性、层状或弥漫性,相关的淋巴结钙化,或结节和淋巴结均钙化有助于确定结节是钙化肉芽肿。这也有助于和原发性肺癌结节鉴别。

2)CT:CT可显示单侧、双侧结节或实变及与原发性肺癌类似的肿大淋巴结(图12.1),也可见卫星灶和小叶中心性结节(有时伴有树芽征)。虽然急性组织胞浆菌病好转,但结节可能持续存在并发展为中心性、层状或弥漫性钙化(图12.2)。CT平扫有助于

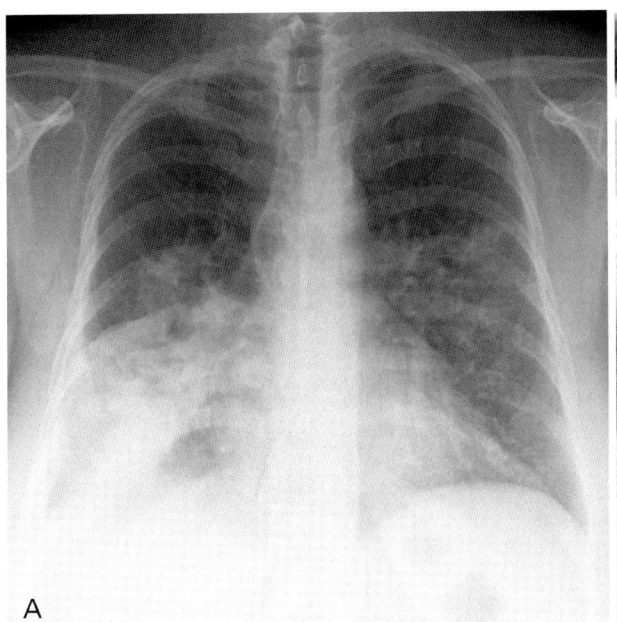

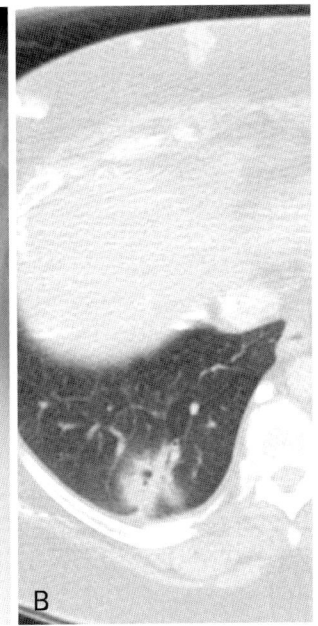

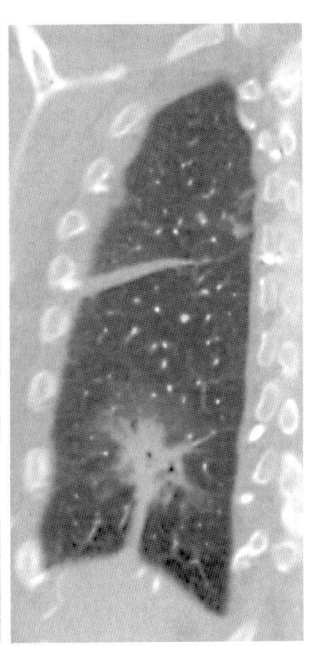

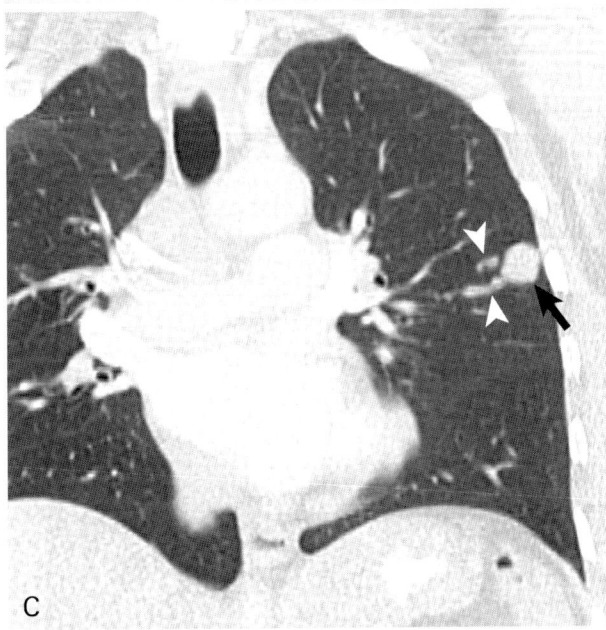

图 12.1 急性组织胞浆菌病。(A)X 线胸片显示多发实变,右肺下叶多于左肺下叶。与细菌性社区获得性肺炎表现相似。(B)另一患者的轴面(左)和冠状面(右)CT 显示右下叶肺结节,有毛刺,常被误认为是原发性肺癌。(C)冠状面 CT 显示左肺上叶结节(箭),周围多个卫星结节(箭头),左肺门淋巴结肿大(未显示)。这是流行性真菌感染的常见表现。

发现钙化等良性特征,并确定其为钙化性肉芽肿,提示可能是组织胞浆菌病。CT 平扫可提高钙化淋巴结的发现率,肝脏和脾脏中也可见钙化性肉芽肿。

3) PET-CT:一般来说,感染的葡萄糖代谢可能增加,致 PET-CT 出现假阳性结果。这是 PET-CT 用于诊断组织胞浆菌病或任何真菌感染时的一个干扰因素。

4) 影像检查的选择:患者可首选后前位和侧位胸部 X 线片,通常不进行常规胸部 CT,除非临床不能确定诊断(如怀疑恶性肿瘤)或未知患者的临床过程预期进展。CT 可用于显示结节和淋巴结内的特征性钙化。

典型征象
• X 线胸片正常
• 单发或多发结节
• 单一的或斑片状的气腔实变区
• 纵隔或肺门淋巴结肿大
• CT 上可显示卫星结节
• 结节和肿大的淋巴结随着时间的推移常会钙化

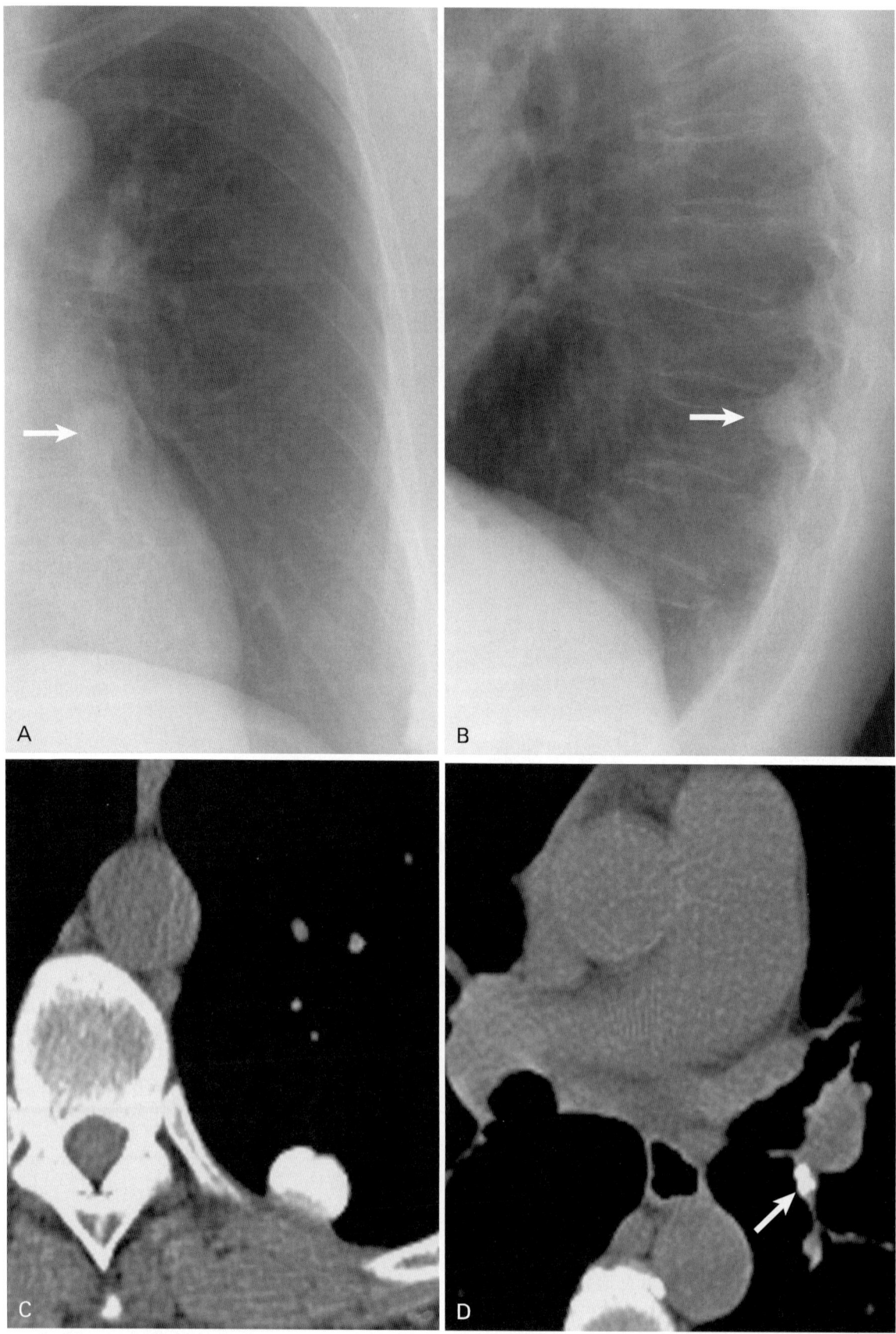

图 12. 2 组织胞浆菌病继发钙化肉芽肿。正位(A)和侧位(B)X 线胸片显示左肺下叶一边缘模糊的结节(C,箭)。CT 扫描显示高密度钙化结节伴钙化的左肺门淋巴结(D,箭)。

（2）慢性组织胞浆菌病：慢性肺组织胞浆菌病是一种罕见的感染，几乎都发生于中年男性肺气肿患者。这种感染酷似继发性肺结核，但症状并不严重，非致死性，病程常为自限性。发病机制是通过吸入孢子进入上叶肺大疱，导致肺大疱内液体形成，含抗原的液体溢出扩散到支气管树，导致其他区域肺组织的肺炎。临床症状包括咳痰、发热、呼吸困难、乏力、消瘦、咯血。

1）X 线表现：X 线胸片显示单侧或双侧肺上叶气腔阴影，常向胸膜延伸，并常有肺气肿改变。如果肺大疱由不透明区域包围，可能表现为一个空洞病变（似结核病）。随后可能会有以下变化：管壁增厚、大小改变或者形成气-液面。壁厚度可粗略反映感染的水平，邻近胸膜可增厚。当空洞扩大时邻近肺实质可能被毁坏，空洞可能继发曲球感染（见后续章节）。相比急性组织胞浆菌病，慢性患者淋巴结常不肿大。

2）CT：CT 可用于显示上述 X 线表现的更多细节。

3）影像检查的选择：慢性组织胞浆菌病首选 X 线胸片，其次用胸部 CT 做进一步评估。X 线胸片或胸部 CT 还可用于随访治疗的效果。

典型征象

- 单侧或双侧肺上叶阴影伴肺气肿
- 大疱周围的气腔阴影似空洞病变
- 无淋巴结肿大

（3）组织胞浆菌瘤：当组织胞浆菌病引起的结节慢慢增大时，我们把它称为组织胞浆菌瘤。组织切片显示，组织胞浆菌瘤是一个巨大的纤维包膜包围的小坏死灶，其周围纤维化的增加会导致病变生长。组织胞浆菌瘤通常无症状。

1）X 线表现：位于外围和下肺散在直径＜30 mm 的结节最为常见。结节可无钙化或可有中央性、弥漫性或层状的钙化。研究表明结节的增长率每年约 0.5～2.8 mm，平均为 1.7 mm。卫星结节及钙化的肺门肿大淋巴结常见。

2）CT：CT 平扫发现中央性、弥漫性或层状的钙化比 X 线胸片更敏感，并且能够帮助区分支气管癌和组织胞浆菌瘤。CT 可以更精确地测量生长速率，组织胞浆菌瘤比典型的肺癌增长更慢（图 12.3）。

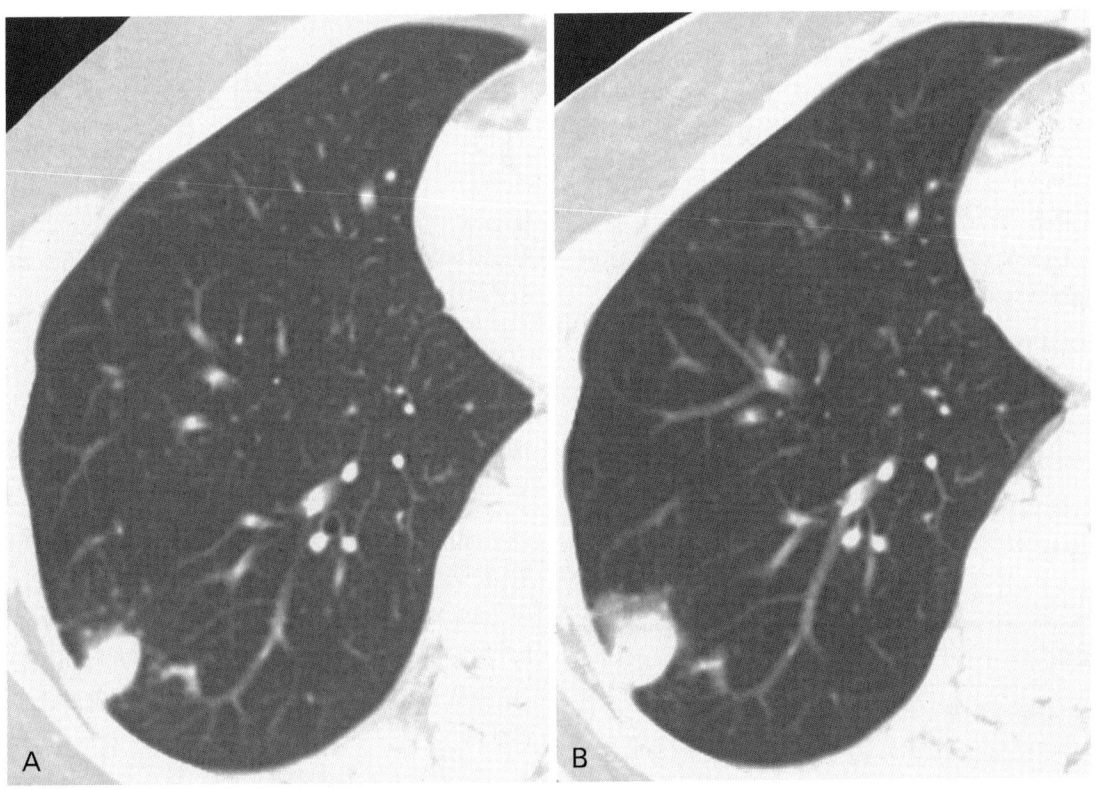

图 12.3 常规 X 线胸片上偶然发现的组织胞浆菌瘤。(A)CT 显示右肺下叶外围结节与周围的微小卫星结节。(B)13 个月后 CT 扫描显示该结节增大，卫星结节好转。两次扫描结节均无钙化。手术切除符合组织胞浆菌瘤。

3)影像检查的选择:组织胞浆菌瘤可能最先表现为X线胸片上的结节。平扫薄层胸部CT有助于检测、显示内部钙化。使用平扫CT随访有助于评估钙化或病灶大小随着时间的变化。

典型征象
• 散在分布的结节缓慢增大 • 可有中央性、弥漫性或层状的钙化 • 相关的卫星结节或钙化淋巴结肿大

(4)播散性组织胞浆菌病:播散性组织胞浆菌病是一种罕见的组织胞浆菌感染,是免疫功能低下者的一种机会性感染,如器官移植受者或艾滋病患者、婴幼儿或年龄高于54岁的成人,尤其是男性。HIV-1感染是一个主要危险因素。播散可能起源于原发感染的进展期或先前感染的再激活。严重免疫功能低下的患者和婴幼儿可出现呼吸困难、肝肾功能衰竭及休克、凝血功能障碍并迅速死亡。另一些患者出现发热、咳嗽、体重减轻、呼吸困难、盗汗、疲劳的慢性进行性症状,40%的患者有精神状态不佳和头痛症状。

1)X线表现:X线胸片检查可是正常的。与30%其他原因引起的免疫功能缺陷患者相比较,约50%艾滋病患者的X线胸片可正常。当有异常表现时,最常显示双肺多发弥漫性结节,通常为3 mm(图12.4);其次常见的表现是弥漫性线性或不规则形阴影。结节状或线状影最终可能发展为弥漫性气腔实变。约10%的病例可见局灶性气腔阴影,淋巴结肿大,胸腔积液较罕见。

2)CT:CT可见粟粒样结节,结节直径为1~3 mm,边界模糊或清晰(图12.4)。结节散在分布于肺小叶间隔、血管、叶间裂和次级肺小叶内,常伴轻度肺门和纵隔淋巴结肿大。

3)影像检查选择:X线胸片可初筛,薄层胸部CT更敏感。

典型征象
• X线胸片正常 • 双肺多发弥漫性1~3 mm的结节,可能进展为气腔病变

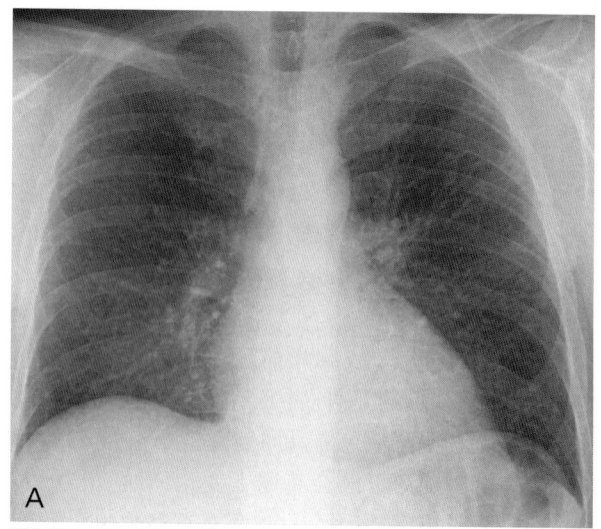

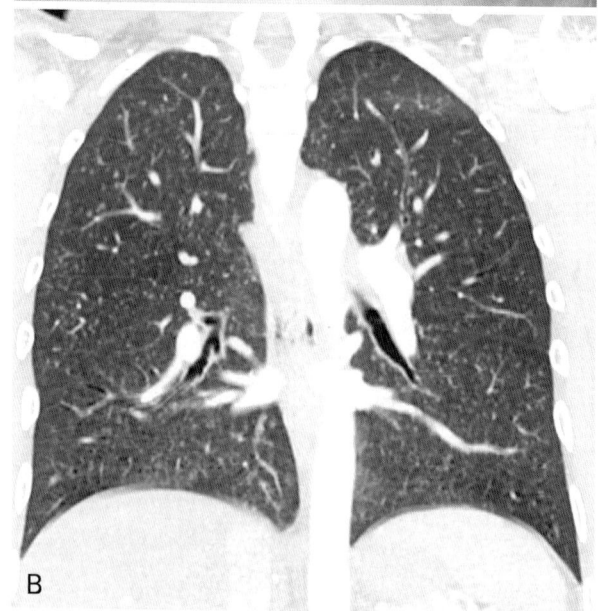

图12.4 艾滋病患者的弥散性组织胞浆菌病。(A)X线胸片显示双肺弥漫性微小结节。(B)冠状面CT显示两肺散在分布的粟粒样结节。

(5)纵隔肉芽肿和纤维性纵隔炎:作为组织胞浆菌感染的后遗症,慢性纤维化过程在纵隔弥漫性(纤维性纵隔炎)或局部(纵隔肉芽肿)形成。后者较常见,是由纤维包膜包裹的多个肿大融合淋巴结而形成。纵隔肉芽肿或纤维化可能导致上腔静脉、肺血管、中央气道或食管梗阻。

1)X线表现:X线胸片常显示纵隔增宽(由肉芽肿、扩张的侧支血管或两者共同导致)、肺不张或实变(中央气道阻塞)、肺梗死(血管阻塞)或淋巴结钙化(图15.5)。

2)CT:CT对纵隔纤维化或肉芽肿的具体细节的显示至关重要,最常见的表现是钙化的纵隔或肺门软组织肿块,高度提示由组织胞浆菌病引起的纤维

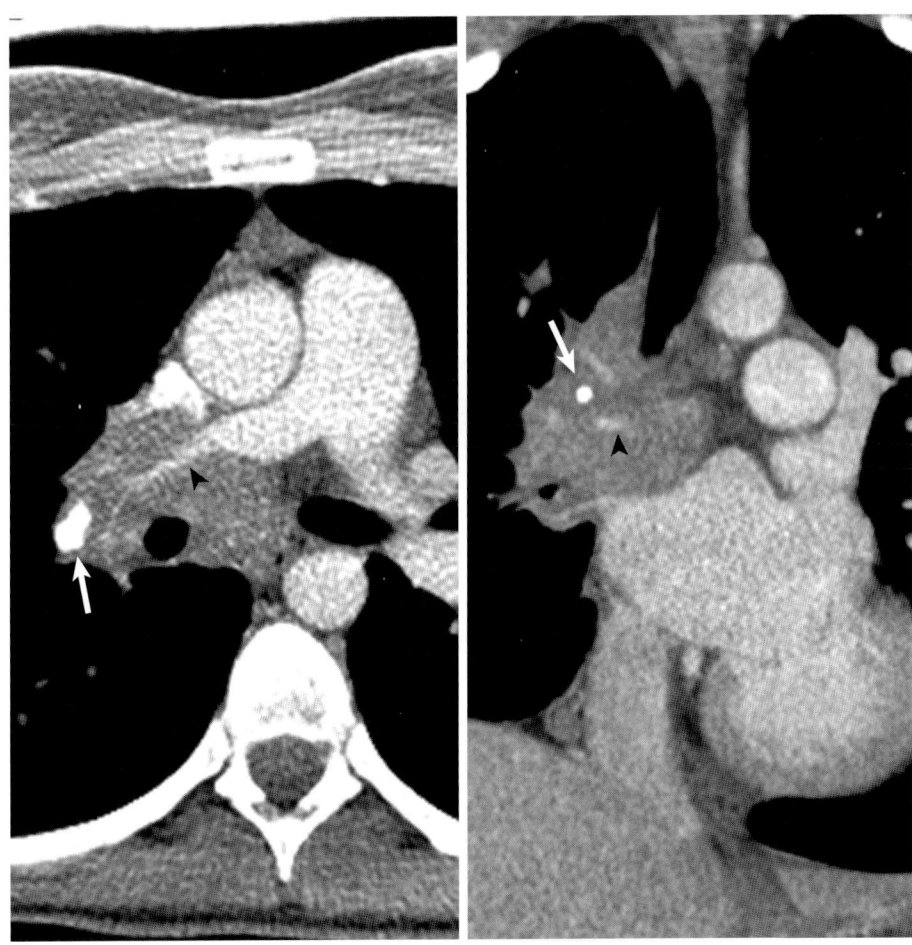

图 12.5 纤维化纵隔炎。轴面(左)和冠状面(右)增强 CT 显示部分钙化的右肺门(箭)和纵隔肿块,包绕右肺动脉、右肺动脉变窄(箭头)并阻塞右上肺静脉。

化肉芽肿或纵隔炎(图 12.5)。这可能与钙化的淋巴结有关。增强 CT 可以显示血管受累,包括上腔静脉阻塞和肺静脉或动脉狭窄(图 12.5)。也可显示气管或支气管狭窄,取决于受累的位置和程度。

3) MRI:MRI 可用于显示纵隔或肺门肿块,血管狭窄或阻塞。不均质浸润性肿块在 T1WI 上呈中等信号,T2WI 上信号多变。纤维化和钙化在 T2WI 上呈低信号,活动性炎症区域 T2WI 上高信号,MRI 上纵隔肿块内信号降低有助于和肿瘤鉴别。不能接受静脉 CT 对比剂的患者可用 MRI 作为替代检查。

4) PET-CT:纤维性纵隔炎或纵隔肉芽肿可能导致 PET-CT 假阳性,故不推荐作为常规检查。

5) 影像检查的选择:常规平扫和增强胸部 CT 检查有利于诊断和鉴别纤维化或肉芽肿、相关的钙化及血管或中央气道狭窄。若食管受累,则食管造影有助于评估蠕动和通畅性并发现可能的牵拉性憩室。

典型征象

- X 线胸片上纵隔增宽
- 纵隔或肺门软组织肿块伴钙化
- 呼吸道、上腔静脉、肺血管或食管继发性狭窄

---

(6) 支气管结石症:由组织胞浆菌病引起的支气管周围钙化淋巴结偶尔会侵入气道,引起支气管结石症,最常见的症状包括干咳、咯血。较少患者伴有发热、寒战、阻塞性肺炎后疼痛,咳出支气管结石(咳血)也可发生。

1) X 线表现:X 线胸片可见钙化淋巴结和伴随的阻塞性肺不张、肺炎、支气管扩张,但是很难显示腔内的钙化淋巴结。

2) CT:支气管结石症在 CT 上可能被诊断为支气管腔内或周围钙化的结节伴阻塞征象,如肺不张、肺炎及支气管扩张(图 12.6)。采用 CT 薄层和多平

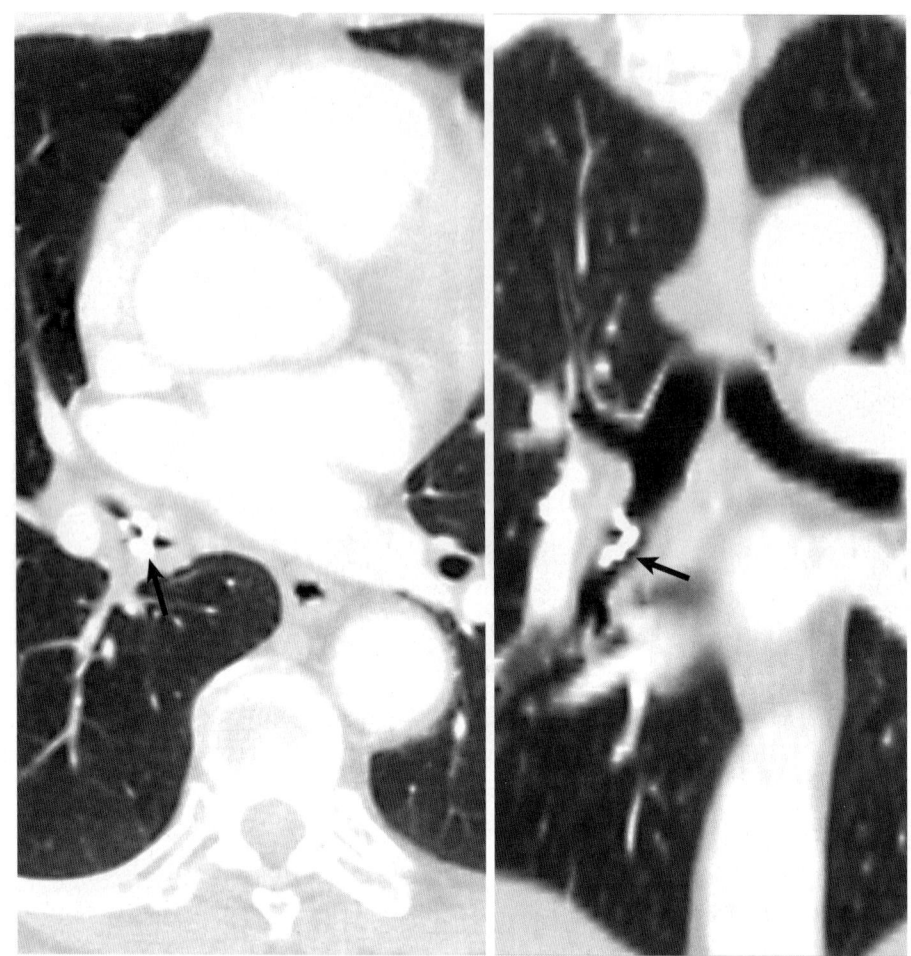

图 12.6　支气管结石症。轴面(左)和冠状面(右)增强 CT 显示中间支气管钙化结石(箭)。支气管结石最常见于既往组织胞浆菌病或结核感染。

面重建能准确地显示管腔内的支气管结石,有助于支气管镜取石。

3) 影像检查的选择:建议行胸部 CT 平扫。CT 薄层成像和多平面重建有助于确诊支气管结石。仿真支气管镜有助于支气管镜取结石。

典型征象

- 支气管内钙化结节
- 先前肉芽肿感染的迹象
- 阻塞性肺不张或实变或两者兼有

2. 球孢子菌病　球孢子菌病(圣华金河谷热)是由两相性真菌巨细胞内的孢子菌引起的。这种真菌在土壤里,在美国西南部、墨西哥北部及中美洲和南美洲少部分地区流行。肺球孢子菌病最易发生在夏末和初秋,土壤干燥时。感染是通过吸入真菌分节孢子或关节孢子而引起。

(1) 原发性球孢子菌病(急性肺球孢子菌病):该病类似于组织胞浆菌病,虽然比组织胞浆菌病出现症状更频繁,但球孢子菌病大多数情况下是无症状或症状轻微。通常在接触后 1~4 周出现症状,类似感冒如咳嗽、发热、胸痛、乏力、厌食、头痛等,也可发生皮疹。最常见的皮疹为弥漫性红斑皮疹,称为中毒性红斑,发生于 10%~30% 的患者,约 5% 的患者可发展为结节性红斑。这些皮疹可能与关节痛和轻度结膜炎相关,术语称为复杂性谷热病。感染通常有自限性,3~6 周自愈。

1) X 线表现:X 线胸片表现为非特异性。最常见的表现包括单个或多个的气腔实变,也可为单个或多个结节,结节内会有空洞和气-液平。约 20% 可见肺门或纵隔淋巴结肿大,通常与肺实质的表现(图 12.7)相关。胸腔积液少见,可能 10%~20% 的患者会出现胸膜下病灶连续扩散。X 线表现常完全消散。支气管或气管受累少见。

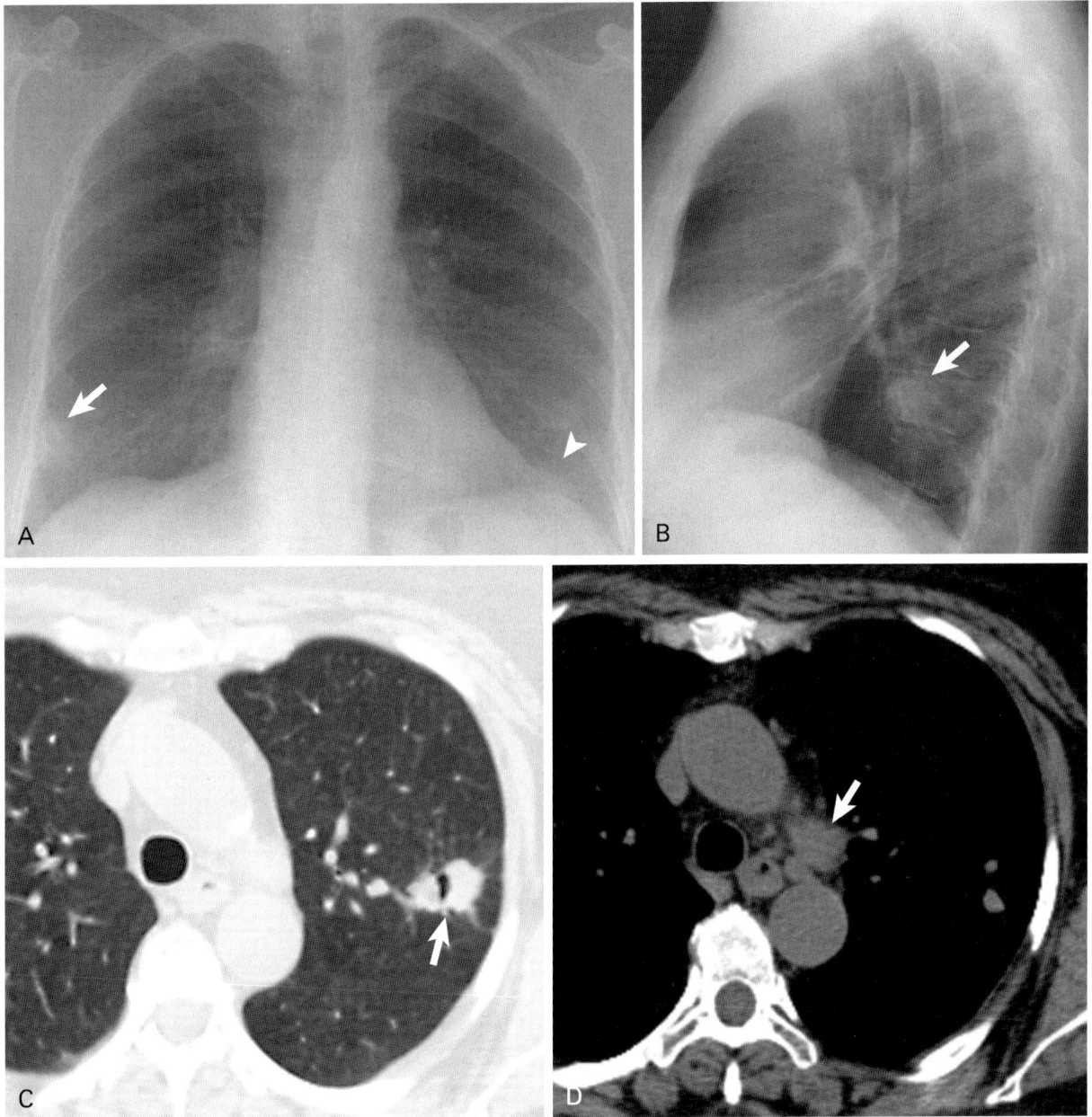

图 12.7 播散性球孢子菌病。正位(A)和侧位(B)X 线胸片显示右肺下叶 3 cm 的结节(箭)和肺门淋巴结肿大及左下肺单发的小结节(A,箭头)。另一位患者的轴面 CT 显示左肺上叶空洞结节(C,箭)和邻近的小卫星结节。轴面 CT 纵隔窗显示主肺动脉层面淋巴结肿大(D,箭)。与原发性肺癌表现非常相似。

2) CT:胸部 CT 可用于显示一些 X 线胸片显示不佳的肺内小病灶的形态,可显示结节(图 12.7)或实变,还可显示相关的卫星结节(图 12.8)。

3) 影像检查的选择:X 线胸片是最常见的检查方法。胸部 CT 有助于诊断不确定的、未按预期好转或出现并发症的患者。胸部 CT 也可显示 X 线片不能显示的卫星结节。

典型征象
● 单一或多发病灶的实变或结节
● 可能发生空洞(空泡)
● CT 上显示卫星病灶

(2) 慢性或持续性肺球孢子菌病:约 5% 的原发性球孢子菌病病例转为慢性。这种感染仍然是无症

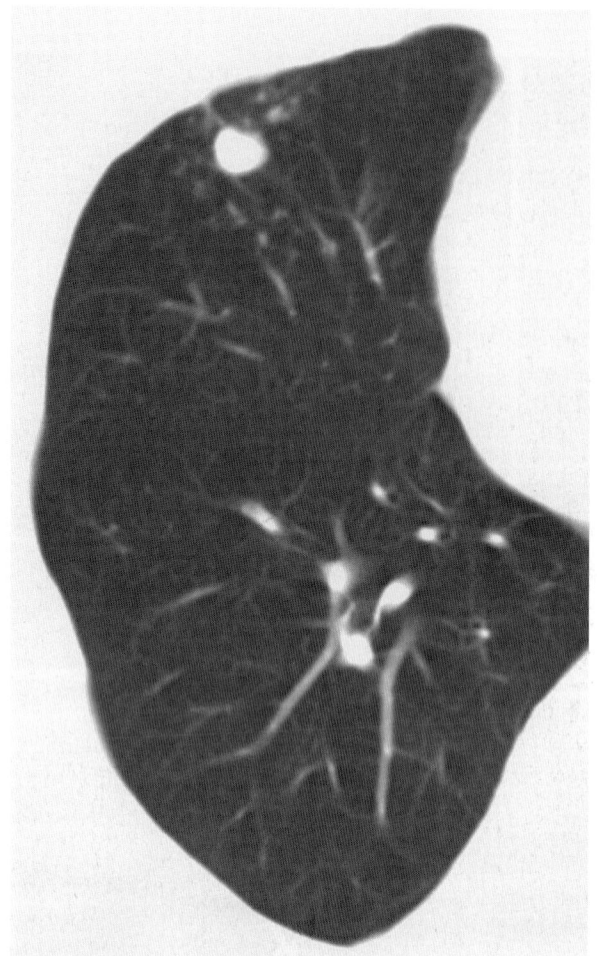

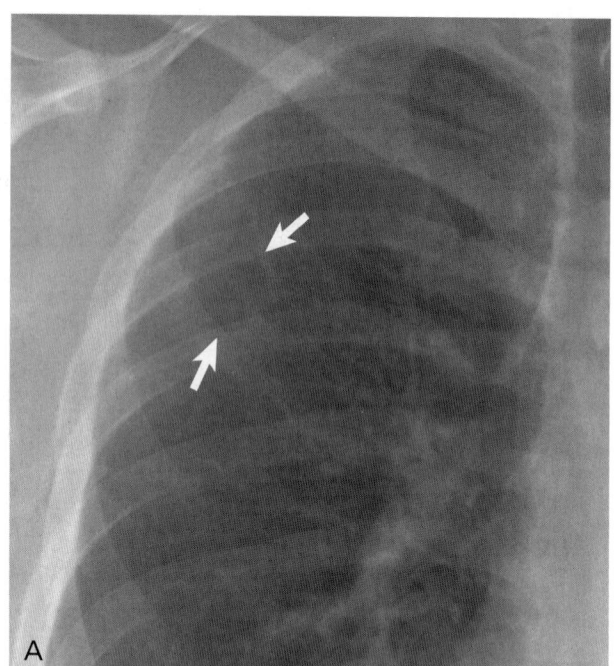

图 12.8 无症状球孢子菌病。1 年前的 X 线胸片(未显示)为阴性。胸部 CT 显示右肺中叶结节,周围见微小卫星结节围绕。手术证实是干酪性肉芽肿和球孢子菌病。

状或轻微的,但可发展成重症肺炎伴发热、咳嗽、盗汗、咯血。

1) X 线表现:X 线胸片最常见的表现是空洞,常见于上肺,薄壁、单发,像葡萄皮一样(图 12.9)。空洞可继发感染或破入胸膜腔,导致胸腔积液、脓胸或气胸。另一种影像学表现为单发或较少见的多发肺结节。肺外周带直径 5~50 mm 的结节或肿块。这些表现较难与支气管癌或转移性疾病相鉴别。

2) CT:18 例慢性球孢子菌病的回顾性分析显示,最常见的 CT 表现是肺外周带直径 10~20 mm 的单发结节。局灶性磨玻璃影和局部实变不常见。结节常密度均匀,但中央低密度,也可发生空洞或钙化(图 12.9)。由于肉芽肿性炎症或出血,部分结节周围有磨玻璃影(CT 晕征)。

3) 影像检查的选择:X 线胸片检查是常规检查,但胸部 CT 对显示病变和慢性球孢子菌病的并发症更敏感。

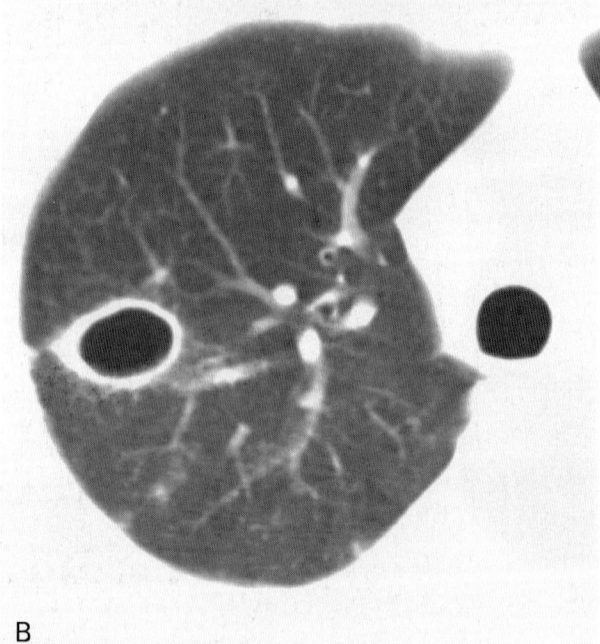

图 12.9 慢性球孢子菌病患者,有慢性排痰性咳嗽的男性患者发生急性胸痛。X 线胸片(A)显示右肺上叶小的薄壁空洞(箭),经 CT 扫描(B)证实。从痰及支气管灌洗液培养出球孢子菌。

典型征象

- 孤立性结节或空洞,通常壁薄(葡萄皮征)
- 肺上叶外带

3. 北美芽生菌　北美芽生菌病是由吸入无性繁殖产生的孢子或皮炎芽生菌两相热型真菌的分生孢子引起的。这种疾病在非洲、中美洲和南美洲都有流行,但最常见于北美。真菌遍布在富含有机碎屑林区温暖湿润的土壤里。类似于组织胞浆菌病和球孢子菌病,芽生菌病可无症状或引起轻微的流感样症状。常见的表现是急性肺炎伴发热、咳嗽、胸痛、关节痛和肌痛。临床和影像学表现无特异性且多变,而且与很多常见病类似,常会延误诊断。皮肤损伤包括边缘凸起、形状不规则、有结痂的隆起疣状病变或边缘清晰,隆起的基底部有渗出的溃疡性病变有助于提高诊断的准确性。

1) X线表现:X线胸片表现多种多样,无特异性,包括实变、肿块、结节、空洞以及间质性改变,上叶多发。病变常类似于社区获得性肺炎,如果病变进展或疗效不佳,应高度怀疑肉芽肿性感染。最常见的表现是边界不清和有支气管充气征的斑片状或融合性气腔实变,通常肺段或亚段比肺叶更常见。第二常见的表现是直径3～10 cm的肺内肿块,边界清楚、边缘光滑或不规则,易与支气管肺癌混淆。11%～37%的病例可见空洞。间质性改变通常是双肺弥漫性改变,结节不常见。淋巴结肿大罕见。胸腔积液常少见,仅21%的病例可能发生,可出现不伴胸腔积液的胸膜增厚。芽生菌很少跨组织侵袭引起胸腔积液、胸壁肿块、肋骨破坏和皮肤瘘。

2) CT:对16例肺芽生菌病的CT研究发现最常见表现的是肺部肿块(88%),通常有支气管充气征。其他常见表现包括直径小于2 cm的结节(75%)、肺门肿大(75%)、卫星病灶(69%)和实变(56%)(图12.10,图12.11)。不常见的表现包括淋巴结肿大(25%)、胸膜增厚(25%)、腔积液(13%)和空洞(13%)。实质性病变或淋巴结肿大偶伴钙化(25%和44%)。

3) 影像检查的选择:X线胸片有助于发现病变,但胸部CT对显示病变和可能出现的并发症更敏感。X线胸片和CT配合使用有助于监测治疗效果。

典型征象

- 影像学表现多样,且为非特异性
- 实变、肿块、结节、空洞或间质性改变
- 类似于社区获得性肺炎或支气管肺癌

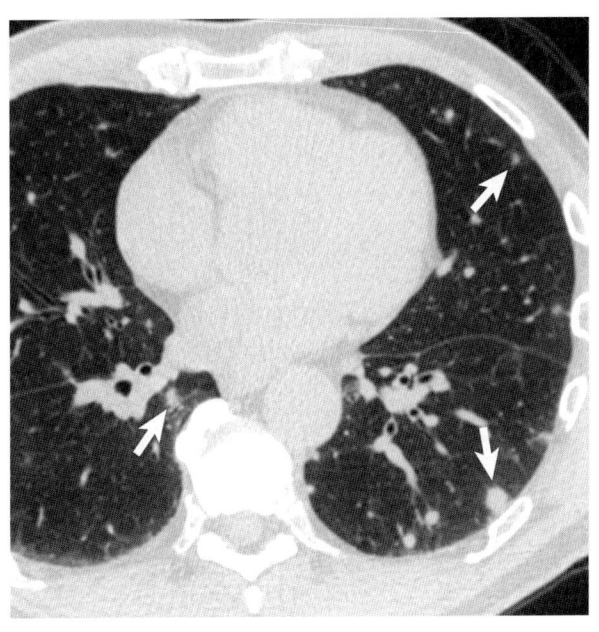

图 12.10　芽生菌病。男性患者,有肌痛、发热和疲劳症状。轴面CT显示双肺多发不同大小的结节(箭)。支气管灌洗液证实为皮炎芽生菌。

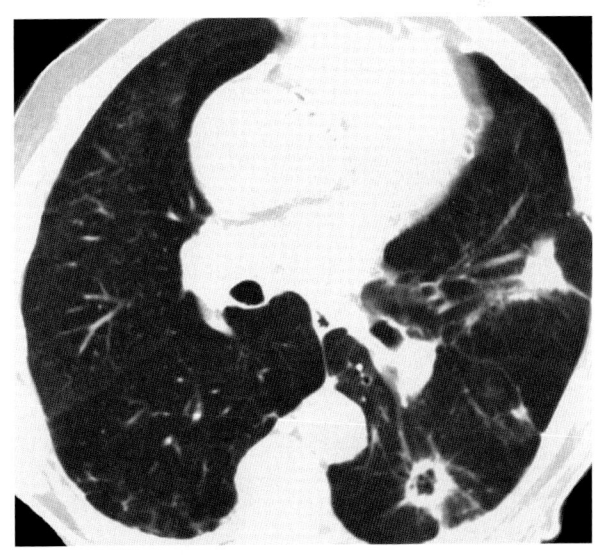

图 12.11　芽生菌病,男性糖尿病患者,有严重慢性咳嗽伴痰中带血。CT显示左肺下叶一个不规则性空洞结节和邻近小结节。另外,舌段见一个有毛刺的结节。血清学检查芽生菌阳性。

4. 曲霉病　曲霉是一个无处不在的机会性致病菌,在土壤中、腐烂的有机物甚至在撒哈拉沙漠的沙子中都有。曲霉大约有200种,但只有少数引起人类曲霉病。最常见的是烟曲霉,其次是黄曲霉和黑曲霉。曲霉感染可表现为临床和放射学上的不同类型:①腐生曲霉病(曲霉球);②过敏性支气管肺曲霉病;③半侵袭性曲霉病;④气道侵袭性肺曲霉病;⑤血管侵袭性肺曲霉病。

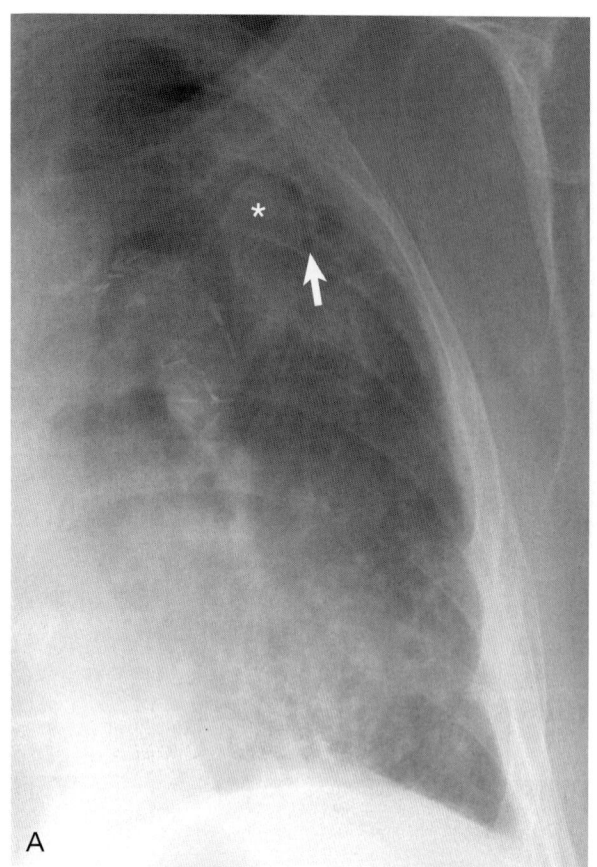

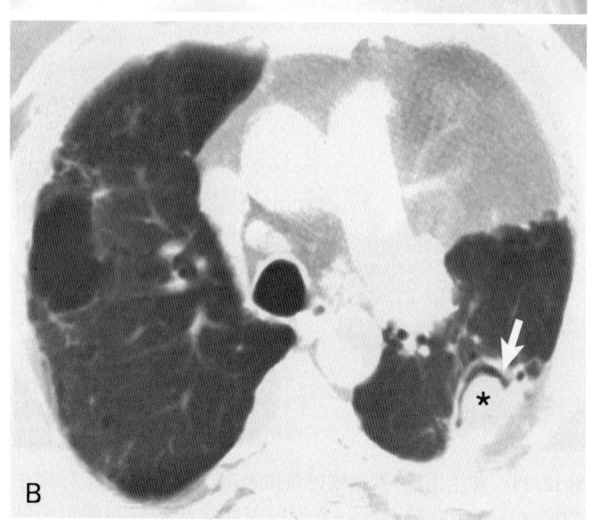

图 12.12 曲霉球,男性,有大疱性肺气肿和咯血,6 年前因曲霉球行左上肺叶切除。(A)X 线胸片放大图显示左上肺结节(星号)伴周围新月形气体影包绕(箭),称为空气新月征。(B)轴面 CT 显示左上肺空腔内的软组织结节(星号)与空气新月征(箭)和右肺肺气肿。

(1)腐生曲霉病(曲霉球):曲霉感染最常见的形式是一个曲霉瘤,也被称为真菌球或曲霉肿。它是由真菌菌丝体、炎性细胞、纤维蛋白、黏液和组织碎片构成的,常在一个已经存在的空腔内形成。其他真菌也可引起曲霉肿,但曲霉最常见。先前存在的肺部空腔可以由许多原因引起,如结核、结节病、气肿性肺大疱、支气管扩张、强直性脊柱炎、支气管囊肿、肿瘤、梗死或空洞型感染。患者可无临床症状或有轻度咯血,也可发生严重咯血。

1)X 线表现:典型的 X 线胸片表现是上叶位于空腔内的圆形或椭圆形肿块,肿块周围见新月形气体影(空气新月征)(图 12.12,图 12.13)。肿块可随体位在空腔内自由移动。邻近胸膜常有增厚,其可比真菌球形成早 3 年。有时也可能看不到空气新月征,因其过小不能被 X 线胸片显示或者曲霉球完全填满空洞。

2)CT:在 CT 上,曲霉球内可看到钙化的高密度区域。由于过小而不能在 X 线胸片上显示的空气新月征,CT 可明确显示。CT 也可显示发展中的曲霉球,如真菌叶状发展至腔壁或彼此相交以形成空腔内的海绵状不规则块(图 12.14)。

3)影像检查的选择:虽然 X 线胸片可检出曲霉球,但胸部 CT 可显示 X 线胸片无法检出的曲霉球。因此,胸部 CT 是用于诊断和监测疗效的首选方法。

典型征象
● 上叶空洞内的圆形肿块
● 肿块周围新月形气体影(空气新月征)
● 肿块可移动
● CT 上为叶状或海绵状表现

(2)过敏性支气管肺曲霉病:过敏性支气管肺曲霉病是对曲霉抗原过敏反应的结果,一般发生于 7%~14% 皮质类固醇依赖型哮喘患者和 6% 的囊性纤维化患者。呼吸道寄生的曲霉引起持续性炎症和纤维化,可导致段和亚段支气管扩张、黏液嵌塞和肺实质瘢痕。过敏性支气管肺曲霉病通常是由于喘息、咳褐色黏液痰栓、胸痛、发热等症状而怀疑诊断,影像学和血清学检查可明确诊断。

1)X 线表现:X 线胸片可以显示中心性支气管扩张,如上叶中央支气管节段性分布的平行线或环形阴影,管状的、均匀的指状软组织密度影代表中央扩张支气管黏液嵌顿(图 12.15),黏液嵌顿可能是短暂的或可能持续数月。在急性期可见肺实变和体积缩小。

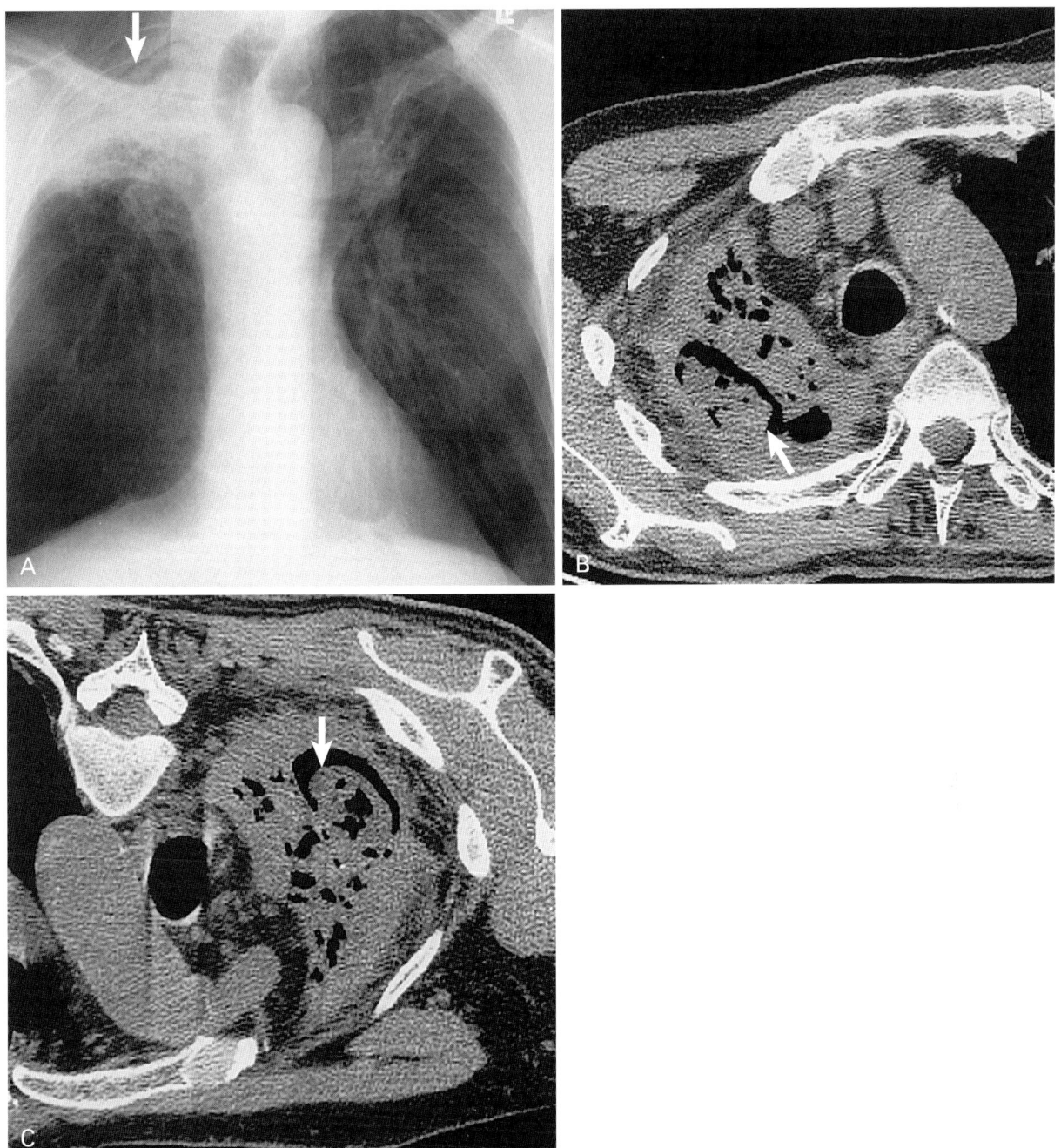

图 12.13 含有空气新月征和位置不固定的曲霉球。男性患者,既往有肺结核咯血症状。(A)X 线胸片示肺上叶广泛性瘢痕,右上肺叶可见曲霉瘤和空洞壁之间的空气新月征(箭),含有曲霉球的空洞周围胸膜明显增厚。仰卧位(B)和俯卧位(C)的 HRCT 显示尽管其体积较大,但曲霉球位置改变(箭),并可见广泛的支气管扩张和明显的胸膜增厚。经纤维支气管镜检查发现烟曲霉。(引自 Müller NL, Fraser RS, Colman NC, et al. Radiologic Diagnosis of Diseases of the Chest. Philadelphia, Saunders, 2001.)

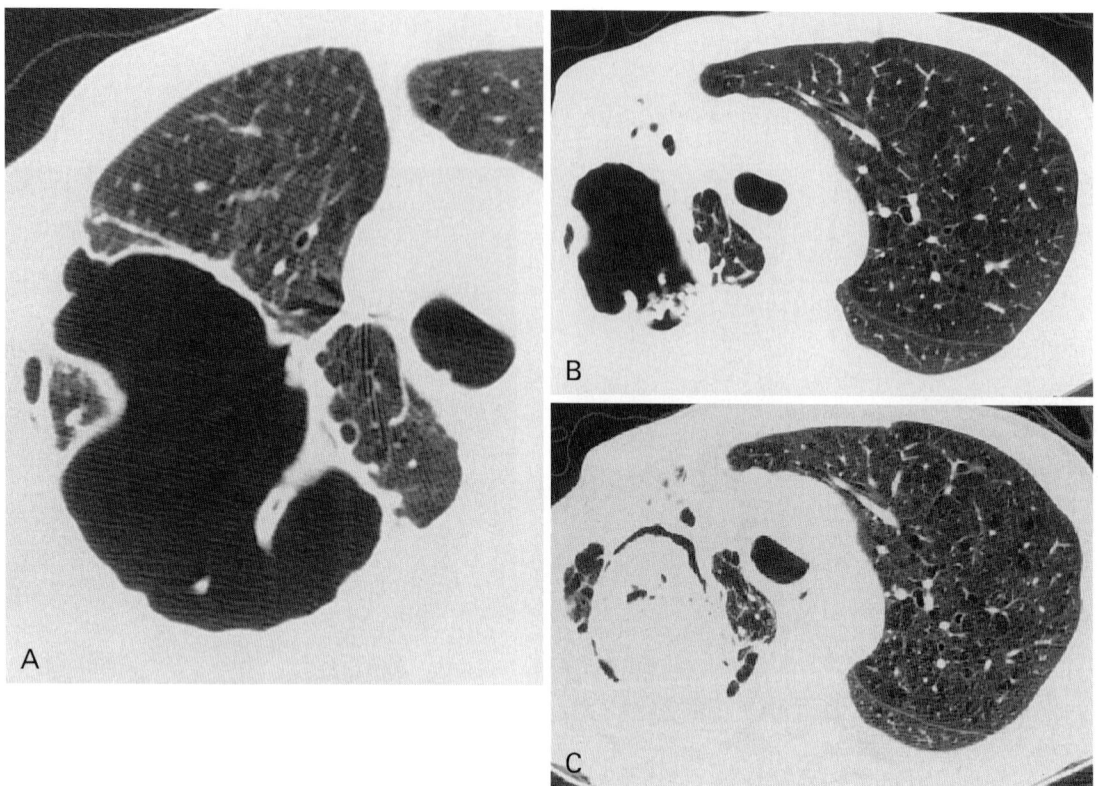

图 12.14 曲霉瘤。女性患者,临床表现为咳嗽和体重减轻,既往有右乳房切除术和右上肺叶切除术史,曲霉瘤随着时间的推移而形成和生长。(A)右肺 HR CT 显示右肺下叶上段的一个大囊性病变。有支气管扩张的证据,未发现其他异常。所有培养均为阴性。(B)18 个月后的 HRCT 显示在囊性病变的局部有少量的软组织,囊壁厚度增加。患者的右肺有广泛支气管扩张症和瘢痕形成。4 年后,患者出现咯血。(C)HRCT 显示空腔内的大曲霉瘤。纤维支气管镜发现烟曲霉。(引自 Müller NL, Fraser RS, Caiman NC, et al. Radiohgic Diagnosis of Diseases of the Chest. Philadelphia, Saunders, 2001.)

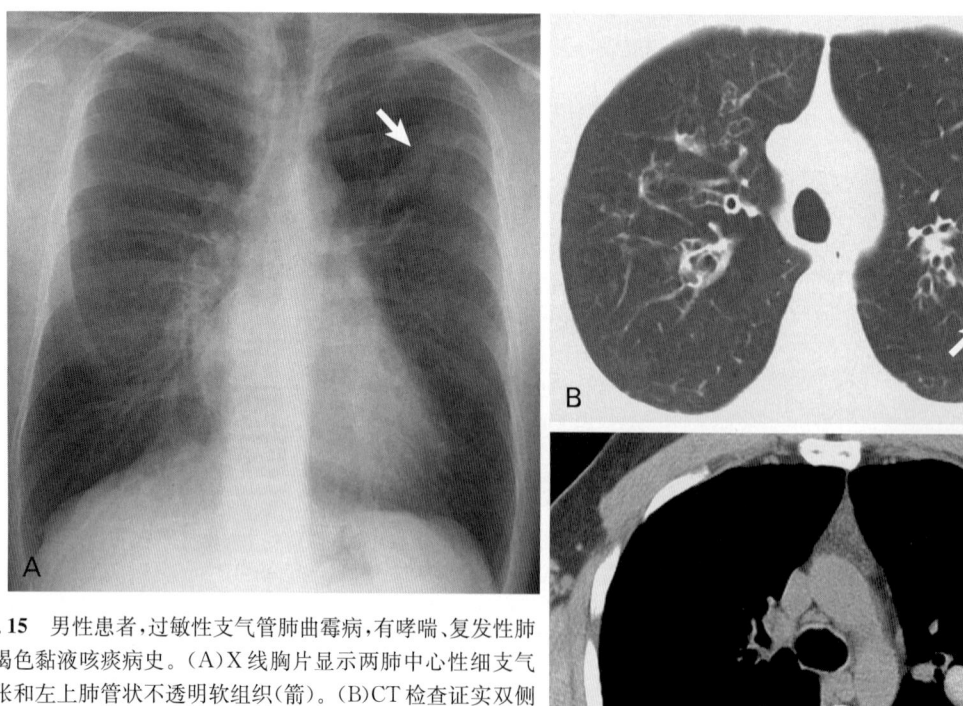

图 12.15 男性患者,过敏性支气管肺曲霉病,有哮喘、复发性肺炎和褐色黏液咳痰病史。(A)X 线胸片显示两肺中心性细支气管扩张和左上肺管状不透明软组织(箭)。(B)CT 检查证实双侧中心性细支气管扩张和左肺上叶黏液栓(箭)。(C)软组织窗显示黏液嵌塞由于钙化(箭头)而密度略增高。

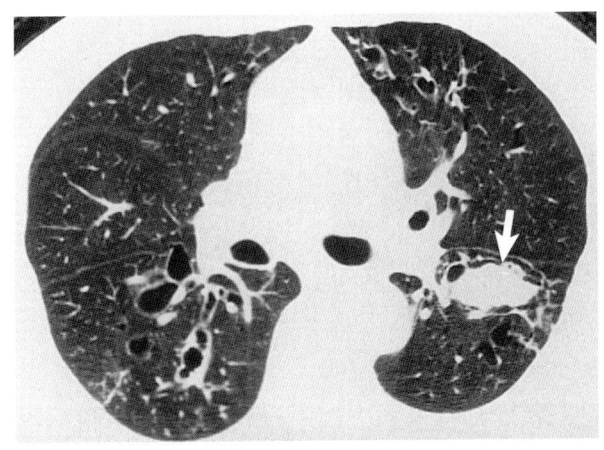

图 12.16　过敏性支气管肺曲霉病。HRCT 显示中心性支气管广泛扩张。黏液嵌塞(箭)位于左下肺叶上段扩张的支气管内。(引自 Müller NL, Fraser RS, Colman NC, et at. Radiologic Diagnosis of Diseases of the Chest. Philadelphia, Sounders, 2001.)

2) CT:CT 可更清晰地显示被黏液和菌丝团嵌顿扩张的中心支气管(图 12.16)。约 30% 的患者因钙盐、金属和干燥的黏液(图 12.15),致嵌顿的黏液密度会增加。黏液嵌顿可引起支气管阻塞导致 X 线胸片或 CT 远端肺不张或塌陷表现,侧支通气可以防止肺不张的发生。

3) 影像检查的选择:X 线胸片或胸部 CT 可用于评价变应性支气管肺曲霉病。胸部 CT 平扫可显示更多的细节,有助于诊断黏液栓密度增加。薄层 CT 有助于评估支气管扩张。

典型征象

- 中心性支气管扩张
- 与黏液或菌丝嵌顿对应指套征或管状阴影
- CT 上黏液嵌顿密度增高或钙化

(3) 半侵入性或慢性坏死性曲霉病:半侵入或慢性坏死性曲霉病主要发生在患有慢性肺部疾病的患者,如慢性阻塞性肺病,或免疫系统轻度抑制的患者如慢性消耗性疾病、糖尿病、营养不良、酗酒、高龄或长期皮质激素治疗,或者两种情况皆有的患者。症状包括慢性咳嗽、发热、乏力、呼吸困难和咯血。

1) X 线表现:X 线胸片检查显示肺段或肺叶实变,结节或肿块少见。常发生于上肺,病变可能是双肺多发。数周到数月发展为空洞,类似肺结核,空洞内可有软组织,如曲霉肿,并可有相关的胸膜增厚。

感染可侵犯到胸壁或纵隔。

2) CT:类似 X 线胸片,CT 最常见表现为实变,结节或肿块少见。在 CT 上,结节通常边界不清,空洞壁常不规则且直径为 1~4 cm。

3) 影像检查的选择:X 线胸片有助于病变的显示,但 CT 能更好地显示病变,监测治疗效果和评估可能出现的并发症(如纵隔或胸壁侵犯)应首选 CT。

典型征象

- 慢性病患者或长期激素治疗的患者
- 上叶的实变、肿块或结节在数周到数月内发展为空洞

(4) 气道侵袭性曲霉病:气道侵袭性曲霉病的特点是曲霉存在于深层气道基底膜,常发生于中性粒细胞减少和艾滋病患者,引起的疾病包括急性气管支气管炎、细支气管炎和支气管肺炎。

1) X 线表现:气管支气管炎的影像学表现可能是正常的,或气管、支气管壁增厚。细支气管炎可形成边界不清的小结节,而支气管肺炎会导致肺实变(图 12.17),常见于双肺。

2) CT:细支气管炎患者 CT 检查可以看到小叶中心性结节和分支线状或结节灶与树芽征(图 12.18)。支气管肺炎可能会导致支气管周围分布区域的实变(图 12.17),可见支气管扩张,常双侧分布。气管支气管炎可见气管或支气管壁增厚。

3) 影像检查的选择:X 线胸片有助于发现疾病和监测治疗效果,薄层 CT 图像可显示更细微的病变,如小叶中心性结节、支气管扩张、气管、支气管管壁增厚。

典型征象

- 通常为中性粒细胞减少或艾滋病患者
- 非特异性表现包括气道壁增厚、小叶中心性结节或实变
- 常为双侧性

(5) 血管侵袭性曲霉病:血管侵袭性曲霉病主要影响严重免疫功能低下的患者,如艾滋病患者、血液系统恶性肿瘤(特别是白血病)以及骨髓移植患者。它是因菌丝的入侵导致血管梗死和坏死而引起的。

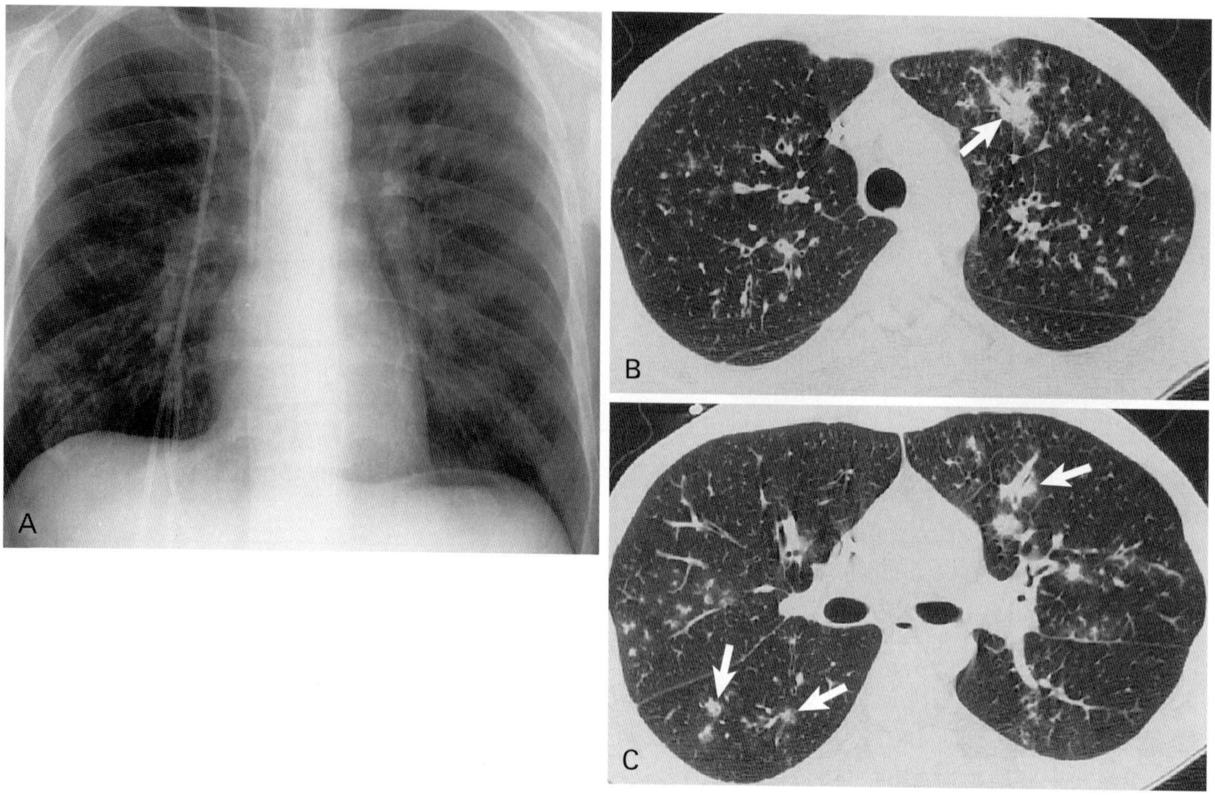

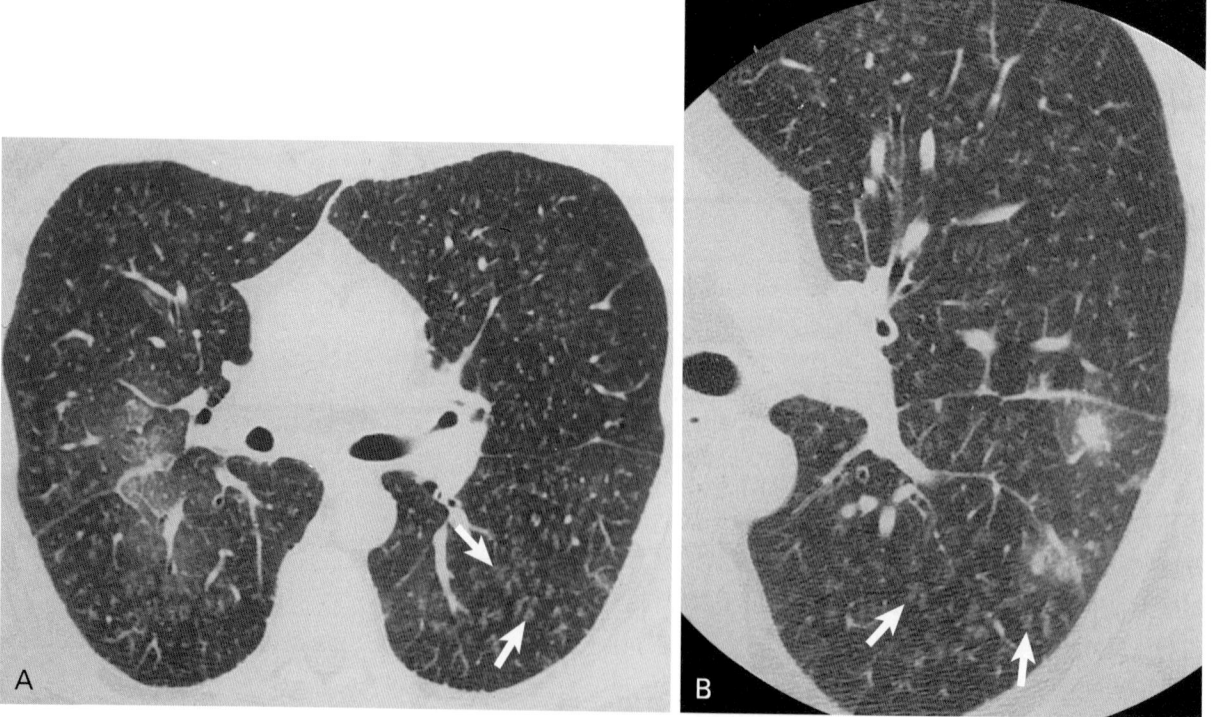

图 12.17　男性患者,骨髓移植后发热和咳嗽患者的曲霉性支气管肺炎。(A)X 线胸片显示双侧边界不清的结节影。(B、C)HRCT 显示支气管周围分布的实变影(箭)和小叶中心性结节。支气管活检结果显示烟曲霉和肺炎。(引自 Müller NL, Fraser RS, Colman NC, et al Radiologic Diagnosis of Diseases of the Chest. Philadelphia, Saunders, 2001.)

图 12.18　男性患者,骨髓移植后的细支气管炎和支气管肺炎。(A)HRCT 显示右肺磨玻璃影和双肺边界不清的小结节影(箭)。(B)左肺的 HRCT 扫描能更好地显示小结节和分支影(箭),并能显示细支气管炎小叶中心性分布的特征,可见左肺下叶实变区。开胸肺活检示曲霉细支气管炎和支气管肺炎。(引自 Müller NL, Fraser RS, Colman NC, et al. Radiologic Diagnosis of Diseases of the Chest Philadelphia, Saunders, 2001.)

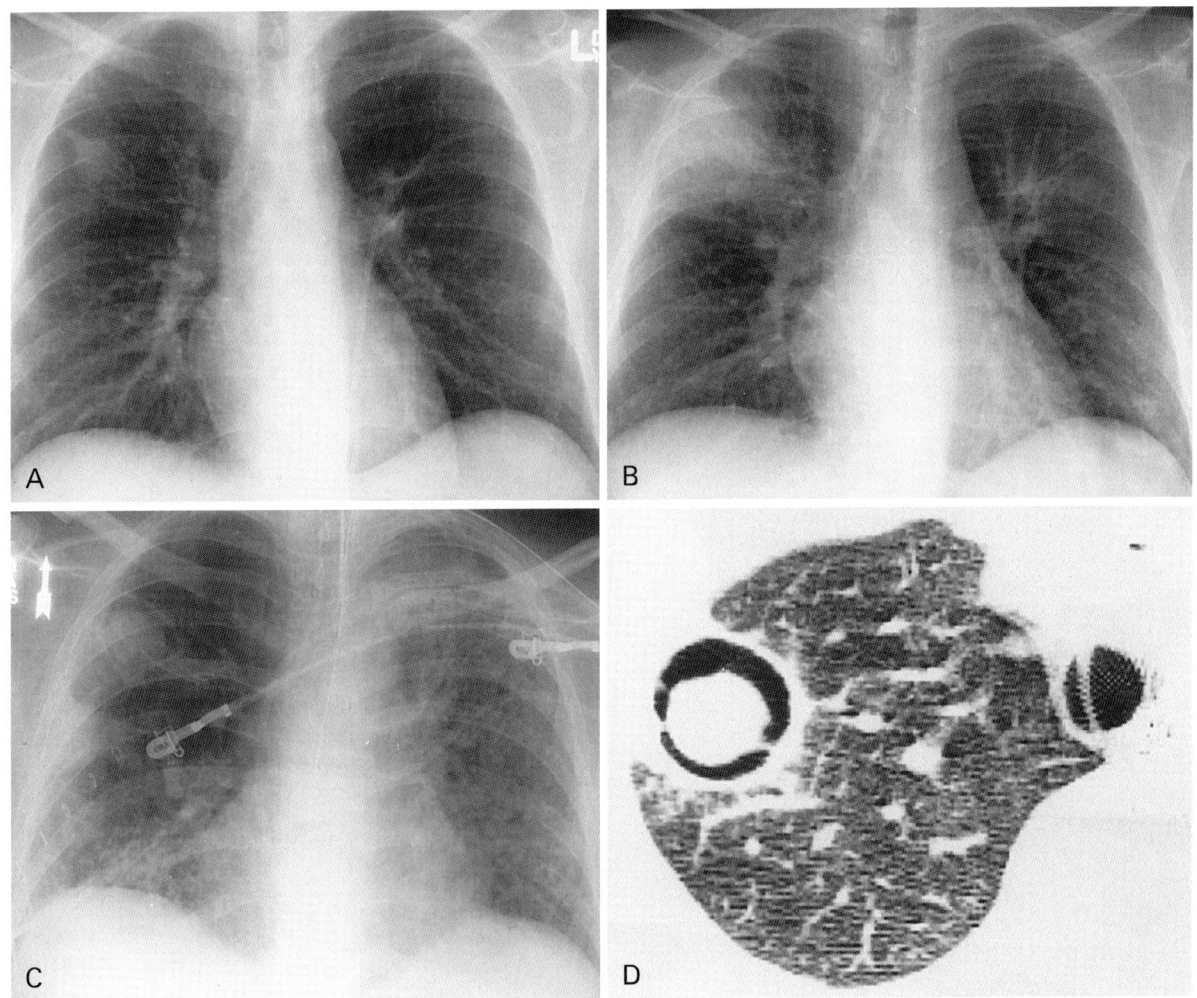

图 12.19 血管侵袭性曲霉病：以发热和咳嗽为表现的急性白血病患者的影像学进展。X 线胸片（A）显示右上肺叶圆形实变影，1 周后（B）病变进展迅速。次日，患者接受开胸肺活检，结果显示肺出血，但未发现任何微生物。活检 2 周后 X 线胸片（C）和 HRCT（D）显示右肺上叶边缘光滑的空洞内见软组织致密影。CT 引导下进行重复活检确诊为侵袭性曲霉病，本病例中，腔内的软组织肿块代表坏死的肺组织（类死骨）。(引自 Müller NL, Fraser R5, Colman NC, et al. Radiologic Diagnosis of Diseases of the Chest. Philadelphia, Sounders, 2001.)

临床特征是出血性支气管肺炎、发热、咳嗽、呼吸困难和胸痛。

1) X 线表现：X 线胸片显示非特异性片状、亚段、节段性或叶的实变或多样性、边界不清的结节影（图 12.19），常发生空洞且可见空气新月征。

2) CT：CT 表现为结节或肿块，其周围伴磨玻璃影（CT 晕征）（图 12.20），或胸膜下楔形实变区。晕征是由坏死性真菌感染的肺组织结节或肿块的周围出血引起的。通常在感染早期出现，在 25 例经证实的侵袭性肺曲霉病患者中，96% 的患者在第 0 天出现晕征，只有 19% 的患者在第 14 天出现。许多疾病，如念珠菌感染、肉芽肿性脉管炎（以前为韦格纳肉芽肿）、卡波西肉瘤和出血性转移可出现晕征，但晕征高度提示发热性中性粒细胞减少症的患者存在血管侵袭性曲霉病。结节或肿块随后发展为空洞或空气新

月征，同时中性粒细胞功能恢复（图 12.21）。血管侵袭性曲霉病不太常见的表现是反晕征，表现为周围实变伴中央磨玻璃影。

3) 影像检查的选择：在部分临床情况下，X 线胸片异常很可能需要行胸部 CT 检查。后者对检出血管侵袭性曲霉病的征象，如晕征和反晕征更敏感。

典型征象

- 严重免疫功能低下
- 非特异性斑片状或肺叶实变或多发的边界不清的结节影
- CT 晕征或不常见的反晕征
- 随着中性粒细胞功能的恢复通常会出现空洞

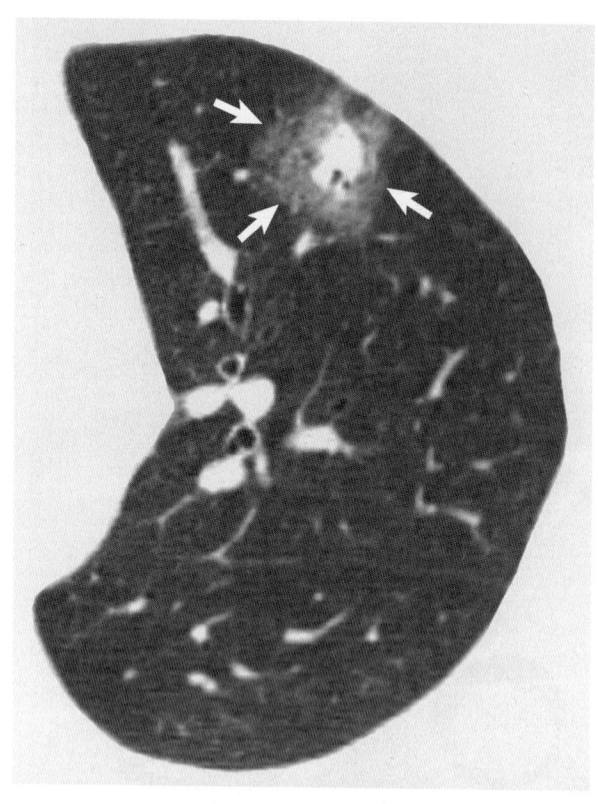

图 12.20 男性患者，急性白血病和中性粒细胞减少症患者并侵入血管（壁）肺曲霉病的 CT 晕征。左肺 HRCT 扫描放大视图显示结节的周围有磨玻璃影（CT 晕征，箭）。

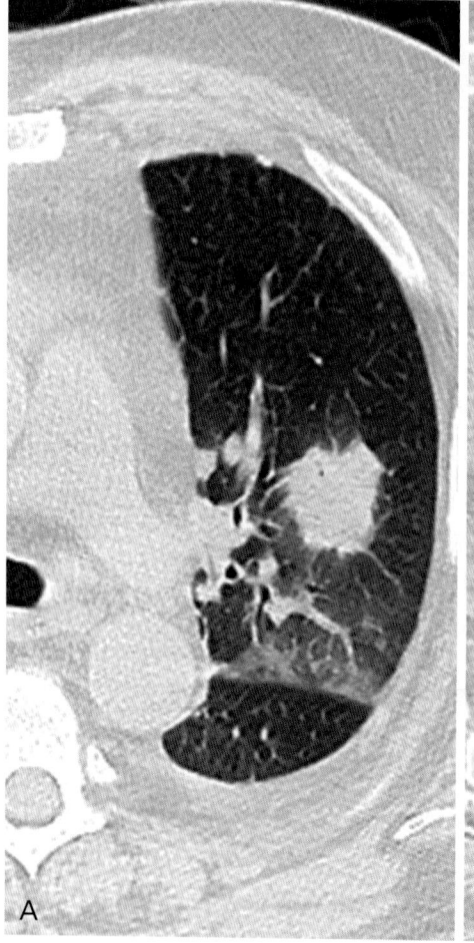

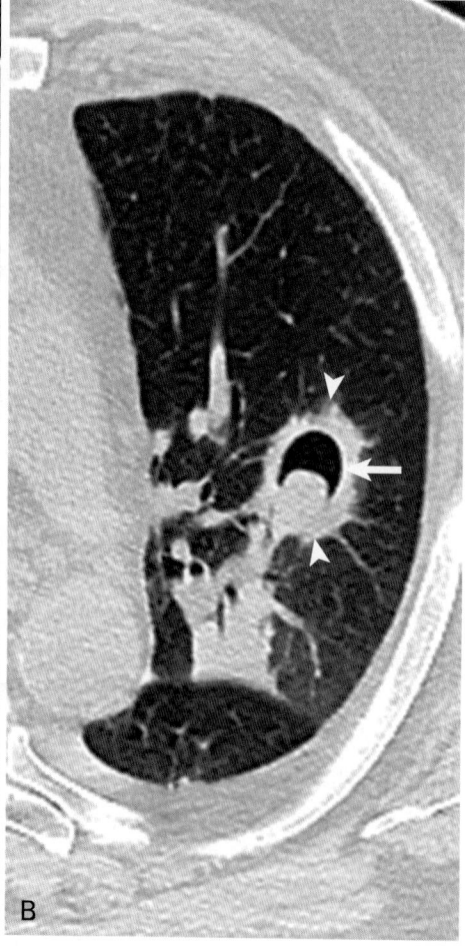

图 12.21 侵入血管性（壁）曲霉感染伴空气新月征。两个轴面 CT 图像，中性粒细胞减少伴发热时（左）和粒细胞恢复后（右）显示左肺上叶空洞内结节与空气新月征并存（箭）。空洞内的结节代表从出血但存活的肺组织分离的梗死肺组织（箭头）。（引自 Walker CM, Digumarthy S. Pulmonary infections. In: Digumarthy S, Abbara S, Chung JH, eds. Problem Solving in Chest Imaging. Philadelphia; Elsevier; 2019.）

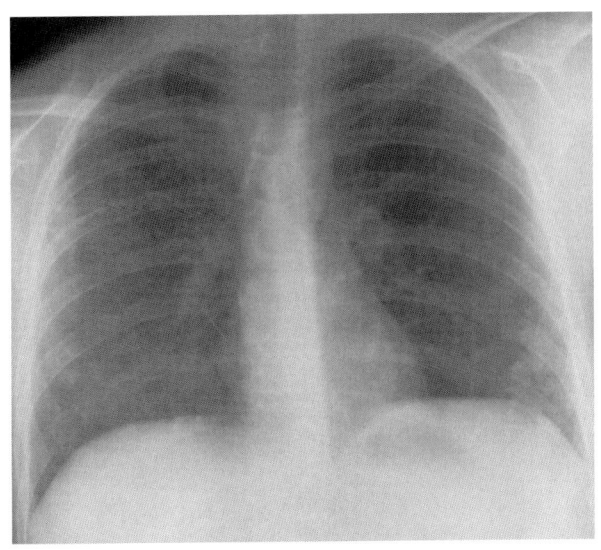

图 12.22 男孩因接受化疗而发热,念珠菌病。X 线胸片显示双肺多发结节伴右上肺结节聚集。

5. 念珠菌 肺念珠菌病是一种罕见的机会性感染,通常是由白念珠菌引起,较少由热带念珠菌和克柔念珠菌引起。念珠菌是一种普遍存在的人类腐生菌,通常存在于胃肠道、口咽、阴道和皮肤。呼吸道感染通常是内源性念珠菌过度生长导致的,可发生医源性传播。症状包括发热、呼吸急促、胸痛、咳嗽、咳痰。

1) X 线表现:X 线胸片常见非节段性、节段性或肺叶实变,双侧常见,可表现为间质增生及结节影(图 12.22,图 12.23)。18%～25% 的患者 X 线胸片或 CT 检查伴胸腔积液。

2) CT:CT 最常见表现为结节,其次是实变和磨玻璃影(图 12.23)。肺内无典型好发区域(即上、中或下叶),Franquet 等的研究显示结节最常见于下肺,大小范围为 3～30 mm,形态不规则,少见边界清楚。结节的分布可能是小叶中心性或随机的,可有树芽征表现。约 30% 病例的结节有磨玻璃晕环(晕征)。念珠菌是导致足分支菌病的一种少见原因。

3) 影像检查的选择:X 线胸片和胸部 CT 扫描可用于检测肺念珠菌病和监测治疗效果。胸部薄层 CT 在检测和确定小结节与磨玻璃影方面更敏感。

典型征象

- 结节或实变或两者均有
- 可伴磨玻璃影
- 薄层 CT 上呈小叶中心性或随机分布的结节
- CT 示晕征

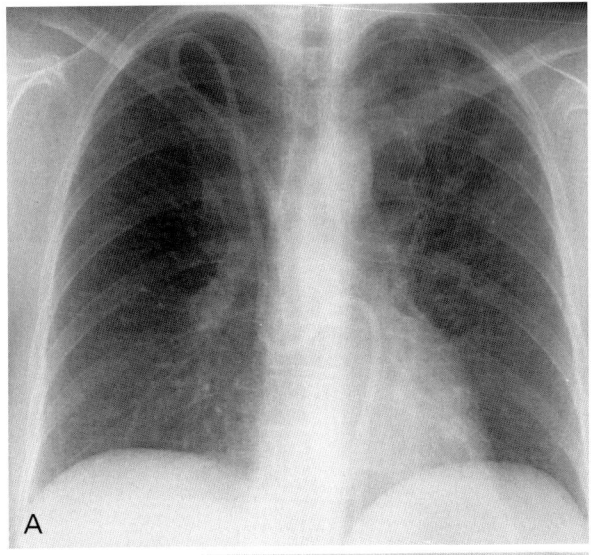
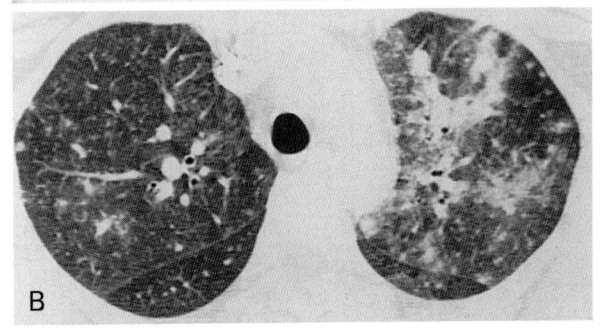

图 12.23 女性骨髓移植后发生的念珠菌肺炎。(A)X 线胸片示上肺边界不清的实变和结节影。(B)HRCT 示结节大小不一,中心实变和周围磨玻璃影。(引自 Müller NL, Fraser RS, Colman NC, el al. Radiologic Diagnosis of Diseases of the Chest. Philadelphia, Saunders, 2001.)

6. 隐球菌病 隐球菌是一种薄壁、无菌丝、芽孢被封闭在酵母内的真菌,通过吸入隐球菌微粒感染。新型隐球菌是最常见的一种,隐球菌可在一些特定鸟类的粪便内找到,包括鸽子、金丝雀和鹦鹉。新型隐球菌通常感染免疫功能低下的患者,如 AIDS 患者、恶性血液病、类固醇激素治疗者或器官移植患者。免疫功能正常的个体很少被感染。加蒂隐球菌已成为一种对免疫功能正常和低下的个体都有影响的病原体,这个菌种最初在温哥华岛、不列颠哥伦比亚省及加拿大发现,在太平洋西北部也有。感染新生隐球菌的患者可无症状或有肺炎的症状,如发热、胸痛、咳嗽、咳痰和体重减轻。隐球菌感染常引起肺炎或在远处组织播散,严重的神经后遗症或死亡更常见。

1) X 线表现:X 线胸片常表现为单一或多发结节或肿块,直径在 5～40 mm 之间,边界清晰或不清(图 12.24),结节可有空洞。常可见肺叶或肺段的实变,也可见淋巴结肿大或胸腔积液。血行播散可见粟粒样结节。免疫功能正常的患者常只表现为单一或

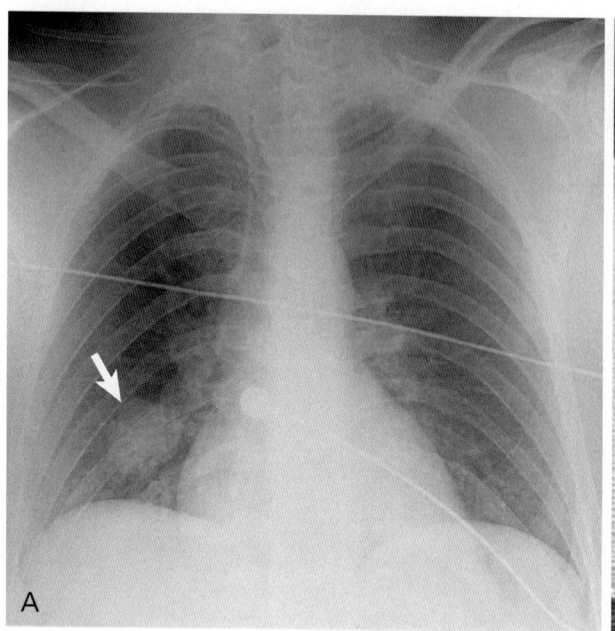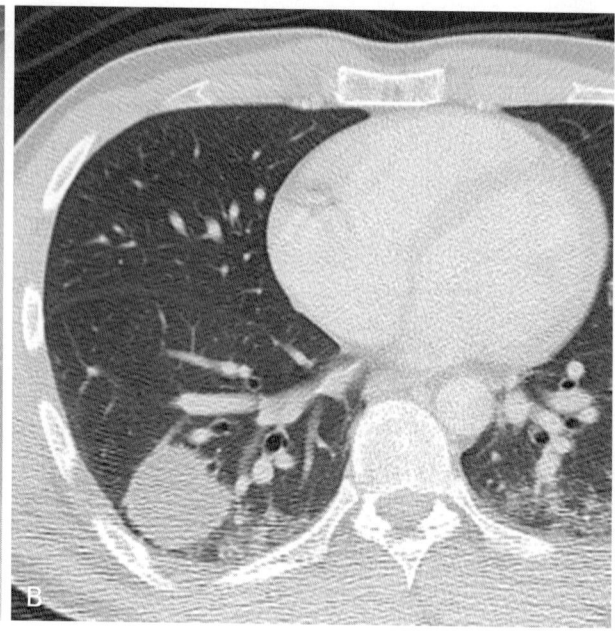

图12.24 隐球菌病。(A)X线胸片显示右下肺肿块(箭)。(B)轴面CT显示右肺下叶肿块。单发结节或肿块是肺部隐球菌病最常见的表现。

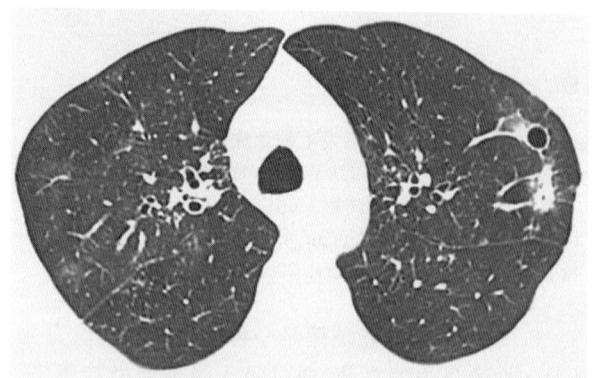

图12.25 女性患者有咳嗽、疲乏、体质虚弱症状的隐球菌病。胸部CT显示左上肺结节并有空洞和右肺磨玻璃影,也要注意双肺小结节。支气管镜检查为新型隐球菌病。

多发结节,很少出现实变、空洞、淋巴结肿大或胸腔积液。

2)CT:通过对7例免疫功能不全患者和4例免疫功能正常患者的CT表现进行研究,结果显示两者无明显区别。最常见的CT表现是单发或多发肺结节,边缘多变,直径6~20 mm(图12.25,图12.24)。该研究中,肿块发生率为36%。相比新生隐球菌,加蒂隐球菌在肺和脑中发生隐球菌瘤的概率更高(通常是多灶、大病灶)。实变、胸腔积液、淋巴结肿大和磨玻璃影不常见。研究显示只有免疫功能正常的患者常表现为单一或多发结节。

3)影像检查的选择:胸部X线片和胸部CT有助于诊断和监测治疗效果。

典型征象

● 单发或多发结节或边缘多变且有空洞的肿块
● 可有实变、淋巴结肿大或胸腔积液

7. 接合菌病 接合菌病(毛霉病、澡菌病)是一种致命的机会性真菌感染。虽然接合菌感染相对少见,但随着预防性抗真菌药物在易患曲霉病人群中的使用增多,接合菌感染变得更加常见。糖尿病控制不良是已知的危险因素。由一些真菌的亚属引起,接合菌属,特定的毛霉菌目、虫霉目。肺部感染常导致肺炎、肺梗死或大血管血栓形成导致出血,空洞或脓肿很少见。

1)X线表现:X线胸片常表现为单侧或双侧迅速进展的肺实变。实变可能为圆形并发展为脓肿(图12.26)。常见单发或多发结节且大小不一,也可见双肺弥散性模糊影或胸腔积液。

2)CT:CT常表现为结节或实变或两者都有。实变常在背侧且邻近胸膜,常为楔形且有空气支气管征。结节和肿块中心低密度,也可形成空洞。结节周围环绕磨玻璃晕环(晕征),或表现为周边实变而中央磨玻璃影或不规则线影(分别为反晕征和鸟巢征)(图12.27),可有纵隔、肺门淋巴结肿大和胸腔积液。有

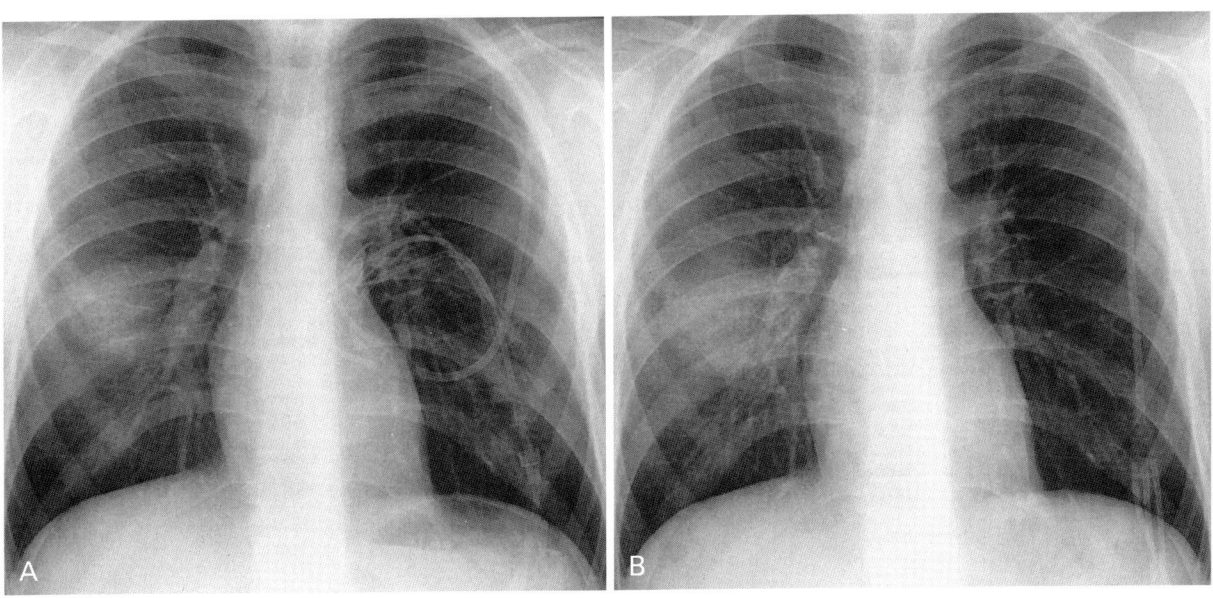

图 12.26 急性白血病化疗后并发严重的中性粒细胞减少症的男孩的接合菌病(毛霉病)。(A)X 线胸片示右肺下叶上段的圆形实变影。(B)第二天的 X 线片示实变影明显增大,由于患者临床表现严重行右肺下叶切除。出血性坏死伴广泛的血管侵袭性毛霉病。(引自 Dr. James Barne, University of Alberta Hospital, Edmonton, Canada. 引自 Müller NL, Fraser RS, Colman NC, et al. Radiologic Diagnosis of Diseasesofthe Chest. Philadelphia, Sounders, 2001.)

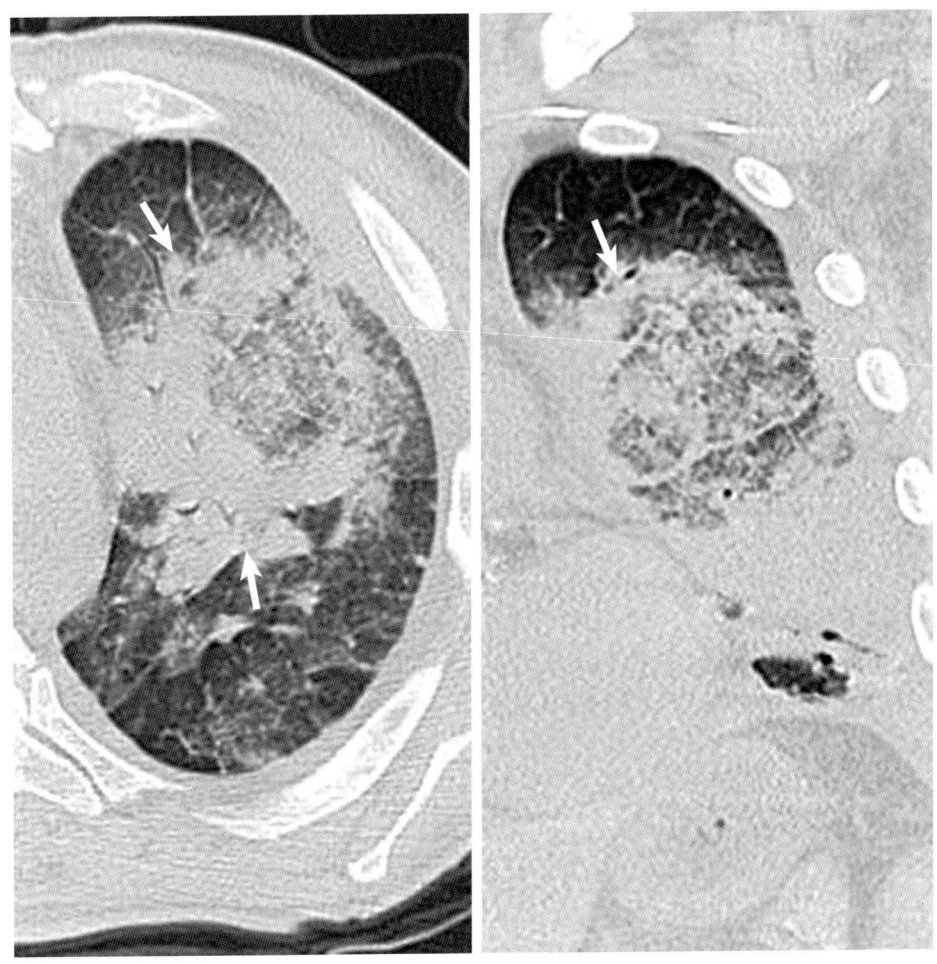

图 12.27 发热、中性粒细胞减少症患者毛霉感染的反晕征和鸟巢征。轴面(左图)和冠状面(右图)CT 显示中央磨玻璃影周围实变或伴有网状影的结节。这种表现称为反晕征和鸟巢征(箭)。伏立康唑治疗无效,所以早期诊断毛霉病非常必要。

利于诊断发热性中性粒细胞减少症合并毛霉病,而非血管侵袭性曲霉感染的影像学特征包括反晕征或鸟巢征、超过 10 个肺结节,尽管使用伏立康唑预防但感染仍可发生。

3）影像检查的选择:X 线胸片和 CT 对监测治疗效果可以互补。

典型征象

- 免疫功能不全患者进展快速的肺炎
- 结节或实变
- 可有空洞、反晕征或晕征

（六）鉴别诊断

1. 临床资料　有临床症状和体征的真菌性支气管肺炎患者的主要鉴别诊断是常见的社区获得性肺炎,如由肺炎链球菌感染引起的。对典型抗生素治疗不敏感时应引起怀疑,以及有流行区旅游史,潜在肺部疾病或免疫系统受损等临床病史。淋巴结病变或表现为皮肤病变(球孢子菌病、芽生菌病)有助于与社区获得性肺炎相鉴别。

2. 辅助诊断技术　各种真菌感染的胸部 X 线片和 CT 表现有很多相同之处,所以临床病史很重要。区别真菌生物体的特征,直接观察或者从痰液、组织及其他感染物(如支气管洗涤液)进行真菌培养、血清学检查或者酶免疫分析等都有助于诊断。

（七）治疗方案概要

1. 药物

（1）预防:在高危险流行区戴面罩或口罩,避免和高危险患者直接接触,免疫功能低下患者的抗真菌预防,甲醛溶液喷洒在分生孢子活动前使其失活。

（2）无需治疗:大多地方性感染时无症状,自限性的。

（3）抗真菌药物治疗:如果流行性感染症状 3~4 周后无改善或者少数严重的机会性感染(如伊曲康唑、氟康唑),在严重的患者(如两性霉素 B),用于纵隔肉芽肿病或纵隔纤维化(组织胞浆菌病)。

（4）类固醇激素:用于发生严重感染伴缺氧的患者。

2. 外科手术

（1）血管内支架置入:可有助于缓解纵隔纤维化(组织胞浆菌病)导致的上腔静脉或肺动脉堵塞。

（2）支气管动脉血管造影栓塞术:可减轻肺出血(侵入血管的曲霉病、足分支菌病)。

（3）外科切除术:适用于对抗真菌药物无反应的纵隔肉芽肿(组织胞浆菌病),但纵隔纤维化切除的高病死率和效果不佳存在争议;足分支菌病切除术(如曲霉球、接合菌病)。

要点

- 真菌流行性肺炎通常感染健康个体
- 机会性感染趋向于免疫功能受抑制、有慢性病或者潜伏肺疾病的患者
- 患者离开流行区后可能出现感染。旅行和居住史在诊断中很重要
- 真菌流行性感染的典型表现为无症状或症状轻微且有自限性
- 真菌流行性感染的影像学表现多样性,并可与社区获得性肺炎、转移瘤及支气管肺癌相似
- 曲霉感染临床和影像学表现多样性,取决于患者体质

推荐阅读

Chong S, Lee KS, Yi CA, et al. Pulmonary fungal infection: imaging findings in immunocompetent and immunocompromised patients. *Eur J Radiol*. 2006; 59 (3): 371 - 383.

Waite S, Jeudy J, White CS. Acute lung infections in normal and immunocompromised hosts. *Radiol Clin North Am*. 2006; 44(2): 295 - 315, ix.

Wheat LJ, Goldman M, Sarosi G. State-of-the-art review of pulmonary fungal infections. *Semin Respir Infect*. 2002; 17(2): 158 - 181.

参考文献见 *ExpertConsult.com*.

第13章

病毒感染[*]

Christopher M. Walker | Jonathan H. Chung

病毒是引起呼吸道感染最常见的原因，它可引起鼻炎、咽炎、喉支气管炎、支气管炎、细支气管炎及较少见的肺炎。免疫功能正常成人所患大多数病毒性肺炎是因流感病毒感染所引起，其他常见的病毒包括呼吸道合胞病毒（RSV）和腺病毒。免疫功能低下的患者对巨细胞病毒（CMV）和疱疹病毒引起的肺炎具有超强的易感性。与病毒感染的发病率和疾病严重程度相关的危险因素包括婴幼儿、老年人、人口聚集、营养不良及免疫功能紊乱。发展中国家的呼吸道病毒感染情况比发达国家更为严重，并且它是引起5岁以下儿童死亡的主要原因之一。除了这些急性并发症，病毒所诱发的儿童型支气管炎被公认为成人支气管扩张和收缩性毛细支气管炎的前期病变。气道感染患者也可诱发哮喘症状，有证据表明，儿童时期的这类感染与后期哮喘的发病机制密切相关。最后，一些病毒诸如 EB 病毒（EBV）、疱疹病毒、乳头瘤病毒与某些肺和胸膜起源肿瘤的发生机制有关。

病毒性肺炎通常是排除性诊断，少痰、未能培养出致病菌、临床表现相对良性、白细胞计数或降钙素水平正常或仅轻度升高、X线胸片提示支气管肺炎或局限性间质性病变，并且抗生素治疗无效时可作出诊断。可通过各种途径确定特异性病原体，包括对呼吸道分泌物内的病毒抗原或由单克隆抗体处理的血液进行培养、血清学实验、检测，通过原位杂交或聚合酶链反应（PCR）检测病毒相关分子，并观察病毒诱导的细胞学或组织学改变来完成。这些实验的敏感性和特异性不同且与受检的个体有关。

一、疾病类型

病毒感染的影像学表现多种多样，与细菌引起的感染不易区分。胸片可能是正常的，或者表现为单侧或双侧的实变、磨玻璃影、结节影和支气管壁增厚（图13.1，图13.2）。肺叶实变、淋巴结肿大和胸腔积液少见，在大多数病毒性肺炎中无此类表现。

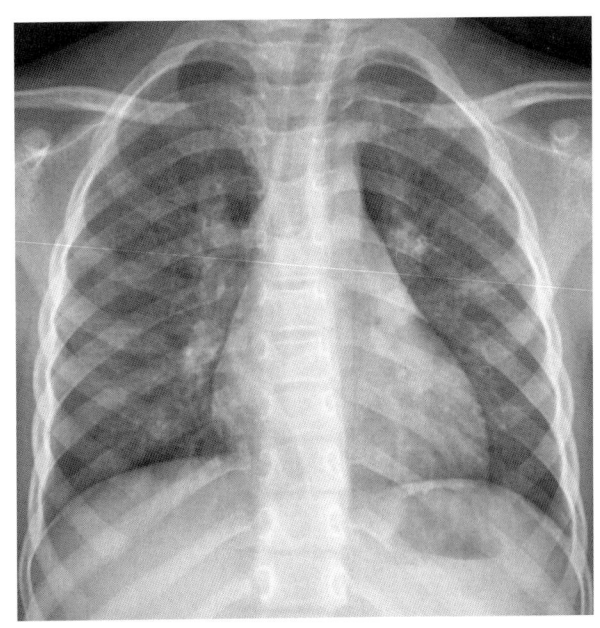

图 13.1 继发于呼吸道合胞病毒感染的病毒性细支气管炎。X 线胸片显示双侧肺门支气管壁增厚，典型的病毒感染或反应性气道疾病。（引自 Walker CM, Digumarthy S. Pulmonary infections. In: Digumarthy S, Abbara S, Chung JH, eds. Problem Solving in Chest Imaging. Philadelphia: Elsevier; 2019.）

---

* 编者和出版社感谢 Nestor L. Müller 博士和 C. Isabela Silva Müller 博士为本书上一版相关主题提供的材料。这是本章的基础。

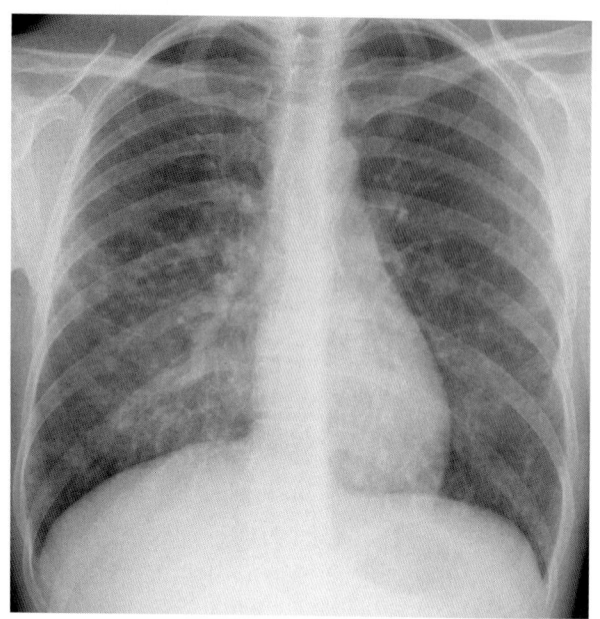

图 13.2 水痘肺炎。X 线胸片示双肺多发结节影,支气管壁增厚,典型间质性肺炎。间质型肺炎最常见于非典型病原体,包括病毒、支原体或肺孢子菌。(引自 Walker CM, Digumarthy S. Pulmonary infections. In: Digumarthy S, Abbara S, Chung JH, eds. Problem Solving in Chest Imaging. Philadelphia: Elsevier; 2019.)

一项回顾性研究比较了 93 例病毒性肺炎和 22 例细菌性肺炎在免疫活性正常和免疫功能低下宿主中 CT 表现,得到了可以作出明确诊断的 CT 表现。如果患者有下呼吸道症状和感染的实验室证据,可以确定存在病毒性或细菌性肺炎。病毒性肺炎有以下 5 种不同的 CT 表现之一。

(1) 在 35% 的病毒性肺炎患者中,最常见的 CT 表现为正常或有与感染无关的异常(如线样瘢痕、肺气肿等)。

(2) 在 33% 的患者中,气道中心性病变是第二常见的 CT 表现(图 13.3)。典型特征包括支气管壁增厚、毛细支气管炎伴小叶中心性结节或树芽征、支气管周围实变或磨玻璃影。典型的小叶中心性结节常<10 mm。其他常见的 CT 异常多与气道中心性疾病并存,包括马赛克征、肺过度膨胀和呼气滞留。

(3) 在 24% 的患者中,多灶性阴影是第三常见的 CT 表现(图 13.4)。典型特征包括多灶磨玻璃影和(或)肺正常部分间质实变。最重要的是,通常是少见或无支气管异常,包括树芽征。

(4) 单灶性阴影不常见,见于 6% 的患者(图 13.5)。典型的特征包括单发实变、磨玻璃影或树芽征。

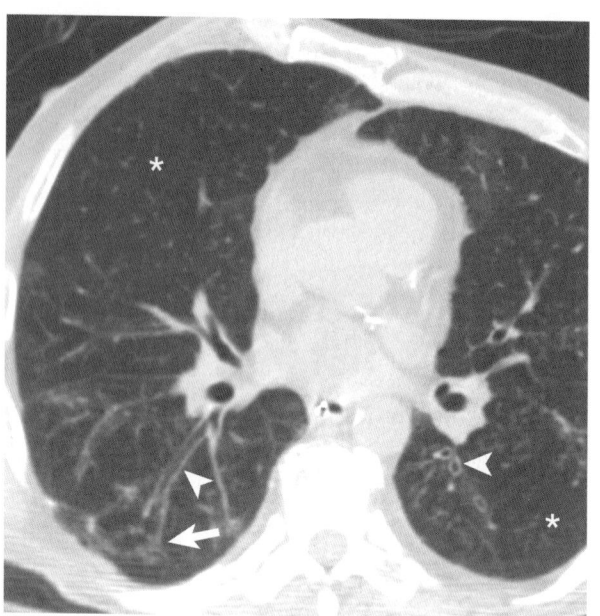

图 13.3 副流感肺炎的气道中心型表现。轴面 CT 显示双侧支气管壁增厚(箭头),斑片状磨玻璃影,树芽征(箭)。注意肺密度减低的病灶区域(星号),代表小气道感染和继发空气潴留引起的马赛克征。(引自 Walker CM, Digumarthy S. Pulmonary infections. In: Digumarthy S, Abbara S, Chung JH, eds. Problem Solving in Chest Imaging. Philadelphia: Elsevier; 2019.)

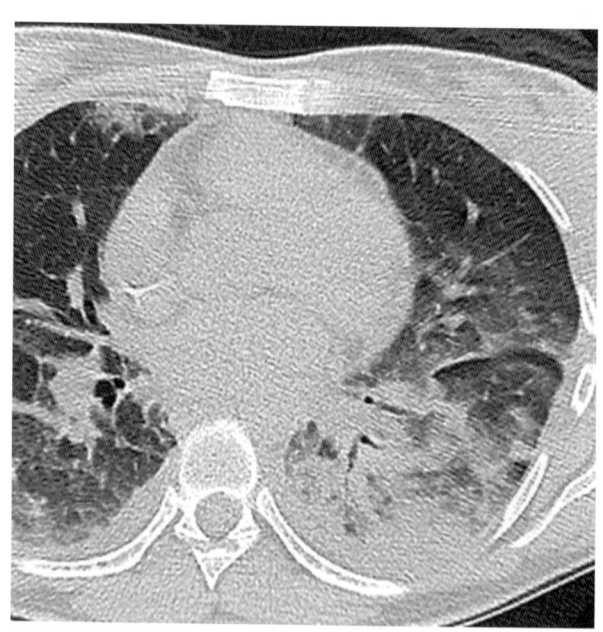

图 13.4 腺病毒肺炎的多灶阴影。轴面 CT 显示多灶性实变和磨玻璃影。

(5) 弥漫性阴影罕见,可见于 2% 的患者(图 13.6)。典型特征包括弥漫性、相对均匀的双侧磨玻璃影或实变。

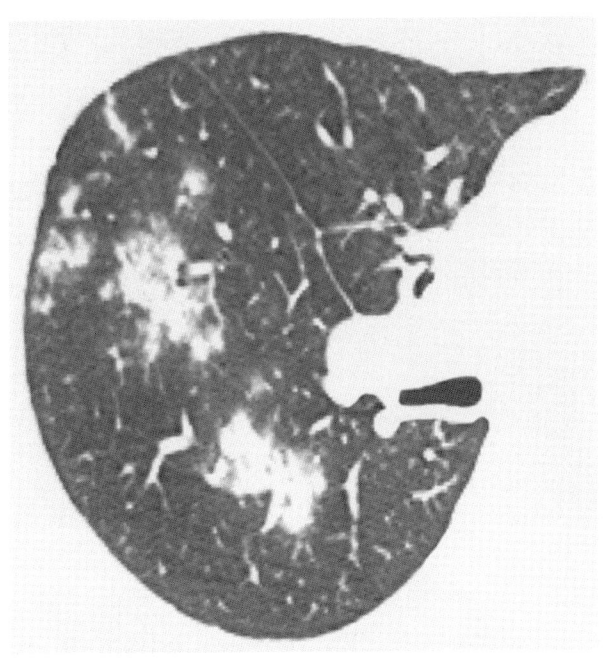

图 13.5 流感肺炎的单灶性阴影。右上叶支气管水平轴面 CT 显示为局灶性支气管周围实变和小结节影。

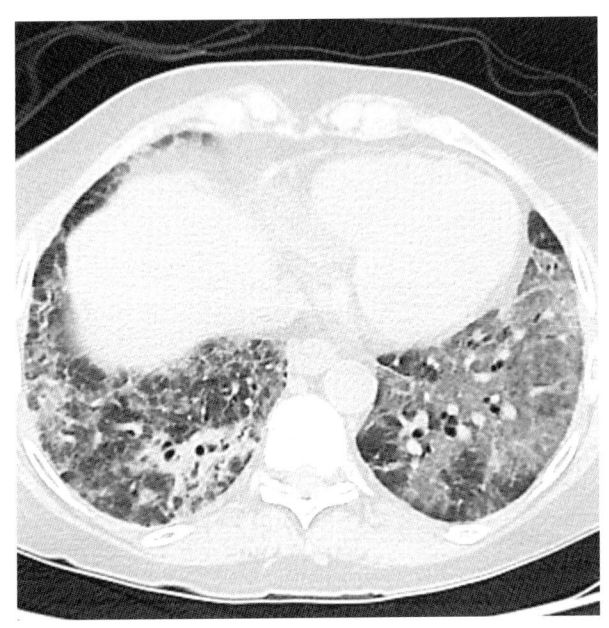

图 13.6 甲型流感肺炎的弥漫性阴影。轴面 CT 显示双肺磨玻璃影伴右肺下叶支气管周围实变。

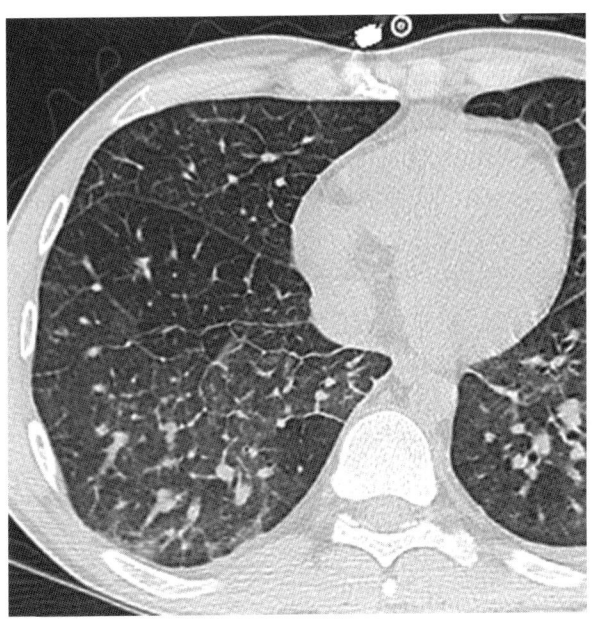

图 13.7 骨髓移植受者巨细胞病毒肺炎的小叶间隔增厚。轴面 CT 显示均匀弥漫的小叶间隔增厚和磨玻璃影,这种表现与间质性肺水肿非常相似。

吸窘迫综合征(acute respiratory distress syndrome, ARDS)。在病毒感染中,淋巴结肿大和中-大量胸腔积液是不常见的,如出现应及时寻找其他病因。

二、特定病毒

流感病毒

(一) 病因、发病率及流行病学 流感病毒是广泛分布的单链核糖核酸(RNA)病毒。被分为抗原型 A、B、C。流感可发生于流行病、传染病患者中或偶发于个体或小群体中。A 型病毒几乎可引起所有严重流行病和传染病。这些病原菌能改变它们的结构和抗原的性质,变异型来源于前体细胞,拥有不同毒力。

A 型病毒一般通过飞沫在人与人之间传播,抗原相似的病毒也可感染猪、马、野生或家养的鸟类,人类患病偶尔也可源于此。有人认为这些动物作为中间宿主可以引起基因重组,从而产生能使人致病的多种毒株。流感是一种世界范围内的重要感染性疾病,据统计,每年有 20% 的儿童和 5% 的青少年患病后出现相应症状。

流感暴发往往与季节性相关,通常冬季发生在温带地区;在热带及亚热带地区,或发生在雨季或贯穿全年,这主要依赖于特殊的地理位置。在校学生发病率特别高;这些患者和老年人容易引起并发症和高住院率。24~48 h 的潜伏期使得疾病迅速传播。流感

相比细菌性肺炎患者,弥漫性病变表现和胸腔积液常与细菌性肺炎有关,CT 表现正常更常与病毒性肺炎相关。除此以外,两者影像学表现重合较多,其他方法包括患者主诉和实验室检查,结合影像学表现可作出明确诊断。

小叶间隔增厚(图 13.7)是一种少见的表现,通常只见于某些感染,如汉坦病毒或病毒感染进展为急性呼

具有高度传染性,某种程度上,大部分个体是在例如游船、飞机这样的密闭环境中感染的。流感可在医院内传播。

肺炎不常见却是流感较严重的并发症,通常由A型病毒引起,偶尔由B型引起。通常较轻,但可发展迅速并致死。大多数病例是在流行期或大流行期确诊。在看似健康的成人中,病情发展迅猛,将近1/3患有严重肺炎。大多数剩余患者具有诱发因素,如心脏病、妊娠、囊性纤维化或免疫功能缺陷。患病的婴儿和老年人尤其危险,严重的流感肺炎或由金黄色葡萄球菌、肺炎链球菌、流感嗜血杆菌、莫拉杆菌引起的超感染可能导致死亡。

（二）临床表现 流感的主要临床表现为起病急,包括干咳、肌肉疼痛、寒战、头疼、结膜炎以及超过38℃的高热。对于老年患者和有潜在心肺疾病的患者,下呼吸道的感染发展过程包括支气管炎、细支气管炎、肺炎。患有肺炎的患者表现为严重的咳嗽、进展性加重的呼吸困难、发绀、低氧血症。

细菌的二次感染常发生在初次病毒感染后的几天内。二次感染通常发生在老年人和有潜在肺部疾病的患者。临床上,这些患者首发症状为典型的流感症状。反复发热、寒战、胸痛及进行性咳嗽使临床过程复杂化,但症状有所改善。这些患者的症状比原发性流感患者轻,致死率低。

（三）病理生理学 流感病毒主要靠空气飞沫传播,可以引起鼻炎、咽炎、喉炎、气管支气管炎、细支气管炎、支气管肺炎。致命性流感肺炎组织学表现为弥漫性肺泡损伤,肺泡壁发生严重进展性间质炎症,单核粒细胞浸润;气道水肿、出血、纤维化伴透明膜形成。不太严重的肺炎可导致轻度急性肺损伤和机化性肺炎。多数病例可以通过免疫荧光法观察到或培养出致病病毒。

（四）影像学表现

1. X线胸片 流感性肺炎最常见的X线表现包括双侧网格状结节影伴或不伴重叠区域的实变(图13.8),少数原发性流感性肺炎表现为局限性炎症,好发于肺下叶,不伴有明显的网状或网格结节影。X线表现为边界模糊,斑片状或结节状炎症,直径约1~2cm,病灶迅速融合(图13.9)。胸腔积液少见。X线异常表现常在约3周后消失。继发性细菌性肺炎表现和支气管肺炎相同,包括一侧或双侧的肺小叶、亚段及段的炎症。

2. CT Miller等对60名流感患者的CT表现进行研究,结果显示流感的影像学表现多样,CT正

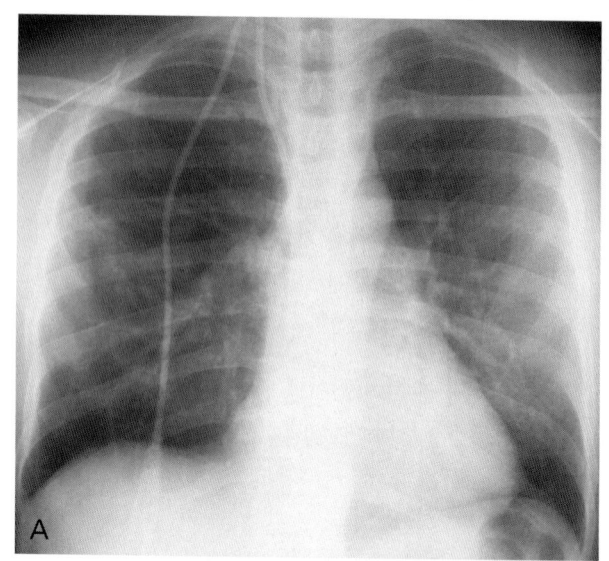

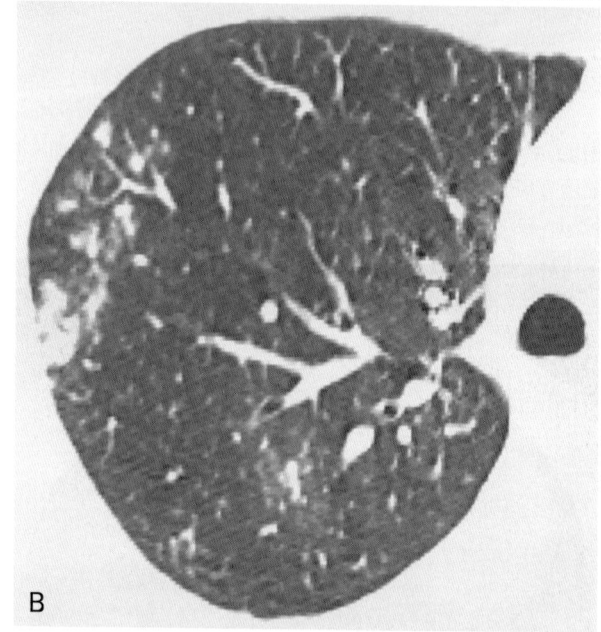

图13.8 流感肺炎。(A)X线胸片显示右肺中叶边界不清的网格状阴影,还有一条中心静脉线。(B)HRCT显示右肺上叶小叶中心性结节和小的实变灶。

常(43%);气道中心病变表现,支气管壁增厚、小叶中心性结节和树芽征(27%);多灶性阴影表现,多灶性实变和(或)磨玻璃影(20%)(图13.8);单灶性阴影表现,单发磨玻璃影或实变(8%);弥漫性阴影表现,双侧磨玻璃影或实变(2%)(图13.10)。流感患者的小叶中心性结节通常直径为2~9mm,通常为双侧,非对称分布(图13.8)。

禽流感病毒株H5N1、猪流感病毒株H1N1和禽流感病毒株H7N9,在人与受感染的禽类或猪或其产品密切接触后感染病毒,出现了与跨物种传播相关的周期性暴发。这些流感病毒易感染较年轻、健康的个

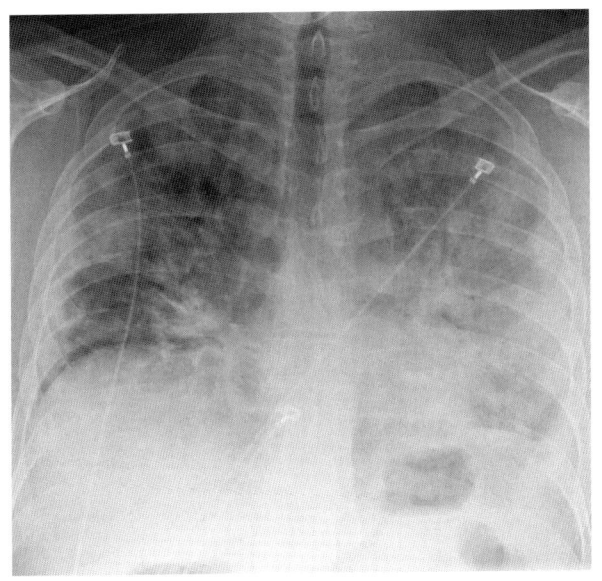

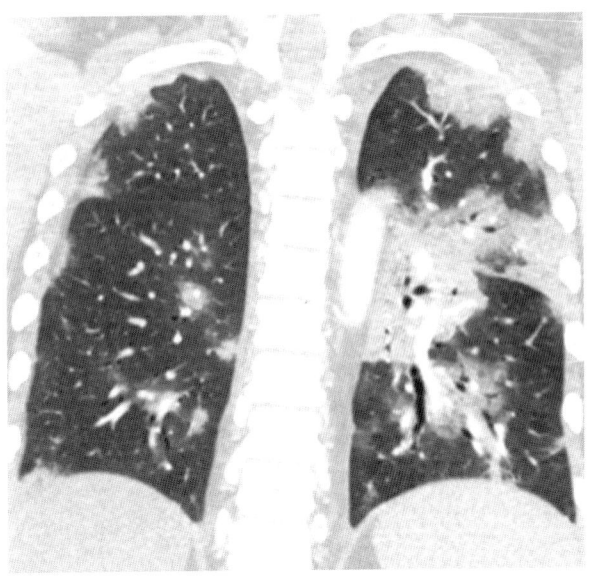

图 13.9 甲型流感肺炎。X 线胸片显示弥漫性实变,左肺多于右肺。支气管镜检查流感发现流感病毒是唯一的病毒。

图 13.11 组织性肺炎样表现的 H1N1 流感感染。冠状面 CT 显示双肺外带和支气管周围多见的实变。需和组织性肺炎、嗜酸性粒细胞性肺炎及流感等感染鉴别。

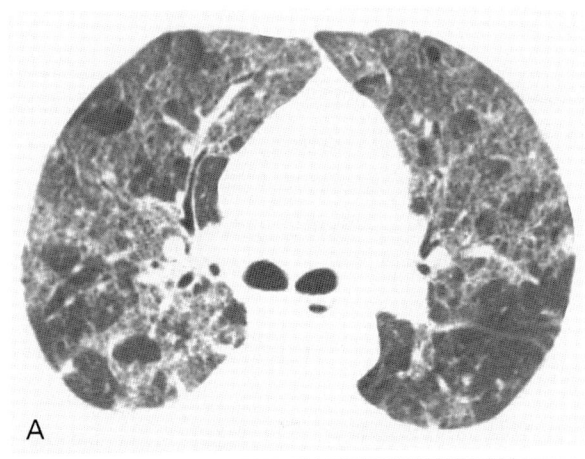

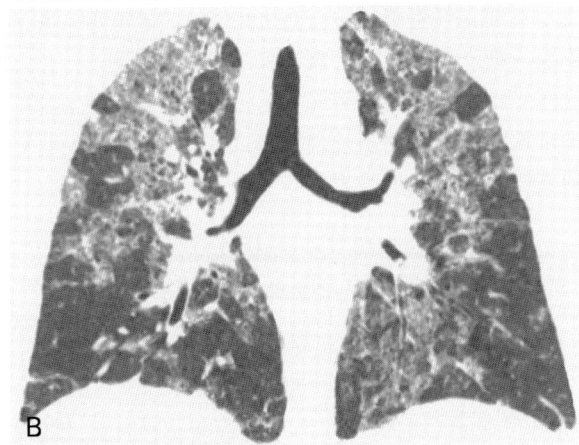

图 13.10 流感肺炎。(A)轴面 CT 显示双侧广泛磨玻璃影,伴有叠加的细线影(铺路石征)和双侧少量胸腔积液。(B)冠状面 CT 重建显示肺实质异常的整体程度。

常很高,接近 60%。禽流感的 CT 表现为局灶性、多灶性或弥漫性磨玻璃影或实变。胸腔积液、淋巴结肿大、小叶中心性结节、假性空洞和气肿形成常见。猪流感(H1N1)常类似于组织性肺炎,表现为支气管周围或外带多见的实变和磨玻璃影(图 13.11)。重要的是,H1N1 感染的患者发生肺栓塞的风险较高。

要点:流感病毒性肺炎

- 每年 20% 的儿童和 5% 的成人发生流感
- 原发性流感病毒性肺炎危险因素包括年老和心肺疾病
- 常见的影像学表现:
  - 网格状结节影
  - 局限性炎症有融合趋势
  - 在一些感染 H1N1 病毒的患者中,类似于组织性肺炎的外周或支气管周围实变
- 继发性细菌性肺炎危险因素包括高龄和患有心肺疾病
- 继发性细菌性肺炎最常见影像学表现是单或双肺斑片状或融合样阴影

呼吸道合胞病毒和副流感病毒

(一)病因、发病率和流行病学 呼吸道合胞病毒(respiratory syncytial virus,RSV)和副流感病毒感

体,2009 年世界卫生组织宣布,H1N1 病毒的传播处于全球大流行状态。感染这些菌株的患者,病死率通

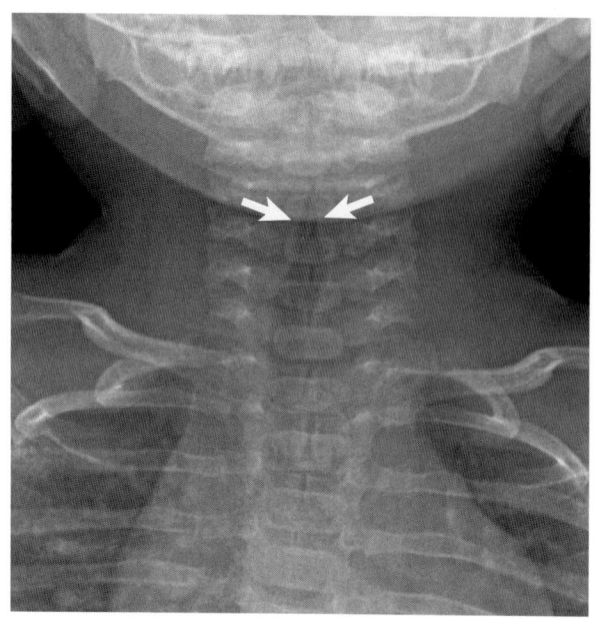

图 13.12　有尖塔征的病毒性哮吼。正位 X 线片显示声门下气管变窄,呈倒 V 形(箭)。(鸣谢 Sherwin Chan, MD, PhD, Kansas City, Missouri. From Walker CM, Digumarthy S. Pulmonary infections. In: Digumarthy S, Abbara S, Chung JH, eds. Problem Solving in Chest Imaging. Philadelphia: Elsevier; 2019.)

染在幼儿肺炎、急性细支气管炎和气管支气管炎(哮喘)中占很高比例(图 13.12),偶尔引起成人下呼吸道感染。两者都是单链 RNA 病毒,副黏液病毒科的一种。

　　呼吸道合胞病毒几乎会感染所有刚出生几年内的儿童,常引起细支气管炎和肺炎。在美国,呼吸道合胞病毒每年造成约 9 万人住院和 4 500 例婴幼儿死亡。这两种病毒成人感染有所增加,尤其是在患有潜在心肺疾病、恶性肿瘤、免疫功能缺陷或被隔离的人群中。在相对密闭的空间,如日间护理中心及养老院呼吸道合胞病毒具有很强的传染性和感染率。

　　(二)临床表现　成人感染的症状通常是类似"感冒"(鼻炎、咽炎和结膜炎)。下呼吸道受累的表现(最常见的是咳嗽)也较常见。

　　(三)病理生理学　病毒主要通过空气飞沫或用手接触传播。病毒感染主要累及呼吸道,较少累及肺实质。当主要累及气道时,最严重的改变位于呼吸膜和呼吸性细支气管,上皮组织的蜕变伴有大量可变的炎性细胞浸润。肺实质受累引起间质性肺炎或弥漫性肺泡损伤。

　　(四)影像学表现

　　1. X 线胸片　婴幼儿患者 X 线表现为细支气管壁增厚,支气管周围(中心)实变(图 13.1)。其他常

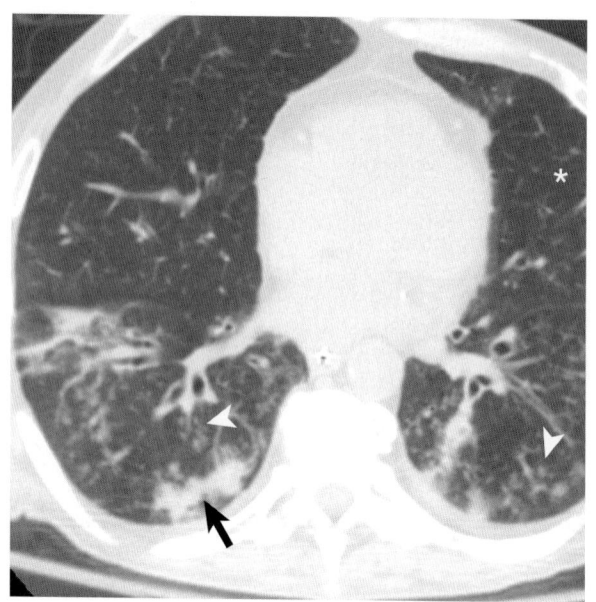

图 13.13　副流感肺炎。轴面 CT 显示支气管壁增厚、马赛克征(星号)、小叶中心性小结节伴树芽征(箭头)和支气管周围实变(箭)。

见表现包括过度通气(急性细支气管炎的表现)和双肺斑片状实变影(支气管肺炎的表现)。

　　成人呼吸道合胞病毒肺炎的 X 线表现通常为双侧斑片状实变区。少数患者可能出现双侧网格状结节样影。极少数患者发展为急性肺炎,快速进展为 ARDS。

　　2. CT　呼吸道合胞病毒和副流感病毒的 CT 表现相似,通常表现为以气道为中心的疾病,包括支气管壁增厚、小叶中心性结节和分支结节影(树芽征),显示毛细支气管炎的改变(图 13.3)。支气管肺炎常表现为细支气管周围磨玻璃影或实变区(图 13.13)。吸气 CT 可显示马赛克征,呼气 CT 显示空气潴留。不常见的表现包括多灶性阴影或局灶性阴影,无明显的支气管或小气道受累。

要点:呼吸道合胞病毒和副流感病毒

- 呼吸道合胞病毒和副流感病毒感染好发于婴幼儿和儿童,成人少见
- 呼吸道合胞病毒性细支气管炎易感因素:年龄小(婴幼儿)
- 最常见的 X 线表现包括:
  - 过度通气
  - 支气管壁增厚和支气管周围炎症
  - 哮吼尖塔征

- 肺炎的危险因素包括年龄两极化(婴儿、幼儿、老人)和慢性基础病
- 最常见的 CT 表现包括:
  - 以气道为中心的疾病表现,支气管壁增厚,小叶中心性结节和树芽征
  - 支气管周围斑片状实变或磨玻璃影

严重急性呼吸综合征冠状病毒

(一)病因、发病率和流行病学　SARS 冠状病毒可以引起严重急性呼吸综合征(severe acute respiratory syndrome, SARS),2002 年在中国南方首次出现的感染性疾病,病情通过国际航空迅速蔓延到世界其他地区。在约 8 个月的时间里,SARS 感染了许多国家的 8422 例患者,并导致 916 例死亡(病死率为 11%)。大多数感染发生在医院、参与诊断或研究病毒的生物实验室和养老院。自 2003 年以来,只报告了少数零星的非典型肺炎病例。

病毒的自然宿主是野生动物,如浣熊狗、雪貂和果子狸。疾病通过飞沫或直接接触传播,平均潜伏期为 6 d(2～10 d)。

(二)临床表现　临床表现包括发热、寒战、干咳、肌肉酸痛、头疼。这些症状进一步发展可能出现ARDS 的临床、影像学及病理学征象。实验室检查包括出现淋巴细胞减少、弥散性血管内凝血、血液中乳酸脱氢酶和肌酸激酶水平升高。

(三)病理生理学　肺损伤的病理标本主要是弥漫性肺泡损伤。≤10 d 的病例表现为急性期的弥漫性肺泡损伤,>10 d 发展为进展期弥漫性肺泡损伤,常伴有细菌性支气管肺炎。

(四)影像学表现

1. X 线胸片　最常见的 X 线胸片表现为局限性单侧或多发局限性、双侧阴影。炎症主要累及周围肺组织和中、下肺叶。少见 X 线表现为局限性或弥漫性磨玻璃影,很少出现肺叶实变。近 20%～40% 的 SARS 患者 X 线表现正常。

2. CT　最常见 HRCT 表现为局限性、多发或弥漫性磨玻璃影或实变(图 13.14),小叶间隔及小叶内间质增厚伴有磨玻璃影(铺路石样改变),其他类型肺炎的 HRCT 表现如分支结节和线性混浊(树芽型)、肺门和纵隔淋巴结病及胸腔积液在 SARS 患者中很少见。

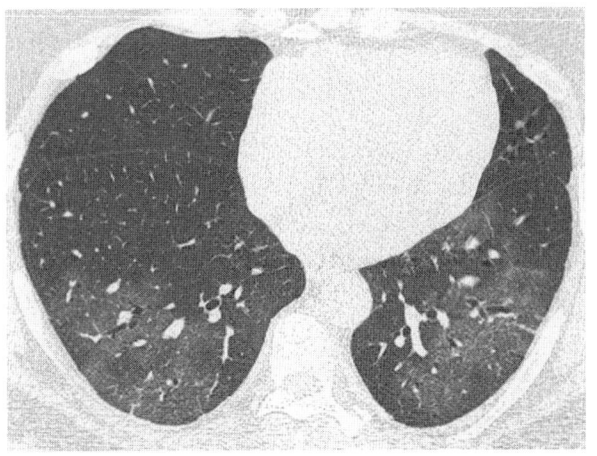

图 13.14　严重急性呼吸综合征。HRCT 显示双侧下叶散在分布的磨玻璃影。

要点:严重急性呼吸综合征冠状病毒

- SARS 感染通过空气飞沫或直接接触传播
- 2003 年发生大流行,此后时有发生零星病例
- 最常见的影像表现包括:
  - 局限性或单侧或双侧多发炎症,主要累及肺周围区域和中下肺叶
  - 20%～40% 病例的初始 X 线胸片正常
  - X 线片正常情况下,薄层 CT 常可见病灶

汉坦病毒

(一)病因、发病率和流行病学　汉坦病毒是单链 RNA 病毒,可导致两个不同的症状:出血热肾病综合征和汉坦病毒肺炎综合征。出血热肾病综合征的特征是发热、低血压和肾功能衰竭;最常见于东南亚地区。汉坦病毒肺炎综合征的特点是由非心源性水肿出现的呼吸窘迫,最常见于美国南部和北部。

汉坦病毒的自然宿主是野生啮齿动物和鹿鼠。该病毒被认为在农村地区的户外活动时,如清理谷仓和收割稻谷时,通过吸入相关的啮齿动物排泄物传染给人类。大多数病例发生在农村地区,多数汉坦病毒肺炎综合征的病例发生在北美、南美和亚洲。在北美最常见的汉坦病毒肺炎综合征致病菌是辛诺柏病毒,鹿鼠是它的主要宿主。2006 年,有报道在美国的一些地区人类病例有所增加。

(二)临床表现　该疾病常于前 2～3 d 出现发热、肌痛前驱症状,有时候还可出现腹痛和头痛。随后的 3～6 d 出现进行性咳嗽和呼吸困难、呼吸急促及心动过速,可能引发呼吸衰竭伴严重低氧血症和顽固性低血压,有时可发生弥散性血管内凝血。这些急性

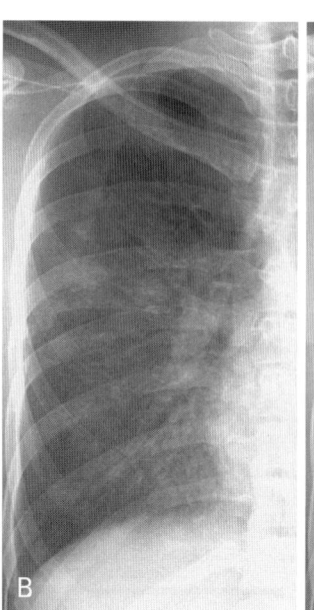
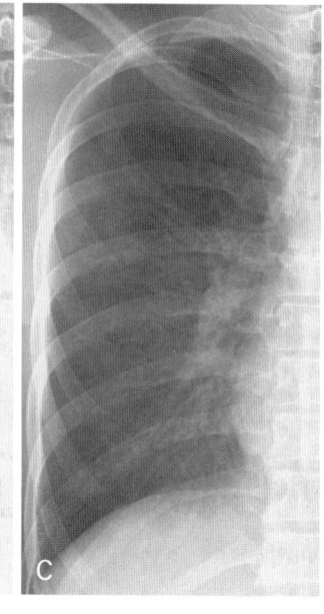

图 13.15 汉坦病毒肾病出血热综合征。(A)X线胸片示右肺广泛实变。(B)1周后,患者因肾功能衰竭行血液透析后,X线胸片显示右肺病变明显好转,但仍有间质性肺水肿。(C)3 d 后 X 线胸片显示右肺间质性肺水肿进一步改善。(鸣谢 Dr. Kyung Soo Lee, Samsung Medical Center, Seoul, Republic of Korea.)

情况的幸存者可进入恢复期,这个过程相对较快。病死率大约为 30%～40%。

(三)病理生理学 死于汉坦病毒肺炎综合征患者的肺部病理检查显示间质和肺泡水肿伴有轻度至中度的成熟和激活淋巴细胞的间质浸润。病毒诱导的组织损伤,如上皮坏死、血管血栓形成或透明膜形成通常少见或不存在。

(四)影像学表现 X线胸片最初可以正常或显示间质性肺水肿,包括柯氏 B(Keriey B)线、肺门模糊以及支气管周围套袖征。X 线片正常的病例通常在 48 h 内形成间质性肺水肿,水肿可逐步消失,或在病情较重的患者,进展为双侧基底部、肺门周围或弥漫性实变。约50%的病例有胸腔积液,积液量或多或少。在大多数情况下影像表现在 1～3 周后恢复正常(图 13.15)。CT 表现不明确,一名患者的 CT 显示双肺磨玻璃影、小叶间隔增厚、边界不清的结节、支气管壁增厚和少量胸腔积液。

要点:汉坦病毒

- 汉坦病毒感染是由野生啮齿类动物引起的
- 危险因素包括在农村地区的户外活动
- 最常见的影像学表现包括:
  - 出现肺间质水肿,包括柯氏 B 线、肺门模糊影和支气管周围套袖征
  - 迅速进展为肺门周围或合并胸腔积液的肺下叶实变

腺病毒

(一)病因、发病率及流行病学 腺病毒占儿童

呼吸道疾病的 5%～10%,可能会导致咽炎、喉气管支气管炎、细支气管炎,偶尔会出现支气管肺炎。虽然成人感染比儿童少见,但腺病毒可能会导致免疫正常或免疫功能低下的成人出现下呼吸道感染和肺炎,免疫功能低下患者感染腺病毒通常很严重,甚至可能致命。感染可零星发生,也可在特定人群暴发,如老年护理中心人员。

(二)临床表现 最常见的临床表现有发热、咽炎、咳嗽和声音嘶哑。肺炎发生时通常症状较轻且伴有上呼吸道症状。

(三)病理生理学 组织学表现包括坏死性支气管炎、细支气管炎和间质性肺炎。严重肺炎的特征是斑片状出血实变,弥漫性肺泡损伤坏死改变,以及过度充气或肺不张。

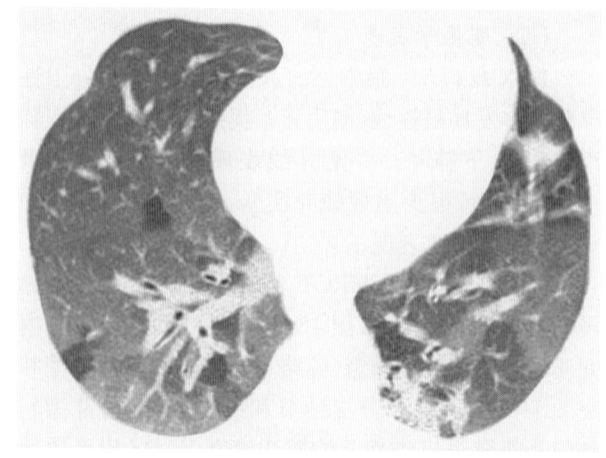

图 13.16 腺病毒性支气管肺炎。HRCT 显示左肺舌段和左肺下叶的局灶性实变、磨玻璃影、小灶性低密度影和血管并存形成马赛克征。(鸣谢 Dr. Kyung Soo Lee, Samsung Medical Center, Seoul, Republic of Korea.)

(四)影像学表现

1. X 线胸片　儿童和成人的腺病毒性支气管肺炎的 X 线表现为双肺沿小叶或段性分布的斑片状实变影。儿童其他常见表现包括过度通气及肺叶不张。儿童患腺病毒细支气管炎和支气管肺炎的长期后遗症包括支气管扩张、支气管炎、闭塞性细支气管炎,以及单侧肺透光度增高(Swyer-James-McLeod)综合征。

2. CT　腺病毒性肺炎的 CT 表现为多灶磨玻璃影或实变,通常气道无炎症异常,如支气管壁增厚或树芽征(图 13.16,图 13.4)。

要点:腺病毒

- 腺病毒感染在常见于儿童,成人少见
- 腺病毒肺炎的危险因素为年龄小(婴、幼儿)和免疫功能低下
- 腺病毒性肺炎最常见的放射学表现包括:
  - 双肺沿肺小叶、段或支气管亚段分布的实变
  - 婴幼儿常见过度通气
  - 无或轻微气道炎症异常
- 儿童腺病毒支气管肺炎的后遗症包括:
  - 支气管扩张
- 闭塞性细支气管炎和 Swyer-James-McLeod 综合征

疱疹病毒

疱疹病毒是双链 DNA 病毒,能在感染细胞内保持休眠状态,而不会引起疾病相关症状。在某些情况下,通常是免疫功能受损,但有时并没有明显的临床相关性,感染发生并且明显的临床症状随之而来。对于健康人,这种疾病通常较局限、耐受性强,但在免疫功能低下的患者,更是频频传播和严重。最常见的病原体是单纯疱疹病毒、水痘病毒(水痘-带状疱疹病毒)、巨细胞病毒和 EB 病毒。

单纯疱疹病毒

(一)病因、发病率及流行病学　单纯疱疹病毒是在密切接触的情况下通过唾液或精液传播。儿童最常见的表现为急性龈口炎,成年人复发性唇疱疹。该病毒可能会通过呼吸道扩散到肺或经过口咽部蔓延至下呼吸系统或通过血型播散引起败血症。多数患有单纯疱疹病毒性肺炎的患者具有潜在的诱发条件,如严重烧伤、艾滋病、恶性肿瘤或器官移植。

(二)临床表现　单纯疱疹病毒性支气管炎或肺炎的临床表现包括高热、咳嗽,有些患者伴有支气管痉挛和呼吸急促。支气管溃疡产生的假膜足够大时引起上呼吸道阻塞。

(三)病理生理学　单纯疱疹病毒下呼吸道感染的组织学特征包括伴或不伴有相关坏死性支气管肺炎的气管支气管上皮局灶性或弥漫性溃疡。气道病变组织学特点是上皮细胞坏死和溃疡。肺炎的特征是具有肺泡坏死和蛋白性渗出物的可变多形炎症反应。

(四)影像学表现

1. X 线胸片　X 线胸片表现通常为双肺片状或段及亚段的磨玻璃影或融合影,其他常见的表现包括网状影、边界不清结节影(空气结节)和胸腔积液。

2. CT　CT 表现包括多发局限性段或亚段的磨玻璃影、局限性融合影和胸腔积液,HRCT 通常显示小叶中心性结节影、磨玻璃影和融合灶。

要点:单纯疱疹病毒

- 单纯疱疹肺炎最常见于免疫功能低下的患者
- 单纯疱疹肺炎最常见的影像学表现:
  - 双侧小叶、段或亚段分布的斑片状实变
  - 网格状影
  - 胸腔积液
- 薄层 CT 表现:
  - 小叶、段或亚段融合影或磨玻璃影
  - 小叶中心性结节和树芽征

水痘病毒

(一)病因、发病率和流行病学　水痘病毒(水痘-带状疱疹病毒)感染常见两种表现形式:水痘在首次感染患者中表现为首发的播散性疾病;带状疱疹表现为潜伏病毒的再激活,典型表现为单侧皮疹。虽然这两种形式都可伴发肺炎,但大多发生在水痘出完以后。另外,水痘-带状疱疹病毒感染可以伴发单侧膈肌麻痹,可能是由于感染累及相邻的脊髓背侧、后外侧及脊髓前角细胞。

水痘传染性极强,主要是皮肤黏膜疾病,往往发生在温带气候较冷的月份,由飞沫传播。水痘通常会感染 2~8 岁的儿童,但由于接种疫苗,发病率正在下降。来自欧洲和北美的数据显示,在过去 20 年中,成人水痘的发病率增加了一倍,约 7% 的成人易患水痘。大多数情况下,水痘性肺炎发生在非常年幼的儿童或者成年人。诱因包括潜在的恶性肿瘤,尤其是白血病和淋巴瘤,以及其他疾病引起的免疫缺陷。大约

1/400 的水痘患儿发生肺炎,患有水痘的成年人更容易伴发肺炎,文献报道的发生率为 5%~50%。

(二)临床表现 水痘常以高热为首发症状,可先于皮疹 2~3 d。皮疹本身处于早期阶段可能是猩红热,但很快变成斑丘疹、水疱和脓疱。多数患者在发病前 3~21 d 有与急性感染儿童的接触史。通常肺炎症状和体征发生在皮疹、咳嗽、呼吸困难、呼吸急促、胸膜炎性胸痛暴发后的 2~3 d,严重时有咯血和发绀,体温可能会升高,一般无脓痰,除非继发细菌感染。

(三)病理生理学 类似在皮肤和黏膜上的囊泡可以发生在气管、大的支气管、胸膜及腹膜的表面。较严重肺炎的病理表现包括弥漫性肺泡损伤。随着首发疾病的恢复,常看到在整个肺内散在分布的结节。组织学上,结节是由纤维包膜包裹透明变性的胶原蛋白或坏死组织形成的。

(四)影像学表现

1. X 线胸片 急性水痘病毒性肺炎的特征性 X 线表现包括多发的直径 5~10 mm 的结节影(图 13.17,图 13.2),随着病情的发展,结节增大、融合形成团片影,特别是靠近肺门和肺基底段。其他表现包括边界不清的网状/网状结节阴影、斑片影及融合影,可见肺门淋巴结肿大和胸腔积液。

病变偶见钙化,表现为较多的、边界清楚的、散在分布的、2~3 mm 的致密钙化结节影(图 13.18),肺门淋巴结没有钙化。

2. CT 薄层 CT 通常表现为肺内弥漫分布的 1~10 mm、边界清楚或模糊的结节影,其他表现包括磨玻璃状环形结节影、斑片状磨玻璃影和融合结节(图 13.17)。这些表现在抗病毒化疗后消失,同时皮肤损伤愈合。

要点:水痘病毒

- 水痘性肺炎发生于患有水痘的小部分儿童和成人
- 危险因素包括白血病、淋巴瘤和免疫功能缺陷
- 常见的影像学表现:
  - 多发边界模糊的直径 5~10 mm 的结节影,部分伴有磨玻璃样环状影
  - 多灶性融合影或磨玻璃影
  - 愈合病变表现为多发小钙化结节

巨细胞病毒

巨细胞病毒(cytomegalovirus,CMV)是一种常

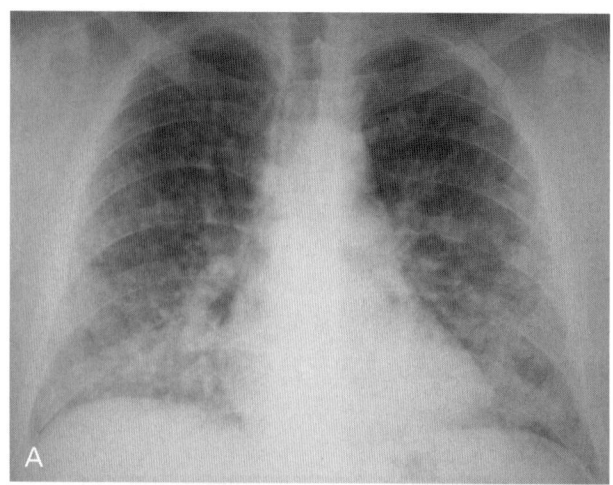
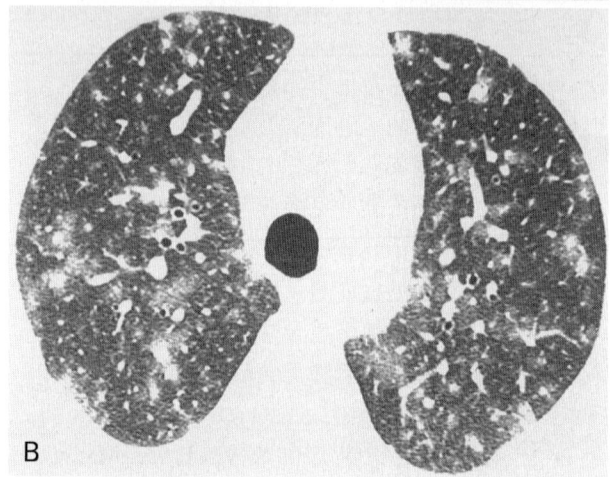

图 13.17 急性水痘带状疱疹肺炎。(A)X 线胸片显示多发、边界不清的结节影。(B)HRCT 显示双肺结节影和斑片状磨玻璃影。许多结节有磨玻璃晕(CT 晕征)。(鸣谢 Dr. Jaime Barbosa, Presidente Prudente, São Paulo, Brazil.)

见的人类病原体,在世界各地不同人群中血清阳性率 40%~100%。大多数感染没有相关症状,唯一的特征表现是潜伏病毒的存在是再感染的潜在来源。CMV 是免疫功能低下宿主中最常见的与危及生命的肺部感染相关的病毒病原体。危险因素包括器官移植、艾滋病和长期皮质类固醇激素治疗。对于实体器官和造血干细胞移植患者,感染常发生于移植后 30~100 d。接受巨细胞病毒预防治疗的患者可延迟发病。

影像学表现

X 线和 CT CMV 肺炎的 X 线表现为双肺阴影伴直径小于 5 mm 的结节。CT 上常见大叶或双肺实变、磨玻璃影(图 13.19)、铺路石征(图 13.7)、不规则网格状影和小于 10 mm 的结节;结节呈随机性、胸膜下或小叶中心性分布,有时结节边缘伴有磨玻璃影(CT 晕征)。与艾滋病相关 CMV 的 CT 表现可能

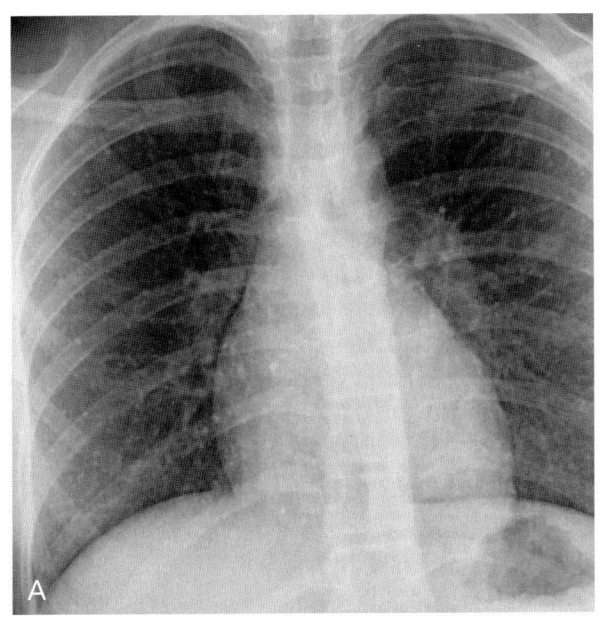

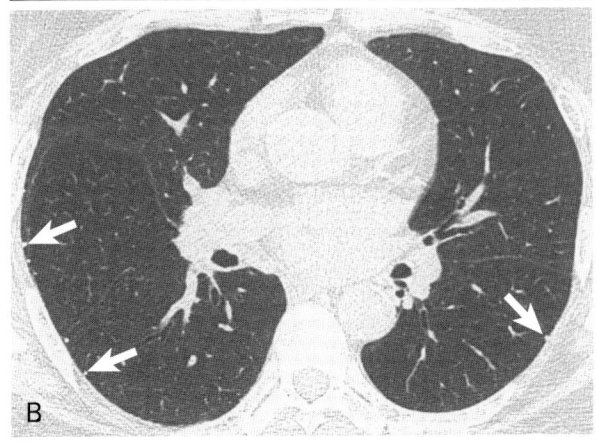

图 13.18　治愈的水痘带状疱疹病变。(A)X 线胸片示双肺多发钙化小结节。需和陈旧性粟粒组织胞浆菌病感染或水痘感染鉴别诊断。(B)另一位患者下叶水平层面 HRCT 显示双侧多发小的、边界清楚的钙化结节(箭)。

不同,包括磨玻璃影、实变和结节状或肿块样阴影,最大可达 3 cm。

要点:巨细胞病毒肺炎

- CMV 肺炎通常只感染免疫功能低下患者,最常见于干细胞移植或 CD4 细胞计数水平非常低的艾滋病患者
- 常见的影像学表现:
  - 大叶或双肺实变或磨玻璃影
  - 小于 10 mm 的结节

EB 病毒

EB 病毒感染 B 淋巴细胞和咽部上皮细胞,它潜

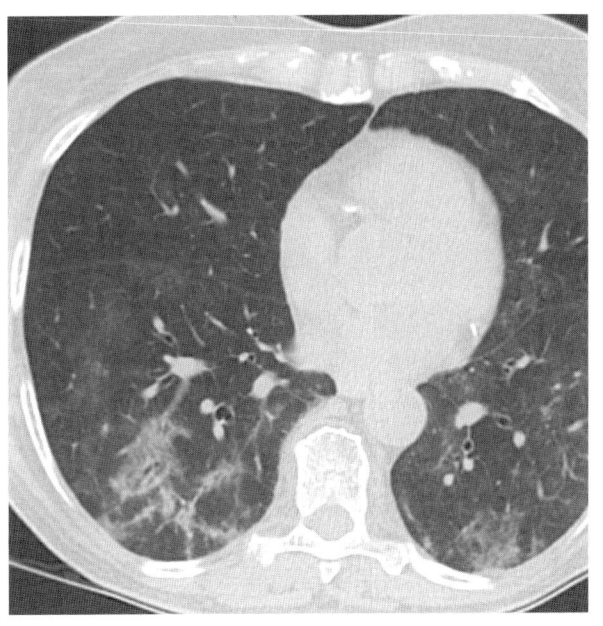

图 13.19　肾移植受体巨细胞病毒肺炎。轴面 CT 显示支气管周围实变和磨玻璃影伴支气管壁增厚。

伏期很长。感染通常是人与人的直接传播。该病毒因引起传染性单核细胞增多症而著名,主要感染年轻人,症状包括咽炎、发热、或多或少的弥漫性淋巴结肿大、脾肿大,外周血中非典型的淋巴细胞增多。胸腔疾病罕见,常表现为淋巴结肿大或间质性肺炎,或两者兼有。患者常主诉隐匿性的无力、倦怠、发热、咽喉肿痛。下呼吸道受累表现为痉挛性咳嗽产生少量痰和呼吸困难。

EB 病毒和一些淋巴增生疾病的发展相关,尤其是与艾滋病或器官移植相关的高级别淋巴瘤(移植后淋巴增殖性疾病)。此外,还有证据表明,其在淋巴细胞性间质性肺炎的发病中起作用。

乳头状瘤病毒

乳头状瘤病毒是引起鳞状上皮乳头状瘤的原因,常发生于喉部,很少累及下呼吸道。乳头状瘤可多发(称为气管支气管乳头状瘤病)并累及肺实质。最常见的影像学表现为多发肺囊肿和结节伴气管支气管结节(图 13.20)。囊肿呈圆形或不规则形,壁厚 2～3 mm,光滑但不对称。大部分实质内乳头状瘤呈小叶状,直径小于 3 cm。有证据表明,该病毒与一些被感染此病毒患者肺癌的形成有关(图 13.20)。

三、影像检查的选择

X 线胸片用于评估疑似或已证实病毒性肺炎患者的最初影像学检查方法。在某些具有高度传染性的病毒感染中,包括 SARS 和汉坦病毒,通常不建议

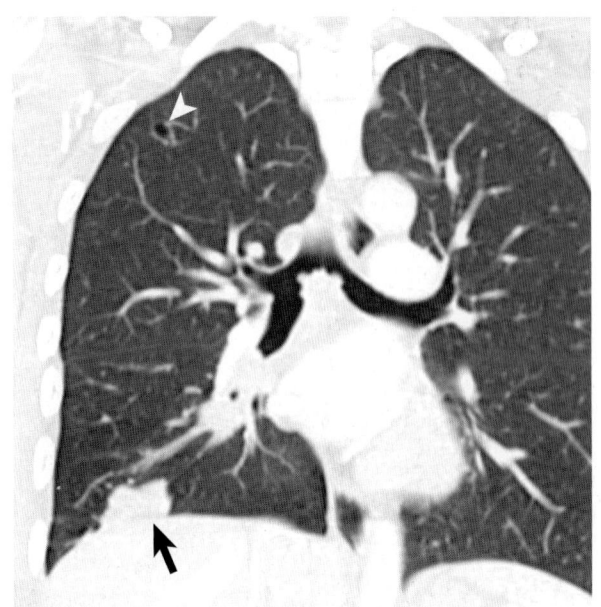

图13.20 右肺下叶鳞状细胞癌伴气管支气管乳头状瘤病。冠状面CT显示右肺下叶肿块(箭)和右肺上叶空洞性结节(箭头)。结节累及气管隆突和近端主支气管,与气管支气管乳头状瘤病并存。右肺下叶肿块氟脱氧葡萄糖阴性(未显示),手术切除证实为鳞状细胞癌。

进一步CT检查。CT有助于临床怀疑肺炎,而X线表现正常或非特异性的病例诊断。CT也有助于评估并发症,特别是与重叠感染有关的并发症,包括脓肿形成或脓胸。

四、鉴别诊断

病毒性肺炎的临床和影像学表现无特异性。以气道为中心、多灶性和单灶性阴影的鉴别诊断包括细菌性和真菌性呼吸道病原体、吸入性和哮喘性支气管炎。汉坦病毒感染的影像学表现与间质性肺水肿相同,但可迅速发展为弥漫性实变,继发于非心源性肺水肿。鉴别诊断包括引起间质性肺水肿和ARDS的其他原因。所有在水痘皮疹出现后几天内出现肺炎症状的患者都应怀疑水痘肺炎。特征性的影像学表现包括双肺多发直径5～10 mm的结节影。

特异性病毒感染的诊断可通过临床、流行病学和实验室检查,如直接免疫荧光、酶联免疫吸附试验、病毒培养、PCR、血清学检测、组织活检以及急性和恢复期抗体滴度来确定,病毒培养和PCR在诊断中敏感性和特异性最高。

五、治疗

病毒性肺炎通常是支持治疗。几十年来,金刚烷胺和金刚乙胺可用作流感预防和治疗的药物,一些甲型流感病毒株对这些药物产生了抗药性。神经氨酸酶抑制剂,如奥司他韦和扎那米韦,被证明在预防和治疗甲型流感方面有效,RSV或副流感病毒性肺炎患者常进行支持性治疗,但在复杂病例中也可能用利巴韦林治疗。水痘或单纯疱疹肺炎患者常静脉注射阿昔洛韦治疗。巨细胞病毒肺炎可以用更昔洛韦、福斯卡奈或不太常见的西多福韦治疗。

要点:病毒性肺炎

- 大多数免疫功能正常的成人病毒性肺炎是由流感病毒引起的;其他常见的病因包括呼吸道合胞病毒和腺病毒。免疫功能低下的宿主特别容易由CMV和疱疹病毒感染引起肺炎。
- 病毒性肺炎的影像学表现无特异性,常被误认为细菌性肺炎。以下情况应考虑病毒性肺炎:
  - 气道中心性疾病伴支气管壁增厚、小叶中心性结节和树芽征
  - 多灶性实变或磨玻璃影,主要影响支气管周围区域
- 少见的病毒性肺炎影像学表现:
  - 单灶性实变或磨玻璃影
  - 弥漫性实变或磨玻璃影
  - 胸腔积液
  - 淋巴结肿大
  - 肺间质水肿伴小叶间隔增厚
- 流感可表现为任何类型感染的CT表现
- 呼吸道合胞病毒和副流感病毒通常表现为以气道为中心的病变
- 腺病毒通常表现为由多灶性实变或磨玻璃影组成的多灶性阴影,无支气管受累

推荐阅读

Franquet T. Imaging of pulmonary viral pneumonia. *Radiology*. 2011;260:18 - 39.

Kim EA, Lee KS, Primack SL, et al. Viral pneumonias in adults: radiologic and pathologic findings. *Radiographics*. 2002;22:S137 - S149.

Miller WT Jr, Mickus TJ, Barbosa E Jr, Mullin C, Van Deerlin VM, Shiley KT. CT of viral lower respiratory tract infections in adults: comparison among viral organisms and between viral and bacterial infections. *AJR Am J Roentgenol*. 2011;197(5):1088 - 1095.

参考文献见 *ExpertConsult.com*.

第14章

寄生虫病[*]

Christopher M. Walker | Jonathan H. Chung

寄生虫是指寄生在另一种活的生物（宿主或寄主）体内或附着于体表的生物体，从而获得部分或全部有机营养物质，并对宿主或寄主造成一定程度的损害。寄生虫感染主要发生在热带和亚热带地区。在北美和欧洲，从来自流行地区的旅者和近期的移民中都发现了肺的寄生虫病。常见肺寄生虫包括原生动物（阿米巴病）、线虫（蛔虫和类圆线虫）、绦虫（棘球蚴病）及吸虫（血吸虫病和肺吸虫病）。尽管在美国和其他发达国家中寄生虫病很少见，但在以下情况时应考虑到寄生虫病：①外周血嗜酸性粒细胞增多；②近期前往流行地区或从流行地区返回；③无明显原因出现游走性肺内磨玻璃影或结节；④服用类固醇激素后肺部病变进展或加重；⑤服用类固醇激素后外周血嗜酸性粒细胞增多。

一、阿米巴病

（一）病因、患病率和流行病学 阿米巴病是一种由溶组织内阿米巴所致的原虫感染，其常引起结肠疾病（阿米巴痢疾）。世界范围内感染率约1%，每年死亡人数达 40 000～110 000。阿米巴病通过摄入阿米巴包囊，进而寄生于结肠而感染。在人口密集、卫生条件差的区域和热带地区感染发生率最高。阿米巴病最常见的肠外表现是肝脓肿和胸膜、肺受累。6%～40%的阿米巴肝脓肿患者可发生胸膜和肺的阿米巴病，少数病例由吸入和血行播散引起。

（二）临床表现 阿米巴肝脓肿患者常出现发热和右上腹疼痛，无胃肠道症状或出现腹泻。胸膜腔蔓延时常以下胸部急剧疼痛起病，常放射至同侧肩部，并出现咳嗽、进行性呼吸困难及败血症。

（三）病理生理学 阿米巴包囊通过感染者（常无症状）的粪便传播，经污染的水或食物而到新宿主。摄入的溶组织内阿米巴包囊到达小肠，脱囊后迁移至结肠，并在结肠繁殖，部分阿米巴滋养体穿过肠上皮进入黏膜下层。黏膜层的浸透导致黏膜坏死、溃疡形成及特异性的阿米巴痢疾症状。此后，寄生虫可能进入结肠的静脉循环，并通过门静脉到达肝脏，发展成肝脓肿。阿米巴肝脓肿常单发、80%累及肝右叶。脓肿含有无菌脓液和赤褐色坏死、液化的肝组织。

阿米巴病常通过肝脓肿的直接蔓延而累及胸膜和肺。肝脓肿可蔓延到膈下间隙，形成单发膈下脓肿，从而导致隔肌升高及胸腔积液。脓肿亦可突破膈肌累及胸膜和肺。约95%以上的阿米巴肺脓肿发生于邻近膈肌的肺实质。

（四）影像学表现

1. **X线表现** 胸部最常见的X线表现包括右侧膈升高（图 14.1）、胸腔积液、右肺下叶肺不张或实变。胸腔积液可以是无菌性的，反映存在炎症性胸膜反应，或代表肝脓肿破裂并穿越膈肌形成的脓胸。肺组织受累引起气腔实变和空洞形成。典型表现是邻近膈肌的肺部异常。

肝脓肿与支气管相通形成肝-支气管或支气管-胆管瘘。偶尔，侵犯下腔静脉引起肺栓塞。

2. **CT** CT增强扫描能够较好地评估肝脓肿，以及脓肿向膈下蔓延或突破膈肌对胸膜或肺的侵犯

* 编者和出版社感谢 Nestor L. Müller 博士和 C. Isabela Silva Müller 博士为本书上一版相关主题提供的材料。这是本章的基础。

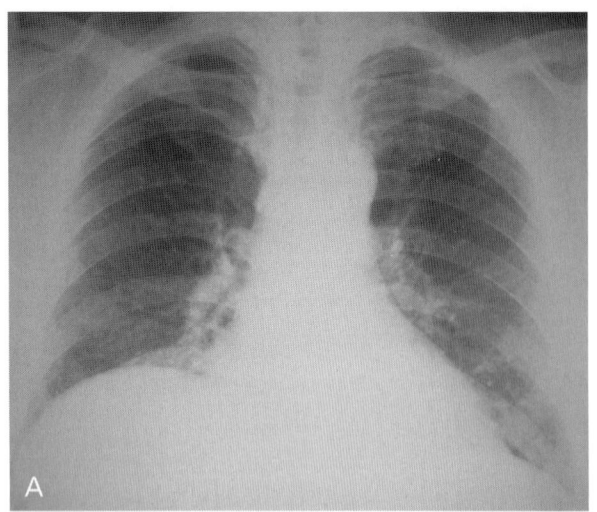

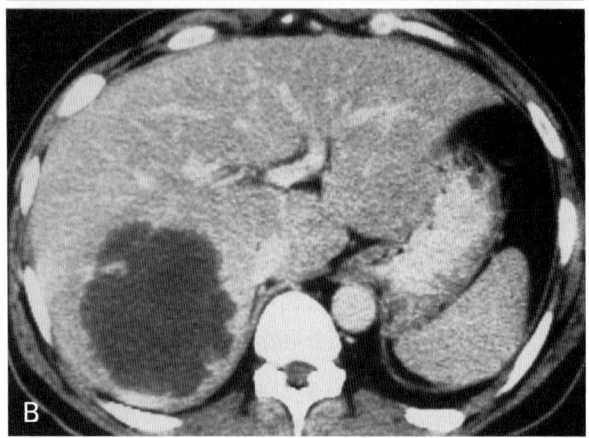

图 14.1 阿米巴病。患者发热、寒战1周,体格检查右上腹压痛。(A)后前位X线胸片示右侧膈肌抬高;(B)CT增强扫描显示肝右叶较大的囊性病灶。经超声引导下的细针抽吸活检证实阿米巴病。(鸣谢 Dr. Soon Ju Cha, Inje University Hospital, Seoul, Republic of Korea)

(图 14.1)。在肺脓肿的显示方面,CT增强明显优于X线平片,典型肝脓肿表现为圆形、边缘光滑、中心低密度、周边环形强化。

3. **MR 成像** 阿米巴肝脓肿,类似于其他病原体引起的脓肿,T1WI上通常表现为边界清楚的不均质低信号,T2WI上脓腔呈高信号,周围伴有自脓腔至肝脏表面的环状高信号影,对应肝实质的水肿,但肝实质形态正常。

4. **超声成像** 超声检查能显示脓肿的大小和位置。脓肿的穿刺引流可在超声引导下进行,但阿米巴原虫很少能被抽出,故穿刺引流的唯一指征是有危急的脓肿破裂风险。

5. **影像检查的选择** 临床表现主要与阿米巴肝脓肿有关。首选的诊断方法是肝脏超声或CT检查。因超声检查成本低且无辐射,故临床推荐使用。

胸部X线检查能显示其典型表现。拟诊肝脓肿胸膜、肺内侵犯的患者推荐行胸部和腹部CT增强扫描。

(五)鉴别诊断 阿米巴肝脓肿的超声和CT表现与化脓性脓肿相似。基于临床病史怀疑阿米巴脓肿的患者,通过痰液、胸腔积液或细针穿刺活检标本检查发现病原体可明确诊断。如果粪便中发现滋养体或包囊可作出初步诊断。

(六)治疗方案概要 大多数单纯性阿米巴脓肿甲硝唑治疗有效。内科治疗无效的肝脓肿患者可在超声或CT引导下行经皮穿刺置管引流。

要点:阿米巴病

- 阿米巴病由溶组织内阿米巴感染所致
- 流行区包括热带地区和卫生条件差的区域
- 阿米巴病最常见的肠外表现是肝脓肿
- 常见的影像学如下:
  - 右侧膈肌抬高
  - 胸腔积液
  - 右肺下叶实变或不张
- CT或超声有助于肝脓肿的诊断

二、蛔虫病

(一)病因、患病率和流行病学 蛔虫病是通过摄入被粪便污染的食物或液体而起病,遍布于世界各地,是一种最常见的寄生虫感染,每年13亿人感染,死亡人数约1550人。寄生虫自小肠移行至肺循环,并在此发育成熟,进而破坏毛细血管和肺泡壁,导致水肿、出血、上皮细胞脱落,引起中性粒细胞和嗜酸性粒细胞聚集。

(二)临床表现 肺受累的临床表现包括低热、咳嗽、咳痰。白细胞计数可高达 20 000~25 000 个/mm³,其中嗜酸性粒细胞占 30%~70%。肺部病变通常为自限性。

(三)病理生理学 成虫寄生于小肠,虫卵经粪便传播。虫卵摄入后在小肠孵化,幼虫进入门静脉或肠淋巴管,通过血循环或淋巴循环到达肺部,在肺毛细血管截留、进入气腔,并发育成第三阶段幼虫,随后沿气道上行达喉部,进而被咽下,在小肠内发育为成虫,至此完成发育循环。肺部病变通常是由幼虫在肺内穿行所致,病理学表现包括斑片状间质增厚,炎性渗出(含大量嗜酸性粒细胞),肺泡出血、水肿。

（四）影像学表现

1. X 线摄影　胸片显示迁移性、斑片状密度增高影,起病 10 d 内有特征性。另外,亦可见到肺叶实变和肺泡出血。腹部 X 线表现在肠道气体的衬托下有时可显示蛔虫轮廓。

2. CT　胸部 CT 表现包括双肺斑片状磨玻璃影、胸膜下结节(结节周围伴或不伴磨玻璃密度晕征表现即 CT 晕征)、分布无区域优势特征的局限性肺实变,典型者可表现为嗜酸性粒细胞肺炎。腹部 CT 肠道造影检查,蛔虫表现为肠袢内的圆柱形充盈缺损。口服对比剂后,肠道蛔虫显示为细线状充盈缺损。

3. 影像检查的选择　大多数怀疑为继发于蛔虫感染的嗜酸性粒细胞性肺疾病的患者,胸部 X 线是唯一的影像学检查方法。

（五）鉴别诊断　肺部放射学表现类似于类圆线虫病、单纯性肺嗜酸性粒细胞浸润症及药物反应性嗜酸性粒细胞增多症。痰液中检出幼虫或粪便检出虫卵可确诊。

（六）治疗方案概要　目前的治疗药物是阿苯达唑或甲苯咪唑。

要点:蛔虫病

- 蛔虫病由人蛔虫所致
- 感染常发生于东南亚、南美、非洲及美国
- 最常见的肺部病变是嗜酸性粒细胞性肺疾病
- 常见的影像学表现:
  - 双肺斑片状实变影或磨玻璃影
  - 典型表现是迁移性活动性和短暂性

三、类圆线虫病

（一）病因、患病率和流行病学　人类是粪类圆线虫的主要宿主。粪类圆线虫是一种微型线虫,传染性幼虫自土壤经皮肤进入人体,侵犯肺和小肠。该寄生虫见于所有热带和亚热带地区,全球约 3 500 万人被感染,美国的东南部和波多黎各感染率最高。

（二）临床表现　临床表现包括咳嗽、气短和支气管痉挛。腹部症状表现为腹泻、体重减轻及中上腹疼痛。患者常伴有外周血嗜酸性粒细胞增多。重度免疫功能低下患者可发展为弥漫性类圆线虫感染,而出现发热、咳嗽、严重的快速进展性气短。大多数患者有腹痛和腹泻。

（三）病理生理学　传染期幼虫从土壤经皮肤最终到达小肠,并发育为成虫。肺部病变主要由幼虫穿过肺毛细血管进入气腔所致。幼虫的迁移引起嗜酸性粒细胞性肺疾病或轻度肺泡内出血。

弥漫性类圆线虫感染(高感染综合征)是一种发生于免疫功能低下患者的罕见并发症。这些患者中,幼虫可广泛播散,累及包括脑在内的多器官。粪圆线虫(高感染综合征)最常见的表现是广泛性肺泡损伤和肺出血,致死率达 70% 以上。

（四）影像学表现

1. X 线　X 线表现为界限不清的斑片状实变影,可能是丝状蚴在肺内迁移引起的过敏反应。实变影部位可变(迁移性),典型者在 1~2 个周内消散。

高感染综合征可出现双肺广泛性实变影或弥漫性网状结节影或结节状影(图 14.2),结节界限不清或界限清楚。有时 X 线表现与粟粒性肺结核相似,也可见胸腔积液和继发细菌感染引起的脓肿和空洞。

2. CT　幼虫在肺内迁移导致嗜酸性粒细胞反应,其胸部 CT 表现为双肺斑片状磨玻璃影和局限性实变影,分布无特征性。

3. 影像检查的选择　多数怀疑为继发于类圆线虫感染的嗜酸性粒细胞性肺疾病的患者,胸部 X 线是唯一的影像学检查方法。

（五）鉴别诊断　粪圆线虫病的影像学表现与蛔虫病因幼虫在肺内迁移所导致的嗜酸性粒细胞性肺

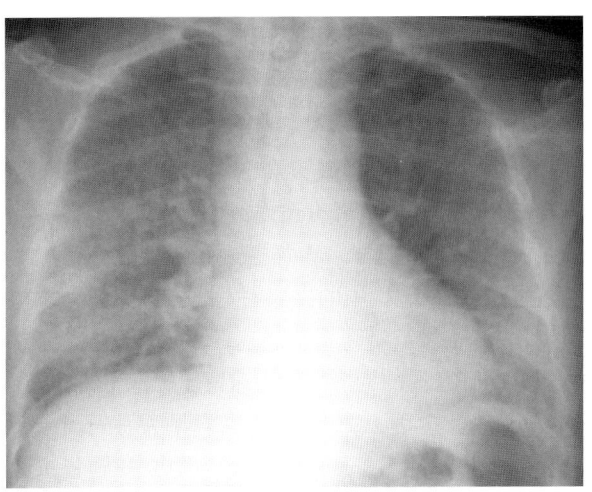

图 14.2　粪圆线虫重症感染,胰腺淋巴瘤化疗的患者。前后位 X 线胸片显示双肺边缘模糊的磨玻璃影、实变影及模糊小结节影。纤维支气管镜和支气管肺泡灌洗显示肺出血、大量类圆线虫丝状蚴。

疾病相似,也需与单纯性肺嗜酸性粒细胞浸润症及药物反应性嗜酸性粒细胞增多症相鉴别。粪便中检出幼虫可确诊。

高感染综合征的鉴别诊断包括机会性感染、弥漫性肺出血以及其他原因引起的急性呼吸窘迫综合征。痰液中检出幼虫可确诊。

(六)治疗方案概要　用抗寄生虫药物如伊维菌素。

要点:类圆线虫病

- 粪圆线虫病由粪类圆线虫引起
- 感染好发于热带、亚热带国家和美国东南部
- 最常见的肺部表现是嗜酸粒细胞性肺疾病
- 常见的影像学表现:
  - 双肺斑片状实变或磨玻璃影
  - 具有迁移性和短暂性
  - 偶尔,发生于免疫功能低下患者的高感染综合征表现为双肺广泛性实变影或弥漫性网状结节影或结节影

四、包虫病(棘球蚴病)

(一)病因、患病率和流行病学　棘球蚴病是棘球绦虫的幼虫感染所致,以细粒棘球绦虫多见。畜牧型和森林型两种类型。畜牧型较常见,主要见于地中海地区、东欧、南美、中东、澳大利亚及新西兰;中间宿主以绵羊、牛或猪多见,终宿主为狗。森林型在阿拉斯加和加拿大北部多见,森林型的中间宿主通常为驼鹿、驯鹿等,终宿主是狗、狼及土狼。

(二)临床表现　大多数患者无症状。自发性或继发性感染导致囊肿破裂,患者可出现突发咳嗽、咳痰和发热。偶尔,囊肿破裂会出现急性过敏反应,如荨麻疹、瘙痒,部分患者可出现低血压。

(三)病理生理学　人类通过直接接触终宿主或摄入水、食物或土壤中的虫卵而发病。虫卵在十二指肠孵化成幼虫,经门脉系统到达肝脏,大部分滞留于此。从肝脏逃逸的大多数幼虫滞留于肺泡毛细血管。畜牧型中约65%～70%的包虫囊肿发生于肝脏,15%～30%发生于肺。森林型棘球蚴病中,肺包虫囊肿似乎比肝包虫囊肿更常见,原因不清。

幼虫在肝和肺中发展成囊肿,呈现典型的球形或椭圆形。囊肿(内囊)由含有非特异性慢性炎性浸润的纤维组织组成的外囊所包绕。囊肿周围肺组织见压迫性不张。囊肿由无细胞层(外囊)和薄的内生层(内囊)组成,囊内含有囊液、子泡、子囊肿和幼虫原头蚴。多囊可能与数代包虫连续形成囊肿有关。

(四)影像学表现

1. **X线**　肺包虫囊肿表现为边缘光整的球形或椭圆形肺内肿块,周围环以正常肺组织(图14.3)。单发多见,约30%的患者呈多发性,直径1 cm～20 cm,大多数囊肿位于肺下叶。尽管,囊肿常呈球形或椭圆形,但也可见不规则形,与囊肿生长过程中碰到相对刚性的结构,如支气管血管束,逐渐生长为锯齿状和分叶状有关。当囊肿与支气管树相交通时,空气进入内、外囊之间,在囊肿周围形成新月形影-新月征或月牙征。囊肿破入气道,囊壁漂浮于囊肿内残余液体上形成经典的水上浮莲征(图14.4)。

有时,包虫囊肿可累及纵隔、心脏、支气管、肺动脉、胸壁或膈肌(图14.5)。肝包虫囊肿经横膈扩散的X线表现为膈肌升高、胸腔积液和肺下叶不张或实变。

2. **CT**　典型的CT表现为圆形或椭圆形液性密度囊肿(图14.4)。囊液CT值约为0 HU。囊壁薄而光整,增强后囊壁强化。肺内囊肿壁钙化较肝包虫囊肿少见。

当空气积聚在不同的囊肿壁间时,可表现为新月征、水上浮莲征(图14.6)。随着囊肿的扩大,它们可能侵蚀邻近的细支气管,使空气进入内、外囊之间并使囊壁分离,出现新月征或空气新月征。部分学者认为新月征是囊肿破裂的前兆。随着病程进展,空气进入内囊并出现空气新月形和气-液平,称为Cumbo征或洋葱皮征。随着空气的进一步积聚,囊肿壁塌陷并漂浮在液体表面,呈水上浮莲征。囊肿破裂可伴随邻近肺组织实变、囊肿边缘模糊不清。

胸部和腹部CT检查可显示肝、肺囊肿并存,发生率约为6%。肝包虫囊肿经膈扩散的CT表现包括膈肌抬高、胸腔积液、胸膜囊肿和肺浸润。

3. **MR成像**　与CT表现类似,MRI能够鉴别包虫液性囊肿和实性肿瘤。T1WI上囊肿呈低信号,T2WI上呈均匀高信号(图14.5)。

4. **影像检查的选择**　胸部X线是首选的影像学检查方法,CT或MRI可确定囊肿的性质。对于怀疑包虫囊肿的患者和肺结节或肿块的年轻患者,由于MRI无辐射,常作为首选的影像学方法。

(五)鉴别诊断　鉴别诊断主要为其他肺囊性病变,尤其支气管囊肿和充填液体的肺大疱。鉴别点包

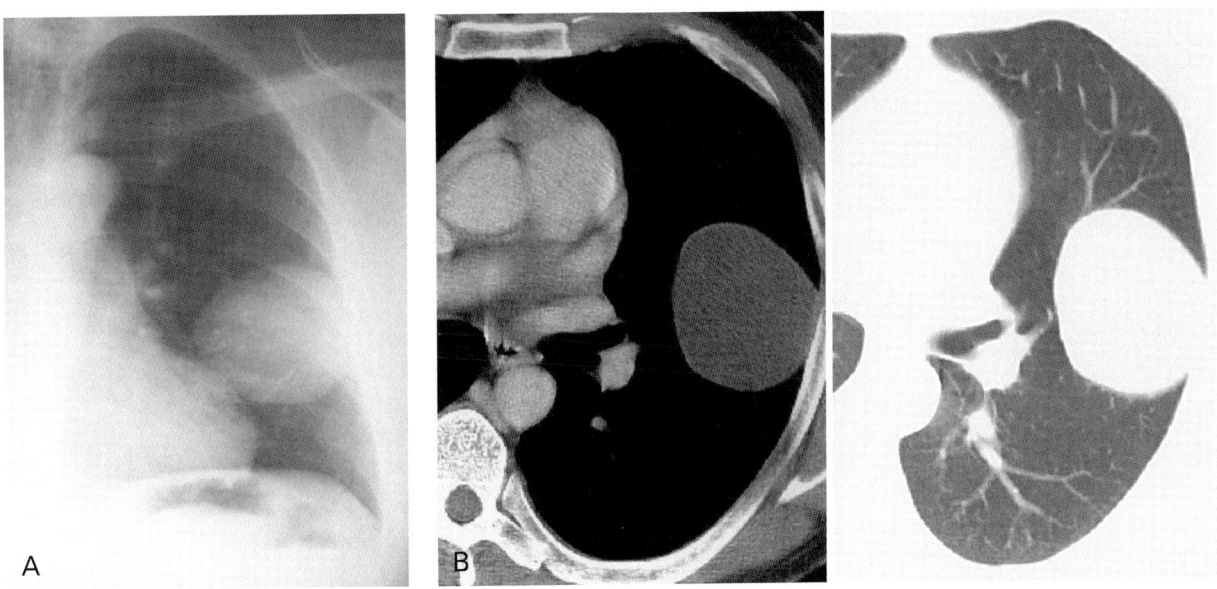

图 14.3　包虫囊肿。男性，常年在加拿大北部狩猎。(A)后前位 X 线胸片显示左肺边缘光整的肿块。(B)纵隔窗(左图)和肺窗(右图)CT 可见左肺舌段边缘光整的囊肿，囊液密度与水的密度相似(0 HU)。

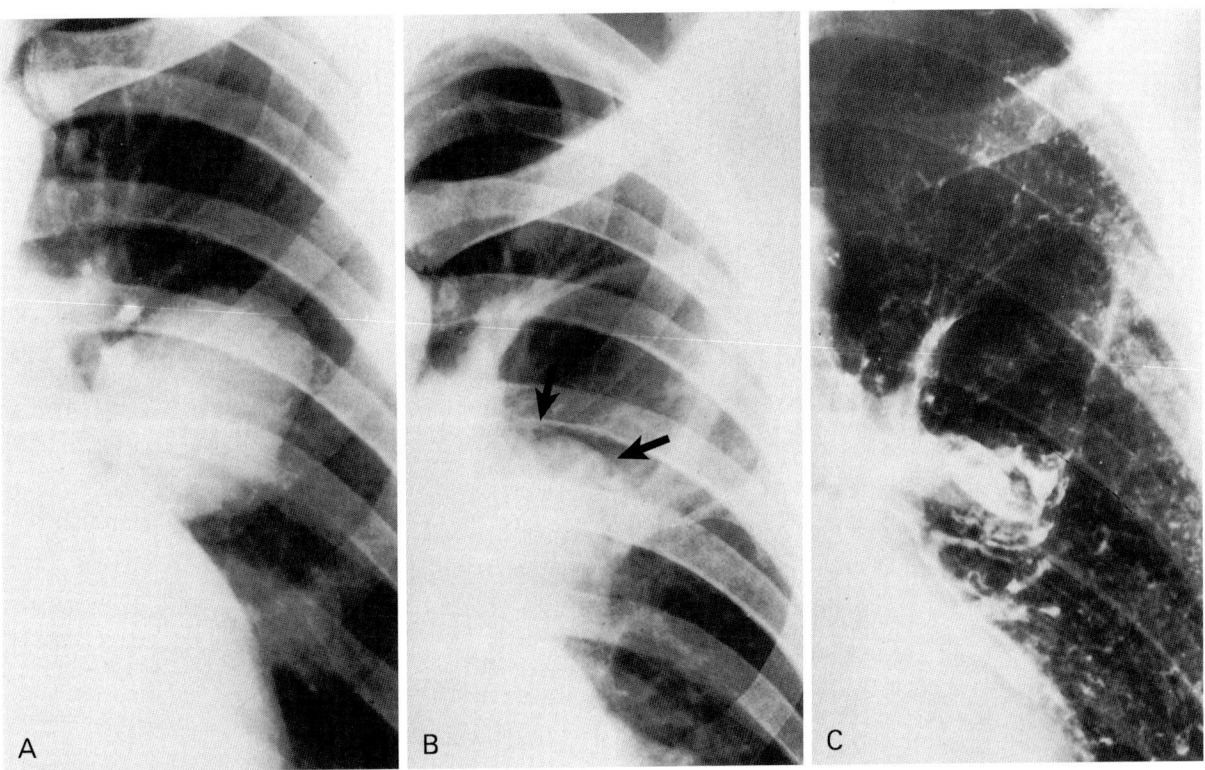

图 14.4　包虫囊肿破裂。(A)X 线胸片可见左肺中野界限清楚，密度均匀的肿块，边缘光整、浅分叶。(B)4 年后，囊肿内容物经气管支气管树排出，囊内含有气体，囊肿底部不规则肿块(箭)表示塌陷的囊壁内层。(C)支气管造影显示囊肿内含有对比剂，并勾画出囊壁的轮廓。(鸣谢 Alfred Hospital, Melbourne, Australia. 引自 Müller NL, Fraser RS, Colman NC, et al., eds. *Radiologic Diagnosis of Diseases of the Chest*. Philadelphia: Saunders; 2001.)

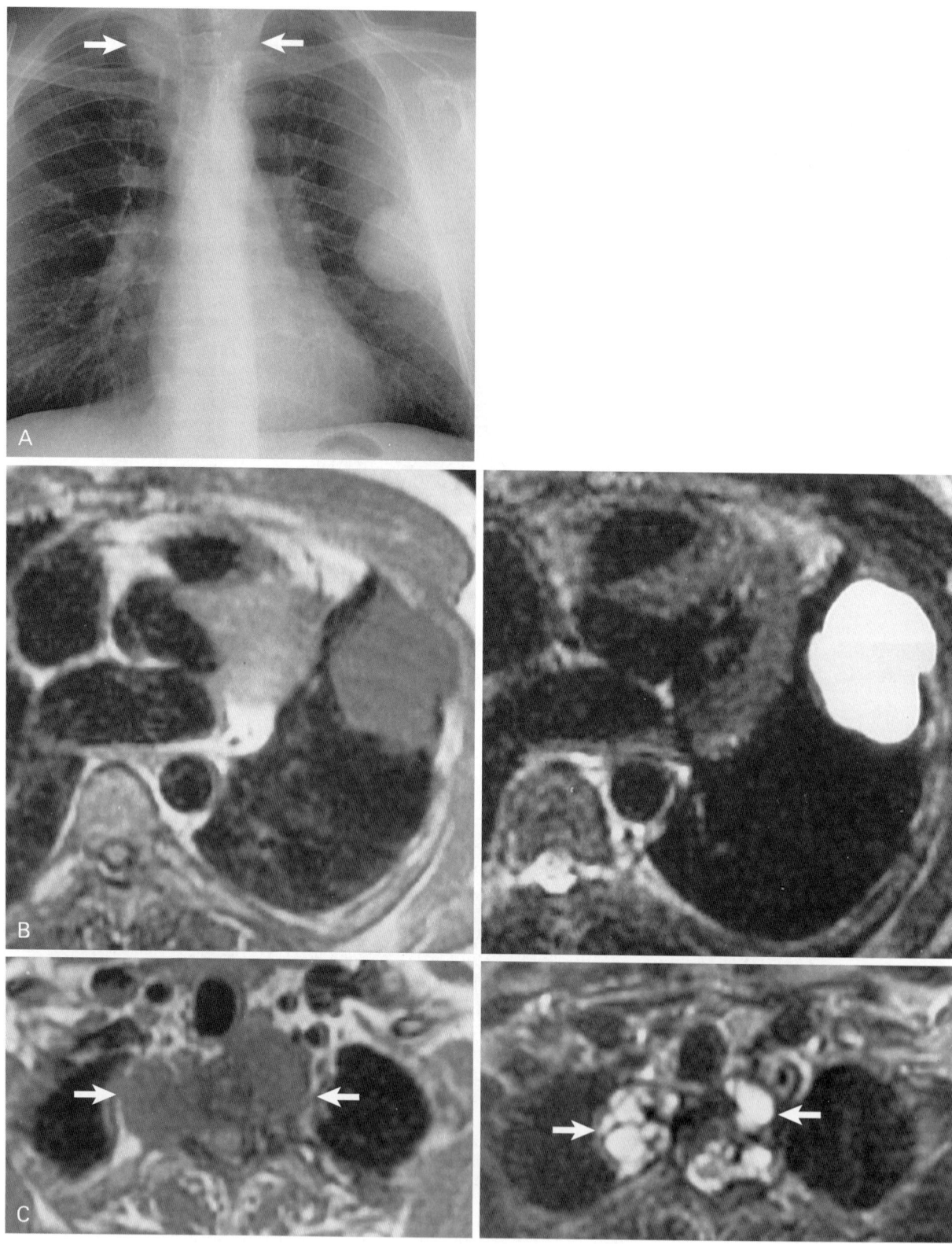

图 14.5　棘球蚴病并胸壁、椎体侵犯。男性,背部疼痛,曾为伊拉克牧羊人。(A)X线胸片显示左肺边缘光整的肿块、椎旁软组织增厚(箭)。(B)T1WI(左图)和 T2WI(右图)显示囊性病变,侵犯局部胸壁,T1WI 上呈相对低信号、T2WI 上呈明显高信号,为囊肿的液性成分。(C)T1WI(左图)和 T2WI(右图)显示肺尖水平椎旁囊肿(箭),伴有邻近椎体骨质破坏。(引自 Fraser RS, Müller NL, Colman N, et al. Fraser and Pari's Diagnosis of Diseases of the Chest. Philadelphia, Sounders, 1999.)

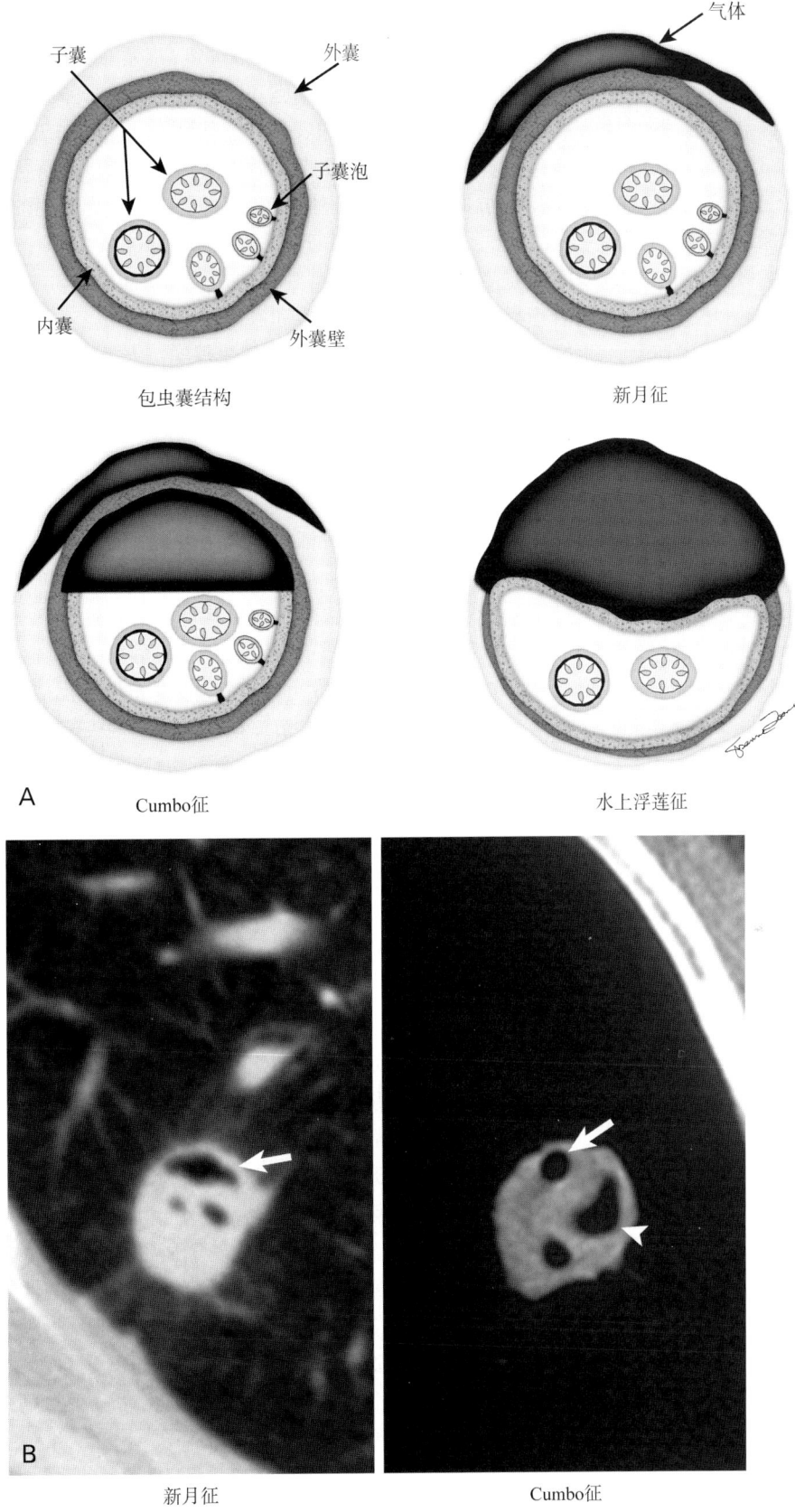

图 14.6 肺包虫病影像征象。(A)图中可见正常包虫囊肿和新月征,Cumbo 征和水上浮莲征。(B)组合图中可见气体存在于外囊与外囊壁(箭)之间,符合新月征。内囊中的气-液平(右图中的箭头)加上新月征(右图中的箭)形成 Cumbo 征。(图 A 鸣谢 S. Loomis, REMS Media Services, Mass General Imaging, Boston, MA;图 B 鸣谢 S. Rossi, Buenos Aires, Argentina. From Walker CM, Abbott GF, Greene RE, et al. Imaging pulmonary infection: classic signs and patterns. AJR Am J Roentgenol.2014;202:479–492.)(见彩色插页)

括血嗜酸性粒细胞增多,常为轻度增高,见于 25%~50% 的患者。实验室辅助诊断技术包括间接血细胞凝集试验、乳胶凝集试验、补体结合试验及酶联免疫吸附试验,诊断肝包虫囊肿的敏感性为 80%~100%、特异性为 88%~98%,但诊断肺包虫囊肿的敏感性仅为 50%~55%。由于与其他寄生虫抗原的交叉反应,这些试验的特异性有限。

(六)治疗方案概要 包虫囊肿,尤其是直径 < 6 cm 的囊肿,经阿苯达唑或甲苯达唑治疗后通常能消退。较大的囊肿需要手术切除。研究显示,电视辅助胸腔镜手术可作为浅表部位及小至中等大小肺包虫囊肿的一种有效治疗方法。

要点:棘球蚴病(包虫病)

- 包虫病由棘球绦虫感染所致
- 畜牧型:羊是主要中间宿主,流行区包括欧洲东南部、中东、南美及澳大利亚
- 森林型:中间宿主为驼鹿等鹿科动物,流行区包括阿拉斯加和加拿大北部
- 常见的影像学表现:
  - 单发或多发结节/肿块影
  - 边缘光整
  - CT 上呈水样密度
  - 其他征象包括空气新月征(囊肿与支气管相通)、Cumbo 征(空气新月征和气-液平)、水上浮莲征(囊壁内膜漂浮于残存囊液上)

五、血吸虫病

(一)病因、患病率和流行病学 血吸虫病由吸虫纲类吸虫引起,包括曼氏血吸虫、日本血吸虫及埃及血吸虫。本病发生于中间宿主-钉螺定居的地区。曼氏血吸虫和埃及血吸虫感染流行于中东(埃及和部分沙特阿拉伯地区)及非洲中部和南部的大部分区域。曼氏血吸虫主要见于加勒比海岛和南美洲尤其是在巴西,而日本血吸虫主要见于中国、日本和菲律宾。血吸虫病是一种常见的寄生虫感染,受累人群达 1.5~2.0 亿,死亡率约 500 000 人/年。尽管血吸虫病最常见于流行地区,但随着来自流行区移民人数的增加,非流行区的患病率也在增加,估计约 400 000 感染血吸虫的移民居住在美国。幼虫在肺内迁移而出现的急性毒血症性血吸虫病(片山热)也越来越多地见于流行区的游客中。

(二)临床表现 血吸虫通过肺循环时会出现急性综合征,包括发热、咳嗽、腹泻及荨麻疹,患者几乎均有白细胞和嗜酸性粒细胞增多。血吸虫病最重要的肺部表现是肺动脉高压,常在持续感染、连续接触血吸虫多年后发生,表现为进行性呼吸困难、胸痛、乏力、心悸及咳嗽,并伴有胸腔外疾病的体征。曼氏血吸虫和日本血吸虫虫卵主要沉积于肝脏,导致肝硬化、肝脾肿大的相关症状和体征。埃及血吸虫可引起排尿困难和血尿。

(三)病理生理学 人类通过饮用尾蚴污染的淡水或在尾蚴污染的淡水中游泳、劳动、洗涤而感染。尾蚴穿透皮肤,经静脉循环到达肺毛细血管,进而穿过肺毛细血管到达体循环。急性毒血症性血吸虫病[血吸虫穿过肺循环所致的急性症状(片山热)]患者支气管活检标本的组织学表现与嗜酸性粒细胞肺炎一致。

血吸虫成虫移行至肠系膜上(日本血吸虫)静脉、肠系膜下(曼氏血吸虫)静脉或膀胱(埃及血吸虫)静脉,释放虫卵到宿主,继发免疫反应、炎症及纤维化,从而导致组织损伤。虫卵可直接通过下腔静脉到达肺部,或当发生血吸虫性肝硬化时,虫卵亦可通过门静脉-体静脉系统间的交通吻合到达肺部。当虫卵到达肺部后,大多数虫卵栓塞在肺小动脉内。宿主对虫卵的反应导致闭塞性小动脉炎,最终形成肺动脉高压和肺源性心脏病。慢性感染期,肉芽肿性炎常包绕血吸虫虫卵。

(四)影像学表现

1. **X 线** 幼虫在肺内移行引起斑片状、迁移性实变影,边界不清的小结节影,少见表现为网状结节影或双肺磨玻璃影。沉积在肺血管的虫卵诱发肉芽肿反应可导致肺动脉高压和肺源性心脏病的 X 线表现,如主肺动脉增宽、肺门血管突然变细(截断征),以及重度肺动脉高压引起的心脏增大。

2. **CT** 继发于血吸虫病的嗜酸性粒细胞性肺病的 CT 表现类似于单纯性肺嗜酸性粒细胞浸润症,表现为双肺斑片状实变影和磨玻璃影。尽管,磨玻璃影通常环绕实变影,但反之亦可见,形成反晕征(图 14.7)。急性毒血症性血吸虫病(片山热)可表现为肺内多发结节(图 14.8)。继发于血吸虫病的肺动脉高压患者,CT 显示主肺动脉增宽,但无特异性(图 14.9)。慢性感染的其他表现包括门静脉高压和肝硬化。

3. **影像检查的选择** 肺动脉高压通常是根据临床表现或胸部 X 线片诊断,也可通过超声心动图或

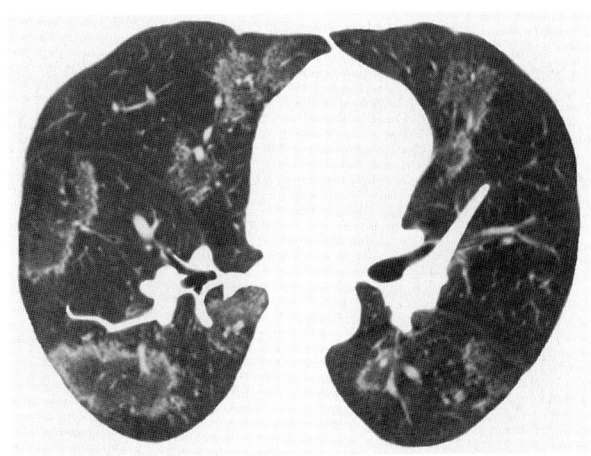

图 14.7 包虫囊肿：肺实质病变。HRCT 显示双肺斑片状磨玻璃影，以及环状实变影围绕磨玻璃影（反晕征）。开胸肺活检确诊为血吸虫病，病理学检查显示血吸虫虫卵周围为肉芽肿性炎症。（鸣谢 Dr. Gustavo Meirelles, Sao Paulo, Brazil.）

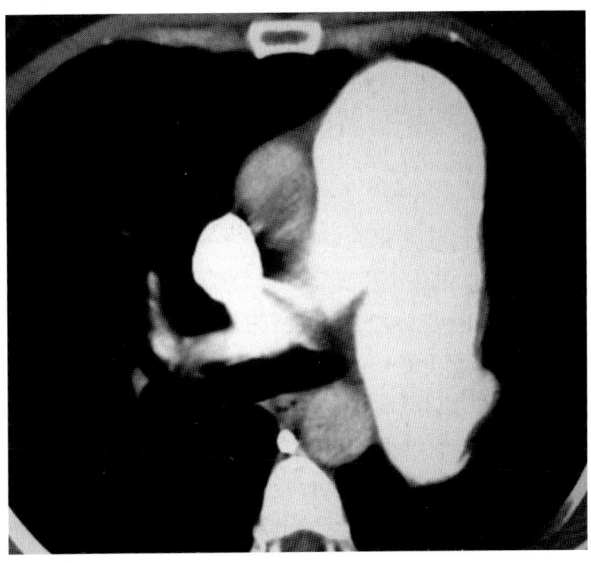

图 14.9 血吸虫病继发肺动脉高压。长期感染血吸虫病患者 CT 增强显示主肺动脉明显增宽。（鸣谢 Dr. Claudia Figueiredo, Sao Paulo, Brazil.）

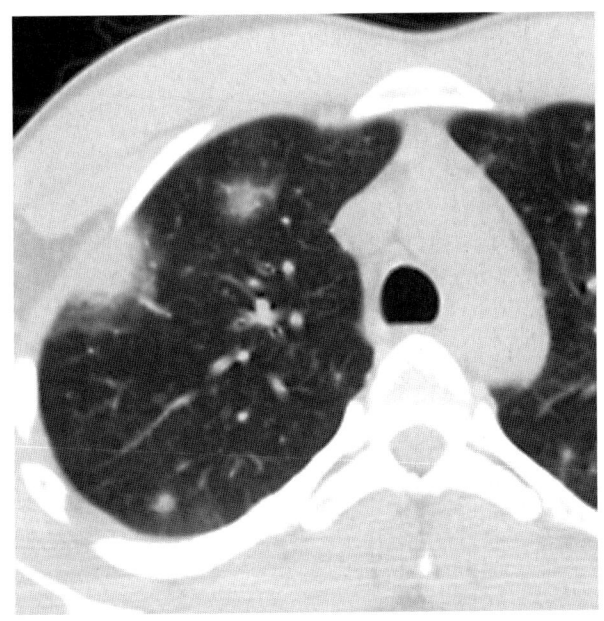

图 14.8 急性血吸虫病。轴面 CT 显示多发肺结节，周围多伴有磨玻璃影（CT 晕征）。

要点：血吸虫病

- 血吸虫病的主要流行区如下：
  - 曼森血吸虫：加勒比海岛和南美洲
  - 日本血吸虫：中国、日本和菲律宾
  - 埃及血吸虫：中东和非洲
- 常见的影像学表现：
  - 斑片状、迁移性/游走性实变影
  - 肺结节见于急性毒血症血吸虫病（片山热）
  - 肺动脉高压和肝硬化表现

右心导管检查进一步证实。

（五）鉴别诊断 血吸虫病引起的肺动脉高压与其他原因引起的肺动脉高压在影像学上很难鉴别。粪便或尿液标本，或直肠活检标本检出虫卵方可确诊血吸虫病。由于不能区分患者为既往感染与当下感染，因而血清学检查价值有限。

（六）治疗方案概要 吡喹酮治疗血吸虫病已持续多年。然而，最近的研究表明，部分患者对以吡喹酮为基础的治疗耐药。

六、肺吸虫病

（一）病因、患病率和流行病学 肺吸虫病是由并殖属吸虫感染所致，最常见的病原体是卫氏并殖吸虫和克氏并殖吸虫，亚洲和北美洲特有。人类通过食用被囊蚴污染的生的或未煮熟的螃蟹、小龙虾或者饮用受污染的水而感染，主要流行区是东亚、东南亚、拉丁美洲及非洲，流行区感染人数约 2 000 万人，也有报道在美国的中南半岛和拉丁美洲移民及生吃小龙虾并饮酒的露营者受到感染。

（二）临床表现 最常见的症状是间歇性咯血或痰中带血、咳嗽，少见症状包括胸膜炎所致的阵发性胸痛、气胸和发热。咯血在数月或数年内呈间歇性发作，除咯血外患者常无其他表现。

（三）病理生理学 疾病的影像学表现与寄生虫

的生命周期相一致。人体感染肺吸虫后,幼虫穿过小肠壁到腹腔并引发炎症反应,几周后,再穿过横膈进入胸膜腔,交配后,穿过脏胸膜进入肺内发育为成虫并产下含虫卵的囊。虫卵后经细支气管排出,而完成生命周期。

肺吸虫病通常会产生单个或多个 1~4 cm 的囊腔,囊腔内含有红褐色黏液,常含一条成虫。囊腔常位于较大的细支气管或支气管旁;尽管囊腔主要分布于胸膜下,但可发生于肺实质的任何部位。当囊腔侵蚀、破入引流气道时,囊腔内容物可咳出或扩散到其他区域肺实质,从而导致渗出性或出血性肺炎。

(四)影像学表现

1. X线 X线表现包括结节影、局灶性实变影或囊性病变(图 14.10)。囊性病变呈单发或多发,直径约 0.5~4 cm,囊壁常较薄。囊性病变可出现于肺实变区,或为孤立性薄壁环状影。囊性病变的内壁常见新月形或卵圆形稍高密度影,其在 CT 图像上呈软组织密度,可能为寄生虫所致。少数患者可见直径约 5 mm 的不规则索条或洞穴样异常密度影,并与邻近囊肿相连接。60%的患者见胸膜异常,包括单侧或双侧胸腔积液、液气胸,以及较少见的胸膜增厚。

2. CT CT常见表现包括胸膜下单发或多发结节,边缘常见指向胸膜面的线状影(洞穴征)(图 14.11)。胸膜下结节直径 1~4 cm,内常见低密度区或空洞。结节周围常有实变、胸膜增厚或磨玻璃影(图 14.12,图 14.10)。结节总数常少于 5 个,结节可累及单个或多个肺叶。约 30%的患者有胸腔积液、液气胸,约 10%的患者有肺门或纵隔淋巴结肿大,包括前纵隔和内乳淋巴结肿大。感染早期大网膜脂肪组织可见条索影。

肺部病变的表现受感染阶段和周围组织反应的影响。早期表现由幼虫的移行所致,包括局限性气腔实变、线状影、胸腔积液、气胸或液气胸。后期表现由蠕虫囊所致,表现为薄壁囊腔、肿块样实变、结节及支气管扩张。

CT 显示的连接于胸膜和肺结节之间的胸膜下条纹状影,厚 2~7 mm,长 5~60 mm,被认为是寄生虫移行的轨迹(洞穴征)(图 14.11)。在 CT 上还可显示不规则的轨道或孔洞与邻近囊腔相连或沟通囊肿和支气管。

3. FDG-PET 肺吸虫病可呈阳性摄取,与肺癌相似。

4. 影像检查的选择 在肺吸虫病患者的评价方面,胸部 X 线平片通常为唯一首选的影像学检查。

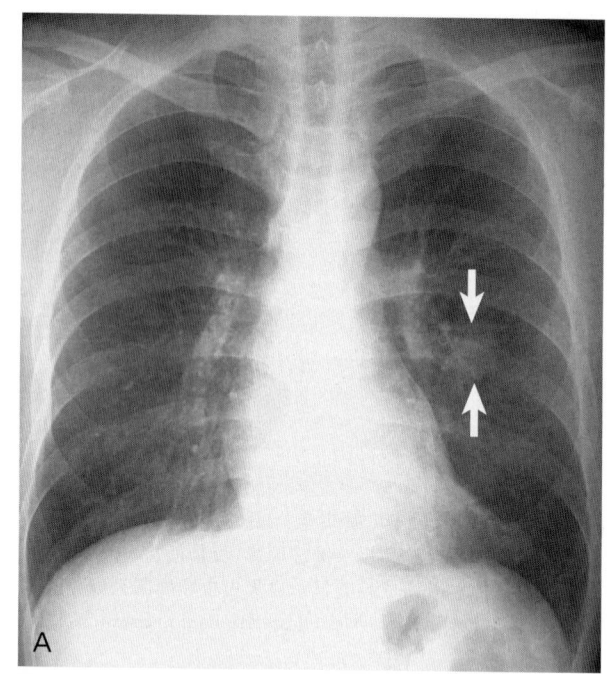

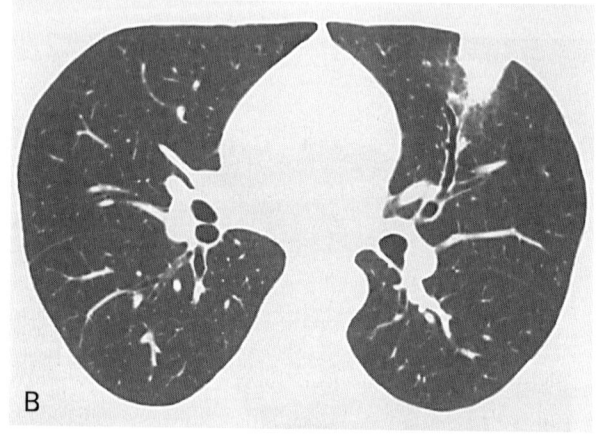

图 14.10 肺吸虫病:单发病灶。男性,39 岁,左胸部疼痛,开胸肺活检确诊为肺吸虫病。(A)后前位 X 线胸片显示舌段界限模糊的结节影(箭)。(B)CT 显示胸膜下实变影,周围环以磨玻璃影(晕征),符合肺梗死表现。(鸣谢 Dr. Kyung Soo Lee, Samsung MeJiail Center, Seoul, Republic of Korea.)

进一步明确病变的特征及病变的范围,部分患者可行CT 检查。

(五)鉴别诊断 线样洞穴征是鉴别肺结核、其他寄生虫感染、恶性肿瘤或真菌感染的关键特征。肺吸虫病通过检测痰标本、支气管冲洗液或肺活检标本中的寄生虫卵或血清学试验,最常用酶联免疫吸附试验。

主要需鉴别的是肺结核。肺吸虫病通过检测痰液、支气管灌洗液或肺活检标本中的虫卵而确诊,亦可通过酶联免疫吸附试验等血清学试验来确诊。

(六)治疗方案概要 吡喹酮和三氯苯达唑是治疗肺吸虫病的有效药物。

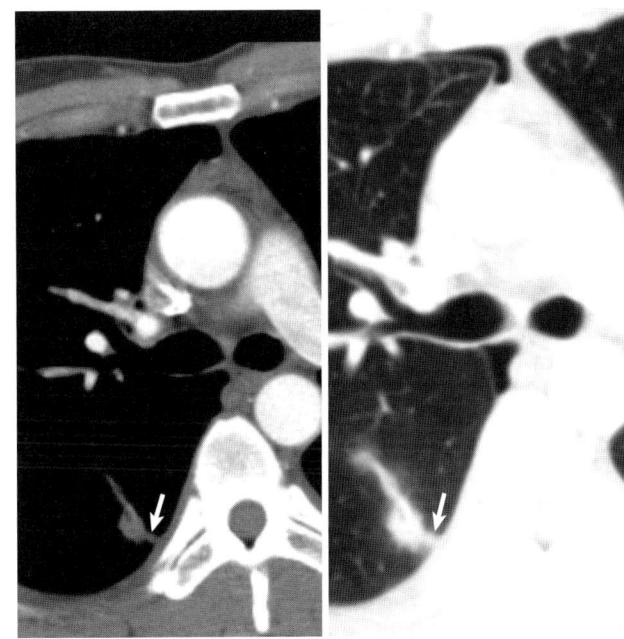

图 14.11 肺吸虫病。北美患者生食小龙虾后感染。纵隔窗(左图)和肺窗(右图)的轴面 CT 显示胸膜增厚与肺结节间线样轨迹(箭),可见右侧液气胸。

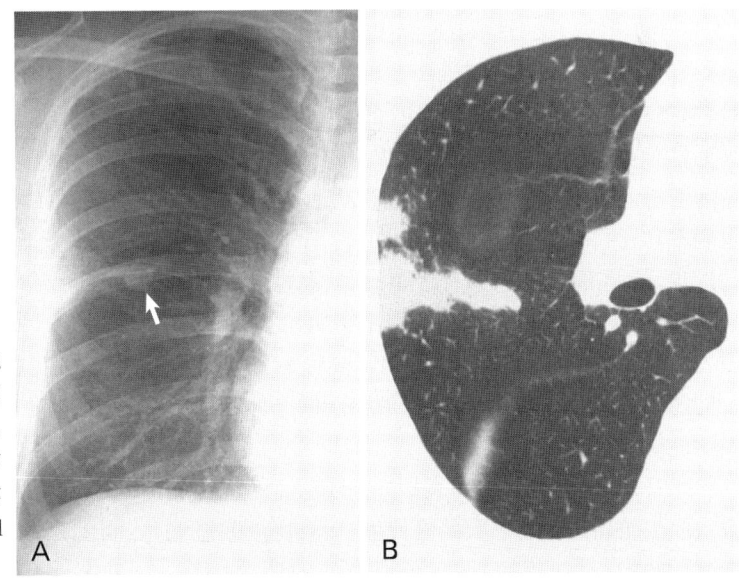

图 14.12 肺吸虫病:多发病灶。男性,因胸部隐痛、咳嗽而就诊,经酶联免疫吸附试验和经胸穿刺活检证实为肺吸虫病,活检发现特征性的虫卵。(A)后前位 X 线胸片示右肺中野边缘模糊的结节影(箭)。(B)CT 示胸膜下结节影和局限性肺实变。(鸣谢 Dr. Kyung Soo Lee, Samsung Medical Center, Seoul, Republic of Korea.)

要点:肺吸虫病

- 肺吸虫病由卫斯特曼并殖吸虫所致
- 流行区包括东南亚、南美洲及非洲西部
- 常见的影像学表现:
  - 单发或多发结节影伴连接结节和胸膜的洞穴征
  - 单发或多发囊性病灶,直径约 1~4 cm
  - 局限性肺实变影
  - CT 上表现为液性或含气囊性病灶
  - 60% 的患者有胸腔积液或液气胸

推荐阅读

Martinez S, Restrepo CS, Carrillo JA, et al. Thoracic manifestations of tropical parasitic infections: a pictorial review. *Radiographics*. 2005;25:135–155.

Shamsuzzaman SM, Hashiguchi Y. Thoracic amebiasis. *Clin Chest Med*. 2002;23:479–492.

Walker CM, et al. Imaging pulmonary infection: classic signs and patterns. *AJR Am J Roentgenol*. 2014;202:479–492.

参考文献见 ExpertConsult.com.

第15章

人类免疫缺陷病毒感染[*]

Carol C. Wu | John P. Lichtenberger | Kiran Batra

（一）病因 自 20 世纪 80 年代人类免疫缺陷病毒（HIV）感染被认为是获得性免疫缺陷综合征（AIDS）的病因以来，该疾病的人口统计学、并发症和治疗发生了许多变化。艾滋病是 HIV 感染的最高阶段，当患者的 CD4 细胞计数低于 200 个/mm³ 或反复细菌性肺炎、Kaposi 肉瘤（KS）、肺孢子菌肺炎，可诊断为艾滋病。抗逆转录病毒疗法（ART）与 HIV 相关发病率和死亡率的显著降低有关。尽管取得了这样的进步，但肺部疾病，包括呼吸道感染、恶性肿瘤和炎症，仍然是全世界 HIV 感染者发病和死亡的主要原因。另外，如何及时获得 ART 和特异性治疗仍是一个问题，特别是对发达国家中资源匮乏的个体和在欠发达地区。

感染 HIV-1（最常见的表型）和 HIV-2 的最常见方式经生殖器或大肠黏膜的性传播，接触血液或血液产品而感染，母婴传播，偶尔还有意外的职业接触。感染由病毒粒子 gp120 蛋白与一些 T 细胞、巨噬细胞和小胶质细胞上发现的 CD4 分子结合而开始。

逆转录时，从病毒核糖核酸（RNA）产生脱氧核糖核酸（DNA）链。双链 DNA 形成并整合到细胞的基因组中，使病毒得以复制。在新形成的 DNA 上基因直接产生蛋白酶、逆转录酶和其他可根据抗逆转录病毒疗法而变换靶点的蛋白质。

（二）流行率与流行病学 根据联合国艾滋病概况介绍，2016 年全球 HIV 或 HIV 感染者人数估计为 3 670 万人，约 180 万人成为新感染者。自 2010 年以来，全球儿童和成人中的新增 HIV 感染人数分别下降了 47% 和 11%，除东欧和中亚以外的大多数地区都有所下降。大约一半的 HIV 携带者能够获得治疗。自 2005 年以来，随着治疗方法的改进，全球艾滋病相关死亡人数减少了 48%。世界各地 HIV 感染的流行病学有很大差异。在东部和南部非洲，妇女和女孩占 HIV 感染者的 59%。该地区也占全球新增 HIV 感染病例的 43%。西非和中非妇女也占 HIV 感染人口的一半以上，而在世界其他地区，男性感染者更普遍。在美国，大多数新诊断的 HIV 感染是由于男性与男性发生性关系和静脉注射（IV）药物引起。

总体而言，大多数 HIV 感染者在诊断后的第一个 10 年内进展为艾滋病。大多数未接受抗逆转录病毒治疗的患者在艾滋病发病后 2 年内死亡，而接受抗逆转录病毒治疗的患者存活超过 10 年。

（三）临床表现 感染 HIV 可导致不同的临床表现，从无症状携带者到各种器官系统表现，再到严重的机会性疾病。HIV 严重削弱机体的细胞免疫，导致各种病原体感染，如典型传染性病原体、条件致病菌，以及免疫功能正常个体罕见的恶性肿瘤。HIV 感染会导致功能性 CD4 辅助 T 淋巴细胞数量的逐渐减少；此外，它还会导致其他体液、细胞介导和吞噬功能的缺陷。特殊机会致病菌感染的发生率因局部因素（即特定疾病在特定地理区域的患病率）而差别很大。

[*] 编者和出版社感谢 Joel E. Fishman 博士，Galit Aviram 博士和 Ahuva Grubstein 博士为本书上一版相关主题提供的材料。这是本章的基础。

世界卫生组织（WHO）将 HIV 感染划分为四个临床阶段，从无症状个体（阶段 1）到至少一种机会性感染或恶性肿瘤（阶段 4）。CD4 细胞计数是衡量免疫抑制程度最广泛的指标，并与发生的并发症直接相关。CD4$^+$ 细胞计数＜200 个/mm^3 是重要的评估阈值，是 HIV 感染者确定 AIDS 发病的依据，即使患者不能确定 AIDS 的发病，也是评估机会性感染和某些恶性肿瘤高危者的依据。CD4 细胞计数＞200 个/mm^3 的患者可发生细菌性肺炎、结核病和肺癌，但大部分 AIDS 典型并发症（如肺孢子菌肺炎、播散性真菌病、卡波西肉瘤和艾滋病相关淋巴瘤）见于 CD4 细胞计数＜200 个/mm^3 的患者，且常＜100 个/mm^3。HIV 患者中，并发症的病因与临床表现间几乎没有关系。相比于大多数恶性肿瘤（淋巴瘤除外），肺部感染通常表现为发热。各种感染中，细菌性肺炎常出现急性发热、胸膜炎性胸痛、咳嗽、咳痰以及咳脓性痰。相反，耶氏肺孢子菌肺炎常起病隐袭，1 周后才出现呼吸困难和干咳症状，患者才就诊。与细菌性肺炎相比，肺孢子菌肺炎患者通常不会出现胸膜炎性胸痛，除非伴有气胸。

（四）影像学表现

1. 细菌性呼吸道感染 细菌性呼吸道感染包括传染性呼吸道疾病和肺炎，目前是发达国家 HIV 感染者最常见的呼吸系统疾病。HIV 感染与细菌性肺炎的发病率比一般社区高 10～25 倍。无论 CD4 细胞数量如何，WHO 将严重细菌性肺炎列为第 3 阶段疾病，并将反复发作的细菌性肺炎作为 HIV 感染者确定 AIDS 发病的事件，从而突出了细菌性肺炎在 HIV 感染中的重要性。

虽然 HIV 感染与细胞介导的免疫变化密切相关，但也损害体液免疫，特别是在晚期阶段。B 细胞功能改变和中性粒细胞功能缺陷在 HIV 感染的儿童中特别常见，也使 HIV 感染者处于荚膜细菌频繁感染的高风险中。约 40%～75% 细菌性肺炎的成年 HIV 感染者中，可鉴定出一种特殊的病原体。肺炎链球菌是感染 HIV 的成年人中最常见的社区获得性肺炎（CAP）的致病菌，约占所有细菌性肺炎的 20%，其他常见病原体包括流感嗜血杆菌、金黄色葡萄球菌、嗜肺军团菌和肺炎克雷伯菌。HIV 感染者发生感染性气道疾病的风险增高，如细菌性气管支气管炎和细支气管炎。AIDS 患者中，感染性气道疾病最常见的细菌性病原体与弗兰克肺炎的病原体相同，临床表现也相似。

高度免疫抑制的 AIDS 患者易发生罕见肺部感染，包括星状诺卡菌、马红球菌、巴尔通体及五日热巴尔通体感染。肺是 HIV 相关诺卡菌病最常受累的器官。诺卡菌肺感染患者通常处于进展性免疫抑制阶段，CD4$^+$ 细胞计数通常＜100 个/mm^3。严重免疫抑制患者容易发生诺卡菌感染。马红球菌病是一种好发的地方性传染病，AIDS 患者表现为渐进性咳嗽、发热及呼吸困难。杆菌性血管瘤病是由巴尔通体和五日热巴尔通体所致的一种感染，其特征为身体多部位，包括皮肤、肝、脾、淋巴结及肺的新生血管增殖。接触猫蚤及虱是发生感染的主要危险因素。血管瘤样皮肤病变是其典型表现，与 Kaposi 肉瘤相似。临床症状包括发热、盗汗、咳嗽，偶尔咯血。

与其他机会性感染相比，尽管细菌性肺炎常发生于 HIV 感染的早期，但是细菌性肺炎最恒定的危险因素是 HIV 发病阶段。CD4$^+$ 细胞计数＜200 个/mm^3 的 HIV 感染者细菌性肺炎的患病率比 CD4$^+$ 细胞计数＞500 个/mm^3 的 HIV 感染者高 5 倍。静脉注射药物和吸食违禁药（可卡因、K 粉、大麻）的 HIV 感染者患细菌性肺炎的风险增加。

HIV 感染者与非 HIV 感染者的细菌性肺炎症状和体征相同。一般 HIV 感染患者出现临床症状相对较快，如排痰性咳嗽、发热、畏寒、胸膜炎性胸痛及呼吸困难。患者常在就诊前 1 周内出现症状。相反，大多数其他肺感染的 HIV 患者，包括耶氏肺孢子菌肺炎和肺结核，通常在 1 周～1 个月或更长时间后出现症状。HIV 患者细菌性肺炎的实验室检查常显示白细胞增多，但也可能白细胞减少。血清乳酸脱氢酶正常或仅轻度升高。HIV/AIDS 患者细菌性肺炎的治疗采用的抗生素与非 HIV 人群相同。对于 HIV 感染者，常见致病菌所致的非复杂性细菌性肺炎对抗生素治疗的临床和放射学反应时程，通常与正常宿主社区获得性肺炎的治疗时程相似。CD4$^+$ 细胞计数较低与病死率和插管率增加有关。

（1）胸部 X 线摄影：HIV 患者合并细菌性肺炎的胸部 X 线常表现为局灶性实变，呈节段性或大叶性分布，类似于非 HIV 感染患者。然而，HIV 患者较免疫正常患者多叶和双侧性受累更常见（图 15.1）。约 50% 细菌性肺炎病例可见除局限性实变以外的 X 线表现。细菌感染也可表现为孤立性（图 15.2）、多发性肺结节或团块。研究表明 HIV 感染者的肺结节的病因，细菌性肺炎最常见，其次是肺结核。空洞在 HIV 相关的细菌性肺部感染中很常见。在大多数空洞患者中，可发现不止一种病原体。在静脉药物滥用者中，金黄色葡萄球菌常与脓毒症栓子相关，常表现

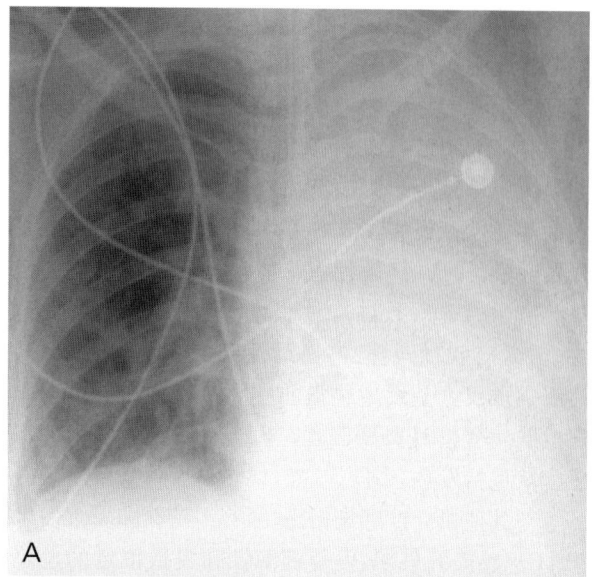

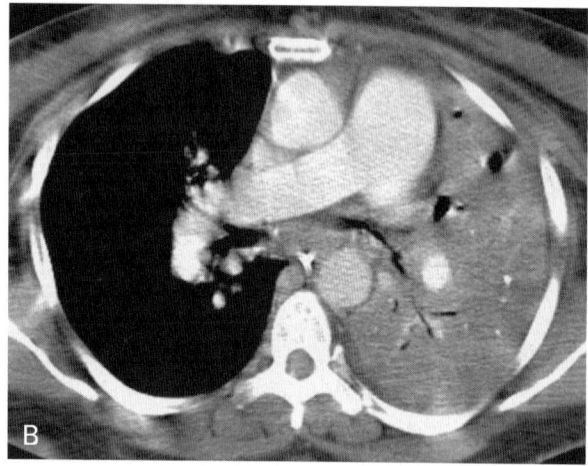

图 15.1 肺炎球菌肺炎。(A)胸部 X 线显示左半胸完全模糊。(B)增强 CT 显示弥漫性左肺实变,无胸腔积液。

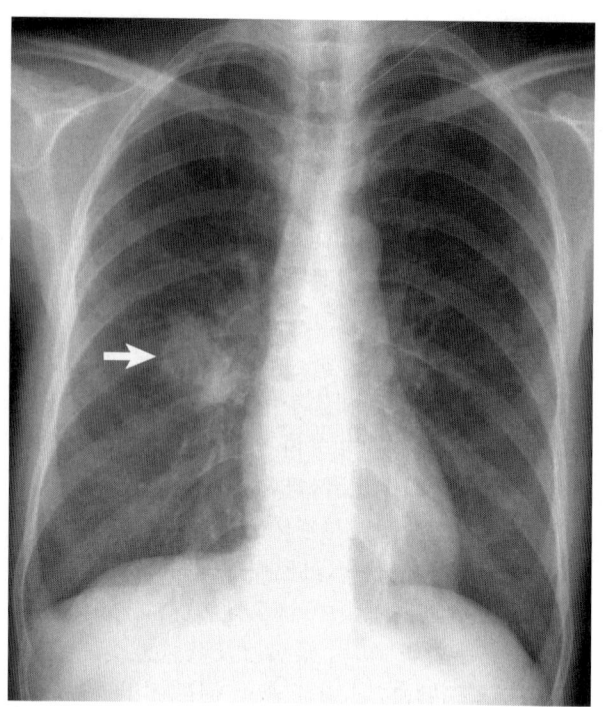

图 15.2 假单胞菌肺炎。胸部 X 线显示右侧肺门区肿块样实变(箭)。

为多发性空洞性结节。非静脉吸毒者中的金黄色葡萄球菌社区获得性肺炎(CAP)也可表现为空洞结节或实变(图 15.3)。肺炎旁胸腔积液可见于极少数细菌性肺炎的病例,常为少量积液。淋巴结肿大在胸部 X 线片上较难显示。

急性细菌性支气管炎患者的胸部 X 线片常为正常,但可显示支气管壁增厚。广泛性细支气管炎可引起明显的间质性改变,如网状阴影,其代表嵌塞的细支气管。病变呈对称性分布,以下叶为主,类似于耶氏肺孢子菌肺炎。诺卡菌病的胸部 X 线表现包括结节和区域性实变,可表现为肿块(图 15.4)。病变以上叶分布为主,可伴有空洞、淋巴结肿大及胸腔积液。

(2) CT:CT 检查对部分可疑细菌性肺炎患者的评估有用,尤其当 X 线胸片表现不典型且细菌培养或血清学检查无明确病原体时。CT 可提示细菌性或其他病原体感染的轻度或细微病变的存在,显示病变的分布特征,有助于进一步试验或治疗,如支气管镜检查或引流,并可明确显示 X 线胸片未能显示的肿大淋巴结、空洞、胸腔积液或积脓,以及其他有助于鉴别诊断的征象。细菌性肺炎患者的 CT 扫描中经常可见轻度肿大的纵隔和肺门淋巴结,但很少大于 2 cm。CT 能清晰显示 X 线胸片上表现模糊的结节样病灶。CT 在检测支气管、细支气管炎性改变方面比胸部 X 线平片敏感性、特异性更高。症状可疑而 X 线胸片正常的患者,CT 扫描能够显示 X 线胸片未能显示的小气道疾病。感染性细支气管炎在 CT 上的特征性表现小叶中心性结节和树芽征。化脓性气道感染导致受累支气管和细支气管壁的炎性改变,从而出现气道壁增厚和扩张。如果早期不采取抗微生物治疗,这些改变可能不可逆。马红球菌性肺炎通常表现为一个或多个空洞实变病灶,常以上叶为主,其他特征性表现可能包括脓胸和淋巴结肿大。杆菌性血管瘤的胸部 CT 表现包括支气管内病变、结节、胸腔积液、明显强化的肿大淋巴结,以及胸壁肿块。

2. 耶氏肺孢子菌肺炎 肺孢子菌是一种机会性真菌病原体,由致病形式被命名为肺孢子菌。自 1981 年首次发现健康男性同性恋发生重度免疫功能缺陷以来,AIDS 病史与耶氏肺孢子菌肺炎始终密切相关。是艾滋病诊断的条件和 WHO 临床第 4 阶段疾病。ART 的引进和发达国家预防措施的普遍开

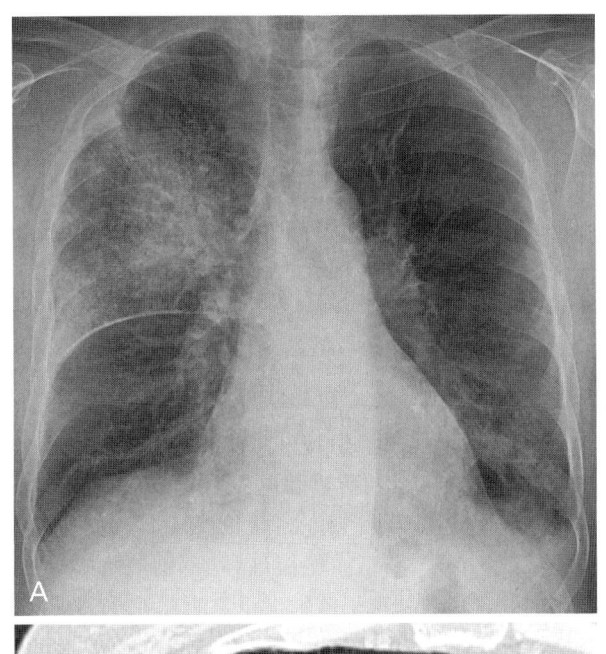

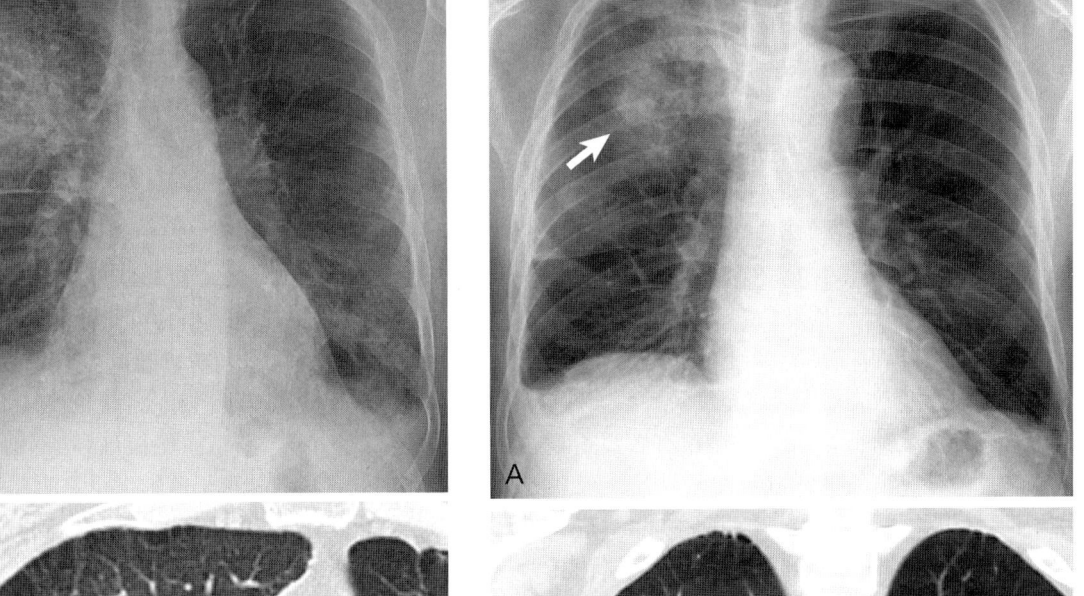

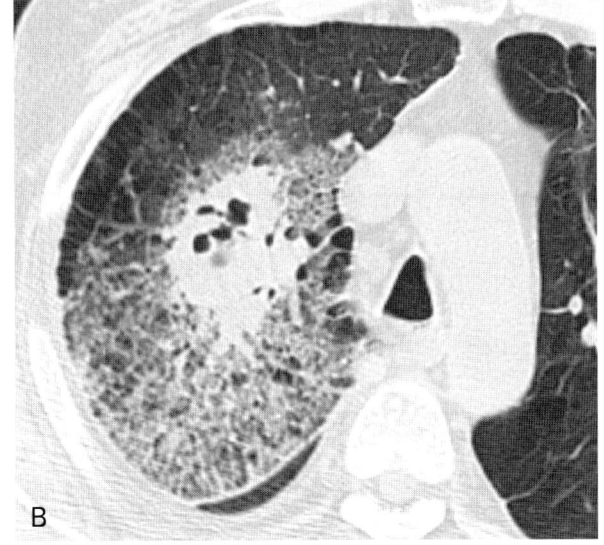

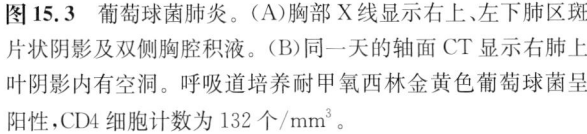

图 15.3　葡萄球菌肺炎。(A)胸部 X 线显示右上、左下肺区斑片状阴影及双侧胸腔积液。(B)同一天的轴面 CT 显示右肺上叶阴影内有空洞。呼吸道培养耐甲氧西林金黄色葡萄球菌呈阳性，CD4 细胞计数为 132 个/mm³。

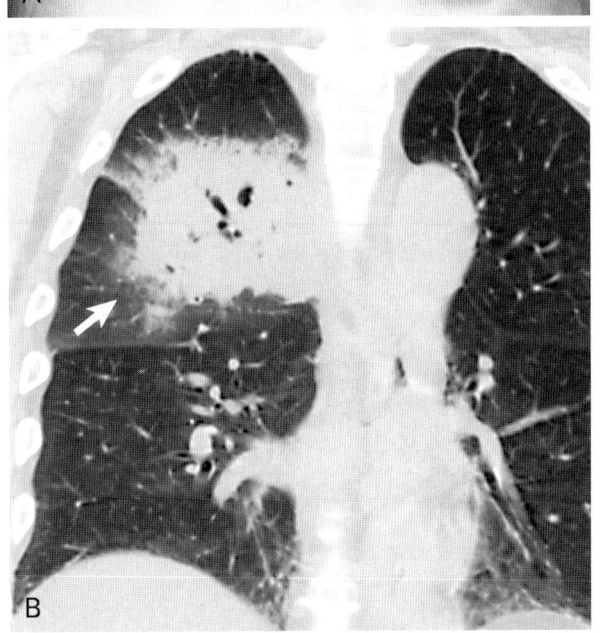

图 15.4　星形诺卡菌。(A)X 线胸片显示右肺上叶实变(箭)。(B)冠状面 CT 显示右肺上叶肿块样阴影，周围为磨玻璃影(箭)。(引 自 Walker CM, Digumarthy S. Pulmonary infections. In: Digumarthy S, Abbara S, Chung JH, eds. Problem Solving in Chest Imaging. Philadelphia; Elsevier; 2020.)

展使得耶氏肺孢子菌肺炎的发病率显著下降。尽管取得了这样的进展，肺孢子菌肺炎仍然是美国和西欧艾滋病最常见的机会性感染之一。25%～33%的肺孢子菌肺炎病例发生在未意识已感染 HIV 的患者中。发生耶氏肺孢子菌肺炎的患者 CD4 细胞计数几乎总是<200 个/mm³，且常<100 个/mm³。

　　耶氏肺孢子菌肺炎患者表现为隐匿起病的发热、干咳及呼吸困难。总体而言，患者就诊前出现症状已经约 1 个月。查体显示呼吸急促、心动过速、发绀，而肺部听诊几乎无异常。动脉血氧分压降低，肺泡-动脉氧分压梯度增加及明显的呼吸性碱中毒。通常二

氧化碳弥散容积也减小。血清乳酸脱氢酶水平升高对耶氏肺孢子菌肺炎敏感性高，但特异性不高。血清β-d-葡聚糖是真菌细胞壁的一种成分，在许多肺孢子菌肺炎患者中升高，也见于其他真菌。由于耶氏肺孢子菌在培养中不生长，需借助组织病理学染色通过病原体的形态而诊断。目前，常用直接荧光抗体染色同时检测囊和营养的类型。若阴性结果具有高度特异性，也可以使用呼吸道样本的聚合酶链反应(PCR)检

测来排除诊断。通过诱导咳痰或纤维支气管镜支气管肺泡灌洗获取标本。

甲氧苄啶-磺胺甲噁唑通过抑制叶酸合成而起作用,是肺孢子菌肺炎治疗和预防的首选药物。戊烷有明显毒性而较少使用,其他药物包括阿托瓦醌和氨苯砜。重度疾病的患者,给予皮质类固醇以防止由炎症反应引起的呼吸疾病加重,近年来病死率约为 4%～10%。

(1)胸部 X 线摄影:耶氏肺孢子菌肺炎的胸部典型 X 线表现为:双侧肺门周围或弥漫对称性间质性病变,呈细颗粒状、网格状,或磨玻璃影(图 15.5)。如果不及时治疗,肺实质性病变可进展为气腔实变。X 线表现改善通常较临床改善至少滞后数天;临床征象显示治疗有效的患者,治疗期间没有必要频繁进行 X 线胸片检查。出现罕见临床表现和 X 线表现的频率增加,促进了耶氏肺孢子菌肺炎预防和治疗的进展。据报道,患者就诊时 X 线胸片表现正常率高达 39%,

尤其是见于免疫状态严重损害患者。然而,耶氏肺孢子菌肺炎患者 X 线胸片表现正常率可接近 10%。

(2)CT:肺孢子菌肺炎在胸部 CT 上的典型表现较 X 线胸片敏感性高,且有助于 X 线胸片正常或 X 线胸片表现不明确的症状性患者的评估。肺孢子菌肺炎的经典 CT 表现:广泛性磨玻璃影,代表肺泡腔内的渗出,渗出物由表面活性物质、纤维蛋白、细胞碎片及微生物组成(图 15.5),病变常呈斑片状或地图样分布,以肺中央、肺门周围及上叶分布为著。胸腔积液和淋巴结肿大在 CT 上罕见。当 CT 显示树芽征时,则肺孢子菌肺炎感染的可能性不大。

约 50%的患者可见囊性病变(图 15.6),部分囊肿继发于耶氏肺孢子菌肺浸润后的坏死,囊肿可引起自发性气胸(图 15.7)。然而,囊肿不是气胸发生所必需的因素。与肺孢子菌肺炎相关的囊肿在 HIV 感染患者中比其他原因导致免疫抑制的患者更常见。偶尔,囊肿治疗后可消退。

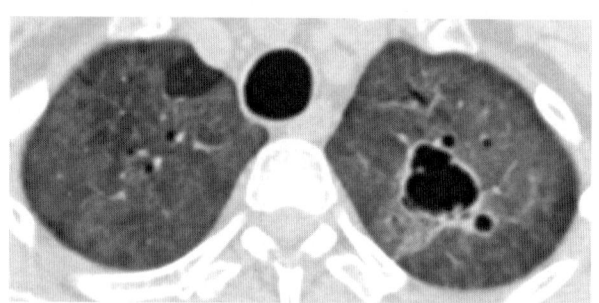

图 15.6　肺孢子菌肺炎。轴面 CT 显示双侧磨玻璃影伴薄壁囊肿,表现为体重减轻和呼吸困难。支气管肺泡灌洗显示肺孢子菌肺炎,随后诊断为人类免疫缺陷病毒感染。

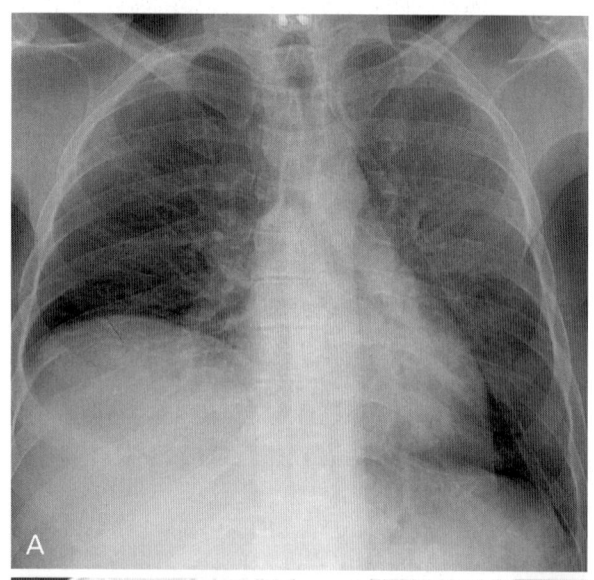

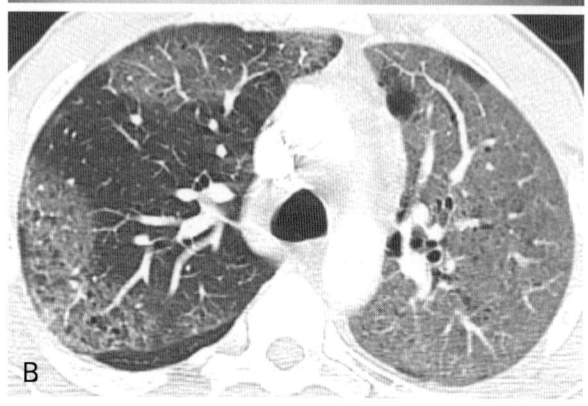

图 15.5　肺孢子菌肺炎。(A)后前位 X 线片显示双肺朦胧阴影。(B)轴面 CT 显示双侧磨玻璃影,该男性患者有人类免疫缺陷病毒感染,表现为低度发热和呼吸困难。

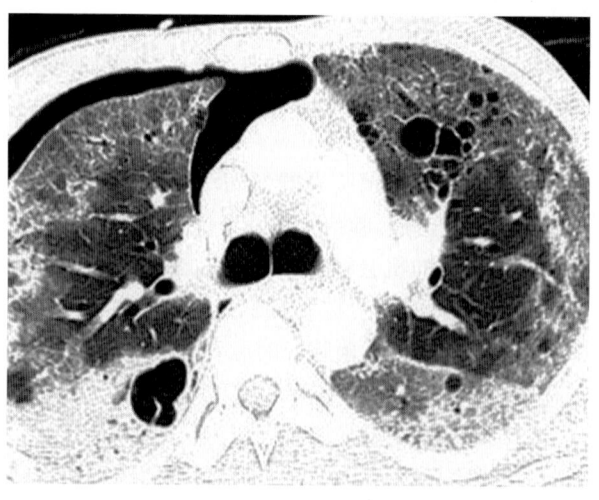

图 15.7　肺孢子菌肺炎。轴面 CT 显示双侧斑片状磨玻璃影和实变,伴有多个薄壁囊肿和右侧气胸(CD4+ 细胞计数,140 个细胞/mm³)。

肺孢子菌肺炎后残留的间质纤维化也很常见。有文献报道,症状稳定数月至数年的耶氏肺孢子菌肺炎患者,间质纤维化为主要影像学表现,被称为慢性耶氏肺孢子菌肺炎。

3. 耶氏肺孢子菌肺炎以外的真菌感染　除肺孢子菌肺炎外,真菌是 HIV 感染患者肺部感染相对少见的病因。然而,地方性和机会性真菌引起的胸部感染时有发生。虽然 AIDS 患者呼吸消化道中检出的最常见真菌是念珠菌属,但其多为细菌定植。鹅口疮、食管炎及真正的肺感染罕见。

当免疫抑制程度严重(CD4 细胞计数<100 个/mm³)时,大多数胸部真菌感染表现为播散性。地方性真菌血症,包括组织胞浆菌病、芽生菌病和球孢子菌病。

条件性真菌中,新型隐球菌是肺部最常见的真菌病原体。50% 以上的患者出现真菌血症,且大多数伴发中枢神经系统(CNS)感染。除肺部外,播散性疾病也可累及皮肤、骨骼和眼部。研究发现,HIV 感染患者中侵袭性肺曲霉病的发生率仅为 0.1%,这可能是因中性粒细胞和粒细胞在艾滋病中功能相对正常。然而,药物诱导的 HIV 阳性个体中性粒细胞减少(常源于齐多夫定、更昔洛韦或类固醇等药物)增加了曲霉感染的危险性。

(1) 胸部 X 线摄影:AIDS 患者肺部真菌感染的 X 线表现多样。播散性组织胞浆菌病最常表现为弥漫性粟粒样肺结节(图 15.8)。地方性真菌病也可表现为空洞性病变或腺泡性、间质性网结状阴影,伴或

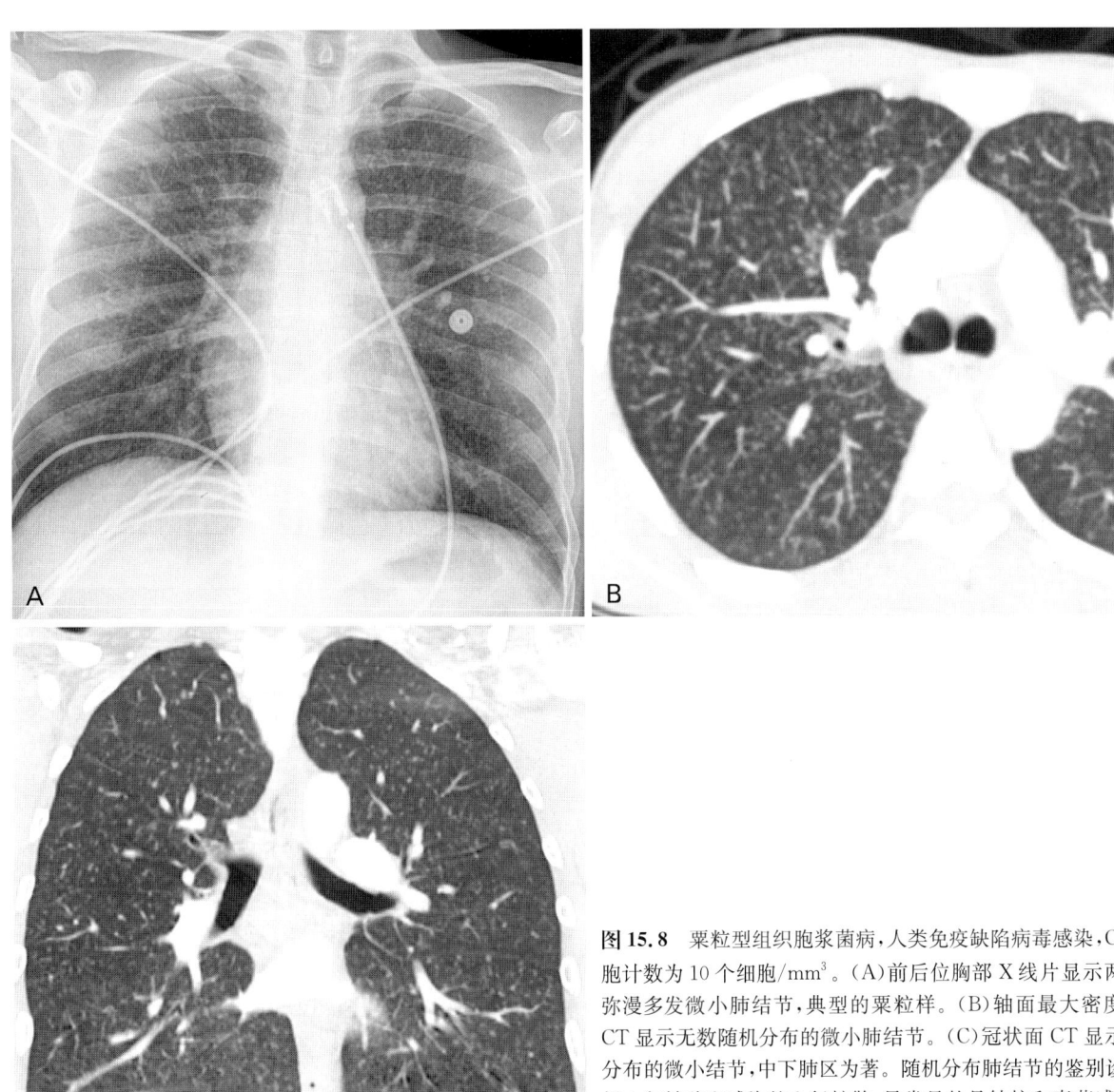

图 15.8　粟粒型组织胞浆菌病,人类免疫缺陷病毒感染,CD4 细胞计数为 10 个细胞/mm³。(A)前后位胸部 X 线片显示两肺内弥漫多发微小肺结节,典型的粟粒样。(B)轴面最大密度投影 CT 显示无数随机分布的微小肺结节。(C)冠状面 CT 显示随机分布的微小结节,中下肺区为著。随机分布肺结节的鉴别诊断包括血行转移和感染的血行扩散,最常见的是结核和真菌感染,如组织胞浆菌病。(引自 Walker CM, Digumarthy S. Pulmonary infections. In: Digumarthy S, Abbara S, Chung J. Problem Solving in Chest Imaging. St. Louis: Elsevier; 2020.)

不伴淋巴结肿大。隐球菌感染的 X 线常表现为结节样或多结节融合灶,亦可出现局限性实变、网格状或网结状阴影。肺实质异常可伴有淋巴结肿大和胸腔积液。血管侵袭性曲霉病患者可见上叶分布为主的空洞性病变,或多灶性实变影,或伴有磨玻璃晕环的结节灶。弥漫性真菌感染的 AIDS 患者,胸部 X 线检查可表现正常。

(2) CT:CT 可以检测或更好地显示肺部小结节和播散性真菌病的淋巴结改变(图 15.8)。侵袭性曲霉感染的 CT 可见晕征。气道侵袭性曲霉病表现为气管支气管炎、细支气管炎所致的气道壁增厚和 CT 上的树芽征。HIV 感染患者中各种真菌感染的 CT 表现与未感染患者表现相似,更多细节在第 12 章中阐述。

4. 肺结核　在世界范围内,结核病仍然是 HIV 感染者死亡的主要原因,约占与艾滋病有关死亡的 1/3。结核病病例中,120 万例(占全部病例的 11%)发生于 HIV 感染患者。自 2005 年以来,与结核病相关的死亡人数有所减少,但近 60% 的结核病 HIV 感染者仍未得到诊断或治疗。在撒哈拉以南非洲、拉丁美洲和东南亚,结核病仍然是 HIV 感染者的主要肺部感染。据估计,1/4 HIV 感染者有潜伏性结核感染,感染 HIV 的患者患活动性结核病可能性比未感染者高出 26 倍。肺结核多重耐药菌株(MDR-TB)多见于资源贫乏的地区,而在发达国家少见。国际间旅行是多重耐药菌传播的因素之一。

结核病可发生于 HIV 感染的任何阶段。WHO 认为肺结核病是 3 期疾病,而肺外结核病为 4 期疾病。重新激活(原发性)结核病通常是 HIV 感染的最初表现之一。HIV 感染者患肺结核的风险特别高,包括静脉注射药物滥用者和结核病流行区的患者。典型症状包括咳嗽、发热、盗汗及体重减轻。患者就诊前症状通常出现 7 d 以上。肺结核的 HIV 感染者中,$CD4^+$ 细胞计数的中位数约为 350 个/mm^3。在早期 HIV 疾病中,皮肤测试呈阳性,并且感染仅限于肺部。随着免疫抑制程度的加重,干扰素 γ 释放血液试验,包括 T-Spot(Oxford Immunotec, Marlborough, MA)在 $CD4^+$ 细胞计数较低时敏感性较高。由于高度免疫功能抑制的患者在结核分枝杆菌菌落数较低时仍可能感染,使得诊断较为困难。痰涂片检查,在晚期免疫抑制患者中培养肺结核的阳性率较高,而这些患者的胸部 X 线可正常。WHO 建议使用 Xpert MTB/RIF(对利福平的耐药性)的快速 PCR 测试(Cepheid, Sunnyvale, CA)作为怀疑患有 HIV 相关结核病或

MDR-TB 患者的初始诊断检查。该检查的特异性较高,可在不到 2h 内诊断结核并确定利福平的耐药性。诊断有时需要侵入性的操作,如支气管镜检查、胸腔穿刺、淋巴结抽吸或胸膜活检。粟粒性肺结核患者血培养可阳性。

当确诊结核病时,应尽快开始多种药物联合治疗,治疗方案通常持续 6 个月以上。在结核病治疗过程中,ART 的使用因药物毒性和相互作用、治疗依从性和免疫重建炎症综合征(IRIS)等问题而变得复杂。CD4 细胞计数低于 50~100 个细胞/μL 的患者,若不伴有结核性脑膜炎应在抗结核治疗后 2 周内开始 ART 治疗,而 CD4 细胞计数较高的患者可将 ART 推迟 8~12 周。

(1) 胸部 X 线摄影:艾滋病毒感染早期,当 CD4 细胞计数>200 个细胞/mm^3 时,X 线表现常与原发型 TB 相关,包括实质阴影,偶见空洞,通常位于肺尖段、后段和上段(图 15.9)。在 CD4 细胞计数降低(<200 个/mm^3)的患者中,表现为更典型的原发性肺结核(不考虑实际的感染机制),包括中下肺实变、胸腔积液和淋巴结肿大(图 15.10)。在艾滋病中,进行性原发性感染很常见,伴有弥漫性肺部疾病、多发性肺结节、纵隔淋巴结肿大或粟粒性扩散,并且发生空洞性病变的可能性较低。免疫功能抑制明显时,20% 的 HIV 合并结核患者 X 线胸片正常。X 线胸片阴性可预示艾滋病合并 TB 患者的预后较差。接受 ART 以及随后的部分免疫功能恢复,可能会将总体 X 线表现变回原发后模式。

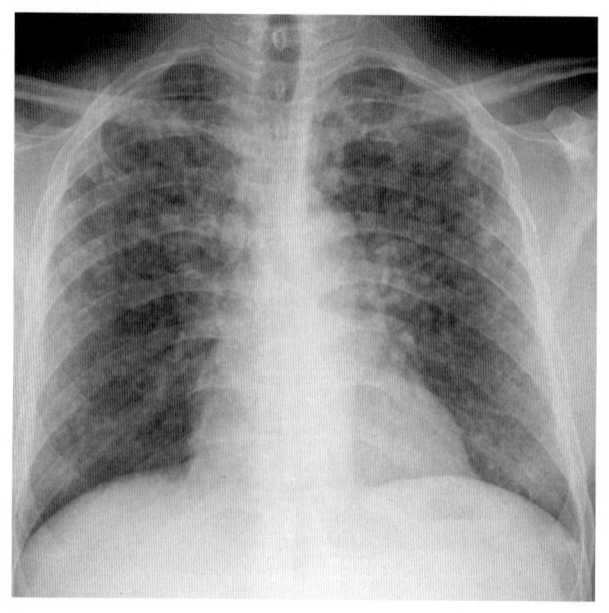

图 15.9　结核病:感染的重新激活模式。X 线胸片显示双肺结节状阴影,以上叶为主(CD4 细胞计数,278 个细胞/mm^3)。

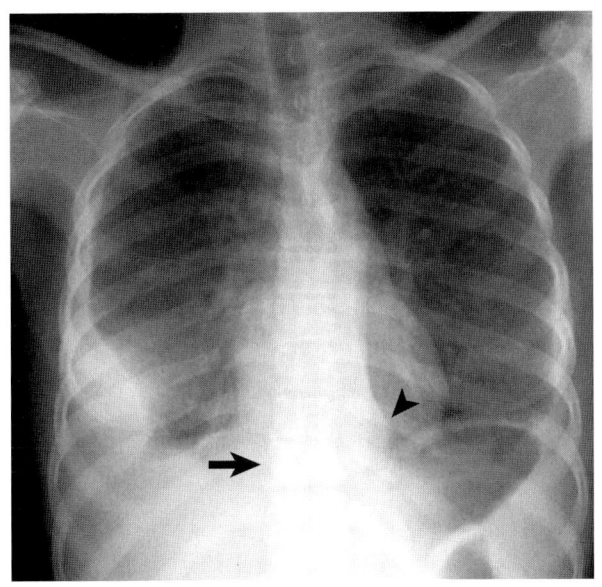

图 15.10 结核病:主要感染模式。X 线胸片显示双侧胸腔积液和 T10 椎体结核感染(Pott 病)(箭)伴脊柱旁增宽(箭头)。

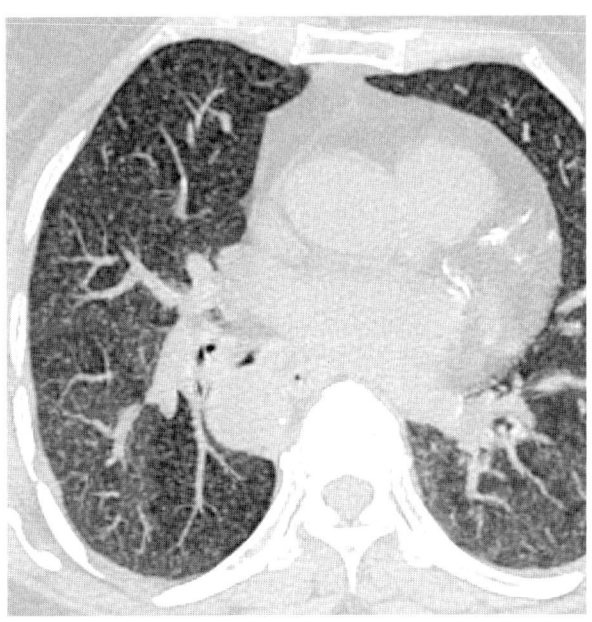

图 15.11 结核病:粟粒型。CT 显示双肺无数随机分布的肺结节。

(2) CT:CT 上很容易识别继发于 TB 的肿大淋巴结,常为低密度,伴边缘强化。X 线胸片正常或接近正常 TB 患者的 CT 常可见异常,包括淋巴结肿大和小结节或粟粒性结节(图 15.11)。在 HIV 阳性和艾滋病患者中,甚至在没有空洞性疾病的患者,也经常发生支气管炎和细支气管炎。结核分枝杆菌或 MAC 引起的支气管内传播可能具有相同的 CT 表现,常表现为树芽征。肺外表现如胸腔积液、淋巴结肿大、心包积液和增厚,在 HIV 感染患者中比非 HIV 感染患者更常见。

5. 非结核分枝杆菌感染 除结核病外,已证明有多种分枝杆菌可感染艾滋病患者。艾滋病患者中的非结核分枝杆菌感染通常继发于 MAC,但痰中 MAC 常为定植而不是真正的感染。其他可能导致 AIDS 的肺和胸外疾病的分枝杆菌包括堪萨斯分枝杆菌、偶发分枝杆菌和异形分枝杆菌等。因为 MAC 和其他非结核分枝杆菌的毒性不如结核分枝杆菌,常在免疫功能抑制更明显时遇到(CD4<50 个细胞/mm^3)。在 ART 后发病率显著下降,许多患者非结核分枝杆菌感染是播散性的,伴有呼吸道受累。然而,可以发生孤立的肺部受累,特别是对堪萨斯分枝杆菌。非结核分枝杆菌感染的艾滋病患者的临床特征相似,包括在数周或数月内出现发热、咳嗽和体重减轻。对于 CD4 细胞计数低于 50 个/mm^3 的 HIV 阳性患者,建议每周使用阿奇霉素进行预防性治疗。非结核分枝杆菌感染的治疗涉及长时间的多药方案。

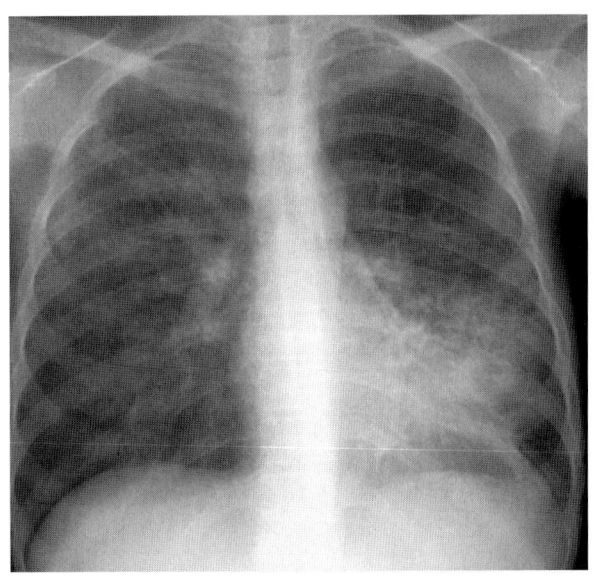

图 15.12 堪萨斯分枝杆菌。胸部 X 线显示多为舌叶实变。

(1) 胸部 X 线摄影:胸部 X 线表现包括斑片状实变(图 15.12)、边界不清的结节、空洞及肿大淋巴结(图 15.13)。艾滋病合并结核患者常出现肿大淋巴结,其发生和外观上与患有肺结核患者的淋巴结肿大相似。20%～25% 患有 MAC 或堪萨斯分枝杆菌肺部感染的患者胸部 X 线表现正常。

(2) CT:和结核病的情况一样,非结核分枝杆菌感染的 CT 表现可能包括淋巴结肿大(图 15.14),空洞及细支气管(树芽)阴影,这些在 X 线胸片上无法显示。

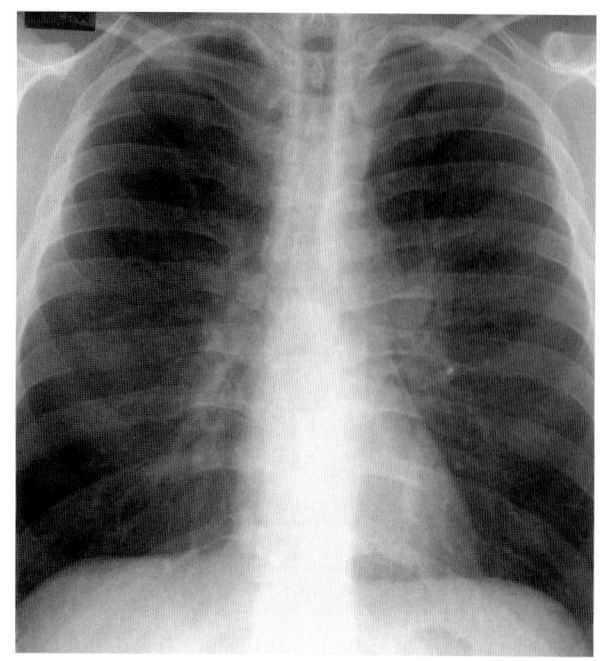

图 15.13 MAC。胸部 X 线显示双侧肺门和纵隔淋巴结肿大。

6. 病毒感染 细胞免疫功能缺陷使许多不同的病毒可引起艾滋病患者的肺炎,包括呼吸道合胞病毒、水痘、流感和人类巨细胞病毒。其中,CMV 是疱疹病毒科的一员,是艾滋病患者中最常见的肺部病毒病原体。虽然它经常在体内和尸检时在呼吸系统中发现,但 CMV 通常比胸外病原体多,而不是导致临床肺炎的原因。ART 已大大减少了艾滋病患者中 CMV 的表现。CMV 肺炎常见于免疫抑制程度较高的患者(CD4 细胞计数<100 个/mm³)。CMV 感染最常发生在通过异性或同性恋接触感染 HIV 的患者中。CMV 肺炎的特征是肺泡间隔和气道中混合的中性粒细胞和炎症细胞浸润。在炎性组织内的细胞中发现了典型的核内和胞质内含物,与定植不同,必须通过这些内含物才能确认为真正的感染。患有巨细胞病毒肺炎的艾滋病患者通常表现为非特异性症状,如发热、呼吸急促和缺氧。听诊弥漫性啰音,血液检查显示 LDH 水平升高。更昔洛韦或万乃洛韦抗 CMV 治疗是首选的治疗方法。更昔洛韦也用于维持剂量,以预防感染。

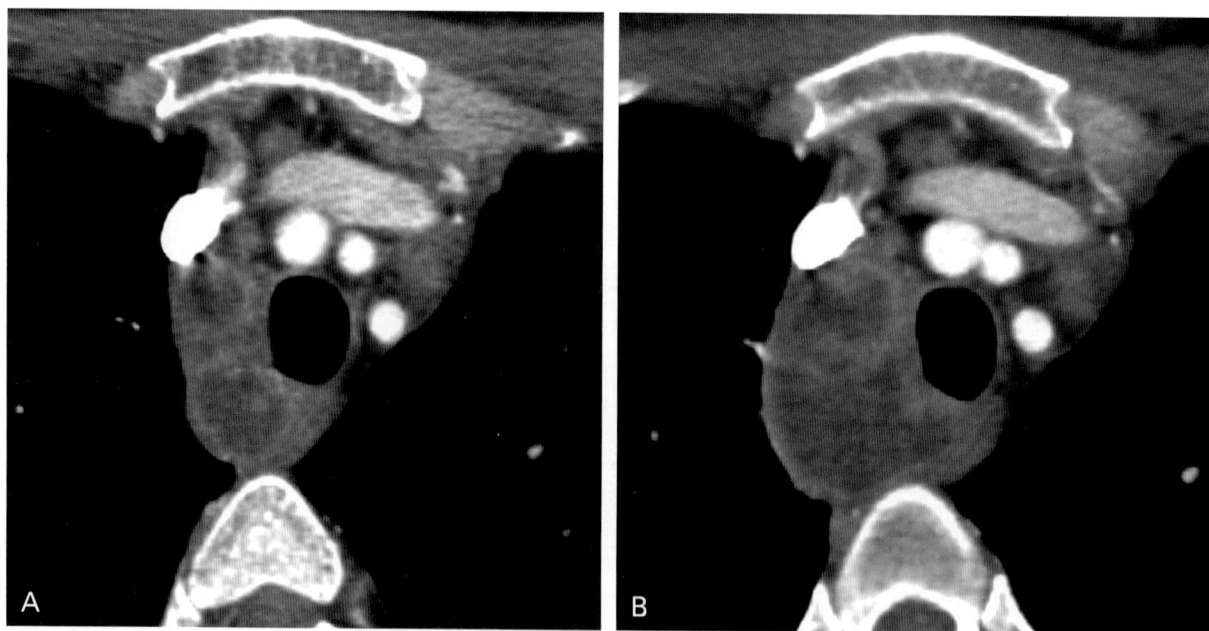

图 15.14 MAC。(A)轴面 CT 显示右侧气管旁淋巴结肿大,伴有中央低密度和周围强化,为分枝杆菌感染。(B)ART 6 周后的轴面 CT 显示右侧气管旁淋巴结进一步增大,可能与免疫重建炎症综合征有关。

(1)胸部 X 线摄影:肺巨细胞病毒患者的胸部 X 线常表现为弥漫性双侧阴影,可呈磨玻璃、网状或肺泡型。这也见于其他病毒性肺炎(图 15.15),常见结节,偶尔结节可呈块状。其他 X 线表现包括支气管扩张和支气管壁增厚。

(2)CT:CT 在鉴别实质性病变方面比 X 线更敏感,并且当怀疑感染时,即使 X 线阴性或无法确诊,CT 检查仍有意义。CT 可更好地显示磨玻璃影、实变、支气管壁增厚或支气管扩张以及间质改变。

7. 肿瘤 卡波西肉瘤(KS)、非霍奇金淋巴瘤(NHL)和宫颈癌被认为是定义艾滋病恶性肿瘤。抗逆转录病毒治疗后,定义艾滋病的恶性肿瘤,特别是

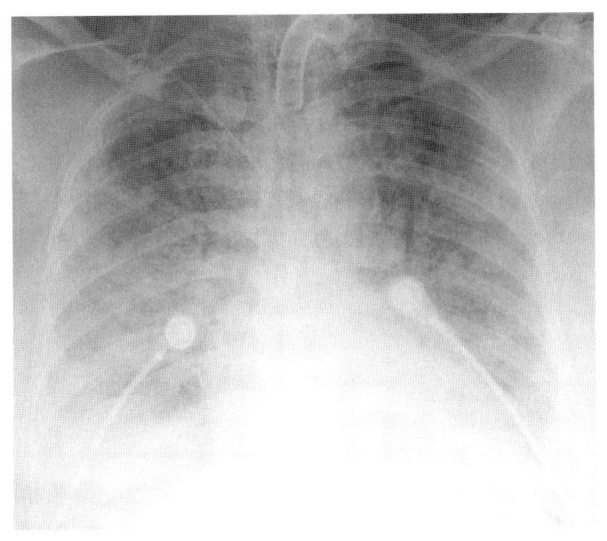

图 15.15　流感(H1N1)肺炎。胸部 X 线显示双肺弥漫性阴影。病毒性肺炎的影像学检查通常为非特异性。

KS 和 NHL 的发病率已经下降,非定义艾滋病的癌症(NADC)目前占癌症诊断的 58%,肺癌是最常见的 NADC。

(1)卡波西肉瘤:KS 是一种低度恶性间叶性肿瘤,累及血管和淋巴管,主要影响皮肤,累及多种器官包括淋巴结、胃肠道和肺的播散性疾病。早期,40% 的同性恋男子在他们最初诊断艾滋病时出现了 KS。ART 和其他因素导致 HIV 感染者中 KS 的发生率显著下降,从 20 世纪 90 年代初的 10%~20% 到目前的

更低水平。大多数 KS 影响与男性发生性关系的同时感染人类疱疹病毒 8 型(HHV-8)的男性。KS 最常见于 CD4 细胞计数低于 100 个/mm³ 的晚期免疫抑制患者。45%~50% 与皮肤艾滋病相关的 KS 患者在尸检中发现胸部疾病,临床上约有 33% 的患者发现此病。无皮肤受累的肺部 KS 罕见。肺部 KS 最常见的临床症状,为呼吸困难和咳嗽,咯血和胸痛不常见。大体上,肺表面显示局限于脏胸膜的红色至紫蓝色盘状斑块。实质改变包括淋巴管性增厚,导致小叶间隔和支气管血管束周围的红蓝色变色。紫蓝色斑块病变可见于支气管树的黏膜。

治疗方法多样,包括用脂质体蒽环类药物和 ART 进行化疗。放射治疗气道病变常有效。自 ART 以来,KS 患者的两年生存率从 30% 增加到 85%。

1)胸部 X 线摄影:在 KS 中最早的胸部 X 线表现是间质性的,支气管血管束增厚,TRAM 轨迹阴影,以及典型的肺门周围区域的支气管周围袖套征。随着肿瘤的增长,可能出现网状结节状阴影(图 15.17),主要在下叶。边界不清的结节状阴影可能合并聚集。常见胸腔积液,单侧或双侧,程度不一。

2)CT:胸部的 CT 可显示纵隔淋巴结肿大(50% 的病例)、小叶间隔增厚和支气管血管周围结节等特征性表现,较 X 线可提供更多信息。艾滋病相关 KS 的特征性 CT 表现是在支气管血管周围分布(火焰状病变)的、双侧对称的、边界不清的结节(图 15.16),

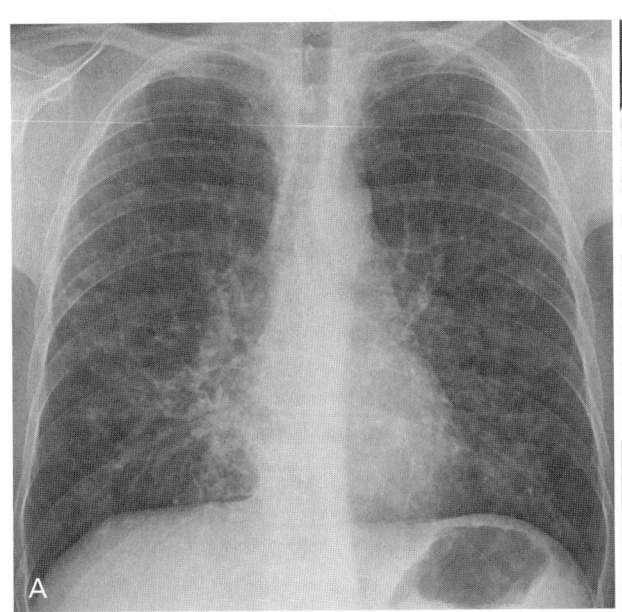
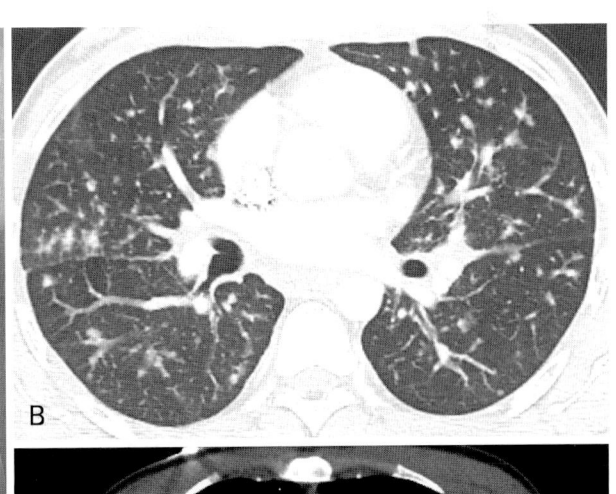
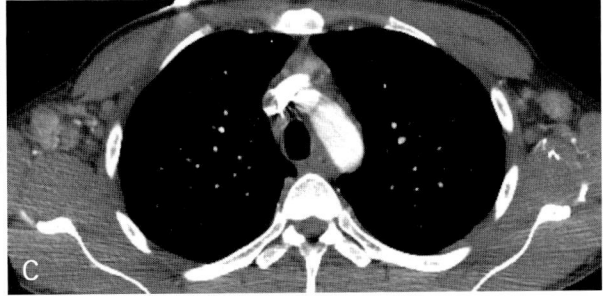

图 15.16　卡波西肉瘤。(A)胸部 X 线显示双肺结节和肺门淋巴结肿大。(B)轴面肺窗 CT 显示支气管血管周围结节,边缘不规则和磨玻璃晕环。(C)轴面软组织窗 CT 显示肿大的血管周围淋巴结和强化的双侧腋窝淋巴结,伴有人类免疫缺陷病毒感染(CD4 计数,130 个细胞/mm³)。

通常直径1cm或更大,由出血引起的磨玻璃影可围绕结节(CT晕征)。约一半的胸部KS患者可出现肺外表现,包括胸骨和胸椎的裂解性病变以及软组织肿块或皮肤和皮下脂肪浸润。

(2)淋巴瘤:非霍奇金淋巴瘤是定义为艾滋病的3种恶性肿瘤之一,是艾滋病中第二常见的恶性肿瘤,见于2%~10%的HIV感染者中。中枢神经系统淋巴瘤是最常见的类型,但与艾滋病相关的淋巴瘤都可能累及胸部。大约2/3的艾滋病相关淋巴瘤为弥漫性B细胞NHL,包括低分化的大型间变性淋巴瘤,是一种侵袭性高级别肿瘤。Burkitt淋巴瘤占25%,其他组织学类型所占比例较小。与原发性中枢神经系统淋巴瘤一样,疱疹病毒,特别是Epstein-Barr病毒(EBV)和HHV-8,是导致淋巴瘤的B细胞过度产生的主要辅助因子。EBV和HHV-8的共同感染导致了原发性渗出性淋巴瘤(体腔淋巴瘤)。

在ART时代,原发性CNS淋巴瘤的发病率似乎比胸部或腹部艾滋病相关淋巴瘤下降更明显。该疾病在白人和男性中的发病率是非洲裔美国人和女性的两倍。艾滋病相关的NHL通常影响CD4水平低于100个细胞/mm³的患者,发病时常有体质症状,临床上只有6%~10%的艾滋病患者有肺部受累,最常见的症状是咳嗽、呼吸困难及胸膜炎性胸痛。病理上,40%的患者有胸部累及,但临床诊断为胸部受累的患者仅占10%,常有中枢神经系统、胃肠道、肝、脾、肾及骨髓的结外受累。

影像学表现:常见的影像学表现包括淋巴结肿大、多发肺结节或肿块(图15.17)、实变区及胸腔积液(图15.18)。肺结节/肿块常边界清楚,直径0.5~5cm,常见空气支气管征。CT上可见晕轮征。在没有肺实质病变的情况下,艾滋病相关的NHL偶尔可能表现为纵隔、胸壁(图15.19)或胸膜肿块,也可见心脏的淋巴瘤性受累(图15.19)。体腔淋巴瘤的特征是胸膜、心包或腹膜积液,无淋巴结肿大或肺部病变。

(3)肺癌:虽然艾滋病毒感染者的吸烟率高于一般人群,但HIV感染者在调整吸烟和其他风险因素后,患肺癌的风险估计仍增加2~4倍。免疫功能抑制和炎症过程是可能的原因。腺癌最常见。虽然HIV感染者常在较小的年龄出现晚期疾病更常见,但HIV肺癌患者的临床表现类似于非HIV患者。大多数HIV感染者在确诊肺癌时,CD4细胞计数大于200个/mm³。肺癌的治疗与一般HIV感染患者

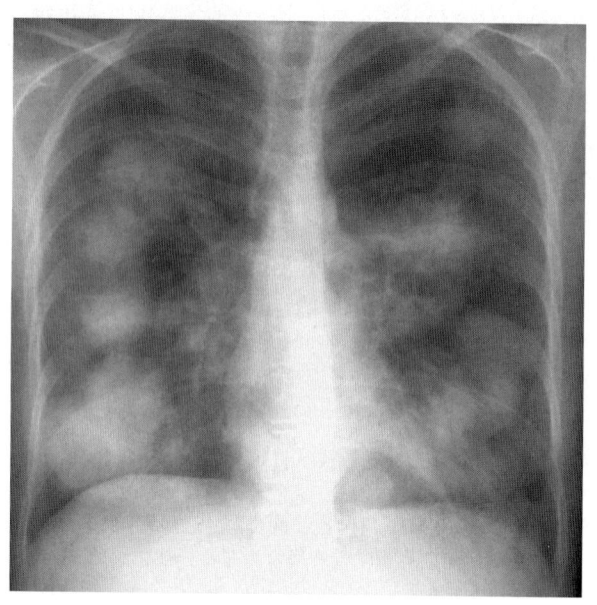

图15.17　肺淋巴瘤。胸部X线显示多发性肺部肿块。

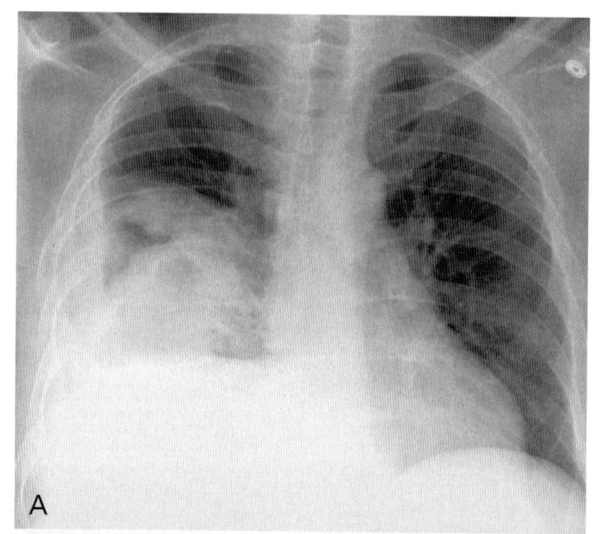

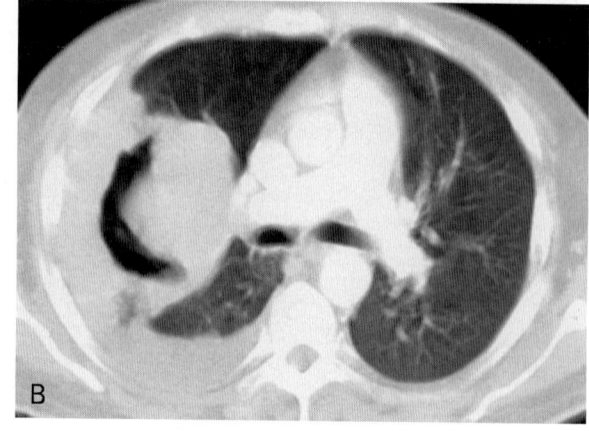

图15.18　肺淋巴瘤。(A)胸部X线显示右肺肿块样阴影,中央透明,右胸腔积液。(B)CT证实实性肿块内的新月形空洞和右侧胸腔积液。

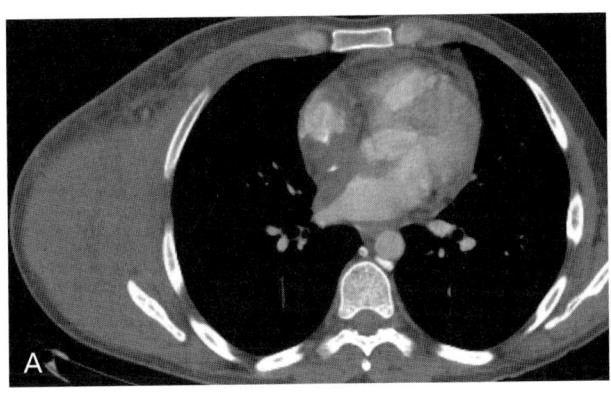
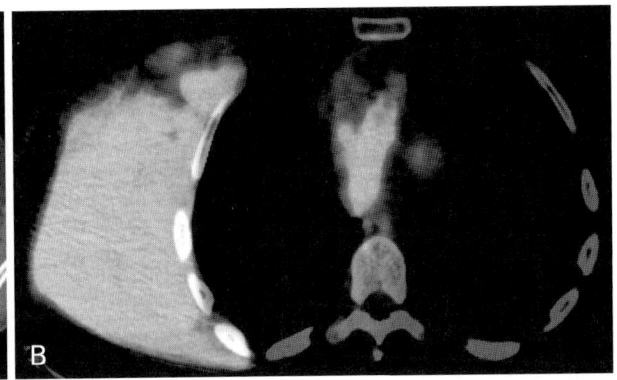

图 15.19 Burkitt 淋巴瘤。轴面增强 CT(A)和 PET-CT(B)显示大而明显的右外侧胸壁肿块以及右心房心肌和房间隔的软组织浸润。

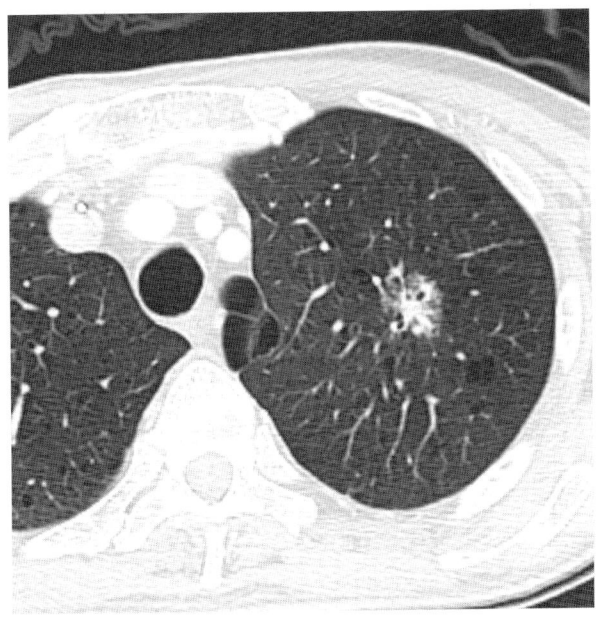

图 15.20 肺腺癌。轴面肺窗 CT 显示在确诊人类免疫缺陷病毒感染 10 年后,左上叶混合密度结节伴毛刺和多发性骨转移(未显示),可见相关的肺气肿。

的治疗相同。患者的死亡主要是由肺癌引起而不是 HIV 感染引起,但病死率高于非 HIV 感染者,这可能时因治疗方法不同。

影像学表现:肺癌最常见的影像学表现类似于 HIV 阴性者,表现为中央或周围型结节或肿块(图 15.20)。以上叶周围肿块最常见。同侧肺门和纵隔淋巴结肿大,阻塞性实变或肺不张,也常见胸腔积液或胸膜肿块。HIV 感染者中常见的情况是,治疗可能的感染后行 X 线胸片检查,肺部阴影未完全消退,持续存在的阴影应除外恶性肿瘤可能。

尽管低剂量 CT 现在已用于高风险吸烟者的肺癌筛查,但尚不清楚吸烟的 HIV 感染者是否可从 CT 筛查中获益。

8. 多中心性 Castleman 病 多中心性 Castleman 病(MCD)是一种罕见的淋巴组织增生性疾病,与 HHV-8 和白细胞介素-6 失调有关。浆母细胞性 MCD 比其他亚型侵袭性更强,多灶性常见,HIV 感染者中多灶更常见。在 ART 时代,发病率似有增加,受累淋巴结含大的异常浆细胞。患者可表现为发热、淋巴结肿大、肝脾肿大、体重减轻及呼吸道症状,常有 POEMS 综合征的一些表现(多发性神经病、器官肿大、内分泌病变、单克隆抗体病及皮肤改变)。

MCD 患者 KS 和与 HHV-8 感染相关的淋巴瘤的发生率较高。恶性肿瘤可能发生在 MCD 诊断之前、同时或之后。治疗 MCD 常用利妥昔单抗或可不结合化疗。

影像学表现:MCD 的影像学表现包括纵隔、肺门及腋窝淋巴结肿大和(或)脾肿大,难以与淋巴瘤鉴别。淋巴结的明显强化提示诊断,但并不常见。小叶中心性结节、支气管血管束及小叶间隔增厚与淋巴细胞性间质性肺炎相似。肺结节、肿块及实变不常见。F^{18}-脱氧葡萄糖(FDG)-PET 摄取增高。

9. 非感染性、非肿瘤性实体淋巴细胞性间质性肺炎 淋巴细胞性间质性肺炎(LIP)的特征是成熟淋巴细胞和浆细胞的肺间质浸润,导致支气管血管周围结节,而不累及气管。30%~40% 有肺部疾病的儿童 HIV 感染者为 LIP,这也是 13 岁以下儿童艾滋病的诊断条件。成人较少见。患者可无症状或表现为隐匿性呼吸窘迫发作,伴有咳嗽和轻度低氧血症。

(1)胸部 X 线摄影:胸部 X 线 LIP 特征性表现包括细或粗的网状影和结节状阴影(图 15.21)。

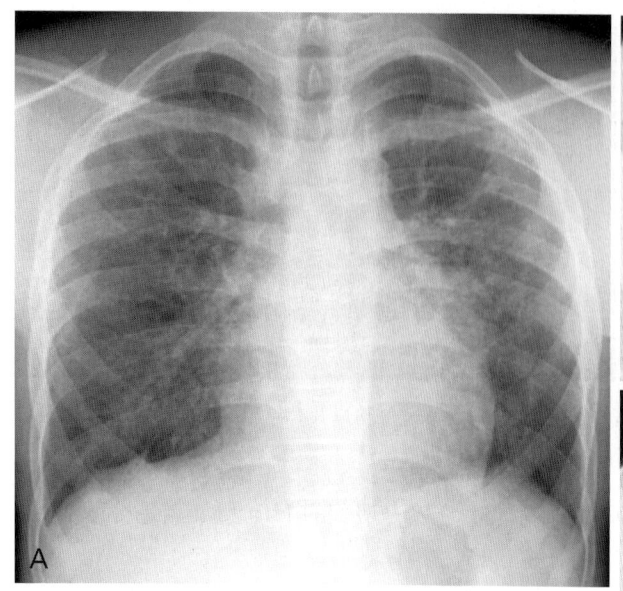

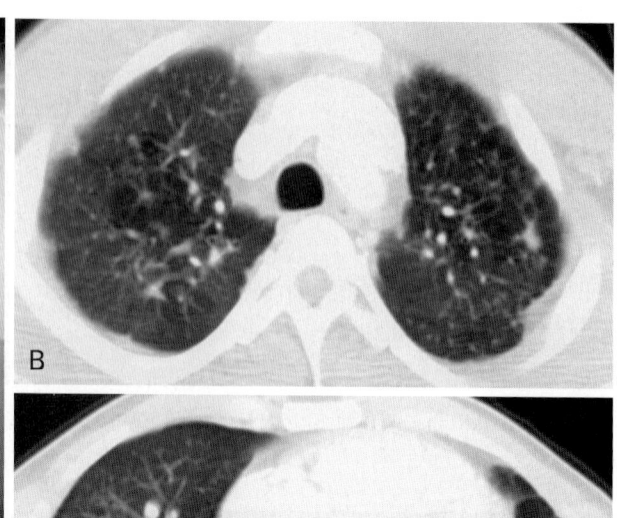

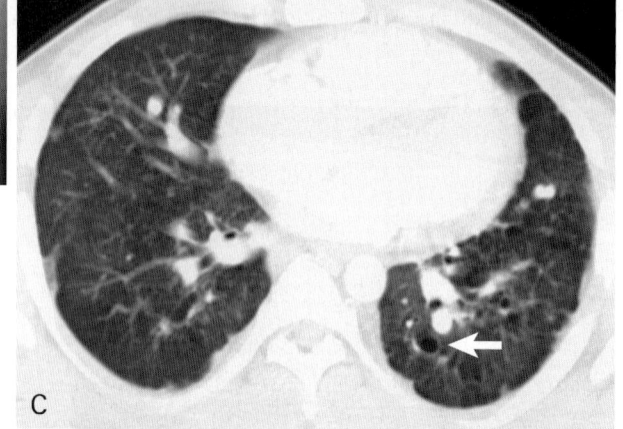

图 15.21 淋巴细胞性间质性肺炎。(A)胸部 X 线显示粗大的肺门周围网状-孤立性阴影和模糊的结节。(B、C)CT 显示多个边界欠清的结节和偶发囊肿(C 中的箭)。

(2) CT:LIP 的 CT 显示 2~4 mm 边界不清的结节,常见于支气管血管周围,双侧磨玻璃影。边界不清的小叶中心性结节累及所有肺区。大多数患者还可观察到支气管血管束、小叶间隔增厚、胸膜下小结节及囊肿。常见纵隔或肺门淋巴结肿大,但不是主要表现。

10. 食管炎　食管疾病影响 1/3 的艾滋病患者。白念珠菌最常见,但多种生物,包括巨细胞病毒、结核分枝杆菌、非结核分枝杆菌及真菌,也可引起食管炎。症状包括慢性吞咽困难。念珠菌性食管炎是晚期免疫功能抑制和有食管症状患者(伴有或不伴有口腔念珠菌病的体征)的可能病因。应经验性地抗真菌治疗,成功率较高。

影像学表现:尽管食管钡餐经常显示局灶性或融合性斑块或弥漫性"毛茸茸"的表现,但影像学对艾滋病相关食管炎的诊断价值有限。食管壁增厚(>5 mm)是最常见的 CT 表现。少数食管炎患者可见靶征、黏膜强化和黏膜下低密度影。

11. 肺动脉高压　已有研究显示 HIV 感染和肺动脉高压之间的关系。慢性接触 HIV 蛋白和 HIV 引起的免疫功能失调可影响肺内皮细胞。药物滥用也有一定作用。最近的研究显示,接受 ART 和 PAH

特异性治疗的患者 3 年生存率为 72%,预后主要与 CD4 细胞计数和心脏功能有关。

影像学表现:肺动脉高压影像学表现包括心脏肿大,肺动脉扩张,横断面图像上右心室扩张,将室间隔向左心室拉直或弯曲。

12. 血栓形成　HIV 感染者静脉血栓形成的风险较同龄人增加 2~10 倍。静脉血栓形成多见,特别是下肢深静脉血栓形成;肺栓塞和其他静脉和动脉血栓较少见。许多血液学的异常可导致血栓发生,包括蛋白 S 和蛋白 C 缺乏,活化蛋白 C 抵抗,狼疮抗凝剂的存在,抗磷脂抗体、纤维蛋白原、D-二聚体、纤溶酶原激活物抑制剂-1、组织型纤溶酶原激活剂抗原增加。蛋白酶抑制剂治疗也可能增加血栓的风险。

影像学表现:艾滋病患者常见胸部异常表现,在疑似肺栓塞病例的胸部 X 线表现可能会产生误导。因此,CT 肺动脉造影为肺栓塞的首选成像方法,而不是通气灌注扫描。CT 下肢静脉造影或多普勒超声检查可用于确定静脉血栓形成。

13. 慢性阻塞性肺疾病　慢性阻塞性肺疾病的研究显示,HIV 感染者呼吸困难、肺功能异常和肺气肿的影像学表现的发生率较高。HIV 患者 CD4∶CD8 细胞比例失衡是导致慢性阻塞性肺疾病相关的炎症和基质金属蛋白酶释放的原因。

14. 免疫重建炎症综合征 开始 ART 的患者有时表现出短暂的临床症状加重,这可能是由于免疫系统恢复和随后由于潜伏感染或亚临床感染的暴露或先前存在疾病恶化而引起的炎症所致,称为免疫恢复病或免疫重建炎症综合征(IRIS)。CD4 细胞计数低于 50 个/mm^3 代表 IRIS 的风险较高,病毒血症也是一个危险因素。虹膜症状通常在 ART 开始后 1 周到几个月内出现。分枝杆菌,包括结核分枝杆菌和非结核分枝杆菌,是 IRIS 最常见的感染病因,占 2002 年报告病例的近 40%。IRIS 与结核菌素皮肤迟发性超敏反应的恢复有关。肺孢子菌肺炎患者也有虹膜感染。非传染性疾病,如 KS,也可在 ART 后恶化。结节病可在 ART 后发生或复发。成功接受 ART 治疗的 HIV 感染者的 IRIS 表现可能较轻微,如发热、咳嗽和轻度淋巴结肿大,或者较剧烈,如呼吸衰竭或神经系统恶化。

IRIS 的诊断标准,包括 ART 有效的患者中机会性感染的非典型表现、血浆 HIV RNA 水平的降低以及血液 CD4 细胞计数的增加。IRIS 的鉴别诊断包括由于不坚持治疗而致的疾病进展、单一耐药或多药耐药分枝杆菌感染、药物不良反应以及同时发生的机会性感染或恶性肿瘤。治疗包括抗菌药、使用或不使用类固醇。

影像学表现:13%～45% 的 IRIS 可显示胸部异常。IRIS 的影像学表现多样,取决于潜在的疾病过程。结核或非结核相关的 IRIS 常见的影像学特征是淋巴结肿大,通常伴有中央低密度(图 15.14)。淋巴结可能位于腹部、腋窝和纵隔。肺实质异常也很常见,通常表现为实变、结节或微结节。胸腔积液少见。检查结果通常在开始 ART 后 1～5 周出现,并在几个月内消退。接受 ART 的艾滋病患者可能发展为胸部结节病,但不常见,特征性表现为淋巴结肿大(图 15.22)和肺实质病变。

(五)鉴别诊断

1. 临床资料 HIV 各种肺部并发症的临床表现取决于几个因素。衡量患者免疫状态的最重要指标是血清 CD4 细胞计数。然而,CD4 细胞计数只是一个参数,并不能反映整个免疫系统的活性。临床症状可能有助于进一步的鉴别诊断。肺部感染的患者通常表现为发热。轻度发热可能发生在炎症性疾病中,在除淋巴瘤外的恶性肿瘤中并不常见。暂时出现的症状也值得关注。细菌性肺炎常表现为急性发热、胸痛、咳嗽和脓痰。肺孢子菌肺炎发病常较隐蔽,患者

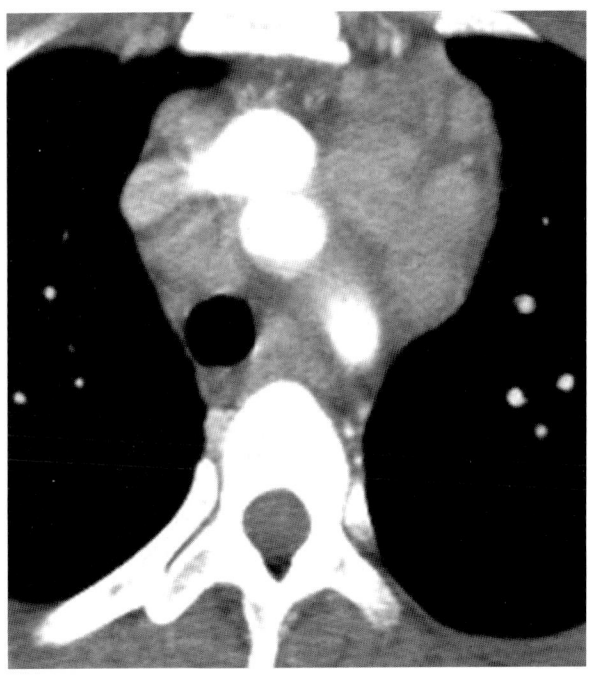

图 15.22 IRIS。轴面 CT 显示 ART 2 个月后的巨大纵隔淋巴结肿大,活检显示良性肉芽肿性感染与结节病一致。

在就医之前常有 1 周或更长时间的呼吸困难、干咳和呼吸急促。结核病、非结核分枝杆菌和真菌疾病的症状模糊,并在诊断前几周到几个月内反复出现。

因某些疾病在某些群体好发,患者的人口统计信息有助于指导筛查。与其他艾滋病患者相比,静脉成瘾药物滥用的 HIV 感染者更容易出现细菌性肺炎和脓肿形成、脓毒症栓塞和结核病。通过性接触感染 HIV 的患者更容易发生 CMV,而 KS 几乎仅发生在同性恋男性中。最后,患者所在的地区有助于鉴别诊断,细菌性肺炎是欧洲和美国 HIV 感染者中 CAP(社区获得性肺炎)最常见的原因,但在非洲、南美和东南亚的大部分地区,肺部感染的主要原因仍是 TB。

2. 影像检查的选择 最常用 X 线胸片评估有呼吸道症状的 HIV 感染者。无症状的 HIV 感染者 X 线胸片异常表示活动性感染,最可能是分枝杆菌感染。

有呼吸道症状而 X 线胸片仍正常的患者,用 CT 发现影像学异常。少数继发于各种病原体的活动性肺部感染,包括肺孢子菌和分枝杆菌、真菌和病毒,HIV 阳性患者的胸部 X 线表现可正常,这些患者的 CT 表现常是阳性的。除了确定感染的存在外,常可根据 CT 的特征性表现,确定最可能的病因并指导进一步的检查。Hartman 等的研究表明,CT 诊断肺孢子菌肺炎(94%)和 KS(90%)准确性较高,CT 也可用于排除活动性疾病,也可用于指导支气管镜检查或活检。

FDG-PET 可用于肺癌和淋巴瘤的分期。

(六)治疗方案概要

1. 内科治疗 ART 可用于所有病毒血症的 HIV 感染者,而不考虑 CD4 细胞计数。ART 可抑制或干扰 HIV 生命周期的各个步骤,包括病毒进入、逆转录(逆转录酶抑制剂)、整合(整合酶链转移抑制剂)和出芽(蛋白酶抑制剂)。对于大多数患者,推荐使用两种核苷逆转录酶抑制剂和一种整合酶链转移抑制剂的治疗方案。ART 有助于抑制病毒血症和维持外周血 CD4 细胞计数。治疗目标是减少与艾滋病相关的并发症并防止病毒传播。ART 不能清除病毒感染,故需终身治疗。治愈的治疗策略正在研究中。对于 CD4 细胞计数低于 200 个/mm³ 的患者,建议预防肺孢子菌感染。对于 CD4 细胞计数低于 50 个/mm³ 的患者,建议预防播散性 MAC。由于感染肺炎链球菌的风险很高,建议对所有感染 HIV 的患者接种肺炎球菌疫苗,而不考虑 CD4 细胞计数。针对感染、恶性肿瘤和其他 HIV 感染胸部表现的特殊治疗方法在前面的相应章节已列出。

2. 外科治疗 HIV 感染的胸部并发症很少可手术治疗。手术可治疗原发性肺癌和某些真菌感染,如抗真菌治疗耐药的毛霉病和曲霉感染。

要点

- 胸腔疾病,包括呼吸道感染、恶性肿瘤和炎症,仍然是世界各地 HIV 感染者的重要发病率和病死率的原因
- 可获得 ART 的患者,ART 大大降低了与艾滋病相关的发病率和病死率
- 最广泛使用的免疫功能抑制程度的指标是 CD4 细胞计数;CD4 细胞计数<200 个/mm³ 增加患者机会性感染和某些恶性肿瘤的风险
- 细菌性呼吸道感染,包括传染性呼吸道疾病和肺炎,是发达国家 HIV 感染者中最常见的呼吸系统疾病
- 肺孢子菌肺炎是 HIV 感染者中最普遍的机会性感染。肺孢子菌肺炎的影像学特征主要为双侧磨玻璃影,症状常与 X 线表现不成比例
- 结核病的胸部表现高度可变性,且与 CD4 细胞计数有关
- 卡波西肉瘤是 AIDS 最常见的恶性肿瘤,但随着 ART 应用发病率显著下降

推荐阅读

Almeida A, Boattini M. Community-acquired pneumonia in HIV-positive patients: an update on etiologies, epidemiology and management. *Curr Infect Dis Rep*. 2017;19(1):2.

Chou SH, Prabhu SJ, Crothers K, Stern EJ, Godwin JD, Pipavath SN. Thoracic diseases associated with HIV infection in the era of antiretroviral therapy: clinical and imaging findings. *Radiographics*. 2014;34(4):895-911.

Lichtenberger JP 3rd, Sharma A, Zachary KC, Krishnam MS, Greene RE, Shepard JA, Wu CC. What a differential a virus makes:a practical approach to thoracic imaging findings in the context of HIV infection — part 1, pulmonary findings. *AJR Am J Roentgenol*. 2012;198(6):1295-1304.

Lichtenberger JP 3rd, Sharma A, Zachary KC, et al. What a differential a virus makes:a practical approach to thoracic imaging findings in the context of HIV infection — part 2, extrapulmonary findings, chronic lung disease, and immune reconstitution syndrome. *A JR Am J Roentgenol*. 2012;198(6):1305-1312.

Presti R M, Flores S C, Palmer B E, Atkinson J J, Lesko C R, Lau B, Fontenot A P, Roman J, McDyer JF, Twigg HL 3rd. Mechanisms underlying HIV-associated noninfectious lung disease. *Chest*. 2017;152:1053-1060.

Sigel K, Makinson A, Thaler J. Lung cancer in persons with HIV. *Curr Opin HIV AIDS*. 2017;12(1):31-38.

参考文献 *ExpertConsult.com*.

第 **5** 部分

肺肿瘤

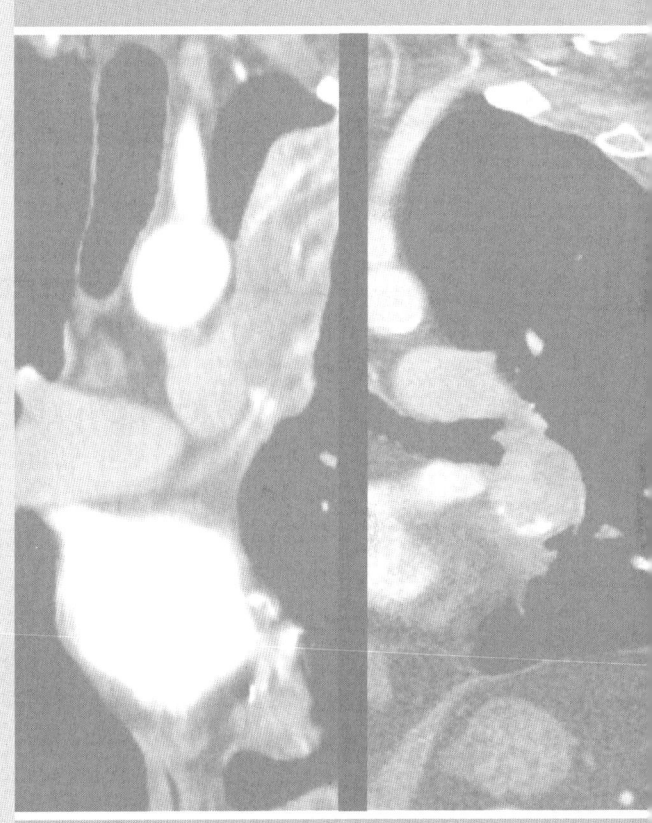

第16章

肺癌筛查

Suzanne C. Byrne | Thomas E. Hartman

（一）背景 在美国,肺癌是第三大常见的癌症,也是癌症相关死亡的主要原因。吸烟是肺癌最主要的危险因素,大约85%的美国肺癌患者的死亡是由吸烟引起。据估计,2016年美国新增肺癌病例224 390例,死亡158 080例。肺癌死亡人数超过了乳腺癌、结直肠癌和前列腺癌的总和,这三种癌症是仅次于肺癌的三大最常见癌症死亡原因。如果死亡率保持不变,在未来7年内将有100多万美国人死于肺癌。如果有一种有效的肺癌筛查工具能降低10%的死亡率,那么仅在美国每年就能挽救16 000人的生命。目前,乳腺癌、结直肠癌和前列腺癌的筛查均表明可以降低死亡率。最近,根据国家肺筛查试验(NLST)的结果,美国已经开始进行肺癌筛查。

（二）筛查条件 某一特定疾病有效筛查必须满足许多条件,两个首要条件是:①在无症状期可以检出疾病;②在无症状阶段可进行有效干预,并能改变疾病的最终结果。

肺癌筛查是因大多数Ⅰ期肺癌无症状,据估计,大多数Ⅰ期肺癌在确诊前至少已经存在了4年。故推测,肺癌符合筛查的第一个标准。

既往研究显示,Ⅰ期肺癌切除术后的生存率在62%~82%,此外,未切除的Ⅰ期肺癌的生存率仅为4%。这些研究似乎支持第二个标准,即早期干预可有效地降低死亡率。然而,生存率和死亡率并不等价,并且第二种情况既往也无确切证据。

（三）肺癌筛查的历史 20世纪70年代,约翰霍普金斯大学、斯隆凯特琳纪念医院和梅奥诊所联合进行了大规模的筛查试验,研究使用X线胸片作为筛查手段,共纳入了30 000多名45岁或45岁以上的吸烟男性。筛查组发现了更多的早期癌症且5年生存率高,但无证据表明筛查组的肺癌病死率较对照组有降低。20世纪80年代在捷克斯洛伐克进行的另一项研究有超过6 000多名参与者,也未显示病死率有降低。1996年对梅奥诊所研究的参与者进行的长期随访显示,筛查组和对照组之间的病死率无明显差异。这些研究表明,X线胸片对降低肺癌病死率没有帮助,这也是目前未推荐使用X线胸片进行肺癌筛查的原因。

（四）CT扫描筛查的历史 由于X线胸片未能有效地筛查肺癌,研究人员开始把低剂量CT作为潜在的筛查工具。Kaneko等的研究,对1 369名50岁或以上、吸烟史超过20年的男性进行了3 457次低剂量CT扫描,每位试验者都进行了X线胸片和胸部低剂量CT检查,低剂量CT检查发现了15例肺癌患者,其中仅4例也在X线胸片上显示。CT较X线胸片可检出较小的肿瘤,CT检查发现肿瘤的平均直径为16 mm,而X线胸片发现的肿瘤平均直径是30 mm。研究表明CT发现的癌症93%属于Ⅰ期,这远高于既往20%~25%可手术切除的癌症患者的百分比,这对低剂量CT作为肺癌筛查方法起到了进一步推动作用。

第二个重要的早期研究是早期肺癌行动计划(ELCAP),它为低剂量CT肺癌筛查的应用前景提供了令人鼓舞的数据。该研究纳入了1 000名60岁或以上且至少有每年10包吸烟史的试验者。试验者均进行了X线胸片和低剂量CT检查,其中27例肺癌患者在低剂量CT检查中发现,仅7例在X线胸片上可见。CT发现的27例癌症患者中,85%为Ⅰ期癌症。这也表明,CT比X线胸片能发现更多的癌症和较早期阶段的癌,也说明 CT 可作为肺癌筛查的有效方法。

最近,Henschke 等的研究结果显示 I 期肺癌的发病率很高(85%),此外,临床 I 期肺癌预计 10 年生存率为 88%,但这项研究的局限性是未关注病死率。

发表的关于 LDCT 在肺癌筛查中有效性的最大研究是 NLST,这项双盲试验的参与者年龄在 55～74 岁,至少每年 30 包的吸烟史和曾经吸烟者(在过去 15 年内已戒烟),排除之前被诊断为肺癌、在入组前 18 个月内接受过胸部 CT 检查、咯血或入组前一年不明原因体重下降超过 6.8 kg(15 磅)者,共 53 454 人入选。该研究显示肺癌病死率降低了 20%,全因病死率降低了 6.7%[95% 置信区间(CI),1.2%～13.6%]。结果显示肺癌筛查检测的敏感性为 93.8%,特异性为 73.4%。NLST 对 4 mm 及以上结节的阳性预测值为 3.8%。与两年一次或三年一次的筛查相比,LDCT 每年筛查的获益最大。研究以早期肺癌检出率、避免的肺癌死亡和获得的总生命年数来衡量这些获益。研究也说明了潜在过度诊断的问题,美国预防服务工作组(USPSTF)进行的研究显示,如果没有筛查,筛查发现的癌症病例的 10%～12% 一生都不会检测到患癌。

与 NLST 相反的是,欧洲一些小规模的试验无法重现 NLST 的结果,得出的结论是筛查无益处,包括 DANTE(通过新型成像技术和分子筛查早期肺癌)试验和 DLCST(丹麦肺癌筛查试验)。这些较小的试验(分别为 n=2 472 和 4 104)可能因效能不足而影响研究发现筛查的益处。此外,DLCST 的纳入标准比其他试验更年轻、更健康,这也可能导致偏倚。DLCST 全因病死率的相对风险为 1.46(95% CI,0.99～2.15)。这也凸显了筛查年轻健康人群的潜在危害。

欧洲正在进行的荷兰-比利时肺癌筛查试验,筛查对象为 50～75 岁且吸烟史超过 10 年,或 15 支香烟/天(≥25 年)或 10 支香烟/天(≥30 年)且仍在吸烟或戒烟时间≤10 年的个体。在 10 年的随访中,与不筛查者相比,低剂量 CT 扫描筛查将肺癌病死率降低至少 25%。自 2003 年 NELSON 研究开始以来,超过 7 000 名参与者被随机分配到 CT 筛查组,尼尔森试验的结果预计很快就会出来。本研究的结果将对现有的低剂量 CT 扫描肺癌筛查数据提供有价值的补充。

(五)筛选项目与报销　根据 NLST 和模型研究的数据,USPSTF 确定对 55～80 岁的肺癌高风险患者每年的低剂量螺旋 CT 扫描可获得收益。USPSTF 建议每年对 55～80 岁、有 30 包年吸烟史、目前吸烟或在过去 15 年内戒烟的成年人进行肺癌 LDCT 筛查。若 15 年没有吸烟或出现严重限制预期寿命或接受治疗性肺手术能力或意愿的健康问题,应停止筛查,这是 B 类建议。

最近,在美国医疗保险和医疗补助服务中心(CMS)已经批准对参加医疗保险人员进行肺癌筛查。CMS 覆盖的年龄组与 USPSTF 建议覆盖的年龄组略有不同。CMS 宣布必须满足以下要求,包括共享决策、扫描协议和结果的报告,以及建立能够跟踪筛查后患者结果的注册表,才能报销肺癌筛查。为了满足这些要求,美国放射学会(ACR)开发了肺癌筛查的扫描和报告方案,并开发了一个可用的注册表。ACR 指定的胸放射学(STR)实践参数的性能和报告肺癌筛查的 CT 扫描仪应该达到或超过以下功能:①球管旋转≤0.5 s;②扫描厚度≤2.5 mm(≤1.0 mm 者优先);③探测器宽度最好≥16 mm。此外,CT 扫描仪和(或)重建平台应能行最大密度投影和多平面重建图像,低剂量筛查技术应设置为对标准大小的患者(典型的平均辐射剂量为 1.5 mSv)产生<3 mGy 的计算机断层剂量指数体积,体型较小的患者应减少,较大的患者应增加。

(六)肺 CT 筛查报告与数据系统(Lung-RADS)

为了帮助放射科医生报告肺癌筛查的结果,根据 CT 筛查的结果生成标准化的报告和建议,ACR 开发了 Lung-RADS。最新版本的 Lung-RADS 可以在 ACR 网站上找到。判断和推荐的主要因素是结节的大小和密度。这与 NLST 略有不同,NLST 在提出建议时只考虑结节的大小。

Henschke 等以及 Midthun 等的研究表明<5 mm 的结节在高危患者恶性肿瘤的可能性也低于 1%,此外,即使这些小结节是肺癌,大多数仍是 I 期。这些结节虽仍需随访,但对这些微小结节的随访可放松一些。Lung-RADS 将需要短期随访的结节大小从 4 mm 改为 6 mm。

按照密度特性将结节分为实性、部分实性和纯磨玻璃密度结节。如果结节是部分实性的,则需要额外对结节的实性成分进行测量,以进一步指导检查。结节的密度也影响结节大小的评估,因为与部分实性结节、磨玻璃密度结节相比,不同大小的实性结节意义不同。部分实性结节要考虑实性成分的比例,也要考虑结节的边缘和其他相关表现。

有 5 个主要的 Lung-RADS 类别加上额外的修饰词(见最新版本的 Lung-RADS,www.acr.org),包括第 1 类(阴性;图 16.1,图 16.2)和 2 类(良性;图 16.3,图 16.4),对应于阴性筛选,第 3 类(良性可能)(图 16.5)

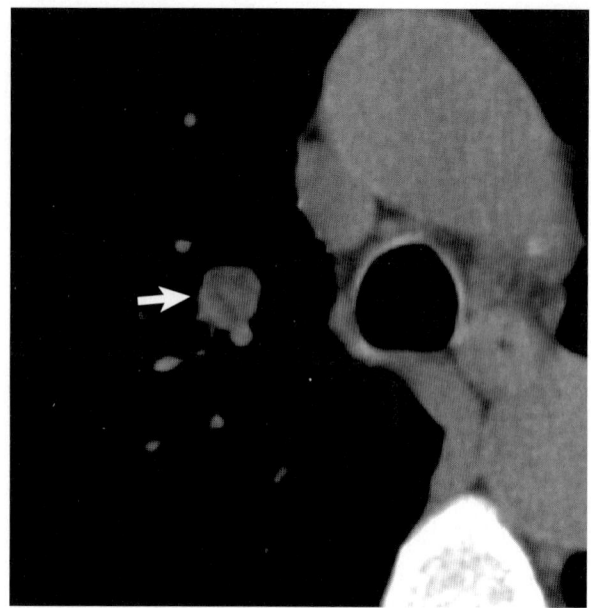

图 16.1 Lung-RADS 1 类,肺错构瘤。轴面低剂量 CT (LDCT)显示右肺上叶结节(箭),边界清楚,含肉眼可见的脂肪,诊断为肺错构瘤。为阴性筛查结果,患者将在 1 年后再次接受 LDCT 检查。(引自 permission from Walker CM. Lung cancer screening. In: Rosado-de-Christenson ML, Carter BW, eds. Specialty Imaging: Thoracic Neoplasms, Philadelphia: Amirsys; 2016.)

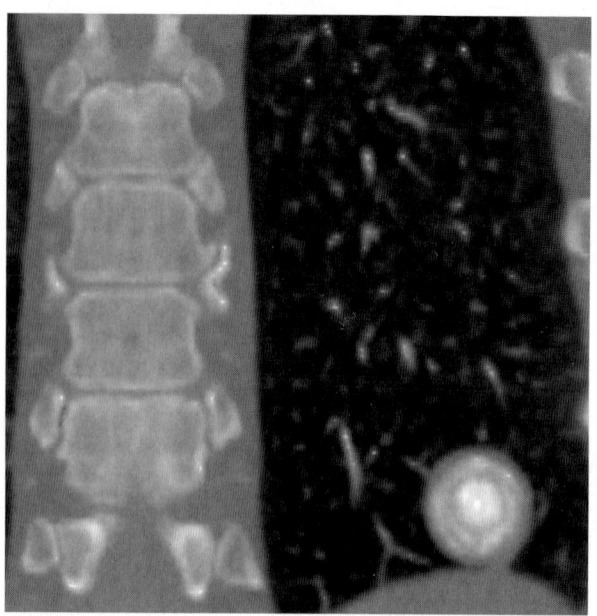

图 16.2 Lung-RADS 1 类,远端组织胞浆菌病钙化肉芽肿。冠状面 LDCT 显示左肺下叶一个圆形结节,有层状钙化,诊断为良性肉芽肿。为阴性筛查结果,患者将在 1 年后再次接受 LDCT 检查。(引自 permission from Walker CM. Lung cancer screening. In: Rosado-de-Christenson ML, Carter BW, eds. Specialty Imaging: Thoracic Neoplasms, Philadelphia: Amirsyds; 2016.)

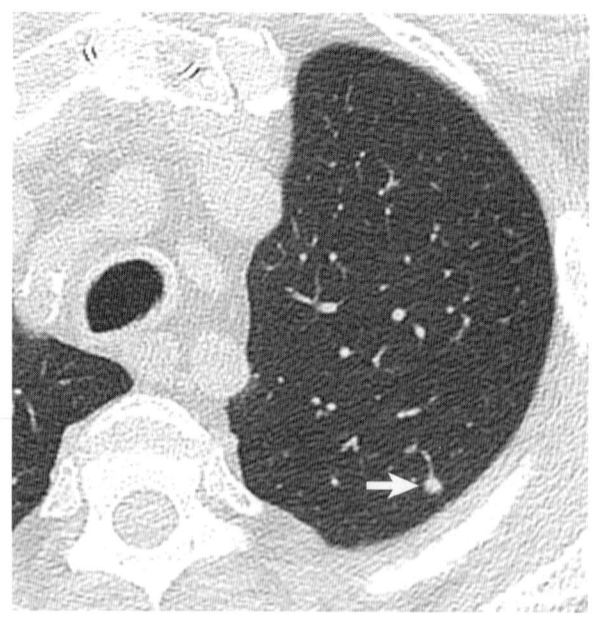

图 16.3 Lung-RADS 2 类,CT 显示<6 mm 实性肺结节。轴面 LDCT 显示在左肺上叶一个边界清楚的圆形结节(箭),测量>4 mm。<6 mm 的实性结节为阴性结果,患者应于 1 年后复查 LDCT。

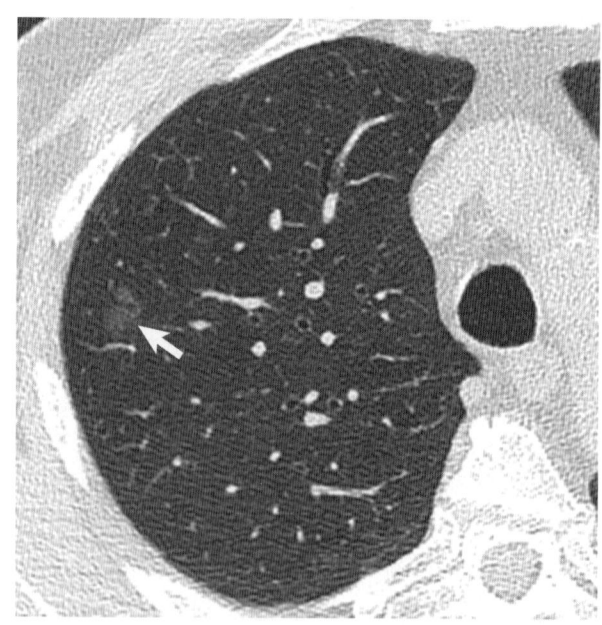

图 16.4 Lung-RADS 2 类,CT 检查<20 mm 非实性结节(磨玻璃结节)。轴面 LDCT 显示右肺上叶大小为 12 mm 的磨玻璃结节(箭)。<20 mm 的磨玻璃结节或>20 mm 生长缓慢的磨玻璃结节为是阴性筛查结果,患者应在 1 年后再次行 LDCT 检查。

和第 4 类(可疑)对应于阳性筛查,第 4 类又分为 4A (图 16.6)、4B(图 16.7)、4X(图 16.8)。第 0 类表示检查不完整。所有结节应在肺窗上测量,并将平均直径四舍五入至最接近的整数。阴性筛选结果在下一个年度检查时将重新评估,而阳性筛选结果意味着在下一个年度需行额外的评估。额外评估通常包括一个短期的随访 CT 诊断,可行低剂量扫描。间隔 CT 扫描未变化的 3 类或 4A 类结节应重新归为 2 类,患者返回年度筛查。如果结节有其他特征(如针状突起)或影像学表现增加了对癌症的怀疑(如淋巴结肿大),即使结节按大小应归类为 3 类结节,也要归入 4X 类(图 16.8)。Lung-RADS 的总体类别由评分最高的结节决定。

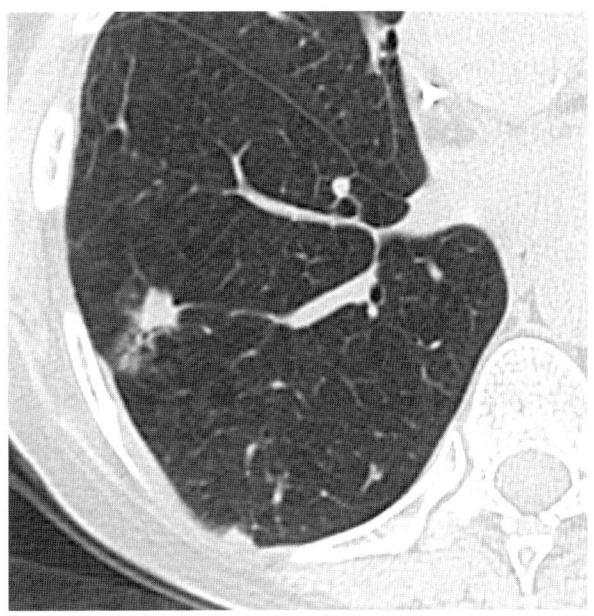

图 16.7　Lung-RADS 4B 类,部分实性结节,测量实性成分≥8 mm。轴面 LDCT 显示右肺下叶部分实性结节,实性成分为 10 mm,为原发性肺癌。部分实性结节的实性成分≥8 mm 是阳性筛查结果,可行增强胸部 CT、PET-CT 和(或)进一步活检。(引自 permission from Walker CM. Lung cancer screening. In: Rosado-de-Christenson ML, Carter BW, eds. Specialty Imaging: Thoracic Neoplasms, Philadelphia: Amirsys; 2016.)

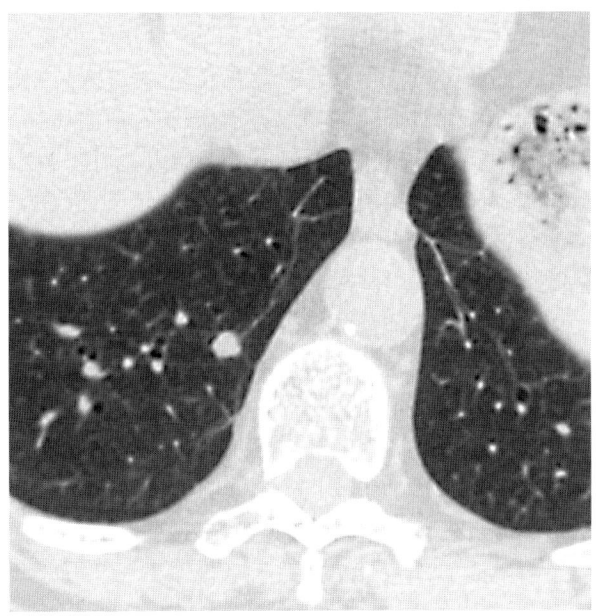

图 16.5　Lung-RADS 3 类,CT 检查,实性结节≥6 mm 且<8 mm。轴面 LDCT 显示右肺下叶 7 mm 结节。实性结节≥6 mm 但<8 mm 为阳性筛查结果,患者应于 6 个月内行诊断性 CT,可采用低剂量技术。(引自 permission from Walker CM. Lung cancer screening. In: Rosado-de-Christenson ML, Carter BW, eds. Specialty Imaging: Thoracic Neoplasms, Philadelphia: Amirsys; 2016.)

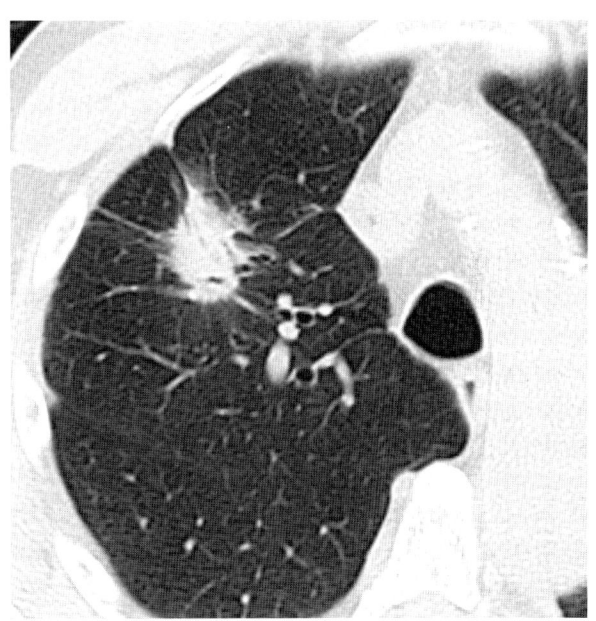

图 16.8　Lung-RADS 4X 类、3 类或 4 类结节,影像学表现强烈提示肺癌。轴面 LDCT 显示右肺上叶有毛刺状突起的肿块,与原发性肺癌高度相关。结节特征强烈提示恶性肿瘤(如毛刺状突起、淋巴结肿大、转移性疾病的证据)是阳性筛查结果,应行增强胸部 CT、PET-CT 和活检。(引自 permission from Walker CM. Lung cancer screening. In: Rosado-de-Christenson ML, Carter BW, eds. Specialty Imaging: Thoracic Neoplasms, Philadelphia: Amirsys; 2016.)

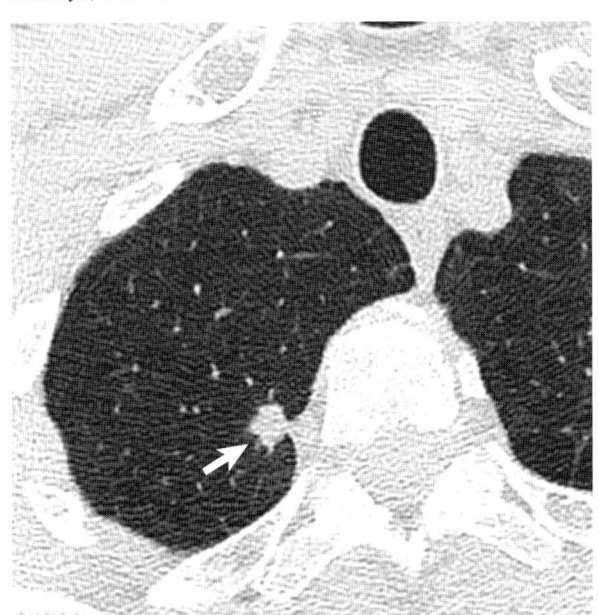

图 16.6　Lung-RADS 4A 类,CT 检查实性结节≥8 mm 且<15 mm。轴面 LDCT 显示右肺上叶 10 mm 结节(箭)。≥8 mm 且<15 mm 的实性结节是阳性筛查结果,可行 PET-CT 或短期 LDCT 检查随访。

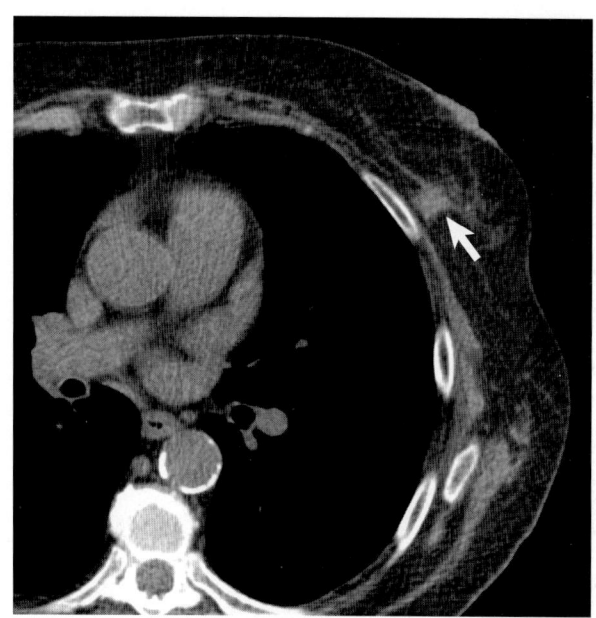

图 16.9 Lung-RADS S 类、乳腺癌。轴面 LDCT 显示在左侧乳房的乳晕下位置一个 12mm 的毛刺状突起肿块,与乳腺癌有关(箭),需诊断性乳腺 X 线和超声进一步评估。临床显著或潜在的临床发现,如乳腺肿块、甲状腺结节>15mm、肾脏肿块和广泛的主动脉瓣钙化,应需进一步评估。(引自 permission from Walker CM. Lung cancer screening. In: Rosado-de-Christenson ML, Carter BW, eds. Specialty Imaging: Thoracic Neoplasms, Philadelphia: Amirsys; 2016.)

Lung-RADS 报告系统中的其他代码是类别 S(另一个潜在的重大发现,图 16.9)和 C(即往肺癌病史)。

Lung-RADS 标准分为基线和后续筛查。基线筛查,标准是基于结节大小,通过平均直径和结节密度(实性、部分实性或非实性)。后续筛查还考虑了结节的存在和生长。后续筛查的阳性结果包括新的(实性或部分实性)结节 4mm,而先前存在的结节必须显示生长,即增大>1.5mm。

虽然 Lung-RADS 为筛查中发现结节的处理提供了一个结构化的框架,但有些情况下的处理仍未解决。关于磨玻璃和部分实性结节仍有许多问题。如部分实性结节的处理,实性部分增多,但结节的整体大小没有实际增加,这需警惕肺癌。另外,许多磨玻璃结节需要与较早的 CT 结果进行比较,以记录结节是稳定还是增大。随着筛查项目变得越来越普遍,这些情况可能越来越突出,需要 Lung-RADS 的后续版本提出具体建议。

(七)扩大筛查人群 有些特殊人群可能从肺癌筛查中获得更大的益处。目前研究正在确定和评估这些亚组,这可能有助于提出未来的建议,特别是如

果未来的研究表明大规模肺癌筛查没有获益。在 NLST 登记的有额外风险因素受试者中,如长期暴露在烟草烟雾中风险最高,而正是这些人从筛查中获益最多。多模型研究显示,88% 的筛查人群可预防死亡,其中 60% 的人有肺癌高风险因素。

泛加拿大肺癌早期检测(PanCan)利用不列颠哥伦比亚癌症研究中心最近的检查数据,对首次行 CT 检查的肺癌筛查参与者进行恶性结节的预测研究。PanCan 模型预测癌症,结果显示老年人、女性、肺癌家族史、肺气肿、结节较大、位于上叶的结节、部分实性结节、较低的结节计数、毛刺等特征,可能有助于评估基线扫描 CT 上结节为恶性的可能性。

慢性阻塞性肺病(COPD)是吸烟者常见的阻塞性肺病,与肺癌风险的增加独立相关。20 世纪 80 年代,Skillrud 等及 Tockman 等首次描述了 COPD 和肺癌的关系。对阻塞性肺病患者的研究表明,其肺癌发病率和病死率增加了 4 倍。包括肺癌筛查试验在内的多项流行病学研究发现,慢性阻塞性肺病患者的肺癌风险增加了 2~4 倍。肺气肿和慢性支气管炎的影像学和临床证据可能对选择参与未来肺癌筛查项目的患者有价值。

(八)计算机辅助检测和评估结节 计算机辅助检测(CAD)和评估结节在筛查研究中辅助评估结节方面显示出了良好的应用前景。Li 等的研究表明 50 多种结节形态特征可提高放射科医师对恶性结节的鉴别能力。其他研究表明,CAD 体积测量可提高恶性结节预测能力。结节体积评估的应用受到结节大小和位置的限制,毗邻胸膜或血管等其他表面的结节很难评估。结节肿块是另一个有助于鉴别恶性结节的概念,结节肿块是结节体积和结节密度的组合,当结节显示增大"肿块"时,在随访检查中最有助于诊断磨玻璃结节为恶性。

目前正在开发更多的工具,对结节进行直方图分析,与一组标准化的已知良恶性结节进行鉴别。这一方法的优点是,对于初始 CT 直方图分析呈"恶性"的结节,无论结节大小如何,都可采取积极的干预措施。

(九)生物指标 既往的筛选研究主要基于年龄和吸烟史而确定目标人群。另一种增加接受肺癌筛查或识别高危患者的人群的新方法是使用生物标志物。一些研究根据痰、血、尿和呼出的气中的生物标记物,以更好地确定筛查肺癌的人群。使用互补的生物标记有助于识别高危人群,血液中的生物标志物已被广泛研究,并有望成为一种非侵入性诊断工具。关

于观察呼出的呼吸冷凝物检测肺癌的研究,若结果有效,则可以纳入肺活量测定。更精确地确定筛查人群,有助于减少假阳性。

(十) 总结 应用 LDCT 进行肺癌筛查前景广阔,然而,各种筛查试验的结果仍相互矛盾。NLST 试验显示肺癌病死率降低了 20%,但欧洲的小型研究未能得出这一结果。NELSON 试验的结果预期不久就能出来,希望能进一步阐明肺癌 CT 筛查的有效性。与此同时,针对适当人群的肺癌筛查在美国正在进行中。成果信息正在收集登记,这将为肺癌筛查有效性提供进一步的证据,并提供可用于改进肺癌筛查的数据。

要点

- 肺癌是美国最常见的致命的恶性肿瘤。据估计,2016 年美国有 17.4 万新发病例和 16.2 万的肺癌死亡病例
- X 线胸片作为筛查工具的研究显示,筛查组和对照组之间病死率无明显差异
- 研究表明 CT 较 X 线胸片可检测出更多、更小、更早期的癌症
- CT 筛查发现的癌症约 80%～90% 的为 I 期,这比传统方法发现的可切除癌症 20%～25% 的比例要高得多
- 早期发现,有效干预,希望可降低肺癌病死率
- 筛查的主要问题是假阳性结果较高,这是由于发现的结节总数和恶性肿瘤的患病率低所致,即使在高危患者中也是如此
- CT 筛查发现的结节大多数(98%)为良性(假阳性),这些检查会增加医疗负担,并会降低性质不明结节患者的生活质量

- 一些不确定结节,仍需手术活检诊断。手术活检/切除与发病率和病死率相关,尽管可能性较低
- CT 筛查的另一个局限性是,许多检测到的肿瘤生长缓慢,平均增长时间可能为 2 年或更长。有吸烟史的 75 岁男性的平均预期寿命不到 5 年,这是由吸烟而非肺癌引起的并发症所造成的,如慢性阻塞性肺疾病、血管疾病、食管癌,而这些癌症是否会导致个体死亡仍未知
- 尽管如此国家肺筛查试验能够证明肺癌病死率降低了 20%,全因病死率降低了 6.7%
- 美国预防服务工作组和医疗保险与医疗补助服务中心(CMS)建议对适当的群体进行肺癌筛查
- CMS 要求在进行肺癌筛查时遵守一定的方案和报告程序,并将肺癌筛查的结果报告给登记处
- 需要进一步的研究来证明 CT 筛查可降低肺癌的死亡率

推荐阅读

MacMahon H, Naidich DP, Goo JM, et al. Guidelines for Management of Incidental Pulmonary Nodules Detected on CT Images: From the Fleischner Society 2017. Radiology. 2017;284(1):228 - 243. Winer-Muram HT. The solitary pulmonary nodule. Radiology. 2006;239:

34 - 49. The National Lung Screening Trial Research Team. Reduced lung-cancer mortality with low-dose computed tomographic screening. N Engl J Med. 2011; 365:395 - 409.

参考文献见 ExpertConsult.com.

第17章

肺癌:影像学表现和诊断[*]

Carol C. Wu｜Jeffrey S. Klein

(一) 病因　肺癌是支气管或周围气道黏膜上皮细胞在一种或多种因素的作用下发生的肿瘤。自 20 世纪 50 年代以来,病例对照研究表明吸烟和肺癌明确相关,吸烟是肺癌最常见和公认的致病因素。吸烟量与肺癌发生之间的剂量-反应关系已经明确。尽管所有类型的肺癌均与吸烟有关,但与肺腺癌相比,肺鳞状细胞癌和小细胞肺癌与吸烟强度的关系更为密切。肺癌除了与主动吸烟有关外,二手烟人群患肺癌的风险比不吸烟成人高 20%～30%。

北美和欧洲,尽管约 85% 的肺癌与吸烟相关,但也有许多其他风险因素定,其中大部分为环境或职业因素。公认的肺癌相关职业暴露因素是石棉,其使肺癌风险增加 7～10 倍,且与吸烟有协同致癌作用。其他已明确的肺癌高风险暴露因素包括二氧化硅、辐射(如氡、X 线和 γ 线)、空气污染、砷、镉和铬。肺癌发生的内在危险因素包括慢性阻塞性肺疾病(COPD),肺气肿和肺间质纤维化。近年来,不同种族人群的全基因组关联研究证实,肺癌易感性基因定位于不同染色体区域,如 15q 和 5p。

(二) 患病率及流行病学　肺癌是全世界发病率和死亡率最高的癌症。据估计,2012 年全球肺癌新发病例 180 万例(占癌症总发病率的 12.9%),肺癌死亡 159 万例(占所有癌症死亡的 19.4%)。在美国,肺癌导致的死亡人数比紧随其后的三种最常见的癌症(结肠癌、乳腺癌和前列腺癌)的总和还要多。腺癌已成为吸烟者和非吸烟者最常见的肺癌亚型。

随着人们对吸烟危害的认识和公共场所禁烟力度的加强,美国肺癌的发病率和死亡率都有所下降。肺癌的发病率随年龄的增加而增加。2008—2012年,肺癌诊断时的中位年龄为 70 岁,死亡时的中位年龄为 72 岁。

肺癌的发生率和特定的种族、民族、地理和社会经济水平有关。中欧、东欧和东亚的男性肺癌发病率最高(50～54 人/10 万人),而北美和北欧的女性肺癌发病率最高(17～34 人/10 万人)。在美国,非裔美国人的发病率和死亡率(2012 年分别为 68 人/10 万人和 48 人/10 万人)高于白种人(2012 年分别为 54 人/10 万人和 46 人/10 万人)。2011 年美国肺癌患者的5 年生存率为 18.0%。

(三) 临床表现

1. 无症状　据统计,25% 的肺癌患者在诊断时无症状。随着 CT 用于肺部和心血管疾病评估适应证的扩大,无症状肺癌患者的偶然检出率增加。特别是,随着低剂量螺旋 CT 在无症状肺癌筛查中应用的普及,有可能检出更多在疾病发展过程中无症状阶段的肺癌患者。

2. 有症状　因为许多肺癌患者常伴有 COPD,肺癌生长阶段引起的症状可能类似于 COPD 恶化,或被 COPD 相关的慢性咳嗽和气短所掩盖。肺癌相关的主要症状取决于原发肿瘤的起源部位和肿瘤在胸部及体内的扩散模式。尽管可能有众多遗传、宿主免疫和解剖因素等影响肺癌的自然病程和症状,但是肺癌的临床表现与光镜下肺癌的特殊细胞类型关系最密切。

---

[*] 编者和出版社感谢 Anthony Febles 博士为本书上一版相关主题提供的材料。这是本章的基础。

鳞状细胞癌和小细胞癌多起源于中央支气管（即主支气管、叶或段支气管），且早期向区域性肺门和纵隔淋巴结扩散。因此，这些肿瘤常引起中央气道受累的相关症状，如咳嗽、咯血、气短、喘鸣及阻塞性肺炎或脓肿形成。除了气道压迫之外，较大的中央型或纵隔旁肿瘤，以及肿大淋巴结可导致压迫或侵袭局部纵隔结构的相关症状，如左肺上叶偏内侧肿瘤或主-肺动脉窗肿大淋巴结侵犯左侧喉返神经所致的声音嘶哑、膈神经受累所致的膈肌功能障碍，或食管压迫或侵犯所致的吞咽困难。局部侵袭性肺上沟（Pancoast）瘤因累及交感神经链而出现霍纳综合征〔瞳孔缩小（瞳孔收缩）、眼睑下垂、偏侧面部无汗（少汗）等三联征〕，肩部疼痛及臂丛神经病变。右肺上叶内侧较大肿瘤和气管旁肿大的淋巴结可引起上腔静脉阻塞综合征。心旁肿瘤可侵犯心脏，尤其经肺静脉侵入心脏或心包，从而导致全身肿瘤性栓塞或心包积液。周围型肺癌可侵犯壁层胸膜和胸壁而导致胸痛，且常伴有胸腔积液。呼吸困难见于阻塞性肺炎或肺不张，受累肺叶或肺段的肿瘤或淋巴管播散，或恶性胸腔积液。少数情况下，空洞性周围型肺癌，如鳞状细胞癌，可浸润脏层胸膜而引起自发性气胸。

约 40%～50% 的非小细胞肺癌和大多数小细胞肺癌患者就诊时已发生转移，其临床常表现为胸外侵犯的症状。肺癌转移最常见的部位为骨、肝脏、脑、肺及肾上腺，常见症状包括头痛、癫痫、骨痛（常源于病理性骨折）、食欲不振、体重减轻及罕见的肾上腺功能减退。

10%～15% 的肺癌患者伴有副肿瘤综合征。大多数副肿瘤综合征与小细胞癌相关，伴有神经肌肉和内分泌综合征，包括最常见的兰伯特-伊顿综合征（即肌无力-肌肉持续收缩后会改善）、不适当抗利尿激素综合征及库欣综合征。继发于肺癌的恶性肿瘤体液性高钙血症与鳞状细胞癌密切相关，这由肿瘤分泌甲状旁腺激素相关蛋白所致。

3. 病理学表现　2015 年世界卫生组织（WHO）肺肿瘤的分类系统纳入了临床、放射学、组织学和遗传学方面的最新进展。过去 10 年，随着肺癌靶向治疗等新治疗方法的出现，肺癌的精准组织病理学分型变得越来越重要。

腺癌是肺癌最常见的组织学亚型，并细分为腺泡癌、乳头状癌、细支气管肺泡癌及实体瘤。混合型较单一亚型病变更常见。显微镜下，腺癌细胞体积大，呈立方形、柱状或多边形，核仁明显（图 17.1）。腺癌通常起源于末梢细支气管和肺泡上皮细胞，肉眼表现

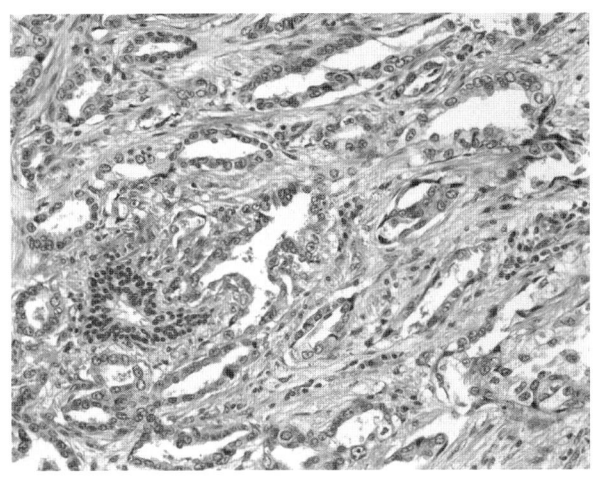

图 17.1 腺癌：病理。腺癌病理特征是腺体形态不规则，成纤维细胞基质中瘤细胞表现为不规则核深染。（见彩色插页）

为界限清楚的分叶状实性结节，周围被肺组织包绕，肿瘤直径从小于 10 mm 到占据全肺不等。腺癌中的纤维瘢痕常牵拉邻近胸膜而产生皱褶。根据 2015 年 WHO 分类，腺癌的分类发生了显著变化（表 17.1）。侵袭性腺癌根据其主要的生长模式可进一步分类，如贴壁型、腺泡型、乳头型、实体型或微乳头型。细支气管肺泡细胞癌的名称已不再使用，而采用贴壁型腺癌，即肿瘤细胞沿肺泡间隔生长，不伴肺泡结构破坏，无淋巴血管或胸膜侵犯证据。肿瘤主要以贴壁（即细支气管肺泡）模式生长，但无明确的侵袭性成分，其分类为贴壁型腺癌。原位腺癌（AIS）和微浸润性腺癌（MIA）用于描述单纯或主要以贴壁模式生长的小病灶，术后治愈率达 100%。AIS 和 MIA 的病理诊断标准分别见表 17.2 和表 17.3。非典型腺瘤样增生（AAH）被认为是腺癌谱系中的前体或侵袭前病变。肺腺癌的免疫组化分析显示甲状腺转录因子-1（TTF-1）阳性染色，该特征有助于区分原发性肺腺癌与乳腺或胃肠道的转移性腺癌。因新的靶向治疗药物的有效性和可及性，各类专业协会均推荐肺腺癌

表 17.1　2015 年 WHO 肺腺癌分类

● 贴壁型	● 微浸润性
● 腺泡型	■ 非黏液型
● 乳头型	■ 黏液型
● 微乳头型	● 浸润前病变
● 实体型	■ 不典型腺瘤样增生（AAH）
■ 浸润黏液型	■ 原位腺癌（AIS）
■ 胶样型	▶ 非黏液型
■ 胚胎型	▶ 黏液型
■ 肠型	

表 17.2 原位腺癌诊断标准

- 孤立性肿瘤≤3 cm
- 纯贴壁生长
- 无间质、血管或胸膜浸润
- 无侵袭性腺癌模式(如腺泡型、乳头型)
- 不通过气腔播散
- 细胞类型大多数为非黏液型
- 核异型性缺如或不明显

表 17.3 微浸润腺癌诊断标准

- 孤立性肿瘤≤3 cm
- 贴壁生长为主
- 单个病灶最大浸润范围≤0.5 cm
- 侵袭性成分包括贴壁型以外的任何组织学亚型(如腺泡型、乳头型等)
- 肿瘤细胞浸润肌纤维间质
- 细胞类型大多数为非黏液型
- 如果肿瘤包含坏死,通过气腔扩散或肿瘤侵犯淋巴管、血管、气腔或胸膜,则可排除 MIA 诊断

行表皮生长因子受体(EGFR)突变和间变性淋巴瘤激酶(ALK)重排的分子检测。

鳞状细胞癌(SCC)的病理特征为肿瘤细胞具有角化和细胞间桥的癌巢(图 17.2)。如果无角化证据,若免疫组织化学显示 p40 或 p63 等鳞状细胞癌阳性标志物,可诊断为非角化型 SCC。根据新的 WHO 分类,SCC 分为角化型、非角化型和基底细胞型。大多数鳞癌起源于段或亚段支气管,常在肺中央型区域形成肿块而引起阻塞或咳嗽症状,诊断时肿瘤常小于

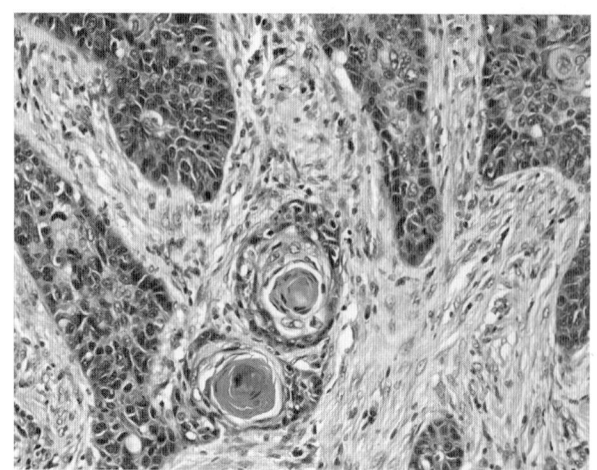

图 17.2 鳞状细胞癌:病理。鳞状细胞癌侵犯纤维基质。鳞状细胞分化明显(角化珠),多形、深染的细胞核(非典型性)为恶性细胞表现。(见彩色插页)

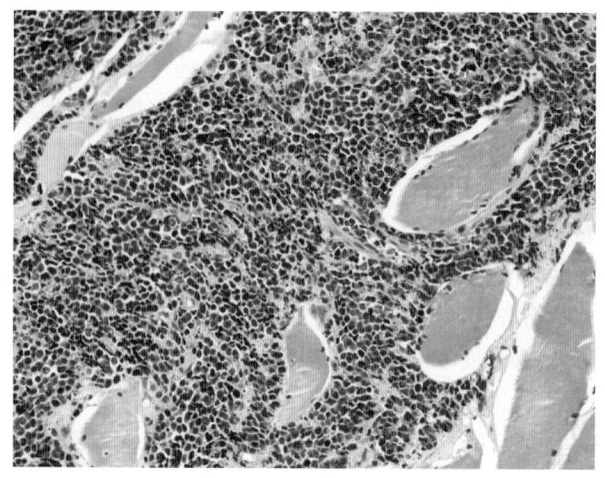

图 17.3 小细胞癌:病理。浸润骨骼肌的小细胞癌,其特征是瘤细胞小而密集,胞质少,染色质呈细颗粒状,无核仁,核型易识别,亦见大量核分裂象和凋亡细胞。(见彩色插页)

其他病理类型的肺癌。鳞癌大体表现为实性肿块,常伴有坏死和出血;1/3 的病灶见空洞形成。

小细胞肺癌(SCLC)是肺神经内分泌肿瘤最常见的类型,约占所有肺癌的 15%~20%。其他神经内分泌肿瘤包括类癌(详见第 19 章)和大细胞神经内分泌癌(LCNEC)。SCLC 具有特殊的显微镜下特征,包括小圆形细胞、细胞核大呈颗粒状(即盐和胡椒)以及细胞质稀少(图 17.3)。坏死常见,有丝分裂多见(>10 个核分裂/2 mm²)。小细胞肺癌常位于肺中央,侵及支气管周围组织,诊断时常伴有局部淋巴结转移。神经内分泌肿瘤的免疫组织化学标志物包括嗜铬粒蛋白、突触素和 CD56。Ki-67 用于鉴别高级别 SCLC、LCNEC 和中低级别类癌。

LCNEC 约占肺癌的 3%,临床呈侵袭性,预后较差,与小细胞肺癌类似。肿瘤细胞体积大、核质比低的细胞学特征与非小细胞肺癌相似;然而,LCNEC 有较高的有丝分裂率,免疫组化染色显示一种或多种神经内分泌标志物阳性。

4. 肺功能 肺癌患者的肺功能常见异常,但无特异性,其通常反映肺部的潜在疾病。肺癌患者中慢性低氧血症伴代偿性呼吸性酸中毒和呼气性气流受限是潜在 COPD 的常见征象。血氧饱和度水平急性下降提示发生阻塞性肺炎、恶性胸腔积液,或并发肺栓塞。少数情况下,伴有限制性肺疾病,尤其肺癌合并特发性肺间质纤维化患者。肺癌患者出现肺弥散能力下降、肺容量减低,结合 X 线胸片或 CT 检查所见的肺间质性改变,提示癌性淋巴管炎的可能。极少数情况下,血流/容积循环的特征性改变提示中央性气管或主支气管的阻塞性病变。

潜在可切除性肺癌患者应常规行肺功能试验,包括采用呼吸量测定法测量第一秒用力呼气量(FEV1)和一氧化碳弥散量(DLCO)。肺功能异常患者,肺切除的手术方式和体积决定了是否能安全施行手术;相比于肺叶、肺段或局部楔形切除术,全肺切除术患者需要更严格的肺功能排除标准。计划行肺叶切除术且 FEV1<1.5 L 的患者,在潜在治愈性肺切除术前需进行心肺运动试验,测量最大耗氧量和定量通气/灌注扫描,准确评估围手术期并发症风险。FEV1 或 DLCO<40%预测值及最大氧耗量<15 mL/(kg•min)的患者,围手术期并发症的风险增加。

(四) 影像学表现 熟悉肺癌的放射学表现谱有利于及时、准确地诊断疾病,利用恰当的影像学检查,便于外科及肿瘤学分期评价,进而制订合理的管理措施。

1. 胸部 X 线摄影

(1) 孤立性肺结节或肿块:孤立性肺结节(SPN)或肿块的重要影像学特征评估包括病程中大小变化、边缘和钙化(见第 4 章)。评价 X 线检出 SPN 的第一步是确定是否先前 X 线检查中结节存在。SPN 稳定≥2 年,强烈提示良性。一般来说,SPN 增大或新出现的 SPN,需要行 CT 进一步评估。病灶边缘不规则,尤其边缘呈毛刺状(图 17.4),需要密切观察且几乎均需进一步评估,而边缘光滑一般提示良性病变。弥漫性、中央性、层状或爆米花样钙化,提示良性病变,如肉芽肿或错构瘤,而其他类型的钙化则需要进一步评估。有时,X 线胸片发现病灶有供血或引流血管,或彗星尾状阴影进入胸膜下类圆形病灶的肺门侧部分,这些征象提示良性病变,尤其分别提示动-静脉畸形和圆形肺不张。

(2) 肺叶/肺段实变或不张:成人患者中肺叶密度增高,伴或不伴肺体积缩小应高度重视,因抗生素的使用,累及整个肺叶的肺炎不常见,而肺癌可表现为这种形式(图 17.5)。肺叶密度增高的机制是阻塞性肺不张(图 17.6)或中央阻塞性肿块远侧的内源性脂质性肺炎,最典型者见于鳞状细胞癌或小细胞肺癌。少数情况下,黏液性腺癌可表现为肺段或肺叶实变(图 17.7),常伴有边界不清的结节影,肺叶或肺段密度增高而不伴空气支气管征;密度增高肺叶近侧膨隆(称为横"S"征,代表阻塞性不张肺叶向中央性肿块或区域性肿大淋巴结延续的轮廓,并以邻近充气的肺组织为界);哮喘、气管炎或肺炎等症状经治疗无改善;伴随咯血或体重减轻等,均应怀疑肺癌,应及时行 CT 或(和)支气管镜检查进一步评价。

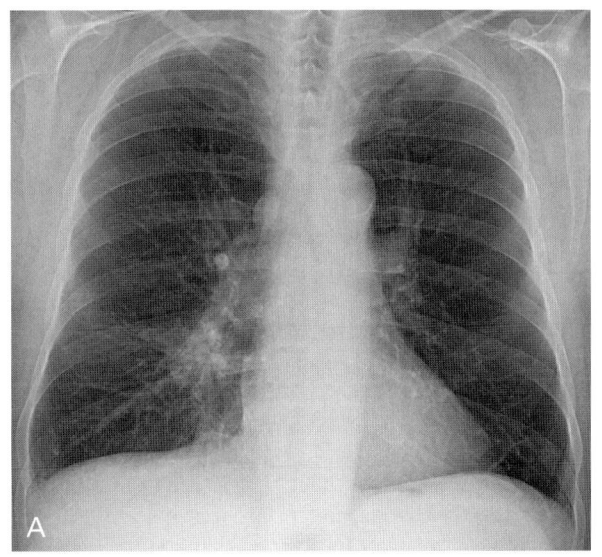

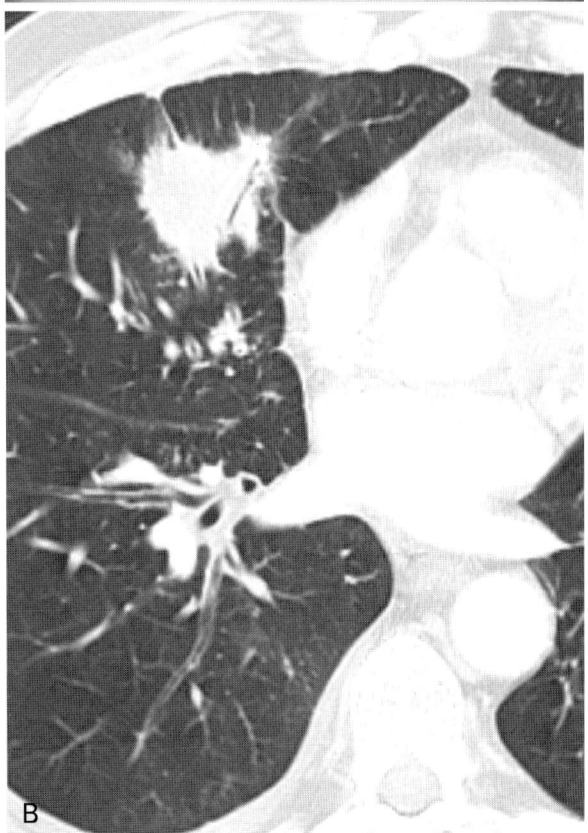

图 17.4 孤立性肺肿块。(A)后前位 X 线片显示右下肺门区孤立肿块,边缘见毛刺状突起。(B)轴面 CT 显示右肺中叶肿块,伴毛刺征和充气支气管征。CT 引导穿刺活检和随后的手术切除证实为腺癌。

(3) 肺气肿:偶尔,中央型肿瘤可导致主支气管或叶支气管部分性阻塞,进而引起肿瘤远端肺组织过度充气。继发于肺癌的肺气肿患者,因中央型肿瘤的位置常出现咳嗽、咯血或喘鸣。这些表现更常与缓慢生长的中央型肿瘤相关,如类癌,常向腔内外生长。

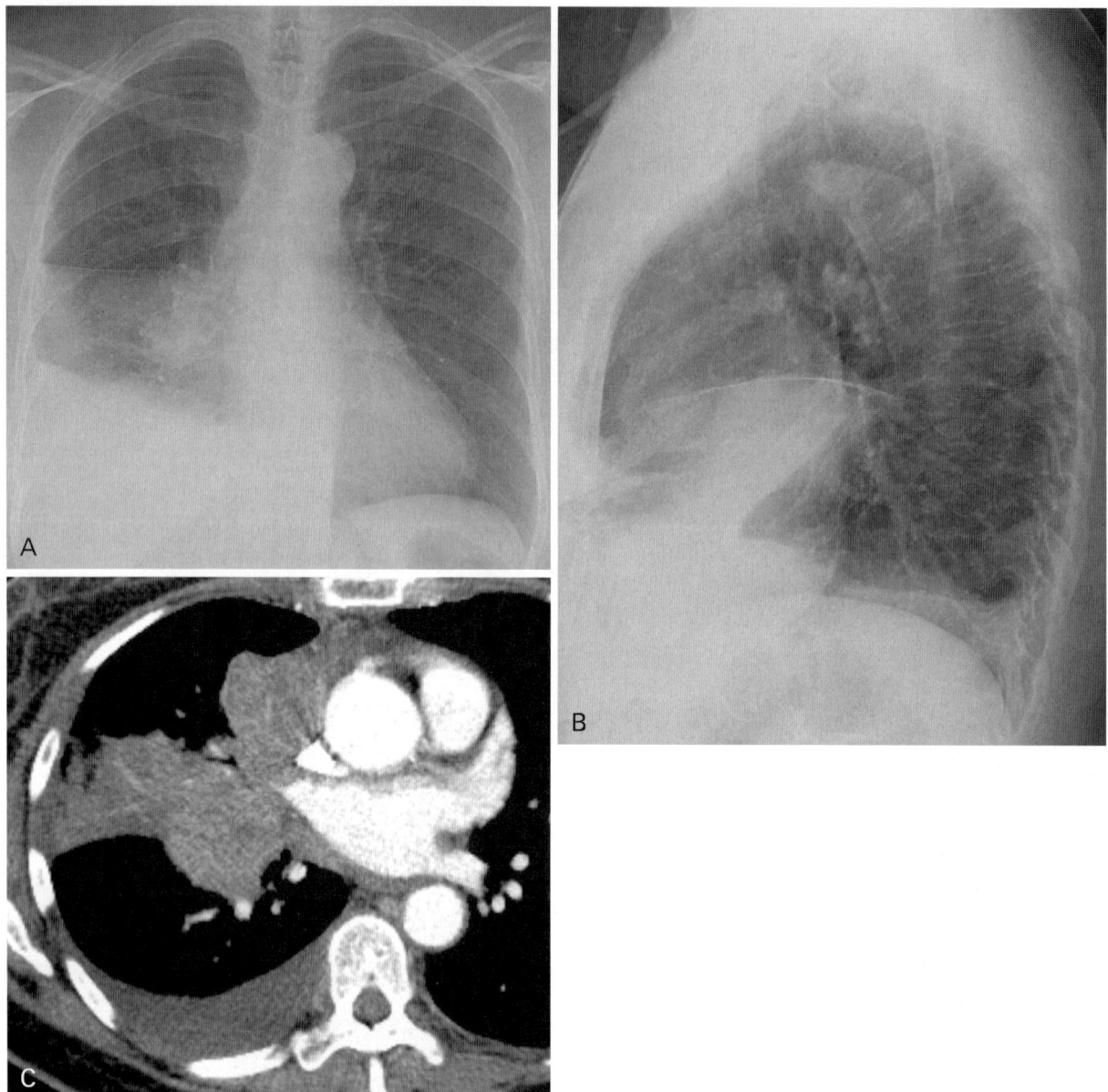

图 17.5 中央型鳞状细胞癌致肺叶不张或阴影。后前位(A)和侧位(B)X 线胸片显示右肺门肿块和右肺中叶高密度影,伴轻度肺体积减小,亦见右侧少量胸腔积液。(C)CT 增强扫描显示右肺门巨大肿块伴纵隔侵犯、中叶支气管阻塞。同样见右侧少量胸腔积液。

(4)肺门或纵隔肿块:成人单侧肺门或中纵隔肿块最常见的病因是肺癌,其代表中央型肿瘤或区域淋巴结肿大(图 17.5)。鳞状细胞癌和小细胞癌是引起纵隔或肺门肿块最常见的肺癌细胞类型,尽管约 25% 的腺癌亦可有此表现。肿块常压迫中央气道导致肺段、肺叶或全肺不张,或侵犯血管致上腔静脉综合征或肺梗死,后者源于肿瘤侵犯肺动脉或肺静脉。少数情况下,中央型肺癌累及膈神经,导致膈神经麻痹,表现为同侧膈肌升高;肿瘤累及喉返神经,引起声音嘶哑。

(5)弥漫性间质性病变:罕见情况下,肺癌患者首次胸部 X 线检查主要表现为间质性病变。肺癌伴癌性淋巴管炎患者可表现为弥漫性间质性病变,即局限性或弥漫性线状影,常伴肺门和纵隔淋巴结增大、胸膜下肺水肿及胸腔积液。肺癌患者中间质性病变的一个较少见原因是并存潜在慢性间质性肺病,最常见者为特发性肺间质纤维化,其与肺癌的发病率高有关且可掩盖潜在的恶性肿瘤。

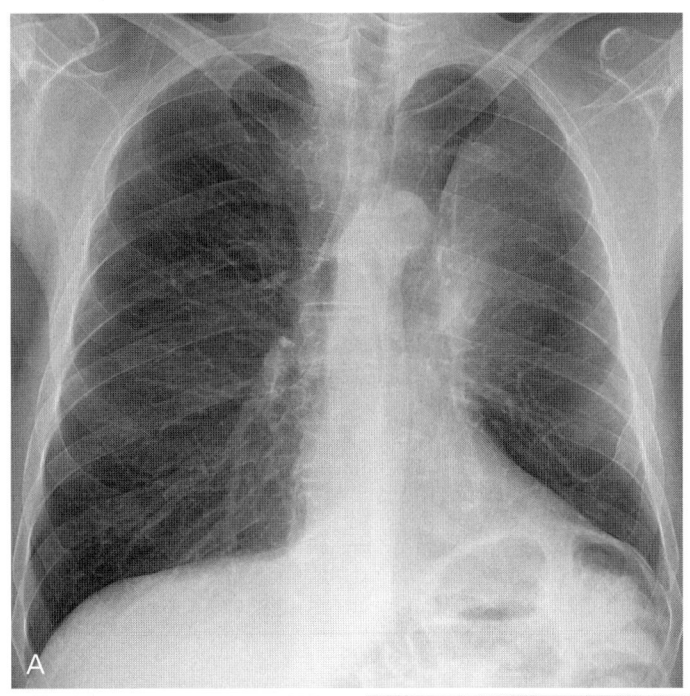

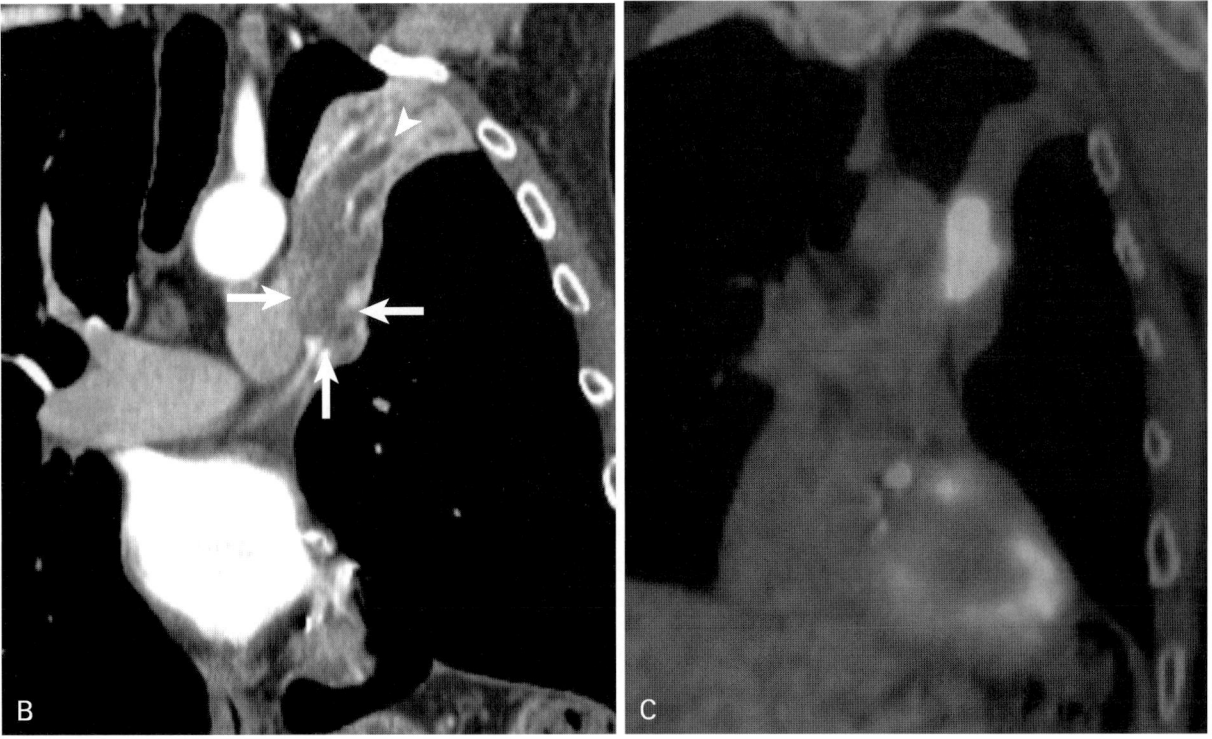

图 17.6 鳞癌继发左肺上叶不张。(A)后前位 X 线片显示左肺上叶萎陷,主动脉弓旁透光度增高,符合镰刀征。(B)冠状面 CT 显示左肺上叶内侧肿块(箭),伴左肺上叶支气管闭塞、左肺上叶不张。因远端支气管内分泌物潴留致萎陷肺内管状低密度结构(箭)。(C)PET-CT 显示肿块内明显的氟脱氧葡萄糖摄取,而邻近肺不张摄取极少。支气管镜检查证实鳞状细胞癌。(见彩色插页)

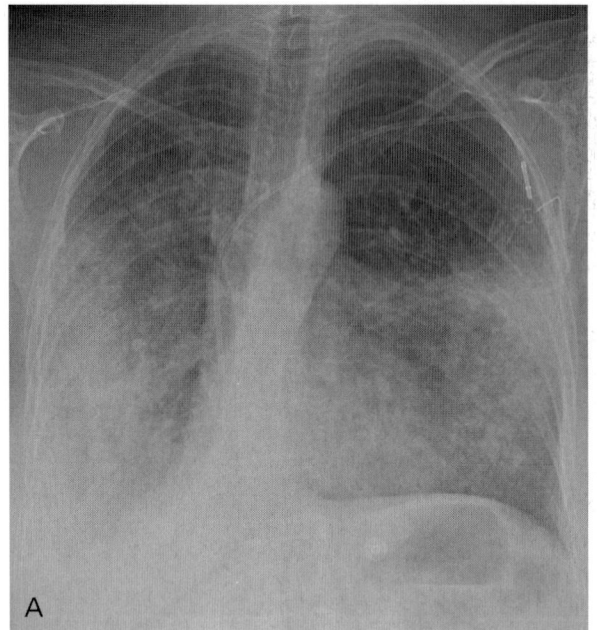

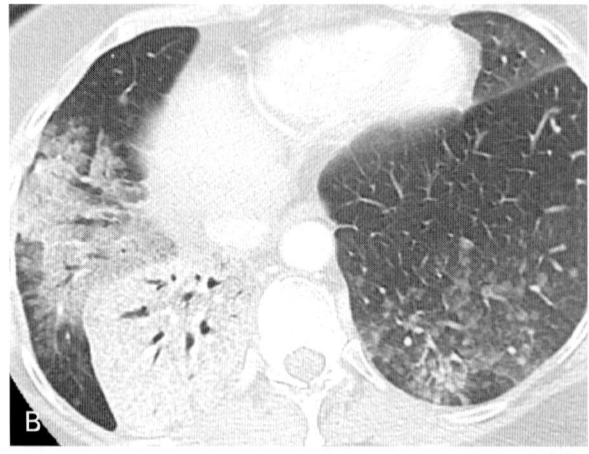

图 17.7 多灶性黏液腺癌。(A)后前位 X 线胸片显示双肺斑片状高密度影。(B)轴面 CT 显示右肺下叶实变及双肺磨玻璃影。

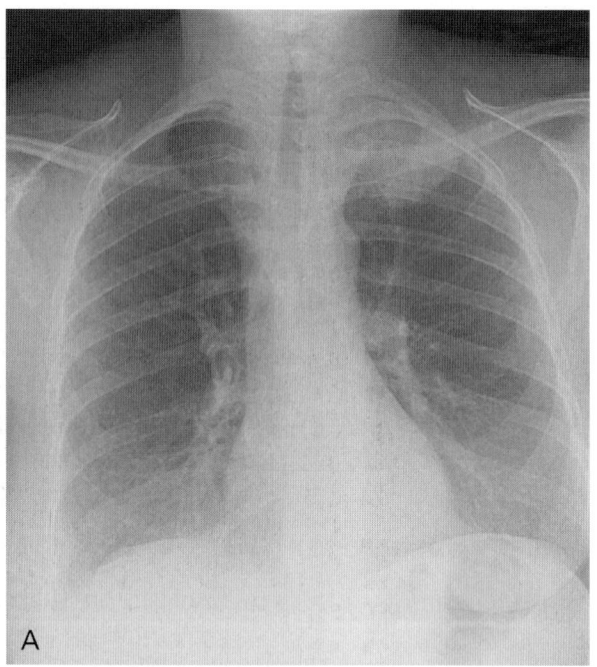

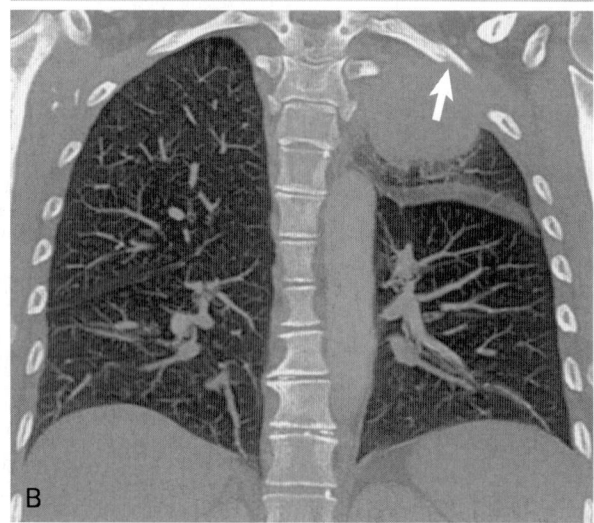

图 17.8 肺上沟瘤。(A)胸部正位 X 线片显示左肺尖肿块,可见向下凸出的边缘。(B)冠状面 CT 最大密度投影(MIP)显示左肺尖软组织肿块,伴左侧第一肋下缘轻微虫蚀样破坏(箭)。活检证实非小细胞癌。

(6)胸壁和肺尖侵犯:起源于肺外周的肺癌,尤其腺癌和肺尖部肺上沟瘤(图 17.8),常因胸壁局部侵犯而出现胸壁肿块。胸部 X 线平片检查很难与原发性胸壁肿瘤鉴别,确诊需行穿刺活检。

(7)胸腔积液和胸膜增厚:肺癌胸膜受累可因肿瘤直接侵犯胸膜(图 17.9),亦可因肿瘤经血行或淋巴道播散至胸膜所致。肺癌侵犯胸膜最常导致胸腔积液,单侧胸腔积液合并肺、纵隔或肺门肿块,则提示肺癌的诊断。胸部 X 线平片显示结节状胸膜增厚,伴有或不伴有胸腔积液,应该考虑肺癌累及胸膜,尽管胸外恶性肿瘤胸膜转移性腺癌和间皮瘤也需考虑。肺癌患者中,并非所有的胸腔积液都提示胸膜受侵犯,因为中央型肺癌并发的阻塞性肺炎或感染性肺炎亦可产生渗出性胸腔积液。

2. CT

(1)肺结节:CT 是评价 SPN 的主要影像学方法。随着 CT 的普及和低剂量 CT 在高危人群肺癌筛查中的应用,肺结节的检出率显著增加,且这些结节具有分叶征、毛刺征及边缘模糊等特征。SPN 的 CT 特征对于诊断至关重要,包括大小、密度、边缘、三维形态及增长率(见第 4 章和第 16 章)。CT 上肺癌分为纯磨玻璃影、混合磨玻璃影(磨玻璃样和实性混杂)及实性密度影。AAH 和 AIS 呈现为小的纯磨玻璃结节(图 17.10)。MIA 通常为磨玻璃影或混合磨玻璃影。

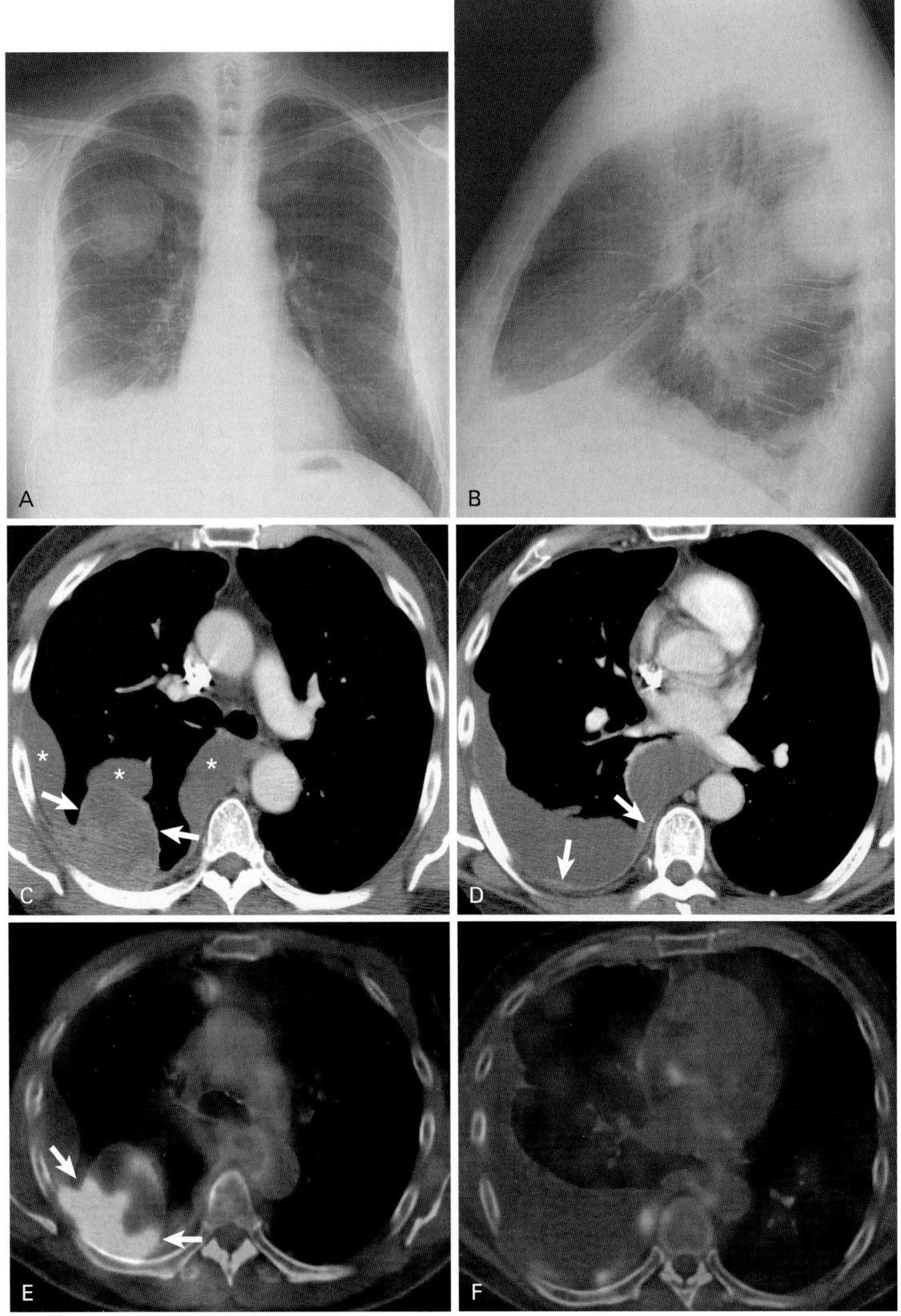

图 17.9 周围型肺癌伴胸膜侵犯。胸部正位(A)和侧位(B)X线片显示右肺下叶背段肿块,伴右侧胸腔积液。(C)增强CT显示右肺下叶背段软组织肿块(箭),病变后部见不均匀强化结节和低密度区,伴右侧多发包裹性积液(星号)。(D)下肺静脉水平层面CT显示胸腔积液后部轻度局限性壁层胸膜增厚和强化(箭)。(E)图C同一层面PET-CT显示右肺下叶肿块代谢活性增高(箭)。(F)图D同一层面PET-CT显示沿胸膜见多发局灶性代谢增高病灶,与图D所见相符。胸腔镜活检证实非小细胞癌并胸膜侵犯。

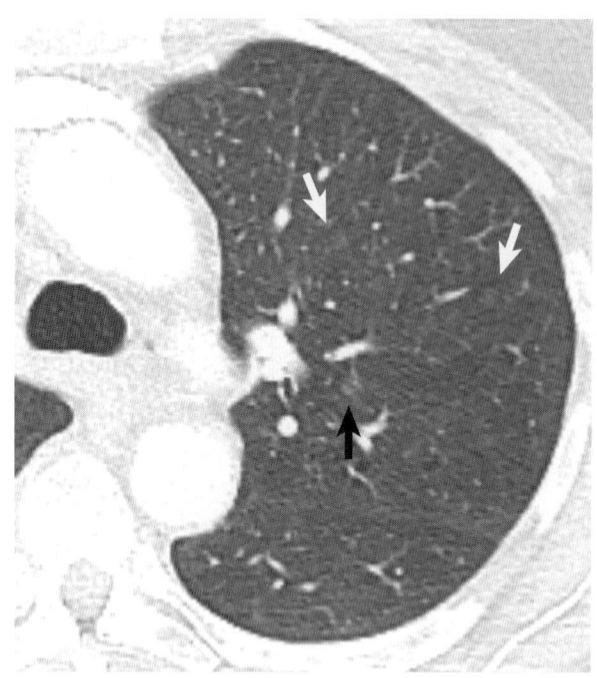

图17.10　多灶性非典型腺瘤样增生。轴面CT显示左肺上叶多发4～5mm磨玻璃结节(箭),肺切除标本证实多灶性非典型腺瘤样增生(腺癌进行了手术,未显示)。

混合磨玻璃病变中的软组织成分代表侵袭性成分和(或)纤维化和肺泡萎陷(图17.11)。肺癌的侵犯性与CT上软组织成分的大小直接相关。CT能清晰显示结节内空泡样透亮区(称为假性空洞)(图17.12)或含气支气管影(图17.4)。单发结节早期切除后预后良好。

(2)肺叶/肺段实变或肺不张:肺叶/肺段实变或肺叶不张患者CT评价的目的是明确实变不吸收的原因,如中央型支气管腔内肿块、细支气管周围肿块或淋巴结肿大,以及支气管检查前评价肺门或纵隔肿块的放射学表现。CT增强扫描能够准确显示较低密度的中央型肿块,并与均匀强化的阻塞性肺不张鉴别(图17.6),同时评价中央型肿块气道受累情况。阻塞性肺炎实变区内扩张并充填黏液的远端气道呈现为管状、分支状低密度影(图17.6B)。黏液性腺癌患者中,恶性细胞分泌的黏液样物质充填支气管和肺泡导致气腔密度增高,表现为结节状(图17.13)或斑片状影(图17.7)。病灶融合后增强CT显示强化的肺动脉穿行于实变区,这种现象称之为"CT血管造影"征(图17.14),该征象可见于腺癌、肺炎、淋巴瘤及其他疾病。

(3)肺门或纵隔病变:肺门或纵隔淋巴结非对称性增大可能是肺癌的最初表现(图17.5),尤其小细胞肺癌(图17.15)。恶性淋巴结突破单个淋巴结包

膜时,常发生淋巴结融合,进而可弥漫性浸润纵隔脂肪并侵犯纵隔结构,如上腔静脉、中央气道、食管、肺动静脉及左心房。增强CT图像上,鳞状细胞癌的转移性淋巴结常发生中央型坏死。中央型肺癌钙化少见,当恶性淋巴结中出现钙化时,常提示先前肉芽肿性钙化被肿瘤所包裹。

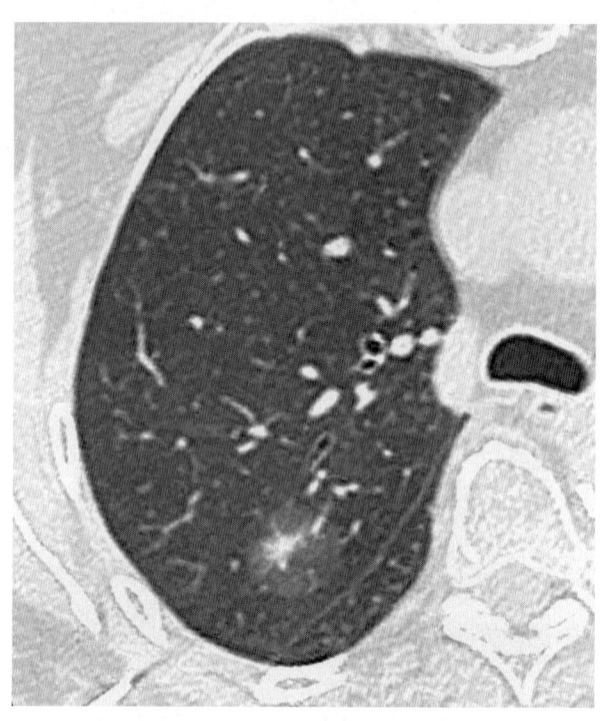

图17.11　混合实性/磨玻璃结节——腺癌。右肺上叶后段混合密度病灶,中心为实性成分、周围为磨玻璃样成分。活检标本证实为高分化腺癌。

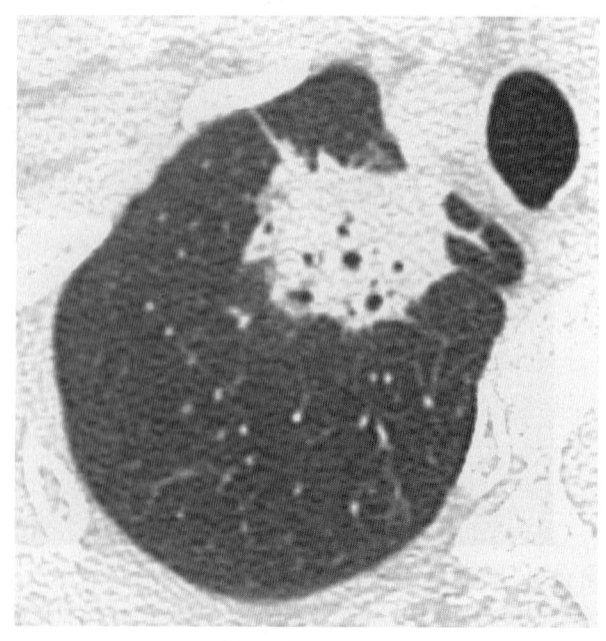

图17.12　肺腺癌空泡样透亮影。右肺上叶HRCT放大图像显示肿块内含小圆形透光区(空泡或假性空洞)。

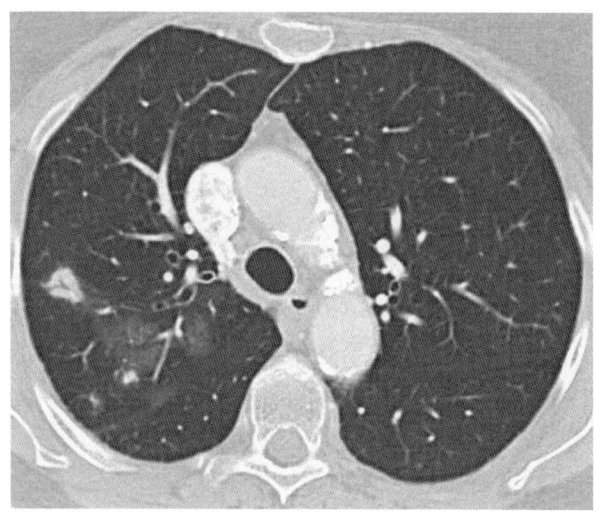

图 17.13 黏液腺癌结节状气腔阴影。CT 显示右肺上叶混合磨玻璃和实性结节影,亦见穿行于实性结节内的空气支气管征。右肺上叶切除证实为腺癌。

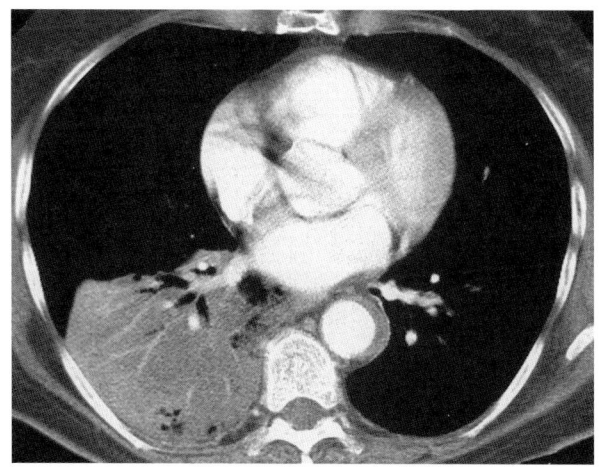

图 17.14 腺癌和 CT 血管造影征。增强 CT 显示右下肺实变部分区域较胸壁肌肉密度低,实变区内见血管影(CT 血管造影征)。

(4) 胸壁和胸膜侵犯:CT 扫描能较好地显示周围型肺癌与胸膜、胸壁的关系,尽管在某些情况下,MRI 可能价值较高。尽管明确肺癌患者是否有胸壁侵犯非常重要,单独这些发现不足以判断肺癌的不可切除性,但这些发现能改变手术方式。胸膜或胸壁受累的征象(不具特异性)如下:肿瘤与胸膜/胸壁接触面超过 3 cm,肿块与邻近胸膜面呈钝角,胸膜外脂肪消失(薄层 CT)。胸壁侵犯的唯一特异性征象是肿块经肋间隙侵犯肋间组织或皮下组织或骨质破坏(图 17.8B)。冠状面、矢状面 CT 重建图像能很好地显示肺上沟瘤对锁骨下动脉或臂丛神经的局部侵犯,尽管已证明 MRI 在这方面价值更高。

因正常胸膜在 CT 上通常不能显示,只有当胸壁

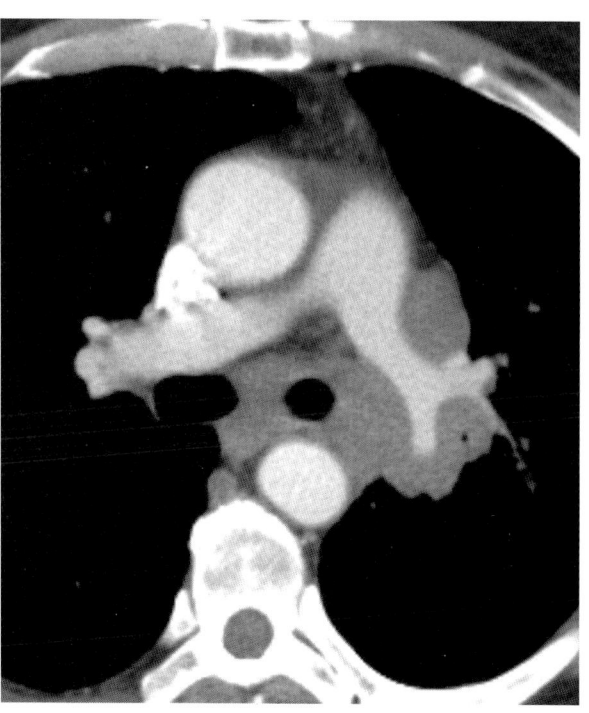

图 17.15 小细胞肺癌左肺门不对称肿块。增强 CT 显示不对称性左侧肺门肿块和纵隔淋巴结肿大。

侵犯明显时,才可推断胸膜侵犯。周围型肺癌伴有胸腔积液尤其胸膜结节,常提示胸膜受累,但需要细胞学或组织学证实(图 17.9)。少数情况下,周围型肿瘤与壁层胸膜间发现自发性/医源性气体或液体时,可排除壁层胸膜侵犯。

(5) CT 引导胸内病变穿刺活检:CT 引导胸内病灶(包括直径>10 mm 的亚实性结节)经胸针吸活检(CT-TNB)的诊断率较高,其中恶性肿瘤的诊断敏感性>90%。CT-TNB 诊断亚实性结节的敏感性低于实性结节,但阳性预测值较高,阳性结果可诊断恶性肿瘤。肺癌的诊断以及小细胞肺癌与非小细胞肺癌的鉴别通常基于细胞学标本的光学显微镜分析,而细胞学标本是通过 CT 或 CT-透视引导下采用 20~22G 的小口径活检针穿刺所得。而采用同心轴技术的针芯活检现常规应用于免疫组化和分子检测,其并发症包括气胸(约 20%)、咯血(<5%)。

3. MRI MRI 在肺癌的初诊中作用有限。尽管最新研究报道 MRI 检测直径大于 8 mm 肺结节的敏感性达 100%,但其对于≤8 mm 肺结节的敏感性仍低于 CT。MRI 对肺上沟肿瘤(Pancoast 瘤)的评估有重要价值,冠状面和矢状面 MR 成像能够有效评估锁骨下动脉和臂丛神经的局部侵犯。碘对比剂禁忌患者 MRI 也可用于评估肿瘤对纵隔或血管的侵犯情况。

4. 超声检查　肺癌患者的评价中超声检查作为胸部 X 线平片和 CT 检查的补充手段。紧邻胸壁的周围型肺结节或肿块,超声引导针吸活检能够提供用于细胞学或组织学诊断的组织标本。此外,超声能够较好地显示肺癌相关性胸腔积液和局限性胸膜增厚,并取样用于肺癌诊断和分期。疑似肺癌和临床可触及或 CT 检出锁骨上淋巴结肿大的患者,超声引导淋巴结穿刺活检有助于明确诊断。

5. PET　目前,已经明确采用放射性药物[18]F-脱氧葡萄糖(FDG)-PET 在评估局灶性肺部病变(包括 SPN)中的价值。局灶性病变的 FDG 摄取可通过计算标准摄取值(SUV)或主观比较病灶与纵隔背景摄取而半定量测定。当病灶直径>10 mm 时,FDG-PET 阳性对检测恶性 SPN 的敏感性为 97%、特异性为 78%(图 17.6)。PET 较低的假阴性率使其成为 CT 排除恶性肿瘤的一个辅助手段,并允许对非 FDG 摄取病灶行影像学随访,尤其对于临床怀疑低至中度恶性肿瘤的患者。PET 除了能够鉴别良性和恶性 SPN 外,还能提供与患者预后相关 SUV 和病灶总糖酵解(TLG)的预测值。TLG 计算方法为代谢性肿瘤体积乘以平均 SUV 值,并通过专用 PET 软件生成。

尽管 PET 对良性 SPN 具有较高的阴性预测值,但部分病变因低代谢活性,PET 仍然有较高的假阴性率。最常见的此类恶性病变为 AIS、MIA 和高分化肺腺癌,瘤内无或很少的实性成分(图 17.16)。持久性或缓慢增长的亚实性结节,且边缘不规则或分叶状或病灶内囊性透光区,尤其肺癌高风险患者,无论 FDG 有无摄取,都应怀疑腺癌,PET 对这些病灶的诊断或转移检测无特殊价值。相反,高 SUV 值的部分实性或磨玻璃结节更有可能是炎性病变,而非恶性病变(图 17.17)。低代谢活性的典型类癌,PET 往往呈现为极低或无 FDG 摄取(见第 19 章)。

PET 假阳性通常见于活动性炎性肉芽肿、局限性机化性肺炎、少数错构瘤。针吸活检或亚叶切除有助于明确诊断。

PET 有助于评价诊断为肺癌的中央型肿块,肺门或纵隔肿块无 FDG 摄取可有效地排除肺癌诊断。PET 亦有助于区分中央型肺癌与阻塞性肺不张(图 17.18,图 17.6)。CT 显示非特异性胸腔积液或胸膜增厚的肺癌患者,PET 有助于检出恶性胸膜侵犯。PET-CT 在淋巴结分期和肺癌远处转移检测中的应用参阅第 18 章。

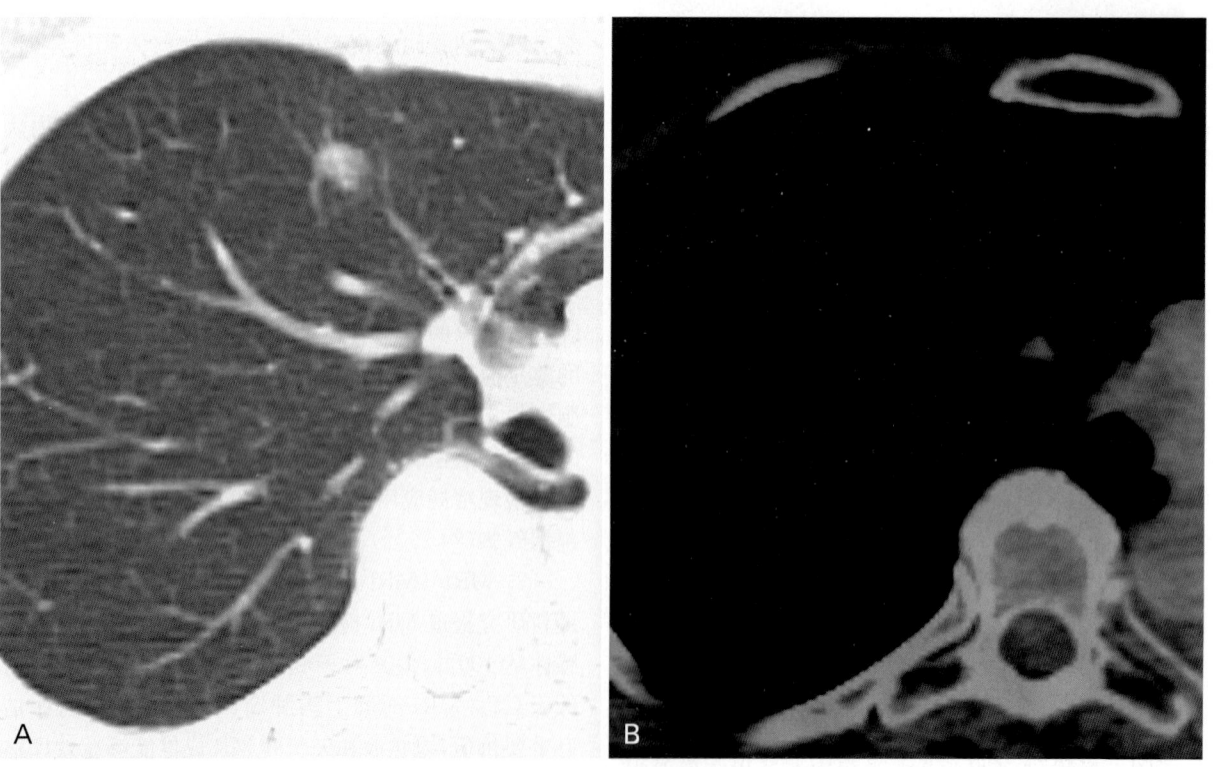

图 17.16　高分化腺癌呈现为部分实性结节。(A)轴面 CT 示右肺上叶直径为 1.2 cm 的部分实性结节,活检证实为高分化腺癌。(B)相应 PET-CT 显示 FDG 无显著摄取,即惰性肺癌的常见表现。

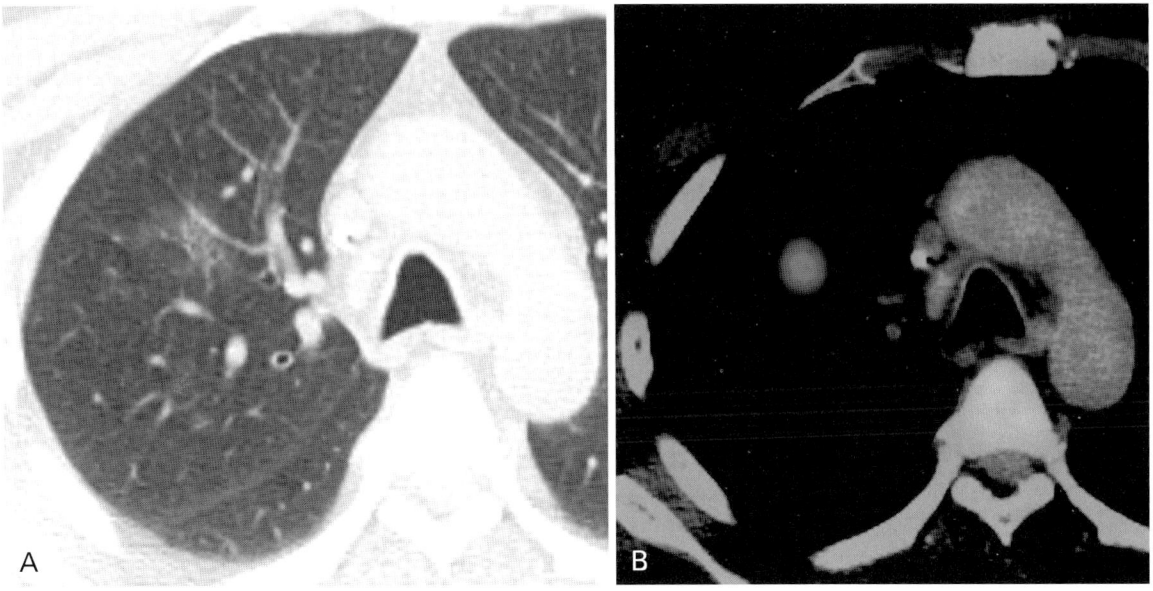

图 17.17　FDG 摄取的炎性磨玻璃影。(A)轴面 CT 显示右肺上叶局灶性磨玻璃影,较 2 个月前为新发病灶,随访中病灶消失,符合感染性或炎症性病变过程。(B)相应 PET-CT 显示 FDG 显著摄取。磨玻璃密度病灶显著摄取 FDG 通常提示感染或炎性病程,而非恶性肿瘤。

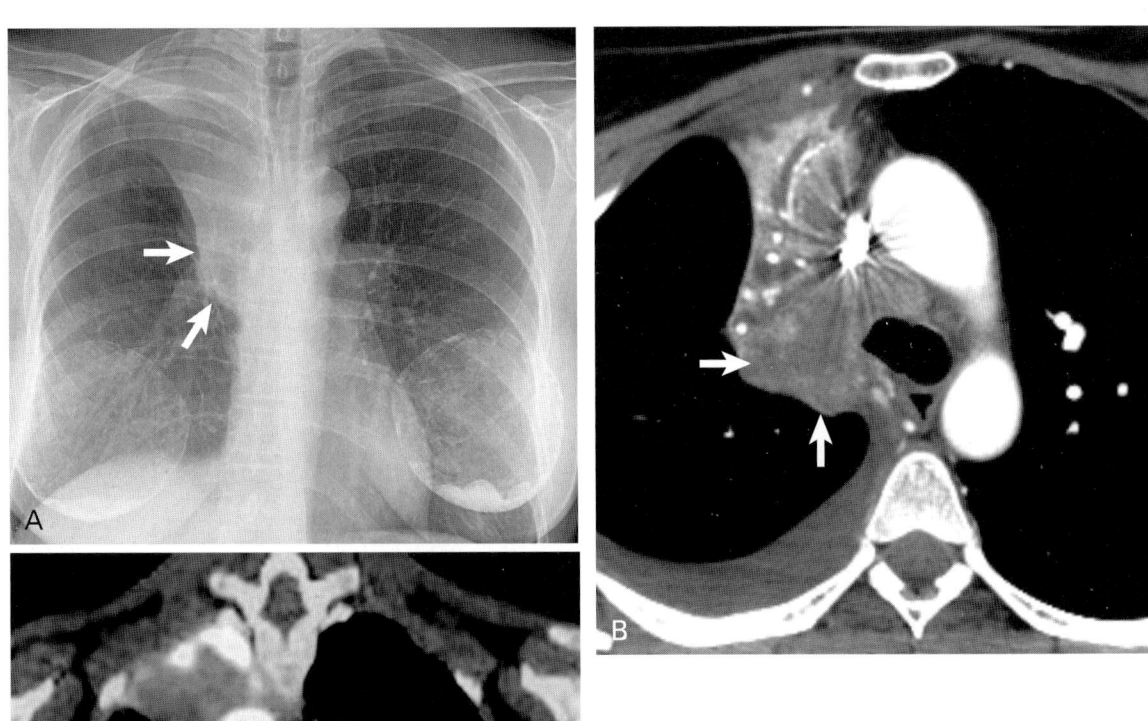

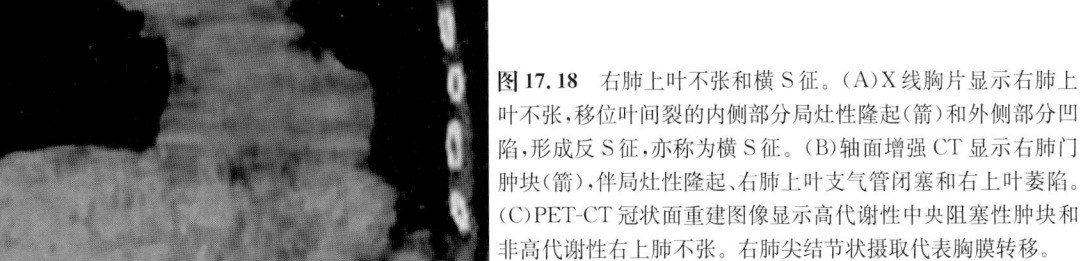

图 17.18　右肺上叶不张和横 S 征。(A)X 线胸片显示右肺上叶不张,移位叶间裂的内侧部分局灶性隆起(箭)和外侧部分凹陷,形成反 S 征,亦称为横 S 征。(B)轴面增强 CT 显示右肺门肿块(箭),伴局灶性隆起、右肺上叶支气管闭塞和右上叶萎陷。(C)PET-CT 冠状面重建图像显示高代谢性中央阻塞性肿块和非高代谢性右上肺不张。右肺尖结节状摄取代表胸膜转移。

典型影像学征象

放射冠

许多周围型肺癌的细毛刺状边缘源于肿瘤向周围肺组织的放射状浸润，或肿瘤中央部分纤维化的放射状延伸。该征象被称为放射冠（图 17.19），且见于 SPN 时高度提示原发性肺癌

横"S"征

横"S"征是指不张肺叶的凹面与中央型阻塞性肿块的凸面相延续而形成的轮廓（图 17.18）。该征象常见于鳞状细胞癌或小细胞肺癌，因这些肺癌组织学类型起源于叶支气管而易形成肺门肿块

镰刀征-左肺上叶不张

左肺上叶不张的任何原因，尤其肺癌，不张肺叶向前部塌陷时肺密度轻度增高。某些情况下，左肺下叶上段代偿性过度充气、扩张，并延伸至主动脉弓旁，胸部正位 X 线片可见新月形的气体影或"镰刀"征（图 17.6）

肺上沟瘤

起源于肺尖区域的肺癌称为 Pancoast 瘤或肺上沟瘤（图 17.8）。胸部正位 X 线片显示不对称性肺尖阴影，尤其下缘膨隆，伴邻近肋骨或椎体破坏，应怀疑恶性肿瘤

空泡或囊性透亮影

肺腺癌患者，病理学显示癌细胞沿肺泡壁生长（伏壁式生长），而薄层 CT（图 17.12）显示病灶内见支气管通畅或气腔影，呈现为空泡或囊性透亮影。直径>10 mm 伴空泡或囊状透亮影的持续存在病灶，腺癌的概率>25%

混杂密度（亚实性）肺结节

肺癌高危患者低剂量 CT 和多排 CT 筛查出的 SPN，呈现为混杂密度（即含实性和磨玻璃样密度）时，其恶性概率较高（图 17.11）

CT 血管造影征

CT 血管造影征描述肺实变的 CT 表现，即明显强化的分支状肺动脉与充填周围气腔的相对低密度物质形成鲜明对比（图 17.14）。尽管，CT 血管造影征最初被认为是黏液性腺癌的相对特异性征象，但该征象亦见于其他恶性和非恶性病变，包括淋巴瘤、脂质性肺炎、感染性肺炎及肺水肿

囊肿或肺大疱壁增厚

肺癌与囊性气腔的关系逐渐被认识，偶尔囊性气腔是肺癌漏诊的一个原因。囊肿或肺大疱出现结节或壁增厚（图 17.20），无论 FDG 摄取与否，应首先考虑肺癌，且需要影像学随访或活检。如果存在其他因素，包括病变位于上叶外周，且伴肺气肿、囊性病变或磨玻璃样结节、淋巴结肿大，以及肺癌病史，均应高度怀疑肺癌，并行其他影像学检查

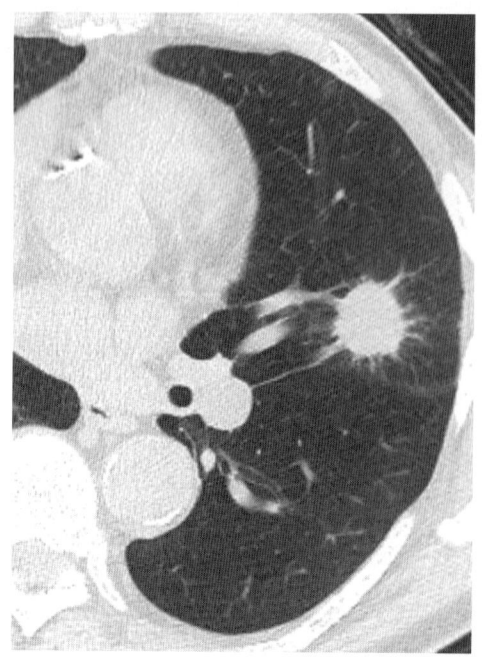

图 17.19 恶性孤立性肺结节之放射冠。轴面 CT 显示左肺上叶舌段结节的毛刺征。活检证实为腺癌。

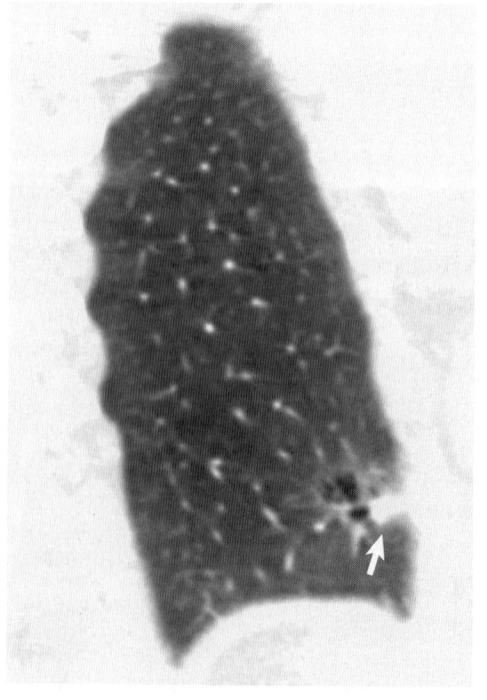

图 17.20 腺癌伴囊性气腔。冠状面 CT 显示不规则囊性病灶伴壁结节（箭）。活检证实为腺癌。

6. 影像检查的选择

(1) 孤立性肺结节:SPN 评估的成像方式取决于潜在的肺癌风险。高风险人群中低剂量 CT 筛查出的肺结节,美国放射学会(American College of Radiology,ACR)肺部 CT 筛查报告和数据系统(Lung-RADS)提供了一种分类和进一步管理的方法(详见第 16 章)。对于筛查策略以外的 CT 检查发现的 SPN,近期修订的 Fleischner 学会指南提供了基于恶性肿瘤风险和结节特征,包括大小、密度和数量的管理推荐,详见第 4 章。

(2) 咯血:咯血患者,临床情况决定了影像学评估方法。支气管镜检查为评价大咯血(24 h 内咯血量>300~400 mL)的主要方法,因为这些患者可能需要立即行内镜下、外科手术或经导管动脉栓塞治疗。隐匿性咯血患者,影像学评估十分重要,CT 检查能够发现支气管内肿块或支气管扩张等咯血常见的病因。ACR 推荐以下情况行胸部 CT 增强扫描:①大咯血,无心肺功能损害;②持续性/复发性咯血(<30 mL),且年龄>40 岁或吸烟>30 包/年;③咯血≥30 mL;④咯血,年龄>40 岁,吸烟>30 包/年。

(3) X 线胸片显示肺门或纵隔肿块:胸部 X 线平片发现肺门或纵隔肿块时,首要任务是判断该发现是否代表正常变异、突出的心血管结构、脂肪,或真正的肺门、纵隔肿块。与既往放射学检查相比,若轮廓异常较前无改变,通常可以终止影像学评估。若纵隔或肺门肿块为新发病变或伴有明显局部浸润的临床或放射学证据(如咯血、上腔静脉综合征、左侧声带麻痹所致声音嘶哑、霍纳综合征),应该行增强 CT 扫描进一步评价。临床和影像学检查拟诊中央型肺癌的实性病变,需行细胞学或组织学检查证实。

(4) 肺叶实变或肺不张:肺叶、肺段实变或肺叶不张患者,X 线胸片检查未发现中央型肿块,而临床表现为肺炎,或哮喘、COPD 急性加重。许多临床和影像学因素,如咯血或支气管黏液栓、渐进性呼吸道症状、消瘦,X 线胸片显示肺门、纵隔肿块或淋巴结肿大,社区获得性肺炎经广谱抗生素治疗后临床或放射学异常无改善等,提示需要行 CT 或支气管镜检查以评估肺叶实变。

(5) 周围型病变:胸部 X 线平片检测到的胸膜下或胸膜病变最好行多排 CT 评估(图 17.9)。胸部 X 线平片肺周围型阴影考虑包裹性积液,则可行超声检查,如果异常密度影完全无回声,则提示胸腔积液。脂肪密度肿块考虑脂肪瘤或疝,不需要进一步评估;而软组织肿块常需要行 CT 或超声引导穿刺活检以明确病变性质。

(五) 鉴别诊断

1. 临床资料

(1) 咯血:尽管吸烟者出现咯血应该警惕肺癌继发支气管内肿块而致出血,但大多数咯血患者为炎症性气道疾病,如支气管炎或支气管扩张。咯血的其他原因包括肺泡出血综合征,如肺出血肾炎综合征(Goodpasture syndrome)、肉芽肿性多血管炎;包括类癌的肺癌以外肿瘤、肺栓塞、肺动脉瘤或假性动脉瘤、肺动静脉畸形、足分支菌病、肺结核,及罕见的主动脉瘤并发主动脉-支气管动脉瘘。

(2) 咳嗽:临床上,咳嗽分为急性和慢性形式,慢性指咳嗽持续超过 4~8 周。慢性咳嗽的鉴别诊断范围较广,除肺癌外,还包括哮喘、胃食管反流、慢性支气管炎、支气管扩张、药物性副作用及鼻后滴漏综合征。尽管大多数肺癌患者在发病过程中都有咳嗽症状,但慢性咳嗽不是肺癌的常见症状,因多数肺癌发生于咳嗽感受器稀疏的肺外周区域。尽管如此,肺癌危险因素患者新发咳嗽或咳嗽恶化,最好行 CT 评价以除外中央型肿块性病变。

(3) 呼吸困难:类似于咳嗽,呼吸困难是感染性、神经肌肉、心血管、呼吸、自身免疫、肾脏疾病及其他病变常见的临床表现。复杂的情况是肺癌患者常合并潜在的 COPD 和呼吸困难病史。肺癌所致的呼吸困难很少能在 X 线胸片上有所表现,但肺癌相关并发症可首先表现为呼吸困难,包括恶性胸膜疾病、肺栓塞、癌性淋巴道播散、中央气道阻塞伴或不伴阻塞性肺炎或肺不张,以及罕见的黏液性腺癌进行性实变。

(4) 全身性和副肿瘤性症状(发热、虚弱、消瘦):多数肺癌患者有全身症状,包括体重下降、食欲减退、乏力。许多躯体和精神性症状源于胸外恶性肿瘤,如淋巴瘤、结肠癌及恶性血液病等最常见。正如临床表现部分所述,10%~15% 的肺癌,尤其小细胞癌患者伴有副肿瘤综合征。对于肌无力患者,必须区别重症肌无力和肌无力综合征(Lambert-Eaton syndrome)。成人皮肌炎患者肺癌和胸外恶性肿瘤发生率非常高。肥大性肺骨关节病可见于许多慢性肺疾病,其中肺癌最常见。肺癌是仅次于乳腺癌引起肿瘤性高钙血症的原因之一。尽管小细胞肺癌是引起库欣综合征最常见的肿瘤,但肾上腺、垂体和胸腺是促肾上腺皮质激素分泌性肿瘤的其他原发部位。

(5) 上腔静脉阻塞综合征:任何右侧纵隔肿块压迫或阻塞上腔静脉或头臂静脉汇合处均可引起上腔

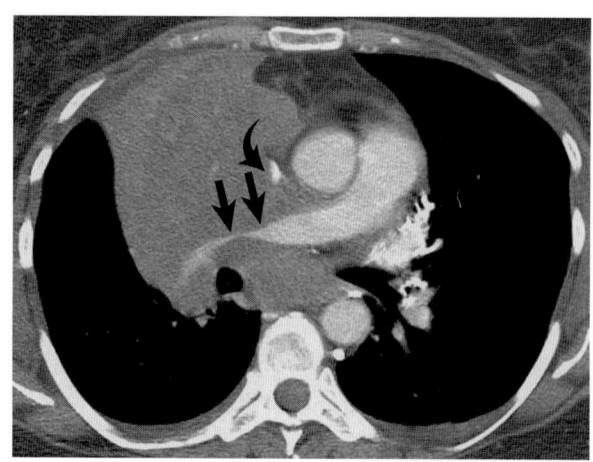

图 17.21 小细胞癌合并上腔静脉综合征。增强 CT 显示右肺门和纵隔大肿块,伴右肺动脉降支明显包裹(直箭)、上腔静脉几乎完全闭塞(弯箭),可见上腔静脉阻塞导致纵隔静脉丛显影。

静脉综合征。尽管小细胞肺癌(图 17.21)和淋巴瘤是导致上腔静脉综合征最常见的肿瘤,但需考虑其他诊断,包括恶性胸腺和生殖细胞肿瘤、纤维性纵隔炎及中心静脉置管所致静脉血栓形成。

(6)声带麻痹:主肺动脉窗或左侧喉返神经径路邻近的左上纵隔旁肿块可侵犯或压迫神经、致左侧声带麻痹,从而引起声音嘶哑。右侧喉返神经受累较少见,但可见于右侧锁骨下动脉邻近的纵隔淋巴结病变或延伸至锁骨上间隙的肺上沟肿瘤。单侧声带麻痹的其他主要病因包括手术、颈部创伤和特发性情况。无近期手术或创伤的情况下,需要 CT 评估颈段和上胸段迷走或喉返神经的恶性侵犯。

(7)霍纳综合征:霍纳综合征是交感神经眼支中断、苗勒肌去神经支配,进而出现眼睑下垂、瞳孔缩小(单侧缩瞳)及偏侧颜面无汗。最常见于交感神经干或颈动脉径路的异常。尽管创伤、颈动脉瘤或夹层,以及颈部淋巴结结核亦可引起霍纳综合征,但起源于肺上沟的肺癌是最常见的病因。

2. 影像学表现

(1)孤立性肺结节:SPN 的鉴别诊断范围较广泛,但肉芽肿、肺内淋巴结、肺癌和错构瘤占 SPN 的95%。总体而言,多数边缘光滑的 SPN 为良性病变,而分叶状或不规则 SPN 常提示恶性病变。鉴别的详细信息参考第 4 章。

(2)肺叶实变或肺不张:肺癌患者肺叶密度增高的主要鉴别诊断是大叶性肺炎。尽管相关临床表现,如体重减轻支持恶性肿瘤,但需要及时行 CT 或支气管镜或两者兼顾早期评价。

(3)纵隔或肺门肿块:多数成人中纵隔或单侧肺门肿块见于肺癌,尽管其他病变也可产生类似影像学表现。鉴别诊断如下:支气管肺前肠囊肿,CT 或MRI 容易与实性肿块鉴别;淋巴瘤;感染性肉芽肿,如结核、真菌感染;胸外原发性恶性肿瘤(如头颈部肿瘤、乳腺癌、黑色素瘤、泌尿生殖系统肿瘤)纵隔淋巴结转移;肺动脉瘤;结节病(罕见)。

(4)胸腔积液:单侧渗出性胸腔积液最常见于肺感染(肺炎性胸腔积液)并发症。单侧胸腔积液的其他病因包括创伤、肺栓塞、结核及恶性肿瘤,尤其是肺癌。胸腔积液伴胸膜结节样增厚或胸膜结节/肿块常提示恶性病变。胸腔积液细胞学或胸膜活检是常用的诊断方法。

要点

- 肺癌的影像学表现呈多样性,包括单发结节/肿块、实变、肺不张和磨玻璃影
- 肺实变或不张持续不吸收,临床疑似恶性肿瘤症状(全身症状、咯血),或胸部 X 线平片新发或结节或肿块增大,应进行 CT 检查以排除肺癌
- PET 对大于 10 mm 的恶性实性肺结节的诊断敏感性较高,因此对低或中等肺癌风险因素的患者,PET 阴性时可进行影像学随访。FDG-PET 评价实性成分少或无实性成分的 SPN 时假阴性率高,其价值有限
- 囊肿或肺大疱壁增厚和(或)壁结节是一种可能的肺癌征象

推荐阅读

Bruzzi JF, Komaki R, Walsh GL, Truong MT, Gladish GW, Munden RF, Erasmus JJ. Imaging of non-small cell lung cancer of the superior sulcus: part 1: anatomy, clinical manifestations, and management. Radiographics. 2008;28(2):551-560.

Carter BW, Glisson BS, Truong MT, Erasmus JJ. Small cell lung carcinoma: staging, imaging, and treatment considerations. Radiographics. 2014;34(6):1707-1721.

Chi WK. Advanced imaging tools in pulmonary nodule detection and surveillance. Clin Imaging. 2016;40(2):296-301.

Madsen PH, Holdgaard PC, Christensen JB, Høilund-Carlsen PF. Clinical utility of F-18 FDG PET-CT in the initial evaluation of lung cancer. Eur J Nucl Med Mol

Imaging. 2016;43(11):2084 – 2097.

Rampinelli C, Calloni SF, Minotti M, Bellomi M. Spectrum of early lung cancer presentation in low-dose screening CT: a pictorial review. Insights Imaging. 2016;7(3):449 – 459.

Travis WD, Brambilla E, Noguchi M, et al. International Association for the Study of Lung Cancer/American Thoracic Society/European Respiratory Society international multidisciplinary classification of lung adenocarcinoma. J Thorac Oncol. 2011;6(2):174 – 185.

Truong MT, Ko JP, Rossi SE, et al. Update in the evaluation of the solitary pulmonary nodule. Radiographics. 2014;34(6):1658 – 1679.

Wu CC, Maher MM, Shepard JA. CT-guided percutaneous needle biopsy of the chest: preprocedural evaluation and technique. AJR Am J Roentgenol. 2011;196(5):W511-W514.

参考文献见 *ExpertConsult.com*.

第18章

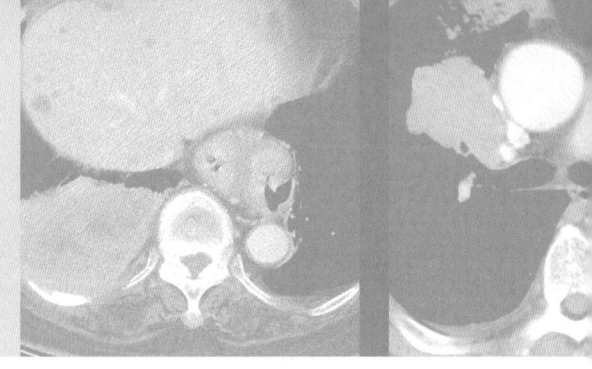

肺癌分期

Kyung Soo Lee | Yeon Joo Jeong

一、分期方案

非小细胞肺癌(NSCLC)分期最广泛的方案是TNM分期。该方案进行了多次修改,以更好地分组具有相似预后和治疗选择的患者。2009年出版的第7版《肺癌 TNM 分类》是基于对国际肺癌研究协会(IASLC)1990—2000年收集的回顾性国际数据库的分析所得到的(表18.1)。第7版中的修订包括T分期定义描述的变化,这些变化强调了肿瘤大小对预后的影响,并重新定义了其他肿瘤结节和恶性胸腔积液的分类、M1 的亚分类、支气管肺类癌的分类验证以及阶段分组的重新排列,而 N 分期描述保持不变。最近,IASLC 收集了 1999—2010 年诊断为肺癌的156 例患者的新数据,该新数据库用于为2018年发布的第 8 版 TNM 肺癌分类提供信息。在本章中,所有 T、N、M 描述符和 NSCLC 的 TNM 分期以及小细胞肺癌(SCLC)的分期将基于 TNM 分类的第 8版。表18.2列出了此修订建议的每个 T、N、M 具体特性。表18.3描绘了定义不同阶段的 T、N 和 M的各种组合。

要点:肺癌分期

- T(肿瘤)、N(淋巴结)和 M(转移)(TNM)系统用于确定肺癌的肿瘤分组和分期
- 国际肺癌研究协会(IASLC)提出了第 8 版《TNM肺癌分类》

二、分期方法

多种方法可用于评价 T、N、M 参数来确定适当的肿瘤分期。

(一)原发性肿瘤(T)

1. X 线　肺癌可疑病灶常由胸片发现。胸片还可根据病变的大小,以及病灶引起的气道阻塞,如阻塞性肺不张,阻塞性肺炎的程度来评估 T 分期。胸片还可显示是否有胸腔积液,部分病例可显示是否有胸壁或纵隔侵犯。X 线通过显示肋骨或脊椎骨质破坏,或查体时若触及胸壁肿块,则确定肿瘤可能蔓延至胸壁。一侧膈肌抬高(与膈神经麻痹有关)提示病变可能侵犯纵隔。但这些都是少见征象,胸片检测是否存在胸壁、横膈或纵隔转移并不可靠。

2. CT　《肺癌 TNM 分期(第 7 版)》强调了肿瘤大小的预后影响,并根据肿瘤大小对 T 分期定义进行了细分。新的 IASLC 数据库中,《TNM 分期(第 8版)》也证实了这一发现。虽然 3 cm 仍然是区分 T1和 T2 肿瘤的一个标志,但生存分析显示,每隔 1 cm节点的存活率都在不断下降。在新的 IASLC 数据库基础上,提供了以下 T 分期定义:T1 肿瘤在 1 cm 节点细分为 3 个亚组;T2 肿瘤又分为两个亚组;>5 cm且≤7 cm 的 T2 肿瘤被重新分类为 T3;>7 cm 的 T3肿瘤被重新分类为 T4(表 18.2)。生存分析还表明,距支气管<2 cm 或>2 cm 的主支气管受累预后相似。因此,新的 IASLC 数据库提供了按支气管位置分类的 T3 肿瘤合并为 T2 肿瘤。在新版 IASLC 数据库中,全肺不张或阻塞性肺炎(第 7 版中的 T3 描述符)比其他 T3 肿瘤的预后更好。因此,IASLC 提供了部分和全肺不张/肺炎的分组作为 T2 期描述。它

表 18.1　TNM 临床分期(第 7 版)

TX	未发现原发肿瘤,或者通过痰细胞学或支气管灌洗发现癌细胞,但影像学及支气管镜无法发现
T0	无原发肿瘤的证据
Tis	原位癌
T1	肿瘤最大径≤3 cm,周围包绕肺组织及脏层胸膜,支气管镜见肿瘤侵及叶支气管,未侵及主支气管[a] T1a:肿瘤最大径≤2 cm T1b:肿瘤最大径>2 cm,≤3 cm
T2	肿瘤最大径>3 cm,≤7 cm;侵及主支气管,但距隆突 2 cm 以外;侵袭肺胸膜,伴有肺不张或梗阻性肺炎,可延伸至肺门区,但不累及整个肺;符合以上任何一个条件即归为 T2 T2a:肿瘤最大径>3 cm,≤5 cm T2b:肿瘤最大径>5 cm,≤7 cm
T3	肿瘤最大径>7 cm;直接侵犯以下任何一个器官,包括胸壁(包含肺上沟瘤)、膈肌、膈神经、纵隔胸膜、心包;距隆突<2 cm,但不累及隆突;或伴发的全肺不张或梗阻性肺炎,或与原发病灶在同一肺叶内的独立肿瘤结节。符合以上任何一个条件即归为 T3
T4	无论大小,侵及以下任何一个器官,包括纵隔、心脏、大血管、隆突、喉返神经、主气管、食管、椎体,同侧不同肺叶内孤立癌结节
NX	区域淋巴结无法评估
N0	无区域淋巴结转移
N1	同侧支气管周围及(或)同侧肺门淋巴结以及肺内淋巴结有转移,包括原发肿瘤的直接侵犯而累及的
N2	同侧纵隔内及(或)隆突下淋巴结转移
N3	对侧纵隔、对侧肺门、同侧或对侧前斜角肌及锁骨上淋巴结转移
MX	远处转移不能被判定
M0	没有远处转移
M1	远处转移 M1a:对侧叶中的单发瘤结节;胸膜结节转移或恶性胸腔或心包积液[b] M1b:远处转移

[a] 不常见的任何大小的浅表肿瘤,其侵袭性成分局限于支气管壁,可延伸至主支气管附近,也被归类为 T1a。

[b] 大多数肺癌的胸膜(心包)积液是由肿瘤引起的,少数患者胸液多次细胞学检查阴性,既不是血性也不是渗液,如果各种因素和临床判断认为渗液和肿瘤无关,那么不应该把胸腔积液考虑入分期的因素内,并将患者分类为 M0。

表 18.2　TNM 分期建议(第 8 版)

TX	未发现原发肿瘤,或者通过痰细胞学或支气管灌洗发现癌细胞,但影像学及支气管镜无法发现
T0	无原发肿瘤的证据
Tis	原位癌
T1	肿瘤最大径≤3 cm,周围包绕肺组织及脏层胸膜,支气管镜见肿瘤侵及叶支气管,未侵及主支气管[a] T1a(mi):微侵袭性腺癌[b] T1a:肿瘤最大径≤1 cm T1b:肿瘤最大径>1 cm,≤2 cm T1c:肿瘤最大径>2 cm,≤3 cm
T2	肿瘤直径>3 cm,≤5 cm;或具有以下任何特征的肿瘤:累及支气管无论距隆突的距离,不累及隆突,侵入内脏胸膜,并伴有肺不张或阻塞性肺炎 T2a:肿瘤最大径>3 cm,≤4 cm T2b:肿瘤最大径>4 cm,≤5 cm
T3	肿瘤最大径>5 cm,≤7 cm 或者直接侵犯以下任意结构:胸壁(包括顶叶胸膜和上沟肿瘤),膈神经,心包;在与原发灶相同的肺叶中存在瘤结节
T4	肿瘤最大径>7 cm 或者侵及以下任何一个器官,包括膈肌、纵隔、心脏、大血管、隆突、喉返神经、主气管、食管、椎体、隆突;同侧不同肺叶内孤立癌结节

（续表）

NX	区域淋巴结无法评估
N0	无区域淋巴结转移
N1	同侧支气管周围及(或)同侧肺门淋巴结以及肺内淋巴结有转移,包括直接侵犯而累及的
N2	同侧纵隔内及(或)隆突下淋巴结转移
N3	对侧纵隔、对侧肺门、同侧或对侧前斜角肌及锁骨上淋巴结转移
MX	远处转移无法评估
M0	没有远处转移
M1	远处转移
	M1a:对侧叶单发肿瘤结节、胸膜结节或恶性胸膜或心包积液的肿瘤[c]
	M1b:单发胸腔外转移[d]
	M1c:一个或多个器官多发胸腔外转移

[a] 侵袭性成分局于支气管壁的任何大小浅表肿瘤,其可能延伸至主支气管近端,也被分类为T1a。
[b] 孤立性腺癌,≤3 cm鳞状细胞为主,在任何一个病灶中浸润≤5 mm。
[c] 大多数肺癌胸腔(心包)积液归因于肿瘤。然而,在少数患者,多次镜检查胸膜(心包)液未见肿瘤,液体非血色,也不是渗出物。当这些因素和临床判断表明积液与肿瘤无关时,应将积液排除分期因素,并将患者分类为M0。
[d] 这包括单个远处(非区域)淋巴结的受累。

表 18.3 肺癌第 8 版 TNM 分期分组的建议

分期	TNM 级别
隐蔽癌	TXN0M0
0	TisN0M0
ⅠA1	T1a(mi)N0M0
	T1aN0M0
ⅠA2	T1bN0M0
ⅠA3	T1cN0M0
ⅠB	T2aN0M0
ⅡA	T2bN0M0
ⅡB	T1a-cN1M0
	T2aN1M0
	T2bN1M0
	T3N0M0
ⅢA	T1a-cN2M0
	T2a-bN2M0
	T3N1M0
	T4N0M0
	T4N1M0
ⅢB	T1a-cN3M0
	T2a-bN3M0
	T3N2M0
	T4N2M0
ⅢC	T3N3M0
	T4N3M0
ⅣA	Any T, Any N M1a
	Any T, Any N M1b
ⅣB	Any T, Any N M1c

还将横膈受侵重新分类为T4期定义。没有纵隔浸润的纵隔胸膜浸润很难在临床上确定,而且在病理分期中很少见。因此,新的IASLC分期删除了纵隔胸膜浸润作为T定义。

从第7版TNM起,其他T3和T4定义未更改。必须强调的是,如果肿瘤紧靠胸膜,或者在紧邻肿块的位置发现胸膜增厚,则CT表现必须标注为不确定或可疑为胸膜和胸壁浸润。只有当壁层胸膜和胸壁肌肉之间的脂肪间隙消失或相关的骨质破坏时,才能确诊肿瘤胸壁浸润(图18.1,图18.2)。肿瘤累及或包绕气管隆突,邻近或包绕主动脉超过180°时(图18.3),广泛浸润右或左肺动脉近端或主干,或浸润食管时,则肿瘤不可切除。如果原发性肺癌侵袭心脏,大血管或椎体,则可能无法切除(T4)。

3. MRI MRI对心包、心室腔和纵隔血管的显示优于CT,且不需要静脉注射对比剂(见图18.3)。心包正常2～3 mm厚的低信号中断则表明心包浸润,但仍可完整切除病灶。冠状面图像特别有助于评价肿瘤是否累及隆突区、主-肺动脉窗和上腔静脉。

MRI可以更好地显示纵隔及肺上沟的肿瘤浸润,有助于评价肺上沟癌是否侵犯臂丛、锁骨下血管或椎体(图18.4)。然而,CT和MRI在诊断的准确率上没有显著差异。研究显示,区分T3、T4级别的肿瘤和侵袭范围小的肺癌,CT和MRI的敏感性分别为63%和56%,特异性分别为84%和80%。与CT一样,MRI的局限性主要为无法鉴别纵隔脂肪的肿瘤浸润与炎症。

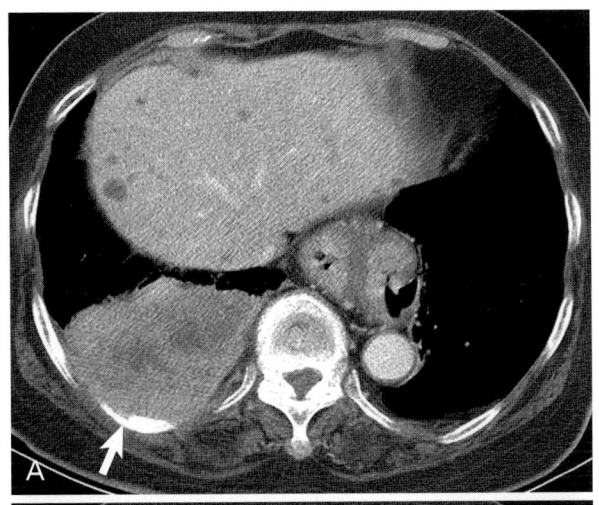

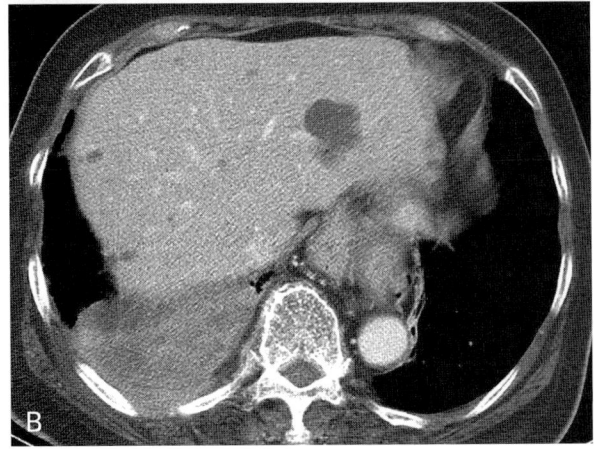

图 18.1 T4 期鳞状细胞癌,手术证实为胸壁及右横膈膜侵犯。(A)在肝顶水平层面 CT 显示右肺下叶不均匀强化,毗邻胸壁,右后肋骨侵蚀(箭)表示胸壁浸润。(B)尾侧 15 mm 的 CT(A)显示明显的胸壁和右横膈可疑侵犯。

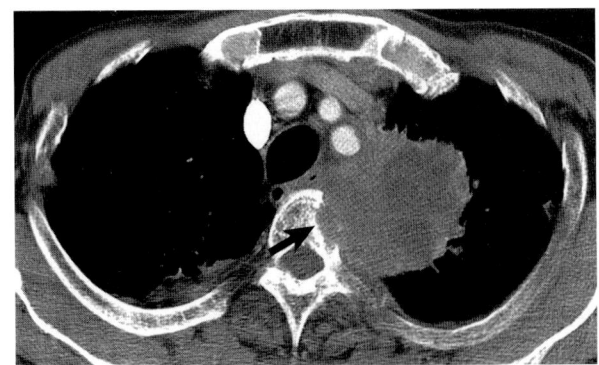

图 18.2 T4 期大细胞肺癌。大血管水平的轴面增强 CT 显示左肺上叶较大的不均匀肿块侵犯邻近椎体(箭)。

MRI 检查的缺点在于,较 CT 的空间分辨率低、成本高并且常有呼吸运动伪影。新的磁共振成像技术使用快速[T2-加权半傅立叶探测单发射快速自旋回波序列(HASTE)和 T1-加权三维梯度回波序列近

乎各向同性]和高质量[带有呼吸门控、心电门控、黑血技术的 T2-加权快速自旋回波和短 T1 反转恢复(STRI)序列]的扫描大大提升了图像的质量和磁共振成像在肺癌分期(图 18.5,图 18.6)中的作用。用并采集、重建技术、敏感性编码(SENSE)和 SMASH(快速梯度回波序列)能够提高空间分辨率。最近使用高级 MRI 协议进行的 T 分期分析表明,MRI 的诊断准确性为 82%～94.3%,与 PET-CT 相当(86%～91.4%)。

4. PET　集成式 PET-CT 提供肺癌的形态学和代谢数据,被广泛接受为分期的一线影像工具。已证明,在确定原发性肿瘤 T 期和评估是否有胸壁的转移比单独 CT 更有意义。研究表明,尽管统计学无显著差异,但是合用 PET-CT 对原发肿瘤分期(T 分期)的准确率达 86%(91/106),而单独使用 CT 对患者分期的准确率是 79%。

PET-CT 主要的缺点是在炎性病灶的患者中存在假阳性。为此,新引进的具有高软组织分辨率和特定序列的 PET-MRI 可以很好地弥补 PET-CT 的缺点。对比 PET-MRI 和 PET-CT 对 NSCLC 术前分期的研究表明,PET-MRI(65%～94.3%)对 T 分期的诊断准确率与 PET-CT(70%～91.4%)相当。

要点:T 分期

- 胸部 X 线摄影常不能准确地诊断胸壁、横膈或纵隔的浸润
- 如果主要的纵隔血管或支气管被肿瘤包围,CT 可确诊纵隔侵犯
- 在显示心包、心腔和纵隔血管方面,MRI 优于 CT,并且不需要静脉注射对比剂。最近使用先进的 MRI 扫描方案对 T 分期进行的分析显示,MRI 的诊断准确性为 82%～94.3%,与 PET-CT 的诊断准确性(86%～91.4%)相当

(二) 淋巴结(N)

1. X 线和 CT　肺癌的淋巴结受累根据转移淋巴结的位置分为:无论淋巴结受累的数目如何,N0(不累及淋巴结),N1(同侧支气管周围,叶间或肺门淋巴结受累),N2(同侧纵隔或锁骨下淋巴结受累)或 N3(对侧纵隔,对侧肺门或锁骨上淋巴结转移)。对新的 IASLC 数据库的 N 分期分析显示,第 7 版 TNM 肺癌分期中的 N 类仍可用于区分临床和病理分期有

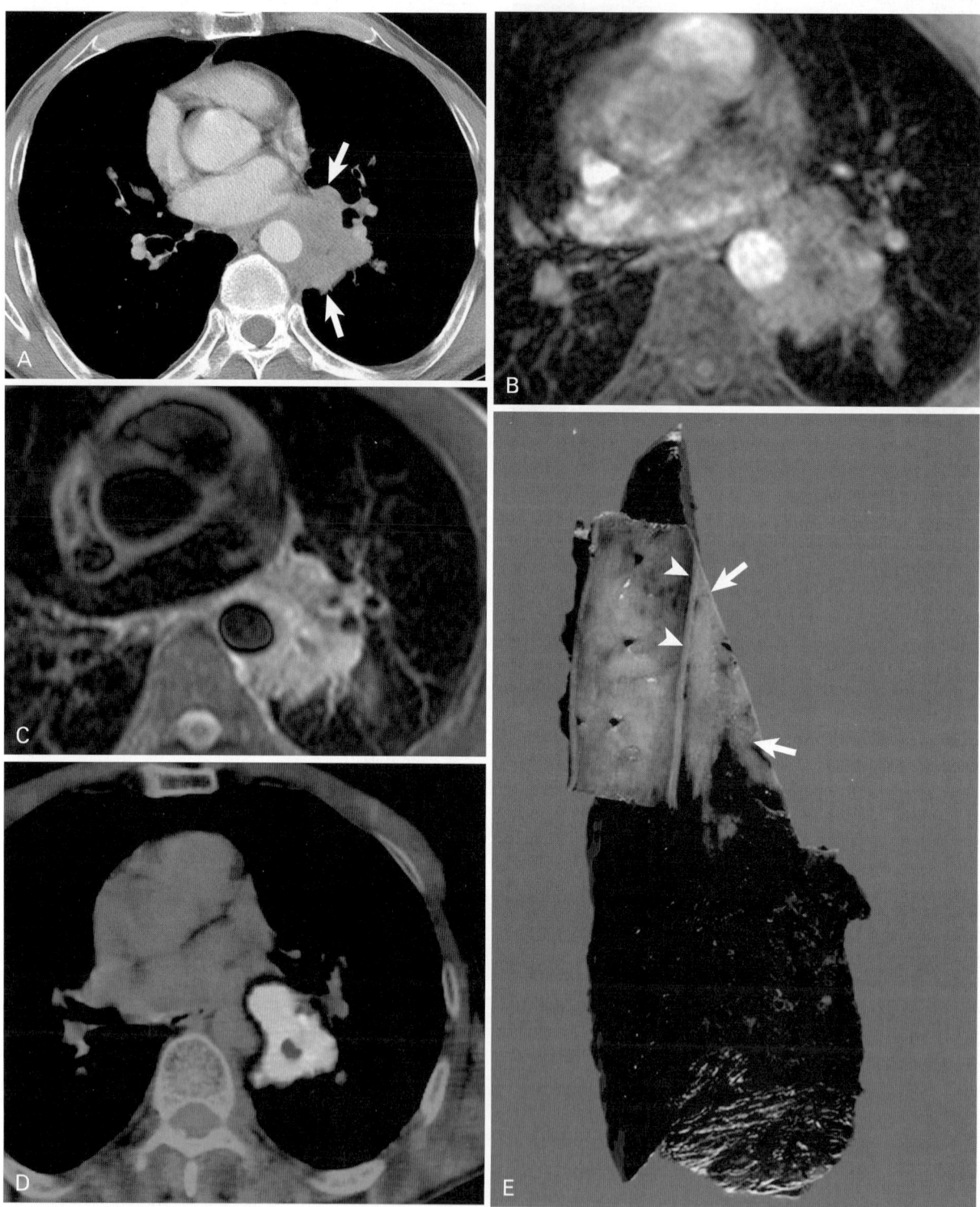

图 18.3 T4 鳞状细胞肺癌显示降主动脉、胸主动脉浸润。(A)左心房水平层面增强 CT 显示左肺下叶上段肿块(箭)环绕胸降主动脉,超过大动脉周长约 180°。MR T1 超快速梯度回波序列(B)和 T2 加权三维反转黑血图像序列(C)显示高信号肿块包绕胸降主动脉超过约 180°。(D)融合 PET-CT 检查显示肿块紧靠主动脉超过 180°,呈高 FDG(氟脱氧葡萄糖)摄取。(E)大体病理标本显示肿瘤(箭)已侵入主动脉外膜。显微镜检查(未显示)证实累及主动脉(箭头)。

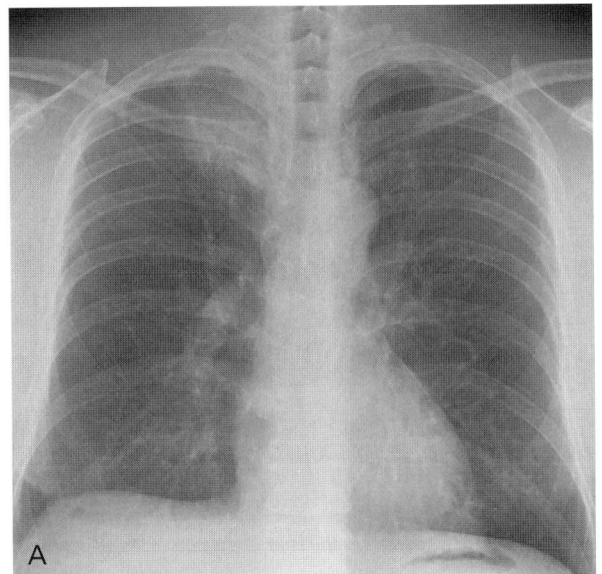

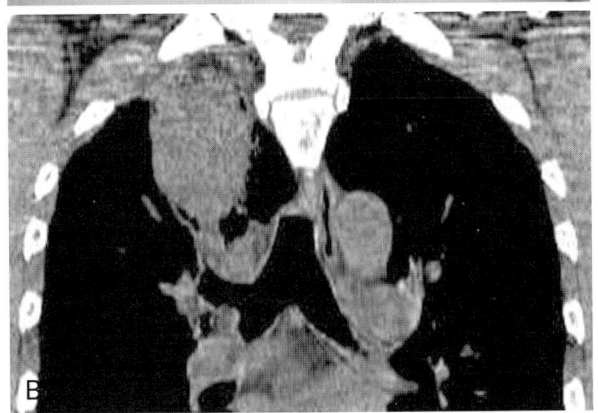

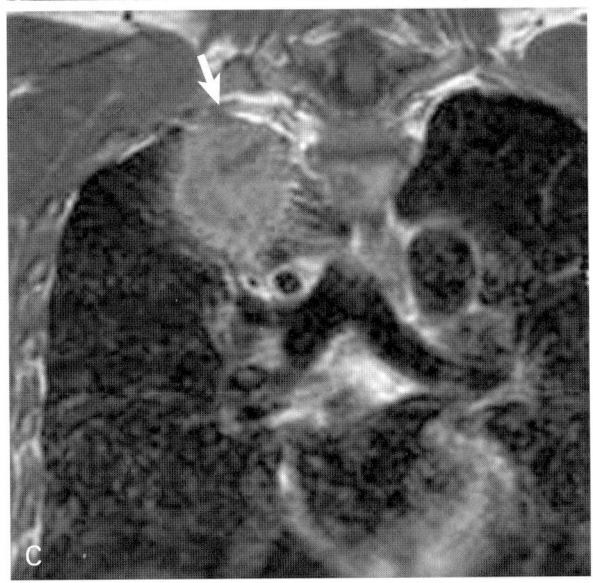

图 18.4 肺上沟瘤(腺癌)患者。(A)X 线胸片显示右上肺巨大肿块。(B)冠状面 CT 重建显示右肺上叶椭圆形肿块。(C)冠状面 MR T1 加权增强扫描显示右肺上叶不均匀强化肿块伴有胸膜外脂肪的局灶性浸润(箭),这符合胸壁受累表现。

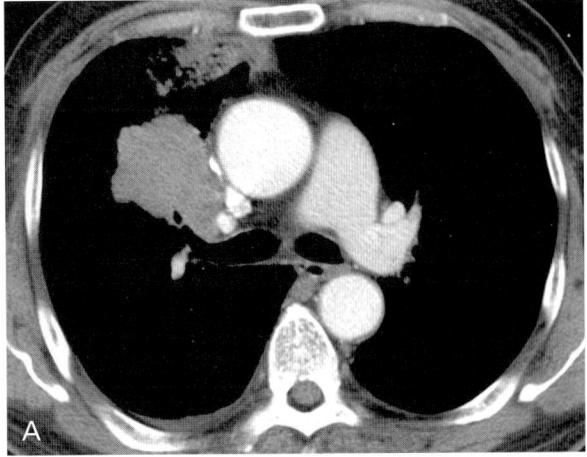

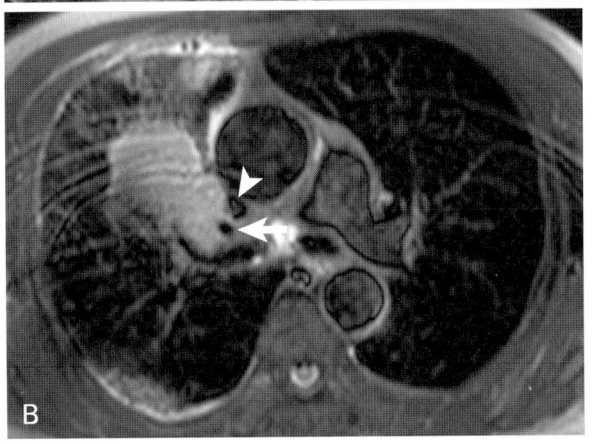

图 18.5 71 岁男性,大细胞神经内分泌癌患者对比增强 CT 和 MRI。(A)在右上叶支气管水平层面增强 CT 显示右肺上叶肿块伴阻塞性肺炎。(B)在与 A 相近水平层面 T2 加权三重反转黑血 MR 图像显示右肺上叶巨大的肿块伴阻塞性肺炎。肿瘤围绕头臂干(箭),但上腔静脉(箭头)未受侵。

明显不同预后的肿瘤。然而,就病理分期而言,多站 N1 和单个站点中既有 N1 又有 N2 生存曲线相互重叠,不涉及 N1 的单站 N2 预后要好于多站 N1,尽管差异并不显著。以下是最广泛接受的放射评估标准。

(1)淋巴结的分类是根据标准化的淋巴结解剖图谱。IASLC 淋巴结图和解剖学定义是美国癌症联合委员会和国际抗癌联盟于 2009 年采用的方法(图 18.7 和表 18.4),第 8 版中其仍是描述肺癌区域性淋巴结浸润的推荐方法。

(2)CT 上淋巴结大小最可靠和实用的测量方法是淋巴结的短轴直径测量(即横截面图像上淋巴结的最短直径),这种方法对淋巴结体积的测量优于长轴直径的测量法,同时对淋巴结空间定位的影响较小。虽然有些学者建议在具体的每个纵隔淋巴结区使用不同的测量标准。但是考虑到现实应用中的需求,我们认定短轴直径大于 10 mm 淋巴结为异常淋巴结,而与位置无关。

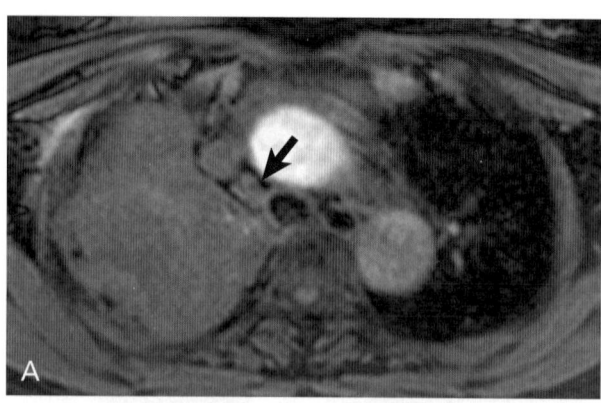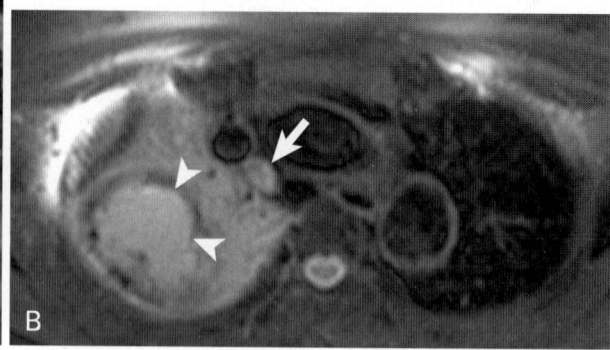

图 18.6 肺鳞状细胞癌 MRI 表现。(A)MR T1 加权超快速梯度回波序列显示右肺上叶中等信号病灶。右侧支气管旁的淋巴结明显肿大(箭)。(B)MR T2 加权三反转黑血序列显示右肺上叶肿块(箭头)及周围肺组织膨胀不全,右侧气管旁淋巴结明显肿大呈高信号(箭)。患者为 T2N2 肺癌。

表 18.4 淋巴结图简述

淋巴结站	解剖定位
1. 下颈部、锁骨上和胸骨颈静脉切迹淋巴结	上界:环状软骨的下界;下界:双侧锁骨,中间为胸骨柄的上端 肿瘤学上的中线是气管中线
2. 上气管旁淋巴结	2R 和 2L 上边界:肺和胸膜腔的顶点;中线:胸骨柄的上界 2R 下缘 无名静脉尾缘与气管的交点 2L 下缘 主动脉弓的上缘(肿瘤中线沿着气管的左侧边缘)
3. 血管前和气管后淋巴结	3a:血管前 右侧 上边界:胸部顶点;下边界:隆突水平;前缘:胸骨的后部 后边缘 上腔静脉的前边缘 左侧 上边界:胸部顶点;下边界:隆突水平;前缘:胸骨的后部 后边界 左侧颈动脉 3p:气管后 上缘 胸部顶点;下边界:隆突;前缘:气管后壁
4. 下气管旁淋巴结	4R:包括右侧气管旁淋巴结和延伸至气管左侧边界的气管前淋巴结 上缘 无名静脉尾缘与气管的交点;下边界:奇静脉的下边界 4L:包括位于气管左侧边缘左侧、动脉韧带内侧的节点;上缘:主动脉弓的上缘;下缘:左肺动脉的上缘
5. 主动脉弓下(主肺动脉窗)	动脉韧带外侧的主动脉下结节 上缘:主动脉弓的下缘;下缘:左肺动脉的上缘
6. 主动脉旁淋巴结(升主动脉或膈淋巴结)	位于升主动脉和主动脉弓前面和侧面的淋巴结 上缘:主动脉弓上缘的切线;下缘:主动脉弓的下缘
7. 隆突下淋巴结	上缘:气管的隆突;下边界:左侧下叶支气管的上边界;右侧中间支气管的下边界
8. 食管旁淋巴结(隆突淋巴结之下)	邻近食管壁并位于中线右侧或左侧的淋巴结,不包括胸骨下淋巴结 上缘:左侧下叶支气管的上缘;右侧中间支气管的下边界;下边界:横膈膜
9. 肺韧带淋巴结	位于肺韧带内的结节 上缘:下肺静脉;下边界:横膈膜
10. 肺门淋巴结	包括紧邻主支气管和肺门血管的节点,包括肺静脉和主肺动脉的近端部分 上边界:右边奇静脉的下边缘;左侧肺动脉上缘 下边界:两侧叶间区
11. 肺叶间淋巴结	叶支气管起源之间
12. 肺叶淋巴结	位于叶支气管旁
13. 肺段淋巴结	位于段支气管旁
14. 亚段淋巴结	位于亚段支气管旁

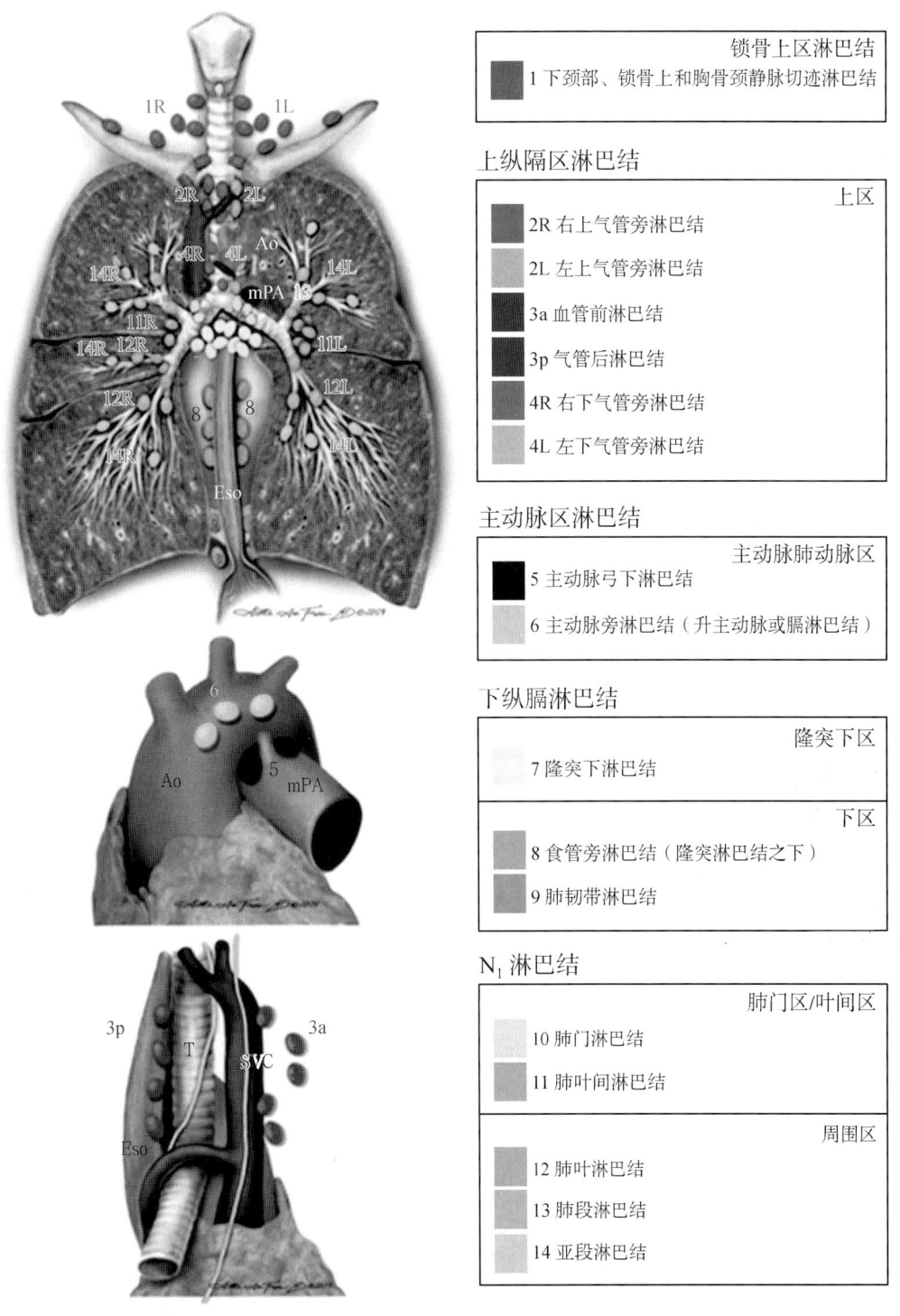

图 18.7 国际肺癌研究协会(IASLC)淋巴结图谱,包括将淋巴结站分组为"区域",以进行预后分析。Ao, 主动脉;AP,主肺区;Eso,食管;mPA,主要肺动脉;SVC,上腔静脉;T,气管。(经国际肺癌研究协会许可转载。IASLC肺癌项目。A proposal for a new international lymph node map in the forthcoming seventh edition of the TNM classification for lung cancer. J Thoracic Oncol. 2009;4:568-577.)(见彩色插页)

（3）纵隔脂肪、静脉注射对比剂、CT 薄层扫描均使纵隔淋巴结易显示。静脉注射对比剂对于区分头臂干与右侧气管旁淋巴结,以及评估主-肺动脉窗淋巴结非常有用。主-肺动脉窗下方有肺动脉主干或左

肺动脉走行,在没有使用静脉对比剂的情况下,常被误认为增大的淋巴结。虽然静脉造影对纵隔淋巴结的显示有显著优势,但我们认为在使用螺旋 CT 或使用 5 mm 甚至更小准直器的情况下,静脉造影不作为

纵隔淋巴结评价的常规检查,但对于肺门区的淋巴结的评价需要使用动态增强或螺旋 CT 增强扫描。对于 X 线胸片检查怀疑有肺门淋巴结肿大的患者建议行静脉注射对比剂检查。

　　CT 对于纵隔淋巴结转移的显示优于 X 线胸片,但诊断特异性并无优势。在一项 418 个病例的研究显示,X 线检查纵隔淋巴结转移的敏感性和特异性分别为 40% 和 99%,CT 的敏感性和特异性均为 84%

和 84.1%。另一项 170 个病例的研究显示 X 线检查的敏感性和特异性分别为 9% 和 92%,而 CT 分别为52% 和 69%。在 X 线胸片上显示的肿大纵隔淋巴结几乎均为转移。

　　CT 对纵隔淋巴结受累的分期有局限性,它对纵隔淋巴结转移的评估仅仅是根据淋巴结的大小(图 18.8,图 18.9)。CT 扫描的假阴性是指淋巴结存在转移,但大小属于正常尺寸范围之内。假阳性是指淋

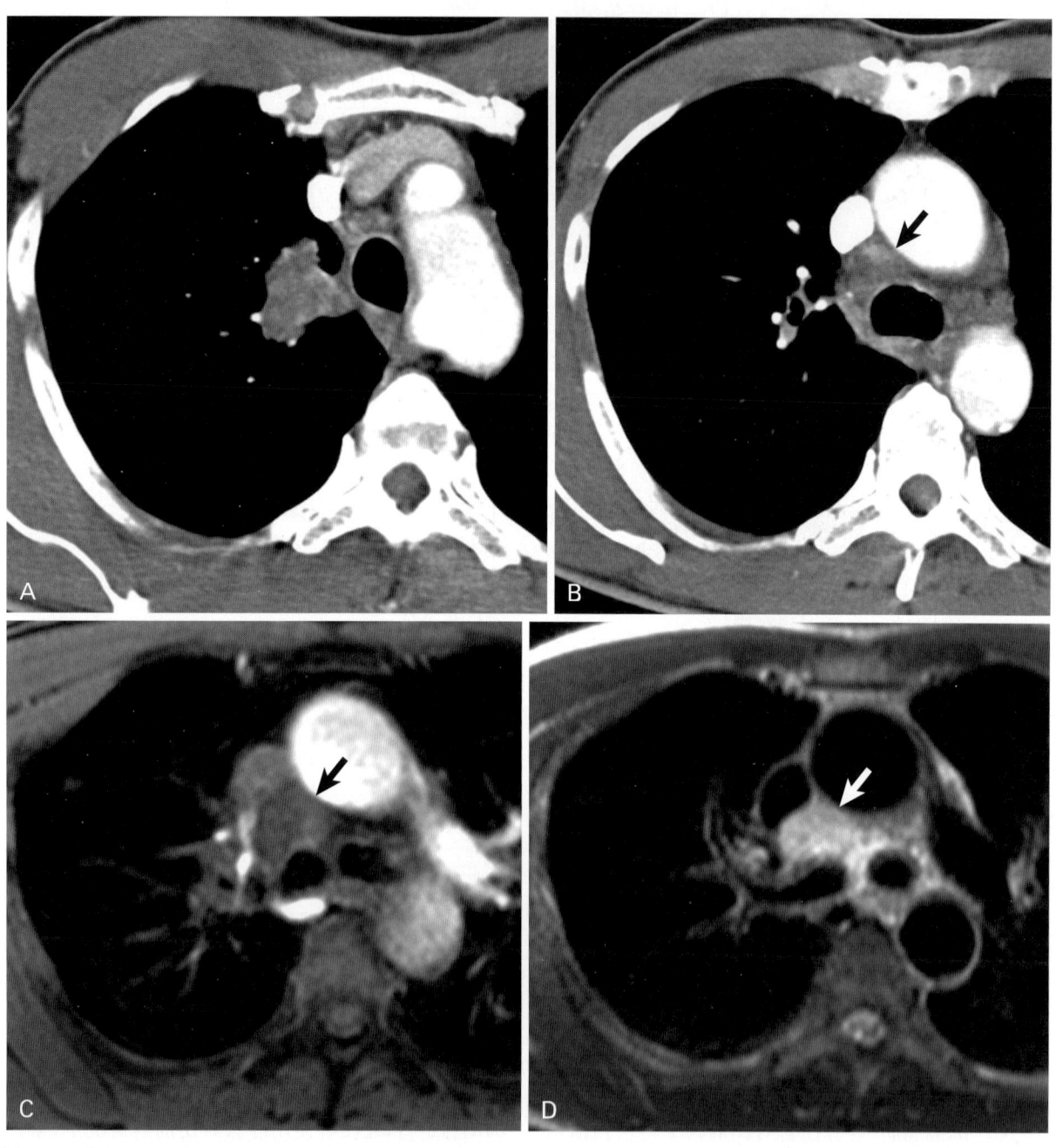

图 18.8　鳞状细胞肺癌的 CT 显示纵隔淋巴结转移(N2 病变)。(A)主动脉弓水平层面增强 CT 显示右肺上叶直径 23 mm 的结节。(B)气管隆突水平层面 CT 显示在右下支气管旁的肿大淋巴结(第 4 站淋巴结)伴有包膜外浸润(箭)。T1 加权超快速梯度回波序列(C)和 T2 加权三重反转黑血序列(D)显示右下支气管旁增大的结节影,T1WI 显示脂肪信号缺失(C 中的箭)以及在 T2WI上呈高信号强度(D 中的箭)提示为转移。

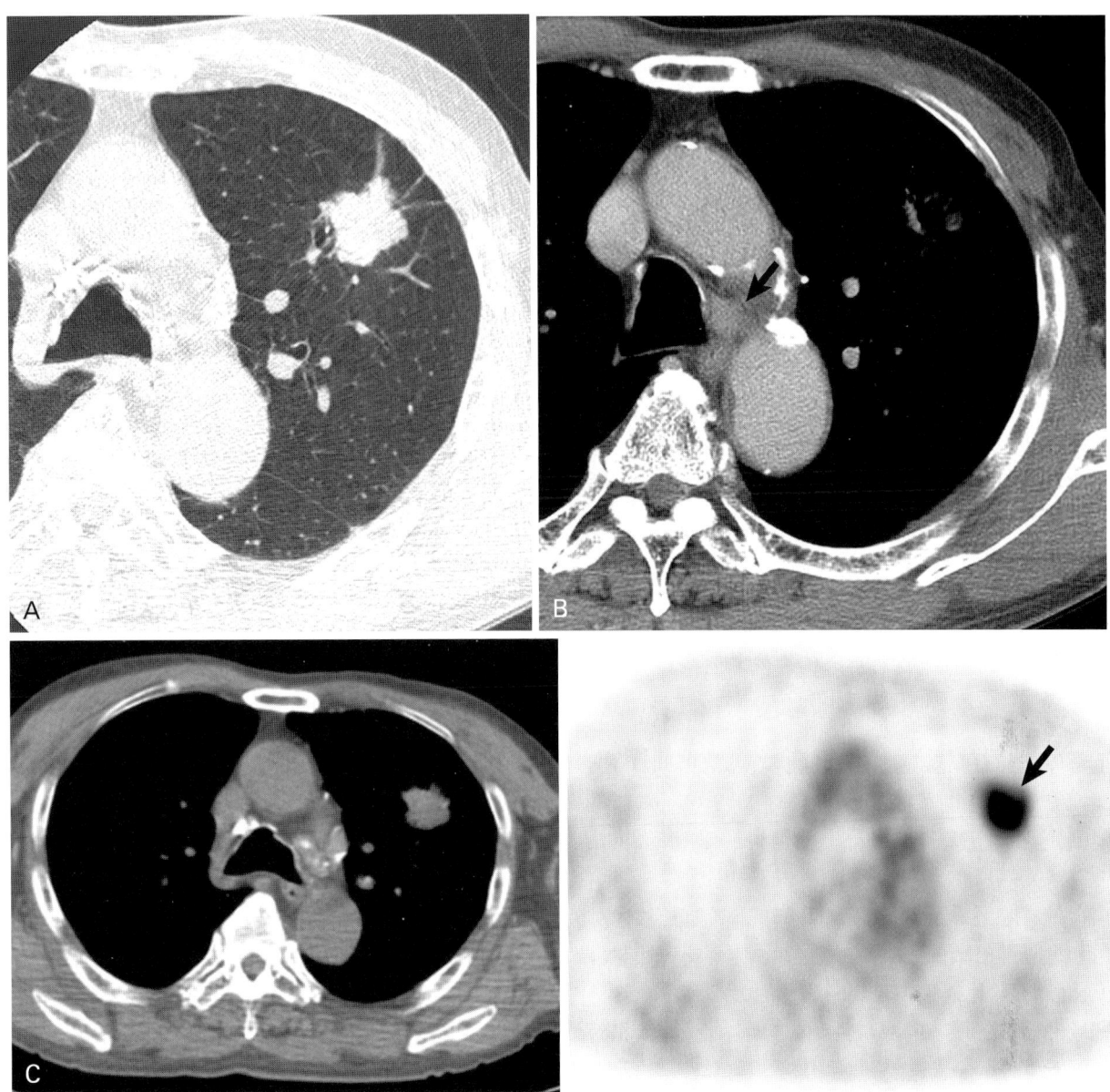

图18.9 肺腺癌患者的 CT 检查示假阳性淋巴结。(A)气管隆突水平层面轴面 CT 显示左肺上叶直径 2.4 cm 的结节影。(B)纵隔窗 CT 显示左肺下支气管旁淋巴(第 4 站)轻度增大(箭)。(C)CT 和相应的 PET 图像显示在左肺上叶结节 FDG 的摄取增加(箭),而在淋巴结中则没有增高。手术证实无淋巴结转移。

巴结为继发性良性增大。既往研究表明,CT 评估纵隔淋巴结转移的敏感性及特异性的差异很大。尽管部分研究显示其敏感性高于 85%,但一些研究显示其敏感性为 40%~70%。最新的荟萃分析显示,CT 对分期的敏感性为 57%,特异性为 82%。数据差异性大的因素有很多,包括对淋巴结测量所使用的测量标准不同、所研究的患者人群不同、对每一个患者与每一个淋巴结分析的差别、研究者之间的差异以及不同的诊断标准。因此,鉴于 CT 纵隔分期的局限性,建议进行活检以确认局部淋巴结转移。进行纵隔镜和(或)超声引导的支气管镜或经食管内镜活检以确定

存在淋巴结转移,并确定位置。肺癌分期指南建议,超声内镜引导下经支气管穿刺术(EBUS-TBNA)应该被认为是放射学异常的淋巴结分期的首选检查。

直径大于 1 cm 的转移结节在 CT 检查中很少被漏诊。正常大小的转移性淋巴结在纵隔镜检查中常为阴性,而在胸腔手术中确诊。研究显示,开胸手术中发现存在微小转移,如果将原发灶与相关淋巴结一同切除,可以提高患者的生存率。

2. MRI 与 CT 一样,MRI 依靠大小来判断淋巴结是否异常,在评估纵隔淋巴结转移方面与 CT 相仿。最近的荟萃分析显示,MRI 在每个患者的基础

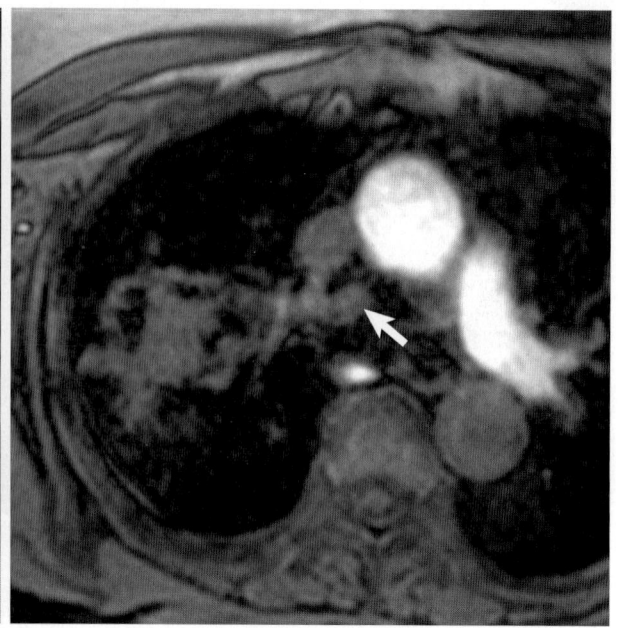

图18.10 肺腺癌患者的超快速梯度回波序列显示真阳性纵隔淋巴结。T2加权快速自旋回波(左)和T1加权超快速梯度回波序列(右)显示右肺上叶空洞性结节,右肺下叶支气管旁较小的高信号淋巴结影(箭)。手术后活组织检证实气管旁淋巴结转移。

上总体上具有高敏感性(0.87[95%可信区间(CI):0.78~0.92])和高特异性(0.88[95% CI:0.77~0.94]),在每个节点的基础上分别为0.88(95% CI:0.78~0.94)和0.95(95% CI:0.87~0.98)。

带有定量诊断评估的MRI研究[例如转移性肺门和纵隔淋巴结的表观扩散系数(ADC)或病灶与体模比(LPR)]比通过肉眼观测病变的大小和单个转移区域淋巴结的形态的定量评估,诊断性能更高(相对诊断比值比,7.25[95% CI:1.75~30.09];P=0.01)。肺门和纵隔淋巴结转移通常在T2WI显示高信号(图18.10,图18.8)。使用STIR TSE序列对LPR进行定量评估显示LPR与转移性淋巴结的可能性之间存在直接关系。扩散加权成像(DWI)也可用于转移性淋巴结的定量评估。一项经过组织病理学确诊的前瞻性研究显示转移性淋巴结的ADC值明显低于无转移的淋巴结的ADC值。但是,由于DWI目前是通过不具有任何运动校正的平面回波成像(EPI)序列获得的,与STIR TSE成像相比,可能导致相对空间分辨率降低和解剖学信息减少。最近,已经开发了基于快速高级SE(FASE)序列的高级DWI,使用STIR-FASE成像[84.2%(80%~95%)]和DWI-FASE[83.2%(79%~95%)]显著高于DWI-EPI[76.8%(73%~95%)]和PET-CT[73.7%(70%~95%)]对N分期评估的准确性。

3. PET CT和MRI对淋巴结的评估依赖于解剖学,然而PET则依赖于肿瘤细胞相对正常细胞代谢率的增高。纵隔的癌性结节,氟脱氧葡萄糖(FDG)摄入增多并堆积(图18.11)。部分研究认为,PET对纵隔淋巴结转移的评估上明显优于CT。一项99例患者的研究显示诊断N2期的病变,PET的敏感性和特异性分别为83%和94%,CT的敏感性和特异性分别为63%和73%。另一项100例患者的研究显示,PET纵隔淋巴结分期的准确性为85%,CT为58%。有学者综合分析了1990—1998年发表的14篇研究论文,结果显示PET检测纵隔淋巴结转移的灵敏性为79%~84%,特异性为89%~91%。通过对照分析同一时期29项使用CT检测纵隔淋巴结转移的研究,其敏感性为60%,特异性为77%。综合分析20世纪90年代对PET检查纵隔淋巴结研究以及80年代对CT的研究,两者敏感性相似,CT略低。

PET的主要局限性为空间分辨率低,PET-CT的发展大大减低了此局限性。PET-CT结合PET和CT,把PET提供的功能性信息和CT提供的解剖学信息相融合(图18.12)。早期研究显示,相对PET和CT的敏感性(67%,95%,86%),融合PET-CT提高了转移淋巴结检出的敏感性、特异性和准确性(78%,95%,89%)。多项研究显示融合PET-CT具有较高的敏感性和准确性。根据最近PET-CT的

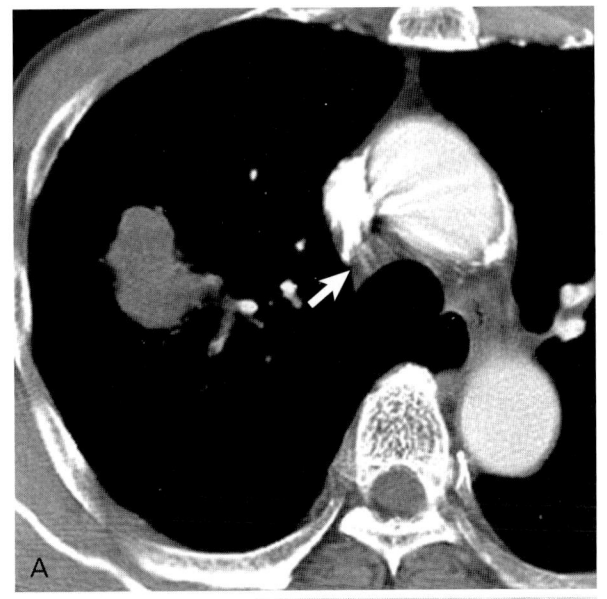

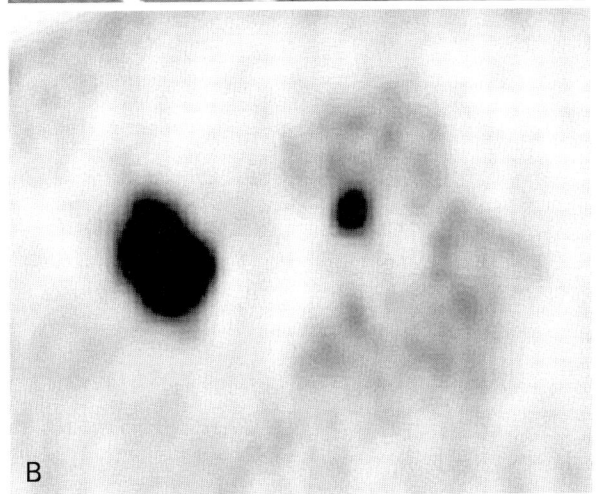

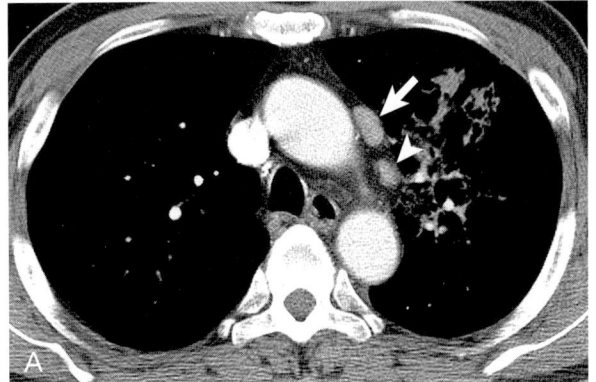

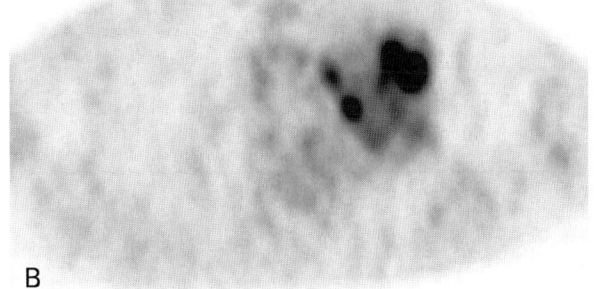

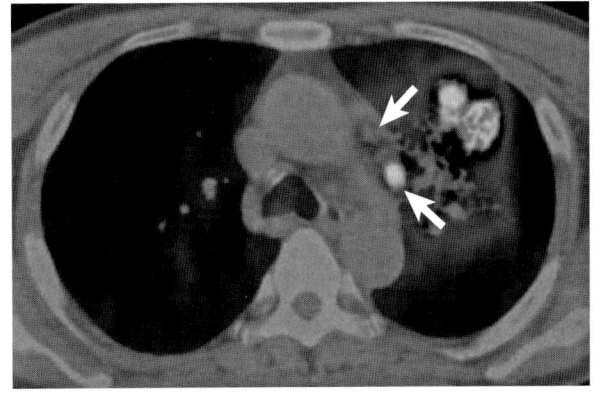

图 18.11 肺腺癌患者的 PET 检查可见阳性淋巴结。(A)增强 CT 显示右肺上叶肿块及右气管旁淋巴结,直径<10 mm(箭)。不考虑淋巴结转移。(B)PET 显示,与 A 同一层面的右肺上叶结节也呈 FDG 高摄取。右侧气管旁区淋巴结(箭)也呈现出显著增高的 FDG 摄取(最大标准摄取值 6.1),证实为淋巴结转移。(经许可修改自 Shim SS, Lee KS, Kim B-T, et al. Non-small cell lung cancer: prospective comparison of integrated FDG PET/CT and CT alone for preoperative staging. Radiology 2005;236:1011-1019.)

NSCLC 淋巴结分期的 Meta 分析显示,每个结节的敏感性和特异性分别为 0.62($95\%CI$:0.54、0.70)和 0.92($95\%CI$:0.88、0.95),每位患者的敏感性和特异性分别为 0.67($95\%CI$:0.54、0.79)和 0.87(95)CI 分别为 0.82、0.91%。来自结核病流行国家的研究显示,淋巴结敏感性较低(0.56 *vs.* 0.68, $P=0.03$),特异性较低(0.83 *vs.* 0.89, $P<0.01$)。

    根据在 NSCLC 术前分期中对 PET-MRI 和 PET-CT 进行比较的研究,PET-MRI 在 N 分期中

图 18.12 融合 PET-CT 检出真阳性淋巴结转移。(A)增强 CT 显示主动脉旁(6 站,箭)和主动脉下(5 站,箭头)淋巴结增大,左肺上叶阻塞性肺不张。(B)PET 和 PET-CT 检查显示肺癌原发灶及增大淋巴结 FDG 摄取增高(最大标准摄取值 11.5)。手术证实淋巴结转移。

的诊断准确性(57.1%~77%)与 PET-CT(52.4%~86%)相当。但是,在 N 分期中 PET-MRI 的诊断准确性(91.4%)显著高于 PET-CT(80.7%)。

N 分期要点

- CT 上淋巴结大小的最可靠,最实用的测量方法是短轴的直径(即横截面图像上的最短直径)。如果短轴直径大于 10 mm,则淋巴结肿大

- 假阴性由于正常大小的淋巴结中存在转移,假阳性由于良性炎症过程继发的淋巴结肿大
- 1980 年代的荟萃分析显示,CT 在诊断纵隔淋巴结转移方面的敏感性为 83%,特异性为 81%。然而,1990 年代的荟萃分析显示敏感性为 60%,特异性为 77%,这可能是由手术分期更加仔细所致
- MRI 通过肺门和纵隔转移淋巴结的表观扩散系数或病灶-影像比进行定量诊断评估,诊断性能显著提高
- 最近的荟萃分析表明,对于每个结节和每个患者,MRI 具有很高的敏感性和特异性。然而,PET-CT 具有高特异性,但诊断淋巴结转移的敏感性较低

(三) M(远处转移) 自 2009 年《非小细胞肺癌 TNM 分期分类(第 7 版)》发布以来,非小细胞肺癌的诊断、成像和治疗方面的一些进展已添加到肺癌指南中,包括 PET 在诊断中的常规应用、诊断和治疗胸膜和肺部小病变的微创内镜和外科方法、精确放射治疗技术,如脑或身体立体定向放射治疗以及分子靶向药物。因此,需要对新的 IASLC 数据库进行重新分析,为第 8 版 TNM 分类中新的 M 描述提出建议。根据新数据库的分析,既往 M1a 期(包括胸腔或心包积液,对侧或双侧肺结节,或胸膜/心包结节)的预后相似。因此,在第 8 版非小细胞肺癌 TNM 分期分类中,M1a 期作为第 7 版 M1a 类别而保留。新数据库还显示,转移灶的数量可能比累及的器官数量更能预测预后。因此,拟议的第 8 版 TNM 分期系统将 M1 重新分类为 M1a、M1b(一个器官的单个转移灶)和 M1c(单个器官或多个器官的多个转移灶)(见表 18.3)。

1. 传统分期 用于判断患者是否存在胸外转移的常用技术有 CT(用于显示肾上腺及肝脏的转移)、MRI(用来显示脑及肾上腺的转移)、放射性核素扫描(用于发现骨骼转移),这些方法通常在发现相关临床症状后使用。对于非小细胞癌的患者,只有在临床表现及实验室检查提示转移时,才有行头颅 MRI 和放射性核素骨扫描的指征。这些征象不仅包括组织器官的特异性症状和体征(肝脏的增大,骨性疼痛),同时也包括非特异性症状和体征,如厌食症、体重减轻和乏力。309 例早期非小细胞癌症患者(T1 或 T2,N0 或 N1)在外科手术前,行常规骨、脑、肝扫描或者放射性核素骨扫描,腹部和颅脑 CT。472 例的研究

中只有一例发现意外转移,其余被检测出存在转移性病灶的患者均存在相关临床症状及体征或异常的生化检查结果。

1995 年综合分析了已发表的 25 篇关于手术前转移性疾病评估的研究显示,当临床评估阴性时,放射性核素骨扫描和脑 CT、腹部 CT 发现转移性病灶的检出率较低(约 10%)。当临床检查存在相关转移征象,包括全身症状时,放射性核素骨扫描及 CT 对转移灶的检出率非常高(>97%)。虽然一些研究报道过无症状的隐匿性脑转移病例,特别是腺癌患者,但这样的发现必须与手术的效益相平衡的医疗成本。既往研究显示,无症状脑转移的患病率仅为 5%。钆显影剂 MRI 增强扫描对转移病的检出较 CT 更为敏感,其应用也更为普遍。

2. CT 腹部 CT 扫描可以发现肝脏或肾上腺的转移病灶(见之后的肾上腺影像检查)。

3. MRI 肝脏 MRI 或全身 MRI 检查(具有呼吸门控的 T2 加权脂肪抑制序列和动态增强 T1 加权序列)是检出和鉴别肝内肿块最准确的非侵入性检查方法。增强 MRI[二乙三胺五醋酸钆(DTPA)T1 加权序列]对脑转移瘤,特别是小病灶的检出较 CT 更敏感。MRI 对骨转移的检出与 PET 相当,而这两种检查方式均优于骨扫描。

4. 骨闪烁显像 骨显像是对骨骼系统的整体状况的快速评估,对肋骨、肩胛骨、颅骨病变的评估优于 MRI(图 18.13)。然而,对于检测脊柱和骨盆的骨转移以及对原发性骨肿瘤和骨转移的鉴别,MRI 要优于放射性核素骨扫描。总体而言,对骨转移的检测,MRI 或 PET 优于骨显像。

5. 全身 PET 全身 PET 不仅在肾上腺转移病灶的检测上较其他影像学检查具有优势,还可以检出 CT(图 18.14)、MRI、放射性核素骨扫描上所不能显示的转移病灶。100 例初诊肺癌患者的研究显示,已发生转移的 44 例 M 期患者,PET 准确检出 40 例(91%),常规影像学检查检出 35 例(80%)。PET 和 CT 可以准确识别不同大小的肾上腺转移病灶(敏感率为 100%),但 PET 检查的特异性和检测阳性率均为 100%,而 CT 的特异性为 93%,阳性率为 46%。12 例骨转移患者 PET 正确诊断了 11 例(91%),放射性核素骨扫描检出 6 例(50%);两种检查方式的特异性均为 92%(图 18.15)。

6. 全身磁共振成像 随着扫描技术的进展,载人移动平台以及表面线圈整合技术使得全身 MRI 图像得以呈现。全身 MRI 类似于全身 PET,可以对转

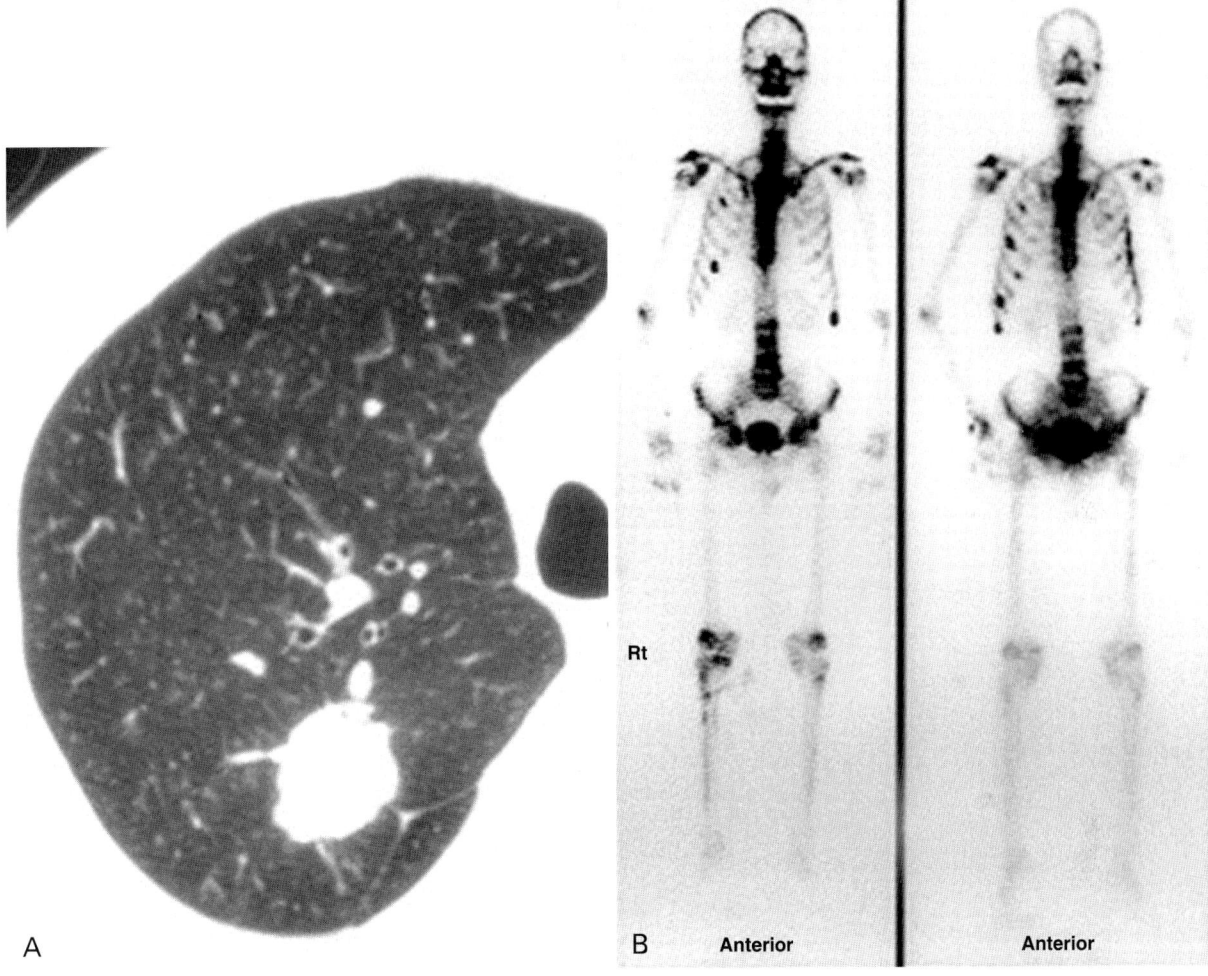

图 18.13　肺腺癌中通过骨闪烁扫描检测到的骨转移。(A)奇静脉弓水平层面轴面 CT 显示右上叶结节有 2.3 cm 的裂缝性回缩。(B)初始(左)和 3 个月随访(右)全身骨显像显示进行性骨转移,最多见于肋骨。

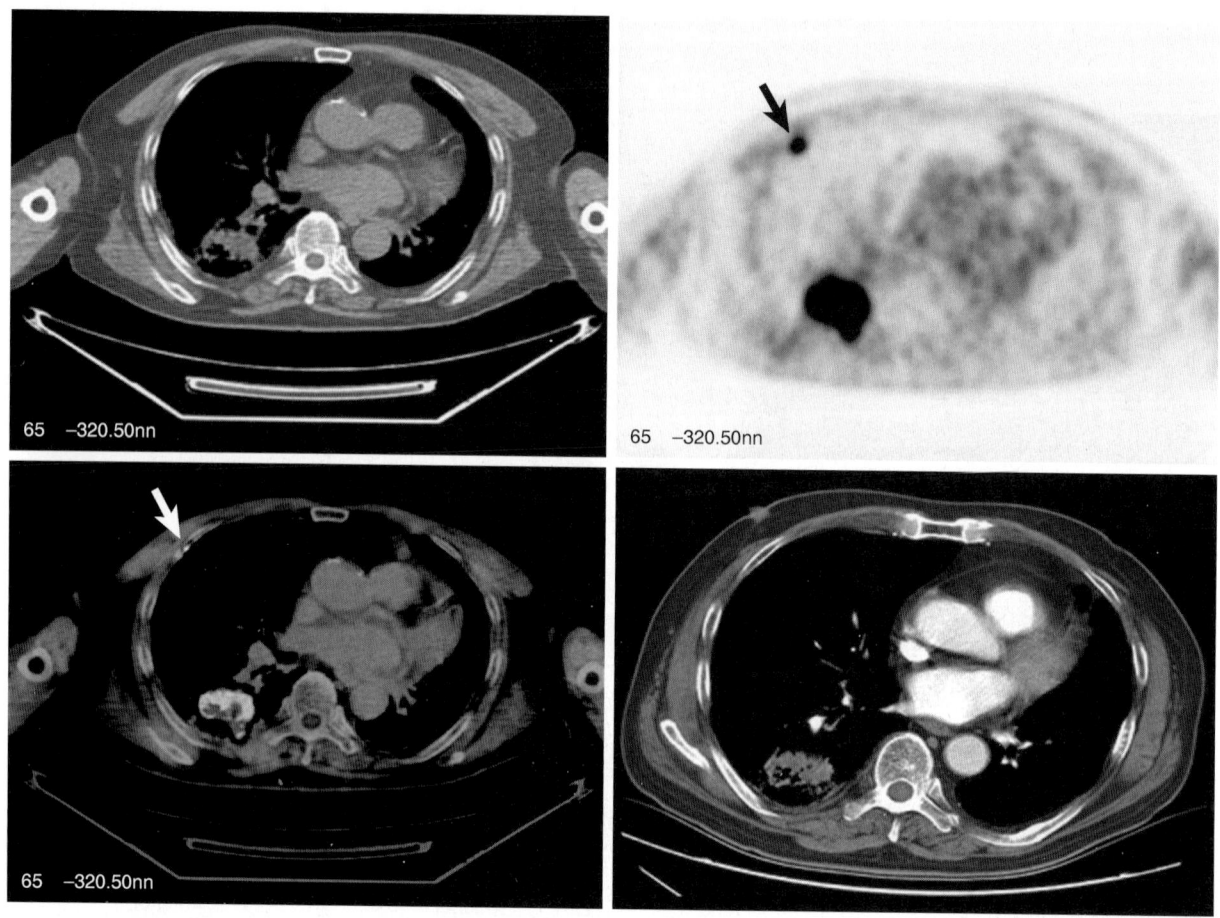

图 18.14　在大细胞癌中,PET-CT 显示肋骨转移,但在 CT 中未显示。PET 和 PET-CT 显示右前肋骨 FDG 摄取增加(箭),单独的断层扫描图像上不明显。

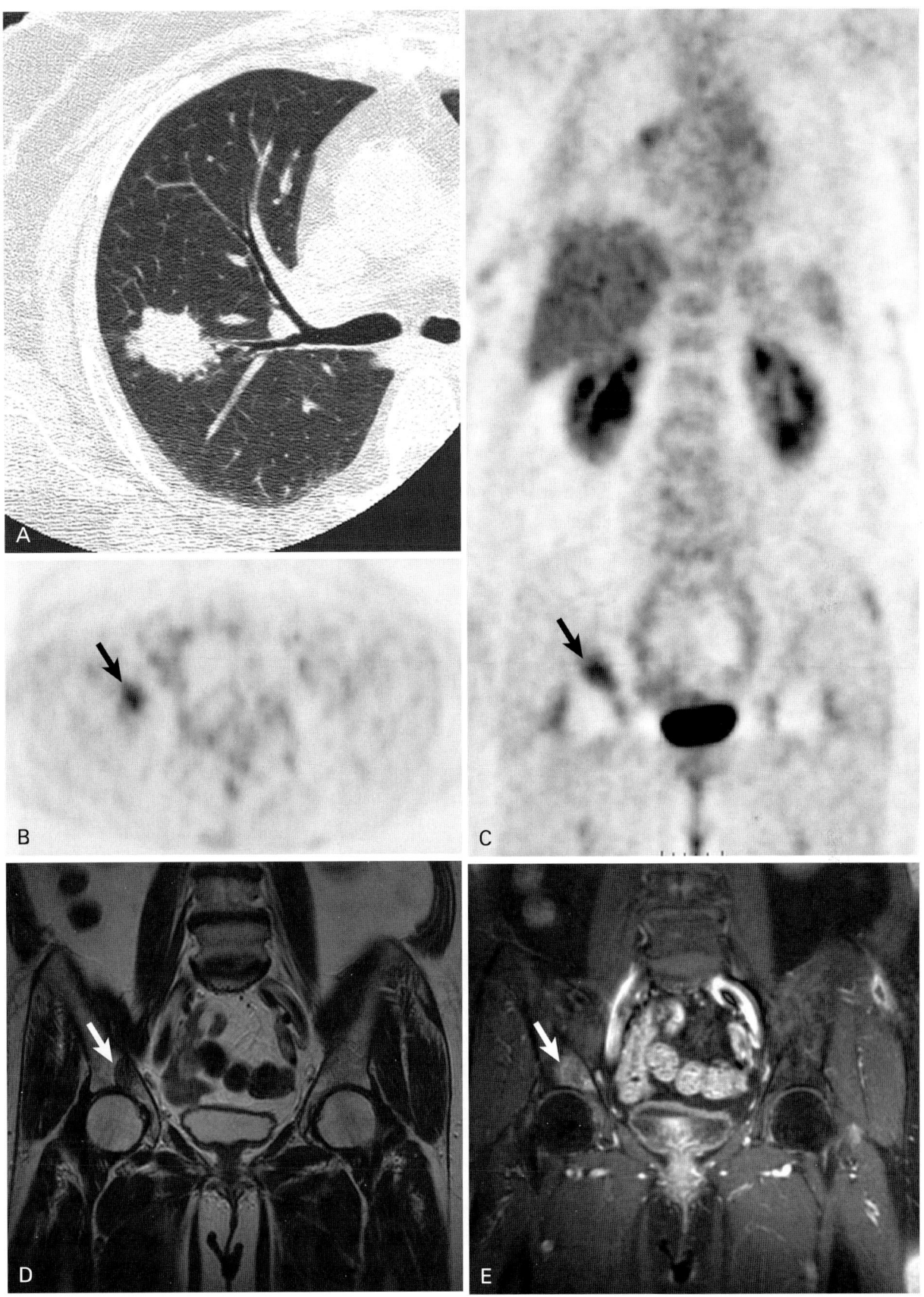

图 18.15 肺腺癌中整合 PET-CT 显示骨盆骨转移,但 CT 未显示。(A)轴面 CT 显示右肺上叶结节,有分叶和毛刺。(B)轴面和冠状面 PET 显示右侧髂骨 FDG 摄取增加(箭)。(C)冠状面 T2WI 显示右侧髂骨有低信号病变(箭)。(D)增强 T1WI 显示高信号病变(箭)伴有小梁形成。(E) MRI 显示有转移和血管瘤,但骨活检显示转移性腺癌。

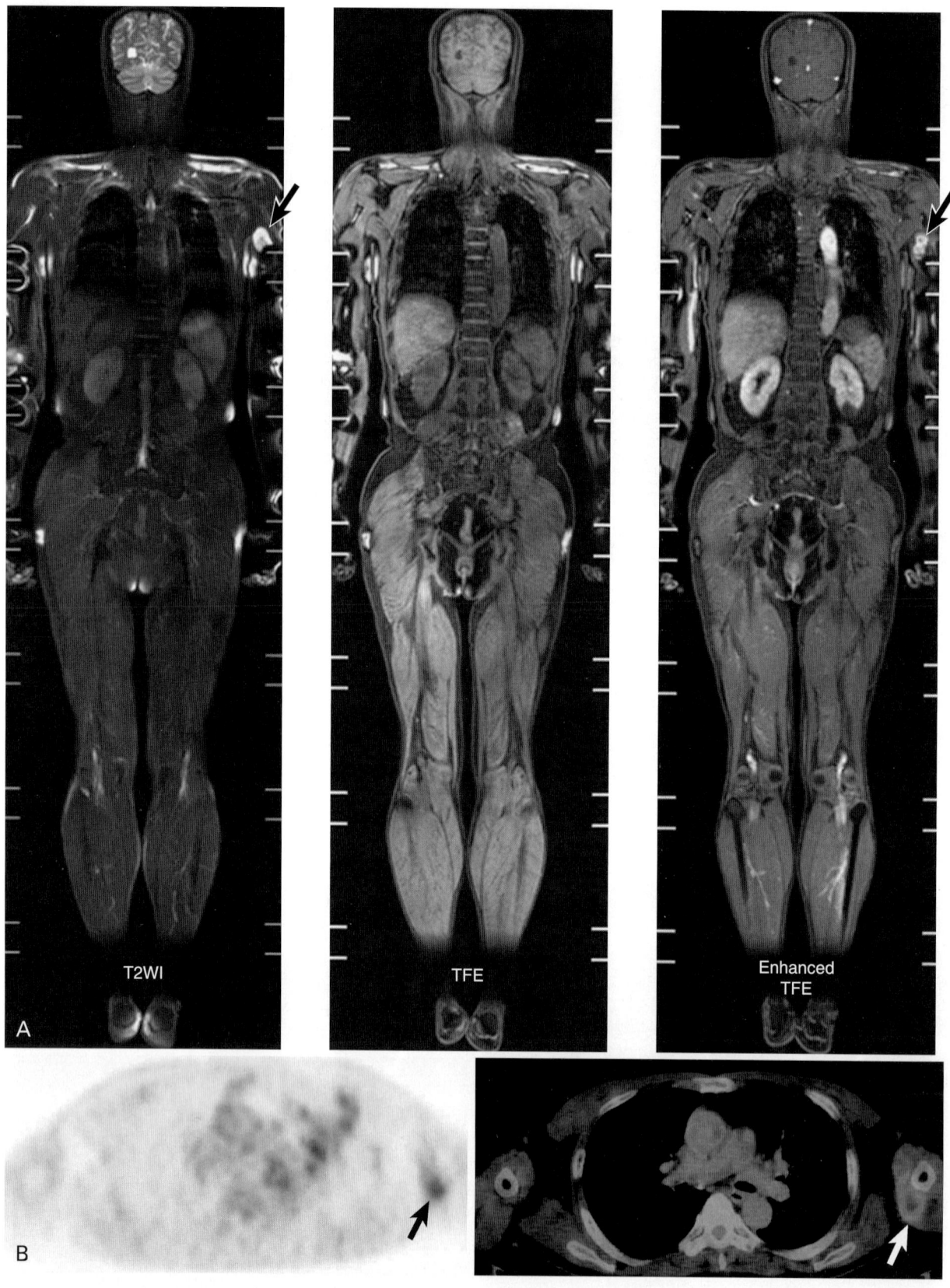

图 18.16 肺腺癌左臂转移。(A)冠状面全身磁共振图像显示左腋部转移性软组织病变(T2WI,箭和 T1W 增强扫描)。T1W TFE 是 T1 加权的超快速梯度回波序列。(B)全身 PET 显示,在全身磁共振图像观察到的相同区域,左臂病变(箭)(最大标准化摄取值,3.0)的 FDG 摄取增加。

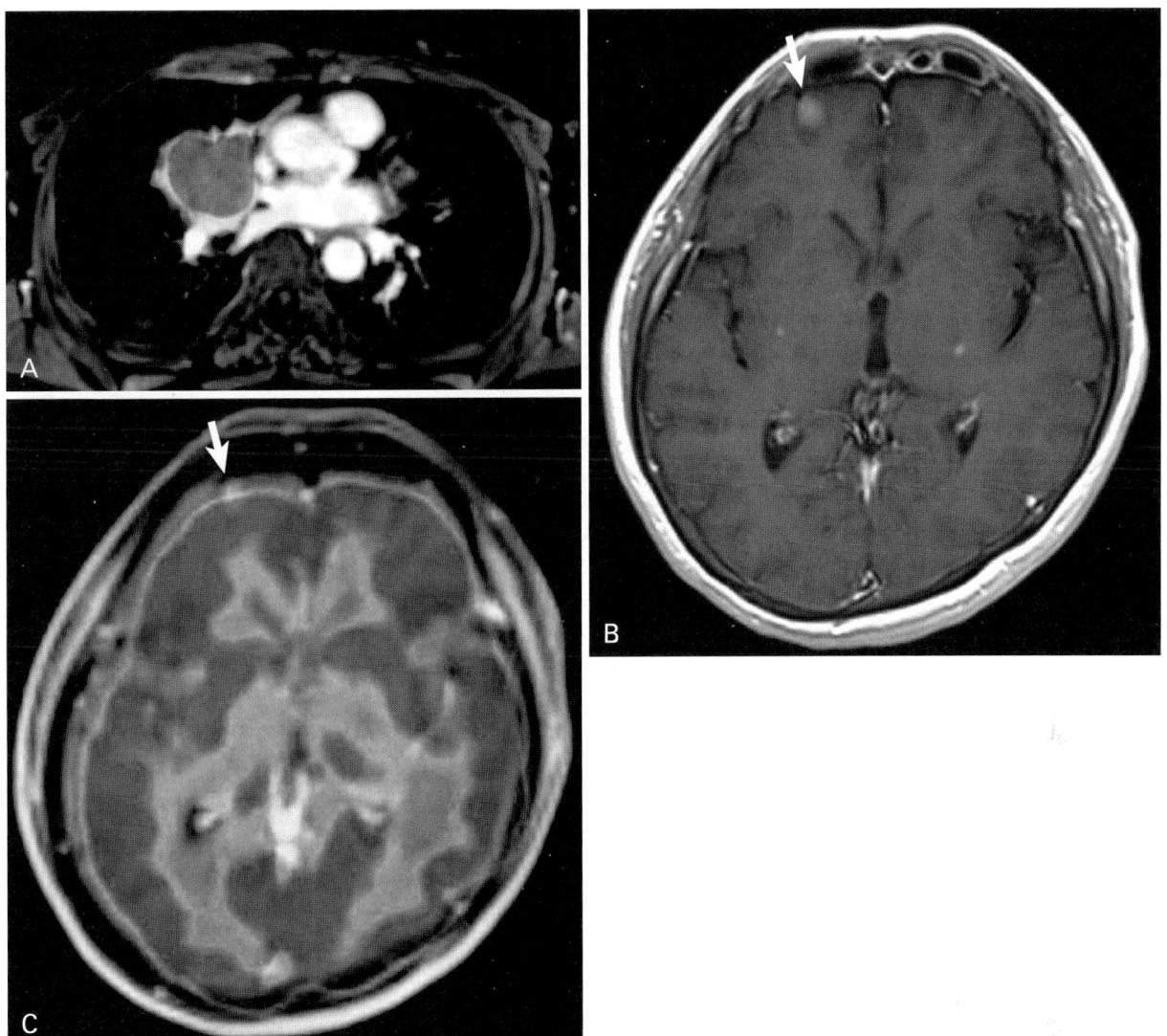

图 18.17 肺腺癌脑转移。(A)PET-MRI 显示强化、FDG 摄取的右肺中叶肿块。(B)增强 T1WI 显示右额叶强化结节(箭)。(C)PET-MRI 显示右额叶强化结节(箭)。

移病灶进行全面评估(图 18.16)。154 例非小细胞肺癌患者的研究显示,全身 MRI 对 M 期患者检查的准确性为 86%,与 PET-CT 相当。虽然差异无统计学意义,但全身 MR 成像对脑和肝转移的检出更有价值,而 PET-CT 对淋巴结和软组织转移的检出更有价值。

7. 全身 PET-MRI 图像配准技术的最新进展使得将 PET 与 MRI 信息相结合成为可能,成为 PET-MRI。PET 的分子成分与 MRI 的组织识别能力相结合,使非小细胞肺癌的术前分期更准确(图 18.17)。在评估是否存在远处转移方面,有信号强度评估的 PET-MRI 的诊断准确性(98.6%)显著高于没有进行信号强度评估的全身 PET-MRI(91.4%)和 PET-CT(90.7%)。另一项整合 PET-MRI 的研究表明,PET-CT 和 PET-MRI 在转移分期方面的准确性没有显著差异。

8. 肾上腺显像 肝脏常规增强 CT 扫描对肺癌分期的影响较小,用其评估肺癌分期也并不合理。但肾上腺是肺癌转移的常见部位,为了减少检查,肺部肿瘤患者行胸部 CT 扫描时常把肾上腺包括在内。110 例肺癌(细胞类型未确定)患者的研究显示,11(10%)例患者中发现肾上腺肿块,其中 5 例患者肾上腺是唯一的转移部位。

当原发性肺癌患者存在肾上腺肿块时,主要应与肾上腺无功能性腺瘤相鉴别。CT 通常通过肿块的大小和密度来鉴别功能性腺瘤与转移瘤。病变直径在 1 cm 或更小时多考虑为腺瘤,当病变为≥3 cm 时,转移瘤的可能性更大(图 18.18)。更可靠的鉴别方法是测量肿块在非增强 CT 扫描中的密度值,肾上腺

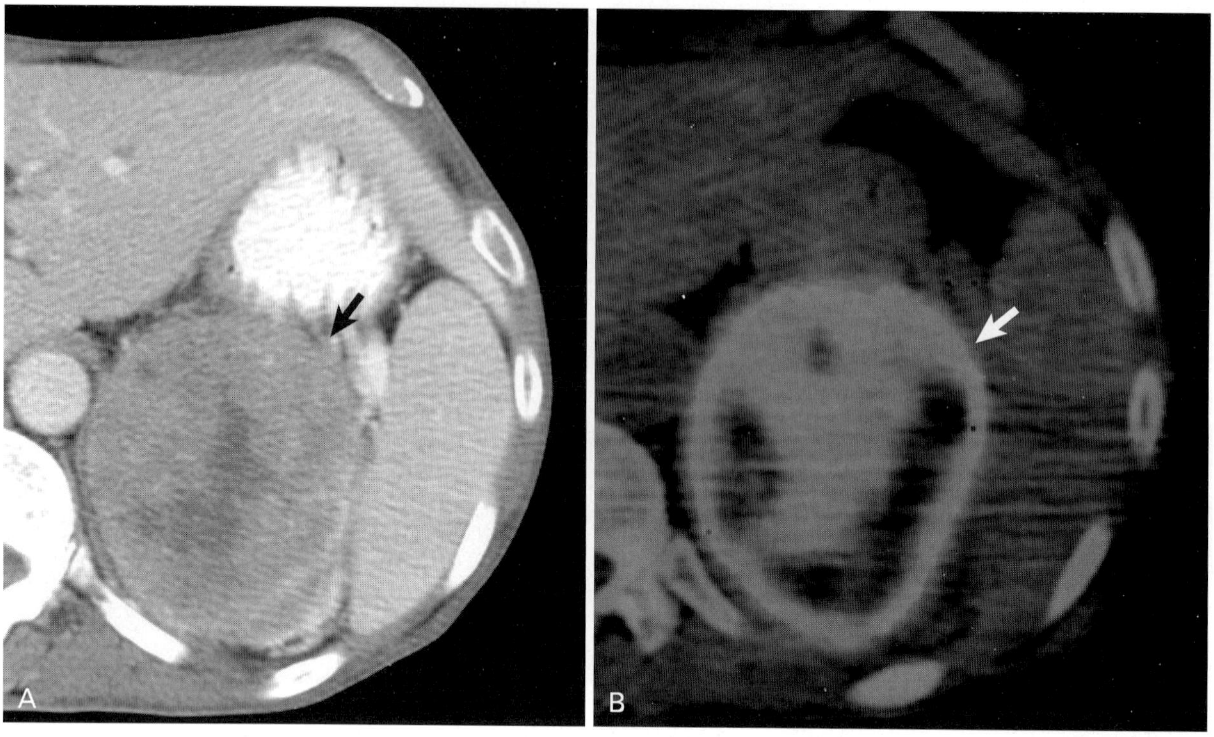

图 18.18 肺腺癌肾上腺转移。(A)增强 CT 显示左侧肾上腺 10 cm 的肿块(箭),中央低密度。(B) FDG PET-CT 显示左侧肾上腺肿块(箭)摄取增加(最大标准化值,12.8)。

腺瘤典型表现为均匀的低密度,而转移瘤密度较高。荟萃分析显示以 10 HU 为阈值鉴别肾上腺肿块的良恶性敏感性为 71%,特异性为 98%。对 2000 年以前的文献数据分析显示,新诊断原发性肺癌患者的非增强 CT 扫描,定义肾上腺腺瘤 CT 值小于 10 HU,是与转移性病灶鉴别的最经济有效的方法。肾上腺的动态 CT 检查可以计算对比剂相对廓清率,病灶的相对廓清率大于 50%时多考虑为良性(图 18.19)。101 个病例中,根据相对廓清率可以正确分辨出 98%(99/101)病变的良恶性。在肾上腺病变中,计算 CT 动态增强扫描和延迟扫描的相对廓清率诊断病灶有较高的特异性,可减少甚至避免之后的影像随访及病理检查。

几组研究人员已经评估了 MRI 对肾上腺转移瘤的诊断准确性及其与腺瘤的区别。初步结果表明,在常规的自旋回波序列及快速梯度回波序列中,恶性和良性病变的信号特征多有重叠。更多先进成像技术的应用大大提高了 MRI 区分转移瘤与腺瘤的能力,如脂肪饱和、化学位移和动态增强磁共振成像。

MR 自旋回波脂肪抑制成像中,肾上腺腺瘤有特征性的高信号边缘。48 例患者的研究显示,92%(26/28)的腺瘤可看到高信号边缘,而只有 5%(1/20)

的转移瘤可见此征象。对 114 例患者的 134 个肾上腺肿块的 MRI 表现和组织学结果进行对照研究显示,化学位移和动态增强 MRI 鉴别肾上腺良恶性肿瘤的敏感性为 91%,特异性为 94%。MRI 化学移位中,通过对比肾和脾脏实质的信号强度,可以对信号下降比进行计算,所有的恶性结节信号强度降低<20%,即使它们在 CT 检查中呈高密度(>10 HU)(图 18.20)。

最近的研究表明,FDG-PET 对 CT 或 MRI 所检查到的 50 例肾上腺病变具有良好的诊断能力,敏感性为 100%,特异性为 94%,准确度性 96%。因为 FDG-PET 具有评价原发病灶和转移病灶的优势,可作为针对肾上腺疾病的一项经济有效并具有特征性的检查方法,特别是恶性肿瘤患者。FDG PET-CT 提高了 ^{18}F-FDG PET 鉴别肿瘤患者肾上腺肿瘤良恶性的能力(图 18.21)。对 150 例患者的 175 个肾上腺肿的研究显示,将标准摄取值 3.1 设为临界值,PET 对肺结节的敏感性、特异性和准确性分别为 99%(67/68)、92%(98/107)和 94%(165/175)。PET-CT 的敏感性、特异性和准确性分别为 100%(68/68)、98%(105/107)和 99%(173/175)。PET-CT 的特异性较高($P < 0.01$)。

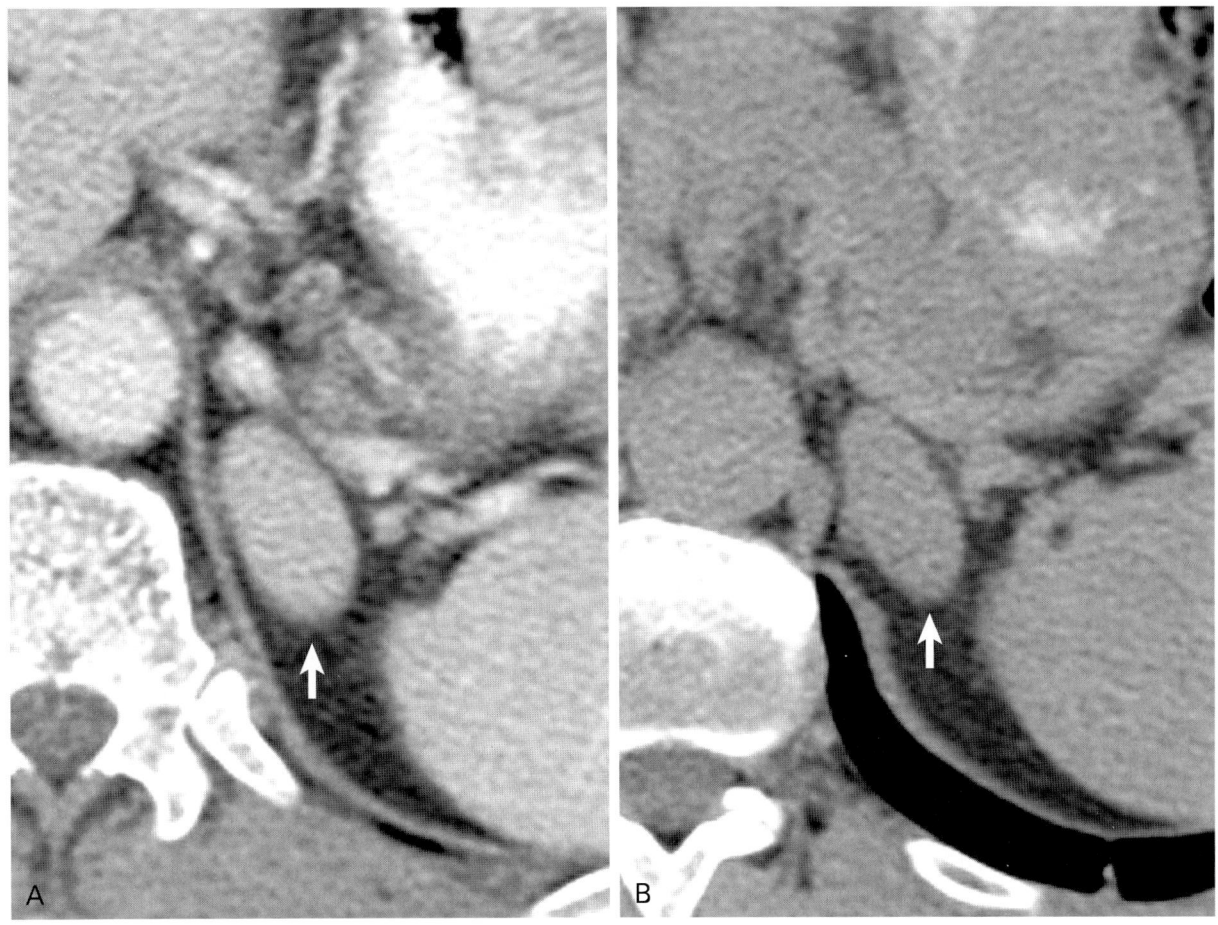

图 18.19 非小细胞肺癌的肾上腺腺瘤显示高洗脱率。早期(A)和延迟(B)肾上腺对比增强显示左侧肾上腺直径 3.4 cm 的卵圆形肿块(箭所示)。洗脱值的百分比为 68%,表明为良性肾上腺腺瘤。

要点:M 分期

用于检查胸腔外转移的最常用成像技术是 CT(评估肾上腺和肝脏)、MRI(评估脑和肾上腺)、放射性核素骨扫描(确定骨骼转移)

CT 通常通过肿块的大小和密度值来鉴别功能性腺瘤与转移瘤。病变直径在 1 cm 或更小时多考虑为腺瘤,当病变为≥3 cm 时,转移瘤的可能性更大。非增强 CT 上密度值<10 HU 的病变为腺瘤

动态 CT(分析充盈和廓清特征)、化学位移 MRI 和 PET 成像对非小细胞肺癌患者肾上腺病变的定性准确性超过 90%

全身 PET 优于其他影像检出,不仅是在显示肾上腺转移,同时可以显示 CT、MRI 或放射性核素骨扫描成像未检出的病变

扫描仪技术和图像配准的最新进展使全身 MRI 和 PET-MRI 成为可能。有信号强度评估的 PET-MRI 诊断准确性(98.6%)明显高于无信号强度评估的全身 PET-MRI(91.4%)和 PET-CT(90.7%)

(四) 肺部多部位受累肺癌的分期 第 7 版肺癌 TNM 分类在肺癌累及肺部多部位的分类方面有一些不太清晰,为了使第 8 版 TNM 分类更清晰,IASLC 项目定义了与肺部多部位肺癌相关的 4 种类型:同步原发性肺癌、原发性肺癌伴单独的肿瘤结节(肺内转移)、多灶性肺癌表现为多个结节并伴有磨玻璃影、鳞屑样改变以及弥漫性肺腺癌。建议的 TNM 分类如下:同步原发性肺癌按每个肿瘤分为 T、N 和 M 类;单独的肿瘤结节根据单独的结节相对于原发肿瘤的位置而分为 T3、T4 或 M1A 类;多灶性磨玻璃影、鳞屑样特征性肿瘤按最高的 T 型病变分类,括号中的数字或 m 表示倍数(数字/m),N 类和 M 类共同表示所有肿瘤结节;对于肺型腺癌,T 成分按大小分类,如果在一个肺叶,T 成分被分类为 T3,如果在两个同侧肺叶,T 成分被归类为 T4,如果在对侧肺叶,T 成分被归类为 M1a,所有肺受累部位均为单一的 N 和 M 类别。

(五) 小细胞肺癌的肿瘤-淋巴结-转移分期 小细胞肺癌的早期分期系统将其分为两个亚组:局限的

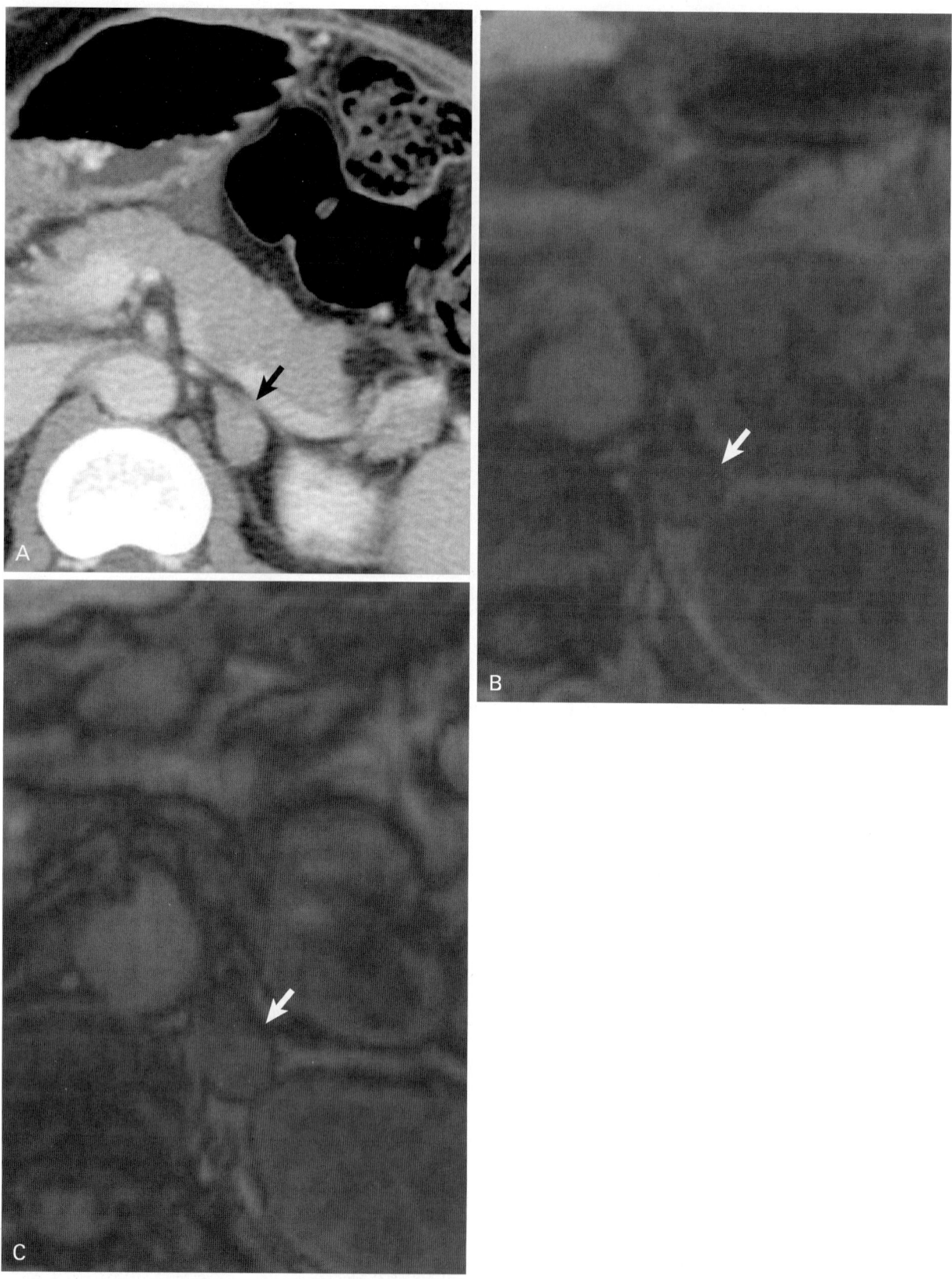

图 18.20　肺腺癌化学位移磁共振成像上的转移性肾上腺结节。（A）轴面增强 MRI 显示左侧肾上腺均匀强化结节（箭）。（B）和（C）化学位移 MRI 显示肾上腺结节（箭）的信号强度在同相位（B）和反相位（C）图像之间无变化。

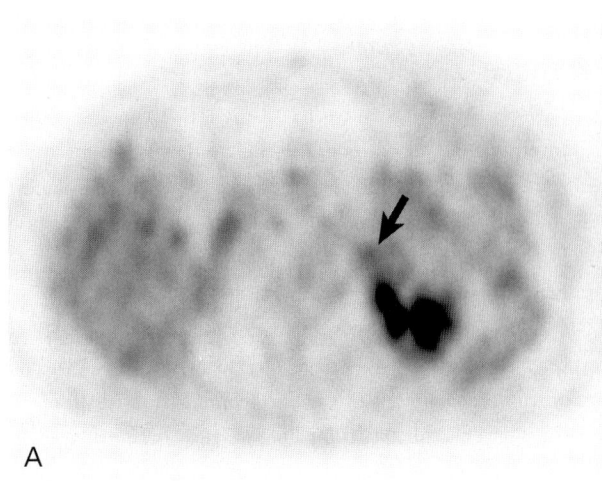
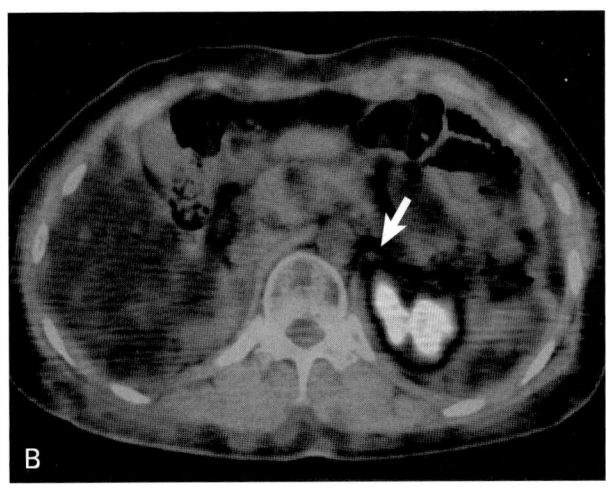

图 18. 21 33 岁女性患者,肺腺癌肾上腺转移,PET 为假阴性,但 PET-CT 为真阳性。(A) FDG-PET 显示左侧肾上腺区域摄取增加(箭),最大标准摄取值为 3.5。仅通过 PET 扫描,诊断为良性的,因为摄取值可能在左肾。(B)在 PET-CT 上摄取(箭)对应左侧肾上腺,因此能够正确解释为正摄取(摄取强度等于肝脏的摄取强度)。

和广泛的。局限性疾病的特点是肿瘤局限于单侧胸腔,虽然局部蔓延和同侧或锁骨上淋巴结也可出现,但其与原发肿瘤位于同一照射野。所有其他病例都被归类为广泛性疾病。然而,在 2009 年出版第 7 版 TNM 分类时,建议采用 TNM 分类对小细胞肺癌患者进行分期。

对 IASLC 新数据库的分析表明,小细胞肺癌患者的临床和病理 TNM 分期具有预测预后的价值,建议在小细胞肺癌患者中使用 T、N、M 描述。然而,对于 M 分期的描述,尚不确定脑内单部位转移患者的存活率差异是否仅仅反映了更好的治疗方案,而不是基于疾病的解剖范围更高的存活率。

三、治疗方案概要

(一) 非小细胞肺癌 对于 Ⅰ~ⅢA 期的疾病,完全手术切除仍然是耐受手术的患者最有效的治疗方法。许多临床中心在手术前给予伴或不伴放疗的化疗,特别是对于 ⅡB 期和 ⅢA 期的患者,以减轻肿瘤负荷并增加实现切缘阴性的可能性。手术切除的类型取决于肿瘤的大小和位置。肺叶切除术或全肺切除术通常是整块切除局部侵犯的胸壁结构,并取样或切除所有易侵袭的纵隔淋巴结。肺叶下切除术(节段切除术或非解剖楔形切除术)有时适用于小的、位于外围的、偶然发现或筛查到的肺癌患者,特别是有多个病变和(或)肺储备不良的患者。立体定向全身放射治疗和影像引导热消融是早期无淋巴结受累而不能耐受手术患者的治疗选择。在选定的 Ⅳ 期脑或肾上腺寡转移瘤患者中,切除转移灶可提高存活率。

顺铂辅助化疗是 Ⅱ 期和 ⅢA 期非小细胞肺癌切除的标准治疗方案,有时也适用于 ⅠB 期切除的患者。辅助放疗常给予 Ⅲ 期切除疾病。铂类药物治疗是局部晚期(即Ⅲ期)或转移性(即Ⅳ期)非小细胞肺癌的首选疗法,可将 5 年生存率从 5% 提高到 13%。

最近,分子靶向治疗已经彻底改变了肺癌患者的治疗。针对表皮生长因子受体(EGFR)的酪氨酸激酶抑制剂(如吉非替尼和埃洛替尼)在携带 EFGR 突变的非小细胞肺癌细胞表面过度表达,已被证明在晚期疾病中与化疗相比,具有更高的反应性和更长的无进展生存期。EGFR 突变更常见于女性、不吸烟者和东亚人。同样,在发生间变性淋巴瘤激酶(ALK)易位的肿瘤患者中,已经发现用克里佐替尼(ALK 抑制剂)治疗非常有效。鉴于靶向治疗的疗效,现在建议所有切除的腺癌和含有腺癌成分的混合肺癌都应该接受 EGFR 和 ALK 检测。此外,对于诊断为晚期疾病的患者和以前没有检测过的复发或进展的患者,也应该在诊断时对活检标本进行 EGFR 突变和 ALK 重新检测。

免疫疗法调节患者的免疫系统以抵抗癌症。程序性死亡-1(PD-1)抑制剂破坏免疫检查点的相互作用,使宿主免疫系统能够摧毁肿瘤。尼伏鲁单抗和培溴利珠单抗是两种被批准作为晚期非小细胞肺癌二线治疗药物的 PD-1 抑制剂。在接受免疫治疗药物治疗的患者中,对治疗的反应可能会延迟。应答肿瘤可出现假性进展或一过性增大,这可能是免疫细胞对肿瘤的浸润所致。

对于怀疑为多灶性同步腺癌的多发持续性肺结

节的患者,随访和组织取样的时间通常基于最可疑的病灶。最可疑病灶的确定不是单纯基于大小,而是应该考虑生长速度和结节特征,如大小、密度和边缘。同样,治疗通常以分期为主,T 类别由最高级别的 T 病灶决定。

(二)小细胞肺癌 小细胞肺癌在诊断时通常被认为是一种全身性疾病,因此不被认为是一种可以手术切除的疾病。在少数病例中,小细胞肺癌表现为孤立性肺结节,无明显的淋巴结或远处转移,可以进行手术切除。

铂类药物化疗和胸部及预防性头颅放疗可治疗局限性小细胞肺癌,长期存活率为 $20\%\sim25\%$。广泛期疾病通常采用联合化疗来延长生存期和提高生活质量。对化疗有反应者给予胸腔放疗和预防性头颅放疗。大多数患者,特别是胸外广泛性疾病的患者,会复发并导致死亡。小细胞肺癌的靶向治疗和免疫治疗正在进行临床试验。

推荐阅读

Nicholson AG, Chansky K, Crowley J, et al. The International Association for the Study of Lung Cancer staging project: proposals for the revision of the clinical and pathologic staging of small cell lung cancer in the forthcoming eighth edition of the TNM classifi cation for lung cancer. *J Thorac Oncol*. 2016;11:300-311.

Rami-Porta R, Bolejack V, Crowley J, et al. The IASLC Lung Cancer Staging Project: proposals for the revisions of the T descriptors in the forthcoming eighth edition of the TNM classifi cation for lung cancer. *J Thorac Oncol*. 2015;10:990-1003.

参考文献见 ExpertConsult.com.

第19章

肺神经内分泌细胞增生、肺微小瘤和类癌[*]

Stephane L. Desouches｜Christopher M. Walker｜Jonathan H. Chung

一、肺神经内分泌细胞增生、肺微小瘤

（一）病因、患病率及流行病学　正常肺组织在支气管和细支气管上皮内含有散在的神经内分泌（Kulchitsky）细胞。这些细胞在检测缺氧和胎儿肺发育中发挥作用，并可能参与局部上皮细胞的生长和再生。这些细胞的增生可视为机体对慢性气道炎症（如肺气肿或慢性支气管炎患者）的反应。当病因不明时，称为弥漫性特发性肺神经内分泌细胞增生（DIPNECH）。如果细胞团小于 5 mm，增生性神经内分泌细胞在基底膜外的延伸称为肺微小瘤；如果细胞团大于 5 mm，则称为类癌。神经内分泌细胞增生和肿瘤可能与类癌共存。在无肺损伤（导致反应性肺神经内分泌细胞增生）的情况下，DIPNECH 可能是类癌的侵袭前状态，需要影像学随访。

DIPNECH 通常出现在发生于 50～60 岁，女性约为男性的 4 倍。DIPNECH 通常发生于不吸烟者中，但是过去和现在的吸烟者偶尔也会发生。肿瘤也表现出女性优势（>4：1），多见于 60～70 岁的患者。

在 2015 年更新的世界卫生组织（WHO）肺肿瘤分类中，DIPNECH 归为侵袭前病变。虽然是组织学诊断分类，一些专家建议术语 DIPNECH 综合征用于有呼吸道症状和适当影像学表现的患者。既往认为 DIPNECH 罕见，在文献中病例很少，但其可能是一种未被充分认识的疾病。

（二）临床表现　接近半数 DIPNECH 或微小瘤患者无症状，通过胸部 CT 或因其他原因进行外科肺活检而诊断。当患者有症状时，他们通常表现为长期无诱因咳嗽和（或）呼吸困难，并常被误诊为哮喘。肺功能检查可发现阻塞性或阻塞性/限制性改变，可能是由增生引起的气道阻塞和支气管周围纤维组织引起的收缩性细支气管炎所导致。

（三）病理生理学　神经内分泌细胞增生（NECH）的特征是基底膜内的 Kulchitsky 细胞呈单列、簇状或线性排列。微小肿瘤的特征是基底膜以外的延伸。在组织学检查中，这两个实体每 10 个高倍视野均未见有丝分裂或坏死。在支气管扩张或其他慢性炎症过程中，在肺实质中偶然会发现 NECH 和微小瘤。

如前所述，狭窄性细支气管炎继发于有或无肿瘤和 NECH 的气道黏膜下纤维化。

（四）影像学表现

1. X 线　DIPNECH 或肺微小瘤患者的 X 线胸片可表现为肺小结节（图 19.1），但多表现为正常。偶尔可见继发性收缩性细支气管炎的征象，包括周围肺血管的过度膨胀和稀疏。

2. CT　胸部 HRCT 结合吸气像和呼气像显示多灶性肺小结节伴或不伴马赛克征或气道阻塞。典型的微结节呈小叶中心分布，密度可呈磨玻璃样或实性。在组织病理学检查中，<5 mm 的结节属于类癌性微小瘤，而>5 mm 的结节属于类癌性肿瘤。无症状的患者更可能表现出无明显马赛克征的微结节，因为马赛克征的程度通常与生理性气流阻塞相关。

---

[*] 编者和出版社感谢 Nestor L. Müller 博士和 C. Isabela Silva Müller 博士为本书上一版相关主题提供的材料。这是本章的基础。

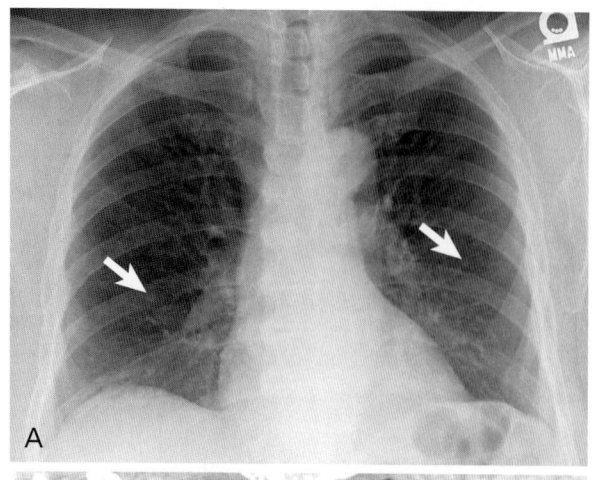

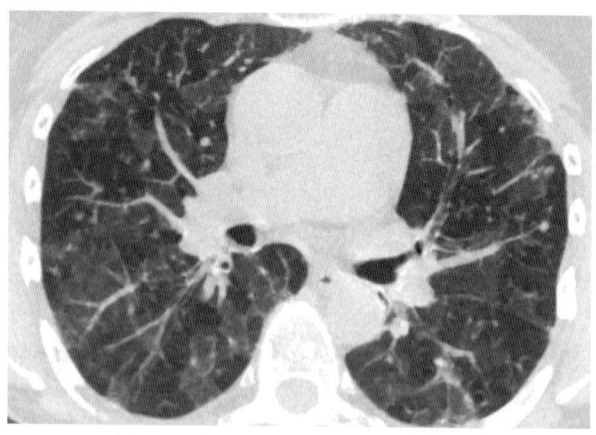

图 19.2　弥漫性特发性肺神经内分泌细胞增生。轴面最大密度投影(MIP)增强 CT 显示马赛克征和小结节。MIP 成像可用于评估疾病蔓延程度。

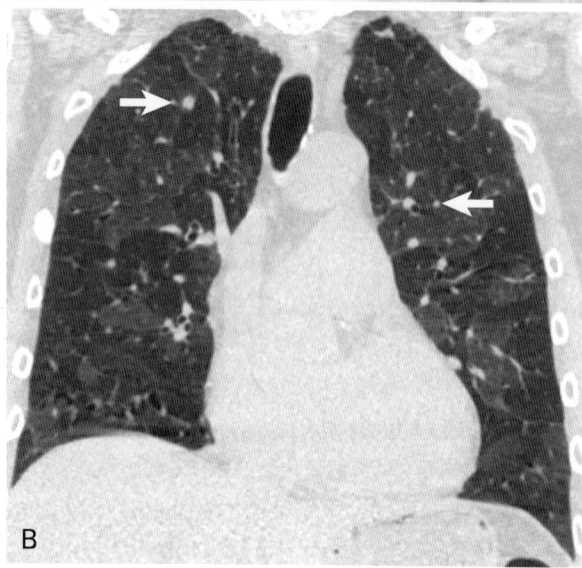

图 19.1　弥漫性特发性肺神经内分泌细胞增生。(A)后前位 X 线胸片显示多个小结节(箭)。(B)冠状面 CT 显示 2~8 mm 的小结节(箭),可见合并收缩性细支气管炎的马赛克征。

有时可见支气管壁增厚伴或不伴支气管扩张。结节状支气管壁增厚是 NECH 最直接的病理相关影像表现,与增生细胞的腔内突出的组织学表现一致。目前尚无影像学特征可将 NECH 与肺肿瘤区分开,鉴别诊断目前只能根据组织学。最近的一项研究,评估了 30 例 DIPNECH 患者,提出了非手术诊断标准,包括临床表现、肺功能、HRCT 表现、经支气管活检的结果以及血清标志物如血清染色粒蛋白 A 水平升高。

　　(五)鉴别诊断　　在 CT 上发现单发或多发肺结节是一个常见的诊断难题。单发或多发肺结节的鉴别因素包括感染性、炎症性和肿瘤性。DIPNECH 的诊断可基于典型的影像学表现、吸气成像时肺实质的马赛克征(图 19.2)以及呼气成像时的空气潴留。然而,最终确诊需要开放性或胸腔镜肺活检(图 19.3)。

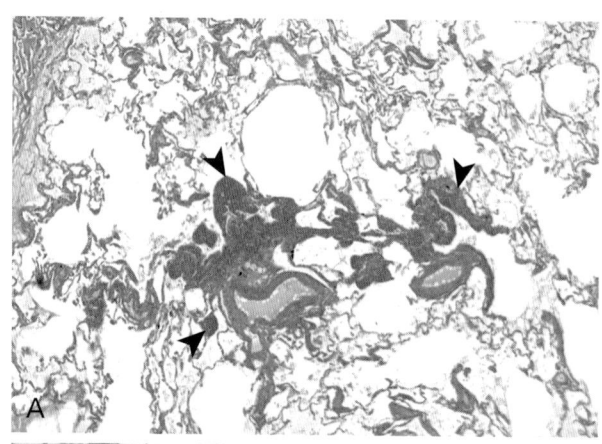

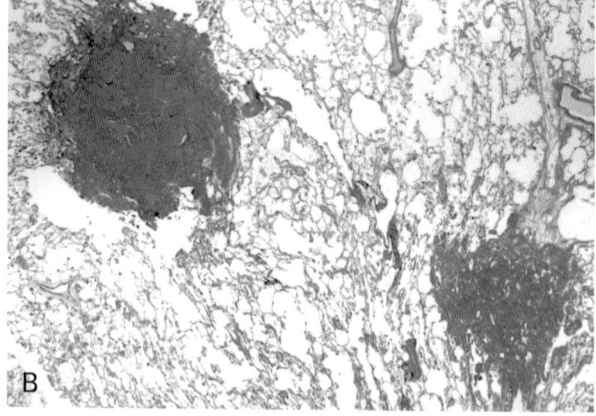

图 19.3　弥漫性特发性肺神经内分泌细胞增生。(A)肺活检标本显示支气管血管鞘内局灶性神经内分泌细胞增生(箭头)。(B)另一组织学标本显示类癌性肿瘤。女性,72 岁,弥漫性特发性肺神经内分泌细胞增生,伴多发肺肿瘤、类癌性肿瘤和收缩性细支气管炎。(鸣谢 Dr. John English, Department of Pathology, Vancouver General Hospital, Van-couver, Canada.)(见彩色插页)

（六）治疗方案概要 无症状患者通常保守治疗，5年生存率为83%。建议进行长期的影像学随访以排除结节生长、类癌肿瘤的发展或转移。出现肺功能恶化可以更积极地治疗，类固醇、干扰素-α或化疗药物对某些肿瘤有效。对生长抑素受体类似物（考虑到细胞的神经内分泌来源）的使用治疗效果较好，且副作用较少。

要点：肺微小瘤和肺神经内分泌细胞增生

- 神经内分泌细胞增生代表 Kulchitsky 细胞在支气管和细支气管上皮内的增殖。肺肿瘤是这些细胞的结节性增生，并向基底膜外延伸。直径<5 mm 为肺微小瘤；如果≥5 mm，则称为类癌瘤
- 大多数患者无症状；然而，当症状出现时，为非特异性的，最常见的是长期明显诱因咳嗽和（或）呼吸困难，通常最初被误诊为哮喘
- 胸部X线片大多正常，但可以表现为肺容量增加
- 吸气CT可能显示马赛克征（通常在有症状的患者），而呼气CT可能显示空气潴留
- WHO 新分类将弥漫性特发性肺神经内分泌细胞增生列为一种癌前病变，建议进行长期影像学随访以排除结节生长、类癌的发展或转移性疾病

二、典型和不典型类癌

（一）病因、患病率及流行病学 呼吸道是类癌发生的第二常见部位，约占类癌的10%～30%。在过去的几十年里，与其他主要来源相比，肺部类癌的患病率有所增加，类癌约占所有原发性肺恶性肿瘤的1%～2%。如前所述，类癌是支气管上皮内增生性神经内分泌细胞在基底膜外的延伸，直径≥5 mm。类癌进一步细分为典型（84%～90%）和非典型（10%～16%）。典型类癌的男女比例接近1：1，而非典型类癌的男女比例为2：1。虽然吸烟引起的肺部炎症与非典型类癌的发生有关，但在更常见的典型类癌中却无这种联系。典型类癌的平均年龄为46岁，而非典型类癌的患者一般为50～60岁。类癌是儿童和青少年最常见的原发性肺肿瘤。

（二）临床表现 大多数中央型类癌可引起咳嗽、咯血等常见症状。患者很少出现喘息、反复感染、胸痛、呼吸困难和全身症状。周围型类癌通常无症状，因其他原因行CT检查时偶然发现。

尽管病理检查常存在神经内分泌物质，但副肿瘤综合征的临床表现不常见。库欣综合征是临床最常见的副肿瘤综合征，见于约2%的支气管类癌患者，表现为低钾血症和促肾上腺皮质激素升高。虽然胃肠道类癌转移到肝脏并向全身血液系统释放血清素时可出现类癌综合征，但在肺部类癌中极为罕见。原发肺类癌发展到类癌综合征的表现，通常是出现在类癌转移到肝脏的患者。类癌综合征的特征是皮肤潮红、严重腹泻、支气管收缩和右侧心脏瓣膜病。

（三）病理生理学 典型的类癌是指细胞团块≥5 mm，无坏死，每10个高倍视野（HPF）中仅有不到2个核分裂。非典型类癌组织学特征包括坏死或2～10个有丝分裂象/10个高倍视野。HE染色通常可作出诊断，但CD56或神经分泌颗粒抗体（染色颗粒和突触素）可以用于可疑病例诊断。典型类癌由具有嗜酸性细胞质的多角形细胞和常排列为团状或小梁状的细颗粒染色质组成。

无单一的染色方法可鉴别典型和非典型类癌。类癌与侵袭性较强的肿瘤，如小细胞肺癌，在小活检标本中可能难以鉴别。Ki-67染色可评估增殖率可能有助于鉴别诊断，其在小细胞肺癌和大细胞神经内分泌癌中升高。

（四）影像学表现

1. X线 典型和非典型类癌具有相似的影像学特征。大多数情况下是位于主、叶或段支气管的中央型边界清晰的实性结节或肿块，伴或不伴分叶（图19.4）。肿瘤2～5 cm，病变内的钙化少见。经常导致阻塞性肺不张（图19.5）和（或）肺炎。局限性肺不张或肺炎可出现周期性的加重和缓解，可能与气道阻塞的间歇性缓解有关。

周围类癌表现为边界清楚的孤立性结节或肿块，呈圆形或卵圆形，浅分叶（图19.6）。非典型类癌比典型类癌体积更大、更靠近外周。超过40%的类癌是由于其他原因在X线胸片检查中偶然发现的。

2. CT 多排CT典型表现为中央软组织结节伴或不伴远段阻塞性肺不张（图19.7）或周围孤立结节（图19.8）。肿瘤常表现为球形或卵圆形结节或肿块，边缘光整，浅分叶。结节可完全或部分位于管腔内，CT可以发现受累支气管及相关征象，如远段支气管扩张、黏液栓塞或空气潴留。部分病例中，病灶的管腔内部分占肿瘤体积的一小部分，称为"冰山一角"征。偶尔可见肿瘤位于支气管内及周围，形成支

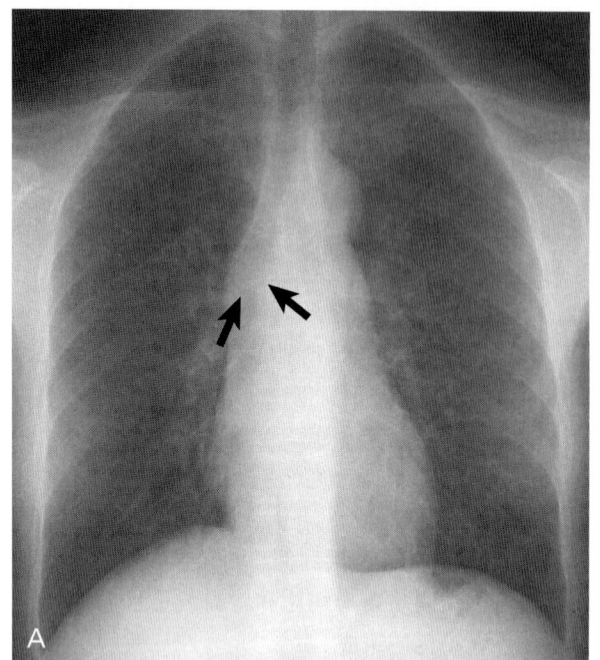

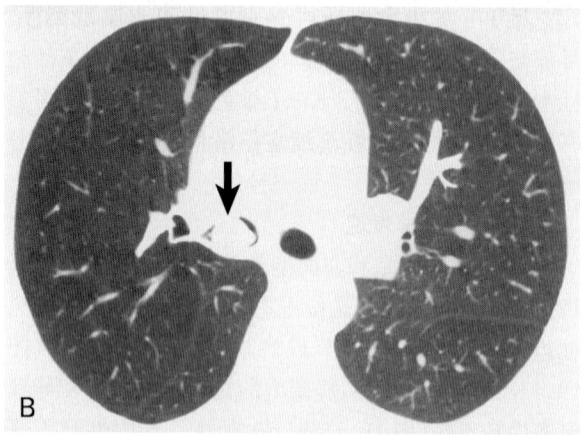

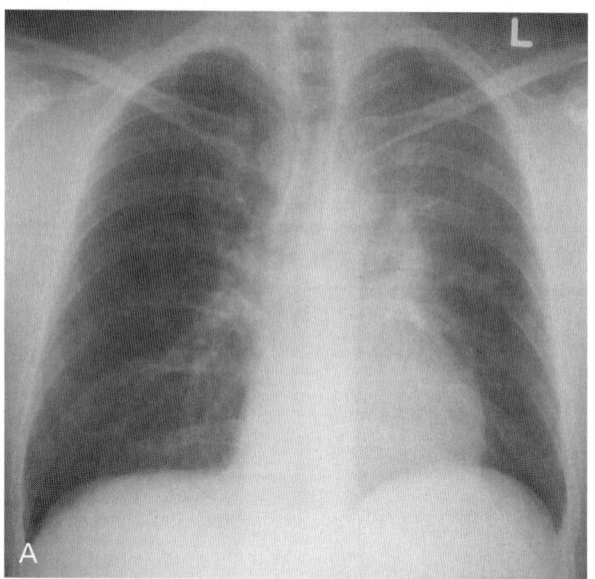

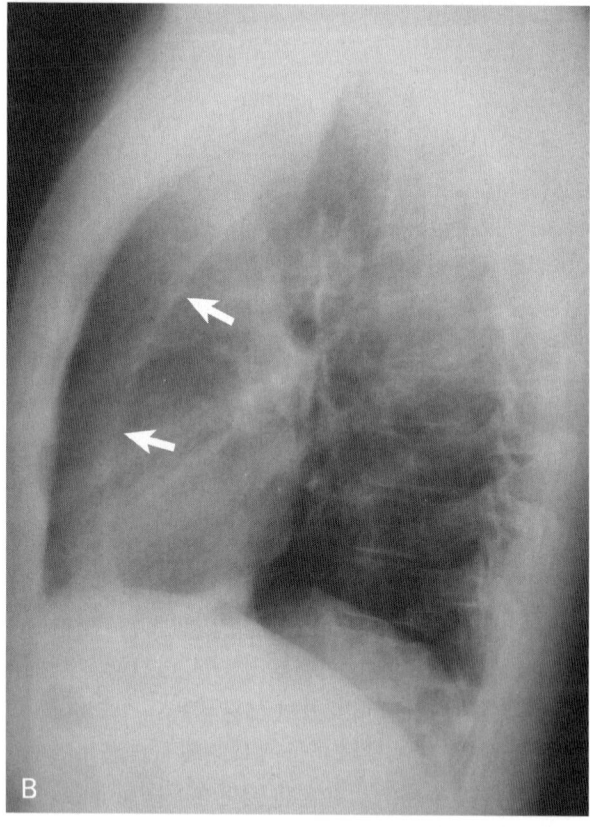

图 19.4 中央型典型类癌。(A)后前位 X 线胸片示右侧主支气管肿瘤(箭)。右肺略小于左肺,血管束分布减少。(B)轴面 CT 证实右侧主支气管腔内肿瘤(箭)。由于反射性血管收缩,右肺的密度和血管分布较左肺减少。

气管征(图 19.9)。经支气管穿刺活检在具有此征象的病变中有更高的检出率。

组织学上约有 30% 的类癌表现为内部钙化,常能在 CT 上发现。这种钙化可表现为点状、偏心性(图 19.10)或弥漫性。

图 19.5 中央类癌肿瘤伴左上叶阻塞性肺不张。(A)后前位 X 线胸片显示左肺透亮度减低,界限不清,伴有左肺门上移位,左侧膈顶抬高,左肺上叶不张。(B)侧位 X 线胸片示左肺主肺裂前移位(箭),左肺下叶代偿性肺气肿。类癌图像在阻塞性肺不张的影像上显示不清。

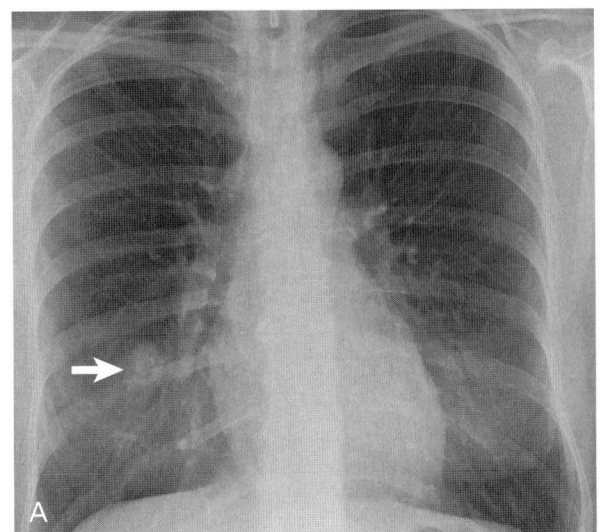

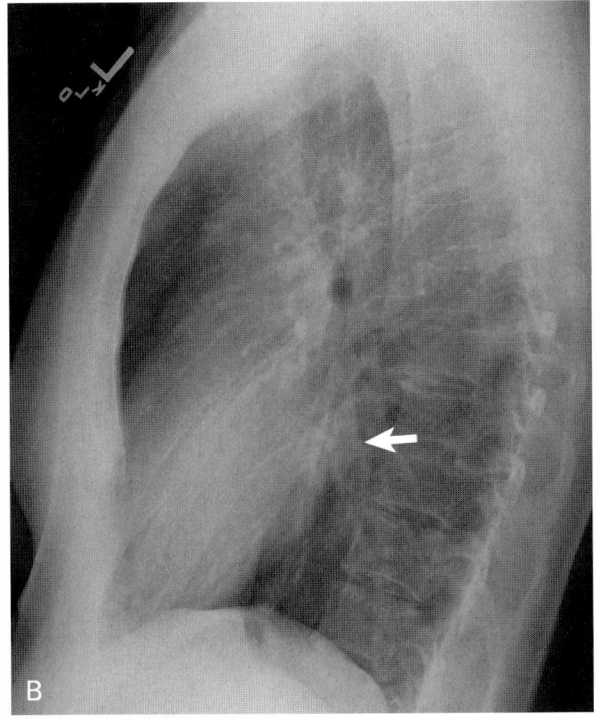

图 19.6 外周型典型类癌。后前位(A)和侧位(B)X 线胸片显示右肺下叶直径 2.5 cm 边缘光滑结节(箭)。

类癌有丰富的血管基质,静脉注射对比剂后呈明显均匀性强化。与典型类癌相比,非典型类癌倾向于不均匀性强化(图 19.11)。此外,这些强化方式可能有助于区分中央阻塞性类癌与邻近或远段肺不张或肺炎。

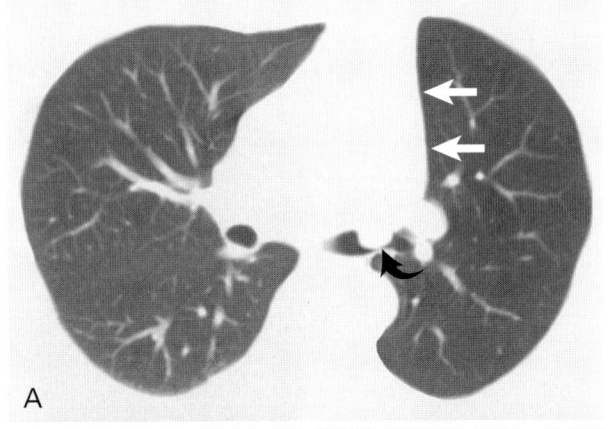

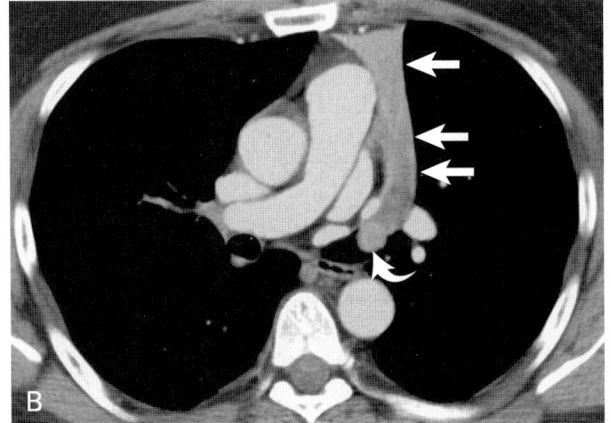

图 19.7 支气管内类癌伴左肺上叶阻塞性肺不张。(A)轴面 CT 示肿瘤(弯箭)阻塞左肺上叶支气管,伴完全性左肺上叶肺不张(直箭)。注意左侧肺裂的前侧和内侧移位(直箭),左肺下叶代偿性肺气肿,左肺体积和密度低于正常右肺。(B)增强 CT 显示支气管内肿瘤强化(弯箭)和远段肺不张(直箭)。

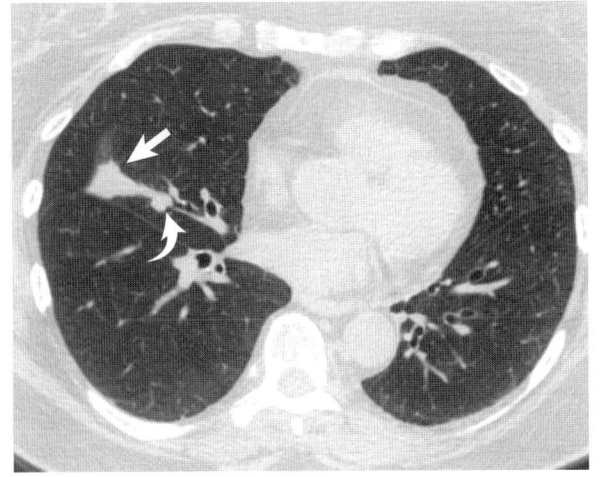

图 19.8 外周支气管内典型类癌。轴面 CT 示支气管内结节(弯箭)阻塞右肺中叶支气管亚节段,导致部分中叶不张(箭)。

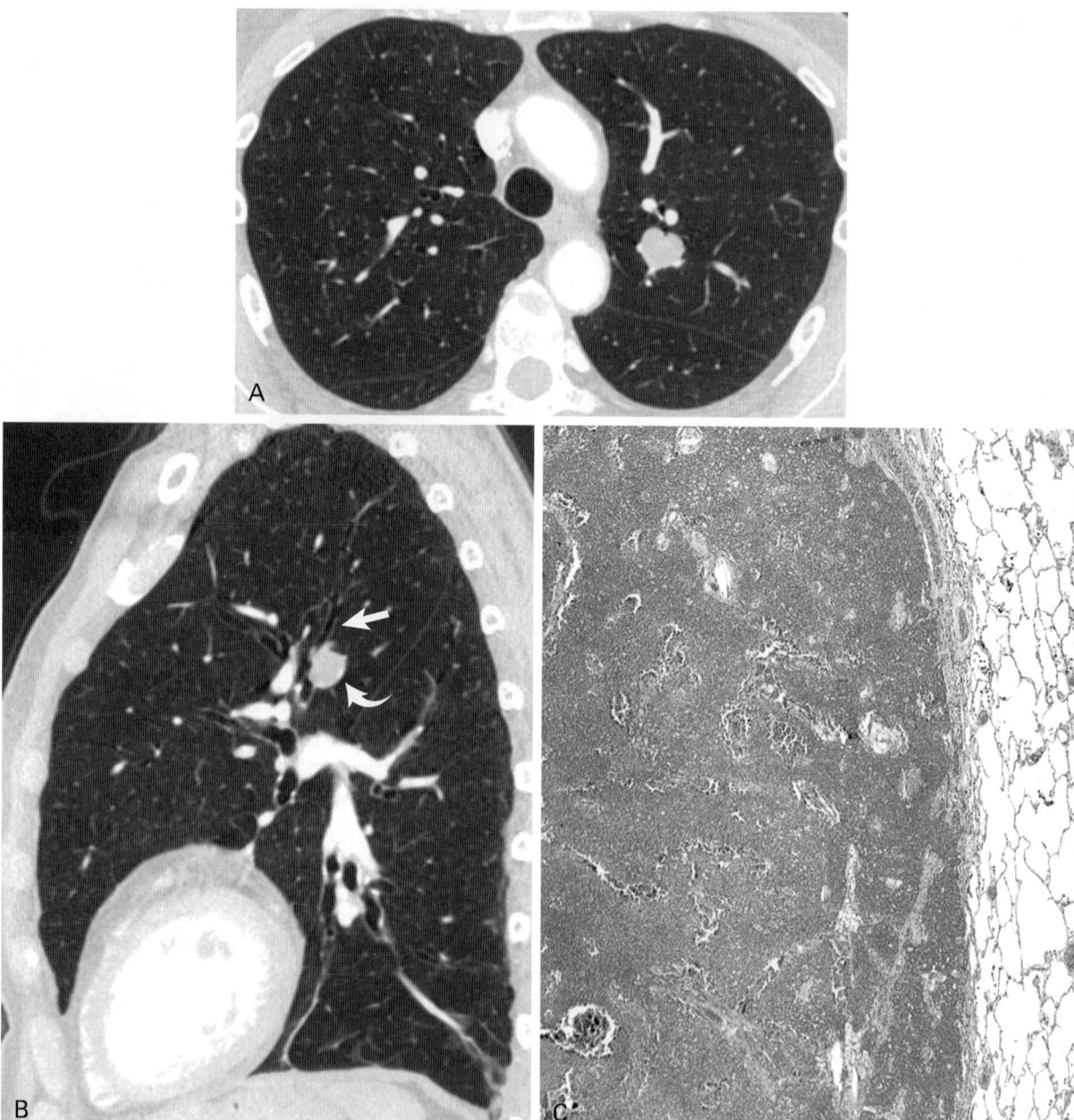

图 19.9 外周型类癌肿瘤。轴面(A)和矢状面(B)CT 显示左肺上叶小肿瘤(弯箭)与亚节段支气管(箭)的关系。(C)来自不同患者的手术标本显示典型类癌的特征:细胞质适中,细胞核小,核仁小,有丝分裂象少见。神经内分泌标志物、突触素、染色粒蛋白免疫组化阳性。(鸣谢 Dr. John English, Department of Pathology. Vancouver General Hospital, Vancouver, Canada.)(见彩色插页)

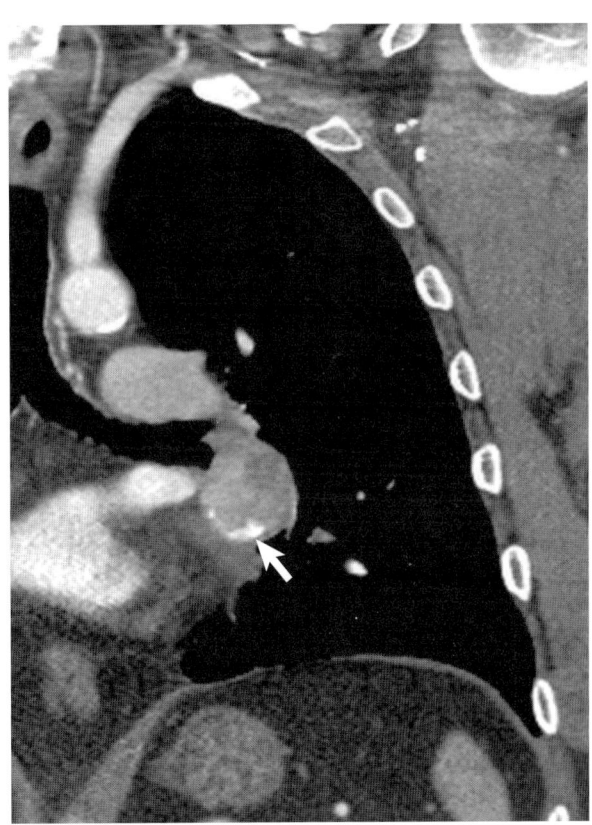

图 19.10 类癌钙化。冠状面 CT 显示边界清楚,左肺下叶支气管内不规则强化肿物,肿瘤内可见散在的偏心钙化(箭)。

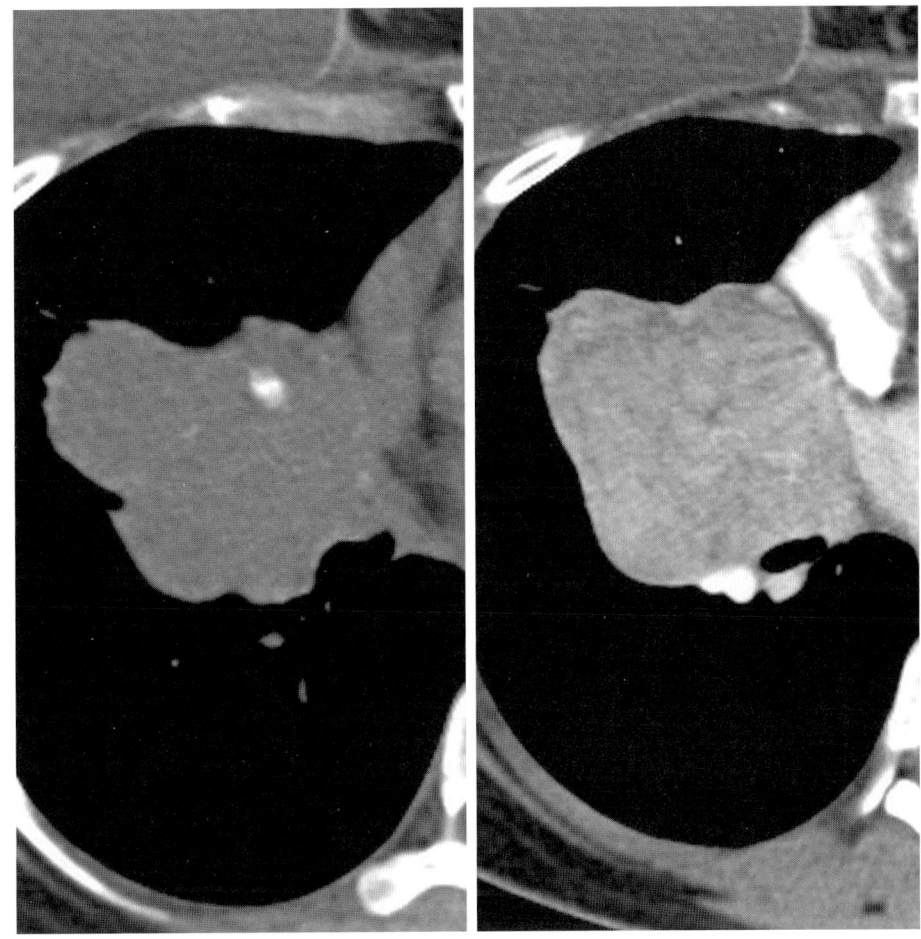

图 19.11 非典型类癌肿瘤。轴面增强前(左)和轴面增强后(右)CT 显示一不均匀强化的右肺门肿块,含有粗的偏心性钙化。(鸣谢 Emily Tsai, Carol Wu. Atypical carcinoid. In: Rosado-de-Christenson ML, Carter BW. Specialty Imaging: Thoracic Neoplasms. 1st ed. Philadelphia: Elsevier; 2015.)

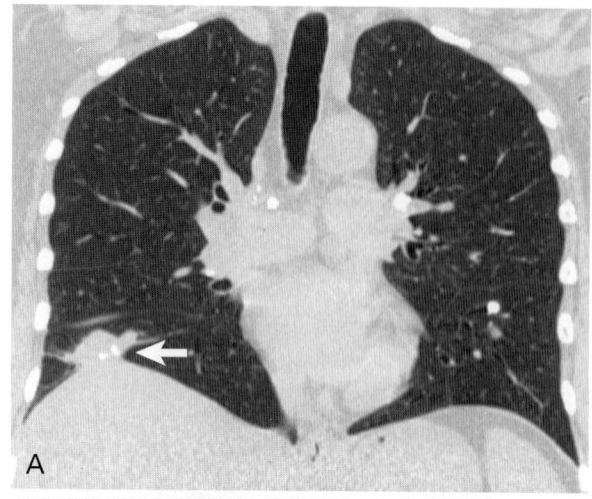

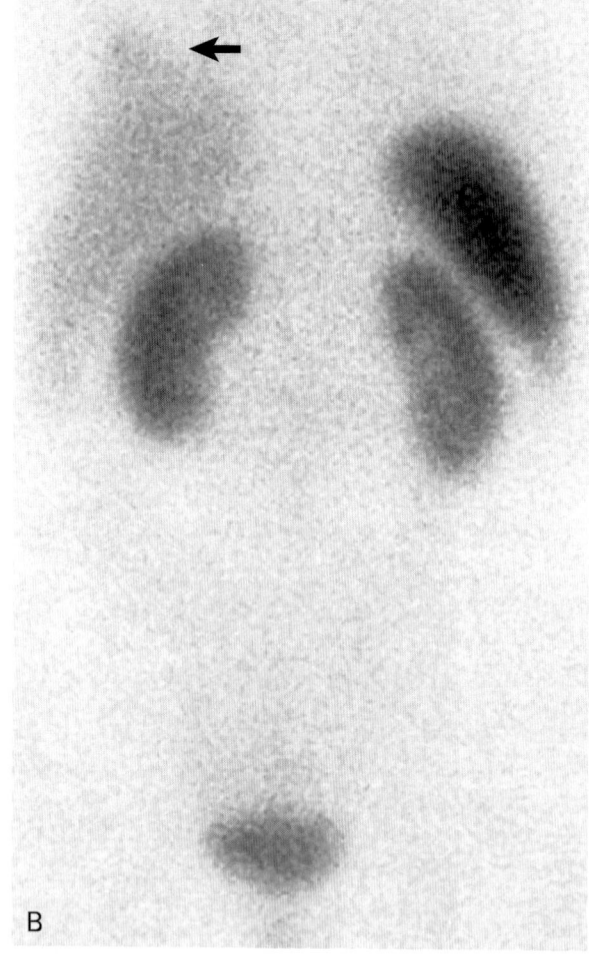

图 19.12　典型类癌 OtreoScan。(A)冠状面 CT 示右肺下叶近膈肌处部分钙化结节(箭)。(B)全身[111] In-OtreoScan 的图像显示 CT 上病灶的摄取(箭)。类癌表达生长抑素受体,使生长抑素类似物可视化。

CT 成像还可以评估纵隔和肺门淋巴结病(6%~25%的病例)或其他转移性疾病,如肝脏、骨骼(骨膜转移)或肾上腺转移。10%~15%的典型类癌

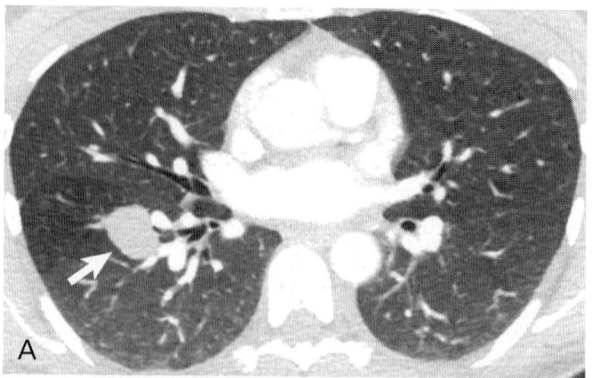

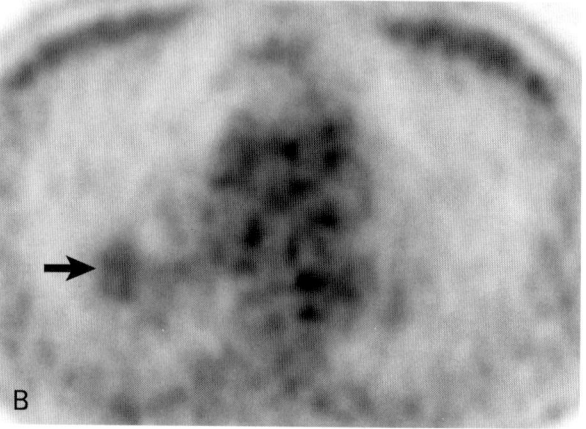

图 19.13　典型类癌 PET-CT 表现。(A)轴面增强 CT 示肺周围病灶(箭),右肺下叶远段马赛克征。(B)相应的 PET 显示轻度的 FDG 摄取增加(箭),与纵隔摄取相似。患者经手术证实为典型的类癌。

和40%~50%的非典型类癌存在区域淋巴结转移。值得注意的是,虽然增大的胸淋巴结可能代表转移性疾病,但淋巴结肿大也可能是由于复发性或慢性感染引起的反应性增生所致。

3. MRI、闪烁显像和 PET　MRI 通常不用于肺类癌的成像检查,类癌通常表现为长 T2 信号,增强动脉期明显强化,这可能是由于支气管动脉的血液供应所致。

类癌细胞具有对神经调节肽生长抑素高度亲和性的膜受体。使用放射性核素标记的生长抑素类似物([111] In-OtreoScan)的闪烁显像可鉴别隐匿性的原发肿瘤(图 19.12),但是它通常用于肿瘤分期和评估疗效。与 OtreoScan 相比,甲氧苄胍(MIBG)成像敏感性较低。

典型类癌在 FDG-PET 成像时代谢活性无增强,因而不能将其与良性病变鉴别开来。有研究表明,FDG-PET 在鉴别典型类癌(图 19.13)和非典型类癌(图 19.14)中,SUV 值增加 6 或 6 以上对非典型组织学的预测值大于 95%。

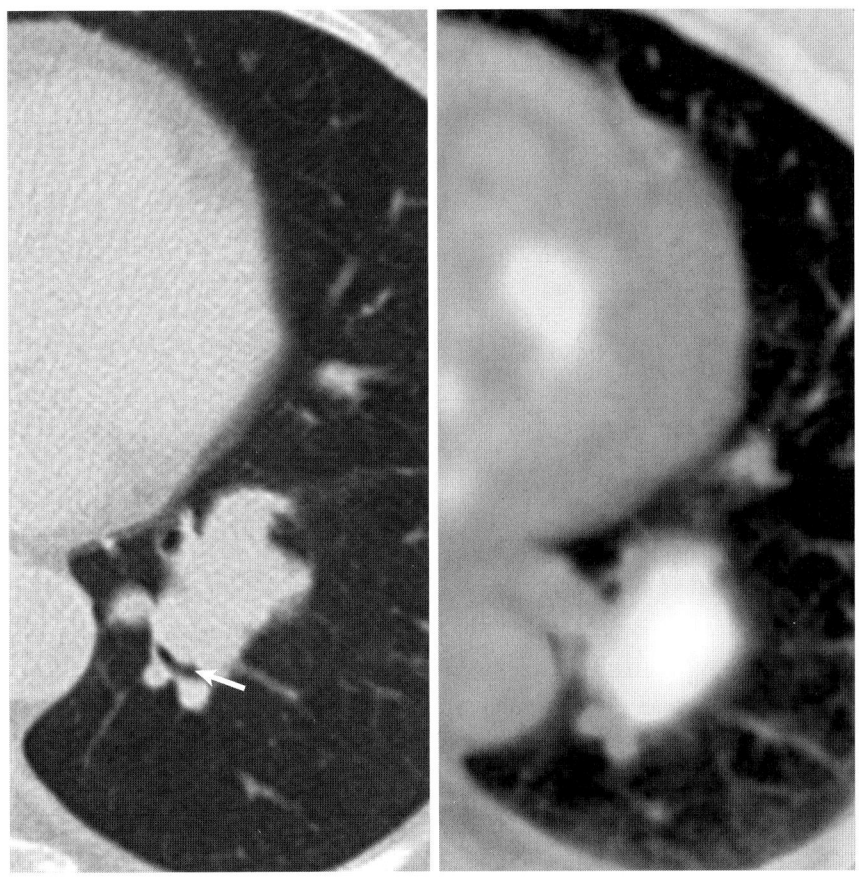

图 19.14 不典型类癌 PET-CT 表现。轴面 CT（左图）和轴面的 FDG PET-CT（右图）显示左肺下叶 FDG 高摄取的肿块，向支气管内突出（箭）。（鸣谢 Emily Tsai, Carol Wu. Atypical carcinoid. In: Rosado-de-Christenson ML, Carter BW. Specialty Imaging: Thoracic Neoplasms. 1st ed. Philadelphia: Elsevier; 2015.）（见彩色插页）

最近在美国批准的[68]Ga-Dotatate PET 成像显示，与 OtreoScan 和 MIBG 闪烁成像相比，它提高了空间分辨率和病灶检测能力，特别是在肺显像中，[68]Ga 标记生长抑素类似物比[111]In-octreotide 闪烁显像（敏感性为 100% vs. 85%）具有更高的敏感性。

（五）鉴别诊断 类癌的鉴别诊断包括支气管肺癌、错构瘤、黏液表皮样癌和良性病变如乳头状瘤，在放射学上不能得到确切的鉴别。类癌的诊断需要显微镜下组织学评估，可通过支气管内活检、开胸或图像引导下经皮穿刺活检获得。尽管典型类癌富血管，但大多研究者并未遇到支气管镜活检后大出血的问题。

（六）治疗方案概要 肿瘤治疗取决于类癌的位置（中央或外周）、可切除性和浸润程度（完全腔内浸润还是局部浸润）。对于周围型肺类癌，节段或叶切除是治疗的选择，包括或不包括淋巴结清扫。中心型肺类癌适合肺实质保留手术，尽管考虑到淋巴结受累率高（典型类癌的 10%～15% 和非典型类癌的

40%～50%），系统的区域和纵隔淋巴结清扫应同时进行。对于没有腔外侵犯的类癌，支气管内激光或冷冻治疗非常有效。

典型类癌手术切除后，在治疗后 3 个月和 6 个月进行 CT 成像，然后在前 2 年每 12 个月进行一次。随后，每 3 年进行一次 CT 检查，并获取 X 线胸片和生化指标。对于非典型类癌，建议密切监测。首次随访 3 个月后，每 6 个月行 CT 检查，随访 5 年，5 年后每年行 CT 检查。治疗后 1 年怀疑复发应进行闪烁（OtreoScan）成像。

对于发现转移或非典型类癌患者，应考虑非手术治疗，包括化疗、免疫治疗或放射性标记生长抑素类似物。

典型类癌患者预后良好，5 年、10 年和 15 年生存率分别为 91%、89% 和 81%，而非典型类癌患者的生存率分别为 76%、49% 和 35%。是否存在淋巴结转移是与生存率最密切相关的特征。

推荐阅读

Benson RE, Rosado-de-Christenson ML, Martínez-Jiménez S, et al. Spectrum of pulmonary neuroendocrine proliferations and neoplasms. Radiographics. 2013;33:1631-1649.

Caplin ME, Baudin E, Ferolla P, et al. Pulmonary neuroendocrine (carcinoid) tumors: European Neuroendocrine Tumor Society expert consensus and recommendations for best practice for typical and atypical pulmonary carcinoids. Ann Oncol. 2015;26:1604-1620.

参考文献见 ExpertConsult.com.

要点:类癌

- 类癌占原发性肺肿瘤的1%～2%,是儿童和青少年最常见的原发性肺肿瘤
- 两种类型的肿瘤是典型类癌(80%～90%的病例)和非典型类癌(10%～20%的病例)
- 最常见的症状是咳嗽和咯血,大多数患者在就诊时无症状
- 与类癌相关的副肿瘤综合征包括库欣综合征、类癌综合征和肢端肥大症
- 类癌的放射学表现包括:
  - 80%～85%位于主支气管、叶状支气管或段支气管的中央
  - 远段肺不张或肺炎
  - 影像学或CT上的支气管内结节或肿块
  - 生长抑素受体闪烁显像阳性摄取
  - 通常FDG-PET呈负摄取(非典型类癌除外)

第20章

肺错构瘤[*]

Christopher M. Walker | Jonathan H. Chung

（一）**病因、发病率及流行病学**　肺错构瘤是良性肿瘤，可能起源于支气管壁间质细胞。肺错构瘤是最常见的良性肺肿瘤，约占原发肺肿瘤的 8%。尽管见于青少年和年轻成人，但大多数患者年龄大于 40 岁，发病峰值年龄 70 岁左右。男性发病率是女性的 2~3 倍。支气管内肺错构瘤远较肺实质内错构瘤少见，约占肺错构瘤的 5%~20%。

尽管肺错构瘤是良性肿瘤，但罕见情况下也可与肺癌共存。偶尔，肺错构瘤可多发。多发性肺错构瘤为卡尼三联征（Carney triad）或考登综合征（Cowden syndrome）的一部分。卡尼三联征由肺软骨瘤（通常多发）、胃上皮样平滑肌肉瘤和功能性肾上腺外副神经节瘤组成。这种少见疾病多发生于 35 岁以下女性。推荐多发性肺错构瘤患者应进一步检查，以除外胃平滑肌肉瘤和肾上腺外副神经节瘤。

（二）**临床表现**　肺错构瘤通常无症状，有时患者出现咯血或咳嗽。支气管内错构瘤可引起支气管阻塞，患者出现咳嗽、咯血和反复发作的肺炎。

（三）**病理生理学**　大多数肺错构瘤为肺实质内孤立性、边界清楚的浅分叶肿瘤，通常位于肺外周。多数直径为 1~4 cm，也有直径为 25 cm 的报道。病理切片见肿瘤由类似软骨样的白色小叶状组织构成；组织学上小叶状结构常由中央发育良好或欠佳的软骨组织构成，周围环绕疏松的成纤维组织，也可见脂肪组织、平滑肌和浆液性支气管腺体；也可见钙化和软骨骨化，偶尔较广泛。尽管支气管内错构瘤形态学上与肺实质内错构瘤相同，但其更常呈肉质样、息肉状肿瘤，且通过细蒂附着支气管壁，通常支气管内错构瘤较肺实质内错构瘤的脂肪成分更多。

（四）**影像学表现**

1. X 线　肺实质内错构瘤的 X 线表现为界限清楚、边缘光滑的孤立性结节，无特定发病部位（图 20.1）。大多数肿瘤直径<4 cm。病理上 15% 的肿瘤可见钙化，但 X 线胸片上仅<10% 病例显示钙化。X 线胸片上钙化类型呈爆米花样，但临床中此征象不常见。支气管内错构瘤因气道阻塞，X 线胸片上常表现为远段肺不张和阻塞性肺炎（图 20.2）。支气管内肿瘤 X 线胸片通常不易显示。

2. CT　典型 CT 表现为界限锐利、边缘光滑的结节，60% 的较大错构瘤见局灶性脂肪密度影（图 20.1），脂肪成分可通过与皮下脂肪比较或测量 CT 值（若至少 8 个体素上测量的 CT 值在 -40~-120 HU，可认为存在脂肪组织）来确定。回顾性分析 47 例错构瘤 CT 表现，28 例（60%）通过确认脂肪组织或脂肪伴钙化而诊断（图 20.3），其余 19 例中 17 例无肉眼可辨的钙化或脂肪组织（通过其他方式诊断）、2 例见弥漫性钙化。错构瘤亦可表现为软组织密度结节，伴单发或多发钙化灶，多发性粗大钙化称之为"爆米花样钙化"（图 20.2）。随着 CT 应用的普及，检出更小的错构瘤，但缺少诊断性 CT 特征。近期报道的 21 例经病理证实的错构瘤（平均直径 10 mm）中，无 1 例含特征性脂肪或钙化，但所有病例呈边界清楚的圆形或分叶状（图 20.4），部分肺错构瘤表现为簇状多发小结节。这种表现是因错构瘤

* 编者和出版社感谢 Nestor L. Müller 博士和 C. Isabela Silva Müller 博士为本书上一版相关主题提供的材料。这是本章的基础。

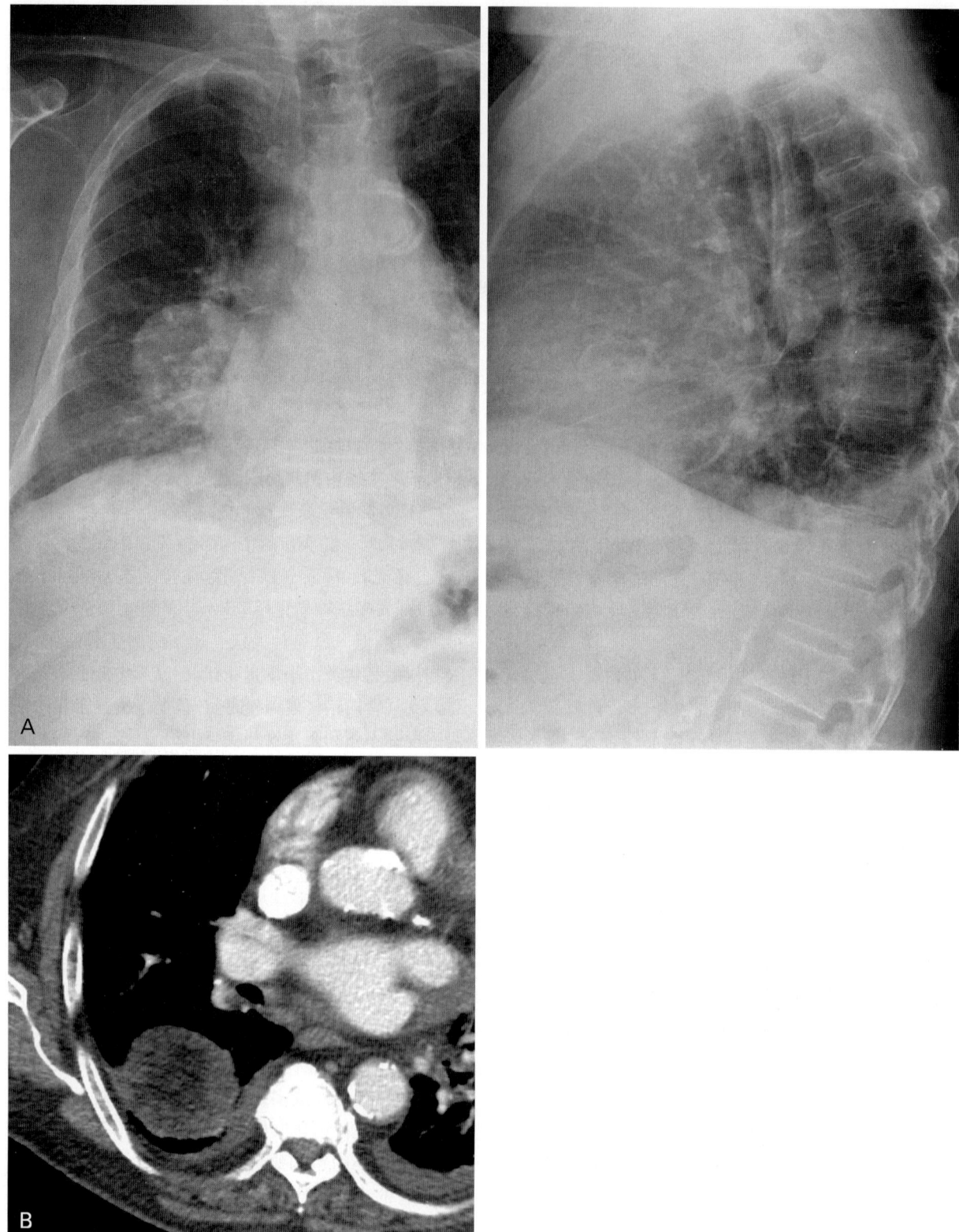

图 20.1   肺错构瘤：X 线胸片和 CT 特征性表现。（A）后前位（左）和侧位（右）X 线胸片示右肺下叶边界清楚、直径 5 cm 的肿块。（B）轴面增强 CT 显示边界光滑肿块，中央见大量脂肪密度。尽管肿块较大，该 CT 表现是肺错构瘤的诊断性征象。

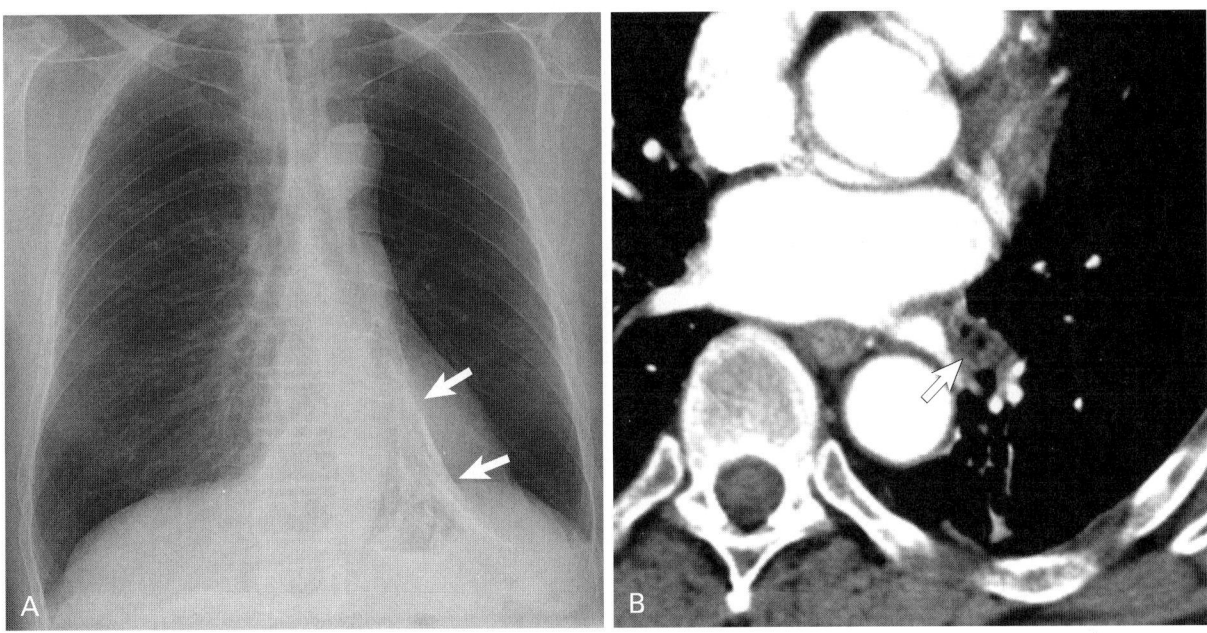

图 20.2 支气管内错构瘤。(A)后前位 X 线胸片示左肺体积缩小,左肺下叶不张(箭)。不张肺叶内见扩张的气道,提示慢性肺萎陷。(B)轴面增强 CT 显示左下叶支气管腔内低密度结节,结节内见脂肪密度影(箭),外科手术证实为支气管内错构瘤。鉴别诊断应考虑支气管内脂肪瘤,CT 上仅表现为脂肪密度。(引自 Walker CM. Tracheobronchial hamartoma. In: Rosado-de-Christenson ML, Carter BW. *Specialty Imaging: Thoracic Neoplasms*. Philadelphia: Elsevier; 2016.)

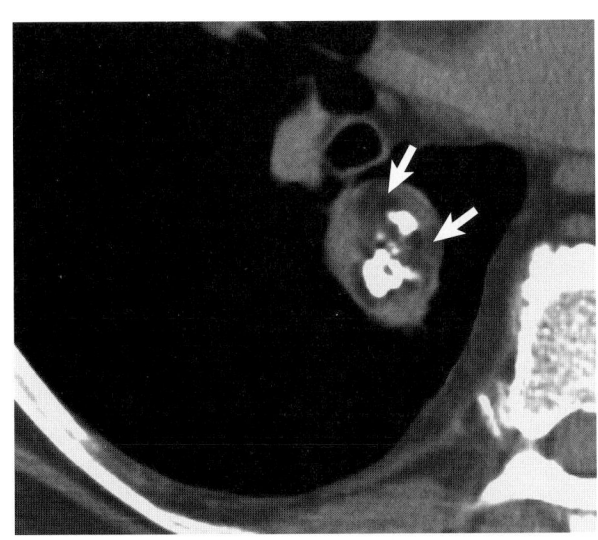

图 20.3 肺错构瘤。轴面 CT 显示右肺下叶边缘光滑的结节,其内见数枚粗大钙化(爆米花样钙化)和肉眼可见的脂肪组织(箭)。

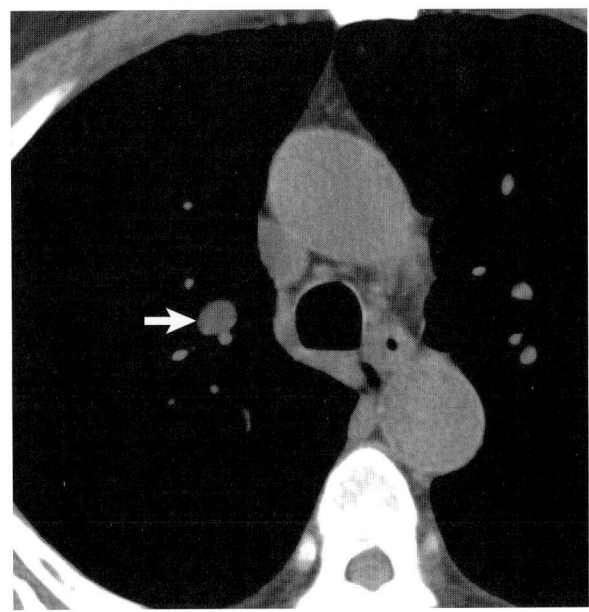

图 20.4 肺错构瘤。轴面 CT 显示右肺上叶内侧边界清楚的类圆形结节(箭),无肉眼可见脂肪或钙化。小的错构瘤常缺乏脂肪或钙化,必须 CT 随访或活检排除恶性结节。

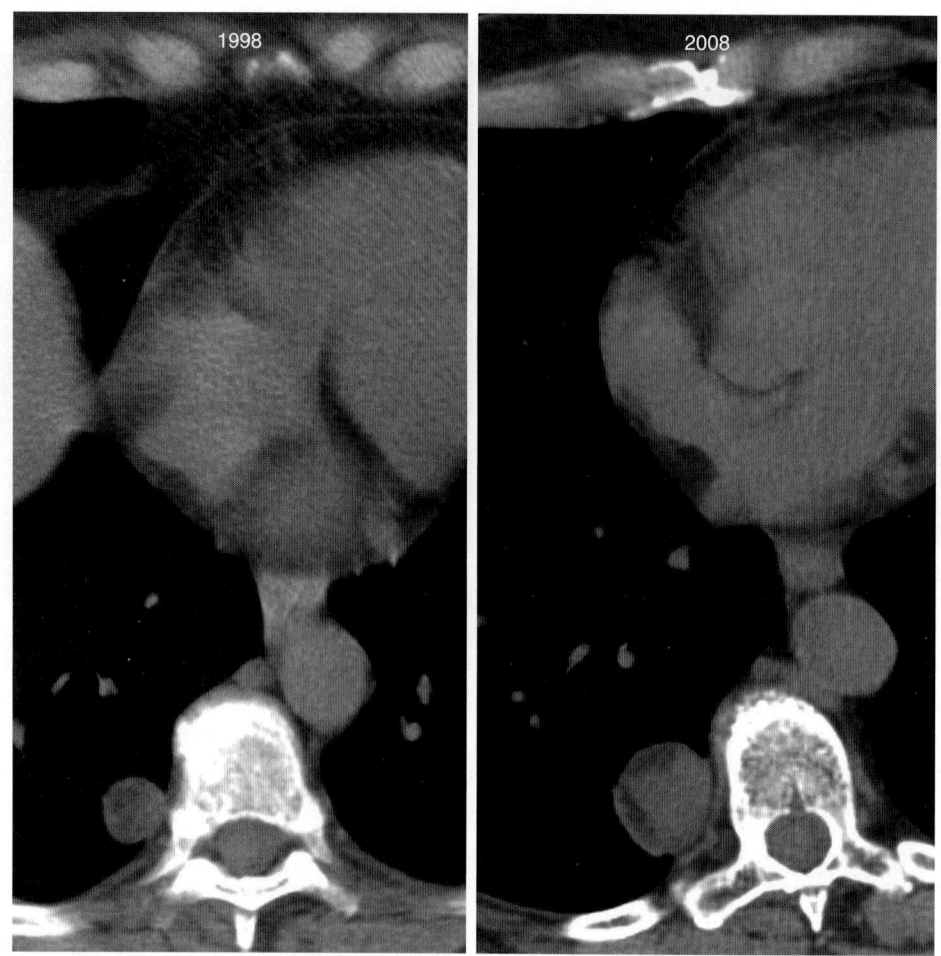

图 20.5 相隔 10 年的 2 幅轴面 CT 合成图像显示右肺下叶缓慢生长的错构瘤，大部分错构瘤的倍增时间超过 450 d。

包裹肺泡和细支气管，肿瘤胚基呈多中心生长模式。X 线胸片或 CT 显示缓慢生长，倍增时间常＞450 d（图 20.5）。

气管和支气管内错构瘤 CT 表现为完全性脂肪密度或脂肪组织、软组织或钙化混合密度，或呈软组织密度伴或不伴钙化（图 20.6，图 20.2）。支气管内错构瘤常伴阻塞性肺不张或肺炎（图 20.2）。

3. MRI　MRI 在错构瘤诊断方面作用有限。6 例错构瘤患者的回顾性分析显示，脂肪组织在这 6 例患者中都不明显，且局部钙化导致信号减低或无信号。错构瘤在 T1WI 上呈中等信号（高于骨骼肌，低于脂肪），在 T2WI 上呈高信号，在 T1WI 上见高信号分隔影，而在 T2WI 上呈分隔低信号。T1WI 钆增强间隔呈明显强化，因此将肿瘤分割为轻度强化的小叶，通常弥散不受限。

4. PET　肺错构瘤是缓慢生长的良性肿瘤。绝大部分病例 PET 成像显示氟脱氧葡萄糖（FDG）摄取

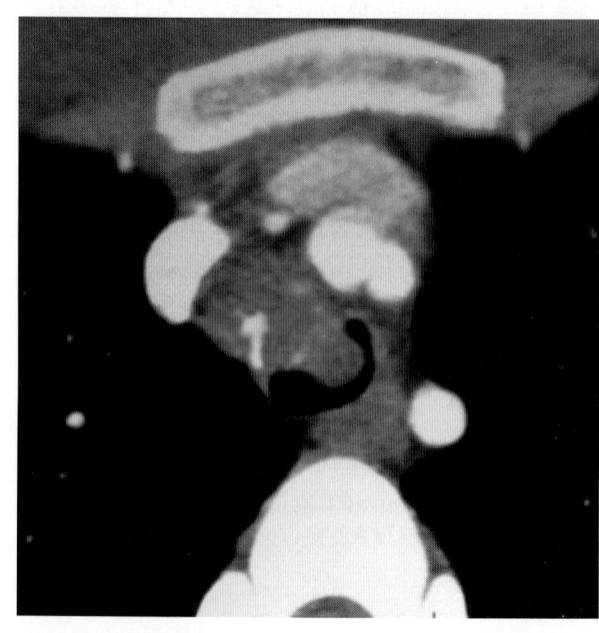

图 20.6 气管内错构瘤：局部钙化。大血管水平层面轴面增强 CT 显示起源于气管壁的较大软组织肿块，并延伸入气管腔内和右侧气管旁区，肿块内见斑点状钙化。

低于纵隔。42 例病理证实错构瘤显示约 20%（平均直径 23 mm）PET 提示可疑或恶性 FDG 摄取。可疑 FDG 摄取定义为 FDG 摄取高于肺实质，而恶性 FDG 摄取定义为 FDG 摄取高于纵隔。

5.影像检查的选择　大多数病例肺错构瘤在 X 线胸片或 CT 扫描时偶然发现。约 60%病例 CT 呈现为边缘光滑的结节，伴脂肪成分而作出明确诊断，PET 有助于确定肿瘤的良性特征。CT 表现缺乏特异性的病例，周围型错构瘤需经胸细针穿刺活检确诊，支气管内错构瘤需经支气管镜活检确诊。

（五）鉴别诊断　边缘光滑的肺结节内出现局限性脂肪密度（CT 值－40～－120 HU）是错构瘤的可靠征象。主观或脂肪密度定量测定很小时，需警惕其他病变，如转移性疾病或原发性肺癌，偶尔会出现相似的表现，可能与病灶内坏死、而非真正的肉眼脂肪有关（图 20.7）。若 CT 检查缺乏脂肪密度，肺错构瘤的鉴别诊断必须包括所有其他 SPN，尤其肺癌。

肺错构瘤经胸细针穿刺活检的诊断敏感性低，且可能误诊为肺癌。研究表明细针穿刺活检正确诊断

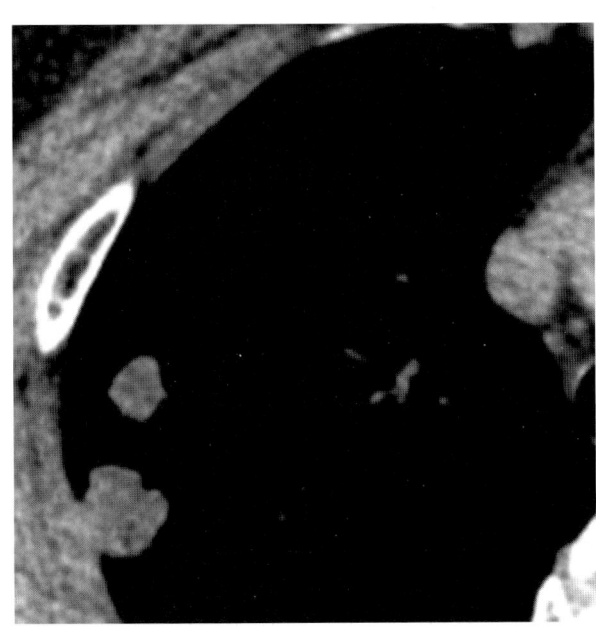

图 20.7　转移性乳腺癌：误诊为错构瘤。轴面 CT 显示右肺上叶两个小结节，中央低密度影提示肉眼脂肪。感兴趣区（未显示）CT 值为－43 HU。经胸针吸活检证实为恶性结节。（From Oh JK, Han DH. False-positive multi-detector CT finding for hamartomas. *Ann Thorac Surg*. 2010;90:1398; author reply 1398-1399.）

良性病变的特异性为 78%、假阳性率为 22%，最常见的假阳性诊断是类癌、腺癌及小细胞癌。

因肺错构瘤和其他良性肿瘤细针穿刺活检的诊断率较低，越来越多的医学中心开展经胸细针穿刺活检技术，该活检技术应用切割针获取病变组织，恶性和良性肺结节诊断的敏感性达 97%。

（六）治疗方案概要　肺错构瘤是良性肿瘤，大部分患者完全手术切除可治愈。电视辅助胸腔镜手术可切除周围型病变；中央型病变需行开胸摘除术、楔形切除术或偶尔肺叶切除。支气管内错构瘤常通过支气管内镜切除术，从而保护肺实质。较大的病灶需要联合支气管成形术和经支气管内镜切除术或偶尔行肺叶切除术。

要点：

- 肺错构瘤是最常见的肺良性肿瘤
- 肺错构瘤约占肺肿瘤的 8%
- 大部分肺错构瘤发生于 40 岁以上患者（中位年龄 50～60 岁）
- 常见影像学表现包括：
  - 直径 1～4 cm，边缘光滑或浅分叶结节
  - 特征性钙化呈爆米花样，但不常见
  - CT 扫描 60%较大错构瘤可见局灶性脂肪密度（－40～－120 HU），边缘光滑结节内见脂肪组织可明确诊断
  - 小错构瘤（直径≤1 cm）常缺乏脂肪组织和钙化
  - PET 成像 FDG 摄取通常低于纵隔

推荐阅读

Gaerte SC, Meyer CA, Winer-Muram HT, et al. Fat-containing lesions of the chest. Radiographics. 2002;22: S61-S78.

Ngo AV, Walker CM, Chung JH, et al. Tumors and tumorlike conditions of the large airways. AJR Am J Roentgenol. 2013;201(2):301-313.

Siegelman SS, Khouri NF, Scott WW, et al. Pulmonary hamartoma: CT findings. *Radiology*. 1986;160:313-317.

参考文献见 *ExpertConsult.com*.

第21章

炎性假瘤[*]

Jonathan H. Chung, Christopher M. Walker

（一）病因、患病率和流行病学　炎性假瘤又称为炎性肌纤维母细胞瘤，是一种类似肿瘤的病变，临床和放射学上倾向于恶性肿瘤的表现，组织学上由炎性细胞、肌纤维母细胞和浆细胞组成，各种细胞的比例因不同假瘤而有很大差异。以浆细胞为主的假瘤通常被称为浆细胞肉芽肿，而成纤维细胞和组织细胞数量大致相等的炎性假瘤被称为纤维组织细胞瘤。

尽管感染、梗死和辐射已表明其为危险因素，但大多数情况下，病因不明。高达一半假瘤的间变性淋巴瘤激酶受体酪氨酸激酶基因（2p23 位点）表达异常，这表明其存在潜在的遗传缺陷。所发现的与肺炎性假瘤相关的微生物包括各种细菌和支原体。

炎性假瘤少见。任何年龄可见，但好发于儿童和年轻人，是儿童最常见的原发性肺肿块。

（二）临床表现　大多数炎性假瘤患者无症状，偶见于胸部 X 线或 CT，最常见的症状是咳嗽、发热、呼吸困难和咯血。

（三）病理学　炎性假瘤是纤维炎性病变，是由对组织损伤的过度反应所致，组织学上由炎性细胞、肌纤维母细胞和浆细胞组成。这些细胞所占比例各不相同，但人们认为各种假瘤的细胞来自肌纤维母细胞，故这些病变也称为炎性肌纤维母细胞瘤。

根据主要的组织病理学特征，炎性假瘤可分为三种组织学类型：①局灶性机化性肺炎型，以小气道和周围实质充满纤维母细胞与泡沫组织细胞为特征；②纤维组织细胞型，以纺锤形肌纤维母细胞呈轮状排列为特征；③淋巴组织细胞型，以淋巴细胞和浆细胞混合存在为特征，并伴有极少的纤维结缔组织。

（四）影像学表现

1. X 线　最常见的 X 线表现为孤立的周围锐利、外缘分叶状的结节或肿块。病灶边缘光滑或有毛刺，直径为 1～6 cm，甚至可超过 6 cm（图 21.1）。偶尔可见钙化，特别是儿童；空洞罕见。支气管内肿瘤可引起阻塞性肺炎和肺不张，偶尔可见肺门或纵隔淋巴结肿大和胸腔积液。

2. CT　炎性假瘤边缘光滑或有毛刺（图 21.2；图 21.1），密度均匀或不均匀，静脉注射对比剂后可不强化或有不同形式的强化，CT 上结节通常与支气管密切相关。5% 的病例可见多发性病变，大约 10% 的炎性假瘤表现为支气管内肿块，偶尔可表现为气管内肿块。

3. MRI　炎性假瘤在 T1WI 上呈中等信号，在 T2WI 上呈高信号，增强后可见强化。

4. PET　在 FDG-PET 图像上，炎性假瘤有高强度摄取，表明其具有高代谢活性（图 21.2）；在 ^{82}Rb-PET 图像上也呈高强度摄取，提示灌注增加。

（五）鉴别诊断　单发性肺部结节或肿块型炎性假瘤的放射学鉴别诊断包括原发性或继发性肿瘤和肉芽肿。

（六）治疗方案概要　炎性假瘤的生物学潜能各不相同。长期随访，其大小或结构通常没有变化。在使用或不使用类固醇治疗时，有些病变可消退，但一些病变体积可增大，并可浸润肺血管、胸壁或纵隔。完全外科切除术是成年患者的首选治疗方法。在某

＊ 编者和出版社感谢 Nestor L. Müller 博士和 C. Isabela Silva Müller 博士为本书上一版相关主题提供的材料。这是本章的基础。

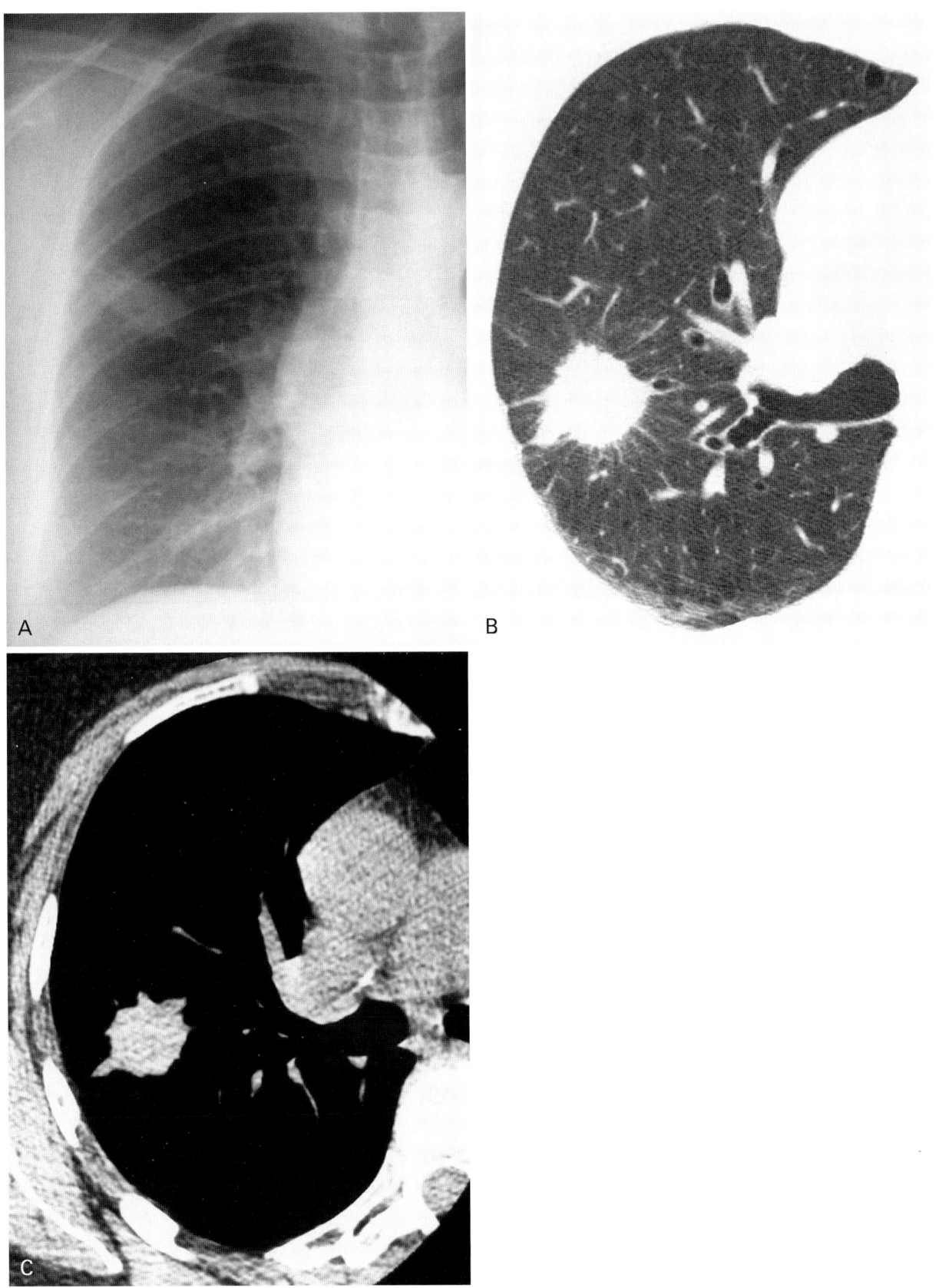

图 21.1 外科切除术后证实为炎性假瘤。(A)胸部后前位 X 线片显示右肺上叶结节,边缘呈毛刺状。肺窗(B)和软组织窗(C)CT 显示右肺上叶结节伴毛刺征,伴有轻度肺气肿(B)。

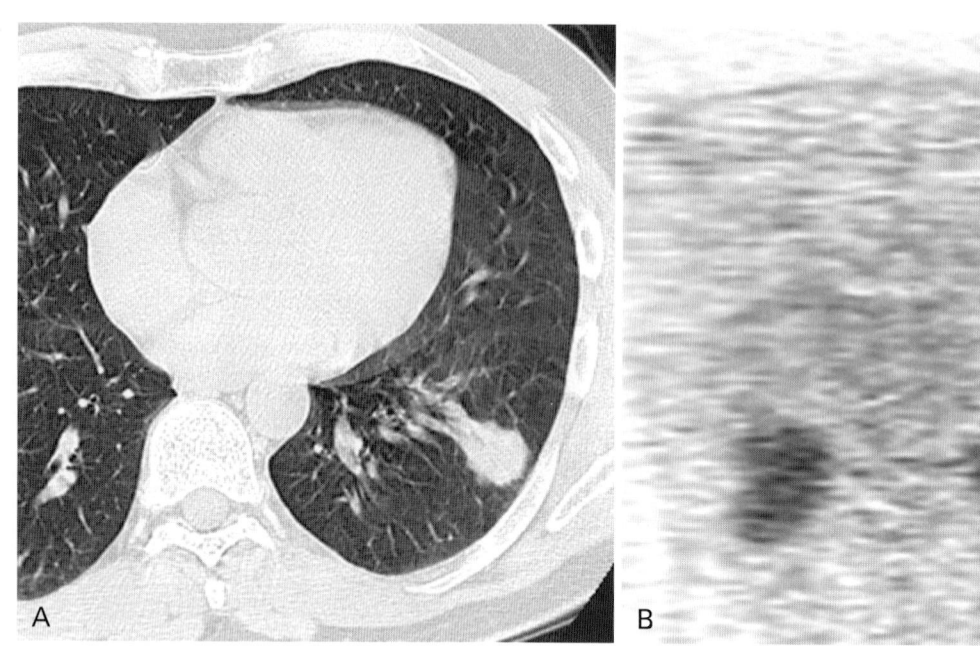

图21.2 炎性假瘤。轴面胸部CT(A)显示左肺下叶结节,证实为炎性假瘤。冠状面FDG-PET(B)显示结节内呈FDG代谢增高(箭)。

些情况下,甚至完全外科切除术后,也可能发生局部复发。

要点:炎性假瘤

- 炎性假瘤由不同比例的炎性细胞、肌纤维母细胞和浆细胞组成
- 炎性假瘤很少见,主要见于儿童和年轻人
- 炎性假瘤通常为良性,但有时可为侵袭性,并在外科切除术后复发
- 放射学表现如下:
  - 结节或肿块直径为1~6 cm(平均3 cm)
  - 可有钙化灶(儿童更常见)
  - 边缘光滑、分叶状或毛刺状
  - 最常见的是周围型,大约10%是支气管内型
  - CT上密度均匀或不均匀
  - 增强后,可均匀或不均匀强化
  - FDG-PET图像上呈高摄取

推荐阅读

Narla LD, Newman B, Spottswood SS, et al. Inflammatory pseudotumor. Radiographics. 2003;23:719 - 729. Surabhi VR, Chua S, Patel RP, Takahashi N, Prasad SR. Inflammatory myofibroblastic tumors: current update. Radiol Clin North Am. 2016;54:553 - 563.

参考文献见*ExpertConsult.com*.

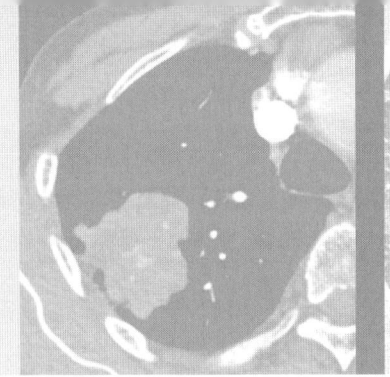
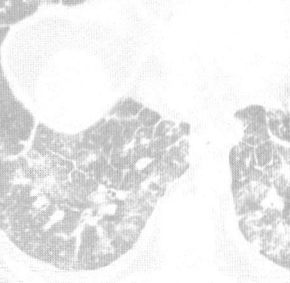

第22章

肺转移瘤[*]

Stephane L. Desouches｜Christopher M. Walker｜Jonathan H. Chung

（一）病因、患病率和流行病学　尸检结果显示20%～54%的肺外恶性肿瘤患者存在肺转移。肺转移最常见的原发肿瘤部位是乳腺、结肠、肾脏、子宫、膀胱、黑色素瘤和头颈部。

（二）临床表现　大多数以单个或多个结节形式出现的肺转移瘤是无症状的。如果出现症状，为非特异性的，包括咳嗽、咯血和气短。肿瘤淋巴扩散最常见的临床表现是呼吸困难。呼吸困难常起病隐匿，但发展迅速。同样，支气管内转移最常见的症状是呼吸困难，其他常见症状包括咳嗽、反复感染和咯血。

（三）病理生理学　肺转移途径包括血行、淋巴道或气道播散。

1. 血行播散　血行播散是最常见的转移途径，肿瘤细胞通过肺动脉到达肺部并寄宿于肺动脉及其小分支。大多数情况下，新生肿瘤浸润到周围肺实质形成边界相对清楚的结节。血源性转移通常是双侧的，表现为在下肺区的外1/3的散在结节。

偶尔，肺内血行转移局限于血管腔和血管壁内生长而不向血管外扩散，此种现象称为肿瘤栓塞，最常见于转移性肾细胞癌、肝细胞癌、乳腺癌、胃癌和前列腺癌。

2. 淋巴扩散　大多数肺淋巴道转移源于肿瘤经血行转移至肺动脉和小动脉，进而侵入邻近肺间质和淋巴管。少数情况下，胸外肿瘤转移至纵隔或肺门淋巴结后沿淋巴管逆行进入肺实质。尽管几乎所有的转移性肿瘤都会导致淋巴结扩散，但最常见的胸外细胞类型是乳腺癌和胃肠腺癌，以及黑色素瘤、淋巴瘤和白血病。

病理学上，癌性淋巴管炎从小叶间隔和支气管血管周围结缔组织轻微增厚到明显增厚，程度不等。镜下，肿瘤细胞可在淋巴管间隙或邻近支气管血管周围和小叶间质组织，间质水肿或肿瘤促纤维增生性反应加剧了间质组织增厚（图22.1）。

3. 气道扩散　通过气道播撒的肿瘤是通过肿瘤直接侵入或播散至支气管，通常来源于肺腺癌或支气管类癌，而上呼吸道恶性肿瘤，如喉癌也会以这种方式发生。血行扩散引起的支气管内转移是另一部分，会分别讨论。

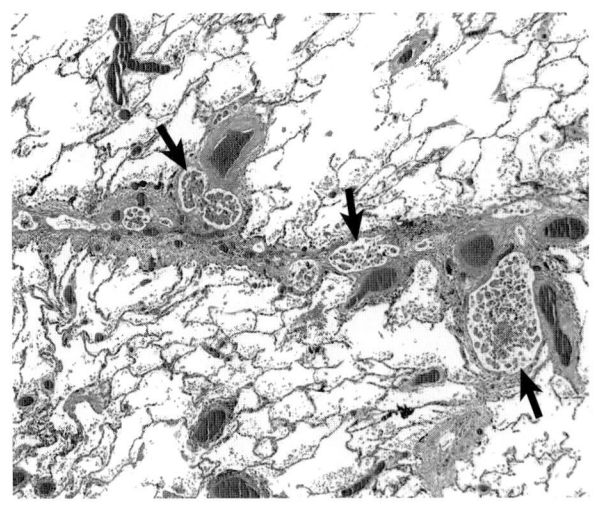

图22.1　癌性淋巴管炎:病理学表现。病理标本显示小叶间隔增厚，水肿和扩张淋巴管内肿瘤细胞（箭）局灶性聚集。（鸣谢Dr. John English, Department of Pathology, Vancouver General Hospital, Vancouver, Canada.）（见彩色插页）

＊ 编者和出版社感谢 Nestor L. Müller 博士和 C. Isabela Silva Müller 博士为本书上一版相关主题提供的材料。这是本章的基础。

（四）影像学表现 肺转移瘤影像学表现有 4 种类型:结节、淋巴管播散、肿瘤栓塞和支气管腔内肿瘤。

1. 胸部 X 线

（1）肺结节:肺转移瘤最常见的表现是多发结节,多发于肺基底部,反映了重力对血流的影响。大小不等,从几乎看不见到大的肿块(图 22.2)。结节通常大小不一,虽然不常见,但大致相等,提示有肿瘤栓塞。少见情况肺结节细小而弥漫以致推测诊断为粟粒性真菌感染或结核(图 22.3)。某些原发性肿瘤比其他肿瘤更有可能在 X 线胸片中表现为孤立性转移,包括肾癌、睾丸癌、乳腺癌、直肠乙状结肠癌以及肉瘤(特别是骨肉瘤)、恶性黑色素瘤。

（2）淋巴扩散(癌性淋巴管炎):特征性 X 线表现包括间隔线和支气管血管纹理增粗,类似间质性肺水肿(图 22.4)。间隔线增粗有时与结节并存而表现为粗糙的网结节状影。20%~40%的患者在 X 线片上可见肺门及纵隔淋巴结肿大,30%~50%的患者可见胸腔积液。尽管上述征象具有特征性,但缺乏诊断的特异性和敏感性。病理证实癌性淋巴管炎的患者,约30%~50%X 线胸片正常。

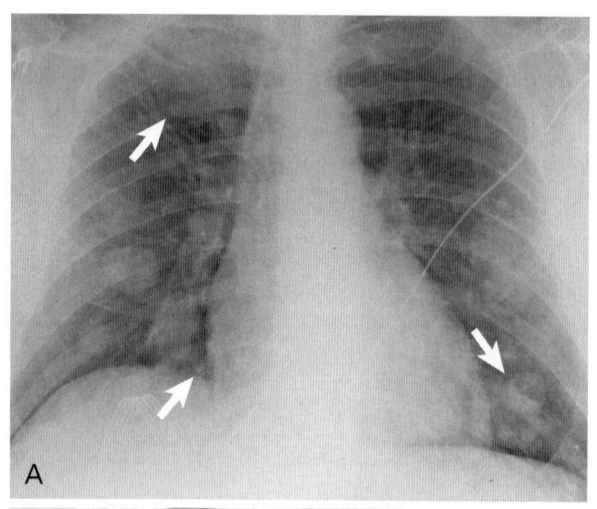

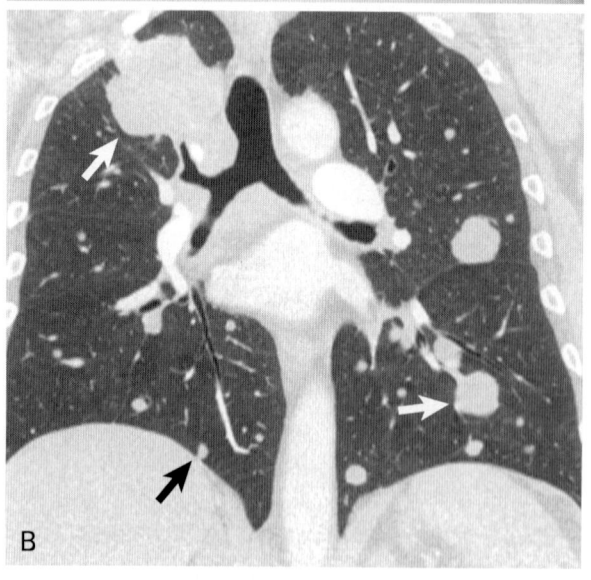

图 22.2 肺转移瘤:结节和肿块。(A)后前位 X 线胸片显示多个肺结节和肿块,直径从几毫米到>3 cm(箭)。病灶边缘光滑,在所有 5 个肺叶中以基底叶为主。(B)冠状面 CT 显示主要位于右肺上叶的肿块和双侧多个肺结节(箭),主要位于基底部。

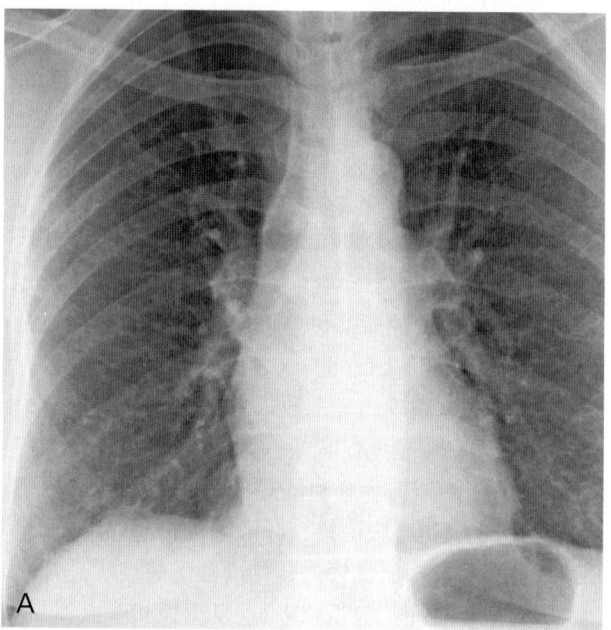

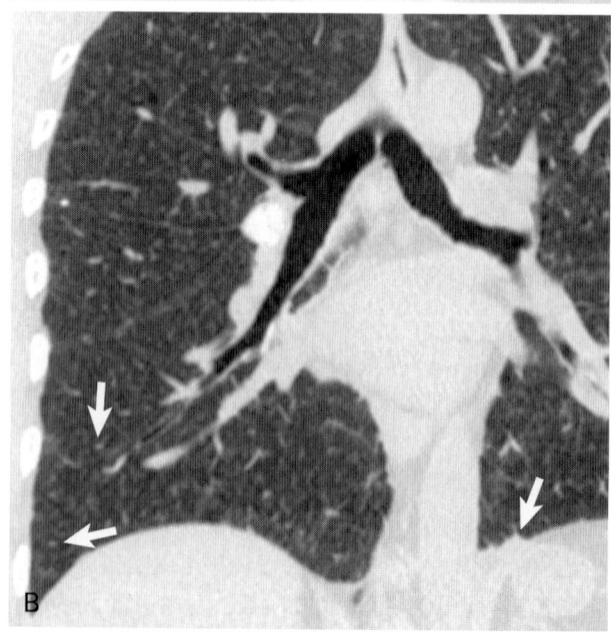

图 22.3 肺转移:粟粒型。(A)前后位 X 线胸片显示两肺均有细小结节。(B)冠状面 CT 重建显示小结节(箭)相对于次级肺小叶呈随机分布,可见几个明显的小叶间隔。

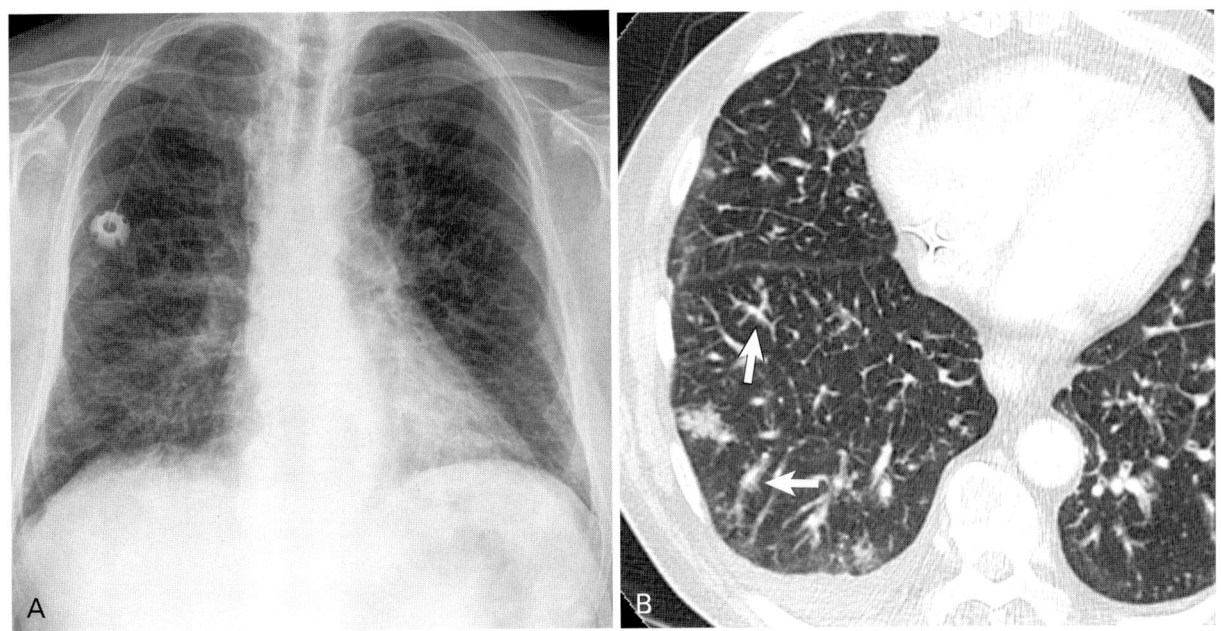

图 22.4 转移性乳腺癌淋巴管癌。(A)后前位 X 线胸片显示弥漫性间质模糊伴小叶间隔增厚。(B)轴面 CT 显示下叶间隔结节性增厚,可见树芽状模糊影和几个周围肺动脉(箭)的串珠状外观,可能代表共存的血管内转移。

2. CT

(1) 肺结节:CT 上,结节性转移瘤直径从几毫米到几厘米不等,大小不等,边缘光滑或不规则(见图22.2B)。结节多见于肺外周 1/3,特别是胸膜下区,在次级肺小叶内随机分布。

周围的磨玻璃影可能是由于肺泡病变,肿瘤的鳞状细胞生长或出血造成。转移性结节出血 CT 常表现为晕征,最常见于绒毛膜癌、黑色素瘤、肾细胞癌、血管肉瘤和卡波西肉瘤。

空洞最常发生在转移性鳞状细胞癌或移行细胞癌中,但也可见于转移性腺癌。转移灶的空洞壁通常较厚且不规则(图 22.5),然而,肉瘤或腺癌的肺转移可为薄壁空洞。化疗也可引起空洞。

转移瘤发生钙化少见,通常提示原发肿瘤为成骨性肉瘤、黏液癌或乳头状甲状腺癌(图 22.6)。小钙化结节可能与良性病变相似,特别是在很难确定的偏心钙化情况下。化疗成功后已消失的肺转移部位可能出现钙化,这种化疗效果可能表现为持续结节,在组织学检查时,仅表现出坏死和纤维化,且无残留的活肿瘤组织。

尽管血行肺转移常引起软组织结节,但腺癌肺转移可沿完整的肺泡壁蔓延(鳞状细胞生长)扩散到肺,方式与原发性肺腺癌相似。腺癌转移的 CT 表现包括结节、实变、磨玻璃影以及结节伴晕征(图 22.7)。

肺转移性疾病引起的自发性气胸很少见,可提示

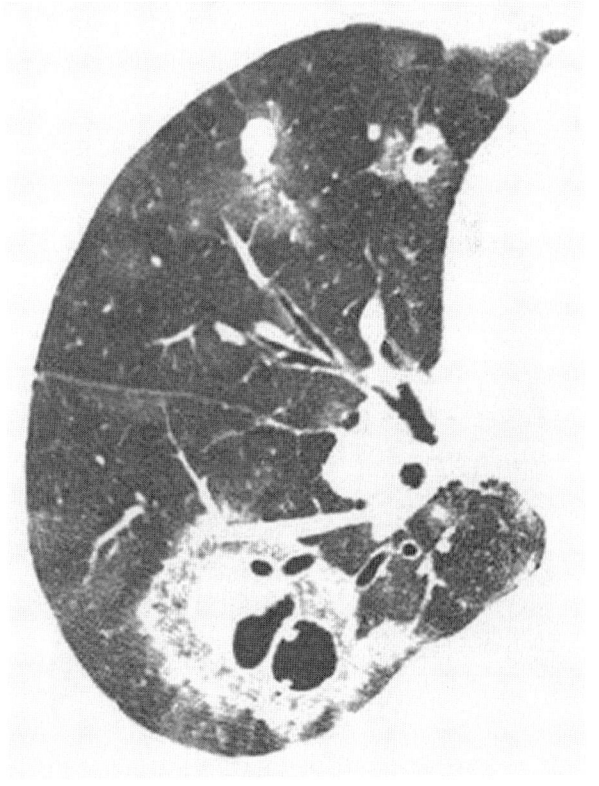

图 22.5 出血性和空洞性血管肉瘤转移。右肺的轴面 CT 显示几个大小不同的结节和肿块,其中许多伴周围磨玻璃影,可见一些结节和肿块的空洞。

肉瘤、绒毛膜癌或空洞转移。有学者提出,接受化疗的患者并发症更为常见。它也可发生在影像学可发

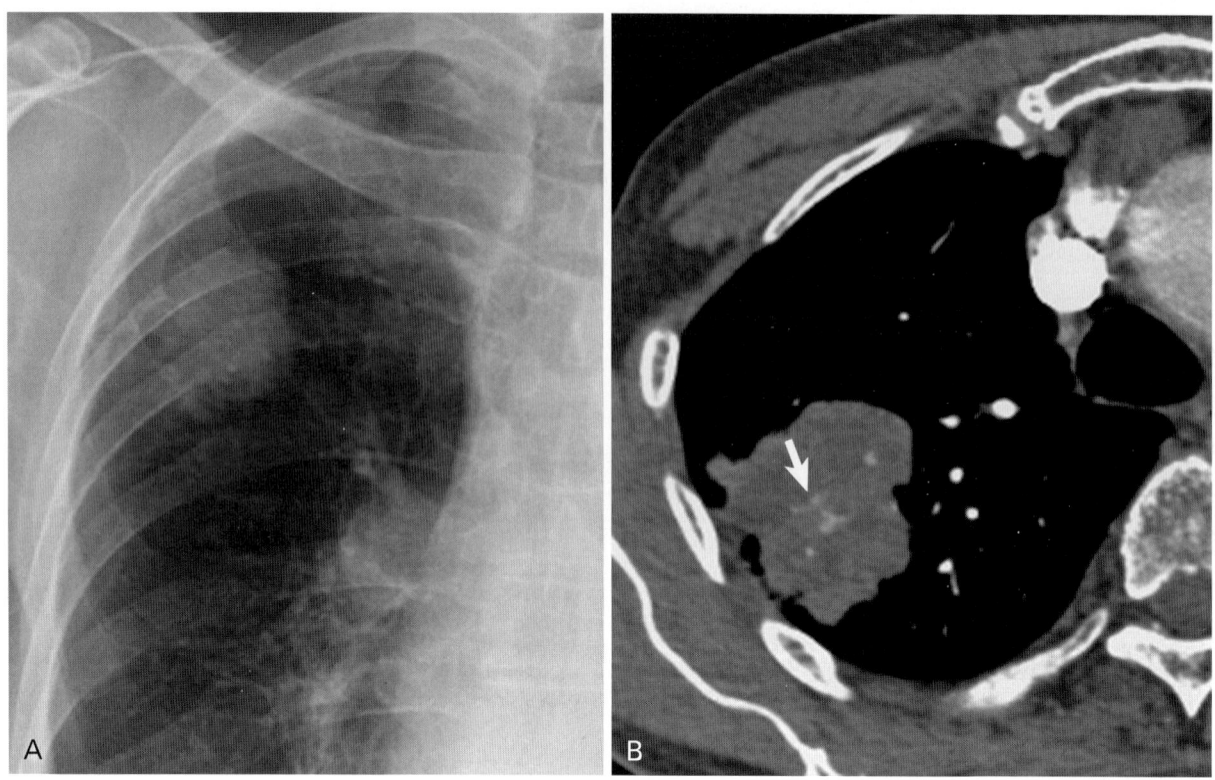

图 22.6 转移性大肠腺癌钙化灶。(A)后前位 X 线胸片显示右上叶肿块,病灶不透明,提示潜在钙化。(B)轴面 CT 证实右肺上叶肿块内有点状钙化(箭)。在随后的 CT 上钙化程度增加(未显示)。

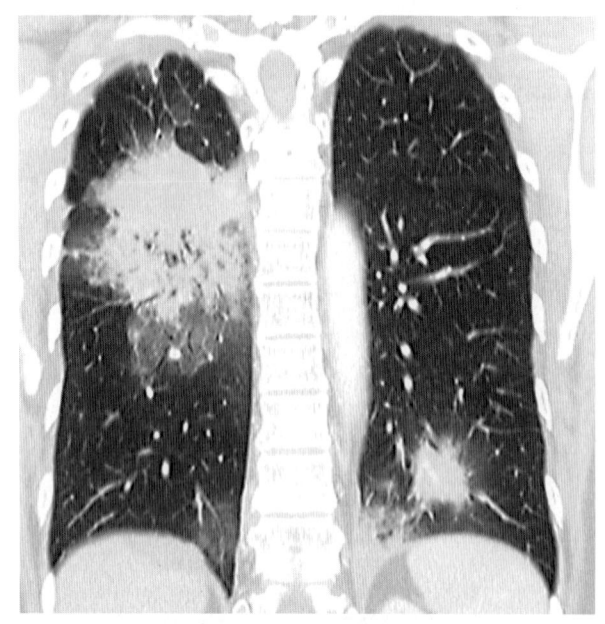

图 22.7 转移性黏液腺癌。冠状面 CT 重建显示右肺下叶上方实变,周围有磨玻璃影,左肺下叶周围磨玻璃影的较小实变,代表肺癌的气道扩散。

现的转移灶之前。

代表胸外原发转移性疾病的孤立性肺结节很少见,占 CT 检出孤立性结节的 2%~10%,这个百分比是基于影像学表现和常规使用 CT 进行筛查。孤立性转移不常见。在胸外恶性肿瘤患者的 CT 上发现的许多结节代表肉芽肿或肺内淋巴组织。Munden 等推荐对胸外恶性肿瘤患者<5 mm 肺结节进行 3 个月的随访,对偶然发现的肺结节在第一年和此后每 6 个月的随访可有效地确定结节的恶性潜能。

多项研究表明,在有肺外肿瘤病史的患者中,50%以上的孤立性肺结节在手术或尸检中证明是原发性肺恶性肿瘤或良性病变。新发原发肿瘤和转移瘤的区分对预后和治疗具有重要的指导意义。尽管新的化疗,甚至分子治疗方法不断发展,肺转移瘤切除术仍然是大多数孤立性肺转移瘤的首选治疗方法。除了少数病例,尚无标准可通过影像学明确区分原发性肺癌与孤立性转移。尽管缺乏标准,肺结节的某些特征以及特定的原发性肿瘤与另一种可能性增加相关。高度恶性肉瘤或高度侵袭性黑色素瘤患者,肺内孤立性结节为转移瘤的可能性明显高于新发原发肿瘤。头颈部鳞状细胞癌患者,肺内单发结节有可能为原发性肺癌。从最初的肿瘤到肺部病变出现的时间间隔也很重要,大多数转移性病变发生在最初诊断的 5 年内。这一标准的主要例外是起源于乳腺或肾脏的癌,在原发肿瘤被确认后的多年后可发生转移。老年患者和吸烟史增加了肺内新发原发肿瘤的可能性。总体而言,肺外恶性肿瘤患者的肺结节检出率很高,尽管大多数结节是良性的,尤其是直径<10 mm 或距离胸膜表面<10 mm 的结节。

要点:转移性肺结节

- 转移性肺结节通常是多发的
- 单个结节最常见于结肠癌、肾癌和骨肉瘤
- 转移性肺结节边缘光滑或不规则,呈随机分布,倾向于周围中、下肺区
- 在 4% 的转移瘤中可出现空洞,最常见于头颈部或宫颈鳞状细胞癌
- 钙化不常见,可发生于成骨肉瘤、软骨肉瘤、滑膜肉瘤或结肠癌、卵巢癌、乳腺癌或甲状腺癌
- 在癌症患者中发现的<5 mm 的小肺结节通常是良性的,可通过 3 个月的随访 CT 检查来确定恶性可能

---

(2) 淋巴扩散(癌性淋巴管炎):癌性淋巴管炎的 HRCT 征象为小叶间隔和支气管血管周围间质呈光滑或结节状增厚,而保留正常的肺组织结构(图 22.8～图 22.11)。这些异常改变早期可能很轻微,但常发展为双肺广泛异常,并出现因肺水肿所致的磨玻璃影。因为肿瘤阻碍了正常的淋巴引流,淋巴管癌的影像学表现与肺水肿有很大的重叠。约 30% 的病例 CT 扫描见胸腔积液,40% 的患者可见肺门或纵隔淋巴结肿大。

约 50% 的癌性淋巴管炎诊断时,HRCT 征象表现为单侧或明显不对称性(图 22.11)。单侧病变在

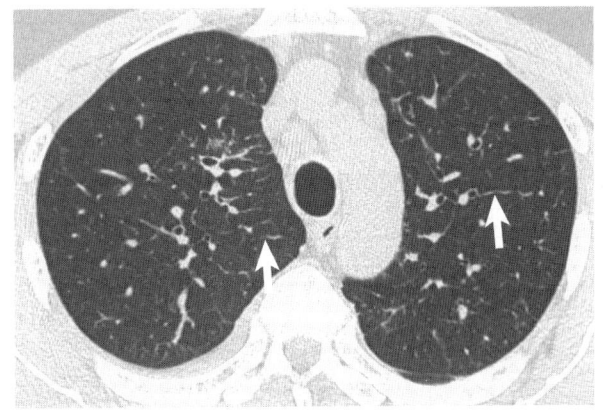

图 22.9　淋巴管癌:轻度异常。HRCT 显示双侧小叶间隔轻度,光滑增厚(箭)。约一半的淋巴管癌表现为光滑的间隔增厚。

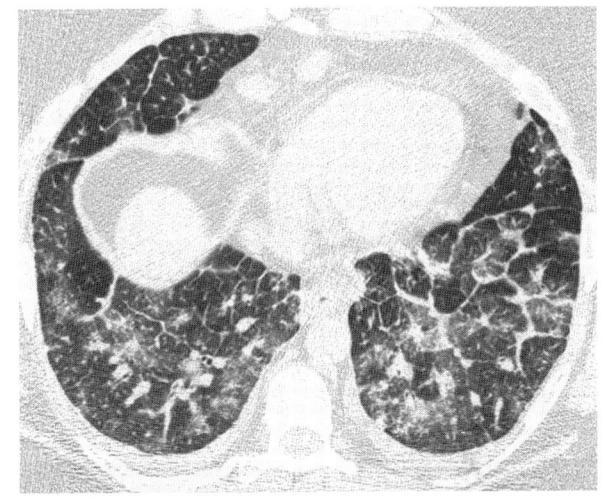

图 22.10　淋巴管癌:弥漫性异常。HRCT 显示广泛的双侧间隔增厚,多个多边形弧。还可见到弥漫性磨玻璃影和由肺水肿引起的双侧胸腔积液。

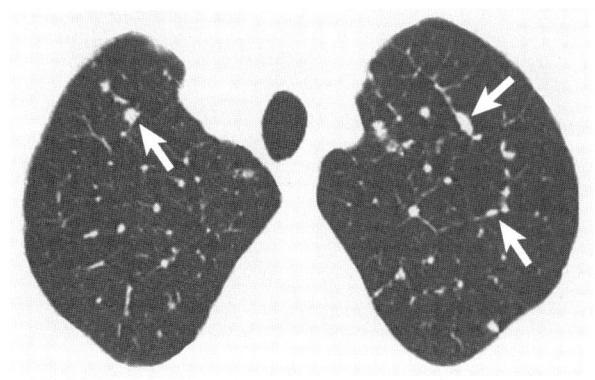

图 22.8　淋巴管癌:间隔结节状增厚。HRCT 显示双侧小叶间隔结节状增厚(箭)。

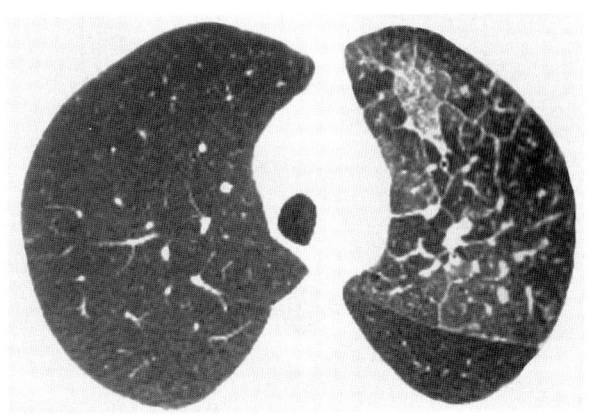

图 22.11　淋巴管癌:单侧分布。HRCT 显示肺腺癌引起的淋巴管癌导致左肺上叶间隔增厚和磨玻璃影。

肺癌患者中尤其常见,而双侧病变更常见于肺外转移。在有正常或非特异性 X 线片表现的患者中,病变可能在 CT 上很明显。

存,最常见的是淋巴管癌(图 22.4B)。当栓子是其唯一的表现时,X 线胸片可表现为正常,也可以显示中央肺动脉和右心室的扩张,反映了肺动脉高压。

要点:淋巴管癌

- 常见的原发肿瘤包括肺癌、乳腺癌、胃癌和胰腺癌
- 淋巴管癌通常是双侧的,肺癌除外
- 影像学发现包括:
  - 小叶间隔和支气管血管周围间质光滑或结节性增厚
  - 30％有淋巴结肿大
  - 30％～50％有胸腔积液

要点:血管内肿瘤栓子

- 血管内肿瘤栓子很少通过 X 线检查确诊
- 常见的原发性包括乳腺癌、胃癌、前列腺癌和肾癌
- CT 表现包括:
  - 周边楔形模糊影
  - 对比增强 CT 血管内充盈缺损
  - 周围肺动脉的结节或珠状增厚
  - 结节和分支小叶中心模糊影(树芽征)

---

(3)血管内肿瘤栓塞:许多结节样转移患者病理证实有肿瘤栓塞的存在,常发生于细小动脉或小动脉,CT 检查通常不能显示。肿瘤栓子可间接表现为周围楔形模糊影的肺梗死。少见情况下,肿瘤栓子表现为中央肺动脉的充盈缺损(图 22.12),或外围肺动脉的结节状或串珠状增厚,或为结节状、分支状小叶中心影(树芽征),代表小叶中心动脉增宽(图22.13)。

血管内肿瘤栓子通常与另一种肺部受累模式共

(4)支气管和气管转移:支气管内转移瘤通常继发于乳腺癌、直肠癌、肾癌和宫颈癌,或继发于黑色素瘤或肉瘤。支气管内转移瘤在影像学上常是隐匿的。当出现支气管阻塞时,通常表现为部分性(导致血流量减少和呼气相空气潴留)或完全性(伴有肺不张和阻塞性肺炎)支气管阻塞。气管转移很少见(图22.14)。与支气管内转移相似,最常见的原发肿瘤部位是乳腺、肾脏、结肠和黑色素瘤。

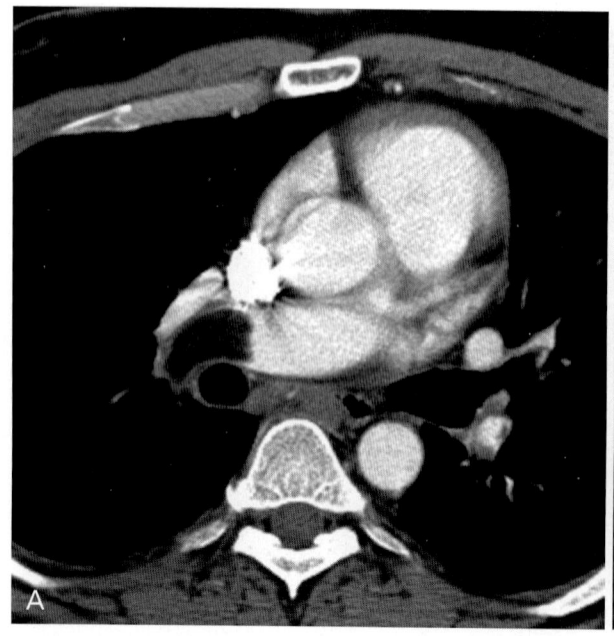
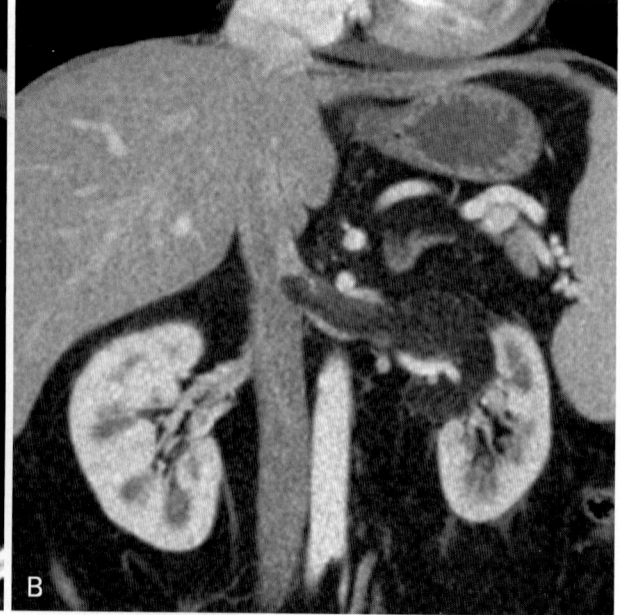

图 22.12　血管内转移。(A)轴面增强 CT 显示右肺动脉有较大的脂肪密度-充盈缺损。(B)经上腹部冠状面 CT 显示左肾血管平滑肌脂肪瘤延伸到肾静脉和下腔静脉。

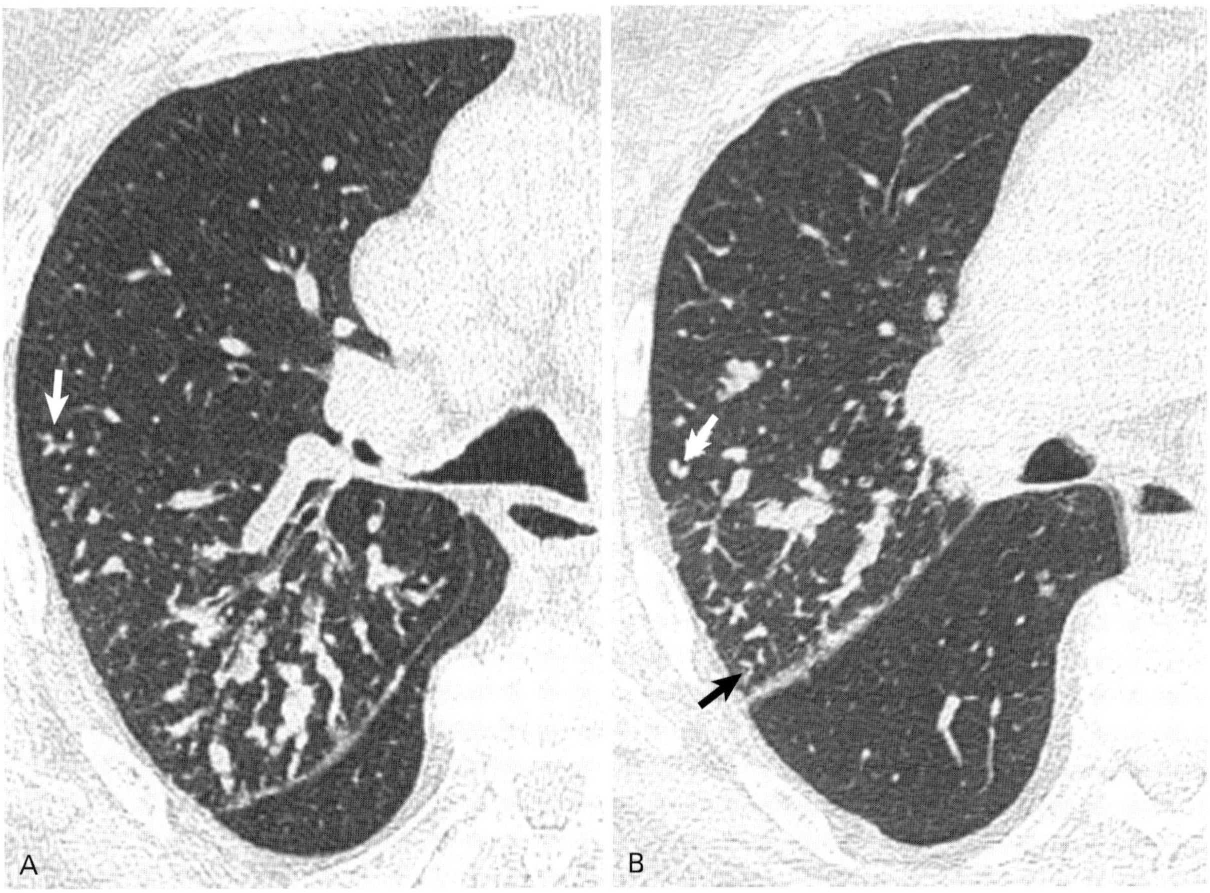

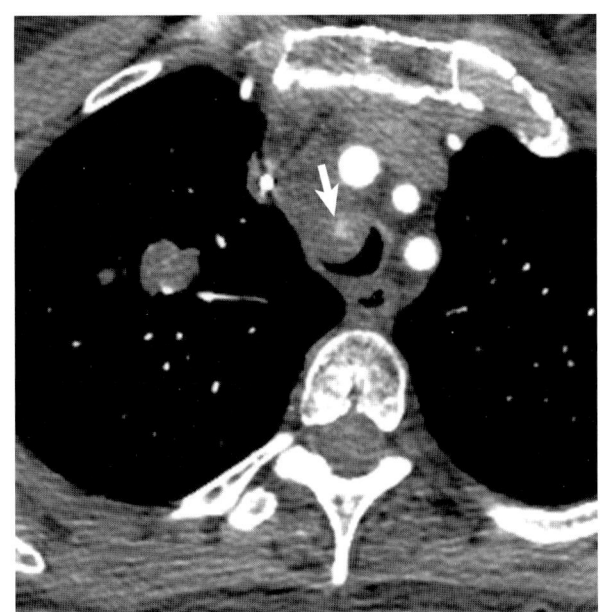

图 22.13 肾细胞癌的血管内转移。右肺在气管隆突(A)和中间支气管(B)轴面 CT 显示肺血管的结节性增厚、小叶中心结节和分支模糊(箭)

图 22.14 甲状腺乳头状癌气管转移。轴面 CT 显示气管中段前壁出现管腔内病变(箭),微小的中心高密度与甲状腺乳头状癌相关的钙化有关,右肺转移。

支气管和气管内转移导致单个或多个腔内软组织病灶,CT 检查很容易发现。肿瘤可能是息肉样或有手套状指征伴支气管扩张,通常在静脉注射对比剂后明显强化。

要点:支气管和气管转移

- 支气管和气管转移不常见
- 常见的原发性肿瘤包括黑色素瘤、乳腺癌、直肠和肾脏癌
- 支气管和气管转移在 X 线胸片上很少直接显示,但可间接表现为远段空气潴留或肺不张
- 支气管和气管转移通常是孤立的,表现为软组织密度结节

---

3. MRI 虽然初步研究显示 MRI 评估肺结节较 CT 敏感性低,但随着 MRI 质量的提高和专门序列的发展,MRI 的敏感性显著增加。对于检测小的

(<6 mm)肺结节,CT 仍然比 MRI 更敏感(88.5% *vs.*71.9%),尽管在淋巴结转移评估中准确性相似。由于结节的特有信号特征,与 CT 相比,MRI 更适用于评估某些原发性恶性肿瘤(例如黑素瘤)的肺转移(83.4% *vs.*50.4%)。

Vogt 等的研究表明半傅里叶采集单次激发快速自旋回波(HASTE)MRI 的敏感性随着病变大小的增加而增加,直径从 5~10 mm 的结节敏感性 95% 到直径超过 3 cm 的病灶敏感性 100%。

随着体积采集图像的显示几乎各向同性的分辨率,可通过更短的扫描时间实现与传统二维图像相当的图像质量。扩散加权磁共振成像(DWI)虽然在对较小肺结节(<1 cm)的评价中作用有限,但可基于组织细胞构成,帮助鉴别良性和恶性结节。

Lauenstein 等比较 51 例已知恶性肿瘤患者的全身 MRI 检查与骨骼显像结果,CT 和专用 MRI 检查结果显示所有直径>6 mm 的脑转移、肺转移和肝转移均可通过全身 MRI 确诊。MRI 检查遗漏了一些小的肺转移,但这并未改变治疗策略。另外,MRI 显示了 CT 漏诊的单个肝转移。骨骼显像显示了 21 例患者的骨转移,而全身 MRI 显示 24 例患者的骨转移。MRI 检查显示的其他骨转移在随访检查中证实,但未导致治疗方法改变。全身 MRI 显示敏感性和特异性为 100%。

4. PET　多项研究表明,PET 结合氟脱氧葡萄糖(FDG)可用于胸内转移瘤的检测。Pastorino 等评估了 PET 在肺转移瘤(CT 可切除)术前评估中的作用。在 19 例(21%)中,根据 PET 结果显示肺外转移、原发部位复发、纵隔淋巴结肿大或良性疾病,而排除了肺部手术。所有纵隔淋巴结转移瘤(7 例)均经 PET 检出(敏感性 100%),而 CT 的敏感性为 71%。PET 检出肺转移的敏感性为 87%。多项附加研究显示,FDG-PET 对肺转移瘤的显示具有相似的敏感性和特异性。

由于 PET 对小转移瘤的敏感性有限,CT 的特异性也有限,故推荐 PET-CT 应用于肺转移瘤的诊断。Reinhardt 等的研究发现,与衰减校正图像相比,非衰减校正图像更能显示高代谢性病变,尤其是 5~13 mm 之间的病变。这一点很重要,因为传统上校正后的图像通常只用于释疑。

FDG-PET 在肺癌和胸外恶性肿瘤淋巴结转移诊断中比 CT 具有更高的敏感性和特异性。Eubank 等的研究发现 PET 对乳腺癌纵隔和内乳淋巴结转移的诊断准确性为 88%,而 CT 的诊断准确性为 73%。

PET-MRI 作为一种集合成的成像系统,可以同时获取 PET 和 MRI 数据并高度准确地匹配。PET-CT 与 PET-MRI 在肿瘤患者分期中的综合研究表明,两者在肿瘤-淋巴结转移分期方面的差异无统计学意义。随着 MRI 的发展,PET-MRI 可能会更多地用于全身成像,尽管它在评估肺转移瘤方面的作用有限。

(五)影像检查的选择　尽管 X 线摄影常是评估可疑肺转移患者的首选影像学方法,但绝大多数患者也会接受 CT 检查。FDG-PET 有助于进一步评估,特别是对有潜在可切除病变的患者。

Altenbernd 等最近的一项研究显示,采用双能量 CT 来创建虚拟平扫图像,肺结节的增强特征可通过动脉期和延迟静脉期显像进行评估,并可用于确定原发性恶性肿瘤的类型(如转移性肺癌或涎腺癌与结直肠癌、恶性黑色素瘤的鉴别诊断)。

(六)鉴别诊断　多项研究表明,胸外恶性肿瘤患者的孤立性肺结节更有可能是肺癌,而不是转移。胸外恶性肿瘤或淋巴管性癌病患者多个大小不同的肺结节提示转移性疾病,但常需要细胞学或组织学检查或影像学随访显示生长情况才能确诊。

与原发性肺恶性肿瘤相比,支气管镜活检对转移性疾病的诊断率较低,约为 50%~60%,在支气管内延伸的肿瘤中阳性率最高。

相比之下,经胸细针穿刺活检的诊断率更高,接近 85%~90%。由于可获得更大的组织标本,当已知胸外原发性肿瘤的部位时,常可对转移性肿瘤进行明确的细胞学诊断。某些肿瘤,如肾癌或结直肠癌,单纯细胞学特征足以提示原发瘤的部位。

推荐阅读

Hanamiya M, Aoki T, Yamashita Y, et al. Frequency and significance of pulmonary nodules on thin-section CT in patients with extrapulmonary malignant neoplasms. Eur J Radiol. 2012;81:152 - 157.

Seo JB, Im JG, Goo JM, et al. Atypical pulmonary metastases: spectrum of radiologic findings. Radiographics. 2001;21:403 - 417.

参考文献见 ExpertConsult.com.

第 **6** 部分

淋巴组织增殖性疾病与白血病

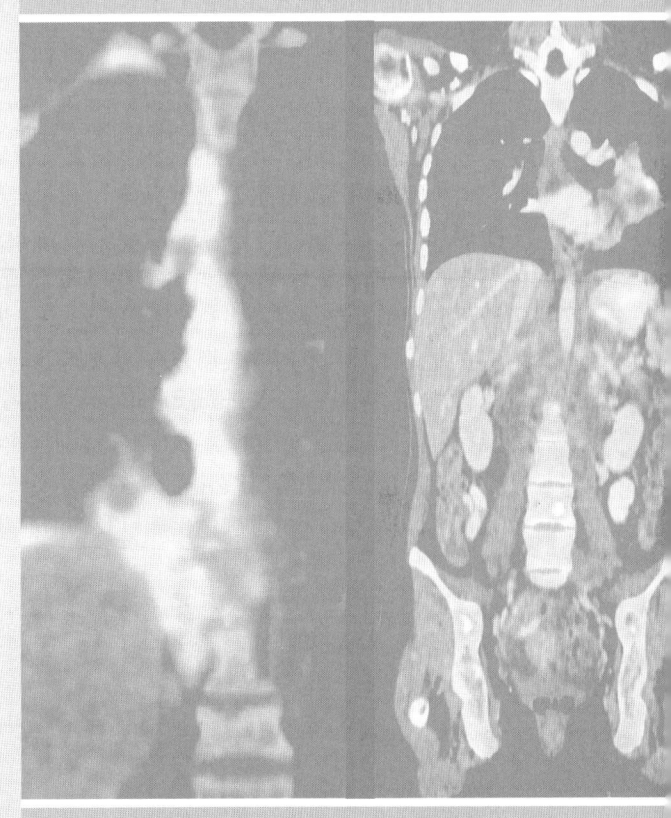

第23章

肺淋巴组织增生与淋巴样间质性肺炎(淋巴细胞间质性肺炎)[*]

Jonathan H. Chung｜Christopher M. Walker

一、肺淋巴组织增生(滤泡性细支气管炎)

(一)病因、发病率及流行病学 肺淋巴组织增生也称为滤泡性细支气管炎或支气管相关淋巴组织增生,是一种良性疾病,其组织学特征为沿细支气管分叉和沿肺淋巴管存在多克隆淋巴样组织聚集,通过其主要局限于气道内的典型分布,主要与淋巴细胞间质性肺炎(lymphocytic interstitial pneumonia, LIP)相区别。其最常见于结缔组织疾病(特别是类风湿关节炎)、免疫功能缺陷(特别是儿童获得性免疫缺陷综合征,即儿童 AIDS)、过敏性疾病以及气道感染、气道阻塞或支气管扩张患者的非特异性反应。

(二)临床表现 肺淋巴组织增生见于儿童及成年人(年龄范围 1.5～77 岁),最常见的症状为进行性气短和咳嗽,其他症状包括发热、肺炎反复发作和体重下降。

(三)病理学 肺淋巴组织增生的组织病理学特征为沿支气管血管束分布的离散淋巴组织增生病灶,常伴有生发中心(图 23.1,图 23.2)。增生的淋巴组织也可出现于小叶间隔和脏层胸膜。

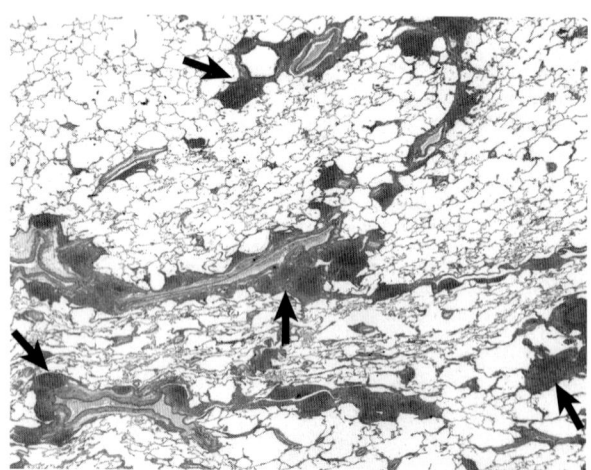

图 23. 1 类风湿关节炎:肺淋巴组织增生病理表现。低倍镜显示增生的淋巴样滤泡(箭)沿支气管血管束分布。(鸣谢 Dr. John English, Department of Pathology, Vancouver General Hospital, Vancouver, Canada.)(见彩色插页)

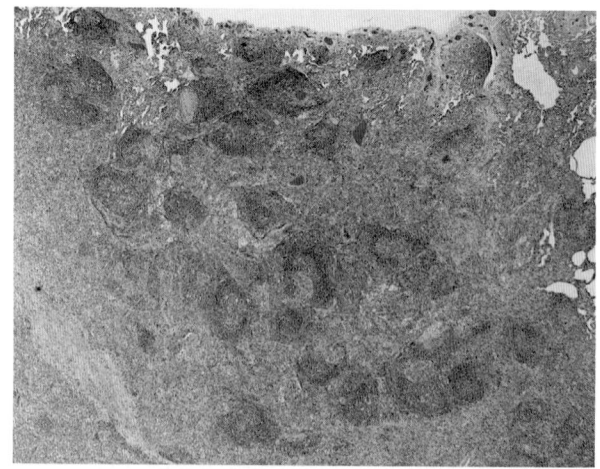

图 23. 2 肺淋巴组织增生:病理表现。组织学标本显示小气道旁淋巴结内弥漫性淋巴样组织增生,包括淋巴滤泡。(鸣谢 Dr. William D. Travis, Department of Pathology, Memorial Sloan Kettering Cancer Center, New York.)

* 编者和出版社感谢 Nestor L. Müller 博士和 C. Isabela Silva Müller 博士为本书上一版相关主题提供的材料。这是本章的基础。

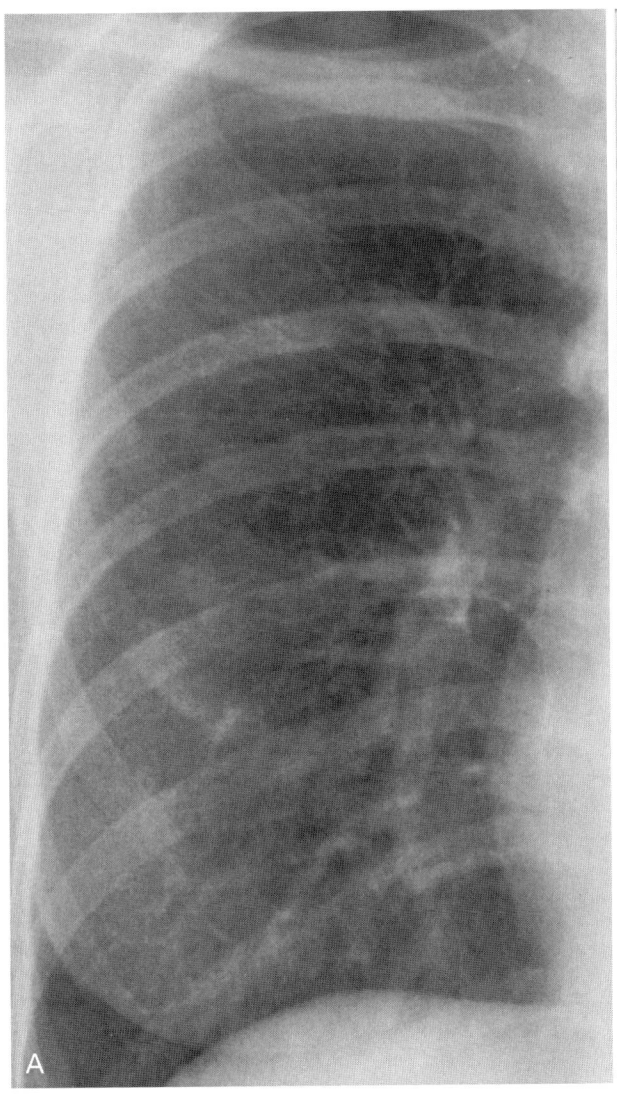

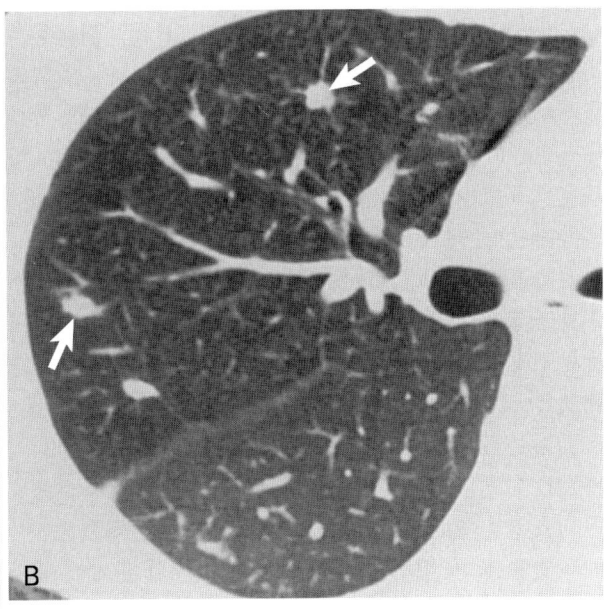

图 23.3 类风湿关节炎:肺淋巴组织增生。女性 24 岁,患有类风湿病,肺活检证实为肺淋巴组织增生(滤泡性细支气管炎)。(A)后前位 X 线胸片显示右肺界限模糊的结节,左肺亦可见类似表现。(B)常规 CT(层厚 10 mm)显示双肺局灶性结节样实变,病灶主要沿支气管血管束周围分布(箭)。(C)右肺 HRCT 显示边缘锐利的支气管血管束周围结节,主要累及右肺上叶(箭)。(引自 Müller NL, Fraser RS, Colman NC, et al. Radiologic Diagnosis of Diseases of the Chest. Philadelphia, Sounders, 2001)

(四) 影像学表现

(1) X 线:胸部 X 线摄影可正常或表现为双肺网状或网状结节影(图 23.3)。

(2) CT:HRCT 主要表现为双肺小叶中心型结节和支气管周围结节,大多数结节直径<3 mm,约 50% 的患者可见直径为 3～12 mm 的结节,约 75% 的患者可见斑片状磨玻璃影,部分患者可见小的实性病灶(图 23.3),结节可呈弥漫性分布或主要累及下肺。病理学上,肺结节反映了支气管周围炎症和生发中心的融合。轻度小叶间隔增厚和支气管扩张的表现则较为少见。

(五) 鉴别诊断 小叶中心型结节见于多种疾病,主要累及细支气管或细支气管周围间质。常见病因包括过敏性肺炎、呼吸性细支气管炎和感染性细支气管炎。肺淋巴组织增生的确诊有赖于肺组织活检。

(六) 治疗方案概要 肺淋巴组织增生一般预后较好。治疗可针对基础疾病,也可联合应用类固醇激素或硫唑嘌呤。

要点:肺淋巴组织增生

- 肺淋巴组织增生是一种良性疾病,其特征为主要沿细支气管分叉存在多克隆淋巴组织聚集
- 症状性肺淋巴组织增生最常见于类风湿关节炎和免疫功能缺陷患者
- X 线胸片可正常或表现为双肺网状或网状结节影
- HRCT 主要表现为双肺小叶中心型结节和支气管周围结节
- 确诊有赖于手术肺活检,预后一般较好

二、淋巴样间质性肺炎(淋巴细胞间质性肺炎)

(一)病因、发病率及流行病学 LIP是一种局限于肺的罕见疾病,病理学特征为多克隆淋巴细胞弥漫浸润肺泡间隔。LIP被认为属于肺淋巴组织增殖性疾病范畴的一部分。肺淋巴组织增殖性疾病严重程度可从良性气道中心性淋巴细胞增生(淋巴样组织增生)到恶性淋巴瘤。然而,免疫组织化学和分子病理学分析表明肺淋巴组织增生转变为淋巴瘤的风险较低。LIP多见于基础自身免疫性疾病或免疫功能缺陷患者,最常见于干燥综合征、自身免疫性疾病、异常蛋白血症和AIDS;AIDS尤其见于儿童(表23.1)。当排除潜在的系统性疾病之后,可诊断为特发性LIP。然而,特发性LIP极为罕见。LIP的临床表现和影像学表现与其他类型的间质性肺炎相似,其组织学类型为一种间质性肺炎,可表现为非特异性间质性肺炎,偶尔也表现为过敏性肺炎。LIP是最新美国胸科学会/欧洲呼吸学会关于特发性间质性肺炎的国际多学科一致性分类的一部分,是一种罕见的特发性间质性肺炎。

表23.1　淋巴细胞间质性肺炎相关性疾病	
胶原血管病	丙种球蛋白缺乏症
干燥综合征	**药源性疾病**
系统性红斑狼疮	苯妥因
类风湿关节炎	卡托普利
多发性肌炎	**感染(除外人类免疫缺陷病**
自身免疫性疾病	**毒感染)**
桥本甲状腺炎	军团菌肺炎
重症肌无力	结核病
溶血性贫血	支原体
恶性贫血	沙眼衣原体
自体红细胞致敏综合征	EB病毒感染
慢性活动性肝炎	人类疱疹病毒8型
口炎性腹泻	**其他**
原发性胆汁性肝硬变	同种骨髓移植并发症
系统性免疫缺陷	肺泡微石病
人类免疫缺陷病毒/艾	肺泡蛋白沉积症
滋病(HIV/AIDS)	特发性疾病
普通变异型免疫缺陷病	

(二)临床表现 LIP平均发病年龄为50~60岁,女性发病率是男性的两倍,通常潜伏多年后发病,主要临床症状为咳嗽、呼吸困难和乏力。约80%的患者出现异常蛋白血症,最常见为多克隆高丙种球蛋白血症,支气管肺泡灌洗液分析常显示淋巴细胞增多(30%)。

(三)病理学 LIP的组织病理学特征为肺泡间隔弥漫性多克隆淋巴细胞浸润,并伴有数量不等的浆细胞(图23.4)。尽管淋巴细胞通常在肺小叶内呈弥漫性浸润,但由于局限性增殖或生发中心的形成,可见到小结节病灶。通常无纤维化或有轻度纤维化,偶尔可有肺结构重塑和蜂窝状表现。气腔通常不受影响。

(四)肺功能 肺功能试验显示限制性通气功能障碍,伴有肺总量、用力肺活量、第一秒用力呼气量降低及第一秒用力呼气量与用力肺活量之比增加。

(五)影像学表现

1. X线 X线胸片表现为网状或网状结节样改变,主要累及下肺野,其他少见表现包括结节影、磨玻璃影和气腔实变(图23.5),也可见囊性病变(图23.6)。

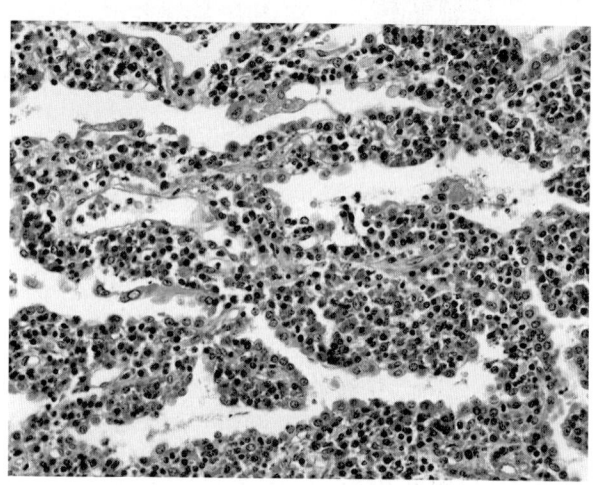

图23.4 淋巴样间质性肺炎:病理表现。组织学标本显示肺间质弥漫性淋巴细胞浸润。(鸣谢 Dr. William D. Travis, Department of Pathology, Memorial Sloan Kettering Cancer Center, New York.)

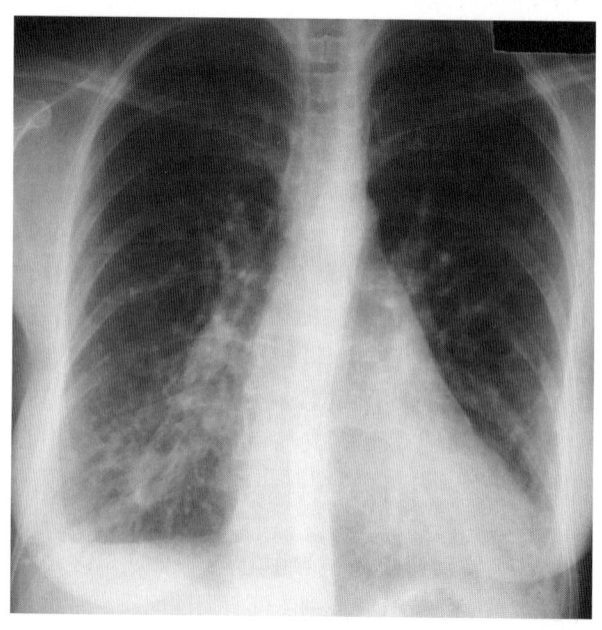

图23.5 淋巴样间质性肺炎。女性,有幼年型类风湿关节炎和干燥综合征病史。后前位X线胸片显示双下肺野磨玻璃影及实变影。

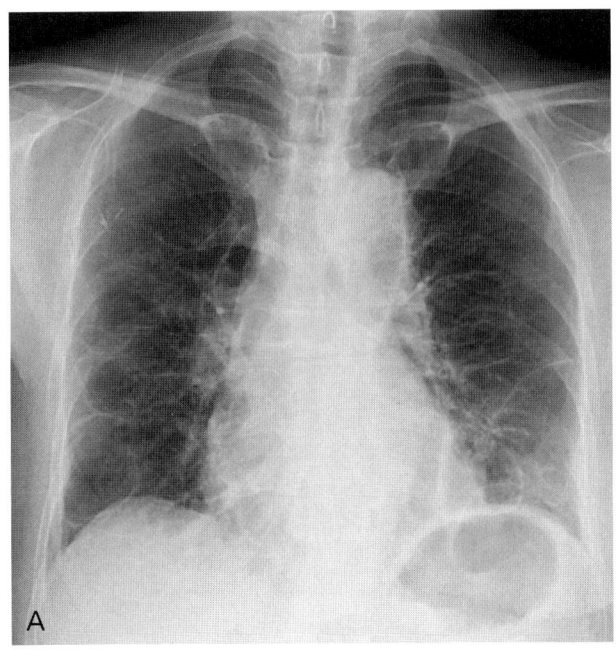

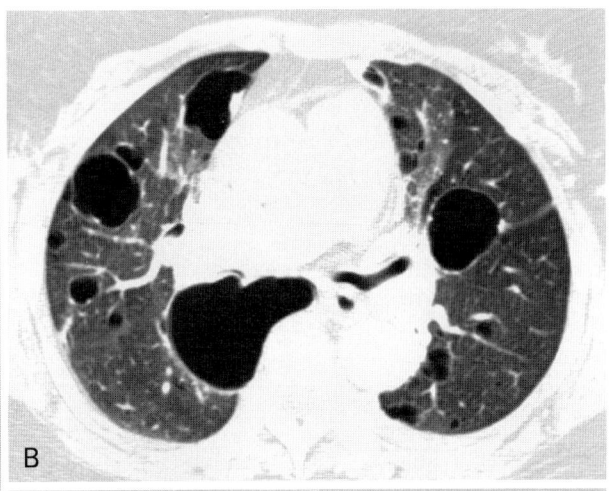

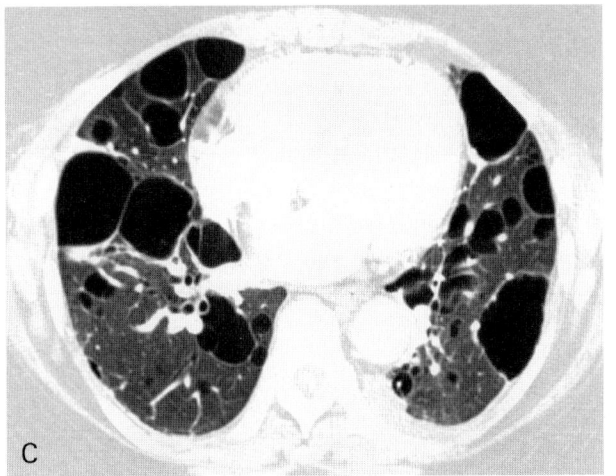

图 23.6 淋巴样间质性肺炎。(A)后前位 X 线胸片显示双肺多发气囊样病变(中下野为著),左肺下野亦见磨玻璃影及左侧乳房切除痕迹。中间段支气管(B)和右下肺静脉(C)水平层面 HRCT 显示双肺磨玻璃影及多发含气囊肿,囊腔直径约 0.5～6 cm;右肺下叶背段较大的含气囊肿压迫中间段支气管(B)。

2. CT　HRCT 主要表现为双侧广泛的磨玻璃影和边缘不清的小叶中心型结节(图 23.7,图 23.8),其他常见征象包括胸膜下结节、支气管血管束增粗及多发囊样气腔(图 23.9)。

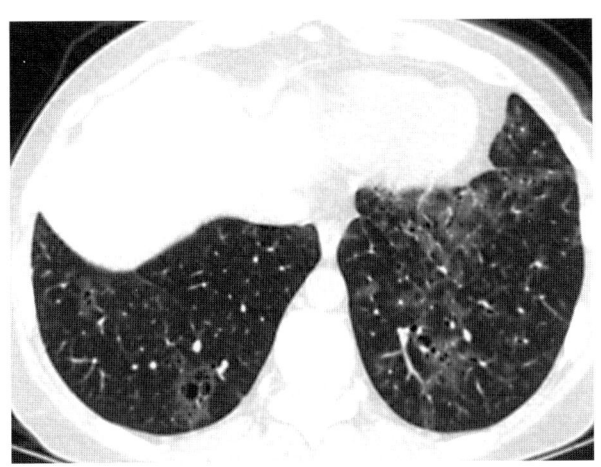

图 23.7 淋巴样间质性肺炎。下肺静脉水平层面 HRCT 显示双肺下叶磨玻璃影及轻微的实变影。

在一篇关于 22 例 LIP 患者的 HRCT 表现的文献中,所有患者出现磨玻璃影及边界模糊的小叶中心型结节,86％的患者出现胸膜下小结节,86％的患者伴有支气管血管束周围间质增厚,82％的患者有轻度小叶间隔增厚,约 70％的患者可见囊样气腔。气腔样病变的囊壁薄,直径约 1～30 mm,累及肺实质不到 10％。肺囊肿主要分布于血管周围和胸膜下(图 23.10)。其他少见征象包括直径为 1～2 cm 的结节、气腔实变、支气管扩张及偶见的蜂窝状改变。尽管淋巴结肿大在 X 线胸片上很难显示,但 70％的 LIP 患者 CT 可见轻度肿大的纵隔淋巴结。

LIP 的肺含气囊肿性病变通常轻微,且常与磨玻璃影伴随出现,有时肺囊肿可单发或呈弥漫分布。Sliva 等曾报道过 1 例特发性 LIP 患者,其以弥漫分布的含气囊肿病变为主要 HRCT 表现,并且患者接受了单侧肺移植。肺囊肿的直径为 0.5～10 cm(图 23.6),类似于重度大疱性肺气肿和淋巴管肌瘤病。随访 4 年后的 HRCT 显示囊肿无明显变化。组织学

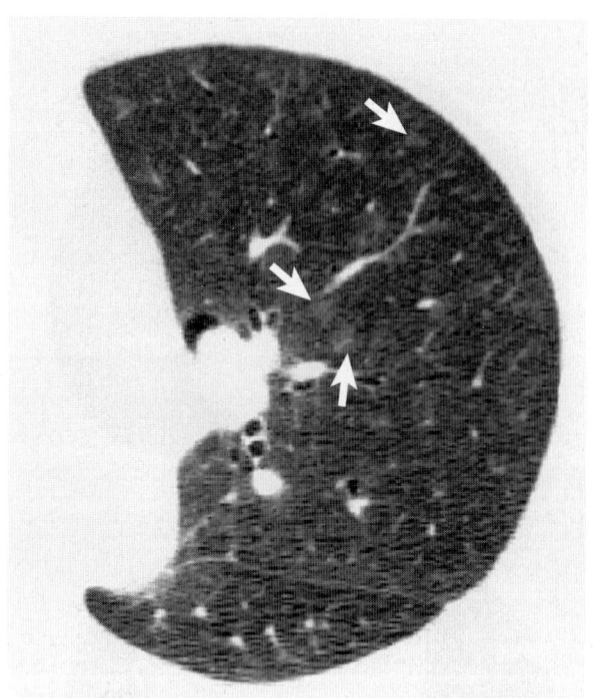

图 23.8 淋巴样间质性肺炎。女性,患有混合性结缔组织病和淋巴细胞间质性肺炎。左肺 HRCT 显示浅淡的磨玻璃影和少量边界模糊的小叶中心型结节(箭)。

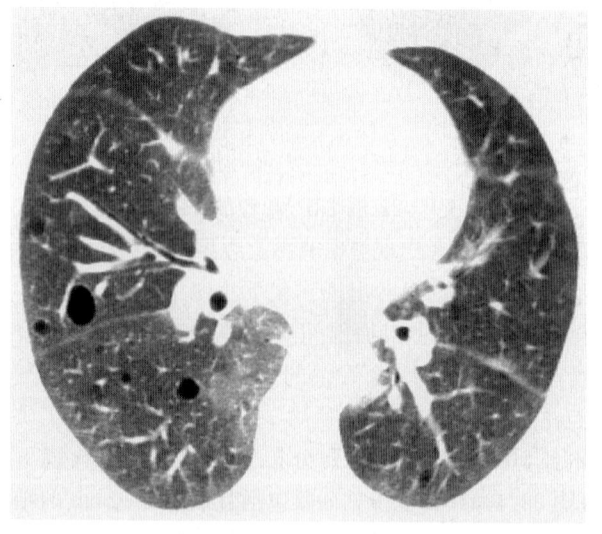

图 23.9 淋巴样间质性肺炎合并干燥综合征患者。典型 CT 表现。HRCT 显示弥漫性磨玻璃影和双肺少量肺含气囊肿。

相关研究表明囊样气腔是由支气管周围细胞浸润引起部分气道阻塞所致。在一个接受肺移植的患者中,囊肿位于肺实质内,多见于淋巴细胞浸润区。

　　HRCT 所见的小叶中心型结节反映了细支气管周围的淋巴细胞和浆细胞浸润,而磨玻璃影则反映了

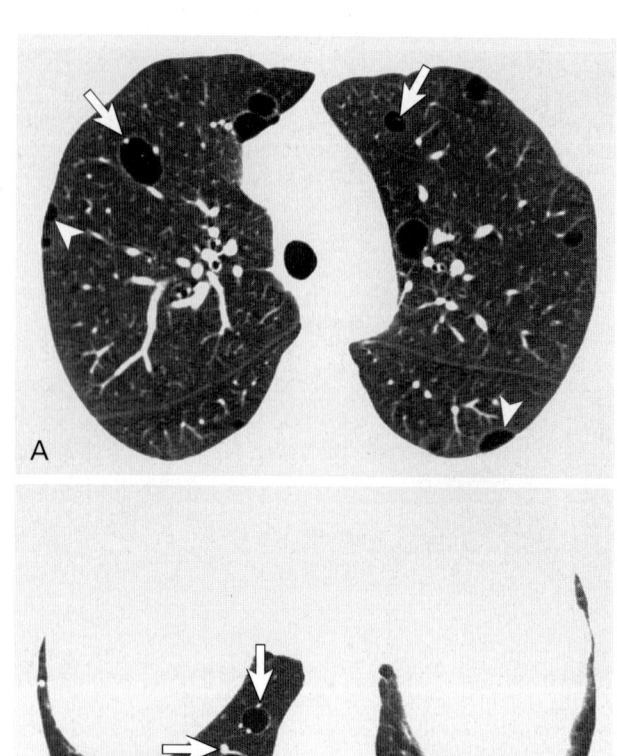

图 23.10 淋巴样间质性肺炎:含气囊肿样改变。主动脉弓层面(A)和肺底层面(B)HRCT 显示双肺多发薄壁含气囊肿,部分囊肿分布于肺血管周围(箭)或胸膜下(箭头)。

弥漫性间质性浸润。在 LIP 患者中,偶见可与囊肿相连的结节或囊变内的结节,增加了并发肺淀粉样变的可能性,结节可以钙化(图 23.11)。

　　在 LIP 患者随访中,磨玻璃影和小结节影趋向于改善,但囊肿通常持续存在,并随着时间的推移而可能会增大(图 23.12)。在一项研究中,作者对 14 名 LIP 患者进行了 4~82 个月(中位数,13 个月)的连续 HRCT 扫描。首次 CT 扫描表现为磨玻璃影(100%)、小叶间隔增厚(93%)、小叶中心型结节(86%)、囊样气腔(71%)及气腔实变(29%)。随访 CT 发现 9 例患者病变改善,1 例患者无变化,4 例患者病情加重。除了肺囊肿病变外,肺实质病变是可逆性的。3 例患者出现了新的肺囊肿病变,这些病灶主要出现在首次 CT 小叶中心型结节区域;4 例患者出现了蜂窝状病变,其中 3 例发生于首次 CT 的气腔实变区域,1 例发生于首次 CT 的磨玻璃影区域。

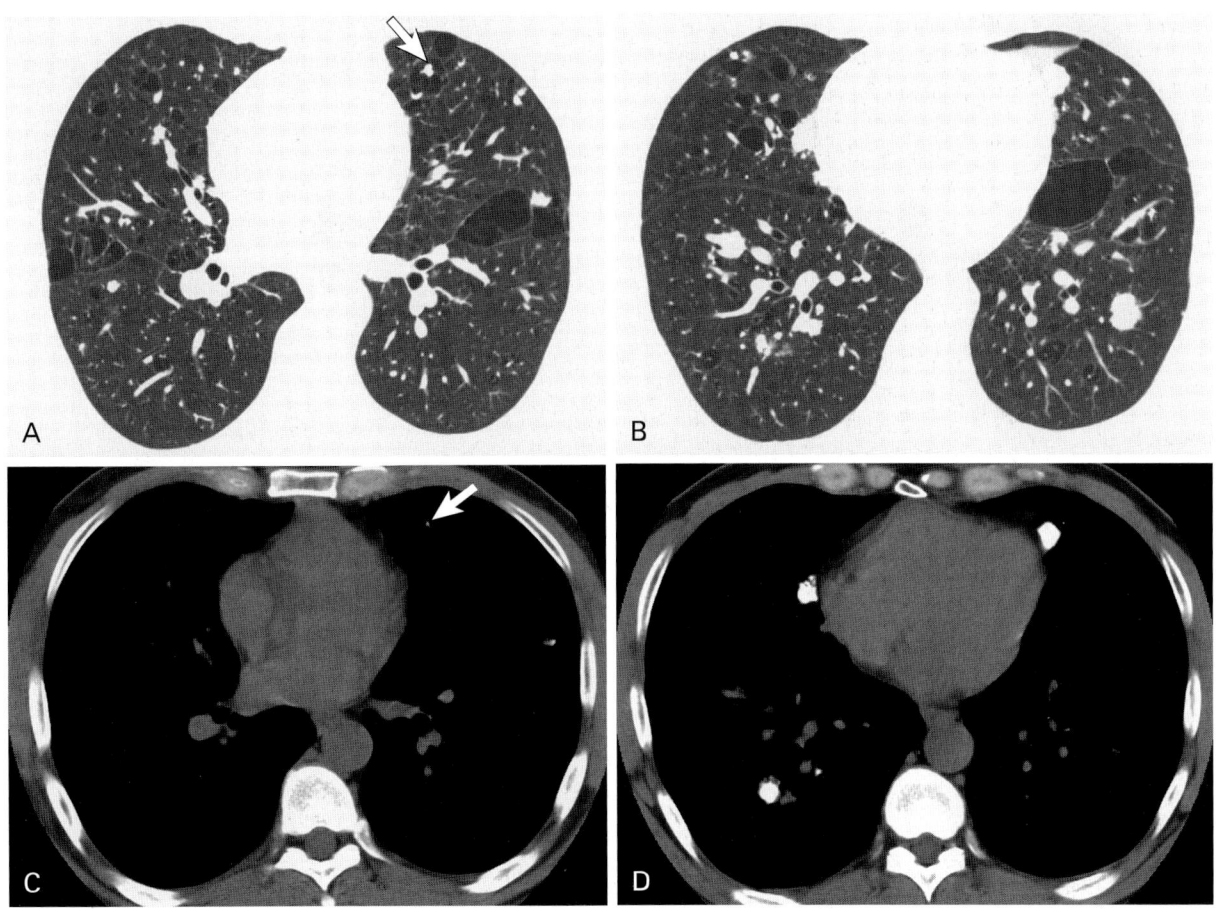

图 23.11 淋巴性间质性肺炎和淀粉蛋白沉积,干燥综合征合并淋巴样间质性肺炎。下肺静脉层面(A)及其略下方层面(B)HRCT 显示不规则结节和多发肺囊肿,左肺舌叶(A,箭)的部分囊肿位于胸膜下(沿斜裂分布)、部分结节位于肺囊肿中心区域。(C、D)软组织窗 CT 显示部分结节伴有钙化,包括肺囊肿内的结节(C,箭),此征象代表淀粉样蛋白沉积。结节活检证实为淀粉样蛋白沉积。(鸣谢 Dr. Neil Colman, McGill University Health Centre, Montreal General Hospital, Montreal, Quebec, Canada.)

LIP 典型诊断要点

- 常继发于免疫性疾病,最常见为干燥综合征
- 异常蛋白血症,最常见为多克隆高丙种球蛋白血症
- 磨玻璃影
- 薄壁囊肿
- 支气管血管束增粗
- 边界模糊的小叶中心型结节

（六）鉴别诊断 组织病理学上,LIP 主要与淋巴瘤鉴别。两者鉴别通常需要行免疫组织化学分析以确定是否存在多克隆淋巴细胞。HRCT 表现有助于鉴别 LIP 和淋巴瘤,包括肺囊肿的出现和胸腔积液的缺乏。Honda 等比较了 LIP 和恶性淋巴瘤患者的

HRCT 表现,研究发现肺含气囊肿在 LIP(82%)比恶性淋巴瘤(2%)更常见,而气腔实变和大结节(11～30 mm)在恶性淋巴瘤(66%、41%)较 LIP(18%、6%)更常见(P<0.001),胸腔积液(25%)仅见于恶性淋巴瘤患者。肺含气囊肿 CT 征象见于多种慢性肺疾病,包括朗格汉斯细胞组织细胞增生症、淋巴管平滑肌瘤病和淋巴样间质性肺炎,其他较少见疾病包括过敏性肺炎、月经性气胸、哮喘、肺孢子菌肺炎、轻链沉积病、淀粉样变性和 Birt-Hogg-Dubé 综合征。一般通过结合临床与影像学表现进行鉴别诊断。

（七）治疗方案概要
大多数 LIP 患者最初对皮质类固醇、细胞毒类药物或两者联合都有治疗效果。然而,部分患者虽经治疗,病情仍继续发展,中位生存期约为 11 年。据报

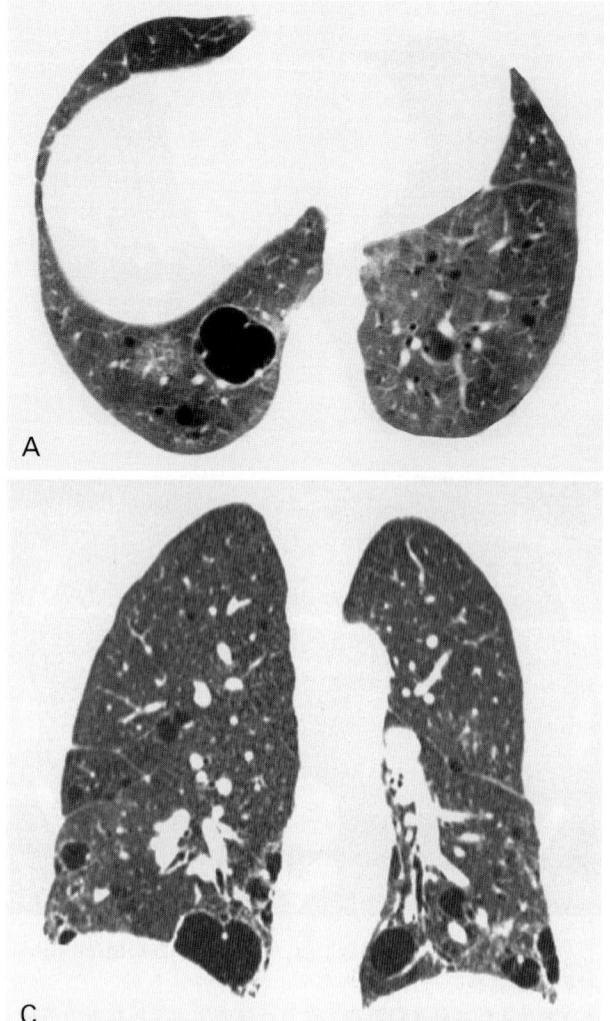
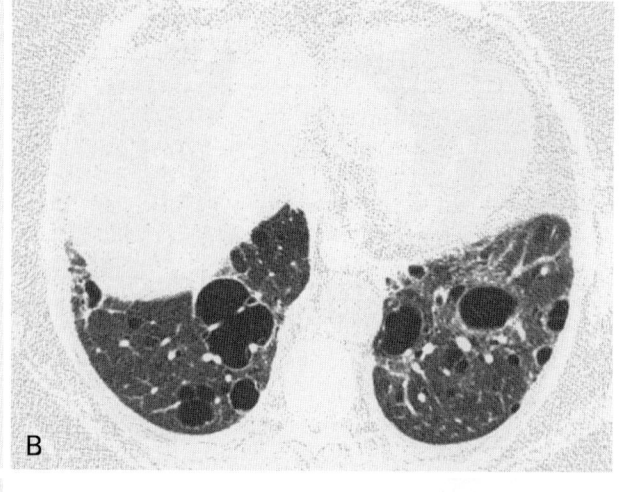

图 23.12 淋巴样间质性肺炎和干燥综合征:肺囊肿进展。(A)肺底层面 HRCT 显示弥漫性磨玻璃影和肺囊肿。(B)13 年后 HRCT 随访显示磨玻璃影的程度减轻,但囊肿的大小、数量随病程进展。(C)冠状面 CT 重建显示病变主要分布于肺下部。

道,单侧肺移植可以维持很好的肺功能,并在随访 4 年后异体移植肺无明确复发征象。

要点:淋巴样间质性肺炎

- 常继发于免疫性疾病,最常见于干燥综合征
- 80% 患有异常蛋白血症,最常见为多克隆高丙种球蛋白血症
- 基于 HRCT 的磨玻璃影和囊肿,在适当的临床背景下可作出推定性诊断
- 明确诊断有赖于手术肺活检

推荐阅读

Hare SS, Souza CA, Bain G, Seely JM, Gomes MM, Quigley M. The radiological spectrum of pulmonary lymphoproliferative disease. Br J Radiol. 2012;85:848 - 864.

Swigris JJ, Berry GJ, Raffin TA, et al. Lymphoid interstitial pneumonia: a narrative review. Chest. 2002; 122:2150 - 2164.

Tashtoush B, Okafor NC, Ramirez JF, Smolley L. Follicular bronchiolitis: a literature review. J Clin Diagn Res. 2015;9:OE1OE5.

参考文献见 ExpertConsult.com.

第24章

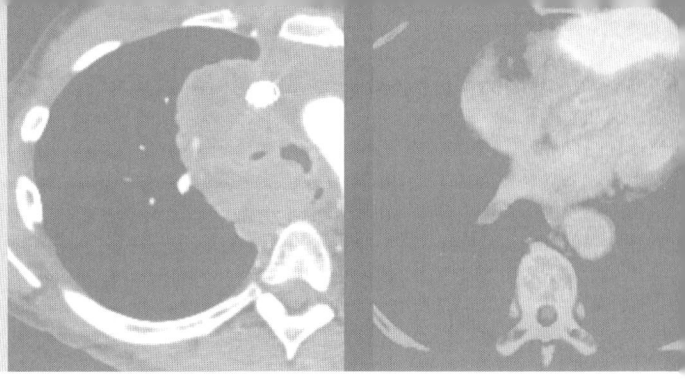

非霍奇金淋巴瘤

Patricia M. de Groot│Carol C. Wu│Brett W. Carter│Kyung Soo Lee

非霍奇金淋巴瘤(NHL)是一组异质性疾病,占淋巴瘤的90%,其他10%为霍奇金淋巴瘤(HL)。NHL发生于免疫系统体液或细胞介导的免疫谱系中的淋巴细胞分化过程。分子遗传学和免疫组化技术的进步提高了区分不同类型淋巴瘤的能力,尽管并非所有人都对此有所了解。2016年WHO对NHL的分类包含许多亚型,既有成熟的B细胞淋巴瘤(表24.1),也有成熟的T细胞和自然杀伤(NK)细胞淋巴瘤(表24.2)。

表24.1 2016年NHL B细胞亚型的分类[a]

成熟的B细胞肿瘤	
慢性淋巴细胞白血病和小淋巴细胞淋巴瘤	CNS的主要DLBCL
单克隆B细胞淋巴细胞增多	腿型原发性皮肤DLBCL
B细胞淋巴细胞白血病	EBV阳性DLBCL,未另行说明
脾边缘区淋巴瘤	EBV阳性黏膜皮肤溃疡
毛细胞白血病	DLBCL与慢性炎症相关
无法分类的脾脏B细胞淋巴瘤或白血病[b]	淋巴结肉芽肿
脾脏弥漫性红髓小B细胞淋巴瘤[b]	原发性纵隔(胸腺)大B细胞淋巴瘤
毛细胞白血病变异	血管内大B细胞淋巴瘤
淋巴浆细胞性淋巴瘤	ALK阳性大B细胞淋巴瘤
黏膜相关淋巴组织的结外边缘区淋巴瘤[b]	浆母细胞淋巴瘤
淋巴结边缘区淋巴瘤	原发性积液性淋巴瘤
小儿淋巴结边缘区淋巴瘤	人类疱疹病毒8阳性DLBCL,未另作说明
滤泡性淋巴瘤	伯基特淋巴瘤
原位滤泡性肿瘤	染色体11q畸变的伯基特样淋巴瘤
小儿型滤泡性淋巴瘤	BCL2和MYC重排或BCL6和MYC重排的高级别B细胞淋巴瘤
大B细胞淋巴瘤伴IRF4b重排[b]	高级别B细胞淋巴瘤(未另作说明)
原发性皮肤毛囊中心淋巴瘤	无法分类的B细胞淋巴瘤,其特征介于DLBCL和经典HL之间
套细胞淋巴瘤	
原位套细胞瘤形成	
DLBCL,除非另有说明	
富含T细胞或组织细胞的大B细胞淋巴瘤	

[a]该组不包括浆细胞肿瘤,霍奇金淋巴瘤,移植后淋巴增生性疾病以及组织细胞和抗原呈递细胞的肿瘤。
[b]临时实体。
ALK,间变性淋巴瘤激酶;CNS,中枢神经系统;DLBCL,弥漫性大B细胞淋巴瘤;EBV,Epstein-Barr病毒。
改编自参考文献1。

表 24.2　2016 年 NHL T 细胞亚型的分类[a]	
成熟的 T 细胞和自然杀伤(NK)细胞肿瘤	
T 细胞淋巴细胞白血病	塞萨里综合征
T 细胞大颗粒性淋巴细胞白血病	原发性皮肤 CD30 阳性 T 细胞淋巴增生性疾病
NK 细胞慢性淋巴细胞增生性疾病[b]	淋巴瘤样丘疹
侵袭性 NK 细胞白血病[b]	原发性皮肤间变性大细胞淋巴瘤
儿童 EBV 阳性 T 细胞淋巴组织增生性疾病,包括皮肤慢性活动性 EBV 感染、水痘疫苗样样淋巴瘤、严重的蚊虫叮咬过敏、全身性慢性活动性 EBV 感染以及儿童的全身性 EBV 阳性 T 细胞淋巴瘤	原发性皮肤 γδT 细胞淋巴瘤
	原发性皮肤 CD8 阳性侵袭性表皮细胞毒性 T 细胞淋巴瘤
	原发性皮肤手部 CD8 阳性 T 细胞淋巴瘤
成人 T 细胞白血病或淋巴瘤	原发性皮肤 CD4 阳性中小 T 细胞淋巴增生性疾病
鼻型结外 NK-T 细胞淋巴瘤	周围 T 细胞淋巴瘤,未另作说明
肠病相关的 T 细胞淋巴瘤	血管免疫母细胞性 T 细胞淋巴瘤[b]
单形上皮性肠 T 细胞淋巴瘤	滤泡性 T 细胞淋巴瘤
胃肠道惰性 T 细胞淋巴增生性疾病[b]	ALK 阳性间变性大细胞淋巴瘤
肝脾 T 细胞淋巴瘤	ALK 阴性间变性大细胞淋巴瘤
皮下脂膜炎样 T 细胞淋巴瘤	乳房植入物相关的间变性大细胞淋巴瘤[b]
真菌病	

[a]该小组不包括浆细胞肿瘤、霍奇金淋巴瘤、移植后淋巴增生性疾病以及组织细胞和抗原呈递细胞的肿瘤。
[b]临时实体。
ALK,间变性淋巴瘤激酶;DLBCL,弥漫性大 B 细胞淋巴瘤;EBV,Epstein-Barr 病毒;NK,自然杀伤。
改编自参考文献 1。

(一) 病因、流行和流行病学　NHL 是一种常见的恶性肿瘤,根据 GLOBOCAN 统计,2012 年全世界报告了 386 000 例,当年死亡 199 700 例。20 世纪 70 年代和 80 年代,NHL 的发病率每年增长 3%～4%,在 90 年代中期相对稳定。据估计,2017 年美国有 72 240 例新淋巴瘤被诊断(占新癌症病例的 4.3%)。NHL 的 5 年生存率总体为 71%,而 2014 年美国 NHL 患病人数约为 661 996 人。

NHL 的发病率存在地理差异。北美、西欧和澳大利亚以及新西兰的发病率最高。1994—2014 年,美国的年发病率为 0.199‰～0.214‰。在欧盟内部,NHL 发病率差异很大,芬兰和意大利的发病率最高,而前东欧集团国家的新病例数最少。

区域和社会经济因素也影响淋巴瘤亚型的分布。滤泡性淋巴瘤在发达国家最常见。在亚洲,T 细胞淋巴瘤和结外病的发病率更高。在非洲,伯基特淋巴瘤是地方病,但 NHL 的总体发病率较低。低级别 B 细胞淋巴瘤在高收入地区更为常见,而高级别 B 细胞淋巴瘤在低收入和中等收入人群中更为常见。

B 细胞淋巴瘤是最常见的淋巴瘤类型,占 NHL 的 85%～90%,存在多种亚型;最常见的是弥漫性大 B 细胞淋巴瘤(DLBCL),其次是滤泡性淋巴瘤。它们总共占 NHL 的 65%。T/NK 细胞淋巴瘤要少得多,但也是类型多样。T 细胞 NHL 的主要亚型是外周 T 细胞淋巴瘤(未另行说明)、血管免疫母细胞性 T 细胞淋巴瘤和间变性大细胞淋巴瘤。

NHL 发生的最常见危险因素是免疫功能改变,包括自身免疫性疾病、先天性免疫缺陷疾病、器官移植和免疫调节性感染,如 HIV 和 1 型 T 细胞白血病病毒。其他感染,特别是 Epstein-Barr 病毒和丙型肝炎病毒,也与淋巴瘤的发生有关。淋巴瘤是一种老年人的疾病,与 B 细胞淋巴瘤发生相关的其他风险因素包括药物、生活方式因素、职业暴露和肥胖症。一些已知的 T 细胞淋巴瘤危险因素是吸烟、乳糜泻、牛皮癣和湿疹等慢性皮肤病,以及纺织或电气工作,遗传因素也会传递易感性。

(二) 临床表现　NHL 可累及任何器官,因此,症状可能多种多样且非特异性。最常见的发现是无痛性淋巴结病。可能出现或不会出现症状,例如盗汗、发热、瘙痒、疲劳和体重减轻。更具侵袭性淋巴瘤可能有更多症状。在胸部,淋巴瘤受累最常见的部位是纵隔、心脏、肺、胸膜和胸壁。胸淋巴瘤特有的症状包括咳嗽、胸痛、呼吸困难、充血性心力衰竭和上腔静脉综合征。

需要组织采样以确诊 NHL。切除活检是首选,核心活检可能就足够了。细针穿刺和细胞学检查不足以进行评估,建议进行免疫组织化学研究和基因分析,以准确确定淋巴瘤亚型并指导治疗计划。

（三）病理生理学

1. B 细胞　所有 B 淋巴细胞均起源于骨髓并到达脾脏和淋巴结,在遇到抗原后,它们在 T 细胞的辅助下通过 T 细胞分化为初级和次级淋巴滤泡。次生淋巴滤泡的特征是生发中心,这是正常 B 细胞成熟的部位。在生发中心内,B 细胞迅速增殖,并经历需要双链脱氧核糖核酸(DNA)断裂的过程:类转换重组。通过该重组,免疫球蛋白重链可从免疫球蛋白(Ig)M 转变为 IgG、IgA 或 IgE;体细胞超突变,它可以响应特定抗原来协调轻链可变免疫球蛋白 IgV 的突变。这些过程可能会导致 DNA 损伤。

许多 B 细胞淋巴瘤与激活原癌基因的染色体易位有关。例如,t(14;18)(q32;q21)易位是滤泡性淋巴瘤的常见突变,会导致抗凋亡蛋白 BCL2 的过表达,从而阻止生发中心的程序性细胞死亡。"双发"淋巴瘤合并了转录因子基因 *MYC* 和 *BCL2* 或 *BCL6* 的缺陷,并且预后特别差。

淋巴瘤也可能起源于活化的 B 细胞,一旦离开生发中心,生发中心淋巴瘤的预后要好于活化的 B 细胞,其 5 年生存率分别为 76% 和 16%。

2. T 细胞　尽管人们认为 T 细胞淋巴瘤与 T 细胞发育的各个阶段有关,但对 T 细胞淋巴瘤的病理生理学了解很少。这主要是因为 T 细胞淋巴瘤亚型的多样性和稀有性阻碍了临床和实验室研究。目前的分类将涉及先天免疫系统细胞的疾病(例如 NK 细胞和 γδT 淋巴细胞)与影响抗原特异性细胞的疾病(包括成熟的 $CD4^+$、$CD8^+$ αβ T 细胞和调节性 T 细胞)进行区分。免疫组织化学分析的进展现在可以区分间变性大细胞淋巴瘤的间变性淋巴瘤激酶(ALK)阳性和 ALK 阴性变异之间的区别。一项研究表明,预后取决于患者的年龄而不是 ALK 的状态。

（四）影像检查的选择

1. 胸部 X 线　X 线不再用作评估淋巴瘤,但胸部 X 线通常用作非特异性胸腔症状的初步影像学检查手段,因此可能显示纵隔肿块、肺实变或胸膜疾病的最初征象。

2. CT　CT 可能是胸部 X 线检查异常的初步评估检查,这种成像方式可用于识别胸腔内的疾病部位,并进行鉴别诊断。根据发现和临床可疑程度,它可能会促使使用多平面成像方式进行进一步评估。如果没有肾功能不全或过敏的症状,则最好进行增强 CT 检查。

3. PET 和 PET-CT　^{18}F-脱氧葡萄糖(FDG)-PET 成像,特别是与 CT 结合,是目前评估淋巴瘤的

首选成像方式。PET-CT 在识别淋巴结淋巴瘤方面的敏感性为 94%、特异性为 100%;在检测淋巴结外疾病方面的敏感性为 88%、特异性为 100%;在确定骨髓受累方面与骨髓活检一样敏感。不同类型的淋巴瘤对 FDG 的吸收率可能不同,DLBCL 和滤泡性淋巴瘤以及套细胞淋巴瘤的吸收率很高,而结外边缘区淋巴瘤和 T 细胞淋巴瘤的吸收率却有所不同(表 24.3)。

表 24.3　根据 WHO 分类 NHL 的 FDG 亲和力

组织学	FDG-avid(%)
伯基特淋巴瘤	100
套细胞淋巴瘤	100
间变性大 T 细胞淋巴瘤	100
淋巴母细胞淋巴瘤	100
血管免疫母细胞性 T 细胞淋巴瘤	100
自然杀伤/T 细胞淋巴瘤	100
弥漫性大 B 细胞淋巴瘤	97~100
滤泡性淋巴瘤	91~100
淋巴结边缘区淋巴瘤	83~100
小淋巴细胞淋巴瘤	50~100
MALT 边缘区淋巴瘤	54~82

改编自 Weiler-Sagie M, Bushelev O, Epelbaum R, et al. (18) FFDG avidity in lymphoma readdressed: a study of 766 patients. *J Nucl Med.* 2010;51:25-30. © by the Society of Nuclear Medicine and Molecular Imaging.

PET-CT 也可用于评估治疗反应,并且治疗结束后的 PET-CT 检查是护理的标准。已开发出 Deauville 评分以明确缓解的标准定义(表 24.4),完全缓解的结果包括 Deauville 评分为 1、2 和 3,Deauville 评分为 4 和 5 表示残留或复发性疾病。

表 24.4　Deauville 评分与 FDG-PET 结果

Deauville 分数	FDG 摄取
1	无摄取
2	摄取≤纵隔
3	摄取≥纵隔<肝脏
4	肝脏的摄入量适度增加
5	摄取明显增加>肝脏和(或)新的疾病部位

改编自参考文献 1。

4. MRI　MRI具有高时间分辨率,可实现出色的软组织区分,多平面成像和动态电影序列的功能也是其优势。对比剂使用前后的MRI是评估原发性心脏淋巴瘤的一种方法。胸腔MRI也有助于评估继发性心脏或血管受累和胸壁浸润,以及T2信号强度的降低表明对治疗有反应。DWI可用于区分活动性淋巴瘤,与良性或已治疗的病变不同,该淋巴瘤的扩散受限高,表观扩散系数低。

(五) 影像学表现

1. 纵隔　原发性纵隔大B细胞淋巴瘤(MLBCL)是一种不常见的NHL类型,被认为是由胸腺B细胞引起的,主要见于年轻成年女性,并且在影像学上表现为大小可变的前(血管前)纵隔肿块(图24.1)。它起源于胸腺中的髓样B细胞亚群,常可见局部浸润,并且在这个实体中血管参与是常见的。原发性MLBCL被认为是AIDS相关淋巴瘤(ARL),这是一种定义艾滋病的疾病。纵隔肿块也是前体T淋巴母细胞淋巴瘤的典型表现,通常见于年轻男性。极罕见的纵隔灰区淋巴瘤在年轻患者中也表现为纵隔肿块,它们的组织学特征介于原发性纵隔LBCL和结节性硬化性HL之间。纵隔肿块也可继发于全身性NHL,包括DLBCL和滤泡性淋巴瘤,淋巴结病是最常见的特征。

CT表现包括纵隔内的巨大融合性软组织,可长至几厘米(图24.2,图24.1)。前(血管前)纵隔受到的影响比中(内脏)或后(椎旁)纵隔隔间的影响要多得多。该团块可以是均质的或包含坏死或囊性成分,可能存在对纵隔结构的占位效应。多达50%的原发性MLBCL患者可见上腔静脉综合征。纵隔淋巴结肿大通常被定义为短轴直径>1 cm的淋巴结,以血管前、气管旁、软骨下、肺门和后纵隔为最常见的部位(图24.3)。

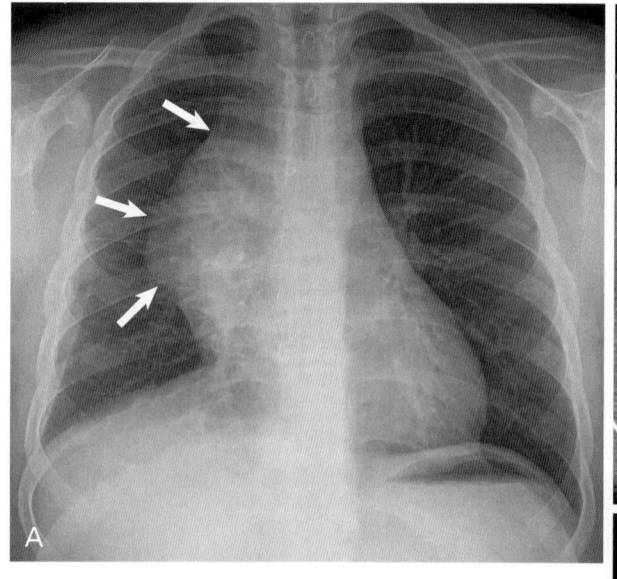
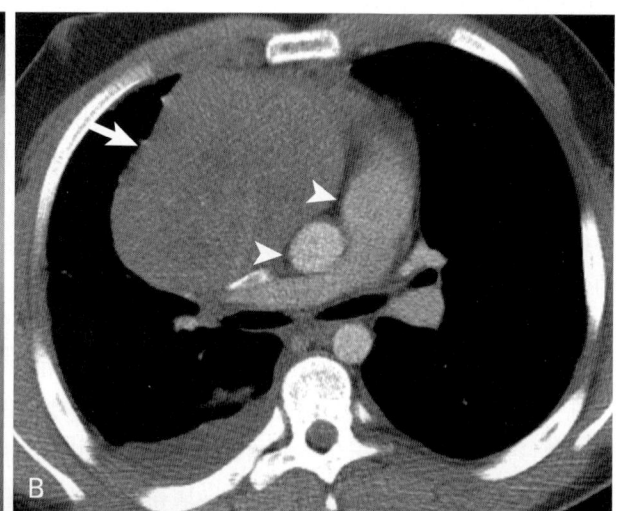
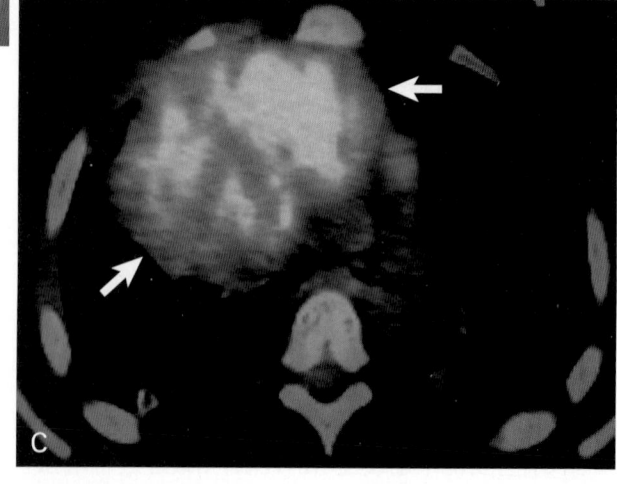

图24.1　NHL的纵隔表现。(A)男性,原发性纵隔T细胞淋巴母细胞淋巴瘤X线胸片显示前纵隔大肿块并向右凸(箭)。(B)轴面CT显示轻度不均匀的前或血管前纵隔肿块(箭头),血管结构向左后侧移位(箭),右侧也有少量胸腔积液。(C)PET-CT的融合轴面图像显示了具有异质FDG亲和力的前纵隔肿块(箭),这是T细胞恶性肿瘤的典型表现。

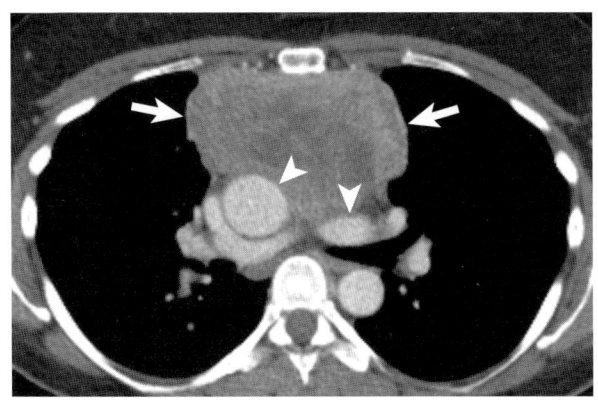

图 24.2 NHL 的纵隔表现。患有原发性纵隔 NHL 的女性患者，轴面 CT 显示不均匀性增强的前纵隔或血管前纵隔肿块（箭），可见纵隔血管结构的后移（箭头）。

在 FDG PET-CT 上，纵隔淋巴瘤表现出 FDG 摄取增加，与活动性疾病的代谢活性相一致（图 24.1，图 24.3）。PET-CT 也可用于检测淋巴瘤受累的其他部位，包括淋巴结和实体器官。对于纵隔或大块腹部疾病，治疗后 CT 上的残留软组织密度可能会持续存在；在无 FDG 亲和力的情况下，它们被认为是不可治疗恶性肿瘤。

在 MRI 上，纵隔淋巴瘤在 T1WI 上是低信号的，在 T2WI 上是高信号的，并显示出对比增强。治疗后的纤维化不会增强，并且在所有序列上都是低信号的。

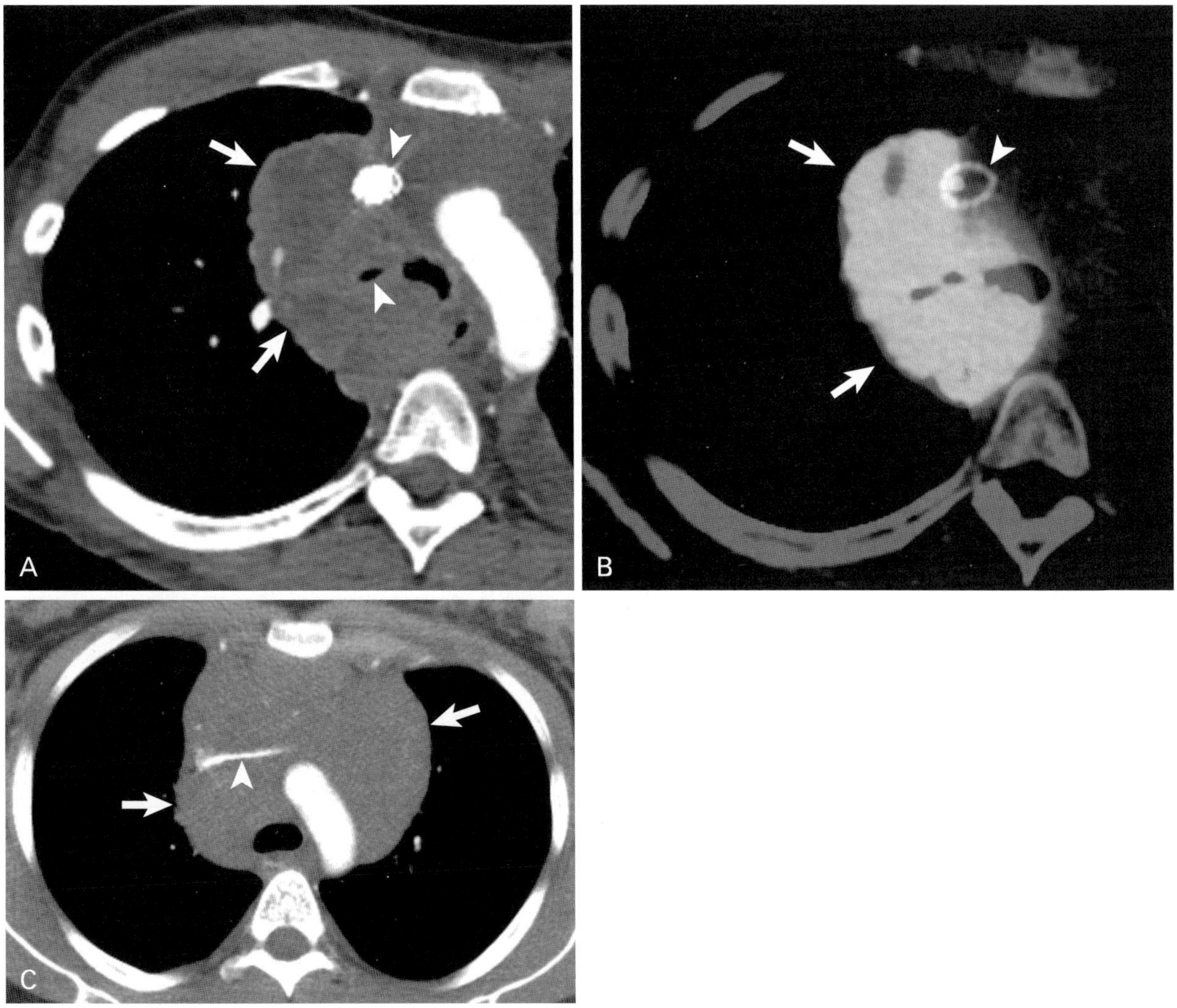

图 24.3 NHL 的纵隔表现。（A）纵隔继发弥漫性大 B 细胞淋巴瘤（DLBCL），男性，轴面 CT 显示纵隔软组织聚集（箭），上腔静脉支架用于预防上腔静脉综合征（上箭头），右主支气管受压（下箭头）。（B）轴面融合 PET-CT 显示与 DLBCL 相关明显的 FDG 亲和力。图 24.1C 中 T 细胞肿瘤与 FDG 吸收的差异。（C）一名患有经典 HL 的女性轴面 CT 显示浸润性前纵隔（血管前）和中纵隔（内脏）软组织肿块（箭）包裹了纵隔血管，并使左头臂静脉变窄（箭头）。这应包括在纵隔 NHL 的鉴别诊断中。

原发性纵隔淋巴瘤的鉴别诊断包括继发性纵隔累及的 DLBCL、HL(见图 24.3C)、胸腺肿瘤、生殖细胞肿瘤以及其他原发性恶性肿瘤的纵隔淋巴结转移。与胸腺肿瘤或生殖细胞肿瘤不同,纵隔肿块和淋巴结与非霍奇金淋巴瘤有关,尽管钙化会在治疗后发生,但 NHL 表现很少包含内部钙化。

2. 心脏　原发性心脏淋巴瘤非常罕见,不到结外淋巴瘤的 0.5%,但在多达 25% 的广泛淋巴瘤患者中可见到心脏继发受累。心脏淋巴瘤通常累及右心室、右心房和心包(图 24.4,图 24.5)。它被视为心肌的一个或多个强化较弱的肿块,可能沿心外膜表面延伸并包裹冠状动脉,上腔静脉受累 25%。心包增厚或结节和心包积液;在没有广泛的心外膜外疾病的情况下,大的心包积液提示原发性心脏淋巴瘤。心包积液还与纵隔 T 细胞淋巴母细胞淋巴瘤相关。大多数

心脏淋巴瘤是 DLBCL,在免疫功能低下的患者中发现了高级别病变。纤维蛋白相关的大 B 细胞淋巴瘤是心脏淋巴瘤的罕见变体,可见于植入人工瓣膜和移植物的患者。

在 MRI 上,心脏淋巴瘤通常在 T1WI 上为低信号,在 T2WI 上为高信号,通过对比增强可以看到不同强化。坏死和出血在心脏淋巴瘤中并不常见,可能存在粘连性血栓,在晚期钆对比序列上最容易识别,因为它不增强。

与生理性心脏摄取相比,PET-CT 还可以通过增加病变的 FDG 亲和力来检查心脏淋巴瘤,后者通常集中在左心室心肌中(图 24.4,图 24.5)。

心脏肿块的鉴别诊断包括转移性恶性肿瘤、原发性或继发性淋巴瘤、心脏血管肉瘤和良性心脏肿瘤。

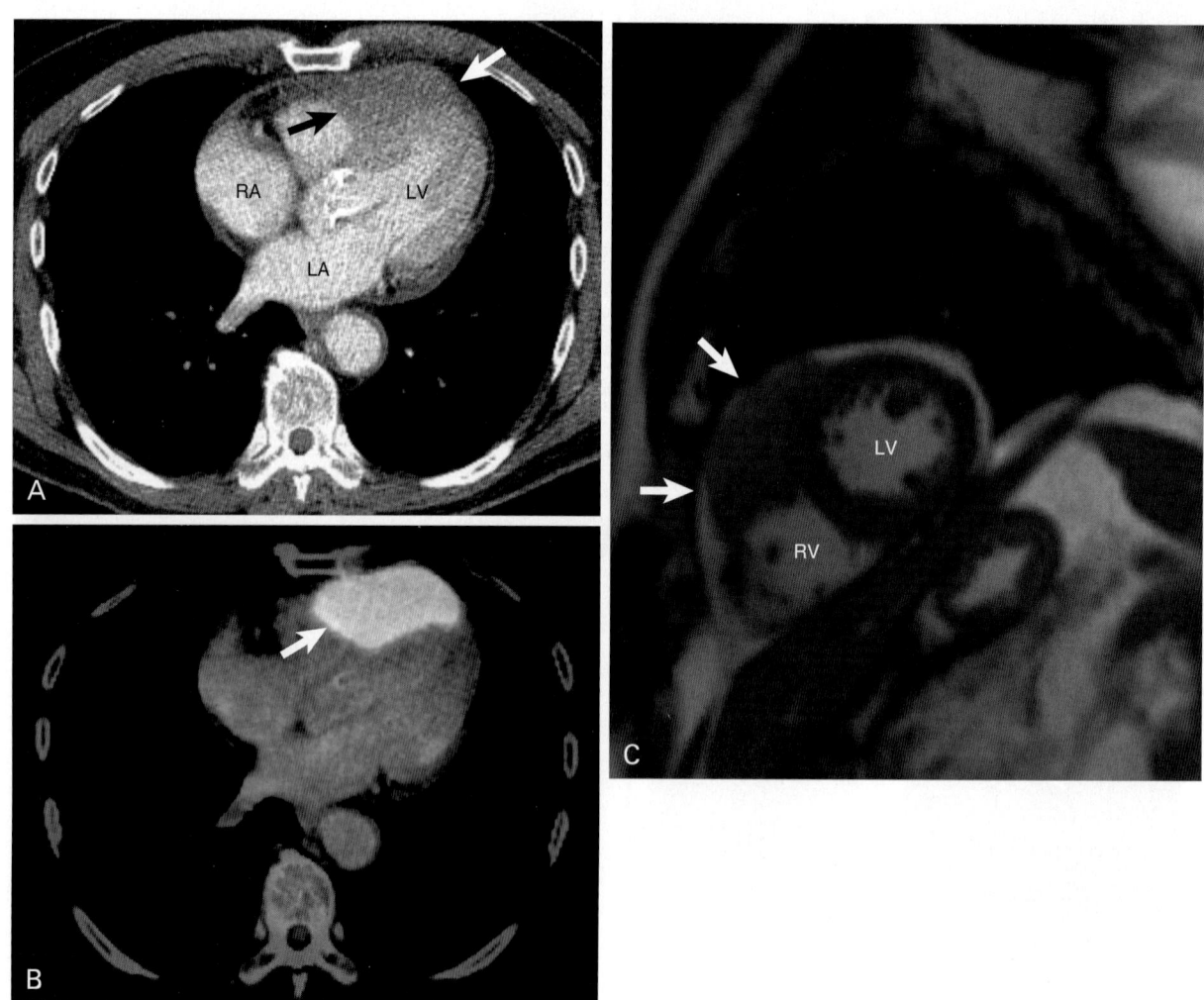

图 24.4　心脏淋巴瘤。(A)患有原发性中心型心脏大 B 细胞淋巴瘤的男性患者,轴面 CT 显示右心室(箭)内的软组织块紧贴室间隔。(B)轴面融合 PET-CT 显示强烈的 FDG 摄取,这通常是弥漫性大 B 细胞淋巴瘤(箭)。(C)矢状面 MR T1WI 显示涉及右心室和右心室流出道的肿块(箭)。LA,左心房;LV,左室;RA,右心房;RV,右室。

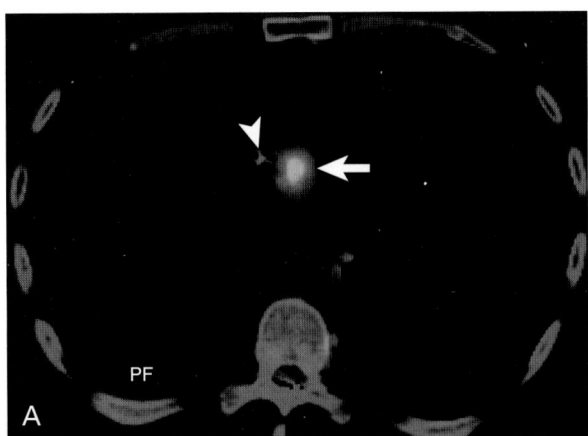

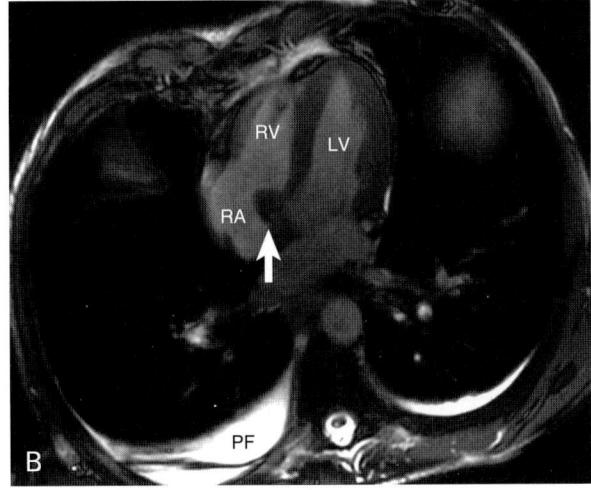

图 24.5　心脏淋巴瘤。(A)轴面融合 PET-CT 显示该患者双发性弥漫性大 B 细胞淋巴瘤的心脏(箭)中的 FDG-avid 结节，还标出了中央静脉导管的尖端(箭头)。(B)轴面 MR T2WI 显示沿着三尖瓣环附近的右心房内壁有一个低信号的 2 cm 结节(箭)。LV,左心室;PF,胸腔积液;RA,右心房;RV,右心室。

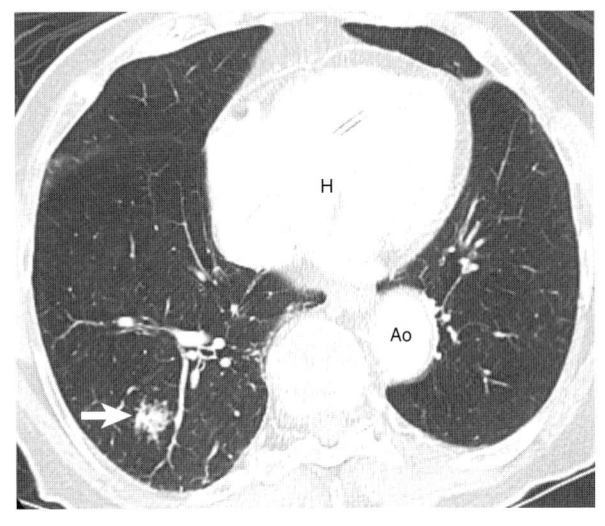

图 24.6　原发性 NHL 的肺部表现。轴面肺窗 CT 显示右肺下叶结节未明确界定(箭)，活检证实为肺滤泡性淋巴瘤。Ao,主动脉;H,心脏。

　　3. 肺　原发性肺淋巴瘤并不常见,占结外淋巴瘤的 3.8%。高达 80% 的肺淋巴瘤是 NHL,主要是黏膜相关淋巴样组织淋巴瘤(MALT)。在免疫功能低下的患者中,DLBCL 也被视为原发性肺淋巴瘤,并且可能重新出现或通过 MALT 淋巴瘤的侵袭性转化而来。原发性肺淋巴瘤的诊断标准要求在诊断后至少 3 个月内,淋巴瘤累及肺和(或)气道而无肺外疾病的证据。肺实质受累可表现为单发(图 24.6,图 24.7)或多发、单侧或双侧,结节、肿块和(或)合并(图 24.8),并伴有支气管周围血管分布。在原发性 DLBCL 中可见空洞。结节衰减可能是实心的、亚实心的或磨玻璃状的。气道受累,肺门和纵隔淋巴结肿大,胸壁侵犯可能存在,也可能不存在。

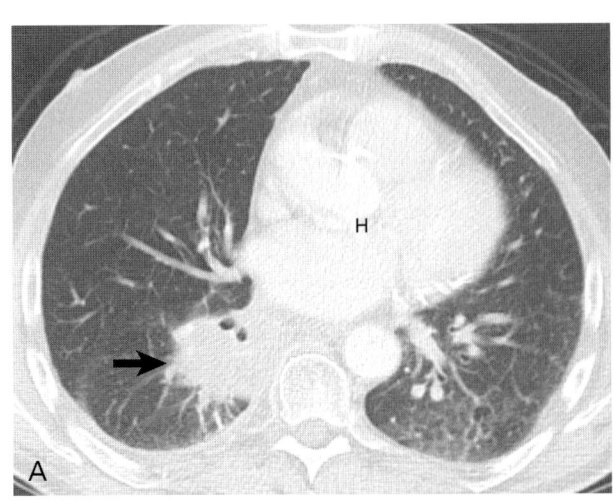

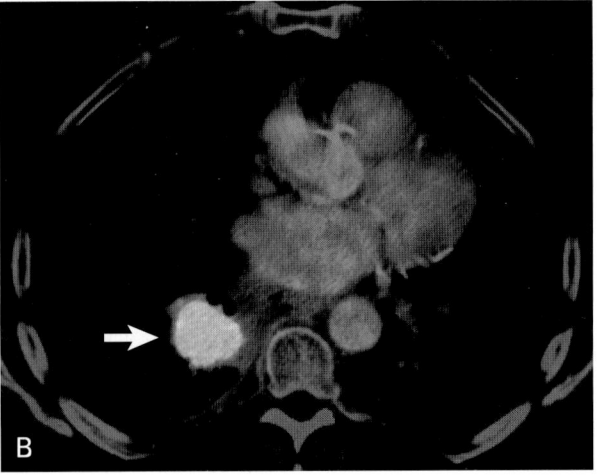

图 24.7　原发性 NHL 的肺部表现。(A)肺窗轴面 CT 显示患有原发性间变性大细胞肺部淋巴瘤的男性患者右肺下叶肿块(箭)不明确。(B)轴面融合 PET-CT 显示强烈的 FDG 摄取(箭)，表示淋巴瘤的侵袭性表现。H,心脏。

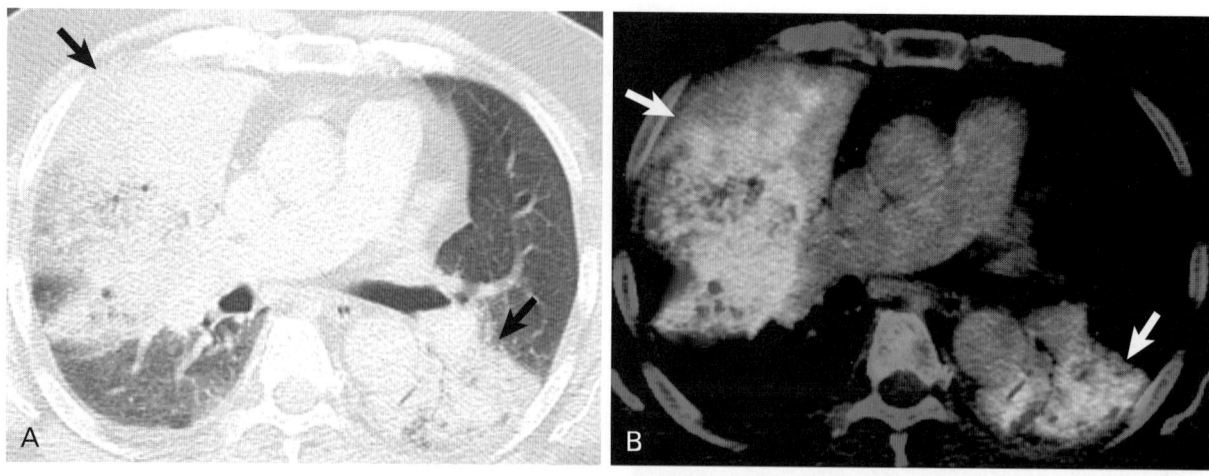

图 24.8 原发性 NHL 的肺部表现。(A)肺窗轴面 CT 显示双肺实性不均一实变(箭)。活检发现肺黏膜相关淋巴样组织结外边缘区 B 细胞淋巴瘤。(B)轴面融合 PET-CT 显示肺实变中不均匀的氟脱氧葡萄糖摄取(箭)。

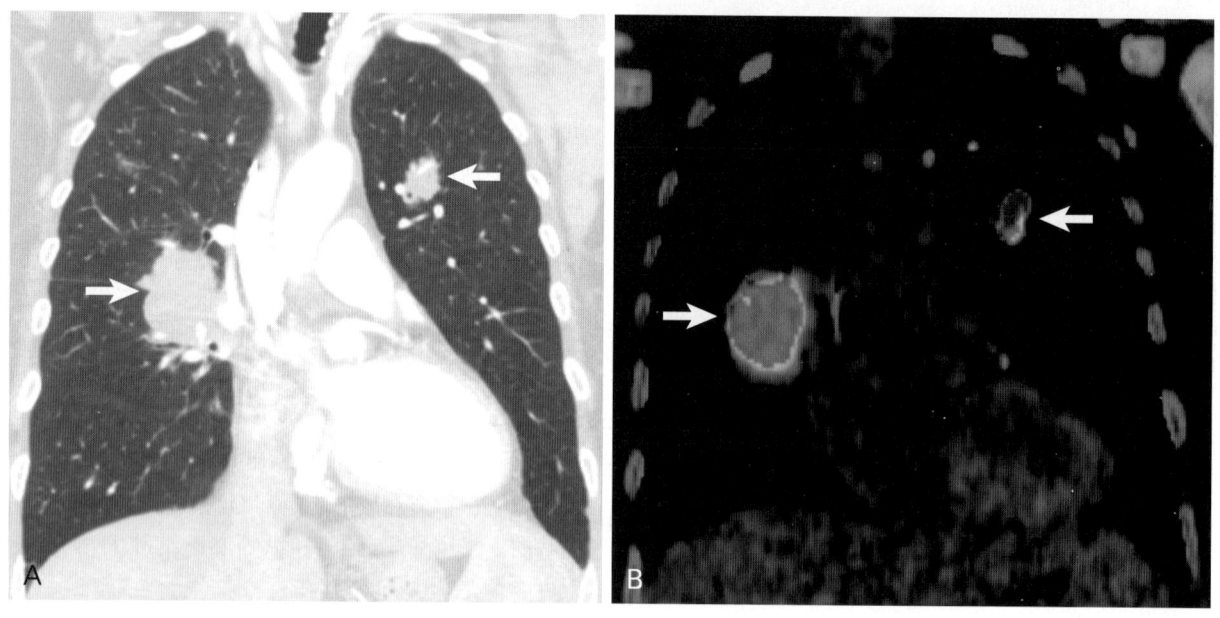

图 24.9 继发性 NHL 的肺部表现。(A)肺窗冠状面 CT 显示双侧肺部肿块边缘不规则(箭)。右肺活检发现弥漫性大 B 细胞淋巴瘤。(B)同一患者的冠状面融合 PET-CT 显示双侧肺肿块有明显的 FDG 摄取(箭)。

在 NHL 中有 24% 的人发现继发性肺淋巴瘤,通常是系统性 DLBCL 引起的(图 24.9),可以通过血行扩散或淋巴结局部浸润发生。继发性肺淋巴瘤受累的影像学表现包括结节、肿块和类似肿块实变(图 24.10,图 24.9)。在肺部 NHL 中常见的模式是支气管周和(或)间隔增厚,反映淋巴管癌变,可见空气支气管征和结节空化,还可以看到胸膜结节和积液。ARL 构成 AIDS 患者 CD4 细胞计数低于 55 个/μL 的 B 细胞淋巴瘤的肺结节表现。

原发性或继发性肺淋巴瘤的鉴别诊断包括原发性肺恶性肿瘤、转移性恶性肿瘤、感染、结节病、化脓性栓塞和血管炎。

支气管树的原发性 NHL 很少见,包括 MALT 淋巴瘤。它往往是惰性的和有限的,预后良好,影像学表现包括壁瘤或管腔内结节或气道壁浸润。

鉴别诊断包括原发性气管支气管肿瘤,例如腺样囊性癌、黏液表皮样癌、鳞状细胞癌和类癌。

4. 胸膜 胸膜的原发性淋巴瘤占原发性淋巴瘤的 7%,大多数是 B 细胞淋巴瘤,见于慢性胸膜炎症和 HIV 感染患者。在多达 20% 的患者中,DLBCL 或滤泡性淋巴瘤对胸膜的继发性侵袭比原发性疾病更为常见。T 细胞淋巴瘤也可有胸膜表现,影像学发现包括结节性胸膜增厚伴或不伴积液(图 24.11~图 24.13),多见于左半胸。

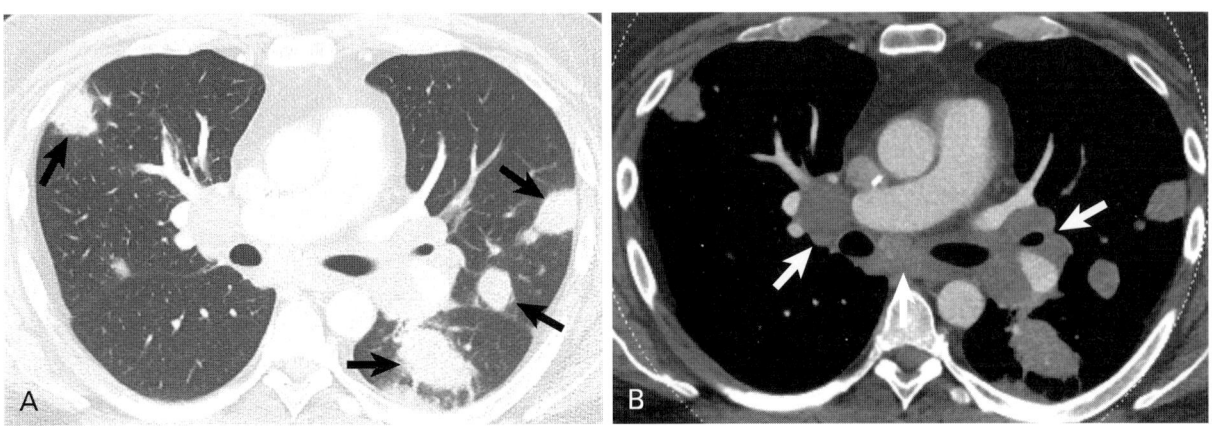

图 24.10 继发性 NHL 的肺部表现。(A)肺窗轴面 CT 显示多发双侧界限不清结节(箭),原发于左鼻和上颌骨,为弥散性成熟 T 细胞/自然杀伤淋巴瘤。(B)轴面增强 CT 显示纵隔和双侧肺门淋巴结肿大(箭)。

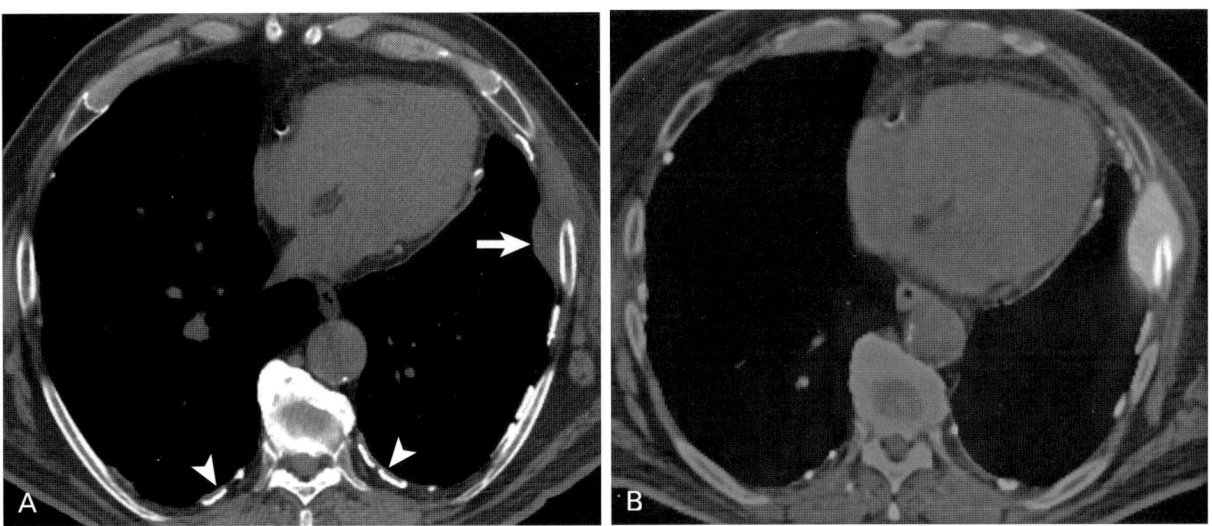

图 24.11 胸膜 NHL。(A)轴面 CT 显示一名患有大 B 细胞淋巴瘤患者的胸膜结节(箭),双侧胸膜钙化斑块(箭头)与石棉相关胸膜疾病相一致。(B)轴面融合 PET-CT 显示胸膜结节中 FDG 摄取明显。

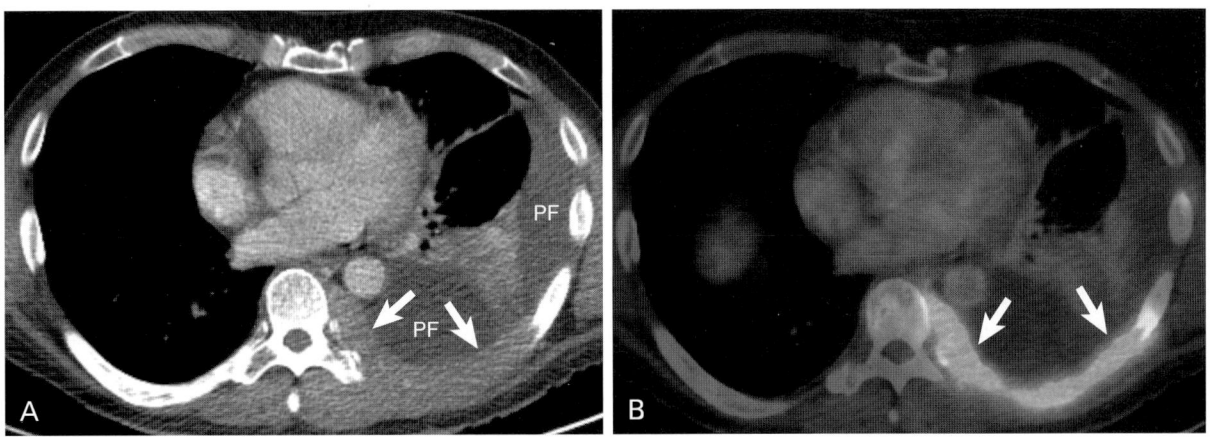

图 24.12 胸膜 NHL。(A)轴面增强 CT 显示左半胸后胸膜(箭)增强,患者为边缘区 B 细胞淋巴瘤。相关局限性胸腔积液(PF)和部分左下叶塌陷。(B)轴面融合 PET-CT 显示胸膜内 FDG 活性(箭)。

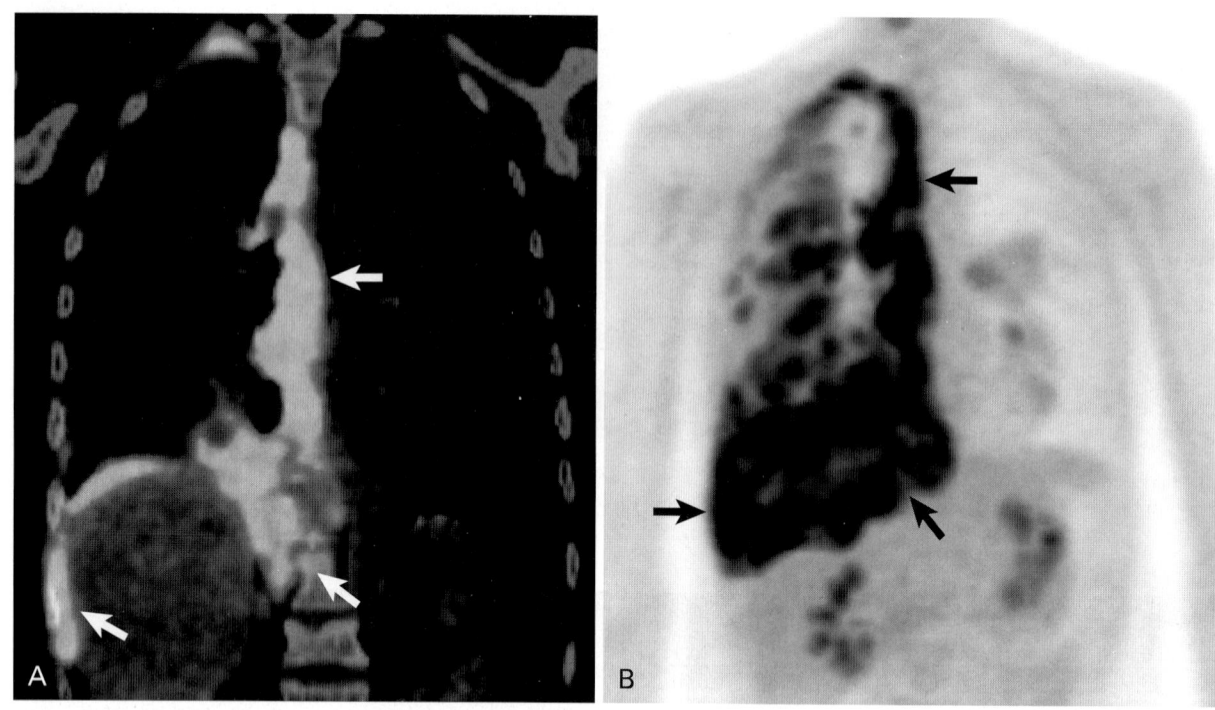

图24.13　胸膜NHL。(A)患有T细胞淋巴母细胞淋巴瘤的男性患者,冠状面融合PET-CT显示隔胸膜和纵隔胸膜内有强烈的FDG活性(箭)。(B)来自PET成像的最大强度投影图像显示周围胸膜疾病的全部范围(箭)。鉴别诊断包括恶性胸膜间皮瘤和转移性腺癌。

原发性渗出性淋巴瘤表现为无离散结节的积液,主要影响胸膜腔、心包和腹膜也可能受到影响。它与获得性感染或移植后免疫功能低下、人疱疹病毒8型以及Epstein-Barr病毒密切相关,并且预后较差。

胸膜原发性或继发性淋巴瘤的鉴别诊断包括转移性癌,尤其是腺癌和恶性胸膜间皮瘤。

5.胸壁　胸壁淋巴瘤最常见于继纵隔或骨结构的侵袭性淋巴瘤直接侵袭之后。它也可能来自腋窝淋巴结。胸壁原发性NHL非常罕见。胸壁浸润的发现包括脂肪平面消失、破坏骨结构以及软组织侵入胸腔外、涉及胸椎的疾病可能侵袭椎管和鞘囊。MRI可以在不确定的情况下识别出软组织浸润。这是评估骨受累和潜在脊髓压迫的首选方式。

胸壁淋巴瘤的鉴别诊断包括原发性胸壁恶性肿瘤(例如肉瘤)以及可侵袭胸壁的真菌或结核感染。

6.乳腺　乳腺淋巴瘤很少见,仅占NHL的1%～2%,不到乳腺恶性肿瘤的0.5%。尽管在男性中有少数病例报道,但它在女性中最为普遍。尽管存在其他亚型,包括边缘区淋巴瘤、小淋巴细胞淋巴瘤、伯基特淋巴瘤和滤泡性淋巴瘤,但主要病理类型为DLBCL。间变性大细胞淋巴瘤的一种变体与乳房植入物相关(图24.14～图24.16)。

乳房淋巴瘤通常表现为无痛的乳房肿块,很少见到皮肤回缩、凹陷和乳头溢液,影像学检查结果不能特异性地将淋巴瘤与其他乳腺恶性肿瘤区分开,诊断需要组织采样活检。典型的专用乳房超声检查显示低回声实性肿块,边缘不清晰或界限不清;经静脉注射对比剂后,横断面显示增强。CT和(或)MRI在乳腺淋巴瘤病例中可用于评估水肿、淋巴结肿大以及其他胸腔内或胸腔外部位受累。

乳腺淋巴瘤的鉴别诊断包括原发性乳腺恶性肿瘤、转移性恶性肿瘤和感染。

(六)分期　NHL的分期需要详细的病史、体格检查、实验室检查,包括血清乳酸脱氢酶;PET-CT用于FDG-avid淋巴瘤的分期,而非avid淋巴瘤则通过CT分期。

NHL目前使用的分期系统是Lugano分类,它基于较旧的Ann Arbor系统。已对其进行了修订,以区分有限的Ⅰ或Ⅱ期疾病与更晚期的Ⅲ和Ⅳ期。第一阶段反映单个节点或区域节点组,第二阶段在同一侧由两个或多个节点组组成。Ⅰ或Ⅱ期可以使用结外(E)标记,以表示疾病的结外受累;Ⅲ期表明两侧均有疾病;Ⅳ期反映了不连续的淋巴外累及,例如肺结节或胃肿块的存在。

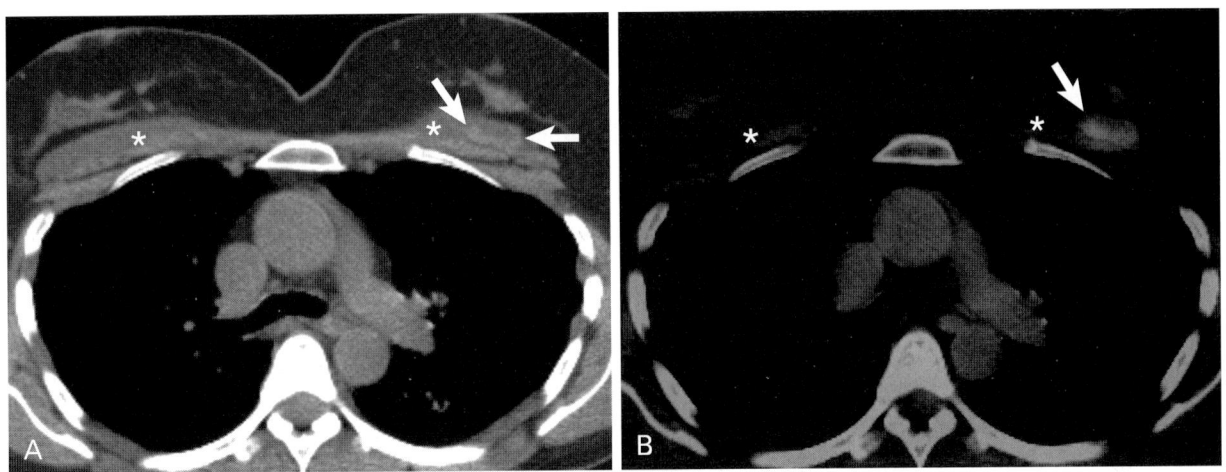

图 24.14 植入物相关 NHL。(A)轴面 CT 显示左乳房假体上缘有一个小的椭圆形肌肉致密影(箭),伴乳腺间变性大细胞淋巴瘤。(B)轴面融合 PET-CT 显示该结节内有轻度的 FDG 摄取(箭),乳房假体(星号)。

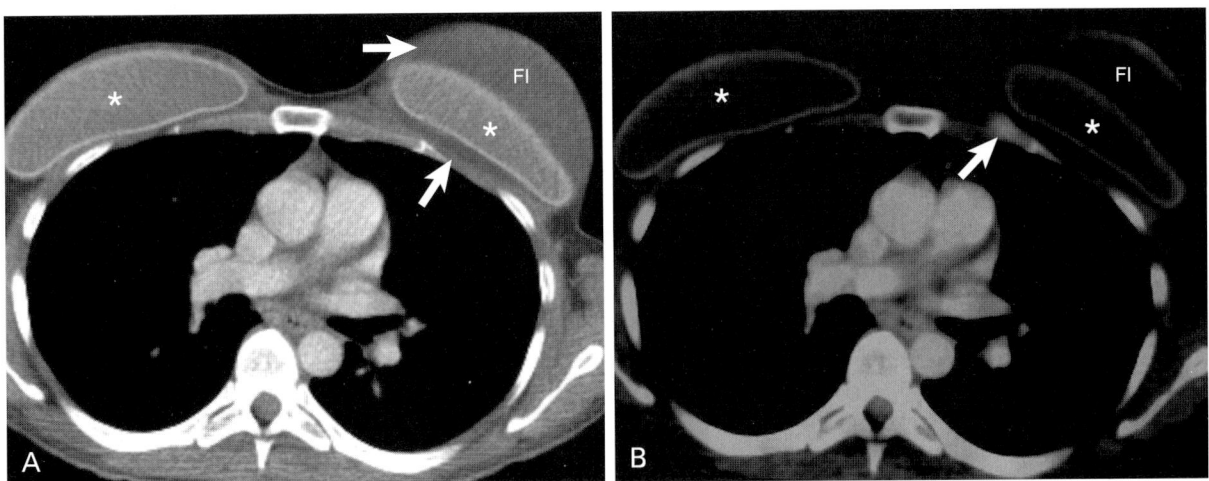

图 24.15 植入物相关 NHL。(A)轴面增强 CT,42 岁女性,左乳房植入物周围包膜积液(FI,箭)导致乳房不对称。液体细胞学检查为乳腺间变性大细胞淋巴瘤阳性。(B)轴面融合 PET-CT 显示假体后内侧边缘仅有少量 FDG 摄取(箭),乳房假体(星号)。

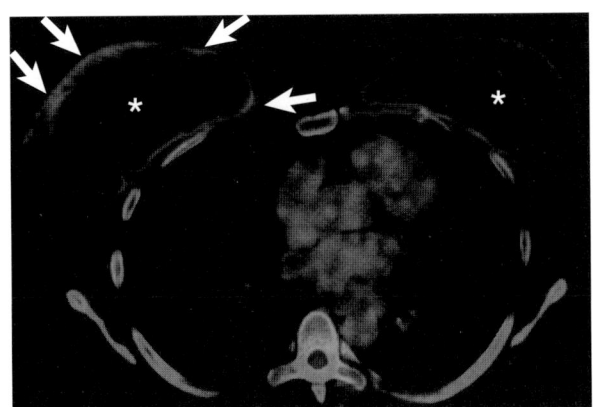

图 24.16 植入物相关 NHL。轴面融合 PET-CT 显示围绕右乳房假体(星号)周围轻度 FDG 摄取。组织学显示 CD30 阳性的间变性淋巴瘤激酶阴性的间变性大细胞淋巴瘤浸润了植入物的包膜。

NHL 的风险分层通常基于国际预后指数(IPI)。使用患者年龄(>60 岁或≤60 岁)、东部合作肿瘤小组(ECOG)的表现状态、血清乳酸脱氢酶升高、疾病分期和结节外部位数量等因素来预测预后,还使用该系统的其他一些变量。

(七)治疗方案概要

1. B 细胞 单克隆抗体利妥昔单抗彻底改变了 B 细胞淋巴瘤的治疗方法。在现有的含环磷酰胺、阿霉素、长春新碱和泼尼松(R-CHOP)的化疗方案中加用利妥昔单抗可显著提高生存率。它是 DLBCL 和滤泡性淋巴瘤的最常见治疗方案。苯达莫司汀联合利妥昔单抗和单药利妥昔单抗也用于滤泡性淋巴瘤。单独放疗可能对局部 DLBCL 可以治愈,但是通常放疗是在化疗后进行的。传统上,新辅助放射的适应证包括大块疾病和骨累及。如果复发或反应不完全的患者对挽救性化疗有反应,则可能是潜在治愈性自体干细胞移植的候选者。

2. T 细胞　由于对 T 细胞淋巴瘤的病理生理和病程知之甚少,因此数据通常不足以为治疗决策提供依据,并且治疗基于专家共识。除非另有说明,否则周围性 T 细胞淋巴瘤患者常接受 CHOP 治疗。缓解期自体造血干细胞移植可提高生存率。

要点

- NHL 是一组表现多样的异质性血液系统恶性肿瘤,原发性或继发性胸膜受累很常见
- PET-CT 是 FDG-avid NHL 的初始评估和分期以及治疗后反应评估的首选影像学方式
- 非 FDG-avid NHL 由 CT 分期
- 胸部 MRI 可用于评估纵隔淋巴瘤、胸壁浸润和脊柱受累,是评价心脏淋巴瘤的首选方法
- NHL 胸腔表现的鉴别诊断包括其他原发性恶性肿瘤、转移性恶性肿瘤、感染以及某些情况下的血管炎

推荐阅读

Armitage JO, Gascoyne RD, Lunning MA, Cavalli F. Non-Hodgkin lymphoma. Lancet. 2017;390:298 – 310.

Barrington SF, Kluge R. FDG PET for therapy monitoring in Hodgkin and non-Hodgkin lymphomas. Eur J Nucl Med Mol Imaging. 2017;44(suppl 1):97 – 110.

Carter BW, Wu CC, Khorashadi L, et al. Multimodality imaging of cardiothoracic lymphoma. Eur J Radiol. 2014; 83:1470 – 1482.

Cheson BD. Staging and response assessment in lymphomas: the new Lugano classification. Chin Clin Oncol. 2015; 4:5.

Evens AM, Blum KA, eds. Non-Hodgkin Lymphoma: Pathology, Imaging and Current Therapy. Cancer Treatment and Research. Vol. 165. Switzerland, New York: Springer; 2015.

Kligerman SJ, Franks TJ, Galvin JR. Primary extranodal lymphoma of the thorax. Radiol Clin North Am. 2016; 54:673 – 687.

参考文献见 ExpertConsult.com.

第25章

霍奇金淋巴瘤

Emily B. Tsai | Carol C. Wu | Victorine V. Muse | Kyung Soo Lee

（一）病因、流行率和流行病学　霍奇金淋巴瘤（HL）是一种以 R-S 细胞为特征的 B 淋巴细胞肿瘤。HL 占所有淋巴瘤的 10%，占每年诊断为癌症的 0.6%，在欧洲和美国其年发生率约（2~3）个/10 万。其主要发生在两个年龄组——青年人（高峰约 30 岁）和老年人（高峰约 50 岁），男性较女性稍多见，在美国男女比例为 1.3：1。HL 在亚洲较少见。HL 的危险因素包括 EB 病毒感染、HIV 感染和 HIV 阳性家族史。

HL 侵及胸内比较常见，且以淋巴结肿大的方式多见。约 85% 的 HL 患者最初描述是其胸内疾病。胸腔内受累通常与身体其他部位的 HL 有关。在一组 1 470 名患者中，只有 44 名（3%）在经过适当的临床和病理分期后出现了单纯的胸腔内疾病。局限于肺实质的原发性 HL 并不常见（<1%）。

（二）临床表现　HL 通常表现为无痛性淋巴结肿大，60%~80% 的患者累及颈部和（或）锁骨上区域，或者在 X 线胸片上表现为偶发纵隔肿块。全身性 B 型症状，定义为不明原因的持续发热、盗汗和体重减轻，出现在不到 20% 的早期 HL 患者和高达 50% 的晚期疾病患者中。瘙痒是 10%~15% 的患者在疾病早期出现的另一种特征性全身症状，最初可能是轻微的和局部性的，但通常会进展到全身性。局部症状因器官受累而异，包括纵隔受累患者的胸痛、咳嗽或呼吸急促，或肺受累患者的干咳。

（三）病理生理学　根据肿瘤细胞的免疫表型，HL 分为两种主要类型：经典型 HL 和以结节淋巴细胞为主的 HL。约 95% 的 HL 是典型的 HL，组织病理学上可分为四型：结节性硬化型（70%）、混合细胞

型（10%~25%）、淋巴细胞为主型（5%）和淋巴细胞减少型（1%~4%）。

在典型的 HL 中，淋巴细胞为主型和结节硬化型预后均较好。结节硬化型 HL 通常发生在年轻女性，发生于纵隔者大多为结节硬化型。混合细胞型多见于有全身症状和广泛性疾病的中年患者。淋巴细胞减少型预后最差，因为患者一般表现为晚期疾病和全身症状，且经常累及骨髓。结节性淋巴细胞占优势的 HL 通常在 35 岁之前确诊，虽然与晚期或多次复发有关，但早期病程缓慢。也有发生继发性非霍奇金淋巴瘤的相关风险，特别是那些脾脏受累的患者。

HL 起源于单个淋巴结，通过淋巴通道连续扩散到邻近淋巴结，通常从前纵隔或气管旁淋巴结扩散至肺门、隆突下、内侧乳腺、心包和后纵隔淋巴结，转移频率从高到低依次为肺门、隆突下、内侧乳腺、心包和后纵隔淋巴结。晚期疾病通过血液途径最终扩散到远处的部位和器官。因此，肺部受累而不累及纵隔和肺门淋巴结的情况很少见。

（四）病理学　HL 的组织学诊断是通过对受累淋巴结进行细针活检或切除活检。经典 HL 的病理诊断特征为 R-S 巨细胞的存在。R-S 细胞是一种大的双核细胞，具有明显的嗜酸性核仁，核仁外周透明，核膜增厚，胞质丰富。根据浸润的成分和肿瘤细胞形态来区分组织学亚型。

根据免疫表型有助于区分经典淋巴瘤与结节性淋巴细胞为主的淋巴瘤和其他类型的淋巴瘤。经典 HL 肿瘤细胞表达 CD15（85%）和 CD30（约 100%），缺乏 PAN-T 抗原的完全表达。CD20 是一种 B 细胞抗原，BSAP/PAX5 是一种 B 细胞发育的调节因子，

它们的表达是不同的。在以结节淋巴细胞为主的 HL 中,细胞主要表达 CD20,但 CD15 和 CD30 不表达。R-S 细胞也可能表达免疫抑制位点 PD-L1,这表明使用 PD-1/PD-L1 抑制剂可用于治疗本病。

高达 15% 的患者在确诊时可见骨髓浸润,通常发生在疾病晚期。骨髓活检不再是常规建议,因为它不影响治疗决策或患者预后,部分原因是化疗的普遍使用,以及 PET-CT 检测骨髓受累的高度敏感性和特异性。

(五)影像学表现

1. 胸部 X 线 HL 累及前纵隔或气管旁淋巴结,影像学上通常表现为上纵隔增宽及分叶状肿块(图 25.1)。

肺实质 HL 的 X 线表现可分为三种类型。最常见的是单发或多发肺结节,其次是叶或节段性实变和网状改变,伴有支气管血管束和小叶间隔增厚(图 25.2,图 25.3)。远离纵隔的肺实质实变是常见的。支气管血管周围和小叶间隔增厚的网状型可能是由于增大的肺门和纵隔淋巴结阻塞淋巴或静脉引流,或由于间质淋巴通路存在增大的纵隔和肺门旁淋巴结或肿瘤,其他发现包括弥漫性小结节、空洞性肿块和支气管内膜结节。

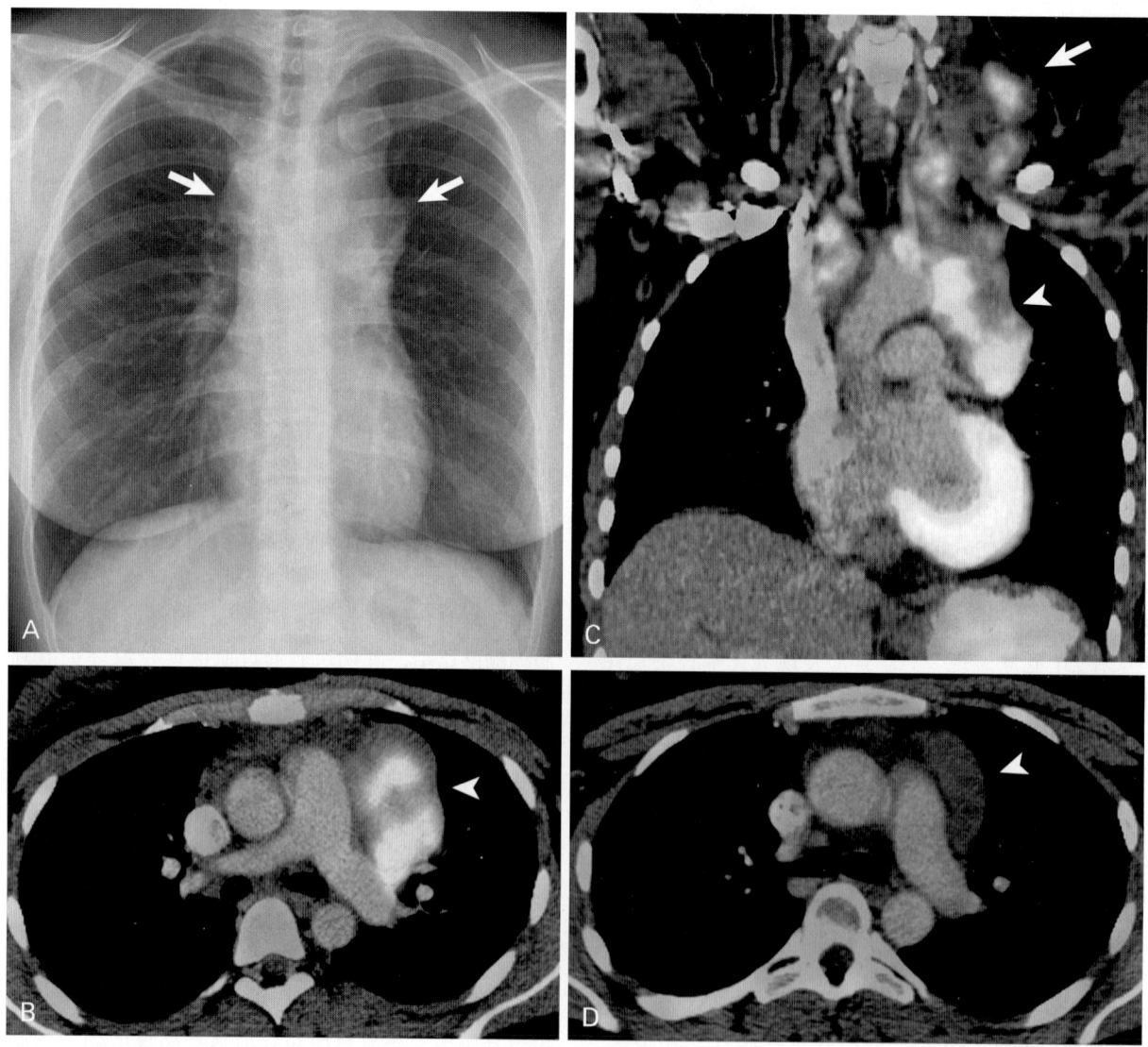

图 25.1 女性,21 岁,典型 HL 合并颈部和胸腔内淋巴结病变。(A)X 线胸片显示上纵隔增宽(箭)。(B)和(C)轴面和冠状面融合的 FDG PET-CT 显示 FDG 阳性的颈部(箭)和血管前(箭头)淋巴结病变。

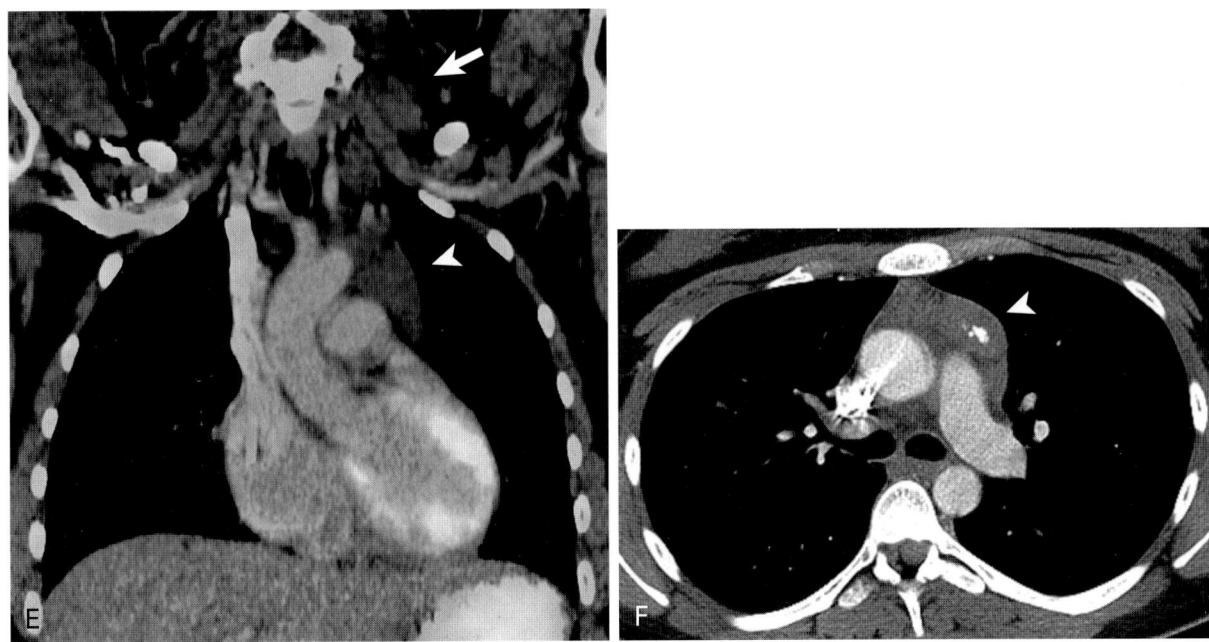

图 25.1(续)   (D)和(E)治疗后轴面和冠状面融合的 FDG PET-CT 显示颈部(箭)和纵隔(箭头)淋巴结体积缩小,FDG 摄取减少。(F)治疗后增强 CT 显示纵隔淋巴结间有粗大钙化(箭头)。(见彩色插页)

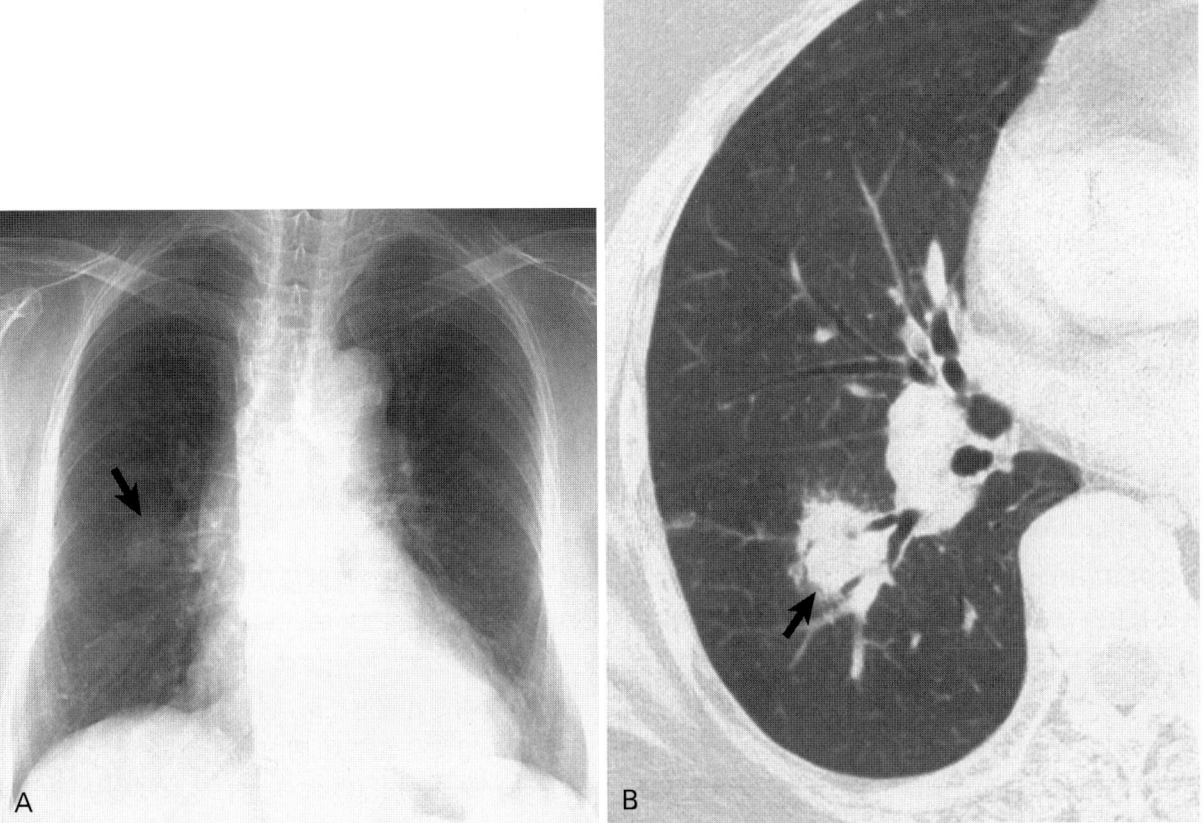

图 25.2   女性,70 岁,混合细胞性 HL 伴肺部受累。(A)胸部 X 线片显示右中肺区边界不清的结节状病变(箭)。(B)右肺在基底干水平层面 CT 显示边界不清的结节(箭),内含充气支气管征。

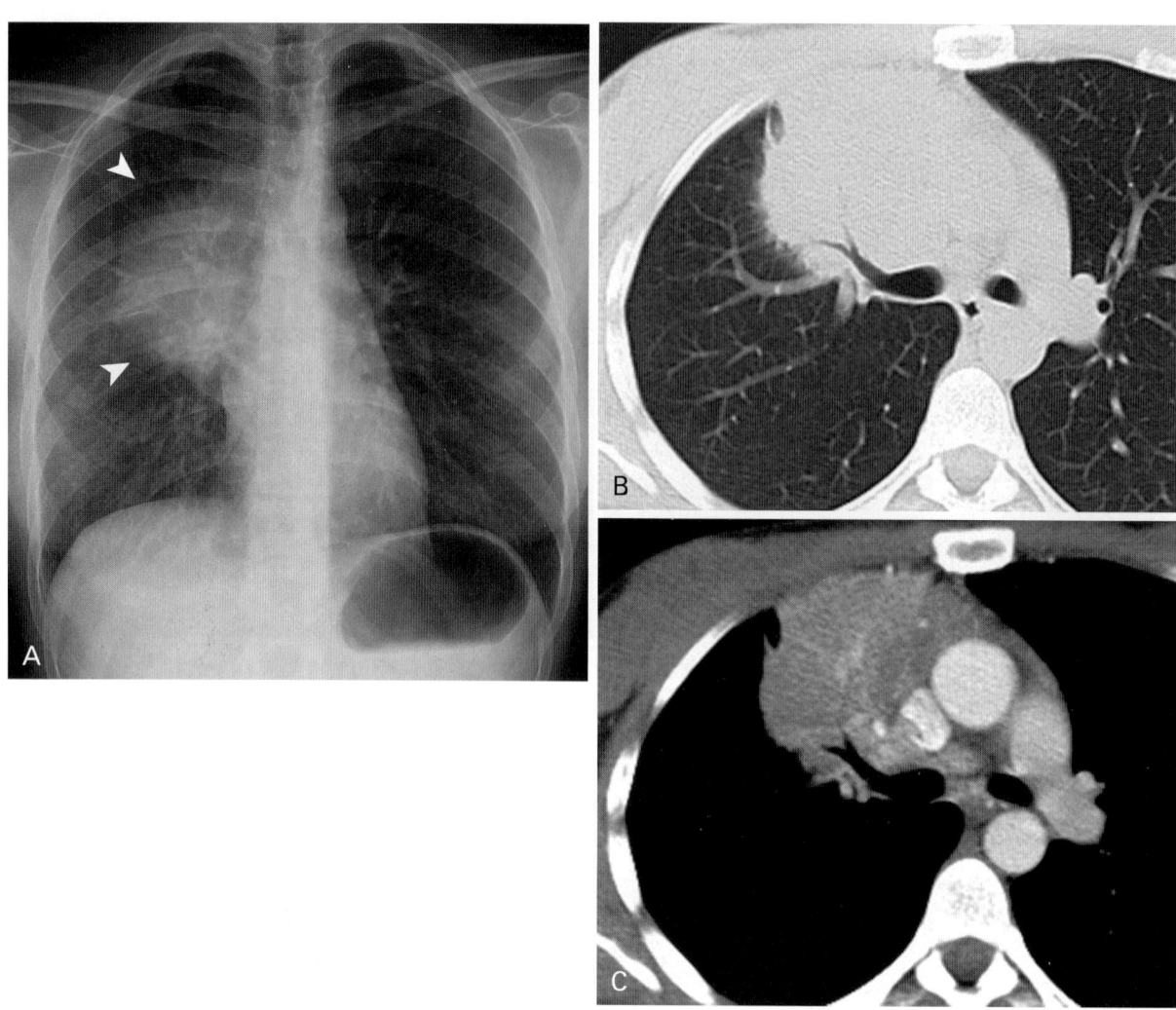

图25.3 女性,38岁,结节性硬化症HL伴肺实质受累,临床表现为瘙痒。(A)X线胸片显示右肺上叶肿块(箭头),边缘不规则,与纵隔相连。(B)CT显示右肺上叶肿块,边界不规则,支气管充气。(C)增强CT显示右肺上叶肿块与前纵隔软组织毗邻。

高达15%的HL患者X线表现为骨质受累,通常CT上可以更好地区分溶骨性或成骨性病变。

2. CT

(1)累及纵隔:90%~100%的HL患者累及前(血管前)纵隔或气管旁区域(图25.1);约40%的HL病例胸腔内疾病局限于前(血管前)纵隔,肿大的淋巴结常为均质的软组织密度(图25.1);近20%的HL病例尤其是伴有较大肿块的患者中,受累胸腺或淋巴结可能伴有坏死、出血及囊变的多发低密度区(图25.4)。组织学方面,坏死范围从微小的纤维素样坏死到含有坏死细胞的大面积颗粒组织破坏。坏死常见于结节硬化型和混合细胞型的HL,而淋巴细胞为主型却未见。在HL患者中,纵隔淋巴结的坏死或囊变并不影响总生存期或缓解期。

HL也经常累及胸腺,可能导致弥漫性胸腺增大,此时与受累的前纵隔淋巴结鉴别困难。

纵隔放疗后淋巴结可出现营养不良性钙化(图25.5,图25.1)。虽然一些研究者认为辐射程度与并发症不相关,而另外一些研究则认为其与相对的高剂量有关,照射和钙化出现的时间间隔范围为1~9年。

HL受累淋巴结可能侵及其间隙组织和食管、上腔静脉及心包(图25.6)。相应的影像学表现则可见,如心包积液。相比肺癌,HL很少累及膈神经。前纵隔和内侧乳腺淋巴结(图25.7)累及可能与胸骨或胸骨旁组织受累有关(图25.8)。

(2)胸膜疾病:肺实质受累首发症状最初出现在10%~15%的HL患者中,最后可达30%~40%,且此类患者几乎总是伴有肺门或纵隔淋巴结的肿大,向实质内延伸可能导致结节或灶性实变。

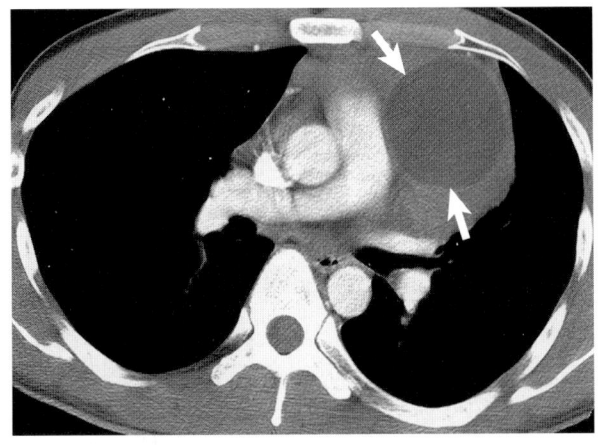

图 25.4 结节硬化型 HL 伴囊性变。支气管中间水平层面增强 CT 显示左前(血管前)纵隔肿块内有大片圆形低密度区(箭)。

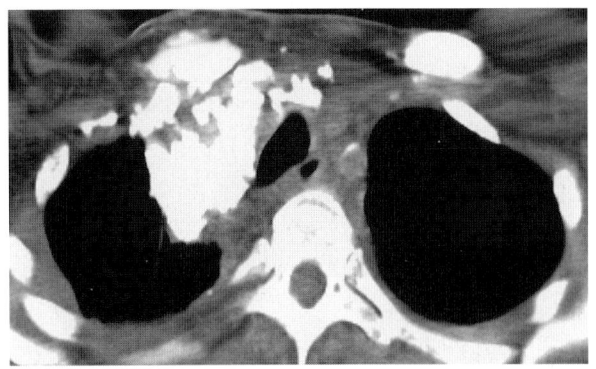

图 25.5 女性,47 岁,HL 放疗后伴有营养不良钙化,CT 显示前纵隔和右胸壁广泛钙化。

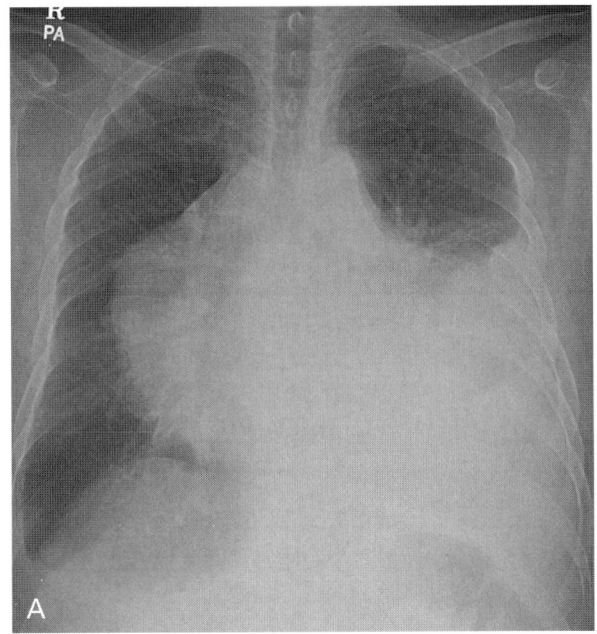

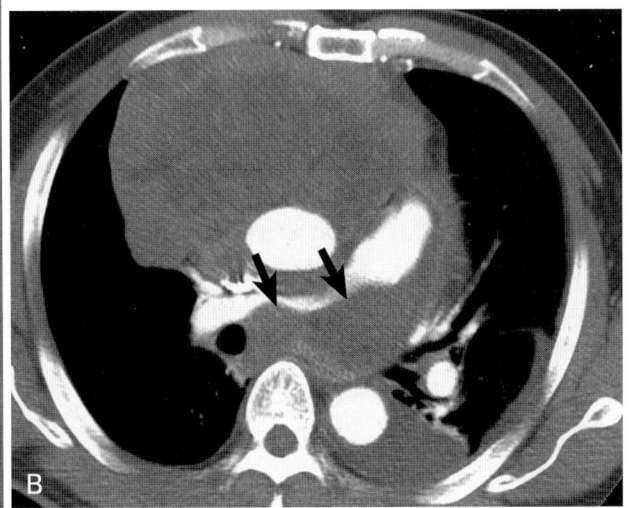

图 25.6 HL 伴心包受侵。(A)X 线胸片显示纵隔增宽,轮廓呈分叶状,右心边缘模糊,左侧胸腔积液。(B)增强 CT 显示前纵隔较大软组织肿块,密度不均,心包受累(箭),与左侧胸腔积液相关。

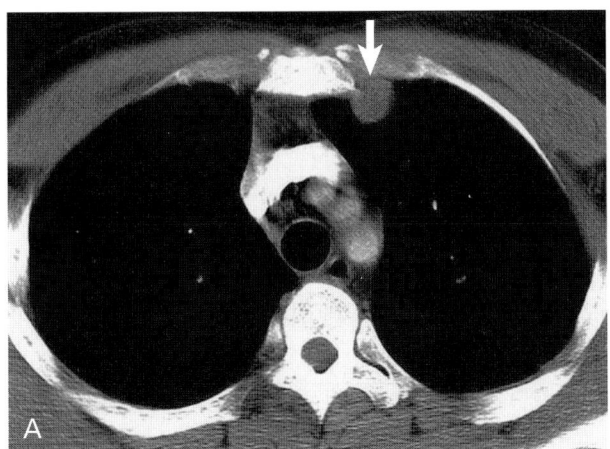

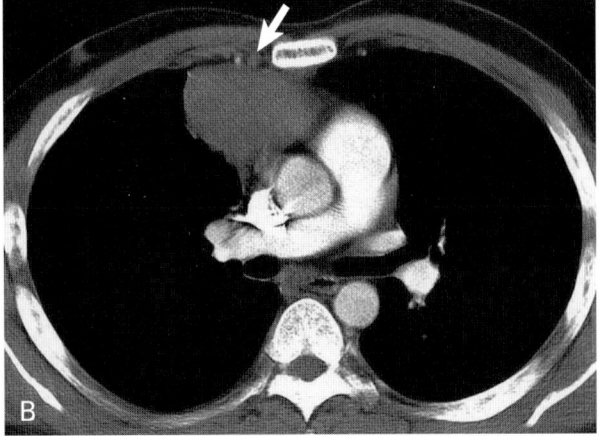

图 25.7 男性,35 岁,结节硬化型 HL。(A)大血管水平层面增强 CT 显示左侧内乳腺淋巴结肿大(箭)。(B)支气管中间水平层面 CT 显示右前(血管前)纵隔软组织肿块,右内乳腺淋巴结略有增大(箭)。

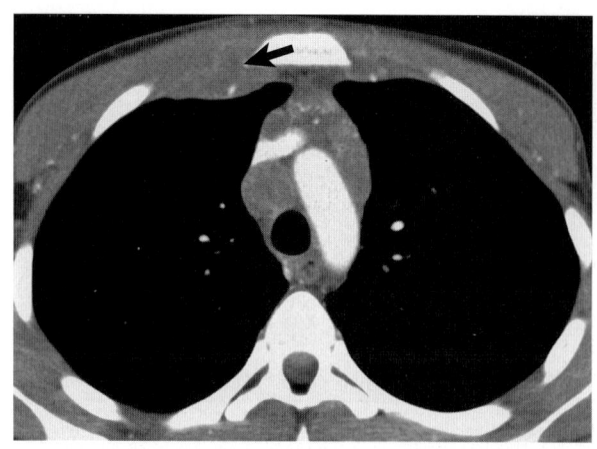

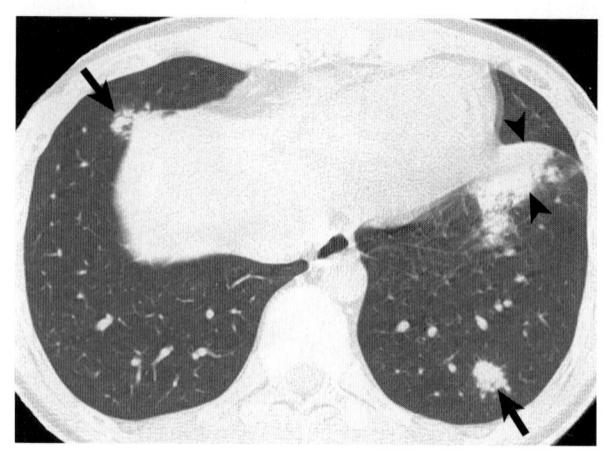

图25.8 男性,17岁,HL伴胸壁受侵。增强CT显示前(血管前)纵隔和气管旁淋巴结肿大,内侧乳腺淋巴结区域软组织增多,延伸至邻近软组织和右侧胸骨旁区域(箭)。

图25.9 男性,23岁,复发性结节硬化型HL伴肺部受累。右膈水平层面CT显示双肺下叶结节(箭)和空隙实变(箭头)。

肺原发HL的CT典型表现为单个或多个边缘不规则的肺结节或肿块(图25.9,图25.2)。结节的大小范围很广,可能会随着时间的推移而变化;结节大小不等且随时间发生变化,个别结节可融合成一个较大的均质的非节段性肿块(图25.10,图25.3),有时累及整个肺叶。肺实质融合的这种类型与肺叶体积的减小无关联,其边界可以是毛糙的、非良性的,且可见到空气支气管征。此类肿块可发生坏死形成空洞,其壁可以是厚或薄的,在多数病例中肿块为多发。少数情况下,存在一种粟粒状或网状结节影。支气管闭塞几乎总是由于肿瘤存在于气道腔内或壁,其可导致肺叶或节段性肺不张、阻塞性肺炎。

胸腔积液的临床表现起初存在于近10%的患者中,最后发展为存在于约30%的患者中,其多数与胸内其他病变的表现有关(图25.6),积液可为浆液性、乳糜性、假性乳糜性或少见的血性。HL患者气胸发生率增高,放射治疗、肺部受累、放射性纤维化和感染似乎是危险因素。

虽然肺HL典型表现为淋巴结的肿大,但其少见的构成类型却限于肺实质的临床表现。英文文献中已有不到100例原发肺HL的报道。其通常为单发或多发结节,且常形成空洞。普通X线胸片偶尔可见肺HL表现为支气管内的肿块。

(3)胸壁和胸外骨骼受累:胸部骨骼通常(但不一定)会受到肿瘤从纵隔或肺部直接延伸的影响。在这种情况下,肋骨、椎骨或胸骨的破坏通常会导致局灶性溶解性改变。相比之下,除了直接扩展外,椎体受累通常是单纯的成骨细胞性(象牙椎)。胸廓外骨质受累(最常见的是脊柱或骨盆)通常会导致混合的

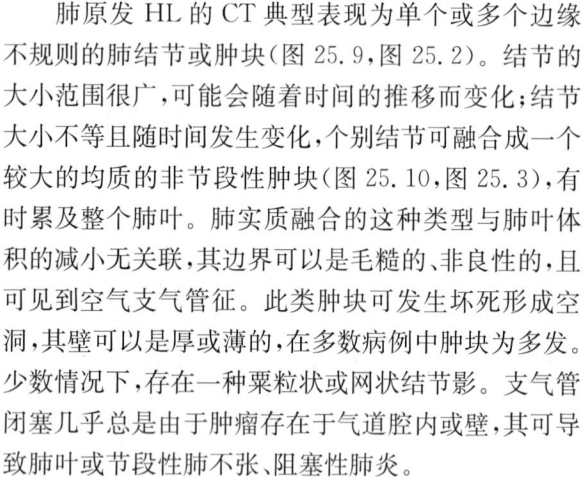

溶解性和爆裂性损伤。

3. PET　HL几乎总是依靠FDG PET-CT。FDG PET-CT提高了HL预处理分期的准确性,现在被认为是治疗的标准。与单独CT相比,PET大多能提前诊断疾病(图25.1,图25.10)。诊断包括正常大小的淋巴结(通常直径<10 mm)和结外部位(最常见的是肝、脾、骨皮质、骨髓和皮肤)检测到FDG摄取增加(图25.10)。然而,HL的肺部受累表现为不同的FDG摄取,并可能导致假阴性的结果。

最近,治疗期间使用PET-CT的研究正在进行中,以便于及早识别治疗无效者,并将与治疗相关的毒性降至最低。治疗结束时PET-CT被认为是确定缓解的标准,建议通过视觉评估纵隔背景下的FDG相对摄取量。治疗结束时残留或新的代谢活动性疾病代表治疗无效,需要进一步的活检和治疗。此外,治疗后的基线PET扫描有助于检测未来的复发,这通常发生在既往疾病所在的区域。

在完成治疗和治疗后PET扫描阴性后,不推荐使用常规PET-CT监测HL,因为其阳性预测价值低,假阳性率高,并且缺乏明确的预后益处。

(六)鉴别诊断　前纵隔肿块的鉴别诊断包括HL、NHL、胸腺肿瘤、胸骨后甲状腺肿、生殖细胞肿瘤、纵隔结核性淋巴结肿大或真菌感染。HL有利于发现包括有气管旁和肺门区邻近淋巴结的侵及和分叶。

肺部HL的鉴别诊断包括感染、原发性支气管肺癌、机化性肺炎、肉芽肿性多血管炎(韦格纳肉芽肿)、药物毒性和放射性肺炎。少见的HL表现为全身性粟粒状或网状结节,这可能很难或无法与癌或结节病

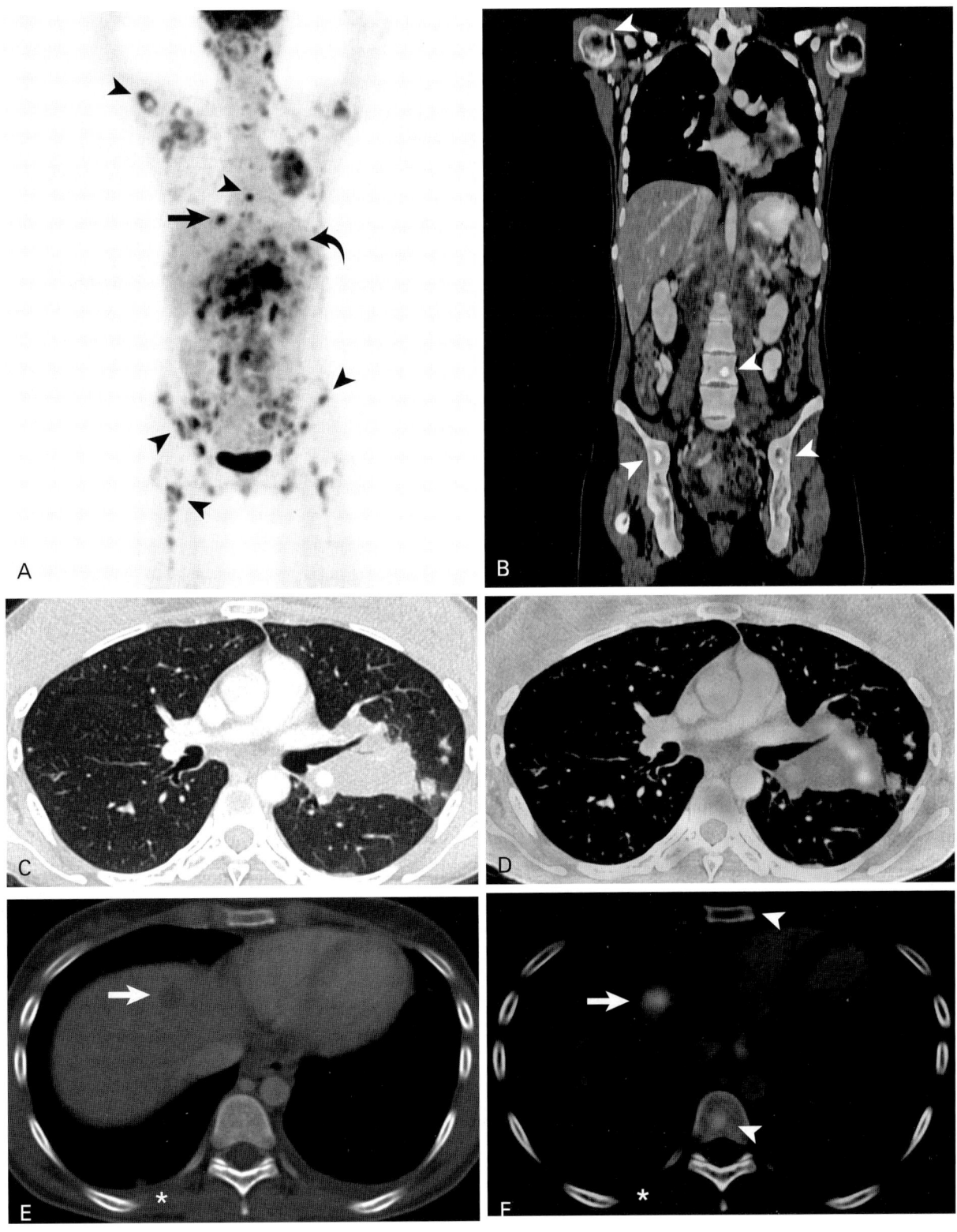

图 25.10 女性,38 岁,病情复发。(A)和(B)冠状面 FDG-PET 和融合 FDG PET-CT 显示广泛的病变累及颈、胸和腹部淋巴结、左肺、肝(箭)、脾脏(弯箭)、中轴和附件骨结构(箭头)。(C)和(D)增强 CT 和融合 FDG PET-CT 显示左肺上叶肿块 FDG PET-CT 明显增强。(E)和(F)增强 CT 和融合的 FDG PET-CT 显示,右肺下叶胸膜下 FDG-avid 结节(星号),显著的 FDG-avid 肝病变(箭),胸骨和椎体的 FDG-avid 病灶(箭头)。(见彩色插页)

的淋巴管性浸润相鉴别。

（七）分期　基于受累部位和临床症状的分期，是分期治疗和预后的重要因素。出于分期的目的，解剖上淋巴结被分成多个淋巴区。因此，纵隔区包括胸腺和前血管淋巴结、主肺淋巴结、气管旁淋巴结、隆突下淋巴结、后纵隔淋巴结和内侧乳腺淋巴结。左、右肺门淋巴结被认为是分开的区域。

Lugano 分期分类于 2014 年发布，是对 Ann Arbor 分期系统的修改。

1. Ⅰ期　单个淋巴结区域或单个淋巴外部位（ⅠE）。

2. Ⅱ期　膈肌同侧的两个或多个淋巴结区域或Ⅰ或Ⅱ期结节加上毗邻累及的淋巴外部位（ⅡE）。

3. Ⅲ期　膈肌两侧的淋巴结区域，包括脾脏（ⅢS）和（或）有限的毗邻淋巴外器官或部位（ⅢE，ⅢES）。

4. Ⅳ期　播散性非邻接性淋巴外浸润。

5. 其他分类

（1）A or B：没有（A）或存在（B）全身症状（发热、盗汗或原因不明的体重减轻）。

（2）E：存在来自相邻结节部位的有限结外延伸，不会加重分期。

（3）S：脾脏受累。

在 Lugano 分类中，巨大疾病的定义是指 CT 确定的任何胸椎水平上单个 10 cm 的结节肿块或大于经胸椎直径 1/3 的结节肿块。另外的评分机制已被指定用于评估 PET-CT 或 CT 治疗的疗效，以及用于接受免疫调节治疗的患者。

（八）治疗方案概要　在大多数 HL 患者是可以治愈的，即使是在最初治疗后复发的病例中，因为放化疗的组合更有效、毒性更低。Ⅰ期和Ⅱ期患者被认为是早期，根据临床特征，如年龄、症状、病变部位数目和纵隔淋巴结病变的程度，进一步将其分为预后良好和预后不良的疾病。早期疾病的患者接受化疗，典型的治疗方案是 ABVD（阿霉素、博莱霉素、长春新碱、达卡巴嗪），根据疾病的严重程度进行 2～6 个周期的治疗，并对受累区域进行或不进行放射治疗。

Ⅲ期和Ⅳ期患者，有时Ⅱ期患者伴有大的结节病，被认为是晚期疾病，并接受联合化疗和（或）不结合巩固放射治疗。难治性或复发性疾病的患者可以接受自体造血干细胞移植。由于治愈率很高，在决定治疗方案时必须考虑与治疗相关的毒性。

要点：HL

- HL 是一种 B 细胞淋巴瘤，其特征为 R-S 细胞的存在
- 发病高峰期为 20～30 岁和 50 岁以上
- 多数病例中，其亚型为结节硬化性 HL
- 约 85% 的患者早期临床表现为胸部疾病，最常见为纵隔淋巴结肿大
- 约 10%～15% 患者有胸膜受累，且最后可达 30%～40%
- 目前，仅 3% 的病例表现为单纯的胸腔内疾病，而原发性肺病只见于不到 1% 的病例
- FDG PET-CT 是推荐用于分期的影像学检查，与单独使用 CT 相比，可以提前诊断约 25% 的病例
- 淋巴结受累的影像学表现包括：
  - 通常为均匀的软组织密度
  - 约 20% 病例可见纵隔淋巴结的坏死、囊变，常见于结节硬化型和混合细胞型
  - 纵隔放射治疗后在少数情况可出现营养不良性钙化
- 胸膜肺受累的影像学表现包括：
  - 多发肺结节，边缘通常不规则
  - 较少见的是实变区或支气管血管周围和小叶间隔增厚
  - 约 10% 的患者出现胸腔积液，最终约有 30% 的患者出现胸腔积液

推荐阅读

Ansell SM. Hodgkin lymphoma: 2016 update on diagnosis, risk-stratification, and management. Am J Hematol. 2016;91(4):434-442.

Carter BW, Wu CC, Khorashadi L, Godoy MC, de Groot PM, Abbott GF, Lichtenberger JP 3rd. Multimodality imaging of cardiothoracic lymphoma. Eur J Radiol. 2014;83(8):1470-1482.

Cheson BD, Fisher RI, Barrington SF, Cavalli F, Schwartz LH, Zucca E, Lister TA. Recommendations for initial evaluation, staging, and response assessment of Hodgkin and non-Hodgkin lymphoma: the Lugano Classification. J Clin Oncol. 2014;32:3059-3067.

Gallamini A, Hutchings M, Ramadan S. Clinical presentation and staging of Hodgkin lymphoma. Semin Hematol. 2016;53(3):148-154.

参考文献见 *ExpertConsult.com*.

第26章

白血病

Girish S. Shroff | Carol C. Wu | Chitra Viswanathan | Mylene T. Truong

（一）**病因** 白血病是一组骨髓产生异常细胞（通常是异常白细胞）的恶性肿瘤。根据所产生的异常细胞的类型，白血病可分为髓系白血病（也称为髓细胞性白血病或成髓细胞性白血病）、淋巴性白血病（也称为淋巴细胞性白血病或成淋巴细胞性白血病）。在髓系白血病中，正常发育为红细胞、血小板、粒细胞或单核细胞的骨髓干细胞受到影响；在淋巴性白血病中，正常发育为淋巴细胞的淋巴干细胞受到影响。按照细胞成熟度，白血病分为急性白血病和慢性白血病。急性白血病以未成熟、低分化细胞（母细胞）为主，而慢性白血病则有更成熟的细胞。4种主要的白血病类型是急性髓系白血病（AML）、慢性髓系白血病（CML）、急性淋巴细胞白血病（ALL）和慢性淋巴细胞白血病（CLL）。小淋巴细胞淋巴瘤（SLL）现在与CLL组合成一组（CLL/SLL），因为它们被认为是同一病种；区别是基于外周血绝对淋巴细胞计数。CML导致BCR-ABL1癌基因的形成。结合新的临床、形态、免疫表型、基因和预后的数据，WHO最近修订了白血病的分类。

（二）**患病率和流行病学** AML在成人中比儿童更常见，约占成人急性白血病的80%，发病的中位数年龄为67岁，男性比女性更常见。在4种主要白血病类型中，AML预后最差，5年生存率约为20%。CML主要是一种成人疾病，约占成人白血病的15%，发病的中位数年龄为44~55岁。随着酪氨酸激酶抑制剂治疗的出现，CML的年死亡率已下降至1%~2%，因此，其在美国的患病率增加。ALL是幼儿最常见的白血病，发病高峰为2~5岁；ALL也可以发生于65岁及以上的老年人。CLL是西方最常见的白血病类型，通常发生于成人，最常见于65岁以上。CLL患者的中位数生存期为10年，但根据临床分期，预期寿命可在2~3年至20年之间；大多数患者的临床过程缓慢，生存期延长。白血病发生的危险因素包括先前接触过电离辐射或化学药剂、先前接受过某些化疗药物治疗、某些病毒感染、染色体易位、免疫缺陷病、慢性骨髓增生性疾病和某些染色体病。

（三）**临床表现** 白血病的临床表现是由正常骨髓功能抑制或白血病细胞浸润器官所致。正常骨髓功能抑制可导致贫血、血小板减少和白细胞减少，而器官浸润可导致淋巴结病、脾肿大、肝肿大和骨骼疼痛。AML的常见症状通常与贫血、白细胞减少和血小板减少有关，可能包括疲劳、感染或出血。ALL常见症状包括淋巴结病、骨痛、出血或发热。慢性白血病患者在诊断时通常无症状。20%~50%的CML患者无症状，并通过常规检查确诊，常见的症状包括疲劳、出血、体重减轻、腹胀和脾肿大。CLL患者常有可累及颈部、腋窝或腹股沟区的淋巴结病变，大多数CLL患者有一个缓慢的过程，但患有侵袭性疾病的患者可频繁复发。Richter转化发生于CLL患者，是一种罕见的临床类别，预后较差，由弥漫性大B细胞淋巴瘤或者更少见的典型霍奇金淋巴瘤发展而来。Richter转化的发生率为每年0.5%。

白血病肺部浸润的临床表现无特异性，包括咳嗽、呼吸困难和发热，诊断需要支气管肺泡灌洗或肺活检。

（四）**病理生理学** 所有的血细胞（红细胞、血小板和白细胞）均来自造血干细胞。在白血病中，恶性转化通常发生在多能干细胞水平。由于异常增殖、克隆扩增和细胞凋亡减少,正常血液成分被恶性白血病细胞所取代,由异常细胞的聚集拥挤和正常骨髓成分的产生不足所引起的骨髓衰竭以及器官浸润相继发生。

2016年WHO分类中,髓样肉瘤代表了任一AML亚型的独特表现。其被定义为由髓样细胞组成的肿瘤肿块,成熟或不成熟,发生于除骨髓之外的解剖部位。髓样肉瘤可伴随AML而重新出现,作为AML的髓外复发,或作为先前骨髓增生性肿瘤的演进,其以前被称为粒细胞肉瘤、绿色瘤或髓母细胞瘤。"绿色瘤"一词来源于由细胞内含卟啉酶髓过氧化物酶的高水平所产生的特征性绿色。骨(骨膜下)和神经周围受累是常见的,而胸部受累则不常见。

白血病肺浸润是指在肺实质区域内的白血病细胞的血管外聚集,未显示其表现(如感染、出血或静脉淤血)的其他明显原因,在尸检中已发现相当大比例(>25%)的白血病患者有白血病肺部浸润。

髓系白血病中所见肺部浸润的其他条件包括白血病淤滞、白血病细胞溶解性肺病和高白细胞反应。肺部白血病淤滞是引起白血病细胞阻塞肺毛细血管、微动脉和小动脉的一个条件。白细胞淤滞最常见于AML,而少见于CML急性发作患者。白细胞总数通常为100 000~500 000/mm³。白血病细胞溶解性肺病是一种以严重的低氧血症和弥漫性肺混浊为特征的疾病,其发生于高白细胞计数患者化疗后48 h内,可表现为肺出血、水肿和弥漫性肺泡损伤。高白细胞反应是由于幼稚细胞数增加而导致肿瘤细胞血管内聚集,并引起血栓和肺泡出血。

肺泡蛋白沉积症(PAP)是一种肺泡内过量表面活性剂积聚而引起咳嗽和呼吸困难的罕见疾病,其与血液恶性肿瘤有关。CML是已报道的继发PAP病例中最常见的相关白血病,尽管也有报道与ALL和CLL相关。

在尸检复查中,15%的白血病患者发现胸膜浸润。在495例白血病患者尸检复查中,胸膜浸润最常见于ALL,27%的ALL患者发生胸膜浸润。恶性胸腔积液可见于急性白血病的任何时期,但易发生在慢性白血病的晚期。

白血病可浸润心包、心肌和心内膜。尸检时,白血病浸润心脏的概率为11%~37%。白血病浸润心脏时,临床上常无症状。

(五)影像学表现

白血病的胸部影像学表现包括纵隔、肺、胸膜、心脏和腋窝的浸润。

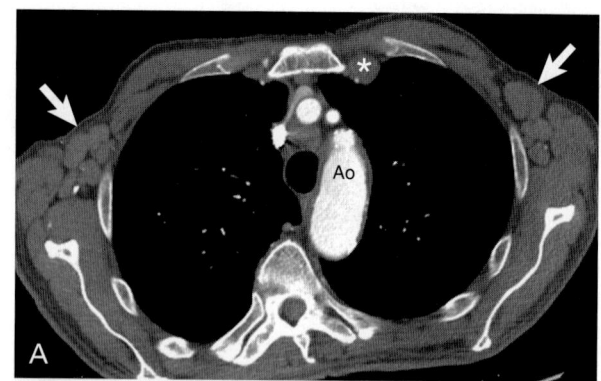
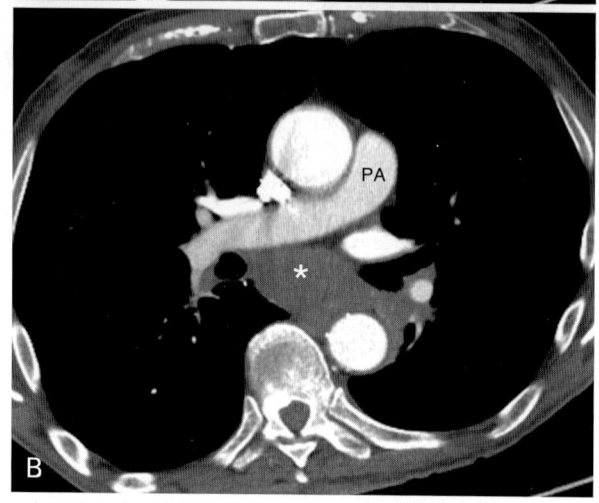

图26.1　77岁,男性,慢性淋巴细胞白血病/小淋巴细胞淋巴瘤,胸内淋巴结肿大,伴有长期能量和体重下降。(A)上主动脉弓(Ao)水平层面CT显示双侧腋窝(箭)和左内乳腺淋巴肿大(星号)。(B)肺动脉(PA)水平层面CT显示隆突下(星号)和左肺门淋巴结肿大。

1. 纵隔　纵隔淋巴结肿大在CLL和ALL患者中相当常见,25%的CLL患者发生纵隔淋巴结肿大(图26.1)。肺门淋巴结病较少见。ALL患者可表现为有症状的前纵隔大肿块。纵隔淋巴结病在AML或CML患者中少见,发生率为5%。

髓样肉瘤可表现为局灶性纵隔肿块(图26.2)、淋巴结肿大或纵隔组织弥漫性浸润,其他少见受累部位包括肺门、胸膜、肺和心包。

2. 肺　在大多数情况下,肺部白血病浸润在X线上并不明显;当明显时,通常表现为双侧网状结构,伴有类似间质水肿或癌性淋巴管炎样的间隔线,也可见结节和局灶性均匀阴影。

在CT上,白血病肺部浸润通常表现为小叶间隔和支气管血管束的平滑和(或)结节性增厚,这是白血病细胞倾向于浸润肺淋巴管的结果。小结节也是一个常见的特征,尽管通常不是主要的发现,结节分布可为支气管血管周围性、小叶中心性或随机性分布。

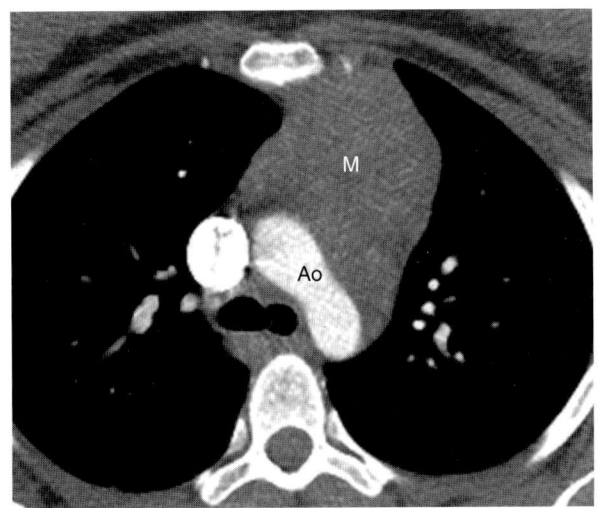

图 26.2 21 岁,女性,髓系肉瘤,并伴有夜间盗汗、缓慢进行性疲劳和劳力性呼吸困难。主动脉弓(Ao)水平层面 CT 显示前纵隔肿块(M)。肿块活检显示为胸腺髓系肉瘤,该患者被诊断为急性淋巴母细胞性白血病。

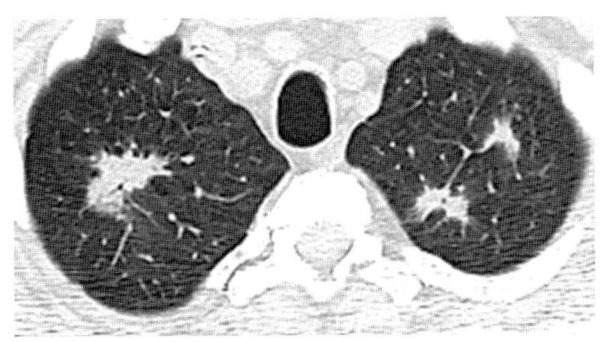

图 26.3 64 岁,男性,尽管接受了多次化疗和干细胞移植,但急性淋巴母细胞白血病复发和疾病进展导致肺部白血病浸润,CT 显示双侧上叶支气管周围结节影。右肺上叶病变活检证实为白血病浸润。尸检显示两肺出现白血病浸润。

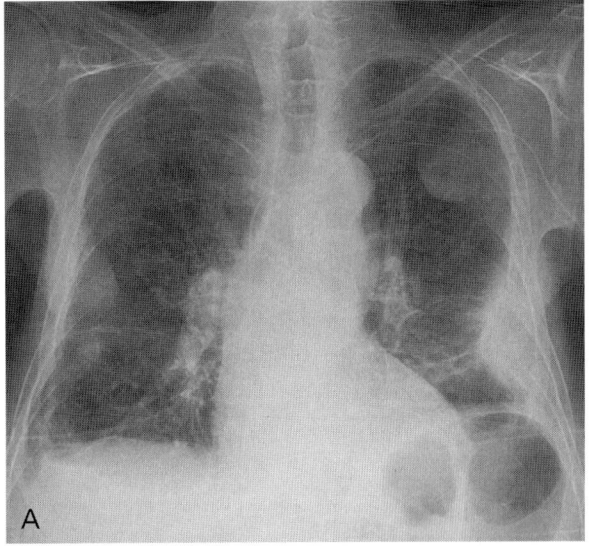

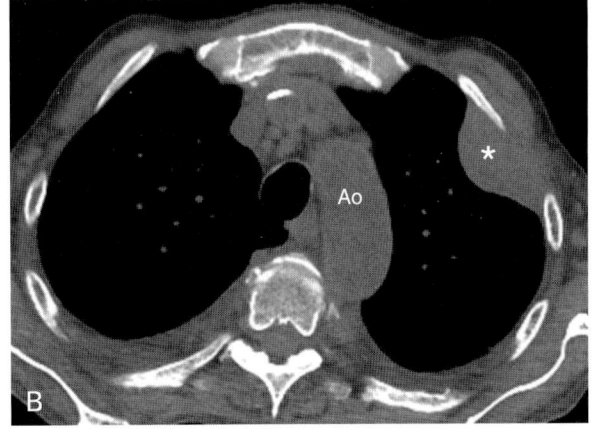

图 26.4 73 岁,男性,复发/难治性 B 细胞性慢性淋巴细胞性白血病,胸膜白血病浸润。(A)X 线胸片显示双侧周围小叶病变,边界不完整,表明为胸膜或胸膜外突起。可见少量的胸腔积液。(B)主动脉弓(Ao)水平层面非对比增强 CT 显示一左上胸膜软组织肿块(星号)。其他胸膜病变(未显示)也为软组织肿块。胸膜活检显示为慢性淋巴细胞性白血病/小淋巴细胞性淋巴瘤。

也可以见到磨玻璃影和实变区域,并且实变区域主要位于支气管周围(图 26.3)。

影像学上的肺部异常很少由白血病浸润单独引起,并存的异常包括肺炎、水肿、出血和药物引起的损伤。

白血病患者的影像表现可为正常或类似间质或肺泡水肿。白血病细胞溶解和高白细胞反应可导致非特异性双侧实变。

继发性 PAP 的影像学表现与原发性 PAP 表现形式相似,包括有或无间隔增厚的磨玻璃影。

3. 胸膜 影像学上胸膜白血病浸润可表现为胸腔积液、胸膜肿块或胸膜增厚及胸腔积液和胸膜肿块、胸膜增厚的混合(图 26.4)。

白血病患者的胸腔积液更常见的是非恶性的,其病因包括肺炎、心力衰竭或容量超负荷。在对 111 例经过胸膜手术的急性白血病(96 例)和骨髓增生异常综合征/骨髓增生性肿瘤(15 例)的回顾调查中,感染(47%)是引起胸腔积液最常见的原因,其次是白血病浸润(36%)和容量超负荷(13%)。

4. 心脏 尽管是一个非特异性表现,但心脏轮廓的扩大是白血病心脏浸润患者最常见的 X 线影像异常。超声心动图或 CT 有助于鉴别心脏肥大和心包积液。白血病心脏肥大比肿瘤浸润更有可能继发于贫血或心力衰竭。同样,白血病患者的心包积液较恶性肿瘤更有可能为非恶性(图 26.5)。非恶性心包积液可归因于容量超负荷、心力衰竭、感染、药物反应或低蛋白血症。

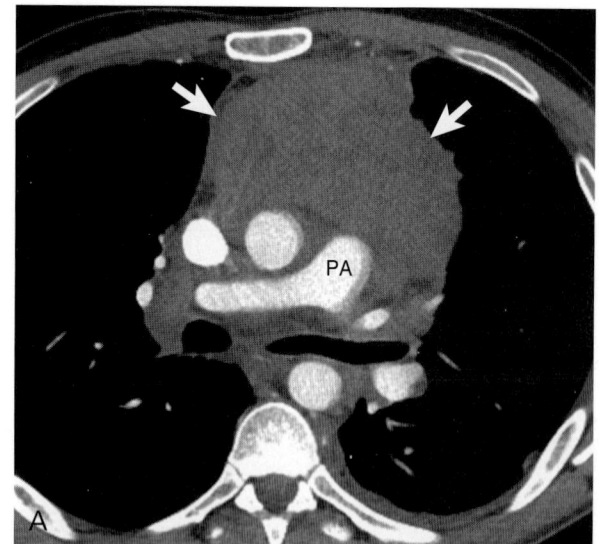

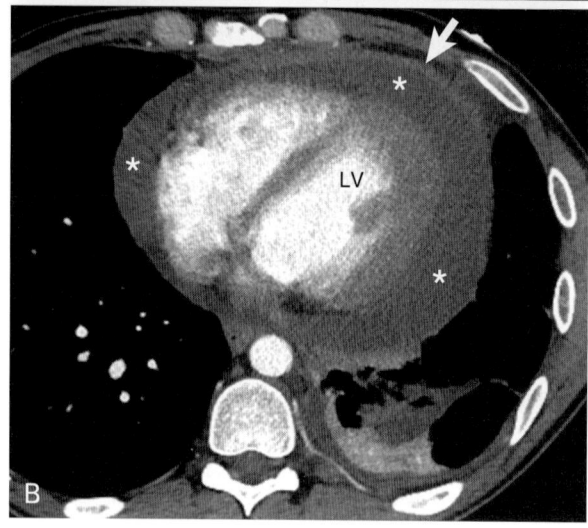

图26.5 27岁,男性,T细胞急性淋巴母细胞白血病,伴胸部疼痛,纵隔和心包白血病浸润。(A)肺动脉水平层面CT显示不均匀的前纵隔大肿块(箭)。(B)左心室水平层面CT显示大量心包积液(星号),伴有心包增厚和增强(箭)。心包穿刺显示大量母细胞,与白血病浸润一致。

5. 腋窝 腋窝淋巴结肿大最常见于CLL,在诊断时42%~54%的CLL患者已有腋窝淋巴结肿大(图26.1)。

6. PET-CT 全身^{18}F FDG PET-CT是目前诊断和分期恶性疾病(包括血液系统恶性肿瘤,特别是淋巴瘤)的一种广泛应用的成像模式。然而,关于PET-CT在白血病患者中应用的报道资料有限。PET-CT可用于对怀疑有髓外浸润(即除骨髓以外的部位浸润)或急性白血病复发的患者进行分期,并可用于检测CLL患者的Richter转化。

在急性白血病患者中,PET-CT诊断髓外浸润的敏感性、特异性和准确性分别为93%、71%和80%。PET-CT对AML患者的早期髓系肉瘤的检查具有高度的敏感性,因为病变可显示糖酵解活性增加(图26.6)。PET-CT可提高特异性,有助于指导活检,并提供一种肿瘤负荷与监测治疗反应的系统性概述,髓外病变弥漫性FDG摄取可表明白血病的浸润。

急性白血病的罕见表现,髓外病变可发生于多达30%的AML患者中,并且在ALL患者中已有越来越多的报道。髓外浸润的鉴别对治疗有重大影响。与不良预后相关的是,一些髓外病变不能通过单独的标准化疗进行有效治疗,并且需要更密集的化疗方案或同种异体造血干细胞移植。

同样,PET-CT对于CLL患者和疑似Richter转化也是一种有用的诊断工具。评估病变的最常见半定量方法是PET,CLL分期不同但最大标准摄取值(SUVmax)相似的患者有相似的预后。淋巴结活检是确定CLL转化的标准诊断程序。

在PET-CT上,≥5的临界SUVmax对检测Richter转化的敏感性、特异性、阳性预测值和阴性预测值分别为91%、80%、53%和97%。PET-CT有助于确定最有可能提供诊断信息的部位。因此,对于疑似CLL转化的患者,建议对SUVmax≥5的淋巴结进行活检。

(六)鉴别诊断 白血病和淋巴瘤在临床和放射学上有相似的表现。胸内淋巴结肿大可见于淋巴瘤、转移性疾病或良性疾病,如结节病或感染。小叶间隔和支气管血管束的弥漫性增厚可继发于肿瘤(白血病、淋巴瘤或转移癌)的淋巴管扩散,但也可与间质水肿有关。肿瘤浸润的一个重要特征是沿小叶间隔或支气管血管束的结节。虽然肉样瘤病也可有结节性间质增厚,但是小叶间隔增厚通常不是主要特征。胸膜增厚与胸膜肿块的鉴别诊断包括转移性疾病、间皮瘤、胸膜纤维瘤、感染或血肿。

(七)治疗方案概要 白血病治疗的目标是清除白血病细胞,使造血正常。治疗是基于白血病的特异性亚型。白血病治疗中所使用的不同类型的疗法包括化学治疗、放射治疗、生物治疗、靶向治疗和干细胞移植。

(八)结论 白血病是一组不同类型的恶性肿瘤,根据所产生的异常细胞类型分为髓系或淋巴性白血病,根据细胞成熟度分为急性或慢性白血病。白血病的胸部影像学表现包括淋巴结肿大、肺部阴影、胸膜和心包增厚和(或)积液。这些发现是非特异性的,通常是由于并发的异常(例如肺炎、水肿、出血和药物

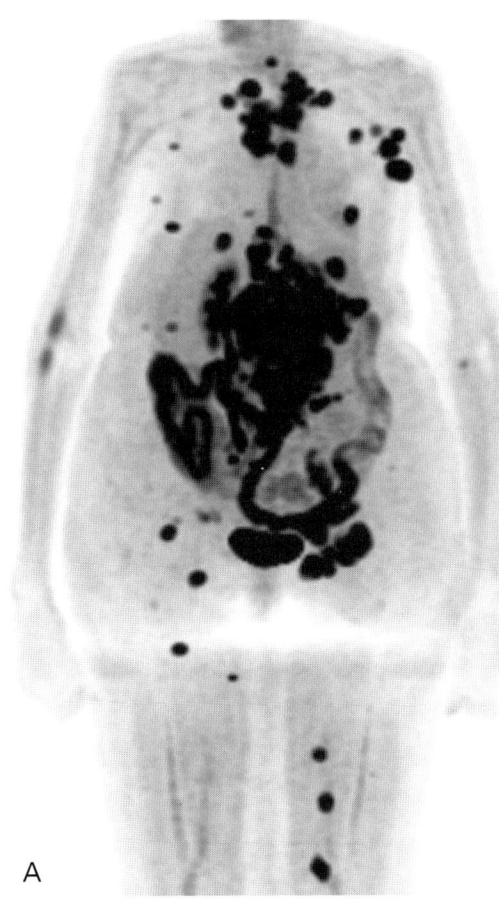
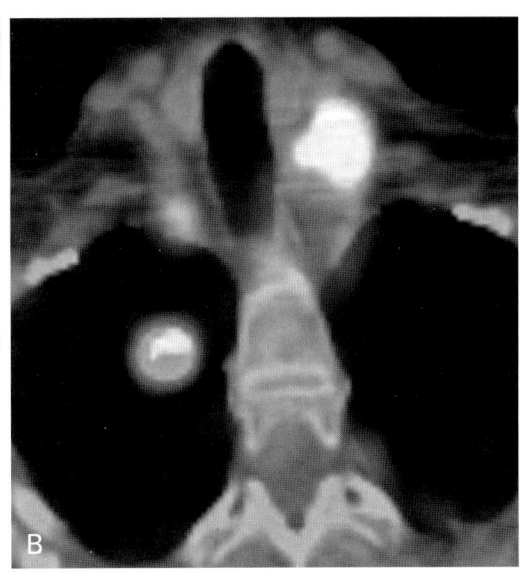

图 26.6 74 岁,女性,髓外急性髓性白血病和髓系肉瘤,伴有腹部疼痛和疲劳。(A)全身 PET 显示颈部、胸部、腹部和骨盆的淋巴结有 FDG 浓聚病灶,以及多处肌肉和皮下沉积 FDG。(B)轴面 PET-CT 显示右肺上叶结节和双侧锁骨上淋巴结肿大(左锁骨上淋巴结的最大标准摄取值为 19.7)有 FDG 浓聚。左锁骨上淋巴结活检证实为髓系肉瘤。PET-CT 可用于对怀疑有髓外浸润或急性白血病复发的患者进行分期,以及确定活检目标。(见彩色插页)

引起的损伤)而不是由白血病浸润引起的。髓系肉瘤是恶性髓母细胞的髓外肿块,可见于 AML 患者的胸部。PET-CT 可用于对怀疑有髓外浸润或急性白血病复发的患者进行分期,并可用于检测 CLL 患者的 Richter 转化。了解白血病胸内表现的范围对帮助放射医师优化患者管理是必要的。

要点:白血病

- 根据所产生的异常细胞类型白血病分为髓系或淋巴性白血病
- 根据细胞成熟度分为急性或慢性白血病,未成熟/母细胞在急性白血病中占主导地位,而慢性白血病有更成熟的细胞
- 临床表现是由于正常骨髓功能抑制所导致的贫血、血小板减少和白细胞减少,或白血病细胞的器官浸润所导致的淋巴结肿大、肝脾肿大和骨骼疼痛
- 白血病的胸内影像学表现包括纵隔肿块或淋巴结肿大、肺阴影、胸膜和心包积液/增厚

- 髓系肉瘤发生于急性髓性白血病患者,是在髓外位置发现的恶性髓母细胞肿块
- 肺部异常仅很少由白血病浸润单独引起,并存的异常可包括肺炎、水肿、出血和药物引起的损伤
- 白血病患者的胸腔积液可继发于肺炎、心力衰竭、容量超负荷或白血病浸润
- 白血病患者的心包积液更常见于容量超负荷、心力衰竭、感染、药物、低蛋白血症或自身免疫原因
- PET-CT 可用于对怀疑有髓外浸润或急性白血病复发的患者进行分期,并可用于检测 CLL 患者的 Richter 转化

推荐阅读

Averill LW, Acikgoz G, Miller RE, Kandula VV, Epelman M. Update on pediatric leukemia and lymphoma imaging. *Semin Ultrasound CT MR*. 2013;34:578 - 599.

Guillerman RP, Voss SD, Parker BR. Leukemia and lymphoma. *Radiol Clin North Am*. 2011;49:767 - 797.

Lee EY, Anthony MP, Leung AY, Loong F, Khong PL. Utility of FDG PET/CT in the assessment of myeloid sarcoma. *AJR Am J Roentgenol*. 2012;198:1175 - 1179.

Restrepo CS, Carrillo J, Rosado de Christenson M, Ojeda Leon P, Lucia Rivera A, Koss MN. Lymphoproliferative lung disorders: a radiologic-pathologic overview. Part II: neoplastic disorders. *Semin Ultrasound CT MR*. 2013; 34:535 - 549.

Zhou WL, Wu HB, Wang LJ, Tian Y, Dong Y, Wang QS. Usefulness and pitfalls of F-18-FDG PET/CT for diagnosing extramedullary acute leukemia. *Eur J Radiol*. 2016;85:205 - 210.

参考文献 ExpertConsult. com.

第 **7** 部分

弥漫性肺疾病

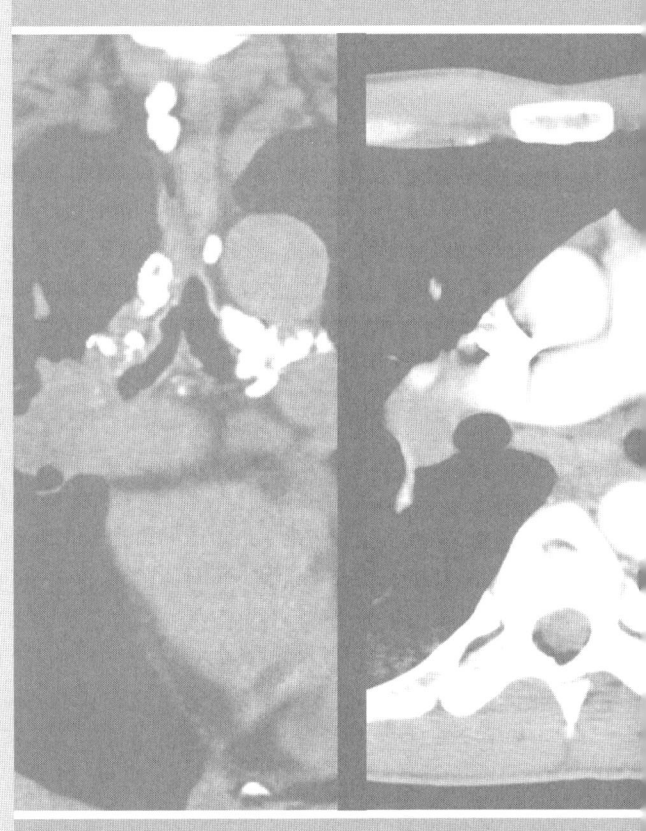

第27章

普通型间质性肺炎/特发性肺纤维化 [*]

Jonathan H. Chung | Christopher M. Walker

（一）病因、患病率和流行病学 特发性肺纤维化（idiopathic pulmonary fibrosis，IPF）定义为"一种局限于肺的慢性纤维化间质性肺炎的特殊形式，且与普通型间质性肺炎（UIP）组织学和（或）CT 表现有关"。IPF 是最常见的特发性间质性肺疾病。基于 20 世纪 80 年代后期以来的数据估计的患病率，男性约 20/10 万、女性约 13/10 万，男性发病率约 11/10 万·年、女性发病率约 7/10 万·年。然而，近期数据显示 IPF 的患病率和发病率都有所增加，患病率约（42.7～63)/10 万、发病率约（16.3～17.4）/10 万·年，这可能反映了这段时期内平均预期寿命的增加。大多数 IPF 患者年龄>50 岁，约 80% 的患者年龄>65 岁。实际上，年龄>75 岁在 IPF 诊断中具有极高的阳性预测价值。IPF 在世界各地的乡村和城市都有报道。IPF 在白种人中可能更常见，尽管尚未明确证实。IPF 在吸烟者中更常见，研究报道吸烟者与终生不吸烟者 IPF 的 OR 值约为 1.6～2.9。偶尔，IPF 可能呈家族聚集性发病。尽管家族性 IPF 的患病率仍然未知，据估计家族性 IPF 病例约占 0.5%～2.2%。

（二）临床表现 症状呈非特异性，包括进行性呼吸困难、干咳、体重减轻和疲劳。呼吸困难是常见的主要症状，且在首次诊断前超过 6 个月就出现。高达 50% 的患者延误诊断超过 1 年。约 25%～50% 的患者有杵状指，听诊典型表现为吸气末爆裂音（称为瓦尔科罗音），发绀、肺动脉高压和肺心病是晚期表现。

IPF 的临床进程通常是纤维化程度和临床表现严重程度不断加重的过程。然而，每个患者的病程各不相同，甚至有些患者在不治疗的情况下长期保持稳定，急性恶化与症状突然加重可能继发于感染、肺栓塞、气胸或心力衰竭。然而，通常无法确定急性衰退的原因，这些发作被称为 IPF 的"急性加重"或"加速期"。

IPF 急性加重被定义为一种急性的、临床显著的呼吸系统恶化，其特征是新发弥漫性肺泡异常且较以往的认识更为常见。一项 168 例 IPF 患者的回顾性研究中，约 21% 的患者在 76 周的中位期限死亡，其中约 47% 的患者因临床状态急性加重而死亡。另一项 147 例经活检证实 IPF 的研究显示 1 年的急性加重率约 8.5%、2 年的急性加重率约 9.6%。然而正如作者所述，急性加重的实际发生率可能被低估，因部分患者失访且该研究仅纳入了经活检证实的 IPF 患者。25 例患者的尸检研究中，15 例（60%）与结缔组织病相关的 IPF 或非特异性间质性肺炎（NSIP）患者的死亡源于弥漫性肺泡损伤，且与急性加重相一致。报道的急性加重病死率为 20%～86%。最近修订的急性加重 IPF 的诊断标准如下：①既往或同时诊断的 IPF。②呼吸困难急性加重或进展，持续时间通常<1 个月。③CT 显示双肺磨玻璃影和（或）实变影，且叠加于普通型 IPF 影像学背景之上。④症状加重不能完全由心力衰竭或液体负荷重所解释。

（三）病理生理学

1. 病理学 目前认为，IPF 的发病机制涉及多个

---

* 编者和出版社感谢 Nestor L. Müller 博士和 C. Isabela Silva Müller 博士为本书上一版相关主题提供的材料。这是本章的基础。

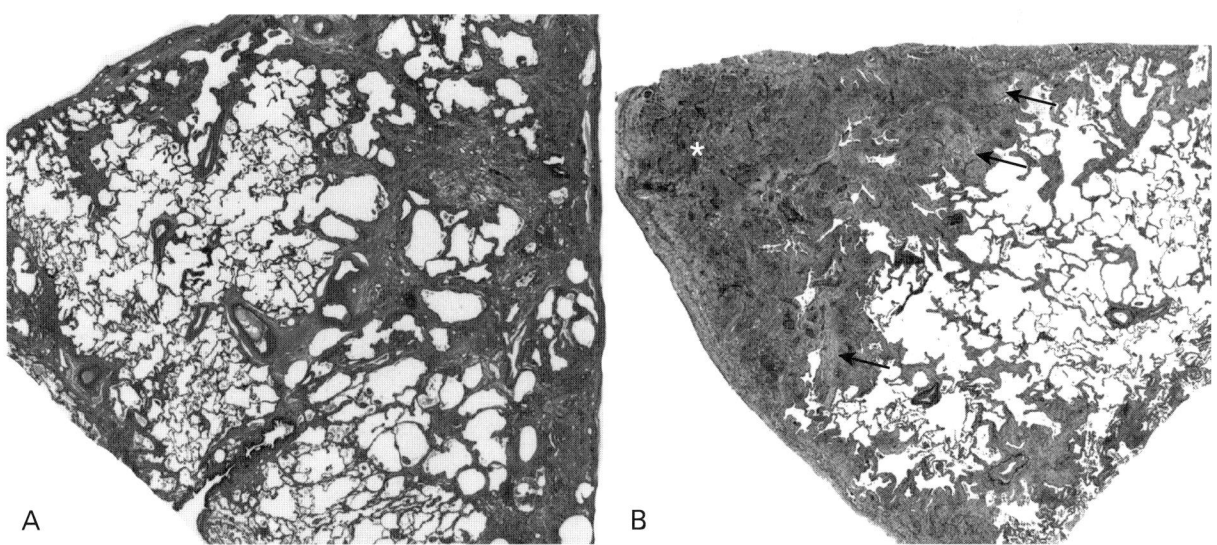

图 27.1 特发性肺纤维化:病理表现。(A)低倍镜下显示普通性间质性肺炎的特征性表现,即正常肺组织区、慢性炎症和纤维化区,以及蜂窝状结构。纤维化主要位于肺周围部(HE 染色)。(B)病理学标本显示胸膜下陈旧性纤维化、肌纤维增生(星号)与靠近小叶中心的正常肺、几乎正常肺组织(莫瓦特五色染色)间的成纤维化灶(蓝色区域,箭)。(鸣谢 Dr. John English, Department of Pathology, Vancouver General Hospital, Vancouver, Canada.)(见彩色插页)

方面,包括反复肺损伤、炎症、胶原和细胞外基质过度沉积、成纤维细胞募集和增殖、伤口愈合反应异常和血管过度生成等。目前认为上皮损伤和成纤维细胞灶的激活是触发一系列变化并最终导致广泛纤维化的主要早期事件。

IPF 定义为特发性 UIP。UIP 的主要组织学特征是时间和部位异质性、成纤维细胞灶,以及好发于小叶周围、胸膜下区域(图 27.1)。其他特征包括平滑肌细胞肥大、胶原和细胞外基质过多沉积、肺泡结构破坏、牵引性支气管和细支气管扩张,以及蜂窝肺。时间异质性是指急性炎症、散在成纤维细胞灶和慢性瘢痕(即病程内从相对急性的病变到纤维化形成)。这些表现不同于其他间质性肺炎,如 NSIP,其变化似乎有相对较窄的时间跨度。部位异质性是指在同一组织切片的不同区域,甚至在单一肺小叶存在正常肺组织、间质性炎症、纤维化和蜂窝样改变。成纤维细胞灶是增殖性成纤维细胞和肌纤维细胞的聚集区,代表慢性瘢痕背景上出现急性肺损伤的微观区域(图 27.1)。成纤维细胞灶本质上是不成熟的纤维化区域,标志着活动性、进展性临界性肺组织重塑。

蜂窝状区域由囊性纤维化气腔构成,囊腔内衬细支气管上皮且充满黏液。蜂窝影通常代表明显扩张的终末气道(呼吸性细支气管和肺泡管),常与严重纤维化和肺泡结构破坏有关。蜂窝样囊腔的直径通常

为 2~20 mm,且由数量不等的纤维组织所分隔(图 27.2)。尽管间质性炎症常见于 UIP,但通常为轻度、散发,偶尔见营养不良性钙化和骨化生。

病情加重期(急性加重 IPF)活检的患者中,组织学标本显示叠加于 UIP 模式上的机化性肺炎或弥漫性肺泡损伤表现。与弥漫性肺泡损伤患者相比,机化性肺炎患者的预后较好。

大多数存在 UIP 组织学模式的患者均有 IPF,且根据定义所有 IPF 患者伴有 UIP 组织学模式。然而,UIP 组织学模式不能诊断 IPF。UIP 组织学模式亦见于结缔组织疾病、石棉肺、慢性过敏性肺炎、特定药物诱导性肺部疾病和家族性 IPF。因此,诊断 IPF 之前应排除这些疾病。

2. 肺功能 IPF 导致肺功能受限(肺总量和肺活量下降),并通过一氧化碳弥散量评估气体交换功能受损。相对于绝对肺容量,多数患者的呼气流速正常或甚至增加。少数患者有气流受阻的证据,表现为相对于肺活量减低,第一秒最大呼气中期流速和用力呼气量降低,可能反映了吸烟的影响。气道阻塞指数与 HRCT 确定的肺气肿程度密切相关。低氧血症常见,且主要由通气-灌注不平衡所致;然而,约 20% 病例中,主要原因为弥散受限。

多项研究表明,IPF 患者 HRCT 所见病变程度与肺功能损害的严重程度相关。肺功能指标中,一氧化碳弥散量与 CT 所见病变程度相关性最好。

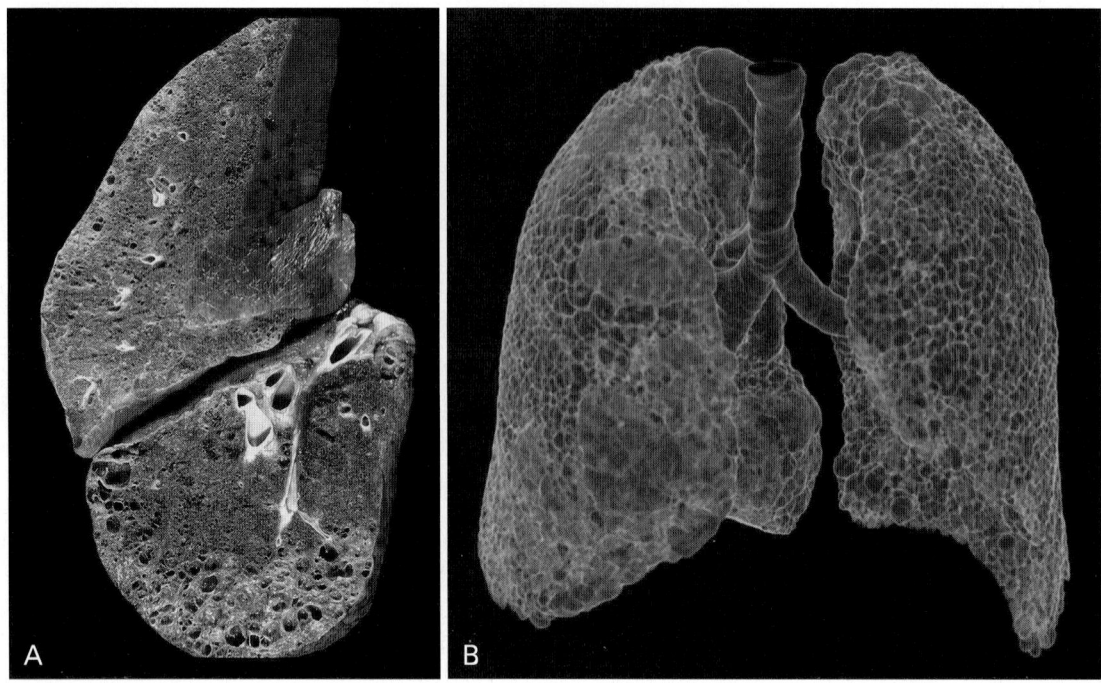

图27.2 特发性肺纤维化。(A)右肺中、下叶矢状切片显示下叶背侧胸膜下区域蜂窝,其余右肺下叶、中叶胸膜下小灶性纤维化。(B)普通型间质性肺炎终末期患者的冠状面三维容积成像(前视图)显示广泛蜂窝影所致胸膜表面"鹅卵石样"表现。

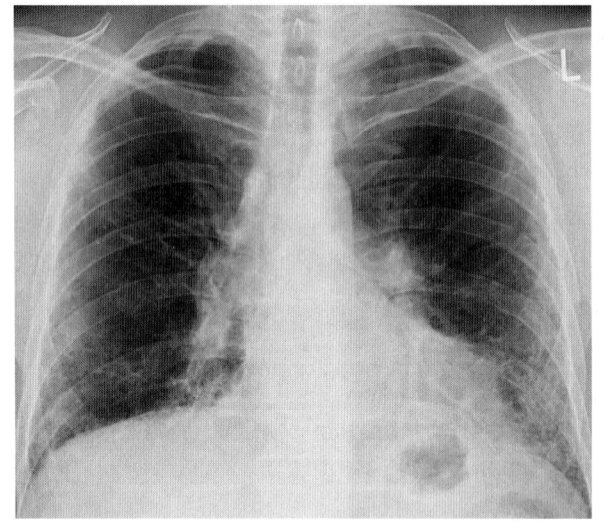

图27.3 特发性肺纤维化:放射学表现。后前位X线胸片显示双肺外周部、下肺区网格状影。肺容量减少和主肺动脉扩张(与肺动脉高压相一致)。

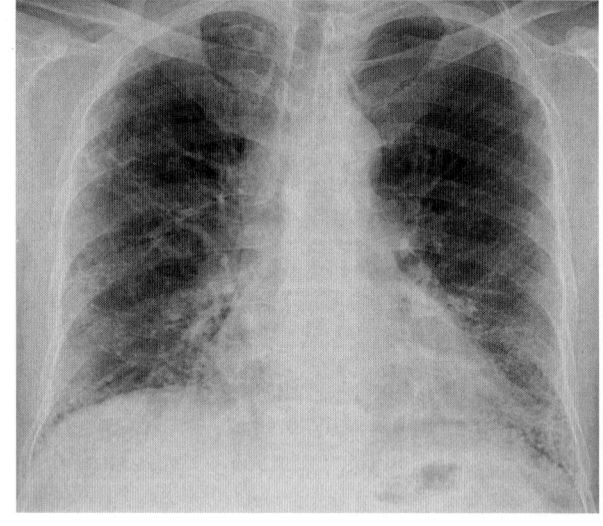

图27.4 特发性肺纤维化:放射学表现。后前位X线胸片显示双肺下野广泛性网状影。

(四)影像学表现

1. X线 UIP放射学表现为对称性、基底部分布的小至中等大小不规则线样密度影,构成网状结构阴影(图27.3)。尽管病变呈双肺弥漫分布,但约50%～80%病例病变主要或完全累及下肺部;约60%病例以肺外周部分布为主。随着疾病进展,病变更加弥漫且形成粗网格样或网状结节样模式,伴进行性肺容量减少(图27.4)。进展期病变以直径约0.5～1cm的蜂窝样囊腔为其特征(图27.5)。胸膜病变(胸腔积液、气胸或弥漫性胸膜增厚)不常见。初次评价中,约50%～60%的患者X线胸片见肺容量显著减少。随着时间推移,肺容量进行性下降。多数

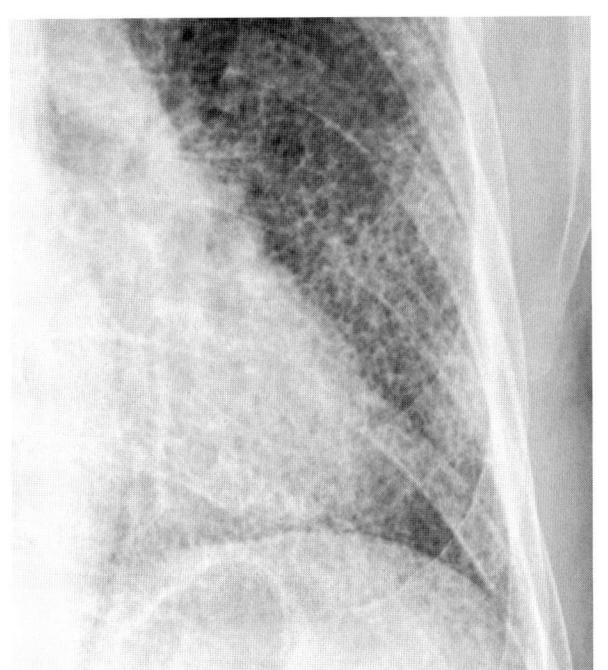

图 27.5 特发性肺纤维化:终末期纤维化。后前位 X 线胸片(左肺下叶放大图像)显示粗大的网状影和蜂窝状囊性区。男性,进展期 IPF 患者,一年后接受肺移植手术。

IPF 患者为吸烟者,合并肺气肿的患者肺容量可能正常或增加。

所有 IPF 患者在就诊时 X 线胸片均为异常。先前的 X 线胸片显示双肺基底部明显网格状影,且在症状出现前数年已存在。然而,正常 X 线胸片不能排除 UIP 的镜下征象。

2. CT UIP 的 HRCT 表现为弥漫性不规则小叶内线样影,并形成网格状影,主要累及胸膜下区和双肺基底部(图 27.6)。网格状影的形成与肺结构扭曲相关;支气管和细支气管扩张(牵引性支气管和细支气管扩张);胸膜、血管和支气管间不规则界面(图 27.7);纤维化区域扩张的支气管和细支气管常呈串珠状。约 80%~90%患者中胸膜下区见直径约 2~20 mm(蜂窝影)的含气囊腔成行或成堆排列(图 27.8,图 27.9)。蜂窝影是 UIP 特征性的 CT 特异性征象。

几乎所有患者的 HRCT 见胸膜下分布为主的网状影和蜂窝影。约 80%的患者中,双下肺纤维化最严重,约 15%的患者弥漫性受累且程度相似,约 5%的患者主要累及肺上叶。尽管 UIP 患者网状影和蜂窝影在下肺区最严重,但大多数患者中网状影累及所有肺区。UIP 组织学标本描述的部位异质性亦见于HRCT,即纤维化(网状影和蜂窝影)与正常肺实质(斑片状分布)交替出现(图 27.9)。

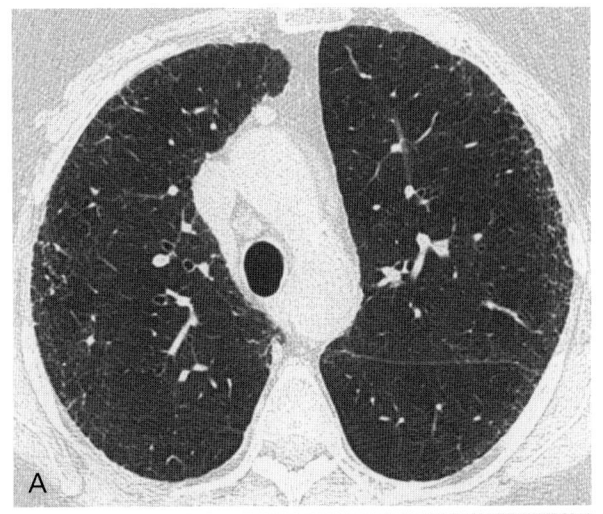

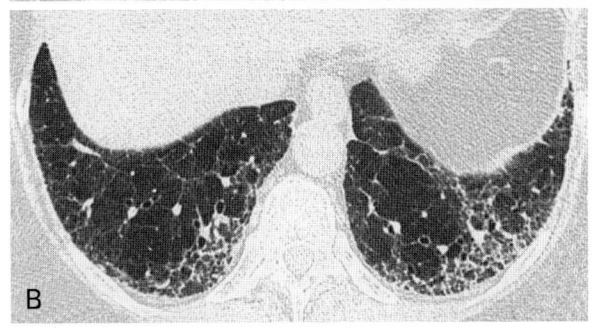

图 27.6 特发性肺纤维化:肺外围部和基底部网状影。(A)双肺上叶水平 HRCT 显示双侧胸膜下不规则的小叶内线样影和不规则小叶间隔增厚,形成细网格状影。(B)双肺基底部水平HRCT 显示更严重的胸膜下网状影和牵引性支气管扩张。

大多数 UIP 患者可见磨玻璃影。然而,这些患者的磨玻璃影通常轻度,且与纤维化相关(图 27.10)。约 25%的患者中磨玻璃影远离纤维化区域,且较网状影累及范围小。UIP 的磨玻璃影也许反映了活动性炎症或镜下纤维化的存在(图 27.11)。镜下纤维化所致的磨玻璃影通常与网状影、牵引性支气管或细支气管扩张相关(图 27.10)。与纤维化无关的磨玻璃影与间质炎症相关。UIP 患者的系列 CT 扫描显示磨玻璃影可消退,但多数情况下进展为网状影和蜂窝影。

约 30%的 UIP 患者 CT 见明显肺气肿,其中约 4%~43%患者见少量密度减低、血管减少(马赛克灌注)区,约 3%患者见区域性小实变,约 2%~15%患者见少量小叶中心结节。此外,纤维化区域见线状或微小结节样骨化灶(图 27.12),源于弥漫性或树突状肺骨化。同样,谨记 IPF 患者肺癌患病率更高非常重要,必须仔细检查肺部以明确是否存在局灶性结节或缓慢增长的病变。

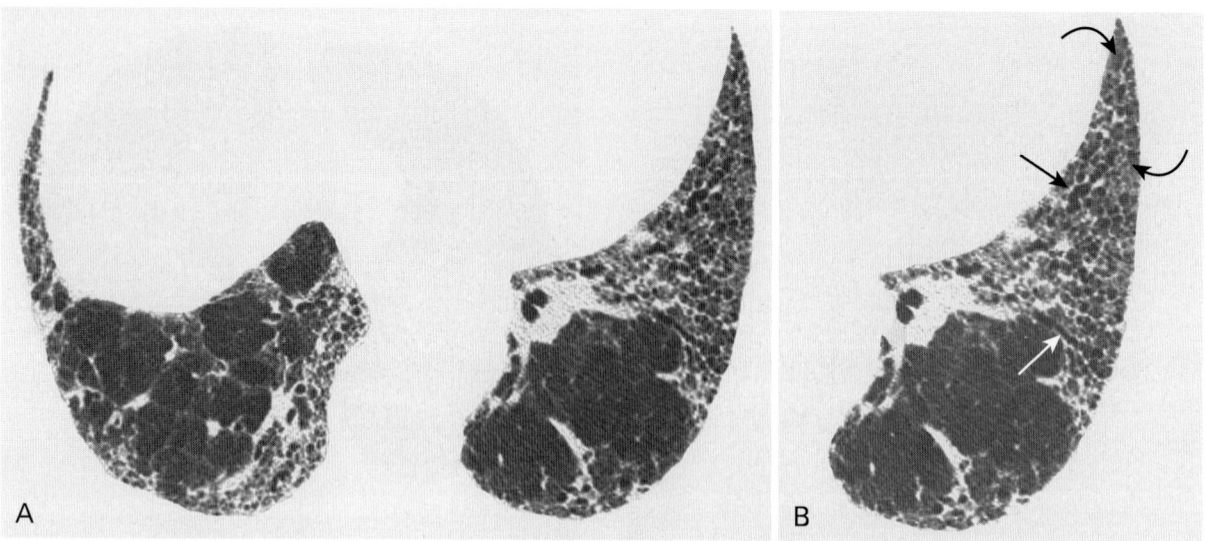

图 27.7　特发性肺纤维化:广泛网状影、牵引性支气管扩张和细支气管扩张。(A)肺基底部水平层面 HRCT 显示双肺下叶外周部、右肺中叶及左肺舌叶网状影。(B)左肺下区放大图像显示网格状影,柱状和串珠状支气管(牵引性支气管扩张)(直箭)。距胸膜约 0.5~1 cm 处的扩张气道代表扩张的细支气管(牵引性细支气管扩张)(曲箭)。

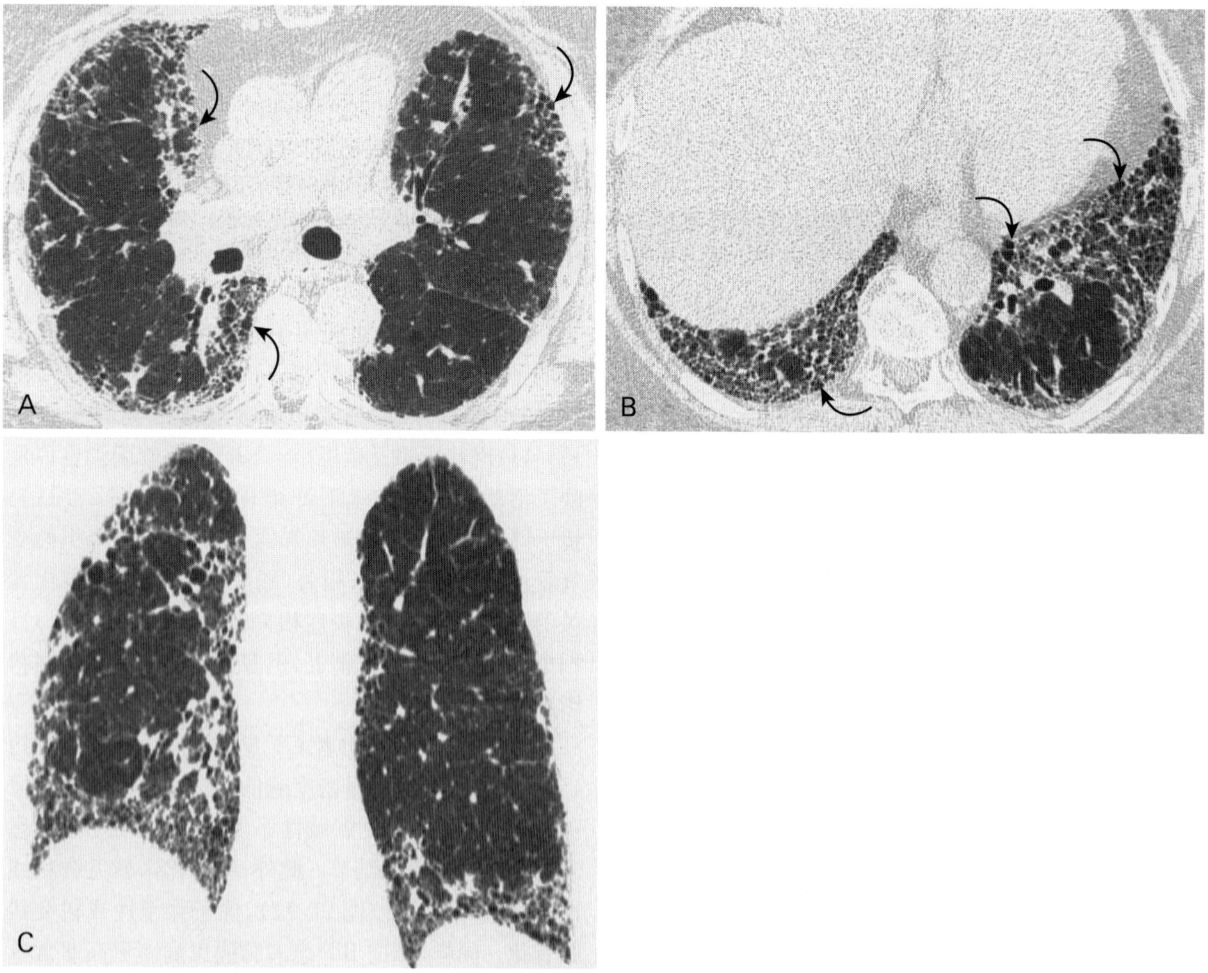

图 27.8　特发性肺纤维化伴轻微蜂窝样影。(A)中间段支气管水平层面 HRCT 显示双侧胸膜下区网状和少量胸膜下蜂窝样囊肿(箭)。(B)肺底水平层面 HRCT 显示更广泛的网状影和胸膜下轻微蜂窝影(箭)。(C)冠状面 CT 重建显示网状影和蜂窝影,以胸膜下区和肺基底部最严重。

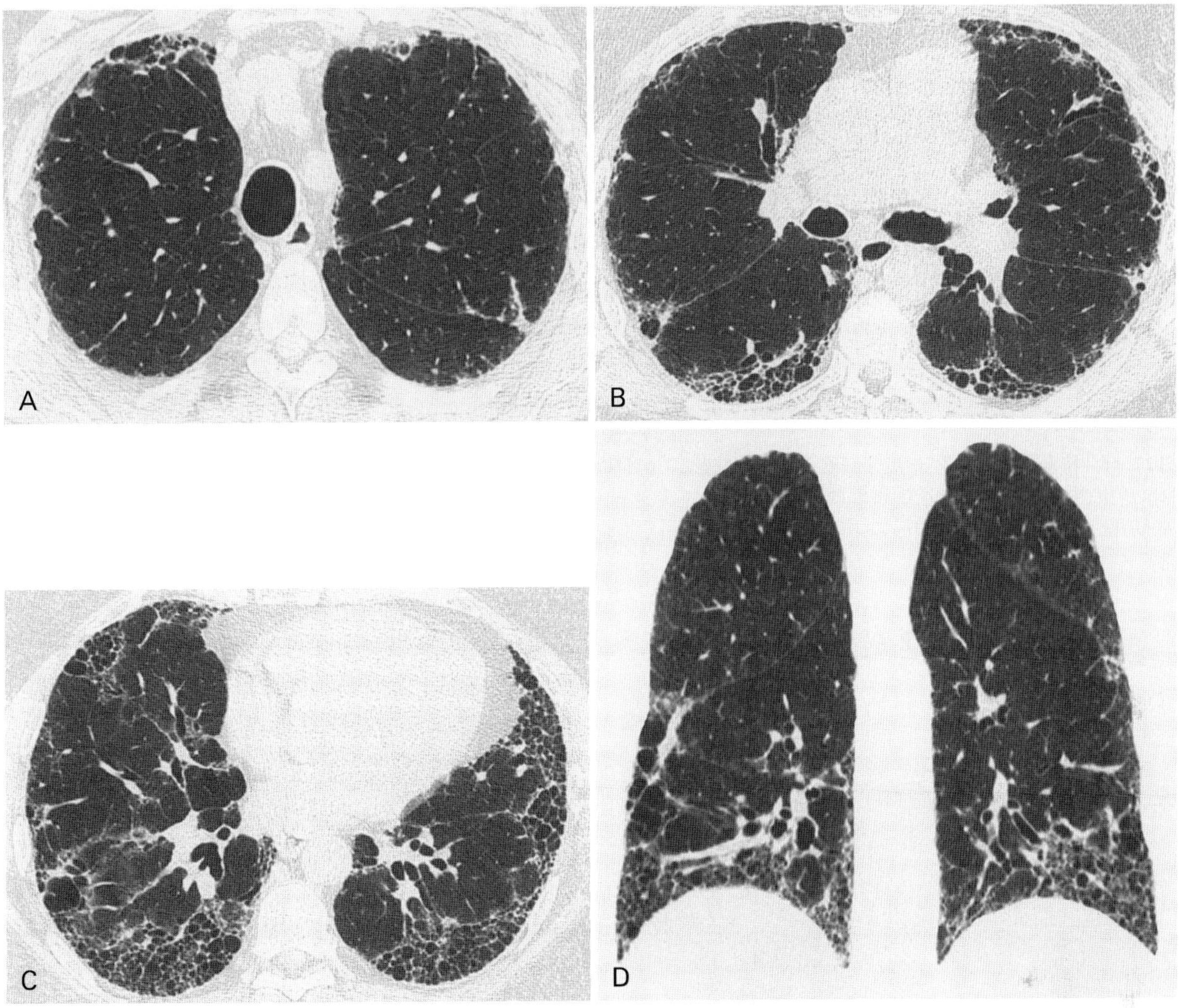

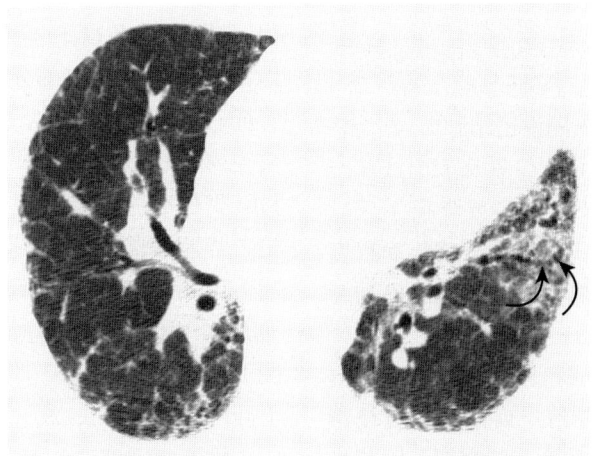

图 27.9 特发性肺纤维化伴广泛蜂窝影。肺上部(A)、中部(B)和下部(C)水平层面 HRCT 显示胸膜下广泛蜂窝影,主要分布于下肺野(C)。胸膜下纤维化与相对正常的肺实质交替分布。(D)冠状面 CT 重建显示各肺叶外周部纤维化,且基底部以蜂窝影为主。

图 27.10 特发性肺纤维化伴磨玻璃影。HRCT 显示肺外围部网状影和斑片状磨玻璃影。几乎所有的磨玻璃影与网状影或牵引性支气管扩张(箭)相叠加,提示这些征象可能代表镜下纤维化而非炎症。

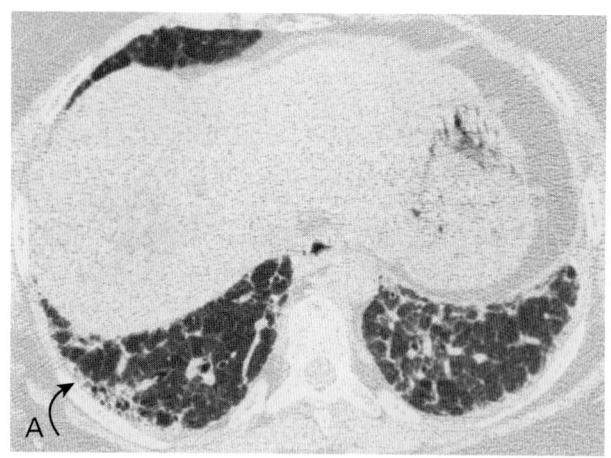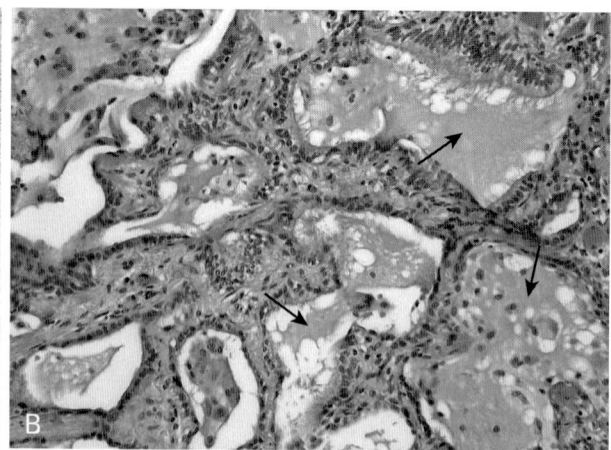

图 27.11 特发性肺纤维化:继发于纤维化的磨玻璃影。(A)HRCT 显示胸膜下磨玻璃影(箭)和少量网状影。(B)CT 所示磨玻璃影区的组织病理学图片示细微蜂窝状结构、气腔内充满黏液及炎症细胞(箭)。(引自 Souza CA, Müller NL, Flint J, et al: Idiopathic pulmonary fibrosis: spectrum of high-resolution CT findings. AJR Am J Roentgenol. 2005;185:1531 - 1539.)(见彩色插页)

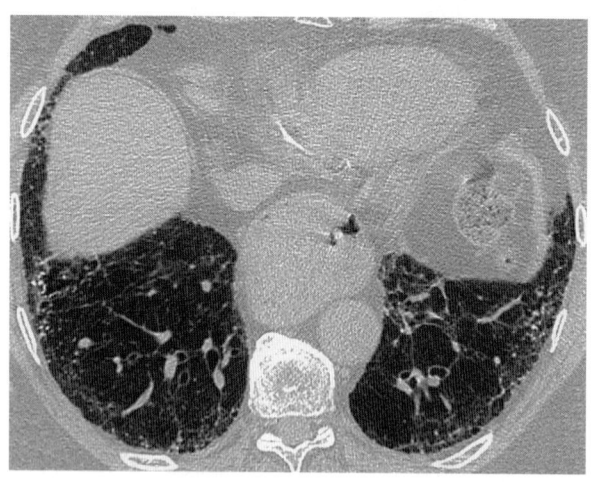

图 27.12 特发性肺纤维化伴肺骨化。HRCT 显示双肺网状影、蜂窝影及小钙化灶,即特发性肺纤维化的肺骨化特征。偶然发现裂孔疝。

约 70%的患者 CT 显示纵隔淋巴结肿大,常为轻度增大,短轴直径约 10~15 mm,仅累及 1 个或 2 个淋巴结区(最常见于右肺下支气管旁或隆突下区)。淋巴结肿大与任何特定 HRCT 诊断模式或疾病程度无关。已证实接受皮质类固醇治疗的患者淋巴结肿大率较低。

HRCT 显示纤维化的范围和程度在数月或数年内进行性进展(图 27.13)。经治疗后部分磨玻璃影改善或吸收,其他则进展为网状影和蜂窝影。网状影常进展为蜂窝影且蜂窝状囊腔逐渐增大。

急性加重期 IPF HRCT 表现为磨玻璃影或实变,或两者并存,且叠加于网状影和蜂窝影之上(图

27.14),磨玻璃影和实变可呈弥漫性、多灶性或外周性,实变倾向于主要累及双肺背侧。急性加重期伴外周磨玻璃影的患者较多灶性或弥漫性阴影患者预后好。已知 IPF 患者急性加重期与急性临床恶化间 HRCT 的主要鉴别诊断是肺水肿和机会性感染。

研究者评估了 HRCT 诊断 UIP/IPF 的准确性,大量数据表明 UIP 为首选诊断时,CT 具有较高的准确性,尽管仅在 50%~70%的病例中实现。CT 诊断 UIP 的特异性至少达到 95%,尽管敏感性仅为 60%~80%。

最新相关指南推荐诊断 IPF 时采用 4 种不同的 CT 诊断模式:典型 UIP、可能 UIP、不确定性 UIP 及非 IPF。HRCT 诊断 UIP 需要临床排除已知 UIP 病因,且同时具备以下 4 个 HRCT 标准:①网格状阴影;②外周性和基底部分布;③蜂窝影;④缺少非典型特征(如小叶中心结节、支气管血管束周围结节、广泛实变或广泛磨玻璃影)。鉴于 95%的具备上述 HRCT 标准的患者病理证实为 UIP,因此可避免活检。若具备蜂窝影外的所有标准,CT 模式考虑为可能 UIP,尽管 70%~90%病例病理学上呈现为 UIP,尤其 60 岁以上人群和当前或既往吸烟者。HRCT 诊断 IPF 的最强预测因子是下肺蜂窝影(OR 5.36)和上肺网状影(OR 6.28)。

尽管基底部和外周部蜂窝影是 IPF 的强预测因子,但蜂窝影的诊断在观察者间并非高度一致。蜂窝影的诊断需具备:胸膜下直径约 2 mm~1 cm、成簇分布的囊性气腔,囊性气腔壁增厚(界限清晰)且彼此间

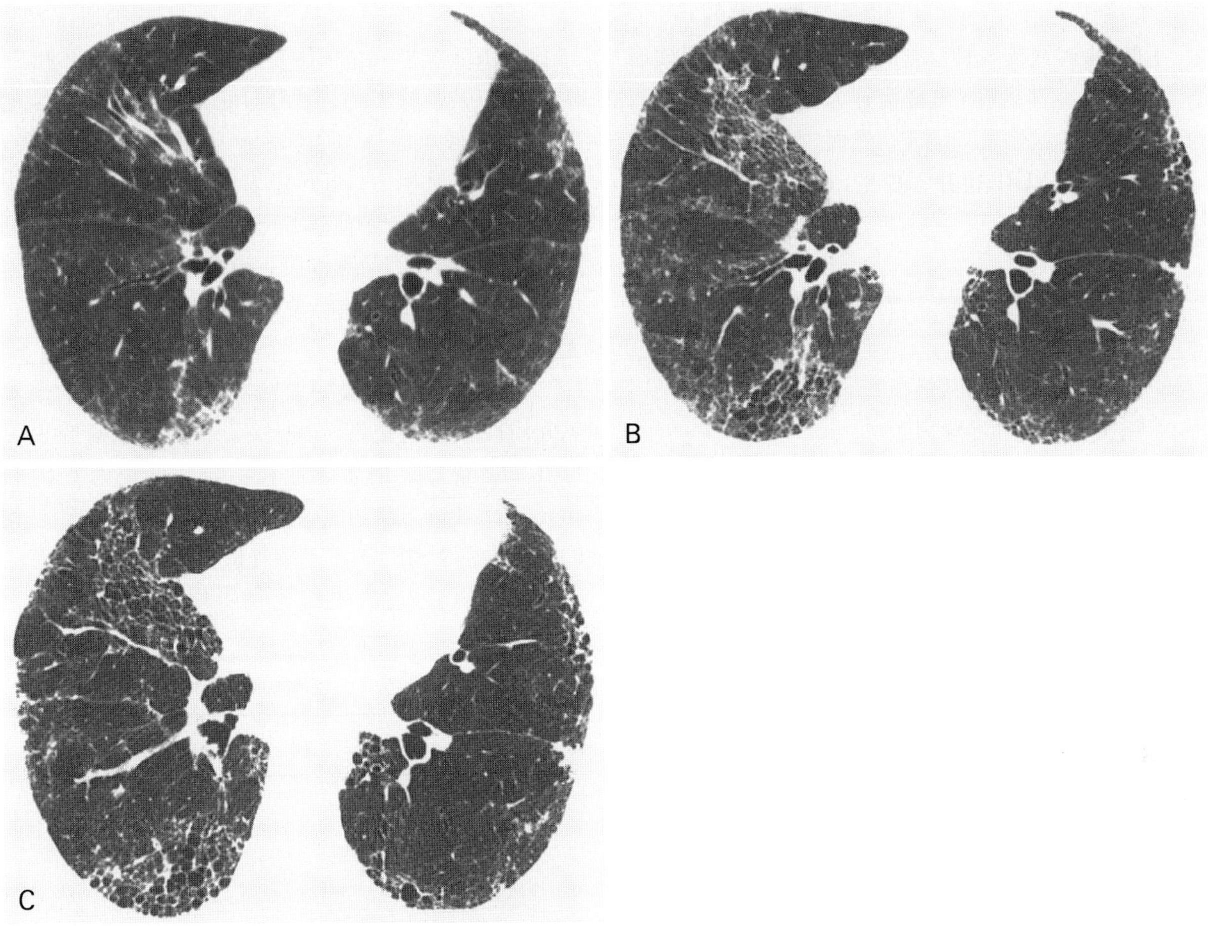

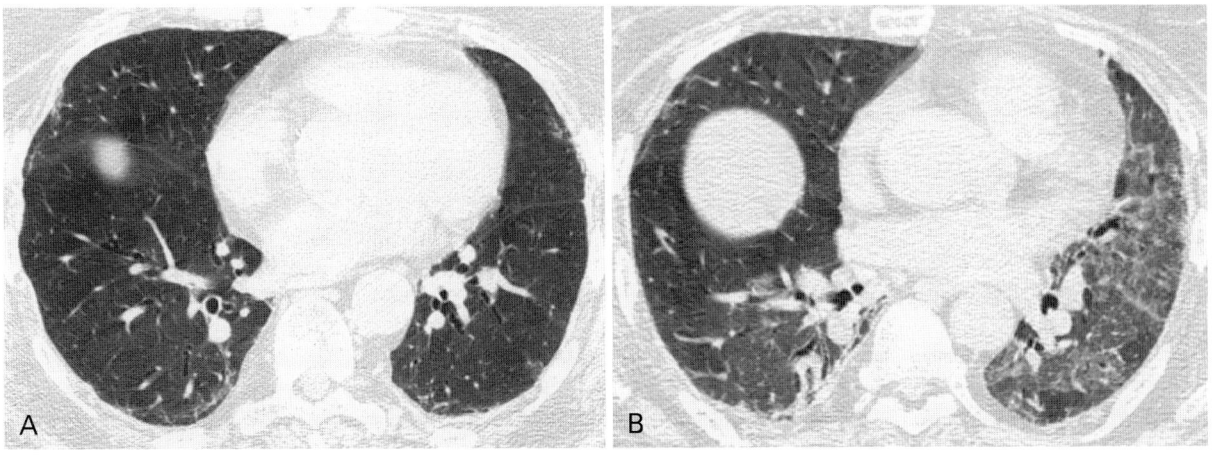

图 27.13 特发性肺纤维化:系列 CT 扫描示纤维化进展。(A)HRCT 显示散在分布的轻微网状影和磨玻璃影,以肺外周分布为主。(B)2 年后 HRCT 显示更广泛的磨玻璃影、网状影及蜂窝影。(C)在(B)图扫描 2 年后的 HRCT 显示部分磨玻璃影吸收,但其他区域的磨玻璃影进展为网状影和蜂窝影。先前的网状影进展为蜂窝影,且蜂窝样囊肿增大。

图 27.14 特发性肺纤维化急性加重。(A)HRCT 显示胸膜下散在分布的轻微网状影。(B)7 个月后患者出现急性呼吸衰竭,HRCT 显示双肺广泛性磨玻璃影叠加于网状影之上。手术活检标本显示弥漫性肺泡损伤叠加于间质纤维化背景之上。

成行或成堆排列。囊性气腔需与牵引性细支气管扩张相鉴别,后者可能有类似特征,但通常位于距离胸膜数毫米或更远的位置。不确定 UIP 的 CT 模式包括可变性或弥散性肺纤维化或具有轻微特征的肺纤维化,而这些轻微特征提示非 UIP 模式,如散在马赛克阴影或呼气性空气潴留。若 CT 显示以下任何一项征象,则应该使用与非 IPF 诊断高度一致的 CT 征象:上叶/中叶或支气管血管周围分布、广泛性磨玻璃影、实变、散在性囊肿(非蜂窝样)、弥漫性马赛克阴影/空气潴留,或多发微结节。然而,即使在这些病例中,病理学呈现 UIP 也并不少见,基于患者人群的发生率为 25%～50%。

特发性肺纤维化的典型 HRCT 征象

- 胸膜下和基底部网状影
- 胸膜下和基底部蜂窝影
- 牵引性支气管和细支气管扩张
- 胸膜、血管和支气管的不规则界面
- 典型的轻度磨玻璃影,且与纤维化有关
- 少量或无小叶中心结节
- 纤维化程度和范围进行性增加
- 肺容量进行性减少

(五)鉴别诊断 间质性肺疾病的诊断是独特的,且不以病理学作为唯一诊断金标准,近年来较少行手术肺活检以明确诊断。诊断金标准是多学科讨论,涉及临床医师、放射学医师和病理学医师。尽管 IPF 的诊断是一种排除性诊断,但即使在许多患者缺乏组织学诊断的情况下,仔细分析临床、肺功能和放射学特征亦可作出准确诊断。因手术活检为有创性,且有潜在并发症,因此通过非组织病理学确诊是幸运的。间质性肺疾病手术肺活检的致残率和病死率分别为 2.5%和 0.3%。研究表明电视辅助胸腔镜手术(VATS)活检相关致残率和病死率低于有限性开胸术,且住院时间更短。IPF 患者肺活检后病死率似乎更高,然而患者出现不典型表现时仍需行肺活检确诊。

影像学或临床表现不典型的患者,推荐行手术肺活检。目前,相关指南推荐肺活检应用于不确定性 UIP 和 CT 诊断非 IPF 的患者。具有与 UIP/IPF 类似肺实质异常的疾病是 NSIP、慢性过敏性肺炎和石棉肺。网状影和蜂窝影在慢性过敏性肺炎中也很常见。HRCT 显示小叶中心结节、小叶样密度减低和血管减少区及过敏性肺炎双肺基底部相对正常时,较易与 UIP 相鉴别。两项研究评估了 HRCT 鉴别慢性过敏性肺炎与 UIP/IPF 的准确性,其中一项研究中62%的病例和另一项研究中 53%的病例均经 HRCT 准确诊断,90%和 94%的病例诊断正确。

基于胸膜斑或弥漫性胸膜增厚,石棉肺通常容易与 UIP/IPF 鉴别。一项研究比较了 212 例 IPF 和 74 例石棉肺患者的 HRCT 表现,除石棉肺整体纤维化范围较小、较粗糙及基底部和胸膜下区分布优势外,两者 CT 表现相似。IPF 患者均无胸膜斑,仅 4 例(2%)有弥漫性胸膜增厚,58 例(78%)石棉肺患者见胸膜斑,61 例(82%)见胸膜弥漫性增厚;74 例石棉肺患者中,49 例(66%)有胸膜增厚和胸膜斑,4 例(5%)无胸膜病变。

不论继发性、抑或特发性,类似 UIP/IPF 的最常见间质性肺疾病是 NSIP(表 27.1)。一项研究表明 HRCT 诊断 UIP 的敏感性和特异性分别为 63%和70%,而诊断 NSIP 的敏感性和特异性分别为 70%和63%。鉴别 NSIP 与 IPF 最有价值的征象是更大范围的磨玻璃影(磨玻璃影比例每增加 1%的 *OR* 为

表 27.1 IPF 与 NSIP 临床、病理和 HRCT 特征

	IPF	NSIP
临床表现		
中位年龄(岁)	50～70	40～50
临床症状	进行性干咳、呼吸困难	进行性干咳、呼吸困难
皮质类固醇激素反应	较差	良好
中位生存率	2～4 年	NSIP 纤维型 6～14 年 NSIP 细胞型＞15 年
病理学表现		
整体表现	异质性	均质性
间质性炎症	轻微	通常明显
间质纤维化	常呈广泛性,散在性	轻微至广泛,均匀性
成纤维细胞灶	明显	无或很少
蜂窝状结构	多见	少见
HRCT 征象		
网状影	典型特征性,胸膜下分布	多变,局限性,肺下叶背侧相对正常
磨玻璃影	轻微,常伴网状影	常见,典型特征
牵引性支气管和细支气管扩张	常见	常见
蜂窝影	常见,胸膜下和肺基底部分布为特征	就诊时少见,轻微度

1.04)。4 名独立观察者均同意诊断(即 UIP 或 NSIP 的特征性表现)时,诊断准确性为 96%;然而仅 45% 的病例 4 名观察者诊断一致。

另一项研究中,CT 诊断 IPF 和 NSIP 的正确率分别为 88% 和 73%。以蜂窝影为主要特征诊断 IPF 的特异性为 96%、敏感性为 41%、阳性预测值为 90%。该模式仅出现于 1 名纤维化性 NSIP 患者(两位阅片者确定)。相反,显著磨玻璃影或网状影伴少量或无蜂窝影见于 48(96%)/50 例 NSIP 和 26(59%)/44 例 UIP 患者,诊断 NSIP 的敏感性为 96%、特异性为 41%。

一项多变量逻辑回归分析研究表明鉴别 IPF 和 NSIP 的最有价值征象是蜂窝影的范围。蜂窝影占肺实质的平均范围在 IPF 为 4.4%,细胞性 NSIP 为 0.3%,纤维化性 NSIP 为 0.6%。该研究的局限性是回顾性设计和病理学为诊断金标准。临床实践中,仅 10%~15% 的可疑间质性肺纤维化患者接受外科肺活检。因此,现有数据低估了 CT 鉴别 IPF 和 NSIP 的准确性,因为许多高可疑度病例没有相关病理学结果。如果进行了肺活检,UIP 高可信度 CT 模式患者几乎总是具有 UIP 病理特征,而缺乏已知肺纤维化病因的情况下,诊断几乎总是 IPF。

老年患者中肺基底部一定程度的间质病变常见。尽管大多数病例的瘢痕可通过其散在性和非对称性分布与以均匀性和对称性分布为特征的真正肺纤维化相鉴别,但不幸的是,感染后或炎症后瘢痕与轻度弥漫性肺纤维化相似。此外,肺基底部轻度纤维化可能代表衰老过程中的正常表现。Copley 等发现 70 岁以上的健康者中,约 60% 的人 CT 显示肺周围部和基底部网状影。正常老年人群中亦可见其他 CT 征象,如肺段支气管扩张和(或)管壁增厚、空气潴留、肺囊肿(>5 个)、少量小叶间隔增厚、微结节和散在磨玻璃影。

(六) 治疗方案概要 病情恶化呈渐进性且在大多数患者不可避免。气短逐渐加重,最终导致呼吸衰竭。诊断后中位生存期 2~4 年(5 年生存期 30%~50%)。

许多研究试图通过确定特异性临床、肺功能、实验室、放射学和组织学特征,来预测疾病的进展和病死率。一组明确病变的患者中,存活率显著下将与以下因素有关:确诊时年龄较大、杵状指、无吸烟史、广泛间质性阴影、肺动脉高压的 X 线胸片证据、肺容量减少及运动时气体交换异常。预后不良相关性 HRCT 征象包括广泛网状影、广泛蜂窝影,以及网状影为主要的 HRCT 征象。

皮质类固醇和标准免疫抑制疗法在 IPF 治疗中已证明无效,可能会导致患者致残率和病死率增加。减轻可能加重肺纤维化的因素至关重要。显而易见,戒烟是必要的,同样坚持常规的疫苗接种也很有必要。近年来,抗纤维化药物(比如吡非尼酮和尼达尼布)已上市且已显示出能够延缓 IPF 患者肺功能的下降。此外,荟萃分析显示存活率有所提高,尽管这些药物仍未被明确证实有效。对于经最佳医疗管理而病情仍然不断恶化且符合移植标准的患者,应考虑单侧肺移植。

要点

- 特发性肺纤维化(IPF)的诊断基于 HRCT 或普通性间质性肺炎(UIP)的组织学特点,临床排除其他 UIP 病因,如石棉肺、慢性过敏性肺炎和结缔组织病
- 约 50%~70% 的患者 HRCT 能准确诊断 UIP/IPF
- HRCT 诊断 UIP/IPF 需满足以下四个标准:①网格状阴影;②肺外周部和基底部分布优势;③蜂窝影;④缺乏非典型特征(如小叶中心结节、支气管血管周围结节、广泛实变影或广泛磨玻璃影)
- 可能性 UIP 与确定性 UIP 的 CT 模式相同,除缺乏蜂窝影外。然而,除非有已知的肺纤维化原因,这些患者中大多数亦会有 UIP 组织学特征且可能有 IPF 组织学特征
- 对于多变或弥漫性纤维化,或者纤维化但部分特征提示非 UIP 诊断的患者,不确定性 UIP 的 CT 模式应该被质疑
- 如果 CT 显示以下任何一个征象,与非 IPF 诊断一致的 CT 征象应该被确认:上叶/中叶或支气管血管周围分布、广泛磨玻璃影、实变影、散在囊肿(非蜂窝影)、弥漫性马赛克阴影/空气潴留或多发微结节

推荐阅读

Chung JH, Lynch DA. The value of a multidisciplinary approach to the diagnosis of usual interstitial pneumonitis and idiopathic pulmonary fibrosis: radiology, pathology, and clinical correlation. AJR Am J Roentgenol. 2016;206 (3):463-471.

Lynch DA，Sverzellati N，Travis WD，et al. Diagnostic criteria for idiopathic pulmonary fibrosis：a Fleischner Society White Paper. Lancet Respir Med. 2018；6：138 – 153.

Lynch DA，Travis WD，Müller NL，et al. Idiopathic interstitial pneumonias：CT features. Radiology. 2005；236：10 – 21.

Martin MD，Chung JH，Kanne JP. Idiopathic pulmonary fibrosis. J Thorac Imaging. 2016；31(3)：127 – 139.

Raghu G，Rochwerg B，Zhang Y，et al；American Thoracic Society；European Respiratory society；Japanese Respiratory Society；Latin American Thoracic Association. An Official ATS/ERS/JRS/ALAT Clinical Practice Guideline：treatment of idiopathic pulmonary fibrosis. An update of the 2011 Clinical Practice Guideline. Am J Respir Crit Care Med. 2015；192(2)：e3 – e19.

参考文献见 ExpertConsult.com.

第28章

非特异性间质性肺炎[*]

Jonathan H. Chung｜Christopher M. Walker

(一) 病因、发病率和流行病学 非特异性间质性肺炎(NSIP)是一种慢性间质性肺病,其特点为炎症或纤维化或两者所致肺泡壁均匀的扩张。

NSIP是继普通间质性肺炎(UIP)之后的第二大最常见的慢性间质性肺炎,占所有病例的14%~35%。NSIP也可能为特发性的,但是更常见的临床表现为结缔组织病、过敏性肺炎、药物性肺病和慢性间质性肺病并发的弥漫性肺泡损伤。

NSIP的预后受其主要的病理成分影响,以炎症为主要成分(细胞型NSIP)的NSIP患者预后较好,但也有少量死亡病例报道,而伴有纤维化的NSIP患者的中位生存期是6~14年。NSIP预后明显好于IPF(特发性肺纤维化),IPF是最常见的与UIP相关的临床疾病。

(二) 临床表现 NSIP患者发病平均年龄为40~50岁,较IPF患者提前10年。然而,据报道,NSIP可发生于9~78岁的儿童和老年患者。其症状类似于IPF,诊断前有持续6个月~3年的进行性呼吸困难和干咳症状。杵状指发生于10%~35%的患者,较IPF患者少见,听诊可闻及肺底或广泛性爆裂音。

(三) 病理生理学

1. 病理 NSIP发病机制尚不明确。因其常见于结缔组织病患者,尤其是系统性硬化症的患者,多数研究者认为NSIP为自身免疫性疾病,也可能为其他非特发性间质性肺病的亚临床形式,如过敏性肺炎。

NSIP病理特点为炎症或纤维化或两者所致肺泡壁均匀的扩张(图28.1)。NSIP的表现似乎代表了疾病发展的相同阶段,其时间和地域均匀性有别于UIP。病理表现从炎症(细胞型NSIP)到纤维化为主(即纤维型NSIP)。在细胞型NSIP中,肺泡间隔由于淋巴细胞、浆细胞浸润而增厚,而在纤维型NSIP中,肺泡间隔增厚是由于胶原蛋白积累所致,间质纤维化程度各异,纤维化可能累及肺泡间隔、支气管血管间质、小叶间隔和脏层胸膜。机化性肺炎也可出现,但常为轻度局灶性。成纤维细胞灶(即由于增殖的成纤维细胞和肌成纤维细胞的聚集导致UIP患者出现了短暂的异质性表现)不出现的或不明显。

NSIP病理学鉴别诊断包括过敏性肺炎、淋巴细胞间质性肺炎、结缔组织病(闭塞性细支气管机化性肺炎)和UIP。与NSIP相比,过敏性肺炎中间质性肺病呈细支气管中心分布。其他有价值的表现是慢性支气管炎和结构不良的肉芽肿存在,约见于50%~60%的过敏性肺炎患者。淋巴细胞间质性肺炎除了在细支气管周淋巴聚合物的形成与淋巴组织增生密切相关外,除其常与以支气管血管淋巴聚集所致的淋巴组织增生相关外,还与NSIP类似。隐性机化性肺炎(闭塞性细支气管机化性肺炎)采样不足活检可能被误诊为NSIP。NSIP和UIP之间鉴别诊断更困难,因为NSIP局灶病变无法鉴别,其常发生于UIP不典型病例中。组织学上,如果一个部分具有UIP的诊断特征,而另一个部分显示NSIP,则最终诊断为UIP。然而,在NSIP的诊断中以及对纤维型NSIP

---

[*] 编者和出版社感谢Nestor L. Müller博士和C. Isabela Silva Müller博士为本书上一版相关主题提供的材料。这是本章的基础。

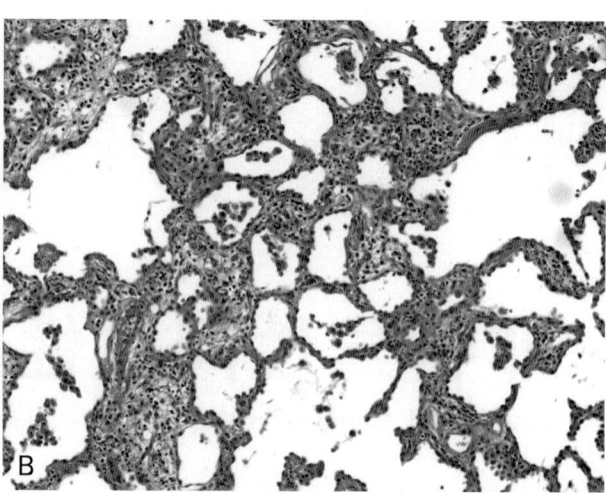

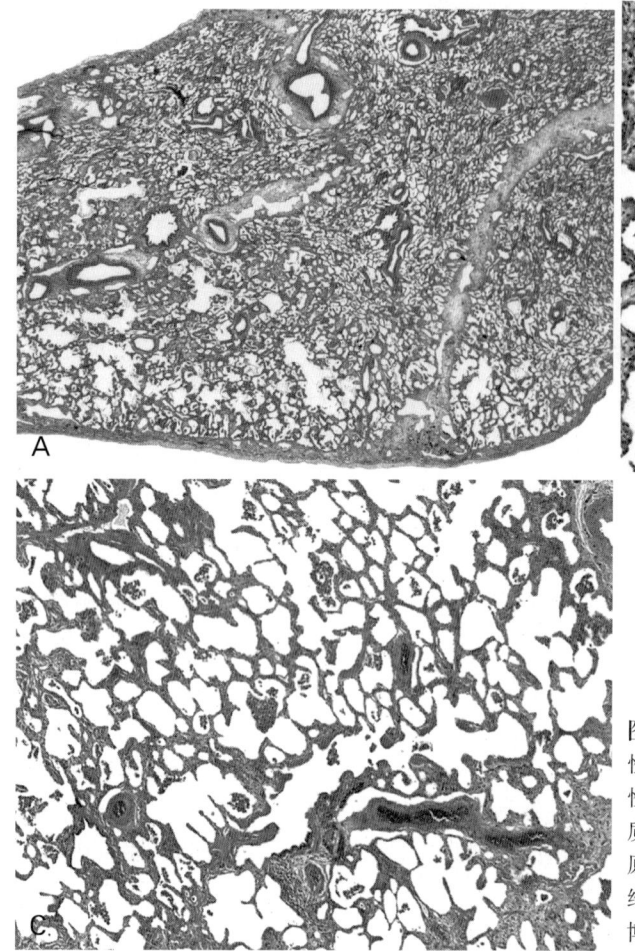

图 28.1 NSIP:组织学表现。(A)低倍视野显示非特异性间质性肺炎的特征性空间弥漫性和时间均匀性。(B)高倍镜显示炎性细胞(主要是淋巴细胞)使肺泡间隔增厚,这是细胞非特异性间质性肺炎的特征性表现。(C)另一位患者,高倍镜下可见成熟胶原增厚或肺泡间隔,基本肺泡结构基本保留,表现为非特异性纤维化间质性肺炎。(由加拿大温哥华总医院病理科 John English 博士提供)(见彩色插页)

与 UIP 鉴别时,组织病理学专家之间存在相当大的分歧。

2. 肺功能　NSIP 患者肺功能受限(肺总量和肺活量下降),且气体交换功能(由一氧化碳弥散量评估)受损。NSIP 患者的功能受损不同,但与 IPF 患者相比,都趋向于轻度。

(四)影像学表现

1. 胸部 X 线　最常见的 X 线异常为双肺斑片影或主要累及中下肺区的斑片状模糊阴影(磨玻璃影)(图 28.2),其他表现包括网状影或网格融合影、磨玻璃影和实变(图 28.3)。约 15％的 NSIP 患者 HRCT 发现异常,但 X 线胸片为正常。

2. CT　NSIP 最常见的 HRCT 表现包括双侧性对称磨玻璃影(图 28.4,图 28.5)。大多数患者的网状结构良好,支气管扩张合并有磨玻璃影(图 28.6)。各种研究表明网状影出现于 50％～100％的患者,蜂窝影见于 10％～30％的患者,当病变趋向于轻度时,肺实质受累少于 10％(图 28.7)。在一些研究中,

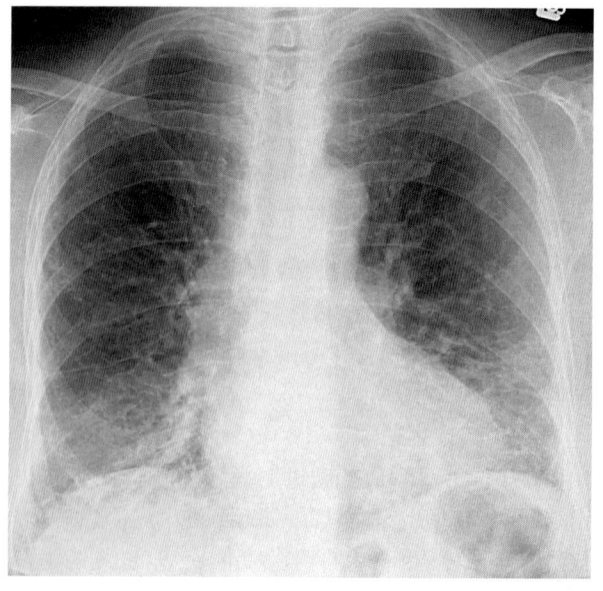

图 28.2 NSIP。X 线胸片显示中、下肺区阴影(磨玻璃影)和不规则线性阴影。

已有一些报道少数患者中出现实变和小叶中心结节区域,但其他一些大型研究中无报道。实变可能符合局灶性机化性肺炎,且常见于胶原血管病患者。NSIP 可能呈弥漫性,但约 60%～90% 的病例主要累及肺下区,且 50%～70% 的患者主要累及肺外周区(图 28.8)。肺外周及支气管血管周围同时存在的实变可见于近 10% 的患者。尽管 NSIP 主要分布于外周,但在约 50% 的纤维型 NSIP 患者中,纤维化分布趋于下肺背侧毗连胸膜的两个或更多层面(图 28.9,图 28.10)。这种胸膜下相对少见的特征对于 NSIP 纤维化和 UIP 的鉴别诊断是有利的,因为 UIP 通常于胸膜下区更加严重。

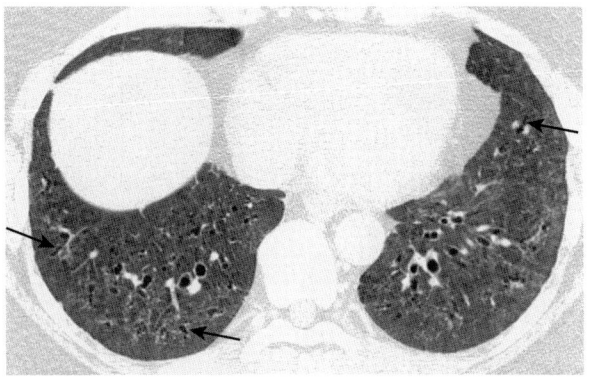

图 28.5 混合性细胞性和纤维化 NSIP。HRCT 显示弥漫性双侧磨玻璃影。少数不规则线性阴影和轻度牵拉性支气管扩张(箭)也存在。这一发现与混合细胞和纤维性 NSIP 一致。

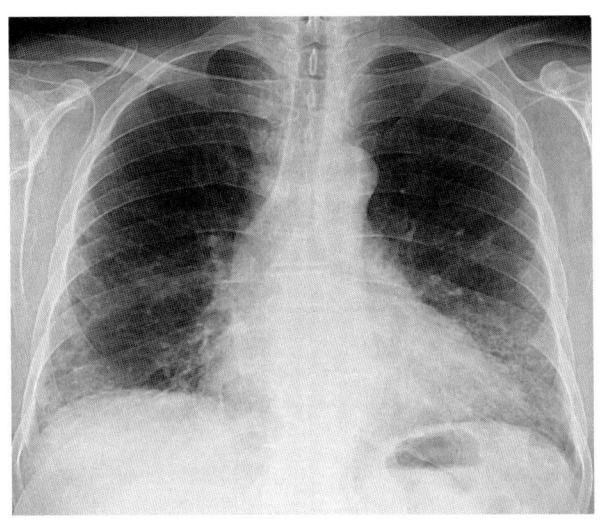

图 28.3 NSIP。后前位 X 线胸片显示模糊度增加的阴影(磨玻璃影)和网状结构主要在下肺区。

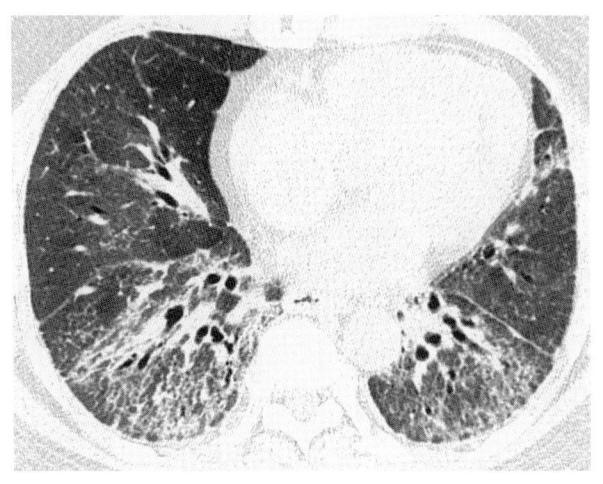

图 28.6 纤维化 NSIP。HRCT 显示双侧广泛磨玻璃影伴牵引性支气管扩张。网状结构主要存在于肺下叶,与肺下叶纤维化导致的肺下叶体积减小和主裂后移有关。

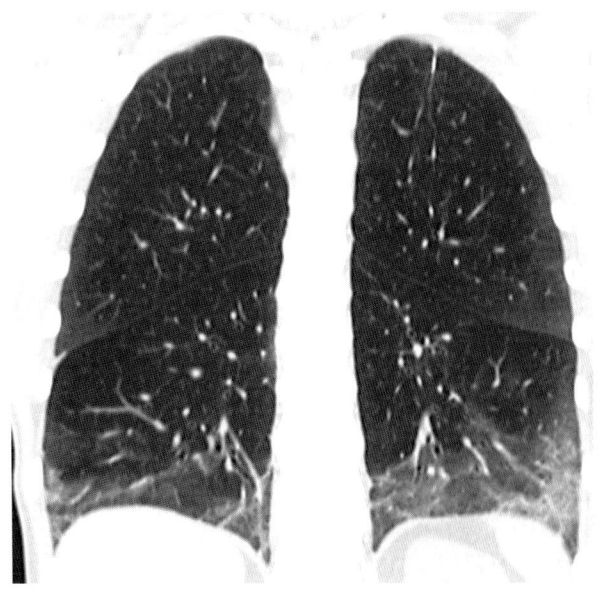

图 28.4 细胞性 NSIP。胸部冠状面 CT 显示广泛的基底磨玻璃影,无实质性牵拉性支气管扩张,与细胞 NSIP 一致。

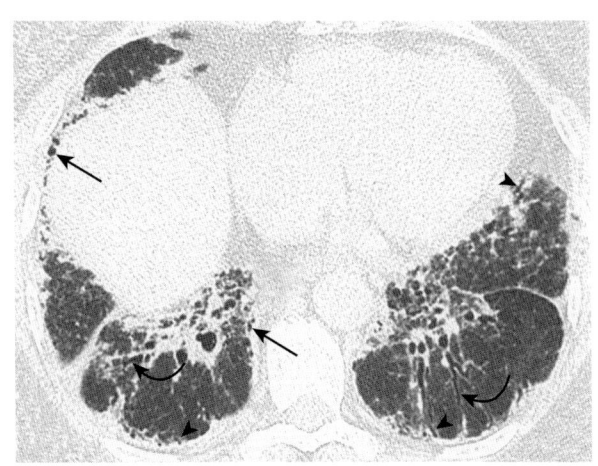

图 28.7 纤维化 NSIP。HRCT 显示双侧磨玻璃影,广泛的网状结构,牵拉性支气管扩张(弯曲箭),牵拉性细支气管扩张(箭头)和一些胸膜下蜂窝囊肿(直箭)。

图 **28. 8** NSIP:外周,支气管周围血管和基础分布。(A)上叶水平层面 HRCT 显示主要在外周和支气管周围肺区域中出现斑片状双侧磨玻璃影,伴有轻度网状和牵拉性支气管扩张。(B)肺底水平层面 HRCT 显示更广泛的双侧磨玻璃影伴有牵拉性支气管扩张。(C)冠状面 CT 重建更好地显示了主要位于周围和基底分布的磨玻璃影和肺纤维化。

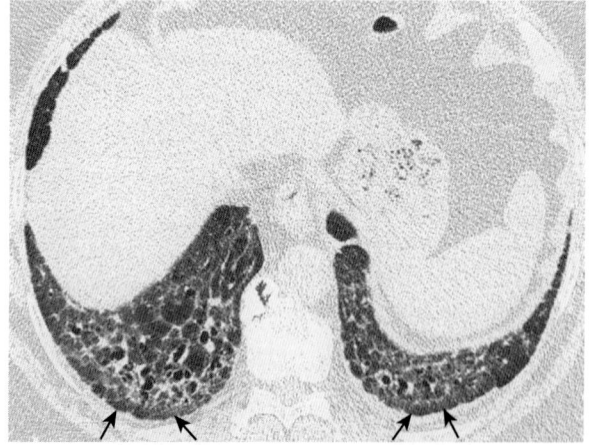

图 **28. 9** NSIP:胸膜下相对分布较少。HRCT 显示广泛的双侧磨玻璃影,牵拉性支气管扩张和网状结构。在距胸膜 1 cm 处的肺(胸膜下相对分布较少)中,紧邻胸膜的肺中网状组织(箭)的严重程度低于在胸腔中的网状组织(胸膜下相对分布较少),这一特征在至少一半的 NSIP 患者中可见。

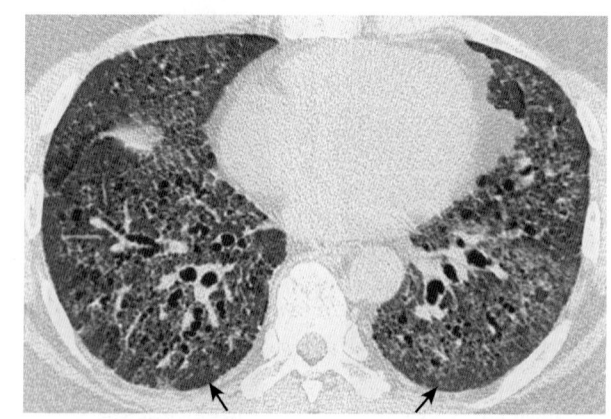

图 **28. 10** NSIP:胸膜下相对分布较少。HRCT 显示广泛的双侧磨玻璃影,牵拉性支气管扩张以及网状结构。与紧邻胸膜 1 cm 处的肺相比,紧邻胸膜肺中的网状结构(箭)的严重程度要小(箭)。这一发现有助于将 NSIP 与普通间质性肺炎区分开。

HRCT 中仅有磨玻璃影的 NSIP 患者通常为细胞型 NSIP(图 28.4)。NSIP 伴有磨玻璃影、网状影和牵拉性支气管扩张可能为细胞型(炎症)或纤维型 NSIP(图 28.5～图 28.10)。在一项研究中,研究者对 55 例 NSIP 亚型患者的 HRCT 进行对比分析,磨玻璃影程度(平均范围,实质的 30%)、实变程度(平均范围,10%)、小结节(平均范围,9%)或小叶间隔增厚(平均范围,5%)在细胞和纤维性 NSIP 之间无明显差异,纤维型 NSIP 患者的小叶线状结构(网格)(12%:8%)和牵拉性支气管扩张(15%:5%)比细胞型 NSIP 患者更明显,且 HRCT 示 13/33(39%)的纤维型 NSIP 患者可见轻度的蜂窝状结构。第二项研究中,研究人员对比分析了经肺活检证实为 6 例细胞为主,15 例炎症和纤维化各半及 15 例纤维化为主的 NSIP 患者的 HRCT 表现。第三组研究中磨玻璃影程度相似,肺实质受累平均程度为 25%～35%。三

组中平均实变程度为 10%;小叶内线状影(网状)程度累及范围,炎症为主的患者中肺实质受累程度平均为 13%,纤维化为主的患者中肺实质受累程度平均为 23%;蜂窝影在炎症为主型或炎症和纤维化各半的患者中无显示,但可见于纤维化为主的患者中(平均程度 4%)。

与纤维型为主的患者相比,NSIP 患者连续 CT 扫描显示,早期 CT 扫描上以磨玻璃影为主的患者通过治疗很有可能改善病情,且患者长期预后较好(图 28.11～图 28.13)。一项研究中,13 例经活检证实的 NSIP 患者早期 CT 扫描显示磨玻璃影和更小程度的网状影。在 HRCT 随访中,磨玻璃影程度显著减少,且与磨玻璃影减少程度相关的用力肺活量的改善。类似的结果同样出现于另一项研究中,14 例 NSIP 患者伴有多发性肌炎或皮肌炎。在第三项研究中,经病理证实的 38 例 NSIP 进行了 CT 扫描,包括 4 例细胞

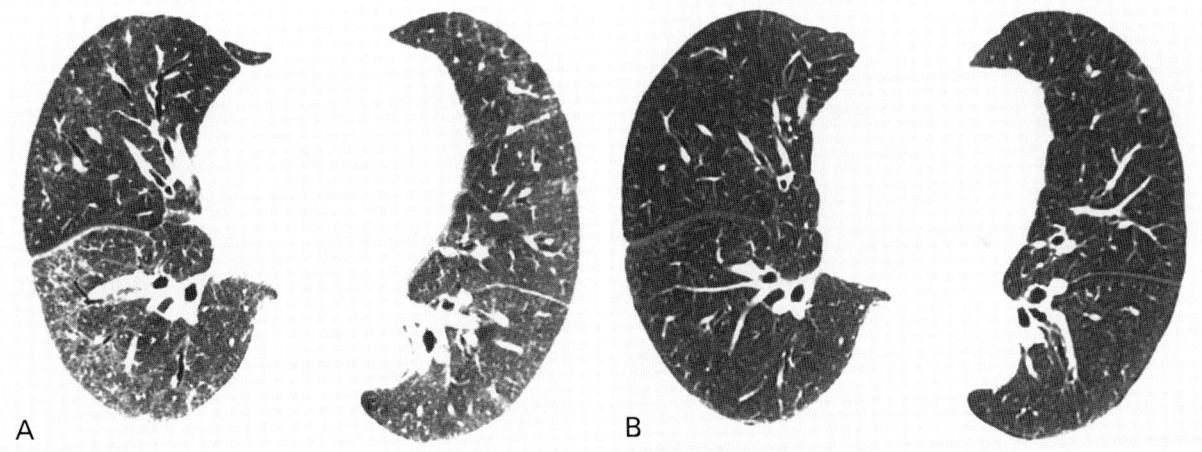

图 28.11 NSIP:治疗改善。(A)HRCT 显示双侧磨玻璃影有网状斑点。(B)HRCT 显示皮质类固醇激素治疗 7 个月后磨玻璃影得以解决。

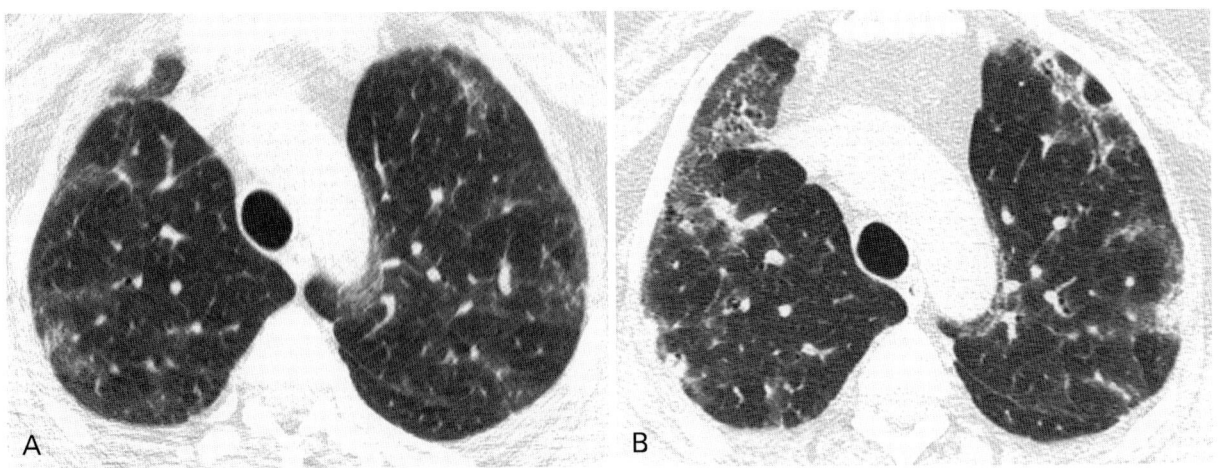

图 28.12 NSIP:5 年内轻度进展。(A)HRCT 显示双侧边缘斑片状磨玻璃影为主。(B)5 年后随访 HRCT 显示斑状磨玻璃影,局灶性实变,微小纤维化。

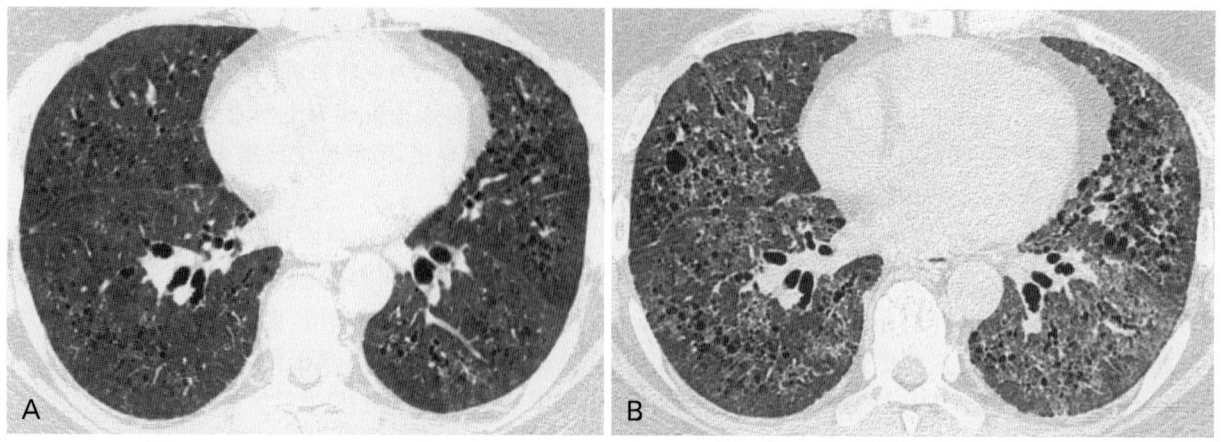

图28.13 NSIP:纤维化进展超过2年。(A)HRCT显示双侧广泛磨玻璃影,还可见网状和牵拉性支气管扩张与纤维化相一致。(B)两年后HRCT显示纤维化进展,伴有更广泛的网状结构和牵拉性支气管扩张,可见背侧区域胸膜下相对分布较少。

型NSIP,13例细胞纤维混合型NSIP和21例纤维型NSIP患者。6例(16%)患者初始CT结果为炎症(磨玻璃影和实变),32例(84%)CT显示为纤维化(网状影和蜂窝影)。在CT随访中,初始HRCT表现主要与肺实质异常程度改变有关。在平均随访约1年中,所有炎症为主患者的初始CT表现均有所改善,而32例纤维化为主的患者仅7例(22%)有所改善,6例(19%)加重恶化,19例(59%)无改变。病理结果与随访CT改变之间无明显相关。

近80%的NSIP患者CT显示纵隔淋巴结明显增大。淋巴结增大常为轻度,短轴直径约10~15mm,仅累及单个或两结节(最常见于右下气管旁或隆突区)。NSIP纵隔淋巴结肿大的发病率与IPF相似。淋巴结肿大在以磨玻璃影为主或网状影为主的患者中无明显差异,然而NSIP患者病变程度与淋巴结肿大之间存在正相关。

与IPF患者相似的是,NSIP患者也可能由于感染、肺栓塞、气胸或心脏衰竭症状而突然急剧恶化。有时急性恶化却无确切的原因,被称为NSIP急性发作期或加速期。据估计,急性加重的1年频发率见于约4%的特发性NSIP患者和3%的与胶原血管病(类风湿关节炎和硬皮病)相关的NSIP患者,病理结果包括机化性肺炎或更常见的是叠加于NSIP背景下的弥漫性肺泡损伤,HRCT表现包括广泛磨玻璃影和网状影合并实变(图28.14)。

(五)鉴别诊断 虽然在临床表现与慢性间质性肺疾病一致的患者中出现广泛的双侧磨玻璃影叠加细小网状物,提示NSIP的可能性,但在HRCT上很

难作出明确的诊断。NSIP的HRCT表现可类似隐性机化性肺炎、过敏性肺炎和IPF。隐性机化性肺炎(特发性闭塞性细支气管炎、机化性肺炎)常可通过实变特征加以鉴别,其主要分布于肺底及肺周区。过敏性肺炎典型表现为双侧磨玻璃影,边界不清的小叶中心结节且小叶区的空气阻塞。然而有时,NSIP组织学类型可能仅为过敏性肺炎或以其为主,且与HRCT结果可能一致。在NSIP同慢性过敏性肺炎和IPF相鉴别方面,Silva等评估了66例患者中HRCT在区分NSIP与慢性过敏性肺炎和IPF方面的准确性。两位独立的胸部放射科医生对70/132例(53%)作出了可靠的诊断,此诊断准确性为66/94(94%)。NSIP的HRCT最佳鉴别特征为胸膜下相对少见,缺乏低衰减结节和蜂窝影。慢性过敏性肺炎HRCT最佳鉴别特征为存在小叶区的密度增高影和小叶中心结节,缺乏较低的异常带状影。IPF的HRCT最佳鉴别特征是蜂窝影为主,且缺乏胸膜下分布及小叶中心结节。

NSIP和IPF之间的鉴别常最重要且最困难(表28.1)。研究者对比了连续53例有临床症状的且已行肺活检的UIF和NSIP患者的HRCT,最后诊断IPF 32例,NSIP 21例。UIP的HRCT诊断敏感性和特异性分别为63%、70%,NSIP分别为70%、63%。NSIP鉴别IPF最有用的发现为更大程度的磨玻璃影(磨玻璃影每增加1%,其优势比增加1.04)。当4位独立观察者一致同意该诊断(即为UIP或NSIP特征发现)时,该诊断的准确性为96%;然而,观察者一致同意的仅为45%病例。

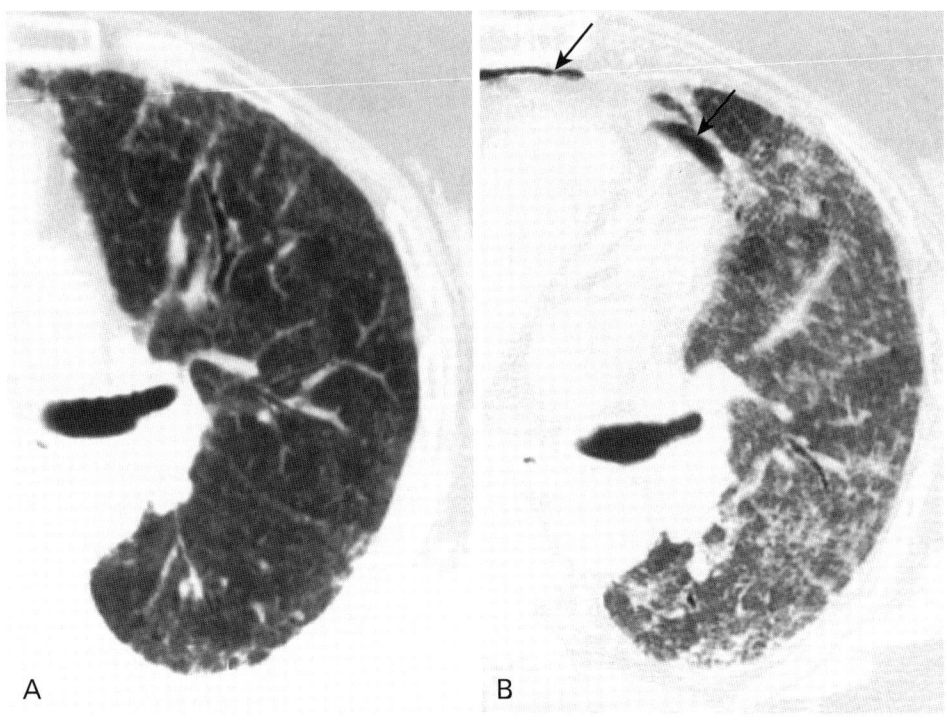

图 28.14 81 岁,女性,特发性 NSIP,急性加重。(A)以左主支气管水平层面左肺为靶点的 HRCT 表现为轻度周围网状结构和斑片状磨玻璃影。(B)6 个月后,当患者出现急性恶化时,在相同层面上获得的 CT 显示磨玻璃影和网状结构增加,还有一个小的纵隔气肿(箭)。患者在第二次 CT 扫描后 10 d 死亡。尸检显示弥漫性肺泡损伤,其表现与纤维化 NSIP 一致。(由日本库鲁姆大学医学院 Kiminori Fujimoto 博士提供)

表 28.1 普通型间质性肺炎和非特异性间质性肺炎的临床、组织学、CT 特征

	普通型间质性肺炎	非特异性间质性肺炎
临床表现		
平均年龄(y)	50~70	40~50
临床症状	进行性干咳和呼吸困难	进行性干咳和呼吸困难
对糖皮质激素的反应	差	好
平均生存期(y)	2~4	纤维化 NSIP 为 6~14
		细胞性 NSIP15
病理学表现		
整体外观	异质的	同质的
间质性炎症	轻度	通常突出
间质纤维化	轻度到广泛的;均匀的	轻度到广泛;均匀的
纤维母细胞灶	突出	无或少
蜂窝影	常见	不常见
HRCT		
网状影	典型最突出特征:胸膜下	可变的;不广泛;通常下叶背区相对分布少
磨玻璃影	轻度;通常与网状有关	始终存在;通常最突出的特征
支气管扩张	常见	常见
蜂窝影	常见;典型的胸膜下和基底部	出现不常见;出现时轻度

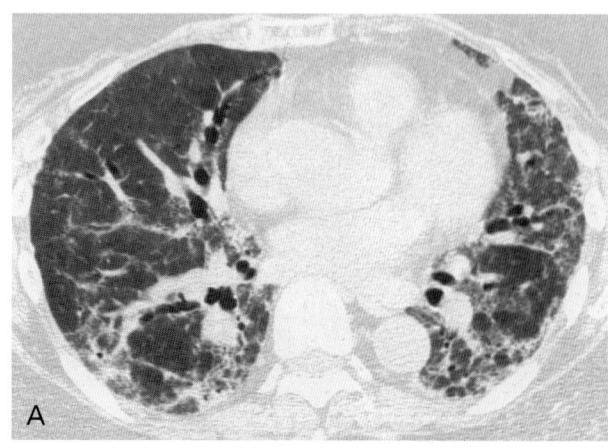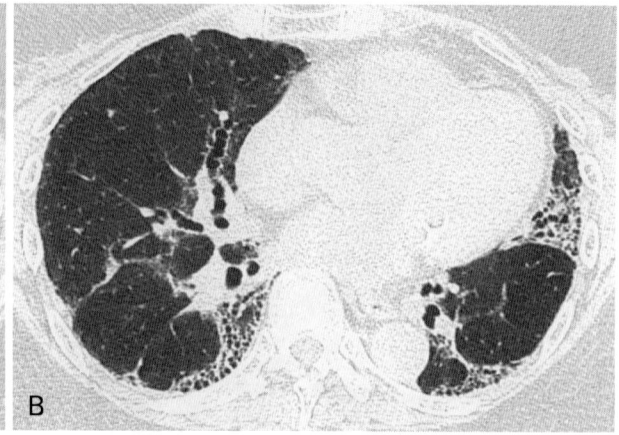

图28.15 NSIP类似IPF的进展超过4年。(A)右肺中叶支气管水平层面HRCT显示广泛的磨玻璃影,轻度网状组织和牵拉性支气管扩张。(B)4年后以类似水平层面HRCT显示磨玻璃影程度明显降低,网状和牵拉性支气管扩张增加,并可见一些胸膜下蜂窝状囊肿。CT的随访结果类似于IPF。该患者是一名78岁的男性,在初次CT扫描时经活检证实为NSIP。

第二项研究中47例经活检证实的IPF($n=22$)或NSIP($n=25$)患者均由两位胸部放射学医师独立观察。IPF和NSIP的CT诊断准确性分别为88%和73%。对于IPF来说,蜂窝影为其主要特征,特异性为96%,敏感性为41%,阳性预测值为90%。此征象仅见于1例纤维型NSIP患者中(两位阅片者)。相反,主要特征为磨玻璃影、网状影伴少量或无蜂窝影,或两者同时出现见于48/50(96%)的NSIP和26/44(59%)UIP患者,对于NSIP来说,其敏感性为96%,特异性为41%。

第三项研究对比了92例经活检证实的各种特发性间质性肺炎患者的HRCT,两位独立观察者对79%的病例作出正确的诊断。多变量逻辑回归分析示鉴别IPF与NSIP最有用的征象为蜂窝影的程度,蜂窝影平均程度占肺实质比,IPF为4%,细胞型NSIP为0.3%,纤维型NSIP为0.6%。

总之,各种不同的研究表明,许多患者的HRCT可鉴别NSIP和IPF。虽然HRCT见以肺周和肺底为主的蜂窝影,结合适当的临床表现,可作出IPF诊断,但是NSIP的诊断却通常需要手术活检。Silva等指出一个长时间的随访(≥3年),近30%的NSIP患者的最初HRCT特征进展为与IPF相同的征象(图28.15)。在这项研究中,无法通过CT征象来把随访期间处于NSIP影像特征阶段的NSIP同进展为IPF征象的NSIP相鉴别开来。

即使NSIP的病理诊断亦不能确立最后诊断。NSIP是对各种药物的一种常见反应性疾病,常与结缔组织病相关,特别是硬皮病,其可作为过敏性肺炎的一种组织学表现。因此,在作出特发性NSIP诊断之前,需通过仔细的临床评估、排除。在临床实践中,外科活检的应用不足,在慢性间质性肺病患者中,只有不到15%的人做过外科活检。即使患者进行了肺活检,病理学家在诊断间质性肺疾病,特别是NSIP方面仍存在相当大的分歧。

(六)治疗方案概要　多数NSIP患者经皮质类固醇治疗后病情好转或稳定,其中一些患者可能需要添加免疫抑制剂。

要点

- NSIP在组织学上的特征是由于炎症或纤维化或两者同时引起的肺泡壁均匀扩张
- NSIP患者往往比IPF患者(年龄中位数为40~50岁)年轻
- NSIP临床表现类似于IPF
- NSIP的预后比IPF好;细胞NSIP的预后要好于纤维化NSIP
- NSIP的影像学检查结果主要是在下肺区域出现阴影和网状结构
- HRCT通常显示双侧对称的磨玻璃影,并有细网状和牵拉性支气管扩张
- 60%~90%的病例以下肺区为主
- 50%~70%的病例以外周为主
- 约占50%的患者下叶背侧区域紧邻胸膜的两个或多个水平的肺部分相对分布较少,对诊断具有高度特异性
- 仅有磨玻璃影的患者患有蜂窝状NSIP

- 有磨玻璃影、网状和牵拉性支气管扩张的患者可能主要患有细胞性（炎症性）或纤维化性NSIP
- 在首次 CT 扫描中磨玻璃影占主导地位的患者比网状影占主导地位患者的症状更有可能得到改善

推荐阅读

Kligerman SJ, Groshong S, Brown KK, Lynch DA. Nonspecific interstitial pneumonia: radiologic, clinical, and pathologic considerations. *Radiographics*. 2009; 29 (1):73 – 87.

Lynch DA, Travis WD, Müller NL, et al. Idiopathic interstitial pneumonias: CT features. *Radiology*. 2005; 236:10 – 21.

参考文献见 ExpertConsult . com .

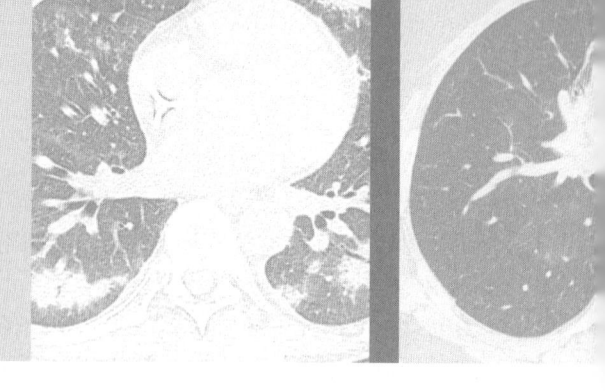

第29章

隐源性机化性肺炎/继发性机化性肺炎[*]

Jonathan H. Chung | Christopher M. Walker

机化性肺炎(OP)是以肺泡管和周围肺泡内出现肉芽组织息肉为特征的一种组织学类型,并与周围肺实质的慢性炎症相关。由于肉芽组织息肉也经常累及细支气管,因此这种类型以前被称为闭塞性细支气管炎性机化性肺炎(BOOP)。然而,考虑到这一病种与细支气管炎性闭塞(同义词:闭塞性或缩窄性细支气管炎)容易相混淆,这一术语已经不再受欢迎。

OP可能与多种潜在疾病有关,包括感染、结缔组织疾病、炎症性肠病、吸入性损伤、过敏性肺炎、药物反应、放射治疗和误吸。然而,在一些患者中,未发现潜在的原因,这种情况被称为隐源性机化性肺炎(COP)(表29.1)。

(一)病因、患病率和流行病学 COP占特发性间质性肺炎病例的4%~12%。COP的确切发病率和患病率尚不清楚,因为许多病例尚未确诊,文献中描述的病例通常基于推断性诊断。尽管认为COP和继发性OP发生率相似,但继发性OP的原因通常难以确定或不被彻底追查。

冰岛的一项以人群为基础的OP流行病学调查估计,OP的年平均发病率为1.97/10万,其中COP、继发性OP分别为1.10/10万、0.87/10万。COP的性别分布均等,非吸烟者的COP约为吸烟者的两倍,出现的平均年龄为50~60岁(范围20~80岁)。偶尔,COP可能有季节性复发。在一项研究中,作者报道了12例COP季节性复发患者,持续3~11年;在所有12例患者中,症状于每年2月底至5月初反复出现,并且其严重程度有逐年加重的趋势。据报道,

表29.1 与OP相关的疾病

- 特发性(隐源性机化性肺炎)
- 结缔组织病
- 药物反应
- 感染(包括细菌、支原体、真菌和肺孢子菌)
- 与人类免疫缺陷病毒有关
- 误吸
- 出血
- 过敏性肺炎
- 恶性肿瘤(实体瘤和血液病)
- 移植后(特别是干细胞移植)
- 辐射后
- 吸入性损伤(毒烟或烟雾吸入)
- 血管炎综合征[特别是肉芽肿伴多血管炎和嗜酸性肉芽肿合并多血管炎(Churg-Strauss综合征)]
- 炎症性肠病
- 与其他病变(如梗死、脓肿和肿瘤)相邻的非特异性反应
- 可卡因滥用
- 炭疽疫苗接种(罕见)

1例复发COP始于月经期前2~3 d,并在5~10 d内消退。

(二)临床表现 患者通常表现为咳嗽和进行性呼吸困难,持续时间相对较短(中位数,<3个月),咳嗽可为干咳或产生清痰,其他常见表现包括体重减轻、发冷和间歇性发热,临床表现酷似社区获得性肺炎,听诊通常发现局部或广泛的噼啪声,无杵状指。

* 编者和出版社感谢 Nestor L. Müller 博士和 C. Isabela Silva Müller 博士为本书上一版相关主题提供的材料。这是本章的基础。

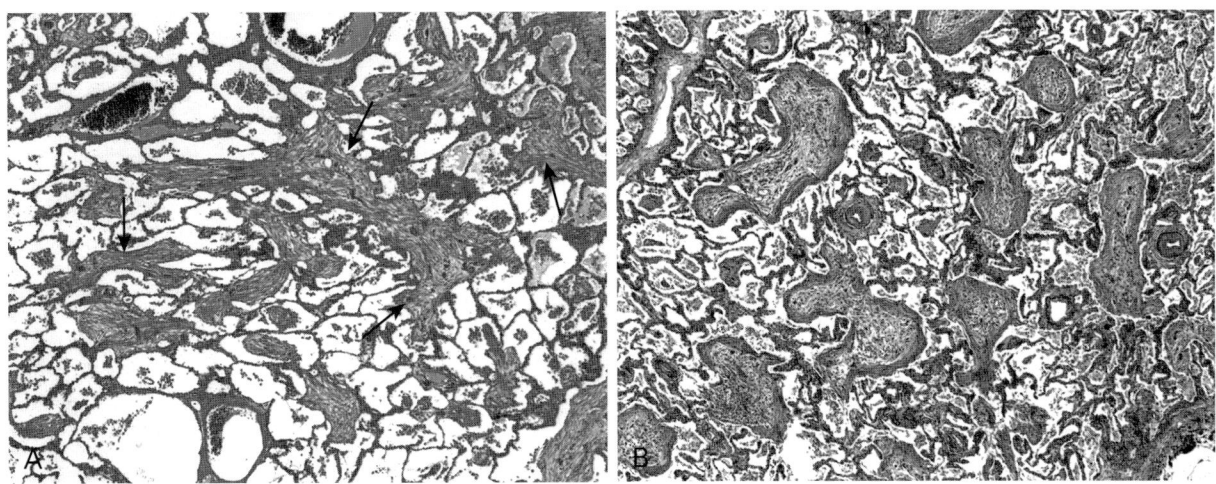

图 29.1 OP:典型的组织学表现。(A)低倍显微照片显示肺泡和邻近气腔中的特征性肉芽组织息肉(箭),也显示有轻度间质炎症。(B)Mavat 五氯苯酚染色以蓝色突出肉芽组织息肉。(鸣谢 Dr.John English, Department of pathology, Vancouver General Hospital, Vancouver, Canada.)(见彩色插页)

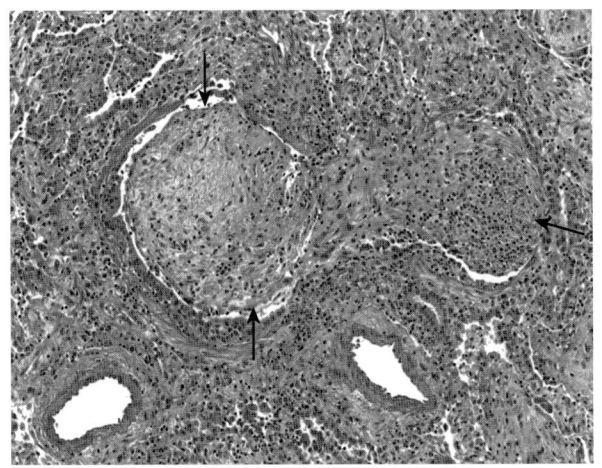

图 29.2 OP:组织学表现。高倍镜显示细支气管腔内的肉芽组织息肉(Masson 体)(箭)。(鸣谢 Dr. John English, Department of pathology, Vancouver General Hospital, Vancouver, Canada.)(见彩色插页)

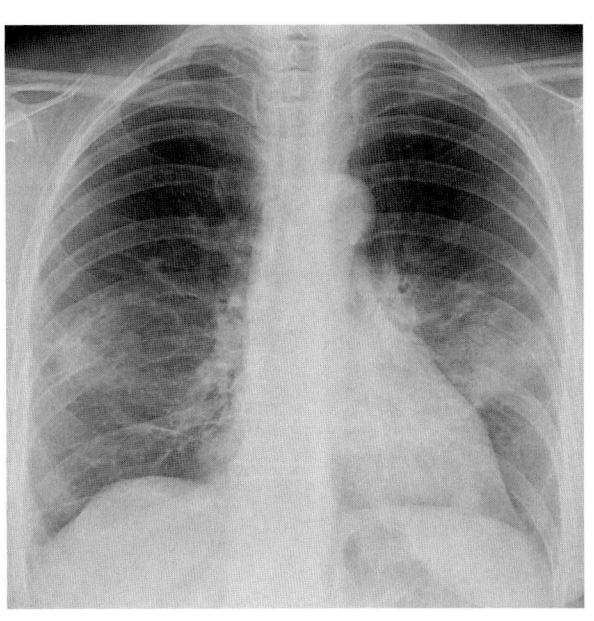

图 29.3 OP:放射学表现。后前位胸部 X 线片显示双侧斑片状实变区域和磨玻璃影。

(三) 病理生理学

1. **病理学** OP 的组织学特征是肺泡管内和周围肺泡内的肉芽组织腔内栓塞的出现(图 29.1),呼吸细支气管内伴有或不伴有肉芽组织息肉(图 29.2),其分布呈典型的斑片状,并且结缔组织的年限相同。轻度相关间质炎症的典型表现为 Ⅱ 细胞化生和肺泡巨噬细胞的增多。尽管美国胸科学会/欧洲呼吸学会的共识将 COP 归类为特发性间质性肺炎,但其异常主要是在肺泡内。

2. **肺功能** 肺功能检查通常表现为轻度至中度限制性通气模式,肺总量和肺活量下降,气体交换受损,伴有一氧化碳扩散能力下降,患者常有低氧血症。

(四) 影像学表现

1. **X 线** OP 最常见的 X 线表现包括双侧对称或不对称的实变区(图 29.3,图 29.4)。实变通常呈斑片状分布,但主要累及胸膜下区域。有时,实变区域可迁移,实变区域的大小减小,以前未受影响的区域出现实变,如一个不寻常的"漂浮"实变,两侧实变区在数月内向头侧迁移,到达肺尖后逐渐消失。

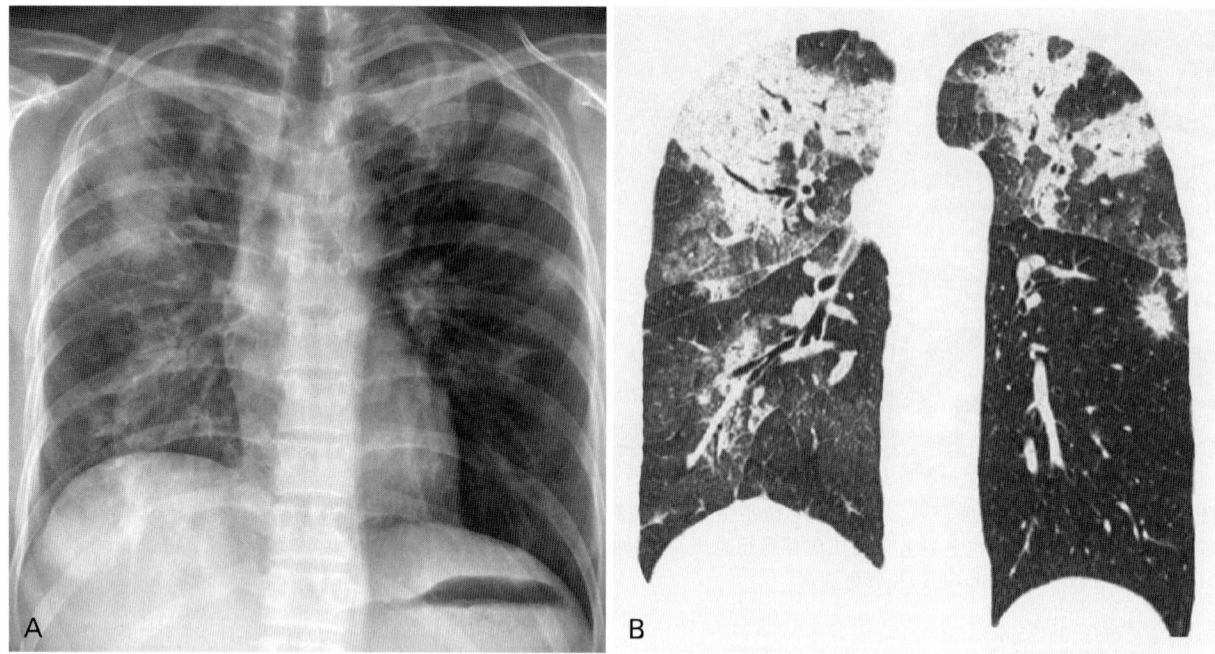

图 29.4 OP:X 线和 CT 表现。(A)后前 X 线胸片显示双侧多灶性和融合性实变,主要累及上叶。(B)冠状面 CT 重建显示以支气管周围分布为主的实变,也显示有双侧磨玻璃影。

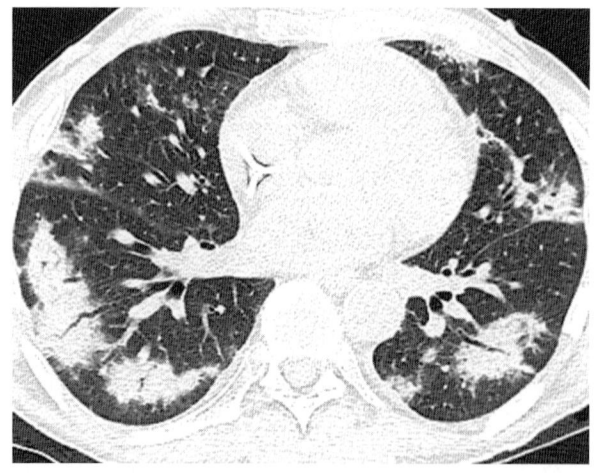

图 29.5 OP:圆形肿块样实变。CT 显示双侧圆形和椭圆形支气管周围血管区域的实变。

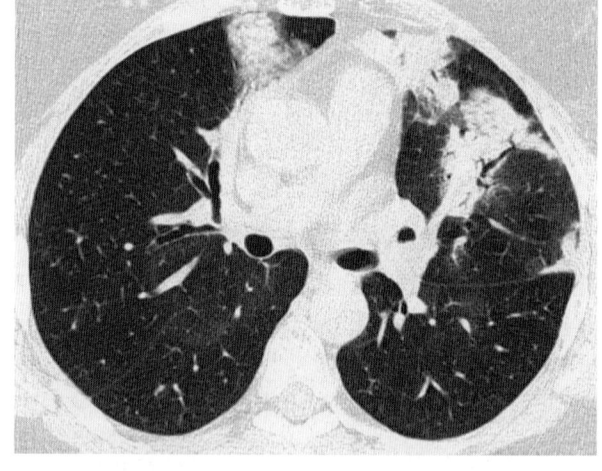

图 29.6 OP:HRCT 表现。HRCT 显示双侧上叶周围和支气管周围区域的实变。

单个实变区大小的范围从大约 1 cm 到几乎整个肺叶,边缘模糊,可含有空气支气管征;肺体积可不变或减少;有时,实变区域可为圆形,形成多个大结节阴影或肿块;可见小结节状、网状或网状结节状阴影类型,与气腔阴影有关,或偶尔作为孤立性发现。约 20%的患者出现单侧或双侧少量胸腔积液。

2. CT   OP HRCT 的特征性表现由斑片状实变区组成。肺实变通常为双侧,最常见的是主要累及中、下肺区。在 60%~80%的病例中,实变分布以支

气管周围或胸膜下为主(图 29.5~图 29.7)。实变区域的大小可减小,以前未受影响的区域可出现实变(图 29.8)。OP 的另一个特征是小叶周围型,见于约 60%的患者(图 29.9)。小叶周围型定义为较厚的线性阴影,与增厚小叶间隔处的阴影相比,其边界不锐利,并有拱形状或多边形表现。小叶周围型常毗邻胸膜表面,并由充气肺实质围绕。小叶周围型是小叶周围肺泡内组织渗出物积聚的结果,组织学检查可有或无小叶间隔增厚。不太常见的是,OP 围绕磨玻

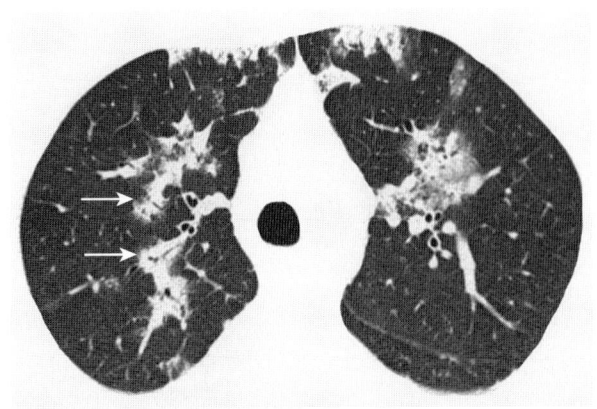

璃影区域可形成新月形或环形阴影,这些被称为环状珊瑚岛征或反晕征。大约 20% 的 OP 患者有反晕征(图 29.10,图 29.11)。组织病理学上,磨玻璃影的中心区域显示与肺泡间隔炎症相对应,而环形或新月形周围主要与肺泡管内的 OP 相对应。环状珊瑚岛征或反晕征不是 OP 的特征,可见于肺炎(典型的毛霉病和肺结核)、肉芽肿性多血管炎、肺梗死和结节病;然而,在亚急性到慢性的情况下,它通常诊断为 OP。

图 29.7 OP:HRCT 表现。HRCT 显示双侧呈支气管周围(箭)和胸膜下分布的实变区域。

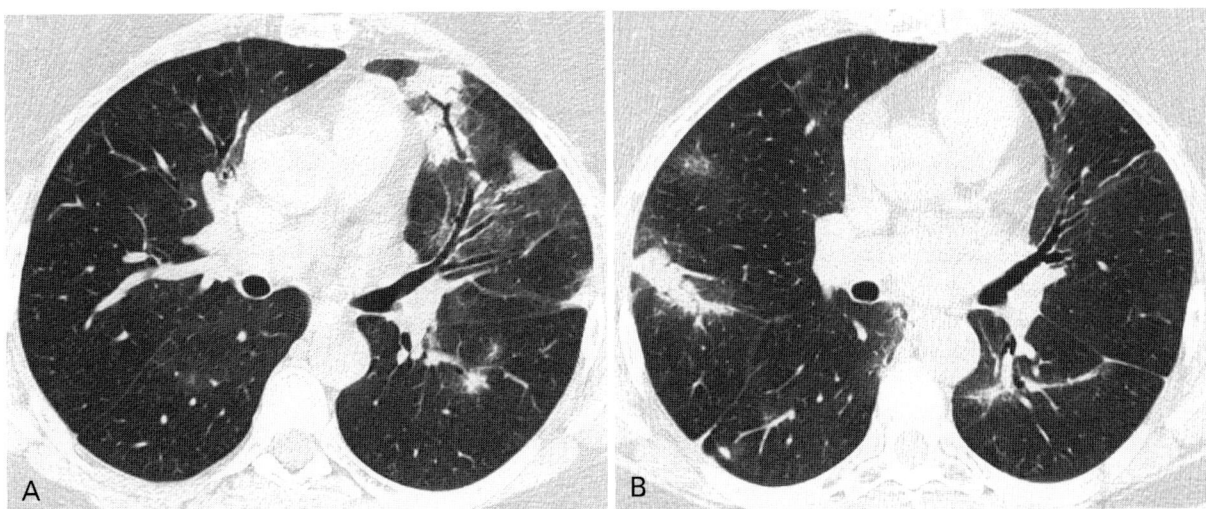

图 29.8 伴迁移性实变的 OP。(A)HRCT 显示左肺上、下叶支气管周围区域实变和双侧斑片状磨玻璃影。(B)6 个月后 HRCT 显示左肺的实变区域有明显的改善,但右肺上叶和双肺下叶出现了新的实变病灶和磨玻璃影。

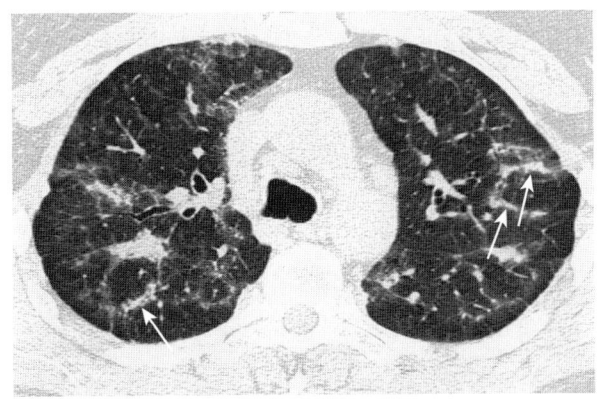

图 29.9 伴小叶周围阴影的 OP。HRCT 显示双侧磨玻璃影和多边形线状阴影(箭),多边形线状阴影构成了次级肺小叶的边。这些多边形的拱形反映了小叶间隔附近肺泡中实变的存在,并被称为小叶周围阴影或小叶周围型。

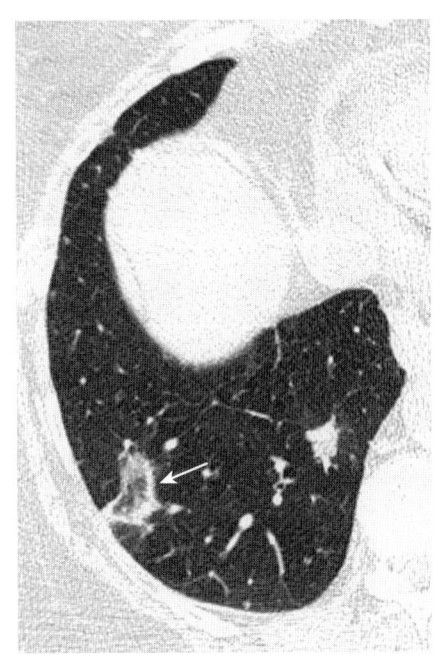

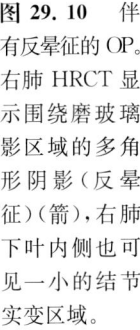

图 29.10 伴有反晕征的 OP。右肺 HRCT 显示围绕磨玻璃影区域的多角形阴影(反晕征)(箭),右肺下叶内侧也可见一小的结节实变区域。

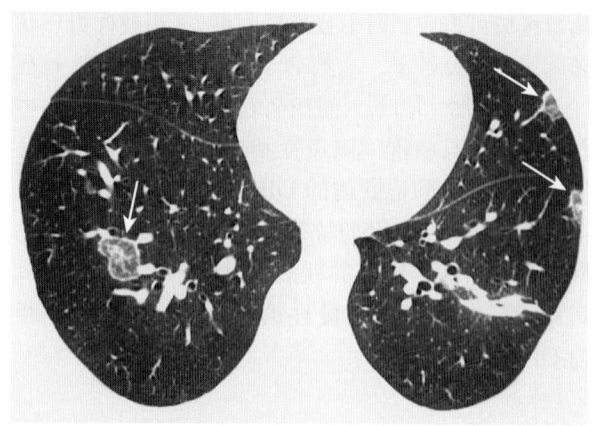

图 29.11 继发于感染的伴有反晕征的 OP。HRCT 显示双侧围绕磨玻璃影区域的新月形和环状实变(反晕征)(箭),左肺下叶也可见带状实变区域。

90%~95%的免疫功能正常的 OP 患者出现实变,但在免疫功能低下的患者中较少见。在一项研究中,11 例免疫功能低下的患者中只有 5 例(45%)出现实变。OP 较少见的表现包括磨玻璃影、小叶中心结节、大结节或肿块样实变区(图 29.5)。大约 60%的患者出现磨玻璃影,通常与实变区有关(图 29.6~图 29.11)。有时,在 HRCT 上,磨玻璃影可能是 OP 主要的或唯一的表现(图 29.12),磨玻璃影通常呈双侧或随机分布。光滑的间隔增厚可见于磨玻璃影(铺路石征)。CT 病理对照显示,磨玻璃影与肺泡间隔炎症的存在有关,但在肉芽组织中较少。

30%~50%的患者出现 1~10 mm 的结节性阴影,通常与实变区有关(图 29.13)。CT 病理对照显示,实质结节代表 OP 的局限性区域,以异常细支气管为中心。偶尔,OP 可表现为大结节或肿块样实变区。在一项连续 59 例 COP 患者的研究中,12 例(20%)有直径为 8 mm~5 cm 的结节和肿块,是疾病的主要表现,每位患者的大结节数目为 2~8 个。在 12 例患者的 60 个病灶中,53 例(88%)有边缘不规则,27 例(45%)有空气支气管征。在 5%~25%的 COP 患者中,不规则的线状阴影主要出现在胸膜下、支气管周围或随机分布,并与实变区域有关,这种情况在继发性干细胞移植后可能更为常见。在一项研究中,约有一半由干细胞移植引起的 OP 病例胸部 CT 上呈线状阴影;偶尔,网状阴影可能是主要的发现。

在 HRCT 上,广泛实变的患者可有支气管壁增厚和扩张,并通常局限于这些区域。支气管扩张通常是可逆的,实变异常消退后,支气管直径恢复正常。20%~40%的患者右侧气管旁或隆突下淋巴结轻度

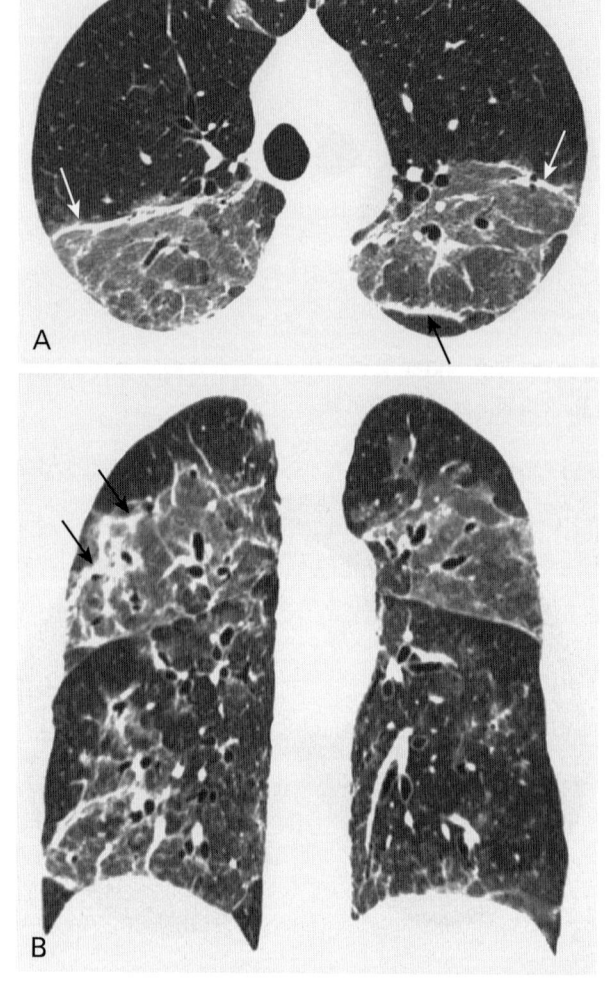

图 29.12 OP:磨玻璃影和反晕征。(A)伴有免疫功能低的 OP 女性患者,HRCT 显示双侧广泛的磨玻璃影、少量小结节阴影及双侧围绕磨玻璃影区域的新月形和环状实变(反晕征)(箭)。(B)冠状面 CT 重建显示磨玻璃影和反晕征(箭)的总体范围和分布。

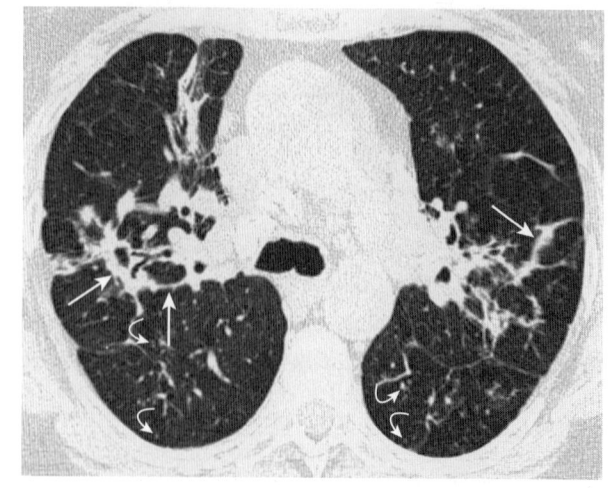

图 29.13 伴小结节的 OP。HRCT 显示小叶周围型(直箭)和数个小的小叶中心结节(弯箭),也可显示斑片状磨玻璃影和少量不规则线状阴影。

肿大。在 HRCT 上,10%～30% 的患者可见少量单侧或双侧胸腔积液。

(五) 影像检查的选择 胸部 X 线通常是评估 OP 患者所使用的第一种且常是唯一的成像方式。HRCT 有助于疑似且 X 线表现为非特异性 OP 患者。在显示 OP 的特征、OP 的支气管周围和胸膜下分布及小叶周围型的出现方面,HRCT 优于 X 线。鉴于其炎症性质,OP 在 PET-CT 上通常浓聚氟脱氧葡萄糖(FDG)(图 29.14)。考虑到 OP 的多灶性及其常见的特征性影像学表现,这通常不是一个诊断问题;然而,考虑到其与腺癌影像学表现的相似性,必须特别注意不要将局灶性 OP 与肺癌相混淆。

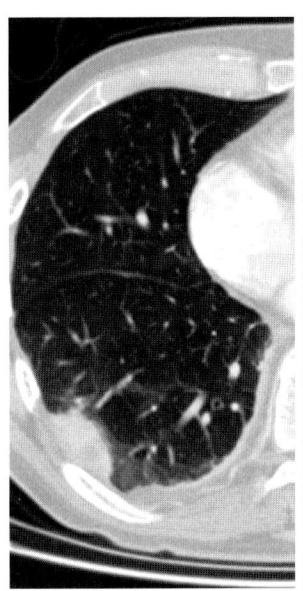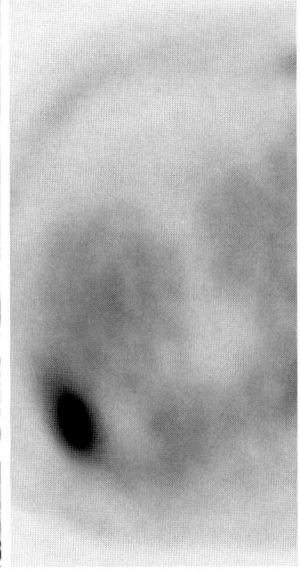

图 29.14 伴浓聚 FDG 的 OP。轴面对比增强 CT(左图)和 PET(右图)的融合图像显示浓聚 FDG 的右肺下叶胸膜下的肿块(最初被认为是原发性肺癌)。

典型征象

- 80%～90% 的患者出现斑块状实变区
- 通常为双侧
- 支气管周围或胸膜下分布占 60%～80%
- 小叶周围型占 60%
- 磨玻璃影区域呈新月形或环形阴影(反晕征),占 20%
- 60% 的患者出现磨玻璃影,通常与实变有关
- 30%～50% 的患者出现直径 1～10 mm 的结节阴影

(六) 鉴别诊断 COP 的鉴别诊断包括继发于基础疾病的 OP,如感染、结缔组织病(尤其是类风湿关节炎和多发性肌炎)、炎症性肠病、吸入性损伤、过敏性肺炎、药物反应、放射治疗和误吸。在适当的临床情况下,尽管使用了抗生素,但支气管周围或胸膜下实变在数周以后仍在增加,这高度提示 OP。表现为双侧斑片状阴影患者的放射学鉴别诊断包括细菌性肺炎、真菌性肺炎、病毒性肺炎、腺癌、淋巴瘤、血管炎、结节病和慢性嗜酸性粒细胞性肺炎(CEP)。结合临床发现,支气管肺泡灌洗和经支气管活检可以排除大多数这些病种。

在 HRCT 上,COP 通常很容易与其他慢性间质性肺和气道肺部疾病鉴别。一组研究人员回顾了 129 例患有各种特发性间质性肺炎患者(包括 24 例 COP)的 HRCT 结果。平均而言,根据 HRCT 上的异常类型和分布情况,两名独立的观察者作出了如下正确的首选诊断,24 例 COP 的 79%、35 例普通间质性肺炎的 71%、23 例脱屑性间质性肺炎的 63%、20 例急性间质性肺炎的 65%、27 例非特异性间质性肺炎的 9%。COP 主要分布于胸膜下,与 CEP 相似。

在一项研究中,作者比较了 38 例 COP 患者和 43 例 CEP 患者的 HRCT 结果。气腔实变是最常见的 HRCT 表现,见于 87% 的 COP 和 74% 的 CEP,并且 66% 的 COP 患者和 56% 的 CEP 患者以周边分布为主。在 COP 中,支气管周围分布的实变比在 CEP 中更常见(29% *vs.* 9%)。COP 和 CEP 之间的头尾实变分布没有明显差异。CT 上最有用的鉴别特征是结节的出现,结节分别见于 32% 的 COP 患者和 5% 的 CEP 患者。在临床实践中,可以根据临床病史和实验室检查容易地作出鉴别诊断。约 50% 的 CEP 患者有哮喘,并且大多数患者有外周嗜酸性粒细胞增多症。

多发性大结节和肿块患者的鉴别诊断包括肺转移瘤、淋巴瘤、肉芽肿性多血管炎和肺部感染(包括脓毒性栓子)。尽管在许多情况下,可以根据临床表现和经支气管活检对 OP 作出可靠的诊断,但在某些情况下,可能需要电视胸腔镜手术活检才能最终确诊。

(七) 治疗方案概要 经口服皮质类固醇或免疫调节剂治疗后,大多数患者的临床和放射学表现完全缓解。然而,在相当数量的患者中,当减少或停止药物治疗时,疾病会复发。15% 的 COP 患者有进行性疾病。与没有网状结构的患者相比,在 X 线胸片或 HRCT 上有网状阴影的 COP 患者对治疗的反应较小。在一项对 7 例 X 线胸片呈弥漫性网状阴影的 COP 患者的研究中,有 3 例经类固醇治疗后没有改

善,另有 2 例死于进行性肺病。在最近的一项研究中,在 6 例以网状结构异常为主要类型的患者中,没有一例在后续的影像中显示完全消除。偶尔,OP 患者可出现暴发性病程,从而导致死亡或严重的纤维化。

要点

- OP 是一种常见的组织学反应类型,与感染、结缔组织病、炎症性肠病、吸入性损伤、过敏性肺炎、药物反应、放疗和抽吸相关或继发。在诊断隐源性机化性肺炎之前,必须排除这些情况
- 临床表现常酷似肺炎,包括咳嗽、进行性呼吸困难和低热
- 在适当的临床情况下,尽管使用了抗生素,但双侧实变区域在数周以后仍在增加,这提示 OP。大多数患者可结合临床和放射学结果以及经支气管活检来作出 OP 的诊断
- OP HRCT 特征性表现包括双侧支气管周围或胸膜下分布的实变区,常与小叶周围型有关。在亚急性到慢性的情况下,环状珊瑚岛征或反晕征对 OP 具有相当的特异性

推荐阅读

ATS/ERS Committee on Idiopathic Interstitial Pneumonias. An official American Thoracic Society/European Respiratory Society statement: update of the international multidisciplinary classifi cation of the idiopathic interstitial pneumonias. AmJ Respir Crit Care Med. 2013; 188 (6): 733 - 748.

Kligerman SJ, Franks TJ, Galvin JR. From the radiologic pathology archives: organization and fibrosis as a response to lung injury in diffuse alveolar damage, organizing pneumonia, and acute fibrinous and organizing pneumonia. Radiographics. 2013; 33 (7): 1951 - 1975.

Lynch DA, Travis WD, Müller NL, et al. Idiopathic interstitial pneumonias: CT features. Radiology. 2005; 236: 10 - 21.

参考文献见 ExpertConsult.com.

第30章

急性间质性肺炎 [*]

Jonathan H. Chung | Christopher M. Walker

急性间质性肺炎(AIP)是一种病因不明的严重急性疾病,常发生于既往健康的个体中,组织学表现为弥漫性肺泡损害。AIP 的临床、影像学、病理表现与 ARDS 相同,唯一的区别是病因不明,AIP 本质上为特发性 ARDS。

(一)发病率和流行病学 AIP 罕见,无性别倾向,发病与吸烟无关,平均发病年龄为 50～60 岁(范围 7～83 岁)。

(二)临床表现 前驱症状常与上呼吸道病毒性感染相关,伴有发热、寒战、肌肉痛和关节痛,其次是干咳和急进性严重呼吸困难。在明确诊断之前,约 2/3 的患者症状持续少于 1 周,1/3 的患者症状持续 60 d。

(三)病理生理学

1. 病理学 组织学表现为弥漫性肺泡损伤(图 30.1)。急性渗出期表现为水肿、透明膜形成、急性间质性炎症和肺泡出血。机化期(增殖期)表现为疏松的机化纤维和 Ⅱ 型肺泡细胞增生。幸存者 2 周以后因广泛性肺结构重塑而进展到慢性纤维化期,重度纤维化患者出现蜂窝肺,偶尔会发展为囊性肺纤维化。组织学特征不能区分 AIP 引起弥漫性肺泡损害和已知病因的弥漫性肺泡损害。

2. 肺功能 主要功能异常为限制性通气功能障碍(总肺容量和肺活量减低)和气体交换功能障碍,导致进行性低氧性呼吸衰竭。

(四)影像学表现

1. X 线 AIP X 线胸片表现与 ARDS 相似,表

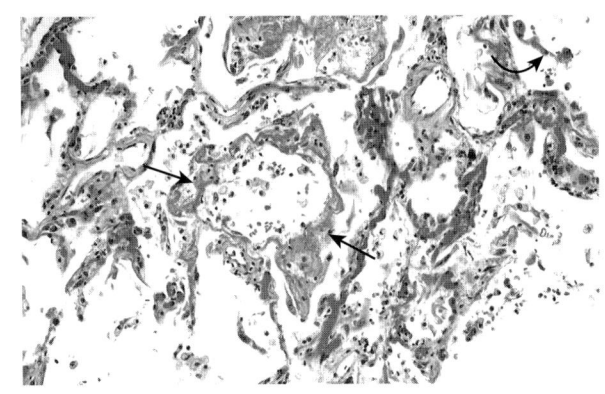

图 30.1 AIP:组织学表现。显微照片示透明膜(直箭)和增大的肺泡内皮细胞(弯箭),典型的弥漫性肺泡损伤(HE 染色,×200)。(鸣谢 Dr. Andrew Churg, Department of pathology, University of British Columbia, Vancouver, Canada.)(见彩色插页)

现为双肺实变合并支气管充气征(图 30.2,图 30.3)。实变最初常呈斑片状,但很快会融合并弥漫性分布,尽管以上肺或下肺分布为主,但肺容量通常减少。

2. CT HRCT 上 AIP 早期主要表现为双肺斑片状或弥漫性磨玻璃影(图 30.4,图 30.5)。大多数患者的肺小叶间隔光滑增厚和小叶内间隔线影叠加在磨玻璃影基础上,呈铺路石征(图 30.4,图 30.5)。局灶性残存的正常肺小叶常形成地图样表现(图 30.6,图 30.4,图 30.5)。大多数患者出现肺实变(图 30.3,图 30.6),可表现为斑片状或融合状,并倾向于累及肺背侧,10%～20% 的患者实变影分布于肺外周。

[*] 编者和出版社感谢 Nestor L. Müller 博士和 C. Isabela Silva Müller 博士为本书上一版相关主题提供的材料。这是本章的基础。

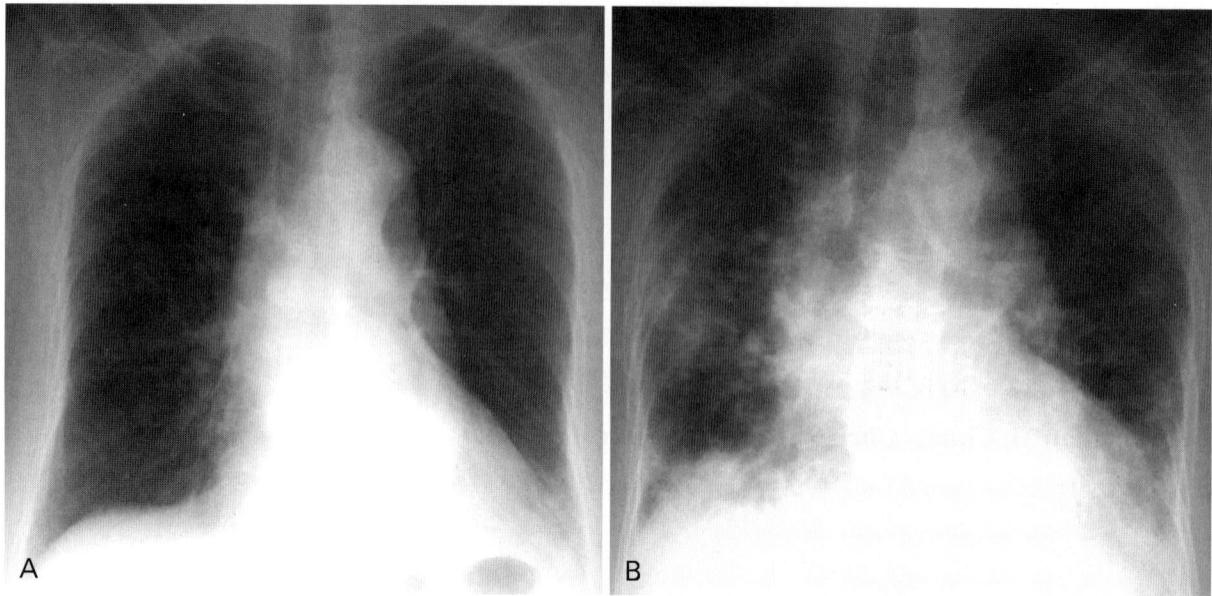

图 30.2　AIP：X 线胸片表现。(A)X 线胸片除了右肺上叶由于既往肺结核导致的少量纤维瘢痕外，其余肺野正常。(B)同一患者 11 个月后出现急性呼吸困难，X 线胸片显示双肺广泛实变。外科活检标本显示弥漫性肺泡损害的特征性表现。在排除已知病因的 ARDS 后，临床诊断为 AIP。

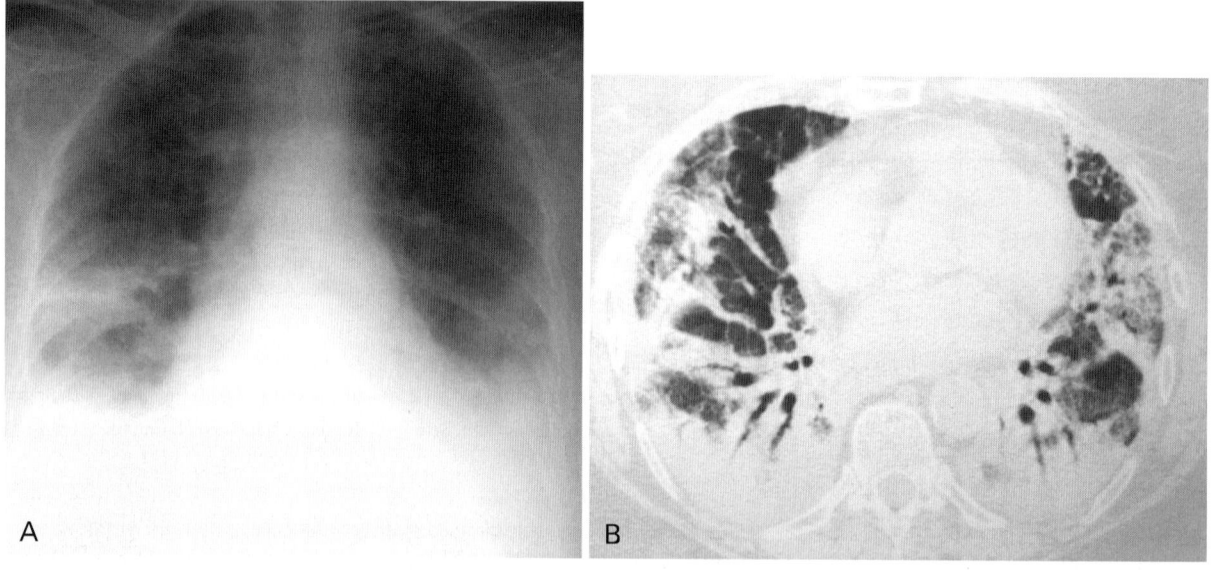

图 30.3　AIP 的 X 线胸片和 CT 表现。(A)X 线胸片显示双肺广泛的实变影，以下肺分布为主。(B)HRCT 显示两肺广泛性支气管充气征的实变影，以分布于肺外周和肺后部分布为主，另外可见局限性磨玻璃影。

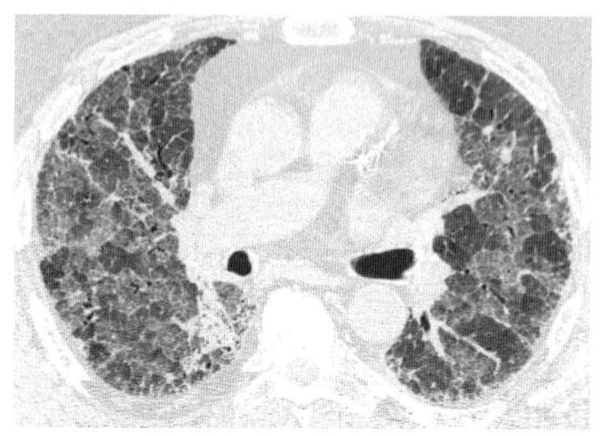

图 30.4　AIP：HRCT 表现。HRCT 显示双肺广泛磨玻璃影，右肺磨玻璃影基础上可见光滑增厚的小叶间隔和小叶内间隔线叠加（铺路石征），相对正常的一些次级小叶形成了地图样外观。

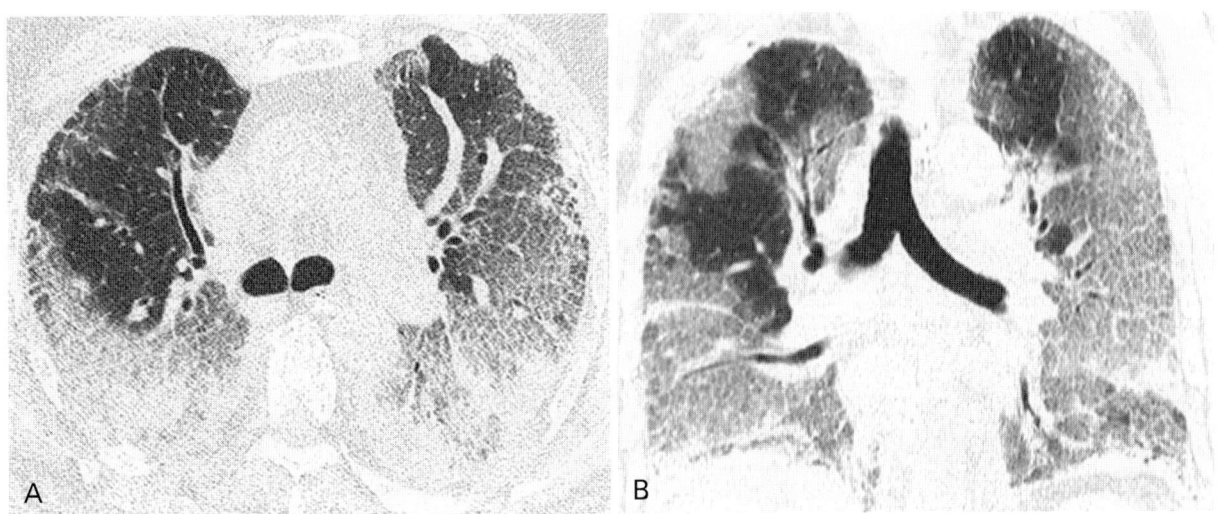

图 30.5　AIP:铺路石征。(A)HRCT 显示双肺磨玻璃影,叠加光滑线性影(铺路石征)和背侧实变区。(B)冠状面 CT 显示双肺广泛的磨玻璃影和铺路石征,左肺为著,可见相对正常的一些次级小叶形成了地图样外观。

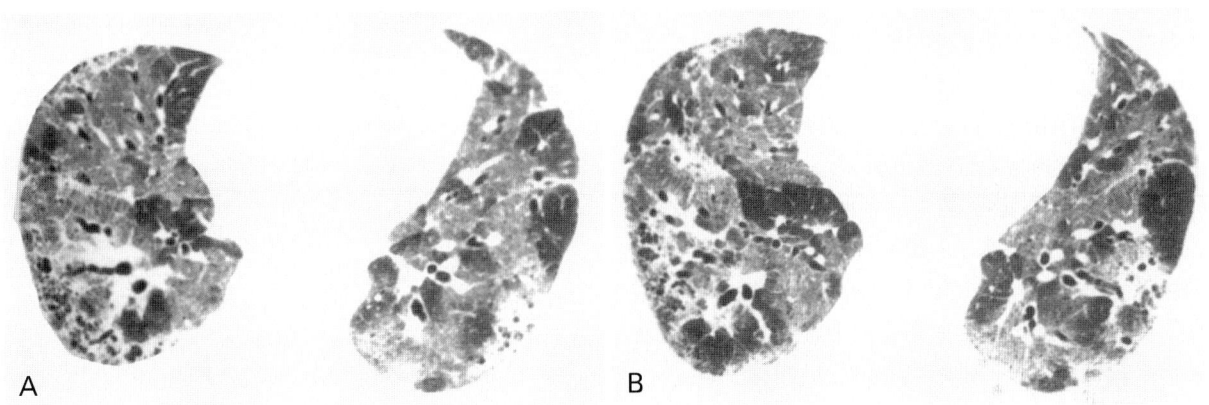

图 30.6　AIP HRCT 表现。(A)和(B)HRCT 显示双肺广泛的磨玻璃影和小的局限性实变影,也可见轻度牵引性支气管扩张和细支气管扩张,以及相对正常的一些次级小叶形成了地图样外观。

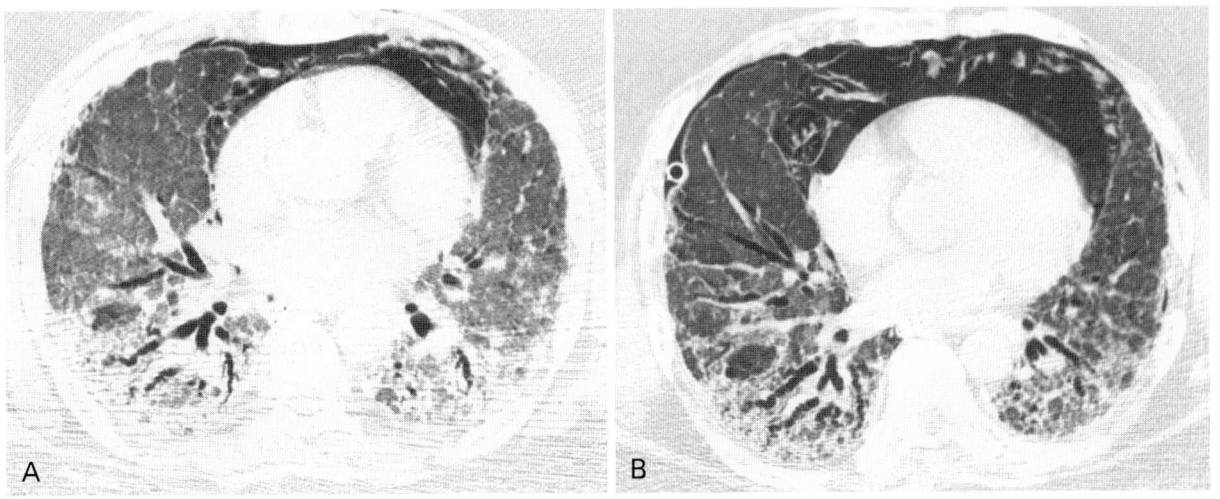

图 30.7　AIP:HRCT 随访表现。(A)入院后几天行 HRCT 显示双肺广泛磨玻璃影、双肺背侧实变、纵隔积气、牵拉性支气管扩张和细支气管扩张,初诊急性间质性肺炎。(B)5 d 后 HRCT 复查显示双肺背侧实变区缩小,但牵引性支气管扩张和细支气管扩张加重,广泛磨玻璃影仍然存在,并出现双侧少量气胸,纵隔积气增多,右侧斜裂见引流管。

随着疾病的进展,磨玻璃影趋于弥散,实变区域更广泛,薄层 CT 上肺结构扭曲和牵拉性支气管扩张更加明显(图 30.7,图 30.6)。10%~26% 的患者出现蜂窝状改变。其他表现,约 30% 的患者出现少量胸腔积液,5%~10%患者出现轻度纵隔淋巴结增大。

CT 与病理对照研究显示,不伴有牵拉性支气管扩张的磨玻璃影和实变区出现在 AIP 的渗出期或增殖早期,而牵拉性支气管扩张出现于 AIP 的增殖晚期和纤维化期。蜂窝状结构与致密间质纤维化和末梢气腔结构重建有关,幸存者遗留肺外带可见轻微的网状影、牵拉性支气管、细支气管扩张及蜂窝影。

(五)影像检查的选择 X 线胸片通常是评价临床诊断 ARDS 的首选影像学检查方法。CT 主要用于评价 X 线胸片表现可疑或放射学表现非特异性的患者,以及评估患者可能出现的并发症。

(六)鉴别诊断 AIP 本质上是特发性 ARDS,所以在诊断 AIP 之前需要排除引起 ARDS 的诸多可能病因,包括感染、吸入性肺疾病、药物性肺疾病,以及间质性肺疾病基础上发生的 ARDS(特发性肺纤维化或非特异性间质性肺炎急性加重)。尽管 AIP 的 HRCT 表现与 ARDS 表现很相似,但研究表明,与 ARDS 相比,AIP 患者病灶更倾向对称性分布于双肺下叶且蜂窝影更常见(26%∶8%)。

(七)治疗方案概要 患者通常需要机械通气,并使用皮质类固醇治疗。患者预后差,大多数研究显示病死率超过 50%。HRCT 显示不伴有细支气管或支气管扩张的磨玻璃影或实变的患者,相比合并细支气管扩张或支气管扩张的患者预后更好。

要点
• 急性间质性肺炎的临床、影像学和病理学表现与 ARDS 相同,唯一的区别是病因不明 • 前驱症状常与上呼吸道病毒性感染相关 • 临床表现为急进性呼吸困难 • X 线胸片或 CT 显示斑片状或弥漫性磨玻璃影或实变 • 大多数患者可见重叠的小叶间隔线和小叶内间隔线(铺路石征) • 进行性肺结构扭曲和牵拉性支气管扩张在几天后变得明显

推荐阅读

ATS/ERS Committee on Idiopathic Interstitial Pneumonias. An official American Thoracic Society/European Respiratory Society statement: update of the international multidisciplinary classification of the idiopathic interstitial pneumonias. Am J Respir Crit Care Med. 2013;188(6): 733 – 748.

Sverzellati N, Lynch DA, Hansell DM, Johkoh T, King TE Jr, Travis WD. American Thoracic Society-European Respiratory Society Classification of the Idiopathic Interstitial Pneumonias: Advances in Knowledge since 2002. Radiographics. 2015;35(7):1849 – 1871.

Sverzellati N, Lynch DA, Hansell DM, Johkoh T, King TE Jr, Travis WD.

参考文献见 ExpertConsult.com.

第31章

结节病*

Jonathan H. Chung | Christopher M. Walker

结节病是一种病因不明且影响多个器官的全身性炎性疾病,其特点是形成非干酪样肉芽肿。90%以上的病例可累及胸内淋巴结和肺实质。肉芽肿具有沿胸膜淋巴管、小叶间隔和支气管血管束分布的特征,可自行缓解或治疗后缓解或进展成纤维化。

(一) 病因 其病因不明。发病具有家族性和种族差异性,可与遗传有关。在某些时期,特定的时间、特定的区域和感染患者的亲友中可聚集性发病,发病率可随季节变化,这些都表明环境也是一个重要的影响因素。由于存在免疫功能障碍,易感个体的基因暴露在特定的环境因素下可放大细胞免疫反应,导致肉芽肿形成,最终形成结节病。无论是巧合还是因为具有共同的易感性或暴露,目前认为结节病与多种结缔组织疾病具有相关性,包括类风湿关节炎、强直性脊柱炎、SLE以及进行性系统性硬化症。

(二) 发病率和流行病学 结节病可发生于任何年龄,但常见于20～40岁的患者,女性稍多,发病率的第二个高峰为50岁以上的妇女。

不同人群中发病率和流行率差异较大。结节病在非洲裔美国人中特别普遍,尤其是妇女。在斯堪的纳维亚国家和爱尔兰中常见,而在南美洲和中国少有报道。美国结节病非裔美国人的发病率估计2.4%,白人的发病率估计为0.85%,非裔美国人也比白人表现出更多的严重肺部受累,且预后差。在伦敦生活的爱尔兰人比伦敦本地人患结节病更为多见,同时生活在法国马提尼克岛中的土著人也比法国本土人更多见。虽然大多数欧洲大陆国家的发病率不到1/10

万人,但斯堪的纳维亚国家的发病率却相当高,如瑞典(64/10万)和芬兰(11/10万)。日本结节病的每年新发病例约1/10万。结节病的总死亡率为1%～5%。

(三) 临床表现 约30%～50%的患者无症状,常因常规X线胸片检查发现双侧肺门淋巴结肿大,而首次怀疑为结节病,约50%患者可出现肺部症状。最常见的肺部症状表现为呼吸困难、咳嗽及胸痛。胸痛的发病机制目前尚不清楚。全身症状常表现为消瘦、乏力、虚弱和不适。疾病常呈隐匿性进展,常累及多个系统,常见于肺部、心脏、皮肤、眼睛。在189例患者的研究中显示,52%的患者出现肺部症状(26%的患者仅有肺部症状)、皮肤症状为13%、全身症状为6%,其他表现为16%。急性表现的特征是洛夫格伦综合征,即双侧肺门淋巴结肿大、结节性红斑、多关节的关节痛,20%～50%的急性患者可见这些症状。疾病常伴结节性红斑症状的急性发作,在斯堪的纳维亚、波多黎各和爱尔兰妇女中特别常见。

5%的结节病患者可进展为肺动脉高压,肺动脉高血压的严重性与肺纤维化程度不相关。有报道称肺动脉高压为结节病早期的肺部表现,这表明其他机制可能在肺动脉高压的形成中有重要作用,这些机制包括肿大的淋巴结外压迫肺部大动脉或静脉、肉芽肿性血管受累和血管活性因子引起肺血管收缩。

尸检发现约25%的结节病患者可见心肌受累,但这些患者仅约半数会出现心肌受累的临床表现。

* 编者和出版社感谢 Nestor L. Müller 博士和 C. Isabela Silva Müller 博士为本书上一版相关主题提供的材料。这是本章的基础。

在美国,结节病因心脏受累而致死亡占13%～25%;在日本,结节性心脏受累更常见,85%的患者死于此病。结节病最常见的心脏表现为心脏完全性传导阻滞,其他表现包括房性心律失常、充血性心脏衰竭、室壁瘤、心律紊乱、肺动脉高血压引起的肺心病、瓣膜关闭不全或这些表现的组合。约5%～15%的结节病患者可见心包积液,但常为少量积液。

25%～60%的全身性结节病患者表现可眼部受累,最常见的表现为葡萄膜炎。80%以上患者在结节病的发病前1年或1年内可出现葡萄膜炎。眼部疾病可进展为严重视力障碍甚至失明。

约25%的患者可发生皮肤受累,可为特异性(肉芽肿的病理表现)或无特异性。最常见的非特异性病变为结节性红斑。这种炎性反应为一种脂膜炎,常累及小腿,其特点是突发、不形成溃疡的结节,且结节质地中等、多发、双侧分布。结节性红斑是急性结节病的特征,常自发性破溃。冻疮样狼疮("紫色狼疮"),是一种慢性斑块性硬结,皮肤可由棕色变紫色的病变,其病程进展缓慢,常见于面部、颈部、肩部和手指,有时可出现在鼻黏膜,常伴鼻骨受累。较大斑块可类似银屑病,可出现在躯干或四肢。冻疮样狼疮和斑块常为慢性病程,少见,如果发生,可治愈。

尸检发现约75%患者的肝脏和脾脏中可见肉芽肿,但仅20%的患者可扪及肿大的器官。大多数患者无症状。有时候,肝损害可引起黄疸、慢性胆汁淤积、肝硬化及门静脉高压。

炎性关节痛(可为单关节或多关节)多发生于25%～40%的结节病患者,最常受累的关节为膝关节、踝关节、肘关节和腕关节。症状常为自限性,但偶尔会复发,真性关节炎少见。

尽管5%～20%尸检中可见肾脏肉芽肿,但肾脏疾病患者的临床表现或肾功能改变的证据却少见。结节病患者的肾脏并发症常继发于钙代谢紊乱,可导致高钙血症、高钙尿症、偶见肾钙化、尿道结石或高血钙性肾功能衰竭。约2%～10%的患者可出现高钙血症,高钙尿值常为正常值的3倍以上。这些异常是由活化的巨噬细胞和肉芽肿引起的1,25-(OH)2-D3(骨化三醇)失调而致。高钙血症除了影响肾脏外,转移性钙化可发生在除肾脏外的其他器官和组织,包括眼、肺和血管。

5%的结节病患者可出现神经症状,最常见的表现是脑神经麻痹、头痛、癫痫、感觉和运动障碍、小脑症状和精神病,50%的神经系统受累患者可出现脑神经麻痹。虽然任何脑神经均可累及,但最常受累的

为面神经。精神疾病症状表现为神志失常、精神错乱和人格改变。

(四)病理生理学

1. 病理学 结节病的特征表现为大量活化的巨噬细胞和T淋巴细胞的聚集。这些细胞可释放以Th1为主的细胞因子,包括干扰素-γ、肿瘤坏死因子-α和多种白介素,并引起肉芽肿的形成。初始刺激病因和肉芽肿持久形成的原因尚不清楚。

肺部结节病的组织学诊断主要依赖三个主要表现:①紧密、形态良好的肉芽肿以及其外缘围绕的淋巴细胞和成纤维细胞;②肉芽肿沿淋巴管周围间质分布;③排除其他原因。结节病的病理标志特征是肉芽肿,其中心为紧密聚集的上皮组织细胞和少量的多核巨细胞,周围包绕数量不等的成纤维细胞和胶原蛋白(图31.1)。大多数是非坏死性肉芽肿,但有时可能会出现少量的中央纤维素样坏死。成纤维细胞出现在较成熟的肉芽肿边缘,纤维化可能从这里开始。这时,可见同心圆排列的胶原蛋白将肉芽肿组织的活化中心与邻近组织隔开。随着时间的推移,纤维化继续向心性进展,直至整个肉芽肿形成瘢痕。这种周边片状纤维化的表现是结节病治愈的特征,同时它也是有助于诊断的依据。

结节病肉芽肿具有沿淋巴管周围分布的特征,其中肺部受累的特征性表现为在支气管血管束周围、小叶间隔及胸膜间质分布(图31.2)。在早期,肉芽肿可表现为散在分布、组织学上"活跃"。随着病情的发展,病灶逐渐融合,并可发生纤维化,最终形成不同

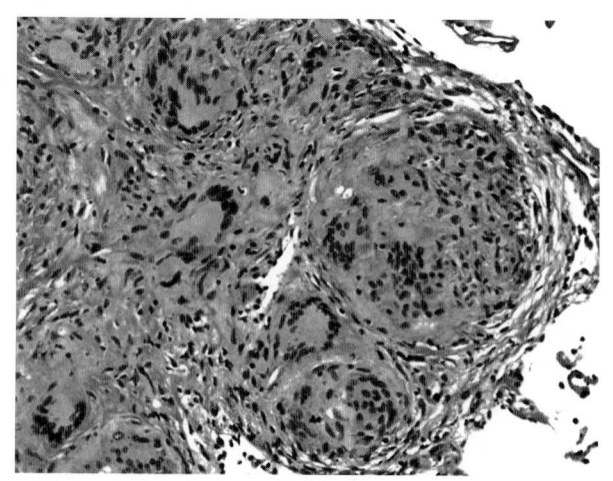

图31.1 结节病肉芽肿。组织学标本显示特征性形态良好的结节病肉芽肿,其中央为紧密聚集的上皮样组织细胞和偶见的多核巨细胞被数量不等的纤维母细胞与胶原蛋白所包绕。(鸣谢 Dr. Patrick O'Connor, Department of Pathology, Vancouver General Hospital, Vancouver, Canada.)(见彩色插页)

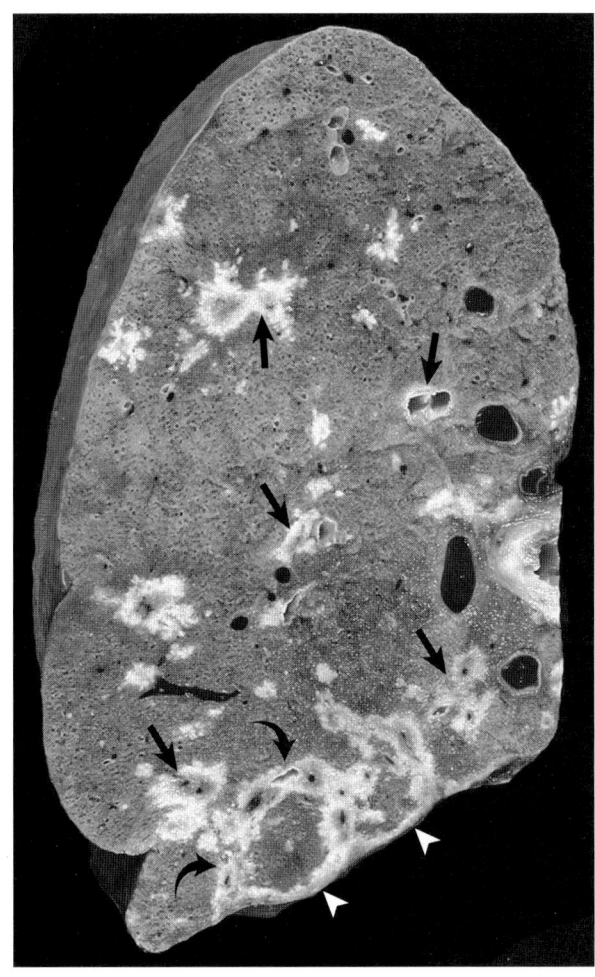

图 31.2　淋巴管周围分布的结节病肉芽肿。外科肺叶切除结节病患者活检标本,可见沿支气管和血管束(直箭)、小叶间隔(弯箭)及叶间裂(箭头)的淋巴管周围特征性分布的肉芽肿。(修改自 Müller NL, Miller RR: Computed tomography of chronic diffuse infiltrative lung disease, part 2. Am Rev Respir Dis 1990;142:1440-1448.)(见彩色插页)

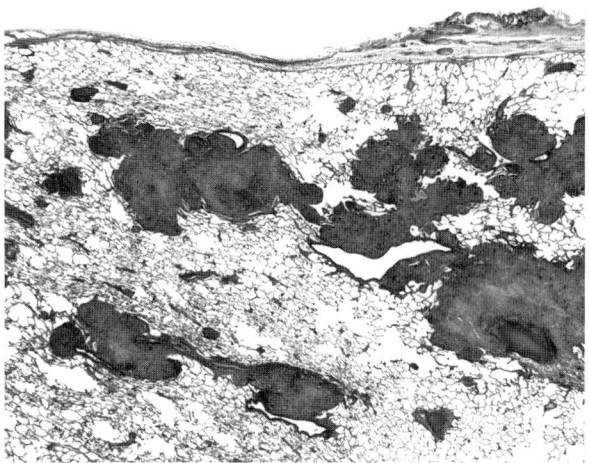

图 31.3　支气管周围分布为主的结节病肉芽肿。组织学标本可见细支气管周围分布、形态良好的非干酪样肉芽肿。(鸣谢 Dr. John English, Department of Pathology, Vancouver General Hospital, Vancouver, Canada.)(见彩色插页)

程度的弥漫性间质增厚。肺实质也可受累,但程度逊于支气管血管束周围、小叶间隔和胸膜。由于肉芽肿炎症主要位于支气管血管周围(图 31.3)和小叶间隔,故常可见肺动脉和静脉受累。

　　肺部结节病的总体表现取决于疾病所处的时期和严重程度。早期,症状较轻,炎症主要出现在支气管血管束周围、小叶间隔和胸膜结缔组织,外观类似于癌性淋巴管炎。随着疾病的发展,肺实质受累愈加明显,甚至整个肺小叶均可被肉芽肿和纤维组织所取代,双肺上叶通常是肺纤维化最严重的部位,纤维化的肺组织可形成一些实变并伴牵拉性支气管扩张,后者可为曲霉球的好发部位。

　　淋巴结受累的特征表现为弥漫的、新旧交替的肉芽肿结节,组织学表现多样。最初,肉芽肿散在分布,

并表现为"活动性",与肺部病变相仿。然而如果肉芽肿发生于在肺部疾病中,病变可发生融合,并随着时间的推移逐渐形成纤维化。在疾病的晚期,病变会形成完全纤维化,而难以识别其内的结节。

　　2. 肺功能　大多数出现肺功能改变的结节病患者,主要表现为限制性呼吸功能障碍,然而,许多患者还可出现阻塞性肺功能障碍。少数患者仅有阻塞性肺功能障碍。在广泛纤维化、高龄和有吸烟史的患者中,气流受限的发生率会更高。虽然肺纤维化是气流受限的重要因素,但吸烟可以是患者气流受限最重要的原因。限制性肺功能障碍表现为肺容量和肺活量减少,阻塞性肺功能障碍表现为第一秒用力呼气量下降,气道塌陷(增加残气量与肺总容量的比例),可通过一氧化碳弥散量和肺泡-动脉氧梯度的增加来评估结节病患者的气体传输受损情况。

　　(五)影像学表现

　　1. 胸部 X 线　X 线的异常表现分为 5 期。①0期:无明显异常;②Ⅰ期:肺门和纵隔淋巴结肿大,肺内无病变(图 31.4);③Ⅱ期:肺门和纵隔淋巴结肿大,伴肺部病变(图 31.5);④Ⅲ期:仅见肺部病变,而无肺门及纵隔淋巴结肿大(图 31.6);⑤Ⅳ期:晚期网状肺纤维化、结构扭曲、肺门收缩和偶伴蜂窝状改变(图 31.7)。

　　一项纳入 736 例结节病患者的多中心病例对照研究显示,0 期约占 8%,Ⅰ期占 40%,Ⅱ期占 37%,Ⅲ期占 10%,Ⅳ占 5%。这个分期系统的主要作用在于预测预后。Ⅰ期患者中 55%~90% 可自发性缓解,Ⅱ期 40%~70%,Ⅲ期 10%~20%,Ⅳ期结节病

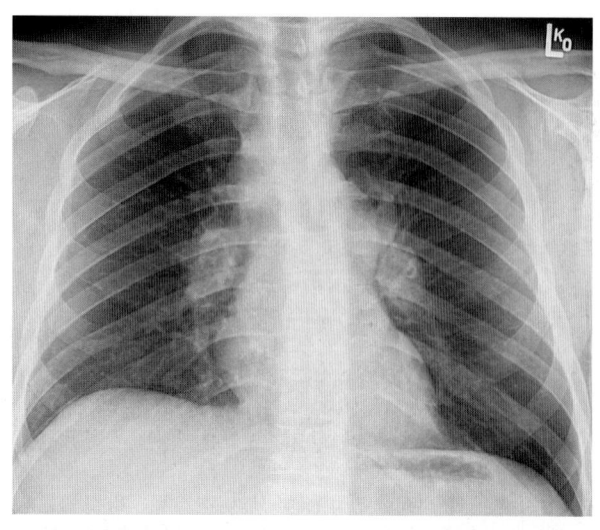

图 31.4　结节病 I 期:X 线胸片表现。男性,后前位 X 线胸片可见右气管旁,主-肺动脉窗和双侧、对称性肺门淋巴结肿大。

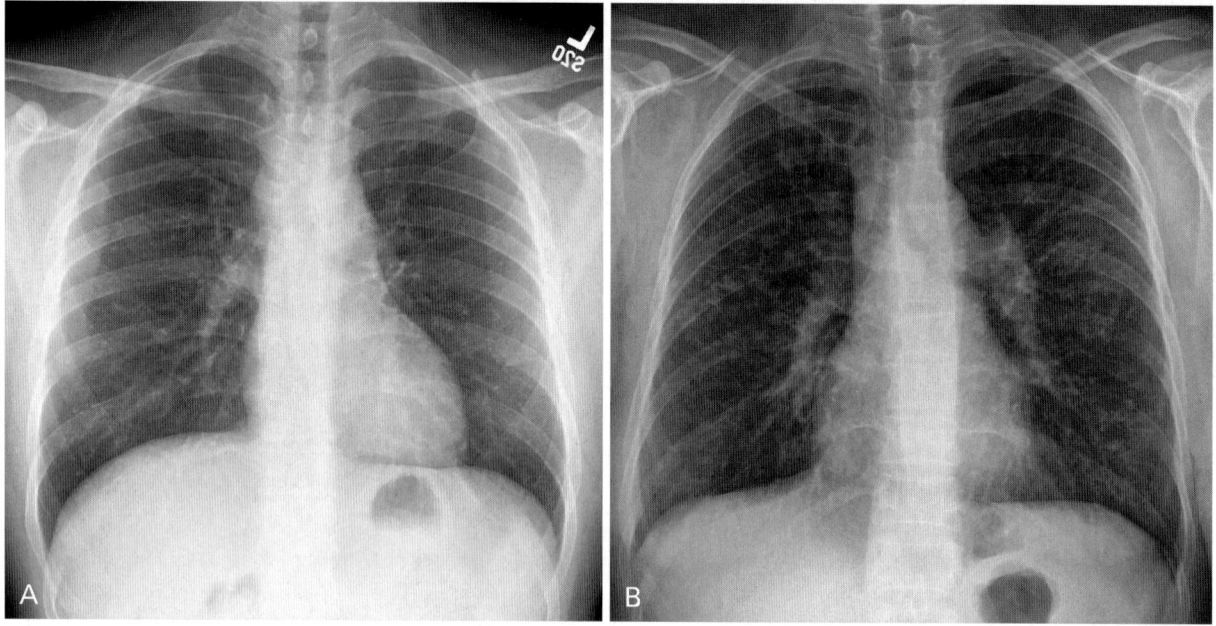

图 31.5　结节病 II 期:X 胸片表现。(A)结节病,男性,后前位 X 线胸片可见右气管旁、主动脉肺窗,双侧、对称肺门淋巴结肿大及上肺小圆形、不规则阴影,还可见因脾脏肿大所致胃泡向内移位。(B)另一位男性结节病患者的后前位 X 线胸片可见更大范围的肺实质病变,以主要累及上中肺野的小结节影为特征,还可见双侧、对称性肺门淋巴结肿大和右气管旁淋巴结肿大。

中无自发缓解的病例。

X 线分期仅适用于 X 线胸片,HRCT 可显示 I 期患者的肺部病变。这些肺部病变相对轻微,一般不会影响患者的预后。

(1)淋巴结肿大,无肺部病变:约 40% 患者首次 X 线胸片检查可见淋巴结肿大,而无肺部病变。双侧肺门和右侧气管旁淋巴结肿大是常见的特征性表现(图 31.4)。在 X 线胸片上,少见其他部位可见明显肿大的淋巴结,包括主-肺动脉窗、隆突下和前纵隔。肺门肿大淋巴结常为双侧对称,单侧肿大少见,研究显示仅见于 3%～5% 的病例中。偶尔,肺门淋巴结明显增大可压迫相邻的支气管,引起肺不张(最常累

及右肺中叶)。约 5% 的早期患者 X 线胸片可见肺门淋巴结明显钙化,随访 10 年后,20% 以上的病例中可见钙化。肺门纵隔淋巴结可出现蛋壳样钙化,但少见(图 31.8)。

与其他间质性疾病一样,肺结节病在 X 线胸片上无特异性表现。10% 的患者活检证实为肺结节病,但 X 线胸片表现正常(处于 0 期)。同样地,在对连续 21 例 I 期且进行了外科肺活检的病例研究显示,肺实质内均可见典型的结节病肉芽肿。然而,肉芽肿炎症的范围比在 X 线胸片上看到的弥漫性肺炎的范围小。肺部病变在 HRCT 上比在 X 线胸片更易见。

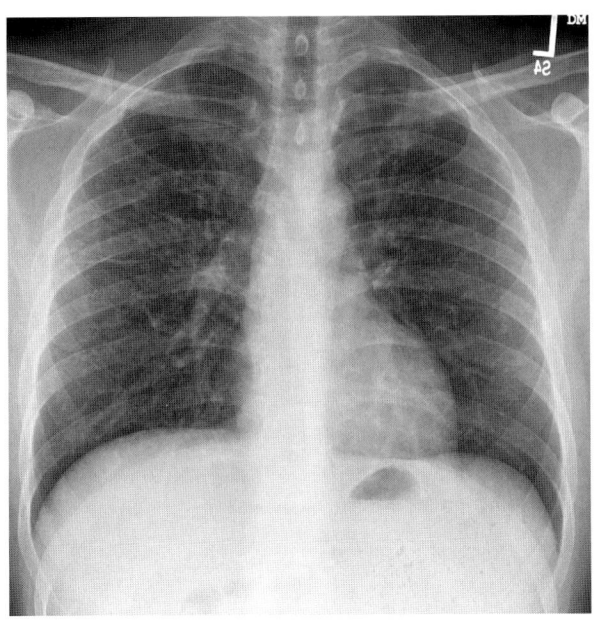

图 31.6 结节病Ⅲ期:X线胸片表现。男性(与图 31.5A 为同一患者,4 年后图像),后前位 X 线胸片可见以上中肺叶分布为主的网状结节影。无肺门或纵隔淋巴结肿大。

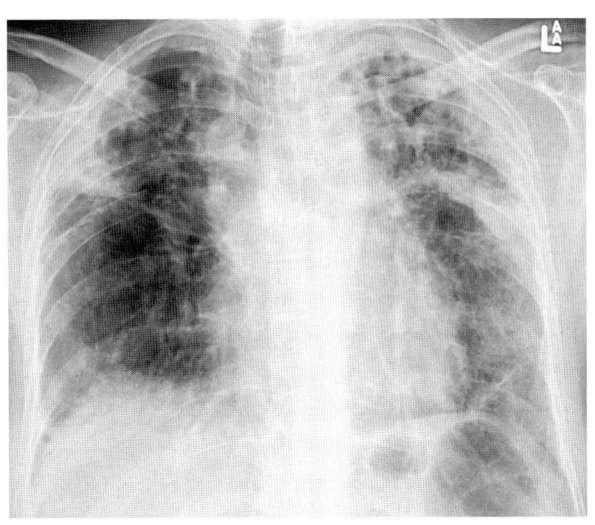

图 31.7 结节病Ⅳ期:X线胸片表现。中年女性,后前位 X 线胸片可见粗网状结节影主要分布于双肺上叶,可见双肺门上提以及由于特征性肺纤维化引起的肺结构扭曲。

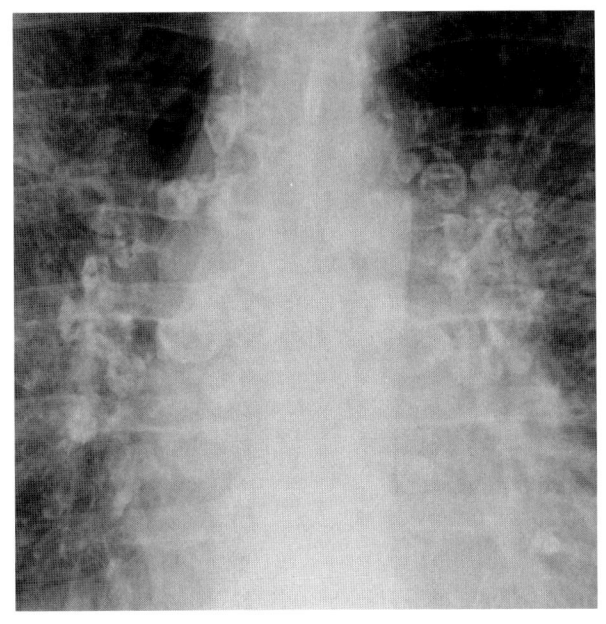

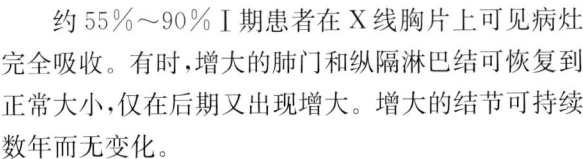

图 31.8 结节病:淋巴结钙化。中下纵隔的后前位 X 线胸片放大图像可见广泛的淋巴结钙化,大多数淋巴结可见蛋壳样钙化。

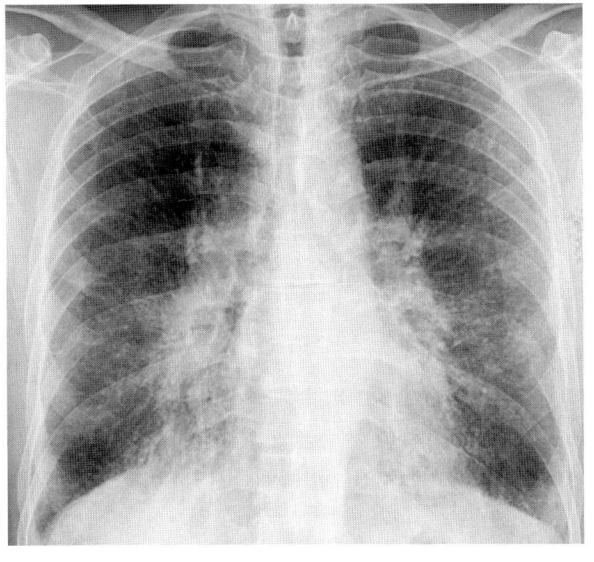

图 31.9 结节病:网状结节影。后前位 X 线胸片可见弥漫分布的网状结节影,还可见气管旁和主-肺动脉窗淋巴结增大、双侧对称性肺门淋巴结肿大。

约 55%~90% Ⅰ期患者在 X 线胸片上可见病灶完全吸收。有时,增大的肺门和纵隔淋巴结可恢复到正常大小,仅在后期又出现增大。增大的结节可持续数年而无变化。

(2)伴或不伴淋巴结肿大的肺部弥漫性病变:约 55% 患者在首次检查时,X 线胸片上可见肺部病变。

这些患者包括约 35%~40% 存在肺部病变同时伴淋巴结肿大(Ⅱ期),10% 存在肺部病变不伴淋巴结肿大(Ⅲ期)和 5% 伴肺间质纤维化(Ⅳ期)。

肺部病灶常为双侧对称性分布,50%~80% 患者主要累及双肺上叶(图 31.5,图 31.6),有时也表现为单侧不对称性或弥漫性分布(图 31.9)。最常见的表现为结节和网格状结节影,网状、气腔实变影较少

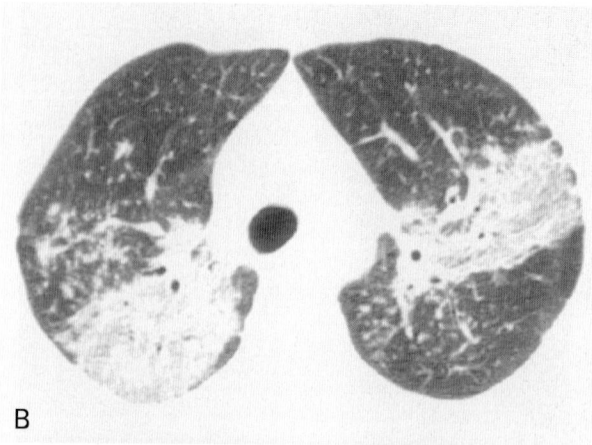

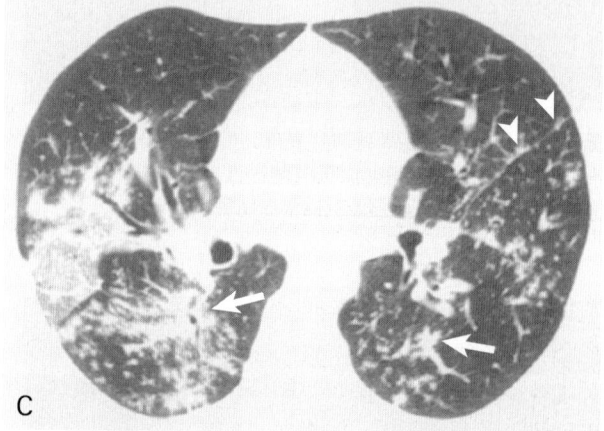

图31.10 结节病:肺实变。(A)结节病Ⅱ期,女性,后前位X线胸片可见双侧中上肺野实变,可见空气支气管征,还可见边界模糊的结节影。(B)主动脉弓水平层面HRCT可见双肺实变和磨玻璃影,可见淋巴管周围分布的小结节。(C)中叶支气管水平层面HRCT可见右肺实变,双肺结节主要沿支气管和血管(箭)以及叶间裂(箭头)分布。

见,甚至很少见磨玻璃影为主的病变。

1) 结节型:30%～60%的患者X线胸片表现为结节影。这些结节常边缘不规则,主要累及中上肺野,直径1～10 mm,大多数直径多<3 mm(图31.5)。

2) 网格状结节影:在X线胸片可见明显实质病灶的患者中,25%～50%可出现网格状结节影。这种阴影可因结节和小叶间隔增厚并存或者是结节和小叶间隔影合并而成(图31.9)。

3) 肺实变:在结节病且X线胸片有明显病灶的患者中,10%～20%可出现肺实变。肺实变表现为双侧对称性分布,主要累及中、上肺野(图31.10)。

4) 纤维化:约5%患者可见肺纤维化表现,20%～25%最终可发展成肺纤维化。结节病的肺纤维化常主要累及中、上肺野的肺门区域(图31.11),常可导致肺门明显收缩、支气管血管束扭曲、肺大疱、牵拉性支气管扩张和肺下叶代偿性扩张。

5) 空洞和曲霉球形成:空洞在结节病中少见,常

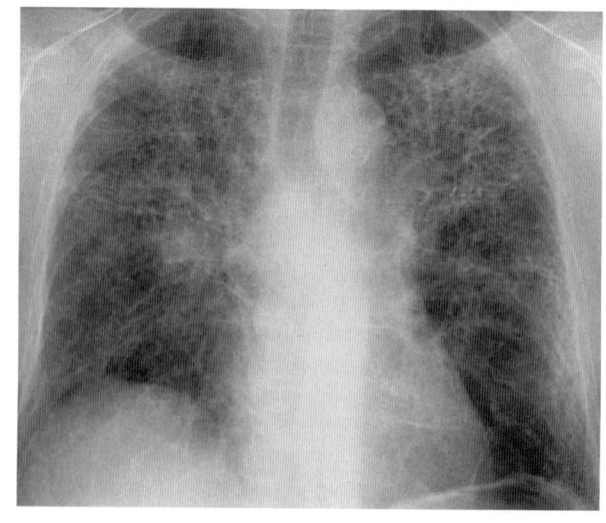

图31.11 结节病:与肺纤维化有关的网格影。结节病,女性,后前位X线胸片可见以上、中肺野分布为主的粗网格影。(引自 Müller NL, Fraser RS, Colman NC, et al: Radiologic Diagnosis of Diseases of the Chest. Philadelphia, Saunders, 2001.)

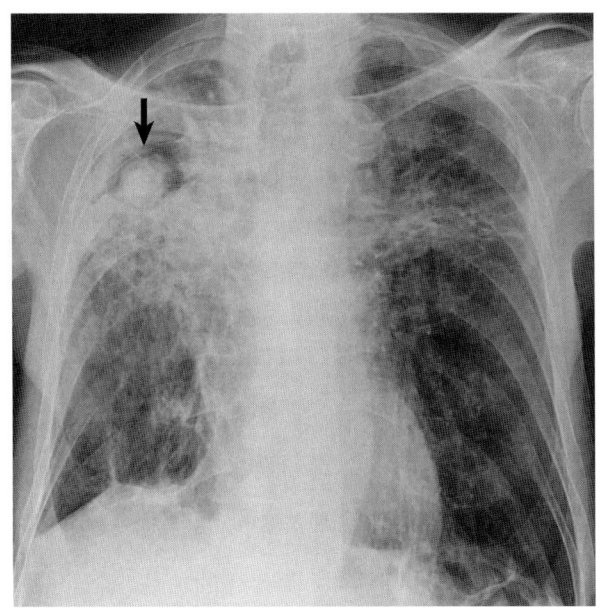

图 31.12　结节病:曲霉球。后前位 X 线胸片可见上肺野粗网格影,与肺门收缩有关(提示肺纤维化)。在右上肺空腔内可见曲霉球,其周围可见空气新月征(箭)。该患者有咯血病史。

见于伴其他实质病变的患者中。空洞可自发消失或并发感染或形成真菌球(曲霉)。1%~3%结节病患者可伴曲霉感染。曲霉球常见于晚期结节病患者(X 线胸片分期为Ⅲ期或Ⅳ期)的双肺上叶(图 31.12)。曲霉球最常位于支气管扩张中,而且也可发生在肺大疱或空洞内。

　　6)胸膜病变:研究显示约 3%的结节病患者可见胸腔积液,常见于中晚期结节病患者中,胸膜活检可见非坏死性肉芽肿。胸腔积液常在 4~8 周内吸收,但也可进展为慢性胸膜增厚。约 1%患者可出现自发性气胸。

　　7)心血管病变:虽然在组织学检查中常见心脏、心包和肺血管病变,但其严重程度常不足以引起 X 线胸片异常。如果 X 线胸片上见心脏轮廓明显增大,可能是由于心肌病、心脏瓣膜疾病、心包积液或左室壁瘤所致。肺血管床闭塞和低氧引起的血管收缩可引起肺动脉高压和肺心病,常发生于疾病晚期。

　　2. CT

　　(1)肺部表现:HRCT 检查可清楚显示肺内结节病,可特征性地表现为沿淋巴管周围分布的小结节影。这些结节靠近支气管和肺动静脉,沿小叶间隔、叶间裂及肋胸膜区分布,并可引起这些结构的结节样增厚(图 31.13,图 31.14)。结节性肉芽肿沿支气管血管周围间质可延伸到细支气管周围间质,结果导致小叶核心和小叶中心结节突出(图 31.14)。虽结节病

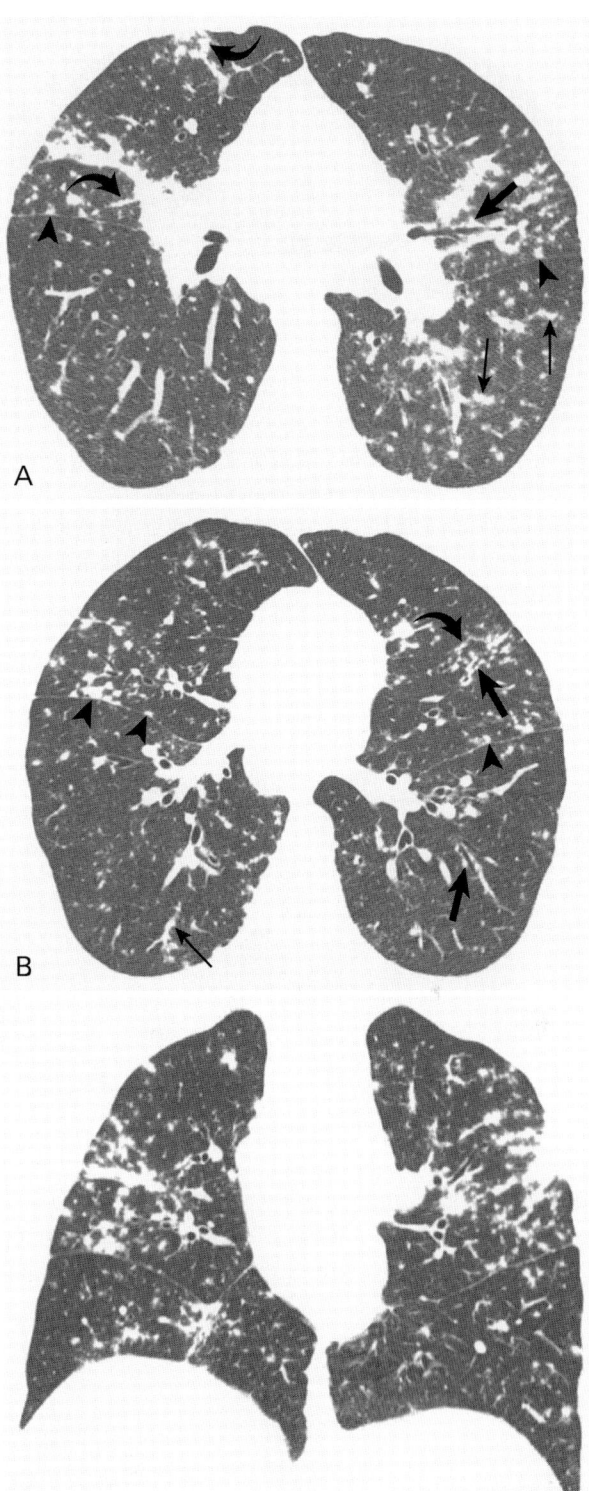

图 31.13　结节病:HRCT 表现特征性淋巴管周围分布。右肺中叶支气管水平层面 HRCT(A)和下肺静脉水平层面 HRCT(B)可见多个小结节主要沿支气管(宽直箭)、血管(窄直箭)和叶间裂(箭头)分布,还可见沿胸膜下(假胸膜斑)和小叶间隔(弯箭)分布的小结节。这种结节病的特征性分布与结节病肉芽肿淋巴管周围分布相一致,可见隆突下和双侧肺门淋巴结肿大。(C)冠状面 CT 可见结节主要累及双肺上叶并沿淋巴管周围分布。

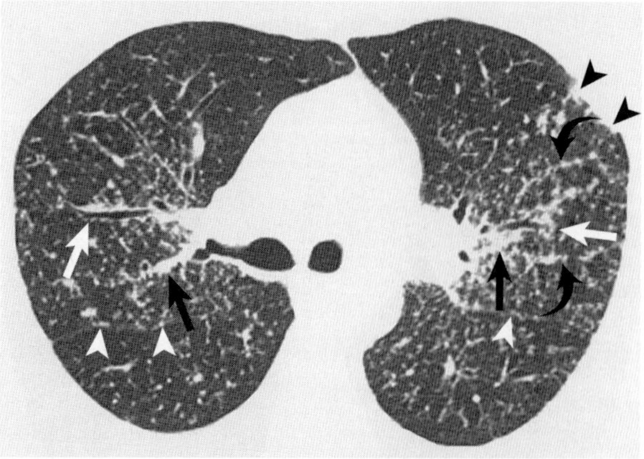

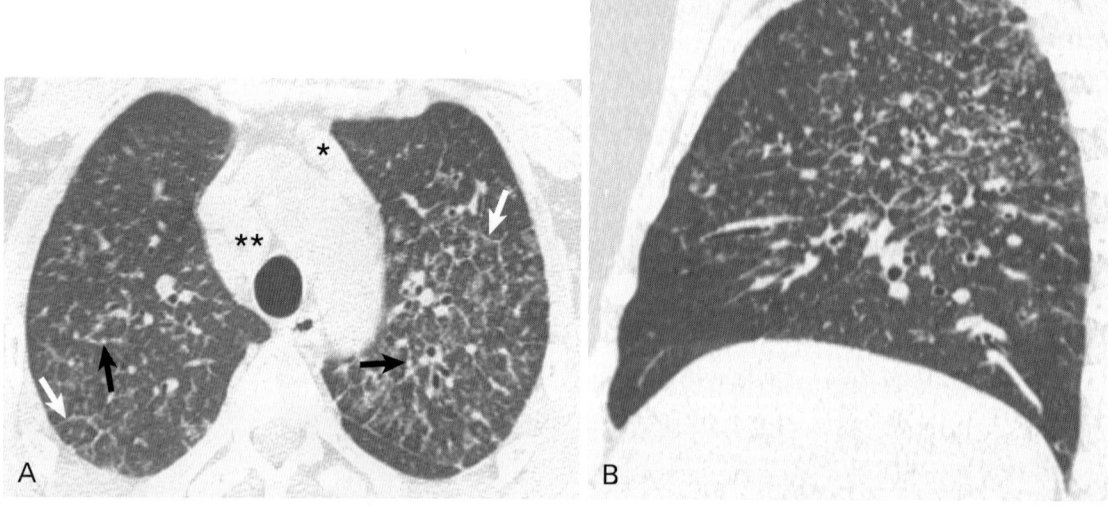

的分布常是在淋巴管周围,但其程度变化较大,可影响各种淋巴管周围的区域。一些患者的结节主要是在支气管和血管周围,而其他患者主要分布在胸膜下,偶尔可见以累及小叶间隔为主的表现。虽然常见小叶间隔结节性增厚,但很少广泛分布(图31.15),这种情况常见于癌性淋巴管炎。有时,结节可很小,形成弥漫性粟粒状结节影(图31.16)或主要或仅累及胸膜下区。聚集在两肋区胸膜下的肉芽肿可类似胸膜斑(假胸膜斑)(图31.17)。

因结节病引起肺部病变的患者,90%~100%在首次评估时可在HRCT上见到结节。在HRCT上可见结节和淋巴周围间质结节状增厚反映了显微镜下肉芽肿的融合。结节的边缘可光滑或不规则,界限

图31.14 结节病:HRCT表现特征性淋巴管周围分布。HRCT可见支气管结节状增厚(直白箭)、血管(直黑箭)、小叶间隔(弯箭)和叶间裂(白箭头),还可见因胸膜下结节聚集成团而形成的假性胸膜斑(黑箭头)和因细支气管周围间质受累而形成的小叶核心和小叶中心结节。

图31.15 结节病:HRCT可见淋巴管周围分布。(A)主动脉弓水平层面HRCT可见双侧淋巴管周围小结节和广泛、平滑(白箭)结节样(黑箭)小叶间隔增厚勾画出次级肺小叶的轮廓,在右气管旁(双星)和主动脉弓旁(星)可见明显淋巴结肿大。CT表现类似于癌性淋巴管炎。(B)矢状面CT重建可见结节病的淋巴管周围结节呈典型的上、中肺野分布,并可见广泛的小叶间隔增厚。

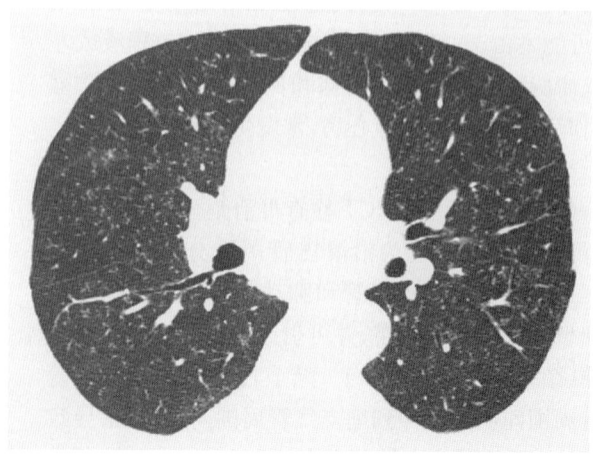

图31.16 结节病:HRCT上粟粒样结节。HRCT可见弥漫的粟粒样结节,还可见隆突下淋巴结肿大。

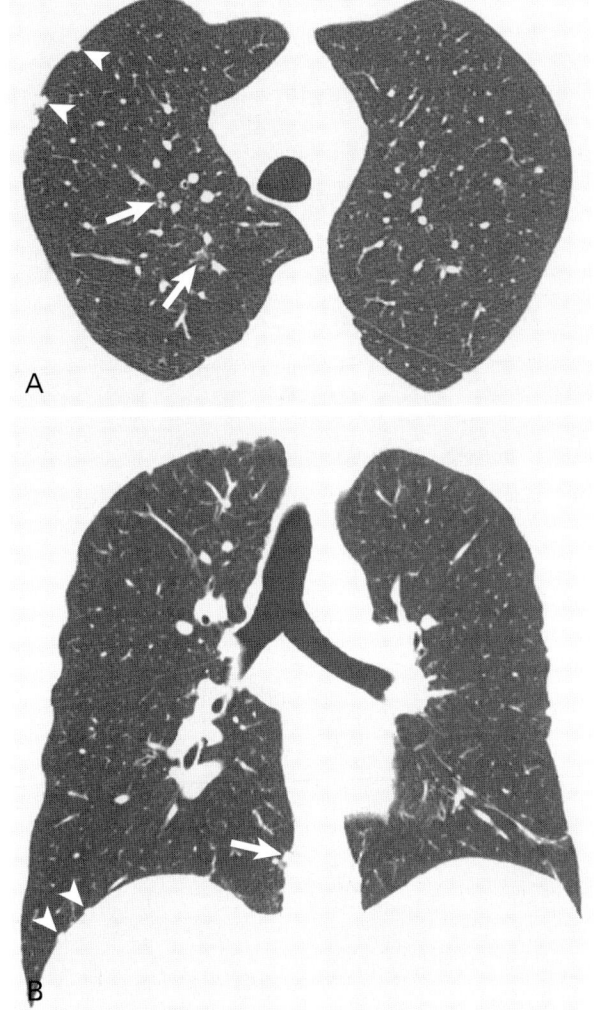

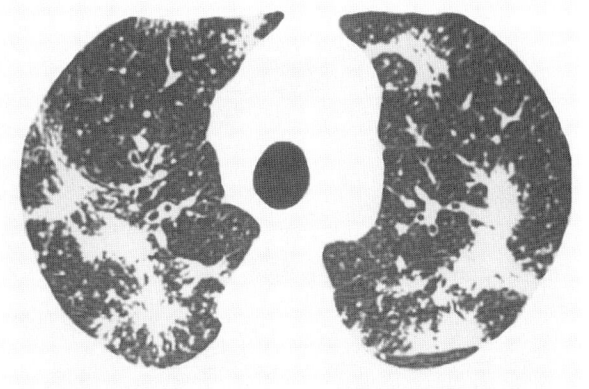

图 31.18　结节病:HRCT 上的大结节。女性,HRCT 可见双侧、淋巴管周围和胸膜下分布的不规则结节影,同时伴相邻的小结节影(星系征)。大结节由众多小结节(间质肉芽肿)融合而成。

图 31.17　结节病:HRCT 上以胸膜下分布为主。(A)HRCT 可见一些沿支气管血管周围间质(箭)分布的结节和胸膜下结节(箭头)。(B)冠状面 CT 重建较好地显示胸膜下结节沿着肋侧和胸椎旁区(箭)以及右膈(箭头)的分布。此结节病患者的胸膜下结节类似于胸膜斑(假胸膜斑)。

清楚,直径常为 2~5 mm。15%~25% 患者的肉芽肿发生融合也可形成直径 1~4 cm 的肿块(图 31.18)。大结节主要在双肺上叶和支气管血管束周围。较大的融合结节常边界不清,表现为网状和微结节状,边缘模糊,称为星系征。大结节内偶尔可见空洞。

广泛的微小肺间质肉芽肿也可形成磨玻璃样改变(图 31.19,图 31.20)或局部实变(见图 31.10),常与间质结节和纤维化的背景相重叠。局部实变可见于支气管周围,也可分布于肺周围,但较少(见图 31.10)。病灶内常可见支气管充气征。

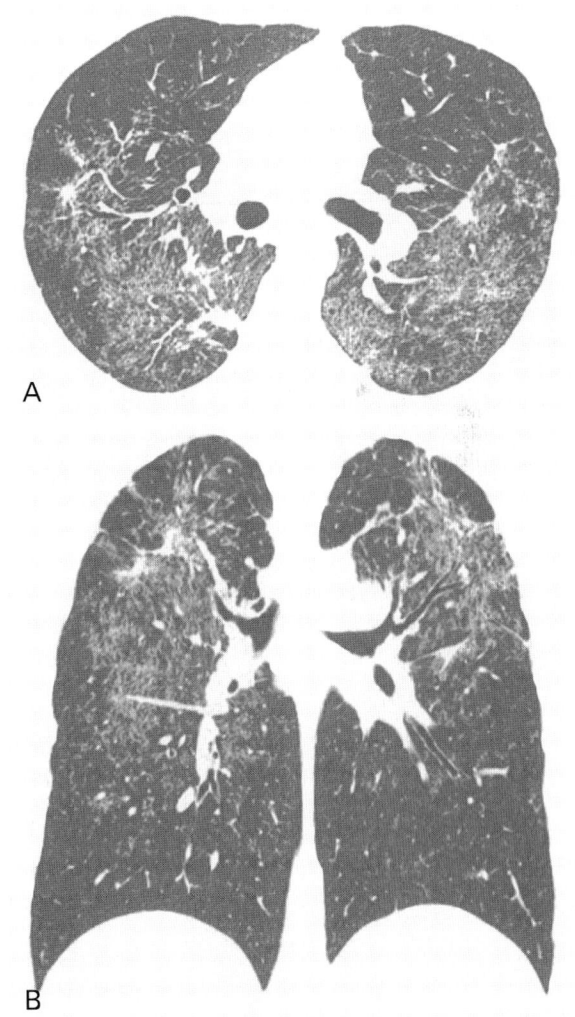

图 31.19　结节病:HRCT 上表现为磨玻璃影和小结节影。(A)女性,HRCT 可见成簇的小结节伴广泛性融合,在 CT 上表现为磨玻璃影。(B)冠状面 CT 重建可见病变以上、中肺野分布为主,为结节病的典型表现。

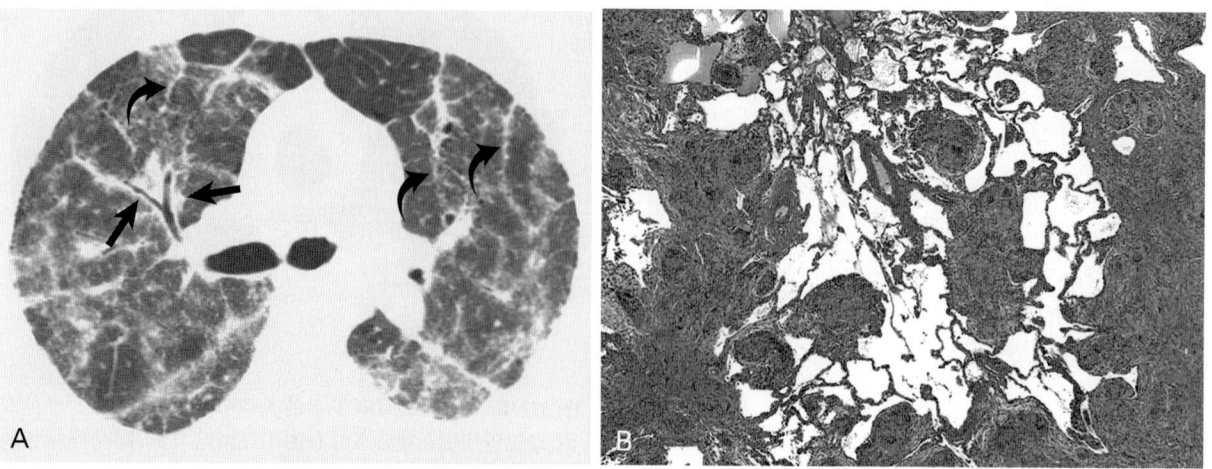

图 31. 20 结节病:HRCT 可见弥漫性磨玻璃影和小结节影。(A)HRCT 可见广泛、双侧磨玻璃影和因肉芽肿而形成的小结节影,还可见支气管(直箭)、小叶间隔(弯箭)和叶间裂增厚。(B)外科活检的组织学标本可见小叶间隔和间质肉芽肿,磨玻璃影和小结节影因间质性肉芽肿形成,无肺泡炎表现。(见彩色插页)

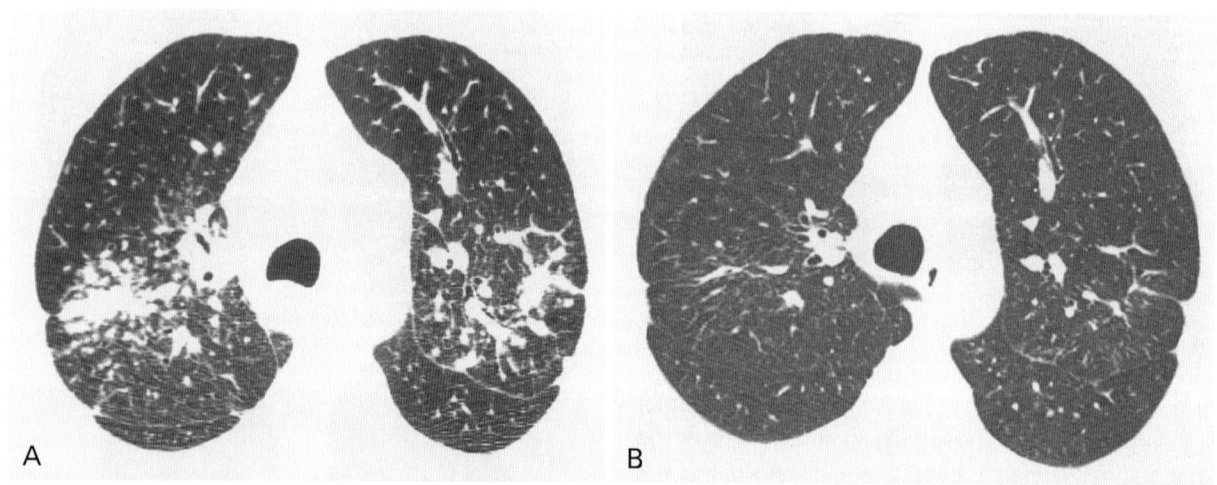

图 31. 21 结节病:可逆表现。(A)首次 HRCT 可见结节主要沿支气管、血管和叶间裂分布,可见小结节沿着胸膜下肋侧分布,以及主-肺动脉窗淋巴结肿大。(B)10 年后随访 CT 可见病变和主-肺动脉窗淋巴结肿大明显吸收,可见细小的支气管血管周围结节和支气管、血管扭曲。

　　肺内结节病患者随访 CT 上显示的结节、小叶间隔增厚、磨玻璃影及实变代表潜在的可逆性病变(图 31.21,图 31.22)。不规则的线状和网格状影常不可逆,但偶尔也可好转或消失。结构扭曲和蜂窝样变代表不可逆性病变。除了能显示这些病变外,HRCT 对预测预后无帮助,因为在持续性或渐进性患者和随访有好转的患者中,肺实质病变的形状或程度无任何区别。

　　支气管壁规则和结节性增厚常见,虽然在支气管镜下常可见黏膜增厚,但 CT 很少显示支气管腔内的异常。支气管狭窄少见。它可能是由支气管壁肉芽肿性炎,增大的肺门淋巴结引起的外源性压迫或者由

肺纤维化引起的支气管扭曲等所致。支气管阻塞导致远端肺不张,最常见于右肺中叶。在少数结节病患者中,吸气相 HRCT 常可见衰减降低和血管减少区(即马赛克灌注)。90%的患者在呼气 HRCT 中可见空气潴留征(图 31.23),空气潴留征可因腔内或黏膜下结节性肉芽肿或小气道纤维化梗阻所致,空气潴留征程度随纤维化程度增加而增加。

　　肺纤维化表现为不规则的线性影、小叶间隔增厚、牵拉性支气管扩张和细支气管扩张,偶尔会出现蜂窝影(图 31.24,图 31.22)。纤维化与结节相似,主要累及双肺上叶支气管血管束周围区域,常会引起主支气管及上叶支气管向后移位,肺门向头侧位移和下

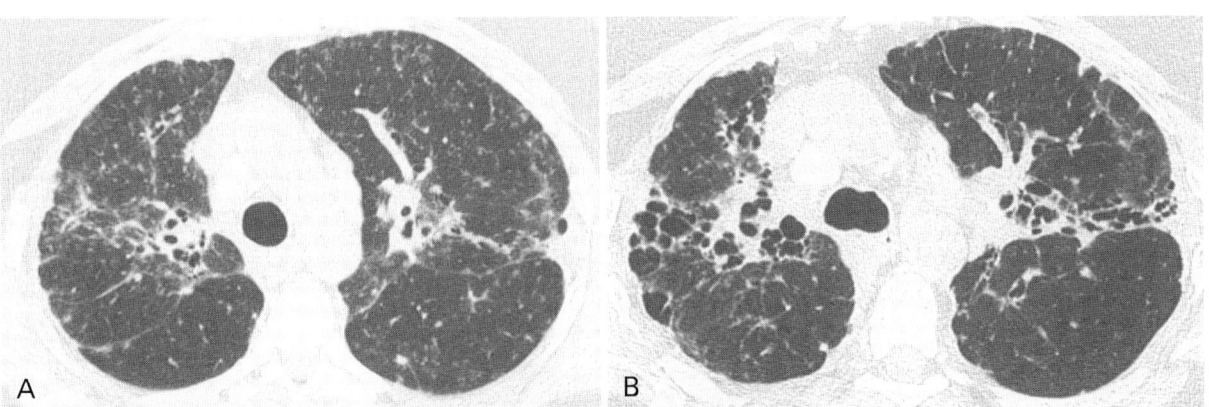

图 31.22　结节病：疾病进展。(A)HRCT 可见弥漫结节影主要分布在淋巴管周围，也可见较小的中央支气管扭曲，主要在右肺；可见右侧气管旁和主动脉弓旁淋巴结肿大。(B)3 年后随访 CT 可见弥漫性结节影明显吸收，但纤维化进展。中央支气管扭曲已进展为双侧，右肺胸膜下已形成蜂窝肺。双上肺体积缩小，叶间裂向前上移位。

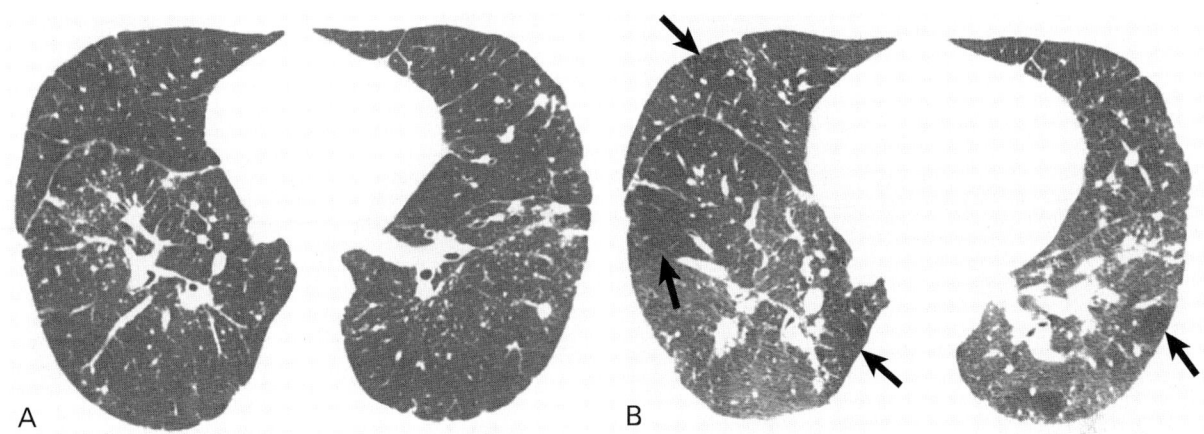

图 31.23　结节病：呼气相 CT 上空气潴留征。(A)男性，HRCT 可见结节沿叶间裂、胸膜下、血管、支气管和小叶间隔呈特征性的淋巴管周围分布。(B)呼气相 CT 可见双侧空气潴留征(箭)。

叶代偿性过度膨胀(图 31.25)。进行性纤维化可引起肺门支气管和含有大量纤维组织的血管向心性聚集，常在双肺上叶最明显。少部分患者可见胸膜下蜂窝影。蜂窝常只见于严重肺纤维化和支气管向心性聚集的患者，且蜂窝炎主要累及双肺中上肺野。蜂窝很少累及双肺下叶，其形态表现与特发性肺间质纤维化非常相似。由于牵拉性支气管扩张、肺大疱和腔内曲霉球形成等原因，肺纤维化可引起形成巨大囊腔(图 31.26)。

(2) 肺动脉高压：广泛性肺纤维化可引起肺动脉高压。在 CT 上，当肺动脉主干的直径>32 mm 或肺动脉主干与升主动脉的直径比值>1 时，应警惕肺动脉高压的可能。结节病患者形成肺动脉高压其他少见原因包括肿大的淋巴结压迫肺动脉主干或肺静脉、肺静脉闭塞性疾病、肉芽肿性血管炎、血管活性因子引起肺血管收缩。静脉闭塞可能是因壁间肉芽肿阻塞小叶间隔静脉或血管周围纤维化等原因所致，在 HRCT 可见广泛的小叶间隔增厚。

(3) 肺门和纵隔淋巴结：约 90% 的结节病患者在 CT 上可见肺门和纵隔淋巴结肿大，比 X 线胸片上常见。与 X 线胸片相比，CT 能更好地显示广泛的肿大淋巴结，它们常见于气管旁。实际上，所有淋巴结肿大的患者可出现肺门淋巴结肿大(图 31.27)。淋巴结肿大也常见于主-肺动脉窗(90%)、隆突下(60%)、前(血管前)纵隔(50%)、后(椎旁)纵隔(15%)，而腋下、内乳、膈脚后区较少见。

肺门和纵隔淋巴结钙化较常见，约见于 40%～50% 的结节病患者中。钙化结节最常见于双侧肺门和气管隆突下，最常见局灶性钙化，但也可呈弥漫性或蛋壳样。结节病的淋巴结钙化最初为局灶性且柔软(像"糖霜"样钙化)(图 31.28)，但最后会变成密集分布(图 31.29)。

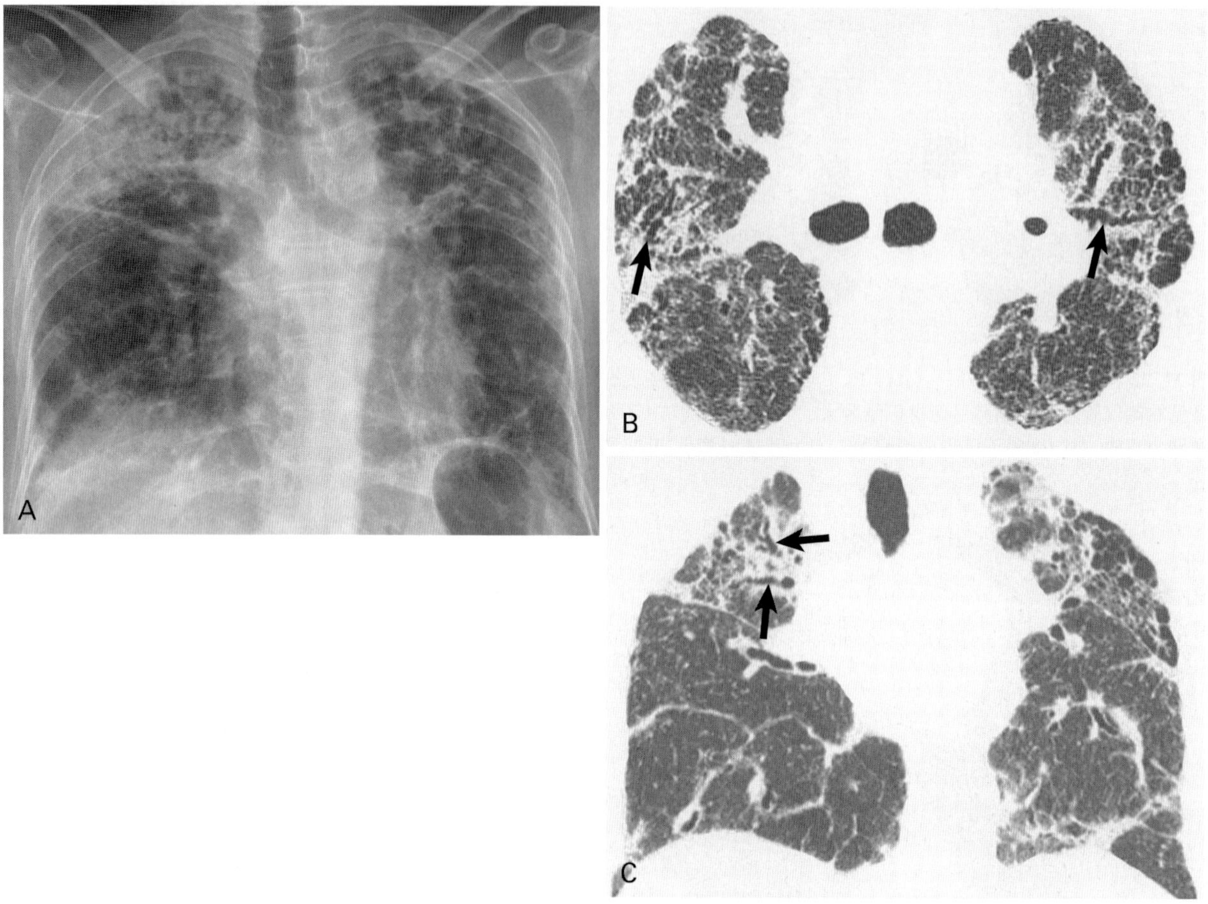

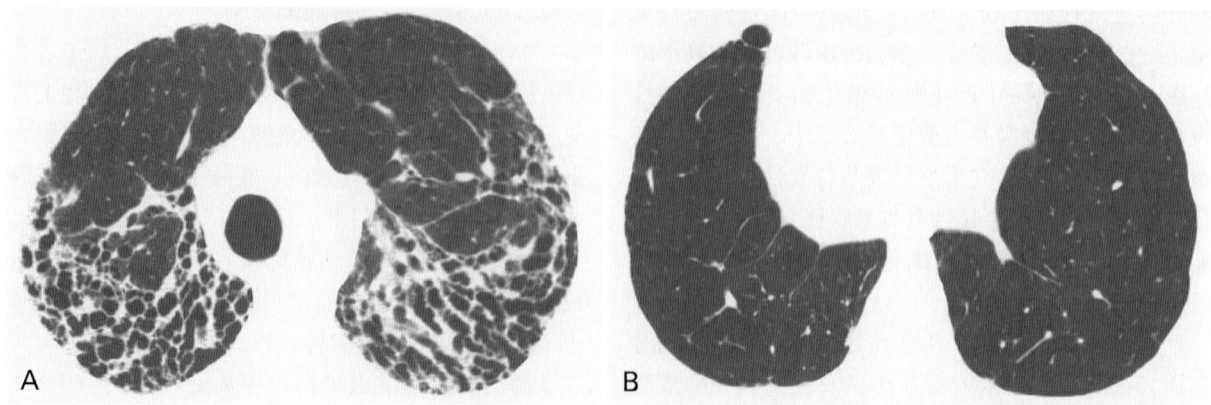

图 31.24 结节病:纤维化。(A)X 线胸片可见双肺广泛网格状结节影,上叶分布为主。(B)双肺上叶 HRCT 可见广泛网格影,与肺结构扭曲、牵拉性支气管扩张(箭)和胸膜下蜂窝肺有关。(C)冠状面 CT 重建可见双肺上叶分布的网格影、牵拉性支气管扩张(箭)和胸膜下蜂窝肺,可见肺门上提和下叶代偿性膨胀。

图 31.25 结节病:严重纤维化。(A)双肺上叶 HRCT 可见肺结构扭曲、上叶支气管的后移、广泛的牵拉性支气管和细支气管扩张,以及少量的胸膜下囊肿,代表蜂窝肺。(B)双肺底部 HRCT 可见双肺代偿性膨胀。

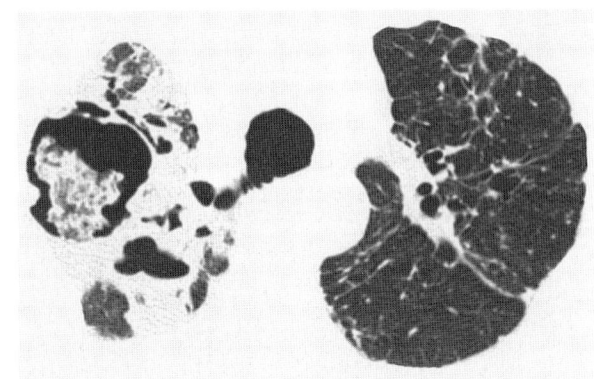

图 31.26 结节病:曲霉球。HRCT 可见右肺上叶一大空腔内含曲霉球,空腔由支气管扩张形成,后方可见相似的空腔样支气管扩张,还可见左上叶的网格影和牵拉性支气管扩张。由于纤维化致使扩张的支气管明显向头侧移位。

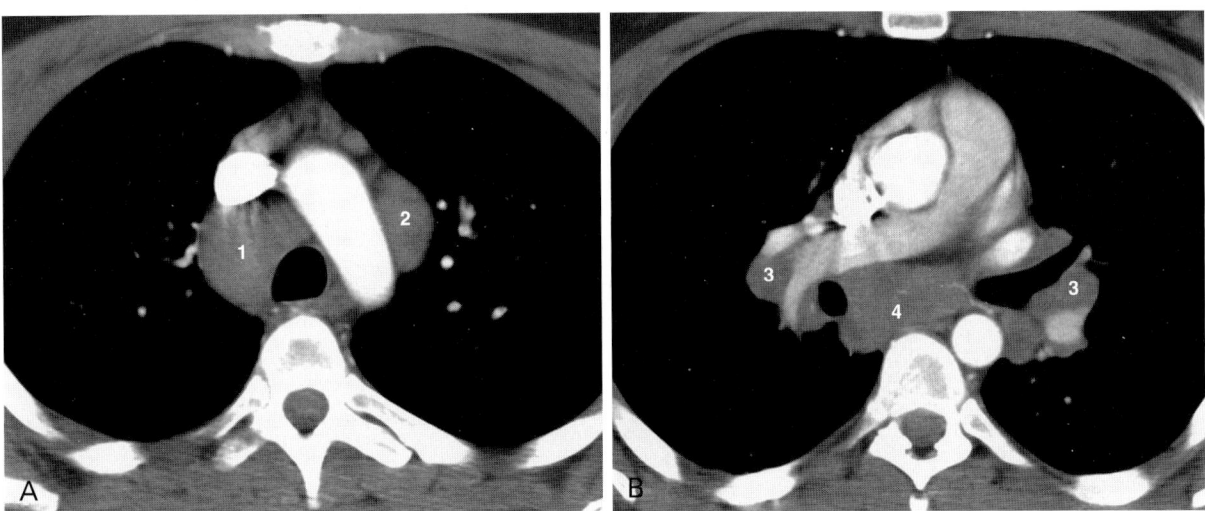

图 31.27 结节病:CT 可见特征性淋巴结肿大。(A)男性,主动脉弓水平层面增强 CT 可见气管旁(1)和主动脉弓旁(2)淋巴结肿大。(B)中间支气管水平层面 CT 可见双侧肺门(3)和隆突下(4)淋巴结肿大。

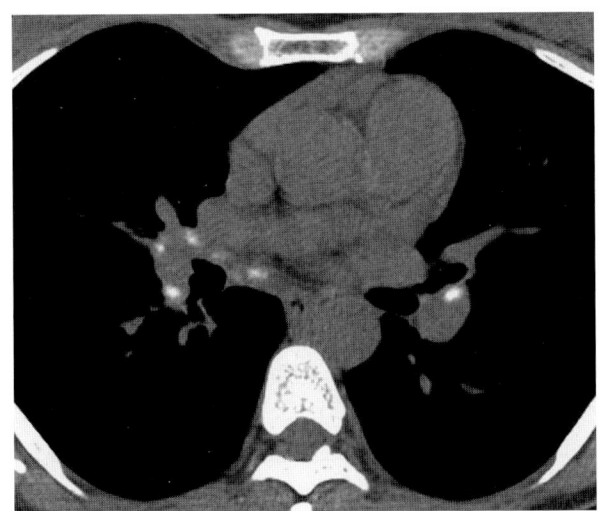

图 31.28 结节病:淋巴结局灶性钙化。女性,CT 可见双侧肺门及隆突下淋巴结钙化("糖霜"样)。

(4)心脏结节病:CT 在结节病患者的心脏评估中价值有限。最常见表现为心包积液,可见于5%~15%的患者中。少见的表现包括心脏扩大、右心室功能不全征象、左心衰竭,病变可导致心肌变薄,但心室壁瘤少见。

(5)腹部表现:结节病最常见的腹部表现为肝脏增大、脾脏增大、淋巴结肿大、肝脏和脾脏的密度减低以及脾脏和肝内点状钙化灶。约50%的患者可见脾脏病变,15%的患者肝功能异常,40%淋巴结肿大。腹部异常表现与胸部结节病分期无明显相关。由于肉芽肿的融合,约5%~15%的患者可见肝内低密度结节。脾脏内结节常较肝结节大,且更常见。腹部淋巴结肿大常累及几个淋巴结且较小(直径为1~2 cm),但有时也可较大。

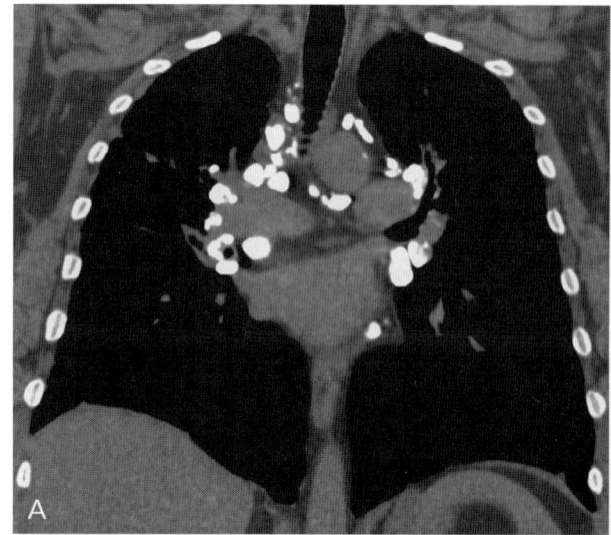

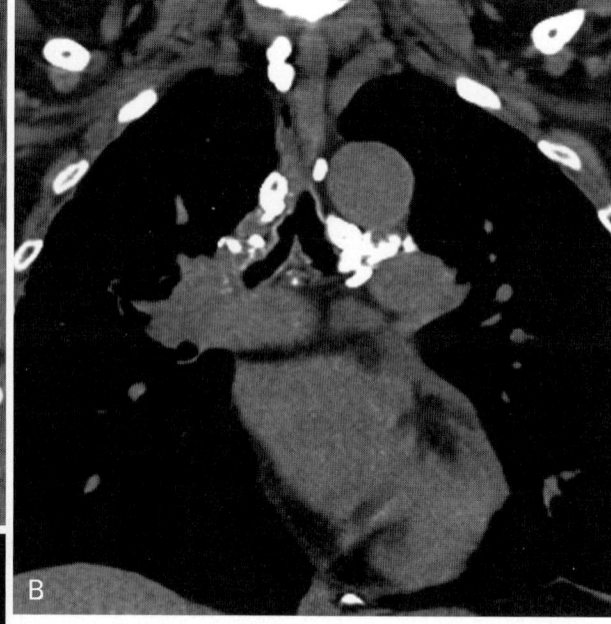

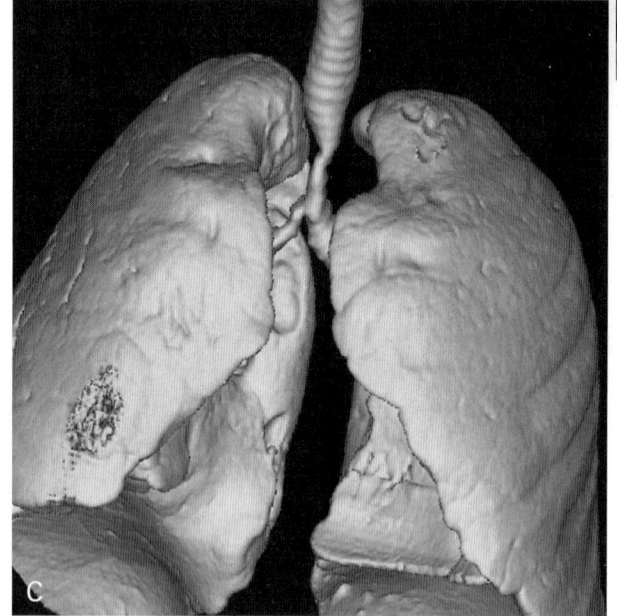

图 31.29 结节病:CT 可见广泛淋巴结钙化。(A)长期结节病患者,冠状面 CT 可见纵隔和双侧肺门淋巴结出现大量、致密的钙化。(B)和(C)另一位患者的冠状面和容积 CT 图像可见广泛、致密的纵隔淋巴结钙化,引起气管远端和右主支气管近端狭窄。

要点:结节病-HRCT 特征性表现

- 双侧、对称性分布的肺门淋巴结肿大
- 常见于隆突下、主-肺动脉窗、前纵隔等处
- 局灶性、光滑或不规则的结节影,直径为 2～5 mm,沿淋巴管周围分布
- 支气管、肺血管、叶间裂隙、肋胸膜、小叶间隔呈结节状增厚,但程度较轻
- 双肺上、中肺野病变分布最广泛
- 5％患者可见纤维化改变,20％最后进展为肺纤维化
- 纤维化常见于支气管血管束周围和双肺上叶,并伴明显的肺门收缩
- 40％～50％的慢性结节病患者可见肺门和纵隔淋巴结钙化

---

3. MRI　MRI 在评估肺和淋巴结病变中的作用有限,但在评估结节病的心脏和中枢神经系统表现时明显优于 CT。心脏受累可引起 T2 信号增高,以及对比增强 T1WI 上的信号增高。

MRI 在检测神经系统结节病引起的颅内异常具有高敏感性。其特征性表现为:静脉注射对比剂后,在基底池和下丘脑区域的软脑膜呈结节状或弥漫性的增厚强化。其他表现包括颅内肿块在 T1WI 上为等信号,T2WI 上为高信号,静脉注射对比剂后可见强化。

4. [67]Ga 显像　[67]Ga 作为结节病疾病活动的标记物已使用多年。由于薄层 CT 的出现,[67]Ga 显像的使用已明显减少。目前,它主要用于疑难病例的诊断,如部分胸腔外病变的显示。[67]Ga 显像对检测心脏结节病也有帮助,尽管目前已经被 MRI 和 PET 检查所

取代。

5. PET FDG-PET 可显示肺和淋巴结摄取增高。在检测肺结节病方面,FDG-PET 可与[67]Ga 显像媲美,但在评估肺外病变方面优于[67]Ga 显像。在大剂量的类固醇治疗后其摄取减少。FDG-PET 主要聚集于心脏结节病患者的心肌层上,对检测心肌病变较[201]Tl SPECT 和[67]Ga 显像敏感性高。越来越多的研究表明 FDG-PET 有助于检测心脏结节病,虽然有时正常心肌可见 FDG 摄取假阳性,导致其对诊断心脏结节病特异性较差,但其敏感性高。

(六) 影像检查的选择 约 75% 的结节病患者可见特征性的放射学表现,包括双侧肺门及气管旁淋巴结肿大、伴或不伴肺部病变。大部分无症状患者不需要进一步的影像检查,但它常用于指导诊断性活检。15%~20% 病例,X 线胸片表现为无特征性或表现不典型,HRCT 有助于诊断。有些患者虽然 X 线胸片是正常或仅见明显的肺门淋巴结肿大,但 HRCT 可显示肺部病变。在显示结节病患者的早期纤维化和肺实质病变方面,CT 优于 X 线胸片。

在初诊和随访结节病患者的检查中,X 线胸片仍是首选的影像学检查方法。对于怀疑或已证实结节病患者,需要进一步 CT 检查的情况,见于:①临床表现或 X 线胸片表现不典型;②检查肺部疾病的并发症,如支气管扩张、曲霉球、肺纤维化或合并感染或恶性肿瘤;③X 线胸片表现正常,但临床高度怀疑结节病。HRCT 检查也可有助于评估 Ⅱ 期或 Ⅲ 期的结节病患者,鉴别活动性炎症和不可逆的肺纤维化。腹部并发症,如肝脏和脾脏受累,也可用 CT 评估。MRI 对评估心脏和中枢神经系统病变优于 CT。

(七) 鉴别诊断 双侧、对称性肺门淋巴结肿大,尤其是无症状的患者,高度提示结节病。研究显示,在 100 例双侧肺门淋巴结肿大的患者中,74% 为结节病。虽然恶性肿瘤(通常是淋巴瘤)占 11%,但 11 名患者均有临床症状;47 名无症状或仅见急性炎症表现(如葡萄膜炎、多发性关节炎、结节性红斑)的患者均为结节病;52 名体检正常的患者中,50 名为结节病;74 例结节病患者仅 1 例出现贫血症状,但常见的并发症为恶性肿瘤;出现双侧肺门淋巴结肿大但无恶性肿瘤病史,体检血常规均正常,其患恶性肿瘤的风险很小。

肺部受累的 X 线胸片表现常为非特异性。大多数患者可见结节沿淋巴管分布的特征,但仅 HRCT 可见。以下疾病可与结节病的 CT 表现相似,包括癌性淋巴管炎、免疫球蛋白(Ig)G4 相关肺病、铍肺、矽肺、煤工尘肺。在结节病、免疫球蛋白(Ig)G4 相关肺病和铍肺中,结节常分布在支气管血管束周围和胸膜下;癌性淋巴管炎的结节常见于小叶间隔和支气管血管束周围;在矽肺和煤工尘肺患者的 CT 上可见结节常见于小叶中心和胸膜下。结节病患者的小叶间隔增厚常不如癌性淋巴管炎患者的广泛。有助于结节病诊断的其他表现包括主要累及双肺上叶、双侧对称性、肺门淋巴结肿大,无胸腔积液。当患者出现双侧、对称性肺门淋巴结肿大、特征性的肺部病变,且无职业暴露病史、无恶性肿瘤或无体重减轻,常可根据临床表现和影像学表现作出明确诊断。

(八) 治疗方案概要 结节病具有自行或经治疗后增大及缓解的趋势。近 2/3 的患者可自行缓解,但 10%~30% 的患者可呈进行性发展。大多数患者使用皮质类固醇激素治疗后病情稳定或好转改善,但 75% 的患者在药物减量或停药时可出现复发。使用免疫调节剂治疗有效也是结节病的特点。由于渐进性呼吸功能不全或中枢神经系统或心肌受累,1%~5% 的患者可出现死亡。不同地区患者的死亡原因不同。在日本,约有 75% 的结节病患者死于心脏病,而在美国大部分患者死于肺部并发症。终末期肺纤维化患者可需要肺移植。在一些患者中,接受肺移植的患者病变可复发。一项多中心的研究对肺移植术后原发性疾病的复发和 CT 表现评估时显示,在 26 例肺移植病例中有 9 例(35%)患者出现结节病复发,这些复发患者的病情常较轻。

要点:结节病

- 结节病是一种以非坏死性肉芽肿为特征的全身性炎性疾病
- 90% 以上的患者出现胸内淋巴结和肺实质受累
- 患者预后与影像学分期相关
- CT 的主要适应证如下:
  - X 线胸片显示正常,但临床高度怀疑结节病的患者
  - 临床表现或 X 线胸片表现不典型的患者
  - 并发症的检测,如曲霉球
  - 评估 Ⅱ 期或 Ⅲ 期的结节病患者,鉴别活动性炎症和不可逆的纤维化

推荐阅读

Criado E, Sánchez M, Ramírez J, Arguis P, de Caralt TM, Perea RJ, Xaubet A. Pulmonary sarcoidosis: typical and atypical manifestations at high-resolution CT with pathologic correlation. Radiographics. 2010;30(6):1567 - 1586.

Hennebicque AS, Nunes H, Brillet PY, et al. CT findings in severe thoracic sarcoidosis. Eur Radiol. 2005;15:23 - 30.

Koyama T, Ueda H, Togashi K, et al. Radiologic manifestations of sarcoidosis in various organs. Radiographics. 2004;24:87 - 104.

Lynch JP 3rd. Computed tomographic scanning in sarcoidosis. Semin Respir Crit Care Med. 2003;24:393 - 418.

Prabhakar HB, Rabinowitz CB, Gibbons FK, O'Donnell WJ, Shepard JA, Aquino SL. Imaging features of sarcoidosis on MDCT, FDG PET, and PET/CT. AJR Am J Roentgenol. 2008;190(suppl 3):S1 - S6.

参考文献见 *ExpertConsult.com*.

第32章

过敏性肺炎*

Andrea L. Magee｜Christopher M. Walker｜Jonathan H. Chung

（一）病因 过敏性肺炎也称外源性过敏性肺泡炎（hypersensitivity pneumonitis，HP），是一种免疫介导的弥漫性间质性肺炎，由引起易感人群发病的各种吸入性抗原所致。过敏性肺炎也可因药物毒性所致。细菌、分枝杆菌、真菌、动物蛋白和某些小分子量的化合物均可引起 HP（表 32.1）。

表 32.1 过敏性肺炎最常见类型和常见的致病抗原

疾病	抗原	常见来源
农民肺	多孢嗜热菌 普通型高温放线菌 分支犁头霉	发霉的干草、谷物、饲料
湿肺	普通高温放线菌	被污染的风冷系统、蓄水池
蘑菇工人肺	甘蔗高温放线菌	发霉的蘑菇堆肥
伐木工人肺，木纸浆工人肺	链格孢菌，木屑	橡树、雪松、红木木屑、松树、云杉木浆
日本夏季型肺炎	丝孢酵母菌	肮脏的老房子（榻榻米床垫）
热浴盆肺	鸟分枝杆菌	热的浴盆水
金属加工相关性肺炎	分枝杆菌 免疫原	金属加工的液体
爱鸟人肺，饲鸽肺	鸟类蛋白质	鸟的粪便、羽毛（长尾小引物、虎皮鹦鹉、鸽子、鸡、火鸡）
图书工人肺	家鼠和沙鼠的蛋白质	尿、血清、皮毛蛋白
化工肺	异氰酸酯、偏苯三酸酐	聚氨酯泡沫体、喷油漆、抛光剂、密封剂、特殊的胶水

HP 好发于中年人，与吸烟者相比，非吸烟者更常见，这可能是由于吸烟对于肺内涉及 HP 的免疫介导细胞有免疫抑制作用。患 HP 的吸烟患者更可能进展为慢性 HP，比非吸烟患者的预后更差。某些职业和生活习惯可接触携有致病抗原的物质，应详细询问接触史。

HP 的进展影响因素包括吸入有机微粒的大小、免疫原性、暴露的持续时间和数量，以及机体的免疫应答反应，并不是所有的暴露都会引起 HP。如约 9%～12% 的暴露农民会发生农民肺（HP 最常见的

* 编者和出版社感谢 Nestor L. Müller 博士和 C. Isabela Silva Müller 博士为本书上一版相关主题提供的材料。这是本章的基础。

类型之一),以及约15%的鸟类饲养者会发生鸟类爱好者肺。目前尚不清楚是哪些因素决定了HP的最初表现和临床病程。无论病原抗原的类型或环境因素,只有部分人在特定的抗原暴露环境中发生HP。

HP的具体发病机制尚不清楚,但它是一种非IgE介导的过敏反应。引起HP的抗原微粒直径常<3 μm,易沉积在远端肺泡内,并引起Ⅲ型(抗原抗体复合物)和Ⅳ型(细胞介导的迟发型)免疫反应。研究表明中性粒细胞的趋化性也参与了组织损伤。

(二)发病率和流行病学　HP在普通人群中的患病率和发病率不清且很难估计,这是由于疾病表现受气候、季节和地理条件、疾病的不同诊断、确诊方法、暴露强度、吸烟嗜好和遗传危险因子等多种因素的影响。

(三)临床表现　传统上HP分3种不同临床亚型:急性、亚急性和慢性。虽然这种分类有它的优点,但这些亚型都有重叠,许多患者的表现并不单纯表现为一种类型。

2011年Lacasse等描述了另一种分类方案,根据临床表现、体格检查、实验室结果、X线表现、CT和支气管肺泡灌洗(bronchoalveolar lavage,BAL)结果对患者进行分类。该分类将HP患者有效地分为两类。与第2类患者相比,第1类患者反复全身症状多见而胸片上病变表现少见。第2类患者肺功能检查有较严重的限制性通气障碍,CT上显示较明显的纤维化改变。虽然这种分类方法可能最适合HP患者人群,但文献中常用急性、亚急性和慢性亚组的分类方法,本章中也沿用这种分类方法。

急性HP是在以前有致敏的患者再次接触大量抗原后,2~9 h内突然出现一系列临床症状,主要表现流感样症状,包括寒战、发热、肌痛、疲乏、头痛以及恶心。呼吸道症状从咳嗽到严重的呼吸困难,有时甚至出现呼吸衰竭。当患者脱离致病抗原后这些症状一般在几小时或几天内缓解,但再次接触后可能复发。

亚急性HP可由持续性反复暴露于抗原而引起,症状一般持续几天到几周。与急性HP相比,患者症状较缓和,多表现为劳力性呼吸困难和咳嗽,可伴发热。经常反复接触致病抗原的亚急性患者出现不断恶化和缓解期延长。

慢性HP可由急性或亚急性HP发展而来,亦可慢性起病。首发症状常为咳嗽和劳力性呼吸困难,乏力和体重减轻可相当严重。听诊常可闻及双肺湿啰音,可见杵状指。慢性HP可能发展为肺气肿或终末期纤维化,提示预后更差(图32.1,图32.2)。气胸、

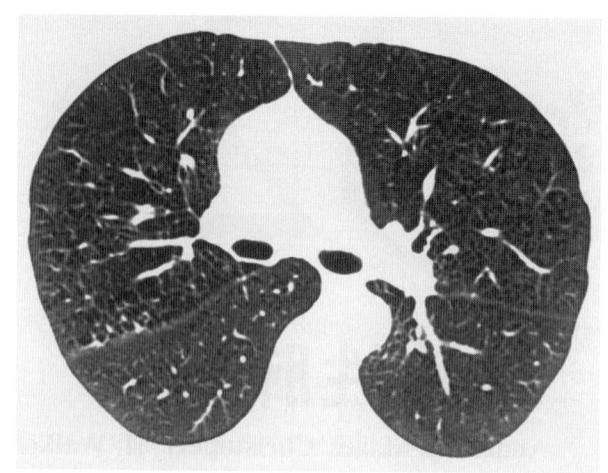

图32.1　过敏性肺炎的肺气肿。HRCT可见小叶中心性肺气肿,无其他异常。患者无吸烟史。(鸣谢 Dr. Yvon Cormier, Hospital and University Laval, Ste. Foy, Quebec, Canada.)

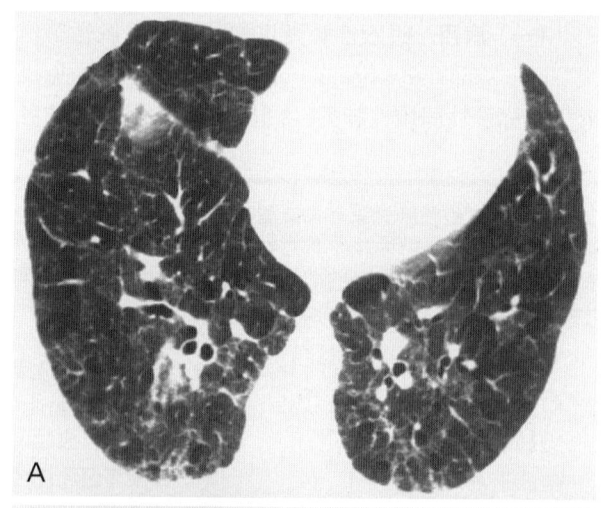

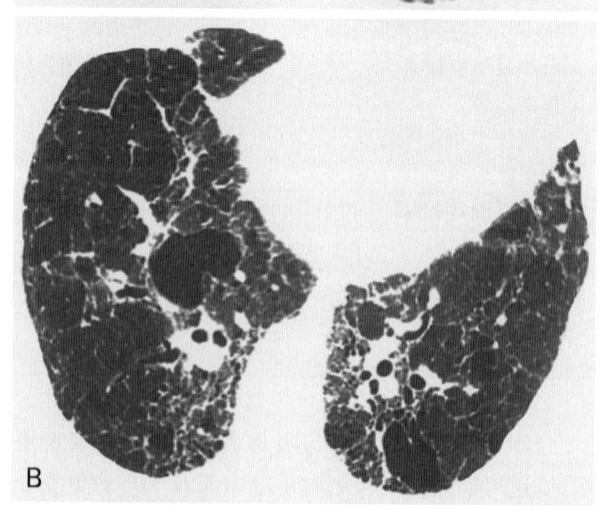

图32.2　暴露于红雪松的患者,肺纤维化的进展。(A)HRCT显示肺底见斑片状磨玻璃影,伴有微小的重叠网状结构、小叶性透亮影和血管降低。(B)11年后的CT检查显示网状和结构扭曲的进展,发展为牵拉性支气管扩张、细支气管扩张和纤维化引起的蜂窝影,见小的磨玻璃影和局灶的低密度区。

纵隔气肿和皮下气体是 HP 的罕见表现。

（四）诊断 由于 HP 的临床表现无特异性,且暴露个体的发病率亦不同,医生需要保持高度的警惕,详细询问病史来诊断 HP。40% 以上的 HP 有组织学证据,但不能确定致病抗原。然而,大多数情况下,根据结合过敏原的接触史、临床表现、肺功能试验和相关的 X 线表现可以诊断 HP。2003 年前的一项前瞻性多中心的 HP 研究,确定了一些识别活动性 HP 的预测因素,包括暴露于致病抗原、暴露后 8 h 内出现症状、出现沉淀抗体以及体检时出现吸气相湿啰音。

1. **实验室检查** HP 的实验室检查包括血液学检测、肺功能检查、针对常见致病抗原的血清沉淀素(沉淀抗原)的检测、特异性吸入激发试验、BAL 和肺活检。

HP 的血液学评估可能显示轻度至中度中性粒细胞增多伴淋巴细胞减少,特别是在急性和亚急性发作期间。炎症的非特异性标记物可升高,如 C-反应蛋白和红细胞沉降率。HP 患者常存在血清沉淀抗原抗体,尽管这些 IgG 抗体是暴露于特定抗原环境中的很好标志物,但它仅是 HP 的诊断依据而不是病理学证据,无 IgG 抗体时不能排除 HP 的诊断。许多研究表明,在暴露于某些抗原的无症状个体中存在血清沉淀素,但在 HP 中也有未监测到血清沉淀素的患者。

活动期 HP 的支气管肺泡灌洗液中的总细胞数增加,淋巴细胞计数比(主要是 T 细胞)增加。需要注意的是,在急性加重期,中性粒细胞计数比可高于淋巴细胞计数比。特异性吸入激发(specific inhalation challenge, SIC)试验需要在医疗监督下的受控临床环境下进行雾化抗原暴露,并在检查期间的多个时间点进行肺功能测试。SIC 试验在 HP 诊断中的临床应用值得讨论,最可能提供确诊性证据。

2. **肺功能** 肺功能异常包括一氧化碳弥散功能下降,显著限制性通气障碍伴肺总容量和用力肺活量下降,静息状态下低氧血症,运动状态下更低。虽然限制性肺功能障碍是慢性 HP 患者最常见的长期结局,但有些患者也表现为阻塞性通气障碍。

（五）病理检查

HP 的典型组织学表现已描述,与致病抗原类型无关。HP 的病理特征随疾病的阶段变化,可能与其他间质性肺疾病相似。

急性 HP 的肺组织活检非常少。这些患者的组织学异常是非特异性的,包括中性粒细胞浸润肺实质、呼吸性支气管-间质性肺炎、急性血管炎、机化性肺炎(闭塞性细支气管炎伴机化性肺炎)和弥漫性肺泡损伤。

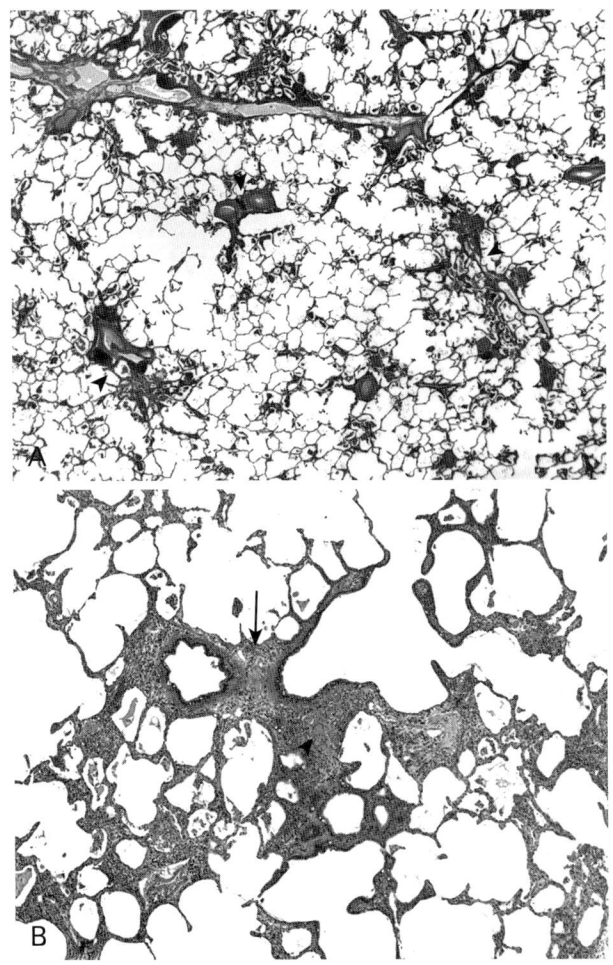

图 32.3 亚急性过敏性肺炎的病理表现。(A)外科肺活检标本的显微照片显示,中度慢性淋巴细胞性炎症的间质性浸润,主要在细支气管束周围分布(箭头)。(B)高倍镜下显示,支气管周围分布慢性淋巴细胞炎症性间质浸润、细胞性细支气管炎(箭)和松散的肉芽肿(箭头)。这些是过敏性肺炎的特征性表现,且与 HRCT 上界限不清的小叶中心性结节相关。(鸣谢 Dr. John English, Department of Pathology, Vancouver General Hospital, Vancouver, Canada.)(见彩色插页)

亚急性 HP 的病理特征包括细胞性细支气管炎、淋巴细胞为主的慢性细支气管中心性细胞性间质性肺炎,以及散在、边界不清的非干酪性肉芽肿三联征(图 32.3)。然而,仅约 60% 的患者活检病理有这 3 种表现。有些患者仅有细胞性间质性肺炎,组织学特征与 NSIP 相同。可能出现的其他异常包括机化性肺炎、闭塞性细支气管炎(特点是平滑肌肥厚)、支气管周纤维化、部分气道阻塞。

组织学上,慢性 HP 常表现为肺纤维化和亚急性 HP 的表现。NSIP 与普通型间质性肺炎的表现是慢性 HP 的组织学特征,并可能是主要的或唯一的组织学特征。

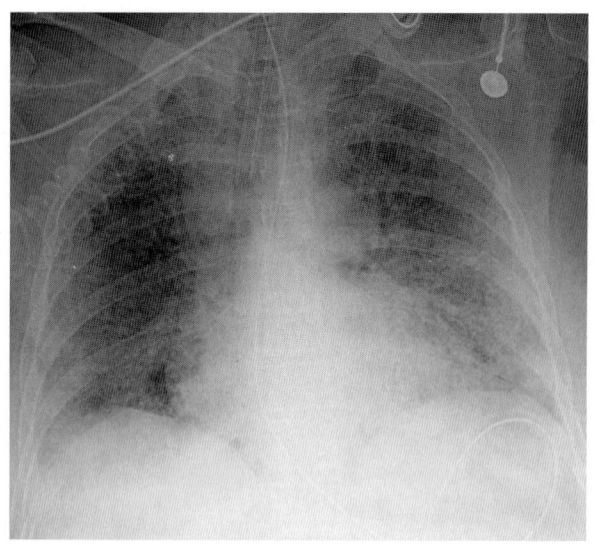

图32.4 急性过敏性肺炎的X线胸片表现。正位X线胸片显示双侧广泛性密度增高影（磨玻璃影）和斑片状实变区。急性过敏性肺炎（饲鸟者肺）的诊断依据临床表现和接触史。

（六）影像学表现

1. 胸部X线　HP的X线表现多为无明显异常，主要用于排除性诊断。如，一项关于"鸟类饲养者肺"患者的HRCT表现研究显示，7/21例（33%）亚急性和1/24例（4%）慢性HP患者X线胸片显示未见明显异常。如果存在异常，急性HP最常见表现为以肺中上部为主的结节性或网状结节状阴影（图32.4）。

亚急性HP的特征性表现是模糊的片状高密度影（磨玻璃影）（图32.5）和边界不清的小结节影（图32.6）。虽然急性和慢性HP常累及肺上部，但亚急性HP的病变分布多样，可弥漫性，亦可见肺下部为主型。亚急性患者很少出现弥漫性实变，如出现，应考虑合并感染（图32.7）。一些患者中可出现纵隔气肿、气胸和皮下气肿，这可能是过度充盈或闭塞性呼吸性细支气管的肺泡破裂所致（图32.8）。

慢性HP的影像学表现包括不规则线状影（网状影）、蜂窝状影和肺容量较少（图32.9）。纤维化可发生在肺部所有区域，重度的、弥漫性的或主要在上、中肺区。有时可见非特异性表现：肺门及纵隔淋巴结肿大（图32.10）。

2. CT　Lacasse等的一项多中心研究表明，根据临床表现和HRCT表现，即可行HP的诊断或否定，无需行支气管镜检查或活检。如果经支气管活组织检查和外科活检、HRCT均不能作出准确诊断，通常要考虑行支气管肺泡灌洗和活检。X线胸片正常或有非特异性表现的患者，HRCT常可显示特征性表现（图32.11）。

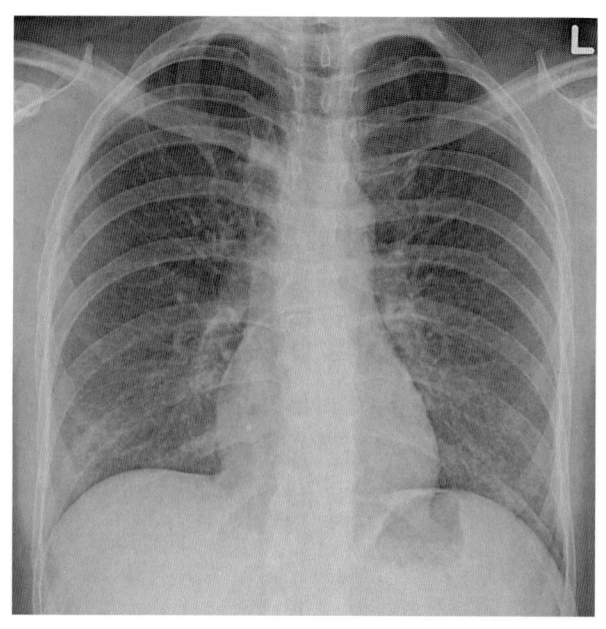

图32.5 亚急性过敏性肺炎的X线胸片表现。后前位X线胸片显示双侧密度增高影（磨玻璃影），其主要在肺下野。另外要注意奇裂。患者是一名饲鸟者，有哮喘的临床表现，经活检证实为过敏性肺炎。

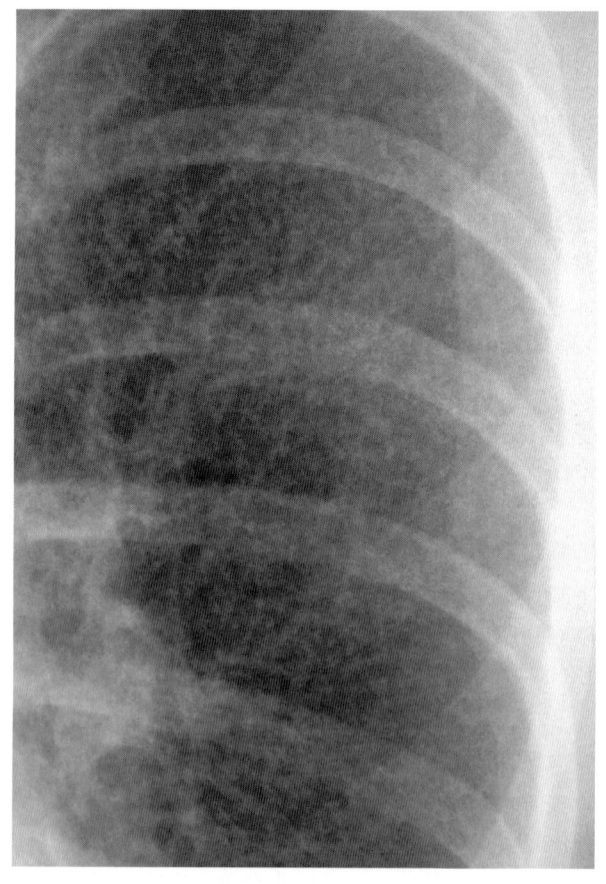

图32.6 亚急性过敏性肺炎的X线胸片表现。X线胸片的左肺放大图像显示养鸽者肺上的小结节状阴影。这种表现与HRCT上显示的界限不清小叶中心性结节有关。

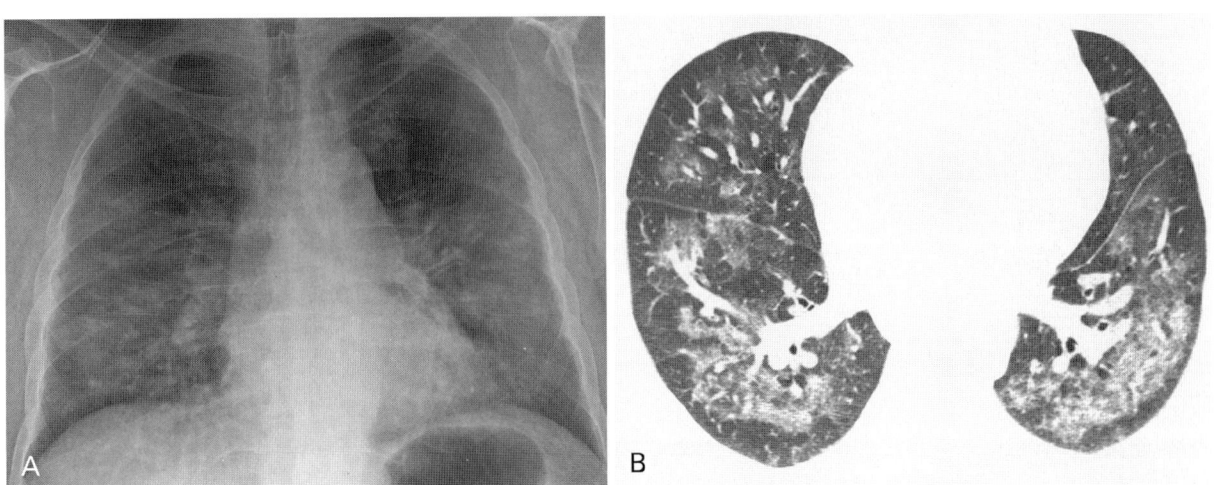

图 32. 7　有异氰酸酯接触史的亚急性过敏性肺炎的 X 线胸片表现。(A)后前位 X 线胸片显示双肺密度增高影(磨玻璃影)和位于中下肺叶边缘区的边界不清的结节影。(B)下肺静脉水平层面 HRCT 显示,在支气管血管周分布的弥漫性磨玻璃影和继发于机化性肺炎的微小病变。

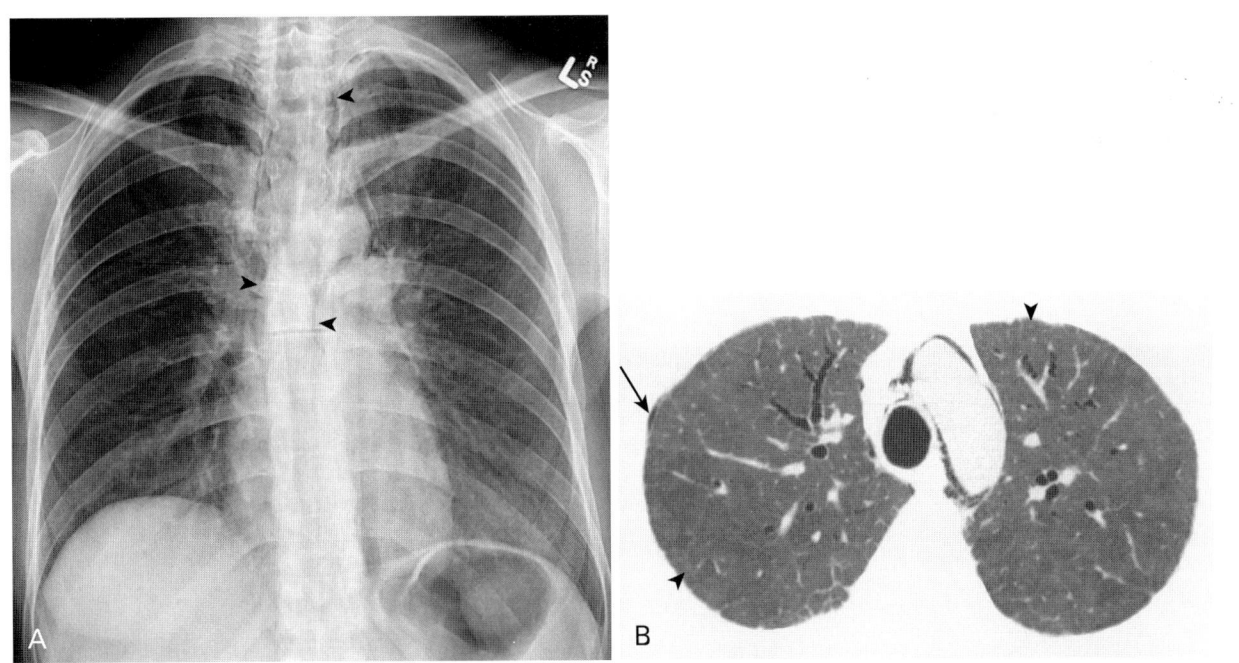

图 32. 8　亚急性过敏性肺炎。(A)后前位 X 线胸片显示双侧密度增高影(磨玻璃影)和纵隔气肿(箭头)。(B)主动脉弓水平层面 HRCT 显示,弥漫性磨玻璃影和少量小叶中心性结节(箭头),是过敏性肺炎典型的表现。右侧少量气胸(箭)和纵隔气肿。患者经活检证实为过敏性肺炎,其病因是由于接触羽绒床罩(羽绒被)所致,同时伴有纵隔气肿和右侧气胸。

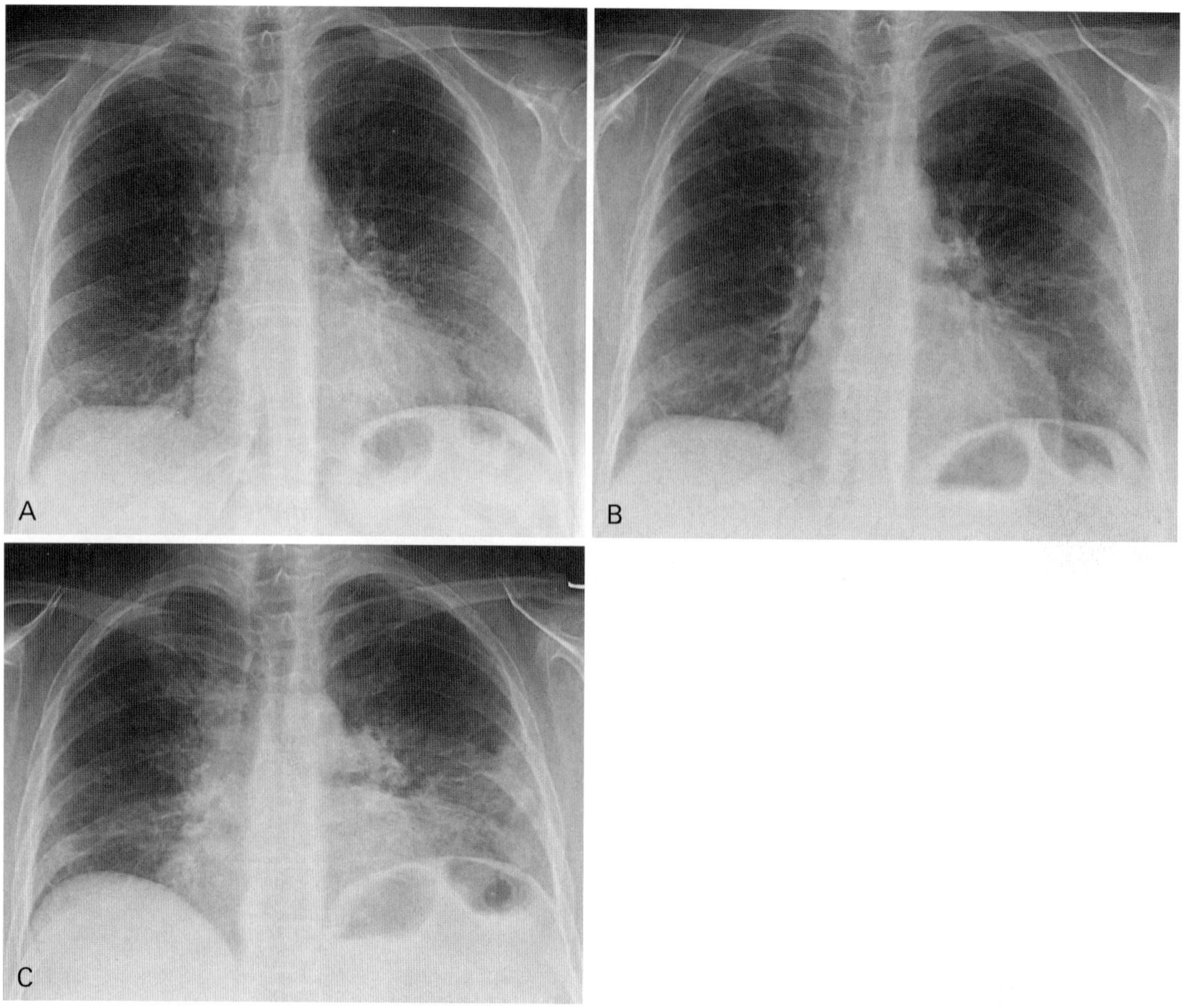

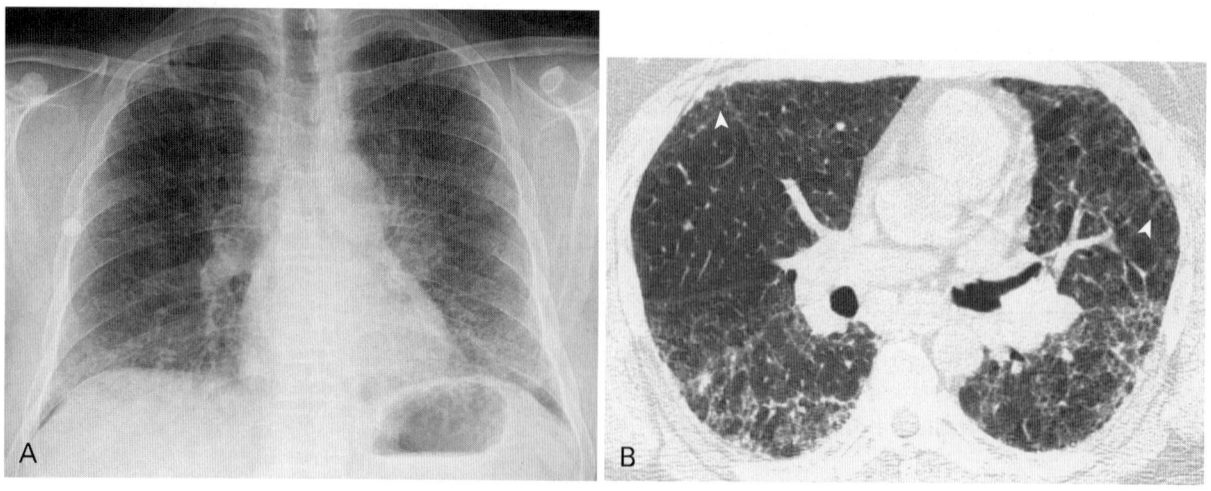

图32.9 慢性过敏性肺炎:X线胸片表现。(A)患者有2年余的呼吸困难症状,其后前位X线胸片显示在双侧下肺见轻度网状影。(B)为A图患者症状加重18个月后前位X线胸片,见双肺密度增高影(磨玻璃影)和不规则的线条状影增加。(C)为B图患者术后3个月后前位X线胸片,显示磨玻璃影范围增大和下肺容量降低。该患者为一名鸟类饲养者,表现为亚急性和慢性过敏性肺炎。

图32.10 有羽毛接触史的慢性过敏性肺炎患者伴有淋巴结肿大。(A)后前位X线胸片显示双侧广泛性网状影及纵隔和双侧肺门淋巴结肿大。(B)中段支气管水平层面HRCT显示斑片状磨玻璃影和重叠的细网状影,有少量的小叶中心性结节(箭头)和小叶中心性肺气肿存在,同时伴隆突下和双侧肺内淋巴结肿大。

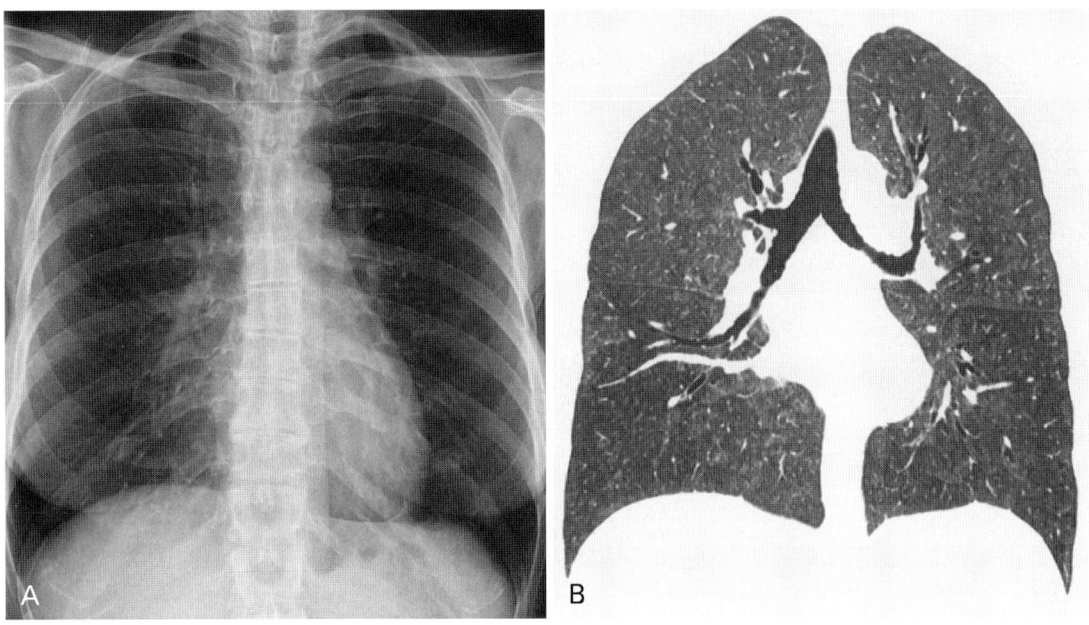

图 32.11 伴有进行性呼吸困难的在鸟医院工作的亚急性过敏性肺炎患者。(A)后前位 X 线胸片未见明显异常。(B)与 X 线胸片检查同一天的多排冠状面 CT 重建,显示边界不清的小叶中心性结节和弥漫性磨玻璃影,主要位于中、上肺区。

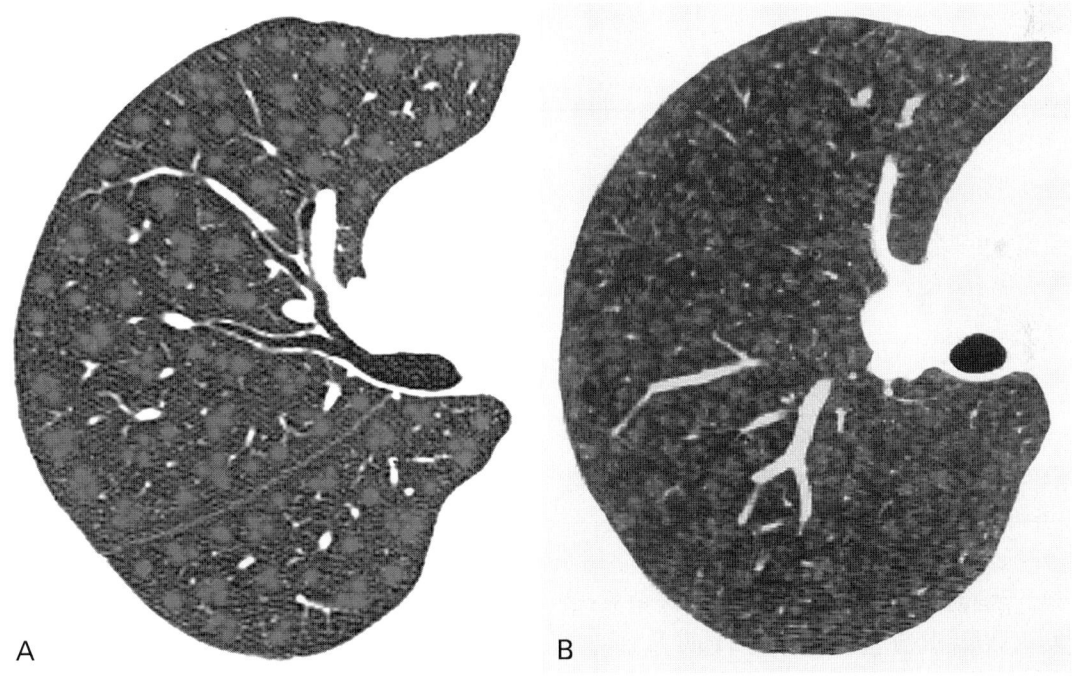

图 32.12 亚急性过敏性肺炎:小叶中心结节的示意图和 CT 表现。(A)示意图显示了亚急性过敏性肺炎在 CT 上的典型分布和结节影的表现,结节边界不清且有磨玻璃影,结节直径通常为 3~5 mm,典型表现为聚集性分布,集中在距离胸膜表面、叶间裂和小叶间隔(小叶中心分布)几毫米远的位置。(B)右肺 HRCT 显示鸟类养殖患者的肺部有特征性的小叶中心结节。

(1)急性期:因为有特征性的临床表现,且症状缓解迅速,HRCT 不常用于急性 HP 患者的评估。急性 HP 的 CT 表现可无明显异常。急性 HP 最常见的 HRCT 表现为弥漫性磨玻璃影和实变影,也可见小叶中心性结节。急性 HP 可见弥漫性气腔模糊影,可能是由弥漫性肺泡损伤或急性机化肺炎。

(2)亚急性期:亚急性 HP 的典型 HRCT 表现包括边界不清的小叶中央结节(图 32.12)、均匀的斑片状或弥漫性双肺磨玻璃影、吸气图像上小叶状衰减降低和血管稀疏以及在呼气图像的空气潴留征(图 32.13,图 32.14)。亚急性 HP 的影像学异常可表现为弥漫性分布、上肺为主或中下肺为主,伴基底部正常。

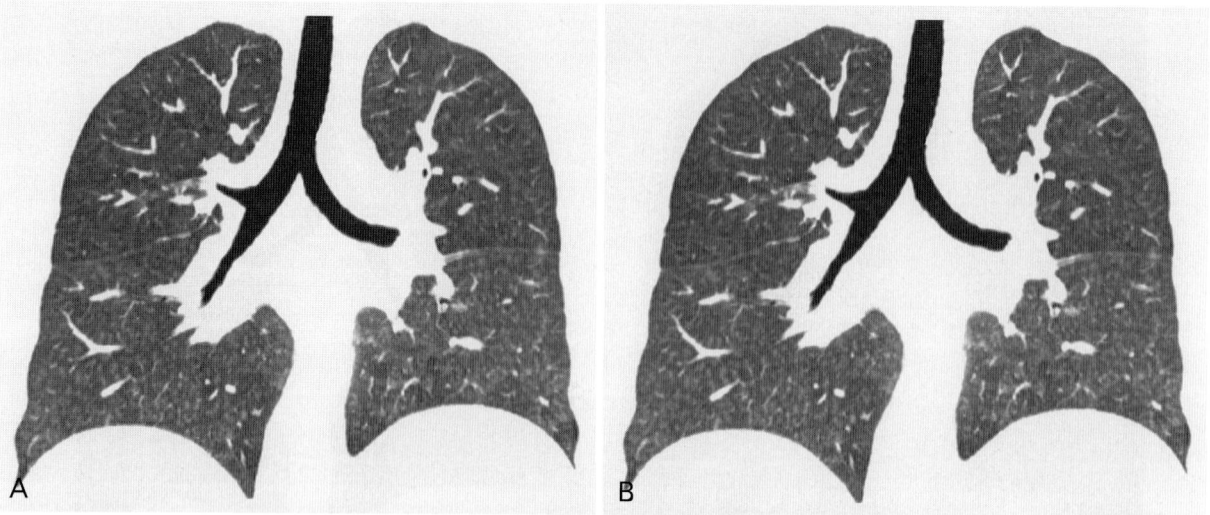

图 32.13　亚急性过敏性肺炎(饲鸟者肺)：HRCT 表现。(A)HRCT 显示弥漫性磨玻璃影和特征性小叶中心性分布的双肺边缘不清的小结节影。(B)冠状面 CT 重建显示病变呈弥漫性分布，肺底可见一些细微的局部低密度和血管减少区。

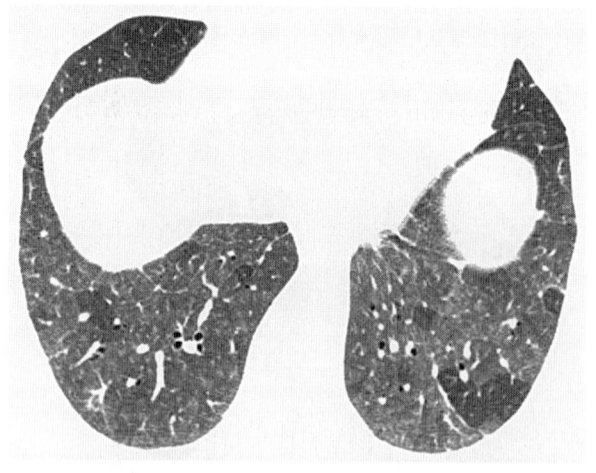

图 32.14　亚急性过敏性肺炎患者。肺底部的 HRCT 显示弥漫性磨玻璃影和边缘不清的小叶中心结节。小叶区域的密度减低区，反映细胞性细支气管炎或与超敏性肺炎相关的缩窄性细支气管炎。

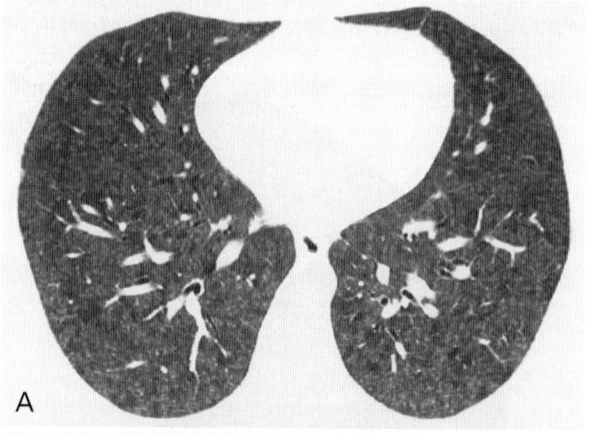

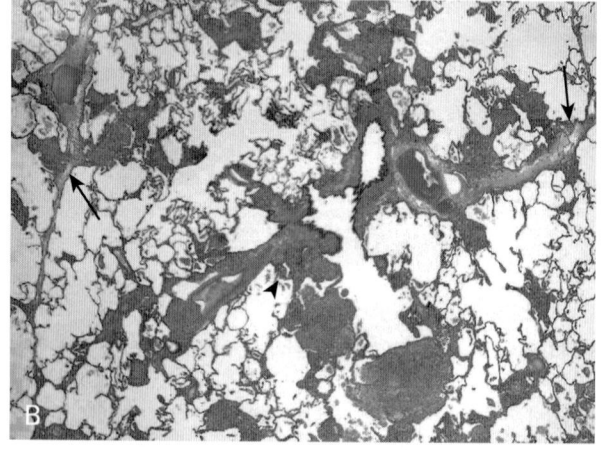

40%～76%亚急性患者可见小叶中心性结节，结节位于距离胸膜、叶间裂或小叶间隔只有几个毫米处，通常呈磨玻璃密度(图 32.12，图 32.13)。较少见边缘清晰的结节或呈明显的随机分布(图 32.15)。组织学上，小叶中心性结节与细胞性细支气管炎、非干酪性肉芽肿及细支气管中心性间质性肺炎的表现相符(图 32.3，图 32.15)。

82%的亚急性 HP 患者表现为磨玻璃影，弥漫性分布的磨玻璃影反映了弥漫性间质性肺炎(图 32.16)，磨玻璃影的范围与限制性肺功能的严重度和气体交换的损伤程度相关。磨玻璃影常与小叶中心性结节同时出现(图 32.8，图 32.11，图 32.13，图 32.14)，很

图 32.15　反复暴露于污染了热水浴缸的鸟分枝杆菌复合群的浴盆肺患者。(A)HRCT 显示直径约为 1～2 mm 的弥漫性小结节和磨玻璃影。(B)外科肺活检标本的中度放大图像显示大量结构良好的非坏死性肉芽肿伴有中度慢性间质性炎症细胞浸润。非坏死性肉芽肿的分布无明显的特点。它们沿小叶间隔(箭)和支气管血管束(箭头)呈随机性分布。CT 显示与非坏死性肉芽肿相关的小结节，与慢性间质炎性浸润相关的磨玻璃影。(见彩色插页)

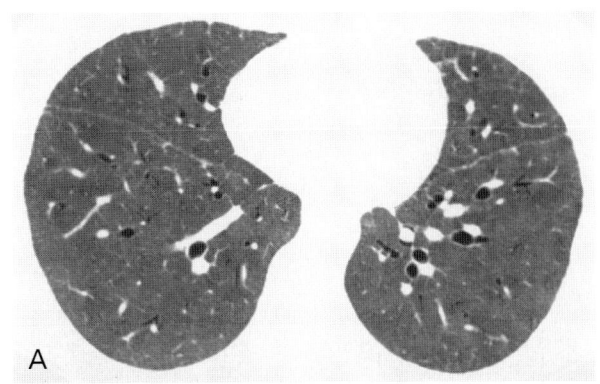

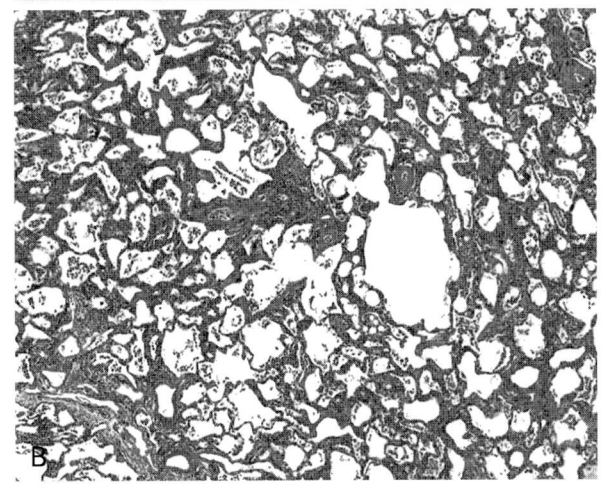

图 32.16 亚急性过敏性肺炎的磨玻璃影:病理的相关性。(A)HRCT 显示广泛的磨玻璃影。(B)外科肺活检标本显示中度弥漫性慢性淋巴细胞性间质浸润,对应 CT 上的磨玻璃影。(图 B 鸣谢 Dr. John English, Department of Pathology, Vancouver General Hospital, Vancouver, Canada.)(见彩色插页)

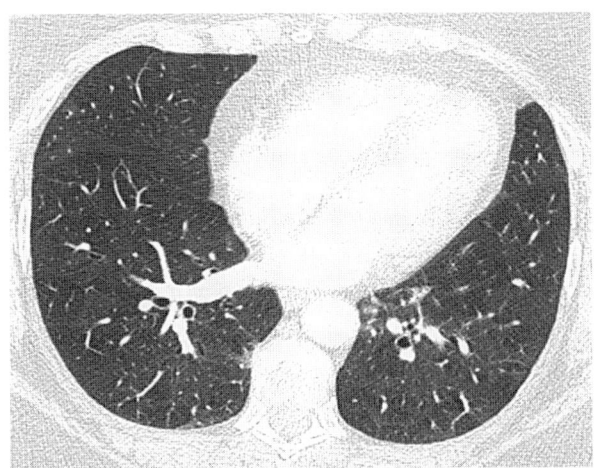

图 32.17 鸟类饲养员亚急性过敏性肺炎患者的磨玻璃影。下肺静脉水平层面 HRCT 显示以弥漫性磨玻璃影为特征的微小病变。

少单独出现(图 32.17,图 32.16)。磨玻璃影也常与局部衰减减低和血管减少同时出现,这一表现被称为"芝士头征"(图 32.18)。然而,"芝士头征"不是 HP 特有表现,其可见于任何有小气道疾病和肺部浸润的情况。

HP 的低密度影常呈明显的小叶性分布且呼气相 CT 显示空气潴留征(32.18)。这些表现是 HP 患者支气管阻塞的间接征象,可能是继发于细胞性毛细支气管炎或较少见的闭塞细支气管炎(闭塞性细支气管炎)引起的小气道阻塞。小叶性的低密度影和少许血管分布与残余肺活量、残余肺活量−总肺容量比率的增加相关。呼气相空气潴留可能是亚急性 HP 主

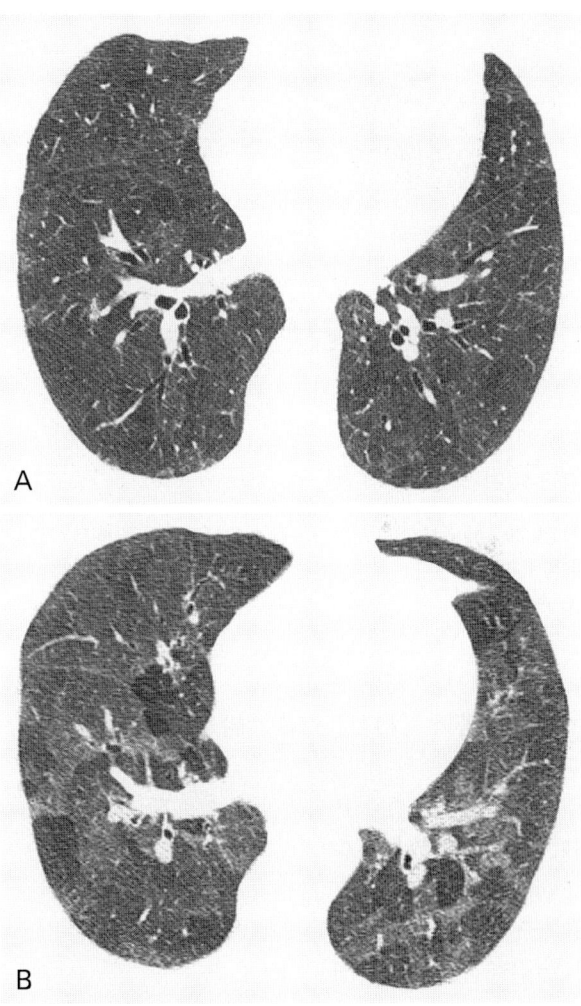

图 32.18 亚急性过敏性肺炎的"芝士头征"。(A)下肺静脉层面 HRCT 显示,散在分布于正常肺组织中的弥漫性磨玻璃影和肺小叶区的低密度影。芝士头征是磨玻璃影,正常肺组织和肺小叶区低密度影综合的肺部表现。(B)与 A 同水平处层面呼气相 CT 显示局限性空气潴留,它反映了细胞性细支气管炎或少见的闭塞性细支气管炎。

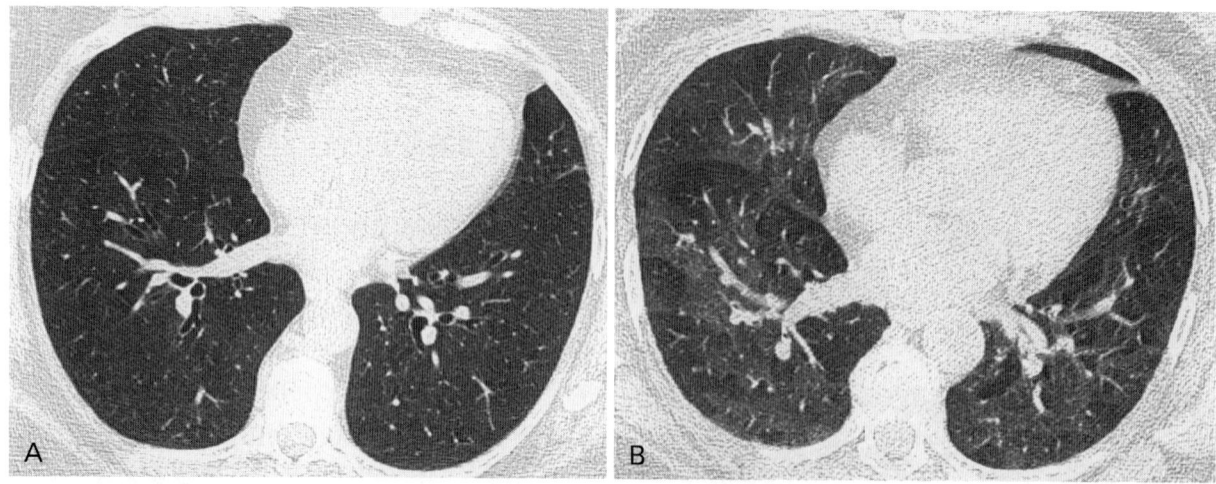

图 32.19　鸟类饲养员的亚急性过敏性肺炎患者,表现为进行性呼吸困难和禽流感抗原的阳性沉降素。(A)下肺静脉水平层面吸气相 HRCT 显示是正常的。(B)与图 A 同一水平层面呼气相 CT 显示斑片状空气潴留。

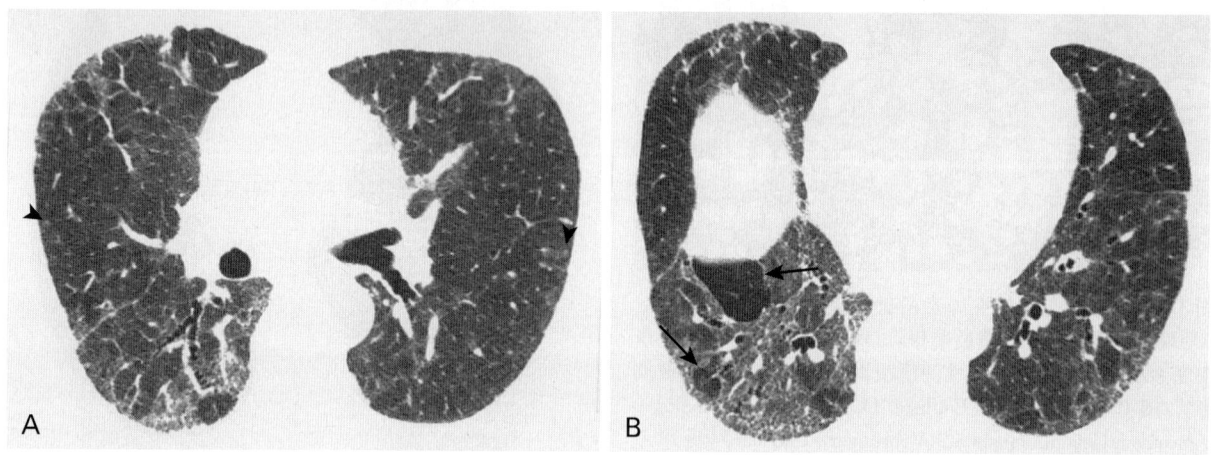

图 32.20　肺活检证实为过敏性肺炎的饲鸟者肺的典型 CT 表现。(A)和(B)HRCT 显示轻度的网状影伴有重叠的斑片状磨玻璃影与牵拉性支气管扩张和细支气管扩张,也有少量边缘模糊的小叶中心结节(箭头)、肺小叶区的低密度影和血管减少区存在(箭)。

要或唯一的 CT 表现(图 32.19)。因此,临床怀疑 HP 的患者推荐呼气相 CT 扫描。偶尔可见局部区域的实变,其可能是机化性肺炎的表现(图 32.7)。

13％的亚急性 HP 患者可见散在分布的薄壁囊肿。通常囊肿数量很少(1～15 个),最大直径约 3～25 mm,伴有磨玻璃影。这些囊肿可能是由支气管炎和支气管阻塞引起。纵隔气肿、气胸及皮下气肿(空气渗漏综合征)罕见(图 32.8)。

(3)慢性期:慢性 HP 的 HRCT 表现包括网状改变、肺部结构扭曲、牵拉性支气管扩张和细支气管扩张和蜂窝状影(图 32.20,图 32.10)。慢性 HP 的纤维化可以是片状的,随机分布或分布在支气管血管周围(图 32.21),或其有类似普通型间质性肺炎(usual interstitial pneumonia, UIP)的胸膜下分布(图 32.22)。慢性 HP 分布情况多变,CT 可显示肺中区纤维化伴

肺尖和肺底部正常(图 32.23),上肺区显著(图 32.21)或下肺区显著(图 32.24,图 32.25),或者无有显著分布区。

在上肺分布显著的病例中,影像学检查最有助于诊断 HP,因为这在 UIP 和 NSIP 中不多见。大多数情况下,有其他 CT 异常表现(即磨玻璃影、小叶性低密度和边界不清的小叶中心结节)常有助于诊断(图 32.26,图 32.20)。大多数慢性 HP 患者可见磨玻璃影,但通常累及肺实质范围＜50％且呈片状分布。小叶性低密度影和血管稀疏见于 80％以上的慢性 HP 患者,50％的患者在该区内可见边界不清的小叶中心性结节。40％的慢性 HP 病例可见囊性改变(图 32.27),16％～69％的慢性 HP 可见很小的蜂窝样变(图 32.22,图 32.24)。与 UIP 患者不同,慢性 HP 的蜂窝样变很少出现在肺基底段。虽然肺气肿通常

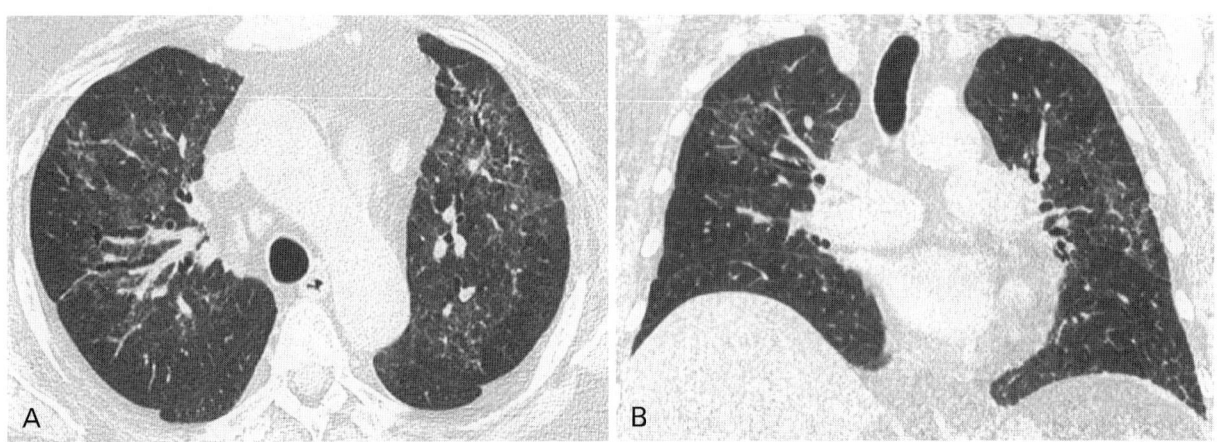

图 32.21 鸟类饲养员的慢性过敏性肺炎。(A)主动脉弓水平层面 HRCT 显示轻微的磨玻璃影伴有在支气管血管束周围、肺门周围分布的网状重叠影,提示肺纤维化的双侧牵拉性支气管扩张。(B)冠状面 CT 重建显示病变主要在肺上区分布。

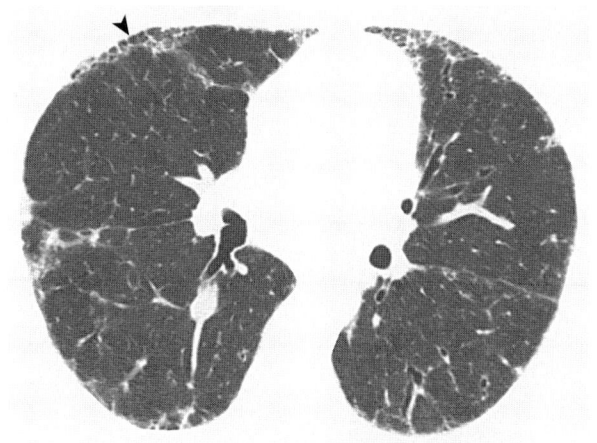

图 32.22 慢性过敏性肺炎伴有普通型间质性肺炎,继发于吸入异氰酸酯。HRCT 显示边缘轻度网状影和少量蜂窝状改变(箭头)。牵拉性支气管扩张和细支气管扩张,无磨玻璃影表现。这些表现与特发性肺纤维化的表现类似。

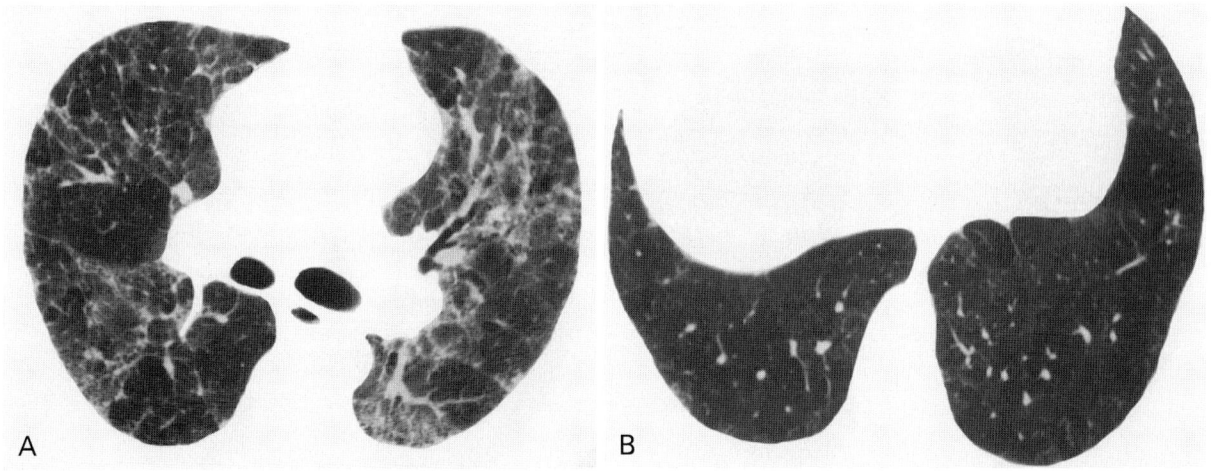

图 32.23 有红雪松接触史的男性慢性过敏性肺炎患者。(A)左主支气管水平层面 HRCT 显示斑片状磨玻璃影,微小网状影,肺小叶区的低密度影。(B)慢性过敏性肺炎的特征性表现在肺底部相对少见。

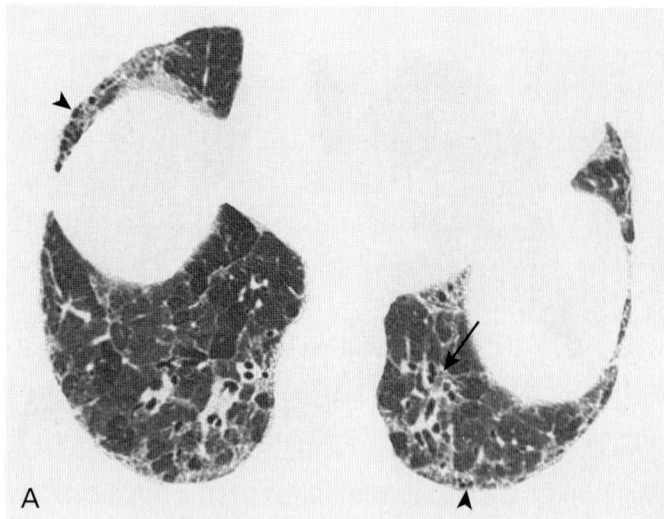

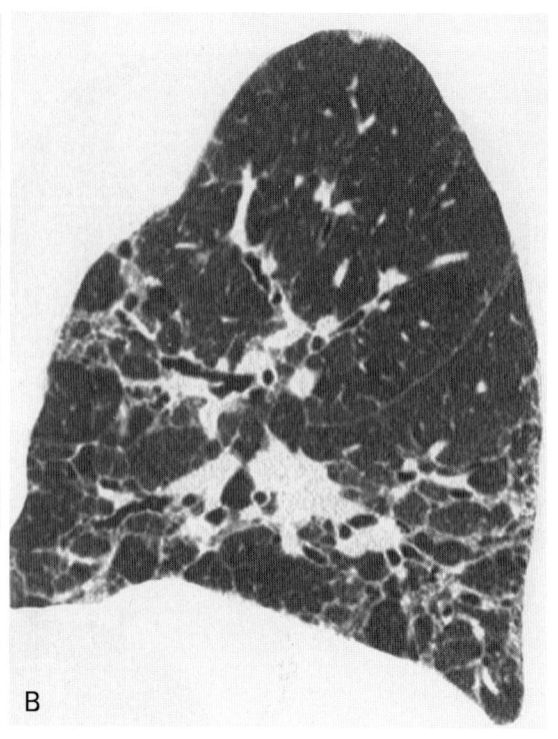

图 32.24 慢性过敏性肺炎。(A)肺底部水平层面 HRCT 显示弥漫性磨玻璃影、斑片状影、支气管血管束周围(箭)和胸膜下网状影。有胸膜下的微小蜂窝肺(箭头)和肺小叶区的低密度影存在,提示肺纤维化的双侧牵拉性支气管扩张。(B)冠状面 CT 重建显示病变主要在肺下野分布。尽管特发性间质纤维化患者的病变主要在肺下野,但肺小叶区低密度影、弥漫性磨玻璃影和胸膜下纤维化不明显是慢性过敏性肺炎的典型特征。

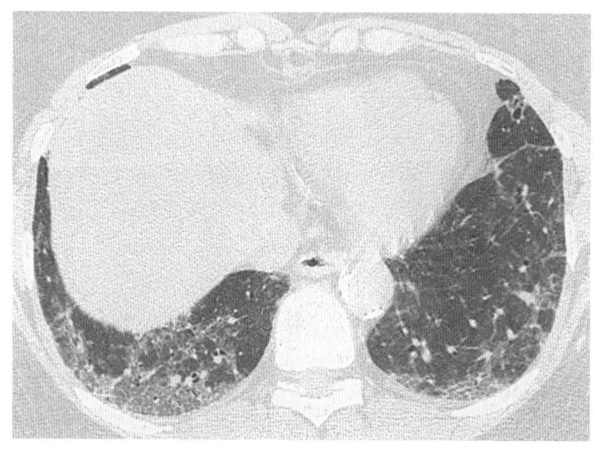

图 32.25 经肺活检证实的慢性过敏性肺炎伴有 NSIP 的患者。肺基底部层面 HRCT 显示胸膜下磨玻璃影伴有重叠的极小网状影,提示 NSIP。

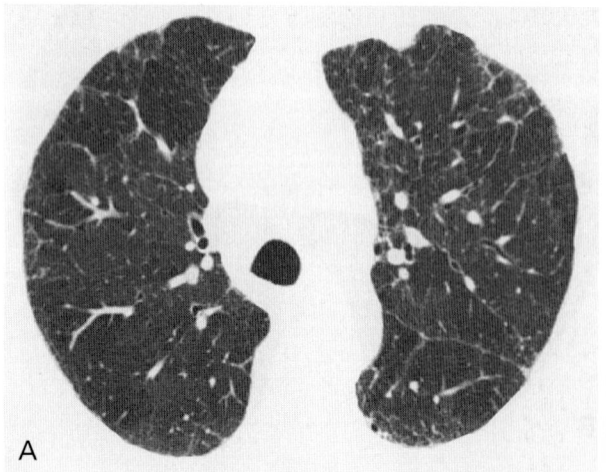

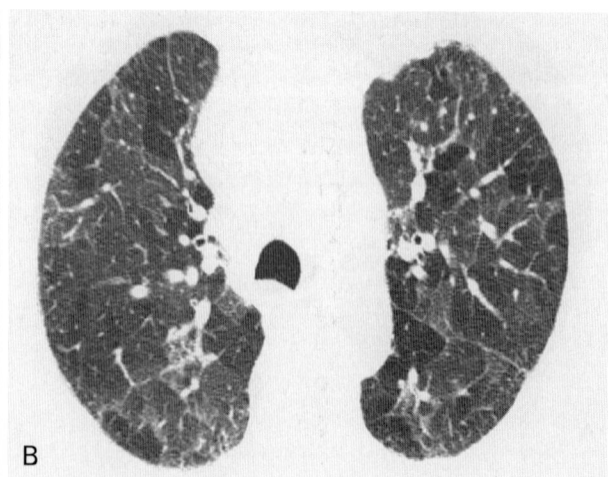

图 32.26 慢性过敏性肺炎的空气潴留。(A)上肺野水平层面 HRCT 显示弥漫性磨玻璃影,微小的肺纤维化和局部低密度影。(B)呼气相 CT 显示空气潴留的区域。

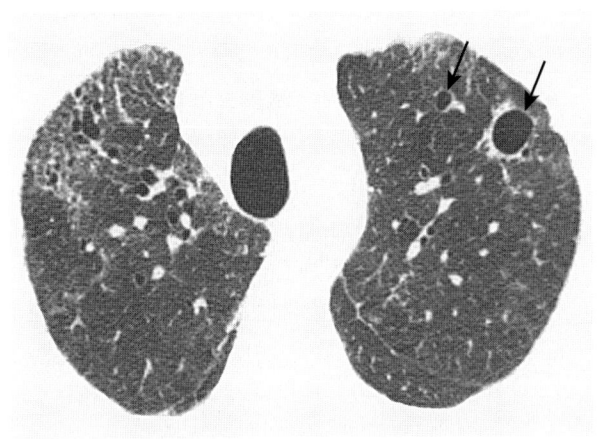

图 32.27　过敏性肺炎的囊肿。主动脉弓层面 HRCT 显示斑片状磨玻璃影,微小的纤肺维化和少量边界模糊的小叶中心性结节,薄壁囊肿(箭)。该患者是一位饲鸟者(与图 32.20 为同一患者),经肺活检证实为亚急性和慢性过敏性肺炎。

是由吸烟引起的,但在农民肺中,肺气肿可能是慢性 HP 的主要或唯一表现,即使在不吸烟的人中也是如此(图 32.1)。常见淋巴结肿大,但通常仅有 1～2 个淋巴结增大,短径小于 15 mm(图 32.10)。

(4) 急性加重期:HP 的急性加重往往会导致临床病情的急剧恶化,如果要采取适当的抢救措施,就必须认识其关键的影像学表现。HP 急性加重的机制仍在研究中。急性加重可能是潜在 HP 患者的严重表现,也可能是病理生理上完全不同的过程。研究表明,在 HP 急性加重期间,CT 上纤维化改变和磨玻璃影相对增加。在急性加重期进行的组织学评估显示,BAL 液的中性粒细胞比例相对增加,淋巴细胞比例减少。患者对皮质类固醇治疗和对症治疗的反应非常有限,通常需要机械通气和紧急肺移植。

典型表现

急性过敏性肺炎
- 接触大量的抗原后,在几小时内突然出现症状
- HRCT 很少用

亚急性过敏性肺炎
- 由间歇性或持续性接触低剂量的抗原引起
- X 线表现
  - 斑片状模糊影
  - 边界不清的结节影
  - 弥漫性,常累及下肺区
  - 纵隔肺气肿和气胸少见
- 常见的 HRCT 表现:
  - 片状或弥漫性磨玻璃影
  - 边界不清的小叶中央性结节
  - 芝士头征
  - 空气潴留
- 较少见 HRCT 表现:
  - ＞10 mm 的不规则结节
  - 囊肿,通常 1～4 个,13％ 的患者伴有磨玻璃影
  - 机化性肺炎所致的肺实变

- 纵隔气、气胸及皮下气肿少见。

慢性过敏性肺炎
- 由于持续及反复接触小剂量抗原所致
- 肺纤维化是其特征性表现
- 影像学表现
  - 网状影
  - 肺容量减少
  - 蜂窝状影
  - 可见淋巴结肿大
- HRCT
  - 斑片状,周边或支气管血管束周围分布的网状影
  - 牵拉性支气管扩张和牵拉性细支气管扩张
  - 微小蜂窝影
  - 肺基底段相对少见
  - 与亚急性 HP 有交叉表现
  - 农民肺可见肺气肿
  - 40％ 的患者可见囊肿
  - 淋巴结肿大,最小直径＜15 mm

(七) 鉴别诊断　上述 CT 表现并非仅限于 HP。HP 的每一个 CT 表现都可在其他各种情况下看到。例如,在各种细支气管炎中都可见到界限不清的小叶中心性结节,包括传染性毛细支气管炎、弥漫性泛细支气管炎、呼吸性细支气管炎-间质性肺病,以及肺动脉高压患者的胆固醇肉芽肿和肺毛细血管瘤。HP 的主要鉴别包括急性和亚急性患者的呼吸性细支气管炎和非典型感染,以及慢性患者的 UIP 和 NSIP。

吸烟史和潜在肺气肿的存在倾向病因诊断,如呼吸道毛细支气管炎,而不是 HP。在有临床病史的非吸烟患者中,弥漫性磨玻璃影呈特征性分布,且与抗原暴露有关,则支持 HP 诊断。然而,对于确诊获得性免疫缺陷综合征的患者,相同的影像学表现则支持肺孢子菌肺炎的诊断。对于确诊为肺动脉高压的患者,类似的表现可能代表胆固醇肉芽肿或肺毛细血管瘤。因此,收集完整的病史对于作出正确诊断至关重要。

慢性 HP 和先天性 NSIP、IPF 的鉴别非常重要,因为它们的治疗不同。隐匿的慢性 HP 可能与普通型间质性肺炎或任何间质性肺疾病的晚期纤维化相似。鉴别慢性 HP、IPF 和 NSIP 最好是 CT 的影像表现,包括小叶性低密度影、小叶中央性结节且不累及下肺区。有些 HP 患者,CT 特征可能类似于 UIP(图 32.22)或 NSIP(图 32.25)。Silva 等发现鉴别 UIP 和 NSIP 最可靠的征象是存在相对低密度的区域、小叶中心和支气管血管周围分布的结节以及 CT 表现异常以中、上肺区分布为主。由于 HP 与其他病变(尤其是 NSIP 和 UIP)在临床表现和影像学表现上有很大程度的重叠,因此临床高度怀疑是作出正确诊断的关键。

(八) 治疗方案概要 HP 最有效的治疗是脱离致病抗原。全身性糖皮质激素应用可能改变或延缓疾病进展。一般来说,糖皮质激素治疗用于症状较严重的患者或不能脱离抗原的患者,及时诊断和早期治疗的患者预后良好。即使经过正确的诊断和治疗,该疾病的进展也可致命。一些慢性 HP 患者可行单肺移植。

要点

- HP 最常见于成年人,吸烟者少见
- HP 是易感患者吸入各种抗原所致,也可与药物毒性有关
- 有三种临床表现亚型:急性、亚急性和慢性,在疾病的各级阶段表现有交叉
- HP 的组织学和影像学特征相似,与致病抗原类型无关,并随疾病恶发展阶段不同而变化,这些表现可能与其他肺间质性肺疾病相似
- 支气管肺泡灌洗液的淋巴细胞增多,常 > 50%,血清抗原抗体的存在能支持诊断
- 诊断 HP 可根据抗原接触史、临床表现、肺功能检查以及动态的影像学检查
- 脱离致病抗原是 HP 最重要的治疗方法

推荐阅读

Hirschmann JV, Pipavath SN, Godwin JD. Hypersensitivity pneumonitis: a historical, clinical, and radiologic review. Radiographics. 2009;29(7):1921-1938.

Lacasse Y, Cormier Y. Hypersensitivity pneumonitis. Orphanet J Rare Dis. 2006;1:25.

Matar LD, McAdams HP, Sporn TA. Hypersensitivity pneumonitis. AJR Am J Roentgenol. 2000;174:1061-1066.

Mohr LC. Hypersensitivity pneumonitis. Curr Opin Pulm Med. 2004;10:401-411.

Silva CIS, Müller NL, Churg A. Hypersensitivity pneumonitis: spectrum of high-resolution CT and pathologic findings. AJR Am J Roentgenol. 2007;188:334-344.

参考文献见 ExpertConsult.com.

第**33**章

肺朗格汉斯细胞组织细胞增生症[*]

Stephen B. Hobbs

（一）病因 朗格汉斯细胞组织细胞增生症（Langerhans cell histiocytosis，LCH）是一种少见的疾病。既往使用的几个别名，包括组织细胞增生症X、嗜酸性肉芽肿及朗格汉斯细胞肉芽肿，但现在更常用的术语是朗格汉斯细胞组织细胞增生症，先前使用术语的组织细胞增生症X包括几种疾病，其形态表现相似，但具不同的临床表现。这些疾病包括Letterer-Siwe病，常是致命的、多器官受累，好发于儿童和婴儿；Hand-Schuller-Christian病（慢性特发性组织细胞增生症），在儿童和青少年临床进展缓慢，特征是颅骨溶骨性病变、尿崩症和眼球突出；嗜酸性粒细胞肉芽肿是一种累及肺和骨的成人性疾病。这些不同疾病的名称被简化且LCH现在基本上细分为单一器官或多器官受累。LCH中肺受累常为孤立性，但有大多数成人患者为多系统受累。

虽然以前认为LCH的病因与病毒（如EB病毒、乳头状瘤病毒和疱疹病毒）有关，但分子生物学的研究结果并不支持这一关系。临床和病理研究的证据表明，肺LCH与吸烟具有较强的相关性。儿童肺LCH是个特例，常是全身性疾病的一部分，与吸烟无关。相反，成人孤立性肺LCH患者几乎超过90%为吸烟者，尚有一些研究报道几乎100%的患者都是吸烟者。

支持LCH与吸烟相关的证据包括最早的肺LCH组织学病理表现是细支气管周围间质浸润，分布类似吸烟引起的小气道疾病。在动物实验中，朗格汉斯样间质性肉芽肿反应在远离香烟烟雾后消失。

另外，与非吸烟者相比，吸烟者在支气管肺泡灌洗液中的朗格汉斯细胞数量增加。尽管如此，吸烟在发病原理中的确切作用机制尚不清楚。

家族性报道较少，一项多中心研究显示，低于1%的病例与家族相对易感有关，274例成年人中仅有1例（0.4%）是家族性的LCH。LCH患者外周血淋巴细胞的染色体不稳定性进一步证明了遗传易感性。

（二）发病率和流行病学 尽管与吸烟明显相关，但肺LCH仍是一个罕见病，发病率和流行率的准确数据仍不清楚。由于HRCT广泛使用，外科肺活检的使用频率大大降低，基于临床和影像学检查结果的结合就可以作出LCH的诊断。在一项研究中，并非所有患者均获得组织病理学证实，部分病例根据临床和HRCT表现作出诊断，1 382例弥漫性间质性肺病中，6.6%诊断为肺LCH。以前认为肺LCH多见于男性，但最近在女性中亦有较多报道，目前认为男女发病率是大致相等的，这可能反映了女性吸烟者的数量增加。白人比其他人群更常发生LCH。一项多中心的研究显示，大多患者为20多岁，平均约33岁出现临床症状、35岁确诊。

（三）临床表现 患者常见症状为咳嗽和呼吸困难。其他症状包括发热、不适和胸痛；然而，很多患者的症状较轻且无特异性。约25%的患者虽然是无症状的，但有明显的X线表现。约15%的患者最初可能表现为气胸。一项102例肺LCH患者的研究显示，16%的患者发生气胸，且气胸组明显较非气胸组

＊ 编者和出版社感谢Susan J. Copley博士为本书上一版相关主题提供的材料。这是本章的基础。

年轻,前者的中位年龄为 29 岁,后者为 41 岁。气胸组中大部分的患者(60%)气胸可反复发作,但很少出现咯血。骨病变可能引起胸壁疼痛和压痛。反复的体格检查都是正常的,杵状指罕见。

与儿童型的 LCH 相比,较少有报道多器官部位受累,但已有多器官受累的报道,包括垂体、皮肤、眼、结肠、心脏、淋巴结和大脑。但一项大型研究显示,28%成年患者发生多器官受累。在所有单器官和多器官受累病例中,最常见的受累部位是肺(58%)。

(四)病理生理学

1. 病理学 肺 LCH 的特征是组织细胞增生。朗格汉斯细胞存在正常的肺组织中,但 LCH 的组织细胞在形态学和组织免疫化学上有区别,显示为活化的朗格汉斯细胞(图 33.1,图 33.2)。大多数研究都显示组织细胞的克隆增殖继发于异常炎症免疫反应。活化的朗格汉斯细胞不易发生凋亡或程序性死亡,这可能导致 T 细胞的反复刺激。

在微观水平,肺 LCH 的早期阶段,细胞围绕膜性细支气管浸润。间质常受累,伴有不同比例的朗格汉斯细胞、嗜酸性粒细胞、淋巴细胞和成纤维细胞,且由于中央纤维化可出现特征性的星状外观。虽然星状特征较典型,但也可看到无中央纤维化的对称的结节性细胞浸润,这可能与气道有关。有时肉芽组织的肺泡内芽可能与机化性肺炎外观相似,但这种表现比较少见。"脱屑性间质性肺炎样反应"是 LCH 常见的伴发病理学改变,由色素巨噬细胞浸润周围间隙引起,也可见于呼吸性细支气管炎,这支持了吸烟相关间质性肺疾病是一个具有重叠特征谱系的假说。

大体标本和影像学表现的囊腔(图 33.3)可能是由细支气管壁的破坏和气道管腔逐渐扩大引起,伴周围纤维组织环绕。据推测,囊腔大小的增加可能继发于部分阻塞性细支气管的"球阀"效应。肺 LCH 常并发肺气肿,这并不奇怪,因为它与吸烟相关。随着疾病的进展,病变可合并进行性纤维化、肺气肿和肺实质的损伤。在终末期肺 LCH,肺几乎可以完全被纤维化和囊性空洞取代。肺血管受累是终末期肺 LCH 的特征,如管腔闭塞、内膜纤维化和中层肥厚。如果这些病变进一步发展可能会引起肺动脉高压,这可能使终末期肺 LCH 变得复杂。

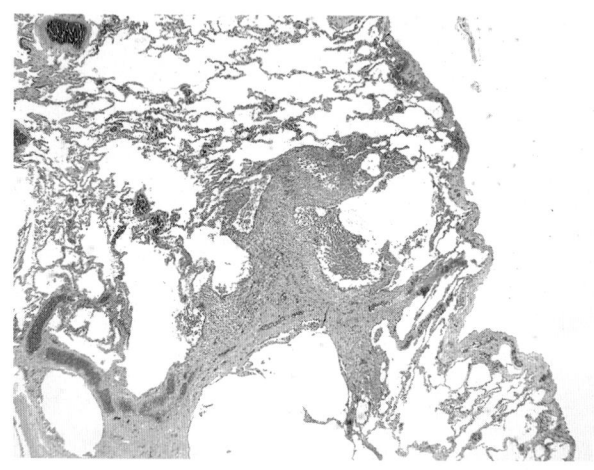

图33.1 肺 LCH。低倍镜显示间质增厚,细胞密度增加和囊性空腔。(鸣谢 Dr. R. Dinas, Hammersmith Hospital.)(见彩色插页)

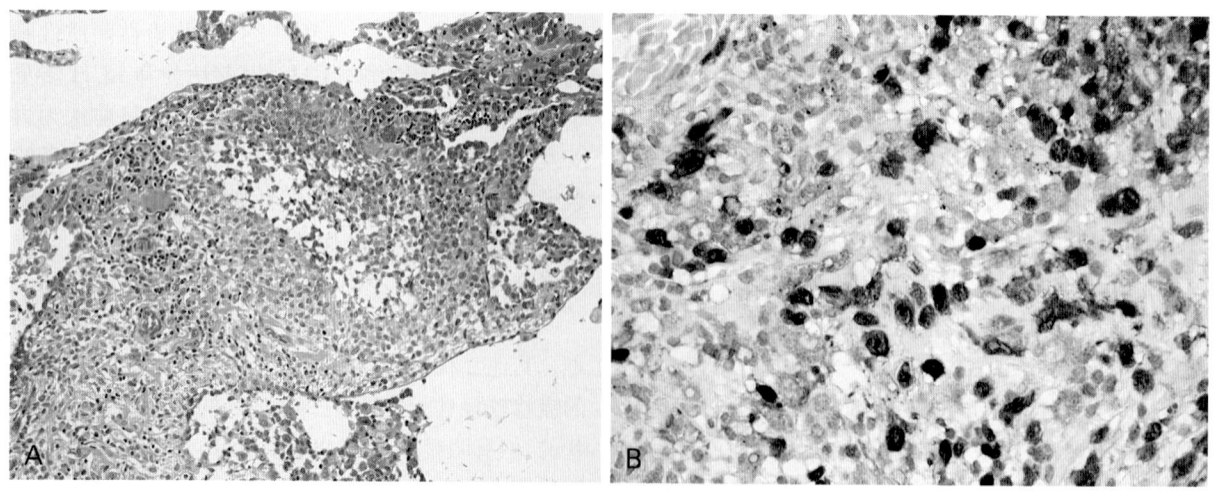

图33.2 肺 LCH。高倍镜(A)显示朗格汉斯细胞,CD1a 免疫组织化学染色阳性(B)。(鸣谢 Dr. R. Dinas, Hammersmith Hospital.)(见彩色插页)

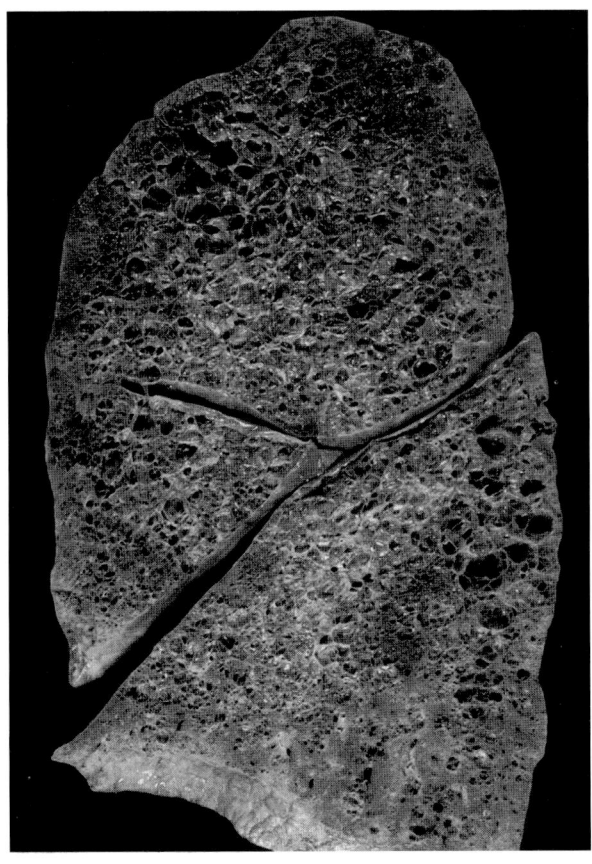

图 33.3 肺 LCH。右肺矢状面标本显示大量直径约为 0.5～1 cm 的囊腔,分布于肺的中央和外周区,且在肺上叶及中下肺叶的交界区更明显,可见在右肺中叶的尖段和肺底部相对少见。(鸣谢 Dr.Roberta Miller)

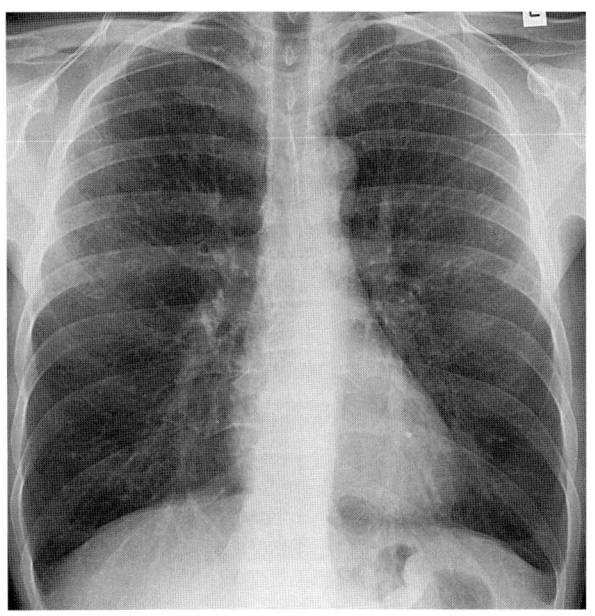

图 33.4 肺 LCH:早期影像学表现。X 线胸片显示在肺上野的微小结节。

(五) 影像学表现

1. **胸部 X 线** 早期肺 LCH 的 X 线胸片可表现正常,只有在 CT 上才能看到异常。肺容量可保持不变或增大。肺 LCH 的 X 线胸片特征是结节状或网状结节影,分布在上、中肺,常不累及肋膈角(图 33.4),明显累及下肺叶的情况较少,即使累及下肺,肋膈角也常不受累。结节和曲线状或网状影对称性分布,没有明显的中央或周围分布趋势(图 33.5)。当肺 LCH 进展时,X 线胸片上的网状影往往是由多个囊肿重叠所致(图 33.6)。由于有从结节到网状影或囊肿的演变模式,常可见这些特征的综合表现(图 33.5)。

如前所述,气胸是 LCH 一种常见的特征性并发症,其他不常见的影像学特征包括纵隔淋巴结肿大、肺实变、胸腔积液以及孤立性肺结节。在肺 LCH 晚期,可有大面积的肺损伤伴肺实质扭曲和过度充气,这时肺 LCH 很难与晚期的肺气肿鉴别(图 33.7)。在肺 LCH 晚期,肺动脉高压可致肺动脉扩张并影响患者生存质量(图 33.8)。

2. **CT 表现** 肺 LCH 与其他弥漫性间质性肺疾病一样,HRCT 较 X 线片更敏感。在疾病早期,HRCT 的特征是多个边缘模糊的微结节(直径 1～5 mm),且呈细支气管中心(小叶中心性)分布(图 33.9)。结节多分布于中、上肺野,且很少累及肋膈角和舌叶与右肺中叶的上部。肺下野受累虽少见但亦有报道。也可见到直径>1 cm 的结节,此时可能需要随访以除外恶性肿瘤。极少数情况下,孤立性肺

有多项研究做了肺 LCH 病理特征与 HRCT 表现相关性的对照研究。在肺 LCH 早期,CT 上小叶中心性结节与组织病理学的成熟肉芽肿相关。HRCT 上囊肿与病理组织学上的空洞性肉芽肿、纤维化的囊肿壁或两者的组合有关,部分囊肿和 CT 上空气潴留征相关。HRCT 上磨玻璃影与呼吸性细支气管炎/脱屑性间质性肺炎样组织病理学改变相关。在疾病晚期,HRCT 可显示大囊肿和组织结构变形,组织病理学上仍可见到肉芽肿,这与疾病的活动性相符。

2. **肺功能** 在肺 LCH 的早期,尽管患者存在肺部影像学表现异常,但肺功能可以正常,而最常见的肺功能异常是一氧化碳弥散量降低。一氧化碳弥散量降低可能是由于肺血管病变和肺实质病变共同引起的。在疾病晚期,限制性、阻塞性和混合肺功能通气障碍均可出现。阻塞性肺功能通气障碍可能是由继发于细支气管周围炎症和纤维化或共存的肺气肿引起的支气管狭窄引起,HRCT 表现包括用客观方法量化肺 LCH 的病变程度和肺 LCH 的功能参数。

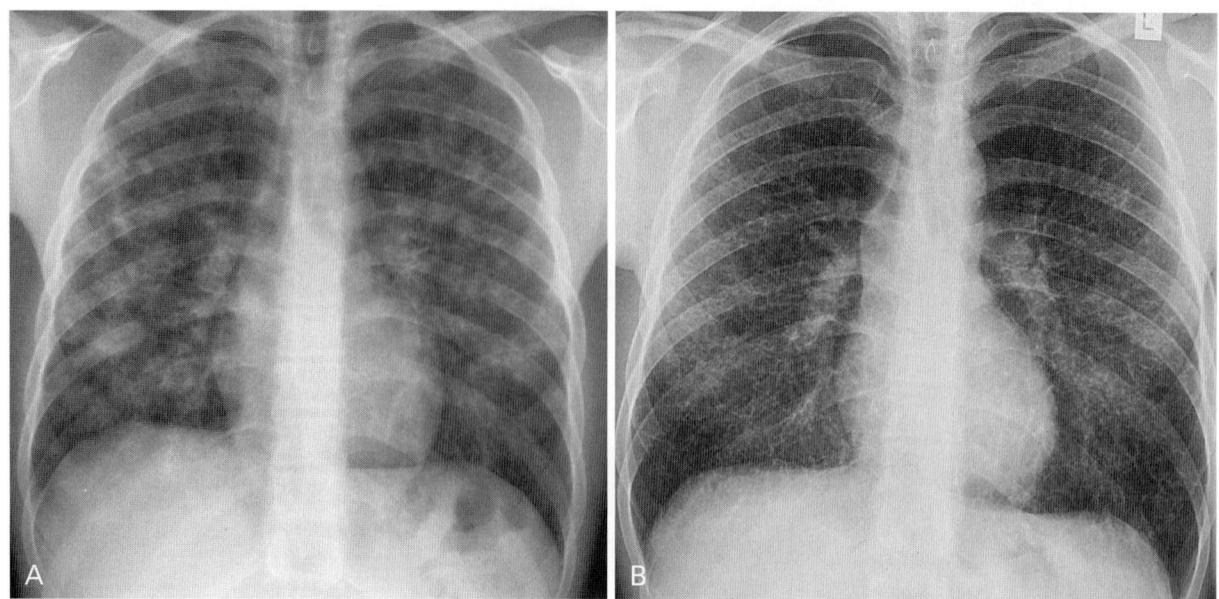

图 33.5 肺 LCH:进展期肺 LCH 的 X 线胸片表现,年轻男性患者。(A)X 线胸片显示主要位于中、上肺野的融合性结节,见囊肿的环形影,可见肋膈角不受累的特征性表现。图 33.12 是其相应的 HRCT 图像。(B)3 年后的 X 线胸片可见薄壁囊肿,典型进展表现。

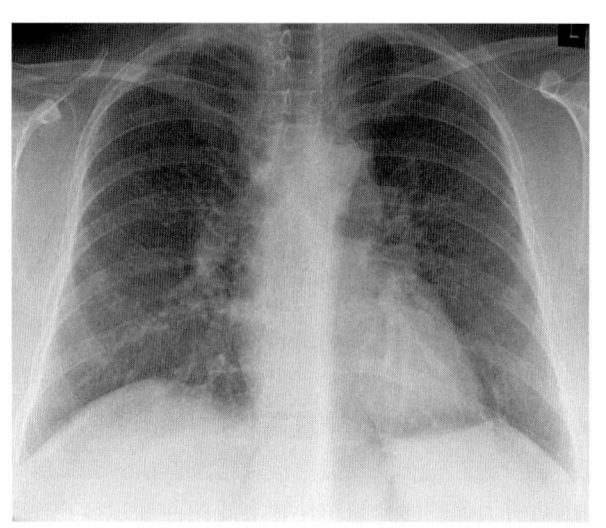

图 33.6 肺 LCH:网状影。经病理证实为肺 LCH 的患者,X 线胸片显示微小的网状影主要位于中、上肺野。图 33.14 展示的是相应的 HRCT 图像。

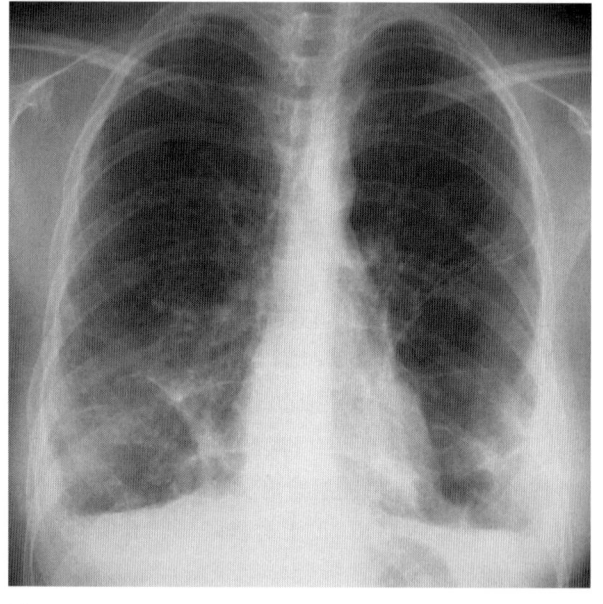

图 33.7 肺 LCH:肺气肿。X 线胸片显示肺过度充气,巨大的肺大疱和瘢痕区。肺活检标本显示肺 LCH,图 33.1 和图 33.2 显示的是相应的组织病理学表现。

结节可能是唯一的表现。随着 LCH 病情的发展,结节常形成空洞,囊肿和结节并存是肺 LCH 典型的表现(图 33.10,图 33.11)。

肺 LCH 囊肿的分布与结节一样,头尾侧的分布异常可在多排 CT 的冠状面和矢状面上清晰显示出来。最初可能是直径>1 cm 的球形厚壁囊肿(图 33.12,图 33.11),在疾病较晚期时,则成为薄壁和偏心性囊

肿伴囊肿的相互融合(图 33.13,图 33.10)。肺 LCH 其他特征包括小叶中心分支模糊影(图 33.9)、网状影(图 33.14)和小叶间隔增厚,可有巨大肺大疱存在,这就导致了广泛性肺气肿很难与终末期肺 LCH 相鉴别。肺 LCH 也可有磨玻璃影,但不常见(图 33.13,图 33.14)。这种表现见于经活检证实有呼吸性细支气管炎患者、呼吸性细支气管炎-间质性肺疾病和脱

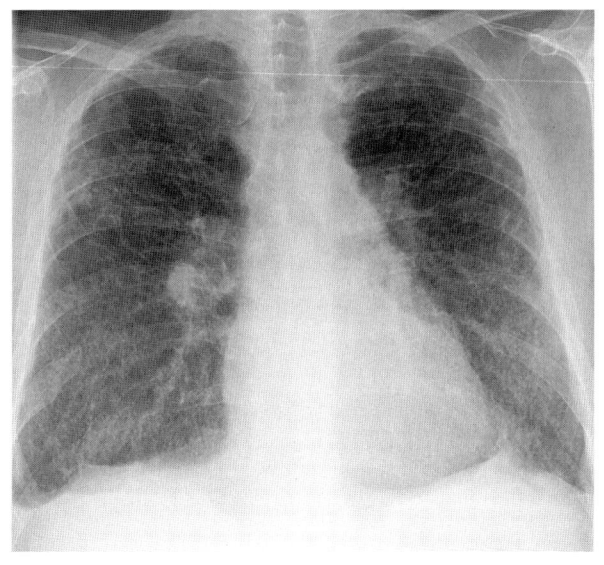

图 33.8 肺 LCH：晚期阶段。X 线胸片显示广泛的网状影和肺部结构扭曲，可见中央肺动脉明显突出，患者合并有肺动脉高压。

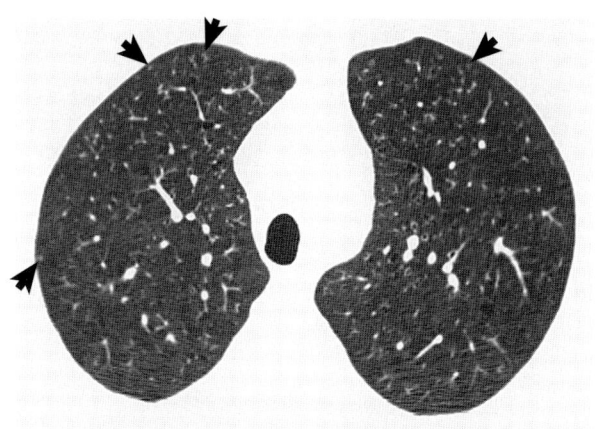

图 33.9 肺 LCH：HRCT 显示结节。HRCT 显示出微小的小叶中心结节（箭），其中一些呈树芽征，还可见明显的微小肺气肿。

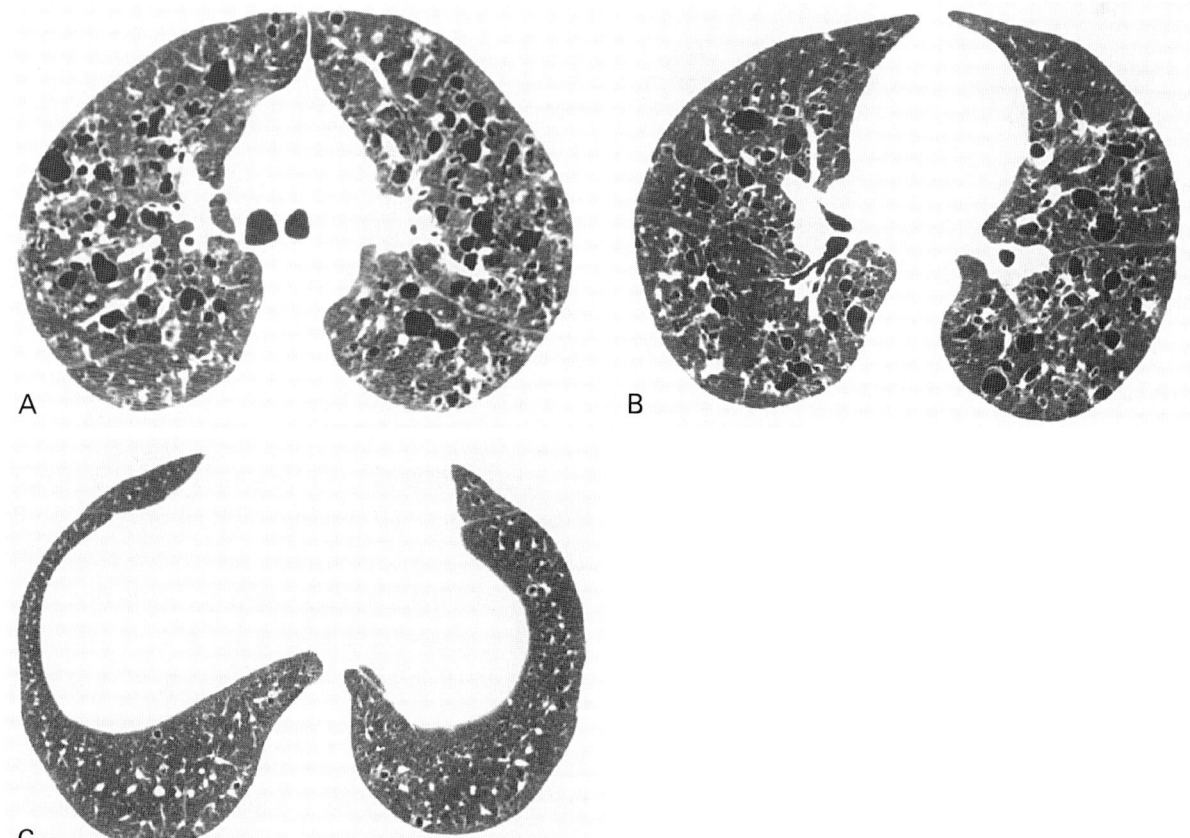

图 33.10 肺 LCH：囊肿和结节的 CT 表现。（A）支气管水平层面 HRCT 显示双侧大量的大小不等的囊性病变，可见肺实质相对正常。支气管直径是正常的，且囊肿与支气管不相通。（B）右中叶支气管水平层面 HRCT 显示双肺大量的囊肿，也可见一些边缘不规则的小结节。（C）肺底部层面 HRCT 显示只有少量局限性肺囊肿。（引自 Müller NL, Fraser RS, Colman NC, et al. Radiologic Diagnosis of Diseases of the Chest. Philadelphia, Saunders, 2001.）

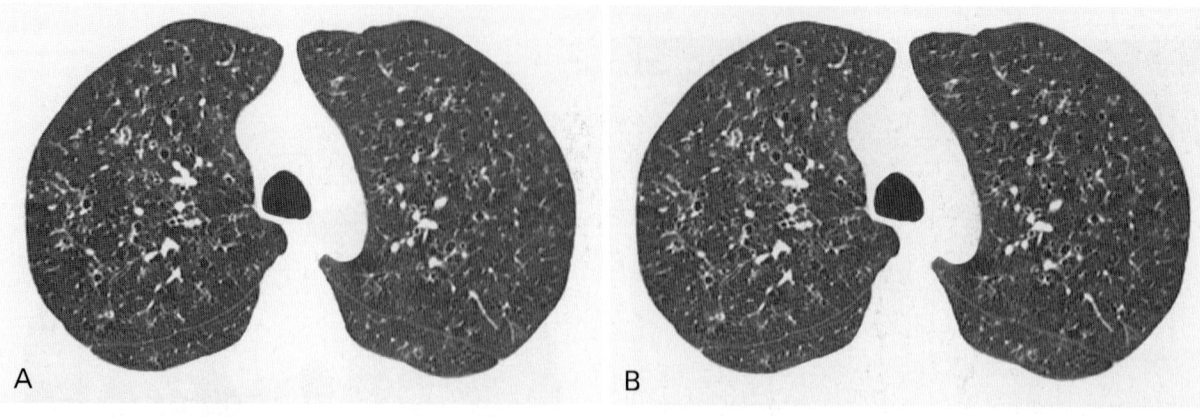

图 33.11 肺 LCH:进展的特征性 CT 表现。(A)肺 LCH 患者的 HRCT 显示微结节和球形囊肿的综合表现。(B)2 年后的 HRCT 显示结节消退和薄壁囊肿进展。

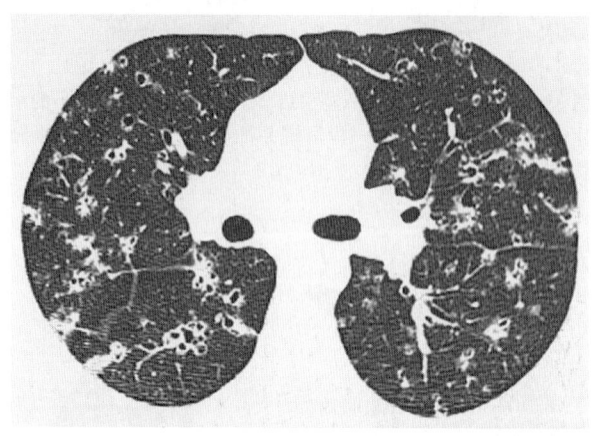

图 33.12 肺 LCH:特征性的厚壁囊肿。与图 33.5 为同一患者的 HRCT,显示广泛厚壁球形囊肿及一些不规则的结节。

屑性间质性肺炎共存的患者。这也是组织病理学-放射学进一步的证据,表明 LCH 存在与吸烟相关的间质性肺病。

HRCT 诊断的准确性高,成年吸烟患者囊肿和结节以适当的比例共存,是其特征性的表现,在许多情况下,无需开胸肺活检。系列 CT 的研究表明结节可完全消失,这表明病变有潜在的可逆性。相反,囊肿在 CT 上一直保持稳定或增大,这是不可逆性损害。最近的研究表明,即使是薄壁囊肿在组织病理学上也含有活跃的炎症细胞,因此在后续的 CT 检查中病变也可能缓解。

3. PET 最近的研究表明,PET 可确定受累患者的病变程度。肺 LCH 的 PET 检查阳性通常发生在结节性肺病、厚壁囊肿、骨、肝和其他肺外受累部位。

4. 超声心动图 右心衰和肺动脉高压(pulmonary arterial hypertension, PAH)常见于长期患病的患者中,可能是导致死亡的重要原因。无论 CT 上有无肺动脉疾病,有症状的患者都应行超声心动图评估是否存在肺动脉高压。如果超声心动图显示肺动脉高压,则应该转诊行右心导管插入术。

(六)影像检查的选择 X 线胸片是初步检查手段,在随访或气胸显示方面很有价值。正如其他弥漫性间质性肺疾病,HRCT 的敏感性和特异性更高,并可提供疾病可逆性的相关信息、治疗反应和行肺外疾病的评估。

(七)鉴别诊断 需根据临床资料与以下疾病进行鉴别,包括肺气肿和其他弥漫性间质性肺疾病,特别是与吸烟有关肺疾病(如呼吸细支气管炎-间质性肺疾病和脱屑间质性肺炎)的鉴别。该疾病在表现与其他囊性肺疾病有部分重叠,非典型病例可能需要活检证实,最常见包括淋巴管平滑肌瘤病(lymphangioleiomyomatosis, LAM)、淋巴细胞间质性肺炎(lymphocytic interstitial pneumonia, LIP)和肺气肿。通过评估囊肿在头尾向的分布和囊肿的形状,通常可以区分 LAM、LIP 和 LCH。LCH 的囊肿以上肺为主,形态多样;LAM 的囊肿分布较广,呈圆形;LIP 的囊肿以下肺为主,多见于血管周围。

(八)治疗方案概要

1. 药物治疗 戒烟至关重要,许多患者戒烟后

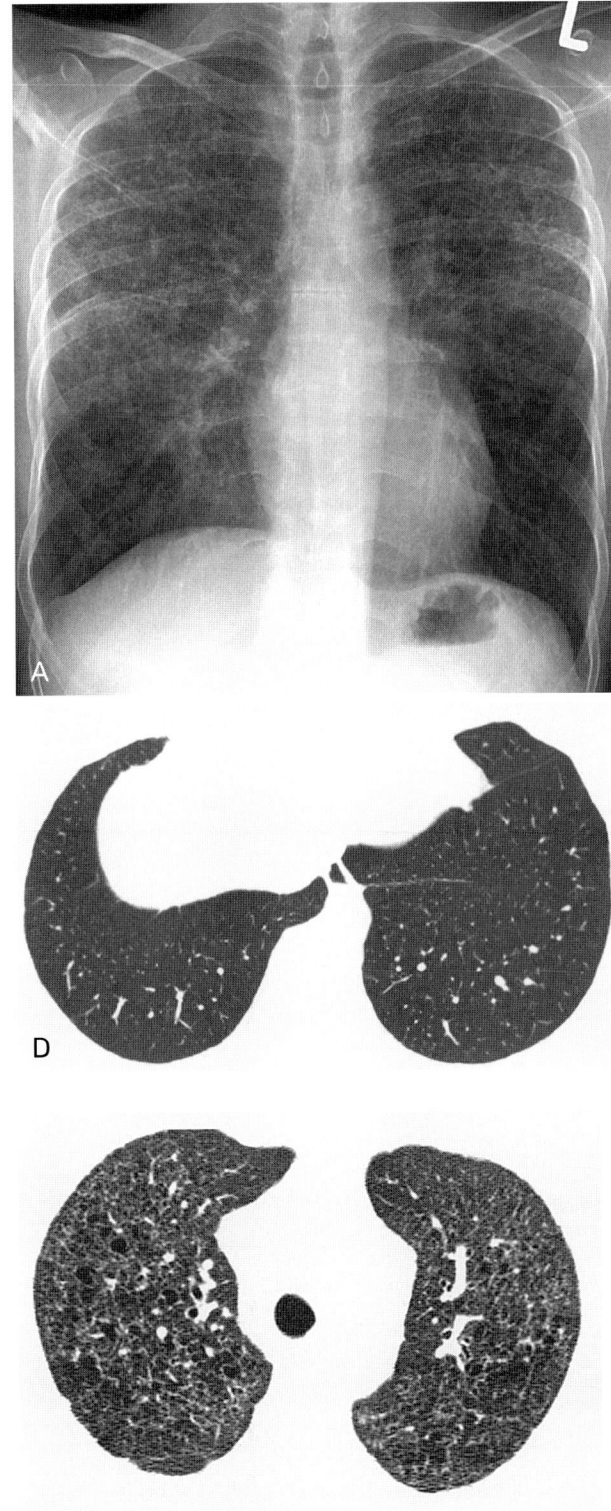

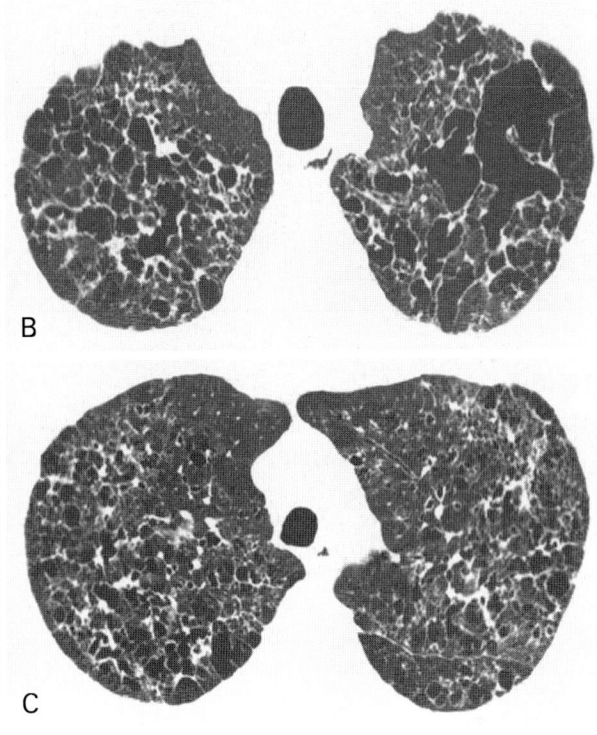

图 33.13 肺 LCH：结节、囊肿和网状影。(A)X 线胸片显示弥漫性网状影主要累及中、上肺野，下肺野也有少量。(B)肺尖水平层面 HRCT 显示双侧多发薄壁囊肿，左上肺叶囊肿的聚集导致了形态各异的大囊肿形成。(C)略高于主动脉弓水平层面 HRCT 显示出双侧多发囊肿，几个小结节和磨玻璃影。(D)肺底部层面 HRCT 显示微小病变，磨玻璃影说明存在呼吸性细支气管炎（"吸烟者的细支气管炎"）。

消安，可同时使用糖皮质激素。尚无统一的最佳治疗方案，但已有正规的临床试验正在进行。

2. **手术治疗** 气胸是一种常见的并发症且可能需要行胸膜固定术。终末期肺 LCH 患者可能发展成肺动脉高压，可行肺移植，尽管肺移植后有约 20％的复发率，手术方案包括单肺移植、双肺移植和心肺移植。

图 33.14 肺 LCH：囊肿和网状影。与图 33.6 同一位患者的 HRCT 显示薄壁囊肿和细网状影，可见相关的磨玻璃影，反映存在吸烟相关性间质性肺疾病。

病情稳定或好转。尽管戒烟，部分患者病情仍可进展。药物治疗包括化疗药物如长春碱、环磷酰胺和白

要点

- LCH 可能累及一个或多个器官
- 肺 LCH 患者中，大部分是当前吸烟者或有吸烟史
- 肺部疾病是单一器官疾病最常见的表现
- X 线胸片表现是非特异性的，最常见的表现是结节或网状结节影

- HRCT 表现通常从界限不清的小结节(直径 1~5 mm)发展为囊肿和结节的结合,在更晚期的疾病中,结节消退,囊肿增多(可能形状怪异)
- 肺 LCH 具有特征性的肺上、中区分布,肋膈角、舌段和右肺中叶上部常不受累
- HRCT 表现常可明确诊断;非典型病例可能需要肺活检

推荐阅读

Abbott GF, Rosado de Christenson ML, Franks TJ, et al. From the archives of the AFIP: pulmonary Langerhans' cell histiocytosis. Radiographics. 2004;24:821–841.

Kim HJ, Lee KS, Johkoh T, et al. Pulmonary Langerhans cell histiocytosis in adults: high-resolution CT-pathology comparisons and evolutional changes at CT. Eur Radiol. 2011;21(7):1406–1415.

Seely JM, Salahudeen S, Cadaval-Goncalves AT, et al. Pulmonary Langerhans cell histiocytosis: a comparative study of computed tomography in children and adults. J Thorac Imaging. 2012;27(1):65–70.

Sundar KM, Gosselin MV, Chung HL, et al. Pulmonary Langerhans' cell histiocytosis: emerging concepts in pathobiology, radiology, and clinical evolution of disease. Chest. 2003;123:1673–1683.

Vassallo R, Ryu JH. Pulmonary Langerhans' cell histiocytosis. Clin Chest Med. 2004;25:561–571.

Vassallo R. Diffuse lung diseases in cigarette smokers. Semin Respir Crit Care Med. 2012;33(5):533–542.

参考文献见 ExpertConsult.com.

第34章

吸烟相关性间质性肺疾病[*]

Stephen B. Hobbs

目前,全球吸烟人数约为 11 亿,据世界卫生组织估计,吸烟每年造成约 600 万人过早死亡。尽管美国吸烟率总体下降,但仍有 4 200 万成年吸烟者。尽管吸烟的发病率和死亡率大部分与肺癌、冠状动脉粥样硬化和慢性阻塞性肺疾病有关,但吸烟相关性间质性肺疾病是一种常见且重要的临床和放射学疾病。

吸烟相关性间质性肺疾病包括一系列的疾病,从与吸烟高度相关的疾病,如呼吸性细支气管炎(respiratory bronchiolitis, RB)、脱屑性间质性肺炎(desquamative interstitial pneumonia, DIP)和肺朗格汉斯细胞组织细胞增生症(pulmonary Langerhans cell histiocytosis, PLCH,见第 33 章),到其他因吸烟而加重或恶化的疾病,如急性嗜酸性肺炎(acute eosinophilic pneumonia, AEP,见第 37 章)、肺出血(见第 2 章),甚至肺纤维化。本章重点介绍吸烟相关间质性肺炎[RB、呼吸性细支气管炎-相关间质性肺病(RB-respiratory bronchiolitis-associated interstitial lung disease, RB-ILD)和 DIP]和吸烟相关的肺纤维化疾病,包括 UIP、NSIP 和肺纤维化合并肺气肿(combined pulmonary fibrosis and emphysema, CPFE)。

一、呼吸性细支气管炎和呼吸性细支气管炎-间质性肺病

(一)病因 RB 是吸烟者一种常见的组织病理学表现,通常无相关症状或肺功能异常。少数吸烟者出现相关症状,归为 RB-ILD。RB-ILD 是一种症状性临床疾病伴有影像学和肺功能的异常,最早认识于 20 世纪 80 年代后期的严重吸烟者中。随后的研究证实该病与吸烟有很强的相关性,而在不吸烟者中少有报道,并与吸入有毒物质的工作场所也相关。

(二)发病率和流行病学 在一般人群吸烟是常见的嗜好,但研究表明吸烟者 RB 的发生率接近 100%,RB-LLD 的临床病理标本很罕见,故很难估算其确切的发病率。由于 RB-ILD 近年才被逐渐认识,所以在 20 世纪 90 年代之前,间质性肺疾病的多中心性研究还没有一个大的里程碑性进展。一项来自英国一家大型三级转诊中心研究,回顾了 18 年来 168 例活检标本,13(8%)例显示以 RB-ILD 为主的病理表现。出现症状的平均年龄在 30~40 岁,男女均可发病,男性发病率稍高。

(三)临床表现 RB-ILD 患者均为中年吸烟者,并伴呼吸困难,可隐匿起病。咳嗽也是一种症状,有时很严重。胸痛不常见,极少有咯血。常见双肺吸气终末期爆破声,这可能是该病很重要的基本特征,但杵状指非常罕见。

(四)病理生理学

1. 病理学 RB 的病理特征是细支气管腔内和周围聚集色素巨噬细胞(图 34.1)。这些巨噬细胞被称为"吸烟者的巨噬细胞",因为它们常有棕色颗粒胞质。色素沉着最可能是香烟烟雾的代谢物,因为色素沉着的强度与吸香烟的年限有关。持续的炎症过程是指由轻度细支气管周围单核细胞炎症性黏膜下浸润,可能与成纤维细胞和胶原沉积有关,从而导致星

* 编者和出版社感谢 Susan J. Copley 博士为本书上一版相关主题提供的材料。这是本章的基础。

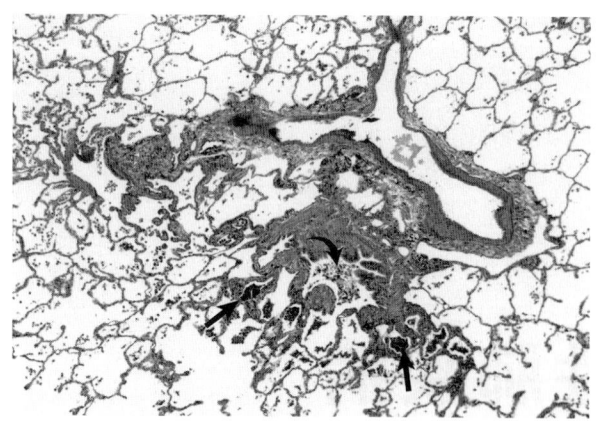

图34.1 RB:组织学表现。病理标本显示呼吸性细支气管的腔内巨噬细胞增加(弯箭)和管壁的炎症,可见延伸到周围肺泡的炎症和巨噬细胞(直箭)。(鸣谢 Dr. John English, Department of Pathology, Vancouver General Hospital, Vancouver, Canada.)(见彩色插页)

状纤维瘢痕延伸到周围的肺泡壁。与巨噬细胞的色素沉着类似,细支气管周围的纤维化也已证明与吸烟的年限有关。其他组织病理学表现包括细支气管周围肺泡间隔增厚和在细支气管周围纤维组织内的肺泡管和组织细胞显示矽肺病样的色素沉积,局部杯状细胞化生,气道上皮细胞化生为立方上皮。周围肺组织常出现轻度肺气肿,但蜂窝样变不是组织病理学特征,这有助于鉴别诊断,RB偶尔亦可见蜂窝样改变。

RB-ILD(图34.2)和 DIP 的病理表现相似,两者很难鉴别。RB-ILD 的分布通常是片状的,以细支气管为中心,而 DIP 导致广泛性均匀一致的肺泡巨噬细胞聚集。大多学者认为 RB-ILD 和 DIP 是一组与吸烟有关的肺实质疾病,这也可能包括 LCH。临床和影像学表现存在相关性,这在诊断 RB-ILD 非常重要,通常是偶然发作,在无症状吸烟者的病理组织学表现通常是呼吸性细支气管炎。

2. 肺功能 单纯的 RB 患者通常没有肺功能障碍。与此相反,RB-ILD 常见的肺功能表现是阻塞性和限制性通气障碍。一氧化碳弥散量常减少,肺总容量可正常、减少或略有增加。研究表明,最常见的功能障碍是弥散功能下降,CT 上磨玻璃影的范围和动脉血氧饱和度呈负相关。

(五)影像学表现

1. 胸部 X 线 经病理活检证实的 RB-ILD 病例的影像学特征多样,且不具有特异性。可表现为:弥漫性网状结节影而肺容量正常(图34.3);主要分布于下肺区的边界不清的小结影以及磨玻璃影(图34.4)和呼吸道管壁增厚,约1/3的患者的 X 线胸片可以正常。

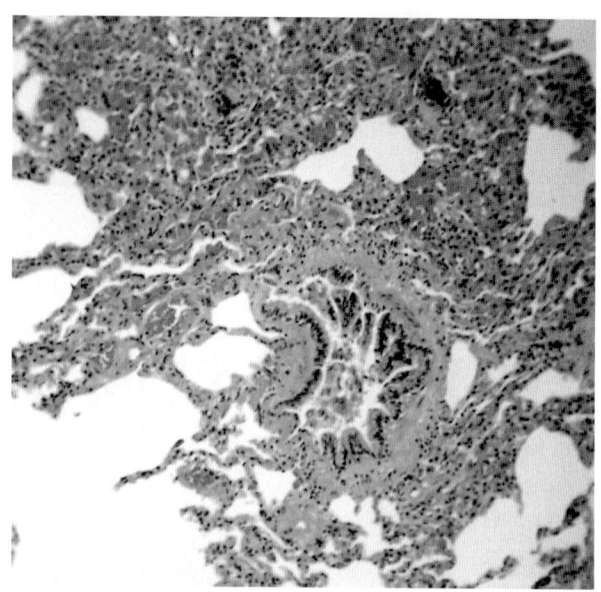

图34.2 RB-ILD:组织学表现。RB-ILD 的病理标本显示色素巨噬细胞在肺泡和细支气管广泛性聚集,其呈细支气管中心性分布。(鸣谢 Dr.S.R. Desai.)(见彩色插页)

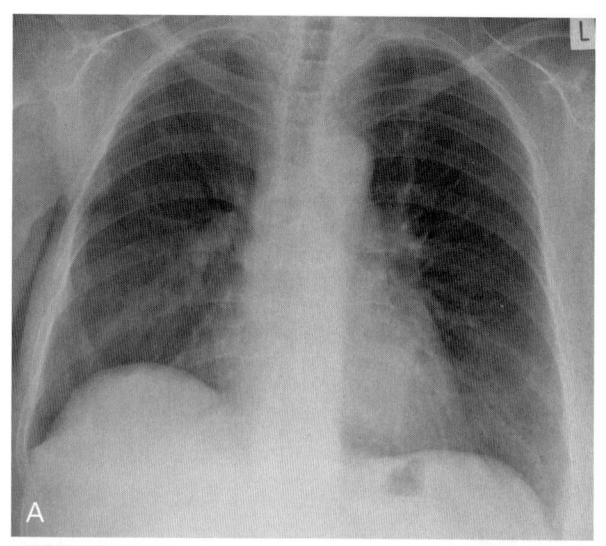

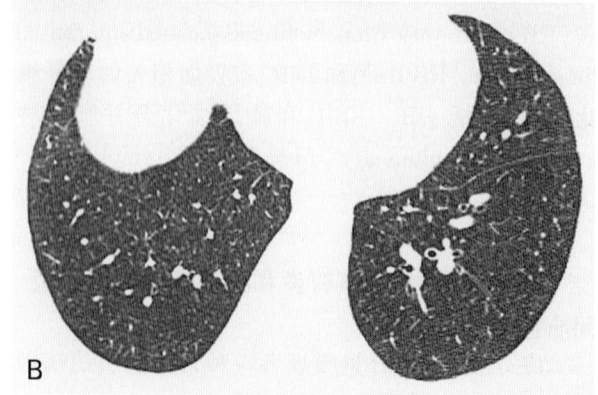

图34.3 RB-ILD:X 线胸片表现。(A)在肺活检证实为 RB-ILD 患者的 X 线胸片显示中、下肺野的细微网状结节影。(B)相应的 HRCT 图像更加明显显示边界不清的微结节。

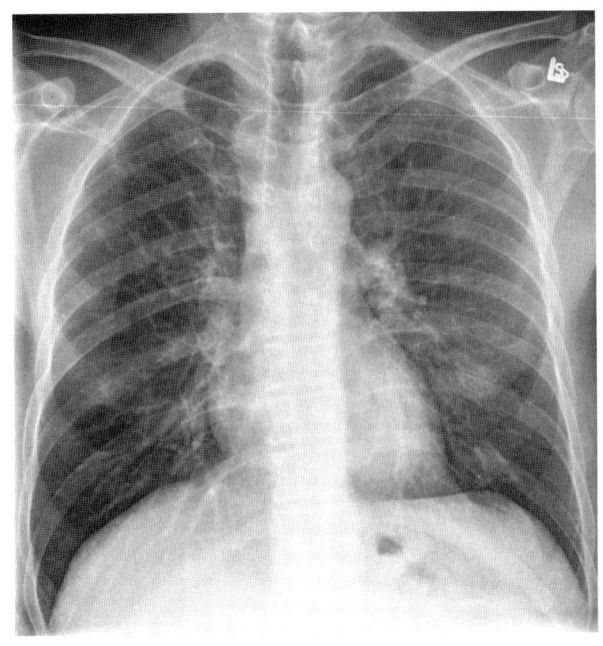

图 34.4 RB-ILD:磨玻璃影。X 线胸片显示边缘模糊的阴影（磨玻璃影）主要在中、下肺野。

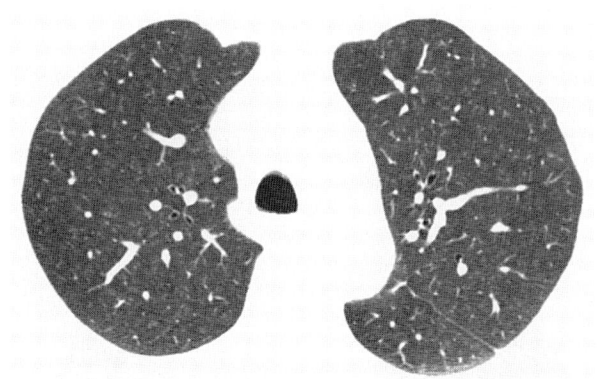

图 34.5 RB:HRCT 的表现。HRCT 显示双侧边界模糊的小叶中心性结节。

2. CT 一项 98 例无症状吸烟者和 175 例非吸烟者的 HRCT 对照研究显示，27% 的无症状吸烟者可见到主要分布在上肺野的边界不清的实质性微结节，20% 的无症状吸烟者可见磨玻璃影，而非吸烟者对照组中均无此种表现。一项重度吸烟者的组织病理学的相关性研究显示，肺实质微结节提示 RB（图 34.5），磨玻璃影代表炎性细胞聚集和不同阶段的间质性肺纤维化。另一项研究观察了 57 名吸烟者的初次和随访 CT 特征，在随访中发现患者肺内磨玻璃影、肺气肿和边界不清的微结节增加，分别由原来的 28%、26% 和 33% 升至 42%、40% 及 35%。5 例初检为微结节的患者在随访中发现微结节后被肺气肿代替。

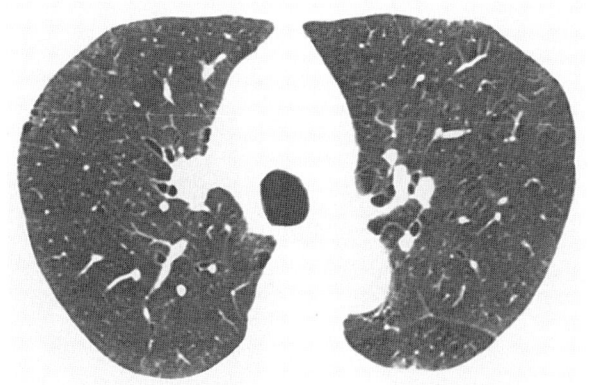

图 34.6 RB-ILD:CT 特征性表现。经活检证实为 RB-ILD 患者的 HRCT 显示双肺磨玻璃影和轻度间隔旁型肺气肿,可见几个边界不清的微结节。

首次报道的 5 例经活检证实为 RB-ILD 患者的 HRCT 表现,其中磨玻璃影（图 34.6）是最常见的 CT 表现,1 例患者见小叶和小叶内间隔增厚（图 34.7）,无患者显示有结节影。而在最近的一项 21 例经病理证实为 RB-ILD 患者的研究显示,71% 的患者有小叶中心结节（图 34.7）,67% 有片状的磨玻璃影,38% 有片状低密度影（最有可能反映小气道疾病）。呼气末期相 CT 更能显示肺组织的密度差异性（图 34.8）。大部分患者近端和远端的气道管壁增厚,与慢性支气管炎的相似。另一项对 8 例 RB-ILD 患者 HRCT 表现的研究显示,没有单一 HRCT 表现特征占主导地位。约一半的患者以弥漫性磨玻璃影和小叶中心结节为主要特征,大多数患者有肺气肿。尽管许多患者是重度吸烟者,但肺气肿程度常较轻,仅限于上叶,呈小叶中心或间隔旁型分布。有些患者表现出小叶间隔增厚,间质纤维化不常见,但在一些 RB-ILD 患者两者可同时出现。代表闭塞性细支气管炎的马赛克征通常不是主要特征,若出现常在肺下野处最明显。浸润性疾病和小气道疾病在 HRCT 上的综合表现类似于亚急性过敏性肺炎,这两种疾病的鉴别点在于患者是否有吸烟史,过敏性肺炎常见于不吸烟者。RB-ILD 的 HRCT 的表现多样且无特异性。呼吸性细支气管炎的 CT 特征不明显。

3. 典型征象 RB 和 RB-ILD 的 X 线胸片表现可正常,当表现异常时,多为非特异性,HRCT 更为敏感,能更好地显示微小病灶。

（六）鉴别诊断 临床上 RB-ILD 需要与其他弥漫性间质性肺疾病相鉴别,特别是与吸烟相关的疾病,如 DIP。影像学上,RB-ILD 的 HRCT 表现与过敏性肺炎非常相似,吸烟史是 RB-ILD 和亚急性 HP

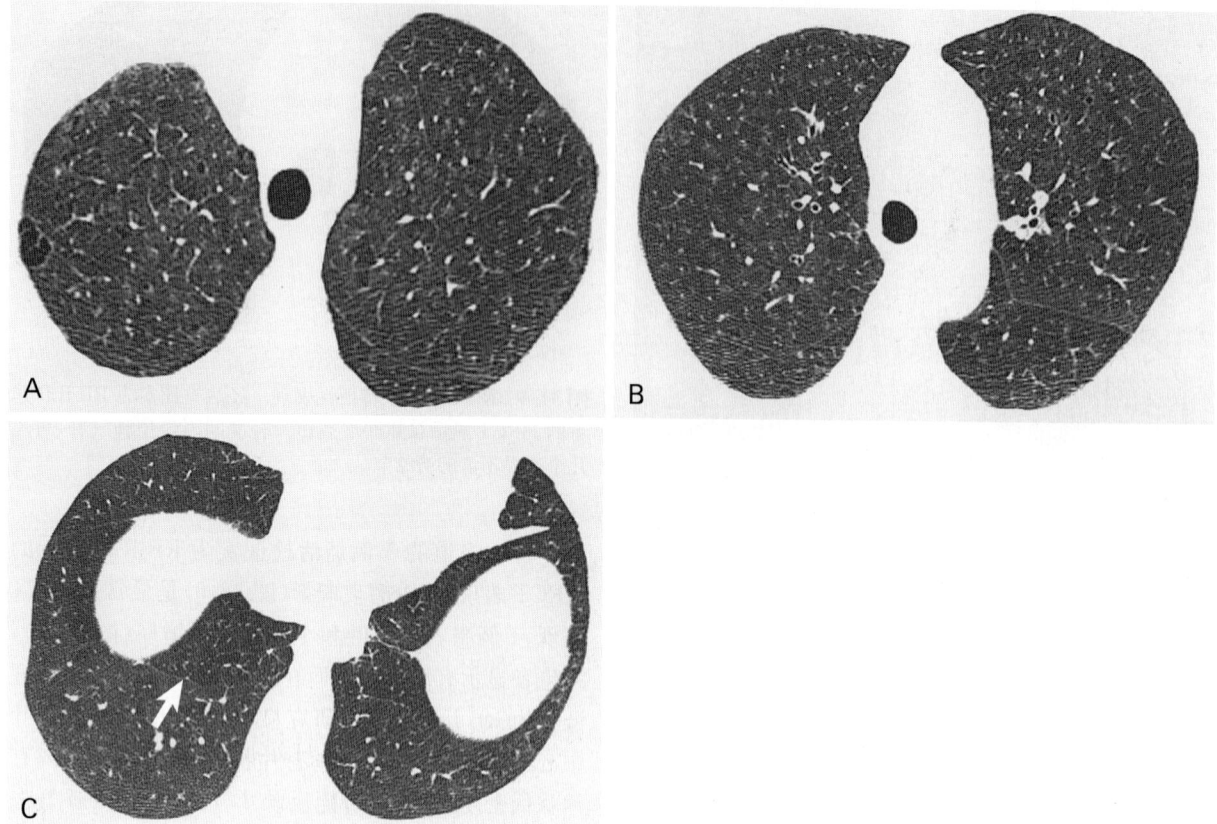

图34.7 RB-ILD:CT 特征性表现。(A)和(B)HRCT 显示斑片状磨玻璃影，边缘模糊的小叶中心性结节和少量增厚的小叶间隔，可见轻度间隔旁型肺气肿。(C)下肺野水平层面 HRCT 显示双侧磨玻璃影和密度减低影(箭)。

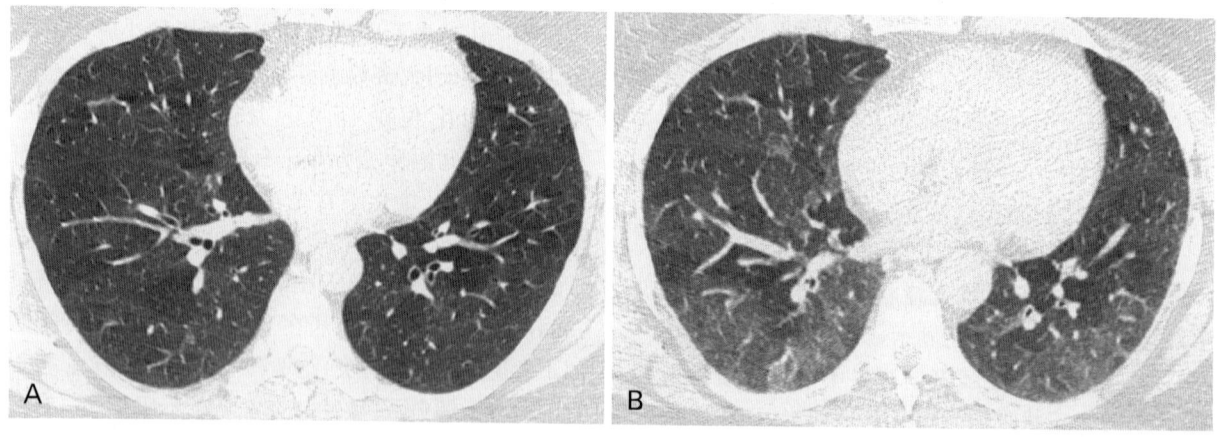

图34.8 RB-ILD:HRCT 上的空气潴留征。(A)吸气相 HRCT 显示出马赛克征。(B)呼气相 CT 显示因空气潴留而形成的马赛克征加重。

的重要鉴别点。此外，支气管肺泡灌洗显示吸烟者的巨噬细胞和缺乏淋巴细胞增多症，强烈提示 RB-ILD，当结合 HRCT 表现时，大多数患者无需行手术肺活检即可确诊 RB-ILD。

（七）治疗方案概要

（1）虽然可见持续 X 线胸片和肺功能异常，如果

RB-ILD 患者戒烟，可以改善预后。

（2）RB-ILD 患者对皮质类固醇激素的反应还不清楚。大多数患者症状改善，这可能与肺功能指标的改善有关，但疾病不能完全消退。

二、脱屑性间质性肺炎

(一)病因 DIP 是一种罕见的疾病,与吸烟密切相关的。1965 年 Liebow 首次报道了 DIP,最初认为是特发性肺纤维化的早期,"细胞期"或炎症期。然而,随后的临床和影像学纵向研究显示,该疾病的预后和自然病史与特发性肺纤维化患者中常见必然衰退趋势大不相同。其主要病理组织学结构最初认为是脱落的肺泡上皮细胞(因此术语是 DIP),但随后发现巨噬细胞广泛浸润肺泡。原来的术语继续应用,尽管它现在被认为是用词不当。尽管 DIP 目前划分为特发性间质性肺炎(IPF),但 90% 以上是吸烟者,该疾病属于与吸烟相关的间质肺疾病的组织病理范围,包括 LCH 和 RB-ILD。像 DIP 组织病理学表现与粉尘吸入、代谢性疾病、药物反应和结缔组织疾病相关。DIP 已在儿童有相关的报道,在婴儿中也已经报道了类似的表现,这与表面活性蛋白质 C 基因突变相关,家族性疾病与香烟烟雾暴露无关。

(二)发病率和流行病学 DIP 作为一个单纯性疾病,是极为罕见的,无准确的发病率。DIP 的男女比例约 2∶1,90% 是吸烟者。患者出现症状的年龄常在 30∼50 岁,平均年龄约 40 岁。儿童 DIP 虽然少见,但却是该年龄组间质性肺疾病最常见的组织病理学类型。

(三)临床表现 患者通常有隐匿性呼吸困难发作和干咳。临床检查发现一半以上的患者有捻发音,约 50% 的患者出现杵状指,而这个征象在 RB-ILD 并不常见。

(四)病理生理学

1. **病理学** DIP 的病理特征是肺泡内色素巨噬细胞聚集,这与 RB-ILD 相似。在低倍镜下,RB-ILD 通常是以细支气管为中心的片状分布,而 DIP 是更均匀的弥漫性分布(图 34.9)。尽管这两种疾病有明显的差异,但仍有重叠表现,在某些情况下,较难作出明确的病理组织学诊断。DIP 除了巨噬细胞,还可见嗜酸性粒细胞,这在 RB-ILD 通常不会看到。DIP 肺泡的结构一般保持良好,但由于炎症细胞和纤维化,肺泡隔可能稍微增厚,此特征比 RB-ILD 更广泛。虽然 DIP 可能会出现轻度的蜂窝状结构,但与一般的间质性肺炎相比,没有广泛纤维化和蜂窝状改变。

2. **肺功能** 限制性通气障碍伴弥散减低和肺容量降低是典型表现,与特发性肺纤维化相比,其严重程度低于 IPF。

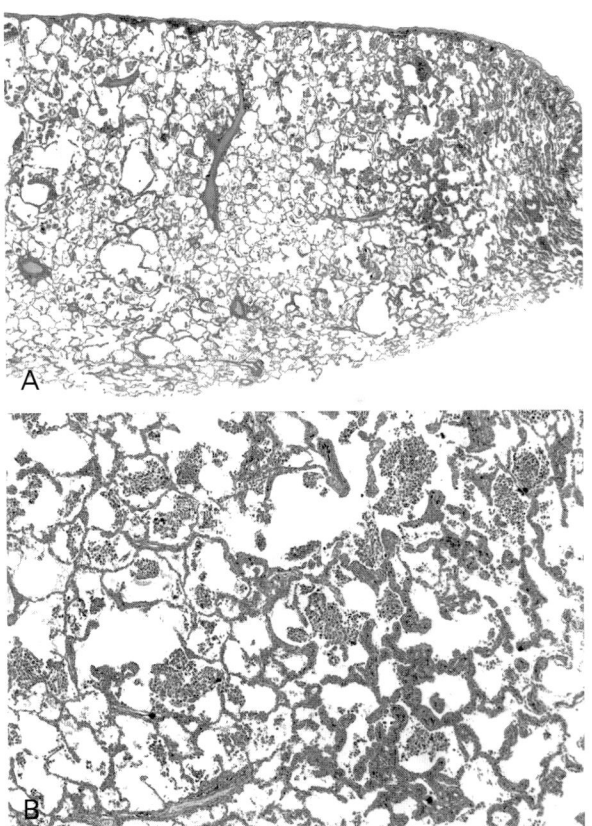

图 34.9 DIP:病理结果。(A)低倍视图显示在肺泡内的空气腔中,内含许多相对均匀的色素巨噬细胞。这些表现呈弥漫性细支气管中心分布,呼吸性细支气管炎-间质性肺病的典型表现。(B)高倍视图显示色素巨噬细胞和轻度炎症及肺泡壁增厚。(鸣谢 Dr. John English, Department of Pathology, Vancouver General Hospital, Vancouver, Canada.)(见彩色插页)

(五)影像学表现

1. 胸部X线　DIP的X线胸片主要表现为双侧基底部高密度影和肺容量减少,其他特征性表现是基底部非特异性的网状影或网状结节影。但与RB-ILD类似,X线胸片表现也可不明显,甚至正常。

2. CT　因为"单纯"的DIP是一种罕见的疾病,尽管有多个三级转诊中心的合作,但迄今为止最大样本量的薄层CT特征研究仅包括22名患者,DIP患者的HRCT特征性表现为胸膜下和下肺弥漫性磨玻璃影(图34.10)。轻度的网状影见于近一半的患者(图34.11),轻度的蜂窝状影也见于小部分患者。同样,肺实质的结构扭曲和牵拉性支气管扩张症也是少见表现(图34.12)。研究表明,磨玻璃影区往往随着时间的推移保持稳定或经皮质类固醇激素治疗后改善,这与UIP的磨玻璃影扩大或进展呈蜂窝影相反。

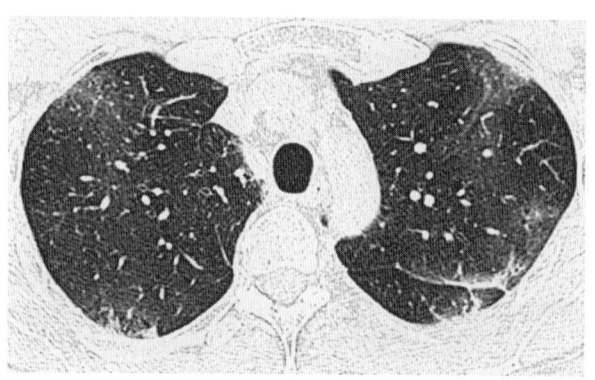

图34.10　DIP:HRCT的表现。经肺活检证实为DIP患者的HRCT显示,双侧磨玻璃影和微小的不规则线状影,可见病变主要分布于胸膜下。

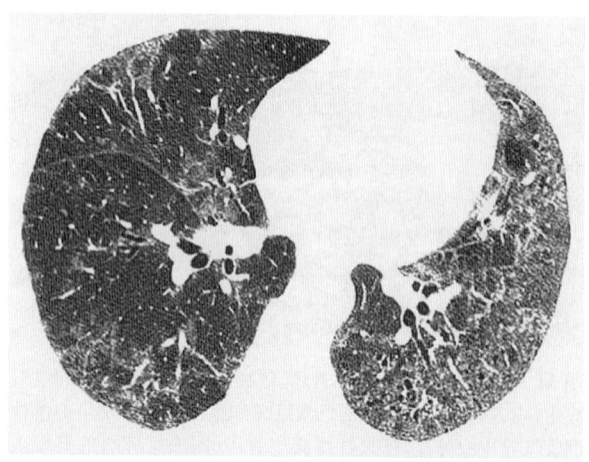

图34.11　DIP:磨玻璃影、小囊肿和网状影。HRCT显示磨玻璃和细网状的混合影,可见微囊肿的存在,微囊肿是位于磨玻璃影区域内,与肺实质的变形无关,壁非常薄,且不连续,这些特征与蜂窝肺不同。

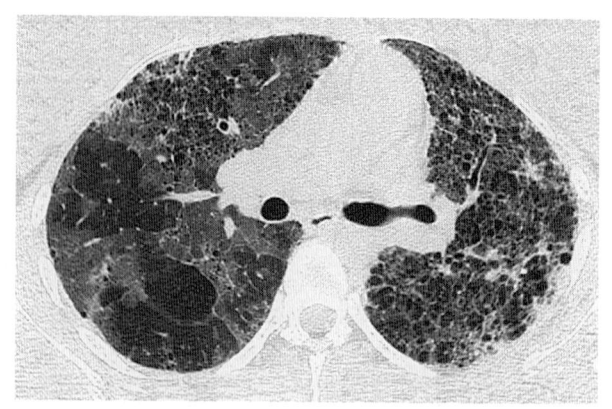

图34.12　DIP和肺气肿。HRCT显示磨玻璃影和肺气肿综合表现,肺实质有些变形,为经病理检查证实的DIP患者一个不常见的表现。

然而,尽管使用了皮质类固醇治疗,少数患者病情仍会随着时间的推移加重,这些表现的确切病理学原因尚不清楚。32%~75%的患者在磨玻璃影区内有小囊腔(图34.11)。这些小微囊可能是DIP的CT轻微表现,有时可消失,其确切性质尚不清楚。相关的病理组织学表明,一些囊肿表示支气管扩张和肺泡管扩张(无明显蜂窝状纤维化)。

(六)影像检查的选择

X线胸片常为初步筛查,可能正常。在弥漫性间质性肺疾病的诊断中,HRCT更敏感,且更具特异性。

(七)鉴别诊断

临床上主要与其他弥漫性间质性肺疾病相鉴别,尤其是与吸烟有关的(如RB-ILD)。需要依据辅助检查的鉴别诊断包括NISP、RB-ILD、药物中毒、感染和过敏性肺炎,确诊需要外科肺活检。

(八)治疗方案概要

(1) 未经治疗的患者也可能会出现自发性好转。

(2) 大多数患者应戒烟,因为DIP的患者戒烟后预后似乎有所改善,尽管仍可见影像学表现异常和功能异常。

(3) 糖皮质激素治疗的效果目前尚不清楚,但大多数患者治疗后症状改善,并常伴有肺功能指标和影像学表现的改善,但可能不能完全治愈。

(4) 尽管使用糖皮质激素治疗,仍有约25%的患者病情恶化。

(5) 可行肺移植,但有单肺移植疾病复发的报道。

要点:DIP

- 与吸烟相关的单纯性 DIP 是一种非常罕见的疾病
- DIP 反应是与吸烟有关的间质性肺疾病的一部分
- X 线表现:无特异性
- CT 表现:主要特征是双肺下部分布的磨玻璃影,伴或不伴轻度网状影

三、吸烟相关肺纤维

病因 吸烟和肺纤维化之间有明显的联系已经被证实好多年了。研究表明,吸烟可能会增加患 IPF 的风险;约 40%~80% 的 IPF 患者目前或既往为吸烟者。吸烟是患 IPF 的独立因素(优势比为 1.6)。但这些研究的准确解释存在问题,因为纳入标准不同,不是所有患者的病理诊断都能确定。此外,许多早期的研究是在最近慢性纤维化间质性肺炎(UIP 和 NSIP)严谨的病理组织学分类之前做的,这些可能使一些病例被认为是 IPF 的早期"细胞"期,包括部分 DIP 病例。最近也有数据显示 3.8% 接受肺癌筛查的患者有肺纤维化的证据。在有吸烟史的患者中,ILD 的纤维化模式可能增加的发病率和(或)预后恶化。

四、普通型间质性肺炎

研究表明吸烟是 UIP 型肺纤维化发展的潜在危险因素,优势比为 1.6~2.9。此外,一项研究表明,IPF 不吸烟者的生存率高于既往吸烟者。目前吸烟者的预后有所改善,这是由于"健康的吸烟者",目前的吸烟者往往有较轻的严重疾病表现,并没有感知到需要戒烟的健康原因。

影像学表现

1. 胸部 X 线 在病程的早期,X 线可正常,但随着疾病的发展,肺容量减少,肺下部的异常表现以网状结构和支气管扩张为主。

2. CT HRCT 上表现为典型的下肺和胸膜下为主的网状结构,伴有支气管扩张和蜂窝样改变,磨玻璃影和结节相对较少。肺容量很低,除非同时存在肺气肿(见下一节关于 CPFE 的讨论)。参见第 27 章,进一步讨论 UIP 型肺纤维化的表现。

五、肺纤维化合并肺气肿

CPFE 越来越被认为是一个独立的临床过程,而不仅仅是肺气肿上的肺纤维化。与 IPF 相比,CPFE 男性更多见,与 IPE 相比影响人群年龄稍大。尽管临床症状可能与 IPF 和肺气肿相似以及气体交换减低,患者仍经常保持较高的肺容量。CPFE 的总体生存率约为 IPF 的两倍,平均生存期为 6 年。然而,CPFE 患者合并肺动脉高压率高于 IPF 患者,CPFE 患者合并肺动脉高压的生存率也降低。最后,CPFE 患者的肺癌发生率高于肺气肿或 IPF 患者。研究表明,CPFE 患者的肺癌发病率为 42%,而肺气肿发病率为 14%,肺纤维化发病率为 10%~15%。实际上,对中度及其以上程度肺气肿和肺纤维化的患者保留使用 CPFE 一词,但缺乏鉴别诊断的依据,需要进一步研究。

影像学表现

1. 胸部 X 线 CPFE 在整体肺容量保持不变的情况下,表现为上肺肺气肿为主和下肺纤维化为主。

2. CT 同时存在小叶中心和(或)间隔旁肺气肿和下肺纤维化是 CPFE 在 HRCT 上的特性表现(图 34.13)。基底部为主的纤维化是 UIP 或 NSIP 的表现(接下来讨论)。CPFE 患者中有一部分患有 RB,也被称为伴有纤维化的 RB(RB with fibrosis,RBF)。鉴别这些分类很重要,因为不同类型疾病有不同的自然病程,相对于 CPFE 的 UIP 和 NSIP,RBF 通常是稳定的,生存率也更高。

六、非特异性间质性肺炎

与 UIP 相比,NSIP 的预后更好;与 IPF 相比,NSIP 患者的发病年龄更小,NSIP 应排除许多其他原因导致的纤维化,如结缔组织疾病、药物相关性肺损伤和 HP。吸烟环境中最常见的纤维化类型是纤维化性 NSIP,而不是细胞性 NSIP。

影像学表现

1. 胸部 X 线 NSIP 下肺主要表现为纤维化,伴有不同程度的支气管扩张和气腔模糊影。

2. CT NSIP CT 典型表现是具有潜在网状结构和牵拉性支气管扩张的双肺底磨玻璃影,其内支气管血管束分布通常比 UIP 多见。在有肺气肿的情况下,通过评估牵拉性扩张的程度和磨玻璃影的程度,有助于鉴别 UIP 和 NSIP。关于 NSIP 型肺纤维化放射学表现的讨论,参见第 28 章。在 NSIP 情况下,肺气肿上叠加的磨玻璃影可显示蜂窝状结构(图 34.14)。

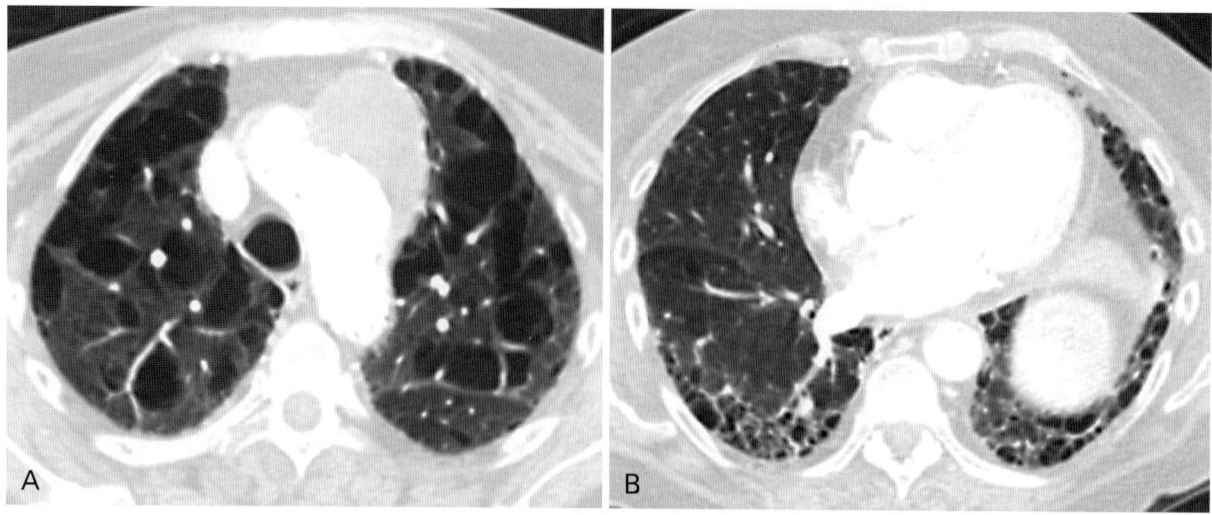

图 34.13 肺纤维化和肺气肿。(A)上肺 CT 显示明显的上肺叶主要的大疱性肺气肿。(B)下肺 CT 显示下肺胸膜下为主的纤维化,伴有网状结构、支气管扩张和蜂窝状结构。

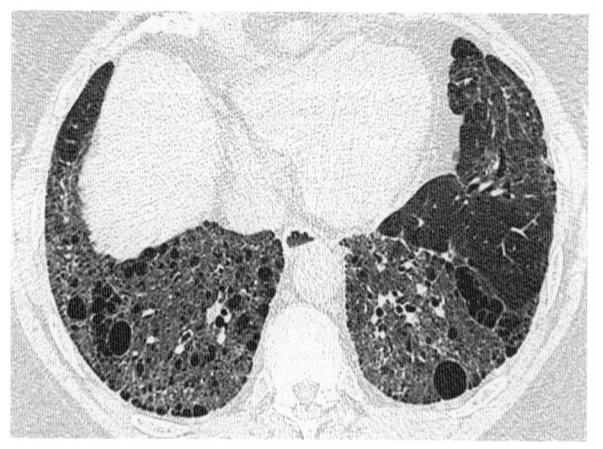

图 34.14 NSIP 和肺气肿。HRCT 显示双侧磨玻璃影和轻度网状影。磨玻璃影区域内的小叶中心型和间隔旁型肺气肿,很难与蜂窝囊肿鉴别。

要点:吸烟相关肺纤维化

- 与吸烟相关的肺纤维化可发生在 UIP 或 NSIP
- CPFE 患者患肺癌的风险显著增加
- 与单纯肺气肿相比,CPFE 患者的生存率下降,但与无肺气肿的特发性肺纤维化患者相比,生存率有所提高
- 在组织病理学和放射学上鉴别"与吸烟相关的间质性疾病"比较困难

推荐阅读

Kligerman S, et al. Clinical-radiologic-pathologic correlation of smoking-related diffuse parenchymal lung disease. Radiol Clin North Am. 2016;54(6):1047 – 1063.

Madan R, et al. Spectrum of smoking-related lung diseases: imaging review and update. J Thorac Imaging. 2016;31(2):78 – 91.

参考文献见 *ExpertConsult*.*com*.

第**35**章

淋巴管平滑肌瘤病和结节性硬化症*

Nicola Sverzellati

（一）**病因** 淋巴管平滑肌瘤病（lymphangioleio-myomatosis，LAM）是一种少见的病因不明的疾病，中年女性多见。特点是平滑肌细胞的异常增殖（LAM细胞），从而导致肺囊肿、全身淋巴异常和腹部肿瘤。虽然 LAM 是一种全身性疾病，但主要表现为一种渐进性破坏性肺部疾病，并可能会导致呼吸衰竭。

LAM 细胞可以从外周血中分离出来，表明其可通过血液扩散到肺部。在肺移植患者的供体肺中检测到了 LAM 细胞，表明 LAM 细胞可从其他部位（如肾脏、淋巴系统或子宫）迁移到肺中。LAM 也被定义为低度恶性、破坏性、转移性肿瘤。

LAM 的发生可不伴有其他疾病的表现（即散发型 LAM）或伴有结节性硬化症综合征（tuberous sclerosis complex，TSC）。TSC 是一种神经皮肤病，其特征是大脑、肾脏、皮肤、心、肺和其他器官的错构瘤变。TSC 是一种常染色体显性遗传性疾病，主要是由于生殖细胞中的两个肿瘤抑制基因的突变，即 *TSC-1*（在 9q34 号染色体上编码错构瘤蛋白）及 *TSC-2*（在染色体上 16 p13.3 上编码结节蛋白）。在散发型 LAM 中，肺、淋巴结和血管平滑肌脂肪瘤的 LAM 细胞发现体细胞突变，主要是 *TSC-2*。散发型 LAM 一直被认为是 TSC 顿挫型，所以推测散发型 LAM（S-LAM 是由于围产期或早期体细胞突变而导致的，可能伴有荷尔蒙的变化。

错构酶或结核菌素的缺乏或功能障碍导致哺乳动物雷帕霉素靶标（mTOR）的活性上调，从而导致蛋白质翻译增加，最终导致细胞不适当的增殖、迁移和侵袭。事实上，西罗莫司和依维莫司（两种 mTOR 抑制剂）都对治疗 LAM 有效，这些药物是肺功能减退、有症状的乳糜胸、LAM 或大型 AML 患者的标准治疗方法。然而，患有 LAM 晚期疾病的患者可能需要肺移植。肺移植患者存活的中位数大约是从症状开始 29 年，未移植者 86% 的生存期为 10 年。

淋巴管生成紊乱在 LAM 的发病机制中起重要作用。诊断 LAM 的一个重要的生物标志物是血管内皮生长因子（vascular endothelial growth factor，VEGF）-D，这是一种淋巴管生长因子，特别是那些累及淋巴组织的患者，而在其他囊性肺疾病中很少发现血清中 VEGF-D 水平 >800 pg/mL。VEGF-D 有助于疾病严重程度的分级和监测治疗反应。

雌激素也与 LAM 的发病机制有关，因为外源性给予雌激素和妊娠或月经期间可能会加重 LAM。但激素受体在受影响的组织中表达不一致，激素治疗只有一定作用。

（二）**发病率和流行病学** 在美国和欧洲，S-LAM 的发病率约为（3.4～7.8）/100 万。大多数因重症 LAM 就诊的患者为 S-LAM，根据美国国家心肺血液研究所 LAM 登记处的报告，230 例肺部 LAM 患者中 18.3% 存在 TSC。预计 TSC-LAM 的发病率应高于 S-LAM，因为 6000 名儿童中就有 1 名受 TSC 影响。S-LAM 比 TSC-LAM 更常见的悖论仍未得到解决，可能的原因包括 TSC-LAM 可能没有 S-LAM 那么有侵袭性，或者亚临床的 S-LAM 比目前认为的更常见。已经证明 TSC-LAM 有母婴传播，而不是 S-

---

＊ 编者和出版社感谢 Takeshi Johkoh 博士为本书上一版相关主题提供的材料。这是本章的基础。

LAM,尽管 2/3 的 TSC-LAM 病例是散发的,这可能与自发突变或不完全外显率有关。

TSC 患者中囊性肺病的发生率在 26%～49%。据估计,40 岁以上 80% 的女性 TSC 患者会出现肺囊肿,38% 的男性 TSC 患者亦会出现肺囊肿,但男性 S-LAM 很少有肺受累的报道。

LAM 常见于育龄期妇女,平均年龄为 40 岁。然而,越来越多的研究表明妇女在绝经后也可发生 LAM,甚至见于 80 多岁的妇女。

要点:病因、发病率、流行病学

- LAM 病因不明
- LAM 几乎都是女性患者,通常发生在育龄妇女
- 散发型 LAM 的发病率是 5/100 万
- TSC 的发病率是 1/6 000～1/9 000

(三) 临床表现 肺 LAM 最常见的表现为常因劳累后加重呼吸困难和疲乏。呼吸困难的原因是气流阻塞和肺实质被肺囊肿所代替,气胸可引起急性呼吸困难。40%～50% 的患者会出现严重的气胸(图35.1)。在一项 395 例患者的研究中,260 例(66%)患者至少出现一次自发性气胸,这 260 例中又有 200 例(77%)出现第二次气胸。研究表明,选择合适的患者群体通过 CT 对出现自发性气胸的女性行 LAM 筛查,有助于节省医疗成本(如年龄在 25～54 岁的不吸烟妇女,在这次气胸之前至少有两次气胸和呼吸困难史)。

气胸可随胸痛和咳嗽加重。LAM 患者的胸腔积液基本均为乳糜性。目前报道 14% 的 LAM 患者有乳糜胸,在疾病发展过程中有 22%～39% 的患者出现乳糜胸(图 35.2)。乳糜胸可由胸导管或其分支阻塞、胸膜淋巴管漏或来自腹腔的乳糜腹水经横膈流入胸腔所致。LAM 患者的少见表现为咯血和咯乳糜痰

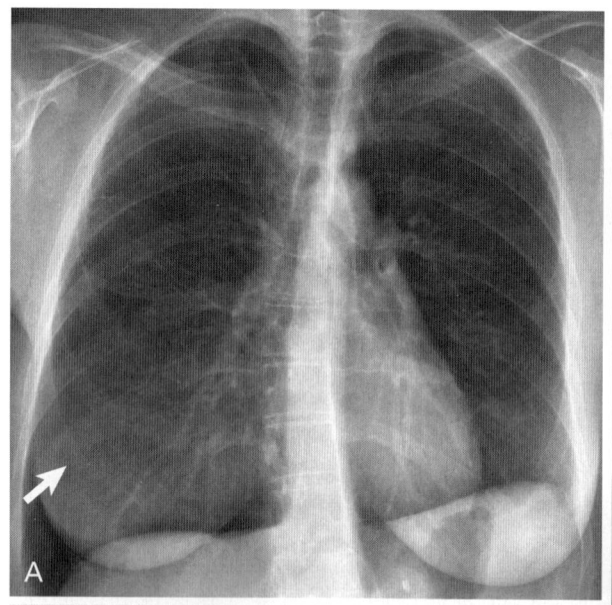

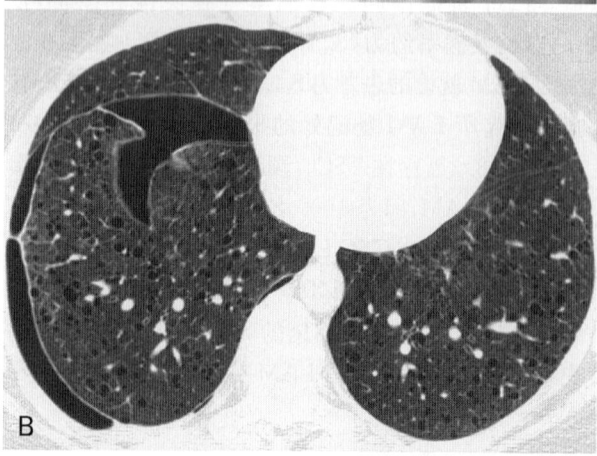

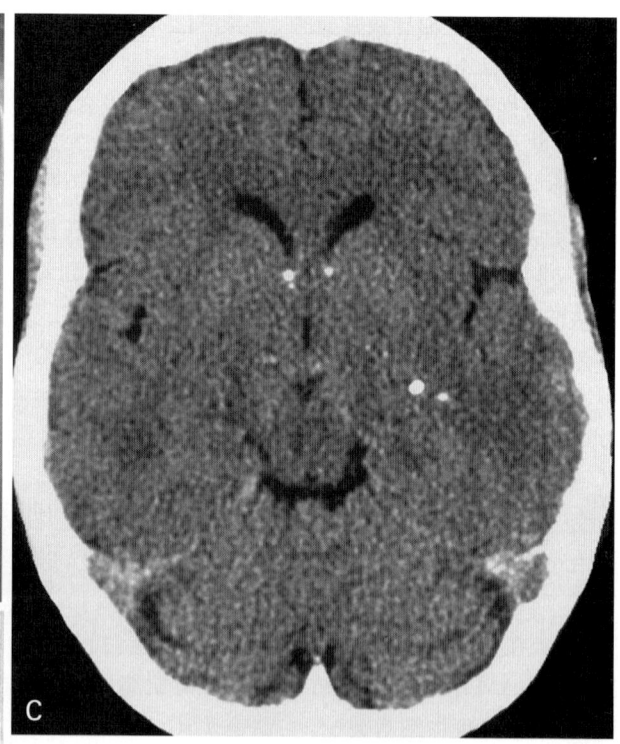

图 35.1 34 岁,女性,TSC-LAM。(A)后前位 X 线胸片显示一个右侧中等量的气胸(箭),细网状影在下肺野最明显。左膈肌外侧面的条索状影是先前气胸的后果。(B)HRCT 显示右侧小气胸和几个薄壁囊肿均匀分布在整个肺实质。(C)颅内 CT 显示钙化结节符合结节性硬化症。

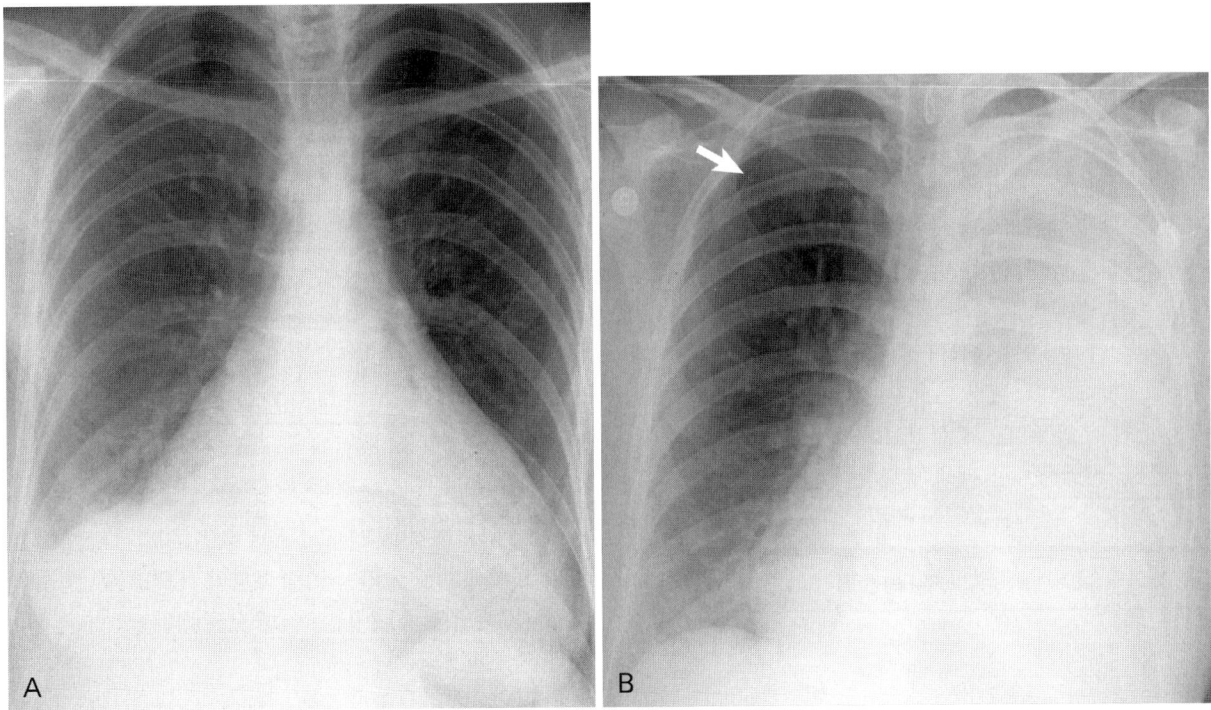

图 35.2 LAM 患者有乳糜性胸膜心包积液。(A)后前位 X 线胸片显示心脏轮廓增大,代表着乳糜状心包积液;右侧中等量胸腔积液。在 HRCT 上发现了几个小囊肿(X 线上未显示)。(B)另一患者的后前位 X 线胸片显示左侧大量胸腔积液和对侧右侧心尖气胸(箭),左侧胸腔积液在诊断和治疗性胸腔穿刺时显示为乳糜状。(图 35.2B 引自 Jawad H, Walker CM, Wu CC, Chung JH. Cystic interstitial lung diseases: recognizing the common and uncommon entities. *Curr Probl Diagn Radiol*. 2014;43:115 - 127.)

液(乳白色的痰液),可能是由 LAM 细胞阻塞肺静脉或毛细血管和淋巴管所致。在极少数病例中,有些患者可出现乳糜性心包积液(图 35.2)。在 LAM 晚期,患者可出现发绀、呼吸衰竭以及肺心病;除气胸和乳糜性积液外,其他体格检查常正常;少部分患者出现哮喘,偶见杵状指。LAM 中晚期可出现继发于慢性呼吸衰竭的肺动脉高压,腹部体格检查可发现腹水或包块,提示有血管平滑肌脂肪瘤或累及轴向的淋巴管。

有时,肺外表现是 LAM 的首发症状,最常见的表现是肾错构瘤破裂出血。多发性肾错构瘤和 >4 cm 的错构瘤可引起症状,例如腰痛、血尿和极少数的急性出血性休克。肾错构瘤见于 93% 的 TSC-LAM 和 32%~60% 的 S-LAM。Avila 等的研究显示,76%(61/80 例)的 S-LAM 出现肺外表现,包括肾血管平滑肌瘤(43%)、淋巴结肿大(39%)、淋巴管肌瘤(16%)、腹水(10%)、胸导管扩张(9%)和肝血管平滑肌脂肪瘤(4%)。腹膜后淋巴管肌瘤可沿淋巴管系统发生,可发生于腹部和盆腔结构之间,并致周围结构移位(图 35.3)。与腹膜后淋巴管肌瘤有关的最常见症状为腹部膨隆、下肢水肿和尿失禁。这些症状

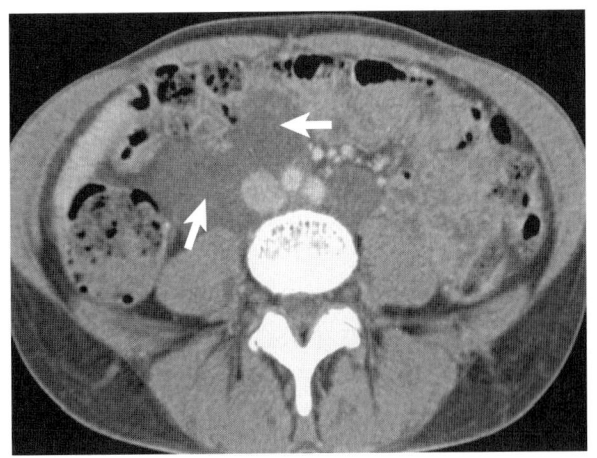

图 35.3 55 岁患者,S-LAM 伴腹膜后淋巴管肌瘤。对比增强 CT 显示一个大的低密度分叶状肿块(箭),符合 LAM 的表现。

可在白天加重,可能是由于白天下肢淋巴积聚增加导致病变体积增大所致。充满液体的腹膜后淋巴管肌瘤过度膨胀可破裂和导致乳糜性腹水。LAM 还与脑膜瘤的发病率增加有关。

早期 LAM 生存率不佳,多数患者 10 年内死亡。

然而,最近的研究表明其生存期延长,这反映了早期诊断的提前时间偏倚。有些 LAM 患者的病情在几年或十几年内都很稳定,仅有轻度的通气量下降,而有些患者的病情进展迅速导致呼吸衰竭,甚至在发病几年内就死亡。绝经前妇女的肺功能下降率往往高于绝经后妇女。有学者认为,发病年龄较大和存在 AML 与较低的死亡风险相关。由于 LAM 的自然病程复杂,目前没有较好的方法能预测 LAM 患者的预后。

在女性中,S-LAM 和 TSC-LAM 的临床特点略有不同(表 35.1)。TSC-LAM 患者多为无症状或出现进行性呼吸困难,然而,S-LAM 患者常出现肺气肿。TSC 患者很少出现乳糜胸。

表 35.1　S-LAM 和 TSC-LAM 的区别

	S-LAM	TSC-LAM
TSC-1	−	+
TSC-2	+	++
临床表现		
呼吸困难	++	+
气胸	++	+
乳糜胸	++	+
无症状	−	+
CT 表现		
肺囊腔	++	+
结节	−	+
血管平滑肌脂肪瘤	+	++
淋巴结肿大	++	+

TSC 是一种具有高外显率但临床表现多样的疾病,并不是所有患者都有 TSC 三联征:癫痫发作、面部血管纤维瘤和智力发育迟缓,一半的患者智力正常,1/4 患者没有癫痫发作。国际专家小组审议了 TSC 的诊断标准,发现 TSC 没有特征性临床表现,并对 TSC 的明确、可能或怀疑诊断所必需的临床和影像学特征进行了详细的分级描述。最新的诊断标准包括主要特征(如脑皮质结节、肺 LAM、面部血管纤维瘤、视网膜错构瘤和肾错构瘤)和次要特征(如牙龈纤维瘤、错构瘤性直肠息肉和骨囊肿)。当两个主要特征或一个主要特征和两个次要特征存在时可确诊为 TSC;当有一个主要特征和一个次要特征存在时为可能诊断;当有两个以上的次要特征或仅有一个主要

特征存在时为怀疑诊断;当同一患者出现 LAM 和 AML 时,他们应被视为 TSC 的一个主要特征,而不是两个。

要点:临床表现

- LAM 患者最常见特征是呼吸困难、乏力和气胸
- 与 LAM 患者相比,TSC-LAM 患者临床表现更少
- 腹部表现偶见于肺 LAM 诊断之前

(四)病理生理学

1. 解剖　肉眼观察,LAM 患者的肺容量增大伴胸膜下明显的肺大疱。切面可见蜂窝样改变,是由气体或液体(乳糜液或淋巴液)填充囊腔引起,直径从几毫米到几厘米不等。

LAM 可累及腋窝、颈部、锁骨下、纵隔、腹膜后和盆腔淋巴结,结节质软、灰白色、棕褐色或白色。胸导管可能扩大,类似松软的香肠状结构。其他常见表现包括右心室肥厚、胸膜粘连和乳糜性积液。

2. 病理学　LAM 的两个特征性微观表现:囊样结构和 LAM 细胞增生(图 35.4)。LAM 细胞表达平滑肌肌动蛋白、结蛋白和与平滑肌族系相同的波形蛋白,尽管他们也含不典型的肌细胞的特征性电子致密颗粒,其中含有黑色素瘤相关蛋白包括糖蛋白 100 (目标抗体 HMB45)、酪氨酸酶和雌孕激素的受体(图 35.4)。LAM 表达血管内皮生长因子-C(VEGF-C)、血管内皮生长因子-D(VEGF-D)和含有丰富的淋巴管,淋巴管内衬表达血管内皮生长因子受体(VEGFR)-3 的内皮细胞。

LAM 细胞常增殖形成微结节,其中心主要含有梭形 LAM 细胞,它对肌动蛋白会产生很强的免疫反应,且黑色素瘤相关抗原阳性。而周边包括较大的上皮样 LAM 细胞,表现相反的外形轮廓。LAM 细胞通常在囊肿的边缘,沿肺血管、淋巴管和细支气管分布。受累的肺小血管伴有动脉壁增厚和静脉闭塞,导致出血和含铁血黄素沉着。在淋巴管,LAM 细胞形成杂乱无章的团块,从而导致淋巴管壁增厚、腔闭塞和囊性扩张。淋巴管梗阻可能导致胸腔和腹腔乳糜积液。受累的淋巴结镜检显示平滑肌细胞束和淋巴窦交错排列。同样,在受累的胸导管和腹膜后,可见 LAM 细胞沿着管道间隙排列。

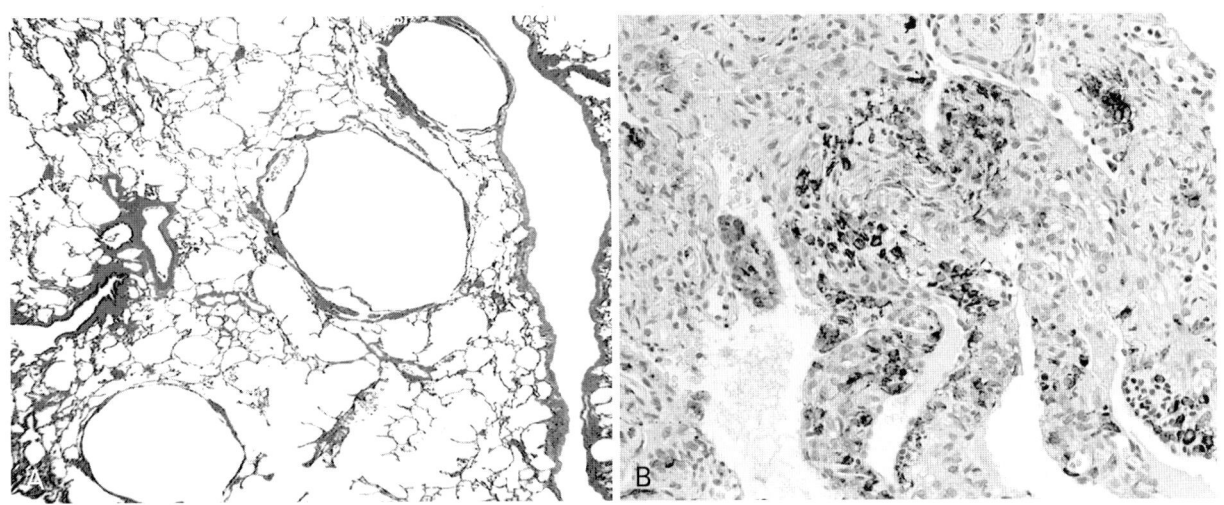

图 35.4 LAM,微观特征。(A)低倍镜照片显示在其他正常的实质中有几个薄壁囊肿。(B)囊肿壁上的梭形细胞表现为斑片状,但病变的梭形细胞内的 HMB45 显示强染色(棕色),这是 LAM 的典型特征。(见彩色插页)

LAM 结节排列在远端气道,可导致气道炎症、空气潴留、肺大疱和气胸,也可能是单阀门机制所致。已证明 LAM 细胞产生的蛋白水解酶(基质金属蛋白酶)在囊的形成中起重要作用,而没有证据显示 α_1-抗胰蛋白酶系统失衡。薄壁囊肿含有 LAM 结节灶,其被增生的 II 型细胞和支气管上皮细胞覆盖。II 型肺泡细胞(多发性小结节性肺细胞增生,multifocal micronodular pneumocyte hyperplasia,MMPH)局部增殖几乎仅见于 TSC 患者。然而,MMPH 在有或无 TSC 的男性和女性、有 TSC 和 LAM 的男性和女性以及有 S-LAM 的女性中都有报道。MMPH 作为一个组织学病变似乎在临床上不重要,仅有一例相关报道,此患者没有潜在的 TSC 或散发型 LAM,是由 MMPH 导致其呼吸衰竭而死亡。

除 MMPH 外,与散发型 LAM 和 TSC 有关的一系列肺部病变谱在继续扩大,包括 AML、局灶性透明细胞肿瘤、结节/透明细胞间质增殖、非典型腺瘤样增生和鳞屑样腺癌。另外,有各种各样腹部病变,很多与 TSC 相关,其特征是 LAM 细胞增生。这些病变包括 AML 和其相关的变异疾病(平滑肌瘤样 AML、脂肪瘤样 AML、嗜酸细胞腺瘤样 AML、单型上皮样 AML)、肺外透明细胞"糖"瘤、淋巴管平滑肌瘤和肾囊肿。

3. 肺功能　近 1/3 的散发型 LAM 患者和一半的 TSC-LAM 患者的肺活量可能正常。LAM 患者最常见的肺功能异常是气道阻塞,其特征是第一秒用力呼气量(forced expiratory volume in 1 second,FEV1)下降,FEV1/用力肺活量之比减小,一氧化碳弥散能力

下降。然而气体交换异常与 FEV1 不相符。有学者认为固定的和可逆的气流梗阻不仅是肺弹性回缩力下降引起,更主要的原因是气道功能障碍,而一氧化碳弥散量下降反映气体交换面积的减少,其与 LAM 组织损伤密切相关。

限制性或混合性肺功能障碍是最常见的呼吸功能障碍,尤其在有胸膜固定术的患者中常见,也可出现肺总容量增加和残余肺容量与肺总量的比例升高。即使在一氧化碳弥散量和 FEV1 接近正常的患者中,也可发生低氧血症,心肺运动试验揭示了运动性低氧血症且有助于疾病严重程度的分级,并可能有助于确定 LAM 患者补充氧气的需求量。

(五)影像学表现

1. 胸部 X 线　LAM 最常见的 X 线表现为广泛的细网状影或网状结节影,这反映了薄壁囊肿的重叠性分布(图 35.5)。在 LAM 早期,X 线胸片常表现为正常,然而,却有 26% 的患者有症状。一般 X 线异常表现是细微的,但大致与疾病的严重程度相关;LAM 中晚期患者肺部受累会表现为更加明显的粗网状影和囊肿。在终末期的间质性纤维化,网状影及蜂窝影更加的粗大和突出。有时可见线状影,其类似于 Kerley B 线,代表着淋巴管扩张或阻塞。模糊影或磨玻璃影反映了肺出血、水肿或残余正常肺实质的低灌注,可见大结节和粟粒状模糊影,在 TSC 患者中可能代表 MMPH。实性结节和肿块也可能代表透明细胞糖肿瘤、肺 AML 或肺不张。

S-LAM 和 TSC-LAM 患者常有相似的异常 X 线表现,由肺动脉瘤引起肺门周围模糊影以及肋骨和

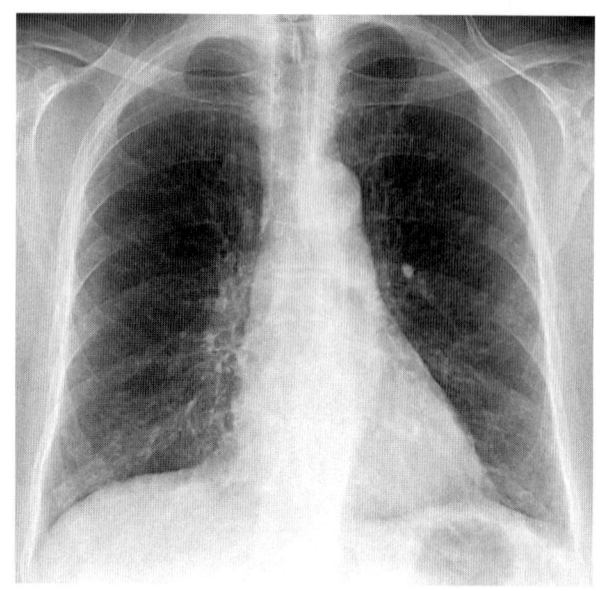

图35.5 78岁,女性,S-LAM,伴有咳嗽和呼吸困难。后前位X线胸片示弥漫性网状影。

脊椎的斑片状骨质硬化很少见,仅见于TSC患者。肺门和纵隔淋巴结肿大不是LAM的X线特征。

间质模糊影的分布常呈对称性、弥漫性,略常见于下肺。肺容量开始正常,但随着时间的推移,肺容量增加,可能是小气道疾病、空气潴留和形成肺囊肿等引起。细网状影和肺容量正常或扩大是LAM的典型表现。X线胸片可显示气胸伴或不伴潜在的肺实变影(图35.1,图35.2)。在LAM中,自发性气胸的发病率和二次复发率比其他慢性肺疾病气胸的发病率更高。LAM可引起双侧气胸,主要需要与孕期妇女出现无法解释的双侧气胸鉴别。LAM的另一个特征是胸腔积液,主要是乳糜胸。胸腔积液常是单侧,常较多,反复出现(图35.2)。

2. CT 肺囊肿是LAM患者HRCT的主要表现。即使在X线胸片正常或有隐匿的胸腔积液或气胸时,HRCT也可能显示有肺囊肿(图35.1)。薄层CT与5 mm层厚的CT相比,在检测和评估肺囊肿的范围和分布时更加灵敏,最小密度投影可用于更好地显示LAM囊肿并评估其范围(图35.6)。

肺LAM的CT表现是显著且富有特征性的(图35.6~图35.8,图35.1)。但对于影像科医师最有挑战性的是能够识别肺囊肿,因为其HRCT表现类似于后续讨论的小叶中央型肺气肿(图35.9),囊肿均匀对称地分布在中央和周围肺实质(图35.10,图35.6~图35.8)。研究表明,LAM患者肺尖或肺底部可不受累,亦可见局灶性单侧分布的TSC-LAM患者。然而,在LAM的早期阶段,囊肿较小、较少且散在分布。欧洲呼吸学会关于LAM的诊断和治疗的指南认为,当囊肿的数量>10个时,是LAM的特征;当囊肿的数量>2且≤10时,符合LAM。肺囊肿通常在散发型LAM中比在TSC-LAM中更广泛(表35.1)。

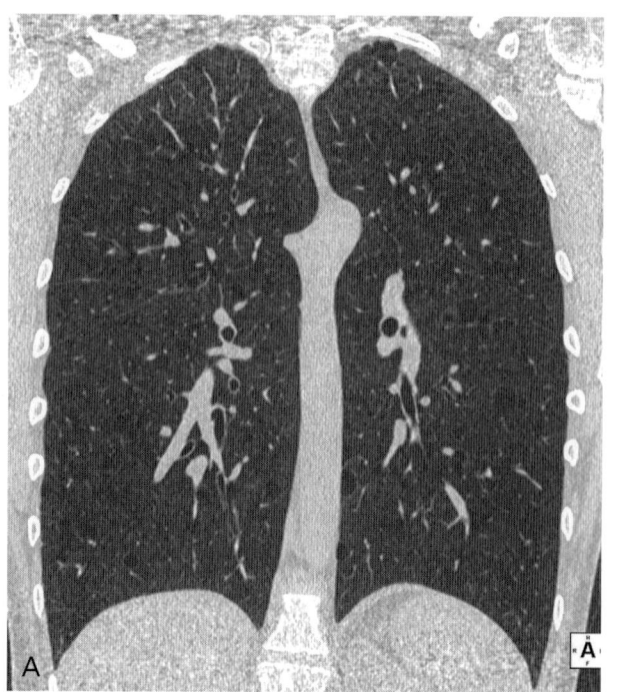

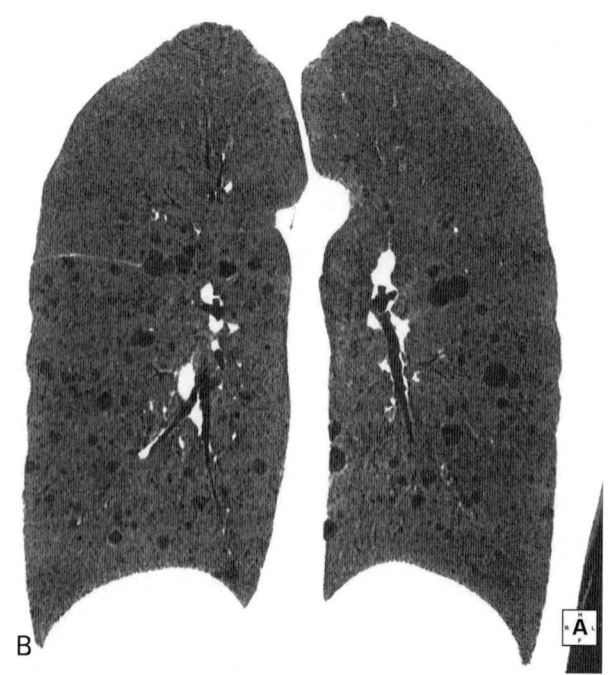

图35.6 38岁,女性,S-LAM,伴有呼吸困难。(A)肺下野HRCT显示散在大小相对均匀的薄壁囊肿。(B)冠状面最小密度投影更好显示肺囊肿。

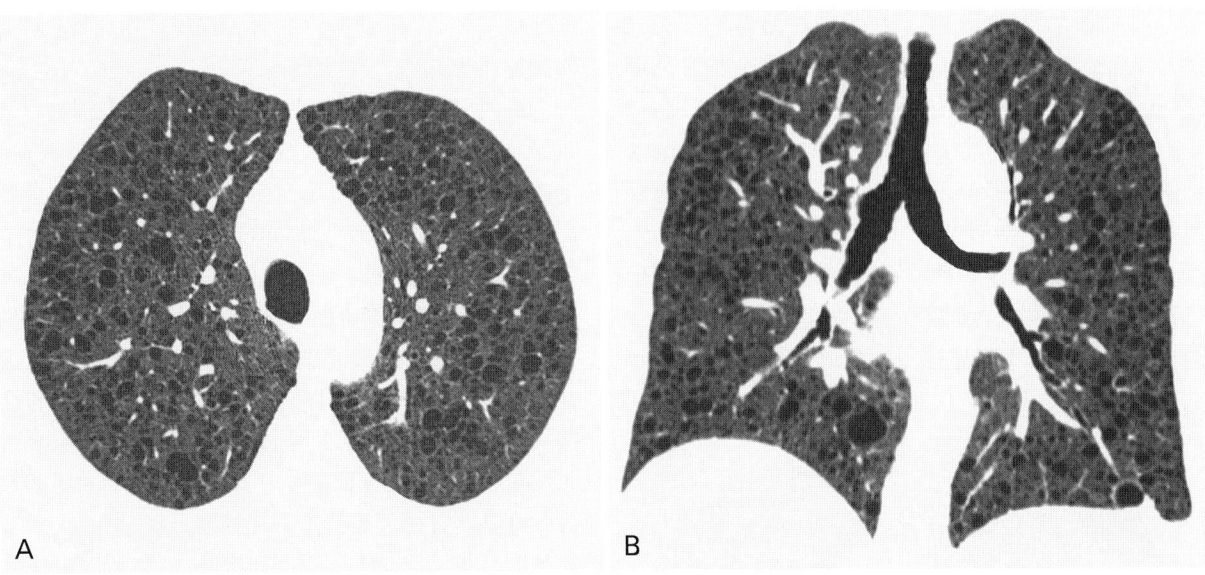

图 35.7 75 岁,女性,S-LAM,伴有呼吸困难。(A)肺上野 HRCT 显示散在大小相对均匀的薄壁囊肿。(B)冠状面 CT 重建显示囊肿均匀对称性分布在整个肺尖、肺底及中央外周区。

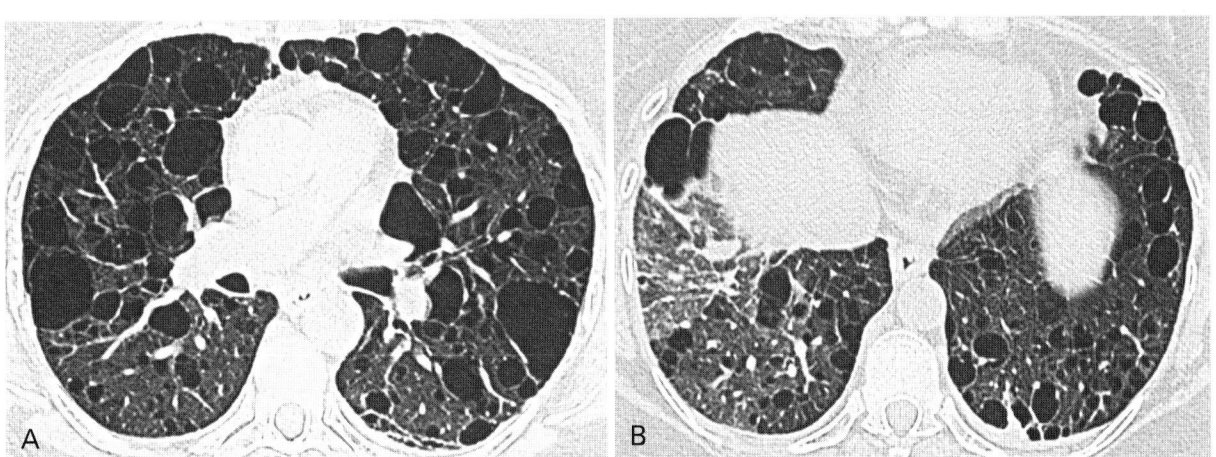

图 35.8 62 岁,女性,S-LAM,伴有呼吸困难、咯血和咳嗽。(A)HRCT 显示大小不等和形状各异的囊肿,严重的累及肺部。有些囊肿壁较厚,肺血管往往在囊肿周围。(B)右下肺野的磨玻璃影(在 LAM 患者偶然发现)与局部出血有关。(引自 Professor M. Zompatori, Radiology, University of Bologna, Italy.)

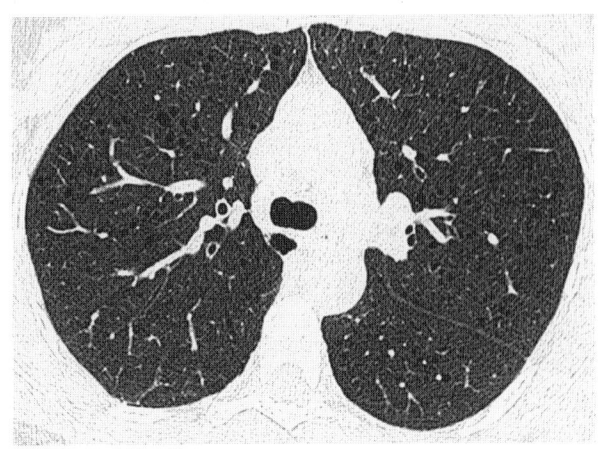

图 35.9 56 岁,女性,S-LAM 伴有呼吸困难。HRCT 显示散在的小囊腔,其中一些类似于小叶中央型肺气肿。有些囊肿壁不可见,且血管显示在病灶的外周。

　　肺囊肿可是卵圆性或多边形,也可融合成各种奇怪的形状,导致弥漫性结构变形,此时肺实质损伤更严重(图 35.8,图 35.10)。虽然偶尔也可见几厘米的肺大疱或囊肿,但囊肿一般较小,通常直径约 2～20 mm。

　　据观察,在呼气时囊肿可能会变小,这表明其可能与气道相通。然而,LAM 的肺囊肿形成机制和囊肿与小气道的相关性还存在争议。空气潴留引起肺实质区域血量减少较少见,仅有两例报道。囊肿之间的肺实质通常是正常的。有学者认为小叶间隔增厚是因为肺淋巴管阻塞引起的肺水肿。在 3 个研究中有 1/4 的患者表现磨玻璃影,这可能是肺出血(图 35.8)。

有报道在 S-LAM 患者中可出现无病理相关性的小结节。相反,在 TSC 患者中,结节是一种常见表现(图 35.11)。Franz 等的研究显示 23 例 TSC 患者中有 10 例表现为分散性且大小为 3～10 mm 的结节或大量大小为 1～3 mm 的粟粒状结节。与无肺囊肿的患者相比,肺结节更常见于有肺囊肿的患者。Moss 等的研究显示 10 例 TSC 男性患者中有 2 例见肺结节。后来发现,HRCT 上多发边界不清的结节与 MMPH、非典型腺瘤样增生或弥漫性间质透明细胞增生有关,而单发性结节与 MMPH、肺 AML 或透明细胞瘤等有关。

有时,乳糜积液表现为相对较低密度的液体(CT 值约－17 HU),这反映了其内含有脂肪成分,根据这个表现在胸部 CT 上可确定是乳糜积液。通常,含有高蛋白质的乳糜积液可导致模糊的密度增高影,很难与其他原因引起的胸腔积液相鉴别。乳糜胸和气胸可共存。CT 总是能够显示肺囊肿伴气胸和乳糜胸(图 35.1),但气胸和乳糜胸的发生与肺囊肿的范围并不一定相关。心包积液很少见。心肌中的脂肪灶常见于 TSC 患者的室间隔或左心室壁,病理上表现为无包膜的脂肪组织,这可与真正的含囊壁的脂肪瘤区分开来。有两例病例报道描述了 TSC 患者出现肺动脉瘤。虽然 Sherrier 等的研究中,7 例病例中 4 例有淋巴结肿大,但肺门和纵隔淋巴结肿大很少见,在大样本中其发生概率是 0%～6%。在 CT 上显示锁骨上、胸内和胸膜后淋巴结呈低密度,而 MR T2WI 上呈高信号,提示液体积聚。

在 S-LAM 和 TSC-LAM 的患者中 4 个主要腹腔盆腔的异常表现是肾 AML、淋巴结肿大、淋巴管平滑肌瘤及乳糜性腹水。这些表现几乎总是与肺囊肿有关,尽管已有报道显示有孤立的肺外表现。淋巴管平滑肌瘤在散发性 LAM 中更常见,而 AML 在 TSC-LAM 中更常见(表 35.1)。

非增强 CT 比超声更能显示 AML 的脂肪成分(图 35.12),必须对肿块内的低衰减区域进行仔细的焦点采样,因为肿块经常是不均匀的。少数不含脂肪的 AML 很难诊断,常需要组织活检以与肾细胞癌鉴别。同样,出血性 AML 可能表现为复杂的肾脏肿

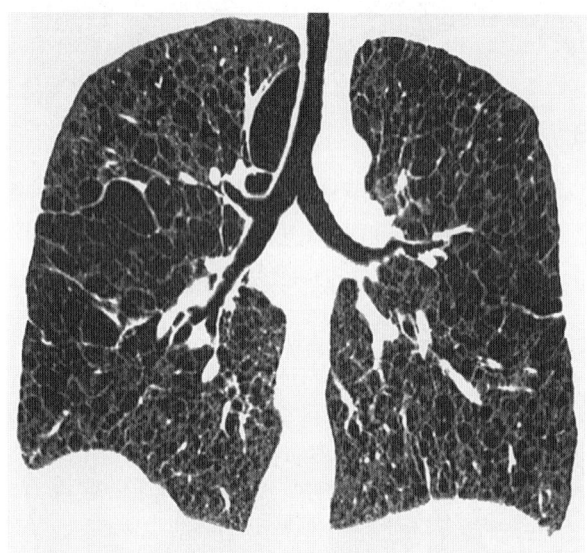

图 35.10　45 岁,女性,严重的肺部 S-LAM。薄层冠状面 CT 重建显示囊肿均匀对称性分布在整个肺尖、肺底及中央外周区。肺中部囊肿的融合引起了更广泛的肺组织破坏。

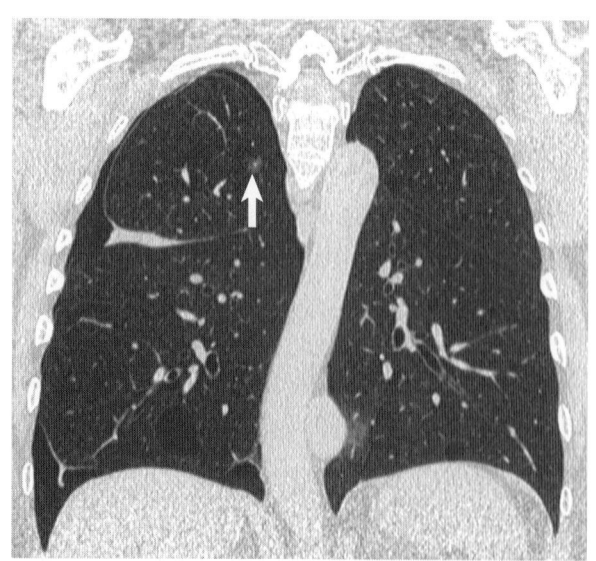

图 35.11　37 岁,女性,TSC-LAM。冠状面 CT 重建显示右侧气胸,下叶散在肺囊肿,右肺上叶一个实性结节,可能代表多灶性小结节性肺细胞增生(箭)。

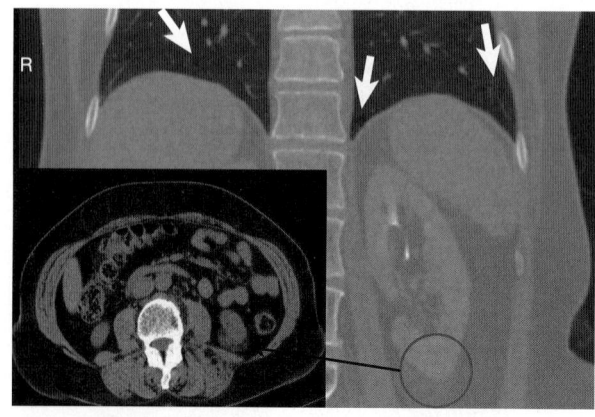

图 35.12　62 岁,女性,偶然发现 LAM,行腹部 CT 检查以评估超声检查发现的左肾肿块。上腹部冠状面图像显示左肾下极 4 cm 的肿块(圆圈);放大的轴面软组织窗更好地显示了包含脂肪和软组织的肿块(黑箭),符合血管平滑肌脂肪瘤。肺下叶两个小的肺囊肿(白箭),提示 LAM。

块,可被误诊为出血性肾细胞癌。鉴别十分重要,因为 TSC 患者患肾细胞癌(1%~2%)和肾透明细胞癌的风险会增加。在大多数患者中,AML 位于肾脏;罕见于肝脏和肾上腺。

腹部淋巴结肿大随肺疾病的严重性增加而增大。淋巴管平滑肌瘤通常位于胸部和腹部的轴面淋巴管、主动脉周围的腹膜后、肾和肠系膜上动脉以及盆腔区域。淋巴管平滑肌瘤含水样密度的成分,但为非特异性的,其表现常与腹部和盆腔肿块相似,如淋巴瘤和卵巢癌(图 35.3)。超声和 CT 检查可见淋巴管平滑肌瘤每天都有变化,这有助于除外恶性肿瘤,从而避免活检。此外,空腹状态下淋巴管平滑肌瘤体积的减少也是另一个诊断依据。

LAM 另一个肺外表现是骨质病变,常是圆形的,大小 0.2~3.2 cm。骨质不会膨胀、变形或超出皮质。TSC-LAM 的骨质受累数量比散发型 LAM 多。研究表明,全身 CT 上出现 4 个或 4 个以上的骨质硬化病变,可鉴别 S-LAM 与 TSC-LAM 或者 TSC,敏感性和特异性均很高。重要的是,这也表明任何 CT 显示多发性骨质硬化骨病变的 LAM 患者都应对 TSC 进行全面评估。

CT 不仅在 LAM 诊断上起重要作用,同时对于评估疾病的严重性和鉴别并发症也非常有帮助。一般来讲,在 LAM 加重时,囊肿体积常变大(图 35.8,图 35.10)。Müller 等的研究表明面积<25%的肺实质病变与大小不到 0.5~1 cm 的肺囊肿有关,面积在 25%~80%肺实质病变与 0.5~1 cm 的囊肿有关,面积>80%则与>1 cm 的肺囊肿有关。然而,CT 上肺囊肿的范围与 LAM 症状严重性的关系仍不清。主观评分和定量阈值技术能够提供与肺功能试验直接相关肺实质病变程度的测量值。随着基于纹理模式的疾病严重程度的计算机分级使用,CT 的预后价值可能会提高。研究表明,基于纹理的客观定量计算机断层扫描分析与主观评估、肺功能和疾病随时间推移的进展相关。

由于复发性气胸继发胸膜异常的概率很高,因此了解随后的 CT 表现有助于正确解释这些患者的胸膜异常。胸膜异常表现包括胸膜增厚、胸腔积液、包裹性积液、气胸、局灶性或连续性斑块高密度影(可能由使用滑石或其他硬化剂后发炎胸膜的营养不良钙化引起),纤维组织融合或大小相仿的圆形肺不张形成的肿块(图 35.13)。在肺移植中心工作的影像科医师必须认识移植术后的影像图像特征。除了常见的移植相关并发症,致病的常是潜在的疾病。LAM 相关的并发症包括自发性气胸、乳糜胸、乳糜腹水、

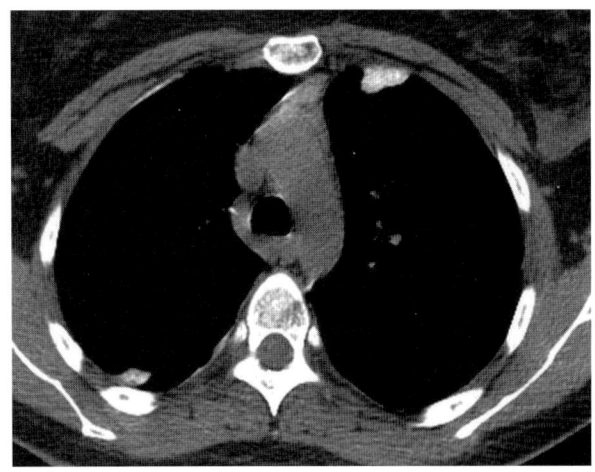

图 35.13　41 岁,女性,LAM,伴化学性胸膜粘连史。轴面 CT 显示钙化的左侧胸膜肿块和右侧胸膜高密度的增厚,位于胸膜粘连的前部和后部。

来自肾 AML 的并发症,以及仅在淋巴结部位很明显的复发性 LAM。一项关于复发性 LAM 的肺移植研究显示,LAM 细胞可从残余 LAM 组织向移植物转移扩散。

(六)影像检查的选择　用于评估疑似 LAM 的首选成像方式是 X 线胸片。如果临床资料或 X 线胸片表现或两者都支持 LAM(年轻女性、不吸烟、无法解释的气胸、乳糜胸或阻塞性肺功能障碍),建议行 HRCT 检查。尤其是当怀疑 TSC 时,建议行全身 CT 或 MRI 检查。

在无肺外表现时,特征性 CT 表现并不能诊断 LAM。因此,在评估疑似 LAM 患者时,将胸部 CT 检查向下延伸至肾脏是很重要的;反之,在进行肾脏 AML 评估的腹部 CT 检查中,仔细检查基底肺实质的肺囊肿也很重要(图 35.12)。

至于是否应该对已知患有 TSC 的患者进行肺部 LAM 筛查,目前还不太确定。欧洲呼吸学会 LAM 工作小组建议,对 18 岁患有 LAM 的女性进行胸部 CT 筛查,如果筛查结果为阴性,则在 30~40 岁时再次进行筛查;如果出现持续性呼吸道症状,应根据临床情况决定是否进行检查。

典型特征

- S-LAM 和 TSC-LAM 的 CT 表现相似,由分散的双侧薄壁囊肿组成,无分布优势
- 周围肺实质正常,但有时可见磨玻璃影和小叶间隔增厚或两者都有,通常代表肺出血病灶

- 一半的患者出现自发性气胸,常反复发生
- 血管平滑肌脂肪瘤通常与 LAM 有关
- 乳糜性胸腔积液在散发型 LAM 中更为常见,并影响 14%的患者
- 硬化性骨病变、心肌内脂肪和肺结节在 TSC-LAM 中更常见

(七) 鉴别诊断 LAM 可能要在症状出现后延迟 5 年才能诊断出来,其常与一些常见肺部疾病相混淆,如哮喘、慢性阻塞性肺部疾病。放射科医师可能是第一个考虑诊断 LAM 的人。X 线胸片上,细网状影和肺过度膨胀是 LAM 的典型表现。相反,进行肺容量减少最常见于其他常见的肺间质疾病。网状影和肺过度膨胀同时也可能见于一些其他疾病,如 LCH、结节病和很少见的过敏性肺炎。

大多数情况下,CT 可确诊 LAM。在有些情况下,LAM 和小叶中央性肺气肿很难区别,尤其是小叶中央型肺气肿形态呈囊状时。在大多数情况下,在 LAM 中囊肿的壁可由一个由不可见的薄壁到接近 2 mm 厚不等,通常囊肿壁非常薄。血管可见于囊肿周围,一般不会移位(图 35.9),这在小叶中心型和大泡型肺气肿中很常见。LAM 囊肿不包含"点状"小叶中心结构。识别肺气肿典型"囊肿"中心的残留小叶中心结构,可能有助于鉴别诊断。

其他的肺囊性疾病也会与 LAM 混淆,尤其是 LCH。LCH 出现结节空泡,尤其在早期阶段,囊肿形态更不规则且壁较厚,而且常累及中、上肺野,肋膈角不受累。但分布特征不明显时,晚期的 LCH 很难与严重的 LAM 鉴别。肿瘤性病变,如多间充质囊性错构瘤、良性转移性平滑肌瘤和原发性鳞状细胞转移癌,偶尔可与 LAM 混淆,虽然这些囊性病变一般壁较厚,伴实性结节,且数量较少。

Birt-Hogg-Dubé 综合征(Birt-Hogg-Dubé syndrome, BHDS)是一种常染色体显性遗传性皮肤病,由毛囊素基因缺陷引起,需与 LAM 鉴别。这两种疾病具有相似的影像学表现,包括肺囊肿、气胸和肾肿瘤。与 LAM 囊肿相比,BHDS 的囊肿数量较少,体积较大,呈椭圆形,主要累及下肺区,尤其是心旁区。此外,BHDS 患者经常有气胸家族史。

通常,临床病史和其他肺实质性特征更容易排除淋巴间质性肺炎、普通型间质性肺炎和肺孢子菌肺炎。

鉴别诊断要点

- 无残余的小叶中心结构和薄壁周围血管的存在提示 LAM 而不是小叶中央型肺气肿
- 空腔性结节和囊肿病变不累及肋膈角,提示 LCH,而不是 LAM
- LAM 囊肿较 Birt-Hogg-Dubé 综合征的囊肿多且小

诊断标准

- 根据诊断标准可以诊断 TSC。通过体格检查的特征性表现可作出临床诊断,影像学在检测与肺相关的或肺外病理发现很重要作用
- 在出现气胸、呼吸困难或阻塞性肺疾病的年轻或中年妇女中,需考虑 S-LAM 或 TSC-LAM
- 当 CT 表现是已知 TSC 患者的特征时,或者当肺囊肿与其他典型表现[即血管平滑肌脂肪瘤(angiomyolipoma, AML)、淋巴管平滑肌瘤、乳糜性胸腔积液或乳糜性腹水]有关时,不需要活检确诊 LAM
- 对其 CT 扫描显示有 LAM 特征性异常,但没有其他诊断性临床或肺外 LAM 放射学特征的患者,建议在进行肺活检前行血管内皮生长因子-D 检测,以确定肺 LAM 的诊断
- VEGF-D 水平升高具有足够的阳性预测价值,可作为 LAM 的诊断测试。当与欧洲呼吸学会诊断标准结合使用时,80%的患者无需肺活检进行诊断
- 诊断 LAM 的金标准是胸腔镜肺活检。对于不能行胸腔镜肺活检的患者,可在经支气管活检的基础上进行诊断,特别是结合 HMB45 免疫组织化学染色
- 所有的 LAM 患者都应进行仔细临床检查,判断有无 TSC 皮肤红斑。由于轻度 TSC 成年患者增多,包括一些患者以 LAM 为首发表现,TSC 的诊断有时可能较困难
- 所有患有 LAM 或疑似 LAM 的患者应在诊断时或检查期间进行腹部和骨盆 CT 检查,以识别 AML 和其他腹部病变。在用黄体酮治疗前,建议对所有 TSC 患者和散发型 LAM 女性进行脑部成像。TSC 的患者应在 21 岁之前接受年度脑部 MRI 检查,然后每 2～3 年进行一次,以诊断和监测巨细胞瘤

推荐阅读

Abbott GF, Rosado de Christenson ML, Frazier AA, et al. From the archives of the AFIP: lymphangioleiomyomatosis: radiologic-pathologic correlation. Radiographics. 2005;25:803 – 828.

Avila N, Dwyer AJ, Moss J. Imaging features of lymphangioleiomyomatosis: diagnostic pitfalls. AJR Am J Roentgenol. 2011;196:982 – 986.

Gupta N, Meraj R, Tanase D. Accuracy of chest high-resolution computed tomography in diagnosing diffuse cystic lung diseases. Eur Respir J. 2015;46:1196 – 1199.

Hancock E, Osborne J. Lymphangioleiomyomatosis: a review of the literature. Respir Med. 2002;96:1 – 6.

Johnson SR. Lymphangioleiomyomatosis. Eur Respir J. 2006;27:1056 – 1065.

Johnson SR, Cordier JF, Lazor R, et al. European Respiratory Society guidelines for the diagnosis and management of lymphangioleiomyomatosis. Eur Respir J. 2010;35:14 – 26.

McCormack FX. Lymphangioleiomyomatosis. Medgenmed. 2006;8:15.

McCormack FX, Gupta N, Finlay GR, et al. Official American Thoracic Society/Japanese Respiratory Society Clinical Practice Guidelines: lymphangioleiomyomatosis diagnosis and management. Am J Respir Crit Care Med. 2016;194:748 – 761.

Pacheco-Rodriguez G, Kristof AS, Stevens LA, et al. Filley Lecture. Genetics and gene expression in lymphangioleiomyomatosis. Chest. 2002;121:56 – 60.

Pallisa E, Sanz P, Roman A, et al. Lymphangioleiomyomatosis: pulmonary and abdominal findings with pathologic correlation. Radiographics. 2002;22:S185 – S198.

Roach ES, Sparagana SP. Diagnosis of tuberous sclerosis complex. J Child Neurol. 2004;19:643 – 649.

Tobino K, Hirai T, Johkoh T, et al. Differentiation between Birt-Hogg-Dubé syndrome and lymphangioleiomyomatosis: quantitative analysis of pulmonary cysts on computed tomography of the chest in 66 females. Eur J Radiol. 2012;81:1340 – 1346.

参考文献见 ExpertConsult.com.

第36章

特发性肺胸膜弹力纤维增生症

Robert M. Dewitt | Stephen K. Frankel

1992年，Amitanide等首次在日本中描述了13例患者出现的一种独特的以肺上叶为主的特发性肺纤维化(idiopathic pulmonary fibrosis, IPF)。英语文献中目前首选的术语"特发性肺胸膜弹力纤维增生症"(idiopathic pleuroparenchymal fibroelastosis, iPPFE)是由Frankel等2004年在5名患者的病例报道中提出，这些患者具有独特的临床和影像学表现，不同于既往任何的特发性间质性肺炎(idiopathic interstitial pneumonias, IIP)。从那时起，许多胸膜纤维弹力纤维增生症(pleuroparenchymal fibroelastosis, PPFE)的病例被确诊，这些患者通常具有与间质性肺病(interstitial lung disease, ILD)发生相关的病因，包括家族性间质性肺炎，复发性下呼吸道肺部感染，肺、骨髓和造血细胞移植，化疗药物(药物诱导的PPFE)，职业接触铝硅酸盐粉尘或石棉和系统性自身免疫性疾病，如类风湿关节炎和硬皮病。与其他IIP/ILD一样，当无法确定相关病因时，为特发性PPFE。iPPFE最近在美国胸科学会/欧洲呼吸学会于2013年关于IIP的更新中被确认为一个独立的疾病，并与淋巴样间质性肺炎一起被归类为两种罕见的IIP。

(一)流行病学 截至2017年1月，已发表的文献中总共报道了约120例iPPFE。迄今为止，iPPFE发病性别无差异，也与吸烟无关。患者就诊时的平均年龄变化很大，从13~87岁，中位年龄约为53岁。

(二)临床表现 iPPFE症状包括渐进性呼吸困难、运动不耐受和干咳，类似于其他患有纤维化ILD的患者。其他症状包括胸部不适(疼痛、紧绷感、呼吸不畅)、气胸和全身症状，如疲劳、不适和体重减轻。

患者被描述为身材纤细，伴有"扁平胸廓"或"扁平胸"，这可能意味着胸廓的前后径减小。

(三)病理学 尽管在PPFE的组织病理学方面没有明确的诊断标准，但在2013年的一篇综述中，von der Thüsen提出了"明确诊断"和"符合"组织学标准的iPPFE的定义。"明确诊断"的iPPFE标准包括：①脏层胸膜上部纤维化；②明显均匀的、胸膜下的肺泡内纤维化伴肺泡间隔弹性变；③远离胸膜的肺实质正常；④轻度斑片状淋巴浆细胞浸润；⑤少量成纤维细胞病灶。"符合"iPPFE的标准也有上述的肺泡内纤维化；然而，可能与明显的胸膜纤维化无关，不是主要发生在胸膜下，或者可能不发生在肺上叶活检中。2015年Rosenbaum等提出了iPPFE的额外标准，包括：①纤维性IP，在非扩张肺中有80%的弹性纤维变化；②胸膜下和(或)小叶中心性分布；③炎症总体无至轻度；④没有特定的肺叶偏好，典型呈多叶；⑤罕见或无肉芽肿。最近对弹性纤维(elastic fibers, EF)的定量评估显示，iPPFE中EF的数量是IPF的两倍。也就是说，重要的是要注意到这两种情况并不相互排斥，且经常共存。尽管有经验的病理学家可能能够在伊红-苏木精染色上识别PPFE的特征，但结合EF特异性试剂的常规使用，如苔红素染色或Verhoeff-van Gieson染色，有助于从组织学上识别PPFE(图36.1)。

(四)生理学 主要的生理异常是限制性通气障碍，类似于其他纤维化间质纤维化。通常，与其他ILD患者(如IPF)相比，相对于一氧化碳扩散能力的降低，用力肺活量的降低不成比例。此外，不成比例的上肺叶纤维化塌陷和下肺叶代偿性过度膨胀可能

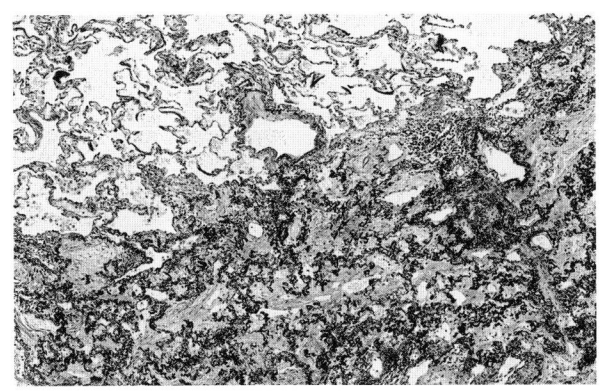

图36.1 胸膜纤维弹性变性:组织学发现。显微照片为以4倍放大倍数拍摄的Movat染色切片,显示右下角胸膜下实质的弹性纤维变化,与左上角保留的正常肺结构形成对比。黄色对应于纤维化肺的成熟胶原,而黑色突出了纤维化中嵌入的弹性蛋白纤维的数量和碎片的增加。(鸣谢 Dr. Steve Groshong, Department of Pathology, National Jewish Health, Denver, Colorado.)(见彩色插页)

会增加剩余肺容量与总肺容量的比例,这有助于将PPFE与IPF区分开。

(五)影像学表现 早期iPPFE的X线胸片可显示双侧胸膜不规则或正常,表现为细微的脏胸膜结节,X线胸片可能无法显示肺泡内纤维化(图36.2)。患者常出现生理损伤和症状,这些损伤和症状比仅根据影像学检查结果所判断的更为明显。晚期疾病典型表现为顶端胸膜增厚的严重程度增加,伴有肺上叶为主的网状结节影和回缩的高位肺门。侧位X线

片可以显示前后径变窄。PPFE可以发生复发性气胸。

在病程早期,HRCT显示肺尖为主的胸膜下结节影和网状不透明影,可合并为致密实变区,伴有牵拉性支气管扩张、结构扭曲和肺泡内纤维化(图36.3)。与X线胸片一样,肺上叶容积缩小可能与肺门回缩有关。随着疾病的进展,可以看到多叶胸膜腔增厚,顶端疾病可能演变为包括双肺上叶大泡或囊肿。同样,其他类型ILD可能与PPFE的肺纤维化共存,最常见的UIP和NSIP。

(六)鉴别诊断 鉴别诊断包括以肺尖或上叶分布为主的疾病,以及以肺实质和胸膜异常为主要表现的疾病。因此,需要鉴别的诊断包括肺尖帽、结核病、结节病、矽肺、过敏性肺炎、放射性肺损伤/纤维化、石棉相关肺病和结缔组织病相关肺病,如类风湿关节炎和强直性脊柱炎。

(七)治疗和管理 预后差异很大,60%的患者疾病临床上显著进展,40%的患者死于iPPFE。伴UIP表型的PPFE以及家族性疾病的患者预后更差。患者通常根据经验使用皮质类固醇和(或)免疫抑制/细胞毒性药物进行治疗,尽管疗效尚不确定。在一项病例报道中,吡非尼酮治疗似乎维持了肺功能。在同时患有iPPFE和IPF的患者中,可抗纤维化药物吡非尼酮和尼达尼布治疗IPF,但对PPFE的副作用尚不清楚/未报告。晚期病例可行肺移植。

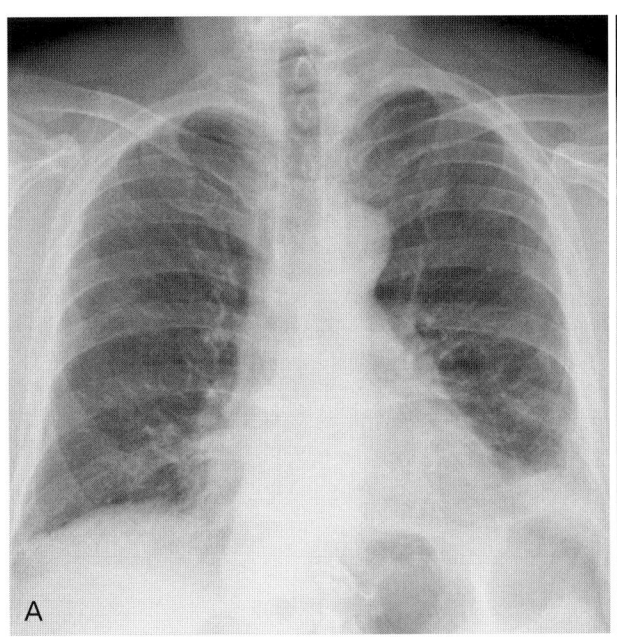
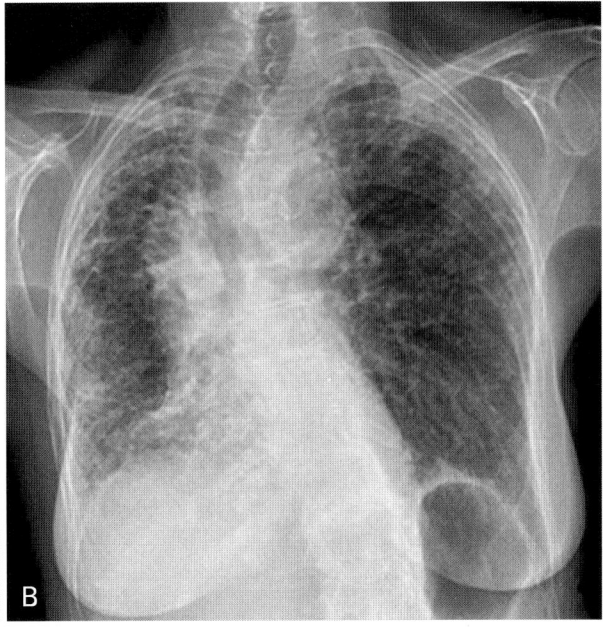

图36.2 特发性胸膜纤维变性:影像学表现。(A)X线胸片显示无肺纤维化。左侧胸腔有少量积液。(B)4年后的X线胸片显示肺尖部为主的胸膜增厚,伴有弥漫性网状纹理,肺门回缩和抬高,右肺容量缩小程度大于左肺容量缩小程度,伴有代偿性气管右侧偏斜。

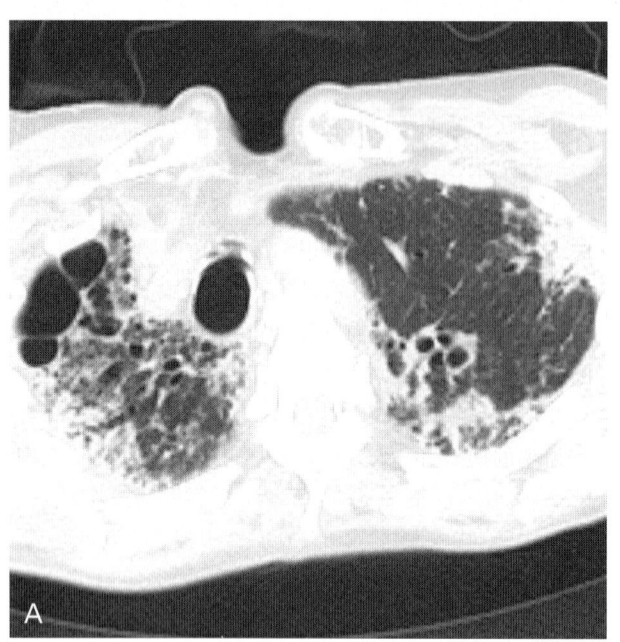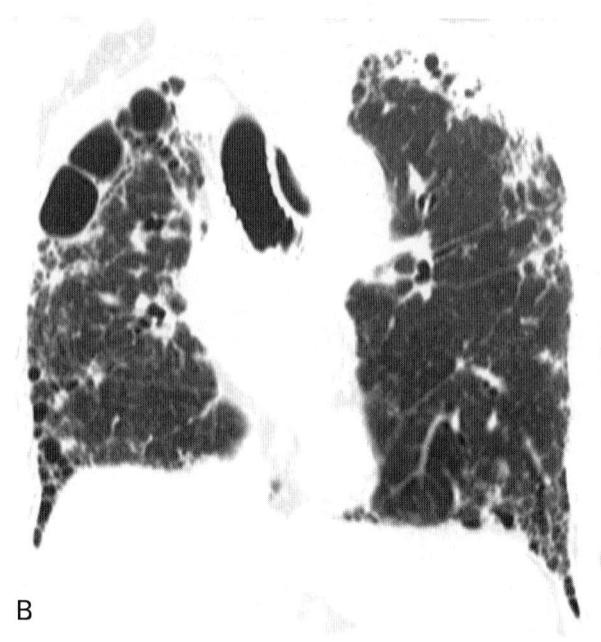

图 36.3 特发性胸膜纤维变性:HRCT 表现。轴面(A)和冠状面(B)HRCT 显示肺尖部为胸膜下增厚,胸膜下致密实变和容量减小,伴有右肺尖肺大疱。基底蜂窝样变与患者伴随的常见间质性肺炎一致。

除了特定药物治疗之外,许多专家强调了疾病综合治疗的重要性,包括肺康复、氧疗、通过适当的营养和锻炼达到并保持理想的体重,以及根据免疫实践咨询委员会的指导方针接种疫苗。此外,还建议筛查和治疗常见的相关疾病,如胃食管反流病、肺动脉高压、支气管扩张、骨质疏松症、UIP/NSIP、抑郁症和焦虑症。考虑到疾病的罕见性,由专家团队对 ILD 患者进行纵向护理通常是有益的。

要点

- iPPFE 准确诊断需要多学科方法进行
- 随着越来越多的专家意识到这一独特的疾病,iPPFE 的患病率可能会增加
- 虽然 PPFE 典型表现为肺上叶为主,但在诊断时,PPFE 病通常随着疾病进展演变为多叶病变
- iPPFE 可能与其他组织病理学病变共存,如普通型间质性肺炎和非特异性间质性肺炎
- 需要进一步的研究来建立最佳的特发性 PPFE 管理和治疗指南

推荐阅读

ATS/ERS Committee on Idiopathic Interstitial Pneumonias. An official American Thoracic Society/European Respiratory Society statement: update of the international multidisciplinary classification of the idiopathic interstitial pneumonias. Am J Respir Crit Care Med. 2013;188(6): 733 – 748.

Reddy TL, Tominaga M, Hansell DM, et al. Pleuroparenchymal fibroelastosis: a spectrum of histopathological and imaging phenotypes. Eur Respir J. 2012;40(2):377 – 385.

参考文献见 ExpertConsult.com.

第37章

嗜酸性粒细胞肺炎[*]

Melissa Price | Carol C. Wu | Matthew D. Gilman

肺嗜酸性粒细胞疾病包括一组异质性肺病,其特征为外周或组织嗜酸性粒细胞增多。本病患者具有不同的临床表现,可无症状,或表现为器官功能障碍或严重呼吸系统疾病的临床症状。嗜酸性粒细胞肺炎在组织学上显示嗜酸性粒细胞在肺间质和肺泡浸润,但保留肺结构。因此,皮质类固醇治疗对该疾病有显著的效果,并且通常在没有明显肺实质损伤的情况下痊愈。

嗜酸性粒细胞肺炎分为特发性和继发性,继发性是指继发于已知的原发性疾病或病因明确。嗜酸性粒细胞肺炎的已知病因包括原发性气道疾病,如过敏性支气管肺曲霉病(见第57章)、药物反应(见第65章)以及毒素暴露和寄生虫感染(见第14章)。特发性肺嗜酸性粒细胞疾病包括单纯性肺嗜酸性粒细胞增多症(Löffler综合征)、急性和慢性嗜酸性粒细胞肺炎以及全身性疾病,如嗜酸性粒细胞增多综合征和嗜酸性肉芽肿性多血管炎(以前称为Churg-Strauss综合征,将在第46章讨论)。

符合以下标准之一可以诊断为嗜酸性粒细胞肺炎:①外周嗜酸性粒细胞增多症(>1 000/mm³)结合X线胸片中的肺实质模糊影;②外科手术或经支气管肺活检中的组织嗜酸性粒细胞增多症;③支气管肺泡灌洗液(bronchoalveolar lavage,BAL)中的嗜酸性粒细胞增多症(百分比细胞计数>25%)。

一、单纯肺嗜酸细胞增多症

(一)病因、发病率和流行病学 单纯性肺嗜酸性粒细胞增多症(simple pulmonary eosinophilia,SPE)最初是在1932年由Löffler发现并描述。SPE患者血液中嗜酸性细胞增多和游走性肺实变,通常在X线胸片上呈一过性表现。大约1/3的SPE病例是特发性的。大多数病例继发于药物毒性或寄生虫感染。据报道,接受CT随访的肿瘤患者中,SPE的发生率为0.95%。这些患者通常没有呼吸系统症状,胸部CT上有伴实性结节。

(二)临床表现 单纯性肺嗜酸性粒细胞增多症患者常无症状或有轻微的症状,最常见症状的是发热或咳嗽,是一种轻微的/半自限的疾病,可在不到1个月的时间内痊愈。

(三)病理生理学 极少数的病例有活检报道,研究显示嗜酸性粒细胞和巨细胞与肺泡浸润有关。

(四)影像学表现

1. **胸部X线** 典型的影像学表现为非节段性模糊影,这种模糊影通常边界不清,呈单侧或双侧的外周性分布,特征为短暂性或迁移性(图37.1)。

2. **CT** CT最常见表现为磨玻璃影和实变,随机分布,或以肺上、中部为主(图37.2,图37.1)。研究显示,42%的病例有肺实性结节。SPE和慢性嗜酸性粒细胞肺炎的CT特征和分布相似;与慢性嗜酸性粒细胞肺炎(chronic eosinophilic pneumonia,CEP)区别的重要特征是,SPE的影像学表现将在几天内自发波动,而在慢性嗜酸性粒细胞肺炎中,肺实变和磨玻璃影将持续数周至数月,并伴有更明显的呼吸症状。在肿瘤随访或常规筛查中发现的SPE患者中,最常

---

[*] 编者和出版社感谢Takeshi Johkoh博士为本书上一版相关主题提供的材料。这是本章的基础。

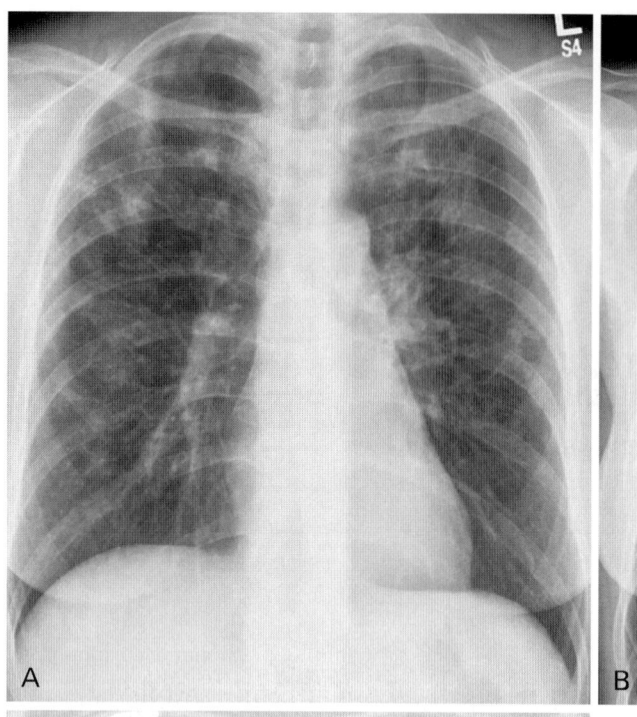

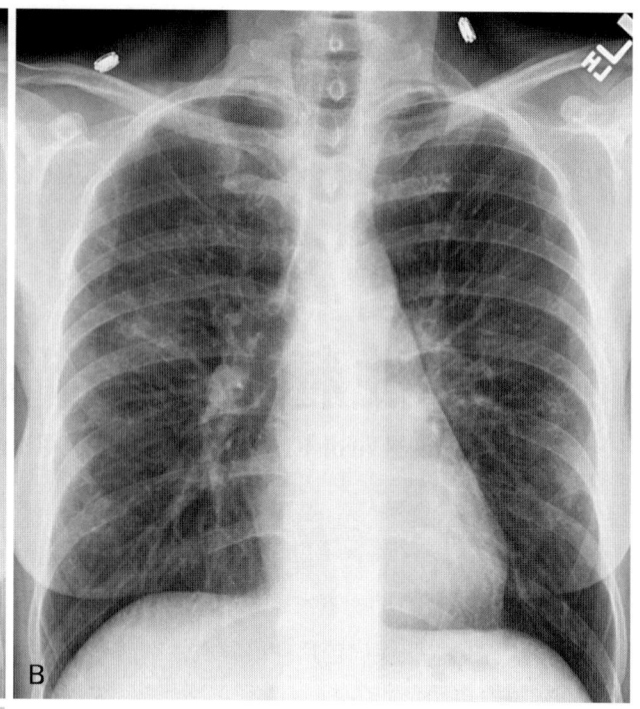

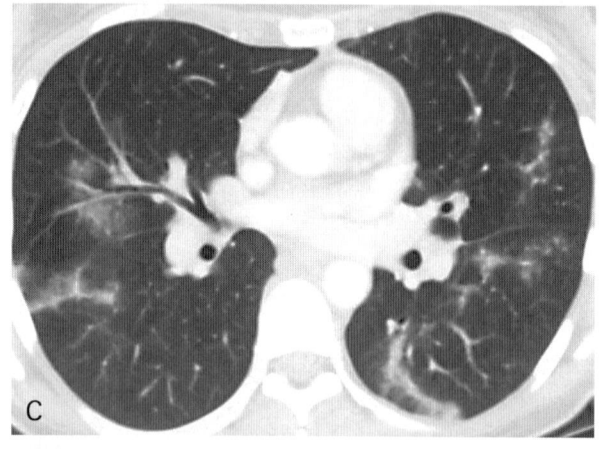

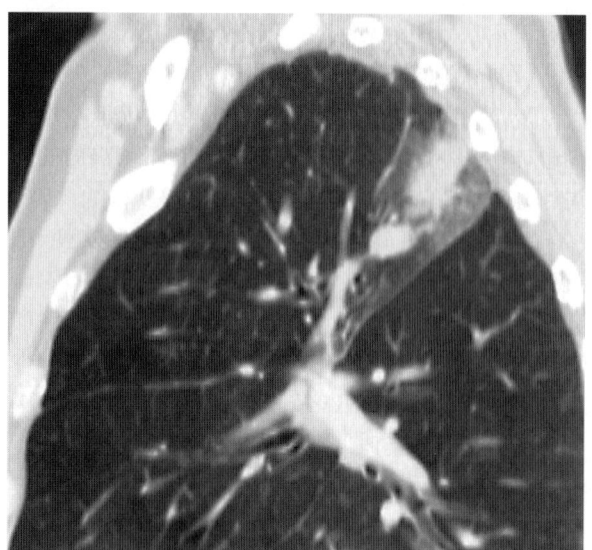

图 37.1　SPE。(A)X 线胸片显示周边为主的实变。(B)9 d 后的 X 线胸片显示新的周边不透明阴影,与以前看到的不透明度相比有所改善或消失。(C)同一患者的轴面 CT 显示双侧磨玻璃影、小结节和融合的模糊影。

见的 CT 表现是伴有磨玻璃晕的单发或多发肺结节。

（五）鉴别诊断　在肺炎、肺泡性肺水肿或弥漫性肺泡损伤的情况下,X 线胸片可表现为实变。外周血嗜酸性细胞增多,伴或不伴与 SPE 相关的肺部轻微症状,高度提示 SPE。重要的鉴别诊断为已知病因的肺嗜酸性细胞增多症,尤其是寄生虫感染和药物导致的肺部疾病。

（六）治疗方案概要　由于具有一过性特点及临床症状轻微,该病很少需要治疗。

图 37.2　SPE。矢状面 CT 显示右肺上叶后段结节状胸膜下实变,伴有周边嗜酸性细胞增多的邻近磨玻璃影。4 周后的 CT 显示该实变几乎消失。

要点:单纯肺嗜酸性细胞增多症

● 大约 1/3 的病例为特发性;感染性和药物毒性所致更为常见,应行鉴别诊断

- 单纯肺嗜酸性细胞增多症是一种轻微的、半自限疾病,典型病例在不到 1 个月的时间之内自然痊愈
- X 线胸片表现为典型的一过性和游走性肺实变
- CT 表现为斑片状双侧磨玻璃影和实变

二、慢性嗜酸性粒细胞肺炎

（一）病因、发病率和流行病学 特发性慢性嗜酸性粒细胞肺炎（idiopathic chronic eosinophilic pneumonia, ICEP）是一种以肺泡嗜酸性粒细胞增多为特征的呼吸道疾病,嗜酸性粒细胞通常在支气管肺泡灌洗时＞25％和（或）血液嗜酸性粒细胞增多≥6％。虽然大多数患者存在血液嗜酸性粒细胞增多,高达 12％的 ICEP 患者无外周嗜酸性粒细胞增多症。女性常见,且好发于 50 多岁。ICEP 与哮喘有关,高达 53％的哮喘患者伴 ICEP。与嗜酸性肉芽肿性多血管炎和嗜酸性粒细胞增多综合征（hypereosinophilic syndrome, HES）不同,ICEP 不存在胸外症状和器官功能障碍。

（二）临床表现 症状诊断前通常出现至少 1 个月,系统症状包括呼吸困难、咳嗽、发热、体重减轻和盗汗。平均诊断时间为 7.7 个月,这反映了混杂因素使 ICEP 诊断具有挑战性。少数患者症状包括厌食、畏寒和咯血。

（三）病理生理学 在组织学上,有嗜酸性粒细胞的肺泡浸润,伴少量巨噬细胞、淋巴细胞和浆细胞的浸润,在大约一半的患者中会出现间质纤维化。罕见嗜酸性粒细胞微脓肿和肺泡内坏死区。

（四）影像学表现

1. 胸部 X 线 ICEP X 线胸片特征性表现为双肺气腔模糊影。在 1969 年首次描述该疾病的论文中,Carrington 等确定了 ICEP 存在的 3 个特征性表现：进行性外周致密性实变、皮质类固醇治疗迅速好转以及在相同的位置复发。ICEP 的周围致密性实变被描述为肺水肿的"摄影负片"。不透明阴影通常不呈叶形或节段性分布,可是单侧或双侧的,边界不清。顶部或腋窝附近位置常见（图 37.3）,不透明的阴影可能被误诊为包裹性胸腔积液。

2. CT 绝大多数 ICEP 患者可见胸膜下和上肺区的实变影和磨玻璃影（图 37.4,图 37.5）。部分患者 CT 上可见纵隔淋巴结肿大（图 37.6）。与急性嗜

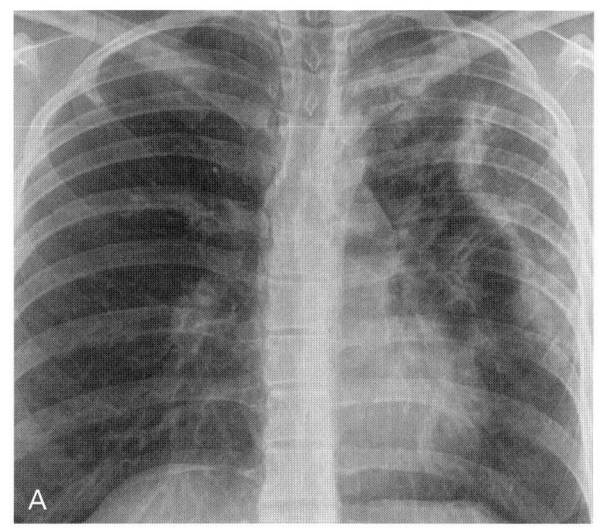

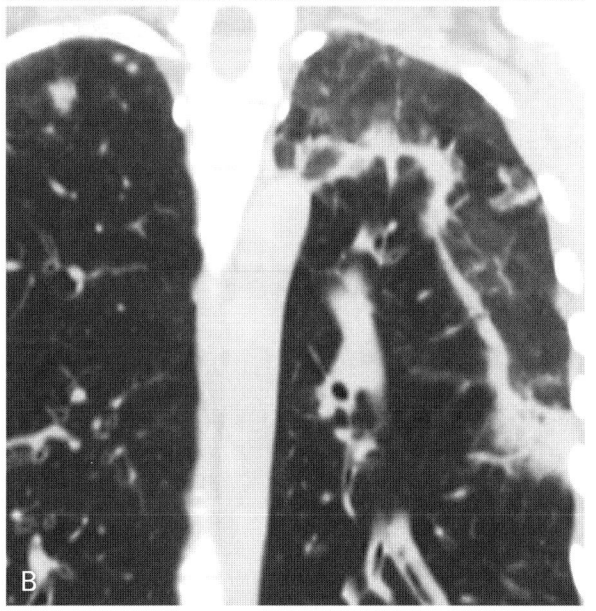

图 37.3 ICEP。有 7 个月咳嗽史的女性患者,X 线胸片显示双肺上叶模糊影,左侧更大。冠状面 CT 显示左肺上叶顶部有磨玻璃影,周围有周围实变。患者在支气管镜检查时支气管肺泡灌洗嗜酸性粒细胞增多为 71％。

酸性肺炎不同,胸腔积液很少见。不常见 CT 表现包括结节、支气管扩张和小叶间隔增厚。至少有 2 个月症状的患者中,CT 表现为带状不透明和肺叶性膨胀不全。

（五）鉴别诊断 考虑到气腔阴影和发热性呼吸道疾病是传染性肺炎的特征,ICEP 主要与传染性肺炎鉴别,其他需要鉴别的诊断包括器质性肺炎、药物毒性和结节病。双肺上叶为主的模糊影、全身症状和罕见的咯血可能需要排除结核。SPE 的影像学表现可能与 ICEP 相同;然而,SPE 患者会有一段时间内变化的短暂性模糊影,无全身症状,可自发消退。血

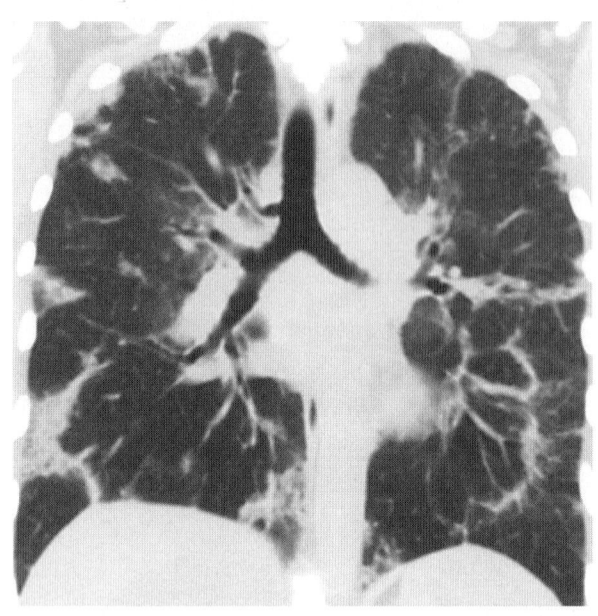

图 37.4 ICEP。冠状面 CT 显示无头尾位分布优势的双肺斑片状实变和磨玻璃影。

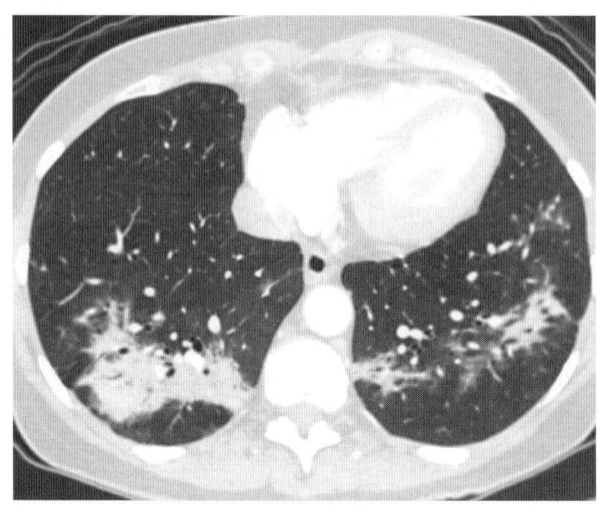

图 37.5 ICEP。轴面 CT 显示肺下叶实变,这是慢性嗜酸性肺炎的非典型部位,因为该疾病通常以肺上叶为主。

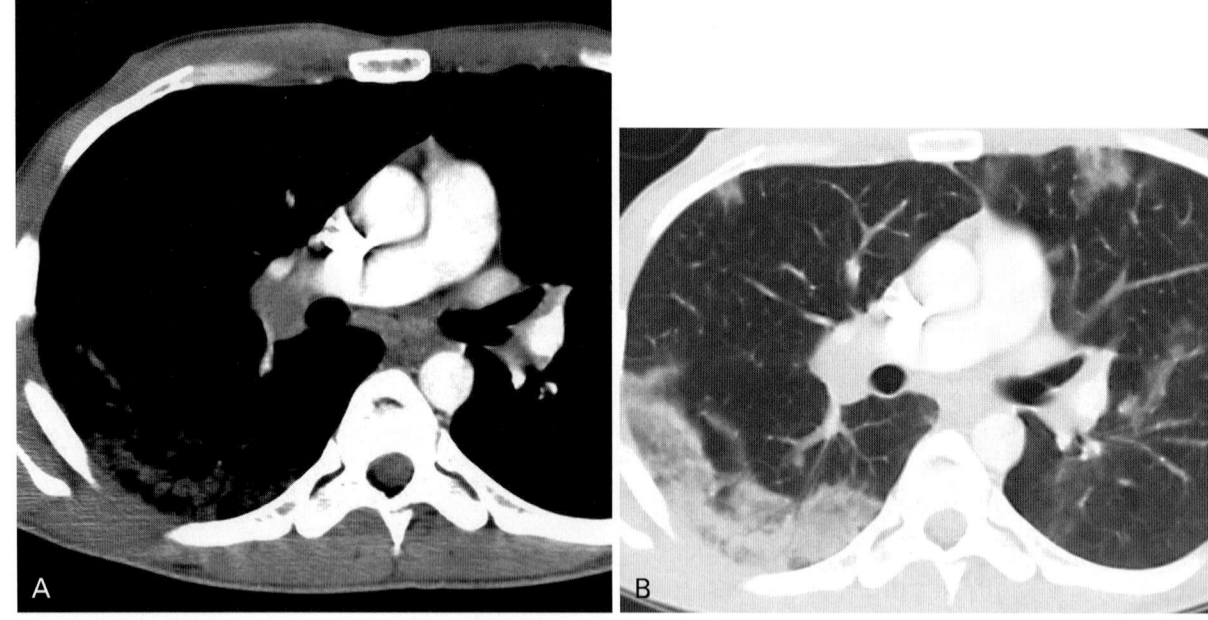

图 37.6 ICEP。有哮喘和复发性鼻窦炎病史的男性患者,咳嗽 3 个月,体重减轻 10 磅,(A)轴面 CT 软组织窗图像显示右肺门和胸骨下淋巴结肿大。(B)轴面 CT 显示双肺周边磨玻璃和融合性模糊影。患者的支气管肺泡灌洗嗜酸性粒细胞增多为 65%。

液和肺泡嗜酸性粒细胞增多症的存在、对类固醇治疗的临床和影像学反应以及外周气腔阴影支持 ICEP 的诊断。

(六)治疗方案概要 ICEP 对类固醇极为敏感,在开始皮质类固醇治疗后,影像学上所见的模糊影迅速改善或消失。类固醇治疗停止或逐渐减少后,症状有复发和模糊影重现的趋势,通常位于首次发病的位置。

三、急性嗜酸性粒细胞肺炎

（一）病因、发病率和流行病学 急性嗜酸性粒细胞肺炎（acute eosinophilic pneumonia，AEP）是一种与吸烟相关的特发性呼吸道疾病，特别是近期开始吸烟。在军事人员中，AEP 的发病率相对较高，其中 78% 的患者为近期开始吸烟。这种疾病还与吸入毒素和各种药物有关。与 CEP 不同，AEP 与哮喘没有关联；然而，在一个系列研究中，38% 的 AEP 患者出现了过敏性鼻炎。

（二）临床表现 AEP 是一种发热性呼吸道疾病，患者出现急性呼吸困难和低氧性呼吸衰竭。AEP 的平均发病年龄为成年早期，男性多见。发热、呼吸困难、咳嗽和胸膜炎性胸痛是 AEP 最常见的临床症状。

（三）病理生理学 AEP 肺部病变范围广，组织学显示弥漫性肺泡损伤和肺间质及肺泡的嗜酸性粒细胞浸润。急性间质性肺炎（即特发性急性呼吸窘迫综合征）在组织学上也表现出弥漫性肺泡损伤，但无组织嗜酸性粒细胞增多。当支气管肺泡灌洗液中嗜酸性粒细胞超过 25% 且 X 线胸片呈弥漫性病变但无感染源时，诊断为 AEP。外周嗜酸性粒细胞水平在诊断时通常正常，但在治疗后几天可升高。

（四）影像学表现

1. 胸部 X 线 AEP 患者 X 线胸片表现多样，包括双肺网状和弥漫性或斑片状融合性模糊影，或者仅可见网状结构或融合性不透明结构（图 37.7，图 37.8），常见双侧胸腔少量积液。这种疾病表现类似于肺水肿。

2. CT AEP 患者 CT 表现为平滑的小叶间隔增厚、弥漫性磨玻璃影、实变和双侧胸腔积液（图 37.7~图 37.9），这些表现在头尾侧分布无明显差异。一些 AEP 患者表现为肺结节，常见支气管血管束周围间质增厚。AEP 患者中弥漫性磨玻璃影与小叶间隔增厚结合可产生非特异性的"铺路石征"（图 37.8）。心脏增大与心源性肺水肿不同，与本病无关。有些 AEP 患者可见胸腔内淋巴结病变，但并不常见。

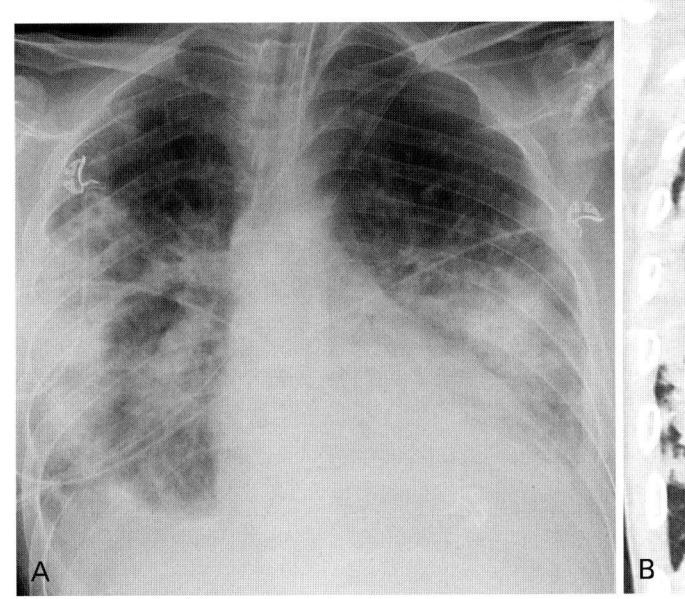
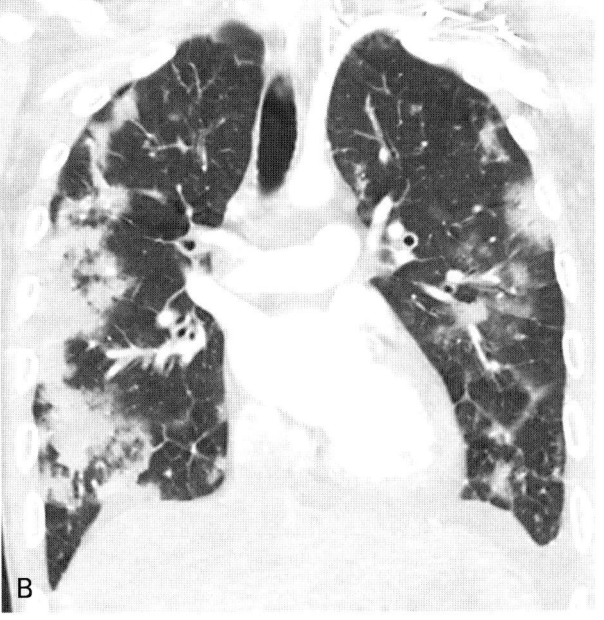

图 37.7 AEP。（A）便携式 X 线胸片显示双肺融合性和斑片状模糊，累及肺周围。年轻男性 AEP 患者，有哮喘史，并在几天内出现低氧性呼吸衰竭，需要机械通气。（B）冠状面 CT 显示双肺实变，周围磨玻璃影，弥漫性支气管壁增厚。

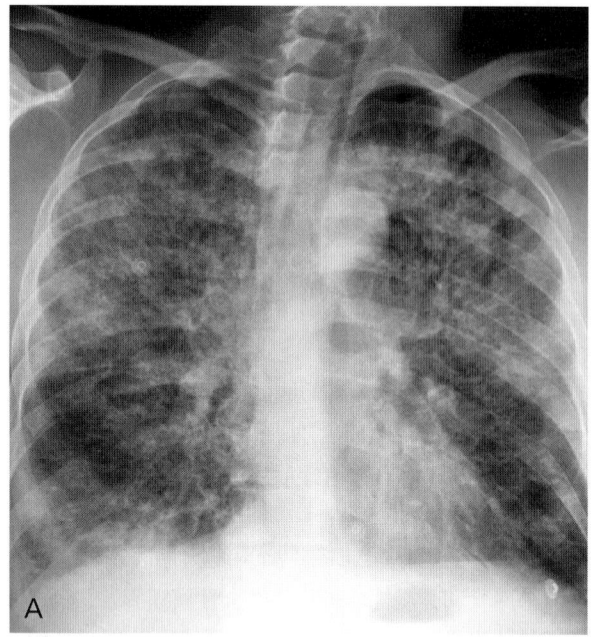

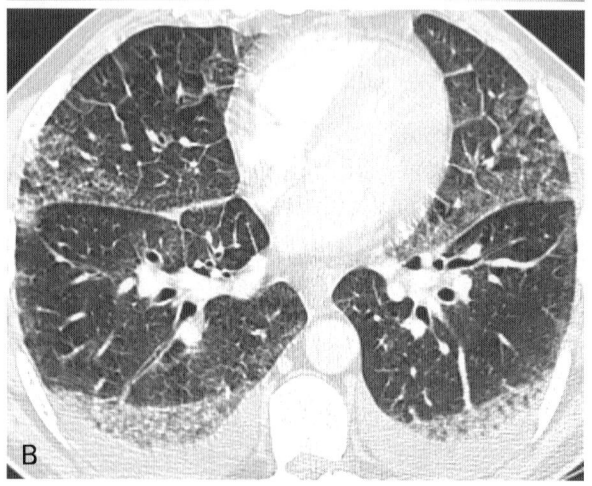

图37.8 AEP。(A)41岁男性消防队员,有急性呼吸衰竭,便携式X线胸片显示双肺网状和融合性模糊影。(B)轴面CT显示周围磨玻璃影和小叶间隔增厚,形成铺路石征以及双侧胸腔少量积液,这常见于AEP。

（五）鉴别诊断　AEP需要与肺水肿、多灶性肺炎、肺出血和急性间质性肺炎相鉴别。在无支气管镜检查和支气管肺泡灌洗的情况下,疑似AEP的诊断较困难,因为初期血液嗜酸性粒细胞通常是正常的。BAL有嗜酸性粒细胞增多,结合临床和放射学表现,需考虑该病。诊断时本病时要排除潜在的感染和药物中毒。

（六）治疗方案概要　许多AEP患者需要机械通气。AEP患者通常对皮质类固醇治疗反应迅速或自行消退,这是与CEP鉴别的一个显著特征。AEP好转后,通常不会复发,且恢复后一般无残余纤维化。

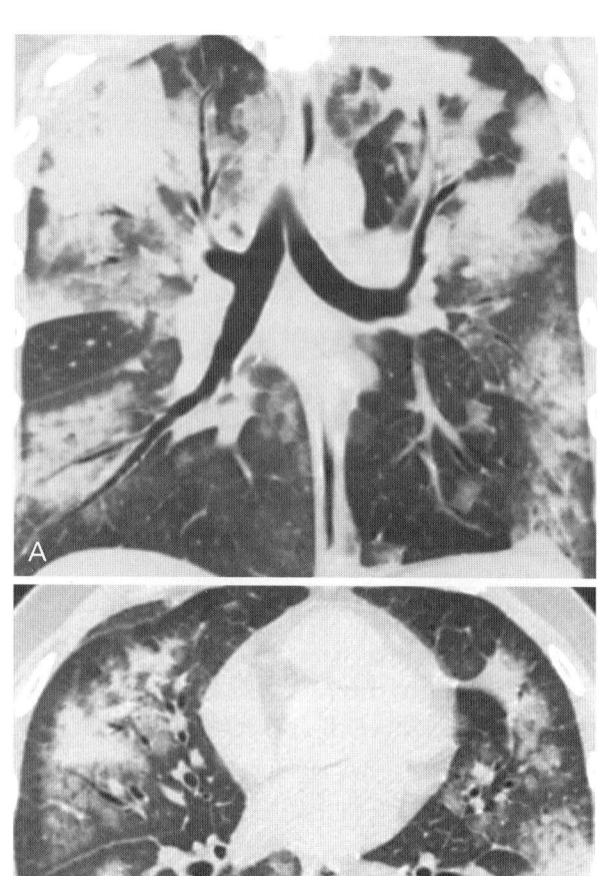

图37.9 AEP。38岁男性患者,1周前出现发热、盗汗、疲劳和气短,(A)和(B)冠状面和轴面CT显示多灶性双肺实变和磨玻璃影,伴双侧胸腔少量积液。

要点:急性嗜酸性粒细胞肺炎

- 在没有传染源的情况下,伴有发热和呼吸困难的快速进行性缺氧呼吸衰竭是急性嗜酸性细胞肺炎的特征性表现
- 诊断时应出现支气管肺泡灌洗嗜酸性粒细胞增多症:嗜酸性粒细胞的百分比细胞计数＞25%
- 无血液嗜酸性粒细胞增多不能排除诊断,并且很常见
- 应排除感染和药物中毒
- 最常见于年轻的成年人,男性多见
- 可能与近期开始吸烟有关
- 对皮质类固醇治疗反应迅速,但患者可自愈
- 影像学表现常与肺水肿非常相似

四、嗜酸性粒细胞增多综合征

（一）病因、发病率和流行病学 嗜酸性粒细胞增多综合征（hypereosinophilic syndrome，HES）是一种罕见的特发性疾病，它是以外周嗜酸性粒细胞增多伴器官浸润及由此引起的功能障碍为特征。基于 2010 年 Simon 等修订的 HES 诊断标准：①至少两次绝对嗜酸性粒细胞计数（absolute eosinophil count，AEC）升高超过 1 500/mm³，或有明显组织嗜酸性粒细胞增多的相关症状和明显的血液嗜酸性粒细胞增多；②排除其他所有引起嗜酸性粒细胞增多的原因，如寄生虫或病毒感染、过敏性疾病、药物诱导或化学诱导的嗜酸性粒细胞增多症、肾上腺素减少症和肿瘤。HES 的亚类包括骨髓增生型[骨髓增生性 HES（myeloproliferative-HES，M-HES）和慢性嗜酸性白血病]、淋巴细胞型（lymphocytic form-HES，L-HES）和其他 HES 变异体。诊断时的平均年龄为 52.5 岁，男性多见。HES 的心脏功能障碍所致的相关病死率最高。

（二）病理生理学 M-HES 患者的造血干细胞发生突变，嗜酸性粒细胞增多。在 L-HES 中，活化的 T 淋巴细胞多产生一种嗜酸性粒细胞造血素[白细胞介素（interleukin，IL）-3 和（或）IL-5]，导致多克隆血液嗜酸性粒细胞增多。HES 患者还可能因嗜酸性粒细胞浸润而出现皮肤、心脏和神经系统受累和功能障碍。40%～60%的患者出现心脏受累，可导致完全性心脏传导阻滞、嗜酸性粒细胞性心肌炎、心室血栓形成和心肌病。在 HES 晚期阶段，嗜酸性粒细胞诱导的心脏损害表现为纤维化和二尖瓣及三尖瓣反流，导致限制性心肌病。肺嗜酸性粒细胞浸润很难与其他嗜酸性粒细胞性肺炎鉴别。

（三）临床表现 HES 的最初表现差异很大，包括发热、复发性腹痛、瘙痒性皮疹和体重减轻。M-HES 患者可表现为典型骨髓增生性疾病的肝脾肿大、贫血和血小板减少症。40%肺受累的患者出现咳嗽、支气管痉挛和呼吸困难的症状。HES 患者心脏受累时，有充血性心力衰竭。

（四）影像学表现

1. 胸部 X 线 心脏增大和肺水肿相关的表现是 HES 患者最常见的影像学表现，也可出现胸腔积液。但 HES 患者的 X 线胸片多正常，也可以看到局灶性或弥漫性不透明阴影。

2. CT HES 患者可有肺结节，当出现肺结节时，常伴周围磨玻璃影的晕征，其他 CT 表现包括小叶间隔和支气管壁增厚以及斑片状或弥漫性模糊影（图 37.10）。与 ICEP 不同的是，在头尾侧并无明显的不透明阴影，也有肺栓塞和胸内淋巴结病变，伴纵隔或肺门淋巴结轻度肿大的报道。

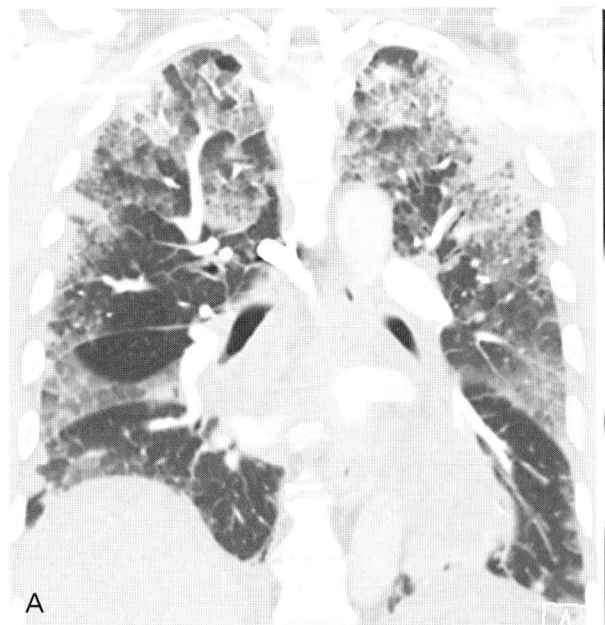

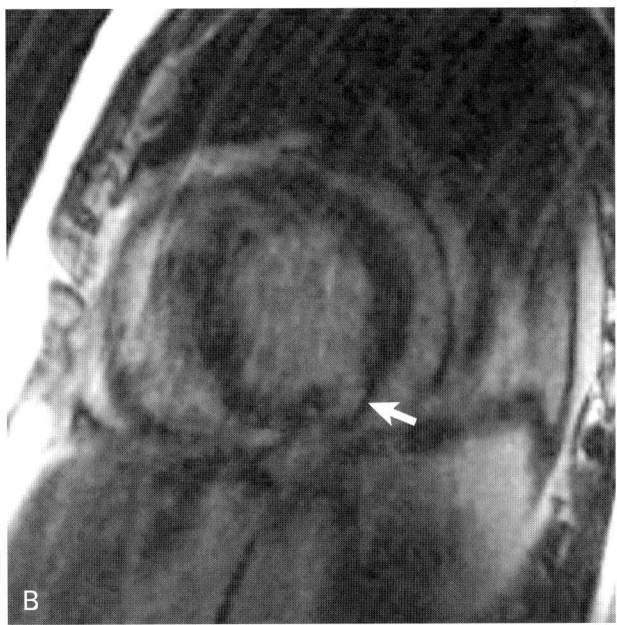

图 37.10 HES。70 岁老年患者，患者因呼吸困难和咳嗽入院，有心肌炎和心源性休克。外周血嗜酸性粒细胞明显增多，支气管肺泡灌洗显示 44%的嗜酸性粒细胞。(A)冠状面 CT 显示肺上叶和周围为主的磨玻璃影和小叶间隔增厚。(B)心脏增强 MRI 显示左心室基底下侧壁(箭)延迟强化。

（五）治疗方案概要 HES通常用皮质类固醇和羟基脲治疗。自此病首次报道以来，生存率有所提高，但预后较其他嗜酸性肺病仍较差。伊马替尼及酪氨酸激酶抑制剂可用于M-HES治疗。

要点：嗜酸性粒细胞增多综合征

- 以明显的外周嗜酸性粒细胞增多为特征的罕见疾病
- 临床表现多种多样，大约一半病例可见肺部受累
- CT表现包括肺结节伴磨玻璃影晕征、小叶间隔增厚、实变和磨玻璃模糊影
- 最常见的死亡与心脏受累有关

推荐阅读

Bernheim A, McLoud T. A review of clinical and imaging findings in eosinophilic lung diseases. AJR Am J Roentgenol. 2017;208(5):1002-1010.

Cottin V. Eosinophilic lung diseases. Clin Chest Med. 2016;37(3):535-556.

Curtis C, Ogbogu P. Hypereosinophilic syndrome. Clin Rev Allergy Immunol. 2016;50(2):240-251.

Price M, Gilman MD, Carter BW, Sabloff BS, Truong MT, Wu CC. Imaging of eosinophilic lung diseases. Radiol Clin North Am. 2016;54(6):1151-1164.

Rose DM, Hrncir DE. Primary eosinophilic lung diseases. Allergy Asthma Proc. 2013;34(1):19-25.

参考文献见 ExpertConsult.com.

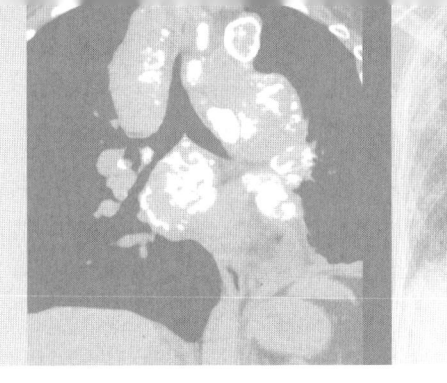

第38章

肺部代谢和沉积性疾病*

Christopher M. Walker | Jonathan H. Chung

　　肺部代谢和沉积性疾病是一大类以潜在的生化或代谢功能障碍为特征的疾病和综合征。这些疾病通常是惰性的，在临床实践中很少遇到，且临床表现常是模糊、非特异性的，准确诊断较困难。这些疾病可只影响肺部，也可是全身性疾病的一部分。

一、肺部代谢性疾病
肺泡蛋白沉积症

　　（一）病因　肺泡蛋白沉积症（肺泡脂蛋白沉积症）是一种以富含蛋白质和脂质的物质（类似表面活性物质）在肺实质肺泡腔内积累为特征的少见疾病。这种疾病有3种不同的亚型：自身免疫性或获得性、继发性和遗传性。超过90%的病例为自身免疫性或获得性，可能与粒细胞-巨噬细胞集落刺激因子抗体有关。这些突变和抗体导致肺泡巨噬细胞表面活性物质无法清除，以及肺中性粒细胞的功能受损。继发性的肺泡蛋白沉积症不太常见，通常与导致肺泡巨噬细胞功能受损或数量减少的疾病有关，如无机粉尘吸入（特别是急性矽肺）、免疫缺陷综合征（如获得性免疫缺陷综合征或免疫球蛋白缺乏症）和血液恶性肿瘤（如急性髓性白血病）。也可以是先天性的，并迅速致命，但很少见。

　　（二）发病率和流行病学　肺泡蛋白沉积症的发病率估计大约为4例/100万。肺泡蛋白沉积症的主要发病年龄在20～50岁，男/女约2.5∶1。约70%的患者有吸烟史。

　　（三）临床表现　多达1/3的患者无症状，最常见的症状是缓慢进展的劳累性气短，咳嗽也常见，通常无痰。有些患者初期出现低热或明显发热，提示可能有伴随感染。约1/3患者伴有杵状指。

　　（四）病理生理学　在组织学检查中，可见肺泡被细颗粒状脂蛋白样物质充盈，HE染色呈嗜酸性且碘酸雪夫（D-PAS）染色呈紫色（图38.1）。肺泡结构通常被保留，但水肿、淋巴管扩张或淋巴细胞浸润可导致小叶间隔增厚。透射电子显微镜超微结构检查可见肺泡内物质由无固定形状的颗粒状碎片组成，碎片包含大量的、相对分离的嗜锇性小颗粒或板层小体。这些结构代表磷脂，与正常Ⅱ型肺泡壁细胞包

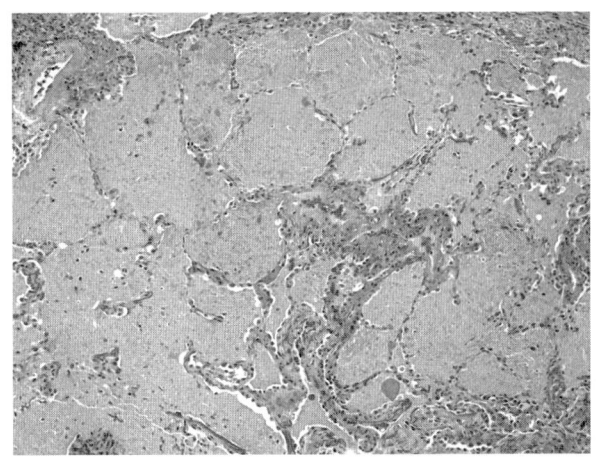

图38.1　肺泡蛋白沉积症。组织学切片显示肺泡被细颗粒状嗜酸性脂蛋白样物质充盈。（鸣谢 Dr. John English, Department of Pathology, Vancouver General Hospital, Vancouver, Canada.）（见彩色插页）

* 编者和出版社感谢 Nestor L. Müller 博士和 C. Isabela Silva Müller 博士为本书上一版相关主题提供的材料。这是本章的基础。

涵体相同。

肺功能检查可正常,或表现为肺活量和肺容量下降及肺一氧化碳弥散量(DLCO)不成比例严重下降的限制性通气障碍。疾病累及范围广泛,可致低氧血症和肺泡-动脉压力差(alveolar-arterial pressure gradient, PAO_2-PaO_2)增大,劳累使肺泡-动脉压力差进一步增大。

（五）影像学表现

1. 胸部X线 肺泡蛋白沉积症特征性X线胸片表现为双肺片状实变内隐约可见结节。50%的病例,肺实变分布于肺门周围(蝙蝠翼或蝴蝶样分布;图38.2),其余病例随机分布或主要分布于周边或基底部(图38.3)。84%的病例中可见区域性的空洞,最

常见的是肺尖、肋膈角或肺外周。典型的病例,患者可有广泛实变及相对轻微的呼吸症状("临床影像不相符")。在病情较轻的患者X线片表现为磨玻璃影,通常肺实质受累不对称或很少单侧受累,有些患者可见到线状间质影叠加在实变区或磨玻璃影上。

2. HRCT HRCT在评估异常的形式和分布上比传统的CT有优势,甚至在X线胸片正常时可显示病变。虽然可有肺实变,但典型肺泡蛋白沉积症的异常表现为双肺磨玻璃影(尤其是在背侧部分),磨玻璃影几乎均匀地累及全肺,但以肺下部为主。在75%的肺泡蛋白沉积症病例中,可见到由细线构成的直径约3～10 mm的多边形重叠在磨玻璃影上(铺路石征,图38.2,图38.3)。这种征象反映了存在间质性肺水肿或小叶间隔毗邻的肺泡腔内脂蛋白样物质的

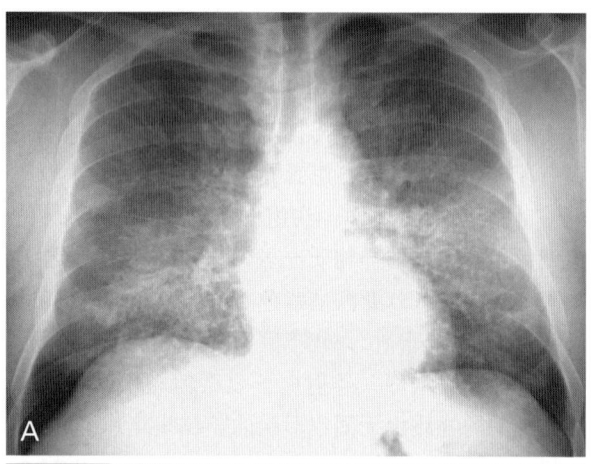

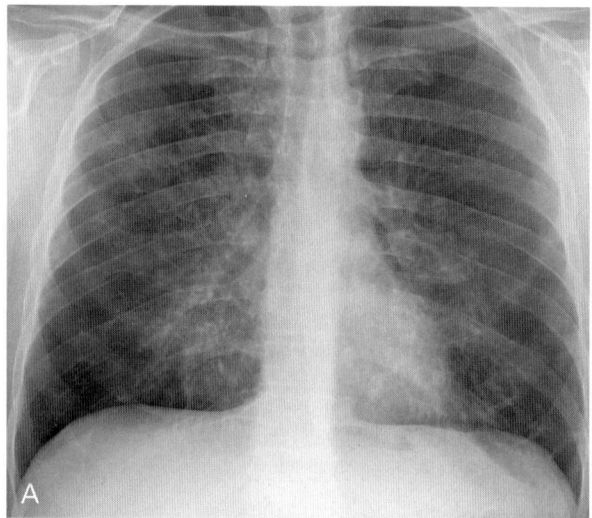

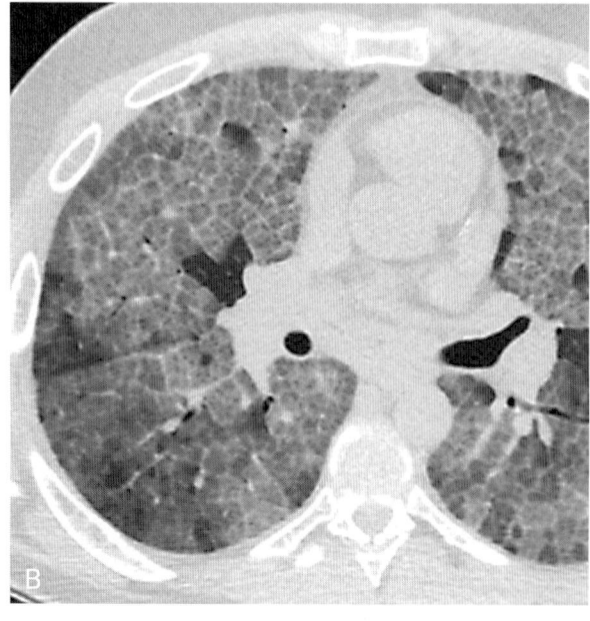

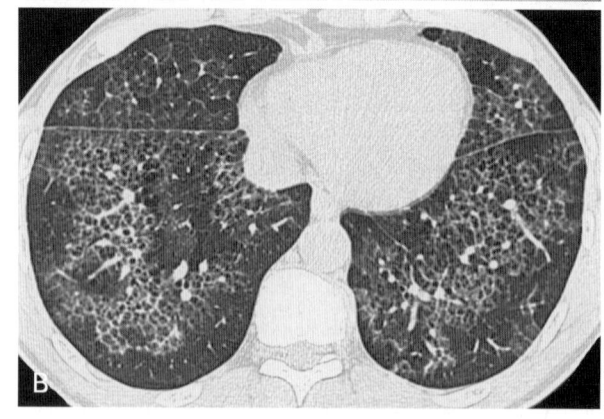

图38.3 肺泡蛋白沉积症:影像学表现。(A)后前位X线胸片显示在右中部和双侧下肺区,对称的模糊密度增高区(磨玻璃影)和模糊的网格结节改变。(B)HRCT显示双肺磨玻璃影及叠加的细线形成的多角形(铺路石征)。正常和异常肺实质间边界锐利,这一特征通常反映肺小叶界限,也可以看到轻度肺气肿。

图38.2 肺泡蛋白沉积症:影像学表现。(A)后前位X线胸片显示主要分布于肺门周围的气腔实变和磨玻璃影(蝶翼改变),周围正常。隐约可见结节。(B)HRCT显示广泛的双肺磨玻璃影和叠加的细线形成的多角形(铺路石征)。正常和异常肺的界限分明。

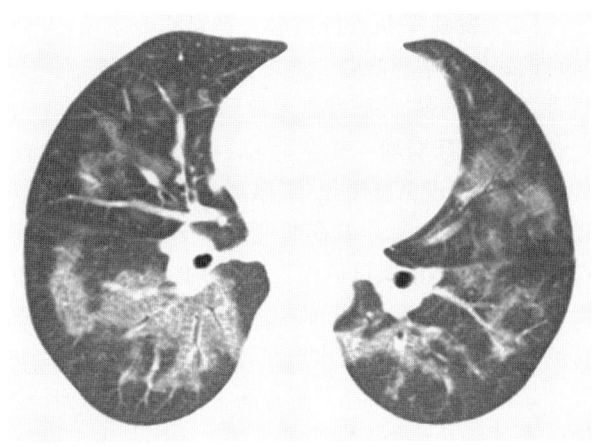

图 38.4 继发性肺泡蛋白沉积症。11 岁，女孩，正在接受再生障碍性贫血的免疫抑制治疗。HRCT 显示双肺磨玻璃影，周围分布病变很少。下肺可见轻度叠加的线性病灶（铺路石征）。

聚集。正常和异常肺实质之间有明显的界限，不伴胸腔积液和淋巴结肿大；若出现胸腔积液和淋巴结肿大，需考虑其他诊断、继发性肺泡蛋白沉积症或共存感染的可能性。继发性肺泡蛋白沉积症常与特发性肺泡蛋白沉积症的放射学表现相似（图 38.4）。然而，一些亚型，如硅蛋白病，主要表现为肺实变，常见钙化灶，以及弥漫性小叶中心实性结节和斑片状磨玻璃影。受影响的患者也可见纵隔和肺门淋巴结钙化，常不伴铺路石征。

在分析 X 线胸片和 CT 图像时，寻找肺泡蛋白沉积症的并发症也很重要。主要并发症是感染，包括群落获得性肺炎及不常见的病原体感染如奴卡菌、曲霉和肺囊虫感染。肺部感染的易感性增加可能是由于巨噬细胞和中性粒细胞功能受损，以及肺泡间脂蛋白样液体的存在，这种液体可促进微生物的生长。自从使用支气管肺泡灌洗治疗后，机会感染已大量减少。

肺泡蛋白沉积症患者偶尔可出现间质纤维化，表现为气道不规则和裂隙移位（图 38.5）。其他少见并发症包括气肿性肺大疱和气胸。肺泡蛋白沉积症显示氟脱氧葡萄糖摄取增加，这与炎症成分葡萄糖利用增加有关。

（六）鉴别诊断　肺泡蛋白沉积症 X 线胸片表现类似肺炎、肺水肿以及出血，但与其他疾病不同的是，肺泡蛋白沉积症患者的症状比影像学表现所显示的要轻得多。HRCT 的特征性表现常能提示肺泡蛋白沉积症的诊断。然而，虽然铺路石征是肺泡蛋白沉积症的特征性表现，但其在其他多种疾病中也可见到，包括原发性或继发性肺腺癌、类脂性肺炎、肺出血或水肿和感染，包括细菌性或肺孢子菌肺炎。肺泡蛋白沉积症通常可通过检查支气管肺泡灌洗液确诊。肺泡蛋白沉积症特有的特征包括：①牛奶样支气管肺泡灌洗液；②相对少的炎性细胞，包括肺泡巨噬细胞；③在弥散的颗粒样嗜碱性物质内的大型脱细胞嗜酸

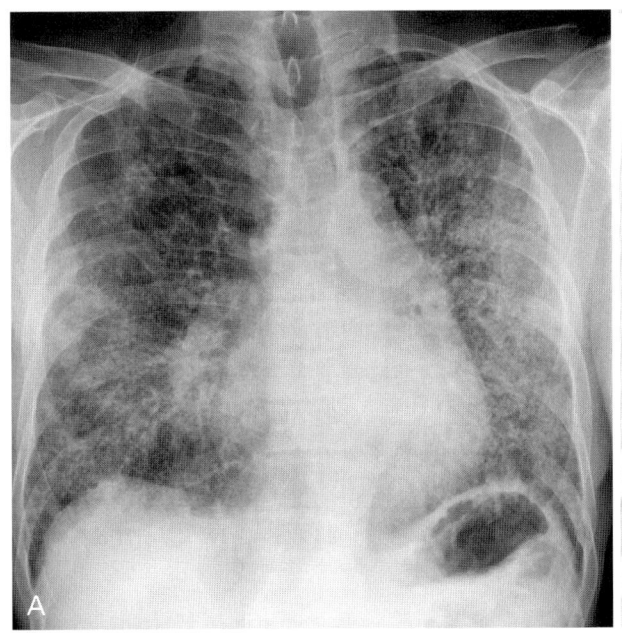
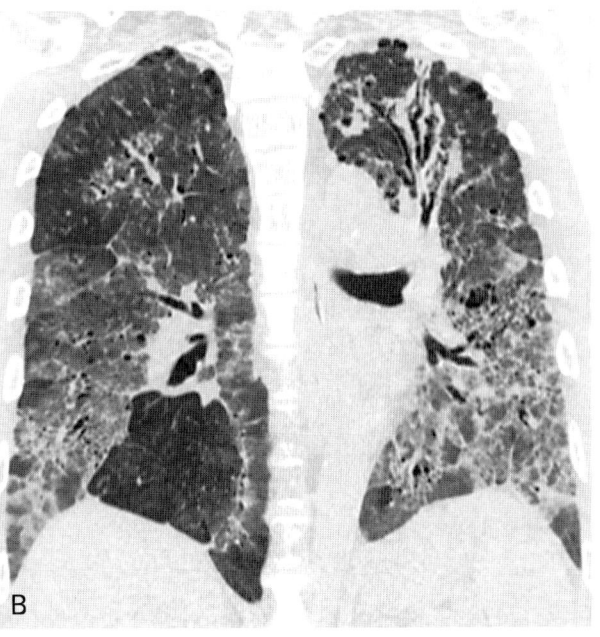

图 38.5 肺泡蛋白沉积症伴纤维化。（A）后前位 X 线胸片显示片状双肺不透明，有网状结构。（B）冠状面 CT 显示不对称磨玻璃影，伴有小叶间隔增厚和小叶内线条影（铺路石征）。牵拉性支气管扩张以及双侧主要肺裂变形，提示肺纤维化。通常可以看到肺部有几个区域是相对完好的，右下叶可见。

性小体;④蛋白样物质碘酸雪夫(D-PAS)染色呈阳性;⑤表面活性蛋白增加;⑥大量板层小体和细胞碎片的特征性超微结构特点。肺泡蛋白沉积症支气管肺泡灌洗液的主要成分是磷脂,主要是卵磷脂,也是表面活性物质的主要成分,需要通过组织检查确诊,经支气管活检足以诊断。

（七）治疗方案概要　获得性肺泡蛋白沉积症的治疗是单侧或双侧全肺灌洗,有些患者只需要一个或两个疗程,然而极少数患者需要每年或每半年重复灌洗。经全肺灌洗治疗的肺泡蛋白沉积症整体预后良好。因为皮质类固醇有可能恶化机会感染,所以不应该把皮质类固醇作为肺泡蛋白沉积症的实验性治疗。高达 25％的患者不经治疗可自愈。有时,患者可对支气管肺泡灌洗没反应并且可能需要肺移植或用粒细胞-巨噬细胞集落刺激因子或利妥昔单抗进行实验性治疗。已有报道肺泡蛋白沉积症在肺移植后复发,这可通过分析发病机制预测。

继发性肺泡蛋白沉积症的治疗目标是治疗基础疾病。例如,继发于血液系统恶性疾病的肺泡蛋白沉积症患者,在化疗成功或骨髓移植后肺部病变可得到改善或痊愈。

要点：肺泡蛋白沉积症

- 这是一种罕见病,通常病因不明
- 脂蛋白质样物质(表面活性物质)充盈肺泡腔
- 影像学表现：
  - 磨玻璃影或实变
  - 肺门处、肺周围或随机分布
  - HRCT 通常显示特征性光滑小叶间隔增厚及小叶间线叠加在磨玻璃影上(铺路石征)
- 异常肺与正常肺界限分明
- 胸腔积液或淋巴结肿大很少见,若出现应考虑另一种诊断——继发性肺泡蛋白沉积症或并存感染
- 支气管灌洗通常能确诊

淀粉样变

（一）病因　淀粉样变性是一组以不溶性纤维蛋白(淀粉)聚集为特征疾病的总称,这种异常蛋白积存在细胞外间隙,且通过压迫邻近细胞和组织引起疾病。淀粉样变可以遗传或后天获得,可以是局部的或全身性的。

（二）发病率和流行病学　淀粉样变罕见,大约 50％的病例影响呼吸道。淀粉蛋白可出现在气管、支气管、纵隔、胸膜、心脏或者更常见的肺实质。

（三）临床表现　气管支气管淀粉样变多发生在 50 岁以后,表现为呼吸困难、咳嗽及偶尔咯血。类似哮喘的症状较少见。散在的气管和支气管结节通常没有临床症状,但偶可造成气道阻塞伴远端肺不张和支气管扩张。临床症状和体征依赖于受累的肺体积及是否存在感染。淀粉出现在其他组织很少见。

淀粉样变肺实质结节形成通常无临床症状,且常是在 X 线胸片检查时无意间发现。大多数患者没有胸外疾病(淀粉样变或其他疾病)的证据。

弥漫性肺间质淀粉样变经常造成渐进性呼吸困难及呼吸功能不全。弥漫受累及最常见于多系统疾病(原发淀粉样变)的一部分,在多系统疾病中典型存在特定的 L 型淀粉可能与多发性骨髓瘤有关。

（四）病理生理学　淀粉样变是一种蛋白质折叠紊乱而不是氨基酸排序的紊乱,且淀粉沉积物主要由蛋白纤维组成。淀粉样变不是单一的物质而是包括几种蛋白质,每一种在形态学上很相似但是在生化上却是不一样的。和呼吸道疾病有关的最重要的蛋白质是 L 型淀粉和 A 型淀粉。L 型淀粉源于免疫球蛋白轻链,因此通常与浆细胞功能异常有关,或作为系统性疾病的一部分(如多发骨髓瘤和巨球蛋白血症),常局限于肺部而没有系统性疾病的证据。A 型淀粉是源于在肝脏合成的血清急性期反应物,这种血清急性期反应物在几种慢性炎性疾病中可形成,包括结缔组织疾病(尤其是类风湿关节炎)、慢性感染(尤其是结核)、支气管扩张和特定的肿瘤(如 Hodgkin 疾病)。大部分呼吸道淀粉样变是 L 型淀粉,主要需除外慢性炎性疾病或有淀粉样变家族史的患者。在组织学检查中,淀粉样变以存在非晶体、嗜酸性细胞外物质为特征,这些物质用刚果红染色并在偏光显微镜下检查时显示特征性苹果绿双折射(图 38.6)。

在下呼吸道淀粉样变主要有 3 种形式：气管支气管型、肺实质结节型以及肺实质弥漫性病变(肺泡间隔,肺间质)。虽然这些形式可混合出现,但是多数病例淀粉主要在一处沉积。除了气道和肺实质疾病,淀粉样变也可影响肺门和纵隔淋巴结、肺动脉、心脏和膈肌。

气道受累最常见于气管和近端支气管。虽然有病例表现为两种形式重叠出现,但是通常表现为局限性结节或(更常见的)多发散在或融合的腔内斑块,从而破坏气道壁并造成气道狭窄。在组织学检查中,

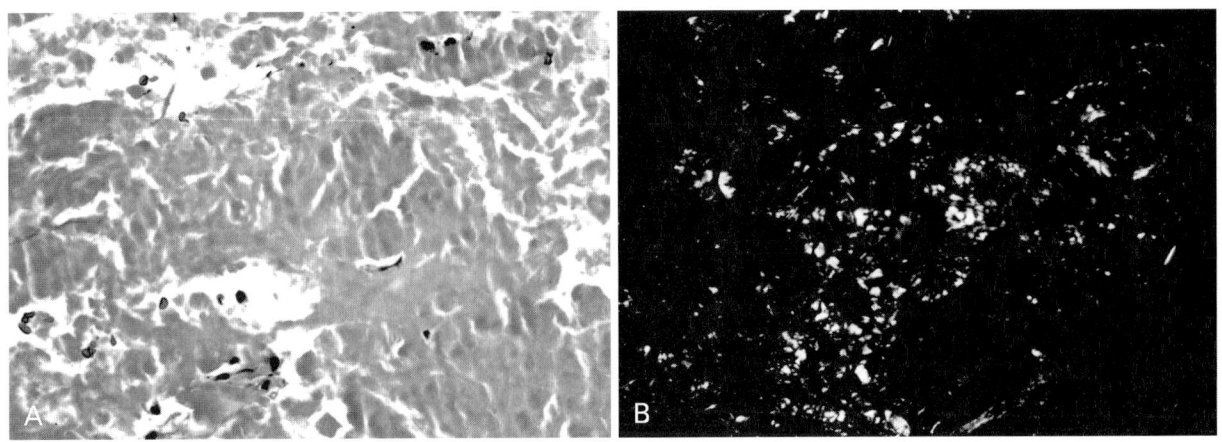

图 38.6 淀粉样变。(A)组织标本切片显示细胞外的无定型嗜酸性物质。(B)标本切片用刚果红染色,在偏光显微镜下观察,见特征性苹果绿双折射。(见彩色插页)

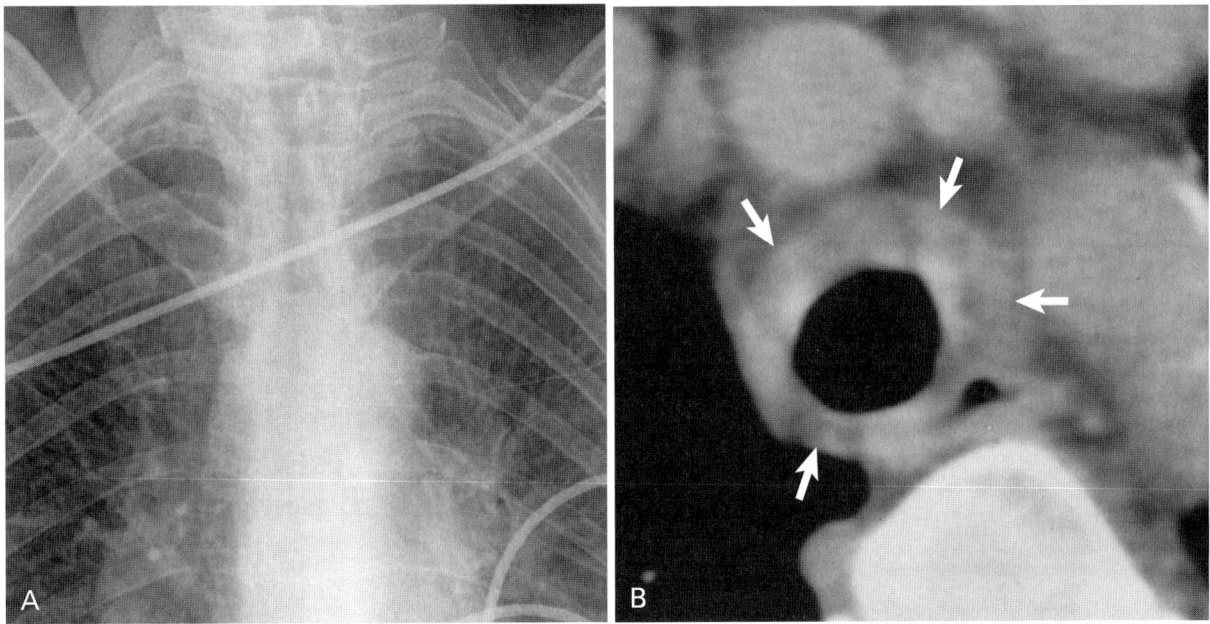

图 38.7 弥漫性气管淀粉样变。(A)X 线胸片放大显示气管中部狭窄。(B)另外一位患者主动脉弓上方层面轴面 CT 显示气管壁周围明显增厚(箭)。在 CT 和支气管镜下,整个气管都有异常。(B 图来自 Müller NL, Fraser RS, Colman NC, Paré PD. Radiologic Diagnosis of Diseases of the Chest. Philadelphia, WB Saunders, 2001.)

淀粉位于上皮下肺间质组织并且常包围支气管腺导管和腺泡。

局限性肺实质淀粉结节可以是孤立的或多发的,且通常边界非常清楚。结节周围肺泡间隔内可见淀粉,然而在中央区,正常肺实质结构总是被或多或少的实性淀粉团块所掩盖,这些淀粉团块的典型征象是包含大量多核巨细胞及多种淋巴细胞和浆细胞。钙化和骨化相对常见。淀粉样变的实质结节形式通常是 L 型淀粉并且局限于肺,这是淀粉样变在呼吸系统最常见的形式。在 48 例局限性呼吸道淀粉样变的患者中,34 例有肺实质淀粉沉淀,其中 28 例表现为结节,6 例表现为弥漫性肺泡间隔改变。

弥漫性肺间质(肺泡间隔)淀粉样变累及肺实质间隔和小血管中层。淀粉沉积的典型特征是毗邻内皮和上皮基底膜并且可表现为一致的或多或少的线样模式或多发小结节。

肺功能 弥漫性肺泡隔淀粉样变患者的肺功能测试可显示气体交换受限和受损,近端气管支气管受累者出现空气潴留的患者,肺功能测定显示限制性通气障碍。

(五)影像学表现

1. 胸部 X 线 大多数气管支气管淀粉样变患者,X 线胸片是正常的;如有异常,可表现为局限或弥漫性气道增厚伴气道狭窄(图 38.7),这种表现很难在普通X线检查上发现。

结节性原发肺实质淀粉样变表现为孤立的，或更少见的直径约0.5～1.5 cm的多发结节。结节最常见于肺下部及肺外围，疾病可在几年内缓慢进展，伴随结节的略微增大和增多。

弥漫性肺间质（肺泡间隔）淀粉样变导致网格状、结节样或网格结节样改变，可以是弥漫的或主要累及肺下部。

淀粉样变可出现胸腔积液，但常由心脏受累及引起的心脏衰竭所导致。胸膜淀粉沉积很少见。

2. CT　气管支气管淀粉样变的CT表现包括气道壁增厚及管腔狭窄，部分病例可见钙化灶（图38.8，图38.7）。气道壁增厚可是局限的或弥漫的、结节样、斑块样或环形的；病变总体上局限于气管，但是可以延伸到主、叶及段支气管。支气管受累常并发远端肺不张、支气管扩张或空气潴留。

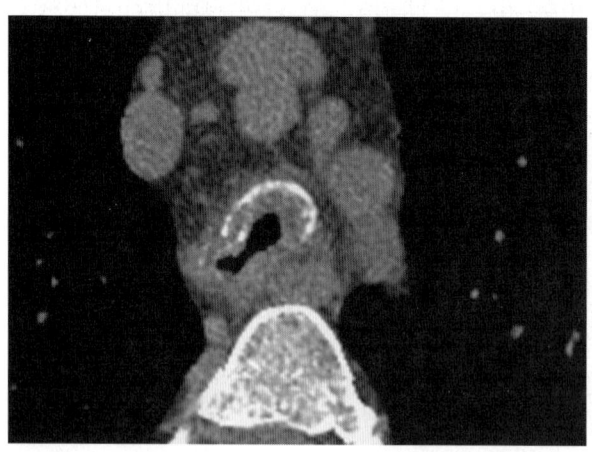

图38.8　弥漫性气管支气管淀粉样变。气管的放大图显示周围增厚和钙化病灶。

结节性原发肺实质淀粉样变表现为孤立的或更少见的直径0.5～1.5 cm的多发结节（图38.9）。有时，结节性原发肺实质淀粉样变可导致巨大团块（图38.10）。普通X线检查上很少见到明显钙化，但CT检查显示20%～50%的结节有钙化。结节在肺下部周围更常见，但在肺实质任何位置都可看到（见图38.9）。结节很少会形成空洞，偶尔在结节邻近可出现囊变，囊变和结节样淀粉沉积已有报道最常见于合并干燥综合征伴或不伴淋巴性间质肺炎患者（图38.11）。

弥漫性肺间质淀粉样变HRCT表现主要为网格状病变和小叶间隔增厚，多发胸膜下微结节常与网格状病变并存，较少见的HRCT表现包括磨玻璃影、实变、牵拉性支气管扩张和蜂窝状病变，部分结节和实变内可见到点状钙化。

纵隔和肺门淋巴结肿大在局限性疾病中很少见，但出现于大约75%的L型淀粉全身淀粉样变患者（图38.12）。最常见于弥漫性肺间质淀粉样变。

（六）鉴别诊断　X线胸片和CT表现相对无特异性。气管壁增厚的鉴别诊断包括复发性多软骨炎、气管支气管疾病、骨软骨水肿（tracheobronchopathia osteochondroplastica, TBO）、肉芽肿性多血管炎（以前为韦格纳肉芽肿病）、炎症性肠病和腺样囊性癌。与淀粉样变性病不同，典型的复发性多软骨炎和TBO病都保留了非软骨后膜。结节性肺实质淀粉样变的主要鉴别诊断是肉芽肿性感染或原发性或转移性肿瘤。弥漫性间质型淀粉样变的鉴别诊断包括大量的间质性和肺泡性肺病，如NSIP、UIP、原发性肺和转移性腺癌。淀粉样变常需要通过穿刺诊断，经支气管镜或手术活检行病理组织学确诊。诊断是基于

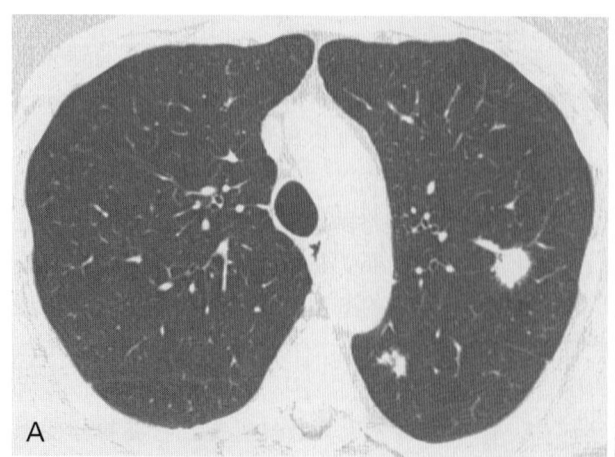
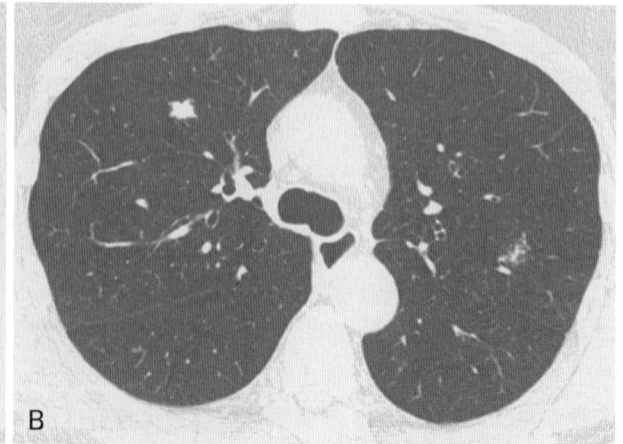

图38.9　结节性肺实质淀粉样变。主动脉弓水平层面（A）和气管分叉水平层面（B）HRCT显示双肺边缘不规则的结节。

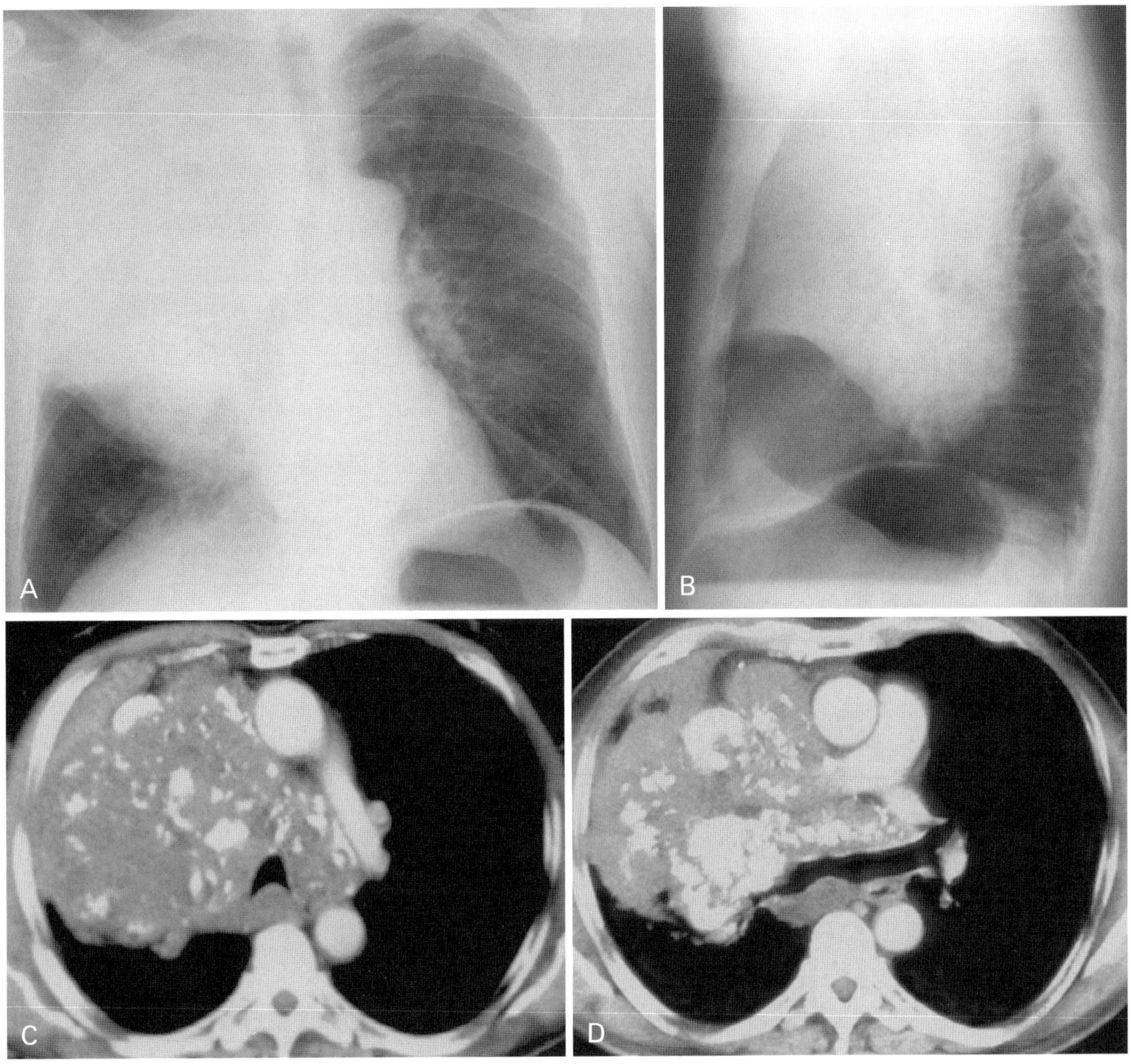

图 38.10　结节性肺实质淀粉样变。后前位(A)和侧位(B)X线胸片显示密度均匀的团块占据右侧半个胸部。气管下部水平层面(C)和左主支气管水平层面(D)CT 显示右上叶和中叶巨大团块内中可见多个粗大的钙化。团块延伸到纵隔内,伴纵隔淋巴结钙化,且压迫气道和右侧支气管。

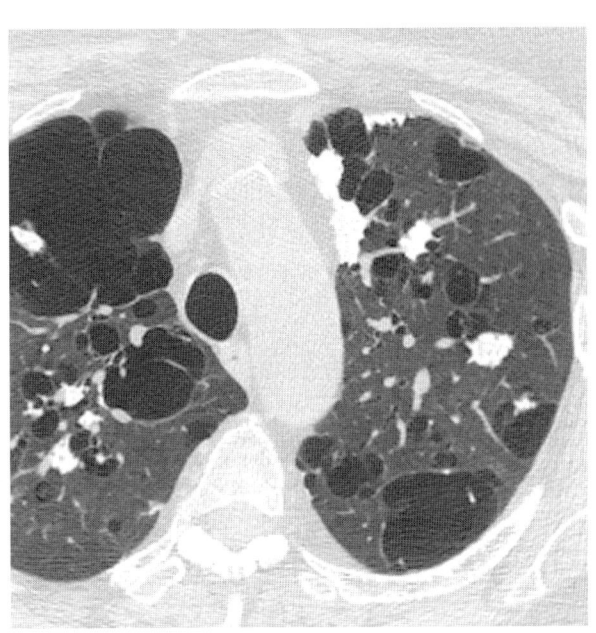

图 38.11　干燥综合征,结节性实质性淀粉样变伴淋巴间质性肺炎。轴面 CT 显示两肺均有钙化结节和囊肿。淀粉样变相关的肺囊肿最常见于干燥综合征,可能继发于共存的淋巴间质性肺炎或淀粉样变本身。

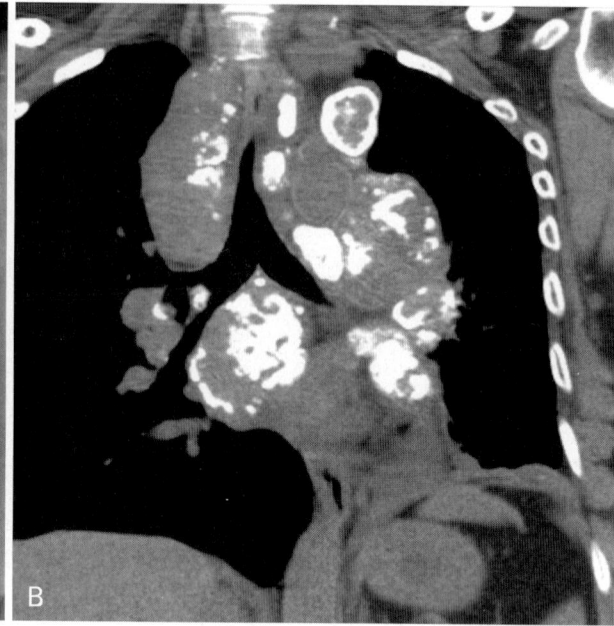

图38.12 系统性(轻链)淀粉样变所致肺纤维化的钙化淋巴结与意义不明的单克隆丙种球蛋白病相关。(A)后前位 X 线胸片显示纵隔和左颈部淋巴结肿大伴钙化。左肺容量减少伴纤维化,继发于长期的左肺动脉和左主支气管压迫。(B)冠状面 CT 显示大量部分钙化的纵隔和肺门淋巴结肿大,导致左主支气管远端阻塞。

刚果红染色显示淀粉样蛋白,淀粉在交叉偏光下产生特征性的绿色双折射。

(七)治疗方案概要 可通过间歇的支气管镜切除术,手术切除术或激光消融术治疗有临床症状的气管支气管淀粉样变。重复进行支气管镜的切除术优于手术切除术,但常复发。支架在可用于治疗气道狭窄和并发症。

结节性肺实质淀粉样变通常没有临床症状并保持静止状态或进展缓慢,预后常很好且很少需要治疗。相反,弥漫性肺间质淀粉样变进展迅速,治疗包括口服美法仑和泼尼松或外周干细胞移植。弥漫性肺间质受累及的弥漫性肺间质淀粉样变患者的病程演变和预后可能取决于身体内其他部位淀粉的出现,尤其是在心脏和肾脏;然而,许多患者死于呼吸衰竭。一项对 35 名弥漫性肺间质淀粉样变患者的研究表明,确诊后的中位存活时间仅为 16 周。

肺泡微石症

(一)病因 肺泡微石症是一种少见疾病,这种疾病是以肺泡内含有无数微小的结石(微结石)为特征。尽管这种疾病可能发生在任何年龄段,但是大部分报道的病例发生在 20~50 岁。这种疾病是常染色体隐性遗传,由 *SLC34A2* 基因突变引起。

(二)发病率和流行病学 肺泡微石症很罕见。

要点:淀粉样变

- 异常蛋白质沉积在细胞外组织
- 淀粉样变是蛋白质折叠的紊乱而不是氨基酸排序的紊乱
- 3 种主要的表现是气管支气管病变、肺实质结节和弥漫性肺间质病变
- 气管支气管淀粉样变
  - 临床症状:呼吸困难和咳嗽,局限或弥漫气气管或中央支气管壁增厚,累及后膜
  - 钙化灶常见
  - 肺不张或阻塞性肺炎
- 结节性肺实质淀粉样变
  - 常没有临床症状
  - 孤立或多发结节或团块
  - 主要分布于肺下叶和周围
  - 钙化灶常见
- 弥漫性肺间质淀粉样变
  - 临床表现:渐进性的气短、干咳
  - 网格状改变
  - HRCT 上磨玻璃影
  - HRCT 上小叶间隔增厚
  - 可伴发淋巴结肿大和心脏受累

2016 年之前,文献中总共报道了 500～800 例病例。其中大约 43% 是来自于欧洲,41% 来自于亚洲,剩下是来自于美国和其他国家。这种疾病没有种族差异,且男女发病率相似。然而,该病在早产的双胞胎已有报道。1/3 的患者有家族史,通常与近亲结婚有关。

(三) 临床表现 肺泡微石症在影像学上的表现与临床典型表现不符,影像学上的表现明显且广泛,但是临床表现通常轻微。在该病首次发现时,超过 50% 的患者无临床症状,该病诊断多根据 X 线胸片典型的表现。最常见的症状是劳累时出现呼吸困难,偶尔会有咳嗽。这种疾病能保持稳定很多年或缓慢进展;当疾病进展时,可出现呼吸功能不全伴发绀、杵状指和肺动脉高压。

(四) 病理生理学 微小结石的发病机制与一种对 II 型肺泡细胞重要的磷酸盐转运体缺陷有关,这种转运体导致肺泡中磷酸钙微小结石的形成。在组织学检查中,微石由围绕中心核的钙质同心片组成,微石可充盈肺泡内空腔。微石在肺下部最多。微石直径约 250～750 μm,呈圆形、椭圆形或不规则形状。化学分析和不同能量 X 线分析表明微石主要是由钙化的磷酸盐构成。在疾病的早期,肺泡壁正常;最后,会发展为肺间质的纤维化,有时会伴多核巨细胞。

(五) 影像学表现

1. 胸部 X 线 肺泡微石症典型的 X 线表现是细沙样的微结节("沙尘肺"),结节可以是弥漫的但在肺中下部最严重。不考虑阴影的重叠和聚集,直径 < 1 mm 边缘锐利结节的单个沉积通常可辨认。有时,出现网格状改变或间隔线叠加在典型沙尘样结节的表现(图 38.13)。其他表现包括肺尖肺大疱、在肺实质和肋骨间的高透明线(胸膜黑线)以及胸膜钙化(图 38.14)。

2. CT 肺泡微石症 HRCT 表现包括直径 ≤ 1 mm 的钙化结节,可融合,且主要沿心缘和肺下部背侧分布(图 38.13)。当患者俯卧位扫描时,肺的背侧部分持续出现更高密度。HRCT 其他常见表现包括磨玻璃影、小叶间隔增厚(常伴明显广泛的钙化)、隔膜下间质增厚和间隔旁的肺气肿(图 38.14)。HRCT-病理对照研究表明,CT 上小叶间隔明显钙化是由于微结石在次级肺小叶周围聚集而不是间质疾病。HRCT 和 X 线对照研究显示,胸片上的胸膜黑线可能是由沿肋骨和纵隔胸膜的胸膜下囊变(图 38.14)或胸膜外脂肪层造成的。

3. 核医学 肺泡微石症 ^{99m}Tc-亚甲基双磷酸 (Technetium-99m methylene diphosphonate, ^{99m}Tc-MDP)骨骼闪烁扫描术通常表现为双肺弥漫的放射性摄取。

(六) 鉴别诊断 肺泡微石症的鉴别诊断包括粟粒性肺结核、结节病、由于静脉内药物使用引起的滑石肺、淀粉样变、特发性肺部骨化和转移性的肺部钙化。在主要分布于肺中下部沙粒样结节的典型影像学

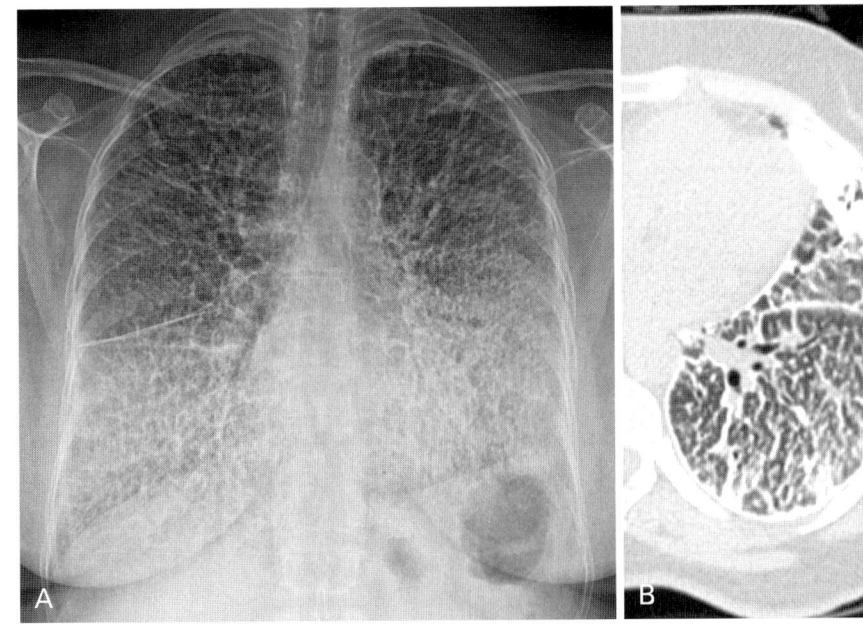
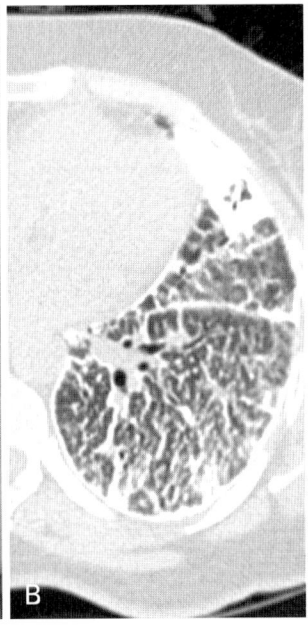
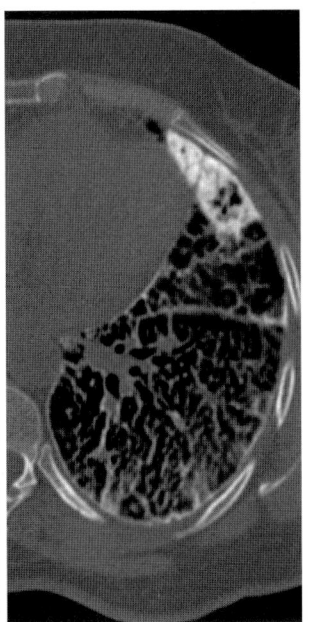

图 38.13 肺泡微石症。(A)后前位 X 线胸片显示双肺高密度结节伴中隔线和胸膜下间质增厚,中、下肺段占优势。(B)肺窗轴面 CT(左图)和骨窗轴面 CT(右图)合成图像显示广泛的高密度沉积物,包括次级肺小叶的外围,可见靠近舌部靠近心脏边缘的融合钙化。(引自 Dr.Christian Cox, Mayo Clinic, Rochester, MN.)

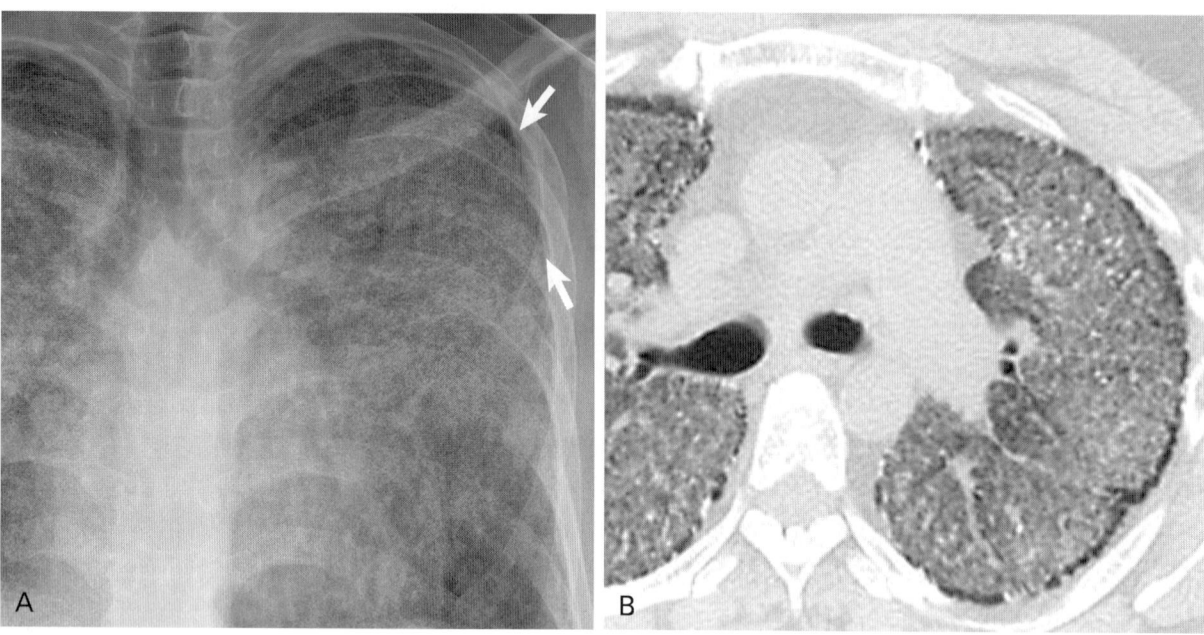

图38.14 肺泡微石症。(A)后前位X线胸片显示左肺大量小钙化灶,呈现沙尘样表现,可见肋骨和周围肺(黑色胸膜线)之间的透亮区(箭)。(B)轴面CT显示弥漫性双肺磨玻璃影,伴散在的小钙化结节。可见沿着肺周围的胸膜下囊肿,其在X线胸片中致黑色胸膜线。(引自Dr.Christian Cox, Mayo Clinic, Rochester, MN.)

表现和严重病例中影像-临床表现明显不相符的基础上,可作出较为准确的诊断。血化学分析值常正常。微结石可存在于痰、支气管肺泡灌洗液和支气管活检标本中。

（七）治疗方案概要　治疗目的是缓解症状治疗,包括应用双磷酸、激素及治疗性支气管肺泡灌洗。有时,患者进展到出现呼吸衰竭且可能需要肺移植。一旦确诊,就应该对患者的家庭进行疾病筛查,因为这是一种常染色体隐性遗传疾病。

要点:肺泡微石症

- 无数微小结石(微结石)特发性在肺泡内聚集是这种疾病的特征
- 该病常无临床症状并且可导致进行性气短
- 在X线胸片和CT上表现为无数沙粒样结节(直径<1 mm)
- 主要分布于肺中野和下野
- HRCT上常见钙化间隔线和磨玻璃影

转移性肺钙化

（一）病因、发病率和流行病学　转移性钙化典型者发生于高钙血症患者,通常并发于慢性肾脏功能衰竭,其次常并发于骨髓恶性肿瘤如多发性骨髓瘤,

也有报道发生于肾和肝移植之后、原发甲状旁腺功能亢进症、维生素D增多、钙和维生素D的过多摄入(乳-碱综合征)。转移性钙化在进行血液透析的患者中尤其常见。例如,在23例转移性肺钙化的患者中,14例(61%)在^{99m}Tc双磷酸扫描表现为肺放射性示踪物摄取。转移性肺钙化很少发生于没有明显生化异常的患者。

（二）临床表现　典型的转移性钙化无临床表现,但可出现肺功能异常,包括肺活量下降伴一氧化碳弥散量(DLCO)下降的气体交换不全的限制性肺功能障碍。患者可发展出现进行性气短呼吸衰竭,但很少见。

（三）病理生理学　异位转移性钙化受血清钙和磷浓度、碱性磷酸盐活性和局部pH的影响。异位转移性钙化发生在骨中释放过多的钙盐且通过血液循环转运时。转移性肺部钙化好发于肺尖和肺尖下区域,这可能是由于肺部通气和灌注的差异所致。因为肺尖的V/Q比率(ventilation-perfusion ratio)高于肺基底部,所以肺尖的局部环境氧分压更高,二氧化碳低,且pH更高(大约7.50,高于基底部的7.39)。肺尖的相对碱性有利于钙盐沉积。

在病理学检查中,钙磷酸盐的沉积或多或少在肺泡间隔、肺小血管和支气管壁上呈直线分布,有或无肺间质纤维化。典型的肺泡腔不受影响。

转移性钙化发生在正常肺组织,与营养不良性钙化不同,营养不良性钙化发生于退变或坏死组织。营养不良性钙化更常见,且在肺部最常发生于先前肉芽肿性炎症病灶的位置。

(四)影像学表现

1. **胸部 X 线** 大多数转移性钙化患者 X 线胸片正常,如果有异常多表现为大量的、直径为 3～10 mm 的、散在分布的、边界不清楚的结节灶,就像气腔结节或肺实质病变的斑片状病灶(图 38.15)。结节多主要累及肺上叶,结节的钙化在 X 线胸片上不太明显。

2. **CT** 转移性钙化的 HRCT 典型表现为散在的、边界不清楚的、直径为 3～10 mm 的结节(图 38.15)。结节呈小叶中心性分布,多见于肺上叶,少见结节聚结并变成块状阴影(图 38.16)。更少见的是,结节弥散分布或偶尔主要累及肺下野;虽然通常是散在的,但边界清楚。在一项包括转移性钙化患者的系列研究中,CT 显示结节明显钙化 4 例,胸壁血管明显钙化 6 例(图 38.15)。结节钙化可是点状的、分散的或偶尔环形的,钙化血管典型的见于胸大肌和胸小肌之间,其他表现包括广泛的磨玻璃影、斑片状实变及不常见肺动脉和左心房壁的钙化。

3. **MRI** 转移性钙化病变可能表现为相对于骨骼肌的 T1 高信号。

4. **核医学** 利用骨显像剂如^{99m}Tc 双磷酸进行扫描能证实病灶的钙化。

(五)鉴别诊断 转移性肺钙化的鉴别诊断包括肺炎、结节病、矽肺、滑石肺、淀粉样变及特发性肺骨化。转移性肺钙化的诊断通常可依据慢性肾功能衰竭的临床病史,缺少明显的呼吸系统症状,HRCT 上肺上叶散在边界不清的、直径 3～10 mm 结节的特征性表现,CT 和^{99m}Tc-MDP 闪烁扫描上显示钙化。在评价存在转移性钙化时,用薄层(≤1 mm)CT 扫描以最大程度地减少容量效应,并且用标准算法来重建图像以减少重建算法引起的伪影。

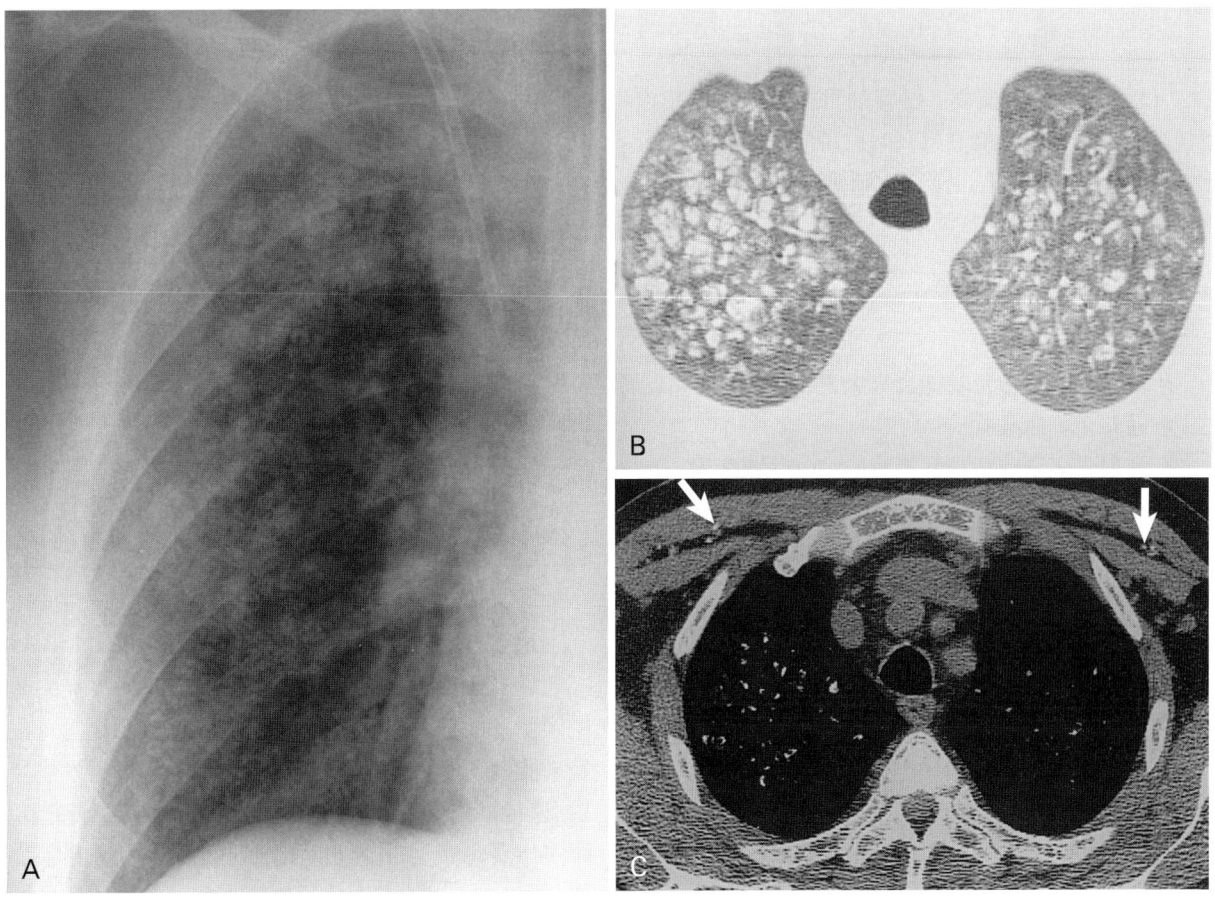

图 38.15 慢性肾衰竭患者的转移性肺钙化。(A)后前位 X 线胸片显示右肺主要累及肺上叶边界不清楚的结节灶,左肺可见到相似的表现,相应位置可见血液透析的导管。(B)双肺尖 HRCT 显示高密度结节灶。(C)软组织窗 CT 显示病灶内可见钙化,胸壁内血管钙化也明显可见(箭)。(引自 Müller NL, Fraser RS, Colman NC, Paré PD. *Radiologic Diagnosis of Diseases of the Chest*. Philadelphia: WB Saunders; 2001.)

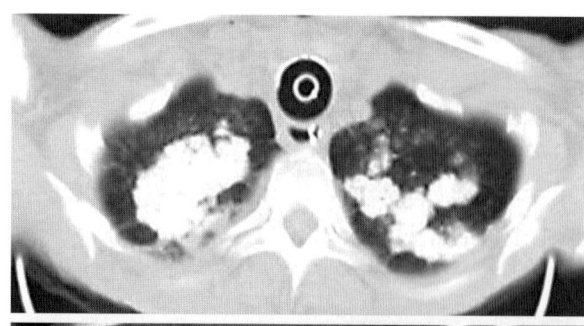

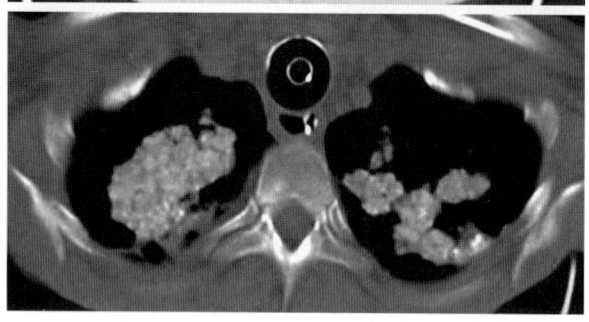

图38.16 转移性肺钙化。肺窗（上图）和骨窗（下图）轴面CT合成图像显示肺上叶不透明肿块样伴致密钙化影，可见邻近肿块界限不清的小叶中心磨玻璃结节。（鸣谢 Dr. Christian Cox, Mayo Clinic, Rochester, MN.）

（六）治疗方案概要 治疗的目标是控制原发疾病（通常是慢性肾功能衰竭）和钙、磷酸盐以及甲状旁腺激素水平的正常化。转移性肺钙化偶尔可不经治疗而痊愈。

要点：转移性肺钙化

- 最常见于慢性肾功能衰竭患者
- 通常无临床症状
- 放射学表现包括边界不清的结节灶或实变
- 主要分布在肺上叶
- HRCT 可见散在直径 3～10 mm 的小叶内结节
- 大约 60% 的病例 CT 上可见结节钙化
- CT 上常见胸壁动脉钙化
- 骨闪烁扫描显示肺放射性示踪物摄取

二、脂质沉积性疾病

戈谢病

（一）病因、发病率和流行病学 戈谢病是一种常染色体隐性遗传病，特征是葡萄糖脑苷酯酶基因的突变导致酶的活性降低。基因突变造成葡萄糖脑苷酯聚集，主要聚集在肝、脾、淋巴结和骨骼的网状内皮组织细胞（戈谢细胞）内，婴儿型戈谢病主要聚集在脑

部。女性多见，且超过 95% 是因纽特人。

戈谢病累及肺且引起肺部症状的很少见，主要局限于有其他严重肺部症状的患者。一项回顾研究显示，411 名患者中只有 8 名（5%）有明显的肺部症状和体征，其中 4 名成人和 4 名儿童。

（二）临床表现 临床症状和体征包括呼吸衰竭、呼吸急促、发绀和杵状指。

（三）病理生理学 在组织学检查中，戈谢细胞可在淋巴周围间质、肺泡间隔、肺泡腔和肺泡毛细血管腔内发现。

（四）影像学表现

1. 胸部 X 线 X 线胸片表现包括双肺弥漫分布的网格结节或栗粒状改变，偶尔可见到肋骨溶骨性改变。

2. CT CT 表现包括小叶间隔增厚、小叶内线状影和广泛的磨玻璃影，病变可呈弥漫分布或主要累及下肺野。其他异常表现包括肺动脉高压、肋骨病变、髓外造血功能及肝脾肿大。

（五）治疗方案概要 治疗是用酶替代治疗，可减轻肝、脾肿大，改善血液参数及呼吸困难。然而，肺部异常不能治愈，且肺动脉高压可能会进展。

要点：戈谢病

- 葡萄糖脑苷酯在网状内皮组织细胞内聚集
- 该病主要影响肝脏、脾脏、淋巴结以及骨骼
- 5% 患者累及肺且引起肺部症状
- X 线胸片：主要是分布在肺下野的网格结节
- HRCT：小叶间隔增厚、小叶内线样影和广泛的磨玻璃影
- 可见肝脏肿大和脾脏肿大

尼曼-皮克病

（一）病因、发病率和流行病学 尼曼-皮克病是鞘磷脂酶缺乏引起的遗传性疾病，鞘磷脂酶缺乏造成鞘磷脂沉积于肝脏、脾脏、肺、骨髓和脑。根据发病年龄、遗传缺陷和受影响的主要器官，分为三种亚型。许多患者死于婴儿或儿童时期；然而有些活到了成年，偶尔成年时才首次出现临床表现。

（二）临床表现 肺部累及可无临床症状的或（很少）造成严重的呼吸衰竭。

（三）病理生理学 组织学上的发现包括弥漫的内源性脂性肺炎、大量泡沫细胞聚集和轻微的纤

维化。

（四）影像学表现

1. 胸部 X 线　X 线胸片表现为主要累及肺下野的网格或网格结节样改变。

2. CT　HRCT 显示双肺斑片状磨玻璃影、小叶间隔光滑增厚及常见的小叶内间隔光滑线（图 38.17）。这些多种不同的表现可单独出现或混合出现，导致铺路石样改变。病变可弥漫性，倾向于主要累及肺下野，常见肝脏肿大、脾脏肿大以及周围淋巴结肿大。

虽然 HRCT 很好地显示肺实质的异常范围，但在尼曼-皮克病患者 CT 显示的肺异常范围与肺功能不全相关性不强。因此，CT 上有严重间质肺病的患者可能气体交换正常，而有中到重度气体交换障碍的患者 CT 上间质疾病可能较轻。

要点：尼曼-皮克病

- 鞘磷脂酶的集聚是该病特征
- 该病主要影响肝脏、脾脏、肺、骨髓和大脑
- 肺部累及通常没有临床症状
- X 线胸片：主要是累及肺下野的网格状改变
- HRCT：双侧磨玻璃影，小叶间隔光滑增厚及小叶内光滑线

Hermansky-pudlak 综合征

（一）病因、发病率和流行病学　Hermansky-pudlak 综合征（海-普综合征）是一种常染色体隐性遗传病，特征是络氨酸酶阳性的眼皮肤白化病、血小板功能障碍和全身巨噬细胞内蜡样脂质聚积。文献报道该病最常见于波多黎各及荷兰南部居民。

（二）临床表现　患者感觉有渐进性呼吸困难且易感染和有易出血倾向。

（三）病理生理学　组织学表现包括程度不同的实质纤维化伴富蜡样脂质巨噬细胞。蜡样脂质是一种复杂的脂色素，组织学染色呈褐色，表示碘酸雪夫染色阳性，耐淀粉酶且耐酸。

肺功能　肺功能研究显示限制性通气障碍，静息状态时血氧不足是该病特征。

（四）影像学表现

1. 胸部 X 线　X 线胸片最常见的表现为双肺网格或网格结节样改变、肺门周围纤维化及胸膜增厚（图 38.18）。

2. CT　HRCT 比 X 线胸片在评估 Hermansky-Pudlak 综合征患者肺部疾病的表现和范围时更敏感。HRCT 主要表现包括小叶间隔增厚、磨玻璃影及支气管血管束周围增厚。疾病再进一步进展，晚期疾病的 HRCT 表现为中到重度的网格样改变、牵拉性支气管扩张、蜂窝状改变和支气管血管束周围增厚（图 38.18），该病倾向于主要累及胸膜下的肺和中及下肺野。

（五）治疗方案概要　Hermansky-Pudlak 综合征肺部纤维化的唯一治疗方法是肺移植。

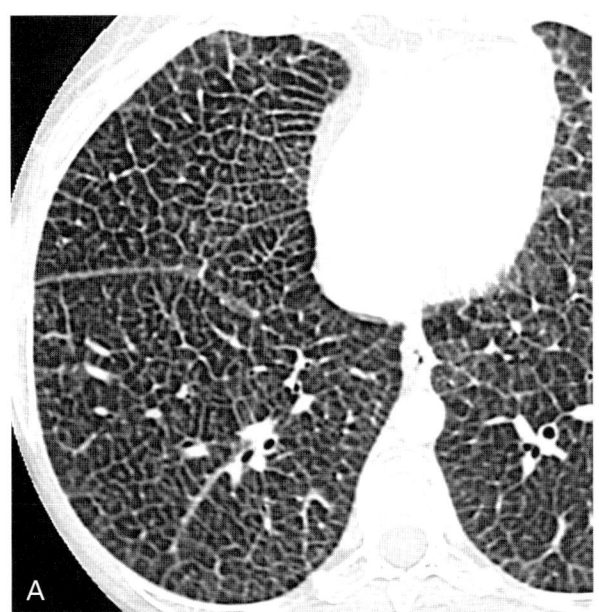

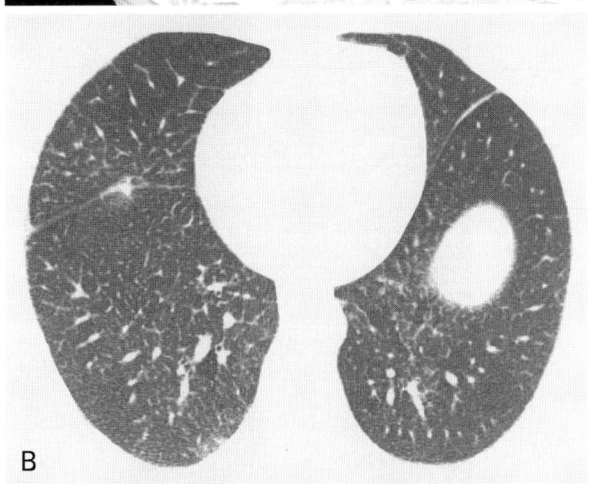

图 38.17　尼曼-皮克病。（A）轴面 CT 显示弥漫性小叶间隔增厚伴有轻度磨玻璃影。（B）轴面 CT 显示小叶间隔轻度增厚和斑片状磨玻璃影。（图 A 鸣谢 Tomás Franquet, MD, PhD.）

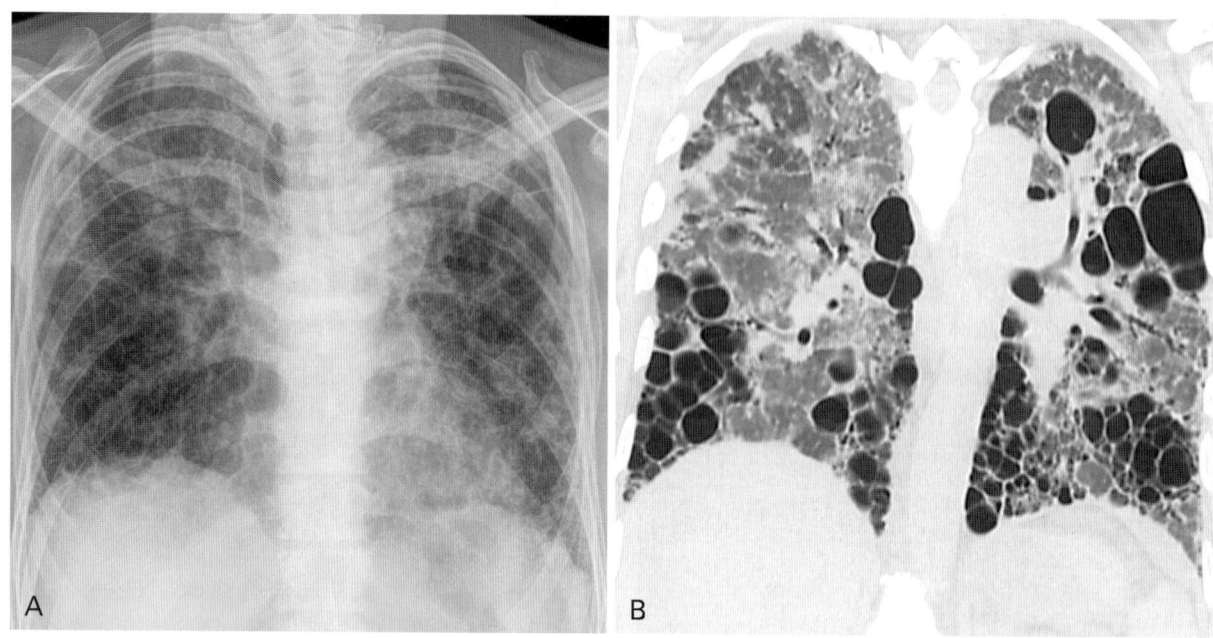

图38.18 Hermansky-Pudlak综合征。(A)后前位X线胸片显示肺容量减低,弥漫性网状不透明,结构扭曲最严重的是中、下肺段。(B)冠状面CT显示弥漫性磨玻璃影、网状结构和严重的蜂窝结构,在周围和肺底部最明显。

要点:Hermansky-Pudlak综合征

- 该病的特征是眼皮肤白化病、血小板功能障碍和巨噬细胞内蜡样脂质聚积
- 患者有呼吸困难、易感染和有易出血倾向
- X线胸片:双侧网格样改变、肺门周围纤维化及胸膜增厚
- HRCT:小叶间隔增厚、磨玻璃影及支气管血管周围增厚,可出现广泛的网格样改变

Erdheim-Chester 病

(一)病因、发病率和流行病学 Erdheim-Chester病是一种少见病,特征是富脂质巨噬细胞在多种组织内沉积,尤其是在骨骼,造成对称性的骨硬化。据报道,14%~23%的患者有肺部受累,约一半的患者有骨外受累。

(二)临床表现 最常见的临床表现是骨疼,通常在下肢。其他相对常见的临床表现有眼球突出症和糖尿病、尿崩症,呼吸系统表现包括呼吸困难和咳嗽,已有许多患者出现呼吸衰竭和死亡。

(三)病理生理学 肺活检标本可见泡沫样组织细胞、淋巴细胞和散在的巨细胞浸润伴淋巴周围纤维化,浸润累及脏层胸膜、小叶间隔及支气管血管束。

(四)影像学表现

1. 胸部X线 Erdheim-Chester病特征性的X

线表现为长骨骨干骨硬化(图38.19),X线胸片表现为双侧网格样病灶、小叶间隔增厚及胸腔积液。

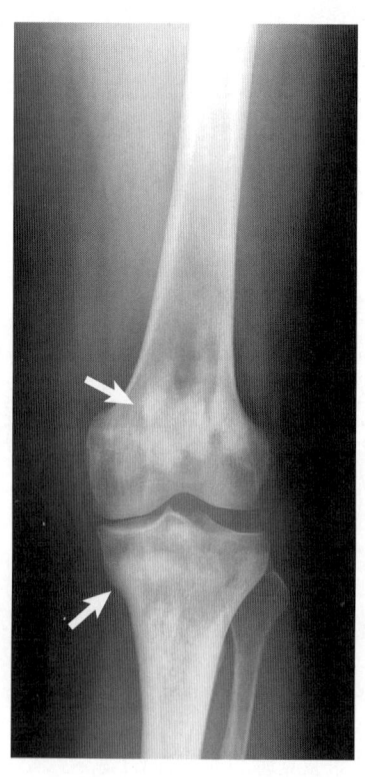

图38.19 Erdheim-Chester病。膝关节前后位X线片显示股骨远端干骺端和胫骨近端后骨干的骨硬化(箭)。对侧膝盖表现相仿。(经许可引自 Walker CM, et al. Tumorlike Conditions of the pleura. Radiographics. 2012;32:971-985.)

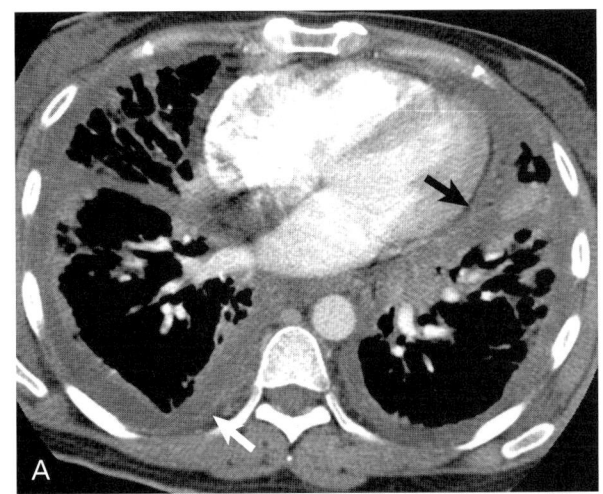

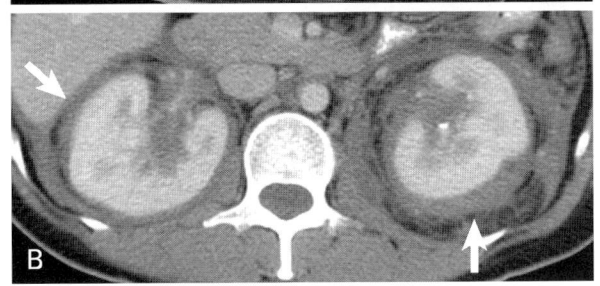

图 38.20 Erdheim-Chester 病。(A)轴面增强 CT 显示周围胸膜(白箭)和心包(黑箭)增厚,胸膜增厚延伸至肺裂,可见中、左下叶小叶间隔增厚。(B)上腹部的轴面 CT 显示双肾周围的软组织环形增厚(箭),这是 Erdheim-Chester 病的特征性表现。(经许可引自 Walker CM, et al. Tumorlike Conditions of the pleura. Radiographics. 2012;32:971-985.)

2. CT HRCT 显示磨玻璃影、小叶间隔增厚、网格样病灶及小叶中心性结节。肺实质异常可弥漫分布,但主要累及上肺野。其他常见表现包括胸腔积液、心包增厚或积液及胸外软组织肿块(图 38.20)。

要点:Erdheim-Chester 病

- 特征是对称性的骨硬化和富脂质巨噬细胞在多种组织内沉积,尤其在骨骼
- 最常见的临床表现是骨疼,通常在下肢
- 呼吸系统表现包括呼吸困难和咳嗽
- X 线胸片:双侧网格样病灶、小叶间隔增厚及胸腔积液
- HRCT:磨玻璃影、小叶间隔增厚、网格样病灶及小叶中心性结节
- 肾周和(或)主动脉周围软组织增厚可能出现肺部表现,这有助于提示诊断

三、浆细胞和淋巴细胞沉积障碍
免疫球蛋白 G4 相关疾病

(一)病因和病理生理学 免疫球蛋白 G4(IgG4)相关疾病是一组病因不明的免疫介导疾病,其特征是 IgG4 阳性浆细胞和淋巴细胞浸润器官系统,导致纤维化和肿胀性病变。大约 70% 的患者血清 IG4 水平升高。这种疾病可能影响几乎每一个器官系统,胰腺最常见。IgG4 相关疾病的发现与自身免疫性和过敏性疾病一致。

已经提出了 3 个主要的诊断标准:①一个或多个器官的弥漫性或局限性肿胀;②高于 135 mg/dL 的血清 IgG4 水平升高;③显示淋巴浆细胞浸润和储存状纤维化以及由 IgG4 阳性浆细胞引起的器官浸润的组织学。如果满足所有 3 个标准,则为 IgG4 相关疾病的确定诊断;如果满足标准①和③或①和②,则为可能诊断。

(二)临床表现 肺部受累的患者可能没有症状,或者可能出现咳嗽、呼吸困难、咯血、胸痛或呼吸衰竭。

(三)影像学表现 已经描述了 4 种主要类型的 IG4 相关肺部病变:①结节状或肿块样病变(图 38.21);②圆形磨玻璃结节;③肺泡间质疾病,表现为弥漫磨玻璃影和蜂窝状;④支气管血管疾病(图 38.22),表现为纵隔、肺门淋巴结肿大和小叶间隔增厚,类似于结节病的表现。患者还可能出现内脏或壁胸膜增厚和结节。治疗采用皮质类固醇,大多数患者反应良好。

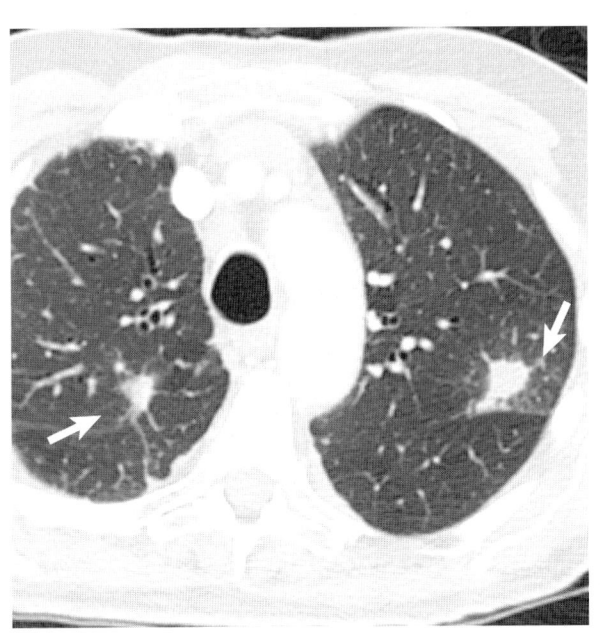

图 38.21 免疫球蛋白 G4(IgG4)相关疾病,结节灶。轴面 CT 显示两个伴边缘毛刺的肺结节(箭),活检显示为 IG4 相关疾病,可见邻近左肺上叶结节周围的磨玻璃影。

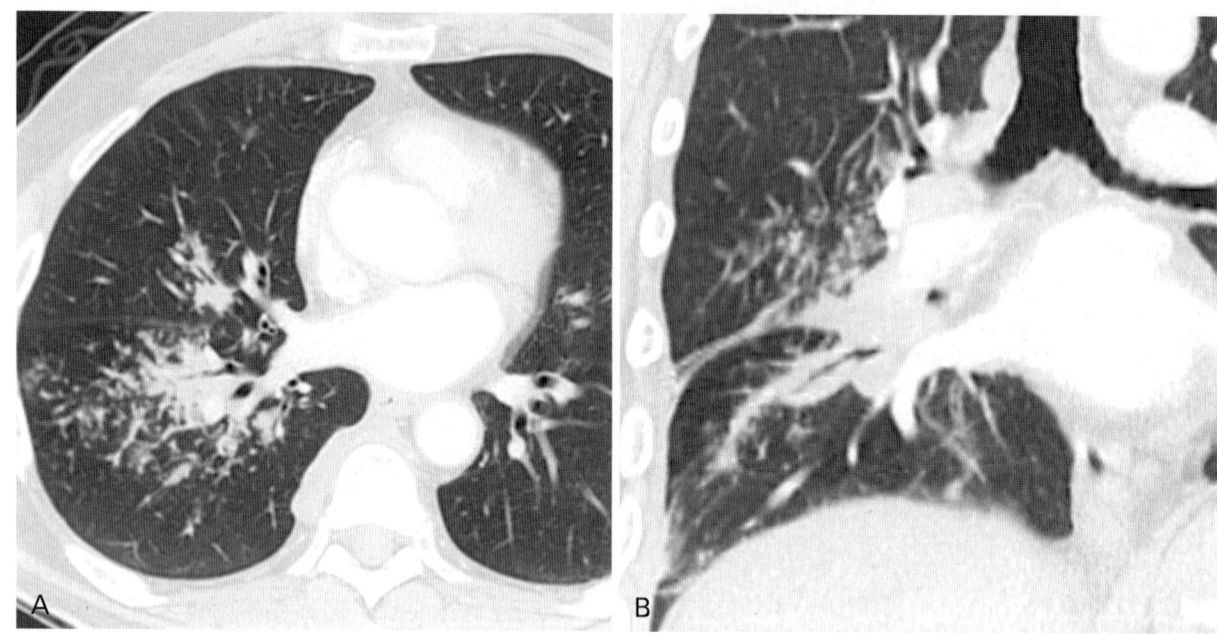

图38.22　免疫球蛋白G4相关疾病，支气管血管形态。轴面（A）和冠状面CT（B）显示右肺支气管血管周围不对称的增厚、结节状、典型的淋巴周围结节分布。这种表现可能类似于结节病，通常伴纵隔和肺门淋巴结肿大（本例中不存在）。

要点：免疫球蛋白G4相关疾病

- 各种未知病因的免疫介导疾病，其特征为免疫球蛋白G4阳性浆细胞和淋巴细胞浸润器官系统
- 4种主要的胸腔内表现：
  - 结节性或肿块样病变
  - 圆形磨玻璃结节
  - 可类似非特异性间质性肺炎的肺泡间质性疾病
  - 可类似结节病的支气管血管疾病

推荐阅读

Czeyda-Pommersheim F, et al. Amyloidosis: modern cross-sectional imaging. Radiographics. 2015;35:1381-1392.

Frazier AA, et al. From the archives of the AFIP: pulmonary alveolar proteinosis. Radiographics. 2008;28:883-899, quiz 915.

Ngo AV, et al. Tumors and tumorlike conditions of the large airways. AJR Am J Roentgenol. 2013;201:301-313.

Renapurkar RD, Kanne JP. Metabolic and storage lung diseases: spectrum of imaging appearances. Insights Imaging. 2013; Sep 27. Available at: https://www.ncbi.nlm.nih.gov/pubmed/24078438. [Epub ahead of print].

Walker CM, et al. Tumorlike conditions of the pleura. Radiographics. 2012;32:971-985.

参考文献见 *ExpertConsult.com*.

第 **8** 部分

结缔组织疾病

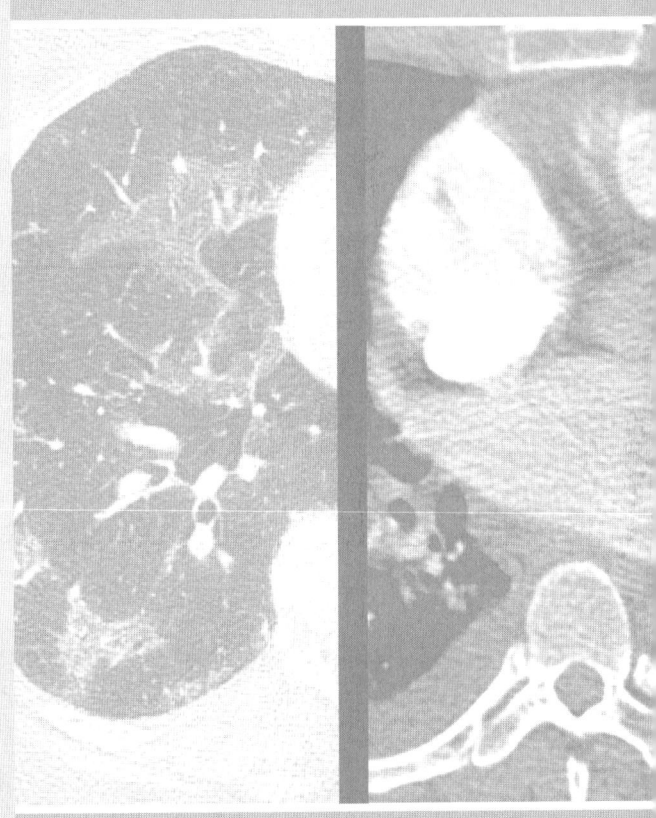

第39章

类风湿关节炎[*]

Stephen B. Hobbs

（一）**病因** 类风湿关节炎（rheumatoid arthritis, RA）是一种病因未明的自身免疫性疾病，临床表现多种多样。遗传是影响疾病易感性和表达的重要因素。

B淋巴细胞在RA的发病中起到了重要作用，且治疗B细胞的衰竭对活动性RA有效。导致自身抗体形成的具体原因尚不清楚，但在动物模型中，B细胞和非B细胞的抗原递呈细胞是引起自身免疫反应所必需的。大多数结缔组织疾病（connective tissue disease, CTD）与 *HLA* 基因有关，尤其与 *HLA-DRB1* 基因的关系最好理解。因为在间质性肺炎的类风湿关节炎的患者中，CD4[+]T细胞计数要比原发性间质性肺炎的患者高，故CD4[+]T细胞也是导致RA患者形成肺实质性疾病的因素之一。

（二）**发病率和流行病学** RA在成人中的发病率约为1%，但有明显的人口差异。RA在北美印第安人中的发病率较高（5.3%），且女性的发病率较男性高2~3倍，但RA的一些表现，如胸腔积液、坏死性结节和肺纤维化，在男性中更常见。RA患者的预期寿命缩短了5~10年。

吸烟能促进RA患者出现肺部表现，且吸烟是RA患者出现肺间质疾病的独立预测因素（且可阻止的）。吸烟确切的致病作用尚不清楚，但是RA患者发生肺部受累的风险随暴露于香烟烟雾而增加。在吸烟者的HRCT上经常会发现一些异常，但是这很难鉴别究竟是RA引起的肺部受累还是其他与吸烟相关的疾病所引起的改变。

疾病早期类风湿因子（rheumatoid factor, RF）阳性预示着患者的病死率增高，血清反应阳性患者的相对死亡风险要高出6倍。

超过1/3的RA患者死于感染——半数患者在死亡之前并没有表现出明显的症状。最常见的感染部位为呼吸系统和泌尿系统。一项对芬兰的RA患者进行的研究表明，患有RA的受试者寿命缩短高达20%，而导致死亡的原因通常是心血管病变、感染及淀粉样变性。增加RA患者死亡风险的还有肺癌、造血系统恶性肿瘤、慢性阻塞性肺疾病和肾衰竭。恶性肿瘤的发生与治疗RA的药物有关，目前已有几例甲氨蝶呤诱导淋巴瘤发生的病例报道。

RA相关间质性肺病（RA-ILD）患者通常无症状。在关节症状持续时间少于2年（早期类风湿疾病）的患者中，58%的患者有间质性肺病的证据，但其中只有14%的患者有临床症状。在对81名长期RA患者的尸检研究中，只有35%有RA-ILD的证据，但9%的死亡与ILD的呼吸衰竭相关。确诊UIP或可能UIP的RA-ILD患者比患有NSIP型的患者存活时间短。然而，无论HRCT表现如何，较低的用力肺活量或用力肺活量的下降与死亡风险增加独立相关。

（三）**临床表现** RA为缓慢隐匿起病，表现为关节痛、关节肿胀及僵硬。胸腔积液和胸膜炎是RA胸部最常见表现。约20%的患者出现胸膜疾病的症状，其中大部分表现为"轻度胸膜炎"。胸腔积液更常出现于中年男性RA患者中，而且通常会出现于活动性关节炎的发作期间。在RA患者中，胸腔积液可在几周或几个月内吸收，但也可持续数年。虽然在渗出

* 编者和出版社感谢 Maureen Quigley 博士和 David M. Hansell 博士为本书上一版相关主题提供的材料。这是本章的基础。

液中可能会检测出 RF 阳性,但为非特异性的,因为 RF 也可出现在系统性红斑狼疮、结核以及恶性肿瘤所产生的渗出液中。RA 最常见的呼吸系统症状是劳力性呼吸困难或咳嗽,气道疾病可表现为喘息,也可无症状。

(四) 病理生理学

1. 病理学　超过 20 种的病理过程发生于 RA 患者的肺实质中,可同时发生。同样的肺部活检标本可有高达 6 份不同的病理报告(与 T. V. Colby 的个人交流)。区分无症状和有症状的疾病在临床上很重要,因为肺部并发症是 RA 患者的常见死因。

目前尚没有关于 CTD(结缔组织病)患者的组织病理学与 HRCT 表现对照的大型系列研究。一般来说,需要从这些研究中推断一些个别的特发性 ILD 的特征性表现。肺部受累可能发生于关节症状之前。

一项对各类 CTD 患者外科活检结果的研究表明,大多数 RA 患者的组织学诊断为 NSIP,其余的为滤泡性细支气管炎、UIP 或者机化性肺炎。选择进行活检的患者是有偏差的,UIP 患者可能人数不足,因为 HRCT 明确诊断为 UIP 的患者通常不会选择进行活检。这解释了为什么在 RA 患者中最常见的影像学表现为 UIP,而活检结果却是 NSIP 最多见。

尽管在文献中经常提到肺类风湿(渐进性坏死)结节,它们在临床实践中其实是相对少见的。在一项对将近 1000 名 RA 患者的尸检研究中,并没有发现一例此种病例。然而,HRCT 的研究报道出现肺部结节的病例高达 28%,但因为这些结节并没有经过病理证实,它们的确切性质尚不清楚。肺类风湿结节的大小可以为 0.5～7 cm,在病理上与皮下类风湿结节相同(图 39.1)。类风湿结节有一个坏死中心,周围被栅栏状组织细胞和白细胞包围。肺类风湿结节可以先于关节炎出现。虽然大多数结节是无症状的,但可形成空洞,从而导致严重的咳血或气胸。肺部结节常出现于有皮下结节且 RF 阳性的患者中,偶尔也可自动缩小或消失。因为 RA 患者经常处于免疫抑制状态,空洞性结节可能形成感染。Caplan 综合征是指有肺部结节及尘肺的 RA 患者,最初报道于煤矿工人,目前类似的表现已被报道于铸造工人、屋顶瓷砖制造工人和暴露于各种矿物粉尘的人群中。

滤泡性细支气管炎的特点是支气管相关淋巴组织的淋巴滤泡增生,增生滤泡常沿支气管分布(图 39.2)。研究显示,大多数经病理证实患有滤泡性细支气管炎的患者患有 RA。重要的是,淋巴细胞性间

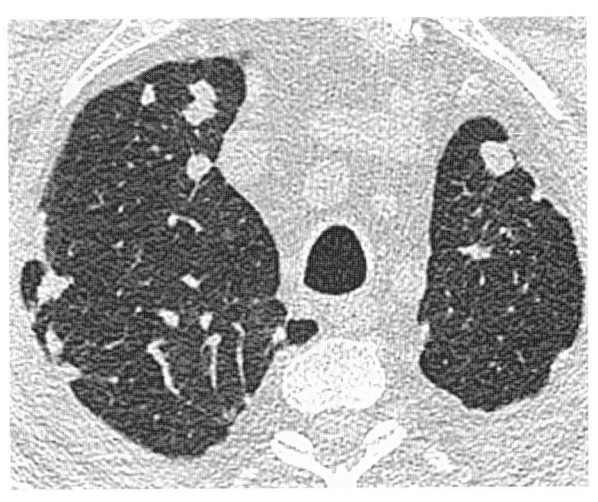

图 39.1　渐进性坏死结节。HRCT 显示两肺结节和两侧胸腔积液。男性,RA 患者,多个组织学检查证明为渐进性坏死结节,死因为其中一枚结节侵蚀邻近支气管血管引起的大咯血。

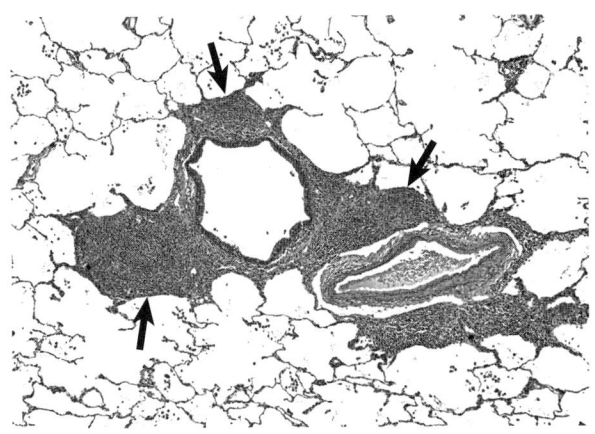

图 39.2　滤泡性细支气管炎。组织学标本证明沿支气管血管束分布淋巴滤泡增生(箭),为支气管相关淋巴组织增生特征性表现。(引自 Dr. John English, Department of Pathology, Vancouver General Hospital, Vancouver, Canada.)(见彩色插页)

质性肺炎(lymphocytic interstitial pneumonia, LIP)和滤泡性细支气管炎之间重叠较多。这两者在病理上的鉴别为 LIP 表现为间质扩张,而滤泡性细支气管炎表现为呼吸道周围单核细胞聚集。

目前有同时患有复发性肺泡出血、新月体型肾小球肾炎以及 RA 三联征的病例报道。这些患者会出现甲床出血及坏死性血管炎。为了了解 RA 患者中血管炎的发病情况,对风湿科医生进行了调查,结果显示大多数医生一年中会遇到少于 5 例 RA 血管炎患者。在临床上和病理上都很难识别肺部血管受累。

肺淀粉样沉积在 RA 患者中少见,但是也有这种病例的个案报道,其中有一例患者出现了弥漫性肺间质淀粉样变。淀粉样变、滤泡性细支气管炎以及吸烟相

关性 ILD 在 HRCT 上都可能表现为常见的肺部结节。

2. 肺功能 由于多种病理过程,RA 患者的肺功能检查(pulmonary function test,PFT)经常会出现异常。目前有几项研究描述了一系列的 PFT 异常,但是这些研究对象通常为吸烟人群。有一项针对终生不吸烟,且没有间质性肺疾病临床证据的典型 RA 但无临床 ILD 证据的患者(定义为抗风湿药物治疗疾病)进行研究,结果发现超过 1/4 的人 PFT 出现异常,但这些人并没有出现肺部症状,这些异常结果表现为限制性和阻塞性肺功能障碍。混合型肺功能障碍在 RA 患者中并不少见。RA 患者的 HRCT 检查提示的空气潴留与肺功能指标提示的早期气道阻塞,两者之间有较高的相关性。PFT 的细小变化可提醒临床医生患者可能存在隐匿性病变,当患者出现轻度肺动脉高压,而 HRCT 无异常表现时,肺 DLCO 可以减少。PFT 可在检测病进展中起到非常重要的作用。因为关节疾病会使患者的运动能力受限,因此运动耐量的改变并不能一直作为临床判断是否恶化的指标。然而,需要说明的是 RA 本身导致的衰弱可能会限制患者行 PFT。

(五)影像学表现 大多数的 RA 患者起病隐匿,但 1/5 的患者会出现急性关节受累的表现。关节症状包括疼痛、肿胀和僵硬,受累关节的数目会在几周或几个月内增加。约 10% 的患者暴发性起病。少数患者起初只出现偶发症状,然后发展为持续性症状。RA 患者通常先出现手和脚小关节受累,然后向全身大关节进展,此时出现关节滑膜异常增生和血管翳形成。在慢性期,手的畸形可以非常严重。RA 患

者的颈椎通常受累,C1、C2 椎体半脱位或嵌塞是常见并发症。

RA 的关节外表现见表 39.1。

表 39.1 RA 非肺源性关节外临床表现

皮肤	手掌出现红斑,皮下类风湿结节,血管炎
眼	干燥性角结膜炎,浅表巩膜炎,巩膜炎,脉络膜炎
心脏	心包炎,心肌炎,冠状动脉血管炎,瓣膜结节
神经肌肉	压迫性神经病变,周围神经病变,多发性神经炎
血液系统	Felty 综合征(RA,脾肿大和白细胞减少症),大颗粒淋巴细胞综合征,淋巴瘤
一般表现	发热,淋巴结肿大,消瘦,乏力
其他	淀粉样变,继发性干燥综合征

1. **胸部 X 线** RA 患者肺部病变的 X 线表现大致可分为胸膜病变和肺实质病变。胸膜病变反映多发性浆膜炎,因此多伴随心包积液。胸腔积液往往无症状,少到中等量。据报道,1% 的 RA 患者 X 线胸片显示胸腔积液。胸腔积液多为单侧,也可双侧,20% 的 RA 患者 X 线胸片显示胸膜肥厚(图 39.3)。尽管无菌,但长期渗出液可形成包裹性积液,类似脓胸。类风湿胸膜受累可导致壁胸膜和脏胸膜增厚,导致胸膜纤维化和肺塌陷。这种增厚的活检通常显示非特异性炎症变化,而不是类风湿性肉芽肿或恶性肿瘤。

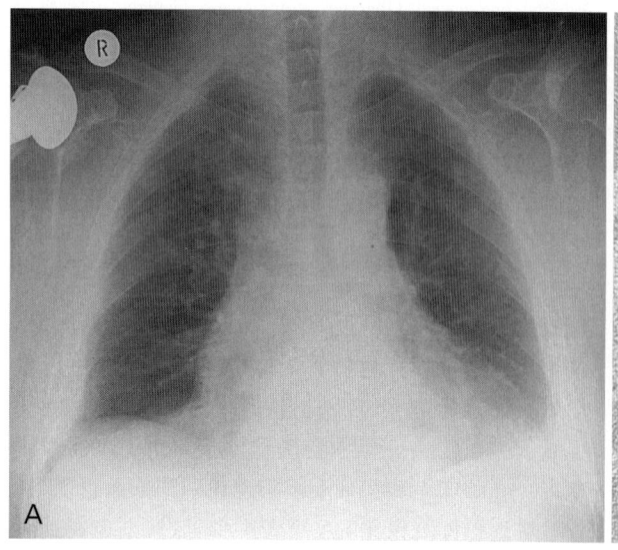
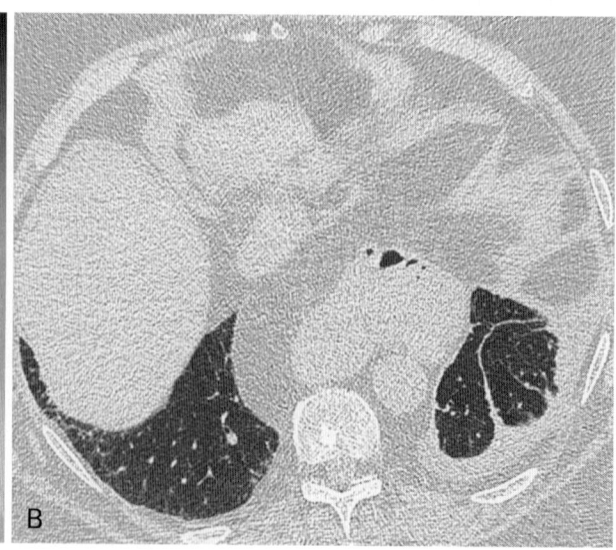

图 39.3 RA,胸膜受累。(A)X 线胸片显示双侧胸膜增厚,另外发现右肩关节行人工肱骨头置换术。(B)CT 显示左侧胸膜增厚更加明显,肺实质内的条状影继发于渗出性胸腔积液,附见患者有食管裂孔疝。

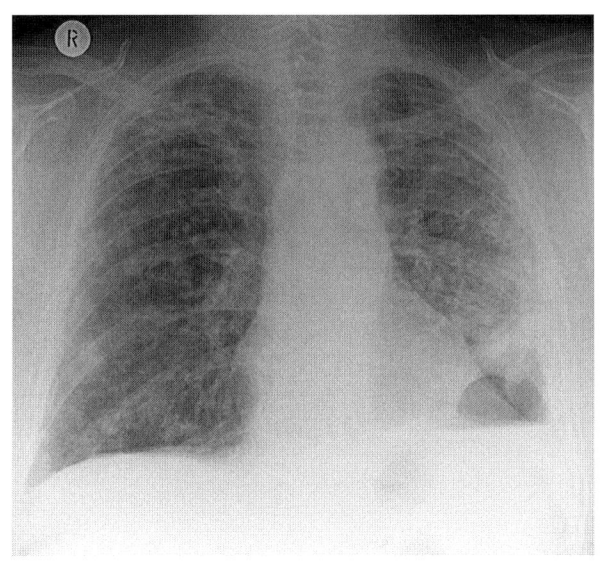

图 **39.4** 渐进性坏死结节。RA 患者的 X 线胸片显示双侧边界不清的结节以及胸膜增厚。同时发现在左下肺野基底部有气-液平面,这是由于胸膜下渐进性坏死结节破裂引发血气胸形成。与图 39.1 为同一患者的 X 线胸片。

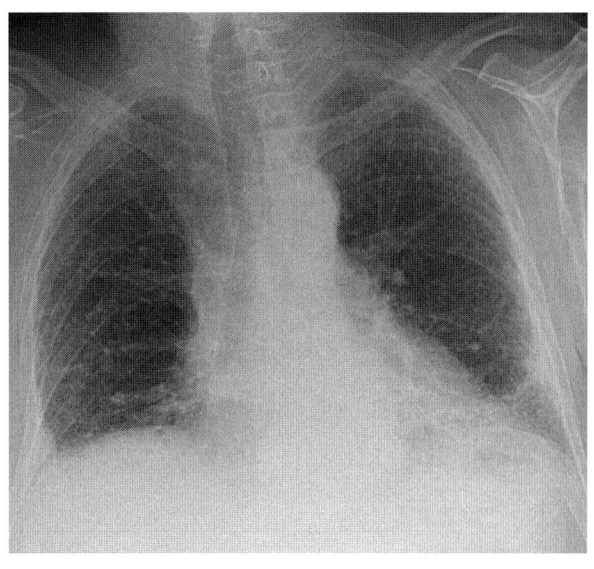

图 **39.5** RA 间质性肺疾病。X 线胸片显示肺野外带网织结节状改变。外科肺活检发现终末期肺纤维化。

一个易识别但罕见的肺部受累表现为出现空洞性坏死性结节(图 39.4)。RA 患者的间质性肺病多为非特异性的,而部分病变通过 X 线胸片不易发现(如滤泡性细支气管炎)。在诊断"闭塞性细支气管炎"的患者中 X 线胸片敏感性更差——即使患者出现严重通气受限,X 线胸片却可表现正常。

RA 肺纤维化典型表现为网格状或网织结节状影(图 39.5),也有可能表现为蜂窝状影,通常为对称性,出现在肺基底部。5%RA 患者会出现弥漫网织结节状纤维化。肺纤维化常出现在那些有皮下结节、抗核抗体和 RF 阳性的患者中。

斑片状实变可为机化性肺炎或感染。机化性肺炎通常表现为多样的、双侧肺外带的实变。然而,感染、药物引起的肺疾病与恶性肿瘤是很难鉴别的。

在一项前瞻性的对早期 RA 患者(在出现胸部症状之前)的研究中,6%的患者 X 线胸片显示间质性肺病,而 HRCT 显示其中 33%的患者符合间质性肺病的诊断。据报道,X 线胸片诊断 RA 患者"纤维性肺泡炎"的敏感性为 23%,这意味着 X 线胸片不擅长检测 RA 患者的纤维化肺病。

2. CT HRCT 检查有助于 RA-ILD 的诊断,因为它通常有不止一种肺病的表现,而在 X 线胸片上可无明显异常表现。RA-ILD 的诊断具有挑战性,因为:①广泛的、潜在的并发病变;②可能并发 CTD;③需要明确限制性肺疾病的表现。影响诊断的混杂因素还包括吸烟或药物相关疾病以及免疫抑制相关

的感染。据报道,所有 RA 患者中出现明显肺部病变的终生患病率不超过 20%,这可能说明 HRCT 检测出的是真正的亚临床肺部病变。出现肺部症状的 RA 患者在 HRCT 上表现为支气管扩张、肺部结节、磨玻璃影以及蜂窝状改变。除了蜂窝状改变,以上这些表现都可以在没有肺部症状的 RA 患者中出现,但程度较轻。参见表 39.2,了解结缔组织疾病(包括 RA)的 HRCT 表现和特征。

RA 中最常见的肺纤维化疾病是 UIP 和 NISP(图 39.6,图 39.7)。很多对 RA 进行的研究是在 NSIP 被识别之前进行的,那时把 UIP 和 NSIP 统称为"纤维化肺泡炎"。研究表明 RA 在 HRCT 上的 4 种主要表现形式:UIP(37%)、NISP(30%)、闭塞性细支气管炎(17%)以及机化性肺炎(8%)。在进行过活检的患者中,大多数病例的 CT 结果和病理结果是相符的。机化性肺炎通常见于中下部,通常位于支气管血管束周围或肺周围分布。机化性肺炎可有几种影像学表现:病变区实变(图 39.8)、小叶周围型、实变带、气腔阴影和结节。

RA 和呼吸道疾病有很大关联,支气管扩张和闭塞性细支气管炎经常并存。据报道,在无临床症状且终生不吸烟的 RA 患者中,15%的病例在 HRCT 上出现支气管扩张(图 39.9)。已有学者评估了 RA 患者支气管扩张的大概发生率,并提出了导致支气管扩张发生的一系列因素,包括继发性干燥综合征、α_1 抗胰蛋白酶缺乏症以及特定的 HLA 亚型。有些学者推测,支气管扩张是一个引起 RA 进展的危险因素。

表 39.2　结缔组织疾病的病理诊断和 HRCT 形态学表现的关系

病理诊断	HRCT 表现
非特异性间质性肺炎(纤维化亚型)	主要为基底扭曲和规则的细网状磨玻璃影,可能会或可能不会分布于胸膜下和基底部
普通型间质性肺炎	肺外围和基底部分布网状蜂窝影,病灶主要发生于肺上叶前部和胸膜下
机化性肺炎	肺实变最常分布于肺外周或支气管血管周围,也常围绕次级肺小叶周围分布(小叶旁)
呼吸性细支气管炎相关间质性肺炎	模糊小叶中心性结节和斑片状磨玻璃影,少量小叶空气潴留
脱屑性间质性肺炎	常表现为弥漫性磨玻璃影随机分布,有时为小囊状改变
弥漫性肺泡损伤	弥漫性磨玻璃影和实变
淋巴细胞性间质性肺炎	磨玻璃影和(或)结节;囊变见于约 50% 的病例
滤泡性细支气管炎	小叶中心/支气管周围小结节和磨玻璃影
闭塞性细支气管炎	马赛克样灌注,肺密度减低区肺血管变细和大气道异常(支气管扩张和/或管壁增厚)
淋巴增生性疾病	实变、肿块、结节或磨玻璃影,可见增厚的小叶间隔
淀粉样变性	表现多样,支气管血管可能被浸润,肺内网状结节/线样改变,大结节可钙化

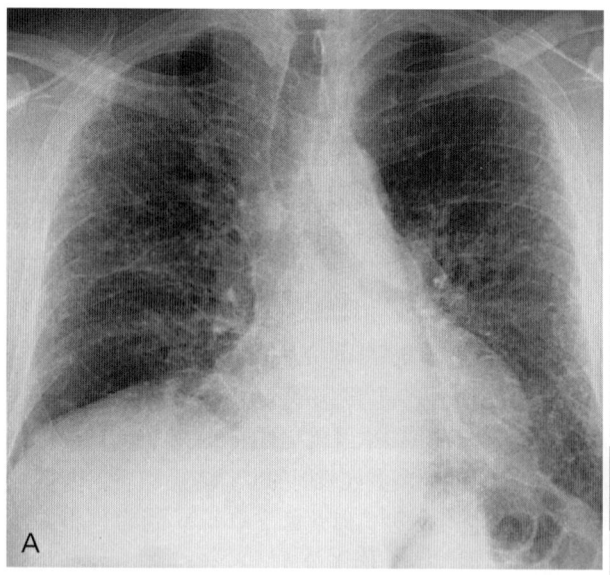
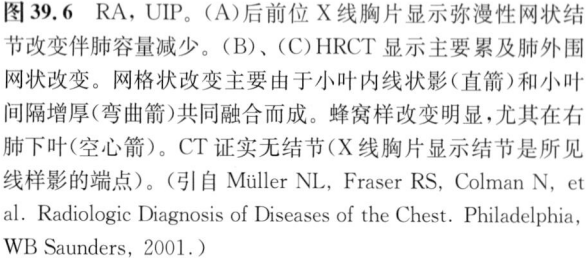
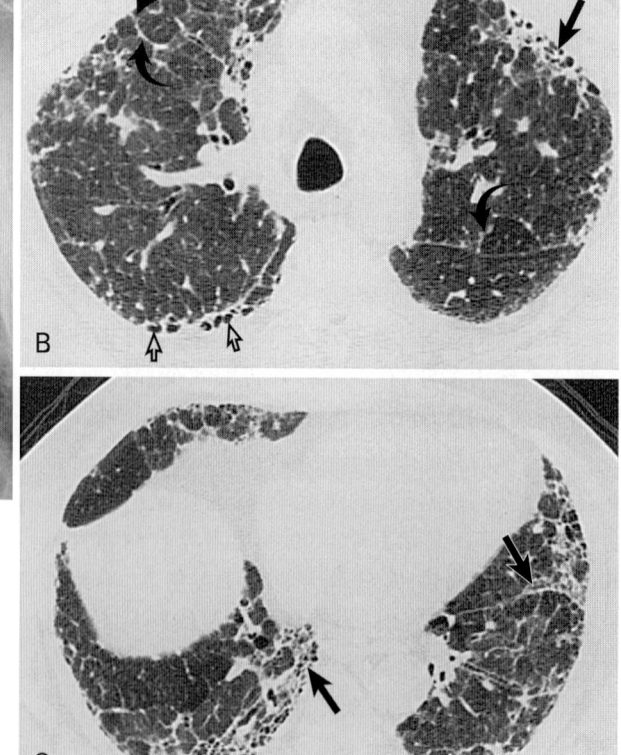

图 39.6　RA,UIP。(A)后前位 X 线胸片显示弥漫性网状结节改变伴肺容量减少。(B)、(C) HRCT 显示主要累及肺外围网状改变。网格状改变主要由于小叶内线状影(直箭)和小叶间隔增厚(弯曲箭)共同融合而成。蜂窝样改变明显,尤其在右肺下叶(空心箭)。CT 证实无结节(X 线胸片显示结节是所见线样影的端点)。(引自 Müller NL, Fraser RS, Colman N, et al. Radiologic Diagnosis of Diseases of the Chest. Philadelphia, WB Saunders, 2001.)

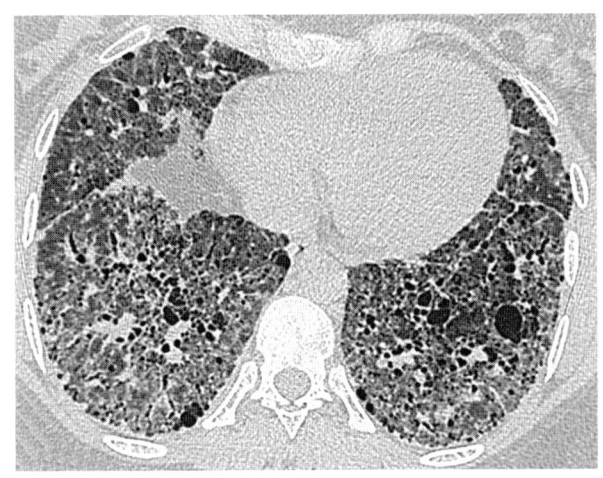

图 39.7 RA，NSIP。HRCT 显示弥漫性磨玻璃影和网状改变，反映严重肺纤维化。

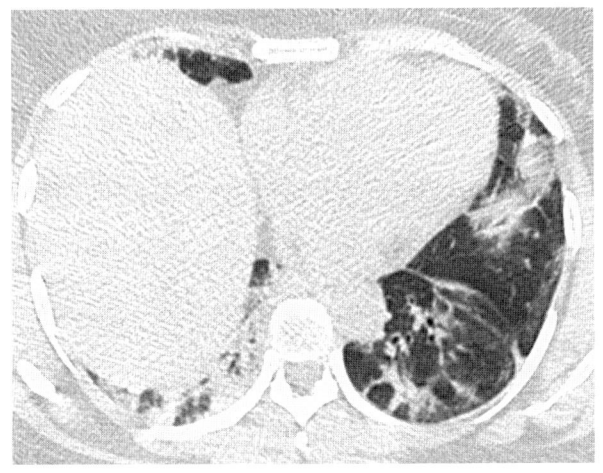

图 39.8 RA，机化性肺炎。HRCT 显示两肺外围斑片影和小叶周围实变，此征象是机化性肺炎的典型表现。

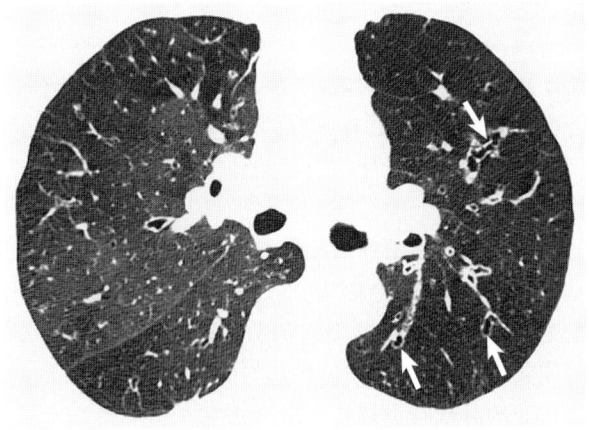

图 39.9 RA，支气管扩张症。HRCT 显示"马赛克样灌注"改变，该区域两肺透亮度减低和血管影衰减，以及支气管扩张（箭）和支气管壁增厚。

与 RA 相关的闭塞性细支气管炎，在许多 RA 患者中并没有明显临床症状。尽管早期研究显示缩窄性闭塞性细支气管炎在 RA 患者中病情进展迅速，且常是致命的，然而最近人们已开始清晰地认识到其严重程度和进展速度存在很大的个体差异，一些患者病程发展缓慢。闭塞性细支气管炎在 HRCT 上表现为肺实质密度不均匀、低密度影和高密度磨玻璃影镶嵌（图 39.9），这是由于局部肺血流再分布时正常肺实质血流量增多，导致肺密度不均（马赛克灌注征）。大气道病变和小气道病变之间的关系，发展过程中哪个先出现目前尚不清楚。

在 RA 肺血管病变中受侵的为小血管，这在临床影像上是很难观察到的。研究显示，20% 的 RA 患者出现轻度的肺动脉高压，但并没有其他肺部或心脏疾病的表现。肺动脉高压也可出现在继发于 RA 的 ILD 或心脏疾病的患者中。根据超声心电图结果判断，1/3 未住院的 RA 患者存在肺动脉高压。在年龄<50 岁的患者中，肺动脉干的直径和平均肺动脉压力之间相关性很高。在 CT 上如果发现肺动脉干的直径大于相邻的升主动脉（非动脉瘤性），高度提示肺动脉高压，是非常有价值的征象。

在一项关于滤泡性细支气管炎的病理组织学与 CT 表现的对照性研究中，主要特征为直径 1～12 mm 的小叶中心性结节，部分为支气管血管束周围分布，以及斑片状磨玻璃影（图 39.10）。磨玻璃影通常双肺弥漫性分布。部分滤泡性细支气管炎病例中可见轻度支气管扩张伴支气管壁增厚。如前所述，滤泡性细支气管炎与 LIP 是一个连续体。LIP 在 HRCT 上通常表现为磨玻璃影，边界不清的小叶中心性结节，小叶间隔增厚和囊肿（图 39.11）。但多数研究显示 LIP 与干燥综合征有关，而不是 RA。

虽然淀粉样变在病理中很常见，但却很难在 HRCT 上分辨出来，因为其表现为非特异性的。大的淀粉样沉积偶见无固定形状的或不规则的钙化，常形状怪异，但很难诊断，通常需要活检来明确诊断。

个人或家族的 RA 病史会增加霍奇金淋巴瘤的患病风险，这种风险在严重的 RA 患者中大大增加，RA 患者患恶性血液病的风险也增加。当 RA 患者在 HRCT 上发现实变不吸收时，需与恶性淋巴增生性疾病鉴别。

大量抗风湿药物用来治疗 CTD。这些药可以对全身产生广泛的副作用，其中对肺部的影响最大。很难鉴别究竟是 CTD 本身还是药物导致的肺部病变。

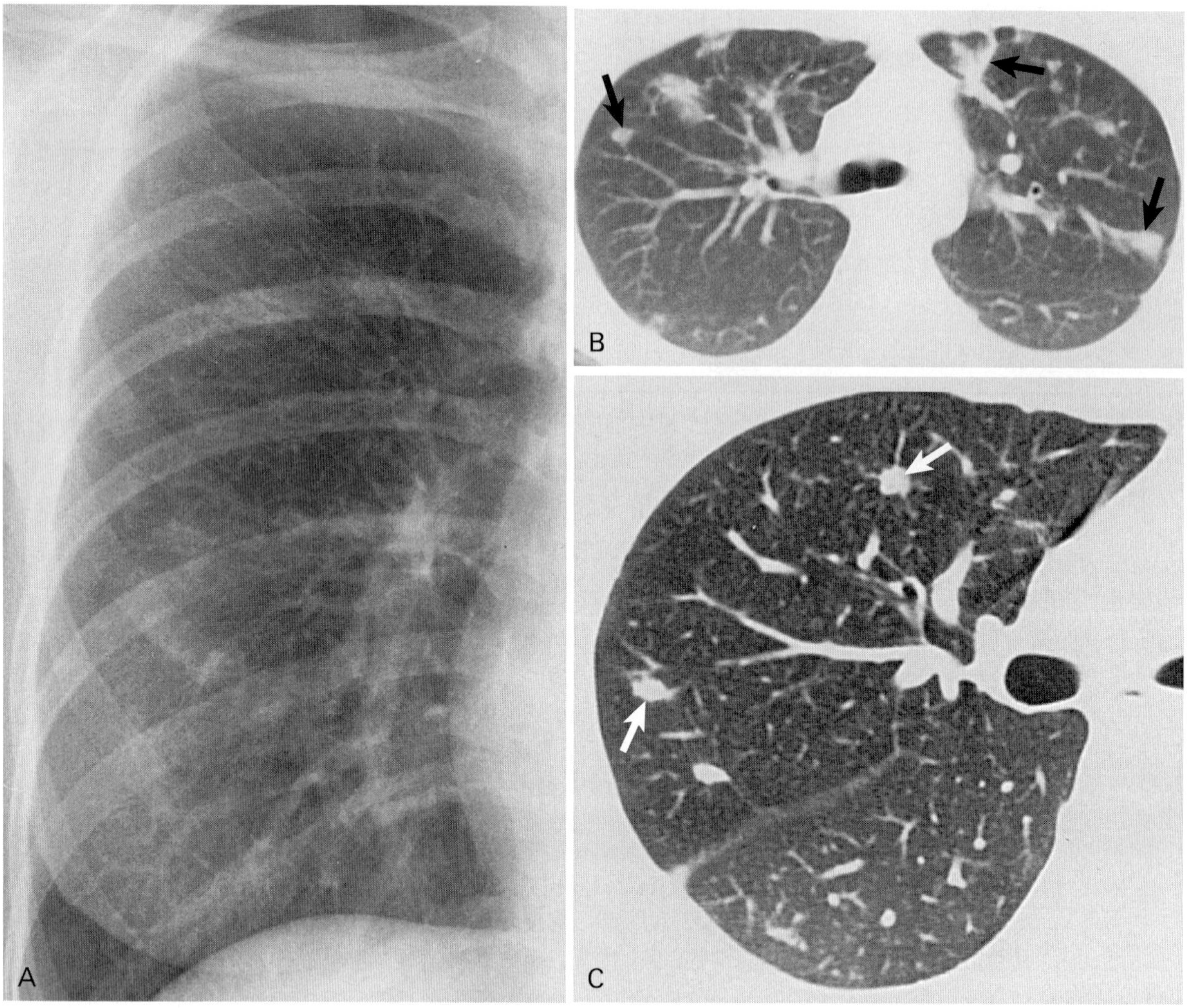

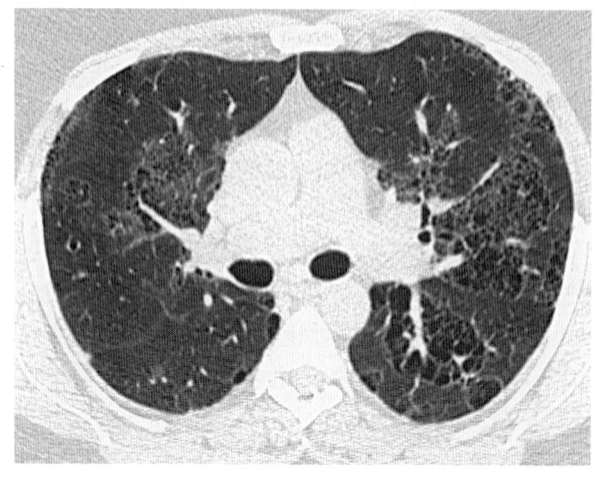

图 39.10 RA,滤泡性细支气管炎。(A)后前位 X 线胸片显示右肺边界不清晰结节影,左肺也有类似的结节。(B)轴面 CT 显示两肺局灶性实性结节,主要分布于支气管血管周围(箭头)。(C)HRCT 显示右肺上叶支气管血管周围边界清晰的结节影(箭)。(引自 Müller NL, Fraser RS, Colman N, et al. Radiologic Diagnosis of Diseases of the Chest. Philadelphia, WB Saunders, 2001.)

图 39.11 RA,LIP。HRCT 显示两肺磨玻璃影和"肥皂泡"样囊状破坏,见于 LIP。

许多改善这类疾病的治疗药物是通过抑制免疫,这增加了机会性感染,如肺孢子菌、曲霉、隐球菌和诺卡菌等微生物的风险,更有争议的是,增加了淋巴增生性疾病的风险。关于药物引起的肺损伤更广泛讨论,见第 65 章。

甲氨蝶呤是治疗 RA 的首选药物,最严重并发症是肺炎。"甲氨蝶呤肺"的平均发生率为 3.3%,病死率为 22%。甲氨蝶呤引起的肺炎可以在治疗之后数周或数年后发病,其损伤机制特殊。但当患者再次尝试此药的时候肺炎却不一定会复发。

金盐类治疗 RA,研究显示 1% 的患者出现肺毒性(图 39.12)。金制剂治疗可能会引起过敏反应、弥漫性肺泡损伤、肺纤维化、机化性肺炎及闭塞性细支气管炎。研究表明,金制剂导致的肺部改变可以和

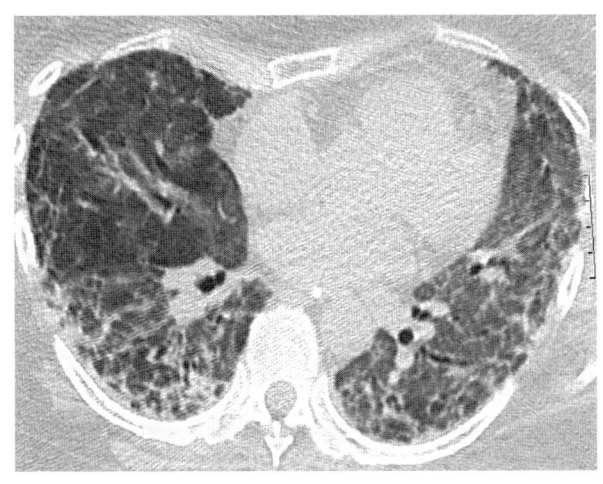

图 39.12 金盐引起的 RA,弥漫性肺泡损伤。HRCT 显示弥漫分布的磨玻璃影及斑片状实变影,符合弥漫性肺泡损伤。女性,RA 患者,接受金盐治疗后暴发性呼吸衰竭。

RA 引起的肺部改变区分开来。然而,两者之间重叠较多,单凭 HRCT 无法区分。

　　青霉胺治疗 RA,它和闭塞性细支气管炎有关。但是,现在对闭塞性细支气管炎的发生究竟是确实与青霉胺相关,还是仅仅与 RA 有关尚不清楚。

　　3. 超声检查　彩色多普勒是一种非侵入性评估患者肺动脉高压的检查方法。胸部超声检查可用于评估胸腔积液和定位最佳穿刺点。

　　(六) 影像检查的选择　对于有胸部症状的 RA,X 线胸片为首选检查方法,因为 X 线胸片能发现胸腔积液,亦可以显示间质性肺病的表现。X 线胸片正常不能排除弥漫性间质或者气道病变,但 HRCT 可以。超声心动图多用于诊断肺动脉高压,甚至当 HRCT 显示正常时,低一氧化碳弥散量(DLCO)提醒临床医生患者可能有轻微肺血管病变。

　　(七) 鉴别诊断

　　1. 根据临床资料　需要与 RA 鉴别诊断的疾病包括风湿性和非风湿性疾病、结缔组织疾病之间临床表现有很多重叠之处。当患者有非对称性关节炎、游走性关节病、大关节为主、远侧指间关节受累、皮疹、胸椎或腰椎疼痛、肾脏疾病、RF 阴性状态、低补体血症或者在 X 线片关节上缺乏进展性骨侵蚀,应考虑 RA 之外的诊断。

　　2. 根据辅助诊断技术　RF 是一系列将 IgG 分子的 Fc 部分作为抗原来识别的抗体。这些抗体可能参与清除血液循环中的免疫复合物,因此在很多情况下,慢性炎症的特征是和 RF 阳性有关,最显著的是系统性红斑狼疮和混合冷球蛋白血症。在 RA 患者中,约 70%~80% 出现 RF 阳性。研究显示间质性肺

病患者血清和肺泡灌洗液 RF 滴度升高。RA 肺纤维化程度和病变严重性与 RF 滴度有关,但 RF 在肺部病变中确切的致病机制仍不清楚。

　　最近,研究显示抗瓜氨酸肽和蛋白质的抗体对 RA 诊断有相似的敏感性,但具有更高的特异性(95%~98%)。患者的抗环瓜氨酸肽(anti-cyclic citrullinated peptide,CCP)抗体(antibodies CPA,ACPA)至少是正常上限的 3 倍,有高度特异性。

　　(八) 治疗方案概要

　　(1) 镇痛药,如非甾体抗炎药。

　　(2) 糖皮质激素。

　　(3) 缓解病情抗风湿药,如金盐、硫唑嘌呤、D-青霉胺、甲氨蝶呤。

　　(4) 免疫调节,如 B 细胞耗竭。

　　(5) 血管生成抑制剂。

　　(6) 基因疗法。

　　(7) 抗炎细胞因子,如抗肿瘤坏死因子。

要点

- RA 很常见,影响到世界范围 1% 的人口
- RA 在女性中更常见 2~3 倍,但胸腔积液、间质纤维化和坏死性结节在男性中更常见
- 胸膜疾病,包括胸腔积液和胸膜增厚,是最常见的胸部表现,但通常无症状
- "胸膜炎"是 RA 最常见的胸部症状
- RA 患者常有肺实质疾病,也是患者死亡的常见原因
- RA 患者经常有亚临床性肺疾病
- 在少数患者(10%)中,肺部症状早于关节病变
- RA 有广谱肺部疾病,且不相互排斥。大约 1/3 的患者患有纤维化肺病
- 类风湿因子阳性与肺部疾病严重性、关节外表现有关,并且增加病死率
- 吸烟与 RA 有协同作用,抽烟患者有更严重的肺和关节疾病
- 相比于 NSIP,肺间质性疾病稍多见于普通型间质性肺炎,偶见于机化性肺炎
- 其他常见征象包括支气管扩张症、闭塞性细支气管炎、滤泡性细支气管炎、血管炎和肺动脉高压
- 坏死性肺结节很罕见,RA 患者的孤立结节,与坏死性肺结节相比更有可能的是肺癌

推荐阅读

Chansakul T, et al. Intra-thoracic rheumatoid arthritis: imaging spectrum of typical findings and treatment related complications. Eur J Radiol. 2015;84(10):1981 - 1991.

Tanaka N, Kim JS, Newell JD, et al. Rheumatoid arthritis-related lung diseases: CT findings. Radiology. 2004; 232:81 - 91.

参考文献见 *ExpertConsult*.*com*.

第40章

系统性硬化症（硬皮病）[*]

Brent P. Little

（一）**病因** 系统性硬化症（硬皮病）有三个主要特征：胶原蛋白过剩、血管损伤及炎症/自身免疫性疾病。系统性硬化症的发病机制目前尚不清楚，但已知遗传因素、环境因素和自身免疫因素与其相关。家族聚集性系统性硬化症发生率较低（1.2%～1.5%），但现已建立并奠定了更加坚实的基础以研究其遗传发病机制。

过去系统性硬化症被认为是一种自身免疫的过程，可能是由细胞因子对细胞外基质蛋白和组织愈合的有害影响引起的。最近对其发病机制的研究已经涉及细胞微嵌合体。细胞微嵌合体来源于怀孕母体循环中持续存在的胎儿细胞。胎儿 CD3[+] T 细胞在母体血液循环和胎儿细胞的组织反应表明，部分患者微嵌合体可能会引起移植物抗宿主反应，导致系统性硬化症。

（二）**发病率和流行病学** 系统性硬化症属少见病，每年约 20 万人患病，发病率约 500/100 万，且发病率随着年龄而增加，最常影响育龄期妇女。无种族区别。系统性硬化症患者的病死率较高，约 1/3 的患者于确诊后 10 年内死亡。预测存活率降低的变量包括年龄（>64 岁）、肾功能减低、贫血、肺一氧化碳弥散量减低、血清总蛋白水平减低、肺储备（肺活量）减低。抗着丝点抗体（anticentromere antibody，ACA）阳者的预后较在抗拓扑异构酶 I（Scl-70）抗体阳者的预后好，后者预后较差可能与肺纤维化更容易在这些患者中发展，并表现为弥漫性系统性硬化症有关。

（三）**临床表现** 系统性硬化症患者早期，仅 1% 的患者有呼吸道症状，常表现为劳累后气促。在已确诊的疾病中，呼吸困难是系统性硬化症中最常见的肺部症状，约 60% 的患者出现呼吸困难。大约 16% 的系统性硬化症患者有时会出现胸膜炎性胸痛。与 RA 或系统性红斑狼疮患者不同，系统性硬化症患者较少出现胸腔积液。然而，在尸检中却常发现胸膜纤维化和粘连。

约 41% 的系统性硬化症患者有肺动脉高压，劳力性呼吸困难通常为首发症状。发生肺动脉高压的风险随年龄而增加，在肺动脉高压确诊前即可有一氧化碳弥散量（DLCO）显著下降（可能提示亚临床疾病）。

心血管系统症状较多，包括左右心功能不全（疲劳）、肺动脉高压（呼吸困难）、充血性心力衰竭（水肿）、心包炎/心绞痛（胸痛）、自主神经功能紊乱（心悸）、心律不齐和传导阻滞（头晕，晕厥，猝死）。

胃肠道症状常表现为吞咽困难。系统性硬化症中食管运动器官受累的严重程度已被证明与该疾病的肺部表现的严重程度相关（通过 DLCO 降低量化），并在 HRCT 上有间质性肺病的证据。这可能是由于胃食管反流和肺间质性疾病之间存在某种关系，或者说，它们都反映了全身性血管病变的严重程度。15% 的患者伴有关节疼痛，10% 的患者伴有炎性肌病。肌肉无力、皮肤瘙痒和雷诺现象很常见。肾衰竭可表现为高血压/血压正常的肾衰竭或突发肾脏急症。

---

[*] 编者和出版社感谢 Maureen Quigley 博士和 David M. Hansell 博士为本书上一版相关主题提供的材料。这是本章的基础。

硬皮病可局限于皮肤或系统性。系统性疾病进一步分为局限性皮肤型和弥漫性皮肤型。局限性皮肤型系统性硬化症[过去称为"CREST 变种"(calcinosis, Raynaud disease, esophageal dysmotility, sclerodactyly, and telangiectasia,钙质沉着、雷诺病、食管运动功能障碍、指端硬化、毛细血管扩张)],即指肢体远端包括手肘和膝盖等处的皮肤增厚,伴或不伴面部皮肤系统性硬化症。反之,弥漫性皮肤型系统性硬化症是指肢体近侧以及远端的皮肤增厚,包括肘部和膝盖的范围,伴或不伴面部或躯干疾病。虽然弥漫性皮肤型系统性硬化症患者多见肺部受累,但出现肺部受累症状患者中约有 1/3 表现为局限性皮肤型系统性硬化症。

(四) 病理生理学

1. 病理学 系统性硬化症的特点是皮肤、消化道、肺、心脏、肾脏等脏器的纤维化和血管阻塞。其中肺是第二常见的受累脏器,肺部疾病是系统性硬化症患者的重要死因。

肺部疾病的两个主要表现为间质纤维化和肺动脉高压,后者为原发性血管疾病,但也可能继发于心脏或肺部疾病。尸检的研究报告指出,3/4 的系统性硬化症患者患有肺间质纤维化。因此,系统性硬化症患者中约有 80% 的患者最终发展为肺纤维化,其中肺动脉高压占 50%。系统性硬化症患者通常分为两类:一类发展为肺纤维化疾病,抗 Scl-70 抗体阳性(且肺动脉高压可能继发于心肺疾病);另一类只有肺动脉高压及血清 ACA 阳性。有趣的是,ACA 和抗 Scl-70 抗体大部分情况下总是相互排斥,仅在小于 0.5% 的系统性硬化症患者中两者同时存在。弥漫性皮肤型系统硬化症患者和抗 Scl-70 抗体阳性的患者患肺纤维化疾病的风险尤其高。

肺纤维化最常见的组织学亚型是 NSIP。一篇关于系统性硬化症患者肺活检标本的综述发现,超过 75% 的患者组织学亚型为 NSIP,研究中 NSIP 的高发率可以推广到更广泛的未进行肺活检的系统性硬化症患者中。系统性硬化症患者 UIP 发病率估计小于 10%。系统性硬化症患者弥漫性肺泡损伤的病例也有报道,但罕见。少数病例报道系统性硬化症患者可出现弥漫性肺泡出血,在大多数情况下,该疾病发生在原有肺纤维化疾病的基础上。

系统性硬化症的患者几乎都在一定程度上存在片状心肌纤维化,有时会造成心室舒张功能障碍。心室收缩功能障碍也可见于冠心病或高血压性心脏疾

病患者。系统性硬化症患者很容易导致传导阻滞和心脏自主神经病变。

尸检结果表明,75% 的系统性硬化症患者食管受累,大部分器官解剖结果表明食管呈斑片状纤维化或萎缩,或两者皆有。

2. 肺功能 系统性硬化症患者的肺 DLCO 可减少至 50% 或更低,其肺功能储备减少,预测其生存率降低。肺 DLCO 减少是最早检测出的肺功能异常,临床表现为呼吸困难及肺间质纤维化。肺间质纤维化或血管病变而导致肺 DLCO 减少。对系统性硬化症患者来说,DLCO 减少是系统性硬化症中纤维化肺病程度的最佳预测指标。

(五) 影像学表现

系统性硬化症的特点是皮肤增厚。弥漫性硬皮病面部受累的一个重要表现是明显的嘴唇周围放射状沟纹(烟草袋征)。皮肤增厚几乎都从手指和手掌开始,其皮肤收紧及增厚的发展过程多变。手、肘、膝关节周围的表皮可钙化,手、脸、嘴唇和胃肠道黏膜表面可见毛细血管扩张。皮肤表面的斑仅仅有碍外观,但发生在胃肠道黏膜表面可因消化道出血导致缺铁性贫血。系统性硬化症患者通常有雷诺现象(因寒冷或情绪不稳导致可逆的血管舒缩不稳定),通常表现为四肢皮肤颜色的变化(苍白、发绀和最终红斑)。

1. 胸部 X 线 系统性硬化症 X 线胸片最常见的表现为弥漫、对称性基底部网状结节影(图 40.1)。肺间质不同程度的纤维化,导致肺组织呈蜂窝状改变及肺容量减少,X 线胸片上可见牵拉性支气管扩张。然而,系统性硬化症和其他肺间质性疾病一样,X 线胸片缺乏 HRCT 限制性实质疾病的敏感性。许多系统性硬化症患者可见食管充气扩张(见图 40.1),由于没有食管梗阻,在胸部立位 X 线片通常看不到特征性液平面。

2. CT 多数患有肺纤维化疾病和系统性硬化症患者组织学检验结果为 NSIP 而非 UIP(图 40.2,图 40.1),这也有组织病理学及放射学依据。

NSIP 的典型 HRCT 表现主要为磨玻璃影,主要位于下肺胸膜下区,可见网格状结构扭曲(牵拉性支气管扩张及含气腔减少),偶见蜂窝状改变。早期磨玻璃影可能是唯一的征象,随着时间推移,逐渐发展为网格状结构、牵拉性支气管扩张,很少发展为蜂窝状改变(图 40.2)。在许多患者中,牵拉性支气管扩张是主要的异常表现。在系统性硬化症有症状的肺部受累患者中,肺纤维化和磨玻璃影为常见表现;在系统性硬化症亚型中,与弥漫性皮肤型相比,蜂窝状

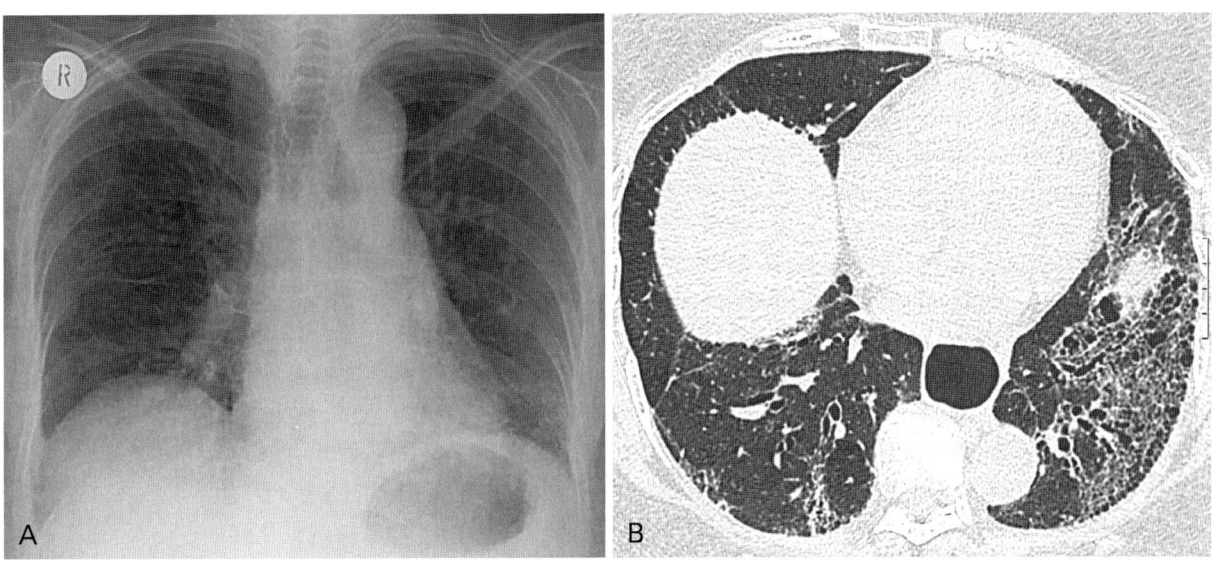

图 40.1 系统性硬化症:X 线胸片和 HRCT 表现。(A)X 线胸片显示主要集中在肺下部区域的网格状影和肺容量的减少。另外,可见由食管扩张引起的位于气管左旁区域的空气透亮影。(B)HRCT 显示磨玻璃影,广泛的网格状影,牵引支气管扩张以及左肺下叶支气管扩张。轻度纤维化见于右肺下叶、中叶和左肺舌叶伴少许双侧胸膜下蜂窝状影。肺实质表现证实为非特异性间质性肺炎。可见食管扩张。

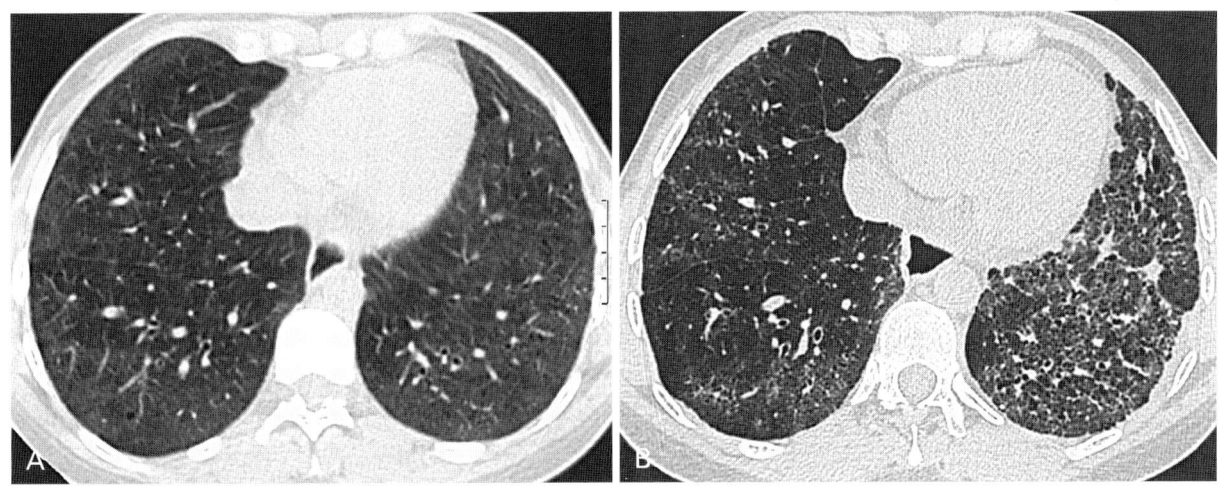

图 40.2 系统性硬化症,NSIP。(A)HRCT 显示双肺弥漫分布的磨玻璃影,可见极小的两肺周边网状阴影和扩张的食管。(B)约 10 年后,HRCT 显示广泛网状阴影、支气管扩张与磨玻璃影叠加表现,符合纤维化。

改变更常见于局限性皮肤型。HRCT 上的肺受累程度与系统性硬化症患者的预后相关;研究显示,肺部受累少于 20% 的患者平均 10 年生存率为 67%,而受累多于 20% 的患者平均 10 年生存率为 43%。

淋巴结肿大常见于系统性硬化症伴间质性肺疾病的患者,淋巴结肿大的程度与间质性疾病严重程度有关,与间质性疾病类型无关。

对孤立性肺动脉高压(局限性硬皮病)患者的研究显示,肺动脉压力升高的证据可能是主肺动脉的直径大于 3.2 cm,或超过了相邻的升主动脉(图 40.3),但肺动脉不扩张也不能除外肺动脉高压。

许多研究表明,系统性硬化症患者(包括不吸烟者)患肺癌(通常为腺癌)的风险增加,这与偶发肺结节有关。

系统性硬化症患者弥漫性肺泡损伤和弥漫性肺泡出血的孤立病例报道较少,且两种疾病在 HRCT 上具有相似且非特异性的表现[广泛实变和(或)磨玻璃影]。

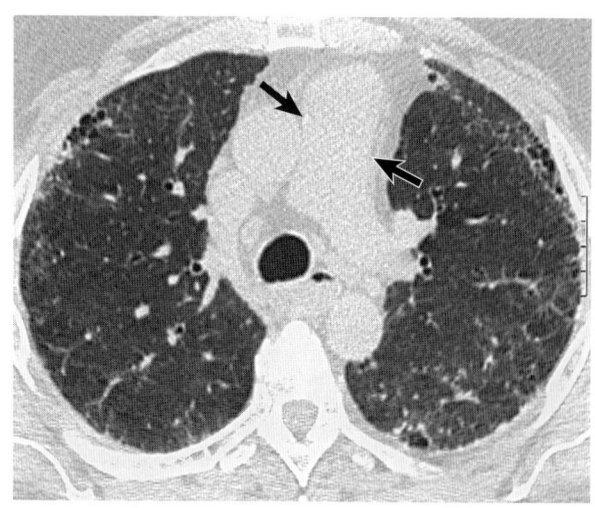

图 40.3 系统性硬化症伴肺动脉高压和肺纤维化疾病。CT 显示两肺磨玻璃影及周边为主网状影,少许蜂窝状影,与间质性纤维化一致。肺动脉的直径大于相邻的升主动脉(箭)。

要点:系统性硬化症 HRCT 表现

- 肺纤维化(NSIP 为最常见的类型)
- 磨玻璃影伴广泛牵拉性支气管扩张
- 细网状改变(胸膜下的和基底部的)
- 偶发的蜂窝状影(常为局限性)
- 食管扩张
- 肺动脉干增宽
- 纵隔及肺门淋巴结肿大
- 实变可能是由于感染、吸入性和机化性肺炎、弥漫性肺泡损伤以及偶发的弥漫性肺出血引起的

典型特征

美国风湿病协会的诊断和治疗标准委员会在 1980 年提出了系统性硬化症的初步标准。近端皮肤硬化是唯一的主要标准,敏感性为 91%,特异性为 99%。在没有近端皮肤硬化的情况下,指端硬化、指端出现凹陷性瘢痕或末梢指尖的表面损耗和基底肺纤维化是次要标准。美国风湿病学学院和欧洲抗风湿联盟于 2013 年公布了更新的标准。与先前的标准相似,延伸至掌指关节近端的手指皮肤增厚足以诊断硬皮病。然而,增加了几个额外的标准来增加对早期或轻度硬皮病病例的敏感性,包括存在甲襞毛细血管异常和自身抗体(抗-Scl-70、抗中心体和抗核糖核酸聚合酶Ⅲ)。

(六)鉴别诊断 系统性硬化症的鉴别诊断包括结缔组织疾病,如 RA、混合性结缔组织病以及其他结缔组织病重叠综合征。在所有的自身免疫性疾病中,血清抗体是重要的诊断指标。ACA 与系统性硬化症中局限性皮肤受累相关。该抗体具有相对特异性,研究显示其敏感性为 32%。此抗体很少存在于健康患者,其"正常"的血清中出现 ACA 可作为预测系统性硬化症的指标。ACA 与继发于增生性血管病变的孤立性肺动脉高压相关,且抗 Scl-70 抗体与肺纤维化和其严重程度相关。

抗核仁型抗体(AnoA)系统也是一组多相性的抗体,但未用于常规筛查,在同时患有硬皮病及皮肌炎的患者中,50% 的患者发现抗 PM-Scl 抗体。此类抗体很少在"单纯"的系统性硬化症中存在,经证实其存在率为 3%~8%;存在 AnoA 可预测局限性的皮肤受累。

研究表明支气管肺泡灌注液粒细胞增多可以预测肺纤维化疾病进展与肺功能恶化,其最敏感监测是测量 DLCO。

(七)治疗方案概要 免疫抑制剂或免疫调节剂作为全身性疾病缓解治疗。环磷酰胺和霉酚酸酯在全身性疾病中有一定疗效;硬皮病肺病的研究显示,环磷酰胺治疗导致 HRCT 患者的纤维化指标进展慢于安慰剂治疗的患者。基于器官的对症治疗包括用质子泵抑制剂和 H_1 阻滞剂治疗胃食管反流、血管扩张剂和钙通道阻滞剂治疗手指溃疡、血管紧张素转换酶抑制剂治疗肾脏和心血管疾病。尚在研究中的其他疗法包括干细胞移植和单克隆抗体。

要点

- 大多数系统性硬化症患者出现肺部受累
- 最常见的两种肺部表现是:①肺纤维化疾病伴或不伴肺动脉高压;②无纤维化肺病的"原发性"肺动脉高压。患者的自身抗体谱决定了第①种表现还是第②种表现可能大
- 肺纤维化疾病见于约 80% 的患者,通常表现为 NSIP;UIP 并不常见
- 系统性硬化症患者的肺癌发病率增加

推荐阅读

Ahuja J, Arora D, Kanne JP, et al. Imaging of pulmonary manifestations of connective tissue diseases. Radiol Clin North Am. 2016;54(6):1015-1031.

Arroliga AC, Podell DN, Matthay RA. Pulmonary manifestations of scleroderma. J Thorac Imaging. 1992;7: 30 - 45.

Bolster MB, Silver RM. Lung disease in systemic sclerosis (scleroderma). Baillieres Clin Rheumatol. 1993;7:79 - 97.

Goldin JG, Lynch DA, Strollo DC, et al. High-resolution CT scan findings in patients with symptomatic scleroderma-related interstitial lung disease. Chest. 2008;134(2):358 - 367.

参考文献见 ExpertConsult . com .

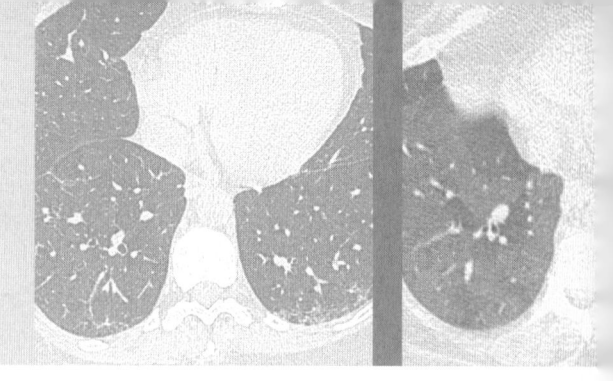

第41章

系统性红斑狼疮[*]

Brent P. Little

（一）病因 系统性红斑狼疮（systemic lupus erythematosus，SLE）的病因涉及遗传和环境因素、性激素及细胞介导的反应。SLE 的 B 淋巴细胞失去自身耐受性并不恰当地产生自身抗体。血清抗细胞核抗体（antinuclear antibodies，ANAs）阳性是检测 SLE 的敏感指标，几乎所有患者都为阳性。虽然抗-DNA 抗体少于 ANAs，但其特异性更高。抗双链 DNA 抗体高滴度是 SLE 活动性的最好标记物。

遗传缺陷的证据来自单卵双生儿的相同发病率（约为 25%，异卵双生儿为 2%）。SLE 易感性基因的研究发现了大量的变异基因，人类白细胞抗原（HLA）相关性因种族而异。

细胞凋亡（不同损伤引起的细胞程序性死亡）是 SLE 发生的决定性因素。暴露于 EB 病毒和巨细胞病毒可能会触发 SLE 的自身免疫性。性激素在促进或调节 SLE 中具有重要作用，疾病好发于育龄期妇女，雌激素可以使狼疮易感小鼠病情恶化。

（二）发病率和流行病学 SLE 的发病率是（17~48）/10 万。女性多见（女∶男约 8∶1），发病年龄为 15~45 岁。儿童期和妇女绝经后，女∶男比例接近于 2∶1。SLE 患者的生存率有所提高，欧洲患者的研究显示，92% 患者在起病后存活 10 年。高病死率的原因是感染、肾脏病、非霍奇金淋巴瘤和肺癌。女性、年轻、病程短于 1 年及非裔美国人是死亡的高风险因素。总的来说，SLE 最可能的死亡原因是活动性疾病、血栓性并发症及感染。

（三）临床表现 SLE 常见症状有关节炎、面部红斑、对光敏感和神经系统受累。在确诊 SLE 后的前 5 年，最常见的死亡原因为感染，但在此之后，血栓性疾病成为最常见的死亡原因。SLE 诊断较难，从患者第一次发病到最终确诊，可能需要 2 年时间。

复发性胸膜炎性胸痛是 SLE 最常见的胸部症状。肺栓塞是引起胸膜炎性胸痛的另一个常见原因，特别是那些有抗磷脂综合征（见后）的患者。最后，心包炎和（或）心包积液也可能会导致胸痛。

大多数 SLE 患者免疫抑制，下呼吸道感染由常见病菌和机会性致病菌引起。狼疮肺炎患者可出现暴发性呼吸衰竭，重要原因包括机会性感染、药物、肾功能或心功能受损、弥漫性肺泡出血或狼疮性肺炎。

在尸检研究中，慢性肺病在 SLE 患者中很常见，高达 98% 的患者都患有某种形式的胸膜或肺实质疾病；然而，许多患者慢性肺部受累可能是轻微的且无症状的。"萎缩肺"综合征——由膈肌功能减弱和胸廓减小所引起低肺容量，会导致进行性慢性呼吸困难，偶尔会致命。

抗磷脂综合征在 SLE 患者中很常见，其特征是血管血栓形成或产科并发症（或两者兼有）、血小板减少症和某些抗体阳性，如抗心磷脂和狼疮抗凝物。

高达 8% 的 SLE 患者有肺动脉高压，一半的病例为原发性肺动脉高压，一半为继发性肺动脉高压。SLE 患者患动脉粥样硬化的风险增加，是卒中和心肌梗死的独立危险因素。18~44 岁的 SLE 女性患者患卒中和心肌梗死的风险是其他年龄段的 2 倍，患心力衰竭的风险是 4 倍。

──────────────

* 编者和出版社感谢 Maureen Quigley 博士和 David M. Hansell 博士为本书上一版相关主题提供的材料。这是本章的基础。

1/3 的 SLE 患者有肾脏病,其是严重威胁患者生命的重要并发症之一;消化道症状常表现为非特异性腹痛和消化不良;肝脾肿大可随疾病活动性而变动,尽管肠系膜血管炎较罕见,但可危及生命。

大多数 SLE 患者存在关节痛和肌痛,典型的"雅库关节病"影响着 50% 以上 SLE 患者的双手,且有可复原性、非侵蚀性关节畸形(双手功能可保存)的特点。皮肤受累是 SLE 常见症状,包括典型的面部红斑、盘状红斑及全身光敏感性高,阳光过敏、口腔溃疡和口干可能会发生。

血液学特征包括正色素正细胞性贫血、血小板减少症和白细胞减少症。

神经精神病性狼疮临床表现多样,有头痛、抽搐、精神病诊断(压抑、精神异常及神经病)等。

（四）病理生理学

1. 病理学　除外感染,"狼疮肺炎"是 SLE 最常见的急性肺部表现,然而,可能高估了狼疮肺炎的发病率,总体上可能低于 4%;虽然这种情况的特点是弥漫性肺泡损伤,但在尸检中发现,许多肺炎和误吸的病例在临床误诊为狼疮肺炎。一旦发生,50% 狼疮肺炎可致命。急性狼疮肺炎住院 SLE 患者达到 6% 以上;急性肺泡损伤者最终部分表现为痊愈和纤维蛋白溶解,部分肺实质纤维化(永久性瘢痕),部分患者会发生慢性纤维化肺病。

2 例 SLE 患者的外科手术肺组织活检标本的研究显示,其中一例表现为 UIP,另一例表现为滤泡性细支气管炎伴少量细胞性 NSIP。SLE 患者伴原发性纤维化肺疾病的概率约<10%。机化性肺炎不是 SLE 的常见肺部表现。

弥漫性肺泡出血在 SLE 中少见,但病死率较高。SLE 弥漫性肺泡出血的发病机制和狼疮肾微血管病类似。系统性红斑狼疮中有孤立的 LIP 病例报道,通常与干燥综合征重叠。

SLE 肌病可以影响横膈,导致膈肌抬高和基底部肺不张,即"萎缩肺"。关于其发生机制,有很多争论,原因也一直存在争议。研究显示,大多数"萎缩肺"患者的神经肌肉膈肌功能正常。

SLE 与一些肿瘤有一定关系,尤其是白血病、NHL、肺癌、胆管癌。

2. 肺功能　SLE 患者肺功能多项指标异常,一般来说,大约 2/3 的 SLE 患者有肺功能检测指标异常。

（五）影像学表现

1. 胸部 X 线　SLE 最常见的 X 线表现为两侧胸腔积液或胸膜增厚(图 41.1)、心包积液或心脏增大

所致心影增大。最常见的肺部表现为继发于感染的肺实变,其他急性表现有肺栓塞、急性狼疮肺炎(至少 4%)及肺出血(小于 2%)。

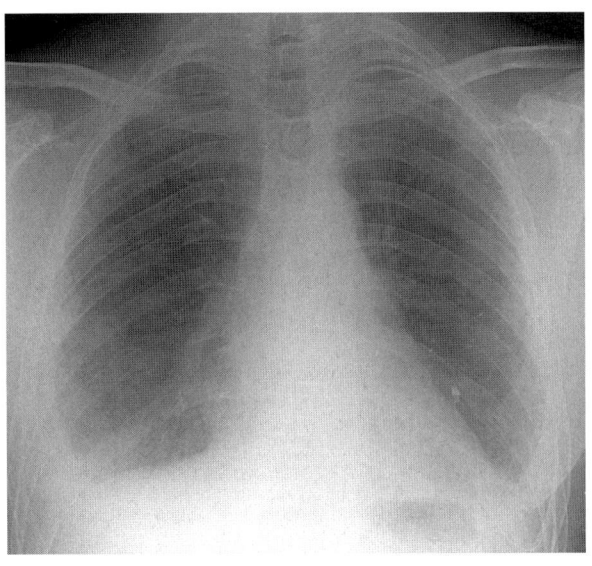

图 41.1　SLE 两侧胸腔积液。X 线胸片显示两侧少量胸腔积液(左侧胸腔积液引流)。

对于急性狼疮肺炎,X 线胸片特征性表现为单侧或两侧下肺野的斑片状磨玻璃影或肺实变,主要在下肺(图 41.2)。X 线胸片鉴别急性狼疮肺炎和感染性肺炎较难。肺出血表现为双侧斑片状或弥漫性磨玻璃影或肺实变(图 41.3)。

"萎缩肺"综合征 X 线胸片和 CT 可显示特征性的横膈抬高、邻近肺不张及少量胸腔积液(图 41.4)。

间质性肺病的 X 线表现常较轻,主要为下肺野的网状影(图 41.5)。

2. CT　关于 SLE 患者肺部 HRCT 表现报道较少。一项 34 例 SLE 患者的前瞻性研究发现,70% 的患者存在 HRCT 异常表现。1/3 的患者存在间质性肺病,21% 的患者存在支气管扩张,18% 的患者腋窝及纵隔淋巴结增大,15% 的患者存在胸膜心包异常。SLE 伴发间质性肺病患者的比例高于既往的研究,其诊断主要是依靠临床和影像学表现,推断 SLE 患者间质性纤维化发病率为 3%～8%。SLE 患者支气管扩张通常是轻度的,支气管扩张可能是反复感染所致,反映了其是一种交叉性疾病。

另一项关于 SLE 患者肺部受累的 CT 研究排除了所有肺部存在症状和 X 线胸片异常的患者,结果显示超过 1/3 患者 HRCT 异常,18% 有支气管扩张,13% 有胸膜增厚,1/3 患者小叶间隔增厚,小叶内出现线状影,22% 患者存在结构扭曲。这些异常多位于

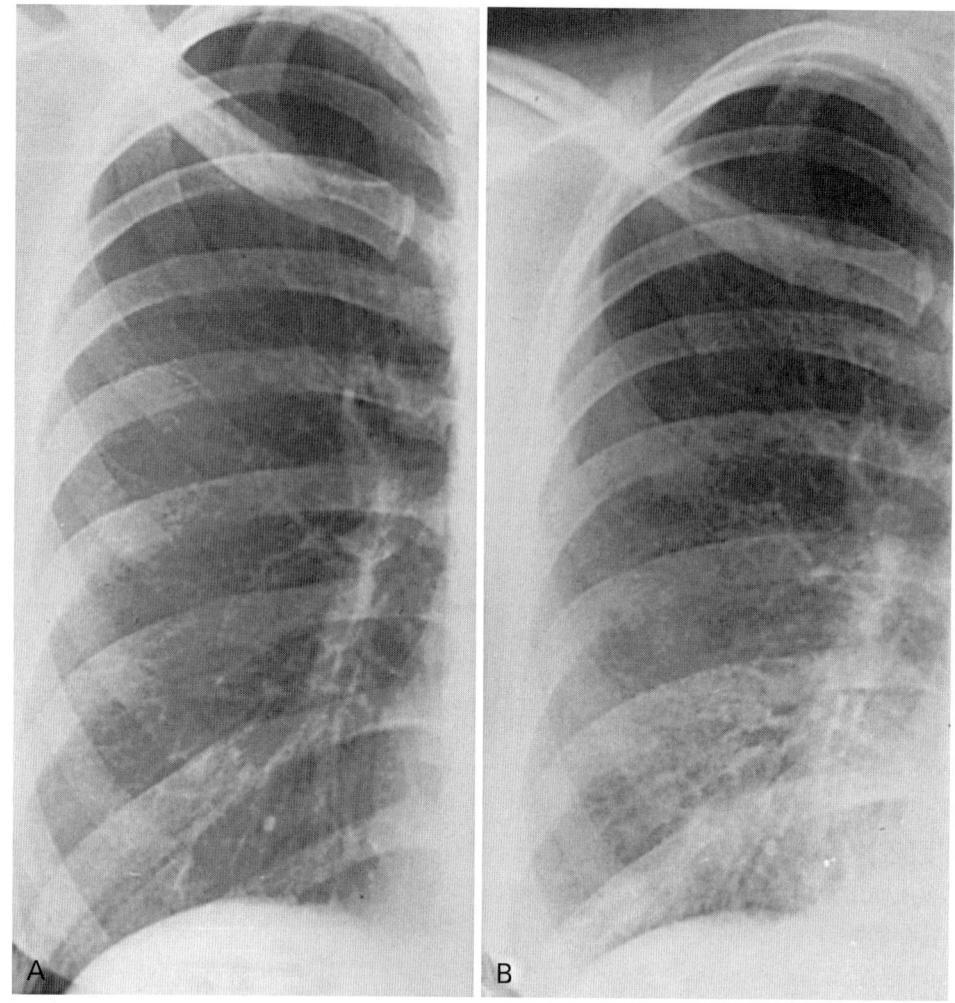

图41.2 急性狼疮肺炎。正位 X 线胸片细节图(A)显示右肺正常。2 d 后,这位 SLE 患者(B)在出现呼吸困难和咳嗽后,右肺中下肺野透明度降低,肺纹理增重。左肺表现同右肺。这些表现符合急性非心源性肺水肿。(引自 Müller NL, Fraser RS, Colman N, et al. Rodiohgic Diagnosis of Diseases of the Chest. Philadelphia, WB Saunders, 2001.)

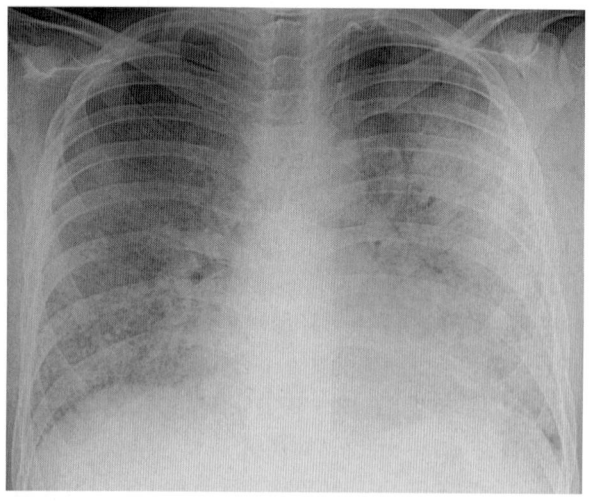

图41.3 SLE,咯血,弥漫性肺出血。X 线胸片显示弥漫性左肺病变,比右肺实变更明显。

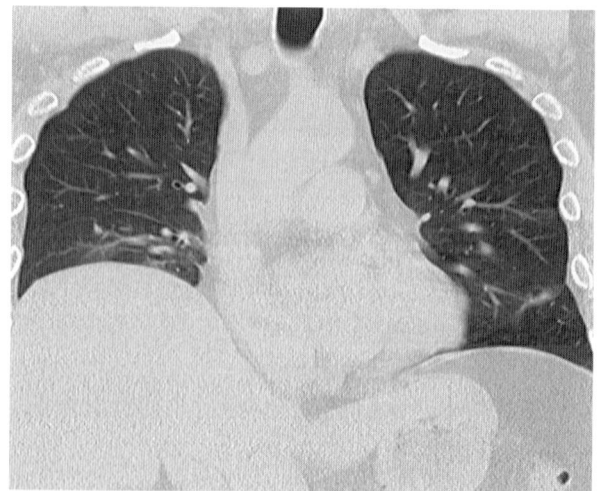

图41.4 SLE,"萎缩肺"综合征。50 岁男性 SLE 患者的冠状面 CT 显示横膈抬高伴邻近肺不张,形成特征性的"萎缩肺"综合征。该综合征是指 SLE 患者肺容量持续较低,而不能用实质纤维化或可见的胸膜疾病来解释。

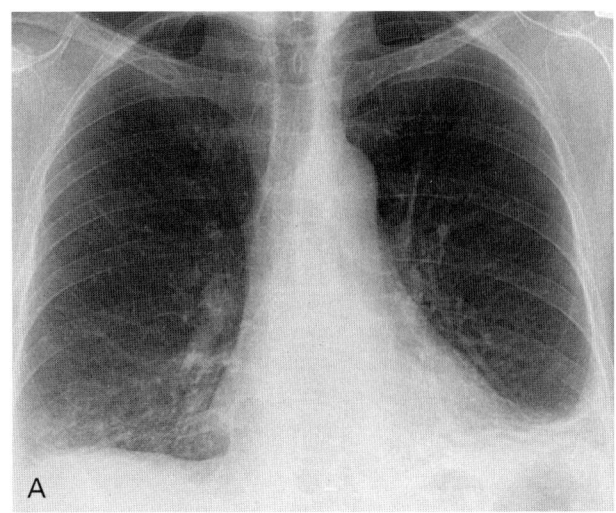
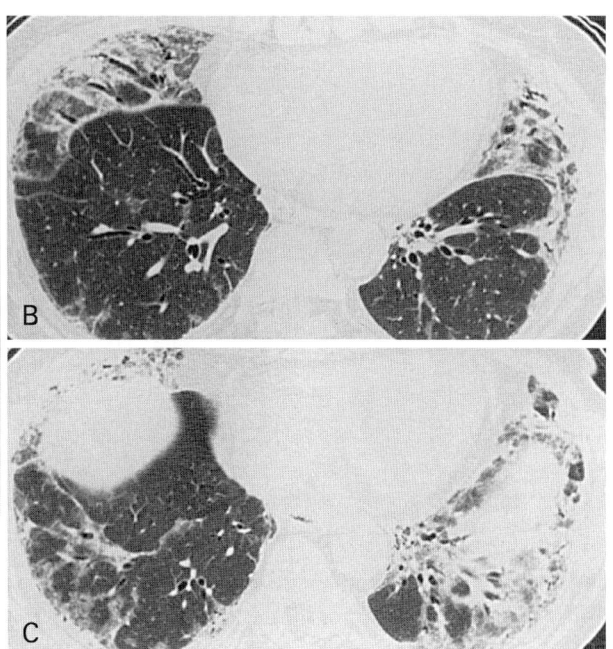

图 41.5 SLE,肺纤维化。正位 X 线胸片(A)显示两下肺野不规则线状影。HRCT(B、C)显示右肺中叶、左肺舌叶及两肺下叶实质异常,包括磨玻璃影、不规则线状影、肺纹理紊乱及提示纤维化的支气管扩张。(引自 Müller NL, Fraser RS, Colman N, et al. Radiologic Diagnosis of Diseases of the Chest. Philadelphia, WB Sounders, 2001.)

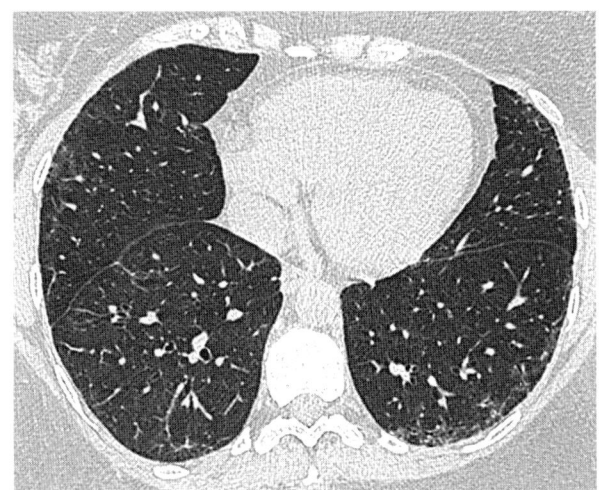

图 41.6 SLE,纤维化肺疾病。HRCT 显示胸膜下及基底部网格影,提示纤维化非特异性间质性肺炎或早期 UIP(即根据 Fleischner 协会标准,可能为 UIP)。

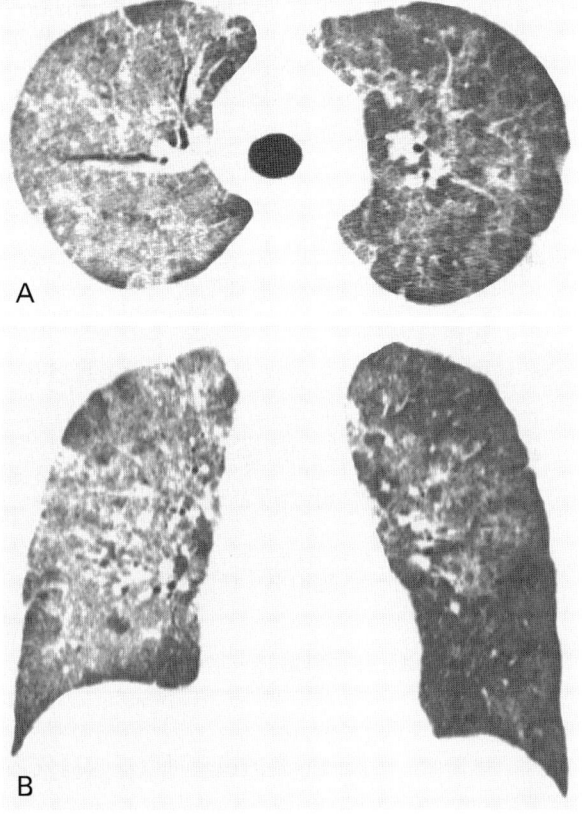

图 41.7 SLE 患者弥漫性肺泡出血的 CT 表现。(A)轴面 CT 是两肺上叶磨玻璃影、实变、小叶间隔增厚及结节影,右肺为主。(B)冠状面 CT 显示病灶分布不对称。

胸膜下或下肺野,表现为纤维化(图 41.6)。

存在呼吸道症状的 SLE 患者发生间质性肺病的比例增加,其中 60% 患者存在慢性间质性肺病。这两项大的 CT 研究中没有提及明显蜂窝样改变,可能是因为这两项的研究对象为无肺部疾病的 SLE 患者。

弥漫性肺泡出血的 CT 表现无特异性,包括广泛磨玻璃影和空气支气管征(图 41.7)。弥漫性肺泡出血的 CT 表现与感染性肺炎和弥漫性肺泡损伤鉴别

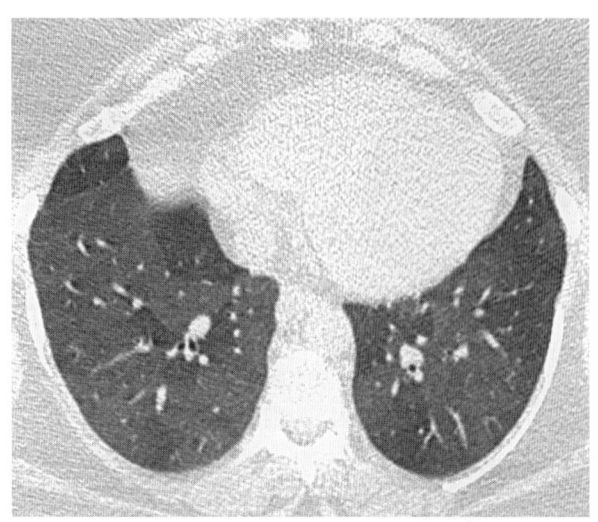

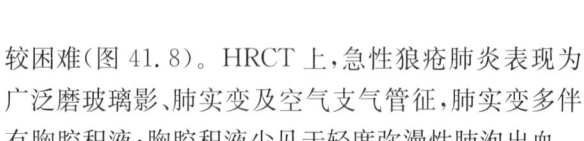

图 41.8 急性狼疮肺炎伴急性呼吸损害。HRCT 显示广泛的磨玻璃影。细微的纤维化最终与磨玻璃影分布相同。

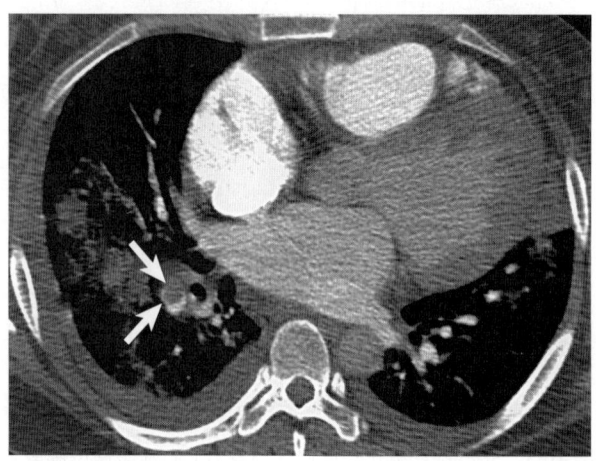

图 41.9 抗磷脂综合征,SLE,急性肺栓塞。CT 增强显示右下肺叶肺动脉有充盈缺损(箭),肺实变是继发于肺出血,出现少量双侧胸腔积液和心脏肥大。

较困难(图 41.8)。HRCT 上,急性狼疮肺炎表现为广泛磨玻璃影、肺实变及空气支气管征,肺实变多伴有胸腔积液;胸腔积液少见于轻度弥漫性肺泡出血。

50%以上 SLE 患者伴发抗磷脂综合征,并易发肺栓塞(图 41.9)。大多数患者存在深静脉血栓;尽管很少,肺动脉或静脉栓塞还是可以发生的。

要点:SLE 常见影像学表现

- 胸腔积液或胸膜增厚(通常为双侧)
- 心包积液,心脏增大
- 磨玻璃影和(或)实变区域(感染、弥漫性肺泡损伤或出血)
- 肺体积缩小,膈肌上抬(萎缩肺综合征)
- HRCT 上间质性纤维化表现为胸膜下或基底部蜂窝样改变
- DVT 和肺栓塞(抗心磷脂抗体及抗磷脂综合征所致)
- 肺动脉增粗(肺动脉高压)

---

3. **核医学** 可疑肺栓塞的患者可以通过通气灌注闪烁显像进行评估。

(六)**影像检查的选择** SLE 伴发呼吸道症状的患者可先行 X 线胸片检查,排除其他鉴别诊断。如显示胸腔积液或下呼吸道感染的迹象,这些发现可能不需要进一步成像。临床怀疑肺栓塞患者均需行肺

CT 血管造影术或放射性核素通气-灌注扫描。HRCT 是发现已知或可疑间质性肺病的首选检查。

典型征象

SLE 诊断标准得到彻底性改变是在 1982 年,后来这些标准作了轻微的变动,满足 11 项标准中的任何 4 项,即可诊断 SLE(表 41.1)。最近,SLE 国际合作诊断小组(SLICC)公布了对诊断标准的改进,满足 4 项修订标准,包括至少 1 项免疫学标准,或在抗核抗体或抗双链脱氧核糖核酸抗体环境中存在活检证实的肾炎,则可确诊 SLE

表 41.1 1982 年修正的 SLE 分类标准,2005 年美国风湿病学会推荐补录

1. 颧部红斑	遍及颧部的扁平或高出皮肤固定性红斑,常不累及鼻唇沟部位
2. 盘状红斑	隆起红斑上覆有角质性鳞屑和毛囊栓塞
3. 光敏感	对日光有明显的反应,引起皮疹
4. 口腔溃疡	口腔或鼻部无痛性溃疡
5. 关节炎	非侵蚀性关节炎,累及≥2 个周围关节,特征为关节肿、痛或渗液
6. 浆膜炎	胸膜炎或心包炎

（续表）

7. 肾脏疾病	持续性蛋白尿或细胞管型，可为红细胞、血红蛋白、颗粒状、管状或混合管型
8. 神经系统异常	非药物所致的抽搐精神病
9. 血液学异常	溶血性贫血伴网状红细胞增多，白细胞减少，淋巴细胞减少，或血小板减少
10. 免疫学异常	抗 ds—DNA 抗体阳性；抗 Sm 抗体阳性；抗磷脂抗体阳性包括：①抗心磷脂抗体 IgG 或 IgM 水平异常；②狼疮抗凝物阳性；③梅毒血清试验假阳性至少持续 6 个月，并经梅毒螺旋体固定试验或梅毒抗体吸收试验证实
11. 抗核抗体	在没有已知诱导狼疮药物的情况下，抗核抗体的滴度升高

（七）鉴别诊断

1. 根据临床资料　对于多器官受累患者，SLE 需与风湿性及非风湿性疾病鉴别，其诊断主要依据诊断标准和自身抗体，但不是决定性的。非风湿性疾病病程为全身性感染，包括 HIV 感染、传染性单核细胞增多症、病毒性多关节病及链球菌感染后肾小球肾炎。

SLE 需与风湿性疾病鉴别，包括 RA、硬皮病及混合性未分化性结缔组织疾病。单器官受累鉴别诊断更复杂。很多药物可诱发 SLE，其中普鲁卡因、卡比多巴最常见。药物引起的 SLE 通常发生在用药过程中，停药数周后，症状可消失，这些症状包括肌肉痛、关节痛、流感样症状及浆膜炎（ANA 阳性患者）。

2. 支持诊断检查方法　98％以上 SLE 患者有 ANA 升高。ANA 检测对 SLE 具有很高敏感性，但特异性较低；所以大多数 ANA 升高患者不一定有 SLE，SLE 患者 ANA 一定升高。ANA 滴度与疾病活动性无相关性，然而临床病史、红细胞沉降率、抗双链 DNA 及补体一定程度上可以预测疾病活动性。

抗 Sm 抗体水平升高是诊断 SLE 的一个标准，尽管特异性较高，但其他结缔组织疾病也可以存在。

（八）治疗方案概要

（1）皮质类固醇。

（2）免疫调节治疗剂/抗风湿药物。

（3）在血栓形成的情况下使用抗凝剂。

（4）药物治疗"萎缩肺"综合征，如茶碱。

要点

- SLE 临床表现多样，几乎可以影响任何器官系统
- SLE 患者因病情加重、感染和栓塞而死亡
- SLE 最常见的肺部并发症是感染、急性狼疮肺炎和肺栓塞，少见肺部表现有间质性纤维化（UIP，NSIP）、机化性肺炎、淋巴样间质性肺炎和支气管扩张。闭塞性毛细支气管炎罕见
- SLE HRCT 表现还没完全发现。SLE 间质性纤维化的 CT 表现为胸膜下及下肺野呈蜂窝状
- SLE 患者罹患白血病、淋巴瘤和肺癌的风险增加
- 无呼吸道症状的 SLE 患者，大部分患者存在影像学或生理学检查异常，但大多数患者都有隐匿性肺病的亚临床表现

推荐阅读

Manson JJ, Rahman A. Systemic lupus erythematosus. Orphanet J Rare Dis. 2006;1:6.

Wiedemann HP, Matthay RA. Pulmonary manifestations of systemic lupus erythematosus. J Thorac Imaging. 1992; 7:1-18.

参考文献见 *ExpertConsult.com*.

第42章

多肌炎/皮肌炎[*]

Stephen B. Hobbs

（一）**病因** 免疫介导的肌炎和血管损伤是皮肌炎（dermatomyositis，DM）和多肌炎（polymyositis，PM）的特点。多肌炎中，免疫系统对抗肌肉抗原，而皮肌炎中，补体介导破坏肌内膜血管和真皮微脉管系统。PM/DM自身免疫功能失常的触发因素尚不清楚，和其他结缔组织疾病一样，B细胞和T细胞自身调节被打乱。病毒感染可能有一定作用，但免疫力下降是其直接原因。疾病发病具有季节性，提示感染原是PM/DM的一定成因。抗Jo-1抗体阳性的患者，发病多在4月，而携带其他抗体（如抗信号识别因子）的患者，发病多在11月。动物模型可以模拟病毒性肌炎，有多种不同感染原，包括柯萨奇病毒、细小病毒属、肠病毒、人类T淋巴细胞病毒及HIV。

（二）**发病率和流行病学** PM/DM年发病率大约为（5～10）/100万，DM有两个发病高峰期：儿童和青中年；PM多见于女性（女：男约2∶1），黑人发病率高于白人。PM/DM中，肺部疾病可以掩盖原发性肌肉功能紊乱，PM/DM伴发间质性肺病（ILD）患者病死率高于ILD患者。PM/DM病死率约10%～27%，死亡原因多为癌症或肺部并发症，预后较差的因素有发病年龄、男性、吞咽困难、发病时间久（确诊或治疗前）、肺和心脏受累、抗Jo-1抗体的存在等。大多数患者都有一个慢性、反复发作的疾病过程（80%）。

（三）**临床表现** 通常认为PM和DM是同一谱系的疾病，主要临床差别为DM患者面部有显著紫红色斑。但是PM和DM发病机制是不一样的，DM是体液介导的微血管病，PM则是细胞介导的肌纤维免疫反应，但在很多临床研究中，PM和DM多被分为一类。

PM/DM可急性或隐性发病，急性感染是其诱发因素；发病前3个月，儿童型DM患者多有全身性症状。DM见于儿童患者，儿童和成人症状相似，儿童发病多为急性。

PM临床特征为近端肌肉无力伴压痛、肌痛，患者可有呼吸困难、吞咽困难、吸入性肺炎、发热、体重减轻、继发性干燥综合征、雷诺现象、多关节炎及血管肌病等。PM/DM患者ILD发病率尚不清楚，然而，根据纳入标准和随访时间的长短，超过75%的患者会有一些ILD的证据。仅依靠X线胸片诊断PM/DM患者ILD发病率低于9%～10%，侧面也反映出X线胸片的敏感性低于HRCT。PM/DM中多关节炎和ILD之间联系已明确，大约1/3的PM/DM患者，其肺部症状早于炎症性肌病的症状。肺部表现形式多样，可是暴发性、急性（弥漫性肺泡损伤、肺炎）及慢性过程（纤维化肺疾病、肺动脉高压、呼吸肌的功能减弱）等。肺部表现也可是隐匿性的。

已确诊PM/DM患者易发生感染，他们的免疫力多受到抑制，包括条件性或非条件性致病菌。一项关于PM/DM患者住院病历记录的回顾性研究发现，大多数患者（89%）在发病后均有机会性致病菌感染，病菌种类繁多，其中一半以上为真菌。

PM/DM患者可发生肺动脉高压、肌炎（呼吸肌受累），实验室检查各项参数可显著异常，影像学检查

---

[*] 编者和出版社感谢 Maureen Quigley 博士和 David M. Hansell 博士为本书上一版相关主题提供的材料。这是本章的基础。

却可正常。尽管原发性肺血管疾病较少见,但 PM/DM 肺动脉高压通常继发于 ILD。

呼吸肌的功能减弱可引起呼吸衰竭;然而轻度呼吸衰竭预后较好,仅呼吸肌的功能减弱很少需要使用机械通气。

喉肌麻痹可致发声困难,食管受累可致吞咽困难。一半以上炎症性关节病患者可有食管病变,食管肌病可因横纹肌受累而发生在近端,也可因平滑肌受累而发生在远端,尤其在混合结缔组织病中更为明显。

暴发性肌炎可引起严重横纹肌溶解和肌红蛋白尿,从而导致突发急性肾衰竭。

DM 的皮疹多为灰红色的,淡紫色眶周水肿是 DM 特征性表现。皮疹可迅速消退,但也可被褐色色素沉着、萎缩、瘢痕和白癜风所代替。可出现皮下钙化,儿童 DM 多见。皮疹分布与系统性硬化症相似,但 DM 的皮下钙化分布更广泛,尤其是未经治疗或正在治疗的患者。多关节痛可伴有关节积液、关节肿胀和其他非致畸性关节炎等,大约 30% 患者可出现上述症状,但大多较轻微。

尽管心脏受累并不常见,但它对于预后具有重要意义。心脏受累是 PM/DM 第三大死亡原因,仅次于败血症和恶性肿瘤。文献中描述的心脏表现多种多样,有传导异常、心肌炎、冠状动脉粥样硬化、心瓣膜病及心包疾病等。

恶性肿瘤和炎性肌病有关,但与成人型 DM 的关联最强。尽管一项 102 例成人型 DM 的研究结果已经推翻了这一联系,最近有基于更多人口的队列研究已经证实恶性肿瘤与 DM/PM 间存在一定的联系。研究表明 PM 和恶性肿瘤之间密切相关,有数据证实 DM/PM 和恶性肿瘤间的联系,并不完全是因为各种偏差所致。大多数恶性肿瘤是腺癌,与卵巢癌的相关性最强,其他关联包括宫颈癌、肺癌、胰腺癌、膀胱癌和胃腺癌。有趣的是,癌症诊断的峰值发生在肌病诊断的第一年。在一些患者中,癌症的诊断发生在先前休眠的肌炎复发期间。

PM/DM 的分类容易混淆。无肌炎性 DM 指 DM 不伴发肌炎,肺纤维化不常见,曾有个案报道。抗合成酶综合征发生于存在抗合成酶抗体(抗 Jo-1 抗体是其中之一)的 PM/DM 患者,这些患者的临床表现与 PM、DM 相似,但他们更易发生 ILD,病死率也更高。抗合成酶抗体综合征还与"技工手"有关,这是一种患者手指皮肤增厚和开裂并伴有多关节炎和雷诺现象的疾病。

(四) 病理生理学

1. 病理学　与 PM/DM 相关的最常见肺部疾病有 NSIP、机化性肺炎(organizing pneumonia, OP)、弥漫性肺泡损伤(diffuse alveolar damage, DAD)、UIP、肺泡出血(继发于毛细血管炎)。关于 PM/DM 患者外科肺手术样本的研究发现其主要组织学表现为 NSIP。Douglas 等复习了 70 例 PM/DM 和 ILD 的患者,22 例行肺组织活检,发现绝大多数患者存在 NSIP 改变(81%),其余患者存在 DAD、OP 和 UIP。

PM/DM 患者可由 DAD,逐渐进展为 OP,最后变为纤维化 NSIP。最初为急性肺上皮损伤,然后肺泡产生肉芽组织并机化(OP)。OP 的斑片状实变影可部分逆转,也可以进展为网状影。在肺活检组织中经常发现 OP 和 NSIP 共同存在。

PM/DM 急性 ILD 患者,病程进展较快;在一项 81 例炎症性肌病患者的研究显示,5 例患者存在急性 ILD,并全部于 6 个月内死亡。这 5 例患者组织学上显示为 DAD,且所有患者均存在 DM 典型肌肉受累表现,但为轻度。PM/DM 急性 ILD 病死率高,所有患者血清抗合成酶抗体均为阴性。血清抗体阴性提示 PM/DM 相关 DAD 预后较差。

病理学上,活跃和愈合的脉管炎在 PM/DM 中均可见。与 RA 及 SLE 不同,胸膜病变不常见,但尸检中曾报道过纤维蛋白性胸膜炎(12%)。1/4 的患者可出现胸腔积液,仅次于心力衰竭和恶性肿瘤。

2. 肺功能　肺功能检测在 PM/DM 肺部受累的早期诊断中具有一定作用。最早的异常指标为 DLCO 下降。如果发生肺纤维化,会出现限制性通气功能障碍。另一个重要参数 KCO,为 DLCO 与肺容量(Va)的比值。非吸烟者 KCO 低于预测值 70%,提示血管病变。PM 患者,半数以上患者呼吸机肌力下降 50%,低于正常值 30% 时,会发生高碳酸血症。呼吸肌肌力下降的标志是最大吸气和呼气压力下降。

(五) 影像学表现

原发性 PM/DM 胸部表现包括以下一种或多种 ILD：OP、NSIP、UIP 及 DAD。血管病变的表现包括脉管炎、毛细血管炎/出血、肺动脉高压;继发性表现包括呼吸衰竭、肺不张、肺炎、误吸、药物相关异常、心力衰竭和肿瘤等。

1. 胸部 X 线　ILD 尤其是 OP,可先于肌炎和皮肤损害。X 线胸片可以显示 PM/DM 两下肺野不规则线状影(网状影)或实变影。大多数 PM/DM,X 线胸片显示 ILD 的比率大约为 10%。一项关于 PM/DM-ILD 的大规模研究显示,X 线胸片上可显示线状影(95%)、实变(25%)、蜂窝影(4%)和胸腔积液(4%)。

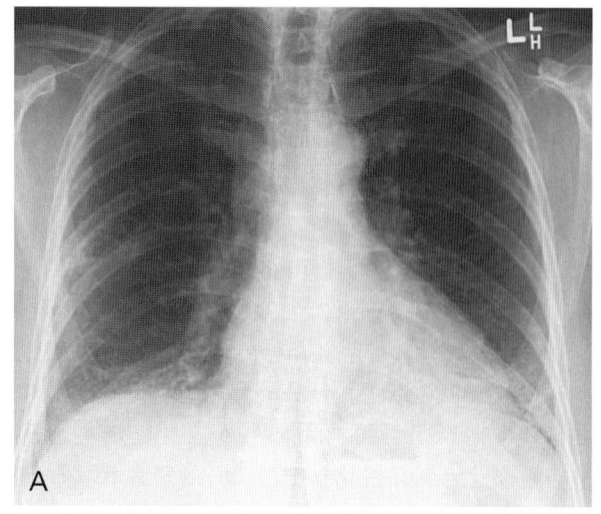

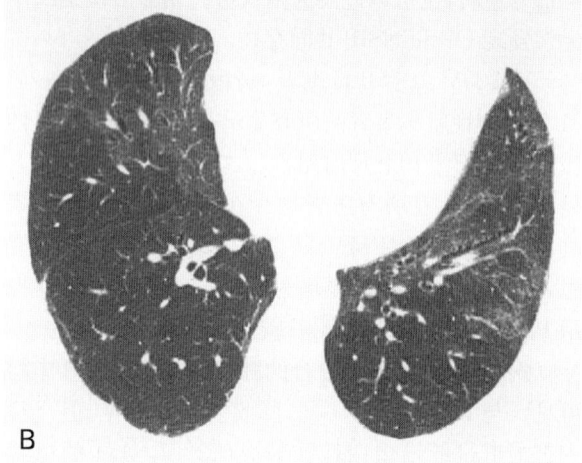

图 42.1 (A)多肌炎-NSIP。X线胸片显示肺体积减小,两下肺野透明度降低(磨玻璃影)及少许网状影。(B)HRCT(右肺中间段支气管水平)显示磨玻璃影主要位于肺外带,两肺广泛磨玻璃影及少许网状影,无蜂窝影。

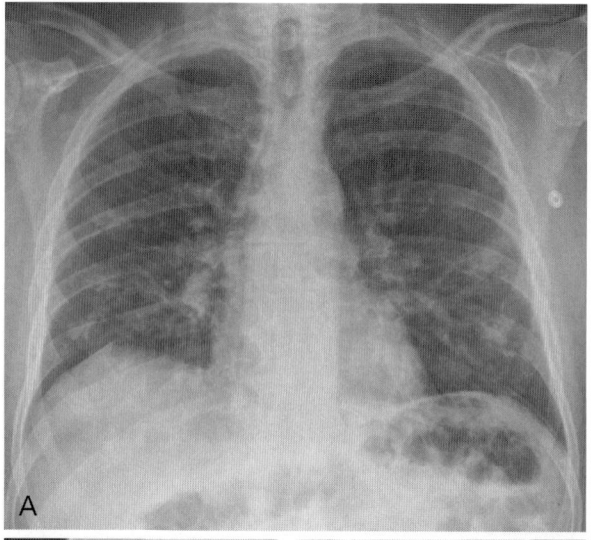

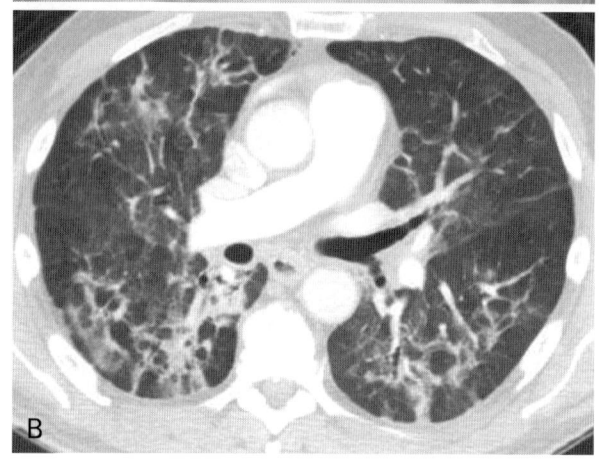

图 42.2 多肌炎-OP。(A)X线胸片示两肺下野实变。(B)HRCT可见两肺下叶实变主要分布在支气管血管和小叶周围。

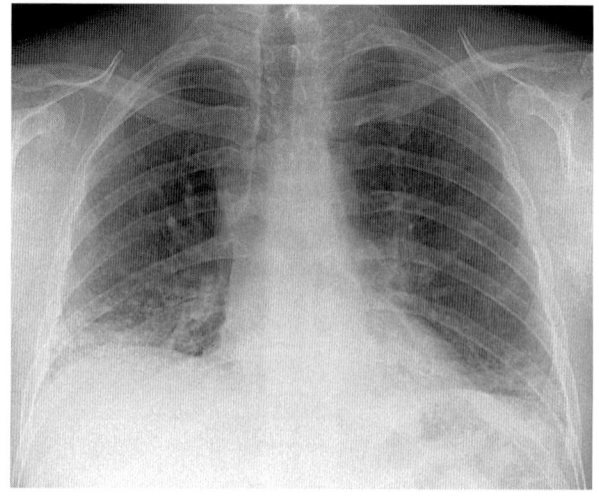

图 42.3 多肌炎-混合性 NSIP 和 OP。X线胸片可见两肺下野网状影伴肺体积减小,可见到右肺底部的病灶区。

上述表现通常表示存在 NSIP、OP 或 DAD。

　　PM/DM 中最常见的 ILD 是 NSIP。NSIP 最常见的影像学表现为下肺野网状影和透明度降低(磨玻璃影)(图 42.1)。OP 最常见的表现为两肺斑片状实变影,主要分布在支气管远端或胸膜下,可以分布在双肺任意地方(图 42.2)。PM 患者在影像学和组织学上均可见 NSIP 和 OP(图 42.3)。DAD 以突发、进展快为特点,可从磨玻璃影迅速发展为广泛实变影。实变影的主要鉴别诊断有误吸和肺炎。和 RA、SLE 不同,PM/DM 胸膜病变不常见。大多数胸腔积液见于心力衰竭、感染和恶性肿瘤。

　　2. CT　　PM/DM 在 HRCT 上表现为线状影(63%)、实变(53%~100%)、磨玻璃影(43%),蜂窝状影较罕见。上述表现常表示有 NSIP、OP 和 DAD 的存在。NSIP 的典型表现为磨玻璃影,伴或不伴小

叶内线状影,众多线状影组成网状影,主要分布于两肺下叶(图 42.4)。网状影可以不存在(细胞性 NSIP)

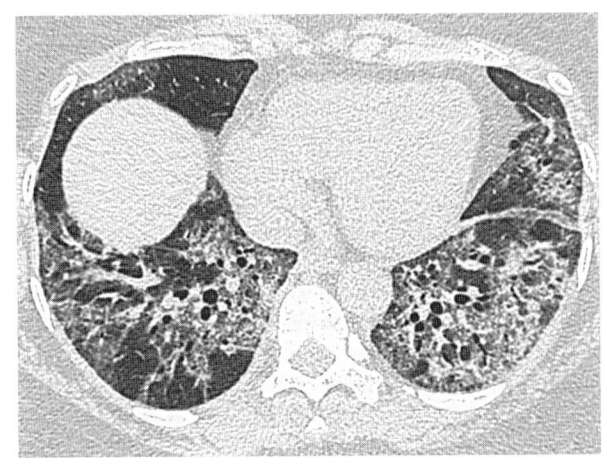

图 42.4 多肌炎-NSIP。HRCT 可见两肺磨玻璃影伴轻度网状影。

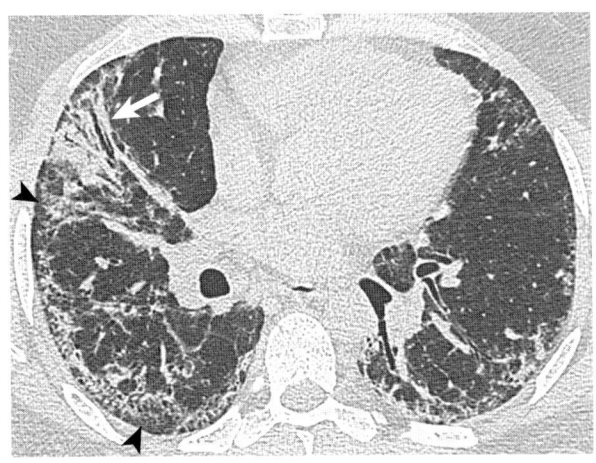

图 42.5 在一位肌炎和抗-Jo-1 抗体阳性（抗合成酶综合征）患者中，混合性 NSIP 和 OP 的表现。HRCT 可见两肺外周网状影和支气管远端实变影（箭），少许磨玻璃影和胸膜下少量肺组织也是显而易见的（箭头）。这些表现符合混合型 OP 和 NSIP（已经组织活检证实）。

或较轻微（图 42.1），但随着纤维化的进展，网状影可逐渐增多并成为主要表现（纤维化性 NSIP）。存在纤维化的患者，其网状影改变多与结构扭曲、牵拉性支气管扩张及细支气管扩张相关。如前所述，PM/DM 患者通常在 CT 和组织学上有 NSIP 和 OP 表现（图 42.5）。

PM/DM 实变通常认为有 OP 存在，磨玻璃影代表 DAD 或细微小叶内纤维化。下呼吸道感染是 PM/DM 的一个重要的鉴别诊断。OP 患者在 HRCT 上表现为斑片状实变影，可任意分布，但多位于胸膜下（图 42.2）、小叶周围或支气管周围（图 42.5）。线状影无特异性，反映既往 OP 或小叶间/内纤维化。在一项研究中，所有 PM/DM 患者的斑片状实变影、

不规则支气管血管壁增厚均缓解或消失，但此项研究缺乏病理支持，形态学上的可逆标志着 OP 的存在，抑或细胞性 NSIP 的存在。

PM/DM 中 DAD 的急性表现为暴发性呼吸衰竭，临床上表现为急性间质性肺炎（acute interstitial pneumonia，AIP）。大多数急性 PM/DM 在 HRCT 上表现为斑片状实变和磨玻璃影伴或不伴间质性纤维化的特征，这些 CT 表现与特发性肺纤维化加速期（急性加剧期）的表现类似。

3. MRI 钆增强心脏磁共振成像已用于研究心肌炎相关 PM；肌炎的典型增强模式是不遵循血管分布的钆摄取。此外，MRI 可以显示 PM/DM 患者肌肉中的不均匀炎症，并可用于指导肌肉活检。

（六）影像检查的选择 PM/DM 患者常规行 X 线胸片检测，可排除下呼吸道感染和其他疾病。若怀疑 PM/DM 患者胸部受累，不管有无临床症状，生理学（肺功能）或 X 线检查有无异常，通常需行 HRCT 进一步排除弥漫性肺部疾病。

（七）鉴别诊断

1. 根据临床资料 炎症性肌病有很多种，包括药物性肌病、病毒性肌病、库欣综合征、甲状腺功能减退、甲状腺功能亢进、SLE、结节病及纤维肌痛等。DM 与亚急性皮肤红斑狼疮很难鉴别，但其肌肉病损分布区域不同，皮肤狼疮很少有 DM 的伴随症状。

2. 辅助诊断技术 PM/DM 的诊断主要依靠临床症状、肌肉活检、血清酶水平（如肌酸激酶 CK）和肌电图。

抗合成酶抗体有高度抗原和疾病特异性。他们包含 5 种氨基转移 RNA 合成酶，分别是抗 Jo-1、抗 PL-7、抗 PL-12、抗 EJ、抗 OJ。这些抗体靶目标分别为组氨酸、苏氨酸、丙氨酸、甘氨酸及异亮氨酸合成酶。抗 Jo-1 抗体存在于 30% 的炎症性肌病患者中，其诊断 PM 的敏感性为 20%～30%。抗 Jo-1 抗体与 PM 肺纤维化密切相关，抗体阳性的 PM/DM 患者，肺纤维化的正常发病率约为 10%～60%/70%。抗合成酶抗体阳性的 PM/DM 患者易患炎症性关节病，被称为"抗合成酶综合征"。抗合成酶综合征患者 ILD 发病率高于抗合成酶抗体阴性的患者，并易患炎症性肌炎。最近研究显示，抗 MDA5（黑色素瘤分化相关基因 5）抗体与肌萎缩性肌炎和快速进展的 ILD、严重的皮肤损伤和总体不良预后有关。

肌肉活检是诊断 PM 的重要的方法，可排除其他罕见肌肉病变。它可显示不同阶段的肌纤维，如炎症、坏死和增殖。肌内膜内可见炎症性渗出，渗出液

中富含抑制性 T 细胞/细胞毒性(CD8)细胞。肌内发现淋巴结炎是 PM 诊断的重要标准。相反,DM 渗出液多分布于血管周围,并富含 B 淋巴细胞和辅助 T 淋巴细胞(CD4)。

支气管肺泡灌洗可以了解肺部受累情况。疾病初期,可发现淋巴细胞肺泡炎、CD8$^+$ T 细胞增多,嗜酸性粒细胞和中性粒细胞少见,提示纤维化,预后较差。相同的是,抗合成酶综合征中,支气管肺泡灌洗液中淋巴细胞的消失提示纤维化进展。

(八) 治疗方案概要

(1) 主要治疗药物:皮质类固醇。

(2) 镇痛药:如非类固醇消炎药。

(3) 免疫球蛋白类:如静注免疫球蛋白。

(4) 抗风湿药:如硫唑嘌呤。

要点

- PM/DM 诊断通常采用既定的诊断标准
- 与其他结缔组织疾病一样,PM/DM 的临床和病理学表现多种多样
- 肺部表现早于炎症性肌病
- PM/DM 最常见的弥漫性肺部疾病是 NSIP、OP 和 DAD
- 肺实变源于感染、OP 和 DAD,OP 所致实变可是双侧性的,多位于支气管周围或(和)胸膜下
- 弥漫性磨玻璃影可见于 NSIP、DAD,少见于弥漫性肺泡出血或机会性感染。肺纤维化疾病通常表现为 NSIP,主要表现为下肺野的磨玻璃影和网状影
- 纤维化肺病通常有 NSIP 模式,即下肺区主要带有重叠网状结构的磨玻璃影
- 抗合成酶抗体阳性的 PM/DM 患者易患间质性肺病,抗合成酶阴性的患者患有急性间质性肺炎预后较差
- PM 和 DM 患恶性肿瘤的风险较高,成人型 DM 需常规筛查恶性肿瘤

推荐阅读

Ahuja J, et al. Imaging of pulmonary manifestations of connective tissue diseases. Radiol Clin North Am. 2016; 54(6):1015 - 1031.

Dalakas MC, Hohlfeld R. Polymyositis and dermatomyositis. Lancet. 2003;362:971.

Kolasinski SL, et al. Current perspectives on imaging for systemic lupus erythematosus, systemic sclerosis, and dermatomyositis/polymyositis. Rheum Dis Clin North Am. 2016;42(4):711 - 732.

Mandel DE, et al. Idiopathic inflammatory myopathies: a review of the classification and impact of pathogenesis. Int J Mol Sci. 2017;18(5).

参考文献见 ExpertConsult.com.

第43章

干燥综合征[*]

Stephen B. Hobbs

（一）病因 干燥综合征（Sjögren's syndrome）又叫 Sicca 综合征，是一种以眼干、口干为主要临床特征的免疫系统功能紊乱性疾病，多伴有其他自身免疫性疾病。可分为原发性干燥综合征（不伴发其他结缔组织疾病）和继发性干燥综合征（伴有其他结缔组织疾病，如 SLE、RA、硬皮病、系统性硬化症、冷球蛋白血症和结节性多动脉炎）。原发性和继发性发病率相仿，几乎所有的器官都可能受累。

干燥综合征的病因尚不完全清楚，但已知环境因素可触发 HLA-DR 独立免疫系统，它可影响外分泌腺体的血管内皮。淋巴细胞影响外分泌腺体分泌，可导致细胞凋亡和腺体功能障碍。已证实这些人的 HLA-II 类抗原增加；在白种人中，干燥综合征与 *HLA-DR3* 及一定 *HLA-DQ* 等位基因相关。可能的触发环境因素包括病毒，如 Epstein-Barr 病毒、人类嗜 T 淋巴细胞病毒-1、人类疱疹病毒 6、人类免疫缺陷病毒、丙型肝炎和巨细胞病毒。由病毒感染或其他原因引起的损伤或细胞死亡可能为树突细胞或上皮细胞上的 Toll 样受体提供触发抗原。

（二）发病率和流行病学 任何年龄均可发病，确诊平均年龄约 59 岁（范围 43～75 岁）。原发性综合征有 2 个发病高峰：30 岁左右和绝经后。全世界发病率约为 14.4/10 万，女性发病率是男性的 9 倍。

（三）临床表现 角结膜炎是干燥综合征眼部的特征性表现，是由泪腺破坏引起泪液减少所致，症状有眼干、摩擦感及畏光。对干眼症患者进行仔细评估是很重要的，尤其是评估角膜的完整性。

口干可引起吞咽和讲话困难。唾液腺突发肿胀常提示感染，然而唾液腺肿胀隐匿起病可提示向淋巴瘤发展。

干燥综合征的首发表现为外分泌腺受累，随即引起唾液腺和泪腺功能障碍。原发性干燥综合征患者常见受累系统如下：骨骼肌肉（60%）、泌尿生殖（40%）、血液（24%）、皮肤（20%）、肺（11%）、胃肠道（7%）、神经系统（8%）及肾脏（3%）。肌痛、关节痛多见，关节炎罕见。在这些患者中，少有关节炎的描述，但它与风湿性关节炎相似。泌尿生殖系统症状继发于外阴干燥和瘙痒，这可引起性功能障碍。很多原发干燥综合征患者存在正细胞正色素性贫血、白细胞减少症，同时也增加了患恶性血液病的风险（白血病、骨髓瘤、HL 和 NHL）。鉴于这些症状均以淋巴细胞浸润为特征，故推测干燥综合征患者可以发生淋巴组织增殖性疾病，包括 LIP、滤泡性毛细支气管炎、结节样淋巴组织增生和黏膜相关淋巴组织（mucosa-associated lymphatic tissue, MALT）淋巴瘤，除了弗兰克淋巴瘤。淀粉样沉积伴 LIP 也可发生。

皮肤脉管炎的发病率约 9%，通常表现为紫癜、荨麻疹、斑丘疹。30% 患者可见雷诺现象，原发干燥综合征伴雷诺现象的患者，其甲襞微血管数量明显减低。

原发干燥综合征患者罹患其他自身免疫性疾病的风险较高，尤其是 RA、系统性硬化症和原发胆汁性肝硬化。10% 以上患者可在临床和（或）生物学上发现肝病的证据，慢性肝病患者罹患干燥综合征的发病率提示丙肝病毒与干燥综合征之间存在一定的联系。

[*] 编者和出版社感谢 Maureen Quigley 博士和 David M. Hansell 博士为本书上一版相关主题提供的材料。这是本章的基础。

(四)病理生理学

1. **病理学** 关于原发干燥综合征 CT-病理的对照研究较少,其中一项研究显示,活检中最常见的肺病组织学类型是 NSIP(61%)、毛细支气管炎(未定型,12%)、恶性淋巴瘤(12%)、淀粉样变(6%)、肺不张纤维化(6%)、蜂窝纤维化(组织学亚型未定 3%)。CT 表现为 NSIP 对活检为 NSIP 具有很高的阳性预测价值。研究中关于 UIP 的相对较少,可能是由于样本数量小,也可能是 HRCT 上表现为典型 UIP 的没有外科肺活检。相反,在同样肺活检样本量较小的一项研究中(n=9),2/3 的患者存在 UIP,1/3 的患者组织学上表现为 NSIP。

恶性淋巴瘤(见章节 24)是原发性干燥综合征的主要发病及死亡原因,这些患者罹患 NHL 的风险是正常人的 44 倍。

LIP 是以成熟小淋巴细胞、浆细胞增生为主的弥漫性间质性疾病,多见于干燥综合征、自身免疫性甲状腺病、AIDS、Castleman 病(见章节 23)。其他结缔组织疾病中的弥漫性间质性肺病,如弥漫性肺泡损伤、弥漫性肺泡出血,通常与干燥综合征无关。

2. **肺功能** 文献中有关原发干燥综合征肺功能异常的描述较少,部分研究见限制性和阻塞性肺功能障碍。干燥综合征患者肺功能的 10 年随访发现,大多数患者不存在进展性肺病。

(五)影像学表现 干燥综合征最常见的临床表现为口干、眼干及腮腺肿大,腺体外主要表现为关节痛和肌痛。腺体外表现可混淆疾病诊断,但患者有已

要点:干燥综合征的胸部表现

- 常见的器质性病变
  - 非特异性间质性肺炎(NSIP)
  - 普通型间质性肺炎(UIP)
  - 淋巴细胞性间质性肺炎(LIP)
  - 机化性肺炎
  - 淋巴瘤
  - 淀粉样沉积
- 常见的气道病变
  - 滤泡性毛细支气管炎
  - 支气管扩张
- 不常见的血管病变
  - 肺动脉高压
- 不常见的胸膜病变
  - 胸腔积液
  - 胸膜增厚

知结缔组织疾病时,可怀疑为干燥综合征。

1. **胸部 X 线** 1/10 的原发干燥综合征患者在 X 线胸片上可发现肺部受累。最常见的肺部表现(NSIP、UIP、LIP)为肺下野网状结节影、磨玻璃影(图 43.1)。单纯 LIP 患者 X 线胸片上表现为网状结节影,伴或不伴磨玻璃影和斑片状实变影。各项研究间 X 线胸片常见表现不一,其中一项研究中所有原发干燥综合征患者均存在两肺实变、网状结节影或多发气囊影,多位于肺下野。胸膜病变在原发性干燥综合征中罕见。

干燥综合征患者伴发淋巴瘤的患者可存在纵隔、肺门轮廓异常,但正常 X 线胸片不能除外淋巴结性病变。在罕见的原发肺淋巴瘤或 MALT 淋巴瘤患者,X 线胸片可示斑片状磨玻璃影,一系列动态 X 线胸片上可见静态的实变区。

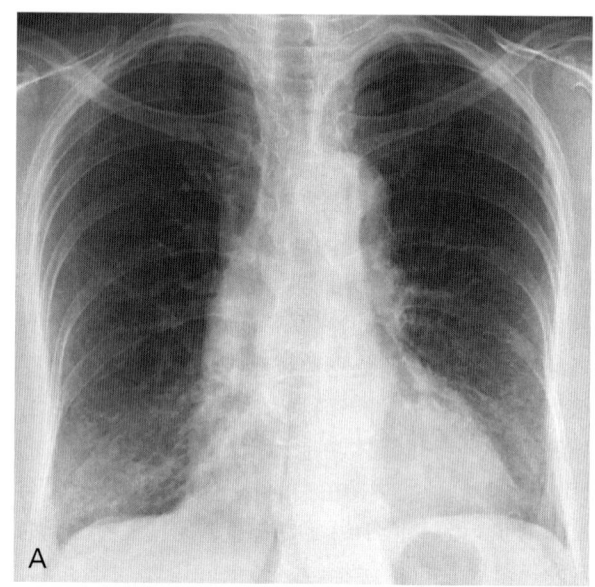

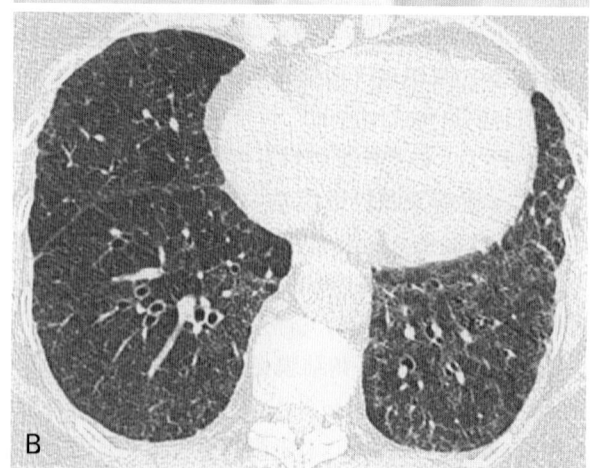

图 43.1 干燥综合征-NSIP。(A)X 线胸片可见肺中下野透亮度减低(磨玻璃影)及肺底轻度网状影形成。(B)HRCT 可见两侧广泛磨玻璃影及少量网状影。

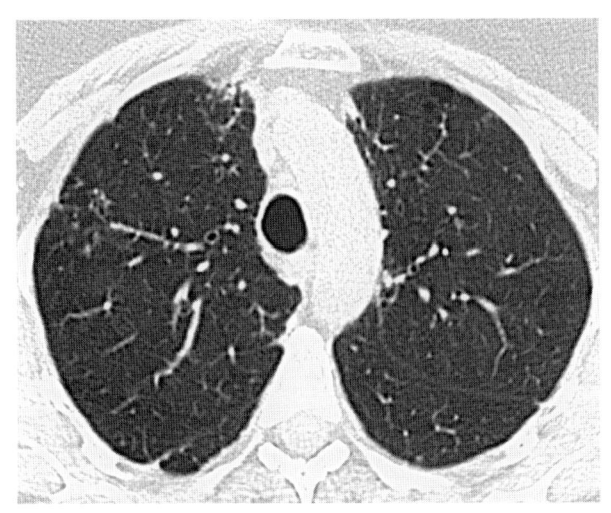

图43.2　原发干燥综合征中常见非特异性实质性病变。HRCT表现为非特异性改变,包括支气管周围及胸膜下小结节影,轻度支气管扩张。这些异常表现可见于滤泡性细支气管炎。左肺上叶亦见气囊影。

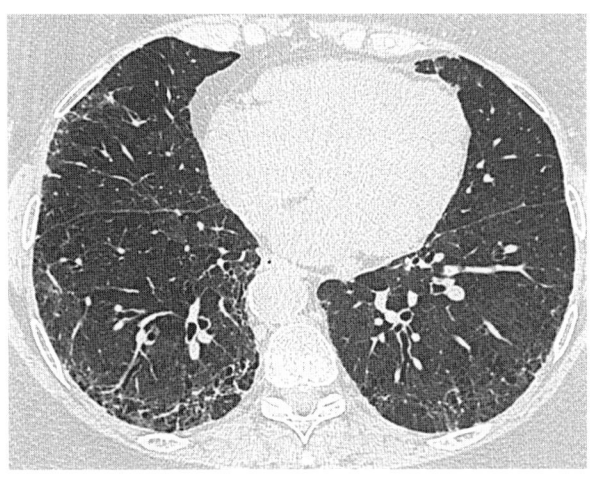

图43.3　干燥综合征-纤维化肺病。HRCT可见胸膜下及基底部网状影,部分区域胸膜下区正常。

2. CT　很少有研究专门关注干燥综合征肺部受累情况,其发病率大致与 RA 中肺病的发病率相等,可推测干燥综合征可无肺部受累或仅为一个亚临床过程。已确诊患者的 HRCT 异常率为 34% ～ 65%,但这些研究中大多数患者无呼吸道症状。

Koyama 等研究了 60 例已确诊原发干燥综合征患者的 HRCT 表现。最常见的 CT 表现为磨玻璃影(92%)、胸膜下小结节影(78%)、线状影(75%)、小叶间隔增厚(55%)、支气管扩张(38%)、气囊(30%)及空气支气管征(25%)。结节影、小叶间隔增厚为非特异性的,与 LIP 或滤泡性毛细支气管炎相关(图 43.2)。肺气囊与 LIP 相关,实变可代表下呼吸道感染、淋巴增殖性疾病或机化性肺炎。

另一项有关原发干燥综合征 HRCT 表现的研究,研究对象均为不吸烟者,大多数存在呼吸道症状患者均存在 CT 异常。与既往研究相同,最常见的 HRCT 表现为磨玻璃影、线状影(网状影)和空气支气管征。磨玻璃影(干燥综合征 HRCT 研究中常见)的组织学相关性尚未确定;NSIP、LIP、感染及机化性肺炎均可存在磨玻璃影。HRCT 上存在蜂窝影的患者比率为 8% ～ 25%,干燥综合征患者微小结节和小叶间隔增厚多见,但其病理学相关机制尚不清楚。

一项原发干燥综合征 CT-病理对照的研究表明,HRCT 表现与病理密切相关,阳性预测值高(94%),HRCT 上表现为 NSIP,其病理样本上亦为 NSIP;但不表现为 NSIP 的患者,其与组织学诊断的相关性较差。这项研究中,未见组织活检证实的 LIP,尽管这

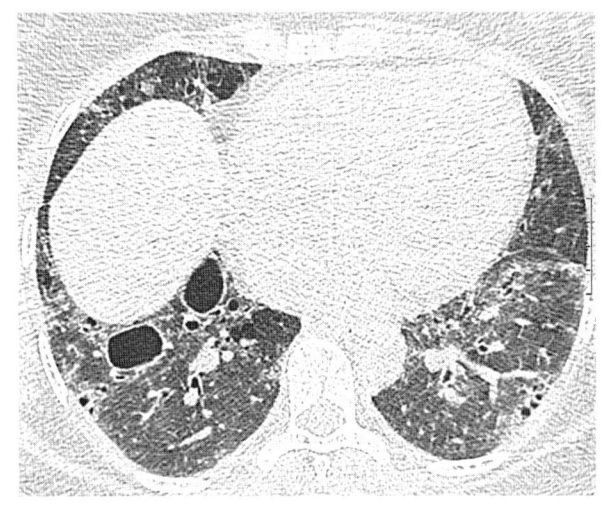

图43.4　干燥综合征-LIP。HRCT可见肺气囊、磨玻璃影及小结节影。

3 例患者 CT 上可见气囊影,但组织学上却诊断为淀粉样变和恶性淋巴瘤。NSIP 的 HRCT 大部分表现为磨玻璃影(通常与网状影有关)、牵拉性支气管扩张和细支气管扩张,上述表现主要分布于下肺(图 43.1)。广泛网状影伴或不伴蜂窝影可为 NSIP 或 UIP(图 43.3)。

LIP 的 HRCT 表现为磨玻璃影、小叶中心性结节及小叶间隔增厚(图 43.4)。LIP 患者多见肺气囊影和血管周围囊肿,这可能是最具特征的表现,甚至是唯一的表现(见第 23 章)。某些情况下会误诊为淋巴管平滑肌瘤病 (lymphangioleiomyomatosis, LAM),但 LIP 的囊肿通常主要位于下肺支气管和血管周围,而淋巴管平滑肌瘤病相关的囊肿分布更为广泛(见第 35 章)。

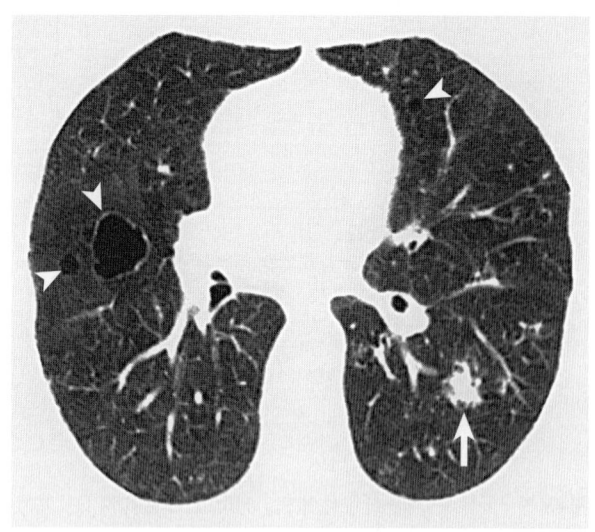

图 43.5 干燥综合征-LIP 和 B 细胞淋巴瘤。HRCT 可见弥漫性磨玻璃影、两肺囊状影（箭头）及左肺下叶不规则结节影（箭）。中年女性，外科活检确诊 LIP 伴发 B 细胞淋巴瘤（骨髓穿刺活检确诊）。

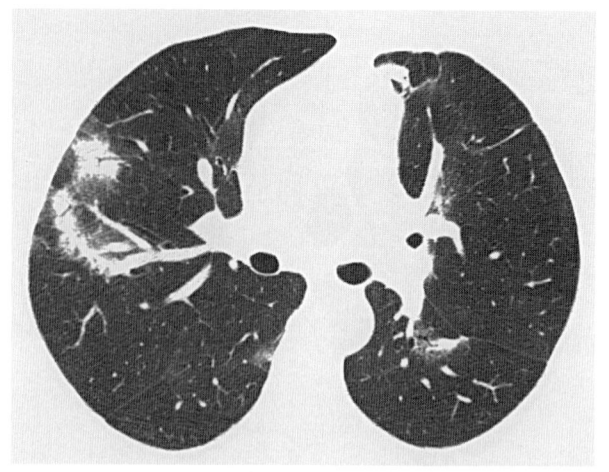

图 43.6 干燥综合征- OP。HRCT 可见两肺支气管周围实变影伴磨玻璃影。另见右肺上叶呈小叶周围分布、两肺斑片状磨玻璃影。

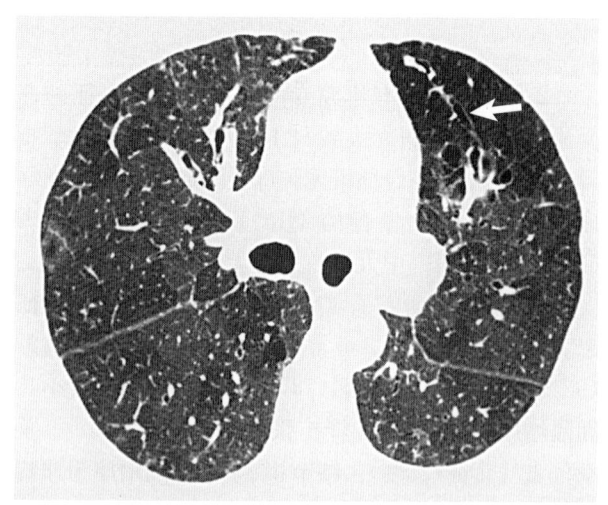

图 43.7 干燥综合征-支气管扩张。HRCT 可见左肺上叶支气管扩张（箭）、肺纹理减少，与闭塞性支气管炎表现一致。另见两肺少许磨玻璃影。

原发干燥综合征患者中可出现一系列的淋巴组织增生（图 43.5）。X 线胸片或 CT 非肺原发性淋巴瘤的主要表现为纵隔和肺门淋巴结肿大，前纵隔及气管旁结节影亦为常见表现。原发性肺 HL 少见，肺部原发性淋巴瘤发病率占总淋巴瘤的比率小于 1%。原发性淋巴瘤常表现为局灶性实变，空气支气管征多见。淋巴性渗出是原发性淋巴瘤的第二常见影像学征象。肺 MALT 淋巴瘤患者常不伴纵隔淋巴结肿大，多为无痛病灶，表现为单发或多发实变影及空气支气管征。然而，胸部的淋巴结肿大并不一定意味着淋巴瘤，因为在干燥综合征中也可能发生良性淋巴结肿大、胸腺淋巴样增生和多房胸腺囊肿。系统性淋巴浆细胞炎可可引起整个胸部（包括纵隔）的淋巴结肿大，胸腺淋巴结增生可表现为结节状改变，亦可表现为前纵隔脂肪密度增高。在干燥综合征中，多房胸腺囊肿可表现为薄壁前纵隔囊肿，可能是慢性非感染性炎症的结果。偶尔，它们可能表现为内部密度不均或密度增高，提示内部出血或蛋白质液体。多房囊肿内明显固体成分或不规则壁增厚应考虑恶性肿瘤的可能性（见第 77 章）。

原发干燥综合征可见机化性肺炎及滤泡性毛细支气管炎。机化性肺炎的典型 HRCT 表现（见第 29 章）为双肺实变，主要分布于支气管周围、小叶周围及胸膜下（图 43.6）。滤泡性细支气管炎的主要 HRCT 表现为直径约 1～12 mm 的小叶中心性结节影，与支气管周围结节影及斑片状磨玻璃影相关。滤泡性细支气管炎在干燥综合征中较少见，且很难确定究竟是由于有关干燥综合征活检的研究较少，还是滤泡性毛细支气管炎本身发病率低所致。

关于伴有呼吸道症状干燥综合征的患者研究发现，超过一半的患者存在大或（和）小气道病变。4%～38%原发干燥综合征患者的 HRCT 上表现为支气管扩张，推测支气管扩张发病的原因为气管支气管黏液腺淋巴细胞浸润导致肺不张及反复感染（图 43.7）。肺中叶综合征的个案报道显示，其病因为原发干燥综合征患者发生淋巴细胞性毛细支气管炎。与健康对照组比较，原发干燥综合征患者存在支气管高反应性，并且上皮细胞破坏增加。干燥综合征 HRCT 上空气潴留征的研究较少，其中一项研究发现空气潴留征的程度与肺功能检测无关,这可能是由于亚临床细支气管炎发病早于肺功能的改变。

少数个案报道中发现原发性肺动脉高压,其与干燥综合征间联系较少。抗磷脂综合征可见于少数人群中,可能是肺动脉高压的辅助因子。然而,原发干燥综合征中狼疮抗凝物的发现率仅为 11%,明显低于系统性红斑狼疮。

3. 超声 尽管干燥综合征心脏受累较少见,超声心动图可以很好地显示心包炎和舒张期功能障碍。

(六)影像检查的选择 因为临床重症间质性肺病发病率不高,仅在有呼吸道症状时患者才来检查。首先可摄胸片排除肺实质病变或肿瘤;因其敏感性相对不高,HRCT 是间质性肺病或气道疾病的重要检查。

(七)鉴别诊断 影像学鉴别诊断范围较广,这取决于病变的表现形式,如肺实质病变、气道病变、血管病变和胸膜病变。每种表现都会产生相应的鉴别诊断。例如,如果原发性肺实质型由 NSIP 型慢性纤维化间质性肺炎组成,则鉴别诊断可能包括其他结缔组织疾病、慢性过敏性肺炎或药物毒性。

要点

- 干燥综合征可分为原发性和继发性;原发性干燥综合征有其诊断标准,继发性干燥综合征与其他结缔组织疾病相关
- 干燥综合征较常见,尤其老年人,但症状性肺病少
- 最常见的临床表现为口干、眼干及腮腺肿大
- 无特异性治疗。治疗主要是缓解症状和预防并发症
- 大多数干燥综合征患者会有异常的 HRCT 表现,但这并不一定等同于临床上重要的疾病
- 最常见的肺部表现为间质性纤维化(NSIP、UIP)、LIP、支气管扩张和淋巴瘤
- 最常见的 HRCT 表现为磨玻璃影、小叶内线状影(网状影)、空泡及轻度支气管扩张
- 干燥综合征患者恶性淋巴瘤发病率较高

推荐阅读

Egashira R, et al. CT findings of thoracic manifestations of primary Sjögren syndrome: radiologic-pathologic correlation. Radiographics. 2013;33:1933-1949.

Fox RI. Sjögren's syndrome. Lancet. 2005;366:321-331.

参考文献见 *ExpertConsult.com*.

第44章

混合性结缔组织病 *

Brent P. Little

（一）**病因** 混合性结缔组织病（mixed connective tissue disease，MCTD）是一种具有多发性肌炎、系统性硬化症和 SLE 的某些特征的疾病。MCTD 是一种独特的临床疾病，证据包括抗核糖核蛋白（抗-RNP）抗体、疾病特异性人类白细胞抗原（HLA）谱，提示性临床特征，绝大多数患者的 MCTD 不会演变成其他结缔组织疾病相关的病变。

MCTD 的病因尚不清楚，但抗核糖核蛋白抗体的存在意味着免疫系统在一些方面已经对 RNA 的合成或代谢敏感。传染性病原体为 MCTD 的一个潜在触发点。在高比例的 MCTD 人群中发现逆转录病毒序列，大部分研究显示 MCTD 与 HLA-DR4 有很大的相关性。

（二）**发病率和流行病学** MCTD 的发生率尚不清楚，但估计高于多肌炎，低于 SLE，与系统性硬化症相仿。大部分患者是女性，平均发病年龄为 37 岁（范围为 4～80 岁）。儿童病死率低于成年人，可能是因为肺动脉高压少见于较年轻的人群。MCTD 的预后差异较大，但严重进展性病程比较少见。在 5 组 MCTD 中（共 194 名患者），病死率普遍较低（平均 13%，范围 4%～35%）；然而，事实表明患有 MCTD 的年轻女性更容易死亡。肺动脉高压是 MCTD 最严重的并发症，继发于免疫抑制的严重感染为其他常见死亡原因。

（三）**临床表现** 大多数 MCTD 患者有下列症状之一：雷诺现象、关节痛、关节炎、手肿胀、系统性硬化症或肢端硬化（即手脚皮肤僵硬和萎缩），2/3 的患者患 Frank 肌炎。食管蠕动功能障碍和反流在 MCTD 的患者中比较常见。约 50% 的 MCTD 患者伴有全身淋巴结肿大。最常见的心脏病变是心包炎，少见的心脏病变包括心肌炎和完全性心脏传导阻滞。肺受累最常见的临床表现为呼吸困难、胸痛、双侧肺底部啰音。继发性干燥综合征在 MCTD 中相对常见。MCTD 累及皮肤的表现包括光敏感性、网状青斑（躯干或四肢网状血管性皮肤变色）和钙质沉着症。

Sharpe 等首次描述 MCTD 时，认为它是一种良性病变，很少需要治疗。现在认识到，它会发生严重的肾脏和肺病变，21%～66% 的患者发生间质性肺病。

胸腔积液是 MCTD 最常见的临床表现之一，通常量少，可自行消退。对 81 名 MCTD 患者的 X 线胸片的回顾性研究表明，6% 的患者有少量胸腔积液，更少的患者有胸膜增厚。虽然一项对 MCTD 患者的前瞻性研究报道了 35% 的患者见胸膜炎，但这项研究是在目前的诊断标准公布之前进行的。胸膜炎和胸腔积液的发病率可能落在这个范围的中间，因为胸部 X 线片可能低估了疾病（与 CT 相比），相反，MCTD 的现代诊断标准更严格。

MCTD 与肺动脉高压相关，其临床表现隐匿，如劳力性呼吸困难。一项对一种用于治疗肺动脉高压的药物（波生坦）的监测研究发现，结缔组织病相关的肺动脉高压和特发性肺动脉高压各占该药物治疗病例的约 1/3。在这个队列中大多数患者为结缔组织病相关肺动脉高压患者患系统性硬化症（75%），其次

＊ 编者和出版社感谢 Maureen Quigley 博士和 David M. Hansell 博士为本书上一版相关主题提供的材料。这是本章的基础。

是 MCTD 患者(9%)。虽然 MCTD 的发病率要低于系统性硬化症,但应将肺动脉高压视为两种疾病呼吸困难的可能原因。

(四)病理生理学

1. 病理学 MCTD 伴肺动脉高压患者的病例报道显示,通过尸检发现这些患者通常有小型和中型动脉丛状病变,类似于原发性肺动脉高压。在其他结缔组织疾病中,肺血管炎往往伴有弥漫性肺泡出血,但 MCTD 患者伴有弥漫性肺泡出血的病例很少。MCTD 可发生肺部血栓,可能继发于抗磷脂综合征。

MCTD 患者可出现肺出血、弥漫性肺泡损伤、机化性肺炎、NSIP、UIP 和呼吸道疾病。这与 MCTD 的其他表现相一致,通常也见于系统性硬化症、SLE、多发性肌炎或皮肌炎。

2. 肺功能 根据肺功能检查或 X 线胸片,或两者兼而有之,既往报道 73%的 MCTD 患者会伴肺部病变。最常见的肺功能检查异常是肺 DLCO 降低,

研究显示近一半的 MCTD 患者 DLCO 降低。在这项研究中,MCTD 的持续时间与 DLCO 值相关,但未探讨导致扩散能力受损的原因。部分学者认为增生性血管病变与 MCTD 可能相关,但肺纤维化疾病和肺气肿也有这种可能性。有报道称 MCTD 患者有功能性小气道阻塞,但没有 HRCT 或病理证实这一发现。然而,HRCT 研究显示也有大气道疾病,少数人可见非特异性支气管扩张。

(五)影像学表现

1. 胸部 X 线 MCTD 肺部疾病真实的发生率尚不清楚,研究显示 X 线胸片上肺间质疾病影响21%~85%的患者。典型的影像学表现为在下肺区的网状或网状结节影(图 44.1)。胸腔积液或胸膜增厚 X 线胸片上出现率低于 10%。患者常伴免疫抑制,所以在非特异性肺部异常中排除感染是非常重要的。众所周知,胸部 X 线片检查肺间质疾病不如 HRCT 敏感,X 线胸片正常,也不能排除间质性肺疾病。

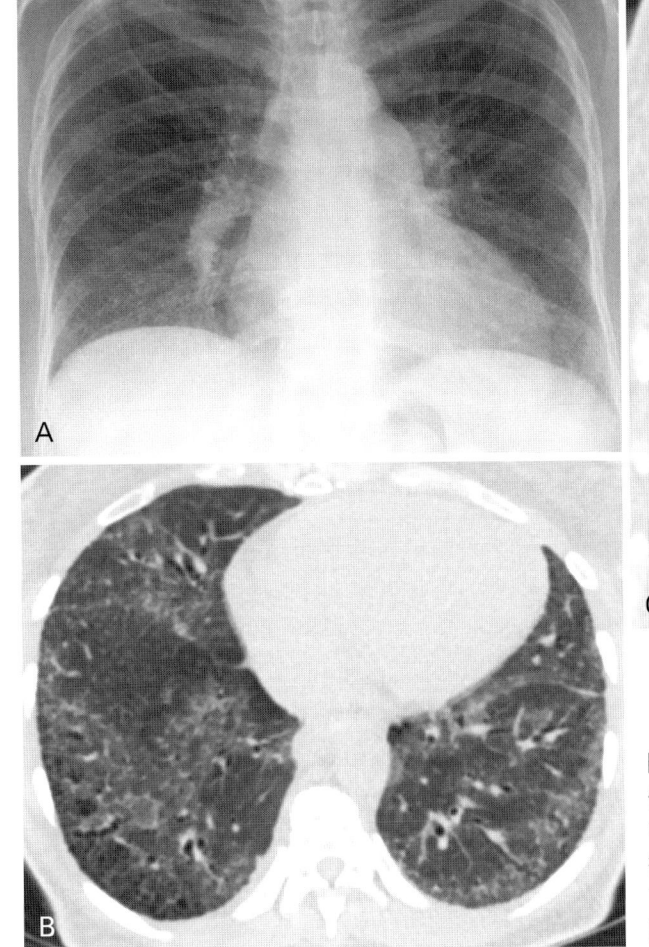

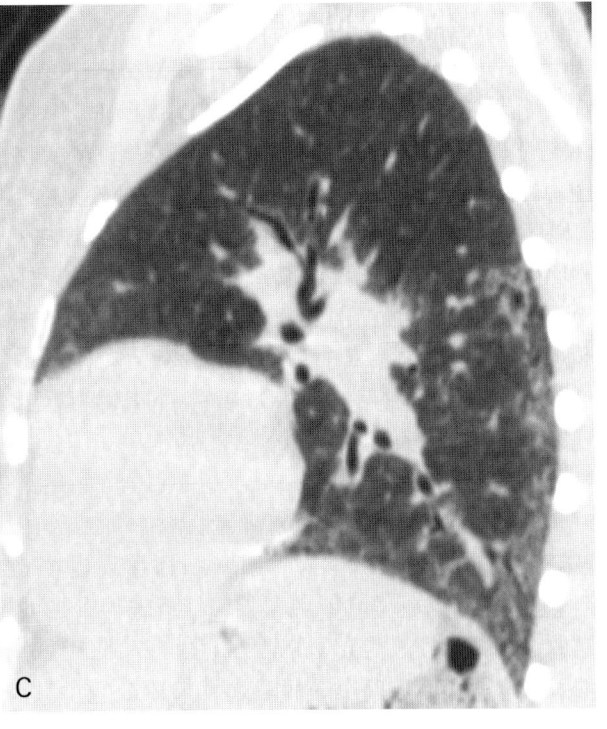

图 44.1 MCTD 中 NSIP 的表现。(A)X 线胸片显示肺容量减低,两肺底部有细微的周围网状结构,中央肺动脉轻度增宽。(B)HRCT 显示双侧磨玻璃影、细网状、牵拉性支气管扩张和牵拉性细支气管扩张,主要分布在肺外周区域。肺背侧区域胸膜下相对稀少,是 NSIP 的一个特征。(C)冠状面 CT 重建显示周围和基底部为主的病变。

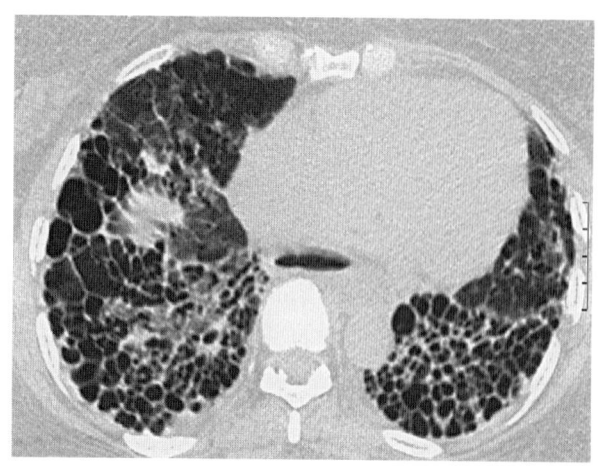

图 44.2 MCTD 蜂窝样病变。HRCT 显示明显的蜂窝状影和食管扩张，肺外周和下肺区为主。

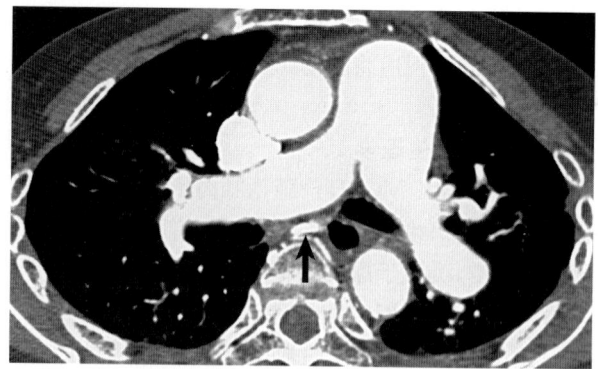

图 44.3 MCTD 的肺动脉高压。CT 增强显示主动脉、左肺动脉、右肺动脉明显扩张，同时可见扩大的支气管动脉（箭）。

2. CT　NSIP 是 MCTD 最常见的表现形式；UIP 和 LIP 是不常见的表现形式。一项 41 例 MCTD 患者 HRCT 表现的回顾性研究显示，大多数 MCTD 患者 HRCT 表现为 NSIP 的模式，具体表现为微结节、磨玻璃影、小叶内线状影（网状结构），主要在两下肺区（图 44.1）。研究表明近一半 CT 表现异常可见纤维化，最常见的特点是小叶内网状、结构扭曲、牵拉性支气管扩张，小部分患者出现气腔实变、蜂窝状改变、囊肿和支气管扩张（图 44.2）。因此，MCTD 的 HRCT 表现包括系统性硬化症、SLE 和多发性肌炎/皮肌炎患者的一些影像表现。

另外一项针对肺部受累的 MCTD 研究中，144 名患者动态 CT 显示其中 67% 的患者有活动性间质性肺疾病。活动性疾病的诊断依靠在 HRCT 上出现磨玻璃影和 ^{99m}Tc 标记的二乙烯三胺五乙酸（diethylenetriaminepentaacetic acid, DTPA）的清除时间异常，超过 2/3 的活动期患者在 6 个月后随访 HRCT 可恢复正常，大多数 DTPA 扫描结果也在 6 个月后恢复正常。学者认为早期治疗磨玻璃影是可逆的；然而，尽管接受了早期治疗，仍有一部分患者的病情进展。磨玻璃影的病理过程未知，这种可逆性病变的解释可能为细胞浸润或可能性更小的出血。

肺动脉高压在 X 线胸片或 CT 可能表现为肺动脉扩张，少量心包积液或小的边界不清的小叶中心结节是罕见的伴随征象。肺动脉高压可能与肺间质疾病相关，或者是 MCTD 唯一的胸内表现（图 44.3）。

要点：MCTD HRCT 表现

- 少量胸腔积液，轻度胸膜增厚
- 磨玻璃影表示细纤维化或可逆性疾病，通常为 NSIP 的表现
- 网状影、牵拉支气管扩张、细支气管扩张，偶见蜂窝状影，下肺为主
- 微结节（可能反映淋巴组织增生）
- 偶尔支气管扩张
- 肺动脉高压导致的肺动脉扩张

（六）影像检查的选择　尽管 MCTD 的发病率估计与系统性硬化症相同，但合并显著临床症状的肺疾病发病率远低于系统性硬化症。在有症状的患者，X 线胸片可以显示胸膜受累情况，但疑似肺间质疾病应该行 HRCT 检查。超声心动图检查结合临床病史和 DLCO 评估，可辅助检出肺动脉高压。

典型表现

MCTD 的第四套诊断标准已发布。Alarcon-Segovia 标准在诊断定义明确的结缔组织病患者时敏感性最高（100% 的特异性和 99.6% 的敏感性）。这是已发布的标准中最简单的，关键点是抗-RNP 抗体血凝滴度为 1：1 600 或更大。必须存在以下 5 个临床诊断标准中至少 3 个：手肿胀、滑膜炎、肌炎、雷诺现象、肢端硬化病。Sharp 对 MCTD 的论述提出，有些患者没有抗-RNP 抗体且这些抗体也存在于其他结缔组织病中，MCTD 血清学检查在诊断中的权重存在争议。

（七）鉴别诊断

1. **根据临床资料**　鉴别诊断包括原发性肺动脉高压、系统性硬化症、SLE、多发性肌炎/皮肌炎、RA和雷诺现象。MCTD有相关特定性的自身抗体,包括抗 RNP 抗体,但是这些抗体也存在于其他结缔组织疾病中。风湿性疾病的诊断有特定的诊断标准,但患者可能"发展"为其他结缔组织病。

2. **根据辅助诊断技术**　血清存在抗-U1-RNP抗体是 MCTD 必不可少的诊断标准,但特异性抗体尚未完全清晰。Frandsen 等研究 151 例高滴度 U1-RNP 患者,其中 26% 为 MCTD,7% 为 SLE,3% 为系统性硬化症。84 名可能为未分化结缔组织病的患者,平均随访 7 年后,进一步发展为 MCTD 58 例,系统性硬化症 4 例,SLE 2 例。64% 具有高滴度抗-U1-RNP 抗体的患者随后发展为 MCTD。

（八）治疗方案概要

（1）镇痛药,如非甾体类抗炎药物。

（2）糖皮质激素。

（3）改善疾病的抗风湿药,如环磷酰胺、甲氨蝶呤。

（4）钙通道阻断剂控制雷诺现象。

（5）内皮素受体阻滞剂如波生坦治疗肺动脉高压。

要点

- MCTD 已定义的临床/血清学诊断标准
- MCTD 肺受累相关的文献较少,这说明研究一组变态病变的难度或确实无肺部疾病
- 肺动脉高压和严重的感染是 MCTD 最严重的肺部表现
- 大部分早期 MCTD 患者对类固醇治疗有反应且呈"可逆性"间质性肺病

推荐阅读

Henry TS, Little BP, Veeraraghavan S, et al. The spectrum of interstitial lung disease in connective tissue disease. J Thorac Imaging. 2016;31:65-77.

Prakash UB. Lungs in mixed connective tissue disease. J Thorac Imaging. 1992;7:55-61.

Prakash UB. Respiratory complications in mixed connective tissue disease. Clin Chest Med. 1998;19:733-746.

参考文献见 ExpertConsult.com.

第45章

自身免疫性间质性肺炎

Michael A. Kadoch | Justin M. Oldham

自身免疫性间质性肺炎(interstitial pneumonia with autoimmune features, IPAF)是指具有自身免疫特征但无明显结缔组织疾病(CTD)的患者中间质性肺病(ILD)的临床病变。2015年由一个国际共识小组提出IPAF,旨在使该疾病的命名和诊断标准化,该疾病是特发性间质性肺炎(IIP)和CTD相关ILD之间的中间体。HRCT的表现是IPAF诊断标准的一个重要组成部分,最近还描述了个体表现和表现特征对预后的意义。因此,IPAF仍然是一个活跃的多学科研究领域,对此病变的了解对于全面了解ILD至关重要。

(一)背景 ILD通常发生在已确诊CTD的背景下,如RA、SLE、多发性肌炎/皮肌炎、干燥综合征、硬皮病和MCTD。NSIP是CTD患者除RA外最常见的HRCT表现,在RA相关ILD中更常见的是UIP表现。目前诊断IIP的国际指南建议排除CTD,因为CTD常通过胸外表现、自身抗体检测和多学科讨论来评估。

然而,ILD作为自身免疫的首发表现或唯一表现并不少见。许多ILD患者表现出CTD的特征,但不符合特定CTD诊断的风湿病学标准。这些患者既往在肺部医学和放射学文献中以不同的名称描述过,包括肺型CTD、未分化结缔组织病相关ILD和自身免疫性ILD。用于定义这些疾病的诊断标准有重合但并不相同。尽管有自身免疫的相关特征,但这些患者很少会发展为明显的CTD。

鉴于标准化命名和诊断标准的需求,成立了欧洲呼吸学会(European Respiratory Society, ERS)/美国胸科学会(American Thoracic Society, ATS)未分化CTD相关间质性肺病工作组。2015年,该小组发表ERS/ATS研究的声明,IPAF患者可视为IIP患者和与CTD相关的ILD患者之间的中间人群。

(二)诊断标准

1. 诊断标准 通过HRCT或外科肺活检发现ILD,排除其他病因的ILD,不符合明确的CTD标准,至少一个特征来自以下至少两个领域:临床、血清学和形态学(表45.1)。

2. 临床特征 包括与CTD密切相关的特征,如手指远端裂开("技工手")、指端溃疡、炎性关节炎或持续60 min以上的多关节晨僵、手掌毛细血管扩张、雷诺现象、不明原因的手指水肿和不明原因的指伸肌表面固定皮疹(Gottron征)。血清学领域包括与CTD相关性强的自身抗体,对于特异性较低的自身抗体,如抗核抗体(ANA)和类风湿因子(RF),要求滴度中高度升高。

3. 形态学特征 包括三个方面:放射学、病理学和多部位特点。放射学特征通常集中在与CTD相关的HRCT特征上,包括NSIP(图45.1)、OP(图45.2)、OP合并NSIP(图45.3)和LIP。因无特异性,UIP没有被列入IPAF标准。病理特征也类似地包括NSIP、OP、OP合并NSIP和LIP,还包括与CTD密切相关的具有生发中心和弥漫性淋巴浆细胞浸润的间质性淋巴聚集灶。UIP不包括在内,因其对CTD无特异性。

表 45.1　IPAE 的诊断标准

临床特点	远端手指皮肤裂纹（例如"技工手"）；远端指尖皮肤溃疡；炎性关节炎或多关节晨僵≥60 min；手掌或指腹毛细血管扩张症；雷诺现象；不明原因的手指浮肿；不明原因的手指背侧的固定性皮疹（Gottrons 征）	
血清学特点	ANA 阳性＞1∶320、弥漫、斑点、均质或 ANA 核仁型（任何滴度）或 ANA 着丝点型（任何滴度）；RF＞2 倍正常值上限；抗 CCP；抗 dsDNA；抗-Ro（SSA）；抗-La（SSB）；抗 RNP；抗 Sm；抗 SCL-70；抗 tRNA 合成酶；抗 PM-Scl；抗 MDA-5	
形态学特点	HRCT	HRCT 提示如下类型：NSIP、OP、NSIP 重叠 OP、LIP
	组织病理学	NSIP、OP、NSIP 重叠 OP、LIP、间质淋巴细胞的浸润伴有生发中心形成、弥漫性淋巴浆细胞浸润（伴或不伴淋巴滤泡增生）
	多部位受累	原因不明的胸膜积液或胸膜增厚；①原因不明的心包积液或心包增厚；②原因不明的气道疾病（肺功能、胸部影像或病理）（气流阻塞、细支气管炎或细支气管扩张）；③原因不明的肺血管病变

IPAF 的诊断标准：①存在间质性肺炎（通过 HRCT 或肺活检证实）；②排除其他已知病因；③排除符合某一确定的 CTD 诊断；④至少有以下这 3 个特征中的 2 个特征：临床特点、血清学特点、形态学特点。

出自 © ERS 2015. *Eur Respir J.* 2015;46:976 – 987. DOI:10.1183/13993003.00150-2015.

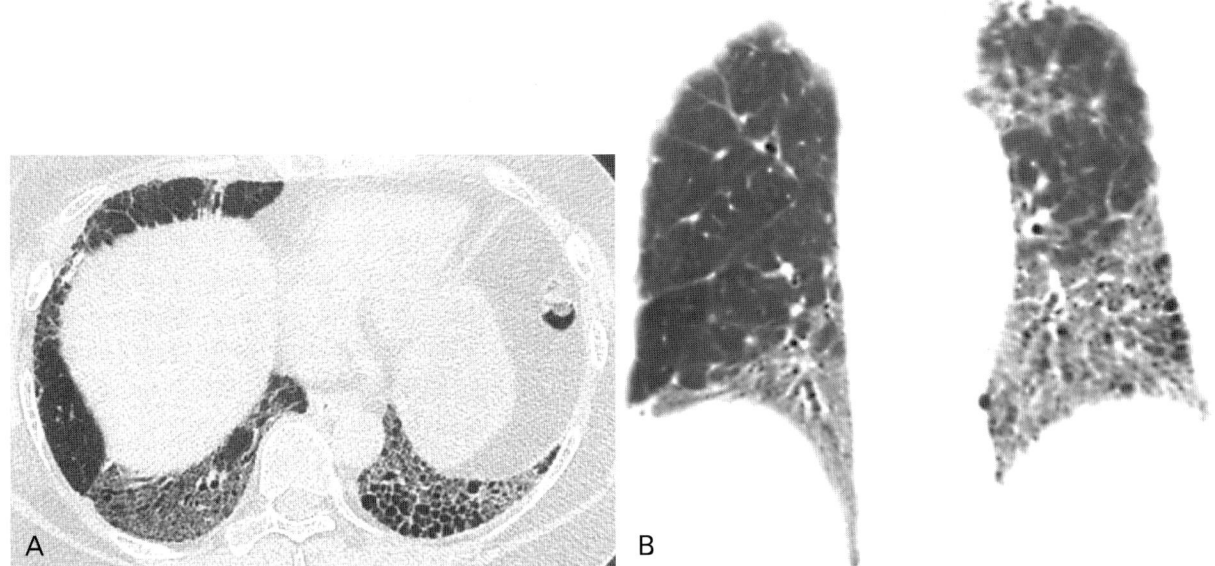

图 45.1　60 岁，女性，IPAE 患者，具有 NSIP 表现的纤维化。仰卧位轴面（A）和冠状面（B）HRCT 显示基底为主的支气管血管周围磨玻璃影和牵拉性支气管扩张，伴有一些叠加的蜂窝结构，符合纤维化 NSIP 表现。

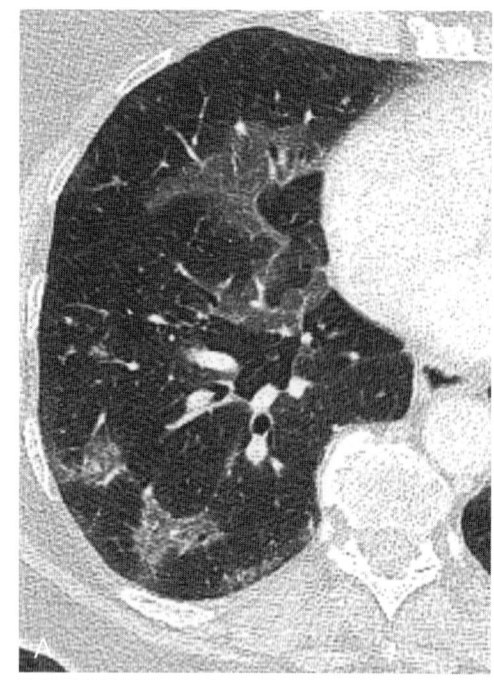

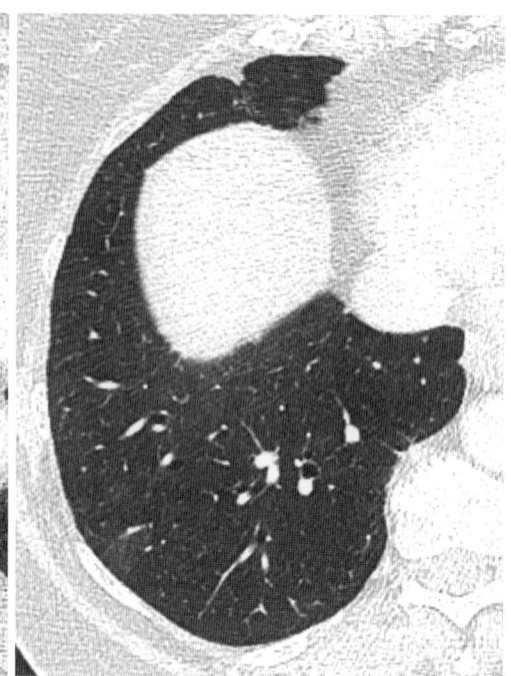

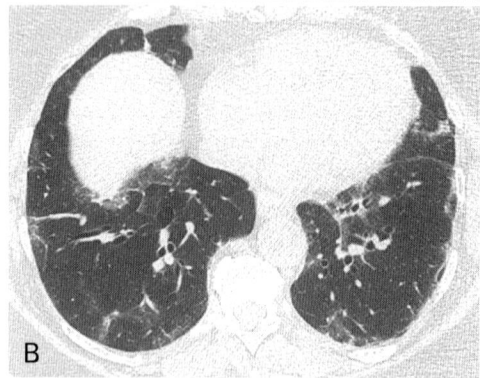

图 45.2　67 岁,女性,IPAE 和 OP 患者。(A)轴面 HRCT(左图)显示基底为主的肺外周和支气管血管周围的磨玻璃影,这是典型的 OP 表现,可行免疫抑制治疗(右图)。(B)一年后的轴面 HRCT 显示基底为主的磨玻璃影,伴牵拉性支气管扩张。一些不透明阴影表现为小叶周围分布,这种表现常见于 OP。

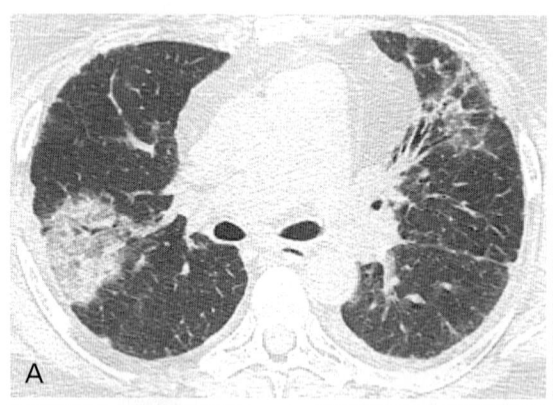

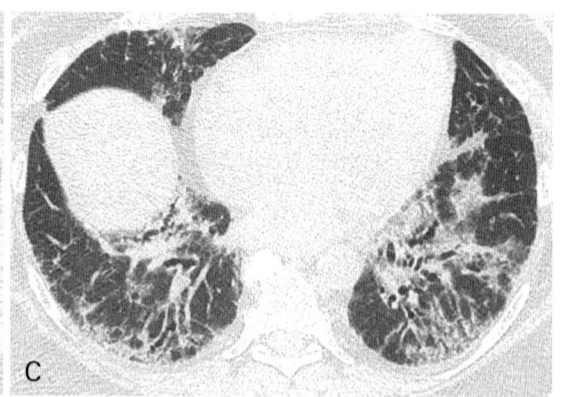

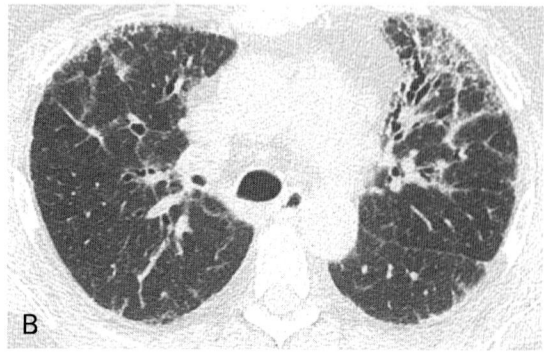

图 45.3　56 岁,女性,IPAE 患者,其 OP 发展为纤维化型 NSIP。(A)轴面 HRCT 显示肺周围和支气管血管周围实变,中央磨玻璃不透明影(反晕),符合 OP。可见左侧胸腔少量积液,这是 IPAF 患者多部位受累的常见表现。(B)和(C)一年后的轴面 HRCT 显示周围实变和磨玻璃影,肺基底、周围和支气管血管周围为主的磨玻璃影和牵拉性支气管扩张的进展,提示纤维化型 NSIP。

在 CTD 的背景下,肺外的胸部表现多见,导致有多部位受累的特征。多部位特征包括不明原因的胸膜或心包积液或增厚、固有气道疾病(气道阻塞、毛细支气管炎或非牵引性支气管扩张)和肺血管病变。

(三)临床表现 IPAF 诊断标准的应用促进了世界各地高度异质性 IPAF 的研究。由 144 名患者组成的北美最大研究项目主要病例是白人,平均年龄为 63 岁,女性略占优势,半数以上有吸烟史。大多数患者(51%)因血清学和形态学特点的组合,而达到 IPAF 诊断标准,只有 26% 符合 3 个所有特点。最常见的临床表现为雷诺现象(28%),最常见的血清学特征是 ANA 血清阳性(76%),这与较小的北美队列和欧洲研究的发现相似。不同的 IPAF 队列在 HRCT 或活检的 ILD(UIP 对 NSIP)主要特征方面存在差异。

(四)影像学表现 IPAF 的影像学表现模式尚未见描述,但可能与其他间质性肺炎 CT 表现相似。最近最大的北美研究描述了 IPAF 的 CT 表现及其对预后的意义。最常见的是确诊 UIP 表现(51%)(图 45.4)。较少患者为可能 UIP 表现(14%),结果符合非特发性肺纤维化(IPF)诊断(35%)。仅从影像学表现来看,UIP 最常见(51%),其次是 NSIP(27%)、过敏性肺炎(8%)、NSIP 合并 OP(7%)和 OP(4%)。这与既往研究显示的 IPAF 患者中 NSIP 比 UIP 更常见不符。特别令人感兴趣的是近 1/10 的 IPAF 患者中存在 HP 表现(图 45.5),表明自身免疫和 HP 之间可能存在关系。

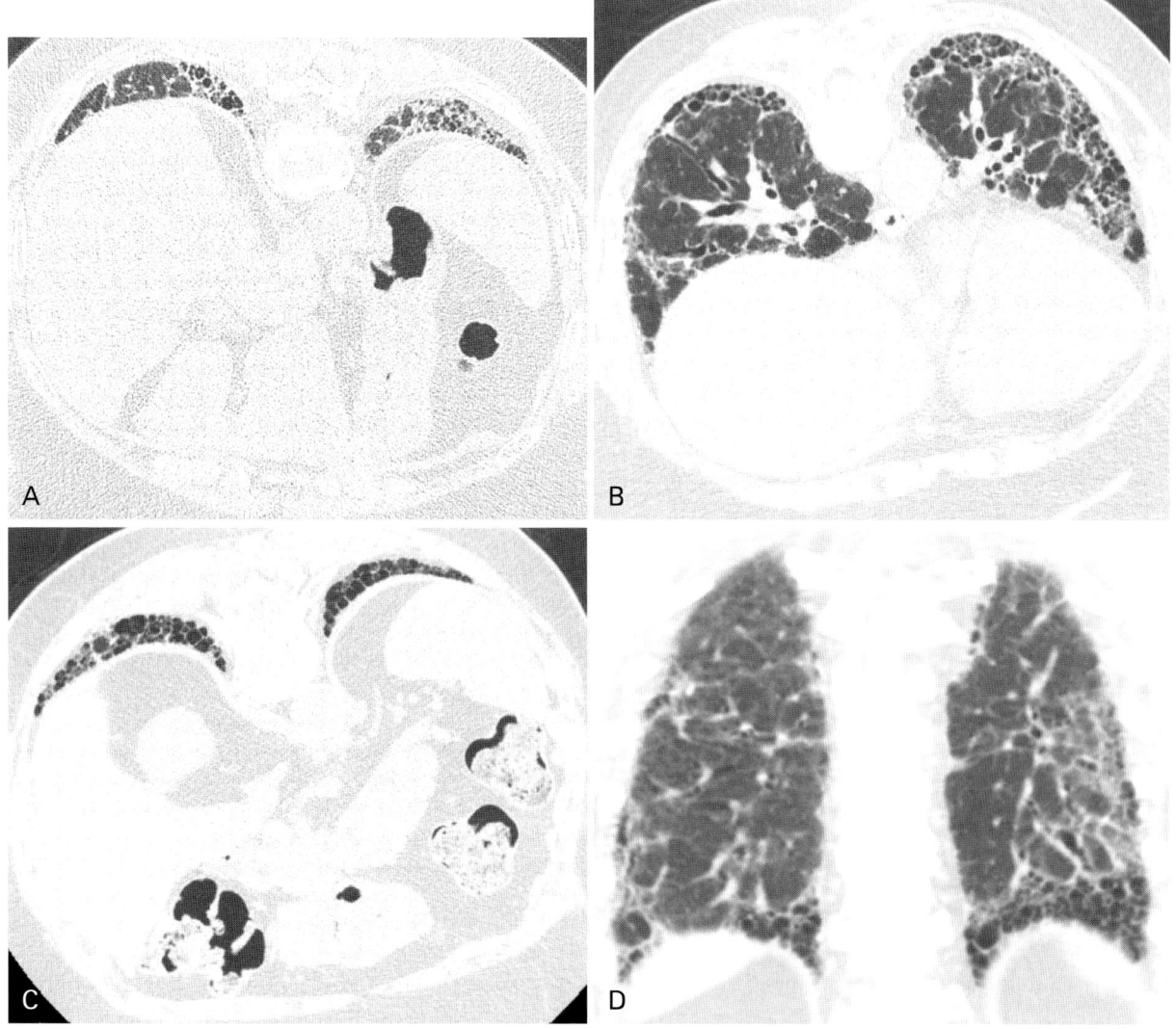

图 45.4 73 岁,女性,IPAE 患者,表现为进展的 UIP。(A)俯卧位轴面 HRCT 显示基底为主的胸膜下网状阴影和早期蜂窝样变。(B~D)3 年后的俯卧位轴面和冠状面 HRCT 显示基底为主的牵拉性支气管扩张和蜂窝样改变,肋膈角最明显。这些表现符合 UIP 的表现,这是典型的"丰富的蜂窝征"(即大多数纤维化仅由蜂窝组成),常与 CTD 相关的间质性肺病相关。

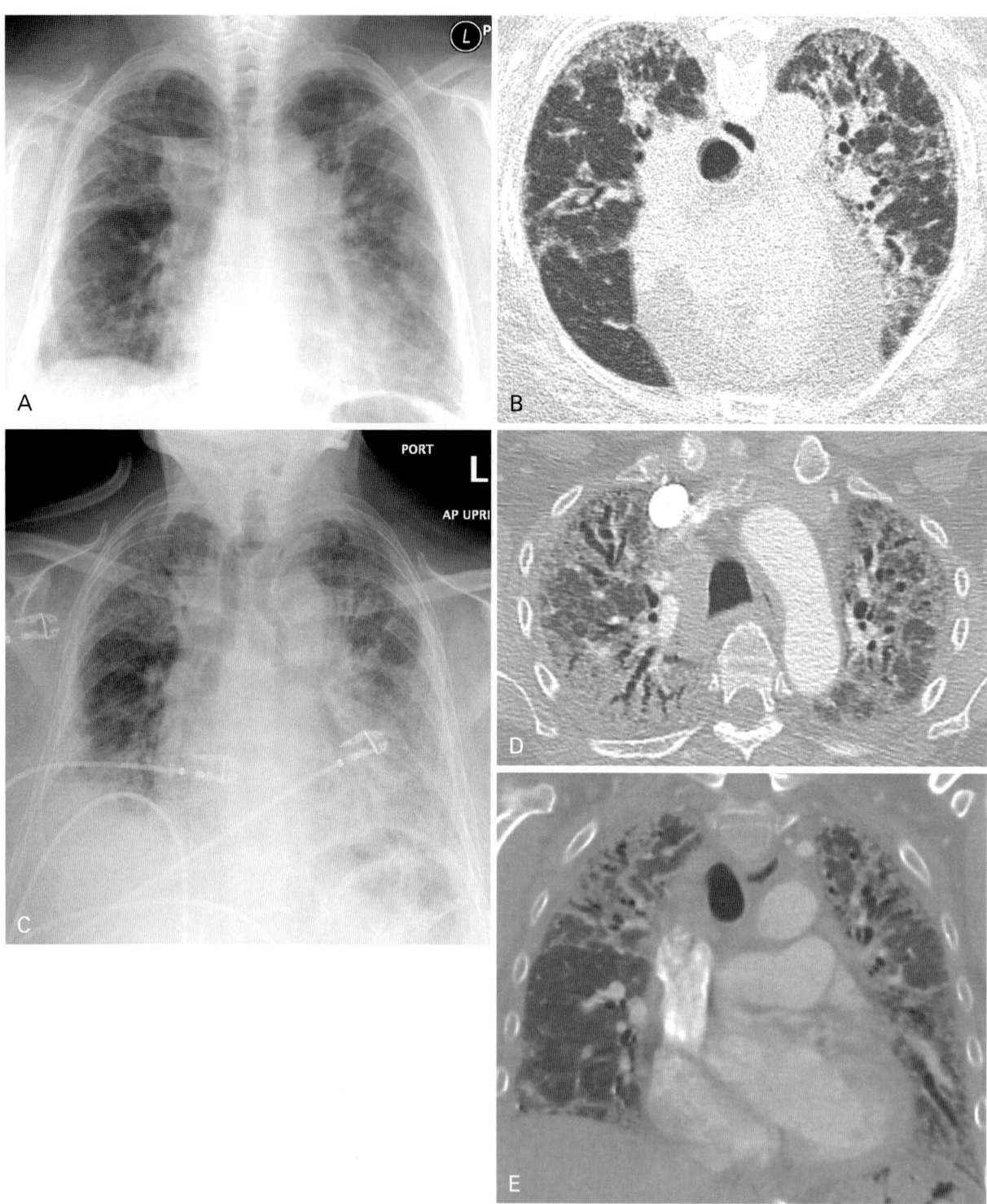

图 45.5 62 岁,女性,IPAE 患者,表现为过敏性肺炎(HP)模式。正位 X 线胸片(A)和俯卧位轴面 HRCT(B)显示牵拉性支气管扩张和支气管血管周围磨玻璃影,以中上肺区为主。2 年后的正位 X 线胸片(C)以及轴面(D)和冠状面(E)CT 显示上肺区的病变进展——主要是牵拉性支气管扩张和支气管血管周围磨玻璃影。这些表现最符合慢性进展性 HP 的表现。

　　最近的三项 CT 研究发现,与 IPF 相关的 UIP 表现相比,与 CTD 相关的 UIP 表现可能更普遍。"前上叶征"代表前上叶为主的肺纤维化,上叶的剩余部分相对正常,这与伴随的下叶纤维化相关。"密集蜂窝征"代表广泛的蜂窝状,占肺纤维化部分的 70% 以上(见图 45.4)。最后,"直边征"代表肺基底段纤维化的隔离,在颅尾方向有清晰的分界,在冠状面图像上没有沿肺侧缘的一条延伸线。

在最大的北美研究项目中,大多数患者呈基底部(89%)和外周部(74%)的分布优势。大约 60% 的患者有蜂窝状改变,这是死亡率的两个独立预测因素之一。几乎所有患者(96%)都有牵拉性支气管扩张。28% 的患者有磨玻璃影,是 CT 检查最常见的表现,最符合非 IPF 的诊断。35% 的患者 CT 显示无肺气肿的马赛克征,10% 的患者出现空气潴留。多部位受累很常见,13% 的患者出现胸腔积液或胸膜增厚,2% 的患者出现心包积液或增厚。肺动脉增宽(≥3.3 cm)提示可能有肺动脉高压,见于 27% 的患者中,且是死亡率的唯一独立预测因子。经肺气肿校正后的网状和马赛克征的百分比不能预测病死率。

(五)预后和治疗 在一项最大的北美研究项目中,IPAF 组的生存率明显低于 ILD 组,仅略高于 IPF 组。没有 UIP 表现的 IPAF 组的生存率与 ILD 组相似,而有 UIP 患者的生存率与 IPF 患者相似(见图 45.4)。符合 HRCT 形态学标准的患者生存率有所提高,而多部位受累的患者生存率更低。NSIP 占优势的 IPAF 队列显示出结果更可变。研究表明,吸烟史是死亡的独立预测因子。

符合 IPAF 标准患者的最佳治疗策略尚未确定。通常采用全身性皮质类固醇或类固醇保留剂(如霉酚酸酯或硫唑嘌呤)进行免疫抑制,但支持这种治疗方法的研究很少。最近的两项研究表明,随着时间的推移,免疫抑制与肺功能的稳定性有关。抗纤维化治疗在适当选择的 IPAF 中的作用目前正在研究。

要点:IPAF

- 具有自身免疫性特征的间质性肺炎(IPAF)标准旨在识别不符合显性 CTD 标准的具有 ILD 和自身免疫性特征的患者
- 以前用于描述该疾病的术语包括肺型间质性肺病、未分化间质性肺病相关间质性肺病(ILD)和自身免疫性 ILD
- 诊断需要符合 ILD(排除其他病因,包括明显的 CTD)和来源于明确的临床、血清学和形态学特点的附加特征
- 最常见的临床特征是雷诺现象
- 最常见的血清学特征是血清抗核抗体阳性

- 在 IPAF 队列中,HRCT 或活检显示的主要 ILD 类型(UIP 与 NSIP)存在差异
- 据报道,UIP 表现、存在蜂窝结构、肺动脉扩张和吸烟史是死亡的独立预测因素
- 多部位受累很常见,与较差的生存率相关,这可能与 UIP 病患者并发气道疾病和(或)肺血管病变有关
- 符合 IPAF 标准患者的最佳治疗策略尚未确定
- 结果可变,高度依赖于正在研究的机构和适用 IPAF 标准所采用的方法

推荐阅读

Chung JH, Montner SM, Adegunsoye A, Lee C, Oldham JM, Husain AN, et al. CT findings, radiologic-pathologic correlation, and imaging predictors of survival for patients with interstitial pneumonia with autoimmune features. AJR Am J Roentgenol. 2017;208(6):1229–1236.

Fischer A, Antoniou KM, Brown KK, Cadranel J, Corte TJ, du Bois RM, et al. An official European Respiratory Society/American Thoracic Society research statement: interstitial pneumonia with autoimmune features. Eur Respir J. 2015;46(4):976–987.

参考文献见 *ExpertConsult.com.*

第 **9** 部分

脉管炎与肉芽肿病

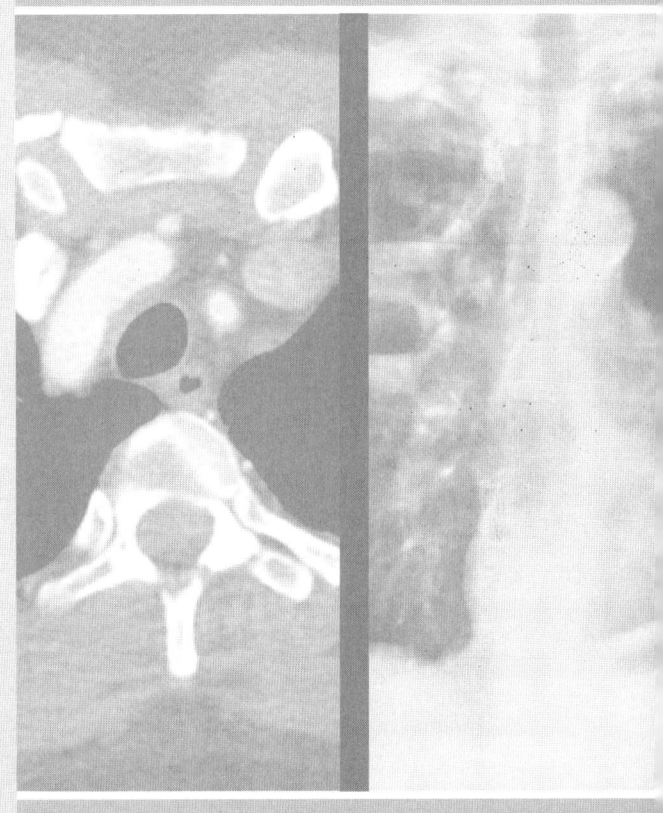

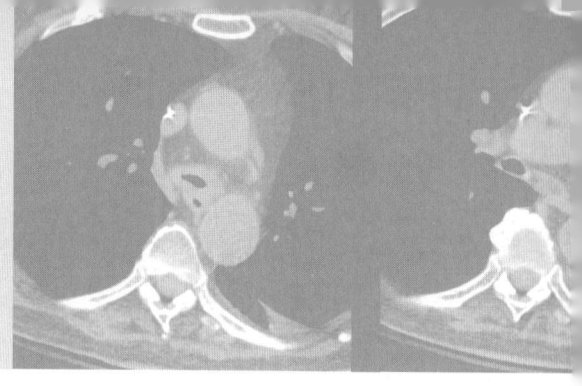

第46章

抗中性粒细胞胞质抗体相关血管炎[*]

Stephane L. Desouches | Christopher M. Walker | Jonathan H. Chung

传统上肺血管炎以血管受累的大小为特征,如 Chapel Hill 命名法定义。在小血管炎中,抗中性粒细胞胞质抗体(antineutrophil cytoplasmic antibody, ANCA)相关血管炎代表了一组多样化的疾病,尽管诱发原因尚未完全阐明,但其中涉及免疫介导的反应。

虽然肺血管炎罕见,总发病率为(20～100)/100万,流行率为(150～450)/100万,肺血管炎依然是危重患者护理中最具挑战性的问题之一。由于疾病表现非特异性,需结合临床和影像学表现进行诊断。

由于全身性血管炎的临床表现和检查结果存在较多的重叠,且缺乏有效的诊断标准,因此很难确定影响患者的确切血管炎类型和合适的治疗。最近,一项由美国风湿病学会和欧洲风湿病联盟批准的多国观察性研究开始了血管炎诊断和分类标准研究 (Diagnostic and Classification Criteria for Vasculitis study, DCVAS),旨在制订和验证原发性血管炎的诊断和分类标准。

传统上,小血管炎分为3种类型,特别是 ANCA 相关的血管炎:肉芽肿性多血管炎(granulomatosis with polyangiitis, GPA,以前称韦格纳肉芽肿病)、嗜酸性肉芽肿性多血管炎(eosinophilic granulomatosis with polyangiitise, eGPA,以前称 Churg-Strauss 综合征)和显微镜下多血管炎(microscopic polyangiitis, MPA)。ANCA 激活中性粒细胞和单核细胞,这些细胞表面表达 ANCA 抗原髓过氧化物酶(MPO)和蛋白酶3(PR3)。细胞质型 ANCA(c-ANCA)靶向 MPO 抗原,而核周型 ANCA(p-ANCA)靶向 PR3。

虽然这些疾病都与 ANCA 阳性相关,GPA 与 c-ANCA 反应性相关,eGPA 通常与核周 p-ANCA 活性相关,MPA 可有 c-ANCA 或 p-ANCA 阳性。GPA 的年发病率约为 30/100 万,而 eGPA 是 ANCA 相关性血管炎中最不常见的,年发病率约为 2.4/100 万。MPA 的年发病率与 GPA 相似,为(10～30)/100 万,是肺肾综合征最常见的病因。

一、肉芽肿性多血管炎(韦格纳肉芽肿病)

(一)临床表现 GPA 可表现为系统性疾病,也可表现为主要累及或者仅累及呼吸道的疾病。局限性肉芽肿是系统性疾病的一部分而非一个独立体,且常先于系统性疾病发生。

大多数患者表现为上和下呼吸道症状,包括鼻出血、鼻窦炎、咳嗽、咯血、呼吸困难和胸膜炎性胸痛。全身症状包括发热、乏力、体重减轻和疲劳,以关节痛或关节炎的形式累及关节。50%～80% 的患者有肾小球肾炎。

(二)病理生理学 GPA 的特征性组织病理学表现为肉芽肿性炎症伴血管炎和实质坏死。中性粒细胞、淋巴细胞、浆细胞、组织细胞和嗜酸性粒细胞的混合细胞浸润后,常聚集成小的微脓肿样簇状灶。当微小脓肿簇开始坏死,逐渐扩大、融合,最后形成特征性地图样坏死(图46.1,图46.2)。炎症是典型的实质性炎症,虽然黏膜或黏膜下肉芽肿性炎症也很常见。有时患者可表现或发展为毛细血管炎,导致局灶性或

＊ 编者和出版社感谢 Nestor L. Müller 博士和 C. Isabela Silva Müller 博士为本书上一版相关主题提供的材料。这是本章的基础。

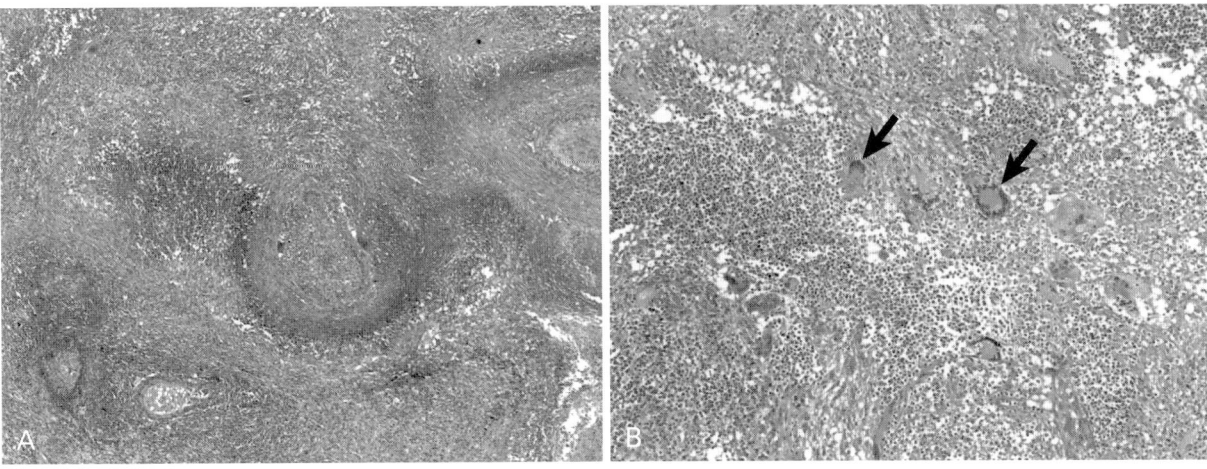

图 46.1 GPA:地图样坏死。(A)组织学标本显示边缘不规则的嗜碱性坏死区域,形成地图状外观。坏死区域被混合炎症浸润包围。(B)高倍镜示肉芽肿性炎症和多核巨细胞(箭)。(鸣谢 Dr. John English, Department of Pathology, Vancouver General Hospital, Canada.)(见彩色插页)

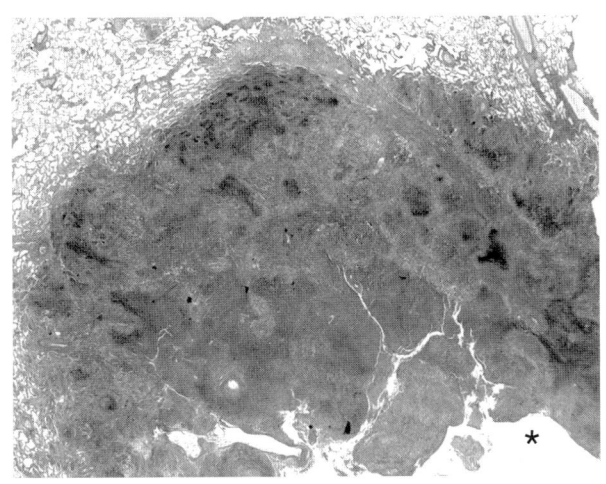

图 46.2 GPA:坏死和空洞。组织学标本显示结节坏死和空洞(星号)。(鸣谢 Dr. John English, Department of Pathology, Vancouver General Hospital, Canada.)

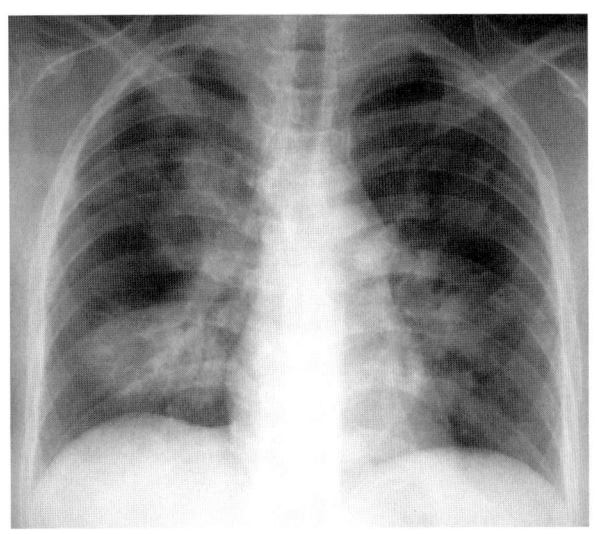

图 46.3 GPA:双肺结节和肿块。X 线胸片显示双侧结节、肿块和中心分布的局灶实变区。

弥漫性出血,这是 GPA 患者发病和死亡的重要原因。

(三)影像学表现

1. 胸部 X 线和 CT 肺结节或肿块是 GPA 最常见的影像学表现,可见于 90% 以上的 GPA 患者(图 46.3)。小结节或肿块的直径大小从几毫米到 10 cm 不等,小结节常见于双肺,左右肺叶分布无特异性,结节的大小及数量与疾病进展有关。CT 常可显示在 X 线片上不易发现的结节,且有助于显示空洞,CT 上大多数直径>2 cm 的结节可见空洞(图 46.4),空洞性肿块的壁常较厚,内壁不光整(图 46.5)。15% 的病例可见一个或多个结/肿块边缘被磨玻璃影包围,即 CT 晕征(图 46.6)。较少的情况下,磨玻璃影区可

被实变所包围,即所谓的反晕征,这表示机化性肺炎样反应(图 46.7)。

约 25%~50% 的患者可见气腔实变区域,或较少见的磨玻璃影(图 46.8~图 46.10),实变区内偶尔可见空洞。弥漫性实变或磨玻璃影通常表示有肺出血,见于 10% 的 GPA 患者(图 46.9)。

其他较少见的肺实质异常包括小叶中心性结节、树芽影、间隔线以及结节、肿块或实变区内的钙化灶。

气管和支气管受累在 X 线胸片上通常可显示气道阻塞的继发征象,如肺不张或空气潴留。局灶性气道狭窄时,最常影响声门下气管(图 46.11)。CT 显

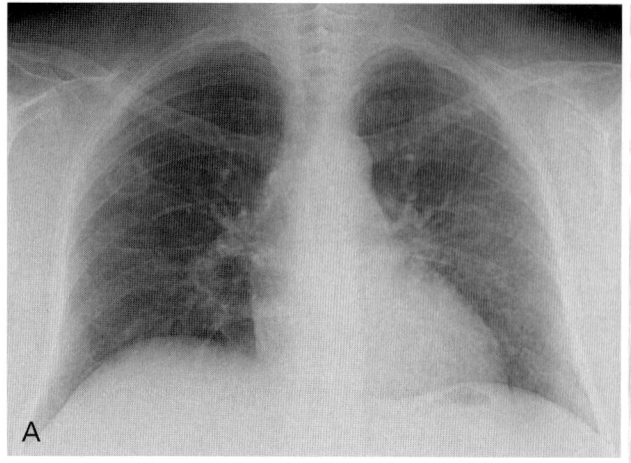

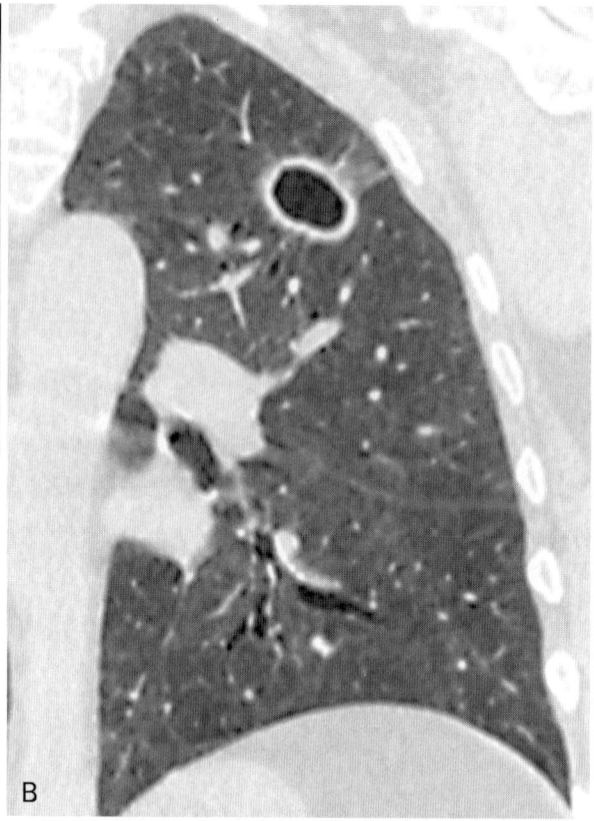

图 46.4 GPA:空洞性结节。(A)X 线胸片示双侧薄壁空洞结节。(B)锥形冠状面 CT 重建显示左上肺叶薄壁空洞结节,周围有轻度磨玻璃影,提示出血。

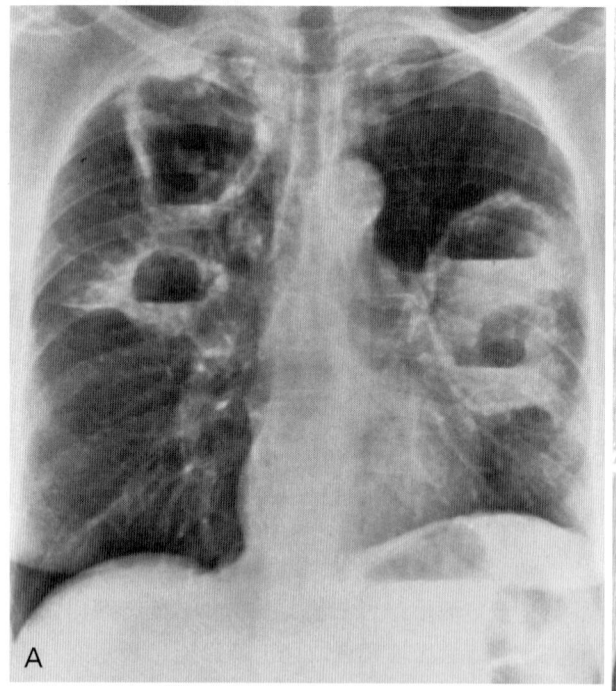

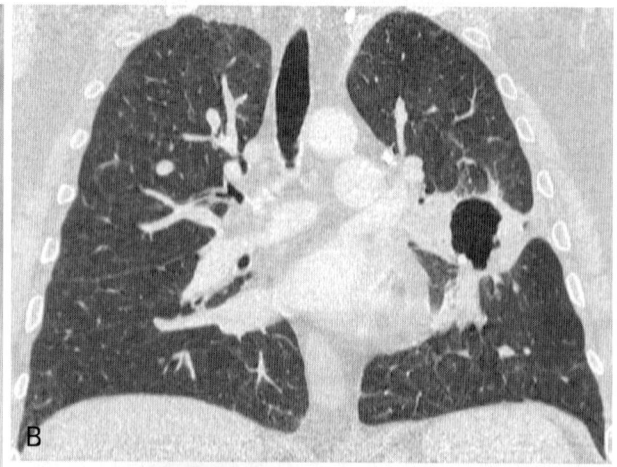

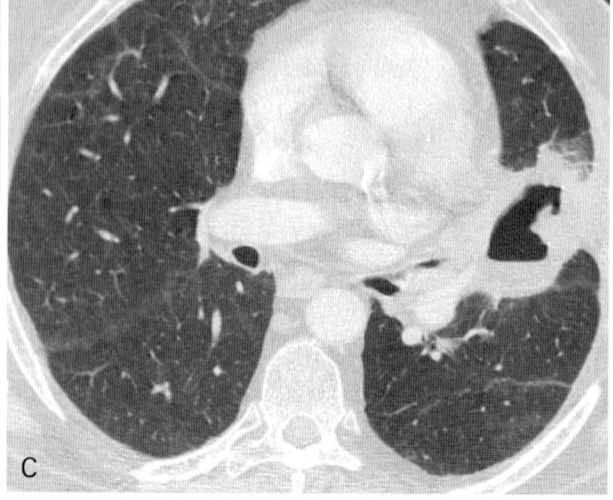

图 46.5 GPA:空洞性结节和肿块。(A)后前位 X 线胸片显示多个大的厚壁空洞伴气-液平面。左肺上叶区域肺血减少,提示左肺上叶支气管受损可能,导致缺氧血管收缩。(B)另一位患者的冠状面 CT 重建显示左肺上叶肺门周围厚壁空洞肿块。(C)与(B)同一患者的 CT 显示空洞肿块内的气-液平面。(图 46.5 引自 Müller NL, Fraser RS, Colman NC, Paré PD. Radiologic Diagnosis of Diseases of the Chest. Philadelphia: WB Sauders; 2001.)

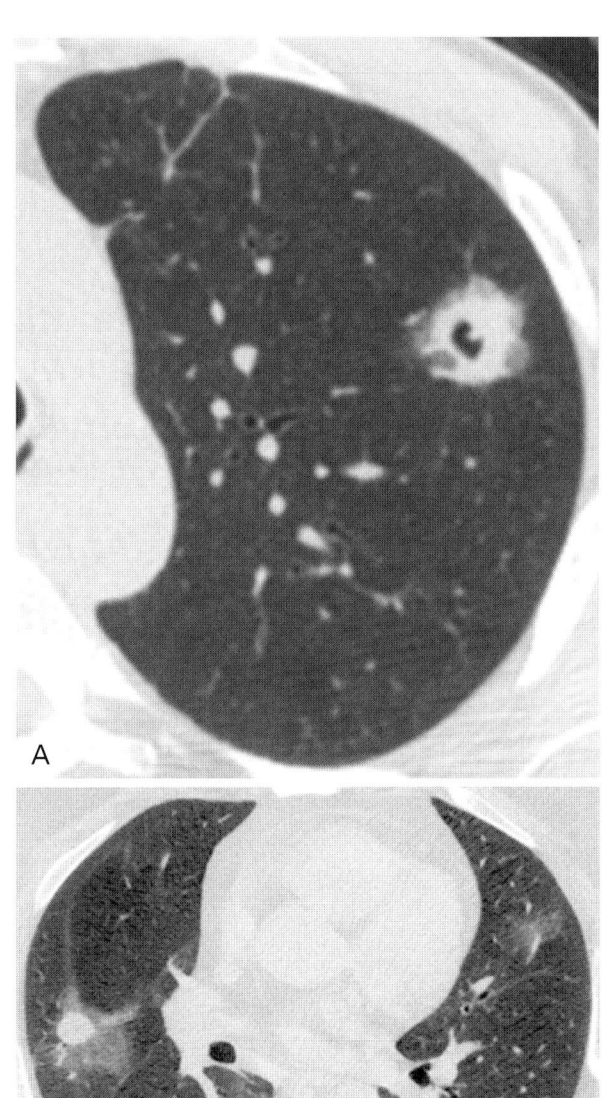

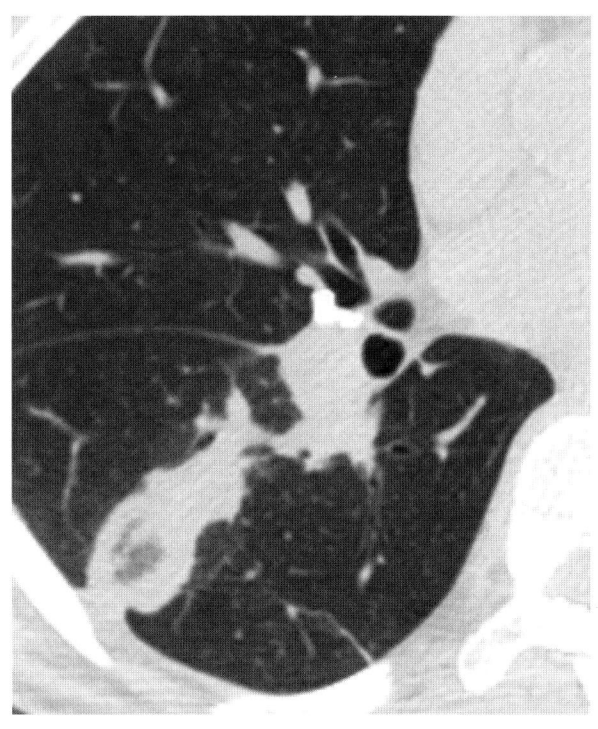

图 46.7 GPA：反晕征。CT 可见磨玻璃影，周围实变。这些类型结节的组织病理学分析通常显示中央出血和边缘有组织肺炎反应。

图 46.6 GPA：CT 晕征。(A)CT 显示左肺上叶周围空腔结节伴周围磨玻璃影。(B)水平裂水平层面 CT 显示右上肺叶非空洞结节，周围有磨玻璃晕征。左肺上叶和双肺下叶磨玻璃影可能代表肺出血的表现。

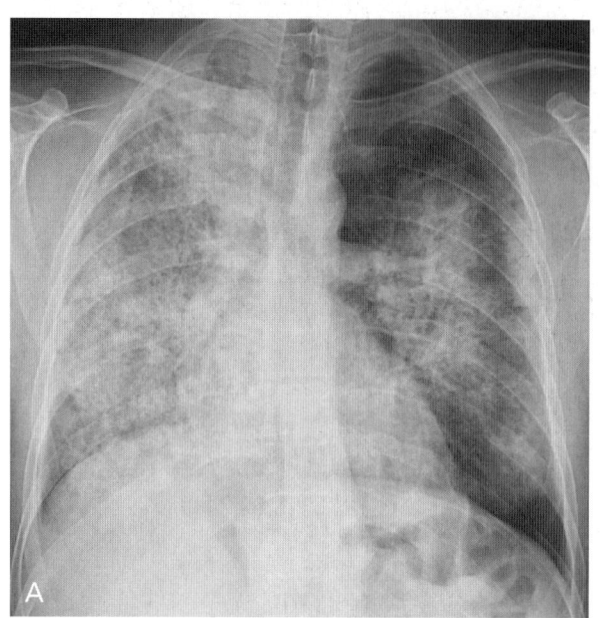

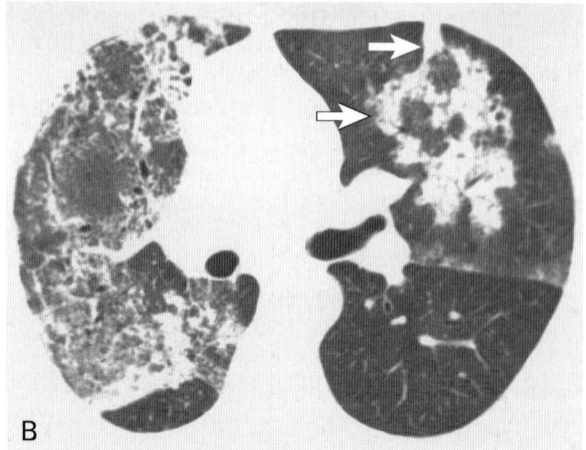

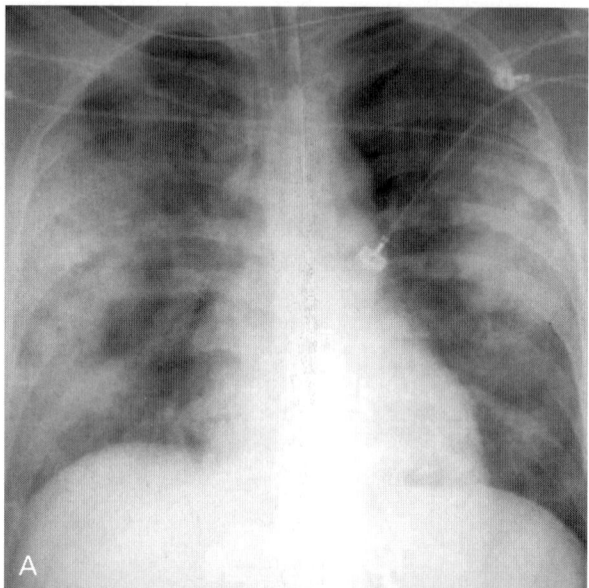

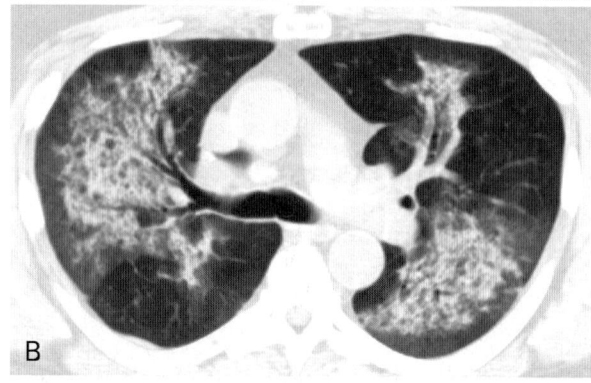

图 46.8 GPA：磨玻璃影和实变。胸部 X 线片（A）和 CT（B）显示双侧不对称磨玻璃影和实变区域。CT 上，左肺上叶实变呈小叶周围实变（箭），包围磨玻璃影，与肺出血继发的组织肺炎相一致。

图 46.9 GPA：肺出血。（A）X 线胸片显示肺门周围主要实变，肺尖和肺底未见。（B）轴面 CT 示肺门周围以实变和磨玻璃影为主，肺周围未见，是典型的肺出血表现。（引自 Lichtenberger JP 3, Digumarthy SR, Abbott GF, et al. Diffuse pulmonary hemorrhage: clues to the diagnosis. Curr Probl Diagn Radiol. 2014;43:128 - 139. ）

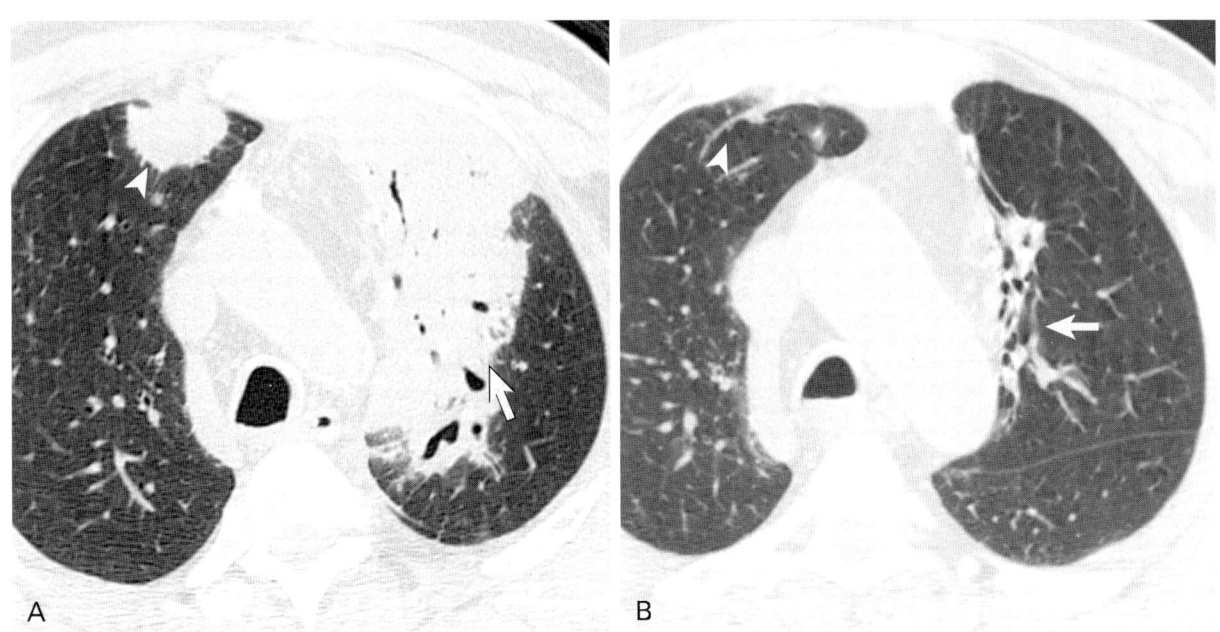

图 46.10 GPA：治疗前后肿块和实变。(A)CT 显示右肺上叶肿块(箭头)和左上肺叶实变(箭)，包含支气管充气征。(B)治疗 9 个月后的 CT 显示右肺上叶肿块(箭头)和左肺上叶实变(箭)有明显改善，并有残余瘢痕。(引自 Martinez F, Chung J, Digumarthy S, et al. Common and uncommon manifestations of Wegener granulomatosis at chest CT: rediologic-pathologic correlation. Radiographics. 2012;32:51 - 69.)

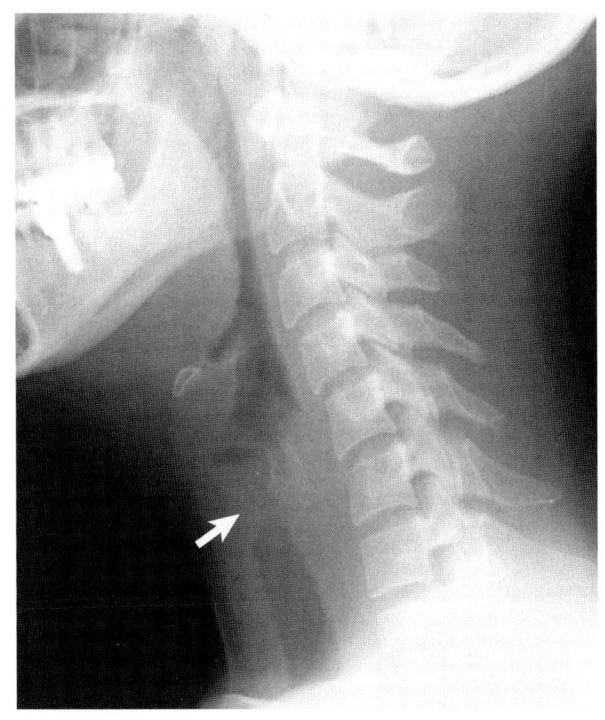

图 46.11 GPA：声门下狭窄。颈部侧位 X 线片显示声门下气管局灶壁增厚(箭)并伴有狭窄。

示 50%～60% 的患者可见主支气管壁增厚，15% 的患者可见气管壁增厚(图 46.12)。多平面重建有助于评估是否存在气道狭窄和严重程度(图 46.12)。

15%～20% 的患者见胸腔积液，10% 的患者见胸膜增厚。CT 上 20% 的患者可见纵隔淋巴结肿大，3% 可见肺门淋巴结肿大。

大约 50% 的结节和肿块在疾病治疗后会完全消失，40% 会缩小。然而，小叶内线性阴影(小叶内间隔增厚)和支气管扩张趋于稳定。这进一步表明磨玻璃影、实变、结节空洞和肿块代表活动性炎症病变，而小叶内线性阴影(小叶内间隔增厚)和支气管扩张区域更常代表慢性纤维化。很少有因反复出血而积聚在肺泡内的含铁血黄素，导致弥漫性小叶中央结节(图 46.13)。

具有类似特发性非特异性间质性肺炎或特发性肺纤维化模式的间质纤维化偶尔可是 GPA 最早的表现。虽然比较少见，GPA 也会累及主动脉和大血管、心脏、心脏瓣膜或肺动脉。

2. 核医学 核医学有助于多系统的评估和监测治疗反应。研究表明 ^{67m}Ga 成像有助于疾病评估，结果阴性可排除活动性疾病。但这些检查的特异性较低，因为来自其他来源的炎症，包括细菌或病毒感染，会导致假阳性。

GPA 的 CT 加氟脱氧葡萄糖 PET 显像可提高上呼吸道病变的检出。FDG-PET 的摄取增加有助于在初始检查时定位活检活动性病变，最大的标准化摄

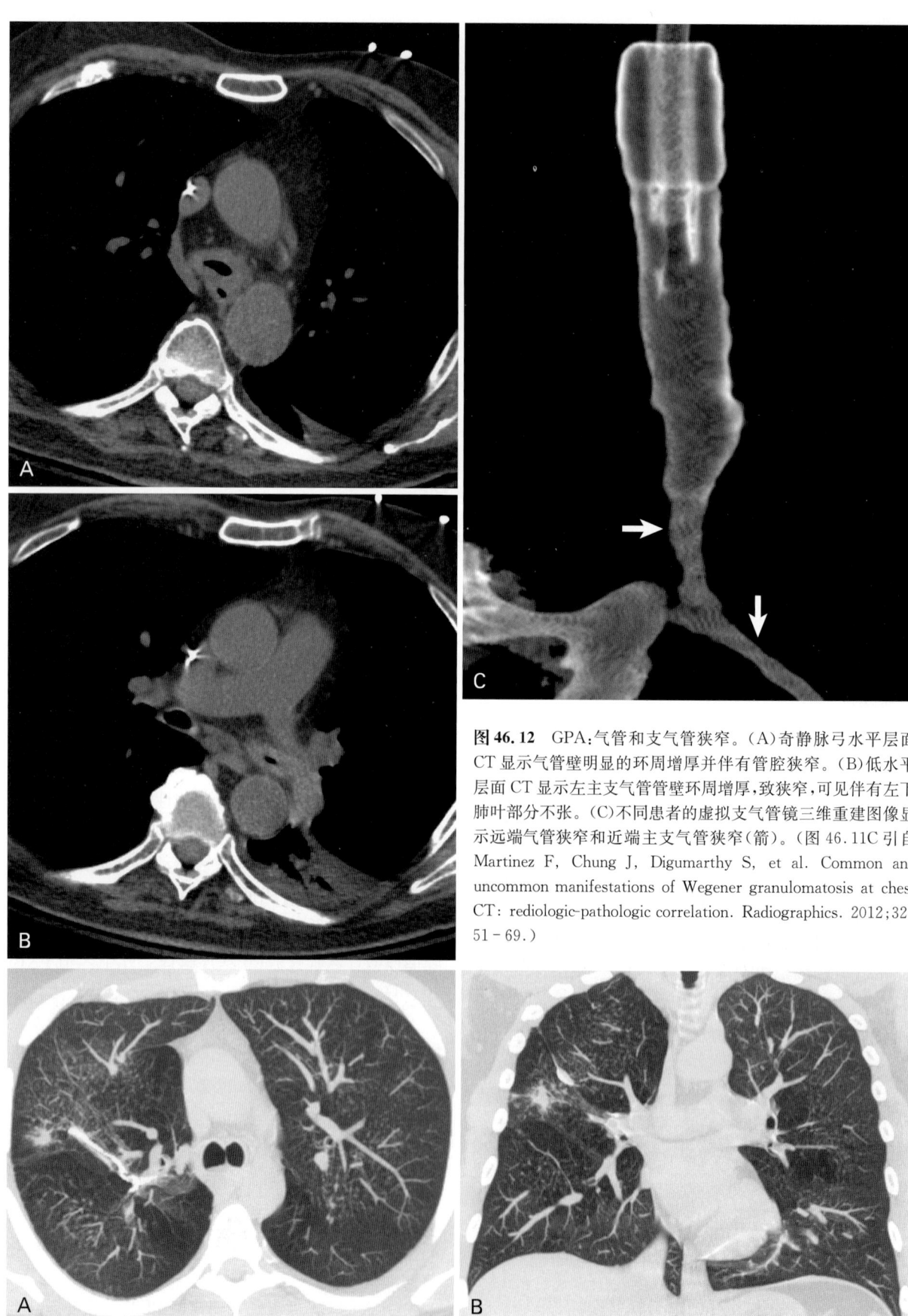

图 46.12 GPA:气管和支气管狭窄。(A)奇静脉弓水平层面 CT 显示气管壁明显的环周增厚并伴有管腔狭窄。(B)低水平层面 CT 显示左主支气管管壁环周增厚,致狭窄,可见伴有左下肺叶部分不张。(C)不同患者的虚拟支气管镜三维重建图像显示远端气管狭窄和近端主支气管狭窄(箭)。(图 46.11C 引自 Martinez F, Chung J, Digumarthy S, et al. Common and uncommon manifestations of Wegener granulomatosis at chest CT: rediologic-pathologic correlation. Radiographics. 2012;32: 51 - 69.)

图 46.13 GPA:含铁血黄素沉着。轴面(A)和冠状面(B)最大密度投影显示双侧弥漫性小叶中心性结节。右肺上叶结节也与患者已知的 GPA 有关。手术活检显示小叶中心性结节为继发于反复肺泡出血的含铁血黄素沉着。

取值与疾病活动度相关,可继续和维持治疗。

(四)鉴别诊断 GPA 的影像学表现虽然多种多样,但主要是双侧胸膜下或支气管血管周围的结节或肿块,伴或不伴空洞。这种表现类型的主要鉴别诊断包括感染(脓毒栓塞、真菌感染、多发肺脓肿)和肿瘤(血行转移瘤、淋巴瘤)。脓毒症栓子和多发肺脓肿多见于下叶,直径很少超过 3 cm。通常也有提示感染的临床病史,如发热。

血行转移和淋巴瘤也可多发,病灶大小从几毫米到 >10 cm,但通常表现为肺下叶为主,很少出现空洞。GPA 与其他疾病的区别通常可以通过临床上出现上呼吸道症状(包括鼻窦炎和鼻出血)、实验室结果提示肾小球肾炎以及血清 c-ANCA 来确定。

当一个已知 GPA 患者出现新的结节或肿块时,特别是正在接受免疫抑制治疗的患者,则会出现一个特殊问题。GPA 恶化通常很难和机会性感染(如真菌或诺卡菌)或新发的恶性肿瘤鉴别。在患者开始高剂量的免疫调节治疗前,需要支气管镜检查或活检来排除感染或恶性肿瘤。

二、嗜酸性肉芽肿性多血管炎(Churg-Strauss 综合征)

(一)临床表现 既往称为 Churg-Strauss 综合征,eGPA 几乎都表现为典型的临床三联征:哮喘、嗜酸性粒细胞增多和血管炎。整体存在于三个不同的临床阶段。成人哮喘发作有前驱期,通常持续数年,需要糖皮质激素治疗,在此之前通常会有变应性鼻炎。第二阶段通常是明显的外周血嗜酸性粒细胞增多和组织浸润。第三阶段为常危及生命的血管期,可表现为急性呼吸窘迫综合征和肺出血。这种疾病可以在每个阶段依次发展,但并不总是如此。13% ~ 47% 的病例累及心脏,可引起心绞痛、心肌梗死、心肌炎、左心衰和心包炎。大多数患者对糖皮质激素和免疫调节剂治疗有反应,约 25% 的患者出现疾病复发。在复发的患者中,大多数对重复治疗有反应。治疗后复发患者的病死率接近 3%。

(二)病理生理学 虽然 eGPA 的确切病理生理机制尚不清楚,其与哮喘、特应性疾病以及嗜酸性粒细胞增多症相关表明是自身免疫或过敏过程。嗜酸性粒细胞激活的标记物与疾病的活动有关,似乎可以预测复发;组织直接损伤是由嗜酸性粒细胞和中性粒细胞脱颗粒产物引起的。约 40% ~ 75% 的 eGPA 患者有 ANCA,其频率和水平似乎都与疾病活动相关。ANCA 是否存在常可以鉴别 eGPA 的两种亚型。

ANCA 阳性与肾脏(快速进行性肾小球肾炎)、神经系统和皮肤受累以及肺泡出血的发病率增高有关。另外,ANCA 阴性的患者更常有心脏和非出血性肺受累。

eGPA 早期的特征是嗜酸性粒细胞浸润血管外组织。在肺中表现为嗜酸性粒细胞性肺炎,常为手术活检中唯一异常。在血管期,几乎总有嗜酸性粒细胞浸润,同时也见血管炎(图 46.14)。其特征是富含嗜酸性粒细胞的坏死性血管炎,主要累及小动脉、微动脉、小静脉和以坏死嗜酸性粒细胞为中心的坏死性肉芽肿。在组织学检查中,血管炎愈合的唯一特异性表现是小血管血栓形成。

(三)影像学表现

1. 胸部 X 线 X 线片通常显示双侧非节段性气腔模糊影,无肺尖基底梯度(图 46.15)。实变区域可呈外周性分布,与慢性嗜酸性粒细胞性肺炎的表现重叠(图 46.16),也可是短暂的、迁移性的,与单纯的肺嗜酸性粒细胞性肺炎(Löffler 综合征)难以区分。与 GPA 不同,即使这些气腔模糊影融合,空洞也很少见。心脏受累时,心肌炎或缺血性心肌病和心包积液可引起心脏扩大。约 10% 的患者 X 线胸片上可见单侧或双侧胸腔积液。

2. CT 约 90% 的患者可见双侧磨玻璃影或实变,是最常见的 CT 表现,常呈对称性分布,肺外周多见,类似慢性嗜酸性肺炎(图 46.16)。另一个相对常见的 CT 表现是小叶间隔增厚,约见于 50% 的患者(图 46.14),反映了继发于心脏受累的间质性肺水肿或嗜酸性粒细胞浸润小叶间隔。较少见的表现为小叶中心性结节、支气管壁增厚、支气管扩张和树芽征,部分可能由于合并哮喘所致。10% ~ 50% 患者 CT 可见单侧或双侧胸腔积液,可能是由心肌病引起的左心衰竭或嗜酸性胸膜炎引起的。少见纵隔淋巴结病变。

(四)鉴别诊断 在临床实践中,结合影像学表现、慢性长期过程和临床表现即可诊断 eGPA。虽然单纯性肺嗜酸性粒细胞增多和慢性嗜酸性粒细胞性肺炎的表现类似,但在有哮喘病史的患者中,影像学表现为短暂的、斑片状的非节段性磨玻璃影或实变,无分布优势,都应警惕 eGPA。仅凭影像学,鉴别诊断还包括变应性支气管肺曲霉病、单纯性肺嗜酸性粒细胞增多症、慢性嗜酸性粒细胞增多性肺炎、组织性肺炎、细菌性肺炎、真菌性肺炎和病毒性肺炎。

eGPA 的诊断与哮喘患者的单纯肺嗜酸性粒细胞增多症或慢性嗜酸性粒细胞肺病不同,eGPA 的诊

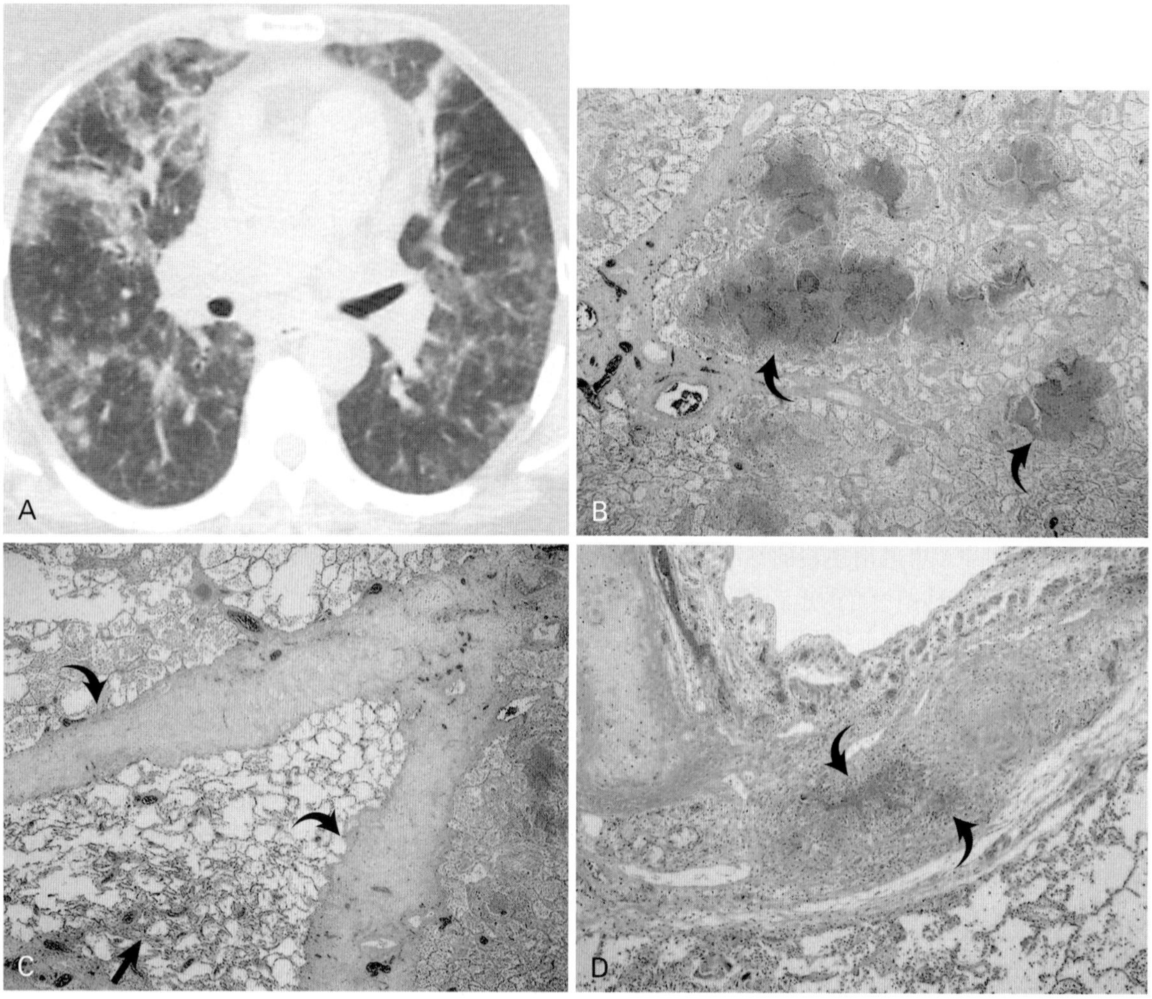

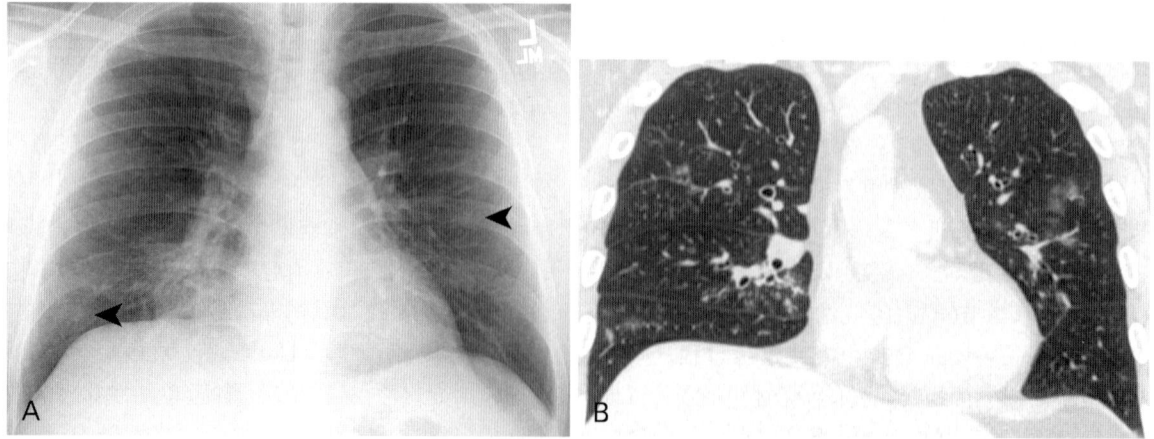

图46.14 eGPA:CT和组织学表现。(A)CT显示以双侧周围为主的磨玻璃影,肺上叶可见小范围实变,右肺上叶前部可见小叶间隔增厚。(B)组织病理标本的显微照片显示嗜酸性肺炎伴大量部分坏死的嗜酸性粒细胞(弯箭)。(C)另一个患者的显微照片显示水肿和纤维化的小叶间隔(弯箭),早期的嗜酸性肺炎病灶位于小叶间隔之间(直箭),如此小的病灶可致边界不清的小叶中央磨玻璃结节,增厚的中隔右侧可见发育良好的嗜酸性粒细胞肺炎伴嗜酸性粒细胞坏死。(D)显微照片显示大支气管管壁坏死灶(弯箭)。(Silva CI, Müller NL, Fujimoto K, et al. Churg-Strauss syndrome: high-resolution CT and pathologic findings. J. Thorac Imaging. 2005;20:74 - 80.)(见彩色插页)

图46.15 eGPA:斑片状分布,树芽状阴影。(A)X线胸片示双侧细微斑片状气腔模糊影(箭头)。(B)冠状面CT重建显示双侧斑片状磨玻璃影,右肺中叶树芽征。eGPA的许多气道相关表现(如支气管壁增厚、腔内黏液嵌塞、树芽征)可以部分解释哮喘,几乎所有患者都有哮喘。

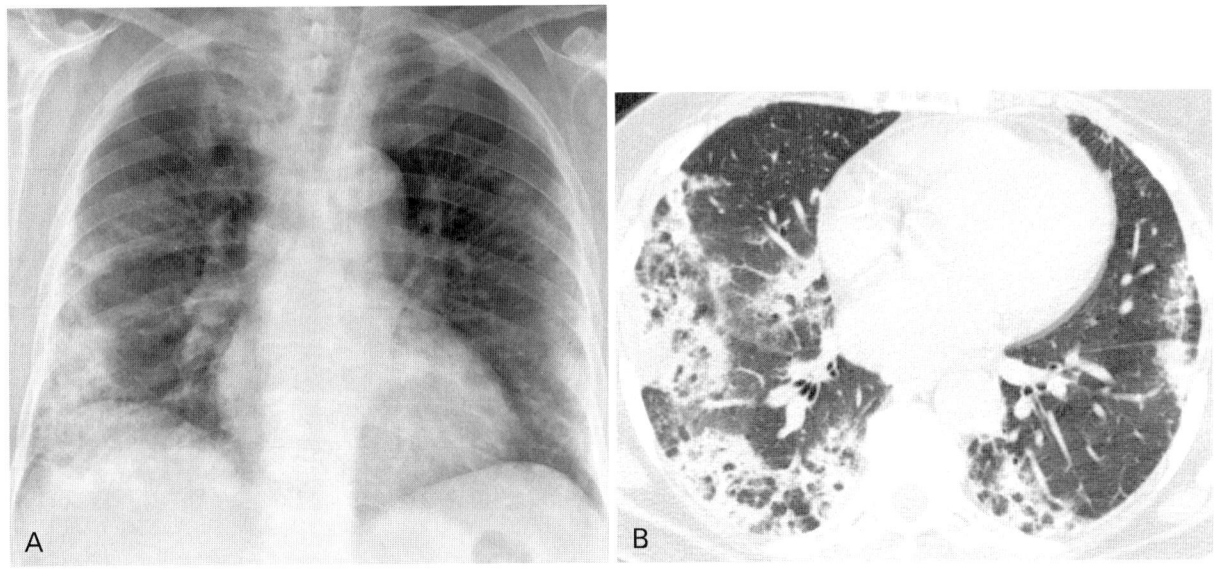

图 46.16 eGPA:慢性嗜酸性肺炎型。(A)X 线胸片显示双肺斑片状实变区,主要分布在胸膜下。(B)CT 显示双肺周围、胸膜下实变区域。

断是基于患者的全身表现,包括皮疹、周围神经病变和血清 p-ANCA。

与其他患者一样,哮喘患者肺炎可引起双肺阴影,需要根据临床表现和适当的培养或血清学检查排除该诊断。GPA 的鉴别诊断主要是可能会引起对称的双肺磨玻璃影或实变的感染,主要包括细菌性、支原体性或病毒性支气管肺炎和机会性感染,如由耶氏肺孢子菌和巨细胞病毒引起的感染,可在使用糖皮质激素治疗的哮喘患者中见到。

三、显微镜下多血管炎(MPA)

(一)临床表现 MPA 常出现亚急性前驱期,包括发热、寒战、体重减轻、关节痛和肌痛,持续数周至数月,才出现更有特点的急性血管炎症状。血管炎常累及肾脏,肺受累相对较少。90% 以上的患者出现快速进行性肾小球肾炎,10%～30% 的患者出现弥漫性肺出血。其他相对常见的临床表现包括皮肤病变、周围神经炎和胃肠道出血。

MPA 不常累及鼻窦、上呼吸道或眼睛,这些在 GPA 患者中更常见。虽然结节性多动脉炎(polyarteritis nodosa, PAN)和 MPA 的临床症状可重叠,但肺动脉受累提示 MPA,因为这在 PAN 中很少见。

(二)病理生理学 与 ANCA 相关的其他血管炎一样,MPA 的发病机制尚不清楚。血清 ANCA 存在于大多数患者中,50%～75% 的患者有针对 MPO

的 p-ANCA(见 eGPA),10%～15% 的患者有针对 PR3 的 c-ANCA(见 GPA)。现有资料表明,ANCA 是小血管炎发生的致病因素之一。但是并非所有 MPA 患者血清 ANCA 均阳性,且该抗体可与其他疾病相关,可能与其他因素有关。

最常见的表现是肾脏病变伴急性进行性肾小球肾炎。肺组织病理学主要表现为中性粒细胞性毛细血管炎和肺泡出血。肺泡出血和毛细血管炎是一种组织学反应形式,而不是一种特定的疾病。这种表现可见于多种疾病,包括 MPA、GPA、结缔组织疾病(特别是 SLE)、抗磷脂综合征和药物过敏。

(三)影像学表现

1. 胸部 X 线 X 线胸片表现为斑片状或双侧弥漫性分布的气腔阴影和实变,代表肺泡出血(图 46.17)。常分布广泛,在肺门周围和肺中下部更明显。

2. CT CT 表现为双肺磨玻璃影和实变,可呈斑片状或弥漫性(图 46.17)。磨玻璃影对应肺泡间隔毛细血管炎引起的肺泡出血和慢性间质性炎症。MPA 患者反复出血可引起间质纤维化,预后较差。适当的治疗,患者的症状和影像学表现可完全消失(图 46.18)。

(四)鉴别诊断 患有急性进展性肾小球肾炎和 p-ANCA 并有弥漫性肺出血临床和影像学表现的患者,应怀疑 MPA 的诊断。

肺活检结果为非特异性表现,包括弥漫性肺泡出血和毛细血管炎。在 GPA、SLE 和药物过敏中也可

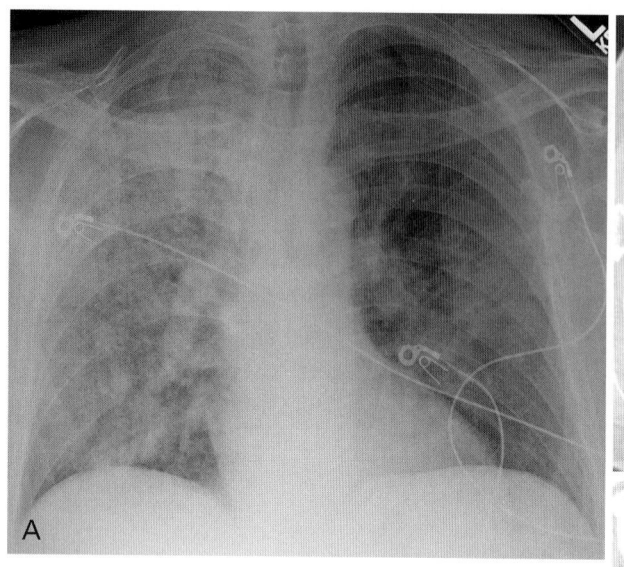

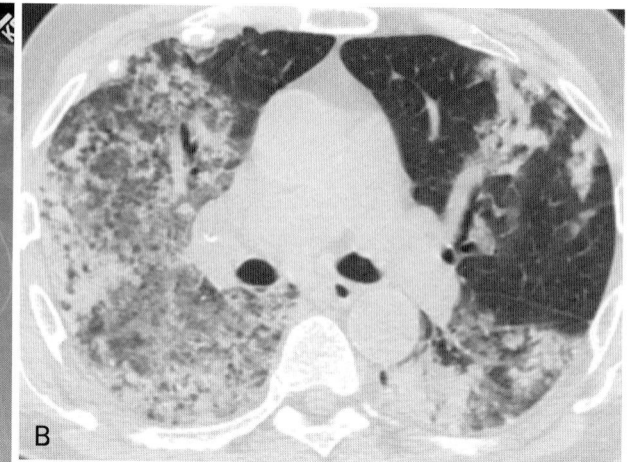

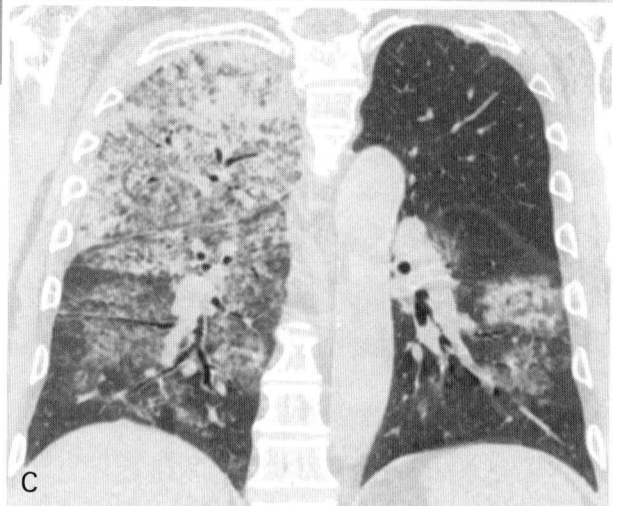

图46.17　MPA和弥漫性肺出血。(A)X线胸片示右肺弥漫性肺部阴影大于左侧,右肺上部区域合并实变。轴面(B)和冠状面(C)CT显示不对称的双肺磨玻璃影和实变。

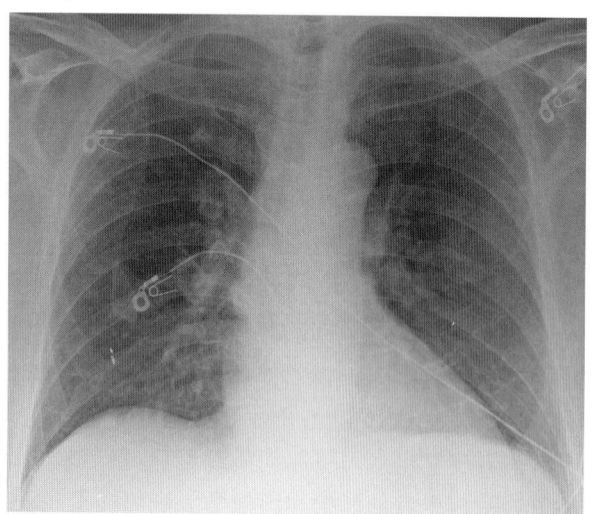

图46.18　MPA:治疗后消退。治疗2个月后,同一患者的X线胸片(图46.17)显示肺部阴影完全消失。

以看到类似的结果。此外,当可以通过其他组织活检和血清ANCA检测确定特异性诊断时,不建议对免疫介导的肺泡出血患者进行肺活检检查。

MPA是肺肾综合征最常见的原因。临床上的主要需要鉴别的是其他可引起肺和肾脏表现的疾病,特别是肺出血肾炎综合征、GPA和SLE。肺出血肾炎综合征(Goodpasture综合征)通常通过循环或组织结合的抗肾小球基底膜抗体来诊断。MPA与GPA的区别在于没有肉芽肿性炎症,而与SLE和其他小血管炎的区别在于手术肺活检没有免疫沉积。

3. 影像检查的选择　胸部X线摄片是用于ANCA相关血管炎患者初始评估和随访的主要成像方式。除非在X线胸片上有特定的发现,如GPA的空洞结节,否则需要胸部CT进一步评估。如果临床高度怀疑为血管炎,建议使用HRCT,以评估空气潴留、支气管扩张或其他气道受累的征象。即使使用HRCT,其影像学表现也可能是不确定的,而将临床病史和实验室结果密切结合对准确诊断十分重要。

四、治疗方案概要

ANCA 相关血管炎的治疗在过去十年中已有显著提高。尽管环磷酰胺毒性高,包括骨髓抑制和出血性膀胱炎,限制了其使用。但自 1971 年以来,环磷酰胺免疫抑制一直是主要的治疗方法。

目前的治疗策略主要围绕短期的环磷酰胺诱导和慢性抑制,或使用糖皮质激素或其他免疫调节剂,如甲氨蝶呤或硫唑嘌呤。

单克隆疗法的出现,如利妥昔单抗,极大地改善了 ANCA 相关血管炎患者的长期预后,延长了缓解期,减少了疾病复发。这些新药物的副作用也比旧的治疗方案少得多。

诱导缓解的另一种治疗选择是静脉注射免疫球蛋白,在急性情况下非常有效。这种治疗通常用于危及生命的疾病或儿科患者,因为其他药物的副作用对仍在发育的身体特别有害。

与所有免疫调节疗法一样,患者机会性感染的风险增加,必须密切监测并发症。在接受免疫抑制治疗之前,几乎所有患者在确诊后 6 个月内死亡。目前,诊断后的中位生存期估计超过 20 年;大多数死亡是由于疾病本身或治疗引起的并发症。

要点

- X 线胸片是用于 ANCA 相关血管炎患者初始评估和随访的主要成像方式
- CT 可用于怀疑 GPA 的患者,以更好地评估实质病变的程度和发现在 X 线片上可能不明显的轻微病变。但在疑似 eGPA 或 MPA 的典型影像学表现,CT 很少增加额外的补充信息
- 血清细胞质(c)-ANCA 存在于 90%～95% 的系统性 GPA 病例和 60% 的器官受限 GPA 病例中。约 70% 的 eGPA 患者有核周型(p)-ANCA。大多数 MPA 患者有 p-ANCA 阳性,少数可能是 c-ANCA 阳性
- 大多数 GPA 患者表现为上呼吸道和下呼吸道症状,包括鼻出血、鼻窦炎、咳嗽、咯血、呼吸困难和胸膜炎性胸痛
- GPA 最常见的影像学表现为肺结节或肿块,见于 90% 的患者。大约 50% 的病例最终会出现空洞

- eGPA 最常见的临床表现为哮喘、变应性鼻炎、神经病变和周围嗜酸性粒细胞增多,这在大多数患者中都出现
- eGPA 几乎只发生在哮喘患者中
- eGPA 最常见的 X 线表现为短暂或迁移性阴影,或周边分布的实变,分别类似于单纯肺嗜酸性粒细胞增多症(Löffler 综合征)和慢性嗜酸性粒细胞增多性肺炎
- MPA 是肺肾综合征最常见的病因,肺肾综合征是一种以肺出血和肾小球肾炎并存为特征的综合征
- MPA 的放射学表现为弥漫性肺出血,从双肺斑片状磨玻璃影到实变,可不累及肺周围或肺尖和肺基底

推荐阅读

Brown KK. Pulmonary vasculitis. Proc Am Thorac Soc. 2006;3:48-57.

Castaner E, Alguersuari A, Gallardo X, et al. When to suspect pulmonary vasculitis: radiologic and clinical clues. Radiographics. 2010;30:33-53.

Chung MP, Yi CA, Lee HY, et al. Imaging of pulmonary vasculitis. Radiology. 2010;255:322-341.

Thickett DR, Richter AG, Nathani N, et al. Pulmonary manifestations of anti-neutrophil cytoplasmic antibody (ANCA)-positive vasculitis. Rheumatology. 2006;45:261-268.

参考文献见 ExpertConsult.com.

第47章

Goodpasture 综合征(抗基底膜抗体病)[*]

Jonathan H. Chung | Christopher M. Walker

（一）病原、发病率和流行病学　Goodpasture 综合征又称抗基底膜抗体病，是一种自身免疫性疾病，以反复发作的肺出血为特征，常伴有肾小球肾炎和抗肾小球基底膜(抗-GBM)抗体。Goodpasture 综合征很少见，发病率大约为每年 1 例/100 万。发病年龄呈双峰分布，高峰出现在 20～30 岁和 60～70 岁，男女比例约为 3：2。

（二）临床表现　最常见的症状为咯血，约 80%～95% 的患者有咯血。咯血从轻微到大量，甚至危及生命。超过 50% 的患者存在肾小球肾炎。有时，咯血可发生在疾病晚期，或始终不发生。其他症状包括呼吸困难、乏力、虚弱、苍白和咳嗽，偶有显性血尿。虽然早期尿检可能为阴性，但蛋白尿、血尿、细胞型和管型尿几乎总是在某一阶段出现。超过 90% 的患者有抗-GBM 抗体，肾活检显示约 80% 的患者有新月体肾小球肾炎。90% 以上的患者存在肺出血失血所致的缺铁性贫血。

（三）病理生理学　Goodpasture 综合征是一种自身免疫性疾病，其特征是存在抗肾小球和肺泡基底膜的自身抗体。研究表明，环境因素，如吸烟、先前的碳氢化合物暴露和感染，可能在 Goodpasture 综合征发病中起作用。在肾脏中，补体激活和炎症细胞酶是肾小球损伤的原因。肺出血的确切发病机制尚不清楚。

Goodpasture 综合征的主要组织学表现为导致弥漫性肺出血的肺泡毛细血管炎和发展为新月形体肾炎的节段性坏死性肾小球肾炎。毛细血管炎与 GPA 和 MPA 相同，表现为中性粒细胞浸润，与肺泡间隔密切相关，伴或不伴纤维蛋白血栓和坏死。其他组织学改变取决于疾病的病程和严重程度，但通常包含肺泡腔和间质组织中吞噬含铁血黄素的巨噬细胞和轻度至中度间质纤维化。免疫荧光研究显示特征性的线性染色在肾小球中最容易识别，在肺泡毛细血管壁也经常可见。免疫球蛋白(Ig)G 是常见的抗体，偶尔也有 IgA 和 IgM。

（四）影像学表现

1. 胸部 X 线　在疾病早期，X 线表现为斑片状不透明阴影区(磨玻璃影)，均匀分布于肺内(图 47.1)。更严重的出血可发展为局灶性或融合的实变，常伴支气管充气征(图 47.2)。斑片影常分布广泛，但在肺门周围和肺中下野更为明显。肺尖和肋膈角常不受累。虽然实质受累常是双侧的，但一般不对称的，偶尔也可是单侧的。弥漫性肺出血患者的 X 线胸片可正常。在一篇对 23 例患者 39 次弥漫性肺出血的综述中，有 7 次(18%)的 X 线胸片表现为正常。连续 X 线摄片显示，在 2～3 d 内，实变区域逐渐被网状或网结节所取代，其分布与肺泡病变相同(图 47.3)。这种网状结构在接下来的几天中逐渐减少，X 线胸片上的表现通常在最初发作后 10～12 d 恢复正常。反复出血后，间质内的含铁血黄素沉积增多与进行性纤维化有关。在大多数病例中，每次出血发作后只有部分 X 线胸片是正常的，持续的网结节状影像表现提示不可逆的间质性病变。一旦发生这些变化，新的肺出血通常会导致弥漫性间质性疾病上重叠典型的肺泡实变。

* 编者和出版社感谢 Nestor L. Müller 博士和 C. Isabela Silva Müller 博士为本书上一版相关主题提供的材料。这是本章的基础。

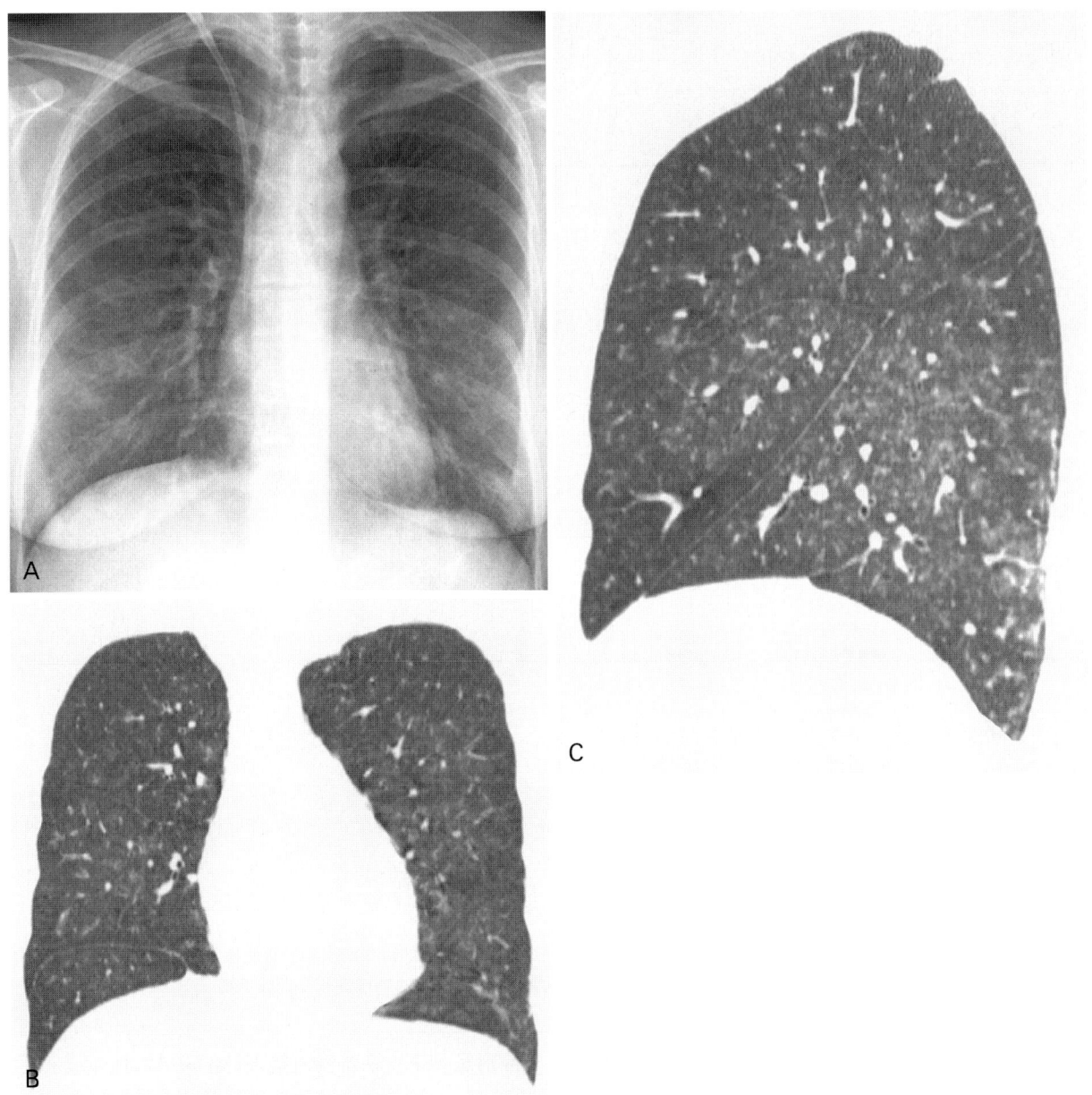

图 47.1 伴轻度弥漫性肺出血的 Goodpasture 综合征:X 线和 CT 表现。胸部 X 线片(A)显示双侧轻度磨玻璃影,可见血液透析导管。冠状面(B)和矢状面(C)HRCT 重建显示双侧广泛的磨玻璃影和边界不清的小叶中心性结节。

2. CT　急性肺出血的 CT 表现为双侧磨玻璃影,实变较少见(图 47.1,图 47.2)。磨玻璃影可呈斑片状或弥漫性分布。急性发作后 2~3 d CT 显示磨玻璃影、实变和小的边界不清的小叶中心性结节均会减少,较少有小叶间隔增厚。这些表现可能是继发于血液的淋巴吸收,并在接下来的 1~2 周内逐渐消退。反复出血的患者可发生肺纤维化和肺间质含铁血黄素沉积,典型表现为网状结构、牵拉性支气管扩张和结构变形(图 47.4),可发展成明显的蜂窝样改变,提示纤维化更加严重。

(五)影像检查的选择　胸部 X 线是弥漫性肺出血和 Goodpasture 综合征患者最初的影像评估方法。在一般情况下,当 X 线片显示双侧磨玻璃影或实变时,不需要进一步影像学检查。一些弥漫性肺出血的患者,X 线片可正常或仅显示可疑的异常。薄层 CT 用于临床怀疑弥漫性肺出血和可疑或影像学表现不明显的患者。薄层 CT 也可用于临床表现不符合 Goodpasture 综合征的咯血患者。在这些病例中,薄层 CT 有助于排除其他原因引起的咯血,如支气管扩张和支气管源性肿瘤。

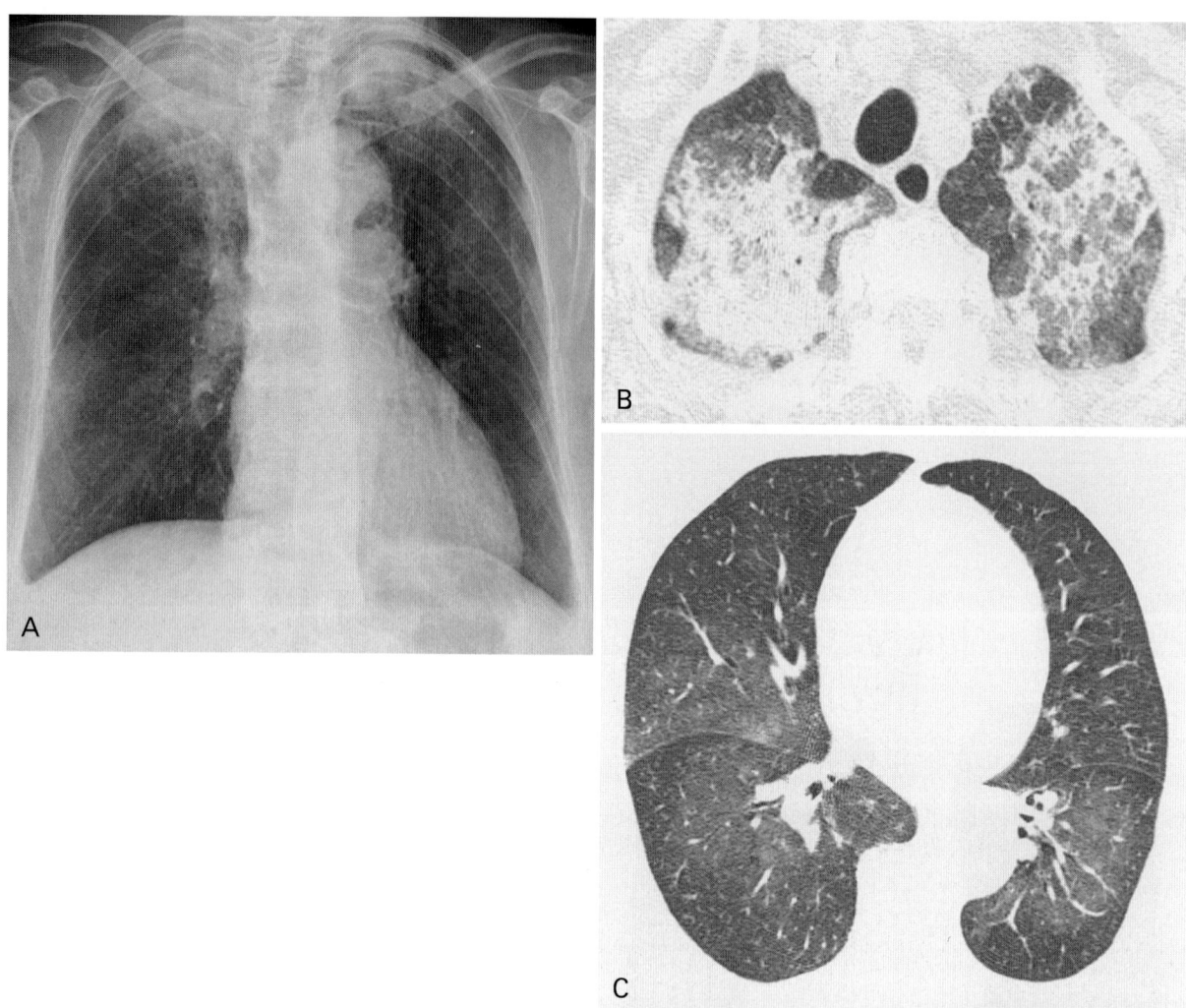

图 47.2　伴严重弥漫性肺出血的 Goodpasture 综合征：X 线和 CT 表现。(A)X 线胸片显示肺尖致密实变影，其余肺部有磨玻璃影。(B)肺上叶 HRCT 显示广泛的磨玻璃影和实变区域。(C)中下肺叶 HRCT 显示弥漫性双侧磨玻璃影。

（六）鉴别诊断　约 20％的肾小球肾炎合并肺出血患者有 Goodpasture 综合征，50％有某种形式的系统性血管炎，其余大部分伴有弥漫性肺泡出血和其他形式的肾小球肾炎。当一个成年患者在 X 线胸片上有咯血和双侧肺泡实变，特别是合并肾脏疾病的表现时，应考虑 Goodpasture 综合征的诊断。可通过酶联免疫吸附试验或免疫荧光检查证实循环或组织的抗-GBM 抗体。如果诊断仍不确定，可通过肾活检检测自身抗体来确诊。以咯血和肾功能不全为特征的大多数情况，可通过血管炎相关的临床和实验室表现或通过肾活检标本免疫荧光检测 Ig 和补体来诊断。由于 Goodpasture 综合征的肾脏受累最初可能不明显，因此在任何患者中其影像学和临床表现与弥漫性肺泡出血一致但无肾脏疾病证据的，需要考虑该诊断。这种情况的鉴别诊断很多，包括各种结缔组织疾病

（特别是 SLE）、系统性血管炎（如 GPA）、血管受损后血液吸入，偶尔也有某些转移性肿瘤，如绒毛膜癌。

（七）治疗方案概要　Goodpasture 综合征的治疗旨在清除循环中的自身抗体，通过血浆置换和使用免疫抑制药物（典型的是糖皮质激素和环磷酰胺）阻止抗-GBM 抗体的产生来实现。

经过治疗，5 年生存率在 63％～94％，生存率和最初的肾功能有关。一项研究显示，约 20％的患者可恢复正常，39％的患者接受持续性血液透析，12％的患者接受移植并恢复良好，5％的患者等待移植和 24％的患者死亡。预后与初始肾损害的程度密切相关。不良预后的预测因素包括初始肌酐水平高于 5 mg/dL、超过 50％的肾小球形成新月体、少尿（即＜100 mL 尿/d）。有时，病情自行缓解或经过治疗后的患者，Goodpasture 综合征可在数年后复发。

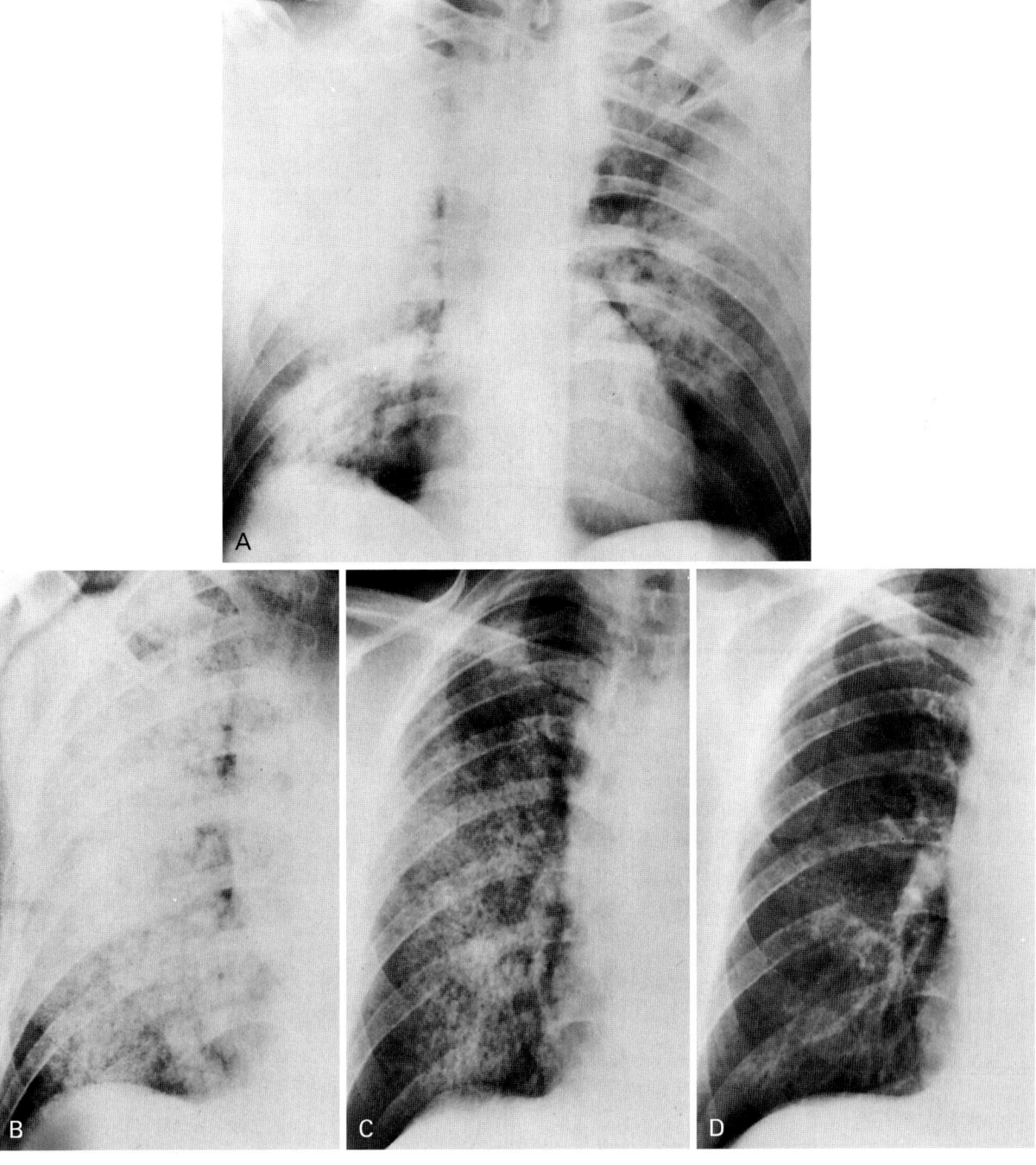

图 47.3　Goodpasture 综合征:肺大出血后 X 线片表现的演变。后前位 X 线片(A)显示双肺广泛实变,支气管充气征清晰可见。3 d 后(B),变得细粒状。10 d 后(C),变得明显网格状。6 d 后(D),只有细小的网状结构在解剖分布上仍然与最初的受累相同。(引自 Müller NL, Fraser RS, Colman NC, Paré PD. *Radiologic Diagnosis of Diseases of the Chest*. Philadelphia: WB Saunders; 2001.)

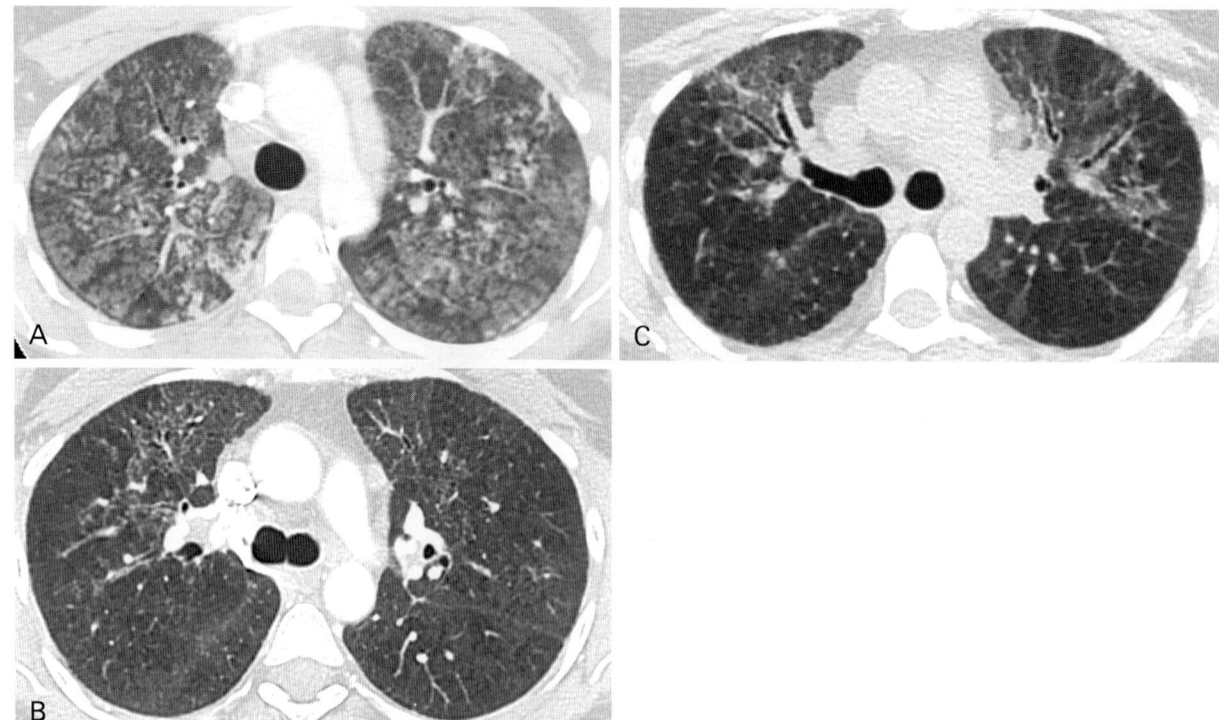

图 47.4 Goodpasture 综合征与肺纤维化。(A)胸部轴面 CT 显示结节状弥漫性磨玻璃影,与肺出血一致。(B)4 年后,胸部轴面 CT 显示磨玻璃影改善,但出现轻度网状影和牵拉性支气管扩张,与复发性肺出血引起的肺纤维化一致。(C)8 年后,网状影和牵拉性支气管扩张进展。

要点

- Goodpasture 综合征年龄分布呈双峰型,高峰出现在 20~30 岁和 60~70 岁
- 男性比女性更常见(3∶2)
- 其特征是反复出现的肺出血和血清中存在抗-GBM 抗体
- 80%~95%的患者表现为咯血
- 呼吸道症状往往先于肾脏表现
- 影像学表现为弥漫性肺出血,从双侧斑片状磨玻璃影到融合性实变
- 临床表现不符合 Goodpasture 综合征的咯血,CT 有助于排除其他原因的咯血,如支气管扩张和支气管源性癌

推荐阅读

Chung MP, Yi CA, Lee HY, Han J, Lee KS. Imaging of pulmonary vasculitis. Radiology. 2010;255:322 - 341.

Peto P, Salama AD. Update on antiglomerular basement membrane disease. Curr Opin Rheumatol. 2011;23:32 - 37.

Sanders JS, Rutgers A, Stegeman CA, Kallenberg CG. Pulmonary: renal syndrome with a focus on anti-GBM disease. Semin Respir Crit Care Med. 2011; 32: 328 - 334.

参考文献见 *ExpertConsult.com*.

第48章

白塞综合征 *

Jonathan H. Chung | Christopher M. Walker

（一）病因、流行病学和发病率　白塞综合征是一种罕见的病因不明的全身性疾病，其特征是血管炎、复发性口腔和生殖器黏膜溃疡伴复发性葡萄膜炎的三联征。20%～40%的患者出现血管并发症，包括皮下血栓性静脉炎、深静脉血栓形成以及肺部和全身性动脉瘤和闭塞。报道的肺部并发症发生率变化较大，为1%～18%。肺的主要表现是肺动脉瘤、肺栓塞、肺出血和肺梗死。虽然肺部并发症相对少见，但它是导致患者死亡的常见直接原因之一。

白塞综合征男性比女性多见（比例10∶1），平均发病年龄约30岁，发病年龄范围为10～59岁。虽然该病分布地域广泛，但它主要好发于古代丝绸之路的国家和地区，即从中东到东亚一带。发病率最高的是土耳其（4/1000），亚洲其他国家的发病率（2～30）/10万，欧洲和美国的发病率少于1/10万。有趣的是，在非流行地区白塞综合征的临床表现存在异质性，提示环境因素可能会影响患者的表型。

（二）临床表现　白塞综合征的诊断主要依据是反复口腔溃疡，再加以下标准中的两条：复发性生殖器溃疡、眼睛病变（包括葡萄膜炎和视网膜血管炎）、皮肤病变（毛囊炎和结节性红斑）和皮肤针刺反应阳性（针刺皮肤后24～48 h后脓疱形成）。这些症状通常时好时坏。肺部表现可以是疾病的首发症状，但更常见的是在疾病诊断后几年出现（平均是5.5年，范围为6个月～26年）。几乎所有肺动脉瘤患者都有咯血。其他的症状包括胸痛、呼吸困难和咳嗽。肺部症状可继发于肺动脉瘤、动静脉血栓、肺梗死、出血、反复发作的肺炎或胸膜炎。可出现大量咯血，也是常见的死亡原因。白塞综合征可导致上腔静脉和纵隔其他静脉血栓形成。

（三）病理生理学　白塞综合征的发病机制不清。该病在某些特定的族裔群体的发病率较高，许多种族群体与HLA-B51密切相关，与Leiden因子突变的遗传关联，以及报道的家族聚集性疾病与HLA-B51无关，均表明遗传影响是重要的。

白塞综合征的组织学特征包括系统性血管炎和血管周围炎性浸润。血管炎可累及动静脉循环中的大、中、小血管。这些血管有血栓形成倾向，因血栓是炎症的证据。最早的肺血管组织学异常包括由淋巴细胞、浆细胞和多形核白细胞组成的透壁性血管炎。炎症可以扩散到相邻的呼吸道，导致支气管或肺动脉侵蚀和咯血。随着疾病的进展，肌层和弹性层变薄，导致动脉瘤形成，其实是假性动脉瘤，是透壁坏死和血管炎引起的并发症。大部分患者的动脉瘤呈多个、双侧、囊状以及有部分或完全性血栓形成，肺动脉远端的假性动脉瘤也有血栓形成。其他表现包括组织血栓和实质梗死，这可能与局部血管炎和血栓形成或继发于全身性血栓性静脉炎的血栓栓塞有关。约80%的肺动脉瘤患者伴有肺外静脉血栓形成或血栓性静脉炎。

（四）影像学表现

1. 胸部X线　X线胸片通常表现为肺动脉瘤、肺动脉和全身性静脉血栓。肺动脉瘤的表现为肺门周围圆形阴影或单侧肺门迅速扩大（图48.1）。动脉

* 编者和出版社感谢 Nestor L. Müller 博士和 C. Isabela Silva Müller 博士为本书上一版相关主题提供的材料。这是本章的基础。

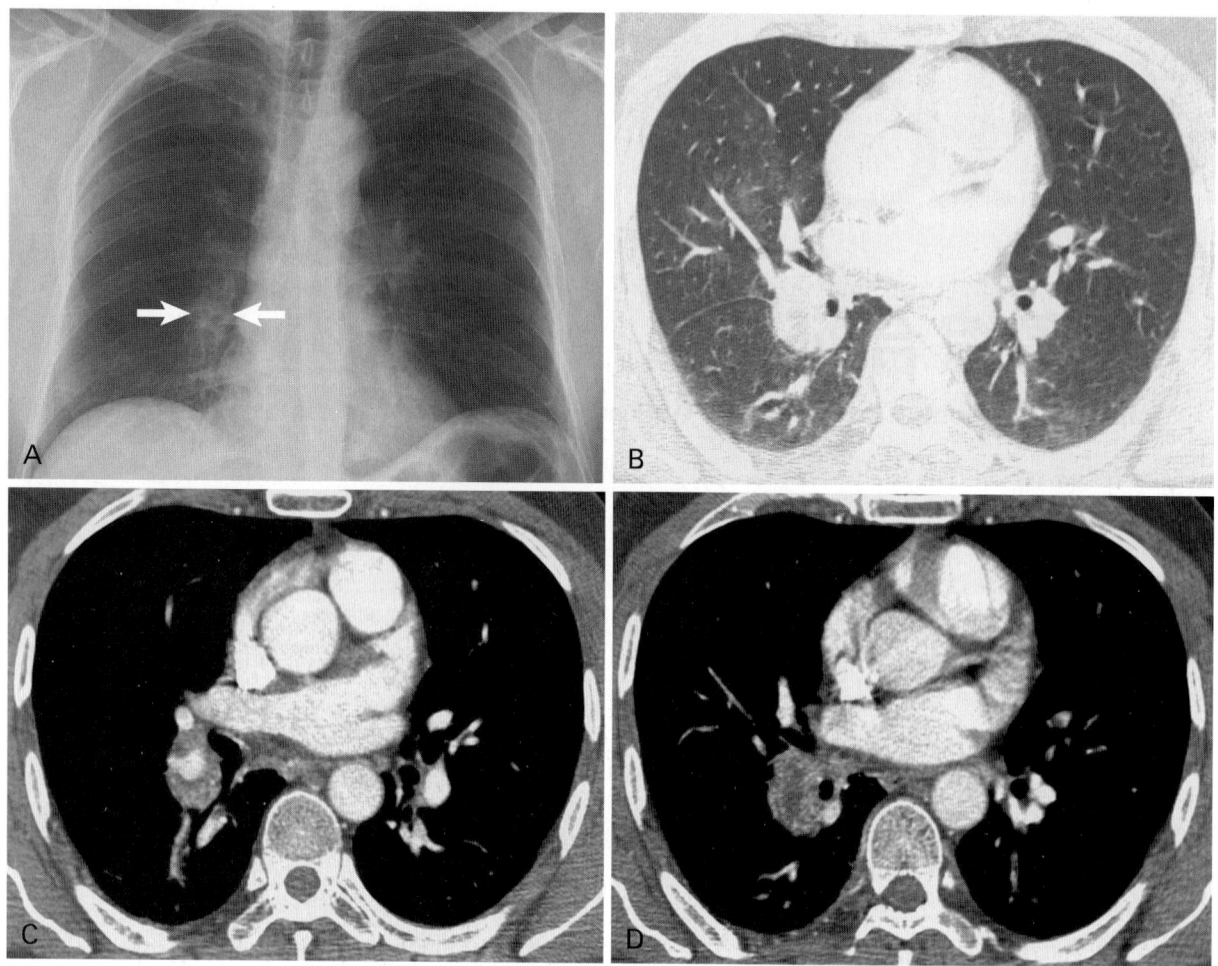

图48.1 白塞综合征。(A)X线胸片显示右叶间动脉和下叶肺动脉的增宽(箭)。(B)CT显示右叶间和下叶肺动脉的直径增大及双肺不对称性磨玻璃影,符合肺出血的影像表现。(C)增强CT显示右叶间肺动脉的部分血栓形成的动脉瘤。(D)CT显示右下叶肺动脉较低层面的一个分支血栓形成。

瘤可是单发的,多发更常见,单侧或双侧,直径1~3cm。当与急性咯血相关时边界不清,否则边界清晰。肺血管血栓闭塞常累及右叶间动脉,很少累及肺叶动脉和肺段动脉。局部实变(肺梗死导致)、局部血量减少和肺不张。与肺梗死有关的单侧或双侧胸腔积液。血管炎或肺动脉破裂出现肺出血,偶尔会致局灶性、多灶性或弥漫性的实变。上腔静脉血栓形成较常见,相关的侧支循环和纵隔水肿可在X线胸片上表现为纵隔增宽(图48.2),但纵隔增宽也可能是由于主动脉瘤形成。

2. CT表现　CT增强是评估肺动脉瘤的有无、大小和位置的最好方法。动脉瘤可为囊状或梭形扩张,肺动脉均匀填充对比剂(图48.1)。动脉瘤往往是多发的,直径范围1~7cm。经静脉注射对比剂后,受累肺动脉的管壁常增厚、强化。动脉瘤最常累及右叶间动脉,然后依次为肺叶动脉和肺段动脉。可出现

部分或完全性血栓形成的动脉瘤,导致相应区域出现局部实变(因梗死导致)、局部透亮度降低和血流量减少以及肺不张。由血管炎和肺动脉破裂引起的肺出血可致局灶性、多灶性或弥漫性磨玻璃影或实变(图48.1)。其他肺部表现形式包括复发性肺炎和机化性肺炎(OP),OP是由肺损伤引起的以肺泡、肺泡管和细支气管内肉芽组织形成为特征的一种非特异性病理反应。OP患者的发病率增加见于各种各样的疾病,包括胶原血管疾病、血液学疾病和白塞综合征,可发生在有或无肺动脉动脉瘤或血管炎证据的患者,CT表现为典型的双肺实变区,主要累及支气管周围和肺外周区域。

伴或不伴肺动脉瘤,大静脉(含上腔静脉在内)血栓形成的是一种常见的表现(图48.2)。头臂静脉和锁骨下静脉血栓可伴有上腔静脉闭塞。增强CT能够很好地显示上腔静脉血栓,可致部分或完全性上

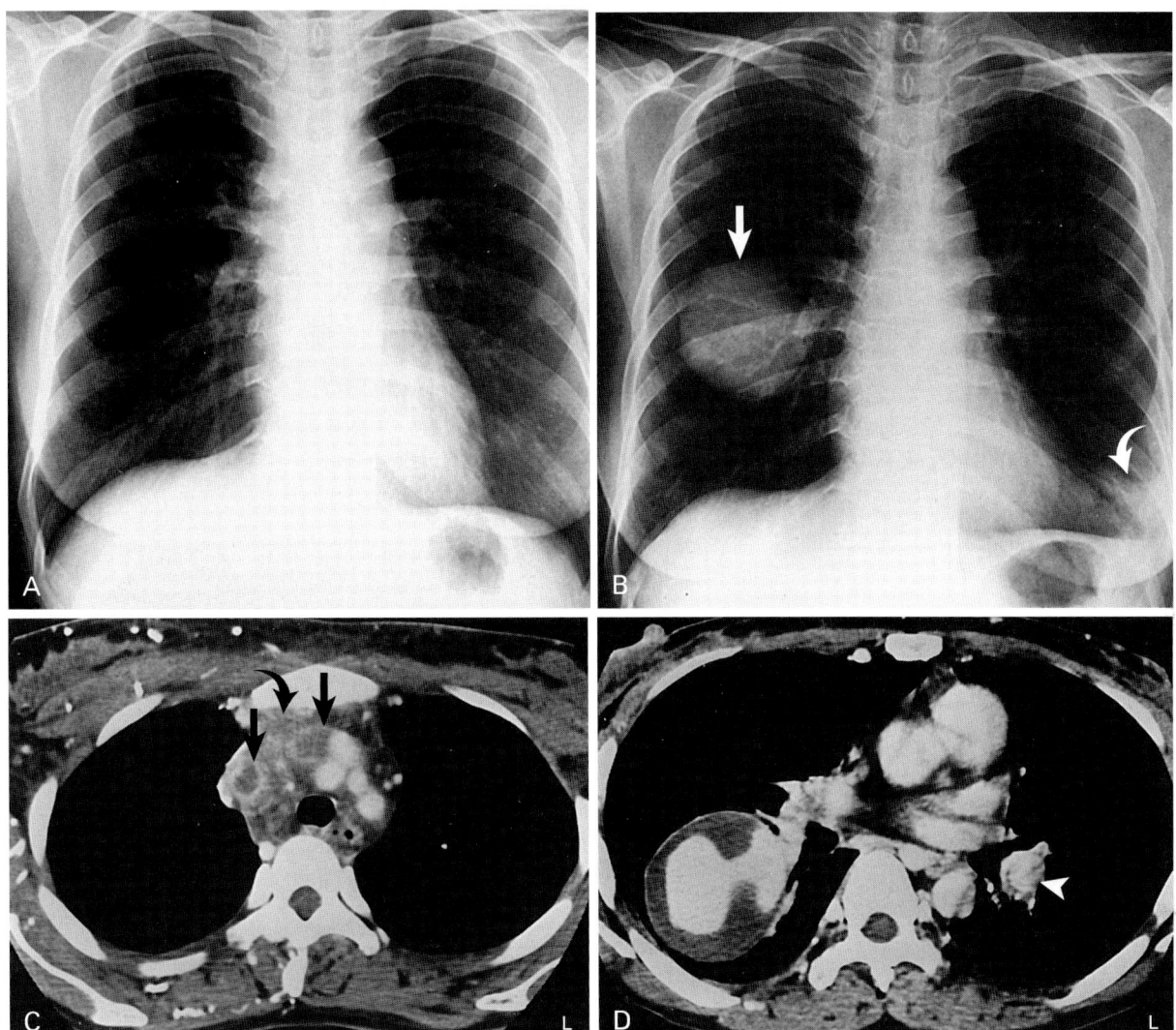

图 48.2　白塞综合征伴上腔静脉血栓形成和肺动脉瘤。(A)女性白塞综合征患者的后前位 X 线胸片显示右上纵隔增宽。(B)增强 CT 显示右侧和左侧头臂静脉(直箭)血栓形成以及纵隔脂肪密度影增高(弯箭),提示有水肿。纵隔和胸壁可见侧支静脉。(C)6 个月后的后前位 X 线胸片显示右肺下叶有一个边缘清楚的圆形肿块(直箭)和左肺下叶局限性实变(弯箭)。上纵隔无异常。(D)与后前位 X 线胸片(C)同期的增强 CT 显示右肺动脉分支一个大动脉瘤,伴有管腔扩大和环周血栓,可见扩张的左叶间动脉(箭头)。(引自 Ahn JM, Im JG, Ryoo JW, et al. Thoracic manifestations of Behçet syndrome: radiographic and CT findings in nine patients. Radiology. 1995;194:199-203. Case courtesy Dr. Jung-Gi Im, Department of Radiology, Seoul National University Hospital, Seoul, Republic of Korea.)

腔静脉、侧支循环阻塞和纵隔水肿。白塞综合征不常见的并发症包括胸主动脉、锁骨下动脉和冠状动脉假性动脉瘤、纵隔炎(包括纤维纵隔炎)(图 48.3)和胸腔积液,单侧或双侧胸腔积液可由上腔静脉血栓形成、肺梗死或胸膜血管炎所致。

3. MRI　MRI 可评估肺动脉瘤和上腔静脉血栓的有无、大小和位置(图 48.4),但 MRI 在显示小肺动脉动脉瘤方面没有增强 CT 敏感。

(五)影像检查的选择　如果在 X 线胸片上突然出现肺门增宽或出现多叶形和圆形阴影,应怀疑为肺

动脉瘤。对比增强 CT 是评估白塞综合征和怀疑肺动脉瘤的首选影像学检查方法,也是评估疑似主动脉瘤和上腔静脉血栓的首选影像学方法。这些表现也见于 MRI。

血管造影也可以很好地显示是否存在主动脉瘤、肺动脉瘤以及上腔静脉血栓的形成及其大小和位置。但是,如果动脉瘤和静脉有完全性血栓形成,可能不适合血管造影,且主动脉造影术、静脉造影术和肺动脉造影术会给穿刺部位带来动脉瘤形成的风险以及注射对比剂后有静脉血栓形成的风险,白塞综合征患

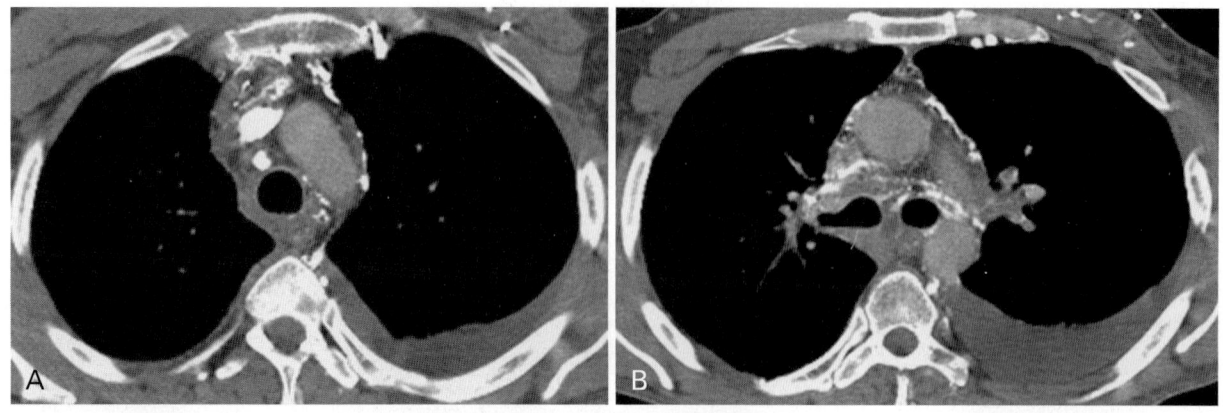

图48.3　白塞综合征伴纤维性纵隔炎。在主动脉弓(A)和主肺动脉窗(B)层面的增强CT显示上腔静脉完全闭塞和邻近软组织密度增加,符合纤维性纵隔炎。可见伴发的广泛静脉侧支循环和左侧胸腔积液。(鸣谢 Dr.Jeffrey P. Kanne, Madison, WI.)

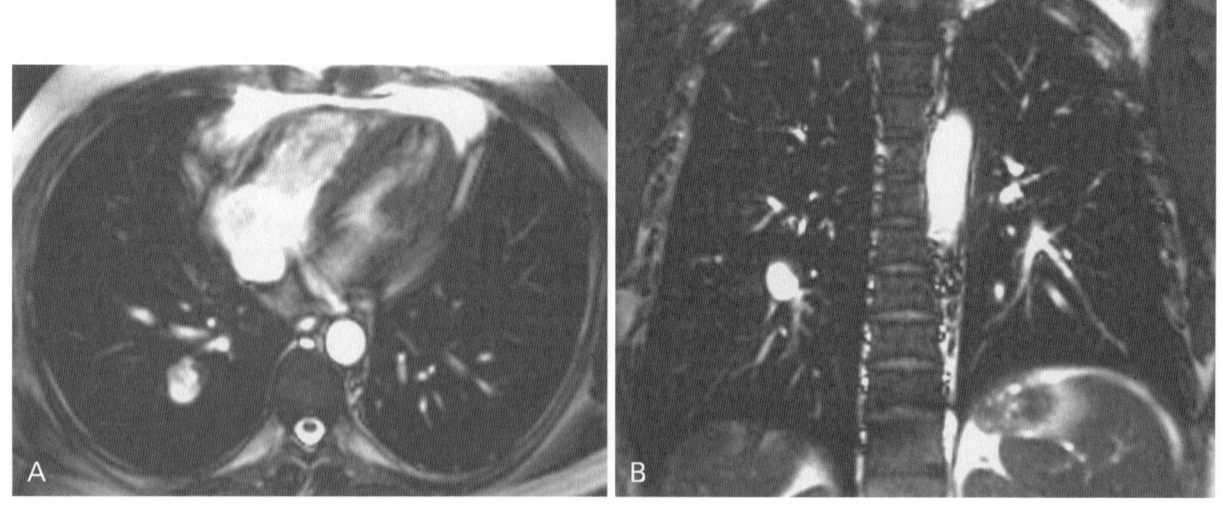

图48.4　白塞综合征:MR表现。(A)横断面MRI显示右下叶肺动脉瘤。(B)冠状面MR血管造影能更好地显示动脉瘤的位置。(鸣谢 Dr.Erkan Yilmaz, Turkey.)

者不推荐行血管造影术。

(六)鉴别诊断　肺动脉瘤和肺假性动脉瘤并不常见,其鉴别诊断包括白塞综合征、Hughes-Stovin综合征、感染(真菌性假性动脉瘤)和既往的创伤(通常是医源性创伤,如错位的 Swan-Ganz 导管)。Hughes-Stovin综合征的特征为复发性血栓性静脉炎以及肺动脉瘤形成和破裂。

白塞综合征作为肺动脉瘤病因,通常是根据反复口腔、生殖器溃疡和葡萄膜炎的临床特点直接诊断。

(七)治疗方案概要　肺动脉瘤形成的预后很差,是白塞综合征死亡的主要原因之一。在咯血和肺血管瘤发病后平均生存期约1年。最常见的治疗是糖皮质激素、环磷酰胺和其他免疫抑制药。有肺动脉瘤和轻中度咯血的患者对药物治疗可能有反应。无论如何,危及生命的大咯血必须干预。首选的治疗是经导管选择性栓塞动脉瘤。每个介入中心的栓塞技术不同,一些介入放射科使用线圈,而其他喜欢用丙烯酸胶。栓塞技术的主要禁忌证是上腔静脉或下腔静脉闭塞和潜在的严重出血并发症;很少使用外科手术。外科手术治疗通常是解剖学大部分肺切除而非保留肺组织。外科手术有很高的并发症风险,吻合口动脉瘤复发的发生率大约有25%。白塞综合征合并肺动脉瘤的患者,1年和5年的累计生存率分别约57%和39%。与白塞综合征相关的主动脉瘤常可置入支架治疗。

<table>
<tr><td>

要点

- 白塞综合征主要发生在中东和东亚
- 年轻的成年人多见,男性更多见
- 复发性口腔和生殖器溃疡、葡萄膜炎、皮损是白塞综合征的特征
- 20%~40%的患者会出现血管并发症,最常见的是血栓性静脉炎、深静脉血栓、肺和全身动脉瘤与闭塞
- 1%~18%的患者会出现肺部临床表现
- 主要肺部异常表现是肺动脉瘤形成。动脉瘤通常为多个,最常见是双侧
- 主要症状有咯血、胸痛和咳嗽
- 常见的影像学表现:
  - X线胸片可见肺门肿块和肺门周围结节
  - 增强 CT 和 MRI 可见肺动脉瘤
  - 动脉瘤和远端血管部分或完全性血栓形成
  - 静脉注射对比剂后肺小动脉壁常增厚、强化
  - 上腔静脉和主动脉瘤血栓形成

</td></tr>
</table>

推荐阅读

Guillaume B, Vendrell A, Stefanovic X, Thony F, Ferretti GR. Acquired pulmonary artery pseudoaneurysms: a pictorial review. Br J Radiol. 2017;90:20160783.

Hiller N, Lieberman S, Chajek-Shaul T, et al. Thoracic manifestations of Behçet disease at CT. Radiographics. 2004;24:801-808.

Leccese P, Yazici Y, Olivieri I. Behçet's syndrome in nonendemic regions. Curr Opin Rheumatol. 2017;29: 12-16.

Seyahi E, Yazici H. Behçet's syndrome: pulmonary vascular disease. Curr Opin Rheumatol. 2015;27:18-23.

Uzun O, Akpolat T, Erkan L. Pulmonary vasculitis in Behçet disease: a cumulative analysis. Chest. 2005;127: 2243-2253.

参考文献见 ExpertConsult.com.

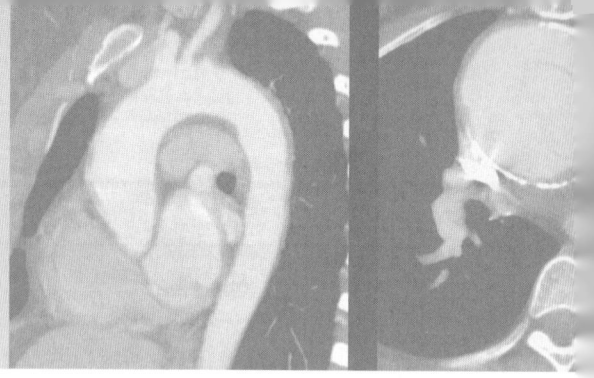

第49章

大动脉炎[*]

Christopher M. Walker | Jonathan H. Chung

（一）病因、发病率和流行病学 大动脉炎又称为无脉症或 Martorell 综合征，是一种特发性慢性肉芽肿性动脉炎，影响中、大动脉，以主动脉及其主要分支多见。最常见于日本、东南亚、印度、墨西哥和巴西。虽然最常发生于东亚的女孩和妇女，但男女均可发病。在北美的发生率非常低，估计每年 2.6 例/100万。在日本，女性与男性的发病比率大约为 10∶1，但非亚裔女性与男性患病比率可能更低（在南非，大约 3∶1）。患者初次确诊的年龄常在 10～40 岁。

1998—2000 年在日本进行的一项全国性调查显示，59％的多发性大动脉炎累及主动脉弓、45％累及降主动脉、30％累及升主动脉、60％累及左锁骨下动脉、40％累及左颈总动脉、19％累及头臂动脉、15％累及肺动脉、28％累及腹主动脉、13％累及肾动脉、约28％同时伴有胸主动脉和腹主动脉病变。腹主动脉和肾动脉受累在其他南亚国家更为常见。冠状动脉受累并不罕见，在常规血管造影检查中，10％～30％的患者可见冠状动脉受累，而在冠状动脉 CTA 检查中，高达 53％冠状动脉受累。

（二）临床表现 发热、肌痛、关节痛和体重减轻等全身症状通常存在数月至数年，然后才会出现更具体的疾病特征。大动脉炎临床症状通常与血管狭窄有关，最常见的临床表现为脉搏减弱或消失，约 96％的大动脉炎患者有这种症状，这常与肢体跛行和脉压有关。临床检查发现 80％～94％的大动脉炎患者有血管杂音，常为多发性的，主要影响颈动脉、锁骨下动脉和腹腔动脉。33％～83％大动脉炎患者的其他常

见表现为高血压，反映了肾动脉狭窄（约占 28％～75％），升主动脉扩张和瓣叶分离引起的主动脉瓣反流，与高血压、主动脉瓣反流和扩张型心肌病相关的左心衰竭。

肺部受累的证据几乎总是发生在有全身性表现的患者中，肺部受累很少是疾病的首发表现。许多患者尽管存在临床体征或肺疾病的影像学表现，但无临床症状，偶尔发生胸痛和咯血。

已有分类方案，其中最著名的是 Numano's group 分类，分为 6 型。

（1）Ⅰ型：只累及主动脉弓的分支。

（2）Ⅱa 型：只累及升主动脉或主动脉弓，主动脉弓的分支也可受累，主动脉的其余部分不受累。

（3）Ⅱb 型：只累及胸降主动脉，累及或不累及升主动脉或主动脉弓及其分支，腹主动脉不受累。

（4）Ⅲ型：同时累及降胸主动脉、腹主动脉或肾动脉，升主动脉与主动脉弓和其分支都不受累。

（5）Ⅳ型：只累及腹主动脉或肾动脉。

（6）Ⅴ型：是一个广义的类型，伴有其他类型的特征。

在这些分类中，冠状脉和肺动脉受累者分别被标记为 C＋、P＋。

（三）病理生理学 大动脉炎的发病机制尚不清楚，家族性发病表明有超越种族的遗传因素。研究表明该病与不同人群中人类白细胞抗原（HLA）等位基因有关，并可能与自身免疫性疾病共存，包括 SLE、RA 和肉瘤。虽然与 HLA 有关提示了可能有自身免

---

* 编者和出版社感谢 Nestor L. Müller 博士和 C. Isabela Silva Müller 博士为本书上一版相关主题提供的材料。这是本章的基础。

疫的过程,但尚未发现特异性的自身抗原。大动脉炎还与结核分枝杆菌和链球菌种引起的感染有关。

大动脉炎组织学表现主要为累及全身及肺循环的大弹性血管的斑片状全动脉炎。镜下血管炎可分为急性炎症期和愈合的纤维化期。急性期的特征是动脉外膜的滋养血管炎,中层淋巴细胞浸润,内膜因黏多糖、平滑肌细胞和成纤维细胞而增厚。炎症往往以动脉外膜最明显,伴有 B 淋巴细胞及 T 淋巴细胞浸润。在慢性期,有纤维化伴弹性组织的破坏和片状分布的动脉管腔狭窄,常累及多个区域。明显的炎症和较急性进展可引起平滑肌细胞变性,同时伴有弹性纤维丧失,随后动脉瘤形成或受累动脉出现破裂。

(四)影像学表现

1. 胸部 X 线 X 线最常见的影像学异常包括胸降主动脉呈波浪状或圆齿状的轮廓以及主动脉弓扩张,升主动脉扩张和降主动脉瘤较少见。

2. CT 多层螺旋 CT 血管造影,无论有无心电图门控,在大动脉炎的诊断中均具有较高的敏感性和特异性。它能显示是否存在管腔狭窄及其程度或动脉瘤形成,并可显示血管壁厚度、炎症以及管壁钙化的情况。CT 平扫通常显示主动脉管壁增厚密度增高,这是相对于主动脉腔的密度而言。早期大动脉炎增强 CT 显示主动脉壁增厚并呈"双环"征,这一征象主要由弱强化的内环(肿胀的内膜)和明显强化的外环(发炎的中膜和外膜)组成。在活动性炎症的患者中,静脉注射对比剂后 20～40 min 获得的延迟期 CT 显示血管壁呈环形强化。主动脉(图 49.1)或分支血

管狭窄(图 49.2)是最常见的管腔改变,见于高达90%的大动脉炎患者中。血管闭塞(图 49.3)和动脉瘤形成(图 49.4)是大动脉炎较少见的表现,后者与致命性破裂或主动脉断裂有关(图 49.5)。主动脉壁钙化通常是透壁的(见图 49.5),发生在高达 27%的大动脉炎患者中,典型的见于慢性大动脉炎。15%～63%的大动脉炎患者可出现肺动脉受累(图 49.6),最常见的异常表现包括段或亚段狭窄或闭塞,常在

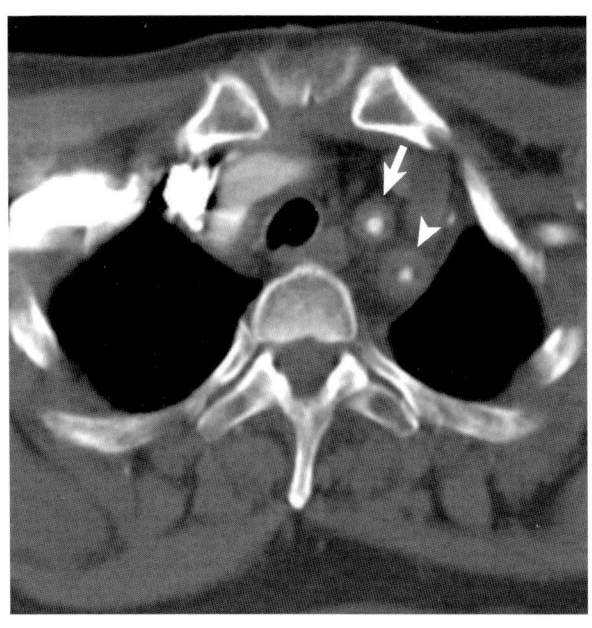

图 49.2 大动脉炎伴壁增厚。轴面增强 CT 显示左颈总动脉(箭)和左锁骨下动脉(箭头)有明显的向心性壁增厚,导致狭窄。

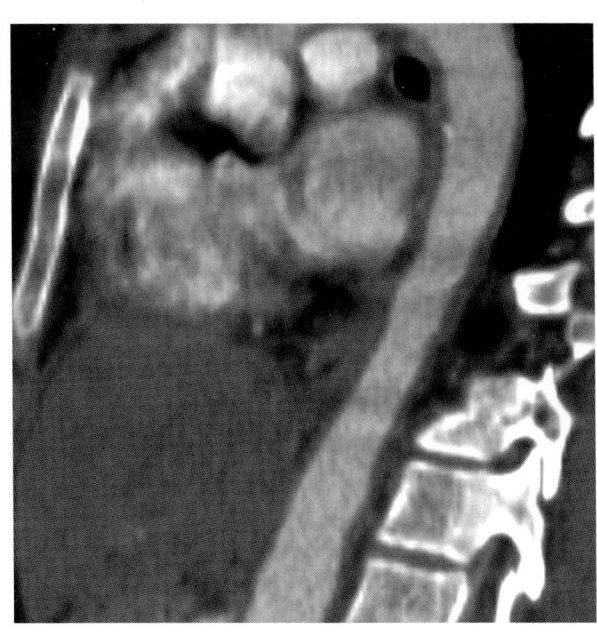

图 49.1 大动脉炎伴狭窄。斜矢状面增强 CT 显示中降胸主动脉平滑锥形狭窄。

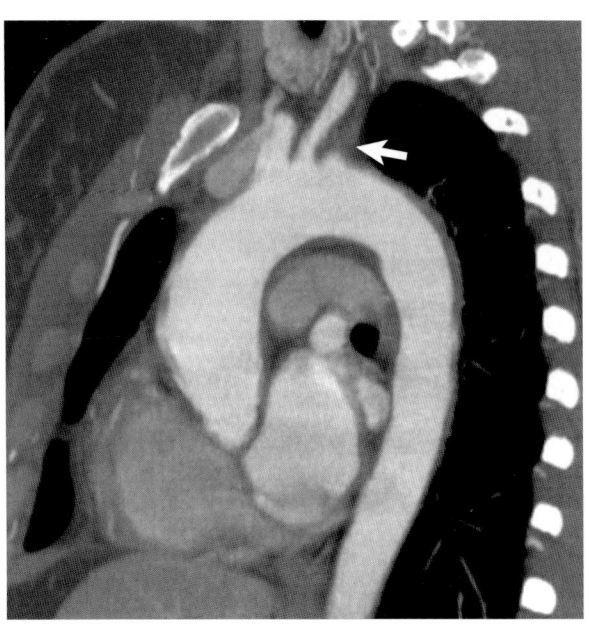

图 49.3 大动脉炎导致血管闭塞。斜矢状面增强 CT 显示左锁骨下动脉闭塞(箭),左颈总动脉轻度壁增厚并狭窄。

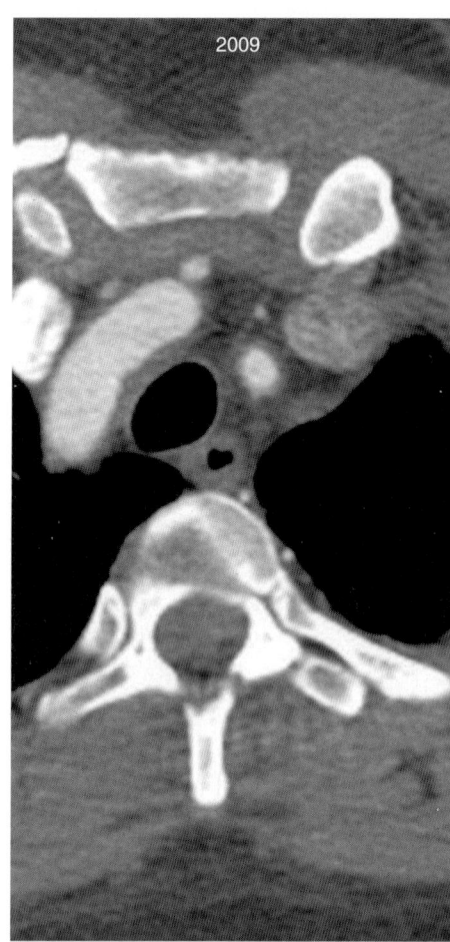
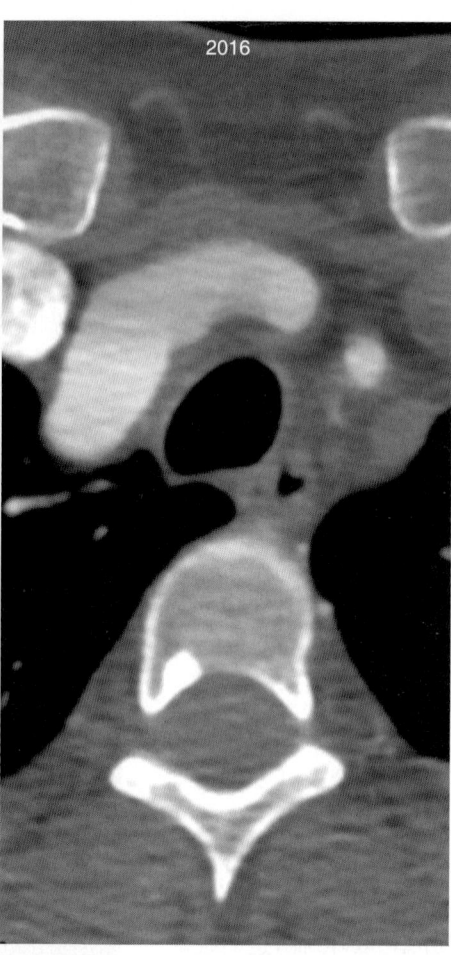

图 49.4 大动脉炎导致动脉瘤形成。2009 年（左图）和 2016 年（右图）轴面对比增强 CT 显示头臂动脉动脉瘤进行性扩大。

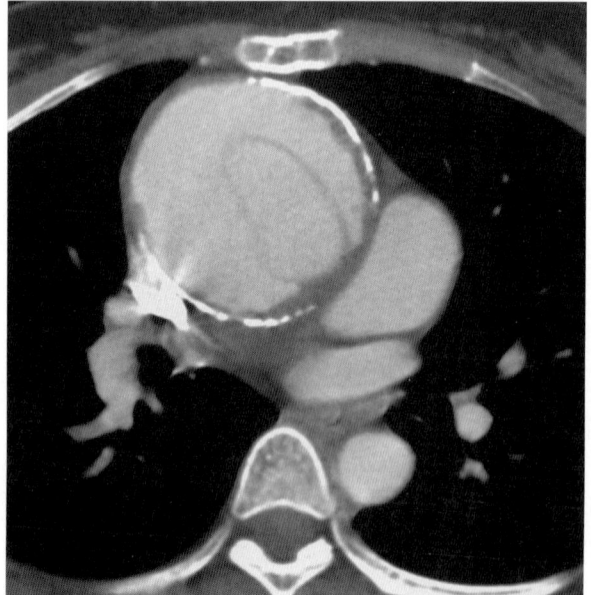

图 49.5 Takayasu 动脉炎伴主动脉瘤和破裂。增强 CT 显示升主动脉动脉瘤，主动脉壁广泛钙化，内膜瓣提示主动脉夹层。

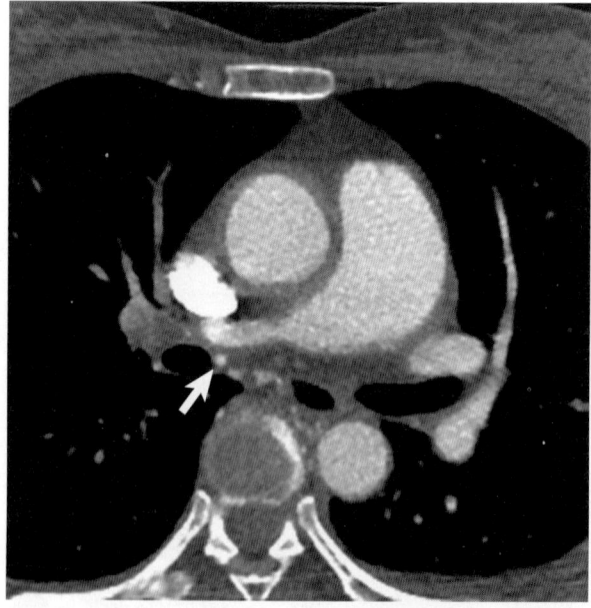

图 49.6 大动脉炎伴肺动脉受累。轴面增强 CT 显示右肺动脉及其分支平滑、锥形狭窄，支气管动脉袢扩大（箭）。（经许可引自 Walker CM, Rosadode-Christenson ML, Martínez-Jiménez S, et al. Bronchial arteries: anatomy, function, hypertrophy, and anomalies. Radiographics. 2015;35:32 - 49.）

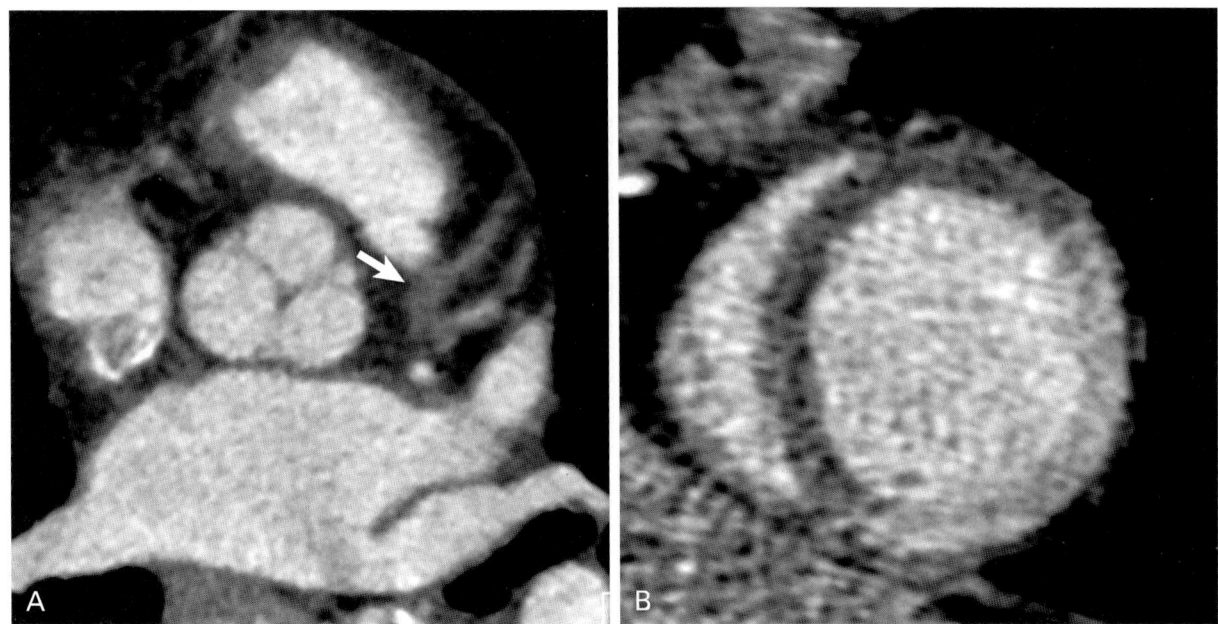

图 49.7 大动脉炎伴冠状动脉闭塞。(A)轴面增强 CT 显示左前降支冠状动脉闭塞(箭)。(B)心脏短轴面 CT 显示左心室前壁和室间隔壁弱强化,对应左冠状动脉前降支区域。侧壁和下壁强化正常。

肺上叶。这些异常与 HRCT 上的局部区域低密度和血管密度减低以及 ^{99m}Tc 大聚集白蛋白灌注闪烁成像上的灌注缺损有关。CT 的主要局限性是有辐射和需要碘对比剂。冠状动脉受累较常见,影响约超过 50% 的大动脉炎患者,常见的表现为冠状动脉开口及非开口处狭窄和闭塞(图 49.7),较少见的是动脉瘤形成。

3. MRI MRI 是评估疑似或已证实的大动脉炎的首选影像学检查。无辐射及碘化对比剂负荷的风险,对年轻患者来说是一个重要的考虑因素。大动脉炎在 MRI 上的表现包括主动脉和其他受累血管的壁向心性增厚(图 49.8)、炎症血管内和周围的信号改变、腔内血栓、多灶性狭窄、血管扩张和动脉瘤形成。约 90%～95% 的临床和实验室证据表明疾病活动的大动脉炎患者在 MRI 可见节段性血管壁水肿。MRI检查也表明临床缓解期的大动脉炎患者仍有管壁水肿,随后发展为动脉狭窄。

对大动脉炎患者,推荐的磁共振成像技术包括用于检测血管壁水肿的 T2 加权脂肪抑制多平面序列、T1 加权快速梯度回波或快速自旋回波双反转恢复多平面序列,在静脉注射对比剂前后,检测血管壁增厚和强化;MR 血管造影(MRA)可评价血管管腔狭窄和扩张。MRA 包括无需对比剂的三维自稳态图像和需要对比剂的三维血管造影。

MRI 的局限性:检测主动脉的小分支异常敏感

性低,对中度狭窄高估,没有关于斑块含量的信息。这就限制了它在区分脉管炎和动脉粥样硬化性疾病方面的应用价值。在一项 30 例患者的双盲研究中,使用快速小角度射频序列获得钆增强三维磁共振血管成像,与常规血管造影相比,MRA 的敏感性和特异性均为 100%。MRA 在 330 例动脉中能准确地显示 323 例(98%),但 7 例动脉狭窄(2%)被高估为动脉闭塞。

4. 血管造影 既往血管造影,尤其是数字减影血管造影(DSA)是诊断评估大动脉炎的首选方法。大动脉炎的血管造影特征通常包括从轻度到重度的长而光滑的锥形狭窄、闭塞以及侧支循环。然而,血管造影不能显示血管壁,不能区分是由急性壁层炎症引起的狭窄,还是慢性透壁纤维化引起的狭窄。而且,其是一种有创检查,辐射剂量较大,在长节段狭窄和广泛性钙化的患者中难以实施。因此,在大动脉炎患者的初步评估中,血管造影正在逐渐被 MRA 或增强 CT 取代。

5. PET 对少数患者的初步研究显示,大动脉炎和其他主动脉炎患者的 PET 检查 ^{18}F-脱氧葡萄糖(FDG)高摄取,反映存在急性炎症(图 49.9)。这表明 FDG-PET 成像可以和 MRI 在诊断主动脉炎方面相媲美,但 FDG-PET 成像可以识别更多参与炎症过程的血管区域。在免疫抑制治疗期间,FDG-PET 成像检测疾病活动性可能更可靠。然而,最近一项由

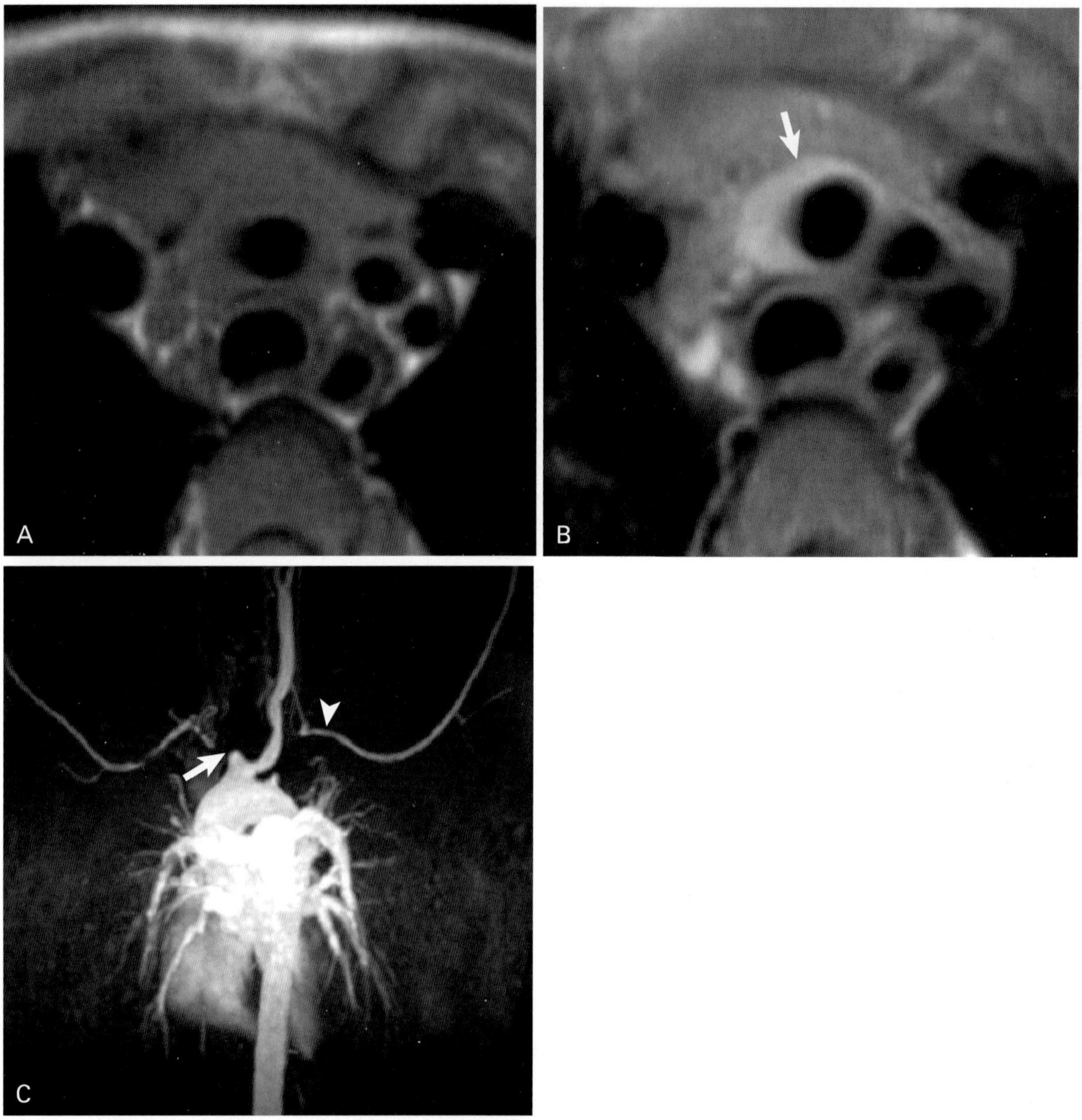

图 49.8 大动脉炎,MRI 表现。(A)轴面黑血 MRI 显示头臂动脉壁增厚,左侧颈总动脉略增厚。(B)轴面注射对比剂后 T1 加权脂肪抑制 MRI 显示头臂动脉壁强化(箭),提示动脉炎活动期。(C)三维 MRA 显示远端头臂动脉(箭)和左侧锁骨下动脉闭塞,可见左锁骨下动脉远端(箭头)通过左椎动脉重建(锁骨下窃血现象)。(此图经许可引自 Gautham R, Steiner R, Walker C. Cardiac Imaging: Cardiac Case Review Series. 2nd ed. Philadelphia: Saunders/Elsevier; 2013.)

170 名血管炎患者和 230 名对照患者组成的 8 项荟萃研究分析发现,在炎症标志物升高的未治疗患者中,检测大血管炎的敏感性为 75.9%,特异性为 93.0%,提示 FDG-PET 阴性并不能排除大血管炎的诊断。

(五)治疗方案概要　治疗目的是控制活动性炎症和预防进一步的血管破坏。大剂量糖皮质激素是主要治疗方法,约 50% 的患者对治疗有反应。对糖皮质激素耐药或复发的患者需要联合细胞毒或生物制剂,包括甲氨蝶呤和抗肿瘤坏死因子(anti-tumor necrosis factor, TNF)。对有血管狭窄或闭塞症状的治疗包括经皮血管成形术、支架置入术和手术血管重建。

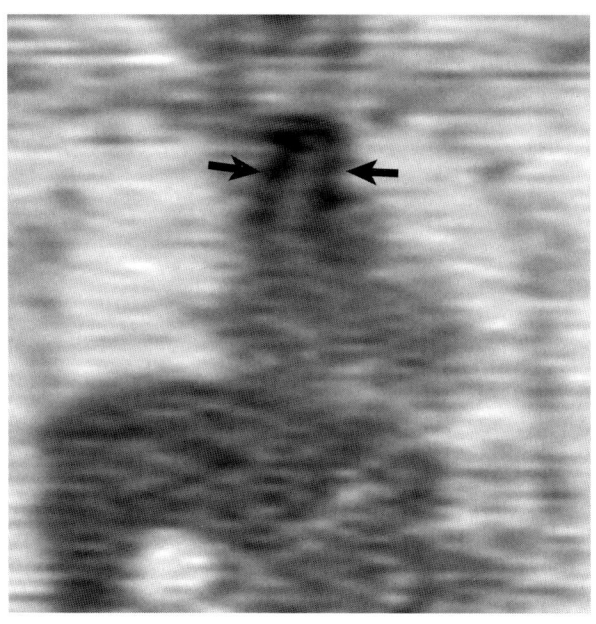

图 49.9 大动脉炎，PET 表现。冠状面 FDG-PET 显示沿升主动脉壁 FDG 高摄取（箭），表示大动脉炎活动性炎症期。（经许可引自 Gautham R, Steiner R, Walker C. Cardiac Imaging: Cardiac Case Review Series. 2nd ed. Philadelphia: Saunders/Elsevier; 2013.）

要点

- 多发性大动脉炎是一种病因不明的慢性动脉炎，主要影响主动脉及其主要分支
- 最常发生于日本、东南亚、印度、墨西哥和巴西。患者好发年龄 10～40 岁
- 女性与男性的发病比例在日本为 10∶1，南非为 3∶1
- 最常见的临床表现是脉弱或无脉，见于 84%～96% 的患者
- 影像学表现包括
  - 主动脉和其他受累血管壁呈同心圆增厚
  - 活动性炎症期间血管壁水肿
  - 多灶性血管狭窄
  - 动脉瘤形成

推荐阅读

Gotway MB, Araoz PA, Macedo TA, et al. Imaging findings in Takayasu's arteritis. AJR Am J Roentgenol. 2005;184:1945 – 1950.

Serra R, et al. Updates in pathophysiology, diagnosis and management of Takayasu arteritis. Ann Vasc Surg. 2016;35:210 – 225.

Steeds RP, Mohiaddin R. Takayasu arteritis: role of cardiovascular magnetic imaging. Int J Cardiol. 2006; 109:1 – 6.

Zhu FP, et al. Takayasu arteritis: imaging spectrum at multidetector CT angiography. Br J Radiol. 2012;85: e1282 – e1292.

参考文献见 ExpertConsult.com.

第 **10** 部分

肺栓塞、肺动脉高压和肺水肿

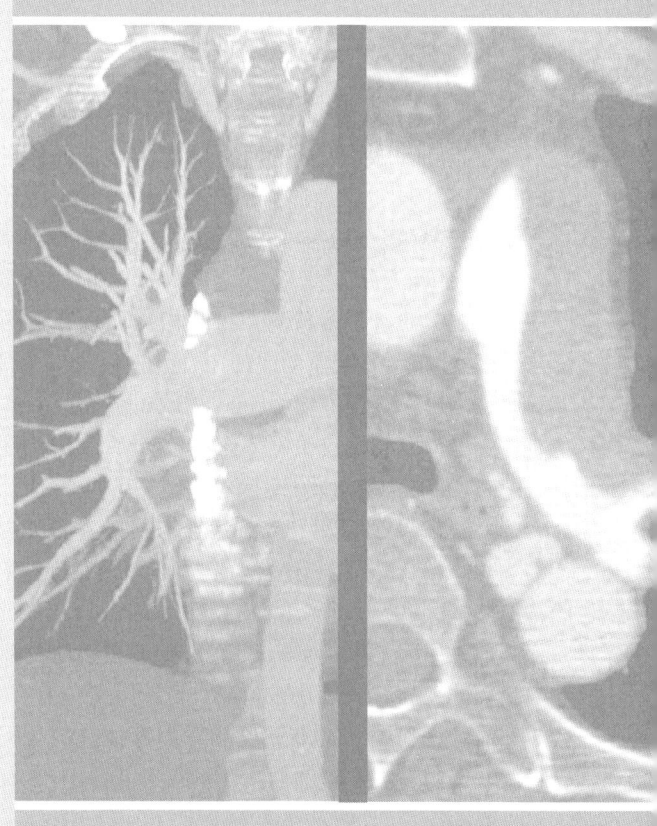

第50章

急性肺栓塞[*]

Carol C. Wu | Matthew D. Gilman

（一）病因 肺栓塞（pulmonary embolism，PE）是指肺动脉系统内的血凝块，引起 PE 的栓子主要来源于下肢的深静脉血栓形成（deep vein thrombosis，DVT）。极少数栓子来自其他途径，如髂静脉、肾静脉、下腔静脉、右心室或上肢静脉。最近，关于 PE 的发展起源有很多猜测。PE 和 DVT 具有共同的危险因素，包括长期制动或卧床、创伤、手术、恶性肿瘤、既往静脉血栓栓塞症（venous thromboembolism，VTE）史、妊娠、使用口服避孕药、留置导管和遗传性高凝状态，如缺乏蛋白质 C 或 S。

（二）发病率和流行病学 据报道，每年有（29～78）/10 万发生 PE，其发病率随着年龄的增长而增加。2001—2009 年，PE 发病率的上升已引起关注，部分原因与多排 CT（MDCT）的使用增加及图像分辨率的提高有关。在最近的一项研究中，有 54% 的肿瘤患者和 19% 的非肿瘤患者因其他目的行 CT 检查时偶然发现 PE，例如为了肿瘤分期或评估胸腔积液或肺炎。PE 的复发率为每年（15～29）例/10 万。

PE 未经治疗的病死率为 30%，是心血管疾病常见死亡原因的第 3 位，仅次于心肌梗死和卒中。尽管据估计有 1/4 PE 患者的首发症状为猝死，但经过治疗后病死率降低。PE 生存率低的影响因素包括晕厥和全身性低血压。

（三）临床表现 急性 PE 的临床表现取决于以下因素，这些因素单个或综合影响血管阻塞对肺实质的危害程度：有或没有相关的心肺疾病；栓子的大小、数量和位置；多次栓塞病史及栓塞间隔时间；栓塞机化和溶解率，是否为自然发展或经过治疗。最常见的症状为呼吸困难、呼吸急促和胸膜炎性胸痛。在没有呼吸系统基础疾病的情况下突然出现这些症状，高度提示急性 PE。相反，慢性呼吸系统疾病的患者，临床诊断急性 PE 是非常困难的，慢性阻塞性肺病（COPD）患者证实了这种情况，COPD 患者患急性 PE 时的表现可与慢性阻塞性肺病恶化相似。

临床概率评估是无创检测获得急性 PE 精准诊断策略的重要组成部分，因此，临床概率评估对无基础心肺疾病的患者比患慢性阻塞性肺病的患者更有帮助。研究显示多种临床概率评估分数有助于诊断——Wells 分数、Geneva 分数（最近修订）和 Pisa 分数。临床概率评估联合血清 D-二聚体检测对静脉血栓栓塞症有很高的阴性预测价值，在减少使用和提高 CT 肺血管造影（CTPA）的阳性率方面是有效的，美国医师学会推荐其为评估疑似急性 PE 患者的最佳方法。美国放射学协会适宜性标准和美国胸科学会指出，对临床概率评分低和 D-二聚体检测阴性的患者不应进行 CTPA 检查。

（四）病理学 急性 PE 的潜在后果有出血、不常见的肺梗死、急性肺动脉高压和右心室功能不全。右心室功能不全可引起左心室衰竭，可能是由于左心室前负荷不足和冠状动脉灌注减少。

大部分情况下，肺栓子可被纤维蛋白溶解酶降解。极少数可破碎成小碎片，从而栓塞周围的动脉分支也可见延迟再通，延迟再通是由于腔内血栓内产生多个小血管性通道造成的。

* 编者和出版社感谢 Martine Remy-Jardin 博士和 Jacques Remy 博士为本书上一版相关主题提供的材料。这是本章的基础。

血栓栓塞对患者个体的危害程度受肺循环阻碍程度、肺基础性疾病的存在及其程度和患者纤维蛋白溶解系统状态的影响。

（五）影像学表现

1. 胸部 X 线 X 线胸片在排除与急性 PE 有相似临床表现的其他疾病的诊断方面有重要作用,如气胸或肺炎。然而,X 线胸片在急性 PE 的诊断上既无敏感性也无特异性。

急性 PE 的 X 线胸片表现包括从正常 X 线胸片到由于急性肺血管阻塞导致的胸膜和肺实质损害的一系列异常。

（1）无梗死或出血的 X 线特征:肺动脉阻塞或远端缺氧性血管收缩引起肺外周血流减少导致透光度增加,即 Westermark 征(图 50.1)。

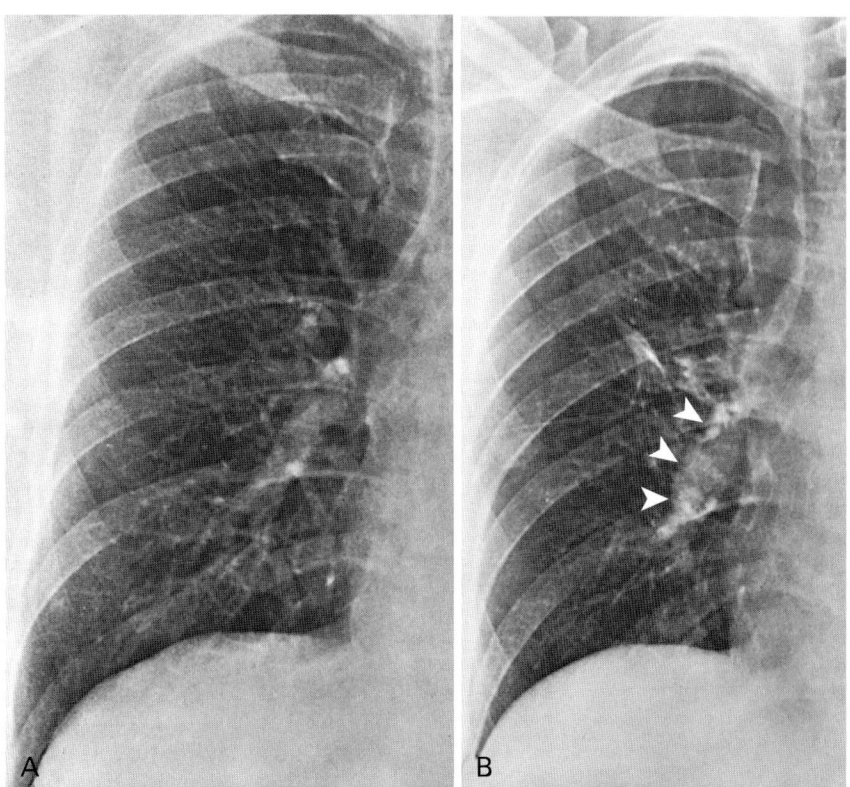

图 50.1 急性 PE 的 Fleischner 征和 Westermark 征。入院时的后前位 X 线胸片(A)未见明显异常。腹部手术几天以后,患者突发右侧胸痛和呼吸困难。这时的 X 线胸片(B)显示右侧叶间动脉直径明显增宽且形态发生变化(Fleischner 征;箭头);动脉远端出现折角且周围血管变细。右肺下野显示透光度增强表示灌注减少(Westermark 征)。闪烁显像(C)显示右肺下半部分灌注缺失。(引自 Müller NL, Fraser RS, Colman NC, Paré PD. Radiologic Diagnosis of Diseases of the Chest. Philadelphia, WB Saunders, 2001.)

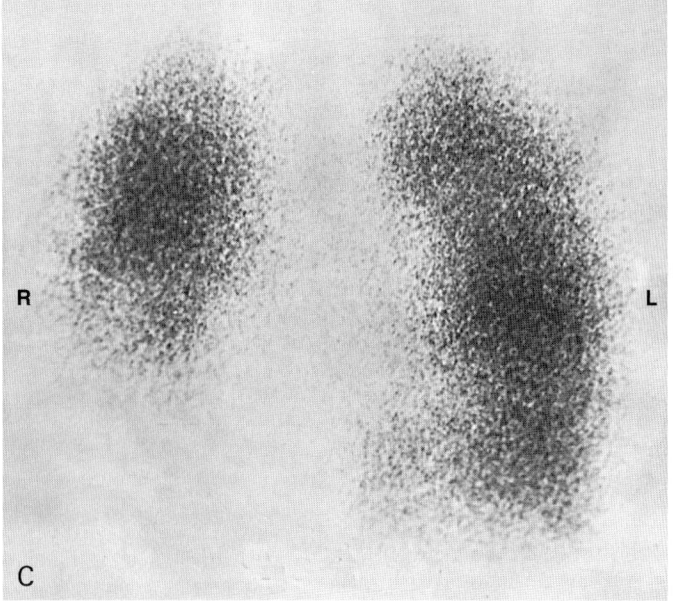

主肺动脉扩张(Fleischner 征,图 50.1)在右肺门更容易被发现,可见到与扩张的血管断面相连,这反映了动脉截断。这些表现仅见于急性大面积 PE 患者。

(2)提示伴梗死或出血的 X 线特征:急性 PE 的肺实变常由肺实质出血和水肿所致,有时也可能由肺梗死所致。在肺外周尖端朝向肺门均匀楔形实变的表现提示肺梗死,称为汉氏驼峰(图 50.2),空洞少见。肺梗死消散模式被描述为"冰立方溶化"征,当它消散时,不透明物保持其典型的形状,这有助于鉴别肺梗死和急性肺炎。

(3)其他表现:胸腔积液可单独出现,更常见是伴梗死或出血出现。急性 PE 也可见奇静脉和上腔静脉扩张,提示右心功能不全,且反映全身性静脉高压。很少见到肺动脉高压。

2. CT 随着 MDCT 技术的出现,图像采集时间短,图像质量提高,CTPA 具有高敏感性和高特异性,已成为评估疑似急性 PE 的首选成像方式。

(1)CT 表现:急性 PE 的 CT 诊断标准为增强后的肺动脉内见部分或完全充盈缺损(图 50.3)。部分充盈缺损定义为对比剂充盈的血管中央或边缘低密度区(图 50.4,图 50.3)。当腔内血栓被两边的对比剂包围时,称为轨道征。完全充盈缺损定义为腔内低密度区占据整个血管断面(图 50.5,图 50.3)。急性 PE 时受累肺动脉分支可扩张,特别是闭塞性栓子。CT 上肺动脉主干出现高密度影时,应高度怀疑急性 PE,这被称为管腔高密度征,其敏感性低但特异性高(图 50.6)。

急性 PE 的间接征象包括由于肺出血、梗死或胸腔积液造成的肺外周实变或磨玻璃影(图 50.7)。反晕征是指磨玻璃不透明区被周围实变区所环绕,可用于描述肺梗死,当在胸膜下观察到反晕征时应立即考虑急性 PE 或检查急性 PE 的相关指标。虽然急性 PE 可出现肺受累区密度降低和血管减少表现,但不常见(图 50.8)。

当缺乏急性 PE 血管内征象时,分析肺、胸膜和纵隔常可找到有助于解释患者症状的其他原因。

(2)PE 严重程度的评估:是否存在血流动力学异常对 PE 患者的预后和最佳治疗方案的影响很大。最近的处理指南将急性 PE 分为大面积 PE、次大面积 PE、无大面积 PE 三级。大面积 PE 表现为血流动力学不稳定,例如休克和(或)收缩压<90 mmHg,是溶栓的指征。次大面积肺栓塞是指没有全身性低血

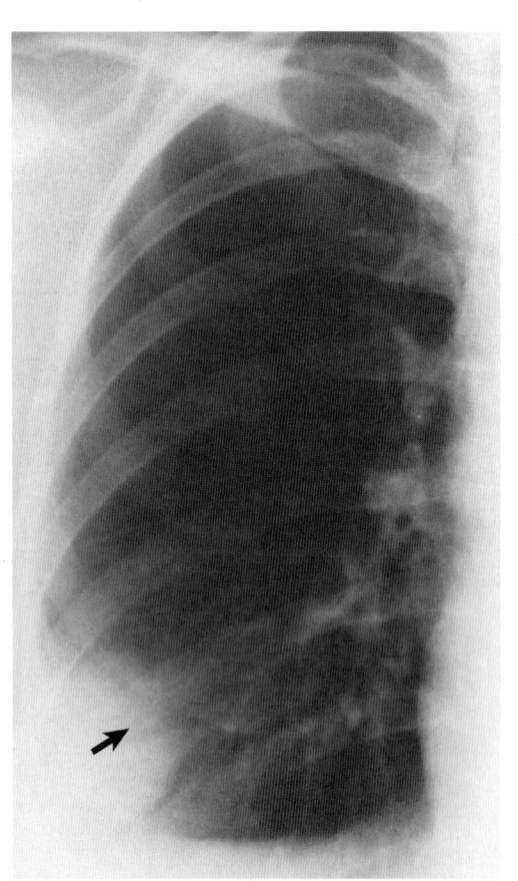

图 50.2 急性 PE 中的汉氏驼峰。右肺后前位 X 线胸片显示右肋膈角可见一个均匀的圆形尖端(箭)凸向肺门的病灶,形成汉氏驼峰的典型征象且高度提示肺梗死。(引自 Müller NL, Fraser RS, Colman NC, Paré PD. Radiologic Diagnosis of Diseases of the Chest. Philadelphia, WB Saunders, 2001.)

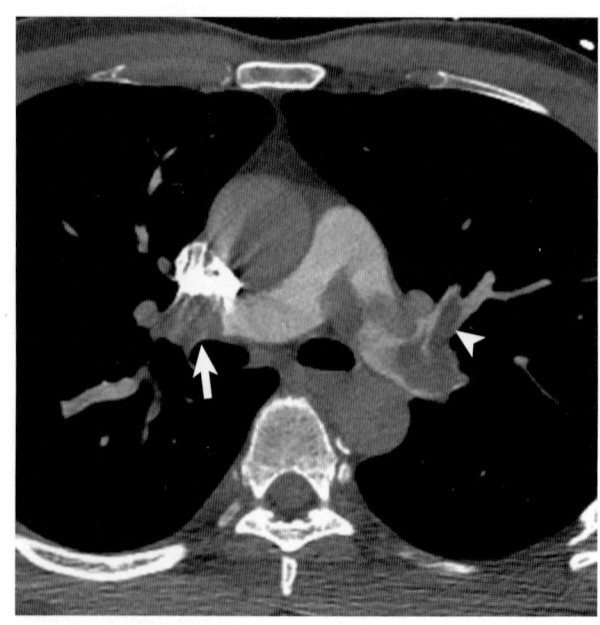

图 50.3 急性 PE 的 CT 特点。增强 CT 显示右肺叶间动脉(箭)和左肺动脉腔内充盈缺损。箭指向完全充盈缺损。箭头指向部分充盈缺损延伸进入左肺上叶前段肺动脉和左肺下叶肺动脉。

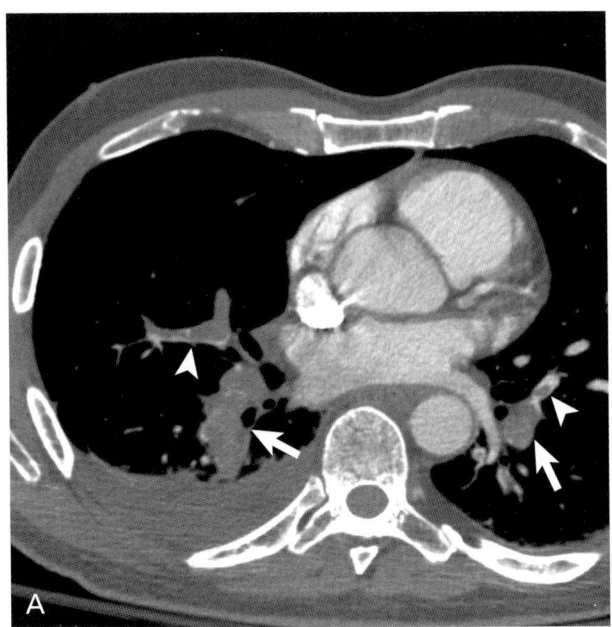
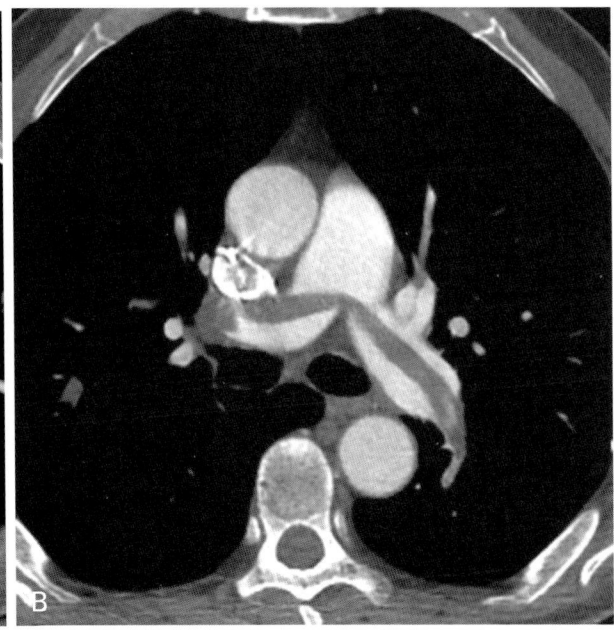

图 50.4　部分或完全充盈缺损的急性 PE。(A)增强 CT 显示在右肺中叶肺动脉和左肺舌叶肺动脉部分充盈缺损(箭头)，双肺下叶肺动脉完全充盈缺损(箭)。(B)另一名患者 CT 显示鞍状栓子桥接左右主肺动脉。

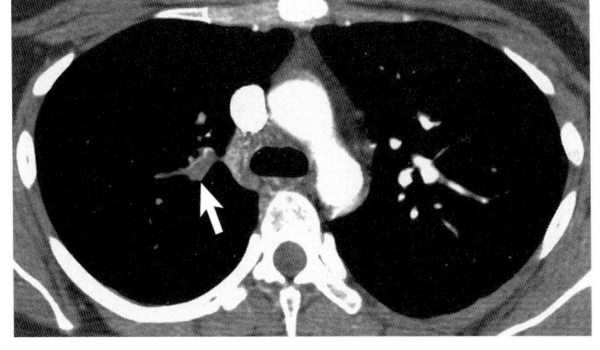

图 50.5　完全充盈缺损的急性 PE。增强 CT 显示由于急性 PE 造成的右肺上叶血管完全阻塞(箭)。

压，但 CT 或超声心动图提示右心功能不全和(或)心肌坏死征象的急性 PE。这些患者预后不明，常不适合门诊治疗，门诊治疗越来越多地用于无大面积 PE 的患者。现在由于大多数 PE 靠 CTPA 诊断，因此在评价急性 PE 严重程度时大部分关注点放在了利用 CT 的形态学标准上，这依赖于识别提示右心衰的征象、量化肺动脉的阻塞程度和评估肺灌注。在轴面 CT 上，右心室与左心室直径比≥1(图 50.9)，提示患者临床预后不良或死亡。心室直径为从室间隔到垂直于心室腔长轴的心内膜边界的最大距离，每个心室直径都是在轴面 CT 上测量的，此时其值最大。右心衰的其他 CT 表现可靠度相对较低，如室间隔偏曲和静脉对比剂回流到下腔静脉或肝静脉(图 50.10)。

　　已经开发出来的评分系统，如 Quanadli 栓塞指

数，可以用来量化血栓负荷，但由于较复杂，因此临床上不常用，但应报告肺动脉受累的最近端水平，因为这个表现与治疗有关。对于次大面积 PE(图 50.11)和无下肢近端深静脉血栓形成的患者，静脉血栓栓塞复发风险较低，建议临床监测过度抗凝。对于致命性肺动脉主干或主要分支栓塞的患者，可选择导管辅助或外科手术取栓。

　　双能 CT 是在不同管电压水平下采集数据，可以生成类似于闪烁扫描的肺灌注图，可以观察到栓塞肺动脉远端的楔形肺实质灌注缺损(图 50.12)。这些灌注图像提高了外周肺栓塞的检出，且肺灌注缺损的程度与不良临床预后相关。

　　(3) 常规多排 CT：MDCT 的技术进步使得高质量的 CTPA 能够常规可靠地开展。Remy-Jardin 等观察到，不仅在健康患者(65% vs. 10%)可准确地显

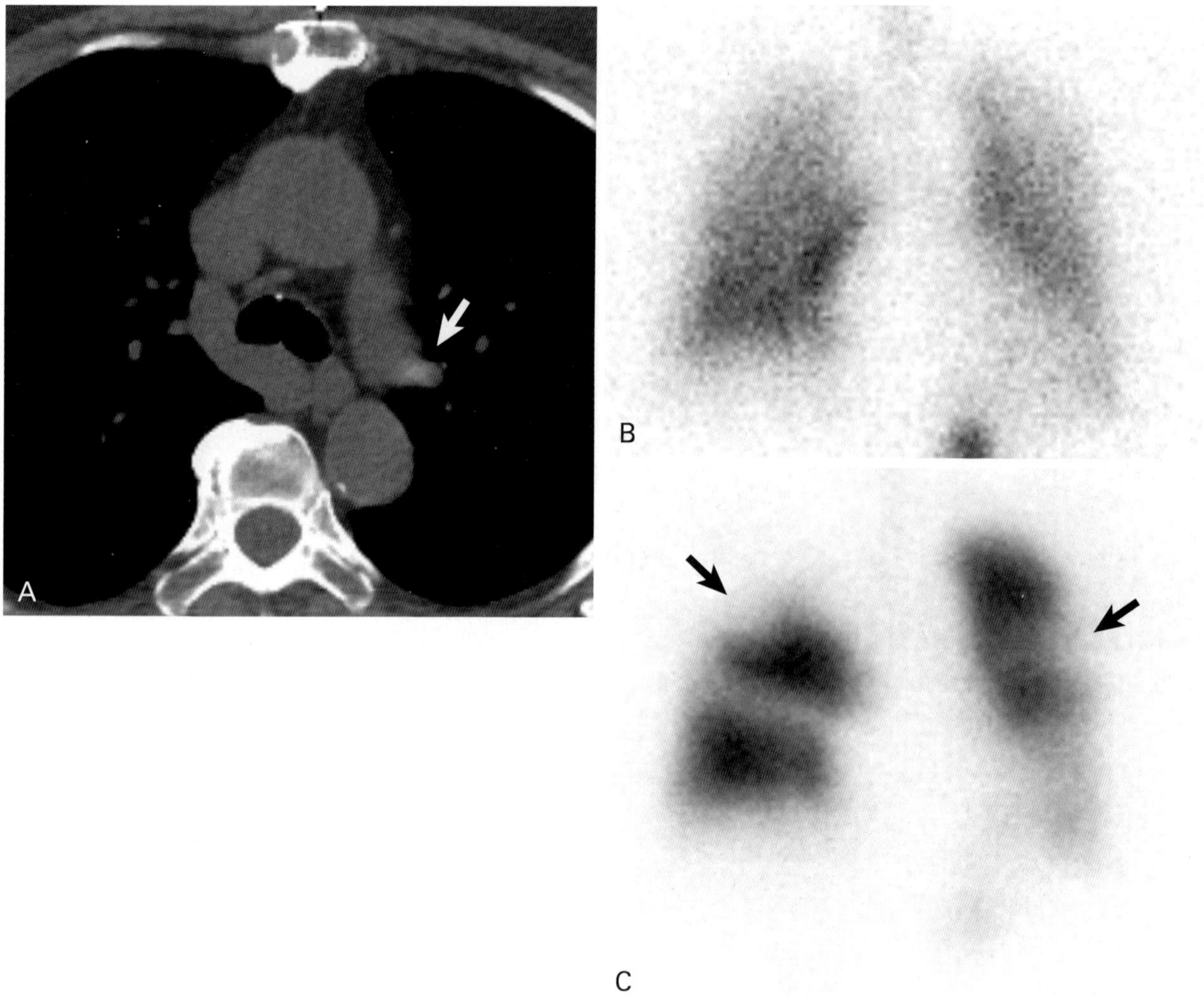

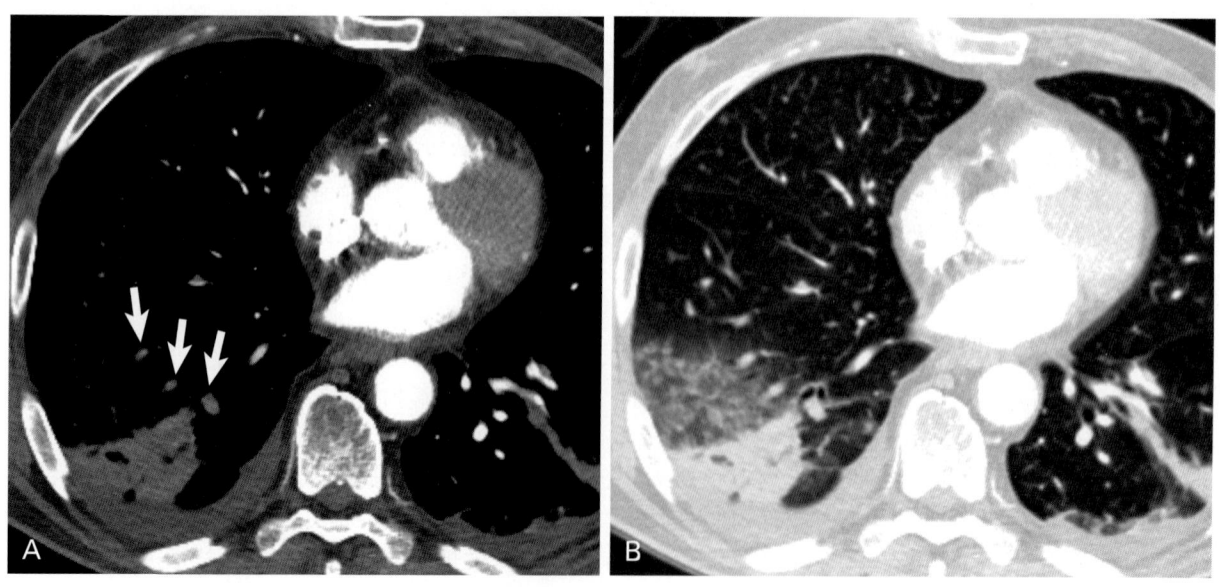

图 50.6　急性 PE 的 CT 表现。（A）CT 显示左肺上叶前段肺动脉高密度影（箭）。随后的通气（B）和灌注（C）闪烁扫描显示右肺上叶尖段和左肺上叶前段同气灌注不匹配的节段灌注缺损（箭），符合 PE。

图 50.7　急性 PE 的肺梗死。纵隔窗增强 CT（A）显示在多个右肺下叶肺动脉分支中与 PE（箭）一致的充盈缺陷。相应的肺窗 CT（B）显示右肺下叶胸膜下楔形实变和磨玻璃影，最符合肺梗死和肺出血。右侧少量胸腔积液。

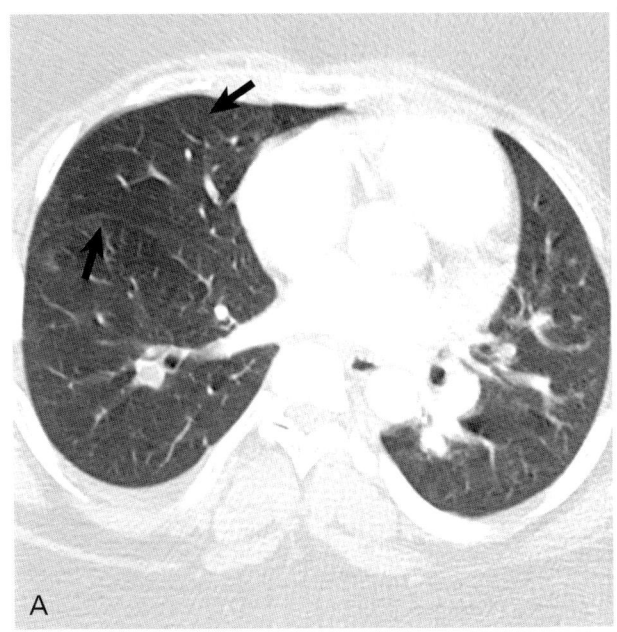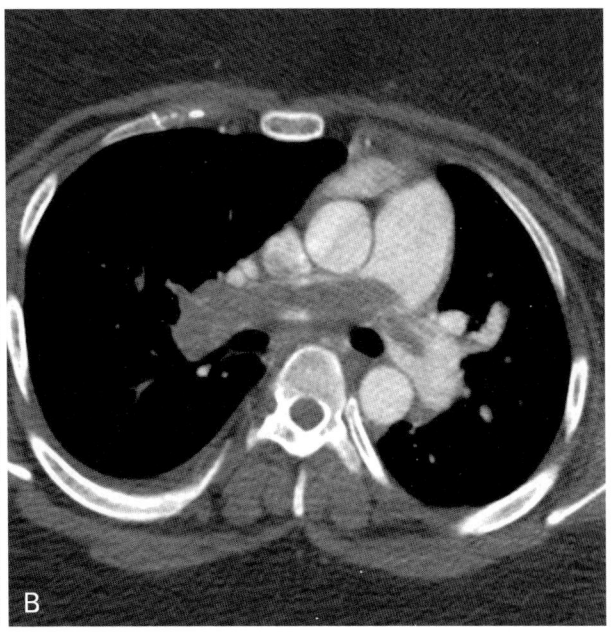

图 50.8 急性 PE 密度减低。(A)CT 显示右肺中叶及下叶血管减少且密度减低(箭)。(B)增强 CT 显示鞍状栓子并且大量血栓延伸右肺动脉及分支。

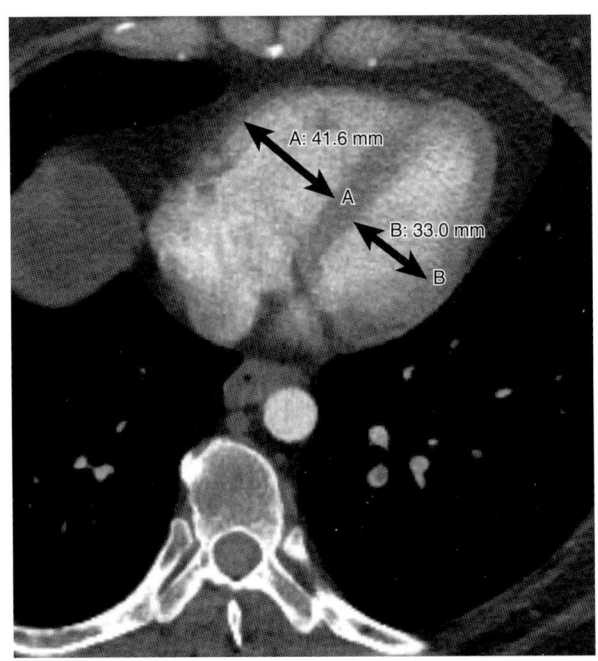

图 50.9 右心室(RV)与左心室(LV)直径比的测量。心室直径测量为从室间隔到垂直于心室腔长轴的心内膜边界的最大距离。每个轴面心室直径在其最大的轴面图像上测量。RV 与 LV 直径比≥1,已显示与肺栓塞相关的死亡相关。

示亚段肺动脉,且在有呼吸系统基础疾病的患者(47%*vs.*15.5%)中也可显示。图像质量的提高对于呼吸困难患者的处理尤为重要,如 COPD 患者(图 50.11)和重症监护室的患者(图 50.13)。目前使用

大螺距、低管电压图像采集和迭代重建技术来降低辐射剂量与对比剂的用量。为了确保肺动脉最佳对比度,小剂量测试或团注追踪的感兴趣区域应置于肺动脉干或主肺动脉内。应细心指导患者配合呼吸口令,以确保足够的屏气时间并避免 Valsalva 动作,因无对比剂的下腔静脉血液的流入会导致上腔静脉和主动脉的对比度高,但是肺动脉对比度相对较低,这可能会致对比剂充盈截断。与最大吸气时相不同,在吸气中期或呼气时有助于减少对比剂瞬时截断的发生率。应指导患者避免深度吸气或呼气,并简单地屏住呼吸,或者患者可以吸气、呼气,然后屏住呼吸。

为了获得肺动脉的最佳对比度,通常使用 3～4 mL/s 的高对比度注射速率。然而,对于外周静脉通路较差的患者,可使用 2.0 mL/s 或 2.5 ms/s 的低流速来诊断。对比剂的总用量应根据患者的身体状况和肾功能进行调整。客观地说,肺动脉干 CT 值≥200 HU 时可用于 PE 的诊断。

一些医院对急性胸痛患者使用心电门控胸痛三联征扫描方案,同时评估 PE、急性冠状动脉综合征和急性主动脉夹层(图 50.14)。

钆基对比剂已作为碘化对比剂的替代品,用于有相对或绝对碘对比剂禁忌证,但又首选胸部增强 CT 检查的患者。用 16 排 CT,92%(60 人中有 55 人)的钆增强 CTA 检查显示了较好的血管强化效果,并可使放射科医生为临床医生提供包括成功检测到急性

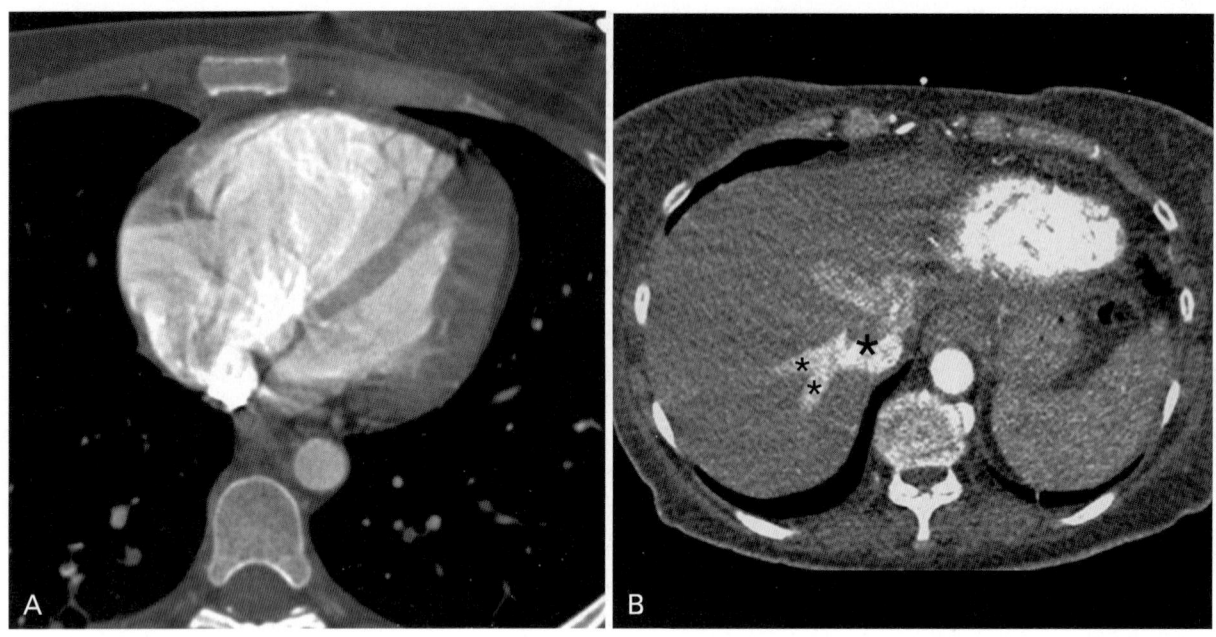

图 50.10　PE 严重程度的评估：右心衰的 CT 特征。(A)心室腔水平层面增强 CT 显示由于右心室增大导致的室间隔左移，右心房增大和冠状静脉窦内对比剂反流。在这个病例中右心室/左心室直径比明显＞1。(B)稍高于底端层面 CT 显示对比剂反流入下腔静脉(大星)和肝静脉(小星)。

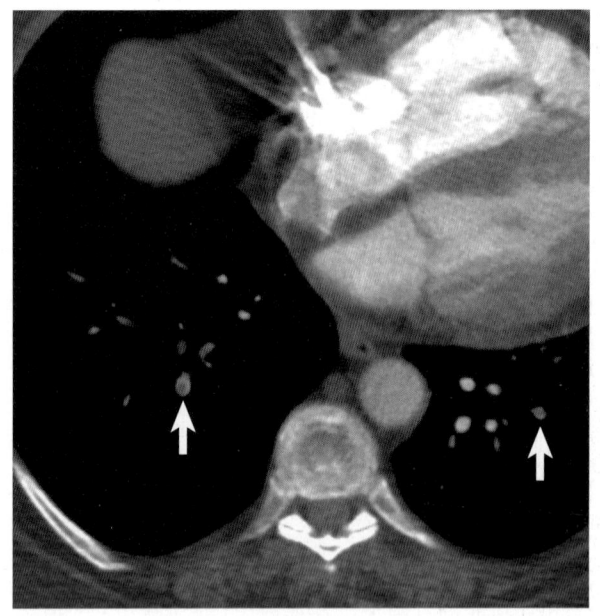

图 50.11　呼吸困难的 COPD 患者发生 PE。下叶水平层面增强 CT 显示双肺下叶亚段动脉充盈缺损(箭)。

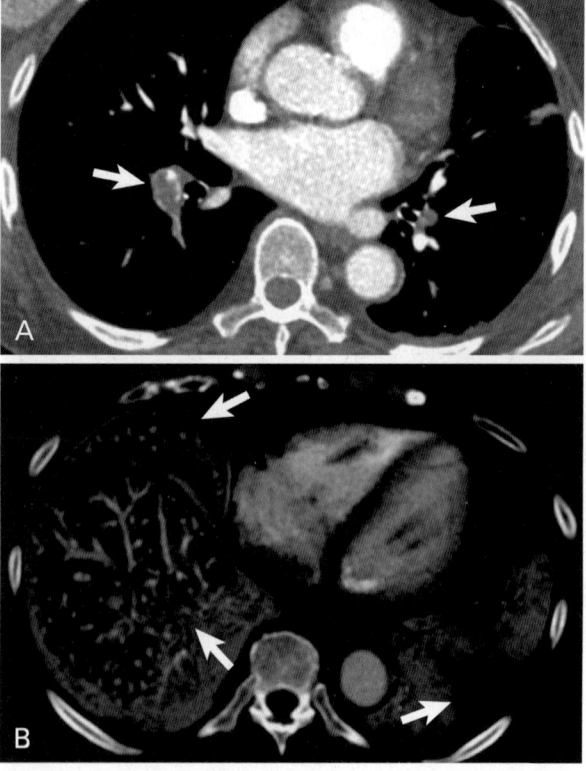

图 50.12　双能 MDCT 的急性 PE。(A)轴面 CT 显示右肺中、下肺叶动脉和左下叶基底段肺动脉起始段的闭塞性充盈缺损(箭)。(B)灌注图显示受影响肺动脉分支供血区域的灌注缺损为较深颜色(箭)。

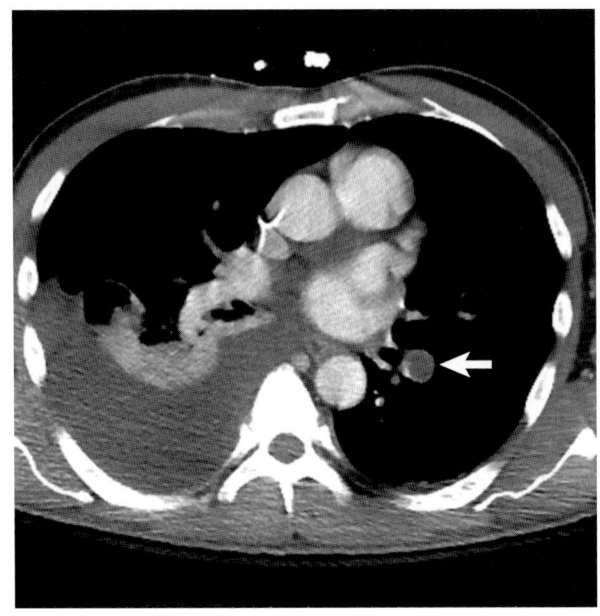

图 50.13 从重症监护室转诊患者的 PE。增强 CT 显示腔内栓子(箭)。

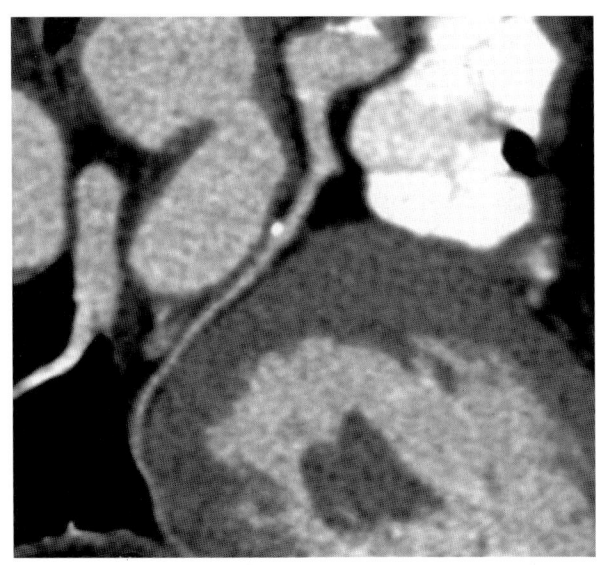

图 50.14 用心电门控 64 排 MDCT 血管造影评价急性胸痛。通过心电门控全胸 CT 检查,左冠状动脉回旋支曲面重建图像。图像质量较好,即使有钙化斑块,也可以清楚显示血管腔。

PE 在内的诊断信息(图 50.15)。

(4) CTPA 正常的临床有效性:Quiroz 等的一项荟萃分析对 15 项使用胸部增强 CT 去排除急性 PE 诊断,对 3500 名患者进行了至少 3 个月随访的研究进行分析后得出结论,用 CT 扫描排除 PE 的临床有效性与传统肺血管造影的临床有效性相似,即 CT(包括单排 CT、多排 CT 和电子束 CT)的有效性约 1%～2.8%,而传统肺血管造影的有效性约 1.1%～2.9%。纳入这项荟萃分析的大多数研究使用了普

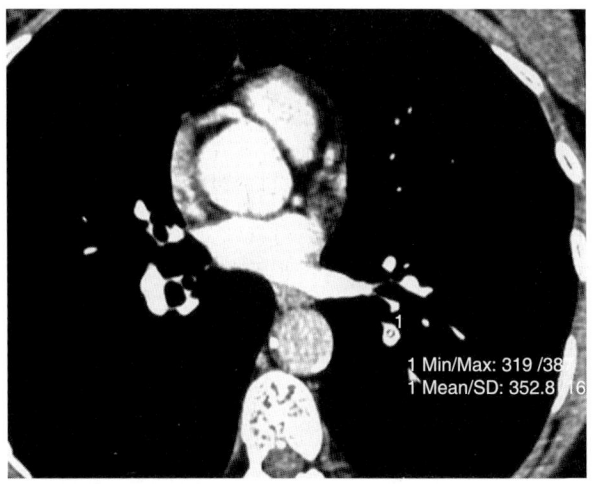

图 50.15 疑似急性肺栓塞有严重碘过敏史的患者,使用钆对比剂后获得的 CTA。肺下叶水平的横断面 CT 说明了动脉强化极好,测量左下叶后基底段动脉内 CT 值是 352 HU。表现为急性肺栓塞阴性。

通单排 CT,这可能漏诊周围 PE。所有这些研究的随访期间,静脉血栓栓塞的发生率很低,这提示在 CT 扫描正常的基础上即使漏诊了周围 PE 且其后没有进行治疗,对患者的预后也没有影响。根据英国胸部学会(British Thoracic Society)的指南,对于用多排 CT 扫描机行高质量的 CTA 检查正常的患者,不需要进一步的检查或治疗。最近的一项研究也表明,在质量未达最佳标准的 CTPA 后进行通气和灌注(VQ)成像,PE 的发生率仅为 2.5%,可能是因为大多数质量未达最佳标准 CTPA 可排除中央 PE。

3. MRI MRI 同样可以直接无侵入性显示急性 PE。MRI 的优点是无辐射,还可用于有严重碘对比剂过敏反应的患者。研究证明 MRA、MR 灌注成像、实时 MRI 及综合应用的诊断准确率非常高(图 50.16)。

然而,MRI 在 PE 的诊断中有几点不足。首先,尽管增强 MRA 能很好地检测急性 PE,但是因为空间分辨率低、运动伪影和肺静脉重叠,其整体的图像质量不如 CTA。第二,MRI 对于肺实质的评估是次优的,因此限制了对急性 PE 的鉴别诊断。第三,能行 MRI 检查的范围比 CT 检查小很多,特别是在急诊室的环境中。最后,MR 机器总体上对临床上不稳定的患者来说是不利环境,尤其对需要生命支持设备的患者,这些设备不能进入与高磁场环境。

4. 超声 除了用静脉多普勒超声检查深静脉血栓之外(本章之外的内容),胸部超声检查诊断急性肺

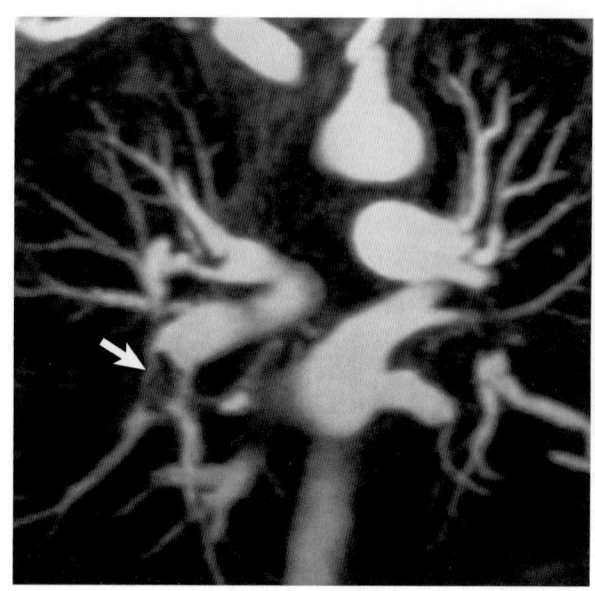

图50.16 急性肺栓塞 MRI。冠状面 MRI 显示右叶间肺动脉内充盈缺损（箭）。（鸣谢 Dr. Jaime Fdez-Cuadrado, Hospital, La Paz, Madrid, Spain. From Müller NL, Fraser RS, Colman NC, Paré PD. Radiologic Diagnosis of Diseases of the Chest. Philadelphia, WB Saunders, 2001.）

栓塞通常只用于大面积急性 PE 的床旁处理。Mathis 等报道了一个原创性的方法，他们研究在识别三角形或圆形的胸膜为基底的肺实质病变的基础上用胸部超声检查诊断周围 PE。研究显示，在没有 CTPA 时，胸部超声检查可用于在床旁和急诊室显示 PE。经胸超声心动图常用于检测右心功能不全，如右心室扩张、室间隔运动异常和三尖瓣关闭不全，其敏感性低，但特异性相对较高，且适用于无法行 CT 肺血管造影的重症监护室患者。

5. 核医学 在 CT 出现之前，通气-灌注闪烁成像（VQ）广泛用于对怀疑有急性 PE 患者的评价。但随着 MDCT 普及以及诊断准确性的提高，其应用已经大大减少。急性 PE 闪烁成像的诊断是以识别通气-灌注不匹配为基础，也就是说，在导致阻塞的栓子远端有通气无灌注（图 50.17，图 50.6）。依据栓塞可能性又称为 PIOPED I 标准，闪烁成像表现被分为五个级别（正常，接近正常，低可能性，中等可能性，高可能性）（急性 PE 诊断的前瞻性研究 I）。

因为根据原来的 PIOPED I 标准导致了大量的非诊断性扫描，标准已多次修正，这样能减少很多中性的解释而且能更准确地评价血管造影证实的急性

PE 病例。修订后的 PIOPED II 标准将表现分为“PE 存在”（高可能性）“无 PE”（极低可能性或正常）“非诊断性”（中等或低可能性）。这些变化使 VQ 扫描在大多数患者中更加明确。另一种提高闪烁成像诊断准确的方法是不行通气扫描，专注于灌注扫描。当 X 线胸片正常时，这种方法既可以减少花费又可以减少辐射。VQ 扫描是评估妊娠期 X 线胸片正常和无下肢症状的疑似 PE 患者的首选成像方式。与 CTPA 相比，VQ 扫描母体乳腺和肺组织吸收的辐射剂量较低，并且对于两种成像方式，胎儿的辐射剂量是低的。

（六）鉴别诊断 CTPA 腔内充盈缺损在诊断中的不足如下。

1. 技术相关的不足 ①心脏和呼吸运动伪影；②肺动脉病灶显示不理想；③部分容积效应。

2. 解剖相关的不足 ①肺门旁淋巴结；②肺静脉误诊为肺动脉；③黏液阻塞细支气管。

3. 患者相关的不足 ①单侧肺血管阻力增加：大量胸腔积液，大面积实变，肺气肿，低氧血管收缩，静脉压升高；②左向右分流；③右向左分流（卵圆孔未闭）；④右心衰和肺动脉高血。

4. 非血栓性栓子 ①肿瘤性的：肺动脉肉瘤、右心黏液瘤、癌栓；②异物：子弹、导管碎片、用于整形手术或椎体成形术的水泥。

5. 原位栓塞 ①肺动脉高血；②手术后（肺叶切除术后，肺切除术后）；③肺动脉狭窄；④长期肺不张。

（七）治疗方案概要 急性肺栓塞的治疗取决于死亡风险。估计 30 d PE 相关病死率大于 15% 的大面积 PE 患者，在没有禁忌证的情况下应进行全身溶栓治疗。在大面积 PE 患者中，第一个小时内溶栓治疗无效或有溶栓禁忌证的患者，可考虑进行手术或导管介入的肺栓子摘除术或导管引导的溶栓治疗。

根据 CT 或超声心动图上的右心功能不全的表现，实验室生物标志物如脑型利钠肽和肌钙蛋白水平，临床评价标准，如 Hestia 标准或 PE 严重指数（PESI），将血流动力学稳定的患者进一步分为密切监测和门诊治疗。低分子量肝素（LMWH）和维生素 K 依赖型拮抗剂（VKAs）一直是治疗的首选。最近使用越来越多的非维生素 K 依赖性口服抗凝剂已被证明与 LMWH/VKAs 一样有效，它无需频繁的实验室监测且优于 LMWH。

图 50.17 急性 PE 通气-灌注肺扫描。(A)^{133m}Xe 吸入后肺扫描显示吸入期、平衡期、洗脱期通气参数正常。(B)相应的^{99m}Tc 标记的白蛋白灌注肺扫描在前、后和左、右后倾斜投影中,显示双肺(箭头)的多个大的节段性充盈缺损,符合肺血 PE 的诊断(高概率)。(引自 Müller NL, Fraser RS, Colman NC, Paré PD. Radiologic Diagnosis of Diseases of the Chest. Philadelphia: WB Saunders; 2001.)

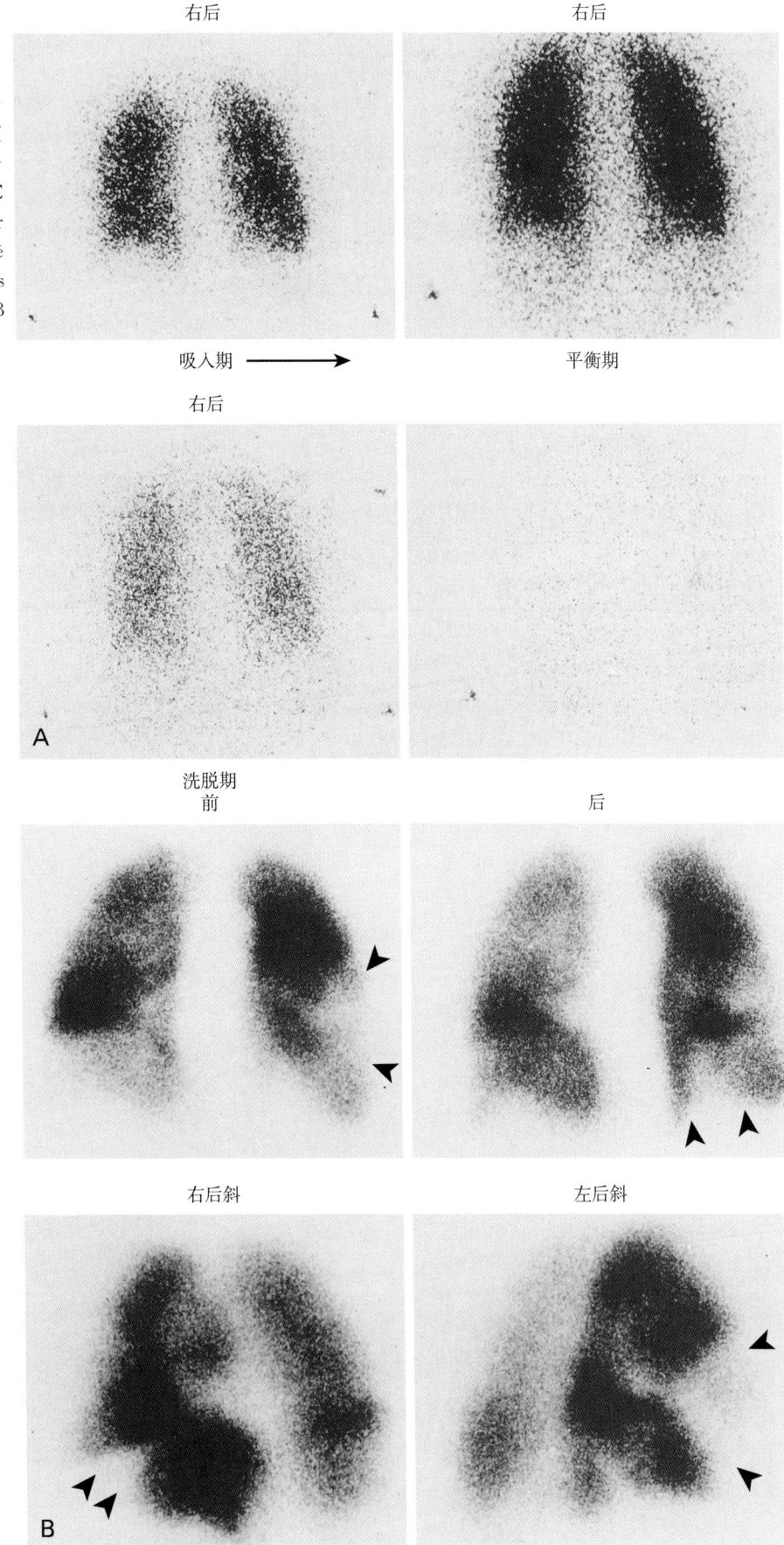

要点

- 随着 MDCT 的出现,图像采集时间缩短,图像质量提高,具有高敏感性和高特异性 CTPA 已成为评估疑似肺栓塞(PE)的首选成像方式
- 临床评分和血清 D-二聚体水平在评估疑似 PE 患者中的应用可以帮助减少使用并提高 CTPA 的阳性率
- CTPA 可直接观察到 PE 时肺动脉分支的腔内充盈缺损
- 右心功能不全的 CT 征象是血流动力学稳定的急性 PE 患者管理的重要因素。在轴面 CT 上,右心室与左心室直径之比≥1 提示患者预后不良
- 在通气-灌注(VQ)闪烁成像中诊断 PE 依赖于存在不匹配的 VQ 缺损。VQ 扫描是疑似 PE 孕妇的首选检查方法

推荐阅读

Albrecht MH，Bickford MW，Nance JW Jr，Zhang L，De Cecco CN，Wichmann JL，Vogl TJ，Schoepf UJ. State-of-the-art pulmonary CT angiography for acute pulmonary embolism. AJR Am J Roentgenol. 2017;208(3):495 - 504.

Konstantinides SV，Barco S，Lankeit M，Meyer G. Management of pulmonary embolism: an update. J Am Coll Cardiol. 2016;67(8):976 - 990.

Metter D，Tulchinsky M，Freeman LM. Current status of ventilation-perfusion scintigraphy for suspected pulmonary embolism. AJR Am J Roentgenol. 2017;208(3):489 - 494.

Meyer M，Haubenreisser H，Sudarski S，Doesch C，Ong MM，Borggrefe M，Schoenberg SO，Henzler T. Where do we stand? Functional imaging in acute and chronic pulmonary embolism with state-of-the-art CT. Eur J Radiol. 2015;84(12):2432 - 2437.

Ruggiero A，Screaton NJ. Imaging of acute and chronic thromboembolic disease: state of the art. Clin Radiol. 2017;72(5):375 - 388.

van der Hulle T，Dronkers CE，Klok FA，Huisman MV. Recent developments in the diagnosis and treatment of pulmonary embolism. J Intern Med. 2016;279(1):16 - 29.

参考文献见 ExpertConsult.com.

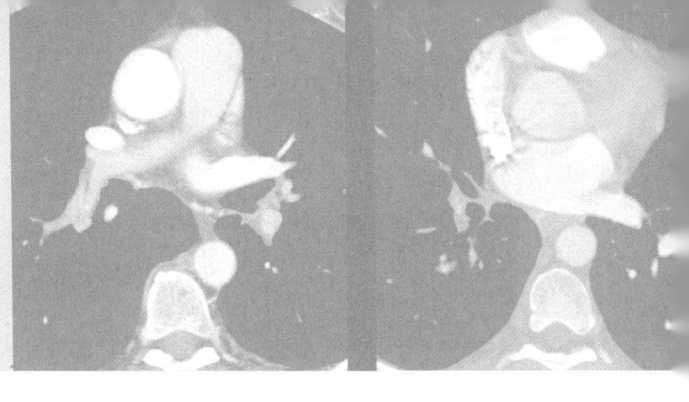

第51章

慢性肺血栓栓塞症[*]

Brent P. Little

（一）**病因**　慢性肺血栓栓塞症（chronic pulmo-nary thromboembolism）不常见，是血栓未完全溶解导致肺动脉内复杂的重构过程。文献表明，单次栓塞或血栓栓塞复发后的溶栓失败是大多数患者的易患因素。虽然临床症状和体征没有特异性，但是CT血管造影（CTA）通常可明确诊断。

（二）**发病率和流行病学**　虽然对经过充分治疗的急性肺栓塞的自然病史没有明确特征，但是主要以

临床随访为基础的资料表明血栓溶解绝大多数见于急性栓塞患者（图51.1）。根据已经进行的灌注扫描检查结果，约2%～18%的患者会向慢性血栓栓塞演变，在CT随访的患者中，有13%的患者发展为慢性血栓栓塞症（图51.2）。这种自然病史的机制尚不清楚。尽管进行了大量研究，唯一可确定的血栓栓塞的易患倾向是大约10%的患者存在狼疮样抗凝物质，少于1%的患者有抗凝血酶Ⅲ、C蛋白及S蛋白缺陷。慢

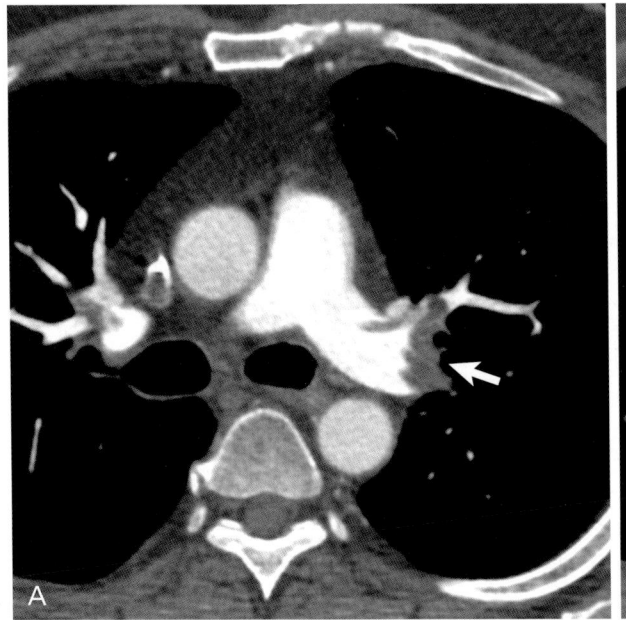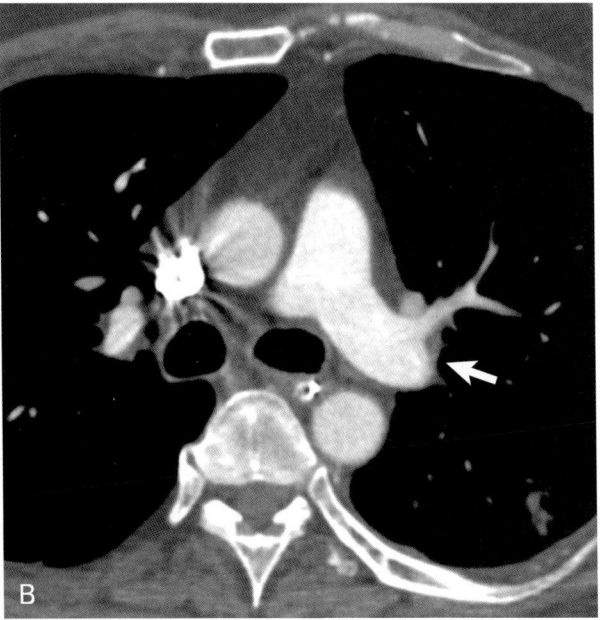

图51.1　急性肺动脉栓塞的自然病史：完全溶解。（A）轴面CT示急性肺动脉栓子位于左肺动脉主干和左肺上叶前段肺动脉（箭）。另外，也显示了右肺上叶肺动脉栓塞。（B）经过充分的抗凝治疗，两个月后轴面CT示腔内的栓子完全消失（箭）。

---

* 编者和出版社感谢 Martine Remy-Jardin 博士和 Jacques Remy 博士为本书上一版相关主题提供的材料。这是本章的基础。

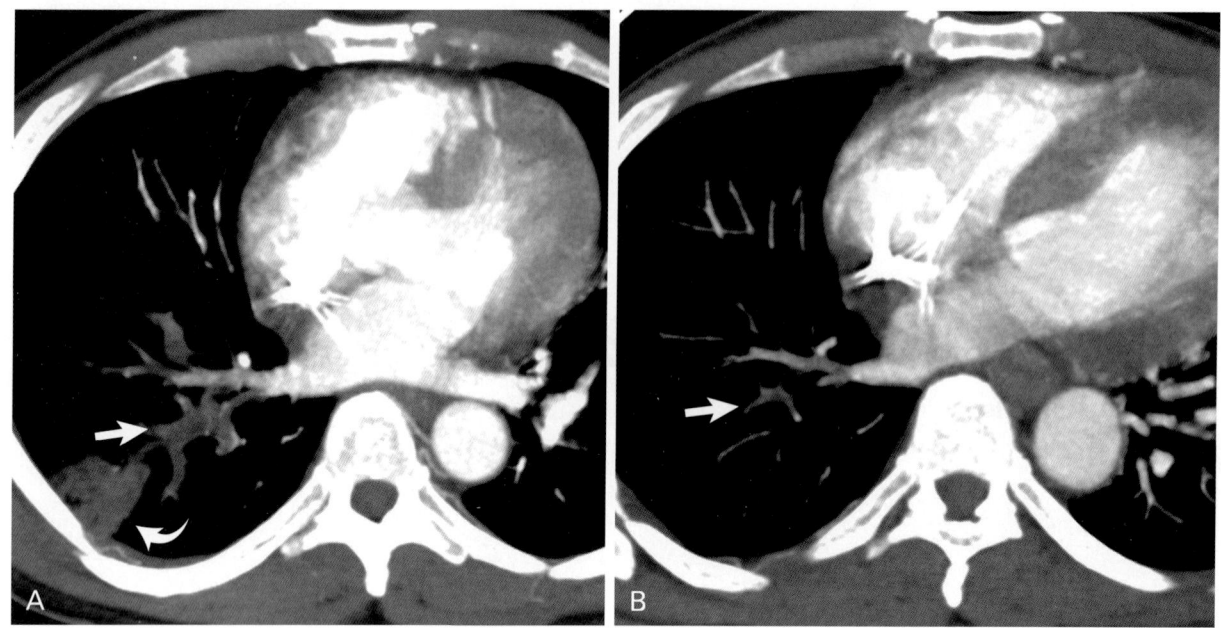

图51.2 急性肺动脉栓塞的自然病史:演变为慢性肺栓塞。(A)轴面CT示急性右肺下叶肺栓塞(直箭),并伴有肺梗死(弯箭)。(B)经过充分的抗凝治疗,一年后CT显示慢性栓塞分布相同,右肺下叶肺动脉直径明显缩小(箭)。

性肺动脉阻塞致肺动脉压力的长期增高,进一步形成慢性血栓栓塞性肺动脉高压(chronic thromboembolic pulmonary hypertension,CTEPH),CTEPH可并发肺心病和右心衰。在这个阶段,这种疾病的预后很差,5年生存率只有30%。

(三)临床表现 慢性肺血栓栓塞症的症状取决于肺动脉床慢性阻塞的百分比及肺动脉高压的进展情况。没有肺动脉高压,慢性肺栓塞的症状就没有特异性,包括进行性呼吸困难和运动不耐受。慢性肺血栓栓塞症诊断延迟很常见,特别是对无急性静脉血栓栓塞病史的患者。从症状出现到确诊的平均时间通常超过3年。

有关患者的症状已被很好地描述。在有记录的静脉血栓栓塞时间后,虽然症状经常不能恢复到急性栓塞前的水平,但症状会好转。在没有急性血栓栓塞事件记录的患者中,一些数据证实了静脉血栓栓塞事件的临床表现和误诊发生的频率。经过一段时间的临床稳定期后,可以从数月到数年,最终会加重进行性呼吸困难、低氧血症及右心衰。

CTEPH可见于高达3.8%的急性肺栓塞发作后患者和高达10%的复发性肺栓塞患者。根据第五届世界肺动脉高压研讨会(法国尼斯,2013年),CTEPH归为IV组肺动脉高压。肺动脉压升高(平均压力≥25 mmHg,楔压≤15 mmHg)且通过通气-灌注(VQ)扫描或横断面成像(如CT或MRI)评估有

慢性栓子的证据,可进行诊断慢性血栓栓塞性肺动脉高压。

(四)病理生理学

1. 解剖学 新鲜血栓可碎裂并分散进入小肺动脉,但是在短短的几天内,血栓栓子就会机化并牢牢地黏附在血管壁上。在4~6周内,附壁血栓会转化为纤维组织,通常伴血管再通。一些栓子可能被纤维溶解酶破坏后消失。有时既往血栓栓塞的唯一迹象可能为薄纤维带横过主肺动脉腔。更常见的是,小动脉的管腔因再通过程被分成多个通道,也可见血管狭窄、腔内呈网状及血管直径异常变细的混合表现。由于存在肺动脉高压,可能会出现一种继发的小血管动脉病,也叫丛状动脉病。

2. 病理学 肺血管阻塞的早期治疗可通过两种机制:栓子位置的机械性改变及内源性溶栓。经过早期治疗后,机化和血管再通进一步减轻了肺血管阻塞程度。然而在灌注扫描(最常用的随访方式)恢复正常的患者中,显著机化的残存病变可继续存在,因此,在休息或活动时可出现异常的肺血流动力学改变。

慢性肺血栓栓塞症临床静止期可持续数月或数年,随后出现与右心室功能下降的相应临床恶化。临床恶化可能是由于复发性血栓栓塞、原位肺动脉血栓及高血压性肺动脉病变,与在其他原因引发的肺高压患者相似。

3. 肺功能 肺活量测定的结果通常在正常范围内,常作为评估患者呼吸困难的一部分。由于既往梗死相关的肺实质瘢痕,约 20% 的患者表现出轻到中度的限制性功能障碍。单次呼吸法测定一氧化碳弥散量(DLCO)下降,可从轻微到严重不等,但是即使数值正常也不能排除诊断。

(五)影像学表现

1. 胸部 X 线 X 线胸片可为正常或肺动脉高压的表现。中央肺动脉粗细不对称,这种情况可见于相对低灌注和高灌注的毗邻区。中央肺动脉的不对称可以很明显,这可能会考虑肺动脉发育不全;然而灌注增加区也可能考虑到肺炎实变或间质性肺疾病。胸片也可显示与以前梗死相符的肺实质或胸膜瘢痕及在疾病进展期的右心室增大。

2. CT

(1) 慢性肺血栓栓塞症心血管征象

1) 血管征象:慢性肺血栓栓塞的 CT 特征与传统血管造影所描述的相似(表 51.1)。至少有以下特征中的 2 个就可确认为慢性栓子:栓子偏心且与血管壁相连、在动脉低密度区内有再通的证据、动脉狭窄或呈网状改变、动脉狭窄超过 50% 或狭窄段完全闭塞(图 51.3~图 51.7)。与动脉壁垂直的栓塞再通产生网状或带状改变及伴轻度狭窄后扩张的局限性狭窄(图 51.8)。不完全再通平行于动脉腔使动脉壁增厚,有时引起血管内膜表面不规则轮廓。少数患者可见到慢性栓子内的钙化。

表 51.1 提示慢性血栓栓塞的 CTA 征象
• 机化的栓子
■ 部分或完全充盈缺损
■ 栓子偏心且与血管壁相连
■ 内膜表面不规则
• 向远端移动的栓子
■ 在肺动脉狭窄段完全充盈缺损
■ 突然截断及狭窄
• 再通的栓子
■ 网状、带状或伴狭窄后扩张的狭窄
• 钙化的栓子
■ 充盈缺损内钙化

大多数慢性肺血栓栓塞的病例有多发及双侧的动脉异常。

因为急性和慢性肺栓塞都可在正常的肺动脉内见到部分或完全充盈缺损,所以仅有这些特征不足以证明慢性肺栓塞。有研究指出,慢性血栓的平均密度高于急性充盈缺损,可能与机化栓子的密度增高有关。额外存在的支气管动脉扩张(图 51.9)是支持慢性肺栓塞或肺栓塞复发而不是急性肺栓塞存在很大争议(50% vs. 7%)。

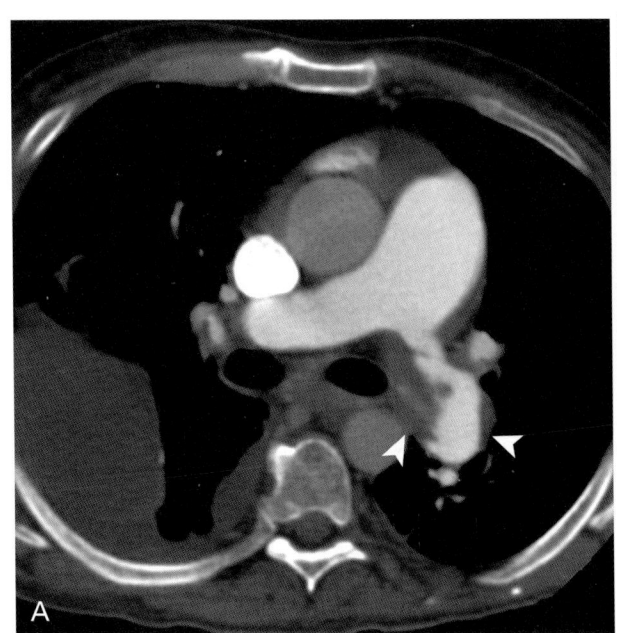
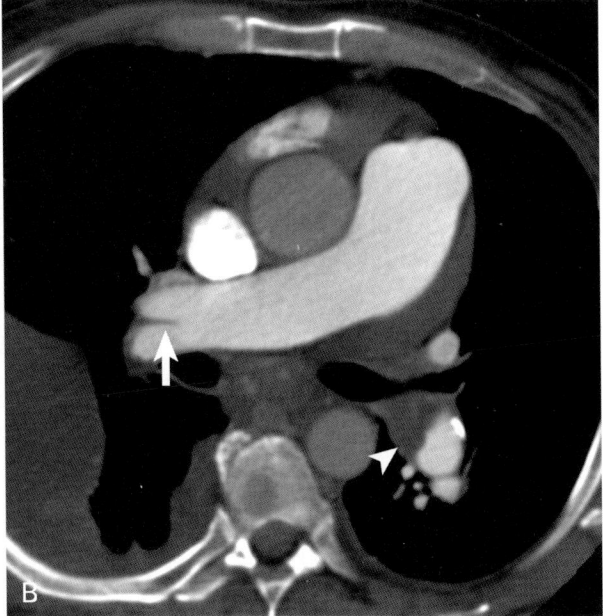

图 51.3 慢性血栓栓塞的 CTA 征象:慢性附壁血栓。(A)和(B)轴面 CT 显示左主干及左叶间肺动脉外壁附壁的充盈缺损(箭头),右肺动脉远端的网状线(箭),扩张的肺动脉干提示有肺动脉高压。

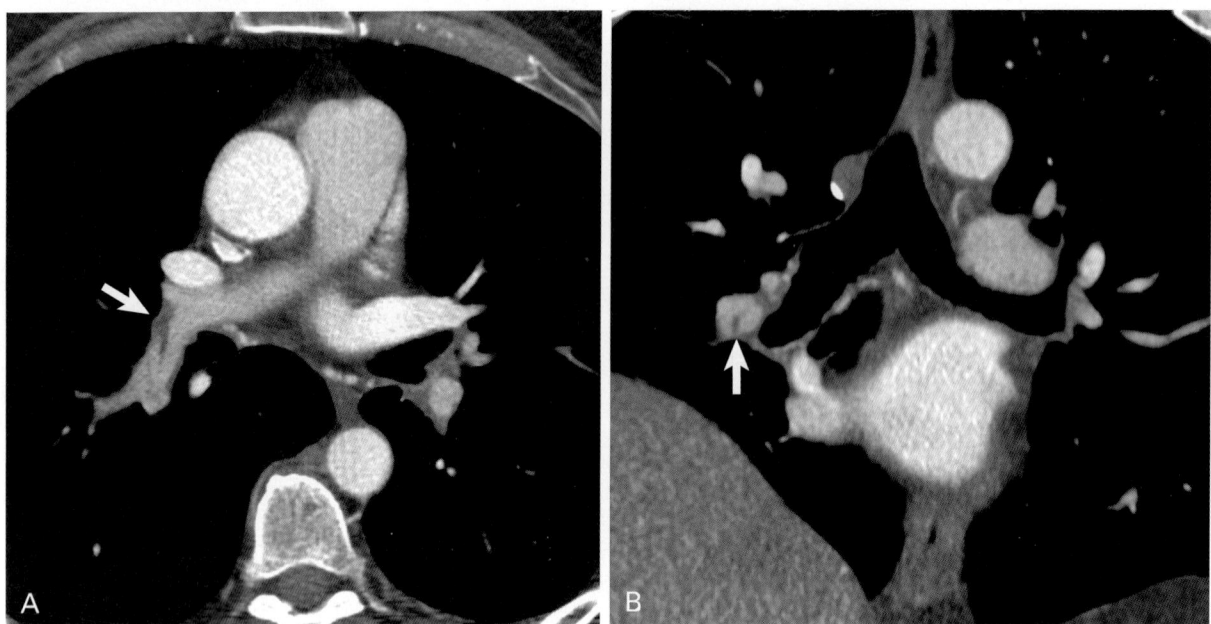

图 51.4 慢性血栓栓塞的 CTA 征象:偏心性充盈缺损和不完全再通导致腔内成网状。(A)轴面 CT 显示右叶间肺动脉偏心性充盈缺损(箭)。(B)冠状面 CT 显示右肺下叶肺动脉网状线(箭)。

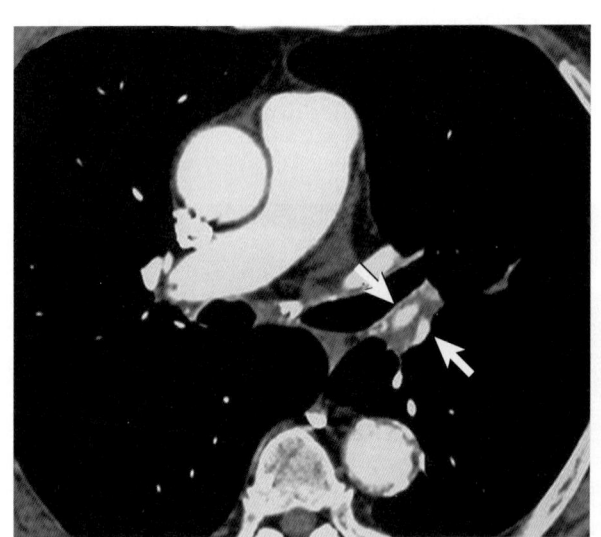

图 51.5 慢性血栓栓塞的 CTA 征象:血栓再通。左肺上叶支气管水平层面轴面 CT 显示左叶间肺动脉内两个流通通道(箭),符合不完全再通。

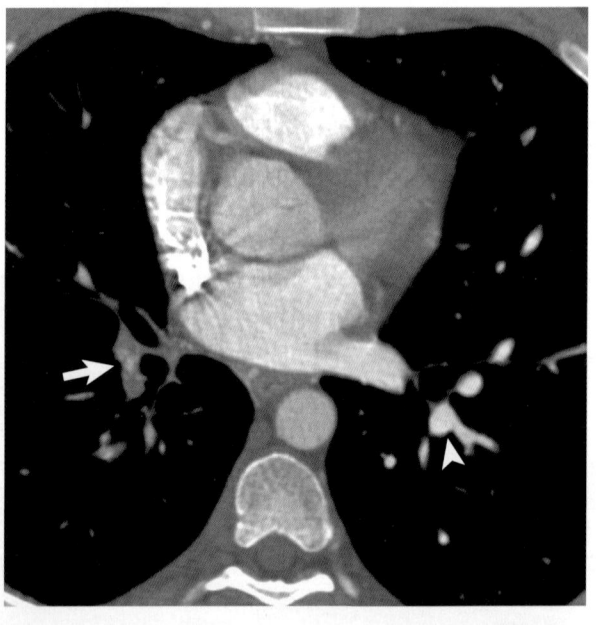

图 51.6 慢性血栓栓塞的 CTA 征象:慢性阻塞肺动脉的收缩。下叶水平层面轴面 CT 显示右下叶肺动脉完全阻塞并收缩(箭),对照正常灌注的左下叶肺动脉(箭头)。

2)肺动脉高压:根据主肺动脉扩张(正常上限2.8~3.2 cm)可怀疑肺动脉高压。主肺动脉的直径可与升主动脉比较,如果主肺动脉与升主动脉直径比≥1提示存在肺动脉高压,左右肺动脉的直径也增大(正常上限 1.6 cm)。

CT 显示中动脉扩张及随后的肺密度变化在肺内分布不均是鉴别 CTEPH 与其他原因肺动脉高压的一个重要标准。Bergin 等的研究表明,段血管直径的显著变化很可能反映了栓子的不规则分布及随后的肺内后遗症。

3)系统侧支供血:CTA 可评价在慢性肺血栓栓塞患者中常见的侧支循环。慢性肺血栓栓塞症患者

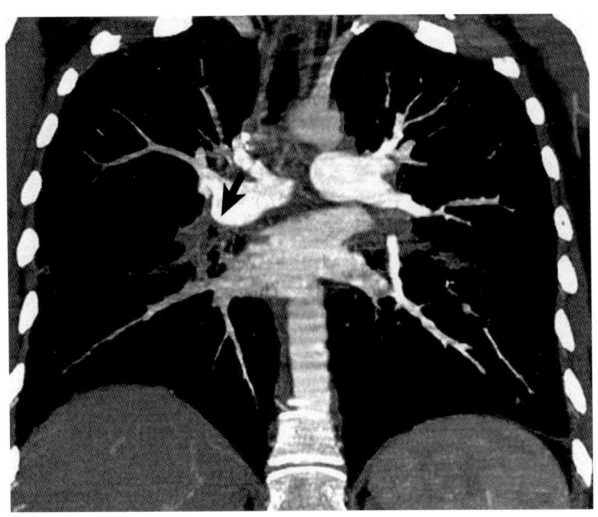

图51.7 慢性血栓栓塞的CTA征象：动脉完全闭塞。冠状面MIP显示右叶间肺动脉突然截断（箭）。

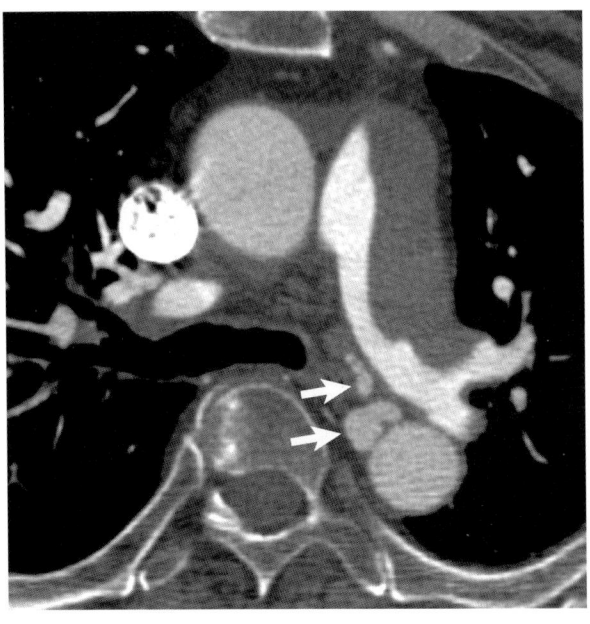

图51.9 慢性血栓栓塞患者的系统侧支血供。轴面CT显示肺动脉主干及左肺动脉的偏心性充盈缺损。扩张的支气管动脉（箭）表示左肺的侧支循环。（经许可引自 Walker CM, Rosado-de-Christenson ML, Martínez-Jiménez S, et al. Bronchial arteries: anatomy, function, hypertrophy, and anomalies. Radiographics. 2015;35:32-49.）

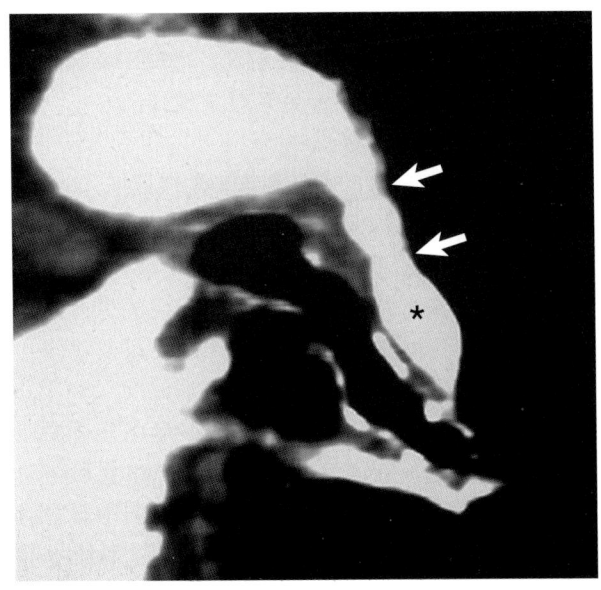

图51.8 慢性血栓栓塞的CTA征象：不完全再通导致局限性狭窄。多平面重建图像显示左叶间肺动脉两处局限性狭窄（箭）伴狭窄后扩张（星号）。

中见到的支气管高度血管化与在慢性支气管疾病中见到的相似。CT发现的支气管动脉高度血管化由支气管动脉远端部分的异常扩张（如直径>1.5 mm）和动脉扭曲组成。在慢性肺血栓栓塞中，支气管血液循环因循环系统与肺动脉吻合的出现而大量增加。这些吻合发生在动脉阻塞段以后，有助于维持肺血流量（图51.9）。

在慢性肺血栓栓塞症患者中，磨玻璃影的出现是由周围肺动脉床的全身灌注引起的。有时显示的胸膜下间隔线可能表现存在小叶间隔内支气管动脉或其扩张的侧支。支气管高度血管化的出现可能也是反复或大量咯血的原因。支气管动脉CTA可在治疗性栓塞前确定破口的位置。

非支气管系统动脉可能也参与了慢性肺血栓栓塞的侧支供血。CTA显示有助于鉴别慢性血栓栓塞与原发性肺动脉高压。通过对比剂稀释法及磁共振成像研究显示非支气管系统动脉向肺侧支分流的血流量估计占到它自身血流量的大约30%。

4）心脏征象：随着时间的延长，右心室功能下降，甚至栓塞不复发时也会出现右心室功能下降，这可能由于未闭塞的肺动脉床中血管异常高压所致，提示右心室功能不全的主要征象包括右心室增大、对比剂反流入扩张的肝静脉和下腔静脉、室间隔凸向左心室（图51.10）。

（2）慢性肺血栓栓塞症肺实质征象

1）马赛克征：在CT扫描中马赛克征表现为肺实质内边界锐利的密度不同的区域，这些区域明显与次级肺小叶的边界一致，没有明显的肺血管破坏或移位，与密度减低区相比肺血管的粗细明显不同（图51.11）。Sherrick等的研究表明肺密度的马赛克分布模式更常见于心脏或肺部疾病导致的肺动脉高压患者。

既往的研究显示肺实质内的低密度是由于灌注减低，这也解释了为什么这些区域内同时存在血管更

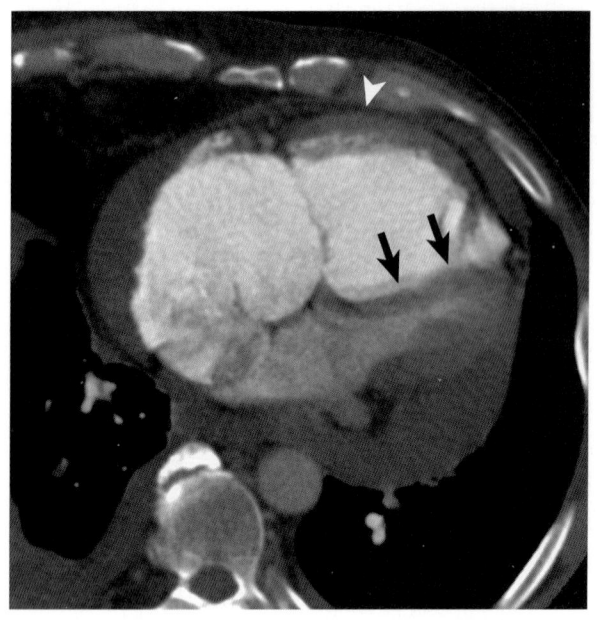

图51.10　慢性血栓栓塞患者右心室功能不全CT特征。心室腔水平层面轴面CT显示右心室增大及室间隔向左移位(箭)。同时应注意右心室壁异常增厚(箭头),提示长期肺动脉高压。

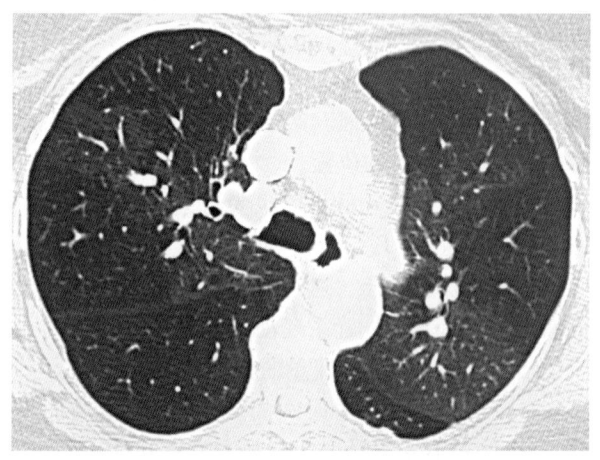

图51.11　马赛克征。气管隆突水平层面轴面CT显示密度增高区内血管增粗,在双肺的其余部分密度减低、血管直径变细。

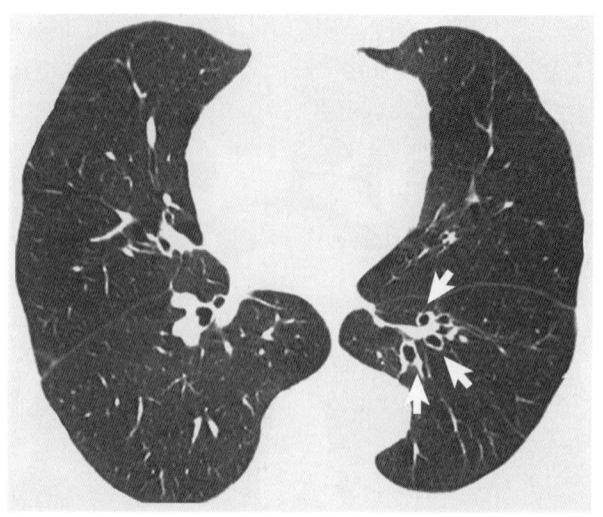

图51.12　慢性肺栓栓塞伴支气管扩张。右下肺静脉水平的轴面CT显示左肺下叶所有肺动脉分支均明显缩小,符合慢性肺栓塞。可见伴随的支气管轻度扩张(箭)。

大,这与淋巴结窦的血管转化有关。准确了解肺门淋巴结与肺动脉主干的位置关系对鉴别肺门淋巴结增大与附壁血栓至关重要。

　　没有慢性阻塞性肺病的临床和功能证据,但患者存在支气管扩张,这提出了慢性肺血栓栓塞可能直接影响气道的假说。Remy-Jardin等在一项包括33名慢性肺血栓栓塞患者的研究中报道,64%的患者出现柱状支气管扩张(图51.12),扩张出现在段及亚段支气管,且与严重狭窄的动脉分支有关联。

　　3. MRI　高性能梯度系统的安装启用显著提高了MRA的质量。右心室的血流动力学参数和肺动脉的血液流速也能通过MRI评价。综合利用这些功能使MRI成为CT在慢性血栓栓塞肺动脉高压术前检查中有前景的补充工具。

　　4. 超声　经胸超声心动图是诊断肺动脉高压首选的方法。根据超声心动图检查时疾病所处的阶段,超声心动图可显示右心房和心室不同程度的增大、右心室收缩功能异常、三尖瓣反流、室间隔左移、左心室体积缩小及左心室收缩及舒张功能异常。增强超声心动图也可显示卵圆孔未闭。

　　5. 核医学　通气-灌注扫描仍然是评估慢性血栓栓塞性疾病的重要方式。与传统的导管肺血管造影相比,通气-灌注扫描的敏感性、特异性和准确性分别高达100%、93.7%和96.5%。慢性血栓栓塞核素显像可发现至少一处,通常情况下多处,几个段或更大范围的不按照叶段分布的灌注缺损。慢性血栓栓塞所致灌注缺损与急性病所致灌注缺损常有质的差别。核素显像常以出现多个同位素活动减少区

少和血管更细的问题。密度增高是由于相应区域动脉床的血流再分布,这些动脉随疾病发生扩张。CT扫描发现低灌注区敏感性潜在的局限性,可能是由于支气管循环的侧支血流的建立,在慢性血栓栓塞时侧支血流量可能很大。

　　2)肺实质瘢痕形成:常见但没有特异性表现是肺外周出现尖端指向肺门的楔形高密度区,这些高密度区常多发且主要累及肺下部。这些区域注入对比剂后无强化,可能代表肺梗死的纤维化。据报道这些高密度区在血栓栓塞中的发生率约为10%~15%。

　　3)其他征象:CTEPH患者可见肺门淋巴结增

而不是完全无灌注为特征表现,这是由于不同区域阻力不同所致,因此不同肺血管床的分支内有相对不同的血流量。通气-灌注扫描异常常会低估血管阻塞的实际程度,在某些病例中程度的低估很明显。

(六) 影像检查的选择

慢性血栓栓塞肺动脉高压的诊断与治疗

(1) 诊断方式:通气-灌注扫描对慢性血栓栓塞性疾病的检测具有高敏感性和高特异性,并且在一些医院中仍作为一线成像方式。然而,CTA 已成为评估疑似 CTEPH 的一种流行技术,并且也具有高精准度。CTA 具有显示栓子的位置和形态的优点,这对治疗方案很重要。CTA 还可以准确显示外周血栓和完全闭塞的栓子。对于检测轻度动脉狭窄和附着于动脉壁或切向位于血管底部或顶部的小的同心血栓重建图像是必需的。

(2) 外科适应证的选择:肺动脉内膜剥除术的目的是减少肺血管阻塞的程度,从而降低肺动脉压及改善心功能。

在评价存在血流动力学功能不全后,第二个也是绝对的外科适应证是栓子的可及性。现在的外科技术能够去除近端延伸到主、叶及段肺动脉的慢性栓子。起始于更远端的栓子内膜剥除术不能到达,这就是为什么栓子的位置是决定性的因素。研究表明,CTA 准确描述了慢性栓子的手术可及性,识别黏附在血管壁上残留的血栓栓塞栓子。

(七) 鉴别诊断 表 51.2 中列出了慢性肺血栓栓塞血管特征与鉴别诊断。

(八) 治疗方案概要 CTEPH 的治疗包括肺血栓内膜剥除术的外科手术治疗、肺动脉球囊血管成形术和药物治疗。虽然肺血栓内膜剥除术是唯一可能治愈的方法,但栓子分布于外周及广泛动脉重塑的患者,手术或血管成形术可能无效。药物治疗包括对内皮功能有影响的各种药物,如西地那非、波生坦、依前列醇和最新的利奥西呱。

在有经验的医疗中心,采用肺血栓内膜剥除术治疗 CTEPH 患者,使肺血流动力恢复或几乎恢复正常,甚至存在严重肺动脉高压或右心衰竭时也一样。因为患者通常在术前已放置了下腔静脉过滤器且一旦进行了手术就要无限期地口服抗凝药物,所以复发的风险不高。在有行血栓内膜剥除术经验的医疗中心,病死率<5%,考虑到心肺疾病的严重性及这类患者血流动力减弱,这是一个引人注目的成就。

表 51.2　慢性肺血栓栓塞血管特征与鉴别诊断

- 先天性肺动脉狭窄
  - 常发生于儿童(慢性肺血栓栓塞发生于成人)
  - 孤立的近端动脉狭窄(慢性血栓栓塞近端动脉狭窄伴附壁栓子,附壁及腔内钙化,无狭窄后扩张)
- 纤维纵隔炎
  - 钙化的软组织导致邻近肺动脉狭窄
  - 可见到纵隔淋巴结
  - 临床背景:组织胞浆菌病、结核、地方病及其他肉芽肿性疾病病史;矽肺也可引起相似的表现
- 大动脉炎
  - 血管壁增厚密度增高
  - 注入对比剂后延迟强化(1 min 或 2 min 后)
  - 肺动脉变细光滑没有腔内血栓
  - 全身动脉炎(累及主动脉壁)
- 神经纤维瘤病
  - 严重内膜纤维化
  - CT 扫描可见多发双侧充盈缺损
  - 特殊临床背景
- 肺动脉肉瘤
  - 孤立的近端充盈缺损,有时双侧
  - 大多数通常延伸到血管腔外
  - 注入对比剂后延迟强化(2 min 或 3 min 后)
- 肺动脉近端截断
  - 肺动脉突然变细,腔内或腔外没有改变
  - 主动脉弓反位
- 急性血栓栓塞
  - 部分或完全充盈缺损
  - 边界光整
  - 管腔扩张
  - 缺乏任何其他典型的慢性血栓栓塞血管特征
- 解剖及技术相关的不足
  - 由于部分容积效应将斜行的血管误认为是突然变窄
  - 肺门淋巴结误认为是附壁血栓

除了再灌注肺水肿,肺血栓内膜剥除术后患者主要死因是术后持续肺动脉高压和右心室衰竭,对这些患者来说肺血栓内膜剥除术并没有显著改善肺血流动力。后一组病例包括疾病涉及大量远端的、手术达不到的栓塞患者及远端肺血管床已经发生严重继发性肺动脉高压改变的患者。确定疾病中央及周围部分的能力有助于确定不主张行血栓内膜剥除术的慢性血栓栓塞疾病患者,也有助于用混合疗法治疗潜在有效的患者,混合疗法指利用血栓内膜剥除术治疗疾病的中央部分,紧接着利用更积极的医疗干预治疗远端部分。有学者认为已出现远端动脉病患者不适合手术治疗,这类患者行肺动脉高压治疗可提供一个延缓疾病进展的选择。

<table>
<tr><td>要点</td></tr>
<tr><td>

- 所有的有呼吸困难而无法解释的患者应考虑慢性肺血栓栓塞的诊断
- 通过显示慢性肺血栓栓塞存在于主、叶及段肺动脉的证据，CT 有助于确定患者是否可以手术治疗
- 现在，有药物可以治疗涉及段水平以外的肺动脉慢性肺血栓栓塞症

</td></tr>
</table>

推荐阅读

Fedullo PF, Auger WR, Kerr KM, Rubin LJ. Chronic thromboembolic pulmonary hypertension. N Engl J Med. 2001;345:1465 – 1472.

Jamieson SW, Kapelanski DP, Sakakibara N, et al. Pulmonary endarterectomy: experience and lessons learned in 1 500 cases. Ann Thorac Surg. 2003;76(5): 1457 – 1462, discussion 1462 – 1464.

Renapurkar RD, Shrikanthan S, Heresi GA, et al. Imaging in chronic thromboembolic pulmonary hypertension. J Thorac Imaging. 2017;32(2):71 – 88.

Rich S, McLaughlin VV. Chronic thromboembolic pulmonary hypertension. Clin Chest Med. 2001;22:561 – 581.

参考文献见 ExpertConsult.com.

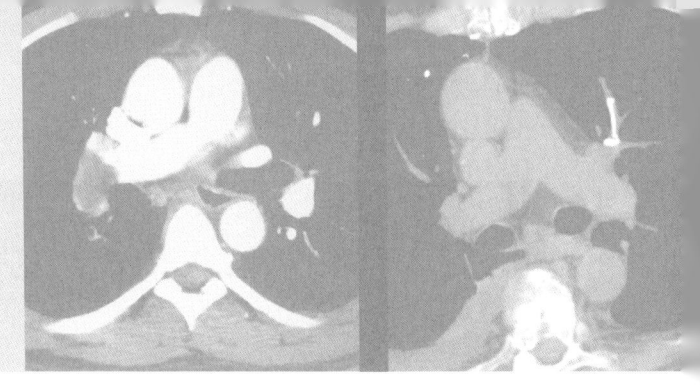

第52章

非血栓性肺栓塞[*]

Christopher M. Walker | Jonathan H. Chung

一、脂肪栓塞

（一）病因、发病率及流行病学　脂肪栓塞（fat embolism）是指在肺血管内存在自由的脂肪小球。脂肪栓塞常见于创伤患者，特别是长骨或骨盆骨折。皮下脂肪广泛损伤后，如发生重击、脂肪抽吸术，也常发生脂肪栓塞。脂肪栓塞必须与脂肪栓塞综合征（fat embolism syndrome）进行鉴别，脂肪栓子引起临床症状和体征才能定义为栓塞综合征。脂肪栓塞综合征的临床表现包括缺氧（95％）、意识模糊（60％）和瘀点状皮疹（33％）三联征。不幸的是，经典的三联征很少见，脂肪栓塞综合征的临床表现从无症状到突发呼吸衰竭。单纯胫骨或股骨骨折患者出现明显临床症状和体征的发生率总体约 1％～3％。对于发生更严重创伤患者而言，临床上发生明显栓塞的发病率在 10％～20％。相对少见的脂肪栓塞常见病因包括重击（皮下脂肪栓塞）、整形手术（如颌骨内假体植入，关节成形术）、脂肪抽吸术、重症胰腺炎、镰状细胞病、异基因造血干细胞（骨髓）采集和移植以及静脉高营养。

（二）临床表现　脂肪栓塞综合征典型症状通常表现为创伤后 12～36 h 出现渐进性呼吸困难、神经系统症状、发热、瘀点状皮疹。临床症状的延迟出现据推测是由于中性脂肪水解成毒性自由脂肪酸需要时间，偶尔会出现咳嗽、咯血及胸痛。体征包括发热、呼吸急促、心动过速，也可出现急性肺心病继发心衰、发绀及循环性休克。

高达 85％的肺病患者会出现全身性脂肪栓塞症状，症状主要与中枢神经系统有关，包括意识模糊、心神不定、坐立不安、昏迷、谵妄、麻木、癫痫发作。瘀点状皮疹常发生于栓塞后 2～3 d，特别是沿着腋前皱襞、结膜、视网膜分布。

（三）病理生理学　脂肪栓塞引起肺部异常的机制主要有两点。第一是血管的机械性阻塞，这主要是由脂肪球引起，在某些病例中可能会由血小板或红细胞的聚集而进一步加重。第二个潜在的机制是通过内皮细胞脂肪酶将中性甘油三酯（脂肪转运到肺的形式）转化成自由脂肪酸。在组织学检查中，如果在苏木精-伊红（HE）染色切片中有直径在 $20\sim40\ \mu m$ 明显将红细胞挤压到血管一侧的空间时，就可怀疑在肺动脉和毛细血管内有脂肪存在。明确的组织学诊断需要对非固定（冰冻）组织进行脂溶性染色或其他检查。

（四）影像学表现

1. 胸部 X 线　X 线胸片表现可很轻微，包括双肺密度轻度增高的云雾状影（磨玻璃影）或斑片状实变影（图 52.1）。在更严重的病例，X 线胸片表现为广泛分布的实变影，与其他任何原因引起的呼吸窘迫综合征表现类似。一项 22 例脂肪栓塞综合征的回顾性分析显示，2 例在整个住院期间 X 线胸片正常，20 例肺部出现异常。在所有患者中，X 线胸片表现包括双肺实变影，同时有弥漫分布的肺水肿。50％的患者在创伤后 24 h 内出现明显肺损伤的 X 线胸片表现，20％的患者明显肺损伤的 X 线胸片表现出现在 24～48 h，30％的患者明显肺损伤的 X 线胸片表现出现

＊ 编者和出版社感谢 Nestor L. Müller 博士和 C. Isabela Silva Müller 博士为本书上一版相关主题提供的材料。这是本章的基础。

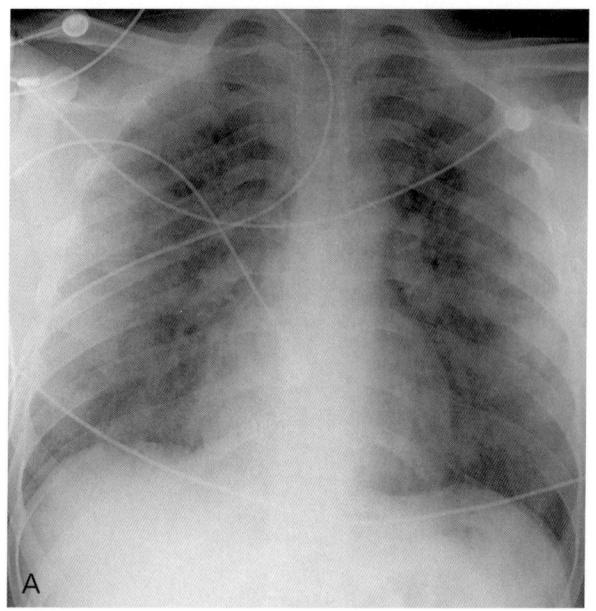

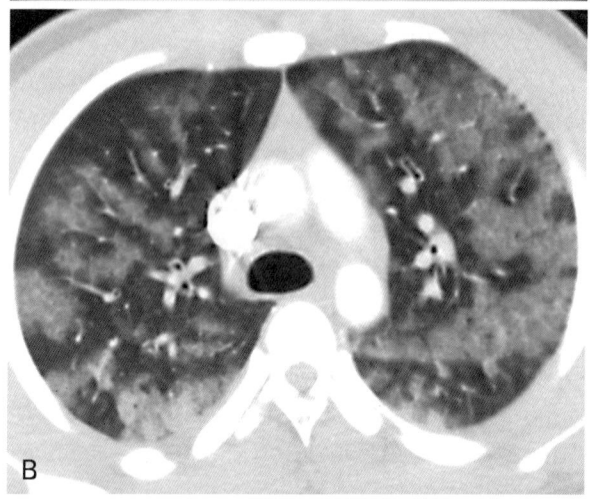

图52.1 摩托车车祸后轻度脂肪栓塞:X线胸片及CT表现。(A)摩托车车祸2d后前位X线胸片显示以肺外周为主的实变影。(B)轴面CT显示有明确小叶存留的双肺局限性磨玻璃影。

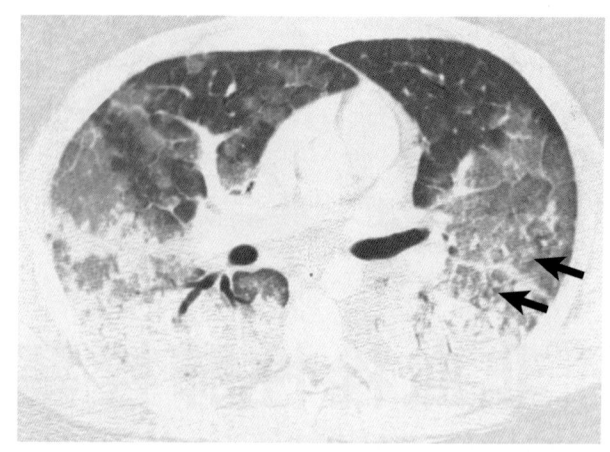

图52.2 髋关节成形术后脂肪栓塞。CT显示广泛的双侧实变及磨玻璃影、存留的小叶及少量边界模糊小叶间中心结节(箭)。这些实变及磨玻璃影分布具有重力依赖性。

(图52.2)及局灶性或周边分布为主的磨玻璃影。在肺的病变区和非病变区之间往往有边界锐利的肺小叶存留,这被认为是栓塞时继发于灌注变化的改变(图52.1)。不太常见的表现包括小叶磨玻璃影或实变、小叶间隔光滑增厚、支气管壁增厚及"铺路石征"。实变及磨玻璃影的程度及范围与疾病严重程度密切相关。在脂肪栓塞患者中,经常发现小叶中心及胸膜下结节与磨玻璃影并存,但是这些表现主要出现在HRCT上或者仅在HRCT上明显异常。结节有肺小叶中心分布的趋势,沿小叶间隔及叶间裂分布。树芽征不常见,但也有报道。通常看不到动脉内脂肪,但肺动脉干扩张(>29mm)。虽然少,也有患者在脂肪栓塞后数月发生肺纤维化的报道。

(五)鉴别诊断 从创伤到出现脂肪栓塞影像学表现的时间通常在12~36h。通过延迟时间检查可以鉴别脂肪栓塞和创伤引起的肺挫伤,创伤引起的肺挫伤在损伤后总是立刻就会出现影像学异常。另外,肺挫伤病灶通常很快就会消失(约24h),而脂肪栓塞病灶消失总体上需要7~10d,偶尔长达4周。进一步的鉴别在于肺受累的范围不同,肺挫伤累及的肺很少是双侧弥漫、对称性的。

虽然用于确诊脂肪栓塞几项实验室检查已验证,但是没有一项对诊断有特异性。经常会出现血小板减少症,可并发弥散性血管内凝血(DIC)。钙离子与通过水解栓子化脂肪而释放出的自由脂肪酸关系密切,可以引起低钙血症出现。脂质尿比较常见,偶尔可见到血尿和蛋白尿。

诊断可能很困难,部分是因为相对非特异性的症状和体征,部分是因为临床异常可能更多的是由栓子

在48h后。20例肺部异常的患者中,10例(50%)1周内肺水肿和磨玻璃影消失,30%的患者1~4周内消失,20%的患者在X线胸片表现未消失的情况下死亡,常无胸腔积液。

2. CT 脂肪栓塞综合征的CT表现包括双肺局限性或弥漫性分布的磨玻璃影,局限或融合成片状的实变影,以及边界模糊的直径<10mm的肺小叶中心性结节(图52.2,图52.1)。在X线胸片正常的患者中,CT可显示肺实质异常。在9例X线胸片正常的脂肪栓塞综合征患者研究中,HRCT均显示有肺实质异常,7例表现为磨玻璃影,2例表现为小结节灶。一项回顾分析了18例脂肪栓塞综合征患者CT表现的研究显示,大多数患者呈与栓塞区对应的实变影

直接引起的(如创伤性休克)。有些学者提倡支气管肺泡灌洗并分析灌洗液中的巨噬细胞来查找脂肪的存在。然而没患脂肪栓塞综合征患者的支气管肺泡灌洗液中也可见含脂肪的巨噬细胞,而且明确的诊断阈值也不清楚;一些学者建议诊断阈值低至5%,有些学者建议诊断阈值高达30%。

(六)治疗方案概要 脂肪栓塞综合征没有特异性治疗方法。因此,主要的治疗方式是支持疗法。预防性应用皮质醇(甲泼尼龙)和肝素可能有良好的效果,但它们的效果存在争议。接受支持治疗的患者预后总体来说是好的,病死率不到10%。

要点:脂肪栓塞

- 常见于严重创伤、长骨及骨盆骨折
- 典型症状包括呼吸困难、意识模糊及斑点状皮疹,出现在创伤后12~36 h
- X线胸片表现包括双肺磨玻璃影或实变影
- CT表现包括局限或弥漫性磨玻璃影,局限或融合成片的实变影及边界模糊小叶间中心结节
- 与肺挫伤最明显的区别是,脂肪栓塞不会在损伤后立刻出现影像学表现

二、羊水栓塞

(一)病因、发病率和流行病学 羊水栓塞(amniotic fluid embolism)少见,但它是妊娠的严重并发症。在加拿大调查了300万例1991—2002年间住院产妇,多胞胎产妇中出现羊水栓塞的概率为14.8例/10万例,单胞胎产妇中出现羊水栓塞的概率为6例/10万例。在180例单胞胎产妇羊水栓塞患者中,24例(13%)死亡。医学引产几乎使羊水栓塞的总发病数增加一倍,并且与死亡病例的关联性更强。35岁及以上产妇、剖宫产、设备辅助阴道生产、羊水过多、宫颈撕裂或子宫破裂、胎盘前置或破裂、子痫、胎儿宫内窘迫也与羊水栓塞风险的增加相关。

(二)临床表现 大多数患者在妊娠第35~42周出现栓塞。典型临床表现为起病急骤,突发心血管功能衰竭、发绀、出血或DIC。轻症患者最初的临床表现为进行性呼吸困难。尽管大多数患者在自然分娩时就开始出现这些异常,但约30%发生在产后(10%

发生在自然分娩后,20%发生在剖宫产后)。大多数患者出现癫痫发作。

(三)病理生理学 正常分娩时羊水进入母体循环的可能性很小,只有当子宫壁破裂并伴有胎盘膜破裂时,才会发生严重的栓塞。破裂可发生在几个部位,最常见的可能在子宫下部或子宫颈。正常分娩时,这些部位的小静脉可发生创伤性撕裂,但如果被胎膜覆盖,则没有意义;然而,如果这些静脉与胎膜分隔开,子宫收缩就能将羊水泵入母体的静脉循环。羊水也可通过胎盘进入母体循环系统,通常发生在子宫破裂、胎盘前置或剖宫产时切口累及这些部位时。

羊水进入血管后的病理生理非常复杂,可能与几个过程有关。包括肺血管被羊水中的粒子(如胎粪)阻塞;可能由继发于肺动脉高压和右心衰的缺血引起左心衰;与刚提到的左心衰或羊水中的一些成分对血管内皮损伤有关的肺水肿;与过敏相似的病原体免疫反应。主要的组织学异常是肺小血管内存在来源于胎粪的鳞状物、黏蛋白及胆汁。

(四)影像学表现

胸部X线和CT 羊水栓塞主要的影像学表现是与其他原因引起的急性肺水肿难以区别的双侧肺实变,伴或不伴胸腔积液(图52.3)。是否有伴随肺水肿的心脏增大取决于肺动脉高压及其继发的肺心病的严重程度,肺心病可以伴或不伴左心衰。实变可以持续存在或几天内消失。

(五)鉴别诊断 羊水栓塞的诊断主要根据一系列复杂表现的快速发展,伴突发的心血管疾病、合并肺水肿的急性左心衰、DIC及神经系统损伤。因为主要的影像学表现为分布广泛的气腔实变,所以主要需要与大量肺出血和吸入液体胃内容物进行鉴别。有羊水栓塞风险因素的患者,如有医学诱导分娩及胎盘前置或破裂,尤其需要考虑羊水栓塞的诊断;在通过肺动脉导管抽取的肺毛细血管内的血液样本中发现鳞状物、黏蛋白或毛发碎片则支持羊水栓塞的诊断。

(六)治疗方案概要 没有可以预防或治疗羊水栓塞综合征的特异性药物或其他的治疗方法。因此,治疗采取支持治疗及同时积极处理多种类型休克的治疗方式。临床确诊病例的病死率从最新研究的19%到之前一系列研究的61%;25%~50%的患者在发病1 h内死亡,剩余的大多数在12 h内死亡。幸存者往往有严重神经后遗症。

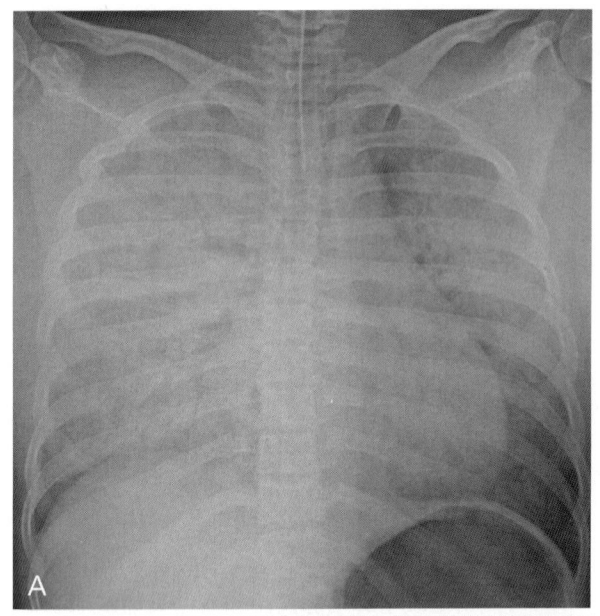

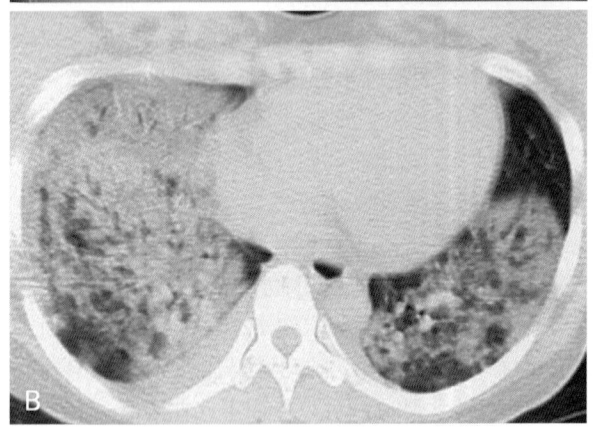

图 52.3 羊水栓塞。(A)前后位 X 线胸片显示气管插管后弥漫性双肺实变影。(B)轴面 CT 显示双肺实变影与磨玻璃影,以及少量胸腔积液。(引自 Bach AG, Restrepo CS, et al. Imaging of nonthrombotic pulmonary embolism: biological materials, nonbiological materials, and foreign bodies. *Eur J Radiol*. 2013;82:e120-e41.)

要点:羊水栓塞

- 多胞胎产妇 14.8 例/10 万例出现羊水栓塞,单胞胎产妇 6 例/10 万例出现羊水栓塞
- 主要的风险因素包括多胎分娩、医学诱导分娩、宫颈撕裂、子宫破裂、胎盘前置或破裂及子痫
- 临床表现:呼吸困难、发绀、突发心血管疾病、出血或 DIC。症状通常在分娩期间或分娩前出现
- 影像学表现:类似肺水肿的双侧气腔实变

三、肿瘤栓塞

(一)病因、发病率和流行病学 血行肺转移起源于肺血管内的肿瘤碎片。大多数情况下这些肿瘤碎片很小,所以不会导致临床或影像上明显的血管阻塞。然而,当肿瘤栓子足够大或足够多时,就会与肺血栓栓塞有相同的临床、病理及影像学表现。肿瘤栓塞的表现包括肺梗死、急性肺心并和猝死以及进展缓慢的呼吸困难综合征和肺动脉高压。肿瘤栓塞最常见于肾癌、肝细胞肝癌、乳腺癌、胃癌及前列腺癌的转移。肿瘤栓塞可能更常见于增加肿瘤碎片的干预后,如手术、放射治疗或化疗后。

(二)影像学表现

1. 胸部 X 线 X 线胸片很少能发现血管内的肿瘤栓子。

2. CT 与核医学 肿瘤栓子在 CT 上可表现为肺动脉中央的充盈缺损(图 52.4),周围肺动脉的结节或串珠样增粗或小叶中心性结节和分支样病变(树芽征),树芽征代表扩张的小叶中央动脉(图 52.5)。与血栓栓塞性疾病相反,肿瘤巨大栓塞对纤维蛋白溶解和抗凝治疗有抵抗作用。偶尔,核医学灌注闪烁成像与肺段的轮廓图可能显示出肿瘤微栓塞和癌性淋巴管炎,许多小的灌注缺损勾勒出支气管肺段(图 52.5)。

要点:血管内肿瘤栓塞

- 最常见的原发灶:肾癌、肝细胞肝癌、乳腺癌、胃癌及前列腺癌
- X 线胸片很少有明显的表现
- CT 表现:
  - 血管内充盈缺损
  - 周围肺动脉的结节或串珠样增粗
  - 小叶中心性结节和分支样病变(树芽征)

四、空气栓塞

(一)病学、发病率和流行病学 空气栓子(air emboli)可源于血液大循环或小循环。在静脉空气栓塞中,空气进入全身静脉血液循环,通过右心后进入肺,因此临床及功能表现与肺循环的阻塞有关和主要影响肺。在全身(动脉)空气栓塞中,典型路径是空气进入肺静脉循环,通过左心后进入全身动脉;因此,主要表现在心脏、脊髓和脑。静脉空气栓塞经常是医源性的,最常发生于手术、静脉内医疗装置植入及留置、

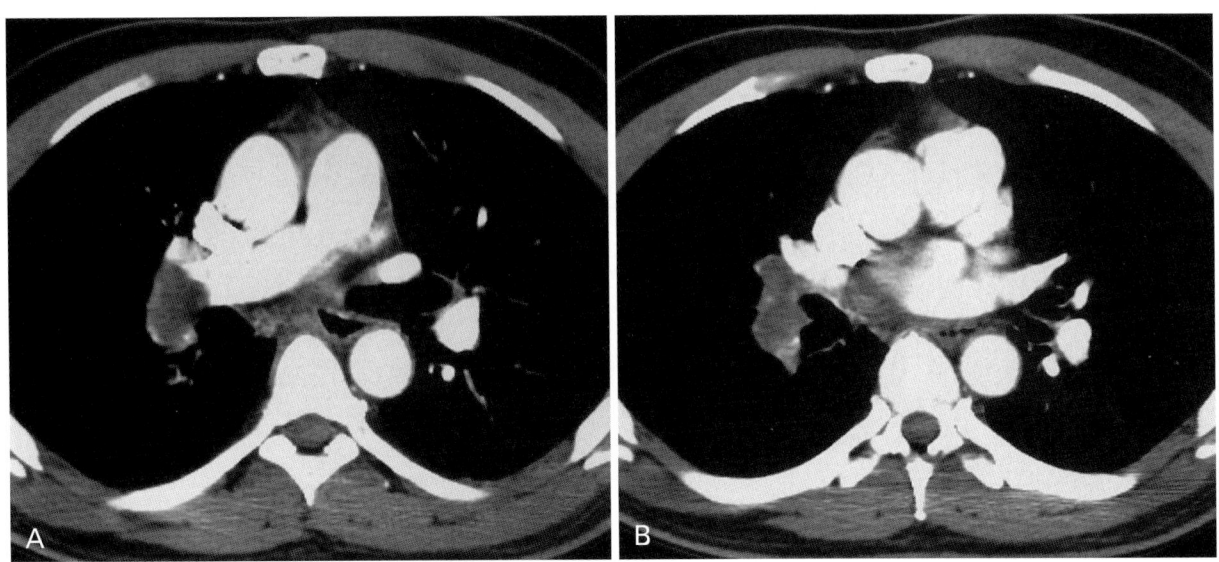

图52.4 肾癌血管内转移。增强CT显示右肺叶间肺动脉(A)及下叶肺动脉(B)巨大的腔内充盈缺损,表现与肺血栓栓塞难以区分。

诊断及治疗性的空气注射(如关节造影术)及正压通气引起的气压损伤。据报道半数以上的剖宫产手术会发生静脉空气栓塞。在增强CT检查对比剂注射期间,高达23%的患者可在中心静脉内发现少量空气。非医源性的空气栓塞有时会发生在携带便携式水下呼吸器进行潜水的患者,在潜水者上浮时,由于周围环境压力迅速降低导致血液中气泡形成。

当暴露于空气的血管壁损伤且空气压力超过血管内压力时就会发生全身性空气栓塞,最常见的原因是胸部贯穿伤、医源性或意外,其他的原因包括开放性心脏手术(十字夹松开后肺静脉残留空气进入血液循环)、经胸细针穿刺活检及胸腔穿刺。胸部未损伤情况下也可发生空气栓塞,最常见的原因之一是携带便携式水下呼吸器潜水,病因可能与进气道部分或完全阻塞导致的气囊通气不良有关。飞机乘客在飞机升空时也可发生与潜水上浮时相同的气压损伤。在这两种情况下,组织损伤与周围环境压力的降低导致密闭空间内气压的增加有关。全身空气栓塞也可发生于有基础肺部疾病的情况下,如严重哮喘和辅助正压通气期间。

(二)临床表现 大多数肺空气栓塞患者都无症状。临床症状包括呼吸困难及头晕目眩,偶尔会有胸痛。体格检查异常包括心动过速、呼吸急促及全身低血压,也可有明显肺水肿体征。空气进入全身供应脑或心脏的血管可导致抽搐、昏迷或胸痛。

(三)病理生理学 肺循环中空气栓子对人体的

影响取决于空气的量和空气进入血管的速度。快速注入大量空气可导致右心室流出道的阻塞,从而阻止肺动脉的血流。少量空气缓慢进入在远端肺动脉及小动脉发挥作用。部分影响可能与气泡本身阻塞血管有关,然而血液和空气在右心房一起搅拌起泡而引起反应性血管收缩和纤维蛋白栓子形成可能也很重要。这些过程总的影响是短暂增加肺血管的阻力和动脉的压力。临床和实验研究表明一些肺水肿病例会并发肺空气栓塞,这可能是由于微血管通透性增加而导致的。

肺空气栓塞的另一个原因与空气到达的血管有关,如同部分减压综合征。潜水者在高于大气压的情况下进行了较长时间的呼吸时,过量的空气就会融入血液和组织液。随着快速上浮和压力降低,空气从体液中溢出形成小气泡,全身静脉中的小气泡被带入右心和肺血管。来自体液中的氧气能通过代谢很容易消耗掉,但体液中氮气清除起来就会慢得多。气泡会造成肺微血管的损伤和心源性肺水肿。这种形式的肺减压病称为窒息,是一种不太常见的肺减压病方式,有时会导致死亡。

(四)影像学表现

1. 胸部X线 空气栓塞主要征象是心房、肺或全身血管内有气体。在肺空气栓塞中,气体存在于右心房和肺动脉;在全身空气栓塞中,在左心腔、主动脉或更多全身动脉的周围分支,例如颈部、肩部或上腹部的动脉分支内都有气体存在。肺空气栓塞其他的表现包括肺水肿、局部肺血减少、肺动脉增粗及肺不

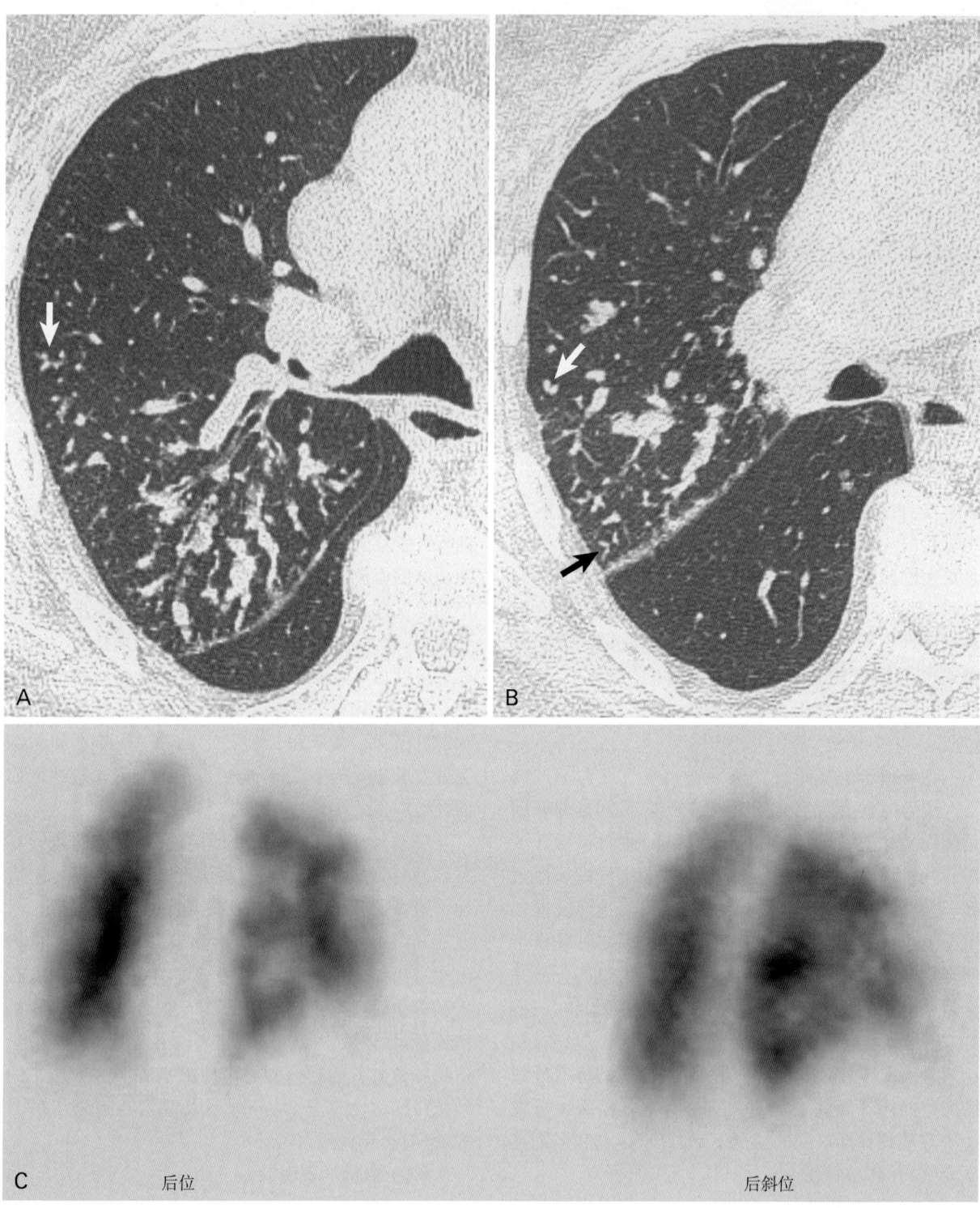

图 52.5 肾癌血管内转移。右肺气管隆突（A）及中间段支气管（B）水平可见肺血管结节样增厚及小叶中央结节和分支样阴影（树芽征；箭）。（C）来自另一位患有肿瘤微栓塞和淋巴管癌病患者的灌注闪烁扫描轮廓图，其中小灌注缺损勾勒出支气管肺段。（图 52.5C 鸣谢 Daniel Applebaum, MD, University of Chicago, Chicago, IL.）

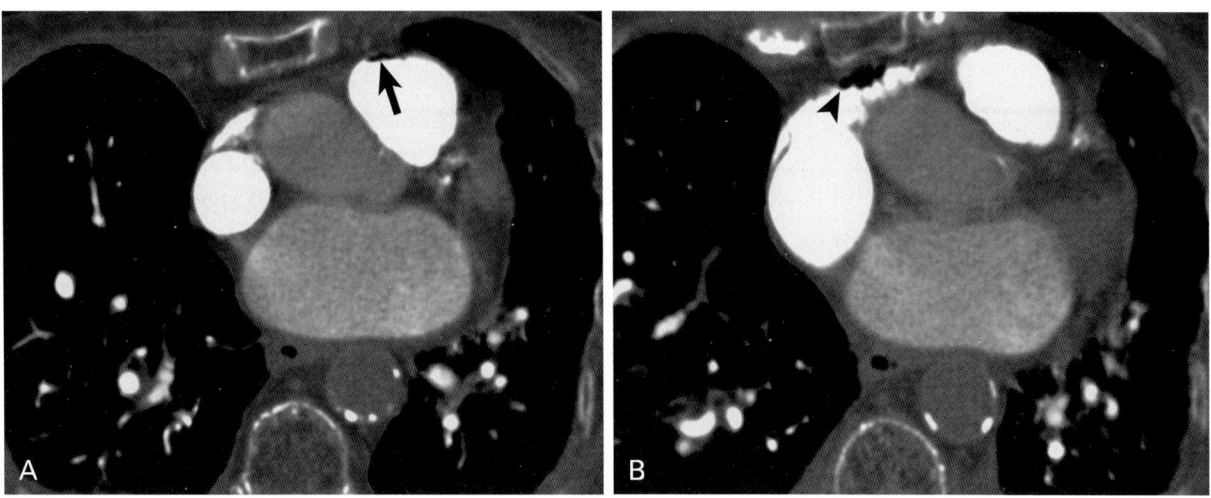

图 52.6 注射对比剂后静脉空气栓塞。肺动脉干(A)及右心室流出道(B)水平层面增强 CT 显示在肺动脉干(A 图中的箭)及右心房(B 图中的箭头)有少量空气。

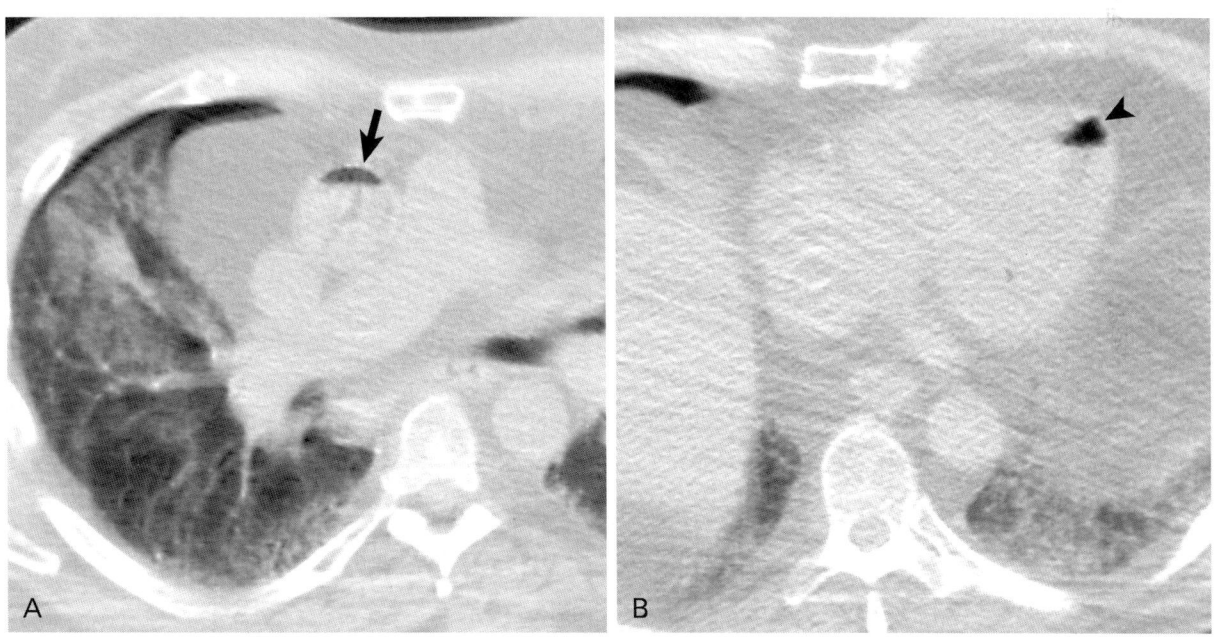

图 52.7 右肺活检后全身空气栓塞。右肺动脉(A)和肺底(B)水平层面轴面 CT 显示升主动脉(箭)和左心室尖部(箭头)内的空气,可见右侧气胸,右肺中叶结节和外周网状结构,其结构扭曲与间质性肺病相似。

张。在一项包括 31 名携带便携式水下呼吸器潜水者的研究中,与空气栓塞相关的影像学表现包括纵隔气肿(8 人)、皮下气肿(3 人)、心肌气肿(2 人)、气胸及气腹(各 1 人)。

2. CT CT 可以清楚显示肺空气栓塞(图 52.6)。通过调查 100 名增强 CT 患者先经注射随后滴注了对比剂,其中 23 名患者存在无临床症状的静脉空气栓栓塞肺动脉干。另一项研究显示,677 例增强 CT 的患者,79 例患者发现了空气栓栓塞位置:54 例(8%)位于主肺动脉,12 例(1.8%)位于上腔静脉,10 例(1.5%)位于右心室,6 例(0.9%)位于锁骨下静脉或头臂静脉,5 例(0.7%)位于右心房,7 例(1%)有一处以上栓子。全身性空气栓塞并不常见,最常见于穿透性或医源性创伤后,表现为左心室、主动脉或全身动脉内有气体(图 52.7)。

(五) 治疗方案概要 治疗主要是支持治疗。治疗性干预主要包括机械性措施,如减小气泡大小的措施,包括左侧卧位,以预防右心室流出道阻塞。高压氧治疗通常是有效的,在静脉或动脉空气栓塞后6 h内开始高压氧治疗。

要点:空气栓塞

- 静脉空气栓塞
  - 疾病起因:典型路径是空气进入全身静脉而且主要影响肺
  - 最常见病因:手术、静脉内医疗装置
  - 症状:呼吸困难、胸痛
  - X线胸片表现:肺血管内空气影,偶尔发生肺水肿
  - CT表现:静脉注射对比剂期间常见少量的静脉内空气
- 全身空气栓塞
  - 疾病起因:典型路径是空气进入肺静脉而且主要影响脑和心脏
  - 最常见病因:胸部贯穿伤、携带便携式水下呼吸器潜水
  - 症状:胸痛、癫痫和昏迷
  - X线胸片及CT表现:全身血管内空气影

五、滑石、淀粉及纤维素栓塞(静脉滑石肺;滑石肉芽肿;纤维素肉芽肿)

（一）病因、发病率和流行病学 长期经静脉吸毒者几乎不可避免都能发现滑石粉、淀粉及纤维素栓子。大多数情况下,这一并发症发生在规定只能口服的药物;药丸在调羹或瓶盖中压碎后,加水,然后将混合物吸入注射器后注射。以这种方式误用的口服药物包括安非他明及其密切相关药物如盐酸哌醋甲酯(利他林)、盐酸美沙酮、盐酸氢吗啡酮、丙氧芬(对阿片)及喷他佐辛。所有这些药物都含有不溶性添加剂,添加剂的作用是把药物颗粒结合在一起,同时作为润滑剂防止药片在生产过程黏附在冲头和模具上。最常用的添加剂是滑石粉、玉米淀粉及微纤维素晶体。

（二）临床表现 大多数瘾君子无临床症状,偶尔会在由于其他原因死亡患者的尸检中发现肉芽肿。典型症状只出现在吸毒很重的患者,包括缓慢进展的呼吸困难及偶尔出现持续性咳嗽。疾病累及范围广泛时会导致明显肺心病。例如矽肺,在停止暴露后,疾病也可以发展,残疾也可以加重。几乎所有静脉注射药物的瘾君子的前臂都可见到机化栓子和瘢痕。吸毒者的眼底能见到光点,且可能是吸毒者的早期症状。

（三）病理生理学 静脉注射时,用于口服药片中不溶性添加剂聚集在小肺动脉及毛细血管,造成血管阻塞。在这些异物颗粒通过血管壁到达邻近血管周围和肺实质及间质时,这些异物颗粒就会在这些位置导致巨噬细胞吞噬异物体及纤维化。如果异物数量足够多,会出现典型的慢性肺动脉高压。

在病理学检查中,肺最初显示为肺实质内散在多少不等的直径达1 mm的结节。在组织学检查中,小结节包括含有多核巨细胞结构较疏松的肉芽肿。病程持续时间长时,结节趋向于融合并产生大的实变区,特别是在肺上叶,就像尘肺中见到的逐渐形成的大片纤维化。病程持续时间长时,肺上叶大实变病灶的切片可见多核巨细胞,常杂乱地分散在肉芽肿中,也可出现不同程度的纤维化。滑石呈不规则盘状明显双折射结晶体(图52.8)。常有明显的全小叶型肺气肿,有时伴肺大疱形成,形成肺气肿的病理学原因不明。

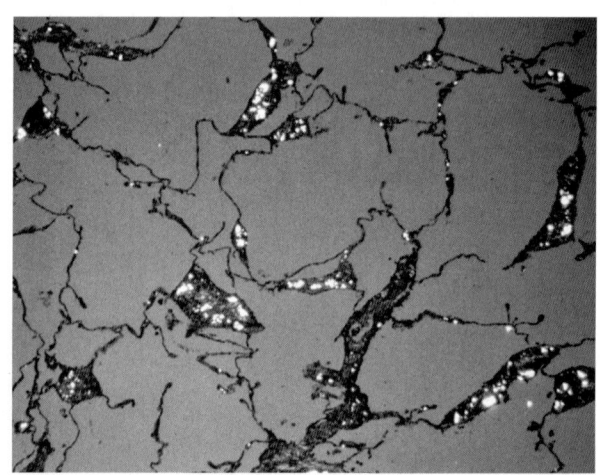

图52.8 静脉滑石肺:组织学表现。静脉滑石肺患者的肺组织活检标本显示滑石特征性不规则双折射结晶体。(见彩色插页)

（四）影像学表现

1. **胸部X线** 静脉滑石肺最早的影像学表现是广泛分布的大小从几乎看不见到直径约1 mm的结节(图52.9)。边界清晰且像针尖一样,与肺泡微石症相似。在疾病早期,结节通常弥漫均匀地分布于全肺。在疾病进展期,肺上叶结节可以融合形成一个密度几乎均匀的病灶,除了常见支气管征外,病灶类似于结节病终末期表现或矽肺或煤矿工人尘肺逐渐形成的大片纤维化(图52.10)。在疾病晚期,影像表现为明显的肺气肿和肺大疱导致患者残疾增加和功

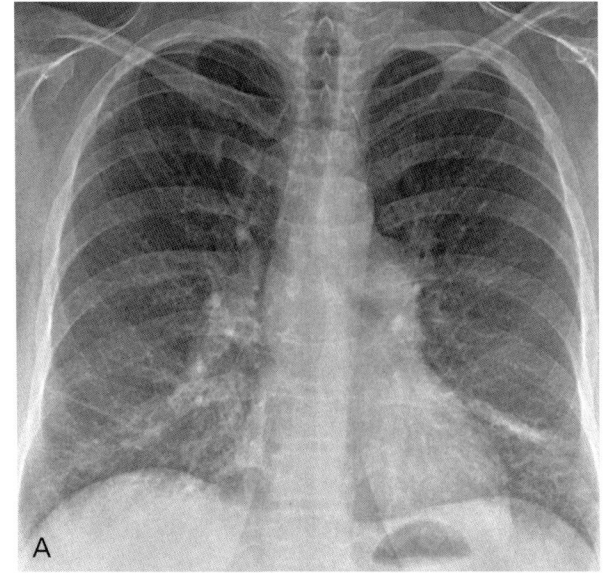

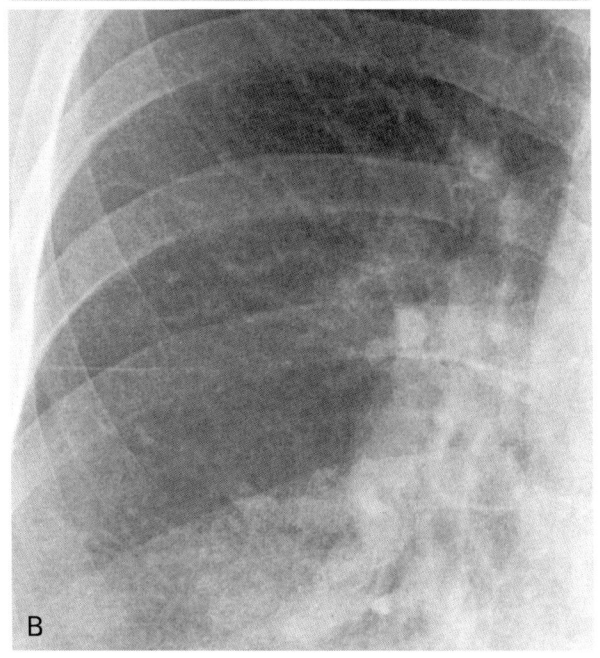

图 52. 9 经静脉吸毒者的静脉滑石肺:X线胸片显示弥漫性针尖样结节灶。(A)X 线胸片显示弥漫性结节灶,结节直径≤1 mm。与肺动脉高压相吻合的主肺动脉增粗也很显著。(B)右肺中野放大的 X 线胸片更好地显示了结节灶。

能恶化。患者注射压碎的哌醋甲酯片,以肺下叶为主的肺气肿表现与 α_1-抗胰蛋白酶缺乏时的表现相似。

2. CT 最早的 HRCT 表现包括广泛分布的大小从几乎看不见到直径约 1 mm 的结节、细颗粒样病灶及磨玻璃影(图 52.11)。纤维素肉芽肿病的结节被认为是一种结节弥漫性分布于全肺的血管树芽征,与传染性细支气管炎或误吸引起的树芽征有所区别。在最大密度投影图像上,结节显示更清晰。伴随此诊

断常见的辅助征象是中央肺动脉的扩大,表明同时存在肺动脉高压(图 52.12)。随着时间的延长,结节融合导致伴随肺体积缩小,高密度实变或团块,肺门上提及残肺过度充气,特征性渐进形成的团块纤维化。这些纤维化融合区典型的含有与滑石沉积相符的高密度病灶(图 52.10)。有时静脉滑石肺可致更广泛的纤维化和蜂窝样改变,类似于终末期的结节病(图52.13)。

静脉滥用盐酸哌醋甲酯(压碎利他林片)患者的 X 线胸片和 CT 表现与静脉滥用其他药物患者的 X 线胸片和 CT 表现有些不同,主要特征性异常包括累及肺下野双侧对称的肺气肿及不伴肺大疱形成,这与 α_1-抗胰蛋白酶缺乏时的表现相似(图 52.14)。

要点:静脉滑石肺和纤维素性肉芽肿

- 静脉滑石肺几乎只见于长期经静脉吸毒者
- 通常发生在静脉注射规定只能口服的药物
- 大多数患者无临床症状或症状缓慢进展的呼吸困难及咳嗽
- X 线胸片表现:
  - 广泛分布的大小从几乎看不见到直径约 1 mm 的结节
  - 肺上叶融合团块
  - 使用盐酸哌醋甲酯(利他林)患者可见肺下叶气肿
- CT 表现:
  - 广泛分布的大小从几乎看不见到直径约 1 mm 的结节及散在分布的血管树芽征
  - 弥漫性磨玻璃影
  - 肺上叶含有高密度病灶的融合团块
  - 使用盐酸哌醋甲酯(利他林)患者可见肺下叶旁间隔性肺气肿

六、液体丙烯酸盐类和骨水泥

(一)病因、发病率和流行病学 液体丙烯酸盐类胶,最常用的是 2-异丁氰丙烯酸盐和氰基丙烯酸正丁酯,常用于血管畸形和内镜下硬化剂注射治疗胃底静脉曲张破裂出血的栓塞治疗。骨水泥(聚甲基丙烯酸类)用于椎体成形术。这些治疗导致的无临床症状的肺栓塞可能比有症状的肺栓塞总体上发病率要高,发生率为 4%～23%,然而出现临床症状的栓塞少见。

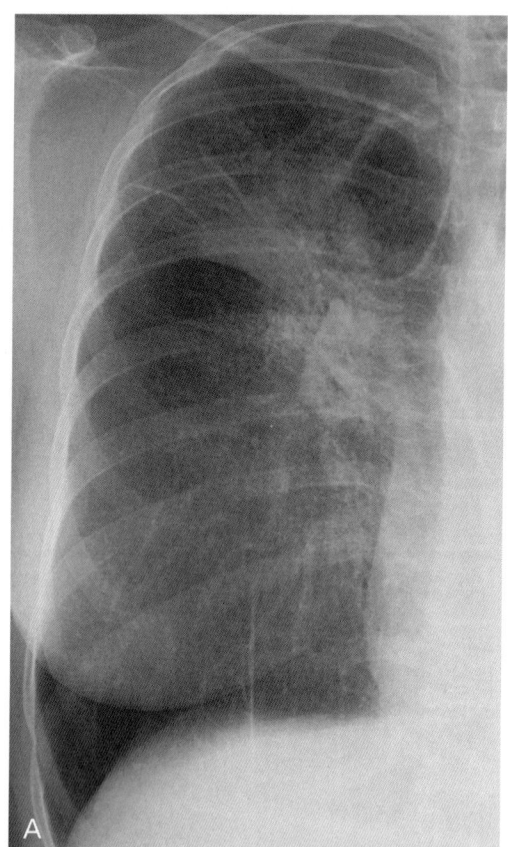

图 52.10 经静脉吸毒者中导致融合成大块纤维化的静脉滑石肺。(A)X 线胸片显示右肺上叶周围带融合团块伴肺门牵拉上移。大量边界清晰的直径 1~2 mm 的结节也很显著。(B)右肺上叶 HRCT 肺窗(左图)和纵隔窗(右图)显示大量小结节,弥漫性磨玻璃影,与滑石沉积相吻合的融合团块中的高密度病灶。可见伴结构紊乱及右肺裂帐篷样前移,是纤维化的部分表现。

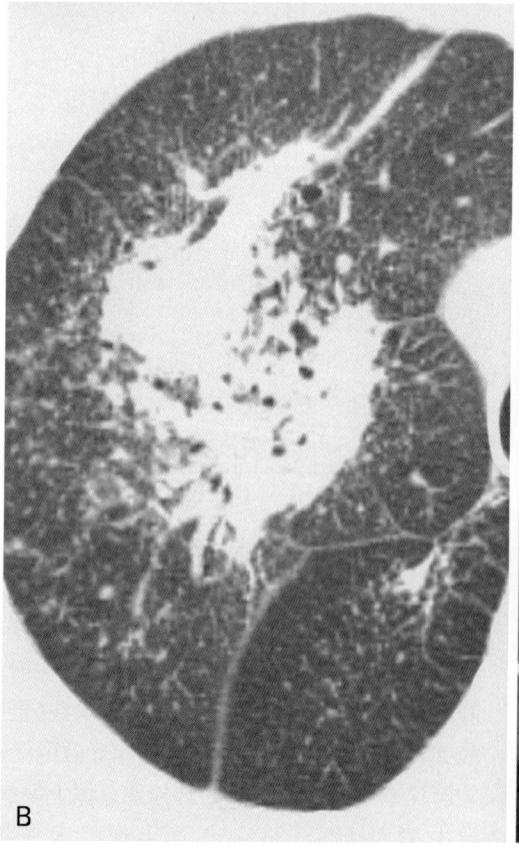

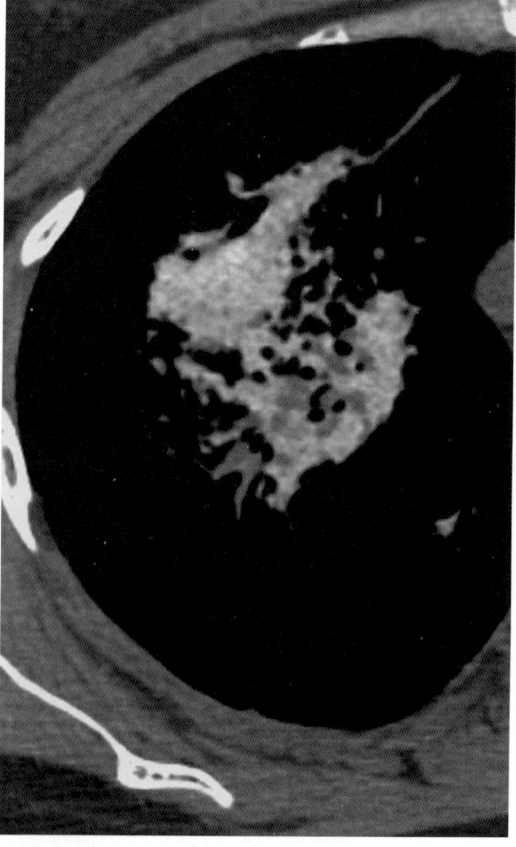

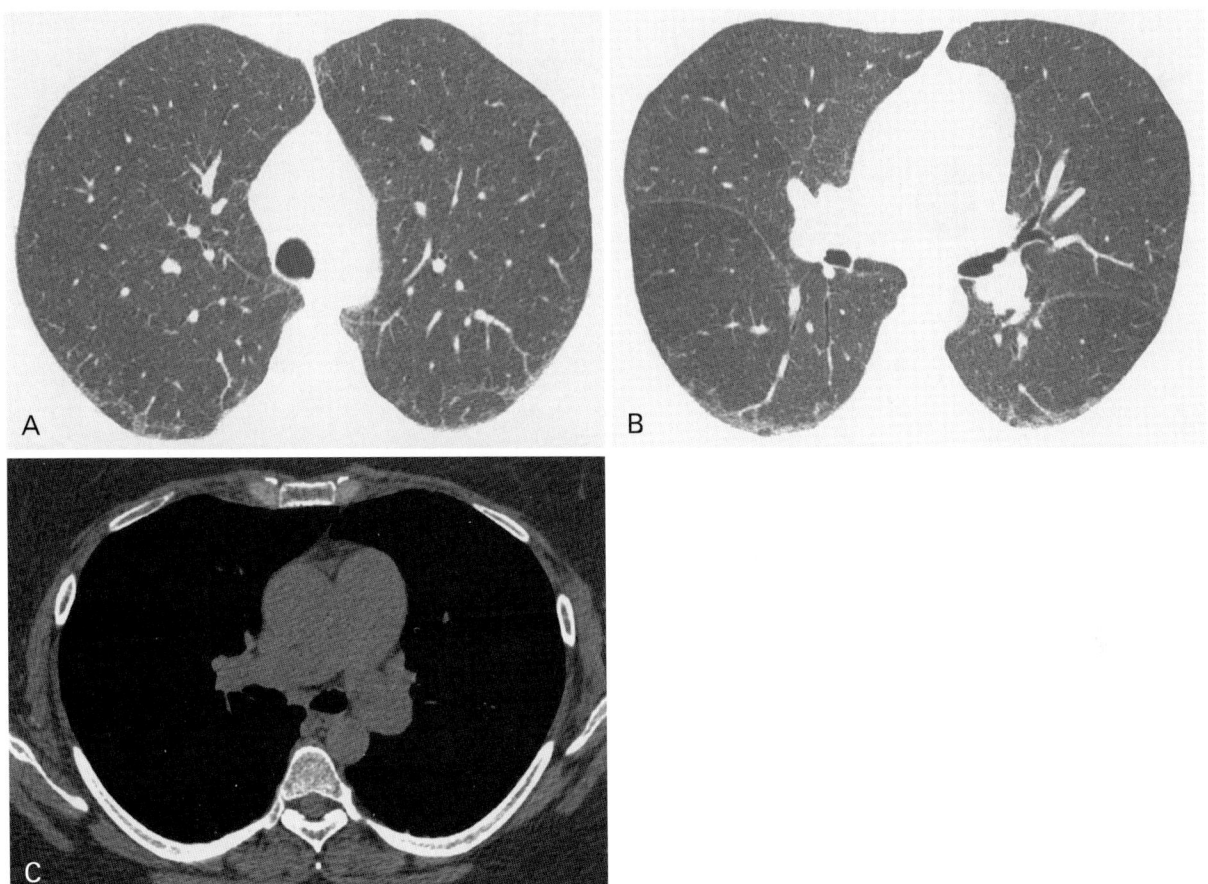

图 52.11 经静脉吸毒者的静脉滑石肺(与图 52.9 同一患者):CT 显示弥漫针尖样结节灶。下叶气管水平层面(A)及中间段支气管水平层面(B)HRCT 显示双侧全肺细颗粒样病灶。纵隔窗 HRCT(C)显示与肺动脉高压相吻合的增粗的主肺动脉。

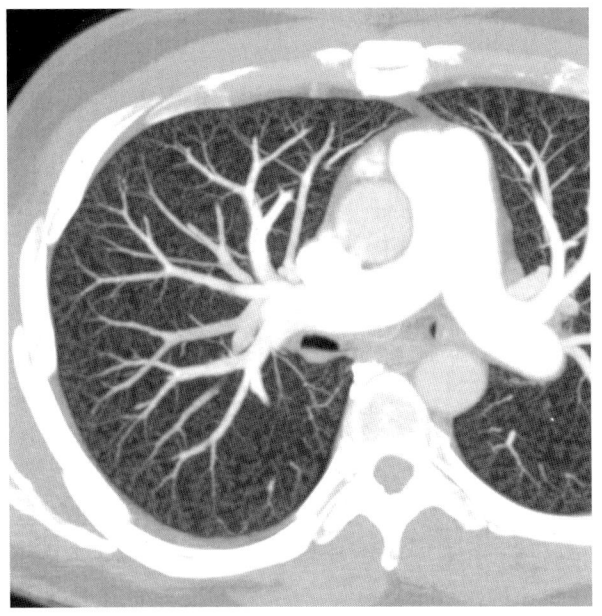

图 52.12 静脉注射压碎的吗啡片引起的纤维素性肉芽肿病。轴面 MIP 显示双肺散在、均匀分布的树芽征,中央肺动脉扩大表明肺动脉高压。在弥漫性细支气管炎或静脉注射粉碎的口服药物如阿片类药物或安非他明后,可见弥漫性树芽征。

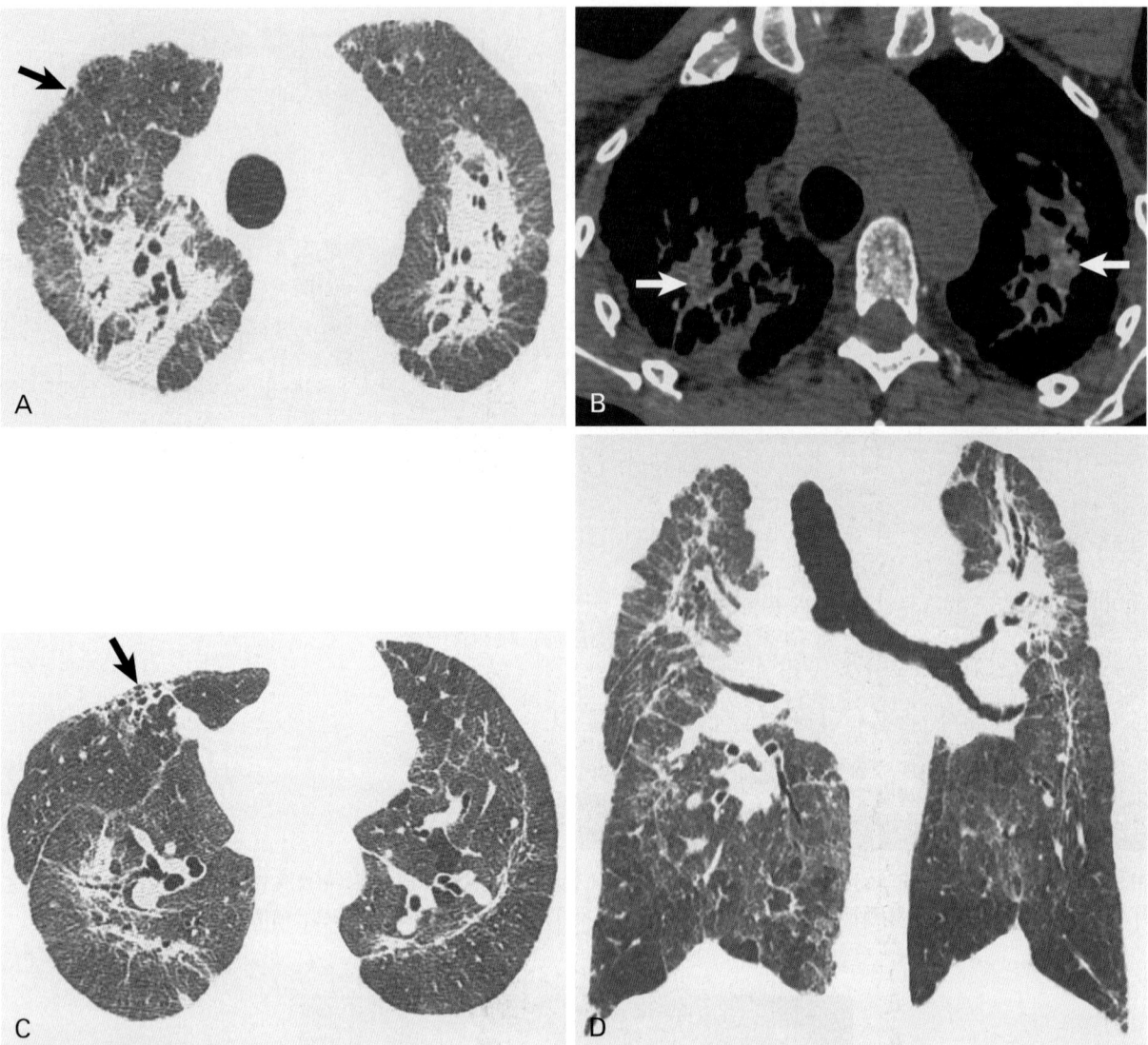

图 52.13 静脉吸毒后导致广泛纤维化的静脉滑石肺。(A)主动脉弓水平层面 HRCT 显示可见支气管征的团块纤维化,紊乱、扭曲的结构,与早期蜂窝样改变相吻合的胸膜下气囊(箭)及轻度肺气肿。弥漫性磨玻璃影也很明显。(B)软组织窗 CT 显示与滑石沉积相吻合的团块纤维化中的高密度病灶。(C)肺下野水平层面 CT 显示弥漫性磨玻璃影,右肺下叶及中叶支气管周围纤维化伴牵拉性支气管扩张,及胸膜下蜂窝样改变(箭)。(D)冠状面 CT 重建图像显示以上叶分布为主的纤维化伴肺门向头侧上提,肺底部过度充气及横膈幕状粘连,以支气管周围及上叶分布为主的纤维化类似于终末期的结节病或职业性肺病,如矽肺。

　　(二)临床表现 大多数患者无临床症状。患者可能主诉胸痛,伴或不伴咳嗽和痰中带血,严重的表现包括低血压、心律失常。

　　(三)影像学表现

　　1. 胸部 X 线 因为液体丙烯酸盐类胶混有不透 X 线的物质,目的是为了在栓塞治疗中准确定位,所以 X 线胸片可显示沿肺血管走行的管状或结节状高密度灶(图 52.15)。广泛栓塞患者的其他表现包括段或亚段肺实变。

　　2. CT CT 显示肺血管内管状或结节状不透 X 线物质(图 52.15)。这种材料在骨窗上最容易识别。

广泛的氰丙烯酸盐肺栓塞患者的其他表现包括亚段为主,以胸膜为基底的楔形实变区,实变区与肺梗死吻合。有时,充盈缺损可能大到足以在核医学闪烁扫描上表现为灌注缺损(图 52.15)。

七、碘化油栓塞

　　过去,肺碘化油栓塞是用乙碘罂粟籽油(乙碘油)行淋巴血管造影一个常见的并发症。最近,肺碘油栓塞报道更多是作为经导管肝细胞肝癌碘油栓塞化疗后出现的一个并发症。在内镜下硬化剂注射治疗胃底静脉曲张破裂出血中,碘油也混有氰基丙烯酸正丁

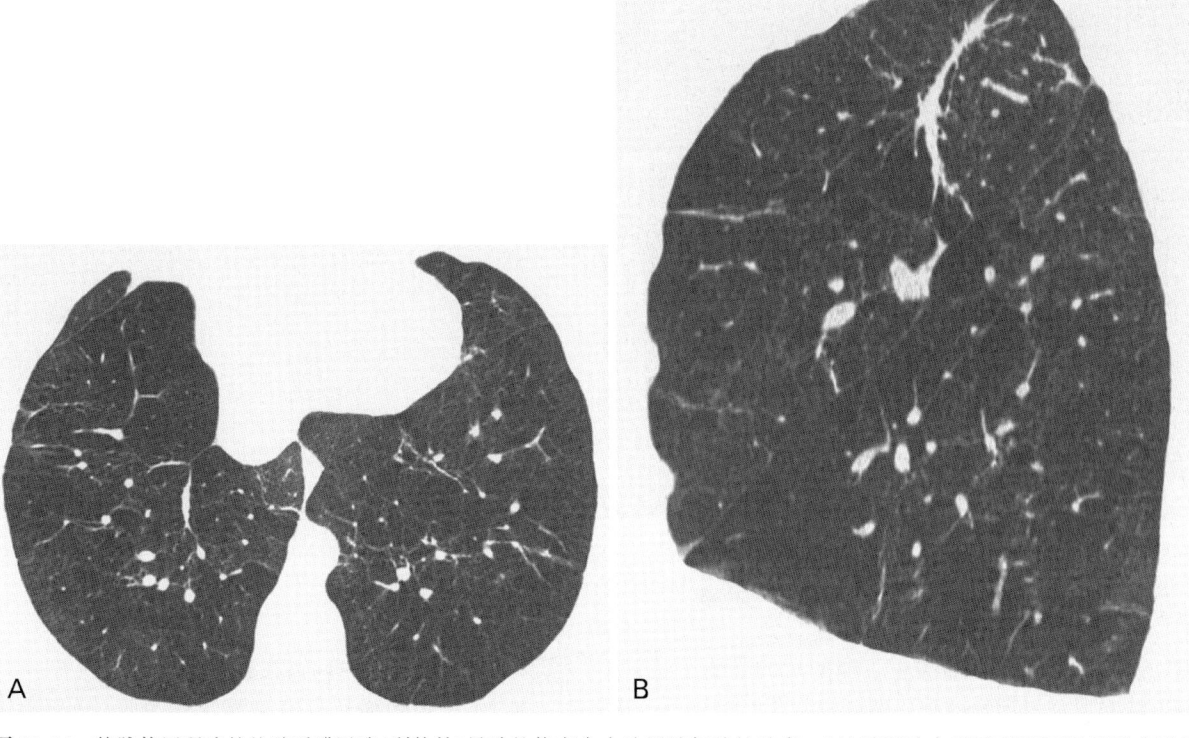

图 52.14 静脉使用碾碎的盐酸哌醋甲酯(利他林)导致的伴有全小叶型肺气肿的肺病。(A)肺下叶水平层面 HRCT 显示广泛的密度减低区及灶性瘢痕。(B)右肺矢状面 CT 重建显示肺体积增大、灶性瘢痕及下叶分布为主的低密度区。这种 CT 表现与 α_1-抗胰蛋白酶缺乏时的表现相似。

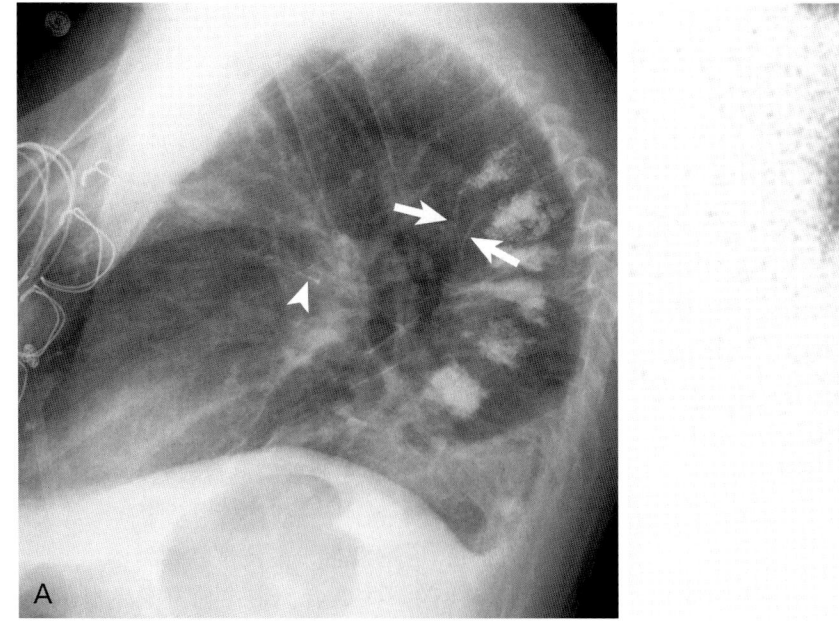

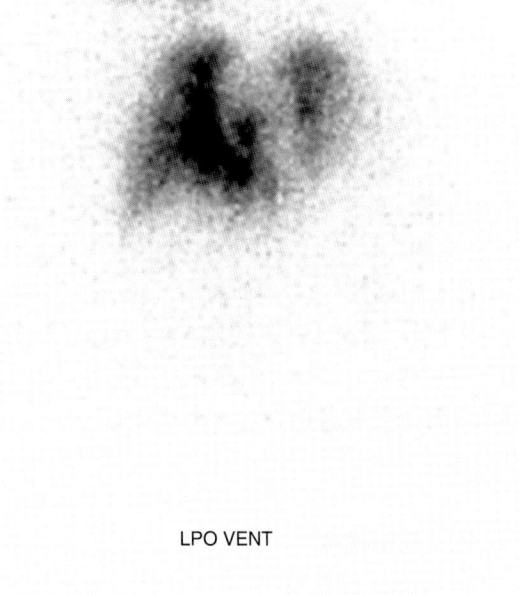

LPO VENT

图 52.15 椎体成形术后的甲基丙烯酸甲酯栓塞。(A)侧位 X 线胸片显示多胸椎椎体成形术,甲基丙烯酸甲酯进入椎旁静脉(箭),导致肺部栓塞(箭头)。

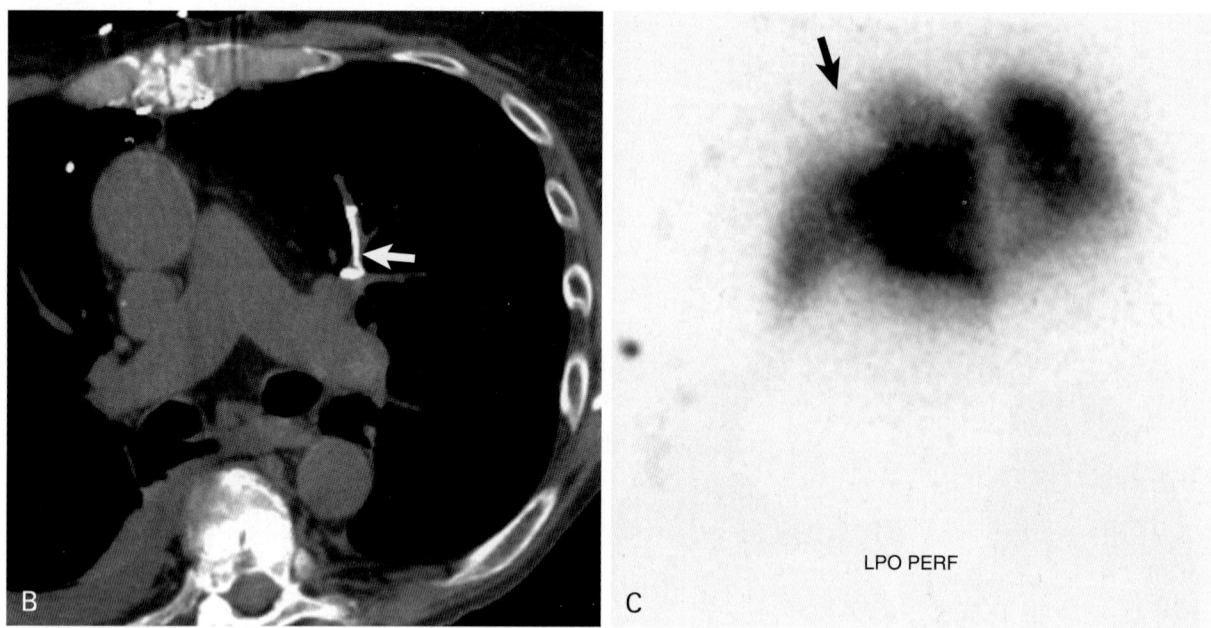

图 52.15(续) (B)斜轴面 CT 显示左上叶前段肺动脉中的高密度充盈缺损(箭)。(C)通气灌注闪烁显像显示左肺上叶前段中由于甲基丙烯酸甲酯栓塞楔形灌注缺损(箭)。LPO,左后斜;PERF,灌注;VENT,通气。

酯。碘油混入氰基丙烯酸正丁酯的目的是为了透视下追踪和稀释氰丙烯酸盐以便延长硬化时间。

(一)临床表现 淋巴血管造影后很少有患者出现临床症状。经导管碘油栓塞化疗后出现碘化油栓塞患者更有可能出现呼吸系统症状,包括咳嗽、咯血及呼吸困难。回顾性分析 336 名经肝动脉行导管肝细胞肝癌碘油栓塞化疗患者的资料,14 名患者接受了超过 20 mL 的碘化油,治疗后 2～5 d,其中 6 名患者出现了呼吸系统症状,表现为咳嗽、咯血及呼吸困难。

(二)影像学表现

胸部 X 线 X 线胸片表现通常包括细网格状改变,可持续 1～2 周。另外,周围小血管可充盈对比剂,呈与肺动脉造影类似的树状结构。在广泛栓塞患者,影像学可表现为弥漫性磨玻璃影和实变。在行内镜下硬化剂注射治疗胃底静脉曲张破裂出血术中用碘油混合氰丙烯酸盐作硬化剂,可导致主肺动脉内多发不透 X 线的栓子,而无明显肺实质异常。

八、其他物质

(一)汞 医源性、自杀或意外注射汞通常可以耐受,但患者可能有一些肺阻塞或全身毒性症状。注射后,在肺、心脏和身体的其他部位发现高密度的汞

小球(图 52.16),长时间留在肺部小球逐渐消失。

(二)子弹和弹片 这种情况很少见,这类物体进入胸外全身静脉或右心,被带到肺内,然后存留在肺动脉内。这些异物能存留在右心室或肺血管内很长时间而对患者无不利影响。在一例左颈部子弹伤的案例中,伤后子弹在右心室存留了 59 年。在另一篇报道中,作者记录了一位 11 岁女孩的案例,她在近距离内被橡皮子弹击中枕下区,几个月后,发现患者有无临床症状的肺栓子。

(三)不透 X 线的异物 一些材料如金属圈和充填对比剂的球囊已被用于肺及全身循环系统,治疗动静脉畸形及控制难治疗的出血。这样的材料逃逸进入全身静脉会导致肺内出现金属密度病灶。其他装置,如导管碎片或下腔静脉过滤器,可能会栓塞到肺部和右心室(图 52.17)。

(四)静脉塑料导管 当这些材料被容纳它们的针状鞘的锐利斜边切割时,这些材料整个或者多段常栓塞肺部。偶尔,它们从连接器脱离或自发断裂。

(五)硅树脂 液态硅树脂(二甲基聚硅氧烷类)栓塞已有报道,栓塞发生于经皮下注射液态硅树脂治疗乳腺增生的一些患者。影像检查显示肺间质和气腔均有病变,严重病例进展出现呼吸窘迫综合征。

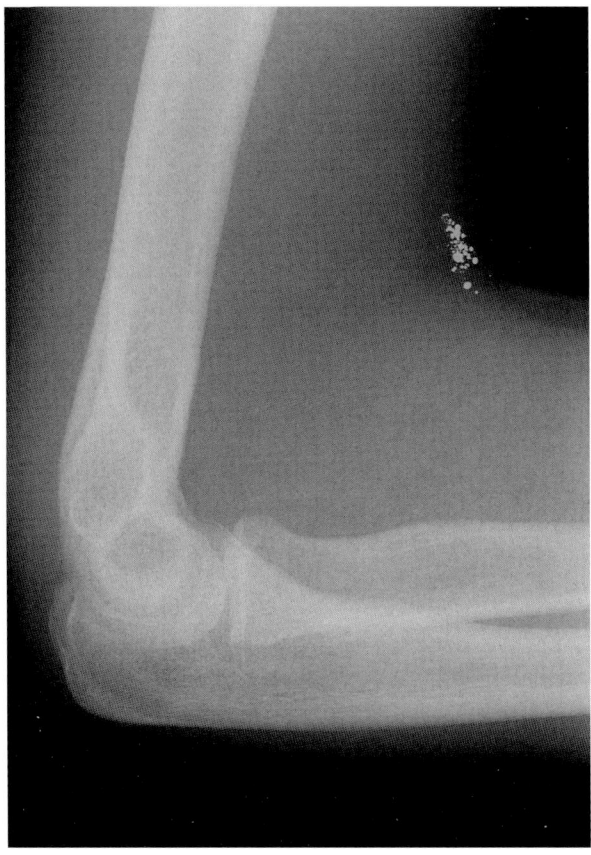

图 52.16 患者注射汞并试图自杀。肘关节的侧位 X 线片显示肘窝中存在汞,证实汞由静脉注射而不是吸入。

推荐阅读

Bach AG, et al. Imaging of nonthrombotic pulmonary embolism: biological materials, nonbiological materials, and foreign bodies. Eur J Radiol. 2013;82:e120 – e141.

Han D, Lee KS, Franquet T, et al. Thrombotic and nonthrombotic pulmonary arterial embolism: spectrum of imaging findings. Radiographics. 2003;23:1521 – 1539.

Talbot M, Schemitsch EH. Fat embolism syndrome: history, definition, epidemiology. Injury. 2006;37:S3 – S7.

参考文献见 *ExpertConsult*.*com*.

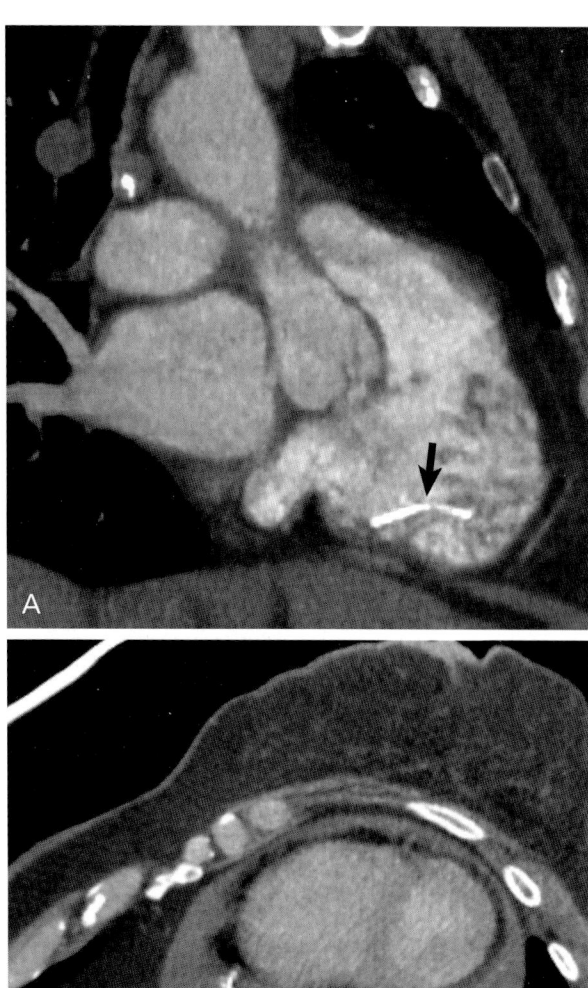

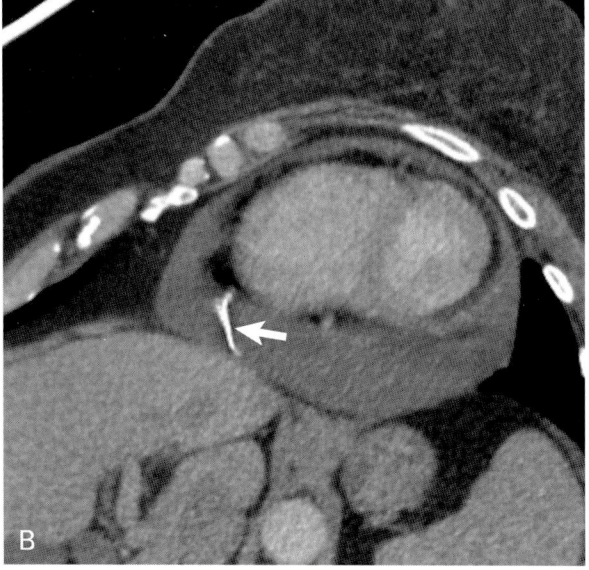

图 52.17 下腔静脉(IVC)滤器栓塞与继发的心包积血。(A)斜冠状面增强 CT 显示右心室内的栓塞 IVC 滤器片段。(B)斜轴面 CT 显示右心室心肌穿孔,滤器碎片(箭)现在位于心包腔内,并产生大量心包积血。

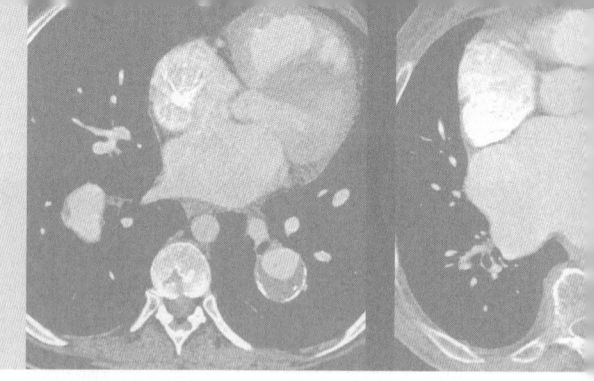

第53章

肺动脉高压 [*]

Vedant Gupta | Stephen B. Hobbs

肺动脉高压（pulmonary arterial hypertension, PAH）是指静息状态下肺动脉平均压大于 25 mmHg 或运动状态下肺动脉平均压大于 30 mmHg。肺血管阻力（PVR）高于 3 个 Wood 单位。虽然许多情况下肺动脉压可能会升高，但 PAH 基本上要求有肺血管的改变。肺动脉平均压力 26～40 mmHg 为轻度；41～55 mmHg 为中度；>55 mmHg 为重度。

虽然刺激因素可能来自多种情况，但 PVR 的进行性增加导致右心室（RV）压力负荷增加。随着 PAH 进展，右心室失代偿，最初导致劳累症状（通常是呼吸困难），但最终导致右心衰竭、心源性休克和死亡。

因初始症状无特异性，诊断 PAH 仍较困难。虽然病理可确诊，但不可进行常规活检，诊断需要非侵入性成像检查。多数可通过超声心动图诊断，但除非临床高度怀疑 PAH，一般不会进行检查。其他的成像方法对诊断或鉴别诊断必不可少。疑诊 PAH 的患者，影像学对于确定潜在的病因和并发症也很重要。然而，评估肺动脉压升高的程度、PVR 的变化以及左心的情况最好是通过血流动力学置管（右心导管），尤其是 PAH 需要特异性治疗时。

（一）病因和分类 根据病理损伤的主要部位，PAH 可分为毛细血管前和毛细血管后原因引起的肺动脉高压（表 53.1）。毛细血管前的原因包括影响小动脉的小血管病变、血栓性或栓塞性疾病、肿瘤或血管炎引起的近端血管阻塞、先天性心脏病（congenital heart disease, CHD）和胸膜实质性疾病。毛细血管

表 53.1 PAH 的原因
毛细血管前 PAH
小血管疾病
特发性 PAH
门脉性 PAH
厌食症
结缔组织相关
人类免疫缺陷病毒感染
肺动脉阻塞和狭窄
慢性血栓栓塞病
非血栓栓塞（转移性肿瘤、寄生虫、滑石）
镰状细胞病
血流量增加
先天性心脏病或分流
胸膜肺疾病
慢性阻塞性肺疾病
间质性肺病
支气管扩张，囊性纤维化
胸壁畸形
肺泡通气不足
神经肌肉疾病
肥胖
阻塞性睡眠呼吸暂停
毛细血管后 PAH
肺静脉闭塞性疾病
肺毛细血管血管瘤病
左心衰竭
二尖瓣疾病
黏液瘤
纵隔纤维化
先天性静脉狭窄
肺静脉连接异常

* 编者和出版社感谢 Nicholas J. Screaton 博士和 Deepa Gopalan 为本书的上一版提供了有关本主题的资料。它是本章的基础。

后的原因包括慢性肺静脉压升高(如左心室衰竭、心脏瓣膜病、心房黏液瘤、纵隔纤维化和少见的先天性静脉狭窄)以及毛细血管后血管病变,如肺静脉闭塞性疾病和肺毛细血管血管瘤病(pulmonary capillary hemangiomatosis, PCH)。

基于临床的肺动脉高压分类已修订、完善,目的是对病理生理机制、临床表现和治疗方案具有相似性的不同类别进行个体化。这两种分类不可避免地有许多相似之处。1973 年世界卫生组织会议是首个公认的标准化术语会议。此后,临床分类被多次重新分类。最新的分类系统是 2009 年在加利福尼亚的达纳角确定的,在法国尼斯举行的第五届世界肺动脉高压研讨会上基本维持原样,只做了一些小调整(表 53.2)。

表 53.2 PAH 的临床分类(尼斯,2013 年)

第 1 类 PAH
1.1. 特发性
1.2. 遗传性
1.3. 药物和毒素诱导
1.4. 与以下疾病有关
 1.4.1. 胶原血管病
 1.4.2. 人类免疫缺陷病毒感染
 1.4.3. 门脉高压
 1.4.4. 先天性心脏病
 1.4.5. 血吸虫病
 1.4.6. 慢性溶血性贫血
1.5. 肺静脉闭塞性疾病或肺毛细血管瘤
1.6. 新生儿持续性肺动脉高压
第 2 类 PAH 合并左心疾病
2.1. 收缩功能障碍
2.2. 舒张功能障碍
2.3. 左侧瓣膜性心脏病
2.4. 先天性/获得性左心室流入或流出阻塞或先天性心肌病
第 3 类与肺部疾病或低氧血症相关的 PAH
3.1. 慢性阻塞性肺疾病
3.2. 间质性肺疾病
3.3. 其他混合性限制性和阻塞性疾病的肺部疾病
3.4. 睡眠呼吸障碍
3.5. 肺泡通气障碍
3.6. 长期处于高海拔
3.7. 发育异常
第 4 类慢性血栓性或栓塞性疾病引起的 PAH
第 5 类 PAH,机制不清楚
5.1. 血液系统疾病:骨髓增生异常、脾切除
5.2. 系统性疾病:结节病、朗格汉斯细胞组织细胞增生症、淋巴管平滑肌瘤病、神经纤维瘤病及血管炎
5.3. 代谢性疾病:糖原贮积病、戈谢病及甲状腺疾病
5.4. 其他:压缩肺血管、纤维化纵隔炎、透析时出现慢性肾功能衰竭及节段性 PAH

最后三次调整主要是微小的重新分类,试图更好地对应 PAH 在不同条件下的病理生理。

第 1 类 PAH 是各种潜在疾病,由肺血管舒缩性内在问题引起的肺血管紧张性增加或由肺血管流量增加引起的 PVR 继发性升高。第 2 类是与左侧心脏病相关的肺动脉高压,第 3 类是与肺实质疾病和(或)低氧血症相关的肺动脉高压,第 4 类是慢性血栓性或栓塞性疾病引起的肺动脉高压,第 5 类是具有多因素或不明确机制的异质性类(表 53.2)。

多年来对第 1 类 PAH 的理解中的一些重要发展包括识别与 PAH 相关的特定基因突变,以及药物和毒素介导的 PAH。家族性 PAH 是一种具有不完全外显率的常染色体显性疾病,50% 的病例是由 II 型骨形态发生蛋白受体突变引起,并且在临床和放射学上与特发性 PAH 无法区分。最公认的与 PAH 相关的药物是厌食症的药物,即氨基酸富马酸盐、芬氟拉明和右芬氟拉明,还有可卡因、安非他明和化疗药。

第 1 类 PAH 也可能是由先天性持续的左向右分流发展而来。既包括高压分流,如动脉干、室间隔缺损和动脉导管未闭(PDA),也包括低压高压分流(如房间隔缺损和部分肺静脉异常回流)。其他疾病,如慢性肾衰竭、门脉性肺动脉高压和甲状腺中毒,这增加了肺血流量,也可能导致肺动脉高压。

最初,分流的存在使肺循环处于高流量状态,使其无法正常适应子宫外生活。长时间持续的高流量致进行性肺血管病变并伴有原位血栓形成。心脏缺陷的位置和大小以及分流的大小决定了发生这些改变所需的时间。如果不加以纠正,肺动脉压升高会致双向流动,然后在分流管中反向流动(艾森曼格综合征)。即使经过有效的矫正手术,患者仍可能继续发展为明显的肺动脉高压。

多种胶原性血管疾病发生的肺动脉高压,预后较差。各种疾病的发病率不同,局限性硬皮病患者高达 12%。在局限性硬皮病患者中,高达 50% 的疾病相关死亡的原因是肺动脉高压。单纯性肺动脉高压在弥漫性硬皮病中较少见,常见于核仁抗体抗 U3 核糖核蛋白的患者。长期随访研究发现,肺动脉高压是混合结缔组织病(CTD)最常见的死亡原因,见于 38% 的患者。虽然在任何 CTD 中都可以看到肺动脉压力升高,但在 SLE、RA 和多发性骨髓炎中很少见。在 RA 中,肺动脉高压是类风湿性间质性肺病较血管病变更常见的晚期表现。SLE 可并发高凝状态,因此,认为 CTEPH 是肺动脉高压的另一病因。

肺动脉高压每年影响 0.1% 的人类免疫缺陷病

毒(HIV)感染者,与 HIV 阴性个体相比,肺动脉高压的相对风险为 500。肺血栓栓塞性疾病是慢性 HIV 感染者肺动脉高压的另一个原因,3%的 HIV 感染或获得性免疫缺陷综合征患者存在肺动脉高压。

肺静脉阻塞性疾病(PVOD)和肺毛细血管血管瘤病(PCH)是一类的,因为它们具有几个共同的特征,尤其是在治疗方面。尽管通常存在动脉成分,但这两种疾病主要影响紧邻毛细血管床下游的小静脉。PCH 中的静脉闭塞是由于毛细血管异常增殖,渗入间质、血管以及不太常见的气道中。在 PVOD 和 PCH 中,静脉闭塞导致毛细血管静水压增加,随后出现水肿和局灶性出血灶。这两种疾病的流行病学数据有限。尽管在病理学上高达 5%～10%的特发性 PAH 患者具有 PVOD,PVOD 仍较罕见,发病率为(0.1～0.3)/100 万。PCH 更少见。与特发性 PAH 不同的是,1/3 的 PVOD 病例发生在儿童,性别分布相同,而在成年患者中男性多见(男女比约 2∶1)。

这两种疾病的病因尚不清楚,可能是多因素的。细胞毒性药物(包括博来霉素等)、骨髓移植和胸部放疗都与 PVOD 有关,尽管大多数病例目前认为是特发性。临床上,严重 PAH 的三联征、肺水肿的影像学证据和正常的肺动脉阻塞压力可诊断 PVOD。结合这些表现可避免进一步组织学的诊断。但许多 PVOD 患者没有这三联征。由于这些疾病通常难以与特发性肺动脉高压和间质性肺病鉴别,因此放射学检查,尤其是 CT,在诊断中有重要作用。

许多慢性肺病可通过 PVR 增加导致 PAH。一部分是由于血管床的破坏,一部分是由于慢性肺泡缺氧引起的血管重塑。尽管由此产生的 PAH 通常是轻微的且与心输出量相关,但其会使预后恶化。大约 90%的严重慢性阻塞性肺病患者会患 PAH。

在 CTEPH 患者中,未经治疗或复发的急性栓塞形成的血栓进入肺动脉壁。小血管中的血栓常会再通,形成小梁网。这一过程可能反复循环发生,留下内皮残留物,阻塞或使肺动脉缩小,导致进行性 PAH、低氧血症和右心衰竭。由于许多病例可能尚未确诊,CTEPH 的真实发病率尚不清楚。3.8%的急性肺栓塞可因 CTEPH 复杂化,如果不治疗,预后不良。

积极识别病因学的重要性不容低估。特别是,PAH 特异性血管扩张剂治疗已在第 1 类中得到应用(不包括 PVOD 和 PCH)。血管扩张剂治疗在第 3 类(与实质性肺病相关的 PAH)或第 4 类(CTEPH)中的研究结果不一致,尽管其可能有效。PAH 毛细血管后的原因(PVOD、PCH 和第 2 类 PAH)肺血管扩张剂治疗通常无效。此外,根据潜在的病因(单肺移植、双肺移植和多器官移植),移植的方法也各不相同。

(二)流行病学　鉴于认识和诊断方面的挑战,很难掌握其真实的发病率和流行率。大多数统计数据仅限于第 1 类 PAH,其他 PAH 的流行病学仍不完全清楚。然而,第 1 类 PAH 仍然是一种相对罕见的疾病,年发病率为(1.1～3.6)/100 万,并且发病率为(6.6～52)/100 万。随着时间的推移,女性占多数(60%～80%)。虽然早期统计表明这是一种年轻人的疾病,但最近统计的年龄中位数约在 50～65 岁。

这些数据中的特发性 PAH 占第 1 类 PAH 患者的 39%～60%,其中 11%～43%与冠心病有关,15%～30%与 CTD 有关。家族性或遗传性肺动脉高压是第 1 类肺动脉高压公认的病因;然而,特发性病例与家族性肺动脉高压病例之比大于 10∶1。

(三)病理生理学　出生时,在组织学上肺动脉循环与体循环相似。然而,随着新生儿适应宫外生活,肺动脉循环迅速发展成高流量低压系统。血管顺应性的增加使肺循环适应全身心输出量,而肺动脉压力几乎没有增加。

直径大于 1 mm 的肺动脉壁由许多平行的弹性层组成。这些"弹性"动脉主要起传导的作用,对阻力影响很小。当血管直径变窄至 100 μm～1 mm 时,弹性成分被平滑肌代替。前毛细血管"肌肉"动脉对 PVR 有显著贡献,并且是循环压力下降最大的部位。通常,肌肉动脉或阻力血管也是疾病中受影响最大的部位,如特发性 PAH。

无论病因如何,PAH 都会导致大的弹性肺动脉扩张,并可能导致肺动脉粥样硬化,其他常见表现包括大动脉内膜纤维化和小动脉中膜增厚。除了肌肉肥大-增生外,一些异常出现在中小型肌性动脉中,这些动脉共同构成了丛源性肺动脉病的特征。这些异常包括细胞内膜增生和纤维化、丛状病变、纤维蛋白样坏死和血管炎(图 53.1)。丛状病变见于距母血管较近的多支小动脉。病变由血管扩张的局部病灶组成,血管扩张与裂隙状血管腔内的神经丛相关(图 53.1)。这种丛源性动脉病变是特发性肺动脉高压和肺动脉高压合并先天性系统性肺分流(最常见的冠心病)的特征。慢性血栓栓塞所致肺动脉高压的组织学表现包括大、小肺动脉不同组织阶段的血栓。肺小血管最常见的表现是内膜肥厚和内膜纤维化,可是偏心的、向心的或与再通血栓一致的滤器模式(图 53.2)。

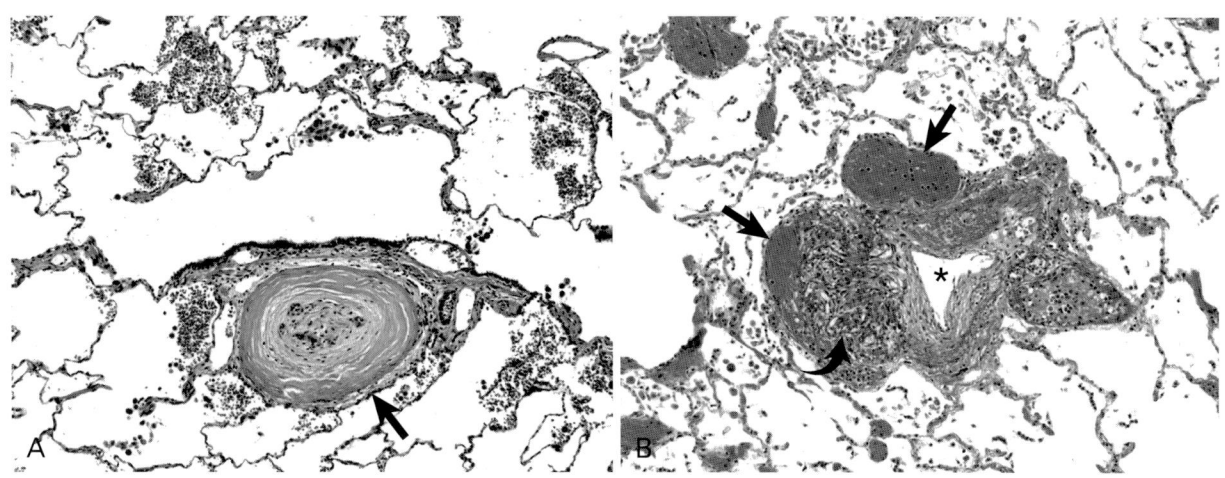

图 53.1 PAH 的组织学表现。(A)PAH 患者组织学标本(苏木精-伊红染色,原放大率×100)呈同心层间质纤维化。正常肺动脉(ARO)被集中排列的肌成纤维细胞和胶原组成的内膜增生所取代,血管腔闭塞,中膜萎缩。(B)组织学标本(苏木精-伊红染色,原放大率×100)呈网状和扩张性病变。束状病变(弯曲箭)由肺动脉瘤样段(星号)组成,其中典型的血管内皮样细胞呈结状增生。它的外观类似于肾小球。细胞程度可能不同,有时可见血栓。扩张病变(直箭)在其特征位置周围的丛状病变,可能代表血梗阻性或旁路微动脉瘤。(鸣谢 John English, Department of Pathology, Vancouver General Hospital, Vancouver, Canada.)(见彩色插页)

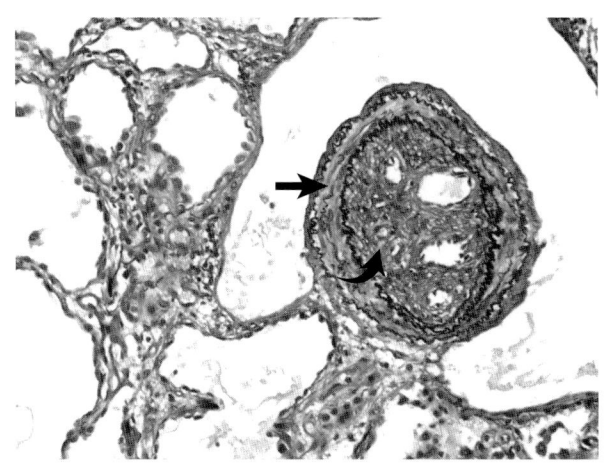

图 53.2 PAH 的血栓再通。组织学标本(弹性染色,原放大率×200)显示肺动脉再通血栓("漏勺病变")。动脉腔(弯箭)被一个纤维增生的病变所占据,表示陈旧的组织血栓。尖锐穿孔的空间是再通的腔隙,这是病变名称的来源,也使病理学家能够将其与丛状病变区分开来。动脉中膜(直箭)轻度肥厚。(鸣谢 John English, Department of Pathology, Vancouver General Hospital, Vancouver, Canada.)

静脉闭塞性疾病的特征在于内膜纤维组织导致小肺静脉和小静脉腔的狭窄或闭塞(图 53.3),其他常见表现为小静脉充盈、淋巴管扩张和间隔增厚(图 53.3)。在组织学上出现 PAH 时,不会出现丛源性动脉病变的变化。PCH 的主要组织学异常包括毛细血管大小的薄壁血管间质斑片状增生。血管浸润似乎在肺静脉壁,并在浸润肺动脉较少。小静脉浸润通常伴有内膜纤维化,可致狭窄。

(四)临床表现及预后 PAH 通常很难诊断,因为其表现隐匿及临床表现为非特异性。患者最初主诉劳力性呼吸困难,工作量增加时表现为右心功能不全。随着疾病的发展,运动耐受性不断恶化,并可能发展为运动性晕厥或胸痛。一旦在静息时右心室无法维持适当的心输出量,患者就会出现持续的右心衰症状,包括疲劳、食欲不振、腹水和足部水肿。因此,PAH 常误诊为哮喘、过度通气综合征或缺乏体能。由于肺循环具有广泛的代偿导致诊断延迟,到确诊时,大部分循环已经受损。

PAH 的长期预后仍较差,但随着时间推移有所改善。1991 年发布的美国国立卫生研究院注册数据估计,特发性 PAH 的中位生存期为 2.8 年,其中 1 年、3 年和 5 年生存率分别为 68%、48% 和 34%。REVEAL 注册表(评估早期和长期 PAH 疾病管理的注册表)的数据显示 1 年、3 年和 5 年生存率分别为 85%、68% 和 57%。预后因病因而异,与特发性 PAH、遗传性 PAH 或感染 HIV 的 PAH(预后相似)相比,与 CHD 或药物和毒素相关 PAH 的长期预后更好,与门脉高压和 CTD 相关 PAH 的长期预后更差。重度门脉高压(并发门静脉高压和 PAH)的预后较差,中位生存期为 6 个月,5 年生存率为 10%,而肝肺综合征(在肝病情况下,由肺血管扩张和分流引起的低氧血症)患者的 5 年生存率为 50%。指导委员会还提出了风险分层依据,包括临床特征(症状进展、晕厥)、功能参数(纽约心脏协会分类、6 min 步行距

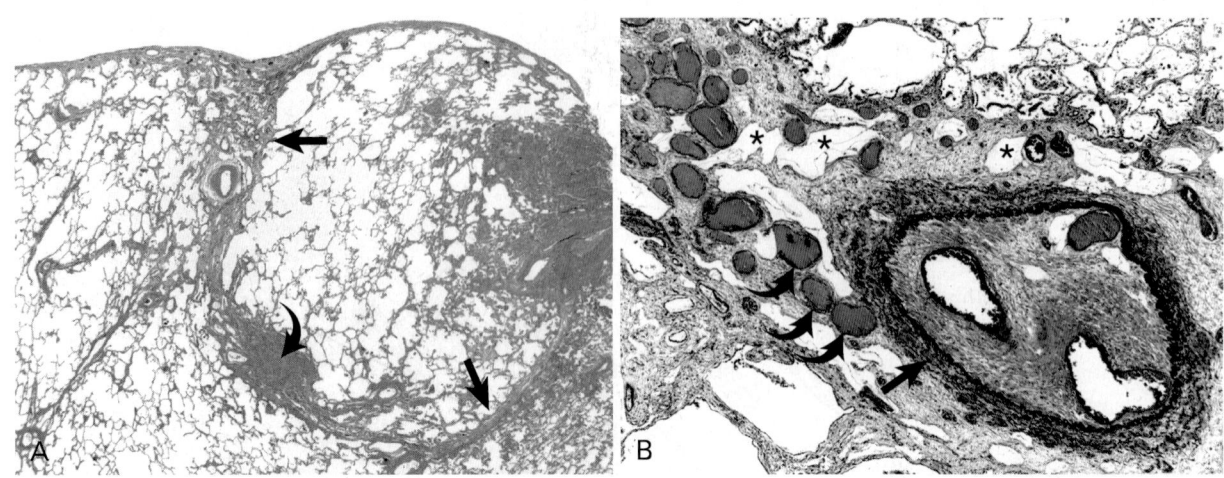

图 53.3 闭塞性疾病。(A)低倍显微照片(苏木精-伊红染色,原始放大倍数 12.5 倍)显示小叶间隔增厚(直箭)。在增厚的隔膜内是一条静脉,该静脉完全被陈旧性的血栓组织(弯曲箭)阻塞。(B)中倍显微照片(Movat 五色染色)显示小叶间隔的静脉(直箭),其中包含一个陈旧的组织血栓,并带有多个再通管腔。周围的静脉束缚着扩张的、充血的小静脉(弯箭)和扩张的淋巴通道(星号)。与静脉相邻的一些纤维化肺实质。(鸣谢 John English, Department of Pathology, Vancouver General Hospital, Vancouver, Canada.)(见彩色插页)

离)、血流动力学参数和影像学表现。具体来说,右心室面积大于 26 cm² 和心包积液被认为是早期死亡的高危因素(1 年死亡率>10%)。

(五)影像学表现 不同亚型 PAH 影像学表现的显著交叉,本章剩余部分将按照特定的影像学表现进行描述。由于许多合并症或激发疾病的状态,如急慢性肺血栓栓塞和肺内疾病等,将分别讨论;这里将强调具体的诊断或预后表现。

1. 胸部 X 线 X 线胸片是常规 PAH 患者的首选影像学检查。通常 X 线胸片能够用来确定心脏大小、心腔扩张类型、近端肺血管扩张情况以及基本肺部疾病。

PAH 常见 X 线胸片特点包括中心肺动脉扩张至段水平、远端肺动脉纤细稀疏,类似"周围修剪"表现(图 53.4)。肺门动脉扩张是通过测定叶间动脉直径判定的。女性右叶间动脉横径(测量方法为血管的外侧面到中间段支气管距离)<15 mm,男性<16 mm。而在后前位 X 线胸片上,左侧叶间动脉的横径难以测定。侧位 X 线片上,从左上叶支气管的圆形透亮区至血管的后缘测量,其直径不超过 18 mm。

肺动脉钙化可见于心内分流相关的 PAH,而长期严重的 PAH 也可以导致动脉粥样硬化钙化。肺动脉钙化通常与高 PVR 和不可逆性血管疾病有关。

PAH 患者的心胸比可正常或者增大。右心室增大在侧位 X 线片上表现为胸骨后间隙减小。右心房扩张在后前位 X 线片上表现为右心缘增宽。在侧位

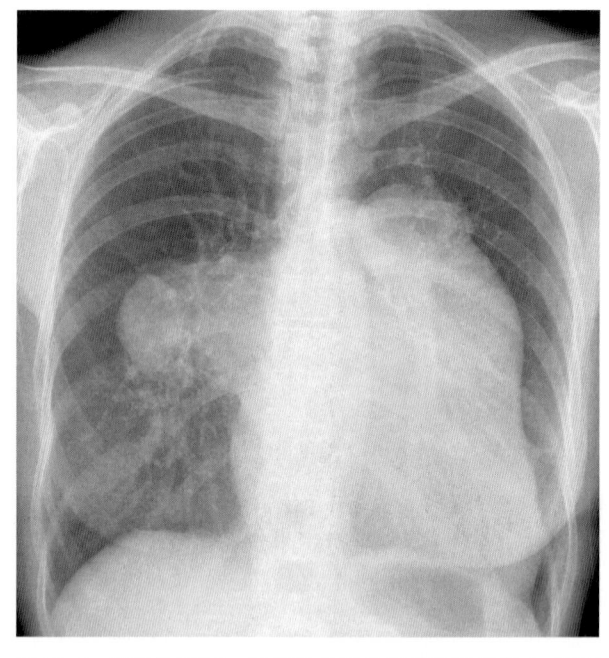

图 53.4 特发性 PAH。X 线胸片显示近端肺动脉粗大,周围血管变细(外周修剪),右心室扩张导致心脏增大。

X 线片上,右心耳增大表现为胸骨后阴影增加超过右心室预期大小。

X 线胸片异常程度与 PAH 程度无关。X 线胸片诊断 PAH 的准确性尚无定论。

X 线胸片可明确并发症,如肺静脉充血、胸壁和椎体畸形、肺气肿、间质肺纤维化以及其他肺实质和胸膜病变。90%的特发性 PAH 患者胸部 X 线表现异常。典型特征包括肺动脉近端扩张伴周围修剪征、

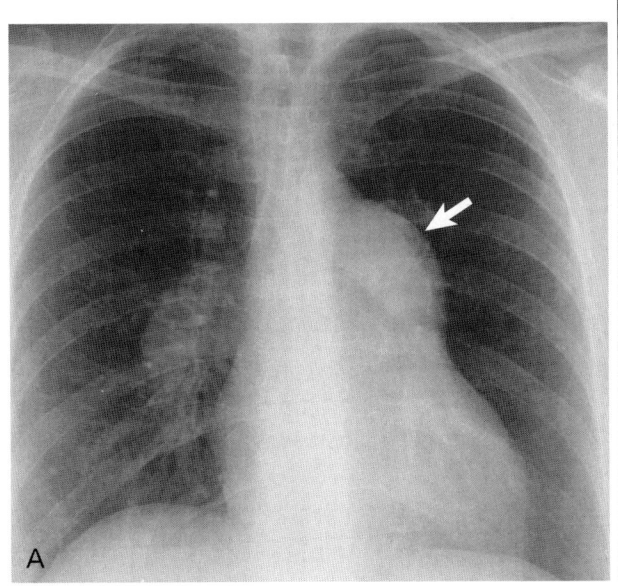

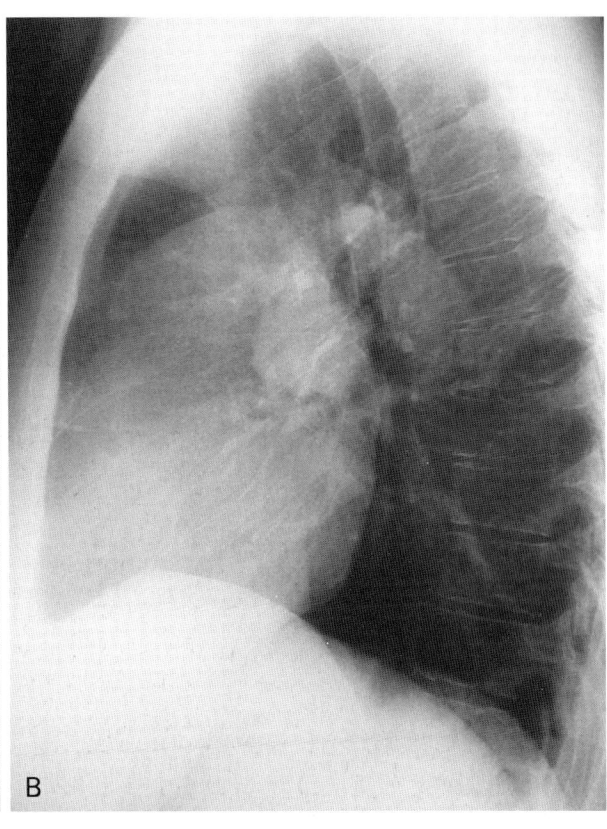

图 53.5　女性特发性 PAH 患者。后前位(A)和侧位(B)X 线胸片显示中央肺动脉增大,血管迅速变细。后前位 X 线胸片上,主肺动脉明显增大会导致主动脉弓水平正下方的局灶性凸出(箭)。从侧面看,右心室扩大和肺流出道扩张导致下胸骨后间隙的填充。(引自 Müller NL, Fraser RS, Colman NC, Paré PD. Radiologic Diagnosis of Diseases of Chest. Philadelphia: WB Saunders; 2001.)

心脏增大伴右室扩大和肺血量减少(图 53.5)。与继发于肺实质病变的 PAH 的鉴别点是肺在其他方面是正常的。

(1) 先天性系统性肺分流(先天性心脏病):慢性分流引起的 PAH 的影像学特征包括肺动脉主干和中央肺动脉的复杂扩张。血流增加最初导致周围肺血管与近端肺血管成比例突出。肺充血的 X 线表现特征是在距胸膜表面 2 cm 内可见血管影。X 线胸片上可能很难确定血管病变和 PAH 的进展。晚期表现是末梢血减少伴有外周血管迅速变细以及近端和远端口径之间的差异,通常表明分流逆转和艾森曼格综合征。

右心室和心房通常与容量超负荷程度成正比,但 PVR 升高和 PAH 的发展可能导致心脏的轮廓缩小。

房间隔缺损的特征是右心房和右心室扩大(图 53.6);室间隔缺损,通过右心室肥大和右心房扩张,最终至左心室扩张;PDA 以左心房、左心室和主动脉弓增大为特征。此外,可能伴动脉导管憩室的钙化。

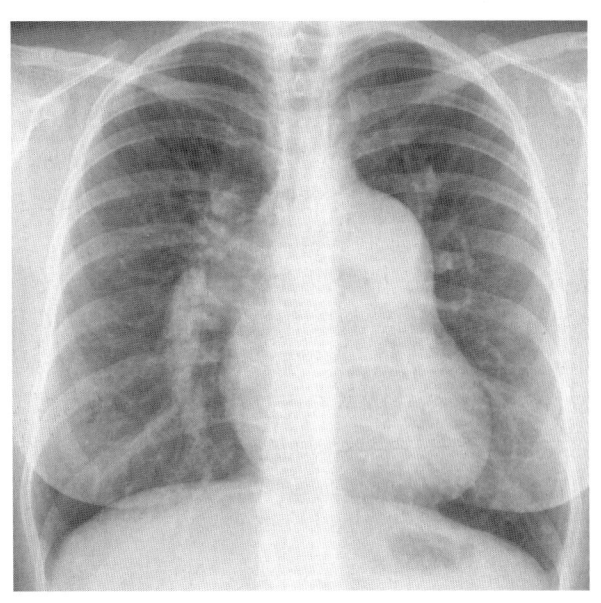

图 53.6　由房间隔缺损引起的 PAH。胸部 X 线摄片显示心脏肥大和中央肺动脉增大。

(2) 肺静脉阻塞性疾病与肺毛细血管瘤:当出现 PAH 的特征伴有弥漫性肺间质水肿和左心房大小

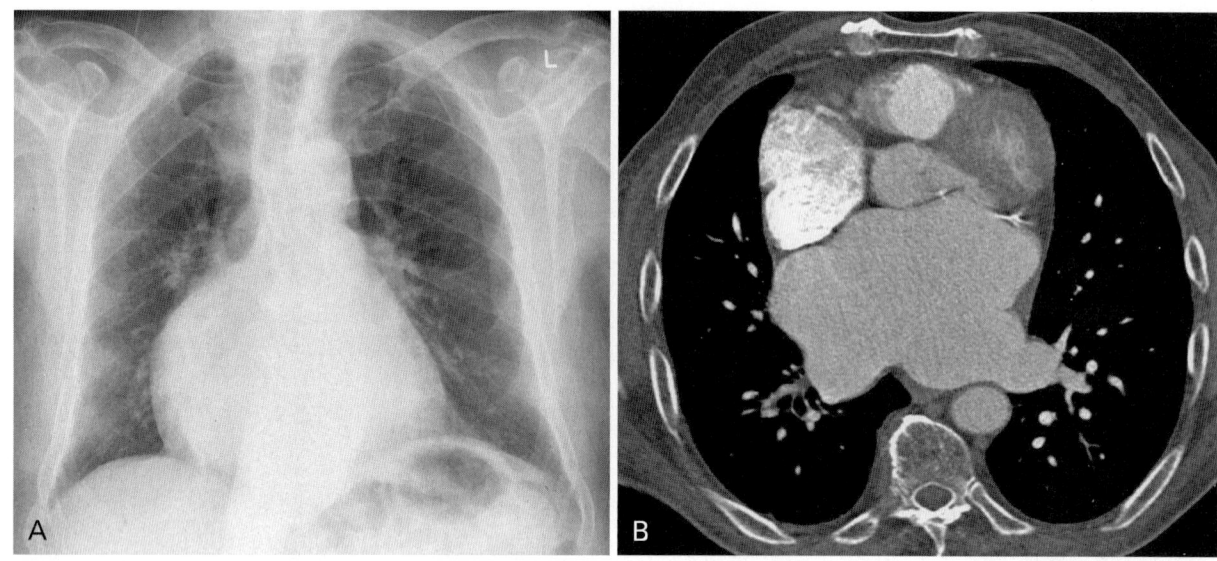

图 53.7 二尖瓣狭窄和反流。(A)二尖瓣狭窄和反流患者的 X 线胸片,其典型特征是左心房增大,包括右心缘的双房影、隆突张开(气管分叉角增大)和左心耳扩大引起的左心缘平直。(B)二尖瓣水平层面 CT 图像证实左心房显著增大,二尖瓣小叶钙化,典型的二尖瓣狭窄和反流。

正常时,建议通过影像学方法诊断 PVOD。肺循环受阻的小静脉侧产生的反向压力,导致右心室和肺动脉干扩张、胸腔积液以及肺间质水肿,而二尖瓣狭窄、心房颤动或左心房黏液瘤患者,主肺静脉和左心房未扩大,可能存在由血管充血引起的纵隔淋巴结肿大。

在 PCH 中,X 线胸片可显示 PAH 的典型特征。此外,可能会出现网状或微小结节状改变,提示间质病变。

(3)左侧心脏病:左心疾病,如心肌功能障碍、二尖瓣病变(图 53.7)和左房黏液瘤,其特征是肺静脉高压、间质水肿和胸腔积液。通常,在直立位,静水压梯度会导致较高的流量,因此在相关的肺区血管直径扩大。肺静脉高压导致该正常口径梯度丧失或逆转,下叶血管变窄,上叶血管扩张。95%的危重二尖瓣狭窄患者和 33%~76%的轻度左心室功能不全接受冠状动脉治疗的患者存在肺血管向头部集中的情况,即上部血管扩张或再狭窄。上部血管扩张是肺静脉高压的最早 X 线表现。

肺间质水肿进展的特征是小叶间隔增厚(Kerley B 线)、血管和支气管的边缘模糊(肺门部模糊和支气管扩张)。最后,明显的肺水肿导致肺泡实变。

左心房增大有助于区分左心病变和 PVOD。长期存在的肺静脉高压所致的含铁血黄素沉着症在 X 线胸片上会产生细小的网状阴影。二尖瓣狭窄的标志是小钙化结节(1~3 mm),但现在很少见。左房黏液瘤表现为严重的钙化肿块,很罕见。

(4)慢性血栓栓塞性肺动脉高压:CTEPH 的 X 线胸片显示心脏肥大和右心室扩张。肺动脉干可能不对称地扩大,并突然中断。周围的肺血管杂乱无章,局部灌注不足和过度灌注。可能出现以前的梗死和肺不张引起的胸膜增厚或积液以及周围瘢痕形成。有关 CTEPH 更全面讨论,请参阅第 51 章。

2. CT　CT 是评估疑似 PAH 的重要工具。CT 肺血管造影和 HRCT 可对肺血管系统和肺实质进行全面评估,可有效评估心腔扩张、三尖瓣反流及右心功能。

在 CT 和 MRI 上,PAH 的基本体征是肺动脉干扩张(图 53.8)。在 CT 上,肺动脉的直径通常在分支与长轴成直角的平面测量,位于升主动脉的外侧。研究表明,CT 上肺动脉干≥29 mm 提示 PAH,其敏感性为 69%~87%,特异性为 89%~100%。但是,最近的研究对使用肺动脉绝对大小提出了质疑。2013 年的一项研究表明,使用≥29.5 mm 的临界值诊断只有 79.4%的特异性,而作者建议使用≥32 mm 的临界值,特异性为 90.2%。2016 年的一项研究表明,当使用相同的临界值时,特异性更低,为 62%,作者认为这样的绝对肺动脉直径评估可能不适合临床使用。目前的临床实践是,当主肺动脉直径≥32.5 mm 时建议考虑 PAH,同时超声心动图评估这些患者中有相当多的患者为假阳性。有趣的是,尽管这些问题与肺动脉大小有关,随着时间的推移,个体患者的大小变

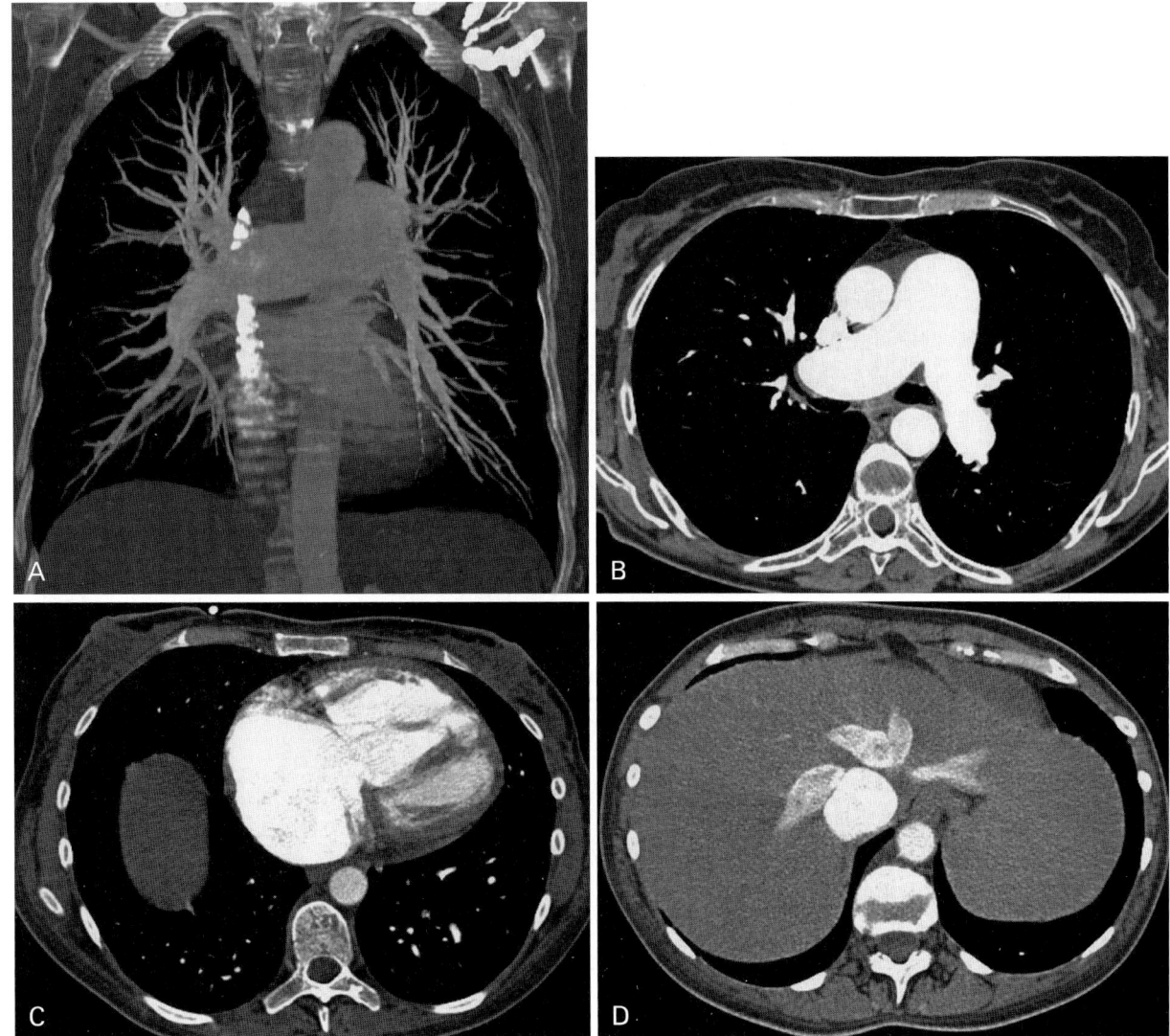

图 53.8 特发性 PAH。(A)冠状面最大强度投影的 CT 显示中央肺动脉增大。(B)右肺动脉水平层面增强 CT 显示主肺动脉扩张,该扩张大于相邻的升主动脉。(C)三尖瓣水平层面 CT 显示右心房和心室增大,室间隔向左弯曲。(D)肝脏水平层面 CT 显示对比剂回流到下腔静脉和肝静脉,表明三尖瓣关闭不全。

化可能具有重要的预后价值,一项研究表明,随着时间的推移,肺动脉大小每增加 1 mm,病死率就会增加(危险比为 1.33)。

另一种简单的方法是在相同的解剖水平上评估肺动脉和胸主动脉的相对直径。当肺动脉直径超过胸主动脉时,PAH 的特异性为 92%,阳性预测值为 93%。然而,考虑到主动脉扩张的倾向,特别是在老年人中,肺动脉与主动脉的阴性预测值相对较低,敏感性分别为 44% 和 70%。

在肺内,肺动脉的直径应约等于正常支气管中相邻支气管的直径。在 PAH 或血流量或血容量增加的情况下,这些小血管相对于相邻支气管明显扩张,可能伴随周围肺血管纹理稀疏(修剪)。Tan 等的研究显示主肺动脉直径≥29 mm,并伴有 4 个肺叶中的 3 个肺叶的节段动脉与支气管比值大于 1,诊断肺实质性疾病患者的 PAH 特异性为 100%。

在评估胸部 CT 时不应忽视心脏形态。右心腔的扩张和右心室肥大很容易被发现。尽管超声心动图和 MRI 可以评估真正的长轴和短轴,也已在 CT 轴面图像上验证了测量结果。右心房和右心室横径的上限分别为 35 mm 和 45 mm。右心室扩大可能累及左心室,导致左心室的收缩和舒张功能异常。左心房水平的中央肺静脉扩大通常是主观的。初次增强 CT 造影上的下腔静脉或肝静脉的早期显影几乎总是表明三尖瓣关闭不全(图 53.8)。CT 对心内分流和肺静脉异常引流的诊断价值也较好。

重度 PAH 患者经常会发现心包增厚或积液,右心房或心室很少出现血栓。右心衰竭的辅助表现是腹水、肝充血和肝硬化以及周围水肿。

特发性 PAH 在 CT 上表现为肺动脉扩张及周围血管突然变细。与其他形式的 PAH 一样,右心腔增大可能与三尖瓣反流有关,也可能无关。Baque-Juston 等的研究显示,在 53% 的重度 PAH 患者中,心包膜中度增厚超过 2 mm 或有积液。心包积液是一个预后不良的征象。一般来说,肺是正常的;然而,在严重 PAH 的病例中可见胆固醇肉芽肿,CT 表现为小的、不明确的、低密度的小叶中心性结节,类似于感染、呼吸道细支气管炎、过敏性肺炎或误吸的表现。肺实质灌注区域的变化可致肺马赛克样改变。

在严重的特发性 PAH 中,CT 常可以看到由近端血管血流减少引起的原位血栓形成。它通常是中心性和非闭塞性的,这是与 CTEPH 中的慢性组织性栓子的鉴别,后者通常是闭塞性的,且下叶多发。

(1) 先天性系统性肺分流(先天性心脏病):尽管 CT 并不是已知心脏分流患者的主要影像学检查手段,但它是可疑 PAH 患者的一线研究方法,因此,对提示分流的特征进行仔细评估是必不可少的,但需要注意的是 CT 在评估分流功能中的应用有限(图 53.9)。线状钙化和原位非闭塞性血栓可能在 CT 的中央肺动脉很明显。如果是 PDA,可能会发现导管的壁钙化或动脉瘤扩张。评估分流的一个重大挑战是 CT 提供的功能数据有限。

(2) 肺静脉闭塞性疾病和肺毛细血管血管瘤病:PVOD 可引起由静脉阻塞导致的间质性水肿和纤维化。在 CT 上,这表现为广泛的小叶间隔光滑增厚,与特发性 PAH 患者相比,数量多范围广(图 53.10)。其他常见的 CT 表现包括中央和重力相关的磨玻璃影、多个小叶中心性结节以及与正常口径或较小的中央肺静脉相关的实变区域(图 53.10)。PVOD 的磨玻璃影比其他原因引起的 PAH 更为常见。PVOD 的磨玻璃影的病理相关性尚不确定,但可能是由于肺泡间隔增厚以及相关内膜上皮增生所致,代表不同区域的低灌注和间质水肿。与其他原因引起的特发性 PAH 相比,PVOD 中的肺门和纵隔淋巴结病变出现频率要高,也可能出现少量心包积液。

PCH 的 HRCT 表现包括支气管袖套征、斑片状磨玻璃影(图 53.11)和毛细血管增生引起的小叶中心磨玻璃结节,可能存在光滑的小叶间隔增厚。因此,PVOD 和 PCH 的影像学和血流动力学表现可能

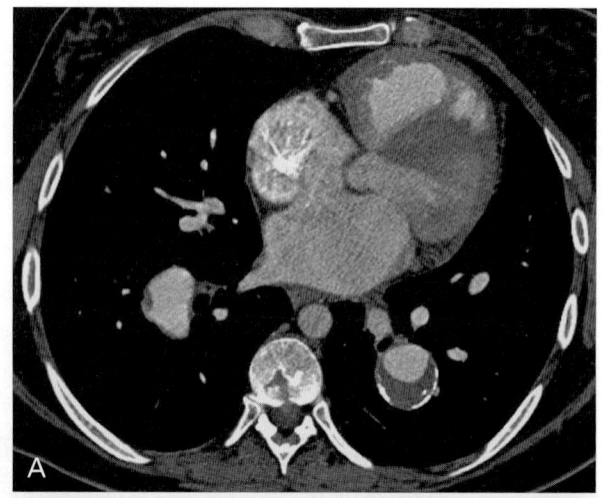

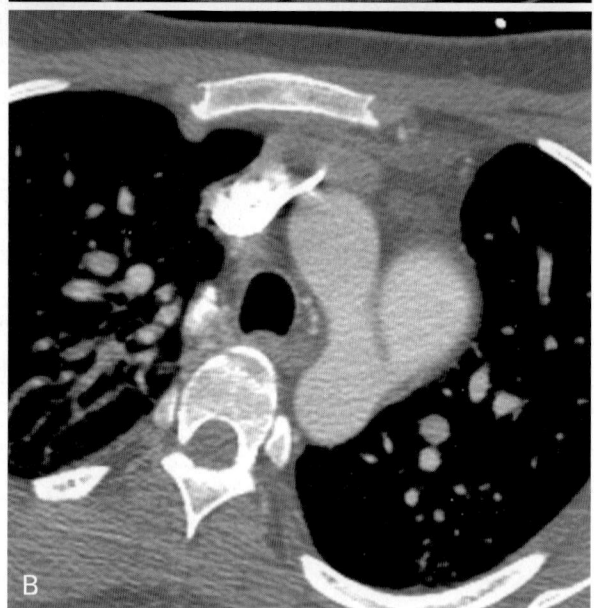

图 53.9　肺 CT 血管造影显示先天性分流引起的 PAH,是 PAH 常规检查的一部分。(A)CTA 显示左下叶肺动脉内有巨大房间隔缺损并有原位血栓,血栓周围可见外周钙化。(B) CTA 显示左肺动脉与动脉导管未闭的主动脉峡部之间的通道。(图 53.9B 经许可引自 Abbara S, Walker CM. Patent ductus arteriosus. In: Abbara S. Diagnostic Imaging: Cardiovascular. 2nd ed. Philadelphia: Amirsys; 2013.)

有重叠之处,但这与其他原因的肺动脉高压不同。

(3) 左侧心脏病:CT 常作为超声心动图的补充,显示心内软组织肿块以及其心外延伸的额外证据、间质水肿、血管充血、胸腔积液以及继发性 PAH 导致中央血管扩张。有时也可见心腔扩大和瓣膜异常(图 53.7)。

(4) PAH 合并肺间质性肺病:X 线和 CT 表现包括潜在的胸膜肺实质疾病和 PAH 的征象,并伴有右心室和近端肺血管扩张(图 53.12)。间质纤维化患者中,受影响者 PAH 的严重程度与中心肺动脉扩张

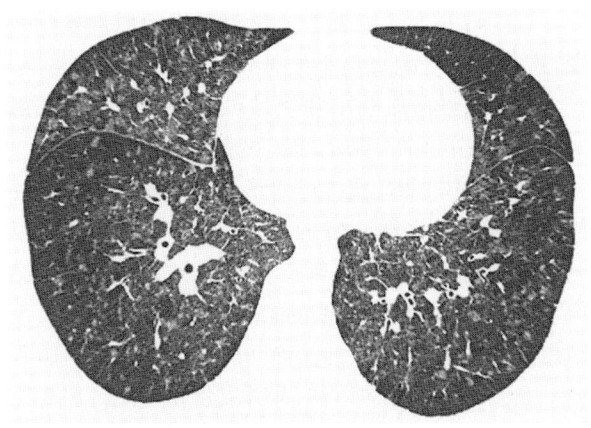

图 53.10 肺静脉阻塞性疾病。与显著的静脉受累相关 PAH 患者的 HRCT 显示,在组织学证实的肺静脉闭塞疾病中,广泛的磨玻璃影伴有小叶中心性结节和小叶间隔光滑增厚。

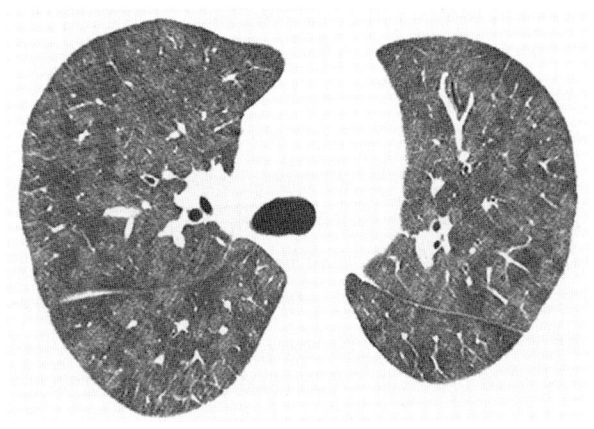

图 53.11 肺毛细血管瘤(PCH)。PAH 伴明显毛细血管受累患者,HRCT 显示 PCH 中实质性密度不均匀减低和斑片状磨玻璃影。

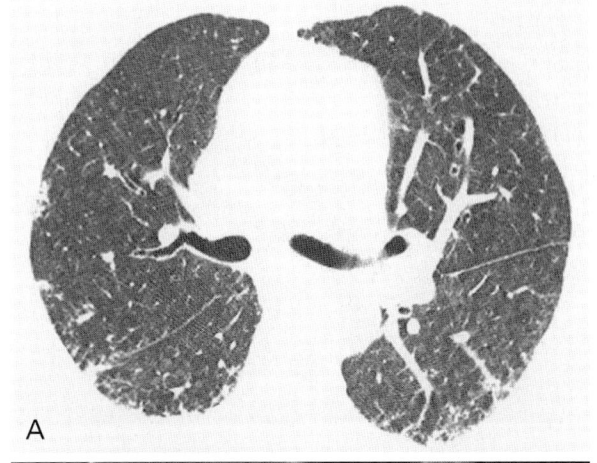

A

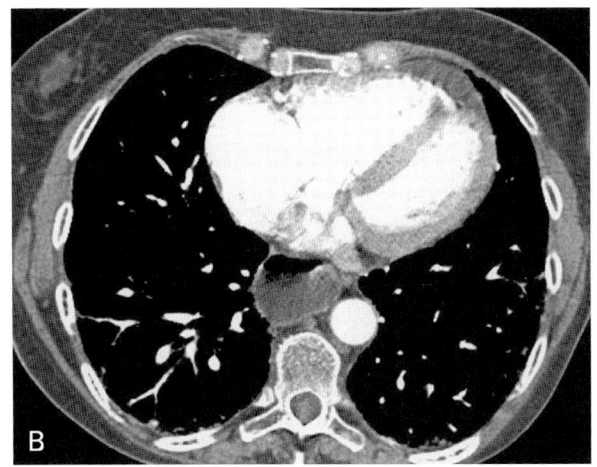

B

图 53.12 系统性硬化和 CREST(钙化病,雷诺病,食管动力障碍,硬化症和毛细血管扩张)综合征中的 PAH。(A)主要支气管层面 CT 表现为轻度外周网状结构,与间质纤维化相一致,同时肺密度不均与肺血管病变相一致。(B)三尖瓣层面 CT 显示右心腔增大,心包积液少,食管充满液体,符合食管运动障碍表现。

程度和实质疾病的程度相关。在 CTD,当间质纤维化和肺血管病变相结合时,PAH 的严重程度可能与肺实质疾病的严重程度不成比例。

(5)慢性血栓栓塞性 PAH:CT 常可显示中央和节段血管内血栓栓塞。CT 比肺动脉造影或 MRI 显示中央 CTEPH 的敏感性和准确性更高,且比闪烁显像更具特异性。通气-灌注(VQ)显像对慢性血栓栓塞性疾病的诊断具有较高的敏感性和特异性,仍为首选成像方法。然而,CTA 已成为评估疑似 CTEPH 的一种更为流行的技术,并且具有非常高的准确性。CTEPH 的 CT 表现为偏心扁平贴壁血栓,可能有闭塞或有再通区。慢性阻塞性血管通常比预期的要小。约 10% 的患者中可见钙化。与血管造影相比,CT 更容易显示附壁血栓。有关 CTEPH 更完整的讨论,请参见第 51 章。

(6)原发性肺动脉肉瘤:肉瘤是腔内动脉充盈缺损的常见原因。在 CT 上表现为单侧、分叶状、不均质肿块,可表现为血管扩张和局部向血管外扩散。不同于急性和慢性肺栓塞,肺动脉肉瘤表现为强化。肺动脉肉瘤呈分叶状,与血管壁形成锐角(图 53.13),而慢性肺栓塞形成钝角。

(7)血管炎:多发性大动脉炎(Takayasu arteritis)是一类累及近端肺血管的大动脉炎(图 53.14)。尽管肺动脉单独受累引起 PAH 已有报道,但主动脉和全身动脉受累可以掩盖肺部表现。由于血管壁增厚引起的多发肺动脉狭窄可被误诊为慢性血栓栓塞性 PAH,但大动脉炎的血管轮廓光滑,并有可能因为疾病本身的炎症特征出现 CT 和 MRI 的延迟对比增强。

(8)纤维性纵隔炎:纤维纵隔炎可导致 PAH,而

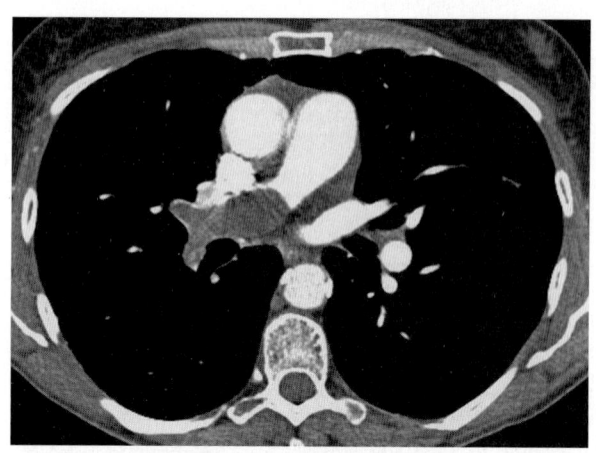

图53.13 肺动脉肉瘤。增强CT显示右肺动脉中的大血管内充盈缺损，延伸到近端大叶血管，呈单侧性、闭塞的特征提示肿瘤。

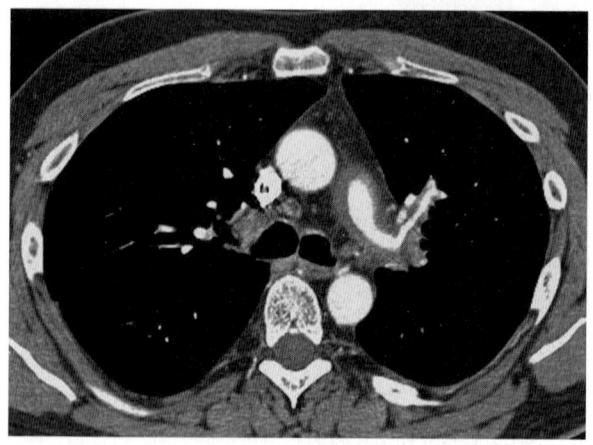

图53.14 大动脉炎。1例活检证实的大动脉炎患者，增强CT显示左肺动脉和上肺动脉壁弥漫性增厚。主动脉和头臂干正常。

且很难和单侧的慢性血栓栓塞相鉴别。肺动脉或肺静脉由纤维组织非均匀包绕可致肺血管闭塞。纤维纵隔炎可以单独累及肺静脉，伴不对称性纵隔增宽、肺门组织钙化、同侧Kerley B线以及由于静脉闭塞所致的外周楔形影。如果纵隔纤维化影响肺循环的动脉系统，肺动脉造影显示单侧或对称性中央肺动脉狭窄及远端动脉截断表现。如肺静脉受累，静脉期血管造影可显示不均匀的肺静脉梗阻、狭窄或邻近心房处肺静脉局限性扩张。增强CT不仅可以显示血管损害程度也同时显示纵隔受累程度。

（9）非血栓栓塞：有关非血栓性肺栓塞（包括肺肿瘤栓塞、寄生虫栓塞、肺滑石病、脂肪栓塞和异物栓塞）的完整讨论，请参见第14章和第52章。

在镰状细胞病中，反复发作的急性胸部症状，伴有毛细血管阻塞和原位血栓形成，则可引起慢性病变。大约有一半的患者影像学表现为间质性疾病改变，这些改变可能来自小的肺梗死后瘢痕灶。最终，较多的永久性微血管阻塞病灶可以产生肺源性心脏病，进一步引起中央肺动脉扩张和右心室增大。

3. MRI　MRI技术可对形态和功能进行无创评估。MRI可以评估心室的大小、心室肌质量和室壁运动。对比增强MR血管造影（MRA）显示肺血管结构，且形态学图像与血管造影的相关性良好。速度编码相位对比MRI提供的其他功能数据也可以对肺和全身血流进行精准的评估，并可以量化分流。

值得注意的是，MRI的主要作用是帮助确定PAH对右心功能的影响、评估PAH的预后以及鉴别病因。然而，其缺乏排除PAH的敏感性。一般情况下，PAH患者的MRI表现为右室肥厚、室间隔曲度逆转和肺动脉扩张的特征性解剖改变。92%的PAH患者在门控自旋回波MRI上出现与肺动脉慢血流相对应的血管内信号异常，尤其与PVR升高有直接关系。

和在CT中一样，肺动脉压与肺动脉和主动脉大小的比值之间存在基本的线性相关。此外，由于肺动脉在将搏动性右心室血流转化为毛细血管水平几乎稳定的血流中起着重要作用，因此肺动脉扩张或僵硬度的评估一直是研究的课题。1989年以来的多项研究发现，舒张期至收缩期肺动脉僵硬（或扩张性降低）的增加与RV负荷增加和从RV到小肺动脉的能量传递增加相关，从而导致血管损伤的增加。最新的数据表明，在明显的压力升高之前，肺动脉弹性就会降低，这种评估对于早期检测PAH可能是有用的。在多期CTA中也取得了类似的数据。

梯度回波和平衡式稳态自由进动电影磁共振成像可以评估左、右心室功能，是衡量双心室结构和功能的金标准。具体来说，右心结构和功能的评估主要是通过心脏MRI。直接测量右心室和左心室搏出量、射血分数、心输出量和分流分数是一种敏感无创性检测PAH患者血流动力学变化的方法。在PAH患者中，心室构型受到干扰，因此很难从单平面获得准确的容积估计值。与超声心动图相比，容积MRI可以独立于任何几何假设测量心室容积。

此外，由于MRI不仅能够评估解剖结构而且还能评估生理学，因此MRI是评估CHD的金标准。速度编码相位对比MRI可以直接计算肺动脉和全身血流，从而提供可靠的分流分数。在超声心动图和常规血管造影应用有限的情况下，它尤其适用于评估嵴上型室间隔缺损、房室间隔缺损和部分肺静脉异常引流

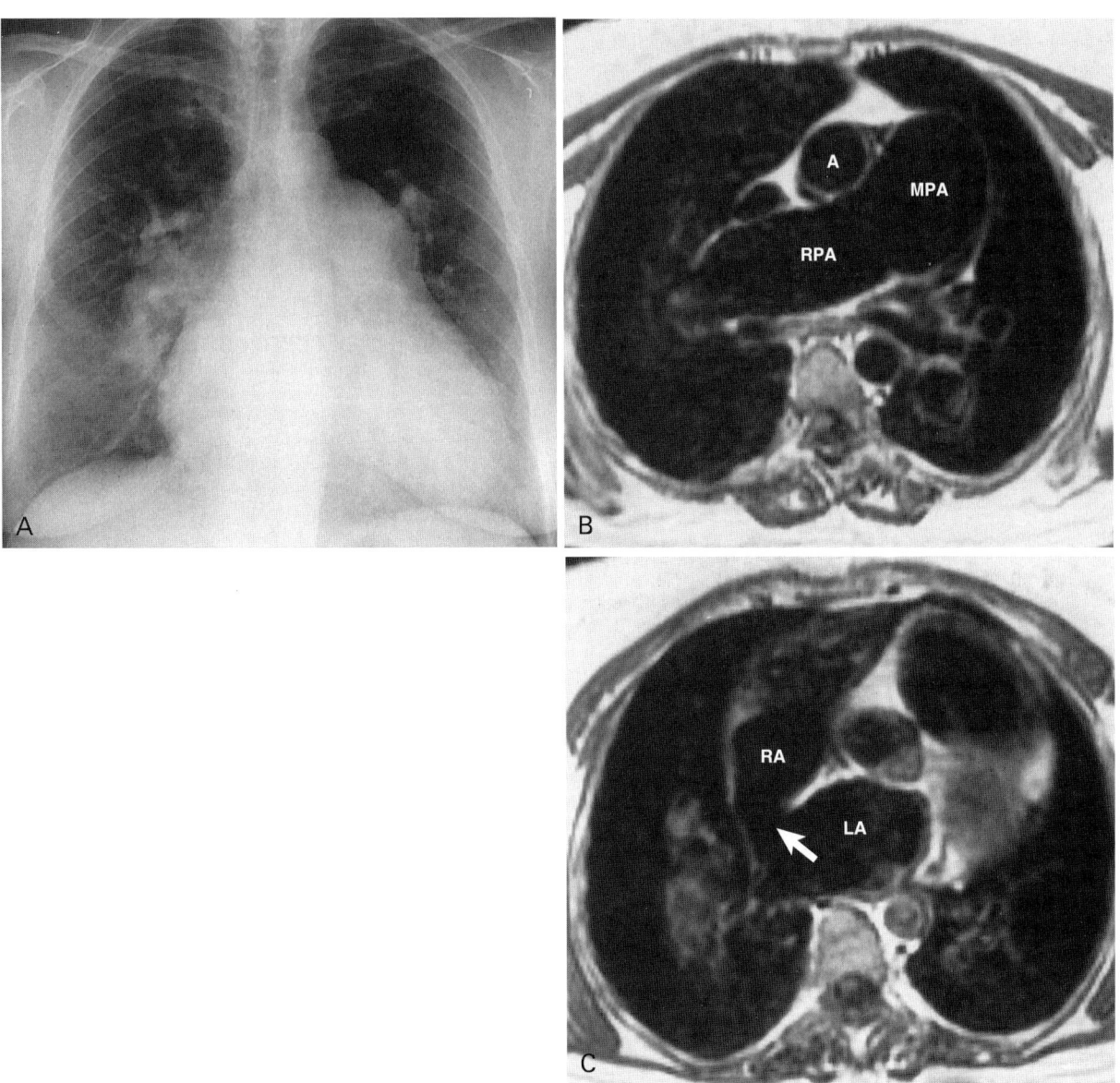

图 53.15　由房间隔缺损引起的 PAH。(A)后前位 X 线胸片显示心脏增大,中央肺动脉明显肿大。尽管逐渐变细,但仍存在肺周围血管增生,右侧尤为明显。(B)心脏门控旋转回波 MRI 显示主肺动脉(MPA)和右肺动脉(RPA)增大。主肺动脉的直径比主动脉(A)的直径大得多。(C)右心房(RA)和左心房(LA)的 MRI 显示房间隔缺损(箭)。(引自 Müller NL, Fraser RS, Colman NC, Paré PD. Radiologic Diagnosis of Diseases of the Chest. Philadelphia: WB Saunders; 2001.)。

(图 53.15)。快速 MR 灌注成像和高空间分辨率 MRA 与并行采集技术的结合还可区分特发性 PAH 和 CTEPH,其准确性较高。

在 MRI 上,除了右心室肥厚和扩张等一般特征外,特发性 PAH 还表现为中心肺动脉对称增大,外周动脉的弥漫性丝状或"螺旋状"改变,以及偶发的胸膜下侧支血管,与血管造影的表现相似。MRI 可在无电离辐射的情况下监测特发性 PAH 患者的心脏功能。Bergin 等的研究表明,MRA 在鉴别 CTEPH 患者和特发性 PAH 患者方面的准确性与放射性核素扫描的准确性(92%)相同。

4. **超声心动图**　多普勒超声心动图是无创性评价心脏解剖和功能的最常用和最便捷的方法。因为超声心动图可以评估右心功能和肺动脉压力,临床怀疑 PAH 患者可用它进行初步诊断和随访。

90% 以上的重度 PAH 患者存在三尖瓣反流。多普勒超声心动图评价的三尖瓣反流速度可用于估计肺动脉峰值压力,但其准确性不高。超声心动图上三尖瓣反流速度为 3.0 m/s 对应的肺动脉压＞30 mmHg。尽管通常这些估计与右心室压力的侵入性测量具有很好的相关性,但单个估计可能不准确。特别是,超声心动图在区分轻度 PAH 和正常肺血流动力学方面的能力有限。

右心室心肌肥厚、室间隔运动异常、收缩间期异常及肺动脉瓣运动异常可能随着疾病的进展而明显。经食管超声心动图可用于检测心内分流,特别是卵圆孔未闭和静脉窦-房室间隔缺损,这在经胸超声心动图很难诊断。经食管超声心动图对评价瓣膜结构和其他结构病变,如左心房黏液瘤也有价值。

5. 核医学 VQ 肺显像的主要作用是区分慢性血栓栓塞性疾病与其他 PAH 病因,因为在非血栓栓塞性疾病中,VQ 是非特异性异常(图 53.16)。在血栓性疾病中,随着正常通气的维持,灌注量减少,导致受影响的支气管-肺段的灌注与通气不匹配。VQ 显像对鉴别特发性肺动脉高压和 CTEPH 的敏感性为 90%～100%,特异性为 94%～100%,高于 CTA。

在其他导致中央肺动脉阻塞的过程中可能会看到节段性灌注不足,例如纵隔淋巴结肿大、纤维化纵隔炎、大血管动脉炎、肺血管或支气管肿瘤以及肺静脉闭塞性疾病。在 CTEPH 中,典型的是节段性或大

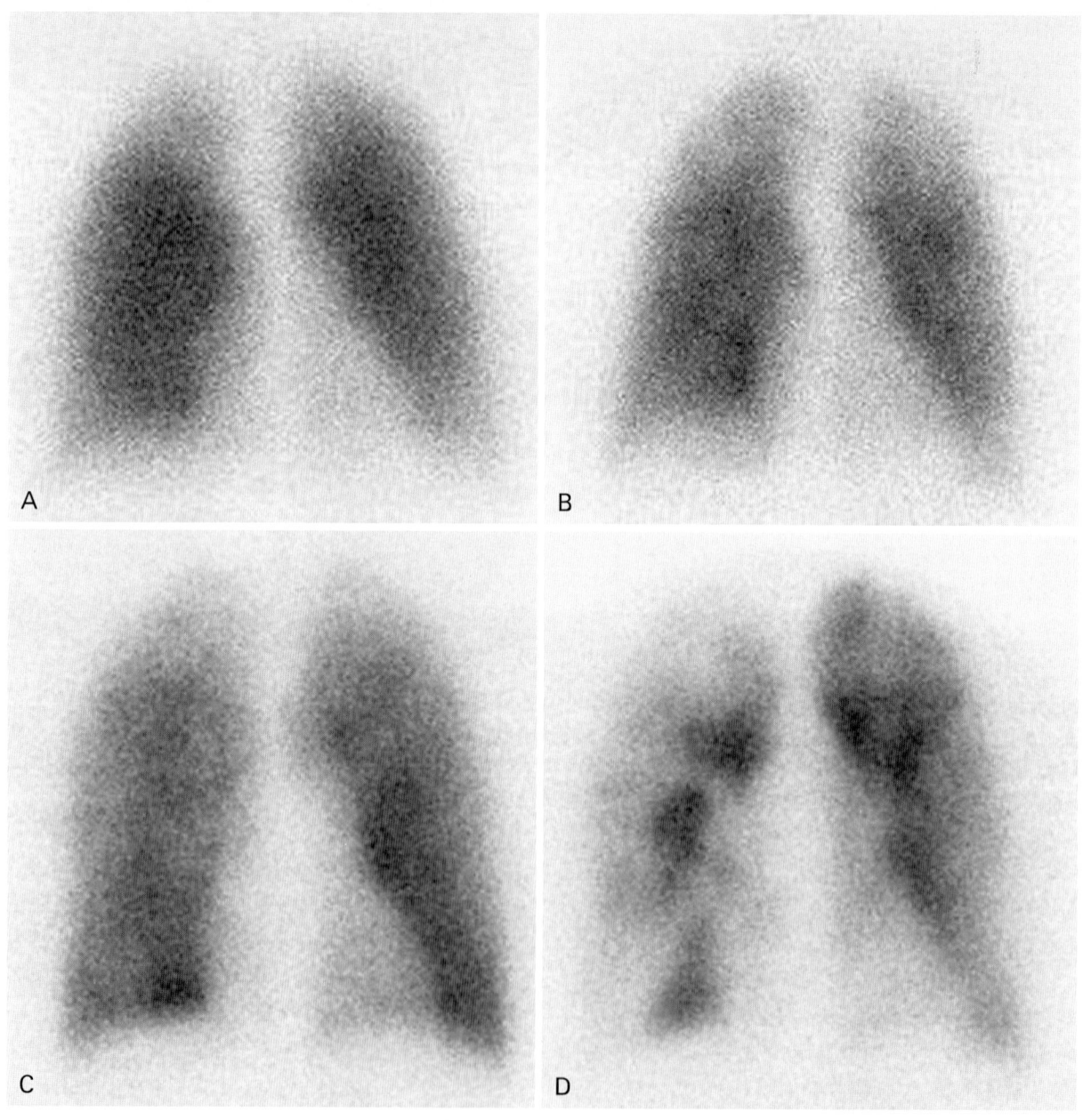

图 53.16 特发性 PAH 与慢性血栓栓塞性疾病的比较:两名患者的通气-灌注肺闪烁显像。(A)和(B)在患有特发性 PAH 的患者中,前视图显示正常通气(A),而散在斑驳的灌注模式(B)。(C)和(D)在患有慢性血栓栓塞性疾病的患者中,前视图显示正常通气(C),而(D)显示多个节段性灌注缺损。

叶性灌注缺损,而特发性 PAH 中的灌注扫描正常或发生肺栓塞的可能性较低,局部区域灌注减少或出现"斑纹"(图 53.16)。然而,灌注肺扫描在鉴别诊断和抗凝治疗方面存在潜在的误判。

在一些患有晚期原发性 PAH 的患者中,闪烁扫描显示错配失调(即肺区域的肺灌注显示很少或没有通气)。CT 研究表明,这些区域显示正常或充盈的肺血管,而实质衰减增加的区域在显像时显示通气功能障碍。

灌注闪烁显像在其他情况下的作用不清。在有右向左分流的灌注闪烁显像中,可见甲状腺或肾脏的活动,并用于计算分流分数。肺实质病变的 VQ 显像可显示相应的通气和灌注缺损。当考虑单侧肺移植时,灌注闪烁显像可用于选择功能受损程度最高的一侧。

6. 肺静脉阻塞性疾病 在 PVOD 灌注扫描中,通常显示示踪物呈片状分布,无明显节段或亚节段缺损,通气扫描正常。这种 VQ 错配可误诊 CTEPH。单侧灌注缺失可能是由于主肺静脉受累严重不对称所致。

7. 血管造影 右心导管插入术通常是独立进行的,但可与肺动脉造影同时进行。漂浮导管从腔静脉穿过肺叶动脉。它可以评估肺血流动力学和心功能,并评估药物刺激的动态反应。测量腔静脉、右心室和肺动脉中的氧饱和度可以确定先前未料到的左向右分流。此外,可以在右侧心脏导管插入术期间进行急性血管舒张试验,识别可能对特定疗法有反应的患者。

肺血管造影是定义肺血管解剖结构的金标准,但是现代 CT 和 MRI 技术如今已成为无创的替代技术。通过仔细监测和修改标准血管造影程序,即使在患有严重 PAH 的患者中,也可安全地进行肺血管造影。该手术严重并发症的发生率为 1.5%,病死率为 0.5%。与 CT 和 MRI 相比,它具有良好的时间分辨率,从而减少了运动伪影和静脉污染。肺血管造影也可以用于 CTEPH 的检查中,在 CTA 不明确的情况下,它可以帮助确认疾病的位置和可手术性。尽管目前很少在 PVOD 中进行肺血管造影,但它通常显示中央肺动脉和右心室扩大,实质延迟强化,导致正常大小或小的肺静脉和正常或小的左心房延迟充盈。肺静脉造影显示局灶性静脉阻塞,这对 PVOD 的诊断有很大的提示意义。

(六)影像检查的选择 PAH 表现为非特异性症状和体征。影像学不仅可证实 PAH 的存在,而且在阐明潜在病因方面起着关键作用。尽管存在一系列可用的成像方式,但应考虑到电离辐射暴露、某些检查的侵入性及其伴随的风险等因素。诊断策略应根据当地的专业知识、获取的便利性和成本进行调整,以适合单个机构。

所有怀疑有 PAH 的患者都应接受胸部 X 线检查。如果它显示肺动脉近端肿大和心脏扩大,则有必要进行超声心动图检查。在 X 线平片正常但临床高度怀疑的情况下,超声心动图检查是一种简单且无创的方法可排除或诊断 PAH。超声心动图不仅可以确认 PAH,还可发现潜在病因。如果超声心动图完全正常,则无需进一步检查。

如果在超声心动图上发现了 PAH 的心脏原因,或者发现患者有其他分流,患者应该进行 MRI 以进行明确的评估。如果患者只需要保守治疗或医疗管理,MRI 检查已足够。但需手术时,右心导管插入术对进一步明确疾病非常有帮助。

如果超声心动图上没有明确的心脏原因,大多数患者可结合 CT 肺动脉造影和(或)HRCT 进行诊断。进一步的检查需根据 CT 的结果。

在 CTA 中,常能看到意外的心内分流。这些病例将需要右心导管和 MRI 进一步评估。肺实质疾病在 CT 上容易发现,应与肺功能检测结果相关联。肺静脉闭塞性疾病可与肺水肿或间质纤维化相混淆。需排除特发性 PAH。

当 CT 表现不明确时,VQ 显像可能有助于排除远端血栓栓塞性疾病。许多医疗中心使用 VQ 显像作为 CT 前的一线检查。无疑,它是一个有用的筛选试验,有助于排除 CTEPH。然而,在其他情况下,这些发现不太具体、不可靠。在没有正常或高概率 VQ 显像的情况下,诊断难题仍然存在,路径可能必须回到 CT 或 MRI。

(七)治疗方案概要

最初,PAH 的治疗仅限于抗凝、钙通道阻滞剂、吸氧和利尿剂以缓解症状。对于在右心导管检查期间显示有肺血管反应性的患者,这仍然是通常指导的药物治疗方法。然而,靶向治疗已经彻底改变了许多原因引起的 PAH 的患者治疗。靶向疗法通过逆转血管重塑过程、抑制血小板聚集并引起血管舒张来改变疾病。其中第一个是静脉注射的依泊汀,在运动耐量、血流动力学和存活率方面有一定效果,连续提高化合物的稳定性,使其易管理;尽管如此,其仍然是持续输注,伴随着相关风险。随后开发了其他前列腺素,例如曲前列环素(静脉、皮下、吸入和口服制剂)和吸入伊洛前列素,似乎在改善功能和生存方面也很有效。其他类型的血管扩张剂,如双重内皮素受体拮抗剂、选择性内皮素受体拮抗剂、磷酸二酯酶抑制剂和环鸟苷单磷酸拮抗剂也被证明在提高功能方面有效。这些通常是口服药,因此与连续输注相比,问题更少,服用也更容易。因此,较多肺动脉高压患者更易接受靶向治疗,从而提高了早期诊断的需求。而且,组合疗法已经显示出协同作用并且应用较多。

除肺移植外,长期氧疗是唯一能显著提高肺实质性疾病伴 PAH 患者的生存率的措施(第 3 类 PAH)。在考虑接受肺移植患者的诊断检查中,特别是在肺气肿的情况下,CT 可以检测到 X 线平片上不明显的原发性小肺癌,会影响治疗方案的选择。拟单侧肺移植时,灌注显像用于筛选功能受损程度最高的一侧。第 51 章详细讨论了 CTEPH 的治疗。

要点:PAH

- PAH 的病因可分为毛细血管前和毛细血管后。世界卫生组织的替代分类方案包括 PAH(第 1 类),与左心疾病有关的 PAH(第 2 类),与肺实质疾病有关的 PAH(第 3 类),慢性血栓栓塞性 PAH(第 4 类)以及多因素或不清楚的疾病(第 5 类)
- 新型靶向药物治疗可改善特发性 PAH 患者的预后
- 超声心动图可以评估肺动脉压,并可用于筛查和随访
- 超声心动图和 MRI 是检测心脏异常的首选成像方式
- 右心腔的大小、功能和血流动力学是预后的关键指标,心脏 MRI 是评估的金标准

- PAH 患者的 X 线片常显示异常,但 X 线胸片阴性并不能排除疾病
- CT 对肺动脉和(或)肺实质的评价可为探讨 PAH 的病因提供重要依据
- 肺静脉闭塞性疾病和肺毛细血管瘤的 CT 表现包括小叶间隔增厚、磨玻璃影、小叶中心性结节、胸腔积液和纵隔淋巴结肿大。这些与毛细血管前血管病变的区别很重要,因为血管扩张剂治疗可导致致命的肺水肿
- 通气-灌注肺闪烁显像的主要作用是将慢性血栓栓塞性疾病与其他原因引起的肺动脉高压相区别

推荐阅读

Ascha M, et al. A review of imaging modalities in pulmonary hypertension. Ann Thorac Med. 2017;12(2):61-73.

Francois CJ, Schiebler ML. Imaging of pulmonary hypertension. Radiol Clin North Am. 2016;54(6):1133-1149.

Ruggiero A, Screaton NJ. Imaging of acute and chronic thromboembolic disease: state of the art. Clin Radiol. 2017;72(5):375-388.

参考文献见 *ExpertConsult.com*.

第54章

流体静压性肺水肿[*]

Christopher M. Walker | Jonathan H. Chung

（一）**病因**　肺水肿是指在肺内血管外腔隙（间质和肺泡腔）液体的异常积聚。传统上可分为两大类，流体静压性肺水肿和渗透性肺水肿。流体静压性肺水肿是由肺毛细血管压力升高引起的，渗透性肺水肿是由毛细血管内皮破坏引起的，导致蛋白质渗漏到周围组织。这两种分类是有问题的。首先，左心室衰竭时肺毛细血管压力的严重升高可能导致内皮细胞损伤，导致流体静力和渗透性水肿的混合。第二，渗透性水肿现在也可发生在不引起弥漫性肺泡损伤的情况下，如汉坦病毒肺综合征和白介素治疗。这些情况下的渗透性肺水肿与弥漫性肺泡损伤［急性呼吸窘迫综合征（ARDS）］患者的渗透性肺水肿表现非常不同。因此，肺水肿的现代定义应根据病理生理学分为四大类：静压性肺水肿、伴弥漫性肺泡损伤（diffuse alveolar damage, DAD）的渗透性肺水肿、无 DAD 的渗透性肺水肿以及静压性肺水肿和渗透性肺水肿共同引起的混合水肿。

流体静压性肺水肿最常见的原因是继发于左心疾病的肺静脉压升高。左心室衰竭或左心房流出道受阻，引起左心房压力升高进一步导致肺静脉压力增高。肺静脉高压很少由于本身肺静脉狭窄所致，如先天性或获得性静脉闭塞性病、纤维性纵隔炎。静水压性肺水肿其他常见的病因还有肾脏疾病、高血容量和肝功能衰竭。急性和慢性肾脏病变，伴或不伴尿毒症，都可能和急性肺水肿相关。左心衰竭还是流体静压性肺水肿最常见的病因，但同时还可能存在低蛋白渗透压、高血容量和毛细血管通透性增加等因素。在没有潜在心脏疾病的患者中，大量静脉输液也可诱发肺水肿。液体负荷过多是围手术期静水压性肺水肿的重要原因，特别是老年人、临界性心功能衰竭或肾功能衰竭患者。肝硬化或急性肝衰竭或肝移植术后患者发生肺水肿频率较高。这些患者出现水肿是由于毛细血管压力增加、血管内皮细胞通透性增加和血浆渗透压降低的综合因素所致。急性肺水肿也是一些疾病不常见的并发症，如头部外伤、癫痫发作和颅内压增高。

静水压性肺水肿的常见病因

(1) 心源性

1) 左心室衰竭。

2) 二尖瓣病变。

3) 左心房黏液瘤。

(2) 肺静脉梗阻

1) 原发性（特发性）静脉闭塞性疾病。

2) 纤维性纵隔炎。

(3) 神经源性

1) 头部外伤。

2) 癫痫发作。

3) 颅高压。

(4) 毛细血管渗透压减低

1) 肾脏疾病。

2) 液体超负荷。

3) 肝硬化。

（二）**临床表现**　急性流体静压性肺水肿的主要临床表现为呼吸困难、呼吸急促和端坐呼吸。体征包

* 编者和出版社感谢 Nestor L. Müller 博士和 C. Isabela Silva Müller 博士为本书上一版相关主题提供的材料。这是本章的基础。

括外周和中枢性发绀、心动过速、脸色苍白、外周水肿和颈静脉压升高。最严重的情况下,患者可能会咳出带有血色的泡沫痰。

隐匿性发病的肺水肿患者症状可较轻,呼吸困难可能只在活动后出现,其他有提示性的症状包括端坐呼吸、阵发性夜间呼吸困难。慢性左心衰竭患者在X线胸片表现为广泛肺水肿时,临床症状仍可以表现得很轻微。实验室检查,包括B型钠尿肽(B-type natriuretic peptide, BNP)和N末端片段(N-terminal fragment, NT-proBNP),在导致心肌应激增加或肾衰竭患者中升高。实验室检查正常可用来从本质上排除因呼吸困难而到急诊科就诊的心力衰竭患者。

(三)病理生理学　正常状态情况下,流体和蛋白质从肺微循环流动到肺间质,然后经淋巴管回流至血液。流体和蛋白质的流动量取决于肺微循环压力平衡以及毛细血管膜的通透性。影响肺血管内外流体生成和清除的因素可以用Starling提出的肺内液体移动公式来描述。

微血管流体静水压的增加或微血管腔内蛋白质渗透压的降低将导致液体从微血管渗入间质组织(静水压性肺水肿)。大量液体积聚在间质会引起间质水肿,如液体量超过了间质储存能力,上皮细胞发生损伤时,水肿涌入肺泡腔内(图54.1)。肺间质本身可以分为两部分,肺泡间隔(实质)腔和支气管血管束、小叶间隔(轴面)腔。尽管肺泡间隔腔占了间质腔的大部分,但其顺应性低,与支气管血管周围和小叶间隔结缔组织相比,其内部液体积聚的程度要小得多。

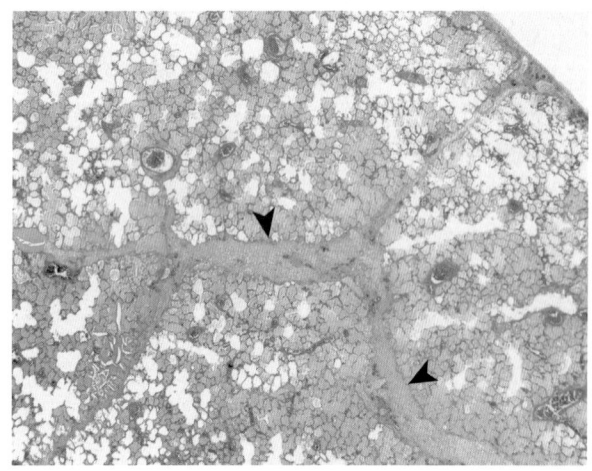

图54.1 肺水肿病理表现。组织学标本显示小叶间隔增厚(箭头)和肺泡腔内液体填充。(鸣谢 Dr. John English, Department of Pathology, Vancouver General Hospital, Vancouver, Canada.)(见彩色插页)

继发于头部外伤、癫痫、颅高压的肺水肿发病机制尚不完全明确,但可能是继发于流体静力学和渗透性机制。多数研究表明主要机制是毛细管血管压力增加(流体静压性肺水肿)。实验室研究表明中枢神经系统瞬时大量的交感神经放电,导致全身血管收缩,血液大量涌入肺血管,导致肺毛细血管压力增高。研究还显示交感神经活跃可增加肺血管紧张度,导致肺血管收缩,进而增加了肺毛细血管静水压。也有证据显示,水肿的发病机制也可能是直接对于心脏收缩力的负性作用。最后,静水压力升高可能引起内皮损伤,导致继发性渗透性水肿,表现为水肿液高蛋白。

(四)影像学表现

1. 胸部X线　静水压性肺水肿主要的两个影像学表现取决于液体潴留于间质还是肺泡。

(1)间质水肿为主:由于毛细血管位于肺间质内,所以液体向肺间质腔内漏出成为了肺水肿第一阶段。尽管液体漏出是肺内液体积聚的第一阶段,但经典的观点认为,间质性肺水肿的最初影像学征象是肺静脉高压。这一征象表现为血液从下肺区流向上肺区(图54.2),肺上叶动脉比伴随支气管管宽(图54.3)。这种血液再分配被许多作者称为血管的头化(cephalization of the vasculature)。但这种征象在间质性肺水肿中通常不显示,或者在X线片上难以准确判断。此外,血流再分布只能在直立位最大吸气时X线片上可靠地评估。在一项对86例急性心肌梗死患者的研究中,只有1例伴有楔压升高的患者出现肺血管再分布(头化)。Pistolesi等的研究显示肺血流再分配(头化)与楔压无关,但可能反映了慢性结构性血管改变,发生在慢性静脉压升高的患者,如慢性复发性心力衰竭或长期二尖瓣狭窄患者(图54.2)。

因此,间质性肺水肿的第一个可靠的影像学表现是液体在血管周围间质组织和小叶间隔内积聚。这种水肿产生一种特征性X线征象:肺段和亚段血管清晰度减低清(即血管模糊),小叶间隔增厚(Kerley A线和B线;图54.4)。但是,血管模糊依赖于主观评估,也可能由除间质水肿以外的许多因素引起,包括运动、器械差异、肺容积和患者旋转。胸膜下间质水肿是早期间质性水肿更客观的表现,也是最可靠的影像学征象。该征表现为胸膜下间质积液引起的叶间裂隙增厚(图54.4)。叶间裂增厚通常比Kerley B线更早显示,因为有两层脏层胸膜导致叶间裂增厚,裂缝比小叶间隔更大更长。需要注意的是,裂缝增厚并不代表裂缝内胸腔积液,而是胸膜下间质增厚。

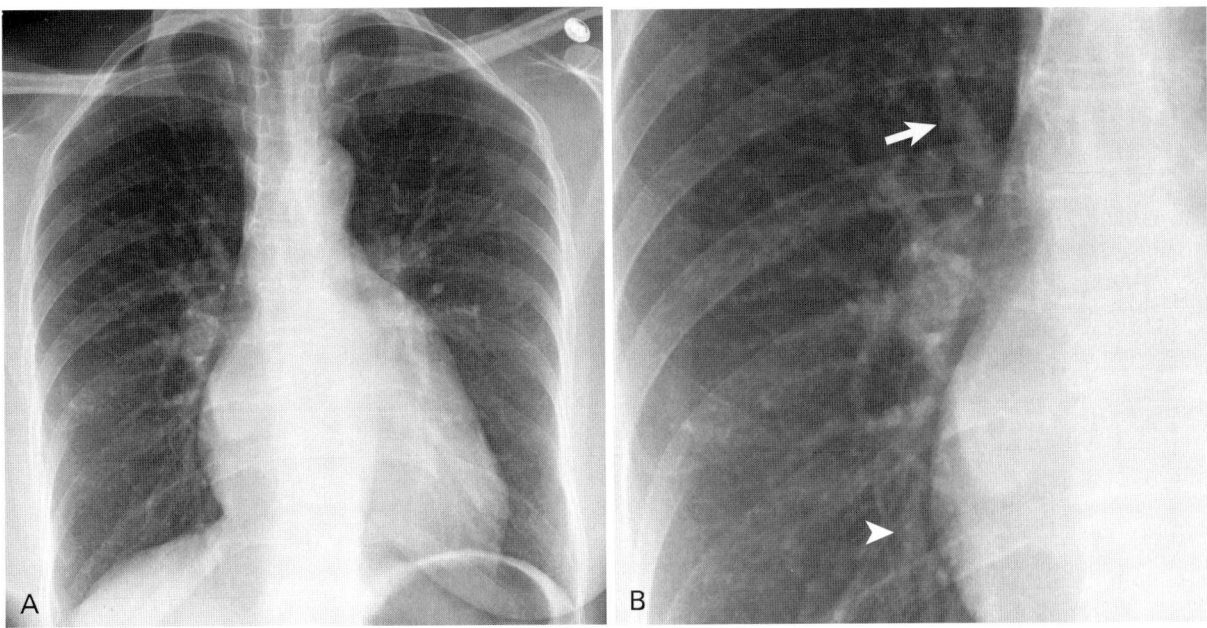

图 54.2 伴有二尖瓣狭窄和二尖瓣反流的女性患者,由肺静脉高压引起的肺上区血流再分配。(A)前位 X 线片显示肺上区血管纹理异常突出,肺下区血管纹理稀疏。可见左心耳和左房扩张表明二尖瓣狭窄和反流。(B)右肺下叶区域放大片示肺上叶区域肺动脉(箭)与肺下叶区域肺动脉(箭头)大小不一致。肺静脉高压(头向集中)最常见于长期心力衰竭或二尖瓣狭窄,在急性间质水肿时通常不表现或可识别。

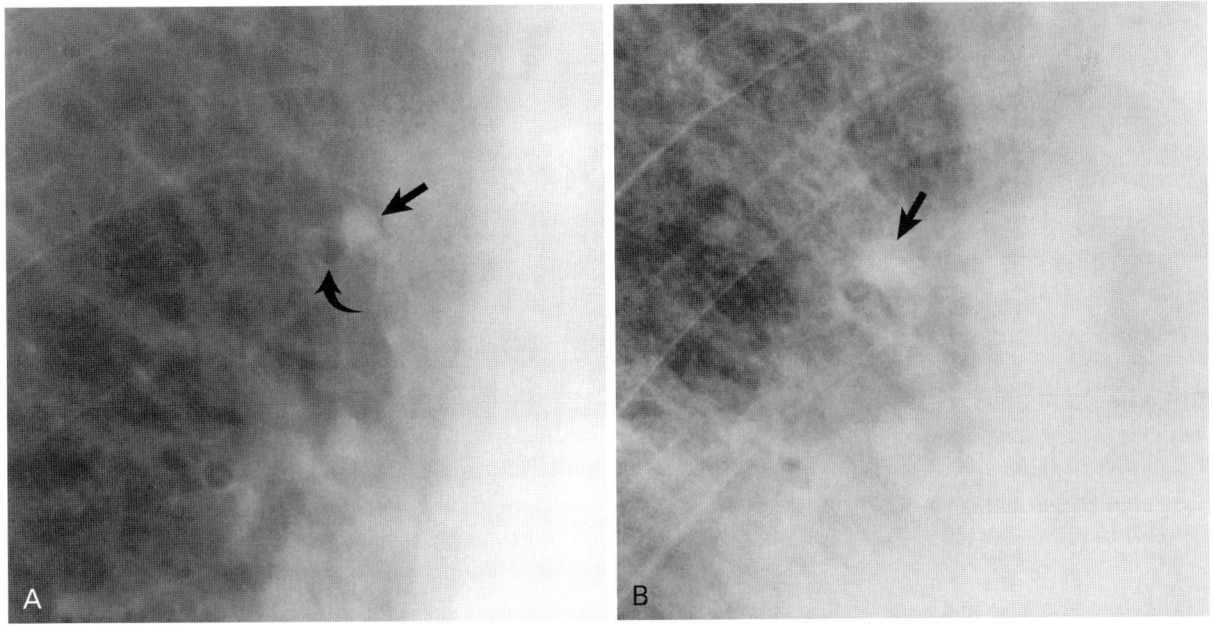

图 54.3 静水压性肺水肿,肺上野肺动脉和支气管管径比值增加。(A)右上肺区正位 X 线胸片显示肺动脉与支气管直径比值正常,肺动脉外径(直箭)与伴支气管外径(弯箭)相似。(B)急性心肌梗死后 3 年,直立前后位 X 线胸片,出现肺水肿,显示肺动脉直径增大(箭),伴血管模糊的肺门周围阴影也很明显。(引自 Müller NL, Fraser RS, Colman NC, Paré PD. Radiologic Diagnosis of Diseases of the Chest. Philadelphia: WB Saunders; 2001.)

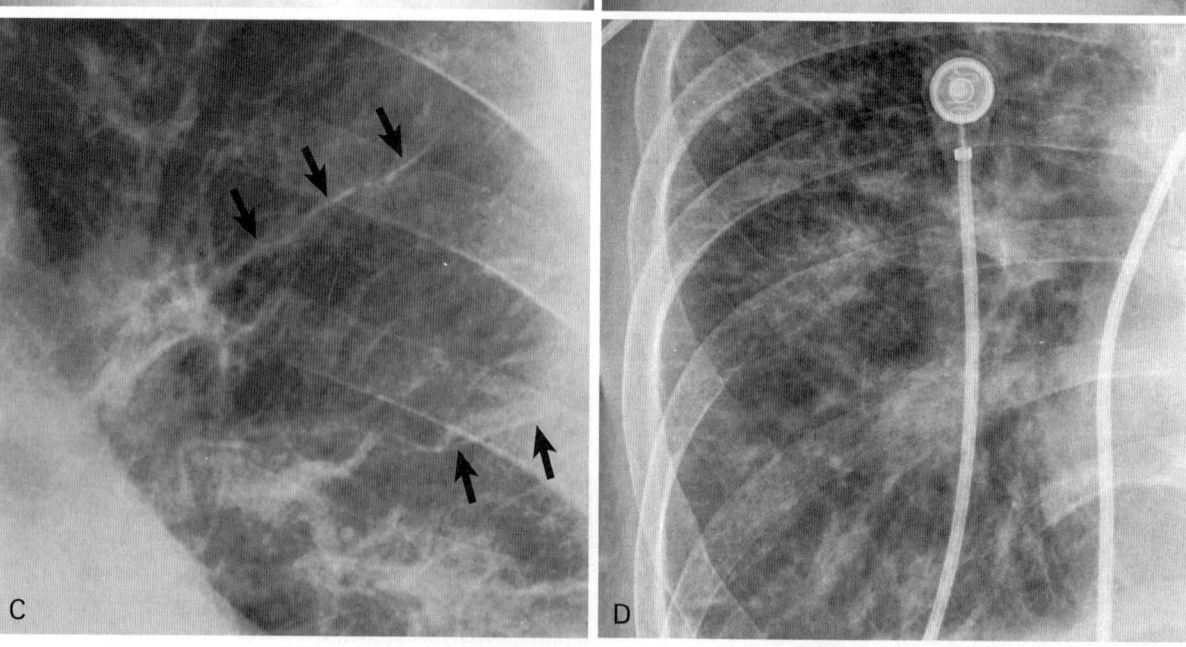

图54.4 左心衰竭引起的间质性肺水肿。后前位(A)和侧位(B)X线片显示双肺多发性阴影。这些线由一个组合的长间隔线(Kerley A线)组合组成,主要在中肺区(箭,C)以及更短的外围隔线(Kerley B线,D图显示最佳)。侧位X线片(B),由于胸膜下间质水肿,肺叶间隙较厚(箭,箭头)。(图54.4A引自 Gutschow SE, Walker CM. Acute thoracic conditions in the ICU. In: Shepherd J. Thoracic Imaging Requisites, 3rd ed. Philadelphia: Elsevier; 2018;图54.4C引自 Müller NL, Fraser RS, Colman NC, Paré PD. Radiologic Diagnosis of Diseases of the Chest. Philadelphia: WB Saunders; 2001.)

　　在发生明显的肺泡水肿之前,水肿液积聚于肺间质组织内,这种积聚常不可见,或仅在放射学上以"雾状"的形式依稀可见,主要分布于下肺野或肺门周围。尽管影像学表现的严重程度与肺楔压有一定的相关性,但在楔压升高与影像学肺水肿症状之间往往存在时间上的滞后,可能是由于液体进入血管外空间需要时间。心脏常增大,但就像肺血管再分布一样,当水

肿的原因是近期心肌梗死、冠状动脉功能不全或限制性心肌病时,心脏大小可能是正常的。

　　间质性肺水肿的另一个证据是肺门周围肺野内支气管壁增厚。在没有慢性气道疾病的情况下,如慢性肺阻塞性疾病或哮喘,支气管壁厚度不超过1 mm。当液体在其周围的间质组织中聚集时,其阴影增厚并且清晰度减低(图54.5)。对水肿进行适当的治疗

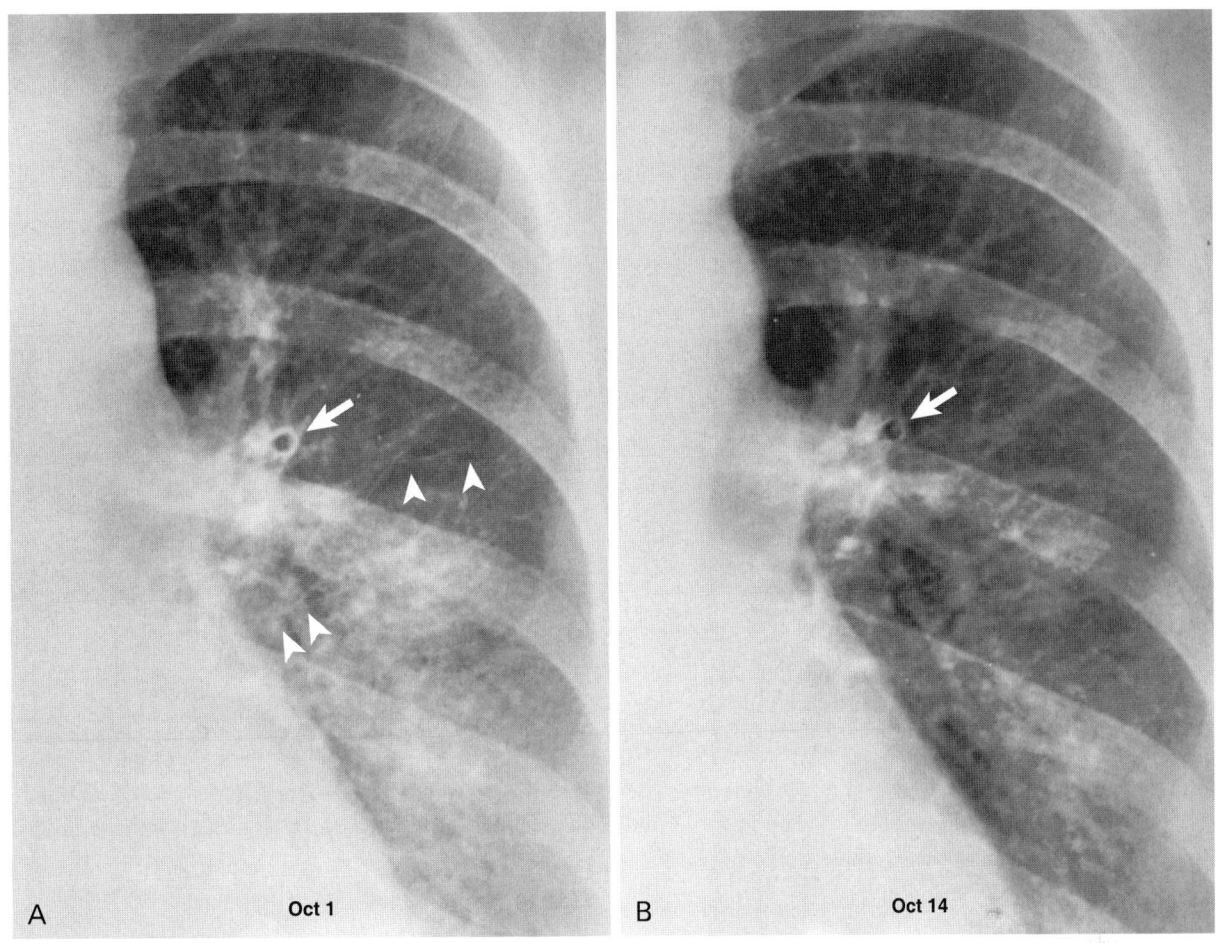

图 54.5 肾衰竭引起肺水肿的支气管周围袖套。(A)左肺上半部后前位 X 线片显示上肺叶血管扩张,肺门周围雾状阴影,间隔 A 线(箭头),支气管壁端部增厚(箭)。(B)几周后,利尿剂治疗后,肺水肿的症状消失了。支气管壁厚度减轻(箭所示)。(引自 Müller NL, Fraser RS, Colman NC, Paré PD. Radiologic Diagnosis of Diseases of the Chest. Philadelphia: WB Saunders; 2001.)

后,这些影像学征象可能在数小时至数天内消失。

血管蒂是上纵隔的宽度,从上腔静脉的右侧缘开始,在它穿过右主支气管的地方,到左锁骨下动脉的左侧缘,即它起源于主动脉弓的地方。血管蒂宽度的变化是评估患者血管内容积状态的一个有用的指标,但只有在具有相似位置和吸气深度的 X 线片进行比较时才有价值。在大多数正常患者中,血管蒂的宽度在 38～58 mm。由于血管蒂的正常范围很广,相对于绝对尺寸,在相似的 X 线位置获得的血管蒂宽度的变化是评估容积状态更有价值的指标。当液体过量时,血管蒂变宽(图 54.6),而在左侧心衰患者中,只有 50% 的患者血管蒂变宽。渗透性肺水肿患者一般没有血管蒂增宽。

(2)肺泡性肺水肿:当跨壁压力 >25 mmHg 时,上皮损伤易引起肺水肿。尽管间质水肿先于肺泡性肺水肿,但在胸部影像学上两者可同时出现。肺部影像学异常表现为两肺对称性斑片影或融合性实变影,通常以肺门或下肺野为主(图 54.7)。支气管空气征不常见。在绝大多数情况下,阴影逐渐汇合并形成不规则片状实变影随机分布于整个肺野,特别是内 1/3 的肺野(图 54.8)。只有不到 10% 的情况,肺泡性静水压性肺水肿会表现为中央型、无重力分布及肺周围不受累,即蝙蝠翅或蝶翼状水肿(图 54.9)。蝙蝠翼水肿往往发生于迅速发展的严重心力衰竭,如急性二尖瓣关闭不全(乳头肌断裂或大面积心肌梗死)或肾衰竭。

心源性肺水肿通常是两侧对称的。偶尔,肺水肿分布也可能是单或双侧局限性分布,且不符合由中心病变引起疾病的"预期"分布。单侧肺水肿发病机制多样,有可能病变存在于水肿侧(同侧肺水肿)或对侧(对侧肺水肿)。不对称静水压性肺水肿最常见的原因是患者倾向于侧躺或慢性肺阻塞性疾病肺实质的形态学改变。晚期肺结核或结节病中出现的广泛肺气肿或明显的破坏和纤维化,会导致健侧肺水肿。

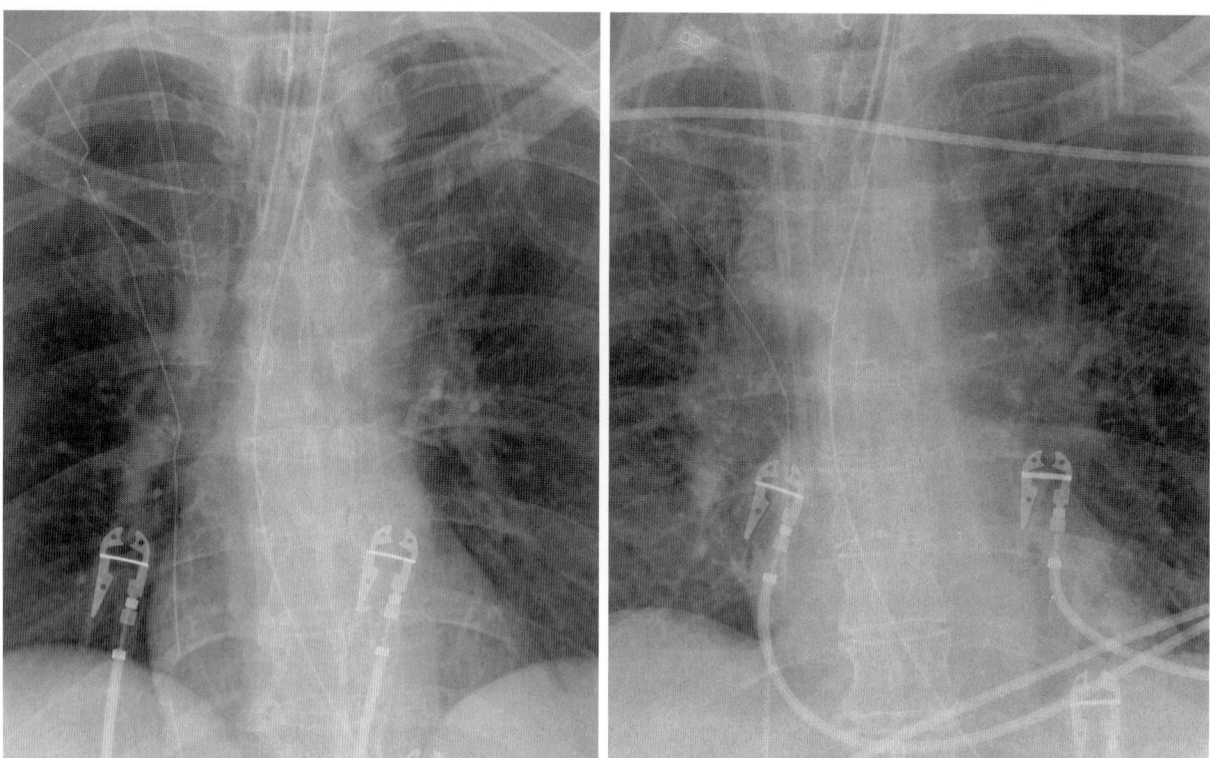

图 54.6 液体过量肺水肿。与正位 X 线片,前(左图)与后(右图)的组合图像显示静脉输液 12 L 后血管蒂增宽,奇静脉增大,弥漫性间质性肺水肿。(引自 Gutschow SE, Walker CM. Acute thoracic conditions in the ICU. In: Shepherd J. Thoracic Imaging Requisites, 3rd ed. Philadelphia: Elsevier; 2018.)

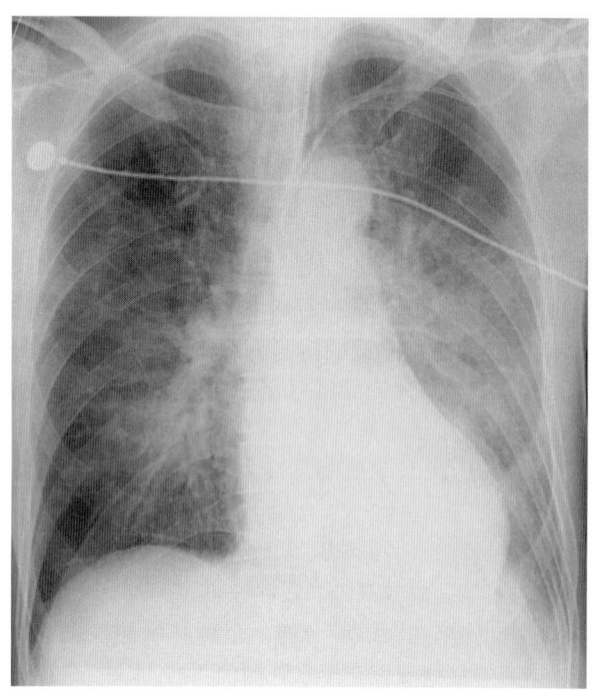

图 54.7 左心衰竭的间质性肺水肿和肺泡性肺水肿。胸部正位 X 线片显示肺血管增粗且边缘模糊,右肺门阴影,左肺门的阴影伴实变影。此外可见气管插管和中心静脉导管。

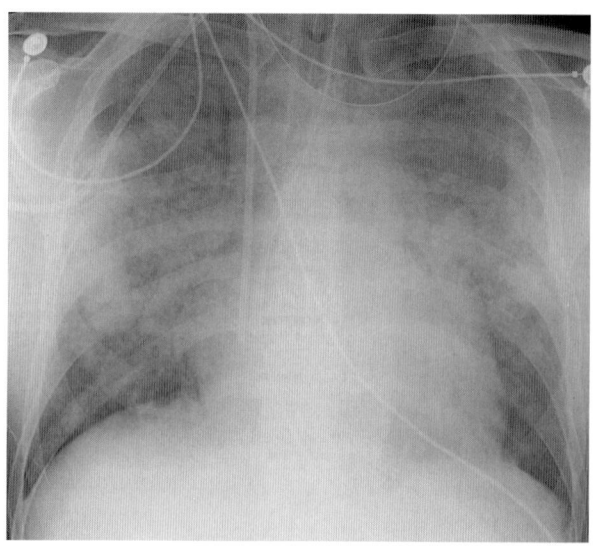

图 54.8 左心衰竭引起的肺水肿。后前位 X 线片显示双肺广泛的实变,以中央为主,可见右颈内静脉导管和鼻胃管。

二尖瓣反流,特别是在急性心肌梗死的情况下,由于反流向右上肺静脉,水肿主要累及右上肺叶(图 54.10)。这种不对称分布在 3 级或 4 级二尖瓣反流的成年患者中占 9%,儿童患者中占 22%。

与静水压性间质性肺水肿一样,肺泡水肿通常在基础疾病得到适当治疗后迅速清除。在大多数病例中,放射学检查显示在不到 3 d 内即可完全消退。

X 线胸片在对静水压性水肿患者的初步评估中起着重要的作用。然而,当肺水肿突然发作时,从症状出现到发生显著的影像学异常之间可能有高达 12 h 的延迟。此外,随着患者症状的消失,肺静脉压力恢复正常,但胸部 X 线片显示持续性水肿,可能存在治疗滞后。

2. CT 虽然静水压性肺水肿的诊断是基于临床资料以及传统 X 线胸片,但是识别其 CT 特点非常重要。因为不熟悉其 CT 特点,有可能将其误诊为其他疾病,或者在临床表现不典型的患者中不能意识到其为肺水肿表现。

间质性肺水肿 HRCT 最常见的表现为小叶间隔增厚和磨玻璃影(图 54.11),有些患者可能只有间隔增厚或磨玻璃影。除了小叶间隔静脉或实质内淋巴结引起的局灶性结节样改变,小叶间隔增厚通常光滑

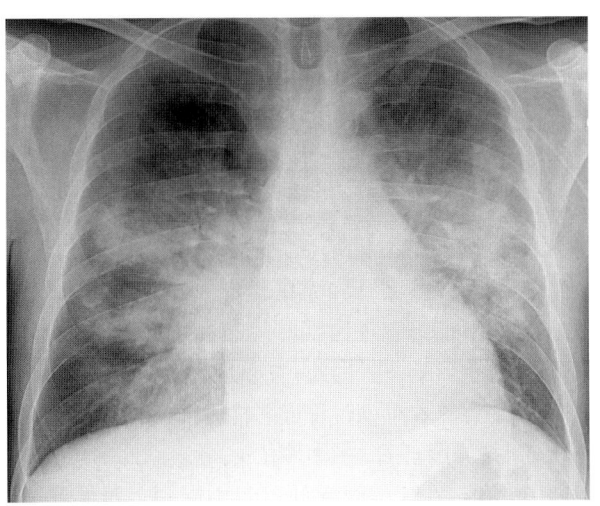

图 54.9 肺水肿的"蝶翼征"。后前位 X 线片显示两侧肺门处实变影,形成蝙蝠翅膀或蝴蝶样改变;两肺外周未见明显异常影。实变影密度均匀,伴有清晰的双侧支气管充气征。此外可见左侧外周插入中心导管,尖端位于上腔静脉和心房交界处。

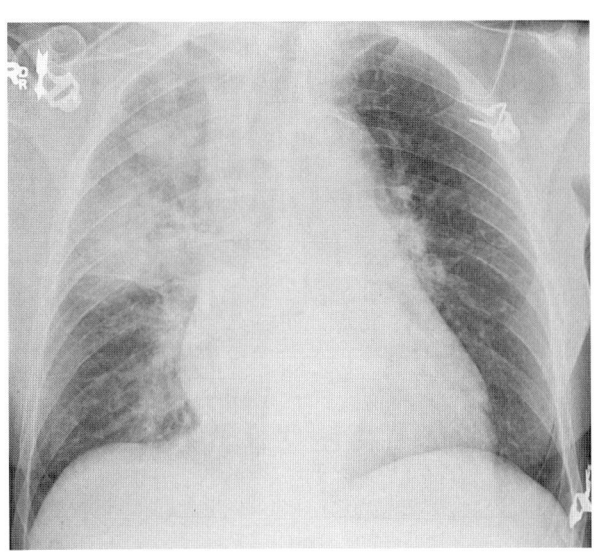

图 54.10 急性二尖瓣反流所致的右肺上叶肺水肿。胸部正位 X 线片显示肺血管影明显增粗和小叶间隔线,符合肺间质水肿。此外还可见广泛右肺上叶实变影。虽然右肺上叶实变影看起来很像肺炎,但事实证明其为心肌梗死后二尖瓣反流所致急性肺水肿。

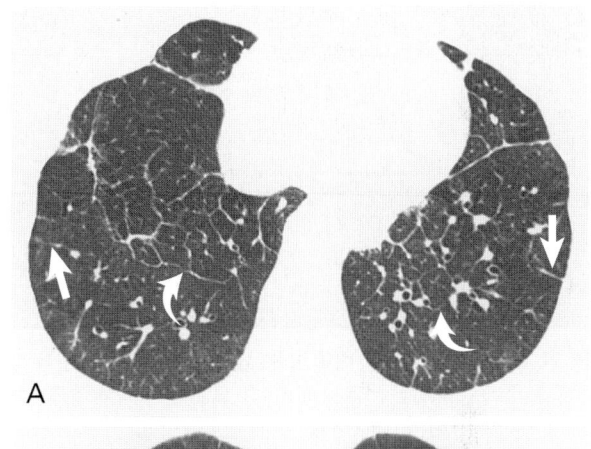

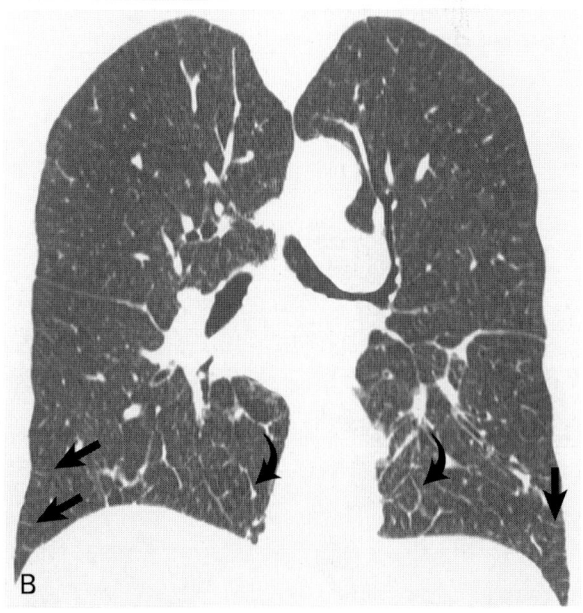

图 54.11 左心衰竭间质性肺水肿的 CT 表现。(A)CT 显示下肺区垂直于胸膜的平滑小叶间隔增厚(直箭),并集中显示为多边拱形(弯箭)。(B)冠状面 CT 重建显示间隔主要位于下肺区,增厚的小叶间隔是垂直于胸膜的平滑线(直箭)和多边拱形(弯箭),增厚的小叶间隔在 CT 上相当于 X 线上的 Kerley B 线。

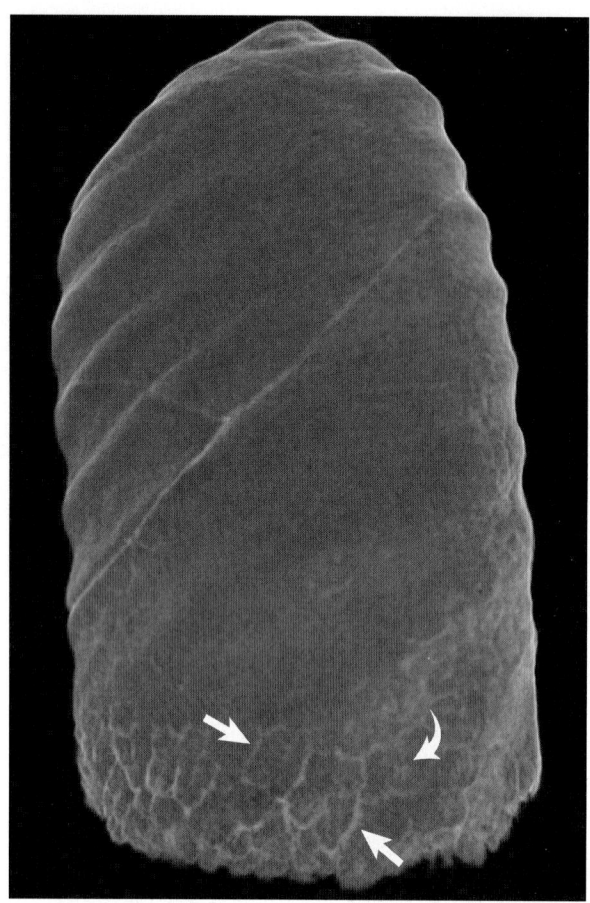

图54.12 左心衰的间质性肺水肿:容积重建CT显示小叶间隔线和小叶结构明显。容积重建CT显示小叶间隔增厚(直箭)和小叶中心结构突出(弯箭)由间质水肿引起,可见肺水肿影响了几乎整个下叶。

而均匀。水肿通常为肺门周围和按重力性分布,但并不常是如此。其他常见表现包括肺血管直径增粗、肺门周围支气管血管间质增厚(支气管袖套征)、叶间裂和间质水肿所致的小叶中心结构明显以及胸腔积液(图54.12)。肺泡性肺水肿所致的磨玻璃影以及实变影改变,其分布和间质性肺水肿很相近,主要以肺门和重力相关区域(图54.13)。

左心衰竭患者合并纵隔淋巴结肿大以及纵隔脂肪间隙模糊的概率明显增高(图54.14)。心衰治疗好转后这种异常也可完全吸收。在46例对有轻重充血性心力衰竭临床征象并在症状期间行胸部CT检查患者的回顾性分析中,分别有55%和33%的患者显示纵隔淋巴结肿大和纵隔脂肪模糊。最近一项215例充血性心力衰竭患者的回顾性研究显示,68%患者有纵隔淋巴结肿大。重要的是,淋巴结肿大通常涉及一个以上的淋巴结区,一般不累及肺门区淋巴结。肺实质内淋巴结肿大在肺水肿发作期间也很常见。这些淋巴结表现为沿叶间裂和小叶间隔分布的三角形或矩形结节。因此,左心衰患者的淋巴结肿大并不一定意味着感染过程或恶性肿瘤。

3. 超声心动图 床边超声心动图可以评估心肌和瓣膜功能,在评估肺水肿过程中起到了重要作用。在49例不明原因肺水肿或低血压患者的回顾性研究中发现,经胸超声心动图和肺动脉导管结果在86%的患者达到了一致。在临床、实验室、影像学资料不能确定肺水肿原因时,经胸超声心动图是评估左心室和瓣膜功能是首选检查方法。

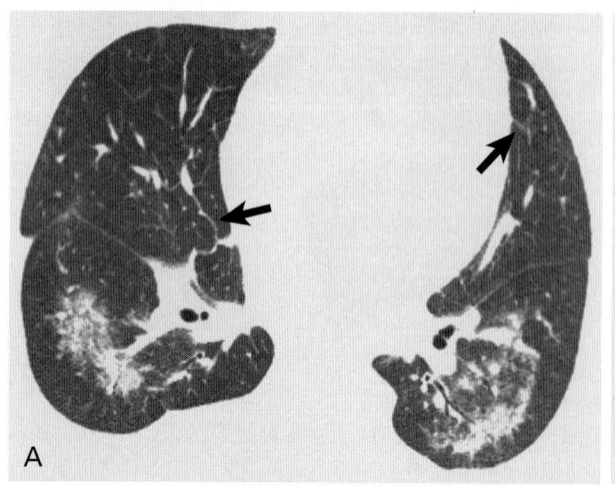
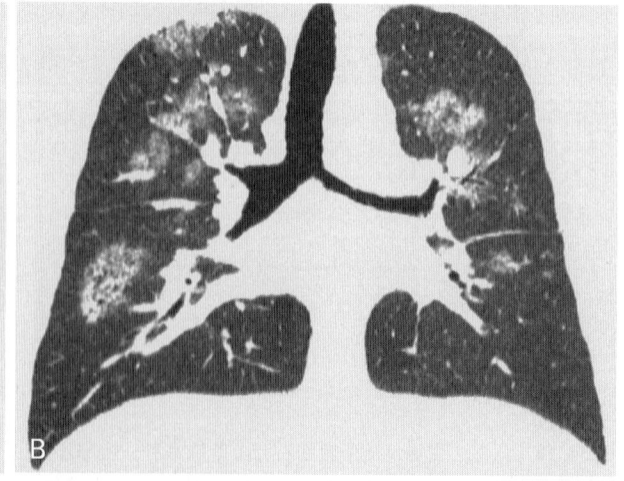

图54.13 左心衰肺水肿(蝙蝠翼水肿)的肺门周围分布。(A)HRCT显示下叶实变及磨玻璃影,可见轻度小叶间隔增厚(箭)和少量胸腔积液。(B)冠状面CT重建显示实变和磨玻璃影主要分布于肺门周围(蝙蝠翼)。

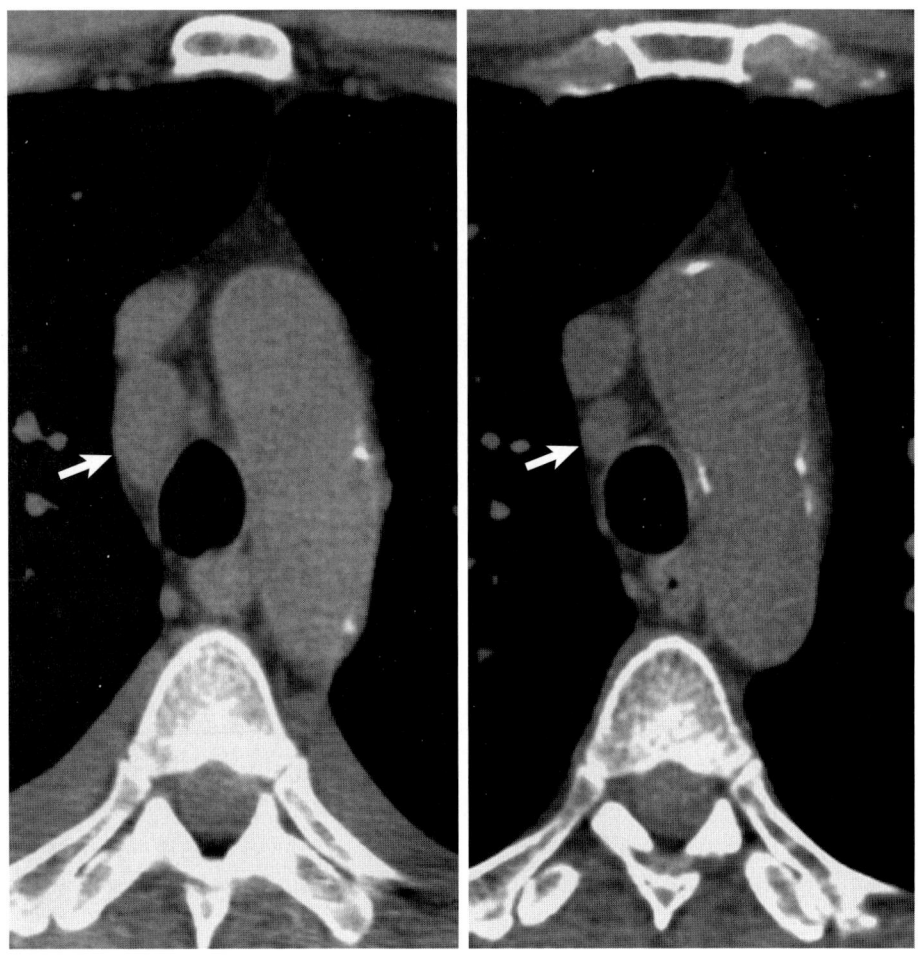

图 54.14 肺水肿合并纵隔淋巴结肿大患者。肺水肿时的 CT 图像(左图)和肺水肿消退 2 个月后的 CT 复查图像(右图)显示少量胸腔积液的吸收和右肺气管旁淋巴结缩小(箭)。

典型征象

- 叶间裂隙增厚
- 肺段和肺亚段血管边界不清(血管不清)
- 小叶间隔线(Kerley B 线)
- 叶间裂增厚
- 肺门旁实变影或弥漫性实变影
- 空气支气管征少见
- X 线胸片常见少量胸腔积液
- 心影增大常见

(五)鉴别诊断 静水压性肺水肿鉴别诊断包括肺炎、慢性肺阻塞性疾病急性加重或哮喘、肺出血和上呼吸道阻塞。临床诊断非常困难。据估计,急性心衰临床诊断有 50％ 是误诊,过度诊断和漏诊情况非常常见。

影像学检查最常见难点是鉴别静水压性肺水肿

和渗透性肺水肿,有无弥漫性肺泡损伤。静水压性肺水肿主要影像学表现为心影增大,水肿主要分布在肺门周围、叶间裂增厚、小叶间隔线和胸腔积液。渗透性肺水肿的影像学特征包括水肿分布不均匀或主要是外周分布、支气管充气征、无间隔线和胸腔积液。联合这些影像学特征来诊断静水压性肺水肿准确率达 80％ ～ 90％,而诊断渗透性肺水肿准确率为 60％～90％。然而,急性呼吸窘迫综合征患者经常合并有静水压性肺水肿,往往很难或不可能确定那部分肺实质异常是由于渗透性肺水肿还是由于静水压性肺水肿所致。这些患者,经常需要用肺动脉导管测量肺动脉楔压。

静水压性肺水肿最常见原因是左心衰竭(心源性肺水肿)、急性和慢性肾脏疾病以及液体超负荷。由于肺静脉梗阻所致的单侧或双侧肺水肿可能相对少见。肺静脉异常所致的肺水肿包括先天性肺静脉狭窄、肺静脉闭塞性疾病、手术或射频消融所致的静脉

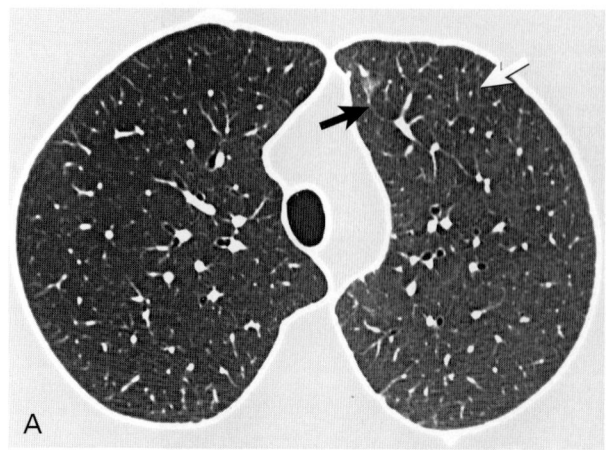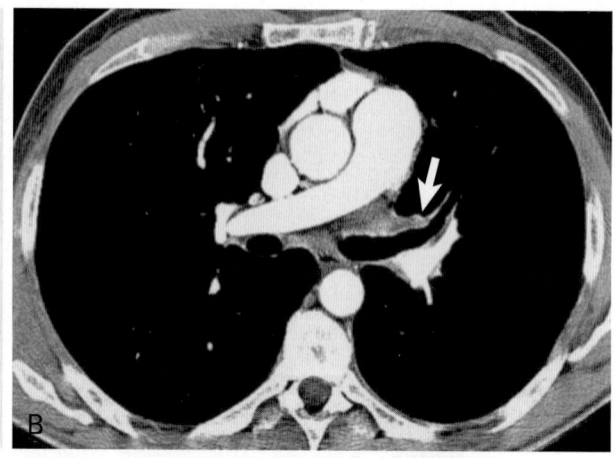

图 54. 15　射频消融术后肺静脉阻塞所致的单侧肺水肿。(A)HRCT 显示小叶间隔增厚(箭)和左肺上叶弥漫性磨玻璃影。(B)左上叶支气管水平层面增强 CT 显示左上叶肺静脉充盈缺损(箭)表现为完全性梗阻。

狭窄、纤维性纵隔炎、肿瘤侵犯或压迫肺静脉。肺静脉闭塞性疾病是一种罕见的特发性疾病,可导致进行性肺静脉闭塞、慢性间质水肿和严重的肺动脉高压。临床、影像学和 CT 表现以肺动脉高压为主(见 53 章)。但是不同于特发性肺动脉高压和慢性血栓栓塞性肺高压,肺静脉闭塞性病患者通常有间质水肿表现,特别是小叶间隔增厚。射频消融术通常用于消除房颤患者肺静脉内引起的局灶性心律失常。如果射频消融的能量传导在肺静脉冠状窦外,就有可能导致肺

静脉闭塞或狭窄和阻塞静脉远端的肺水肿(图 54.15)。CT 和增强 MRA 可以很好地显示肺静脉闭塞、狭窄和肺水肿。

(六)治疗方案概要　急性静水压性肺水肿患者,在没有禁忌情况下,经验治疗往往从利尿剂开始。其他标准治疗方案包括面罩吸氧、血管扩张剂以及强心药物。持续正压无创通气或持续双级无创通气支持能减少急性心源性肺水肿患者的气管插管率和病死率。

要点

- 静水压性肺水肿常见原因包括左心室衰竭、二尖瓣病变、肾功能衰竭、肝脏疾病和液体超负荷
- 特征性表现包括肺叶间裂厚、肺血管边界不清、小叶间隔增厚(Kerley B 线)、胸腔积液和心脏增大
- 急性肺水肿患者可能不存在心脏肿大
- 不到 10% 的患者出现典型的蝙蝠翼状水肿

- 出现症状和放射学上表现异常之间可能有 12 h 或更长时间的滞后。此外,在症状消除后,可能需要 3 d 才能清除水肿
- 影像学表现在区分静水压性肺水肿和渗透性肺水肿方面价值有限。对诊断静水压性肺水肿最有帮助的征象是出现间隔线和胸腔积液、无支气管充气征,水肿主要集中于中心分布

推荐阅读

Gluecker T, Capasso P, Schnyder P, et al. Clinical and radiologic features of pulmonary edema. Radiographics. 1999;19:1507-1531.

Ketai LH, Godwin JD. A new view of pulmonary edema and acute respiratory distress syndrome. J Thorac Imaging. 1998;13:147-471.

Ware LB, Matthay MA. Clinical practice. Acute pulmonary edema. N Engl J Med. 2005;353:2788-2796.

参考文献见 *ExpertConsult.com*.

第55章

渗透性肺水肿[*]

Stephen B. Hobbs

（一）病因 肺水肿的定义是肺血管外腔内液体过多，根据病理生理学分为四类：静水压性肺水肿、渗透性肺水肿伴弥漫性肺泡损伤、渗透性肺水肿不伴弥漫性肺泡损伤、静水压性肺水肿与渗透性肺水肿的混合性水肿。渗透性肺水肿（permeability pulmonary edema，PPE）几乎总是毛细血管内皮损伤或肺泡上皮损伤的表现，导致液体和蛋白质进入肺泡或间质。在没有弥漫性肺泡损伤的情况下，如汉坦病毒肺综合征患者或白介素治疗后，也可发生渗透性肺水肿。出现渗透性肺水肿的患者在临床上最初分为两组：急性肺损伤组（acute lung injury）和急性呼吸窘迫综合征（acute respiratory distress syndrome，ARDS）组。然而，这个由 1994 年美欧共识会议提出的定义在 2011 年进一步完善，称为柏林定义。更新后的定义删除了"急性肺损伤"一词，并包括了诊断 ARDS 的四项临床标准。这些标准主要集中在：①时间（在临床受损伤后 1 周内急性发作或出现呼吸系统症状）；②胸部影像学（胸部 X 线片或 CT 上双侧气腔密度增高）；③水肿的来源（不能完全用心力衰竭或液体超负荷解释的呼吸衰竭）；④持续气道正压 5 cm 时（CPAP）的氧合［现以 PaO_2/FiO_2（动脉血氧分压/强制吸入氧）比为基础］。氧合分为轻度（PaO_2/FiO_2 201～300）、中度（PaO_2/FiO_2 101～200）和重度（$PaO_2/FiO_2 \leqslant$ 100）。

大多数发生 ARDS 风险增加的患者可分为两类：肺（或直接损伤）和肺外（或间接损伤）。直接肺损伤的主要原因是肺炎和误吸；间接肺损伤的主要原因是脓毒症、重大创伤和多次输血。一项大型队列研究显示，最常见的危险因素是怀疑有肺源的严重脓毒症，其次是怀疑有肺外源的严重脓毒症。在某些系列研究中，脓毒症（肺或肺外）、肺炎、胃内容物误吸和严重创伤占 ARDS 病因的 85% 以上。其他更罕见的原因包括烧伤、药物过量、濒临溺水、心肺旁路术后灌注后损伤、胰腺炎、脂肪栓塞和高原性肺水肿。

（二）发病率和流行病学 由于缺乏统一的定义以及病因和临床表现的异质性，对 ARDS 发病率一直没有准确的估计。美国国立卫生研究院（National Institutes of Health，NIH）的早期估计表明，美国的每年发病率为 75 例/10 万，而 2005 年的一项最新研究表明，发病率为 86 例/10 万。据估计，美国每年约有 19 万例，导致 7.5 万人死亡。

（三）临床表现 渗透性肺水肿患者的典型表现为急性起病时气短（一般在起病或刺激事件后 72 h 内）、双肺实质显示模糊影、难治性低氧血症，且没有明显的左心衰竭证据。

ARDS 通常与其他器官衰竭有关。早期死亡的患者［在 ARDS 发生 72 h 内（26%～44%）］通常死于导致 ARDS 的损伤或疾病，晚期死亡［ARDS 发病 72 h 后＞（56%～74%）］的患者大多死于 ARDS 病程中出现的并发症（即新器官衰竭）。虽然 ARDS 患者的病死率从 20 世纪 80 年代的 50%～70% 下降到 2014 年的 35%～46%，但死亡原因的分布没有改变。脓毒症合并多器官衰竭是最常见的死亡原因（30%～50%），而呼吸衰竭导致的死亡比例较小（13%～

* 编者和出版社感谢 Kazyua Ichikado 博士为本书上一版相关主题提供的材料。这是本章的基础。

19%)。过去20年生存率的增加主要是由于支持性治疗的进步如透析,以及肺外器官衰竭的减少,而脓毒症患者的生存期并没有明显改变。

临床预测危险因素 多元回归分析结果显示,ARDS死亡与年龄增长(>70岁)、潜在的肝硬化、基础疾病预后的高McCabe评分、一般严重程度的高急性生理学和慢性健康评估Ⅱ(Acute Physiology and Chronic Health Evaluation Ⅱ, APACHE Ⅱ)评分与相关多器官衰竭的高序贯器官衰竭评估(sequential organ failure assessment, SOFA)相关。与死亡率独立相关的肺部因素是直接肺损伤导致的ARDS,以及发生ARDS后第3天的氧合损伤程度。HRCT对ARDS临床早期患者纤维增殖性改变的半定量评估也是生存率的独立预测因子,并显示与无呼吸机天数(即无机械通气天数)呈显著负相关。

(四) 病理生理学 ARDS的组织学特征以弥漫性肺泡损伤为特征,表现为对急性肺损伤的一种时间依赖性的反应。这种变化从上皮和内皮坏死演变为肺泡塌陷,最终成为成纤维细胞增殖和纤维化。渗透性肺水肿在早期表现突出,预示着快速进行性成纤维细胞增殖开始,而这种增殖在疾病晚期占主导地位。显微外观根据损伤到活检的时间间隔以及损伤的范围和定位而有所不同。传统上将弥漫性肺泡损伤分为三个顺序重叠的阶段:水肿出血的急性渗出期、组织修复的亚急性增生期、胶原沉积和终末期纤维化的纤维化期,最后两个阶段称为纤维增生期。弥漫性肺泡损伤的组织学特征与损伤持续时间的相关性大于其初始原因,这在临床中具有重要意义。

急性渗出期主要发生在损伤的前7d,以水肿、肺泡内出血和透明膜形成为特征(图55.1)。早期渗出

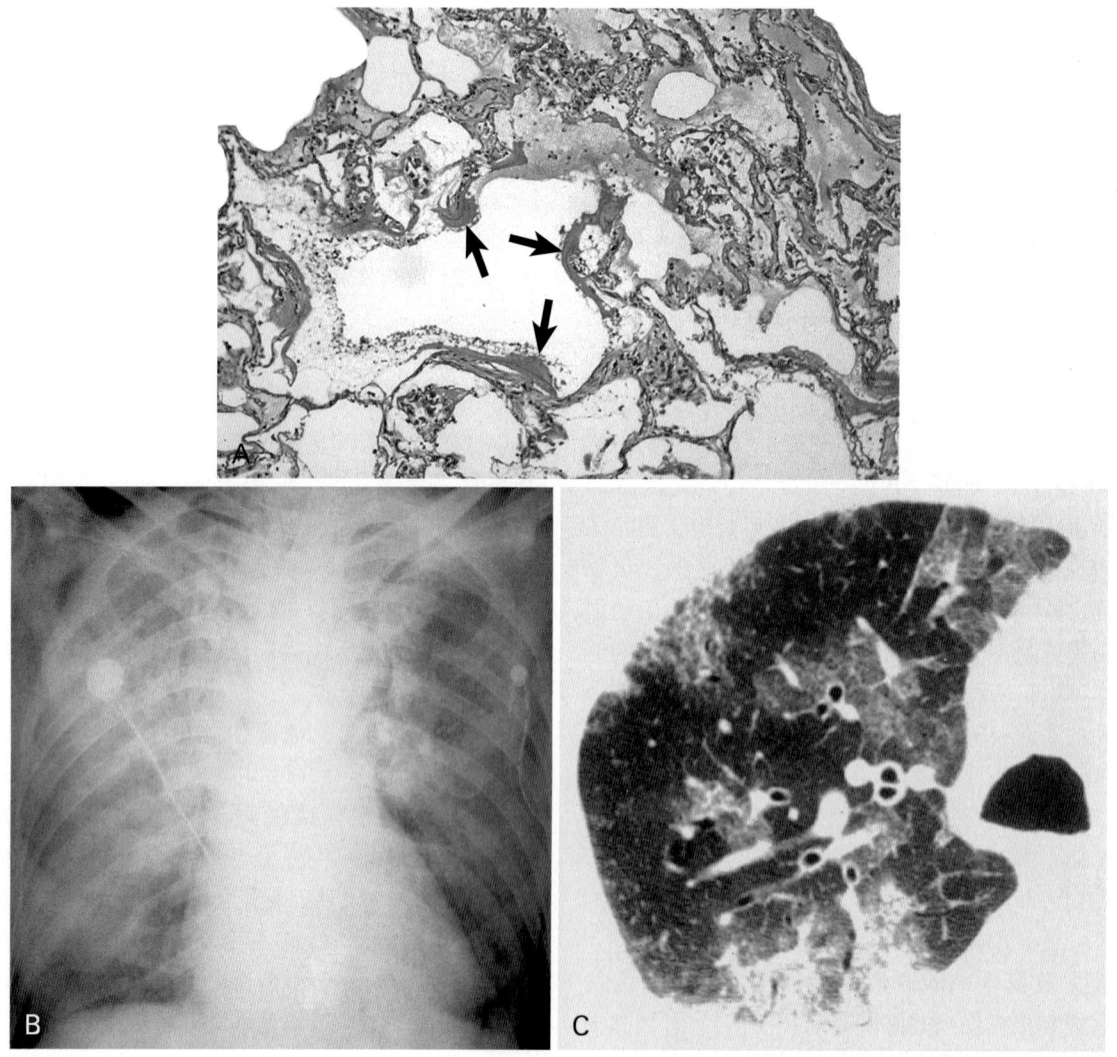

图55.1 急性渗出期脓毒症引起弥漫性肺泡损伤。(A)病理标本显示特征性的肺泡内透明膜(箭)和渗出物。(B)胸部X线片显示双侧广泛的磨玻璃影和实变影。(C)右上肺叶HRCT显示斑片状磨玻璃影,以次级小叶为界限,并伴有重力依赖性实变。(见彩色插页)

期的组织学改变包括毛细血管充血、肺泡水肿和肺泡内出血。透明膜是这一阶段病变的组织学标志,出现较晚,在损伤后 3~7 d 内最多。肺泡毛细血管和肺小动脉可见纤维蛋白血栓。

在弥漫性肺泡损伤的亚急性增殖期,成纤维细胞增殖明显,主要发生在间质内,也可发生在气腔内(图 55.2)。2 型肺泡细胞的增殖最早出现在损伤后 3 d,是一种修复性现象,发生在增殖早期,并贯穿于整个期。在间质内,成纤维细胞和肌成纤维细胞增生,随后迁移到纤维性肺泡内渗出物,并将渗出物转化为细胞肉芽组织。随着成纤维细胞增生(亚急性增殖期),实质发生重构,导致支气管扩张(牵拉性支气管扩张)和细支气管扩张(牵拉性细支气管扩张)。随后,通常在损伤后 2 周或更长时间,出现进行性纤维化伴胶原沉积(慢性纤维化期;图 55.3)。纤维化晚期最明显

的是直径为 1 mm 或更大的微囊性气腔(显微镜下为蜂窝状)、牵拉性支气管扩张和细支气管扩张。慢性间质性肺气肿也可导致 ARDS 终末期的囊肿样间隙。

(五)影像学表现

1. 胸部 X 线 在 ARDS 的初始阶段,肺实质异常可能较轻,X 线胸片表现正常。在某些情况下,肺容量可能因呼吸浅和呼吸急促而减少。ARDS 渗出期的特征性 X 线表现包括双肺广泛的磨玻璃影和实变(图 55.4,图 55.1),其分布呈斑片状或弥漫性,对称或不对称,可累及所有肺区,程度相近或主要累及上、下肺区。支气管通常保持通畅,显示支气管充气征(图 55.4)。随着纤维增生期的进展,磨玻璃影上可见粗糙的网状结构,并有进行性体积缩小(图 55.2,图 55.3)。在广泛的渗透性肺水肿患者中常规使用呼气末正压通气对影像学表现的影响明显。

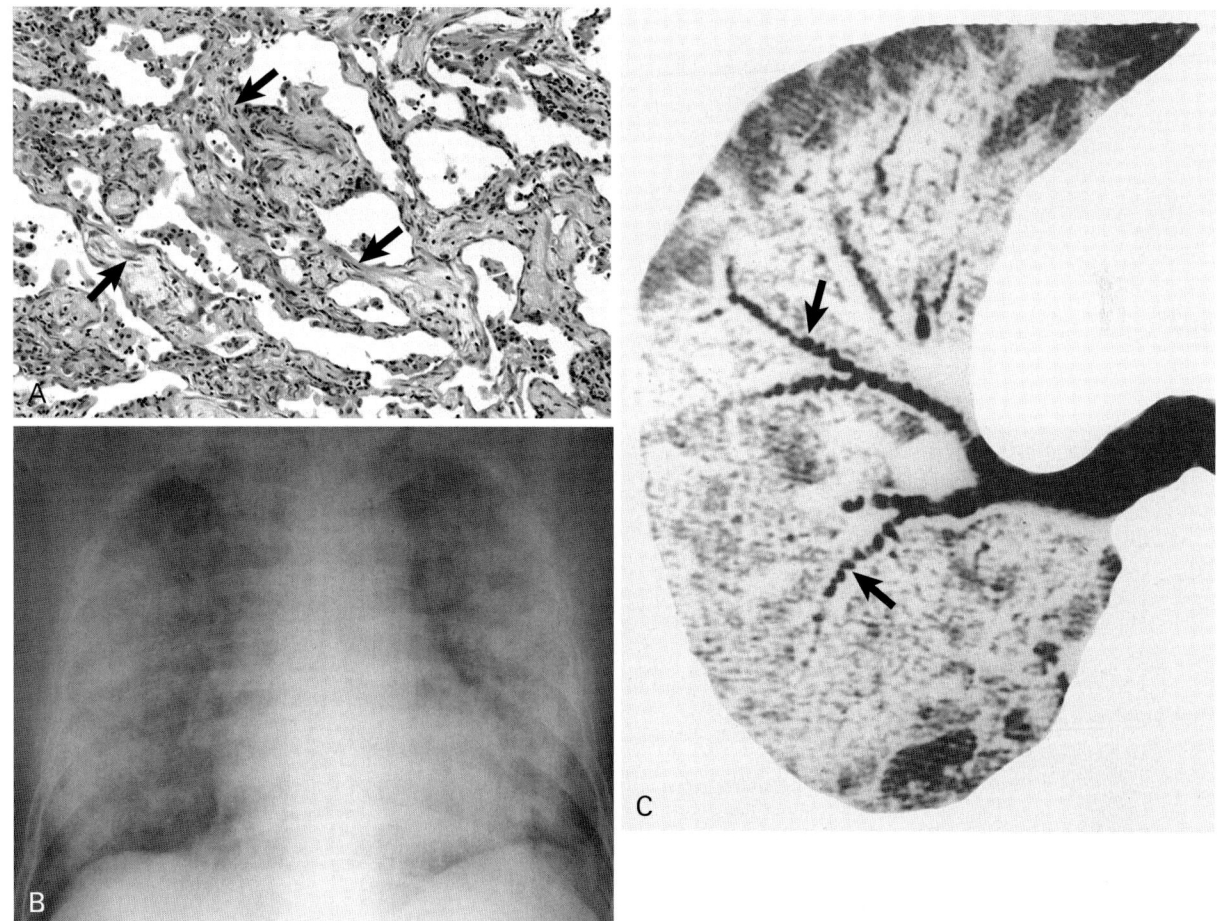

图 55.2 病毒性肺炎引起的弥漫性肺泡损害的亚急性增殖期(肺损伤发病后 3~7 d)。(A)病理标本显示间质弥漫性纤维母细胞增生(箭)并有组织的透明膜。(B)X 线胸片显示双侧磨玻璃影、实变,肺容量减低。(C)右肺上叶支气管 HRCT 显示广泛的磨玻璃影,并伴有网状结构和牵拉性支气管扩张(箭)。(见彩色插页)

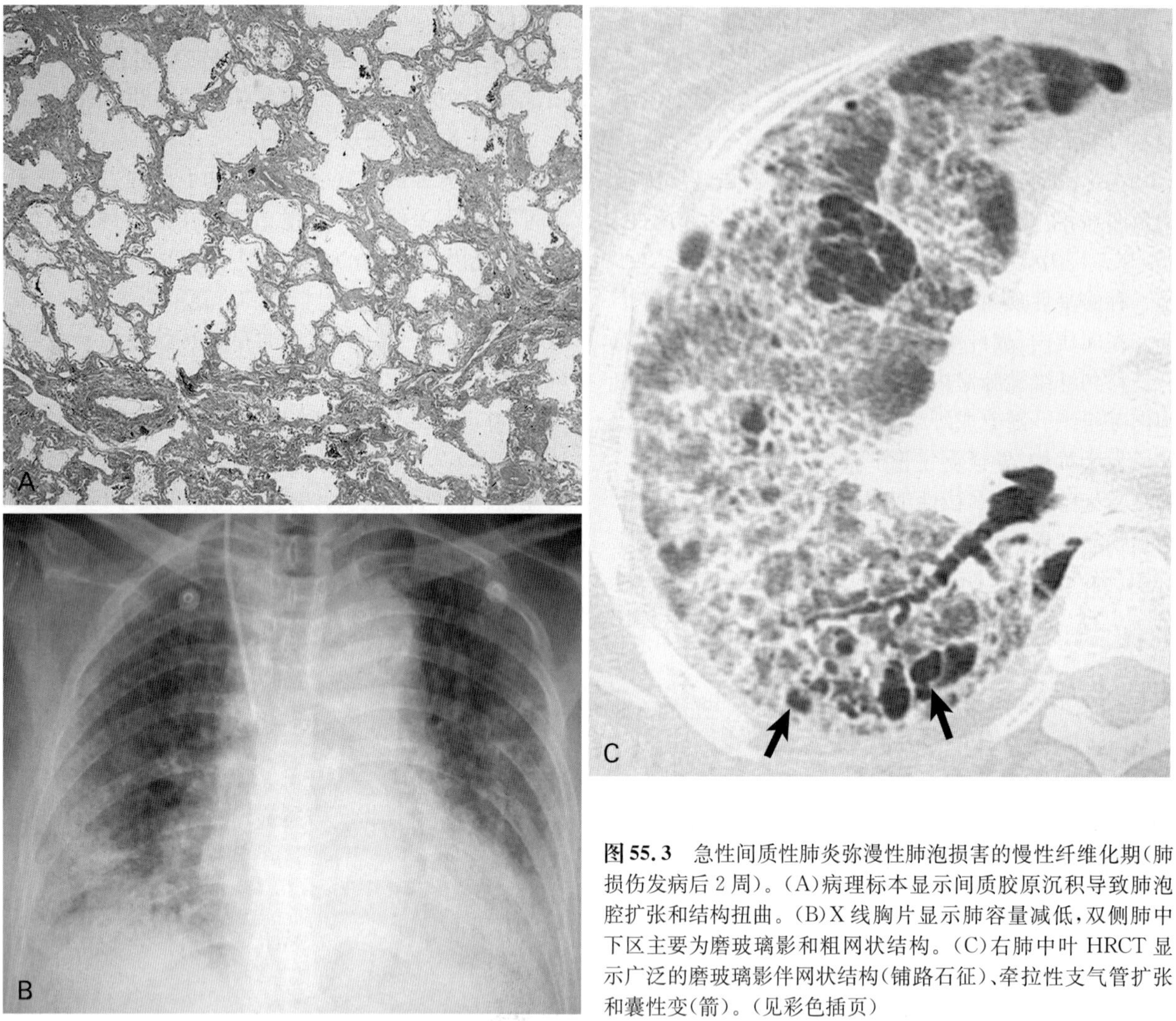

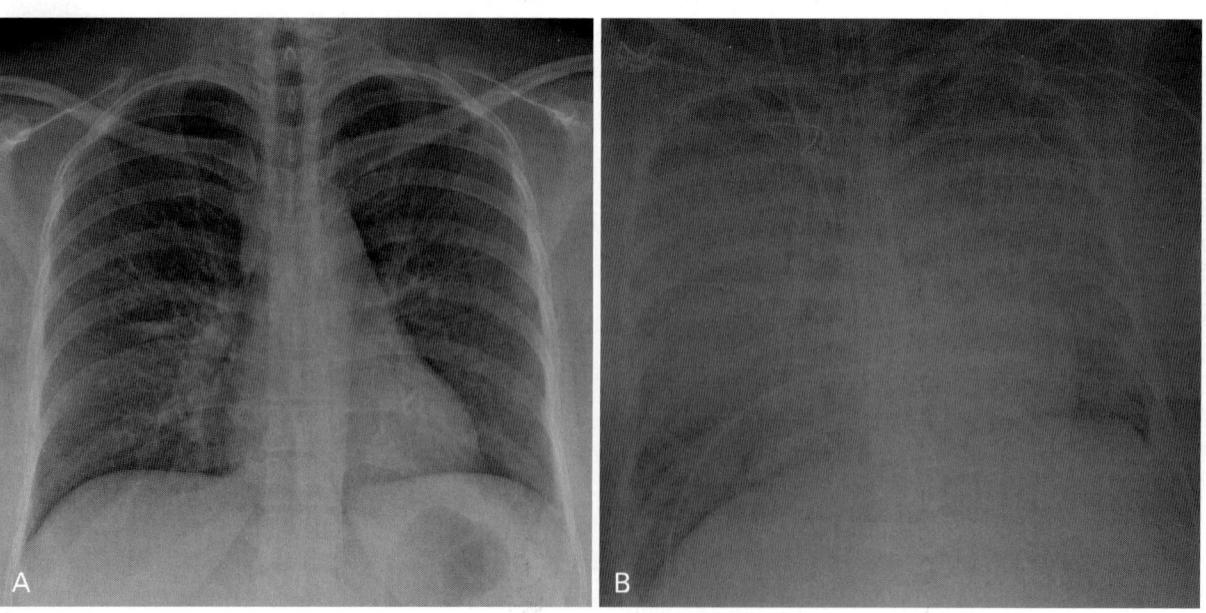

图 55.3 急性间质性肺炎弥漫性肺泡损害的慢性纤维化期(肺损伤发病后 2 周)。(A)病理标本显示间质胶原沉积导致肺泡腔扩张和结构扭曲。(B)X 线胸片显示肺容量减低,双侧肺中下区主要为磨玻璃影和粗网状结构。(C)右肺中叶 HRCT 显示广泛的磨玻璃影伴网状结构(铺路石征)、牵拉性支气管扩张和囊性变(箭)。(见彩色插页)

图 55.4 ARDS影像学表现。(A)入院时 X 线片显示支气管壁轻度增厚和弥漫性间质阴影。(B)36 h 后,双肺呈广泛实变伴支气管充气征。

2. CT 与 X 线片类似,ARDS 早期的 CT 表现可能正常,但通常在 12 h 内发现异常。CT 表现与弥漫性肺泡损伤的病理分期相关性较高。在弥漫性肺泡损害的渗出期和增生期早期,CT 通常显示广泛双侧磨玻璃影,伴或不伴实变(图 55.5,图 55.1)。小叶间隔增厚常叠加在磨玻璃影上,形成铺路石征(图 55.6)。组织学上,小叶间隔增厚与渗出期的水肿性增厚、邻近小叶间隔的肺泡塌陷以及随后弥漫性肺泡损伤的增生性或纤维化期的组织相一致。在早期阶段,当出现实变时,往往呈斑块状分布。渗出期后期,融合更加均匀且呈重力依赖性分布(图 55.6)。在晚期增生期和纤维化期,CT 表现还包括牵拉性支气管扩张和细支气管扩张伴肺容量丧失(表现为叶间裂、支气管或血管移位或扭曲;见图 55.2 和图 55.3)。纤维化期,由于远端气腔的明显重组和间质致密纤维化,病理上引起的粗糙网状影和小囊性间隙(图 55.7,图 55.3)。部分患者气腔疾病消退后残余纤维化的分布主要在肺前部区域(图 55.8)。

3. 监测疾病进展或消退 X 线胸片在诊断 ARDS、监测病情进展和评估临床怀疑的并发症中起着重要作用。X 线胸片对发现和监测气胸特别有帮助(图 55.9)。

ARDS 患者的 X 线表现受许多因素影响,包括弥漫性肺泡损伤的分期、呼气末正压通气、吸气量和 X 线摄影的时间。高呼气末正压通气可导致 ARDS 透明度增加、明显改善。因此,必须在了解呼吸机设置的情况下解释 X 线片表现。随着疾病的消退,X 线表现开始改善并可能完全消失。然而,在某些病例中可能残留粗糙网状模糊影和囊肿。

4. 预测病因(直接肺或肺外的损伤) 通过 CT、呼吸力学和对呼气末正压通气的反应,可以区分肺损伤、直接损伤和肺外损伤或间接损伤。Goodman 等的研究显示继发于直接肺损伤的 ARDS 患者 CT 常呈非对称分布的磨玻璃影和实变(图 55.10),而 ARDS 患者继发于间接肺损伤常呈双侧对称分布的征象(图 55.11)。Desai 等的研究显示,直接肺损伤导致的 ARDS 和胸外原因导致的 ARDS 表现有相当大的重叠。然而,胸外原因引起的 ARDS 更可能与广泛的重力依赖性实变相关,而直接肺损伤引起的 ARDS 更可能有更广泛的非重力依赖性实变和囊肿。因此,继发于间接肺损伤的 ARDS 患者中,双侧对称分布最常见,其特征为由重力依赖性的实变和非重力依赖性磨玻璃影的融合,同时也能看到正常的肺组织。

5. 预测病理分期和预后 如前所述,HRCT 表现与弥漫性肺泡损伤的病理分期相关。在 HRCT 上,牵拉性细支气管扩张或在密度增高区(磨玻璃影,实变)内的支气管扩张通常表明弥漫性肺泡损伤从渗出期发展为纤维增生期和纤维化期。在这些阶段,肺实质发生广泛的重构,并发生一定程度的肺纤维化。粗网状结构的程度与肺纤维化的 CT 征象相关,包括肺结构扭曲和牵拉性支气管扩张,与患者接受正压性通气的时间长短呈反相关。

广泛的 CT 异常提示纤维增生改变是早期 ARDS 患者预后不良的独立预测因素。这些表现也与更长的呼吸机辅助时间有关。通过 CT 评估准确确定疾病分期,可能有助于了解呼吸机诱发肺损伤的

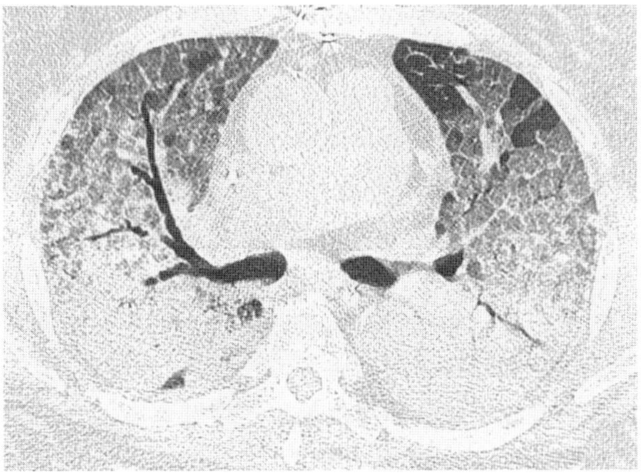

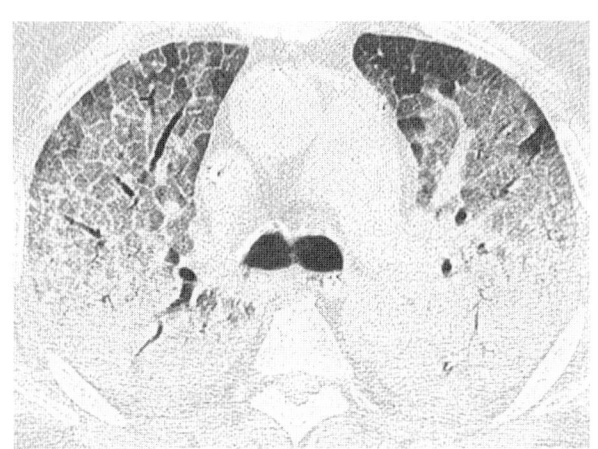

图 55.5 胺碘酮引起弥漫性肺泡损伤。轴面 CT 显示广泛的双侧磨玻璃影和相关实变区,可见局部存留肺小叶区平滑的线条叠加在磨玻璃影上,形成铺路石征。患者表现为进行性呼吸短促并发展为呼吸衰竭。

图 55.6 CT 显示铺路石征表现的 ARDS。HRCT 显示广泛的磨玻璃影,并叠加平滑的间隔增厚(铺路石征表现),同时也可见重力依赖肺区的双侧实变伴支气管充气征。

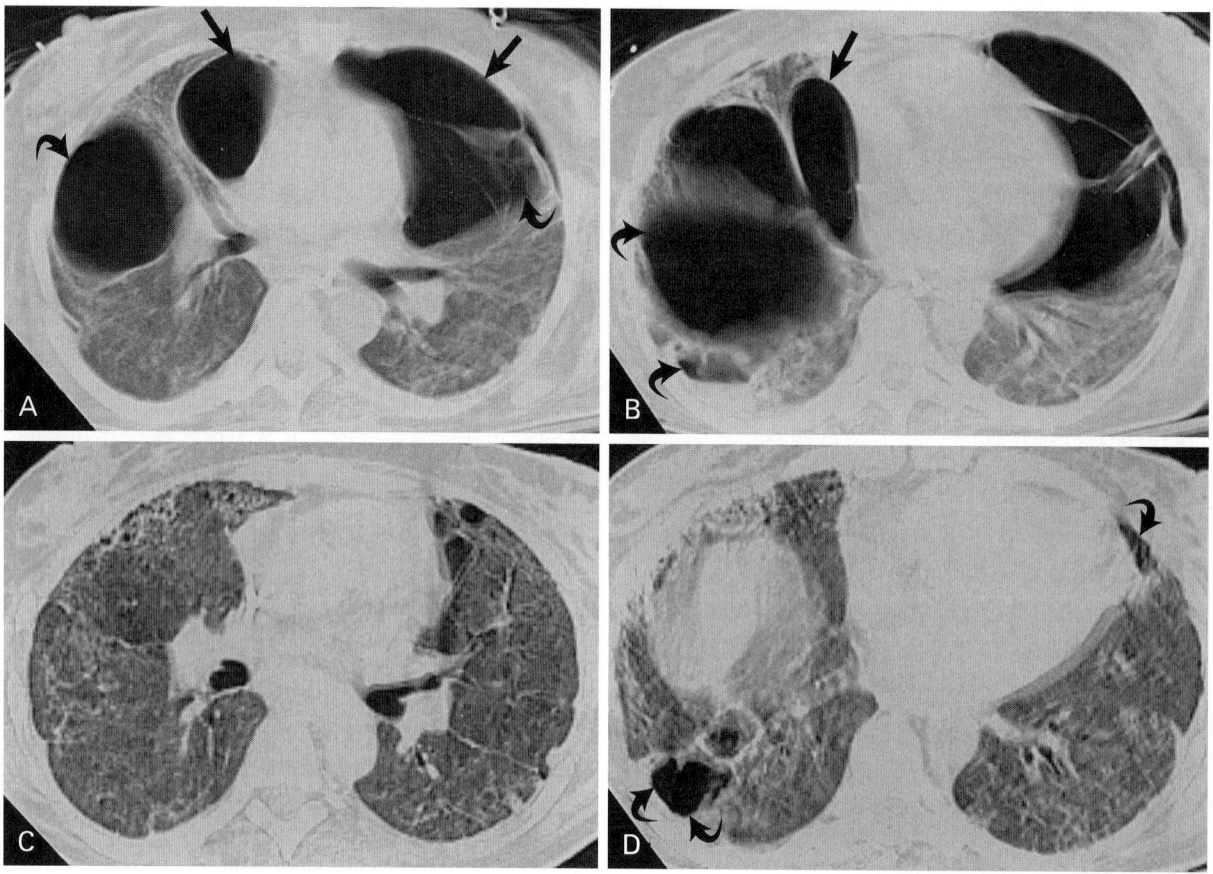

图55.7　女性,在剖宫产后并发脓毒症和ARDS的囊性改变。1周后(A和B)HRCT显示双侧间隔状的气胸(直箭)和双肺囊性变(弯箭)。1个月后的HRCT(C和D)显示双肺磨玻璃影,不规则线影,残留囊性变(D,弯箭)。(鸣谢 Dr. Maura Brown, Vancouver, Canada; from Müller NL, Fraser RS, Colman NC, Paré PD. Radiologic Diagnosis of Diseases of the Chest. Philadelphia: WB Saunders; 2001.)

可能性以及ARDS患者对治疗的反应。

　　6. 并发症的检测　CT在发现并发症方面优于X线摄影术。据报道,高达40%的气胸和80%的纵隔气肿在X线片上可能显示不清,CT上比在X线片上更容易发现胸腔积液和肺脓肿。气压性创伤(气胸、纵隔气肿和皮下气肿)更可能发生在病程的晚期,且随着时间的推移与肺顺应性减低和纤维增生性变化有关(见图55.9)。

　　(六)鉴别诊断　大多数患者,根据临床、放射学和实验室检查相结合很容易诊断ARDS。在无明显危险因素出现急性呼吸困难和弥漫性实质异常的ARDS患者中,鉴别诊断包括急性气腔疾病的其他原因,如静水压性肺水肿、弥漫性肺泡出血、药物反应和肺炎。鉴别诊断需要仔细的临床病史和适当的实验室检查,包括血清学检查。根据临床表现,进一步的检查可能包括支气管镜和支气管肺泡灌洗,在某些病例中可能需要经支气管和手术肺活检。

　　部分弥漫性肺实质疾病可呈急性表现,与ARDS的临床、生理和影像学标准相似,包括急性间质性肺炎(见第30章)、急性嗜酸性粒细胞性肺炎(见第37章)、机化性肺炎(见第29章)、弥漫性肺泡出血(见第2章)和急性过敏性肺炎(见第32章)。急性间质性肺炎本质上是特发性ARDS,患者的临床、影像学和组织学表现与ARDS患者相同,但病因不明。与ARDS患者相比,急性间质性肺炎患者更有可能以肺下区为主,双侧肺实质异常呈对称分布。

　　最能提示渗透性肺水肿的影像学征象包括斑片状或以周围分布为主的水肿,有充气支气管征,无间隔线和胸腔积液。最提示静水压性肺水肿的表现包括心脏扩大、血流重新分布(上肺叶血管大小>下肺叶血管大小)、水肿主要分布在肺门周围、叶间裂、存在间隔线和胸腔积液。综合这些发现,80%～90%的静水压性肺水肿和60%～90%的渗透性肺水肿可正确诊断。但是,ARDS患者经常有叠加的静水压性肺

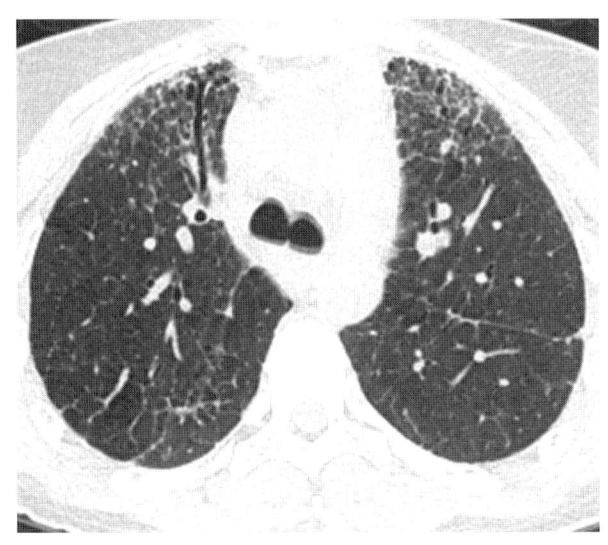

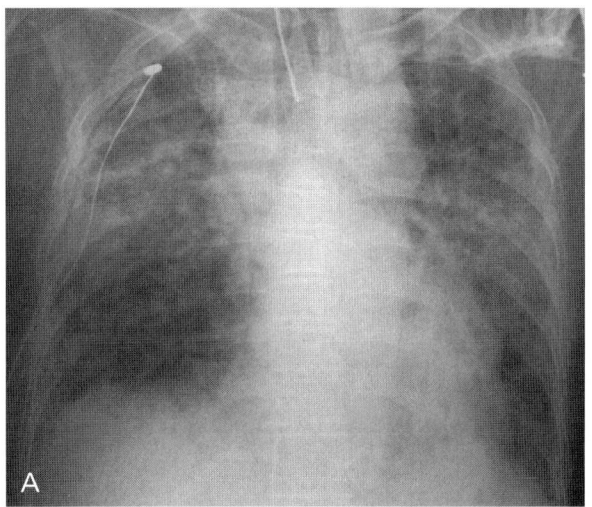

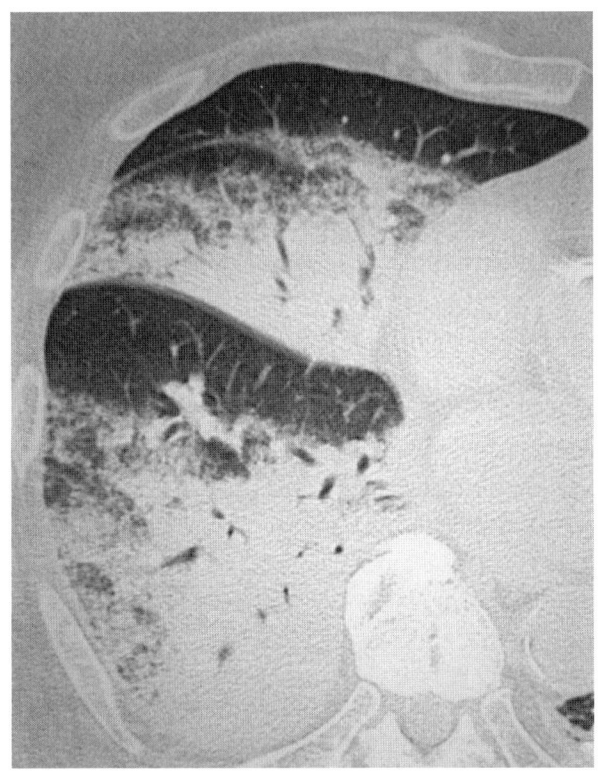

图 55.8 严重流感病毒 H1N1 感染后 ARDS 的纤维化期。HRCT 显示双肺前侧网状结构、结构扭曲和牵拉性支气管扩张。

图 55.10 由肺炎链球菌肺炎引起的 ARDS。右肺中叶 HRCT 显示中下肺叶的重力依赖性实变,左肺正常。

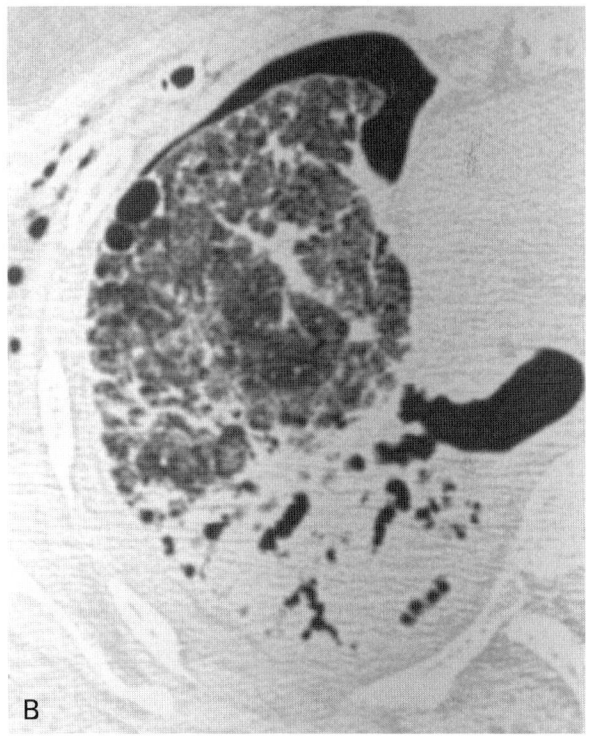

图 55.9 长时间呼吸机辅助后 ARDS 的气压性创伤(气胸)。(A)X 线胸片显示右侧气胸伴双侧粗网状结构,伴肺容量减低,右胸插管改变。(B)右上肺叶 HRCT 显示一个小的右前侧气胸。同时可见前侧的磨玻璃影,重力依赖性实变,纤维化期弥漫性肺泡损伤伴粗网形成,牵拉性支气管扩张和囊状改变。

水肿,通常很难或不可能确定肺实质异常在多大程度上是由渗透性肺水肿或静水压性肺水肿引起的。在这些患者中,通常需要使用 Swan-Ganz 导管测量肺动脉楔压。

(七)治疗方案概要 美国国立卫生研究院(NIH)赞助的 ARDS 临床试验已经完成了几项大型的、对照良好的 ARDS 治疗试验。目前,对于 ARDS 无特异的治疗方法,但如果病因已知,对潜在疾病的治疗是至关重要的。其他治疗是支持治疗,机械通气对改善总体死亡率最重要。其他支持性治疗侧重于减少并发症,包括预防深静脉血栓形成、预防应激性溃疡和早期活动。

1. **呼吸机管理** 支持性治疗的基础是机械通气,但 ARDS 的特点是肺僵硬、肺顺应性低及气体交

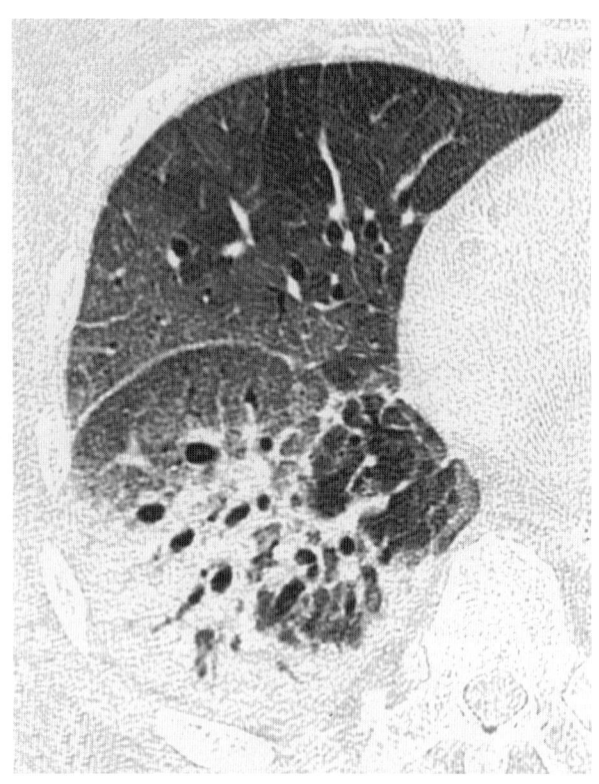

图 55.11 脓毒症引起的 ARDS。右肺中叶 HRCT 显示重力依赖性实变和非依赖性磨玻璃影。左肺亦有类似表现。

换受损。相应地,有强有力的证据支持在成人 ARDS 患者中使用容量和压力限制的肺保护性通气。由于疾病的分布往往具有明显的异质性,正压通气必须注重疾病肺组织的复张和通气,避免对健康肺组织的伤害。因此,在过去的十年中,ARDS 的机械通气支持已经转向提供更小(因此伤害更小)的潮气量。

当 ARDS 患者采用俯卧位或呼气末正压通气时,其氧合得到改善。俯卧位引起肺背侧通气不良或无通气区域的复张。研究表明肺泡复张对呼气末正压通气的反应是不均匀的,大多数复张发生在非重力依赖区和偏头侧的肺。

2. 药物干预　目前还没有明确有效治疗 ARDS 的药物。

糖皮质激素:在有 ARDS 风险或处于 ARDS 早期的人群中进行的大量短期、高剂量皮质类固醇治疗试验未显示获益。有报道,甲泼尼龙治疗在 ARDS 发病后 2 周(慢性期)以上开始使用可能是有害的。

要点

- 渗透性肺水肿临床表现为 ARDS
- ARDS 诊断标准:
  - 时间(临床损伤后 1 周内急性发作)
  - 胸部成像(X 线胸片或 CT 上的气腔病变进展)
  - 水肿的起因(心力衰竭或液体超负荷的贡献有限)
  - 氧合[持续气道正压 5 cm 时 PaO_2/FiO_2(动脉血氧分压/强制吸入氧)比]
- 病因
  - 直接肺损伤:肺炎、胃内容物误吸
  - 肺外损伤:脓毒症、重大创伤和多次输血
- 胸部 X 线表现为双侧磨玻璃影或渗出期实变,在纤维增生期和纤维化期可发展为叠加的粗糙网状结构,肺体积减小
- CT 表现与胸部 X 线表现一致,双侧广泛的磨玻璃影和主要的重力依赖性肺实变。纤维增生期和纤维化期可见牵拉性支气管扩张和细支气管扩张伴结构扭曲
- ARDS 的影像学表现是非特异性的,主要影像学鉴别诊断包括重症肺炎、静水压性肺水肿和弥漫性肺泡出血
- 胸外引起 ARDS 的原因更可能与广泛的重力依赖性实变有关。由直接肺损伤引起的 ARDS 有可能出现更广泛的非重力依赖性实变和囊肿

推荐阅读

ARDS Definition Task Force, Ranieri VM, Rubenfeld GD, Thompson BT, Ferguson ND, Caldwell E, et al. Acute respiratory distress syndrome: the Berlin definition. JAMA. 2012;307:2526-2533.

Bernard GR. Acute respiratory distress syndrome. A historical perspective. AmJ Respir Crit Care Med. 2005;172:798-806.

Desai SR. Acute respiratory distress syndrome: imaging of the injured lung. Clin Radiol. 2002;57:8-17.

Goodman LR, Fumagalli R, Tagliabue P, et al. Adult respiratory distress syndrome due to pulmonary and extrapulmonary causes: CT, clinical, and functional correlations. Radiology. 1999;213(2):545-552.

Milne EN, Pistolesi M, Miniati M, et al. The radiologic distinction of cardiogenic and noncardiogenic edema. A JR Am J Roentgenol. 1985;144(5):879-894.

参考文献见 *ExpertConsult.com*.

第 11 部分

呼吸道疾病

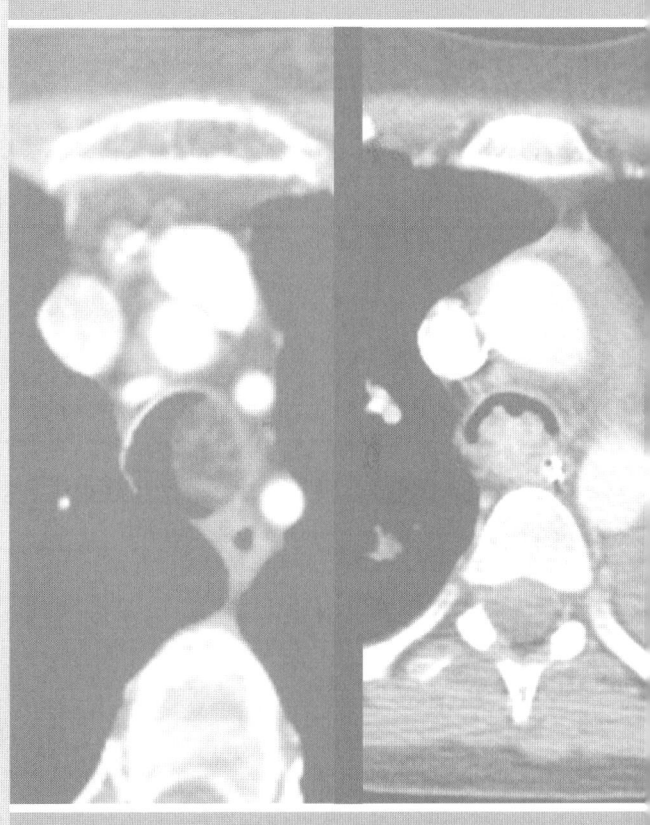

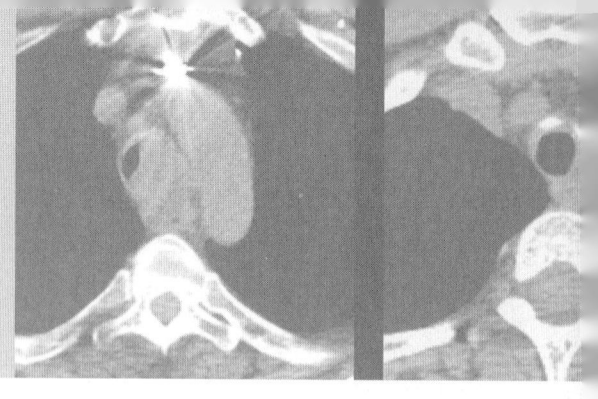

第56章

气管疾病[*]

Brent P. Little

气管疾病种类繁多,既有良性的,也有恶性的,可表现为肿块、局灶或弥漫性管壁增厚或管壁钙化。气管肿瘤、累及气管的炎症、感染、创伤或医源性损伤的病理机制不同,在影像学上表现存在差异。气管结构异常包括先天性或获得性气管狭窄、气管软化和气管肥大等。

虽然一部分气管疾病可能首先在X线胸片上被怀疑,但CT对于显示气管病变的范围和形态是必要的。多平面和三维重建CT图像可以更为准确地显示气管异常。吸气/呼气双相CT检查通常用于评估气管软化和可能的肺部空气潴留。

一、气管肿瘤

（一）病因 成人的原发性气管肿瘤多数是恶性的。最常见细胞类型是鳞状细胞癌,与吸烟有关。其次是腺样囊性癌,与吸烟无关。最常见的良性气管肿瘤是鳞状细胞乳头状瘤,可单发,亦可多发。单发鳞状细胞乳头状瘤与吸烟有关,而多发鳞状细胞乳头状瘤(也称多发乳头瘤)则与人类乳头病毒感染有关。气管还有其他良性和恶性的肿瘤类型(表56.1)。

（二）发病率和流行病学 原发性气管肿瘤并不常见,其发病率约为原发性肺癌的1/180。一项回顾性分析显示,1945—2005年在安德森癌症中心所有原发性气管恶性肿瘤病例中,74例为原发性气管癌,其中34例(46%)为鳞状细胞癌,19例(26%)为腺样囊性癌,21例(28%)为其他类型。鳞状细胞癌和鳞

状细胞乳头状瘤好发于男性,与吸烟有关,而腺样囊性癌与性别和吸烟无关。

（三）临床表现 原发性气管肿瘤通常无临床症状,当气管被肿瘤压迫,管腔狭窄程度达75%时才出现临床表现,包括呼吸困难、咳嗽、咯血、喘息和喘鸣。值得注意的是,约1/3以上的成人原发性气管肿瘤患者起初被误诊为成人哮喘。因此,诊断哮喘时常需要警惕气管肿瘤的可能性。

气管鳞状细胞癌的患者出现临床表现的平均年龄约50~60岁。相比之下,囊腺癌患者要比其早近十年,且发病年龄范围更大,30~90岁。鳞状细胞乳头状瘤平均发病年龄约为50岁,而弥漫性乳头状瘤表现主要见于儿童。

（四）病理生理学

解剖学 气管肿瘤的特征是气管腔内肿块,其边界光滑,形态不规则,或呈分叶状。虽然良性和恶性病变存在交叉,但良性病变的直径常<2 cm,容易辨认,边缘光整,无明显的气管壁增厚或纵隔侵犯。相反,恶性病变的直径约2~4 cm,呈扁平或息肉状,形态不规则或分叶状,常可见气管增厚或纵隔受侵。

（五）影像学表现

1. **胸部X线** 仔细观察,气管肿瘤患者的X线胸片上常可见气管腔内的肿块(图56.1)。然而,此类病变早期在X线检查中一开始常被忽视。X线常无法检测到腔外的病变,除非肿块体积非常大,压迫周围组织引起纵隔偏移。

* 编者和出版社感谢 Nestor L. Müller 博士,C. Isabela Silva Müller 博士,Maryellen Sun 博士,Phillip M. Boiselle 博士和 Karen S. Lee 博士为本书上一版相关主题提供的材料。这是本章的基础。

表 56.1　气管恶性、良性肿瘤

恶性气管肿瘤
　上皮来源
　　鳞状细胞癌
　　腺样囊性癌
　　类癌
　　黏液表皮样癌
　　腺癌
　　小细胞癌
　　大细胞癌
　　腺泡细胞癌
　　恶性唾液腺型混合肿瘤
　　具有多形性、肉瘤样或肉瘤成分的癌
　间充质来源
　　纤维肉瘤
　　横纹肌肉瘤
　　血管肉瘤
　　卡波西肉瘤
　　脂肪肉瘤
　　骨肉瘤
　　平滑肌肉瘤
　　软骨肉瘤
　　副神经节瘤
　　梭形细胞肉瘤
　　淋巴瘤
　　恶性纤维组织细胞瘤
良性气管肿瘤
　上皮来源
　　鳞状细胞乳头状瘤
　　乳头瘤病
　　多形性腺瘤
　　腺乳头状瘤
　　涎腺型腺瘤
　　黏液腺腺瘤
　　单型腺瘤
　　嗜酸细胞瘤
　间充质来源
　　错构瘤
　　神经纤维瘤
　　软骨瘤
　　纤维瘤
　　血管瘤
　　颗粒细胞瘤
　　神经鞘瘤
　　纤维组织细胞瘤
　　假性肉瘤
　　血管内皮瘤
　　平滑肌瘤
　　成软骨细胞瘤
　　脂肪瘤
　　血管球瘤

2. CT　多排螺旋 CT 对气管肿瘤的诊断敏感性很高（97％），可显示气管及其邻近结构的形态和受累程度。气管肿瘤在 CT 上常表现为软组织密度息肉样或无蒂生长肿块（图 56.2，图 56.1）。鳞状细胞癌常可见到坏死和溃疡。虽然 CT 通常不能区分肿瘤组织类型，但如果 CT 检查发现病灶内存在脂肪组织几乎可以确诊为错构瘤或脂肪瘤（图 56.3），如果病灶内含有钙化则高度提示软骨肿瘤（软骨瘤、软骨肉瘤）。

CT 还能评估肿瘤气管黏膜下浸润程度和气管外侵犯情况（图 56.2），发现区域淋巴结转移和并发症，如气管-食管瘘。然而，CT 检测微小的纵隔和神经浸润并不可靠。

气管壁偏心或环周增厚是恶性支气管肿瘤的一种常见表现（但比管腔内肿块少见），一般不见于良性气管肿瘤。CT 易显示支气管壁环周增厚和管腔变窄，并能区分病灶是来自管腔内还是管腔外的压迫。多平面重组和三维重建可提高评估疾病范围和管腔外浸润程度的准确性（图 56.4）。

3. MRI　MRI 对组织定性和纵隔受侵程度的评估有重要意义。虽然大多气管肿瘤在 T1 加权像上呈中等信号，在 T2 加权像上呈高信号，但平滑肌瘤、纤维瘤、错构瘤和脂肪瘤也可出现典型的信号特征。

（六）影像检查的选择　胸部 X 线摄片是中央气道阻塞患者的首选检查方法。但在鉴别气管肿瘤需对气道仔细观察，因为此类病灶常会被漏诊。

CT 是发现气管肿瘤以及肿瘤分期的首选检查方法。MRI 相对于 CT 则是第二选择，当诊断需要考虑软组织特征或 CT 无法确定纵隔受侵情况时，可选用 MRI。MRI 在诊断肿瘤侵犯纵隔或黏膜下浸润情况时，较 CT 更为敏感。

FDG PET-CT 有助于气管恶性肿瘤的诊断和分期。气管恶性肿瘤几乎都是 FDG 高摄取的，PET-CT 对识别淋巴结转移非常敏感。PET-CT 有助于显示肿瘤黏膜下浸润程度，例如腺样囊性癌，比单独 CT 扫描更敏感。此外，PET-CT 可用于肿瘤治疗后复发的监测。

（七）鉴别诊断

1. 临床鉴别　原发性气管肿瘤常被误诊为成年型哮喘。因此，作此诊断时需仔细评估 X 线胸片。中央气道阻塞的临床症状与其他气管疾病相似，包括气管狭窄和气管软化。因此，无法仅从临床表现上诊断气管肿瘤。

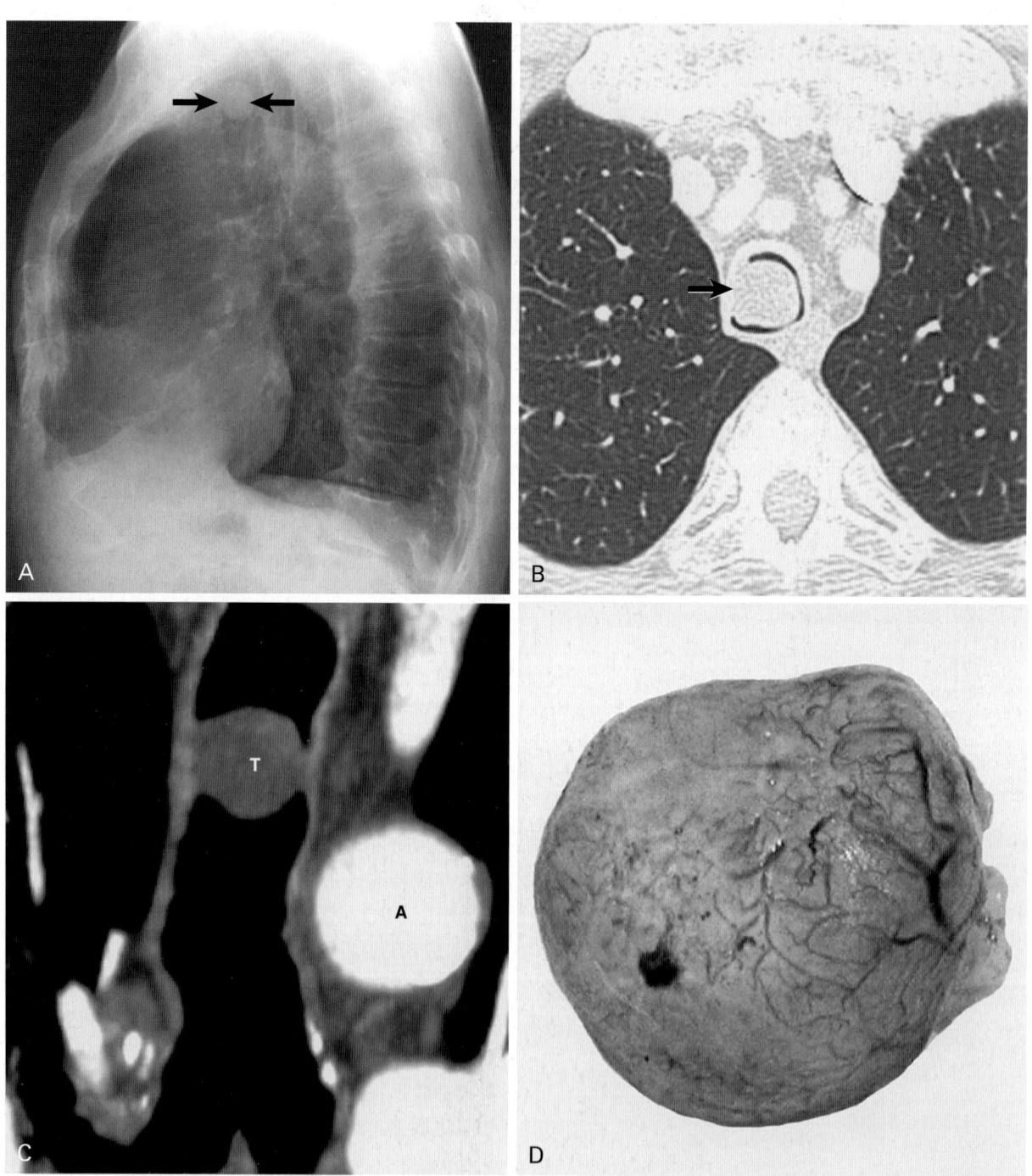

图 56.1 良性气管肿瘤,神经纤维瘤。(A)侧位 X 线胸片显示气管腔内边缘光滑的圆形肿块(箭)。(B)CT 显示气管腔几乎完全闭塞(箭)。(C)冠状面 CT 显示肿块轮廓为圆形,直径<2 cm,边缘光滑,没有向气管外延伸,提示良性病变。T 代指肿瘤,A 代指主动脉结。(D)大体病理标本显示边缘光滑的圆形肿块。

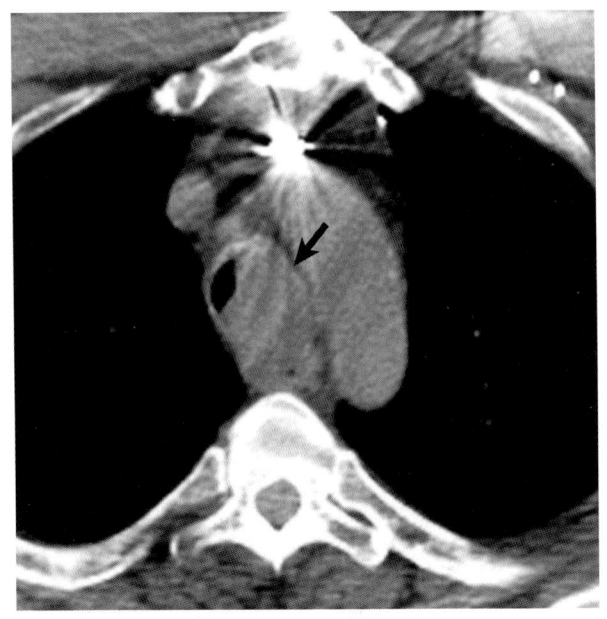

图 56.2　气管恶性肿瘤，肾细胞癌转移。轴面 CT 显示分叶状腔内肿块，侵犯气道壁（如箭所示）。（经许可引自 Walker CM, Bueno J. Airway metastases. In: Rosado-de-Christenson ML, Carter BW, eds. Specialty Imaging: Thoracic Neoplasms. 1st ed. Philadelphia: Amirsys-Elsevier; 2015.）

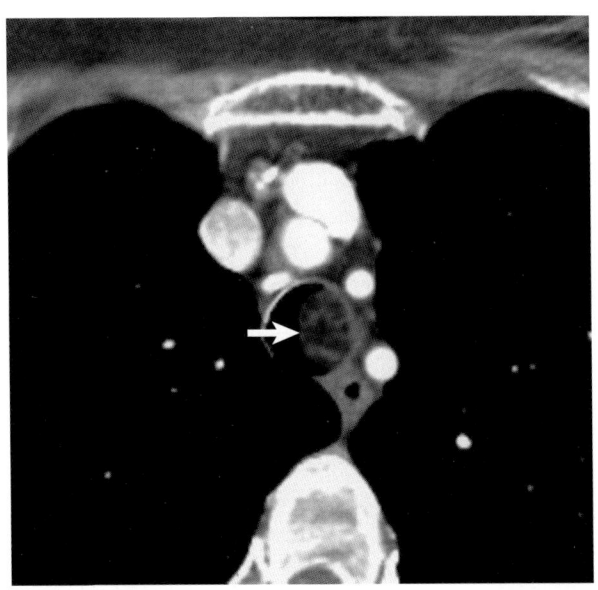

图 56.3　气管错构瘤。轴面 CT 显示来自气管左侧壁的肿块（箭），肉眼可见脂肪密度。

2. 辅助诊断技术　当影像检查发现单个气管肿块时，诊断原发性气管肿瘤的可信度就较高。轴面检查包括 CT 和 MRI，可用于鉴别原发性气管肿瘤与腔外恶性肿瘤浸润，如甲状腺癌。另外，CT 和 MRI 常可鉴别气管肿瘤良恶性，有时甚至可明确诊断。虽然单发气管肿块常见于原发性气管肿瘤，但也需要和

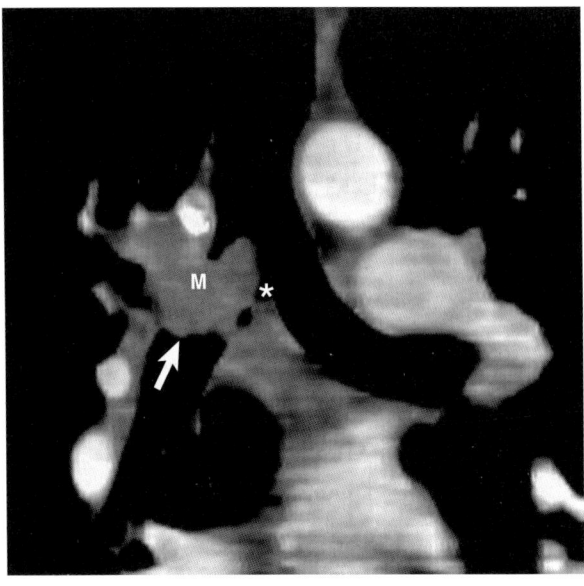

图 56.4　多平面重建评估腺样囊性癌的范围。冠状面 CT 重建显示肿块（M）起源于气管隆突水平（星号所示），延伸至右主支气管（箭）和气管旁软组织。

胸腔外的原发性肿瘤的转移病灶相鉴别，如乳腺癌、结肠癌、肾癌、黑色素瘤和肺癌。许多非肿瘤病变，包括肉芽息肉、淀粉样变和痰栓，也可能与气管肿瘤在影像学上的表现类似。通过咳嗽后的俯卧位二次 CT 扫描，肿块位置变化或分泌物清除，可区分气管分泌物和气管肿块。

同时，当气管肿瘤表现为偏心或环向气管壁增厚，而非单发的肿块，需要与各种良性病变进行鉴别，包括医源性（插管后狭窄）、感染性（结核病）和炎性（多肉芽肿性血管炎、多软骨炎）等病因。

总之，原发性气管肿瘤最常表现为管壁显著不规则增厚和管腔外浸润，但定性诊断仍需要组织学活检。

要点：气管肿瘤

- 气管肿瘤通常是恶性的，最常表现为管腔内肿块，其次是偏心性或环状支气管壁增厚
- 最常见的组织学类型是鳞状细胞癌和腺样囊性癌
- 恶性肿瘤的特征包括体积＞2 cm，边缘不规则，连续性管壁增厚以及管腔外浸润
- 气管肿瘤在 X 线胸片上常被漏诊，但仔细观察还是能够鉴别
- CT 是首选影像学检查，多平面和三维重建能够提高对疾病严重程度和气管外侵犯程度评估的准确性

3.气管肿瘤类型

(1)鳞状细胞癌:在最初诊断时,鳞状细胞癌通常很大(4 cm),其腔内病变可能是外生性的或溃疡性的。肿块常为无蒂,并能导致气管腔非均匀性狭窄。鳞状细胞癌局部淋巴结和纵隔侵犯较为常见。病变从支气管蔓延到主支气管和出现气管-食管瘘的概率分别为25%、15%。

(2)腺样囊性癌:腺样囊性癌是气管支气管腺肿瘤中最常见的一种,约占75%~80%。通常来源于气管或主支气管,偶尔也来自更远端的终末支气管或肺周围部分。发病平均年龄约45~50岁,与吸烟无关。最常见的临床表现是咳嗽、声音嘶哑、咯血、呼吸困难、喘息和反复肺炎。常因呼吸困难和喘息误诊为哮喘。

腺样囊腺癌一般表现为以息肉状或宽基底向管腔内浸润生长的肿块。诊断时,体积一般都<2 cm,表面光滑或溃烂。肿瘤为无包膜,可沿着周围神经表面或周围神经淋巴扩散。诊断时,病灶常已浸润至支气管黏膜下层。显微镜下观察肿瘤的浸润范围通常比影像评估和手术下直视所见的浸润范围要大。

CT在肿瘤鉴别方面优于X线摄影,尤其评估腔外病变范围和纵隔侵犯方面有明显优势。CT上最常表现为分叶状、息肉样的腔内肿块并伴局灶性气道壁增厚(图56.5)。腺样囊性癌偶有气管或支气管壁广泛增厚(图56.6)。腺样囊性癌有黏膜下浸润的倾向,CT可能会低估其纵向范围。最佳观察方法是薄层(最好层厚≤1 mm)和多平面或三维重建。

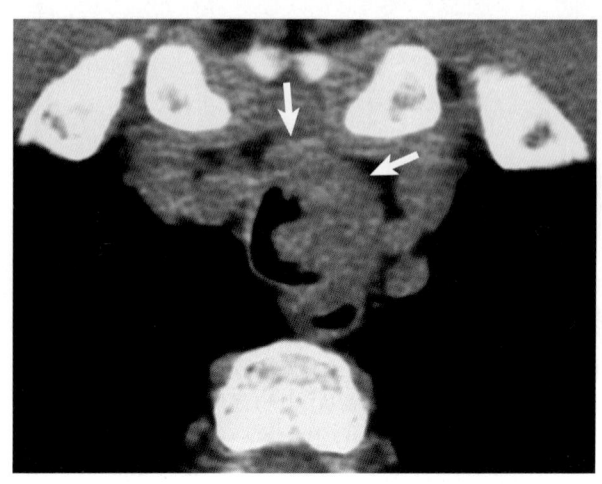

图56.5 气管腺样囊性癌。轴面CT显示气管内分叶状息肉样肿块,气管壁广泛受累并延伸到邻近的纵隔(箭)。

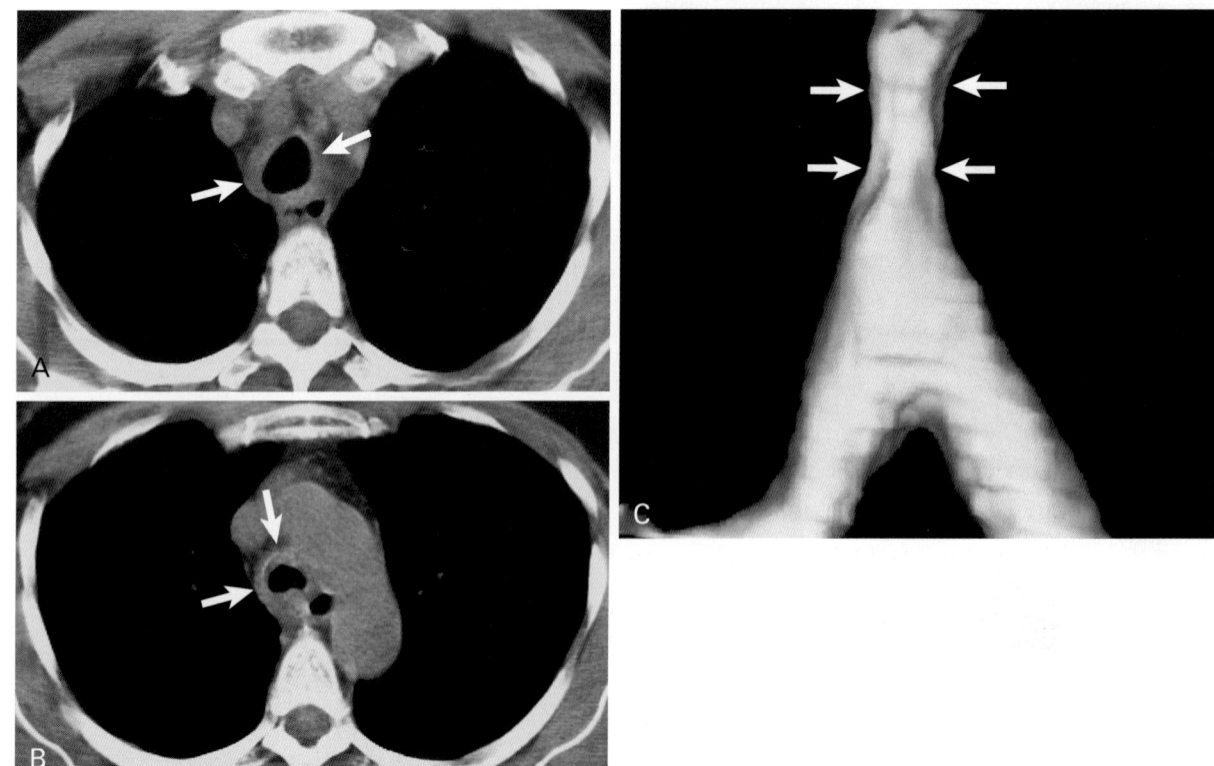

图56.6 气管腺样囊性癌。大血管水平层面(A)和主动脉弓水平层面(B)CT显示气管壁周围增厚(箭)。(C)冠状面CT重建显示气管狭窄的程度(箭)。

重点：腺样囊性癌

- 腺样囊性癌是最常见气管支气管腺肿瘤，也是仅次于鳞状细胞癌的第二常见的气管原发恶性肿瘤
- 大多数肿瘤发生于气管或主支气管
- 影像学表现包括：
  - 腔内息肉样肿物
  - 气管壁环形增厚

（3）黏液表皮样癌：黏液表皮样癌（mucoepidermoid carcinoma，MEC）是第二常见的气管支气管肿瘤，但发病率不到肺癌的 0.2%。发病年龄不等，从 3 个月到 78 岁不等，但半数在 30 岁以下。症状上主要与气道壁和管腔受累有关，包括咳嗽、咯血、反复发作的肺炎和呼吸困难。

MEC 由腺体（典型的产生黏液）和"表皮样变"特征的细胞组成，在组织病理学上分为低级别和高级别肿瘤。通常位于段支气管，少数发生在叶或主支气管或气管内。多数在腔内生长，形成息肉样肿块，表面多完整，偶有溃烂，可向支气管腔周围侵犯。低级别肿瘤通常局限于支气管壁，而高级别肿瘤通常生长至支气管周围间质或邻近肺实质，有淋巴结转移的倾向。

X 线表现与肿瘤的位置和大小有关，包括孤立性结节或肿块、大叶或节段性实变或肺不张，或中央性肿块伴有阻塞性肺炎或肺不张（图 56.7）。

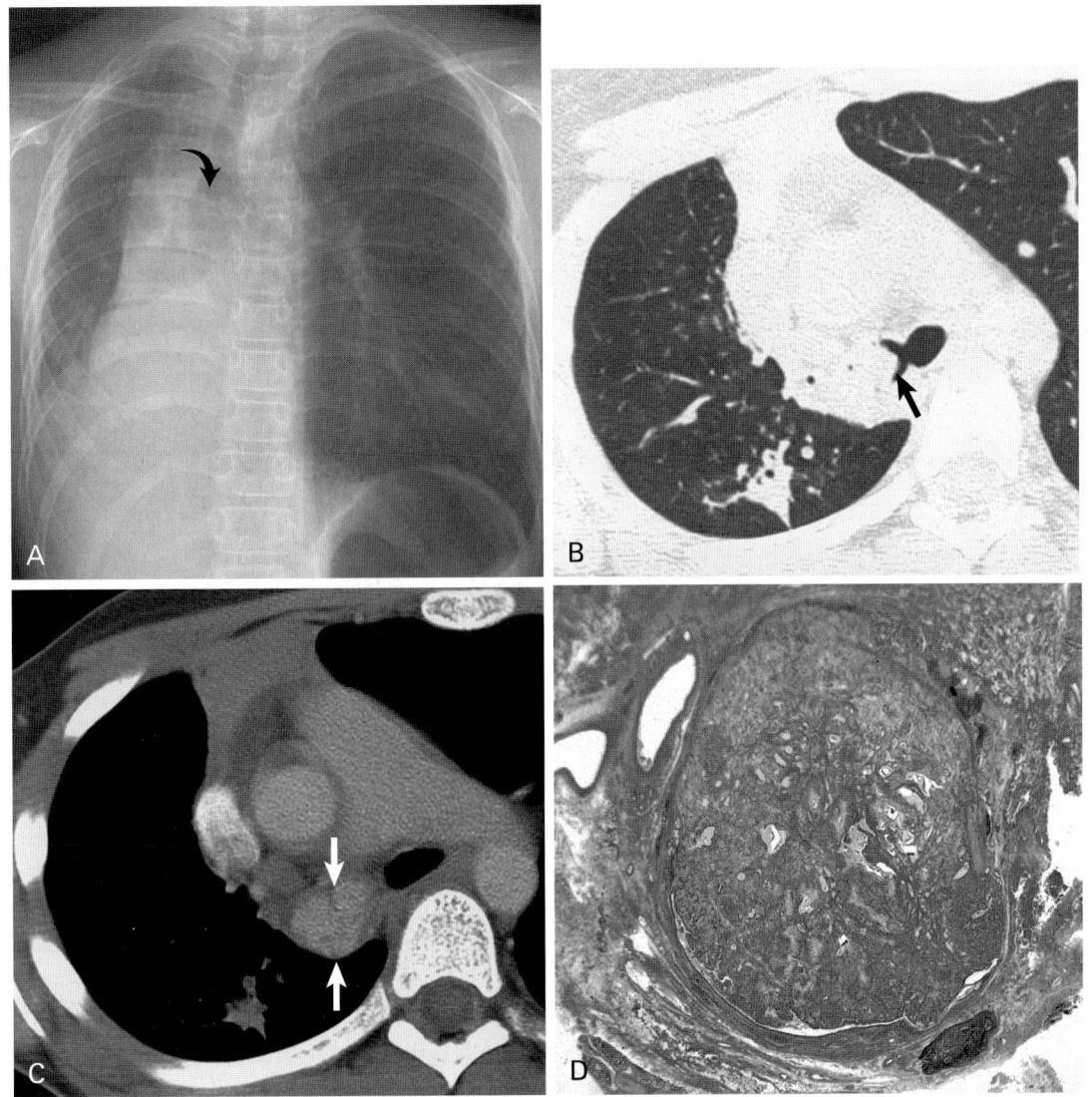

图 56.7 起源于右主支气管的黏液表皮样癌。(A)X 线胸片显示右主支气管内边界不清的软组织肿块（箭），右肺体积明显缩小，纵隔同侧移位，右侧横膈抬高。(B)CT 显示支气管内肿块（箭），右主支气管几乎完全闭塞，右肺容量缩小。(C)软组织窗 CT 显示支气管内肿块（箭）。(D)肺切除术后手术标本的低倍视图显示支气管内 MEC。（鸣谢 Dr. Joungho Han, Department of Pathology, Samsung Medical Center, Sungkyunkwan. University School of Medicine, Seoul, Republic of Korea.）（见彩色插页）

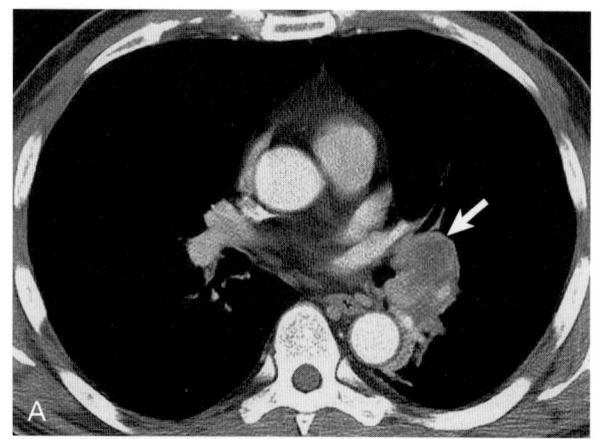

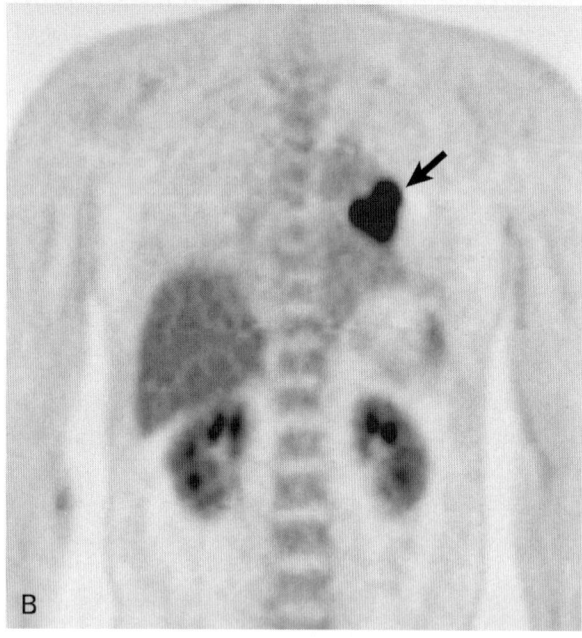

图56.8　舌段支气管的 MEC。（A）CT 显示起源于舌段支气管的肿块（箭），累及邻近的肺门和肺实质，同时伴有左肺容量明显缩小。（B）PET 显示明显的 FDG 摄取，典型的高级别 MEC（箭）。（鸣谢 Dr. Kyung Soo Lee, Samsung Medical Center, Seoul, Republic of Korea.）

CT 常表现为光滑的卵圆形或分叶状软组织密度结节或肿块，大小多在 1 cm 以上，25%～50% 肿瘤内可见点状钙化。高级别 MEC 通常表现为 FDG 高摄取，而低级别肿瘤表现为低摄取。肿瘤密度均匀，增强后轻度强化（图56.8）。在支气管内的卵圆形或分叶状肿瘤，其长径常与气道走行方向平行。CT 主要表现包括远端支气管扩张伴黏液栓塞、阻塞性肺炎、肺不张和空气潴留等。

肿瘤偶有累及气管，在 X 线摄影和 CT 扫描上表现为腔内息肉样结节（图56.9）。CT 在评估腔内肿瘤，以及气道壁及纵隔的受累程度上优于 X 线摄影。在高级别 MEC 中可发生转移，部位包括肺门或纵隔

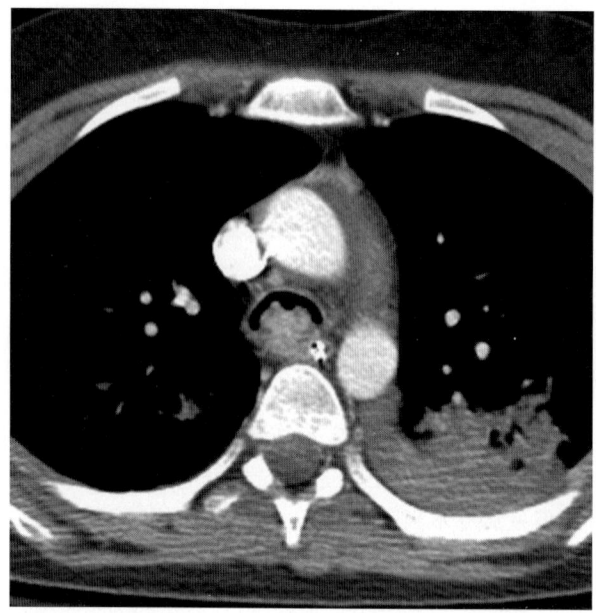

图56.9　气管 MEC。CT 显示沿气管后壁不均匀强化的肿块，可见左肺下叶阻塞性肺炎引起的肺实变和少量胸腔积液。（经许可引自 Walker CM. Mucoepidermoid carcinoma. In: Rosado-de-Christenson ML, Carter BW, eds. Specialty Imaging: Thoracic Neoplasms. 1st ed. Philadelphia: Amirsys-Elsevier; 2015.）

淋巴结、胸膜、骨骼和肝脏。

要点：黏液表皮样癌
● MEC 在肺癌中占比＜0.2%
● MEC 最常累及段支气管
● 影像学表现包括： 　■ 1～4 cm 结节或肿块 　■ 远端梗阻性肺炎，肺不张或空气潴留 　■ CT 上与支气管关系密切

　　（4）气管乳头状瘤：单发乳头状瘤的主要表现是起源于支气管壁，无蒂或有蒂的小肿块。较大的病变可表现为菜花状。鳞状细胞乳头状瘤包括鳞状上皮不典型增生、原位癌或浸润癌。

（八）治疗概要

　　1. 药物治疗　药物治疗在气管肿瘤的治疗中并不起主要作用。抗生素治疗可用于治疗梗阻性肺炎或支气管炎。

　　2. 外科治疗　外科手术治疗包括支气管切除和保留部分支气管的切除及重建术。术前准确判断切除的精确水平面和长度十分重要。

外科手术常可治愈良性气管肿瘤。有学者建议孤立乳头状支气管瘤行完全切除术以排除侵袭性恶性肿瘤和预防复发。

恶性气管肿瘤的治疗通常是分段切除并重建，以及术前和术后的辅助放疗。对于无法切除鳞状细胞或腺样囊性癌患者，可采用姑息疗法，包括激光照射切除、体外照射和近距离放疗。

组织学上低级别 MEC 术后 5 年生存率约 80%，而高级别 MEC 只有 30%，因此建议行根治性手术联合淋巴结清扫术。

二、气道狭窄

（一）病因 气管狭窄是指气管腔变窄。各种医源性、炎症性、感染性和肿瘤性病变可导致局灶性或弥漫性气管狭窄。本节重点介绍插管后气管狭窄，这是目前为止最常见的获得性气管狭窄的病因。

气管插管球囊压力过高造成了对气管壁的损伤，起初黏膜坏死，之后变为瘢痕狭窄，最终继发产生了气管插管后气道狭窄。

（二）发病率和流行病学 气管插管后气道狭窄真实发病率仍不清楚。最初报道显示气管插管后并发气道狭窄的概率高达 20%，改用低压气囊的气管插管后气道狭窄发病率显著下降到 1% 左右。在长期气管切开置管的患者中，气管狭窄发病率估计约为 30%。

高危因素包括插管困难或插管时间延长、机械性刺激、感染、服用激素和正压通气。

（三）临床表现 患者通常表现为劳力性呼吸困难、喘鸣和喘息。上气道梗阻症状往往在拔管几个星期后出现。轻度狭窄患者早期可能无症状，但最终会出现气道狭窄症状，气道水肿和肺部感染合并分泌物会加重气道狭窄症状。

（四）病理生理学

1. **解剖学** 插管后气管狭窄的特点是气管壁偏心性或向心性管壁增厚、管腔狭窄。狭窄段一般范围为 1.5～2.5 cm。行气管切口置管术的患者，最常见的狭窄部位是吻合口处，而在气管插管末端反复摩擦气道黏膜部位相对少见。患者行气管插管术后，狭窄通常发生于声门下区域，即支气管插管球囊处。

2. **病理学** 气管黏膜血供受到压迫后会造成急性缺血性坏死，随后在气管表面出现浅表性溃疡。暴露的软骨环继发性软化并破碎；继发纤维化和肉芽组织形成，造成管腔向心或偏心性增厚狭窄。

3. **肺功能** 流速容积曲线（flow-volume loops）可显示气道阻塞特征，比常规肺功能检查更为敏感。

（五）影像学表现

1. **局限性气道狭窄** 插管后气管狭窄最常见的影像学表现为纵向长度近 2 cm 左右的管腔狭窄，局灶性和环周狭窄可表现出沙漏斗样特征。

气管狭窄也可表现为肉芽组织薄膜延伸至气管管腔内或长段偏心性软组织增厚，但相对少见。

2. **胸部 X 线** 因为受累部位在气道近端，放射科医师往往不能仔细查看整个气道，所以气管插管后狭窄容易被忽略。仔细阅片的话，有上气道症状患者还是能在 X 线胸片上发现气道狭窄。

3. **CT** CT 是检测和观察气道狭窄特征的首选影像学检查。轴面 CT 图像显示管腔狭窄伴软组织偏心或向心性狭窄（图 56.10），多平面和三维 CT 重建有助于确定纵向狭窄长度，而在轴面图像上容易被低估（图 56.11，图 56.10）。

气管狭窄有可能表现为肉芽组织薄膜延伸至气管腔内，但不常见。在轴面 CT 图像上很难发现，但薄层和 CT 重建却有助于发现这一容易遗漏的表现。

由于气管软骨无支撑力和被破坏，长期气管狭窄可能并发气管软化，动态 CT 序列可以帮助检测有无气道塌陷。

4. **MRI** 和 CT 类似，MRI 主要表现为气管软骨内软组织偏心或向心性增厚，沿气管轴多维成像图像可以精确显示狭窄累及长度。

（六）影像检查的选择 X 线胸片是疑诊气道狭窄的首选检查，但正常 X 线胸片也不能排除气道狭窄。三维 CT 重建是检测和观察气道狭窄的研究性手段。有放射辐射顾虑的年轻患者可以选择 MRI 检查。

（七）鉴别诊断

1. **临床鉴别** 虽然插管后气道狭窄和其他原因所致的中央气道狭窄在症状上有重叠，但对于近期有气管插管或气管切开病史的患者，出现上呼吸道梗阻症状时需高度警惕插管后气道狭窄的可能。

2. **辅助诊断技术** X 线胸片或 CT 上发现的局限性气道狭窄可提示诊断。有气管切开或气管内插管病史的患者，其典型位置上出现沙漏样变窄则极有可能诊断为气管狭窄。在无法确诊时，需要活检以排除肿瘤性病变的可能。

（八）治疗方案概要 各种气管镜介入治疗方法（球囊扩张术、激光治疗和支架植入术）和手术（切除、

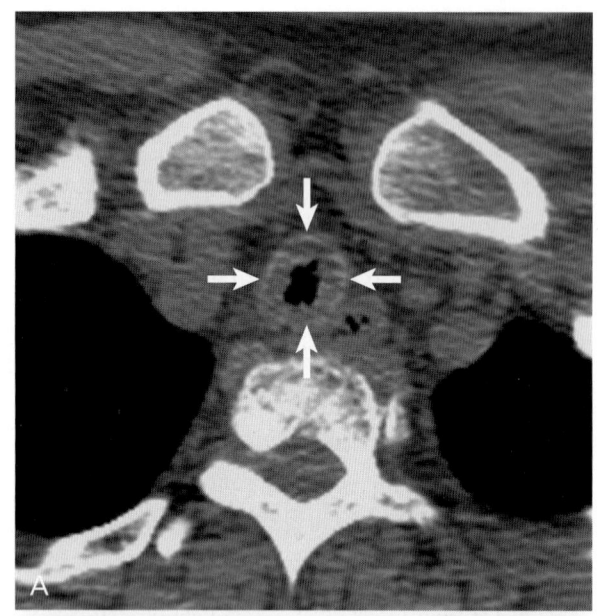

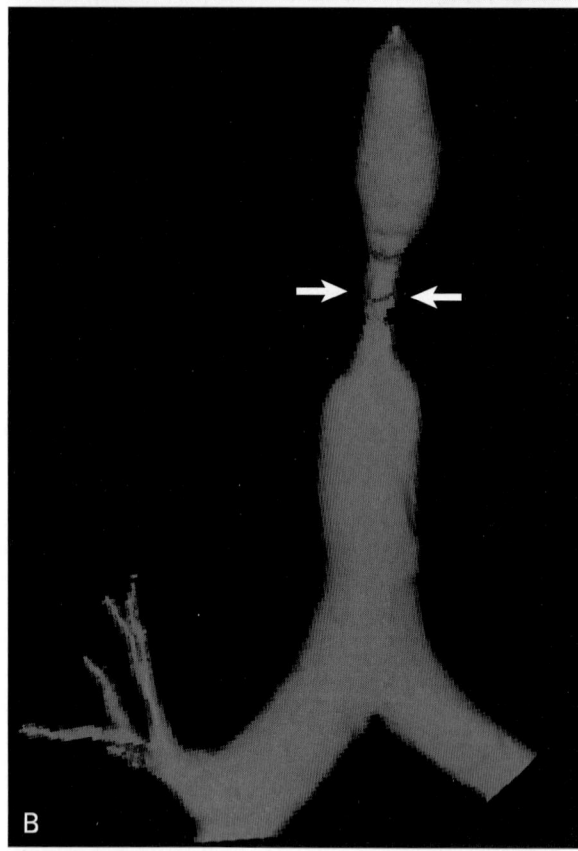

图 56.10 插管后气管狭窄。(A)气管近端轴面 CT 显示插管后气管壁环周增厚(箭)和管腔狭窄。(B)气管三维重建显示局灶性沙漏样狭窄(箭),与相邻轴面 CT 图像相比,三维重建图像对狭窄程度的评估更为准确。

端端吻合术)方法,可以用于治疗有症状的气管狭窄。但具体治疗决策还取决于患者狭窄特点和当地的医疗水平。

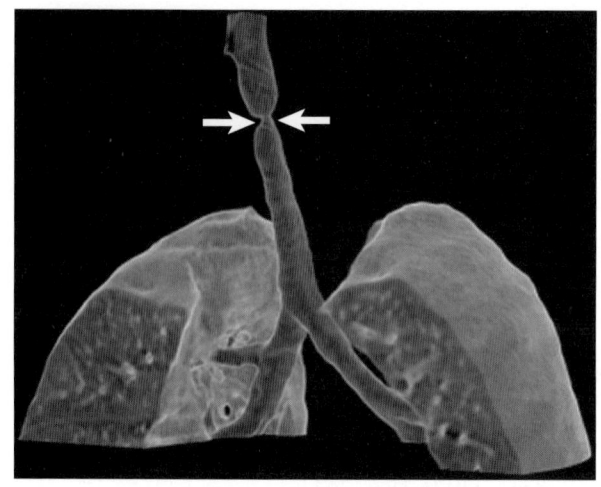

图 56.11 插管后气管狭窄。气管三维重建显示局灶性声门下重度狭窄(箭),而此处狭窄在轴面 CT 图像上几乎找不到(未显示)。

要点:气管狭窄

- 虽然低压袖套插管套装已经大幅度降低了气道狭窄的发生率,但插管后气道狭窄气是气管插管和气管切开置管后最常见并发症
- 插管后气管狭窄最常见表现为局灶性沙漏斗样改变的气管狭窄
- 多平面和三维 CT 重建是影像学首选检查
- 可考虑使用气管镜介入治疗和手术干预的治疗方式

三、气管软化

(一)病因　气管软化是一种由于气道壁或气道支撑性软骨弱化引起的以气管顺应性增加和过度塌陷为特征的疾病,可是先天性或获得性。原发性或先天性气管软化症与先天的气管壁软化有关,可能由一系列的软骨基质异常、软骨发育不成熟(如早产儿)或先天性气管-食管瘘引起。后天性或获得性气管软化与各种疾病有关,包括慢性阻塞性肺病(chronic obstructive pulmonary disease,COPD)、插管史、手术史(如肺切除或移植)、放射治疗、长期外性压迫(如甲状腺肿大、血管环)、慢性炎症(如复发性多软骨炎)。后天性气管软化在某些病例中也有可能是特发的。

(二)发病率和流行病学　由于气管软化是一种功能异常,常规 X 线胸片检查和 CT 都经常漏诊,其真实发病率就无从得知。先天性气管软化在早产儿中最常见。它常与心血管异常、支气管肺发育不良和胃食管反流有关。对有呼吸道症状患者支气管镜的

研究显示,有 $5\%\sim23\%$ 的患者存在后天性气管软化。

(三)临床表现 小儿先天性气管软化在出生后的头几周到数月的典型表现为呼气性喘鸣、咳嗽和吞咽困难。获得性气管软化可发生在任何年龄段,且发病率随着年龄的增大而增加。继发于既往的插管后发生的气管软化,症状可在插管后数周乃至数年后出现。

后天性气管软化最常见的症状为难治性咳嗽、呼吸困难、哮鸣和呼吸道反复感染。

(四)病理生理学

1. 解剖学 在常规的吸气末影像检查中,气管一般表现正常,部分病例在冠状面可见新月形增宽或矢状面呈刀鞘样增宽。后天性气管软化患者的尸检常见部分气管呈膜性扩张和松弛。

2. 病理学 气管软化症的病理学特征是软骨或支气管膜后壁弱化,伴纵向弹性纤维的退化和萎缩。

3. 肺功能 肺功能试验虽有提示作用,但无法诊断。肺活量通常可显示气管软化的严重程度与气道梗阻程度的关系,其特点是第一秒用力呼气量下降以及低峰流率伴快速减少。

(五)影像学表现 过度呼气萎陷征是气管软化的特征。虽然曾经定义为气管导管断面面积在呼气期间减少超过 50%,但现在许多学者建议使用 70% 的衰竭阈值,因健康受试者也可达到同样萎陷程度。

1. 胸部 X 线 由于气管软化在常规吸气末影像检查中无法检查出,所以常规 X 线胸片无法检查出气管软化。在此情况下,胸部透视也许能用于诊断。

2. CT 吸气-呼气相 CT 成像是诊断该疾病的首选方法(图 56.12)。动态呼气成像(用力呼气期间)检查的敏感性高于呼气末成像。一边做咳嗽动作一边进行 CT 电影成像,对于诊断气管软化症具有高度敏感性,但需要多次采集图像才能获得完整的气道图像。

气管的"新月形"改变(即气管冠状径大于矢状径)虽不常见,但对气管软化诊断有高度特异性。在吸气相 CT 上发现气管"新月形"改变则高度提示气管软化,可通过呼气相 CT 证实。

虽然精确的横断面积测量被推荐用于诊断轻中度气管软化症,但严重患者出现完全呼气萎陷症表现即可诊断气管软化。在呼气成像中,如气管腔内见新月形的皱眉征,前后壁距离<6 mm,则高度提示气管软化(图 56.13)。对于在 CT 采集图像时不能屏气的患者,该特征可协助常规 CT 扫描发现气管软化。

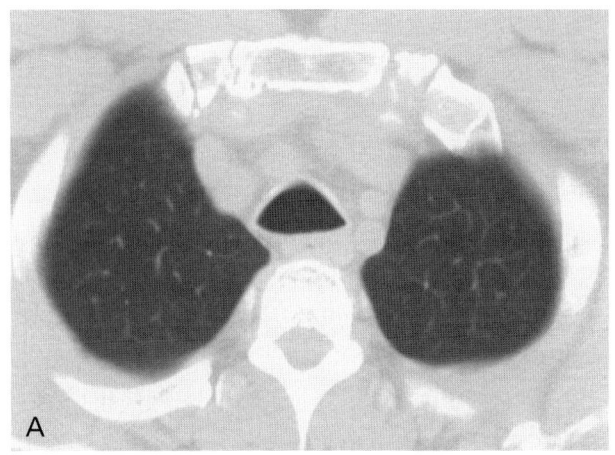

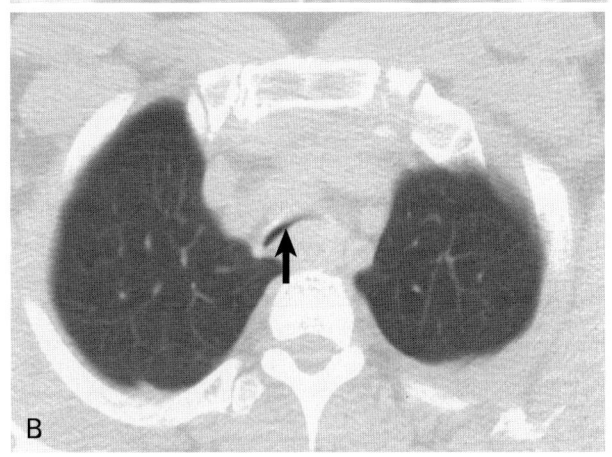

图 56.12 气管软化。(A)吸气末轴面 CT 显示气管腔开放。注意冠状面相对于矢状面(新月形结构)的相对扩大,提示气管软化。(B)动态呼气时轴面 CT 显示气管腔几乎完全塌陷(箭),符合重度气管软化改变。

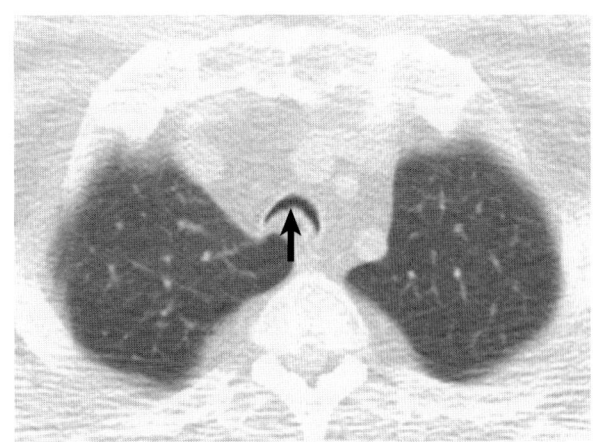

图 56.13 气管软化伴皱眉征。动态呼气相 CT 显示气管腔呈皱眉状新月形结构(箭),高度提示气管软化。

3. MRI 配合咳嗽或呼吸动作的动态 MRI 成像可用于诊断气管软化。

(六)影像检查的选择 胸部透视主要依赖操作者,目前已被 CT 和 MRI 取代。动态吸气-呼吸相

CT检查是首选方法,能同时显示气道解剖结构和气道的顺应性。由于MRI没有电离辐射,因此,对于年轻患者和需要连续的随访检查可考虑选择MRI。

(七)鉴别诊断

1. 临床鉴别 没有特征性的临床表现能够区分气管软化和其他气管疾病,如肺气肿、哮喘和慢性支气管炎。而且,这些疾病常与气道软化症同时存在。对于患此类疾病高风险患者,诊断时要高度怀疑气道软化症。

2. 辅助诊断技术 通过动态吸气-呼气相CT扫描、动态MRI、透视检查以及支气管镜检查确定有气管腔过度呼气时的萎陷可作出明确诊断。

气管软化应与所谓的过度动态气道塌陷(excessive dynamic airway collapse, EDAC)区分开来。气管软化是由于软骨异常导致气管前壁和后壁塌陷,而EDAC被认为是周围气道阻塞(如哮喘或COPD)的结果,主要导致膜性气管塌陷。

(八)治疗概要

1. 药物治疗 轻到中度症状的患者采用保守治疗。持续的正压通气有助于改善夜间症状。抗生素用于治疗呼吸道感染。

2. 手术治疗 严重症状的患者进行气管成形术手术干预,疗效可能较好。手术方法包括气道管腔重建和在气管后壁置入植入物来加强管壁强度。对于症状严重但又不能手术的患者,植入支架是一种可能的选择。但支架出现并发症的概率相对较高,也限制了其长期使用。

要点:气管软化

- 气管软化是指呼气时气管过度塌陷
- 可能是先天的,也可能是获得性的疾病
- 不能明确诊断的疾病要考虑气管软化
- 动态吸气-呼气相CT是最好的诊断检查方法
- 皱眉征高度提示该疾病
- 通常采用保守治疗,但严重的患者可能手术干预疗效好

四、复发性多软骨炎

(一)病因 复发性多软骨炎(relapsing polychondritis)是一种多系统性疾病,以外耳、鼻、外周关节、喉、气管、支气管等处复发性软骨炎为其特点。病因不明,但可能与免疫介导有关。最近的研究表明存在遗传易感性(即与其他自身免疫疾病有交叉现象)和有多激发因素(包括化学损害)的可能性。

(二)发病率和流行病学 复发性多软骨炎罕见,发病率约(4.5~9)例/100万。该病好发于白种人群。大多数研究报道男女发病率相同,但也有少数报道女性发病率较高。呼吸道受累发生于50%以上的患者,是复发性软骨炎发病和死亡的主要原因。女性比男性更容易出现严重的呼吸道症状。

(三)临床表现 该病的平均发病年龄约50~60岁,儿童很少发病。诊断主要依靠以下临床表现中的任意3个:双侧耳郭软骨炎、非糜烂性血清阴性炎性关节炎、鼻软骨炎、眼部炎症、呼吸道炎,或听觉和前庭损伤。另外一种诊断标准是出现一个或多个上述临床表现加上病理证实,或软骨炎累及两个或多个不同解剖部位且对糖皮质激素或氨苯砜治疗有效。

临床表现和病程变化较大,多数患者发病3年后才能作出诊断。耳郭受累是最常见的临床特征。鞍鼻畸形是最具特征性的表现,是由于鼻中隔软骨塌陷而骨性鼻中隔完好所致。

喉气管受累的患者可出现多种症状,包括声音嘶哑、失音、喘息、吸气性喘鸣音、干咳、呼吸困难和反复感染。值得注意的是,呼吸道受累者早期阶段可无症状。复发性多软骨炎不会仅表现为呼吸道受累,而无其他临床特征。

(四)病理生理学

1. 解剖学 呼吸道病变可局灶性或弥漫性受累。最常累及喉和上段气管,也可累及呼吸道远端的亚段支气管。

声门、声门下、喉、气管及支气管的炎症可导致管腔狭窄。由于炎症破坏软骨结构而失去支撑作用,可能会导致气道顺应性增高和动态呼气气管萎陷(气管软化)。在该疾病的晚期阶段,支气管纤维化引起管腔收缩,伴严重管腔狭窄。

2. 病理学 气管黏膜水肿。气管软骨环表现异常,可从轻度炎症到被对肉芽组织完全代替。

目前尚无确诊复发性多软骨炎的组织活检标志物,但炎性软骨标本有特征性表现:基质嗜碱性染色缺失和软骨膜炎,最终软骨破坏并被纤维组织取代。

3. 肺功能 复发性多软骨炎对主气道的影响是顽固性的,也是可逆性的。呼气性顺应性增加和气管松弛可引起可变性气道阻塞,结果导致气道软化。在病程晚期,气道瘢痕性狭窄,因此气道阻塞性改变是顽固的。测量第一秒用力呼气量(FEV1)反映气流受阻严重,或吸入支气管扩张药后症状无改善。

肺功能检查,特别是流速容量曲线,有助于鉴别气道阻塞的性质(顽固性或可逆性)和阻塞的部位(胸腔内和胸腔外)。有报道称肺功能检查有助于动态监测疾病。

(五)影像学表现

1. 胸部 X 线　在 X 线胸片上有时可见气管壁钙化,但在 CT 上更容易发现。

2. CT　复发性多软骨炎最常见的影像学表现为气管壁钙化,可表现为微小钙化或弥漫钙化(图56.14)。气管壁增厚也很常见,其可钙化也可不钙化(图 56.15,图 56.14)。除非炎症严重,否则这两种特征很少累及气管后壁,而炎症严重时可继发累及气管后壁。CT 能够识别气管壁增厚,但不能区分纤维化和炎症。复发性多软骨炎所致的气道管腔狭窄是气道受累的常见表现,大约占 33%～89%,可呈局限性或弥漫性分布,并常伴有支气管狭窄(图 56.16)。与轴面 CT 相比,多平面和三维气道重建能提高检测微小气道狭窄和判断疾病范围的准确性(图 56.16)。配对吸气-呼气动态 CT 检测气管软化非常灵敏(图56.17)。在复发性多软骨炎的早期,形态异常之前也许可见气管软化。因此,评价有症状的复发性多软骨炎患者,应常规检查动态呼气 CT。

3. MRI　MRI 上也观察到气管壁增厚,但钙化在 CT 上更容易显示。MRI 的优点是能够区分纤维化和炎症,动态 MRI 是一种潜在的可代替 CT 的评估气管软化的方法。

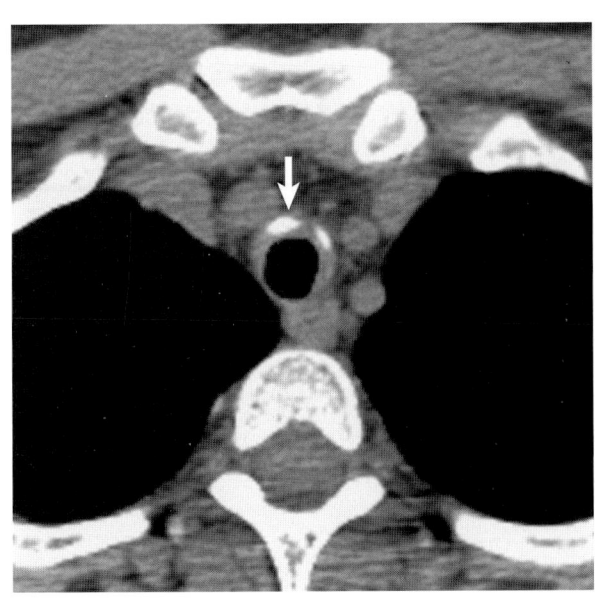

图 56.14　复发性多软骨炎致气管壁增厚伴钙化。胸廓入口层面轴面 CT 显示明显的气管壁增厚伴钙化(箭),可见非软骨后壁的特征性不受累。

(六)影像检查的选择　X 线胸片检查对于复发性多软骨炎患者的作用较小,但在评估并发症方面很有用,如肺炎和肺不张。然而,在进展期患者中,仔细观察 X 线胸片可能发现气道钙化和狭窄。

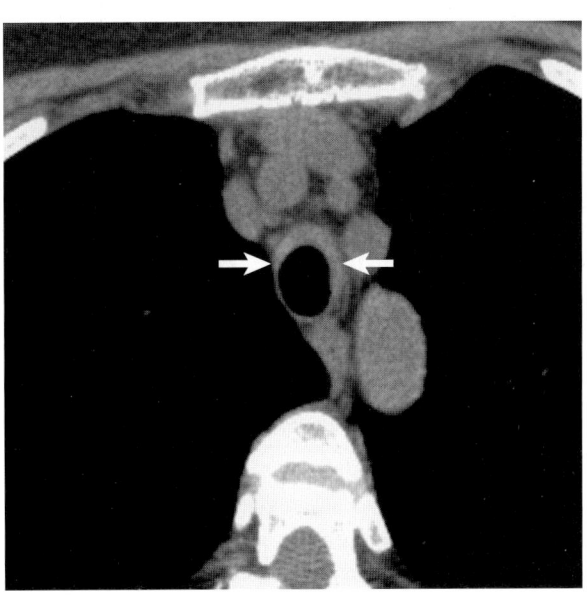

图 56.15　复发性多软骨炎气管壁增厚无钙化。主动脉弓层面轴面 CT 显示明显的气管壁增厚(箭)且无钙化。

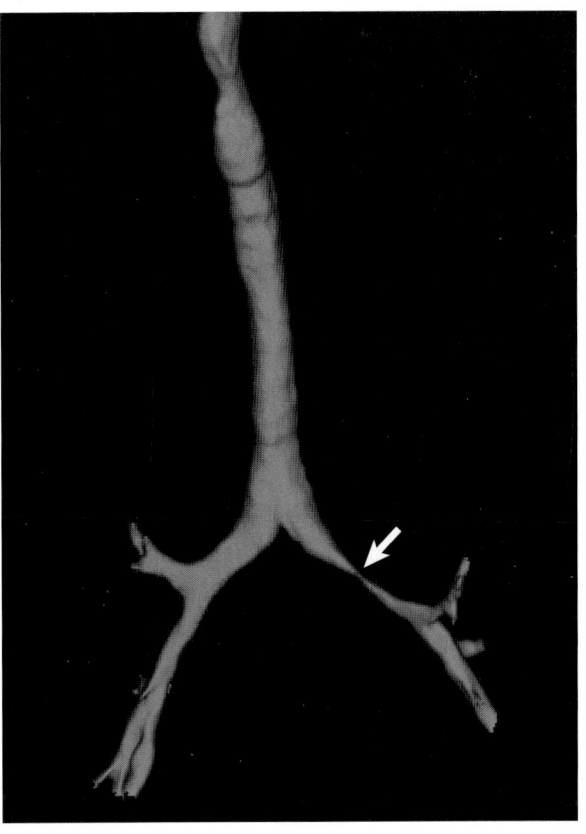

图 56.16　复发性多软骨炎气管及支气管腔狭窄。三维 CT 显示气管弥漫性管腔轻度狭窄,左主支气管严重狭窄(箭)。

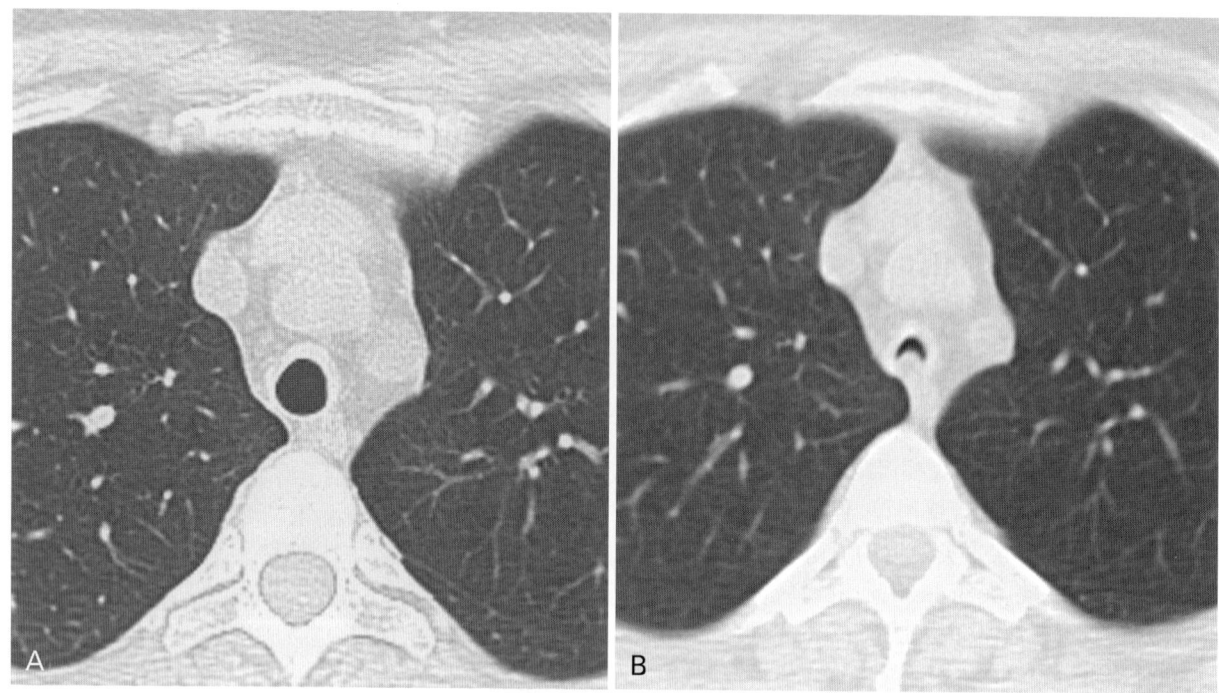

图 56. 17 复发性多软骨炎中的气管软化症。(A)吸气末 CT 显示气管前壁和外壁增厚,管腔轻度狭窄。(B)动态呼气相 CT 显示气管过度塌陷(70%的管腔截面积减少),与气管软化的表现相符。

对已知或疑似软骨炎的患者,CT 是首选的检查方法。对检测气管壁增厚、钙化和管腔狭窄非常灵敏。配对吸气-呼气动态 CT 是评估气管支气管软化的首选影像学方法。

MRI 检测气管钙化不及 CT 灵敏,而且 MRI 更容易受来自呼吸运动伪影的影响。然而,MRI 可能有助于区分纤维化和炎症。同时,对于担心 CT 辐射暴露的患者,MRI 是可潜在的替代检查方案。

(七)鉴别诊断

1. 临床鉴别 有呼吸道症状和复发性软管炎特征性表现(如鞍鼻畸形)的患者,其诊断相对较容易。然而,当仅有气道受累时,呼吸道症状的鉴别诊断就很广泛,包括肉芽肿性多血管炎、插管后损伤、淀粉样变性以及气管肿瘤。

2. 辅助诊断技术 当影像学检查显示气管前壁和侧壁光滑增厚,应高度怀疑复发性多发软骨炎。虽然骨化性气管支气管病变也不累及气管后壁,但气管壁黏膜下散在并突出腔内的结节可与复发性多发软骨炎相鉴别。其他原因引起的气管壁增厚和狭窄一般在 CT 和 MRI 上表现为气管壁环状增厚,气管后壁同时受累,此表现可与该病鉴别。

当气管软化是唯一的影像学表现时,鉴别诊断应包括引起病变的其他原因,如 COPD、插管史和放射治疗史。

(八)治疗方案概要

1. 药物治疗 复发性多软骨炎患者的一般治疗药物选择包括非甾体抗炎药、皮质类固醇和氨苯砜。其他免疫抑制药物(如环磷酰胺、硫唑嘌呤和甲氨蝶呤)是二线药物,主要用于对一线药物治疗无效的患者。

呼吸道受累的患者需要口服大剂量泼尼松治疗,急性呼吸道梗阻用静脉注射类固醇类药物可能有效。

2. 手术治疗 手术方式的选择包括气管切开术、气管支架置入术、气道外夹板固定和气管重建术。

要点:复发性多软骨炎

- 平均发病年龄约 50～60 岁
- 复发性多软骨炎的特征是软骨结构反复炎症,包括外耳、外周关节、喉、气管、支气管
- 大约 50% 的病例累及呼吸道
- 呼吸道并发症(肺炎和呼吸衰竭)是复发性软骨炎的主要死因
- 常见的影像学表现:
  - 气管壁的密度增高影(除气管后壁)
  - 气管壁增厚(通常不包括气管后壁)
  - 局灶性或弥漫性气管支气管狭窄
  - 气管支气管软化

五、巨气管支气管症

（一）病因　巨气管支气管症（tracheobroncho-megaly）又称为 Mounier-Kuhn 综合征，病因不明。弹性组织缺陷可能是一种潜在的致病机制。巨气管支气管症常伴有 Ehlers-Danlos 综合征、Marfan 综合征以及皮肤松弛症。有家族性发病报道，推测可能是常染色体隐性遗传。然而，大多数病例是偶发性的。

继发性巨气管支气管症可在长期的肺纤维化的基础上发展而来。

（二）发病率和流行病学　巨气管支气管症的发病率不清楚。既往认为极为罕见，但在近二十年来认为其发病率有增加，可能是气管 CT 检查技术发展的结果。该病好发于男性。

大约 30% 的弥漫性肺纤维化患者可发生获得性巨气管支气管症。慢性咳嗽和反复的呼吸道感染可能与该病有因果联系。

（三）临床表现　巨气管支气管症主要好发于 30～40 岁的患者。临床表现多样，可表现为轻微到严重的呼吸道症状，包括咳嗽、咳痰，痰液量多，咳血少见。当巨气管支气管症患者并发反复感染时，可表现为进行性呼吸困难和呼吸衰竭。

相反，继发性巨气管支气管症通常在长期慢性肺纤维化患者的 CT 扫描中偶然发现，这些患者的主要表现（进行性呼吸困难和干咳）与肺纤维化有关。

（四）病理生理学

1. **解剖学**　纵向弹性纤维严重萎缩和肌层黏膜变薄，使得气管和主支气管的软骨和膜部分扩张，导致管腔直径增大。冗余的黏膜肌层组织可向软骨环之间突起，形成憩室，大小从几毫米到几厘米不等。当呈弥漫性改变时，称为气管支气管憩室病。

2. **病理学**　气管和支气管的软骨和膜部部分有肌层和弹力纤维萎缩。反复感染可并发支气管炎、肺气肿和瘢痕形成。

3. **肺功能**　巨气管支气管症患者的肺功能检查结果显示呼气流速下降、死腔增大和潮气量增加。

气管顺应性增加可能导致过度的呼气萎陷（软化），可以通过支气管内镜或动态呼气 CT 扫描发现。

（五）影像学表现

1. **胸部 X 线**　通过在 X 线胸片上测量气管的冠状面（横向）和矢状面（纵向）直径可诊断该病。气管巨大症定义是女性气管直径冠状面＞21 mm 和矢状面＞23 mm，男性冠状面＞25 mm 和矢状面＞27 mm。支气管巨大症的定义是女性左、右支气管的直径分别＞19.8 mm 和 17.4 mm，男性分别＞21.1 mm 和

18.4 mm。在胸部侧位 X 线片上气管壁波纹状或波浪形表现提示气管软骨环之间的憩室形成。

2. **CT**　轴面 CT 扫描更容易看到气道内腔扩大（图 56.18，图 56.19）。虽然三维重建图不是诊断必需的，但有助于显示扩张气道的分布情况。巨气管支气管症在 CT 上通常可见气管和主支气管壁的波浪状外形（图 56.20）。离散型憩室可表现为气管和支气管壁的管状盲端外凸（图 56.21）。气管憩室是与 Mounier-Kuhns 综合征有关的巨气管支气管症的常见表现。然而，由慢性弥漫性肺纤维化引起的继发性气管巨大症不常见这种表现。

3. **MRI**　MRI 可显示气道内腔扩张和气管憩室。

（六）影像检查的选择　X 线胸片通常可显示气管支气管扩大，因此可作为首选影像学检查。CT 比 X 线胸片能更详细地显示气管壁波浪样改变和憩室

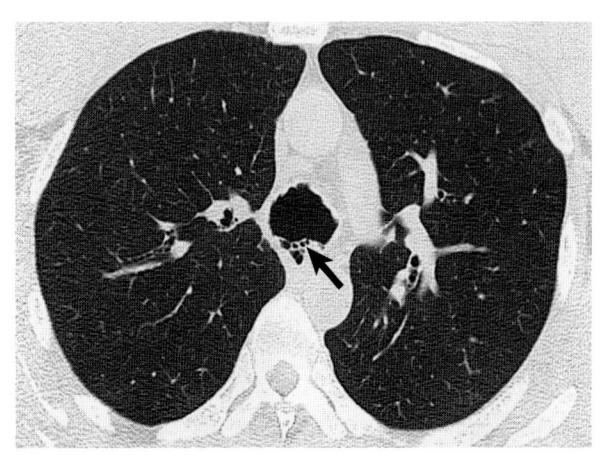

图 56.18　巨气管支气管症。气管隆突轴面 CT 显示气管扩大，前壁呈波动状，后壁有数个小憩室（箭）。

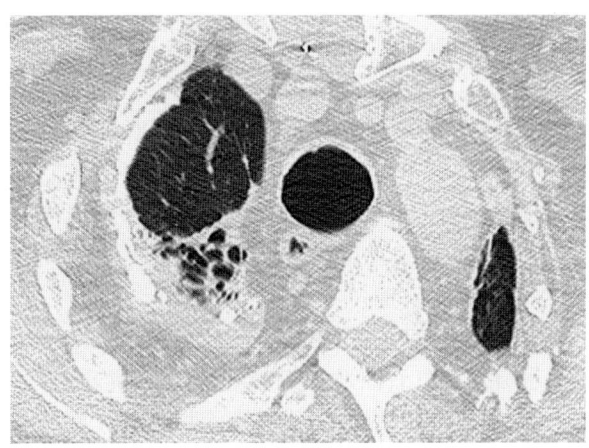

图 56.19　肺纤维化继发性气管扩大。肺尖轴面 CT 显示气管扩大（管径 3 cm），可见右肺尖纤维化伴牵拉性支气管扩张。

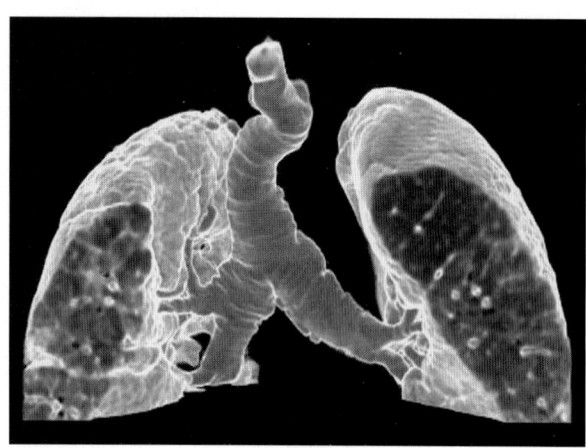

图56.20　巨气管支气管症。中央气道三维重建外观显示弥漫性气管支气管扩大。

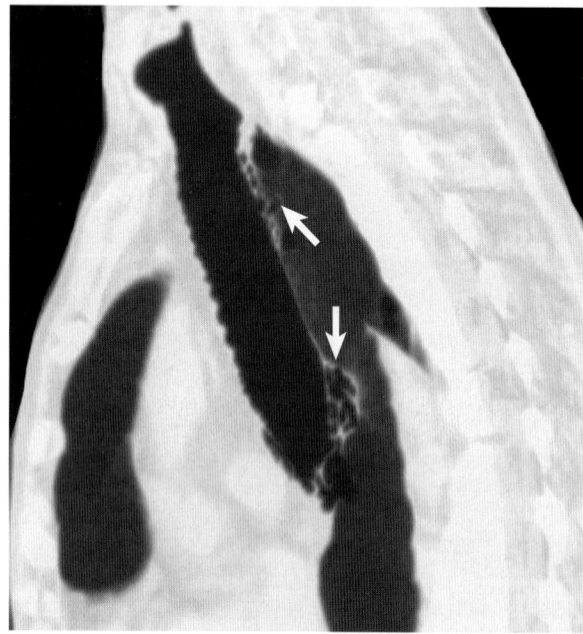

图56.21　气管憩室。气管的矢状面CT重建显示起源于气管后壁的多个管状充气结构(箭),代表憩室,同时前壁的气管扩大和波浪状外观。

形成,CT在诊断并发症(如支气管扩张、肺气肿和肺纤维化)上也比X线胸片更为敏感,动态呼气CT可有助于检测过度的呼气塌陷(软化)。年轻患者若担心CT检查有辐射,MRI则是替代方法。

(七)鉴别诊断

1. 临床鉴别　暂无特征性临床表现能将巨气管支气管症与支气管扩张或慢性支气管炎区别开来。

2. 辅助诊断技术　X线胸片、CT或MRI显示气管腔扩大伴气管壁呈波浪状改变时,基本可以确诊。

(八)治疗方案概要

1. 药物治疗　保守治疗包括物理治疗辅助清除

肺部分泌物和抗生素控制肺部感染。

2. 外科治疗　部分巨气管支气管症和严重气管软化的患者可考虑行气管重建术或放入支架。

要点:巨气管支气管症

- 有反复肺部感染和长期大量咳痰的患者应行常规X线胸片和CT扫描,以便对气管直径大小进行评估
- 巨气管支气管症的主要影像学特征是管腔直径扩大和气管壁呈波浪状表现
- 巨气管支气管症可并发气管软化、支气管扩张、肺气肿和肺纤维化
- 继发性气管肥大症偶见于慢性肺纤维化患者,此时气管壁常光滑且无憩室形成

六、骨化性气管支气管病

(一)病因　骨化性气管支气管病(tracheobronchopathia osteochondroplastica, TBO)是一种少见且病因不明的良性疾病。与病因有关的可能因素包括慢性炎症或退行性变、化学刺激、淀粉样病变、感染以及遗传因素等。目前提出了两种组织学理论:①来自于气管软骨环上的软骨瘤和外生骨瘤;②器官壁内弹性纤维膜上的弹性组织的软骨和骨化生。

(二)发病率和流行病学　在气管镜检查中发病率远远低于1%。

(三)临床表现　骨化性气管支气管病临床表现多样,多在50~60岁诊断,男女的比例约3∶1。TBO可是偶然在无症状患者中发现的,也可出现各种呼吸道症状,包括疲劳性呼吸困难、咳嗽、喘鸣音、反复感染和咳血。

(四)病理生理学

1. 解剖学　TBO以多发的黏膜下层骨软骨结节突入气管腔内为特征。

2. 病理学　组织病理学检查发现结节为黏膜下骨软骨增生,其黏膜表面通常完整,常还可见结节和气管软骨环的软骨膜相连接。

(五)影像学表现

1. 胸部X线　在进展期患者的X线胸片上可以显示扇贝样的或者是结节样气管狭窄。X线胸片上也可看到钙化,尤其是在侧位X线胸片上更为明显。

2. CT　CT是首选的影像学检查,可显示特征

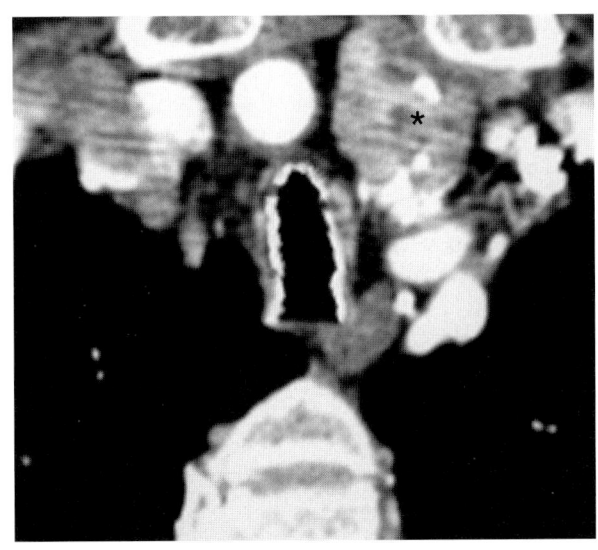

图 56.22 骨化性气管支气管病。主动脉弓上方轴面 CT 显示气管软骨弥漫性增厚和钙化，并有结节形成，未累及气管后壁。气管腔呈剑鞘样改变。同时偶然发现甲状腺钙化结节（星号所示）。（鸣谢 Michael Gotway, MD.）

性的气管前壁和侧壁钙化结节突入气腔内，导致弥漫性管腔狭窄（图 56.22，图 56.23），单个结节的大小一般为 3～8 mm。气管软骨增厚在 CT 上也很典型，和复发性多软骨炎很相似的是气管后壁膜部也不受累。与 COPD 相关的气管刀鞘样改变（矢状与冠状直径比＞2），也常在 TBO 患者中观察到。

（六）鉴别诊断

1. **临床鉴别** TBO 没有明显的临床特征。

2. **辅助诊断技术** 通过 CT 和支气管镜发现的气管前壁和侧壁钙化结节可进行诊断。鉴别诊断包括淀粉样变及钙化肺结核，但是这些疾病气管后壁常受累。虽然复发性多软骨炎和骨化性气管支气管病的分布很相似，但是复发性多软骨炎的特征表现是钙化的气管壁增厚而没有分离的腔内结节。复发性多软骨炎常伴有气管软化，然而骨化性气管支气管病常不伴有呼气性气管塌陷。

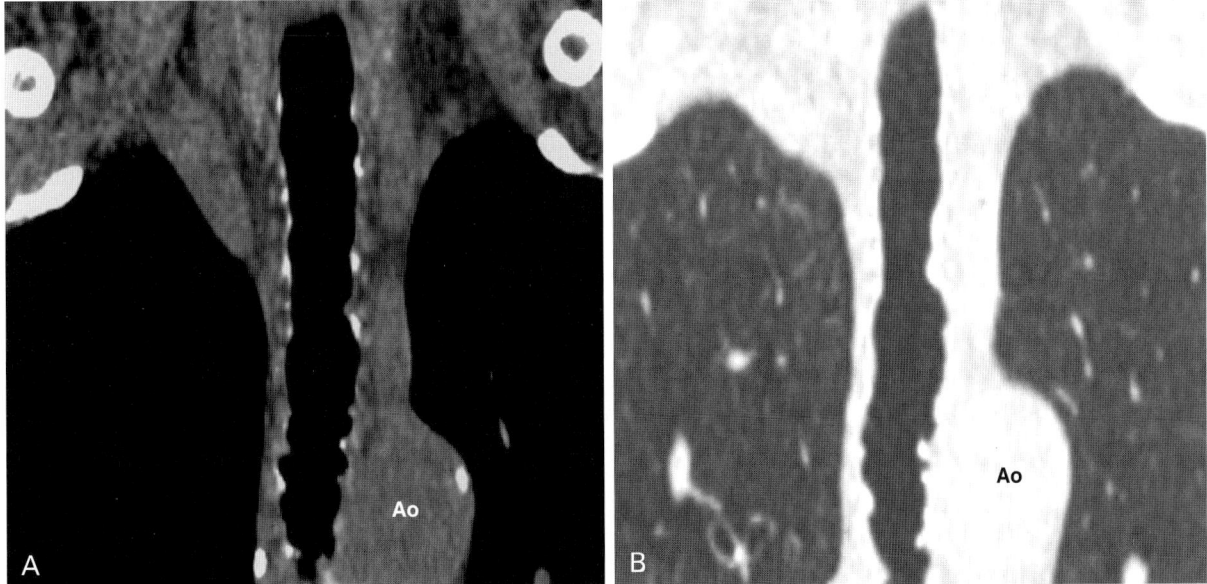

图 56.23 骨化性气管支气管病。(A)冠状面 CT 显示气管软骨增厚、结节和钙化。(B)冠状面 CT 肺窗图像能较好地显示气管壁明显的结节。Ao，主动脉弓。

（七）治疗方案概要

1. **药物治疗** 通常是支持性的保守治疗。目前没有药物能治愈疾病或阻止结节的增长。

2. **外科治疗** 没有标准的干预治疗方法。进展期病例的治疗方法包括激光切除、放疗、手术切除和支架植入。干预治疗通常是个性化治疗。

要点：骨化性气管支气管病

- 典型病变多于 50～60 岁得到诊断。
- 男女比例是 3:1
- 骨化性气管支气管病常在没有临床症状的患者身上偶然发现，并引起多种呼吸道症状
- 气管前壁和侧壁的钙化结节具有诊断价值，CT 是最佳的影像学检查方法

推荐阅读

Kligerman S, Sharma A. Radiologic evaluation of the trachea. Semin Thorac Cardiovasc Surg. 2009;21(3): 246 – 254.

Little BP, Duong P-AT. Imaging of diseases of the large airways. Radiol Clin N Am. 2016;54(6):1183 – 1203.

Prince JS, Duhamel DR, Levin DL, et al. Nonneoplastic lesions of the tracheobronchial wall: radiographic findings with bronchoscopic correlation. Radiographics. 2002;22: S215 – S230.

Ridge CA, O'Donnell CR, Lee EY, Majid A, Boiselle PM. Tracheobronchomalacia: current concepts and controversies. J Thorac Imaging. 2011;26(4):278 – 289.

参考文献见 ExpertConsult.com.

第57章

支气管扩张及其他支气管异常*

Brent P. Little

一、支气管扩张

（一）病因 气管疾病在临床中很常见,影像学检查在患者评估中起到了核心作用。虽然支气管扩张是一类重要疾病,但从临床角度上却极易被忽视。该病的病理学特征是持续性支气管异常扩张,其发病率和病死率值得关注。支气管扩张的病因以及其他相关疾病总结在表57.1中。但是,多种致病因素（如感染）的相对影响已随时间发生了改变,且在地域和种族方面有大量的变化。有效的抗菌治疗和广泛的儿童免疫普及政策产生了重大影响,不仅降低了感染后支气管扩张发病率,也降低了总体死亡率。

在欧美等发达国家,感染后支气管扩张已不是一个临床问题。更常见原因是囊性纤维化和免疫缺陷,免疫缺陷可以是原发的（如在全低免疫球蛋白血症或更常见的选择性免疫球蛋白链缺陷）或继发于免疫抑制（血液恶性疾病和HIV相关疾病）。完全不同的是,在发展中国家,感染（如结核）仍是多数支气管扩张患者的发病原因。黏液纤毛廓清缺陷（或是先天性的,如原发性纤毛运动障碍;或是获得性的）、机械性阻塞（体内或体外）及先天性异常（如肺隔离症）是支气管扩张不常见的原因。然而,仍有30%～70%的支气管扩张患者找不到病因。评估支气管扩张的另一个复杂的因素,是一小部分患者中存在多种致病因素。

（二）发病率和流行病学 支气管扩张的真实发病率不清楚。因为一直认为其是"孤立"肺部疾病的范例,支气管扩张可靠的发病率数据难以获得。其中

一个根本问题是较普遍的误解,即支气管扩张不再是一个有重要临床意义的疾病。临床诊断支气管扩张的指标较少,而常将支气管扩张的症状和体征归因于其他呼吸道疾病（如与吸烟有关的慢性支气管炎）,认为这些疾病更常见。

然而,在特定人群中支气管扩张的发病率非常高,例如,已知澳大利亚、阿拉斯加土著居民的支气管扩张发病率高。相似的,和囊性纤维化无关的支气管扩张在新西兰部分地区非常普遍,据估计15岁以下儿童的总体发病率为1/3000,而太平洋血统儿童的发病率更是高达1/625。这与相同年龄的芬兰儿童支气管扩张相对较低的发病率形成对比。最后,多数支气管扩张大数据显示女性患者居多。

（三）临床表现 肺科医生普遍认为,支气管扩张特征性的临床表现（典型的咳嗽伴大量化脓性且有臭味的痰）已不常见。取而代之的是一种更为隐匿的临床表现,即典型患者在儿童时期有喘息性支气管炎和慢性的化脓性鼻窦炎病史。同时,仅有不到一半的支气管扩张患者有肺炎或其他呼吸道感染的病史。在青少年时期这类疾病常有些"缓解",只是接着（典型的在病毒性呼吸道感染后）会有更多典型的与支气管扩张相关的症状,如慢性咳嗽和黏液性脓痰。多数患者可表现为呼吸困难、间歇性咯血、胸膜炎胸痛、体重减轻和疲劳。查体无特异性,包括轻到中度的呼吸爆裂音和喘息。高达1/4的支气管扩张患者可见杵状指。

* 编者和出版社感谢Nestor L. Müller博士和C. Isabela Silva Müller博士为本书上一版相关主题提供的材料。这是本章的基础。

表 57.1　支气管扩张相关的病因

特发性
先天性
　囊性纤维化
　Mounier-Kuhn 综合征（巨气管支气管症）
　α_1-抗胰蛋白酶缺陷
　Williams-Campbell 综合征
　叶内型肺隔离症
感染后或炎症后
　细菌，分枝杆菌，病毒，原虫
　Swyer-James（麦克劳德）综合征
　胃内容物误吸
　有毒气体吸入
免疫缺陷
　原发性：全低免疫球蛋白血症或选择性免疫球蛋白链缺陷
　继发性：恶性肿瘤、化疗
机械性气道阻塞
　误吸异物
　肿瘤性
　支气管结石
　支气管狭窄
黏液运输缺陷
　原发性纤毛运动障碍
　继发性纤毛运动障碍
　杨氏综合征
免疫性
　过敏性支气管肺曲霉病
　心肺、肺或骨髓移植后
　各种各样的相关因素
　中叶综合征
　类风湿关节炎
　干燥综合征
　系统性红斑狼疮
　溃疡性结肠炎
　黄甲综合征
　腹腔疾病
　人类免疫缺陷病毒感染

（四）病理生理学

1. 解剖学　随着支气管的逐次分级，气道管径逐渐变小，没有逐渐变小是不正常的。支气管树是由大（支气管）和小气道（小支气管）气道组成，传统上是依据气道壁上有或没有软骨来区别。气道有软骨加固且直径通常＞1 mm 称为支气管，没有软骨且直径通常＜1 mm 的气道称为小支气管。虽然较大气道有利于气流的最大速率，但在小气道，总横截面直径的迅速增加促进了肺泡毛细血管膜的气体交换。

2. 病理学　由 Cole 等首先提出恶性循环假说，是支气管扩张最广泛接受的发病机制。该理论是基于一个前提，即正常的黏毛清除过程存在初始损害或中断。这可能是由于病毒性呼吸道感染或遗传易感性（如囊性纤维化）所致。由于无法清除黏液，导致"正常"的口咽菌群（包括流感嗜血杆菌、铜绿假单胞菌和肺炎链球菌）在呼吸道内持续存在。这些微生物进一步引起上皮损伤，减少了黏液纤毛的清除，并促进定植。炎症宿主反应也加重了气道损伤和气道扩张。随着时间的推移，支气管壁弹性蛋白层逐渐丧失和软骨破坏。但是最新的 CT 表现提示恶性循环理论需要修订，特别在儿童中，因为 HRCT 诊断的支气管扩张并不都是不可逆转或不断进展的。

支气管扩张被分为三型：柱状型、曲张型以及囊状型。柱状型呈相对均匀的支气管扩张，这可能是最不严重的形态类型；曲张型沿扩张的气道伴随有局部狭窄；囊状型顾名思义气道表现为囊状扩张。虽然支气管扩张亚型在 HRCT 上通常可识别，但进行亚型区分的临床意义仍有争议的。

3. 肺功能　支气管扩张的典型生理改变是气流阻塞，在某些患者中是部分可逆的。阻塞性改变不同程度归因于共存的肺气肿、气道高反应性或哮喘、缩窄性细支气管炎和呼气性大气道塌陷。然而，CT 研究表明，衰减面积可能反映病理水平的缩窄性细支气管炎以及支气管壁增厚的严重程度是阻塞性生理学的最佳相关因素。部分支气管扩张患者伴有限制性通气障碍，可能与支气管周围斑片状纤维化（继发于炎症可能）和肺不张有关。

（五）影像学表现

1. 胸部 X 线　当疑似支气管扩张时，首选 X 线胸片检查。然而，X 线胸片诊断支气管扩张的敏感性和特异性较低（图 57.1）。在 HRCT 出现之前，疑似支气管扩张的患者，肺科医生和放射科医生依赖 X 线胸片检查。多数情况下，支气管造影检查是支气管扩张患者诊断的金标准，但现已过时（图 57.2）。Gudbjerg 的研究显示，10％支气管扩张患者的 X 线胸片表现正常。然而如前所述，此项研究发表于 50 多年前，支气管扩张的临床表现已经发生了变化。此外，Gudbjerg 所描述的影像学征象（如线性影、支气管壁增厚、斑片状或融合影）是非特异性的。Brompton 医院有研究将支气管扩张的 X 线胸片表现与支气管造影结果进行了比较，证实了 X 线胸片检查高度不敏感，同时两名经验丰富的肺部放射科医生在确认支气管扩张的个别特征是否存在方面也存在相当大的分歧。

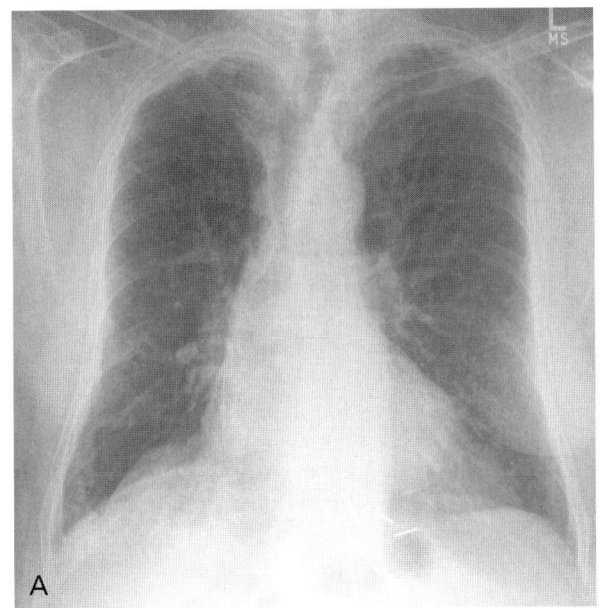

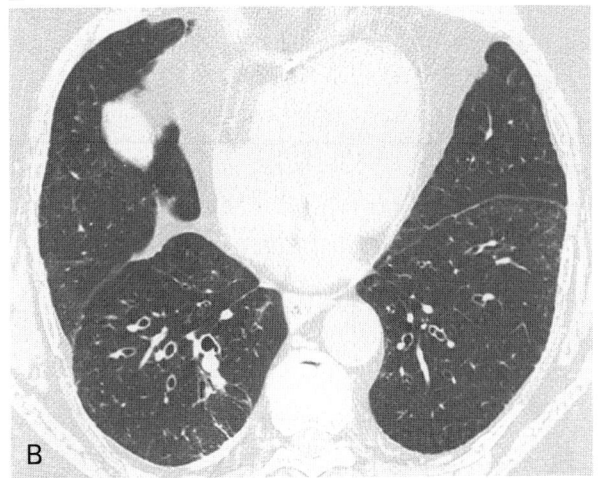

图 57.1 仅在 CT 上显示的支气管扩张。(A)X 线胸片未见异常。(B)HRCT 显示亚段支气管扩张(与同级别肺动脉比较),此为支气管扩张的特征表现。

确诊时,支气管扩张是该病最主要影像学特征。表现为边界不清的环形影(当位于末端支气管时,反映扩张的支气管伴周围炎症)或"双轨征"病变(指气道壁平行),这些决于气道与 X 射线束的方位关系(图 57.3)。病情较重时,可见明显的薄壁囊腔,可伴或不伴液-气平(图 57.4)。

X 线胸片上公认的支气管扩张其他特征包括黏液堵塞扩张的气道造成的管状或分支状病变、肺容量缩小或过度扩张以及亚段肺不张。但这些仅是放射学诊断的辅助征象,不能作为支气管扩张的诊断标准。

2. CT 在薄层 CT 技术发展之前,CT 在支气管扩张诊断中的价值有限,敏感性约 66%~79%。随着准直厚度变薄及空间分辨率提高,CT 对诊断支气

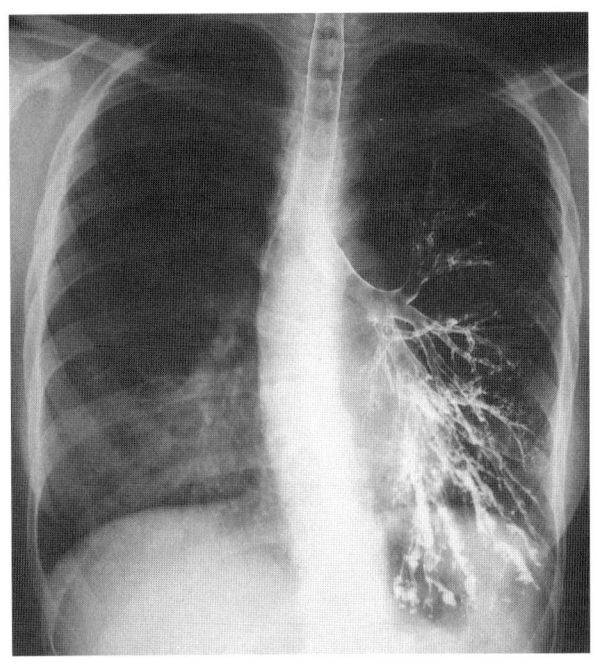

图 57.2 支气管造影显示支气管扩张。支气管造影显示左上肺叶及舌状支气管直径正常且逐渐变尖细,左肺下叶支气管呈柱状和曲张型扩张。(引自 Dr. Reynaldo T. Rodrigues, Federal University of São Paulo, São Paulo, Brazil.)

管扩张的敏感性有所提高,薄层(1~1.5 mm)成像的敏感性接近 100%。

在 HRCT 上观察气管需要考虑的另一个因素是肺窗的设置,因为在诊断支气管扩张时,肺窗的设置对气管直径评估有重要的影响。Webb 等的实验性研究显示,空气环绕的气道,窗中心为 −450 HU 测量气道壁厚度最准确。当窗宽设定低于 −450 HU 时,易高估管壁厚度,当设置高于 −450 HU 时,结果相反。

(1) 支气管扩张的 CT 特征:1982 年,Naidich 等在非 HRCT(10 mm 准直)图像上首次描述了支气管扩张的 CT 征象。这些 CT 特征经过一些修正,基本后续均被研究证实。虽然支气管扩张是主要形态学异常,但是管壁增厚、斑片状肺实质密度减低及血管减少区(术语"马赛克征")、气道阻塞、肺容量减少及气道聚集,以及在有些患特发性疾病患者中的小叶间膜增厚都被认为是支气管扩张的征象。

支气管扩张:支气管扩张为一种异常、持续性的气道扩张,伴或不伴气道壁增厚为特征的疾病。正常状态下,气道内径大致等于伴随肺动脉的直径。一般认为支气管/动脉比大于 1 为异常。支气管扩张的气道 CT 表现取决于支气管走向与切面的相对关系。因此,对垂直于成像平面的气道,放射科医生将代表

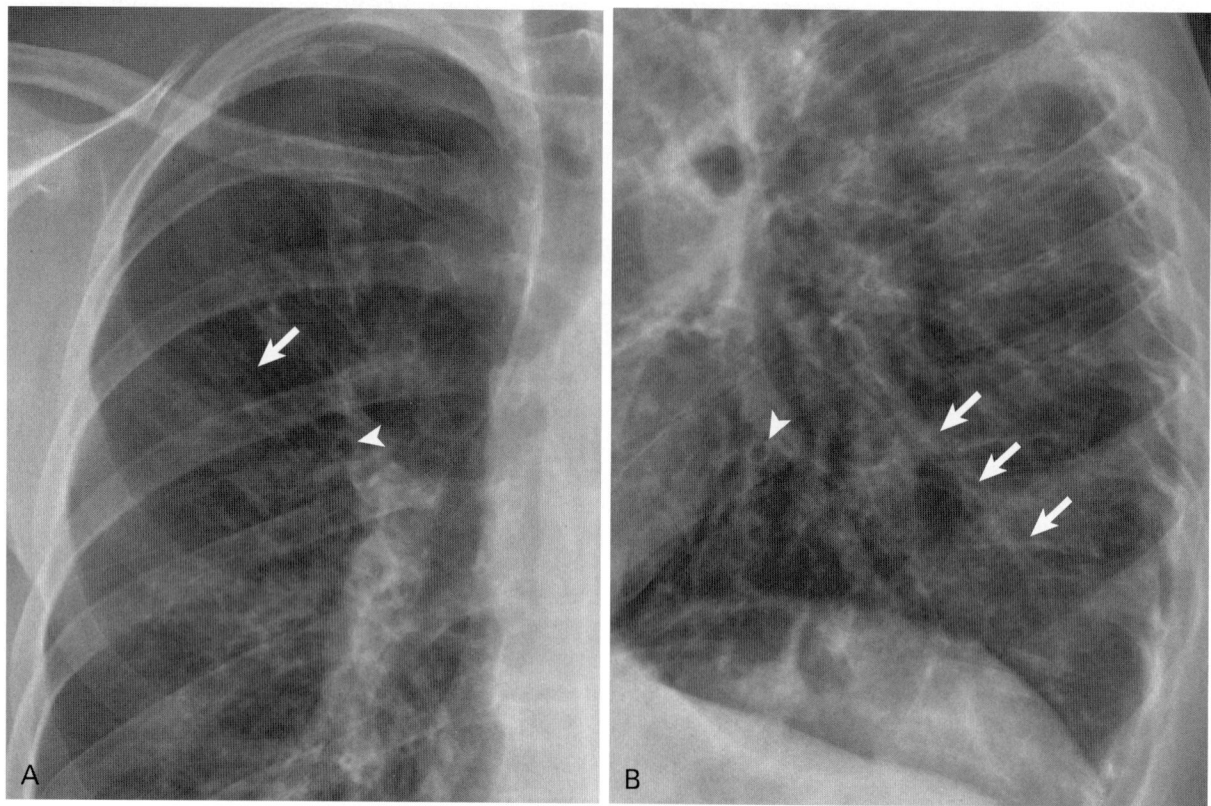

图 57.3　囊性纤维化支气管扩张的影像学征象。正位(A)和侧位(B)X线胸片放大显示多个环形影(箭头)和轨道影(箭),符合支气管扩张。

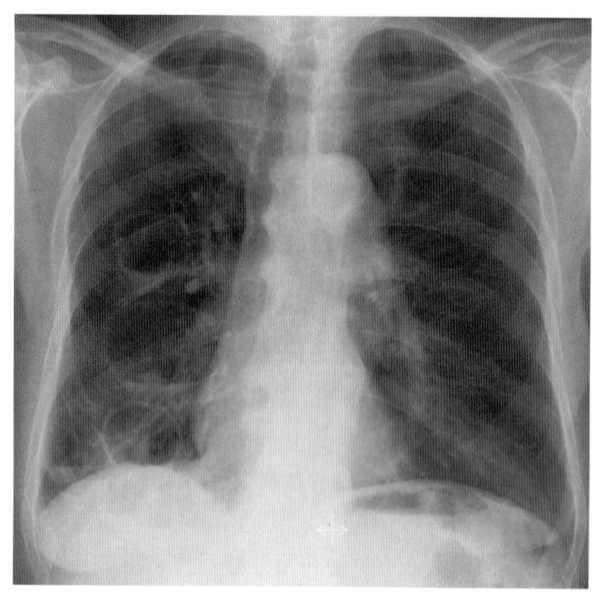

图 57.4　X线胸片显示囊性支气管扩张。X线胸片显示右肺多发薄壁囊影。尽管不明显,但左下肺叶也有囊状支气管扩张的迹象。

正常肺动脉分支的结节和与其邻近扩张的支气管,合称为"印戒征"(图 57.5)。相反的,位于断面的支气管(如中叶和舌叶),放射科医生应检查是否有正常的

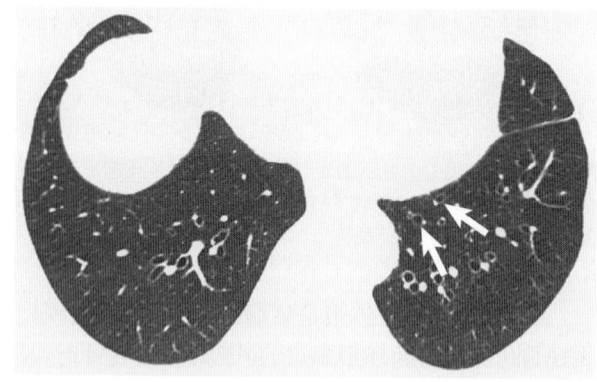

图 57.5　CT 显示支气管扩张的"印戒征"。HRCT 显示几个支气管腔内的直径大于邻近肺动脉的直径。支气管扩张患者扩张的气道和相邻正常大小的肺动脉形成"印戒征"(箭)。

由粗变细改变(图 57.6)。

　　严重支气管扩张(曲张型或囊状型)的诊断通常不会引起质疑。然而,大部分支气管扩张患者的临床表现轻微,对较轻的、支气管扩张(柱状型支气管扩张)的识别存在争议。由于伴行肺动脉可在气道分叉前分开,可能导致支气管/动脉比率增大的假象。这样,支气管直径就会显得比伴行动脉分支大。另一个需要考虑的是支气管动脉比值大于 1 并不全是不正

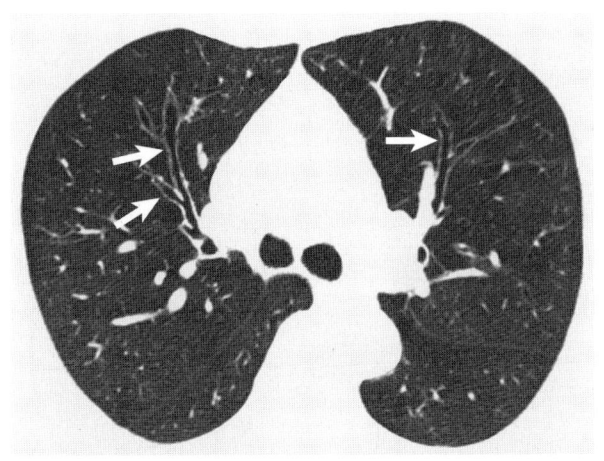

图57.6 支气管扩张:未见正常支气管变细。HRCT 显示两肺上叶支气管扩张(箭),分叉后支气管没有变细。

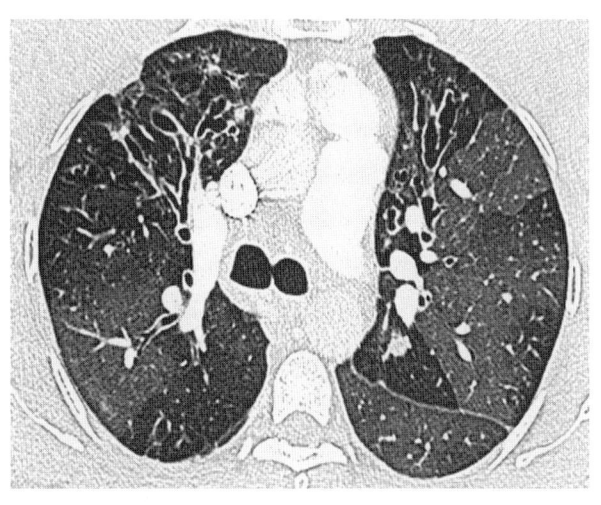

图57.7 囊性纤维化支气管曲张型扩张。HRCT 显示上叶支气管曲张型扩张,可见小呼吸道疾病引起的明显马赛克征。

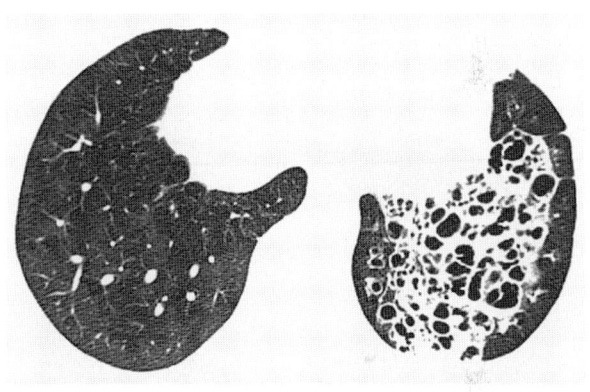

图57.8 支气管扩张和小气道疾病。HRCT 显示左下肺叶囊性支气管扩张。右下肺叶未见支气管扩张,但可见与缩窄性细支气管炎相吻合的密度增高影。

常的,因为高达 1/5 的健康人群支气管动脉比值大于 1。此外,研究显示随着年龄的增加气道内径会渐进增大,这是一种正常现象,在年龄超过 65 岁的无临床症状的人群中超过 40% 的支气管/动脉比值大于 1。最后,海拔高度可对气道与其相邻的肺动脉之间的关系产生影响,在科罗拉多(海拔高于海平面约 1 600 m)进行的一项研究显示,按照常规 CT 标准,50% 以上的健康人有支气管扩张的证据。另一项研究比较了在一定海拔高度和海平面上的人群支气管动脉比值,结果显示在高海拔测得的支气管/动脉比值有显著增加。尽管准确的机制不清楚,推测可能是高海拔地区低氧相关的血管收缩,因而支气管/动脉比值增大。同时可能与低氧性支气管扩张有关系。

Kim 等在 CT 上寻找能区分正常人和经手术证实的支气管扩张患者的特征。研究显示,与支气管动脉比值增大和缺少支气管的锥形变化相比,肋胸膜或椎旁胸膜 1 cm 内的和邻近纵隔胸膜见到气道显示具有鉴别诊断意义,在支气管扩张患者中可见到比值分别是 0.81 和 0.53,但在正常人群中不可见。

(2)支气管扩张的 CT 伴随特征:虽然支气管扩张是该病的主要形态学表现,但 CT 上还有许多伴随征象。在没有支气管扩张的情况下,不能根据这些辅助 CT 特征来诊断支气管扩张。本节简要讨论支气管扩张额外的特征。

1)支气管壁增厚:支气管壁增厚通常伴随着 CT 上的支气管扩张,可能反映了炎症改变。如前所述,壁增厚的评估取决于技术因素,观察窗设置过窄可能导致高估支气管壁厚度。支气管壁增厚的解释也因 CT 上对正常壁厚的定义缺乏共识而受阻。为了解决这个问题,Remy-Jardin 认为,如果任何一个气道的壁厚超过正常气道的两倍,则认为管壁是增厚的。然而,缺点是假设可以看到正常的支气管,但当支气管扩张严重且广泛时,这是不能保证的。壁增厚的另一个定义是气道内径小于其外径的 80%。这个定义只有当支气管扩张相对较轻时有用,如果扩张明显(如囊性支气管扩张),将低估管壁增厚。

2)马赛克征:在支气管扩张患者的 CT 上,肺血管密度减低的斑片状区域,其范围内的肺血管数量减少或口径减小,这不仅很常见,而且是一种重要的功能表现(图 57.7)。呼气时 CT 上衰减区域的范围与气体传输指标(如一氧化碳弥散量)无关,提示马赛克征是由相关的缩窄性毛细支气管炎引起的。

呼气时 CT 示空气潴留区多见于有广泛或囊性支气管扩张的肺叶,或与小叶中心支气管内大黏液堵塞有关。然而,另一个有趣的发现是一些肺叶的密度减低,没有明显的支气管扩张(图 57.8)。在此基础上,

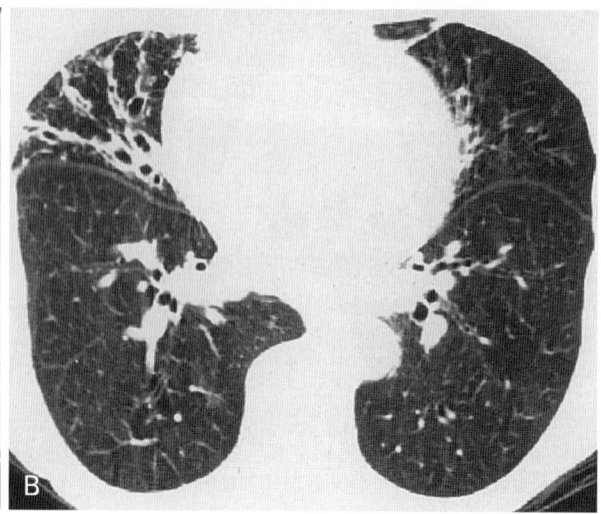

图57.9 充满黏液的支气管。(A)HRCT 显示右侧中叶和左肺舌叶管状、结节状影(箭)。(B)咳痰后的 HRCT 显示病变区扩张的支气管内填充分泌物。本例中，支气管扩张由肺结核引起。(引自 Müller NL, Fraser RS, Colman NC, Pare PD. Radiologic Diagnosis of Diseases of Chest. Philadelphia: WB Saunders; 2001.)

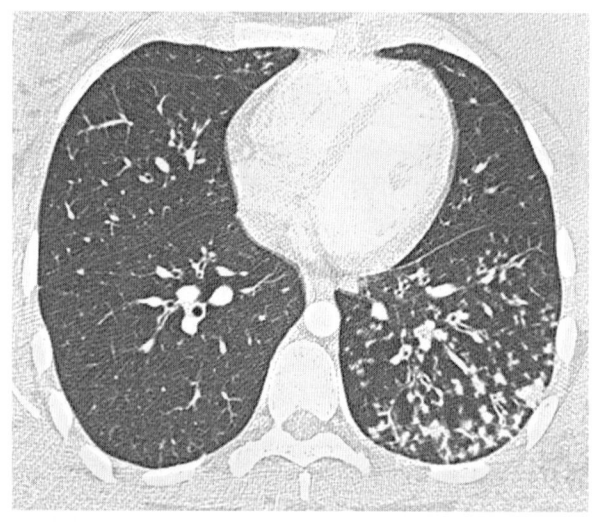

图57.10 支气管扩张伴黏液填塞。HRCT 示左肺下叶大量 V 形和 Y 形分支影和树芽征。

推测缩窄性毛细支气管炎可能是支气管扩张的主要初始病理改变。

3）气道堵塞：炎症黏液分泌物可充盈扩张的支气管，形成管状或结节状的病灶，分别代表沿长轴和短轴走行的支气管，应注意不要漏诊（图 57.9）。远端气道黏膜分泌物和支气管壁炎性增厚可形成树芽状，表现为 Y 形或 V 形病变或线状分支结构（图 57.10），这取决于气道相对于成像平面的方向。

4）容积缩小：气道聚集和容积减少（包括某些肺叶完全塌陷）是 CT 上容易识别的支气管扩张特征（图 57.11），可以合理地假设支气管扩张的特征是气

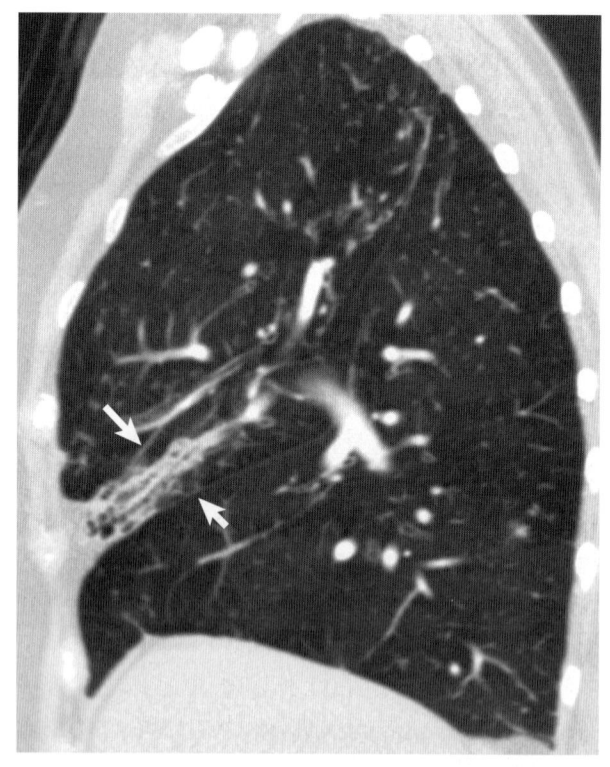

图57.11 慢性非结核分枝杆菌感染致右肺中叶扩张患者右肺中叶不张。矢状面 CT 显示支气管曲张型扩张，右肺中叶体积缩小。水平裂向下和向后移位（长箭），右侧斜裂向前和向上移位（短箭）。

道周围炎症和纤维化的结果。然而，不能与由邻近纤维化间质性肺疾病导致气道牵拉扩张（见下文），即牵拉性支气管扩张相鉴别。

3. MRI　MRI 对支气管扩张诊断的价值有限

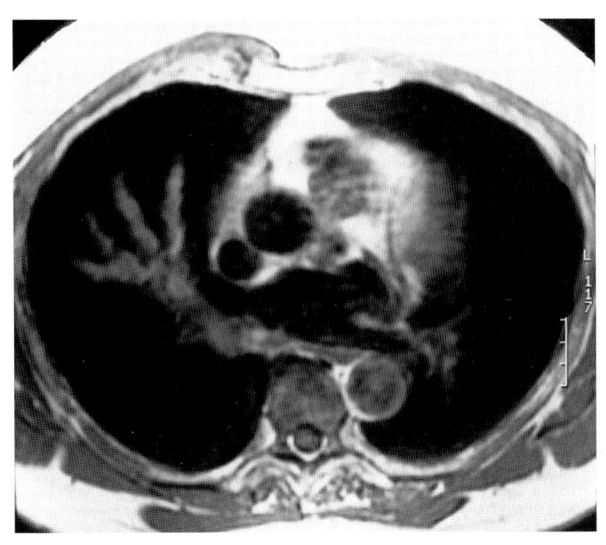

图 57.12 MRI 示黏液填充支气管。MR T1WI 显示右肺中叶实变的分支,符合黏液样嵌塞,可见黏液填充了中间支气管。

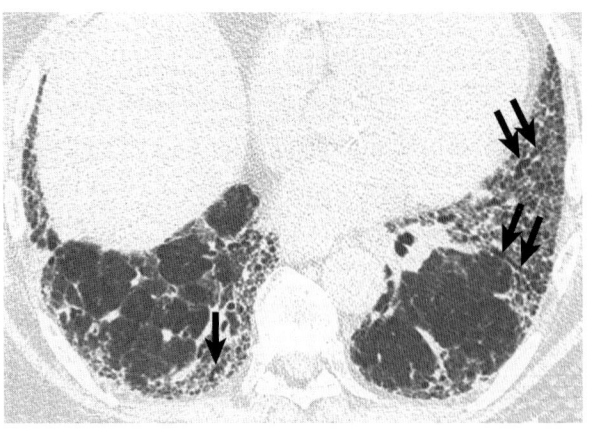

图 57.13 特异性间质纤维化的牵拉性支气管扩张和细支气管扩张。HRCT 显示肺下叶周围带见网格状、结构扭曲和蜂窝状改变,也可见支气管扩张和串珠样改变(牵拉性支气管扩张)(箭)。

(图 57.12),在支气管扩张患者中常规临床应用仍存在争议。

(六)影像检查的选择 尽管有其局限性,X 线胸片往往是评估支气管扩张的首选检查。然而,考虑到其敏感性有限且多数为轻症患者,需要薄层 CT 成像检查。

(七)鉴别诊断 放射科医生在诊断支气管扩张时面临两个挑战:第一,确保不过度诊断(由于潜在的类似疾病);第二,寻找支气管扩张的可能原因。

在病情严重的情况下,鉴别真正的支气管扩张和以囊肿为特征的肺部疾病(如肺朗格汉斯细胞组织细胞增生症和淋巴管平滑肌瘤病)可能很困难。在临床实践中,有经验的放射科医生会注意检查邻近部分,支气管扩张的气道具有连续性,而以肺内囊肿为特征的疾病则看不到这种连续性。最后,必须再次强调牵拉性支气管扩张在间质纤维化患者中相对常见(图57.13),可能是由于纤维化区域的肺泡附着增厚对气道的径向牵拉造成的,有时会使医生对诊断结论产生混淆。当然,对于肺科医生来说,重要的临床要点是,有这种发现的患者并不具有真正的支气管扩张患者的临床表现。

纵向和轴向的异常分布可能有助于缩小支气管扩张的鉴别诊断范围。囊性纤维化中的支气管扩张在上部区域更为常见。相似的是,过敏性支气管肺曲霉病常多见于中央和上部区域,而与吸入、免疫缺陷、α₁-抗胰蛋白酶缺乏或医源性原因相关的支气管扩张更易发生在较低的区域。最后,一般情况下肺炎后发生的支气管扩张会相对局限,发生在受肺炎影响的区域。总之,综合考虑影像学表现和临床症状有助于更准确地诊断。

二、支气管扩张的特殊原因

囊性纤维化

(一)病因、发病率和流行病学 囊性纤维化(cystic fibrosis, CF)是一种常染色体隐性遗传性疾病,是白人最常见的致命基因遗传疾病,估计发病率约为 1/(2 000～3 500)例活产婴儿。CF 在非白种人中很少见,没有性别差异。大约 80% 的病例在 5 岁前确诊,10% 在青春期确诊,10% 发生在成年期。基本病变为外分泌腺分泌异常,包括唾液腺和汗腺以及胰腺、大肠和气管支气管树。主要临床表现是几乎在所有患者都有不同程度阻塞性肺部疾病的表现和 80%～90% 的患者存在胰腺功能不全,且囊性纤维化是 30 岁内肺功能不全最常见的病因。

(二)临床表现 CF 的肺部表现包括反复呼吸道感染并伴有咳痰、气喘和呼吸困难。感染主要由细菌引起,如铜绿假单胞菌、金黄色葡萄球菌和流感嗜血杆菌,但病毒、支原体和真菌偶尔也会引起感染。洋葱伯克霍尔德菌的存在与进展期疾病有关。常见的并发症包括咯血和气胸。大多数患者最终进展为呼吸功能不全并伴有肺动脉高压和肺心病。

(三)病理生理学

1. 病理学 CF 最早期的病理病变是支气管和小支气管的异常黏液阻塞,随之是气道炎症和感染。CF 患者的肺部疾病通常由细支气管炎发展而来,慢性感染和黏液堵塞气道而引起的支气管扩张,可见局限性肺气肿和肺大疱。组织学检查显示典型的慢性炎症和支气管壁纤维化,脓性物质部分或完全的阻塞管腔,局灶性上皮溃疡和软骨破坏。

2. 肺功能　肺功能检查显示进行性气道阻塞和空气潴留,第一秒用力呼气量减少,肺活量增加,残余量增加。

(四)影像学表现

1. 胸部X线　CF早期的表现是圆形或界限不清的线状影,直径约3～5mm,位于胸膜下2～3cm范围内。其他不常见的早期表现包括支气管壁增厚而无支气管扩张,通常表现为环状阴影,以及轻度充血改变。疾病进展的特征是支气管扩张、管壁增厚、肺体积增大、周围结节样病灶增多、增大以及黏液堵塞和肺实变(图57.14,图57.15)。支气管扩张、支气管壁增厚及黏液堵塞尤其常见于成年患者。许多半定量评分方案已纳入X线胸片异常,有助于预测预后和指导治疗。

绝大多数患者有复发性肺实变,多数患者有肺叶或肺段不张。肺门增大可能是肺动脉高压继发的淋巴结肿大或肺动脉扩张(图57.15)。3%～19%的患者发生气胸。

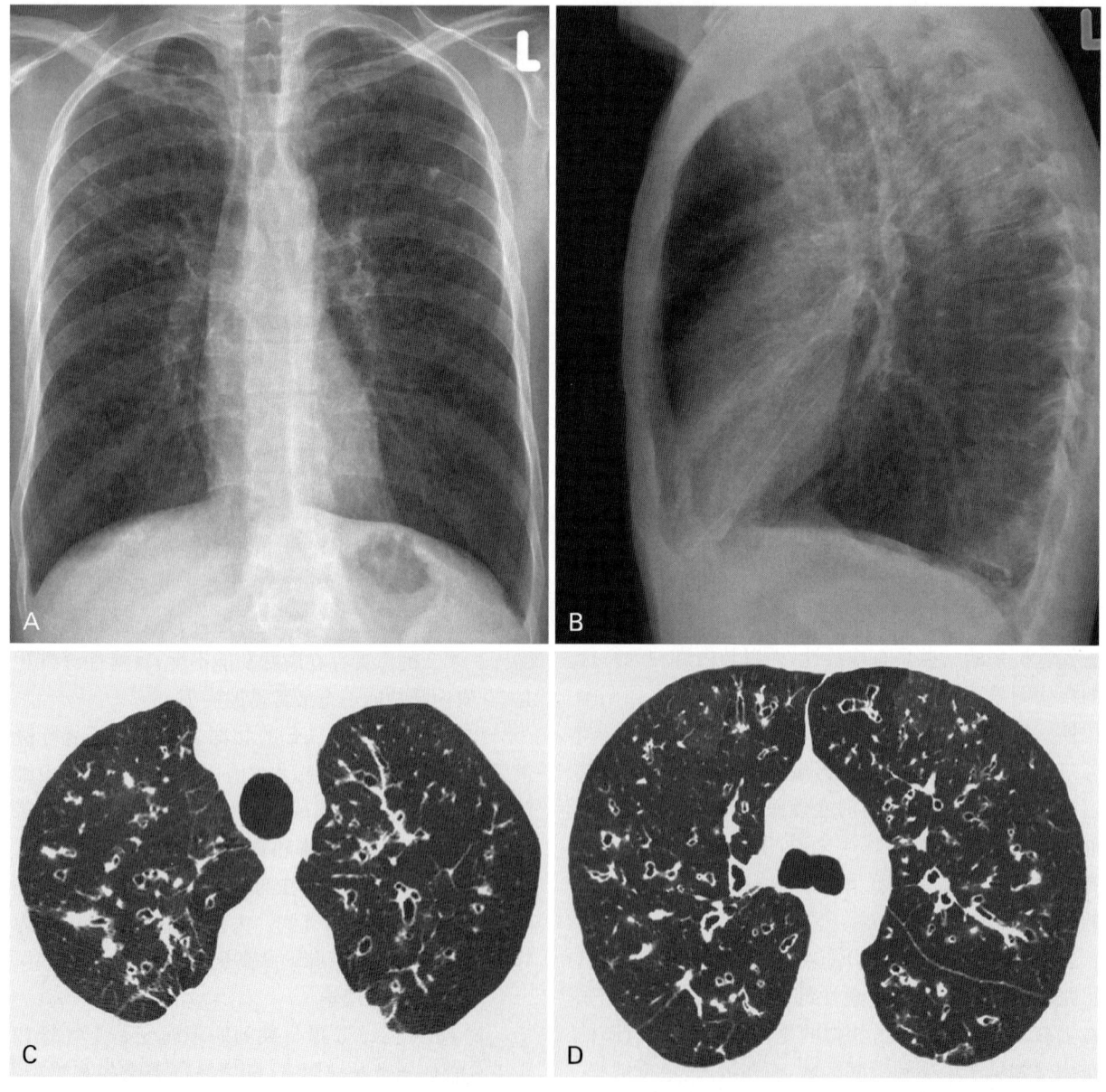

图57.14　囊性纤维化,X线胸片和HRCT表现。后前位(A)和侧位(B)X线胸片显示主要累及肺上叶的结节和线状影,肺充气稍增多,胸骨后间隙增加。在肺尖(C)和气管隆凸(D)水平层面HRCT显示广泛的双侧支气管扩张、密度降低和血管减少区域(马赛克灌注)。

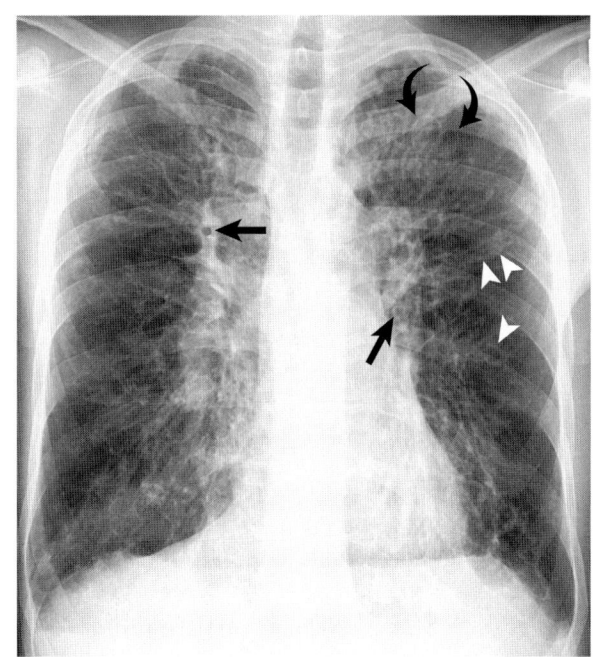

图 57.15 囊性纤维化 X 线胸片表现。后前位 X 线胸片显示支气管壁明显增厚(直箭)和广泛的曲张型扩张(箭头)和囊性扩张(弯箭)支气管。肺动脉高压与肺动脉干、主肺动脉增宽一致。

2. CT CF 的主要表现是支气管扩张,几乎在所有的成年患者都存在支气管扩张(图 57.16,图 57.14)。支气管扩张通常累及所有肺叶,但以肺上叶为著。支气管扩张可呈柱状、曲张型或囊状。其他常见的表现为支气管壁增厚、周围间质增厚和黏液堵塞。80%的病例可见肺实变或肺不张,也可见囊性病变或肺大疱且典型的主要在肺上叶胸膜下区(图 57.16)。

分支状或结节状小叶中心影(树芽型)常出现,可是疾病的早期表现,反映了支气管扩张伴黏膜嵌塞、感染或支气管周围炎症的存在。吸气相和呼气相 CT

上常见的是密度增高和血管增多。

肺门或纵隔淋巴结肿大和胸膜异常,主要反映慢性感染。肺动脉高压引起的肺动脉增宽常见于长期患病的患者。

3. MRI MRI 可作为评价 CF 患者肺实质和功能异常及监测治疗的替代性工具。虽然 MRI 比 CT 的空间分辨率低并且在气道疾病评估方面作用有限,但是其优势是无辐射,这对年轻患者来说是重要的因素。鉴于近年来 CF 患者的预期寿命增加,MRI 可能有助于 CF 患者的随访(图 57.17),并可用于筛查早期肝脏疾病。

(五)影像检查的选择 X 线胸片是 CF 初始评估和疾病随访的主要影像学方法。CF 早期或 X 线胸片正常的患者,HRCT 可能显示异常。在一项 38 例肺功能正常的轻度 CF 患者的研究中,17 例(45%)表现为 X 线胸片正常、17 例表现为轻度支气管壁增厚和 4 例(10%)表现为轻度支气管扩张。而在 HRCT 上,77%的患者存在支气管扩张、65%X 线胸片正常的患者存在支气管扩张和只有 3 例患者的 HRCT 表现正常。

年轻患者进行多次 HRCT 扫描时,必须考虑辐射风险,并将辐射剂量降至最低。相对于容积扫描,轴向间隔扫描的高分辨率胸部 CT 辐射剂量明显下降。当需要容积扫描时,建议在低管电流(40 mA)和低管电压下进行。

(六)鉴别诊断 CF 的影像学表现可与其他原因引起支气管扩张相似,如变应性支气管肺曲霉病和感染后支气管扩张。CF 型支气管扩张最特征性表现为双侧对称分布,且以肺上叶为著。在一项研究中,79%的 CF 患者支气管扩张主要累及上叶,呈双侧对

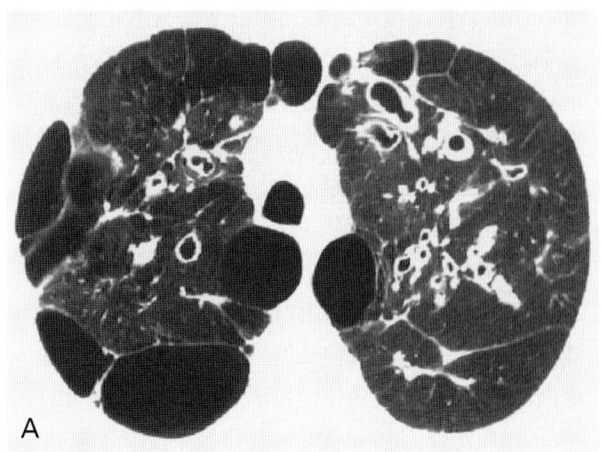

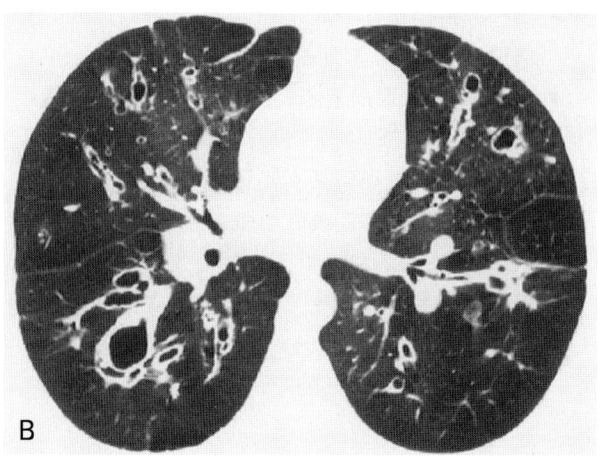

图 57.16 囊性纤维化 HRCT 表现。(A)肺尖层面 HRCT 显示广泛的支气管扩张和肺大疱形成。(B)下肺静脉层面 HRCT 显示双侧静脉曲张和囊性支气管扩张,密度降低和血管减少区域。

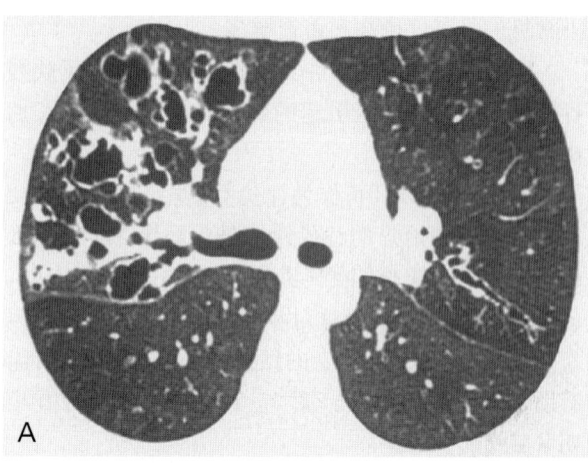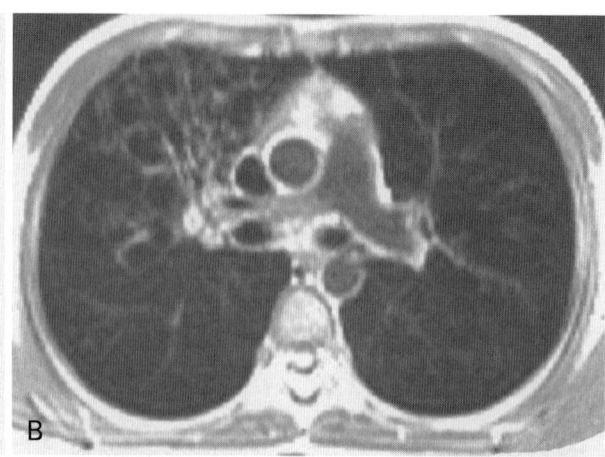

图 57.17 囊性纤维化。儿童 HRCT 和 MRI 表现的比较。(A)HRCT 显示右肺上叶囊性和支气管曲张型扩张。左肺上叶可见柱状和支气管曲张型扩张，可见肺马赛克灌注。(B)MR T1WI 成像层面与(A)相似，显示右肺上叶支气管扩张。左肺上叶轻度的支气管扩张和小气道疾病在 MR 上表现不明显。(鸣谢 Dr. Pedro Daltro, Clinica de Diagnóstico Por Imagem, Rio de Janeiro, Brazil.)

称性分布，而其他疾病引起的支气管扩张，如既往的结核病一样，最常见的是单侧或不对称的。

虽然家族史、持续性呼吸系统疾病或胰腺功能不全的临床证据或影像学上胰腺脂肪化（或不常见的囊性）可提示 CF 的诊断，但是确诊需要阳性的汗液检验或两个 CF 基因的异常复制。对大多数 CF 基因类型，通过多重聚合酶链反应，分子生物学技术可快速、经济、特异性诊断。

（七）治疗方案概要 治疗方法通常包括抗生素、物理治疗和胰酶替代。既往 CF 预期寿命局限于青春期，现在大多数患者都能活到成年期。在过去的几十年里，CF 患者的中位生存期显著增加，在美国接近 41 岁，在加拿大约 51 岁。

要点：囊性纤维化

- 白种人群中预计发病率约为 1/(2 000~3 500)例活产婴儿，而非白种人群中罕见
- 主要临床表现为阻塞性肺疾病和胰腺功能不全
- 影像学主要表现包括支气管壁增厚、支气管扩张、肺气肿、肺实变或肺不张
- CT 表现主要为肺上叶为主的支气管扩张
- 其他常见的表现为支气管壁增厚、支气管周围间质增厚、黏液堵塞、分支状或结节状小叶中心影（树芽型）、吸气相 CT 病灶区密度减低和血管增多，以及呼气时空气潴留
- 优化使用 CT 扫描参数和低剂量技术有助于减少 CF 患者的辐射暴露

三、原发性纤毛运动障碍（纤毛运动障碍性综合征）

（一）病原、流行病学和流行病学 原发性纤毛运动障碍（primary ciliary dyskinesia）是指一组与纤毛结构和功能缺陷相关的常染色体隐性疾病，也称纤毛运动障碍综合征（dyskinetic cilia syndrome）。结构异常的纤毛不能有效移动，易导致鼻窦炎、反复的肺部感染和支气管扩张。约 50% 的患者中可见完全性内脏反位，约 12% 的患者可见相对少见的异位综合征。由于精子的活动性降低，男性的生育能力降低。虽然原发性纤毛运动障碍为常染色体隐性遗传，但与临床综合征相关的各种超微结构缺陷提示了遗传异质性相当大。据估计，该综合征在白种人中的发病率约为 1/(12 500~40 000)。日本的流行率更高。

（二）临床表现 发病年龄约 4 个月~51 岁。临床表现为不孕症、慢性鼻炎、鼻窦炎、中耳炎、反复下呼吸道感染。痰液中最常见的细菌是流感嗜血杆菌，假单胞菌也较常见。一半的患者有 Kartagener 综合征，定义为全位反位、支气管扩张、鼻息肉或复发性鼻窦炎三联征。原发性纤毛运动障碍的发病率主要与继发于慢性感染的慢性气道化脓性疾病有关。

（三）病理生理学

1. 病理学 电镜下可见原发性纤毛运动障碍的异常超微结构：外部动力蛋白臂缺乏、放射状辐条缺如或短缺、内部动力蛋白臂缺如或缺陷、中央微管缺如或定向紊乱、外周微管移位。超微结构异常多合并出现。

2. 肺功能 多数患者出现轻至中度气流阻塞。

（四）影像学表现

1. 胸部 X 线 X 线胸片上，疾病从支气管壁增

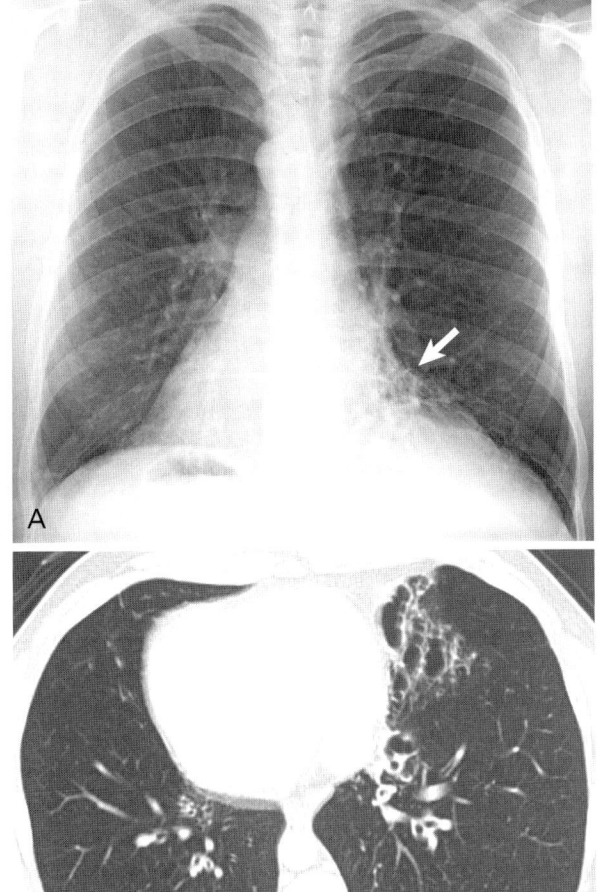

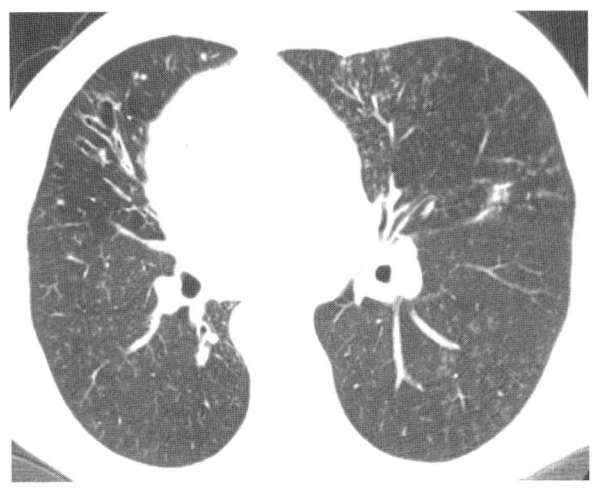

图 57.19 Kartagener 综合征。CT 示双侧支气管壁增厚及散在树芽征,可见右侧柱状支气管扩张。

图 57.18 Kartagener 综合征。(A)后前位 X 线胸片显示右位心,内脏反位,支气管壁增厚,左肺中叶支气管扩张(箭)。(B)同一患者下肺 CT 显示支气管壁增厚、囊性和曲张型支气管扩张,特别是在左肺中部。

厚进展到支气管扩张、肺过度充气、节段肺不张及肺实变。一项对 30 名年龄范围从新生儿到 26 岁患者的研究中显示,所有患者的影像学异常都很明显,主要位于肺下部区域分布,影像学特征类似于其他多种原因引起的支气管扩张。但如果肺下区为主的支气管扩张合并内脏反位,基本上接近于病理学诊断(图 57.18)。

2. CT 原发性纤毛运动障碍 HRCT 通常显示成人双侧广泛的中央性或弥漫性支气管扩张(图 57.19),并常见有支气管内黏液堵塞、树芽征和小叶中心性结节。虽然支气管扩张可广泛发生,但约有 50% 的患者主要或仅累及肺下叶。在儿童患者中,HRCT 显示 56% 的患者有支气管扩张。9% 的患者有漏斗胸。

(五)**鉴别诊断** 原发性纤毛运动障碍的诊断通常是依据支气管壁或鼻腔活检标本、精液标本或电子显微镜检查显示纤毛形态异常。

(六)**治疗方案概要** 治疗主要包括抗生素和物理治疗。患者通常有正常的预期寿命。

要点:原发性纤毛运动障碍

- 原发性纤毛运动障碍是一组与纤毛结构和功能缺陷相关的常染色体隐性疾病
- 临床表现为慢性鼻炎、鼻窦炎、中耳炎、反复下呼吸道感染、不孕症
- 大约 50% 的患者有完全性内脏反位,12% 的患者有异位综合征
- X 线胸片及 CT 表现包括支气管扩张、支气管壁增厚、肺过度充气、树芽征、节段性肺不张及实变

四、过敏性支气管肺曲霉病

(一)**病因、发病率和流行病学** 过敏性支气管肺曲霉病(allergic bronchopulmonary aspergillosis,ABPA)是一种以慢性气道炎症和气道损伤为特征的疾病,由烟曲霉及其相关物种的持续定植和致敏所导致。ABPA 几乎只存在哮喘或 CF 患者中,估计在 CF 患者中的发病率为 2%～25%,在哮喘患者中的发病率为 1%～8%。ABPA 的发病机制尚不清楚,但认为遗传因素和 T 细胞对烟曲霉的反应起重要作用。

(二)临床表现 根据哮喘或 CF 患者存在周围血嗜酸性粒细胞增多和肺部病变,常首先怀疑 ABPA。患者可无临床症状或表现为哮喘加重、咳嗽和喘鸣音增多及咳出褐色黏液痰。除了潜在的哮喘和 CF 表现外,体格检查常正常。

(三)病理生理学

病理学 组织学上,段或亚段近端支气管扩张并且由于黏液造成支气管充气膨胀,黏液含有大量的嗜酸性粒细胞,伴 Charcot-leyden 晶体退化的嗜酸性粒细胞组成的细胞残渣和典型分散性分布的碎片化真菌菌丝。

(四)影像学表现

1. 胸部 X 线 典型的 X 线胸片表现包括均匀的分支状病变,通常累及肺上叶且几乎总是在更靠近中央的段支气管而不是支气管周围分支。这些分支状病变称为指套征,呈反转的 Y 形或 V 形,或簇状葡萄糖样表现(图 57.20)。病变有一过性的趋势,但是可持续数几周或数月不发生变化或扩大。

2. CT ABPA 的特征性 CT 表现为支气管扩张和黏液样阻塞,主要累及上叶段和亚节段支气管(图 57.20)。其他常见的发现包括小叶中心性结节和树芽征,后者反映了充满黏液的扩张细支气管(图 57.20)。约 30% 的患者黏液栓子呈高密度,可能是由于钙盐沉积(图 73.20),对诊断具有高度特异性。

虽然支气管扩张和黏液样阻塞多为双侧,主要累及上叶中央区域,但也可为单侧、斑片状,或主要累及下叶。

ABPA 几乎只发生于哮喘患者,在哮喘患者中出现中央支气管扩张和黏液嵌顿,高度提示 ABPA。但是,哮喘患者支气管扩张的发病率高,无 ABPA 的扩

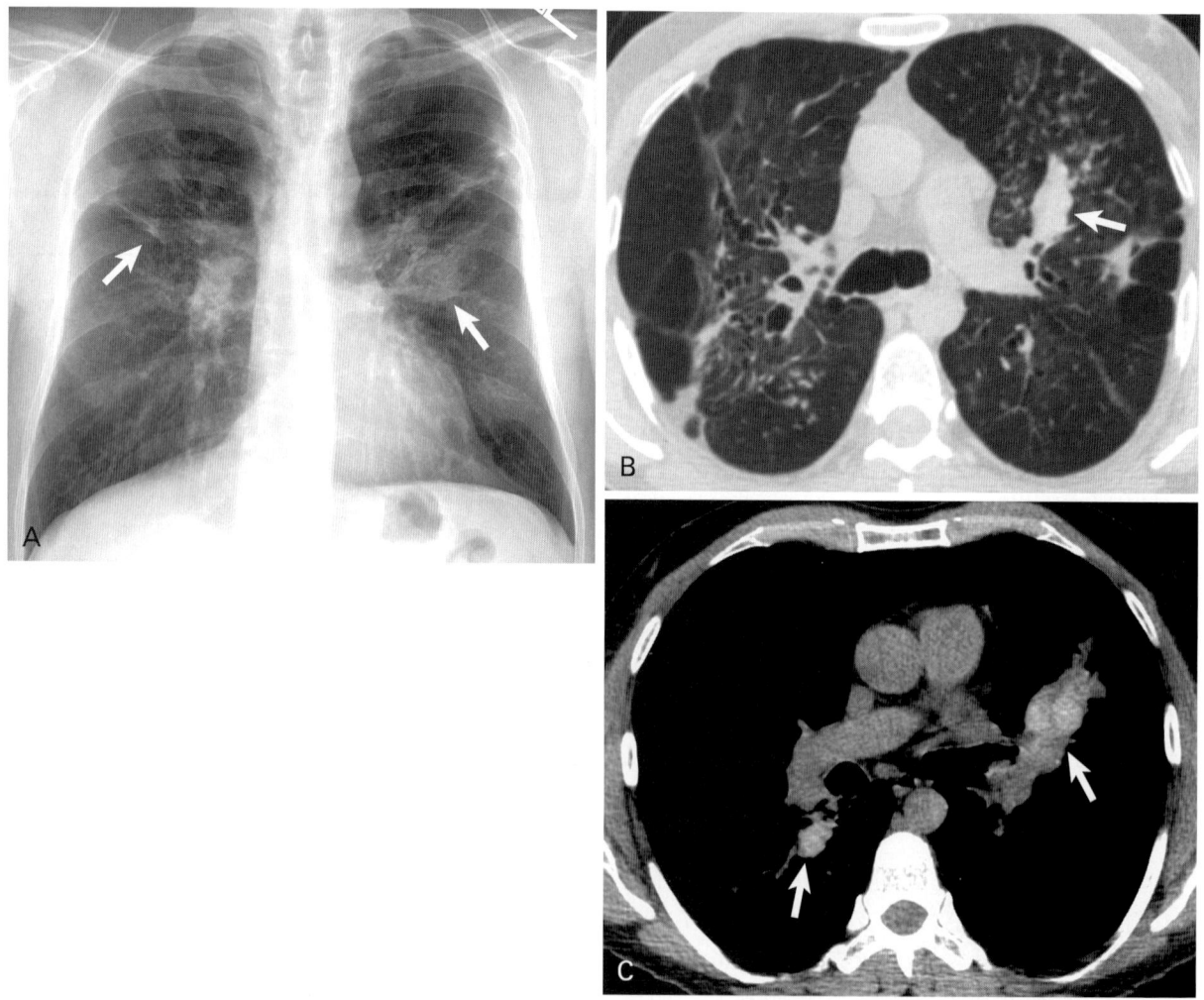

图 57.20 过敏性支气管肺曲霉病。(A)后前位 X 线胸片显示多个上肺叶分支影,呈"指套"样(箭)。(B)CT 显示中央、上叶为主的支气管扩张、支气管壁增厚和树芽征,左上肺叶支气管实变(箭)为黏液支气管栓塞。(C)纵隔窗 CT 显示高密度黏液填充扩张支气管腔(箭)。

张支气管也可充满分泌物。一项研究回顾了 CT 在哮喘患者 ABPA 诊断中的准确性,支气管扩张、小叶中心性结节和黏液样嵌顿在 ABPA 患者中比单独哮喘患者更常见。与哮喘患者相比 ABPA 患者病变总是更严重且更广泛,尤其是当 3 个或更多的肺叶存在病变时。

(五)鉴别诊断 诊断标准包括潜在的哮喘和 CF、周围血嗜酸性粒细胞增多、对烟曲霉抗原的皮试阳性、抗烟曲霉抗原沉淀抗体、总血清免疫球蛋白 E 水平增高、中央支气管扩张或黏液嵌顿的 X 线胸片或 CT 表现。诊断准确性取决于确认病变的数量和类型,通过支气管镜获得样本特征性组织学表现以及痰培养烟曲霉阳性。

(六)治疗方案概要 治疗包括哮喘或 CF 的最佳治疗和口服糖皮质激素。抗真菌药物,如伊曲康唑,可能对某些患者有帮助,但不能治愈。

要点:过敏性支气管肺曲霉病

- 根据哮喘或 CF 患者周围血嗜酸性粒细胞增多和肺部病变,临床常首先怀疑 ABPA
- 典型的 X 线胸片表现为均匀的分支状指套样病变
- 特征性 CT 表现为支气管扩张和黏液样嵌塞,主要累及上叶段和亚段支气管
- 大约 30% 的患者,黏液栓子在 CT 上呈高密度

五、巨气管支气管症(Mounier-Kuhn 综合征)

(一)病因、发病率及流行病学 巨气管支气管症(Mounier-Kuhn 综合征)是一种罕见的疾病,其特征是气管支气管树扩张,常累及气管和主支气管,但也可从喉头延伸到肺的外围(见第 56 章)。巨气管支气管症更常见于男性,大部分病例是先天性的。与其他先天性气管异常、Ehlers-Danlos 综合征和皮肤松弛症有关。已有报道获得性巨气管支气管症为弥漫性肺部纤维化的并发症,与强直性脊柱炎有关,偶尔也会发生 RA。大多数患者的生存期在 30~40 年(年龄范围从 18 个月到 76 岁不等)。

(二)临床表现 巨气管支气管症患者的气管顺应性增加,在用力呼气和咳嗽时导致气管异常薄弱且易塌陷。无效咳嗽导致黏液潴留,发生复发性肺炎及支气管扩张。

(三)病理生理学

病理学 病理学特征包括由于缺乏纵向弹性纤维和气道壁肌肉层变薄引起明显的气管和主支气管扩张。大多数患者的气管软骨环之间有黏膜疝出,从而造成气管憩室病。其他常见表现包括支气管扩张和肺气肿。气道的动态图像显示气管和主支气管吸气时明显膨胀,呼气时塌陷。这些导致无效咳嗽,同时伴分泌物潴留,从而易导致肺部反复感染。

(四)影像学表现

1. 胸部 X 线 气管和主要支气管的直径增大,和软骨环之间的黏膜及黏膜下组织突出导致气管和主要支气管柱表现出不规则的皱褶(称为气管憩室病)(图 57.21)。这种表现通常在侧位投影中显示最好。当女性气管横断面和矢状面的直径分别超过 21 mm 和 23 mm,右侧和左侧主支气管的横断面直径分别超过 19.8 mm 和 17.4 mm,男性气管横断面和矢状面的直径分别超过 25 mm 和 27 mm,右侧和左侧主支气管的横断面直径分别超过 21.1 mm 和 18.4 mm 时,就可以诊断为巨气管支气管症。

2. CT CT 可显示气管和支气管扩张(图 57.22),也常显示肺内支气管扩张(图 57.22)。与其他原因引起的支气管扩张不同,巨气管支气管症的扩张支气管通常有薄壁。动态 CT 和呼气 CT 显示吸气时气道膨胀和呼气时塌陷,是气管支气管软化症的典型表现(图 57.22)。

要点:巨气管支气管症(Mounier-Kuhn 综合征)

- 巨气管支气管症是一种罕见的以气管及支气管明显扩张为特征的先天性异常,患者气管顺应性增加,在用力呼气和咳嗽时导致气管异常的薄弱且易塌陷。无效咳嗽导致黏液潴留,引起支气管扩张和反复肺部感染
- 典型的是软骨环之间的黏膜和黏膜下组织突出(气管憩室病),气管后壁出现不规则的波纹状外观,在侧位 X 线片或矢状面 CT 重建图像上显示最佳

六、支气管软骨发育不全(Williams-Campbell 综合征)

(一)病原、流行病学和流行病学 支气管软骨发育不全是一种亚段支气管软骨缺乏导致罕见的先天性支气管扩张。这种疾病表现为家族性集中

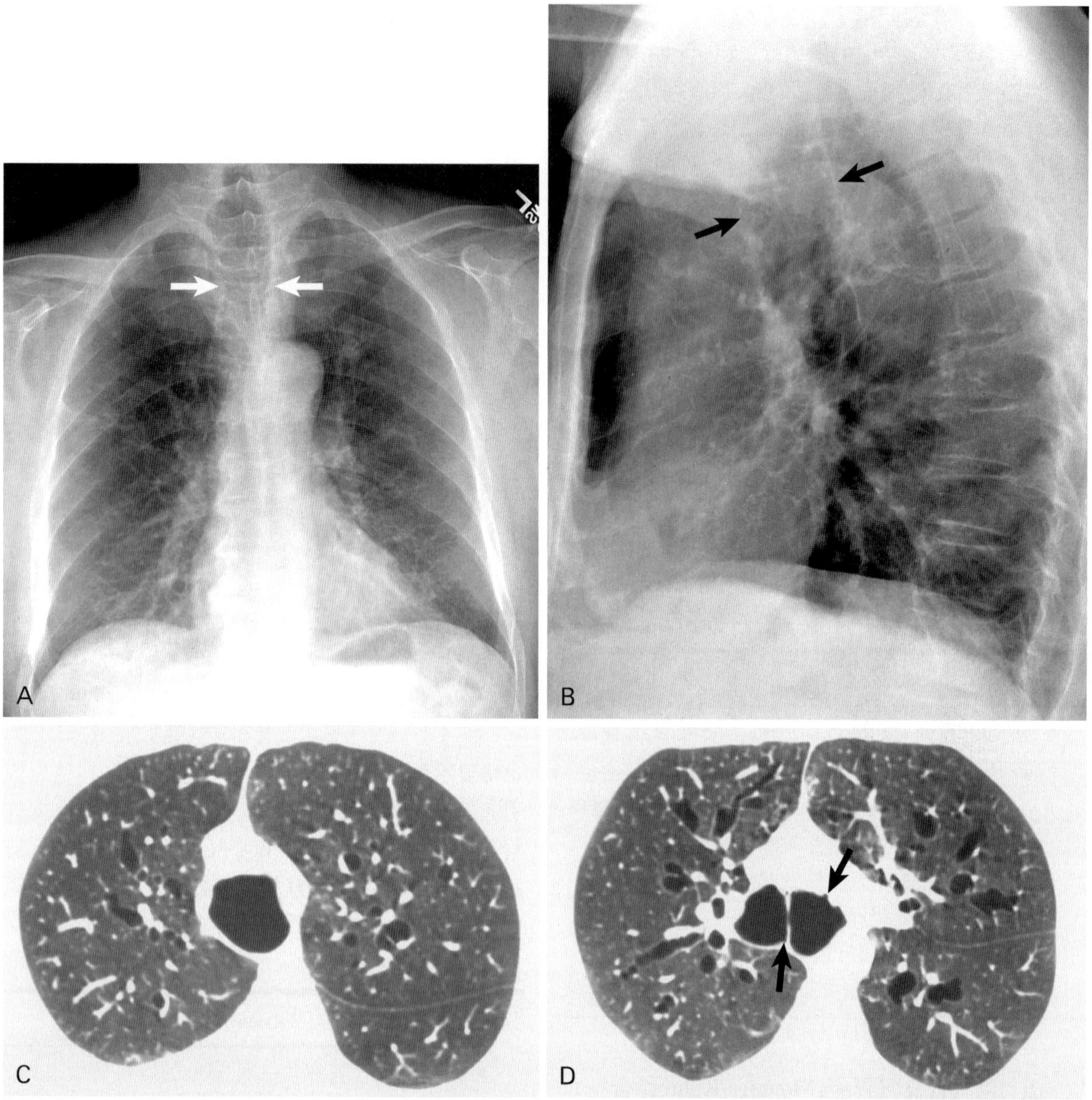

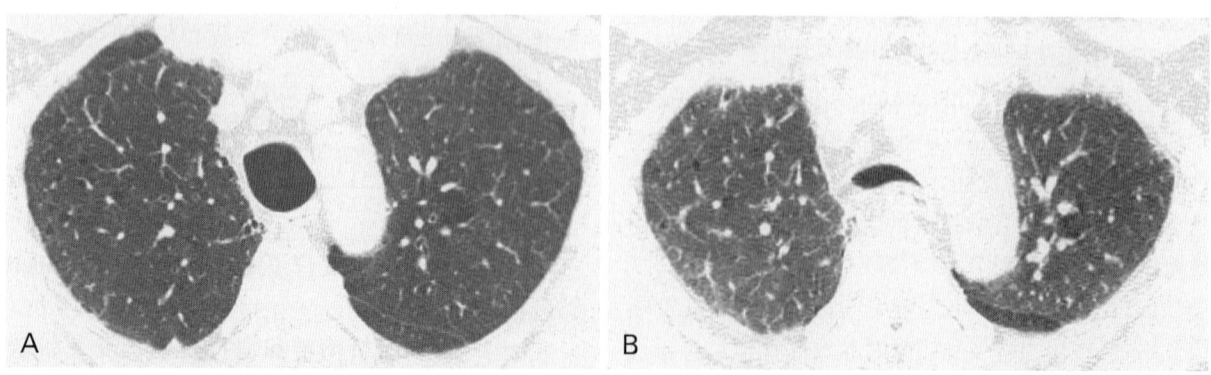

图 57.21 巨气管支气管症(Mounier-Kuhn 综合征):X 线胸片和 CT 表现。后前位(A)和侧位(B)X 线胸片显示气管(箭)和主支气管管径明显增加。另一位患者气管(C)和主支气管(D)水平层面 HRCT 显示气管扩大,主支气管和肺实质内支气管的管径增加。肺实质内扩张的支气管壁很薄,不同于支气管扩张患者常见的支气管壁增厚,双侧支气管小憩室(D,箭)。

图 57.22 气管扩张:呼气时塌陷。(A)吸气相 CT 显示气管管径增大,另见轻度肺气肿。(B)呼气相 CT 显示管径异常缩小,呈典型的"皱眉"状气管软化。

发病且可并发其他先天性异常。因为反复的胸部感染和明显的支气管扩张改变,通常在婴儿时期即能确诊。偶尔,支气管软骨发育不全在成年人中首次发现。

（二）临床表现　临床表现为幼儿期以来反复出现胸部感染。

（三）病理生理学

病理学　在接受双侧肺移植的成年人肺部病理学检查显示小气道壁缺乏软骨,并发囊性支气管扩症。

（四）影像学表现

1. 胸部 X 线　X 线胸片表现包括支气管壁增厚以及囊腔形成(图 57.23)。

2. CT　薄层 CT 表现有特征性,表现为发生于四级、五级和六级支气管的曲张型和囊状支气管扩张(如一级段支气管的远端)(图 57.23)。呼气相 CT 可显示支气管塌陷和远端空气潴留。薄层 CT 在鉴别支气管软骨发育不全与其他原因引起的囊性支气管扩张中起着重要作用。CT 虚拟支气管镜显示支气管壁的软骨环缺如,符合软骨缺乏改变。

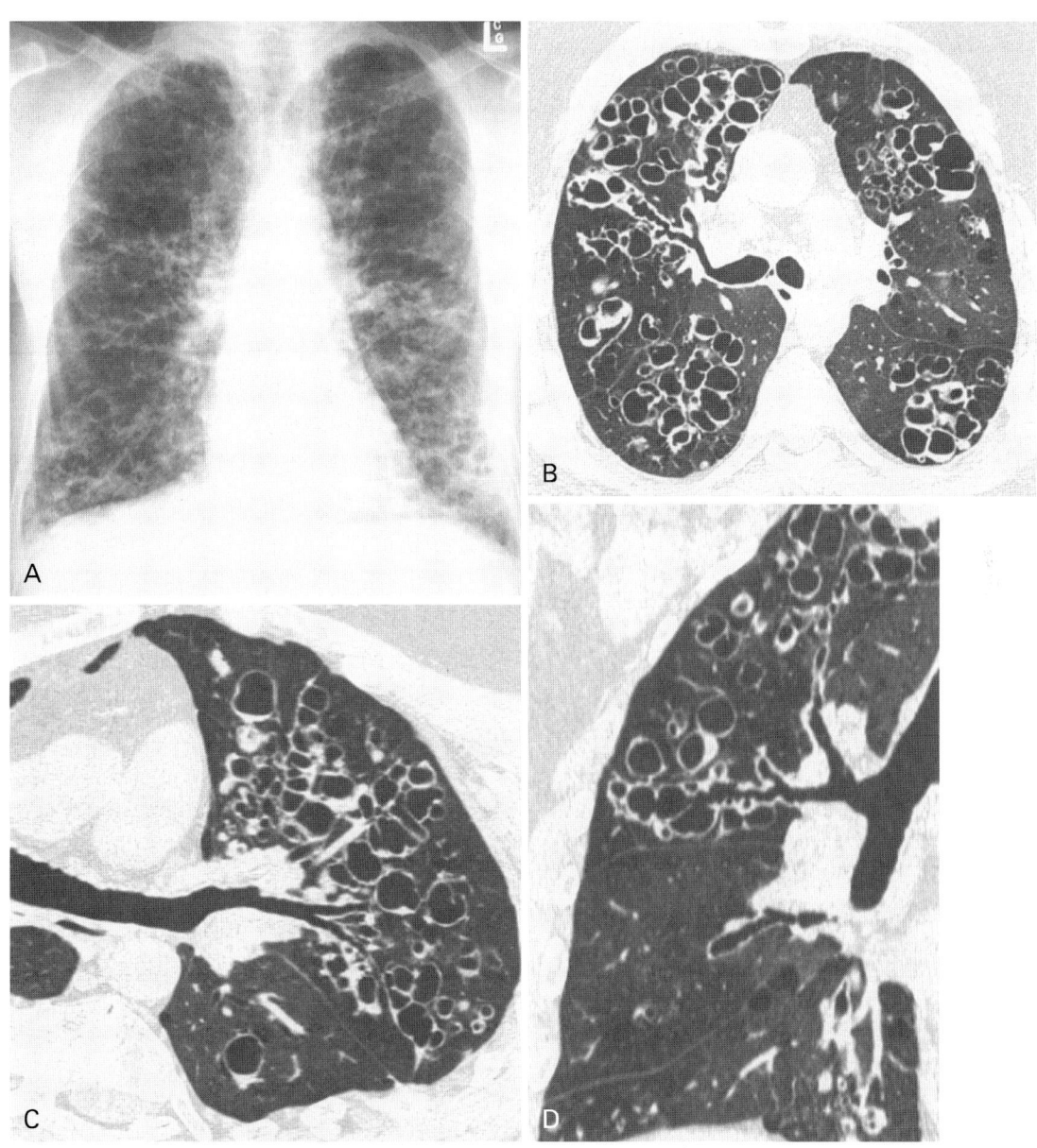

图 57.23　Williams-Campbell 综合征。(A)X 线胸片显示双侧多发薄壁囊肿和肺过度膨胀。(B)HRCT 扫描显示广泛的囊性支气管扩张,部分扩张的支气管内有液体。右上肺前段支气管正常,支气管扩张始于亚段支气管(第 4～6 级)。左肺曲面重建(C)和右肺冠状面重建(D)显示节段性支气管远端呈典型的支气管扩张分布。

> **要点:支气管软骨发育不全**
>
> - 支气管软骨发育不全是一种罕见的先天性支气管扩张,由亚段支气管软骨缺乏引起
> - 临床表现包括从儿童早期开始反复的肺部感染
> - 薄层 CT 表现有特异性,表现为发生于四级、五级和六级支气管的曲张型和囊状支气管扩张(如一级段支气管的远端)

(五)治疗方案概要

1. **药物治疗** 确定支气管扩张的特定原因(例如,免疫球蛋白缺乏症患者的免疫球蛋白替代、囊性纤维化中的重组人脱氧核糖核酸酶的治疗)很重要。治疗相关疾病如慢性鼻窦炎。当无法确定病因时,治疗的主要方法包括有效清除呼吸道分泌物(物理治疗和化痰)和积极治疗感染引起的严重并发症。

2. **手术治疗** 常规药物治疗难以治愈的疑难患者或病灶局限(单叶)的患者可选择外科手术。

> **要点:支气管扩张**
>
> - 支气管扩张的真正发病率难以预测,但在特定人群中发病率较高
> - 常见病因:在发展中国家,感染后支气管扩张仍然是主要的病因。而在西方国家,囊性纤维化和低丙种球蛋白血症是重要的病因。在相当比例的患者中,支气管扩张没有明确的病因
> - 临床特征包括咳痰、反复感染、呼吸困难和间歇性咯血
> - 由于 X 线胸片不敏感,HRCT 是诊断的最佳方法,CT 主要表现为支气管扩张
>   - 特征性表现:支气管动脉直径比>1(敏感性高,但特异性有限),支气管无明显变细,肋胸膜或与纵隔胸膜下 1 cm 以内支气管可见
>   - CT 表现包括支气管壁增厚、高密度黏液栓塞、气道堵塞和肺容量缩小

七、支气管结石症

(一)病因 支气管结石(broncholithiasis)是一种以支气管管腔内存在钙化或骨化物质或支气管周围钙化淋巴结导致气管支气管树变形,而无明显侵蚀管腔为特征的疾病。大部分支气管结石是由于邻近淋巴结的钙化物质挤压和侵蚀进入气道,淋巴结内的钙化通常是慢性坏死性肉芽肿感染的后遗症,包括结核、组织胞浆菌病和少见的放线菌病。偶尔有些患者,腔内钙化继发于异物的钙化,或钙化物质通过瘘道从远处迁移而来(如钙化的胸膜斑块)。也有罕见的与矽肺相关的报道。

(二)发病率和流行病学 尽管肉芽肿感染在世界范围内相当普遍,但支气管结石症还是一种罕见的疾病。发病年龄分布广泛,高峰期在 60~70 岁,无性别差异。

(三)临床表现 支气管结石症常见的症状是咳血(在极少情况下是灾难性的)和干咳,也有报道呼吸困难、胸痛以及因气道梗阻而反复感染引起的症状。咳结石(顾名思义,含有钙化物质的痰)是一种特征性症状,但少有报道。支气管结石以喘息为主要特征,表现为哮喘则更为罕见。

(四)病理学 基本的发病机制认为是营养不良性钙化物质从淋巴结渗出并侵蚀邻近结构。钙化通常影响气管支气管树,也可侵蚀肺实质和纵隔,导致复杂的纵隔脓肿或瘘管形成。

(五)影像学表现

1. **胸部 X 线** 支气管结石的 X 线胸片可分为原发性病理过程表现(即存在钙化灶)和继发糜烂或梗阻的表现,前者常见有中央肺门(更常见)或外周钙化。对照一系列 X 线胸片时,钙化与邻近气道的相对位置改变是重要的诊断线索。根据梗阻的严重程度和持续时间,可表现为节段性肺不张、大叶性肺不张或复发性肺实变。在部分罕见病例中,支气管结石可能表现为中叶综合征。

2. **CT** 薄层多平面 CT 是支气管结石最好的无创性诊断方法(图 57.24)。对确诊的支气管结石患者的研究显示,15 例受试者中有 10 例显示支气管内钙化,5 例显示支气管周围钙化并伴有气道扭曲。有趣的是,与纤维性纵隔炎(另一种可能继发于组织胞浆菌病或肺结核)相比发现,支气管结石病例尚未发现软组织密度肿块形成。CT 能显示梗阻的继发改变,如支气管扩张和肺不张。

(六)影像检查的选择 X 线胸片和薄层 CT 是支气管结石影像学诊断的主要依据。一系列的 X 线胸片检查显示先前发现的钙化灶(如在肺门部)位置改变,是诊断的有力提示。对于大多数病例来说,特别是拟进行治疗的患者,CT 检查是必需的。

(七)鉴别诊断 放射科医生应该了解影像学诊

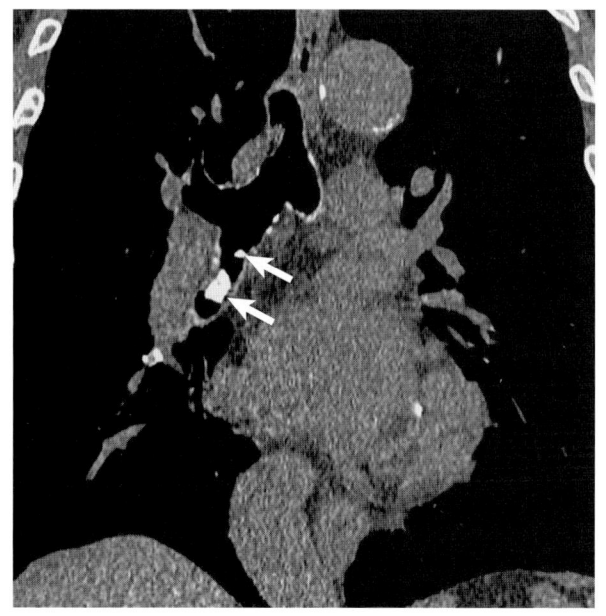

图 57. 24 原发性肺结核引起的支气管结石。肺窗冠状面 CT 重建显示钙化结节(箭),符合支气管结石表现。

断不足之处以及与支气管结石症相类似的疾病。Seo 等的综述详细地论述和说明了这些情况,主要包括真菌菌丝的钙化球、支气管内肿瘤(如极少数可钙化的类癌)、气管支气管淀粉样变、骨化性气管支气管病及突入气道腔的肥大支气管动脉。

(八)治疗方案概要

1. **药物治疗** 无并发症的患者可考虑定期随访而不进行干预,也可考虑支气管镜去除部分腐蚀或游离的细支气管,但由于出血的风险,在许多患者中很少使用。管腔内支气管结石可通过支气管镜激光(ND-YAG 或钕)碎石。

2. **外科治疗** 严重并发症(大咯血、纵隔脓肿、瘘道形成)和支气管镜取石失败的患者可以考虑手术切除(肺段切除、叶切除术及全肺切除)。

要点:支气管结石症

- 支管结石是一种罕见疾病,好发于 60 岁左右患者,通常与肉芽肿感染有关
- 支气管结石是由于钙化物质(通常来自邻近淋巴结)挤压并侵蚀气道而发生的
- 典型症状为咳嗽、咯血,结石并不常见
- CT 表现:支气管内支气管结石及支气管周围钙化
- 治疗方法包括随访观察、支气管镜下切除或激光治疗,以及受累肺叶的手术切除

八、慢性支气管炎

(一)病因 慢性支气管炎(chronic bronchitis)是传统的慢性阻塞性肺部疾病(COPD,同义于慢性阻塞性气道疾病和慢性气流受限)之一,临床上已有明确定义。当有连续两年每年 3 个月(发病天数最多时)的慢性咳痰病史时,传统上就会诊断为慢性支气管炎。肺气肿是另一种典型的慢性气道受限综合征表现。然而,虽然把这些疾病作为不相关联的疾病考虑可能很方便,但是这个观念现在有些过时。现实是肺气肿和慢性支气管炎的特征表现常共存,而 COPD 这个"包罗万象"的术语是有临床价值的。

目前为止,慢性支气管炎最主要的病因是吸烟,且研究表明吸烟史和慢性支气管炎发病频率的有相关性。此外,除了吸烟在慢性支气管炎的发展中有推动作用,其他被证实的因素包括儿童时期的感染病史、社会经济地位、职业、空气污染、年龄、性别以及可能的气候。

(二)发病率和流行病学 慢性支气管炎的定义完全依据临床标准,尚不能精确地估计其发病率。从本质上讲,症状是主观的,并且容易随时间变化。尽管如此,考虑到吸烟在发达国家及发展中国家均非常流行,可以推测慢性支气管炎在全世界非常普遍。一项研究估计成年人慢性支气管炎的发病率为 20%。

(三)临床表现 根据定义,慢性支气管炎患者主诉咳嗽伴咳痰,典型症状在患者吸烟多年后才出现。下呼吸道感染常导致急性加重经常发生。听诊可有吸气破裂音,推测可能与气道中黏液潴留有关。

(四)病理生理学

1. **病理学** 慢性支气管炎的背景是慢性炎症导致肺损伤。慢性支气管炎的主要病理表现是黏液腺肿大和杯状细胞增生。可发生慢性气道重塑,导致"固定"的气道阻塞,是 COPD 的特征性改变。

2. **肺功能** "纯"慢性支气管炎(即无相关肺气肿)患者的肺功能检查结果可能完全正常。肺功能的间歇性下降可能是由于感染期间气道反应性高所致。

(五)影像学表现

1. **胸部 X 线** 多数慢性支气管炎患者 X 线胸片无明显异常。X 线胸片常表现为支气管壁增厚和肺纹理增多(在过去的报告中,有时称为"脏"或"杂乱"的肺)(图 57.25)。然而,这些影像学特征的确切病理意义很难推测。过去的 X 线胸片研究显示慢性支气管炎患者出现明显过度充气表现,考虑可能是合并肺气肿。

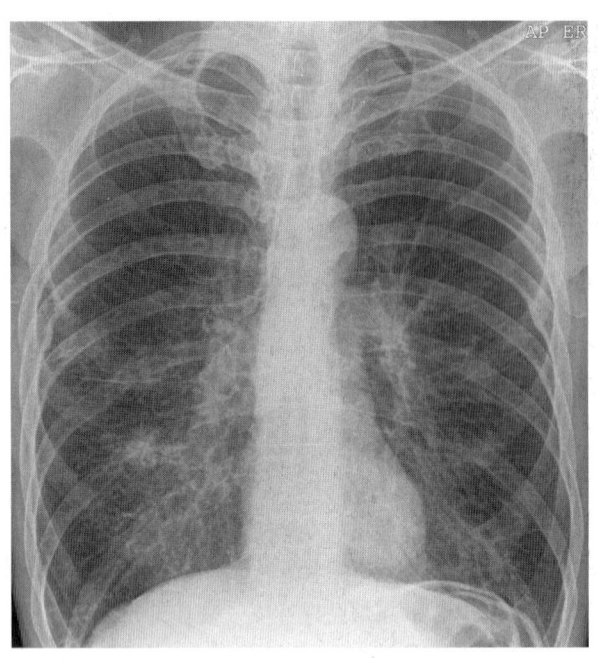

图 57.25 慢性支气管炎。X线胸片显示肺纹理明显增多,肺下区支气管壁增厚。右下肺边界模糊的病变后证实为肺癌。

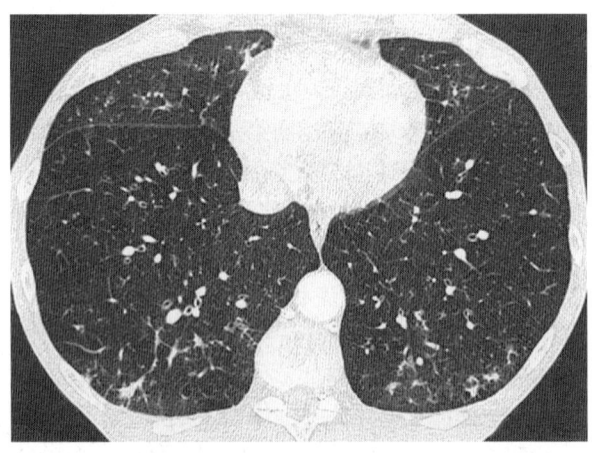

图 57.26 长期吸烟者患慢性支气管炎。HRCT 显示两肺下叶的亚段支气管壁厚壁(而不是支气管扩张)。轻度马赛克征提示小气道受累。

2. CT 在薄层 CT 上较容易诊断支气管壁增厚和支气管内黏液堵塞,但是缺乏特异性(图 57.26)。Remy Jardin 等的研究显示 1/3 吸烟者的支气管壁增厚,然而,正常对照组中只有不到 20% 的人存在厚壁支气管。在一些吸烟者中,有小气道受累的征象,在吸气相 CT 上表现为局灶性马赛克征,在呼气相 CT 上有空气潴留。

(六)影像检查的选择 影像学在评估慢性支气管炎方面作用有限。X线胸片在检测感染和排除其

他诊断方面可能具有最大的价值。CT 在慢性支气管炎患者的常规评估中几乎无作用,除非是针对"疑难"病例,对排除可能表现为类似慢性呼吸道症状的其他病变(如支气管扩张)很重要。

(七)鉴别诊断 需要考虑的主要鉴别诊断是哮喘。这类鉴别可能存在问题,特别是当哮喘是慢性并伴有固定气流阻塞的时候。其他 CT 上可能引起支气管壁增厚的因素包括支气管扩张、缩窄性细支气管炎、弥漫性泛细支气管炎和充血性心力衰竭。

(八)治疗方案概要

内科治疗 戒烟是慢性支气管炎和慢性阻塞性肺病患者管理最重要的方面,同时建议接种流感疫苗。有症状的慢性支气管炎或 COPD 患者需要使用支气管扩张剂治疗,有时还使用糖皮质激素。肺康复计划可以提高运动耐力并提供对症治疗。治疗目标是控制由于感染引起的急性加重。

要点:慢性支气管炎

- 慢性支气管炎是根据连续 2 年,每年 3 个月的慢性咳痰史(大多数时间)作出的临床诊断
- 除了排除支气管扩张等其他发现外,影像学在评估慢性支气管炎中的作用有限。CT 主要表现为支气管壁增厚和支气管腔内黏液阻塞

推荐阅读

Bruzzi JF, Remy-Jardin M, Delhaye D, et al. Multi-detector row CT of hemoptysis. Radiographics. 2006;26: 3 - 22.

Gibson PG. Allergic bronchopulmonary aspergillosis. Semin Respir Crit Care Med. 2006;27:185 - 191.

Milliron B, Henry TS, Veeraraghavan S, Little BP. Bronchiectasis: mechanisms and imaging clues of associated common and uncommon diseases. Radiographics. 2015; 35:1011 - 1030.

Rosen MJ. Chronic cough due to bronchiectasis: ACCP evidence-based clinical practice guidelines. Chest. 2006; 129(suppl):122S - 131S.

Virnig C, Bush RK. Allergic bronchopulmonary aspergillosis: a US perspective. Curr Opin Pulm Med. 2007;13:67 - 71.

参考文献见 *ExpertConsult*.com.

第58章

哮 喘[*]

Jonathan H. Chung | Christopher M. Walker

哮喘(asthma)是一种炎性疾病,其特征是气道反应性增高和气流受限,部分可逆,并导致反复发作的喘息、呼吸困难和咳嗽。

(一)病因 哮喘可分为两类,外源性和内源性。外源性哮喘发生于特应性患者,特应性指对抗原刺激产生过多 IgE 的遗传倾向。遗传是复杂的,但通常不完整的。如果父母双方都是特应性的,那么遗传的可能性就要大得多。虽然外源性哮喘患者都是特应性的,但特应性本身并不是哮喘的同义词。人群中过敏发病率在 30% 以上,而哮喘的发病率一般不到 10%。除了特应性和血液 IgE 水平升高外,外源性哮喘的特点是湿疹和鼻炎的发病率高,多在 30 岁内发病,呈季节性,并且在以后的生活中有缓解的趋势。内源性哮喘发生于不能确定的特应性或特异性外源物质引发支气管收缩的患者。内源性哮喘患者年龄比外源性哮喘患者年龄大,没有或较少有确切的哮喘或特应性家族史,血液中无 IgE 水平升高或皮肤及支气管对过敏原激发阳性反应,血液和痰中嗜酸性粒细胞增多,对治疗反应较低,并有持续和进行性进展的趋势,导致不可逆的气流阻塞。

(二)发病率和流行病学 哮喘是一种常见的疾病,与其他过敏性疾病一样,发病率在全球范围不断增加,增加的原因不明,发病率随定义、地理、种族和年龄的变化而变化。据统计儿童哮喘发病率大约 5% ~ 25%,成人约 2% ~ 12%。发病率最高的地区是英国、澳大利亚和新西兰(各约 12%)和特里斯坦-库尼亚群岛(南大西洋中的一群偏远岛屿,约 56% 的

人群患有哮喘)。47% ~ 76% 的哮喘病例中有鼻窦炎。

哮喘的发病率在儿童期最高,在青春期和成年期下降。10 岁以前的发病率男孩高于女孩,10 岁以后的发病率女性高于男性,女性因急性严重哮喘入院的可能性更高。

哮喘是世界范围内最常见的慢性肺病和重要的健康问题。在美国,每年有近 200 万人次急诊就诊,50 万人次住院,5000 人死亡。来自澳大利亚、加拿大和西班牙的数据表明,急性哮喘占所有急诊成人就诊的 1% ~ 12%。在法国的一项研究中,7% 的急性哮喘患者被转到了重症监护室(ICU)。

(三)临床表现 哮喘的主要诊断依据为呼吸困难的周期性发作、间隔交替出现的完全或接近完全缓解的病史。咳嗽可能是一个突出的症状,偶尔也是唯一的症状。急性哮喘(哮喘发作)的特征是气促、咳嗽和喘息逐渐加重,呼气气流减少。可在几小时、几天或几个星期之内病情加重。检查包括过度通气、吸气和呼气时的喘气和喘息、呼吸音减弱及呼气延长。咳嗽和喘息是支气管炎症和支气管收缩的结果。气道平滑肌的收缩、水肿和分泌过多也会影响细支气管并导致小气道闭合。患者以更大的肺容量代偿性呼吸,从而增加呼吸道向外的牵拉力,从而有助于保持气道通畅。气流受限越严重,发生气道闭合的趋势越明显,就必须有更大的肺容量来保持气道开放。肺过度充气和气流受限明显增加了呼吸运动的能量消耗。

* 编者和出版社感谢 Nestor L. Müller 博士和 C. Isabela Silva Müller 博士为本书上一版相关主题提供的材料。这是本章的基础。

急性哮喘发作可能从轻微症状到危及生命。一项对3772名法国急诊科就诊的急性哮喘患者的研究显示,975名(26%)患者有生命危险,1834名(49%)患者有严重急性加重症状,但无生命危险,963名(26%)患者有轻中度加重,总入院率为54%,平均住院时间为6d,3例住院期间死亡。

(四)病理生理学 决定哮喘患者功能和症状的基本病理生理异常是气道狭窄,以下几点可引起气道狭窄:①气道平滑肌收缩;②气道壁的充血和水肿;③黏液和炎性渗出物堵塞气道腔;④气道重塑。气道重塑是一种异质性过程,导致结缔组织沉积和气道结构改变。在大多数情况下,很难确定患者主要因以上这些机制中的哪一个导致的气道阻塞。然而可合理的推断,当气道阻塞在吸入平滑肌松弛剂后迅速缓解时,其发病机制可能是平滑肌收缩。若类固醇或其他干预治疗对阻塞有效,发病机制可能主要是水肿和黏液堵塞。

支气管哮喘是一种与气道高敏性相关的慢性炎症性疾病,气道高敏性就是对多种多样外源性和内源性刺激产生过强的支气管收缩反应,导致多次间断呼吸困难和喘鸣音。这些刺激包括环境过敏原、呼吸道病毒感染、运动、镇痛剂、空气污染、天气变化、香烟烟雾、职业致敏剂、室内过敏原和刺激物,如家用喷雾剂和油漆。特异性抗原可在致敏者中引起哮喘发作。这类患者经常还有其他过敏性症状,如花粉热和湿疹。潜在的抗原不可胜数。

当气道狭窄伴中度或剧烈运动时,可存在运动性哮喘。在哮喘患者中,运动诱发的哮喘认为是气道狭窄的诱因,而不是哮喘的一种单独形式。70%~80%的哮喘患者在80%~90%的最大负荷下运动6~8 min,就会诱发哮喘。

哮喘与胃食管反流有明显的相关性,相关性约在30%甚至80%以上。胃食管反流可诱发哮喘,哮喘可导致胃食管反流进展。胃食管反流可能通过刺激食管或咽部传入神经引起的反射性支气管收缩,或直接吸入少量食管内容物引起易感人群的气道狭窄。

1. 病理学 哮喘的组织学主要特征是累及中、小支气管的慢性气道炎症。支气管壁增厚是由于水肿及平滑肌和黏液腺体积增大共同导致的。细支气管异常包括管壁增厚、黏液淤积和缩窄性毛细支气管炎。在临床发作期间,哮喘患者的细支气管可能是正常的,在哮喘患者因其他原因所取的组织中可见。

支气管和细支气管壁的组织学改变可累及上皮、固有层、黏膜肌层和黏膜下层。这一系列异常表示气道壁重塑,包括慢性损伤和修复造成的气道壁细胞和分子成分组成、数量和结构的变化。胶原蛋白沉积于上皮下层以及外膜可能是哮喘患者气道扩张性降低的基础。由于细胞增生和肥大,另一个特征性表现是平滑肌增加,它是增生和肥大的结果,在哮喘死亡的患者最为明显。嗜酸性粒细胞是气道壁中最具特征性且数量最多的炎症细胞。同时,淋巴细胞、巨噬细胞、中性粒细胞和肥大细胞也可增加。

2. 肺功能 气流受限制、可逆性和变异性测量对哮喘的诊断和治疗有重要意义。评价这些患者的主要指标是第一秒用力呼气量(FEV1)、用力肺活量、FEV1与用力肺活量的比值和呼气峰流量。吸入支气管扩张剂后,或在糖皮质激素治疗试验后,FEV1自发改善12%或以上,或呼气峰流量自发改善15%或以上,有助于诊断哮喘。

弥漫性气道狭窄是症状性哮喘的基本功能异常,由此产生的阻力增加导致气流减少、过度膨胀、气体潴留,最终导致呼吸功增加。最容易检测和量化的指标是最大呼气流量。气道阻力增加也与肺过度充气有关,表现为肺功能残气量增加,在较小程度上表现为肺总容量的增加。

随着哮喘发作的缓解,呼气流量(最大呼气峰流速和FEV1)和肺活量增加且功能残气量减少。在稳定和急性哮喘单次呼吸肺一氧化碳弥散量(DLCO)常升高。对于这种明显的矛盾,最合理的解释是肺毛细血管血容量的短暂增加,这是继发于气道阻塞导致吸入性胸内压增加的结果。

大多数急性发作的患者由于通气-灌注不匹配而有一定程度的低氧血症。哮喘患者气道阻塞程度与气体交换关系不密切。但严重急性发作时,动脉血氧分压一般降至60 mmHg以下,FEV1小于1L,血流量峰值小于60L/min^2。随着梗阻的严重程度和持续时间的增加,患者精疲力尽、呼吸肌疲劳,导致动脉血二氧化碳分压上升到高碳酸血症的范围。

(五)影像学表现

1. 胸部X线 哮喘患者最常见的X线胸片异常是肺过度充气和支气管壁增厚(图58.1,图58.2);不常见的表现是肺门突出、中央带肺纹理增多和外周血量减少(图58.3)。这些异常的发生率受多种因素影响,包括发病年龄、哮喘严重程度以及哮喘相关其他疾病或并发症。

肺过度充气表现为胸骨后间隙增宽,肺的高度增加,膈肌变平(图58.1)。段和亚段的支气管气道增厚,正位呈环形影,侧位呈"轨道征"。主肺动脉突出

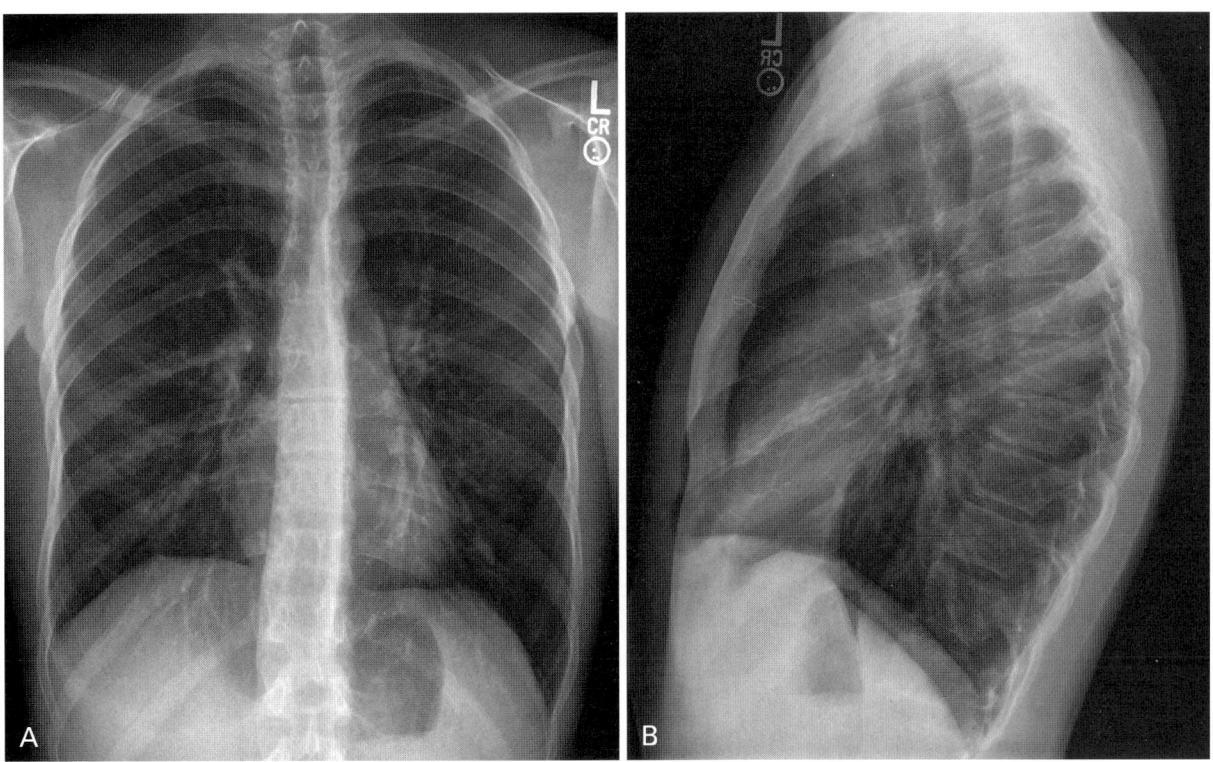

图 58.1 急性哮喘的 X 线胸片表现。(A)后前位 X 线胸片显示肺容量增大和周围血管纹理减少。(B)侧位 X 线片显示胸骨后间隙增宽。

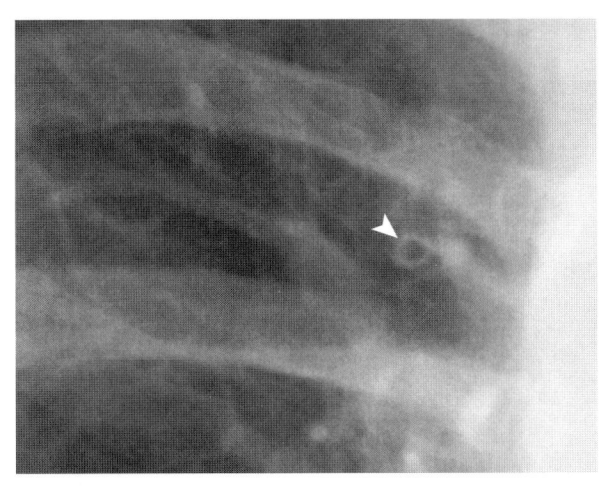

图 58.2 哮喘的 X 线胸片表现。右肺正位 X 线片细微观察显示支气管壁增厚(箭头),这是哮喘中可见的非特异性表现。

及其肺门处分支迅速变细,提示缺氧继发短暂性毛细血管前肺动脉高压。其他表现包括血管弥漫性狭窄和血流重新分布到肺上叶,后者没有出现毛细血管后高血压的其他征象,且肺外周 2~4 cm 内血管减少。

综上所述,X 线胸片检查在哮喘诊断中的价值有限。哮喘患者 X 线胸片表现常正常,甚至在急性发作期间也是正常的。而且,当不正常时,其表现亦无

特异性。X 线胸片的两个主要作用是排除引起喘鸣音的其他疾病(尤其是肺气肿、左心衰竭及气管和主支气管被肿瘤或异物阻塞)和明确并发症。X 线摄影或 CT 上可以发现哮喘的并发症,包括肺炎、哮喘、肺不张(图 58.4)、纵隔气肿(图 58.5)、气胸,偶见椎管内积气。

2. CT 薄层 CT 表现包括支气管增厚和变窄(图 58.6)、支气管内黏液堵塞、支气管扩张、斑片状弥散和血管减少的区域以及空气潴留。支气管壁增厚和管腔狭窄反映了支气管壁水肿、平滑肌和黏液腺增大。CT 上所见的支气管异常可以主观和客观地量化,并且随着疾病严重程度的增加而增加。在不同的研究中报道的哮喘患者,HRCT 上支气管增厚的发生率在 16%~96%,但在正常对照组中也可能高达 19%。这种广泛的变异性可能与不同的患者群体以及主观评估有关。Park 等的研究显示 39 例哮喘患者中有 17 例(44%)支气管壁增厚,而正常对照组只有 4%。严重气流阻塞患者(83% 患者的 FEV1 低于 60% 预测值)的支气管壁增厚比轻度阻塞患者(35% 患者的 FEV1 高于 60%)更为普遍。

尽管大多数哮喘患者的支气管内径正常或减小,但约 31%~77% 的成年哮喘患者有一条或多条支气管扩张(图 58.7)。单纯哮喘患者的支气管扩张常为

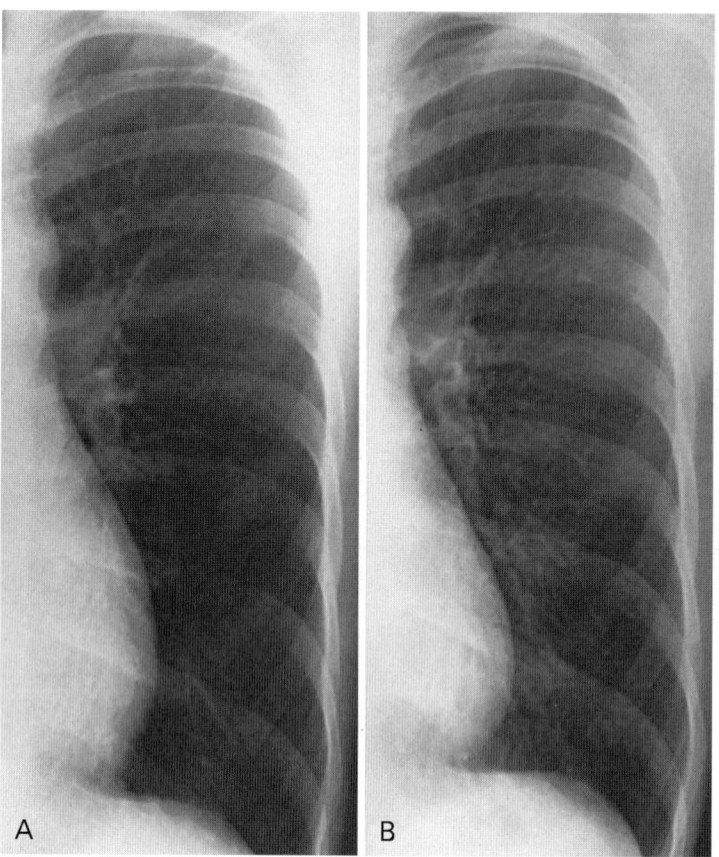

图 58.3　急性哮喘患者的外周血减少。(A)年轻男性哮喘患者急性支气管痉挛期间的后前位 X 线胸片,左侧肺细微观察显示肺轻度过度充气。胸膜下 2～3 cm 内血管不明显,几乎不可见,从而形成一个胸膜下肺缺血带。(B)1 年后缓解期间的复查,肺过度通气好转,肺血管逐渐变细,肺周大部分可见。(引自 Müller NL, Fraser RS, Colman NC, Paré PD. Radiologic Diagnosis of Diseases of the Chest. Philadelphia: WB Saunders; 2001.)

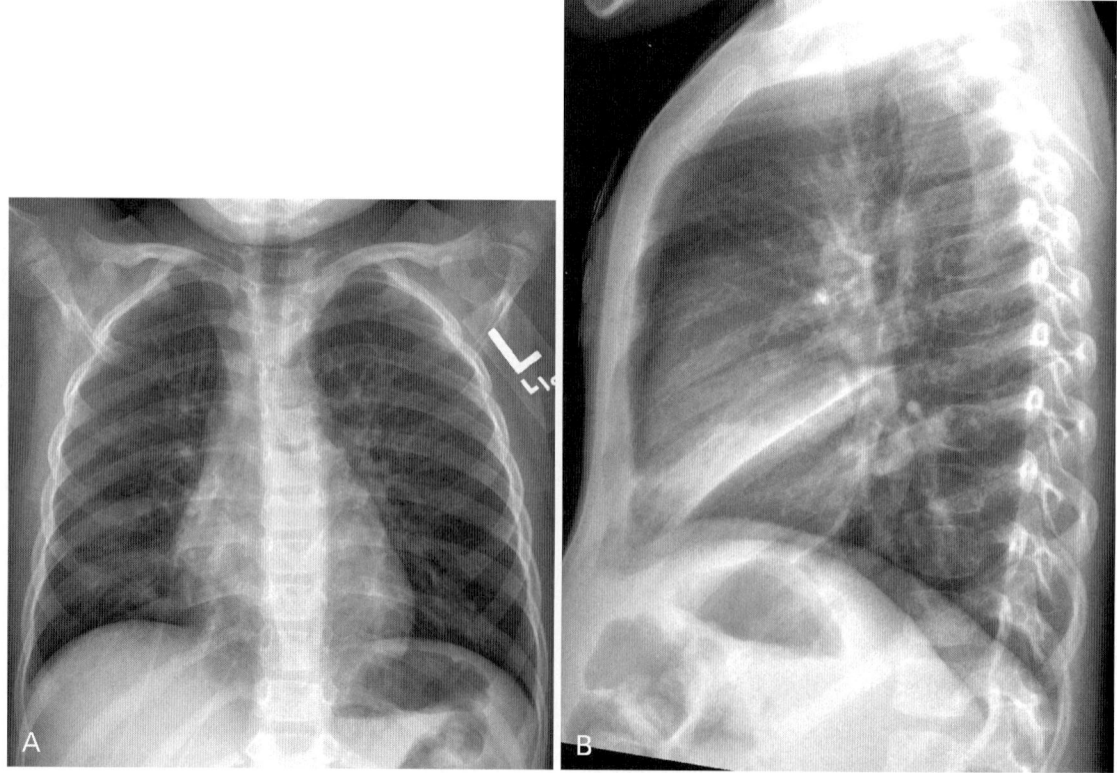

图 58.4　急性哮喘患儿的右肺中叶塌陷。正位 X 线片(A)和侧位 X 线片(B)显示右肺中叶肺不张。

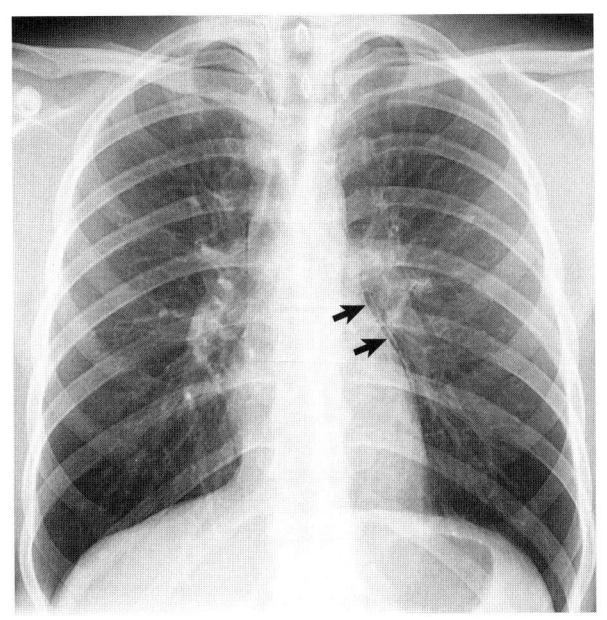

图 58.5 急性哮喘患者纵隔气肿。急性哮喘患者,年轻男性的后前位 X 线胸片显示肺过度充气和纵隔气肿(箭)。

圆柱形,支气管/动脉比率通常小于 1.5。随访研究表明哮喘患者的支气管扩张是不可逆的。

支气管哮喘患者细支气管异常的 HRCT 表现包括密度减低和血管减少、空气潴留和小叶中心性病变。约 20% 的哮喘患者在吸气末进行 HRCT 可见密度减低和血管减少区(图 58.8),更常见的表现是最大呼气后的 HRCT 显示空气潴留(图 58.9)。Park等的研究显示,50% 的哮喘患者可见累及总容积相当于一个肺段或容积更大的空气潴留,而健康受试者只有 14%。虽然急性发作时空气潴留程度增加,但稳定期患者也常出现空气潴留。这可能反映了慢性炎症和小气道肌肉肥大,或部分患者发展为缩窄性毛细支气管炎。

研究显示 10%~20% 哮喘患者小叶中心结构突出或存在小叶中心性病变。这可能反映细支气管内存在黏液潴留和存在细支气管周围炎症(图 58.10)。

哮喘肺实质异常包括肺过度膨胀、肺气肿,偶尔还有囊性空腔。不吸烟的哮喘患者肺气肿不常见;如果存在,肺气肿通常轻微且继发于细支气管周围纤维瘢痕。慢性炎症性细支气管炎远端的过度膨胀很少导致肺囊性改变(图 58.11)。

哮喘患者 HRCT 见到的一种比较常见的并发症是黏液嵌塞。如果黏液嵌塞与中心性支气管扩张有关,会增加患过敏性支气管肺烟曲霉病的可能性。这是一种以对支气管内烟曲霉生长产生高过敏反应为

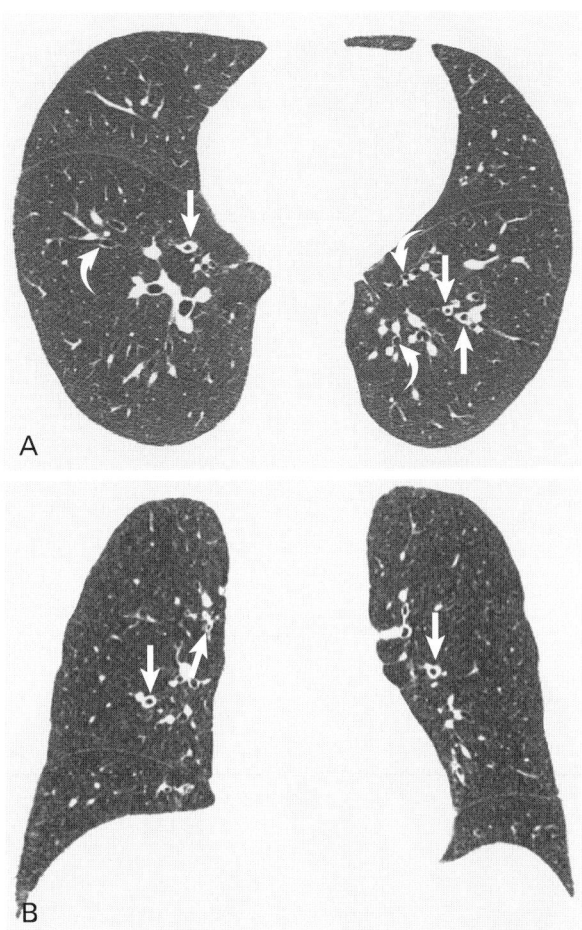

图 58.6 非吸烟慢性哮喘患者支气管壁增厚。(A)肺下叶层面的 HRCT 显示支气管管壁增厚(直箭),可见正常支气管(弯箭)。(B)肺中上野层面的冠状面 CT 重建显示支气管管壁增厚(直箭)。

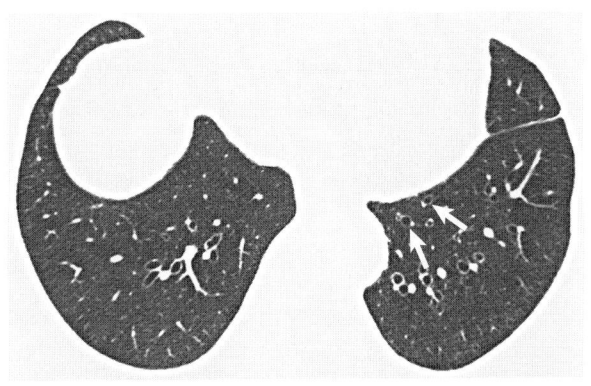

图 58.7 慢性哮喘患者的支气管扩张。肺下叶水平层面 HRCT 显示左肺下叶支气管扩张症(箭),密度减低和血管减少,肺体积减小。

特征的疾病。HRCT 表现包括主要累及肺上叶的段及亚段支气管密度均匀的管状、指套样或分支状支气管内病变和支气管扩张。约 30% 的病例由于钙盐沉

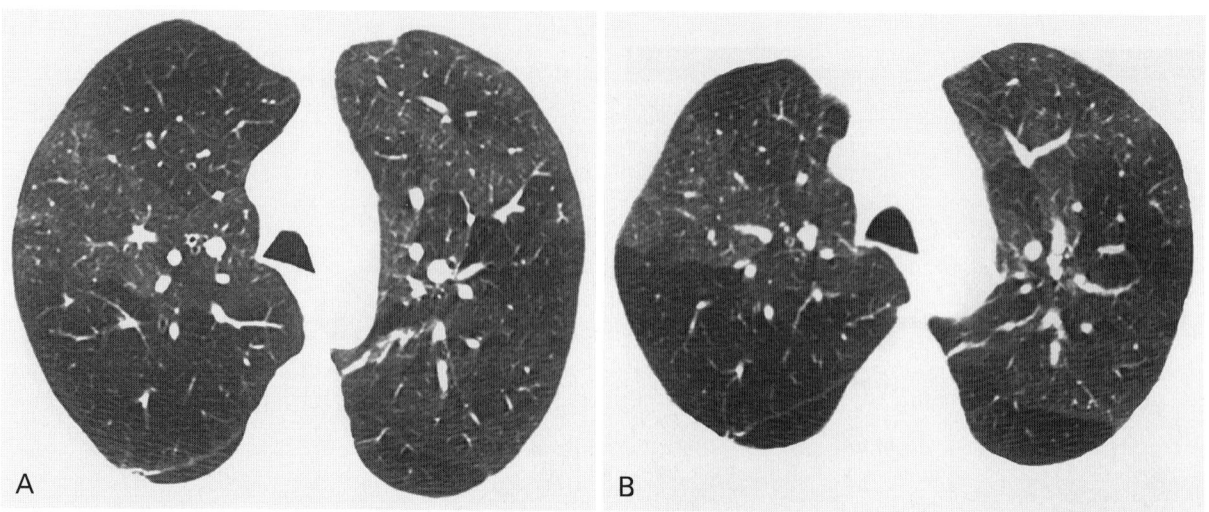

图 58.8 哮喘患者的马赛克灌注。(A)吸气末 HRCT 显示双侧广泛的密度减低和血管减少,血流再分配到正常肺组织,导致马赛克灌注模式。(B)最大呼气后的 HRCT 显示广泛的空气潴留。

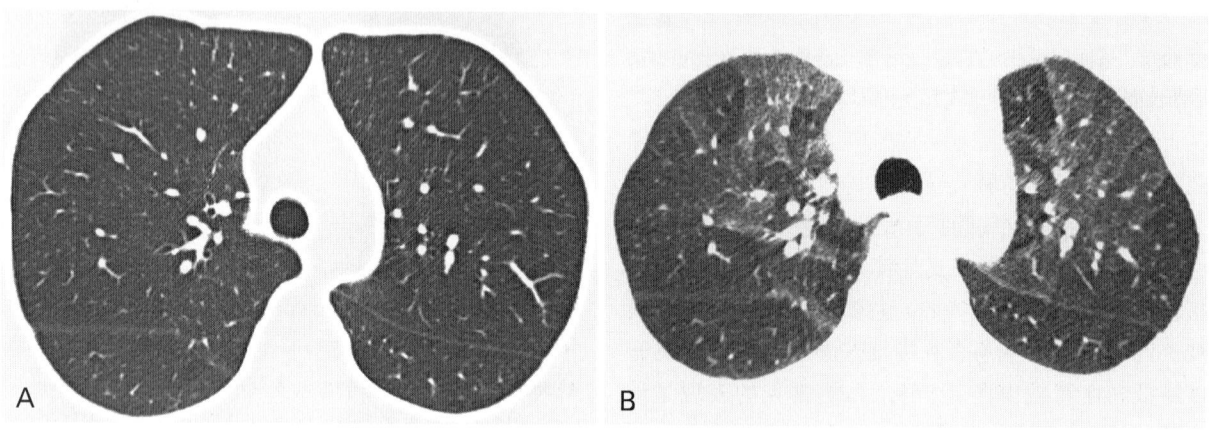

图 58.9 哮喘患者的空气潴留。(A)吸气末 HRCT 显示小面积密度减低和血管减少区。(B)最大呼气后的 HRCT 显示广泛的空气潴留。

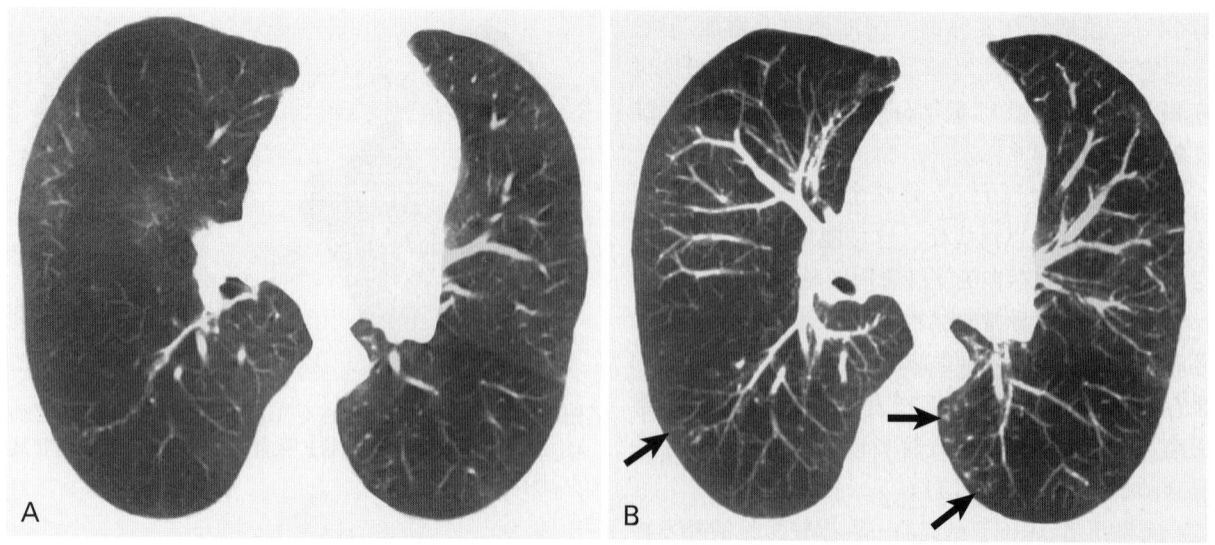

图 58.10 哮喘 CT 表现。(A)HRCT 显示广泛的密度减低影和血管减少区,符合闭塞性(压缩性)细支气管炎表现,肺下叶外周带可见数枚结节影。(B)最大密度投影图像更好地显示肺外周带呈小叶中心分布的结节影(箭)。小叶中心性结节可能反映黏液滞留或存在支气管周围炎症。

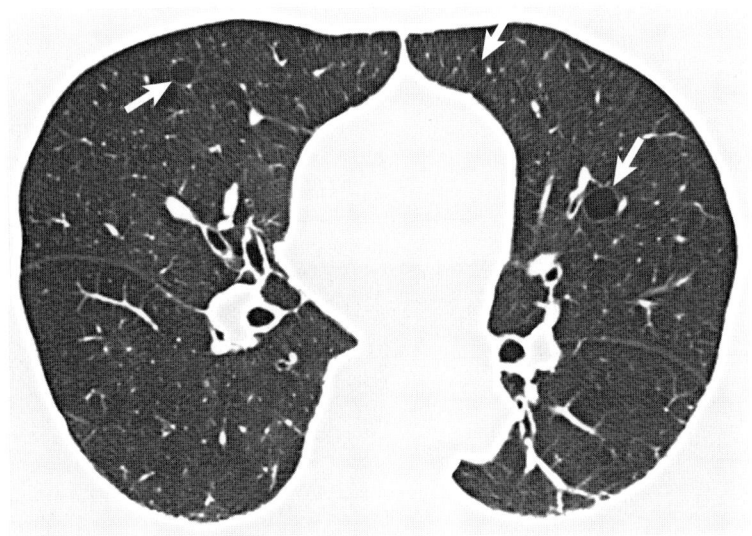

图 58.11 不吸烟的慢性哮喘患者。HRCT 显示双侧薄壁肺气囊（箭）、局部密度减低和血管减少区。

积,黏液嵌塞的密度增高(图 58.12)。黏液嵌塞可延伸至细支气管,导致小叶中心性结节和树芽征。也可发生阻塞性肺不张,但并不常见(见图 58.12)。提示过敏性支气管肺曲霉病的异常表现包括支气管扩张、小叶中心性结节和黏液嵌塞。过敏性支气管肺曲霉病的支气管扩张倾向于中央性和曲张型(图 58.13),而单纯哮喘多见于柱状支气管扩张。哮喘患者其他并发症的发病率增加,如慢性嗜酸性肺炎和嗜酸性肉芽肿性多血管炎(Churg-Strauss 综合征),分别在第

37 章和第 46 章进行综述。

CT 的主要作用是诊断与哮喘表现近似的其他气管或支气管异常疾病,以及评估并发症,如过敏性支气管肺曲霉病等。CT 在诊断气管和支气管内肿瘤的价值已确定,气道肿瘤在临床上表现可能类似哮喘,在 X 线胸片上可能难以显示(图 58.14)。CT 在鉴别哮喘和气管支气管软化症(见第 56 章)方面也发挥着重要作用,气管支气管软化症越来越被认为是一种哮喘类似的疾病。

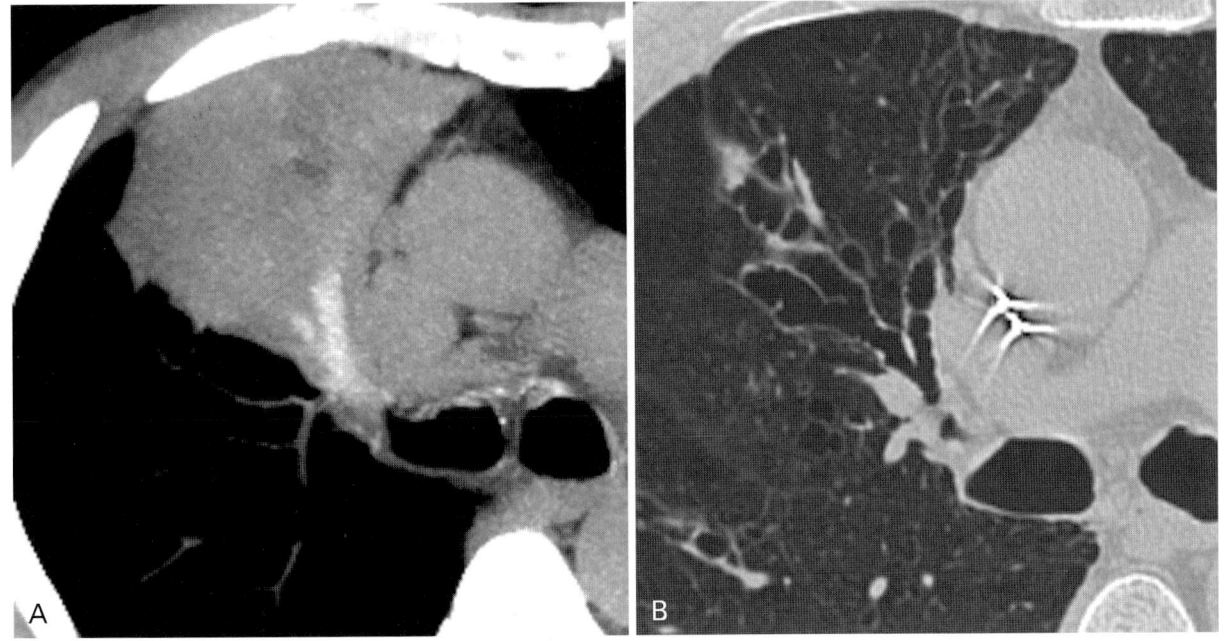

图 58.12 过敏性支气管肺烟曲霉病。(A)胸部轴面 CT 最大密度投影图像显示支气管扩张气道内高密度黏液阻塞,导致右肺上叶前段实变和肺不张,可诊断过敏性支气管肺烟曲霉病。(B)6 个月后随访胸部轴面 CT 显示右肺上叶病变和支气管黏液阻塞消退,可见支气管扩张。

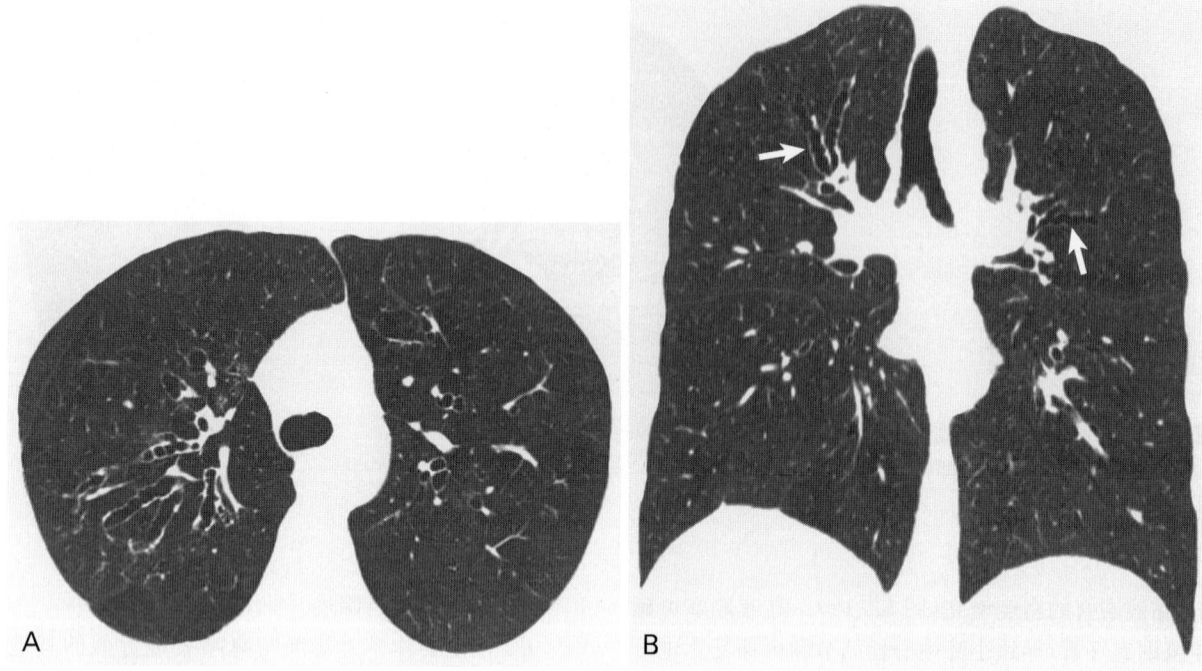

图 58.13 过敏性支气管肺烟曲霉病。(A)HRCT 显示双上肺广泛曲张型支气管扩张。(B)冠状面 CT 重建显示支气管扩张呈上叶和中央分布(箭)。

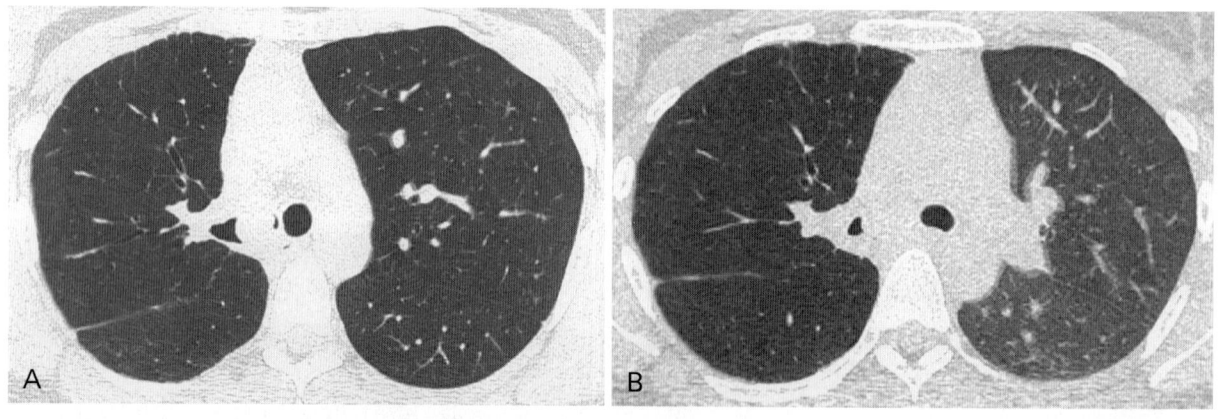

图 58.14 表现为哮喘的支气管类癌。(A)吸气相 HRCT 显示右主支气管腔内肿瘤。与左肺相比,右肺体积减小且有弥漫性的密度减低和血管减少。(B)呼气相 CT 显示明显的空气潴留。

3. 其他影像检查　目前已有多种成像方法用于哮喘发作期间的肺通气和灌注评价。尽管前期数据有一定应用潜力,但在临床环境中,需要解决实施中的困难,如成本高昂以及患者获益的不确定性。

（六）鉴别诊断　哮喘患者表现为气喘和呼吸急促的主要鉴别诊断是肿瘤、吸入性异物或气管支气管软化导致的气道梗阻。表现为气道壁增厚的鉴别诊断包括急性和慢性支气管炎、缩窄性细支气管炎、肺炎性疾病(如结节病、肺炎性肠病和间质性肺水肿),表现为空气潴留的鉴别诊断包括其他病因引起小气道疾病,例如过敏性肺炎和缩窄性细支气管炎。

（七）治疗方案概要　哮喘急性发作时治疗通常包括吸氧、吸入速效 β_2 受体激动剂、口服或静脉注射糖皮质激素,尤其是中重度发作时。如果 β_2 受体激动剂不见效,皮下或肌内注射肾上腺素(肾上腺素)可治疗严重的哮喘急性发作。但其副作用引起的风险更大,特别是在缺氧的患者。哮喘的长期控制治疗包括吸入性糖皮质激素、白三烯调节剂、长效 β_2 受体激动剂和联合吸入剂。

要点:哮喘

- 哮喘是一种对多种刺激产生过度支气管收缩反应相关的气道慢性炎症性疾病,导致间断呼吸困难和喘鸣音反复发作。最重要的诱因是室内过敏原(屋内灰尘)
- 病理特征:气道壁增厚,伴有水肿、平滑肌和黏液腺增大
- 影像学表现
  - X线胸片:通常是正常的或接近正常的;可显示肺过度充气和支气管壁增厚

- 薄层CT:支气管壁增厚和管腔变窄、黏液阻塞、支气管扩张、斑片状密度减低和血管减少区以及空气潴留。小叶中心性结节不常见
- 影像学的主要作用是排除引起喘鸣音的其他疾病(尤其是气管和主支气管有肿瘤或异物阻塞)和明确是否有并发症,包括肺炎、肺不张、纵隔气肿、气胸和过敏性支气管肺烟曲霉病

推荐阅读

Kligerman SJ, Henry T, Lin CT, Franks TJ, Galvin JR. Mosaic attenuation: etiology, methods of differentiation, and pitfalls. Radiographics. 2015;35(5):1360 – 1380.

Richards JC, Lynch D, Koelsch T, Dyer D. Imaging of asthma. Immunol Allergy Clin North Am. 2016;36(3): 529 – 545.

Silva CI, Colby TV, Müller NL. Asthma and associated conditions: high-resolution CT and pathologic findings. AJR Am J Roentgenol. 2004;183:817 – 824.

Trivedi A, Hall C, Hoffman EA, Woods JC, Gierada DS, Castro M. Using imaging as a biomarker for asthma. J Allergy Clin Immunol. 2017;139(1):1 – 10.

参考文献见 *ExpertConsult.com*.

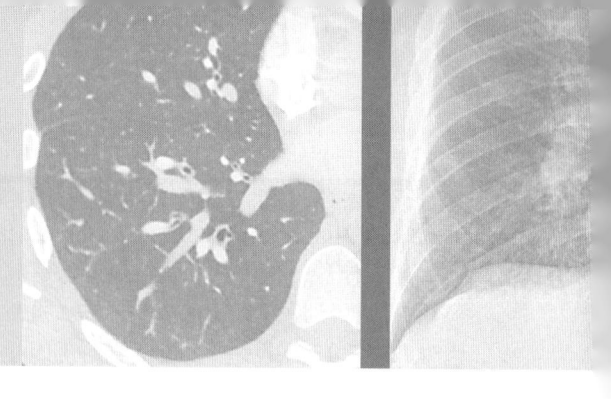

第59章

细支气管炎[*]

Sherief Garrana | Christopher M. Walker | Jonathan H. Chung

一、概述

细支气管炎是指影响小气道的多种炎症和纤维化疾病。较为常见，可能是多种临床疾病或环境暴露（如感染、结缔组织疾病、吸入性损伤、吸烟、药物反应和移植）的主要表现。然而，细支气管炎常与大气道疾病以及肺实质和间质疾病相关（表 59.1）。本章讨论限于主要影响细支气管的疾病。细支气管炎伴大气道疾病、弥漫性肺实质和间质性疾病，如过敏性肺炎和组织性肺炎，在其他章节讨论。

组织学表现的非特异性，结合临床和放射学表现进行解释至关重要。因此，本章基于临床和影像学背景下的组织学特征进行分类（表 59.2）。

表 59.1　细支气管炎合并大气道、肺实质和间质疾病

细支气管炎合并 大气道疾病	细支气管炎合并肺实质 和间质性疾病
慢性支气管炎、慢性 阻塞性肺疾病 哮喘 支气管扩张	过敏性肺炎 呼吸性细支气管炎相关的 间质性肺病 脱屑性间质性肺炎 淋巴间质性肺炎 机化性肺炎

表 59.2　支气管炎分为细胞性（增生性）细支气管炎或缩窄性（纤维化性）细支气管炎的组织学分类

细胞性细支气管炎	缩窄性细支气管炎
感染性细支气管炎 吸入性毛细支气管炎 呼吸性细支气管炎 滤泡性细支气管炎 弥漫泛细支气管炎	感染后 移植 结缔组织病 吸入性肺病 弥漫性神经内分泌细胞 增生 其他

细支气管炎是最常见的小气道疾病。有多种分类系统，其中部分基于临床特征以及可能的病因和与之相关的肺部或全身疾病，部分基于 CT 表现，部分基于组织学特征。组织学分类为细胞性毛细支气管炎（增殖性）或缩窄性毛细支气管炎（纤维性）是有价值的，这与小气道病的影像特征最直接相关。鉴于

（一）小气道和次级肺小叶的解剖特征　小气道是指直径＜2 mm 的气道，包括膜性细支气管、呼吸性细支气管和肺泡导管。膜性细支气管直径 0.5～1 mm，以不含软骨为特征，由纤毛柱状上皮和无纤毛的 Clara 细胞排列，周围有一层平滑肌和外膜。杯状细胞和浆膜黏液腺很少。终末细支气管是膜性细支气管最后的分支，标志着气流在肺内分支传导结束，形成呼吸性细支气管，呼吸性细支气管是气体交换发生呼吸分裂的开始。呼吸性细支气管可起源于终末细支气管或其他呼吸性细支气管，然后分支成多个肺泡管、肺泡囊和肺泡腔。腺泡是由终末细支气管及其一

* 编者和出版社感谢 Nestor L. Müller 博士和 C. Isabela Silva Müller 博士为本书上一版相关主题提供的材料。这是本章的基础。

级呼吸性细支气管、分叉的肺泡管、肺泡囊和肺泡形成的,是肺的一个功能单位,所有的气道都参与气体交换。

细支气管通过一个由弹性纤维组成的复杂网络来维持其机械支撑、结构和开放,这些纤维将细支气管彼此连接起来,并与相邻的肺泡相连。这一网络对于在呼气相维持小气道通畅特别重要。连接远端小气道各部分之间辅助小通道可以进行侧支通气。Lambert 管将部分膜性细支气管与相邻肺泡之间直接连接,Martin 通道将细支气管直接连接,Kohn 孔则提供肺泡间连接。

次级肺小叶(secondary pulmonary lobule,SPL)是肺功能最小的亚单位。它由 3～10 个腺泡组成,由小叶间隔结缔组织包裹,直径 1～2.5 cm。细支气管及其伴随肺动脉分支位于 SPL 中心附近,肺静脉位于小叶间隔内。必须透彻了解这些解剖特征,以准确理解影像学表现(图 59.1,图 59.2)。由于大小的限制,正常细支气管在 CT 上无法识别。CT 上最小的小叶内结构为小叶内肺动脉,直径约为 0.2 mm,对应于终末细支气管和第一级呼吸性细支气管的尖端(图 59.3)。因此,在 CT 上见到的小叶中央区是肺动脉尖端周围的区域。

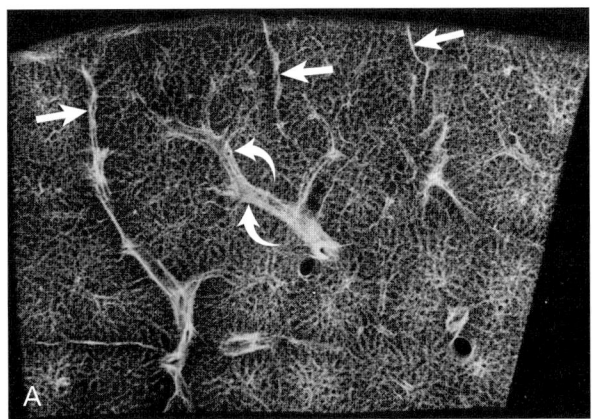
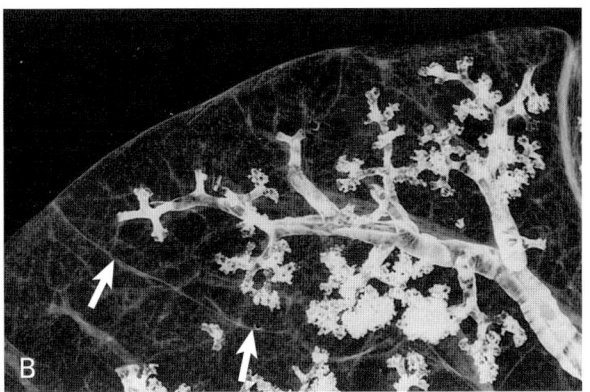

图 59.1 正常肺小叶:细支气管和次级肺小叶(SPLs)的解剖。(A)厚度 1mm 的肺部 X 线片显示肺小叶间隔(直箭)围绕次级肺小叶,可见小叶和末端细支气管(弯箭)和邻近肺动脉向肺小叶中心附近走行。(B)钡剂填充细支气管标本的 X 线片显示小叶中心分支样和结节样病变,为细支气管和细支气管周围炎症。细支气管和肺泡管位于离胸膜表面和小叶间隔几毫米处(箭)。(鸣谢 Dr. Harumi Itoh, Department of Radiology, Fukui Medical University, Fukui, Japan. From Müller NL, Fraser RS, Colman NC, Paré PD. Radiologic Diagnosis of Diseases of the Chest. Philadelphia: WB Saunders; 2001.)

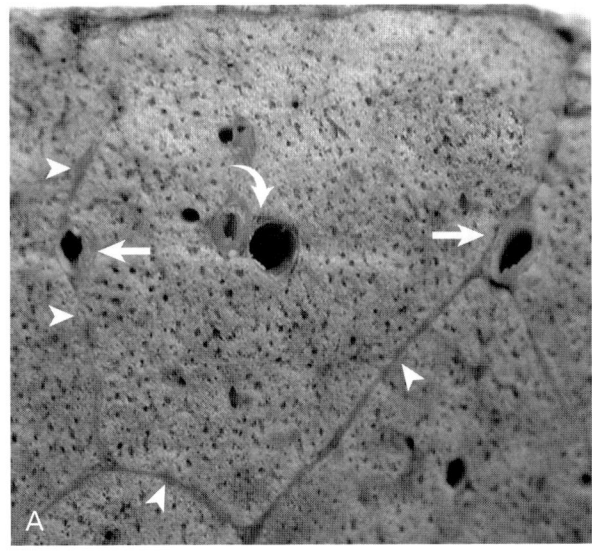
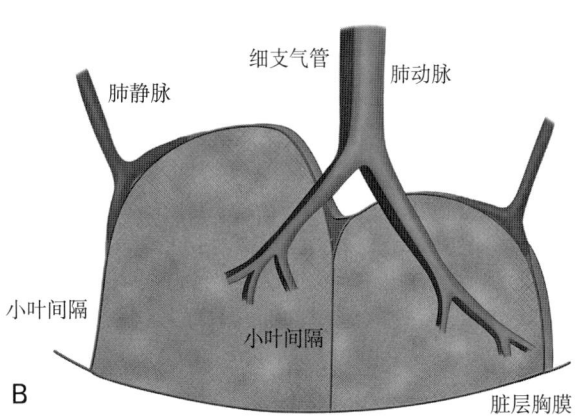

图 59.2 正常肺小叶。(A)肺标本显示继发性结缔组织隔包围肺小叶(箭头)。小叶细支气管和肺动脉(弯箭)位于小叶中央,肺静脉引流(直箭)位于小叶间隔。(B)显示两个相邻肺叶的正常解剖结构。(图 A 鸣谢 Dr. Reynaldo T. Rodrigues, Federal University of São Paulo, São Paulo, Brazil.)(见彩色插页)

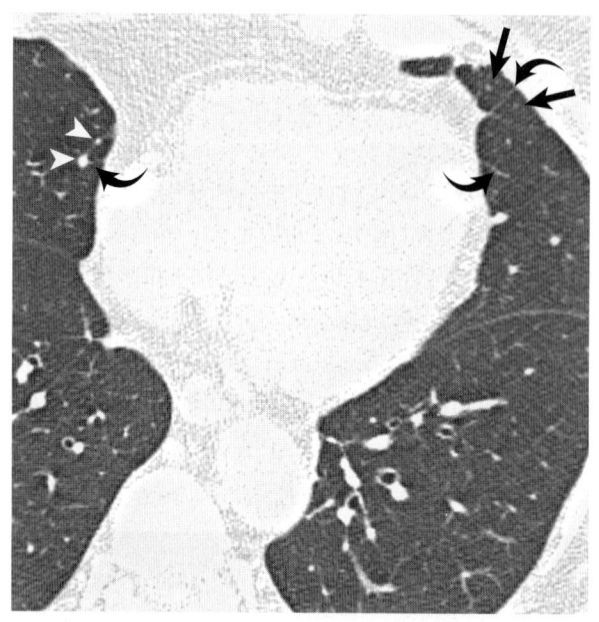

图59.3 正常小叶和血管 HRCT。HRCT 显示正常小叶间隔(弯箭),右肺中叶的小叶间隔内可见两条肺静脉(箭头),小叶中央的结节状阴影(直箭)与小叶动脉相对应。相邻的小叶细支气管由于管壁太薄在 CT 上无法显示。

(二) 小气道疾病的影像学表现 传统 X 线胸片显示小气道疾病通常不敏感,特别是疾病的早期和局部阶段。在过去的几十年里,CT 技术的进步使小气道成像发生了革命性变化。高分辨率的容积数据采集实现了高质量的多平面和三维成像。低剂量呼气相容积 HRCT 在检测小气道阻塞方面有非常重要的价值。当吸气和呼气相扫描技术结合使用时,可评估疾病的范围和严重程度。在适当的临床背景下阐明特征性放射学征象,通常足以进行临床诊断和实施治疗,不需要活检证实,从而避免不必要的侵入性操作。CT 也已经成为一种可靠的、非侵入性评估治疗反应的方法,而不需要重复活检。

MRI 在过去十年中也取得了重大进展,努力克服其他成像方式的局限性。MRI 在硬件、序列和对比剂方面的技术进步显著提高了气道病理形态学和功能评估的质量。尽管 MRI 在评估小气道疾病方面的应用仍在研究中,但在其他一些临床应用中已突显其价值,特别是在阻塞性气道疾病,包括囊性纤维化。

(三) CT 的直接征象和间接征象 虽然 CT 不能显示正常细支气管,但是细支气管疾病可导致直接和间接 CT 征象。直接征象源于存在细支气管分泌物、细支气管壁增厚或细支气管周围炎症,包括小叶中心性结节、分支或 Y 形小叶中心病变(树芽征)和由于细支气管扩张引起的小叶中心透亮区(图59.4)。小

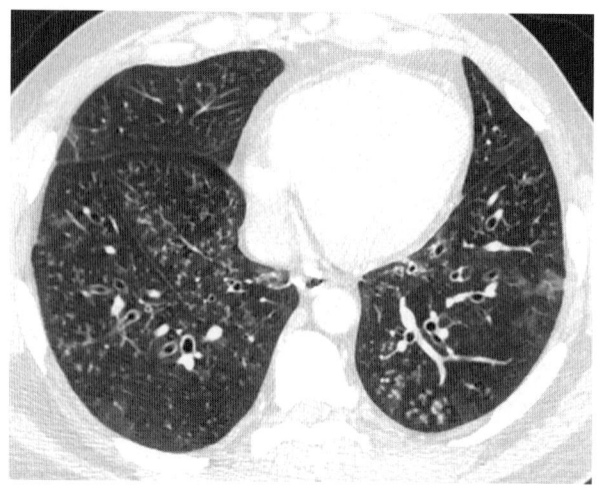

图59.4 感染复发患者细支气管炎的直接征象。轴面 CT 显示小气道病的直接征象,包括小叶中心性结节、树芽征,以及与细支气管扩张相一致的周围小叶透亮区。中央可见圆柱状支气管扩张。

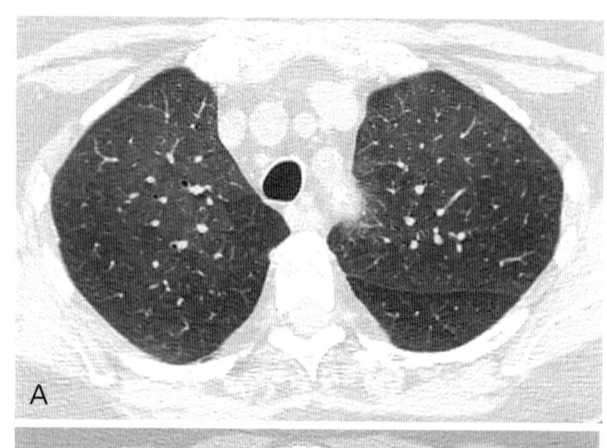

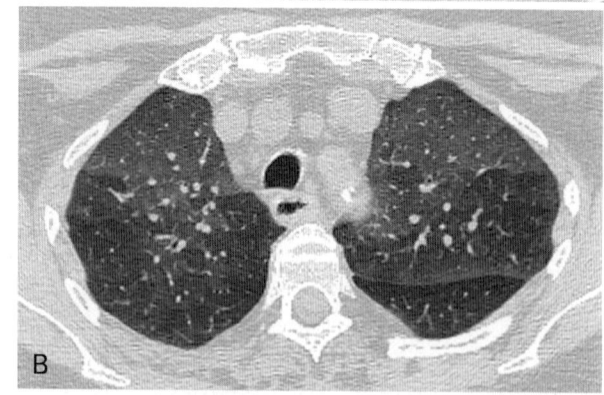

图59.5 缩窄性细支气管炎患者的间接征象。(A)在充分吸气时获得的图像,如圆柱形气管轮廓所示,在低密度肺实质中呈异质性外观(马赛克征)和外周血管变细。(B)同时呼气期成像显示部分肺节段性密度减低,符合空气潴留的表现。

叶中心病变位于次级肺小叶的周围(即小叶间隔、胸膜和大血管)3 mm 以上。间接征象包括吸气相扫描可见血管减少和密度减低区(马赛克征)及呼气末 CT 扫描可见空气潴留(图59.5)。CT 上直接和间接征象

对诊断小气道疾病是高度敏感且特异的（表 59.3）。

表 59.3　小气道疾病的直接和间接 CT 表现	
直接征象	**间接征象**
小叶中心性结节（实性和/或磨玻璃影） 树芽征 支气管炎	马赛克征（吸气相 CT） 空气潴留（呼气相 CT）

对 CT 上直接和间接征象的准确解释具有挑战性，特别是间接征象，值得进一步阐述。根据定义，马赛克征是吸气相 CT 上的一种成像表现，由于通气和血管灌注的变化，肺衰减不同，导致实质不均匀。与多种疾病鉴别诊断有关，最常见的是影响小气道、肺血管、肺泡和间质的疾病，单独或联合出现。肺实质疾病是马赛克征最常见的原因，约见于 50% 的病例，其次是小气道疾病，约占 33%。约 20% 正常患者中有轻度马赛克征。肺实质的异质性呈梯度依赖性，依赖性较强的部分肺有明显的马赛克征，也可以见灌注不均，灌注增加和衰减多集中于肺中央而不是周围。

呼气相 CT 评估空气潴留，是区分不同原因马赛克征的最好方法。在正常人呼气相 CT 中，随着呼气时空气占肺组织的比例降低，肺密度增高。Fleischner 协会将空气潴留定义为"密度增高低于正常，体积减小不足的实质区域"，如图 59.5B 所示。这些区域表现为多边形的低密度区域，与呼气时密度正常增加的肺区相邻。根据对空气潴留时肺总容量的主观估计，空气潴留程度可分为轻度（25%）、中度（25%～50%）和重度（>50%）。如果呼气 CT 表现为空气潴留，而吸气相 CT 表现为马赛克征，那么最有可能的原因是小气道疾病，肺高透光区域代表病变部分（图 59.6）。事实上，小气道疾病是导致马赛克征最常见的原因，而肺透度增高是异常表现。与吸气相 CT 一样，呼气相 CT 也可见类似肺实质异质性导致的梯度改变。此外，40%～80% 的正常人 CT 上可见小叶性肺气囊。多项研究表明，在肺功能正常的人群中存在轻度、中度，有时甚至是广泛的空气潴留。

细支气管炎的特殊临床病理类型将在下文中讨论。

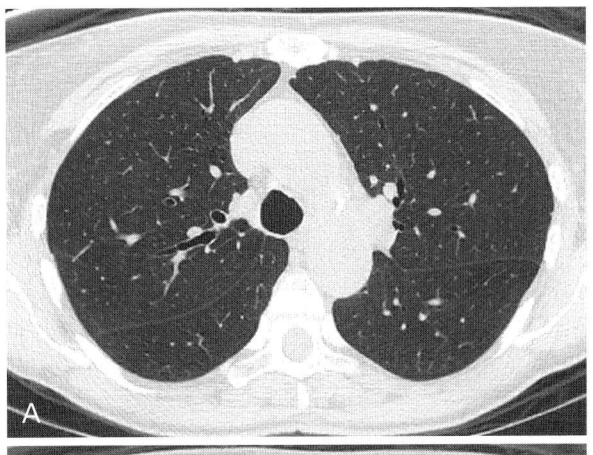

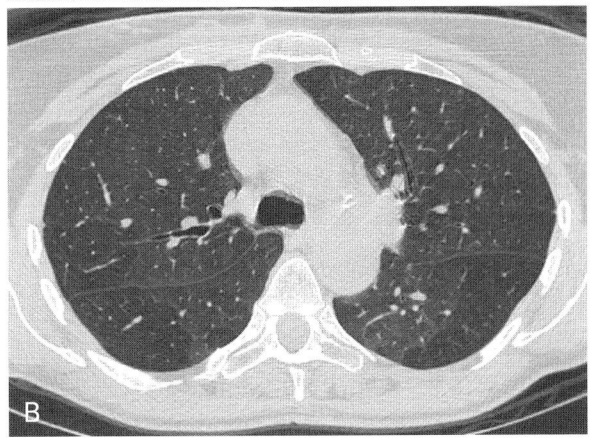

图 59.6　造血干细胞移植后缩窄性细支气管炎的间接征象。（A）隆突上方层面吸气相 CT 显示肺实质相对正常的外观。（B）呼气相 CT 显示肺内广泛的透亮区和透亮区内细小血管影，符合空气潴留和低氧血症的表现。

要点：细支气管炎的 CT 表现

- 直接征象
  - 病因：细支气管分泌物、细支气管壁增厚、细支气管周围炎症
  - 表现：小叶中心性结节、树芽征、细支气管扩张
- 间接征象
  - 原因：小气道阻塞
  - 表现：吸气相 CT 表现马赛克征，呼气相 CT 表现空气潴留

二、细胞性细支气管炎
感染性细支气管炎

（一）病因　急性感染性毛细支气管炎在儿童中最常见、最严重，最常由病毒（如腺病毒、呼吸道合胞病毒）引起，其次是支原体肺炎。较不常见的病因包

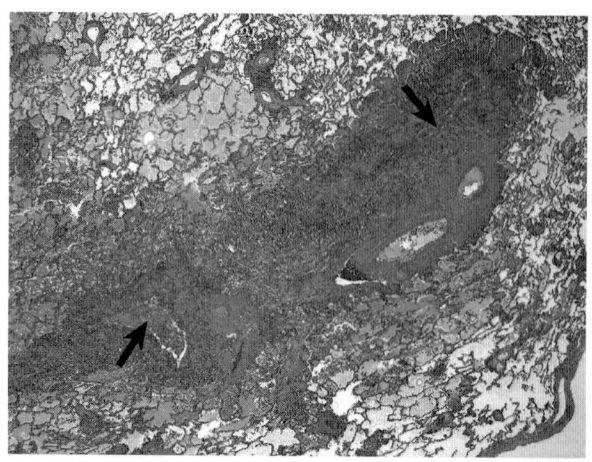

图 59.7 感染性细支气管炎:组织学表现。低倍镜显示严重的细支气管炎伴支气管壁和气道周围淋巴浆细胞浸润,细支气管腔(箭)含有中性粒细胞。(鸣谢 Dr. Andrew Churg, Department of Pathology, University of British Columbia, Vancouver, Canada.)(见彩色插页)

括衣原体、细菌和真菌,特别是免疫功能低下患者容易感染曲霉。

（二）临床表现 婴幼儿通常表现为上呼吸道感染症状,大约2~3d后出现呼吸困难、呼吸急促和发热;严重者可出现发绀和极度虚弱。成人可能和婴儿一样经常感染呼吸道病毒;然而,健康成人感染的严重性和后果通常轻得多,可能是由于小气道对于肺总阻力产生的作用比较小。虽然如此,仍可能进展严重,有时甚至致命。

（三）病理生理学 感染性细支气管炎的组织学特点是气道壁内出现炎症细胞(主要是中性粒细胞)和在气道管腔内出现炎性渗出物及黏液(图59.7),这些表现解释了CT上的直接征象。严重病例可发生细支气管上皮坏死。诊断感染性细支气管炎很少需要活检。

（四）影像学表现

1. 胸部X线 婴儿和儿童时期急性细支气管炎的X线胸片表现包括支气管壁增厚(支气管袖套征)和中央支气管周围实变,其他常见表现包括肺过度充气(由于部分小气道阻塞)和双肺斑片状实变(反映支气管肺炎)。成人的表现通常很微妙,表现为多灶性结节或网状结节性密度影。与儿童一样,发展为支气管肺炎会导致双肺片状实变影(图59.8)。

2. CT/HRCT 特征性CT表现为边界清楚的小叶中心性结节和树芽征,可以是单侧斑片状或双侧不对称。特别是树芽征,高度提示小气道感染在支气管内播散,也可见于非感染性病因(如吸入性疾病、囊性纤维化、滤泡性细支气管炎)。进展期支气管肺炎可表现为直径5~10 mm的结节状或斑片状小叶、亚段的磨玻璃影和实变影(图59.9)。

（五）鉴别诊断 类似的组织学和CT表现也可见于吸入性疾病或CTD、炎症性肠病和过敏性支气管肺烟曲霉病。急性感染性和(或)吸入性细支气管炎(AB)经常发生在支气管扩张背景下。

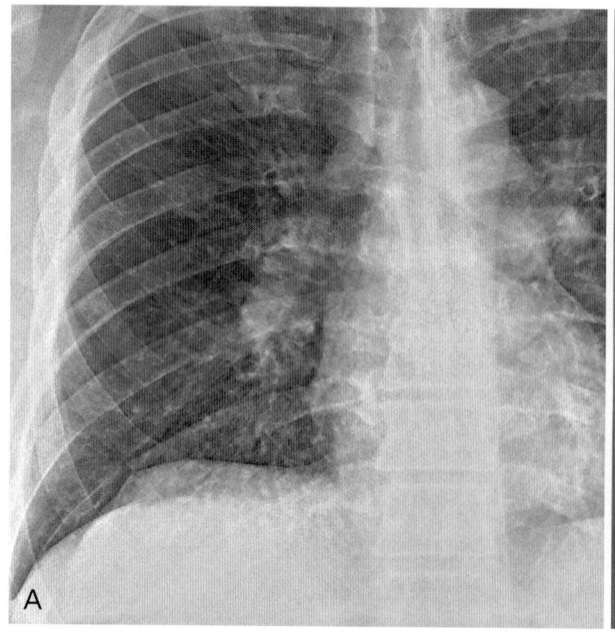
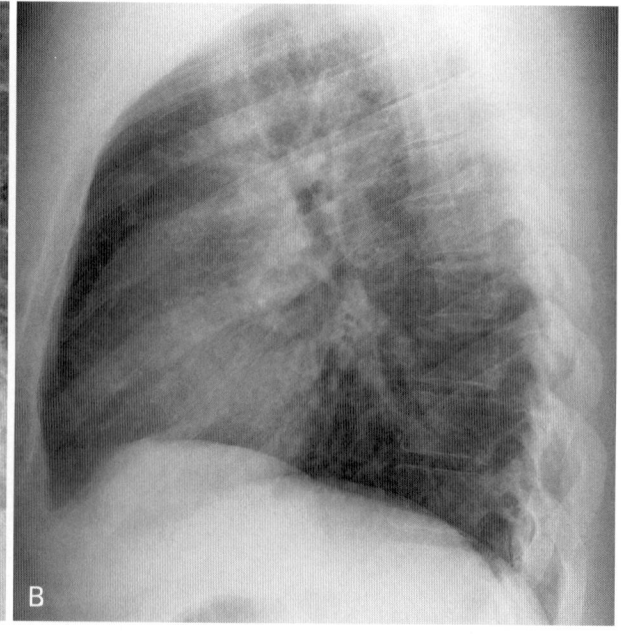

图 59.8 成人呼吸道合胞病毒感染性细支气管炎X线胸片表现。(A)前后锥形X线胸片和(B)侧位X线胸片显示双肺多灶性模糊、网状结节影和支气管袖套征。

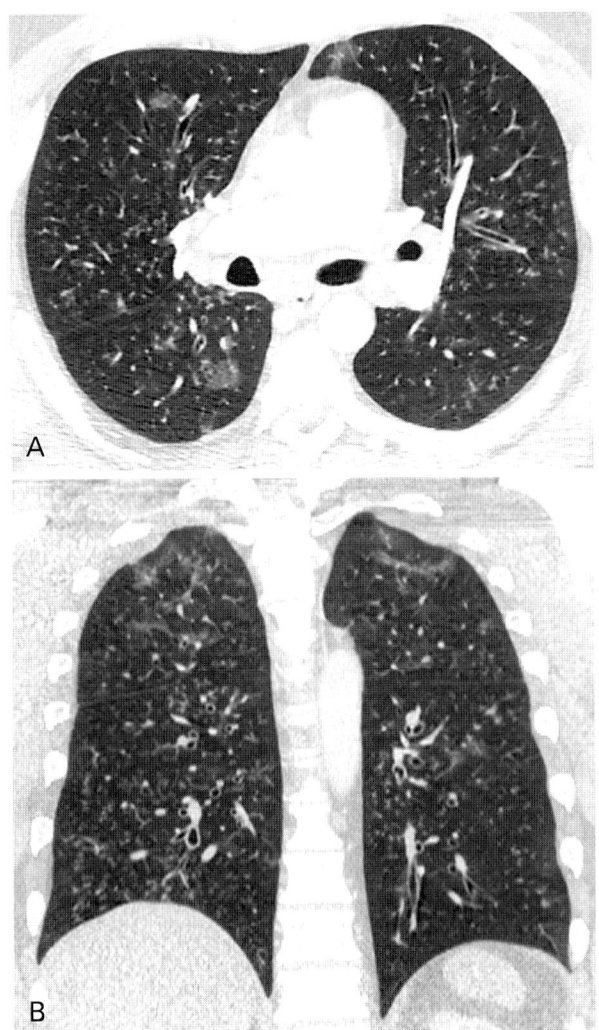

图 59.9 呼吸道合胞病毒细支气管炎的 CT 表现。(A)轴面 CT 示双侧多灶性小叶中心性结节、树芽征和少量斑片状磨玻璃影。(B)冠状面 CT 能较好地显示病变弥漫性分布的特点,伴有肺上叶小叶内磨玻璃影,符合支气管肺炎的发展。

要点:感染性细支气管炎

- 病因
  - 病毒、支原体、细菌(早期支气管肺炎)和真菌(特别是曲霉)
- 症状
  - 婴儿通常症状严重;成人通常症状轻微
- 胸片表现
  - 儿童:支气管袖套征、肺过度充气
  - 成人:双侧结节样/网状结样密度影
  - 双侧斑片状实变提示支气管肺炎
- CT/HRCT
  - 小叶中心性结节、树芽征、斑片状磨玻璃影或实变
  - 树芽征高度提示小气道感染

三、吸入性细支气管炎

(一)病因、发病率和流行病学 AB 是指继发于慢性或反复吸入胃腔及其他异物,导致的细支气管慢性炎症。该病主要影响吞咽困难患者和其他高吸入风险患者(老年人、神经系统疾病患者、痴呆患者)。在某些临床情况下,AB 也可能表现为急性症状,例如出现药物过量相关的呼吸抑制、急性创伤或卒中或癫痫引起的精神状态改变。

(二)临床表现 AB 患者通常表现为持续性气道疾病的症状,如分泌物和痰液增多、咳痰、喘息和呼吸困难,这些症状均因吞咽而加重。

(三)病理生理学 AB 组织学表现与感染性毛细支气管炎非常相似,有支气管和细支气管炎症,支气管壁增厚,气道内有炎性渗出和黏液。

(四)影像学表现

1. 胸部 X 线 X 线胸片表现为单侧或双侧小结节和(或)斑片状影,伴或不伴肺过度充气(图 59.10)。

2. CT/HRCT AB 与感染性细支气管炎一样,表现为弥漫性小叶中心结节和树芽征,可呈单侧斑片状,也可是双侧不对称。斑片状小叶实变常发展为融合的节段性或大叶性实变。吸入性肺炎一个显著特征是肺支气管的分布模式,这取决于吸入时患者的位置。卧床不起的仰卧位患者通常会出现上、下叶后段病灶,而住院的半直立位患者则会出现下叶为主病灶,而大部分时间右侧或左侧卧位的患者将分别出现右肺或左肺病灶(图 59.10)。

要点:吸入性细支气管炎

- 病因
  - 消化道和(或)其他异物的吸入
- 症状
  - 持续性气道疾病和因口服而加重的刺激性咳嗽
- X 线胸片
  - 单侧/双侧结节或斑片状影,有或无肺过度充气
  - 频繁的斑片状双侧实变,提示支气管肺炎
- CT/HRCT
  - 小叶中心性结节,树芽征,斑片状磨玻璃密度或实变
  - 分布取决于吸入时患者的体位

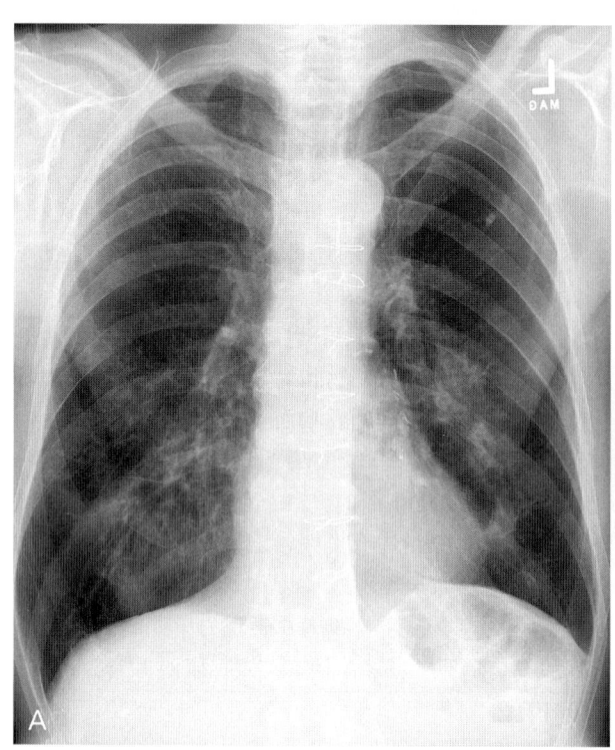

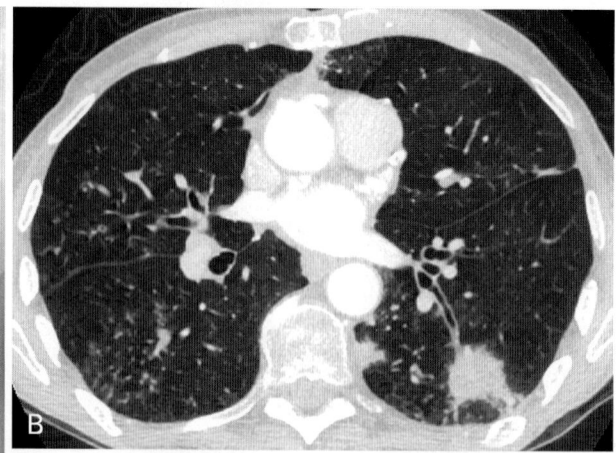

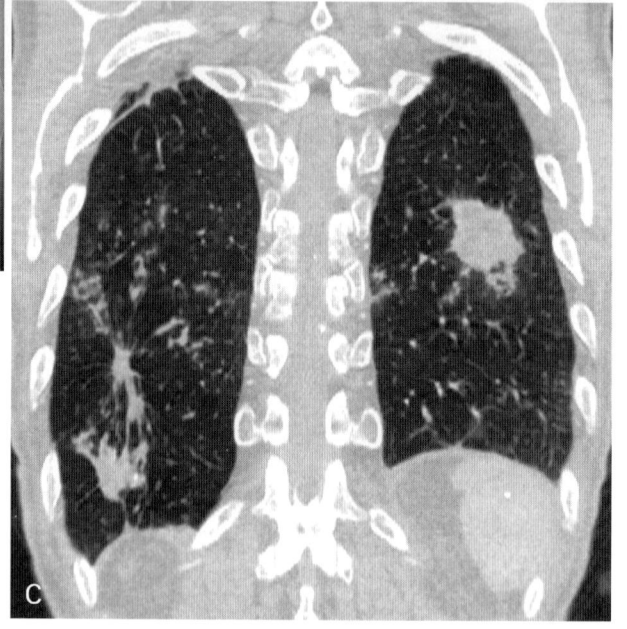

图 59.10 吸入性肺炎:X线胸片和CT表现。(A)正位X线片显示左肺大于右肺中下部,以实变为主和网状结节样影。(B)轴面CT证实X线胸片表现:双侧小叶中心性结节、树芽征、斑片状磨玻璃影和左肺下叶结节影。(C)冠状面CT示位置重力依赖分布,结节影主要发生在下叶的后基底段和外侧基底段,这是吸入性肺炎常见的特征性表现。

四、呼吸性细支气管炎

(一)病因、发病率、流行病学和临床表现 呼吸性细支气管炎(respiratory bronchiolitis,RB)主要与吸烟有关,很少发生在不吸烟者或其他吸入性暴露中,如石棉、非石棉粉尘和各种烟雾。几乎所有的吸烟者都存在组织学上的RB,并且通常和症状或功能不完全不相关。当患者有症状或导致功能下降时,这种情况称作RB相关间质性肺病,将另行详细讨论(见第34章)。

(二)病理生理学

RB的组织学特征是腔内和细支气管周围的巨噬细胞聚集,这些巨噬细胞含有细颗粒状的黄褐色细胞质色素,称为吸烟者巨噬细胞(图59.11)。其他常见

的表现包括慢性细支气管周围单核细胞浸润、轻度炎症、管腔扩大伴纤维化和肺泡间隔弥漫性透明样脱细胞纤维化增厚。巨噬细胞色素沉着和细支气管周围纤维化的程度与吸烟年限相关。普遍存在肺气肿。

(三)影像学表现

1. 胸部X线 RB在X线胸片上很少表现出明显的异常,部分患者可出现细微的上肺透光区(代表肺气肿)、支气管袖套征、边界不清的小结节或斑片状影。

2. CT/HRCT CT通常正常或可以显示轻度小叶中心性或间隔旁肺气肿。如果有异常,CT表现包括边界不清的小叶中心性结节、双侧斑片状磨玻璃影或马赛克征(图59.12)。小叶中心性结节和磨玻璃

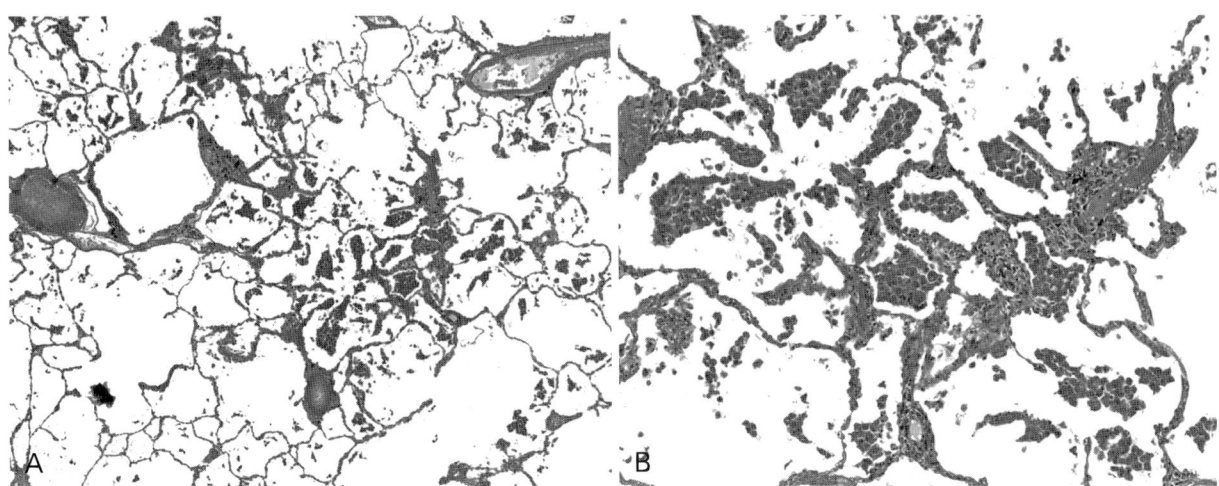

图 59.11 呼吸性细支气管炎:组织学表现。(A)组织学标本显示细支气管周围有成簇的色素(吸烟者)巨噬细胞,表现为呼吸性细支气管炎。(B)放大后的图像更好地显示巨噬细胞色素沉着典型外观。(鸣谢 Dr. John English, Department of Pathology, Vancouver General Hospital, Vancouver, Canada.)(见彩色插页)

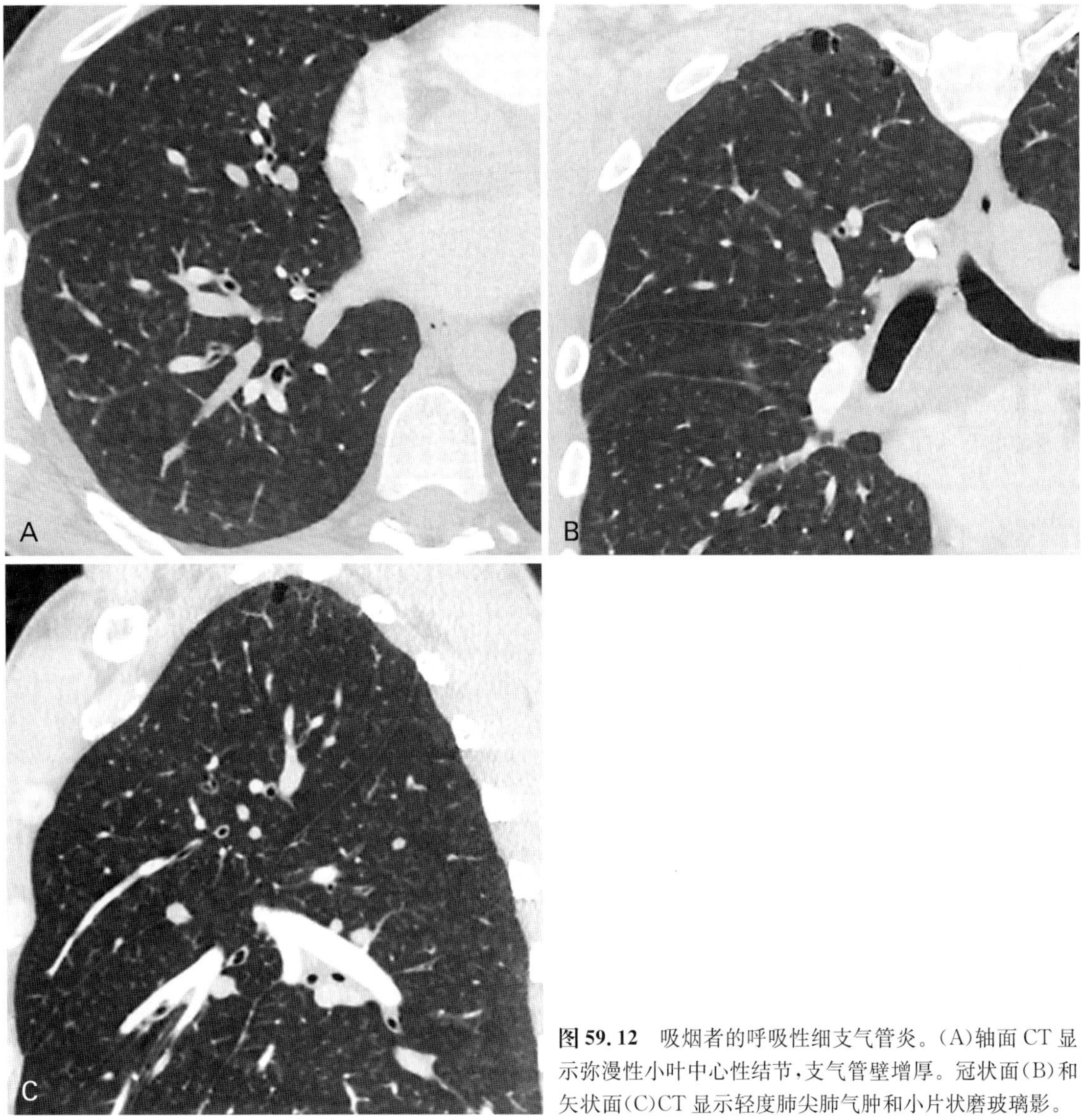

图 59.12 吸烟者的呼吸性细支气管炎。(A)轴面 CT 显示弥漫性小叶中心性结节,支气管壁增厚。冠状面(B)和矢状面(C)CT 显示轻度肺尖肺气肿和小片状磨玻璃影。

影可弥漫分布,但最常主要累及或只累及肺上叶。研究表明,戒烟并不能消除或缓解 RB 的影像学和病理学改变。吸烟者和戒烟数年者的疾病程度往往近似。

(四)鉴别诊断 CT 上 RB 的鉴别诊断包括超敏性肺炎(HP)、滤泡性毛细支气管炎(FB)、感染性毛细支气管炎、胆固醇肉芽肿、肺毛细血管瘤,偶尔也有尘肺。在 RB 和 HP 的亚急性炎症期可见明显的影像重叠,包括小叶中心磨玻璃结节、斑片状磨玻璃影以及吸气相 CT 上的马赛克征。尽管在这两种情况下 CT 表现都呈弥漫性的,但与 HP 相比,RB 倾向于出现在上肺区。相反,HP 患者在呼气相 CT 上更常见局灶性/小叶性空气潴留。因此,肺上区局部或弥漫性影像学表现并发肺气肿有助于诊断 RB,尽管弥漫性实质病变伴小叶性空气潴留有利于诊断亚急性 HP。然而,由于 RB 和 HP 在临床和组织学上是不同的疾病,为了准确诊断,必须采用综合临床病史、组织学和影像学的多学科方法。最近的研究表明,吸烟史、典型的 CT 表现、支气管肺泡灌洗液无淋巴细胞增多,则高度提示 RB。此外,吸烟已证明对 HP 的发展有保护作用。例如,在一项对 400 名患有各种间质性肺疾病的群体连续研究中,最终诊断为过敏性肺炎的 116 名患者中只有 6% 的患者是吸烟者,而其余 284 名患者中有 20% 是吸烟者。胆固醇肉芽肿和肺毛细血管瘤是肺动脉高压的两种表现,也可表现为小叶中心磨玻璃结节。重要的是,当 CT 上发现小叶中心磨玻璃结节合并肺动脉高压或肺门增大时,应考虑这些疾病。

要点:呼吸性毛细支气管炎

- 病因/定义
  - 色素巨噬细胞在呼吸性细支气管和邻近肺泡的管腔内聚集
  - 几乎都与吸烟有关
- 症状
  - 根据定义,与症状或功能障碍无关
- X 线胸片表现:通常正常
- CT/HRCT
  - 通常正常或仅表现为肺气肿
  - 边界不清的小叶中心性结节,双侧斑片状磨玻璃影,主要见于肺上叶或呈弥漫分布

五、肺淋巴样增生(滤泡性细支气管炎)

(一)病因 肺淋巴样增生(滤泡性细支气管炎)的特征是继发于大量淋巴滤泡的支气管和细支气管周围炎症。部分临床症状与滤泡性细支气管炎有关,与淋巴间质性肺炎相同,最常与 CTD(尤其是 RA 和干燥综合征)、免疫性疾病(桥本甲状腺炎、重度贫血、自身免疫性溶血性贫血、慢性活动性肝炎、原发性胆汁性肝硬化和重症肌无力)、先天性或获得性免疫缺陷疾病(常见变量免疫缺陷,获得性免疫缺陷综合征)、全身超敏反应、感染、过敏(包括哮喘)、骨髓移植,作为支气管扩张远端的反应性过程或与中叶综合征相关。

(二)临床表现 滤泡性细支气管炎最常见于中年人,表现为进行性呼吸困难和咳嗽,较不常见的症状包括发热、体重减轻和反复肺炎。肺功能检查可显示梗阻性、限制性或混合性模式。滤泡性细支气管炎偶尔见于儿童。

(三)病理生理学 滤泡性细支气管炎的组织学特征是细支气管壁上有大量淋巴滤泡,在一定程度上沿支气管、小叶间隔和胸膜分布。有时可能由于气道压迫而发生阻塞性肺炎。

(四)影像学表现

1. 胸部 X 线 滤泡性细支气管炎的 X 线胸片表现往往很细微,多数情况下 X 线胸片可能是正常的。当发现异常时,通常表现为双侧网状或网状结节样影(图 59.13)。

2. CT/HRCT 典型的滤泡性细支气管炎 CT 表现为小的弥漫性小叶中心性结节,其他不常见和变化较大的表现包括支气管周围和胸膜下结节、斑片状磨玻璃影、支气管壁增厚和马赛克征。呼气相 CT 可显示小叶空气潴留。在一项研究中,CT 显示双侧小叶中心性结节(100%)、斑片状磨玻璃影(75%)、支气管周围结节(42%)和胸膜下结节(25%)(图 59.13)。

要点:肺淋巴样增生(滤泡性细支气管炎)

- 病因
  - 由大量淋巴滤泡引起的支气管和细支气管周围炎症
  - 与多种临床疾病相关:CTD、RA、免疫失调、免疫缺陷、全身过敏、感染、造血干细胞移植

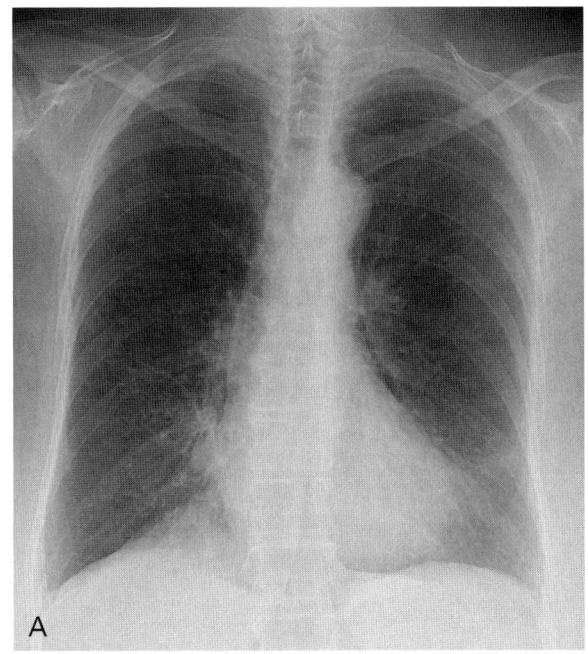

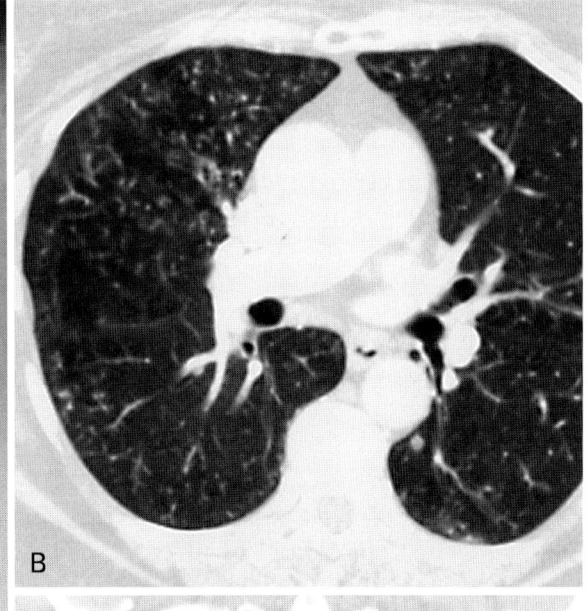

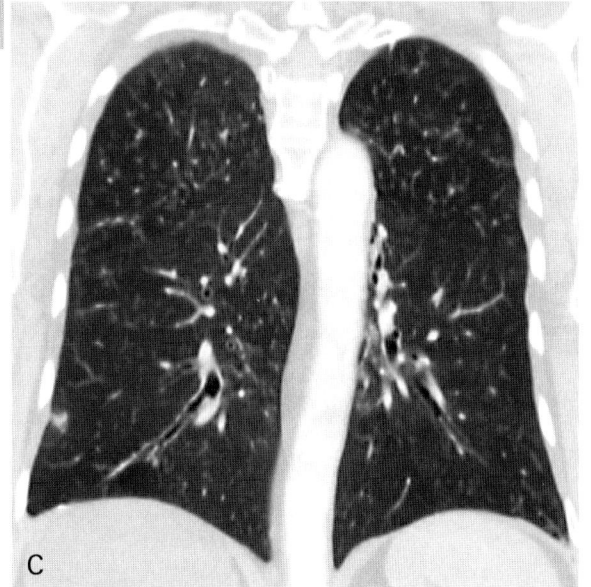

图 59. 13 长期类风湿关节炎患者的滤泡性细支气管炎。(A)正位 X 线片显示双侧弥漫性网状结节样影。(B)轴面 CT 示双侧边界不清的小叶中心性结节、树芽征和斑片状磨玻璃影以及支气管壁增厚。(C)冠状面 CT 显示弥漫性病变的特点，同时显示右肺下叶胸膜下结节。冠状面图像可很好地显示马赛克征。

- 症状
  - 进行性呼吸困难和咳嗽
  - 较少见的发热、体重减轻、反复发作性肺炎
- X 线胸片
  - 通常正常
  - 双侧结节或网状结节样阴影
- CT/HRCT
  - 双侧边界模糊的小叶中心性小结节
  - 两侧斑片状磨玻璃影
  - 支气管周围结节/支气管壁增厚
  - 胸膜下结节
  - 吸气相 CT 上马赛克征；呼气相 CT 上小叶空气潴留

六、弥漫性泛细支气管炎

（一）病因、发病率和流行病学 弥漫性泛细支气管炎是一种进行性细胞性细支气管炎，与呼吸性细支气管和鼻旁窦的慢性炎症相关。病因和发病机制不明。弥漫性泛细支气管炎几乎只在亚洲发病，特别是在日本，这种分布与位于人类白细胞抗原 A、B 点之间的基因高度相关。发病的平均年龄约为 40 岁，男女比例约为 2∶1。

（二）临床表现 弥漫性泛细支气管炎表现为隐匿性咳嗽和进行性呼吸困难，劳累时加重。慢性鼻窦炎的特征也是典型的。铜绿假单胞菌经常定植于患者的呼吸道。肺功能检查显示有明显的通气阻塞和轻度受限。

（三）病理生理学 在组织学上，泛细支气管炎

是以单核炎症细胞(主要是淋巴细胞、浆细胞和泡沫状组织细胞)在呼吸性细支气管壁、肺泡管壁和更小程度上的邻近肺泡壁聚集为主要特征。气道腔内可见黏液和中性粒细胞聚集。晚期常伴有铜绿假单胞菌定殖,其预后明显较差。研究显示,感染这种细菌的患者10年生存率仅为12%,而未感染的患者10年生存率为73%。

(四)影像学表现

1. 胸部X线　X线胸片表现为弥漫性结节或网格结节、支气管袖套征和轻度至中度的肺过度充气。

2. CT/HRCT　CT表现包括小叶中心性结节影、分支样病变(树芽征)、马赛克灌注、细支气管扩张和支气管扩张。CT表现和疾病所处的阶段有关,最早的表现包括小叶中心性结节样病变,随后是与结节相连的分支样病变,其次是细支气管扩张,最后是支气管扩张。晚期可见囊状支气管扩张(图59.14)。

(五)治疗方案概要　大多数患者对小剂量大环内酯类抗生素有反应(红霉素、克林霉素)。大环内酯类药物治疗有效和其抗炎活性相关,与杀菌作用无关。

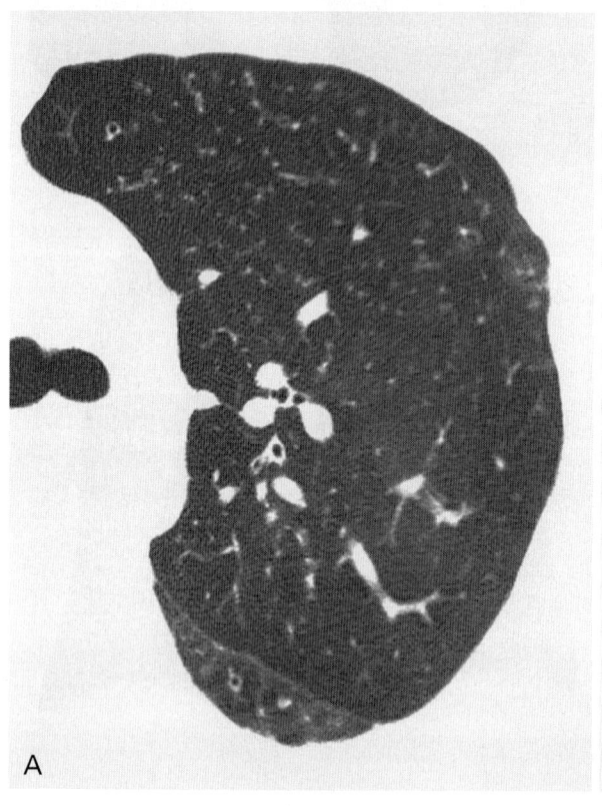
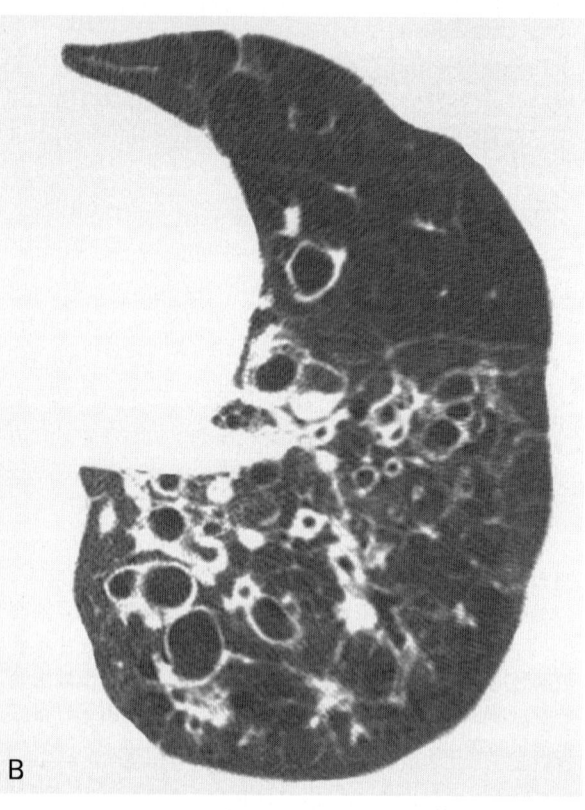

图59.14　弥漫性泛细支气管炎:HRCT表现。(A)左肺上叶HRCT显示广泛密度减低和血管减少区、轻度支气管扩张、少量小叶中心性结节和分支影。(B)左下肺静脉层面HRCT显示左下肺叶、舌叶静脉曲张和囊状支气管扩张,还可见舌叶弥漫性密度减低和血管减少。(鸣谢Dr. Noriyuki Tomiyama, Department of Radiology, Osaka University Graduate School of Medicine, Osaka, Japan.)

要点:弥漫性泛细支气管炎

- 病因
  - 病因不明
  - 以呼吸性细支气管和肺泡管壁积聚泡沫状巨噬细胞为特征
  - 几乎只发生在亚洲,尤其是日本
  - 平均发病年龄约为40岁;男女比例为2:1
- 症状
  - 咳嗽和进行性呼吸困难
  - 慢性鼻窦炎

- X线胸片
  - 弥漫性结节或网格结节
  - 轻度至中度的肺过度充气
- CT/HRCT
  - 弥漫性小叶中心性结节
  - 树芽征
  - 吸气相CT上马赛克征
  - 支气管炎
  - 支气管扩张

七、缩窄性细支气管炎

（一）病因、发病率和流行病学 缩窄性细支气管炎（constrictive bronchiolitis, CB）也称为紧缩性细支气管炎或细支气管炎闭塞，以细支气管周围纤维化为特征，导致细支气管腔狭窄或闭塞。多种肺部和全身疾病与 CB 有关，最常见的是 CTD、感染后疾病和移植，偶尔是非特异性的（表 59.4）。

表 59.4　与缩窄性细支气管炎相关的特殊病因

- 感染后
  - 病毒（如腺病毒、呼吸道合胞病毒、流感、副流感）
  - 支原体
- 结缔组织疾病（如类风湿关节炎、干燥综合征）
- 移植
  - 肺移植
  - 心肺移植
  - 骨髓移植
- 吸入性肺病（例如，一氧化二氮、二氧化二氮、二氧化硫、氨、氯、光气、热空气）
- 弥漫性神经内分泌细胞增生
- 炎性肠病
- 副肿瘤性自身免疫多器官综合征
- 药物（如青霉胺、黄金、可卡因、洛莫司汀）
- 特发性

（二）临床表现 患者常表现为慢性干咳和进行性呼吸困难。症状可能在下呼吸道感染后首先出现，其他相关症状可能包括胸痛、呼吸窘迫和发绀。通常是慢性和隐匿性的；然而，在极少数情况下，可能会发生快速进展。在许多情况下，无症状患者或症状继发于相关疾病（如支气管扩张或哮喘）患者的 CT 上首次发现 CB。

（三）病理生理学 特征性组织学表现包括黏膜下黏多糖蛋白的积聚以及黏膜下和细支气管周围纤维化（图 59.15）。纤维化包围而不是充满气道腔，致外源性压迫，最终细支气管腔完全闭塞。细支气管纤维化的区域通常呈斑片状，即使在严重受累的患者中也是如此。因此，如果病变活检不充分，就可能漏诊。

（四）影像学表现

1. 胸部 X 线　轻中度 CB 患者的 X 线胸片常表现正常。当有异常发现时，主要表现为肺过度充气和周围血管纹理减少（图 59.16）。其他发现还可能包括支气管袖套征、支气管扩张和结节性或网格结节影。

2. CT/HRCT　CB 的主要表现为吸气相 CT 上马赛克征，40%～80% 的患者同时伴有呼气相 CT 上中重度空气潴留。研究表明，呼气末 CT 上空气潴留，诊断 CB 敏感性更高，因为吸气相 CT 上表现不确切，容易漏诊（图 59.17）。使用 CT 后处理技术可以增加正常和异常肺之间的对比，如最小密度投影重建，尤其是在临床高度怀疑 CB 且 CT 表现正常时非常有价值（图 59.18）。

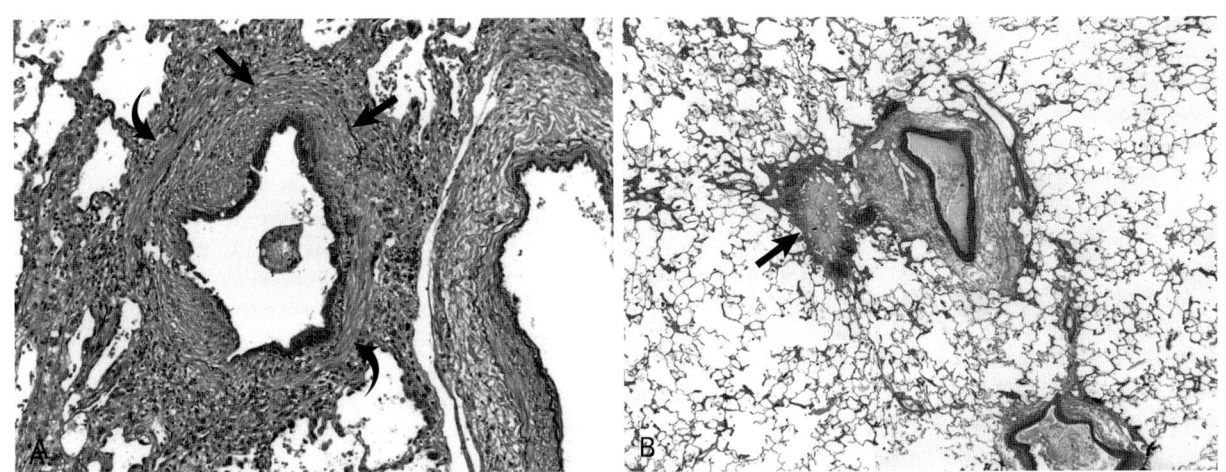

图 59.15　缩窄性细支气管炎：2 例患者的组织学表现。（A）组织学标本（Movat-pentachrome 染色）显示固有层内酸性黏多糖基质蛋白沉积（直箭）和轻度细支气管周围纤维化（弯曲箭）引起的细支气管狭窄。（B）组织学标本（苏木精-伊红染色）显示嗜酸性纤维化完全闭塞细支气管腔（箭）。此外，还可见闭塞气道周围的淋巴聚集，提示结缔组织疾病。（鸣谢 Dr. John English, Department of Pathology, Vancouver General Hospital, Vancouver, Canada.）（见彩色插页）

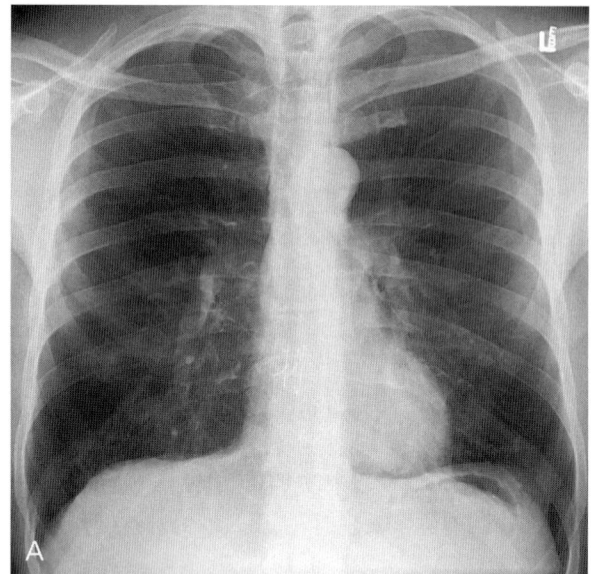

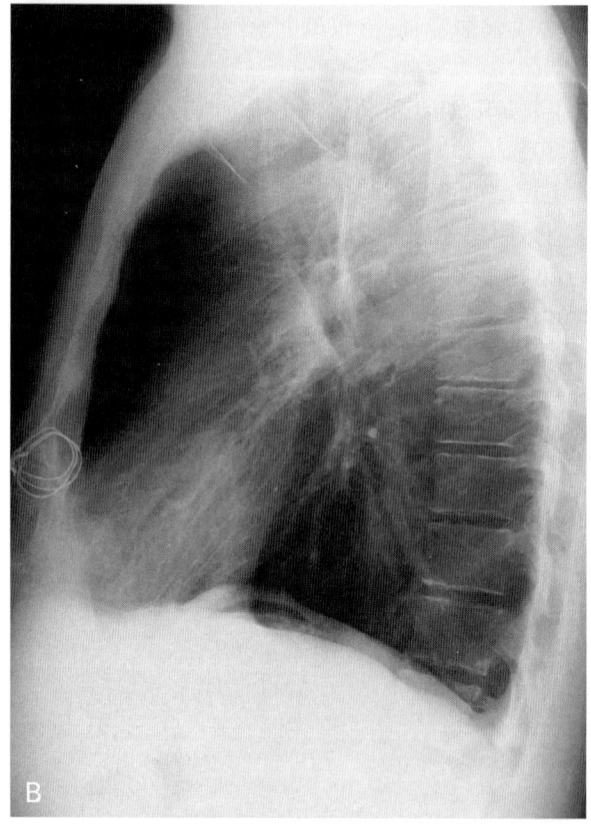

图 59.16　双侧肺移植相关缩窄性细支气管炎的影像学表现。(A)后前位 X 线胸片显示肺过度充气和周围血管影稀疏。(B)侧位 X 线片显示胸骨后间隙增大。

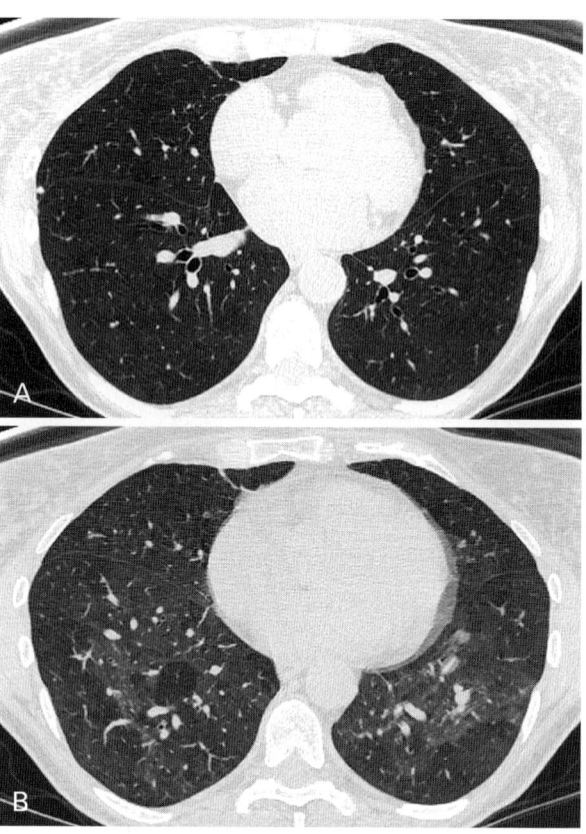

图 59.17　造血干细胞移植受者缩窄性细支气管炎 CT 表现。(A)吸气相 CT 显示双侧轻微的肺密度减低和灌注减少,导致肺实质密度不均,易漏诊。(B)呼气相 CT 显示双侧广泛的空气潴留。

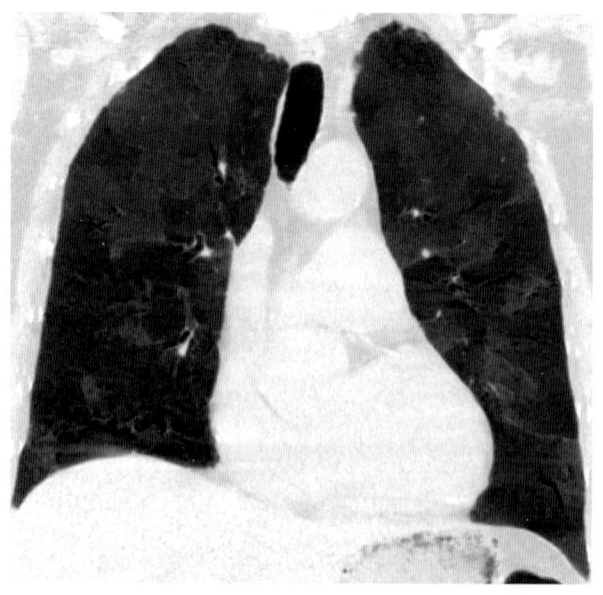

图 59.18　后处理技术更好地显示马赛克征。冠状面 CT 最小密度投影图像清楚显示弥漫性马赛克征,低密度区边界清楚,对应病变区空气潴留和低灌注。

　　其他表现包括中央和周围支气管扩张、细支气管扩张和支气管壁增厚,见于 20%～90% 的患者(图 59.19)。小叶中心小结节和树芽状病灶常可表现为厚壁细支气管伴或不伴腔内碎片。

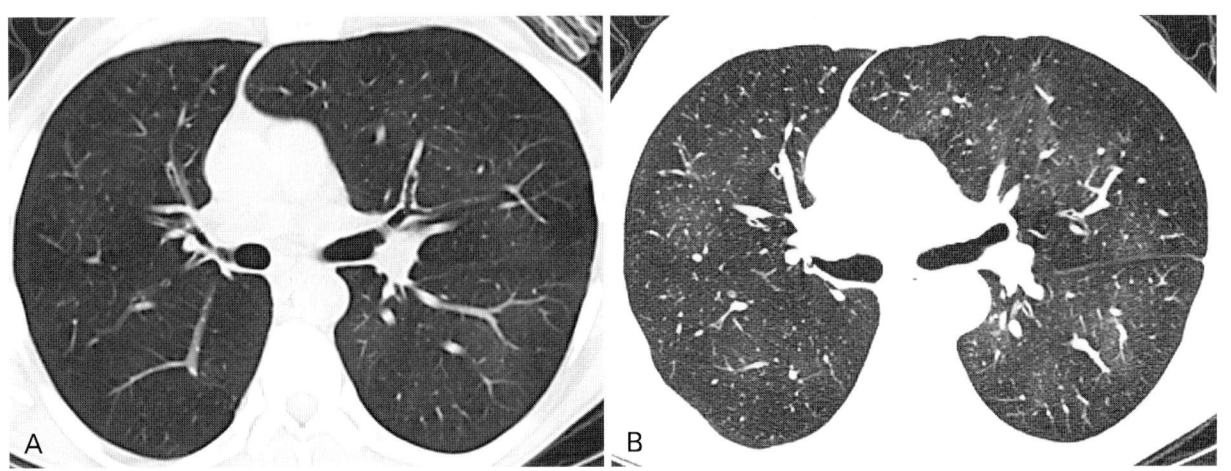

图59.19 干细胞移植患者缩窄性细支气管炎的CT表现。(A)吸气相CT表现为双侧微小马赛克征和中央支气管壁增厚。(B)呼气相CT显示双侧广泛的空气潴留。

在分析解读呼气相CT扫描图像时,需要考虑空气潴留的程度。如前所述,通过主观估计空气潴留占肺的总容量,可以将空气潴留程度分为轻度(<25%)、中度(25%～50%)和重度(>50%)。空气潴留常见于无症状但肺功能正常的患者,尤其是老年患者和吸烟者。40%～80%正常患者的CT上可见<3个相邻SPL的小叶性空气潴留,研究显示在肺功能检查正常的患者中有轻度、中度,有时甚至是广泛的空气潴留。结合吸气相和呼气相的CT表现,诊断CB敏感性和特异性最高。

(五)鉴别诊断 通过多学科讨论,结合临床病史(包括肺功能)、组织学(如果可用)和典型的CT/HRCT发现,可以对CB进行较准确的诊断。必须除外其他与CB影像学表现相似的慢性气道阻塞疾病,包括肺气肿、慢性支气管炎、哮喘和过敏性肺炎,才能诊断CB。

当呼气相CT上出现异常空气潴留,提示气道阻塞时,吸气相CT上的支气管扩张和马赛克征是CB敏感而特异的表现,可与其他引起气道阻塞的疾病相鉴别。马赛克征是小气道疾病的一种间接征象,通常可依靠支气管扩张和未增粗肺动脉主干(主肺动脉)与血管性疾病(如慢性肺栓塞)相鉴别。然而,支气管扩张也可能发生在慢性肺栓塞的患者中,并且对于由CB或其他小气道疾病引起的马赛克征无可靠的鉴别特征。此外,高达60%的急性或慢性肺栓塞患者也可见空气潴留。

确诊CB必须依靠肺活检。经支气管获取活检标本时,斑片状分布的病灶容易导致误诊。即使在外科活检标本上,常规苏木精-伊红染色也可能漏掉细

微的改变或完全瘢痕的细支气管。最佳的评估需要使用弹性组织染色。

(六)治疗方案概要 CB是不可逆的。在某些病例中,糖皮质激素和免疫抑制药物可能会减缓疾病的进展。对于有持续性严重阻塞性症状和肺功能损害的患者,有时可考虑肺移植或肺减容手术。

八、缩窄性毛细支气管炎的特殊病因及相关疾病

(一)感染 小儿感染是缩窄性毛细支气管炎的一个少见原因,通常发生在8岁以下的儿童。典型的感染是病毒性的,尤其是腺病毒感染后(图59.20)。肺炎支原体,少见的麻疹也与此有关。约1%的急性病毒性毛细支气管炎患者发展成CB。该病通常在成年后才会明显显现,患者常无症状或有轻至中度的临床表现。部分患者可能发展为Swyer-James-MacLeod(SJM)综合征(在本章后面将进一步详细讨论)。CB也见于囊性纤维化患者,可能是肺部反复感染的后遗症。总的来说,大多数患者预后良好。然而,严重者也有可能发生致命的疾病。

(二)移植

1. 肺和心肺移植 CB是导致肺和心肺移植患者致病率和致死率最主要的原因(图59.21),是一种晚期并发症,至少发生在移植后3个月(中位数为16～20个月),是慢性同种异体移植物功能障碍或慢性排斥反应的表现。肺移植术后1年CB发病率约为20%,3～5年CB发病率为50%,据报道发病后5年生存率约为30%～40%。急性排斥反应是最重要的危险因素,特别是严重和(或)复发时。另外,感染

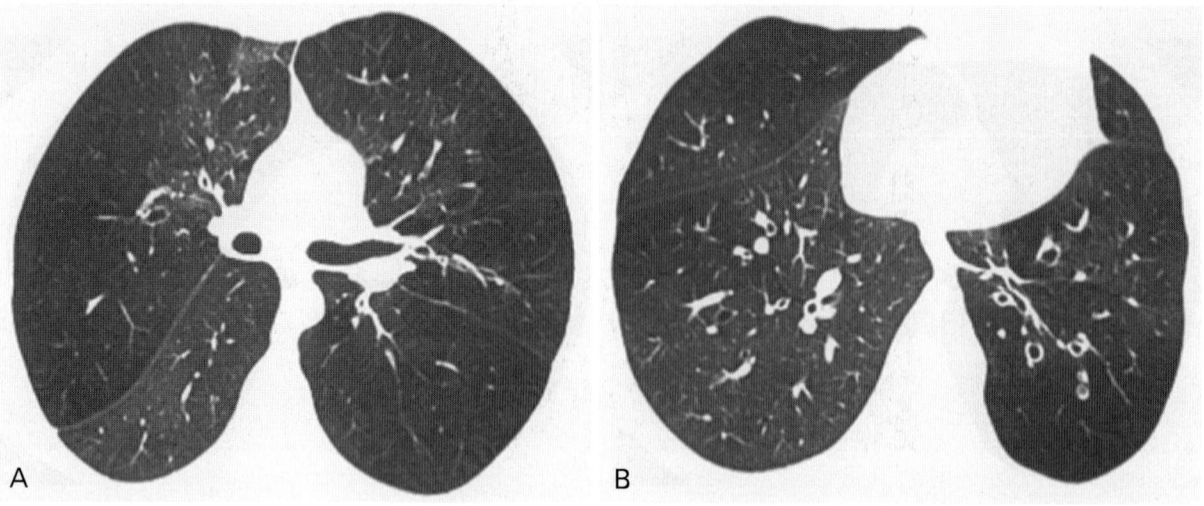

图59.20 婴幼儿期严重病毒感染后缩窄性细支气管炎。(A)左主支气管水平层面HRCT显示双侧广泛的肺密度减低和血流重新分布的血管减少区(马赛克征)。(B)肺底水平层面HRCT显示右肺中叶和左肺下叶密度减低和血管减少区域。另见左肺下叶支气管扩张。

也是常见的危险因素,尤其是巨细胞病毒肺炎。国际心肺移植学会已经确立了闭塞性毛细支气管炎综合征(bronchiolitis obliterans syndrome, BOS)的概念和基于肺功能恶化的分期系统,以量化气流阻塞的严重程度。临床诊断BOS需要在移植后阶段FEV1下降20%或以上,排除其他原因导致的移植物功能障碍(表59.5)。但是,潜在BOS的类别,或处于BOS 0-p阶段,对预后的效用仍有争议。

呼气相CT上的空气潴留是移植后CB最敏感、最准确的影像学指标,但对早期CB的诊断和发现相对不敏感。CT表现的严重程度,如支气管扩张、支气管壁增厚、马赛克征和空气潴留,仅与严重程度呈弱相关。

表59.5 基于肺功能恶化的缩窄性细支气管炎综合征分期系统

BOS分级	疾病严重程度	肺功能测试
BOS 0	没有缩窄性细支气管炎	FEV1:>基线值的90%和 FEF25%～75%:>基线的75%
BOS 0-p	潜在的缩窄性细支气管炎	FEV1:81%～90%基线和 FEF22%～75%:≤基线的75%
BOS 1	轻度缩窄性细支气管炎	FEV1:基线的66%～80%
BOS 2	中度缩窄性细支气管炎	FEV1:基线的51%～65%
BOS 3	重度缩窄性细支气管炎	FEV1:≤基线的50%

BOS,缩窄性细支气管炎综合征;BOS 0-p,缩窄性细支气管炎综合征0-电位阶段;FEF,用力呼气流量(rate);FEV1,第一秒用力呼气量。

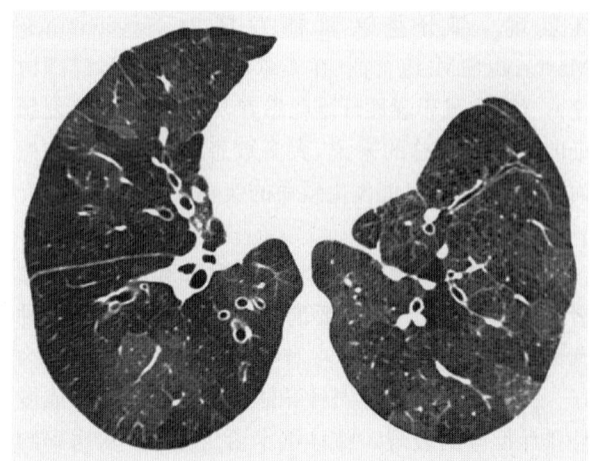

图59.21 肺移植后缩窄性细支气管炎:HRCT显示马赛克征。HRCT显示双侧广泛的密度减低和血管减少,以及正常或密度减低区域(马赛克征),可见相关的支气管扩张。

2. 造血干细胞移植 CB是造血干细胞移植最常见的非感染性晚期肺部并发症,发病率约为5%,通常在移植后100 d以后(中位数为400～450 d)(图59.22)。CB在异体移植病例中报道较多,但在接受自体移植的患者中也有报道。异基因造血干细胞移植患者的发病率约为9%,也有研究显示高达48%。发病后5年生存率在10%～27%。目前认为其发病

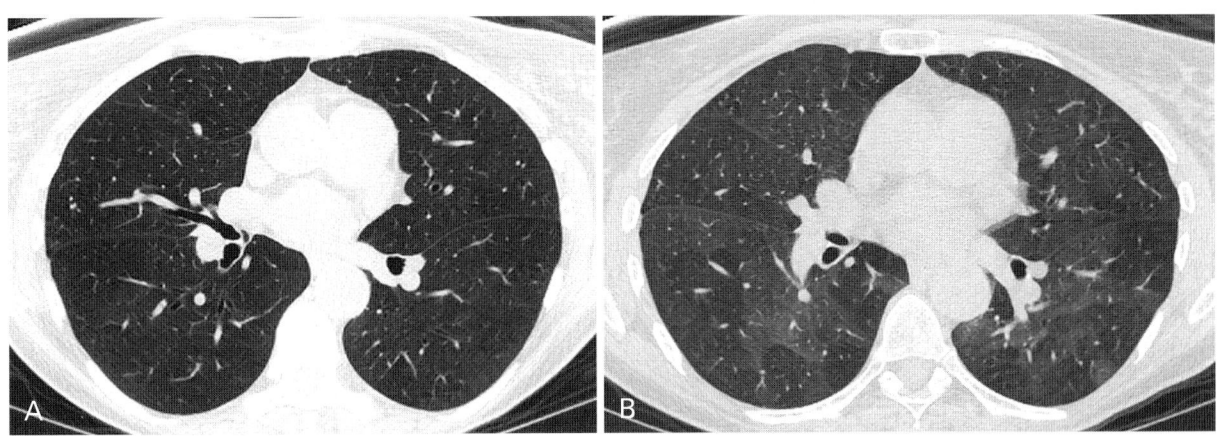

图 59.22 干细胞移植后缩窄性细支气管炎和空气潴留。(A)HRCT 显示密度减低和血管减少的细微区域。(B)呼气相 CT 显示双侧广泛的空气潴留。

机制是继发于移植物抗宿主效应,主要危险因素包括老年、慢性移植物抗宿主病和甲氨蝶呤治疗,CT 表现与肺和心肺移植接受者的 CB 相同。

　　(三)结缔组织疾病　CTD 是一组疾病,是 CB 最常见的病因,最常见于 RA,通常影响 50～60 岁的妇女,并伴有长期疾病。CB 也可见于干燥综合征、SLE、系统性硬化症和混合性 CTD,但不常见。与 CTD 的相关性在疾病严重程度和自然病程上不同,CB 大多数患者病情进展缓慢。CB 很少是 RA 的唯一表现。青霉素治疗以及不是很常用的金疗法可能是某些 RA 患者 CB 的潜在病因。

　　(四)弥漫性神经内分泌细胞增生、类癌和类癌

　　近年来对弥漫性特发性肺神经内分泌细胞增生(diffuse idiopathic pulmonary neuroendocrine cell hyperplasia, DIPNECH)认识越来越多,其特征是神经内分泌细胞在支气管和细支气管基底膜上广泛增殖,形成细胞簇或线性排列。约 50％ 的 DIPNECH 和多发性肺类癌患者可能出现症状性缩窄性细支气管炎。这些患者的慢性支气管炎可能是由增生性神经内分泌细胞引起的管腔内阻塞和肽分泌产物引起的细支气管周围纤维化共同作用所致。特征性组织学表现包括黏膜下支气管和细支气管壁纤维化(两者均有肿瘤/神经内分泌增生),以及远隔肿瘤/神经内分泌增生区域。患者通常是 50～70 岁的女性。X 线胸片可显示多个肺小结节,CT 通常显示多灶性肺小结节,吸气相 CT 上有或没有马赛克征,呼气相 CT 上有空气潴留(图 59.23)。此外,支气管扩张、支气管壁增厚和肺不张也有报道。

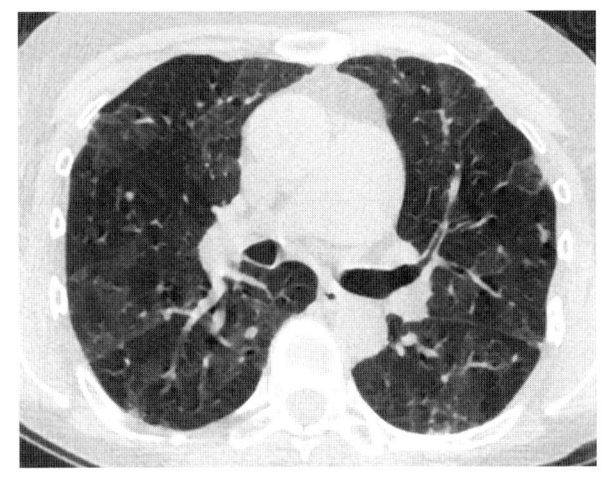

图 59.23 弥漫性特发性神经内分泌细胞增生的缩窄性毛细支气管炎。呼气相 CT 显示双侧多发结节或小结节、支气管壁增厚和空气潴留。

九、与有毒气体、烟雾和灰尘有关的毛细支气管炎

　　各种吸入制剂,包括有毒烟雾(如双乙酰暴露)、烟雾、有毒气体(如一氧化氮、二氧化氮、二氧化硫、氯、盐酸、光气)、无机制剂(如二氧化硅、石棉)和有机制剂与 CB 发生有关。多项研究表明,各种职业性肺病可以表现为严重的 CB。"爆米花工人肺"由 Kreiss 等在 2000 年首次报道,指的是爆米花制造厂中使用含有黄油调味料酮的双乙酰蒸汽暴露后产生 CB。此后多个其他研究,包括前雇员的系列病例研究、现任雇员的横断面流行病学研究、探索性暴露研究和一些动物暴露研究,证实了双乙酰暴露与 CB 之间病因学的关联。

　　最容易理解的疾病过程,通常称为"筒仓填料

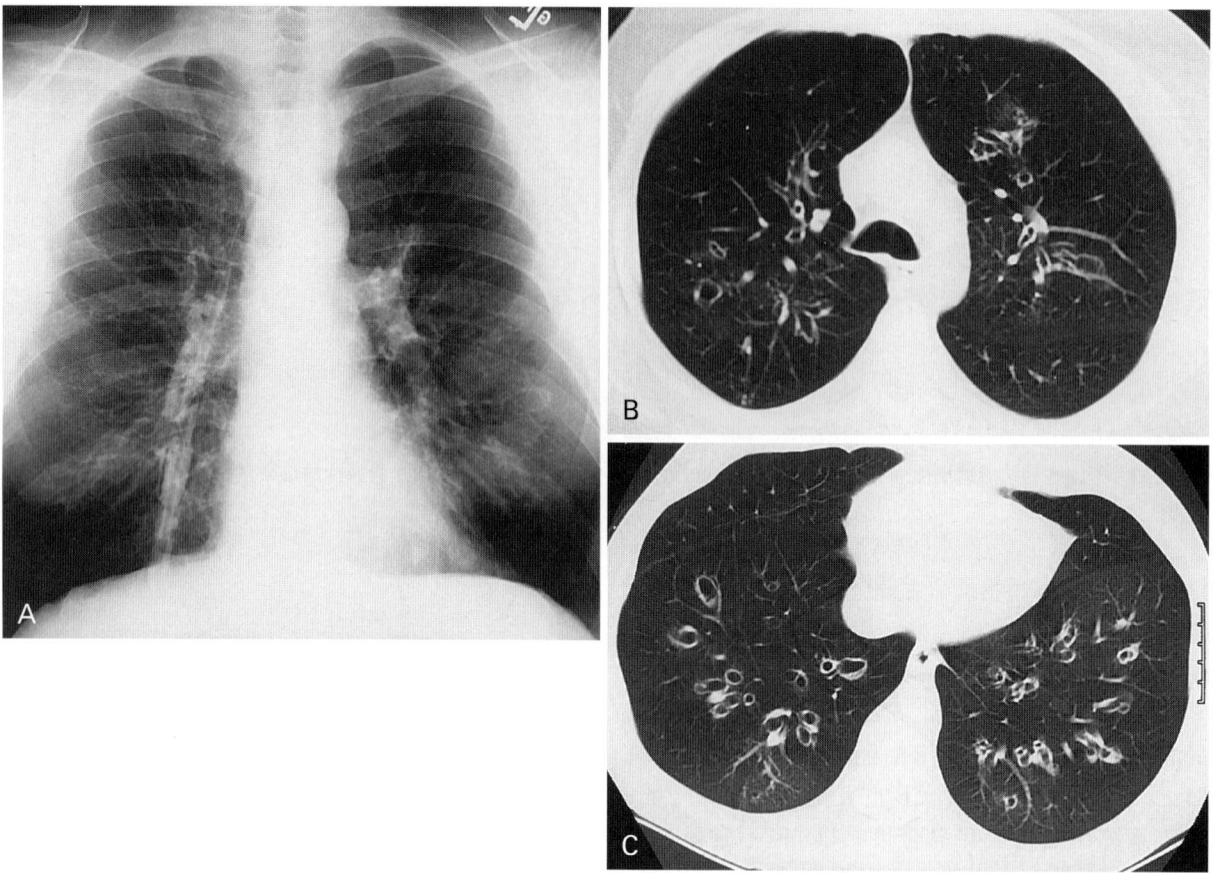

图 59.24　吸入烟雾多年后出现缩窄性细支气管炎和支气管扩张。(A)后前位 X 线胸片显示肺容量增大、支气管扩张和周围血管纹理减少。(B)、(C) HRCT 显示广泛的支气管扩张和缩窄性细支气管炎导致的肺局部密度减低和血管减少。(鸣谢 Dr. Christopher Griffin, Department of Radiology, Veterans Affairs Hospital, Portland, Oregon. 引自 Müller NL, Fraser RS, Colman NC, Paré PD. Radiologic Diagnosis of Diseases of the Chest. Philadelphia: WB Saunders; 2001.)

病"，发生于吸入一氧化氮（NO）和二氧化氮（NO₂），是青贮饲料厌氧发酵的副产品。肺受累的早期临床表现为突然出现咳嗽、呼吸困难、虚弱、窒息或癔球症。在 4～24 h 内可发生肺水肿，如果患者能存活下来，肺水肿通常会减轻，不会残留肺损伤。第二阶段通常为典型的无症状期，持续 2～5 个星期。第三阶段在首次暴露后 5 个星期开始出现，以 CB 引起进行性呼吸困难为特征。尽管一些研究表明，人类接触低浓度的 NO₂ 很少会有问题，但中到重度接触常会导致急性毛细支气管炎的迅速发作，弥漫性肺泡损伤也有报道。大多数患者完全康复，但仍有部分患者继续发展为 CB。

气道异常和肺实质疾病是吸入烟雾的常见并发症。烟雾由气体和在热空气中覆盖可燃物（如有机酸和醛类）的碳颗粒悬浮物组成。吸入烟雾引起的急性毛细支气管炎通常会消退，但偶尔会发展为 CB。直接热暴露会对气道黏膜造成严重的组织损伤，尤其是烧伤患者。CT 主要在评估晚期并发症中起作用，显

示诸如气管狭窄、支气管扩张和支气管扩张等表现。吸气相 CT 上马赛克征和呼气相 CT 上空气潴留较常见（图 59.24）。

十、缩窄性细支气管炎的各种原因

（一）守宫木　守宫木常见于马来西亚、印度尼西亚、中国西南地区和越南。饮用未烹饪过的守宫木叶子蔬菜汁（所谓有助于控制体重）与闭塞性细支气管炎有关。患者通常预后不良，在摄入混合蔬菜汁 3～4 个月后出现快速进行性气促和持续咳嗽，并伴有中重度气流阻塞。典型的患者对支气管扩张剂或皮质类固醇通常没有反应。

（二）炎症性肠病　炎症性肠病（inflammatory bowel disease, IBD）通常累及中等大小的中央支气管，很少会涉及小气道。X 线胸片常正常，但有时可能表现肺过度充气、周围肺血管减少和边界不清的网状或网状结节样影。典型的 CT 表现包括中、小气道受累，可显示中央和周围支气管扩张、支气管扩张、支

气管壁增厚、与支气管黏液栓相关的小叶中心实性小结节、磨玻璃样小结节和马赛克征。呼气相 CT 上显示空气潴留。与已知 IBD 病史的相关性和大气道病变评估，是鉴别 IBD 小气道病因的重要线索。

（三）副肿瘤性自身免疫多器官综合征 副肿瘤性自身免疫多器官综合征是一种严重的自身免疫性疾病，继发于潜在的良性或恶性肿瘤。恶性肿瘤的病死率可能高达 90%。最常见的相关肿瘤是非霍奇金淋巴瘤、慢性淋巴细胞白血病、Castleman 病、腹膜后肉瘤和 Waldenström 巨球蛋白血症。疾病特点是免疫球蛋白介导的破坏棘松解（破坏细胞间桥粒蛋白连接）影响皮肤和黏膜，包括大气道和小气道的黏膜。大约 30% 的患者发生呼吸衰竭，常继发于 CB。患者常表现为进行性呼吸困难、肺功能恶化和缺氧，最终死亡。X 线胸片检查通常正常，CT 表现是严重 CB 的典型表现。当气道受累时，预后很差，患者通常对免疫抑制治疗无反应。

要点：缩窄性细支气管炎

- 病因/定义
  - 以黏膜下和细支气管周围纤维化为特征，导致细支气管狭窄或细支气管腔闭塞
  - 最常见的原因是既往感染、CTD（主要是 RA）、移植（主要是肺和干细胞移植）、吸入性肺病和其他疾病，如守宫木摄入、炎症性肠病、副肿瘤性综合征和药物有关（金和青霉胺）
- 临床症状
  - 干咳和进行性呼吸困难
- X 线胸片表现
  - 通常正常
  - 可能表现为中央支气管袖套征、周围血管纹理减少和肺过度充气
- CT/HRCT
  - 吸气相 CT 上显示马赛克征
  - 呼气相 CT 上空气潴留（超过全肺的 25%）
  - 支气管扩张

十一、Swyer-James-Macleod 综合征（单侧透明肺或肺叶）

（一）病因、发病率、流行病学和临床表现
Swyer-James-MacLeod 综合征（SJM）是一种不常见的疾病，影像学表现为肺叶或肺透光度增高，肺功能表现为全肺活量正常或减少以及呼气时存在空气潴留。该综合征属于感染后扩张性细支气管炎。患者通常为年轻人，无症状或有轻微呼吸困难，并常有儿童病毒感染史。某些病例是在童年时期进行 X 线胸片检查评估复发性呼吸道感染时确诊或疑诊的。因此，大多数 SJM 病例可能以急性毛细支气管炎开始，最终发展为缩窄性毛细支气管炎，其特征是气管腔纤维性闭塞。周围肺实质多不受影响，并由于侧支通气导致空气潴留而保持肺膨胀，但也有部分病例因肺气肿发生肺实质破坏。

（二）病理生理学 SJM 主要的组织学异常是 CB，其特征是黏膜下黏多糖蛋白积聚以及黏膜下和细支气管周围纤维化。其他常见的发现包括支气管扩张和不同程度的肺实质破坏。

（三）影像学表现

1. 胸部 X 线 SJM 患者在总肺容量下进行的吸气造影通常显示由灌注减少引起的两肺受影响和未受影响肺叶的透光度存在显著差异。同侧肺门较小，但仍可见（图 59.25）。呼气相 X 线胸片显示受累肺或肺叶持续高透光度/空气潴留。

2. CT/HRCT SJM CT 表现类似于 X 线胸片，显示吸气相受累肺或肺叶高透光度、肺血管减少、肺体积正常或缩小以及呼气相空气潴留（图 59.26），这些表现也常见于对侧肺，但通常单侧肺更严重，导致

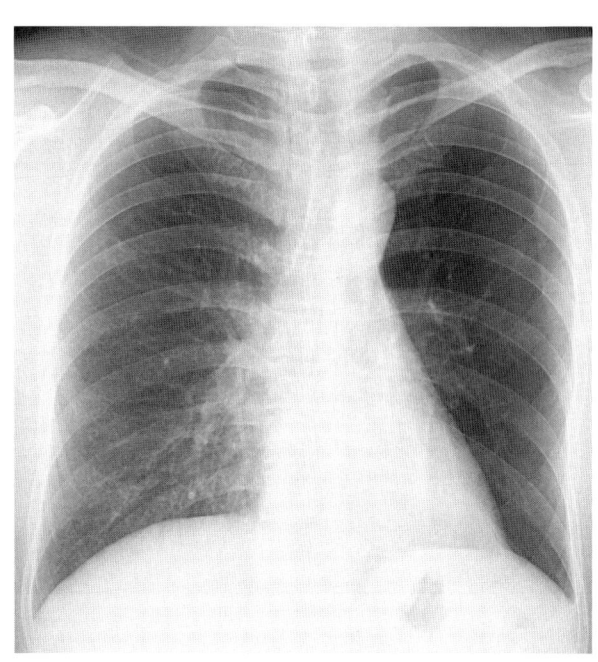

图 59.25 Swyer-James-MacLeod 综合征。X 线胸片显示左肺透亮度增高、血管减少和左肺门变小。纵隔向左移位，与左肺容量减少一致。

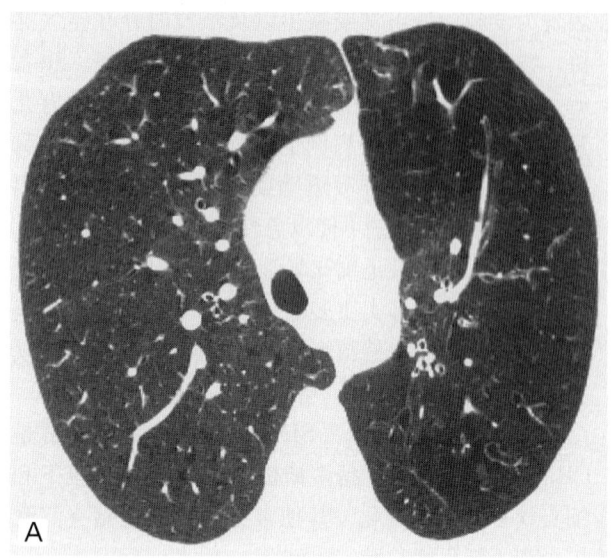
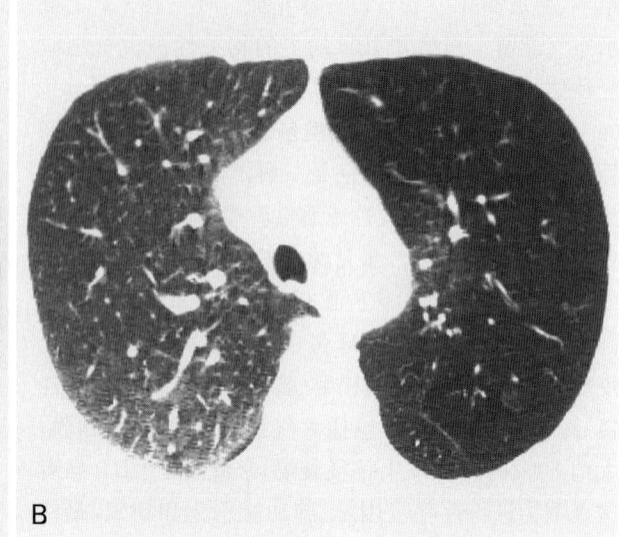

图59.26 Swyer-James-MacLeod综合征。(A)HRCT显示左肺密度减低和血管影减少,伴有支气管扩张和肺容量轻度减小,导致纵隔和前连接线向同侧移位。(B)同一水平的呼气相CT显示左肺有空气潴留,纵隔和前连接线位于中线。

X线胸片上误以为是单侧受累。单侧或双侧支气管扩张并不少见。

(四)鉴别诊断 通常在X线胸片上可诊断SJM,因为受累区域和未受累区域之间的透光度有显著差异。同侧肺门较小,但仍可见,在鉴别肺动脉近端中断(肺动脉发育不全)方面具有重要价值。呼气相空气潴留反映气道阻塞,对准确诊断SJM至关重要,有助于鉴别与其他可能引起单侧肺或肺叶透亮度增高的疾病。如果患者X线胸片表现为影像学三联征(低肺容量、呼气性空气潴留和缺氧性血管收缩导致的弥漫性血管减少),则可能出现一个重要的诊断困境——这三种影像学表现可能无法鉴别SJM与支气管内肿瘤导致的阻塞。CT可用于确定是否有同侧支气管内阻塞性病变。支气管肺发育不良或早产儿慢性肺疾病后遗症也可有类似表现,但通常斑片状肺实质低密度影更广泛、更弥漫。另一个重要诊断线索是出生时长期通气的早产史。

要点:Swyer-James-Macleod综合征(单侧透明肺或肺叶)

- 病因/定义
    - 影像学上表现为肺或肺叶透亮度增高,肺功能上表现为肺总容量正常或减少,以及呼气相空气潴留
    - 通常为儿童时期病毒感染后遗症,导致缩窄性毛细支气管炎
- 症状
    - 多数无症状,偶尔也会出现呼吸困难或反复感染
- X线摄片
    - 高透光度
    - 血管影减少
    - 受累肺叶或肺正常或缩小
    - 呼气相X线胸片显示空气潴留
- CT/HRCT
    - 吸气相CT显示受累肺或肺叶高透光度及血管影减少
    - 呼气相CT显示空气潴留
    - 支气管扩张(大多数病例)

推荐阅读

Abbott GF, Rosado-de-Christenson ML, et al. Imaging of small airways disease. J Thorac Imaging. 2009;24:285 -

298.

Elicker BM, Jones KD, et al. Multidisciplinary approach to hypersensitivity pneumonitis. J Thorac Imaging. 2016;

31:92 – 103.

Kligerman S, Franks TJ, et al. Clinical-radiologic-pathologic correlation of smoking-related diffuse parenchymal lung disease. Radiol Clin North Am. 2016;54: 1047 – 1063.

Kligerman AJ, Henry T, et al. Mosaic attenuation: etiology, methods of differentiation, and pitfalls. Radiographics. 2015;35:1360 – 1380.

Miller WT Jr, Chatzkel J, et al. Expiratory air-trapping on thoracic computed tomography: a diagnostic subclassification. Ann Am Thorac Soc. 2014;11(6):874 – 881.

Winningham PJ, Martínez-Jiménez S, Rosado-de-Christenson ML, Betancourt SL, Restrepo CS, Eraso A. Bronchiolitis: a practical approach for the general radiologist. Radiographics. 2017;37(3):777 – 794.

参考文献见 *ExpertConsult.com*.

第60章

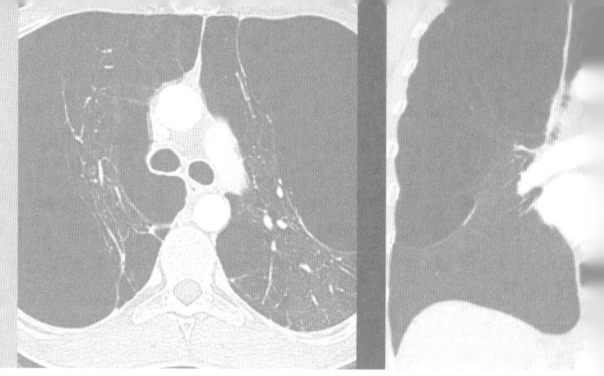

肺气肿 [*]

Stephen B. Hobbs

（一）定义和病因　肺气肿的定义为"一种以终末细支气管远端管腔异常永久扩张并伴有管壁破坏为特征"的肺部疾病。由于肺气肿降低了将空气排出肺的弹性回缩力，从而降低最大呼气气流，临床上该病被列为慢性阻塞性肺疾病（COPD）之一。在形态学上，肺气肿主要有两种亚型。小叶中心（腺泡中心）型肺气肿是由呼吸性细支气管扩张或破坏引起的，为吸烟关系最密切的肺气肿类型；全小叶型肺气肿（或全腺泡性肺气肿）与 α_1-抗胰蛋白酶缺乏有关，导致整个腺泡均匀扩张和破坏。在病情严重的患者中，两种亚型中有一种占主导地位，小叶中心亚型与更严重的小气道阻塞相关。肺气肿的严重程度与吸烟量有一定的关系，但相关性较弱。事实上，只有40%的重度吸烟者因肺气肿导致肺实质性破坏。另一方面，肺功能正常但从不吸烟的人偶尔也会出现肺气肿。

（二）发病率和流行病学　肺气肿总的发病率和流行病学尚不能明确主要有三个原因。首先，肺气肿的发病率在很大程度上取决于地域因素，如吸烟习惯、社会标准、环境空气污染。由于这些因素在很大程度上有所不同，肺气肿发病率显示出不同的特征，即使在差异相对较小的地域。第二，进展期肺气肿在临床上表现明显，然而轻度或中度肺气肿临床表现仍然正常。目前还没有专门针对肺气肿的筛查项目，尽管使用低剂量CT进行肺癌筛查可能会偶然发现肺气肿，如果没有将肺气肿作为偶然发现的共存疾病，则相当数量的肺气肿患者一生都将未被诊断。第三，肺气肿在临床上被归类为慢性阻塞性肺疾病，在这组疾病中，临床表现可能与气道疾病重叠。此外，流行病学数据表明慢性阻塞性肺病是一组疾病，而不是肺气肿等个别疾病。根据美国疾病预防与控制中心（CDC）的数据，截至2015年，美国有3 650万烟民（全球有11亿烟民）。吸烟是美国可预防性死亡的主要原因，每年死亡人数超过48万人。

（三）临床表现　在许多情况下，肺气肿的临床表现完全是非特异性的。在早期阶段，患者通常无症状，肺气肿可能是CT检查时偶然发现的。在病情较重的病例中，症状可能与同时存在的气道异常引起的症状重叠，因此很难归因于肺气肿的存在。然而，中晚期疾病的患者通常咳嗽、干咳或咳痰，并且在早晨咳嗽的频率增加。根据疾病的严重程度，在运动或休息时都可能出现呼吸困难。严重肺气肿患者容易发生频率更高或发病时间更长的肺部感染。

（四）病理生理学

1. 病理学　肺气肿的定义明确地将腺泡作为肺的基本结构。腺泡被定义为从终末膜性细支气管向下延伸的肺实质，包括三级呼吸性细支气管、肺泡管、肺泡囊及肺泡。相对于次级肺小叶，腺泡无法识别。小叶中心和全小叶来源于 Miller 定义的次级肺小叶的大体分布。由于终末细支气管位于中心位置，所以小叶中央和腺泡中央及全小叶和全腺泡基本相同，这两个术语通常可以互换使用。

动物模型的使用，特别是转基因动物提供了关于肺气肿发病机制的广泛信息。蛋白酶-抗蛋白酶失衡的概念已得到扩充，包括炎症级联反应、白细胞介素

* 编者和出版社感谢 Alexander A. Bankier 博士为本书上一版相关主题提供的材料。这是本章的基础。

与 Th1 细胞因子以及丝氨酸蛋白酶和金属蛋白酶共同参与。中性粒细胞和巨噬细胞将 CD4 及 CD8 阳性 T 淋巴细胞作为重要的效应细胞。肺细胞凋亡引入了肺气肿修复和修复紊乱的概念,提供了肺破坏有关的免疫基础。

2. **肺气肿的病理亚型**

(1) 小叶中心型肺气肿:小叶中心型肺气肿是吸烟者的特征性表现。除吸烟外,引起小叶中心型肺气肿或肺大疱的原因包括人类免疫缺陷病毒(HIV)、Salla 病、马方综合征和 Menke 综合征。在大体标本上,肺上区病变通常更常见且更严重。在肺上叶,后段和尖段常受累;在肺下叶,更多的是累及背段。评估次级肺小叶将会发现中心区破坏,可见边界清晰的肺气肿区被完整的肺泡管和正常大小的肺泡囊与腺泡分离开(图 60.1)。在更严重的病变,破坏将会向小叶周围的延伸,使得小叶中心型和全小叶型肺气肿难以鉴别。

在显微镜下,气腔扩大和呼吸性细支气管走行紊乱,形成典型的小叶中心型肺气肿病变。随着病情加重,可以看到孤立的肺泡,这是诊断肺气肿的有用指标。在气道内或靠近细支气管的地方有巨噬细胞聚集(代表呼吸性细支气管炎;见第 34 章),在巨噬细胞内和细支气管纤维组织中都可以看到色素沉着。

(2) 全小叶型肺气肿:在大体标本上,全小叶型肺气肿很难被发现。正常肺泡与肺泡导管、呼吸性细支气管明显不同。在全小叶型肺气肿中,因为肺泡角消失、肺泡扩大并最终失去和肺泡管在大小和形状上的对比,因此无法将它们进行区分。肺的结构变得简单,形成小盒状结构。即使单个小叶破坏相对一致,疾病越严重,异常扩大也会越明显(图 60.2)。在显微镜下,整个小叶的均匀增大(图 60.2)。邻近静脉间隔的气腔与邻近气道的气腔大小相似,可见细微的炎症迹象。

全小叶型肺气肿与 α_1-抗胰蛋白酶缺乏高度相关,其他不太常见的原因包括低补体性荨麻疹性血管炎综合征、哌醋甲酯滥用(利他林肺)和一些弹性蛋白异常,如皮肤松弛和 Ehlers-Danlos 综合征。

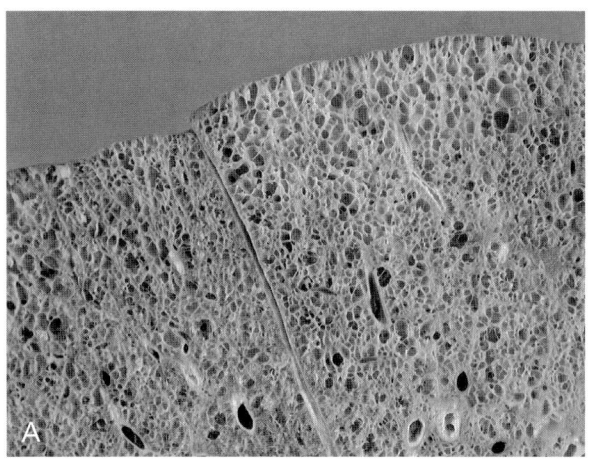

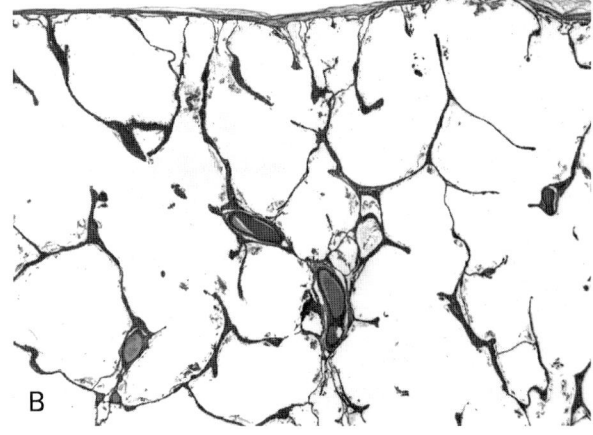

图 60.2 全小叶型肺气肿。(A)低倍镜下肺标本显示气腔均匀扩大。(B)组织学标本显示整个腺泡内肺泡均匀一致的弥漫性扩大和破坏。这种表现是全小叶型肺气肿的特征。(鸣谢 Dr. John English, Department of Pathology, Vancouver General Hospital, Vancouver, Canada.)(见彩色插页)

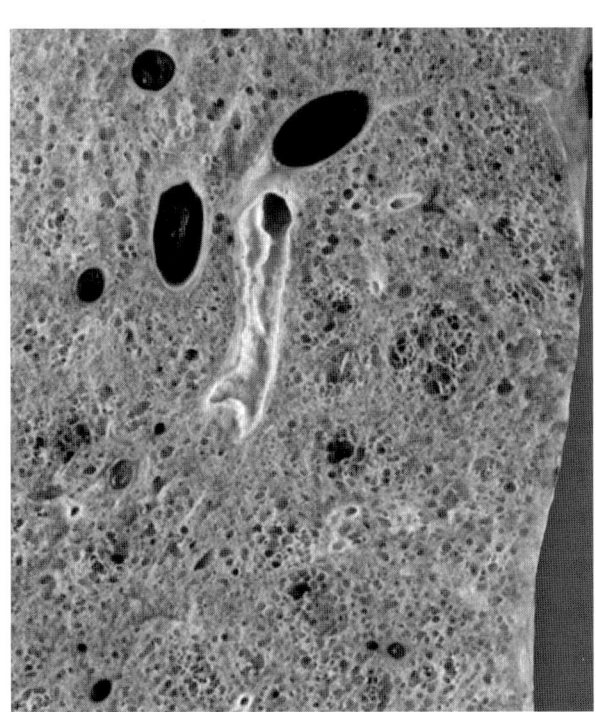

图 60.1 小叶中心型肺气肿。低倍镜下肺标本显示靠近次级肺小叶中心的气腔局灶性扩大。这种表现是小叶中心型肺气肿的典型特征。(鸣谢 Dr. John English, Department of Pathology, Vancouver General Hospital, Vancouver, Canada.)(见彩色插页)

(3) 其他亚型肺气肿

1) 小叶间隔旁型肺气肿:这种类型肺气肿破坏位于肺的周围,靠近胸膜或沿着小叶间隔,因此主要位于胸膜下,并与小叶间隔相连,可能偶尔为孤立性的。然而,通常见于严重的小叶中心型或全小叶型肺气肿。小叶间隔旁肺气肿是自发性气胸的众多原因之一。虽然确切的发病机制尚不清楚,小叶间隔旁型肺气肿和高瘦体型之间的关系提示这一亚型的肺气肿是由于重力对肺部的牵拉作用,肺尖的胸腔负压更大。

部分研究表明,吸食大麻香烟可能比普通香烟与间隔旁肺气肿的相关性更高。一些营养不良综合征也可引起与潜在的弹性酶损伤有关的间隔旁肺气肿。消失肺综合征(图 60.3)也称为巨大疱性肺气肿,是一种罕见的综合征,以严重的间隔旁肺气肿和大疱形成为特征,大疱占据肺体积 1/3 之上并压迫相邻实质,双侧较单侧常见,自发性气胸也很常见。这种疾病典型影响年轻男性吸烟者,少有病例报道可能有遗传因素,也有一些可能与吸食大麻和 HIV 有关。大疱切除术能显著改善肺功能,但典型的术后 3～4 年肺功能进一步下降。

2) 瘢痕旁型肺气肿:瘢痕邻近区常见肺破坏,瘢痕旁型肺气肿的命名解释了这种改变。由于这种破坏在小叶内没有特定的位置,因此也被称为不规则肺气肿。根据定义,它的范围有限,临床意义不大,患者症状通常归因于引起肺气肿的主要肺部疾病,如肺纤维化或结节病。

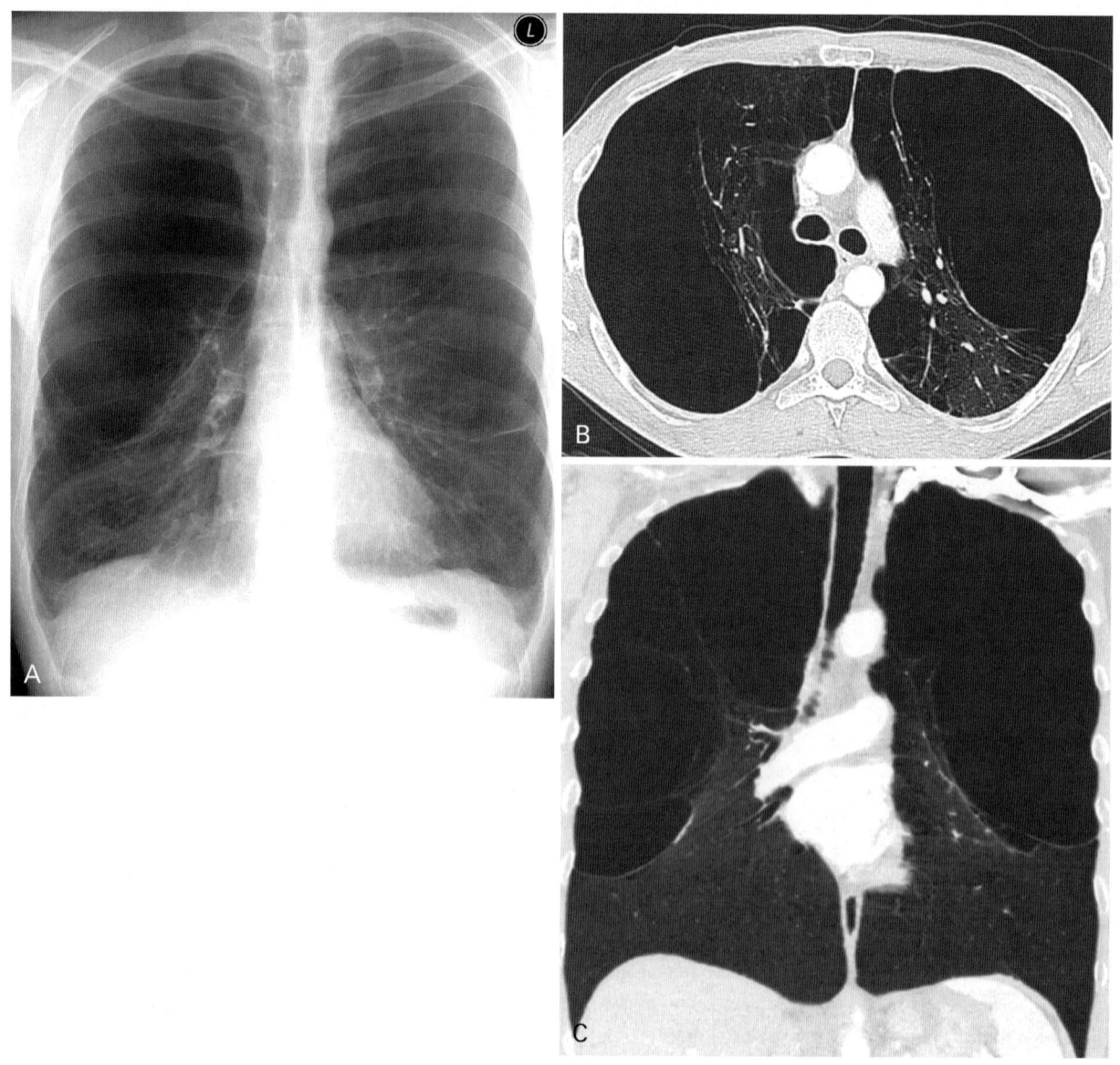

图 60.3 肺消失综合征。(A)正位 X 线胸片显示上肺区严重的肺大疱形成,导致肺底血管明显拥挤。(B)轴面 CT 证实,巨大的肺大疱占据了单侧肺 1/3 以上。(C)冠状面最小密度投影图像能较好显示中、上肺区肺大疱,各占单侧肺的 1/3 以上。

3. 生理学 由肺气肿导致的肺实质破坏造成大量的功能性肺组织减少,从而降低了可进行气体交换的量。肺组织被破坏,失去弹性回缩和体积膨胀。当破坏和膨胀以不一致的方式发生,受影响最严重的肺组织可挤压相对正常的肺组织,并阻止后者充分通气。最终,可能发生小气道阻塞,阻塞是由于可逆性支气管痉挛和邻近肺实质不可逆性弹性回缩消失共同引起的。特定治疗对患者的疗效会在很大程度上取决于肺破坏、肺回缩和小气道阻塞在导致患者整体生理及临床损伤中作用的大小。

肺气肿患者第一秒用力呼气量(FEV1)、用力肺活量(FVC)、用力呼气量占肺活量的百分比(FEV/FVC%)、用力呼气流量(FEF 25%~75%)及 50% 和 75% 肺活量最大呼气流速(MEF 50%~75%)均会减少。这些参数反映了功能性阻塞,无论是气道本身的改变还是肺气肿导致的辐射状牵拉力的丧失,当肺容量异常增大时,气道过早关闭,致残余容量增加,因此 FVC 降低。

另一方面,肺总容量、功能残气量和残气量通常会增加。重症患者呼气流量-容积曲线异常。当气道塌陷时,气流显著减少,并出现动态压缩造成的气流限制,曲线通常呈凹陷改变。由于气道过早塌陷,流量相对于肺容量急剧减少,并且在肺容量较高时停止。同时,呼气流量-容积曲线可接近正常。因为肺气肿时肺弹性回缩降低,所以压力-容积曲线向上并向左移位。这可能反映了由于肺泡壁破坏导致的组织破坏和可能的弹性组织损失。

(五) 影像学表现

1. 胸部 X 线 X 线胸片上肺气肿的唯一直接征象是肺大疱(图 60.3)。但 X 线胸片的对比分辨率有限,这些透光性增强的病灶区域很难被发现。肺气肿引起破坏的间接征象包括肺血管局灶性缺失和血管管径缩小并向肺周围逐渐变细。虽然血管形态异常高度提示肺气肿,但其敏感性较低,对检测肺气肿的敏感性只有 40%。肺过度膨胀的相关表现包括膈肌变平和侧位 X 线片上胸骨后间隙增宽(图 60.4,图 60.5)。这些发现比血管异常更常见,但特异性也较低。在经尸检证明且有症状的 30 名患者中,肺过度膨胀和血管改变征象相结合可对 29 名患者作出诊断,但经尸检证明且无症状的 17 名患者中,只能对 8 名患者作出诊断。

综上所述,X 线胸片评估肺气肿有明显局限性,包括其特异性低,对轻度疾病评估敏感性低,对影像表现解读时观察者之间差异较大,以及无法量化肺气肿的严重程度。

2. CT CT 在发现肺气肿和评估其分布和范围方面优于 X 线胸片。在 CT 上,肺气肿的特征是存在低密度,与周围正常密度的肺实质形成对比(图 60.6)。

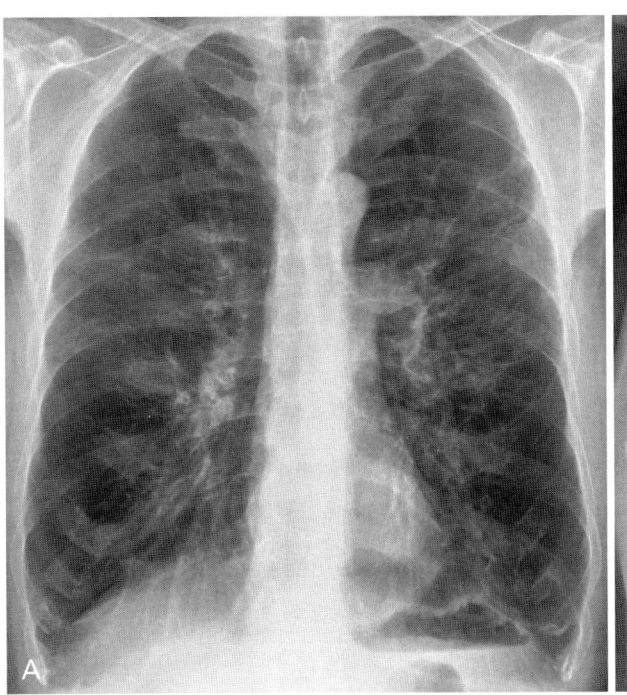
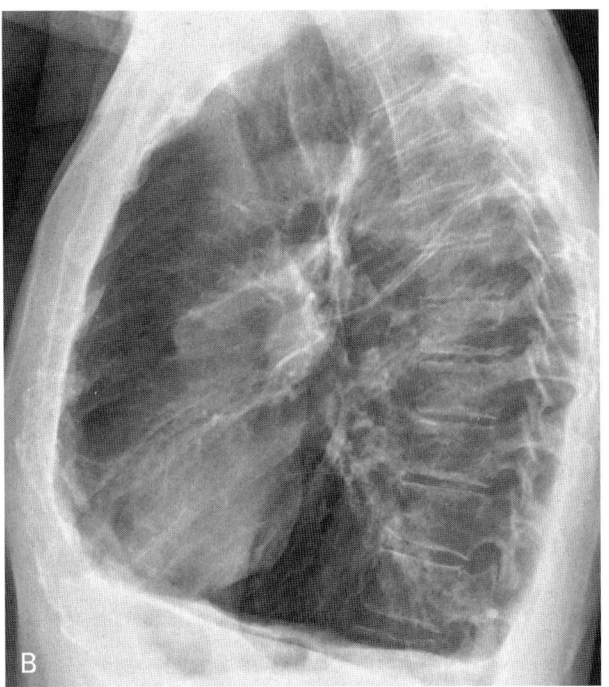

图 60.4 严重的全小叶型肺气肿。后前位(A)和侧位(B)X 线胸片显示肺过度膨胀导致胸腔容积增加及膈肌变平。同时,肺透光度增加,肺结构稀疏及肺间质纹理增多。

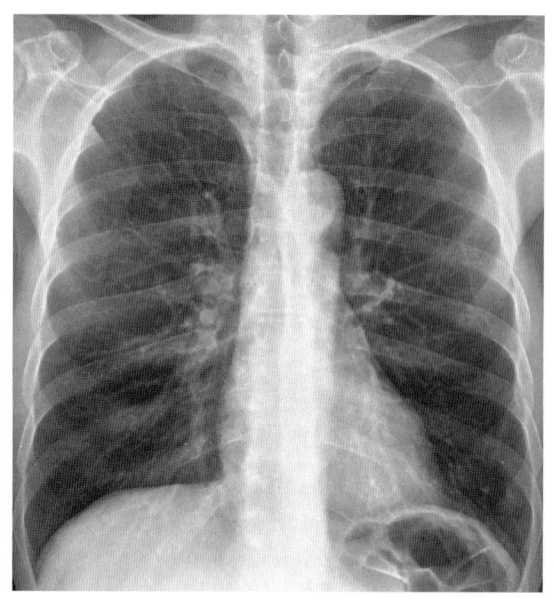

图 60.5 小叶中心型肺气肿的 X 线胸片表现。肺实质的透亮度几乎正常。在肺尖,血管结构偏离和细微的曲线状阴影,提示存在肺气肿和肺大疱。

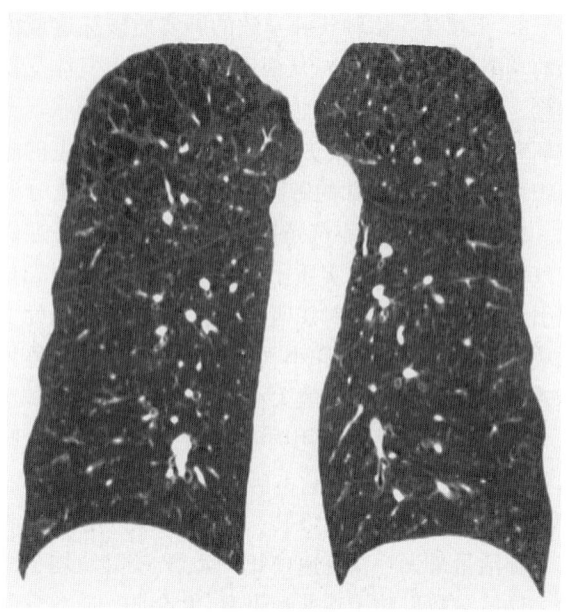

图 60.7 小叶中心型肺气肿冠状面重建。冠状面 CT 重建显示心尖部为主的肺气肿。

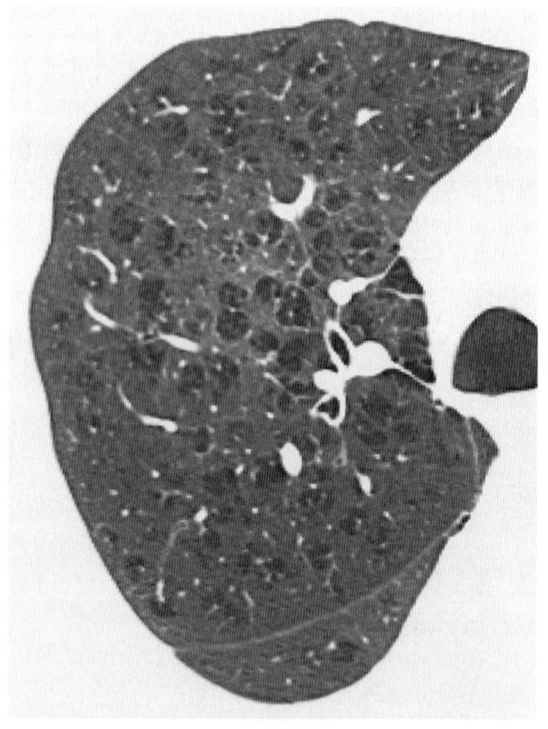

图 60.6 小叶中心型肺气肿经典 CT 表现。CT 示右肺次级肺小叶中央有清晰的"空洞",周围围绕着小血管。注意没有可见的壁。

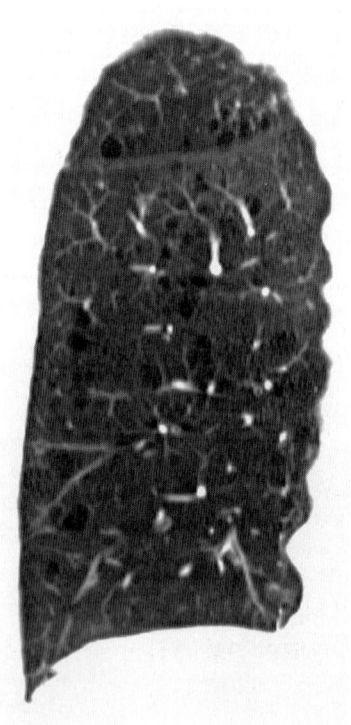

图 60.8 中度小叶中心型肺气肿:右肺 HRCT 冠状面重建。虽然肺气肿见于整个肺,但主要发生在肺上叶和肺下叶的上方。

轻度至中度小叶中心型肺气肿的特征是多发圆形小面积的低密度影,直径约几毫米,通常以上肺区为主(图 60.7)。病灶受周围肺实质限制,无壁。有时病变可围绕肺小叶中心(图 60.8)。全小叶型肺气肿的特点是继发性肺小叶均匀破坏,导致广泛的和相对均匀的低密度改变。全小叶型肺气肿可均匀累及全肺,或表现为肺下区为主(图 60.9,图 60.10)。在 CT 上,间隔旁肺气肿表现为单个或多个大疱靠近胸膜或沿小叶间隔排列(图 60.11)。可能是孤立性的,也可能伴有小叶中心型或全小叶型肺气肿(图 60.12)。

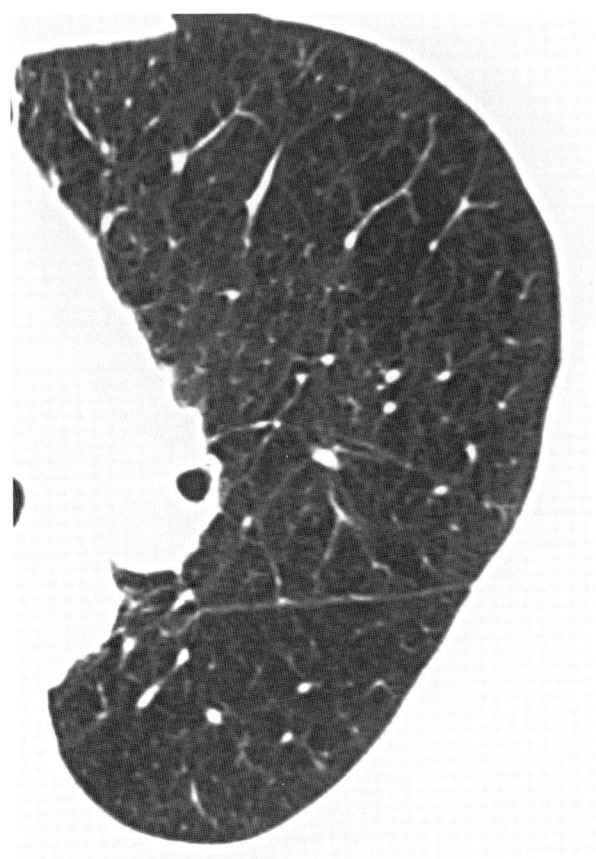

图 60.9 中度全小叶型肺气肿。HRCT 显示左上叶低密度区，肺结构消失，提示次级肺小叶的结构几乎找不到。

使用最小密度投影技术更有利于评估轻度肺气肿(图 60.13)。该技术基于肺组织连续 HRCT 层面"切片"。使用专用软件显示肺实质密度最低区并且同时抑制正常肺组织和肺血管。有研究比较了最小密度投影和 1mm 的 HRCT 断层图像，发现最小密度投影技术在检测细微肺气肿时更敏感。

值得注意的是，肺气肿的分布是一个重要的认识点，需要体现在放射学报告上。肺减容手术(LVRS)是治疗终末期肺气肿和维持运动耐量的良好选择。在 CT 上明确肺气肿的分布是术前评估的关键。肺气肿大部分在上肺的患者(不均匀分布)受益于 LVRS，而分布较弥漫的患者(均匀分布)不适于手术切除。

(1) 肺气肿的客观 CT 定量：主观视觉评分存在局限性。而肺气肿在 CT 上特征性形态以及 CT 数据采集的数字化，使得 CT 作为肺气肿量化的客观工具引起了极大兴趣。有三个主要的方法用于 CT 客观量化肺气肿：第一，使用阈值密度值(阈值技术)；第二，评估 CT 图像中的密度范围，并显示为分布曲线(直方图技术)；第三，测量肺实质整体的 CT 密度。

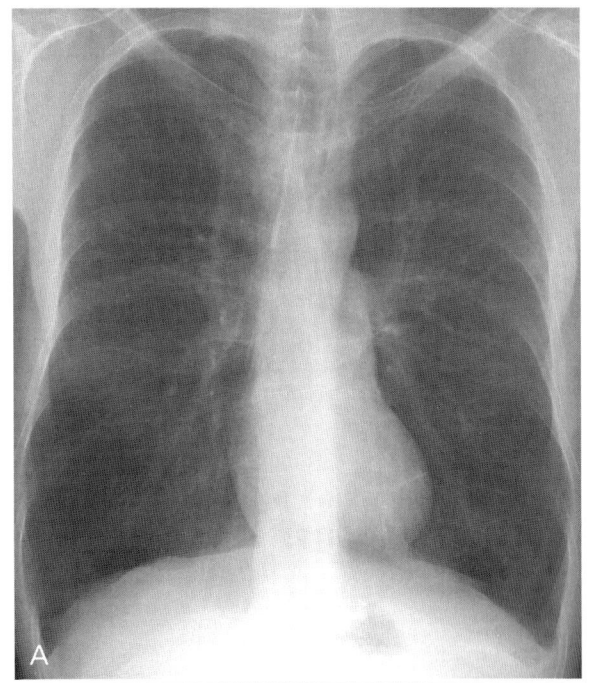

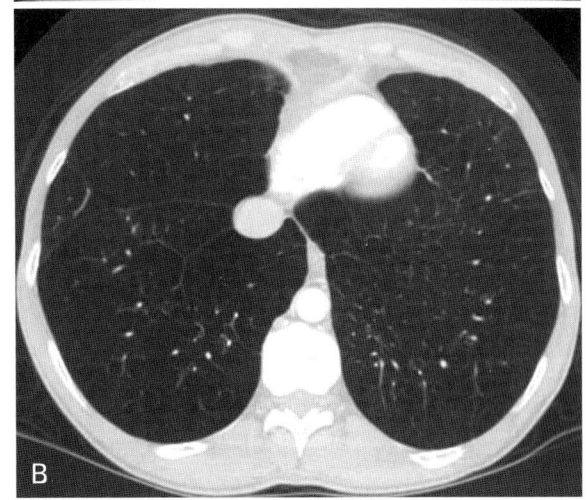

图 60.10 α_1-抗胰蛋白酶缺乏患者晚期全小叶型肺气肿。(A)正位 X 线胸片显示下肺区血管减少，肺过度膨胀，透光度最高。(B)HRCT 显示下叶广泛的肺气肿破坏整个次级肺小叶，肺组织缺失使密度减低区域相对均匀。

1988 年，Müller 等使用商业化的 CT 程序，称为 Density Mask(通用电气医疗系统，密尔沃基，WI)，可以标出一个设定的密度范围内的像素并且自动计算出标出像素的面积。在此项研究中，据观察密度值低于−910 HU 时相关性最高。因此，建议将该阈值用于鉴别肺气肿，结果已由其他研究者验证支持。当前，更常用阈值是−950 HU，具有更好的敏感性和特异性，低于这个值的阈值低估了肺气肿，高于这个值的阈值高估了肺气肿。

所有这些量化肺气肿的 CT 技术仍处于研究阶段，尚未在学术医疗中心和试验之外普遍使用。

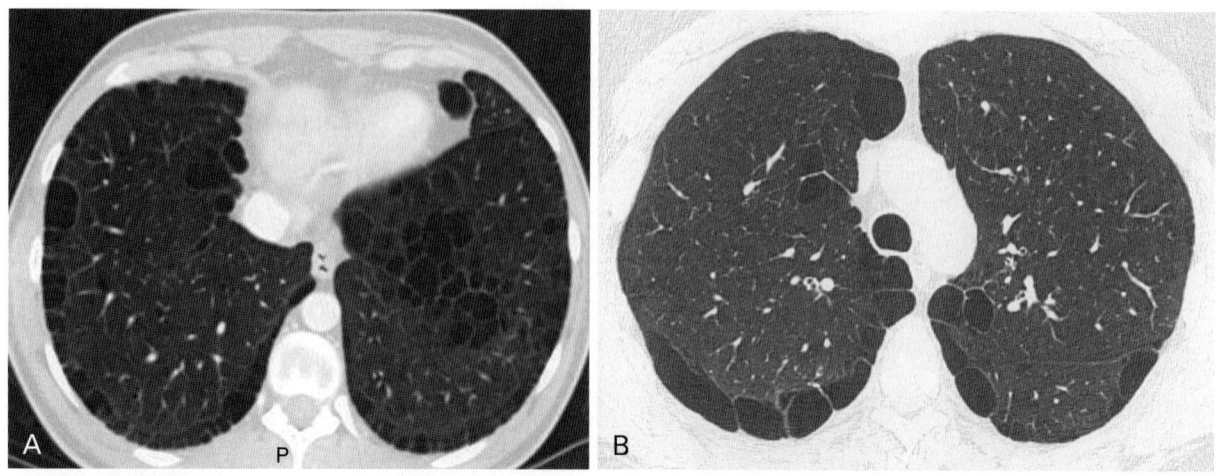

图 60.11 两名小叶间隔旁肺气肿患者的典型 CT 表现。(A)下肺 CT 显示邻近胸膜和小叶间隔旁的肺气肿和肺大疱。(B)主动脉弓水平层面 CT 显示胸膜附近有多个肺大疱,典型的小叶间隔旁肺气肿。

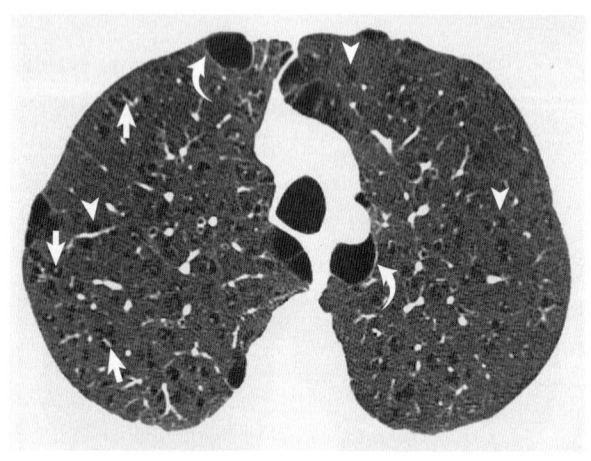

图 60.12 小叶中心型合并小叶间隔旁型肺气肿。HRCT 显示小叶中心型肺气肿(箭头)保留小叶中心核心结构(箭)。胸膜下可见小叶间隔旁型肺气肿(弯曲箭)。

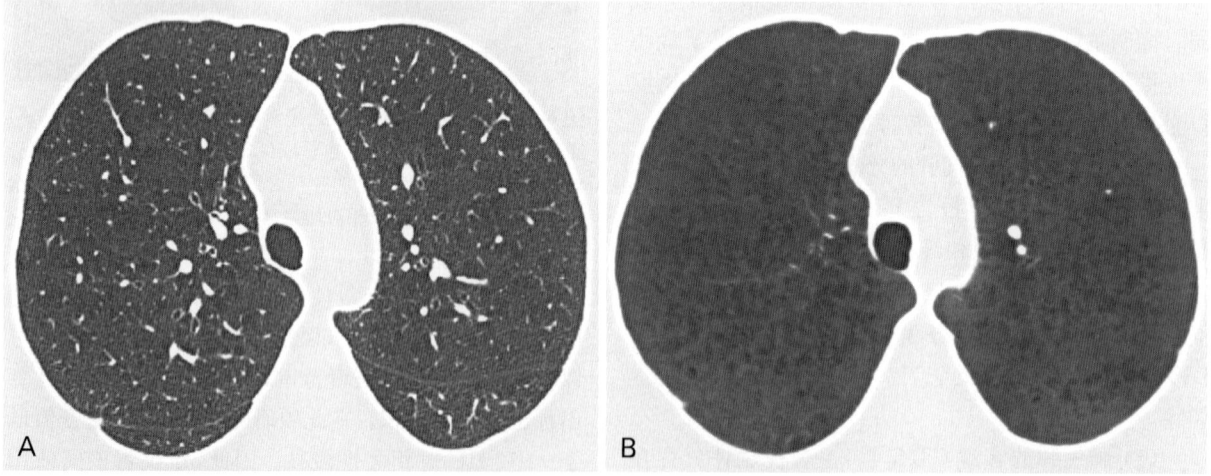

图 60.13 最小密度投影图像诊断轻微肺气肿。(A)CT 显示肺上叶细微的小叶中心型肺气肿。(B)病变区在最小密度投影图像上更清晰。

（2）组织特征:以数学方法为基础的计算机辅助方法定量肺气肿,称为度量,可以用来描述重建图像中衰减值空间分布的异质性。这些指标包括简单的参数,例如基于单个或一个密度范围的低衰减区域的平均肺密度。纹理分析是更复杂的指标,已引起研究者极大关注。例如,Ginsburg 等研究了一种基于纹理的方法,可以区分不吸烟者、无视觉肺气肿的吸烟者和有肺气肿吸烟者的肺。因此,纹理分析可能在发展为肺气肿之前区分与吸烟有关的肺损伤的早期阶段。

(3) CT定量与肺功能检查的比较:尽管肺功能检查可以短期内或长期重复进行,但是检查结果代表了对气流作用不同的 1 000 多万气道总的肺功能测量。对气道阻塞评估的价值有限,尤其是主要受肺气肿影响的小气道。尸检研究显示在呼吸功能受损之前,高达 1/3 的肺组织可能已被肺气肿破坏。Sanders 等的研究表明肺功能检查诊断轻度肺气肿的敏感性为 69%,一氧化碳弥散量正常吸烟者的 CT 可见肺气肿的气肿特征,这些吸烟者伴或不伴有阻塞性改变。在检测轻度肺气肿时 CT 可能比肺功能检测更为敏感。

肺功能检查对肺气肿的检测敏感性不佳,肺通气障碍不能通过常规肺功能检查来评估,主要有如下两个原因。首先,所有呼吸性细支气管的气流总阻力在肺气流总阻力中起的作用很小。尽管通过单个呼吸性细支气管气流的阻力高,但是大量呼吸性细支气管并行连接导致总的横断面面积增大并且明显降低了气流阻力。其次,上肺区相对于下肺区有较高的通气灌注率。因此,在相对低通气的上肺区,肺气肿比下肺区产生的肺功能障碍更难以测量。

3. MRI　常规的肺实质 MRI 很难进行。超极化氦-3(^{3}He)增强 MRI 尚处于研究阶段,可以在吸入极化氦后观察气体的空间分布。使用这项技术,已经证明有肺气肿临床症状的患者肺中的表观扩散系数值相对于无肺气肿的受试者增加。对于没有临床症状的早期患者,这种 MRI 技术可以识别局部肺气肿的改变。最近,使用超极化氙-129 气体的扩散加权 MRI 的发展也令人鼓舞,这种气体相比于 ^{3}He 要便宜得多,而且更容易获得。

(六)影像检查的选择　如果没有肺气肿的体征,轻症患者的 X 线胸片可能是正常的。即使是中度疾病患者的变化也非常细微,以至于在 X 线胸片上容易漏诊。因此,有吸烟史或 $α_1$-抗胰蛋白酶缺乏症而疑似肺气肿的患者应在病程早期即进行 CT 检查。

在深吸气后屏气状态下进行 CT 检查。评估肺气肿时不需要静脉注射对比剂和呼气相 CT 扫描,但呼气相 CT 对评估可能存在的其他原因小气道疾病是有用的。

(七)鉴别诊断

1. 小叶中心型肺气肿　鉴于小叶中心型肺气肿独特的形态学特征和分布,在典型病例中准确诊断并

不困难。全小叶型肺气肿比小叶中心型肺气肿表现为更为均匀肺部破坏。全小叶型肺气肿分布也较均匀,以下肺为主。重要的是要认识到,严重的小叶中心型肺气肿可能表现出与全小叶型肺气肿相同的改变。由于全小叶型肺气肿与 $α_1$-抗胰蛋白酶缺乏密切相关,因此,对于放射科医生特别希望转诊临床医生应将 $α_1$-抗胰蛋白酶缺乏作为可能的因素考虑,而不仅仅认为是与吸烟相关的严重肺气肿。此外,$α_1$-抗胰蛋白酶缺乏症与肝硬化和肝细胞癌有关,因此在可疑病例中,需仔细评估肝脏。$α_1$-抗胰蛋白酶缺乏症的罕见并发症包括脂膜炎和血管炎。

肺朗格汉斯细胞组织细胞增生症是另一种与吸烟有关的疾病。与小叶中心型肺气肿不同,这里所见的"空洞"是由结节演化成的囊肿。然而,本病分布于上肺区,与小叶中心型肺气肿相似。肺实质中的囊肿可被纤维组织或细支气管上皮包裹,总是有可见的"壁",这区别于小叶中心型肺气肿所见的病变。对概括为"囊性肺病"的这一大组疾病相同点来说,即所有这些疾病都有壁,但是小叶中心型肺气肿没有壁。

2. 全小叶型肺气肿　全小叶型肺气肿的鉴别诊断比小叶中心型肺气肿更困难。如前所述,病变分布趋向于更加均匀,以下肺为主。

囊性肺疾病作为鉴别诊断,与小叶中心型肺气肿相似,但可显示更明确的壁。

全小叶型肺气肿可能难以与缩窄性细支气管炎区分。这两种疾病都可能会导致弥漫性密度减低和血管减少。主要鉴别点是全小叶型肺气肿可见肺实质破坏和血管紊乱,而闭塞性细支气管炎没有此类的特征。

3. 小叶间隔旁型肺气肿　在 CT 上通常很容易发现小叶间隔旁肺气肿,并能与其他肺部疾病相鉴别。主要鉴别诊断为蜂窝肺合并磨玻璃影叠加在小叶间隔旁肺气肿区域。与蜂窝肺相比,小叶间隔旁肺气肿的低衰减区往往更大(1 cm 或更多),壁更薄(1 mm 或更薄)。此外,蜂窝肺往往伴发肺容量缩小和纤维化改变,如网状和牵拉性支气管扩张。最后,小叶间隔旁肺气肿分布以上肺区为主,蜂窝肺以下肺区为主。

(八)治疗方案概要

1. 内科治疗

(1) 戒烟可以大大减缓甚至阻止肺气肿的发展。

(2) 抗生素用于预防肺部感染。

(3) 皮质类固醇或支气管扩张剂主要用于合并小气道疾病的患者。

(4) 肺康复的目的是改善肺功能性运动能力和

健康相关的生活质量，减少医疗资源的使用。

（5）可用 α_1-抗胰蛋白酶替代物，有时称为增强剂。

2. 外科治疗

（1）支气管内瓣膜：内镜下植入支气管内瓣膜，使肺远端部分萎陷并改善呼吸力学。

（2）肺大疱切除术：通过切除一个或多个不能参与气体交换的肺大疱，增加参与气体交换的肺组织所占总肺的容积。

（3）肺减容手术：切除肺气肿最严重的部分，以改善呼吸力学和扩张残余肺组织。

（4）肺移植：适用于晚期肺气肿患者。

要点

小叶中心型肺气肿

- 与吸烟关系密切
- 次级肺小叶中央有明显的"空洞"
- 正常和肺气肿肺之间边界清楚造成不均质表现
- 次级肺小叶的解剖边界保存完好
- 主要累及上肺区
- 鉴别诊断包括全小叶型肺气肿、肺朗格汉斯细胞组织细胞增生症和肺囊性疾病

全小叶型肺气肿

- 与 α_1-抗胰蛋白酶缺乏症密切相关
- 肺实质破坏的边界不清晰
- 正常和肺气肿肺之间不清晰的边界造成均质表现
- 次级肺小叶的解剖边界消失
- 均匀分布，偶以下叶为主
- 鉴别诊断包括严重小叶中心型肺气肿、缩窄性细支气管炎和肺囊性疾病，如肺朗格汉斯细胞组织细胞增生症、淋巴细胞性间质性肺炎和淋巴管平滑肌瘤病

推荐阅读

Edwards RM, et al. Imaging of small airways and emphysema. Clin Chest Med. 2015;36(2):335–347, x.

Lee P, et al. Emphysema in nonsmokers: alpha 1-antitrypsin deficiency and other causes. Cleve Clin J Med. 2002;69(12):928–929,933,936 passim.

Lynch DA, Al-Qaisi MA. Quantitative computed tomography in chronic obstructive pulmonary disease. J Thorac Imaging. 2013;28(5):284–290.

Matsuoka S, et al. Quantitative CT assessment of chronic obstructive pulmonary disease. Radiographics. 2010;30(1):55–66.

Milanese G, et al. Lung volume reduction of pulmonary emphysema: the radiologist task. Curr Opin Pulm Med. 2016;22(2):179–186.

Takahashi M, et al. Imaging of pulmonary emphysema: a pictorial review. Int J Chron Obstruct Pulmon Dis. 2008;3(2):193–204.

参考文献见 ExpertConsult.com.

第 **1** **2** 部分

吸入性疾病

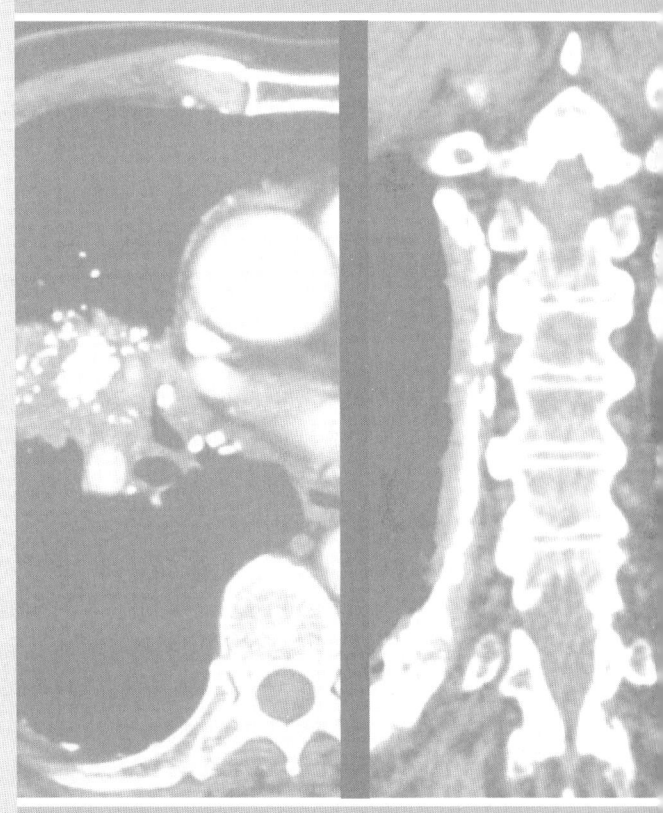

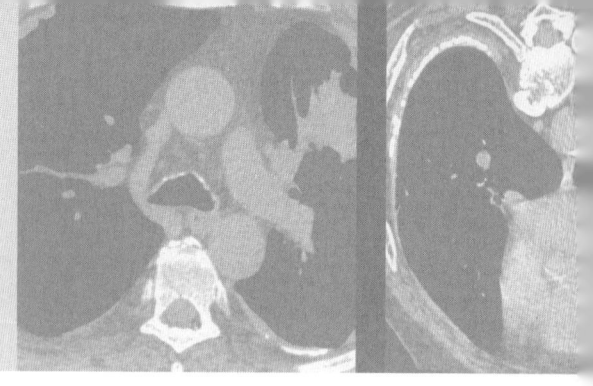

第61章

石棉相关疾病[*]

Stephen B. Hobbs

(一)病因　石棉是一组镁硅酸盐矿物的总称，具有解离出纤维的倾向。这类纤维耐热、耐酸，因此得名石棉，该名称来自希腊文，意思是不熄灭的（a-意为"不"，sbestos 意为"可熄灭的"）。由于石棉不可燃，且具有很大的抗拉伸强度，经久耐用，因此被广泛应用于绝缘材料、刹车片及衬垫、地砖、电线、油漆和水泥等。

石棉在矿物学上可分为两大类：一类是蛇纹石，其中唯一具有重要商业价值的是温石棉（白石棉）；另一类是角闪石，包括铁石棉（棕色石棉）、青石棉（蓝色石棉）和透闪石（温石棉的一种常见污染物）。温石棉纤维通常是弯曲的，而角闪石是直的。这些物理特性和化学差异决定了石棉的不同用途和致病能力。温石棉比角闪石更容易从肺内清除，致纤维化和致癌能力较弱，是目前唯一仍广泛使用的石棉纤维，其产品主要包括水泥、摩擦材料和塑料。

(二)发病率和流行病学　在 20 世纪前 70 年，石棉广泛使用导致了石棉相关疾病的流行，并一直持续到 21 世纪。尽管在 20 世纪 70 年代和 80 年代报道了石棉的主要危害，特别是角闪石石棉纤维（青石棉和铁石棉），石棉的使用量大幅下降，目前许多西方国家已禁用石棉，但与石棉有关的肺部和胸膜疾病的发病率仍在不断增加。例如，美国和欧洲的调查显示，从 1970 年代初到 2000 年，与石棉有关的胸膜并发症（包括间皮瘤）的发病率增加了一倍。同时，其他尘肺病的死亡率在 1968—2000 年期间有所下降，而石棉肺病的死亡率却逐渐上升，是目前死亡证明记录

上最多的尘肺病。据估计，美国有 800 万～900 万人职业性接触石棉，导致 30 万人死亡。此外，相关并发症仍在不断发生，因为首次石棉暴露与随后接触石棉的生物学效应时间间隔是可变的，从有些病例大约 1 年出现胸腔积液到超过 40 年出现间皮瘤。

在西方国家，与石棉有关的疾病主要有 4 种情况：①有石棉接触史遗留影响的老年工人；②目前从事剩余石棉管理的高危职业人群（如建筑和设施维护）；③清除绝缘材料和其他含石棉产品的石棉消减作业；④翻新及拆卸含石棉的构筑物。如今，北美大部分石棉存在于建筑和机械绝缘材料以及旧产品中，如电器。在美国，可能含有石棉的新产品包括摩擦表面（刹车片）、屋顶材料、乙烯基瓷砖以及进口水泥管和板材。据估计，石棉目前仍然是美国 130 万从事建筑以及建筑物和设备维护工人的一种危害。在其他仍在使用石棉的国家，接触石棉的风险要高得多。

(三)临床表现　大多数与石棉相关的胸膜肺疾病患者常无症状。石棉肺、慢性气流阻塞或弥漫性胸膜纤维化患者可能出现气短。石棉肺呼吸困难的发病通常是隐匿性的，起初为劳力性呼吸困难。与石棉肺相关的呼吸困难通常是进行性的，即使在没有持续性石棉接触史的情况下。在石棉肺患者中，气促很少在首次接触石棉肺后 20～30 年内发生，干咳更为常见。胸膜炎性胸痛可能伴随良性石棉渗出或间皮瘤的发展。良性石棉胸腔积液量通常＜500 mL，常是浆液性的，并可能持续 2 周～6 个月，复发率为 15%～30%。胸腔积液或弥漫性胸膜增厚应增加间皮瘤的

＊ 编者和出版社感谢 Nestor L. Müller 博士和 C. Isabela Silva Müller 博士为本书上一版相关主题提供的材料。这是本章的基础。

可能性。

（四）病理生理学 石棉相关胸膜肺疾病的发病机制复杂且尚不完全清楚。纤维的剂量、大小和化学成分都可能影响致纤维化和致癌性；更长、更薄、更耐用的纤维（角闪石）的危害更大。与宿主相关的因素，包括肺清除率、免疫状态和接触其他有毒物质（如香烟烟雾）等，在确定对吸入纤维反应的性质和严重程度方面也很重要。

石棉纤维沉积在气道分叉处、呼吸细支气管和肺泡中，部分通过 I 型肺泡上皮细胞的摄取迁移到肺间质。石棉纤维一旦到达间质，就会引起肺泡巨噬细胞主导的肺泡炎、周围的间质炎症，炎症后呼吸性细支气管纤维化改变，并延伸到相邻的肺泡组织。

1. 病理学特点

（1）石棉相关肺异常

1）石棉肺：与石棉接触相关的最早肺部异常包括呼吸性细支气管壁纤维化（图 61.1）。然而，这一过程在发病机制上与肺实质纤维化不同，可能见于石棉以外矿物粉尘接触史的患者。细支气管周围纤维化更可能被认为是一种与石棉肺区分的石棉气道疾病。石棉肺被定义为吸入过量石棉纤维引起的弥漫性间质性肺纤维化。间质纤维化主要累及下肺区，病变最严重的部分通常为离胸膜最近的地方，肺中央部分相对较少。镜下可见间质胶原轻度增加，正常肺结构完全消失，形成厚纤维带和蜂窝状结构。石棉肺镜下诊断主要基于两种表现：弥漫性间质纤维化，多见于晚期病例，与常见的间质性肺炎表现相同；石棉小体，即肺部铁蛋白包裹的石棉纤维（图 61.2，

图 61.3）。石棉肺的发展需要大量接触石棉，因此主要见于石棉矿工和磨坊主、石棉纺织工人和石棉绝缘体制造工人。相邻脏器胸膜纤维化较常见，常伴有胸膜壁粘连。石棉肺常与长期暴露相关，通常超过 10～20 年，纤维化程度与剂量有关。石棉纤维沿淋巴管或直接渗透到胸膜表面，导致胸膜炎症和纤维化。

2）球形肺不张：球形肺不张也称为折叠肺，由外周萎陷的肺实质构成或多或少呈球形的病灶组成。覆盖纤维化的胸膜，表现为 1 mm～3 cm 大小的内陷到邻近肺的一个或多个病变。虽然球形肺不张不仅仅与石棉相关，但大多数病例与之相关，被认为是继发于增厚的脏层胸膜内陷，并伴有肺间质不张。球形肺不张可以是双侧和多发的。

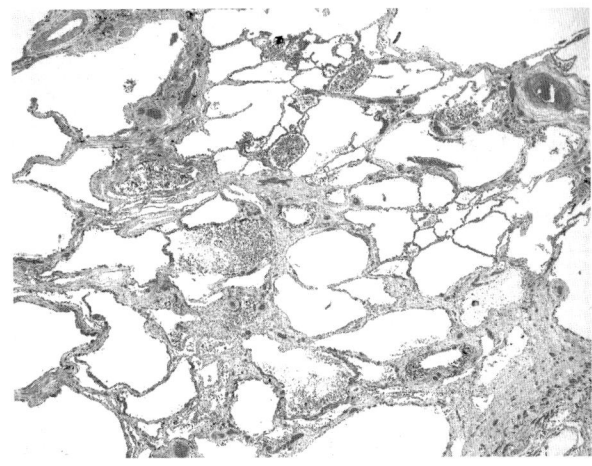

图 61.2 石棉肺。低倍镜显示弥漫性纤维化。（鸣谢 Dr. Andrew Churg, Department of Pathology, University of British Columbia, Vancouver, Canada.）（见彩色插页）

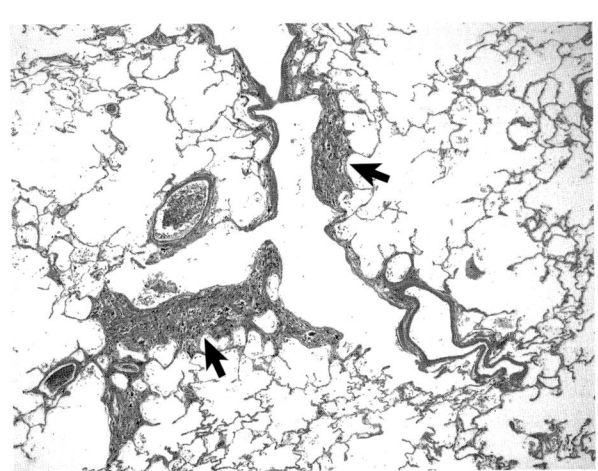

图 61.1 石棉引起的细支气管周围纤维化。组织学标本显示气管壁增厚（箭）是由细支气管周围纤维化和粉尘色素沉着所致。（鸣谢 Dr. Andrew Churg, Department of Pathology, University of British Columbia, Vancouver, Canada.）（见彩色插页）

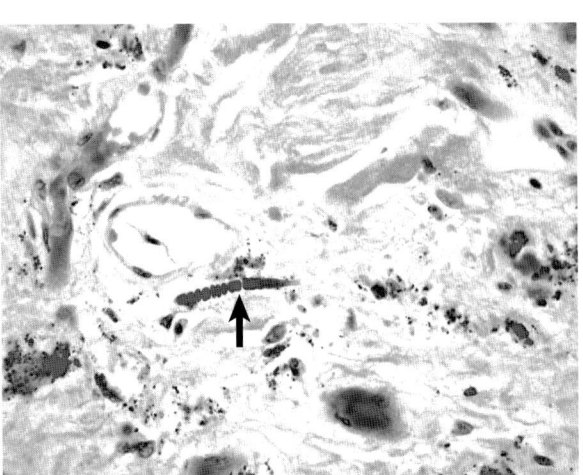

图 61.3 石棉小体。病理标本同图 61.1，呈典型串珠状外观，石棉小体呈金黄色（箭）。（鸣谢 Dr. Andrew Churg, Department of Pathology, University of British Columbia, Vancouver, Canada.）（见彩色插页）

3) 肺癌:石棉暴露与肺癌的风险增加有关,且这种风险在吸烟者中明显增加(超叠加效应,其影响大于两种风险的总和)。角闪石,特别是青角闪石,在诱导肺癌方面比温石棉危害性更大(危害性大10~50倍)。商用温石棉的肺癌风险很大程度上取决于角闪石不同含量。致癌机制尚不清楚,潜伏期可变。有些病例发生在接触后不到10年,但大多数病例发生的时间要晚得多。在一项对3383名石棉接触工人的研究中,63人(1.9%)患有肺癌,癌症的平均潜伏期为45.8±9.4年,患者的平均年龄为67.6±8.4岁。与石棉有关的癌症可以发生在肺部的任何地方,并且可能是任何细胞类型。

尽管石棉暴露与肺癌发病率的增加有关,但石棉相关肺癌是否仅在肺纤维化的情况下发生仍有争议。最近对石棉在有无纤维化情况下致癌作用的各种流行病学研究综述,结论是证据不是决定性的,而且"石棉相关的肺癌是否只在肺纤维化的情况下发生的问题在流行病学上可能无法回答"。

(2)石棉相关胸膜异常

1)胸膜斑:胸膜斑是石棉相关胸膜肺疾病最常见的形式,通常在暴露20~30年后首次出现。胸膜斑块由清晰的、珍珠白色的坚硬纤维组织组成,通常厚2~5 mm,直径可达10 cm。胸膜斑块厚度的主要决定因素是首次暴露的持续时间。斑块表面光滑或呈细或粗结节状,可呈圆形、椭圆形或不规则形状。组织学检查通常显示它们由密集的、几乎无细胞的胶原组成,呈网织状(图61.4)。胸膜斑通常局限于壁层胸膜,但偶尔也可见于叶间裂。大约10%~15%

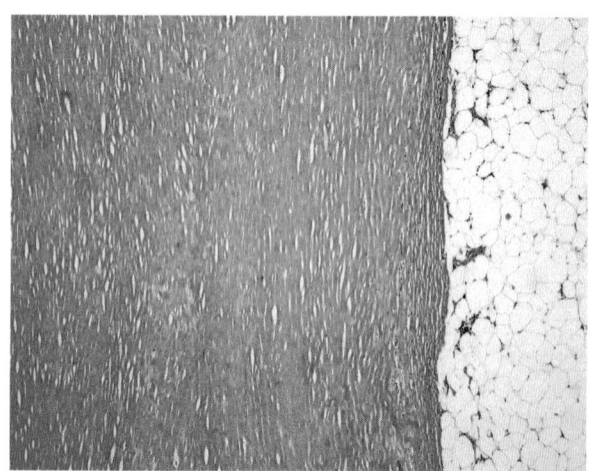

图61.4 胸膜斑。组织学标本显示无细胞胶原和具有胸膜斑特征的篮网编织样结构。(鸣谢 Dr. Andrew Churg, Department of Pathology, University of British Columbia, Vancouver, Canada.)(见彩色插页)

的胸膜斑块钙化。首次接触时间间隔<30年的工人很少出现钙化,钙化可以是点状、线状或融合状。

2)胸腔积液:虽然只有小部分接触石棉的人发生良性胸腔积液(3%),但这是接触石棉后20年内最常见的与石棉相关的异常。积液为渗出性,常为出血性,可能发生在接触后1年或更晚。虽然石棉引起的胸腔积液通常无症状,但急性胸腔积液也可能是大量的,伴有发热和严重的胸痛。急性胸膜炎是许多弥漫性胸膜增厚病例的起因,研究表明31%~80%的患者有良性石棉积液、弥漫性胸膜增厚。

3)弥漫性胸膜增厚:弥漫性胸膜增厚在一部分脏层胸膜连续延伸,因此与局限性肺尖胸膜斑表现完全不同。它可广泛并且覆盖全肺并导致肺叶间裂消失,厚度从<1 mm至高达1 cm或更厚,常见壁层胸膜粘连,增厚可能会延伸数毫米到达肺实质和小叶间隔。这些特点不同于石棉肺。9%~22%有石棉接触史的患有胸膜疾病的工人可见弥漫性胸膜增厚。弥漫性胸膜增厚的概率随首次石棉暴露后间隔时间的增加而增加,且有报道与剂量相关。弥漫性胸膜增厚常发生在良性石棉相关的胸腔积液之后。不常见的是,它可能是由间质纤维化牵引脏层胸膜引起,与石棉纤维在胸膜上的迁移一致。局限性(胸膜斑)和弥漫性胸膜增厚可以同时出现在同侧胸壁。

4)间皮瘤:接触石棉与恶性间皮瘤的发生密切相关,大多数间皮瘤病例与接触石棉有关。接触角闪石,尤其是青石棉(蓝色石棉),比接触温石棉(白色石棉)更容易患间皮瘤。虽然最初认为接触温石棉引起间皮瘤的风险是由于受到角闪石(透闪石)的污染,类似于其他肺癌,但目前的证据表明温石棉本身可能引起恶性间皮瘤,尽管风险远低于角闪石。间皮瘤主要发生在三类接触石棉的人群中:在开采或碾磨过程中接触暴露;在制造和使用石棉产品时石棉暴露,如水管工、木匠和石棉绝缘装置安装工;以及在不知情和无意中石棉暴露。最后一类占工业化国家目前恶性间皮瘤病例的20%~30%。

在过去30年中,间皮瘤的发病率显著增加,目前在许多工业化国家,间皮瘤在男性中的发病率与肝癌、骨癌和膀胱癌一样高。在不再使用石棉的国家,间皮瘤的发病率预计将开始下降。然而,在最近使用或继续使用石棉的发展中国家,间皮瘤的发病率可能会继续上升。首次接触石棉后的头10~15年,间皮瘤的风险几乎为零,但此后在整个生命周期中逐渐增加。虽然石棉在间皮瘤发展中的作用已被广泛研究,并提出了几种解释石棉如何可能导致恶性疾病的发展,但间皮瘤的发病机制仍不清楚。关于间皮瘤的更多讨论见第 74 章。

2. **肺功能检查** 石棉肺患者可能会出现肺功能受限,限制和阻塞混合性肺功能紊乱,或仅仅有气流阻塞。当表现为肺限制时,肺总容量、肺活量、残余容积和弥散能力下降,但能维持良好的通气功能。然而,许多患者由于石棉引起的细支气管纤维化表现出一定程度的气道阻塞。此外,50% 的早期石棉肺患者的 CT 扫描显示明显肺气肿,是没有早期石棉肺患者的两倍。

石棉工人肺功能受限可能是石棉肺或石棉相关胸膜疾病所致。弥漫性胸膜增厚患者的肺限制(即肺活量下降)比只有胸膜斑的患者更为明显,与影像学上胸膜增厚的范围无关。即使仅仅是肋膈角变钝时,也与胸膜广泛受累时肺活量减少相似。

(五) 影像学表现

1. **X 线胸片**

(1) 国际尘肺 X 线胸片分类解读:X 线胸片是检测石棉相关胸腔和肺实质异常和评估疾病进展的重要工具。然而,为了在流行病学研究应用 X 线检查,必须遵循可接受的参与程度分类和使用标准术语。最广泛使用的模式是国际劳工组织(International Labour Office, ILO)的国际尘肺 X 线胸片分类,该分类在 2011 年进行了修订。这种分类的目的是以一个简单可重复的方式将尘肺相关的 X 线胸片变化总结编纂成册,以便尘肺统计数据具有一定的国际间可比性。由于该分类使用的 X 线胸片描述与本书普遍使用的有些不同,因此,以下是石棉暴露及其他尘肺病患者的 X 线胸片表现解释相关的简短术语表。

1) 小圆形病灶:此类病灶表现为边界清楚的结节,直径范围从勉强可见到 10 mm。根据直径范围主要将病灶分为三类,分别表示为:p, q, r。p 为 1.5 mm;q 为 1.5~3 mm;r 为 3~10 mm。

2) 不规则病灶:这个术语是用来描述一个在这本书中其他地方被称为线状或网状的模式,即网状结构。相比于圆形病灶,根据这类病灶自然特征建立定量大小的标准更困难,但目前已有三种类型:s,宽度为 1.5 mm;t,宽度为 1.5~3.0 mm;u,宽度为 3~10 mm。

要记录形状和大小,必须使用两个字母。如果影像阅片者认为所有或几乎所有的病灶都是同一个形状和大小,则应记录两次符号,并用斜线隔开(如 q/q)。如果认为是另一个形状或尺寸,则将其记录为第二个字母(例如,q/t)。名称 q/t 表示主要的小病灶为圆形的,大小为 q,但除此之外,还有相当一部分大

小为 t 的不规则病灶。用这种方式,可记录任何组合的小病灶。

3) 数量:这个术语是指每单位面积或肺叶的小病灶的数量。有四种基本类型:0 类,没有小病灶或比 1 类少;1 类,小病灶明确存在,但数量很少(正常肺纹理通常可见);2 类,大量小病灶(正常肺纹理通常部分模糊);3 类,大量小阴影(正常肺纹理通常完全模糊)。该分类通过使用 12 分制量表进一步细分,以描述从完全正常到最高级类别或等级的连续变化:0/− 0/0 0/1;1/0 1/1 1/2;2/1 2/2 2/3;3/2 3/3 3/+。当使用该量表时,首先将 X 线胸片分为 0、1、2 或 3 四个类别的其中一个。若在该过程中相邻类别能成为合适的替代,则应进行记录(例如,大量病灶被认为是第 2 类,但第 1 类被同样存在,将被评为 2/1 类)。若没有合适的替代方案(即,大量病灶均确定是第 2 类),则将被归类为 2/2 类。在类别 0 中也可以细分,若没有特别明显的小病灶,则应记录为 0/−。不吸烟的健康青少年可能会归为此类的情况。ILO 的标准 X 线片是最终对照评估的金标准,优先于病灶的诊断性描述。因此,在应用该分类标准时应同时参照 ILO 标准 X 线胸片进行。

对于较大的病灶(直径 >1 cm)有单独的分类,其中 A 表示一个或多个 >1 cm 但 <50 mm 病灶;B 表示 >A 的一个或多个病灶,但合并的面积小于右上肺;C 表示一个或多个病灶,其合并面积大于右上肺。

4) 其他表现:胸膜异常也要根据钙化的位置、宽度、范围和程度进行评估。最后,X 线胸片上也可能发现其他的异常特征。所有这些异常都在 ILO 尘肺 X 线胸片国际分类使用指南中有完整的说明和描述。

毫无疑问,在发现疾病和避免过度解读方面专家阅片优于非专家阅片。然而,对于任何特定的个例,X 线胸片作为尘肺病诊断的决定性工具,其使用还可能会受到以下因素的限制:在未暴露的工作人群中,存在足以"诊断"的小病灶;以及阅片者之间和自己内部的诊断分歧。

(2) 石棉相关肺异常

1) 石棉肺:石棉肺最初的影像学表现为双侧下肺区小而不规则的线样影(ILO 分类中为网状、s 和 t 类)。随着疾病的进展,病变范围或数量增加,可能蔓延至中上肺区(图 61.5)。右中叶和左肺舌段纤维化可导致心脏边界模糊("绒毛心"征)。既往常见广泛纤维化,但是现在多数石棉肺患者只有轻度纤维化。对 3383 名石棉接触工人的独立评估研究显示多数患者(79%)的 ILO 评分低于 1/1。

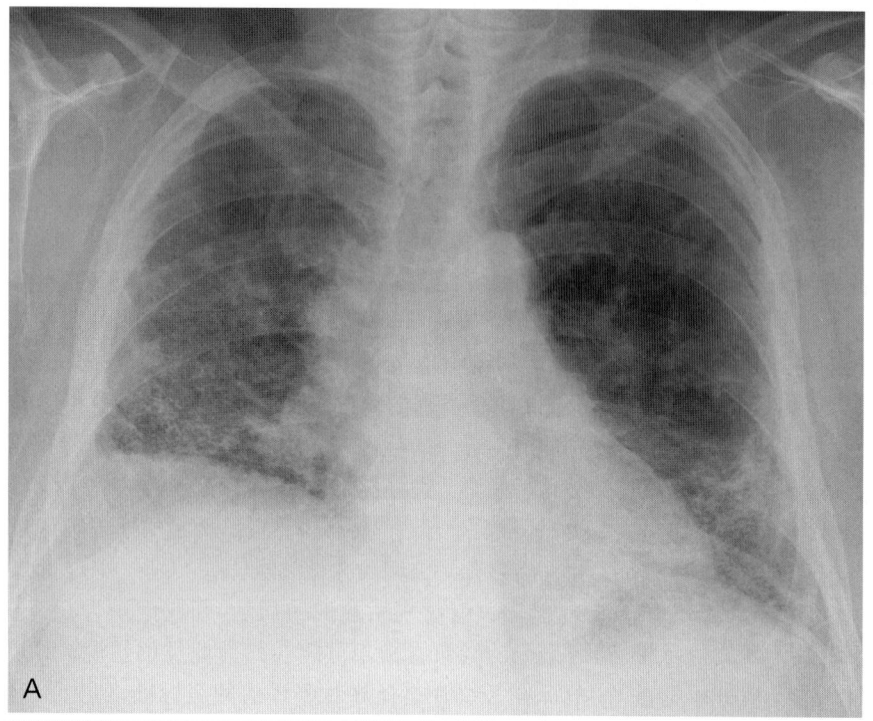

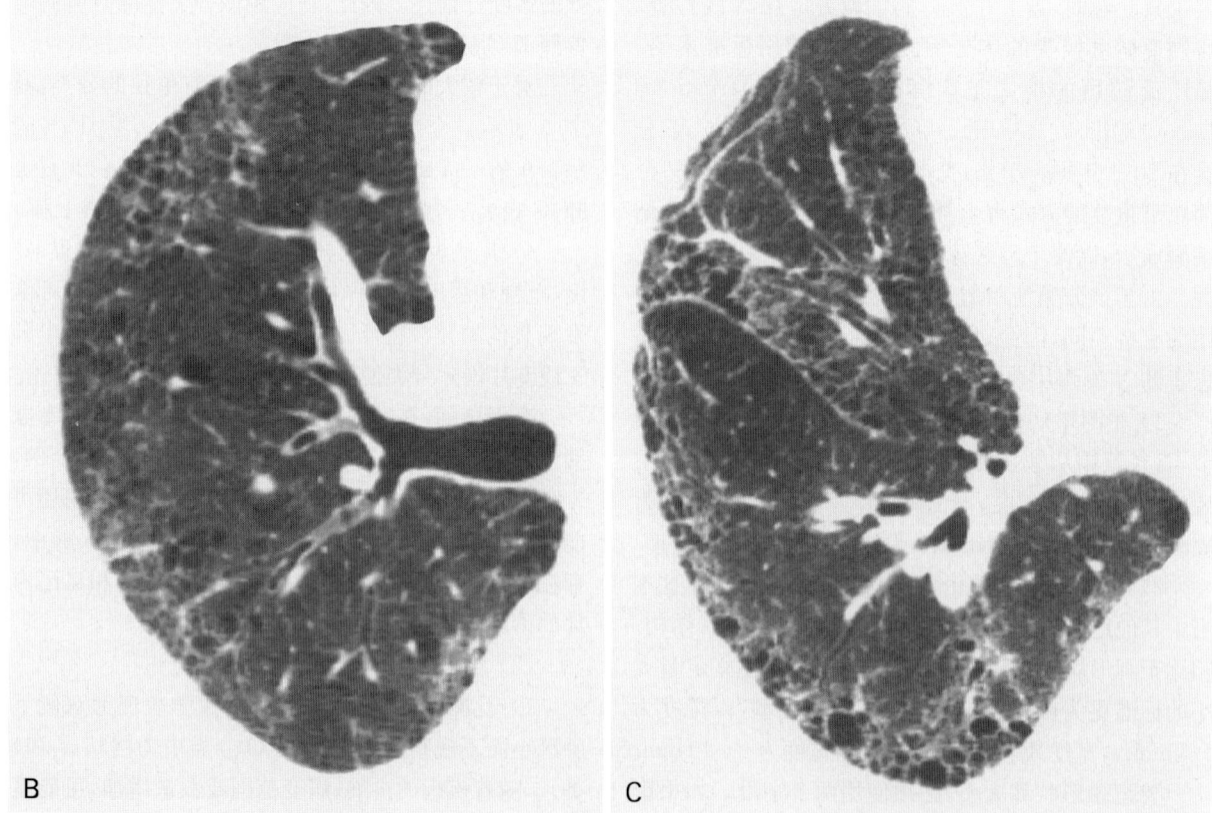

图61.5 石棉肺:X线胸片和CT表现。X线胸片(A)显示双肺下叶为主的广泛网格状和磨玻璃影,可见肺门区肺动脉增粗与肺动脉高压表现一致。在右上肺叶支气管(B)和右下肺静脉水平层面HRCT放大图(C)显示网状结构、小磨玻璃影和蜂窝状影,主要在胸膜下和下肺区,还可见肺气肿。

肺实质异常的范围(ILO 病灶的数量)与肺功能损害,特别是弥散能力和通气能力的降低,以及死亡风险相关。在评估石棉暴露患者的 X 线胸片时,对提示但非确定诊断(0/1)和确定诊断性但不明确(1/0)的 X 线胸片进行了关键的区分,用来区别石棉肺"阳性"X 线胸片(1/0 或更高)与认为石棉肺"阴性"X 线胸片(0/1 或更少)。

X 线胸片显示石棉沉积的特征性改变,并有相关暴露史,则足以诊断,无需进一步影像检查。然而,X 线胸片对轻度纤维化的敏感性和特异性有限,可能无法提供足够的额外信息,如影像学表现进展以及其他特定的临床信息。

2)球形肺不张:球形肺不张的特征性影像学表现为圆形或椭圆形胸膜下团片灶,伴有肺容量减少和邻近肺血管和支气管扭曲和牵拉("彗星尾征";图 61.6)。这类病变通常紧邻胸膜增厚或胸腔积液的区域。可发生在肺的任何部位,最常见的是中肺区和下肺区(图 61.6)。在 74 名患者的 89 个球形肺不张病灶中,下叶受累 33 例(45%),舌段受累 33 例(45%),

中叶受累 16 例(22%),上叶受累 7 例(9%)。球形肺不张可发生于单侧或双侧,直径常为 2～7 cm。

大多数球形肺不张的病例与石棉接触有关。然而,一些病例与胸膜增厚或积液的其他原因有关。病变可能在几个月或几年内发展和演进。在 74 例患者中,9 例发展为良性胸腔积液,13 例有缓慢增加胸膜增厚;在其余的 52 例患者中,球形肺不张表现为新发的病变,在早期胸片检查仅显示斑块或正常。

(3)石棉相关胸膜异常

1)胸膜斑:胸膜斑是石棉相关疾病最常见的影像学表现。X 线胸片上特征性表现为局灶性胸膜增厚,侧位 X 线片显示边缘不规则,正位 X 线片显示边缘锐利,通常为分叶状(图 61.7)。X 线胸片上斑块的典型分布是第 7 和第 10 肋骨之间的后外侧胸壁、第 6 和第 9 肋骨之间的侧胸壁、膈肌穹窿(几乎是诊断性的)和椎旁胸膜(图 61.8)。斑块可以是双侧对称的,也可以是不对称的,单侧出现较少,可呈光滑或结节状,厚度可达 1 cm。虽然非钙化胸膜斑是石棉相关疾病最常见的 X 线胸片表现,但钙化时更为明显,在 10%～15% 的病例中可见钙化(图 61.9,图 61.10)。虽然钙化斑块可以在任何部位看到,但最常见的部位是膈肌。胸膜斑的发病率与首次暴露的持续时间有关,在暴露后前 20 年罕见。胸膜斑的钙化与时间也有相似的关系,在首次暴露 30 年后更为常见(图 61.10)。

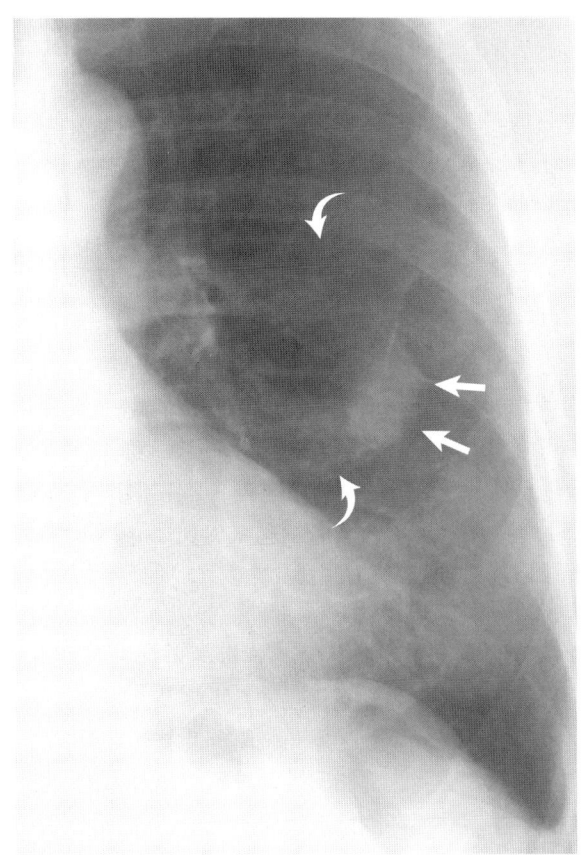

图 61.6 球形肺不张:影像学特征。左肺后前位 X 线胸片的放大图显示椭圆形病灶。外侧边缘(直箭)清晰(病灶与肺相邻),内侧边缘清晰(病灶与胸膜相邻),可以看到肺血管(弯箭)向病灶集聚(彗星尾征)。

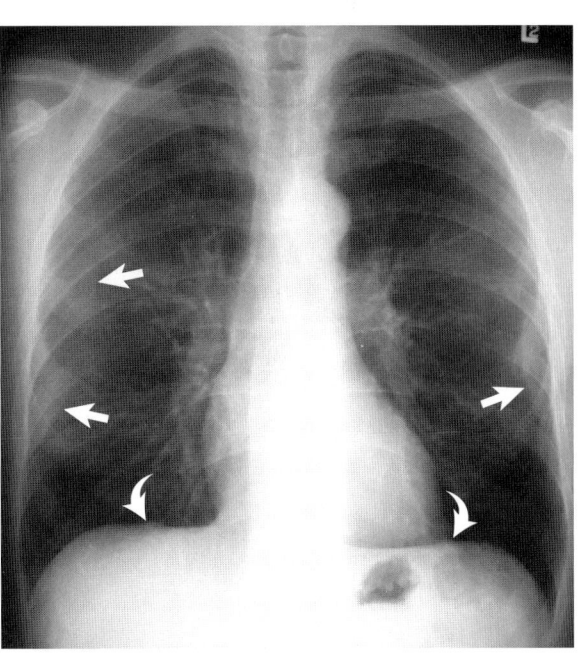

图 61.7 胸膜斑:影像学表现。后前位 X 线胸片显示沿胸壁(直箭)和横膈膜(弯箭)有多处局灶性胸膜增厚,这是胸膜斑块的特征表现。

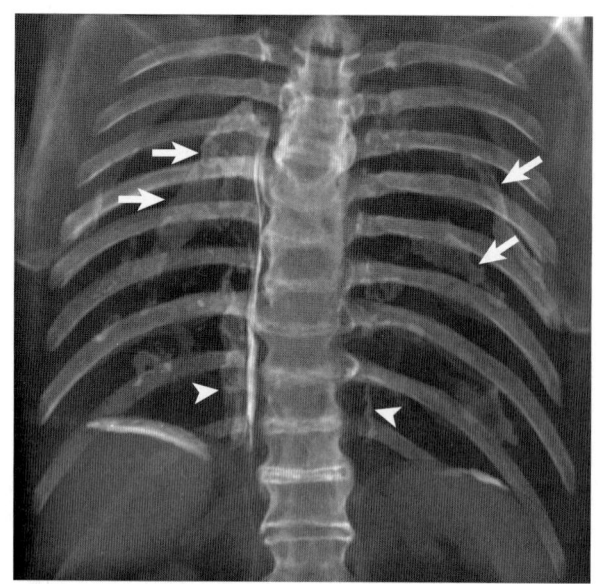

图61.8 胸膜斑:特征性分布。薄层CT的容积成像显示沿着肋骨(箭)、横膈膜和椎旁区域(箭头)的钙化斑块。此外,在右侧椎体旁区域有更为广泛的线状胸膜钙化。

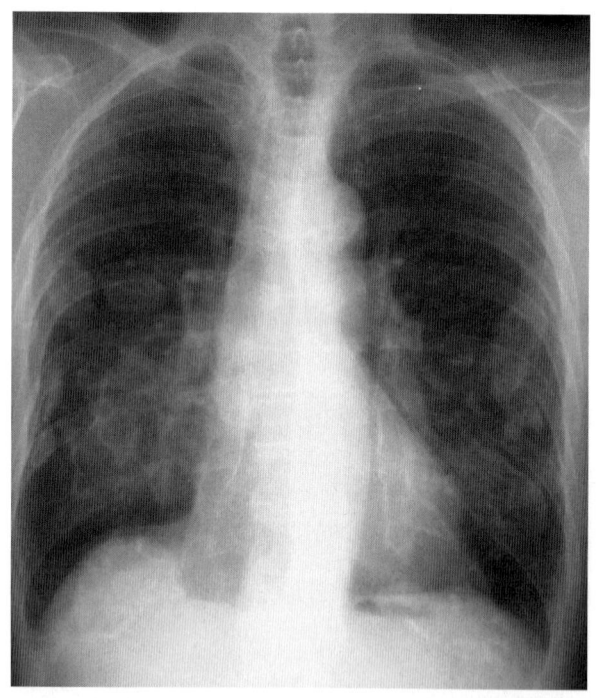

图61.9 钙化胸膜斑。后前位X线胸片显示大量双侧钙化胸膜斑。

对石棉暴露人群,尽管通过X线胸片检测斑块具有高度特异性,但其敏感性相对较差。经尸检或薄层CT证实的胸膜增厚病例中,X线胸片检出率仅为50%~80%(图61.11)。

2)弥漫性胸膜增厚:9%~22%石棉接触相关胸膜疾病的患者可见弥漫性胸膜增厚。潜伏期为10~

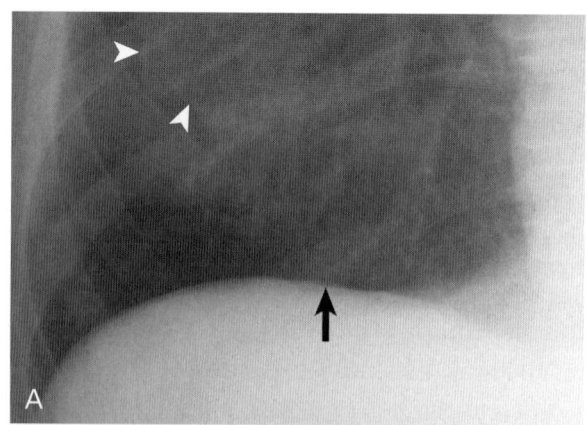

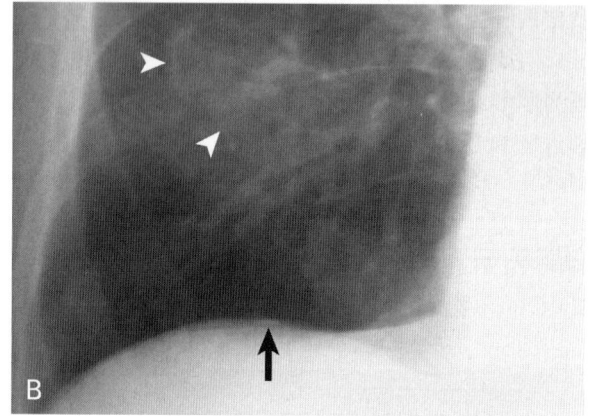

图61.10 胸膜斑:钙化的形成。(A)X线胸片显示右下侧非钙化性胸膜斑沿着前肋骨(箭头)和右侧横膈膜分布(箭)。(B)18年后的X线胸片显示沿着前肋骨(箭头)和右膈(箭)的钙化胸膜斑。

40年或以上。弥漫性胸膜增厚在影像学上表现胸膜厚度普遍性或多或少均匀性增加(图61.12)。脏层胸膜弥漫性增厚边界不锐利并且常延伸到实质的伴纤维索条("鱼尾纹"征)。局限性胸膜增厚和弥漫性胸膜增厚可同时出现在同一侧半胸腔。弥漫性胸膜增厚发生率随首次暴露时间的增加而增加,且与接触剂量有关。当X线胸片上至少有1/4的胸壁出现平滑、不间断的胸膜增厚时,通常认为存在异常。ILO的分类认为胸膜增厚呈弥漫性,且与消失的肋膈角是连续的。局限性胸膜下肺实质纤维化常无弥漫性肺间质纤维化。随着时间推移发生胸膜钙化并且可累及叶间裂。

兼备弥漫性胸膜增厚与胸膜外脂肪非常重要,但有时很困难。胸膜外脂肪通常导致双侧对称的"明显胸膜增厚",并逐渐变细或边缘不清晰,不能延伸到肋膈角。胸膜外脂肪通常也会出现在胸壁中部,在第4和第8肋骨之间,没有相邻的实质线状影。在X线胸片上区分脂肪和胸膜斑块可能比较困难,但在CT上很容易区分(图61.13)。

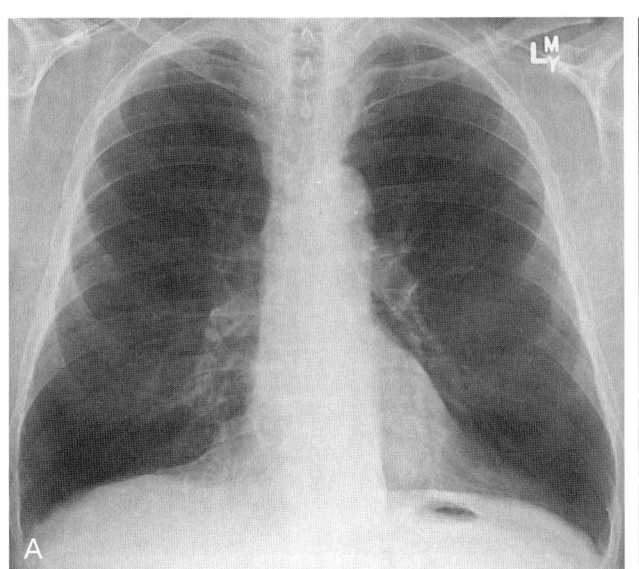

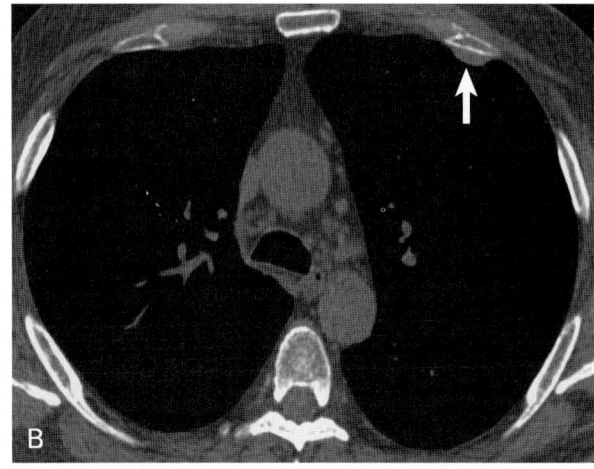

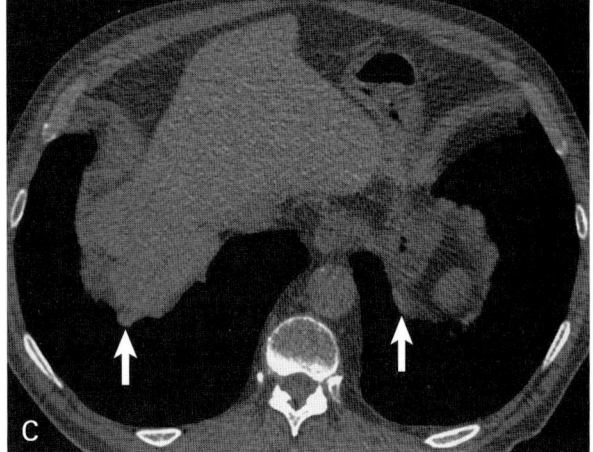

图 61.11　X 线胸片上不明显的胸膜斑。(A)后前位 X 线胸片未见明确的胸膜斑。(B) HRCT 显示左侧非钙化性胸膜斑(箭)。(C)膈水平层面 HRCT 显示双侧非钙化性膈胸膜斑(箭)。

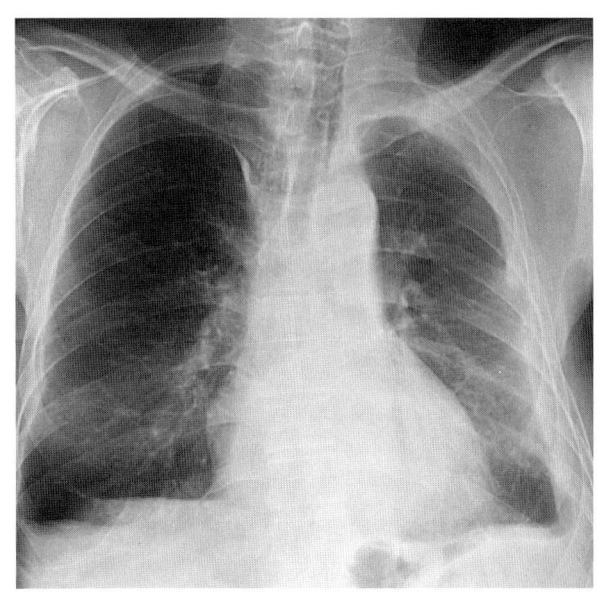

图 61.12　弥漫性胸膜增厚:影像学表现。X 线胸片显示左胸膜弥漫性增厚,沿侧胸壁的胸膜增厚表现为宽带状、均匀一致的高密度影,沿后胸壁的胸膜增厚表现为覆盖左下侧胸壁的模糊密度增高影。

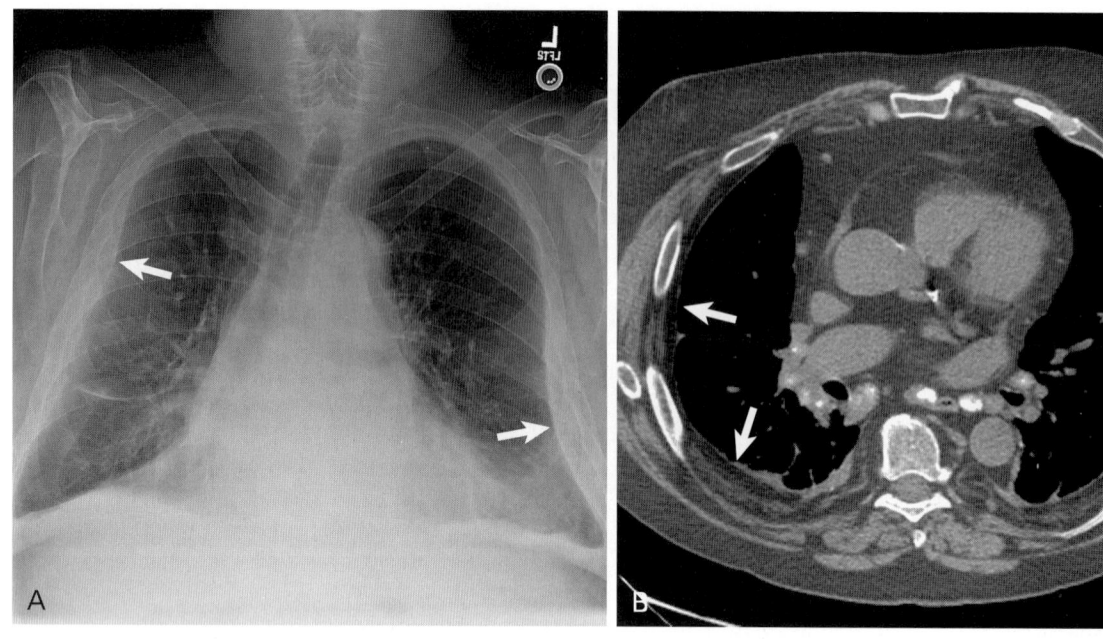

图61.13 类似弥漫性胸膜增厚的胸膜外脂肪。(A)后前位X线片显示双侧胸膜明显增厚(箭)。(B)轴面CT显示胸膜明显增厚是由于胸膜外脂肪堆积所致(箭)。与弥漫性胸膜增厚不同,胸膜外脂肪通常是对称的,不累及肋膈角,邻近区域也没有肺纤维化。

3) 胸腔积液:良性胸腔积液在石棉接触者中约占3%,是接触石棉后前20年内最常见的石棉相关异常。在一项对60名患者73例良性石棉相关胸腔积液的研究中,首次接触石棉的平均潜伏期为30年,时间范围为1~58年。积液可无症状或伴有发热和胸膜炎性胸痛。积液可能是单侧或双侧,持续数月。有关石棉相关胸腔积液发病率最全面的报道是一项对1135名接触石棉工人和717名对照受试者的研究,首先良性石棉积液的定义为:①有石棉接触史;②通过X线胸片、胸腔穿刺术或两者同时证实有积液;③无其他可能导致积液的非肿瘤性疾病;④3年内无恶性肿瘤。根据这些标准,石棉暴露人群中发现34例(3%)良性积液,而在对照组中没有发现。出现积液的可能性与暴露剂量有关。潜伏期比其他石棉相关疾病短,接触后20年最常见的异常是胸腔积液。大多数为少量胸腔积液,28%存在复发,66%患者无症状。石棉相关的胸腔积液可完全消退或导致残留的轻度胸膜增厚,也可导致肋膈角变钝或弥漫性胸膜增厚。

4) 间皮瘤:间皮瘤的X线胸片特征将在第74章讨论。

2. CT

(1) 石棉相关肺异常

1) 石棉肺:HRCT显示石棉肺最常见的表现为小叶内线状影(网状)、小叶间隔不规则增厚、非坠积性磨玻璃影、胸膜下小圆形或分支状影、胸膜下曲线

样影和肺实质索条影(图61.14,图61.15)。胸部异常主要累及肺基底的外周和背侧区域。磨玻璃影定义为血管清晰可见的密度增高区。石棉暴露者非坠积性磨玻璃影可能反映了超出CT显示能力的轻度肺泡纤维化、炎症或水肿。坠积性磨玻璃影尤其常见于慢性阻塞性肺病患者,代表肺不张改变,而不是石棉相关疾病。紧邻厚胸膜斑的磨玻璃影也通常代表压迫性肺不张,而不是纤维化或炎症。较小的、圆(点状)形的、分支状的胸膜下影是HRCT上最早出现的石棉相关肺实质异常。通常,在胸膜下数毫米处可见小叶中心(图61.16)。它们反映了与石棉接触相关的最早肺部异常,即呼吸性细支气管管壁纤维化(图61.1)。在X线胸片表现正常的患者中,CT上经常可见胸膜下点样和分支样影,显示已发展为胸膜下纤维化。胸膜下曲线影是位于胸膜1cm内平行于胸壁内侧的不同长度的高密度影(图61.17)。大多数长约5~10cm。它们最常见于早期疾病,可能反映胸膜斑附近的肺不张或纤维化。肺实质索条是肺内线条状病变,通常毗邻胸膜增厚区,长度约2~5cm(图61.18)。病理相关研究表明它们与支气管血管周围或小叶间隔纤维化伴肺实质结构紊乱有关。与其他肺纤维化的原因相比,石棉肺的肺内索条更为常见。例如,在一项研究中,79%的石棉肺患者有肺实质索条,相比之下,11%的特发性肺纤维化患者存在有肺实质索条。和其他肺间质纤维化的原因一样,次级小叶的结构扭曲和不规则的小叶间隔增厚在石棉肺中

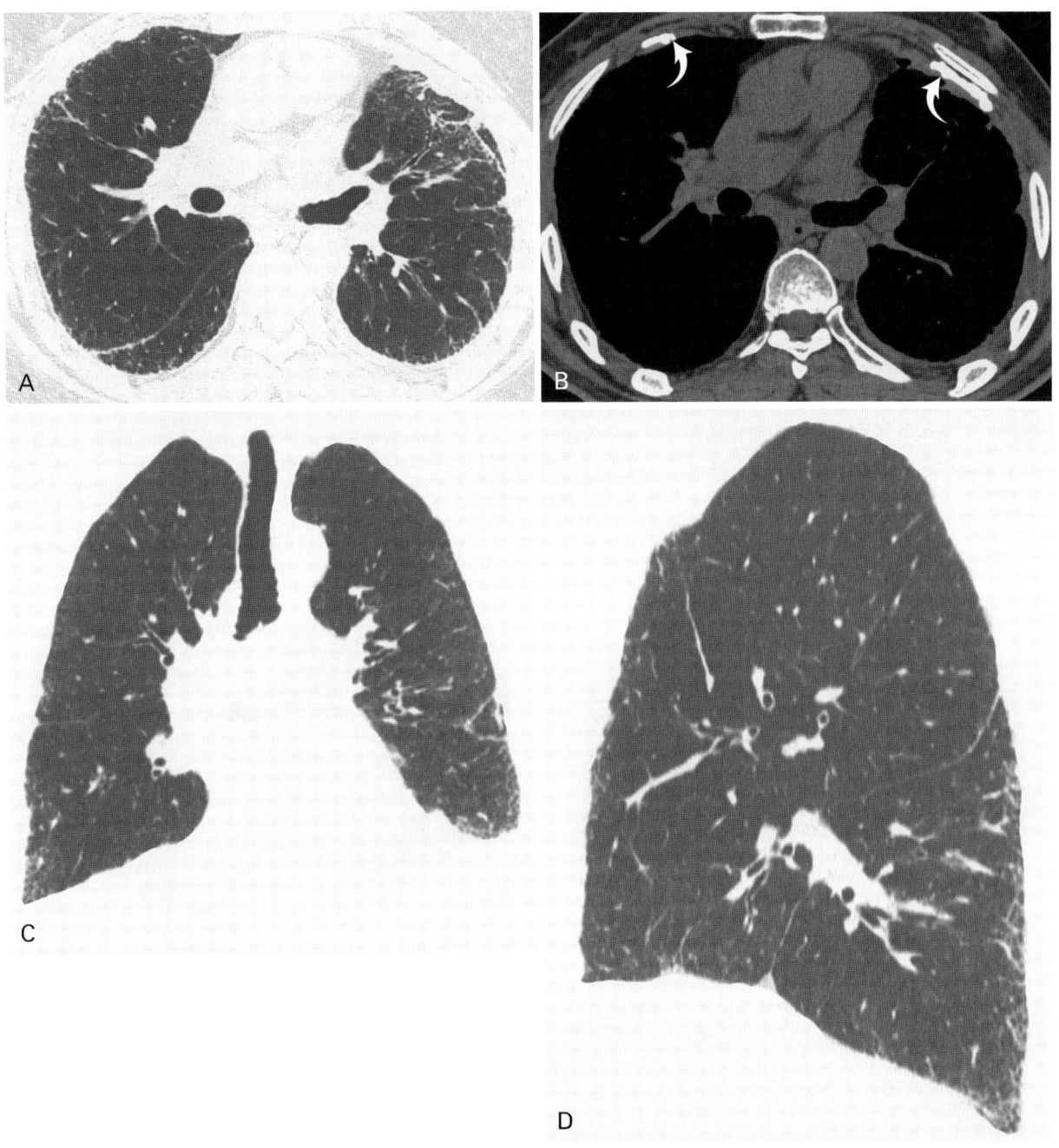

图 61.14 石棉肺:HRCT 表现。(A)患者仰卧位 HRCT 显示主要为双侧胸膜下小叶影和不规则的小叶间隔增厚,还可见左肺上叶非坠积性磨玻璃影和结构扭曲。(B)软组织窗 HRCT 显示双侧胸膜钙化斑块(箭)和左侧弥漫不规则的胸膜增厚。冠状面(C)和矢状面(D)CT 重建显示主要分布于胸膜下区的纤维化。

很常见。随着纤维化的进展,以不规则线状影及蜂窝肺为主。石棉肺内异常主要累及肺下区的胸膜下区域。纤维化常与相邻脏器胸膜增厚相关(图 61.14)。即使在停止石棉接触后,石棉肺也会随着时间的推移而发展(图 61.19)。

与其他可能导致纤维化的疾病类似,坠积性肺不张可能近似或掩盖早期纤维化,因此,这类患者进行CT 检查时,必须是仰卧位和俯卧位同时检查,或仅

俯卧位检查。CT 上也可以发现在 X 线胸片上不明显的实质异常。在对 169 名接触石棉的工人的HRCT 表现和肺功能检查结果回顾显示,X 线胸片正常(ILO 的分类评分低于 1/0)但 CT 异常符合石棉肺有 57 人,其肺活量和一氧化碳扩散能力明显低于 CT正常的工人。

在 HRCT 上有石棉肺表现的患者中约 95%～100%可见石棉相关胸膜疾病。

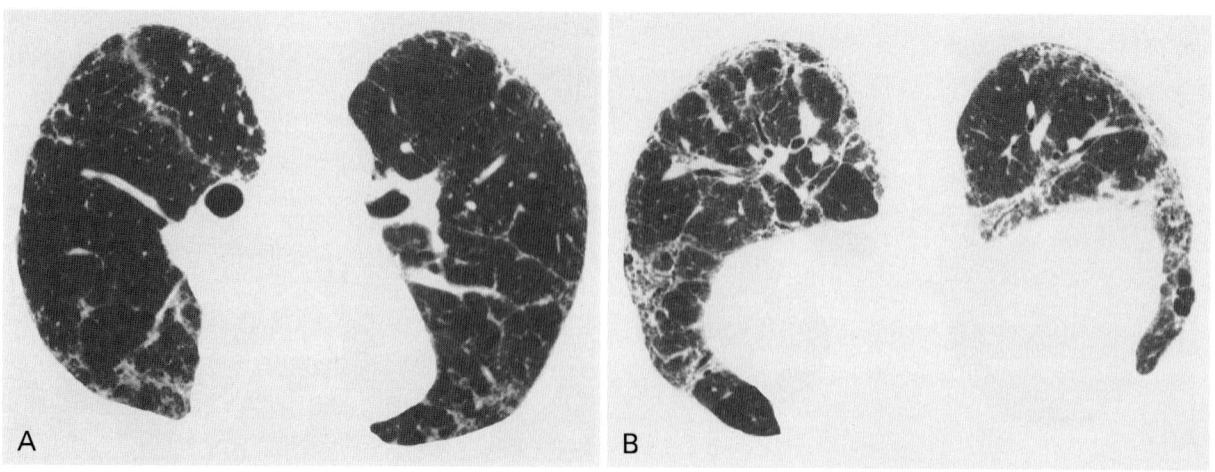

图61.15 石棉肺伴严重纤维化:HRCT 表现。(A)、(B)患者俯卧位 HRCT 显示双侧位于胸膜下的小叶影和小叶间隔不规则增厚,合并结构扭曲和轻度胸膜下蜂窝样改变,也可见非坠积性磨玻璃影。HRCT 表现与特发性肺纤维化相似。

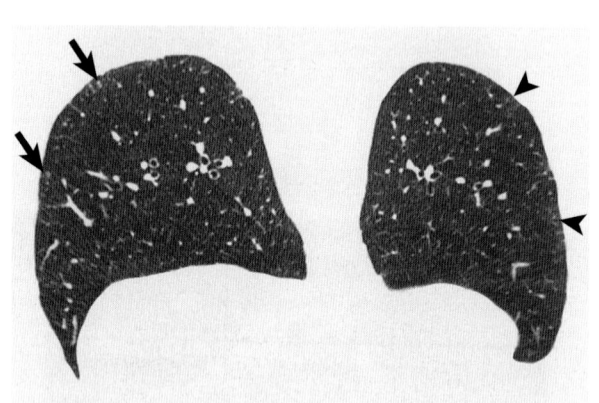

图61.16 早期石棉肺的胸膜下结节。患者俯卧位 HRCT 显示小的、圆形(点状)胸膜下病变(箭)和牵拉性细支气管扩张(箭头),反映石棉暴露有关最早的肺部异常,即呼吸性细支气管壁纤维化。(鸣谢 Dr. Jorge Kavakama, São Paulo, Brazil.)

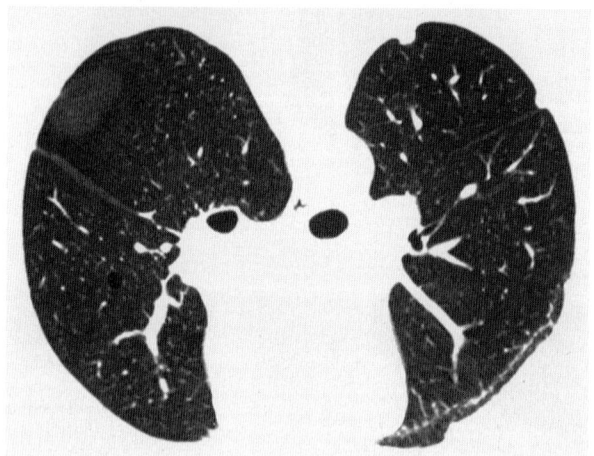

图61.17 胸膜下曲线样病灶。患者俯卧位 HRCT 显示坠积肺区邻近胸膜斑的曲线样病灶和磨玻璃影。虽然胸膜下曲线样病灶可能代表纤维化,但该患者没有纤维化的证据。曲线样病灶和坠积性磨玻璃影是肺不张导致的。(鸣谢 Dr. Jorge Kavakama, São Paulo, Brazil.)

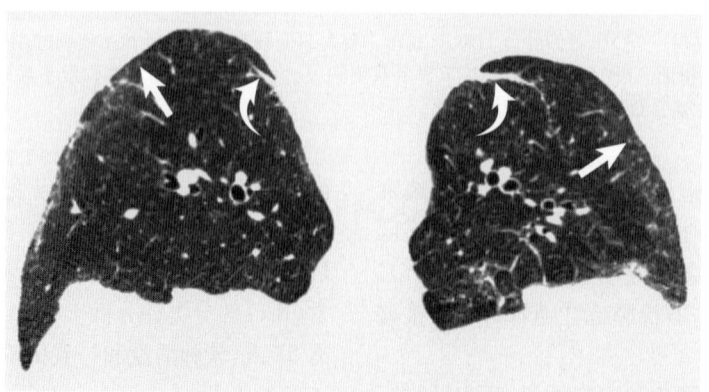

图61.18 早期石棉的肺实质带。患者俯卧位 HRCT 显示双侧肺实质带(弯箭)、小圆形病灶(直箭)、非坠积性肺磨玻璃影和极少的网状结构,还可见双侧膈肌胸膜斑。

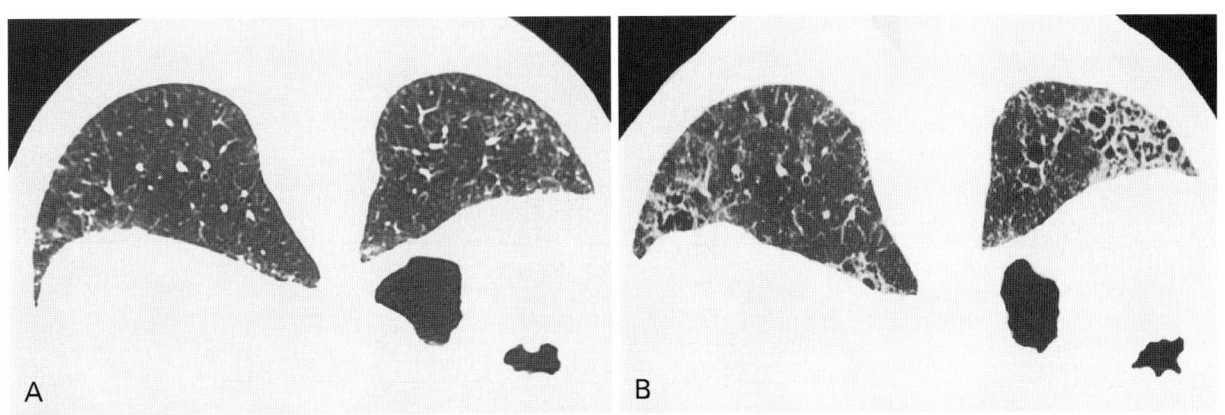

图 61.19 石棉肺:纤维化随时间进展。(A)HRCT 表现为左下叶网状、牵拉性支气管扩张和早期蜂窝状改变,右肺基底部有轻度纤维化。(B)5 年后随访 HRCT 显示纤维化明显进展。(鸣谢 Dr. Jorge Kavakama, São Paulo, Brazil.)

2) 球形肺不张:CT 上球形肺不张的特征表现包括肺外周的圆形或椭圆形病灶,邻近胸膜增厚或胸腔积液区,伴肺血管和支气管聚集并弯向病灶边缘(彗星尾征;图 61.20)。球形肺不张呈锐角或钝角与胸膜相连,可累及单侧或双侧(图 61.21)。由于球形肺不张代表了萎陷的肺实质,静脉注射对比剂后明显强化,表现为局部肺容量消失,如叶间裂移位。球形肺不张有时需要多平面重建才能清晰显示,尤其当与膈肌相邻时。

在大多数情况下,球形肺不张可以通过上述特征性表现以明确诊断。然而,针对形态不规则的非典型病例,或病变区大小超出了肺容量的减少,或不伴邻近血管弯曲,需要密切随访或针吸活检,以排除肿瘤(图 61.22)。

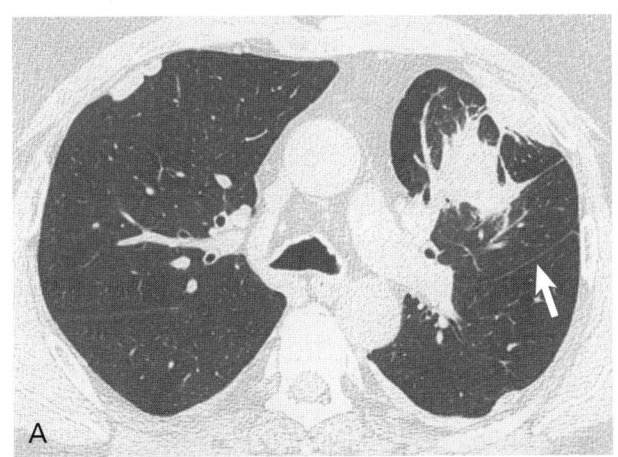

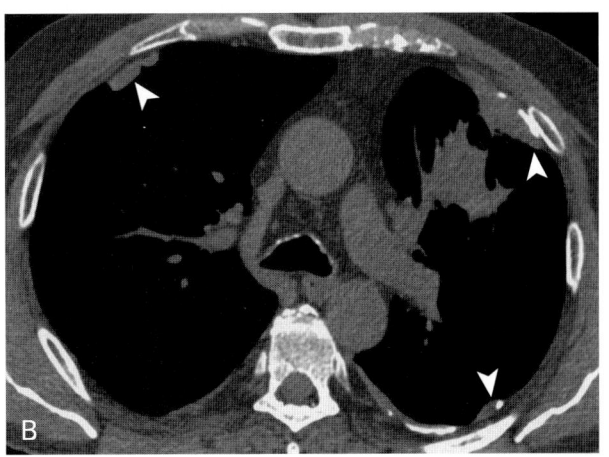

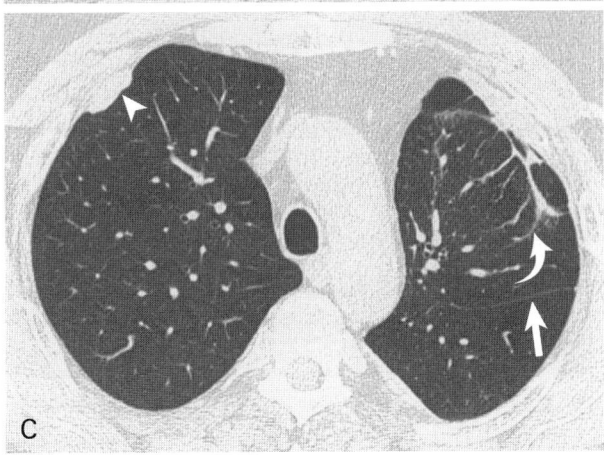

图 61.20 球形肺不张。(A)HRCT 显示左肺上叶不规则的肿块伴带状病灶向胸膜增厚区延伸,左上叶体积缩小造成左侧水平裂向前弯曲移位(直箭)。(B)软组织窗 HRCT 显示双侧钙化性和非钙化性胸膜斑(箭头)。(C)HRCT 显示肺血管(弯箭)向胸膜增厚区域集聚,同时还发现左侧水平裂向上前移位(直箭)和右侧胸膜斑(箭头)。

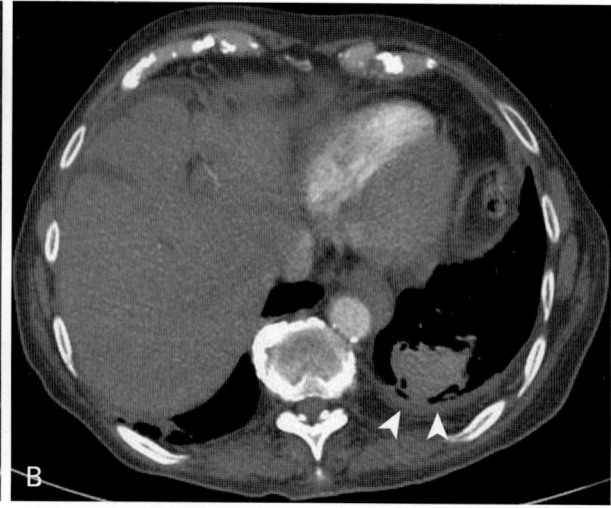

图 61.21　球形肺不张。（A）一位石棉暴露患者的 CT 显示左肺下叶肿块影，肺血管向其弯曲，与球形肺不张一致。左肺下叶容积减小，左侧斜裂向后移位（箭）。（B）软组织窗 CT 显示肿块附近胸膜增厚（箭头）。

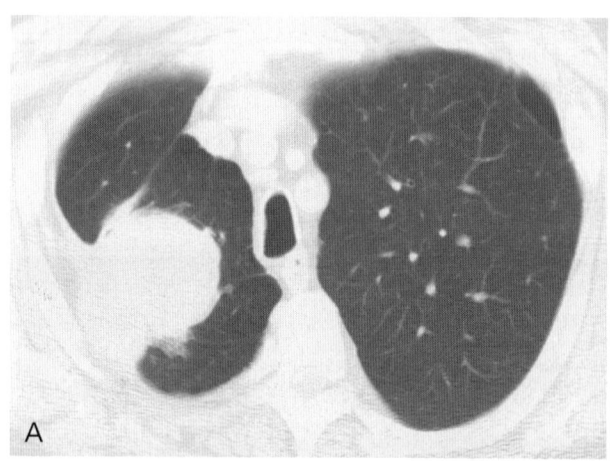

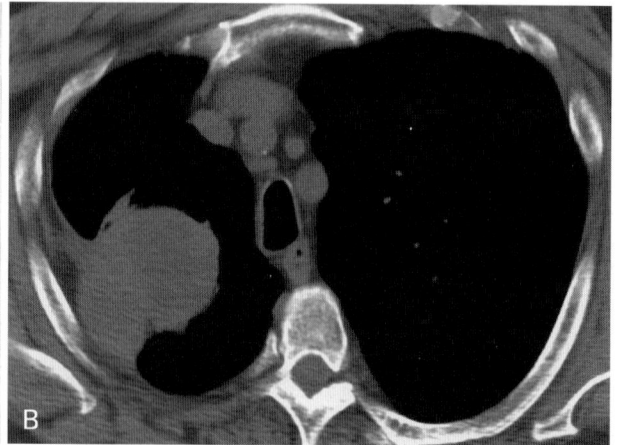

图 61.22　类似球形肺不张的肺癌。（A）CT 显示右上叶肿块与胸膜增厚区域相邻。血管向肿块边缘弯曲，并伴有右上叶体积缩小。（B）软组织窗 CT 证实肿块邻接胸膜增厚。胸膜外脂肪的存在提示胸膜增厚是长期存在的。虽然某些特征与球形肺不张相一致，但肿块的大小与肺容量缩小的程度不成比例。肺组织缩小到原来体积的 10% 左右。肺活检证实存在肺癌。支气管恶性肿瘤导致结缔组织增生反应可以形成类似球形肺不张的肺容量缩小。

（2）石棉相关胸膜异常

1）胸膜斑：HRCT 对胸膜斑的检测敏感性高于 X 线胸片（图 61.11）。HRCT 上胸膜斑的特征性表现为局限性胸膜增厚，由薄层脂肪将其与肋骨和胸膜外软组织分开（图 61.23，图 61.24）。虽然胸膜斑可不对称分布，但通常是双侧性的。据文献报道胸膜斑钙化见于 10%～15% 的病例，但多数研究者观察发现临床实际上低于预期（图 61.25）。钙化可呈点状、线状或融合状。由于只有胸膜外脂肪和胸内筋膜通过肋骨内侧，大多数患者这些结构非常薄，CT 上难以辨认，所以当存在胸膜斑时较容易识别。位于肋骨内侧的厚度约 1～2 mm 的胸膜斑在 CT 上容易诊断。椎旁区缺乏正常的软组织结构，此区域的胸膜增厚也

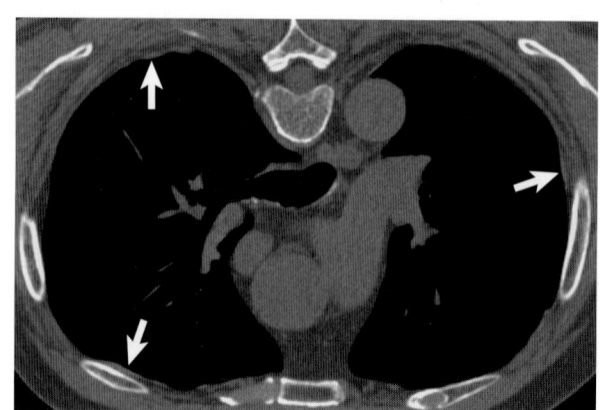

图 61.23　胸膜斑：HRCT 表现。HRCT 显示胸膜斑的特征性表现为胸膜增厚区域（箭）被层薄脂肪将其与下面的肋骨和胸膜外软组织分隔开来。

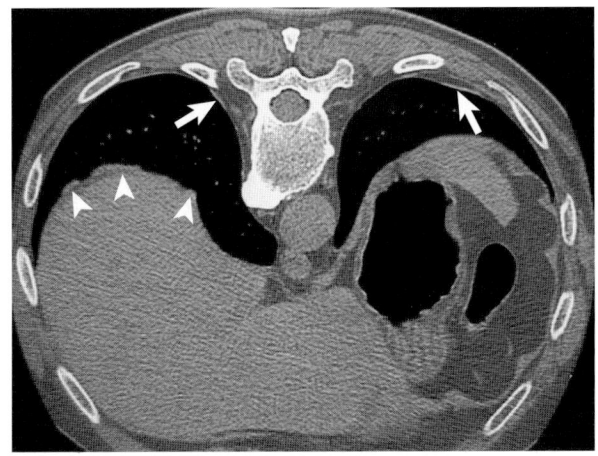

图 61.24 膈肌和肋胸膜斑。HRCT 显示沿肋间隙和椎旁区域（箭）以及沿右侧膈肌（箭头）的胸膜斑。（鸣谢 Dr. Jorge Kavakama，São Paulo，Brazil.）

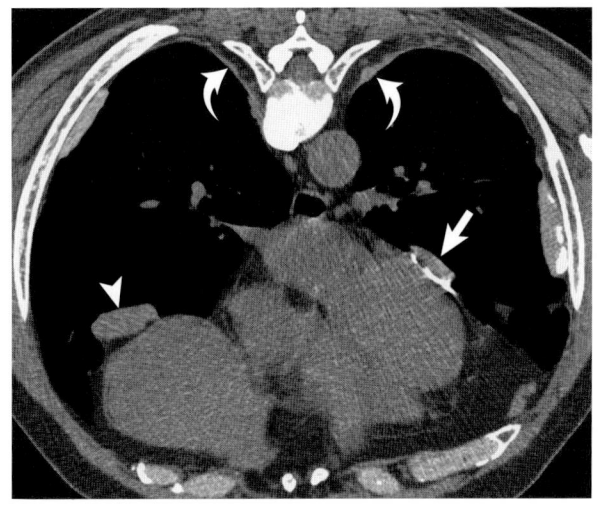

图 61.26 椎旁和纵隔胸膜斑。HRCT 显示椎旁（弯箭）、纵隔（直箭）、膈肌（箭头）和肋胸膜斑。

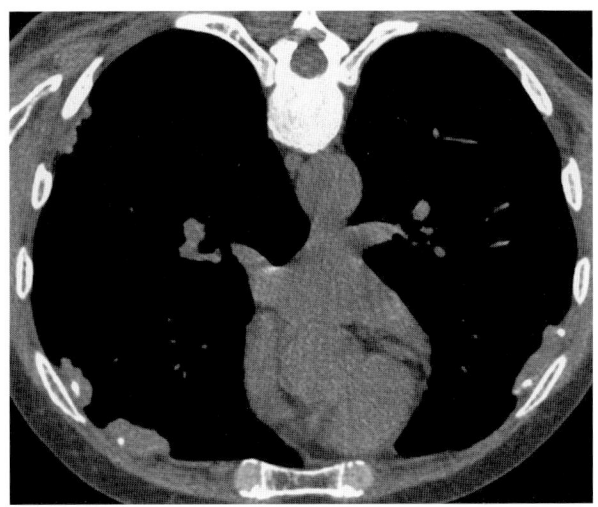

图 61.25 胸膜斑钙化。HRCT 显示双侧钙化性和非钙化性胸膜斑。

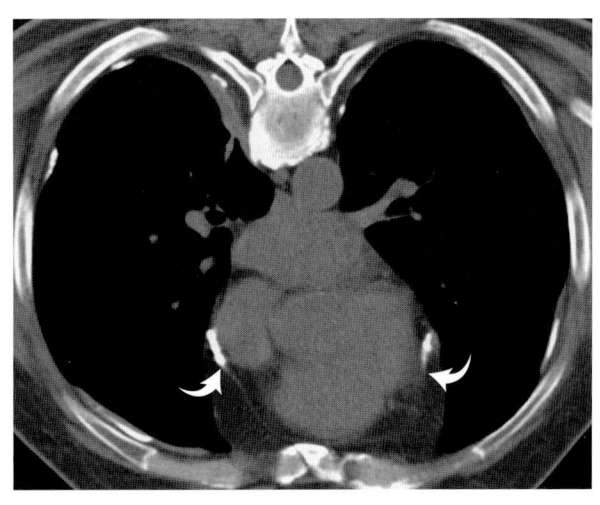

图 61.27 心包斑。HRCT 显示心包增厚和钙化灶（弯箭）与心包斑表现一致，还可发现钙化性和非钙化性椎旁和肋胸膜斑。

较容易确认（图 61.26）。

　　约 40% 的石棉相关胸膜疾病患者 CT 上可见纵隔胸膜斑（图 61.26）。较少情况下，斑块可累及心包（图 61.27）。有时，石棉暴露可导致心包纤维化，伴或不伴相关的心包积液或钙化，但很少出现缩窄性心包炎。

　　胸膜斑常累及膈胸膜，因横膈基本平行于 CT 扫描平面，该位置上非钙化斑块较难被发现（图 61.24），冠状面或矢状面 CT 重建更容易显示非钙化斑块（图 61.28）。然而，有些患者的膈胸膜斑在肺基底以下的后肋膈角深处，此位置胸膜病变定位在壁层胸膜，因为只有壁层胸膜存在于肺基部以下。极少情况下，胸膜斑可累及叶间裂，定位于脏层胸膜面（图 61.29）。

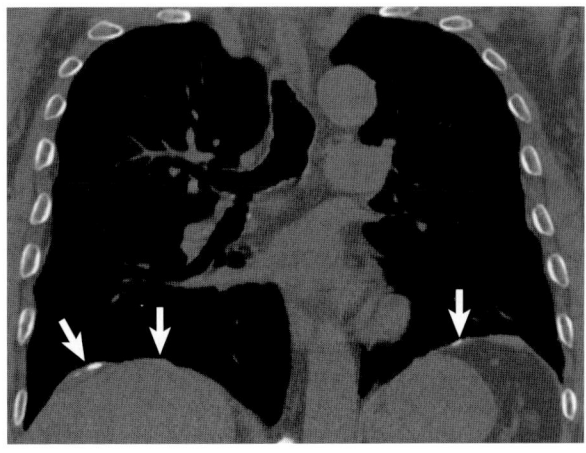

图 61.28 膈胸膜斑。冠状面 CT 重建显示双侧钙化性和非钙化性的膈胸膜斑（箭）。

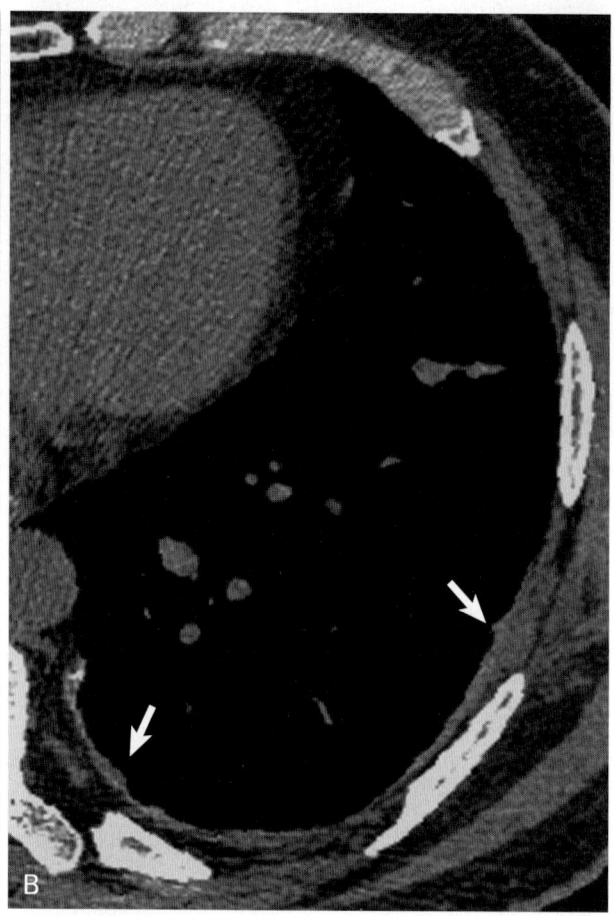

图 61.29　左侧斜裂胸膜斑。(A)左肺 HRCT 显示左侧斜裂局灶性结节状增厚(箭),与胸膜斑表现一致。(B)软组织窗 CT 证实存在胸膜斑,并显示左侧肋胸膜和椎旁胸膜广泛增厚(箭)。

2)弥漫性胸膜增厚:弥漫性胸膜增厚在 CT 上定义是存在横向至少 5 cm 且头尾位向至少 8 cm 的片状胸膜增厚(图 61.30)。如前所述,根据 ILO 定义只有存在胸膜增厚与消失的肋膈角相连续时,才能认为是弥漫性胸膜增厚。对 100 名接触石棉工人的研究显示,7 名工人在 CT 上有明显的弥漫性胸膜增厚。与石棉接触相关的弥漫性胸膜增厚可有钙化(图 61.30)。钙化通常呈局灶性和轻度的,但偶尔也是广泛的(图 61.31)。

在 HRCT 上,弥漫性胸膜增厚区域与相邻肺之间的边缘常是不规则的,这是肺实质纤维化的结果。相反,胸膜斑常有锐利的边界。通常对侧胸膜也存在异常,如弥漫性胸膜增厚或斑块。弥漫性胸膜增厚常累及毗邻椎旁沟的壁层胸膜,但很少累及纵隔胸膜(图 61.32)。纵隔胸膜受累情况在 CT 上评估较为容易,有助于鉴别良、恶性胸膜增厚。对 19 名患者的研究显示,8 例肺纤维化患者中只有 1 例有纵隔胸膜增厚,相比之下,11 例间皮瘤患者中 8 例有纵隔胸膜

增厚。

胸膜疾病严重程度与石棉肺有显著相关性。有研究显示在 HRCT 上 14% 的无胸膜增厚的石棉暴露患者、56% 的局灶性斑块患者和 88% 的弥漫性胸膜增厚患者可见肺纤维化表现。然而,胸膜增厚和斑块通常发生在没有肺纤维化的情况下。石棉肺也可以不伴胸膜斑,但这更不常见。

3)胸腔积液:一些有石棉暴露史的个体表现为胸腔积液,积液是渗出性且常为血性的(图 61.33)。

4)间皮瘤:间皮瘤的 CT 表现将在第 74 章讨论。

3. 影像检查的选择　有石棉接触史但无疾病表现的个人,初次接触石棉的时间为 10 年或以上,可每 3~5 年进行一次 X 线胸片和肺功能检查,以确定是否有石棉相关疾病。有石棉接触史的个人也有患石棉相关恶性肿瘤的风险,但对此还没有定期进行肺癌或间皮瘤健康监测的指南。

X 线胸片在 1/0 分类水平(ILO 分类系统)鉴别石棉肺的敏感性约为 90% 或略低,相应的特异性为

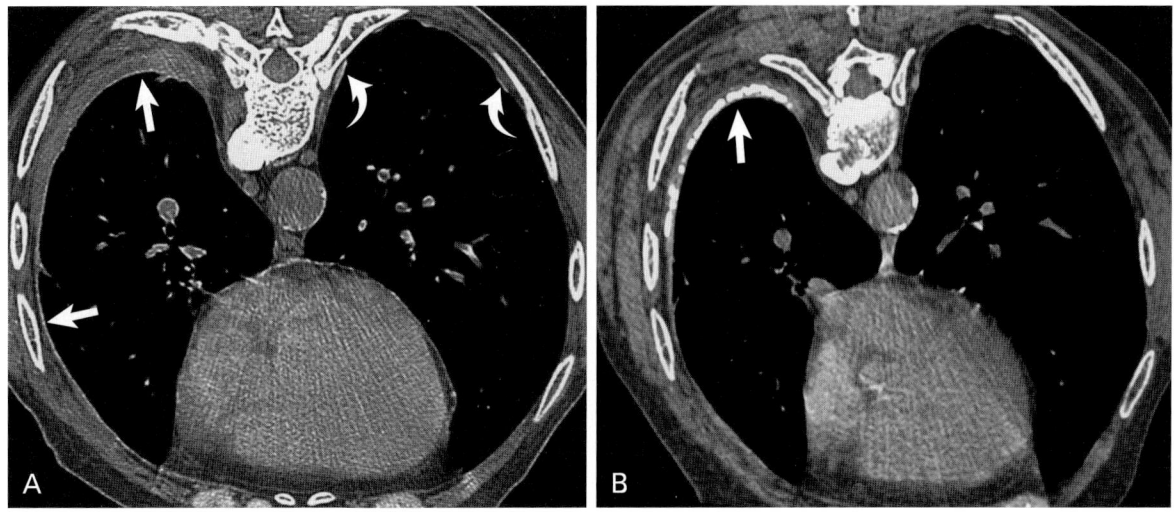

图 61.30 弥漫性胸膜增厚:CT 表现。(A)有石棉暴露史患者的 CT 显示右侧弥漫性胸膜增厚(直箭),左侧胸膜斑(弯箭)。(B)6 年后随访 CT 显示弥漫性胸膜增厚伴广泛钙化(箭)。(鸣谢 Dr. Jorge Kavakama, São Paulo, Brazil.)

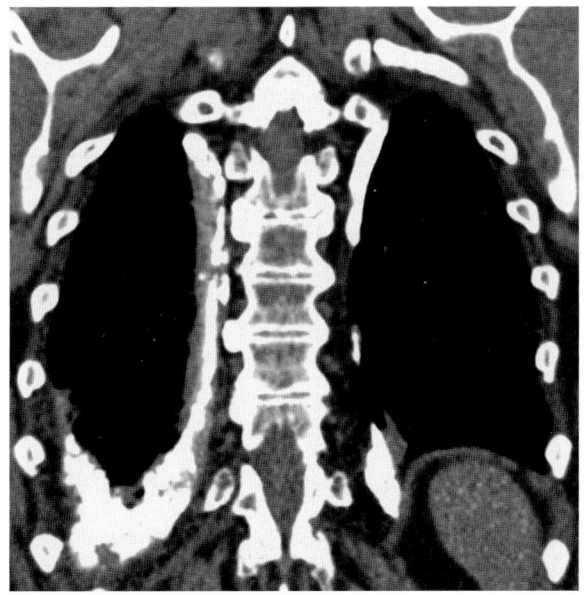

图 61.31 钙化弥漫性胸膜增厚。有石棉暴露史患者的冠状面 CT 重建显示右侧胸膜弥漫性增厚伴钙化,左侧椎旁胸膜钙化斑。

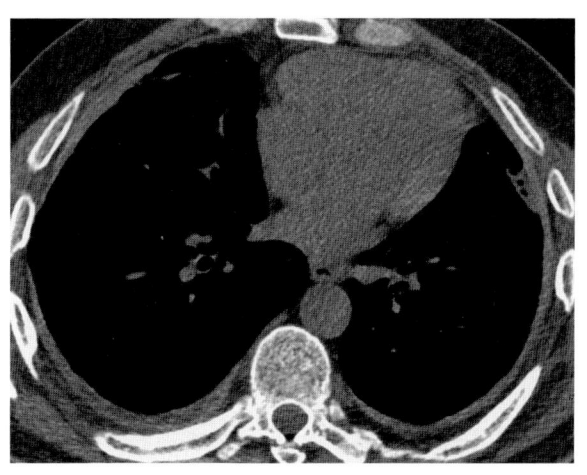

图 61.32 弥漫性胸膜增厚。有石棉暴露史患者的 CT 显示双侧胸膜弥漫性增厚,累及椎旁胸膜和肋胸膜,但纵隔胸膜未受影响。纵隔胸膜是否正常有助于鉴别良恶性胸膜增厚。

图 61.33 良性胸腔积液。CT 表现为右侧胸膜钙化斑和左侧少量胸腔积液。钙化斑的存在表明该患者首次接触石棉发生在 30 年前。在如此长的潜伏期后出现胸腔积液增加了发生间皮瘤的可能性。良性石棉相关胸腔积液的诊断基于临床病史、胸腔积液时没有间皮瘤征象、积液自发吸收以及随访无复发。据报道,良性石棉相关胸腔积液发生于石棉暴露后 1~58 年。

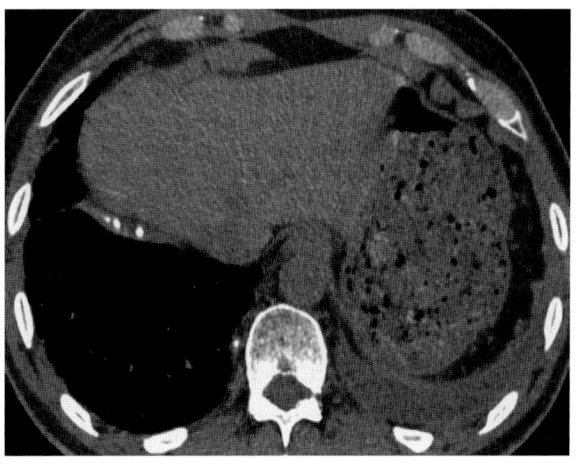

93%。HRCT发挥了重要作用,尤其是当有经验的阅片者对X线胸片异常存在分歧,或者X线胸片表现模棱两可,或者X线胸片正常但患者有肺功能损害,或者广泛的胸膜异常不能清楚显示肺实质时。HRCT对石棉肺的诊断比X线胸片敏感得多,尽管HRCT表现正常也不能完全排除石棉肺。HRCT在检测胸膜斑方面也比X线胸片敏感得多,而且具有更高的特异性,可以区分胸膜增厚和胸膜外脂肪。

(六)鉴别诊断 石棉肺的诊断需要肺纤维化的存在,足够的持续时间和潜伏期,以及一定强度的石棉暴露史。潜伏期受暴露时间和强度的影响。在北美地区目前的暴露条件下,潜伏期通常为20年。鉴于ILO分类与职业性肺病补偿制度紧密联系,异常X线胸片及其解读仍然是确定肺纤维化最重要的初始因素。当X线胸片或肺功能异常不确定时,HRCT扫描通常有助于显示纤维化和胸膜异常,这些改变高度提示石棉暴露。在临床和影像学上,石棉肺类似于其他间质性肺疾病,特别是特发性肺纤维化。鉴别诊断主要基于石棉暴露史和与石棉暴露一致的胸膜异常的影像学表现。在某些情况下,确诊可能需要肺活检。

球形肺不张的主要鉴别诊断为肺癌(图61.22)。虽然大多数病例可以在CT上作出鉴别诊断,但这些患者通常需要随访。球形肺不张通常是静止的或生长非常缓慢。鉴别球形肺不张与癌性肺不张最可靠的特征是肺不张边缘的支气管血管束聚集。一项研究比较了12例球形肺不张和12例外观相似肿块的CT表现。所有的检查征象中,支气管血管纹理聚集是鉴别球形肺不张和相似疾病最好的特征,但是敏感性只有83%,特异性为92%。此外,球形肺不张区域可以发生肿瘤。对于CT不能诊断的患者,可通过穿刺活检或FDG-PET进一步评估。在一项针对9例患者的10例球形肺不张的研究中,FDG-PET显示所有病变均为阴性(即FDG摄取量与纵隔血池相似或小于纵隔血池)。

双侧胸膜斑几乎都与石棉接触有关。然而,孤立性胸膜斑块和弥漫性胸膜增厚可能与结核、创伤或血胸有关。胸腔积液和弥漫性胸膜增厚患者的主要鉴别诊断是间皮瘤。间皮瘤通常是进行性的,在发现时可能有症状。当存在严重的肺纤维化和间皮增生时,在临床、影像学和组织学上的区分可能很困难。间皮瘤的表现将在第74章讨论。

要点:石棉相关的肺和胸膜疾病

- 据估计,美国有800万~900万人职业性接触石棉,这种接触最终将导致30万人死亡
- X线胸片在检测石棉相关胸膜和实质异常以及评估疾病进展方面起着重要作用。然而,15%~20%的石棉肺患者和20%~50%的胸膜斑块患者的X线胸片检查结果为假阴性
- 石棉肺
  - 潜伏期通常超过20年(平均40±10年)
  - 肺纤维化程度与暴露剂量正相关
  - 15%~20%病例的X线胸片正常
  - 俯卧位HRCT是最佳的成像方式
  - HRCT上表现为肺内网格状结构,胸膜下线状影和索条影
  - 大多数石棉肺患者在CT上也会出现胸膜斑或弥漫性胸膜增厚
- 球形肺不张
  - 预计潜伏期为10~40年
  - CT通常表现为圆形或卵圆形高密度影,肺容量减少,邻近局灶性胸膜增厚
  - 常见相邻肺血管和支气管向病灶边缘集束(彗星尾征)
  - 静脉注射对比剂可显著强化
  - 通常FDG摄取量与纵隔血池相似或小于纵隔血池
  - 通常需要随访确认病变无变化
- 肺癌
  - 石棉相关的肺癌可能占所有肺癌死亡的2%~3%
  - 潜伏期为10~60年以上(平均为46年)
  - 最常见于有石棉肺影像学证据的患者
  - 病灶位于肺下叶可能性最大
- 胸膜斑
  - 石棉暴露最常见的表现
  - 通常见于首次石棉暴露后20~30年
  - 钙化斑块在暴露30年后才较为明显,可能比文献报道的要常见得多
  - 胸膜局限性增厚的区域,由薄层的脂肪与肋骨和胸膜外软组织分隔开
- 弥漫性胸膜增厚
  - 发生于9%~22%的有胸膜疾病的石棉暴露工人

- ■ 潜伏期为 10～40 年
- ■ 平滑、连续的胸膜增厚,横向宽度至少 5 cm,头尾位宽度至少 8 cm
- ■ 肺纤维化常累及椎旁区,但不到 15％ 的病例发生纵隔胸膜增厚
- 胸腔积液
  - ■ 石棉工人中发生率约 3％
  - ■ 石棉暴露后 20 年内最常见的石棉相关异常
  - ■ 潜伏期为暴露后 1～58 年,差异较大
  - ■ 通常为少量积液,呈单侧或双侧,持续数月或复发性
- 间皮瘤(参见第 74 章)
  - ■ 石棉首次暴露后的头 10～15 年内,发病风险几乎为零,但此后逐渐增加
  - ■ 平均潜伏期为 46±12 年
  - ■ 约 80％～90％ 的病例有单侧片状或分叶状胸膜增厚
  - ■ 约 85％ 的病例有纵隔胸膜增厚

推荐阅读

Champlin J, et al. Imaging of occupational lung disease. Radiol Clin North Am. 2016;54(6):1077 – 1096.

Cox CW, et al. State of the art: imaging of occupational lung disease. Radiology. 2014;270(3):681 – 696.

Norbet C, et al. Asbestos-related lung disease: a pictorial review. Curr Probl Diagn Radiol. 2015;44(4):371 – 382.

参考文献见 ExpertConsult.com.

第62章

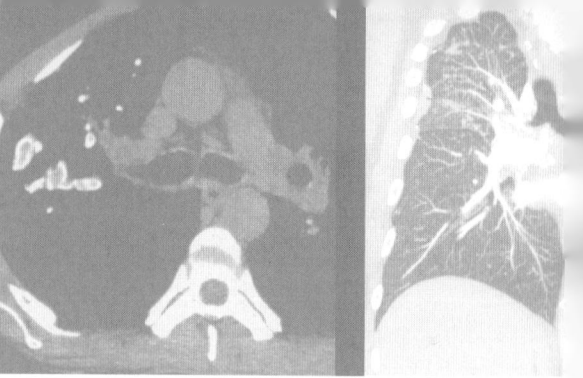

矽肺与煤工尘肺[*]

Stephen B. Hobbs

（一）**病因** 矽肺和煤工尘肺（coal workers' pneumoconiosis，CWP）均为职业性肺病。矽肺是由于持续接触过量的可吸性二氧化硅而引起，而 CWP 是由于接触含碳物质而引起（黑肺）。可吸入性结晶硅酸盐和煤尘进入肺部，引起肉芽肿和纤维化改变，引起肺部影像和病理改变。硅是一种天然矿物，主要由二氧化硅（SiO_2）组成。它以两种形式存在：引起矽肺的晶体二氧化硅和无毒性的无定形二氧化硅。晶体二氧化硅的三种最常见形式为：石英、方石英和鳞石英，其中石英是可吸入性二氧化硅的最常见形式。

矽肺和 CWP 的诊断是基于二氧化硅和煤尘职业暴露患者典型的弥漫性结节或网状结节的影像学表现。国际劳工组织（ILO）尘肺病 X 线胸片国际分类的使用指南最近于 2011 年更新，包括数字图像的解释标准，它是尘肺病患者参与程度最高、最为广泛接受的分类方法。其中是否有矿物粉尘（包括二氧化硅）暴露史是诊断尘肺的重要条件。ILO 分类系统采用分步法来评价 X 线胸片，采用 ILO 的标准 X 线胸片为参考进行比对，用标准命名描述形状、大小、位置和形态各异的病灶。

（二）**发病率及流行病学** 由于二氧化硅在地壳中普遍存在，从事隧道挖掘、采矿、喷砂和采石等职业的工人不可避免地会接触到二氧化硅。容易接触到二氧化硅的其他职业包括玉石抛光工人、铸造和陶器工人、玻璃和硅砖工人、金器及珠宝制作工人和电缆制造工人等。最新发现的牛仔服喷砂和制造含石英的石台面均会引起矽肺和矽蛋白沉积加速。在干旱、多风的条件下，或在农村、城市的建筑活动期间，结晶二氧化硅在空气中传播，从而产生环境二氧化硅。吸入环境二氧化硅和混合粉尘可导致肺纤维化。

Hnizdo 和 Sluis-Cremer 的研究中表明暴露于二氧化硅与矽肺之间的关系，该研究中全体受检者 25 年平均累积暴露量约为 2 mg/（m³·年），当累积暴露量＜0.9 mg/（m³·年）时无矽肺发生；相反，当每年累积暴露量为 2.7 mg/（m³·年）时，矽肺累积的风险约为 25%，在观察到的每年最高累积暴露量为 4.5 mg/（m³·年）时，矽肺累积风险约为 77%。其他研究者也观察到含石英粉尘暴露持续时间与矽肺发病率之间的剂量反应关系。对荷兰精细陶瓷行业 3258 名工人的横断面调查研究可见吸烟对矽肺发病率的影响，有 20 年或更长石英粉尘暴露史的重度吸烟者的矽肺发病率比轻度吸烟者和不吸烟者高 50%。

由于不同的工业流程和工作安全标准，矽肺在世界范围内的患病率和发病率难以确定。据国家职业安全与健康研究所估计，1983 年，238 000 个工作场所约 230 万工人接触硅尘。最近估计，59 000 名工人可有患不同程度矽肺的风险，每年有 250 人死于矽肺。在美国，每年大约 1 500 例矽肺病例确诊。1968—1990 年，美国有 13 744 人死于矽肺，矽肺被列为主要或直接导致死亡的原因。自第二次世界大战期间达到高峰以来，年死亡率及发病率均呈下降趋势。具体而言，美国的死亡人数从 1968 年的 1 157 人减少到 1988 年的 301 人，然而发展中国家的患病率仍然较高。据估计，哥伦比亚和印度分别有 180 万和 169 万

* 编者和出版社感谢 Clara G. Ooi 博士为本书上一版相关主题提供的材料。这是本章的基础。

工人接触矽,并有患矽肺的风险。在印度,从事页岩沉积岩开采工人矽肺的发病率达 55%,而拉丁美洲 55 岁以上的煤矿工人矽肺患病率达 50%。泰国北部一项对 266 名研钵和研杵工人的研究表明矽肺患病率为 21.1%。在另一项针对泰国 33 家磨石厂工人的研究中,发现其中 31 家(93.6%)工厂的总粉尘或可吸入粉尘水平超过可接受水平,矽肺患病率为 9%。

CWP 发生在煤尘暴露平均超过 20 年之后,但也有些病例的接触时间不到 10 年。CWP 的严重程度和患病率与接触时间、吸入煤尘量和煤尘含碳量(等级)有关。煤尘暴露浓度越高,CWP 患病率越高。同样,高等级的煤尘(如无烟煤)也会增加 CWP 的风险。CWP 的流行率因不同国家地区而异,在一个国家的不同地区,也因矿山而异。在 20 世纪 60 年代的一项跨部门研究报道,美国 CWP 的总体患病率为 30%。尽管近年来由于联邦立法规定煤矿的粉尘水平比既往要低得多,这一比例可能会下降。最近的一些研究表明,尽管美国煤矿工人在实施联邦粉尘管理条例后接触粉尘,但美国煤矿工人中进行性大面积纤维化(progressive massive fibrosis, PMF)的发病率仍在增加。目前,估计有 2%~12% 的美国煤矿工人在工作 40 年后患有 2 级或以上疾病,估计 PMF 发病率为 1%~7%。相比之下,英国煤矿工人 CWP 和 PMF 的预测患病率分别为 9% 和 0.7%。

(三)临床表现

1. 矽肺 矽肺的三个主要临床表现:急性矽肺(硅蛋白沉积症)、速发性矽肺和典型矽肺,主要由矽肺暴露的强度和时间长短决定。硅蛋白沉积症(急性矽肺)是一种急性进行性矽肺,常因呼吸衰竭而死亡。此类矽肺与喷砂、表面钻孔、隧道、硅粉研磨和石英石研磨等职业有关,可在接触高浓度二氧化硅的数周或数月内进展。肺部可见磨玻璃影,与肺水肿和肺泡蛋白沉积相似。病变可在短时间内变为更具 PMF 特征的表现。患者通常表现为快速进行性呼吸困难、咳嗽和体重减轻,并出现发绀和呼吸衰竭。尽管进行了精心的治疗,患者通常在很短的时间内死亡。有学者提出急性矽肺发生在暴露于新破碎产生硅尘的工人,破裂过程中产生的表面 Si* 和 SiO* 自由基在此类矽肺的快速进展中起着重要作用。

速发性矽肺在短时间内大量暴露后临床上就会很明显,时间范围是 5~10 年,疾病进展速度明显更快。在暴露 1 年后发生呼吸困难症状,患者病情迅速恶化为缺氧性呼吸衰竭,在 5 年内死亡。在一个相对密闭空间里高浓度粉尘暴露易患这种形式的矽肺,常

见于喷砂、石工和其他粉碎作业。除了这种侵袭性的病程外,其影像学、临床和病理特征与典型矽肺几乎无区别。

长期暴露于低浓度二氧化硅可导致双肺缓慢进展性结节浸润,主要发生在肺上部。典型矽肺最常见的表现是患者在连续接触二氧化硅 10~20 年后才出现症状,此时可有明显的影像学表现。与其他吸入性职业性肺病不同的是,矽肺的肺部改变常在患者离开致病环境后继续发展。虽然大多数患者最初无症状,但在劳累和休息时出现呼吸困难常见。呼吸困难的严重程度与影像学表现之间的关系已被证实。肺部损害通常进行性发展,可导致 PMF。PMF 是多个较小的结节聚集和融合,同时伴随着结节增多、增大。根据矽肺和硅酸盐病委员会的标准,PMF 病变的定义是直径 >2 cm 的病变,与 ILO 确定的 1 cm 或 >1 cm 的标准不同。PMF 中可见空洞和肺实质广泛破坏,包括细支气管和血管,常见肺纤维化改变,也可合并厌氧菌感染或肺结核。

随着肺部损害进行性加重,最终可发生肺动脉高压和右心衰竭。肺气肿在矽肺中很常见,部分研究者认为其是肺心病和残疾的主要原因。此外,其他心血管疾病的风险也在增高,包括卒中、外周血管疾病和充血性心力衰竭。气胸可使矽肺复杂化,在速发性或急性矽肺患者中发生率更高。其他可使矽肺复杂化的疾病包括类风湿性尘肺、肺结核、癌症和结缔组织病。其中两种最严重的并发症是肺癌和肺结核,可影响预后和疾病的自然发展。慢性吸入二氧化硅会使分枝杆菌感染(矽肺结核)的风险增高 3 倍。随着病情加重,肺结核和 PMF 患病风险增加,这种倾向取决于工人群体中结核病的患病率。

类风湿性尘肺(Caplan 综合征)最初是在 CWP 中发现的,目前在矽肺中也很少发生,发病率在 0.48%~0.74%,其特征是快速发展的大病灶(1~5 cm),主要位于肺外周,常伴轻度矽肺。

自 1996 年以来,矽肺和肺癌之间的联系已在多项研究中得到证实,并被国际癌症研究机构认定为职业致癌物。矽肺病工人的患癌风险最大。

矽肺与结缔组织疾病之间的关联性因结缔组织疾病的类型而异。尽管矽肺、RA 和 SLE 之间的因果关系报道较少,但系统性硬化症的风险,特别是在高暴露于硅尘工人中已被证实。

2. 煤工尘肺 吸入煤矿粉尘可导致多种疾病,包括 CWP、支气管炎、肺气肿、类风湿性尘肺和矽肺。在煤矿工人中发现的两种最常见的疾病类型为:单纯

CWP和复杂CWP。随着煤尘暴露时间的延长,单纯CWP可发展为复杂CWP,其中结节合并形成黑色、橡胶样的实质性肿块,通常位于肺的后上部,导致PMF。单纯CWP进展为PMF和疾病影像学表现的严重程度与煤矿粉尘暴露水平以及总粉尘负荷相关,从单纯CWP到复杂CWP的平均过渡期超过12.2年。

CWP通常无症状,煤矿工人大部分慢性肺部症状是由其他肺部疾病引起,如煤粉尘引起的支气管炎或吸烟并发的肺气肿。主要症状为慢性咳嗽,甚至在患者离开工作场所后会持续存在,也可发生于非吸烟者。当PMF病变液化并破裂进入气道时,PMF引起进行性呼吸困难并产生黑色痰液(黑痰)。与矽肺一样,PMF病变常发展为肺动脉高压伴右心衰以及呼吸衰竭。

CWP和RA的特征之间关系已被研究证实。目前尚不清楚CWP是否使矿工易患RA,RA是否在CWP患者中表现出独特的形式,或者RA是否改变煤矿工人对煤尘的反应。在相对较短的时间内出现的肺多发圆形结节(类风湿性尘肺)代表与类风湿性疾病相关的免疫病理反应。与PMF引起的病变聚集在肺上叶不同,这些新的病灶(称为Caplan病变)倾向于在肺外周围融合。组织学上,病变类似类风湿结节,但其周围区域可伴急性炎症。

与矽肺一样,CWP患者发生活动性结核和非结核分枝杆菌感染的风险增高。CWP与进行性系统性硬化症和胃癌之间的相关性较弱。已有证明粉尘暴露累积效应与消化系统癌症死亡率增高有显著关系。有学者认为,在胃酸性环境中摄入的煤尘亚硝化可产生致癌物,导致煤矿工人胃癌发病率较高。

煤矿工人矽肺通常与单纯CWP同时发现,很少作为尘肺的一种单独形式。在X线胸片上很难区分矽肺和CWP。煤矿工人矽肺可靠的患病率仅在尸检研究中才能确定。在1972—1996年全国煤矿工人尸检研究中,对4 115例尸检病例进行病理学鉴定,发现23%的煤矿工人存在矽肺,58%的煤矿工人存在矽肺淋巴结改变。

(四)病理生理学

1. 病理　大多数尘肺发病是慢性炎症的结果,包括肺泡和组织巨噬细胞吞噬吸入的灰尘并沉积在肺间质。未被巨噬细胞吸收的游离二氧化硅颗粒进入血管周围淋巴管,作为游离颗粒或在巨噬细胞内转移到纵隔淋巴结引流。炎症细胞因子,如肿瘤坏死因子-α和白细胞介素-1,也可由受损的上皮细胞和巨噬细胞释放。这些炎症介质通过吸引其他炎症细胞(巨噬细胞、中性粒细胞和淋巴细胞)破坏肺实质,引起肺泡炎。体内和体外研究表明暴露于二氧化硅的巨噬细胞释放成纤维细胞生长因子,促进成纤维细胞和成纤维细胞产物的积累,从而在间质、肺泡和淋巴结中诱导炎症和成纤维反应。多种生长因子刺激成纤维细胞和Ⅱ型肺细胞活性。胶原蛋白和纤维连接蛋白含量迅速增加,最终导致纤维化。动物模型表明,即使在二氧化硅暴露停止后,充满灰尘的巨噬细胞继续产生炎症介质,如白细胞介素-1和肿瘤坏死因子-α,从而促进炎症-纤维化循环。

(1)硅蛋白沉积症:硅蛋白沉积症以肺水肿、间质炎症和表面活性蛋白为特征,类似于肺泡蛋白沉积填充肺泡腔。肺泡渗出物呈嗜酸性,细颗粒状。矽肺结节稀疏,界限不清或无边界,可因为暴露后不久形成。矽肺蛋白沉积症中很少见到胶原沉积和纤维化。

(2)速发性矽肺:速发性矽肺在许多方面与急性矽肺相似,表现为渗出性肺泡脂蛋白沉积伴慢性炎症。此外,速发性矽肺与含有胶原、网织蛋白和大量二氧化硅颗粒的纤维性肉芽肿有关。肉芽肿由大量的单核细胞、成纤维细胞和胶原纤维组成,倾向于环形排列,此为未成熟矽肺结节的特征表现。肺泡间隔衬有增生的Ⅱ型肺泡上皮细胞,细胞内板层小体增多。

(3)典型(结节)矽肺:结节性矽肺的特征表现为直径3~6 mm的小圆形结节。矽肺结节边界清楚,位于血管周围和细支气管周围间质、间隔旁和胸膜下间质,并多位于肺上叶,邻近的肺血管和细支气管可受累和破坏,并可引起管腔阻塞。肺门和纵隔淋巴结肿大伴色素沉着,与矽肺结节相似,钙化也较常见。

(4)进行性块状纤维化:团块状结节常形成大量的PMF,在肺上叶最常见,下叶受累较少。PMF病变有时穿过叶间裂,形成从肺尖到下叶的细长肿块。PMF通常合并邻近肺气肿,组织学上由杂乱排列的胶原组成,在矽结节内无同心圆样外观。空洞是由厌氧菌感染、缺血或结核引起。虽然结节融合通常发生在灰尘负荷重、存在大量结节的肺区,但是其发展并不总是与结节的数量平行。

(5)类风湿性尘肺:类风湿性尘肺结节与RA中发现的坏死性结节相似,可分为经典型或矽肺型。前者与Caplan所描述的原始病例相对应,是以均匀坏死为特征的大结节,并伴有少量尘肺结节。矽肺型由多个小结节组成,坏死区保留矽肺结节的部分特征。

(6)混合粉尘纤维化:尽管混合性粉尘性纤维化

的影像学特征在最近的文献中尚未引起重视,但病理学教科书中常有描述,并且在暴露于二氧化硅工人的肺损伤临床中具有一定的重要性。暴露于高含量的游离晶体二氧化硅($>18\%$的总粉尘沉积在肺中)会引起典型的矽肺,而混合性粉尘纤维化是在低二氧化硅含量($<18\%$的总粉尘沉积在肺中)的情况下发生,特别是同时吸入其他矿物,如非纤维硅酸盐(如云母、高岭土、煤、滑石、富勒土)。这些非纤维硅酸盐增强了结晶二氧化硅的强纤维化作用。混合性尘性纤维化的病变特征是不规则形状的纤维化结节,通常被称为星状结节,并且纤维化病变倾向于延伸到周围的肺间质,而不像在矽肺结节中表现为清晰的螺旋状外观。

2. 煤工尘肺　CWP 的病理学变化与矽肺不同。虽然两种病变都倾向于包绕呼吸性细支气管,但在 CWP 病变中无胶原沉积或玻璃样变。单纯性 CWP 的组织学特征是黑色煤尘斑,它代表了煤尘和富含色素的巨噬细胞的局灶性沉积,常位于呼吸细支气管周围。当煤尘斑扩大时,融合形成非连续性的间质纤维化,可引起呼吸性细支气管扩张,形成局限性肺气肿。局部肺气肿可范围很大而不引起明显的呼吸功能障碍。

随着暴露于煤矿粉尘的增加,结节性病变在呼吸细支气管的分叉处形成,以煤尘斑为背景,主要在上肺叶。与不可触及的煤尘斑相比,这些结节坚硬且可触及,可根据其大小分为小结节($\leqslant 7$ mm 直径)和大结节(8 mm～2 cm)。镜下,结节是由充满煤尘的巨噬细胞和随意排列的胶原纤维交织而成,结节的边缘可呈圆形、不规则形或星形。纤维基质由成熟和未成熟的胶原和网织蛋白组成。

慢性粉尘暴露时,单纯性 CWP 结节融合形成黑色胶质纤维团块,导致复杂的 CWP 或 PMF。PMF 病变常位于肺上叶后部,可侵犯或破坏供应血管和气道或形成空洞。镜下,PMF 病变表现为煤尘弥漫,不规则形或圆形、界限清楚的胶原纤维团块,随意排列的透明胶原纤维与网状蛋白交织在一起。病变也可表现为无定形胶原化或成簇的结节。与矽肺一样,无论是否进一步暴露,PMF 均有进展的趋势。尽管 PMF 与融合矽肺相似,但煤工 PMF 的发生与煤矿中二氧化硅含量无关。

3. 肺功能　肺功能损害不是尘肺病诊断的先决条件,尘肺病的诊断依赖于可靠的持续职业性接触吸入性粉尘史和根据 ILO 尘肺病国际放射分类归为异常的 X 线胸片。肺功能评估应仅用于量化临床残疾,特别是用于补偿。矽肺和 CWP 的肺功能损害可与吸烟的影响相混淆。矽肺或 CWP 早期肺功能可正常。肺功能损害可是限制性、阻塞性或两者兼有。还可以观察到弥散功能的下降。

（五）影像学表现

1. 胸部 X 线　矽肺和 CWP 在影像学上几乎无法鉴别。X 线胸片仍然是诊断矽肺和 CWP 以及监测疾病进展的首选影像学检查方法。然而,作为一种影像学工具,X 线胸片相对不敏感且具有非特异性,这可导致低估或高估疾病的程度。此外,正常 X 线胸片不能排除肺间质纤维化。尽管存在这些局限性,但检查容易且成本低,使 X 线胸片仍成为最常用的检查方法。

在国际劳工组织的 X 线胸片分类中,病变特征表现在大小和形状上。根据大小,小的圆形的病变被描述为"p"、"q"或"r"("p"<1.5 mm;"q", $1.5\sim 3$ mm;"r", $3\sim 10$ mm),而相似大小的不规则病变用"s"(<1.5 mm),"t"($1.5\sim 3$ mm),和"u"($3\sim 10$ mm)表示。结节密度是衡量每单位面积或肺内小阴影内密度的一种方法,通过比较患者 X 线胸片与国际劳工组织提供的标准 X 线胸片来确定。

结节密度分 12 类,代表了从正常到非常严重的连续变化。根据结节引起的血管肺纹理模糊的程度,结节密度可被分成四大类:0 类(0/0, 0/0, 0/1),无小病变或数量少于 1 类;1 类(1/0/1/2),少量小病变,肺纹理正常;2 类(2/2/2/3),大量小病变且肺纹理特别模糊;3 类(3/2, 3/3, 3/＋)(图 62.1)。积分 1/0 或更高的患者被认为尘肺。较大病变(直径>1 cm)进行单独分类,A 表示有一个或多个>1 cm 但<5 cm 的病变;B 表示有一个或多个比 A 大的病变,总的面积小于右肺上区;C 表示一个或多个病变,总的面积大于右肺上区。

（1）矽肺:单纯性矽肺结节边界清楚,体积小(直径 $1\sim 10$ mm),弥漫分布于肺后部和上区(图 62.2,图 62.1)。在 X 线胸片上结节钙化的发生率为 20%,而在 CT 上的发生率较高。PMF 病变常位于肺上部,边界光滑或不规则,最初位于肺的外 2/3,随着时间的推移缓慢向肺门发展(图 62.3,图 62.4)。X 线胸片上 PMF 被描述为蝶翼样改变。PMF 可见点状、线性或块状钙化。经典的瘢痕旁型肺气肿位于 PMF 病灶与胸膜之间,同时伴肺上叶体积减小。瘢痕旁型肺气肿和肺体积减小有助于区分单侧 PMF 与肺癌。随着肺纤维化严重程度的增加和肺上叶的萎缩,其余肺结节明显减少(图 62.4)。

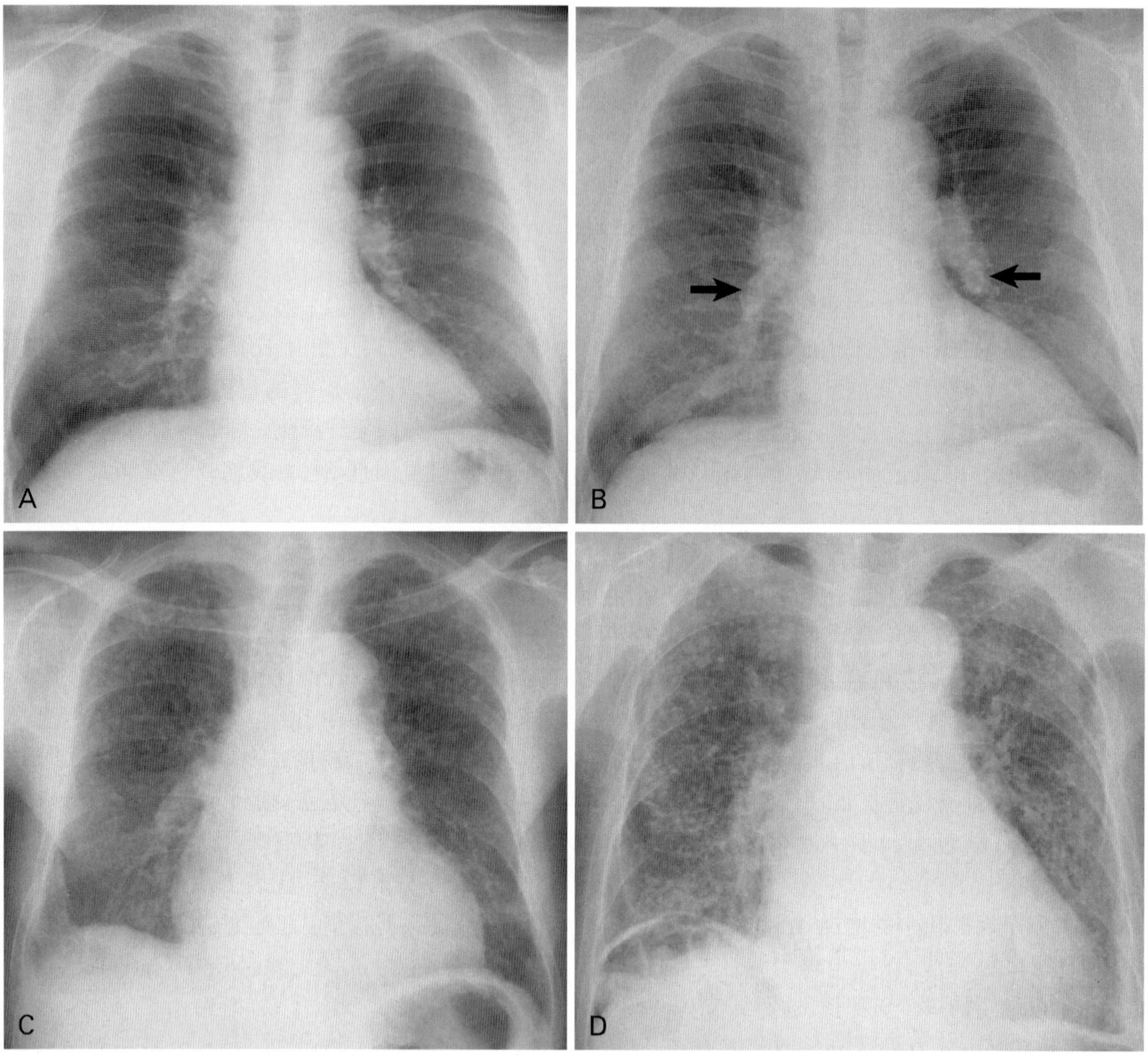

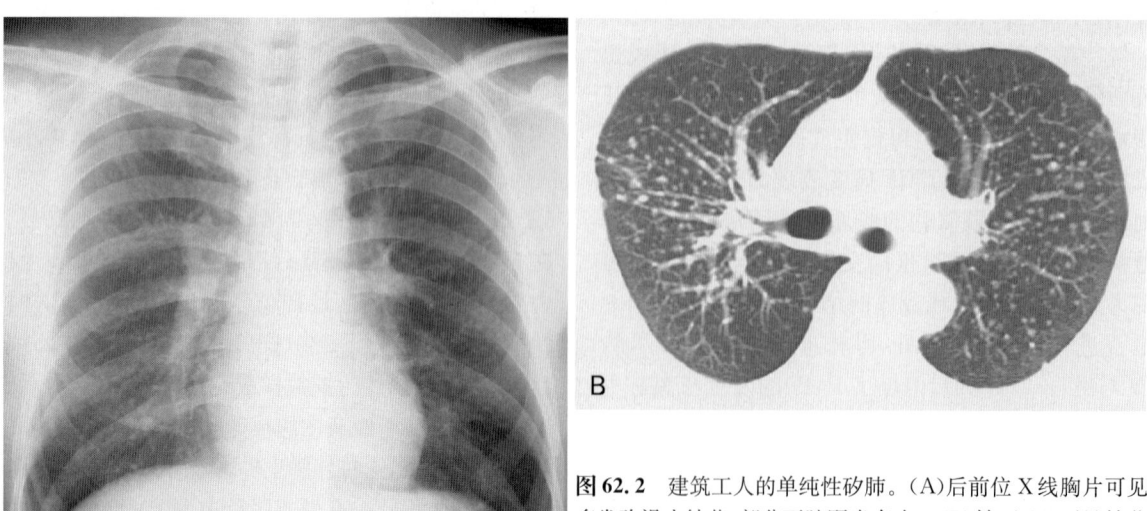

图 62.1 X 线胸片可见 ILO 分类不同大小和密度结节示例。(A)后前位 X 线胸片可见主要位于肺上叶小结节。结节大小和结节密度是 p/p 和 1/1。(B)后前位 X 线胸片可见结节密度分类为 2/2。肿大肺门淋巴结也可见蛋壳样钙化(箭)。(C)后前位 X 线胸片可见双肺多发结节。结节密度分类为 2/2,伴"r"大小结节。(D)后前位 X 线胸片可见类别为 3/3 的更大的结节样密度影。

图 62.2 建筑工人的单纯性矽肺。(A)后前位 X 线胸片可见多发弥漫小结节,部分下肺野尚存在。(B)轴面 CT 可见结节边界清楚,大小约 2~5 mm,主要位于小叶中心和胸膜下区域,即分布在淋巴管周围。

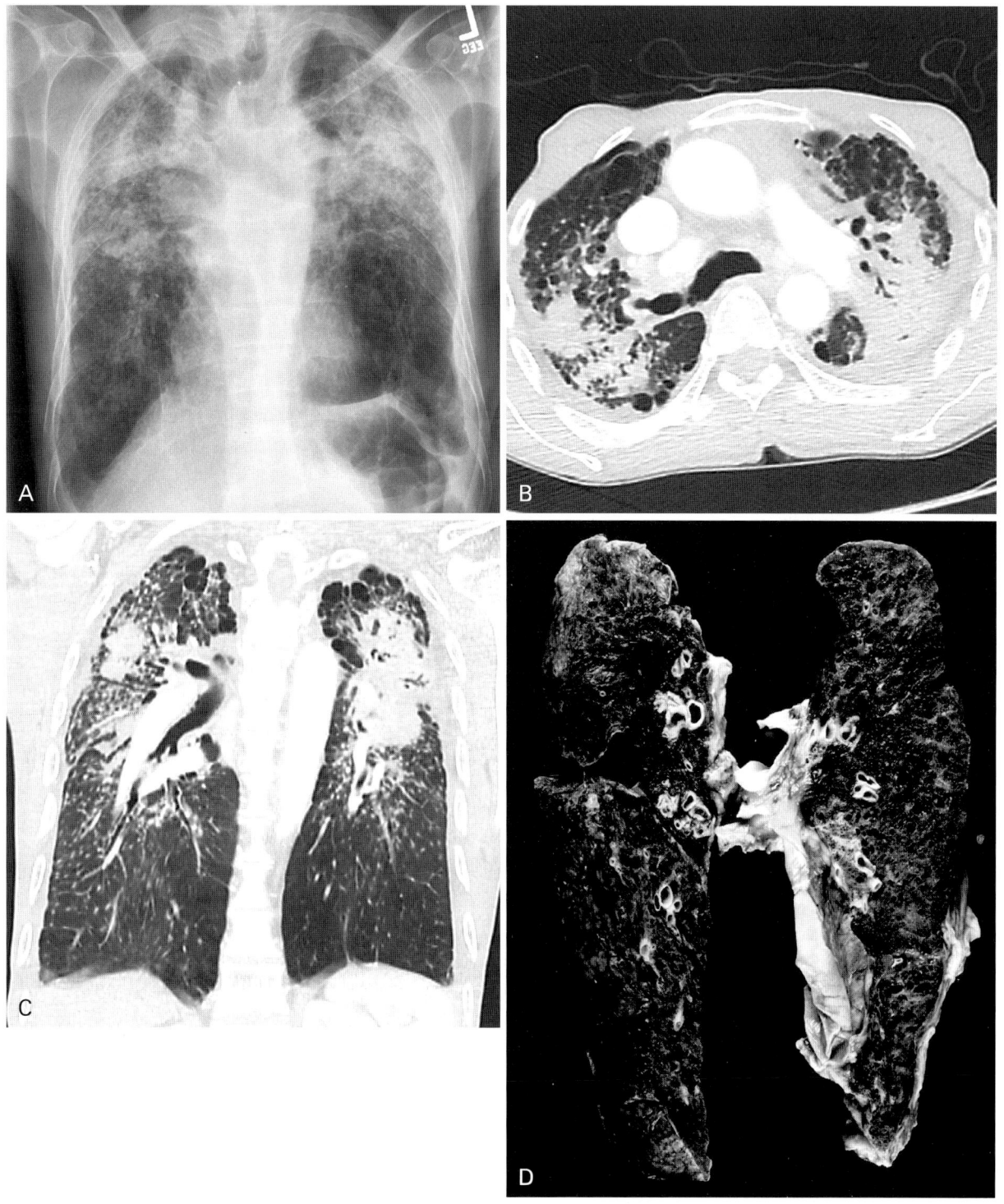

图 62.3 复杂矽肺伴 PMF。(A)后前位 X 线胸片可见上肺野大片状影,肺门上提,合并矽肺,可见双侧肺门增大淋巴结。(B)双侧较大、形状不规则的结节,提示 PMF 伴轻度瘢痕旁肺气肿。(C)冠状面 CT 可见上肺明显结节和肿块,左侧肿块横跨左侧斜裂累及左肺上、下叶。(D)另一例患者的肺冠状面大体标本可见右上肺区含黑色素沉着的 PMF,与肿大的右肺门淋巴结相连,可见轻微的小叶中心性肺气肿,但矽结节稀疏。

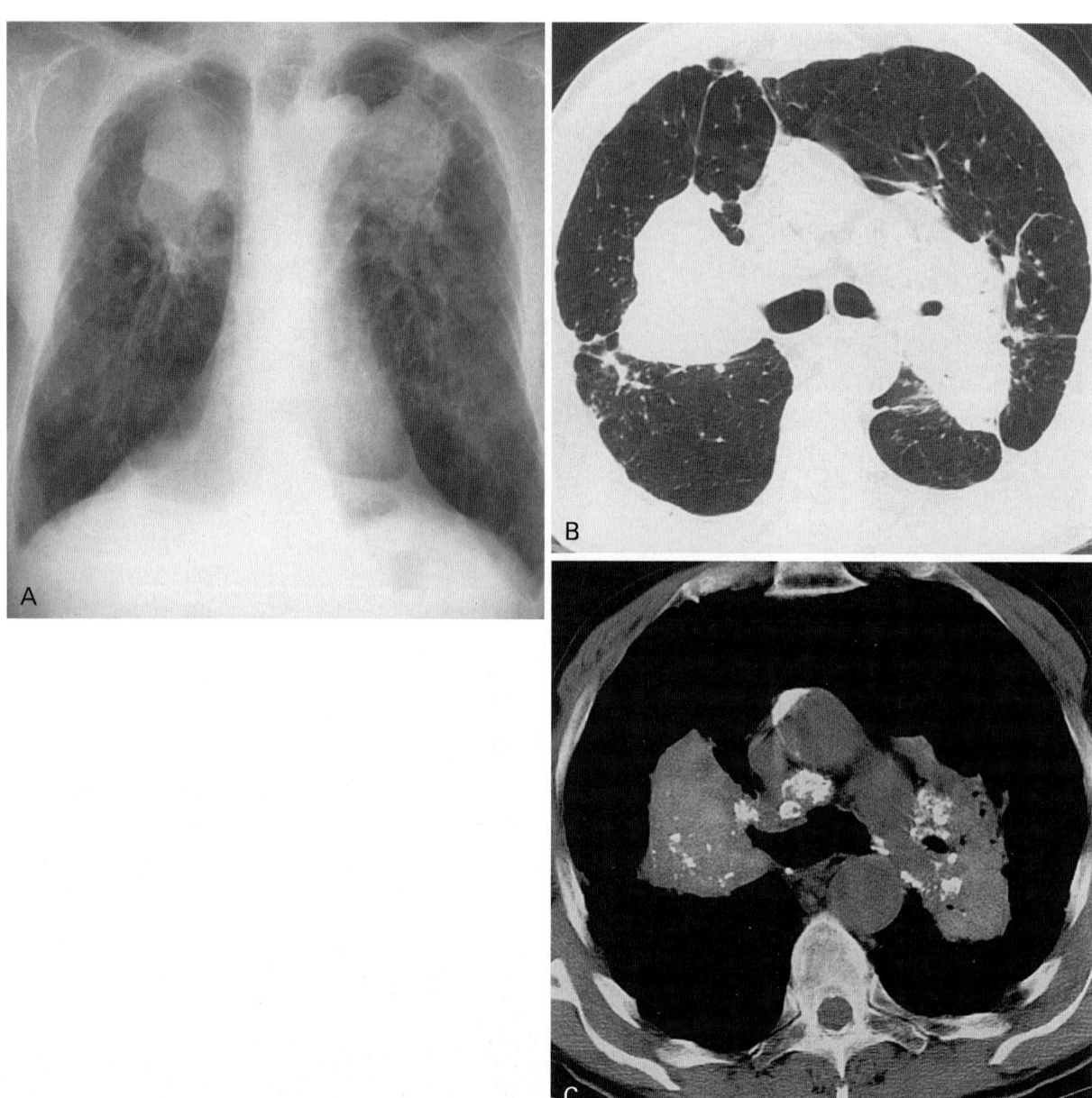

图 62.4 采石引起的矽肺伴团块灶。(A)后前位 X 线胸片可见肺上野较大病灶伴明显肺门上提,可见数个结节灶,主要在中肺野。(B)HRCT 可见块状病灶融合和广泛的肺气肿。(C)软组织窗可见肺实质内、纵隔和肺门区淋巴结钙化。(引自 Müller NL, Fraser RS, Colman NC, et al. Radiologic Diagnosis of Diseases of the Chest. Philadelphia: Saunders; 2001.)

　　速发性矽肺除发病早和进展快,与典型矽肺具有相似的影像学表现,速发性矽肺进展期为 5～10 年(图 62.5)。硅蛋白沉积症以肺部快速、进行性受累为特征,表现为与肺泡蛋白沉积症相似的双侧广泛磨玻璃影(图 62.6)。然而,最近的研究表明,速发性矽肺更常表现为实变,常伴钙化灶、弥漫性小叶中心性结节或斑块状磨玻璃影。进展的速度从几个月到 1 年、2 年不等,通常在几年内死亡。

　　类风湿性尘肺(Caplan 综合征)表现为多发弥漫性、边界清楚的结节,大小 5 mm～5 cm,以外周分布为主(图 62.7)。典型特征表现为在患者随访的短短几个月内,突然出现结节。目前尚不能区分类风湿性尘肺矽肺结节和矽肺本身的结节。

　　矽肺淋巴结受累反映了本病的发病机制,X 线胸片上肺门淋巴结病变较常见。淋巴结蛋壳钙化自半个多世纪前首次被描述以来,已成为矽肺的同义词,主要累及肺门淋巴结(图 62.8,图 62.1)。尽管腹部淋巴结也被描述为蛋壳钙化,但它们存在于煤和金属矿工中,被认为是由于同时接触到二氧化硅所致。

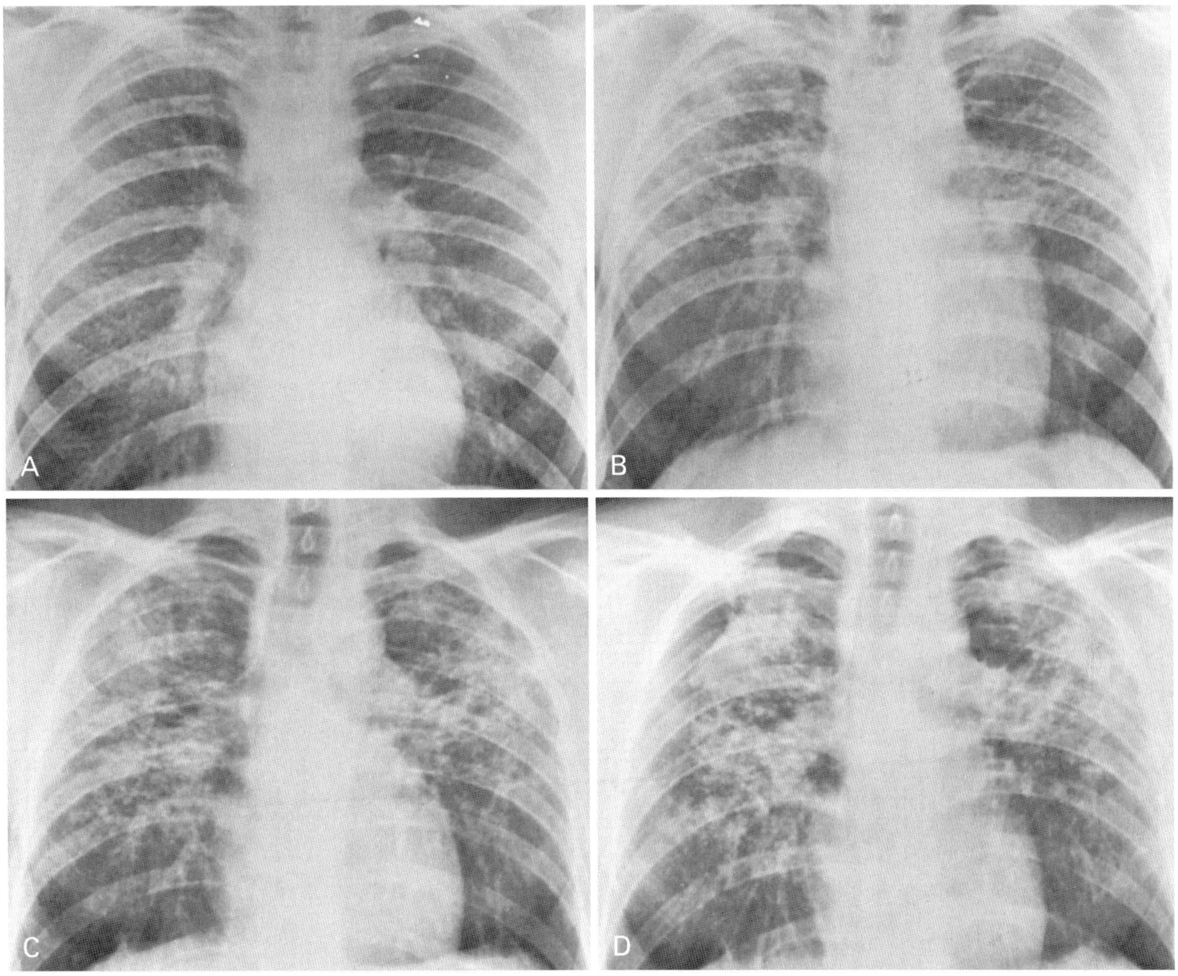

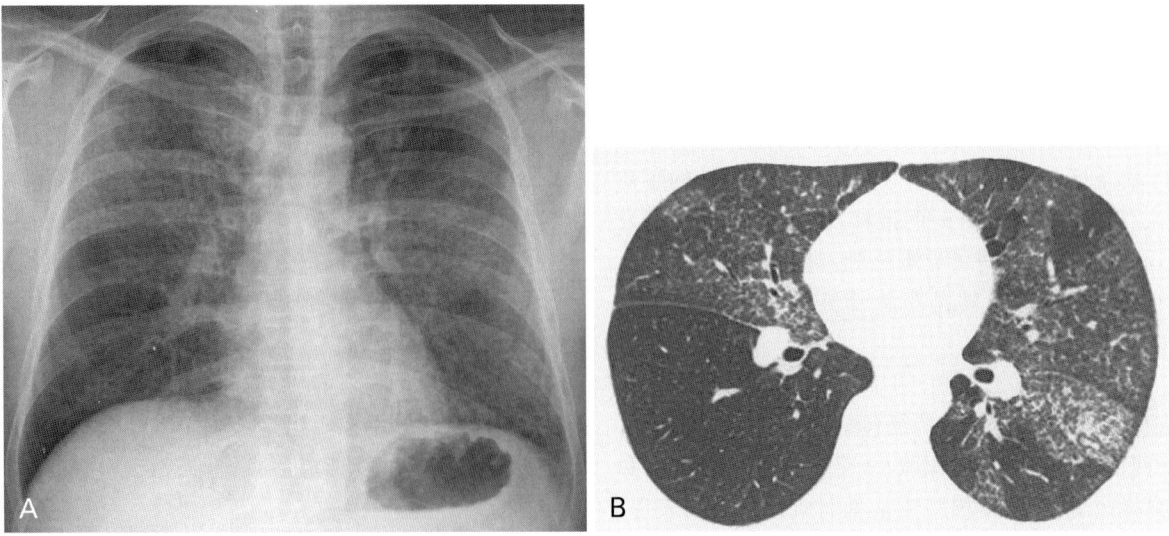

图 62.5 速发性矽肺。(A)一名 27 岁的喷砂工 X 线胸片可见弥漫、不规则阴影,在上肺野明显;肺门淋巴结肿大。(B)2 年后复查,肺体积缩小,尤其是上肺野(可见两肺门向上移位),上肺野病灶早期融合。(C)3 年后复查,上肺野形成大病灶。(D)7 年后复查,病灶已变得更大,可见右肺边界锐利的大病灶。(引自 Müller NL, Fraser RS, Colman NC, et al. Radiologic Diagnosis of Diseases of the Chest. Philadelphia: Saunders; 2001.)

图 62.6 石匠学徒接触硅尘形成的硅蛋白沉积症。(A)X 线胸片可见双侧广泛磨玻璃影。(B)肺下叶水平层面 HRCT 可见双肺磨玻璃影,伴小叶线状影和光滑的小叶间隔增厚,形成铺路石征。X 线胸片和 HRCT 表现类似肺泡蛋白沉积症。(鸣谢 Dr. Jeffrey P. Kanne, Madison, WI.)

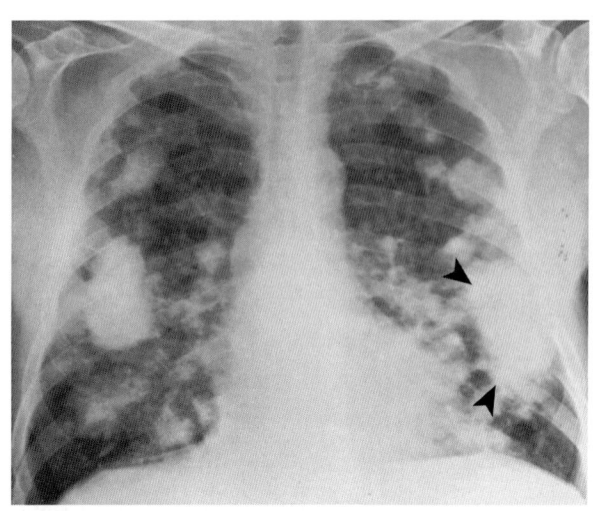

图62.7　类风湿性尘肺。后前位 X 线胸片可见边界清楚的结节和肿块,直径约 1～5 cm,双肺随机分布,无明显倾向。无空洞及钙化。男性,56 岁,一名工作多年的煤矿工,近年来出现关节痛,确诊为 RA。左下肺肿块(箭头)经皮针吸穿刺活检,确定肺病变性质,吸出黑色液体。(引自 Müller NL, Fraser RS, Colman NC, et al. Radiologic Diagnosis of Diseases of the Chest. Philadelphia: Saunders; 2001.)

矽肺的影像学进展与以下危险因素有关:矽肺暴露的持续时间和浓度、初始 X 线胸片上结节密度、单纯和复杂的潜在疾病、结核感染以及首次摄片的年龄、种族和检查间隔时间。

(2)煤工尘肺:单纯 CWP 与矽肺在 X 线胸片上不能完全区分。与矽肺结节密度均匀相比,CWP 结节表现为小且圆(1～5 mm),边界较模糊,呈颗粒状。在 X 线胸片上单纯 CWP 病灶大小 0.1～1 cm,而复杂 CWP 病灶直径>1 cm。一般来说,疾病的严重程度的病理分级与 X 线胸片上结节密度相关性较好,大病灶可见与病理上的 PMF 相关。在 X 线胸片检测到病变之前,可能已存在中度到重度的病变。与矽肺一样,PMF 病变主要发生在肺上叶周边,但偶尔发现于肺下区。约 30%的双侧弥漫性结节病灶的煤矿工人存在 PMF。随着时间推移,PMF 病灶向肺门发展,肿块和胸膜之间可见肺气肿。单侧 PMF 病灶可被误诊为肿瘤,尤其是当肺部其他区域无明显结节时。

在煤矿暴露工人中,约 10%～20%可发展为非典型的 CWP,其影像学特征包括肺外带不规则小病灶(网格状结构)、肺体积减小、牵拉性支气管扩张和蜂窝样改变,类似石棉肺或常见间质性肺炎的表现。在这种变异的 CWP 中,CWP 典型的小圆形病灶可不共存于其他肺野。进展为非典型 CWP 煤矿工人的肺癌发病率高于病灶为单纯小圆 CWP。这些不规则

的病变与肺功能损害有关,与影像学上表现为单纯肺部大量增多结节不同。

2. CT　至今,ILO 的影像学分类仍是唯一用于尘肺分级的分类系统。CT,尤其是 HRCT 在评价间质性和肺实质性疾病方面优于 X 线胸片,已得到充分证实。HRCT 被认为在轻微矽肺和煤工肺,如结节和肺气肿早期融合成像在诊断上优于 X 线胸片,因此需要一个标准化、可重复、国际公认的尘肺 CT 分类系统,类似于 ILO 的 X 线胸片分类。在一项多中心研究中,国际专家小组采用环境与职业病放射诊断学任务组开发的编码表来表述肺部 CT 表现。此编码表按照职业和环境相关疾病中发现的肺实质和胸膜病变的 CT 表现进行描述性分类。在这个系统中,不仅描述了在每个肺区和胸膜中发现的每种异常,而且还描述了矽肺结节、PMF、弥漫性间质纤维化(即肺纤维化)的严重程度和范围。根据参考图像对肺气肿进行量化,建立可重复的 CT 分类系统,将规范尘肺 CT 评估中发现的异常进行报告和记录。多项研究表明 40%以上的病例在进行 CT 检查后,其初始影像学分型会发生改变,从正常到单纯矽肺或矽肺到 PMF 不等。

在 CT 和 HRCT 上,矽肺结节边界清楚,大小 2～5 mm,主要分布于淋巴管周围(小叶中心和胸膜下)(图 62.9)。早期结节多为小叶中心性,使用最大密度投影(MIP)重建易辨认,通常为弥漫性和双肺后部分布为主。在轻微的病例中,结节可局限于肺上叶,而肺下野少见。矽肺和 CWP 是两种不同的疾病,因吸入不同的无机粉尘而具有不同的组织学特征。然而,这两种疾病的影像学和 HRCT 表现非常相似,常难以区分。单纯 CWP 结节与矽肺结节相似,体积小,以上肺野分布为主。一个重要区别在于钙化在矽肺患者中比 CWP 更常见。HRCT 上,CWP 中"p"表示的病变可表现为小分支线样或边界模糊的点状密度影(图 62.10)。在一些病例中,可见中心呈点状的低密度影,被认为是呼吸性细支气管周围的不规则纤维化或扩张的呼吸性细支气管上的尘斑。病变分类为"q"型和"r"型,边界清楚,呈圆形或结节状。常见表现是胸膜下小结节,可能是局部增厚的脏层胸膜纤维化的结果。当这些胸膜下结节融合成高密度线状病灶时,即形成假斑块,类似于石棉相关胸膜斑。

团块或 PMF 表现为肿块样实变,常边界不清,伴邻近瘢痕旁型肺气肿和肺实质结构紊乱(图 62.11,图 62.3,图 62.4)。PMF 病变常位于上叶和下叶上部

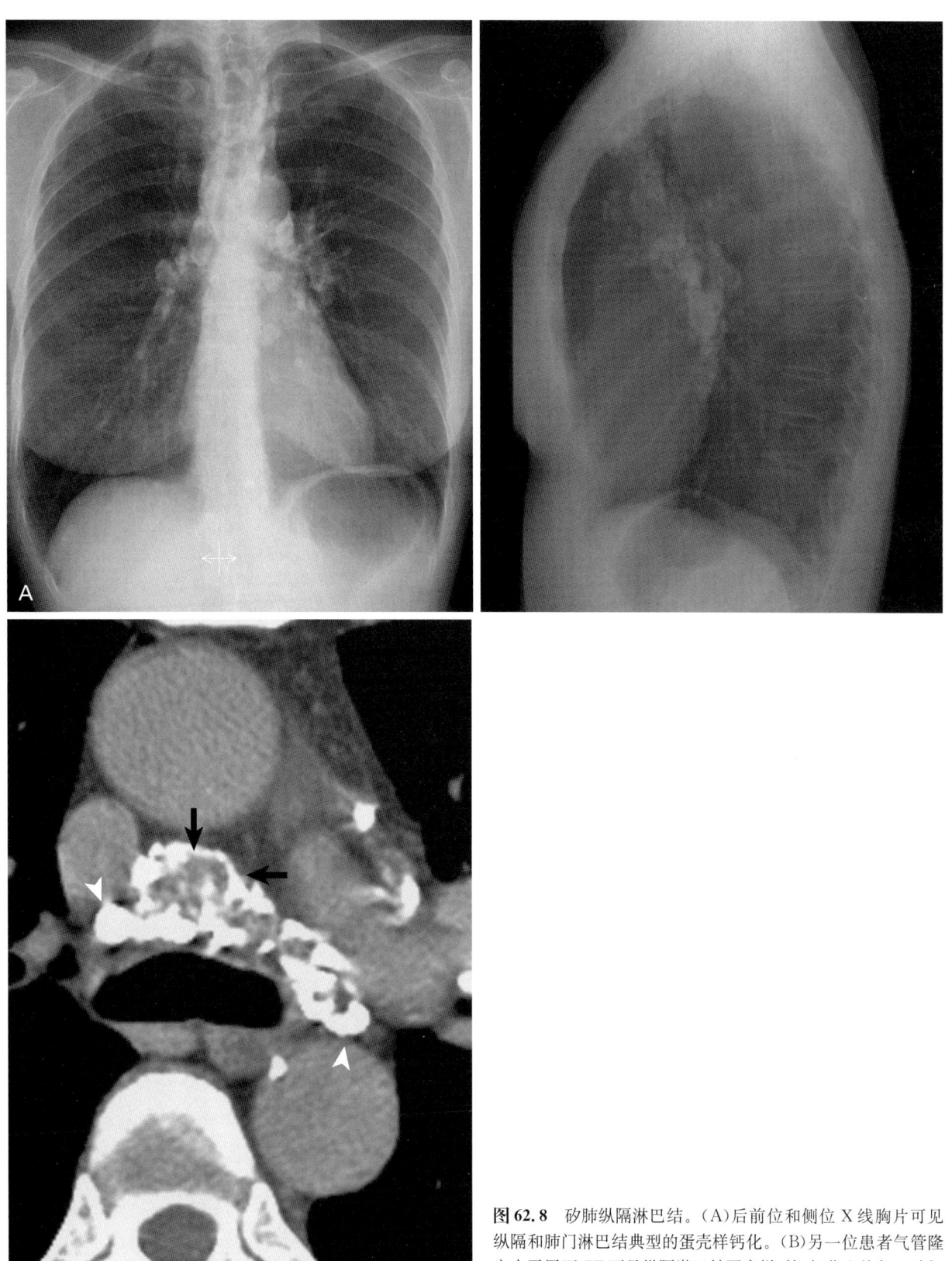

图 62.8 矽肺纵隔淋巴结。(A)后前位和侧位 X 线胸片可见纵隔和肺门淋巴结典型的蛋壳样钙化。(B)另一位患者气管隆突水平层面 CT 可见纵隔淋巴结蛋壳样(箭)钙化和均匀一致钙化(箭头)。

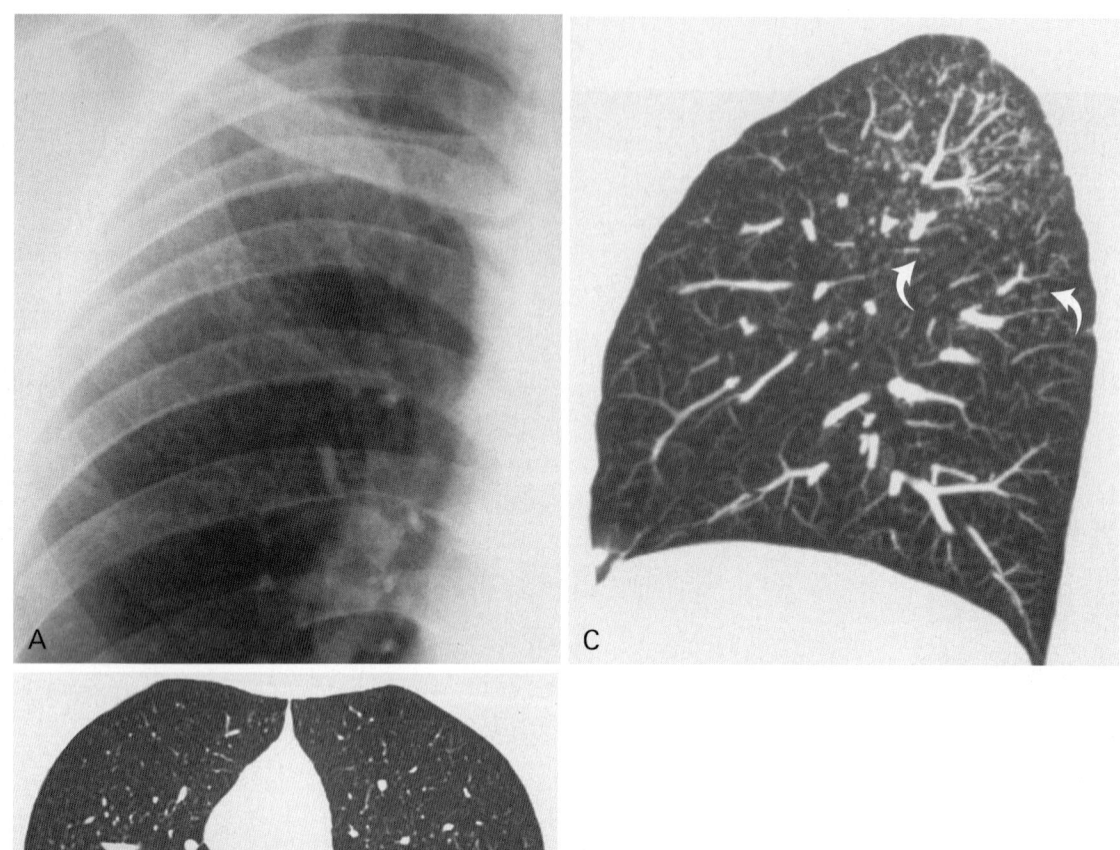

图62.9 矽肺。(A)后前位X线胸片可见右上叶小结节。(B)HRCT可见小、边界清晰的结节,主要分布于上叶背侧,部分结节分布于胸膜下(箭)和小叶中心(箭头)。(C)矢状面MIP可见结节以肺背侧和小叶中心分布为主(箭)。(引自Dr. Ericson Bagatin, Area of Occupational Health, State University of Campinas [UNICAMP], Campinas, São Paulo, Brazil.)

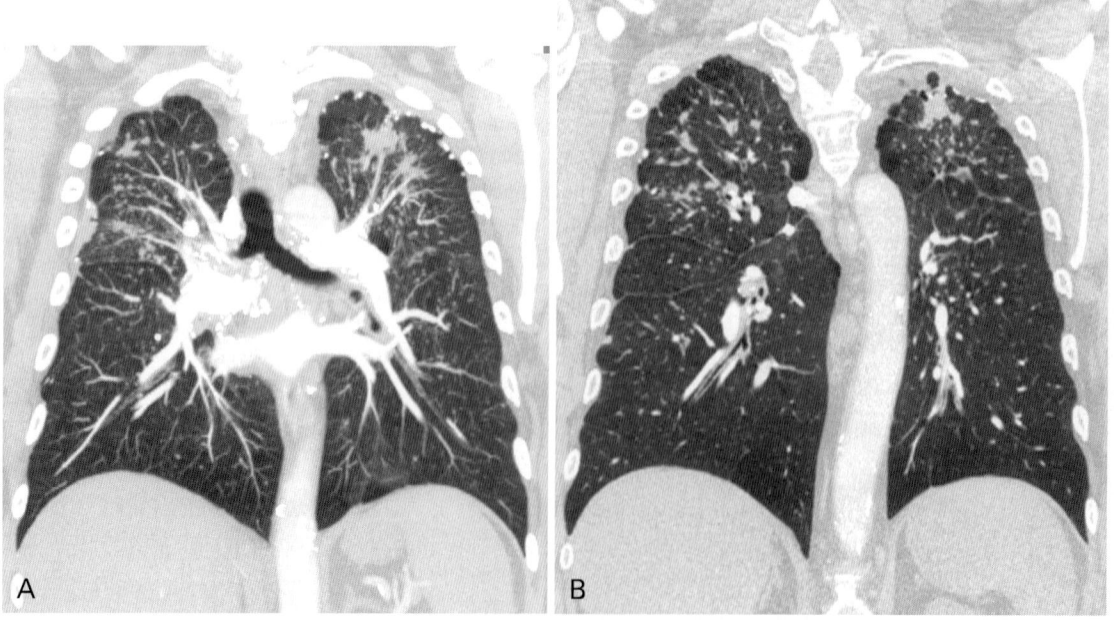

图62.10 煤工尘肺CT表现。(A)冠状面MIP可见双肺小结节。胸膜下结节与胸膜斑相似。(B)在冠状面CT中,结节更难与血管区分,MIP重建可发现病变。结节状和分支状阴影呈小叶中心分布。胸膜下假斑块在CT上显示清晰。

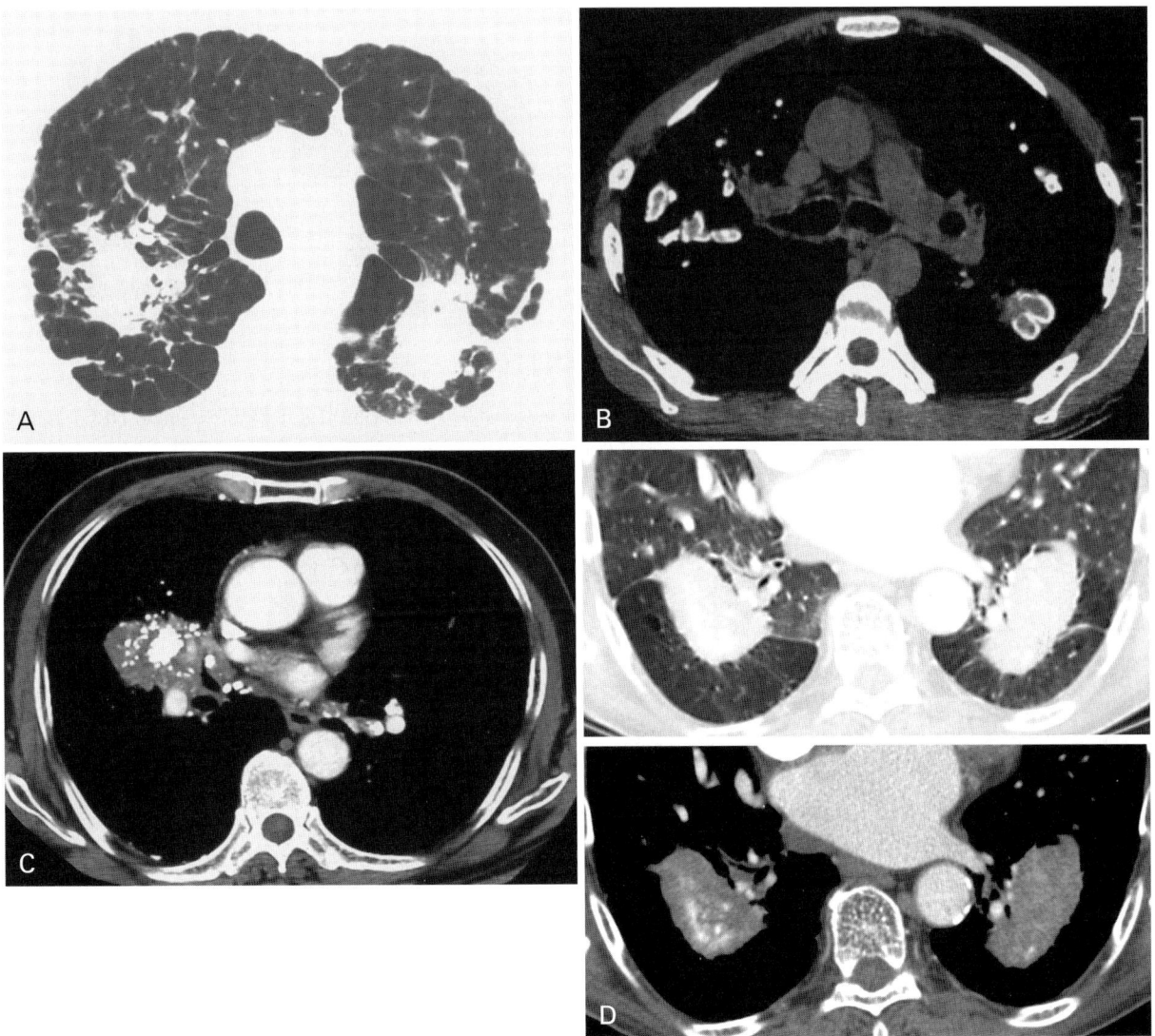

图 62.11 PMF。(A)HRCT 可见肺上叶块状病变,伴瘢痕旁型肺气肿和边界清晰的小叶中心性结节。(B)另一复杂矽肺患者上肺叶 CT 可见 PMF 病变内弧形钙化。(C)右肺中叶水平增强 CT 可见单侧 PMF 伴点状、结节状钙化。双侧肺门淋巴结可见钙化。(D)肺窗(上图)和软组织窗(下图)CT 可见双肺肿块跨过叶间裂,内含钙化。肿块周围可见瘢痕旁肺气肿。

和背段。PMF 病灶空洞是因缺血性坏死或结核感染而形成(图 62.12)。当存在钙化时,钙化可为点状、曲线状或块状(图 62.11)。在一项研究中,72% 的喷砂工肺存在钙化。邻近肺气肿的 PMF 病变光滑,边界锐利,侧位呈扁平状,此征象有助于鉴别 PMF 和肺癌,肺癌常呈圆形或不规则形。

与 CWP 相比,矽肺患者的瘢痕旁肺气肿更明显(图 62.11)。矽肺中发现小叶中央型肺气肿是否因二氧化硅粉尘或其他粉尘如煤和石棉暴露,或同时吸烟所致,尚存在争论。一些研究报道,矽肺中肺气肿的发生与吸烟无关,然而其他研究者认为无 PMF 的矽肺不会引起肺气肿。

肺门和纵隔淋巴结常增大并可伴钙化,而钙化在矽肺中更常见。有研究可见 1/3 的矽肺淋巴结可表现高密度,最常见于隆突下。钙化的主要类型为均匀、致密的钙化(53.4%)(图 62.13),其次为斑点状钙化(26.4%)。中央钙化、偏心钙化和蛋壳样钙化(图 62.8)较少见(分别为 4.3%、7.7% 和 5.2%)。

硅蛋白沉积症的 HRCT 表现仅见偶发病例报告,其表现与肺泡蛋白沉积症相似(图 62.6)。然而,最近研究表明硅蛋白沉积症中并不常见铺路石征,更常见是肺部实变,常伴钙化(一项研究报告占 83%)。小叶中心性结节也较常见,可见斑片状磨玻璃影。

在 CT 上,类风湿性尘肺结节边界清楚,可伴空洞和钙化。然而,尚无法鉴别类风湿性尘肺中矽肺结节与其他矽肺结节。

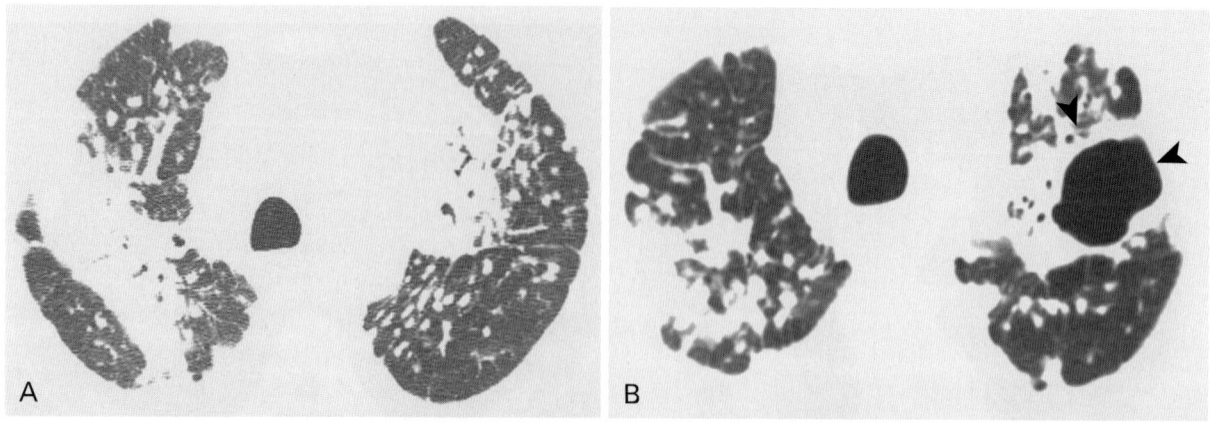

图 62.12 复杂性矽肺合并肺结核。(A)肺上叶水平层面 HRCT 可见双侧肺肿块,符合矽结节合并 PMF。(B)随访 HRCT 肺窗可见左侧进行性块状纤维化病变内的空洞(箭头)。已知矽肺病患者病灶内的空洞应视为结核,除非证明不是结核。

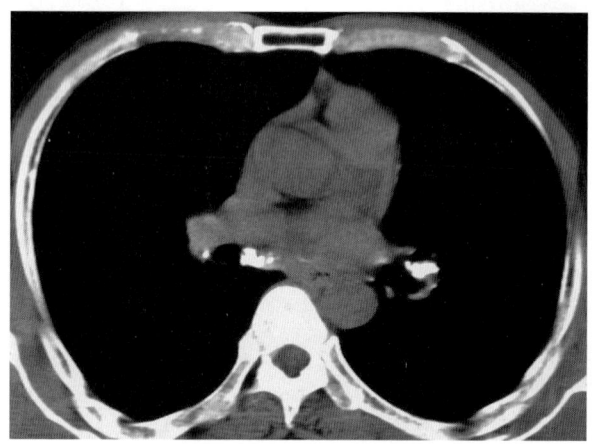

图 62.13 矽肺致密结节钙化。CT 可见淋巴结致密钙化。

3. MRI MRI 在尘肺中的应用尚未得到广泛的评估,在 T1 加权、T2 加权和增强 MRI 上对 PMF 病变特征的研究中产生了不同的结果。信号特征的差异,特别是 T1 加权图像上的差异,可因煤、二氧化硅等矿物粉尘在 CWP 的 PMF 中数量而变化,从而缩短了质子的 T1 弛豫,因此在 CWP 的 PMF 病变中可见 T1 加权图像上呈高信号。

在 T1 加权和 T2 加权图像上,PMF 患者发生的肺癌 MRI 特征被描述为与纤维化肿块可区分的高信号,而纤维化肿块则表现为低信号,特别是增强 MRI 情况下,有助于将肺癌与 PMF 病变的纤维组织区分。MRI 的其他应用包括 MRA 和肺部 MR 灌注成像,可见矽肺累及中央血管的并发症,如肺动脉狭窄。

4. PET-CT PET-CT 在矽肺中的应用尚未充分研究,但在 PMF 病变和增大的纵隔和肺门淋巴结中可见摄取增高(图 62.14)。在矽肺伴肺癌的患者中,可引起假阳性的诊断结果。已有报道,肺癌患者矽病纵隔淋巴结摄取增高,导致肿瘤分期过高。然

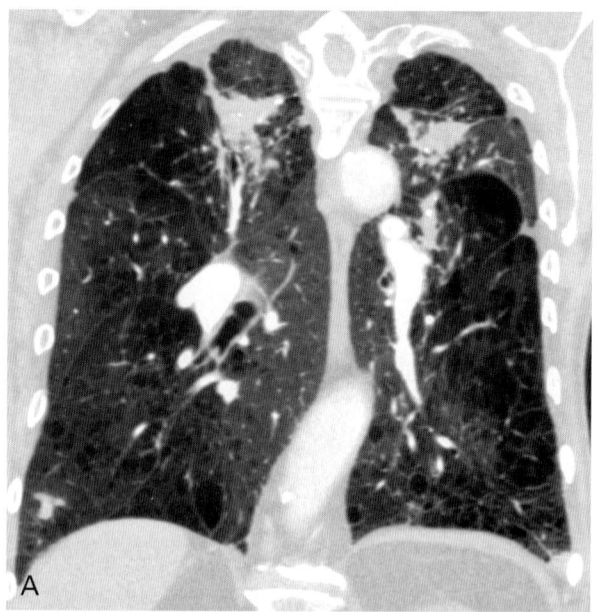

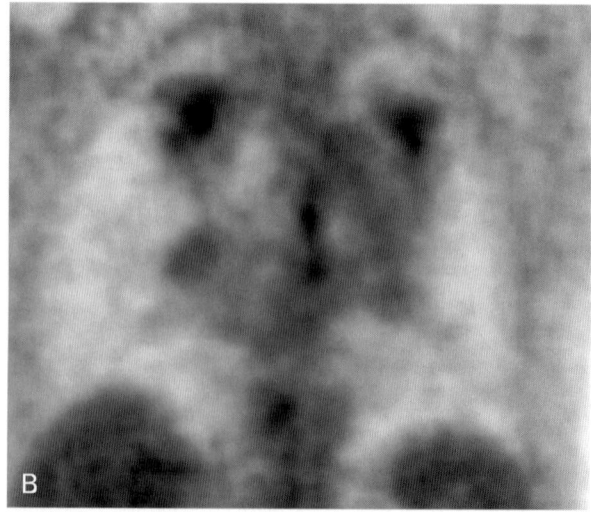

图 62.14 复杂性矽肺,PET-CT 摄取增高。(A)冠状面 CT 可见双侧 PMF 病变,伴有广泛的肺气肿,PMF 病变周围可见少量结节。(B)冠状面 FDG-PET 可见双肺上叶 PMF。双上叶病变的摄取与肺癌难以区分。

而,如果肿块为不典型 PMF、其他部位有高风险恶性肿瘤病史或临床状态改变,应考虑对代谢活动性病变进行活检。

5. **影像检查的选择** X 线胸片提供简单、快速的方法来诊断矽肺和 CWP,应作为首选检查。然而,X 线胸片对早期矽肺或 CWP、微小结节及较小肺气肿诊断不敏感。对这些病例应进行胸部薄层 CT 扫描和 MIP 重建。

MRI,特别是增强 MRI,对肺癌与 PMF 病灶中纤维组织的鉴别有一定作用。其他 MR 技术包括 MRA 和肺部 MR 灌注成像,可用于检测并发症如肺动脉狭窄。

PET-CT 在矽肺和 CWP 中的临床应用有限,如 MRI 一样,应该只在特定人群中使用,包括疑似肺癌的患者。

典型征象

矽肺

- 边界清晰的小叶中心性结节和胸膜下结节(淋巴管周围型结节)
- 弥漫性分布,以上肺后部和上肺野为主
- PMF 见于肺上叶尖段和后段及肺下叶背段
- 肺门和纵隔淋巴结肿大
- CT 上常见淋巴结钙化(50%)

煤工尘肺

- 小结节影
- 边界模糊
- 淋巴管周围分布,以上肺野分布为主
- 结节钙化少于矽肺
- 纵隔和肺门淋巴结肿大
- 邻近脏层胸膜的胸膜下结节(假性斑块)

(六)鉴别诊断 X 线胸片与 CT 上鉴别诊断如下。

1. **双侧肺门和纵隔淋巴结病变的鉴别诊断** 包括:①原发性肺结核;②结节病;③真菌感染,如组织胞浆菌病、球孢子菌病;④淋巴瘤;⑤淋巴结转移。

2. **多发性肺结节的鉴别诊断** 包括:①结节病;②真菌感染;③粟粒性肺结核;④单纯矽肺;⑤单纯煤工尘肺(CWP);⑥混合性尘肺。

3. **PMF 的鉴别诊断** 包括:①复杂矽肺;②复杂 CWP;③结节病;④滑石肺。

4. **急性硅蛋白沉积症的鉴别诊断** 包括:①肺泡蛋白沉积症;②肺水肿;③急性间质性肺炎;④类脂性肺炎;⑤感染,包括肺孢子菌。

要点

- 矽肺和煤工尘肺(CWP)是由于长期接触二氧化硅和煤尘而引起的职业病
- 影像学表现为弥漫性淋巴管周围结节(小叶中心性结节和胸膜下结节),可钙化并可融合成块状纤维化(PMF)
- 肺气肿常因吸烟引起,但也可见于非吸烟的职业性粉尘暴露工人
- 肺功能损害与结节、PMF、肺气肿程度有关
- 矽肺和煤工尘肺的并发症包括结缔组织疾病、类风湿性尘肺、肺癌、肺动脉高压、右心衰竭、肺结核和周围血管疾病
- X 线胸片是尘肺最重要的影像学检查方法,可用于首次评估和随访可疑患者或用来诊断矽肺和 CWP
- CT 在诊断早期矽肺、肺气肿、结节聚集(早期 PMF)方面优于 X 线胸片
- CT 有助于评估矽肺或 CWP 的并发症,如肺结核和肺癌
- 无恶性肿瘤的 PMF 患者进行 PET-CT 检查,可出现 FDG 摄取假阳性

推荐阅读

Chong S, Lee KS, Chung MJ, et al. Pneumoconiosis: comparison of imaging and pathologic findings. Radiographics. 2006;26:59 – 77.

Cox CW, et al. State of the art: imaging of occupational lung disease. Radiology. 2014;270(3):681 – 696.

Fujimura N. Pathology and pathophysiology of pneumoconiosis. Curr Opin Pulm Med. 2000;6:140 – 144.

International Labour Office. Guidelines for the Use of ILO International Classification of Radiographs of Pneumoconiosis. Occupational Safety and Health Series No. 22. Geneva: Internatinal Labour Office; 2011.

参考文献见 ExpertConsult.com.

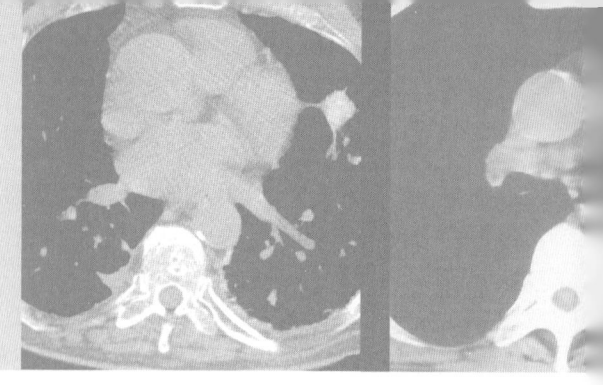

第63章

少见尘肺[*]

Stephen B. Hobbs

常见尘肺的类型包括矽肺、煤工尘肺和石棉肺（见61章和62章）。其他少见的尘肺与职业性粉尘暴露有关。本章节讨论硬金属肺病、铝尘肺、滑石尘肺、电电焊工尘肺、慢性铍病。这些少见尘肺的HRCT表现各不相同，且不具有特异性。然而，每种尘肺类型均有其主要的特征性表现。这些尘肺最常见的HRCT表现为小叶中心性结节和线样分支状影，与细支气管中心病变相一致。间质纤维化可表现为网状、牵拉性支气管扩张、蜂窝状或多个高密度融合影。相比于X线胸片，HRCT在评价肺实质病变方面具有更高的敏感性和特异性，有助于发现不同类型尘肺的早期肺实质病变。

一、硬金属肺病

（一）病因、发病率和流行病学 硬金属是以钴为基体的碳化钨合金，可加入少量的钛、镍、铬、铌、钒或钼。硬金属耐热，像钻石一样坚不可摧。硬金属肺病是一种罕见的职业性肺病，可发生在从事制造、使用或维护由硬金属构成工具的工人中。钴通常被认为是硬金属肺病的主要病因，因此也被称为钴肺。但实验研究表明，对钴和碳化钨混合物的生物反应性远远大于单独对钴的反应性。硬金属肺病更可能发生在监管不严的工作场所，但相关金属暴露工人中的发病率低，与接触强度或持续时间缺乏相关性，提示硬金属肺病可能存在遗传易感性。

（二）临床表现 接触硬金属可导致3种主要的呼吸道并发症：哮喘、过敏性肺炎和（或）肺纤维化。

硬金属工人偶尔会出现与其他职业性哮喘临床表现相似的哮喘症状。在工作场所工作约4～6h后，会出现咳嗽、喘息、呼吸困难、胸闷和鼻炎等典型症状。钴致过敏性肺炎的临床表现与其他形式过敏性肺炎的临床表现相似。在更隐匿的硬金属疾病中，症状和其他任何纤维化肺部疾病的症状相似，包括咳嗽、逐渐加重的呼吸急促和体重减轻。发绀和杵状指在疾病的晚期出现。该病可致死，有时进展迅速。

（三）病理学表现 硬金属间质性肺病的一般和非特异性病理特征包括间质内淋巴细胞和浆细胞浸润、肺泡上皮增生，偶尔肺泡腔内可有细胞积聚（脱屑性间质性肺炎）。病变以细支气管为中心，呈斑片状分布。硬金属行业患间质性肺病的患者中偶有并发肺内肉芽肿的报道。

硬金属肺病最具特征性的表现是间质及肺泡空腔存在多核巨细胞（图63.1）。该类细胞可含有大量的细胞核并且存在吞噬作用，被称为"异型细胞"或"自噬细胞"，主要是因为含有细胞吞噬体（巨细胞性间质性肺炎）。

（四）影像学表现

1. **胸部X线** 常见的影像学表现为小而不规则的病灶，主要在中、下肺野（图63.1～图63.3）。其他表现包括小结节影、弥漫网格影或磨玻璃影，尤其在亚急性期。尽管可出现临床症状及功能障碍，但X线胸片可表现正常。硬金属肺病发作时可见细小的弥漫网状结节影。

---

* 编者和出版社感谢 Masanori Akira 博士为本书上一版相关主题提供的材料。这是本章的基础。

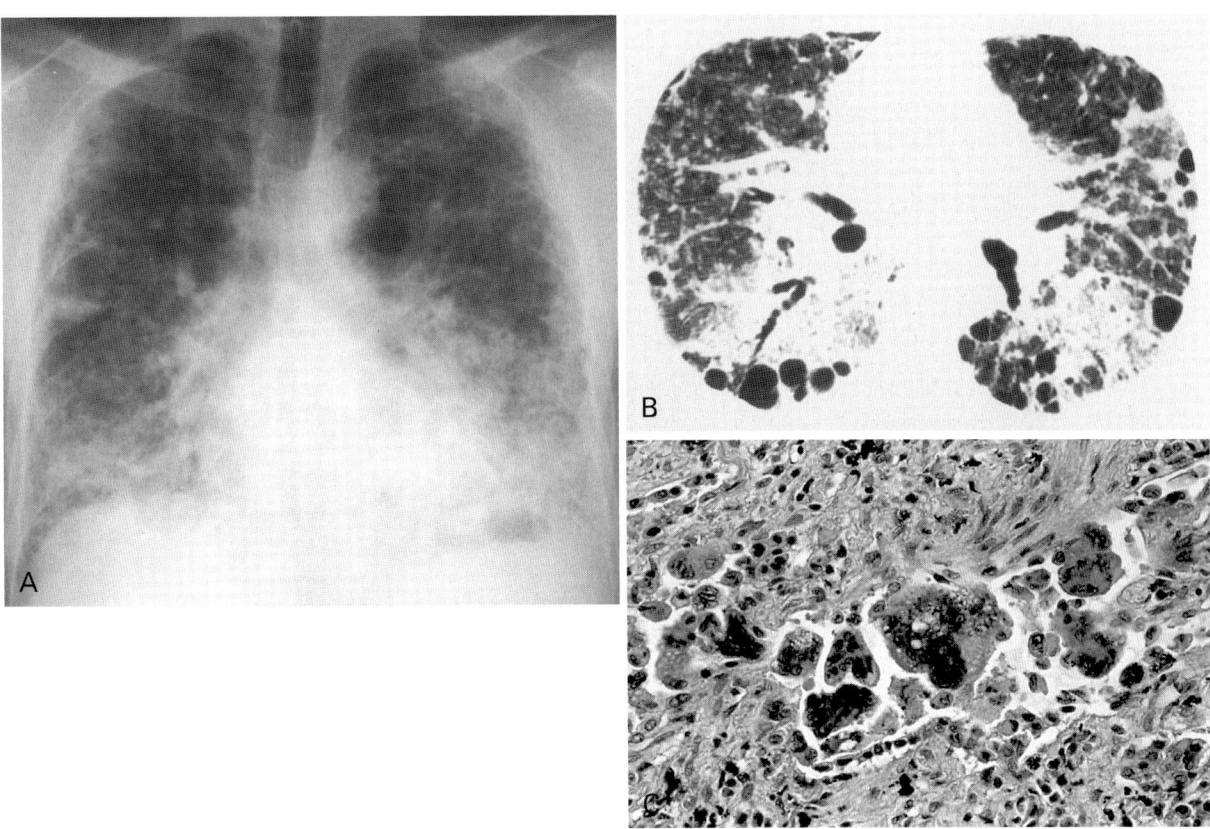

图 63.1 硬金属间质性肺病。(A)后前位 X 线胸片可见粗网格和斑片状磨玻璃影,主要累及肺外周和下肺野。(B)HRCT 可见广泛、双侧磨玻璃影、局灶实变、小叶中心性结节、轻度网格影、牵拉性支气管扩张和数个肺大疱。(C)尸检获得的肺组织标本可见异型多核巨细胞伴肺泡间质炎症和纤维化。(见彩色插页)

2. CT 硬金属间质性肺病的 HRCT 表现各不相同,可与结节病、NSIP 或 UIP 相似。

CT 上的全小叶及多小叶磨玻璃影或实变影,与组织病理学上巨噬细胞和多核巨细胞的炎性细胞浸润以及肺泡内积聚引起的间质增厚区域相对应。肺实质扭曲、牵拉性支气管扩张和网格影,与组织病理学上弥漫性间质纤维化和支气管血管结构周围的纤维化相对应。根据巨细胞性间质性肺炎的严重程度,CT 上可见磨玻璃影或致密实变影(图 63.1~图 63.3)。在硬金属病的致命病例中,其组织学特征表现为大量巨噬细胞和多核巨细胞在肺泡内积聚,患者接触硬金属仅几年,还可见按肺小叶分布的实变。

(五)影像检查的选择 X 线胸片主要用于硬金属肺病患者首次评估和随访。CT 可进一步评价肺实质病变。HRCT 可能有助于发现早期肺实质病变。

(六)鉴别诊断 鉴别诊断包括所有其他类型的间质性肺炎、药物性肺病、结节病和其他类似结节病的肉芽肿性肺部疾病、过敏性肺炎和其他尘肺。与任何职业病一样,诊断需要全面、详细的职业史。钨颗粒常可通过能量色散 X 线分析发现,并由于钨尚未被确定为大气环境污染物,所以它们存在即可确定诊断。也可发现钴颗粒,但不常见,因为钴可溶于组织液。巨细胞性间质性肺炎的病理诊断是硬金属肺病的特征性表现。支气管肺泡灌洗液(BAL)中发现多核巨细胞,即使无外科肺活检标本,也可诊断硬金属肺病。在暴露后数天内检测血液和尿液中钴的浓度,可反映暴露水平。

(七)治疗方案概要 通过停止暴露和适当治疗过敏反应,常可控制哮喘症状和过敏性肺炎。在硬金属肺病中,疾病进展取决于诊断的时间和暴露的水平。除停止暴露外,尚无任何有效的药物治疗。在疾病早期,如果完全停止暴露,可得到改善,甚至完全缓解。已有报道使用糖皮质激素或环磷酰胺类药物,然而,目前尚无有关硬金属肺病治疗的对照研究。可对硬金属肺病患者进行肺移植,并已发现病变可在移植肺中复发。

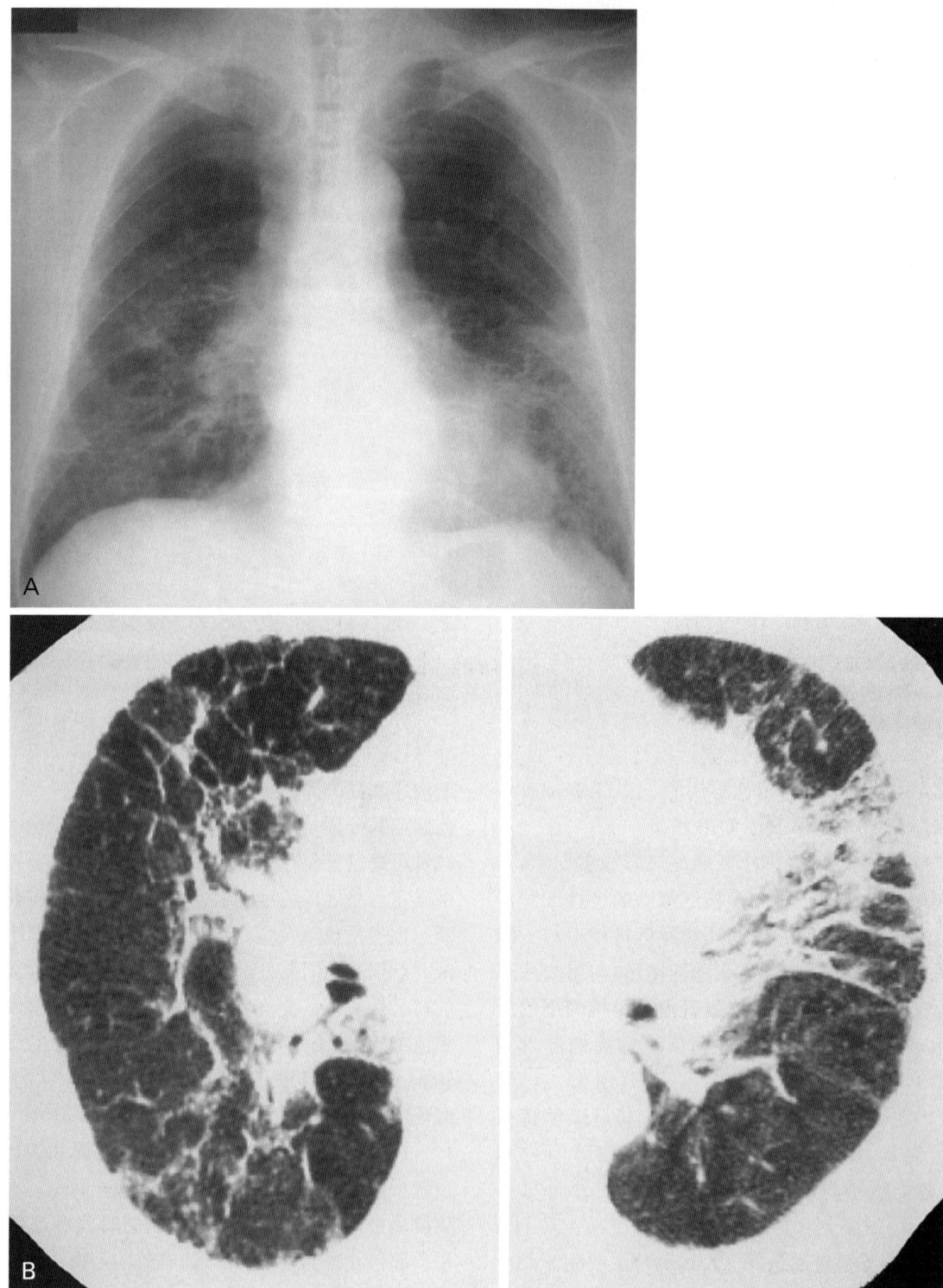

图 63.2 硬金属间质性肺病。(A)X 线胸片可见中、下肺野网状结节影。(B)HRCT 可见磨玻璃影、实变影、轻度网格影和牵拉性支气管扩张。

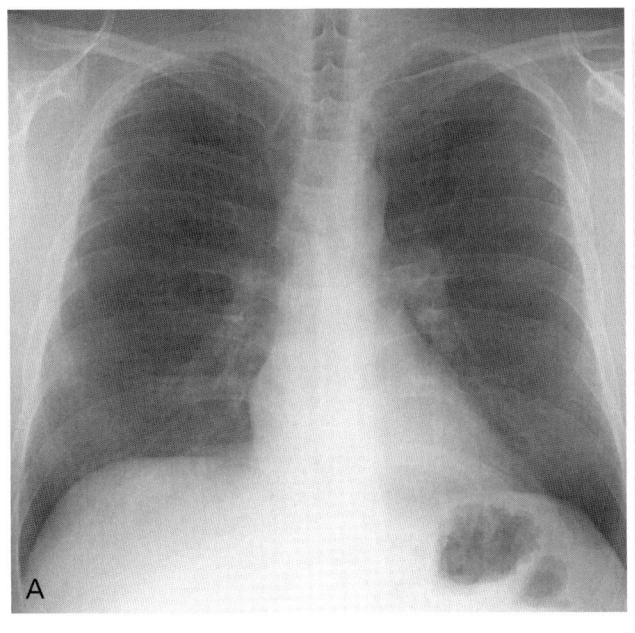

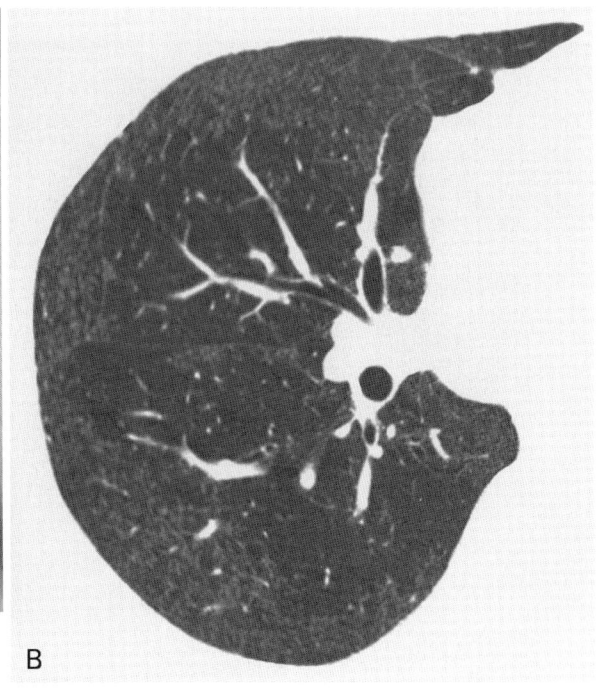

图 63.3 硬金属间质性肺病。(A)X 线胸片可见中、下肺野磨玻璃影和细小结节影。(B)HRCT 可见右肺外周细小结节影。

要点：硬金属肺病

- 钴是硬金属肺病的主要病因
- 三种主要的呼吸道症状：哮喘、过敏性肺炎和肺纤维化
- 最典型的病理表现是发现"异型"或"自噬"的多核巨细胞，通常也存在于支气管肺泡灌洗液中
- 常见的影像学表现包括：
  - 全小叶和多小叶磨玻璃影或实变，与组织病理学上巨噬细胞和多核巨细胞在肺泡内积聚相对应
  - 肺实质扭曲、牵拉性支气管扩张和网格影，与组织病理学上间质纤维化相对应

二、铝尘肺

（一）病因、发病率及流行病学 一般认为暴露于铝、氧化铝和电解铝车间烟雾与弥漫性间质纤维化相关。然而，铝诱导肺间质纤维化的确切病因尚不清楚。硬脂酸涂层、矿物油涂层和铝金属均可引起肺纤维化。尽管在工作场所常接触铝金属及其氧化物，但由此引起的尘肺却很少见。在接触此类物质的工人中，发生尘肺的比例从 1‰～8％不等。在铝冶炼厂工作与哮喘及慢性气流阻塞的形成有关。

（二）临床表现 肺纤维化患者的临床症状常包括咳嗽和劳力性呼吸困难。肺功能检查结果与气流受限病程形成相一致，同时肺体积缩小，一氧化碳弥散降低。

（三）病理学表现 肺组织标本的组织学检查可见胸膜下间质性纤维化伴瘢痕肺气肿、内含巨细胞的斑点状肉芽肿性肺炎（图 63.4）。能量色散 X 线分析可见肺间质的铝浓度很高。尽管铝暴露引起的间质纤维化为弥漫分布，以上肺野为重，这与特发性肺纤维化或石棉肺分布不同。铝焊接烟雾暴露相关的脱屑性间质性肺炎、肉芽肿反应和肺泡蛋白沉积症等已有报道。

（四）影像学表现

1. 胸部 X 线 在暴露几个月或几年后，胸片上就出现了明显的病变，表现为双肺中上肺野明显的磨玻璃影或小结节影，纵隔增宽（图 63.5）。肺底部可见气肿、肺门上提及向后移位，提示肺体积缩小，此为晚期病例的特征。网格影和蜂窝影有时可弥漫分布（图 63.4）。铝相关的肺纤维化与自发性气胸的发生率有关。

2. CT 铝尘肺的 HRCT 表现多样，可与矽肺、结节病、呼吸性细支气管炎和过敏性肺炎相似。较少见的情况下，其表现与 NSIP 和 UIP 相似。铝尘肺的表现包括结节影、网格影和上肺纤维化。结节可表现为边界清楚、直径 2～5 mm，与矽肺表现相似；或表现为双肺弥漫分布、边缘模糊的小叶中心性结节，与

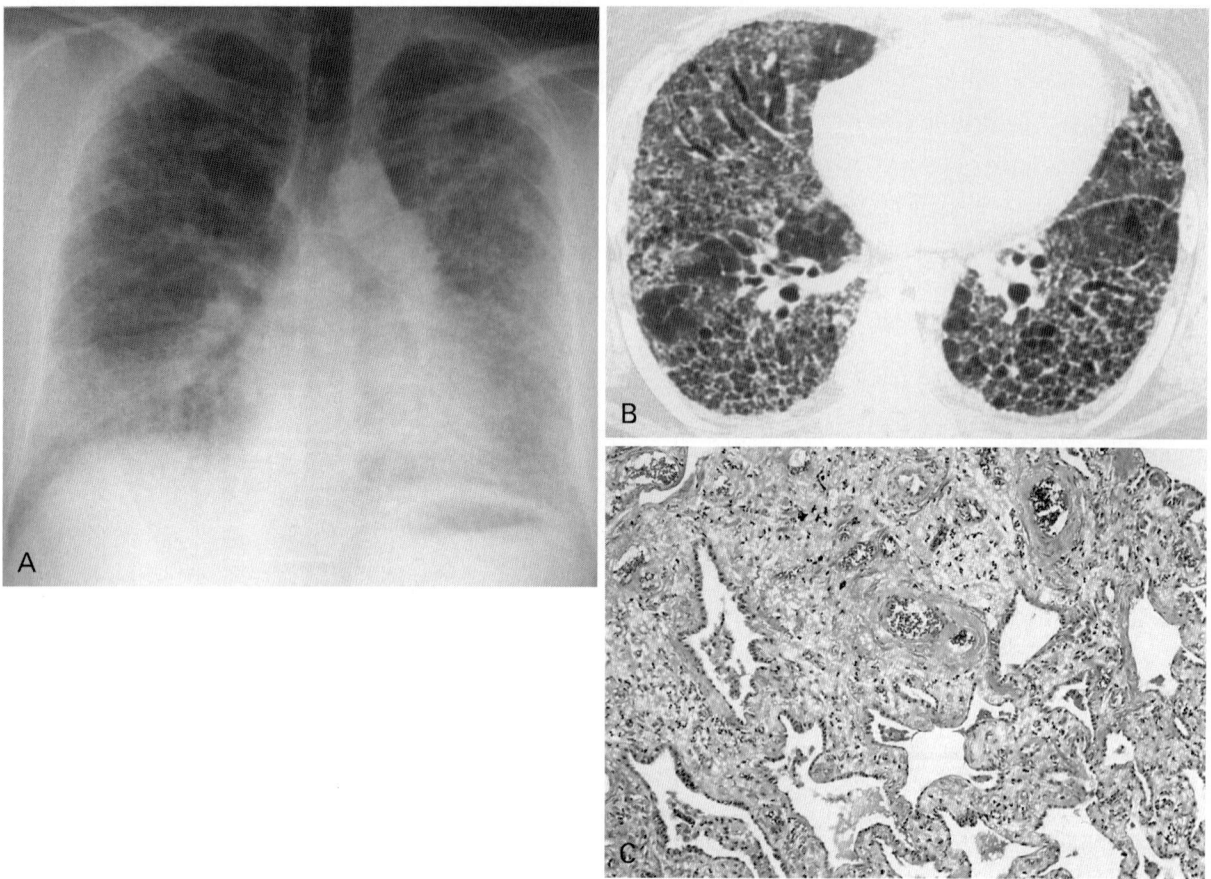

图 63.4　铝尘肺。(A)X 线胸片可见广泛的双侧网格结节影。(B)HRCT 可见广泛的网格影、牵拉性支气管扩张、牵拉性细支气管扩张和蜂窝肺。(C)外科肺活检获得组织学标本可见肺间质纤维化伴单核细胞浸润。(见彩色插页)

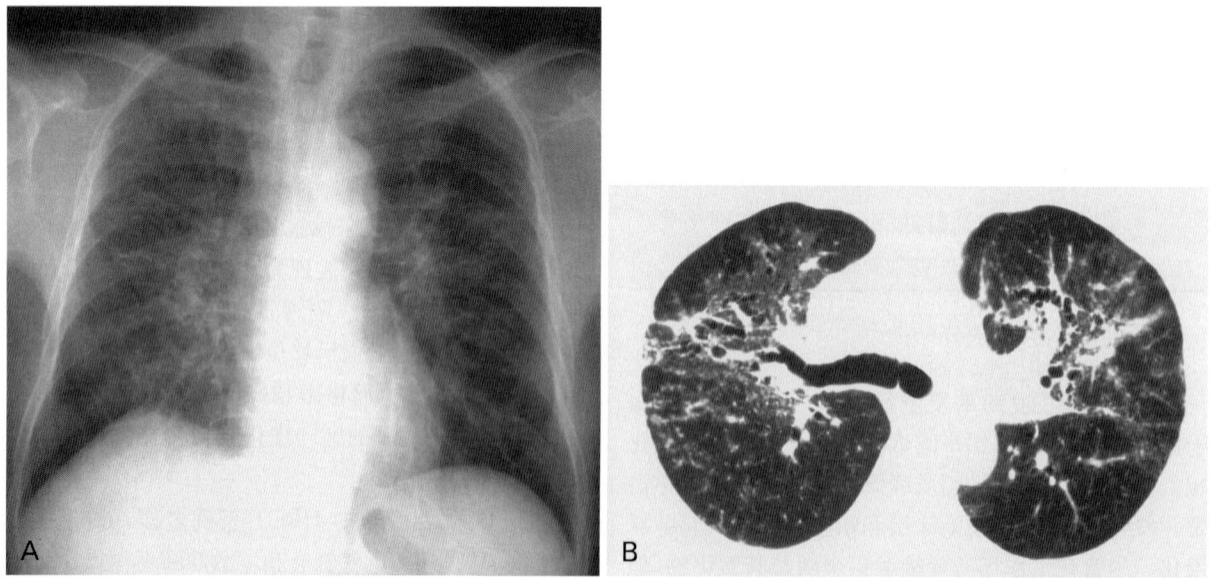

图 63.5　铝尘肺。(A)X 线胸片可见磨玻璃影主要分布在上、中肺野,还可见肺门轻度上提。(B)HRCT 可见磨玻璃影,主要分布于肺中央区,少量小结节及不规则线影,伴牵拉性支气管扩张。

过敏性肺炎表现相似。早期铝尘肺胸片可表现正常，也可表现为边缘模糊、小圆形的小叶中心性结节影，主要分布于上叶。

纤维化表现为网格影和蜂窝肺(图 63.4)。主要分布于上肺或弥漫分布，与特发性肺纤维化不同。还可见磨玻璃影，伴或不伴牵拉性支气管扩张(图 63.5)。有病例报道，纵隔淋巴结密度增高，组织病理学证实为铝沉积所致。

（五）影像检查的选择 X 线胸片是铝尘肺首次诊断和随访的主要影像学检查方式。HRCT 比 X 线胸片更有敏感性和特异性，可发现 X 线胸片正常患者中的病变。

（六）鉴别诊断 鉴别诊断包括所有其他类型的间质性肺炎、药物性肺病、结节病、过敏性肺炎和其他尘肺。磨玻璃影伴或不伴牵拉性支气管扩张，与 NSIP 相似。铝尘肺可见蜂窝肺，但以上肺为主或弥漫分布，与特发性肺纤维化不同。铝尘肺早期可见小、圆形、边缘模糊的小叶中心性结节，类似于过敏性肺炎、煤工尘肺、矽肺或呼吸性细支气管炎。双上肺较大病灶伴肺体积缩小，类似于矽肺或结节病。血浆和尿液监测可见患病工人的铝暴露较高。

（七）治疗方案概要 可选择的方法是完全避免接触工作场所的有害物质。目前尚无有效的药物治疗。严重的肺纤维化预后较差，因为暴露结束后疾病可以继续进展。

要点：铝尘肺

- 工作场所暴露个体的发病率低于 10%
- 临床症状包括劳力性呼吸困难、咳嗽、自发性气胸
- 常见的影像学表现包括：
  - 结节影、网格影、磨玻璃影，伴或不伴牵拉性支气管扩张
  - 以上肺为主或弥漫分布
  - 早期 HRCT 表现：小的、圆形、边界模糊的小叶中心性结节影，主要分布于上肺

三、滑石尘肺

（一）病因、发病率和流行病学 滑石是一种纯水合硅酸镁，理想化学组成为 63.5% 的二氧化硅、31.7% 的氧化镁和 4.8% 的水，但在实际中矿物晶格可发生离子替换，也可被其他矿物污染。滑石暴露可分为 4 种主要方式：3 种通过吸入和一种通过静脉注射的方式。第一种吸入含高硅矿物的滑石引起，称为滑石矽肺。这种形式的表现与矽肺表现相同。滑石石棉肺是第二种形式，与石棉肺非常相似，由晶体滑石产生，常与石棉纤维一起吸入。第三种形式是吸入纯滑石粉引起，可引起急性或慢性支气管炎、肺间质炎症或纤维化。第四种形式由静脉注射滑石粉引起，常与静脉注射粉碎的口服药物而引起血管肉芽肿有关。当吸入大量滑石粉时，也可引起急性肺部症状。此类接触常是意外发生，最常报道见于吸入含滑石爽身粉的婴儿。在治疗自发性气胸和复发性胸腔积液时，滑石粉可用于促进胸膜粘连。胸腔灌注纯滑石粉可引起胸膜增厚和纤维化，如果滑石进入肺内可引起明显的疾病。暴露人群中滑石相关尘肺的总发病率为 10%～27%。

（二）临床表现 主要症状为呼吸困难和咳嗽。晚期患者可见发绀和杵状指，咳嗽可为干咳或伴少量黏痰的阵咳。临床上，滑石尘肺最初无症状，但随着疾病进展可表现出轻型石棉肺症状，并伴肺体积缩小和扩散功能下降。在持续暴露结束后，疾病也会进展，形成进行性呼吸困难、用力呼吸和缺氧引起体重减轻，最终导致右心衰竭。

（三）病理学表现 滑石尘肺的病理表现包括弥漫性间质纤维化、边缘模糊的纤维结节，双折射滑石粉尘颗粒密集聚集形成的异物肉芽肿(图 63.6)。滑石粉尘吸入肺病与吸毒者静脉注射滑石肺病的组织学表现不同。当病变位于血管腔或血管壁，或出现与异物有关的明显肺动脉高压表现时，提示其血管来源。晚期静脉吸毒滑石肺患者可形成肺门区融合肿块，其内含大量颗粒、巨核细胞及广泛纤维化，与吸入性滑石肺、结节病或矽肺的块状纤维化表现相类似。

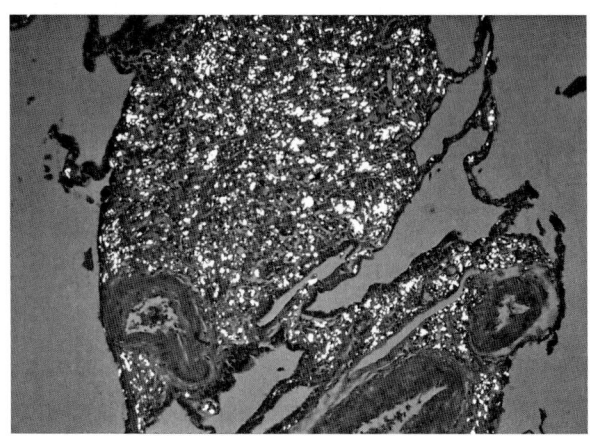

图 63.6 滑石尘肺。尸检肺标本偏振光显微镜可见明显的双折射尘颗粒。（见彩色插页）

(四)影像学表现

1. 胸部 X 线　不同类型的滑石可产生几种不同的影像学表现:结节影、线影和融合纤维化。结节影由直径 3~5 mm 的病灶组成,与矽肺相同,有时好发于肺中野,但也可分布在任何肺野(图 63.7)。结节融合可形成类似矽肺的团块或煤工肺的进行性块状纤维化,其内可见空洞。弥漫线样间质改变也可发生,类似于石棉肺表现。有时可见双下肺侧胸壁及膈肌钙化,形成胸膜斑。纯滑石粉引起尘肺,可形成圆形及不规则影融合的病灶,常分布于肺中野,肺门周围。

静脉注射滑石的 X 线胸片表现为小结节影,可进展为大团块或团块状实变影。团块密度类似于矽肺及煤工尘肺的块状肺纤维化,但静脉注射滑石尘肺的病灶更靠近肺门(见第 62 章)。淋巴结肿大常见。

2. CT　吸入滑石粉引起滑石尘肺的 HRCT 表现包括小叶中心性和胸膜下小结节以及团块状高密度影(图 63.7),其他常见表现包括间隔线、胸膜下线、磨玻璃影和小叶低密度影。肿大淋巴结内含滑石沉积表现为高密度。慢性静脉吸毒所致滑石尘肺的

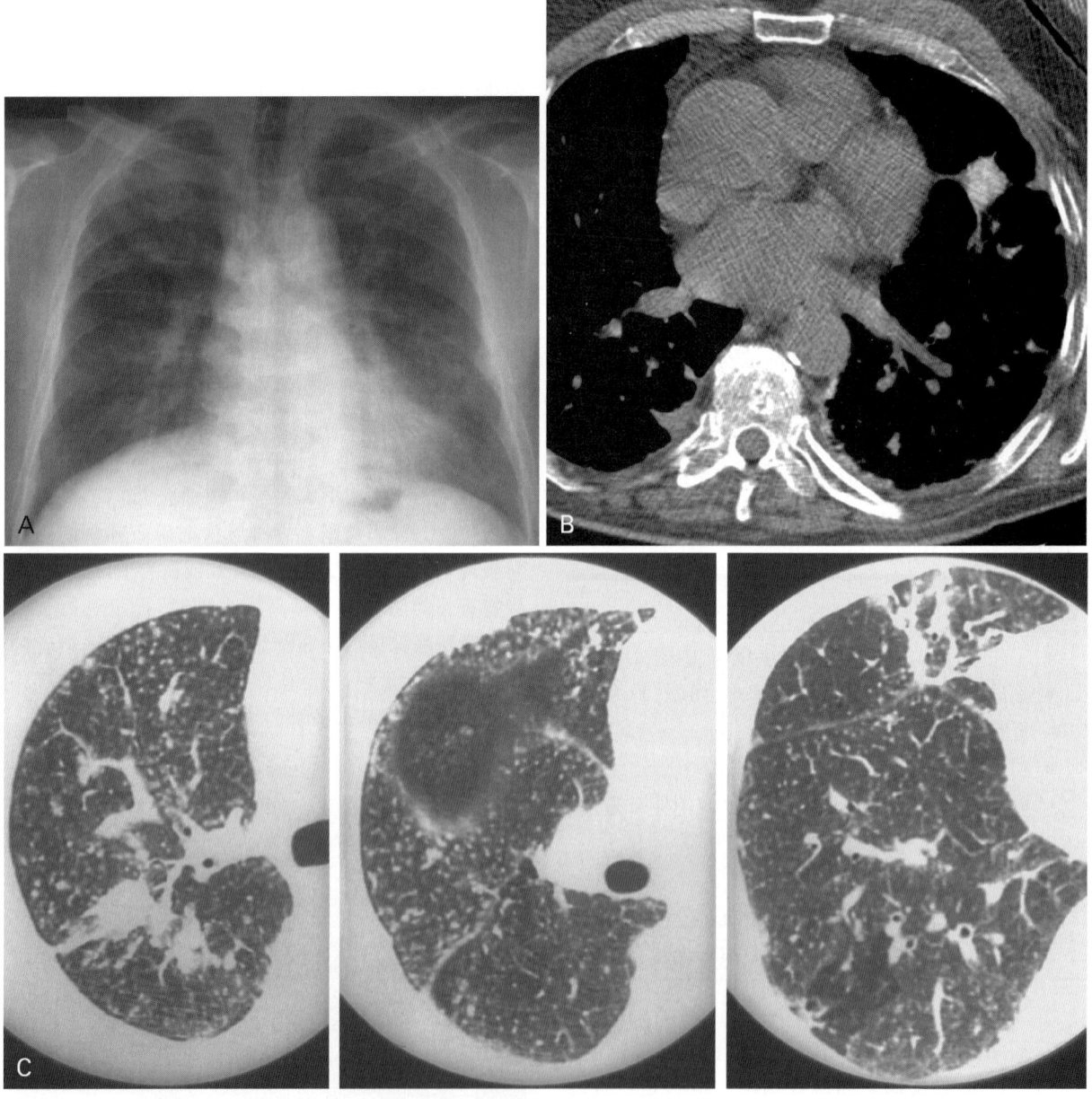

图 63.7　滑石尘肺。(A)X 线胸片可见边缘模糊的小结节影弥漫分布于双肺,还可见融合阴影。(B)3 个不同层面的 HRCT 可见右肺上、中、下肺野均可见小叶中心性结节,右上叶还可见局灶性大阴影,偶见右肺中叶、下叶轻度实变。(C)另一位患者的轴面 CT 可见左上叶结节,其内含高密度的滑石成分。

HRCT 表现包括弥漫性小结节或磨玻璃影（有时呈树芽状）、肺门周围高密度团块，下叶全小叶型肺气肿（见第 52 章）。盐酸哌醋甲酯（利他林）吸毒者常见下叶全小叶型肺气肿。

3. PET 滑石粉胸膜固定术在 CT 上可产生高密度的胸膜增厚区（图 63.8）。这是由于滑石粉沉积和 FDG 摄取增高，可持续存在。

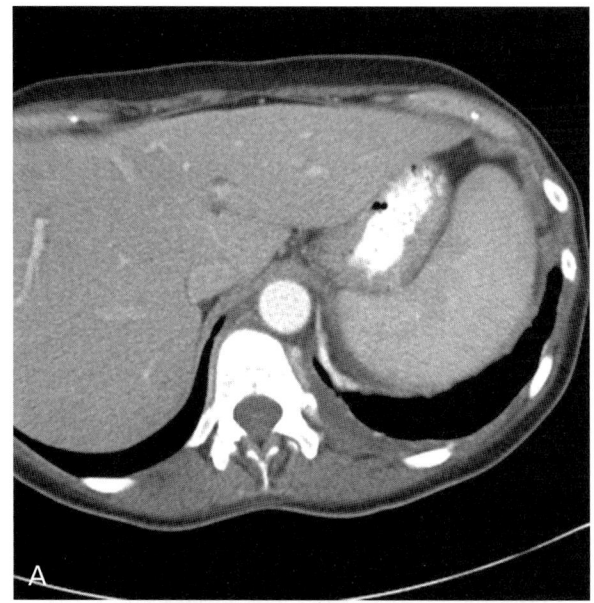

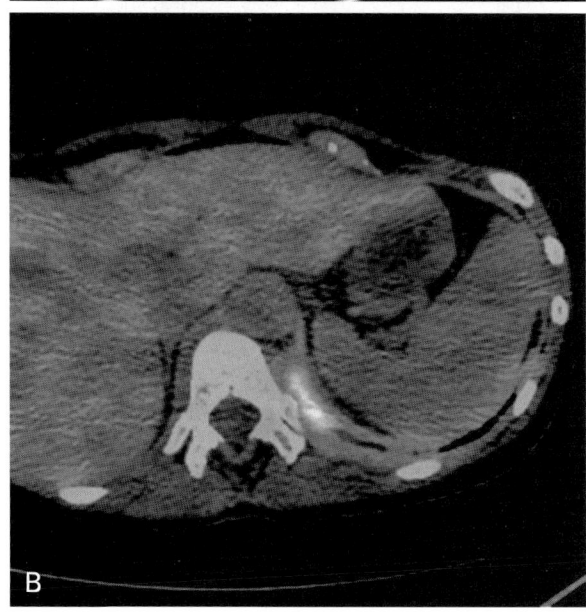

图 63.8 滑石粉胸膜固定术，FDG 摄取增高。（A）轴面 CT 可见左侧胸膜增厚，局部因滑石粉沉积而呈高密度。左侧少量胸腔积液。（B）PET-CT 融合图像可见滑石沉积区域 FDG 明显摄取增高。

（五）影像检查的选择 X 线胸片是滑石尘肺患者首次诊断和随访的主要影像学检查方式。CT 可进一步评价肺内病变，而且 CT 在发现胸膜斑和淋巴结肿大伴高密度影方面更敏感。

（六）鉴别诊断 根据充分暴露史和影像学表现可进行诊断。当吸入粉尘成分不明确时，支气管肺泡灌洗液中矿物分析有助于滑石尘肺的诊断。

滑石石棉肺的鉴别诊断主要与其他以肺底部分布为主、网格影的疾病，包括所有其他类型的间质性肺炎。虽然胸膜斑的存在提示滑石石棉肺，但胸膜斑块可见于暴露于被石棉污染的滑石粉工人和未接触石棉的工人。滑石矽肺和单纯肺滑石病的主要鉴别诊断包括结节病和其他感染性/非感染性肉芽肿性肺病。

（七）治疗方案概要 与矽肺和石棉肺一样，吸入性滑石尘肺也无有效的治疗方法。类固醇可用于近期静脉注射相关的呼吸衰竭，在几例病例中已发现其影像和临床表现可自行改善。吸入滑石粉是否致癌尚存在争议。对接触无石棉滑石粉工人进行的病死率研究未证明滑石粉对肺癌病死率有影响。暴露于滑石与二氧化硅或滑石与石棉混合物工人的肺癌病死率明显较高。

要点：滑石尘肺

- 滑石尘肺包括吸入滑石尘肺（滑石石棉肺，滑石矽肺，纯滑石肺）和静脉注射滑石肺
- 临床症状包括呼吸困难、咳嗽，晚期病例可出现发绀和杵状指
- 常见的影像学表现包括：
  - 小叶中心性及胸膜下小结节
  - 含局灶性高密度的融合团块
  - 类似于滑石粉石棉肺的网状结节影
  - 纵隔淋巴结肿大，其内可见滑石沉积的高密度影
  - 与哌醋甲酯注射有关的下叶全小叶型肺气肿

四、电焊工尘肺

（一）病因、发病率和流行病学 众所周知，暴露于焊接烟雾是尘肺、慢性支气管炎和肺癌的危险因素。吸入的主要成分是氧化铁，这一疾病也被称为电焊工铁质沉着病。电焊工尘肺首先由 Doig 和 McLaughlin 在 1936 年描述。多年来，焊接已从一种最初相对简单、几乎完全使用裸铁电极的工艺发展成应用多种不同电极的复杂技术。弥漫性肺纤维化常

被归因于焊接过程中吸入非氧化铁物质,如二氧化硅或石棉。当存在游离二氧化硅时,该病称为硅铁尘肺,是一种混合尘肺。然而,在一些无合并矽肺的电焊工尘肺中也可见间质性肺纤维化。一项对661名英国电焊工胸片研究发现:根据国际劳工组织(ILO)影像学分类0/1或更高级别小圆形病灶的发病率为7%。

（二）临床表现　铁质沉积症患者的第一秒用力呼气量可减少,但很少有症状。伴肺纤维化的电焊工可出现劳力性呼吸困难和咳嗽,并且在肺功能检查方面存在限制性功能障碍。在电焊工尘肺中,血清或BAL液或两者中的铁蛋白升高。

（三）病理学表现　铁质沉积症的主要组织学特征是与轻微纤维化(黄斑)相关的铁尘和含尘巨噬细胞(图63.9)。肺大体标本常会出现从红色到棕色、灰色或黑色不等的斑点。在显微镜下,尘斑表现为位于小叶中心的色斑。相似的粉尘常沿小叶间隔和胸膜淋巴管播散。许多颗粒表现为圆形铁质体,含圆形或多边形黑芯。术语铁质体是指肺巨噬细胞中含铁蛋白外壳的矿物颗粒。有时还可见到致密结节样纤维化,常归因于同时暴露于二氧化硅。然而,一些实验研究表明,铁或焊接烟雾也可产生结节样纤维化。

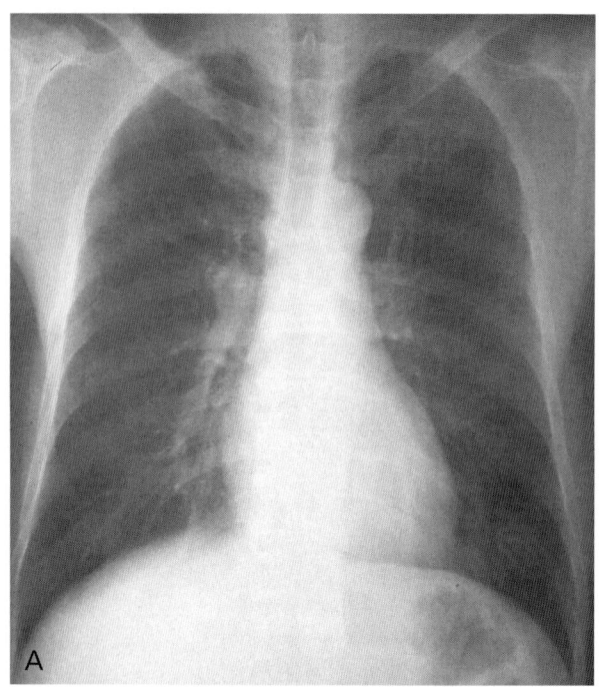

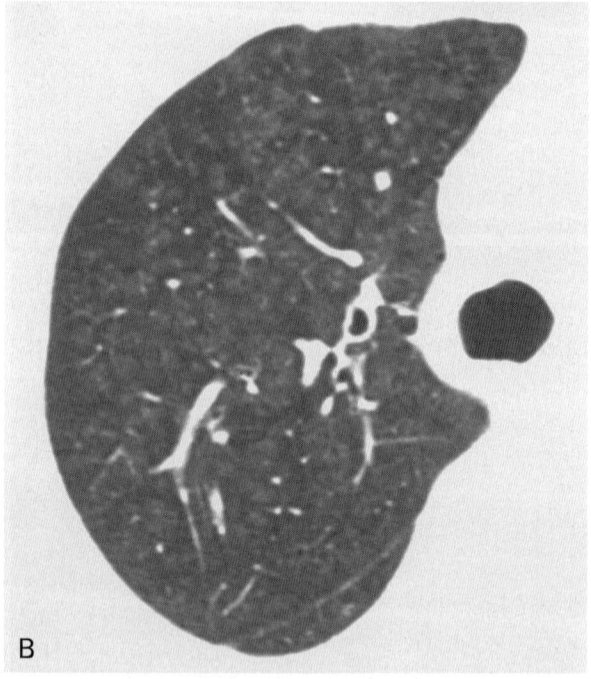

图63.10　电焊工尘肺。（A）后前位X线胸片可见微小结节影,主要分布于肺的中1/3。（B）HRCT可见右上叶边缘模糊的小叶中心性结节,类似过敏性肺炎。

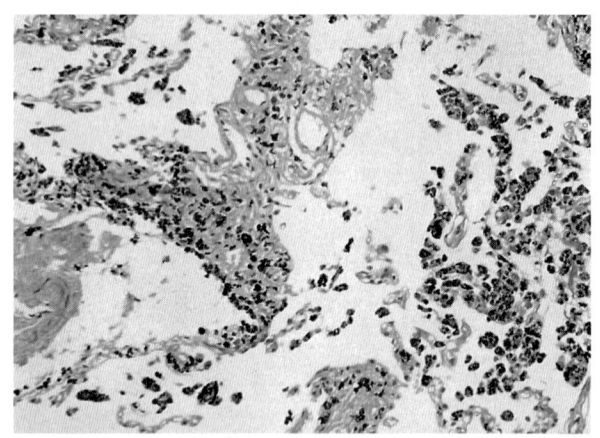

图63.9　电焊工尘肺。经支气管肺活检获得的肺组织学标本显示肺泡气腔内可见大量含铁巨噬细胞,与小血管和气道周围的纤维组织有关。（见彩色插页）

（四）影像学表现

1. **胸部X线**　电焊工铁质沉积症的典型X线胸片表现为主要分布于肺门周围的中1/3肺野或下肺野的微小结节影(图63.10)。患者停止职业暴露后,X线胸片上的微小结节影可消失。微小结节并不是反应性纤维化,而是在巨噬细胞内不透射线的铁颗粒积聚,沿着血管周围和支气管周围淋巴管集聚。如前所述,几位作者报道了有症状的电焊工出现肺纤维化的证据。

2. **CT**　电焊工尘肺最常见的CT表现为肺内弥漫分布、边缘模糊的微小结节和细分支样线影(图63.10)。多数微小结节呈小叶中心性分布。微小结节与细分支线影结合可形成细小的网格影,CT上微小结节影和细分支线影与尘斑相对应,充满尘斑的巨噬细胞聚集在小气道和小血管周围,也常可见肺气肿。在一些电焊工中也可见蜂窝肺(图 63.11)和磨玻璃影(图 63.12)。一项研究显示,11 例患者中有 9 例(81.8%)在 HRCT 上表现小叶中心性结节,3 例(27.3%)可见肺气肿,3 例(27.3%)可见纤维化。已有报道,内含高密度区的融合团块可提示机化性肺炎伴铁沉积症(图 63.13)。

(五)影像检查的选择 X 线胸片常是电焊工尘肺首次评估的影像检查方法。HRCT 常可显示 X 线胸片正常患者的肺实质病变。

(六)鉴别诊断 铁质沉积症的 HRCT 表现与过敏性肺炎相似。然而,在铁质沉积症中马赛克征和磨玻璃影不如过敏性肺炎明显。其他鉴别诊断包括以小叶中心性结节为表现的肺部疾病,如呼吸性细支气管炎、呼吸性细支气管炎相关间质性肺病、滤泡性细支气管炎、弥漫性泛细支气管炎和支原体肺炎。

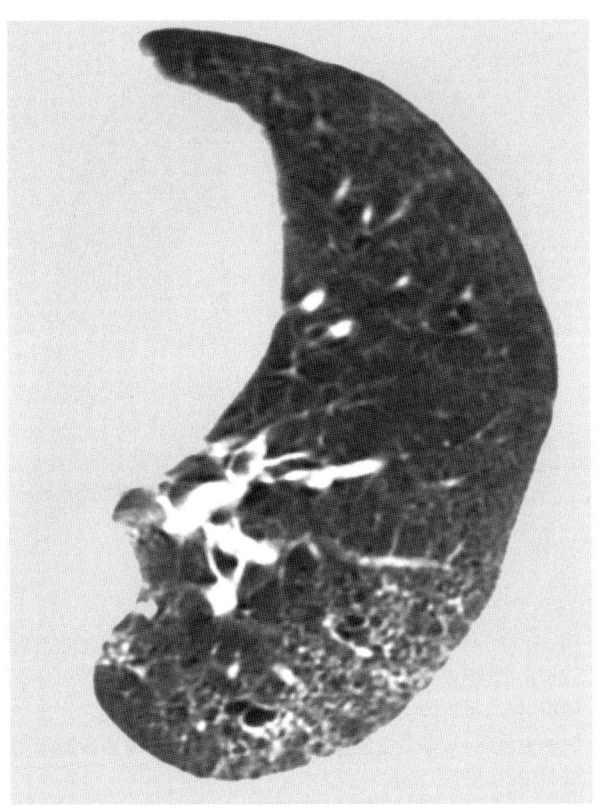

图 63.11 电焊工尘肺。左肺 CT 可见磨玻璃影、网格影、牵拉性支气管扩张和轻度肺气肿。

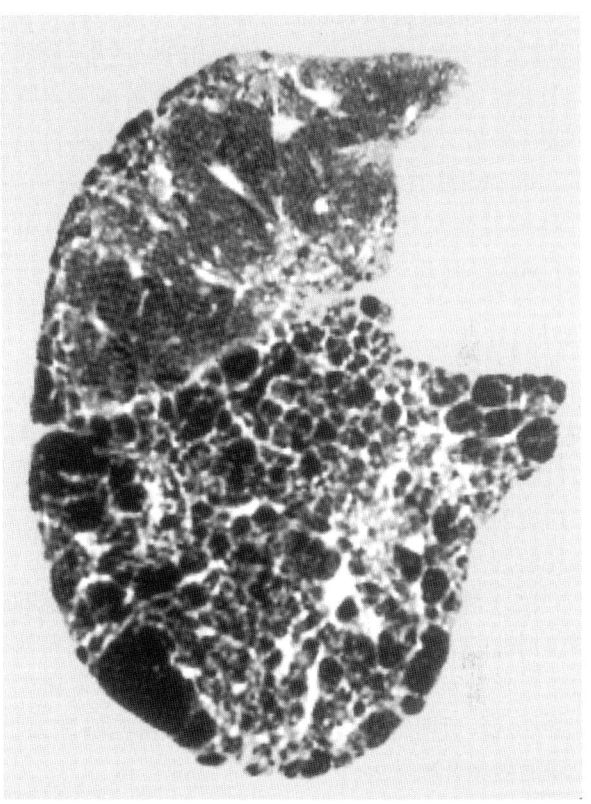

图 63.12 电焊工尘肺。右肺 CT 可见磨玻璃影,广泛的网格影和蜂窝肺,还可见小叶中心性和间隔旁肺气肿。

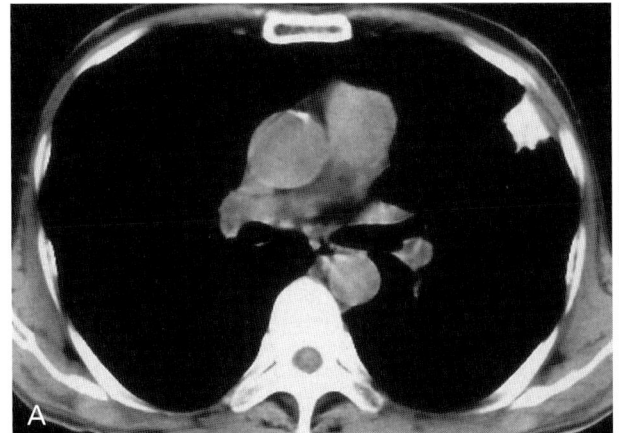

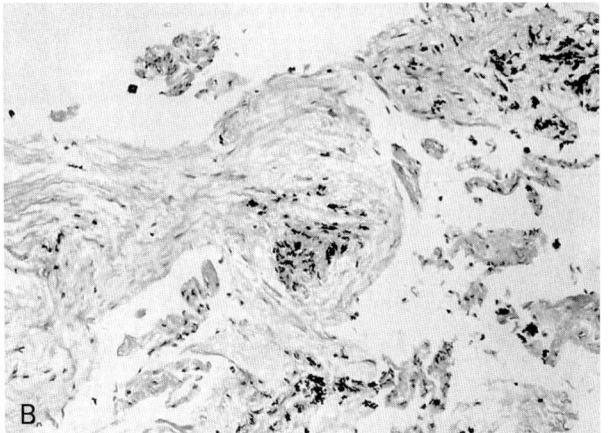

图 63.13 电焊工尘肺。(A)CT 可见左上叶胸膜下高密度结节影。肺窗(未显示)也可见双肺小叶中心性结节。(B)经支气管活检标本可见组织内含铁质沉积。(见彩色插页)

五、慢性铍病

(一)病因、发病率和流行病学　铍是一种轻金属,在工业领域广泛应用,但最常应用于核工业、航空航天工程、陶瓷、牙科和电子制造业。随着减少空气中铍含量的工业控制措施的出现,急性中毒几乎已消失。然而,慢性铍病(chronic beryllium disease,CBD,有时被称为铍中毒)对那些从事铍相关工作的人来说仍然存在风险。CBD与其他尘肺病有两个主要区别:①它是一种吸入铍后的肉芽肿性迟发性过敏反应;②发病率和严重程度与接触强度和持续时间无明显的联系。此外,还有一些证据表明存在遗传倾向。暴露铍的患者中约10%会出现过敏反应,约半数过敏反应患者会形成CBD。治疗方案倾向于使用皮质类固醇治疗,但无法治愈。甲氨蝶呤和肺移植是额外的选择。

(二)临床表现　CBD主要发生于肺部,其他器官包括淋巴结、皮肤、唾液腺、肝、脾、肾、骨、心肌和骨骼肌。呼吸困难是最常见的首发症状,其他体征和症状常在病程后期出现,包括肺部湿啰音、淋巴结肿大、皮肤病变和肝脾肿大。

(三)病理学表现　CBD的病理基础是一种由迟发性过敏反应和铍特异性T细胞增殖引起的肉芽肿性肺病。因此,疾病诊断是基于血常规或支气管肺泡灌洗液铍特异性淋巴细胞增殖试验(BeLPT)阳性和肺活检中发现非坏死性肉芽肿。这些非坏死性肉芽肿与结节病中所见相同。因此,如果未提示铍暴露史,几乎所有的CBD病例均可被误诊为结节病。可使用血液BeLPT对工人进行CBD筛查。筛查检查阳性但无肺部疾病被认为有"致敏性",虽然无CBD,但终生有患病的风险。

(四)影像学表现

1. 胸部X线　CBD的胸片表现与结节病相同。从典型的肺门和纵隔淋巴结肿大到上中肺野分布为主的小结节和上肺野纤维化。

2. CT　如前所述,CBD的表现与结节病几乎相同。气道受累常表现为支气管壁增厚,而结节病中常见支气管狭窄。肺部病变包括淋巴管周围结节和融合块影(图63.14),可进展为团块样纤维化,尽管结节病中纤维化更常见。与其他尘肺一样,淋巴管周围结节可引起假性斑块形成。弥漫性磨玻璃影是一种不典型表现,偶尔可UIP或NSIP型纤维化。CBD与结节病相似,淋巴结肿大常见,发生率约25%(少于结节病),且常伴肺部疾病,而结节病可单发。同时,CBD患肺癌风险会增高。

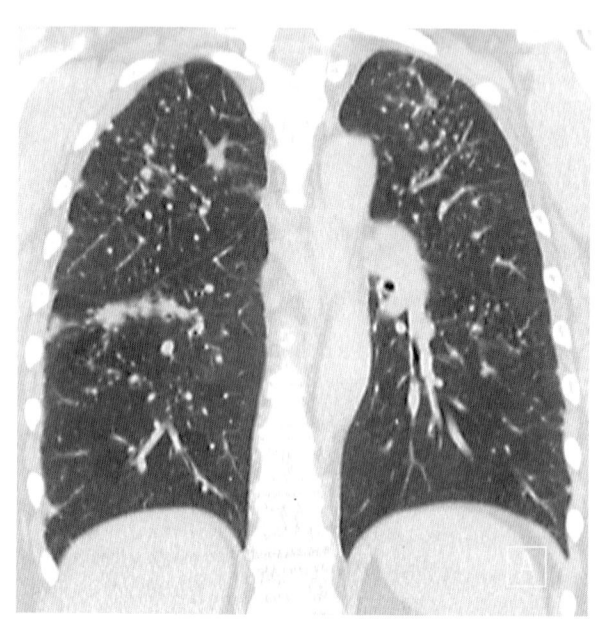

图63.14　慢性铍病(CBD)。冠状面CT可见病变与结节病表现相同,表现为上肺淋巴管周围分布为主的结节影和融合阴影,伴马赛克灌注,与呼气相空气潴留(未显示)相符。患者职业史显示:从事卫星制造工作,血液铍特异性淋巴细胞增殖试验阳性,确诊CBD。

(五)影像检查的选择　X线胸片常是评价CBD首选影像检查方式。胸片正常患者在HRCT上常可见肺实质病变。

(六)鉴别诊断　应考虑基于结节病(见第31章)的鉴别诊断。一些学者建议将CBD纳入结节病的鉴别诊断中,以获得足够的暴露史。

推荐阅读

Chong S, Lee KS, Chung MJ, et al. Pneumoconiosis: comparison of imaging and pathologic findings. Radiographics. 2006;26:59 – 77.

Cox CW, et al. State of the art: imaging of occupational lung disease. Radiology. 2014;270(3):681 – 696.

Culver DA, Dweik RA. Chronic beryllium disease. Clin Pulm Med. 2003;10:72 – 79.

Feigin DS. Talc: understanding its manifestations in the chest. AJR Am J Roentgenol. 1986;146:295 – 301.

Nemery B, Verbeken EK, Demedts M. Giant cell interstitial pneumonia (hard metal lung disease, cobalt lung). Semin Respir Crit Care Med. 2001;22:435 – 448.

Tutkun E, et al. Farewell to an old friend: chest x-ray vs high-resolution computed tomography in welders' lung disease. Clin Respir J. 2014;8(2):220 – 224.

参考文献见 ExpertConsult.com.

第64章

误　吸

Tomás Franquet

误吸是指口腔或上消化道的内容物经喉部和气管错误地进入肺部。诊断主要依据临床表现、病史、生命体征和 X 线胸片，包括继发于化学性肺炎和细菌性肺炎的一系列临床和影像学表现。可引起从无症状的局灶性炎症反应（轻微或无影像学异常）到危及生命的严重疾病。

当下呼吸道的常规防御系统受损，吸入的物质通过直接毒性作用影响下呼吸道，引起阻塞或感染，从而导致细菌感染时出现肺部并发症。肺损伤的发病依赖于吸入性物质的量和性质、吸入的频率以及宿主对吸入物的反应。已经发现了 3 种不同的临床病理综合征：吸入性细菌性肺炎、吸入性化学性肺炎和吸入惰性液体或颗粒物质。在误吸综合征的治疗中，区分吸入性化学性肺炎和吸入性细菌性肺炎非常重要。吸入性细菌性肺炎是指吸入定植的口咽分泌物引起的肺部感染；吸入性化学性肺炎是指吸入对肺部有固有毒性的物质（如胃酸、牛奶、矿物油和挥发性碳氢化合物）引起的急性肺损伤。

误吸最主要的诱因是酒精中毒、消耗性疾病、意识丧失、咽和食管结构异常、神经肌肉疾病和吞咽障碍。误吸也常见于正常人睡眠和意识减退期间。70% 的昏迷患者有误吸病史。

一、吸入性细菌性肺炎

（一）病因、发病率和流行病学　吸入性细菌性肺炎是由常存在于口咽的含有多种细菌的分泌物误吸引起的。健康成年人每毫升口咽分泌物中平均有 1 000 万～10 000 万个细菌。

虽然吸入性细菌性肺炎的微生物种类是多样的，但 90% 的吸入性细菌性肺炎是由多种微生物菌群引起的，包括肠道革兰阴性杆菌、厌氧菌、金黄色葡萄球菌、肺炎链球菌和流感嗜血杆菌。最常见的厌氧菌是普氏菌属和梭菌属。

在一般情况下，机体对吸入物的耐受性高，微生物既不能到达肺泡，也不能侵入正常气管支气管树黏膜。当宿主防御系统受损时更易发生肺炎。机械防御失败、吞噬功能或纤毛功能缺陷、中性粒细胞减少和低免疫球蛋白血症可导致肺炎发生频率增加和严重程度增加。牙齿卫生差和牙周病进展的患者特别容易发展为吸入性细菌性肺炎。在这些个体中，每毫升口咽分泌物的细菌数量可能增加 100～1 000 倍。

肺损伤的发病机制取决于吸入物的量和性质、吸入的频率及宿主对吸入物的反应。50% 的正常人在睡眠时吸入少量口咽分泌物，但宿主的防御系统可以阻止肺部感染，且吸入的微生物毒性较小。吸入性细菌性肺炎与其他肺炎的区别主要基于临床特点，但存在明显重叠。

吸入性肺炎是社区获得性肺炎（CAP）和卫生保健相关肺炎（HCAP）的主要形式，呈急性暴发性疾病或慢性隐匿性过程。高达 5%～15% 的 CAP 病例与误吸有关。大多数医院获得性感染是由咽内容物吸入造成的，大多数病例发生时没有使用插管和其他呼吸辅助。这类患者的胃可能定植革兰阴性菌，误吸可破坏肺的防御功能，导致肺炎的发展。气管插管和机械通气可能会增加误吸的发生率，从而加重肺炎病情。发病的关键因素包括病原微生物在口咽的定植和从口咽吸入下呼吸道及正常宿主防御机制的损害。

新生儿期复发性肺炎常是先天性气管-食管瘘直

接导致肺部感染所致。吸入性细菌性肺炎急性期有症状,常表现为肺炎或呼吸窘迫。成人食管瘘通常是获得性病变,任何有可能发生误吸的患者都应怀疑气管-食管瘘,可能是胸腔内恶性肿瘤(60%)、感染和创伤的并发症。

在没有诱因的情况下,食管与肺、支气管或气管之间的瘘状连接极为罕见。晚期食管癌患者中有5%~10%可发生瘘管,合并放射治疗可导致发生瘘管风险增高。该类患者的气管-食管瘘常无法治愈,一旦发生这种并发症,预后极差。临床表现多变,部分患者表现为急性发作,也有患者为亚急性和慢性表现。疾病诊断常通过食管造影。CT 有助于诊断食管造影正常者瘘道形成。

在过去,约7%~16%的患者在接受麻醉时发生急性误吸。近年来,麻醉过程中胃内容物误吸的报道已明显减少,症状性吸入性肺炎是目前麻醉中少见的并发症。

豆类吸入性肺炎是一种肉芽肿性肺炎,由豆科物质(如扁豆、豆类和豌豆)吸入引起。患者因素如神经系统紊乱、咽部和食管结构异常、急诊手术及痴呆常并发豆类吸入性肺炎。组织学表现具有特征性,由上皮样肉芽肿组成,伴或不伴中央坏死,是对长期纤维素化合物的反应。反复的豆类吸入性肺炎可导致双侧细支气管、肺泡管、肺泡囊内大量炎症和异物反应。

(二)临床表现 吸入性细菌性肺炎的临床表现多种多样,有些患者表现为急性发病,也有些患者表现为亚急性和慢性过程。急性吸入性细菌性肺炎通常表现为咳嗽、哮喘、发绀、呼吸困难和呼吸急促。吸入性细菌性肺炎特征性临床表现通常就是急性肺炎改变,包括发热、咳嗽和脓痰。较少见的表现包括胸痛和咯血。然而老年患者炎性症状可能轻微,甚至没有。在麻醉期间或患者在重症监护室插管时,可能会发生无症状误吸。

(三)病理生理学 急性误吸并不少见,常见于因其他原因死亡的体弱患者的尸检中。病理变化取决于吸入物的量和性质,以及误吸后肺部检查的时间。典型的病理表现为坏死性急性支气管肺炎,吸入外源性物质后出现异物肉芽肿反应。吸入性肺炎的组织学特征是肺泡腔内水肿、出血、大量多形核白细胞和异物肉芽肿。这一过程以细支气管为中心,可被急性炎症和坏死所取代,周围常可见多核巨细胞浸润。

吸入性肺炎的并发症包括脓肿形成、坏死性肺炎、胸腔积液和脓胸。肺脓肿是指肺实质内的炎性肿块,其中心部位发生化脓性液化坏死。肺脓肿最常见

的原因是误吸。最常受累的区域是上叶后段和下叶背段,尤其在仰卧位时。

(四)影像学表现

1. 胸部 X 线 X 线胸片常显示单侧或双侧斑片状或融合性实变,主要累及两肺积坠区(图 64.1)。肺炎的位置取决于患者吸入时的位置。卧位患者肺门周围弥漫性实变反映肺炎主要累及上叶后段和下叶背段。直立位患者的肺实变主要见于下叶基底段。当吸入大量液体时,各肺叶可同时出现病灶(图 64.2)。

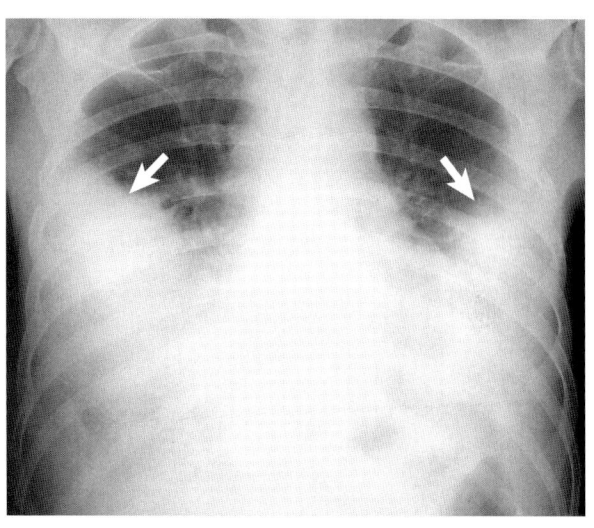

图 64.1 酒精中毒男性急性吸入性肺炎。正位 X 线胸片可见以肺中下区为主的广泛实变(箭)。

临床病程延长和大量误吸可导致严重的坏死性支气管肺炎和肺脓肿形成,常在误吸后8~14 d 发生。肺脓肿常由单个或多个直径约2~6 cm 的空洞、结节或肿块组成。90%的病例边缘光滑,10%的病例边缘粗糙。在70%的病例中可见气-液平,在50%的病例中可见邻近肺实质实变(图 64.3)。肺脓肿可发生于肺的任何部位,但最常见的是位于肺坠积区(图 64.4)。临床和影像学特征均不能明确诊断肺脓肿。

当误吸继发于先天性气管支气管瘘时,影像学表现根据误吸的范围和严重程度不同而不同。X 线胸片最常见的表现是支气管肺炎,伴斑片状气腔阴影。最有价值的影像检查方式是食管造影,钡剂是诊断瘘管的最佳对比剂(图 64.5)。成人影像学表现是非特异性的。任何食管癌确诊患者,如果有反复肺炎的表现,应强烈怀疑食管瘘可能(图 64.6)。肺实变常是单侧的,但也可累及双肺。

支气管胸膜瘘定义为支气管或肺实质与胸膜腔之间的交通,是坏死性肺炎的一种并发症,可伴有误吸(图 64.7,图 64.8)。

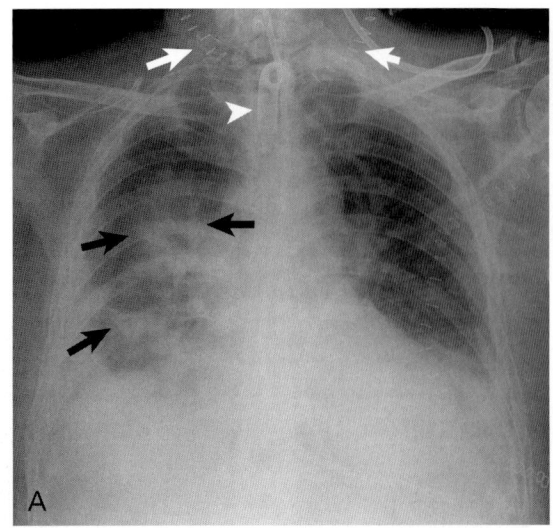

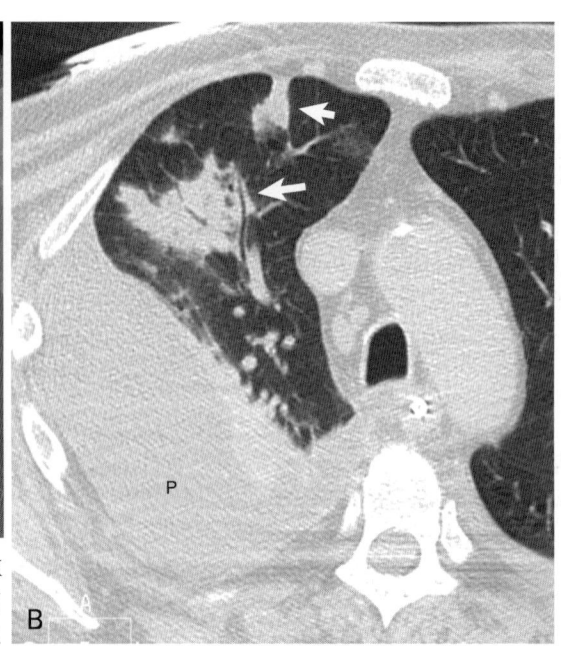

图 64.2 颈部手术后急性吸入性肺炎。(A)前后正位 X 线胸片可见广泛的右肺实变(黑箭)和右侧胸腔积液。可见术后金属钉(白箭)和气管造口(箭)。(B)相应 CT 可见右肺上叶多灶性实变(箭),可见大量胸腔积液(P)。

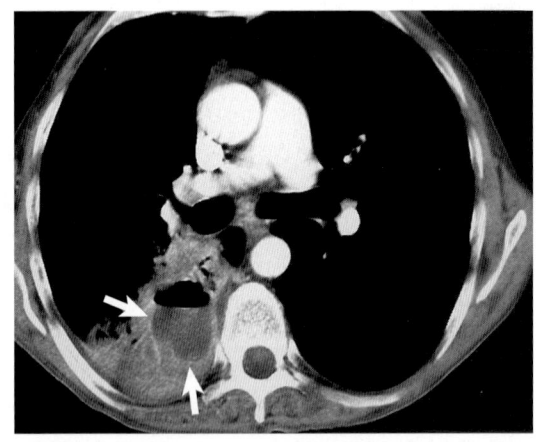

图 64.3 酗酒男性急性吸入性肺炎伴脓肿形成。CT 增强显示右下叶背段实变,实变内见气液面(箭),脓肿壁不规则,边界不清。

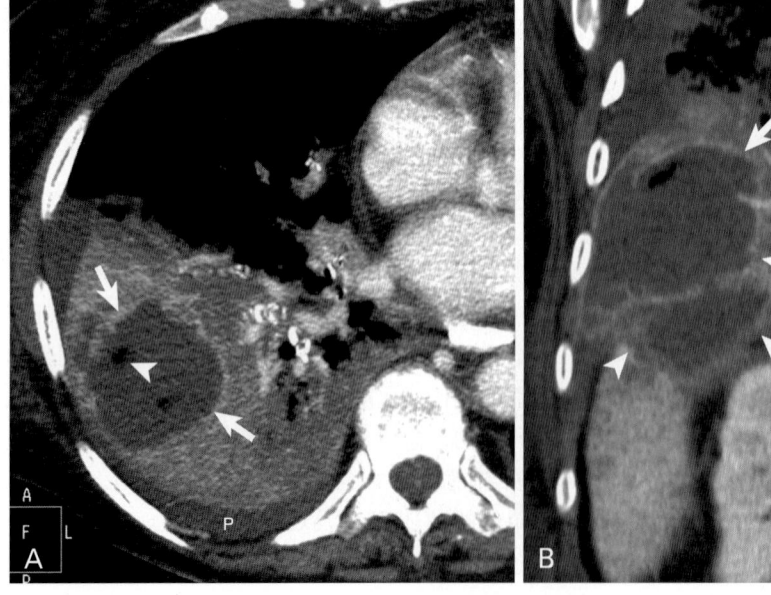

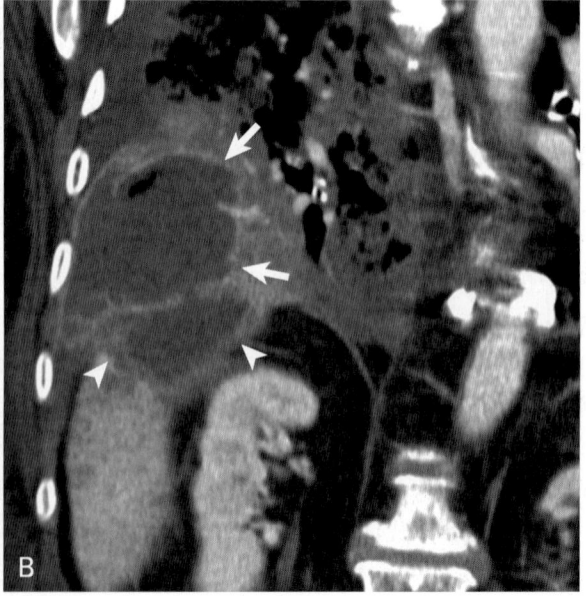

图 64.4 急性肺放线菌病和脓肿形成。(A)误吸 10 d 后 CT 增强可见右下肺叶广泛的实变,内含边界不清的大脓肿(箭)和小囊腔病灶(箭头),可见右侧少量胸腔积液(P)。(B)冠状面 CT 重建可见近肝包膜的膈下积液(箭头)。放线菌感染(箭)常跨越筋膜分界,包括胸壁、横膈膜和纵隔胸膜。

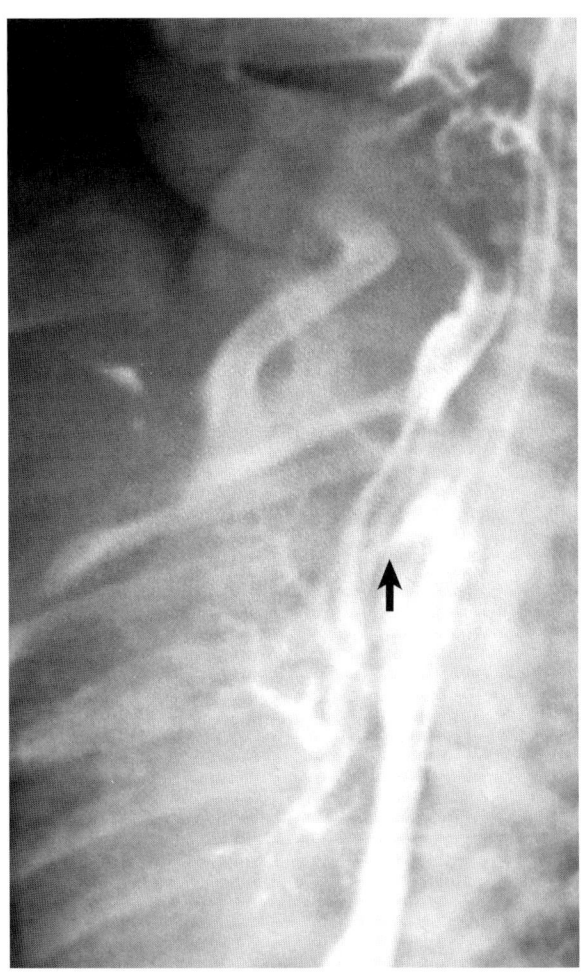

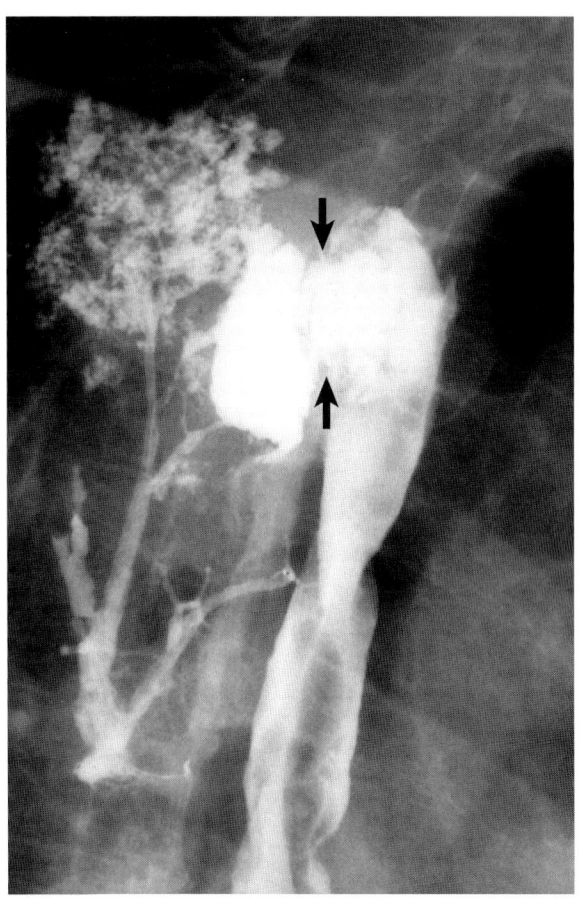

图 64.5 婴儿气管食管瘘,喂养后出现呼吸困难。食管造影可见气管和食管中段之间存在瘘管(箭),右下肺叶支气管内可见对比剂。

图 64.6 食管癌晚期男性患者术后肺食管瘘。食管造影可见食管和肺实质之间有一条瘘管(箭),可见对比剂逆行性肺泡充盈。

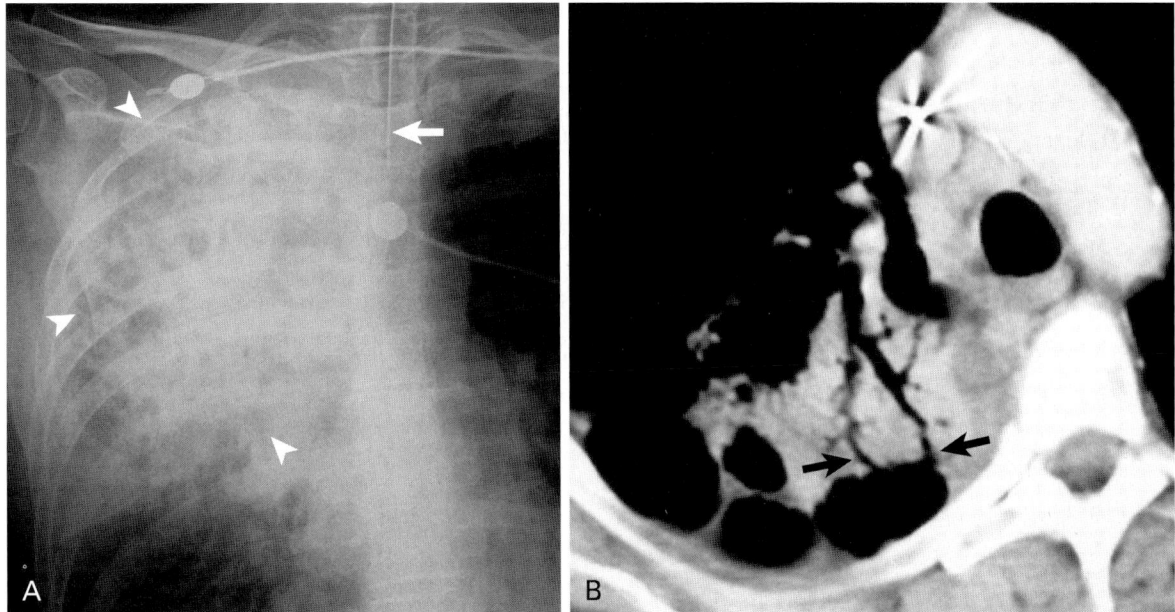

图 64.7 误吸大量呕吐物引起急性吸入性肺炎,伴发热和腐臭痰。(A)正位 X 线胸片可见右上肺广泛的不均匀实变(箭头),可见气管内插管(箭)。(B)相应的 CT 局部放大可见多发性支气管胸膜瘘(箭),由坏死性肺炎所致。

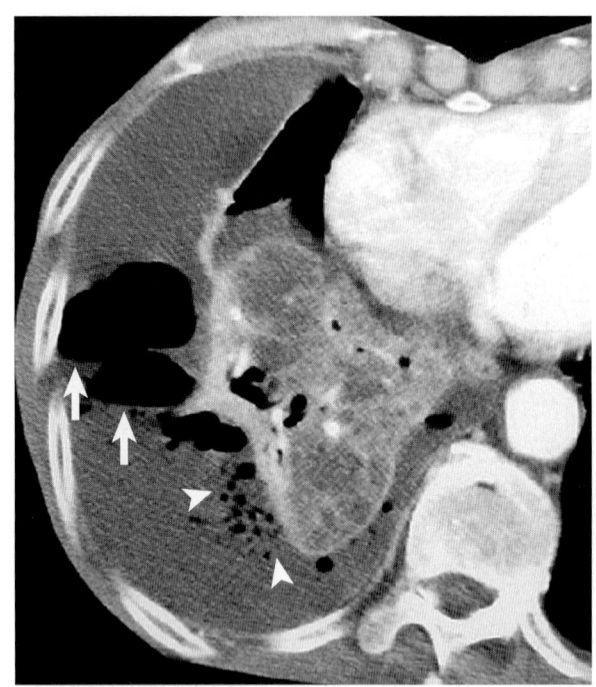

图 64.8 吸入性肺炎,伴发热和胸痛。增强 CT 可见右下肺叶不均匀实变,大面积脓胸内含气-液平(箭),伴散在气泡(箭头),增强后可见胸膜增厚。

由于药物和口腔、牙齿疾病,老年人的唾液分泌可减少,从而导致口腔卫生不良和致病微生物口咽定植。以色列放线菌是一种独特的感染形式,这是一种厌氧细菌,常见于口腔卫生差的患者。误吸感染物质会导致局灶性或大叶性肺炎,常发生在肺坠积部位。尽管影像学特征包括局灶性或斑片状不规则实变灶和进行性脓肿形成,但肺放线菌病可类似良性感染或肺癌等多种病理改变。如果治疗不及时,放线菌病会扩散,侵入胸壁、纵隔和横膈膜(图 64.4)

2. CT 与 X 线胸片表现相似,吸入性肺炎的 CT 表现为单侧或双侧斑片状或融合实变灶及磨玻璃影,主要累及肺坠积区。其他常见表现包括小叶中心分支结构("树芽状"影)和小叶中心结节,反映细胞性细支气管炎、细支气管周围炎症和小叶间隔增厚。与常规 X 线胸片相比,CT 能更好地显示气腔结节、磨玻璃影和小叶实变。对于误吸感染分泌物(如牙周疾病)的继发感染者,CT 表现也可包括多个圆形病灶,周围有磨玻璃影,类似脓毒症栓子。病灶常是单侧的,但可累及两肺(图 64.9),可进展成肺脓肿和空洞。

(五)鉴别诊断 对于已知或疑似吸入性肺炎患者评估最有用的影像学方法是 X 线胸片和 CT。影像学诊断时应了解临床表现,包括症状持续时间、发

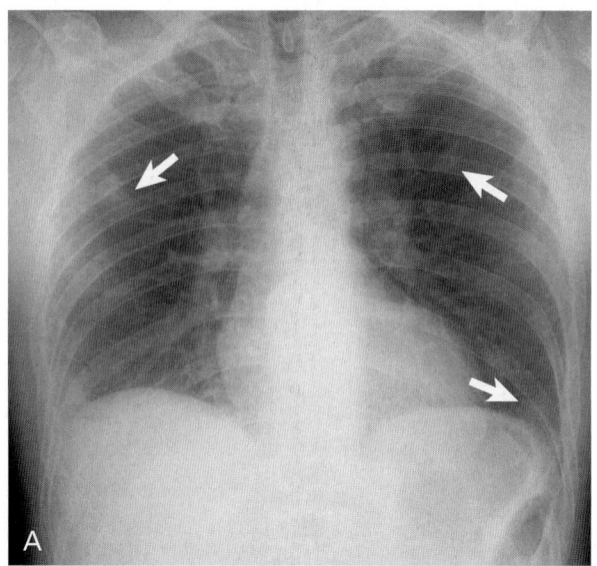

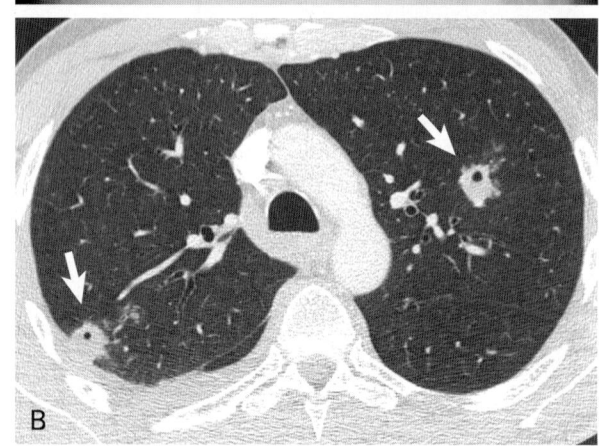

图 64.9 酒精中毒患者伴发烧、脓痰和溢脓。(A)正位 X 线胸片可见双侧边界不清的结节(箭)。(B)轴面 CT 可见多发空泡结节(箭)。右侧胸腔可见少量积液。

热、咳嗽和呼吸困难以及白细胞增高程度。了解患者的免疫状态有助于筛选出最可能的致病微生物范围。在缺乏临床资料的情况下,影像科医生不能有效地区分肺炎和其他肺部疾病。

尽管有些影像学表现高度提示肺炎,但 X 线胸片在确定特定病因方面的价值有限。局部肺炎与其他肺部疾病的鉴别不能仅通过影像学确定。当肺炎表现为弥漫性双侧病变时,诊断同样存在困难,其他常表现为弥漫性双侧病变的疾病包括肺水肿和 ARDS。

二、吸入性化学性肺炎

(一)病因、发病率和流行病学 吸入性化学性肺炎是指吸入物固有毒性引起的急性肺损伤,如胃酸、牛奶、矿物油、挥发性碳氢化合物等。吸入大量胃

内容物造成的化学性肺炎（Mendelson综合征）是最严重的吸入性综合征，致死率30%～70%。呕吐时伴大量的胃内容物吸入肺是常见现象，是误吸最常见的原因之一。Mendelson综合征常发生于意识明显不清的患者，如药物过量、癫痫发作和严重脑血管意外引起的意识明显不清。现代麻醉期间胃内容物吸入肺是一种罕见的并发症。

损伤程度与吸入物的量和pH直接相关。严重的肺损伤主要发生在吸入物的pH低于2.5和量超过25 mL时。因胃酸抑制细菌的生长，胃内容物通常情况下是无菌的。当使用抗酸剂、组胺H_2受体拮抗剂和质子泵抑制剂使胃内pH升高时，胃内容物可能会定植潜在致病微生物。

与胃酸吸入有关的胃肠道疾病包括呕吐、胃食管反流、贲门失弛缓症和食管裂孔疝。酸性液体进入气道后迅速扩散到整个支气管树和肺实质，数分钟内产生化学性肺炎。与大量胃酸吸入相关的总病死率约为30%，在初始表现休克或呼吸暂停、继发性肺炎或ARDS的患者中病死率超过50%。患者平卧时最常累及上叶后段和下叶背段。

钡对比剂误吸是在胃肠道造影检查时常见的并发症，对体弱患者可能会产生严重后果。钡剂误吸的易感性是由多种因素引起的，包括吞咽障碍和近期食管手术。与大量钡剂吸入相关的总病死率约为30%，在初始表现休克或呼吸暂停、继发性肺炎或ARDS的患者中超过50%。水溶性非离子对比剂是导致严重疾病的原因，但不会像吸入离子性水溶性对比剂那样引起严重的化学性肺炎。

急性误吸挥发性碳氢化合物可引起化学性肺炎。大多数碳氢化合物肺炎病例与儿童意外中毒有关。成人主要是由于使用液态碳氢化合物（如石油）来表演吹火，表演者对着燃烧的棍子吹出一口液态烃，在棍子周围形成一种着火的气溶胶。这种吸入性化学性肺炎罕见，但在临床病史的基础上容易诊断。碳氢化合物误吸相对常见的晚期并发症是肺气肿。

（二）临床表现　胃酸性肺炎的特征性临床表现是突然发病，伴有呼吸困难、发绀或动脉低氧血症、低热、啰音和X线胸片病灶。临床病程多变，在一项对50例胃酸性肺炎患者的回顾性研究中，12%的患者在误吸不久后死亡；62%的患者临床和影像学迅速改善（平均时间4.5 d）；26%的患者表现为快速好转，但随后伴痰液中细菌病原体的生长，临床和影像学出现

进展，其中超过60%的患者死亡。长期随访研究显示患者完全恢复或影像学表现为肺纤维化。

（三）病理学表现　化学性肺损伤的病理改变包括局灶性和融合状肺水肿、肺泡腔富含蛋白质液体、透明膜形成和肺泡上皮剥脱。严重急性化学损伤后弥漫性肺泡损伤（即ARDS）是非特异性的，与其他病因无明显差异。

（四）影像学表现

1. 胸部X线　急性单纯胃酸误吸的特征性X线胸片表现为双侧肺门周围边界不清的实变。心脏大小正常和无肺静脉高压征象，有助于与心源性肺水肿鉴别（图64.10）。在非复杂性的病例中，影像学改变可能会数天恶化，但常在吸入后的第1周内表现出改善。初步改善后病变加重提示并发细菌性肺炎、ARDS和肺栓塞。

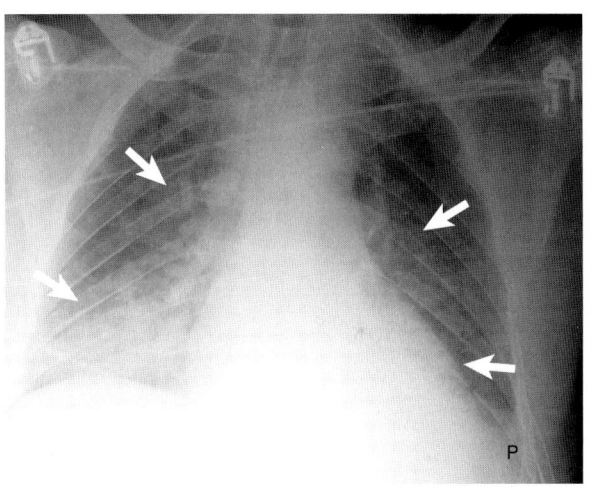

图64.10　女性急性吸入性肺炎伴肠梗阻。误吸8 h后X线胸片可见广泛的双侧实变（箭）和左侧胸腔积液（P）。

在碳氢化合物误吸的X线胸片显示散在的斑片影，几乎都是双侧的，以中、下肺区为主。虽然在几天后病灶趋于清除，但也可形成肺气肿（图64.11）。碳氢化合物误吸可并发支气管胸膜瘘和自发性脓胸。

钡剂误吸可导致肺坠积区出现典型的高密度影（图64.12）。

2. CT　无菌胃内容物急性吸入的CT表现包括肺坠积区域实变和磨玻璃影，常伴有化学性细支气管炎和细支气管周围炎症引起的小叶中心性结节。吸入大量胃酸可导致广泛的磨玻璃影，通常叠加的小叶内线样病灶和平滑的间隔增厚，与弥漫性肺泡损伤表现相似。

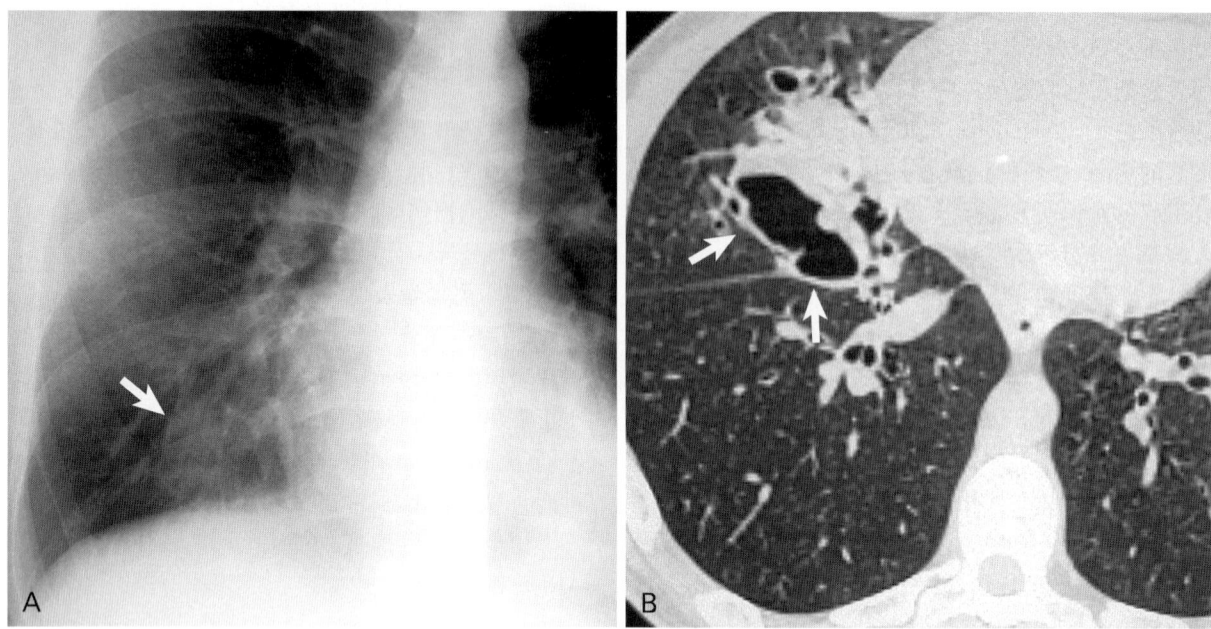

图 64.11　年轻人吞火后的肺。(A)急性期后前位 X 线胸片局部放大可见右肺基底局灶性实变(箭),与吸入性肺炎相符。(B)3 周后 CT 随访可见右肺中叶炎性肺囊腔(箭)。

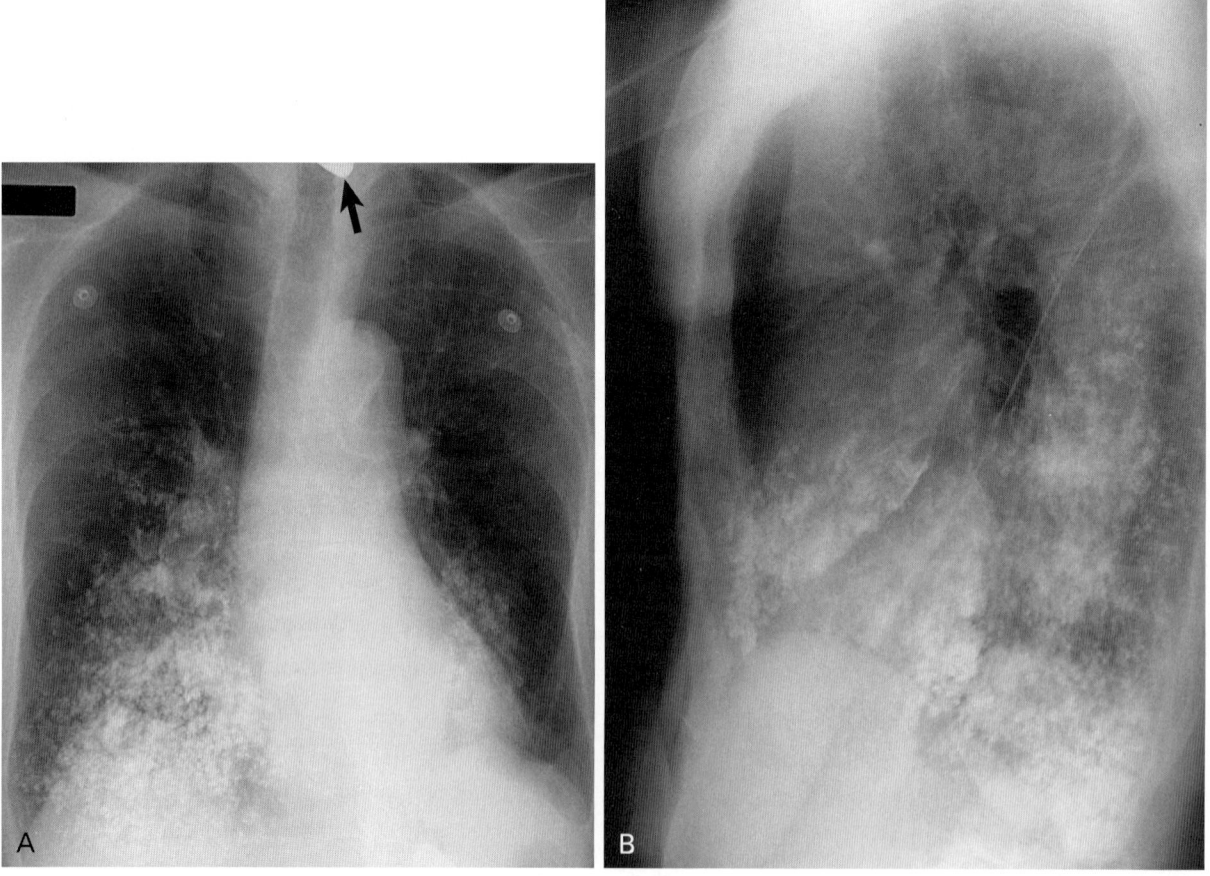

图 64.12　老年妇女口咽内容物和钡剂误吸。后前(A)和侧位(B)X 线胸片可见钡剂误吸,主要位于右中叶和双肺下叶。钡剂可见于 Zenker 憩室下缘(箭,A)。食管造影后不久出现误吸。(引自 Müller NL, Fraser RS, Colman NC, Paré PD. Radiologic Diagnosis of Diseases of the Chest. Philadelphia: WB Saunders; 2001.)

三、惰性和无毒液体误吸

水误吸（溺水）

溺水是指由于浸没在液体中而导致呼吸障碍的过程。在美国，溺水事故每年估计造成 7 000～8 000 人死亡。它是所有年龄段意外死亡的主要原因，是 10 岁以下儿童意外伤害相关死亡的第二大原因，也是 60 岁以下成年人意外伤害相关死亡的第三大原因。全世界每年有超过 50 万人死于溺水。由于报告不足，这个数字可能被严重低估了。

急性吸入大量淡水或盐水产生肺水肿，在影像学上与其他病因的肺水肿无法区分。其临床意义更多地与吸入量有关，而不与吸入的是淡水还是盐水有关。但是吸入水会增加患肺炎的风险，特别是在水被污染的情况下。吸入的海水通过渗透作用将游离水吸入肺部，并对肺泡上皮细胞造成刺激性损伤，增加其渗透性，导致肺泡水肿。吸入淡水会导致表面活性物质丢失，引起肺泡不稳定，同时也会损害上皮细胞和内皮细胞，破坏气体交换屏障的完整性。正常肺泡中吸入的淡水可很快被清除。

严重溺水者 X 线胸片表现为肺泡水肿，双肺出现广泛的模糊病灶。在轻度溺水时，X 线胸片表现为正常或肺门周围不规则密度影，呈亚段或节段分布，肺外周区无异常（图 64.13，图 64.14）。肺炎可能会使淡水或盐水误吸变得复杂，根据水源不同，可由不同微生物引起，包括细菌、真菌和分枝杆菌。60% 的病例中有泥浆、沙粒和水生植物吸入的报告。在 CT 上可见支气管内沙粒以及上颌窦和胃内沙粒。缺氧、肺水肿、酸中毒和误吸构成了溺水综合征。

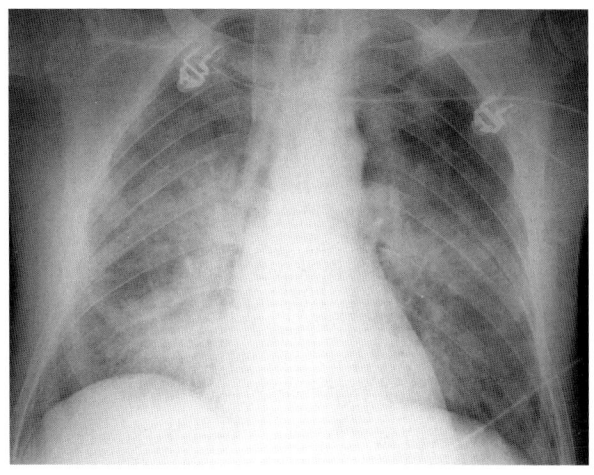

图 64.13 中年溺水男性。在重症监护室拍摄的正位 X 线胸片可见双侧弥漫性阴影，与肺水肿表现一致。

四、脂质误吸

（一）病原、发病率和流行病学 慢性外源性类脂性肺炎是一种少见的肺部疾病，其原因是反复吸入动物、植物和矿物质来源的脂肪样物质进入远端肺。

在成人中，引起外源性类脂性肺炎的最常见原因是使用矿物油治疗便秘和在睡前经常使用油性滴鼻剂治疗慢性鼻炎。这些矿物油物质进入鼻内，可以很容易、无感觉到达睡眠患者的支气管树，而不会刺激反射抑制。一旦进入肺泡腔，油性物质就会被肺脂肪酶乳化，导致异物反应。在适当的临床环境下，可通过支气管肺泡灌洗和（或）经支气管活检确诊。

（二）临床表现 在大多数矿物油误吸病例中，患者没有症状，而肺损伤是偶然发现的。

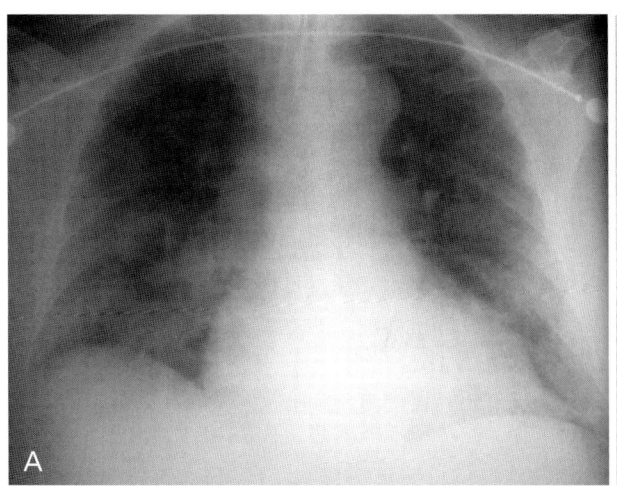

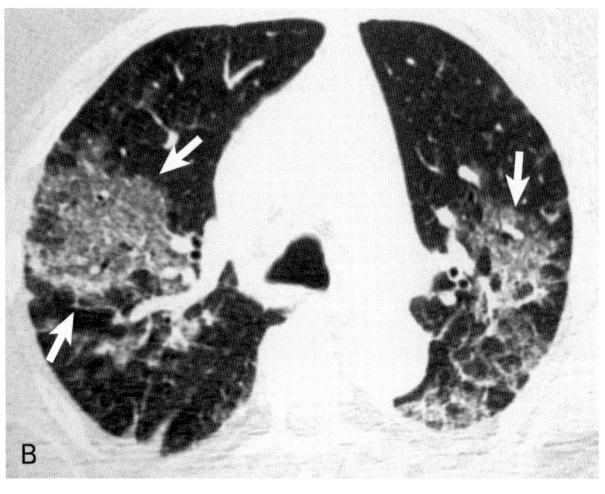

图 64.14 在海水中溺水。（A）溺水数小时内拍摄的正位 X 线胸片可见肺门周围和基底为主的阴影，与肺水肿表现一致。（B）轴面 CT 可见双侧斑片状磨玻璃影（箭），伴小叶内线状影和间隔增厚。

（三）病理学 特征性组织学表现为大量充满脂质的巨噬细胞充满并扩张肺泡壁和间质,可能与脂质物质的积聚、炎性细胞浸润和不同程度的纤维化有关。儿童类脂性肺炎常由鱼肝油和牛奶误吸引起。

（四）影像学表现

1. 胸部 X 线 影像学表现无特异性,包括单个、多个区域的实变。其外观可与支气管癌相似,表现为小结节或肿块。

2. CT CT 是类脂性肺炎确诊的首选方法,常显示局灶性脂肪密度区域(−30～−120 HU)(图 64.15,图 64.16),但也有不少病例没有此类特异性表现(图 64.17)。有时,外源性类脂性肺炎可在 HRCT 上表现为"铺路石征"(图 64.18),类似其他疾病,如肺出血、肺水肿、感染、肺泡蛋白沉积以及肺腺癌。

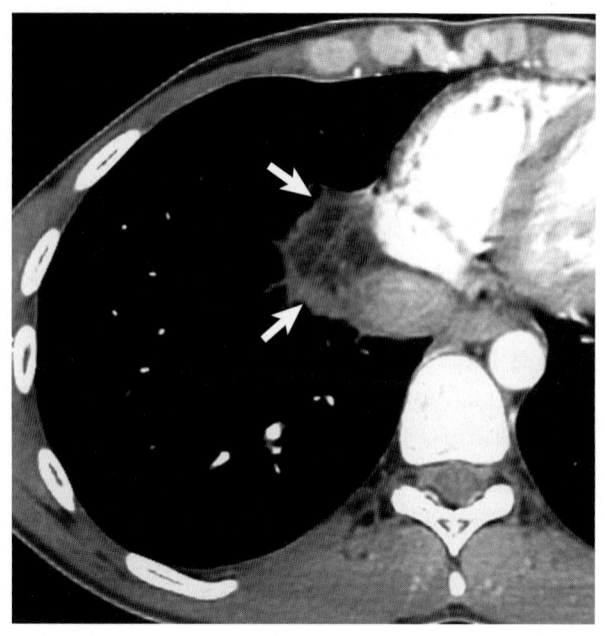

图 64.15 男性外源性脂质肺炎伴咳嗽。薄层 CT 可见右肺中叶局灶性实变,内含脂肪密度影(箭),诊断为类脂性肺炎。

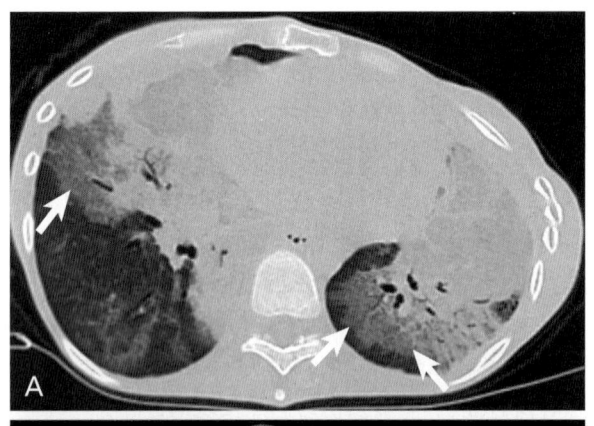

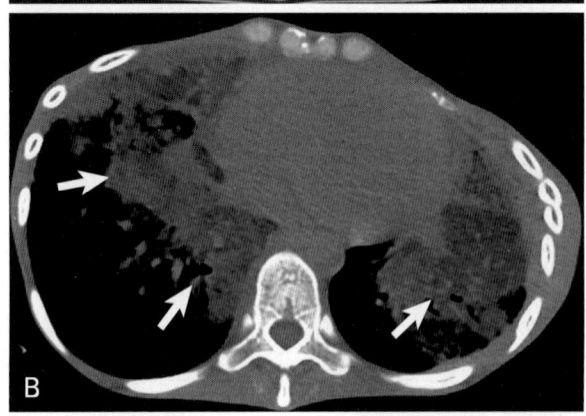

图 64.16 年轻女性,长期使用泻药和自发性呕吐史。(A)轴面肺窗 CT 可见双侧斑片状磨玻璃影(箭),双肺下叶实变及小叶间隔增厚。磨玻璃影伴小叶间隔增厚称为铺路石征。(B)软组织窗轴面 CT 可见双肺多个实变区域,内含脂肪密度(−40 HU)(箭)。以上为外源性类脂性肺炎的特征。(鸣谢 Alberto Hidalgo, MD.)

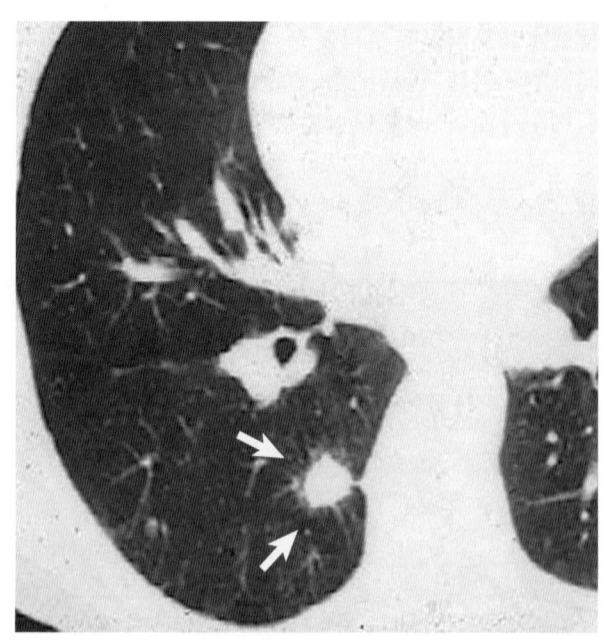

图 64.17 中年男性咯血。轴面 CT 局部放大可见右肺下叶单发小结节(箭),怀疑支气管癌。手术结果显示外源性类脂性肺炎。

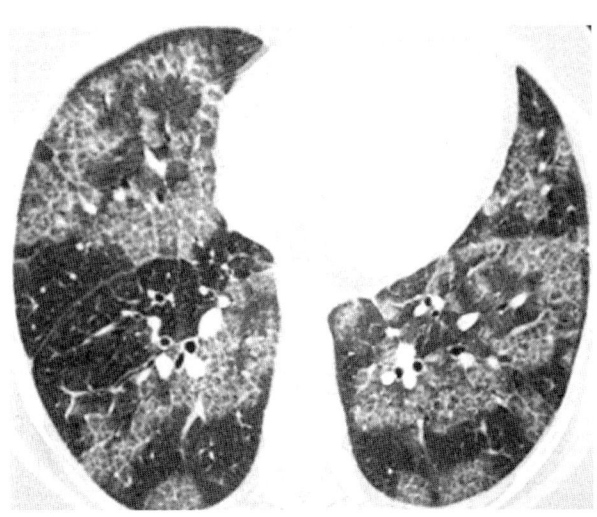

图 64.18 女性，外源性类脂性肺炎伴轻度呼吸困难。肺基底水平层面 HRCT 可见斑片状磨玻璃影和细网状结构，表现为铺路石征。

五、异物误吸

（一）病原、发病率和流行病学 异物误吸是迄今为止所有年龄段儿童气道腔异常最常见的原因，大多数发生在 4 岁以下。吸入的异物多数是食物和牙齿碎块，常停留在主支气管或叶支气管。临床患者多为儿童，有不同程度的咳嗽、近期异物吸入史。虽然大多数病例的影像学表现包括节段性过度膨胀和肺不张（图 64.19，图 64.20）。诊断需要仔细结合临床资料和影像学表现，通过常规的颈部或胸部 X 线片和支气管镜作出明确诊断。CT 在显示透光性异物比 X 线胸片要敏感得多。在某些病例中，CT 可以提供额外的诊断信息，显示支气管内微小的低密度物质，可成为唯一有助于诊断的发现（图 64.21）。大多数儿科患者异物误吸常可以立即或在 2～3 d 内作出诊断，有时可能在数周，有时甚至数月不能作出诊断。一旦异物进入肺实质，长期刺激和反复感染可引发大咯血。

异物误吸在成人中不常见，是常被忽视的气道阻塞的病因。此类情况在临床上患者通常无症状，但可能会出现致死性咯血。影像学表现无特异性，包括受累肺叶的慢性容积减少、反复肺炎和支气管扩张。有时，吸入物质周围慢性炎症反应可形成支气管内肿块。在这种情况下，异物可在 X 线胸片或 CT 上表现为中央位置的肿块，伴有肺叶或节段性塌陷，类似于肺癌。

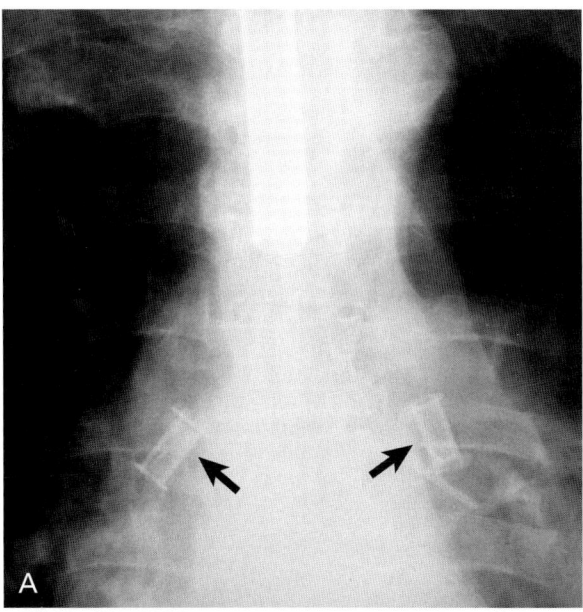

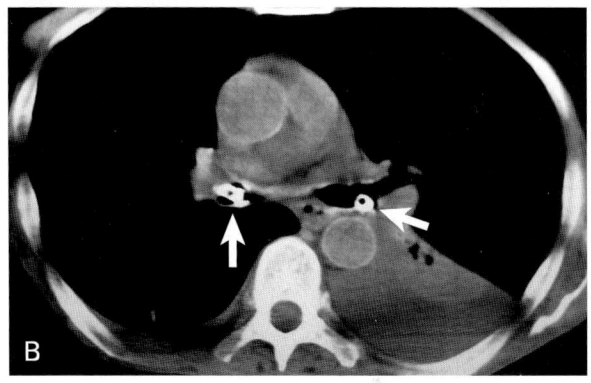

图 64.19 男性喉部根治性切除术后精神障碍患者，误吸多个食管语音装置。（A）X 线胸片局部放大可见两个食管语音装置（箭）位于中间支气管和左侧下支气管。（B）CT 较好显示支气管内装置（箭），可见左下肺叶塌陷，少量胸腔积液。

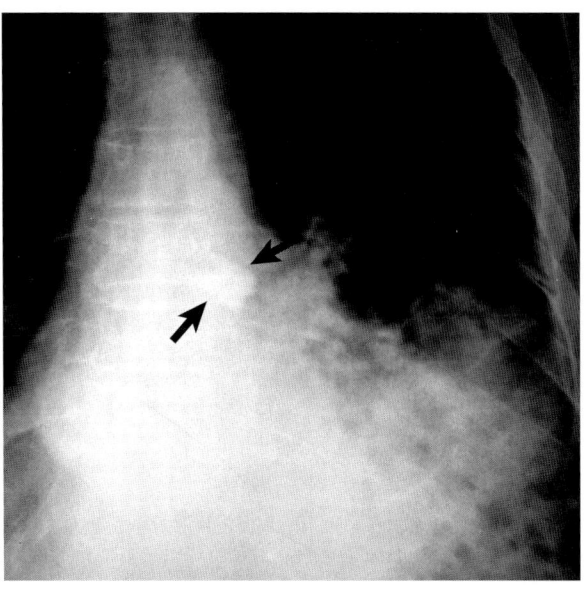

图 64.20 牙齿误吸。一位老人因不慎误吸牙齿出现左肺下叶反复感染。X 线胸片局部放大可见左下肺支气管内牙齿影（箭）和多个圆形透亮影，代表阻塞性支气管扩张。

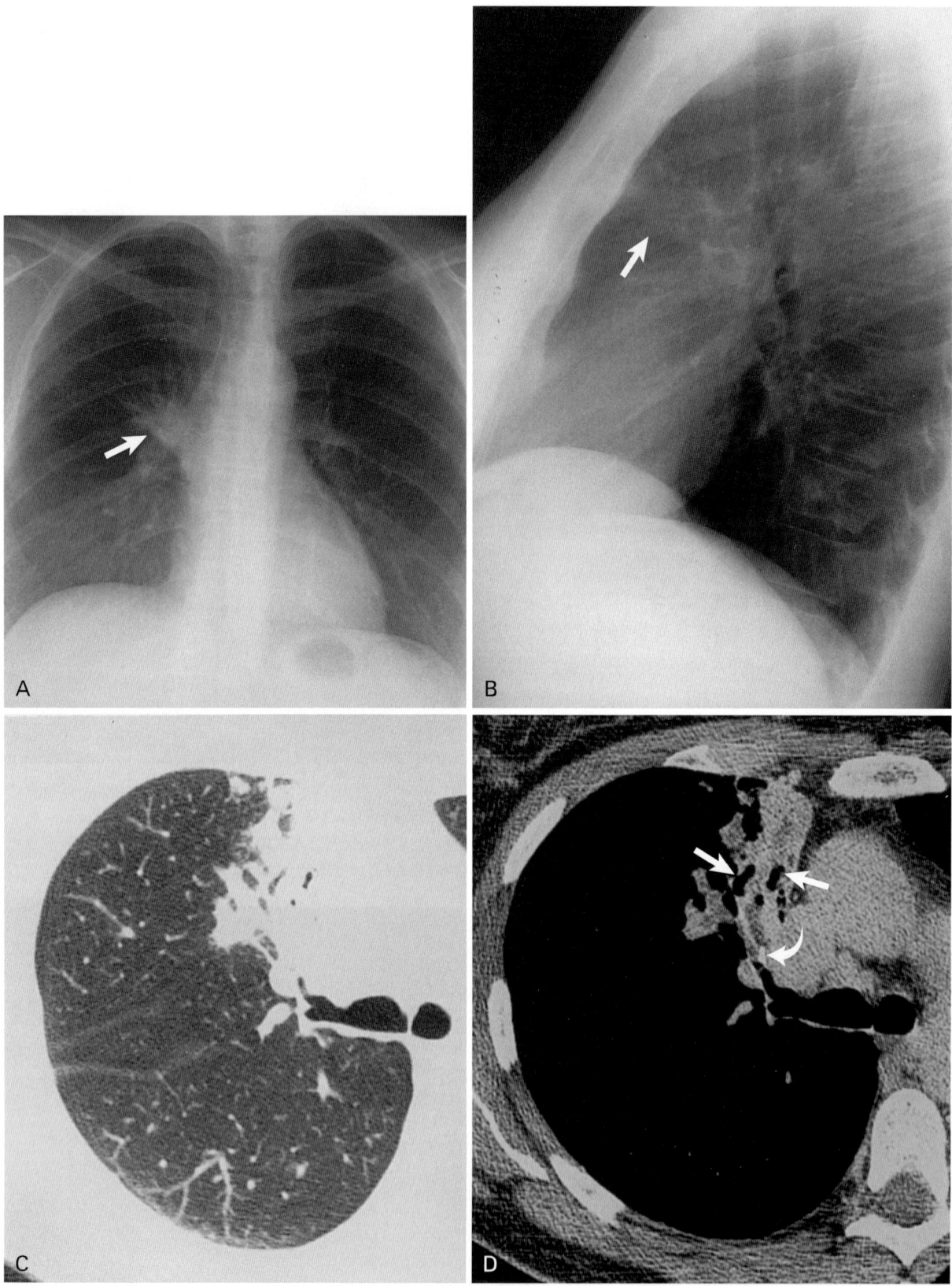

图 64.21 中年妇女,异物吸入所致梗阻性肺炎。后前位(A)和侧位(B)X 线胸片可见局灶性实变和肺不张,累及右肺上叶前段(箭)。HRCT(C 和 D)可见右肺上叶前段梗阻性肺炎和支气管扩张(直箭,D)。支气管腔内的局部高密度影(弯箭,D)代表误吸的爆米花。(引自 Müller NL, Fraser RS, Colman NC, Paré PD. Radiologic Diagnosis of Diseases of the Chest. Philadelphia: WB Saunders; 2001.)

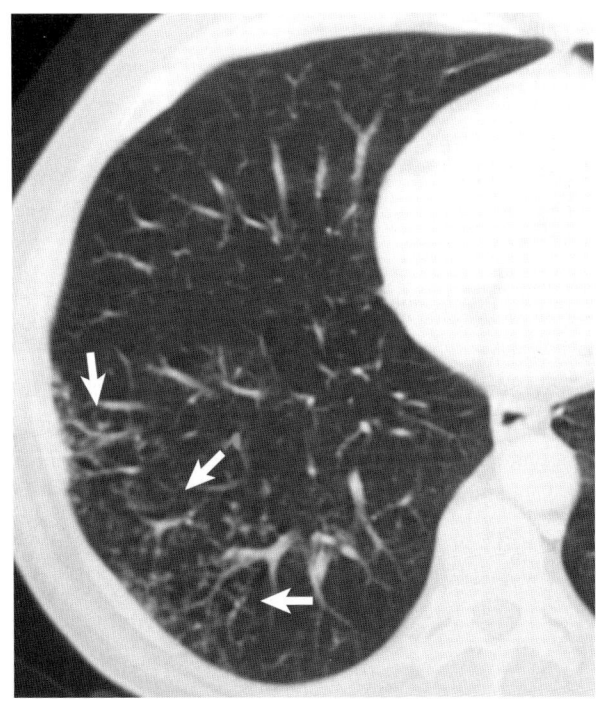

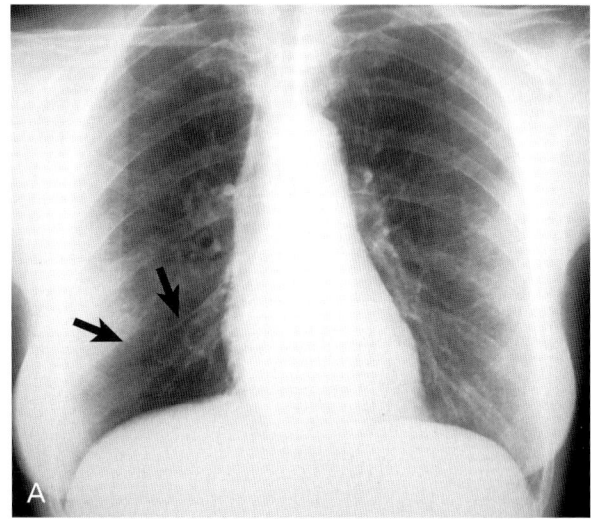

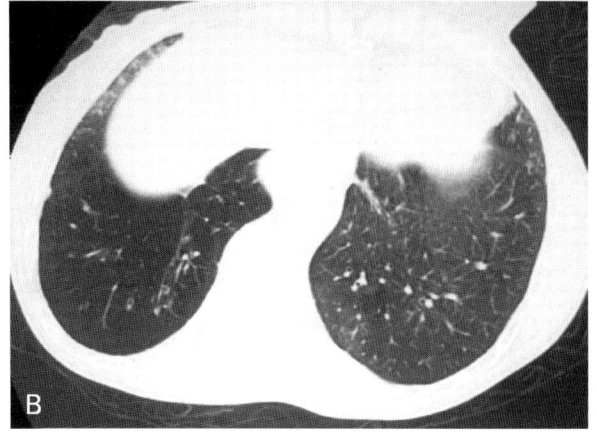

图 64.22 年轻女性，隐匿性误吸引起的细支气管炎。肺基底部水平层面 HRCT 可见小叶中心分支影和线影，呈树芽征（箭），是典型的感染性或吸入性细支气管炎。

六、吸入性细支气管炎

弥漫性吸入性细支气管炎是一种以反复吸入支气管异物引起的以慢性炎症反应为特征的疾病。食管病变患者有发生吸入性细支气管炎的风险，如贲门失弛缓症、Zenker 憩室和食管癌。该类患者常出现中度至明显的食管扩张，并伴有吞咽困难、食管反流和误吸等相关症状。X 线胸片表现是非特异性的，包括肺叶、亚段性或散在的小结节。HRCT 示单侧或双侧小叶中心性结节及分支状影（树芽征）（图 64.22）以及直径 5～10 mm 边界不清的气腔结节。在影像和病理学检查上，弥漫性吸入性细支气管炎可类似弥漫性泛细支气管炎。细支气管炎症可完全愈合。

慢性隐匿性误吸是指微小的胃内容物或异物颗粒反复亚临床吸入肺内，可导致多种并发症，包括吸入性细菌性肺炎、吸入性化学性肺炎和吸入性细支气管炎。CT 表现为小叶中心性结节和磨玻璃影，主要累及重力依赖区。长期慢性咳嗽和存在误吸危险因素的患者需要考虑慢性隐匿性误吸的可能。

七、胃食管反流和闭塞性细支气管炎

相当数量的慢性支气管炎患者有食管反流，已有证据表明食管反流与哮喘之间存在关联。间歇性误吸可引起细支气管黏膜损伤，并可导致气流阻塞。胃

图 64.23 贲门失弛缓症女性患者，胃液误吸和闭塞性细支气管炎。（A）后前位 X 线胸片可见右下肺区透过度增高，肺容量缩小，肺血管减少（箭）。（B）呼气相 CT 可见右肺下叶密度减低，血管减少。以上表现与局限性小气道疾病（空气潴留）有关。

食管反流和误吸被认为是发生缩窄性细支气管炎（闭塞性细支气管炎）的易感因素。缩窄性细支气管炎的 HRCT 表现包括局灶性肺密度减低和血管减少、支气管扩张和空气潴留。空气潴留和支气管扩张可能是缩窄性细支气管炎患者最敏感和最特异的表现（图 64.23）。食管裂孔疝与食管运动障碍之间可能存在联系，因此，对于怀疑反复误吸的患者，应特别注意影像学上是否存在食管裂孔疝和弥漫性食管扩张。

八、治疗方案概要

预防是最重要的手段。对于意识障碍和其他易感因素的患者，最重要的预防措施包括半卧位、监测肠内营养和避免过度镇静。疑似吸入性细菌性肺炎的患者用抗生素治疗。吸入性化学性肺炎不需要抗生素治疗。异物误吸常需要通过支气管镜取出。

要点:肺部误吸

- 与肺部误吸风险增加相关因素包括老年(>70岁)、酒精中毒、意识丧失(卒中)、咽部和食管结构异常、神经肌肉疾病和吞咽异常
- 误吸类型
- 吸入性细菌性肺炎:因吸入定植口咽的分泌物而引起的肺部感染
- 吸入性化学性肺炎:因吸入对肺固有损害的毒性物质而引起的急性肺损伤,如胃酸、牛奶、矿物油和挥发性碳氢化合物
- 惰性和无毒液体误吸:因吸入惰性液体(如淡水、盐水和钡)而引起的急性肺损伤
- 脂质误吸
- 异物误吸
- 吸入性肺炎并发症常发生在上叶后段和下叶背段
- X 线胸片最常见的表现是斑片状实变区,可发展为脓肿和脓胸
- 食管造影是确诊气管-食管瘘的首选影像学检查方法
- CT 是诊断外源性类脂性肺炎的首选方法,该类肺炎可由矿物油或相关物质吸入引起

推荐阅读

DiBardino DM, Wunderink RG. Aspiration pneumonia: a review of modern trends. J Crit Care. 2015;30(1):40 - 48.

Franquet T, Gimenez A, Roson N, Torrubia S, Sabate JM, Perez C. Aspiration diseases: findings, pitfalls, and differential diagnosis. Radiographics. 2000;20(3):673 - 685.

Marik PE. Pulmonary aspiration syndromes. Curr Opin Pulm Med. 2011;17(3):148 - 154.

Pereira-Silva JL, Silva CI, Araujo Neto CA, Andrade TL, Müller NL. Chronic pulmonary microaspiration: high-resolution computed tomographic findings in 13 patients. J Thorac Imaging. 2014;29(5):298 - 303.

参考文献见 ExpertConsult.com.

第 **13** 部分

医源性肺部
疾病与创伤

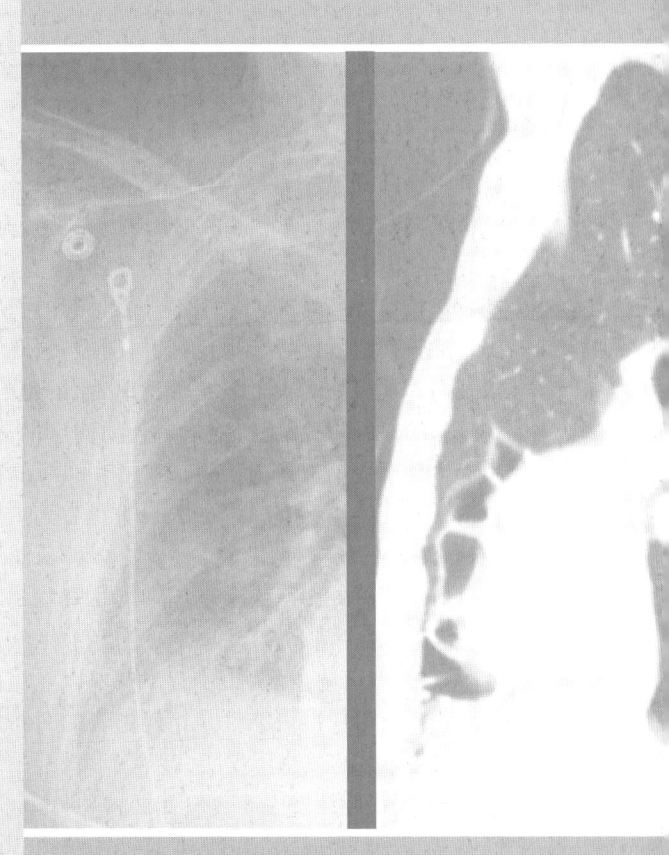

第65章

药源性肺病[*]

Sarah T. Kurian | Christopher M. Walker | Jonathan H. Chung

（一）病因 据报道，超过 600 种药物能够引起各种不良肺部反应，并且随着新药物的出现，每年都在继续增加。与肺毒性相关的药物包括化疗药、抗生素、抗炎药、心血管药物和违禁药。药物反应通常是药物直接（毒性和特异体质反应）或间接作用的结果。药物性损伤的发展可受到年龄、伴随吸氧、既往放疗以及与其他药物的协同作用等诸多因素的影响。

（二）发病率和流行病学 药物治疗很常见，可引起多种不良反应。据报道，2006 年 82% 的美国人在前一周使用了至少一种处方药、非处方药或膳食补充剂，而 29% 的人使用过 5 种或更多种药物。在急诊科所有因意外伤害就诊的患者中，因药物不良事件就诊者约占 1.7%～2.5%；2013—2014 年就诊的患者中，27.3% 需要住院治疗，65 岁或岁以上的患者发生药物不良事件的可能性是年轻患者的 2 倍。大多数药物不良反应发生于皮肤、胃肠道和神经系统。据估计，美国每年约发生 54 000 起药物不良事件，可引起呼吸系统并发症，其占所有药物不良事件的 7.7%。药物不良事件在住院患者中更常见。英国的一项研究表明，近 1/7 的住院患者会出现药物不良反应。致死性药物不良反应见于 0.1% 的内科住院患者和 0.01% 的外科住院患者中。药物性肺病的发病率因不同药物而异，从呋喃妥因治疗的 1/10 万至亚硝基脲为基础化疗乳腺癌的 40% 以上不等。

（三）临床表现与病理生理学 药物性肺毒性反应最常见的临床表现为咳嗽、呼吸困难、乏力、发热、胸痛和体重减轻。药源性肺病可表现为急性、亚急性或慢性病程。药物不良反应可分为可能发生在任何服用药物的个体中的不良反应和仅发生在易感个体中的不良反应。服用该药物的任何人可能发生的反应包括药物副作用（定义为推荐剂量下的不良药理作用）、药物相互作用（定义为一种药物对另一种药物的有效性或毒性作用）、药物过量。这些药物反应是可预测的，至少占药物不良反应的 80%。

仅在易感个体中发生的反应包括药物不耐受（定义为药物正常药理作用的阈值）、药物特异体质（定义为基因决定、与代谢或酶缺乏有关的药物不良反应）及药物过敏（定义为免疫介导的反应，其特点是具有特异性、抗体或淋巴细胞可转移性及再暴露时的复发）。过敏性呼吸系统药物反应的一个例子是哮喘，阿司匹林和非甾体抗炎药所致最常见。然而，过敏性药物反应所占比例不足肺药物不良反应的 10%。大多数肺药物反应的发病机制尚不清楚。

药物反应的肺部组织学表现常为非特异性，与各种急、慢性肺病相似。最常见的组织学模式为弥漫性肺泡损伤、非特异性间质性肺炎（nonspecific interstitial pneumonia，NSIP）、OP、嗜酸性粒细胞性肺炎、过敏性肺炎、急性或慢性弥漫性肺泡出血。静脉注射碾碎后的口服片剂所致的肺损伤可造成利他林肺和滑石肺，已在 52 章中讨论。药物性缩窄性细支气管炎将在 59 章讨论。某些药物常会引起可预测的肺损伤（表 65.1）；然而，情况并非总是如此，肺损伤的类型可重叠（图 65.1）。

* 编者和出版社感谢 Nestor L. Müller 博士和 C. Isabela Silva Müller 博士为本书上一版相关主题提供的材料。这是本章的基础。

表 65.1 常见药物相关肺损伤模式

损伤模式	常见药物
弥漫性肺泡损伤	白消安、环磷酰胺、卡莫司汀、博来霉素、紫杉醇、多西他赛、免疫检查点抑制剂
NSIP	胺碘酮、甲氨蝶呤、呋喃妥因、博来霉素、氢氯噻嗪、卡莫司汀
OP	胺碘酮、醋丁洛尔、米诺环素、呋喃妥因、博来霉素、金制剂、环磷酰胺、甲氨蝶呤、青霉胺、苯妥英钠、卡马西平、美沙拉嗪、肼苯哒嗪、干扰素
嗜酸性粒细胞性肺炎	胺碘酮、博来霉素、呋喃妥因、苯妥英钠、β 受体阻滞剂、非甾体抗炎药、抗抑郁药、氢氯噻嗪、米诺环素、磺胺类药、柳氮磺胺吡啶、美沙拉嗪
过敏性肺炎	甲氨蝶呤、环磷酰胺、美沙拉嗪、氟西汀、阿米替林、多西他赛、紫杉醇
弥漫性肺泡出血	抗凝血药、两性霉素 B、胺碘酮、环磷酰胺、卡马西平、甲氨蝶呤、丝裂霉素、呋喃妥因、青霉胺、苯妥英钠、丙基硫氧嘧啶

引自 Rossi SE, Erasmus JJ, McAdams HP, Sporn TA, Goodman P. Pulmonary drug toxicity: radiologic and pathologic manifestations. *Radiographics*. 2000;20(5):1245 – 1259.

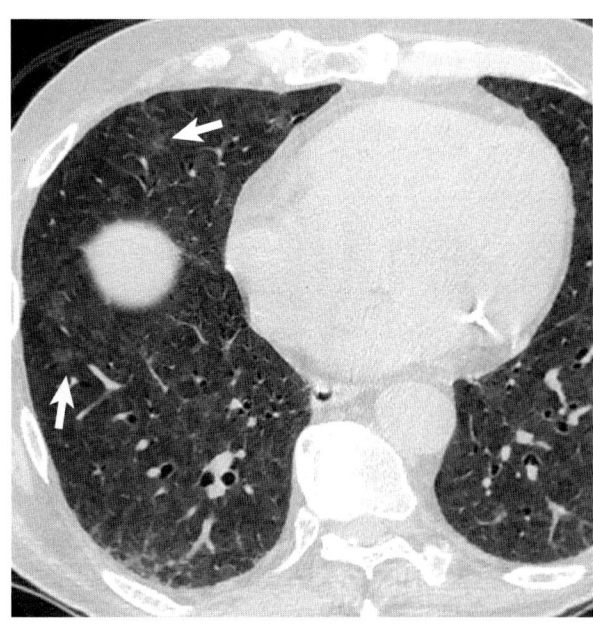

图 65.1 药物性肺损伤：NSIP 合并过敏性肺炎，由复发性、多发骨髓瘤患者来那度胺和硼替佐米治疗后引起。肺底部 CT 可见双肺磨玻璃影，小叶中心性磨玻璃结节（<5 mm）（箭）及外周网格影和肺结构扭曲。停药后临床症状明显改善、呼吸困难缓解。

（四）影像检查的选择 与 X 线胸片相比，薄层 CT 可更准确地评估肺实质和气道病变、特征性模式和分布，且其能显示 X 线胸片正常患者的肺部病变。Padley 及其同事采用 CT 检测了 23 例药源性肺病患者的异常表现，并与 17 例（74％）患者的 X 线胸片相比较。CT 检查在疾病鉴别诊断和治疗反应监测方面也有价值。在一些病例中，CT 表现和组织学表现密切相关，并高度提示某一特定的药物反应类型，但也要考虑各种药物反应类型之间 CT 表现的重叠。Cleverley 及其同事在对 20 名药物性肺病患者的回顾性研究中发现，CT 预测特定组织学反应类型的准确率仅为 45％。尽管存在这些局限，薄层 CT 仍然是目前评估药源性肺病和预测组织学类型的最佳无创性方法。薄层 CT 在监测这些患者肺损伤的发生、进展和转归方面也具有价值。

（五）影像学表现 药物性肺病常表现为 5 种特征性类型，包括弥漫性肺泡损伤、NSIP、OP、过敏性肺炎和肺泡出血。本文就每种类型的病理生理学和影像学特征进行讨论。

值得注意的是，慢性间质性肺炎的所有模式均被报告为药物反应的表现；然而，脱屑性间质性肺炎、淋巴细胞性间质性肺炎和 UIP 是药物性肺病的少见表现。例如，呋喃妥因所致药源性肺病的特征类似于特发性肺纤维化，其特征是外科肺活检显示 UIP。

1. 弥漫性肺泡损伤 弥漫性肺泡损伤是 ARDS 的病理学表现。弥漫性肺泡损伤是肺药物毒性最常见的组织学表现之一，常见于治疗恶性肿瘤中机体对化疗药物的反应，尤其是白消安、环磷酰胺、卡莫司汀（BCNU）、博来霉素、紫杉醇和多西他赛。亦可见于少见病例中，如接受胺碘酮、阿司匹林、毒麻药品或低剂量细胞毒性药物（如甲氨蝶呤）治疗的患者。最近，免疫检查点抑制剂治疗已被发现可引起肺炎，其可为弥漫性肺泡损伤或 NSIP；然而，肺损伤的确切组织学类型仍尚未完全阐明。弥漫性肺泡损伤最初表现为急性渗出期，随后进入慢性修复期。

急性期以肺泡 Ⅱ 型细胞和肺泡内皮细胞坏死为特征，伴肺泡和间质水肿及透明膜形成。这些表现在肺损伤后的第一周最显著。相比较而言，慢性修复期以肺泡 Ⅱ 型细胞和成纤维细胞增殖为特征。在一些病例中，会发展到终末期蜂窝肺。组织学特征很难区分药物反应和弥漫性肺泡损伤的其他常见原因。而白消安是例外，其与明显细胞异型性有关。

X 线胸片和 CT 上，弥漫性肺泡损伤与其他原因

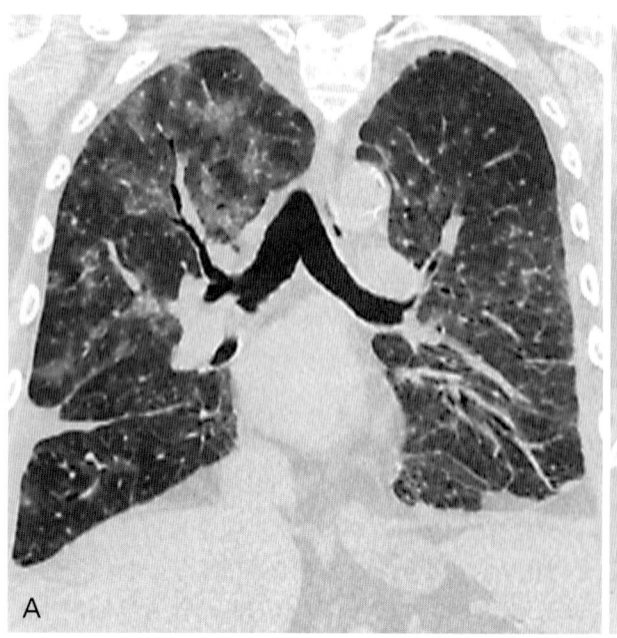

图65.2 胺碘酮的引起弥漫性肺泡损伤。轴面CT可见双肺、广泛磨玻璃影和重力依赖区实变,可见局部正常的肺小叶、光滑线影叠加于磨玻璃影之上,形成铺路石征。患者出现进行性呼吸困难,并进展为呼吸衰竭。

所致的 ARDS 相似,表现为双肺磨玻璃影和实变,主要分布于双肺重力依赖部位。渗出期早期,主要表现为斑片状磨玻璃影,而邻近肺小叶表现正常。磨玻璃影可迅速融合,可伴光滑线影,形成铺路石征,伴重力依赖部位实变(图65.2)。随着疾病的进一步发展,实变愈加明显。弥漫性肺泡损伤的机化期,常可见肺结构扭曲和牵拉性支气管扩张。慢性纤维化期可形成广泛的网格影和蜂窝肺(图65.3)。

2. NSIP   NSIP 是一种常见的反应类型,可见于药物毒性和其他疾病,尤其胶原血管性疾病和过敏性肺炎。与 NSIP 相关的最常见药物包括胺碘酮、甲氨蝶呤、呋喃妥因、博来霉素、氢氯噻嗪和双氯乙基亚硝(BCNU),少见药物包括白消安、苯丁酸氮芥、环磷酰胺、苯妥英钠、免疫检查点抑制剂和金盐。NSIP 的组织学特征是不同比例的间质炎症和纤维化,这些炎症和纤维化在时间上一致的,可伴单核炎症细胞浸润、轻度间质纤维化和Ⅱ型肺泡细胞反应性增生。

与药物反应有关 NSIP 的 CT 表现与特发性或继发于其他原因的 NSIP 相似,常表现为广泛、双肺磨玻璃影。随着纤维化的进展,磨玻璃影上可叠加网格影、牵拉性支气管扩张和细支气管扩张(图65.4)。病灶亦可沿支气管血管束周围分布,尤其见于因呋喃妥因而引起药物反应的患者。

3. OP   OP 是肺损伤和修复的常见类型,可为特发性(隐源性 OP)或与多种疾病有关,包括感染、药物、结缔组织疾病、误吸、血液病、实体器官和造血干细胞移植、放射治疗及炎症性肠病。OP 的组织学特征表现为呼吸性细支气管、肺泡管和相邻肺泡内见息肉样肉芽组织。OP 是一种日益公认的药物反应表现,通常在停药或糖皮质激素治疗后可逆。可引起 OP 最常见的药物是胺碘酮、醋丁洛尔、米诺环素、呋喃妥因、博来霉素、金盐、环磷酰胺、甲氨蝶呤、青霉胺、苯妥英钠、卡马西平、美沙拉嗪、肼苯哒嗪和干扰素。

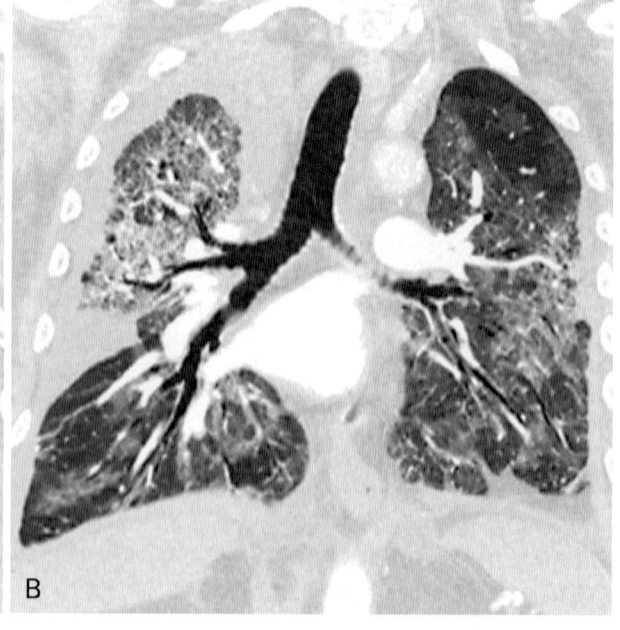

图65.3 弥漫性肺泡损伤进展。(A)冠状面CT可见弥漫性肺泡损伤的急性渗出期,表现为双肺磨玻璃影和少量胸腔积液,并延伸至右肺斜裂和水平裂。(B)1个月后的随访CT可见弥漫性肺泡损伤的慢性修复期,伴纤维化,尤其右肺上叶,可见下肺体积缩小、网格影、肺结构扭曲、胸腔积液增多。

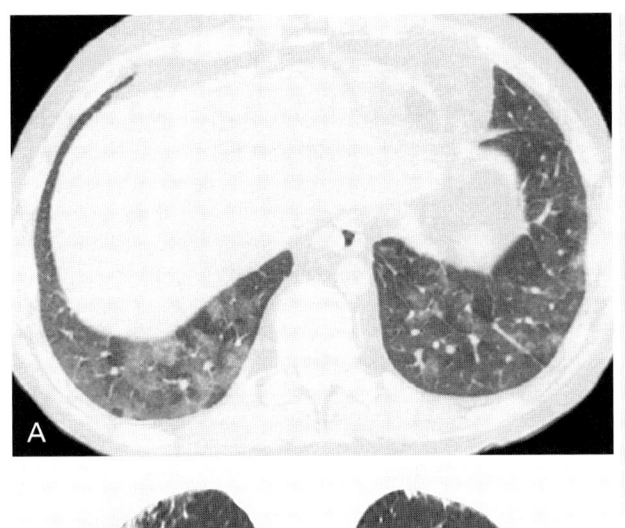

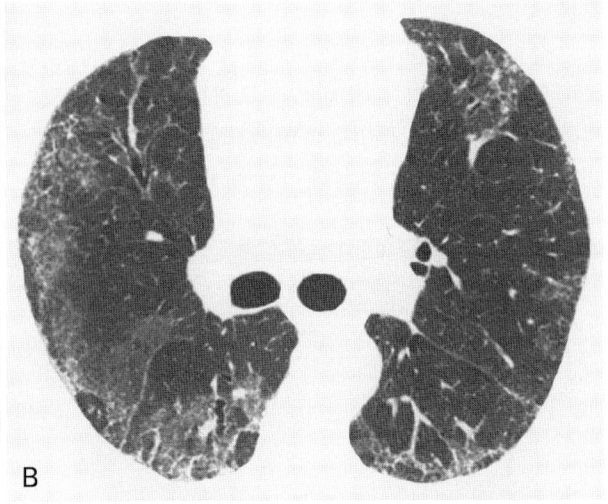

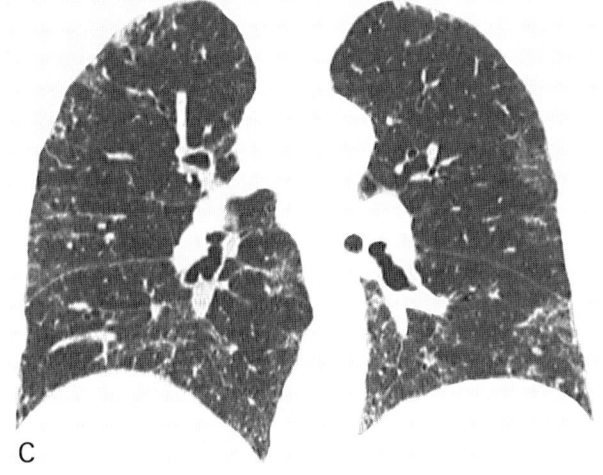

图65.4 NSIP：CT表现。(A)轴面CT(肺底部)可见双肺、弥漫性磨玻璃影,符合白消安所致NSIP。(B)呋喃妥因所致NSIP,主支气管水平轴面CT(另一患者)可见双肺磨玻璃影和网格影,主要分布于肺外周。(C)冠状面CT(与B为同一患者)可见各个肺叶均受累,主要分布于肺外周和肺底部。

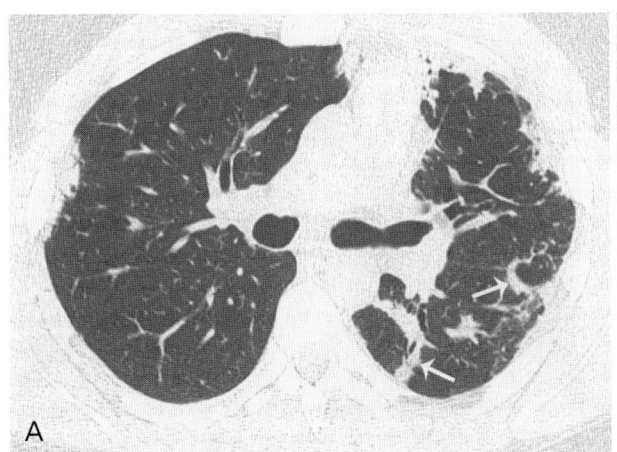

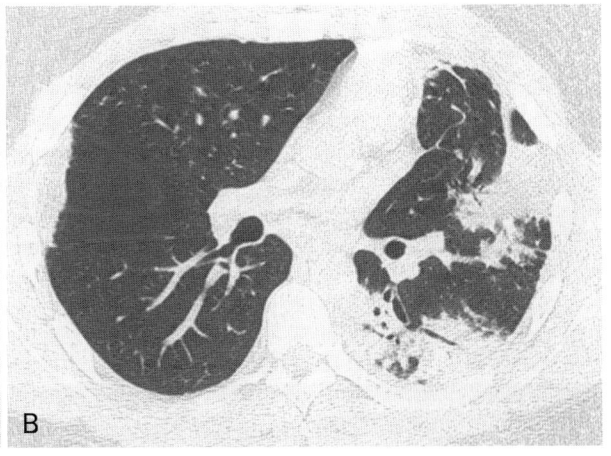

图65.5 OP(溃疡性结肠炎美沙拉嗪治疗后)。(A)左肺上叶支气管水平层面CT可见双肺外周实变,还可见左肺下叶肺小叶周围分布(箭),此为OP的特征。(B)其下层面CT可见右肺胸膜下实变,左肺支气管周围和肺外周实变。

药物性OP的临床、影像学和组织学表现与特发性OP(隐源性OP)相似,亦可与慢性嗜酸性粒细胞性肺炎特征相重叠(见下文)。

OP典型表现为双侧、斑片或融合实变,主要分布于肺外周。在一项包括9例经活检证实的药物性OP的研究中,HRCT最常见的表现为胸膜下或支气管周围分布的气腔实变,可见于90%的患者中(图65.5)。实变常呈双侧、不对称分布,且无分布倾向。磨玻璃影可见于80%患者中,常呈双侧、不对称性和随机性分布。实变可呈小叶周围分布模式,其特征性为勾画出次级肺小叶的轮廓,并累及邻近胸膜、小叶间隔、间隔旁间质和间隔旁肺泡(图65.6)。小叶中心性结节罕见。

继发于胺碘酮反应的 OP 患者中，CT 上的实变区可呈高密度影（CT 值为 82～175 HU），常因含碘的胺碘酮代谢产物沉积引起肝脏或脾脏出现高密度（图 65.7，图 65.8）。此类表现可诊断胺碘酮的毒性反

应，以重量计算其内含约 37% 的碘。有时，药物性 OP 可表现为孤立性结节或多灶阴影，可类似感染或肿瘤。在接受胺碘酮、米诺环素、博来霉素及卡马西平治疗的患者中，此类表现最常见。

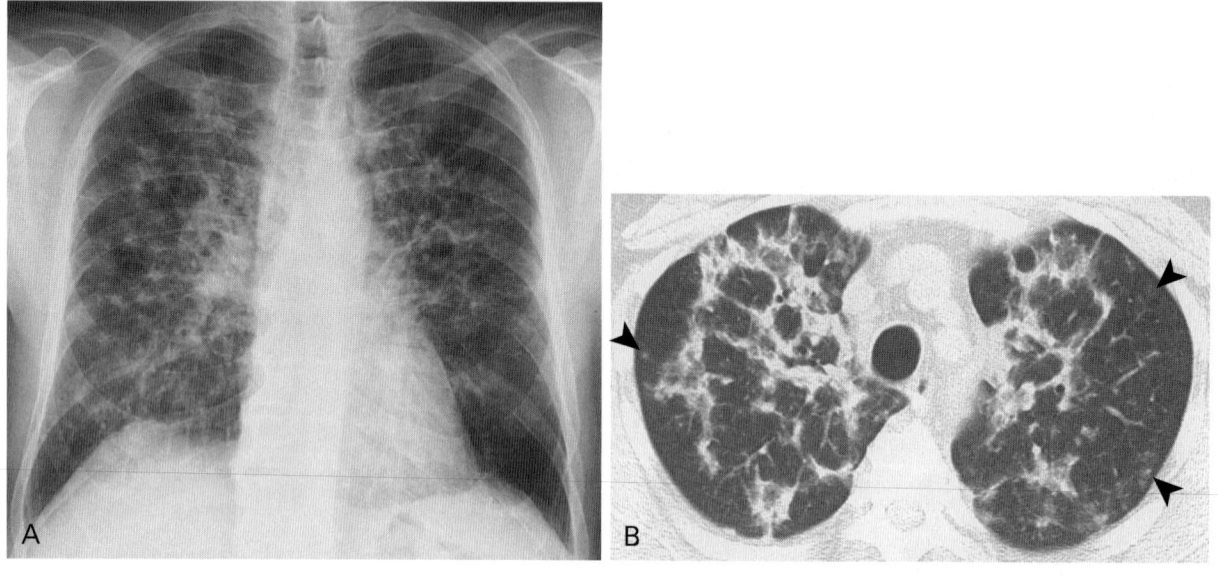

图 65.6　OP（溃疡性结肠炎美沙拉嗪治疗后）：典型小叶中心性和小叶周围实变。（A）X 线胸片可见双侧不规则结节影和实变，以中央区分布为主。（B）轴面 CT 可见典型的小叶周围分布阴影，即发生于次级肺小叶周围的多边形或弓形影。还可见少数边缘模糊的小叶中心性结节（箭头）。

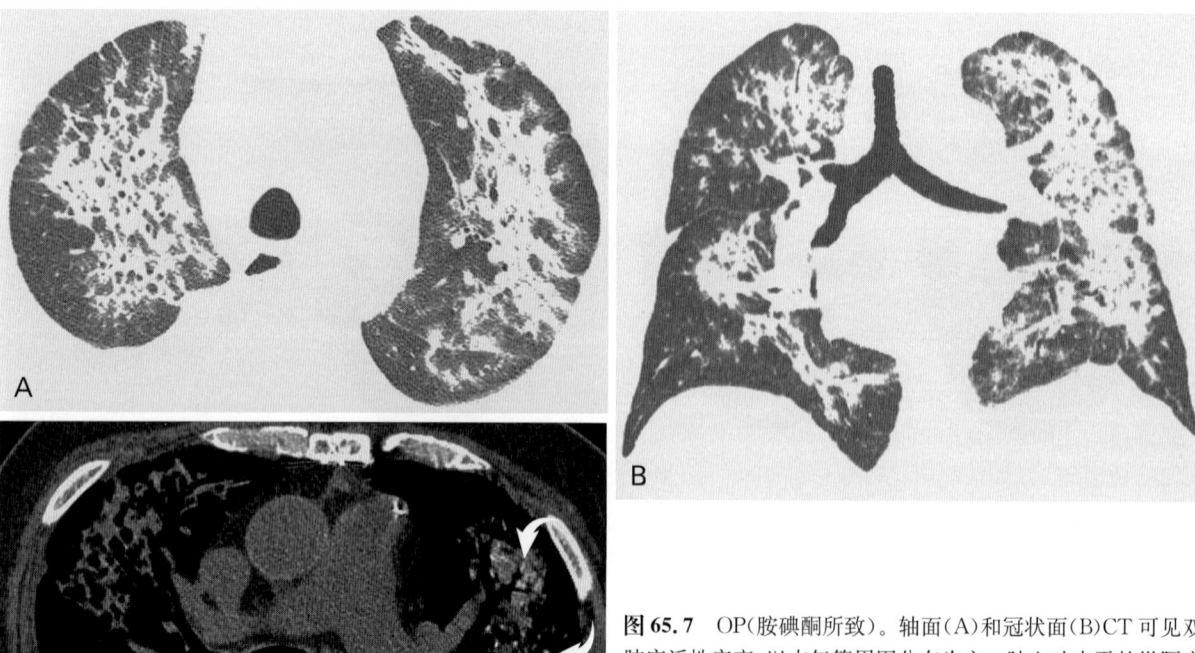

图 65.7　OP（胺碘酮所致）。轴面（A）和冠状面（B）CT 可见双肺广泛性实变，以支气管周围分布为主。肺上叶水平的纵隔窗轴面（C）CT 可见胺碘酮毒性形成的典型高密度影（箭），可继发于左心衰竭的双侧少量胸腔积液。（引自 Silva CI, Müller NL. Drug-induced lung diseases: most common reaction patterns and corresponding high-resolution CT manifestations. *Semin Ultrasound CT MR*. 2006;27:111-116.）

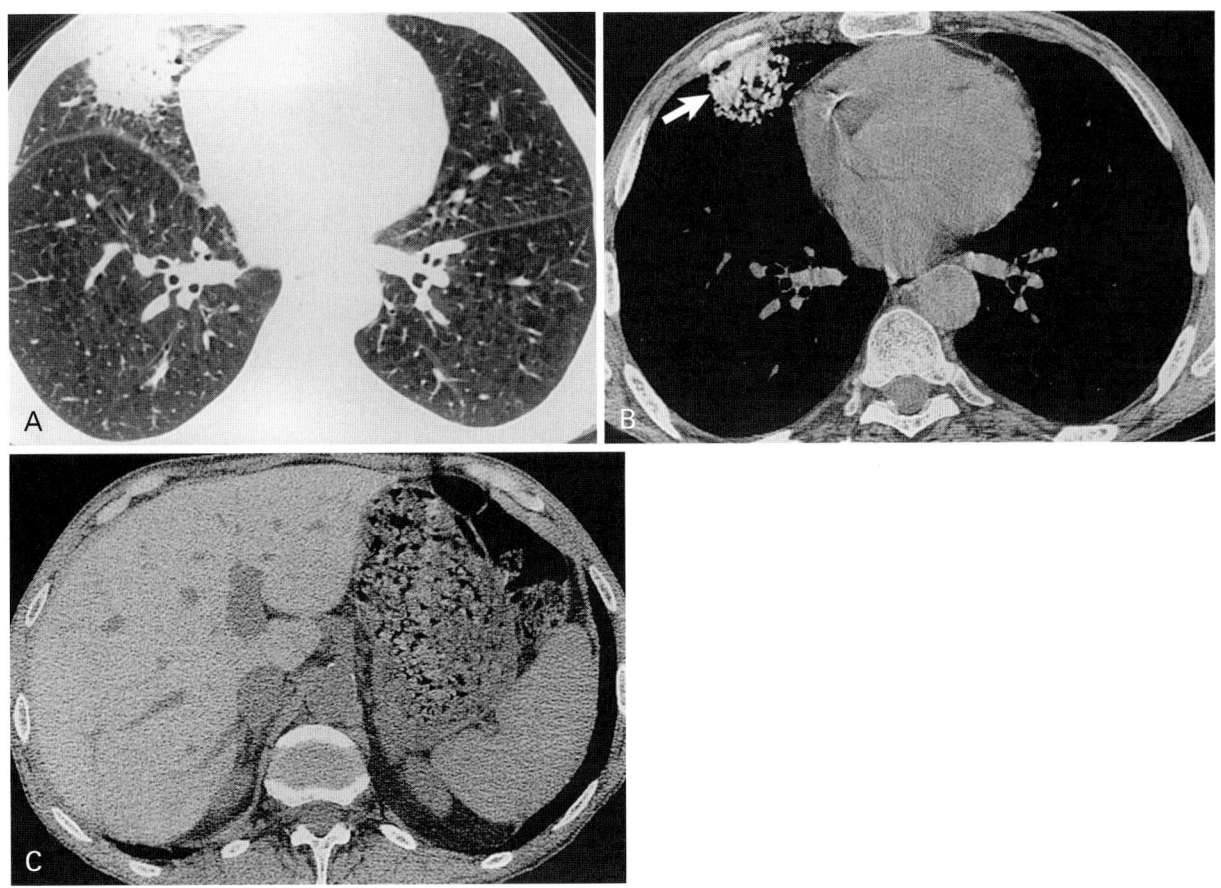

图 65.8 胺碘酮毒性的典型表现。(A)下肺静脉水平轴面 CT 可见右肺中叶局灶性实变。(B)同一水平轴面纵隔窗 CT 可见右肺中叶(箭)实变,其密度高于胸壁和心肌。(C)上腹部水平轴面 CT 可见肝脏高密度影。(引自 Müller NL, Fraser RS, Colman NC, Paré PD. *Radiologic Diagnosis of Diseases of the Chest*. Philadelphia: WB Saunders; 2001.)

4. 嗜酸性粒细胞性肺炎 药物反应是嗜酸性粒细胞肺炎最常见的原因之一,可急性发作,也可在数月内隐匿进展。组织学特征为肺泡腔或肺间质内出现嗜酸性粒细胞。常见原因包括胺碘酮、博来霉素、呋喃妥因、苯妥英钠、β-受体阻滞剂、非甾体抗炎药、抗抑郁药、氢氯噻嗪、米诺环素、磺胺类药物、柳氮磺胺吡啶及美沙拉嗪。诊断基于以下三个条件:影像学出现肺部阴影和实变;外周血、肺活检标本或支气管肺泡灌洗液中检出嗜酸性粒细胞;与已知接受药物相关且无引起肺部阴影和嗜酸性粒细胞的其他原因,如寄生虫感染、真菌感染和免疫性或全身性疾病。药物性嗜酸性粒细胞肺炎患者中,外周嗜酸性粒细胞的数量可变,见于约 40%～86% 的患者中。

影像学上,药物诱导的嗜酸性粒细胞性肺炎类似于其他原因所致嗜酸性粒细胞性肺炎和 OP。典型表现为游走性磨玻璃影和实变,类似于单纯性肺嗜酸性粒细胞增多症(图 65.9),或表现为上肺和双肺外周分布的慢性实变。实变常对称分布,主要分布于上、中肺野,亦可不对称性分布、累及任何肺野(图 65.9)。一项研究包括 14 例经组织病理学诊断的药源性嗜酸粒细胞性肺炎,其中 5 例可见局灶磨玻璃影,伴周围新月形或环形实变影(反晕征)(图 65.9)。HRCT 少见表现包括小结节、小叶间隔增厚和网格影。

5. 过敏性肺炎 过敏性肺炎在药物性肺病中相对少见。最常见药物包括甲氨蝶呤、环磷酰胺、美沙拉嗪、氟西汀、阿米替林、多西他赛和紫杉醇。值得注意的是,用于治疗慢性粒细胞白血病的酪氨酸激酶抑制剂已发现可引起间质性肺炎,它可表现为胸膜下和支气管血管周围分布的磨玻璃影和实变影,类似于过敏性肺炎。

药物性过敏性肺炎的组织病理学和影像学特征,通常与因继发于吸入有机抗原引起免疫反应所致的过敏性肺炎难以区分。过敏性肺炎的组织学特征表现为细胞性细支气管炎、非干酪性肉芽肿及主要由淋巴细胞组成的以细支气管为中心的细胞性间质性肺炎。

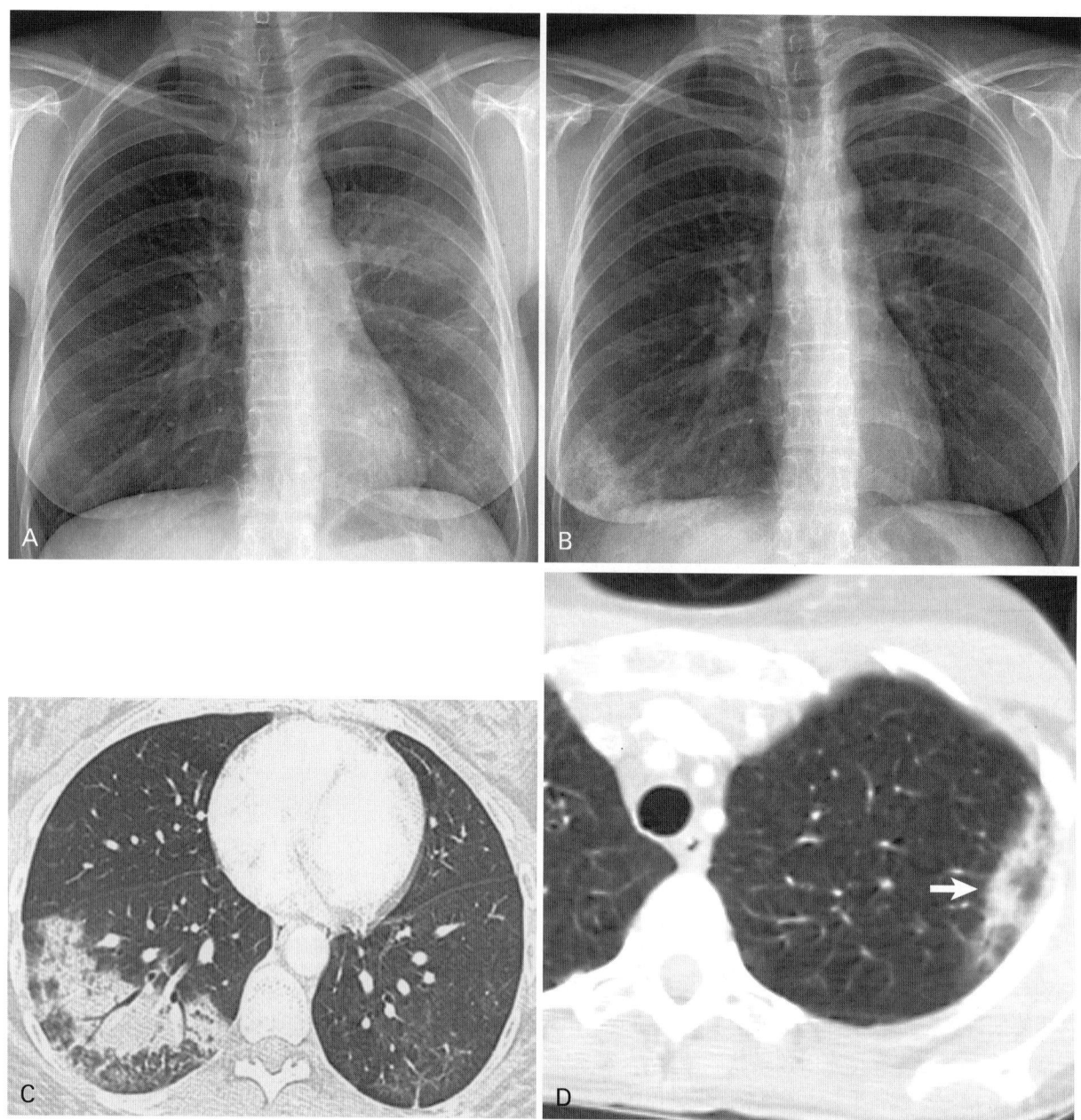

图65.9 急性和慢性嗜酸性粒细胞性肺炎表现。(A)溃疡性结肠炎美沙拉嗪治疗期间发生嗜酸性粒细胞性肺炎，胸片可见左肺上叶及下叶斑片状实变影。(B)同一患者22 d后的X线胸片可见先前的肺实变影消失，但左肺上叶和右肺下叶出现新实变影。一过性、游走性实变影是急性嗜酸性粒细胞性肺炎的特征。(C)同一患者的轴面CT可见病变呈不对称性分布，肺下叶受累。左肺下叶可见轻度磨玻璃影和线影。(D)另一慢性嗜酸性粒细胞性肺炎患者的轴面CT可见左肺上叶实变(箭)，磨玻璃影位于中央(反晕征)。高达36％的药物性嗜酸性粒细胞性肺炎患者中可见反晕征。

　　过敏性肺炎常表现为弥漫、双侧磨玻璃影或小叶中心性结节(图65.10，图65.1)。尽管文献报道大多数患者在呼气末CT上可见小叶性空气潴留征，其在实际工作中并不常见。

　　6. 弥漫性肺泡出血　肺泡出血是药物毒性的少见表现。肺泡出血最常见的药物包括抗凝剂、两性霉素B、胺碘酮、环磷酰胺、卡马西平、甲氨蝶呤、丝裂霉

素、呋喃妥因、青霉胺、苯妥英钠和丙基硫氧嘧啶。值得注意的是，据报道，每5名接受造血干细胞移植以治疗血液系统恶性肿瘤的患者中就有1名发生弥漫性肺泡出血，常在移植后最初数周内。

　　肺泡出血的胸片表现包括斑片状或融合磨玻璃影和双肺实变。病变常广泛分布，但以肺门周围和中、下肺野分布为主，而肺尖和肋膈角区常不受累。

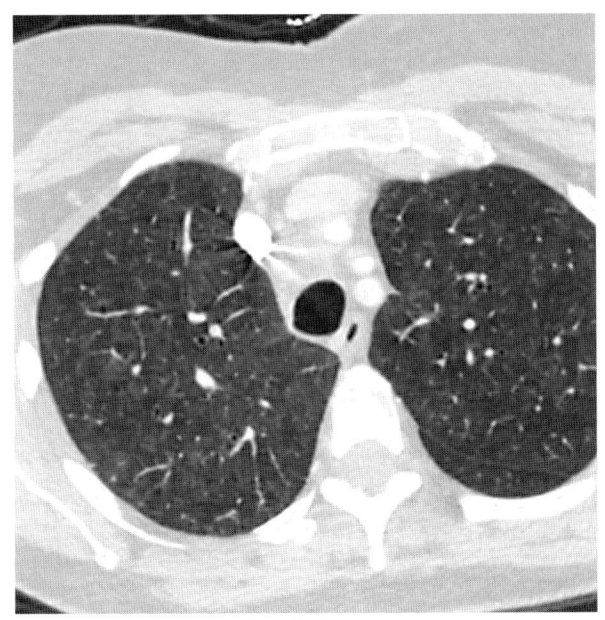

图 65.10 过敏性肺炎,多西他赛所致。轴面 CT 可见散在分布的小叶磨玻璃影和小叶中心性磨玻璃结节,可见散在、淡薄马赛克灌注,此为这种疾病的典型征象。

肺出血的 CT 表现为非特异性,广泛、双肺磨玻璃影和实变影。磨玻璃影可呈斑片状或弥漫分布。急性发作后 2~3 d 进行的 CT 扫描可见磨玻璃影和实变影减少,而出现小的、边缘模糊的小叶中心性结节,以及较少见的小叶间隔增厚。

弥漫性肺泡出血的一种变异型为类维甲酸综合征,表现为非特异性磨玻璃影、间隔线、支气管周围袖套和胸腔或心包积液。这种罕见并发症发生于接受维甲酸治疗急性早幼粒细胞白血病的患者中。

要点

- 肺部药物反应的临床、影像学和组织学表现呈非特异性,类似于各种急性和慢性肺部疾病
- 弥漫性肺泡损伤(对应于临床中的 ARDS)、NSIP 和 OP 是药物性肺损伤最常见的类型
- 药物反应是嗜酸性粒细胞性肺炎最常见的病因之一
- 弥漫性肺泡出血和过敏性肺炎是药物反应的少见表现
- 唯一可引起 CT 特征性表现的药物反应是胺碘酮。因为胺碘酮含约 37% 的碘,常会引起胺碘酮积聚区产生高密度,常见于肝脏和肺部

(六)值得注意的药物

1. 可卡因 使用可卡因及其衍生物,特别是可卡因游离碱(快克),是城市和郊区的一个重大健康问题。吸食后,快克的晶状沉淀物在 6~8 s 内到达大脑循环,并在瞬间产生欣快感。这一特性,加上其使用的便捷性和广泛的可及性,使快克成为美国最常滥用的管制类药物。使用该药物与多种肺部并发症有关,包括心源性和渗透性肺水肿、出血、气道灼伤(有时并发气管狭窄或反应性气道功能障碍综合征)、哮喘、慢性阻塞性肺病、气胸、纵隔气肿和心包气肿。

可卡因诱发的心源性肺水肿表现为小叶间隔增厚、胸腔积液、心脏扩大和磨玻璃影或实变;无论治疗与否,它通常在 24~72 h 内吸收。可卡因和快克也可引起肺毛细血管通透性水肿增高,可形成两肺门周围分布为主的磨玻璃影或实变,但不伴间隔线、胸腔积液、心脏扩大(图 65.11)。肺出血可引起一过性局灶性或弥漫性双肺磨玻璃影或实变,停用相关药物后迅速消退。由于肺水肿和肺出血在影像学常上难以区分,因此将使用快克后不久出现的双肺气腔阴影及随后出现的呼吸衰竭,以及在停用相关药物后迅速消退的过程,被称为"快克肺"(图 65.12)。

可卡因使用后较少见的表现包括一过性肺实变、Löffler 综合征表现以及 OP。与可卡因滥用相关的气压伤可引起纵隔气肿(图 65.12)、气胸或(罕见)血气胸或心包积气。纵隔气肿和气胸由深吸入可卡因引起,随后进行的 Valsalva 动作和咳嗽,这可引起肺泡破裂,随后空气进入肺间质和纵隔或胸膜腔。

2. 海洛因和其他阿片类药物 在过去 20 年中,海洛因的使用大幅度增加。2001—2014 年,美国因海洛因过量而导致的死亡总数增加了 6 倍。在一些西部城市,因海洛因过量而造成的死亡人数已成为可预防死亡的最大类。大多数致死性剂量海洛因患者可出现非心源性肺水肿。临床上,海洛因或其他阿片类药物过量的诊断根据精神状态改变、呼吸动力减弱、针尖样瞳孔和药物使用的间接证据而作出。

X 线胸片表现为毛细血管通透性肺水肿,包括双肺磨玻璃影或实变,常以肺门周围分布为主(图 65.13)。

高达 20% 的病例中,水肿可为单侧或明显不对称。这些患者的表现与吸入性肺炎相同,即因过量服用阿片类药物导致中枢神经系统抑制而出现的一种相对常见的并发症。吸入性肺炎常形成重力依赖区的实变,尤其当患者在仰卧位发生误吸时,下叶背段和上叶尖后段最易受累。由于右主支气管走行相对垂直,故右肺比左肺更易受累。

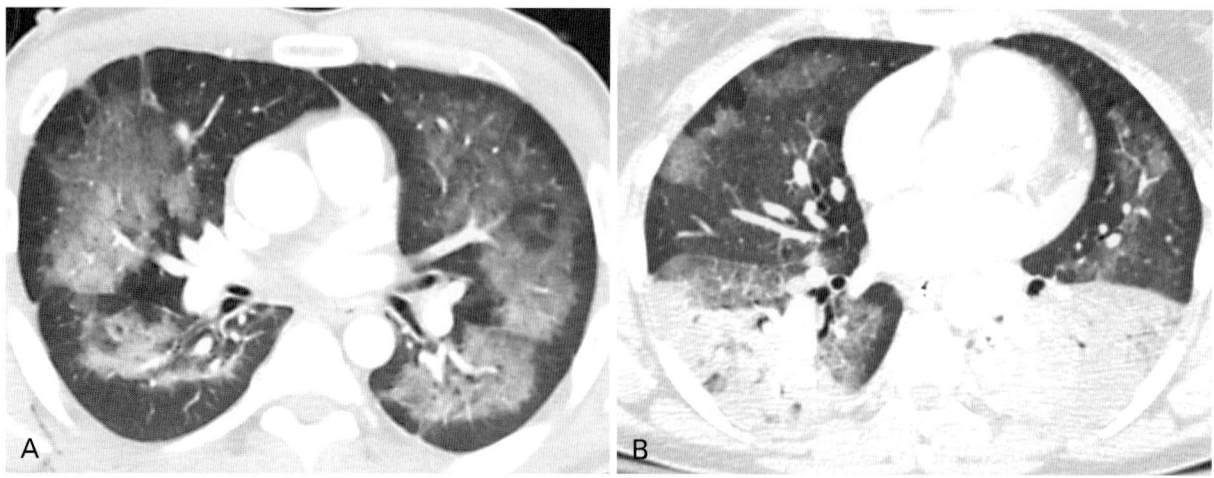

图 65.11 弥漫性肺泡损伤，可卡因滥用。(A)轴面 CT 可见以肺门周围分布为主的磨玻璃影和实变。(B)另一患者的轴面 CT 可见非重力依赖区磨玻璃影，伴散在小叶间隔增厚，以及重力依赖区实变，可卡因引起弥漫性肺泡损伤的典型表现。可见两位患者均未发现胸腔积液。

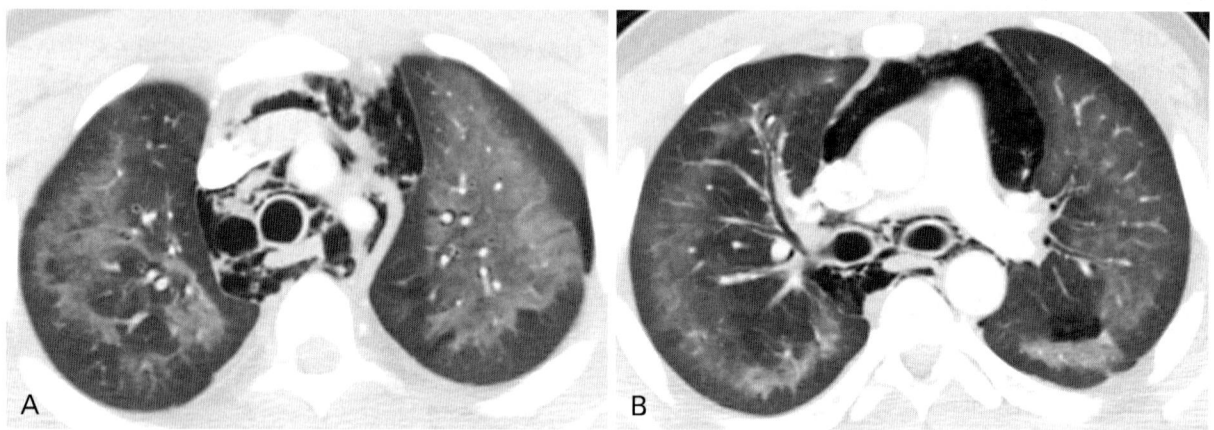

图 65.12 快克肺。主动脉弓分支血管水平(A)和肺动脉干水平(B)轴面 CT 可见双肺磨玻璃影和广泛纵隔气肿，这种气肿为肺泡破裂，且随后气体进入肺间质和纵隔。间质气体可见于左肺斜裂。

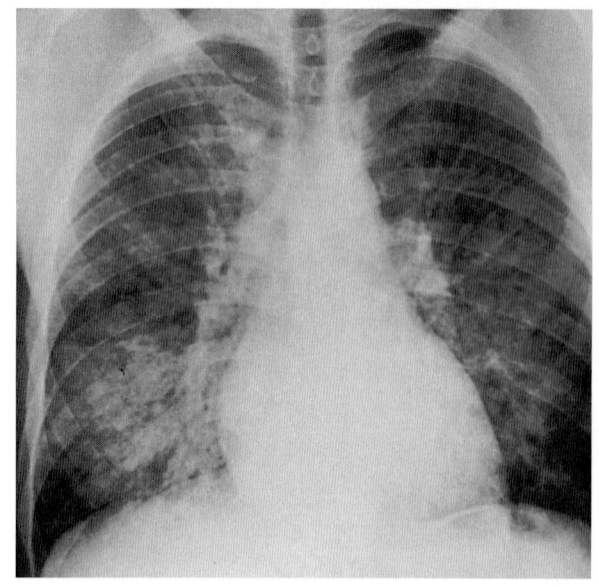

图 65.13 急性肺水肿，阿片制剂所致。X 线胸片可见肺门周围分布为主的实变，此为急性肺水肿的典型表现。数小时前，该 19 岁男子静脉注射了大剂量哌替啶和美沙酮。(引自 Müller NL, Fraser RS, Colman NC, Paré PD. *Radiologic Diagnosis of Diseases of the Chest*. Philadelphia: WB Saunders; 2001.)

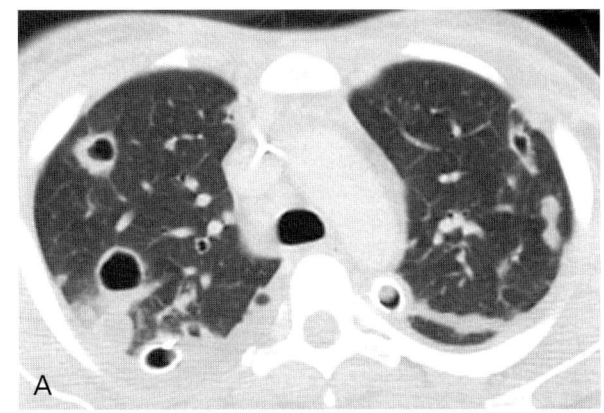

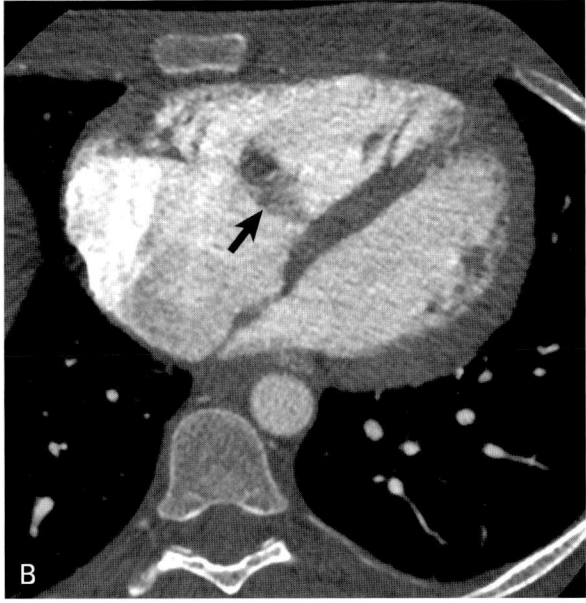

图65.14 脓毒性栓塞,三尖瓣赘生物与静脉注射毒品有关。(A)肺上叶水平轴面 CT 可见双肺随机分布的结节,可伴空洞或不伴空洞。可见双侧胸腔引流管用于双侧气胸的治疗。(B)心脏水平轴面 CT 可见三尖瓣周围肿块样赘生物(箭)。(引自 Reddy G, Steiner R, Walker C, eds. *Cardiac Imaging: Case Review Series*. 2nd ed. Philadelphia: Elsevier/Saunders; 2013.)

在阿片成瘾者中可见到许多其他肺部病变。已在一些患者中发现支气管扩张症,可能与反复感染和误吸有关。据报道,单侧或双侧气胸、血胸、血气胸和脓气胸是锁骨上窝静脉注射的并发症。

脓毒性栓塞亦可见到,有时与右心室心内膜炎有关。它在 X 线胸片和 CT 上表现为多发结节和外周楔形阴影,直径约 1～3 cm,常伴空洞。多发结节分布于肺外周和下叶(图 65.14)。偶尔,增强 CT 可见三尖瓣赘生物(图 65.14)。静脉吸毒的胸壁并发症包括椎体骨髓炎,有时伴硬膜外脓肿、肋软骨炎、化脓性关节炎和坏死性筋膜炎。

(七)鉴别诊断 临床、影像学和组织学表现常为非特异性。诊断标准包括药物暴露史、相关影像学表现、肺损伤的组织学证据,以及排除其他常见的肺损伤原因,如机会性感染、放射性肺炎、肺血栓栓塞、吸氧及原发性疾病的进展。然而,临床实践中很少进行活检,诊断主要基于临床和影像学表现。

(八)治疗方案概要 在大多数病例中,药物性肺病可通过停药缓解。因此,临床条件允许的情况下,应停止使用可疑药物,并观察患者直到病情好转。一些患者需要糖皮质激素治疗。偶尔,急性药源性肺损伤虽经积极治疗,仍可引起病情恶化、甚至死亡。

推荐阅读

Choi MH, Jung JI, Chung WD, Kim YJ, Lee SE, Han DH, Ahn MI, Park SH. Acute pulmonary complications in patients with hematologic malignancies. Radiographics. 2014;34:1755-1768.

Gotway MB, Marder SR, Hanks DK, et al. Thoracic complications of illicit drug use: an organ system approach. Radiographics. 2002;22:S119-S135.

Foucher P, Camus P. Pneumotox. Available at: http://www.pneumotox.com.

Myers JL, Limper AH, Swensen SJ. Drug-induced lung disease: a pragmatic classification incorporating HRCT appearances. Semin Respir Crit Care Med. 2003;24:445-453.

Silva CI, Müller NL. Drug-induced lung diseases: most common reaction patterns and corresponding high-resolution CT manifestations. Semin Ultrasound CT MR. 2006;27:111-116.

Taylor AC, Verma N, Slater R, Mohammed TH. Bad for breathing: a pictorial of drug-induced pulmonary disease. Curr Probl Diagn Radiol. 2016;45(6):429-432.

参考文献见 ExpertConsult.com.

第66章

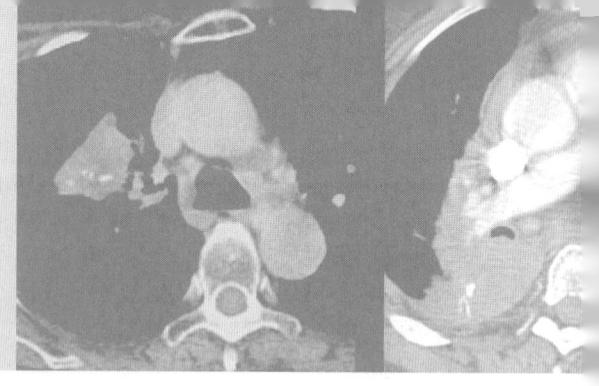

放射治疗和放射性肺炎[*]

Marcelo F. Benveniste│Daniel R. │Gomez│Bradley S. Sabloff│Jeremy J. Erasmus

放射治疗是胸腔内恶性肿瘤以及原发和继发性胸壁肿瘤的重要治疗方法。但这些肿瘤放射治疗时，通常会导致相邻正常肺组织受到照射，已有文献报道，放射性肺损伤与肺癌、乳腺癌、食管癌、胸腺恶性肿瘤、恶性淋巴瘤及恶性胸膜间皮瘤放射治疗之间的相关性。放射治疗对肺实质的不良反应，尤其急性肺炎和慢性肺纤维化，包括急性期的肺磨玻璃影和肺实变，以及慢性期的牵拉性支气管扩张、肺容量缩小、结构扭曲、肺实变。

随着包括三维适形放射治疗（3D-CRT）、适形调强放射治疗（IMRT）、立体定向放射治疗（SBRT）、质子治疗及剂量分割模式等放射治疗技术和剂量输送技术的进展，非小细胞肺癌（NSCLC）患者的局部区域控制率和生存率获得提高。重要的是，这些放疗新技术相关放射性肺疾病的影像学表现通常不同于传统放射治疗所致肺损伤表现。

掌握放射诱导肺疾病的临床表现谱对于放射治疗后患者的管理至关重要，且有助于恶性肿瘤局部复发的诊断和放射性肺疾病与感染的鉴别。本章综述了放射性肺疾病的病因、临床和影像学表现，并强调了采用新放疗技术可能发生的非预期或非典型表现。

（一）病因 放射性肺病通常发生于分割总剂量高于 60 Gy 的患者，很少发生于分割剂量低于 20 Gy 的患者。一项涉及 24 项、1911 例接受放化疗的小细胞和非小细胞肺癌患者的汇集分析显示，临床明显的放射性肺炎（RTOG/EORTC 分级为 2~3 级）在总剂量<45 Gy 时为 6%，>55 Gy 时为 12%。尽管总照射

剂量在放射性肺病的发展过程中很重要，但影响肺损伤的其他照射技术因素分别是总剂量的分割次数、剂量率和照射的肺体积。随着放疗分割次数的增加，肺组织所受到的放射性损伤则逐渐减低。

改进放射治疗技术和剂量递增可以改变肺损伤的发展和程度。例如，因为新的剂量分割模式通常与放射剂量的增加有关，从而有增加急性肺毒性的趋势。然而，通过降低放射治疗体积和激进的超分割放疗方案可以限制邻近肺的急性放射性损伤。

患者的各种个体因素可增加胸部肿瘤照射后肺损伤的程度，包括年龄、低体力状况、吸烟、既存的肺部疾病和先前接受过放射治疗。新辅助化疗或同步放化疗对放射性肺损伤的影响尚不清楚；一些研究报道称其增加肺损伤，而另一些研究报道称与肺炎无明显相关性。此外，尽管糖皮质激素能改善放射性肺炎的预后，但突然停药可以使潜在的放射性肺损伤显露出来。相反，细胞保护剂，例如氨磷汀，是一种有机硫代磷酸盐，在降低放射治疗相关损伤的发生率和严重程度方面显示出很好的前景，虽然他们还没有建立起预防肺部毒性的治疗标准。

（二）流行病学 因为决定胸部恶性肿瘤患者是否接受放疗的因素很复杂，包括疾病的组织学类型、肿瘤分期、临床症状和体力状况，加上治疗方案的异质性和许多影响放射治疗后肺损伤程度的因素，淋巴瘤、恶性胸膜间皮瘤、肺癌、食管癌、乳腺癌和胸腺癌等患者放射性肺损伤的真实发病率很难确定。然而，在这些患者中，放射性肺损伤是很常见的，而且在大

[*] 编者和出版社感谢 M. Kara Bucci 博士和 Reginald F. Munden 博士为本书上一版相关主题提供的材料。这是本章的基础。

部分患者中出现肺功能检查的亚临床改变。

在多种胸部恶性肿瘤中,肺癌患者通常接受的照射剂量最大,受照的肺体积最大,因此也相应地更容易发生放射性肺病。基于一项研究数据,2006 年放射性肺病发病率为 $10\%\sim20\%$,大约 $15\,000\sim25\,000$ 例肺癌患者中可能发生中度至重度放射性肺炎。因为放射性肺病的非特异性症状可能被误诊为先前存在的呼吸系统或心血管疾病,该发病率很可能被低估了。

(三)放射治疗计划和治疗术语 放射治疗计划的目标是在保护周围正常组织的同时,向肿瘤提供高剂量的照射。为了能够系统地描述肿瘤体积,国际辐射单位和测量委员会(International Commission on Radiation Units and Measurements,ICRU)规定在放射治疗前使用同心靶区描述。首先,恶性肿瘤的大体肿瘤靶区(gross tumor volume,GTV)轮廓被勾勒出来,包括影像学所见任何肿瘤结节病灶。其次,在GTV 周围增加一个外扩边缘以描述潜在的微观亚临床病灶,称为临床靶区(clinical target volume,CTV)。鉴于治疗期间因呼吸运动而可能发生的肿瘤运动,在治疗计划中增加一个额外的边缘,称为内靶区(internal target volume,ITV)。考虑到治疗过程中患者摆位的预期误差,最终的治疗计划靶区是计划靶区(planning target volume,PTV)。

(四)放射治疗技术 先进的放射治疗技术,如3D-CRT、IMRT 和 SBRT,确保更高的治疗剂量输送至肿瘤靶区,降低邻近组织的照射剂量,提高局部肿瘤控制率。与常规放射治疗计划相比,3D-CRT 使用CT 扫描数据重建的 3D 图像来确定治疗靶区。计算机计划系统设计各个方向的射线束分布,使得肿瘤照射最大剂量,同时限制正常结构的受照剂量。在IMRT 中,强大的计算机计划算法结合多叶准直器使得高精度的剂量传递到肿瘤,并且剂量在靶区周围迅速跌落,从而减少了被照射的正常组织体积。Murshed 及其团队研究了 41 例晚期 NSCLC(Ⅲ—Ⅳ期)患者,结果显示与 3D-CRT 相比,IMRT 的靶区适形度提高了 10%。SBRT 具有陡峭的剂量梯度,能精确地将放疗剂量输送至肿瘤靶区。SBRT 使用较低的放疗分割次数,提供显著的高生物有效剂量($>100\,Gy$)。由于靶区体积小,SBRT 常应用于早期周围型 NSCLC 患者的治愈性治疗(图 66.1)。在这些患者中,常采用 SBRT 而不是传统的放射治疗或手术切除,因为它能达到 $80\%\sim95\%$ 的局部控制率,并且与传统放射治疗相比提高了总生存率。

(五)放射治疗的最新进展 在过去的几十年中,通过改进现有技术和引入新技术,包括 PET-CT利用放射性药物[18]F-脱氧葡萄糖,一种用[18]F 标记的右旋葡萄糖类似物(^{18}F-FDG-PET-CT)、四维(4D)治疗计划、质子治疗,放射治疗已经显著改善。

随着 IMRT 和 SBRT 等先进放射治疗技术在胸部放射肿瘤学中的应用越来越多,精确的靶区勾画变得非常重要,因为这些技术具有更高的靶区遗漏可能性。采用 FDG PET-CT 和 4D 治疗计划可通过提高肿瘤靶区勾画的准确性来提高放射治疗的精确度,尽量减少对周围正常结构的损害。

当伴随相关阻塞性肺不张时,FDG PET-CT 比单独 CT 能更好地勾画肿瘤范围。使用 FDG PET-CT 与单独使用 CT 相比,可减少肺癌轮廓的变化,并减少 SBRT 靶区遗漏的风险。此外,由于 FDG PET-CT 所勾画的肿瘤体积通常小于 CT 所定义的肿瘤体积,这可能有助于剂量的递增,而不会增加副作用。同时,利用 FDG PET-CT 发现意外的淋巴结转移可提高淋巴结照射靶区准确度,并减少远处孤立性淋巴结的治疗失败。除了辅助靶区勾画外,PET-CT 可能在自适应计划中发挥重要作用。自适应计划是根据肿瘤和(或)邻近组织的变化,治疗过程中对放射治疗计划进行修正。据报道,FDG PET-CT 的使用可以在放射治疗过程中照射较小的靶区,并有助于剂量递增。

4D 成像在放射治疗计划中的应用将时间的概念引入 3D-CRT 计划中,以补偿肿瘤位移、患者移动及单次(分次内)分割或多次(分次间)分割间的运动。由于呼吸运动,分次内的位移可导致明显的靶区变形;而分次间的位移因每次治疗间肿瘤和解剖结构的显著变化干扰肿瘤的勾画。4D 治疗计划可以在整个呼吸周期中评估肿瘤运动,并相应地进行放射治疗。4D-CT 目前正与 3D-CRT 和 IMRT 联合应用,以实现肿瘤靶区的高精度照射剂量输送。此外,在肺癌治疗中,与传统的 3D-CT 相比,SBRT 和 4D-CT 成像联合应用可以显著缩小照射靶区,并降低周围组织的照射剂量。基于 4D-CT 的计划也优化了肺癌质子治疗的剂量输送。对于靶区移动较大的患者(通常 $>1\,cm$),两种技术可以进一步减少正常肺的照射体积。第一种是呼吸门控模式,在患者正常呼吸时,仅仅在呼吸周期的某些时相进行照射。第二种是深吸气屏气模式,即患者在深吸气后"屏气"。这两种治疗模式都是在肿瘤处于相对"固定"的位置时照射。因此不需要勾画肿瘤运动的全部范围。

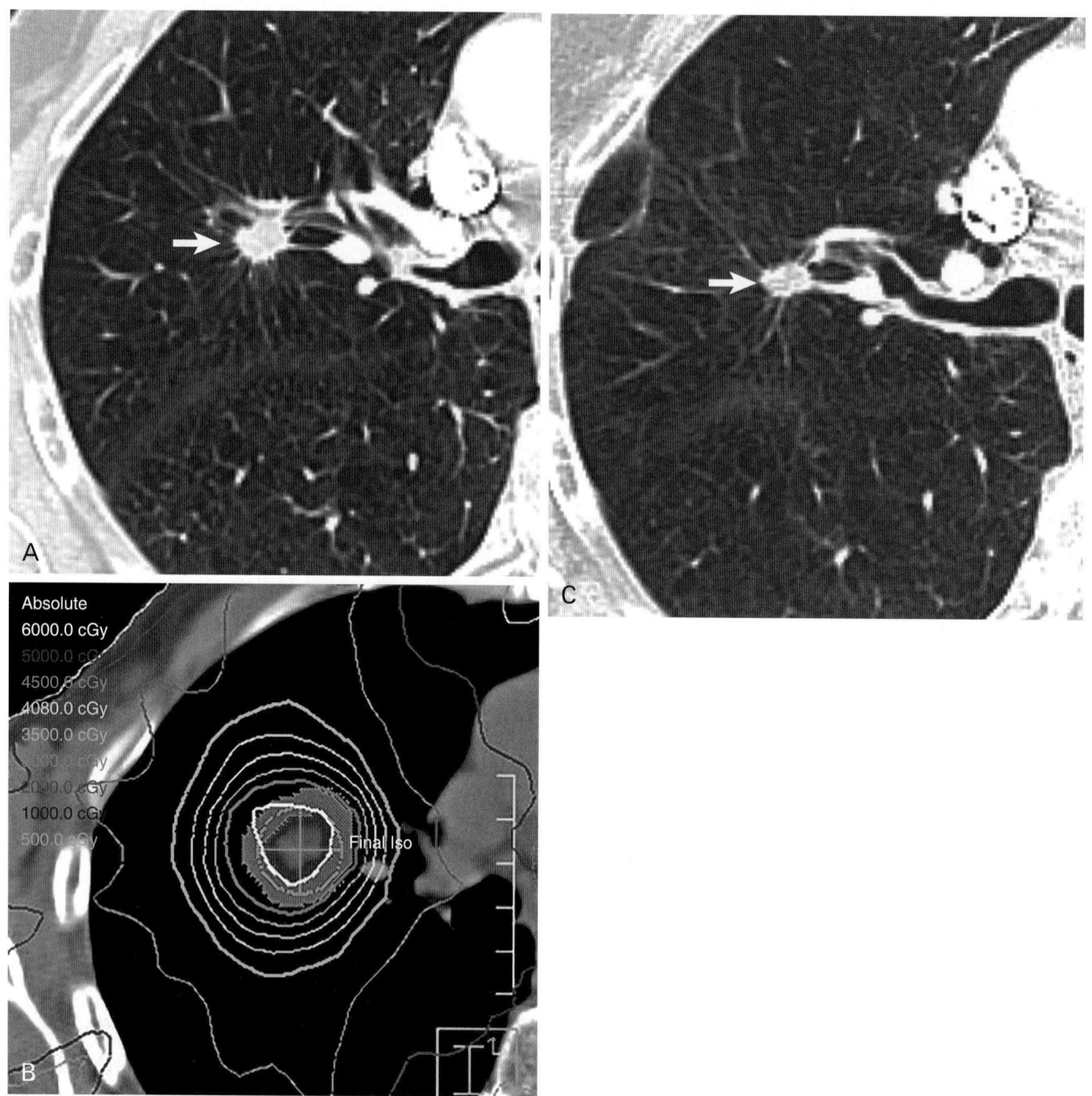

图66.1 肺腺癌。女性,因体能状态评分低,采用 SBRT 技术行根治性放疗。(A)放疗前 CT 可见右肺上叶结节伴毛刺征(箭)。(B)轴面重建放射治疗计划图像可见红色和绿色的肿瘤靶区,肿瘤周围的白线界定了6000 cGy 的最高剂量区域。远离肿瘤的每一条等剂量线标定为逐渐降低的照射剂量区。(C)放射治疗结束后16个月的 CT 可见肺癌原发灶体积缩小(箭)。此外,放射野内见稍高密度影,与放射性肺病相对应。需强调如何精准勾画靶区以降低照射剂量和周围组织损伤。(见彩色插页)

质子治疗能实现肿瘤靶区给予较高的照射剂量,而邻近器官辐射剂量最小。质子治疗的优势依赖于质子粒子的物理特性,即几乎全部治疗剂量沉积于特定深度(布拉格峰),而靶区后方的剂量通常可忽略不计。然而,在充气的肺组织中,质子束穿过肿瘤的远侧边缘,导致邻近肺组织辐射损伤。一项研究评估了质子治疗Ⅰ期和Ⅲ期 NSCLC 的剂量学参数,并与 3D-CRT、IMRT 进行比较,结果显示这三种技术都能提供足够的肿瘤靶区覆盖率,但质子治疗输送至邻

近肺、食管和脊髓的剂量更低。Sejpal 及其团队比较了基于光子和质子的放射治疗,结果表明质子治疗导致食管炎和重症肺炎的发生率低于 3D-CRT 和 IMRT。然而,质子治疗在肺癌患者中的应用仍未清晰界定。目前,质子治疗推荐于邻近心脏、脊髓和食管的偏中央型肿瘤(图 66.2),以及邻近臂丛神经的肿瘤。此外,最近一项得克萨斯大学安德森癌症中心的Ⅱ期随机研究强调了质子治疗患者选择的重要性。局部晚期 NSCLC 患者随机分为 IMRT 或被动散射

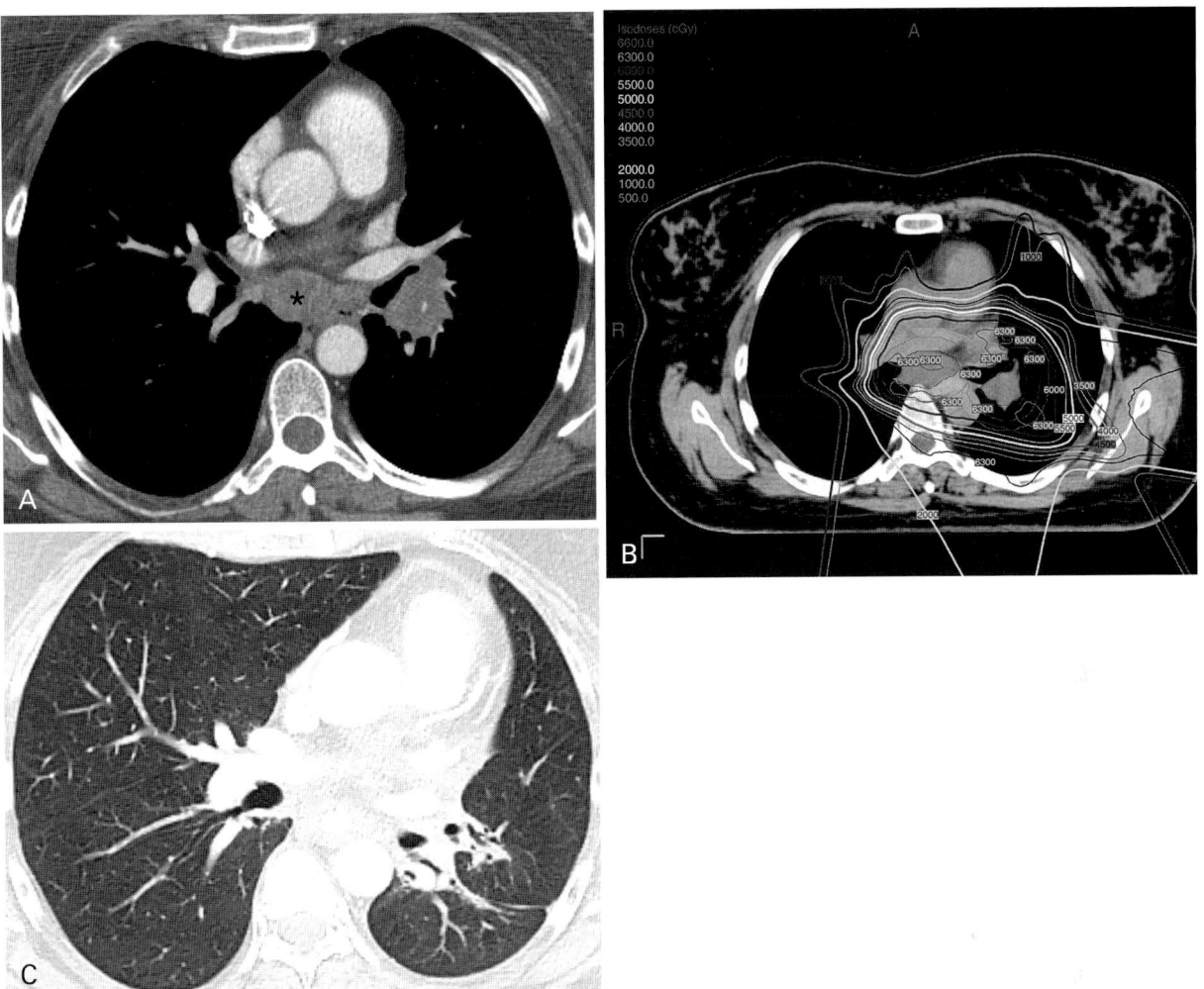

图 66.2 肺腺癌。女性,质子放射治疗。(A)治疗前 CT 可见左肺下叶肿块延伸至左肺门区,伴有隆突下淋巴结转移(星号)。(B)质子放射治疗计划的轴面剂量重建图像可见原发肺恶性肿瘤和转移淋巴结的最大等剂量线(6 600 cGy)。(C)放射治疗后 3 年的 CT 可见局限于放射野和邻近正常肺组织的局灶性肺部阴影。(见彩色插页)

质子治疗(质子治疗采用 3D 适形技术)。主要研究重点是放射性肺炎的发生率和局部区域控制率,在非选择患者群体中,两种治疗方式间没有差异。IMRT和调强质子治疗(质子治疗结合了逆向计划的特点,较被动散射方法有更好的适形度)的进一步对比分析正在进行,后者基于正常组织的剂量使用选择性剂量递增。

(六)放疗剂量和分割模式 对于不可手术的局部晚期(Ⅲ期)NSCLC 患者,外照射是一种公认的治疗方法。通常情况下,采用 60 Gy 的标准剂量,每周5 d、每天 1 次,共 6 周。最近,在一项比较 74 Gy 和60 Gy 剂量的Ⅲ期临床试验中,该剂量的使用被证实。然而,因为改变照射的时间间隔和照射剂量可以影响正常组织和肿瘤组织对放射治疗的反应,并可优化放射治疗,因此不同的剂量分割方案被评价以作为

Ⅰ~Ⅲ期 NSCLC 的治疗方案。在超分割放疗方案中,24 h 内有超过一次分割的照射,即每周使用更多的分割次数(介于 10~25 分次之间)和低于 1.8 Gy的分次剂量。尽管在 NSCLC 随机试验中已经测试了几种超分割方案,但并未显示出优于标准分割方案的超分割方案。目前,超分割方案选择性应用于紧邻脊髓和臂丛神经的 NSCLC 患者,因为高剂量的标准分割方案可能会产生晚期毒副反应。然而,在小细胞肺癌中,每天 2 次、每次 1.5 Gy,总剂量 45 Gy 的超分割方案是少数可接受的治疗方案之一,目前正在进行Ⅲ期随机试验进一步评估。此外,亦可采用加速分割模式。加速分割与治疗强度有关,随着时间的推移,每周的剂量累积率大于 10 Gy。有一种加速放射治疗被称为连续加速超分割放射治疗(continuous hyper-fractionated accelerated radiotherapy, CHART),其

将超分割和加速分割方案整合,比如总剂量 54 Gy 的治疗中,每天 3 次照射、每次照射 1.5 Gy,共 12 d。Saunders 和同事比较了 CHART 与标准放射治疗方案,结果显示 CHART 提高了 NSCLC 患者的生存期。超分割的另一种替代方案是大分割模式,其涉及更高的分次剂量(>3.0 Gy)和更低的分割次数,每周 1~4 d,其为 SBRT 的基础。

(七)临床表现 经典的放射性肺损伤的描述主要有三个阶段:①初始潜伏期(治疗结束后的前 3~4 周);②早期:急性渗出性肺炎(3 周~6 个月);③晚期:肺纤维化(6 个月及以后)。放射性肺病通常发生于放射治疗结束后 4~12 周,临床表现为急性肺炎,尽管症状最早出现在放射治疗开始后 1 个月、最晚出现在治疗结束后 6 个月。随着加速超分隔照射等新型放射治疗技术的应用,急性肺炎的早期临床表现随之发生。例如,在一项评估局部晚期 NSCLC 加速超分割放射治疗剂量递增的研究中,40% 的患者发生急性肺炎,通常在治疗结束前发病(中位时间:治疗开始后 4 周;范围:3~5 周)。

总体而言,临床症状与放射性肺损伤程度和患者治疗前肺功能成比例。有症状的患者通常表现为咳嗽和轻度呼吸困难,尽管患者可能有严重的呼吸系统损害。此外,偶尔会出现胸痛、发热伴咳嗽,或咳嗽伴少量痰中带血。

急性放射性肺炎表现为轻至中度呼吸困难,通常治疗后缓解。6.7%~16% 的 NSCLC 患者出现严重呼吸窘迫,发病率和病死率可能很高。实际上,Wang 及其团队研究显示严重急性放射性肺炎在症状出现后的前 2 个月病死率接近 50%。此外,尽管胸膜间皮瘤患者胸膜外切除术后 IMRT 通常与残余肺放射性损伤并无明确相关性,但有研究显示 13 名患者中有 6 名(46%)在治疗结束后 5~57 d(平均 30 d)对侧肺发生严重肺炎,且随后所有 6 名患者死亡。

认识到以下几点至关重要:①症状放射性肺炎并不能预测后期的纤维化;②急性放射性肺炎的临床表现通常不能通过患者接受的放射治疗所解释(即患者呼吸困难程度较基于肺照射体积所预期的症状更严重)。有假说认为,局部肺组织照射引起过敏反应,进而导致照射野外发生肺炎。

在放射性肺损伤的晚期阶段,局限于辐照肺组织的放射性肺纤维化通常发生于 6 个月后。尽管呼吸困难的程度自轻微至严重不等,但大多数放射性纤维化患者无症状。如果纤维化仅限于单侧肺的 50% 以下,症状通常很轻。继发于大范围肺纤维化的慢性呼

吸衰竭和肺心病,有时可作为放射性肺病的晚期临床表现。

(八)病理生理学 放射性肺损伤通常分为不同的阶段,包括放射治疗后不同时间发生的急性肺炎和肺纤维化。然而,放射性肺损伤可以看作是一个连续过程,在损伤的不同时间节点间没有明确的间隔。就病理生理过程而言,放射治疗触发了导致肺损伤的一系列分子和基因变化。电离辐射的生物学效应起始于产生过量的氧自由基,通常称为活性氧。活性氧导致内皮细胞损伤、蛋白类物质渗出到肺泡、上皮细胞自肺泡壁脱落及炎症细胞浸润。基于损伤的严重程度,这些病理性渗出性改变可能在数周至数月内消失,抑或导致急性放射性肺炎。

初始损伤后活性氧的持续过量产生可能发生于放射治疗结束后的数月或数年内,并导致进行性肺组织损伤、肺实质细胞减少,而纤维化在组织学上是晚期放射性肺损伤的典型表现。偶尔,放射性肺损伤表现为机化性肺炎和慢性嗜酸性粒细胞性肺炎,前者最常见于照射野外,而后者尤其见于有哮喘或过敏史的患者。

肺功能 肺炎的严重程度(1~5 级)通常依据临床表现,如是否出现呼吸困难、咳嗽及是否需要临床处理等进行分级,分级标准采用美国西南肿瘤协作组(Southwest Oncology Group, SWOG)或美国放射治疗协作组(Radiation Therapy Oncology Group, RTOG)和欧洲癌症治疗研究组织(European Organization for Research and Treatment of Cancer, EORTC)制定的毒性反应标准。然而,这些分级系统很大程度上存在主观性,且很难与肺功能检测结果相关联。50%~90% 的患者放射治疗后出现肺功能下降,肺功能检测指标已经被综合评估,以预测放射性肺炎的发生率和严重程度。放射治疗结束后 4~8 周,大多数患者的肺功能检测结果相对正常。随后,急性肺炎期和晚期纤维化期的肺功能指标均发生明显变化。肺活量、吸气量、肺总量、残气量、第一秒用力呼气量(FEV1)和 DLCO 均下降。DLCO 通常是影响最严重的指标,并且该损害在放射治疗结束第一年后以每年下降 3.5% 的速率进展。

(九)影像学表现 放射性肺损伤的组织病理学反应是有限的,影像学主要呈现为两种不同的类型。因放射治疗的时间差异较大,基于放射治疗开始时间的参考点通常不一致,因此,为描述放射性损伤的类型,放射治疗结束的时间通常被作为参考时间点。一般来说,急性放射性肺炎发生于放射治疗结束后 4~12 周,随后的 6~12 个月放射性肺损伤区域出现放

射性纤维化。

放射性机化性肺炎的诊断标准包括 12 个月内的放射治疗史、至少持续 2 周的临床症状、胸部 X 线片或 CT 出现放射野外的肺部异常密度影，以及除外其他原因。放射性慢性嗜酸性粒细胞性肺炎的诊断标准与机化性肺炎类似，但包括血嗜酸性粒细胞计数＞$1×10^9$/L 或支气管肺泡灌洗液细胞分类计数中嗜酸性粒细胞＞40％。

1. X 线摄影　放射性肺病急性期影像学初始呈现为放射野内的磨玻璃影或实变(图 66.3)。尽管放射性肺炎通常发生于照射野内，但照射野外的放射性肺炎也有报道。放射治疗后亦可发生同侧胸腔积液，

且通常与放射性肺炎同时发生(即在治疗结束后 6 个月内)。放疗结束 6 个月后出现的胸腔积液持续增加，或表现为大量胸腔积液，需进一步行胸腔穿刺以鉴别良恶性疾病。

当肺损伤轻微时，放射性肺炎的阴影可逐渐吸收，而无放射学所见的后遗症。但损伤严重时，通常会进展为纤维化。多数纤维化发生于最初的 12 个月内，通常在治疗结束后的 6～12 个月内缓慢进展且 2 年内趋于稳定。放射性纤维化影像学表现为界限清楚的肺容量缩小区、线样瘢痕、实变和牵拉性支气管扩张。实变通常为致密阴影，边界清楚，并与照射野一致，而与解剖边界不一致(图 66.4)。随着放射性纤

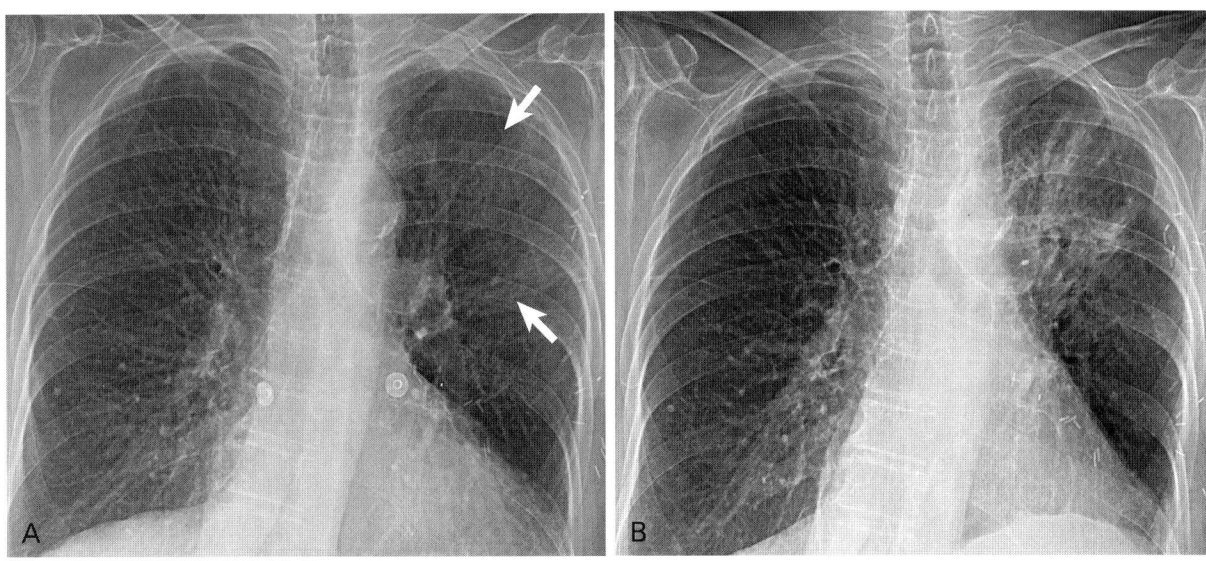

图 66.3　放射性肺炎。女性，左肺 NSCLC。(A)放射治疗结束后 1 个月的 X 线胸片可见放射性肺炎，表现为左肺放射野内边缘模糊影的密度增高影(箭)。(B)放射治疗结束数月后的 X 线胸片可见肺实变、容积缩小及牵拉性支气管扩张，符合纤维化表现。

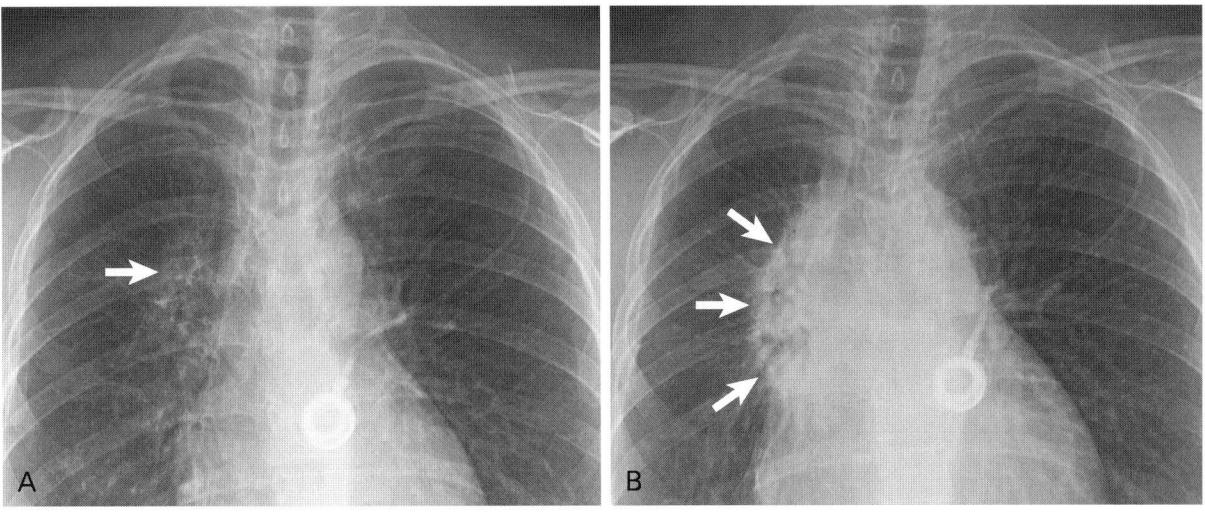

图 66.4　放射性肺病的演变。女性，NSCLC。(A)右肺癌切除术和放射治疗结束后 5 个月的 X 线胸片可见放射性肺炎，表现为放射野内模糊密度增高影(箭)。(B)放射治疗结束后 19 个月的 X 线胸片显示放疗后肺部病变演变为实变、牵拉性支气管扩张及肺结构扭曲所致的肺容量缩小，还可见正常肺实质和受照肺实质间明确的分界(箭)。

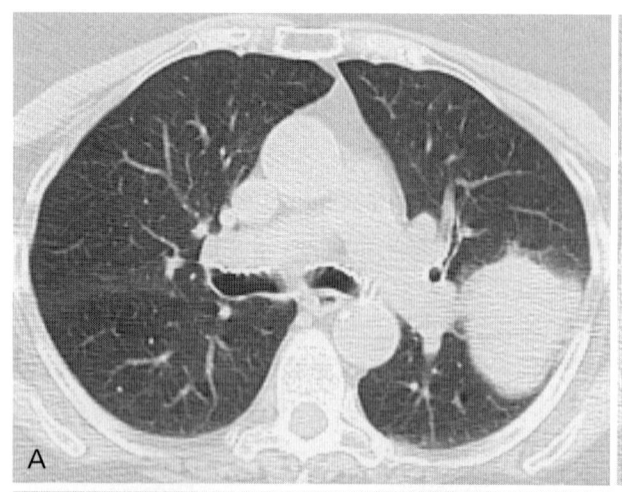
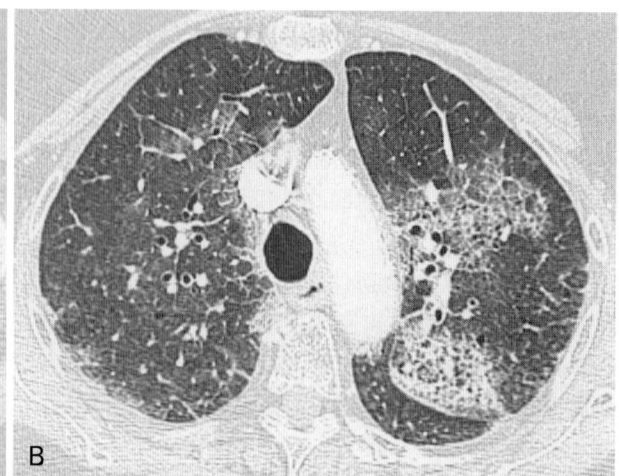
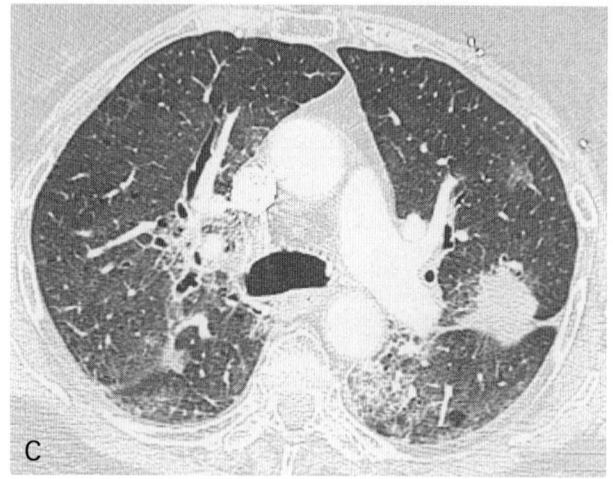

图66.5 放射性肺炎。女性，NSCLC IMRT 治疗后(与图66.3为同一患者)。(A)治疗前 CT 可见左肺上叶肿块。(B)和(C)IMRT 结束后3周的 CT 可见放射性肺炎，表现为磨玻璃影、小叶间隔增厚和小叶内线状影(铺路石征)，应可见到肺部肿块缩小(C)。

维化的进展，正常肺与辐照肺实质间的界限通常愈加清楚。

2. CT　CT 较 X 线胸片诊断放射性肺病更敏感。磨玻璃影代表早期放射性肺炎(图66.5)，通常发生于放射治疗结束后的数周，尽管 X 线胸片无明确异常。随着一些较新治疗方案的应用，放射治疗结束前或结束时 CT 偶尔可见磨玻璃影。

多数情况下，急性放射性肺炎在 CT 上表现为结节状病变，类似于恶性结节。通常，结节样放射性肺炎发生在照射野内，形态不规则或边界不清(图66.6)。结节通常融合成斑片状实变，且最终成为肺纤维化的一部分。CT 是评价放射性肺损伤进展和慢性期以及检测恶性肿瘤局部区域复发的理想检查手段(图66.7)(见鉴别诊断部分)。

放射治疗技术能影响放射性肺病的 CT 表现。随着新放射治疗技术的应用，以及基于恶性肿瘤部位、范围、组织学类型的剂量调整以确保肿瘤根治剂量，同时限制邻近肺组织剂量，导致放射性肺病的形态和分布发生改变。放射性肺病影像学征象的识别可通过计算机剂量重建而变得更为容易，即放射野与 CT 图像的叠加(图66.8，图66.9)。

此外，新放射治疗技术的应用可导致远离肿瘤的罕见部位出现肺部阴影，而误诊为其他疾病。例如，当 NSCLC 放射治疗时，放射性肺病的影像学可呈现为变异的传统模式(实变、肺容量缩小，以及类似但较传统放射性纤维化局限的支气管扩张)、瘢痕样模式(原发肿瘤区的线样阴影，图66.10)和肿块样模式(图66.11)。

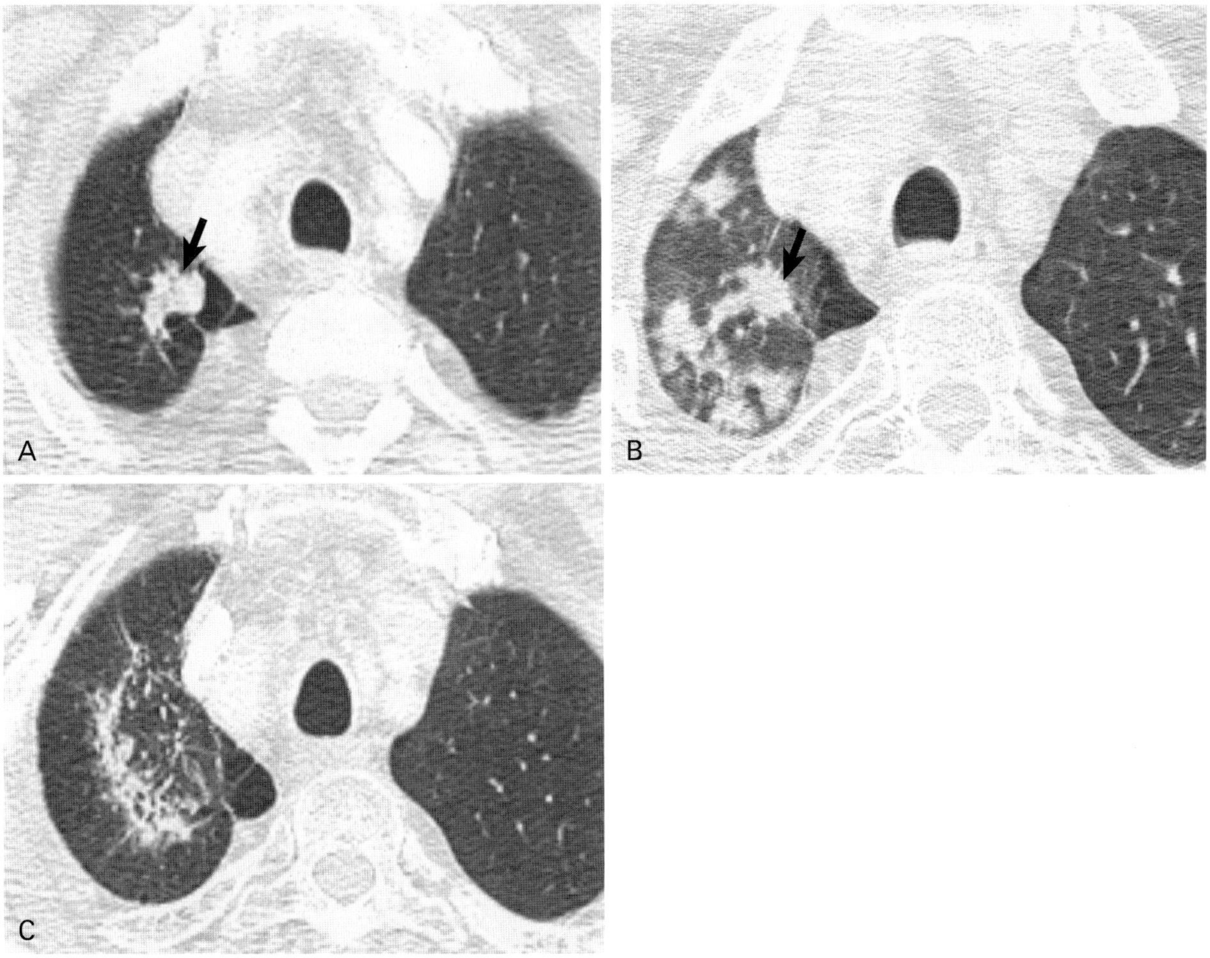

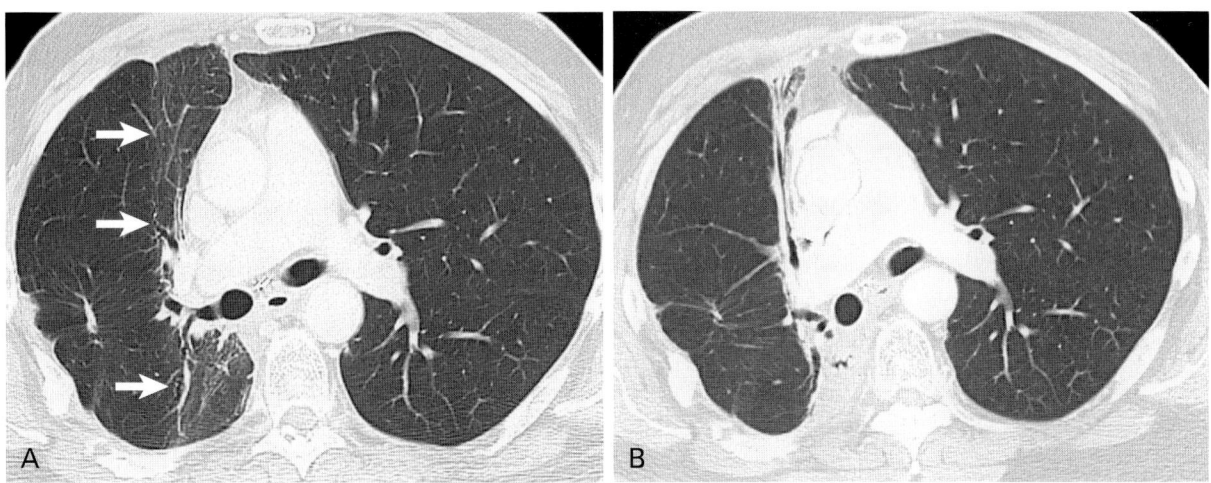

图 66.6 结节型放射性肺炎。男性，NSCLC IMRT 治疗后。(A)治疗前 CT 可见 NSCLC 呈现为右肺上叶不规则结节(箭)。此外可见双侧间隔旁型肺气肿。(B)放射治疗结束后 4 个月的 CT 可见原发肿瘤(箭)和新发放射性损伤所致界限不清的结节状病灶。(C)放射治疗结束后 6 个月的 CT 可见放射性纤维化。

图 66.7 放射性肺纤维化。男性，NSCLC 右肺下叶切除术并常规放射治疗后。(A)常规放射治疗后 4 个月 CT 可见右肺磨玻璃影。正常肺组织和磨玻璃影(箭)间的界限清楚。(B)放射治疗结束后 10 个月的 CT 显示界限清晰的阴影、牵拉性支气管扩张及肺体积缩小，符合纤维化表现。

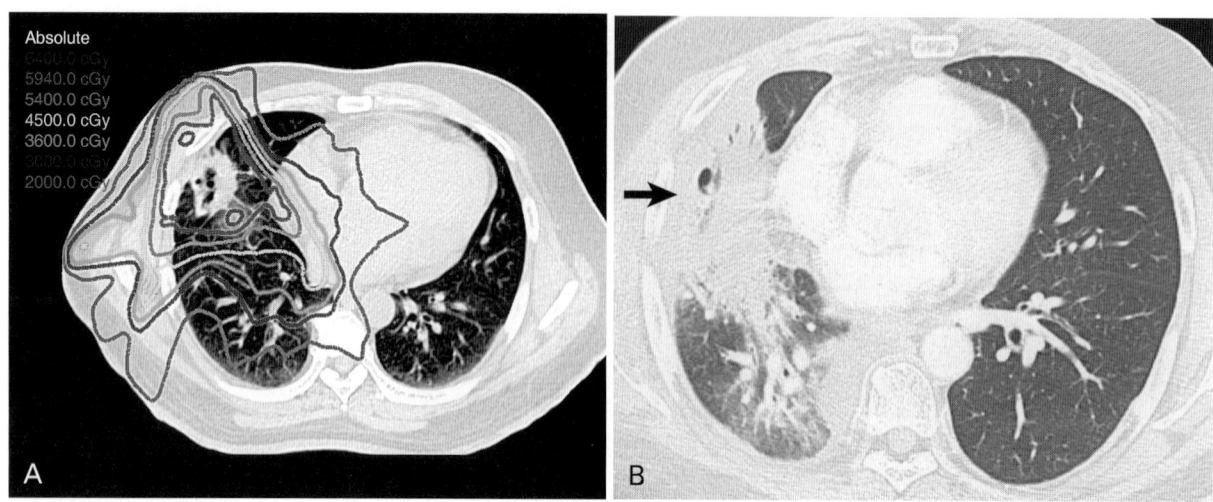

图 66.8 放射性纤维化。男性,NSCLC IMRT 治疗后。(A)IMRT 放疗计划的轴面剂量重建图像可见右肺中叶肿块。红色的最高剂量(59.4 Gy)线包绕肿块区域。可见 IMRT 技术将最高剂量输送至肿瘤区,而常规放射治疗技术下最高剂量也许位于胸壁。(B)放射治疗结束后 5 个月的 CT 可见放射性肺损伤(箭)所致的肺实变,其与 IMRT 放疗计划的剂量重建图像上最高剂量区域一致。可见右肺下叶的肺容量缩小和局灶性实变,以及紧邻椎体的分隔样胸膜腔积液。(见彩色插页)

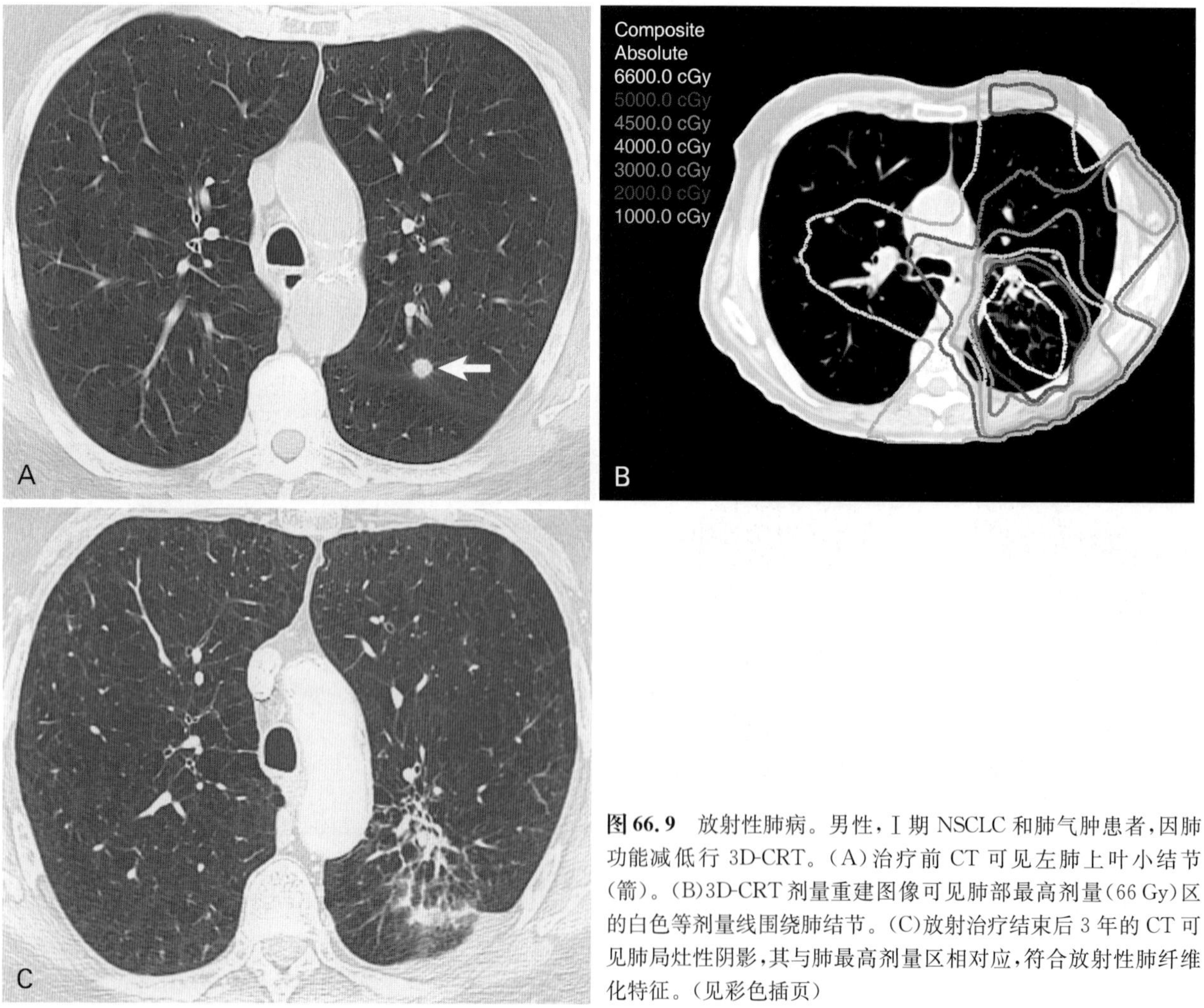

图 66.9 放射性肺病。男性,Ⅰ期 NSCLC 和肺气肿患者,因肺功能减低行 3D-CRT。(A)治疗前 CT 可见左肺上叶小结节(箭)。(B)3D-CRT 剂量重建图像可见肺部最高剂量(66 Gy)区的白色等剂量线围绕肺结节。(C)放射治疗结束后 3 年的 CT 可见肺局灶性阴影,其与肺最高剂量区相对应,符合放射性肺纤维化特征。(见彩色插页)

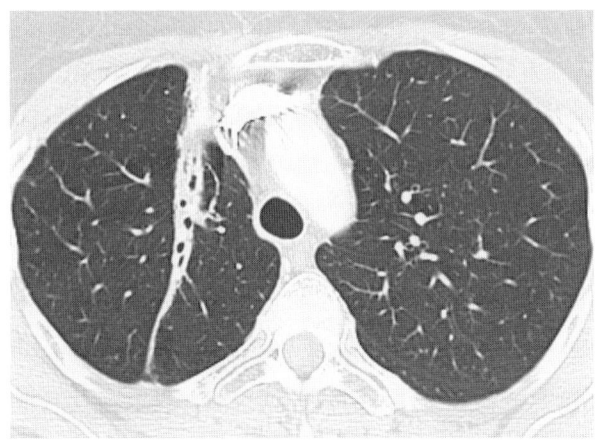

图 66.10 放射性肺纤维化。女性，NSCLC 3D-CRT 肺损伤。放疗结束后 7 年的 CT 可见条带状纤维化，伴瘢痕所致的牵拉性支气管扩张。

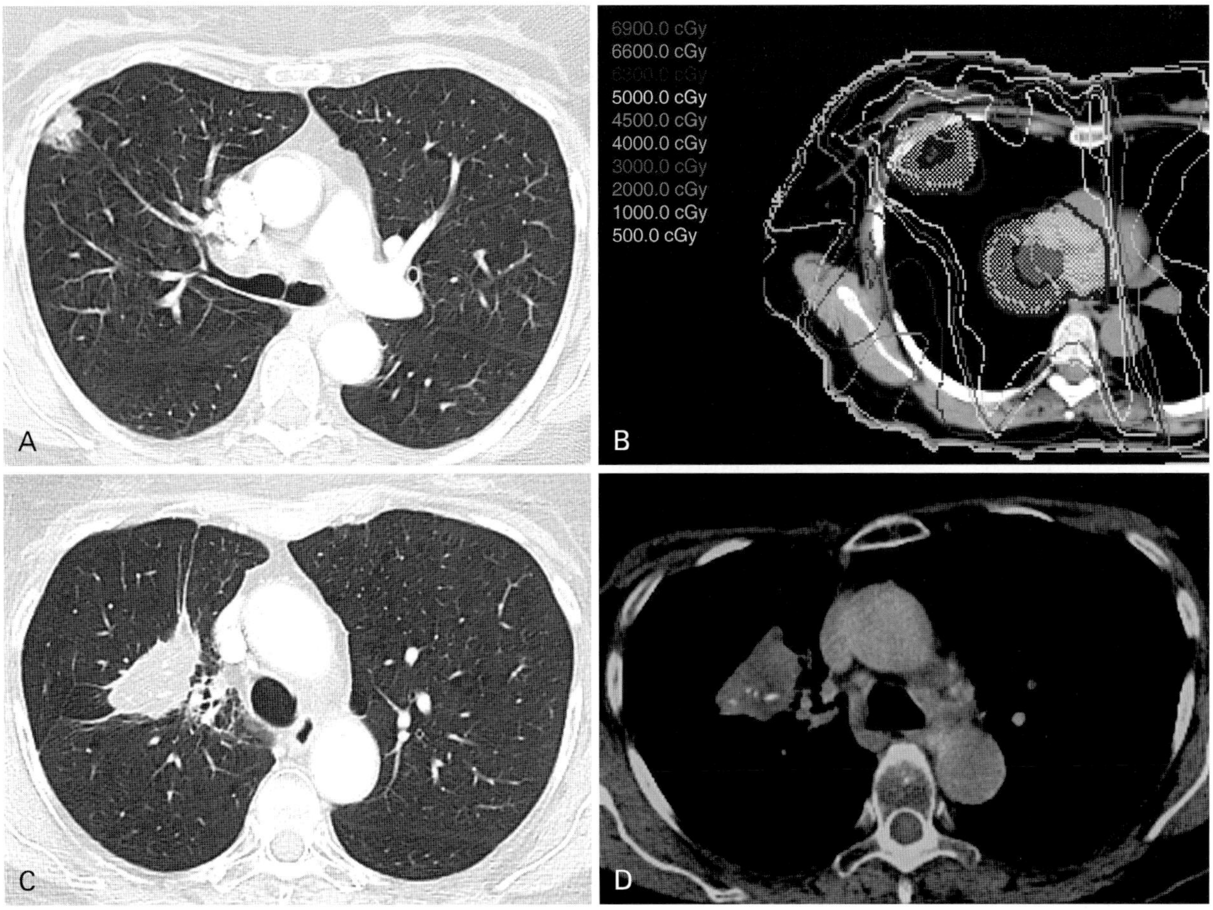

图 66.11 放射性肺病（肿块型）。女性，NSCLC IMRT。（A）治疗前 CT 可见右肺上叶结节，符合肺原发恶性肿瘤。右肺门转移性淋巴结肿大未显示。（B）IMRT 放疗计划的轴面剂量重建图像可见肺原发肿瘤和右肺门肿大淋巴结在保护脊髓的前提下接受最大剂量。（C）IMRT 结束后 6 年的 CT 可见放射性肺损伤所致的肿块型阴影，可见如何防止将放射治疗计划相关的肿块样阴影误诊为恶性肿瘤。（D）放射治疗结束后 6 年的 PET-CT 可见放射性肺损伤所致肿块型纤维化呈低 FDG 摄取，而无明确肿瘤复发征象，可见局灶性纤维化内的营养不良性钙化。（见彩色插页）

尽管误诊罕见于变异的传统模式和瘢痕样模式，而肿块样模式在缺乏放射治疗新技术应用史时更易误诊为恶性肿瘤。因此，认识到 3D-CRT、IMRT、SBRT 及质子治疗等新技术往往可将剂量输送至肺的非期望区域至关重要，为了避免误诊，需要意识到特定的等剂量模式与每个患者的放疗方案相关。

认识到放射性肺病的典型影像学表现与传统放射治疗野间的相关性很重要。NSCLC 的经典放射野通常包括原发肿瘤、影像所见肿瘤边缘外扩 2 cm 的区域、区域淋巴结外扩 1 cm 的区域。NSCLC 放疗中未明确受累的淋巴结区域不再选择性照射。就小细胞肺癌而言，通常采用两种类型的放射野设计：选择性照射野包括肺门、纵隔和双侧锁骨上区；累及野仅包括原发肿瘤和邻近肿瘤浸润的高危淋巴结区。乳腺癌中切线野的使用导致的放射性肺病，CT 特征呈现为局限于肺前外侧胸膜下的实质阴影(图 66.12)。乳腺癌患者有时采用锁骨上照射野，其常导致肺尖放射性肺病(图 66.12)，认识到这一点有助于与肺结核等感染相鉴别。食管癌通常采用的放射野为原发肿瘤上下外放 5 cm，且采用斜角照射以限制脊髓受照剂量，从而导致肺下叶纵隔旁阴影。头颈部肿瘤放射野通常包括胸部肺尖区，导致双肺尖放射性肺病。霍奇金淋巴瘤或非霍奇金淋巴瘤根治性放射治疗采用的斗篷野包括横膈以上的所有主要淋巴结区，导致纵隔旁区和肺尖区典型的放射性肺炎和纤维化(图 66.13)。

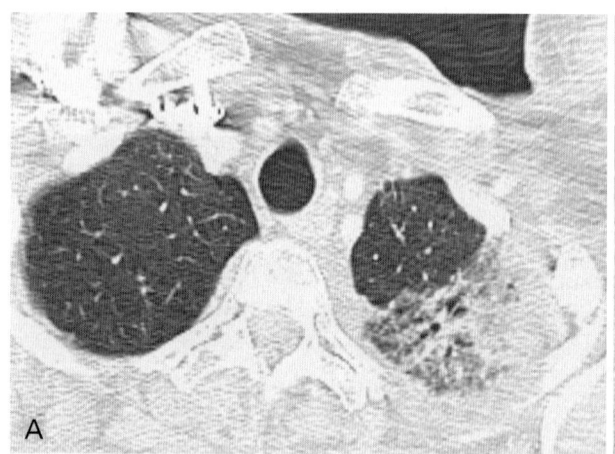
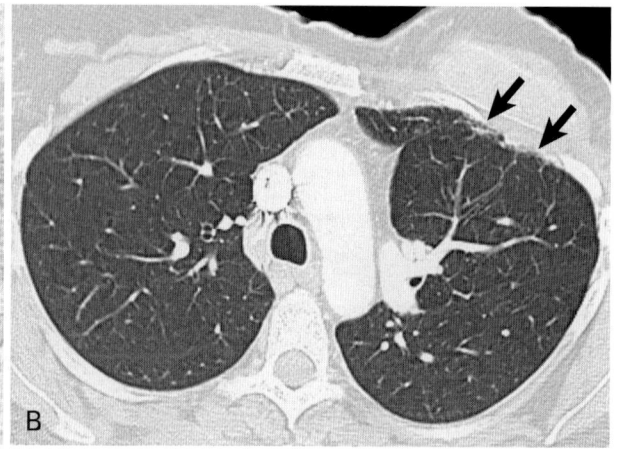

图 66.12 放射性肺纤维化。女性，左侧乳腺癌锁骨上野联合切线野放疗。(A)放射治疗结束后 6 年的 CT 可见肺尖纤维化。(B)A 图下方层面的 CT 可见紧邻胸壁的典型胸膜下纤维化(箭)。

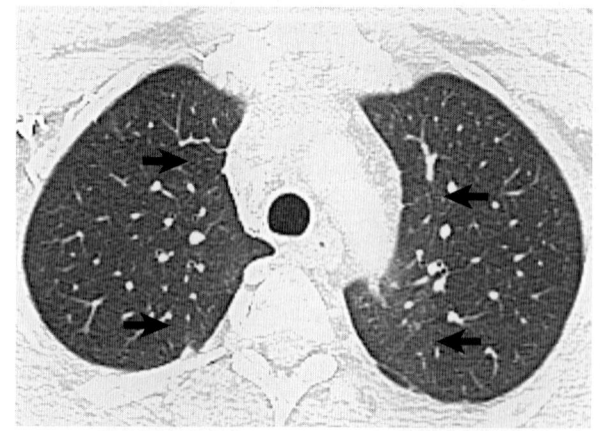

图 66.13 纵隔旁放射性肺病。男性，大细胞淋巴瘤放疗。放射治疗结束后 10 周的 CT 可见右肺上叶纵隔旁轻微磨玻璃影(箭)，考虑放射性肺炎。

放射性机化性肺炎和慢性嗜酸性粒细胞性肺炎的影像学表现与其特发性肺炎形式相类似(见第 29 章和第 37 章)，亦可能合并放射性肺炎影像表现。然而，与典型放射性肺炎不同，肺部阴影可能呈游走性，且通常发生于放射野外(图 66.14)。新型放射治疗技术亦可导致肺部阴影发生于远离恶性肿瘤照射野的不常见部位。因此，放射野外的肺实质异常可能与放射性肺炎、机化性肺炎、慢性嗜酸性粒细胞性肺炎、感染及肿瘤复发有关。

放射治疗后可发生心包积液，通常量小，且通常经 CT 检查而非 X 线胸片检查发现。心包积液通常发生于放射治疗结束后 6～9 个月。此外，还可发生慢性心脏并发症，包括慢性心包炎、心肌病、心肌梗死、冠状动脉疾病、心脏传导异常和瓣膜病。

3. PET-CT 整合放射性药物^{18}F-FDG 的 PET-CT 成像越来越多地应用于各种恶性肿瘤的治疗后随访，其有助于早期发现局部区域复发和远处转移。据报道 FDG-PET 较 CT 能更准确地评价放疗后恶

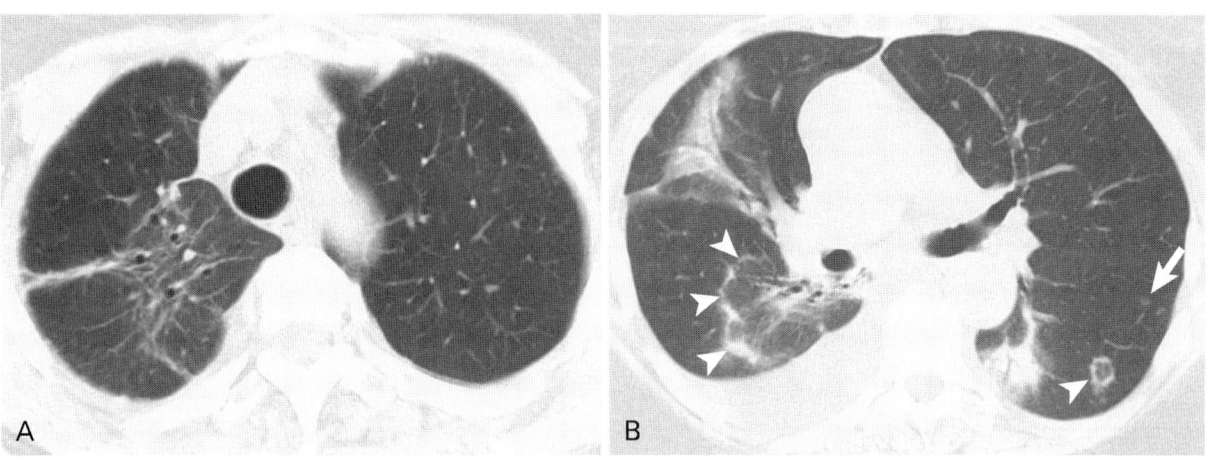

图 66.14 机化性肺炎。女性,早期右乳癌常规放射治疗。(A)胸部大血管层面 CT 可见右肺上叶局灶性磨玻璃影和支气管扩张。可见正常肺和磨玻璃影间的锐利界限,其符合放射性肺炎征象。(B)中间段支气管层面 CT 可见放射野外的双侧支气管周围阴影,可见双肺下叶的环状实变(箭头)环绕磨玻璃影(反晕征),其为典型机化性肺炎征象。此外,还可见左肺下叶小结节(箭)和右侧胸腔积液。

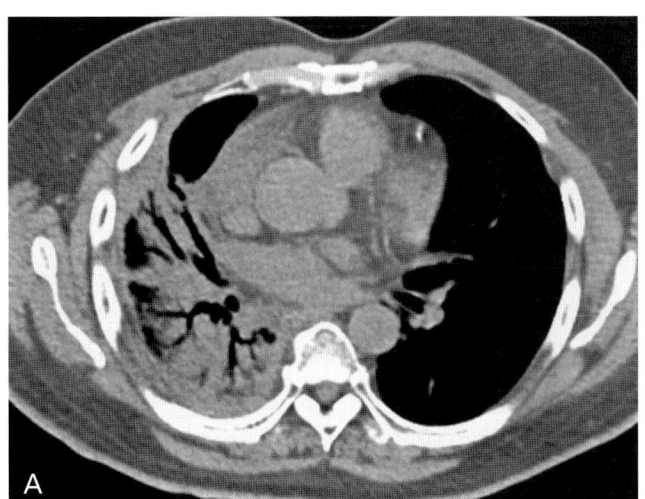

图 66.15 放射性肺纤维化。男性,NSCLC IMRT。IMRT 结束后 13 个月的 CT(A)、PET(左图)(B) 和 CT-PET(右图)可见右肺放射性纤维化区域均匀性低 FDG 摄取。FDG-PET 扫描的高阴性预测值允许保守治疗,可见心肌的生理性 FDG 摄取(星号)。

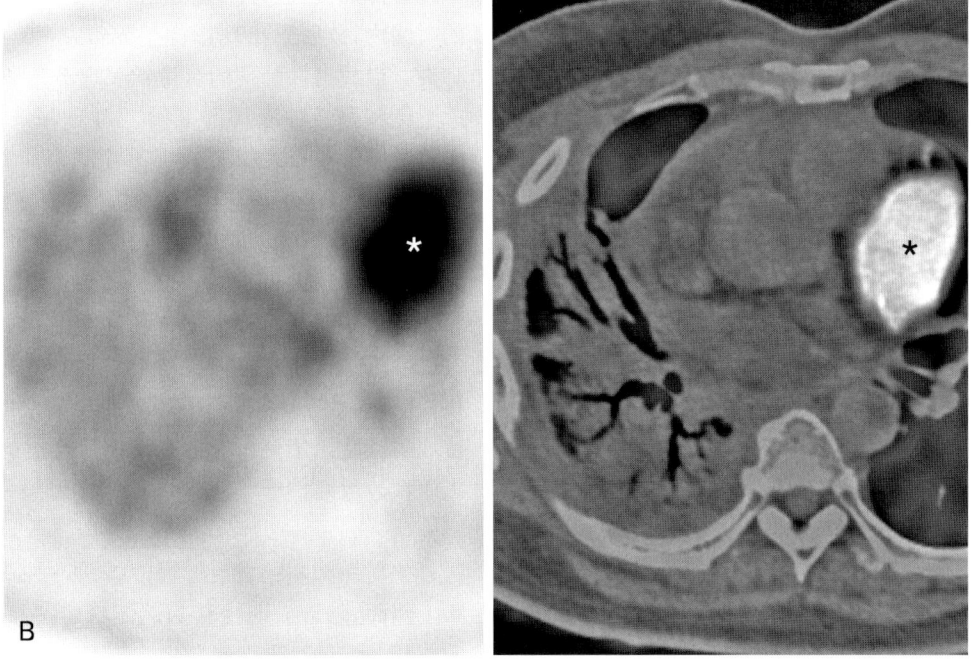

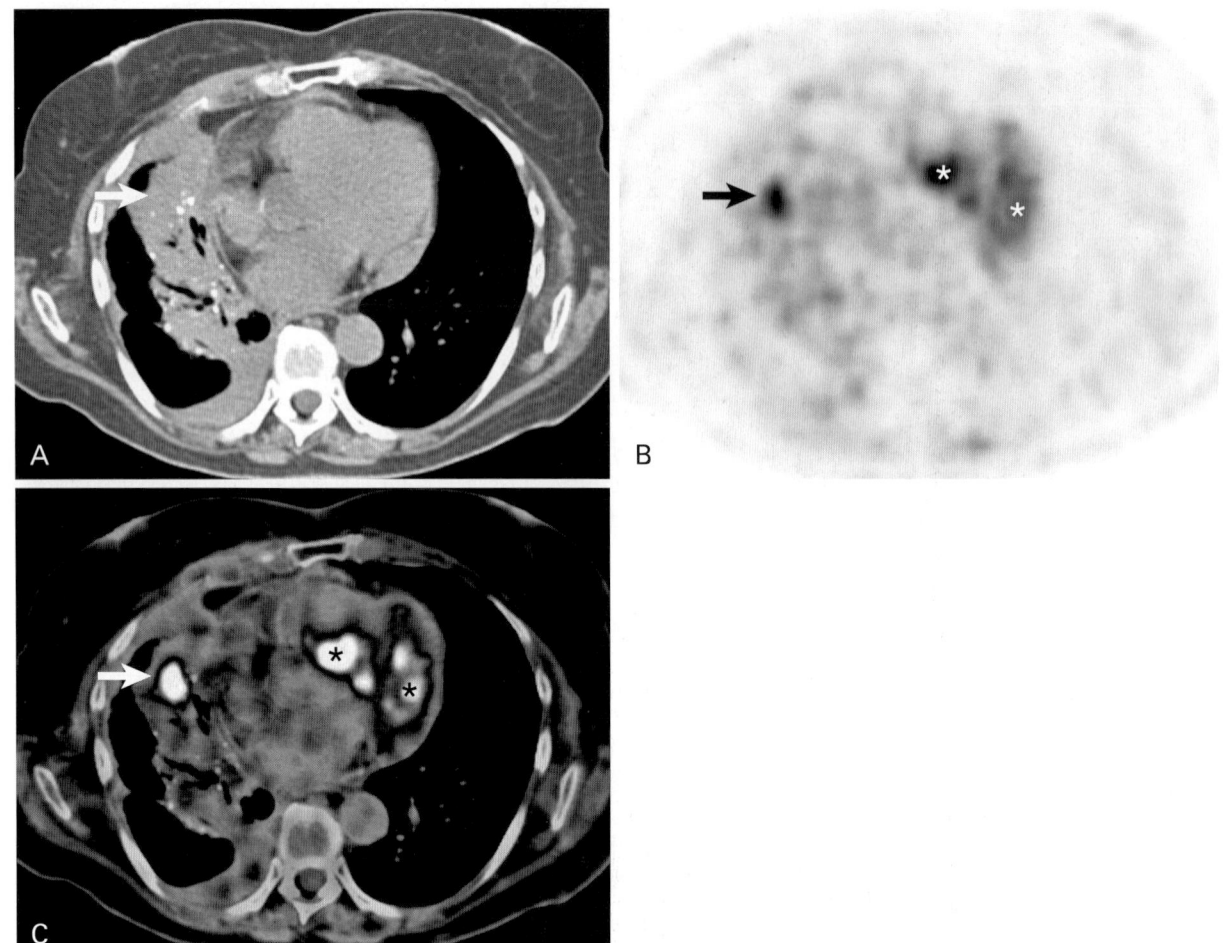

图66.16 肿瘤复发。女性,右肺中叶NSCLC切除并化放疗。放化疗后3年的CT(A)、PET(B)和PET-CT可见放射性纤维化区域高FDG摄取(箭)。经皮穿刺活检证实恶性肿瘤复发。可见心肌的生理性FDG摄取(星号)。

性肿瘤的复发。急性放射性肺炎PET成像FDG呈高活性,且在放射性纤维化区域呈高活性长达18个月。放射性肺病患者中,正常FDG-PET研究的高阴性预测值在临床上是有价值的,且可观察到低FDG摄取的局灶性肺部阴影(图66.15)。局灶性、显著FDG摄取或照射肺FDG摄取随时间而增加提示恶性肿瘤复发(图66.16)。然而,PET成像的一个局限性是FDG的假阳性摄取在放射治疗后的早期并不少见,且可持续存在。因放射性肺炎可能增加FDG摄取,其与肿瘤复发相似,FDG-PET成像最好在放射治疗结束6个月后进行。

（十）鉴别诊断 胸部肿瘤放射治疗患者可能发生放射性肺病,且可能合并其他肺部疾病。放射性肺病的诊断需要较高的怀疑指数,因为感染和潜在肿瘤复发的临床和影像学表现通常相似。了解影像学表现与放射治疗结束日期的时间关系、放射处方剂量,以及采用的放射治疗技术有助于确立提示性诊断。

总体而言,放疗剂量超过40 Gy的患者,在适当的时间内,放射野出现影像学异常,应该考虑放射性肺炎。当放射性肺病的影像学表现不典型时,应该考虑感染和恶性肿瘤局部复发。如果X线胸片或CT所见的肺部阴影发生于放射治疗结束前和(或)放射野外,应该考虑感染。因放射性肺炎较感染通常有一个更缓慢的病程,除非近期停用糖皮质激素,否则突然发病应考虑感染。

其他表现亦可能提示感染的存在,如锁骨上野(图66.17)相对应的肺尖区放射性肺病可能与肺结核相混淆。在这些病例中,CT所见的小叶中心性结节或树芽状阴影更可能由肺结核所致,而非放射性肺病所致。放射性纤维化区域的空洞影通常提示合并感染。

放射性肺病的发展过程中,局部肿瘤复发很难诊断。然而,随着放射性肺病趋于稳定,肺纤维化轮廓的改变,尤其出现边缘隆凸,应考虑肿瘤复发。CT

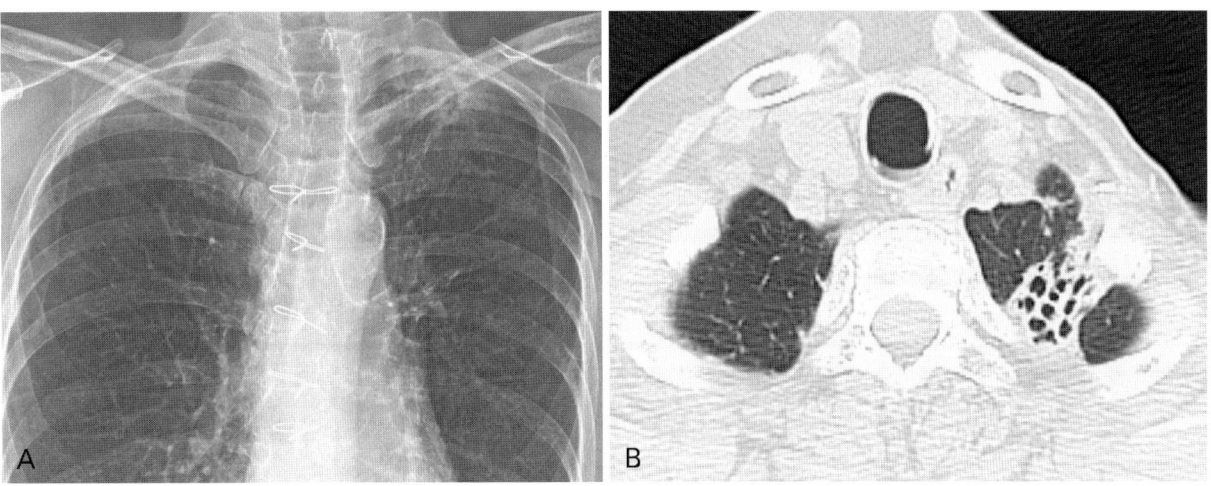

图 66.17 放射性肺纤维化误诊为感染。女性,44 年前因左侧乳腺癌行锁骨上野照射,伴慢性咳嗽、体重减轻。(A)X 线胸片可见左肺上叶不均匀性阴影,伴肺体积缩小。(B)CT 可见界限清晰的肺不张和牵拉性支气管扩张,符合典型放射性纤维化征象。结核分枝杆菌和非结核分枝杆菌痰培养均呈阴性。

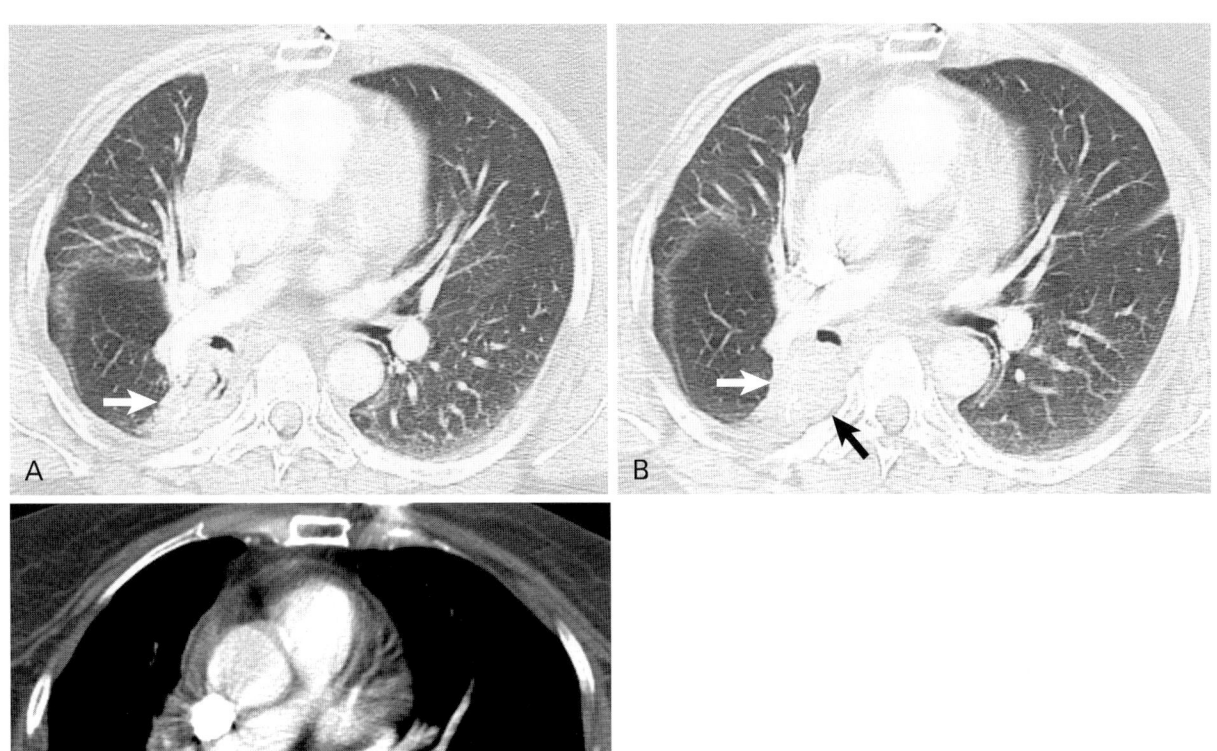

图 66.18 肿瘤复发。女性,NSCLC。(A)放射治疗结束后 4 年的 CT 可见右肺下叶放射性纤维化(箭)。(B)为(A)图后 4 个月的 CT 图像,可见支气管内充填软组织,提示肿瘤复发(箭)。(C)为(B)图后 26 个月的 CT 图像,可见复发恶性肿瘤体积增大。

多平面重建图像通常有助于评估放疗后轴面图像所见的阴影大小和轮廓改变。重组图像通常能更好地评价纤维化肺的线性结构、肺容量缩小或锐利边缘。如果多平面重建图像证实体积增大或边缘隆凸,则应考虑恶性肿瘤复发或合并感染。另外,放射性纤维化区域内细支气管的异常充填,通常是由于恶性肿瘤局部复发(图 66.18)或合并感染。肿瘤局部复发的其他征象包括放射野外新发结节,中央气道不规则,以及放射治疗结束12个月后发生的胸腔积液。

放射性机化性肺炎和慢性嗜酸性粒细胞肺炎的临床和影像学表现相似。两种病变间的鉴别基于慢性嗜酸性粒细胞肺炎的肺实质和外周血可见嗜酸性粒细胞,而机化性肺炎因周围肺实质的慢性炎症,导致肺泡管和周围肺泡内出现机化性肺炎的典型组织学表现,即腔内息肉样肉芽组织。

(十一) 治疗方案概要 糖皮质激素是急性放射性肺炎最常使用的治疗策略。然而,就何时开始治疗尚未达成共识,且目前尚无随机对照试验评价糖皮质激素治疗急性放射性肺炎的有效性。总体而言,糖皮质激素的使用基于临床症状的严重程度,尽管激素治疗可以缓解,但随着治疗的进行,肺炎亦可能进展。

要点

- 放射性肺病的放射学表现常见,影像学征象与放射治疗技术、放射野、放疗剂量及放射治疗结束的时间存在相关性,这些因素对于准确诊断至关重要
- 急性放射性肺病通常发生于放射治疗结束后4～12周,但亦可发生于某些新型放射治疗方案结束前
- 急性放射性肺病表现为放射野内的磨玻璃影或实变,PET成像显示FDG摄取增加
- 放射治疗结束后6个月内出现同侧胸腔积液
- 急性放射性肺损伤区域的纤维化发生于放射治疗结束后6～12个月
- 纤维化呈现为肺实变,伴空气支气管征和锐利边界,并且与肺容量缩小、结构扭曲和牵拉性支气管扩张相关
- 纤维化可在放射治疗结束后6～12个月持续进展,且在2年内趋于稳定

- 放射性肺病病程发展期间,局部肿瘤复发很难通过PET、X线平片和CT诊断
- 纤维化PET成像FDG通常不摄取或仅轻微摄取,尽管放射治疗结束后FDG摄取增加可持续达18个月
- 放射性肺病患者正常FDG-PET的高阴性预测值有助于临床排除恶性肿瘤复发
- 放射性机化性肺炎和慢性嗜酸性粒细胞性肺炎的影像学表现与其特发性肺炎形式相类似。肺实质阴影可能发生于放射野外,且呈游走性。这些特征有助于鉴别这些病变和放射性肺炎
- 放射性肺病稳定后,纤维化轮廓的改变,尤其出现隆凸的边缘,应考虑肿瘤复发
- 放射性纤维化区域内的细支气管充填通常是由于恶性肿瘤局部复发或合并感染

推荐阅读

Benveniste MF, Welsh J, Godoy MC, Betancourt SL, Mawlawi OR, Munden RF. New era of radiotherapy: an update in radiation-induced lung disease. Clin Radiol. 2013;68:e275 - e290.

Huang K, Palma DA, IASLC Advanced Radiation Technology Committee. Follow-up of patients after stereotactic radiation for lung cancer: a primer for the nonradiation oncologist. J Thorac Oncol. 2015;10:412 - 419.

Larici AR, del Ciello A, Maggi F, et al. Lung abnormalities at multimodality imaging after radiation therapy for non-small cell lung cancer. Radiographics. 2011;31:771 - 789.

Ulaner GA, Lyall A. Identifying and distinguishing treatment effects and complications from malignancy at FDG PET/CT. Radiographics. 2013;33:1817 - 1834.

Viswanathan C, Carter BW, Shroff GS, Godoy MC, Marom EM, Truong MT. Pitfalls in oncologic imaging: complications of chemotherapy and radiotherapy in the chest. Semin Roentgenol. 2015;50:183 - 191.

参考文献见 *ExpertConsult.com*.

第67章

胸部钝伤[*]

Phillip A. Setran | Steven L. Primack | Cristina S. Fuss

胸部钝伤是入院的常见指征,创伤的主要原因是机动车碰撞。在未系安全带的乘客中,胸部受伤的可能性排在第4位,但在系安全带的伤员中,胸部是最常受伤的部位。胸部钝伤的其他常见原因包括从3 m(10英尺)以上的高空坠落、伤及行人和骑行者的机动车碰撞。放射科医生必须了解与胸部创伤相关的典型损伤表现,提供正确的诊断以便实施急救。

胸部创伤的初筛检查是在急救室里进行胸部正位X线片检查。继X线胸片之后,病情稳定患者可同时进行CT检查。CT可以评价气道、肺实质、主动脉和大血管、心包、胸膜、胸壁、膈肌和胸部骨骼。

多层螺旋CT快速扫描使其在创伤中的应用显著增多。目前CT多平面重建在创伤中应用的价值越来越重要。

一、急性创伤性主动脉损伤

急性创伤性主动脉损伤(acute traumatic aortic injury,ATAI)是院前死亡的常见原因,约占院前创伤死亡人数的15%~20%。在ATAI患者中,70%~90%死于创伤现场。幸存的创伤患者需要及时准确的诊断,以便及时修复损伤,特别是考虑到60%的患者可能无明显的胸部创伤临床体征。ATAI的发病率约为每年1/100 000。

ATAI存在的重要临床预测指标有7项标准:年龄超过50岁;未系安全带的患者;低血压(收缩压<90 mmHg);胸部损伤;需要紧急剖腹手术的腹盆部损伤;伴腰椎、骨盆或长骨骨折;严重头部外伤。如果以上标准中满足超过4个,则ATAI的可能性大于30%。最近对这些标准的评估发现:7项标准中只有4项可预测ATAI(腹盆部损伤、胸部损伤、低血压和未系安全带);而只满足3~4项标准的患者发生ATAI的可能性要低得多,为2%,这可能与患者群体和损伤检出的差异有关。

(一)急性创伤性主动脉损伤解剖 大部分钝性主动脉损伤发生在锁骨下动脉起始部远端的主动脉峡部。主动脉峡部的范围从锁骨下动脉起始部至动脉导管韧带水平。损伤多发生在该部位的原因尚不完全清楚,但已提出多种机制。骨性挤压机制认为峡部在脊柱和胸骨之间被挤压;另一种假说认为,由突然减速产生的剪切力所致,剪切力的方向与运动方向相反,主要损伤主动脉峡部;第三种假说认为,由创伤时主动脉内压突然升高所致,即水锤效应;第四种理论是粘性反应理论,该理论指出胸内创伤最重要的决定因素是压迫发生的速度。

在因钝性ATAI存活而需进一步治疗的患者中,升主动脉损伤发生率低于5%。然而,在尸检时,约22%的患者出现升主动脉损伤。升主动脉损伤常(80%)伴明显的心脏损害,包括瓣膜损伤或心脏压塞,它是一种致命的复合伤。仅有不到2%的患者创伤性主动脉损伤发生于膈肌裂孔处。

发生纵隔血肿时需仔细观察其与主动脉的接近程度,并随后确定主动脉完整性。血肿常是主动脉破

[*] 编者和出版社感谢 Nicholas J. Statkus 博士、Joshua R. Hill 博士和 Marc V. Gosselin 博士为本书上一版相关主题提供的材料。这是本章的基础。

裂的表现，也可由邻近胸骨或胸椎骨折所致。

横断面扫描期间心脏的连续运动导致升主动脉运动伪影，可产生主动脉夹层或假性动脉瘤的表现（即使目前快速扫描的多层螺旋 CT 也存在该伪影），因此观察这一部位图像时应谨慎，因为升主动脉受损的概率较低。

由于大多数 ATAI 患者无法存活到住院治疗，并且仅不到 5% 的存活患者会出现升主动脉损伤，所以初始就诊时心电门控 CT 的益处有限。大多数 ATAI 患者病情不稳定，无法进行长时间影像学检查，因此常首选标准的平扫 CT 来评估主动脉。最后，考虑到检查心电门控 CT 的人力和时间，在大多数情况下，只有大型医院创伤中心才可在一天中的任何时间段提供门控 CT 检查。然而，对于病情稳定的患者或在初次就诊后需要进一步检查的患者，门控 CT 可较好地评估隐匿性升主动脉损伤。

（二）病理学表现　ATAI 的范围包括内膜出血到贯穿血管壁三层（内膜、中层和外膜）的完全横断。横断撕裂最常见，可为节段性（55%）或环周性（45%），也可为部分性（65%）或跨壁性（35%）。螺旋状/不规则的撕裂罕见。在多达 40% 的病例可发生外膜受损，由于迅速失血，外膜损伤常致命。少数外膜损伤患者可被周围的纵隔软组织临时填塞，但罕见。在主动脉破裂后存活并到达医院的患者中，22% 在初始复苏期间死亡，28% 在手术修复期间或术后不久死亡，14% 随后出现截瘫。约 60% 的撕裂累及内膜、中层，而外膜完整。虽然少见，但约 11% 的创伤患者可发生主动脉夹层，可能继发于高血压，随后在损伤期间主动脉内血压急剧升高所致。

（三）影像学表现

1. 胸部 X 线　X 线胸片用于评估是否存在纵隔血肿，这一表现可继发于 ATAI、胸骨/胸椎骨折、纵隔内小动脉或静脉损伤。纵隔血肿可表现为游离或部分游离的血液，提示纵隔内小血管破裂和被包裹的血管破裂，后者在 ATAI 中关注更多。

X 线胸片是排除 ATAI 的有用工具。一张摄片条件良好 X 线胸片的阴性预测值为 98%，而阳性预测值较低，仅为 15%。X 线胸片上纵隔脂肪、血管迂曲和胸腺均与纵隔出血相似。此外，技术因素，如仰卧位摄片、放大和旋转均可造成纵隔血肿的假象。损伤的机制提示当出现纵隔增宽时，需行 CT 检查。纵隔血肿较特异的征象是比较左侧主动脉弓区域与右气管旁的密度，当右气管旁区密度高于主动脉弓或与之相当时，可能存在纵隔血肿（图 67.1，图 67.2）。

提示被包裹的主动脉破裂的征象包括胃管向右偏移（图 67.1）、气管右移、左主支气管向下移位、主动脉弓形态不规则或中断、主动脉弓密度增高（图 67.2）以及降主动脉宽度和密度增加。提示游离或部分游离血肿的征象包括右气管旁密度相对于主动脉弓增加、主动脉弓形态异常、左肺尖胸膜帽和纵隔增宽（图 67.1，图 67.2）。

出现纵隔血肿是 ATAI 敏感但非特异性的表现。其他征象具有不同程度的特异性，最特异的征象包括左肺尖帽（出现概率为 65%）、左主支气管向下移位（65%）、降主动脉结构模糊和密度增高（67%）。

典型征象：急性创伤性主动脉损伤的 X 线胸片表现
高敏感、低特异性的征象
<li>纵隔增宽</li><li>主动脉异常或轮廓不清</li>
高特异、低敏感性的征象
<li>T4 水平气管右移</li><li>T4 水平胃右移</li><li>右气管旁条带影增厚</li><li>正常胸片阴性预测值：98%</li>

2. CT　多层螺旋 CT 是一种非常灵敏的排除 ATAI 的诊断工具，是诊断 ATAI 的金标准。无纵隔血肿且形态正常的主动脉，排除 ATAI 的阴性预测值达 100%，阳性预测值尚不明确，当研究结果可疑时（仅血肿）需行 CT 随访、主动脉造影或临床观察。

轻度主动脉损伤，定义为仅累及主动脉内膜且无继发损伤体征的病变，约占 ATAI 病例的 10%。影像表现包括管腔内息肉状的血凝块、低密度充盈缺损或内膜轻度撕裂（图 67.3）。识别轻度主动脉损伤很重要，因为治疗方法不同。越来越多的报道显示，使用保守的非手术治疗，随访 CT 时这种损伤可消退（图 67.3）。

需要手术或介入修复的 ATAI 直接征象包括主动脉管径的改变、动脉壁或轮廓异常（假性动脉瘤）（图 67.1，图 67.2）、对比剂外渗（图 67.4）和主动脉夹层。管壁周围弥漫性血肿向下延伸至腹主动脉是另一重要征象（图 67.5）。鉴别 ATAI 和先天性变异"血管隆起"很重要，"血管隆起"是动脉韧带区域主动脉轻微、平滑、规则的轮廓改变，是一种正常变异（图 67.6）。

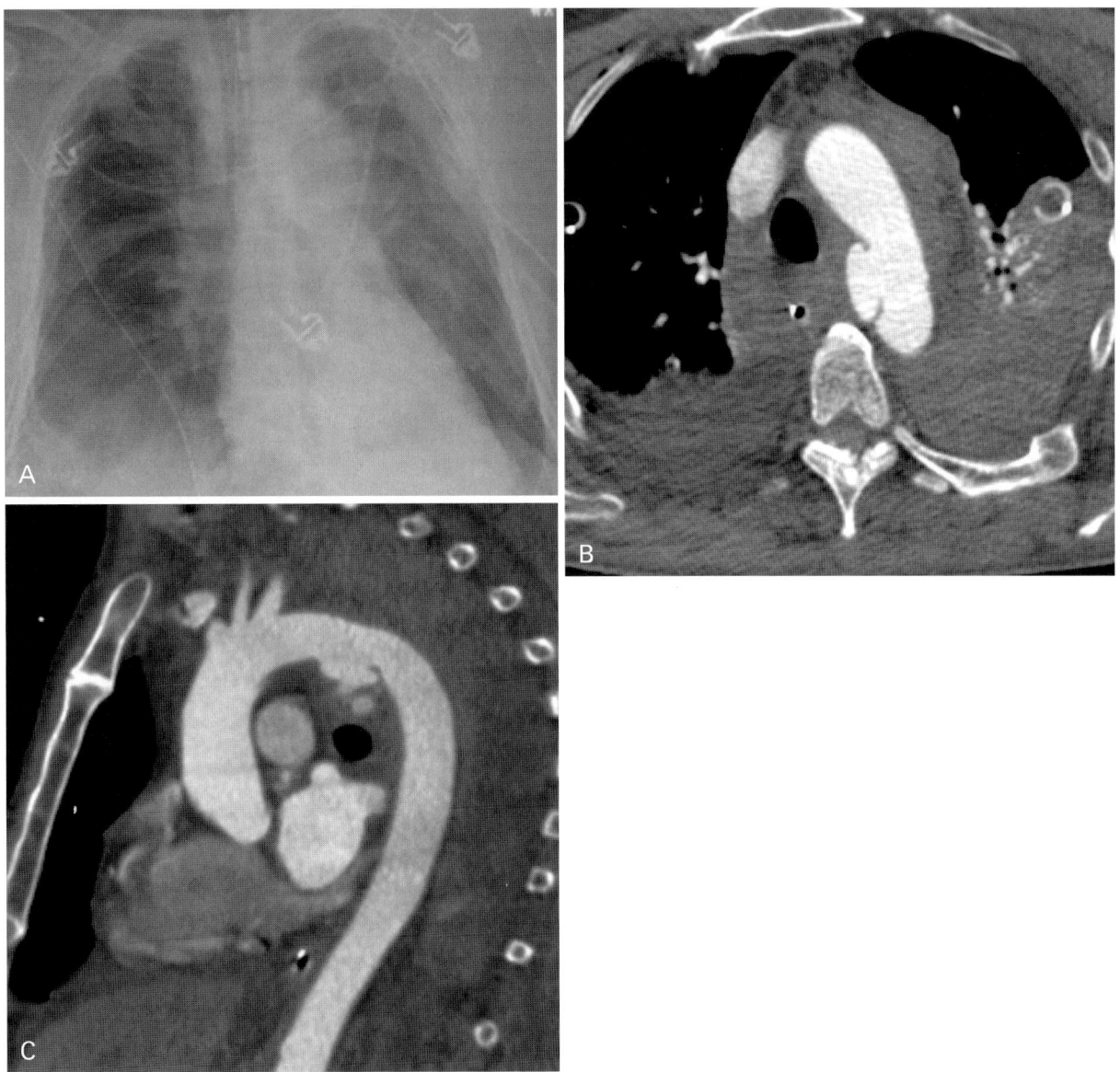

图 67.1 越野车交通事故引起的急性创伤性主动脉损伤。(A)后前位 X 线胸片可见纵隔增宽、密度增高、胃管轻度向右移和左侧肺尖帽。(B)CT 增强可见主动脉内壁中断伴假性动脉瘤形成,可见大量纵隔血肿和主动脉旁血肿。(C)矢状面 CT 重建可见大而不规则的主动脉壁假性动脉瘤,位于左侧锁骨下动脉起始部远端。

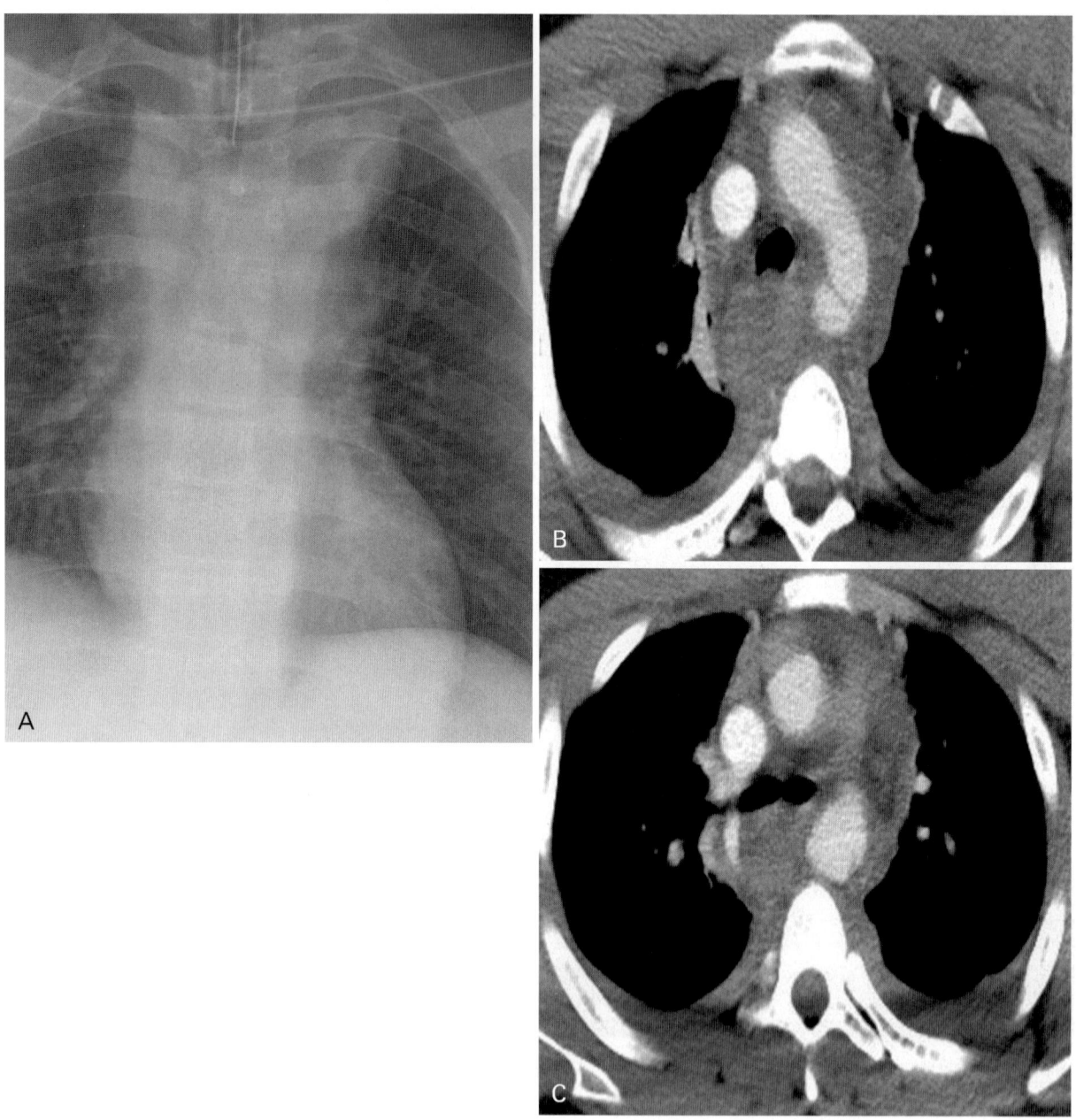

图 67.2 ATAI。(A)后前位 X 线胸片可见纵隔增宽、密度增高。(B)CT 增强可见创伤后内膜瓣和纵隔出血。(C)CT 增强可见胸部降主动脉外凸,符合假性动脉瘤表现。

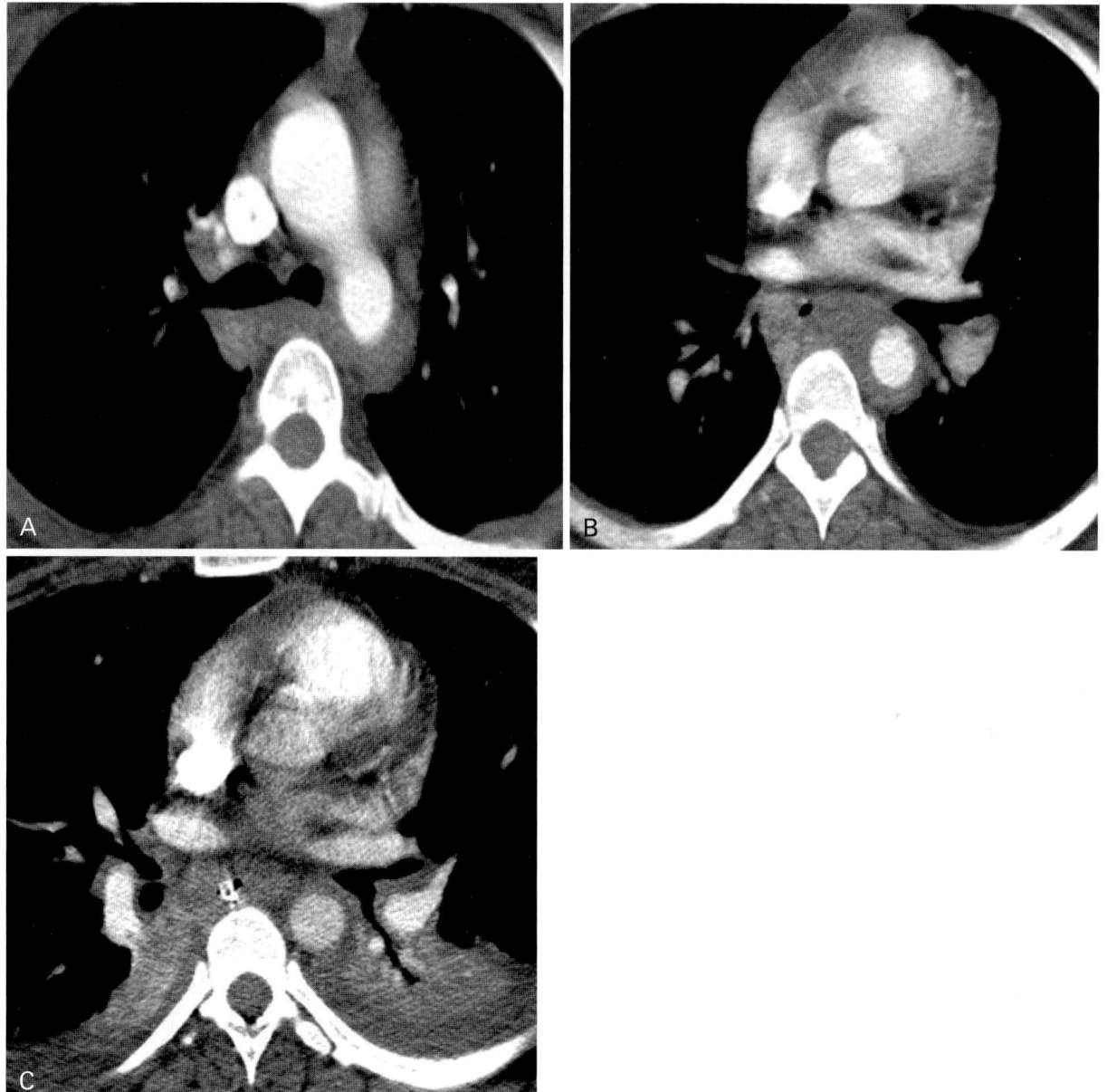

图 67.3 ATAI。(A)损伤时的增强轴面 CT 可见纵隔高密度血肿环绕正常的降主动脉。(B)低于图 A 的 CT 轴面图像可见远段胸主动脉前壁不规则,符合 ATAI。(C)1 周后 CT 可见不规则的血肿吸收,光滑的主动脉轮廓清晰。一些轻微的主动脉损伤(如小的腔内血块或局部内膜撕裂)可通过保守治疗来治愈。

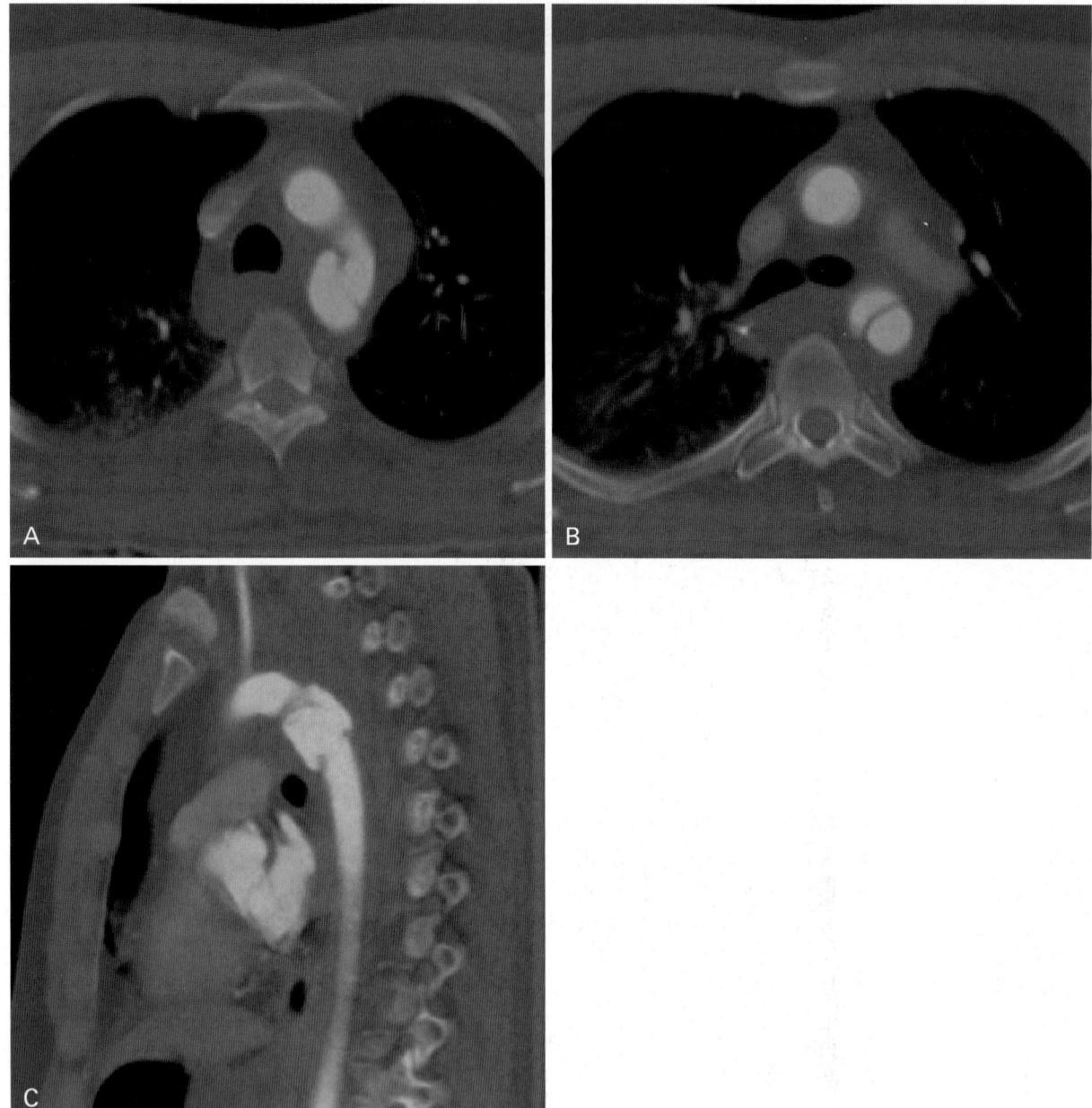

图 67.4 主动脉横断伤。轴面(A 和 B)和矢状面(C)CT 增强可见动脉韧带区域对比剂大量渗出,提示主动脉完全横断伤。渗出的对比剂在主动脉周围形成一个典型的"袖口征"或"衣领征",在矢状面图像上容易辨别。

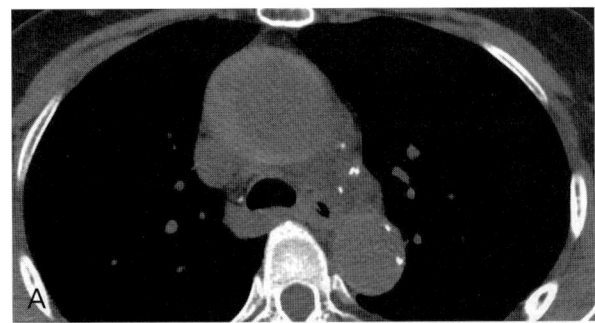

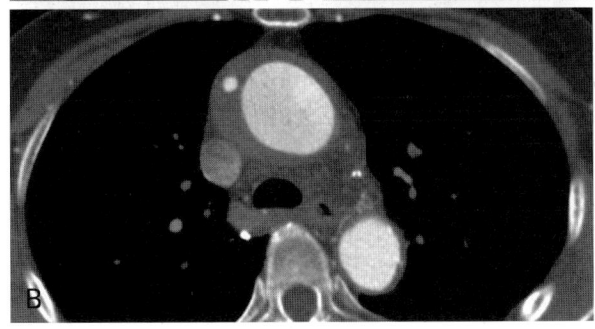

图 67.5 ATAI 伴硬膜外血肿。轴面 CT 图像(A)和增强轴面 CT 图像(B)的组合图像可见高密度、偏心性增厚的升主动脉壁和前外侧的小充盈缺损。

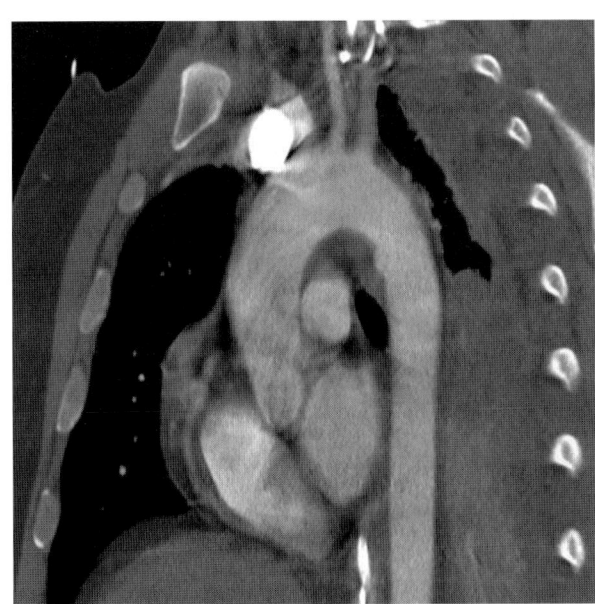

图 67.6 血管隆起,正常解剖变异。矢状面 CT 增强可见动脉韧带区域内腔向外突起,突起与主动脉壁之间呈平滑钝角,符合血管隆起。而主动脉假性动脉瘤或横断伤与主动脉壁形成锐角(图 67.1,图 67.4)。

如果无检查禁忌证,例如椎体骨折或严重的颌面部损伤,经食管超声心动图是排除 ATAI 另一种有效选择。此项检查的缺点在于检查所需时间长、依赖超声医师的经验。如果怀疑升主动脉损伤,应考虑进一步行心电门控 CT 血管造影评估。

典型征象:急性外伤性主动脉损伤的 CT 表现
直接征象
● 主动脉壁不规则
● 假性动脉瘤
● 主动脉管径突然改变
● 内膜瓣
● 对比剂外渗
间接征象
● 主动脉周围血肿
● 高质量常规螺旋 CT 的阴性预测值:100%

二、大血管损伤和主动脉分支血管损伤

大血管包括上腔和下腔静脉、肺动脉、肺静脉和主动脉。除主动脉外,大血管损伤罕见。主动脉以上血管包括头臂动脉(右锁骨下动脉、右颈总动脉)、左颈总动脉、左锁骨下动脉和头臂静脉。钝挫伤很少累及主动脉以上血管。当怀疑其受损伤时,可进行血管造影检查,它可有效地检查出微小损伤。在一项对166 例主动脉造影进行回顾性分析中,24 例发现主动脉或主动脉以上血管损伤,这些病例均受到过高速胸部创伤,其中 4% 可见仅主动脉分支损伤,1% 可见主动脉及其分支损伤。

影像学表现

1. 胸部 X 线 X 线胸片筛查对创伤后大血管和主动脉以上分支血管损伤的诊断价值有限。与 ATAI 一样,可存在纵隔血肿(图 67.7)。

2. CT CT 和血管造影是评估大血管和主动脉以上血管分支的最重要诊断方式。与 ATAI 的情况相似,CT 可发现腔内/内膜不规则影,提示内膜撕裂。其他细微表现,如管腔不对称、局部血肿(图 67.8)或强化不明显,也提示血管损伤。最后,如果出现动脉夹层和完全破裂,则可见内膜瓣和假性动脉瘤(图67.9,图 67.7)。虽然 CT 可发现主动脉以上血管的外伤性损伤,但血管造影仍是诊断的金标准。

三、心脏损伤

在急诊科就诊的钝挫伤患者中,严重的心脏损伤并不常见。尸检数据表明,许多院前死亡是由创伤性心脏或瓣膜破裂引起。

钝性心脏损伤可分为心脏挫伤及罕见的心包或心肌破裂。这些损伤中危害最小且最常见的是心脏挫伤,通常是临床诊断。虽然 CT 可发现心脏挫伤的

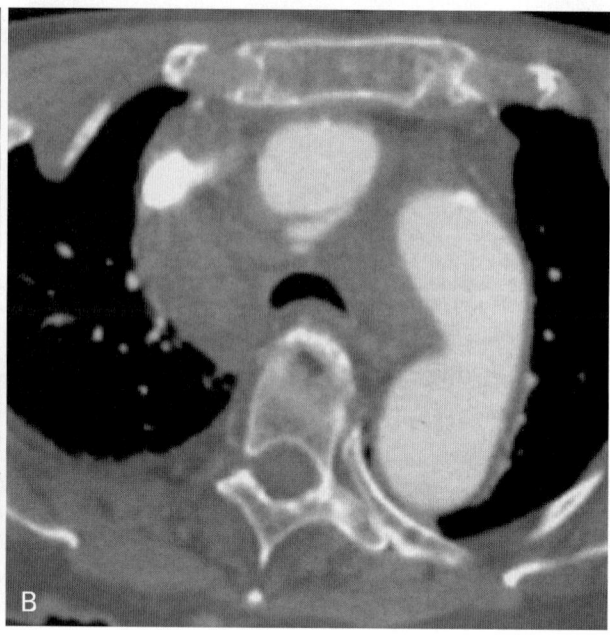

图67.7 机动车碰撞致头臂干损伤。(A)正位X线胸片可见纵隔密度增高,符合游离纵隔血肿。(B)CT增强可见较大、高密度的纵隔血肿,可见气管前方不规则对比剂积聚,代表头臂干后方假性动脉瘤。患者另有一个常见的主动脉弓变异,起源于头臂干和左侧颈总动脉,基线动脉瘤扩张与创伤无关。

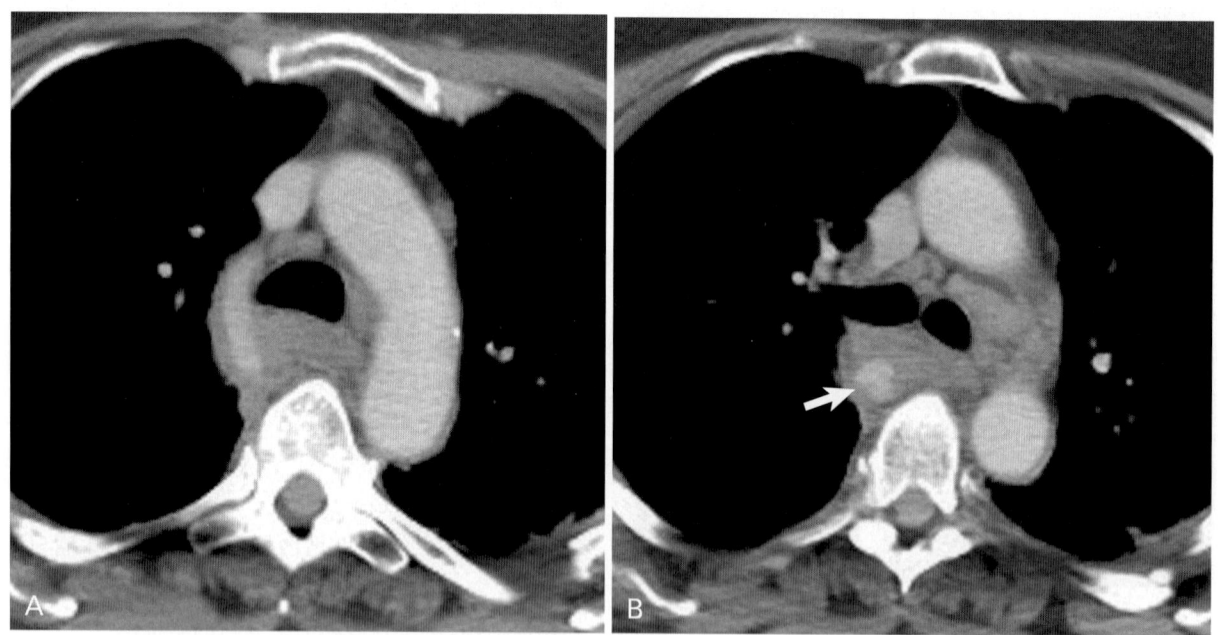

图67.8 奇静脉损伤。(A)和(B)轴面CT增强可见奇静脉(箭,B)及其周围出血,符合创伤性撕裂伤,一种罕见的胸部损伤。

多种表现,但心肌正常强化并不能排除心脏损伤。然而,当怀疑心脏挫伤时,心脏MRI和(或)超声心动图可评价室壁运动异常,因而有助于诊断。心包破裂病例中,几乎所有CT均可见心包积血。

(一)损伤机制 心包积血可以是心腔破裂(院前死亡)或肋骨骨折移位造成心包周围小血管损伤

(患者存活至住院)的结果。心包破裂常发生在左侧,但也可沿其与肺或膈交界处发生,或两者兼而有之。当心脏经撕裂口而疝出时,这种损伤很严重,可引起心脏充盈受限或冠状动脉阻塞。心包破裂的损伤机制将此比作钟摆运动,因为心脏下部游离,无明显的附着物。在侧向减速损伤的情况下,心脏可与邻

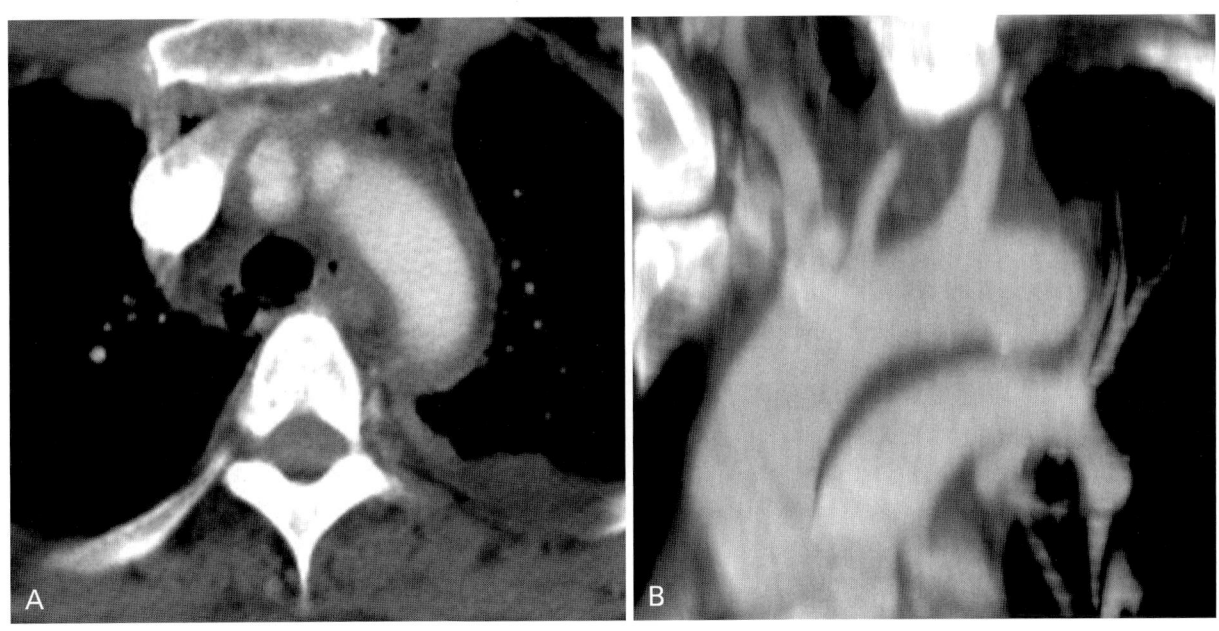

图 67.9 头臂干损伤。(A)轴面和(B)斜矢状面 CT 增强可经头臂干起始部外突,符合外伤性假性动脉瘤。

近的心包相撞,导致破裂。心包缺损引起的心脏疝最初可能不存在,可在给予或停止正压通气后发生。尸检人群中常见右心室破裂,幸存入院的患者中常见心房破裂。

(二)影像学表现

1. 胸部 X 线 就诊时 X 线胸片上心包积血可很明显或不明显,常表现为心脏轮廓增大。心脏位置异常或外形异常时应怀疑发生心脏疝。

2. CT 大多数外伤后出现心包积血的患者,如病情稳定则进行 CT 检查。CT 可见心包周围高密度的液体积聚(图 67.10)。并非所有心包撕裂都伴心脏疝,X 线胸片和 CT 可不显示。局灶性心包缺损伴心脏组织突出的项圈征是常见的影像学表现(图 67.11)。当出现邻近气胸、纵隔气肿或两者兼而有之可使诊断复杂化,因为在这些情况下,心包可能被误认为是胸膜。

最后,心包积气在外伤中罕见。与纵隔积气相反,心包积气更贴合心脏轮廓,不会超出主动脉上隐窝。而且,心包积气如果明显的话,会使心脏受压体积变小。另外,心包积气如果明显,可导致心脏压塞压迫心脏。

四、肺挫伤

胸部钝伤患者中 30%～70%可发生肺挫伤,这是胸部钝伤患者 X 线胸片上阴影的最常见原因。短期内发病率高,临床征象和症状包括缺氧、低热、咯血

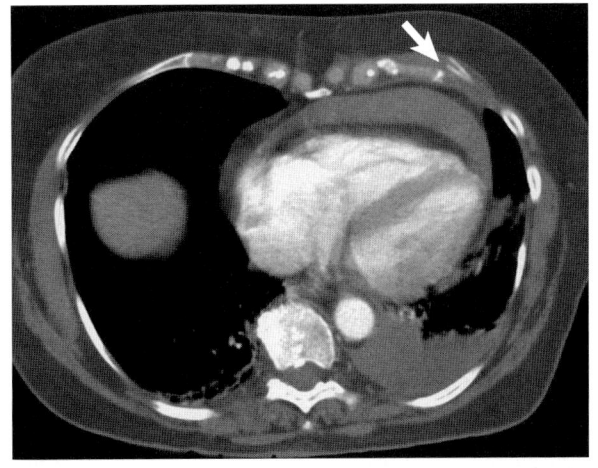

图 67.10 机动车碰撞后心包积血。CT 增强可见高密度心包积液,符合心包积血。可见左侧肋骨骨折(箭),可能是引起心包积血和左侧血胸的原因。

和呼吸困难,可发展成急性呼吸衰竭,需要插管和机械通气。肺挫伤也与受伤患者的长期呼吸功能障碍有关。病死率估计为 10%～25%。

(一)损伤机制 肺挫伤是指肺泡毛细血管膜破裂引起肺泡出血和水肿。通常是由外力直接撞击胸壁造成,并伴邻近肺组织损伤。对冲伤常见,肺组织被压缩到心脏、肝脏、胸壁和脊柱处,常会出现肺实质挫伤。在减速损伤中,例如机动车事故,随着低密度肺泡从高密度支气管血管束处被剪切,肺泡毛细血管膜被破坏。肺挫伤也可由肋骨骨折碎片直接撕裂肺部造成。

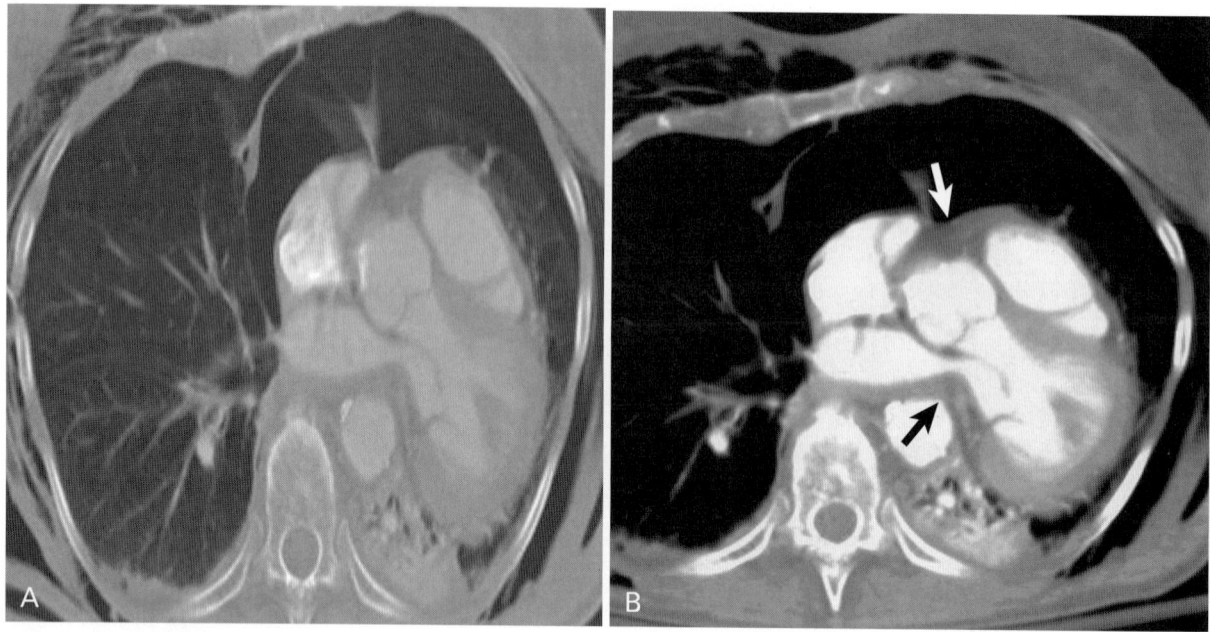

图 67.11 心包破裂和心脏疝出。肺窗(A)和软组织窗(B)CT 增强可见心脏"项圈征"(箭),提示心包膜撕裂伴心脏疝出。肺窗可见空心包腔明显,也可见广泛软组织积气。

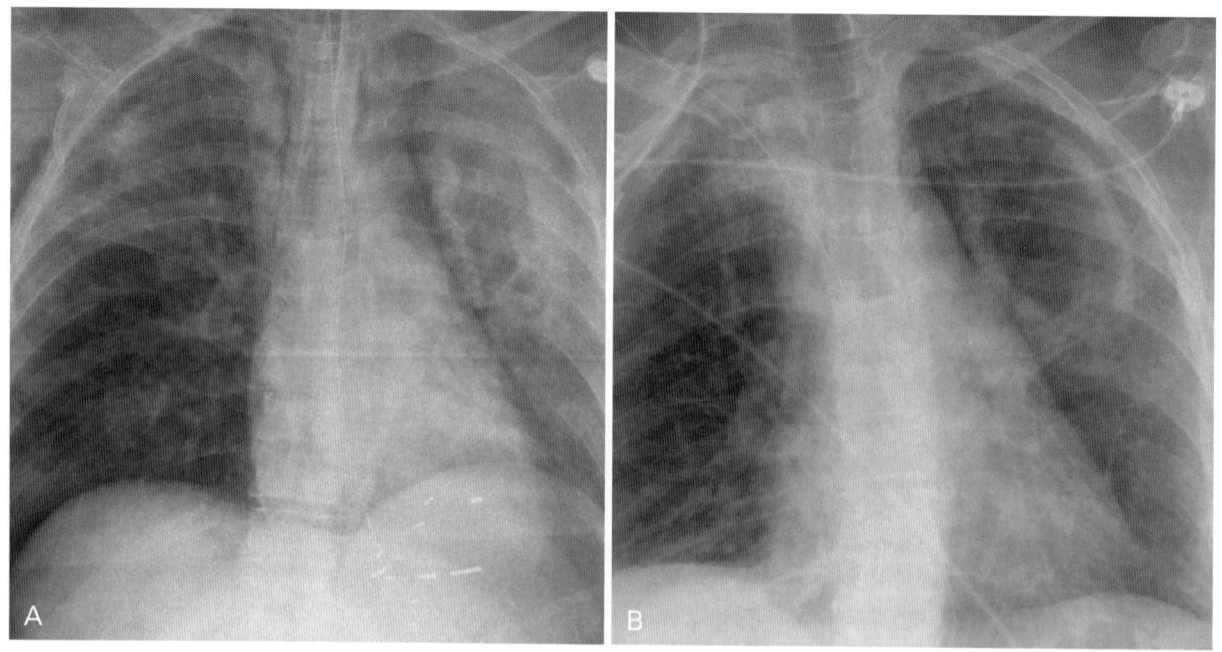

图 67.12 创伤性肺气囊及肺挫伤随时间演变。(A)首次 X 线胸片可见处于急性损伤期,左肺内可见大片、致密类圆形阴影,与充满血液的创伤性肺气囊相对应。肺挫伤表现为双肺斑片影。(B)8 d 后的 X 线胸片可见创伤后肺气囊和血肿几乎完全吸收,如果无外伤史,一些高密度肺气囊易被误认为肺结节或肿块。

虽然罕见,肺泡毛细血管膜破裂可由剥脱和内爆形成。当压力波在液体-气体交界面聚集能量,即发生剥脱,例如在肺泡的血液-气体交界面。剥脱可来自爆炸伤或来自直接撞击。当肺泡内气体过度膨胀时,压力波通过肺泡传输之后内爆即可发生。

(二)影像学表现

1. 胸部 X 线 肺挫伤可为局灶性、斑片状或弥漫性磨玻璃影及实变影(图 67.12)。这些阴影可跨越段和肺裂的边缘,通常存在于撞击部位和肋骨骨折周围。肺底部因其活动性加强故最常受累,因为血流充盈于气道中,故支气管充气征少见。

肺实质挫伤的进展在影像上具有可预见性。它最初在 X 线胸片上不明显,但通常在受伤后 6 h 内表现出来,24～72 h 肺内阴影表现最明显,1 周后开始

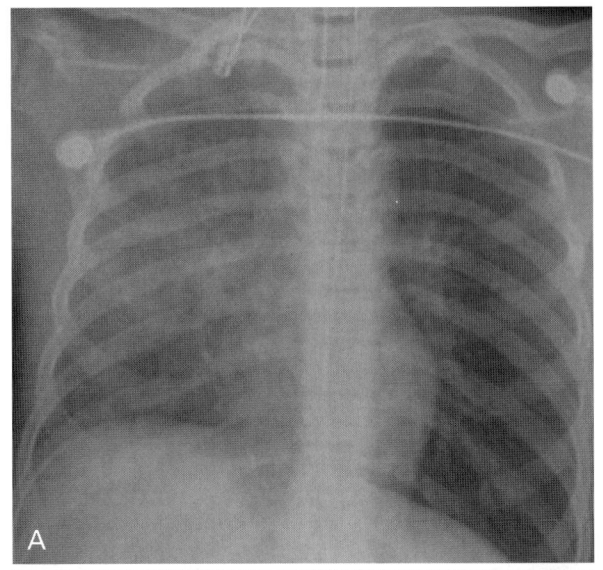

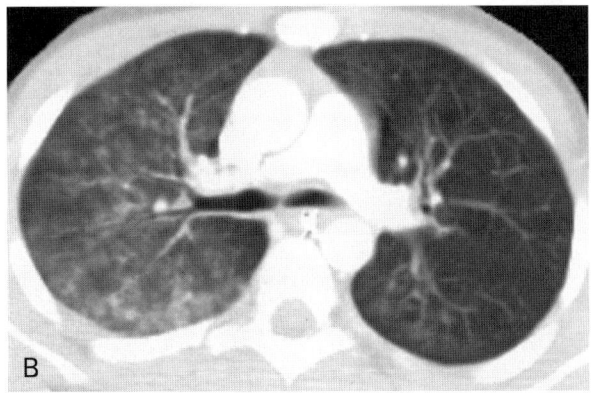

图 67.13 创伤后误吸。(A)正前位 X 线胸片可见右中上肺野大量边界不清的结节影。(B)轴面 CT 可见右肺广泛的树芽状阴影,左肺下叶背段可见小的树芽影。在创伤患者中,这些是误吸的特征性表现。

逐渐消退(图 67.12)。但严重的挫伤可在 2 周内,其影像学表现最明显,超过这个时间阴影仍存在应考虑其他肺部疾病,例如肺炎、静水性或非心源性肺水肿以及脂肪栓塞综合征(同时发生长骨损伤)。最后,在急性创伤的情况下,有时肺挫伤很难与吸入性肺炎(图 67.13)和肺不张相鉴别,这些病变可同时存在。

典型征象:肺挫伤的 X 线胸片表现

- 斑片状实变
- 非肺段分布
- 创伤后 0~6 h 胸片表现明显
- 创伤后 24~48 h 达高峰
- 3~10 d 内吸收

---

2. CT CT 在检测肺挫伤方面优于 X 线胸片(图 67.14)。在使用麻醉犬的实验模型中,X 线胸片发现 38% 肺挫伤,而 CT 可发现 100% 的肺挫伤。然而,CT 检查和量化肺挫伤方面尚有争议。肺挫伤严重程度的定量评价有助于判断机械通气的必要性以及形成肺炎和 ARDS 的可能。在肺部 20% 或以上发生挫伤的患者中,超过 80% 可进展为 ARDS。然而,尚无前瞻性研究显示使用 CT 评估肺挫伤在治疗或结局方面的变化。

五、肺撕裂伤和创伤性肺囊肿

肺撕裂伤是肺实质撕裂,导致创伤性肺囊肿。囊内可充满空气(肺气囊)、血液(积血或血肿)或两者兼而有之。

(一)损伤机制 剪切力、剥落和内爆均可引起肺撕裂。肋骨骨折碎片可刺伤肺组织,也会引起肺实质撕裂。

(二)影像学表现

1. 胸部 X 线 在首诊 X 线胸片上,肺撕裂伤常被与肺挫伤引起的实变所掩盖。有时,创伤性肺气囊可表现为肺实变内的薄壁囊腔(图 67.12)。随着肺挫伤消退,肺撕裂伤可表现为薄壁囊腔或软组织肿块(肺血肿)。

创伤性肺气囊在 X 线胸片上要数周至数月才能吸收。少数肺气囊可持续存在数年。如果囊腔内残留血凝块,这些囊肿可被误诊为肺结节,含气空腔可类似于其他囊性肺病。了解既往创伤对于正确区分这些疾病非常重要。

典型征象:肺撕裂的 X 线胸片表现

- 由于肺挫伤首诊时 X 线胸片常模糊
- 可表现为创伤性肺气囊或血肿
- 创伤性肺气囊表现为薄壁囊腔,伴或不伴液-气平
- 单房或多房
- 血肿可表现为软组织肿块
- 可持续数月或数年

---

2. CT CT 在识别肺撕裂伤方面优于 X 线胸片。根据 CT 表现、损伤机制、相应肋骨骨折部位和术中表现,肺实质撕裂分为四型:Ⅰ 型为最常见的类型,表现为肺气囊或部分含液体的气囊,由突然外力

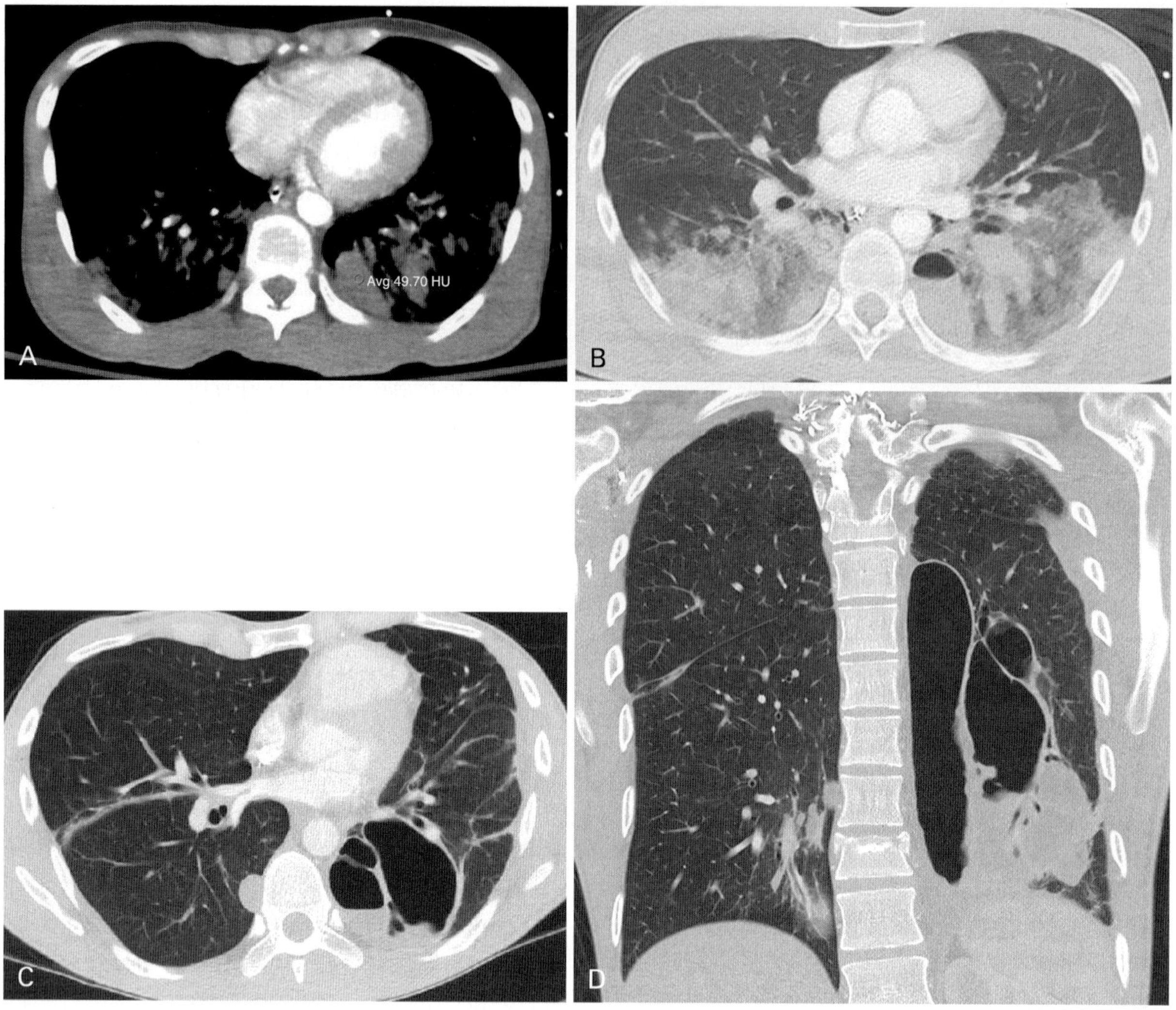

图 67.14　创伤性肺气囊和肺挫伤。软组织窗（A）和肺窗（B）CT 增强可见多发、类圆形病变，含液-气平，符合创伤性肺气囊。液体密度与急性出血一致。双侧磨玻璃影和实变代表肺挫伤伴误吸。3 周后行轴面（C）及冠状面（D）CT 增强可见左侧较大的创伤性肺气囊内出血基本吸收，可见内侧肺气囊呈长圆形、垂直走行，可能是剪切力或挫伤通过脊柱传递到肺部的结果。最后，可见右肺下叶内较小的含血肺气囊，紧贴椎体。

挤压引起肺泡破裂所致；Ⅱ型为靠近脊柱的下肺在外力作用下挤压椎体形成的剪切伤所致（图 67.14）；Ⅲ型表现为靠近胸壁的肋骨骨折碎片直接刺入肺实质而形成肺气囊；Ⅳ型是由于既往形成的胸膜粘连所附着的胸壁突然运动或骨折，造成对与之相连的肺组织撕裂。

肺挫伤后所形成的创伤性肺气囊在首诊检查中常被遮盖，随着肺挫伤的消退而变得明显（图 67.14）。

在影像上，创伤性肺气囊由于肺组织弹性回缩而表现为类圆形结构。如果血液充盈囊腔可见代表血肿或积血的类圆形影。当血液部分充盈囊腔，则可见气-液平（图 67.14）。多发、小的含气肺气囊可形成肺内呈"瑞士奶酪"表现，也称"粉碎肺"。与肺撕裂

有关最常见的并发症是气胸，还有其他一些少见并发症，包括感染（形成肺脓肿）及形成支气管胸膜瘘。

六、气道损伤

气管、支气管损伤包括黏膜撕裂和气道完全横断。这种损伤少见，见于 1%～3% 的胸部钝挫伤患者中。

影像学表现

1. 胸部 X 线　气管支气管损伤的 X 线胸片表现常为非特异性，包括纵隔气肿、气胸、腹膜后气肿、颈深部气肿和皮下气肿（图 67.15）。气管或左主支气管近端损伤的典型表现是纵隔积气而不是气胸。肺坠落征是支气管断裂的特异征象，该征象描述肺独自

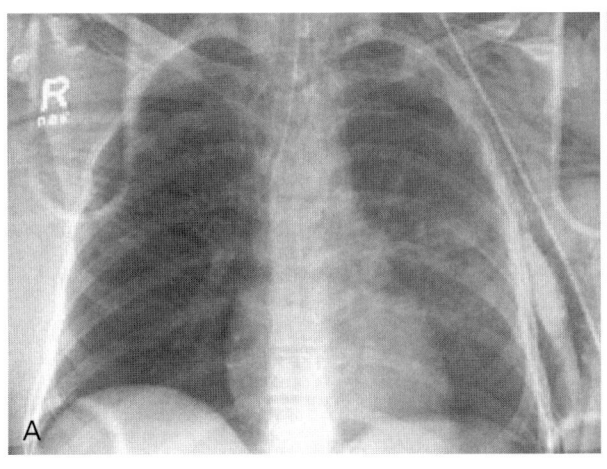
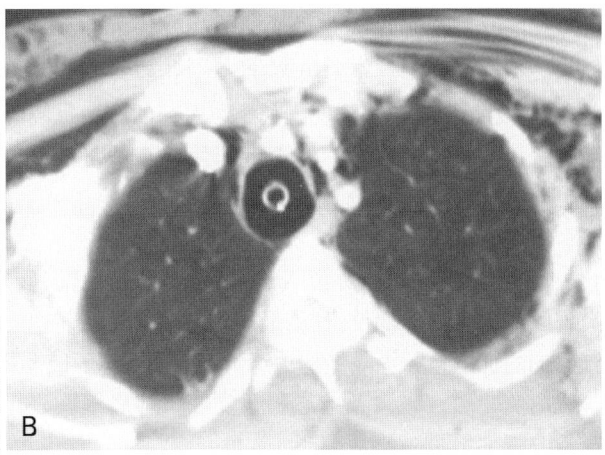

图 67.15 高速机动车碰撞致气道损伤和纵隔气肿。(A)后前位 X 线胸片可见胸壁广泛积气,气管中段内球囊异常增大,这些结果表明气管损伤。(B)轴面 CT 可见增大的气管内球囊、纵隔气肿和胸壁积气。发现该患者气管后面的膜部有一处撕裂,考虑到损伤的特殊位置(距隆突>2 cm),考虑继发于创伤后插管。

坠落,而不像气胸时肺组织向肺门中央萎陷。有时,气体可进入支气管壁形成双壁征。

当软组织内气肿持续存在或增多,或者持续胸管引流后气胸依然持续存在,应考虑气管或支气管撕裂。气管导管出现在腔外和套囊过度充气也提示气管损伤(图 67.15)。

约 75%的气管支气管损伤发生在距离隆突 2 cm内。右主支气管损伤通常比左主支气管损伤更靠近隆突(通常在 2.5 cm 以内),右主支气管损伤比气管或左主支气管更常见。

2. CT CT 在检测气管支气管损伤方面的作用有限。CT 很难直接发现撕裂,最好采用薄层(<3 mm)扫描(见图 67.15)。气管支气管损伤的并发症包括气管胸膜瘘,以及少见的气管食管瘘。未明确诊断和未治疗的气管支气管损伤可形成狭窄。这些患者可形成阻塞性肺炎和支气管扩张。使用支气管镜快速诊断气管支气管损伤很重要。

七、血胸

约 50%胸部钝伤的患者会发生血性胸腔积液。胸腔出血可以来自周围结构,包括肺、纵隔、胸壁和膈肌。如果是动脉出血,则胸腔出血量多且增长迅速。尽管发生在多发肋骨骨折和(或)连枷胸患者,迟发性血胸极少发生,常见表现为新发的锐利胸痛和呼吸困难。有时,腹膜内出血通过先天性、获得性膈肌缺损或外伤性膈肌破裂进入胸膜腔。

影像学表现

1. 胸部 X 线 少量胸腔积血在 X 线胸片上易漏诊。后肋膈角变钝至少需要 75 mL 胸腔积液,最好在站立侧位 X 线胸片观察。仰卧位时,肺尖在胸腔的位置最低,如果发现肺尖帽则提示胸腔积液。在仰卧位或半立位 X 线胸片上胸腔积液也可表现为一侧胸腔或胸腔下部的模糊影。

2. CT 在检测胸腔积液方面,CT 比 X 线胸片更敏感且特异性强。血胸的密度较高(常为 35~70 HU)且不均一(图 67.16),因而可与单纯胸腔积液或乳糜液相区分。有时可见对比剂外渗入胸膜腔提示活动性出血,还可见液体与红细胞的液-液平面。随着血栓的形成,可见小腔伴"纤维蛋白球"的表现,类似胸膜肿瘤。

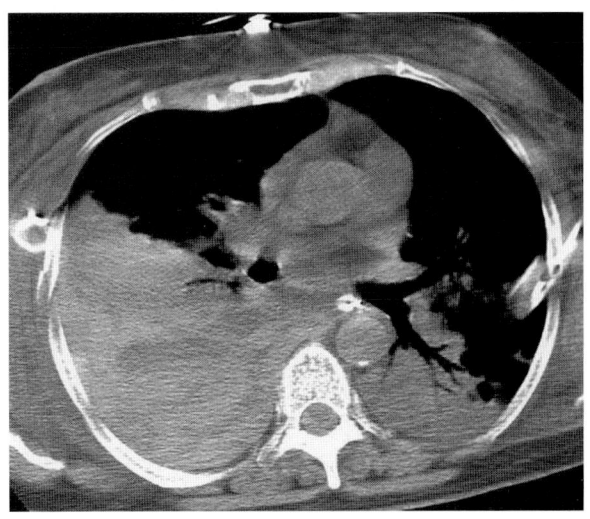

图 67.16 机动车碰撞后血胸。轴面 CT 可见右侧大量高密度胸腔积液,符合急性出血。可见右外侧肋骨骨折和双侧胸管。

八、气胸

气胸是胸部钝伤的常见后遗症。发生机制包括肺泡破裂和间质剥离至胸膜腔、肋骨骨折碎片刺伤肺部、气管支气管损伤及壁层胸膜撕裂引起的广泛纵隔气肿。接受正压通气治疗的患者即使存在微量的气胸也会迅速蔓延。

影像学表现

1. 胸部 X 线　在卧位 X 线胸片上,前内隐窝是胸膜腔相对独立的部位,气胸最早积聚在此处。前内侧气胸的征象包括纵隔结构边缘清晰线影、心脏下部膈肌内侧轮廓清晰以及前心膈角加深。肺底气胸表现为上腹部上方透亮影,侧肋膈角变深(图 67.17),可见前肋膈角和肺下缘。气胸典型的 X 线胸片表现为在肺和胸膜腔内充盈空气的背景下,可见较细的脏层胸膜线影。即使 X 线胸片上未见胸腔内出现明显气体,皮下积气伴肋骨骨折也可提示气胸。

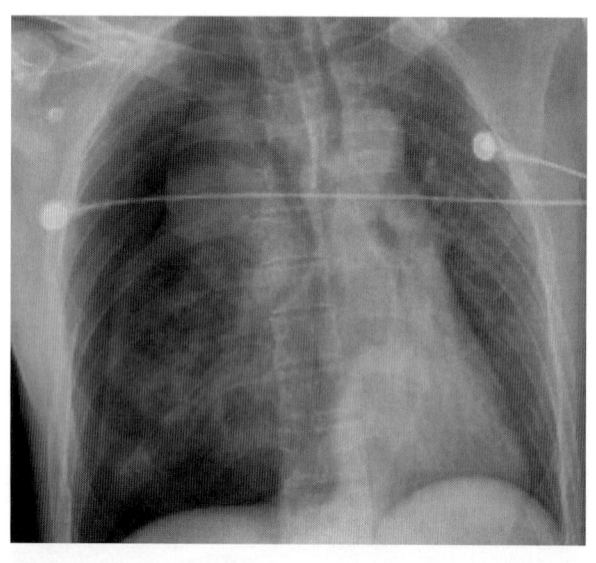

图 67.17 摩托车事故后张力性气胸及创伤性肺气囊。正位 X 线胸片可见右侧大量气胸,右侧横膈向下移位,纵隔向左侧移位,提示为张力性气胸。可见圆形、充满空气和液体的阴影位于右下肺,符合肺气囊和肺内血肿。右肺斑片影提示伴发肺挫伤。

气胸可造成部分或完全肺萎陷。当胸内压超过大气压时出现的张力性气胸常可危及生命。尽管张力性气胸为临床诊断,最特定的 X 线胸片征象为膈面下降或最高点外移翻。患侧胸内压增高可引起纵隔向对侧移位,轻度纵隔移位也可出现在无张力性气胸时。

2. CT　CT 发现气胸比 X 线胸片更敏感,而且适用于机械通气的患者中。30% 的仰卧位及半卧位 X 线胸片上无法发现气胸,但在 CT 上可检出。

九、纵隔气肿

10% 的胸部钝伤患者可出现纵隔气肿,并常继发于 Macklin 效应。Macklin 效应是指肺泡破裂后气体沿着支气管血管束的解剖间隙蔓延至纵隔的过程。纵隔内气体也可由皮下或颈深部的气体蔓延而来。腹膜后气体可经膈肌食管裂孔和主动脉裂孔直接蔓延至纵隔。胸部钝伤后食管损伤是纵隔气肿的罕见病因。

影像学表现

胸部 X 线　X 线胸片可见纵隔气肿表现为沿心包和纵隔侧缘由脏、壁层胸膜勾画出的透亮影。纵隔气肿很难与胸内侧气胸相鉴别;这可通过寻找两种疾病的其他表现来进行鉴别。在儿童中,可见纵隔气肿使胸腺抬高,称为胸腺帆征;当空气围绕肺动脉或其分支时,可见环征,在侧位片上显示最佳;当纵隔气体勾画出动脉分支内侧和正常肺勾画出动脉分支外侧,可呈现管状动脉征;主支气管旁的腔外气体可使支气管壁清晰显示支气管双壁征;心包后下部的气体可使整个膈面得以显示,称连续膈面征。

心包积气与纵隔积气相似,X 线胸片上鉴别二者需要确定心包膜或者明确气体局限于心包内。马赫带效应是对心脏凸面缘透亮影的错误认识,该透亮影会被误认为是纵隔气肿。由于心包周围透亮影的原因,未见邻近胸膜线显示提示是马赫带效应而不是纵隔气肿。

纵隔气肿常随时间而消退,严重并发症(如张力性纵隔气肿)罕见。如果不吸收或未见缓解,应怀疑气管支气管损伤。

十、创伤性膈肌损伤

创伤性膈肌损伤是由穿透性损伤或钝挫伤引起的横膈撕裂。穿透性膈肌损伤的发生率是钝伤的两倍。在所有钝挫伤患者中,0.8%~8% 可发生膈肌破裂。发现膈肌损伤需高度警惕,胸腔积液或肺挫伤会掩盖膈肌损伤而延误诊断。另外,膈肌损伤与气胸、肝脾破裂和骨盆骨折等其他严重创伤伴发,这可能会忽视膈肌损伤的诊断。

(一)损伤机制　穿透性膈肌损伤由直接创伤引起,导致横膈膜出现小撕裂(长度通常小于 1 cm)。穿透伤可由枪击、刺伤以及较少见的医源性原因(如胸管错位)引起。刺伤或枪击通常会导致左侧膈肌损伤,推测是由于大部分袭击者是右利手并面对受害者。

钝伤引起胸内压升高可使膈肌破裂。当胸壁受

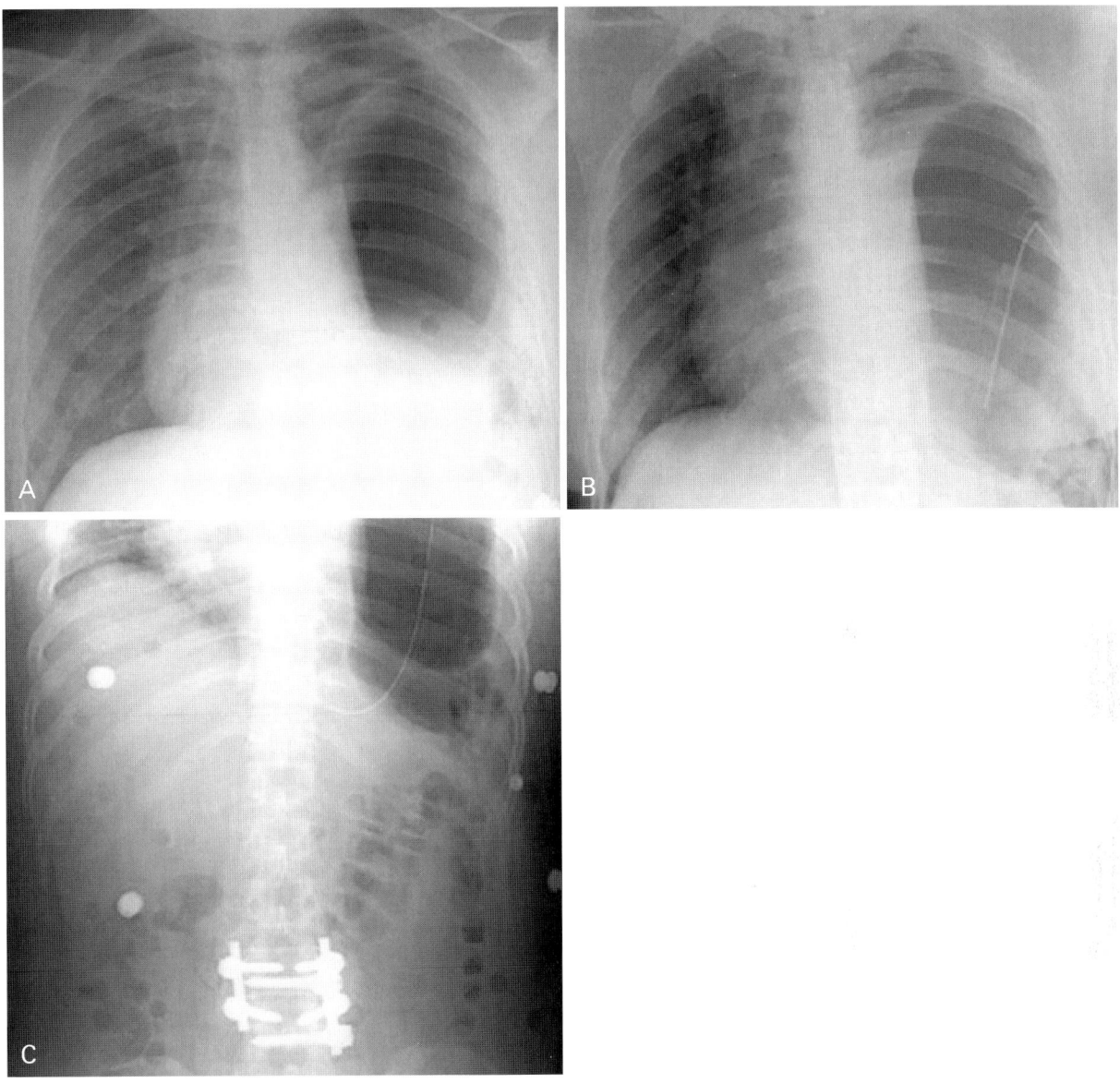

图 67.18　机动车碰撞后创伤性膈肌损伤,最初被误认为是气胸。(A)正位 X 线胸片可见左胸大片透亮区,左膈明显抬高。(B)左侧胸部插管后仍有透亮区,考虑气胸。(C)放置胃管后腹部 X 线平片可见胃管向上延伸至胃,位于左侧胸腔。

到侧面的冲击力而变形时,膈肌会发生剪切伤。钝伤后膈肌撕裂通常为 10 cm 或更大。由于肝脏的保护性缓冲作用,损伤最常见于左侧(75%)。难以发现右侧膈肌损伤,可能是因为文献中诊断不足和代表性不足所致。

(二)影像学表现

1. 胸部 X 线　虽然 X 线胸片是有用的筛查手段,但对于发现膈肌破裂不敏感。虽然连续 X 线胸片随访可提高 12% 的敏感性,但总体敏感性在 17%～64% 之间。膈肌损伤的 X 线胸片征象包括一侧膈面模糊及抬高、纵隔向对侧移位。最特异的征象是含气的胃泡或小肠位于胸腔内(图 67.18)。鼻胃

管末端在左侧胸腔是另一特异性表现(图 67.18)。

典型征象:膈肌撕裂的 X 线胸片表现
• 胃或小肠疝入胸腔
• 鼻胃管在膈肌上方向头侧延伸
• 膈肌轮廓不规则
• 一侧膈肌抬高而无肺不张
• 纵隔向对侧移位
• X 线平片诊断敏感性低

2. CT　CT 是评估胸部钝挫伤和疑似膈肌损伤患者的首选影像学检查方式。横断面 CT 诊断膈肌破裂的敏感性为 70%～90%。如怀疑膈肌损伤，建议使用薄层扫描和重建（1～2 mm 层厚），矢状面和冠状面重建可增加诊断敏感性并可作出准确的诊断。

许多 CT 征象可用来诊断膈肌破裂。最常引用的是膈肌连续性中断或膈肌局部缺损（图 67.19）、腹腔脏器胸内疝、项圈征及内脏依靠征（图 67.20）。膈肌局部不连续诊断膈肌破裂的敏感性为 73%～82%，特异性为 90%（图 67.19，图 67.20）。Bochdalek 疝是膈肌后外侧局部缺损，可类似创伤性膈肌破裂，是大多数假阳性表现的原因。

胸内疝的诊断敏感性为 55%～75%，特异性为 100%。疝入的腹部脏器在膈肌破裂处的收缩形成项圈征，在冠状面及矢状面重建图像上显示最佳（图 67.20）。使用螺旋 CT，项圈征的诊断敏感性为 63%，特异性为 100%。内脏依靠征的敏感性为 55%～90%，该征象描述了胃、脾脏和肠道的依靠位置，这些位置已经突出到胸部（见图 67.20）。其他提示膈肌损伤的征象包括：膈肌不规则（图 67.21）、膈肌增厚（图 67.22）、局部膈面显示不清（图 67.19）和腹腔脏器位置抬高。

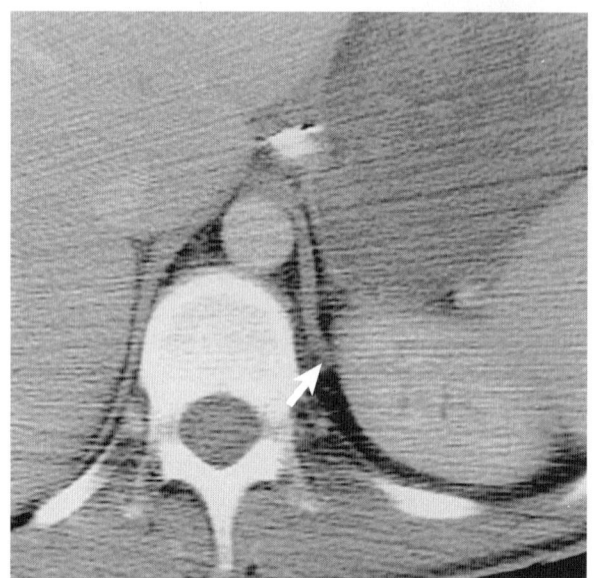

图 67.19　在一次机动车事故后 10 d 诊断左侧膈肌破裂，后经手术证实。增强 CT 可见左侧膈肌在内侧弓状韧带水平突然中断。（引自 Müller NL, Fraser RS, Colman NC, et al. *Radiologic Diagnosis of Diseases of the Chest.* Philadelphia: Saunders; 2001.）

典型征象：膈肌撕裂的 CT 表现

- 一侧膈肌锐利的中断
- 网膜脂肪或腹部脏器疝入胸腔
- 疝入脏器呈束腰样狭窄（项圈征）
- 一侧膈面显示不清
- CT 敏感性：70%～90%
- CT 特异性：90%
- 薄层及多平面重建可提高准确性

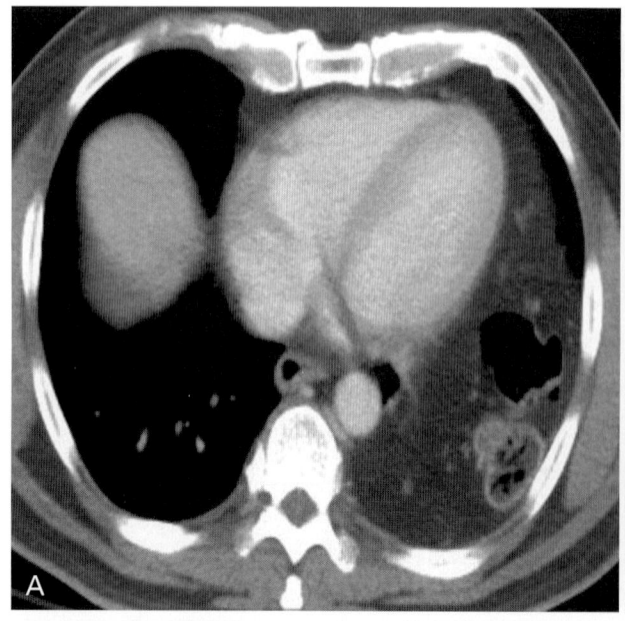
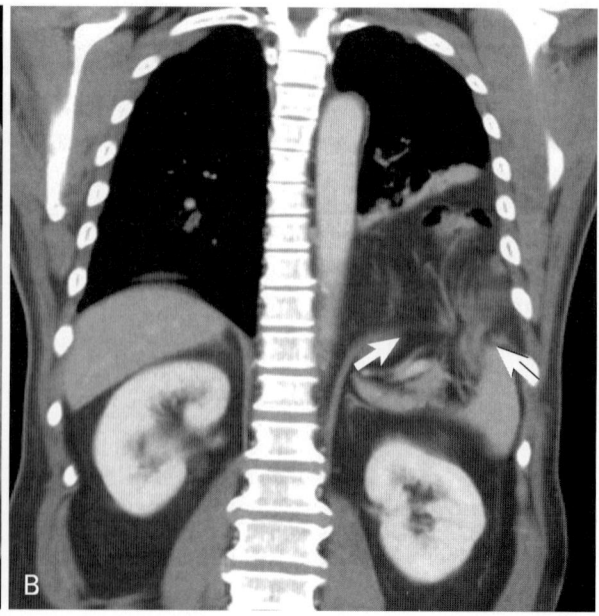

图 67.20　慢性膈肌损伤伴内脏依赖征和项圈征。轴面（A）和冠状面（B）CT 增强可见内脏脂肪和部分胃疝入左侧胸腔（内脏依赖征）。冠状面图像可见肠系膜形成的"项圈征"（箭，B）。

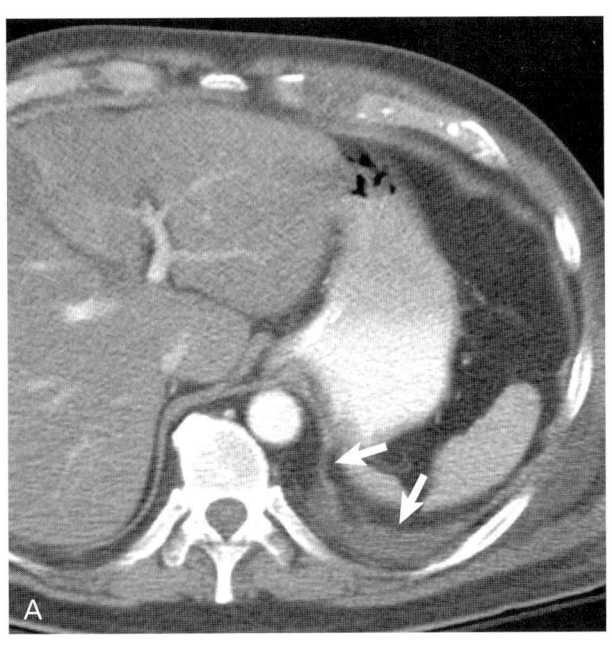
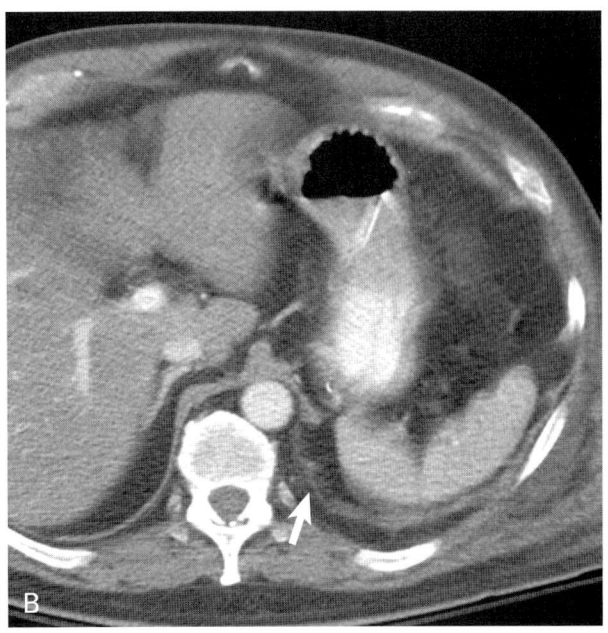

图 67.21 创伤性膈肌损伤。(A)和(B)轴面CT增强可见左侧膈肌抬高和形态不规则(箭),周围环绕高密度液体影,符合急性创伤性膈肌损伤及血胸。

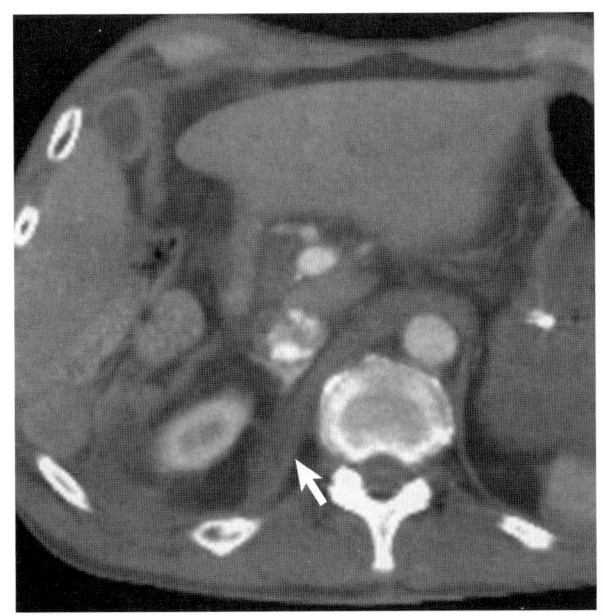

图 67.22 创伤性膈肌损伤。轴面CT可见右内侧膈肌不对称性增厚(箭),并伴相邻脂肪嵌入。此患者右侧膈肌出现较大破裂,后行手术修补。

3. MRI 虽然CT是诊断膈肌损伤的主要成像方法,但当X线平片与CT无法诊断时,心脏和呼吸门控MRI有助于病情稳定患者的诊断。MRI上,撕裂表现为T1WI与T2WI上低信号的膈肌局部不连续。

十一、骨性胸廓或胸壁创伤

胸部创伤时骨折固定是一个简单的过程,寻找继发邻近部位的损伤才是诊断的主要目的。

60%的胸部钝挫伤患者可发生肋骨骨折。车速低于50 km/h(30英里/小时)并系安全带的乘客常不发生肋骨骨折。由于骨骼缺乏弹性,肋骨骨折常见于老年人。最常见的肋骨骨折是第4至第9肋骨。

第1~3肋骨骨折与严重机械性损伤有关,14%的病例伴主动脉或大血管损伤,2%的病例发生气管支气管损伤。第10~12肋骨骨折与肾、脾和肝脏损伤有关。儿童肋骨骨折提示有严重的机械性损伤,常伴较高的病死率。胸骨骨折主要见于系安全带的乘客,受到严重机械性损伤的患者中8%会发生胸骨骨折。胸部钝伤者3%会发生胸椎骨折且易伴神经损伤。

连枷胸是一种临床诊断,其中吸气与呼气力学不匹配影响通气。4根或更多连续肋骨的段性骨折应提醒临床医生有发生连枷胸的可能。

胸锁关节和胸骨是评估骨折或脱位的重要部位,因为这些部位的损伤可引起邻近纵隔血肿,如果未发现骨折,则可能引起ATAI的关注。胸锁关节前脱位是最常见的脱位类型,胸锁关节后脱位虽然不太常见,但会增加气管、食管和大血管损伤的风险。虽然胸骨骨折会增加心脏损伤的风险,但与ATAI无关。

胸椎骨折常见于胸腰段。继发于过度屈曲和轴向载荷机制的楔形压缩和爆裂骨折是主要的骨折类型。胸椎骨折可导致严重的神经损伤(62%伴骨折或脱位),神经损伤通常是由于脊髓在该段椎管占据的空间大于颈椎、腰椎。此外,血供供应有限,受伤时几乎没有侧支储备,易发生缺血性损伤。

影像学表现

胸部X线和CT 锁骨骨折几乎均可在X线胸片上发现。许多肋骨骨折可由X线胸片诊断,但CT更敏感(图67.23,图67.10,图67.16)。肋骨骨折存在两种不同形式:皮质扭曲和骨折线。应特别注意常被忽略的皮质扭曲型肋骨骨折。

平行于胸壁的外周阴影表示胸膜外血肿,它与肋骨骨折相邻(图67.24)。胸膜外血肿,顾名思义是胸膜外的出血,不与胸腔相通,由损伤的肋间血管、肌肉和开放性骨折造成。胸膜外血肿在CT上表现为高密度的双凸或非凸性病变,使胸膜外脂肪向内移位,称为"胸膜外脂肪征"。每当发现大较大胸膜外血肿时,应考虑连枷胸的可能。三维重建图像常有助于在连枷胸的情况下观察肋骨创伤,并帮助外科医生制订手术计划(图67.25)。肋骨前端软骨骨折在钝挫伤中少见。这种类型的骨折最容易在最大密度投影或使用软组织窗的冠状面重建中见到,表现为肋软骨内的中央裂隙或局灶性气体影。

肩胛骨骨折提示严重的机械损伤,可见于57%的首诊胸片中。约50%的肩胛骨骨折患者可伴气胸。同侧锁骨下、腋窝或肱动脉损伤在肩胛骨骨折患者中占11%。

在胸部正位X线片上不易发现胸椎骨折;10%~30%的胸椎骨折可漏诊。椎旁血肿和降主动脉模糊或密度增高是椎体骨折的间接征象。胸椎骨折常伴胸骨骨折。2S法则是辅助诊断胸椎骨折的粗略经验方法:椎间距、椎弓根间距离、椎弓根间距和小关节面的宽度差异不应大于2 mm;此外,矢状面/侧位图像上椎体后缘高度比前缘高度不应超过2 mm。

胸部正位X线片上罕见胸骨骨折,但与肋骨骨折相似,在矢状面CT上容易见到,但在轴面图像上容易遗漏(图67.26~图67.28)。

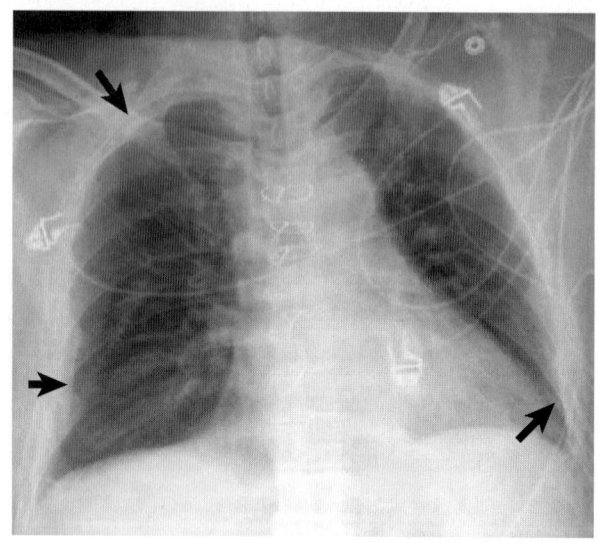

图67.24 肋骨骨折和胸膜外血肿。创伤患者的X线胸片可见双侧多处肋骨骨折,正位X线胸片不易识别。可见孤立、外周(箭)、平行于胸壁阴影,为邻近肋骨骨折的胸膜外血肿。

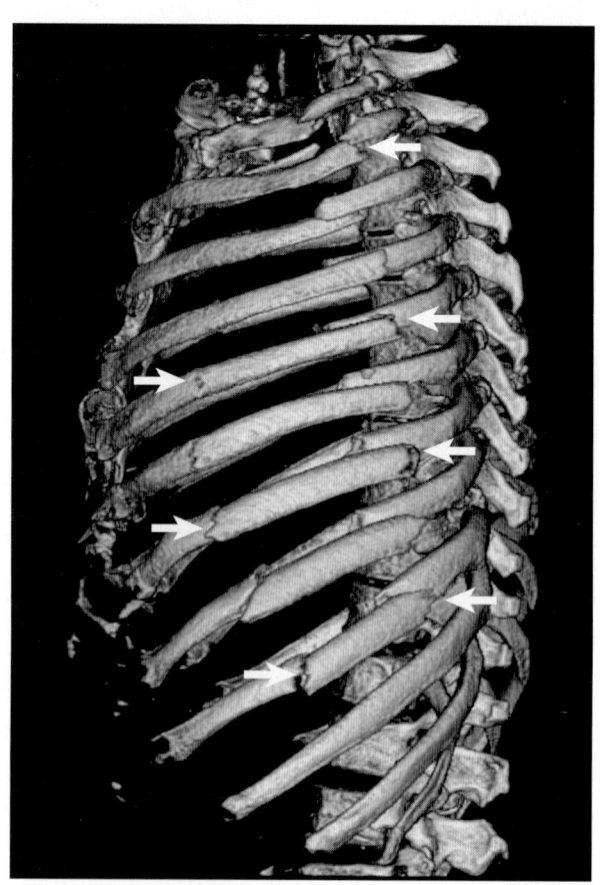

图67.25 树上坠落致肋骨骨折形成连枷胸。CT三维重建图像可见多根肋骨连续骨折(箭),一些为节段性骨折,临床上表现为连枷胸。三维重建图像有助于外科医生制订手术计划。

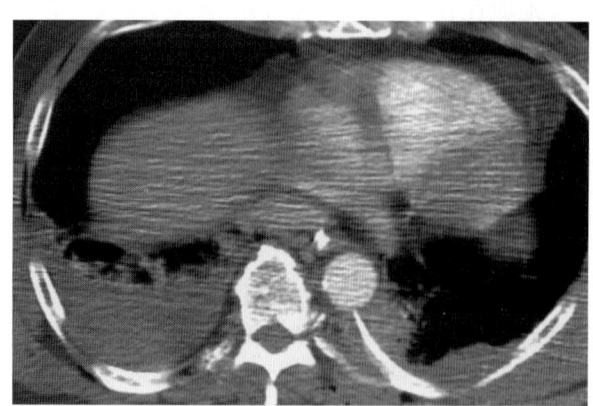

图67.23 肋骨骨折。轴面CT增强可见左后肋骨骨折移位,邻近降主动脉后壁。此患者进行了肋骨骨折手术固定。

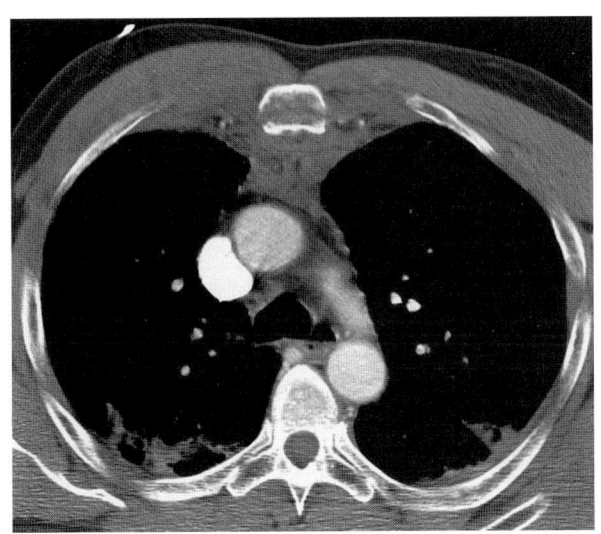

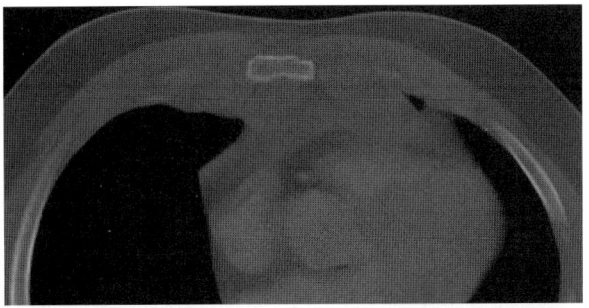

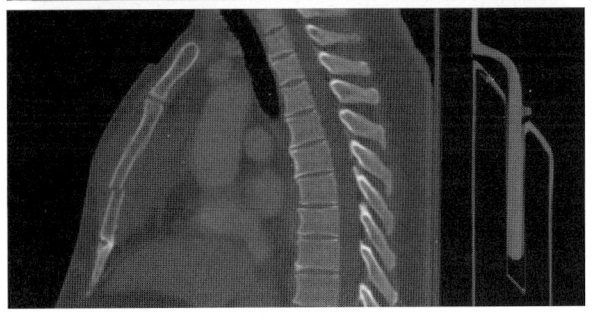

图 67.26 胸骨骨折。轴面 CT 增强可见冠状面胸骨骨折伴相邻纵隔血肿。出现胸骨损伤或肋软骨分离,尤其是出现血肿时,重要的是排除邻近内乳动脉的活动性出血外渗。

图 67.27 胸骨骨折。轴面(上)、矢状面(下)组合 CT 图像可见胸骨中段横断骨折伴纵隔血肿。骨折在轴面图像上不明显,但在矢状面图像上很明显,说明多平面成像的意义和重要性,尤其在发现胸骨骨折时。

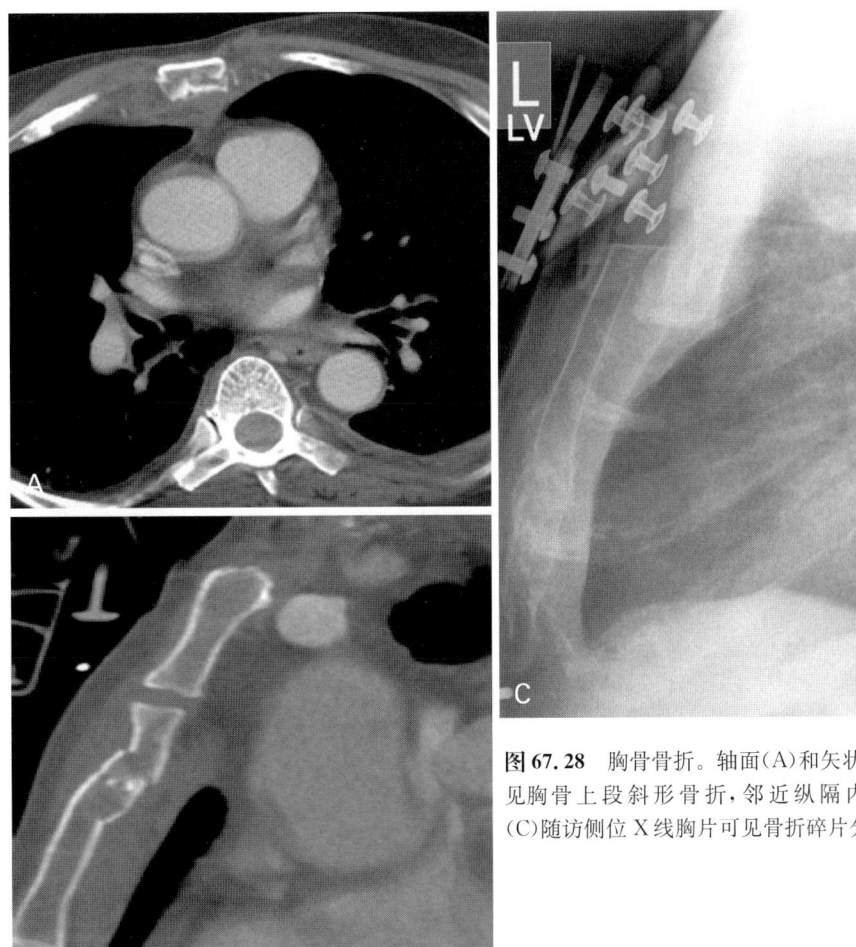

图 67.28 胸骨骨折。轴面(A)和矢状面(B)CT 可见胸骨上段斜形骨折,邻近纵隔内少量出血。(C)随访侧位 X 线胸片可见骨折碎片分离加重。

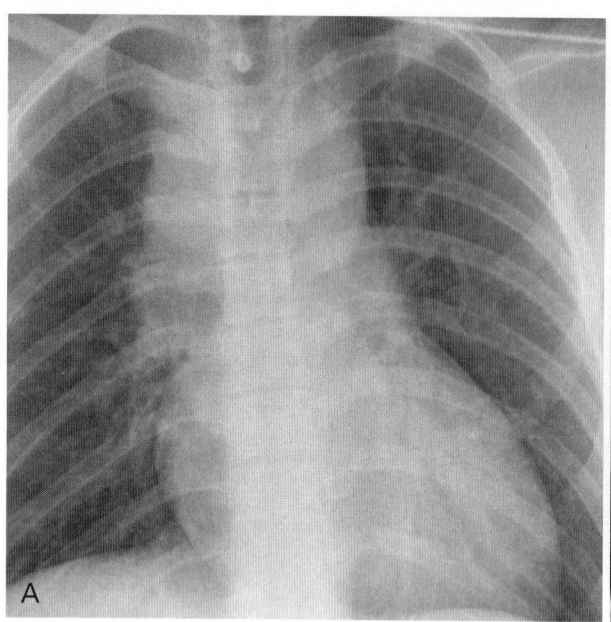
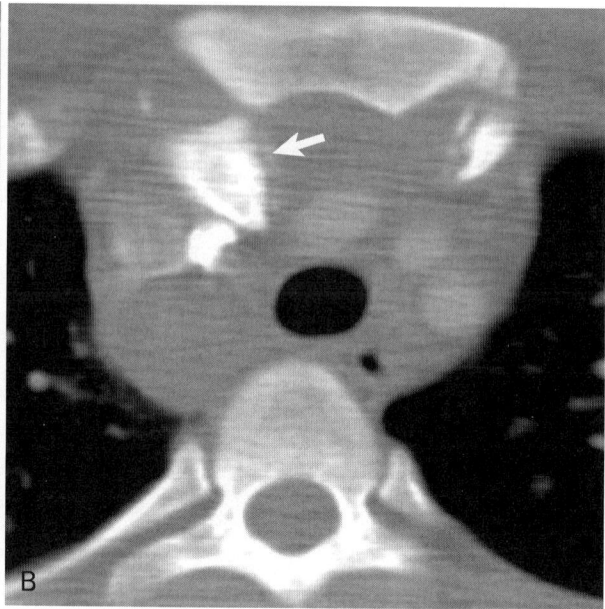

图 67.29 胸锁关节后脱位。(A)正位 X 线胸片可见创伤后纵隔增宽、密度增高,与急性创伤性主动脉损伤有关。(B)CT 增强可见广泛纵隔出血伴右胸锁关节后脱位(箭),大血管、主动脉分支血管或主动脉未见损伤。

　　X 线胸片上很难观察到胸锁关节脱位,在 CT 上易发现(图 67.29)。对于胸锁关节后脱位的患者,应仔细检查排除气管、食管和大血管撞击或损伤。

要点

- X 线胸片对创伤患者的主要价值在于显示纵隔血肿的依据并排除大量气胸
- 正常 X 线胸片在排除 ATAI 方面的阴性预测值为 98%
- CT 是评估临床或影像学表现提示 ATAI、椎骨骨折、肺撕裂伤或胸部钝挫伤后膈肌撕裂患者的首选影像学检查方式
- 理想情况下,CT 应采用薄层(1 mm)扫描、薄层(1~2 mm)重建和进行多平面重建
- 对于无纵隔血肿的患者,高质量、CT 增强显示主动脉形态正常,排除 ATAI 的预测值为 100%
- CT 多平面重建可提供胸椎骨折的最佳图像,并对疑似胸骨骨折进行有效的评估

推荐阅读

Alkadhi H, Wildermuth S, Desbiolles L, et al. Vascular emergencies of the thorax after blunt and iatrogenic trauma: multi-detector row CT and three-dimensional imaging. Radiographics. 2004;24:1239 – 1255.

Miller LA. Chest wall, lung, and pleural space trauma. Radiol Clin North Am. 2006;44:213 – 224.

参考文献见 ExpertConsult.com.

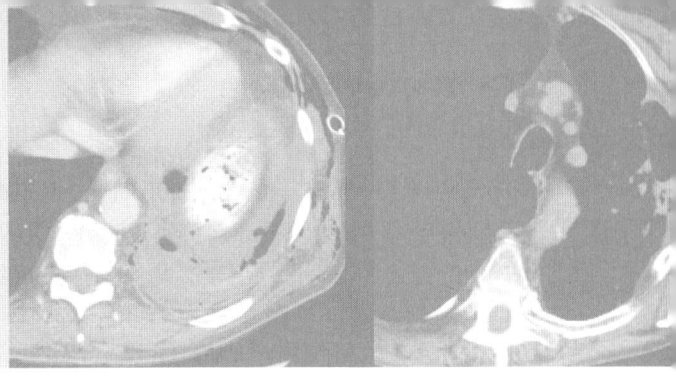

第68章

术后并发症[*]

Mylene T. Truong | Carol C. Wu | Charles S. White

心、肺疾病可行外科手术治疗。胸部外科手术包括肺切除、肺移植、心血管手术和纵隔手术，以及胸膜和胸廓成形术。本章回顾外科手术流程、适应证、术后影像表现、并发症及可能出现的并发症。在重症监护室中的术后表现，如支持通路和导管移位及心肺疾病，如肺水肿、肺炎、气胸、胸腔和心包积液及肺栓塞，将在另一章中阐述。

一、开胸手术及胸壁手术

开胸手术为经手术切口进入胸部的手术。常采用后外侧切口，经第 5 肋间切断背阔肌后，在胸外侧形成较大的横行切口。此切口始于腋前线，后向后下方延伸至肩胛骨下端，止于胸椎和肩胛骨内侧缘之间。在年龄大于 40 岁的患者中，常规将切口水平肋脊角处的肋骨切除以防止肋骨骨折。胸腹联合切口是从后外侧切口沿第 7 或第 8 肋间隙向前方延长至肋弓再进入腹腔。腋窝开胸术或小切口开胸术是从腋前线到胸部正中，进行线性切开。它避免切开部分肌肉，最重要的是避免切开背阔肌。前或前外侧小切口开胸术是从腋中线开始沿着乳房下皱襞走行，止于胸骨旁。正中胸骨切开术是从胸骨上切迹至剑突行正中切开。局限性前胸切口长度一般小于 10 cm。双侧前外侧切口结合横向切口形成"蛤壳式"切口。电视辅助胸腔镜手术（video-assisted thoracoscopic surgery，VATS）采用位于腋前线和腋后线的第 3～5 肋间切口，可放置光纤摄像机和手术器械。目前越来越多地使用单孔 VATS，而不使用多切口入胸，这样

不会引起额外的术后并发症。在机器人技术方面的进步将机器人外科技术和 VATS 相结合，产生了众所周知的机器人辅助胸腔镜手术（robot-assisted thoracic surgery，RATS）。

胸壁手术的目的是切除病变，其切缘需足够宽以清除病变，同时又可使手术留下的缺损闭合。胸壁重建的两个目标为覆盖缺损和恢复胸壁刚性，组织缺损常用皮瓣进行修补。软组织皮瓣内包括骨骼、筋膜、肌肉、脂肪或由这些组织共同构成。皮瓣可由供区移到受区（游离皮瓣），经手术建立新的血供，或经旋转到达受区，它经皮瓣蒂连接到供区位置，血供依然保持。游离皮瓣需精细的显微外科技术以确保足够的血流灌注。带蒂皮瓣常用于胸部肿瘤切除，这是因为手术难度不大及术后灌注可保证。皮瓣的命名包括移植组织的类型、移植的距离（局部或远处）、蒂的数量及类型。胸外科手术中常使用肌皮瓣和大网膜瓣。大网膜瓣常移植到胸骨后，修补手术造成的前膈膜缺损。为恢复胸壁的刚性，外科医生可使用修复材料（筛网、金属）或自体组织，如阔筋膜。合成材料的重要特性包括刚性、韧性、惰性（可使纤维组织长入其中）和透过性（有利于影像学评估）。

（一）适应证、禁忌证、用途以及相关机制 正中胸骨切开术为术者提供了开阔的前纵隔视野，是心脏直视手术的首选切口。后外侧开胸术是肺切除手术、食管手术、后纵隔手术及主动脉重建术的标准术式。胸腹联合切口主要适用于食管手术。腋下小切口主要适用于肺叶切除术。前切口常适用于开胸肺活检

* 编者和出版社感谢 Thomas O. Flukinger 博士为本书上一版相关主题提供的材料。这是本章的基础。

以及某些食管手术。局限性前切口已应用于微创心脏外科手术。蚌壳式胸外切口主要适用于双肺移植，以往蚌壳式胸外切口也用于双肺原发性或转移性恶性肿瘤的手术。现在这些手术多经 VATS 完成，VATS 在诊断和治疗中的应用越来越普遍。

胸壁切除术最常用于胸壁肿瘤，包括原发性和转移性肿瘤。5%～8% 的肺癌累及壁层胸膜和胸壁，需要完全切除受侵犯的胸壁。其他常见的胸壁切除指征包括放射性坏死、重症感染和创伤。为修补胸壁切除所致的缺损，胸壁重建术适用于全层骨质缺损，它可引起胸壁出现反常运动。胸壁重建术也用于矫正胸壁畸形，多为先天性畸形，如漏斗胸和胸骨裂，其中胸骨裂是由于中线融合失败而导致胸骨分离，使心脏和大血管失去保护。

胸内皮瓣的适应证包括修补气管食管瘘；支撑气管、支气管和食管吻合口；修补食管穿孔；修补支气管胸膜瘘；填补组织缺损；加固胸壁以及消除脓胸切除治疗术后的残腔。大网膜皮瓣提供可靠的血供，常用于填补肌瓣残留的间隙、治疗胸骨切开术后纵隔炎和慢性深部软组织感染。

（二）相关疾病的影像学表现　在术后首次影像检查中，通过皮钉可标注手术部位。目前自动缝合器使用钛钉，明显减少了 CT 和 MRI 图像的伪影。开胸术后前几周，CT 可发现切口周围轻微的软组织肿胀和皮下气肿。长期观察，CT 也可发现切口下方肌肉长期失神经支配后的萎缩。胸壁切除与重建术后，影像检查可显示轻度到重度的肌肉骨骼变形，这取决于手术的类型、程度以及较大范围重建所致的纵隔移位。

正中胸骨切开术后可见胸骨正中垂直线上排列着 4～7 根不锈钢丝，胸骨影像也可显示胸骨间隙、错位（腹-背错位）、嵌塞（两部分胸骨相互重叠）。尽管术后最初几个月影像可显示胸骨无愈合或有少许愈合迹象，但术后 1 年，所有病人均应能完全愈合。CT 可显示整个胸骨切口部位骨皮质连续，但轻微的胸骨不规则可持续存在。胸骨切开术后第 1 周，X 线胸片可显示气体影，表现为胸部和颈部皮下线状影、纵隔或胸骨后间隙小片状低密度影。胸骨后积气在侧位 X 线胸片上显示最佳，常持续存在数周。胸骨切开术后 1 周内，常可见少量纵隔和心包积液，可造成胸骨后软组织增厚和纵隔增宽，需要与纵隔炎相鉴别。

在胸部正位 X 线片上，胸内皮瓣可引起心脏和纵隔轮廓的改变。大网膜皮瓣常表现为胸骨后或肺门周围软组织影。在 CT 上，移植的大网膜常表现为

线影，为网膜血管影和因水肿而致的脂肪密度增高共同形成，呈"烟雾状"。大网膜瓣常可从腹腔经前膈肌到达胸内的最终位置。CT 上胸腺和纵隔脂肪垫常表现为近端气道旁的脂肪密度影。尽管依据患者年龄，胸腺组织也可为软组织密度影。

胸内肌皮瓣表现为软组织密度影，如果其特征未被发现，易与肿瘤复发相混淆。由于特征部位的血管蒂和肌肉构造不同，肌皮瓣具有各种影像表现。前锯肌和背阔肌皮瓣常位于胸部后外侧，表现类似脓胸。在胸骨后下区域常可见腹直肌皮瓣。单侧胸大肌皮瓣可造成胸片上双侧肺野透过度不一致。肋间肌皮瓣常见于椎旁区、奇静脉食管隐窝，常起源于后外侧胸壁。CT 上肋间肌皮瓣呈曲线，伴脂肪密度和线样钙化，考虑为骨膜残留所致。

随着时间的推移，CT 上可见皮瓣因肌肉失去神经支配、废用和脂肪浸润而发生萎缩。Gore-Tex、甲基丙烯酸甲酯、不锈钢网常用于修补胸壁缺损，CT 上表现为不同厚度的高密度线影。

（三）潜在并发症及影像学表现　胸壁手术并发症包括连枷胸、翼状肩胛、瘘管形成、切口裂开、切口感染、皮下积液、皮瓣移植失败以及肺疝、肠疝。

切口裂开由于伤口愈合不良所致（图 68.1），也可由伤口感染所致。危险因素包括糖尿病、高龄、肥胖和术后创伤。影像学检查可发现相互接近组织间的裂隙影，并随着时间延长而逐渐扩大。胸骨正中条纹影（胸骨中线纵行透亮影）逐渐扩大也可提示胸骨裂开。90% 以上的胸骨裂开患者 X 线胸片上可见胸骨线移位。胸骨线移位是胸骨裂开的唯一最佳影像学征象，常在早期发现。然而，反复的胸骨切开也可

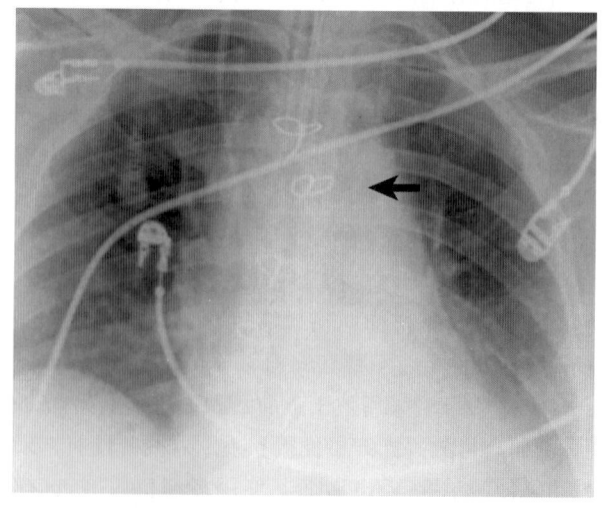

图 68.1　CABG 后胸骨裂开。胸部正位 X 线片可见金属线未对齐，以头端为起点，第 2 条金属线向左侧移位（箭）。

引起胸骨线移位。裂开及移位的胸骨线可延伸到胸骨旁软组织中，或发生于胸廓其他部位，但罕见。

胸壁手术和开胸手术后伤口感染包括骨和软组织感染。约 5% 的胸壁重建患者在术后可发生伤口感染，是由于修复网片适宜细菌生长。胸骨切开术后的软组织感染和骨髓炎是临床上的难题。胸骨感染的 CT 表现包括胸骨旁软组织条影、窦道、胸骨侵蚀和脓肿形成。CT 窦道造影可确定其深度及其与纵隔之间的交通。早期胸骨骨髓炎与手术引起的轻微胸骨边缘不规则很难鉴别，直到后期才很明显。

皮下积液是手术部位局限性的浆液性液体积聚，它是术后早期常见的并发症，几乎发生于所有的网和硅胶植入术后。皮下积液在 CT 上表现为卵圆形液体积聚；在超声上表现为无回声液体积聚。典型的皮下积液常在反复抽吸后吸收，或在几周内自行消失，但也可持续存在，阻止组织间隙闭合及伤口愈合。

皮瓣移植失败分为部分失败和完全失败。部分失败是指仅部分皮瓣正常存活，皮瓣出血和感染，可导致局部皮瓣失败，在影像学上表现为皮瓣体积增大。完全性失败几乎均由血管蒂断裂而引起，最后导致皮瓣坏死。经肋间隙疝出的肺疝是一种罕见并发症，由胸壁缺乏完整性所致，侧位及斜位平片可见肺实质位于骨性胸廓外，CT 扫描可清楚显示疝的部位和程度（图 68.2）。肺疝为良性病变，但有极少可发生肺绞窄。肠疝可发生于任何伴网膜瓣的手术后，因为该手术为通过前膈肌的肠祥创造了潜在的通道。影像学检查常可明确诊断肠疝，表现为肠祥进入胸腔。

二、肺切除术

肺切除术是指通过开胸手术、VATS 或 RATS 切除肺实质、结扎供应靶肺段的血管及切除近端的相关支气管。在一些病例中，还包括切除部分胸壁、膈肌、心包以及相关血管。

楔形切除术或非解剖亚肺叶切除术是指切除小的楔形肺组织，常通过 VATS 进行。肺段切除术是切除一个独立的支气管肺段，可通过一个小切口开胸或 VATS 进行。肺叶切除术包括切除完整的肺叶、脏层胸膜及相关气道和肺血管，可通过开胸术、VATS 或 RATS 完成。其他的肺部术式包括支气管袖式切除术，剩下支气管的近端和远端经端端吻合重新连接。

全肺切除术常采用后外侧切口，经 VATS 或 RATS 进行，切除一侧肺叶及脏层胸膜，还包括切开

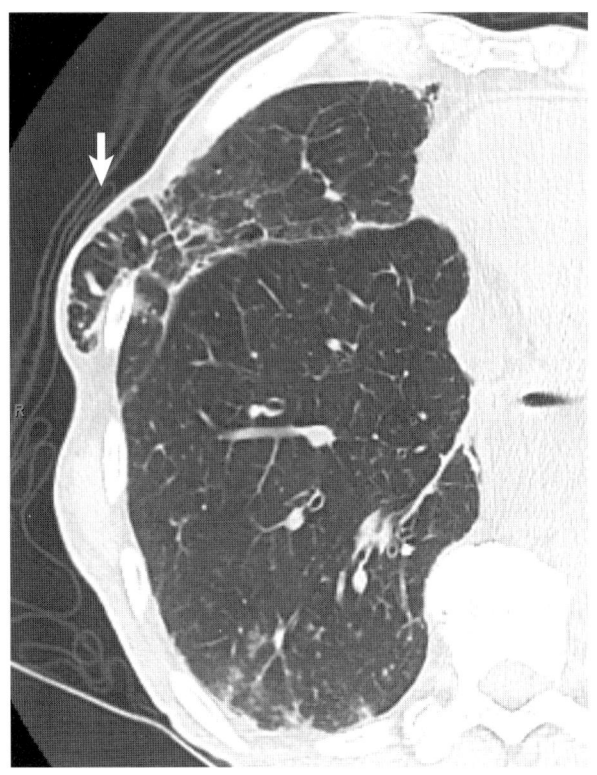

图 68.2 肺疝，男性，16 年前接受过右胸切开进行食管切除术。在肾肿块的术前评估中，胸部 CT 可见右肺中叶外侧段（箭）的一部分疝入右侧胸壁。

肺门和结扎同侧主支气管、肺动脉、上肺和下肺静脉。全肺切除术可在心包内或心包外进行，这取决于在心包腔内还是心包腔外切开肺门。全肺切除术后常使用邻近组织（胸膜或网膜）覆盖主支气管残端以减少漏气的可能性。相反，在胸膜外全肺切除术中，外科医生除切除肺及脏层胸膜外，还需切除壁层胸膜、同侧膈肌和心包。

肺减容术用于切除肺上叶气肿组织，常进行楔形切除。肺减容术采用胸骨正中切口或 VATS 完成，并且通常作双侧。肺大疱切除和肺气囊切除术分别切除肺大疱或气囊。巨大肺大疱切除术切除较大的肺大疱；肺尖肺大疱切除术切除位于肺尖的肺大疱。肺气囊和肺大疱的主要区别在于，肺气囊是空气在脏层胸膜内的聚集，而不在肺实质内。肺大疱和肺气囊切除可经 VATS 进行楔形切除。

（一）适应证、禁忌证、用途以及相关机制 楔形切除可用于诊断不明确的肺结节、转移瘤切除、I 期肺癌且不能耐受大范围切除的患者，包括老年和心肺功能减退的患者。楔形切除可替代解剖切除，适用于与腺癌相关的亚实性病变，以及以往曾行肺切除的患者，以保留肺组织及保存肺功能。跨肺叶的楔形切除术也用于获取弥漫性肺疾病患者的组织病理学诊断。

肺段切除主要用于肺部化脓性病变,如肺结核和支气管扩张,也可用于部分肺癌患者。袖状切除适用于切除邻近右肺上叶、左肺上叶及左肺下叶支气管的肿瘤。肺叶切除是早期非小细胞肺癌的首选治疗方法。全肺切除适用于贴附于肺门结构或跨叶间裂生长的中央性肺癌。广泛的炎性病变偶尔也可行全肺切除。既往手术的肺部肿瘤复发后可行全肺切除。相比之下,胸膜外全肺切除主要用于治疗恶性胸膜间皮瘤。肺减容术为一种姑息性手术,对于重症肺气肿患者是一种可行的治疗方法。巨大肺大疱是指一个肺大疱的范围超过一侧肺体积的30%,可引起呼吸困难,并可挤压正常肺组织。肺尖肺大疱和肺气囊切除用于治疗因肺大疱或气囊破裂而出现临床症状的自发性气胸。

(二)相关术后的影像学表现　肺切除术后,影像学可见切口部位特征性的钉线。切口边缘的局部肺不张、水肿和出血表现为密度增高影,这些阴影常在几天或数周内减低及吸收。一段时间后,切口边缘可见表现为软组织影的肉芽组织生长。术后胸腔最初可见积液,后经代偿机制而逐渐吸收。这些机制包括余肺膨胀、肋间隙变窄、横膈抬高、纵隔移位和胸壁向内移位。这些变化发生的程度与肺切除的范围和患者潜在的心血管疾病有关。

楔形切除和肺段切除术后,在几天内由于同侧肺组织的膨胀可使胸腔完全闭合。肺叶切除术后,胸腔常在1周内闭合,主要为同侧肺膨胀及旋转所致,膈肌略抬高和纵隔移位也会起一定作用。有时,胸腔内可见少量液体,可持续数月,影像学表现类似手术部位的肺叶萎陷。由于残肺代偿性膨胀,其密度可减低,血管纹理增宽。肺叶切除术后早期,胸片上常可见少量气胸或胸腔积液。约一半肺上叶切除患者,在术后出现"膈上尖峰征",表现为在膈肌中点或近最高点处,凸向上的小三角形阴影,其在肺叶切除术后数周内出现概率逐渐增多,常见于右侧。

全肺切除术后,胸腔可含较多空气和少量液体。在术后第1周,约1/2～2/3的胸腔逐渐充满液体,气体缓慢吸收(图68.3)。常在3～7个月内,也可在数周内,因代偿机制可致一侧胸腔完全不透明。相反,胸膜外全肺切除术后残腔填充得较快,1周内可完成,因为胸膜切除后液体就可完全充满胸腔。气-液平面可缓慢上升,尽管肺尖少量气体可持续存在,但无临床意义。

全肺切除术后残腔常在数周至数月闭合。一段时间后,约1/3的全肺切除术后患者的胸腔积液可完全吸收,可见残存的纵隔结构以及纤维组织增厚。其余2/3患者中,可见多少不等的胸腔积液。术后最初几天内,气管和纵隔结构保持在中线,数周至数月后逐渐移向术侧,移位的程度主要取决于对侧肺的顺应性。那些出现积液的患者纵隔移位常不明显。全肺切除术后CT上可见树桩状血栓形成,它是发生在肺动脉残端的原位血栓(图68.4),可见于术后约10%的患者中,多见于右肺动脉残端。树桩状血栓很少发生于肺叶切除术后。是否用抗凝剂治疗,仍有争议。

肺减容术后,胸片可见横膈抬高,弧度增大,胸廓前后径缩小,胸腔横径略缩小或无变化。在肺减容术后数月内,CT检查常可见胸腔内的气管长度缩短,横断面积增加。

(三)潜在并发症及影像学表现　持续性漏气是肺切除术后重要的临床并发症,特别是对高度易碎的肺气肿进行手术操作时(图68.5)。肺减容术后,脏层胸膜内陷可引起胸膜腔三角形积液和积气,形成不典型的气胸、胸腔积液以及肺部病变。尤其是,肺底气胸是肺减容术后独有且经常发生的并发症。

肺切除术后,异常纵隔移位可提示出现病变,例如,左全肺切除术后纵隔未向左移位,提示肺切除术后残腔被气体、血液、乳糜和液体填充,可能会出现支气管胸膜瘘、脓胸和/或肿瘤生长(图68.6)。体积膨胀另一个征象是纵隔从正常外凸曲线变为患侧的凹曲线,此征象常见于脓胸。另外,对侧肺体积缩小,例如肺纤维化,可防止代偿性过度充气和肺不张,有时可解释纵隔未向切除肺一侧移位。CT为诊断引起异常纵隔移位病变的最佳方法。

肺切除术后支气管胸膜瘘是支气管残端与胸膜腔之间存在交通,由支气管残端裂开所致。这种并发症常发生在术后最初2周内,也可在术后数月内发生。肺切除术后支气管胸膜瘘的发生率不一,胸膜外全肺切除、全肺切除和肺叶切除术后发生率分别为5.8%、3%～6%和0.5%～1%。支气管胸膜瘘的风险因素包括炎性疾病、术前放疗、支气管残端残留肿瘤、糖尿病和累及右肺切除。

支气管胸膜瘘(bronchopleural fistula, BPF)可引起气胸,晚期患者可引起胸腔感染,形成脓胸(图68.7)。X线胸片上,全肺切除术后气-液平降低>2 cm是支气管胸膜瘘的敏感指标。支气管胸膜瘘的其他指标包括出现新的气-液平以及手术部位出现包裹性胸腔积气增多。1～2 mm层厚的薄层CT有时可显示支气管残端与胸膜腔之间的瘘管(图68.3),间接征象如支气管残端周围小气泡也提示BPF。

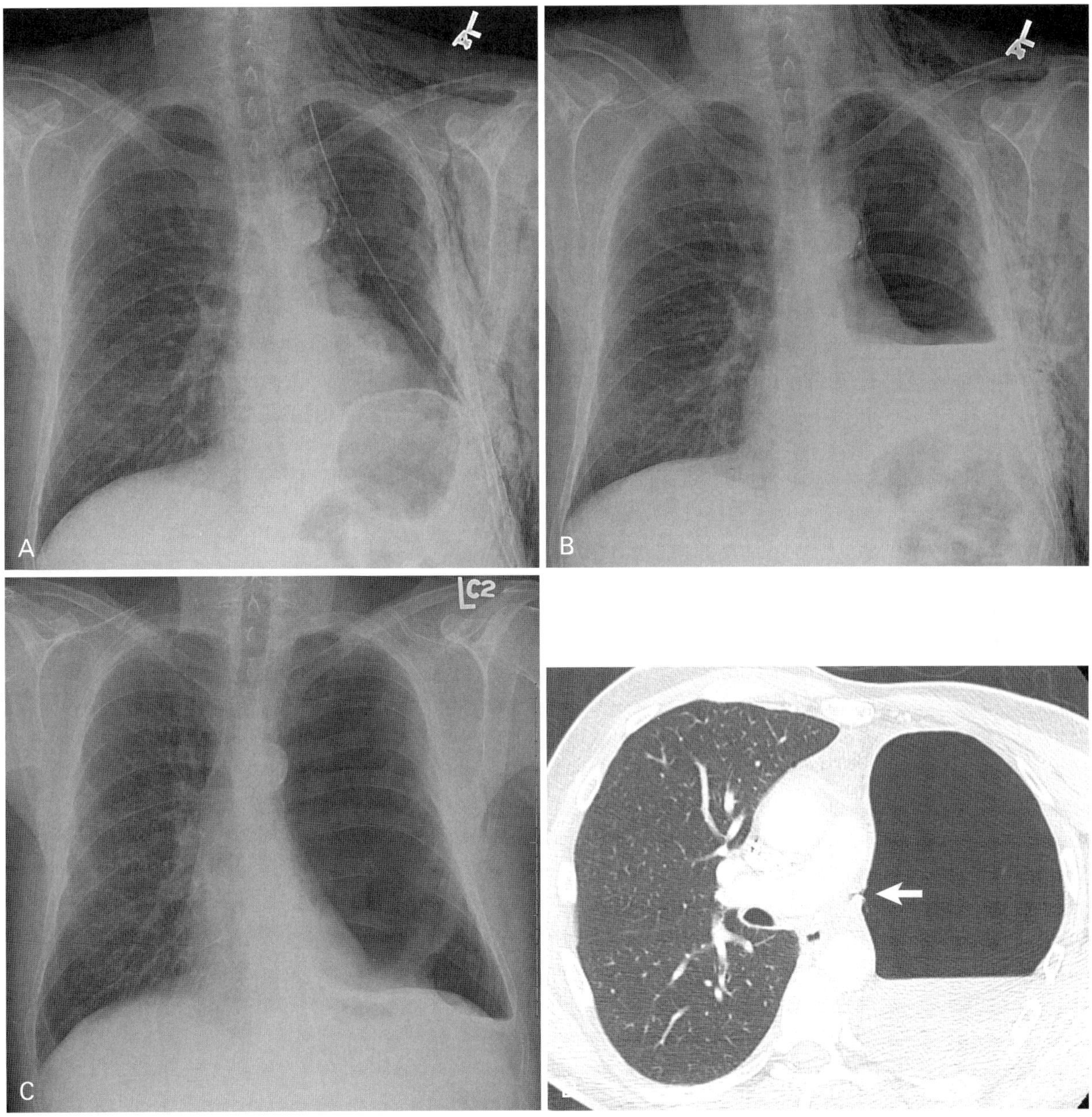

图 68.3 支气管胸膜瘘。男性,因左肺上叶中央型肺癌行左肺切除术后。术后第 1 天,可见左肺切除部位出现气体(A)。术后第 3 天(B),肺切除部位逐渐充填液体,可见气-液平。然而,术后 20 d,患者出现气短和虚弱。X 线胸片(C)可见左侧残腔气体量增加,在压力作用下心脏和纵隔移向对侧,左心缘变扁平,怀疑出现漏气。CT(D)可见左主气管和左侧残腔相通,符合支气管胸膜瘘(箭)。

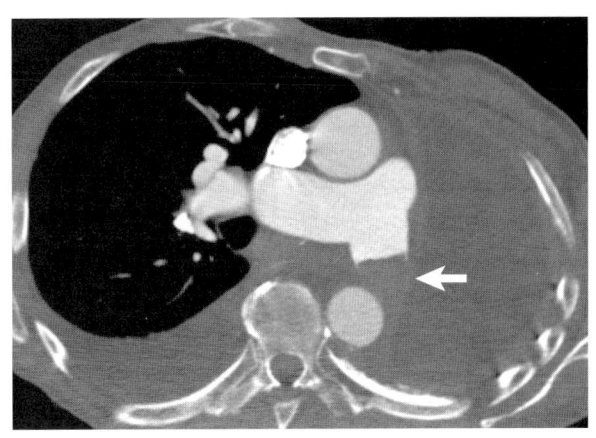

图 68.4 肺动脉残端血栓。男性,2 年前因胸膜间皮瘤行左侧胸膜外肺切除术。CT 增强可见左肺动脉残端血栓(箭)。

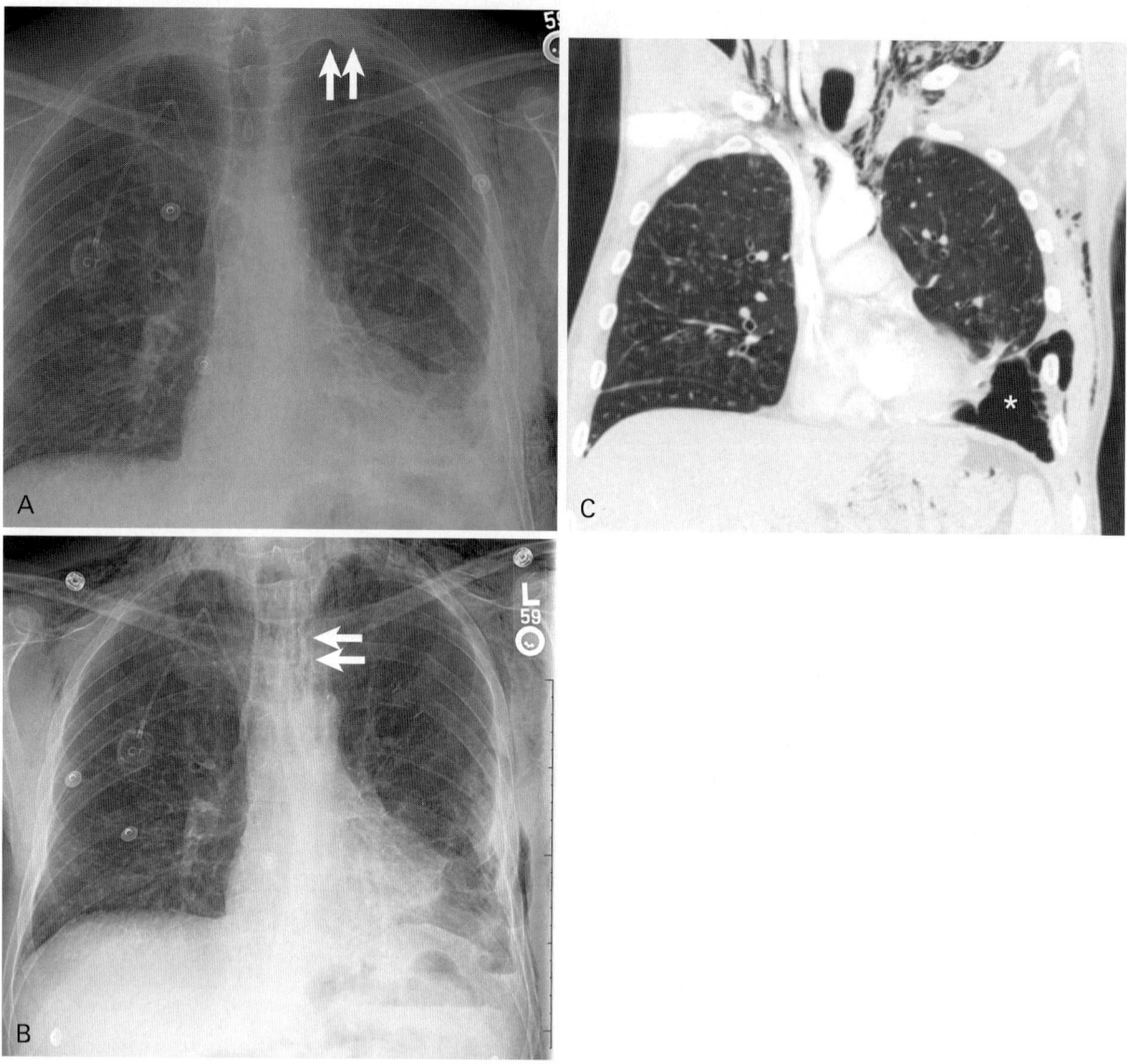

图 68.5 漏气。因胸腺瘤左侧胸膜转移切除术后出现漏气。左肺上叶舌段和左肺下叶楔形切除术后 3 d,X 线胸片(A)可见左侧少量气胸(箭),左侧胸壁皮下气体影。术后 10 d(B),X 线胸片可见皮下气体增多,左侧气胸和纵隔积气(箭)。CT(C)可见漏出气体位于左侧胸腔(星号)靠近舌段楔形切除部位,延伸入左侧胸壁皮下软组织,并向上进入颈部和上纵隔。

术后早期在 X 线胸片上即可发现脓胸,表现为全肺切除术后液体快速充填以及纵隔向对侧移位。CT 可见全肺切除术后胸腔充满液体,可呈中等密度,并对邻近心脏和纵隔具有占位效应。CT 也常可见壁层胸膜不规则增厚,增强后可见强化(图 68.8)。

全肺切除术后综合征是一种少见的并发症,表现为同侧纵隔明显移位,引起对侧主支气管受压,常发生在儿童和青年进行全肺切除术后的数月至数年(图 68.9)。它造成对侧主支气管受压(图 68.9),几乎均发生于右全肺切除术后。全肺切除术后综合征的 CT 表现为纵隔明显向右、向后移位伴心脏和大血管逆时针旋转。CT 还可见左肺过度充气,伴左肺明显疝入

到右胸前部。由于气管和左主支气管向右旋转,它们可被拉伸,并被前方的主动脉弓和左肺动脉、后方的降主动脉和胸椎压迫。出现的临床症状包括:气道狭窄所致喘鸣、分泌物清除功能障碍所致反复发作的感染。可通过将扩张器或胸壁植入物置入肺切除术后空腔,使纵隔复位至中线。

肺扭转是指肺叶切除术后早期发生的一种罕见且严重的并发症,其所在的支气管血管蒂上残余肺叶发生旋转,肺血管挤压可致肺梗死及死亡。

早期影像学表现为扭曲的肺叶支气管受挤压引起肺叶不张。动脉快速挤压导致肺淤血,X 线胸片表现为患侧肺叶出现迅速扩大的实变影,扭转的肺叶

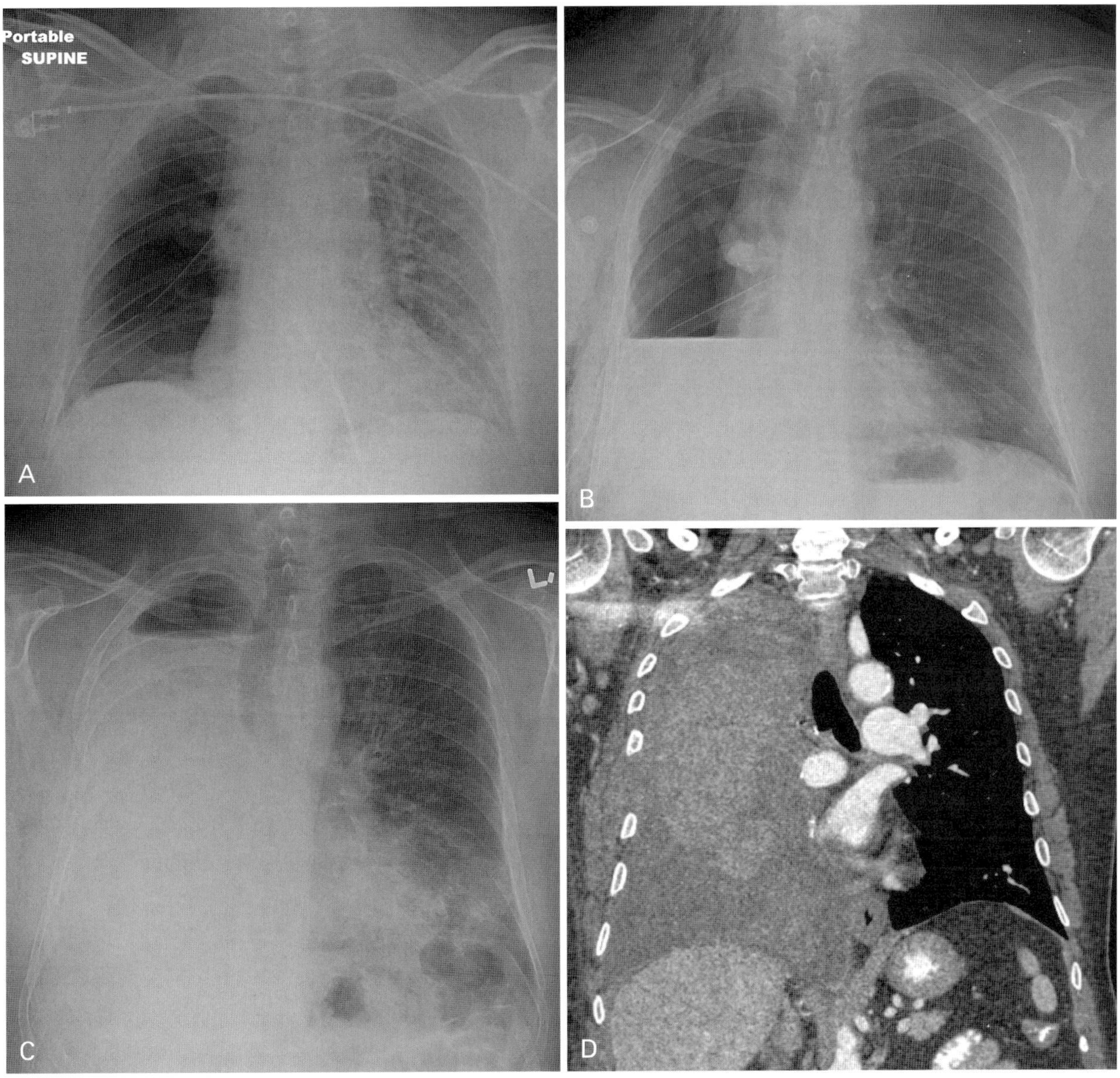

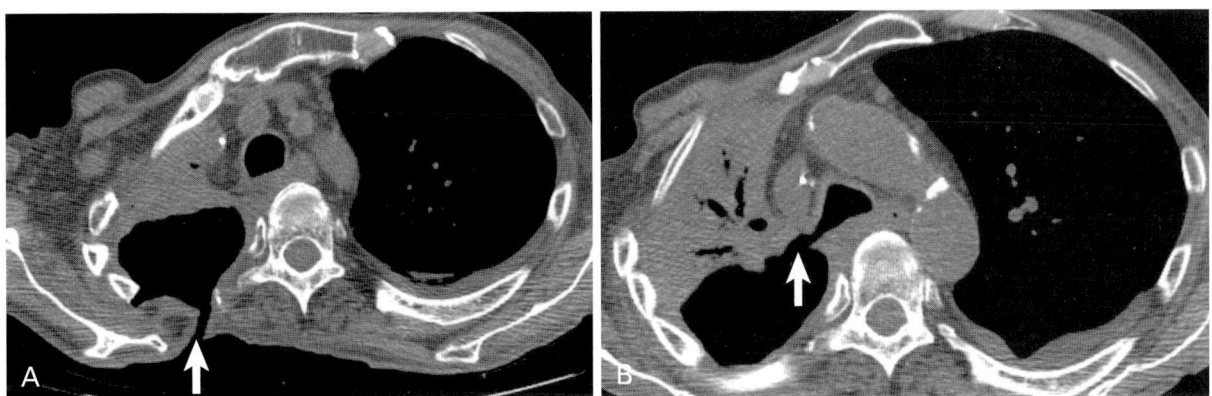

图 68.6　血胸。男性，因右上叶肺癌行全肺切除术。术后 1 d(A)、2 d(B) 和 18 d(C) 系列 X 线胸片可见预期充填。然而，术后 1 个月，患者出现气短，实验室检查显示红细胞压积下降。胸部 CT(D) 可见右侧胸腔积液不均匀高密度影，符合血胸。该患者行电视辅助胸腔镜手术清除血胸。

图 68.7　支气管胸膜瘘。男性，非小细胞肺癌放射治疗后出现支气管胸膜瘘。由于脓胸行 Eloesser 右胸廓成形术及胸壁切除术 (箭，A)，可见右主支气管与右后胸膜腔相交通(箭，B)。

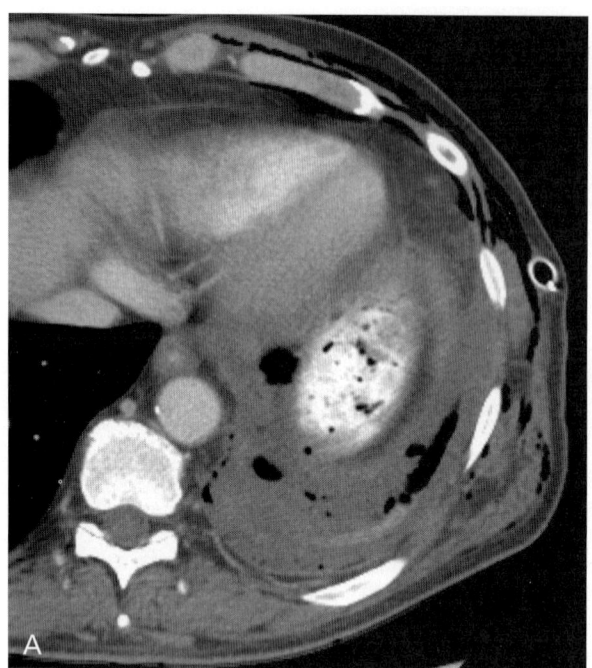

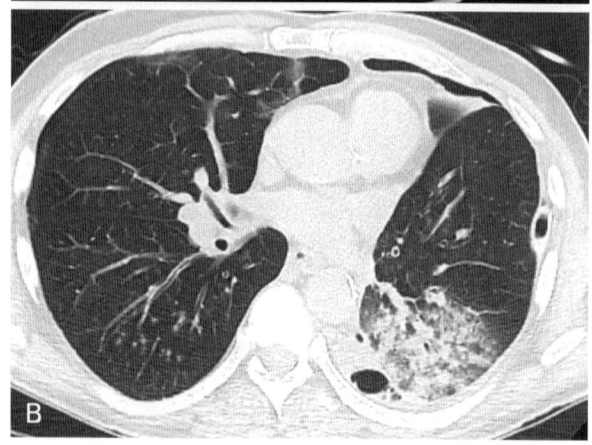

图 68.8 脓胸。因肺癌行左肺上叶切除,术后 5 d 出现脓胸。CT(A)可见左侧包裹性胸腔积液,周围强化。左肺下叶可见实变及磨玻璃影,符合肺炎(B)。

CT上表现为体积增大、实变,以及因血流不畅而致强化密度下降。其他CT表现包括近端肺动脉和相关支气管逐渐变细及闭塞,以及病变肺叶内出现磨玻璃影。右肺中叶扭转是右肺上叶切除术后最常见的并发症(图 68.10)。

心脏疝是全肺切除术后极为罕见但可致死的并发症,与心包切开或部分切除而未予缝合或修补者有关。心脏疝经缺损进入空的右半或左半胸腔(图 68.11)。它发生在术后最初 24 h 内。如未及时诊断,病死率近 50%。X线胸片可诊断右侧疝,表示心脏移位到右胸。右侧疝的早期征象表现为心脏右缘局部隆起,代表右心房早期疝,称为雪锥征。相比之下,左侧疝很难在后前位 X 线胸片上诊断,唯一可靠的诊断

征象是在侧位 X 线胸片上可见向后移位的心脏,CT可见心脏移位到胸腔内,因此较易识别心脏疝。

三、肺移植

肺移植包括提取供体肺、切除受体的病变肺以及植入供体肺。供体肺的提取首先包括分离胸腔附着处、切断与左心房相连的肺静脉和分离支气管、肺动脉。不同于其他的肺切除术,移植受体肺切除手术中,肺动脉结扎需要选在更远端,刚超过上叶支气管第一分支。移植包括 3 个吻合口,由后向前依次吻合支气管、肺动脉和肺静脉-左心房。肋间肌皮瓣、心包或大网膜有时用来覆盖端端吻合的支气管吻合口,从而降低支气管裂开的风险。当支气管尺寸有差异时,一些外科医生使用"套叠吻合",就是把小支气管插入到较大支气管中,然后在重叠的外缘处缝合。当支气管尺寸相同时,可进行端端吻合。为了降低 BOS 和支气管裂开的发生,可实施支气管循环重建,包括供体支气管动脉连接到受体胸廓内动脉(内乳动脉),但该方法不常用。单肺移植常采用后外侧切口,双肺移植采用蚌壳式切口。活体相关肺叶移植包括从两个相关活供体提取肺下叶,然后植入到各自相对应的半胸,多见于儿童。

(一)适应证、禁忌证、用途以及相关机制 肺移植是治疗严重终末期肺和肺血管疾病的有效方法,这些疾病包括慢性阻塞性肺疾病、特发性肺纤维化、囊性纤维化、原发性肺动脉高压以及罕见的与胶原血管疾病有关的肺纤维化、结节病、淋巴管平滑肌瘤病、肺朗格汉斯细胞组织细胞增生症。肺气肿,包括 α_1-抗胰蛋白酶缺乏症,是最常见的原发疾病,约占移植受体者的一半。双肺移植是囊性纤维化患者的首选手术,因其易发生慢性细菌性肺炎或细菌定植。

(二)相关术后的影像表现 在术后早期,影像上可见肺尖及肺底部的胸管、少量胸腔积液以及由于正压液体平衡所致的轻度肺水肿。在支气管吻合部位,CT 常可见支气管周围少量气体,如果采用套叠吻合还可见小的前腔内瓣。

(三)潜在并发症及影像学表现 肺移植术后的各种并发症取决于手术的复杂性、潜在疾病的严重性和慢性程度,以及是否需要免疫抑制治疗。肺移植相关并发症包括原发性移植物失功能(primary graft dysfunction, PGD)、移植排斥反应、支气管裂开、闭塞性细支气管炎综合征(bronchiolitis obliterans syndrome, BOS)、肺上叶纤维化和移植后淋巴细胞增生性疾病(posttransplantation lymphoproliferative disorder, PTLD)。

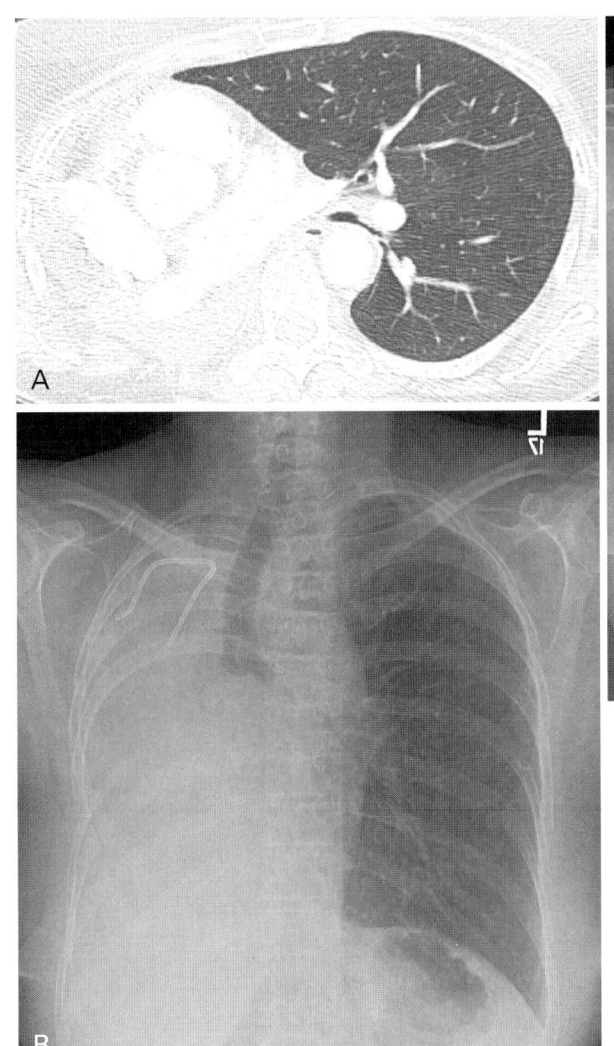

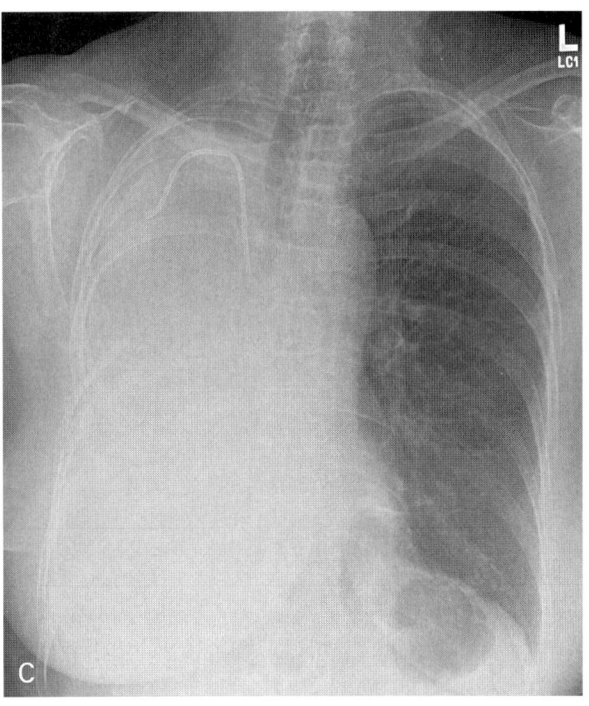

图 68.9 肺切除术后综合征。女性,结肠癌转移至右肺。右肺切除术后 5 年,患者出现明显的气短。CT(A)可见左肺下叶支气管狭窄,心脏和纵隔向右移位,符合肺切除术后综合征。X 线胸片可见盐水膨胀器放置在右胸腔,放置前(B)和放置后(C)以纠正纵隔移位。

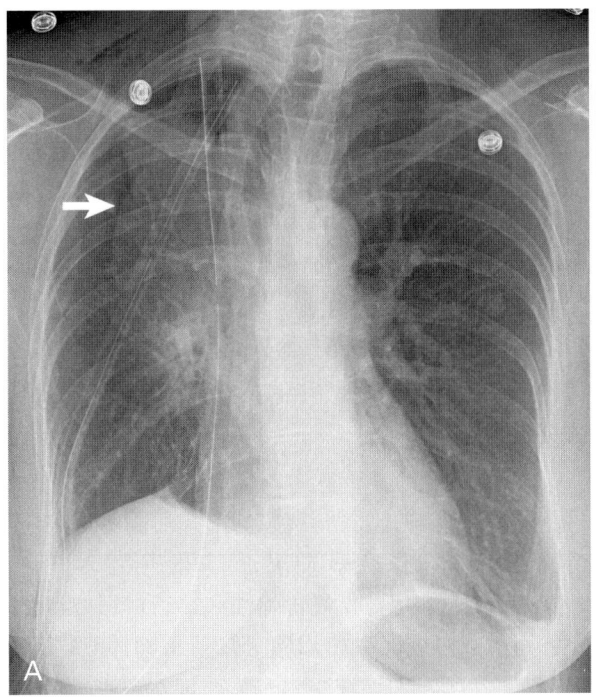

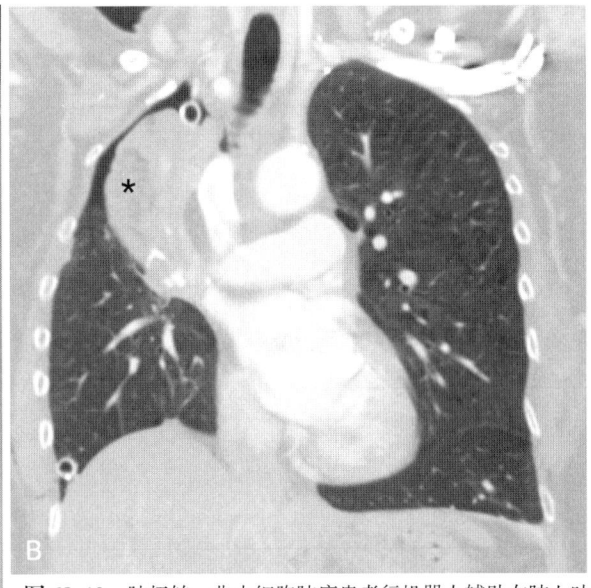

图 68.10 肺扭转。非小细胞肺癌患者行机器人辅助右肺上叶袖式切除术后出现肺扭转。术后第 1 天(A)X 线胸片可见纵隔旁右上阴影(箭)。胸部增强 CT(B)可见右中叶肺动脉和支气管闭塞,并可见中心磨玻璃影(星)伴周围致密实变影,呈现出反晕征,符合肺梗死。因肺叶缺血该患者行右肺中叶切除术。

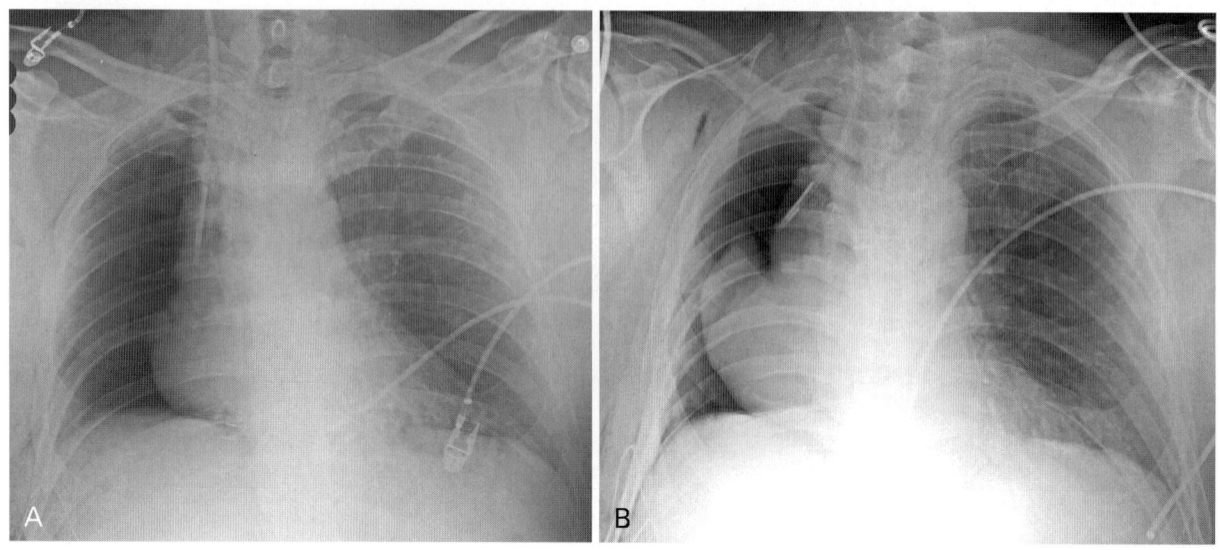

图68.11 心脏疝。男性，因右侧胸膜间皮瘤行右上叶胸膜外肺切除术、膈肌及心包切除术后出现心脏疝。术后第1天X线胸片（A）可见右侧残腔内气体影。第2天出现低血压，X线胸片（B）可见心脏向右侧残腔移位。急诊手术心脏已经向上疝出心包，在主动脉和上腔静脉开口处进行心包重建，使疝缩小，并放置涤纶补片。

PGD也称为再植入水肿、再灌注水肿和原发性移植物失败，发生于11%～100%的肺移植患者中。由于肺缺血、肺去神经支配、器官保存、手术创伤和移植肺淋巴管破裂共同导致毛细血管通透性和肺泡损伤增加，因此当再灌注开始时，同种异体移植物会出现间质和肺泡水肿。PGD的特征表现为临床上肺功能下降。PGD发生在术后前48～72h内，通常在第4天左右达到峰值，在3周内缓慢吸收。X线胸片表现为非心源性肺水肿模式，表现为肺门周围、中下肺野底部的网状结节影，类似感染或体液过多，因此是一个排除性诊断。CT上常可见间隔增厚，伴斑片状或融合阴影。虽然这是一种常见的术后表现，但再灌注水肿可导致全肺密度增高或在5d后加重可能代表其他并发症，例如急性排斥反应或感染，需要进一步评估。

急性移植排斥反应几乎见于所有移植患者，并且经常复发。一旦确诊，通常使用类固醇激素可以很好地控制，但也会导致移植失败。急性排斥反应发生在移植后的第一周至第一年内，但最常见于前3～6个月。与再灌注水肿一样，影像学表现是非特异性的，术后就诊时机对诊断很重要。

最常见的影像学表现为磨玻璃影和间质阴影、胸腔积液、小叶间隔增厚、"肺门周围阴影"或晕征，这些变化主要发生在中、下叶。然而，高达50%的患者无此类影像学表现，而且急性排斥反应难以与其他疾病（尤其是感染）区分开来。因此，经支气管肺活检是诊断的金标准。

气道吻合口并发症包括支气管裂开、支气管狭窄、支气管软化以及支气管肺血管瘘、支气管胸膜瘘和支气管纵隔瘘。这些并发症发生在约15%的肺移植后患者中。X线胸片在确定支气管吻合口并发症方面价值有限，但不明原因的气胸或纵隔气肿可提示支气管裂开。裂开是一种早期并发症，常发生在术后2～4周；狭窄和支气管软化是晚期并发症，常发生在术后2～9个月。支气管吻合口裂开的危险因素包括供体支气管缺血、术后感染、急性排斥反应、机械通气时间过长以及供体-受体支气管大小差异。裂开主要是由于支气管血液供应中断和支气管缝合线的张力共同引起的局部缺血。CT可见吻合口处的支气管壁缺损是最敏感和最特异的裂开征象，多平面重建和最小密度投影有助于诊断。虽然术后早期常可见吻合口周围气体，但出现新的气体或气体量增加是裂开的敏感征象，尤其是当气体聚集在大网膜皮瓣周围时。另外，后腔内皮瓣的存在应提高裂开的可能性。

支气管狭窄见于多达10%的患者中，在CT上可见吻合口部位的支气管狭窄。袖式切除术后也可见支气管狭窄，但发生率低（见于5%的患者）。

支气管软化与支气管弹性和结缔组织的退化有关，可引起呼气时气道塌陷。在动态胸部CT上，呼气相气道直径减少>50%可确诊，现在一些学者建议将呼气时直径减少>70%作为诊断的阈值。

BOS是慢性肺排斥反应的标志。BOS发生在术后6~18个月,它是指移植物功能减退,第一秒用力呼气量进行性下降,而无其他原因,如感染、急性排斥反应或吻合口并发症。BOS经免疫介导的损伤而发生,该损伤始于淋巴细胞性细支气管炎,并逐渐进展形成小气道瘢痕和闭塞。BOS发病率随着移植后时间的增加以及急性排斥反应和巨细胞病毒感染发作的增加而增加。BOS发生与大多数存活至少3年的肺移植受者中。BOS是限制长期生存的主要因素,分别占成人和儿童患者肺移植后死亡的40%和35%。疾病早期X线胸片常为正常;但在疾病后期,可见外周血管纹理减少、轻微的肺体积缩小和亚段性肺不张。胸部CT上可见80%以上患者的肺密度减低和血管减少。呼气相CT可见空气潴留,这有助于BOS的早期诊断。其他常见的CT表现为支气管扩张和支气管管壁增厚(图68.12)。

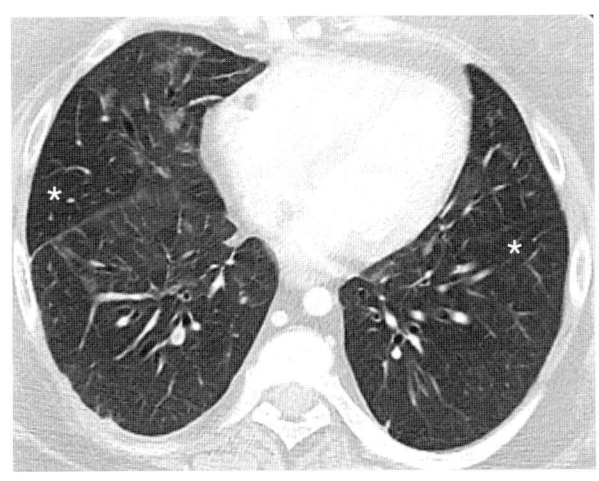

图68.12 BOS,女性,主诉气短,10个月前因肺动脉高压行心脏和双肺移植手术。CT可见柱状支气管扩张、磨玻璃影和相对低密度区(星)。经支气管镜肺活检显示急性、慢性排斥反应和缩窄性细支气管炎。

另一种慢性排斥反应表现为胸膜肺弹力纤维增生症(pleuroparenchymal fibroelastosis, PPFE),它是指在移植人群中发生的限制性移植肺综合征(restrictive allograft syndrome, RAS),其特征性表现为上肺为主的进行性纤维化(见36章和70章)。组织学上可见脏层胸膜增厚伴胶原纤维化、胸膜下弹力组织变性和肺泡间胶原纤维化。RAS最初影像表现为双肺尖不规则胸膜增厚。随时间变化,可见上肺出现与肺体积缩小有关的网状结节影,可引起肺门上提,肺尖部前后直径缩小。当疾病进展,网状阴影向

下扩大,肺尖部可见肺大疱或肺气囊。

PTLD包括一系列疾病,从多克隆淋巴组织增生到侵袭性高级别淋巴瘤。PTLD假定由EB病毒感染的供体B淋巴细胞增殖引起,常见于移植前EB病毒血清阴性的患者中。PTLD最常发生在术后2个月~1年,患病率为2%~10%,病死率为40%~90%。常见的影像学表现包括肺结节或肿块,伴或不伴肺门及纵隔淋巴结肿大,CT上结节周围可见磨玻璃影,其他影像学表现包括胸腔积液、小叶间隔增厚以及实变。

四、心血管外科手术

正中胸骨切开是进行冠状动脉搭桥术(CABG)、心脏瓣膜置换或修复以及近端主动脉手术最常用的切口。降主动脉手术常采用左侧开胸术。胸骨正中小切口或胸部小切口使用越来越多,其优点是失血少、住院时间缩短和术后疼痛减轻。体外循环是许多心血管外科手术的常规组成部分。通过可进行冷却、过滤和氧合的机械回路进行体外血液转运。通常也加入停搏液从而抑制心脏运动。CABG是在冠状动脉狭窄的近端和远端之间建立一条通道,使血液绕过狭窄部位而到达远端。大隐静脉和左侧内乳动脉(left internal mammary artery, LIMA)移植最常使用。大隐静脉移植血管常与升主动脉的近端相连。左内乳动脉常与锁骨下动脉近端相连,远端附着于冠状动脉左前降支或其分支。其他血管包括贵要静脉、头静脉、胃网膜动脉、桡动脉及腹壁下动脉。在获取血管后,开始体外循环,夹紧主动脉并将血管缝合到位。

开放性手术和胸主动脉腔内修复术(TEVAR)用于治疗主动脉疾病,包括主动脉瘤、急性和慢性主动脉夹层、壁内血肿、穿透性溃疡、胸主动脉减速伤和假性动脉瘤。手术修复主动脉瘤时,切开动脉瘤囊后把合成移植物放置其中。移植物近端和远端与正常血管壁缝合,动脉瘤囊被修剪并缝合在移植物周围,形成移植物周围空间。在主动脉夹层手术修复中,主动脉被切除,并通过内膜和外膜的缝合线闭合在近端和远端闭塞假腔。在主动脉夹层手术中,切除病变主动脉,通过近端和远端血管内膜和外膜缝合关闭假腔,然后插入合成移植物。TEVAR可替代手术,治疗主动脉瘤和夹层,它是在患病主动脉内放置由合成移植材料覆盖的血管支架。杂交手术、分叉和有孔的内套膜支架以及经皮置入主动脉瓣已成为可替代传统手术的方法。

（一）适应证、禁忌证、用途以及相关机制
CABG 的标准适应证包括三支冠状动脉和左主冠状动脉疾病，其他适应证包括冠状动脉左前降支和回旋支两支血管病变或者患者的射血分数降低以及难治性心绞痛。心脏瓣膜手术的适应证为狭窄、反流或感染性心内膜炎。

　　胸主动脉瘤修复术的适应证包括每年增长率超过 1 cm、引起症状的动脉瘤以及升主动脉瘤和降主动脉瘤直径分别＞5.5 cm 和 6.5 cm。起源于升主动脉（A 型）的夹层动脉瘤为外科急症；不累及升主动脉（B 型）的夹层的手术指征是相关的动脉瘤＞5 cm 或出现并发症，包括破裂、动脉瘤形成、持续性疼痛、难治性高血压和器官缺血。对于无手术指征的患者，可使用安全、有效、微创的带膜支架置入术。TEVAR 已成为复杂 B 型主动脉夹层的首选治疗方法。

　　（二）相关术后的影像学表现　CABG 后早期 X 线胸片可见纵隔内对比剂流入前纵隔和心包后。由于水肿和出血，心脏纵隔轮廓常增宽且模糊。左内乳动脉蒂可引起中纵隔增宽，并可发现沿移植血管分布的一排手术夹。几乎所有 CABG 后患者的胸片上均可见一定程度的间质水肿。然而，到术后第 3 天，水肿常可吸收，心影逐渐恢复至术前。在术后早期常可见肺不张、少量心包积液和胸腔积液，常持续数周。肺不张及胸腔积液常见于左侧胸腔。已有报道，一些患者采用局部置冰使体外循环低温后可造成所谓的膈神经冻伤，引起一过性膈神经麻痹而致暂时性一侧膈肌抬高。大隐静脉移植物附着在主动脉上的位置，在 X 线胸片上有时可通过口周围的小钢丝圈或小垫圈来识别。尽管心导管造影仍然是冠状动脉搭桥移植物评估的金标准，但心电门控心脏 CT 可无创评估冠状动脉搭桥是否通畅，且具有较高的准确性。

　　主动脉腔内修复术后，支架在 X 线胸片上表现为主动脉内编织的金属网状结构。在 CT 上，胸主动脉支架表现为主动脉壁内镶嵌的金属支架影。术后早期 CT 可显示动脉瘤囊中的气泡。随访 CT 显示，在高达 19% 的病例中，支架内可见半圆形、较薄的血栓。这些血栓无临床意义。病变部位的主动脉（动脉瘤的瘤囊和夹层中的假腔）被支架覆盖并与体循环隔离，经过数月后，动脉瘤囊和假腔血栓完全消失或成为主动脉附壁小血栓而持续存在。

　　人造主动脉通道置入术后第 1 周，CT 常可见通道周围少量气体影。术后早期 CT 还可见通道外周存在水和软组织密度的混杂密度影，为残留液体、血肿和纤维组织共同组成。随着这些通道周围积液的

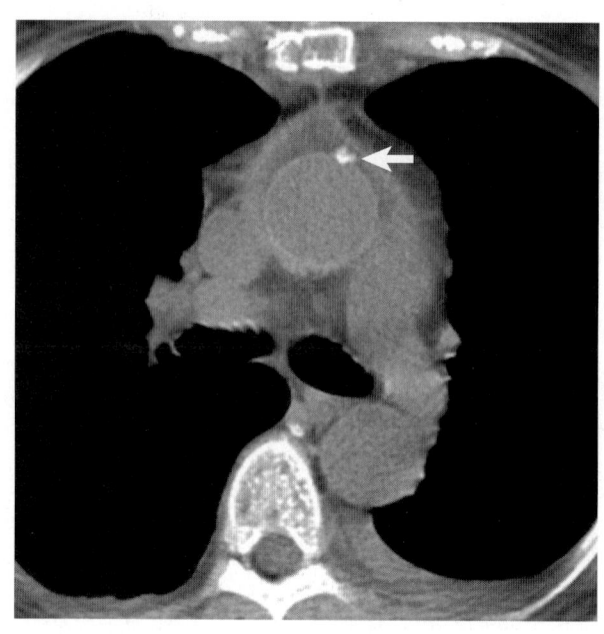

图 68.13　毛毡棉。CT 可见主动脉前方高密度毛毡棉影（箭）。

消失，CT 常可见通道周围薄层脂肪密度影。极少数情况下，CT 可见主动脉夹层修复后通道吻合口附近的主动脉小隐窝。这些隐窝代表小憩室，它由真假腔未能融合以及血液再灌注而形成。TEVAR 后必须进行终生临床和影像学监测，因为即使首次手术后数年也可出现治疗失败。

　　心脏和主动脉手术中常采用手术毡加固吻合口和主动脉插管部位。毛毡表现为吻合口周围的高密度环，或在插管部位表现为小的高密度"毛毡棉"，不应与血管钙化混淆（图 68.13）。如果在手术过程中更换主动脉根部，冠状动脉重新附着在移植物上的部位常可见强化的凸起，类似于假性动脉瘤。过度缝合的移植物侧支也可以表现为类似于假动脉瘤的局灶性外凸（图 68.14）。

　　（三）潜在并发症及影像学表现　CABG 后并发症包括大量空气栓塞、胸骨伤口感染、纵隔血肿和急性肺损伤。移植物并发症可分为早期（＜1 个月）和晚期（≥1 个月）。

　　移植血管血栓栓塞是早期最常见的并发症，与吻合口部位或切除时的技术有关。晚期并发症包括与动脉循环高压有关的动脉粥样硬化移植物狭窄，可导致闭塞。"线样征"或"线形现象"是指移植血管的弥漫性狭窄，已有报道，在 LIMA 移植中出现。

　　移植血管闭塞在静脉移植中多于动脉移植。Nubbin 征常见于 SVG，是指移植血管近端闭塞，靠近其位于升主动脉前部的吻合口，可见一局部外凸强化的近端。部分 SVG 闭塞在 CT 上表现为血管狭窄

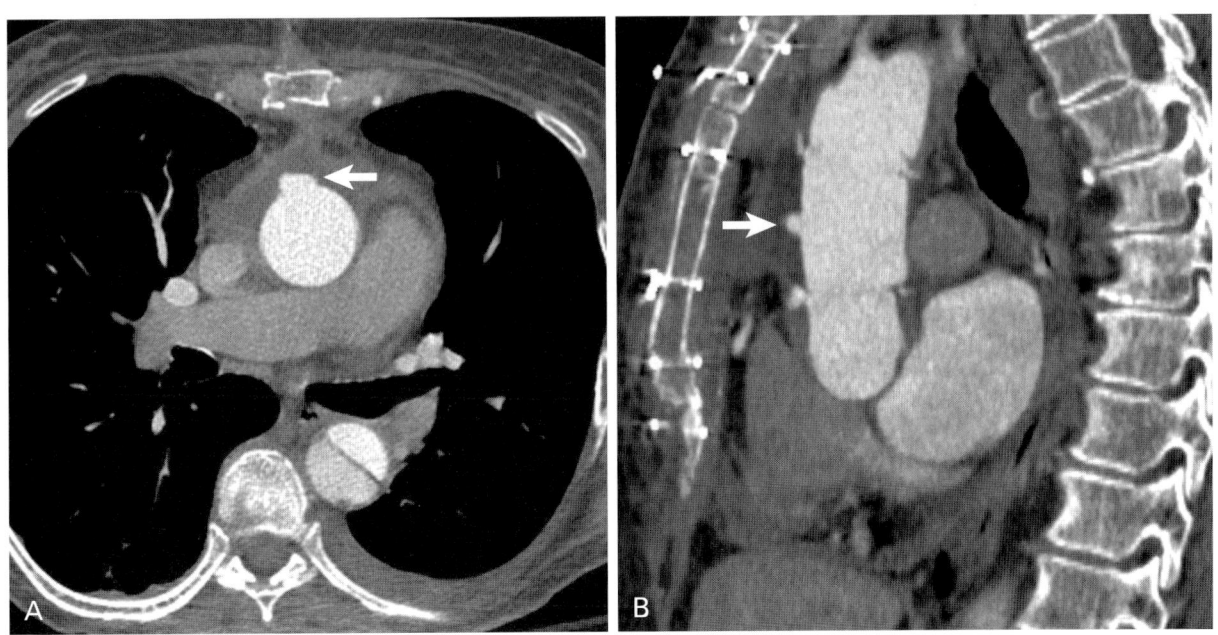

图 68.14 过度缝合的移植血管侧支。轴面(A)和矢状面(B)CT 可见局灶性外凸(箭)符合过度缝合的移植血管侧支,可与假性动脉瘤相混淆,可见降主动脉夹层。

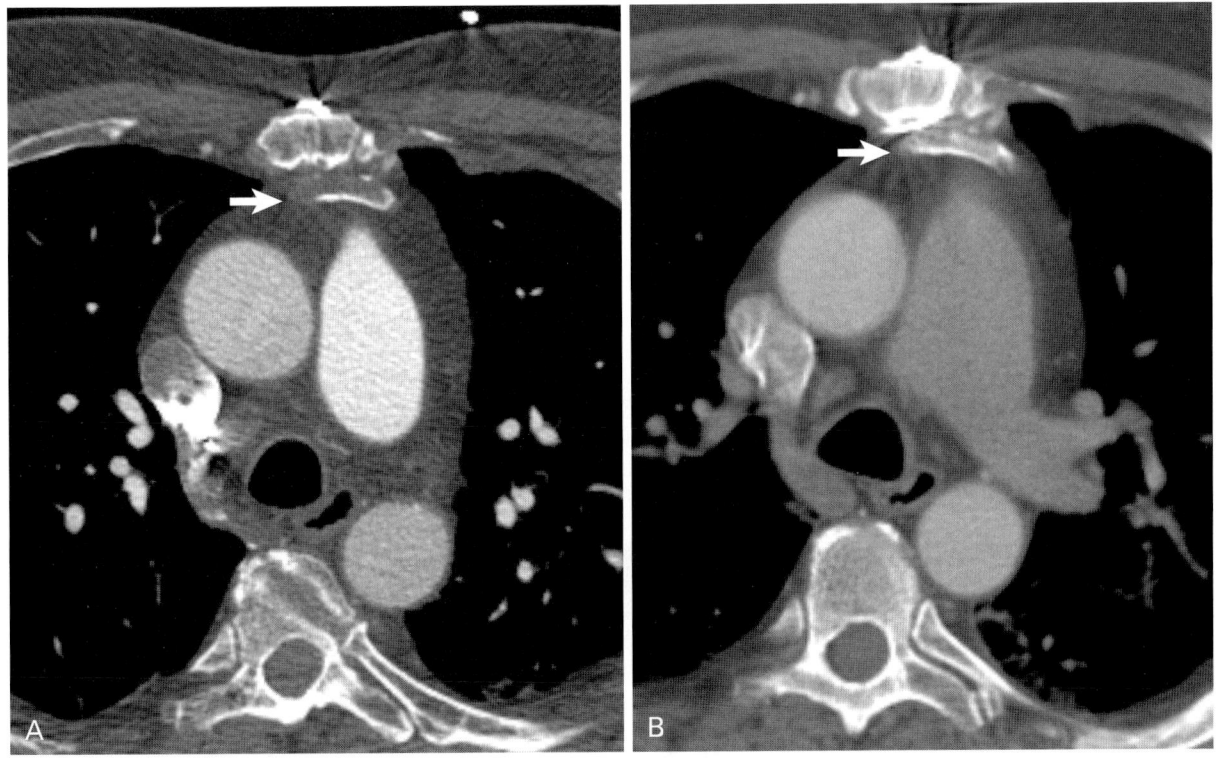

图 68.15 大隐静脉血栓。男性,22 年前曾行冠状动脉搭桥手术,出现胸痛和气短。CT(A)可见供血左旋支的大隐静脉栓塞(箭)。患者行经皮冠状动脉成形术和血栓切除术,在大隐静脉内放置支架,2 周后 CT(B)可见支架通畅(箭)。

(图 68.15),它可因血栓形成或动脉粥样硬化斑块所致。

真性动脉瘤或假性动脉瘤可引起 SVG 扩张,前者比后者更常见,比例为 6:1。SVG 的真性动脉瘤

由动脉粥样硬化引起,是 CABG 多年后发生的晚期并发症,存在发生血栓或栓塞、瘘、破裂和心肌梗死的风险。相反,假性动脉瘤常见于移植血管吻合口处,是 CABG 术后早期或晚期并发症。引起假性动脉瘤

的因素包括手术技术、血管缝合破裂、瓣膜区静脉薄弱、进行性动脉粥样硬化和伤口感染。在 X 线胸片上，SVG 扩张表现为纵隔内沿心脏边缘走行的阴影，具体取决于移植血管吻合的部位。例如，连接到左前降支或左回旋支冠状动脉的 SVG 扩张在 X 线胸片上表现为沿左上心缘走行的阴影。SVG 动脉瘤在 CT 上表现为与移植血管腔相连、强化的圆形肿块影，其中包含不同数量的血栓。

CABG 术后心包并发症包括心包积气、心包积血、缩窄性心包炎和心包切开术后综合征。虽然心脏手术后纵隔增宽是正常的，但纵隔增宽超过术前的 60%～70% 可提示疾病，尽管由于投照和吸气深度的影响，常发生纵隔宽度的变化。病理性纵隔增宽常由心包腔中的空气、血液或其他液体引起，快速或大量积液可导致心脏压塞。X 线胸片上心包积气表现为心脏周缘边界锐利的气体影。X 线胸片上，心包积血和心包积液可引起纵隔轮廓消失和隆突下角增宽。心脏轮廓边缘的透过度增加（密度差异征）和侧位 X 线胸片上心包条纹影增宽（称为奥利奥饼干征或心外膜脂肪垫征）也是心包积液的征象。心包积液和心包积血在 CT 上表现为心包影增大，其内可见含水或血液密度的积液影。CT 上缩窄性心包炎的常见表现包括心包钙化、右心室管状狭窄和 S 形室间隔，心包增厚 4 mm 或以上是缩窄性心包炎的标志性征象。心包切开术后综合征是心包切开术后 2 周～6 个月发生的自身免疫相关性疾病。X 线胸片上，心包切开术后综合征表现为双侧胸腔积液合并心包积液，常伴肺底部阴影。

使用人造主动脉和支架特有的并发症包括假性动脉瘤、移植物周围血肿、主动脉穿孔、内漏和移植物感染。在 CT 上，假性动脉瘤表现为主动脉吻合口处强化的外凸影。低密度成分为血栓，它可累及假性动脉瘤的部分或全部，并使其易发生感染。当发生感染时，假性动脉瘤常可见分隔和积液。移植物栓塞为罕见的并发症，CT 上表现为移植物腔内的低密度肿块。移植物周围血肿在 CT 上表现为无分隔及气体、边缘锐利、均匀一致低密度影。主动脉支架置入存在许多潜在的并发症，包括移位、扭曲和断裂，在 X 线胸片上可发现。主动脉穿孔可发生在支架置入期间或支架支撑主动脉壁发生糜烂之后。支架插入或支架支柱侵蚀主动脉壁后可能会发生主动脉穿孔，X 线胸片表现为迅速扩大的主动脉周围血肿或血胸。

内漏为支架以外的囊内出现持续血液流动，根据血流来源可分 I ～ V 型：I 型，附着部位渗漏；II 型，分支动脉渗漏；III 型，移植物缺损；IV 型，移植物孔隙度；V 型，内张力。近年来，随着血管内治疗技术的进步，IV 型和 V 型内漏已成为过去，不再被观察到。早期或原发性内漏发生在血管内治疗前 30 d 内，而那些在 30 d 内未能闭合的内漏称为持续性或继发性内漏，代表血管内治疗的失败。其原因包括支架错位、管腔大小不匹配和不完全性膨胀。内漏的特征性表现为 CT 血管造影上动脉瘤囊里出现对比剂（图 68.16）。由于动脉瘤囊钙化类似对比剂外渗，在 CT 上容易鉴别。CT 上无法显示小的内漏，仅能由支架置入后，动脉瘤囊大小不减少来获得提示。在延迟 CT 上可发现小的内漏，表现为对比剂较晚外渗入动脉瘤囊内，这是因为它在移植血管周围流动缓慢所致。

移植物感染是一种可导致完全移植失败严重的并发症。术后最初几周后，在移植血管周围出现的空气是发生感染的高敏感指标（图 68.17）。同样，移植血管周围软组织影扩大，特别是其中出现液体或高密

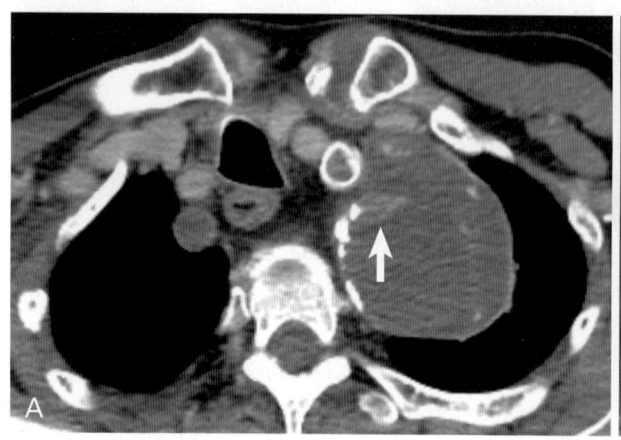
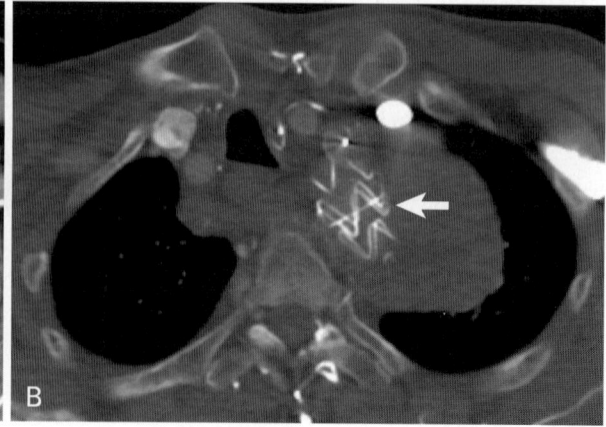

图 68.16　内漏。男性，胸主动脉瘤血管内修补术后出现血管内漏。延迟期 CT（A）可见囊状主动脉瘤内血栓中的高密度影，符合 III 型内漏（箭）。CT（B）可见主动脉支架上部（箭）。

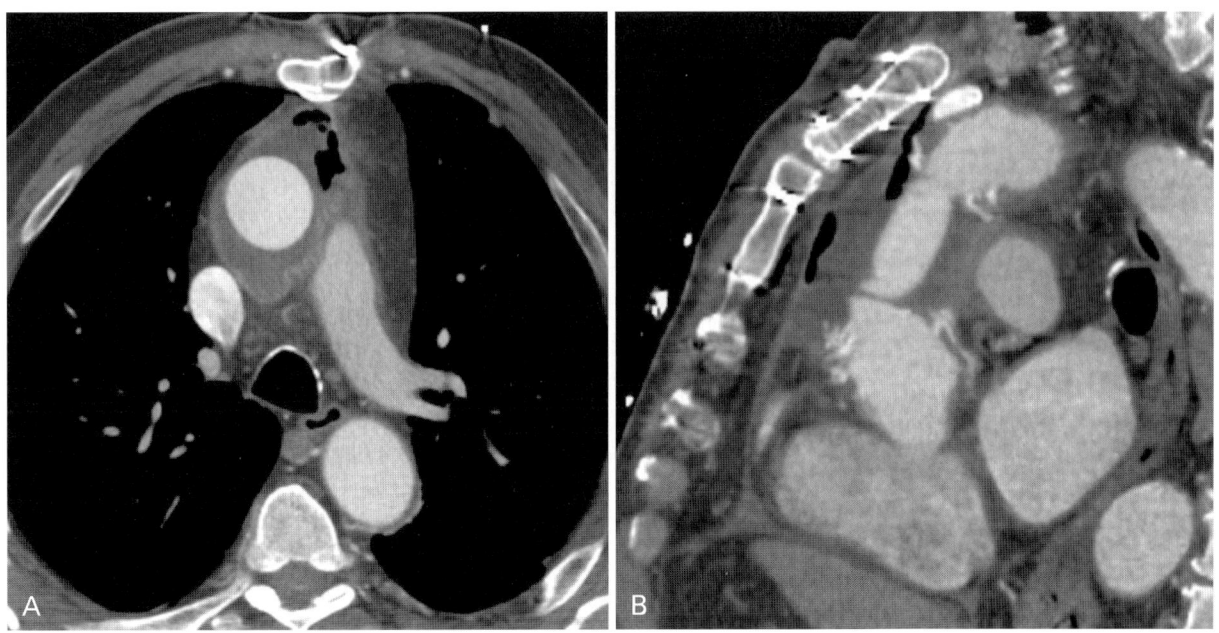

图 68.17 移植血管周围感染。轴面(A)和矢状面(B)增强 CT 可见升主动脉移植血管周围含液气密度影,可见边缘强化。

度影时,高度提示感染。感染性积液常形状不规则、分隔状,且贴近移植血管。在 CT 上,出现感染更细微的表现是移植血管靠近邻近软组织的边缘模糊和移植血管周围无脂肪密度影。

五、纵隔外科手术

纵隔外科手术针对食管、气管和其他纵隔结构。食管切除术是通过经胸或经颈入路进行。Ivor-Lewis 食管切除术采用腹部切口,游离胃。然后,右侧开胸,游离食管并切除,通过食管裂孔将胃拉起后进行胸中部吻合。经颈(或裂孔)食管切除术采用颈前路切口和脐上腹部切口。外科医生使用两个切口游离和切除食管,并拉起胃进行颈部吻合。这些手术越来越多地使用微创胸腔镜或机器人技术进行。食管旁路手术是在颈段食管和下方选定的吻合点之间构建通道。该手术经颈部和腹部切口进行。胃为首选的通道,因为它具有可靠的血液供应且仅需一个吻合口。当胃不适用时,可使用结肠。如果胃和结肠均不可用,则使用空肠。结肠和空肠均需要 3 个吻合口。前纵隔是放置这些通道的首选部位,原食管常保留在原处。

食管环形肌切开术和球囊扩张术可用于增大狭窄食管的管腔。食管环形肌切开术常在腹腔镜下进行,该手术完全切断狭窄部位的环形肌,常见于食管-胃交界处。球囊扩张术是在食管内放置泄气的球囊,之后重复扩张以破坏周围的肌层。

胃底折叠术包括显露食管贲门区、游离食管裂孔、缝合膈肌角、胃底折叠。胃底折叠术有多种,它们之间的主要区别在于食管被包裹的程度。虽然开胸术仍在使用(Belsey Mark Ⅳ术式),但是越来越多使用腹腔镜胃底折叠术(Nissen,Hill,Guarner 术式)。

进入纵隔的不同区域活检或切除可通过各种入路完成。前纵隔切开术采用经第 2 肋软骨上的前胸骨旁进入前纵隔。前纵隔入路也可经水平经颈切口、完全或部分上胸骨切开术或 VATS 下进行。经颈切口用于标准经颈纵隔镜检查(图 68.18)。中纵隔和后纵隔最常采用后外侧开胸术或 VATS 进行。

(一)适应证、禁忌证、用途以及相关机制 食管切除术适用于良性和恶性疾病的治疗,但最常用于治疗食管癌。右胸切口经胸切除术是食管中段 2/3 癌的首选,因为它避免了主动脉弓的影响。左侧开胸术通常仅用于食管远段、胃食管交界处和胃贲门肿瘤。经颈食管切除术主要用于颈胸段食管癌及不适合其他治疗的神经运动疾病。在一些不能切除的食管癌病例中,可采用姑息的食管旁路手术。

咽食管肌切开术用于治疗食管上括约肌功能障碍,并可治疗 Zenker 憩室。食管下括约肌的 Heller 肌切开术和球囊扩张术可治疗食管下段缩窄,常见于运动障碍(贲门失弛缓症、弥漫性食管痉挛)。胃底折叠术适用于无反应的胃食管反流患者,以及因反流或食管裂孔疝引起严重并发症的患者。Nissen 胃底折叠术通常与 Heller 肌切开术一起进行,以降低肌切

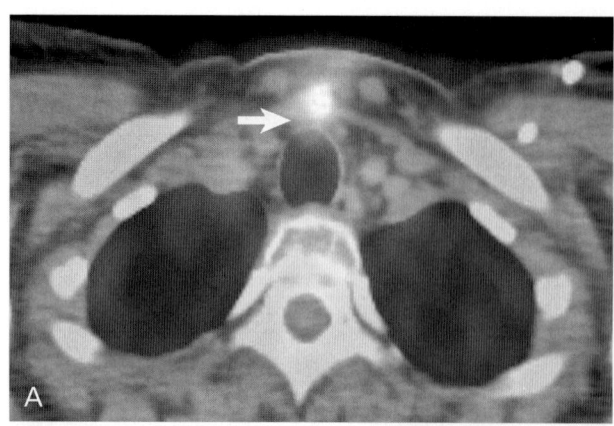
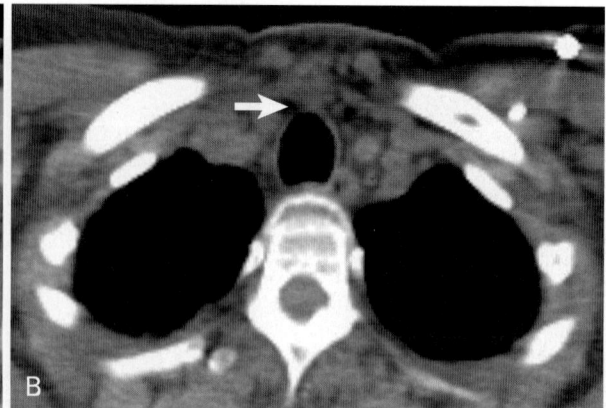

图68.18 纵隔镜检查后。女性,右肺上叶肺癌患者行纵隔镜检查。PET(A)和CT(B)可见气管前间隙局部FDG摄取增高,与软组织和纵隔脂肪增多有关,与3d前行纵隔镜路径一致(箭)。了解这种潜在的陷阱对于避免误解为淋巴结疾病非常重要。

开术后反流的发生率。纵隔病变活检或切除需要进入纵隔。

正中胸骨切开是前纵隔原发性恶性肿瘤(包括胸腺瘤)的标准切口。胸骨部分劈开可用于非侵袭性前纵隔肿瘤。经颈手术是重症肌无力患者的胸腺切除和症状性纵隔囊肿(心包、胸膜)和气管上段切除的首选方法。在一些重症肌无力胸腺切除术和气管段侵袭性病变切除术中,正中胸骨切开与部分劈开可以相结合。气管下段病变采用后外侧开胸术切除。气管切除术常见指征为气管内或侵犯气管的肿瘤,以及由于长期气管切开或插管导致的气管狭窄。

前纵隔切开术用于前纵隔病变和主肺动脉窗(5组)、主动脉弓旁(6组)淋巴结活检。纵隔镜常用于气管旁和锁骨下淋巴结活检。近年来,纵隔淋巴结活检越来越多地采用支气管内超声引导和VATS完成。

(二)相关术后的影像学表现　食管切除术后,CT和X线胸片上可见的金属夹、钉和缝线,它标明了吻合口的位置。

常规术后食管造影可见吻合口部位特征性的食管壁凹陷。经胸食管切除术后的吻合口通常位于胸廓入口水平。胃上提后X线胸片表现为纵隔增宽并伴胸腔内气体影。在CT上,部分塌陷的胃常位于右后纵隔椎体前方。相反,结肠间置位于前纵隔(图68.19)。

胃底折叠术后影像学检查可见横膈下方胃被包裹的表现。对于无法手术的食管癌进行姑息治疗时,可在球囊扩张后放置支架,影像上表现为食管内壁管状金属影。

纵隔手术(包括胸腺切除术和气管切除术)后,气体或液体引起的轻度纵隔增宽并不少见。然而,如果

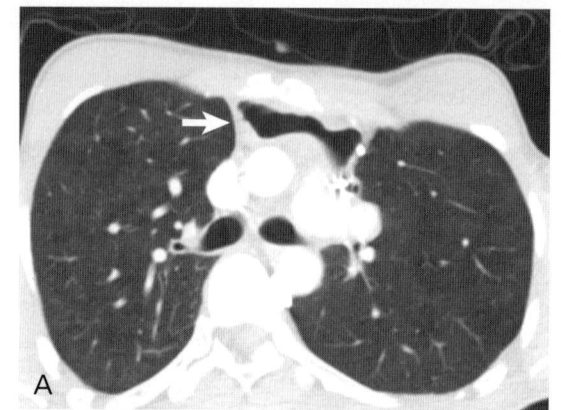
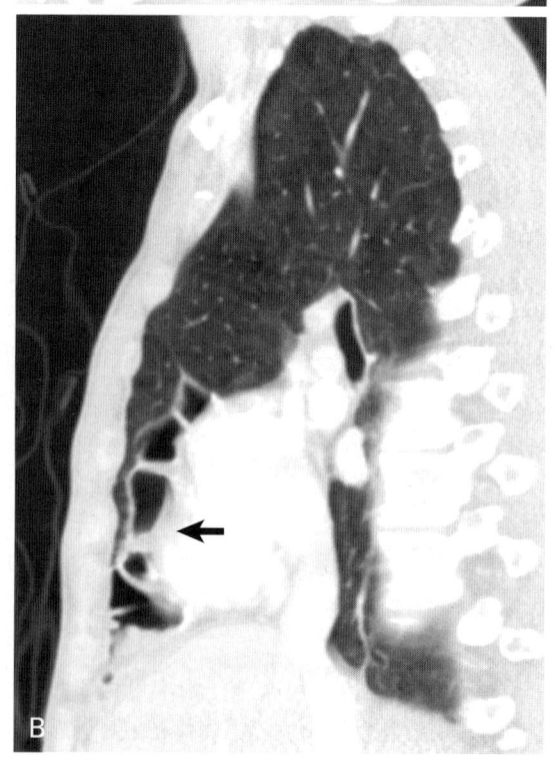

图68.19 结肠间置。男性,食管切除术后出现食管狭窄,可见其结肠间置。轴面(A)和矢状面(B)CT可见前纵隔间置的结肠(箭)。

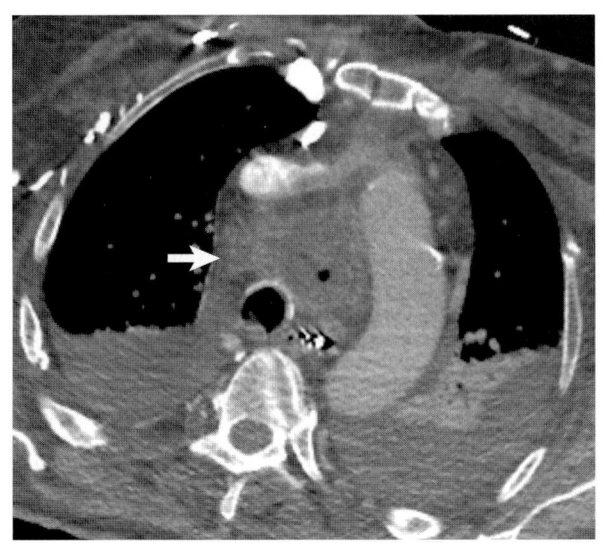

图 68.20 纵隔脓肿。男性,因胸骨后甲状腺肿经颈切口和正中胸骨切开术,术后出现高热 6 d,胸部增强 CT 可见气管前间隙纵隔积液伴边缘强化,内见囊袋状气体影,符合纵隔脓肿(箭)。

纵隔内空气或液体持续存在或增加超过术后最初几周,应引起对疾病的关注。

(三)潜在并发症及影像学表现 纵隔手术后的并发症包括胸导管损伤引起的乳糜胸、吸入性肺炎、喉返神经损伤、纵隔炎、纵隔脓肿(图 68.20)和纵隔出血(图 68.21)。

食管穿孔可发生在任何纵隔手术中,见于约 1% 的食管支架置入术和约 5% 的食管扩张术后。其高发病率常是由于伴发其他食管疾病。最常见的穿孔部位位于胃食管交界处正上方。具体征象包括颈部和上胸部的皮下气肿、左侧液气胸和纵隔气肿,尤其是位于左肋脊角(Naclerio 的 V 征)。根据食管造影发现对比剂外渗可诊断穿孔。对于症状不典型或者出现可疑症状但食管造影正常的患者(假阴性率为 10%),需进行 CT 检查,其敏感性高。穿孔的 CT 表现包括食管外空气、食管旁积液或对比剂积聚以及食管壁增厚。

食管切除术后重要的吻合口部位并发症为瘘和狭窄。颈部吻合口瘘发生率为 10%,高于胸腔吻合,但金属钉吻合与手工缝合之间无差异。吻合口瘘可发生在早期(2~3 d),常是因手术失败所致;也可发生在晚期(3~7 d),是由于胸腔胃近端坏死引起吻合口处或正下方缺血而致(3~7 d)。食管造影常可对吻合口瘘进行诊断。与 CT 相比,透视对吻合口瘘的诊断具有更高的特异性;但 CT 更敏感,有助于评估瘘的程度(图 68.22)和相关并发症,包括纵隔炎、纵隔气肿、纵隔脓肿和脓胸。大部分瘘可自发性闭合。管状胃代食管失败是一种重要且可致命的并发症,见于 0.5%~3.2% 的病例中。管状胃代食管失败最常见的原因是循环障碍,是由于管状胃扭转或在食管裂孔、食管胃吻合口处狭窄所致。管状胃过度膨胀也可导致缺血,因此,胃减压,特别是在术后早期,至关重要。胃近端是最常见的坏死部位。在瘘口不断扩大或保守治疗无效的情况下,应怀疑胃坏死。内镜检查在检测早期胃坏死方面比 CT 更敏感、更特异。胃坏死的 CT 表现包括胃壁增厚与管腔扩张不成比例,以及无强化。

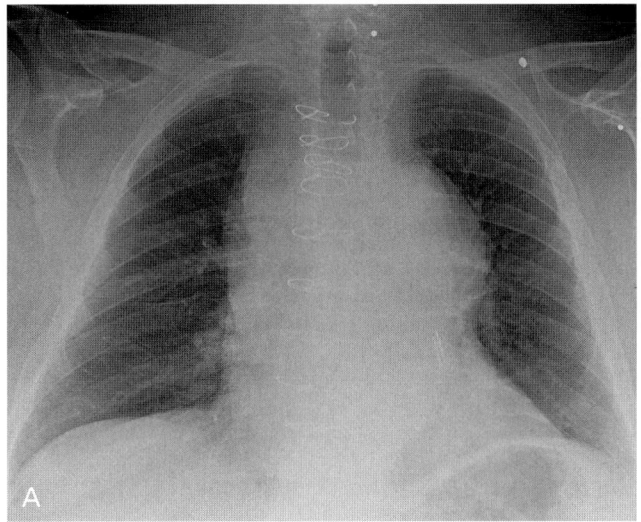
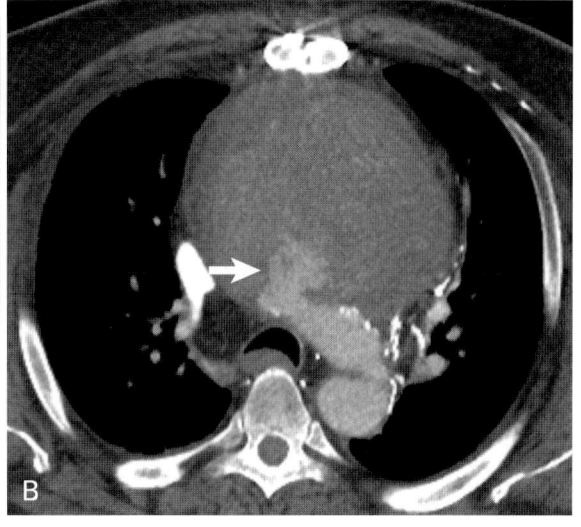

图 68.21 纵隔血肿。男性,2 年前曾行主动脉瓣膜置换术和 CABG。主诉胸痛。X 线胸片(A)可见纵隔增宽。胸部增强 CT(B)可见降主动脉假性动脉瘤外渗引起的前纵隔血肿(箭)。

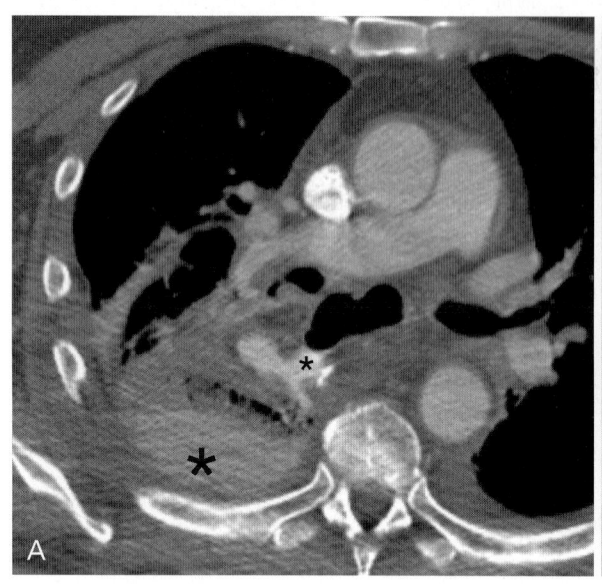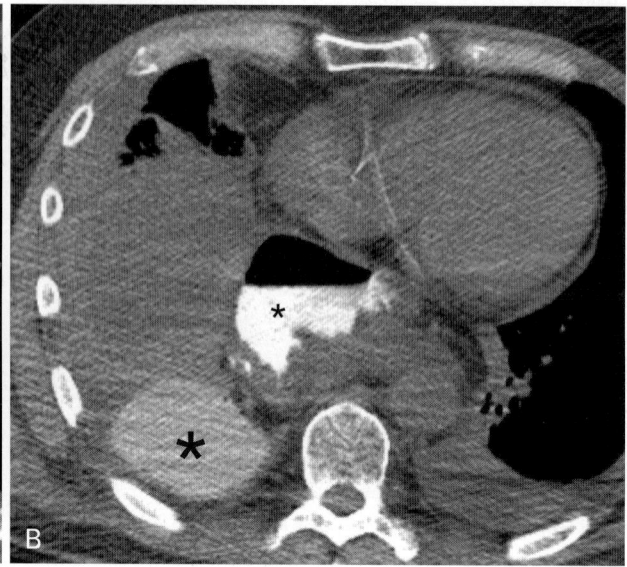

图68.22　食管吻合口瘘。男性,9 d前因食管癌行 Ivor Lewis 食管切除术,术后出现右上腹痛和发热。CT(A 和 B)可见口服对比剂出现在上拉的胃(小星)和右侧胸腔内(大星),符合食管吻合口瘘。

食管切除术后吻合口狭窄很常见,可见于约1/3的患者中。在许多病例中,狭窄非常严重以致引起明显的吞咽困难。虽然吻合口狭窄常在术后食管造影中被发现,CT 可最先显示明显的狭窄,并且可确定狭窄发生的顺序。与狭窄有关的慢性感染或球囊扩张可引起[18]F-脱氧葡萄糖(FDG)摄取假阳性,类似于肿瘤复发。

食管切除术后,可形成瘘管,最常见的是食管胸膜和气管食管瘘。在食管胸膜瘘病例中,影像学可见患侧胸腔积液或液气胸。CT 可见胸腔中的口服对比剂,有时甚至可显示食管胸膜瘘。气道-食管或气道-胃瘘可发生于术后早期和晚期,当口服出现咳嗽或反复误吸且影像学发现食管或胃中空气过多时,应怀疑该瘘。俯卧位食管造影可见气管中出现口服对比剂,或内镜检查或 CT 发现瘘管可明确诊断。

食管旁疝是由数量不等的腹腔内容物经食管裂孔进入胸腔而形成。它可为食管切除术后的早期或晚期并发症。Nissen 胃底折叠术后最常见的是食管包裹向下“滑落”到胃体和向上移位。胃疝时,贲门和食管下段保持在膈肌下方。肠疝或胰腺疝也可发生,最常见于食管切除伴管状胃形成后。胸片上,肠疝常表现为心后假肿块影,伴液-气平,常位于左内侧,存在绞窄疝的风险。胃也可发生扭转,这增加了发生绞窄的可能。在 X 线胸片上,胃扭转表现为胃食管交界处“鸟嘴”样改变,或者表现为膈肌上方和下方的双气-液平,分别代表胃窦和胃底。钡餐食管造影可见

胃疝的“倒置”表现,食管裂孔上方 2 cm 或以上出现下食管环或 B 环可以确诊。

气管切除术后,吻合口部位并发症包括裂开、狭窄和软化。气管裂开是一种罕见的并发症,病死率高,出现皮下气肿可提示其发生,同时可合并纵隔气肿、气胸或脓胸。CT 上气管直径减小超过50%,可确定气管狭窄。同样,呼气相 CT 上气管直径减小超过70%,可确定气管软化症。容积 CT 可精确测量气管管径和纵向狭窄的范围。CT 是系列评估的最佳技术。

六、胸膜和胸廓成形术

胸膜固定术通过在壁层和脏层胸膜之间诱导产生炎症和瘢痕,从而使二者紧密粘连的手术。炎症可由滑石粉或其他化学物质引入胸膜腔或胸膜表面的机械磨损引起。手术可经胸腔镜或者胸管植入胸廓切开完成。胸廓成形术涉及切除一部分胸壁,以减少胸腔对其下组织的压迫。手术常需要切除7～10根肋骨。历史上,胸膜外充填术是 20 世纪30～50年代使用的方法,包括把材料(最常用透明合成树脂球或石蜡“包”)置入胸膜外,以抵抗肺结核空洞的塌陷。同样,每2～4周将空气注入胸膜腔产生人工气胸,持续2～4年,是一种使感染结核的肺组织塌陷的古老方法。

Eloesser 皮瓣胸廓造口开窗引流术包括倒 U 形皮肤切口,部分切除下层肋骨,将皮瓣插入胸壁腔,并

将皮瓣缝合到脓胸腔底部。该手术为胸膜腔构建引流通道。

（一）适应证、禁忌证、用途以及相关机制 胸膜固定术常与肺大疱切除术一起进行，二者联合使用已成为治疗自发性和复发性气胸的有效方法。胸膜固定术的其他适应证包括治疗恶性胸腔积液和药物治疗无效的良性胸腔积液。

在 1950 年代引入有效的抗结核治疗之前，胸廓成形术、人工气胸、油胸（将石蜡油注射到胸膜腔）和胸膜外充填术用于治疗因肺结核引起的上叶空洞，具体方法是使肺部病变部分塌陷。目前，胸廓成形术的适应证是消除与慢性脓胸感染相关的过多死腔，尤其是肺切除术后。胸膜外充填术、油胸和人工气胸手术现在很少进行。

Eloesser 皮瓣或开窗胸廓造口引流术用于治疗严重慢性脓胸患者，这些患者不适合或不耐受剥脱术。

（二）相关术后的影像学表现 胸膜固定术后，大多数患者会出现胸膜增厚和包裹性胸腔积液。胸膜上的滑石粉沉积在 CT 上表现为局部高密度影，呈线状或结节状。滑石粉引起炎症反应，即使在手术后数年或十年，PET 也会显示[18]F-FDG 摄取增加（图 68.23）。胸膜结节为胸膜炎症引起的肉芽组织纤维化的积聚，大小不一，并随着时间的推移而趋于稳定，在 CT 增强上可见强化。沿着壁胸膜的淋巴引流通路，包括前膈肌周围、心旁、内乳和下腔静脉旁淋巴结，也可见高密度影和 FDG 摄取。这些影像学表现使评估因恶性胸腔积液而行胸膜固定术后的胸膜转移变得复杂。胸膜结节或胸腔内淋巴结不断增大应怀疑复发或相关恶性病变进展。随着时间的推移，胸膜结节或胸内淋巴结出现增大，提示恶性肿瘤的复发或进展。

胸廓成形术可造成明显的胸壁畸形，类似巨大的创伤。X 线胸片上可见上胸壁和外侧胸壁塌陷、肺体积缩小、纵隔移位、胸膜增厚伴或不伴钙化（图68.24）。在 X 线胸片上，Lucite 球（透明合成树脂球）表现为充气、紧密相贴的多个球体位于胸腔上部。随着时间推移，由于经过玻璃样变和纤维化，Lucite 球可牢牢地固定，影像学表现为围绕每个球体周围较薄的软组织密度影。油胸中的石蜡包在影像学表现为上胸部、单发、较大椭圆形的脂肪密度影。随着时间的推移，其边缘会形成假囊，常伴钙化。

Eloesser 皮瓣胸廓造口开窗引流术常表现为卵圆形密度减低区，X 线胸片上表现为侧面向下倾斜的胸壁缺损，在胸腔内可见纱布填充形成的阴影。CT 上可见胸壁缺损延伸至胸腔（图 68.7）。

（三）潜在并发症及影像学表现 胸膜固定术后的并发症包括心动过速、疼痛、发热和呼吸困难，脓胸、低血压和 ARDS 也有报道。胸廓成形术可引起严重的脊柱侧凸，影像学表现为上胸椎向手术侧弯曲。感染是胸膜外充填术后并发症的原因之一。在充填空间内，Lucite 球出现分离和游动是感染的影像表现。因感染致软组织破裂或局部异物反应可引起 Lucite 球游走以及石蜡被挤出。邻近结构的侵蚀可导

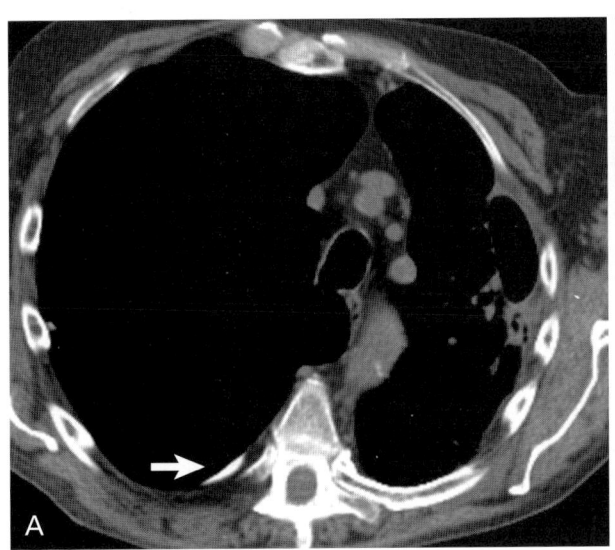
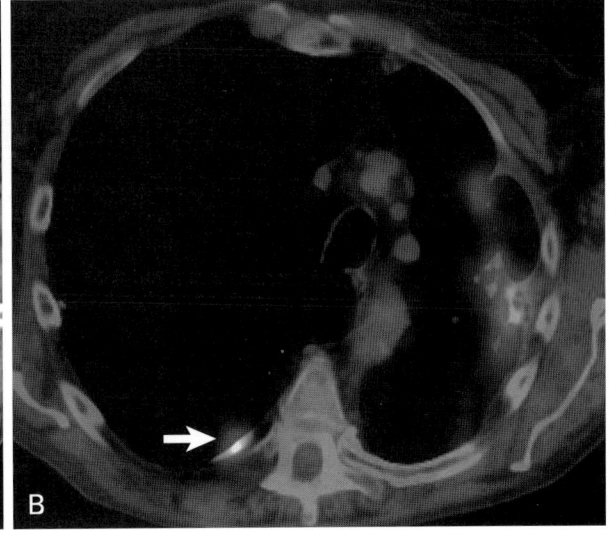

图 68.23 滑石粉沉积。男性，左肺上叶肺癌，出现持续性、右侧自发性气胸行滑石粉胸膜固定术。3 周后行 CT（A）和 PET-CT（B）可见左肺上叶肿瘤呈现 FDG 摄取，右后胸膜高密度材料为滑石粉（箭，A）。滑石粉引起胸膜炎症反应，甚至多年后 PET 上仍可见 FDG 摄取（箭，B），不应与胸膜转移瘤相混淆。

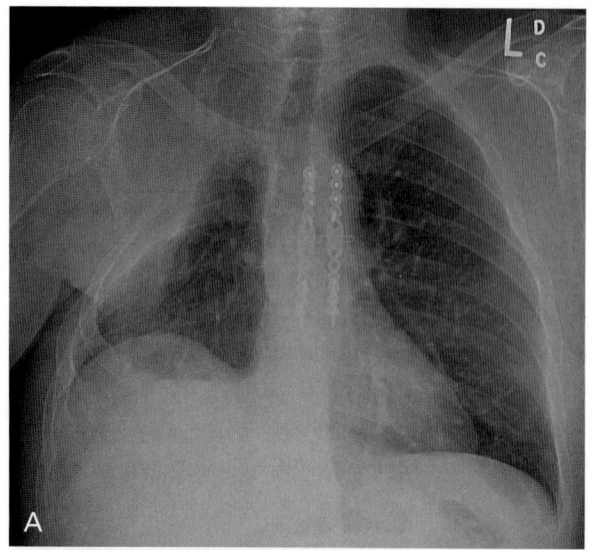

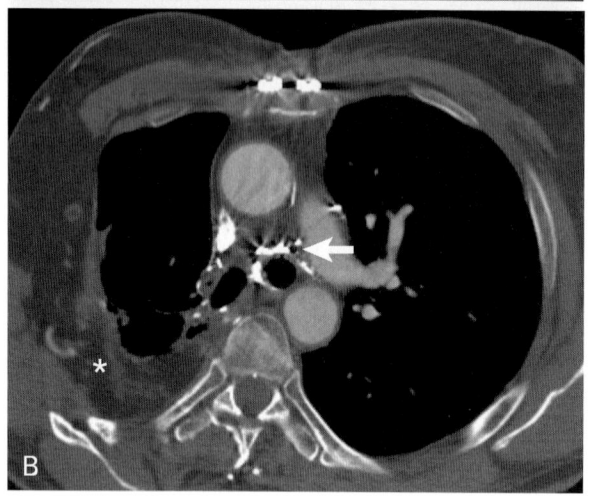

图68.24 胸廓成形术。男性,因肺癌行右肺上叶切除。由于形成脓胸,故行胸廓成形术和肌皮瓣修补。由于脓肿位于胸骨柄连接处,故行部分胸骨切开术及钛片重建。X线胸片(A)可见右侧第2~4肋骨胸廓成形术后导致右肺体积缩小,CT(B)可见前锯肌皮瓣(星)和胸骨钛片,可见因左锁骨下静脉部分狭窄或栓塞引起左主支气管(箭)周围出现侧支血管。

致许多并发症,例如血肿、肺部感染和肠梗阻。慢性脓胸伴包裹性胸腔积液经常发生,并在人工气胸手术中持续存在。在极少数病例中,与脓胸相关的慢性炎症可导致胸腔内形成非霍奇金B细胞淋巴瘤,通常发生在术后20年以后。脓胸相关性淋巴瘤表现为胸膜软组织肿块,影像学表现可伴或不伴胸壁受累,邻近脓胸边缘。

七、结论

术后并发症根据手术类型和术后经过的时间而有所不同。放射科医生在评估术后X线胸片时必须保持警惕,因为与并发症相关的表现常很细微。评估无法解释的影像学表现和临床症状,CT是首选的影像学检查方法。认识影像表现的正常和异常,是准确解释术后检查的关键。

要点

- 了解常规胸部手术的术后表现及随时间推移的预期演变,可帮助放射科医师避免将正常表现误认为病变
- 大多数术后并发症发生在术后2周内。放射科医生及时发现这些并发症有助于合适地处理并改善临床预后
- 胸外科术后最常见的并发症是肺不张、肺炎、胸腔和心包积液、肺水肿及气胸。一些胸外科手术也存在与手术有关的具体并发症
- 吻合口部位(气道、食管、主动脉)易出现术后并发症

推荐阅读

Alpert JB, Godoy MC, Degroot PM, et al. Imaging the post-thoracotomy patient: anatomic changes and postoperative complications. Radiol Clin North Am. 2014;52(1):85-103.

Chae EJ, Seo JB, Kim SY, et al. Radiographic and CT findings of thoracic complications after pneumonectomy. Radiographics. 2006;26(5):1449-1468.

Christensen JD, Seaman DM, Washington L. Imaging of complications of thoracic and cardiovascular surgery. Radiol Clin North Am. 2014;52(5):929-959.

El-Sherief AH, Wu CC, Schoenhagen P, Little BP, Cheng A, Abbara S, Roselli EE. Basics of cardiopulmonary bypass: normal and abnormal postoperative CT appearances. Radiographics. 2013;33(1):63-72.

Gladish GW, Rice DC, Sabloff BS, et al. Pedicle muscle flaps in intrathoracic cancer resection: imaging appearance and evolution. Radiographics. 2007;27(4):975-987.

Jokerst C, Sirajuddin A, Mohammed TL. Imaging the complications of lung transplantation. Radiol Clin North Am. 2016;54(2):355-373.

Kim SH, Lee KS, Shim YM, et al. Esophageal resection: indications, techniques, and radiologic assessment. Radiographics. 2001;21:1119-1137.

Ng YL, Paul N, Patsios D, et al. Imaging of lung transplantation: review. AJR Am J Roentgenol. 2009; 192(suppl 3):S1-S13, quiz S14-S19.

Riley P, Rooney S, Bonser R, Guest P. Imaging the post-operative thoracic aorta: normal anatomy and pitfalls. Br

J Radiol. 2001;74:1150 – 1158.

Valente T, Rossi G, Rea G, et al. Multidetector CT findings of complications of surgical and endovascular treatment of aortic aneurysms. Radiol Clin North Am. 2014;52(5):961 – 989.

参考文献见 *ExpertConsult*. *com*.

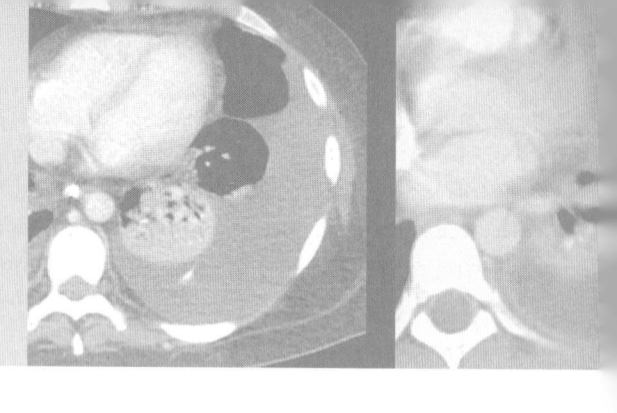

第 69 章

重症监护室的胸部 X 线检查[*]

Anupama Brixey｜Matthew Bentz｜Steven L. Primack

X 线胸片是重症监护室(ICU)使用的主要检查方式,因为它具有便携、快速图像采集和床旁即刻预览图像的特点。因此,放射科医生和重症监护室的医生能够正确认识这些表现非常重要。

ICU 便携式 X 线检查拍摄的是前后位(AP)拍摄,其中 X 线束以 101.6 cm(40 英寸)的标准距离从前向后穿过患者,而后前位(PA)X 线胸片的投射距离为 182.88 cm(72 英寸)。距离的缩短可导致图像放大和清晰度降低。此外,由于患者不便活动,大多数 ICU 的 X 线检查采用仰卧位或半卧位进行,这常会导致肺体积缩小,因此在阅片上带来一定的挑战。

数字 X 线摄影通过对采集的图像进行后处理操作(例如窗位调节、放大、反转等)来增强对比度、降低噪声,从而提高图像质量。它还可通过技术人员和重症监护人员在 ICU 床旁即刻预览图像来提高图像质量。这使得技术人员在屏幕上观察到出现技术或摆位错误后,能够快速重复采集图像。此外,如果在预览图像上发现明显的病变,例如严重的气胸,重症监护室的医生可马上进行治疗。

在过去的几年中,我们进行了多项研究,致力于评估 ICU 患者常规每日 X 线胸片(chest radiographs, CR)的临床价值。2009 年,Oba 和 Zaza 进行了一项荟萃分析,纳入了 8 项试验,包括 7 078 名 ICU 患者,结果发现:与接受常规每日 X 线胸片检查的患者相比,未接受检查患者的不良反应未见增加。此外,具有明确临床适应证的患者在 ICU 期间平均接受 0.4~4.4 次 CR 检查,而常规每日组为 2.4~10.5 次

CR 检查。根据 2014 年美国放射学会适宜性标准规定:"常规每日 X 线胸片不适用于 ICU 患者"。入院时应拍摄 X 线胸片,此后仅针对具有明确临床适应证或插入外部器械(如气管插管)后,可进行拍摄。

由于疾病的严重性和经常需要插入外部器械,ICU 患者发生相关并发症的危险更高。ICU 常见的胸部病变包括肺不张/黏液嵌塞伴肺萎陷、误吸、肺炎、肺水肿、胸膜疾病和医源性并发症。ARDS 是一种较严重的疾病,在 ICU 患者中也有发生,但发病率和病死率正稳步下降。本章将进一步详细讨论这些主要病变。

一、肺不张

肺不张(atelectasis)是 ICU 患者肺部阴影最常见的原因。当整个肺叶不张时,称为肺叶塌陷(lobar collapse)。肺不张有 6 种公认的机制:重力依赖性、阻塞性(吸收性)、被动性、压迫性、粘连性和瘢痕性。术后患者常因呼吸浅慢和小气道塌陷而出现很常见的重力依赖性小气道塌陷。然而,ICU 患者肺不张常为多因素,在 X 线胸片上常出现一种以上类型的肺不张。阻塞性肺不张(obstructive atelectasis)是大、中型气道阻塞所致,可引起远端空气吸收,导致肺叶塌陷。压迫性肺不张(compressive atelectasis),也被一些放射科医生称为松弛性肺不张,是胸腔内占位病变(在 ICU 患者中最常见的是胸腔积液)阻止空气进入肺泡的结果。鉴于 ICU 患者气胸的发病率,被动性肺不张也很常见。在这种情况下,肺不直接与胸壁

[*] 编者和出版社感谢 Peder E. Horner 博士为本书上一版相关主题提供的材料。这是本章的基础。

接触,因此肺保持其固有的被动塌陷倾向,而不是每次随呼吸时被胸壁强行打开。粘连性肺不张(adhesive atelectasis)是继发于表面活性剂减少,常见于 ARDS 患者或早产儿。最后,瘢痕性肺不张(cicatricial atelectasis)是由于瘢痕或肺纤维化引起的慢性肺不张,在 ICU 患者中不会出现。

1. 胸部 X 线摄影 左肺下叶是肺不张最常见的部位(66%),其次是右肺下叶(22%)和右肺上叶(11%)。当肺不张呈线样或板状(即亚段性肺不张)时,常位于重力依赖的下叶(图 69.1,图 69.2)。虽然 ICU 患者最常见的是亚段肺不张,但它也可累及完整的肺段或肺叶(图 69.3)。肺不张的直接征象,如叶间裂移位或血管/支气管集束,有助于确定肺不张的位置。有时,肺不张也诊断不明确,看起来像分层的胸腔积液。在卧位患者中,影像上肺体积减小的表现可不明显。

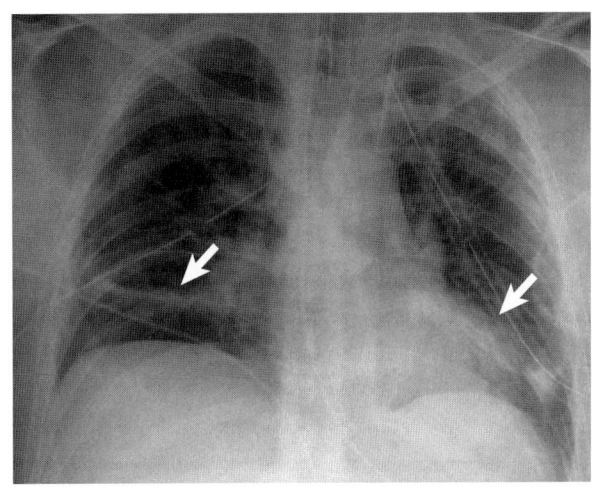

图 69.1 线样(盘状)肺亚段不张。前后位 X 线胸片可见多发管状和线样影,以及双肺基底部盘状影伴血管集束(箭),符合肺亚段不张。

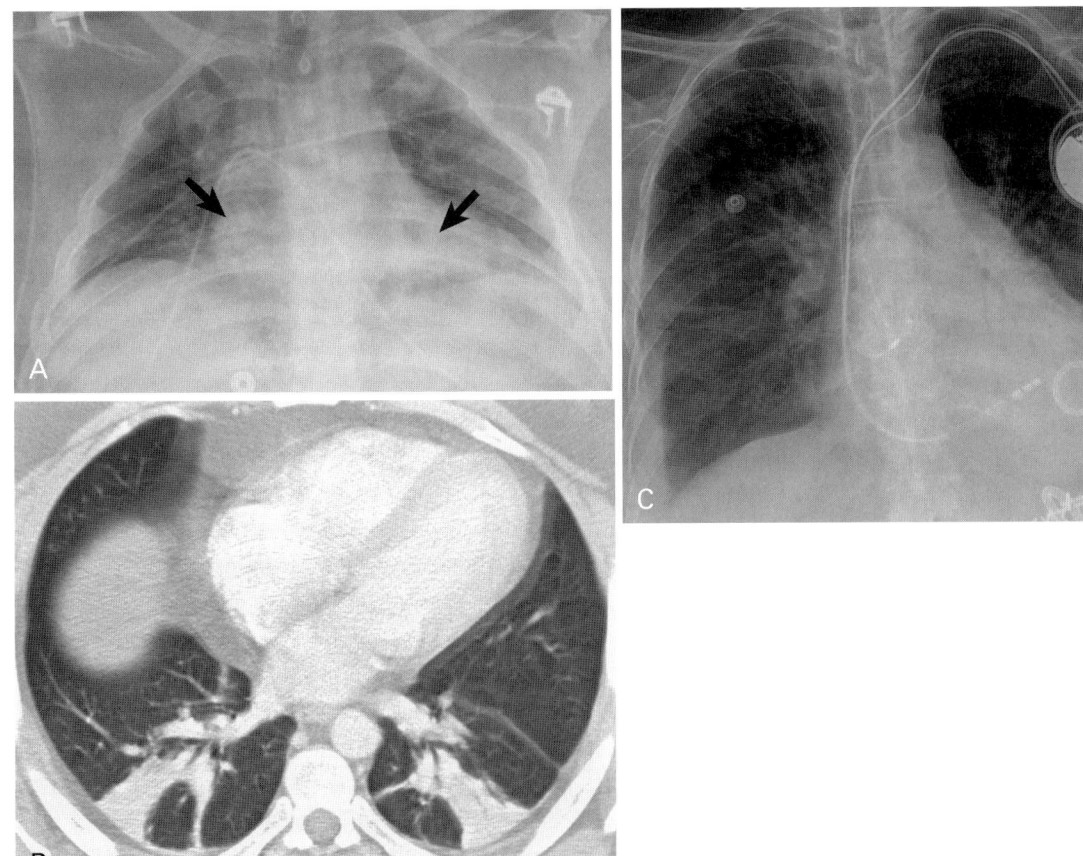

图 69.2 肺亚段不张。(A)前后位 X 线胸片可见肺体积缩小,双侧基底部边缘模糊阴影(箭)。(B)下胸部 CT 可见双肺下部条带状阴影伴支气管血管集束,提示肺不张。(C)另一位患者的前后位 X 线胸片可见由于左肺下叶肺不张,心后段发生实变,其中见空气支气管征。

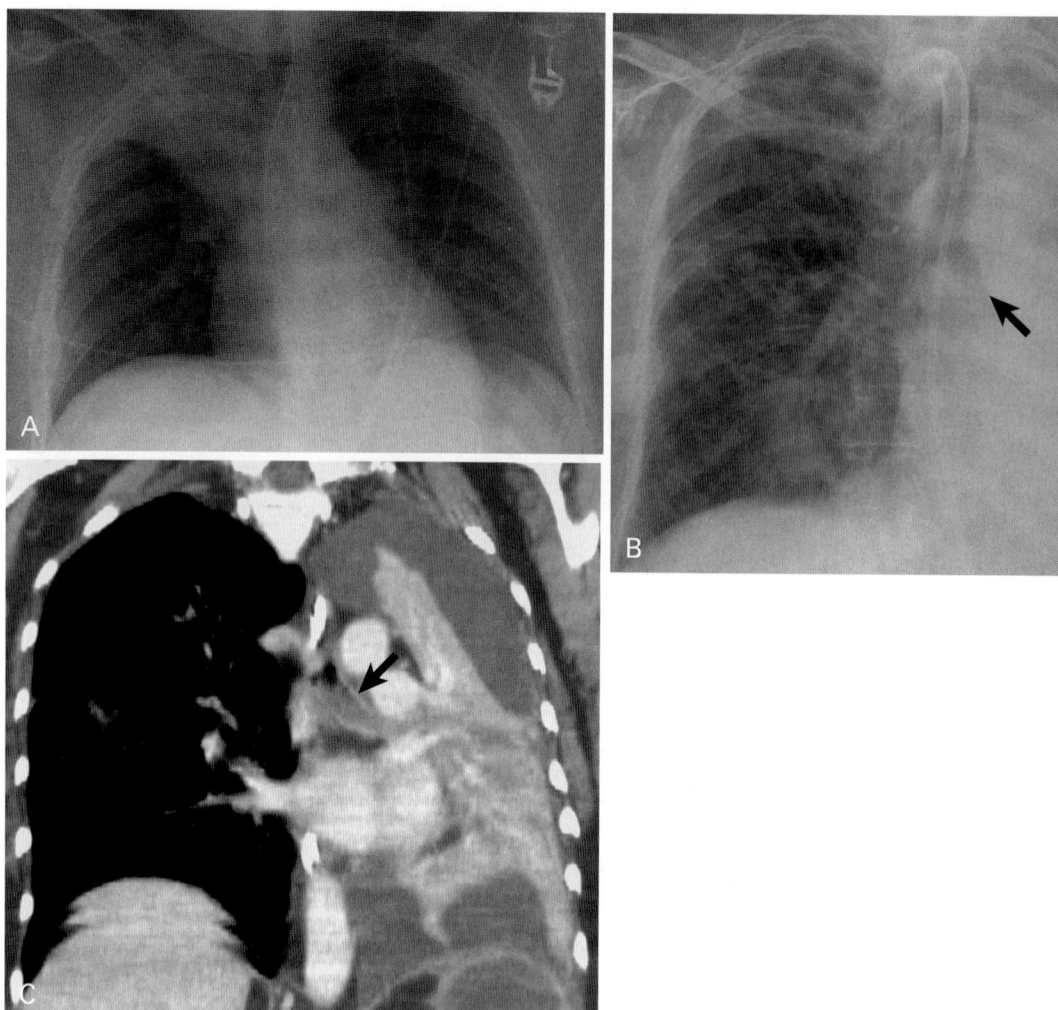

图 69.3 肺叶或多叶肺不张。(A)前后位 X 线胸片可见右肺上野均匀一致密度增高影,右水平裂上升,气管右移,此为右肺上叶肺不张典型表现。(B)前后位 X 线胸片可见左侧胸腔完全密度增高,纵隔左移,左主支气管截断(箭)。(C)胸部冠状面增强 CT 可见左肺不张,胸腔积液,肺体积缩小,左主支气管充满黏液(箭)。

在肺不张患者中,空气支气管征的存在与否有助于确定气道清除的有效性。如果空气支气管征存在,肺不张很可能与小气道塌陷有关,使用吸气流量装置,如诱导性肺量测定器,有助于打开塌陷的肺泡。然而,如果肺不张中无空气支气管征,最可能的病因是黏液嵌塞,气道清除技术如胸部物理治疗或 acapela 球囊装置,可使临床获益。无创气道清除技术在清除气道分泌物方面与纤维支气管镜一样有效;因此,支气管镜检查通常只用于难治性病例。

2. CT　CT 结果与 X 线的表现相似。肺不张在 CT 上表现为密度增高、体积缩小、支气管和血管集束,通常分布在一定的解剖范围内(如亚段、段或叶)(图 69.2B)。阻塞性黏液栓常出现于塌陷肺组织的近端(图 69.3C)。CT 增强有助于区分肺不张和肺实变:肺不张的强化程度大于骨骼肌,而肺实变强化程度与骨骼肌相似或略小(图 69.4)。需要注意,这两

种情况下血管都会强化,肺不张不应与肺实质强化混淆。

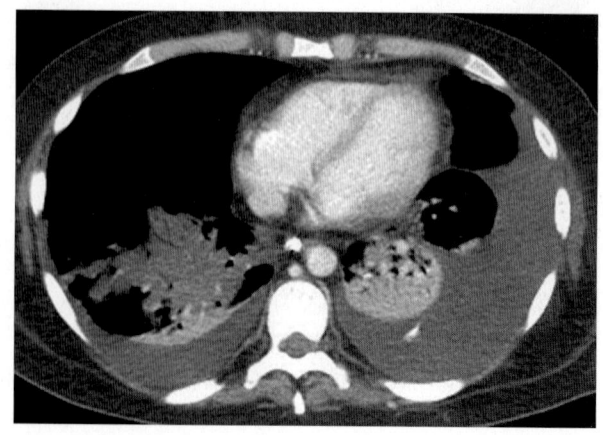

图 69.4 肺不张强化。胸部 CT 可见左肺下叶强化,符合肺不张。右肺因继发坏死性肺炎而不强,还可见左侧中等量胸腔积液、右侧少量胸腔积液。

二、误吸

误吸(aspiration)常发生在危重患者中,因为误吸的风险随着意识水平的降低而增高。误吸及其后果包括一系列临床病理损伤:吸入惰性/无毒物质、吸入性肺炎和吸入性肺部感染。必须根据临床症状区分吸入性肺炎和吸入性肺部感染,因为吸入性肺炎通常不需要治疗,而吸入性肺部感染常需要抗生素。严重误吸事件可导致急性呼吸衰竭、脓毒症或 ARDS。误吸相关肺损伤的严重程度与吸入物的多少和类型(即惰性物质、无菌性胃酸、细菌定植的口咽分泌物)有关。需要警惕的是,有气管导管套囊的插管患者仍可在气管导管套囊周围误吸。此外,在 ICU 患者中,由于所有机械通气患者都接受了应激性溃疡预防治疗(H₂ 受体拮抗剂或质子泵抑制剂),胃内容物常引起细菌定植,从而提高胃液的 pH。这使得 ICU 患者在吸入胃内容物后容易发生吸入性肺部感染。

1. **胸部 X 线摄影** 误吸可表现为局灶性或多灶性实变(图 69.5)。有时常表现为小气道中分布、界限不清的结节(图 69.6),常在 CT 上表现树芽状改变。气道壁增厚、细支气管阻塞和肺体积缩小也很常见。尽管吸入物的影像学表现各不相同,但 10% 患者的 X 线胸片可正常。

吸入性肺炎可在第一天进展,但常会在几天内开始吸收(图 69.7)。临床症状持续存在或增大的实变可提示形成肺部感染。在卧位患者中,误吸常位于上叶的后段、下叶背段和后基底段。这种分布在仰卧前后位片上表现很明显。

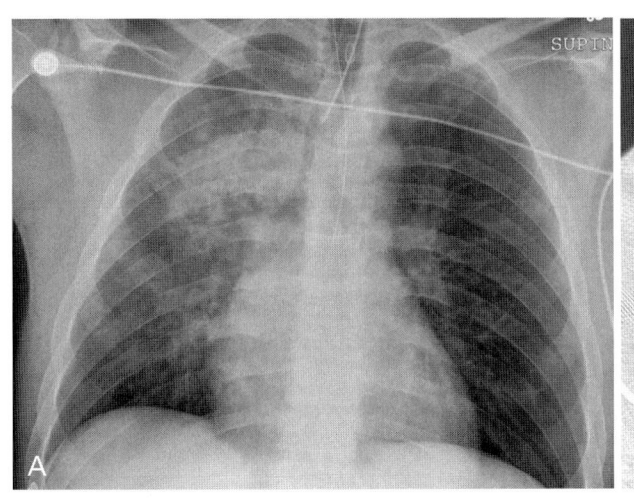
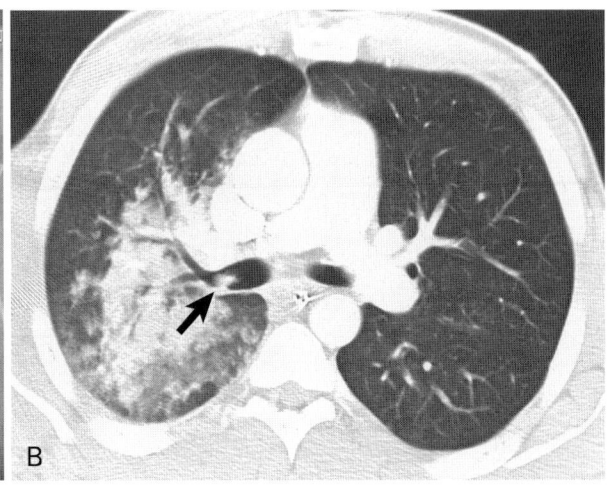

图 69.5 误吸,实变型。(A)前后位 X 线胸片可见右上肺实变。(B)CT 可见右肺上叶后段实变及小叶中心结节,可见右肺上叶支气管(箭)中吸入的碎屑。

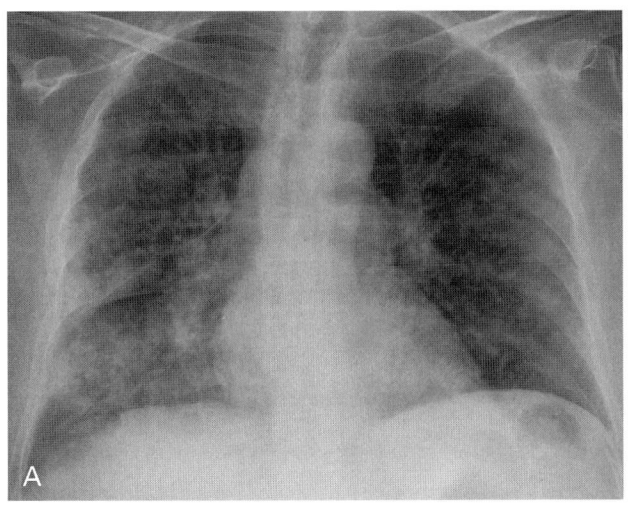
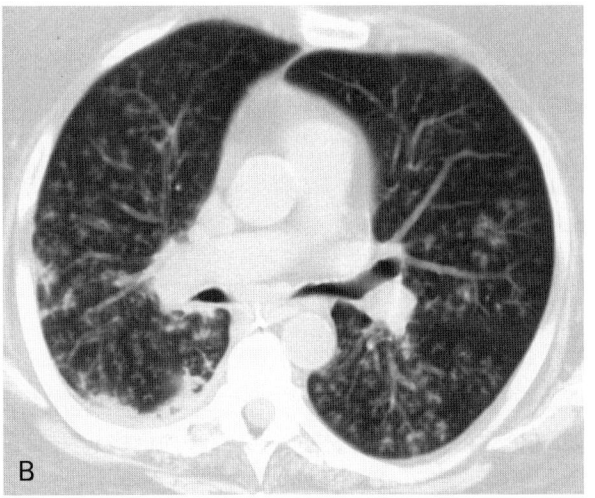

图 69.6 误吸,树芽征。(A)前后位 X 线胸片可见双侧 3～5 mm、边界不清的结节影。(B)胸部 CT 可见以结节影伴树芽影,以双肺后部分布为主。

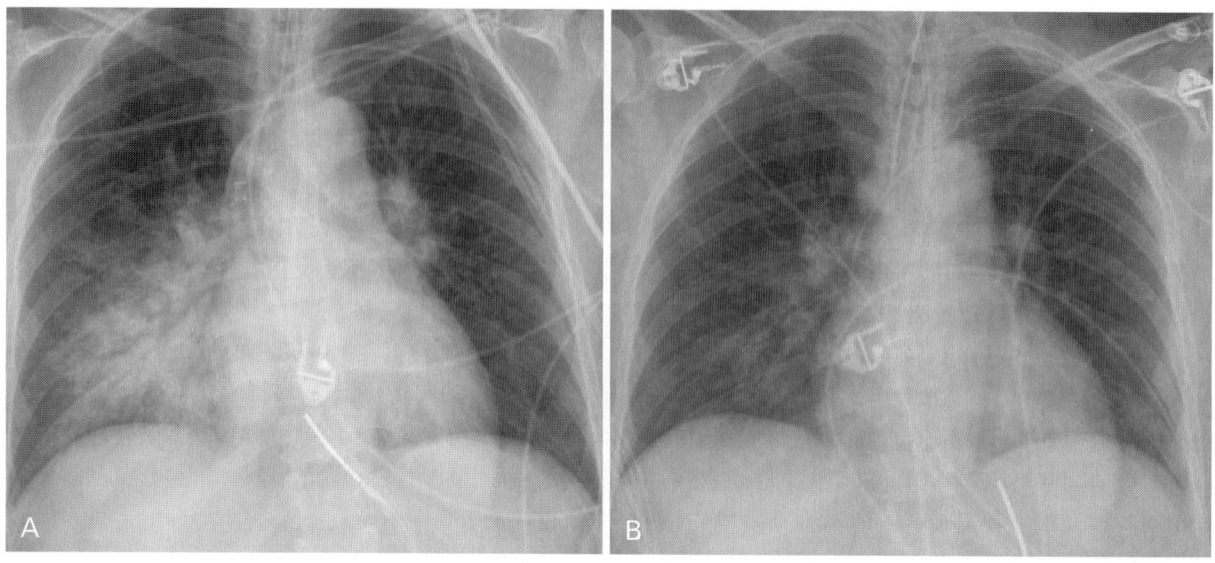

图 69.7　吸入性肺炎，一过性改变。(A)前后位 X 线胸片可见右肺门周围及下肺实变。(B)2 d 后的前后位 X 线胸片可见明显吸收。

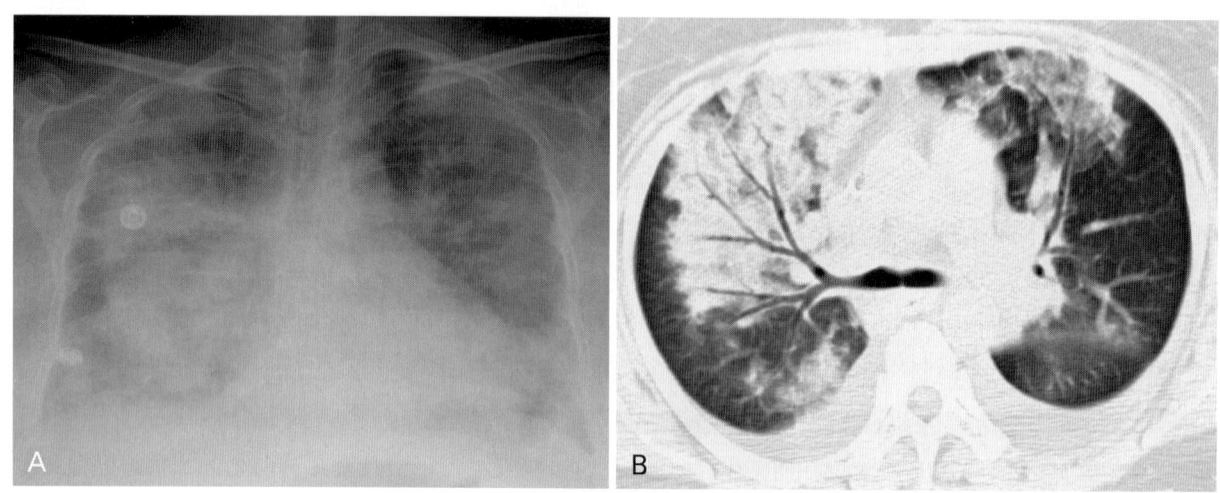

图 69.8　多灶性细菌性支气管肺炎。(A)前后位 X 线胸片可见多灶致密实变影，右侧为主。(B)CT 可见双侧、不对称实变和支气管充气征，还可见双侧胸腔积液。

2. CT　CT 表现与 X 线表现相似，呈特定分布的实变或树芽状影(图 69.5B，图 69.6B)。不过，CT 发现树芽征以及误吸的程度及分布更准确。此外，CT 可显示小气道充盈和阻塞(图 69.5B)，还可更好地鉴别肺脓肿等并发症。

三、肺炎

ICU 患者的肺炎有多种分类。患者从家中入院或入院后 48 h 内出现的肺炎定义为社区获得性肺炎。如果患者在过去 90 d 内住院或住在护理机构或在 30 d 内接受抗生素、化疗、伤口护理，则将其定义为医疗保健相关性肺炎。在患者入院后 48 h 以上发生的肺炎定义为医院获得性肺炎，最常见于 ICU。当接受机械

通气超过 48 h 的患者发生院内肺炎时，称为呼吸机相关性肺炎(ventilator-associated pneumonia，VAP)。在 ICU 准确诊断肺炎需要结合之前存在的临床症状、影像学表现和呼吸道分泌物实验室检查。根据 Alp 等的研究显示，依据疾病预防控制中心制定的标准，ICU 中医院获得性肺炎的发病率为 6.8%，在这些医院获得性肺炎中，75.5% 为 VAP。

1. 胸部 X 线摄影　X 线胸片常表现为斑片状实变影或边界不清的多灶性阴影(图 69.8)。空气支气管征有助于肺炎的诊断，但空气支气管征也发生于肺不张中。与肺不张中的空气支气管征相比，肺炎相关的空气支气管征无肺体积缩小和细支气管"集束"的特点。肺炎中可出现空洞，而且是肺炎的一个特殊表

现。肺炎的影像学表现常比肺不张、误吸或肺水肿发展缓慢。虽然肺炎在 ARDS 患者中普遍存在，但 X 线胸片在鉴别无 ARDS 肺炎和非肺炎型 ARDS 中的准确率仅为 57%。

2. CT 仅凭 X 线胸片常可评估肺炎，但 CT 可有效评估肺炎并发症（如出现空洞或肺炎旁胸腔积液的范围和特征）。在先前存在实变的背景下出现新发、边界不清的阴影时，CT 可较好地鉴别多灶性阴影的病因，以及它们是否起源于一个或多个病变。增强 CT 可见肺炎内肺实质常仅表现为轻度强化或无强化；然而，肺实质出现低密度应考虑到坏死性肺炎的可能（图 69.4）。

四、肺水肿

肺水肿是收住 ICU 的常见原因，且在 ICU 住院期间常发生。出现呼吸困难和呼吸急促的患者常伴低氧血症。肺水肿根据形成机制可分为静水压性水肿或渗透性水肿。

（一）流体静水压性肺水肿 流体静压性肺水肿最常见的原因是左心衰竭、肾功能衰竭/功能不全或高血容量引起的肺静脉压升高。

1. 胸部 X 线摄影 流体静压性水肿的典型表现包括血管蒂增宽和肺血管淤血。早期间质性肺水肿表现为支气管袖套征、肺裂增厚的胸膜下间质性水肿以及血管边缘模糊。随着肺毛细血管压力增加，小叶间隔增厚与磨玻璃影一起进展（图 69.9），最终形成实变影，影像表现常为双侧、对称性。但在急性二尖瓣反流中，常以右肺上叶为主（图 69.10）。潜在的慢性肺病（如肺气肿）也可导致与肺水肿不相称的分布，因为肺大疱所占的区域无法参与（图 69.11）。在心源性肺水肿中，常出现心脏扩大和重力依赖区（下垂部）肺实变。胸腔积液可双侧，也可单侧，一般在右侧。相反，在流体静压性（非心源性）肺水肿中，实变常为弥漫性或外周性（图 69.12），小叶间隔线少见，心脏大小正常。

2. CT 流体静水压性肺水肿的早期表现，如磨玻璃影、气道壁增厚和小叶间隔增厚在 CT 上显示较好。CT 上磨玻璃影呈重力依赖性分布。CT 比 X 线胸片能更早地发现少量胸腔积液，而且 CT 能更精确地明确实变的位置和范围（图 69.13）。

（二）渗透性肺水肿 毛细血管通透性增加的肺水肿是非流体静压性和非心源性肺水肿的同义词。病因包括肺部原因（如吸入性肺炎、细菌性肺炎、胸部创伤）和肺外原因（如脓毒症、神经源性肺水肿、胸外创伤、胰腺炎和药物毒性）。

胸部 X 线摄影 典型的 X 线胸片表现包括广泛的双侧阴影（图 69.14，图 69.15）。这种分布最初常呈斑片状，但很快发展为弥漫性分布。肺部原因形成的阴影分布趋向于不对称性和斑片状，而肺外原因形成的阴影分布趋向于对称、弥漫和均匀分布。空气支气管征常见，间隔线少见，血管蒂、心脏大小和肺血管大小常正常。

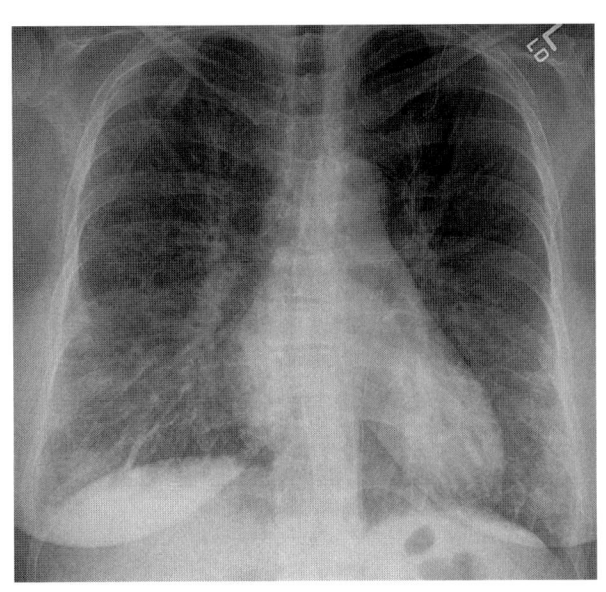

图 69.9 静水压性肺水肿。产后妇女的前后位 X 线胸片可见双侧、对称性肺血管增粗、模糊和间隔增厚。

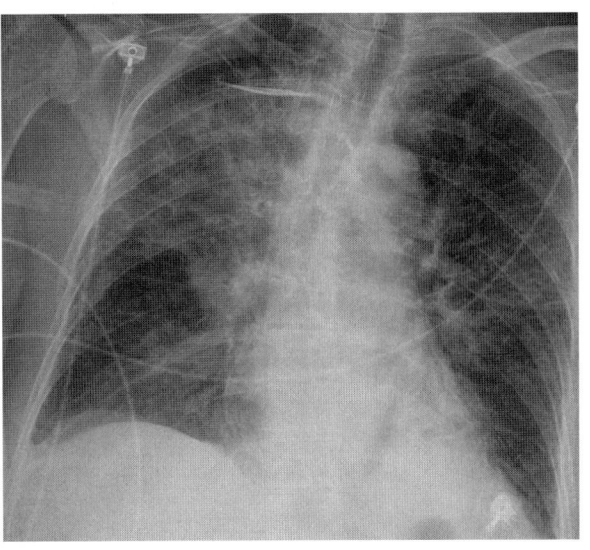

图 69.10 急性二尖瓣反流。前后位 X 线胸片可见右肺上叶边界模糊阴影、血管模糊不清、间隔增厚，此为继发于急性二尖瓣反流形成肺水肿的典型表现。

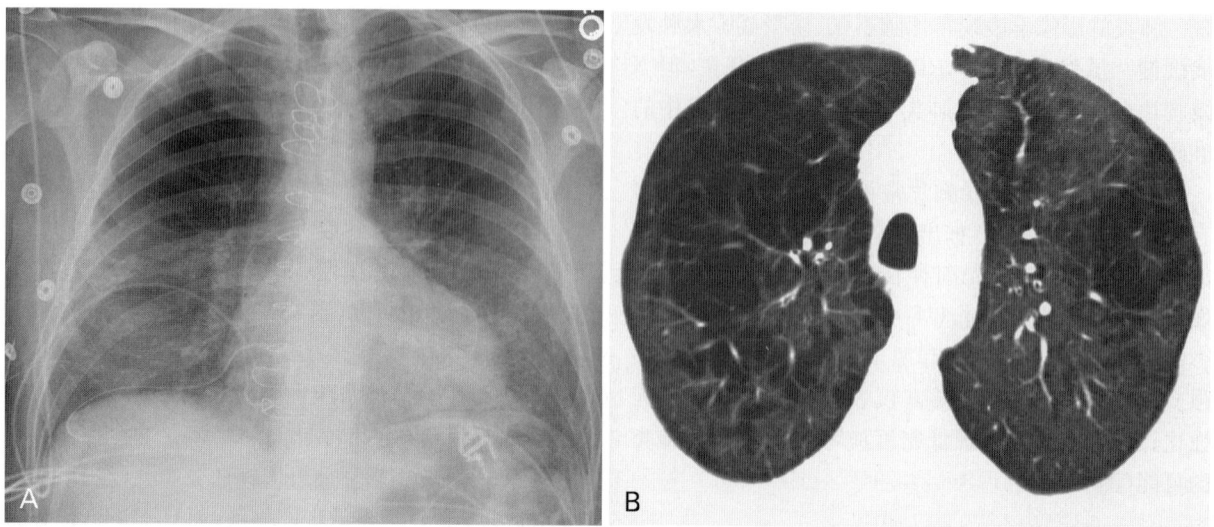

图69.11 流体静压性肺水肿和肺气肿。(A)前后位X线胸片可见双肺下野和左肺上野的云雾状阴影。(B)CT可见肺上叶分布为主的肺气肿,解释了X线胸片上的不对称及非特征性分布。

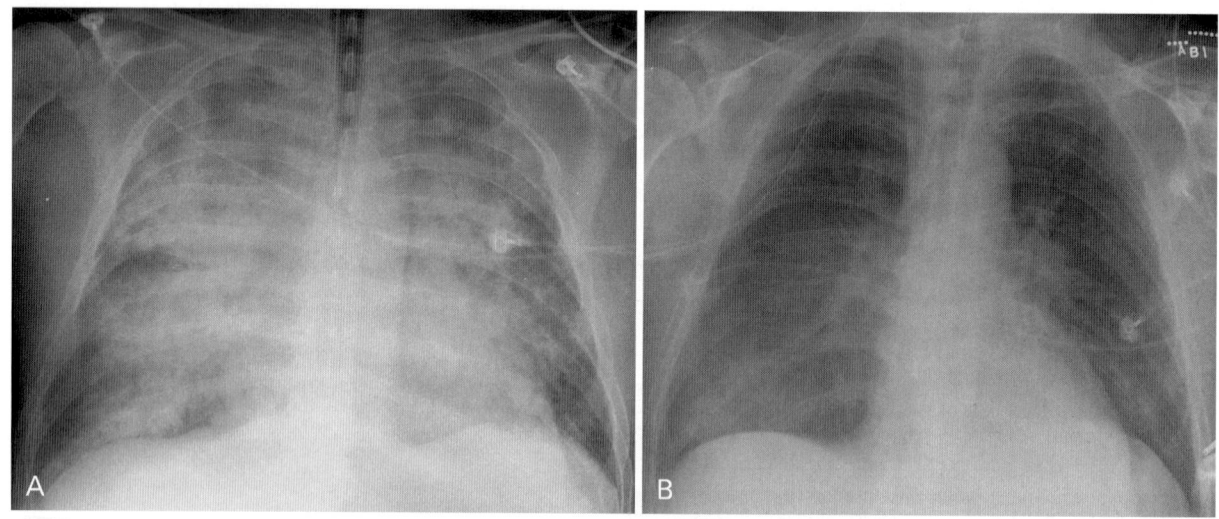

图69.12 急性肾功能衰竭相关的静水压性肺水肿。(A)前后位X线胸片可见双侧肺门周围实变、心脏轮廓扩大、血管蒂增宽。(B)3d后复查前后位X线胸片可见右颈静脉内透析管置入,肺内病变明显吸收。

影像学很难区分流体静水压性和渗透性肺水肿。最有用的鉴别特征为渗透性肺水肿比流体静压性肺水肿更易出现外周、斑片状分布特征。尽管在流体静水压性肺水肿中血管蒂增宽、肺血管淤血和胸腔积液更常见,这些表现也可出现在非心源性肺水肿中。此外,这两种病变经常共存,使得解释更加复杂。

五、急性呼吸窘迫综合征

ARDS是一种表现为渗透性增加的(非心源性)晚期肺水肿。2011年,欧洲重症监护学会根据广泛使用的1994年定义的局限性,修订了ARDS的概念。根据新的标准,ARDS定义为呼吸症状急性发作(1周内)、双肺实质阴影、无法由静水压性水肿解释的呼吸衰竭、氧合指数(PaO_2/FiO_2)比值小于300 mmHg。根据实际的PaO_2/FiO_2比值,ARDS可进一步分为轻度、中度、重度,先前使用的术语急性肺损伤已被废弃。

损伤的特定部位为肺泡毛细血管膜。毛细血管内皮通透性增高,含蛋白质液体和炎性细胞(如中性粒细胞)可经毛细血管迁移到间质。损伤也会累及肺泡基底膜,使其脱落。修复过程可引起肺透明膜形成和弥漫性肺泡损伤。发生ARDS的原因可为直接肺损伤(如肺炎或误吸),但常由全身性疾病诱发(如脓毒血症、创伤、胰腺炎)。

1. 胸部X线摄影 在X线胸片上,最初的24 h内出现斑片状磨玻璃影和实变影,3 d内出现弥漫性

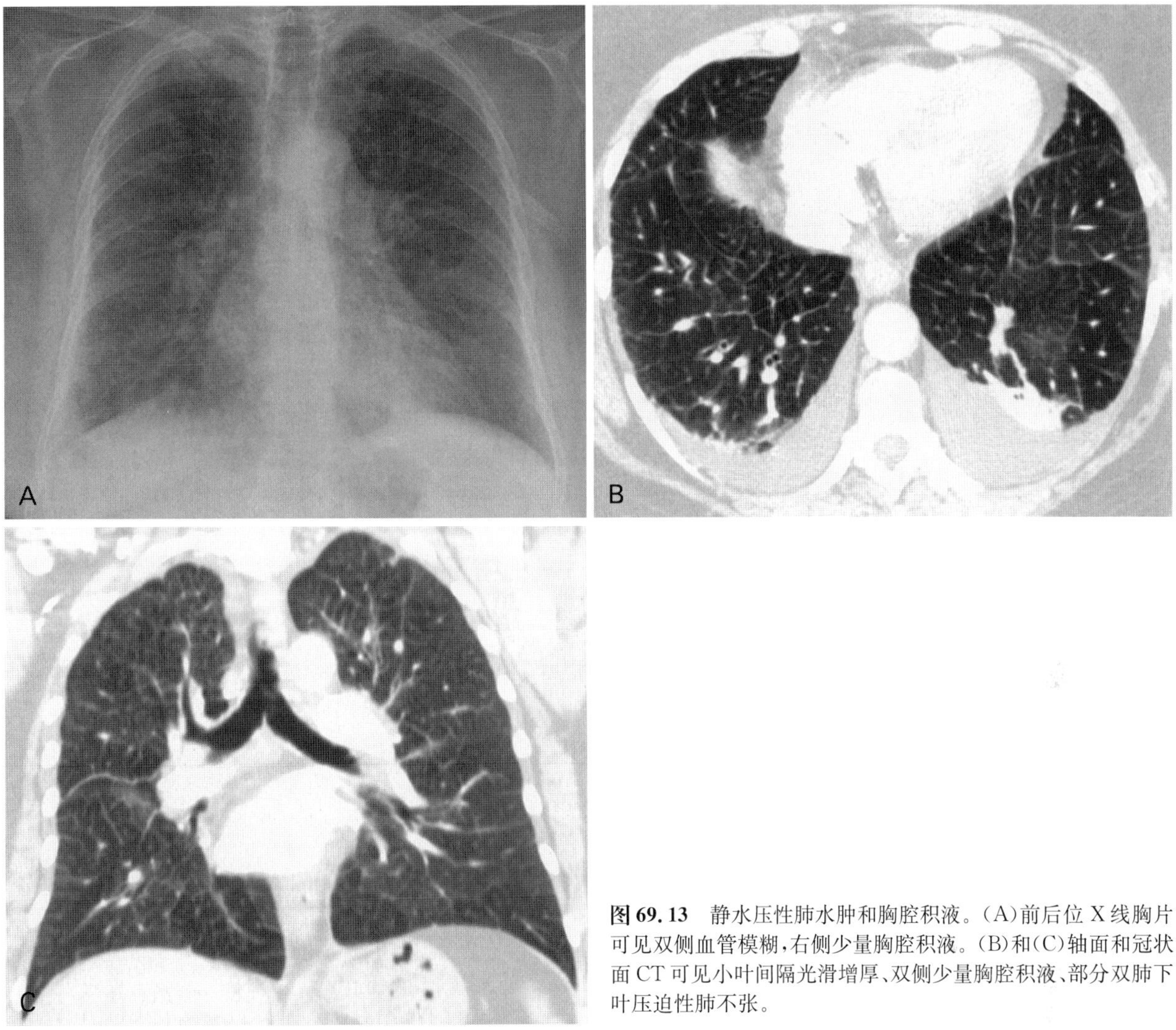

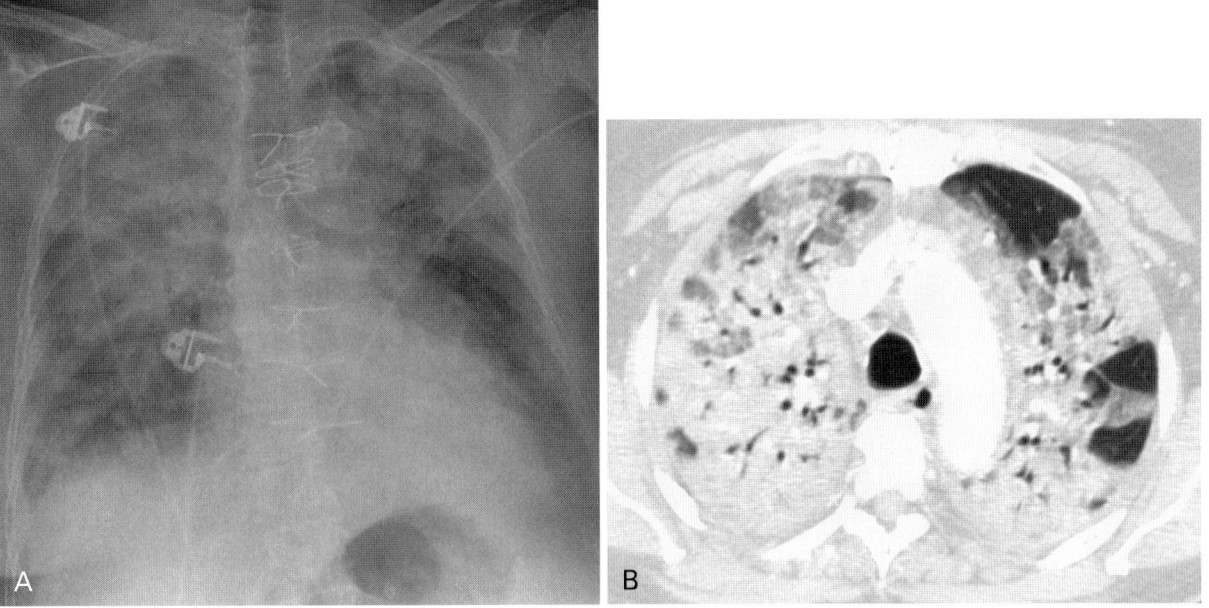

图 69.13　静水压性肺水肿和胸腔积液。(A)前后位 X 线胸片可见双侧血管模糊,右侧少量胸腔积液。(B)和(C)轴面和冠状面 CT 可见小叶间隔光滑增厚、双侧少量胸腔积液、部分双肺下叶压迫性肺不张。

图 69.14　术后非心源性肺水肿。(A)前后位 X 线胸片可见双侧不对称性、斑片状实变,以上肺野分布为主。(B)CT 可见双侧、不对称、致密实变影和磨玻璃影。

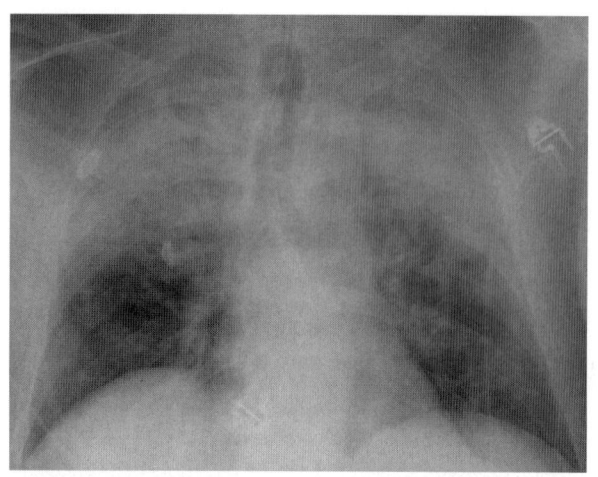

图 69.15 输血相关急性肺损伤。输血后 5 h 的前后位胸片可见双肺广泛实变,以上肺野分布为主,需要气管内插管。

病变(图 69.16),常见肺活量减少和空气支气管征。ARDS 的诊断需要出现新发的双侧阴影,最常见的影像学表现是渗透性肺水肿。

2. CT　CT 可提供关于 ARDS 的范围和严重程度以及由此引起的并发症(如气胸和肺炎)的重要信息。ARDS 是渗透性肺水肿的原型,因此独特的 CT 表现也证实了这一类型。实变常呈特征性分布,肺尖很少受累(图 69.16)。肺部原因引起的 ARDS 可形成相对不对称、斑片状、磨玻璃影和实变影。相反,肺外原因引起的 ARDS 主要表现为对称分布、广泛的磨玻璃影。相对正常的肺实质常出现斑片状病灶。CT 可发现气压性创伤的早期表现,例如小的气胸、纵隔气肿或肺气囊,而这些改变在床旁前后位 X 线

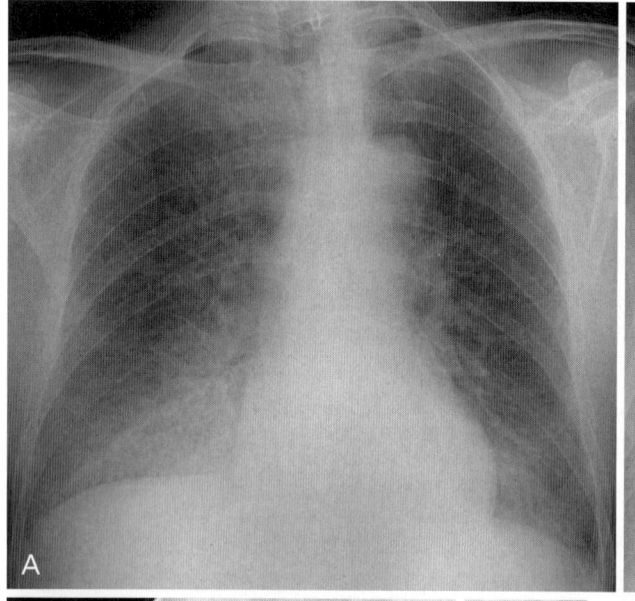

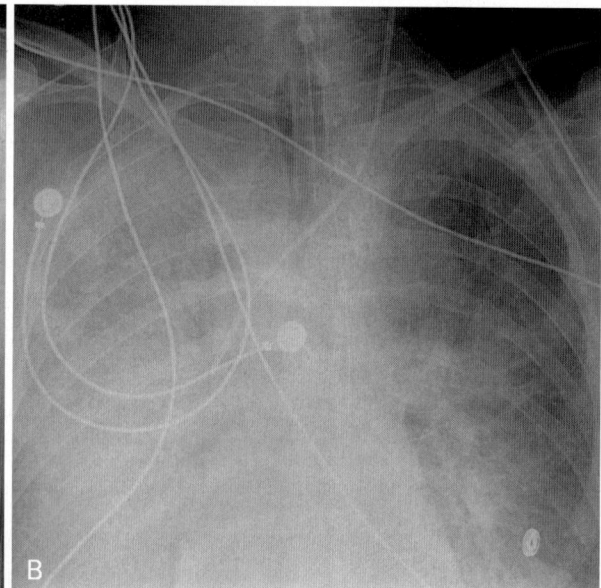

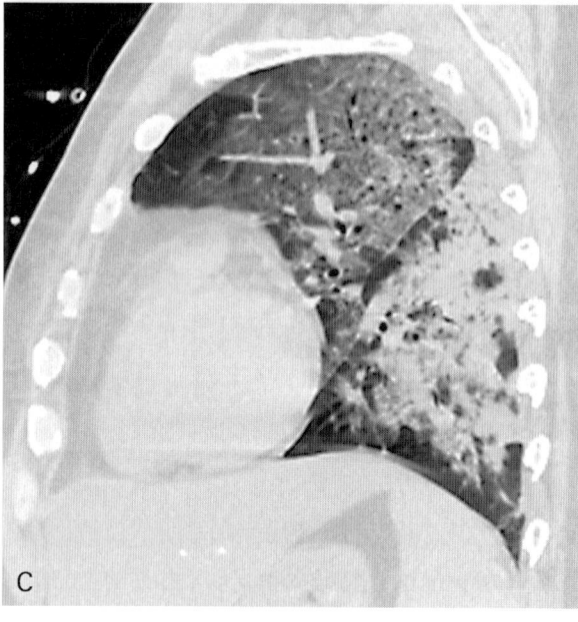

图 69.16 弥漫性肺泡损伤/ARDS。(A)前后位 X 线胸片可见右下叶比左下叶范围大,符合肺炎。(B)随后的前后位 X 线胸片可见在气管内插管期间,弥漫性右肺实变明显大于左肺实变,此为 ARDS 弥漫性肺泡损伤的特征性表现。肺部原因引起的 ARDS 常表现为不对称分布的阴影,而非肺部原因引起的弥漫性肺泡损伤常表现为对称性分布。(C)另一位 ARDS 患者的矢状面 CT 可见特征性背侧分布及从头到足逐渐加重的磨玻璃影和实变影。(经许可引自 Gutschow S, Walker C. Acute thoracic conditions in the intensive care unit. In: Shepard J-A. *Thoracic Imaging: The Requisites*. 3rd ed. St. Louis: Elsevier; 2018.)

胸片上可被掩盖。弥漫性肺泡损伤恢复期的患者常可见磨玻璃影和网状影、牵拉性支气管扩张和纤维化实变(图 69.17)。在一项研究中,92%的患病肺叶可出现支气管扩张。

六、胸膜病变

(一)气胸 气胸为脏层、壁层胸膜之间进入空气,常发生在 ICU 患者中。病因包括外伤、中心静脉置管/胸腔穿刺术的并发症、正压通气造成的气压伤,偶尔可因肺部感染引起。鉴于 ICU 患者气胸表现不典型,延误诊断很容易造成插管患者出现张力性气胸,因此,熟悉 ICU 患者气胸的影像学表现极为重要。

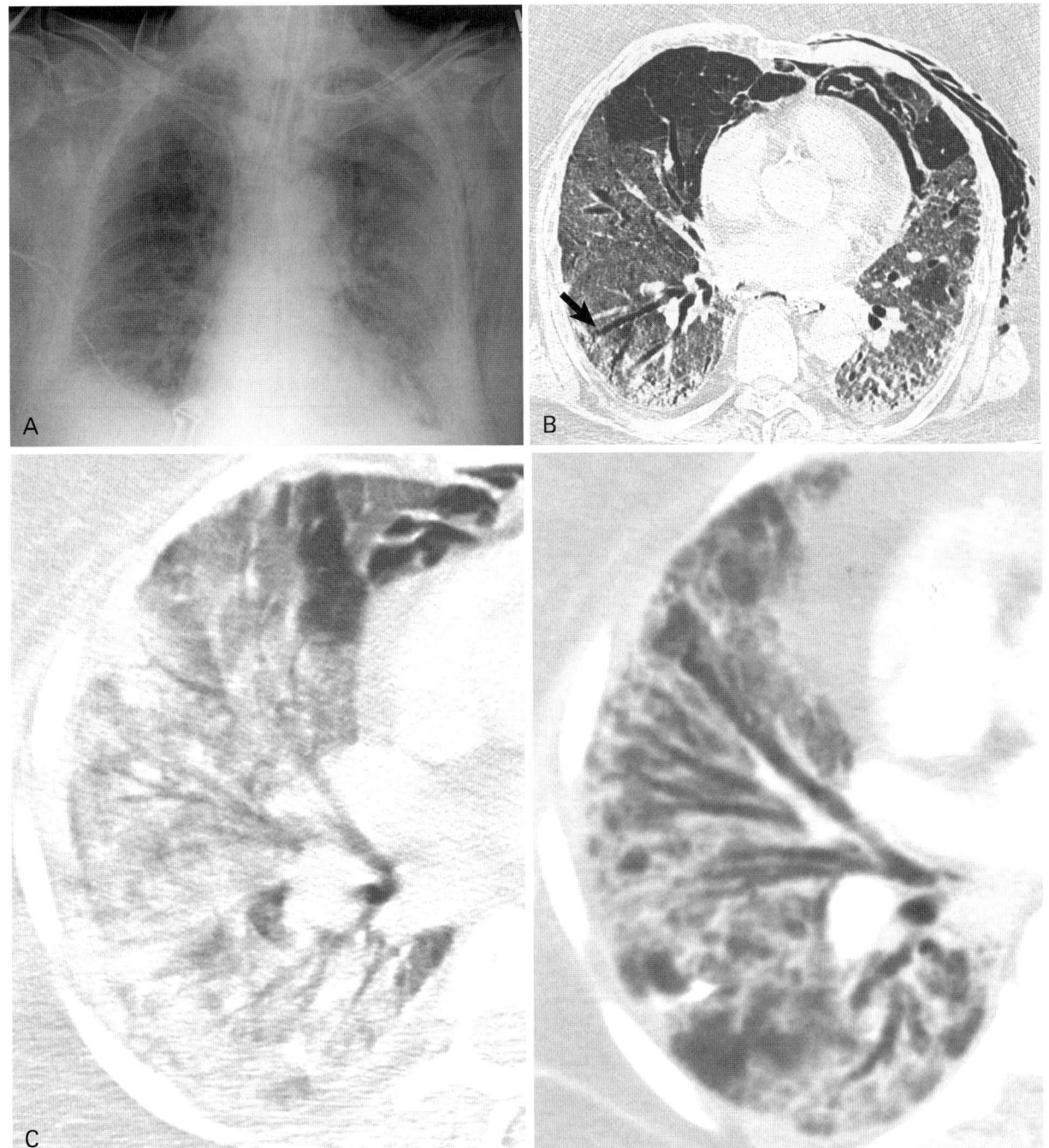

图 69.17 血管手术后发生的 ARDS。(A)前后位 X 线胸片可见广泛、双侧云雾状阴影、纵隔气肿、左胸壁和颈部软组织积气、气管内插管,右锁骨下置管和营养管。(B)同一患者的 CT 可见广泛、重力依赖区磨玻璃影、支气管扩张(箭)、纵隔气肿和左胸壁软组织积气,可见正常肺与病变肺组织之间界限清晰。(C)另一患者的图像可见 ARDS 的急性磨玻璃影(左图),2 周后出现纤维化改变和牵拉性支气管扩张(右图)。

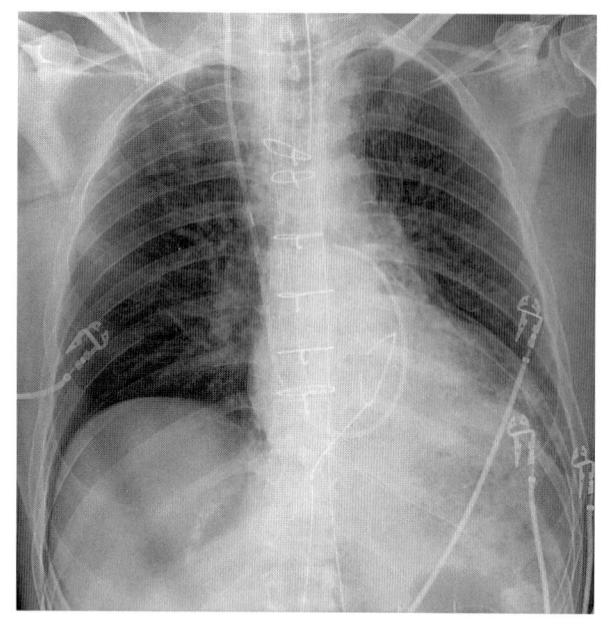

图69.18　气胸，外侧深沟征。前后位 X 线胸片可见右侧深沟征、肝上区透过度增高，符合肺底气胸。侧方隐约可见脏层胸膜线。（经许可引自 Gutschow S, Walker C. Acute thoracic conditions in the intensive care unit. In: Shepard J-A. *Thoracic Imaging: The Requisites*. 3rd ed. St. Louis: Elsevier; 2018.）

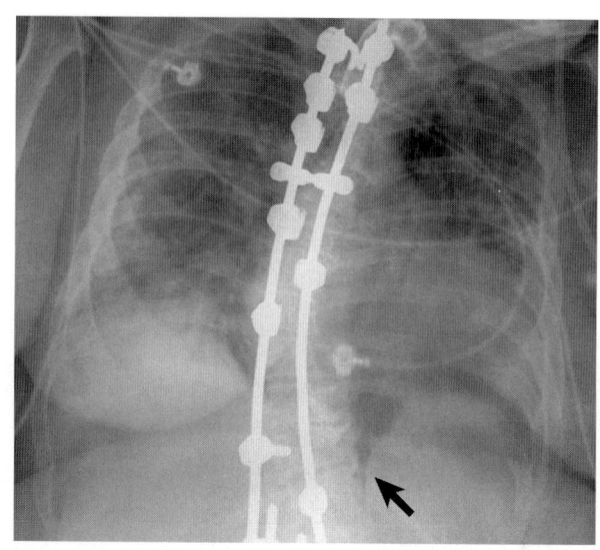

图69.19　气胸，内侧深沟征。前后位 X 线胸片可见透亮区向左内侧肋膈角延伸（箭）。

1. **胸部 X 线摄影**　平卧位的患者很难发现气胸，因为胸腔内气体聚集于胸部前方。因此，无法发现典型的脏层胸膜线。

仰卧位患者的胸片表现包括内侧或外侧的"深沟征"或膈上透过度增高，因为仰卧位患者气胸 38% 和 26% 分别发生在前内侧和下肺（图 69.18，图 69.19）。对于行动困难的患者可行卧位拍片或床边超声检查以确认是否存在气胸。

在诊断 ICU 患者的气胸时，一个常见的陷阱是皮肤皱褶。皮肤皱褶表现为一条边缘或界面影，而不是脏层胸膜线。肺血管常出现在皮肤皱褶的周围，表明这并不是脏层胸膜线（图 69.20）。

由于机械通气时肺顺应性差和平均气道压力升高，ARDS 患者气胸的发生率增高。然而，由于肺的硬度增加，纵隔常很少移位。虽然张力性气胸是根据临床表现进行诊断，但胸片常可提示诊断。"横膈下陷"是诊断张力性气胸最可靠的征象（图 69.21）。在机械通气患者中发现小的基底部气胸非常重要，因为在机械通气患者中，大多数气胸（60%～96%）会发展成张力气胸。因此，理想情况下，仰卧位机械通气患者的每张 X 线片上都应能看到肋膈角的最下方。

2. **超声检查**　考虑到仰卧位危重患者的 X 线片常会漏掉小的气胸，因此当怀疑气胸但胸片未发现，且患者状态不佳无法行 CT 扫描时，常可选择超声作为后续检查。

Lichtenstein 等人在一项研究中发现，动态和静态超声征象可用于气胸的评估（肺滑行消失、A 线和肺点出现），在诊断隐匿性气胸时，胸部超声降低了 CT 检查的需要。

（二）胸腔积液　在 ICU 患者中，少量胸腔积液很常见。在肾功能衰竭、心肌病、肝硬化或积极液体复苏的病例中，少量、双侧的胸腔积液常表现为继发于高血容量的漏出性积液。而单侧大量胸腔积液常继发于感染、血胸或恶性肿瘤的渗出性积液。漏出性积液可采用利尿剂来治疗，而渗出性积液常需引流和治疗原发病。

1. **胸部 X 线摄影**　据报道，仰卧位 X 线胸片可检出胸前积液，准确率为 67%～95%。少量的积液常表现为特征性的肋膈角变钝或模糊。仰卧位患者大量胸腔积液可通过发现朦胧状或"面纱状"阴影进行诊断（图 69.22）。渗出液也可进入肺尖或叶间裂中。局限性胸腔液表现为均匀、边界凸起的阴影。侧卧位 X 线片（患侧在下）有助于确定胸腔积液为局限或自由流动。仰卧位 X 线胸片常低估胸腔积液的数量和复杂性（图 69.23）。

2. **超声检查**　超声已成为 ICU 评估和取样胸腔积液的首选方法。回声性积液和纤维蛋白间隔是渗出性胸腔积液的诊断依据。

3. **CT**　CT 有助于评价需要外科手术治疗的局限性胸腔积液，需要 CT 引导下胸腔穿刺置管的纵隔

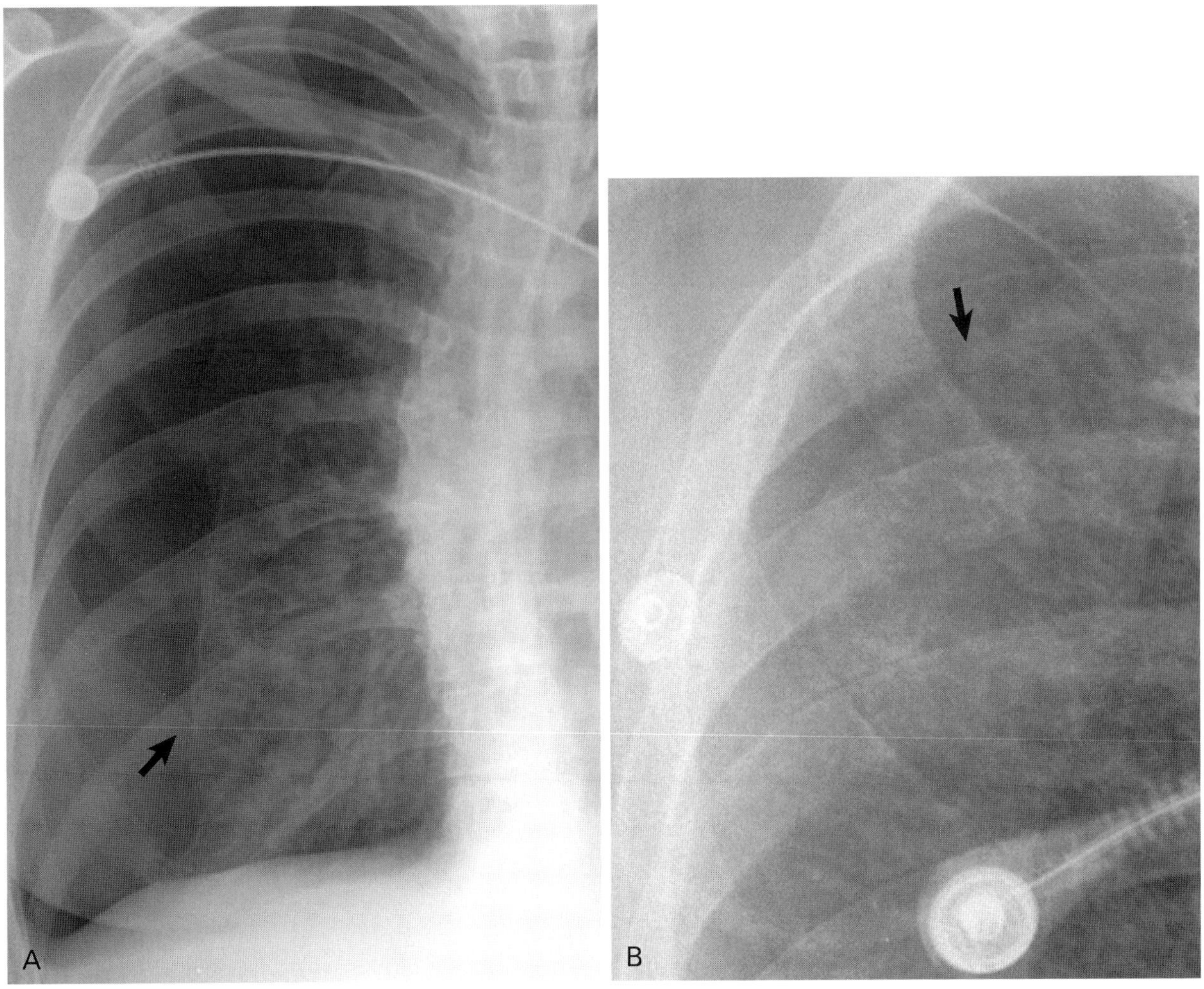

图 69.20 脏层胸膜线与皮肤皱褶。(A)囊性纤维化患者的正位 X 线胸片可见右侧气胸伴外侧高透过度区和一条细白色脏层胸膜线(箭)。(B)放大的前后位 X 线胸片可见皮肤皱褶与正常肺之间的界面(箭),可见周围肺血管。

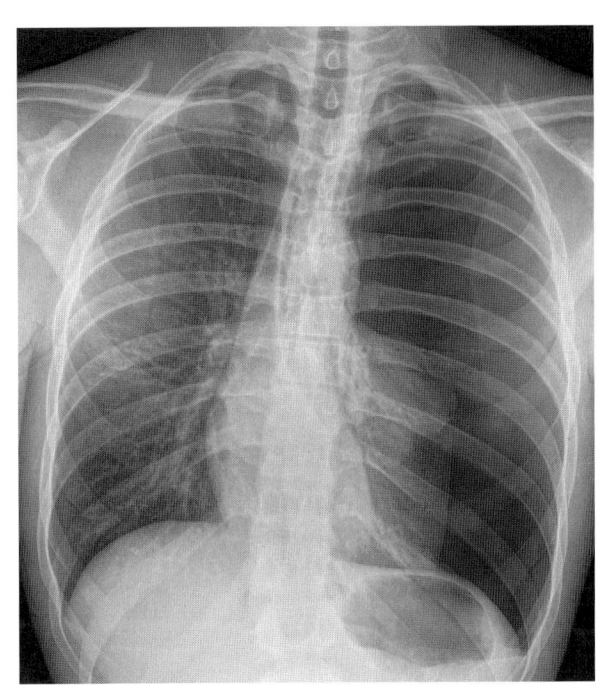

图 69.21 张力性气胸。前后位 X 线胸片可见左侧巨大气胸伴纵隔和气管向对侧移位,可见左侧肋间隙扩大和左侧横膈下陷,以上表现均提示张力性改变,已临床证实。(经许可引自 Gutschow S, Walker C. Acute thoracic conditions in the intensive care unit. In: Shepard J-A. *Thoracic Imaging: The Requisites*. 3rd ed. St. Louis: Elsevier; 2018.)

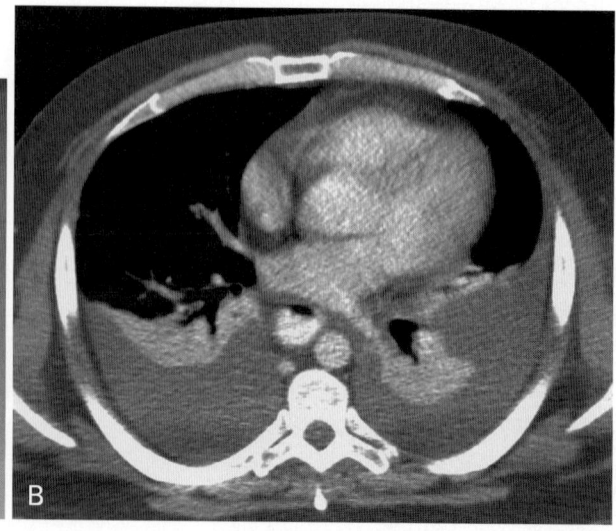

图 69.22　胸腔积液。(A)仰卧位前后位 X 线胸片可见双侧(左大于右)模糊的"面纱状"阴影。(B)CT 增强扫描可见双侧大量胸腔积液,无胸膜强化,提示漏出液。仰卧位 X 线胸片常低估胸腔积液的量。

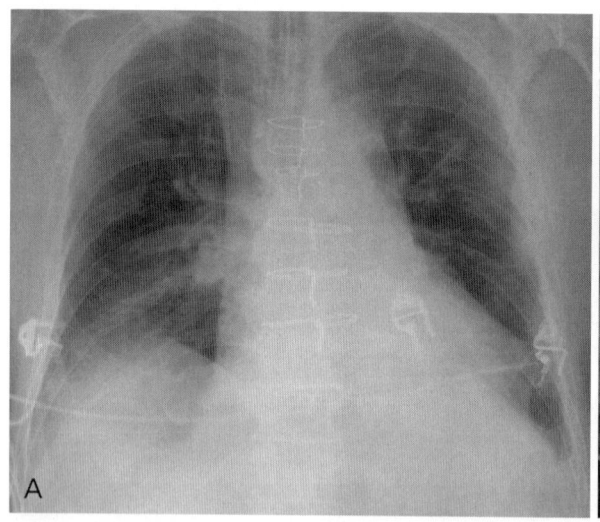

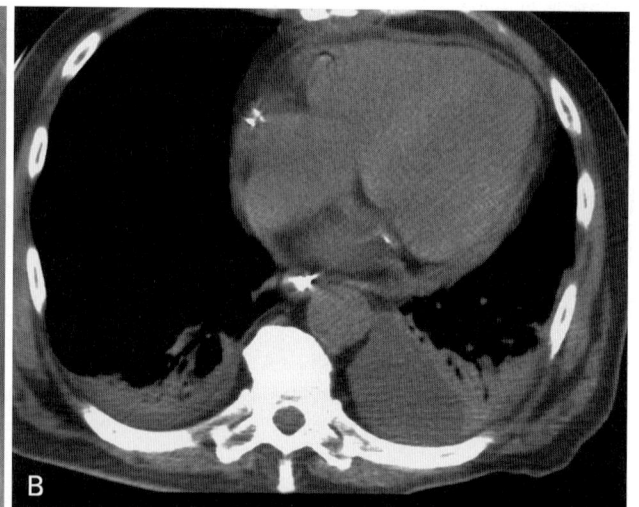

图 69.23　心后包裹性胸腔积液。(A)前后位 X 线胸片可见双侧基底部和心后区阴影,符合肺不张。(B)同一患者的胸部 CT 可见左内侧胸腔积液和双肺底部的不张,还可见右侧少量的胸腔积液。

胸腔积液,以及鉴别胸膜与肺实质性疾病。CT 增强后渗出液常表现为脏层胸膜强化(图 69.24)。积液密度增高表明存在血胸。

七、支持设备和医源性并发症

　　准确评估每张 ICU X 线胸片中支持设备的位置,对于发现早期并发症至关重要。由于支持设备可能会被移动或取出,因此,仔细评估所有有创设备在后续 X 线胸片上的位置与最初 X 线胸片上的位置是否一致同样很重要。稍后将详细讨论一些用于评估气管导管、血管内导管、胃管或鼻胃管、胸腔管/纵隔引流管和心室辅助装置的特殊器械。

八、气管内管插管

　　理想情况下,气管插管的尖端应位于锁骨头下方,但当颈部处于中间位置时,至少应高于隆突 2 cm。如果颈部弯曲,导管会向足端移动 2 cm,而颈部伸展时则会向头端移动 2 cm。如果气管内插管推进过远,常会延伸到右主支气管(图 69.25),这可导致左肺和右肺上叶萎陷。

　　应在每张胸片上评估套管气囊进行评估,以确保其不会过度充气(图 69.26)。套管气囊与气管腔之比大于 1.5,有可能引起气管狭窄等长期并发症(图 69.26B,图 69.26C)。气管插管的急性并发症包括意外放入食管、误吸胃内容物、拔除牙齿或填充物(随后

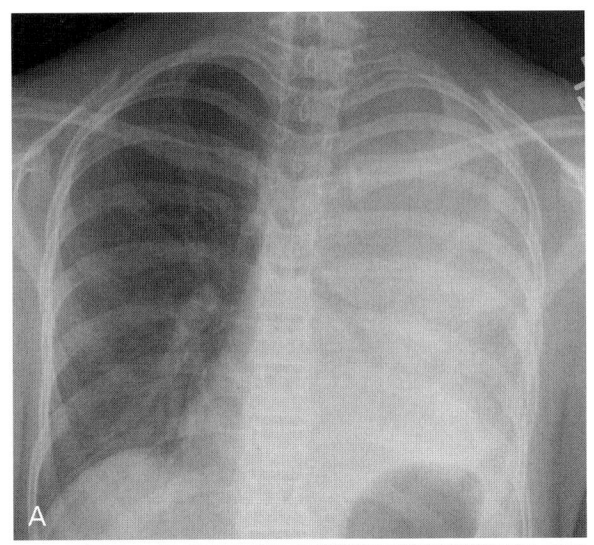

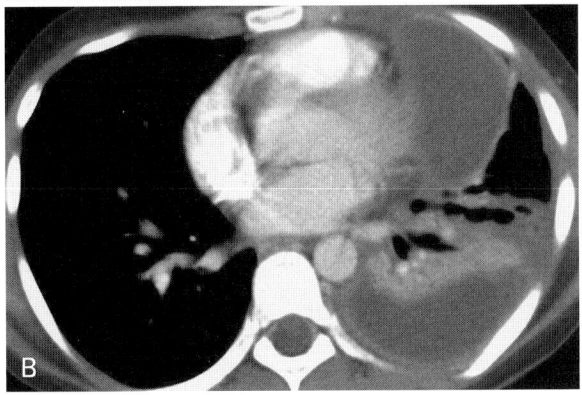

图 69.24 脓胸和支气管胸膜瘘。(A)肺炎患者的正位 X 线胸片可见左侧胸腔完全密度增高。(B)胸部 CT 增强可见左侧大量、多房性胸腔积液,伴胸腔积气及壁层胸膜强化,符合肺炎后支气管胸膜瘘和脓胸。

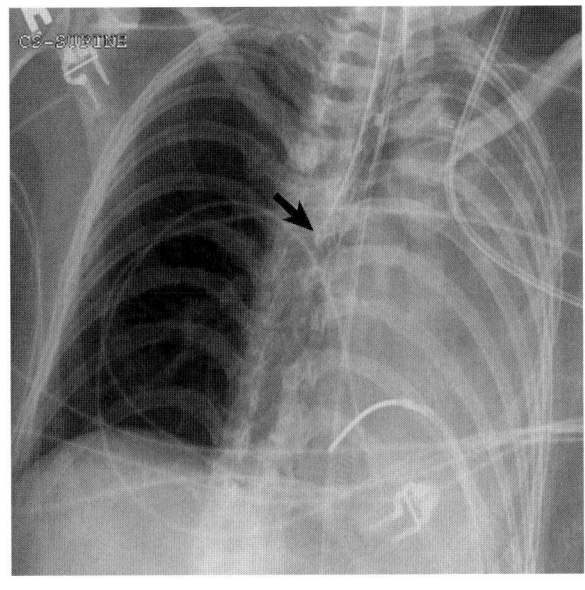

图 69.25 右主支气管内插管。前后位 X 线胸片可见右主支气管内的气管插管头(箭),引起左肺萎陷伴纵隔左移。

伴随支气管误吸)和气胸。在气管切开置管后,偶尔可发现纵隔气肿(图 69.27)。

九、血管内导管

中心静脉导管最常插入颈内静脉或锁骨下静脉。中心静脉导管的尖端应位于上腔静脉(SVC;位于 X 线胸片第一前肋下方)起点和右心房之间。然而,Cadman 等人发现,中心静脉导管尖端位于 SVC 上 1/3 内比位于 SVC 下 1/3 内的血栓形成风险高 16 倍。中心静脉导管放置的太远,如在右心房,更容易引起心律失常,如心房颤动。因此,导管尖端放置在上腔静脉下方或上腔静脉与右心房交界处是理想的。

中心静脉导管的异常置入包括置入到正常的小分支静脉或异常静脉,如永存左上腔静脉(图 69.28)。其他需要考虑的重要异常置入是动脉内和血管外置入,包括胸膜腔。一般来说,如果导管的走行不在预期的静脉通路内,应考虑异常置入。在前后位 X 线胸片上,锁骨下静脉导管应始终位于锁骨下方或后方。如果影像显示导管在锁骨上方,则应考虑锁骨下动脉或血管外置入(图 69.29,图 69.30),这两种情况中的任何一个都可以通过测定中心静脉压或从导管中采集血气分析来确认或排除。装置置入后,应始终对气胸、血胸或提示纵隔血肿的纵隔密度增高征象进行评估(图 69.31)。

偶尔置入肺动脉(Swan-Ganz)导管以评估肺毛细血管楔压和心输出量。导管尖端应位于主肺动脉、右肺动脉或左肺动脉内,不应位于近叶间肺动脉的远端。约 24% 的导管在最初的 X 线胸片上位置不正,需要重新校正。肺动脉导管置入的其他并发症包括心律失常、心内打结、肺动脉血栓形成、肺动脉破裂、心脏穿孔和肺出血(图 69.32)。

主动脉内球囊泵用于治疗心源性休克。这些装置增加冠状动脉灌注,降低心脏后负荷。球囊在舒张期膨胀,在收缩期收缩,导致后负荷突然下降,从而导致心搏量和冠状动脉灌注增加。球囊前端应位于降主动脉上方,距离左锁骨下动脉起点大约 1～2 cm(图 69.33)。如果前端太近,它可延伸到一个大血管内并阻塞血管。如果前端太远,球囊的下半部分可阻塞肾动脉,不能起到降低后负荷和增加冠状动脉灌注的作用。前端位于主动脉弓下超过 5 cm 或低于 T5～T6 水平高度预示发生较多的并发症。

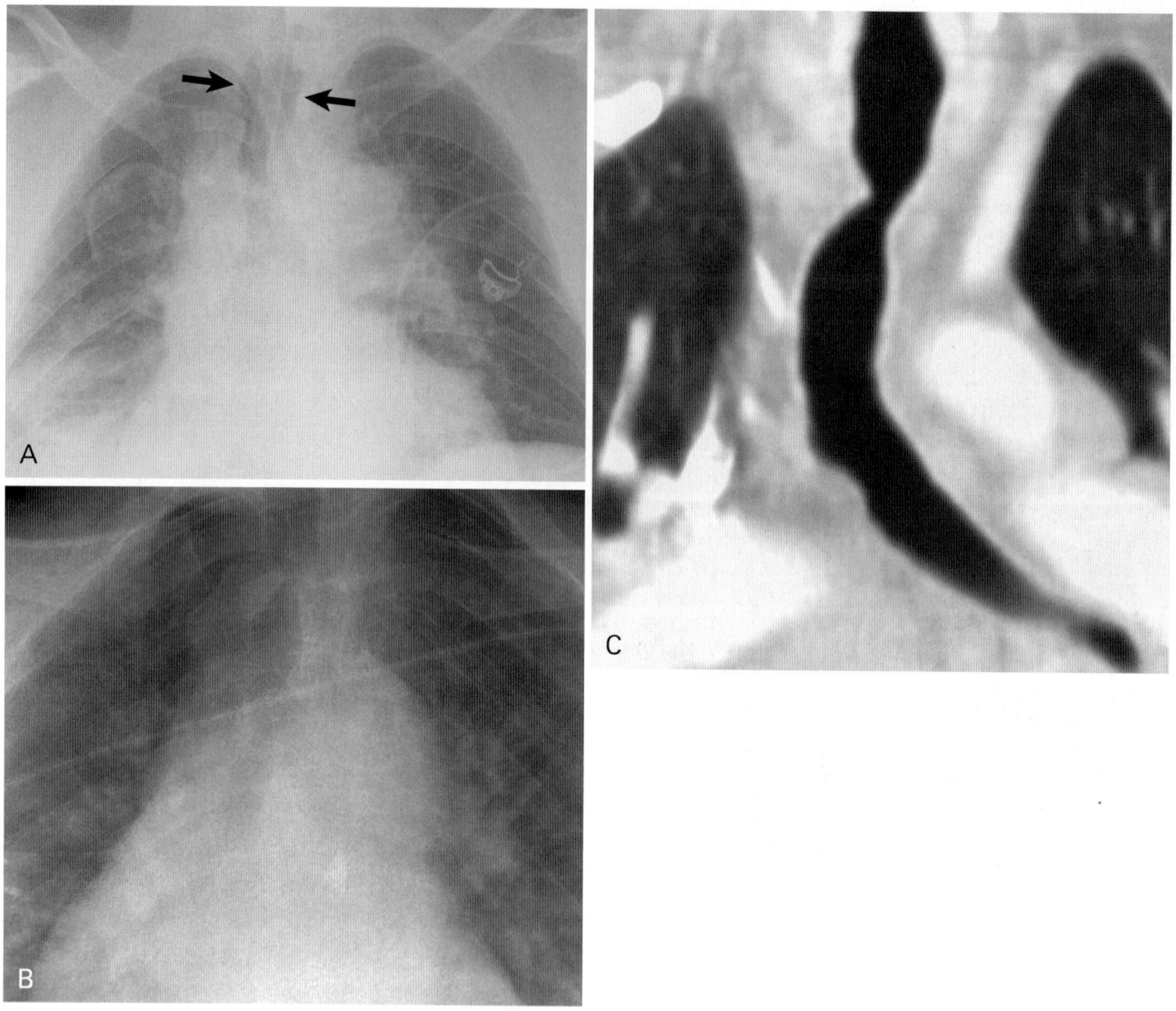

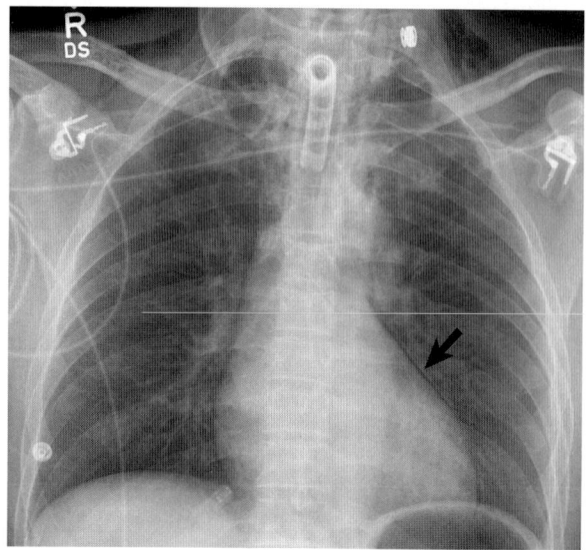

图 69.26　过度充气的气管套管气囊。(A)前后位 X 线胸片可见过度扩张的气管套管气囊(箭),管套直径＞气管腔的 1.5 倍。(B)数月后的前后位 X 线胸片可见在胸廓入口可见对称、局灶性气管狭窄。(C)冠状面 CT 重建可见气管狭窄,由继发于长时间气管内插管或管套过度扩张所致。

图 69.27　气管切开置管并发纵隔气肿。前后位 X 线胸片可见气管切开管置管后,颈部出现纵隔气肿(箭)和软组织积气。

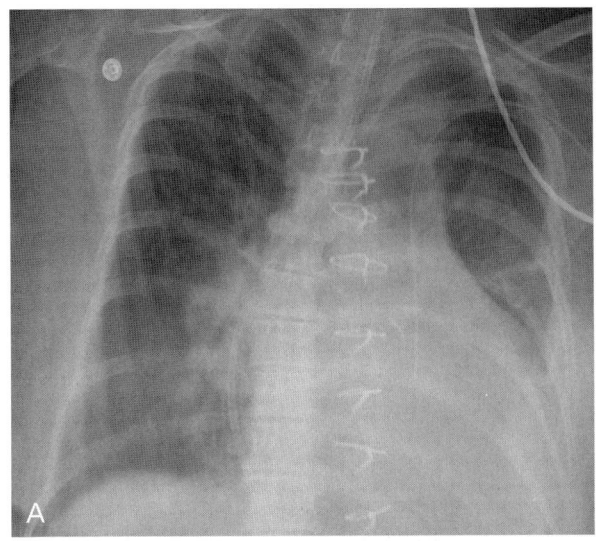

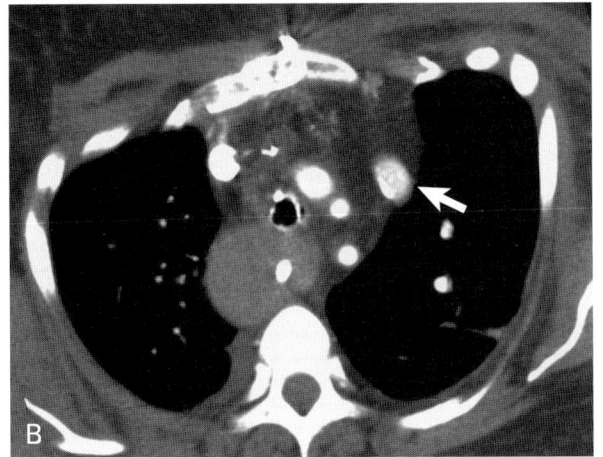

图 69.28 经外周静脉穿刺中心静脉置管(PICC)置入到永存左上腔静脉(SVC)。(A)前后位 X 线胸片可见 PICC 位于左纵隔,推测其位于永存 SVC 内。(B)因其他原因进行的胸部增强CT 证实 PICC 位于左侧 SVC 内(箭)。

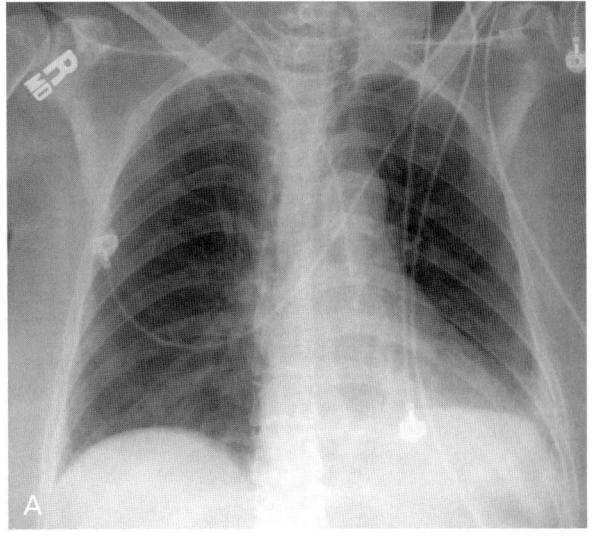

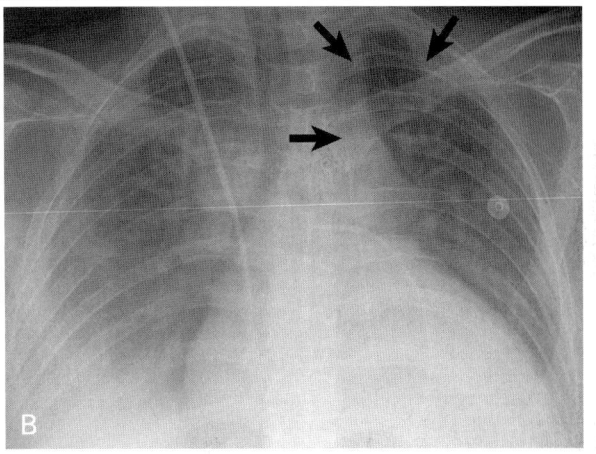

图 69.29 动脉内导管置入。(A)置管后的前后位 X 线胸片可见右颈导管在纵隔内向左走行,伸出到主动脉内。波形和血气分析证实经颈动脉插管,导管前端位于主动脉内。(B)左侧PICC 置管后的前后位 X 线胸片可见导管延伸至锁骨上方(箭),穿行于锁骨下动脉内,并且导管前端位于降主动脉内。

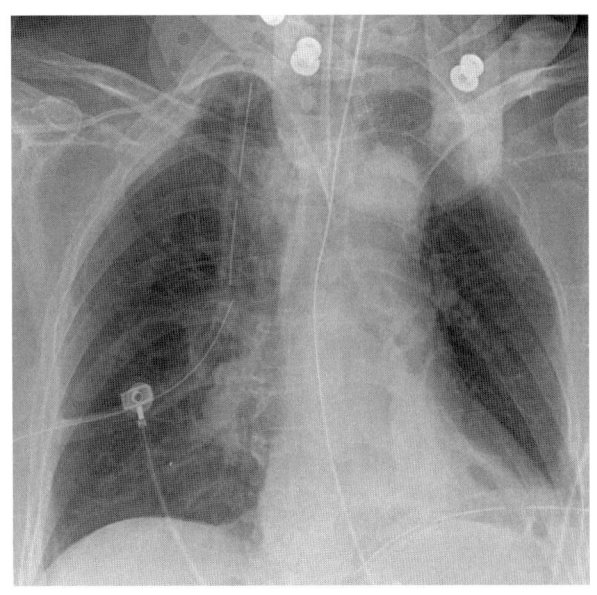

图 69.30 锁骨下动脉置管。前后位 X 线胸片可见右锁骨下动脉导管,走行高于锁骨,在纵隔内向左走行。波形和血气分析证实导管置入动脉内。

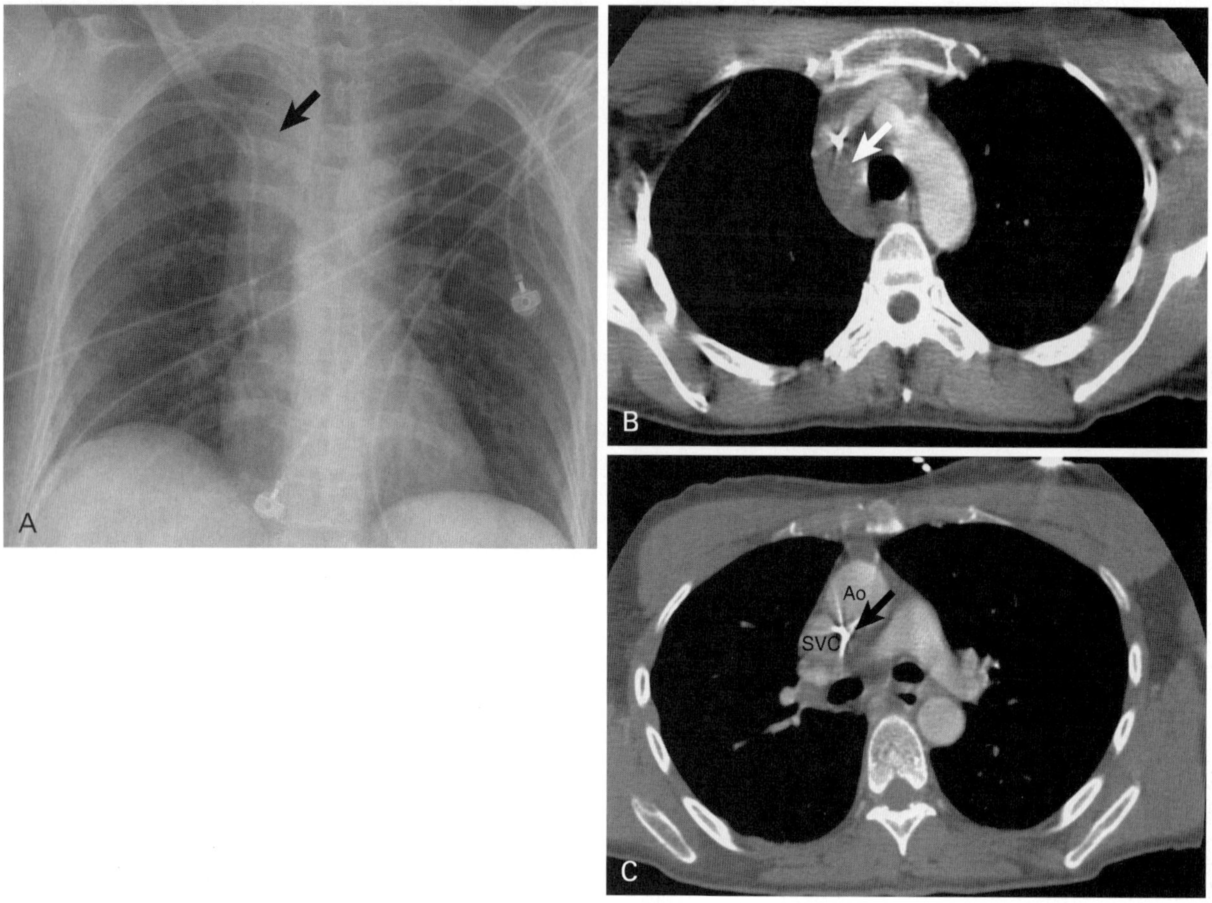

图 69.31 导管置入血管外。(A)正位 X 线胸片可见右锁骨下入路,导管伸入上腔静脉上方,右侧气管旁条纹状密度增高影(箭),考虑纵隔血肿。(B)和(C)胸部轴面增强 CT 可见纵隔血肿(白箭)和血管外置导管(黑箭)。Ao,主动脉;SVC,上腔静脉。

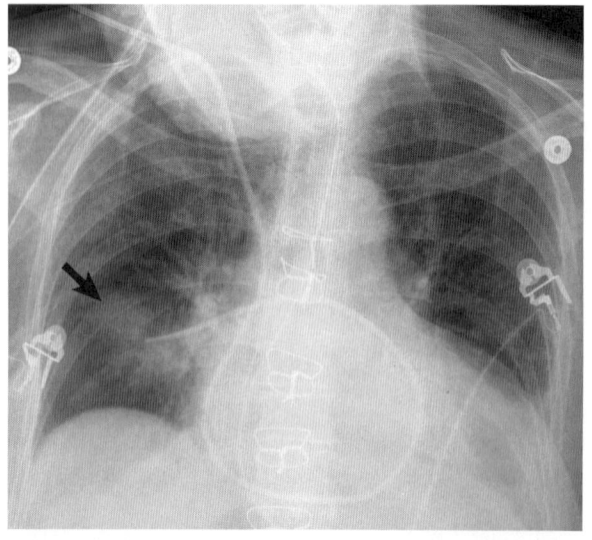

图 69.32 肺动脉导管相关肺出血。咯血患者的前后位 X 线胸片可见肺导管前端位于右下叶肺动脉远端分支内,周围模糊影(箭)为出血。

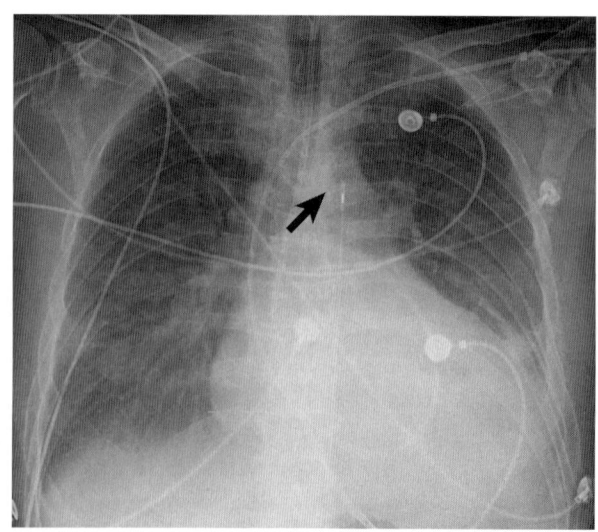

图 69.33 正常主动脉内球囊泵。正位 X 线胸片可见主动脉内球囊泵前端(箭)位于降主动脉上方与左锁骨下动脉起点之间。

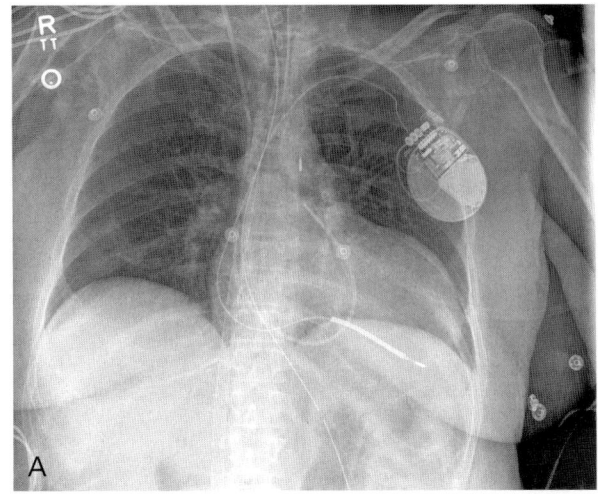

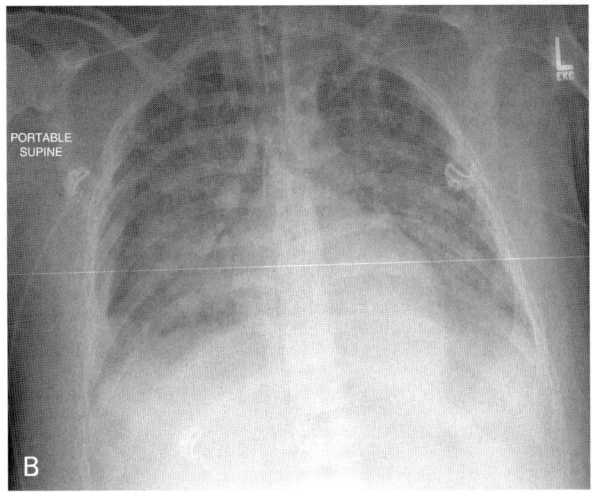

图 69.34 体外膜肺氧合（ECMO）插管导管。（A）一位心肌病患者的静脉-动脉 ECMO 前后位 X 线胸片，其中股静脉导管穿过右心房并止于上腔静脉，将静脉血从体内转运出去。含氧血液通过位于股动脉的动脉导管泵入体内（未附图）。（B）另一位 ARDS 患者的静脉-静脉 ECMO 前后位 X 线胸片，可见右颈内静脉导管和单独的股静脉导管，其中血液通过一根导管转运出身体，进行氧合，然后通过第二根导管返回身体。

体外膜肺氧合（Extracorporeal membrane oxygenation，ECMO）为心肺（静脉-动脉）或呼吸（静脉-静脉）衰竭的患者提供短期支持。在这两种类型中，经皮套管放置在大的中央静脉内，以转流血液进行氧合。在中心静脉-动脉 ECMO 中，静脉血通过右心房的中心导管转流，并通过动脉插管返回升主动脉（图 69.34）。在静脉-静脉 ECMO 中，血液通过放置在股静脉或颈内静脉的套管转流，通过双腔系统返回到同一静脉，或通过单独的导管返回到不同静脉（图 69.34B）。ECMO 导管的常见并发症与典型的中心静脉导管相似，不过动脉夹层、血栓形成和假性动脉瘤是静脉-动脉 ECMO 导管的额外并发症。

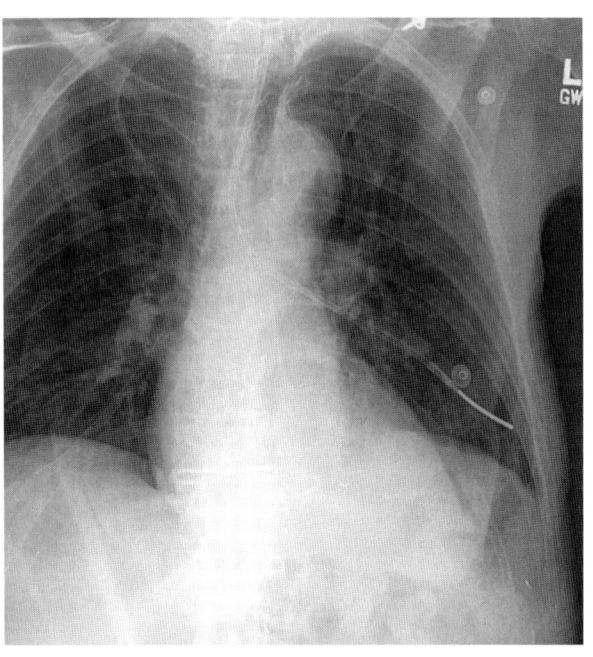

图 69.35 左下叶营养管置入。前后位 X 线胸片可见在左肺下叶支气管远端置入了营养管。

十、胃管、鼻胃管和营养管

胃管和营养管常用于 ICU 的抽吸、喂养和给药。营养管与鼻胃管或胃管的最大区别在于其尺寸和重量较大（图 69.35）。置入后的影像学检查是护理的标准，因为位置误放可产生严重的后果。胃管或营养管应沿后纵隔内食管中线或紧邻的旁正中线行至膈肌。重要的是，胃管最近端的侧孔在靠近末端几厘米处，应放置在胃-食管交界处的下方；否则，食物和腐蚀性药物将输送到食管中。营养管末端应放置在远端胃或近端十二指肠内。与放置在小肠中的管子相比，放置在胃中的管子并没有增加误吸的风险。管子可盘绕在口咽、食管或胃腔中。也可将管置入到气管或支气管，如果再给予营养，则可致命（图 69.35）。如果营养管进入胸膜腔，可引起气胸，拔管后气胸可更明显。

十一、胸腔/纵隔引流管

胸腔置管术在 ICU 最常用于引流气胸或胸腔积液。由于气体向上升，气胸的理想位置是胸腔顶部。而在横膈上方置入向下的导管通常是为了排出胸膜腔积液（胸腔积液、血胸、脓胸等），因为大多数积液是重力依赖性。如果要排出分隔状的积液，理想情况下，引流管末端应放在积液的中央区，以便有效排空。胸腔置管术最常见的并发症是位置不正。重要的是，近端侧孔或"前哨眼"（通过射线阴影条纹的中断划

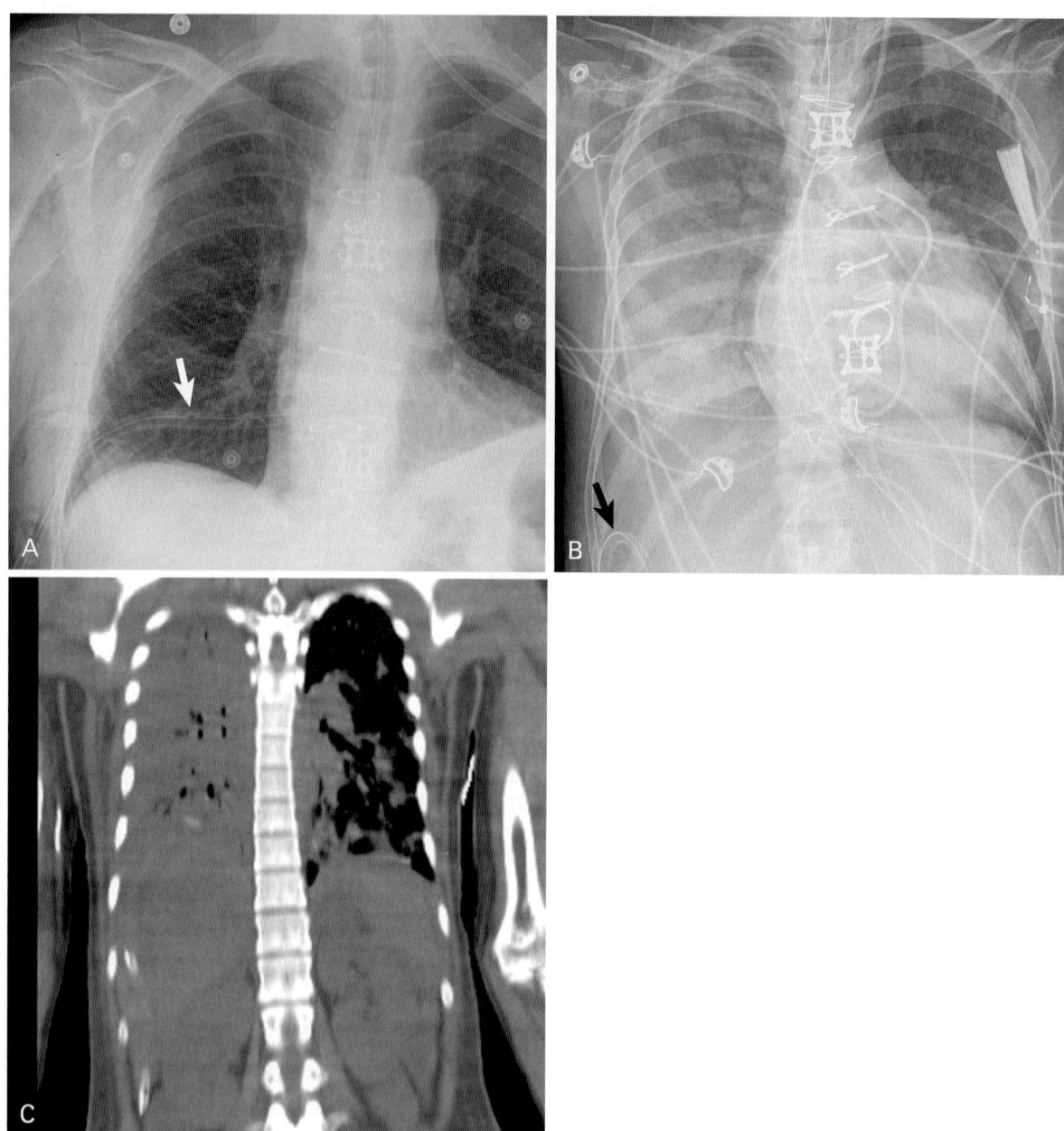

图 69.36 胸腔管误放引起的并发症。(A)一位右侧少量胸腔积液的患者前后位 X 线胸片可见右侧胸腔管处于正常位置,前哨眼(箭)位于肋骨内侧数厘米处,完全位于胸膜腔内。两个纵隔引流管与心影重叠。(B)前后位 X 线胸片可见右侧胸腔管的一小部分(箭)位于图像的最下方。(C)同一患者的冠状面 CT 可清楚显示胸腔管延伸至肝脏下方,走行于膈下。

定)应放置在肋骨的内边缘,以便有效引流,并防止空气或液体进入胸壁软组织(图 69.36)。在叶间裂内置入胸腔管会导致无效引流,当发现胸腔管呈水平走向时,常为无效引流。胸腔置管术的严重并发症是置管到肺实质、纵隔或经膈肌进入肝/脾脏(图 69.36B和 C)。心脏术后常规插入纵隔引流管,以帮助清除纵隔的血液和防止心脏填塞。它们的外观与胸腔管相似,但口径较小,位于心脏或纵隔影上(图 69.37)。

十二、心室辅助装置

手术或经皮植入的心室辅助装置(ventricular assist devices,VAD)置入到心肌病患者身上,用于心脏移植过渡支持、心功能恢复治疗,或那些不符合移植条件患者的永久"替代治疗"。VAD 可用于支持左心室(LVAD)、右心室(RVAD)或双侧心室(BVAD)功能。血液被转流到位于左心室心尖部的流入套管中,并被泵入与升主动脉相连的流出套管(图 69.38)。传动线为装置提供动力,出口位于腹部左下象限,是

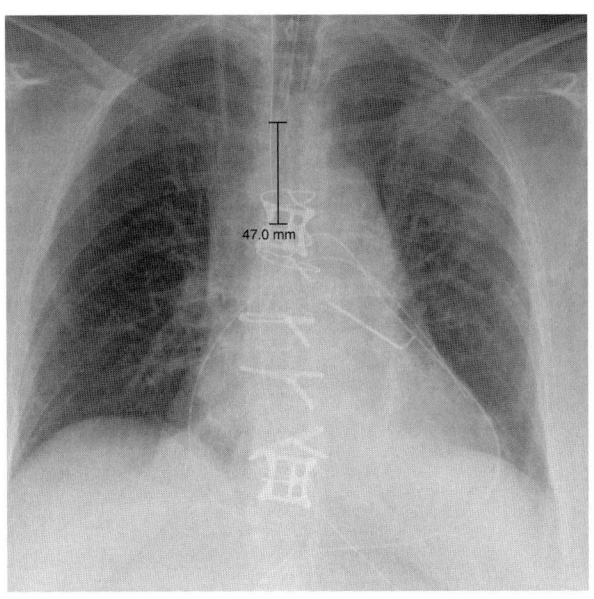

图 69.37　纵隔引流。前后位 X 线胸片可见 3 个纵隔引流管与心影相重叠,可见比胸腔管管径小(如图所示)。

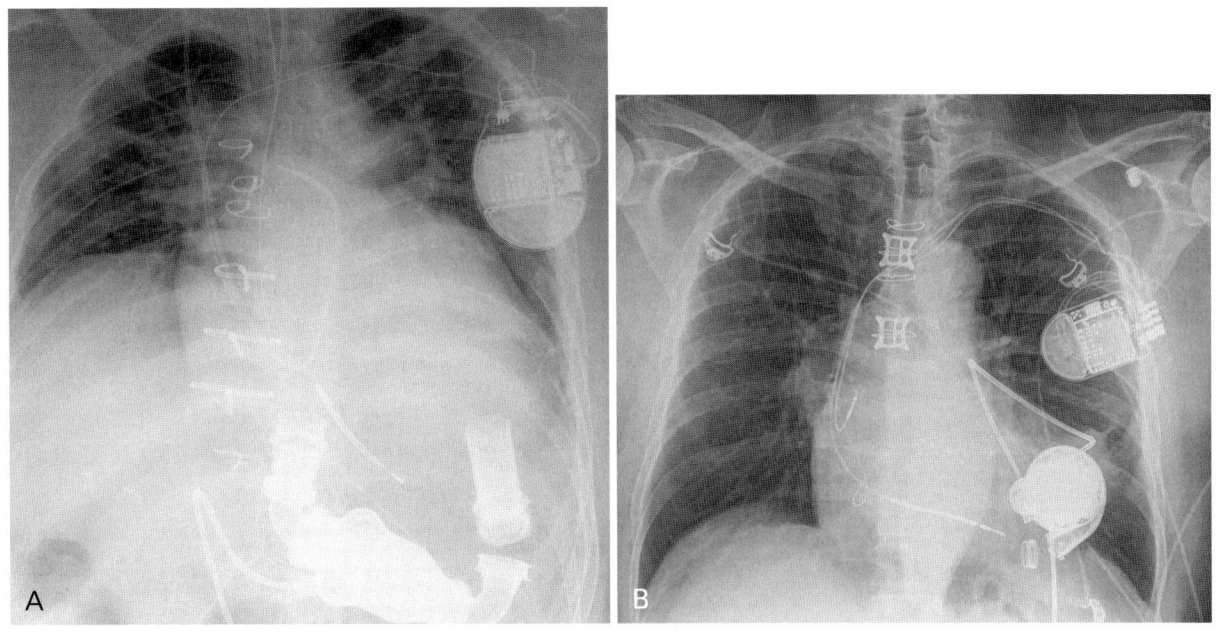

图 69.38　左心室辅助装置(LVAD)。(A)前后位胸片可见第二代 HeartMate Ⅱ LVAD(Thoratec,Pleasanton,CA),其中小的流入套管位于左室心尖,较长的流出套管向升主动脉延伸。插入升主动脉流出管的最远端可透射线,故未见。(B)前后位 X 线胸片可见第三代 HeartWare LVAD(Medtronic,Minneapolis,MN),包含一个集成的流入和流出套管,植入心包囊(与第二代 LVAD 不同),避免了腹部手术及因此而产生的并发症。

微生物的常见入口。出血是 LVAD 置入最常见的并发症(图 69.39)。在 X 线胸片上出现纵隔、心包扩大或纵隔轮廓的密度异常,需怀疑插管部位的出血。

VAD 置入术的其他常见并发症包括感染、血栓形成和套管阻塞。

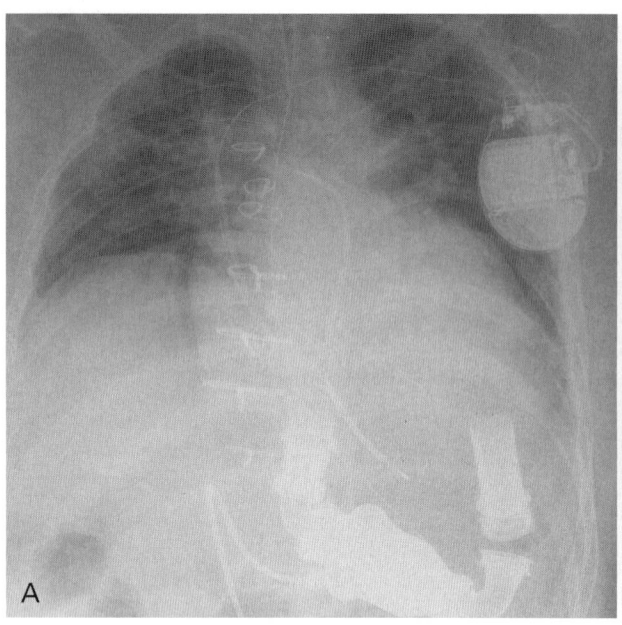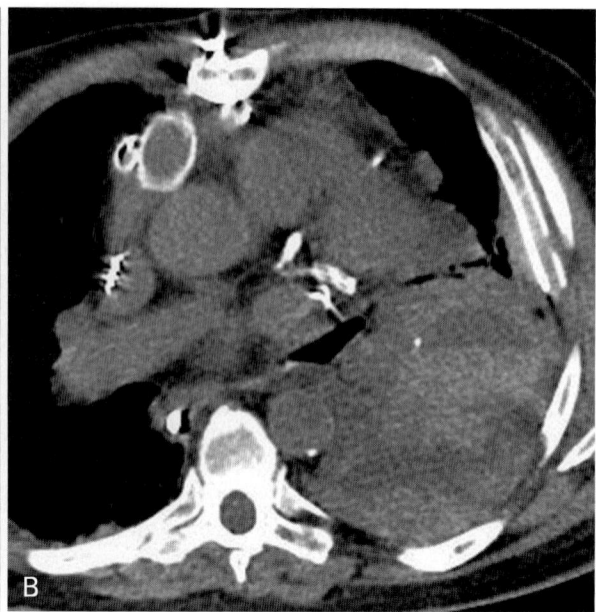

图69.39 左心室辅助装置(LVAD)置入后出血。(A)LVAD置入术后的前后位X线胸片可见左心室心尖部的异常轮廓和新出现的左侧胸腔积液,怀疑出现血胸。(B)胸部CT证实出现大量血胸,需要手术清除。

要点

- ICU患者不需要每日的X线胸片检查。在插入外部设备(如气管内插管)或在特定临床适应证下,应拍胸片

- 如果肺不张内无支气管充气征,最可能考虑黏液栓所致

- 肺体积缩小、血管集束或支气管充气征(如有)和明显的强化有助于区分肺不张和肺实变病变,如肺炎

- 误吸表现为坠积区(下垂部)的实变或树芽影。吸入性肺炎通常在24~48h内自行吸收,而吸入性肺部感染持续存在

- 静水压性肺水肿的最初特征表现为肺血管边缘模糊、胸膜下间质增厚、间隔增厚、心脏扩大和胸腔积液。随着水肿的进展,磨玻璃影和实变影逐渐形成

- 渗透性肺水肿以广泛的磨玻璃影和实变为特征;由肺外源性引起的渗透性肺水肿表现为弥漫性,由肺源性引起的渗透性肺水肿表现为斑片影

- 平卧位患者气胸的影像学表现包括深沟征或横膈上透过度增高

- 机械通气患者的气胸有快速进展和(或)进展为张力气胸的高风险,需要及时诊断和治疗。对未行胸腔置管引流的患者要进行短期拍片随访

- 仰卧位患者的胸腔积液在X线胸片上最常表现为"面纱状"影。超声是目前评价ICU患者胸腔积液的首选方法

- 所有支持设备的位置应根据每张X线胸片进行评估,包括随访拍片,因为可发生位置不正以及可引起严重并发症的移动或异位

推荐阅读

Godoy MC, Leitman BS, de Groot PM, et al. Chest radiography in the ICU: part 1, evaluation of airway, enteric, and pleural tubes. AJR Am J Roentgenol. 2012; 198(3):563-571.

Godoy MC, Leitman BS, de Groot PM, et al. Chest radiography in the ICU: part 2, evaluation of cardiovascular lines and other devices. AJR Am J Roentgenol. 2012;198(3):572-581.

Ketai LH, Godwin JD. A new view of pulmonary edema and acute respiratory distress syndrome. J Thorac Imaging. 1998;13(3):147-171.

Marik PE. Aspiration pneumonitis and aspiration pneumonia. N Engl J Med. 2001;344(9):665-671.

Ranieri VM, Rubenfeld GD, Thompson BT, et al. Acute respiratory distress syndrome: the Berlin definition. JAMA. 2012;307(23):2526-2533.

参考文献见 *ExpertConsult.com*.

第70章

非感染性肺移植和干细胞移植并发症

Brent P. Little

一、肺移植并发症

肺移植可以延长多种进行性呼吸衰竭患者的寿命。截至2015年,全球已进行了超过55 000例成人肺移植和近4000例心肺移植,每年超过3500例。成人肺移植最常见的适应证为慢性阻塞性肺病(chronic obstructive pulmonary disease,COPD)、肺纤维化和其他间质性肺病(ILD),以及支气管扩张(最常见的是囊性纤维化);最近,特发性间质性肺炎已成为肺移植的主要原因。在儿童肺移植病例中,囊性纤维化是最常见的疾病。在1999—2013年,超过50%的肺移植适应证是囊性纤维化,其中超过70%的儿童为6岁以上。国际心脏和肺移植学会(International Society for Heart and Lung Transplant)为选择合适的候选者制定了指导方针;一般考虑的因素包括在2年内无进行肺移植死亡的高风险、在围手术期和肺移植5年后具有较高的存活可能性。

在过去的20年中,肺移植术后的生存率已明显提高。然而,移植的并发症仍然有较高的发病率和病死率。截至2013年,12岁及以上年龄患者的1年生存率为88%,5年生存率为55%。一个主要的研究中心发现,出院后1个月内,成人肺移植的再入院率为31%;67%的患者在1年内再入院,常是由于肺部原因、感染或胸膜并发症。慢性并发症,例如慢性移植排斥反应,也是远期死亡的重要原因。

(一)外科解剖 虽然单肺移植可在选定的肺纤维化病例中进行,但双肺移植更广泛地用于COPD和支气管扩张症。

单肺和双肺移植均包括采集供体肺和细致的肺门清扫,然后依次与受者的支气管、动脉和左心房袖吻合。单肺移植通过侧胸切口进行,而双肺移植采用横向(蚌壳式)胸腔切开术,切口水平横跨胸部和胸骨,从一侧腋窝到对侧腋窝。通常不进行支气管动脉吻合术,体循环的支气管血管重建常需数周。由于支气管动脉供血短暂中断是支气管并发症(如狭窄和裂开)的潜在机制,并可增加BOS的发病率。因此少数团队采用支气管动脉血运重建一体化双肺移植技术。

(二)并发症的时间进程 早期肺移植的不良后果主要是由术后第1个月的并发症引起。在建立序贯双肺移植技术之前,气道缺血并裂开是一个特殊的问题。尽管生存率已显著提高,但在术后早期仍然存在着严重的发病率和死亡风险。在前30 d内最常见的死亡原因包括非巨细胞病毒感染(19%)、移植失败(25%)、多器官衰竭(12%)、心血管疾病(12%)以及技术失败(11%)。肺移植受者在术后第1个月内的再入院率明显高于心肌梗死和复杂血管手术治疗后。

在移植后的中期和慢性期,感染仍然是发病和死亡的重要原因;除细菌感染外,呼吸道病毒,如巨细胞病毒和腺病毒、肺孢子菌和真菌感染也很常见。慢性排斥反应(现称为慢性同种异体肺移植功能障碍,chronic lung allograft dysfunction,CLAD)是移植后期的主要问题,也是第一年后发病和死亡的主要原因。

(三)肺移植并发症的类型

1. 胸膜并发症

(1)流行病学和临床意义:胸膜并发症,如气胸、血胸、乳糜胸和脓胸,占移植术后第一个月并发症比例较重,可见于约22%的患者中。气胸是最常见的胸膜问题,在一项研究中约占胸膜并发症的50%。

由于供体肺尺寸过小,可导致气胸,因为供体肺体积扩张可能需要几天或几周时间才能完成。小的漏气也可能是一个原因,并可自行吸收。大多数气胸病例通过观察等待或胸腔引流管置入。胸腔引流管置入后仍存在持续性气胸或气胸加重,提示可能存在支气管胸膜瘘,可引起支气管吻合口裂开。

胸腔积液常见于肺移植的最初几天,通常在移植后的最初几个小时内出现(图70.1)。积液通常为渗出性,红细胞和中性粒细胞含量高,术后第9天开始吸收或减少。在一项研究中,27%的胸腔积液患者发生脓胸;25%为细菌性,而60%由真菌引起,如白念珠菌。在这项研究中,胸腔积液中中性粒细胞增高,比例超过21%,提示胸膜感染的敏感性为70%、特异性为79%。脓胸的发生与死亡风险的增加有关。

血胸和乳糜胸可在移植后的最初几个小时或几天内出现,并不常见,通常预示着胸腔积液快速积聚或胸腔引流管引流增加。血胸可由肋间动脉、支气管动脉或其他动脉的手术损伤引起,需要手术探查或介入栓塞治疗。胸导管损伤可引起乳糜胸,可能需要结扎胸导管。

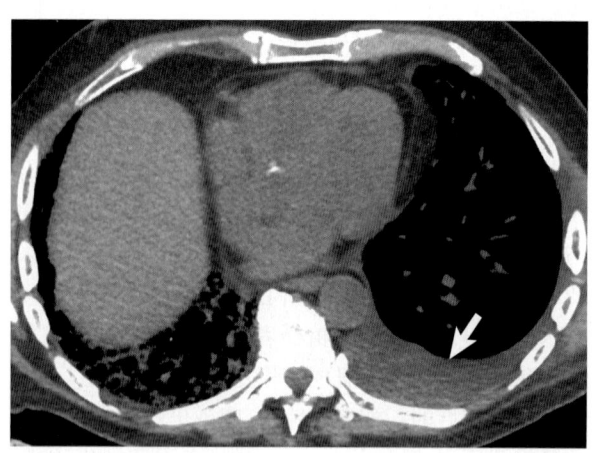

图70.1 胸腔积液。肺底部CT可见左肺移植后不久出现少量的胸腔积液(箭),可见原有的右肺纤维化。

(2)影像学表现

1)胸部X线摄影:在移植后最初几天的X线胸片上常可见少量胸腔积液,但在移植后的第一周内开始减少。小气胸也很常见,通常可自行吸收。然而,持续或加重的胸腔积气或积液,对于识别严重的胸膜并发症至关重要。

术后胸腔积液的迅速形成或突然增多可与血胸或乳糜胸有关(图70.2)。胸膜积液取样通常具有诊断意义,可确认血液或乳糜。持续性或新发的胸腔积

液提示脓胸;可出现分隔状积液或胸腔积气,但并不常见,在床旁X线胸片中难以发现。新出现的气胸或气胸加重提示可能存在支气管裂开导致严重的漏气或支气管胸膜瘘。

2)CT:虽然不能在术后立即对患者进行CT检查,但CT可作为X线胸片的补充。CT检测气胸和胸腔积液具有较高的敏感性,有助于评估积液的分隔(图70.3,图70.1)。发现高密度的胸腔积液可确诊血胸(图70.2)。胸膜增厚和(或)强化伴"胸膜分裂征"可提示脓胸(图70.4),尽管这些表现也可发生在由胸膜实质炎症引起、无活动性感染的慢性炎症中。

要点:胸膜并发症

- 胸膜并发症在肺移植后的第一个月内常见
- 气胸很常见,可能是由于供体肺和受者胸腔的大小差异或漏气所致,常采用胸腔引流管置入和密切监测进行保守治疗
- 胸腔积液很常见,常在移植后的最初几个小时内发生
- 脓胸可见于近1/3的胸腔积液患者中,病因通常为细菌性;形成分隔和胸膜增厚是其影像学特征
- 术后早期迅速形成的胸腔积液提示血胸或乳糜胸。CT发现高密度的血性物质可确诊为血胸

---

2. 原发性移植物功能障碍

(1)流行病学和临床意义:原发性移植物功能障碍(PGD)有多种名称,包括移植后水肿、再灌注水肿和植入反应。PGD是一种急性肺损伤,在肺移植后72h内出现非心源性肺泡水肿,表现为对缺血/再灌注损伤的复杂炎症反应。自由基、细胞因子、中性粒细胞、巨噬细胞和其他免疫调节剂均与这种疾病有关。PGD的定义和分级是基于X线胸片上出现双肺浸润影、动脉血氧分压/用力吸气氧浓度(FiO_2)的降低并排除其他原因。严重的PGD被归类为3级并发症(重度),且其氧合指数(PaO_2/FiO_2)<200 mmHg。

总体来说,在移植后的最初72h内,高达30%的受者可在某个时间出现这种疾病。这种疾病的危险因素包括供体吸烟史、肺动脉高压、体外循环的使用、受者结节病史、肺再灌注期间的FiO_2升高,以及单肺移植。PGD发生在多达60%的单肺移植中,其中在

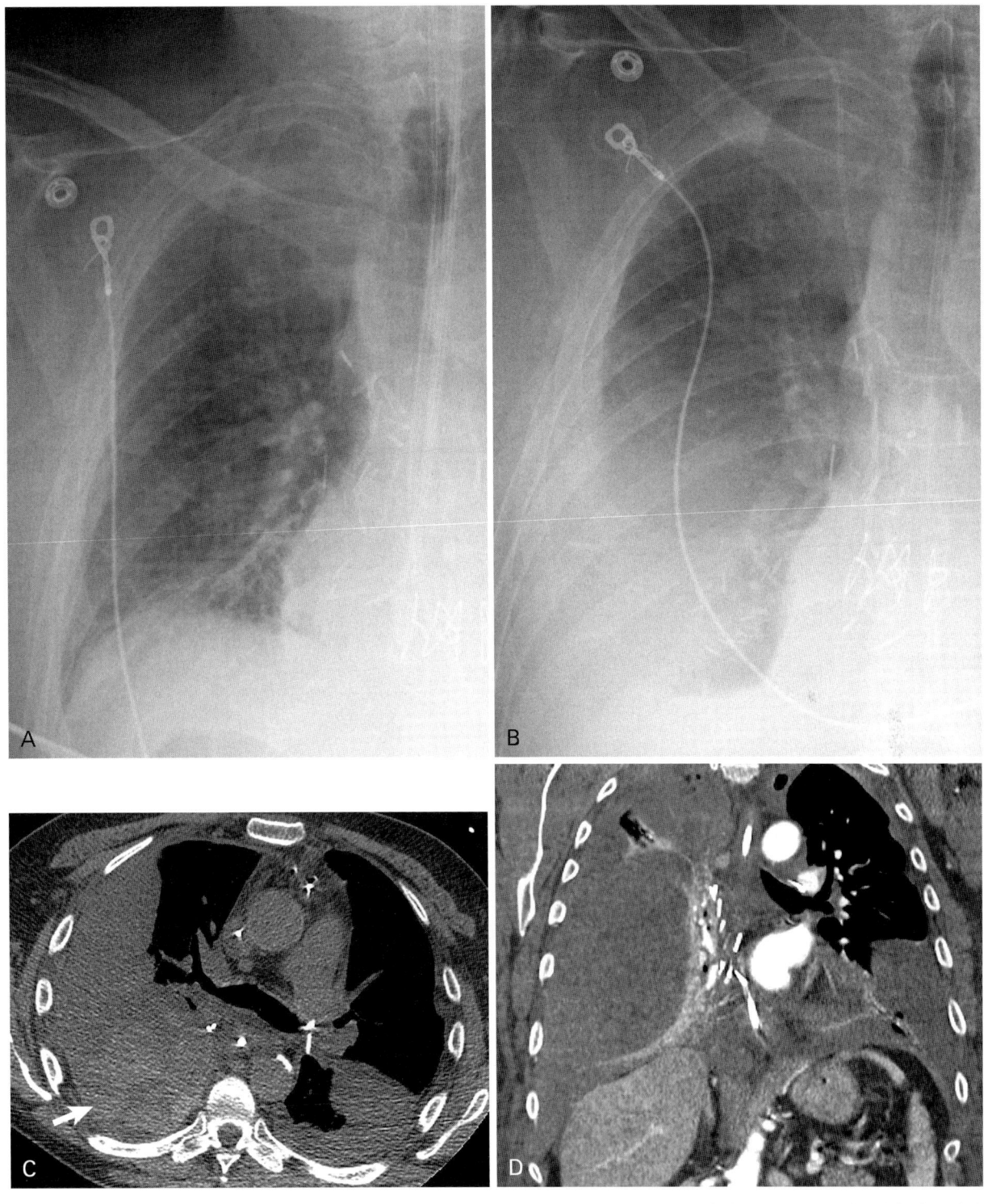

图 70.2 血胸表现为肺移植术后早期迅速形成的胸腔积液。术后 1 周（A）和 1 d 后（B）的 X 线胸片可见迅速形成的右侧大量胸腔积液。轴面（C）和冠状面（D）CT 可见右侧大量胸腔积液，胸腔积液内高密度影证实为血胸（C 图中箭所示）。

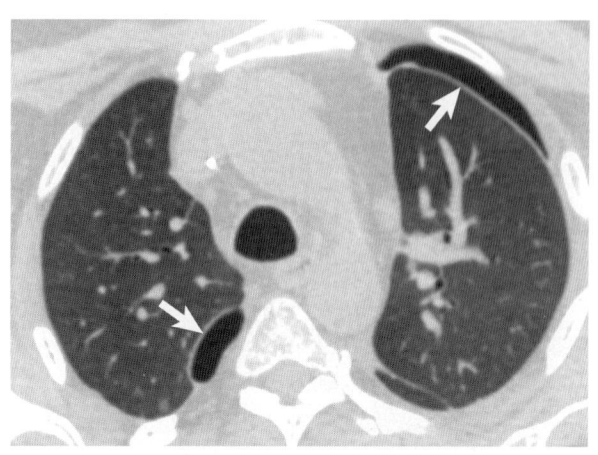

图 70.3 气胸。双肺移植术后约 2 周患者的 CT 可见双侧少量气胸(箭)。左侧气胸自行吸收,右侧气胸持续存在,是由于支气管吻合口裂开所致。

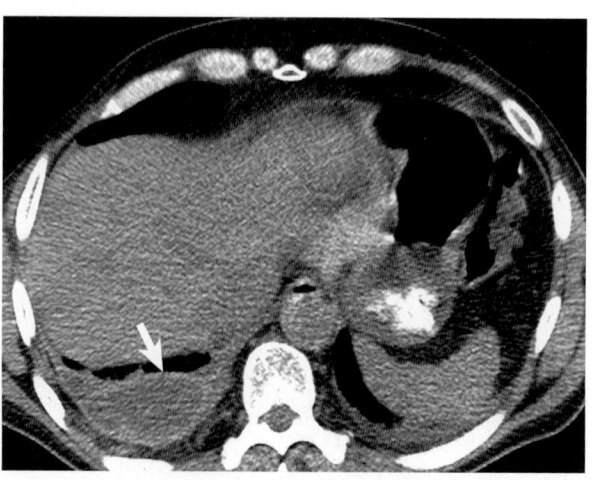

图 70.4 双肺移植术后数月形成脓胸。CT 可见右侧小、分隔状胸腔积液伴胸膜增厚(箭),符合脓胸。

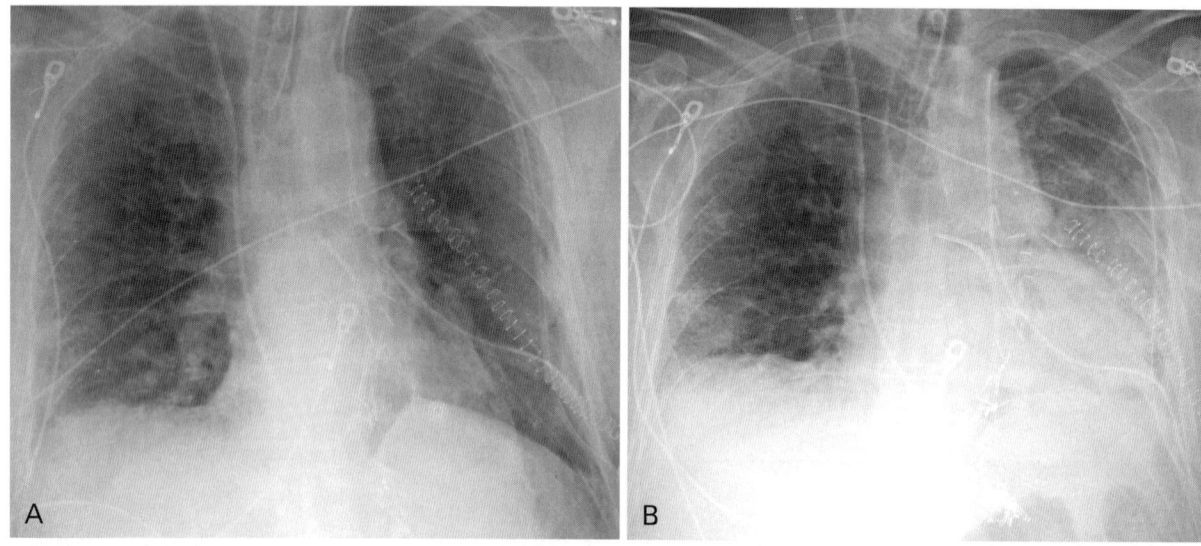

图 70.5 左肺移植患者的原发性移植物功能障碍。(A)肺移植术后 1 d 的 X 线胸片显示清晰。(B)第 2 天的 X 线胸片可见左肺浸润影,患者低氧血症加重。在接下来的几天里,浸润影有吸收,未发现感染。

一项研究中,约半数患者在移植后 3 h 内出现影像学表现。

　　PGD 与 90 d 病死率显著增高有关,且与慢性排斥反应和再入院率较高有关。所有等级的 PGD 都易发生闭塞性细支气管炎形式的慢性排斥反应,导致长期生存率降低。PGD 可诱发支气管并发症;在一项研究中,在术后最初 72 h 内受者出现 PGD,其发生支气管裂开、狭窄、支气管软化和咯血的风险增高 2 倍以上,这可能与直接缺血/再灌注支气管损伤有关。供体肺过小可能会增加 PGD 的发生率,可能是供体和受者肺动脉大小不匹配导致再灌注压增高所致;一项研究发现,在使用过大肺的情况下,PGD 的概率降

低 39%。尽管有几种可能的药物疗法,但支持性治疗仍然是最常见的治疗方法。

　　(2)影像学表现

　　1)胸部 X 线摄影:X 线胸片常可见移植后 24~72 h 出现双肺浸润影,以肺门周围和基底部分布为主(图 70.5)。一些单肺移植的研究发现,约 50% 的受者早在移植后 3 h 内就可出现阴影。阴影可在数小时到数天内加重,但通常在术后 5~10 d 出现好转或吸收。X 线胸片表现为非特异性,也可见于心源性水肿、肺炎、超急性排斥反应和静脉阻塞。

　　2)CT:CT 通常不用于 PGD 的初步评估,但常可见双肺弥漫性磨玻璃影和(或)实变,其表现可类似

于 DAD、心源性肺水肿和一些感染。在移植后第 1 周内,浸润影可好转或吸收。

要点:原发性移植物功能障碍

- PGD 是指移植后 72 h 内发生的急性肺损伤
- PGD 发生在多达 30% 的受者中,与术后早期较高的病死率和慢性并发症(包括慢性肺移植物排斥反应)发生率增高有关
- 影像学可表现为移植后 24~72 h 出现弥漫性浸润影,5~10 d 后好转或吸收
- 治疗常采用支持性治疗

---

3. 排斥反应

(1)流行病学和临床意义:排斥反应分为超急性、急性和慢性。这些疾病具有明显不同的发病时间、持续时间、机制和结果。

超急性排斥反应是由受者抗体对供者同种异体移植物的攻击,发生在手术期间或手术后的最初几个小时,通常会导致严重的灾难后果和移植完全失败。

急性排斥反应是一种急性肺损伤综合征,在数小时或数天内发生;虽然最常见于移植后的第一年,但它可发生在移植后的任何时间,症状包括发热、呼吸困难、咳嗽和缺氧。肺功能检查(PFT)可显示第一秒用力呼气量(FEV1)和肺活量下降。在组织学上,急性细胞排斥反应的特征是血管周围单细胞浸润。约 35% 的受者在移植后 1 年内发生急性排斥反应。急性排斥反应的发作的死亡风险很小,并且该病常对糖皮质激素治疗有反应或具有自限性,占移植后第 1 个月总病死率的 4% 以下。然而,急性排斥反应的发作可加速慢性排斥反应的发作或加重其严重程度。急性排斥反应可在经支气管活检时根据标准分级系统进行诊断和分级,但在一项大型研究中发现,排斥反应评分存在很大程度的差异。

急性纤维素性机化性肺炎(acute fibrinous and organizing pneumonia,AFOP)是肺泡内纤维蛋白沉积形成的机化性肺炎,发生在肺移植后的少部分患者中。它可发生在移植后的第一年甚至第一周,并可类似于急性细胞排斥反应。已提出急性和亚急性的分型,而且急性型可被误诊为急性细胞排斥反应或感染。AFOP 可对糖皮质激素治疗发生迅速反应,但处于暴发性急性病程中的患者可对任何治疗均无反应,病死率高达 90%。

慢性排斥反应在移植后的最初几个月内很少发生,但却是肺移植远期病死率和总病死率的主要原因。慢性排斥反应导致呼吸短促和进行性呼吸功能不全。虽然以前 BOS 几乎等同于慢性肺移植排斥反应的概念,但慢性肺移植物功能障碍(chronic lung allograft dysfunction,CLAD)一词现在广泛用于慢性排斥反应亚型的研究中。CLAD 是指 BOS 和最近描述的限制性移植物综合征(restrictive allograft syndrome,RAS)。RAS 的预后比 BOS 差;BOS 患者在确诊后平均生存 3~5 年,而 RAS 患者平均生存期在 6~18 个月。一些研究将慢性 AFOP 作为 CLAD 的一种形式,其预后也比 BOS 差。CLAD 缺乏明确的治疗方法,唯一有效的最终治疗方法是在适当的情况下再次移植。多种因素可加速 CLAD 的进展,包括呼吸道病毒感染、急性排斥反应和误吸。

BOS 是慢性排斥反应最常见的亚型,可能影响多达一半的移植第一年后存活的患者。该病表现为进行性小气道阻塞伴空气潴留和慢性呼吸功能不全。该病可通过肺移植后 FEV1 下降超过 20% 来诊断,低于两次基线测量的平均值。经支气管活检也可以诊断 BOS,但解释可能多样。一些研究基于组织学得出不同的结果,一项研究发现真性缩窄性细支气管炎的组织学类型与 60% 患者的 3 年生存率相关,而所谓的淋巴细胞性细支气管炎亚型的生存率为 91%。

RAS 最近被认为是慢性排斥反应的一个亚型,并且是产生呼吸功能进行性下降的主要限制性类型。RAS 可占所有 CLAD 病例的 25%。

组织病理学显示类似于特发性胸膜实质纤维弹性组织增生的模式,包括周围分布的异常胶原沉积、成纤维细胞灶、肺泡间隔网增厚。RAS 定义为 FEV1 下降超过 20%,总肺活量下降超过移植后基线水平的 10%。RAS 的纤维化倾向于上叶分布为主。尽管 RAS 患者的预后比 BOS 患者差,但 CT 上已经描述了 RAS 的亚型(稍后描述),并可预示着不同的预后,其中缓慢发作亚型的移植物存活率平均为 33.5 个月,而快速发作亚型的移植物存活率平均为 6.4 个月。

(2)影像学表现

1)胸部 X 线摄影:床旁 X 线摄影是移植后早期最常用的影像学检查方法。超急性和急性排斥反应表现为移植肺内弥漫性浸润影,以肺门周围和肺基底部分布为主(图 70.6)。胸片表现常与其他引起浸润影的原因(包括肺水肿、原发性移植物功能障碍和感

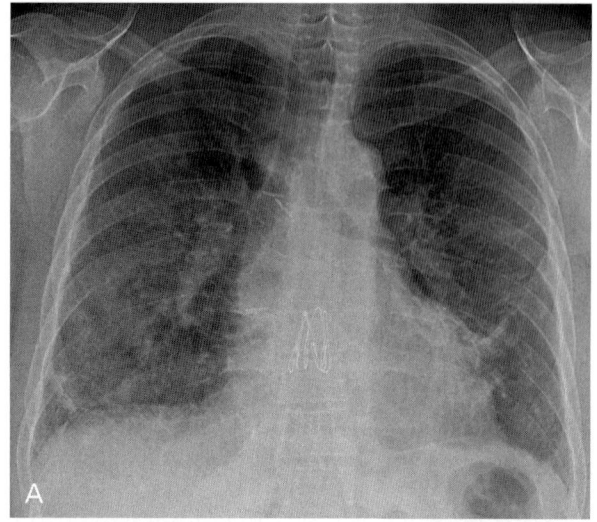

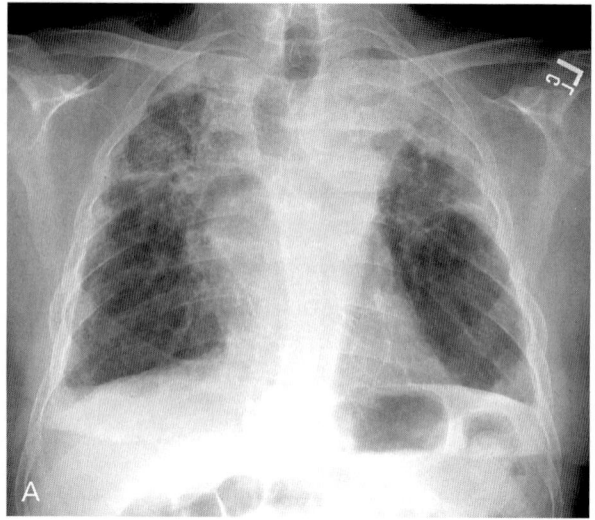

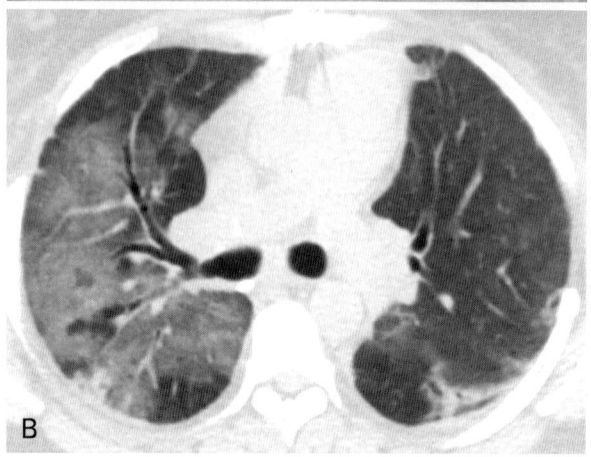

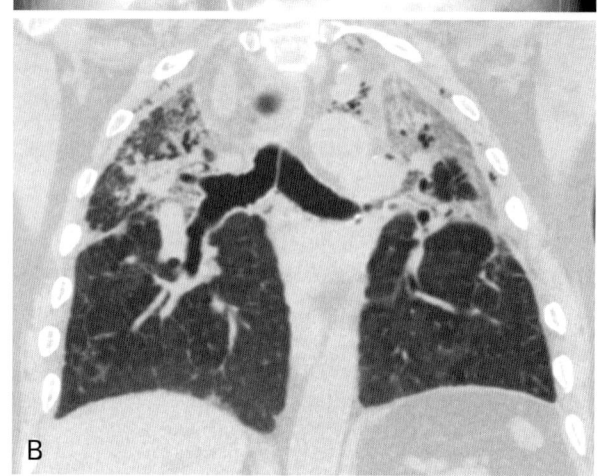

图70.6 急性细胞排斥反应。肺移植术后数月,患者出现呼吸困难和低氧血症。(A)X线胸片可见双肺斑片状浸润影。(B)CT可见双肺磨玻璃影,右肺为主。

图70.7 限制性移植物综合征。双肺移植约2年后患者。(A)X线胸片可见上肺体积缩小、结构扭曲和斑片影。(B)CT可见上肺外周网格影、结构扭曲、牵拉性支气管扩张。

染)难以区分。AFOP同样表现为双肺浸润影,有时呈基底部和周边分布。

区分这些可能性取决于疾病进展的时间过程和支持性临床数据。超急性排斥反应在移植后的最初几个小时内产生进行性浸润影,而PGD常在24 h后出现,并在5 d内开始好转(图70.5)。急性排斥反应在第一周后更为常见,并在第一年内达到患病高峰。

X线胸片在评估慢性排斥反应方面的作用有限,其表现可正常,尤其是在BOS病例中。然而,在BOS中可见肺过度充气、支气管壁增厚、支气管扩张,而肺体积缩小伴上叶结节、实变、结构扭曲和牵拉性支气管扩张在RAS中表现更典型(图70.7)。

2) CT:在超急性排斥反应情况下很少进行CT检查。虽然常在影像学检查时首先怀疑急性排斥反应,但急性排斥反应常表现为双肺磨玻璃影、实变和间隔增厚,以基底部分布为主。在AFOP中,CT可

表现为基底部为主的实变、磨玻璃影和网格影。

对于慢性排斥反应的评估,薄层CT是首选的影像学检查方法,因为它对CLAD的检测和定性更敏感。在最大吸气后进行CT扫描,并且在最大呼气后加扫轴面影像,以评估空气潴留。马赛克征,即高密度区和低密度区交替出现,在BOS中很常见(图70.8)。低密度区对应于空气潴留,并且在呼气时密度不会明显增高。高密度区与正常通气肺相对应,在呼气时密度增高。

在大多数情况下可见到真正的马赛克征,在低氧性血管收缩引起的低衰减区血管直径较小。然而,尽管这些表现可提示BOS,但马赛克征的程度与BOS的分期和PFT的阻塞性生理程度无关。虽然马赛克征伴空气潴留通常是BOS的最早表现,但有用的次要表现还包括支气管壁增厚和支气管扩张。在一项研究中,与马赛克征相比,这些次要表现与气流受限

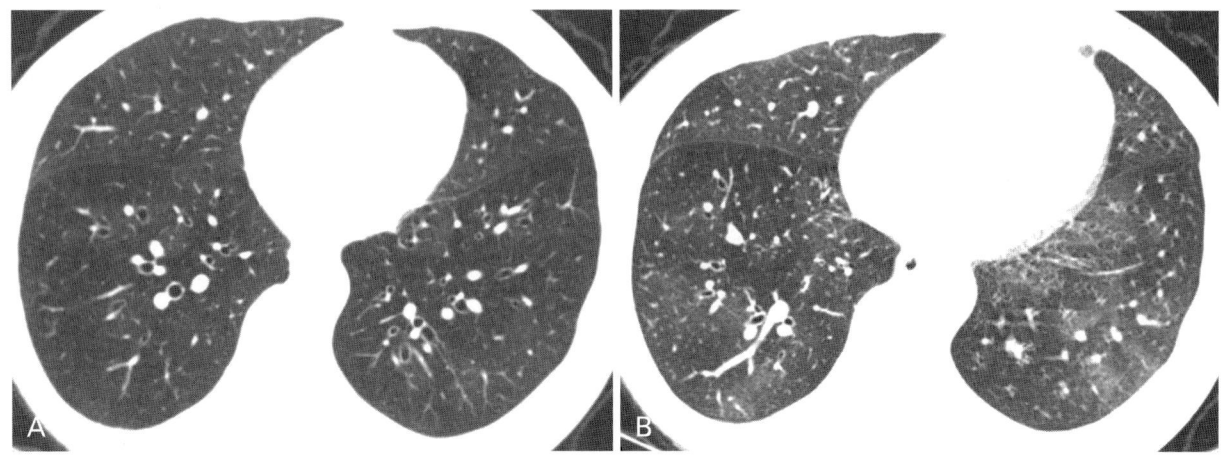

图 70.8 双肺移植后闭塞性细支气管炎综合征。(A)吸气相表现为双肺马赛克征、支气管壁增厚、轻度支气管扩张。(B)呼气相可见马赛克征明显。肺内低密度区未见正常的密度增高,为空气潴留。

的相关性更好(图 70.8)。

RAS 常在 CT 上表现为以肺上叶为主的纤维化,可与特发性胸膜实质纤维弹性组织增生相同。肺外周网格影、结构扭曲、牵拉性支气管扩张、结节和实变为主要影像表现(图 70.7)。一项研究提出了两种不同的 RAS CT 亚型:一种"轻型"表现为逐渐发展、以上叶分布为主的结节、网格影和肺体积缩小,并伴延迟发作的移植失败;另一组表现为突然发作的上叶实变和肺体积缩小,预后较差,移植物中位存活期仅为6.4 个月。三维 CT 容积重建显示 CLAD 亚型的肺体积存在差异,BOS 患者的肺体积没有明显减少,但RAS 患者的肺体积在 CT 上几乎减少了 25%。一项研究调查了 CLAD 患者的 CT 发现,最终发展为 RAS(CLAD 的限制性表型)患者的实变和磨玻璃影发生率高于主要发生 BOS 的患者。

要点:排斥反应

- 超急性排斥反应罕见,通常在手术期间或移植后的最初几个小时内出现
- 急性排斥反应最常见于移植后第一年,但可随时发生。病死率并不高,但急性排斥反应可加速闭塞性细支气管炎的发展并增加其严重程度。弥漫性浸润影很常见
- AFOP 可发生在移植后的第一年,类似于急性排斥反应。影像学表现包括双肺磨玻璃影和斑片状实变
- 慢性同种异体肺移植功能障碍是远期死亡和总死亡的主要原因,包括 BOS 和 RAS

- BOS 是最常见的慢性排斥反应亚型,是第一年后发病和死亡的主要原因。典型的 CT 特征为马赛克征,伴空气潴留、支气管扩张和支气管壁增厚
- RAS 是一种最近描述的慢性排斥反应,具有限制性生理学和比 BOS 更差的预后。影像学特征包括以肺上叶为主的肺容量缩小、网状结构、结构扭曲、胸膜增厚和牵拉性支气管扩张。其生理学限制性和预后比 BOS 更差。影像学特征包括肺上叶为主的肺体积缩小、网格影、结构扭曲、胸膜增厚和牵拉性支气管扩张

---

4. 气道并发症

(1)流行病学和临床意义:据报道,严重气道并发症的发生率约 2%~33%。一项对 232 例肺移植的研究发现,受者支气管长度越长、采用伸缩式吻合技术、供者肺延迟通气与气道并发症增加有关。另一项对 270 例肺移植患者的研究发现,移植后 72 h 内原发性移植物功能障碍、第一个月内肺部感染、糖尿病和 COPD 是气道并发症的独立危险因素。患者可出现不明原因的低氧血症、肺功能检查出现阻塞性改变、在受累肺叶中出现肺不张或阻塞性肺炎。

支气管裂开是一种少见但具有潜在破坏性的并发症。在围手术期早期,由于移植过程中支气管动脉

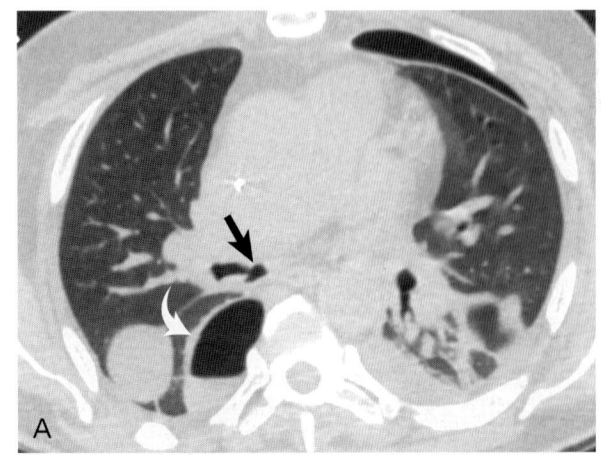

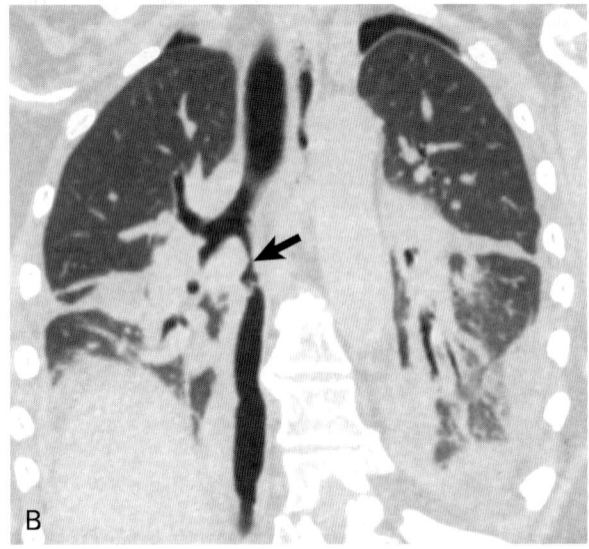

图 70.9　双肺移植术后数周患者支气管裂开。(A)轴面 CT 显示右支气管吻合口不规则,可见与支气管连通的局灶性积气(箭);右侧气胸(弯箭)。(B)冠状面 CT 显示支气管吻合口与裂开部位的胸腔积气交通,为支气管胸膜瘘(箭)。

供血中断引起的缺血可导致裂开;其他潜在因素包括免疫抑制药物、感染、急性排斥反应和供体-受体支气管大小不匹配。在中晚期,感染是更常见的原因。瘘管虽然很少发生,但最常见于气管胸膜瘘或气管食管瘘。

支气管狭窄通常是一种晚期并发症,发生在移植后 3 个月以上,通常由肉芽组织、感染或支气管缺血引起。曲霉是已知的常见致病菌。支气管狭窄最常见的部位是支气管吻合口,但也可发生非吻合口狭窄。虽然非吻合口狭窄可发生于任何支气管,但最常见的部位是中间支气管和右肺中叶支气管;前者的严重狭窄称为"中间支气管消失综合征"。

支气管软化症可发生在支气管狭窄的部位,也可单独发生。呼气时支气管塌陷是诊断的关键。

(2)影像学表现

1)胸部 X 线摄影:X 线胸片用于肺移植患者呼吸道症状的其他来源,对评估疑似气道并发症几乎无帮助。在支气管裂开所致的支气管胸膜瘘病例中,偶尔可在 X 线胸片上可发现气胸或纵隔气肿。大叶性肺不张也很少见,若有,也通常见于严重的支气管狭窄病例中。

2)CT:CT 薄层扫描可用于移植术后气道并发症的诊断和定性。CT 可发现支气管裂开,表现为支气管不连续,常伴邻近的腔外空气影、气胸或其他漏气征象(图 70.9)。

在一项关于支气管镜下证实支气管裂开的 CT 表现研究中,支气管壁不连续对裂开的敏感性为 100%,特异性为 94%;腔外空气积聚对该并发症的敏感性为 100%,特异性为 72%。支气管狭窄常表现为局灶性的支气管变窄,可出现支气管壁增厚或不规则,偶尔可见吻合口远端的空气潴留。在呼气相上可见明显的支气管塌陷(>70%)提示支气管软化,可伴狭窄或其他支气管损伤。

(3)治疗:多种气道支架可用于治疗支气管狭窄、裂开和支气管软化。此外,支气管内消融术或球囊支气管成形术可用于治疗支气管狭窄。对于保守治疗无效的部分支气管裂开病例可能需要手术修复。药物治疗也可发挥作用,在支气管损伤的情况下使用抗生素预防,对气管软化症进行正压通气。

要点:气道并发症

- 气道并发症见于高达 33% 的肺移植患者
- 支气管裂开并不常见,通常发生在移植后早期;感染和缺血是潜在原因。CT 常表现为支气管不连续,可见邻近裂开处的局灶性纵隔积气
- 支气管狭窄通常是一种晚期并发症,可引起阻塞性症状。吻合口狭窄最常见,但非吻合口狭窄可发生在任何部位,最常见于中间支气管和右肺中叶支气管。CT 可见局灶性支气管狭窄
- 支气管软化症可单独发生或在狭窄部位发生。呼气相 CT 上支气管塌陷具有诊断意义
- 治疗包括保守治疗、消融术或支气管成形术,以及较少见的手术修复

---

5. 血管并发症

(1)流行病学和临床意义:原发性吻合口血管并发症并不常见,但可能具有重要的临床意义和不良预

后。可发生静脉或动脉狭窄,这是由于供体-受体大小不匹配、吻合口处血管缠绕或扭结、肉芽组织或血栓形成所致。在一项研究中,在 1.75% 的移植血管吻合中发现静脉或动脉狭窄。另一项系列研究中,1.8% 的肺移植患者中发现至少有一处血管狭窄;狭窄通常发生在移植手术后的早期,平均为 9 d。患者可出现不明原因的低氧血症或肺动脉高压。

吻合口静脉血栓在 CT 上并不常见,但在一项超声心动图研究中发现,15% 的肺移植患者发现静脉血栓形成,这可能是因为在术后早期不经常进行 CT 检查的缘故。静脉血栓可导致移植失败或卒中,而且血栓较大、静脉狭窄程度高与预后不良有关。完全性血栓可导致肺叶出血性静脉梗死。

肺栓塞是肺移植患者最常见的血管并发症,在一项荟萃分析中的总发病率约为 4%,与其他胸外科手术后患者的肺栓塞相似。一半肺栓塞发生在手术后的前 30 d 内;11% 的肺栓塞患者在 1 年内死亡,75% 的患者在 1 个月内死亡,通常还伴有感染或排斥反应。单肺移植的发病率更高(12%),其中 92% 为同种异体移植。一些研究发现,移植患者发生肺梗死的发生率较高(37.5%),可能是由于支气管动脉血液供应受损所致。

(2) 影像学表现

1) 胸部 X 线摄影:X 线胸片有助于排除其他呼吸道症状的来源,但通常正常。严重的肺血管病变,如完全肺静脉血栓,可表现为肺叶内的局灶性水肿。

2) CT:薄层增强 CT 最常用于肺移植后血管并发症的初步评估。选择肺动脉增强扫描的时间可评估肺动脉吻合情况和发现肺栓塞。CT 可发现肺动脉或静脉的局限性狭窄,通常位于吻合口处。肺静脉血栓在 CT 上并不常见,但可见肺静脉内局灶性充盈缺损,通常位于吻合口附近(图 70.10)。

3) MRI:MRI 在肺移植患者血管并发症诊断中有一定的作用,尤其是那些对碘对比剂过敏而不能进行 CT 检查的患者。然而,CT 仍然是一线检查方法,因为肺部和支气管并发症在 CT 上具有很好的特征。

4) 常规血管造影:血管造影可确认横截面成像诊断的血管病变,并可鉴别在 CT 或 MRI 检查中因运动而产生的伪影。此外,血管造影与血管成形术可一起进行,可指导血管内支架放置。

5) 通气灌注扫描:通气灌注闪烁显像主要用于评估肺栓塞,可作为 CT 血管造影的替代,尤其是在对碘对比剂过敏的情况下。

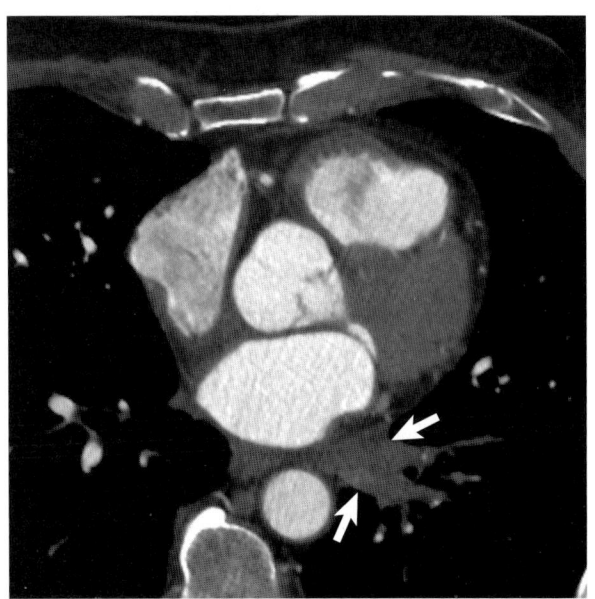

图 70.10 肺静脉血栓形成。轴面 CT 可见左下肺静脉完全性血栓形成(箭)。虽然本病例由心房颤动射频消融术所致,但此并发症可发生在肺移植后的静脉吻合处。

(3) 治疗:抗凝用于治疗肺栓塞或静脉血栓。血管成形术可用于扩张肺动脉或静脉狭窄。多种血管内支架已成功联合血管成形术治疗狭窄。一些静脉或动脉狭窄的病例可能需要手术治疗。

要点:血管并发症

- 肺栓塞是最常见的肺移植并发症;由于支气管动脉供血中断,肺梗死在移植患者中可能更为常见
- 静脉或动脉狭窄可能由肉芽组织、吻合处血管缠绕或扭结所致
- 静脉血栓在 CT 上少见,但可引起肺出血或静脉梗死

---

6. 疾病复发与恶性肿瘤

(1) 流行病学和临床意义:在一项纳入 1 394 名患者的多中心研究中,1% 的移植患者发生原发性疾病复发。然而,这个比例显著高于弥漫性肺疾病。在一项弥漫性肺病的肺移植研究中,结节病占 26 例复发病例中的 9 例(35%)。其他复发病例包括肺朗格汉斯细胞组织细胞增生症、肺泡蛋白沉积症、淋巴管平滑肌瘤病、滑石肉芽肿和弥漫性泛细支气管炎。这 6 种弥漫性肺病的总复发率为 27%,复发时的影像学表现与原发病不同。

肺移植患者可发生原发性肺癌等恶性肿瘤、淋巴细胞增生性疾病和卡波西肉瘤;其他恶性肿瘤,包括乳腺癌、宫颈癌和舌癌,也有报道。与普通人群相比,免疫抑制药物、特定病毒感染的活性以及先天抗肿瘤监测能力下降可能是癌症发病率升高的原因。大多数恶性肿瘤为新发,但有一小部分被认为与供体有关;就肺癌而言,与供体相关的恶性肿瘤数量可能被低估。在器官共享联合网络数据库中,有一项纳入超过18 000名成人肺移植受者的研究发现,除皮肤癌以外,其他癌症的发病率,1年为1.4%,5年为7.9%,比美国普通人群高出3倍,其中肺癌(26.2%)和淋巴细胞增生性疾病(20%)占大多数。

PTLD是指一组组织学上异质性疾病,包括淋巴细胞多克隆增殖、B细胞或T细胞淋巴瘤或经典的霍奇金淋巴瘤。PTLD通常在移植后第1年内发病,占肺移植后1年患者的2.8%~6.1%。尽管胸内PTLD最常见于移植后早期,但通常在移植第1年后可出现胸外表现。患者可出现淋巴结肿大和压痛、咳嗽、呼吸困难和全身症状,如发热、盗汗和疲乏。EB病毒(EBV)和移植免疫抑制方案被认为有助于疾病的进展;移植前EBV阴性和随后的血清转化被认为是PTLD发展的因素。

(2)影像学表现

1)胸部X线摄影:X线胸片可显示与特定类型的复发性疾病相一致的表现,如结节病表现为以肺上叶为主的结节或肺体积缩小。在恶性肿瘤和PTLD中,X线胸片可见孤立性结节或肿块、多发结节或肿块或不常见的淋巴结肿大。然而,CT是评价肺移植患者术后复发的主要方法。

2)CT:在复发性疾病中,CT可显示提示该疾病的征象,并可提供复发的第一证据(图70.11)。复发时疾病模式可与最初的影像学表现不符。

移植后恶性肿瘤(如肺癌)可表现为新发的肺结节或肿块、实变或淋巴结肿大。PTLD最常见表现为多发(单发少见)肺结节或肿块(图70.12),其他表现包括胸内淋巴结肿大或间隔或胸膜增厚。胸外PTLD受累可表现为腹部、盆腔或颈部淋巴结肿大。

3)PET:FDG-PET是恶性肿瘤分期的重要手段,可作为肺移植患者恶性肿瘤评估的一部分。此外,PET可用于PTLD的分期,因为肿块、结节和淋巴结受累通常是FDG-PET阳性,而且PET可发现CT检查未发现的疾病。

(3)治疗:复发性疾病的治疗包括针对具体疾病

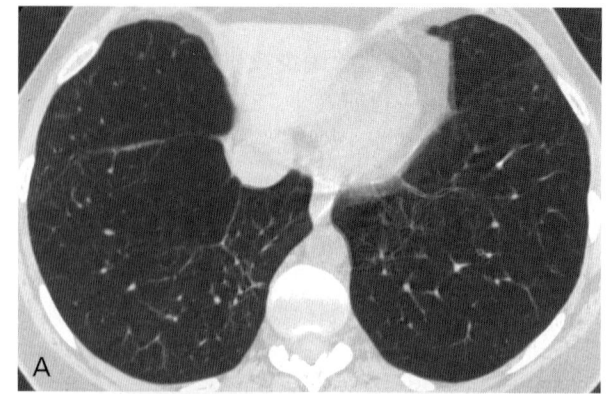

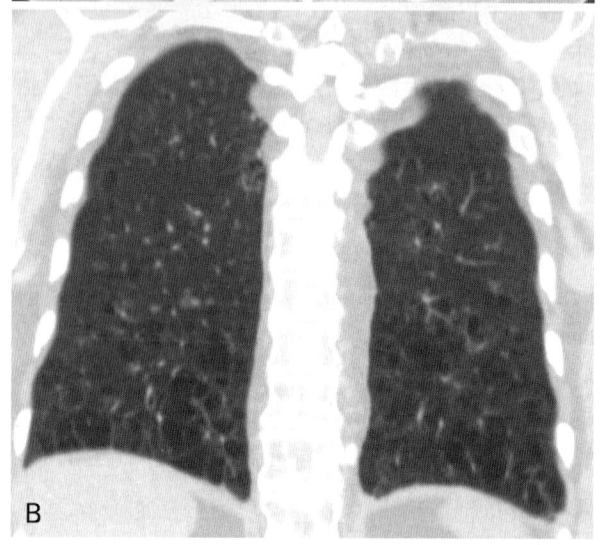

图70.11 α₁-抗胰蛋白酶缺乏症肺移植术后肺气肿复发。(A)轴面CT可见典型的下叶全小叶型肺气肿。(B)双肺移植术后数年冠状面CT可见双肺下叶基底部肺气肿复发。

的治疗。在一部分病例中可考虑再移植。肺癌等恶性肿瘤的治疗可涉及手术、放疗和(或)化疗。术后早期PTLD可用抗病毒药物和减少免疫抑制药物剂量治疗;晚期疾病需要化疗和(或)放疗。

要点:疾病复发和恶性肿瘤

- 在所有肺移植病例中,原发性疾病极少复发,但在弥漫性肺病中,原发疾病复发率高达27%。据报道,结节病复发最常见。复发的影像学表现常与原发病表现不同
- 恶性肿瘤在肺移植患者中比在普通人群中更常见,包括原发性肺癌、淋巴组织增生性疾病、卡波西肉瘤等
- PTLD影响少数肺移植患者,可表现为多发或孤立性肺结节或肿块、淋巴结肿大以及间隔或胸膜增厚

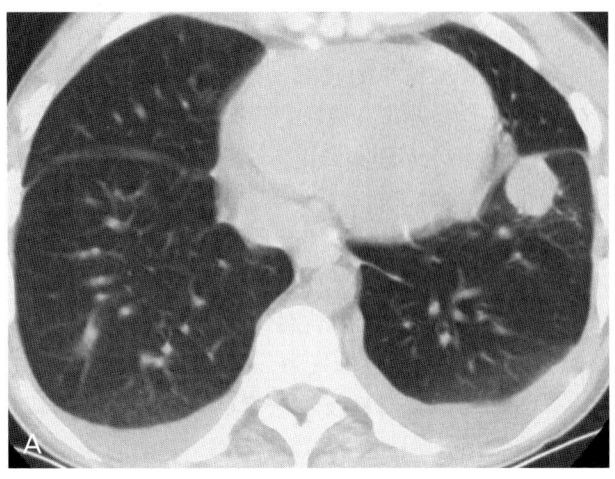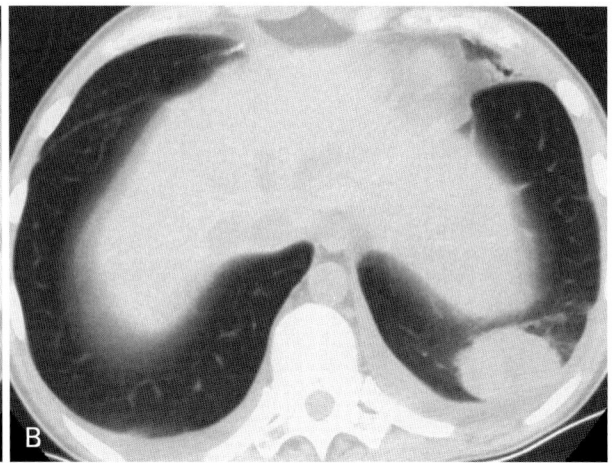

图 70.12 双肺移植术后淋巴细胞增生性疾病。轴面 CT(A)和(B)可见下叶结节和左肺下叶肿块。还可见双侧胸腔积液。

二、造血干细胞移植的非感染性并发症

造 血 干 细 胞 移 植（hematopoietic stem cell transplantation，HSCT）用于治疗各种血液系统恶性肿瘤、非恶性血细胞再生障碍和一些实体瘤；由于新的适应证和在现有适应证中广泛使用该方法，在全球范围内接受 HSCT 治疗的存活患者人数已增加至近 50 万人。

在进行包括化疗和放疗的预处理方案（旨在消除恶性细胞或功能失调的骨髓细胞）之后，来自患者自身（自体移植）或来自组织相容性相关供体（同种异体移植）的细胞来"拯救"受体。

（一）早期并发症：肺水肿、弥漫性肺泡出血、围移植期呼吸窘迫综合征

感染性或非感染性肺部并发症发生在 HSCT 术后近一半的患者中，本章仅包括非感染性并发症。尽管在 2～5 年内无原发疾病患者的 10 年生存率大于 80％，但其慢性疾病的发生率仍然较高；在慢性疾病中，最常见的死亡原因包括感染、移植物抗宿主病（graft-versus-host disease，GVHD）、肺部疾病和复发性或继发性恶性肿瘤。

HSCT 术后早期可出现几种弥漫性肺部并发症，常发生在移植后 30 d 内。肺水肿是由于在移植期间和移植后不久输入超负荷容量的液体和血液制品引起，可伴呼吸困难、湿啰音、低氧血症。

1. **围移植期呼吸窘迫综合征** 围移植期呼吸窘迫综合征（periengraftment respiratory distress syndrome，PERDS）是指移植后早期急性肺损伤，也被称为"围移植期综合征"。这种疾病是由毛细血管渗漏引起的非心源性水肿，平均发病时间为 HSCT 后 7 d。患者可出现呼吸困难、发热和皮疹，病死率约

为 20％。

弥漫性肺泡出血（diffuse alveolar hemorrhage，DAH）在 HSCT 患者中的发病率为 2％～21％，病死率高，常在移植后 30 d 内发病。临床表现包括呼吸困难、低氧血症和咳嗽，诊断依赖于肺炎、支气管肺泡灌洗液中发现出血和（或）含铁血黄素的巨噬细胞，且无感染表现。少数病例（小于 20％）可出现咯血。DAH 和 DAD 在急性肺损伤中常同时发生。

（1）影像学表现：容量超负荷、PERDS 和 DAH 引起的肺水肿在影像学上的表现相似。X 线胸片常可见双肺弥漫浸润影和（或）实变，常以肺门周围分布为主。CT 可见双肺磨玻璃影和（或）实变，也可出现小叶中心性磨玻璃影（图 70.13）。肺水肿、小叶间隔增厚和胸腔积液可提示诊断（图 70.14），但在其他疾病中也可见到。

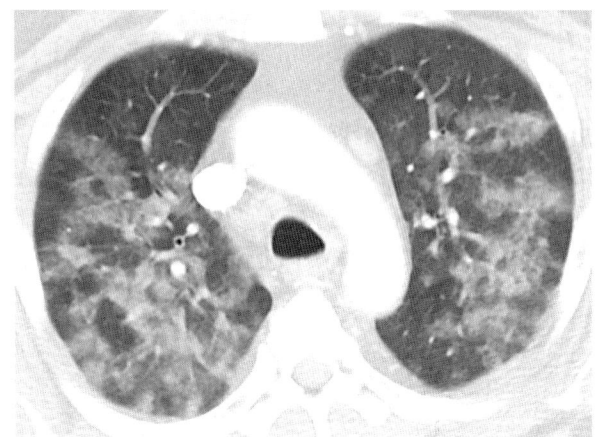

图 70.13 弥漫性肺出血。轴面 CT 可见双肺斑片状磨玻璃影，干细胞移植后弥漫性肺泡出血表现。

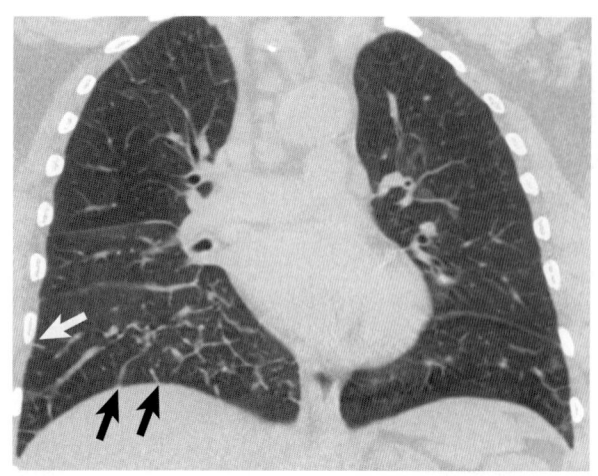

图70.14 干细胞移植后肺水肿。冠状面 CT 可见双肺小叶间隔增厚(箭)、叶间裂增厚、肺门周围少量磨玻璃影。

(2)治疗:PERDS 和 DAH 的治疗常需大剂量糖皮质激素。大多数 DAH 患者需要机械通气和重症监护,而少数 PERDS 患者需要机械通气治疗。容量超负荷所致的肺水肿可为自限性,或需要减少液体、利尿剂或支持性治疗。

2. 慢性移植物抗宿主病与闭塞性细支气管炎综合征

(1)流行病学和临床意义:慢性移植物抗宿主病(chronic graft-versus-host disease, cGVHD)是一种免疫介导的炎症性疾病,可见于约 30%~70% 的造血干细胞移植患者中,它是引起患者发病和死亡的重要原因。GVHD 可影响多个器官系统,单个器官受累少见,最早可发生在移植后 1 年或手术后数十年。BOS 是 cGVHD 的肺部表现,是 HSCT 后最常见的慢性肺部疾病,发病率为 5.5%。与肺移植中一样,该病的特征表现为进行性细支气管和支气管周围纤维化,引起细支气管阻塞和空气潴留。患者通常表现为慢性呼吸困难、咳嗽,偶尔出现哮鸣音。可通过经支气管镜活检或开放性肺活检进行诊断,但最常通过临床表现、肺功能检查和提示性的 CT 特征进行诊断。在发现 GVHD 的其他器官表现情况下,可通过满足以下标准来作出 BOS 的临床诊断。

- FEV1/FVC<0.7 或预测值的 5%。
- FEV1<75% 的预测值,并且在不到 2 年的时间内下降超过 10%。
- 影像和(或)实验室检查未发现感染。
- 至少有一项支持空气潴留的表现:
  呼气相 CT 发现空气潴留或小气道疾病其他表现。

残气量增加>预测值的 120%。

(2)影像学表现:与肺移植一样,干细胞移植后 BOS 的主要影像学表现是薄层 CT 上的空气潴留。在吸气相上可见马赛克征,伴肺小叶或区域性低密度,在呼气相上不能看到正常密度的增高(图 70.8)。呼气相 CT 比吸气相 CT 对马赛克征和空气潴留的检测更敏感。闭塞性细支气管炎的其他表现包括支气管扩张、支气管壁增厚和小气道(小叶中心性)结节。在少数病例中,可见"胸腔漏气综合征",表现为持续性纵隔气肿和间质性肺气肿。

(3)治疗:全身糖皮质激素(泼尼松)是 GVHD/BOS 最常用的治疗,但多数疗效有限。阿奇霉素、氟替卡松和孟鲁司特对气流受限的患者有一定的疗效,并具有糖皮质激素保护作用。支持加康复治疗可提高生活质量,减少症状。严重病例可采用肺移植。

3. 迟发型特发性肺炎综合征的其他表现

(1)流行病学和临床意义:虽然 BOS 是 cGVHD 的一种表现,但最常见于迟发型特发性肺炎综合征(idiopathic pneumonia syndrome, IPS)中,除此之外,在 HSCT 后也可发生许多肺部疾病。在一项关于迟发型特发性肺炎综合征(late-onset idiopathic pneumonia syndrome, LOIPS)的研究中,2.4% 的患者在 HSCT 后出现 LOIPS,从移植后中位时间为11.3 个月。常见症状为呼吸困难(88%)、发热(50%)和咳嗽(60%)。尽管许多患者在治疗后有所改善,但仍有 33% 的患者死亡。

OP 是 HSCT 的晚期并发症,其特征组织病理学表现为小气道内结缔组织疏松嵌塞和间质炎症。这种疾病是与 HSCT 相关的 ILD,可见于 2% 的患者中,在一个大型系列研究中,中位发病时间约为移植后 150 d。患者可出现低热、呼吸困难和干咳的临床症状,经抗生素治疗无效。发生 OP 的危险因素包括同种异体移植物来源、急性 GVHD 史、CMV 感染和放射治疗情况。与其他疾病和 COP 一样,干细胞移植患者的 OP 对糖皮质激素反应良好。虽然患者在糖皮质激素减量后可复发,但病死率非常低,在 Jinta 等人的研究中发现,无患者死于 OP。

许多其他弥漫性肺病在 HSCT 后可表现为 IPS 的一部分,包括 SIP、DAD、LIP 和嗜酸性粒细胞性肺炎。胸膜实质弹力纤维增生症(pleuroparenchymal fibroelastosis, PPFE)也有极少数报道。

(2)影像学表现:X 线胸片上 OP 可表现为斑片状浸润影,常为双侧或多灶性。X 线胸片上一些非特异性表现可在 CT 上发现特征。干细胞移植后 OP 最常见的 CT 表现为磨玻璃影、实变影和线影。尽管可发生外周或支气管血管周围实变,类似于许多 COP 或其他疾病。但是,一项系列研究发现,与其他原因引起的 OP 相比,磨玻璃影、线影和上叶分布为主在本病中出现比率更高。CT 也可见典型晕征或环礁征(图 70.15),表现为病灶中心为磨玻璃影,而外周为实变影。许多患者在 CT 上可见残留病变,包括带状影、牵拉性支气管扩张和纤维化,类似于纤维化型非特异性间质性肺炎。

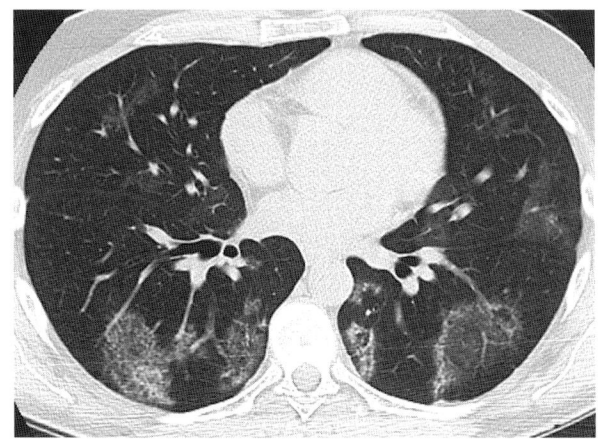

图 70.15 干细胞移植后机化性肺炎。轴面 CT 可见双肺局灶性磨玻璃影伴周围实变(环礁征或反晕征)。

与 HSCT 相关的其他弥漫性肺部疾病可表现为磨玻璃影和/或实变影(如嗜酸性肺炎、NSIP 和 DAD)。LIP 可表现为薄壁囊肿、结节和磨玻璃影。PPFE 表现为上肺体积缩小、牵拉性支气管扩张、结构扭曲和胸膜增厚。

在一项对 40 例 LOIPS 患者的研究中,55% 的患者在薄层 CT 上可见实变为主,45% 的患者可见磨玻璃影为主;以实变影为主的患者常比磨玻璃影的患者生存率高,尽管这种差异无统计学意义。

(3)治疗:与许多 BOS 患者相比,其他类型 LOIPS 患者在糖皮质激素治疗中可表现出肺功能的完全缓解或明显好转,包括以 OP、NSIP 或嗜酸性粒细胞性肺炎为主的患者。PPFE 常对药物治疗无效,病情可进展。

4. 肺动脉高压和其他血管疾病

(1)流行病学和临床意义:肺动脉高压是 HSCT 中的一种少见并发症,发病率为 2.4%。患者可出现呼吸困难和低氧血症,并可进展为右心衰竭和死亡。肺静脉阻塞性疾病和移植相关的微血管病变也有报道。

(2)影像学表现:右心导管检查是诊断肺动脉高压的金标准,超声心动图可用于评估肺动脉压。当在 CT 或 MRI 上发现肺动脉增宽时,可怀疑该病。肺动脉主干大于 32.5 mm 或其直径大于邻近升主动脉提示进一步评估这种疾病的可能。此外,肺动脉高压在肺移植和 HSCT 中均与 BOS 有关,马赛克征伴空气潴留、支气管壁增厚和支气管扩张的影像表现提示诊断。

(3)治疗:肺动脉高压的治疗包括吸氧、磷酸二酯酶-5 抑制剂和其他药物治疗。

三、影像检查的选择

X 线胸片常是评估干细胞移植患者急性疾病的首次影像学检查。许多感染在 X 线胸片上表现为结节、弥漫性或局灶性肺部浸润影。急性综合征,如肺水肿和毛细血管渗漏综合征,可表现为弥漫性浸润影。而 CT 常在急诊且影像学检查结果正常或不确定的情况下进行,薄层 CT 在疑似慢性肺病和 BOS 监测中是首选的检查方法。对于疑似慢性肺病,大多数中心进行吸气相和呼气相薄层 CT 检查,其射线剂量仅为螺旋扫描的一小部分。

要点:造血干细胞移植

- HSCT 后,近一半的患者会出现感染性或非感染性肺部并发症

- HSCT 的早期并发症包括肺水肿、围移植期呼吸窘迫综合征和弥漫性肺泡出血,常在胸片或 CT 上表现为双肺浸润影

- BOS 是慢性移植物抗宿主病的肺部表现,并可见于 5.5% 的 HSCT 患者中。肺功能检查显示阻塞性通气障碍,CT 常可见马赛克征伴空气潴留

- HSCT 后的其他 LOIPS 包括 OP、SNIP、DAD、LIP 和嗜酸性粒细胞性肺炎。CT 上常可见实变影和磨玻璃影

- 肺动脉高压可发生在少数 HSCT 患者中,并与 BOS 有关。虽然右心导管检查和超声心动图可确定肺动脉高压的诊断,但在 X 线胸片、CT 或 MRI 上发现肺动脉增宽可提示诊断

推荐阅读

Choi YW, Rossi SE, Palmer SM, DeLong D, Erasmus JJ, McAdams HP. Bronchiolitis obliterans syndrome in lung transplant recipients: correlation of computed tomography findings with bronchiolitis obliterans syndrome stage. J Thorac Imaging. 2003;18(2):72-79.

Inamoto Y, Lee SJ. Late effects of blood and marrow transplantation. Haematologica. 2017; 102 (4): 614-625.

Krishnam MS, Suh RD, Tomasian A, et al. Postoperative complications of lung transplantation: radiologic findings along a time continuum. Radiographics. 2007;27(4):957-974.

Park CH, Paik HC, Haam SJ, et al. HRCT features of acute rejection in patients with bilateral lung transplantation: the usefulness of lesion distribution. Transplant Proc. 2014;46(5):1511-1516.

Tejwani V, Panchabhai TS, Kotloff RM, Mehta AC. Complications of lung transplantation: a roentgenographic perspective. Chest. 2016;149(6):1535-1545.

Schlemmer F, Chevret S, Lorillon G, et al. Late-onset noninfectious interstitial lung disease after allogeneic hematopoietic stem cell transplantation. Respir Med. 2014;108(10):1525-1533.

参考文献见 *ExpertConsult.com*.

第 **14** 部分

胸膜疾病

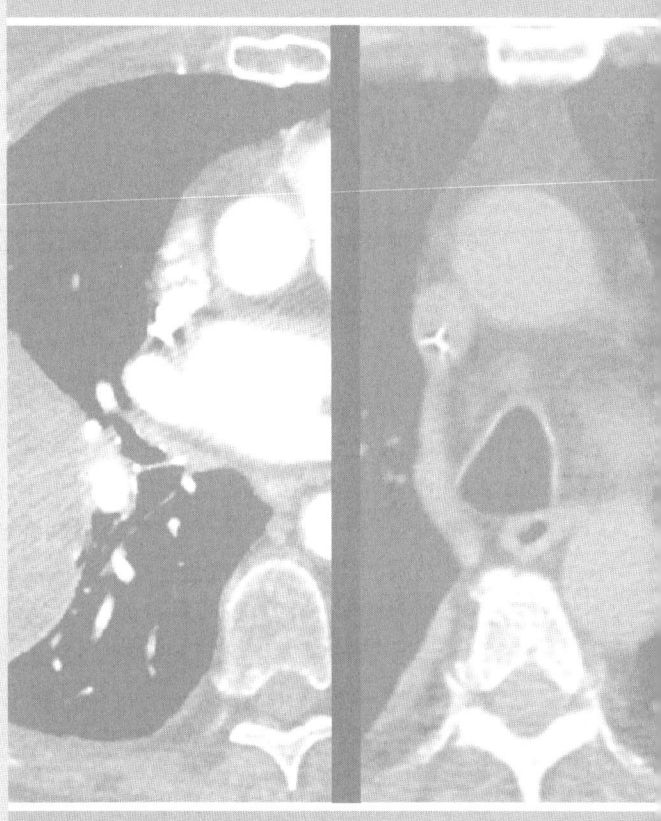

第71章

气　胸

Ashish Gupta｜Jean M. Seely

气胸是指壁层与脏层胸膜间的胸膜腔内出现气体。引起气胸最常见的原因是创伤、意外或医源性原因导致的钝挫伤及穿透性损伤。由非创伤引起的称为自发性气胸，它可为原发（与潜在病因无关）或者继发于其他肺部疾病。气胸也可出现在纵隔气肿之后，气体进入胸膜腔而形成。

一、原发性自发性气胸

（一）病因　　原发性自发性气胸是指未受到创伤，也无潜在肺部疾病的情况下，气体积聚在健康个体的胸膜腔内。原发性自发性气胸的病因还存在争议。传统上认为自发性气胸是由脏层胸膜内或其深部小的薄壁含气腔隙（肺气肿样改变）破裂至胸膜腔所致。通常，放射学上把直径小于 1 cm 的肺气肿样改变（ELCs）称为小泡，直径大于 1 cm 的称为大泡（图 71.1，图 71.2）。在病理检查中，胸膜小泡定义为发生于胸膜下肺气肿腔隙；大泡直接与肺实质相连。事实上大部分气胸相关的含气腔隙均为大泡。吸烟是原发性自发性气胸的一个重要危险因素。吸烟男性一生中发生气胸的风险为 12%，而在不吸烟男性发生气胸的比例为 0.1%。研究显示，吸烟增加了第一次发生自发性气胸的相对风险，在女性中约为 9 倍，在男性中约为 22 倍；而且吸烟和自发性气胸的发生之间有显著的剂量-反应关系。吸烟者患气胸风险增加的原因与吸烟导致的小气道炎症（呼吸性细支气管炎）有关。吸食大麻也会加速肺尖周围的大泡形成，在无其他肺部病变的情况下，易诱发气胸产生。

（二）发病率和流行病学　原发性自发性气胸患者最常发生于 18~40 岁。男女性别比约 4:1~5:1。

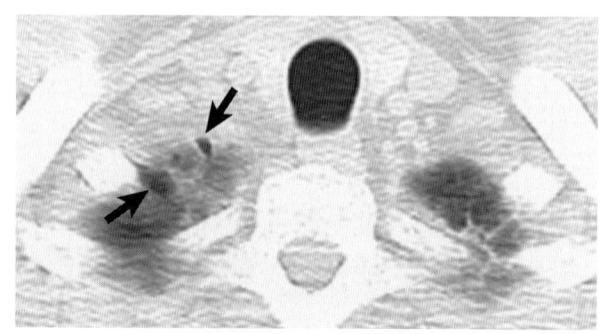

图 71.1　CT：肺大疱，年轻的自发性气胸患者。CT 可见右肺尖两个 5 mm 的透亮区，符合肺大疱（箭）。

原发性自发性气胸的发生率估计约为每年每百万人男性为 7.4~18，女性为 1.2~6。据观察，典型原发性自发性气胸患者一般呈身体形态较瘦长，即较一般人高、瘦。肺尖与肺基底部间的压力梯度增加是瘦长体型较易发生自发性气胸的原因。

　　家族史　超过 10% 的原发性自发性气胸患者有家族史，可为常染色体显性遗传。其他类型的遗传模式为多个基因遗传、X 连锁隐性遗传以及常染色体不完全显性遗传。目前在家族性自发性气胸患者中发现了雌酮基因编码的突变。雌酮基因编码突变所致的 Birt-Hogg-Dube 综合征（图 71.3）是一种常染色体显性遗传病，特征表现为出现良性皮肤病变，不同类型的肾癌、肺囊肿、自发性气胸。该病的一个特征性表现是在肺底和胸膜下区域出现薄壁囊肿。这些囊肿的位置与其他常见的引起自发性气胸原因（如肺大疱和特发性小泡）常见于肺尖截然不同。约 80% 的 Birt-Hogg-Dube 综合征患者可见肺囊肿，其中 11%~32% 的患者会发生气胸。随着肺囊肿增大，囊肿内可

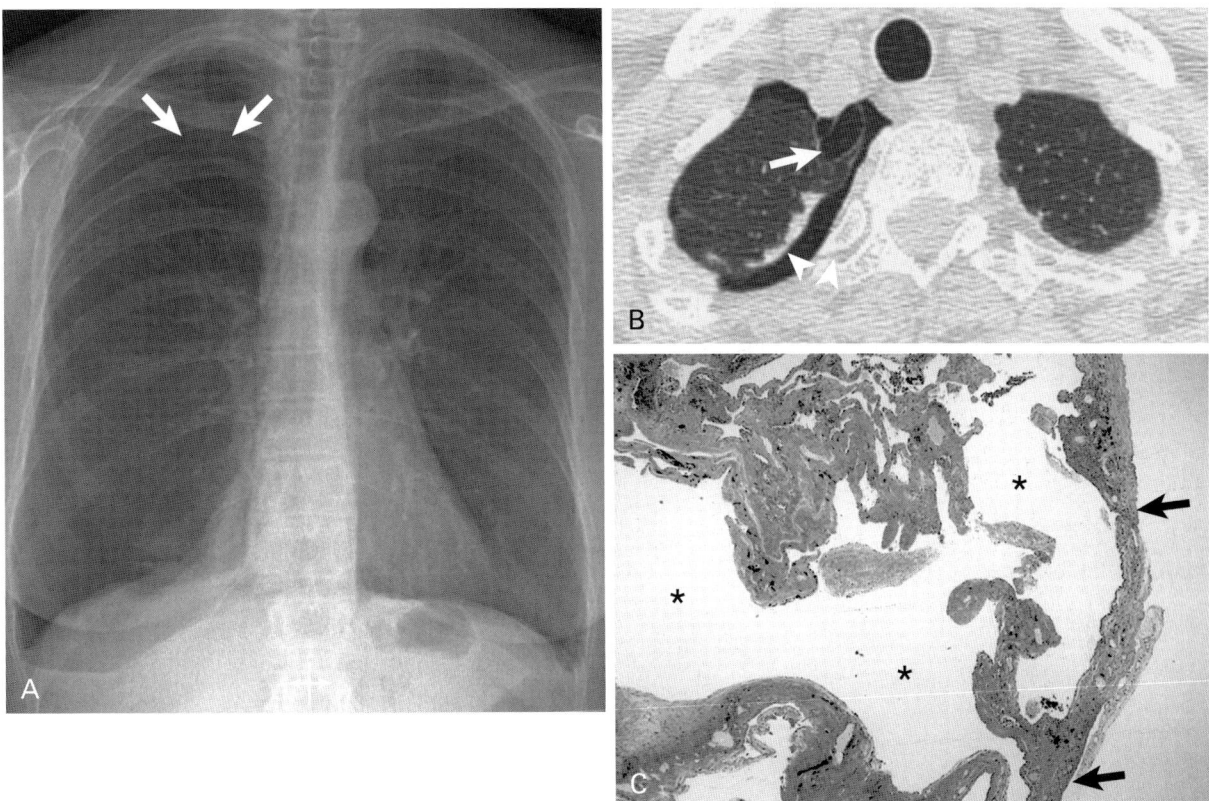

图71.2 肺大疱和气胸。(A)吸气相后前位 X 线胸片可见右侧中等量气胸以及肺尖部肺大疱(箭),它被胸膜腔内的气体勾画轮廓。右侧肋膈角可见少量胸腔积液。(B)另一例右侧复发性自发性气胸患者薄层 CT 可见肺尖部肺大疱(箭),并且气胸使增厚、纤维化脏层胸膜(箭头)移位。(C)病理切片:气肿性肺大疱。肺大疱切除标本,较大的肺气肿腔隙(星)紧贴脏层胸膜(箭)。(见彩色插页)

出现多个分隔。在家族性自发性气胸患者中有相当一部分存在雌酮基因编码突变,这被视为 Birt-Hogg-Dube 综合征的一种表现形式。结缔组织病变也可造成肺大疱或气泡的形成。例如,自发性气胸也是马方综合征(一种常染色体显性遗传疾病,其发生自发性气胸的概率为 4.4%～11%)、Ehlers-Danlos 综合征、高胱氨酸尿、二尖瓣脱垂、α_1-抗胰蛋白酶缺乏症患者的一个常见并发症。

(三)病理生理学 原发性自发性气胸的原因尚有争议。虽然原发性自发性气胸患者无明显肺部疾病的临床表现,但在胸外科电视胸腔镜术中胸膜下肺大疱的发生率为 76%～100%,在胸廓切开术中几乎所有的患者均可见肺大疱。即使在不吸烟的气胸患者中,81% 的患者也可见肺大疱(也称为肺气肿样改变)。虽然普遍认为肺大疱由于脏层胸膜裂隙而引起气胸,在胸廓切开术中也很难发现肺大疱破裂的证据。此外,简单的手术切除肺大疱并不能预防自发性气胸复发。小气道疾病对于气胸的形成起重要作用,炎症可引起小气道阻力增加,肺泡内压力增大,从而

导致气体泄漏至肺间质。气体移动至肺门,形成纵隔气肿(Hamman 综合征),或气体破入胸膜腔形成气胸。一些学者认为自发性气胸患者脏层胸膜的孔隙会增多。

1. 胸膜解剖 肺外表面和支持胸廓的内表面覆盖了一层富有弹性、浆液性的润滑膜,从而形成了胸膜腔。这似乎是在肺、胸壁及横膈之间插入了一个密封、湿润并且有弹性的塑料袋,以减少摩擦。胸膜的解剖十分复杂。胸膜覆盖横膈表面,向前延伸至第 7 肋肋软骨;在胸部左侧壁延伸至第 10 肋骨下缘,右侧壁延伸至第 10 肋骨上缘;向后至第 12 肋骨,有时甚至可到第 1 腰椎横突水平。

正常胸膜是一种半透明薄膜,由 5 层组织组成。这些在光学显微镜下有时也很难区分。这些层包括:①间皮层(扁平间皮细胞,主要通过紧密连接结合)(图71.4);②薄层间皮下结缔组织;③表面弹性组织;④第二层疏松胸膜下结缔组织层,富含动脉、静脉、神经、淋巴管;⑤深纤维弹性组织层,附着在肺实质、胸壁、横膈或纵隔表面。

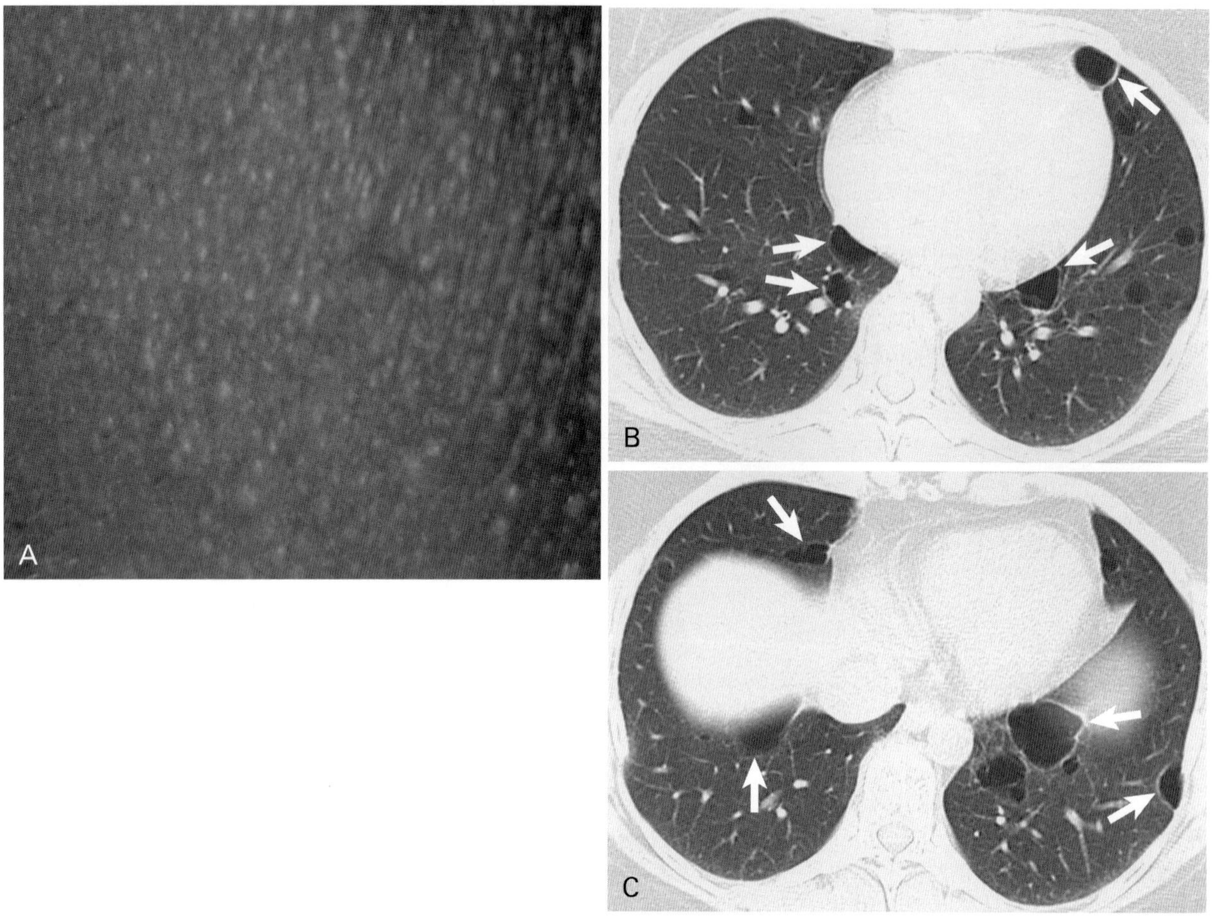

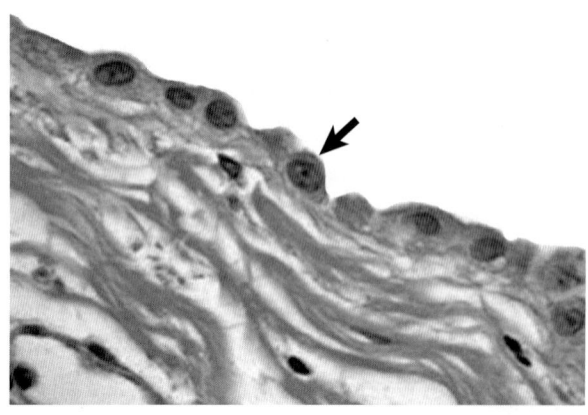

图71.3 Birt-Hogg-Dube 综合征。(A)面部皮肤照片显示一位女性患者皮肤活检后面部多发病变。患者存在偶发胸壁疼痛和呼吸急促的病史。皮肤活检诊断多发性纤维毛囊瘤(毛囊错构瘤),这是 Birt-Hogg-Dube 综合征的特征性表现。患者无肾脏的病变。(B)下胸部 CT 可见两下肺多发薄壁囊肿(箭),直径约 0.5~1.5 cm,多位于胸膜下区域。(C)轴面 CT 可见两肺基底部多发薄壁囊肿(箭),少数囊肿位于上叶(未显示)。(见彩色插页)

图71.4 病理切片:正常脏层胸膜。间皮细胞(箭)和脏层胸膜的血管层也显示在此病理切片上,可见立方形的间皮细胞。(见彩色插页)

脏层胸膜和壁层胸膜的淋巴结构在保持正常个体胸膜腔液体的动态平衡中起重要作用。胸膜腔内

液体量由流体静水压-胶体渗透压间的差值和胸膜-淋巴引流调节。胸膜腔内过多的液体、大颗粒物质及细胞通过呼吸运动经孔道排出。这些自然形成的孔道分布在外周壁层胸膜和纵隔胸膜的底部。大部分胸膜腔异常积聚的液体是经脏层胸膜来源于肺,而主要通过壁层胸膜吸收。

正常胸膜腔液体量与成人的体重成正比(0.1~0.2 mL/kg)。正常胸膜腔液蛋白质含量约为 15 g/L。胸膜腔液正常情况下有少量细胞,包括少量的巨噬细胞、间皮细胞和淋巴细胞。成年男性整个胸膜表面积大约 2 000 cm²。壁层胸膜的血供来自肋间动脉的分支。纵隔胸膜的血供来自心包膈动脉,而膈肌处壁层胸膜血供来自膈上和膈肌动脉。脏层胸膜的血供大部分来自支气管动脉系统。

(四)临床表现 大多数原发性自发性气胸发生于患者休息时。所有患者均会发生同侧胸膜炎性胸

痛或急性呼吸困难。胸痛可轻微或剧烈。即使不进行治疗及气胸不吸收,症状也常在 24 h 内消失。少量气胸患者(<15%一侧胸腔)体检可正常。多量的气胸患者可出现胸壁运动减少,"硬币测试"阳性,震颤减少或患侧呼吸音减弱甚至消失。

Hamman 征最早在 1937 年作为纵隔气肿的一个征象被报道,现在认为与左侧气胸有关。这种征象由局部的气体与心脏紧邻导致,具有以下特征:特有的嘎吱嘎吱声、起泡、爆裂或噼里啪啦声,这种声音随心动周期变化而变化,左侧卧位最易听到。

(五)影像学表现

1. 胸部 X 线摄影

(1)立位 X 线胸片:最典型的征象为一层薄的平行于胸壁的胸膜线(<1 mm),且胸膜线外无肺纹理(图 71.5)。因为气胸会使部分肺组织压缩,所以与正常肺组织相比,局部肺组织的密度增高,因此应通过密度增高可提示气胸,但实际上常看不到明显的密度增高。首先,随着气胸量的增多肺组织逐渐被压缩,通过的血流量减少。因此,空气组织比和空气血液比无改变,整体压缩的肺密度也无改变;其次,由于气胸前后都有气体,局部肺密度也会减低。

临床高度怀疑气胸但不确定时,以下两种 X 线摄片方法能够发现胸膜腔的气体:①立位 X 线胸片呼气末相(原因是通过减少胸膜腔负压力来相对增加胸膜腔容量,从而提高气胸的检出率);②侧卧水平位 X 线胸片,受累侧朝上(基本原理是气体在侧胸壁较肺尖部更易发现)。与立位 X 线胸片相比,侧卧位观察更敏感。研究显示,对比吸气相和呼气相 X 线平片,两者在气胸检测上敏感性无明显差异。假设无法完成呼气相 X 线平片,吸气相 X 线平片被推荐为气胸检查的首选。

(2)仰卧位 X 线胸片:患者仰卧位,主要发现是深沟征(图 71.6),一侧肋膈角变深和透过度增高。大多数胸膜腔的非粘连部分在胸廓的侧下方。X 线胸片上应包括双侧肋膈角,这点非常重要,因为如果是张力性气胸,气胸的漏诊可致命。仰卧位观察气胸敏感性不高,气胸的真实体积常被明显低估。在一项创伤患者研究中,与 CT 相比,超过 50%的气胸患者在仰卧位 X 线胸片时漏诊。在尸检中,侧卧水平摄片最敏感(88%),其次是立位片(59%),敏感性最低的是仰卧位片(37%)。

其他在仰卧位 X 线片上提示的气胸征象如下:季肋区或一侧胸廓的相对透过度增高,同侧膈肌下降;双层膈面的出现,心脏纵隔缘异常清晰;心包脂肪垫可见度的增加(心包脂肪垫漂浮征);纵隔脂肪垫可见分叶;可见被压缩的肺下叶或心脏的下缘;水平裂中的气体带,可见右肺中叶的外侧缘。疑似气胸,如果只做一项 X 线胸片检查,应该摄立位吸气相。当卧

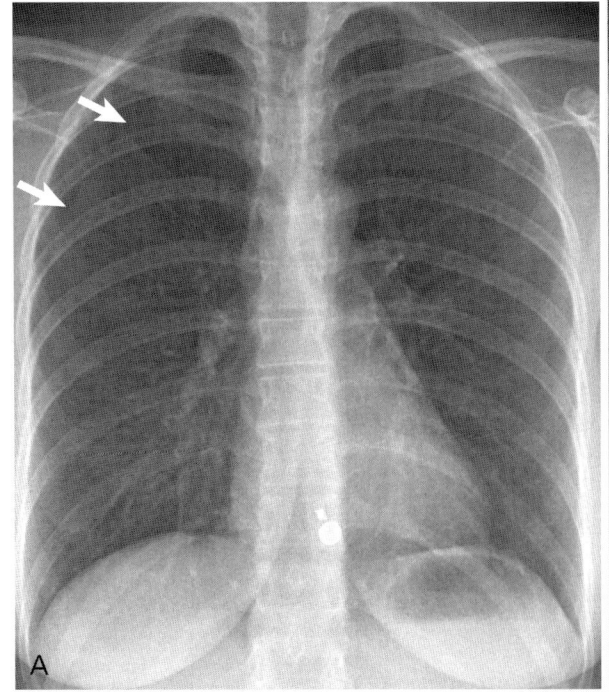
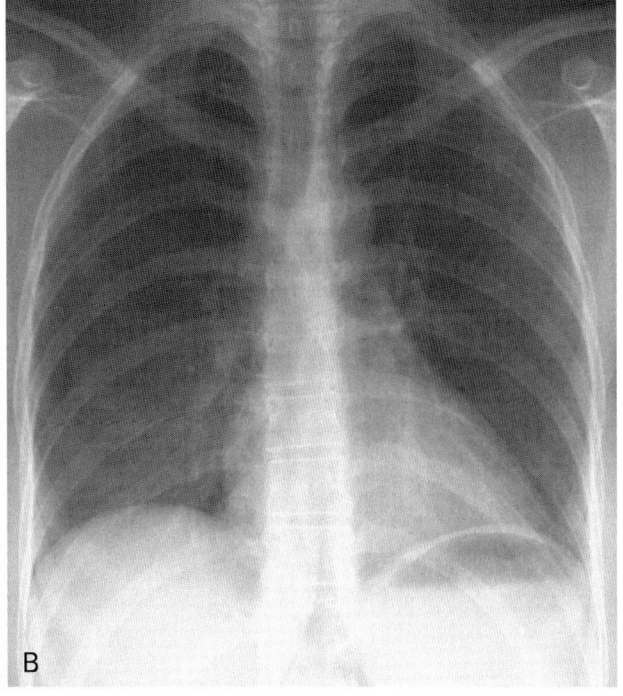

图 71.5　不吸烟原发自发性气胸患者。(A)深吸气后前位 X 线胸片可见右侧少量气胸,可见脏层胸膜(箭)的细白线。(B)呼气相 X 线胸片更好地显示右侧气胸。薄层 CT(未显示)可见肺尖的胸膜下微小泡。

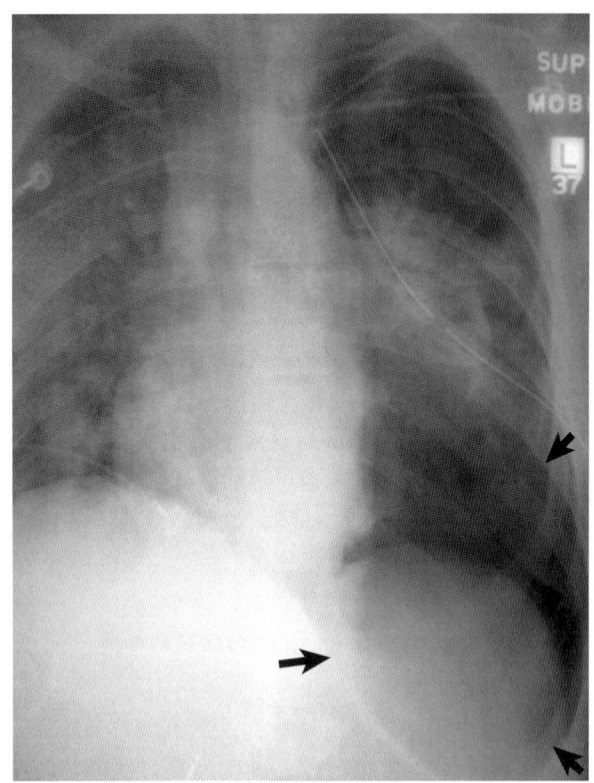

图71.6 胸片:深沟征。仰卧位X线胸片可见大量的左前部气胸形成的深沟征(箭)。左侧胸腔引流管未起作用。

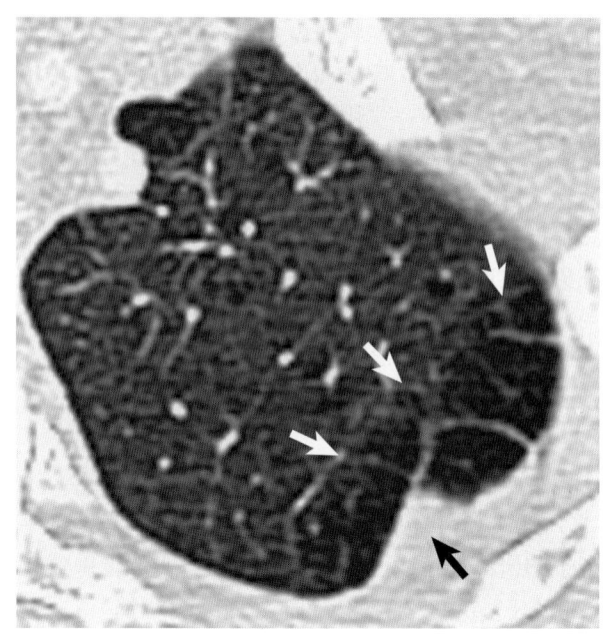

图71.7 曾患继发性自发性气胸的肺气肿患者。薄层CT图像可见间隔旁肺气肿(白箭)紧贴局限性胸膜增厚(黑箭)区域。

床患者怀疑有气胸时,可通过侧卧位摄片来证实。CT在气胸诊断中也具有一定价值,CT可发现创伤患者中50%~64%的隐蔽性气胸。

(3) X线胸片上气胸的产生:除气胸外,X线胸片常可表现正常,但也可发现肺尖部的肺大疱(图71.2)、肺尖部瘢痕及弥漫性肺气肿。一项对116名经外科治疗的气胸患者的研究显示,68%的气胸患者可见肺实质病变,4%的患者可见胸膜增厚。最常见病变为肺尖部肺大疱,气胸患者44%的会出现此征象。对100例首次发生自发性气胸的患者进行随访57个月,发现如果X线胸片上出现某些病变,包括胸膜增厚、肺大疱、胸膜不规则及胸膜粘连时,气胸复发的可能性增高。另一项研究发现,术后X线胸片上如果在肺尖可见残留的含气腔隙,那么患者术后气胸复发的可能性也会增高。

2. CT 研究表明,薄层CT是检测自发性气胸患者肺大疱的可靠方法。与自发性气胸相关最常见的肺实质病变为肺气肿,这在薄层CT下很容易诊断(图71.7)。如果无肺气肿,大多数自发性气胸患者会有一个肺大疱(图71.2)。一项研究显示,20例自发性气胸患者中16例患者(80%)CT上可见肺气肿。另一项研究显示,自发性气胸的不吸烟患者中局限性

肺气肿的发生率为22/27(81%)。肺气肿主要发生于两肺上叶,外周区域多于中央区域。薄层CT在预测气胸复发中的应用尚有争议。一些研究发现,原发性自发性气胸首次发生后,CT发现肺大疱与同侧或对侧气胸的复发明显相关。一些研究者质疑CT在气胸术前评估和预测复发中的价值。基于CT图像分析肺尖含气腔隙的大小、数量、分布的评分系统(严重程度的评分)已被提出。该评分已证明,可预测首次发作经保守治疗后的自发性气胸患者同侧或对侧气胸复发的可能性。

3. 超声 超声是诊断气胸敏感、可靠的方法。气胸的超声表现已多有描述,例如:呼吸过程中脏层胸膜与壁层胸膜间的滑动消失,称为"滑动征"消失,仰卧位时缺乏所谓的"彗星尾"征象,由于心脏搏动的减弱致肺搏动消失,出现肺点征,通过多个呼吸周期确定气胸的边界(肺滑动征和B线)。出现B线(随呼吸运动的垂线回声、无衰减至视野的下部)、肺滑行征以及肺搏动,可用于排除气胸。在这些征象中,肺点征的诊断特异性为100%。

在一项183例经皮肺穿刺活检术后患者的研究中,通过CT检测出气胸46例(25%)、超声44例、X线胸片19例。超声诊断气胸的敏感性为95.65%、特异性为100%。关于胸膜腔的超声应用多局限于在创伤。一些荟萃分析比较超声和X线胸片在急性外伤中诊断气胸时,超声具有明显的优势。超声还可

通过测量肺点征的位置对气胸的范围进行半定量的评价。

（六）**鉴别诊断** 气胸中脏层胸膜的白色细线必须与皮肤褶皱的黑线加以区别,这个线会因马赫效应而加强(图 71.8)。皮肤皱褶常通往胸腔外,呈直线或轻微弯曲,它不同于脏层胸膜线与胸壁平行。斜裂的上外侧是上半胸部可识别的标记,表现为弧线影,在侧胸壁处矢位于接近第 6 后肋水平(图 71.9)。一项对 1 068 例健康个体的研究显示,约 15% 的健康人可见胸膜外的脂肪进入斜裂。区分肺大疱和气胸十分重要,较大的肺大疱有时可被误认为是气胸(图 71.10)。在肺大疱内有时可见肺纹理。提示肺大疱诊断的一个征象是肺大疱在靠近胸壁的地方呈凹面改变。如果诊断不确定时,应行胸部 CT 检查。巨大的支气管囊肿也可被误诊为气胸。肩胛骨有时也可被误诊为气胸,但是如果仔细观察,就会发现它与其他骨质相连续。头发、外部监测设备或连接线,甚至肋骨的肋下沟也可类似气胸的表现。有时纵隔气肿也可与气胸相混淆。

在站立位时,气胸是最常位于肺尖部(图 71.2,图 71.5),但有时也可出现肺底气胸(图 71.11)。膈下游离气体有时可与肺底气胸相混淆,在右侧可受间位结肠干扰(Chilaiditi 综合征)(图 71.12),左侧可为胃内积气。侧位片有助于上述表现与气胸的鉴别。

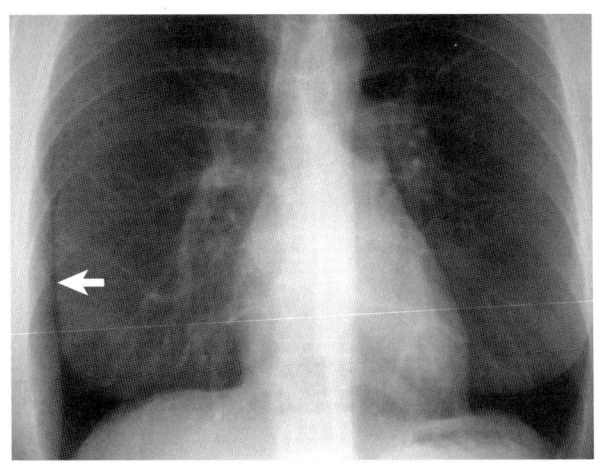

图 71.8 胸片:皮肤褶皱。放大的 X 线胸片可见一个明显皮肤皱褶与右下胸腔重叠,形成一较厚、黑色的 Mach 线(箭),这与气胸的白色脏层胸膜线不同。

典型征象
● 白色脏层胸膜线
● 胸膜线以外无肺纹理
● 深沟征(仰卧位摄片)
● 纵隔脂肪垫清晰显示

张力性气胸 张力性气胸可致命。患者会迅速出现严重的缺氧和酸中毒,常导致死亡,需要高度

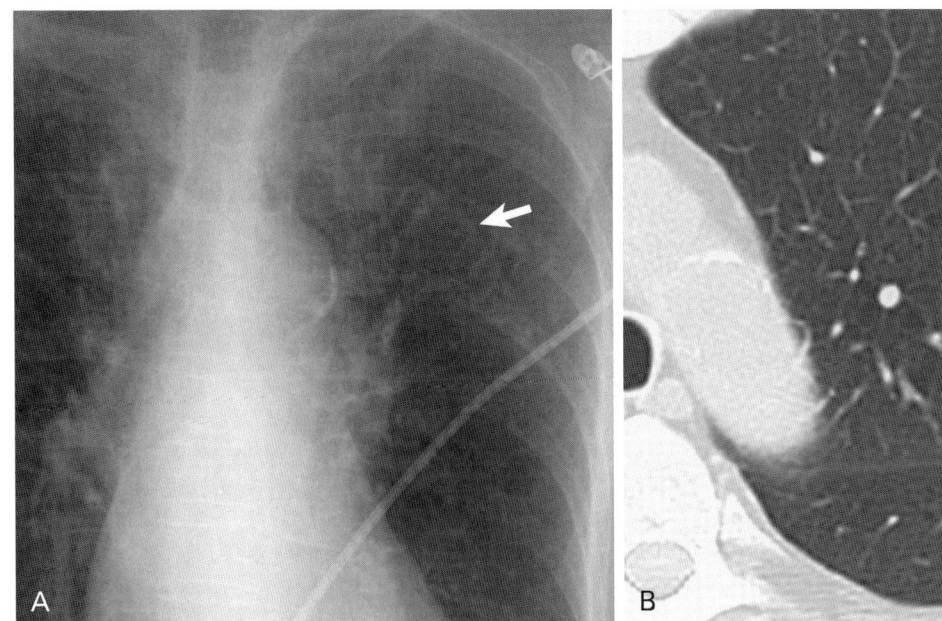

图 71.9 正常斜裂。(A)正位 X 线胸片可见左上肺细白线位于斜裂区域(箭)。与气胸的白色胸膜线不同,此线上方及侧方可见肺纹理,且此线位于斜裂位置。(B)轴面 CT 可见胸膜外的脂肪进入左侧斜裂(箭)。

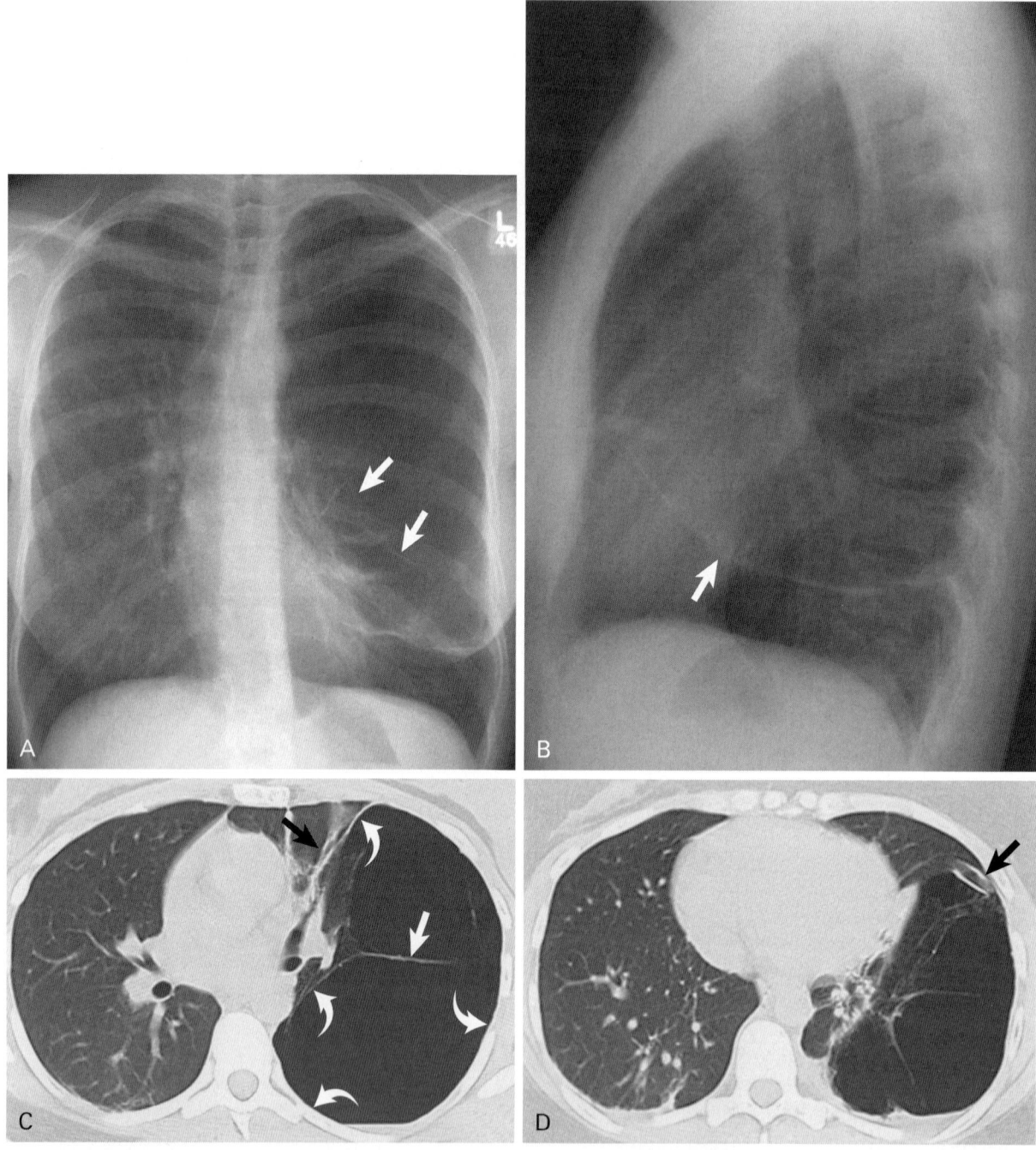

图71.10　巨大肺大疱。(A)后前位X线胸片可见左侧胸腔透过度增高。可见一浅淡白线(箭)凹面朝向胸壁,符合肺大疱,而不是气胸。(B)侧位X线胸片更好地显示了纤细、弯曲的白线(箭),提示为左侧肺大疱下缘的边界。这并未被急诊医生发现。一根左胸腔引流管被误置在肺内。(C)CT可见巨大肺大疱(白箭),纵隔向对侧移位,左肺上叶受压不张(黑箭)。可见肺大疱内的薄壁分隔(直白箭)。(D)CT在靠近肺底部的水平可见肺内胸腔引流管(黑箭)。肺大疱扩展至一侧胸腔,从肺尖到膈面。切除时发现为一巨大肺大疱,以宽基底与左肺下叶相连,由陈旧性感染所致。

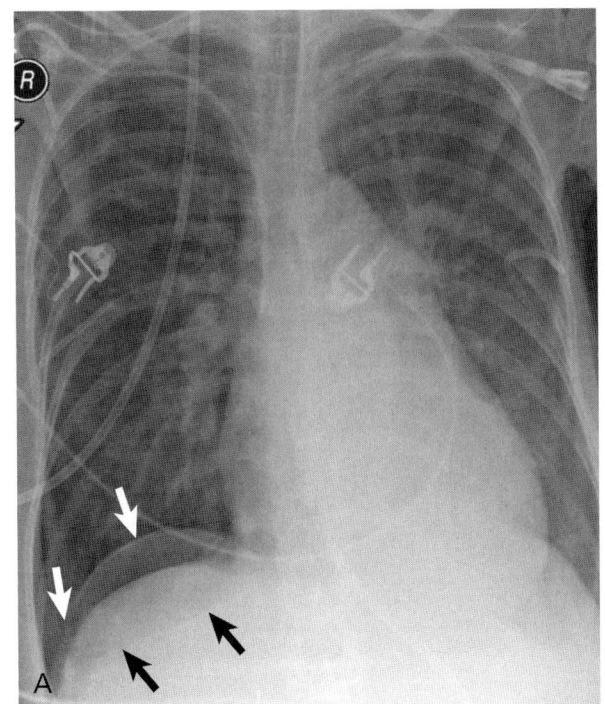

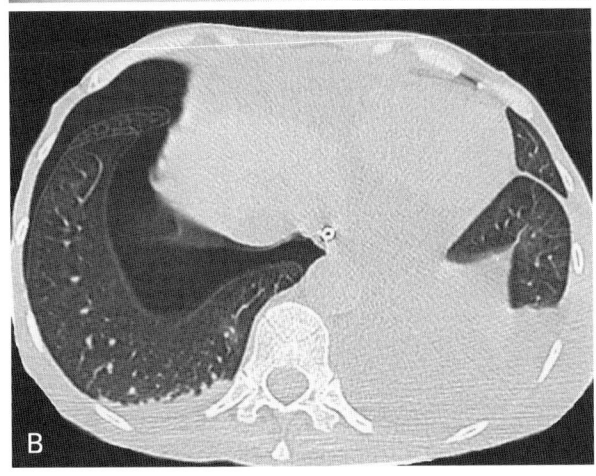

图71.11 肺底气胸。(A)仰卧正位X线胸片可见与深沟征(黑箭)相关的一条细白线(白箭),符合基底部或肺底气胸。(B)CT可见右肺基底部的大量气胸,气体积聚在前部,膈肌上方。

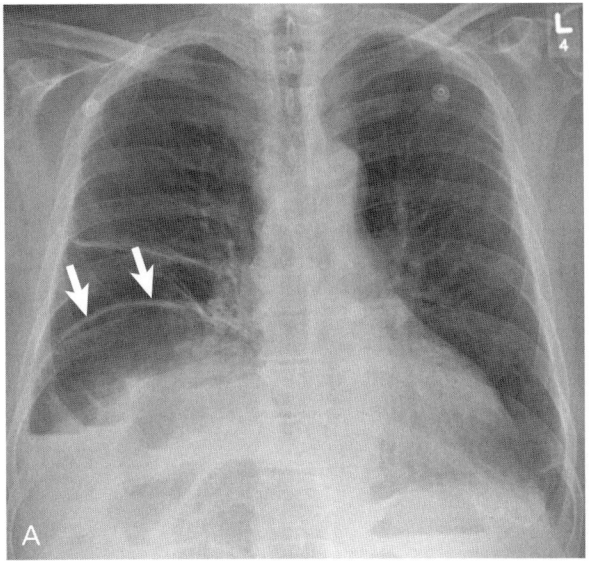

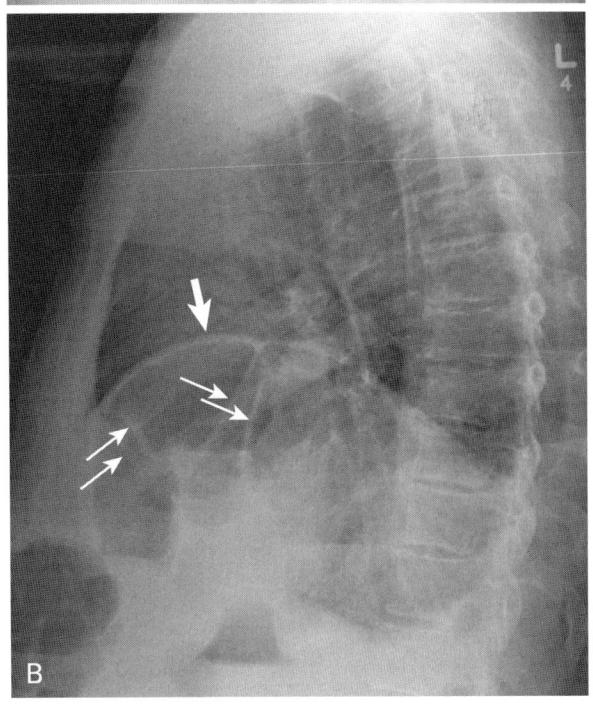

图71.12 结肠间置。(A)直立床旁X线胸片可见右侧胸腔底部的一条粗白线出现在透亮区,类似肺底气胸(箭)。(B)侧位X线胸片可见多个积气的结肠袋样结构(细箭),符合结肠间置(Chilaiditi综合征)。粗白线(粗箭)为升高的右侧膈肌。

重视并及时发现和处理。张力性气胸最常见于外伤、进行心肺复苏或机械性通气的患者。其病理生理学机制为吸入的气体积聚在胸膜腔内,由于支气管和胸膜腔间的单向球阀机制,导致张力性气胸。张力性气胸的改变不同于一般气胸。它在X线胸片上表现为纵隔移位,这是由于血流动力学改变或胸膜腔内压力增高所致。张力性气胸发生时,整个呼吸周期胸膜腔均保持正压。这清楚地解释了在对其进行针刺减压时可听到气体的嘶嘶声。临床表现取决于患者的通气状态。无辅助呼吸的患者主要表现为呼吸系统的症状,很少表现为血流动力学障碍。而对于采用呼吸

机辅助通气的患者,主要表现为突然出现的血流动力学障碍和心搏骤停。

影像学上提示张力性气胸的表现包括纵隔移位、同侧心缘变平、膈肌低平、肋间距增大、胸廓体积增大。纵隔移位并不是一个可靠的表现,因为它也可发生于非张力性气胸中(图71.13)。纵隔移位在年轻患者中常见。大多数纵隔移位的患者无张力性气胸。一项研究显示,在176例于急诊患者中,30例可见纵隔移位的放射学表现,但其中仅有2例患者出现张力

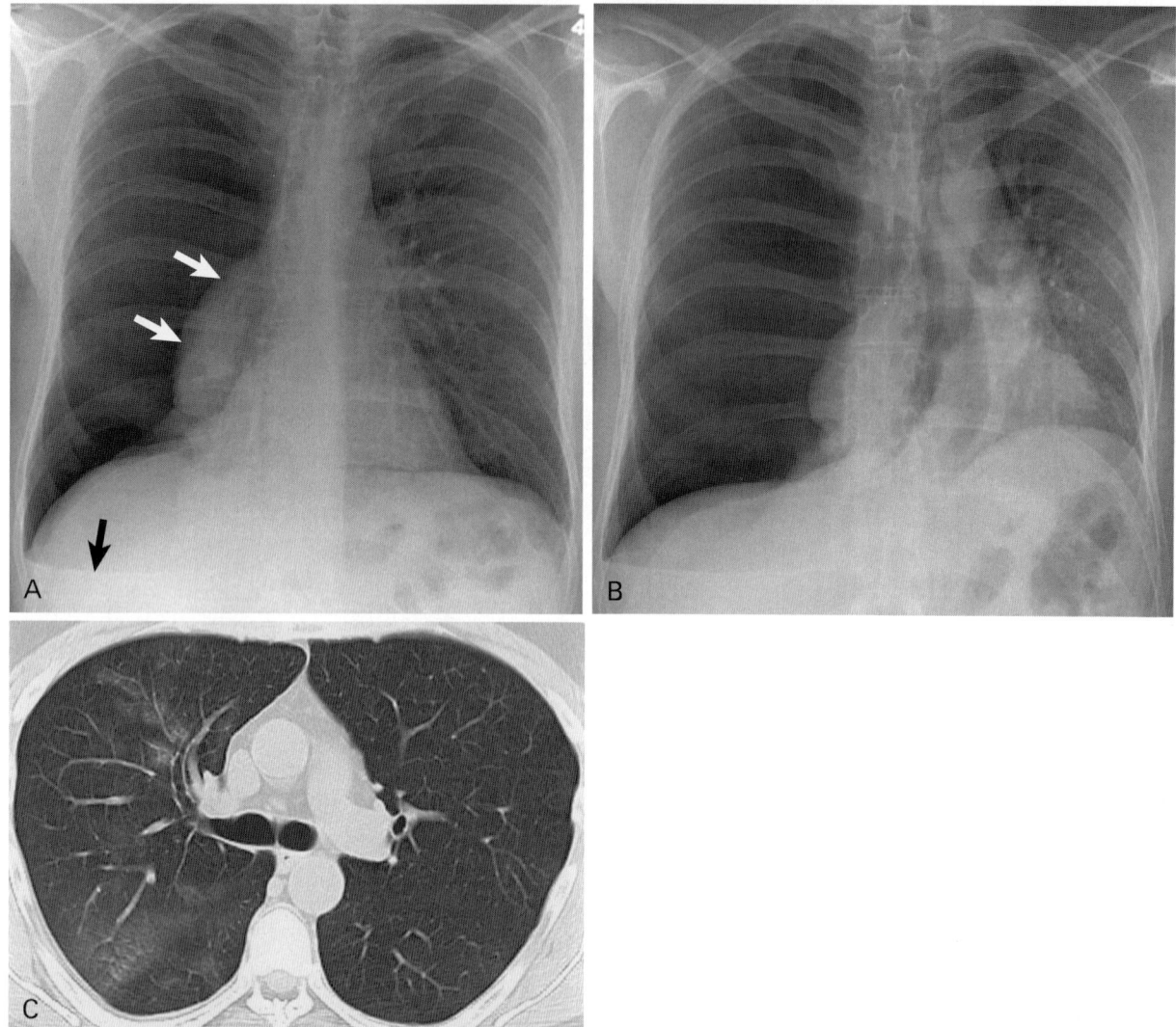

图 71.13 右侧大量气胸，男性，突发胸痛。后前位 X 线胸片（A）可见右侧大量气胸，纵隔移位伴右肺萎陷，可见凸出的胸膜边缘（白箭）勾画出萎陷的肺组织轮廓，也可见少量胸腔积液（液气胸；黑箭）。呼气相 X 线胸片（B）可见纵隔明显移位，提示张力性气胸，但该患者血流动力学稳定。随后放置胸腔引流管。（C）右侧气胸引流 48 h 后的 CT 可见右肺上叶和右肺下叶大量的斑片状磨玻璃影，符合复张性肺水肿。水肿在 24 h 内吸收。

性气胸的临床症状。心动过速、低血压以及发绀均可提示张力性气胸。根据 X 线胸片诊断张力性气胸存在争议；在两项相关研究中，机械性通气患者为行 X 线胸片检查等待了 30 min～8 h，使病死率增高 4 倍。如患者的血流动力学不稳定（如 PO_2<92％，血压<90 mmHg，呼吸频率<10，意识水平下降），必须在 X 线胸片检查前立即行胸部减压术。然而，对于意识清晰，病情稳定的患者，X 线胸片仍是首选。

张力性气胸的治疗主要是给予高浓度氧气，紧急穿刺减压，最后插入胸腔引流管。穿刺减压一般是用大口径（10～6 G）的穿刺针在锁骨中线第 2 肋与第 3 肋间进行穿刺。最近的一项荟萃分析建议使用长度至少为 6.44 cm 的导管，以确保 95％的患者可以手术

操作成功，即在穿刺减压处导管能够穿透胸膜腔。如果在大多数的呼吸周期可见穿刺针排出气体，则可确定诊断。

二、继发性气胸

（一）病因、发病率和流行病学　继发性自发性气胸的年发病率，男性为 6.3 例/10 万人，女性为 2.0 例/10 万人。发病率随着时间变化而变化，与 19 世纪 80、90 年代艾滋病相关肺孢子菌肺炎的发病率一样。许多病例中可见胸膜下肺大疱或囊腔，它们与肺气肿或肺间质纤维化有关。任何一个破裂均可立即引起气胸（图 71.14）。相对于原发性气胸，患者的身高和体型在继发性气胸中并不是主要病因。继发性

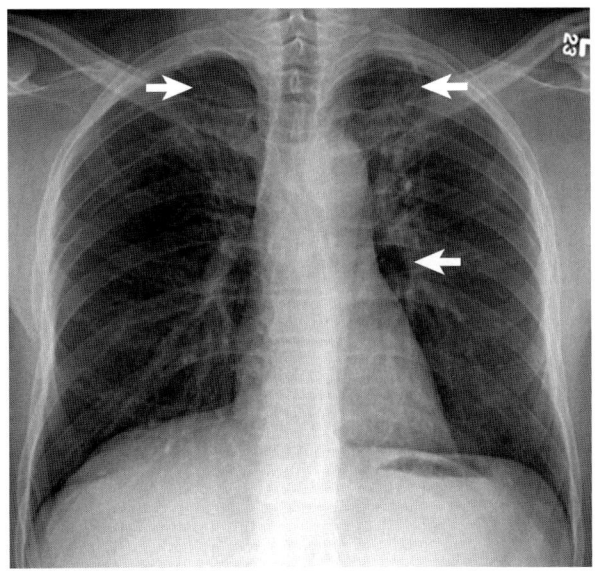

图 71.14 耶氏肺孢子菌肺炎。既往患耶氏肺孢子菌肺炎、HIV 阳性男性患者,X 线胸片可见两肺上叶瘢痕伴肺体积缩小和胸膜下囊肿(箭)。此患者存在胸膜下肺囊肿破裂形成气胸的风险。

气胸的最常见原因是慢性阻塞性肺病(COPD);随着年龄的增加,继发性自发性气胸的发病率也会增高。除 COPD 和艾滋病,许多其他潜在的肺部疾病,如囊性纤维化、侵袭性或空洞性肺炎、间质性肺纤维化及囊性肺病,如朗格汉斯细胞组织细胞增生症(LCH)和淋巴管平滑肌瘤病,均可引起继发性气胸(表 71.1)。女性一般很少发生继发性气胸,其特殊病因为月经性气胸和淋巴管平滑肌瘤病所致的气胸。

频繁发生的气胸常提示淋巴管平滑肌瘤病(图 71.15)。根据 9 例淋巴管平滑肌瘤病的回顾性分析显示,女性淋巴管平滑肌瘤病患者的气胸发病率为 39%~76%,而大样本研究显示其发病率 66%。患者在确诊淋巴管平滑肌瘤病之前平均发生气胸的次数为 2.6 次。在肺部 LCH 病例中,25% 的患者会先发生气胸或使临床病程复杂化(图 71.16)。气胸是结节病的一种罕见表现,常发生在疾病后期。在少数散发的病例中,气胸是结节病的首发表现。在这些患者中,胸廓切开术显示胸膜被非干酪性肉芽肿广泛浸润。HRCT 可见同一病例中出现胸膜下的含空洞结节和胸膜下肺大疱。

(二)病理生理学 引起肺大疱或肺囊肿破裂而形成继发性自发气胸的原因多样。因肺炎、黏液栓或支气管狭窄引起的局限性气道阻塞是其主要形成原因。COPD 或存在气道炎症的患者,在咳嗽时,肺泡内压力超过肺间质压力,肺泡破裂,气体由肺泡进入

表 71.1 继发性自发性气胸的病因

发育异常
  先天性气道畸形
  结缔组织疾病
  淋巴管平滑肌瘤病
  结节性硬化
  神经纤维瘤病
  马方综合征
  Ehlers-Danlos 综合征
  二尖瓣脱垂
感染
  真菌性肺炎(尤其是艾滋病患者的耶氏肺孢子菌肺炎)
  细菌性肺炎
  粟粒性肺结核
  棘球蚴
肿瘤
  原发性肺癌
  类癌
  间皮瘤
  转移瘤(包括癌、肉瘤、生殖细胞肿瘤)
药物和毒素
  恶性疾病的化疗
  百草枯中毒
  高压氧治疗
  放射治疗
  艾滋病的戊烷脒雾化治疗
免疫性疾病
  肉芽肿性多血管炎(韦格纳肉芽肿)
  特发性肺出血
  特发性肺纤维化
  朗格汉斯细胞组织细胞增生症
  结节病
  类风湿关节炎
  强直性脊柱炎
  多发性肌炎/皮肌炎
  硬皮病
COPD
  哮喘
  肺气肿
  囊性纤维化
尘肺病
  硅蛋白沉着症
  铍病
  铝土尘肺
血管性疾病
  肺梗死
  代谢性疾病
  肺泡蛋白沉积症
腹腔内疾病
  胃胸膜瘘
  结肠胸膜瘘

修改自 Müller FS, Fraser RS, Colman NC, Paré PD. *Radiologic Diagnosis of Diseases of the Chest.* Philadelphia: WB Saunders; 2001.

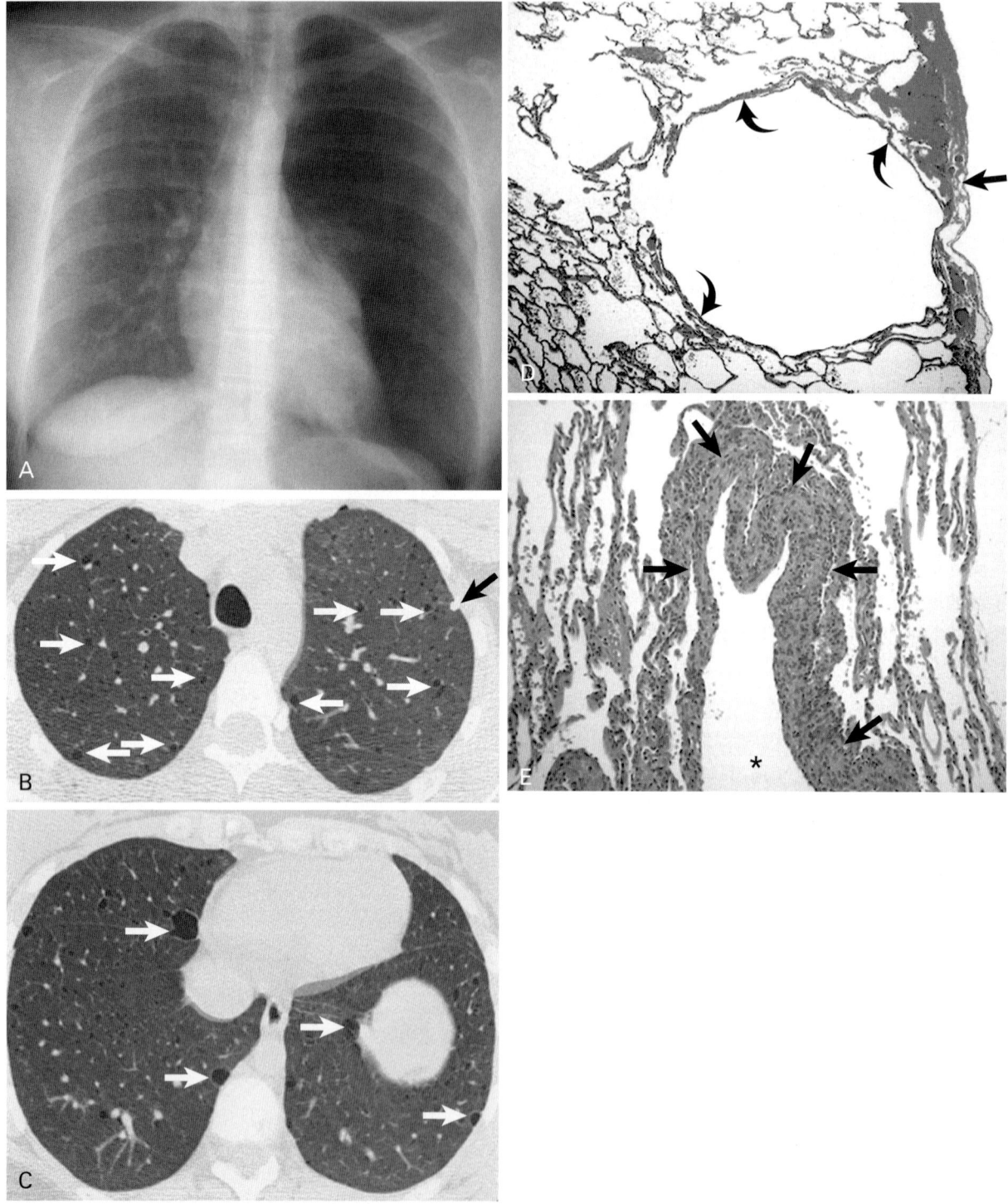

图 71.15 淋巴管平滑肌瘤病。(A)后前位 X 线胸片可见左侧大量气胸,无间质性肺病表现。(B) HRCT 可见双肺上叶散在薄壁囊肿(白箭),无肺结节。左侧气胸已经小胸管(黑箭)引流。(C)近肺底部 CT 可见近肋膈角处的囊肿(白箭)。此为淋巴管平滑肌瘤病的典型表现。(D)胸膜部分切除术后的病理切片可见紧连脏层胸膜(曲箭)的囊性灶(直箭)。(E)另一患者切片可见增殖的梭形细胞(平滑肌)(箭)围绕着胸膜下囊肿(星),符合淋巴管平滑肌瘤病。(见彩色插页)

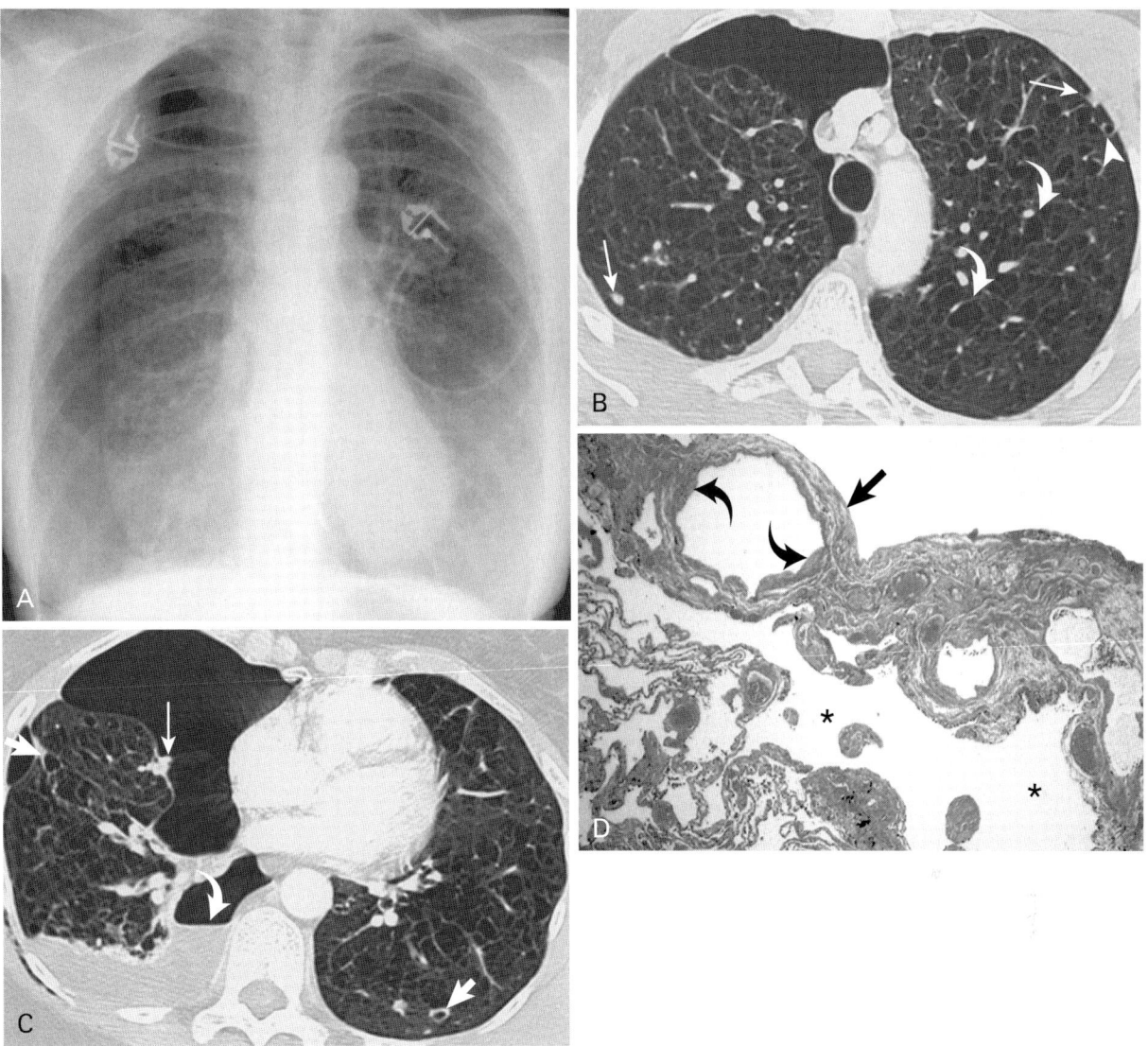

图 71.16 HCL,重度吸烟史患者。(A)正位 X 线胸片可见右侧胸腔大量的自发性气胸伴间质改变,而肺底未受累。(B)薄层 CT 可见右侧气胸,广泛肺气肿(弯箭),几个小结节(细箭)及一个薄壁空洞结节(箭头)。(C)靠近肺底部的 CT 可见右侧胸腔大量积气伴中等量胸腔积液(液-气胸;弯箭),右肺中叶胸膜下结节部分进入右侧胸膜腔(细直箭),可见另外两个含空洞的结节(粗直箭)。患者因持续性漏气行胸膜切除术和右肺上叶、右肺中叶楔形切除术。(D)病理切片可见一个沿着脏层胸膜(直箭)的囊肿(弯箭)。清晰可见肺气肿样改变(星)。在其他地方发现纤维化卫星结节(未显示),符合 LCH。(见彩色插页)

间质,然后沿着支气管血管束向心性到达同侧肺门;如果破裂发生在肺门处,气体经纵隔胸膜进入胸膜腔,而形成气胸(Macklin 效应;图 71.17)。继发性自发性气胸的另一个机制是由于肺坏死,来自破裂肺泡的空气直接进入胸膜腔,如耶氏肺孢子菌肺炎引起的气胸。

月经性气胸　月经性气胸是一种排除性诊断,发生于育龄期妇女,属于胸部子宫内膜异位综合征的组成部分(包括月经性气胸、月经性胸腔积血、月经性咯血及肺结节),是一种伴随月经周期反复发生的特殊气胸。其发生病因包括:肺大疱的自发性破裂;气体

直接通过阴道、子宫和输卵管进入腹膜腔,然后通过膈肌裂孔进入胸膜腔;或异位的子宫内膜组织侵犯脏层胸膜,这些内膜组织是经膈肌裂孔而进入胸腔;或因前列腺素使细支气管收缩、细支气管处异位的子宫内膜形成活瓣机制,从而引起肺泡破裂。最可能的理论是:"月经逆行"或子宫内膜组织经输卵管反流,再通过膈肌裂孔进入胸腔,该理论的基础是研究发现正常的腹膜腔液体沿右结肠旁沟向上至右膈肌。此外,膈肌裂孔在右侧常见,这很好地解释了为什么右侧的病例多见,也可很好地解释为什么会同时发生气胸和气腹。

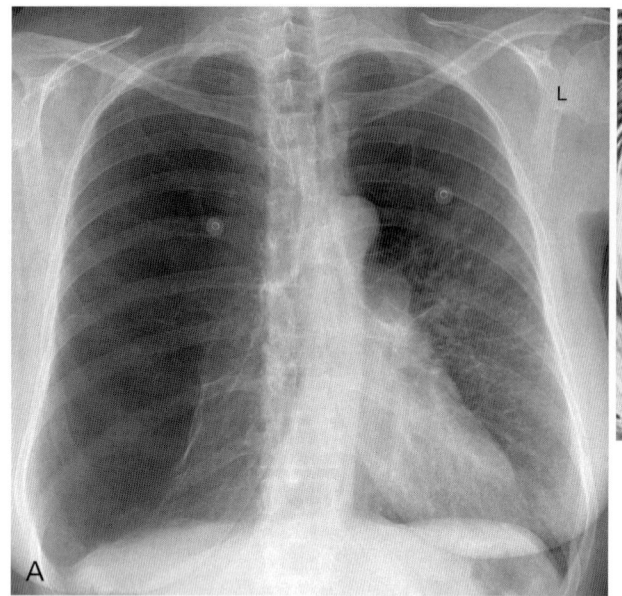
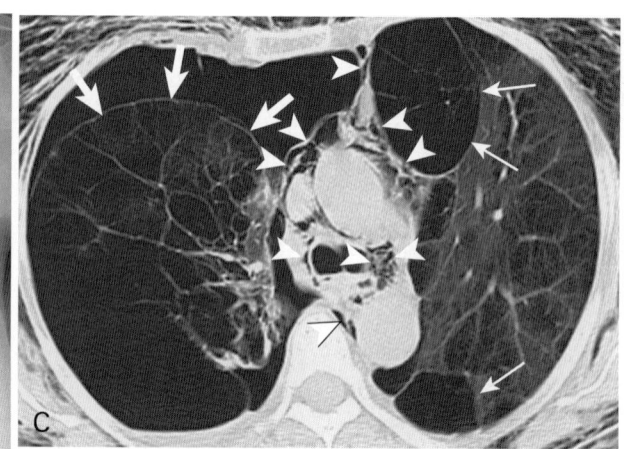
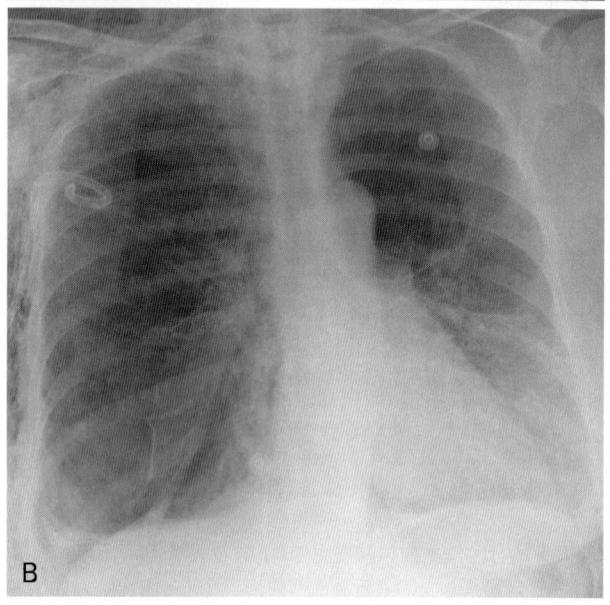

图 71. 17　右侧气胸和重症的大泡性肺气肿。(A)后前位 X 线胸片可见右肺较大的透亮区伴右肺下叶受压不张。未见明确的胸膜线,但可见纵隔移位,考虑为气胸。左肺上叶也可见肺大疱。(B)CT 可见脏层胸膜勾勒出的右侧大量气胸(粗箭)与左侧较大的肺大疱(细箭)。可见纵隔气肿(箭头),符合 Macklin 效应。(C)右侧胸腔引流导管插入后正位 X 线胸片可见右侧肺大疱的全貌,右肺下叶受压减轻,移位的纵隔回归中线。

子宫内膜异位经血行途径播散罕见,子宫内膜组织可通过引流静脉系统,"转移"到肺部。在这种病例中,常出现肺结节或其他肺部沉积物,临床症状表现为咯血,而不是气胸或血胸。月经性气胸的诊断不需要确定子宫内膜异位症的病史,研究显示,不到 1/3 的月经性气胸患者存在盆腔内子宫内膜异位症。相反,育龄期妇女月经来潮 72h 内出现典型的肩部或胸部反复疼痛是支持诊断的依据。85%～90%的月经性气胸发生于右侧(图 71.18),5%发生于左侧,5%双侧发生。月经性气胸是气胸的一种少见病因,约占

自发性气胸总数的 1%～5.6%。然而有一项对 32 名有详细病史的女性患者的前瞻性研究表明,月经性气胸约占自发性气胸的 25%。在这些患者中,术中发现有以下膈肌病变:膈肌裂孔(1 例);子宫内膜植入(3 例)、两者均有(4 例),脏层胸膜的子宫内膜异位症 1 例。

(三)临床表现　存在基础肺病的继发性自发性气胸患者常伴呼吸困难,且常比较严重,即使是很少量的气胸,大多数患者可出现同侧胸痛,可出现严重的低氧血症或低血压,可危及生命。与原发性气胸一

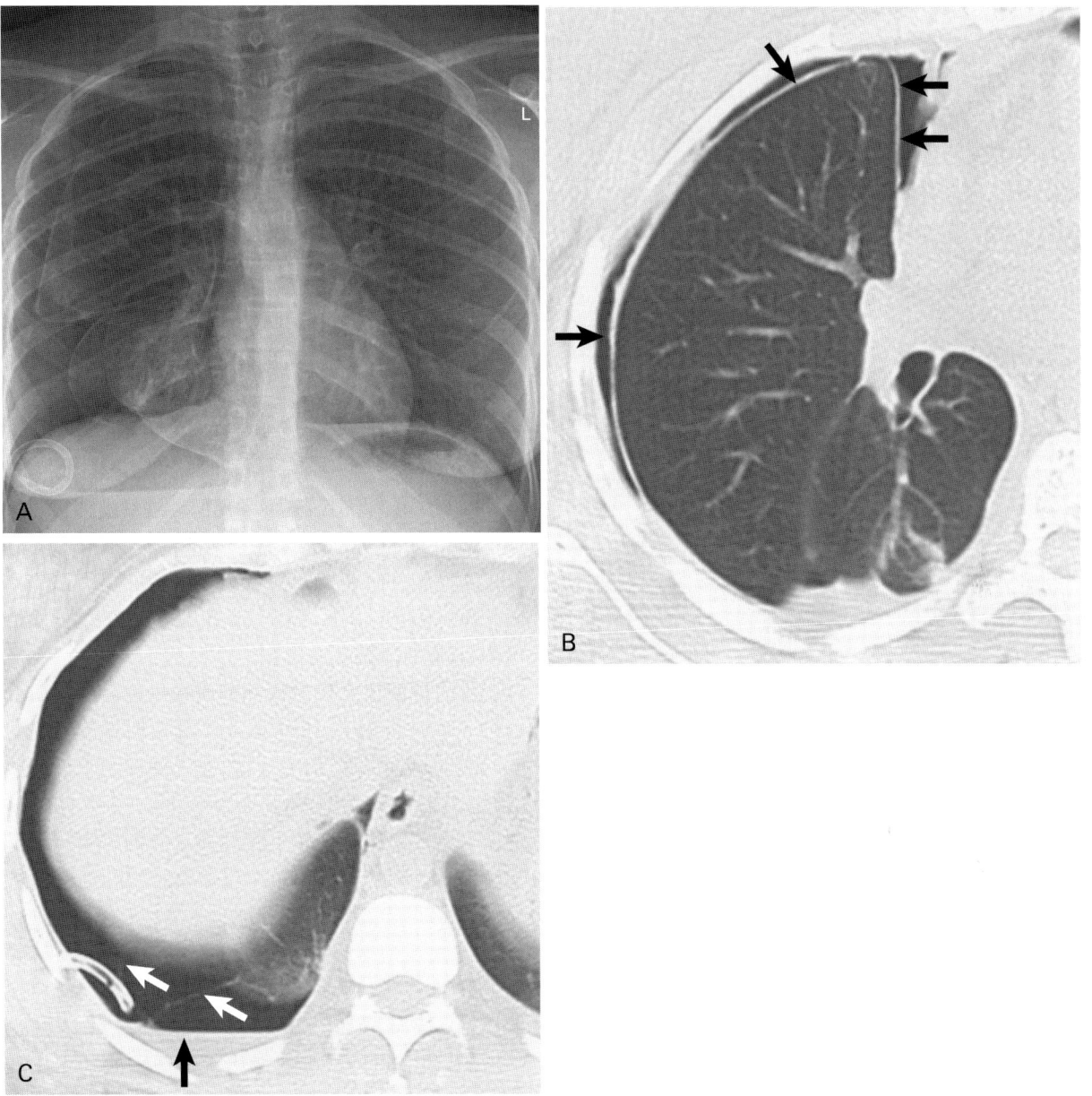

图 71.18 月经性气胸。(A)后前位 X 线胸片可见右侧中等量的血气胸,以及放置的猪尾导管。(B)CT 可见整个右侧脏层胸膜的均匀一致增厚(箭)。(C)下方的 CT 可见与胸腔积气、胸腔积液有关的血气胸(黑箭)和胸膜粘连(白箭)。尽管已放置导管引流,仍有持续性漏气,需行胸膜剥脱术和切除术。病理检查可见脏层胸膜中淋巴细胞、含铁血黄素沉积,多灶的纤维化区域。胸膜未发现子宫内膜细胞,但在胸腔积液中发现子宫内膜细胞。该患者也发现血性腹水和盆腔子宫内膜异位。

样,这些症状不会自行消失。

(四)影像学表现与疾病表现

1. 胸部 X 线　与原发性气胸一样,可见平行于胸壁的白色胸膜线。然而,一些病例中,很难与肺大疱的壁区分。仅依据普通 X 线胸片,对存在囊性肺疾病的患者进行气胸的诊断和治疗比较困难(图71.17)。基础性肺病较复杂、因手术或肺部感染致使肺与胸壁部分粘连,或这两者共同作用,可使得气胸出现完全不同的表现或完全被掩盖。

2. CT　如果 X 线胸片无法确定诊断气胸,可行CT 检查。在肺尖部肺大疱和气胸的鉴别上,CT 比 X线胸片更敏感。气体位于胸膜腔,将肺组织和胸壁分开。对于气胸与肺大疱及囊性肺病的鉴别十分重要(图 71.10,图 71.17)。有助于诊断的征象是肺大疱外侧的气体影,称为双壁征。当气体平行于壁层胸膜,气体可勾勒出肺大疱的两侧壁,而表现出双壁征(图 71.19)。在巨大肺大疱的肺气肿患者中其他征象包括肺压缩或肺不张、非解剖性的透过度增高、胸

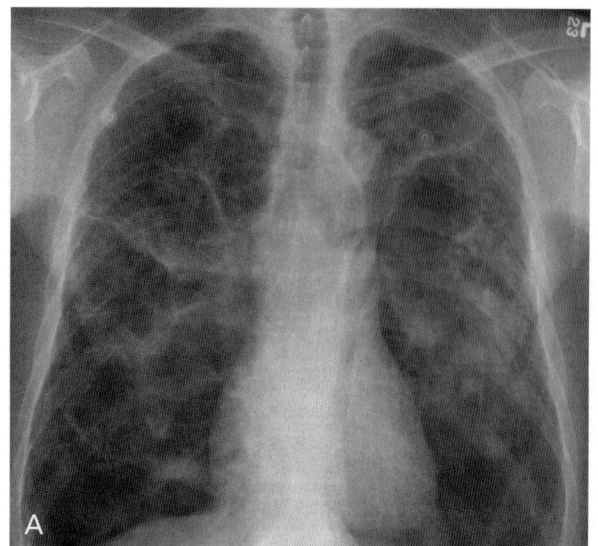

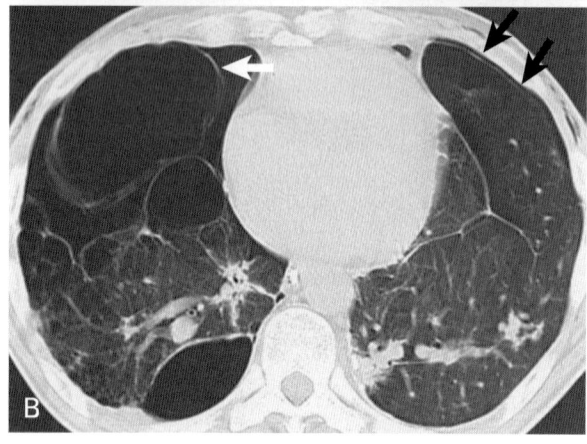

图 71.19　双侧气胸和结节病。(A)后前位 X 线胸片可见肺内多发囊肿和两肺上叶的纤维化,符合终末期结节病。左侧胸腔下部可见胸腔引流管。患者主诉右侧胸痛。临床怀疑右侧气胸,但 X 线胸片无法证实。(B)CT 可见双侧气胸,左侧可见双壁征(黑箭)。在对侧,右侧气胸勾勒出肺大疱的边界(白箭)。

腔引流管置入后症状立即减轻和肺复张。两个较大的肺大疱毗邻时,可误诊为气胸的双壁征。这种情况下能产生明显的双壁征,类似气胸的表现。但仔细观察多个层面图像会发现胸膜腔内无气体影,且肺大疱壁与胸壁或壁层胸膜不平行。

与其他可以引起继发性气胸的疾病(比如淋巴管平滑肌瘤病、结节病、LCH)相比,间质性肺疾病的诊断可依赖于薄层 CT。对于继发性气胸患者,CT 有助于气胸复发的处理:包括气胸持续性漏气的处理以及手术计划的制订。

在怀疑月经性气胸的患者,CT 常可用于排除其他诊断。月经性气胸的表现常为非特异性,包括单侧气胸,主要是右侧气胸或血胸。在对比增强发现如果患者出现了相关的气腹和子宫内膜植入处的膈肌

密度减低有助于诊断。由于胸腔积液中含血液成分,MRI 上可出现 T1 高信号。胸膜和膈肌的子宫内膜植入物处可见 T1 和 T2 高信号。研究显示,在胸膜沉积物中有时也可见弥散受限成分。

3. 医源性气胸　目前在大多数系列研究中,医源性病因超过其他病因成为引起继发性气胸的主要原因。随着危重患者的情况及治疗越来越复杂,胸部的医源性损伤也越来越常见。引起肺部医源性创伤的一个重要原因是正压通气的广泛使用。实验研究表明,肺间质水肿的峰值压力只要达到 40 cmH$_2$O 时就可引起肺部损伤。留置管、胸腔引流管、气管插管、鼻饲管的放置(图 71.20)、起搏器引线以及反搏气囊均可引起严重的并发症。在这些操作随后的 X 线胸片检查非常重要。一项研究表明,5 年内共 106 例患者诊断为医源性气胸,其最常见原因是经皮肺穿刺引流,其次的原因分别是胸腔穿刺术、锁骨下静脉穿刺及正压通气。研究期间另有 90 例自发性气胸患者。因此研究的结论是医源性气胸的发生率超过自发性气胸,且有一定的病死率。

目前美国卫生保健研究和质量局的大样本研究分析了 2000 年跨越 28 个州 994 家短期急诊入院的 750 万份出院小结。研究表明,排除肺穿刺术后的获得性医源性气胸病例,如肺活检术,每千例中有 0.67 例住院患者具有意外发生医源性气胸的风险。可引起医源性气胸的高风险操作包括血管(非心脏)导管插入术(25%)、胸腔穿刺术(25%)、气道内插管(21%)、心脏起搏器置入和调整(12%)、喉和支气管内手术(各 7%)、腹腔手术(胃切除术,5%;肾切除术,5%)、支气管镜检查(8%)和经皮乳腺活检术(5%;图 71.21)。这也使得患者在医院的平均住院天数增加 4.4 d,花费超过 18 000 美元,并使院内死亡的风险增加 6%。

各种引起医源性气胸的病因见表 71.2。

4. 双侧气胸　多数双侧气胸均与双侧自发性气胸有关,但在双侧胸腔交通或单胸腔的患者中,单侧气胸可发展为双侧气胸。这种罕见的疾病被称为“水牛胸”,因为北美水牛仅有一个胸膜腔。在人体两侧胸腔的连通可由医源性因素引起,发生于较大的心胸外科手术后,比如心-肺联合手术或双肺移植,少数病例也可为先天性。双侧气胸病因常包括以下几种:医源性因素、针灸、肺癌转移治疗后、间皮瘤、骨肉瘤转移、霍奇金淋巴瘤、血管肉瘤转移。良性病变的原因包括淋巴管平滑肌瘤病、囊性纤维化、LCH、棘球蚴、粟粒型肺结核、慢性移植物抗宿主疾病及肺气肿。大

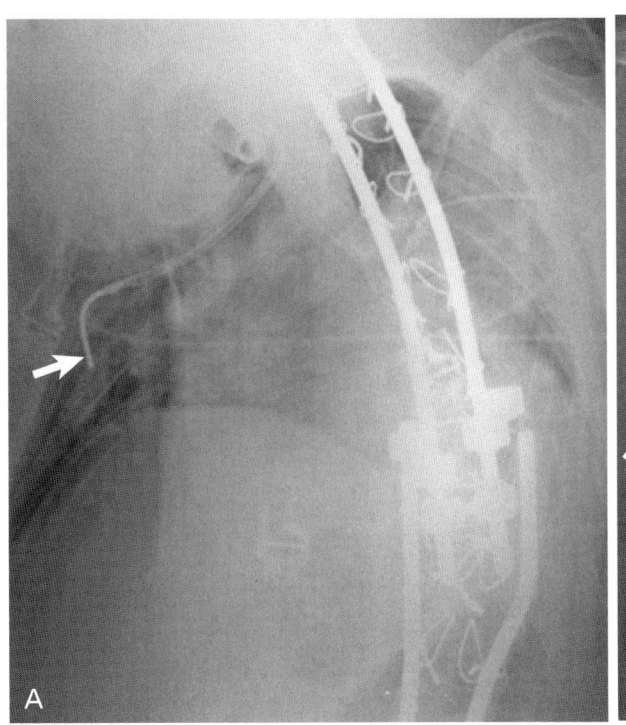 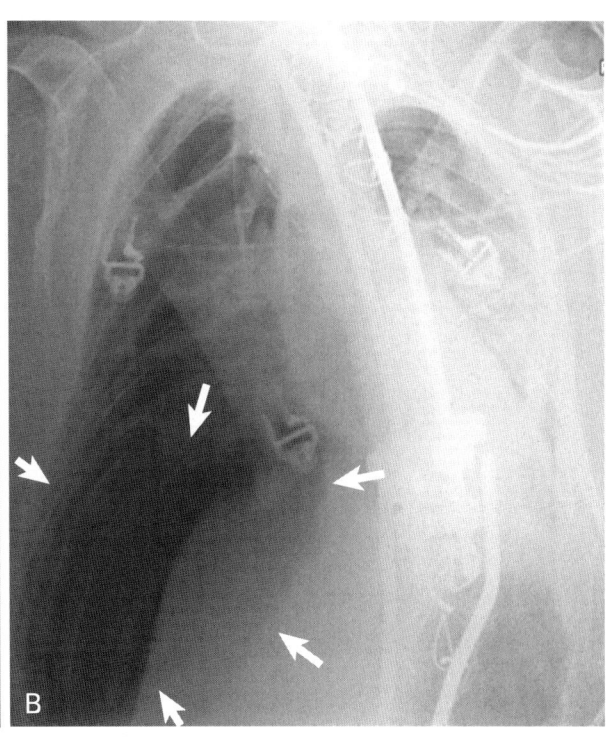

图 71.20 (A)鼻饲管位置异常。在 ICU 内呼吸衰竭患者床旁 X 线胸片显示饲食管位于右肺下叶支气管内(箭)。(B)6 h 后复查床旁 X 线胸片可见鼻饲管已被拔掉,右侧大量气胸,深沟征(箭)明显。

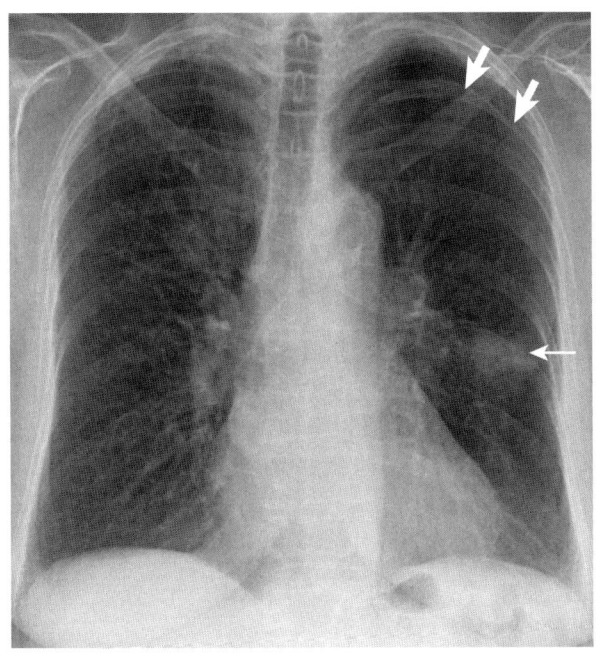

图 71.21 肺活检术后气胸。后前位 X 线胸片可见脏层胸膜的白线勾勒出左肺尖部气胸轮廓(粗箭)。患者 30 min 前进行了左肺下叶结节(细箭)影像引导下的肺穿刺活检。X 线胸片随访可见气胸量稳定,患者无症状,无需引流。

表 71.2 医源性气胸的病因	
病因	发病率(%)
活检	
经胸廓穿刺活检	25～35
支气管活检	1～6
结肠镜	0.2～0.5
肝脏活检	0.3
乳腺活检	0.01～3
腋窝淋巴结活检	病例报道
治疗过程	
意识清醒患者,冠状动脉搭桥术	6～19
胸腔穿刺术	2.3～12.1
中心静脉导管植入术	1～12
经皮肾镜取石术	2
肾切除术	1.3
心脏起搏器安置或修改术	1.1
肌电极植入术	1.1
气管造口术	0.3
鼻饲管插入术	0.2
正压通气	0.1
胃切除术	0.06
针灸	病例报道

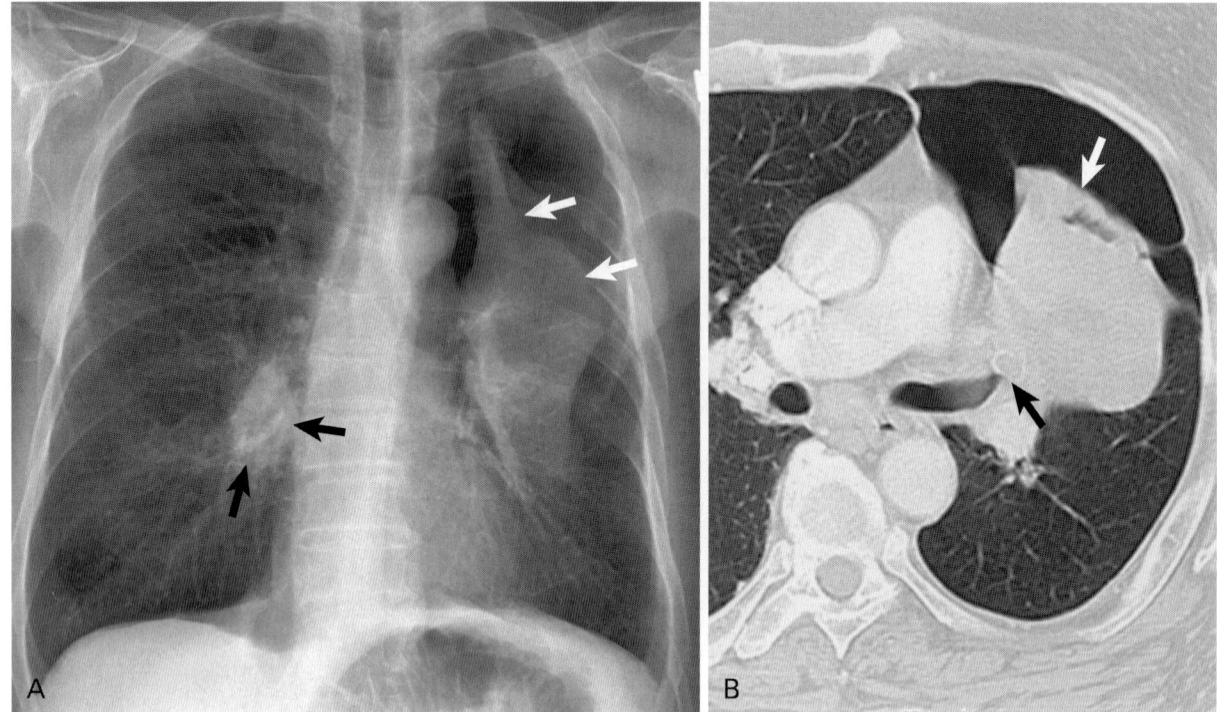

图71.22 阻塞性肺不张后气胸。(A)后前位X线胸片可见左侧气胸和左肺上叶萎陷(白箭),还可见右侧肺门肿块(黑箭)。该患者存在双肺鳞状细胞癌,左肿块逐渐阻塞左肺上叶支气管引起自发性气胸。(B)CT可见左肺上叶肿块完全阻塞左肺上叶支气管(黑箭),前部可见气胸(白箭),为阻塞性肺不张后气胸。无气胸的其他致病因素。

多数肺部疾病患者(34%)存在间质细胞起源异常相关的肺部疾病。影响预后的主要因素为肺部基础疾病,也有几例由于双侧气胸导致死亡的病例报道。一项研究表明,40例患者中2例死亡,病死率为5%(图71.19)。

5. 阻塞性肺不张后气胸或陷闭肺 阻塞性肺不张后气胸最早用于描述由急性支气管阻塞引起的气胸,导致肺叶萎陷,以肺上叶多见。突然萎陷导致受累肺叶附近的胸腔内负压增加,导致周围组织的气体和血液在局部异常积聚(图71.22)。这类似于真空现象。

最近,一些作者也用这个术语描述胸腔积液排出后,肺组织不能扩张填充胸腔,导致胸腔积气。脏层胸膜增厚导致肺组织的顺应性减低,称为陷闭肺(图71.23)。陷闭肺的定义是指限制性的"粘连"导致肺不能扩张、填充胸腔。这种限制性可由炎症、纤维化或脏层胸膜恶性肿瘤的播散所致。

急性支气管阻塞引起的阻塞性肺不张后气胸不推荐插入胸腔引流管,治疗应以解除支气管阻塞为目的。无症状气胸患者插入胸腔引流管,未必能对临床有帮助。由于陷闭肺对患者呼吸困难有显著影响,良性病变应进行剥脱治疗,恶性胸膜病变应行胸膜去皮剥脱术以缓解症状。

(五)治疗方案概要 气胸治疗以排除胸膜腔中的气体和预防复发为目的。气体排出可通过以下方式完成:经导管穿刺抽气、胸腔引流术、胸膜固定术、通过某切口进入胸部行胸腔镜检查、电视辅助下的胸腔镜手术或胸廓切开术。少量气胸可自然吸收。治疗方式的选择取决于气胸的范围、症状的严重程度、是否有持续的漏气、气胸为原发还是继发。通常情况下,自发性气胸可通过小导管或插入小口径(<14 Fr)的导管抽吸排出,连接到Heimlich阀或水封装置直到肺复张至胸壁并且胸腔无气体残留。如果胸膜腔内气体排出后肺已复张,病情稳定的患者可带着由小口径导管连接到Heimlich阀(图71.24)出院。随访常安排在2 d内。首次发病的继发性气胸应采用胸腔引流管治疗,后行胸膜固定术,以最大程度地减少复发。

胸腔引流管进行引流的并发症包括疼痛、胸膜感染、引流管的位置不当、出血、低血压及由肺复张引起的肺水肿。

1. 复张性肺水肿 复张性肺水肿是一种少见并发症,其发生在胸腔内积气或积液大量排出,萎陷的肺组织迅速复张时。大样本研究报道显示,83%的病例因长期气胸导致的肺萎陷所致,83%发生在患侧(图71.13),6.7%为双侧,少数在健侧肺。复张性肺

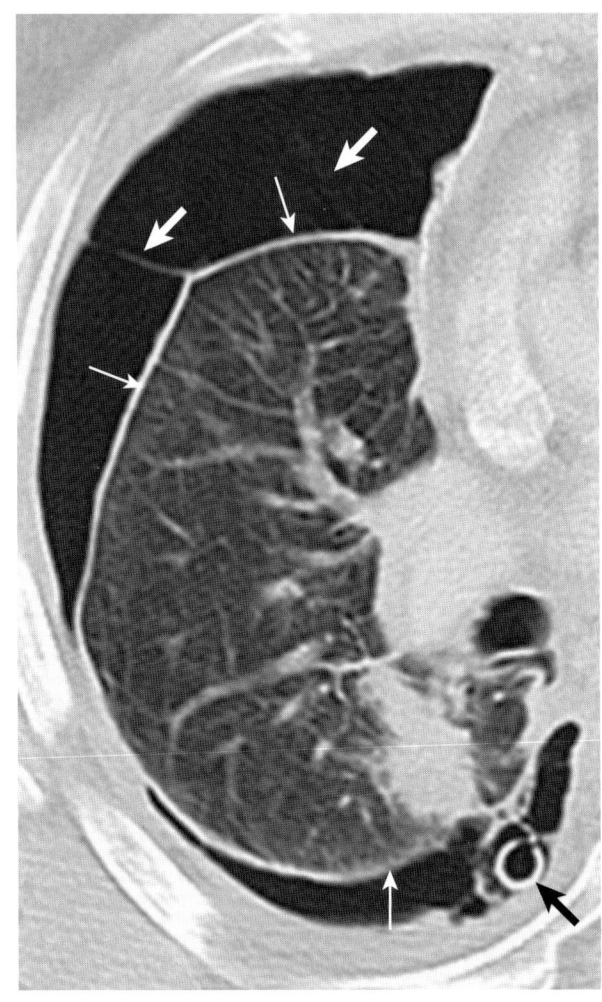

图71.23 陷闭肺。右侧胸膜间皮瘤患者,右侧大量胸腔积液及胸腔引流管(黑箭)持续引流,CT可见右侧胸腔大量气胸,胸膜粘连(粗白箭)。因肿瘤所致(细白箭)脏层胸膜显著增厚,阻碍肺复张,故称为陷闭肺。尽管经过几周的引流,气胸量未见变化,引流管拔掉后再次充满积液。一些医生将这种现象称之为阻塞性肺不张后气胸。

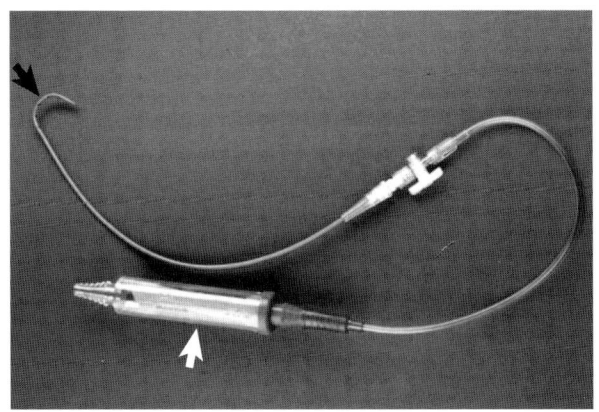

图71.24 胸腔引流管。照片可见一猪尾导管连接到Heimlich阀(白箭)。它有5个侧孔(黑箭)可快速引流,且该引流管轻便,便于门诊操作。

水肿均发生于肺复张后的24 h内,64%病例发生于1 h内。虽然很可能是负压装置的应用使萎陷的肺组织迅速复张而发生复张性肺水肿,但有超过33%的病例在未行胸膜抽吸的情况下也会发生复张性肺水肿,其病死率仍保持在20%左右。

复张性肺水肿的病理生理机制尚不清楚,但病理过程可能由内皮的渗透性增高引起。继发于血管扩张机械性损伤、肺复张中肺血流量的增多、血流重新回流到已复张的肺组织引起再灌注损伤,均可引起毛细血管床的渗透性增高。复张性肺水肿的基础病理机制与ARDS和肺切除术后的肺水肿相似。

治疗复张性肺水肿的关键是保持氧合、低阈值的呼气终末机械正压通气、利尿及维持血流动力学。一旦疑似复张性肺水肿,就应尽早使用前列腺素类似物治疗。复张性肺水肿常在24~72 h吸收。

2. 气胸的量 气胸量的评价尚有争议。众所周知,胸部CT的评估结果与实际气胸量有较好的相关性,X线胸片仅是一种粗略评估气胸量的方法。对于气胸量的评估提出了几种方法,包括Light指数、柯林斯法及Rhea法。英国胸部学会根据脏层胸膜表面(肺边缘)到侧胸壁的距离将气胸划分为少量气胸和大量气胸,小于2 cm为少量气胸,2 cm以上为大量气胸。实际上肺组织周围一小圈气体均能相应地转换为较大体积的肺容量减少,2 cm深的气胸约占据一侧胸腔的50%。研究表明,超过2 cm的继发性气胸需要胸腔引流,而不是简单的抽吸治疗。大量气胸是胸腔导管引流的客观指征。美国胸科医师学会提出新方法估算气胸的量。他们建议从胸廓顶点到肺尖的距离小于3 cm为少量气胸,3 cm以上为大量气胸。无论气胸的量如何定义,临床上所有气胸的治疗必须基于患者的临床状态。

3. 复发性气胸 自发性气胸的复发率高,约为30%。首次复发后复发的可能性显著增高,二次复发率高达62%,三次复发率高达83%。122例自发性气胸患者复发的危险因素包括X线胸片显示肺纤维化、生理特征、吸烟及年龄大于60岁。自发性气胸治疗的第二点是防止复发,这可通过以下方式实现:注入硬化剂(如滑石粉)、机械胸膜磨损术、切除肺大疱、电视辅助胸腔镜下胸膜固定术、局限性胸廓切开术。目标是实现壁层胸膜和脏层胸膜的黏合,以防止气胸复发。简单地进行胸腔镜肺大疱切除不足以防止复发,术后其复发率高于同时进行胸膜固定术的患者。

对于原发性气胸首次复发、持续漏气超过3~5 d、血气胸、双侧气胸或患者从事高风险职业(飞行员、潜水员),建议住院治疗。胸腔镜下的胸膜固定术常首选注入医用硬化剂。2001年Delphi会议共识中指出,气胸需要早期积极的干预,以避免患者死亡和降低气胸所致肺功能受损的风险。

月经性气胸的治疗常要达到两个目的:封闭横膈上的裂孔以及激素治疗子宫内膜异位症。封闭裂孔的方法包括行胸膜固定术、切除受累处的横膈并缝合关闭个别裂孔。

4. 液-气胸   只要在胸膜腔内发现液-气平,均应当怀疑有液-气胸。包裹性液-气胸可表现为单个或多个的气体聚集灶,可出现很多液-气平。液-气胸少见于自发性气胸,仅出现于不到5%的病例中。

要点

- 原发性自发性气胸多见于吸烟者、男性、高瘦体型的患者
- 引起继发性气胸最常见的肺部疾病为COPD。其他常见的原因包括间质性疾病和囊性肺病,特别是肺LCH和淋巴管平滑肌瘤病
- 大多数继发性气胸为医源性。最常见的原因包括经胸廓的细针穿刺活检术、胸腔穿刺术、锁骨下静脉穿刺术及正压通气
- X线胸片上约40%的原发自发性气胸患者可见肺尖部肺气肿或肺大疱,在薄层CT上约80%的患者可见肺尖部肺气肿或肺大疱
- CT对发现气胸的潜在病因有帮助,并可鉴别气胸、巨大肺大疱及囊性肺病

推荐阅读

Baumann MH, Strange C, Heffner JE, et al. Management of spontaneous pneumothorax: an American College of Chest Physicians Delphi consensus statement. Chest. 2001;119:590-602.

Tschopp JM, Bintcliffe O, Astoul P, et al. ERS task force statement: diagnosis and treatment of primary spontaneous pneumothorax. Eur Respir J. 2015;46:321-335.

MacDuff A, Arnold A, Harvey J, BTS Pleural Disease Guideline Group. Management of spontaneous pneumothorax: British Thoracic Society Pleural Disease Guideline 2010. Thorax. 2010;65(suppl 2):ii18-ii31.

O'Connor AR, Morgan WE. Radiological review of pneumothorax. Br Med J. 2005;330:1493-1497.

Pereyra MF, Ferreiro L, Valdés L. Unexpandable lung. Arch Bronconeumol. 2013;49(2):63-69.

Rierson D, Bueno J. Pneumothorax in the supine patient: subtle radiographic signs. J Thorac Imaging. 2016;31(4):W16-W22.

Sahn SA, Heffner JE. Spontaneous pneumothorax. N Engl J Med. 2000;342:868-874.

Zhan C, Smith M, Stryer D. Accidental iatrogenic pneumothorax in hospitalized patients. Med Care. 2006;44:182-186.

参考文献见 ExpertConsult.com.

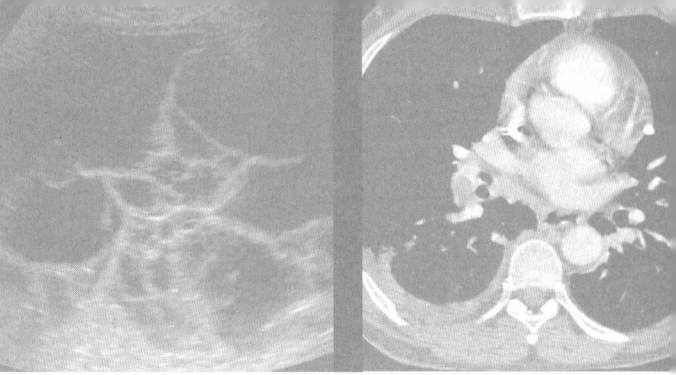

第72章

胸腔积液[*]

Ashish Gupta | Jean M. Seely

一、概述

（一）病原、发病率和流行病学　胸腔积液指由于维持胸膜腔液体移动的体内平衡被打破所致的液体在胸膜腔内积聚。胸腔积液可由胸膜、肺实质或肺外病变引起。在美国，每年约有100万人发生胸腔积液。

（二）临床表现　壁、脏胸膜两侧的胶体渗透压通常相等，由体循环产生的壁胸膜流体静水压与由肺循环产生的脏胸膜流体静水压却是不同的，后者相对较低。淋巴结构中的一个基本结构是存在于横膈周围壁层胸膜及纵隔下部胸膜天然形成的微孔（气孔），通过这些微孔能将颗粒物质及细胞直接转移到淋巴管中以进行清除。胸腔积液中的大部分液体是由肺经脏层胸膜进入胸膜腔，并主要通过壁层胸膜吸收。

漏出性胸腔积液是由于流体静水压及胶体渗透压的不平衡所致（表72.1），也可因胸膜腔负压增加

表 72.1　漏出性胸腔积液的产生原因

常见	不常见	罕见
左心衰	肾病综合征	缩窄性心包炎
肝硬化	二尖瓣狭窄	上腔静脉阻塞
低蛋白血症	甲状腺功能减退	尿胸
		Meigs 综合征
		卵巢过度刺激综合征

（肺不张）或腹腔内液体通过膈肌裂孔进入胸膜腔（主要在右侧）而致。这种积液蛋白质含量低、比重低。渗出性胸腔积液通常由胸膜病变或邻近肺组织损伤所致，如肺炎时毛细血管通透性增加或纵隔肿瘤导致的淋巴管回流受阻（表72.2）。渗出液的特点是蛋白质含量高、乳酸脱氢酶（LDH）水平高且比重高。

表 72.2　渗出性胸腔积液的产生原因

常见	不常见	罕见
恶性肿瘤	肺栓塞	药物
肺炎旁积液	类风湿关节炎	黄甲综合征
	良性石棉性积液	
	心肌梗死后综合征	
	胰腺炎	

通常，根据胸腔积液中的蛋白质含量来区分渗出液和漏出液。渗出液的蛋白质含量超过30 g/L，漏出液的蛋白质含量低于30 g/L。如果血浆总蛋白水平异常，那么在解释胸腔积液蛋白含量时需谨慎。在这种情况下，区分两种液体是基于胸腔积液与血浆蛋白水平比值和计算血浆、胸腔积液中 LDH 水平。当胸腔积液总蛋白与血浆蛋白比值超过0.5时，或当胸腔积液与血浆的 LDH 比值大于0.6时，抑或胸腔积液 LDH 水平超过正常血浆 LDH 上限的2/3时，可认为是渗出液。

* 编者和出版社感谢 Anoop P. Ayyappan 博士为本书上一版相关主题提供的材料。这是本章的基础。

(三) 影像学表现

1. **胸部X线摄影**　在常规X线胸片中很难发现少量胸腔积液。当胸腔积液量大约达到175 mL时,在正立位X线胸片上能看到肋膈角的变钝;偶尔,液体量达到525 mL时,才能看到明显变钝的肋膈角(表72.1)。一项回顾性分析研究纳入了均接受CT及后前位和侧位X线胸片检查的71例患者,显示胸腔积液量约达50 mL时,可在直立侧位X线片上显示,在侧位X线片上后肋膈角区可以看到一个半月形的征象,然而在后前位X线片上看到这种半月征,胸腔积液量需要达到200 mL。按这种估计,当胸腔积液量至少要达到500 mL时,一侧横膈影才会消失。

胸腔积液在仰卧位X线胸片时可能被漏诊,或是被误诊为肺实变或肺不张。胸腔积液常表现为一侧胸部有雾状模糊影,但其内仍可见血管影。其他征象包括是同侧膈肌轮廓的消失及水平裂的增厚。仰卧位X线胸片常低估胸腔积液的量。对40例胸腔积液的患者进行前瞻性研究发现,仰卧片X线胸片常不太可能发现少于175 mL的胸腔积液。

侧卧位X线胸片常可发现少量游离的胸腔积液。当胸腔积液少于5 mL时,为了发现胸腔积液,需要抬高患者的髋部,使射线束的中心与侧胸壁及胸腔积液的液平面平行。游离胸腔积液呈均质的模糊影,上缘呈凹陷形,外侧边较高中央较低,在正立位和侧位X线片上呈半月征(图72.1)。半月征是由胸腔内

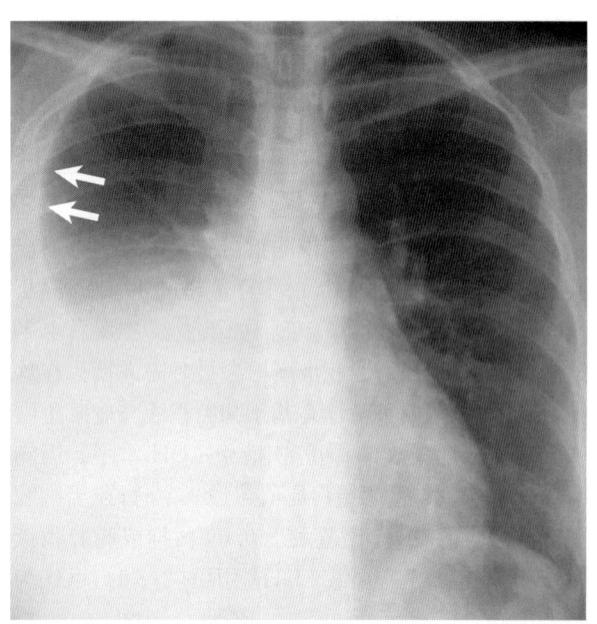

图72.1　游离性胸腔积液。后前位X线胸片显示在右侧大量胸腔积液中见半月征(箭)。

游离的液体形成,并且与X线束有关。因为肺的弹性回缩,当肺组织从胸壁回缩时仍可保持原有的形态。肺的这种特性会使液体克服重力而上升,环绕在肺的下部周围。因为X线束必须穿过胸腔外周较深的积液,所以上面的边缘较中心更高,形成半月征。积液上缘中央部分达不到足够的深度,以至于在X线胸片上不显示。

肺底积液:大量胸腔积液能沉积在肺底部,可使膈肌变扁平或呈反弓状,而不出现一侧肋膈角的变钝征象。这样,肺叶就像飘浮在积液上的船。这种积液多为漏出液,在后前位X线胸片上很难诊断,需要侧卧位摄片或超声来诊断。在直立正位X线片上,约50%肺底积液患者中,假性膈肌轮廓的顶点较正常图像上的膈肌顶点偏外侧(图72.2)。这种表现在呼气相上更加明显。患侧侧卧位摄片使胸腔内的液体沿侧胸壁分布(图72.2)。膈肌水平下方未见肺血管影可能是诊断肺底积液的唯一征象,但这种征象没有特异性,也可见于肺下叶区域的病变或腹水。左侧膈肌与胃泡间正常的距离通常小于1 cm,当两者间距离异常,可作为诊断左侧肺底积液的一个征象。在侧位X线片上,典型的假膈肌轮廓表现为上表面平坦,并且在斜裂处表现为陡坡状相连接。

叶间积液的影像学表现多样,取决于叶间裂的形状及走行、叶间裂积液的位置以及X线束投照的方向。积液在斜裂中通常表现为一个边缘锐利的曲线,在直立正位X线片中间透过度高,而边缘较致密。通常称为不完全叶裂征,说明积液的边界被不完全的叶间裂束缚。甚至当斜裂完整时,积液被肺下叶侧缘包绕时,这种征象也可看到。肺下叶的实质性病变,边缘透亮度高、中央较密实。在侧位X线胸片,液体在斜裂上部区域时呈弧形的模糊影,前缘凹面边界(渐隐),后缘边界锐利。这是由于斜裂上部通常为凹面和侧面,因此在侧面可见裂隙外侧的积液,而斜面可见叶间裂内侧的积液。另外一个有趣的征象是"中叶台阶"征,当积液发生在中下叶的旁边,并向上叶下缘延伸时可见到这个征象。因为不完整的斜裂和水平裂较常见,中叶台阶是由于不完整的斜裂和水平裂中积聚的液体所致。

胸腔假肿瘤征是由于胸腔积液位于叶间裂内。这可能类似于胸腔或肺实质的肿块,以致误诊。最常见于左心功能衰竭的患者,水平裂内包裹性积液。正位X线片上,在叶间裂位置上的不透明阴影,内侧和外侧边缘逐渐变细,提示水平裂积液(图72.3)。通常可以在侧位X线片证实,因为阴影的位置可确定

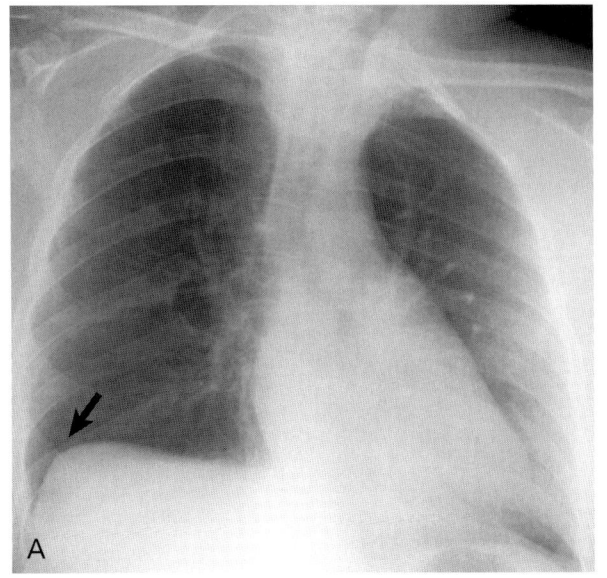

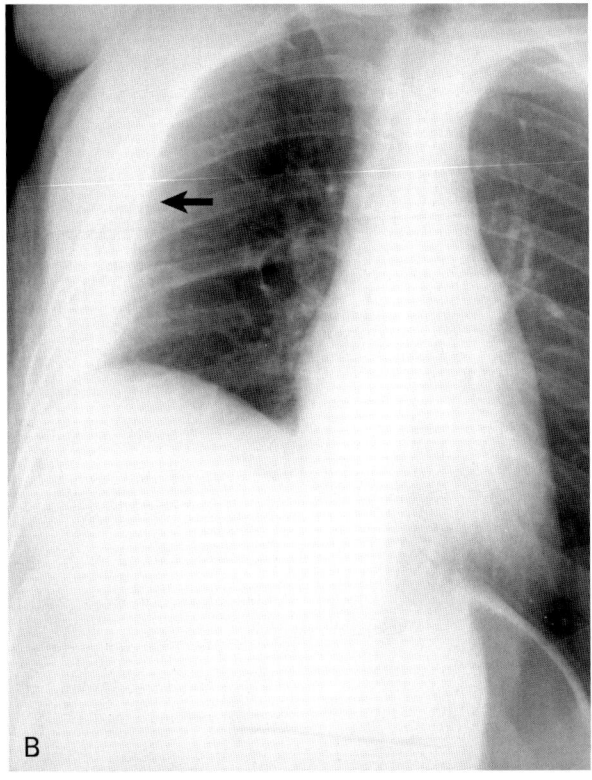

图 72.2 肺底积液。(A)X 线胸片显示假膈肌影顶端(箭)比预测抬高膈肌面的顶端更偏外侧。右侧膈肌以下未见肺内血管影。(B)右侧卧位 X 线片见液体位于右半胸腔的表面(箭)。

为叶间裂增宽的位置,两边逐渐变细也显示得更加清晰(图 72.3)。当对基础疾病进行治疗后,胸腔积液也会消失,故被称作消失的肿瘤(图 72.3)。

在仰卧位 X 线上,游离的积液在一侧胸腔后方沉积而产生一层模糊影。从而导致肺上覆盖一层均匀性密度增高影,而不能观察到正常支气管血管或支

气管结构。在卧位上,胸腔积液可覆盖肺尖,形成帽征,因为肺尖体积相对较小且肺尖相对于肺底是胸腔的最低位,肺尖的上面和侧面是胸部与正位 X 线束最相关的切线部分(图 72.4)。肺尖覆盖可见于 50% 的大量胸腔积液患者中,一般不见于少量和中等量积液的患者。当胸腔积液足够填满后胸,达到或接近侧肋膈角水平时,仰卧位可看到侧肋膈角变钝,这也见于 25% 的中量胸腔积液及 41% 大量胸腔积液的患者。

2. CT CT 相对于 X 线胸片在鉴别周围肺实质的病变和胸膜的病变上有很大的优势。在 CT 上,游离的胸腔积液在胸部最低处形成弧形阴影。在卧位患者胸腔积液最先积聚在胸部最低部位的后肋膈角处。包裹性胸腔积液在 CT 上可呈透镜样、边缘光滑、扇形边界、相对均匀的低密度区。胸腔积液在 CT 上密度较低,CT 值在水和软组织密度间(为 0~100 HU),特别在 10~20 HU。单从 CT 值上无法鉴别渗出或漏出液,或诊断是否是乳糜胸。胸膜增厚、胸膜结节、包裹性胸腔积液或胸外脂肪的密度增高 CT 均可发现,这些额外的发现常多见于渗出液。CT 增强检查可以更好地观察胸膜病变,也更易与邻近肺实质的病变相鉴别。据我们的经验,评估胸膜强化、增厚及结节,CT 上体静脉期优于肺动脉期。此外,5 mm 层厚的图像较薄层图像更容易发现胸膜增厚和结节。

鉴别少量胸腔积液和腹水,可依据 4 个征象鉴别:横膈征、膈脚移位征、界面征、裸区征(要点 72.1)。如果可以明确膈肌靠近右上象限的异常积液,腹水可很容易和胸腔积液鉴别。CT 上,液体在膈肌内侧为腹水,在膈肌外缘为胸腔积液(横膈征)。胸腔积液将膈肌脚向前外侧推移,远离脊柱(膈脚移位征)(图 72.5)。横膈的存在使胸腔积液与肝脏之间的界面模糊不清,而腹水中没有横膈,则形成清晰的界面(界面征)(图 72.6)。肝右叶紧贴后腹壁和膈肌,中间没有腹膜阻隔。这个没有腹膜覆盖的区域称为裸区。腹水在裸区水平无法延伸至肝脏的后面,但胸腔积液可以,因为右侧胸腔的后肋膈沟可延伸至肝脏后方(裸区征)。裸区水平肝脏后方的液体在胸腔。这 4 种征象对 52 例有右侧胸腔积液,腹腔积液或胸腹腔积液都有的患者进行双盲回顾性分析时,发现胸腔及腹腔都有积液的患者,4 个征象中的任何一个都不能单独用来鉴别积液的种类,然而,联合使用 4 种征象可以准确地鉴别积液的种类。

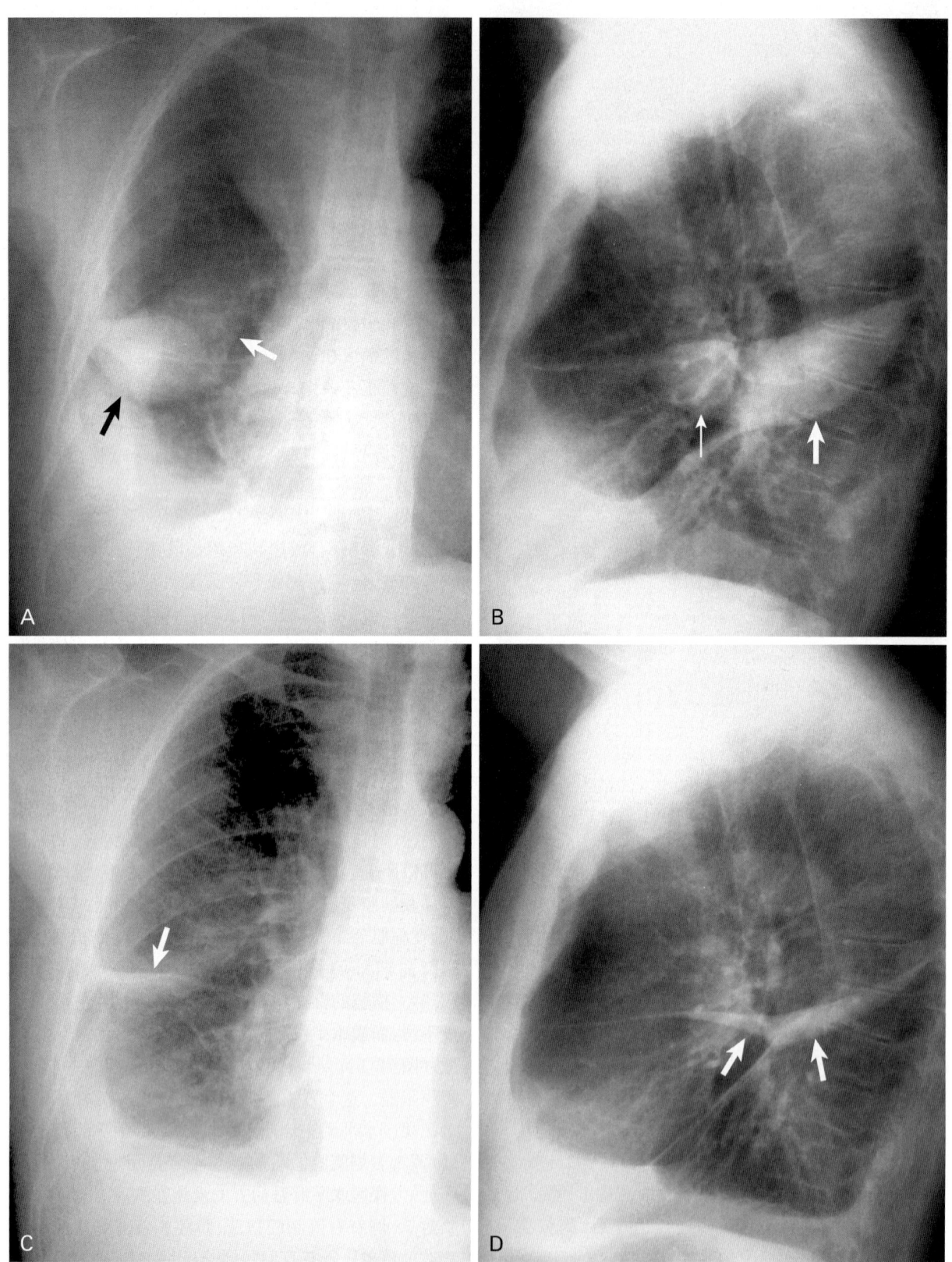

图 72.3　胸膜假瘤。（A)左心衰患者的后前位 X 线胸片显示液体在水平裂（黑箭）和斜裂间（白箭），看上去像一个肿块。右侧胸腔内有游离的胸腔积液。(B)侧位 X 线胸片显示阴影位于扩大水平裂（细箭）及斜裂（粗箭）间。(C)后前位 X 线胸片显示 1 周后叶间裂中的积液减少（箭）。(D)在心脏状态改善后,侧位 X 线胸片叶间裂中积液减少（箭）。

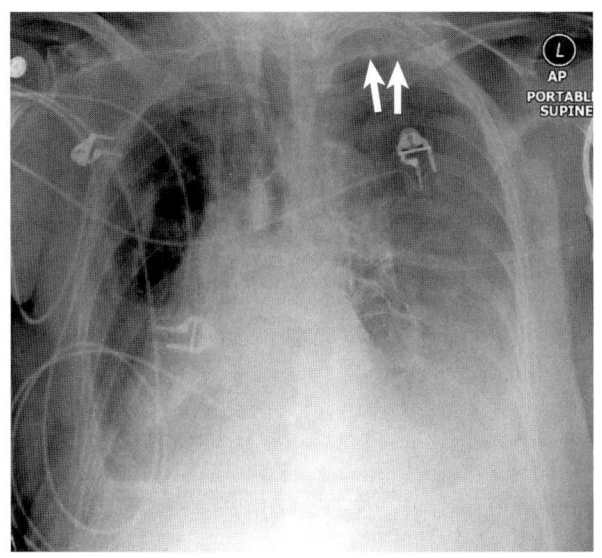

图 72.4 肺尖积液。卧位 X 线胸片显示左侧胸腔大量积液及右侧胸腔少量积液。左侧大量胸腔积液至左半胸腔密度增高及肺尖帽征(箭)。右侧肺尖帽征的形成与先前的肉芽组织感染有关,并保持稳定多年。

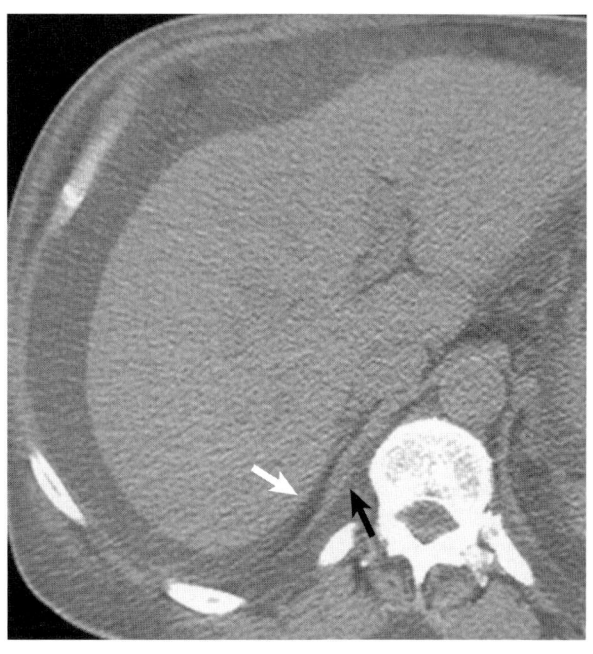

图 72.5 胸腔积液的膈肌脚移位征。双侧胸腔积液和腹水的患者,CT 显示右侧膈肌脚因胸腔积液向前外侧移位(黑箭)。腹水未延伸至肝脏后方的裸区(白箭)。

要点 72.1 胸腔积液的典型表现

胸片的典型征象

正位 X 线胸片半月征(>200 mL)

侧位 X 线片肋膈角变钝(>50 mL)

肺底积液:假膈肌的顶点向侧方移位

CT 的典型征象

在胸部最低的部位——仰卧位患者的后肋膈角呈镰刀状阴影

液体密度(0~20 HU)

---

3. MRI MRI 在胸腔积液的评估上价值有限。胸腔积液因含水量高,T1WI 上呈低信号,T2WI 上呈高信号。常规 MRI 无法区分漏出液和渗出液;但是研究表明 DWI 可用于鉴别积液类型,扩散梯度用于鉴别漏出液和渗出液,敏感性为 91%,特异性为 85%。胸腔内亚急性或慢性出血在 T1WI 和 T2WI 上呈高信号。亚急性或慢性血肿中,可看到同心圆征,外圈因含铁血黄素呈低信号,中央由于正铁血红蛋白致 T1 值缩短而呈高亮信号。

4. 超声 超声是诊断少量胸腔积液或引导胸腔穿刺的一种可靠的方法。大多数胸腔积液,无论是游离的还是包裹的,都为低回声并伴有锐利的回声线,勾勒出脏层胸膜及肺边界。无回声的胸腔积液可能是渗出液或漏出液(图 72.7)。复杂的有分隔的,或

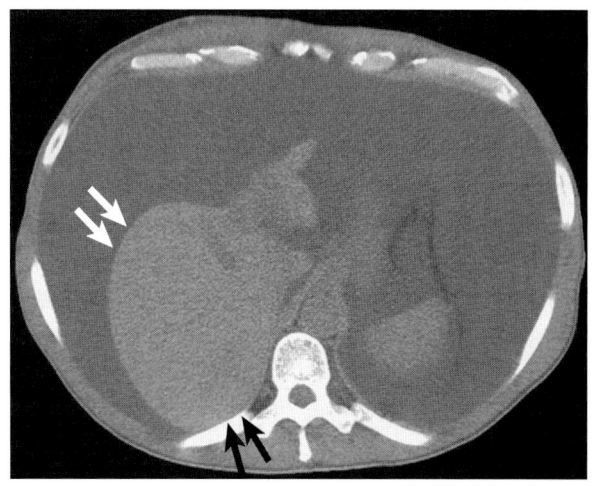

图 72.6 腹水中的界面征和裸区征。CT 显示腹水和肝之间清晰的界面征(白箭)。腹水不能延伸至肝脏后方的裸区水平(黑箭)。

复杂的无分隔或回声均匀的积液多是渗出液(图 72.8)。纤维性分隔在超声上比 CT 上显示更清晰。超声另一优势是便携,可行床旁检查,患者坐位或卧位均可以。

5. PET/PET-CT 根据 FDG 代谢的 PET 检查,可准确地鉴别是良性的胸腔积液还是恶性肿瘤患者的胸膜转移,其敏感性 88%~100%、特异性为 67%~94%。一项对于 32 例患者的回顾性研究,患者均有原发胸膜外恶性肿瘤及胸腔积液,结果显示

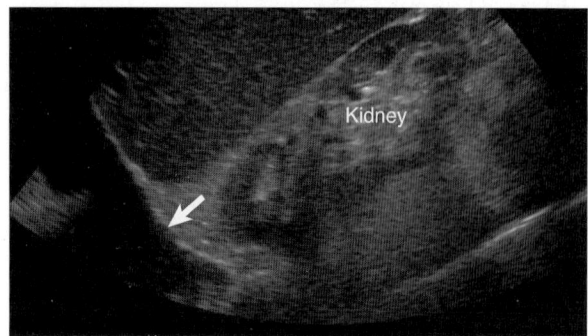

图72.7 右侧胸腔积液。右上象限腹部矢状面超声图像显示无回声液体为右侧膈肌上方胸腔积液(箭)。

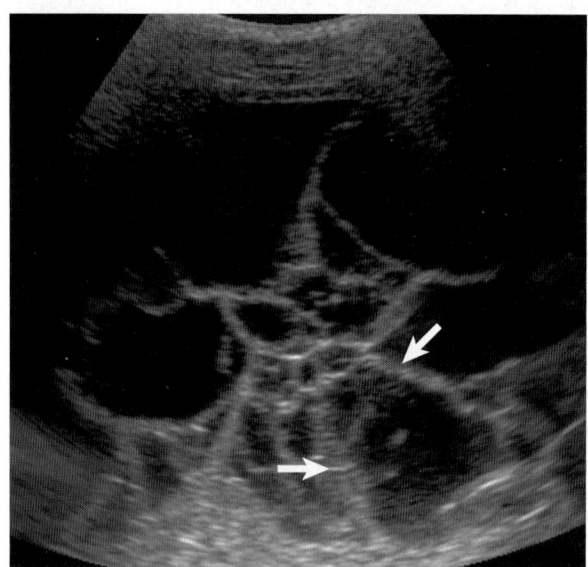

图72.8 脓胸。大部分肺炎旁积液的超声图像显示液体内较厚的分隔,为渗出性液体(箭)。脓胸需在胸腔穿刺过程中吸脓。

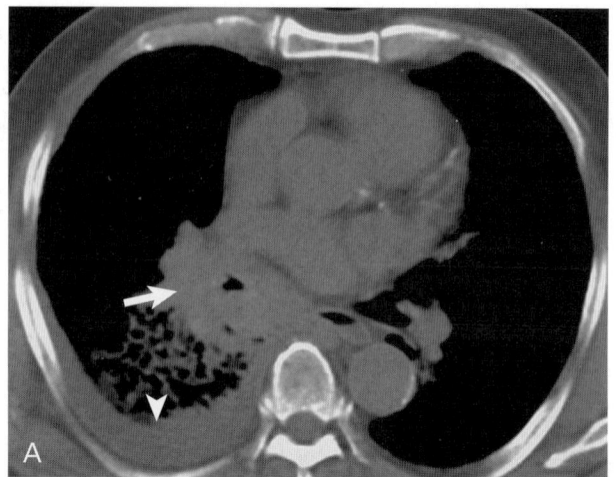

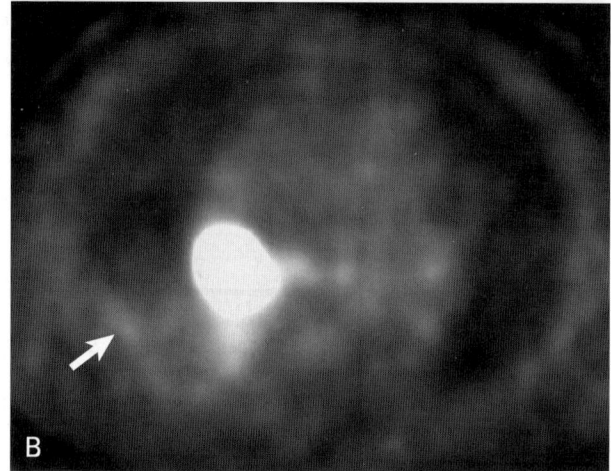

图72.9 恶性胸腔积液。(A)CT显示右肺下叶中间部分的一个肿块(箭),其同侧胸腔有少量的胸腔积液(箭头)。(B)FDG-PET显示右下叶肿块和壁层胸膜局灶性代谢增加(箭),提示为恶性胸腔积液。

PET诊断胸膜病变比单独的CT更为敏感。在评估伴随的胸腔积液性质时,恶性胸腔积液常伴随胸膜异常(图72.9)。检查时,发现胸腔积液后部局灶性代谢增高,可能是由于恶性肿瘤细胞在胸腔后部聚集所致,这种现象不常见,但对于恶性肿瘤的诊断具有特异性。

胸膜摄取FDG假阳性,可见于胸膜感染或胸膜固定术后引起的炎症,分析PET的检查结果,需要考虑胸腔积液的化验结果以及患者近期的病史。PET阴性结果是有价值的,特别是胸腔穿刺术的检查也是阴性的时候,可确认无胸膜转移性病变。

(四)鉴别诊断 根据临床资料和其他辅助诊断方法进行鉴别诊断见要点72.2。

1. 漏出性胸腔积液 大多数漏出性胸腔积液都是由于左心衰引起的。肝源性胸腔积液、低白蛋白血症、肾病综合征、缩窄性心包炎、尿毒症及腹膜透析期间都会产生漏出液。漏出液的产生说明胸膜正常,如果原发病的问题被解决,胸腔积液会被重吸收,且没有后遗症。临床上强烈建议不对双侧漏出性胸腔积液进行抽吸治疗,除非症状不典型或是对于治疗无效的情况。

2. 渗出性胸腔积液 大多数渗出液都是由肺炎、恶性肿瘤、血栓性栓塞、结缔组织病,或是药物引起的。当胸膜表面或毛细血管通透性改变时,便会产生渗出性胸腔积液。诊断胸腔积液的样本需要用细针(22号)及50 mL注射器采集。胸腔积液样本需放在无菌或血培养瓶中,并对其分析蛋白质含量、葡萄糖、LDH、pH、革兰染色、抗酸杆菌染色,并进行细胞学检查和微生物学培养。

要点 72.2　致胸腔积液的疾病	
胸膜肺部的感染	**肝脏疾病**
结核分枝杆菌	**肾脏疾病**
非结核细菌	透析
放线菌和诺卡菌种	尿性囊肿
真菌	肾病综合征
寄生虫	急性肾小球肾炎
病毒和支原体	尿毒症
胸膜肺部的恶性肿瘤	**胰腺疾病**
肺癌	急性胰腺炎
转移瘤——至胸膜和纵隔淋巴结	慢性胰腺炎伴胸腔胰腺瘘
淋巴瘤	**妇科肿瘤**
白血病	卵巢、子宫、输卵管肿瘤
结缔组织病和血管炎	卵巢过度刺激综合征
系统性红斑狼疮	**胃肠道**
类风湿性疾病	胃/十二指肠胸膜瘘
韦格纳肉芽肿病	膈疝
肺栓塞和梗死	特发性炎症性肠病
石棉暴露	**其他原因**
药物	膈下脓肿
心衰	淋巴管发育不良
代谢性和内分泌疾病	黄甲综合征
黏液性水肿	心肌梗死后综合征
糖尿病	家族性发作性多发性浆膜炎
淀粉样变性	系统性胆固醇栓塞
骨骼疾病	髓外造血
戈勒姆病(乳糜胸)	**特发性原因**
朗格汉斯细胞组织细胞增生症	

3. **感染**　脓胸为肺炎或肺脓肿的并发症,或发生在胸外科手术后,或与腹腔感染相关。金黄色葡萄球菌、肺炎链球菌及肠道革兰阴性杆菌是最常见的病原体。感染性胸腔积液,如 pH<7.2,则需要置管引流。对无法确诊病因的渗出性积液,尤其是怀疑结核导致的渗出性胸腔积液,则推荐使用闭式的胸膜穿刺活检术行组织学检查。90%结核病的患者可通过结合组织学检查和细胞学培养的结果确定诊断。

4. **恶性肿瘤**　在老年患者中,恶性肿瘤是继心脏衰竭引起胸腔积液的第二常见病因。最常引起胸腔积液的肿瘤是肺癌、乳腺癌、卵巢癌和胃癌。60%的病例可通过胸腔积液的细胞学检查而确诊恶性胸

腔积液。根据英国胸科学会(BTS)最新的指南,从可诊断的样本(约 20～40 mL)中提取尽可能多的液体进行细胞学检查,当首次结果显示为阴性但怀疑为恶性胸腔积液时,需增大送检样本的样本量行第二次检查。如果第一次抽吸的目的既是诊断性的又是治疗性的,则应抽取大于 60 mL 的样本,行细胞学检查。如果第一次胸腔积液中细胞学检查为阴性,则需再次检查。细胞学检查的阳性率取决于细胞学检查的技术和肿瘤类型,腺癌比间皮瘤、淋巴瘤、肉瘤的检出率更高。当细胞学检查不能确诊时,建议行经皮胸膜活检。影像引导下的胸膜活检可以明确胸膜增厚或胸膜结节的位置,确诊率更高。

5. **结缔组织病和血管炎**　结缔组织疾病和血管

炎可致胸腔积液并伴有不同程度的胸膜炎症。RA、SLE、干燥综合征及多肉芽肿性血管炎是最常见的可致胸腔积液的结缔组织病和血管炎。如果胸腔积液中,葡萄糖浓度大于 1.6 mmol/L(29 mg/dL),那么由 RA 导致的可能性不大。

6. 乳糜胸 约有 50%的乳糜胸患者,是由恶性肿瘤(尤其是淋巴瘤)引起的,25%与外伤有关,其他主要是由结核、结节病、淀粉样病变引起的。假性乳糜胸或胆固醇性胸膜炎是由于胆固醇晶体长期存在于胸腔积液中而引起的。其发生在慢性类风湿胸膜炎和肺结核患者中。如果怀疑是乳糜胸或假性乳糜胸,应检测胸腔积液内甘油三酯和胆固醇水平,确定其内有无胆固醇结晶和乳糜微粒。真性乳糜胸会有乳糜微粒的存在,并有较高的甘油三酯水平(>1.24 mmol/L)。假性乳糜胸内,胆固醇水平会升高(>5.18 mmol/L),并且可在显微镜下看到胆固醇结晶。

二、感染性胸腔积液

感染性胸腔积液大多数由细菌感染引起,多为渗出性。此时,胸腔积液的形成是由于炎症过程中,毛细血管通透性增加,蛋白质漏出。此外,胸膜表面的炎性渗出物和胸膜纤维性增厚会阻碍淋巴管对液体重吸收。

分枝杆菌

胸膜受累是结核分枝杆菌感染最常见的肺外表现之一。胸膜受累可发生于疾病的任何阶段,但最常在于首次感染后的 3~7 个月。约有 80%结核性胸腔积液患者同时患有肺结核。

(一)流行病学 结核性胸腔积液的发病率取决于结核病在人群中的发病率。在发达国家中,如美国或英国,不到 10%的结核分枝杆菌感染会引起胸膜受累,在肺结核比较常见的国家,其是引起渗出性胸腔积液或脓胸最常见的原因。

HIV 的流行对结核病的流行病学产生了重大影响。一项荟萃分析显示 HIV 的感染与肺外结核密切相关。在一项前瞻性研究中,在西班牙一家三级医院的 1000 名胸腔积液患者中,42 名 HIV 感染者中,其胸腔积液最常见的原因是结核。胸膜病变合并 HIV 感染的患者感染结核的比率高达 40%。与 HIV 阴性患者相比,HIV 阳性患者的结核性胸腔积液更易双侧发生、肺实质受累及细菌学阳性。

(二)病理生理学 结核性胸腔积液通常发生在原发性感染后 3~6 个月的潜伏期后,主要是由胸膜下的 Ghon 灶而进入胸腔。原发性结核积液是由于结核分枝杆菌进入胸腔引起的迟发性超敏反应,而不是直接感染的结果。复发性结核积液是由胸膜腔直接感染引起的,结核分枝杆菌通过肺内病变、血液、淋巴系统直接扩散,而非免疫反应所致。相比原发性结核性胸腔积液,此时会有更多的细菌进入胸膜腔。慢性感染可能会引起结核性脓胸。若肺实质内的结核空洞破裂入胸腔,则可引起支气管胸膜瘘或脓气胸。

(三)临床表现 结核性胸腔积液可为急性或隐匿性的,临床症状包括呼吸困难、咳嗽、胸膜炎性胸痛和不适等。

(四)影像学表现

1. 胸部 X 线 非 HIV 感染者的结核性胸腔积液多为单侧,很少为大量积液。回顾性分析 113 例胸腔积液患者的站立后前位 X 线胸片,其中仅有 19 例(17%)患者的胸腔积液量超过了胸腔容积的 2/3。除了发现胸腔积液外,常规 X 线胸片很难发现肺实质的病变,故其对于疾病的确诊有一定局限性。谨慎的做法是将这些患者隔离直到确定为非活动性肺结核。

2. CT 当患者进行结核性胸腔积液治疗时,其仍可能出现新的肺部病变。在抗结核治疗后 3~12 周,初始治疗药物没有改变的情况下,有 16%的患者出现了相悖的反应。一项回顾性分析研究纳入了 16 位在抗结核治疗过程中出现了相悖的影像学表现患者,CT 发现周围肺部有新的结节或肿块,常紧贴正常或增厚的胸膜,但是随着相同方案的抗结核治疗后,其体积会缩小、最终消失。结核性胸膜炎可能会进展致结核性胸腔积液或脓胸(图 72.10,图 72.11),这种含有大量结核分枝杆菌的积液可被称为持续性脓性胸腔积液。结核性脓胸在 CT 上可显示为有分隔的包裹性胸腔积液并伴有肺实质的病变和空洞形成。大多数结核性脓胸,最终都会发展为纤维胸,表现为增厚钙化的胸膜,很容易在 X 线胸片和 CT 上识别。

如果胸膜增厚超 2 cm 或在 X 线胸片上看到多发和胸壁平行的线状阴影,需怀疑慢性持续性胸腔积液。CT 可以看到包裹性积液,并伴有胸膜增厚和钙化。结核性的胸膜增厚可类似于恶性肿瘤的改变,环绕胸腔累及纵隔胸膜,壁层胸膜增厚超过 1 cm,且呈结节状增厚。慢性结核脓胸可穿透胸壁,这时被称作自溃性脓胸,为罕见但易诊断的并发症。自溃性脓胸的 CT 表现为胸内和胸外同时有厚壁局限性积液,边界清晰(图 72.12)。如在胸腔内看到气-液平,说明有支气管胸膜瘘形成。

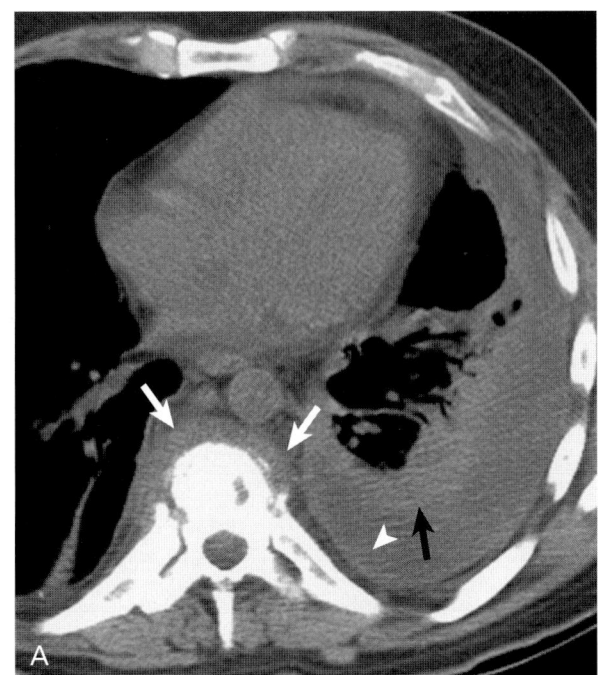

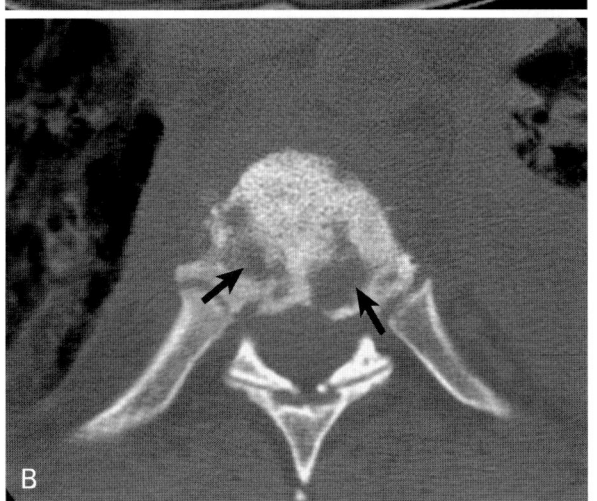

图 72.10 结核性脊椎炎和胸腔积液。(A)有背部疼痛的患者在轴面 CT 发现左侧胸腔积液。壁层胸膜均匀增厚(箭头),提示脓胸。邻近肺实变的脏层胸膜(黑箭)也有增厚。注意到因结核性脊椎炎所致的异常椎旁软组织(白箭)。(B)CT 扫描相同层面,骨窗显示椎体(箭)的溶骨性破坏。其表现与脊柱结核病和结核性脓胸一致。

脓胸并发恶性肿瘤十分罕见,但却是慢性结核性脓胸的重要并发症之一。与长期脓胸相关恶性肿瘤的组织细胞学病理类型包括淋巴瘤、鳞状细胞癌、恶性间皮瘤、恶性纤维组织细胞瘤、肉瘤及血管内皮细胞瘤。

结核性胸膜炎可导致乳糜样胸腔积液(假性乳糜胸或胆固醇性积液)。在 CT 上所见的脂-液平或脂肪-钙化平,是结核性乳糜样胸腔积液的特征性表现,其他征象还包括壁层胸膜增厚,约 4～10 mm,线状或

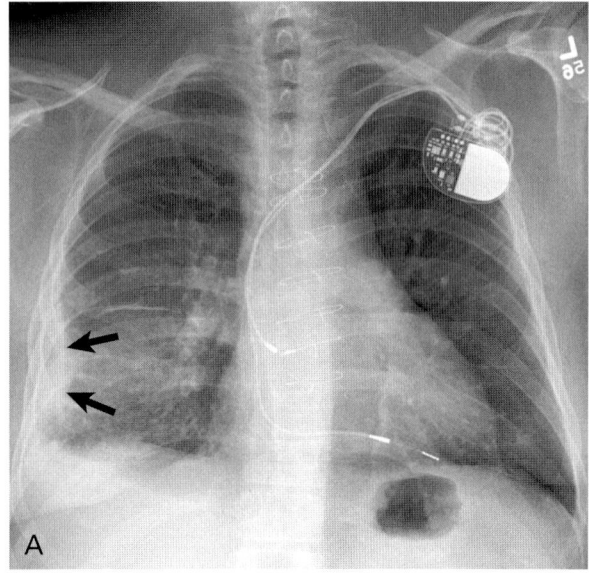

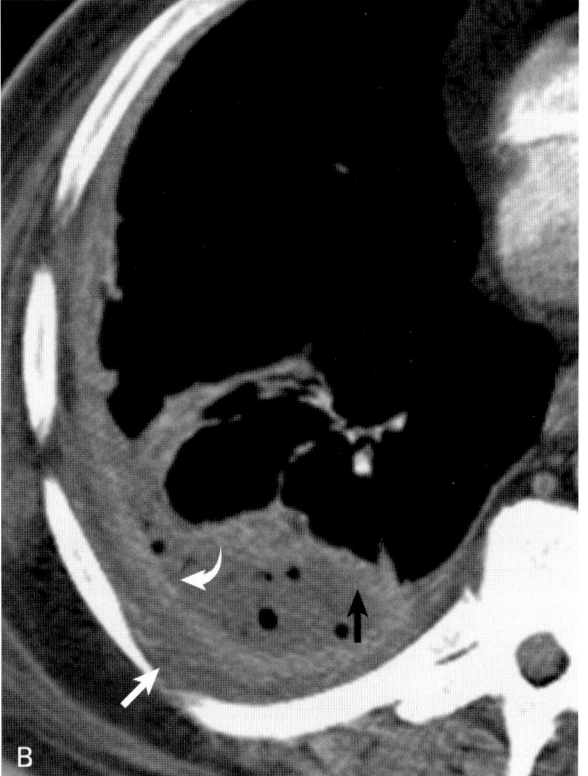

图 72.11 脓胸。(A)后前位 X 线胸片示右侧肋膈角变钝,侧胸膜增厚(箭)。肺下叶密度增高阴影的征象表明有包裹性积液。(B)胸部 CT 增强显示在右侧胸腔包裹性积液内有多个含气小腔。壁层胸膜(弯箭)和脏层胸膜(黑箭)显示出强化和增厚(胸膜分裂征),可见胸膜外脂肪(直白箭),符合活动性炎症过程的表现。

结节状胸膜钙化。

(五)诊断和鉴别诊断 胸腔穿刺术抽取的原发结核性胸腔积液,是一种清亮的淡黄色渗出液,总蛋白含量超 3 g/100 mL、LDH 超过 200 U 以及胸腔积

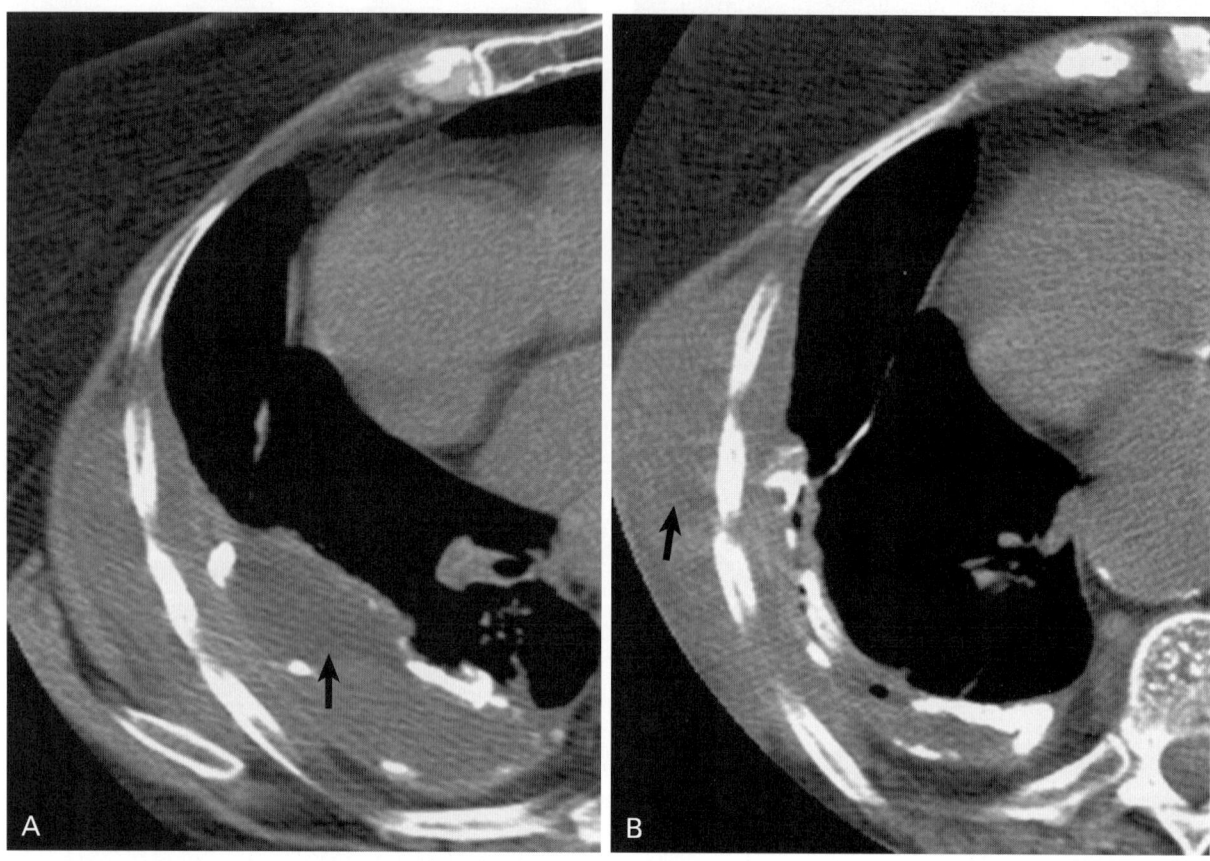

图72.12　自溃性脓胸。(A)CT显示有结核病家族史患者肺内的一个陈旧性无菌脓胸(箭),胸膜钙化表明病灶长期存在。(B)在6个月后在同一水平进行CT扫描,发现右侧胸腔积液已经减少,但该液体(箭)现在延伸到胸壁。这与自溃性脓胸的发展情况一致。

液/血浆LDH比例大于0.5。胸腔积液富含淋巴细胞,通常在所有细胞类型中超过70%或更多。因此,在细胞学检查中淋巴细胞可能是检出的唯一细胞,会误诊成淋巴瘤。结核性胸腔积液中葡萄糖含量通常较低。这些表现是非特异性的,胸腔积液中葡萄糖含量低也可见于细菌性肺炎、类风湿病变及肺癌。

若腺苷脱氨酶(ADA)在胸腔积液中的水平超过40 IU/L,可提示为结核性胸腔积液,其敏感性为81%~100%,特异性83%~100%。分析及测量其同工酶显示,结核性胸腔积液中ADA水平升高,主要是由于ADA_2水平的增高。与测定胸腔积液ADA的相比,测定胸腔积液中ADA_2水平,在诊断结核性胸膜炎上有相似的敏感性,而特异性稍高。假阳性结果可见于其他淋巴细胞性胸腔积液中,如恶性肿瘤和肺炎旁积液,但十分罕见。

胸腔积液中γ干扰素水平的升高,对于诊断结核性胸腔积液也有一定价值。对595例胸腔积液的前瞻性研究发现,其中82(14%)例患者患有肺结核,当干扰素浓度为3.7 IU/mL时,其诊断结核的敏感性

98%、特异性98%。比较不同生物标记的诊断结核性胸腔积液效率,研究显示,γ干扰素的诊断敏感性及特异性是最高的。

为了明确结核性胸腔积液的诊断,需要在显微镜下看到结核分枝杆菌或胸腔积液、胸膜组织培养出结核分枝杆菌。分枝杆菌培养敏感性较直接涂片检查抗酸杆菌高,直接涂片要求菌落数达到10 000/mL才可确诊,而培养只需要达到10~100个微生物/mL即可。许多病例,即使胸腔积液显微镜检查和细菌培养结核分枝杆菌的结果为阴性,但也不能排除结核性胸膜炎的可能。研究显示胸腔积液结核分枝杆菌培养阳性率低,报道显示在确诊的病例中仅有15%~30%的细菌培养呈阳性。

在结核性胸腔积液的患者中,对胸膜活检的标本进行结核菌的培养,阳性率约为55%~80%;而联合组织学检查和细菌培养进行诊断,其敏感性为79%、特异性为100%。一项关于诊断结核性胸腔积液的最佳胸膜活检标本数量的研究显示,当经皮胸膜活检术取超过6个的样本量时,平均其中至少包括2个壁

层胸膜的样本,此时对诊断结核性胸腔积液的敏感性最高。影像引导下胸膜活检术适合于仅有少量胸腔积液的患者。胸腔镜可在局麻下对胸腔积液患者进行检查,并能够直接看到胸膜病变。胸腔镜下的胸膜活检术操作简单、安全,且诊断率较高,敏感性超过90%。

　　胸腔积液的聚合酶链反应在诊断结核性胸腔积液中的潜力已被探索,其诊断敏感性约 20%～81%、特异性约 78%～100%,因此其在临床的应用价值十分有限。

　　(六)治疗　结核性脓胸需要进行肋间引流脓液,行抗结核治疗;当保守治疗无效时,可考虑手术干预,如胸膜剥脱术。

非分枝杆菌

　　肺炎旁积液是由胸腔渗出液体聚集而成,常继发于同侧肺炎或肺脓肿。肺炎旁积液或细菌培养呈阳性的时候,则需要侵入性的手术,如胸腔置管引流术。

　　(一)发病率和流行病学　在美国,每年 100 万因肺炎住院的患者中大约有 20%～40%的患者出现肺炎旁积液。肺炎旁积液通常是浆液性渗出液,无须特别治疗,约 10%发展为复杂性的肺炎旁积液或脓胸。临床症状较重胸腔积液若延迟抽吸,将增加发病率及病死率。一项多中心的前瞻性研究,收集了 1906 例临床及影像证实的社区获得性肺炎,当出现双侧胸腔积液时病死率是无胸腔积液患者的 6.5 倍,而单侧胸腔积液是无胸腔积液时的 3.7 倍。

　　(二)细菌学　肺炎旁积液及脓胸中细菌多种多样,社区获得性和院内感染的细菌种类也有显著差异。无论是在何种环境感染的,大多数细菌培养阳性的积液都是由于革兰阳性需氧菌,最常见的是链球菌,其次是葡萄球菌。在院内感染中,革兰阴性需氧菌,如流感嗜血杆菌、大肠杆菌、假单胞菌和克雷伯杆菌属是引起胸膜感染的主要细菌。研究表明厌氧菌导致的胸膜感染病死率约 12%～34%。最常见分离出的厌氧菌是拟杆菌属、消化链球菌属。有时放线菌、诺卡菌或真菌,如曲霉也可引起脓胸。

　　(三)临床表现　有肺炎的患者,无论是肺炎旁积液或是感染性胸腔积液,其临床表现都比较相似。使用抗生素治疗未治愈的肺炎患者,均需考虑其是否有胸膜感染。需氧菌的肺、胸膜感染常表现为急性发热性疾病,厌氧菌引起的感染多为亚急性或慢性的,并伴有体重减轻或贫血症状。

　　有时,脓性胸腔积液而无合并肺炎的情况也可以发生(原发性脓胸)。其产生的原因可能是由于肺部炎症已经完全吸收而发生的脓胸或非肺炎性脓肿,最常见的是医源性的,和胸外科手术有关。它也可继发于胸部外伤、食管穿孔或腹部感染通过横膈裂孔进入胸腔而产生。

　　少数情况下,当双侧胸腔均有积液时,其中一侧为脓胸,另一侧为非感染性胸腔积液(图 72.13)。Contarini 胸腔积液的特点是一侧为脓胸,而另一侧胸腔积液是继发于液体过多或充血性心力衰竭。这个名字是根据第 95 任威尼斯总督而命名,其死于1625 年,有端坐呼吸、恶臭痰、心律失常和两侧胸腔积液,其中一侧为清澈的胸腔积液,另一侧为脓胸。

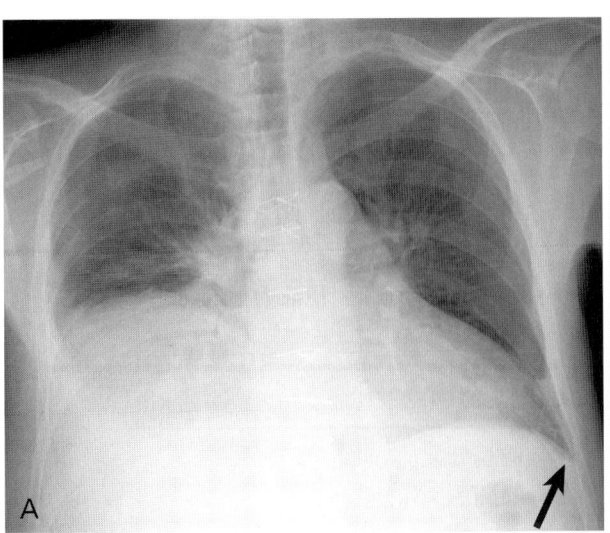
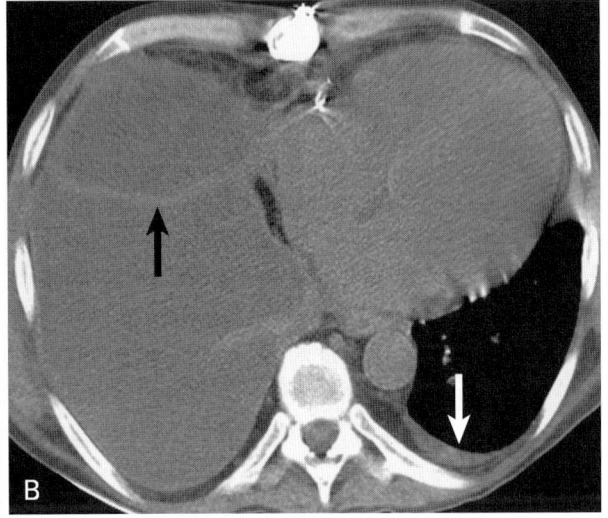

图 72.13　Contarini 征。(A)后前位 X 线胸片显示肺水肿和右侧胸腔中等量胸腔积液,左侧胸腔少量积液(箭)。右侧胸腔积液上缘轮廓呈凸形,符合包裹性积液的表现。(B)CT 显示右侧胸腔大的包裹性胸腔积液,使心脏向对侧移位,可见肋胸膜光滑的增厚和大胸膜分隔(黑箭),与脓胸一致。有一个继发于心功能失代偿的左侧胸腔少量积液(白箭),符合 Contarini 征。

（四）病理生理学 肺炎旁积液的进程可分为 3 期。第 1 期是渗出性阶段，是由于肺间质内液体通过胸膜进入胸腔内以及胸膜腔内毛细血管通透性增加，而共同导致胸腔内液体增多。这种渗出液是游离性的、非感染性的，有正常生化特性，如 pH>7.30，葡萄糖含量大于 60 mg/dL，LDH 轻度增高。在这个时期，这种无菌性渗出液也称为"单纯肺炎旁积液"，大多数不需要胸腔引流管引流。

这种胸腔积液可能会发展到第 2 期，称为纤维脓性期，见于在那些没有接受抗生素治疗或治疗无效的患者中。这一期的特征是纤维蛋白凝集和纤维蛋白膜形成，导致严重的包裹性积液。革兰染色和细菌培养通常阳性，胸腔积液的细胞学检查显示中性粒细胞数大于 10 000/mL。代谢程度及细胞溶解活性在此期较高，此时胸腔积液的特点是较低的 pH（<7.20），较低的葡萄糖含量（<35 mg/dL），LDH 含量增高（>1000 IU/L），符合"复杂性肺炎旁积液"。

如果胸腔积液在纤维脓性期未被引流，则进展到组织学上的最终阶段，其特征是成纤维细胞增殖而导致胸膜内的纤维蛋白膜转化成一种厚且无弹性的胸膜皮状结构。这种皮状结构覆盖在脏层胸膜，并阻碍肺扩张，形成这种组织结构后的发展多种多样。一些患者会自愈，胸膜增厚消失，而另一些患者会进展为肺功能障碍或慢性胸腔感染而致进一步的并发症，如肺脓肿、支气管胸膜瘘、自溃性脓胸。

（五）影像学表现

1. **胸部 X 线** 对于肺炎患者的评估，需要包括对于肺炎旁积液的评估。包裹性胸腔积液是肺炎旁积液或脓胸的主要征象（图 72.11）。其他非特异性的放射学征象，少数情况下会看到胸腔内（脓气胸）或胸壁内有少量气体由于产气菌感染所致，如产气荚膜梭菌和脆弱拟杆菌，另外更有可能是支气管胸膜瘘或近期的胸腔穿刺术导致。

及时识别和准确地描述肺炎旁积液很重要，因为临床上严重的胸腔积液，未及时引流会增加发病率和病死率。标准 X 线片上胸腔积液的显示与患者的体位相关，如前所述患者体位的不同会改变胸腔积液的分布。

直立位 X 线胸片未见胸腔积液，而侧卧位 X 线片常显示少量的胸腔积液。双侧侧卧位摄片可帮助鉴别致密的实变影和游离的胸腔积液。卧位 X 线胸片也可帮助引导胸腔穿刺的定位。在侧卧位 X 线片上看到的少量游离性胸腔积液（厚度<10 mm），单纯的抗生素治疗就可治愈，无需行胸腔穿刺术。

2. **CT** CT 常用于评估肺炎胸膜或肺实质的并发症。CT 对于肺炎旁积液的诊断较敏感，显示出积液内多发的小腔形成，有助于显示胸腔引流管的位置。典型的脓胸呈椭圆形或透镜状的形态，与胸膜的交界呈钝角，边缘轮廓呈扇形，对邻近支气管或肺组织可见占位效应，将其推移而远离胸腔积液。这些特征有助于和圆形肺脓肿鉴别，肺脓肿的典型征象是与胸壁交界呈锐角。如果有多个包裹性积液，则需要放置多个引流管以充分引流。

增强 CT 检查可显示壁或脏层胸膜的增厚强化，胸腔外脂肪密度的增高，在特定的临床环境中，这些征象高度提示脓胸。脓胸时胸膜强化是由于受感染胸膜产生血管增生。在增厚强化的脏层胸膜和壁层胸膜间存在积液称为胸膜分裂征（图 72.11）。虽然增强 CT 显示清晰，但在 CT 上也可见（图 72.10）。如果没有进行介入性操作，那么胸腔积液中出现气体，也是诊断脓胸的依据，提示有产气菌感染或支气管胸膜瘘。胸膜强化和壁层胸膜增厚高度提示脓胸。研究显示，每个脓胸患者都有胸膜强化，92% 的患者会出现胸膜增厚。一项回顾性分析研究纳入了 30 例有儿童肺炎旁积液患者的 CT 图像，其中 21 例患者符合脓胸的临床诊断标准，所有脓胸的儿童患者均有胸膜强化，8 例（89%）伴有肺炎旁积液。与肺炎旁积液患者相比，脓胸患者的胸膜增厚更为常见，且范围更大。如果没有胸膜增厚，则提示为单纯性肺炎旁积液。

当肺炎旁积液或脓胸合并细菌性肺炎时，可出现纵隔淋巴结肿大。一项回顾性分析研究纳入了 50 例有肺炎旁积液或脓胸的患者，18 例患者（36%）有超过 1 cm 的纵隔淋巴结肿大，13 例患者有<1 cm 的淋巴结（26%），表明胸廓内淋巴结<2 cm 可视为脓胸的正常表现。在此研究中，没有证据可以表明淋巴结的肿大与病程长短、胸腔积液的发展阶段、是否存在明显的化脓、肺实变的范围及胸腔积液量多少有明显的相关性。另一研究表明，胸廓内淋巴结肿大可发生在 48% 的脓胸患者，这表明对于有胸膜均匀增厚及胸腔积液的患者，淋巴结肿大并不能作为鉴别脓胸、恶性胸腔积液及结核性胸腔积液的标准。

脓胸典型的 CT 表现
● 胸膜分裂征
● 椭圆形的轮廓
● 与胸腔呈钝角相交
● 邻近肺组织和支气管向远离胸膜的方向移位

3. 超声 单一的经胸超声不能明确鉴别非复杂性的肺炎旁积液和感染性积液。感染的积液可以完全透明和无回声。一项回顾性分析研究纳入 50 例有肺炎旁积液患者的超声表现,结果显示多数积液呈分隔状,且有回声反射(图 72.8),在超声特征、生化指标及预后间没有相关性。研究同时显示在第一期,不需要导管引流治疗的胸腔积液中也可见分隔。当胸腔积液量很少时,胸部超声可以引导胸腔穿刺术或辅助胸部置管,尤其是在需要精确定位的情况下使用,如包裹性积液。

胸部超声对早期发现脓胸的纤维蛋白膜及胸腔积液内的分隔有帮助。对于在超声上没有明显分隔的病例,单纯的胸腔引流管就足够了,而不需要纤维蛋白溶解治疗,对于有分隔的胸腔积液则需要进行粘连松解术。

(六)治疗方案概要 肺炎旁积液可以依据解剖特征、积液的细菌学特性及化学特性进行分类。1 期胸腔积液是少量的游离性积液,在卧位 X 线片、CT、超声上深度<1 cm。此期无需行胸腔穿刺术,因为 1 期胸腔积液进展预后不好的风险较低。对于此期的胸腔积液,观察即可。

2 期胸腔积液也为游离性,少至中量(深度常>10 mm 且<胸腔的一半)。对 2 期积液进行革兰染色及细菌培养,结果多呈阴性,且积液的 pH 高于 7.2。2 期胸腔积液进展预后差的可能性较低。建议在短期内对 2 期胸腔积液进行复查分析,明确是否有预后差的因素,从而考虑是否要行侵入性穿刺抽吸。

3 期胸腔积液的量超过胸腔容积的一半,呈包裹性,多见壁层胸膜增厚。革兰染色及细菌培养阳性。胸腔积液的 pH<7.2,葡萄糖水平低于 600 mg/L。3 期胸腔积液为中等风险。

4 期胸腔积液的特征是积液中存在脓液,预后较差的风险大。

由于临床上对于可能存在胸膜感染患者无法区分单纯性胸腔积液或复杂的肺炎旁积液,英国胸科学会(BTS)指南建议在对所有深度>10 mm 的胸腔积液,有肺炎、近期有胸部外伤或手术,或有持续败血症的患者行影像引导下的诊断性胸腔积液穿刺采样。如果患者有大量胸腔积液,需要胸腔穿刺术,此时建议为治疗性胸穿而非诊断性胸穿。如果积液再次积聚,且首次胸腔穿刺术时没有影响预后的因素、患者情况良好,则无需其他治疗。如果积液再次积聚,且首次胸腔穿刺术时有危险因子存在,则需再次行胸腔穿刺术。如果第二次胸穿后胸腔积液仍再次积聚,需

要放置胸腔引流管。BTS 指南建议对有脓液形成、革兰染色和(或)细菌培养显示呈阳性、胸腔积液 pH<7.2 及形成包裹性积液的患者行胸腔置管引流,包裹性积液患者及有影响预后的危险因子,可能需要进一步有创性治疗,如开胸置管并加入纤溶剂。如果 1~2 次纤溶剂注射仍不能完全引流胸腔积液,则需要做胸腔镜检查。如果胸腔镜检查后,肺不能完全复张,此时需要立即行胸膜剥脱术。

真菌

有免疫能力的宿主并发急性或播散性组织胞浆菌病时,胸腔积液并不常见。一项研究显示 50 例 AIDS 并感染组织胞浆菌病的患者,仅 5 例患者(10%)X 线胸片显示有胸腔积液。

在 20% 感染球孢子菌病的患者会出现少量胸腔积液,并认为是肺实质感染后直接扩散所致。慢性空洞性肺病患者中 1%～5% 会发生自发性球孢子菌空洞破溃入胸腔,从而导致脓气胸。

由皮炎芽生菌引起的积液通常与急性空洞性肺炎有关。研究显示,在 26 例患有肺部芽生菌感染的患者中,23 例(88%)患者显示芽生菌感染的胸膜病变,而其中仅 4 例患者有胸腔积液(图 72.14),且这些患者两性霉素 B 治疗效果良好。

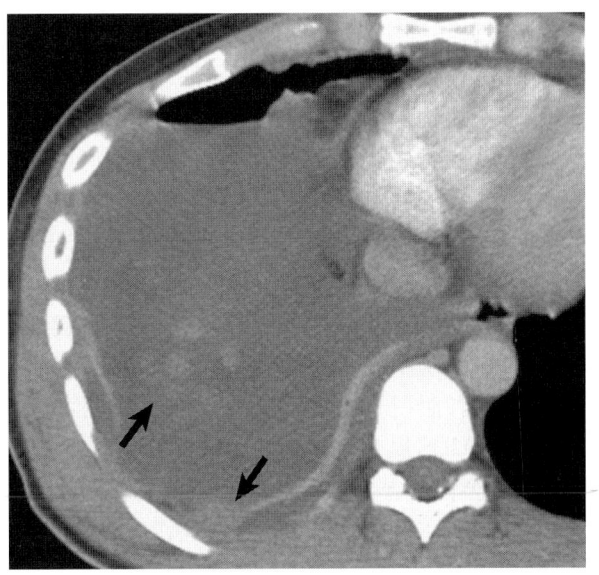

图 72.14 芽生菌病。CT 增强显示一个右侧胸腔大量积液,伴有多发强化胸膜结节(箭)。活检标本和培养均为皮炎芽生菌阳性。该患者的 HIV 阴性。

肺部隐球菌感染的免疫抑制治疗患者常有胸腔积液。一项回顾性分析研究纳入了 16 例免疫缺陷患者和 13 例免疫正常的患者,患者均有隐球菌感染,在免疫缺陷的患者中仅 3 例(19%)出现了胸腔积液,而

在免疫正常的患者中未见胸腔积液。

真菌性脓胸多是医院内获得，主要是念珠菌属所致。真菌性脓胸的主要原因包括腹部感染、支气管肺感染、外科手术及反复的胸腔穿刺。曲霉性脓胸少见，在影像学上可表现为显著的胸膜增厚，且内侧边缘粗糙。它是由曲霉球空洞的破溃引起或是先前慢性肺脓胸的并发症引起。

寄生虫

胸膜、肺的阿米巴病是发展中国家比较常见的疾病。肠外阿米巴病最常累及肝脏，其次是肺部。肺部受累的主要原因是阿米巴肝脓肿通过胸膜破损直接穿过膈肌延伸至胸腔内，从而导致肺实变、脓肿或支气管肝脏瘘。大约6%～40%阿米巴肝脓肿的患者会产生肺、胸膜的并发症，其中60%的患者会出现右侧胸腔积液。除了右侧胸腔积液，X线胸片上还可见右侧膈肌抬高，并在右侧位X线片上可见驼峰样的突起及三角形的右肺下叶实变影。胸腔积液多为纤维蛋白性的。细菌性脓胸早期为渗出液而后发展为最终的纤维机化，阿米巴性脓胸不会随时间推移而变化，超声也很少发现其形成分隔或成为包裹性脓胸。肺实变中形成空洞，使支气管可与肝脓肿之间相通。如患者的痰液呈"果酱"样，说明该患者有支气管肝脏瘘。

细粒棘球绦虫

胸腔积液在棘球蚴感染中不常见，但当肺棘球蚴囊破裂进入胸膜腔后，形成液-气胸。子囊可飘浮于积液表面，使液体表面不规则，因而形成睡莲征或是Camalote征。

AIDS患者的胸腔积液

住院的HIV患者约7%～27%有胸腔积液，其形成的主要病因是细菌性肺炎、肺结核及卡波西肉瘤。在美国，细菌性肺炎是HIV感染者出现胸腔积液最常见的原因，而在非发达国家中最常见的病因是结核。住院AIDS患者的非感染性胸腔积液最常见的病因是低蛋白血症。HIV感染者通常是出现少量胸腔积液。双侧胸腔积液常见于合并AIDS相关的卡波西肉瘤及淋巴瘤的患者。

三、石棉相关的胸腔积液

（一）病因、发病率及流行病学　良性石棉相关的胸腔积液是重要的未被认识的石棉暴露表现，并有很严重的后遗症，如胸膜弥漫性增厚，可导致肺功能损害。

（二）病理生理学　良性石棉相关性胸腔积液是渗出液，但成分多样，多为血性胸腔积液，含多种细胞成分，其中嗜酸性细胞数目可增多。胸腔积液中一般不见石棉纤维。Epler等的研究显示，胸腔积液的发生率与石棉暴露量之间存在剂量反应关系，严重石棉暴露的患病率为7%，间接暴露患病率为3.7%，外围性暴露患病率为0.2%。这些研究人员还提出了其与患者职业的关系，胸腔积液最常见于石棉管包装工人，而在船钳工和焊工中相对少见。胸腔积液通常在3～4个月后自发吸收。即使历经数年，胸腔积液也可持续存在或复发。在Epler的研究中，这种胸腔积液通常是少量的，复发率约为29%。

（三）临床表现　良性胸腔积液是在接触石棉后的第一个20年最常见的石棉相关异常，典型的潜伏期为10年。大多数患者是无症状的(44%～66%)，部分患者会有急性胸膜炎的表现，有疼痛和发热。积液多为单侧的，有时也可为双侧，积液反复出现很常见，可在同一侧也可在对侧。

（四）鉴别诊断　良性石棉相关积液的定义为：①石棉接触史；②X线片或胸腔穿刺证实；③无其他与胸腔积液相关的疾病；④积液发生后3年内无恶性肿瘤。曾有一个病例是患者在发生良性胸腔积液后6年又出现了间皮瘤。怀疑为特发性胸腔积液的患者，需要仔细辨别是否有石棉接触史。胸膜斑的出现有助于诊断石棉相关的良性胸腔积液，但胸膜斑比胸腔积液的潜伏期更长，通常也不出现（图72.15）。"爪样"改变(指胸膜上的线状实性结构)和圆形肺不张，有助于石棉相关的良性胸腔积液的诊断，因为这些征象在其他原因引起的渗出性胸腔积液中少见。没有结节、环形或纵隔胸膜的增厚有助于良性胸腔积液的诊断。

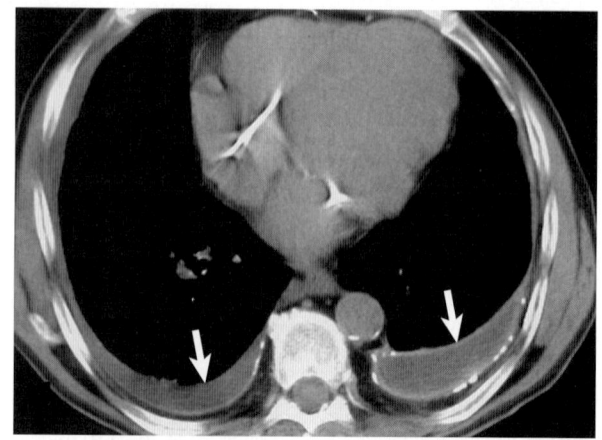

图72.15　石棉有关的胸膜积液和胸膜增厚。CT显示双侧胸腔积液与壁层、脏层(箭)胸膜增厚。该患者有石棉暴露史，积液也稳定存在若干年，也可看到双侧胸膜的钙化。

四、肿瘤所致的胸腔积液

肿瘤是 50 岁以上患者除心衰外引起胸腔积液的第二常见原因。在结核感染的低风险地区，70%～80%的渗出性胸腔积液是肿瘤引起的。恶性肿瘤引起胸腔积液的机制是多因素的。可能的机制包括：①肿瘤侵犯胸膜，刺激炎性反应，致毛细血管内的液体渗漏；②肿瘤侵犯肺、胸膜淋巴管、支气管肺、肺门、纵隔淋巴结，阻碍淋巴液的回流；③肿瘤所致的支气管阻塞，引起胸腔内负压增加，使液体漏出增多；④伴有低蛋白血症的虚弱患者，会产生漏出液；⑤感染合并阻塞性肺炎，导致肺炎旁积液；⑥药物反应、放射治疗或肿瘤抗原有关的免疫复合物沉积，引起的胸膜毛细血管通透性增加。

男性患者产生恶性胸腔积液最主要的原因是肺癌的胸膜转移，而女性最多见的是乳腺癌。这两种肿瘤约占恶性胸腔积液病因的 50%～65%，另有 7%～15%的恶性胸腔积液的原发肿瘤不明。

常有原发肺癌或乳腺癌的患者会引起同侧的胸腔积液，少数情况下也可引起双侧的胸腔积液。在乳腺癌同侧积液的发病机制认为是由于肿瘤细胞经胸壁淋巴管从胸壁扩散到胸膜。卵巢癌或胃癌引起的恶性胸腔积液不一定发生在与原发病灶的同侧，这种现象支持肿瘤扩散的第三种理论，由肝转移扩散所致。

胸膜转移并不都会导致胸腔积液，且出现胸膜转移所致的胸腔积液，其积液量可多可少。大量及超大量的胸腔积液多为恶性（55%）。一项对 766 例有胸腔积液患者的研究显示，30%是恶性的，49%大量胸腔积液（其量超过胸腔的 2/3）与 59%超大量（其量占据一侧胸腔）胸腔积液是恶性的。

已有很多研究尝试使用超声和 CT 来鉴别良恶性胸腔积液。超声对 210 例渗出性胸腔积液进行检查分析，发现在大部分恶性胸腔积液中都可见层状胸膜增厚和大于 1 cm 的胸膜结节。回顾性分析 211 例有胸腔积液患者的增强 CT 图像，结果显示有 52%的恶性胸腔积液患者除胸腔积液外未见其他任何胸膜改变，这说明即使无胸膜增厚也不能排除肿瘤的可能性。研究同时发现，若在横膈、纵隔或脏层胸膜同时出现结节，此时诊断恶性胸腔积液的特异性为 100%（图 72.16），而纵隔胸膜增厚的诊断特异性为 97%，环形胸膜增厚的诊断特异性为 99%。另一项研究回顾性分析了 40 例怀疑有恶性胸腔积液的患者，如使用恶性胸腔积液的诊断标准：胸膜结节状增厚、胸膜不规则、增厚超过 1 cm，32 例患者中 CT 可准确诊断

27 例（敏感性 84%，特异性 100%）。单侧胸膜转移的患者，根据 CT 表现很难与间皮瘤鉴别。

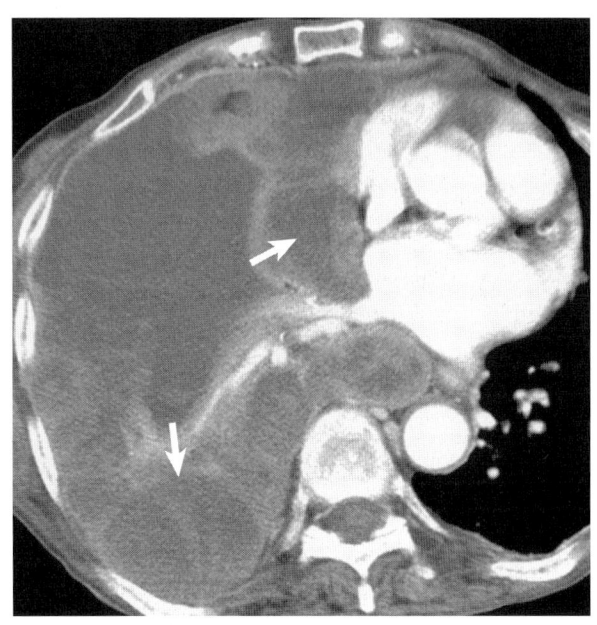

图 72.16　恶性胸膜病变的张力性胸腔积液。CT 增强显示右侧大量胸腔积液和占位效应，心脏移位进入左侧胸腔，可见多个部位出现较大的、边缘强化的胸膜病变（箭），累及纵隔、横膈及肋胸膜，符合转移性胸膜疾病的特点。

恶性胸腔积液通常是渗出液，如果在胸腔积液或是胸膜上发现了肿瘤细胞，就可确诊。在诊断过程中，胸腔积液的细胞学检查较闭式胸膜活检更优。对 500 例恶性胸腔积液的分析显示，胸腔积液细胞学检测的诊断率为 66%，而胸膜活检的诊断率为 46%。两种方法结合诊断，可以互补，阳性诊断率可提高至 73%。当经过多次细胞学检查和闭式胸膜活检仍未确诊时，则需要进行开放性胸腔活检或胸腔镜活检以得到准确诊断。胸腔镜可多点采样，对于恶性胸膜病变的诊断率为 80%～97%，尤其对脏层胸膜活检获取的标本进行诊断的准确率较高。只要技术上可行，胸腔镜是首选的方法。胸腔镜手术可切除粘连的部位，解除粘连有助于陷闭肺患者的肺复张。

诊断恶性胸腔积液后的中位生存期为 3～12 个月。它取决于本身恶性肿瘤的类型及分期。继发于肺癌的恶性胸腔积液生存期最短，继发于卵巢肿瘤的生存期最长，原发肿瘤不明的恶性胸腔积液生存期居中。

（一）肺癌　5%～15%的肺癌患者在首诊时即伴有胸腔积液，至少有 50%的患者在病程中会产生胸腔积液。支气管肺癌患者如出现胸腔积液，则是预后不良的信号。在大多数病例中，胸腔积液的细胞学

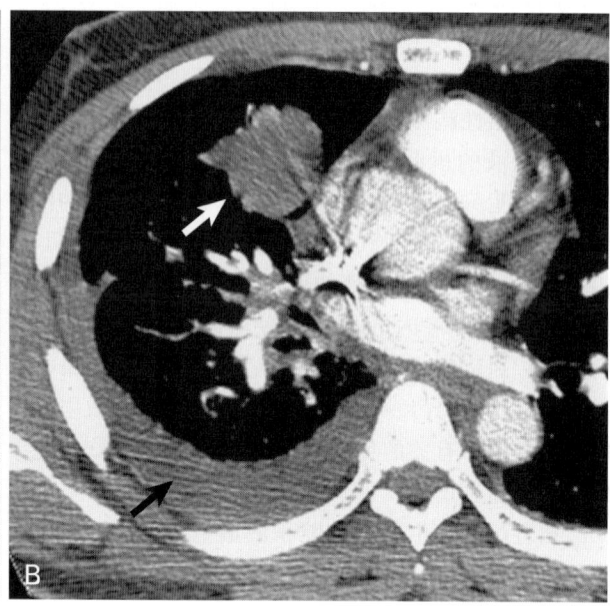

图 72.17 恶性胸腔积液。(A)X 线胸片显示右侧胸腔大量积液,无纵隔移位,可见肺上叶的分叶状密度增高影(箭)。(B)CT 增强显示右肺上叶支气管肺癌(白箭)。同侧胸腔积液(黑箭)的细胞学检查呈恶性肿瘤阳性,为不可手术切除的肿瘤。

检查为阳性,患者的分期为 Ⅳ 或 M1a,仅有 6%~8% 患者有长期生存的可能性(图 72.17)。最近的一项研究发现,在小细胞肺癌患者中,与无胸腔积液的患者相比,即使有少量胸腔积液(侧卧位 X 线胸片或 CT 上胸膜增厚<10 mm)也是患者生存率降低的独立危险因素。肺癌胸膜转移多见于肺腺癌,多由肿瘤的直接侵犯、肺动脉侵犯或栓塞所致。胸膜转移主要是累及脏层胸膜,壁层胸膜受累主要是由于胸膜粘连而由脏层胸膜直接扩散,或是脏层胸膜的肿瘤细胞脱落发生种植性转移所致。

肺癌所致的恶性胸腔积液,通常是中到大量,且多发生于与原发病灶的同侧胸腔。如果大量或超大量胸腔积液,而未见纵隔向对侧移位,此时应怀疑是否有主支气管肿瘤引起的肺不张。继发于肿瘤性淋巴结浸润纵隔、广泛的肿瘤浸润累及同侧肺或恶性间皮瘤也可有类似的表现。术前如发现肺癌患者有胸腔积液,应进一步进行细胞学检查,如果是阴性,则需要胸腔镜进一步检查。

(二)非肺源性肿瘤转移 继发恶性胸腔积液的肺外恶性肿瘤最常见的原发部位为乳腺、卵巢及胃,其中又以乳腺最多。50%乳腺癌患者在病程中出现胸腔积液。胸腔积液多为单侧的,多发生于与乳腺癌同一侧的胸腔。癌细胞常是经胸壁淋巴管从胸壁扩散至胸腔。少数情况下,也可经胸壁直接扩散到壁层胸膜(图 72.18)。

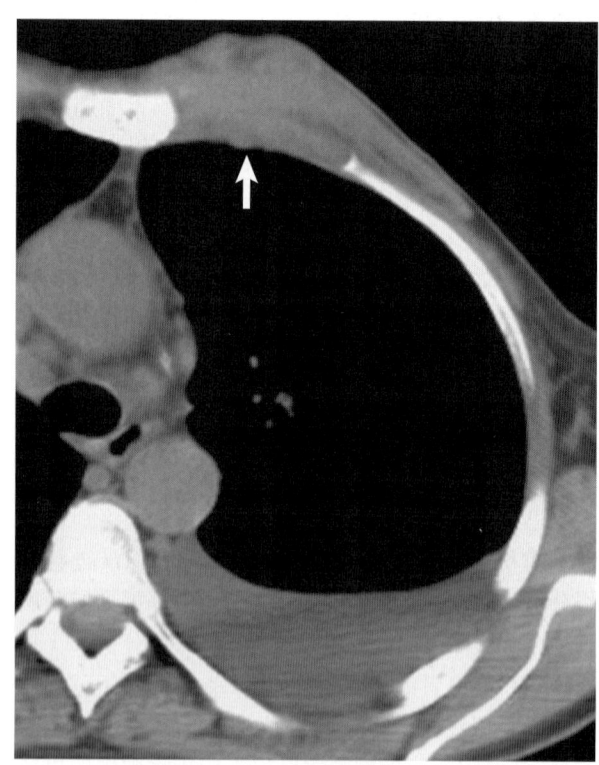

图 72.18 恶性胸腔积液。CT 显示胸壁大肿块,符合乳腺癌复发,可见邻近胸膜浸润(箭)。细胞学检查确诊病灶同侧的胸腔积液是恶性的。

少数情况乳腺癌也可引起双侧胸腔积液,是预后不良的标志。出现胸膜恶性病灶常与肿瘤发生肝转移以及血行转移至胸膜有关。

一项回顾性研究分析了 365 例患者的尸检结果，显示经淋巴系统扩散的患者胸腔积液的发生率（60%）高于无淋巴系统转移的患者（42%），这也支持淋巴系统阻塞在转移性乳腺癌患者胸腔积液发病机制中起重要作用的假说。乳腺癌合并胸腔积液的患者，预后较差，一般在一年内或几个月内死亡。

（三）霍奇金淋巴瘤和非霍奇金淋巴瘤 约10%的恶性胸腔积液是由淋巴瘤引起的。有研究显示，单侧或双侧的胸腔积液约发生在 25% 的胸部霍奇金淋巴瘤患者及 20% 非霍奇金淋巴瘤患者。

淋巴瘤患者胸腔积液的产生有三个主要机制：①胸腔浸润致肿瘤细胞脱落进入胸腔；②肺部及纵隔淋巴结受侵致淋巴管阻塞；③胸导管阻碍，导致乳糜胸（图 72.19）。胸膜的直接浸润是非霍奇金淋巴瘤产生胸腔积液的主要原因，而淋巴管、胸导管或静脉梗阻多为霍奇金淋巴瘤产生胸腔积液的原因。

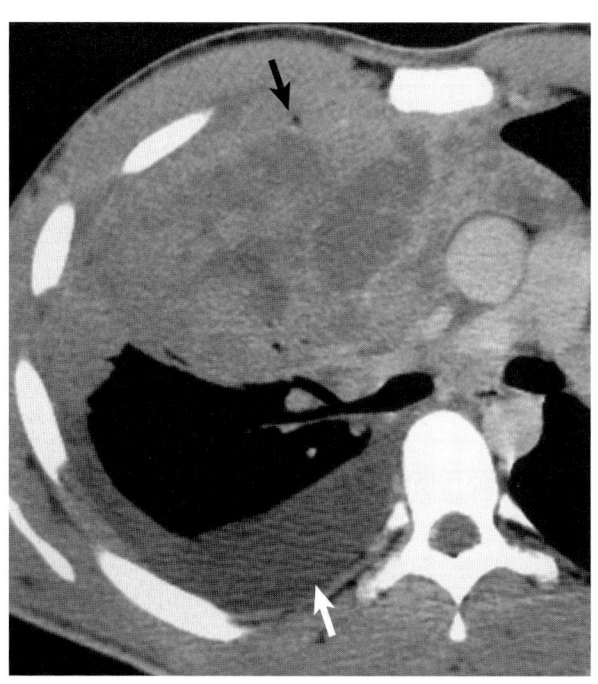

图 72.19 由非霍奇金淋巴瘤引起的乳糜胸。CT 增强显示坏死性纵隔腔肿瘤累及邻近胸膜（黑箭）并伴有中等量胸腔积液（白箭）。积液的密度减低表示有乳糜样积液。

肺感染、放射治疗、化疗也可导致淋巴瘤患者的胸腔积液。放射治疗导致的胸腔积液是由于放射性胸膜炎而产生，在治疗后 6 周～6 个月出现，也可继发于纵隔纤维化所致的淋巴管梗阻。

胸腔积液在肺部原发淋巴瘤中不常见，约可见于 10% 的患者。一项回顾性分析研究显示，15 例复发性淋巴瘤患者最常见的 CT 征象就是双肺多发结节，

而仅有 5 例（33%）患者有少量或中等量胸腔积液。

原发性渗出性淋巴瘤是一个不常见的 B 细胞型非霍奇金淋巴瘤，主要见于 HIV 血清阳性男性患者，可由卡波西肉瘤相关的疱疹病毒引起，表现为淋巴瘤浆液性积液，没有相邻的肿瘤肿块。在 6 例原发性渗出性淋巴瘤患者，显示胸腔积液可为双侧或单侧，可有或无心包积液或腹水，轻度弥漫性浆膜层增厚，并没有肺实质或纵隔异常。

脓胸相关性淋巴瘤是非霍奇金淋巴瘤的一种，多为 B 细胞型，多由慢性炎症发展而来（多与结核相关），与 EB 病毒感染有很大相关。回顾性分析 106 例患有脓胸相关性淋巴瘤的患者，发现其中男性居多（男：女为 12.3∶1），且有 70% 的患者 EB 病毒呈阳性。112 例慢性脓胸的患者中，CT 显示脓胸腔内有肿块，脓胸累及纵隔胸膜是脓胸相关性的恶性肿瘤的重要预测因素。

淋巴瘤相关的胸腔积液通常是浆液性或浆液血性的。胸腔积液标本诊断淋巴瘤是比较困难的，因为细胞学上小细胞和小细胞、大细胞混合淋巴瘤的细胞学特征与反应性淋巴细胞很难鉴别。细胞学上非典型淋巴细胞也可在结核性胸腔积液中发现，因此可能被误诊为淋巴瘤。为了克服这些诊断困难，多种多样的辅助研究方法，如免疫细胞化学、形态测量学、流式细胞仪及细胞遗传学/分子遗传可用于积液的样本，以对淋巴瘤的诊断和分类提供帮助。

（四）多发性骨髓瘤 多发性骨髓瘤的患者中约 6% 可出现胸腔积液。由于引起胸腔积液的病因多种多样，因此需要有个体化治疗。将发生率按高到低排列为：淀粉样变性（图 72.20）、心衰、肺栓塞、慢性肾衰竭、继发性肿瘤、骨髓瘤性胸膜病变。胸腔积液可继发于骨髓瘤的胸膜累及，由相邻骨骼或实质的肿瘤直接植入胸膜形成结节或浸润纵隔淋巴结所致（图 72.21）。IgA 骨髓瘤有向骨外浸润的倾向，80% 的 IgA 多发性骨髓瘤患者并发胸腔积液。骨髓瘤性胸腔积液的诊断可由胸腔积液中发现非典型浆细胞确诊，通过胸腔积液电泳单克隆蛋白的检测，或通过胸膜活检标本的组织学检查确诊。

五、心力衰竭引起的胸腔积液

漏出性胸腔积液是常见于左心衰竭（少见右心衰）引起的心源性肺水肿患者中，尤其是当水肿严重，大多出现双侧胸腔积液。单侧胸腔积液多发生在右侧。当单发胸腔积液位于左侧时，且患者没有心脏扩张征象，则需要寻找除了心衰以外的其他病因。有心

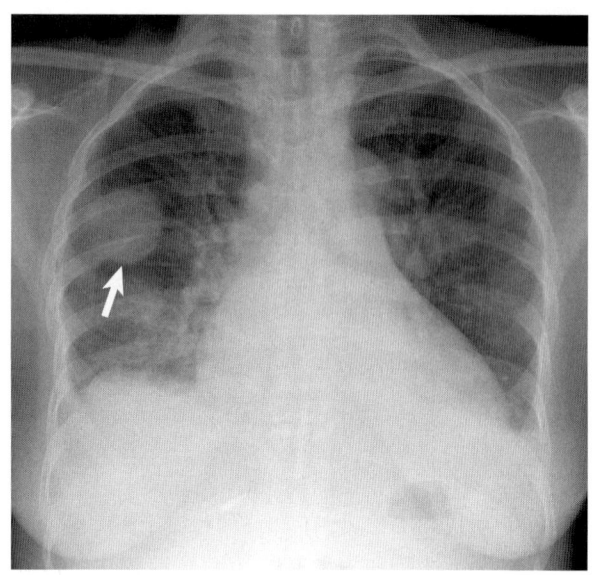

图 72.20 多发性骨髓瘤与淀粉样心肌病。后前位 X 线胸片显示胸壁病变(箭),符合多发性骨髓瘤病史。可见中度的心脏扩大,肺血管再分布,双侧少量胸腔积液表明有心衰。该患者有淀粉样心肌病。

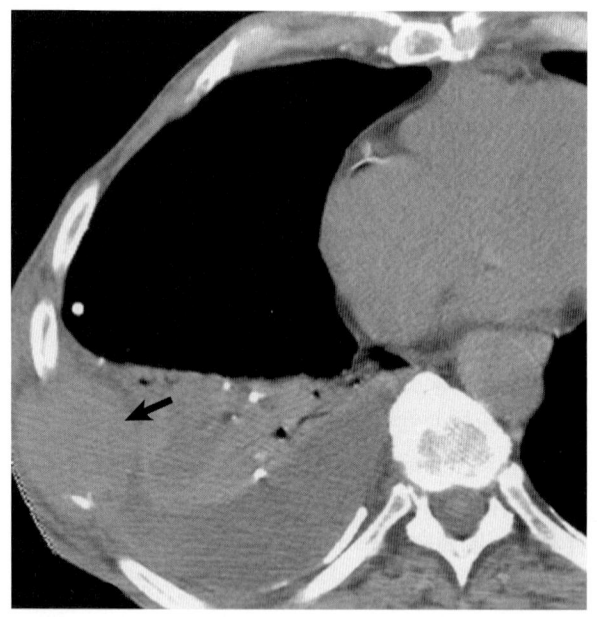

图 72.21 骨髓瘤性胸腔积液。CT 显示肋骨破坏伴有大量软组织成分(箭)浸润邻近胸膜伴同侧胸腔积液,可见石棉相关的胸膜病变。

脏扩大的影像学证据,无论有或无肺静脉高压,大多数病例的诊断都很明显。利尿剂治疗可逐步改变心衰患者胸腔积液的成分,使总蛋白和乳酸脱氢酶(LDH)浓度升高,表现为渗出性积液。计算血清-胸腔积液蛋白和白蛋白变化,可能是鉴别这些患者的积液是渗出性还是漏出性最有效的方法。

在心衰时,肺叶间裂内出现界限清晰的胸腔积液,它被称作肺假瘤。这些可突然消失的肿瘤多见于肺水平裂间(图 72.3)。

六、肺血栓栓塞引起的胸腔积液

在适当的临床环境中,如果有膈肌抬高,肺基底部阴影以及胸片上少量胸腔积液的征象可提示血栓栓塞性疾病。在 30%～50% 的肺栓塞患者,可出现胸腔积液。多数肺栓塞引起的胸腔积液患者会出现胸膜炎样的胸痛。胸腔积液多发生在单侧、量少、渗出性的,偶尔也可发现在双侧。胸腔积液与肺栓塞可以不在同一侧。胸腔积液可以是透明、血性或在胸膜穿刺处有血。在无外伤或恶性肿瘤时,血性胸腔积液是肺栓塞的特征表现。多数胸腔积液是游离性的,但如果延误诊断也可出现包裹性积液。

一项回顾性分析研究纳入了 230 例肺栓塞的患者,X 线胸片和 CT 胸腔积液的显示率分别为 32%、47%,且多为单侧(85%),量较少(90%),多小于 1/3 胸腔(图 72.22)。近期一项基于 CT 的评分系统研究显示,肺栓塞的胸腔积液是预测所有因素所致 30 d 病死率最终模型的因素之一。

肺梗死合并胸腔积液的发展和缓解多与梗死灶同步,但在某些病例中,会出现较晚或吸收较早。X 线胸片显示有肺梗死灶的大量胸腔积液(14～21 d)比无肺梗死的胸腔积液吸收的时间更长(7～10 d)。在治疗过程中,胸腔积液进展可由再次肺栓塞、继发感染或抗凝后的肺出血所致(图 72.22)。

七、外伤所致的胸腔积液

在美国,每年约有 100 万患者因钝性胸部创伤而住院。血胸是穿透和非穿透性创伤最常见的表现。有时,胸腔积液可能是由于胸导管损伤后胸腔内的乳糜堆积所致。在一组 203 例乳糜胸的患者中,有 101 例(50%)患者形成的乳糜胸是因创伤或外科手术所致。

急性胸腔积血行 CT 检查可明确诊断,表现为液-液平或胸腔积液的密度增高(图 72.23)。如果胸腔内血液成分变成去纤维蛋白,那么影像学上就无法与其他原因所致的胸腔积液鉴别。出血部位可影响出血量。如果出血来自体循环系统,无论血量如何,血胸都会进展;如果来自肺循环系统,扩大的血性胸腔积液会压迫肺组织,由此产生的肺填塞可能产生止血作用。

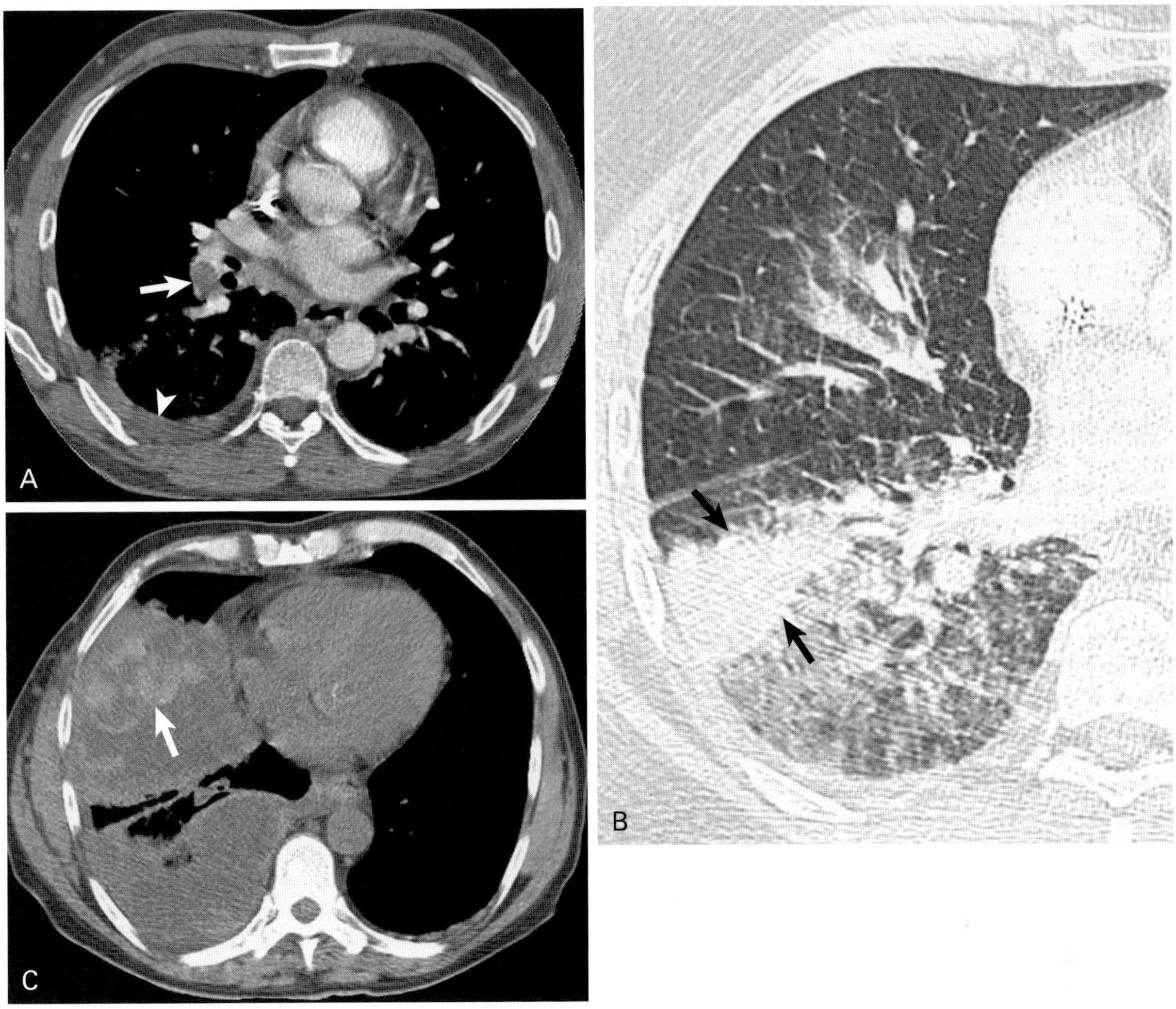

图 72.22 肺栓塞引起的胸腔积液。(A)CT 增强显示右下叶肺动脉内充盈缺损(箭),符合急性肺栓塞,并可见少量的胸腔积液(箭头)。(B)肺窗 CT 显示楔形三角形致密影(箭),伴周围磨玻璃影,符合右肺下叶梗死。(C)CT 显示新见右侧胸腔大量积液,伴高密度影(箭),符合血胸。该患者有过度抗凝治疗史。

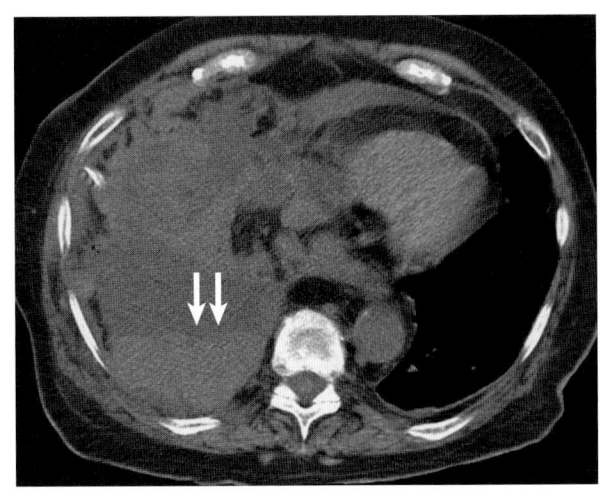

图 72.23 血胸。CT 显示在右侧胸腔存在混杂密度的多房积液。积液显示局部密度增高影和液-液平(箭),符合血胸。还可见到心脏向左侧移位和少量心包积液。该患者由于车祸外伤致右侧多发肋骨骨折(未显示)。

在急救过程中,胸部创伤通常需要放置胸腔引流管。研究显示,在胸腔外、肺实质内、纵隔内、叶间裂内胸腔引流管经常出现位置异常,发生率约 26％～58％,此时需要及时重新置管。相比前后位 X 线胸片,CT 能更准确地发现胸腔引流管的位置异常。

发生闭合性胸部创伤后食管破裂的情况罕见。更多的是见于严重呕吐后自发性破裂(Boerhaave 综合征)或食管镜、胃镜检查后的并发症。一项回顾性分析研究纳入了 127 例食管破裂的患者,其中 50 例(39％)患者是继发于内镜检查或扩张术而产生医源性食管破裂,最常见的破裂部位位于食管下半段。

X 线胸片有无相关征象取决于穿孔和检查的时间间隔、撕裂的部位及纵隔胸膜的完整性。纵隔壁层胸膜的破裂,可导致液-气胸或脓气胸的急性进展。

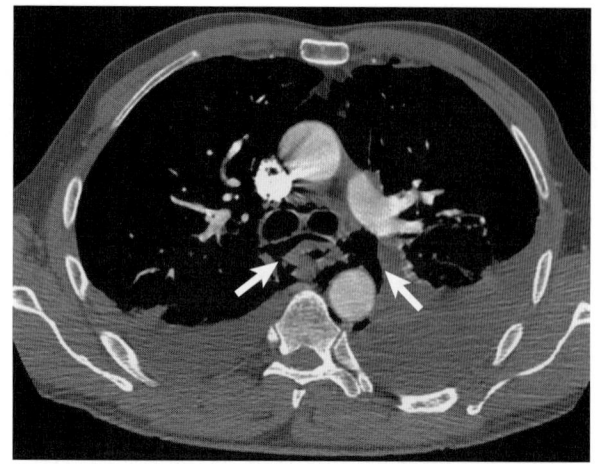

图72.24 食管穿孔。一例54岁的男性在长时间的呕吐后,出现严重的胸痛。CT显示双侧胸腔积液(左侧为大量)和广泛的纵隔气肿(箭),主要位于食管后方。这是高度提示食管破裂(布尔哈夫综合征),后被食管镜证实(未显示)。

胸腔积液多发生在左侧,但也可在双侧(图72.24)。没有出现胸膜破裂的纵隔及皮下气肿迅速发展。在75%患者,由纵隔炎引起的少量胸腔积液呈隐匿发展。大约40%的患者不会出现皮下气肿,并且穿孔后至少1h内不会出现;食管穿孔后立即摄片可表现为正常,但不能由此排除穿孔的可能性。

在特定的临床环境下,胸部CT检查发现纵隔积气,强烈提示食管穿孔。胸腔穿刺术、胸腔积液检测分析可判断纵隔胸膜是否完整。有左侧胸腔积液病史且影像学特征怀疑是创伤性纵隔疝的患者,高度提示存在血管的损伤,因为在没有窒息的情况下,液体很少会积聚在胸腔内(图72.25)。

八、乳糜胸

乳糜胸指胸腔内出现乳糜(淋巴)。胸导管将乳糜从肠道乳糜管输送至左锁骨下静脉。乳糜胸主要是由于胸导管或其一个主要分支破裂或阻塞后乳糜液外漏所导致。

乳糜的特征性表现是乳白色液体。乳白色的积液并不总是乳糜性的,并不是所有乳糜性积液都是乳白色的,因此,胸腔积液的外观可能会引起误导。假性乳糜胸或乳糜样胸腔积液表现为乳白色的液体,通常和慢性胸膜炎相关。相比于乳糜胸,乳糜微粒并不存在于上述积液里,其胸腔积液里具有较高的胆固醇含量,和淋巴管或乳糜无关。乳糜胸的病因有很多(表72.3),其中最常见的原因是恶性肿瘤(特别是淋巴瘤)和创伤(特别是手术期间),前者的发生率是后

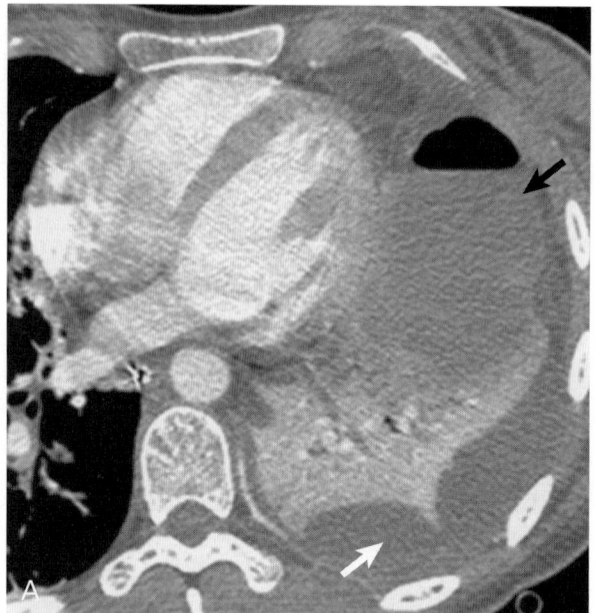

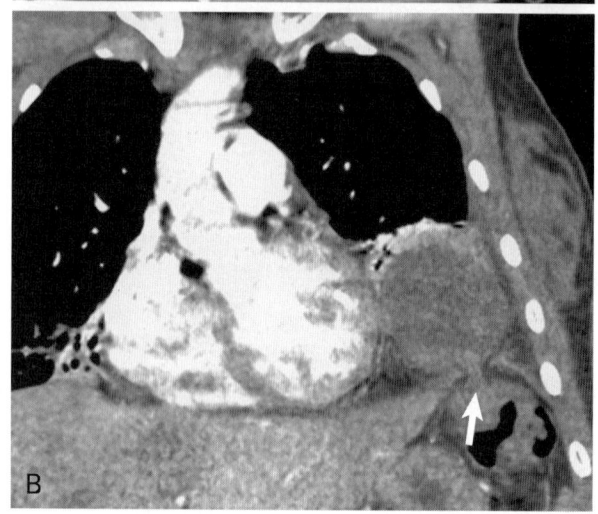

图72.25 创伤性膈疝。(A)增强CT显示在不强化的肠管中见气-液平(黑箭),前方紧邻肋骨,符合膈肌破裂的征象。左侧胸腔中量积液(白箭)和不强化的肠道强烈提示缺血坏死的诊断。(B)冠状面CT重建显示在左膈肌出现缺损(箭),见结肠脾曲疝入左侧胸腔。经手术,肠梗死被证实,并且行膈肌缺损修补术。

者的两倍。创伤性破裂而导致的乳糜胸可能是发生交通事故后早期或晚期的并发症。其也是公认的胸膜、肺手术中并发症,其发生率为0.7%。胸导管撕裂伤及乳糜胸是食管切除术中常见的并发症,其发生率为0.6%~4%。患者食管癌累及食管中1/3处的患者术后并发乳糜胸的风险较高。由于胸导管在第5和第7胸椎水平穿过脊柱左侧,当胸导管下部破裂则引起右侧乳糜胸,上部破裂则引起左侧乳糜胸(图72.26)。

表 72.3 乳糜胸的产生原因

常见	罕见
恶性肿瘤	淋巴管平滑肌瘤病
淋巴瘤	结节病
转移瘤	中央静脉阻塞
外伤	淀粉样变性
手术	
穿透性损伤	
结核	

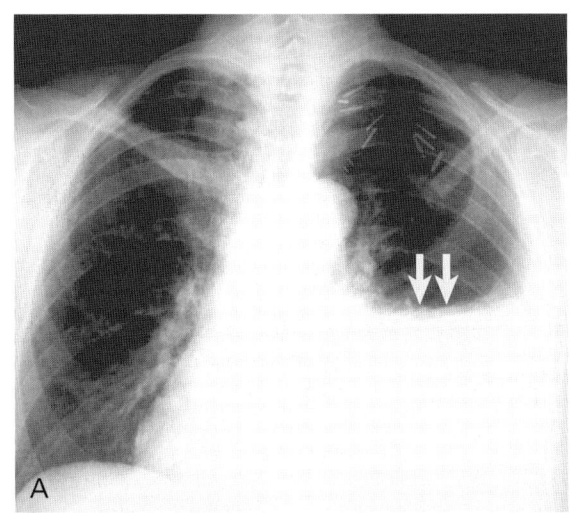

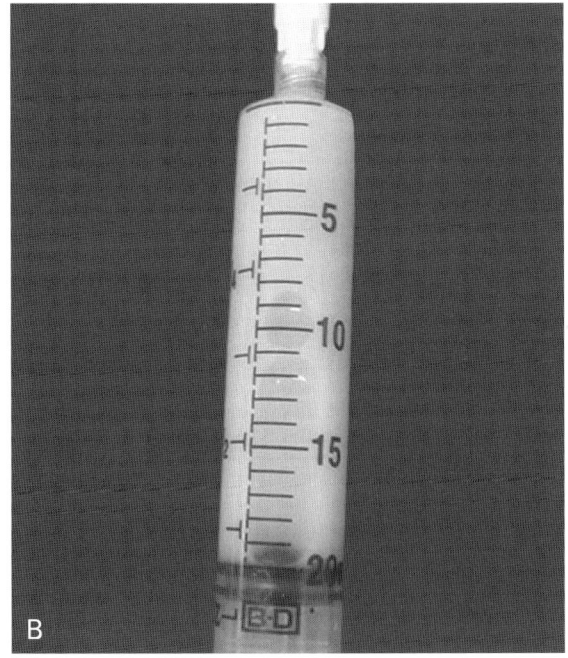

图 72.26 乳糜胸。(A)左侧第 1 肋和左锁骨内侧段进行纤维性增生不良的手术后 3 d 行前后位 X 线胸片,示左侧胸腔中等量积液(箭)。(B)胸腔穿刺后显示胸腔积液为乳白色,如乳糜性胸腔积液。胸导管在手术过程中受损,受损部位位于其与汇入左头臂静脉处的近端。

乳糜胸的 X 线表现与非乳糜性病因引起的胸腔积液的表现相似。乳糜性胸腔积液在 CT 上的密度多样,可能由于液体中脂肪成分而呈现低密度,但一般情况下不会,因为其含有较高的蛋白质成分。淋巴管造影是诊断和定位疑似胸导管撕裂的首选影像学检查方法,因为它可能显示对比剂自破裂处渗漏到胸膜腔。乳糜胸及假性乳糜胸可通过胸腔积液的脂质分析来鉴别。通常,脓胸可呈乳白色,可能会和乳糜性胸腔积液相混淆。它们可以用台式离心机加以鉴别。

九、结缔组织病所致的胸腔积液

(一)免疫性疾病引起的胸腔积液 结缔组织疾病中胸膜病理常是原有的肺部病变的反映。在结缔组织疾病中,SLE 和 RA 是胸腔积液及胸膜增厚的最常见原因(表 72.4)。毛细血管通透性增高是结缔组织病变胸膜受累的基础。免疫机制似乎是 RA、SLE 胸膜受累的原因,然而胸膜浸润被认为是导致干燥综合征、硬皮病、多发性肌炎/皮肌炎毛细血管渗漏的原因。

(二)系统性红斑狼疮 胸膜炎性胸痛、胸腔积液是可表现在 5% 的首诊 SLE 患者中,也可见于 70%SLE 患者的病程中。药物诱导的 SLE 也可以类似的方式累及胸膜。尸检发现大约有 2/3 的 SLE 患者有胸膜异常,如胸膜粘连、胸膜增厚或胸腔积液,这些也被认为是 SLE 患者最常见胸腔内的表现。

SLE 患者的胸腔积液可由局部免疫反应或其他原因引起,如原发性肾病综合征、肺血栓栓塞和感染。继发于 SLE 胸膜炎的胸腔积液通常伴有疼痛和位置固定,而肾脏疾病相关浆液性积液是无痛的。

典型的 SLE 胸腔积液量少,也可为大量积液。50% 为双侧胸腔积液,34% 为单侧(两侧都可受累,概率相仿),17% 为两侧交替出现的胸腔积液。通常是浆液性或浆液血性的,但都是渗出液。

35%~50%SLE 患者可发现心包轮廓影增大。如心脏增大合并双侧胸腔积液时,需要考虑到 SLE 浆膜炎,尤其是在年轻的女性患者。用 HRCT 对 34 例 SLE 患者行检查发现,间质性肺疾病及气道病变是最常见的表现,而仅有 5 例(15%)患者出现胸膜增厚,3 例(9%)患者出现胸腔积液,这说明胸膜异常可能不像先前认为的那么常见。由于缺乏特异性,胸膜活检的价值有限。

(三)类风湿疾病 胸膜病变是类风湿性病变在胸部最常见的表现,约 50% 的受累患者尸检时显示

表72.4 结缔组织病的胸腔积液

疾病	发病率	发病机制	积液特点	评论
类风湿关节炎浆液性积液	5%	局部免疫性胸膜炎	渗出液,pH和葡萄糖低于80%	通常对皮质类固醇/免疫抑制剂有反应
脓样积液	不常见	坏死结节;大量白细胞渗出	无菌性积脓	糖皮质激素治疗可能好转
积脓症	不常见	支气管胸膜瘘	革兰染色剂/培养呈阳性	抗生素、引流
胆固醇积液	不常见	来自衰老细胞和肉芽肿的胆固醇	乳白色;高胆固醇含量	可能需要剥脱术、胸膜固定术
乳糜性积液	罕见	淀粉样变引起的淋巴阻塞	甘油三酯增高	—
系统性红斑狼疮	50%	局部免疫性胸膜炎	渗出性	糖皮质激素治疗可能好转
韦格纳肉芽肿病	5%～55%	血管炎和胸膜下肺梗死	单侧少量渗出性胸腔积液	自发性缓解或糖皮质激素、环磷酰胺治疗
干燥综合征	<1%	胸膜淋巴细胞浸润;局部免疫胸膜炎	—	可能需要胸膜固定术
硬皮病	罕见	全身性疾病直接累及胸膜	—	没有临床意义
强直性脊柱炎	罕见	胸膜下感染/非感染性炎症	少量渗出性积液	没有临床意义
多发性肌炎/皮肌炎	罕见	胸膜淋巴细胞或浆细胞浸润	少量积液	没有临床意义
Churg-Strauss综合征	29%	胸膜炎症或肺梗死	浆液性;血性,嗜酸性	糖皮质激素治疗可能好转
白塞综合征积液	<5%	血栓形成的上腔静脉阻塞	漏出性	糖皮质激素治疗可能好转
乳糜胸	罕见	颈静脉锁骨下合流血栓形成、胸导管破裂	乳糜性胸腔积液	可能需要胸膜固定术

改编自Levine H, Szanto M, Grieble HG等。非风湿性胸腔积液中的类风湿因子。*Ann Intern Med*. 1968;69:487-492.

有胸膜改变。类风湿胸膜炎可伴或不伴有胸腔积液。尽管RA主要发生在女性,但这些积液更常见于类风湿因子阳性中年男性。大多数出现胸腔积液的风湿性关节炎患者都有皮下结节。大多数类风湿病的胸腔积液患者是无症状的,但也可表现为呼吸困难、疼痛和发热。

X线胸片多表现为少到中量的单侧性胸腔积液,可是短暂的、慢性的或复发性的,慢性胸腔积液致纤维胸时需行剥脱术。胸腔穿刺时,由于胆固醇和脂肪(乳糜样积液)的存在,积液可能有乳白色光泽和乳白色外观,表现为含高蛋白质和低葡萄糖水平渗出性胸腔积液。30%的类风湿胸膜炎患者可出现类风湿结节或肺间质病变。胸膜下类风湿结节坏死,可致脓胸、脓气胸发生率增加。

(四) Dressler 综合征 Dressler综合征又称心肌梗死后或心包切开术后综合征,以胸痛、全身炎症症状(发热、不适、白细胞增多)、心包积液及胸腔积液为特征。这在许多形式的心肌缺血或心包损伤中都有描述,包括心包手术、创伤、血管成形术、起搏器植入术、射频消融术及Takotsubo心肌病。在急性心肌梗死患者中,Dressler综合征的发病率约为1%～4%,但因为溶栓和血管成形术后的早期再灌注,该病的发病率呈下降趋势。

任何类型的心脏损伤都可能发生心包切开术后综合征。这是一个常见的术后并发症,可发生于10%～40%的广泛心包切开术的患者中。一篇对心包切开术后综合征的综述显示,X线胸片异常占79%,胸腔积液占68%,心包积液占50%,非特异性肺阴影占 10%。胸腔积液多为双侧的(22 例),少数为单侧(4 例)。这些异常表现对类固醇治疗有明显疗效,会在治疗后几天内完全消失。

(五)月经性胸腔积液　胸腔内存在子宫内膜组织是极为罕见的。月经性胸腔积液是胸腔子宫内膜异位症最常见的表现,影响约 73% 的患者(平均年龄 35 岁)。胸腔子宫内膜异位症的其他表现较少,可见月经性血胸约 14%,月经性咯血 7%,肺结节 6%。

发病最可能的理论是:"逆行月经"或子宫内膜通过输卵管经膈肌裂孔反流迁移至胸膜,因正常腹水是从右侧结肠旁沟到右侧横膈,因而证实此理论。膈肌裂孔多在右侧,从而解释了此病多见于右侧。影像学表现为气胸或血胸,胸膜结节少见。研究显示月经性血胸多与使用克罗米芬治疗不孕症有关。总体上,85%～90% 的胸腔积液发生在右侧,5% 发生在左侧,5% 为双侧发生。

十、腹部脏器疾病相关性胸腔积液

许多腹部及盆腔疾病可引起胸腔积液。膈肌上的淋巴管通道,通常右侧的管径较大,腹膜腔内的微粒物质和液体向胸腔内传输。液体多由腹膜腔流向胸膜,从不逆行。在月经相关疾病中,由于膈肌的解剖缺陷,可使液体流过。在腹部外科手术后,患者常有少量胸腔积液,研究显示约 49% 的患者会出现。

(一)肝脏及胆道系统　肝硬化患者出现大量胸腔积液并且无明确原发性肺部或心脏疾病时,称作肝源性胸腔积液。在一项对于 200 例肝硬化合并腹水患者的研究显示,12(6%)例患者有肝源性胸腔积液。肝源性胸腔积液多见于右侧,在此研究中,其中 9 例发生在右侧,2 例为双侧,2 例为左侧。积液量可以从少量到大量。这些胸腔积液总与腹水相关,腹水是漏出性积液的主要来源。腹水经膈肌裂孔进入胸腔。治疗是通过使用利尿剂和限制钠摄入减少腹水。治疗性胸腔穿刺术只能暂时缓解患者的症状,因为积液会迅速再次积聚。胸腔置管引流可以排出胸腔积液和腹水,但会导致严重的低血容量,因此密切监测患者的生命体征及确定胸腔积液的引流量是非常重要的。

(二)肾脏

1. 透析　约 20%～51% 长期透析的患者会出现胸腔积液。积液可以是渗出性或漏出性,取决于形成积液的原因;渗出性胸腔积液常为浆液血性性或出血性,并含有高水平的蛋白质和 LDH。大多数积液是双侧的,无论单侧还是双侧胸腔积液最常见的病因都是血容量超负荷。其他原因包括心力衰竭、肺炎旁积液、尿毒症胸膜炎、肺不张和结核性胸膜炎。

2. 肾盂积水和含尿囊肿　尿胸是梗阻性肾病的少见并发症,是由于腹膜后漏尿所致,尿液通过膈肌淋巴管进入胸腔。它也可见于创伤、恶性肿瘤、肾活检或肾移植的患者。胸腔积液气味像尿液一样,若梗阻性因素解除,则胸腔积液也会消失。若胸腔积液中肌酐水平超过血浆水平可确诊肾性胸腔积液。此种胸腔积液是漏出性的,且 pH 低。

3. 肾病综合征　肾病综合征的患者常见胸腔积液,约 40% 的患者会出现。液体为漏出液。

4. 尿毒症　尿毒症的患者心包膜及胸膜可发生炎症。约 20% 的尿毒症患者尸检时发现有纤维素性胸膜炎。可发生自发性缓解,常伴有复发或缩窄性胸膜增厚,需要行剥脱术。

(三)胰腺　急性或慢性胰腺炎有时伴有胸腔积液,通常没有其他胸部疾病的影像征象。多发生在左侧。慢性胰腺炎相比急性胰腺炎更易合并胸腔积液。胸腔积液常复发,胰管破裂可引起胰腺胸膜瘘,伴或不伴假性囊肿形成。药物治疗无效的患者,需行外科手术治疗。但这种情况往往难以捉摸,因为呼吸系统症状相对于腹部症状为主要表现,而瘘道又很难在影像学上显示。这时则需抽取胸腔积液,若胸腔积液内淀粉酶的浓度相对高于血浆内淀粉酶的浓度,则可确诊。

(四)卵巢

1. 卵巢肿瘤　1934 年首次报道,良性卵巢肿瘤与胸腔积液有关。胸腔积液与卵巢肿瘤间的关系(Meigs-Salmonxp 综合征)包括胸腔积液、腹水、卵巢纤维瘤以外的良性卵巢肿瘤。这些良性肿瘤包括子宫输卵管肿瘤、成熟畸胎瘤、卵巢甲状腺肿和卵巢平滑肌瘤。这个术语有时还包括卵巢癌或转移性胃肠道恶性肿瘤。Meigs 综合征的重点在于即使有腹水和胸腔积液,也不说明盆腔肿块一定是恶性的。Meigs 综合征中的良性肿瘤多为纤维瘤、纤维卵泡膜细胞瘤,约占卵巢肿瘤的 4%。

2. 卵巢过度刺激综合征　卵巢过度刺激综合征(ovarian hyperstimulation syndrome, OHSS)较少见,但是一个威胁生命的并发症,常发生在用克罗米酚或促性腺激素刺激卵泡生长时,给予人绒毛膜促性腺激素诱导卵泡破裂后的几天中。报道称受精后 0.5%～5% 会产生严重的 OHSS。

OHSS 的病理生理尚不明确。OHSS 的特点是卵巢明显增大,由于卵巢血管和其他间皮表面毛细血

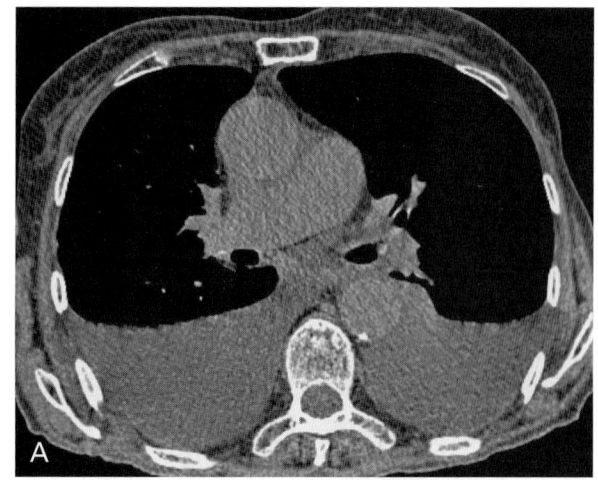

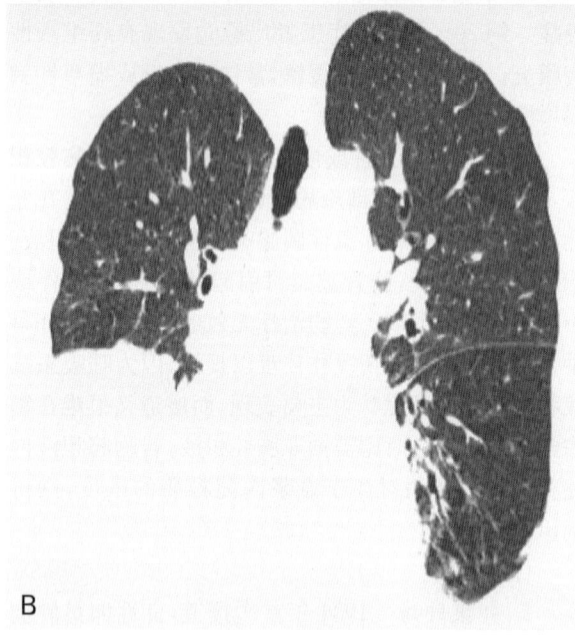

图 72.27 黄甲综合征。(A)纵隔窗 CT 显示双侧胸腔积液。(B)冠状面 CT 显示双侧胸腔积液及左肺下叶轻度的支气管柱状扩张。患者有黄甲综合征的所有临床特征。

管通透性增加,液体转移至血管外。这可导致腹水、胸腔积液、心包积液、少尿、血液浓缩及血栓栓塞现象。

最常见的 X 线表现为双侧横膈抬高、胸腔积液(双侧或右侧)及肺不张。OHSS 也可发生单一的胸腔积液,而没有腹水。

(五)膈下脓肿 急性膈下感染常伴有少量胸腔积液。在一项对 47 例患者的研究中,发现有 37 例(79%)患者有上述改变。其他研究结果显示,还会出现一侧膈肌抬高、基底部肺不张或肺炎。如出现一侧膈下积气,则是一个有利于诊断的征象。

十一、黄甲综合征

黄甲综合征是中老年人中较少见的疾病,其有三大特征:原发性淋巴水肿、反复胸腔积液、指甲颜色变黄(图 72.27)。其常伴有心包积液、鼻窦炎、支气管扩张。发病机制可能与淋巴管的解剖或功能异常有关(或两者都有),从而引起淋巴管梗阻。

63% 的黄甲综合征患者合并胸腔积液,其中 50% 为双侧胸腔积液。胸腔积液量可多可少,有时可为乳糜性。胸腔液体潴留的机制可能是淋巴管异常有关;用利尿剂治疗效果不佳。大量有症状的胸腔积液最好用胸膜磨损、化学胸膜固定术、壁层胸膜切除等方法来治疗。HRCT 已被证明在评价这种罕见疾病的呼吸道疾病程度中是有用的。在一个小样本(4个病例)的研究显示,CT 显示所有患者都有支气管扩张症,出现支气管壁增厚及支气管扩张。

要点

- 渗出液蛋白质水平大于 30 g/L,漏出液蛋白质水平低于 30 g/L
- 左心衰竭是引起漏出性胸腔积液最主要原因,其他原因包括肝衰竭、低蛋白血症、肾病综合征、缩窄性心包炎、腹膜透析
- 肺炎、恶性肿瘤、肺血栓栓塞症、结缔组织病是渗出性胸腔积液产生的主要原因
- 侧卧位 X 线胸片是检测少量胸腔积液最敏感的方法
- 包裹性积液为渗出性,超声显示分隔较 CT 更清晰
- 超声引导下的胸腔穿刺术是一种安全、准确地获取胸腔积液的方法,尤其是少量胸腔积液或包裹性胸腔积液
- 胸腔积液的 CT 检查应在完全引流积液前进行增强 CT 检查,以更好地显示胸膜异常
- CT 有助于鉴别良性和恶性胸膜增厚
- 在鉴别良恶性胸腔积液时,PET-CT 比单独使用 CT 更敏感
- 在诊断恶性肿瘤时,影像引导下对胸膜增厚或结节的活检比盲法的胸膜活检或胸腔穿刺术的诊断率更高
- 当非侵入性检查不能提供诊断时,应考虑进行胸腔镜检查

推荐阅读

English JC, Leslie KO. Pathology of the pleura. Clin Chest Med. 2006;27:157 – 180.

Hooper C, Lee YCG, Maskell N, BTS Pleural Disease Guideline Group. Investigation of a unilateral pleural effusion in adults: British Thoracic Society Pleural Disease Guideline 2010. Thorax. 2010;65(suppl 2):ii4 – ii17.

Light RW. Pleural effusions. Med Clin North Am. 2011; 95(6):1055 – 1070.

Müller NL. Imaging of the pleura. Radiology. 1993;186: 297 – 309.

Qureshi NR, Gleeson FV. Imaging of pleural disease. Clin Chest Med. 2006;27:193 – 213.

Roberts ME, Neville E, Berrisford RG, Antunes G, Ali NJ, BTS Pleural Disease Guideline Group. Management of a malignant pleural effusion: British Thoracic Society Pleural Disease Guideline 2010. Thorax. 2010;65(suppl 2):ii32 – ii40.

Sahn SA. Pleural effusions of extravascular origin. Clin Chest Med. 2006;27:285 – 308.

参考文献见 ExpertConsult.com.

第73章

良性胸膜增厚

Carol C. Wu | Jean M. Seely

胸膜病变最常见的病因是胸腔积液,第二常见的病因是纤维化所致的良性胸膜增厚。胸膜纤维化有许多原因,是许多胸膜疾病的结局,也是各种原因所致肺部炎症的潜在并发症。

胸膜纤维化的形式多样。它可为局灶性(肺尖帽、胸膜斑)或弥漫性。在某些方面,胸膜纤维化被认为是有缺陷的愈合。胸膜纤维化的发病机制是胸膜腔炎症。间皮细胞对损伤的反应及底层基底膜保持其完整性的能力是决定是否正常愈合或随后胸膜纤维化的关键。

胸膜不仅是一个保护屏障,也是一个免疫和代谢反应膜,它能维持胸膜腔内的动态平衡。间皮细胞分泌葡萄糖胺聚糖和其他表面活性剂样分子以润滑胸膜表面;分泌促炎介质、抗炎介质和其他免疫调节介质;分泌促进纤维蛋白沉积和清除的因子;分泌有助于浆膜修复的生长因子、细胞外基质蛋白。胸膜损伤和纤维化的特征是纤维蛋白转换紊乱。间皮细胞和炎性细胞、细胞因子、生长因子、血源性产物的相互作用是组织纤维化的重要发病机制。在组织的正常修复和再生、过多基质纤维化的形成及产生瘢痕的过程中,这些影响因素相互作用的确切时间以及遗传因素等在这些不同损伤恢复方式中是不同的。

绝大多数脏层或壁层胸膜的弥漫性纤维化是由反复胸腔积液导致的。最常见的原因是胶原血管疾病、石棉暴露史及药物,特别是美西麦角、甲氨蝶呤、溴麦角隐亭、普拉洛尔(心得宁)及丝裂霉素。

多种不同的疾病都可出现胸膜炎及继发胸腔积液。大多数病例中,无论有无药物治疗,胸膜炎症消退后都无胸膜纤维化的后遗症。但是,在某些病例中,胸膜炎症可进展为胸膜纤维化。在胸膜炎的实验模型中,损伤后间皮细胞发生增生,并对损伤产生反应。反应性间皮细胞呈柱状,并伴有微绒毛增多以及氧化通路酶增多。刺激纤维蛋白溶解、前列腺环素及富含透明质酸的糖蛋白合成,以清除碎片和修复间皮细胞表面,维持胸膜表面的完整性。间皮细胞和基底膜损伤及再生的程度是发生完全恢复还是发生胸膜纤维化的关键。

要发展为胸膜纤维化,必须有以纤维蛋白转换的紊乱为特征的细胞外基质增加,使纤维化过程继续进行。当胸膜腔有炎症时,血浆的凝血蛋白释放,形成纤维蛋白基质。间质细胞的促凝血活性和纤溶活性间存在着一种复杂的平衡。在渗出性胸膜炎中,这些活性间的局部平衡被破坏,增加了纤维蛋白的沉积。渗出性胸腔积液的特点是由于促凝血活性增加、纤溶蛋白活性降低,导致胸膜腔内的纤维蛋白沉积。

一、肺尖帽

胸腔顶端出现的胸膜增厚,有时出现在叶间裂,这种现象很常见。在大多数情况下,病因不明。这种"特发性"帽的高度通常小于 5 mm,并且边缘光滑或下缘呈波浪状。单侧或双侧的肺尖帽,随着年龄增加而越来越常见。一项 X 线的研究显示,单侧的肺尖帽征见于 11% 的患者,双侧的肺尖帽见于 12% 的患者。发病率随着年龄的增长而上升,在小于 45 岁的患者中发病率约为 6%,而在大于 45 岁的患者中发病率为 16%。男女的发病率相仿。肺尖帽的发生与结核病、肺气肿、弥漫性间质纤维化、矽肺或石棉肺间没有明显的相关性。

(一)病理学 肺尖帽是由胸膜外的脂肪和肺实

质构成,并有一定程度的胸膜纤维化。在组织学上,胸膜因密实而变厚,有时是因透明样变的胶原蛋白而增厚,部分病例中伴有单核巨细胞聚集的小灶。肺实质下的结构得以保护,但是纤维组织使肺泡腔闭塞、肺泡间隔的弹性组织增多。可发现有局灶性的钙化或骨化。纤维化的机制尚不明确。在一项尸检研究中发现了慢性支气管炎和肺动脉狭窄的组织学证据。研究认为,间歇性或持续的低度感染联合相关的肺尖缺血可能是导致胸膜纤维化的原因。

(二)影像学表现

1. 胸部 X 线　肺尖帽为位于肺顶端的不规则形、不均质的阴影。下缘通常有清晰的边缘,但经常呈帐篷状或波浪状(图 73.1)。帽状阴影的厚度多变(上下径通常小于 5 mm)、横径多变,可为单侧或双侧。与既往结核病史相关的肺尖帽患者,在 X 线胸片上,肺尖帽的厚度可超过 1 cm(图 73.2)。

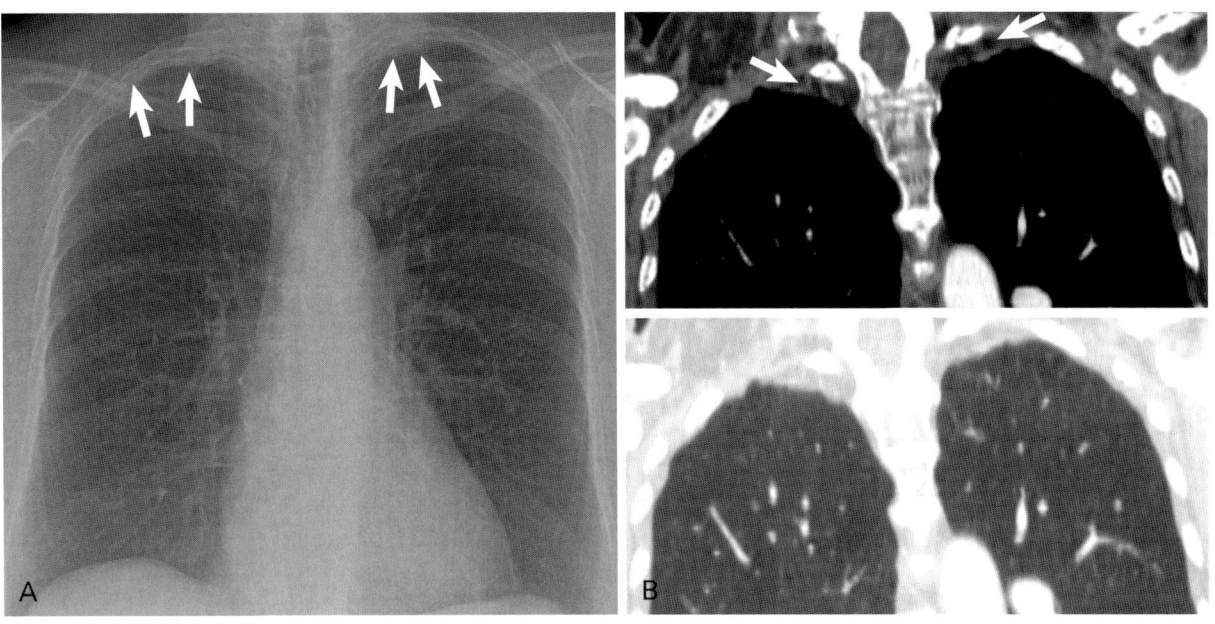

图 73.1　肺尖帽。(A)后前位 X 线胸片显示双侧肺尖胸膜增厚(箭)伴有肺部波浪状边缘。其为双侧对称性,且测量高度小于 5 mm。(B)冠状面 CT 重建软组织窗和肺窗的图像显示,X 线片上的阴影除胸膜增厚外主要由胸膜外脂肪(箭)组成。肺窗显示肺尖帽波浪状的下缘最为清晰。

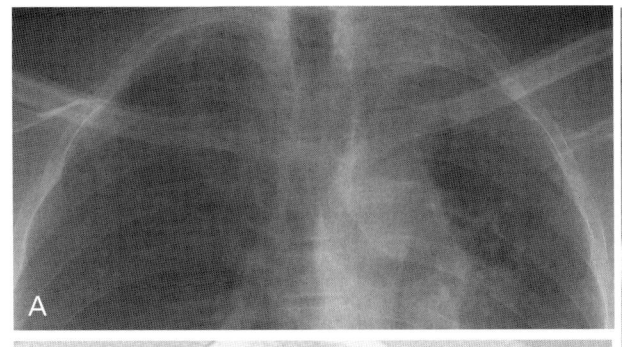

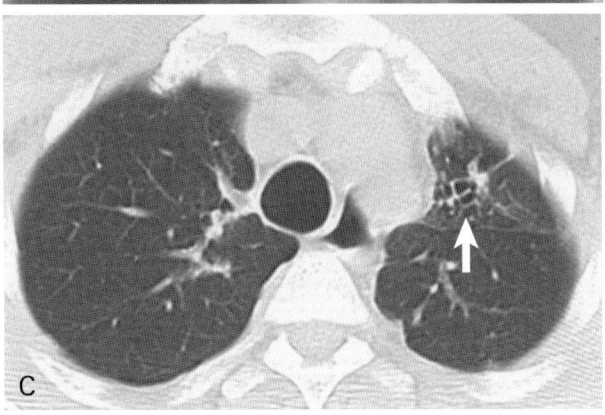

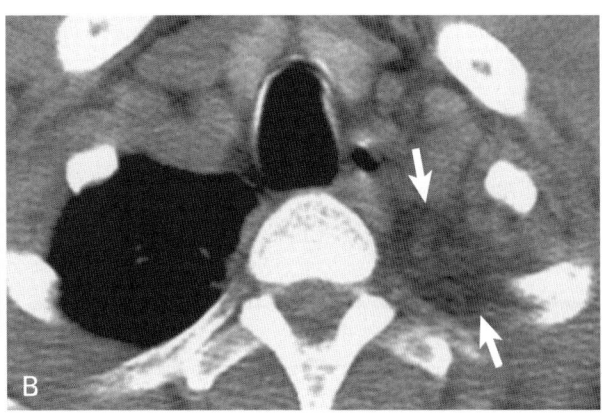

图 73.2　既往肺结核导致的肺尖帽。(A)放大的后前位 X 线胸片显示左侧肺尖非对称性胸膜增厚大于 1 cm。左肺上叶体积减小与肺实质瘢痕有关。(B)CT 显示左侧肺尖增厚,几乎完全是胸膜外脂肪堆积(箭)。(C)肺尖水平 CT 显示左肺上叶体积减小和支气管扩张(箭),与既往结核病史相符合。

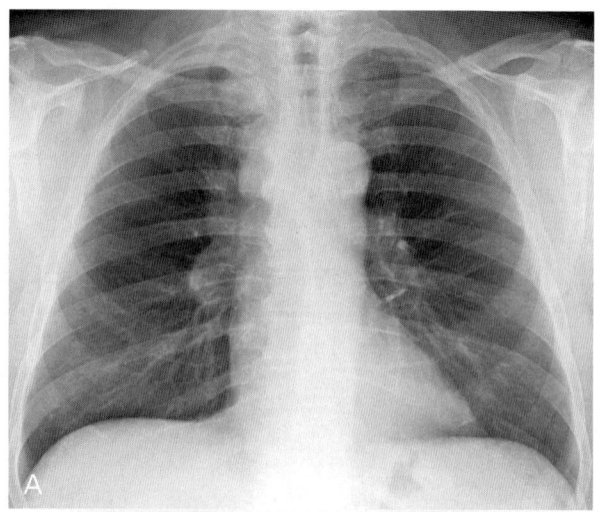

图 73.3 肺尖帽和右侧气胸。冠状面 HRCT 显示右侧少量气胸勾勒出右侧肺尖的胸膜增厚(箭),肺尖帽只在右侧显示。

2. CT 胸膜外脂肪和散在的血管影是导致 X 线上大部分阴影的原因(图 73.1,图 73.2)。慢性胸膜疾病区域邻近的胸膜外脂肪通常增厚,可能是由于肺纤维化收缩造成的。肺尖气胸可以勾勒出肺尖帽的轮廓(图 73.3)。在这种情况下,白色的脏层胸膜线会变厚,气胸时可以很好地描绘出来。

(三)鉴别诊断 其他起源于肺、胸膜或胸膜腔外的病灶可以导致单侧或双侧肺尖帽。

1. 肿瘤 Pancoast(上沟)瘤(图 73.4)、颈部或纵隔的淋巴瘤延伸、转移瘤、间皮瘤。

2. 感染 从颈部蔓延而来的胸膜外脓肿或结核。

3. 放射性纤维化 淋巴瘤及头部、颈部或乳腺癌灶放疗后(图 73.5)。

4. 出血 胸腔外主动脉夹层破裂、肋骨或脊柱骨折、锁骨下置线引起的出血。

5. 血管畸形 主动脉弓缩窄伴肺尖上方扩张的侧支循环,锁骨下动静脉瘘。

6. 其他 纵隔脂肪过多症并伴肋下脂肪突入肺尖。

7. 胸腔积液 患者仰卧位时的胸腔积液也可类似肺尖帽,液体可至胸膜腔最低处(图 73.6)。

要点:肺尖帽

- 典型为双侧、对称
- 厚度<5 mm
- 特异性最多见
- 随着年龄增大,发病率上升

二、胸膜斑

(一)病因、发病率及流行病学 胸膜斑是石棉吸入最常见的表现(见第 61 章)。石棉导致纤维化可

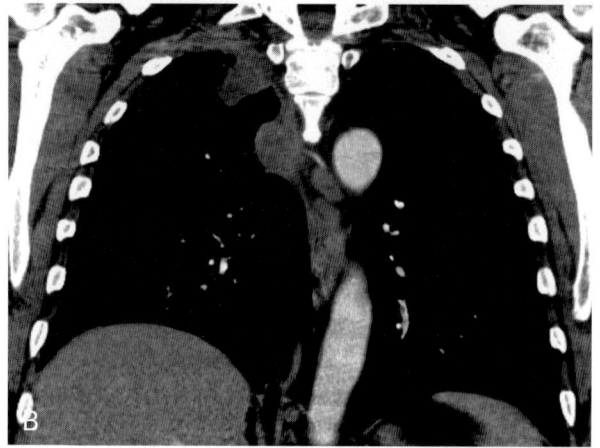

图 73.4 肺上沟瘤。(A)后前位 X 线胸片和(B)冠状面增强 CT 显示右肺尖部软组织肿块和代表淋巴结转移的右侧气管旁条状阴影。

累及肺间质(石棉肺)、壁层胸膜(胸膜斑)、脏层和壁层胸膜(弥漫性胸膜增厚)。相比肺实质,胸膜对石棉纤维更为敏感。胸膜斑在吸入较低的纤维负荷即可出现,而石棉肺则与较高的纤维负荷有关。胸膜斑为暴露的标记物,可以在短暂或轻度石棉暴露后出现。虽然斑块的发生率随暴露的剂量增加而升高,但斑块的严重程度和暴露的总尘量之间并非线性相关。然而,尸检发现石棉暴露的强度与受累胸膜斑块的总面积之间直接相关。在有环境暴露的个体中,发病率约从 0.53%~8%。有关职业暴露的研究显示造船厂工人中发病率约 3%~14%,在绝缘处理的工人中则高达 58%。然而,以前报道的发病率数据,必须考虑用于检测胸膜斑块的方法。在从石棉暴露到发展为胸膜斑之间有 20~30 年的潜伏期。有 15% 的患者在 30~40 年潜伏期后出现钙化,随着暴露的时间越长,钙化斑块越多。横膈钙化高度提示既往石棉暴露史。

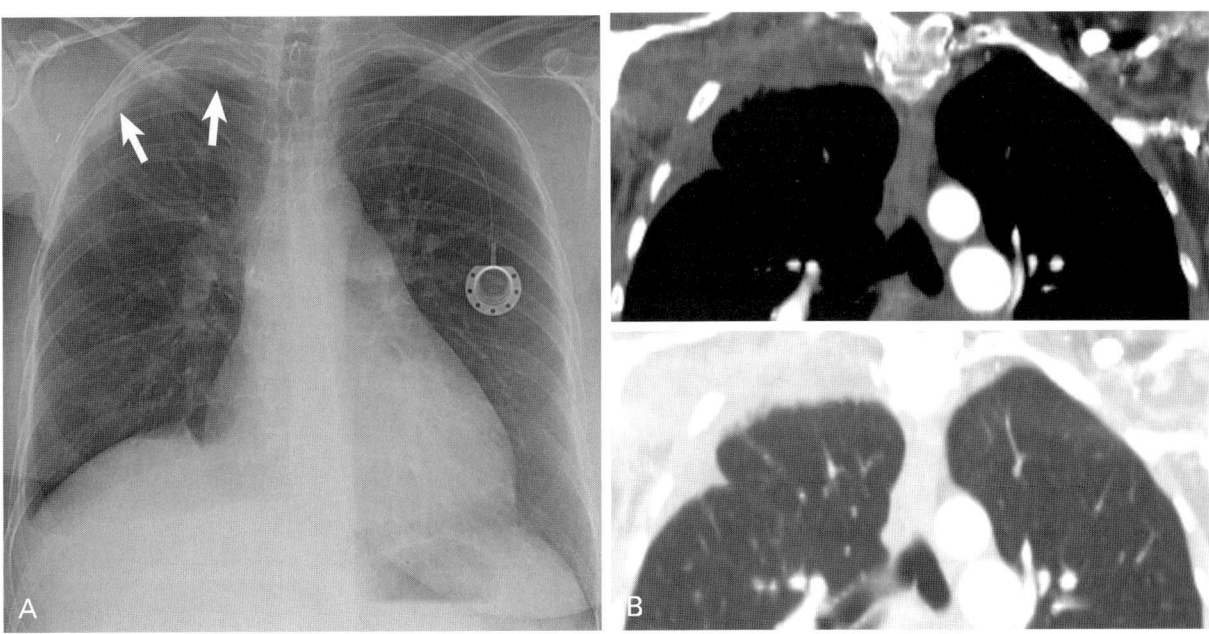

图 73.5 放射性纤维化。(A)后前位 X 线胸片显示乳腺癌放射治疗后非对称性右侧肺尖胸膜增厚,可见右侧乳腺阴影缩小。(B)结合冠状面 CT 重组软组织窗和肺窗图像显示 X 线胸片上的阴影由胸膜外脂肪、胸膜增厚和网状的肺纤维化构成,可见右侧肺上叶体积缩小。

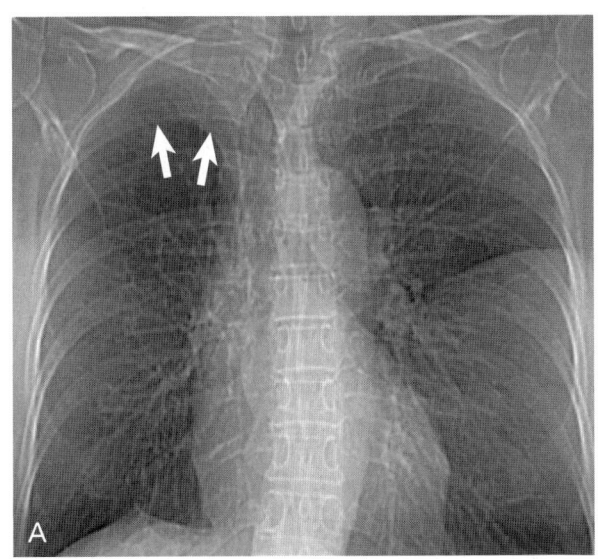

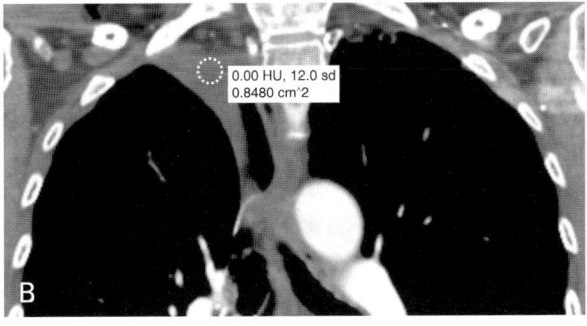

图 73.6 右肺上叶切除术后胸腔积液。(A)CT 定位片显示右肺尖的阴影,类似胸膜增厚(箭)。(B)冠状面 CT 重组显示右肺尖的胸腔积液,密度为 0 HU。

除了石棉,还有其他不太常见的原因导致胸膜斑。硅肺可产生胸膜斑;然而,尸检显示脏层胸膜、壁层胸膜都会受累,但石棉斑典型的是壁层胸膜受累。胸部外伤(血胸)、感染(脓胸)、以前用于治疗肺结核的人工气胸也会引起胸膜斑。与石棉导致的胸膜斑不同,这些病变通常是单侧的并分布于较高区域。

(二)病理生理学 虽然显微镜下可从胸膜斑中分离出石棉纤维碎片,对于纤维是怎样到达壁层胸膜及是否导致了炎症和纤维化都尚不明确。温石棉纤维,纤细、短,特别是纤维碎片,更易达到胸膜,这可能是石棉相关疾病的许多病理和组织学特征的原因。有些学者提出,石棉纤维从脏层胸膜表面突出而引起的局部壁层胸膜炎症是导致胸膜斑块是直接原因。然而,没有确实的病理证据支持这一观点。对胸膜斑发病机制最合理的解释是石棉纤维逆行淋巴引流,从纵隔淋巴结至胸骨后和肋间淋巴管到达壁层胸膜。石棉纤维也可作为栓子通过肋间血管的到达壁层胸膜。斑块位于脏层胸膜的气孔附近,被称为 Kampmei 点,是石棉纤维被淋巴管吸收引流的地方。

这些孔通常位于下半胸,这就是为什么大多数斑块常发生在第 6 肋骨以下的原因。

1. 病理学 胸膜斑是散在透明纤维增多的区域,大多起源于壁层胸膜。它们由非细胞的胶原束形成高波浪编织状结构,包含了丰富的石棉纤维,几乎都是温石棉,但是没有石棉体(含石棉芯的铁质体)。

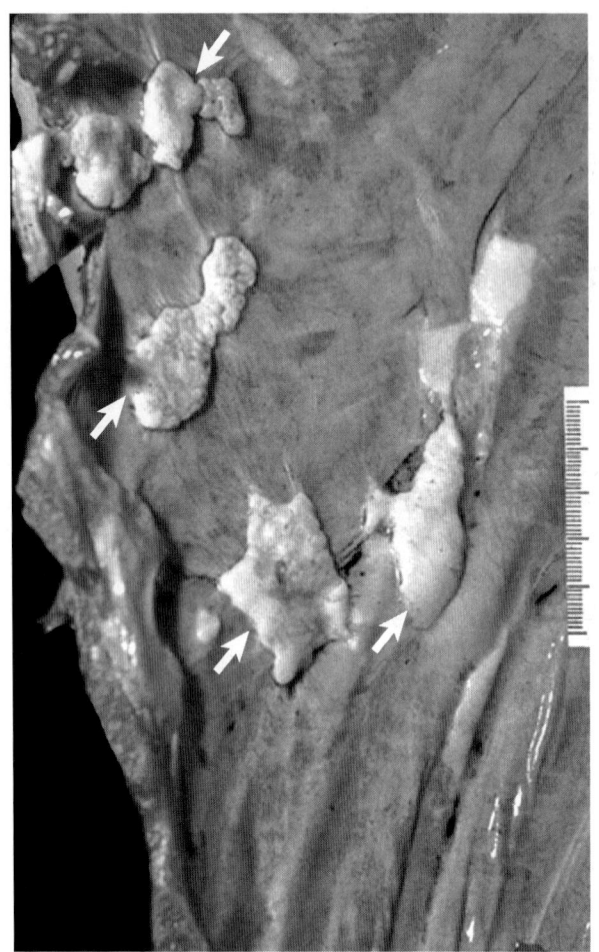

图73.7 石棉相关胸膜斑。尸检标本显示沿着肋侧壁层胸膜有很多珍珠样白色的胸膜斑(箭)。

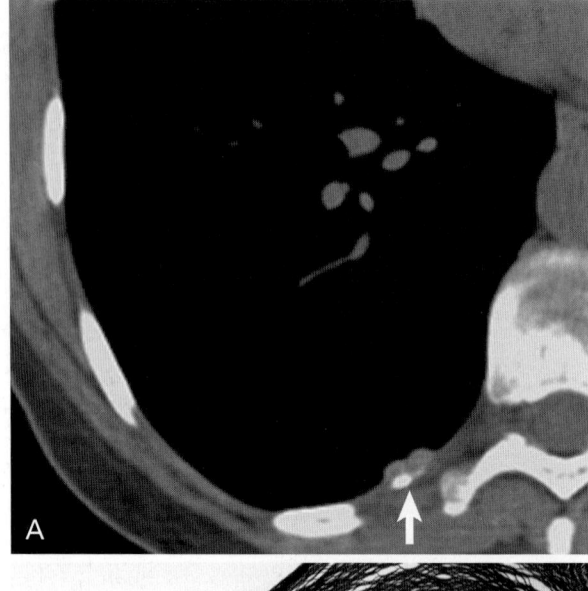

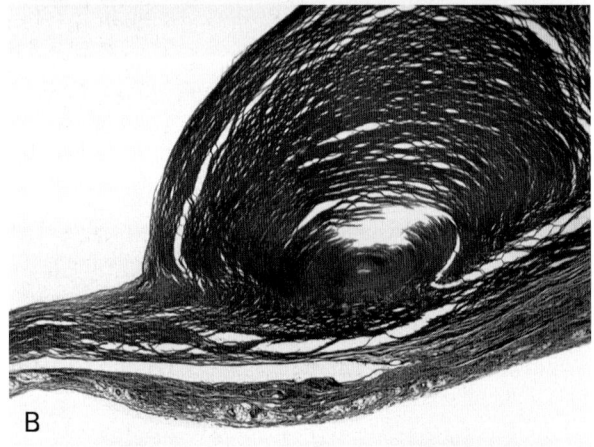

图73.8 胸膜斑。(A)右下肺叶层面的CT放大图像显示单个部分钙化的胸膜斑(箭)。患者出现自发性气胸,因此进行了胸膜切除术。没有外伤史。(B)病理切片显示胸膜斑的全层。胶原斑块显示典型的非细胞胶原束形成波浪编织状外观。(见彩色插页)

内侧为正常间皮细胞所覆盖;在肋侧可能有轻度炎症的迹象。在没有持续暴露的情况下,胸膜斑块也可能会随着时间的推移而进展。通常,它们的钙化量会随时间而增加。目前尚无胸膜斑恶变为间皮瘤的证据。

胸膜斑是分散的、高出表面的、不透明、光滑的、圆形的病灶(图73.7)。薄的斑块是光滑的、灰白色的。厚的斑块是象牙色或灰色的,表面可以是光滑的,也可以是结节状的。在显微镜下,斑块是由层状的胶原结缔组织构成,没有细胞结构,很少有炎症或纤维囊性核(图73.8);许多斑块被覆一层薄的排列整齐或分化良好的间皮细胞。弹性染色显示斑块下与周围正常的壁层胸膜结缔组织有完整的连续。这表明斑块是胸膜外的,并且是在胸膜结缔组织和其表面的间皮细胞层之间产生的。

壁层胸膜斑是一个边界清晰的病变,最常见于胸部第6~第9肋后外侧水平。它们更常见于下半胸部。肋膈角和肺尖通常不受累。斑块也可见于膈顶和心包。

2. 肺功能　胸膜斑与肺功能损伤通常不相关。

由于胸膜斑表面覆盖正常的间皮细胞,且在呼吸运动中和肺与胸壁的粘连无关,所以肺仍然可以沿着胸壁滑动并充分扩张。研究表明,当肺功能受损时,更可能是由亚临床间质纤维化引起的。

(三)临床表现　胸膜斑通常在X线胸片或CT上偶然发现,具有重要的法医学意义。胸膜斑患者在没有相关肺部疾病或弥漫性胸膜纤维化的情况下通常没有症状。

(四)影像学表现

1. 胸部X线　胸膜斑在X线胸片上的最早表现为单侧或双侧软组织密度的细线,位于腋窝区域的肋骨下方,通常是第7或第8肋骨。非钙化胸膜斑在胸片上很难被识别,除非投射的X线束刚好与斑块相切。从侧面看,斑块表现为边界清晰的致密软组织影,厚约1~10mm,平行于胸外侧壁的内缘。和其他肺实质外病变一样,正面很难观察到胸膜斑。典型的特征是内缘边界清晰和外缘边界模糊,即所谓的不完全边界征(图73.9)。冬青树叶征是胸膜斑块的影像学表现,其边缘呈不规则增厚结节状(图73.10)。大

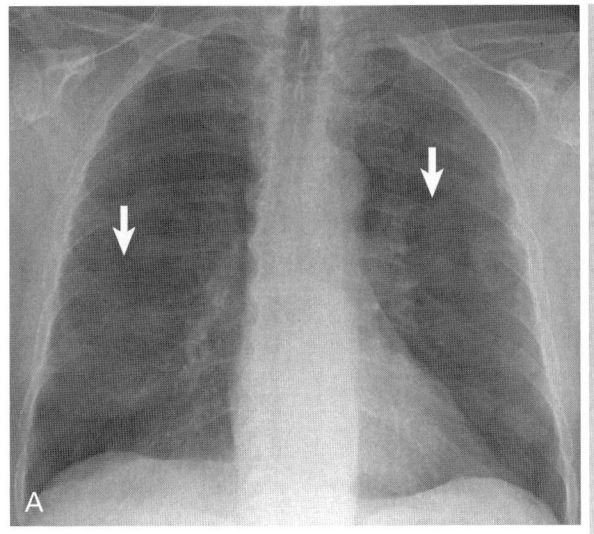

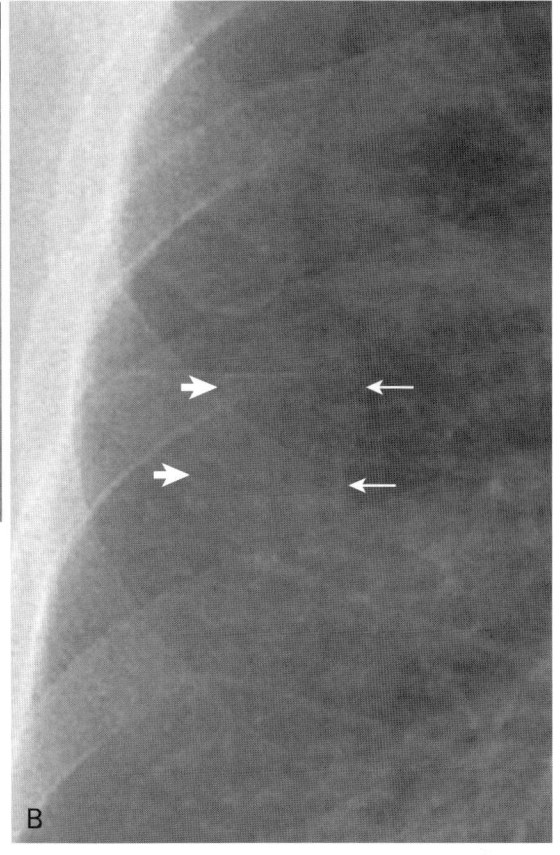

图 73.9 石棉相关的胸膜斑。(A)后前位 X 线胸片显示双侧胸部微小的密度增高影(箭)。右侧的类似肺实质病变。(B)靶视野显示右侧阴影的内侧缘边界清楚(细箭)和外侧缘边界不清(短箭)、不完全边界征、肺外病变的特点。CT 显示为双侧非钙化胸膜斑(未显示)。

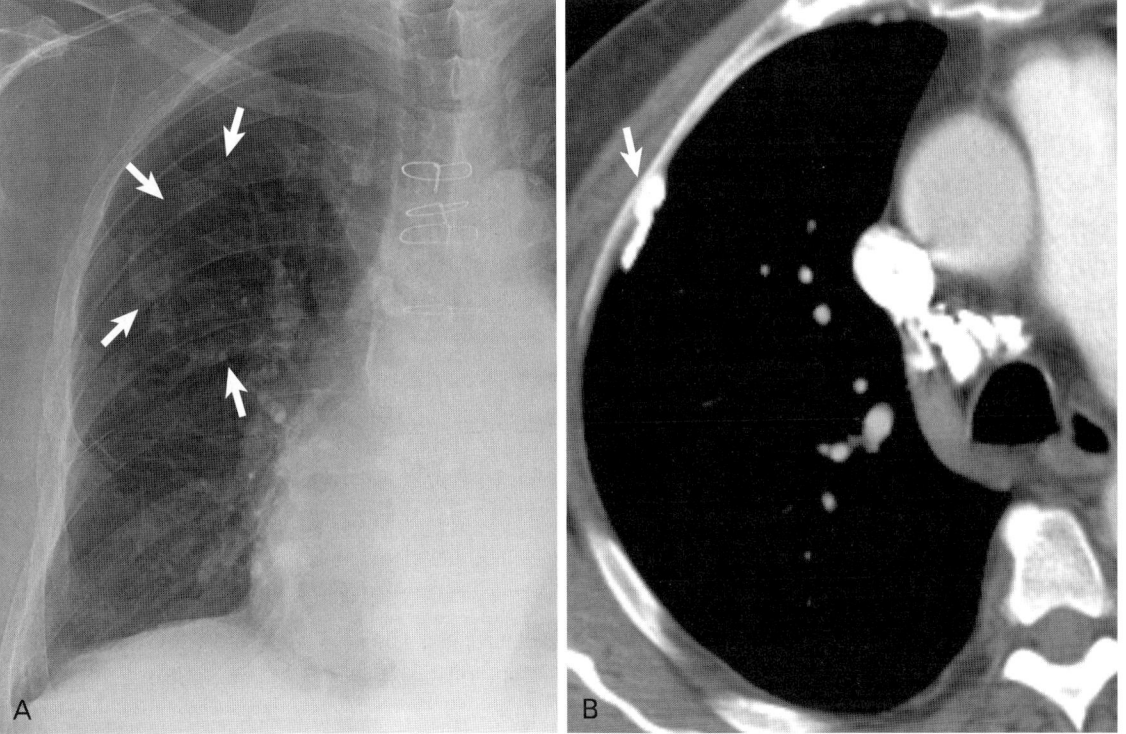

图 73.10 单侧钙化胸膜斑。(A)后前位 X 线胸片显示阴影边缘为致密的结节状边缘(箭),符合冬青树叶征。(B)轴面 CT 图像证实右侧钙化胸膜斑(箭)和钙化的右肺下叶气管旁淋巴结,可能与既往的肉芽肿感染有关。

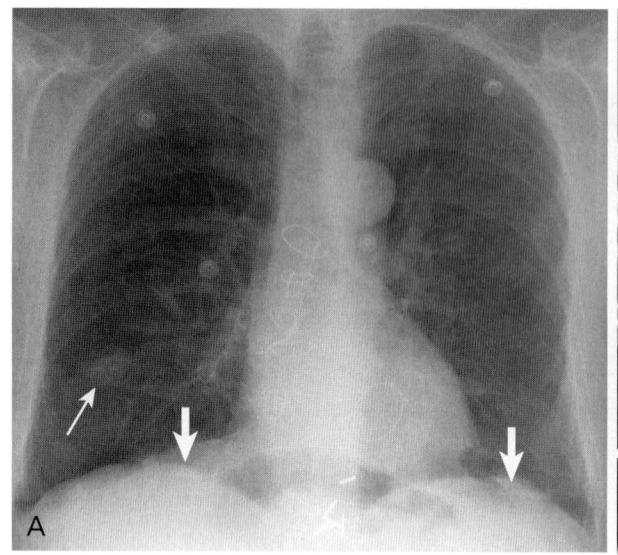
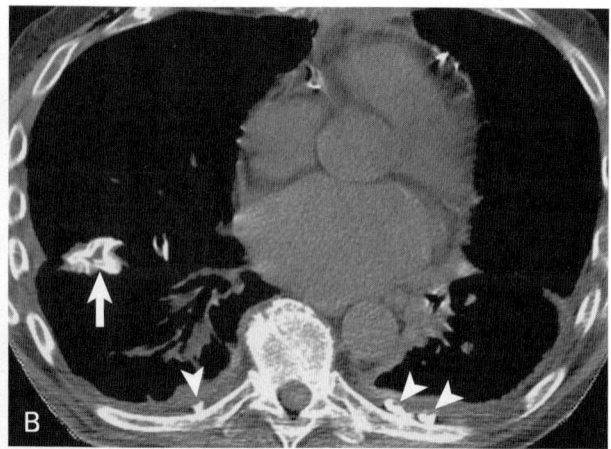
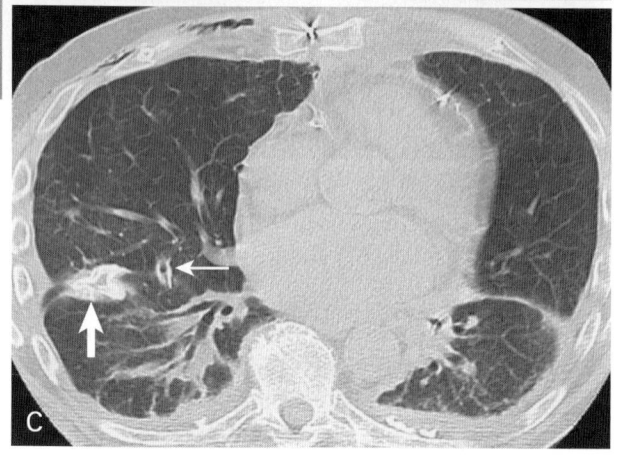

图 73.11 (A)石棉相关胸膜斑。后前位 X 线胸片显示右侧下半胸(细箭)结节状钙化影,位于叶间裂的位置。双侧钙化的横膈胸膜斑(粗箭),符合石棉相关胸膜疾病。(B)CT 显示位于斜裂的致密钙化胸膜斑(箭)。这代表不常见的脏层胸膜斑。同时可见大量钙化的壁层胸膜斑(箭头)。(C)同一水平的肺窗 CT 图像证实了斜裂内的脏层胸膜斑(箭)。患者有一个无关的创伤后气胸的胸腔引流管(细箭)。

多数石棉相关斑块发生在壁层胸膜。脏层胸膜斑的形成并不常见。除非胸膜斑发生在叶间裂,否则通过 X 线诊断脏层胸膜斑是不可靠的(图 73.11)。已有报道在增厚的水平裂和斜裂中发现了钙化的胸膜斑。这些脏层胸膜斑通常与广泛的壁层胸膜病变有关。

X 线片发现胸膜斑的敏感性是 30%～80%。胸膜斑的显示依赖于一些因素,包括斑块厚度、大小、位置,X 线摄片的技术因素以及是否有钙化。

国际劳动局(ILO)对尘肺的分级中用后前位 X 线摄片对石棉引起的胸膜疾病进行评估。尸检研究显示 X 线显示胸膜斑上存在较高的假阴性率。

2. CT　在 CT 上,胸膜斑定义为胸膜表面不连续的软组织密度的局灶性增厚,有或无局灶性的钙化。典型的斑块边缘比中央厚(图 73.12,图 73.8),随着时间可以增大、增长、钙化增多。胸膜斑块位于肋骨内侧,与肋骨之间有一层薄薄的脂肪层(图 73.13)。脂肪层也将增厚的胸膜与肋间最内肌、肋下肌和肋间

静脉分开。肋间血管可使正常椎旁区域的胸膜外软组织显得较厚。在多层面上均显示增厚,胸膜和肋间血管之间可见胸膜外脂肪,增厚的胸膜凹陷进邻近的肺组织或斑块中有营养不良性钙化,才可以诊断脊柱旁胸膜斑。

石棉暴露相关胸膜斑的特征部位是第 6 和第 9 肋骨之间的后外侧胸壁、膈肌顶部(图 73.14)和纵隔胸膜,特别是在心包上方或累及心包(图 73.15)。通常,斑块不累及心尖或肋膈角。起源于脏层胸膜的斑块很少见,一般见于叶间裂的下部;可钙化,通常与弥漫的壁层胸膜病变有关。胸膜斑的大小和数量是可变的。大多数石棉暴露患者的胸膜斑块是双侧的,但也可以是单侧的。单侧胸膜斑也可能与先前的血胸(图 73.16)或脓胸(见图 73.10)有关。根据文献,在 10%～15%的病例可见斑块钙化,尽管许多放射科医生根据其临床实践发现,大多数胸膜斑可见钙化,这个百分比远低于预期。一些斑块在邻近的肺内可见

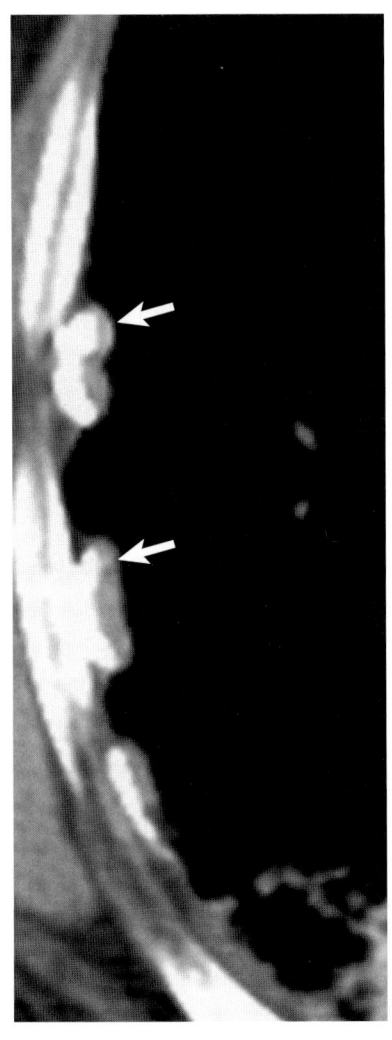

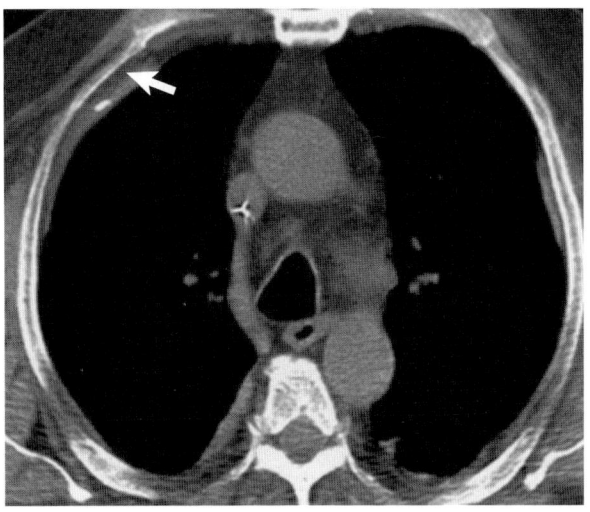

图 73.13　石棉相关胸膜斑。CT 显示沿左肋胸膜和右椎旁胸膜的双侧非钙化胸膜斑,右肋胸膜前部斑块有少量钙化。部分钙化的斑块与相邻的肋骨由一层薄薄的脂肪(箭)分开。

图 73.12　石棉相关胸膜斑。CT 显示右侧 3 个胸膜斑,边界清晰,边缘较厚(箭)。

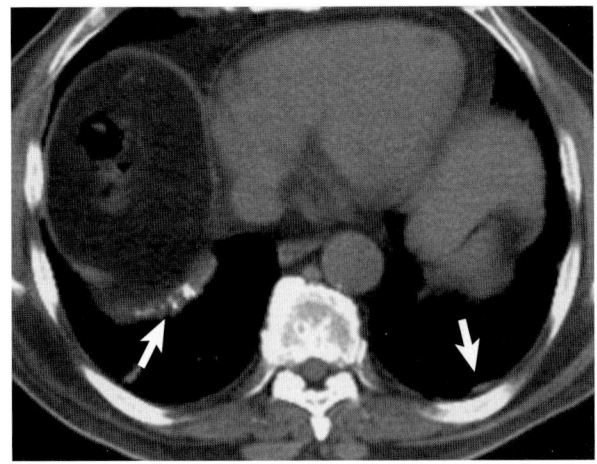

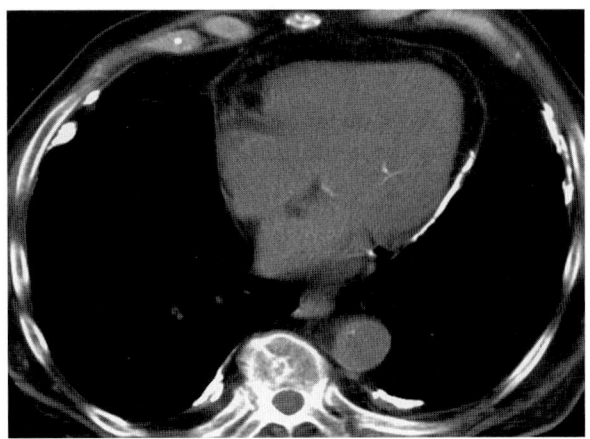

图 73.14　石棉相关胸膜斑。CT 显示下胸部右侧横膈和左后侧胸膜斑(箭)。

图 73.15　石棉相关胸膜斑。CT 显示钙化的心包膜或纵隔胸膜斑,也可见肋胸膜斑。

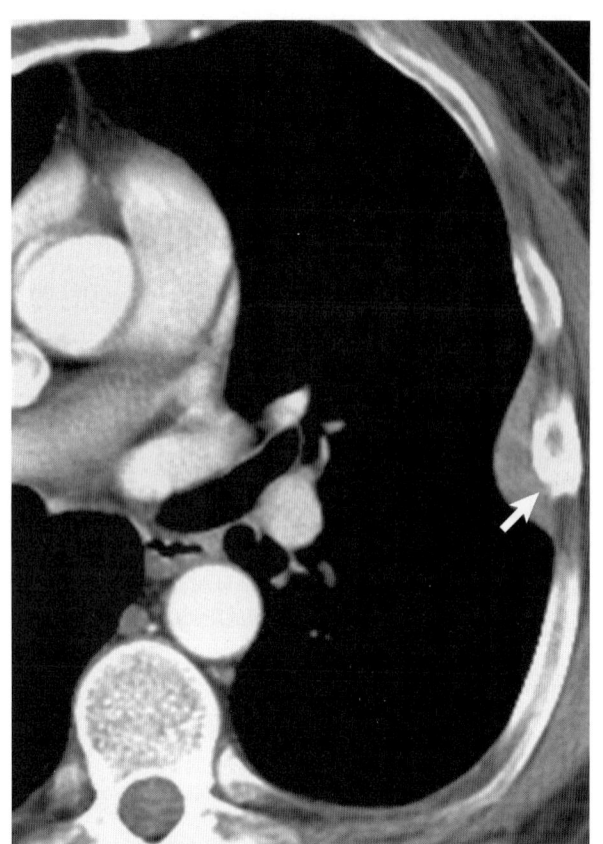

图 73.16 创伤后胸膜斑。CT 显示靠近愈合后肋骨骨折的单个非钙化胸膜斑(箭头)。

细微的网状密度影,形成毛状斑块。这通常表现为无症状的压缩性肺不张,或一些有肺功能障碍但没有表现出任何其他症状的石棉肺患者中可能存在潜在的亚临床纤维化。

石棉相关的胸膜斑在离开石棉暴露后还可能持续增长。然而,就其本身而言,其并没有恶变潜能。斑块只是作为恶性胸膜疾病的危险指标。

3. MRI 胸膜斑在 MR T1WI 和 T2WI 上均呈低信号,而典型的间皮瘤在 T2WI 上呈稍高信号。斑块内无血管,所以对比增强无强化。

4. PET-CT 在 PET 上,胸膜斑无^{18}F-FDG 摄取(图 73.17)。

(五) 鉴别诊断

1. 正常的解剖结构 由于壁层胸膜和脏层胸膜的总厚度约为 0.2 mm,正常 X 线胸片上胸膜不可见。CT 上肺与胸壁、肋间隙肋骨内缘之间常可见 1～2 mm 厚的线状软组织密度影。这条线代表脏层胸膜、正常胸膜腔液体、壁层胸膜、胸内筋膜及肋间最内肌的厚度。沿肋骨内侧的胸膜和胸内筋膜很薄,在 CT 上不可见;然而,胸膜外脂肪增加时可显示为薄而光滑的线状影。肋间静脉不应与胸膜混淆(图 73.18)。

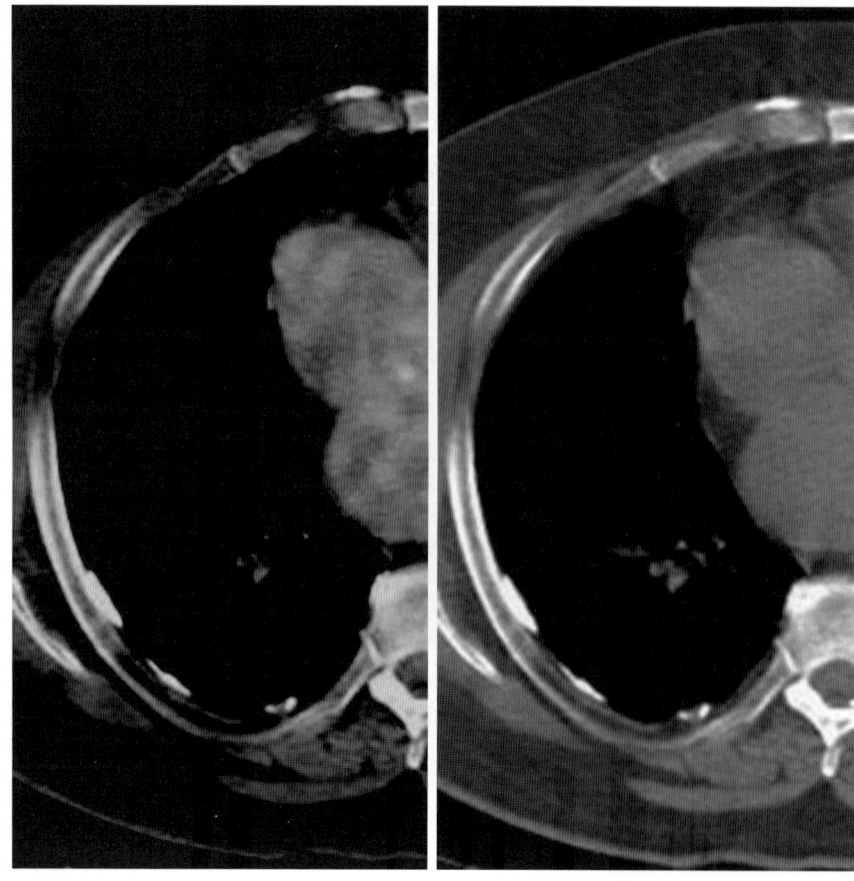

图 73.17 石棉相关胸膜疾病。FDG PET-CT(左)和轴面 CT(右)的复合图像显示右后侧胸膜斑未见明显的 FDG 摄取。(见彩色插页)

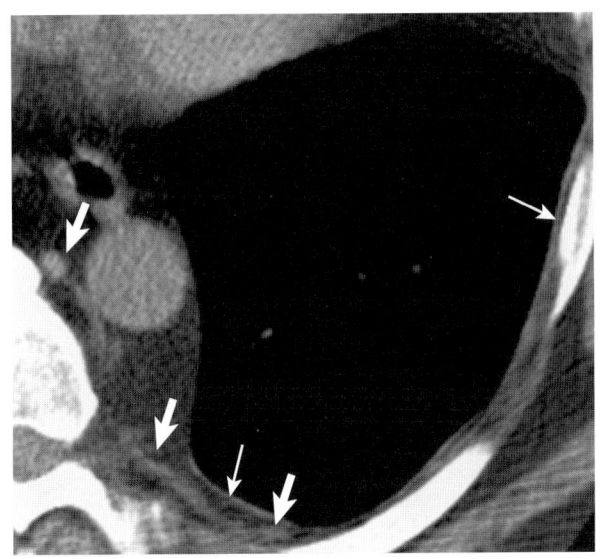

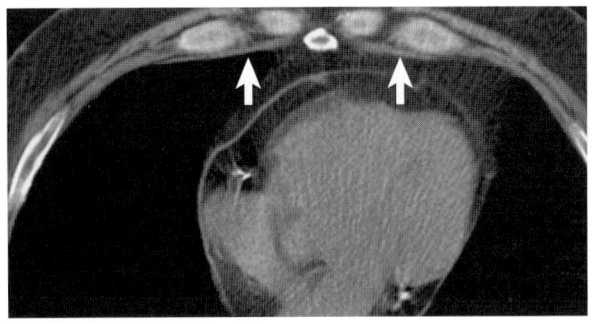

图 73.19 胸横肌。CT 显示 2 mm 厚的线状影(箭),在心脏水平双侧,由肋骨内侧延伸至内乳血管的内侧。这是胸横肌的特征位置。

图 73.18 肋间静脉。左肺下叶 CT 显示沿肋骨内侧的细线(细箭),代表脏层胸膜、正常胸膜腔液体、壁层胸膜、胸内筋膜及肋间最内肌总的厚度。其在正常 CT 上应小于 2 mm 并且可以是不连续的。正常肋间静脉(粗箭)穿过胸膜外脂肪的流入半奇静脉(最内侧粗箭)。

约 1~2 mm 的线,位于肋骨最中间的区域、心脏水平、内乳血管的外侧(图 73.19)。它通常是双侧的,其特有的位置有助于其与胸膜斑鉴别。靠后的是肋下肌,它是薄的、多变的,自肋骨下部的肋弓内侧,穿过 1 或 2 个肋骨和肋间隙,至下肋的内侧。

　　最内层肋间肌(肋间最内肌)穿过相邻肋骨的内侧表面,非常薄;两块肌肉可能被误认为胸膜增厚。前面的胸横肌在 CT 上可以显示,它延伸至肋骨末端或肋软骨延伸至胸骨下端或剑突。此肌肉为一条厚

　　2. 滑石粉胸膜固定术　　在胸膜腔内灌注滑石进行胸膜固定术后,沿胸膜表面可见线状和(或)结节状高密度的滑石沉积物(图 73.20)。与滑石有关的高密度倾向于无定形,且比钙化密度低。与胸膜斑不同,滑石粉引起强烈的炎症反应,因此,在 PET 上出现明显的 FDG 摄取(另见第 68 章)。

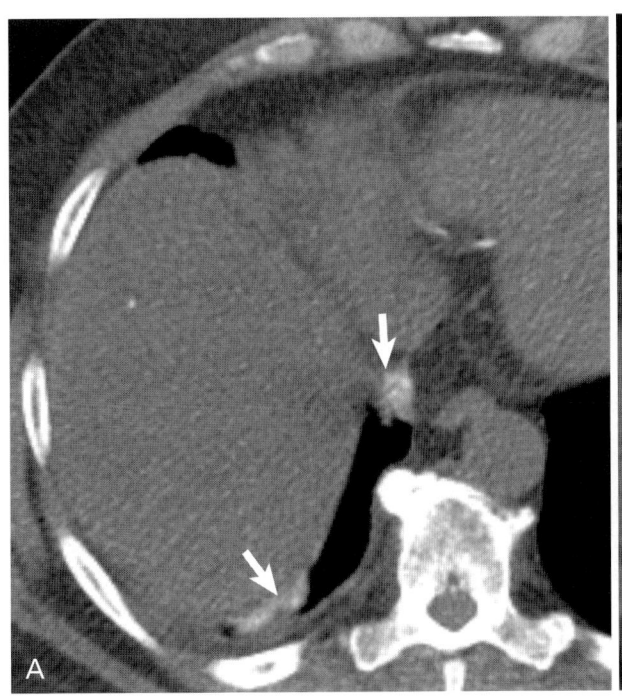

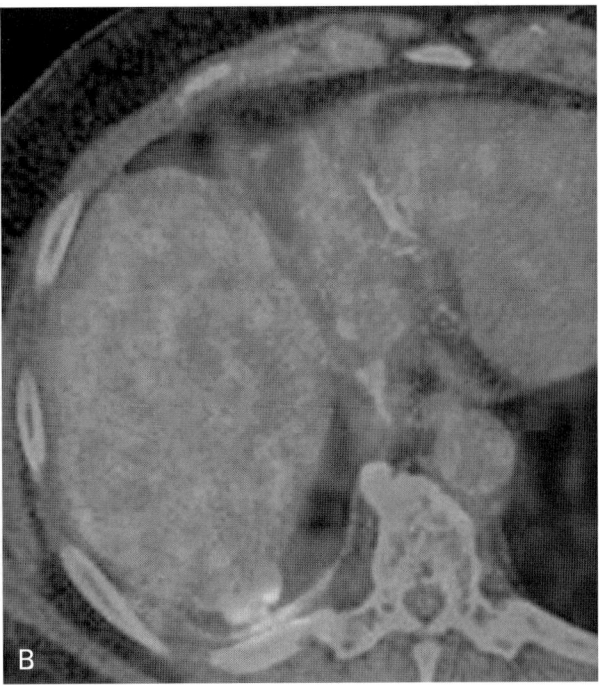

图 73.20 滑石粉胸膜固定术。(A)CT 显示沿着横膈和纵隔胸膜的高密度滑石粉沉积灶(箭)。滑石粉沉积灶的密度低于钙化的胸膜斑。(B)PET-CT 融合图像显示滑石粉沉积灶由于滑石粉引起的炎症反应,致局部 FDG 代谢增高。(见彩色插页)

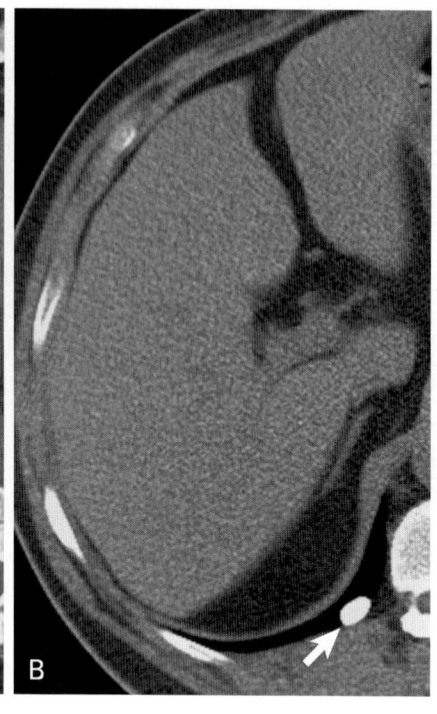

图 73.21 胸壁结石。(A)CT 显示孤立性钙化灶(箭),符合胸膜斑。(B)随访 CT 显示孤立性钙化灶(箭)已向内侧和下方移动。

3. 胸壁结石与胸膜纤维蛋白体 胸壁结石或胸膜纤维蛋白定义为可移动的、钙化的胸膜内游离体,少见。这些钙化的大小范围在 5～15 mm,包含均匀的弥漫性钙化(图 73.21)。部分胸壁结石患者影像学有陈旧的肉芽肿性疾病表现。胸膜纤维蛋白体也被称为"胸膜小鼠"或"胸膜游离体",研究表现为细胞减少透明样变的胶原,可钙化或非钙化。尽管胸壁结石通常指完全钙化的病变,但"胸壁结石"和"胸膜纤维蛋白体"也被一些研究者交替使用。两者都可以是单发或多发的,圆形、椭圆形或不规则形。它们倾向于在近肺基底部发生,在连续的影像学检查中位置可以变化(图 73.21),从正位 X 线胸片看时类似一个肺实质结节。这些病变通常不会引起症状,只是在影像学上偶然发现。

要点:胸膜斑

- 胸膜局灶性软组织增厚
- 不完全边界征象,冬青树叶征
- 胸部侧位 X 线片最明显,正位很难看到无钙化的斑块
- 典型位置:后外侧、横膈面、心包壁层胸膜;肺尖和肋膈角不受累
- 如果是由于接触石棉引起的通常是双侧;如果有血胸或感染病史,通常是单侧
- 斑块钙化率约为 15%,钙化可能被低估

三、弥漫性胸膜纤维化

(一)病因、发病率及流行病学 胸膜增厚通常发生于胸膜炎后,几乎总是由于脏层胸膜表面纤维化并与壁层胸膜粘连所致。这与石棉暴露时形成的胸膜斑不同,后者几乎只发生在壁层胸膜。弥漫性胸膜纤维化的原因包括石棉暴露、系统性红斑狼疮、类风湿关节炎、结核性胸膜炎、冠状动脉搭桥手术、血胸、尿毒症、隐源性纤维性胸膜炎(人白细胞抗原-B44 阳性)、药物、胸部放疗(表 73.1)。最近,在免疫球蛋白 G4 相关疾病患者中也发现了脏层胸膜增厚和纤维化,伴胸腔积液。

纤维胸是胸膜纤维化最严重的形式。纤维胸是脏层胸膜和壁层胸膜的致密纤维化和融合所致,其结果是受累的半胸挛缩,由于进行性纤维化和胸膜融合导致肺和胸廓活动度降低。

(二)病理生理学 弥漫性胸膜增厚是由脏层胸膜增厚和纤维化引起的,常有很大范围的与壁层胸膜融合。胸膜纤维化的发展出现于严重的胸膜炎症之后,典型的与渗出性胸腔积液有关。胸膜纤维化的一个关键因素是胸膜内纤维蛋白基质形成。这种新基质的形成是纤维蛋白转换障碍的结果,因而纤维蛋白合成增加而分解减少。许多研究证实,石棉暴露后,弥漫性胸膜增厚发生于石棉相关的良性胸腔积液之前。

肺功能 脏层胸膜的粘连或纤维化回缩是肺实质的萎缩、折叠或膨胀不全的原因。胸膜广泛受累

表 73.1　弥漫性胸膜纤维化的病因

病因	单侧	双侧	发病率
尿毒症	＋	＋＋	20％
石棉	＋＋	＋＋＋	7％～13％
结核	＋＋	＋	罕见
冠状动脉搭桥手术	＋＋（左）	－	未知；内乳动脉移植发病率高
血胸	＋＋	＋	1％（血气胸和脓胸发病率高）
隐源性纤维化胸膜炎	－	＋＋＋	罕见，HLA-B44 阳性
类风湿关节炎	＋＋	＋	38％～70％
系统性红斑狼疮	＋＋	＋	30％
药物	＋	＋＋	未知

HLA，人类白细胞抗原。

的患者有显著的限制性损害，不伴或只有轻微的肺间质病变。对于任何程度的肺实质病变，有胸膜增厚时肺功能受损会更明显。非石棉相关的弥漫性胸膜增厚患者的最大肺活量和肺一氧化碳弥散量（DLCO）明显低于正常对照组和合并胸膜斑的患者。多因素分析表明，弥漫性胸膜增厚和间质纤维化患者的 DLCO 均明显低于单纯性间质纤维化患者和弥漫性胸膜增厚患者。

（三）影像学表现

1. 胸部 X 线　X 线胸片上弥漫性胸膜增厚从各个角度都表现为边界不清楚且形态不规则，而斑块通常边界清晰。胸膜增厚常延伸到 4 个以上的肋间隙。肋膈角常部分或完全消失，尤其是在侧位 X 线片。消失的肋膈角通常是深度成角而非新月形，可将纤维化与胸腔积液区分开来。发现有肺实质基础病变通常见于结核或脓胸病史的患者（图 73.22）。

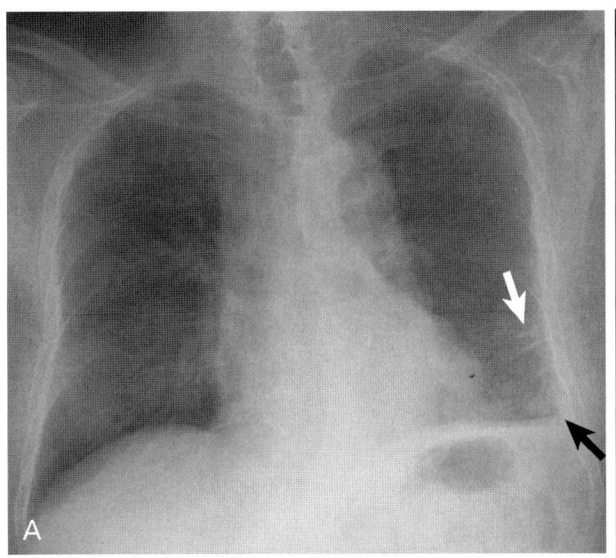

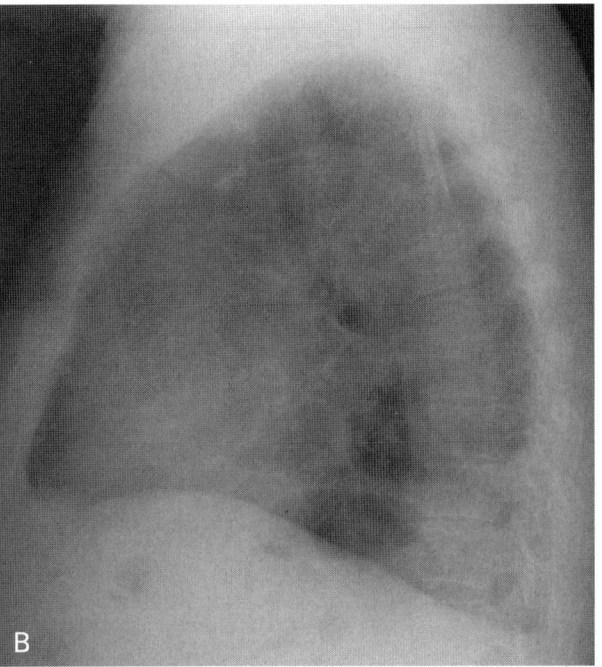

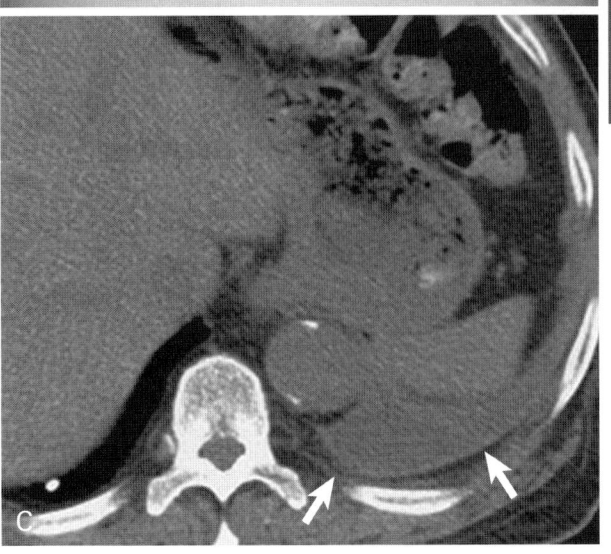

图 73.22　弥漫性胸膜增厚。（A）后前位 X 线胸片显示左侧肋膈角（黑箭）变钝，符合弥漫性胸膜增厚。患者已于 8 个月前接受粟粒结核治疗。可见肺实质线状瘢痕影（白箭），这可能表明胸膜增厚与既往的感染有关。（B）侧位 X 线胸片更好地显示后部的肋膈角变钝。（C）CT 显示残余的包裹性胸腔积液，左侧肋膈角内光滑的胸膜增厚。胸膜外脂肪增加（箭），符合慢性过程。

在后前位X线胸片上,弥漫性胸膜增厚的特征性定义有两个:①与肋膈角消失有关的胸膜增厚;②胸膜增厚至少5mm,延伸范围大于胸壁的1/4。使用第一个定义时,阅片者之间的一致性更好。国际劳工组织已经建立了一种分级标准,通过与一套标准的X线胸片比较,可对胸膜X线片异常的患者进行流行病学分级。

国际劳工组织(ILO)2011年最新版的指南指出,弥漫性胸膜增厚向侧胸壁延伸仅在肋膈角消失,并且与侧胸壁连续时才可确认。从侧面观察胸膜增厚宽度至少约为3mm,才认为有弥漫性增厚(图73.23)。纤维胸有肋间隙狭窄、同侧胸腔缩小、纵隔向同侧移位(图73.24)。纤维胸常与胸膜外脂肪堆积有关。

2. CT　CT上弥漫性胸膜增厚的定义为连续层面的胸膜增厚,宽度>5cm,在头尾方向上延伸>8cm,厚度>3mm。通常可见覆盖在胸膜外的脂肪增生,可能引起向内的胸膜凹陷征(图73.24)。弥漫性胸膜增厚通常表现为连续的、常累及下胸部后面、外侧面的胸膜增厚(图73.25)。胸膜增厚或纤维化很少累及纵隔胸膜,这是和恶性胸膜增厚鉴别的关键

点(图73.26)。单纯的壁层胸膜增厚通常在CT上边界清晰,而脏层胸膜纤维化常与纤细的纤维束延伸至肺组织有关,使胸膜的界线"模糊"或"毛茸茸的"。

实质带和圆形肺不张与弥漫性脏层胸膜纤维化有关(图73.27)(见第61章)。局灶性脏层胸膜纤维化在X线胸片上表现为小的胸膜实质纤维束,称为鱼尾纹。对石棉暴露工人的CT研究显示,脏层胸膜增厚和实质带之间有很强的联系。

3. MRI　胸膜增厚的形态学特点在MRI和CT上相似。高度提示恶性病因的MRI和CT表现是纵隔胸膜受累、环周性胸膜增厚、结节状、胸膜轮廓不规则及侵犯胸壁或横膈。良性胸膜增厚在T2WI和增强T1WI上与肋间肌相比表现为等信号或低信号,而恶性胸膜增厚表现为高信号和更明显的对比增强。MRI上的形态学特征与信号强度特点相结合通常可以正确诊断恶性胸膜增厚(敏感性为100%,特异性为93%)。长TR序列的低信号为良性胸膜病变的可靠预测标志。

4. PET-CT　最近一篇荟萃分析显示,FDG-PET在鉴别恶性和良性胸膜病变中的敏感性为95%,

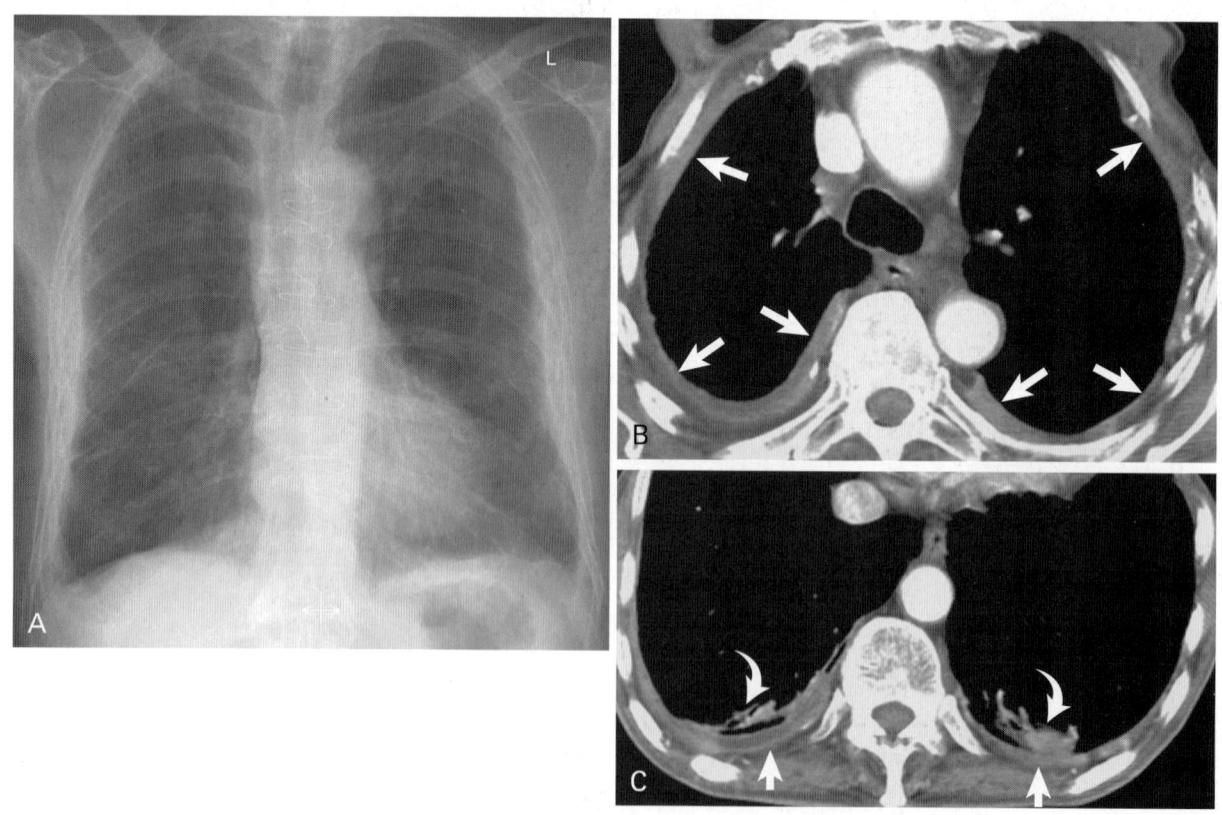

图73.23　弥漫性胸膜增厚。(A)石棉暴露男性患者的后前位X线胸片显示双侧弥漫性胸膜增厚大于每半侧胸的50%,厚度大于5mm,肋膈角消失。这满足了国际劳工协会(ILO)的双侧弥漫性胸膜增厚的标准。(B)增强CT显示双侧广泛的胸膜增厚,累及肋胸膜和脊柱旁胸膜(箭),但是纵隔胸膜不受累。双侧可见局灶性胸膜钙化。(C)较低层面一侧胸的CT显示双侧圆形肺不张(弯箭)邻近的胸膜增厚(直箭)。

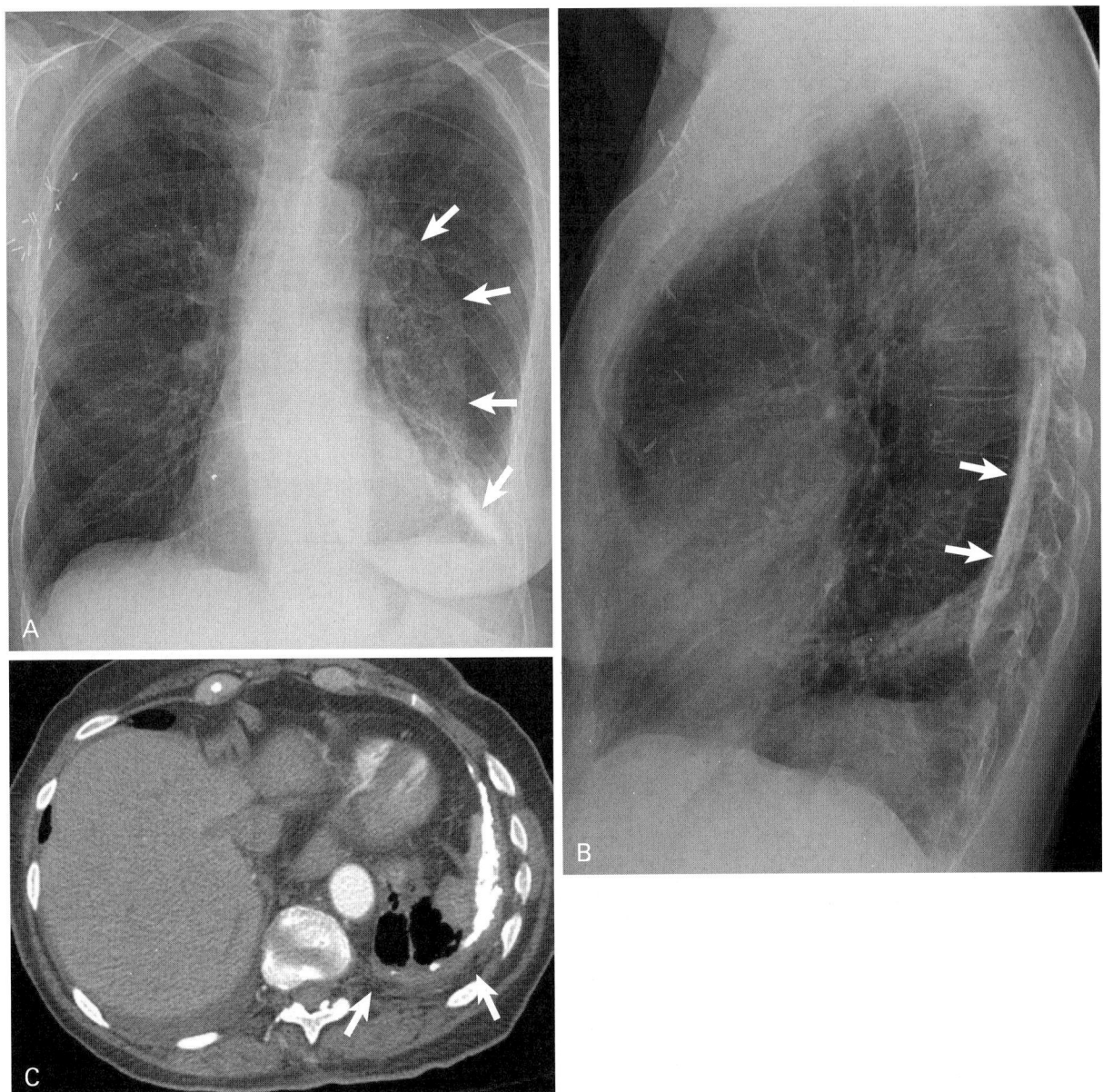

图 73.24 既往肺结核感染患者的纤维胸。(A)和(B)后前位和侧位 X 线胸片显示广泛的左下和后侧胸膜钙化(箭)与左肺体积缩小相关,可见左侧肋间隙比右侧狭窄。(C)轴面 CT 显示左侧胸膜增厚伴有钙化。胸膜外脂肪堆积(箭)可能是由胸膜向内收缩牵拉引起。

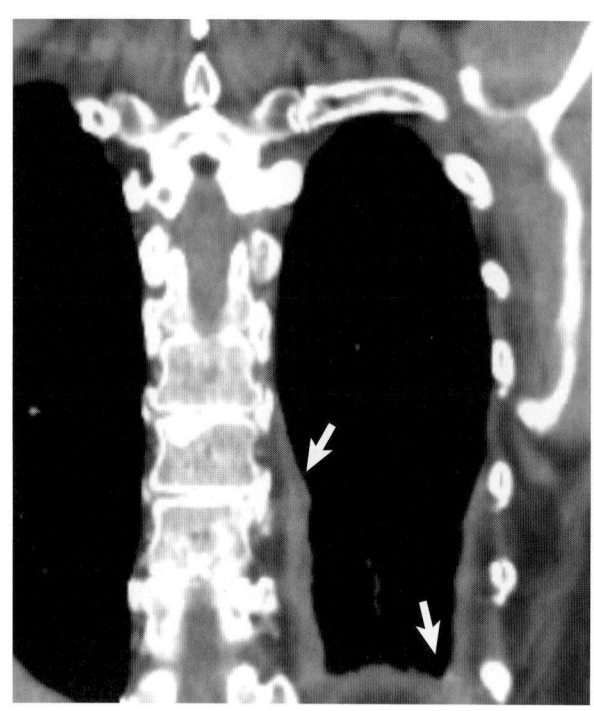

图 73.25 既往胸腔积血引起的胸膜增厚。冠状面 CT 显示光滑的胸膜增厚(箭),累及纵隔、横膈及肋胸膜。

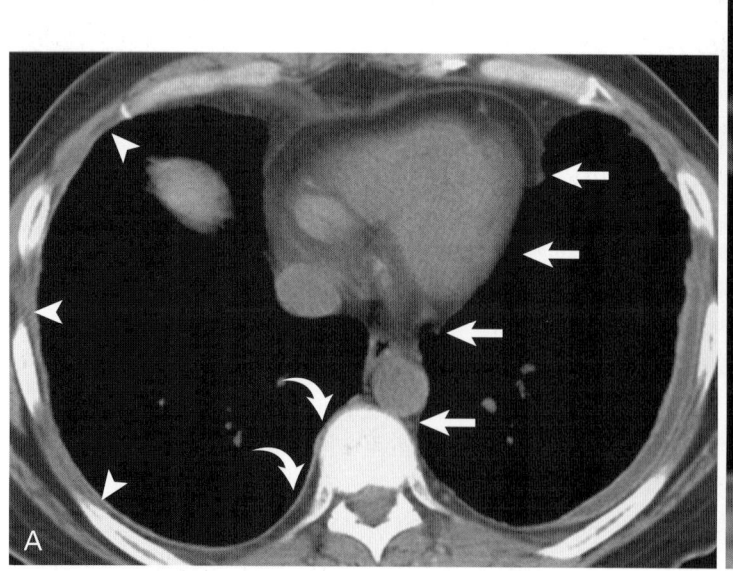

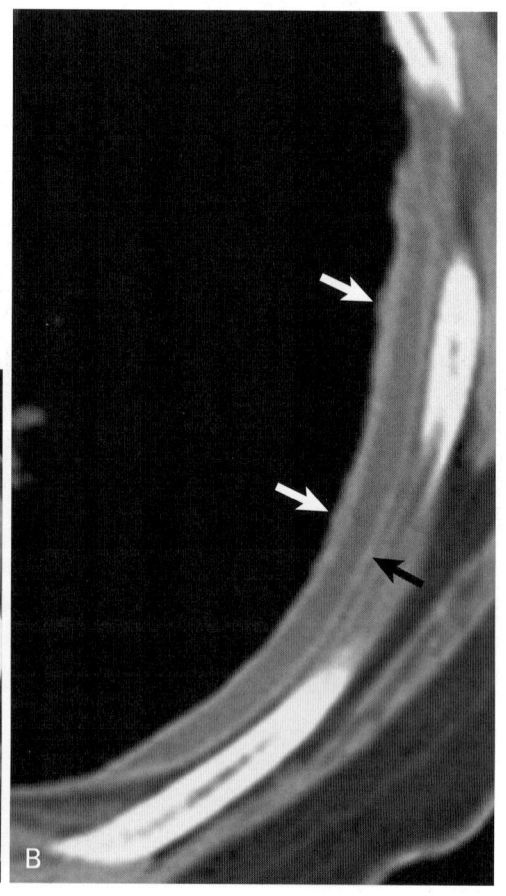

图 73.26 弥漫性胸膜增厚,CT 表现。(A)CT 显示双侧弥漫性胸膜增厚,患者有石棉的职业暴露史,限制性肺功能受损。肋胸膜(箭头)和椎旁胸膜(弯箭)连续的、光滑的双侧胸膜增厚。注意:纵隔胸膜(长箭)未受累,高度提示是良性胸膜病变。(B)CT 显示两层胸膜被少量包裹性胸腔积液分开。壁层胸膜(黑箭)与液体的交界面表面光滑,而脏层胸膜(白箭)的界面"模糊",符合脏层胸膜纤维化。这种表现稳定了 3 年,是良性胸膜疾病的征象。

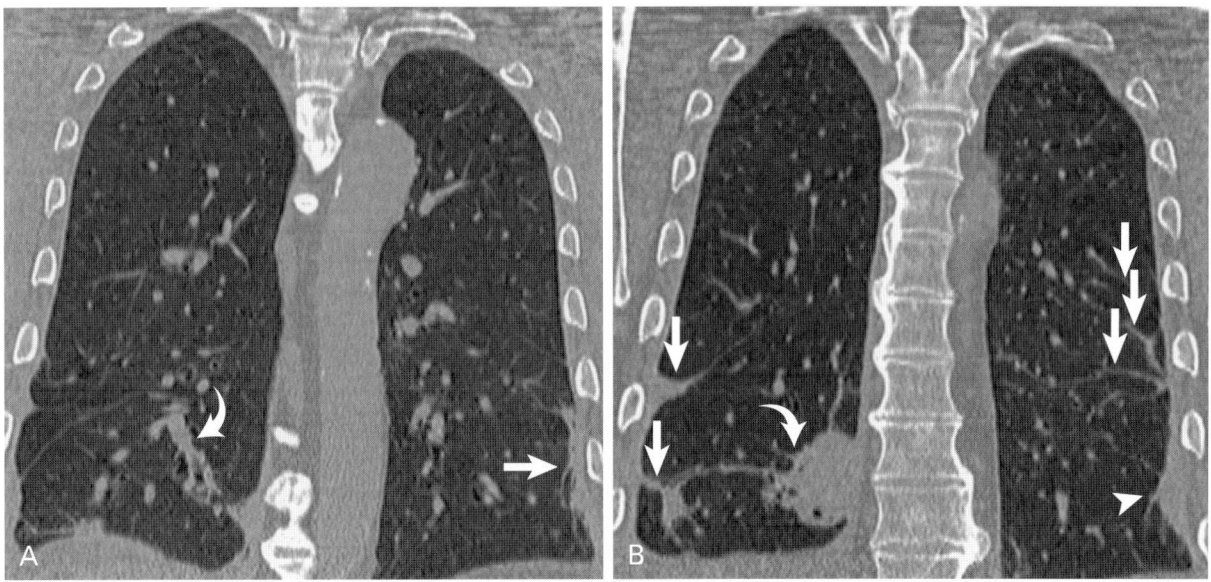

图 73.27 石棉相关的双侧弥漫性胸膜增厚、肺实质带及圆形肺不张。(A)冠状面 CT 显示右肺中叶下段弯曲带状影(弯箭),左肺下叶胸膜下肺不张(直箭)。(B)稍靠后的 CT 重组显示一个圆形肿块(弯箭)毗邻右肺下叶胸膜,符合圆形肺不张,左肺下叶见较小片肺不张(箭头),两侧的实质带(直箭)也很明显。

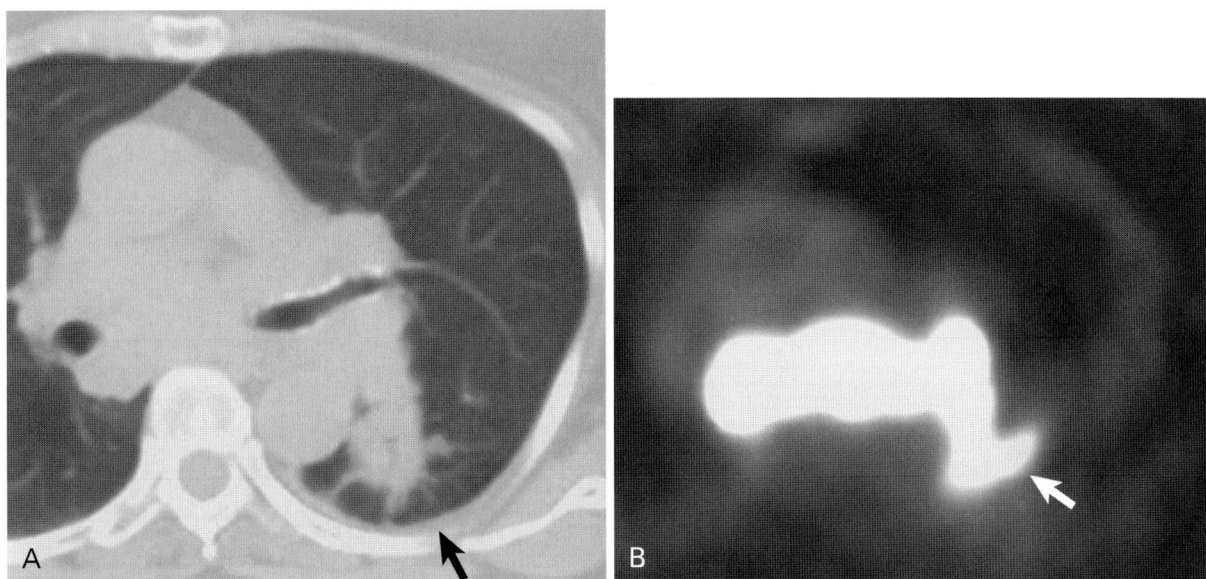

图 73.28 FDG-PET 显示恶性胸膜增厚最优。(A)轴面 CT 显示左肺下叶肿块伴毛刺,有左肺门和纵隔淋巴结的广泛转移,可见左侧后方细微的胸膜增厚和(或)积液(箭)。(B)FDG-PET 显示左肺肿块、纵隔和肺门淋巴结,左后侧胸膜增厚(箭头)广泛的放射性 FDG 摄取。这符合恶性胸膜病变。

特异性为 82%。多项研究表明,大多数恶性胸膜病变表现出明显的、常是非常明显的 FDG 摄取(图 73.28)。然而,小的恶性病变或低级别恶性肿瘤也可能出现假阴性结果。

5. 陷闭肺 脏层胸膜增厚和纤维化可导致肺受限,导致生理上的受限,呼吸困难,严重者甚至呼吸衰竭。由于肺不能膨胀并填满胸腔,以致胸膜腔负压增加,进一步产生漏出性胸腔积液。胸腔穿刺术后,当肺不能完全扩张而导致胸膜腔内意外的出现空气影时,应怀疑陷闭肺。胸腔穿刺术后在胸膜和肺泡的勾勒下常可在 X 线片上看到增厚的脏层胸膜。

(四)影像检查的选择 弥漫性胸膜增厚通常首先在 X 线胸片上发现。CT 增强检查是进一步明确胸膜增厚的范围和性质特征的检查方法,并可以鉴别良恶性。对具有良性弥漫性胸膜增厚表现的患者,随访的 CT 检查可以评估病变进展和是否进展为恶性。

如果怀疑为恶性,可考虑 FDG PET-CT 检查。如果无 FDG 摄取,可避免进行侵入性手术,而首选 CT 随访。尽管 PET-CT 呈阴性,有时也需要胸膜活检确诊,特别是有相关症状的情况下,如胸壁疼痛或体重减轻,或不排除恶性肿瘤。

(五) 鉴别诊断

1. 胸膜外脂肪　在 X 线胸片上,主要与弥漫性胸膜增厚鉴别的是胸膜外脂肪,典型者是双侧、对称出现,沿着侧胸壁中线位置从第 4~8 肋骨(图 73.29)。心包和纵隔常有脂肪沉积。X 线片上也可鉴别胸膜外脂肪为"假性"胸膜增厚逐渐变细,边缘模糊,无相邻实质线状阴影,通常不延伸至肋膈角。

2. 胸腔积液　弥漫性胸膜增厚在 X 线片上很难与胸腔积液、脓胸、血胸或乳糜胸区分。由于弥漫性胸膜增厚是慢性过程,而胸腔积液的发展或增加往往较急剧,因此对比既往的影像学资料有助于鉴别诊断。CT 可鉴别不同软组织密度的胸膜纤维化和各种原因引起的胸腔积液。

3. 胸膜斑　斑块通常不会影响肋膈角和肺尖部。弥漫性胸膜增厚边界不清、不规则,而斑块边界清晰。胸膜增厚的边缘逐渐变薄,而胸膜斑的边缘常逐渐升高。胸膜斑很少延伸超过 4 个肋间隙(表 73.2)。

表 73.2　弥漫性胸膜增厚和胸膜斑的鉴别点

	弥漫性胸膜纤维化	胸膜斑
位置	脏层胸膜	壁层胸膜
肋膈角受累	常见	不
边界	边界不清,不规则	边界清晰,散在的
叶间裂受累	典型	罕见
肺功能受损	典型	不

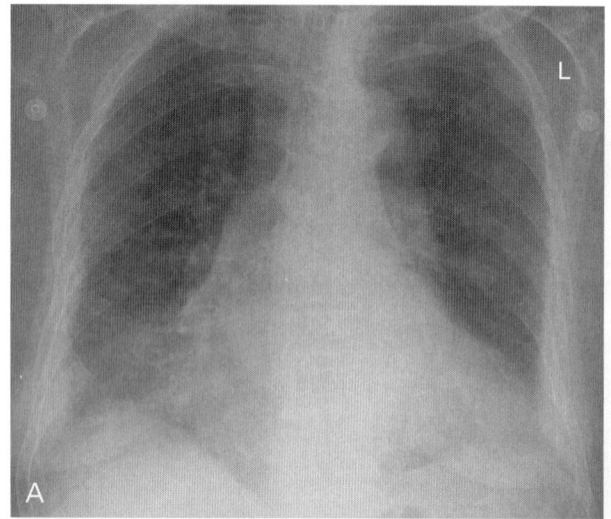
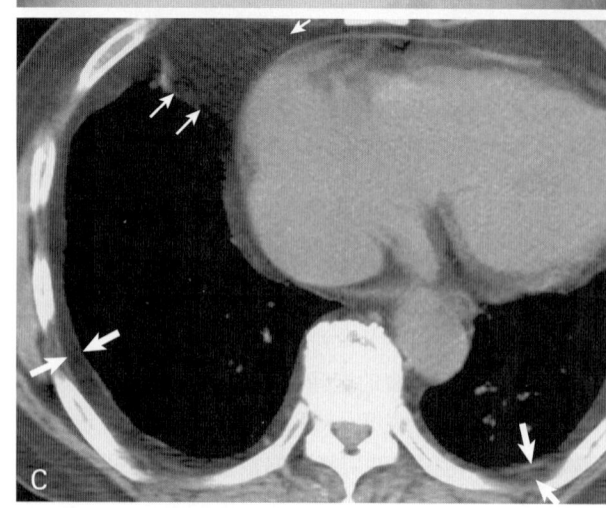
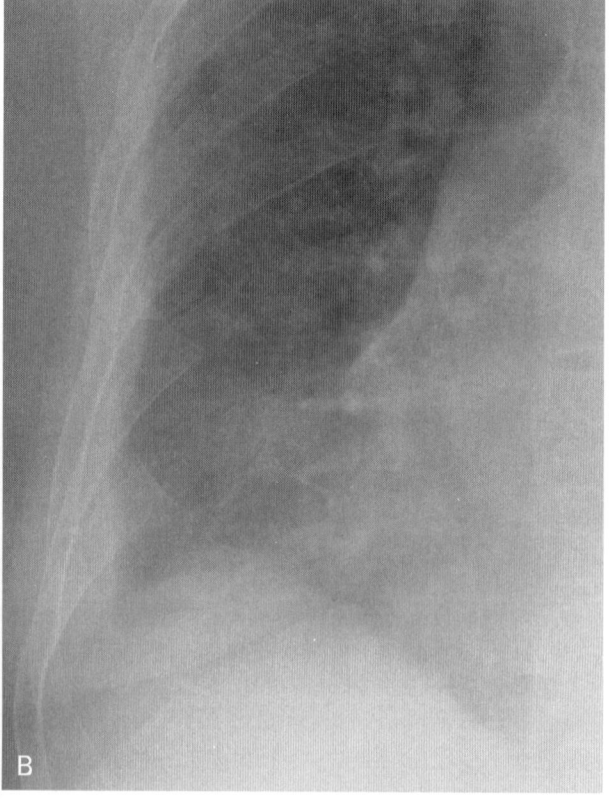

图 73.29　胸膜外脂肪。(A)后前位 X 线胸片显示双侧假性胸膜增厚,类似双侧胸膜增厚。(B)右侧胸部近距离观察可显示明显的弥漫性胸膜增厚。(C)轴面 CT 显示由胸膜外脂肪堆积引起明显的胸膜增厚(粗箭),可见丰富的纵隔脂肪(细箭)。

4．Erdheim-Chester 病（又称脂质肉芽肿病）
Erdheim-Chester 病是一种非朗格汉斯细胞组织细胞
增生症，由泡沫状富含脂质的组织细胞浸润不同器官
引起（见第 38 章）。大多数 Erdheim-Chester 病患者
都患有对称性长骨硬化症，此病常伴有对称性、环周
性胸膜增厚或积液，而弥漫性胸膜纤维化通常是单侧
的，不影响纵隔胸膜。Erdheim-Chester 病的其他表
现包括心包增厚、肾周软组织增厚和小叶间隔的均匀
增厚。

5．弥漫性肺淋巴管瘤病　弥漫性肺淋巴管瘤病
是一种少见的胸膜、小叶间隔和纵隔淋巴管增生和扩
张的疾病，可引起弥漫性胸膜增厚。与弥漫性胸膜纤
维化不同的是，此病累及年轻患者，常伴有小叶间隔
增厚、支气管血管周围间质增厚及纵隔脂肪密度
增高。

6．恶性胸膜疾病　间皮瘤和转移性胸膜病变可
类似良性弥漫性胸膜增厚。Leung 等的研究表明，结
节性、环周性及纵隔的胸膜增厚可能与恶性胸膜疾病
相关；所以在出现一个或多个这种特征时，应高度怀
疑恶性胸膜疾病。如前所述，FDG PET-CT 有助于
鉴别良恶性胸膜增厚。

（六）治疗方案概要

1．手术　对于有严重呼吸损害的陷闭肺患者，
纤维胸或其他形式弥漫性胸膜增厚的唯一可能有效
的治疗方法是去皮剥脱术（沿着脏层胸膜去除纤维
皮）。胸膜去皮剥脱术的时机选择很重要，因为胸膜
增厚在某些情况下可以完全消失。因此，通常有症状
的患者在胸膜增厚稳定或进展 6 个月后才考虑去皮
剥脱术。

2．药物　单一病例研究显示，对于类风湿胸膜
纤维化的患者，在全身和胸膜内使用皮质醇进行治疗
取得了成功。没有有效的证据显示，类固醇对于结核
性胸腔积液的治疗是有效的。

要点：弥漫性胸膜增厚

- 肋膈角变钝
- 连续胸膜增厚宽＞5 cm，高 8 cm，厚 3 mm
- 常有胸膜外脂肪堆积
- 典型位于一侧胸的后外侧
- 有石棉暴露史的常累及双侧
- 如果是单侧，更可能来源于感染、血胸、结缔组织病
- 钙化不常见
- 常与实质带和圆形肺不张有关

推荐阅读

Downer NJ, Ali NJ, Au-Yong IT. Investigating pleural thickening. Br Med J. 2013;346:e8376.

Huggins JT, Sahn SA. Causes and management of pleural fibrosis. Respirology. 2004;9:441 - 447.

Kim JS, Lynch DA. Imaging of nonmalignant occupational lung disease. J Thorac Imaging. 2002;17:238 - 260.

Myers R. Asbestos-related pleural disease. CurrOpinPulm Med. 2012;18(4):377 - 381.

Qureshi NR, Gleeson FV. Imaging of pleural disease. Clin Chest Med. 2006;27:193 - 213.

Walker CM, Takasugi JE, Chung JH, Reddy GP, Done SL, Pipavath SN, Schmidt RA, Godwin JD 2nd. Tumorlike conditions of the pleura. Radiographics. 2012;32(4):971 - 985.

参考文献见 ExpertConsult.com.

第74章

胸膜肿瘤

Brett W. Carter | Patricia M. De Groot | Jean M. Seely

胸膜可因原发肿瘤而受累,或因胸腔内或胸腔外肿瘤的继发性扩散而受累。原发性胸膜肿瘤约占胸膜肿瘤的 10%,最常见的包括恶性胸膜间皮瘤(MPM)、孤立性纤维瘤。其他原发性肿瘤包括淋巴瘤、脂肪肿瘤(如脂肪瘤和脂肪肉瘤)、滑膜肉瘤和血管肉瘤(如上皮样血管内皮瘤)。继发性肿瘤约占胸膜肿瘤的 90%,包括转移瘤和淋巴瘤。在本章中,我们将讨论这些肿瘤的病因、临床表现及影像学表现,并特别关注它们在 CT、MRI 及 FDG PET-CT 上的表现。

一、恶性胸膜间皮瘤

(一)病因、发病率及流行病学 MPM 少见,但是逐渐被认识;肿瘤起源于胸膜、心包、腹膜或睾丸鞘膜的间皮细胞;有报道显示少数起源于纵隔间皮囊肿。胸膜间皮瘤是胸膜最常见的原发性恶性肿瘤。间皮瘤预后差,并且还牵扯到职业性石棉暴露工人的司法诉讼和赔偿,因此间皮瘤的诊断非常重要。

在北美和欧洲,间皮瘤每年的死亡率为 20/100 万。在欧洲,尽管在 1980—1990 年已经采取了控制措施,癌症的发病率也将在 2010—2030 年达到高峰,在美国每年新增 2 000～3 000 的患者。流行病学研究数据表明间皮瘤的发病率在美国已达到高峰。在以色列,相比 1978—1980 年,1993—1996 年间胸膜间皮瘤的发病率增长了 7 倍,从原来每年的 1.17 例/100 万～8.5 例/100 万。新西兰自 19 世纪 60 年代以来,间皮瘤的发病率逐渐增加,到 1995 年发病率达到了 25 例/100 万。日本的分析预测显示在未来的 40 年将有 10 万人死于胸膜间皮瘤。尽管在西方国家石棉已禁止使用,但是石棉在发展中国家仍在使用。间皮瘤男女性均可发生,但是总的来说男性发病率更高。比如在丹麦,1983—1987 年男性间皮瘤的年发病率为 1.33 例/100 万,而 1973—1977 年女性间皮瘤年发病率为 0.51 例/100 万。男性发病率高与男性从事石棉暴露有关职业较多有关。发生间皮瘤的高风险职业是建筑业和船舶修理、石棉工业和金属建筑材料制造;最高风险的职业是管道工,管道安装工人和铁皮工人。平均发病年龄为 63 岁。约 2%～5% 的间皮瘤发生在儿童及青少年患者。

(二)石棉 有强有力的证据表明,80% 以上的间皮瘤与石棉的致癌作用有关。但是石棉接触者只有 10% 的发生间皮瘤。甚至接触极少量的石棉也会患间皮瘤。石棉接触史很难确定,可以通过检测肺内的石棉纤维证实。例如:住在石棉工人的家里,可以接触到她/他身体或衣服上携带的石棉纤维而发生石棉暴露。大多数接触是通过职业接触到石棉,但是在希腊、土耳其及新喀里多尼亚以环境暴露为主,这些地方透闪石大量存在于土壤里并且村民用它来粉刷房屋。从接触石棉到发展为间皮瘤有 35～40 年的潜伏期。有趣的是,在土耳其石棉环境的暴露下,潜伏期可以长达 55 年。也有少数报道较短的潜伏期,但是可能与未被观察到的更早期石棉暴露史有关。

石棉主要包括温石棉、青石棉、铁石棉、透闪石、阳起石及直闪石。除了温石棉(蛇纹石形状)外均属于闪石,常表现为细的针样形状。石棉被世界卫生组织(WHO)认定为已知的人类致癌物。致癌性最强的纤维是青石棉,也叫蓝色石棉,但其他的闪石也与间皮瘤的发生有关。闪石相比温石棉或白石棉与间皮瘤相关性更高,白石棉的潜在致癌危险性要低 2～4 倍;但是所有类型的石棉发生肺癌的危险性相同。温石棉占到所有石棉产品的 99% 以上,常混杂透闪石和其他类型石棉纤维。

石棉过去被用于许多家庭和建筑产品中,石棉是一种纤维性的硅酸盐,它结实、柔韧强且不易燃烧。它被用于绝缘材料、水泥、纺织品、天花板和地砖。它是世界上最普遍的环境危害之一,超过 3 000 种工业产品中含有石棉。Wager 等在 1960 年首次报道了间皮瘤与石棉的联系。环境保护机构在 1989 年发布了石棉的禁用令,使之逐步停止使用;但是在 1990 年,该禁令被美国巡回上诉法院推翻。不幸的是,虽然发达国家对石棉的使用量稳定的逐步下降,但是在较贫穷的发展中国家石棉的使用量在上升。正是因为过去石棉在环境中任意散布,在几十万到数百万人的肺中出现纤维是很常见的。总的说来,石棉的接触量越多肺内的石棉负荷量就越多。例如在间皮瘤患者的每克肺组织中含有超过 100 万石棉纤维。

(三) 其他危险因素 其他纤维材料,像纤维性的沸石和毛沸石,与间皮瘤的发生有很强的相关性,特别是在土耳其中部。既往的辐射、慢性炎症(如结核)、猿猴病毒 SV40 也会增加发生间皮瘤的风险。在 20 世纪 50 年代末 60 年代初,这种病毒在受污染的脊髓灰质炎病毒疫苗中无意中传染给了人类。据估计 10%～20% 的间皮瘤由 SV40 病毒引起。在 80% 的间皮瘤患者中发现有该病毒。仓鼠的实验研究显示矿物纤维和 SV40 为助癌剂,这可能解释了为什么接触少量石棉足以引起 SV40 病毒感染患者发生间皮瘤。接触石棉及毛沸石的个人会有间皮瘤的家族史,在有些村庄间皮瘤的病死率高达 50%。然而吸烟和石棉在支气管肺癌的发病中具有协同作用,现在还没有证据证实烟草是间皮瘤的致病源。

(四) 临床表现 恶性间皮瘤的发病比较隐匿,最常见早期的症状为呼吸困难和胸痛。胸痛经常不明确,可以放射到肩部,这不是胸膜炎的表现。大量的患者(约 1/3)可出现单侧胸腔积液。患者可以无症状,体检或 X 线胸片偶然发现胸腔积液。在出现明显症状之前,胸腔积液可以反复出现并持续超过 3 年。自发性气胸是非常少见的症状,1956 首次报道了间皮瘤引起自发性气胸。最近的研究表明,约 10%(9/92)的患者发生自发性气胸。随着病程的进展,患者可出现干咳、发热、疲劳及体重减轻。体检可以发现杵状指,胸部叩诊呈浊音。患者可逐渐适应单侧肺有功能,在几个月甚至几年内没有症状;但是肿

瘤最终会侵犯到胸壁、肋间神经、纵隔、脊柱或腹部引起剧烈的疼痛。晚期表现为腹水和胸壁畸形。从出现症状开始中位生存时间约 1 年,取决于最初的肿瘤分期和各种影响预后的因素。对胸壁及周围结构的局部侵犯会引起逐渐加重的疼痛,且疼痛很难缓解,并且有功能异常,包括吞咽困难、上腔静脉综合征、Horner 综合征、声带麻痹及膈肌麻痹。转移很少导致死亡,通常是感染、呼吸衰竭以及恶性疾病进展引起的全身症状导致死亡。

(五) 病理学 间皮细胞是多潜能细胞,这是因为它起源于由外胚层及内胚层形成的中胚层。不同刺激均能引起上皮型的化生,甚至发生鳞状上皮化生和结缔组织化生。MPM 有 3 种不同的组织学类型:上皮(上皮样的)、肉瘤(肉瘤样的)及混合型(两者都有的)。上皮样间皮瘤最常见,约占 50%～60%;肉瘤样约占 35%;混合型约占 15%。在细胞学上,大多数的上皮样间皮瘤的细胞相对单一。偶尔可见泡沫状、透明或印戒样。肉瘤样间皮瘤与肉瘤相似,尽管有报道称其与骨肉瘤和软骨肉瘤类似,但其最常见与恶性纤维组织细胞瘤相似。混合型 MPM 可见任何形式的组合。

在手术和大体病理检查时,壁层胸膜的受累程度大于脏层胸膜,因为疾病发生时最早在壁层胸膜的间皮层。右侧胸腔受累较左侧多。肿瘤可呈局灶性或合并成片状胸膜肿块。在最大样本的 MPM 患者的尸检结果显示,55% 的病例存在胸腔外的转移性病灶。

(六) 诊断 MPM 的组织病理学诊断可能很困难,可能需要病理学专家的意见。病理学的诊断难点包括:腺癌和管状乳头状间皮瘤的鉴别,反应性间皮增生和早期恶性间皮瘤的鉴别,促结缔组织增生的恶性间皮瘤和良性胸膜炎或胸膜斑的鉴别。有经验的病理医生通过对足够新鲜的和福尔马林固定过的组织进行免疫组织化学染色,进而得出较好的诊断。在诊断困难情况下,电子显微镜仍是诊断的金标准。上皮间皮瘤有大量的细胞桥粒和细长分叉的微绒毛,而腺癌的细胞桥粒较少及短硬不分叉的微绒毛。文献报道的对诊断有帮助的特殊染色包括淀粉酶过碘酸-雪夫(PAS)、透明质酸、黏蛋白卡红、癌胚抗原、Leu-M1 及最近的钙黏蛋白和细胞角蛋白 5/6 染色。

通过胸腔穿刺细胞学活检,闭式胸膜活检和胸腔镜下开放性胸膜活检可以确定间皮瘤的诊断。但是,细胞学检查的阳性率只有 30%～35%。通过免疫组化及电镜检查的方法可提高诊断率。闭式胸膜穿刺

活检的阳性率也较低,主要是因为盲法穿刺比较容易错过肿瘤。这种方法的阳性率仅比细胞学高 7%～26%。怀疑为间皮瘤时,最常用的方法时电视辅助下的胸腔镜手术或胸腔镜检查,对间皮瘤诊断的敏感性为 91%～98%,但是费用高且有创。该方法需要住院 24～36 h,严重并发症的发生率低。另一个重要方面是恶性间皮瘤容易沿着胸部穿刺针,胸腔镜套管针道及手术切口扩散。这种种植性转移非常疼痛,很难治疗。电视辅助的胸腔镜手术后大约 50% 的患者可出现手术通道的种植转移,而研究显示影像引导下的穿刺活检术后的种植转移率最高只有 22%。影像引导下的穿刺活检被认为可以替代手术的诊断方法,其诊断准确率较高。获得足够的组织是得到可靠诊断的关键,细针穿刺活检术获得组织量是不够的,但是86% 的患者可通过芯针穿刺活检作出诊断。影像引导下的活检可以在超声,透视及 CT 引导下完成,操作者必须看到肿瘤并且获取最佳的组织量。有胸腔积液时,用 16 或 20-号切割针可以获得更大的样本,同时气胸发生率低。通过对影像引导下芯针获得的较少量组织进行免疫染色,可以得到恶性胸膜间皮瘤的病理诊断。

(七)影像学表现

1. 常见的影像学特征　MPM 最常见的影像学表现包括胸腔积液、胸膜增厚伴或不伴结节/肿块、同侧胸腔体积减小、胸腔内外淋巴结肿大及转移性疾病,也可看到与石棉相关的胸膜病变。虽然单个的影像学表现可能对诊断 MPM 没有特异性,但是在特定的临床环境下,出现这些征象中的一个或多个应引起对 MPM 的怀疑。

2. X 线摄片　由于 X 线广泛的使用和有效性,首次发现 MPM 的影像学异常通常是胸部 X 线摄片。MPM 的 X 线胸片表现可以从早期没有病变到一侧胸的完全白肺样改变。单侧的胸腔积液是最常见的表现之一,患者的发病率 30%～80%(图 74.1)。弥漫性胸膜增厚、胸膜结节/肿块的显示率分别为60%、45%～60%(图 74.2)。肿瘤可沿叶间裂扩散。肺被包裹可导致其体积缩小,同侧膈肌抬高、纵隔向患侧移位及肋间隙狭窄。骨化或软骨分化可致肿瘤中出现骨化或钙化区域。在石棉相关的胸膜病变中可以看到心脏轮廓不清晰或呈"蓬松"样,或膈肌轮廓不清。

胸腔内淋巴结肿大可表现为异常增厚的线状和条状影,正常纵隔轮廓可消失。横断面图像可以更好地评估胸腔外淋巴结肿大和胸腔内外的转移性病变。

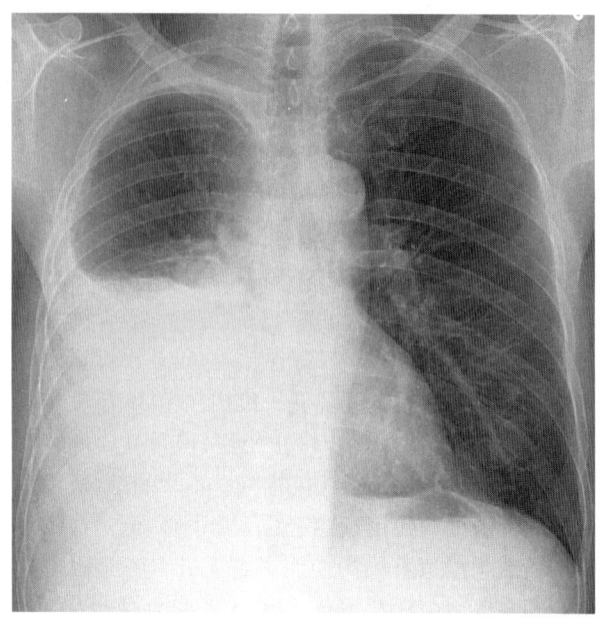

图 74.1　MPM:影像学征象。正位 X 线胸片显示右侧大量胸腔积液。30%～80% 的患者在 X 线胸片上有单侧胸腔积液,这是 MPM 最常见的表现之一。

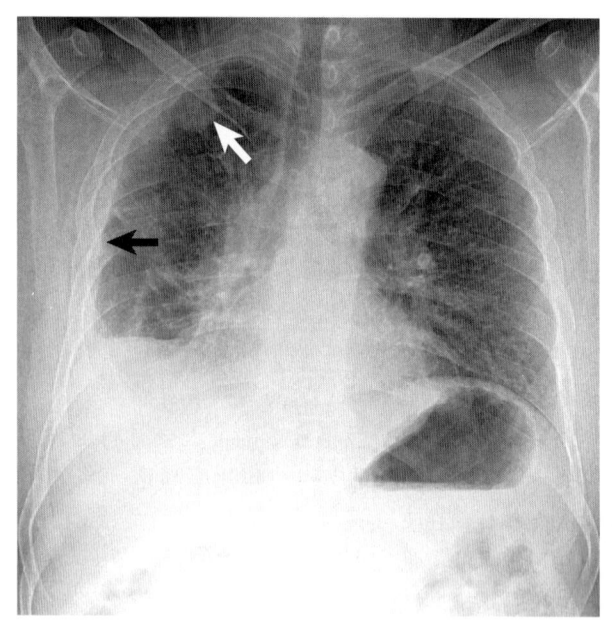

图 74.2　MPM:影像学征象。正位 X 线胸片显示右侧胸膜增厚(黑箭)和局灶性胸膜结节(白箭)。

3. CT　CT 可以鉴别大多数良恶性的胸膜病变。Leung 等研究了 74 例弥漫性胸膜病变。有助于诊断恶性胸膜疾病的征象包括环周胸膜增厚、结节状胸膜增厚、壁层胸膜增厚超过 1 cm 以及纵隔胸膜受累,这些征象的特异性分别为 100%、94%、94% 及88%;敏感性为 41%、51%、36% 及 56%。在 39 例恶性病例中,28 例因显示 1 种或多种以上征象,而被正确诊断(敏感性 72%,特异性 83%)。Metintas71

等对 215 例患者的 CT 图像特征进行分析, 99 例为恶性间皮瘤, 39 例转移性胸膜病变, 77 例良性胸膜病变。环周胸膜增厚和纵隔胸膜受累的敏感性分别为 70% 和 85%; 胸膜增厚超过 1 cm 的敏感性为 47%, 特异性为 64%。纵隔胸膜增厚的特异性较低, 为 67%; 可能原因为大多数结核性胸膜感染(42% 的良性胸膜病变)患者的病变可累及纵隔胸膜。

CT 是评估 MPM 的首选影像学方式, 因为它可靠地显示肿瘤的范围、淋巴结肿大及胸腔内外播散, 通常可以进行疾病分期和治疗方案的制定。通过静脉注射对比剂, 恶性或炎性胸膜病变会明显强化, 可以区分胸膜增厚、胸腔积液以及肺不张。CT 也可以鉴别胸膜增厚和胸腔积液, 胸膜相对积液为高密度。改变窗宽为窄窗时(如肝窗), 可以使这种差别更明显。现在的多排螺旋 CT, 使用窄的准直器(≤1 mm)可以获得高质量的多平面重建, 有助于判断叶间裂有无受累以及病灶是否延伸至横膈以下。高达 74% 的患者可出现单侧胸腔积液(图 74.3)。92% 的病例可出现结节状或小叶状的胸膜增厚(图 74.4)。胸膜增厚呈结节状、环周以及增厚超过 1 cm 都高度提示恶性胸膜病变, 包括 MPM。在有骨性或软骨分化的病例中, 胸膜异常区域可见骨化或钙化, 可以是散在的或弥漫性。有骨或软骨分化的 MPM 表现为在肿瘤内大片的或点状的钙化灶。10%~52% 的病例可见钙化的胸膜斑, 不应误诊为有骨或软骨分化的 MPM。胸膜斑的钙化是线状的, 可以在增厚的胸膜

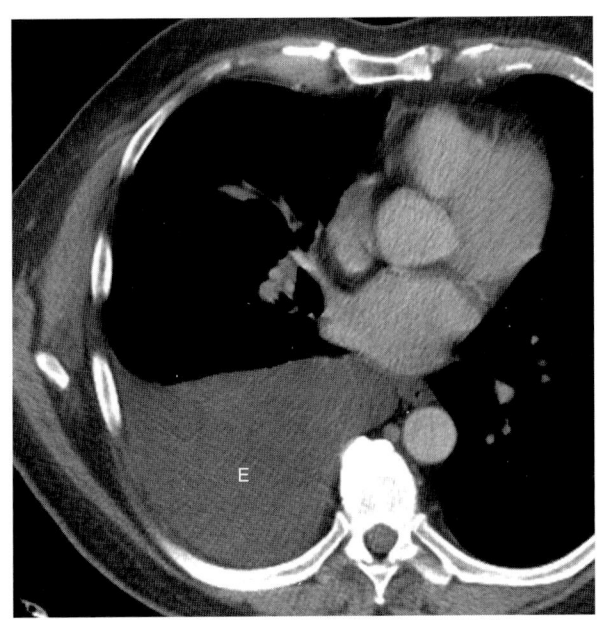

图 74.3 MPM 表现为胸腔积液。轴面增强 CT 显示右侧胸腔积液(E)。高达 74% 的 MPM 患者 CT 上可见单侧胸腔积液。

斑上发现。石棉暴露可能有其他特征, 如圆形肺不张和石棉肺。

MPM 可侵犯纵隔, 导致纵隔内脂肪间隙消失以及纵隔内组织结构分界不清。当 MPM 包绕气管、食管或其他纵隔结构超过环周的 50% 时, 需要考虑有纵隔侵犯(图 74.5)。心包受侵, 可以是透壁或非透壁的, 可导致心包积液、心包增厚、心包结节或肿块、有或无浸润的软组织(图 74.6)。虽然发现心外膜脂肪提示非透壁性的受累, 但是鉴别透壁或非透壁很困难。肿瘤累及心包内表面或累及心肌属于透壁性疾病。胸壁受累通常发生在先前介入操作的部位, 包括活检、引流和手术的部位。MPM 侵犯胸壁可表现为正常胸膜外脂肪层消失、肋间肌受侵、肋骨移位或骨质破坏(图 74.7)。CT 评价经膈肌浸润的准确性仍然较差; 但是, 横膈和相邻腹部器官之间存在明显的脂肪层是 MPM 局限于胸部最可靠的征象(图 74.8)。MPM 伴有胸壁多灶性或弥漫性浸润、纵隔结构受侵、透壁性心包受累、累及对侧胸膜、穿过横膈蔓延或转移性疾病是典型不能切除的病变。

CT 仍然是确定淋巴结转移的主要方法之一。纵隔淋巴结(如气管旁、肺门、隆突下、食管旁以及主动脉旁淋巴结)短径≥10 mm 时, 通常认为是转移的淋巴结。内乳、膈脚后及胸腔外淋巴结没有明确的大小诊断标准, 一般出现这些淋巴结就认为是异常的。在 MPM 中可能会遇到不同类型的胸腔内肿大淋巴结, 这取决于是否有淋巴结、出现的位置以及胸膜和横膈的受累程度。前部的胸膜由内乳淋巴结和横膈周围淋巴结引流, 后部的胸膜由胸腔外淋巴结引流, 前外侧横膈由内乳淋巴结和前部的横膈周围淋巴结引流, 后侧横膈由主动脉旁和后纵隔淋巴结引流。前胸壁和侧胸壁的淋巴管引流至纵隔前淋巴结或胸壁淋巴结, 后胸壁的淋巴管引流至腋淋巴结(图 74.9)。

CT 可以显示胸腔内外的转移灶。肺转移表现为结节或肿块, 癌性淋巴管炎表现为小叶间隔增厚和结节状的小叶间隔。

4. MRI 许多研究评估了 MRI 在鉴别良恶性胸膜疾病中的作用。根据前文所述的恶性胸膜增厚的 CT 标准, 以及信号特征, MRI 诊断的敏感性和特异性与 CT 相仿。在质子加权及 T2WI 上相对于肋间肌的信号为高信号, 可以为良、恶性胸膜疾病的鉴别提供了另一个有价值的诊断信息(敏感性 100%, 特异性 87%, 阴性预测值 100%)。

最近的一项研究评估了 CT 和 MRI 上的纹理特征和形态特征来区分良、恶性胸膜病变的价值, 并评

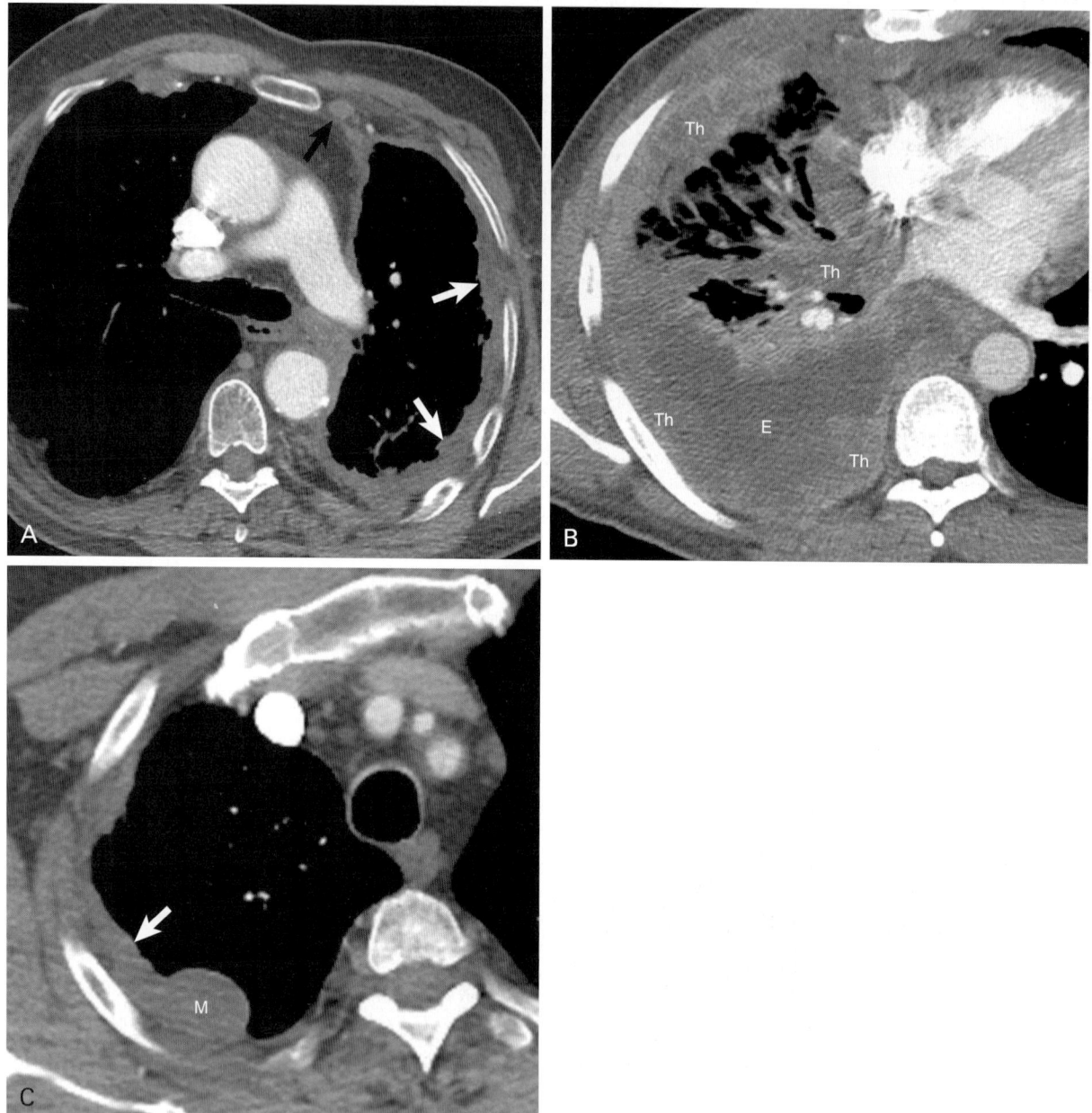

图 74.4 MPM：CT 表现。（A）轴面增强 CT 显示左侧胸膜增厚（白箭）。左侧内乳淋巴结肿大（黑箭）表示淋巴结转移。（B）另一患者的轴面增强 CT 显示右侧胸腔积液（E）和右侧胸膜广泛增厚（Th），可见沿叶间裂隙的延伸。（C）第三例患者轴面增强 CT 显示右侧胸膜增厚（箭）和胸膜肿块（M）。

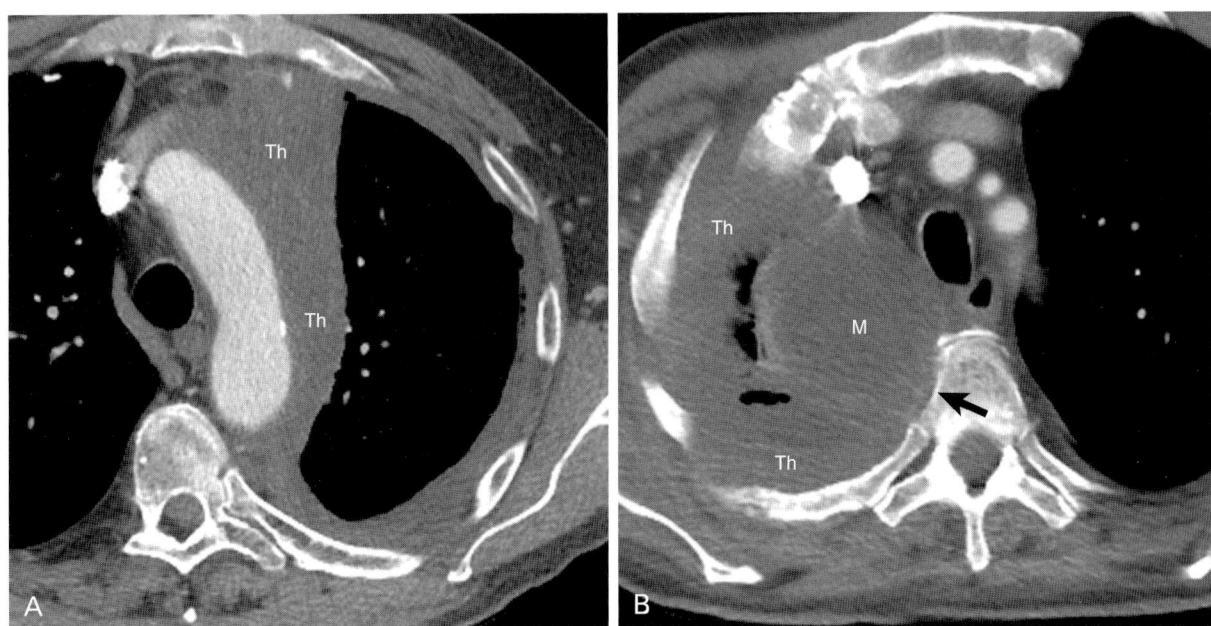

图 74.5 MPM 伴纵隔侵犯。(A)轴面 CT 增强显示左侧胸膜广泛增厚(Th),侵犯纵隔和主动脉弓。(B)另一位患者的轴面增强 CT 显示右侧胸膜增厚(Th)和侵犯邻近胸椎(箭)形成局灶性肿块(M)。MPM 可能侵犯纵隔,导致病灶和纵隔结构之间的脂肪间隙和分界消失。当肿块包裹气管、食管或其他纵隔结构>50%时,也应怀疑是否有肿瘤浸润。

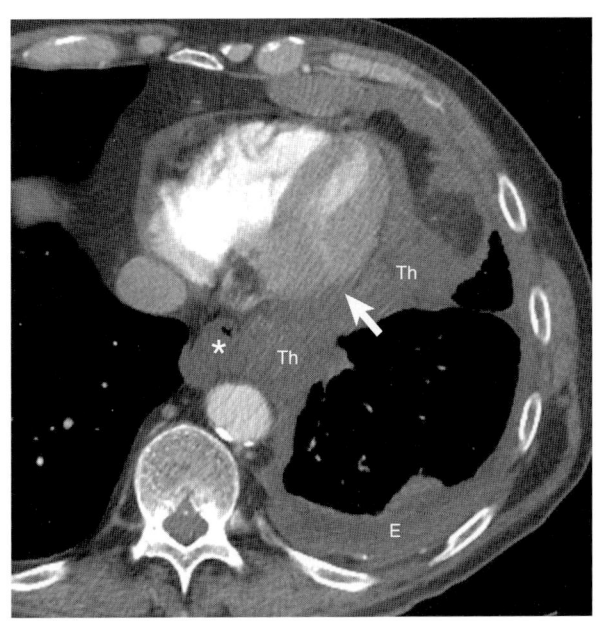

图 74.6 累及心包的 MPM。轴面增强 CT 显示左侧胸腔积液(E)和胸膜增厚(Th),侵犯食管(星号)和心包(箭)。心包受累可为非透壁性或透壁性,可产生心包积液、心包增厚、心包结节/肿块,有/无软组织浸润。

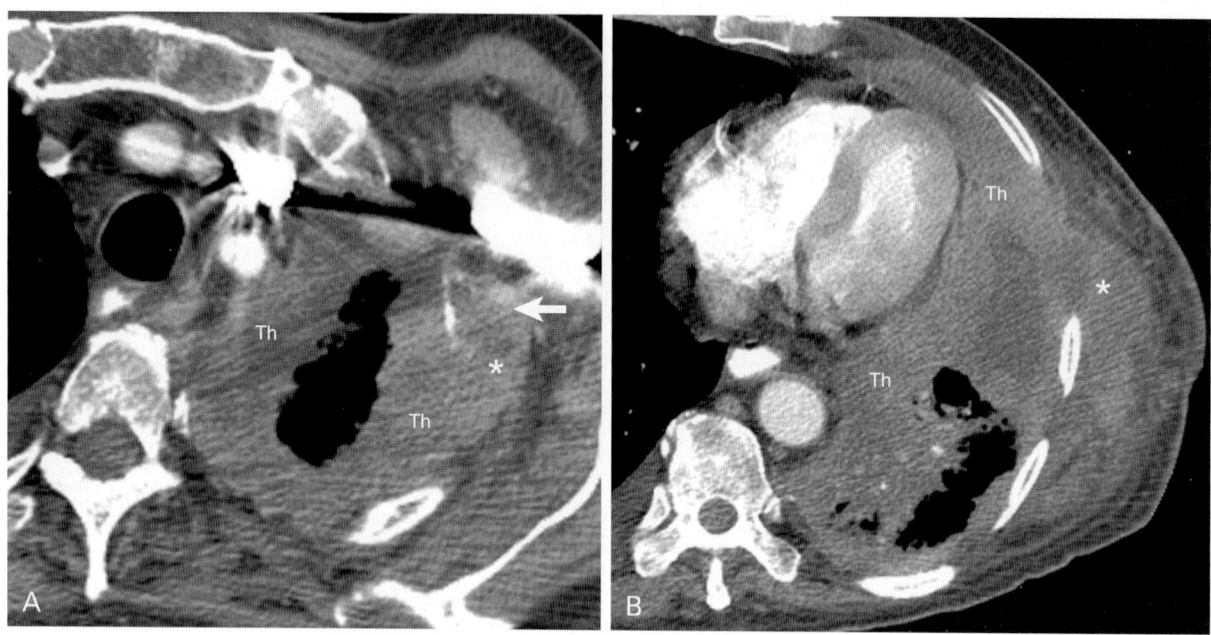

图 74.7   MPM 胸壁侵犯。（A）轴面增强 CT 示左侧胸膜广泛增厚（Th），侵犯邻近肋骨（箭）和胸壁（星号）。（B）另一位患者的轴面增强 CT 显示左侧胸膜增厚（Th）和大片胸壁侵犯（星号）。在 CT 上，MPM 侵犯胸壁可表现为正常胸膜外脂肪消失、肋间肌受累、肋骨移位或骨质破坏。

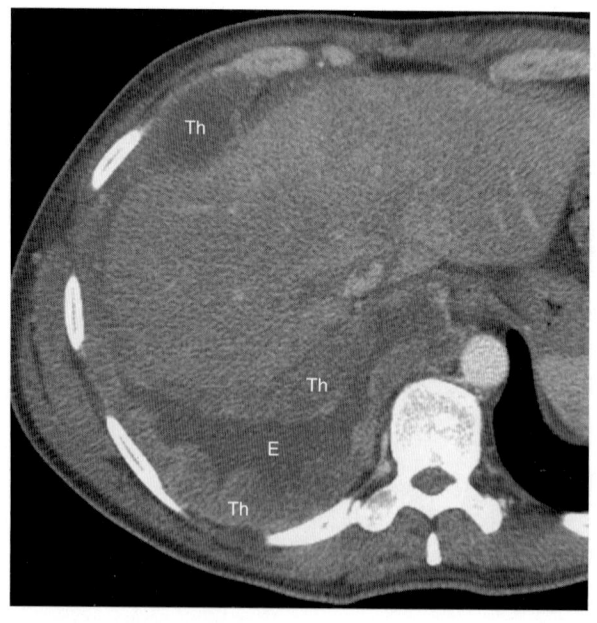

图 74.8   MPM 经横膈扩散。轴面增强 CT 显示右侧胸腔积液和广泛的胸膜增厚。横膈下表面和肝脏之间的正常脂肪间隙消失，提示横膈浸润。CT 对评估经膈肌扩散的准确性较低；但横膈膜下表面和相邻腹部器官之间存在明显的脂肪间隙是 MPM 局限于胸部的最可靠征象。

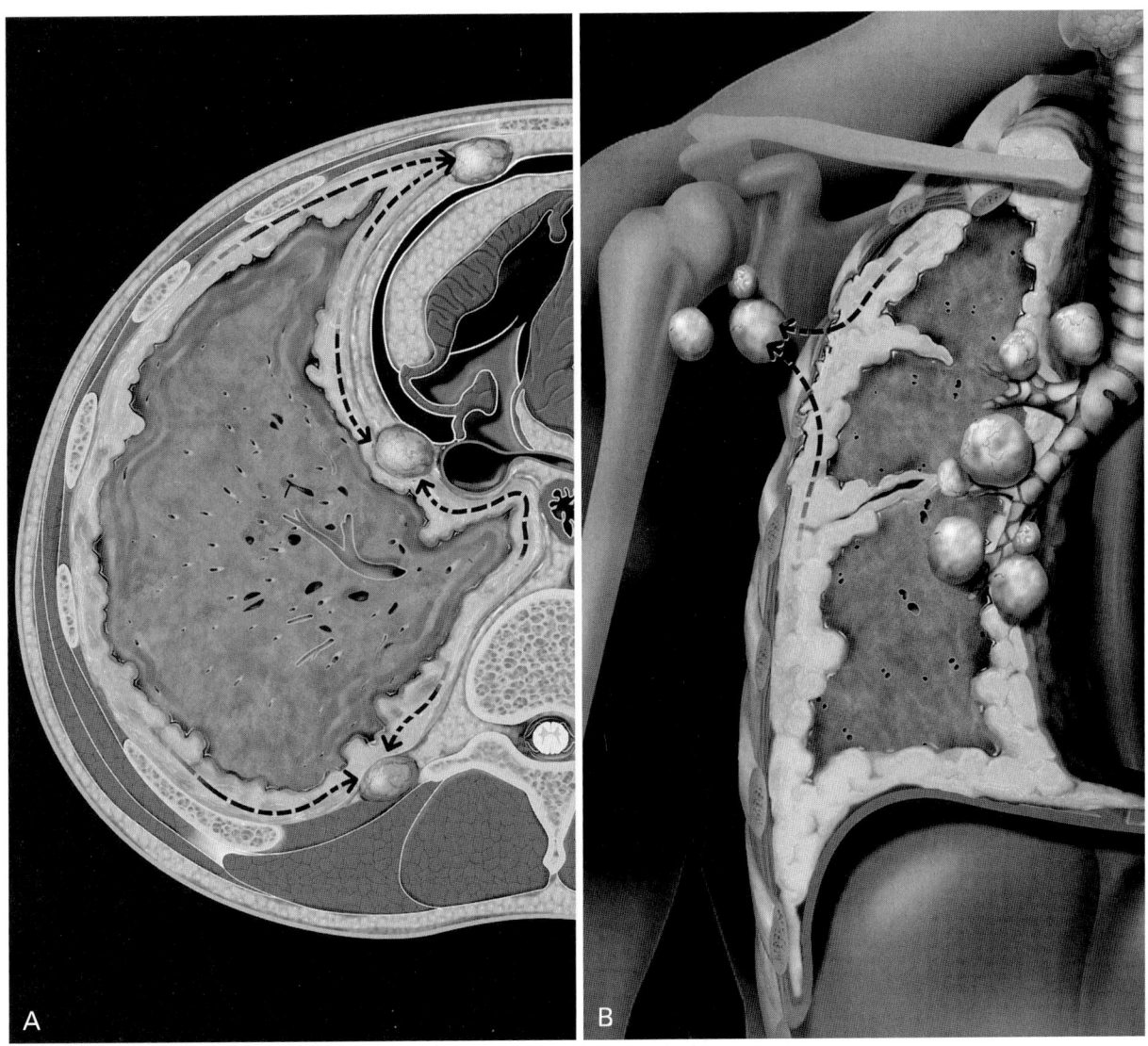

图 74.9　MPM 淋巴结转移的模式。(A)显示 MPM 进展的引流方式,累及下部胸膜和横膈(未显示)。前胸膜/隔膜引流至前、中部膈肌周围淋巴结。后胸膜引流到肋间后淋巴结。(B)显示 MPM,周围胸膜增厚,侵犯胸壁,并有相应的淋巴引流。本病例侵犯胸壁淋巴引流至同侧腋窝淋巴结,符合转移性疾病(M1 期)。(引自 Walker CW. Pathways of lymph node spread for mesothelioma. In: Rosado-de-Christenson ML, Carter BW, eds. *Specialty Imaging : Thoracic Neoplasms.* 1st ed. Philadelphia: Elsevier Amirsys; 2015.)(见彩色插页)

估了影像组学模型是否可以提高不同专长的放射科医生诊断信心和准确性。研究发现定量的结构和形状分析有助于鉴别良、恶性病变,得出结论是基于影像组学的方法可以增加腹部放射科医生的诊断信心,并有可能提高放射科医生根据 MRI 诊断胸膜病变的准确性。

　　MRI 并不是评估 MPM 患者的常规方法,但在某些情况下可以提供更精确的分期信息。MPM 所致的胸腔积液在 T2WI 上呈典型的高信号。相对于邻近胸壁肌肉,胸膜的增厚在 T1WI 上表现为等或稍高

信号,在 T2WI 和质子加权像上为中到高信号(图74.10)。静脉注射钆剂后病变有强化(图 74.10)。MRI 在诊断胸壁、纵隔和横膈膜侵犯时比 CT 和其他影像学检查更敏感(图 74.11)。肿瘤侵犯的 MRI 征象包括正常脂肪层消失,向纵隔脂肪延伸及包绕纵隔结构的超过 50% 周长。

　　最近的研究表明弥散加权成像(DWI)和动态增强 MRI 有助于进一步确定 MPM 的组织细胞类型,上皮样亚型间皮瘤的表观弥散系数(ADC)值高于肉瘤样亚型间皮瘤。研究表明 ADC 值为 1.31×10^{-3} mm^2/s,

可用于鉴别上皮样和肉瘤样间皮瘤。Giesel 等的研究表明间皮瘤中的灌注参数可能与 MPM 中的血管生成之间相关。

5. FDG PET-CT　FDG PET-CT 是一个重要的辅助检查方法,其结合了有价值的代谢信息和解剖细节,常用于 MPM 的诊断和分期。MPM 和其他恶性原因所致的胸膜病变的 FDG 摄取高于良性胸膜病变,FDG 的摄取越高,患者的生存期越短(图 74.12)。

FDG 的摄取程度与肿瘤进展的中位时间和生存期有关。虽然 PET-CT 在评估肿瘤的范围方面不如 CT 和 MRI,但其在评估纵隔和胸壁的侵犯中有优势。PET-CT 对胸腔内和胸腔外淋巴结病变(多为转移性病变)的评估优于 CT 和 MRI(图 74.12)。此外,PET-CT 在 MPM 分期方面比 CT、MRI 和 PET 更准确。

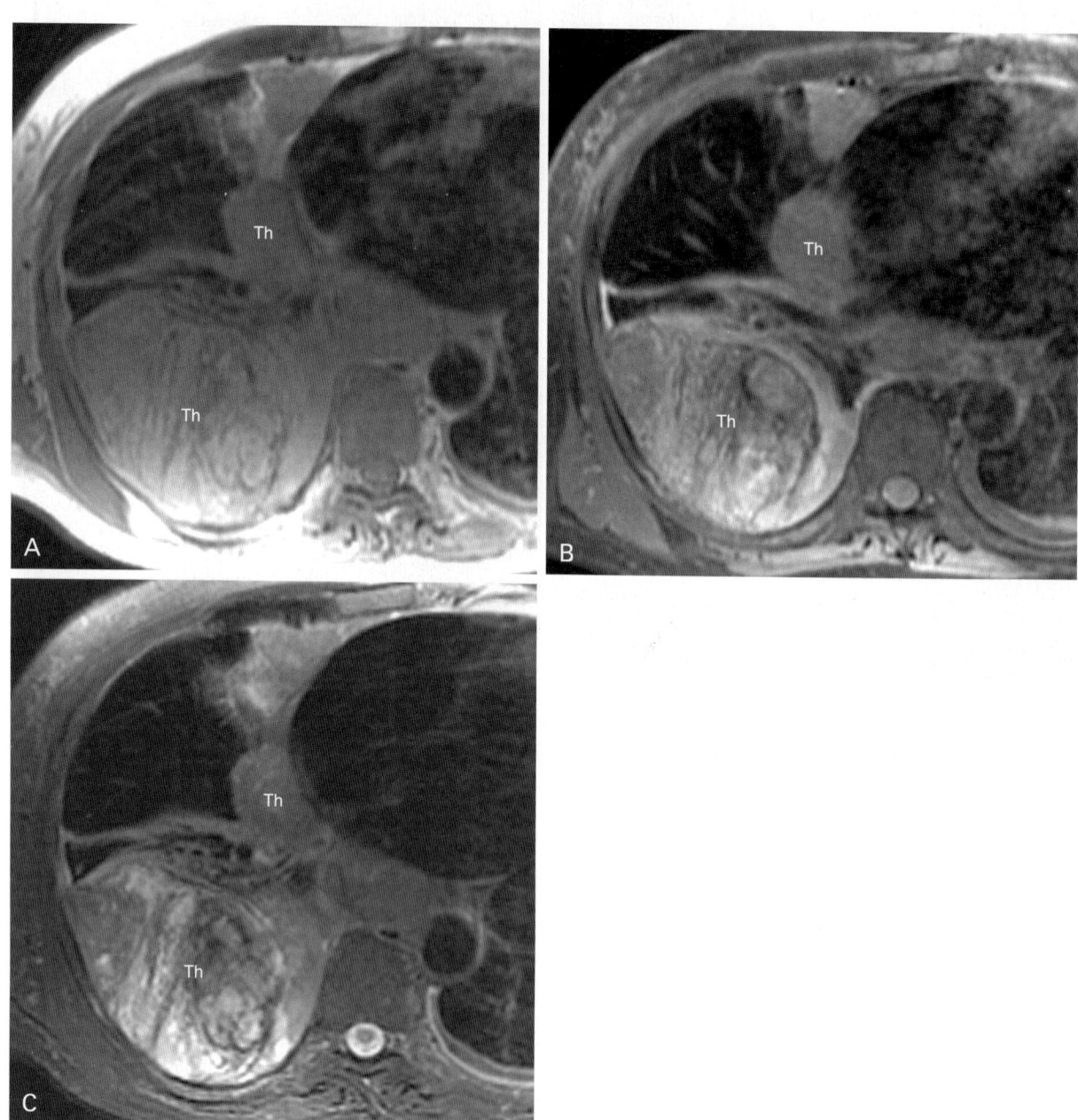

图 74.10　MPM 的 MRI。轴面 T1WI 静脉注射对比剂前(A)和注射对比剂后(B)显示右侧胸膜增厚(Th),较肌肉呈高信号,注射钆剂后有强化。(C)轴面 T2WI 显示肿瘤相对肌肉呈不均高信号。

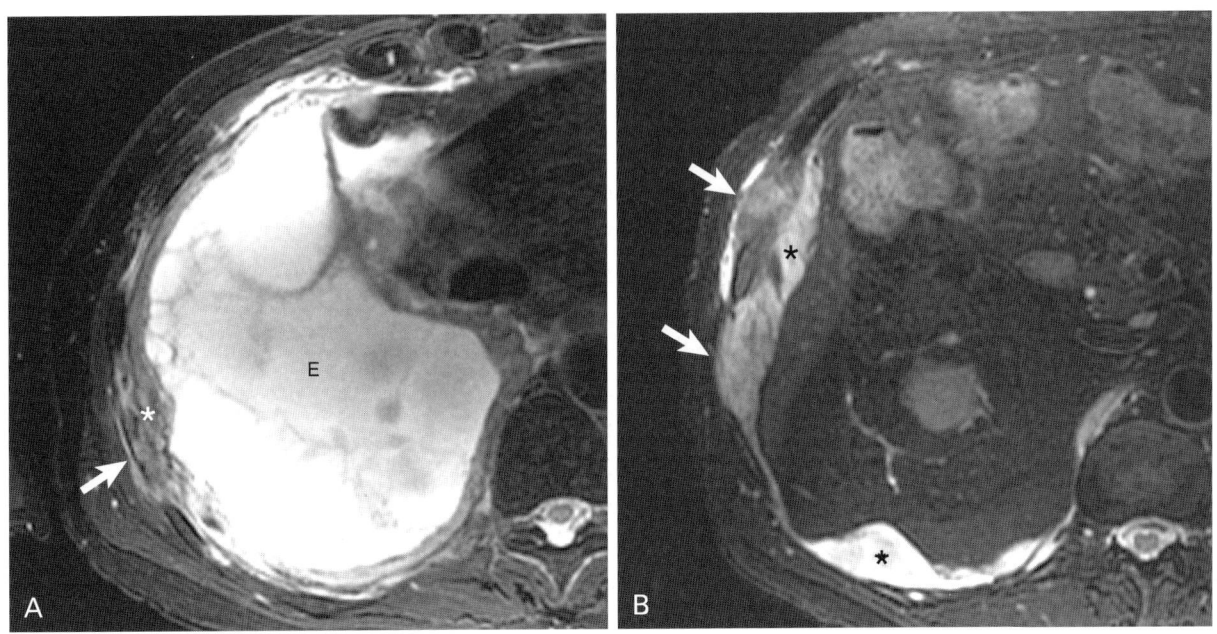

图 74.11 MPM 胸壁侵犯的 MRI。(A)轴面 T2WI 显示肿瘤(星号)侵犯右胸壁(箭)伴大量胸腔积液(E)。(B)另一位患者的轴面 T2WI 显示右胸壁多发肿瘤侵犯(箭)和少量右胸腔积液(星号)。MPM 伴胸壁局灶性或弥漫性侵犯是不可切除的标志。

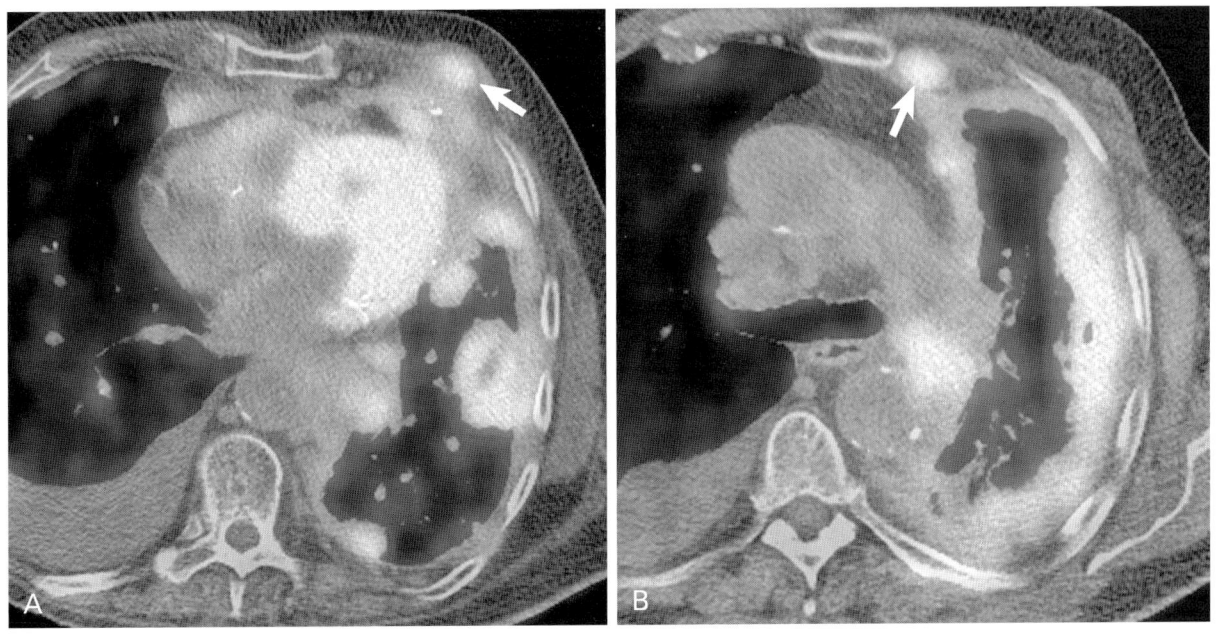

图 74.12 MPM 的 PET-CT。融合轴面 FDG PET-CT 图像显示左侧胸腔 FDG 高代谢的、广泛的胸膜增厚、结节及肿块,并有局灶性侵犯胸壁(箭,A)和左侧内乳淋巴结 FDG 高代谢,符合左侧内乳淋巴结转移(箭,B)。(见彩色插页)

PET-CT 可用于确定影像引导穿刺和外科活检的位置选择,可以选择 FDG 摄取最高的位置和(或)最容易取得肿瘤的位置进行活检。PET 的另一个作用是有助于预测预后。较高的 FDG 摄取与生存期较短明显相关。另一项研究显示 FDG 摄取与手术分期有良好的相关性。这些信息有助于临床选择最合适的治疗方案。PET-CT 也有助于评估治疗的反应(图74.13,图 74.14)和确定病变的复发与否(图 74.15)。

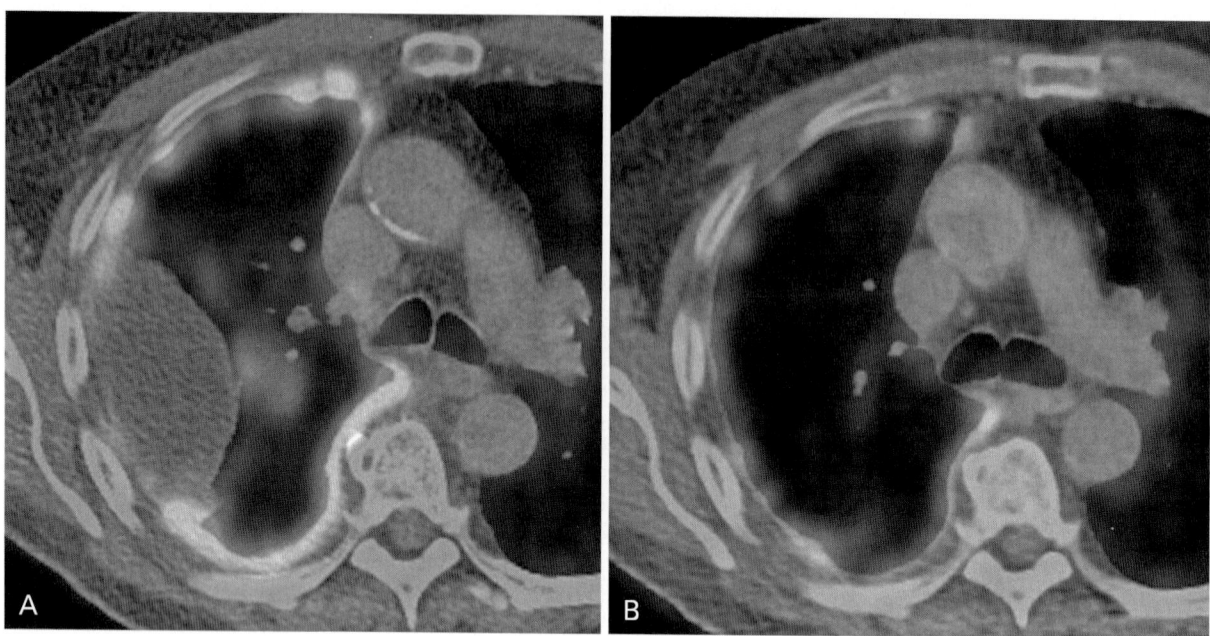

图 74.13 PET-CT 对 MPM 治疗后反应的评估。基线(A)和化疗一个周期后(B)融合轴面 FDG PET-CT 图像显示右侧胸膜增厚伴 FDG 高代谢,治疗后改善。(见彩色插页)

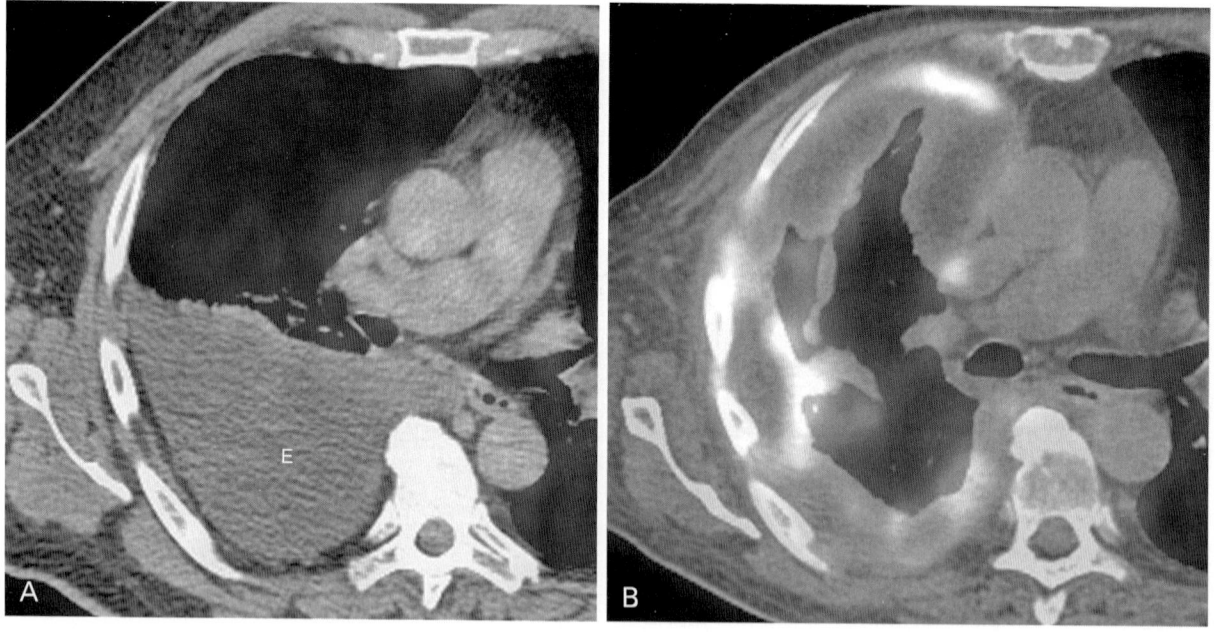

图 74.14 PET-CT 对 MPM 治疗后反应的评估。基线(A)和 6 个月随访时,融合轴面 FDG PET-CT 图像显示右侧胸腔积液(E)和进展为右侧胸腔广泛的 FDG 高代谢的胸膜增厚(B)。(见彩色插页)

6. 超声　超声检查在胸膜疾病的诊断方面是有用的。胸腔积液充当一个透声窗,以发现胸膜结节。超声引导下的胸膜增厚活检(研究表明诊断 MPM 的准确性为 80%)和积液的引流是成熟、安全的技术。

(八) 分期　第八版 MPM 的 TNM 分期系统由美国癌症联合委员会(AJCC)/国际癌症控制联盟(UICC)制定,于 2018 年 1 月 1 日使用。第八版的推荐规范来源于由国际肺癌研究协会(IASLC)支持的国际合作和分析的数据库(表 74.1～表 74.4)。

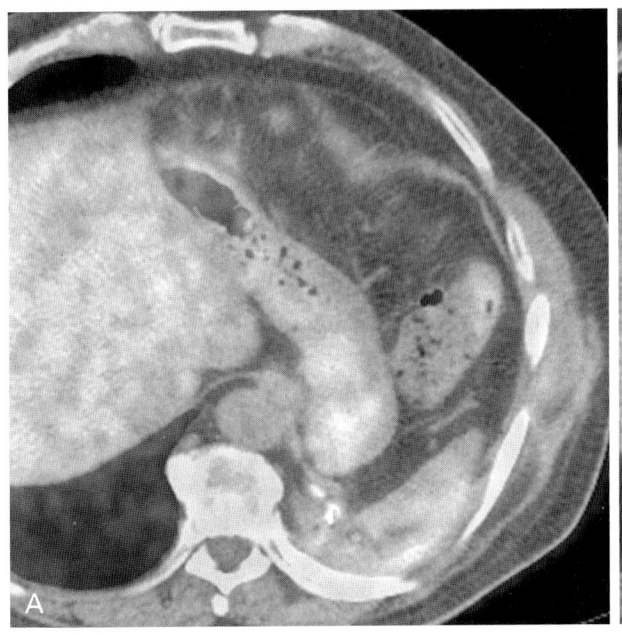
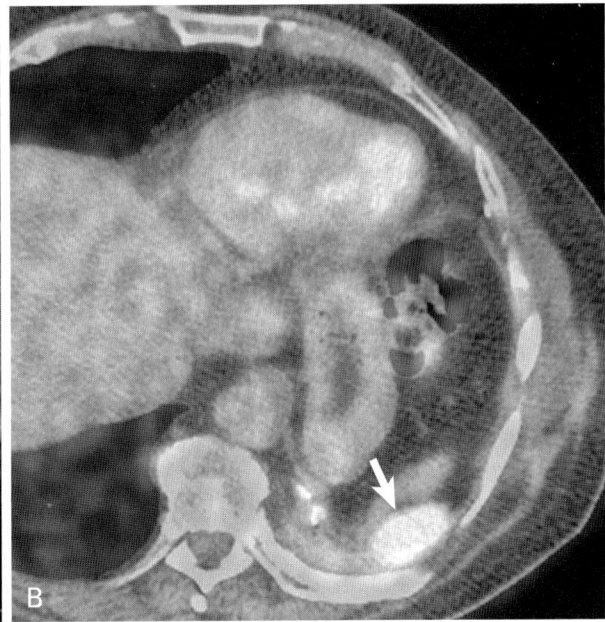

图 74.15 复发性 MPM 的 PET-CT。首次接受手术，放疗治疗后(A)和 12 个月随访时，融合轴面 FDG PET-CT 图像显示在治疗部位 FDG 高代谢的复发(箭,B)。（见彩色插页）

表 74.1 恶性胸膜间皮瘤的 T 分期

T 分类	定义
TX	原发肿瘤无法评估
T0	无原发肿瘤证据
T1	肿瘤局限于同侧胸膜±壁层胸膜±纵隔胸膜±横膈胸膜
T2	肿瘤侵犯同侧胸膜表面一个部位(壁层胸膜,纵隔胸膜,横膈胸膜及脏层胸膜)并有至少一个以下特征:侵犯膈肌或侵犯到脏层胸膜下的肺实质
T3	局部进展但有潜在切除可能性的肿瘤,侵犯同侧胸膜表面的所有部位(壁层胸膜,纵隔胸膜,横膈胸膜及脏层胸膜)至少有一个以下特征:①侵犯胸内筋膜;②侵犯纵隔脂肪;③侵犯胸壁软组织的、孤立的、完全可切除的肿瘤;④非透壁性心包侵犯
T4	局部进展无法切除的肿瘤,侵犯同侧胸膜表面的所有部位(壁层胸膜,纵隔胸膜,横膈胸膜及脏层胸膜)至少有一个以下特征:①胸壁肿瘤弥漫性浸润或多灶性浸润,伴或不伴肋骨破坏;②肿瘤直接经横膈浸润至腹腔;③肿瘤直接浸润至对侧胸膜;④直接侵犯纵隔气管;⑤直接侵犯脊柱;⑥肿瘤穿透心包内表面,有或无心包积液;⑦肿瘤侵犯心肌

改编自 Nowak AK, Chansky K, Rice DC, et al. The IASLC Mesothelioma Staging Project: proposals for revisions of the T descriptors in the forthcoming eighth edition of the TNM classification for pleural mesothelioma. *J Thorac Oncol.* 2016; 11:2089 - 2099.

表 74.2 恶性胸膜间皮瘤的 N 分期

区域淋巴结(N)	定义
NX	区域淋巴结情况无法评估
N0	无区域淋巴结转移
N1	转移至同侧支气管肺、肺门或纵隔淋巴结(包括内乳、膈旁、纵隔脂肪垫及肋间淋巴结)
N2	转移至对侧支气管肺、肺门、纵隔淋巴结或同侧/对侧锁骨上淋巴结

改编自 Rice D, Chansky K, Nowak A, et al. The IASLC Mesothelioma Staging Project: proposals for revisions of the N descriptors in the forthcoming eighth edition of the TNM classification for pleural mesothelioma. *J Thorac Oncol.* 2016; 11:2100 - 2111.

表 74.3 恶性胸膜间皮瘤的 M 分期

远处转移(M)	定义
M0	无远处转移
M1	有远处转移

改编自 Rusch VW, Chansky K, Kindler HL, et al. The IASLC Mesothelioma Staging Project: proposals for the M descriptors and for revision of the TNM stage groupings in the forthcoming (eighth) edition of the TNM classification for mesothelioma. *J Thorac Oncol.* 2016;11:2112 - 2119.

表 74.4 恶性胸膜间皮瘤的 TNM 分期

	N0	N1	N2
T1	ⅠA	Ⅱ	ⅢB
T2	ⅠB	Ⅱ	ⅢB
T3	ⅠB	ⅢA	ⅢB
T4	ⅢB	ⅢB	ⅢB
M1	Ⅳ	Ⅳ	Ⅳ

M,转移;*N*,淋巴结;*T*,肿瘤。
改编自 Rusch VW, Chansky K, Kindler HL, et al. The IASLC Mesothelioma Staging Project: proposals for the M descriptors and for revision of the TNM stage groupings in the forthcoming (eighth) edition of the TNM classification for mesothelioma. *J Thorac Oncol*. 2016;11:2112-2119.

1. T 分期 原发肿瘤的扩散范围,包括肿瘤的大小、侵犯及位置,是决定预后的首要因素。MPM 的 T 分期成分完全基于肿瘤的位置和侵犯的解剖部位。与其他恶性肿瘤的分期不同,不以肿瘤测量的大小为标准。然而,胸膜厚度的线性测量表明,定量测量肿瘤的负荷可能有评估预后的价值,今后的研究是进一步评估这些有限的初步研究资料是否能在未来为肿瘤分期系统提供重要的信息。

关于 T 分期,T1 病变局限于同侧的壁层胸膜,有/无脏层胸膜、纵隔胸膜或横膈胸膜的侵犯。T2 期病变累及所有同侧胸膜表面及至少一个附加特征,如侵犯横膈或肺实质。T3 疾病包括所有同侧胸膜表面和至少一个附加特征,如侵犯胸内筋膜、侵犯纵隔脂肪、孤立的可切除的胸壁侵犯灶,或非透壁性心包浸润。最后,T4 肿瘤累及所有胸膜表面,至少有一个附加特征,如多灶性胸壁侵犯,伴或不伴肋骨破坏;直接经膈肌侵犯至腹膜;直接延伸到对侧胸膜;直接侵犯纵隔器官;直接侵犯脊柱;透壁性心包浸润,有无心包积液。

2. N 分期 MPM 分期系统的 N 分期最初是基于肺癌的 N 分期;然而,需要注意的是胸膜的淋巴引流与肺的淋巴引流不同。第八版的 MPM 是第一个循证系统的淋巴结分期。手术切除的 MPM 患者中有 35%~50%发生淋巴结转移,尸检发现 76%的患者有淋巴结受累。淋巴结转移可使长期生存率降低 50%。

N1 期包括转移至同侧支气管肺、肺门、纵隔、内乳、膈肌周围/心包,及肋间淋巴结。N2 期包括转移至对侧支气管肺、肺门及纵隔淋巴结,以及同侧或对侧锁骨上淋巴结的转移。腋窝淋巴结转移被认为是 M1 期,不属于 N 分期的描述。由于小于 1 cm 的淋巴结也可发生转移,而 CT 仅依靠大小来诊断,准确性有限,淋巴结分期比较困难。MPM 的分期研究表明依据纵隔镜的分期比 CT 准确,敏感性为 80%(CT 为 60%),特异性为 100%(CT 为 71%),准确性为 93%(CT 为 67%),尽管一些淋巴结组不能用这种方法评估。颈部纵隔镜检查可评估 2R(右上气管旁)、2L(左上气管旁)、4R(右下气管旁)、4L(左下气管旁)和第 7 组(隆突下)的淋巴结。扩大的纵隔镜检查可评估第 5 组(主动脉下)和第 6 组(主动脉旁)的淋巴结。

3. M 分期 M 分期包括两个方面-有远处转移(M1)或无远处转移(M0)。转移性疾病是疾病的晚期表现,一些最常见的转移性部位包括对侧胸膜、对侧肺、腹膜/腹部、胸外淋巴结(锁骨上淋巴结除外)、骨、肝和脑。IASLC 间皮瘤分期项目的初步研究结果表明,转移病灶的数量可能对预后有影响,这一方面进一步研究可能会为今后 TNM 分期的版本更新提供依据。

(九)预后 整体预后极差。大多数患者在出现症状后的一年内死亡,且罕见"长期生存"。在 167 例和 114 例两组患者的研究中,只有 7 例(2.5%)生存期超过 5 年。在另一项 80 例患者的研究显示,2 年和 5 年生存率分别为 23%和 0%。对于大多数其他癌症,预后与肿瘤局部或远处转移的程度有关。上皮样亚型的间皮瘤比肉瘤样亚型的间皮瘤预后更好,并且似乎与分期无关。研究显示很多因素也会影响 MPM 的预后,包括组织学特征、年龄、性别、身体状态;胸痛、呼吸困难、血小板计数大于 400 000/μL、体重下降、血清乳酸脱氢酶水平大于 500 U/L、低血红蛋白水平、高白细胞计数以及年龄在 75 岁以上也是预后较差的标志。

(十)治疗 根据肿瘤因素(如诊断时的组织学和分期)以及患者因素(如年龄和身体状态)不同,MPM 可能会使用不同的治疗策略。单一的治疗方法(即手术、化疗或单独放疗)对改善生存期作用有限。因此,目前的治疗方案侧重于综合治疗,已显示可有效改善生存期。

1. 化疗 大多数 MPM 患者确诊时已是晚期。因此,化疗是主要的治疗方法,铂基顺铂和抗叶酸培美曲塞的方案被认为是不可切除肿瘤的一线治疗方法。与单纯顺铂治疗相比,这种联合治疗的中位生存期更长和延缓疾病进展时间。其他治疗方案包括吉西他滨和长春瑞滨,单独或联合顺铂使用。在胸膜外全肺切除术和辅助放疗前,可行顺铂和培美曲塞或吉西他滨联合使用的新辅助化疗。

2. 手术　手术治疗通常用于早期（Ⅰ期和Ⅱ期）的病变,包括胸膜切除术、去皮剥脱术及胸膜外全肺切除术。胸膜切除术和去皮剥脱术包括从肺表面切除壁层胸膜和脏层胸膜、纵隔、心包、横膈及胸壁。胸膜外全肺切除术的特点是整块切除肺、壁层胸膜和脏层胸膜、同侧横膈及同侧心包膜。最近的研究显示,在疾病的任何阶段,这两种治疗方法的生存率在统计学上无显著差异。然而,多因素分析显示胸膜切除术和去皮剥脱术相对胸膜外全肺切除术可明显改善生存率。尽管转移性疾病不常见,但胸膜切除术和去皮剥脱术术后的复发率高于胸膜外全肺切除术。

3. 放射治疗　放射治疗在 MPM 通常用于姑息治疗的方法。研究显示放射治疗减少了肿瘤的播散;然而,目前不推荐预防性放射治疗。在胸膜外全肺切除术的基础上增加中-高强度的放射治疗可以减少局部复发。放疗方案包括术前所有胸膜表面、同侧纵隔淋巴结、膈脚后间隙及手术切口深缘的放疗。

要点:恶性胸膜间皮瘤

- 石棉暴露是 MPM 的主要危险因素。在禁止石棉使用的发达国家,MPM 的发病率正在下降
- MPM 患者可表现为胸痛、呼吸困难或无症状胸腔积液
- 典型的影像学表现为结节性胸膜增厚伴或不伴胸腔积液
- CT 是评估 MPM 的首选影像学方式,特别是在确定原发肿瘤的范围时。PET-CT 有助于淋巴结和远处转移的评估。MRI 在部分病例中可以评估纵隔、胸壁或横膈膜的侵犯
- 有石棉暴露史应高度怀疑间皮瘤,即使没有胸膜斑
- 组织学诊断需要芯针活检
- 早期 MPM 可行胸膜切除及去皮剥脱术或胸膜外全肺切除术。化疗用于晚期疾病,放射治疗用于姑息治疗或作为术后辅助治疗
- MPM 的总体预后仍较差

二、胸膜孤立性纤维性肿瘤

（一）发病率和流行病学　孤立性纤维性肿瘤是非常少见的肿瘤,约占胸膜原发性肿瘤的 5%～10%。发病率大约为 2.8 例/10 万。它是一种间质性肿瘤,在过去几年逐渐被认识。这种肿瘤有很多种名称,最常见的有孤立性或局限性胸膜纤维性肿瘤。其他如局部间皮瘤、纤维性间皮瘤或良性间皮瘤;胸膜下、间皮层下、浆膜下或胸膜纤维瘤;纤维肉瘤不再使用。多数肿瘤的病因不清楚,少数肿瘤据报道是发生在胸壁放疗后。与吸烟关系不清。有 1 例报道和石棉暴露有关。

（二）病理学　纤维瘤最常发生在胸膜,但也可发生在心包、纵隔、肺、腹膜、胸壁、眼眶及其他部位。大约 12% 的胸膜孤立性纤维瘤为恶性,最终因局部复发或远处转移导致死亡。大约 65%～80% 的孤立性纤维瘤起源于脏层胸膜,20%～35% 起源于壁层胸膜。肿瘤一般边界清楚。大小 1～36 cm,平均约 6 cm。约 50% 通过蒂与胸膜相连,蒂长约 1 cm,内有扩张的动脉和静脉血管。有蒂也表示恶性可能性较低。

这种肿瘤是由多种细胞构成的低度恶性肿瘤。以描述了肿瘤的各种结构形式,最常见的两种为"无特征性结构"（62%）,由肿瘤细胞和胶原随机的混合而成和血管外皮瘤样式（25%）,特征为由开放的网状或鹿角状血管的富细胞区组成。其他少见的形式包括血管纤维瘤样、纤维肉瘤样或神经样形态。

因为胸膜孤立性纤维性肿瘤在光学显微镜下形态多样,组织学的鉴别诊断非常广泛,包括原发和转移性梭形细胞肉瘤、梭形细胞黑色素瘤、肉瘤样 MPM 及广泛的原发和转移性软组织肿瘤。免疫组织化学研究有助于排除这些需要鉴别的肿瘤。England 等确立了一套这种恶性肿瘤的诊断标,包括:细胞紧密排列呈束状,细胞核聚集、重叠;每 10 个高倍视野核分裂活跃的细胞＞4 个;细胞核多形性（核大小、不规则性及细胞核突起）;出现坏死、出血区域;间质或血管侵犯。要获取足够多的组织以确保足够诊断;只有完全手术切除才能得到明确的诊断。

（三）临床表现　纤维性肿瘤的男性女性发病率相仿。从 5～87 岁所有年龄组均可发病,但是 60～70 岁是发病高峰。大约 54% 的患者有症状,最常见的症状有呼吸困难、咳嗽及胸痛（约在 40% 患者中出现）。大多数小的肿瘤无症状,因其他原因做 X 线胸片时偶然发现。传统上认为该肿瘤患者杵状指和肥大性骨关节病较高;在 1981 年,Briselli 等基于对 360 例患者的综述,发现 35% 的患者出现该症状。可是,

需要注意的是早期报道的病例多数是有症状的。更多近年的研究显示杵状指和肥大性骨关节病的发生率只有4%。有症状的低血糖发生率为4%～5%,其恶性肿瘤中更常见。一些纤维性肿瘤与肿瘤和血清中的胰岛素生长因子(IGF-II)的存在有关。一旦肿瘤被切除,骨关节病及低血糖症状就会消失。由气道阻塞引起的咯血和阻塞性肺炎很少见。

(四)影像学表现

1. 胸部X线 孤立性纤维性肿瘤表现为孤立性、边缘光滑、密度均匀的圆形结节或肿块(图74.16)。肿瘤可以位于叶间裂,此时与肺实质肿块类似。常有不完全边界征,与肺相邻的边界清楚,与胸壁相邻的边界不清楚。病变边缘逐渐变细,与纵隔及胸壁呈钝角相交,以至于在正位X线胸片上边界不清。胸膜纤维性肿瘤好发于中、下部胸膜。当病灶与膈肌相连的时候,其表现类似膈膨升或Bochdalek疝。具有蒂的肿瘤可以随着呼吸或姿势变化而移动。大约6%～17%的病例伴有胸腔积液,如果胸腔积液足够多,可致肿块模糊。

2. CT 小的孤立性纤维性肿瘤典型CT表现为单发边界清楚,无周围侵犯,分叶状与胸膜相连的软组织肿块;与邻近胸膜成钝角相交或位于叶间裂。大小1～36cm。病灶小的时候,肿瘤为均匀的软组织密度影(图74.17);随着肿瘤增大,开始表现为不均匀密度;肿瘤内部可以出现坏死、出血及囊性变(图74.18,图74.19)。大约7%～25%病例伴有钙化,尤其是在较大的肿瘤。研究显示钙化通常与坏死相关。在非常少见的情况下,CT图像上可以看到肿瘤的蒂。肿瘤对邻近肺组织或纵隔常有占位效应。在CT上,25%～37%的病例伴胸腔积液。

胸膜的孤立性纤维性肿瘤在CT上表现为等或高密度。这可能与病灶内部高密度的胶原和丰富的毛细血管网有关。因为肿瘤富含血管,对比增强CT表现为明显均匀强化。然而,CT可能显示肿瘤内坏死、黏液样变性或出血的不强化区域。这可能表现为地图样、局灶性或线状。AFIP对82例孤立性纤维瘤的研究显示,只有良性肿瘤表现为密度均匀,这在平扫时更常见。这与病灶的大小有一定的关系,小病灶坏死相对少见。在这组研究中,良、恶性肿瘤的大小并没有差异;但是,所有恶性病变在平扫和增强CT均可见低密度区。这些低密度区与出血、坏死或囊性变有关。最近的研究,通过比较良性和恶性胸膜孤立性纤维性肿瘤的CT表现发现病灶较多、边缘分叶、有钙化及同侧胸腔积液均为预测恶性的征象,但不能确诊为恶性。

3. MRI MRI更有利于显示胸膜纤维性肿瘤的特征。较大的肿瘤MRI有利于区分肿瘤与邻近纵隔和重要血管结构的关系,可以鉴别肿瘤和胸腔积液。

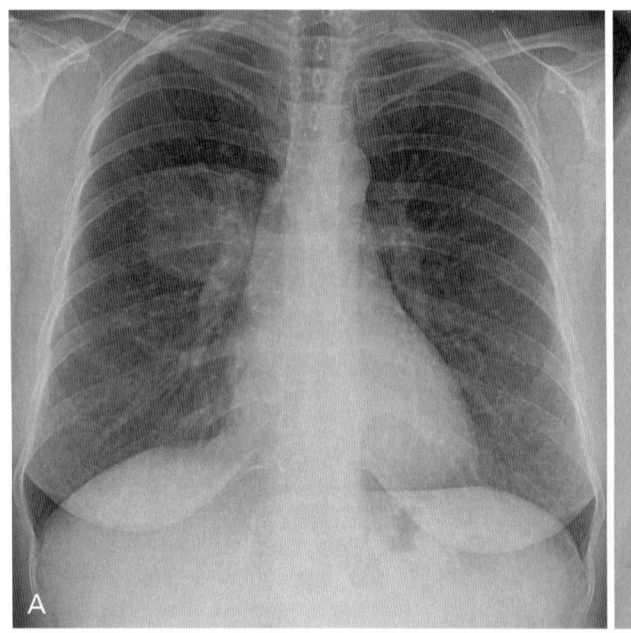
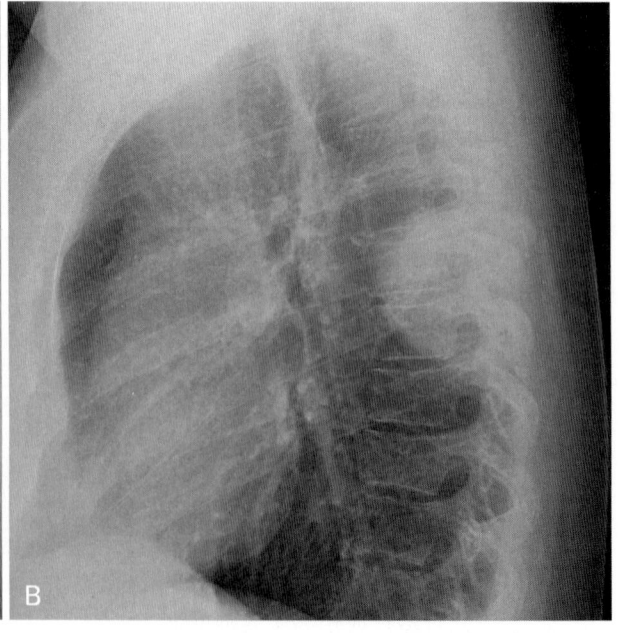

图74.16 胸膜孤立性纤维性肿瘤的X线表现。正位X线胸片(A)显示右肺门上方有一个分叶状阴影,左缘、下缘边界清楚,上缘、右缘边界不清。侧位X线胸片(B)显示阴影位于右胸的后方,后缘边界不清。这些表现为"不完全边界征",提示病变为肺外病变。

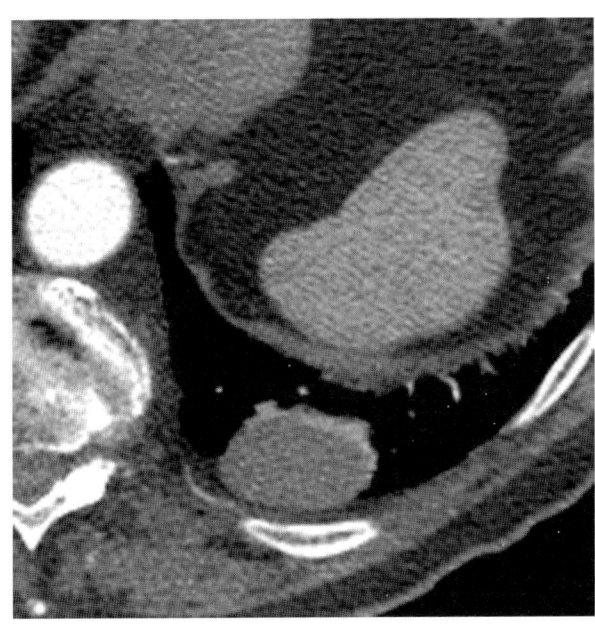

图74.17 胸膜孤立性纤维性肿瘤的CT表现。增强CT显示左侧胸腔一个界限清楚、密度均匀的肿块，并伴有邻近的压迫性肺不张。

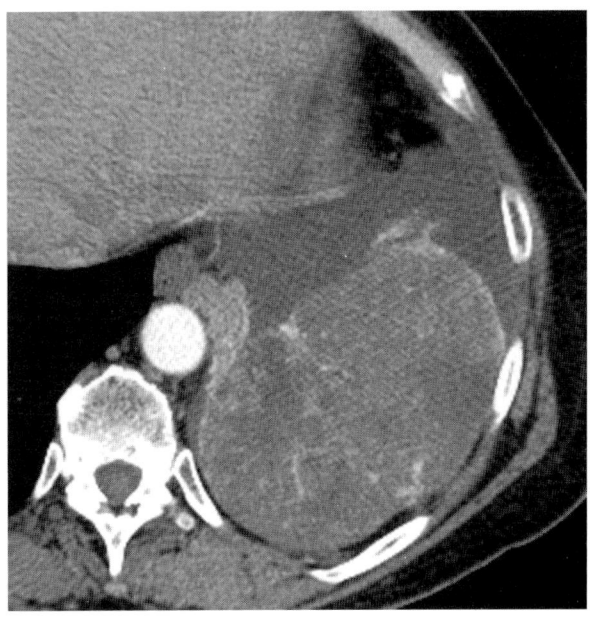

图74.18 胸膜孤立性纤维性肿瘤的CT表现。轴面增强CT示左侧胸腔下部一个大的密度不均匀的肿块。内部可见血管影和低密度的坏死区。左侧胸腔少量积液。CT上提示为恶性肿瘤的特征是病灶的大小。

MRI特征符合纤维组织的特征，典型的在T1WI和T2WI上主要为低到等信号。在T2WI序列上表现为混杂高信号也很常见，这可能与病灶内坏死、囊变及黏液变性、有富含血管结构区及富细胞区域有关（图74.19）。T2WI上一个显著的特征是出现低信号的分隔（图74.19）。注射钆剂增强后呈典型的明显不均匀的强化。MRI不能鉴别病变的良恶性，除非出现少见的胸壁或膈肌侵犯。矢状面和冠状面图像可以确定肿瘤在胸部的位置和评估膈肌。

4. 超声　超声可以通过显示肿瘤位于膈肌上方，而确定肿瘤位于下胸部的定位。关于胸膜孤立性纤维性肿瘤超声特征的研究比较少，但是有1例报道显示其为低回声，另1例腹膜纤维性肿瘤表现为边界清楚的实质性肿块，内伴囊变。

5. FDG PET-CT　一些研究评估了FDG PET-CT在胸膜孤立性纤维性肿瘤诊断中的作用。在这些研究中，良性孤立性纤维性肿瘤均表现出低度的FDG摄取，而恶性孤立性纤维性肿瘤的FDG摄取值高于标准摄取值；然而，PET-CT在评估这些病变中的整体作用有限（图74.20）。

（五）治疗　所有胸膜纤维性肿瘤的治疗方法均为手术完整切除。由于该肿瘤具有复发或恶化的可能性，建议积极地进行手术。经常需要切除病灶周围1～2 cm的正常组织。有蒂的和小的肿瘤可以在电视辅助的胸腔镜下完整切除。大的肿瘤需要胸廓切开术。为了使病灶完整切除有时需要行肺叶切除术甚至肺切除术。建议长期影像学随访，以排除肿瘤复发或转移的可能性，因为复发可能发生在术后15年以上。然而，对于影像学随访的时间间隔和持续时间尚无明确的指南。复发性病变通常累及同侧胸膜，表现为结节和/或肿块。如果发现病变复发性，必须切除；目前，辅助治疗的作用尚不明确，虽然它可能对复发性恶性纤维瘤有用。可转移到骨、肺及肝脏。

要点：孤立性纤维性肿瘤

- 胸膜孤立性纤维性肿瘤是一种少见的间叶细胞性肿瘤。小部分患者有杵状指（肥大性骨关节病）或低血糖
- 孤立性纤维性肿瘤通常表现为胸膜软组织肿块，可随位置改变而改变
- 在MRI上孤立性纤维性肿瘤在T1WI和T2WI上呈低-中等信号
- 治疗的方法是完整手术切除

三、各种各样的间质肿瘤

多种软组织肿瘤可能发生在胸膜，并倾向于发生

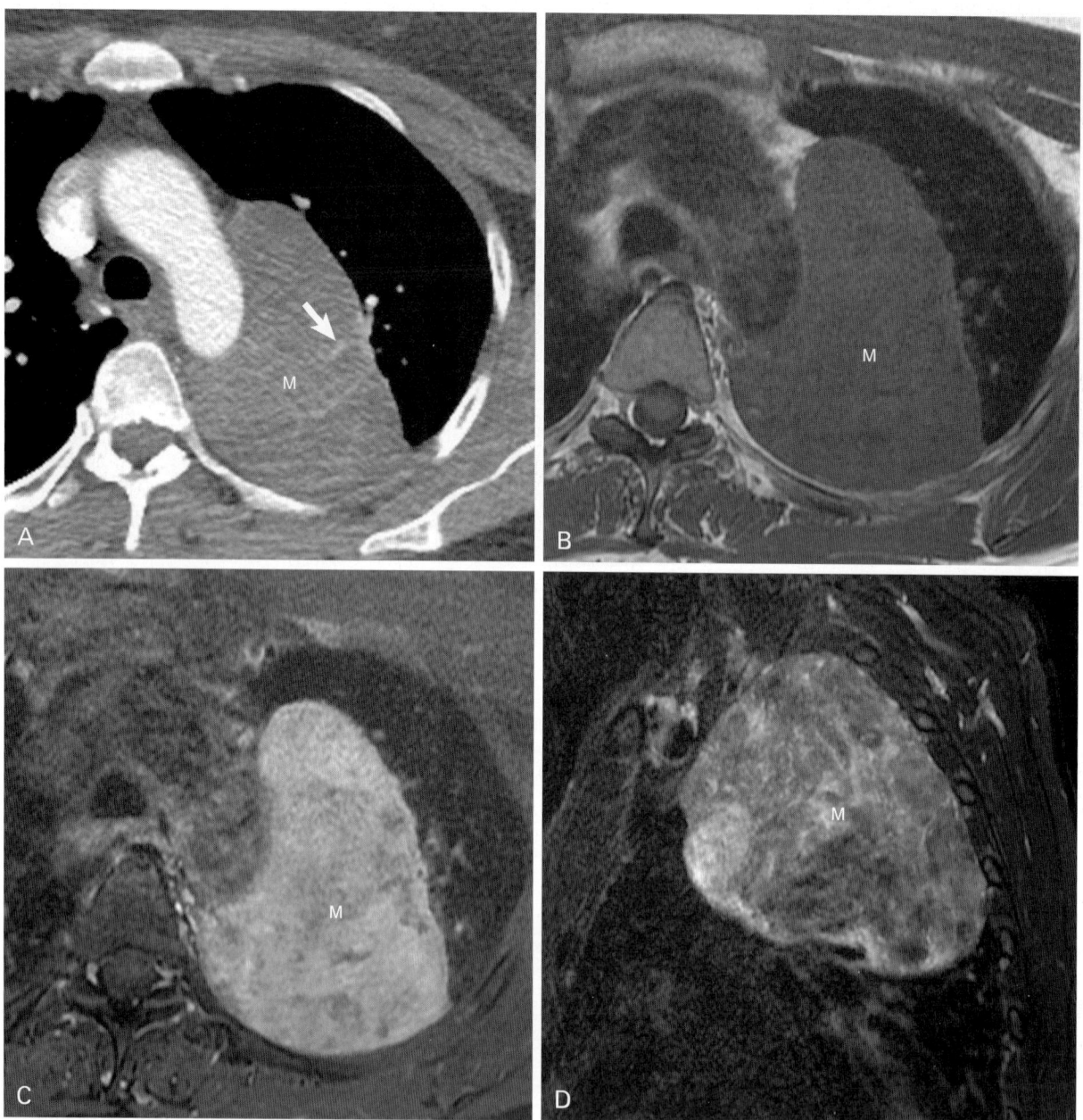

图74.19 恶性孤立性胸膜纤维性肿瘤。(A)轴面增强CT显示左侧胸腔内的巨大肿块(M),内伴血管(箭),侵犯邻近纵隔。轴面(B)、(C)以及矢状面(D)MRI显示左侧胸腔软组织肿块(M),T1WI上肌肉呈等信号(B),静脉注射对比剂后有强化(C),T2WI信号不均匀(D)。

在间皮下间充质细胞。最常见的是起源于壁层胸膜间皮下层的良性脂肪瘤,可扩展到胸膜下、胸膜或胸膜外间隙。CT上病灶内为均匀的脂肪密度($-50 \sim -120$ HU),则可以确定诊断(图74.21),MRI也可以显示与皮下脂肪相似的信号强度。脂肪肉瘤因含脂肪和软组织的混合物而密度不均质,从而与脂肪瘤鉴别(图74.22)。胸膜脂肪肉瘤罕见,到2000年为止只有12例报道。其他肉瘤也可起源于胸膜,包括横纹肌肉瘤、血管肉瘤、上皮样血管内皮

瘤、软骨肉瘤及胸膜肺滑膜肉瘤(图74.23)。

四、胸膜转移

80%的恶性胸腔积液由肺癌、乳腺癌、卵巢癌或胃癌转移或淋巴细胞增生性疾病引起。胸膜转移最常见的征象为胸腔积液。肺癌约占40%、乳腺癌占20%、淋巴瘤占10%、卵巢癌及胃癌占5%,产生的机制为肿瘤直接蔓延或侵犯肺血管和淋巴管。侵袭性胸腺瘤能直接侵犯邻近的胸膜或发生种植性胸膜

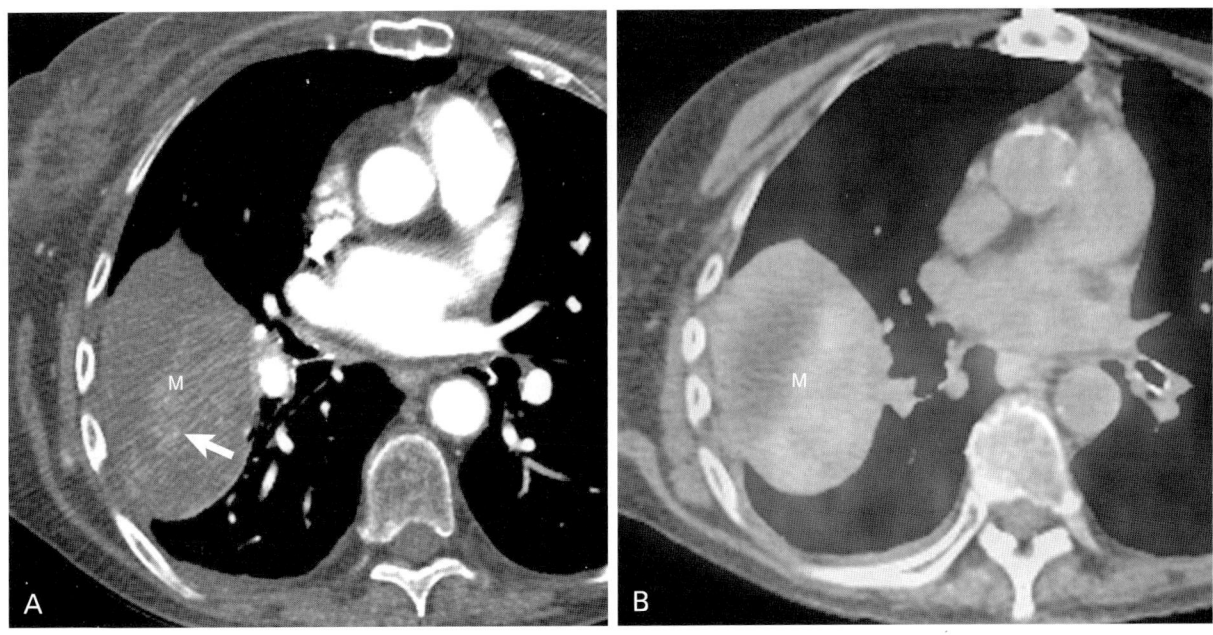

图 74.20 胸膜孤立性纤维性肿瘤:PET-CT 征象。(A)轴面增强 CT 显示在右侧胸腔密度不均匀肿块(M),内有血管(箭)。(B) FDG PET-CT 显示肿块中 FDG 低摄取。在 PET-CT 上良性孤立性纤维瘤常表现为低度的 FDG 摄取,而恶性孤立性纤维性肿瘤通常比良性的 FDG 摄取更高。(见彩色插页)

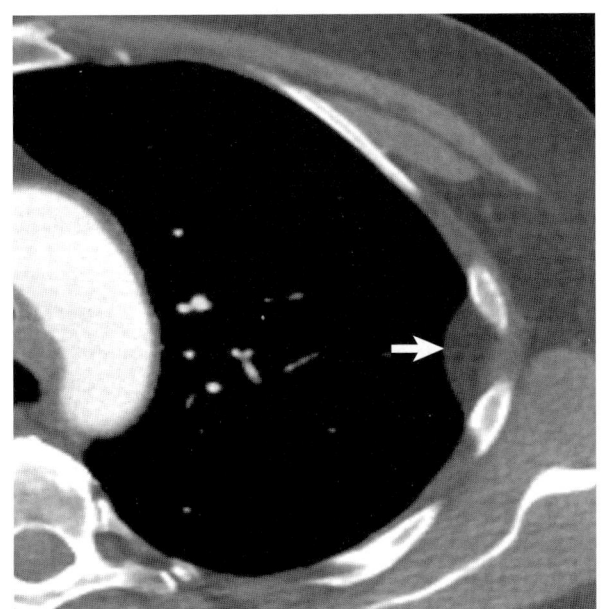

图 74.21 脂肪瘤。轴面增强 CT 显示左胸含脂肪病变(箭),符合良性脂肪瘤。

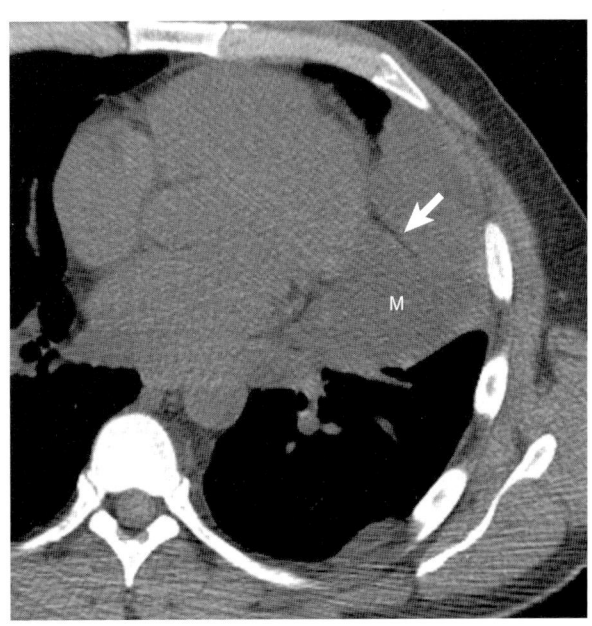

图 74.22 脂肪肉瘤。轴面增强 CT 示左胸可见以含少量脂肪的巨大软组织肿块(箭)。CT 引导下的穿刺活检显示为胸膜脂肪肉瘤。

转移。影像学不能鉴别胸膜转移和间皮瘤。

　　肺腺癌因为常发生在肺外周并且容易侵犯脉管系统,而成为侵犯胸膜最常见的细胞类型。大多数的胸膜转移通过侵犯肺动脉、形成癌栓而累及脏层胸膜。侵犯胸膜会改变肺癌的分期。放射科医生和胸外科医生有必要预先发现恶性胸膜病变,以避免不必

要的胸廓切开术。PET-CT 对肺癌患者胸腔积液的良恶性鉴别有一定帮助。

　　X 线胸片上最常见的表现包括胸膜结节和(或)肿块以及环周性结节状胸膜增厚(图 74.24)。大约 50% 的病例有胸腔积液。胸部 CT 的表现包括胸膜结节和(或)肿块以及厚度超过 1 cm 的胸膜增厚(图

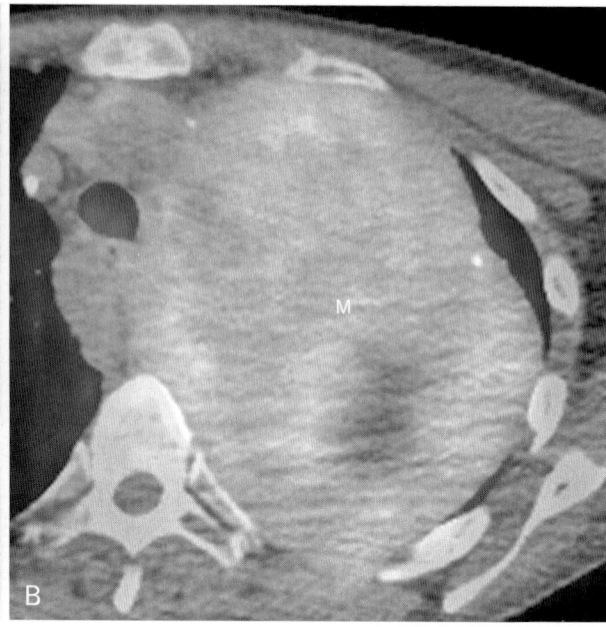

图74.23 胸膜肉瘤。轴面平T(A)和融合轴面FDG PET-CT(B)显示左胸有一个巨大的软组织肿块(M),是FDG高代谢,符合恶性肿瘤。CT引导下穿刺活检显示胸膜肺的肉瘤。(见彩色插页)

74.24)。可能存在高密度钙化,由成骨性肿瘤如骨肉瘤或软骨肉瘤所致(图74.25)。转移性病变可沿纵隔胸膜和叶间裂扩散。FDG PET-CT的典型表型是增厚的胸膜、结节及肿块有FDG摄取(图74.26)。[18]F-FDG PET-CT检测胸膜转移的总体敏感性和特异性分别为96.8%和88.5%。胸膜转移通常在MR的T2WI上相对肋间肌呈高信号,注射钆剂后病灶有强化。

在影像学上无法区分胸膜转移与MPM,但以下特征有助于鉴别诊断:转移性胸膜疾病远比MPM常见(9:1);石棉胸膜斑块对鉴别诊断有帮助,因为其提示可能为MPM,但不能确定诊断,因为石棉暴露也增加了肺癌的风险;存在全身转移更提示转移性胸膜疾病;间皮瘤远处转移的发生率很低(<15%);一侧胸腔缩小在MPM中比转移性腺癌更常见(50%);转移性腺癌常累及脏层胸膜;MPM更有可能侵犯胸壁(25%),特别是发现不止一个部位的胸壁侵犯。

要点:转移性胸膜疾病

- 肺癌、乳腺癌、卵巢癌及胃癌的胸膜转移占恶性胸膜疾病的大多数。侵袭性胸腺瘤也可引起胸膜转移
- 影像学鉴别胸膜转移瘤与恶性胸膜间皮瘤非常困难

五、淋巴瘤

胸膜淋巴瘤常为播散性疾病的一种。研究显示26%~31%的淋巴瘤会引起胸膜病变,在霍奇金淋巴瘤(11.4%~30%)和非霍奇金淋巴瘤(3.7%~33%)中均可以发生。这种胸腔病变常伴有纵隔淋巴结的淋巴瘤(70%),也可以由肺淋巴瘤引起。

原发性胸膜淋巴瘤约占原发性淋巴瘤病例的7%,多数患者都是有人类免疫缺陷病毒(HIV)感染或长期胸膜疾病(如慢性结核性脓胸)的患者。原发性胸膜淋巴瘤多为B细胞淋巴瘤,因长期胸膜疾病对B细胞的慢性刺激而发病。原发性积液性淋巴瘤(PEL)是一种罕见的淋巴瘤,发现于HIV感染的男性、接受实体器官移植的患者及其他免疫功能低下的个体。PEL与人疱疹病毒8型和EB病毒感染有关。脓胸相关淋巴瘤(PAL)可能发生在慢性脓胸或用人工气胸治疗肺结核引起的长期胸膜炎症患者。随着治疗结核分枝杆菌的化疗药物的广泛使用,在20世纪50年代已不再使用人工气胸,PAL迅速成为一种罕见疾病。

(一)病理学表现 淋巴瘤易侵犯胸膜下淋巴管。在霍奇金淋巴瘤和非霍奇金淋巴瘤中均可发生。这首先在50例肺霍奇金淋巴瘤患者的尸检中得到证实。淋巴瘤来起源于淋巴管及脏层胸膜下结缔组织内的淋巴组织聚集。真正的脏层胸膜一般不受累。

在组织学上,脓胸相关性淋巴瘤显示为大B细胞的广泛性增生(弥漫性大B细胞淋巴瘤)。对23例相

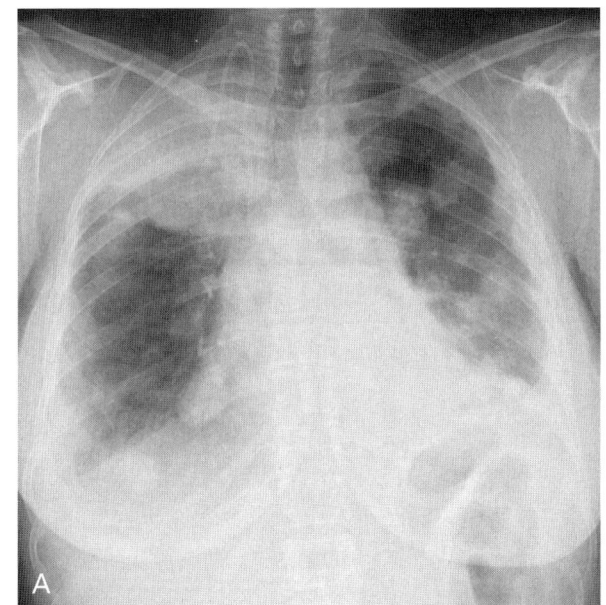

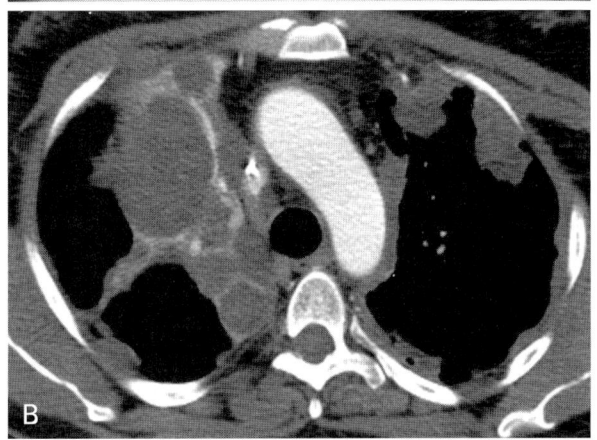

图 74.24　胸膜转移。正位 X 线胸片(A)和轴面增强 CT(B)显示双侧广泛的胸膜增厚和肿块,符合转移性疾病。胸膜转移最常见的原因是肺癌(40%)、胃肠道和泌尿生殖系统恶性肿瘤(30%)、乳腺癌(20%)及淋巴瘤(10%)。

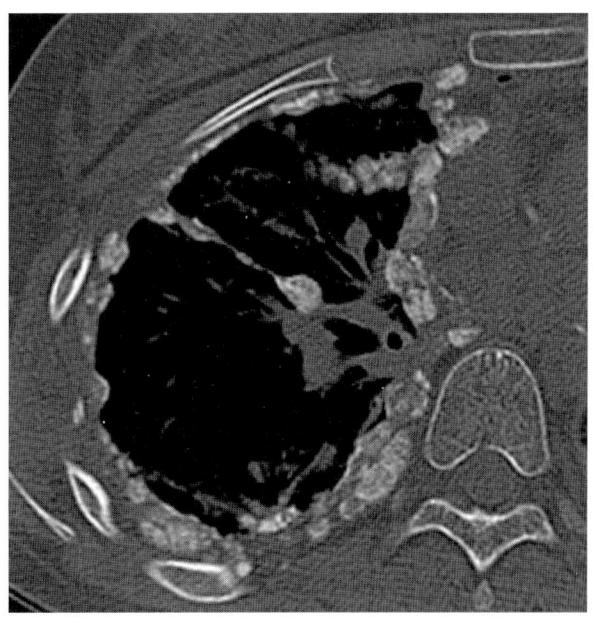

图 74.25　胸膜转移伴钙化。轴面增强 CT 示；右侧胸腔弥漫钙化的胸膜结节,符合胸膜转移。钙化或骨化可见于转移性骨肉瘤、软骨肉瘤及胃肠道或泌尿生殖系统黏液性肿瘤。

关患者的尸检显示,11 例患者的疾病局限于胸部。这些发现表明恶性 B 细胞淋巴瘤是由慢性结核性脓胸的组织中增殖的多克隆 B 淋巴细胞单克隆生长而形成的。

（二）临床表现　淋巴瘤侵犯胸膜的最常见症状为胸痛和发热。40% 的脓胸相关淋巴瘤患者的主诉是胸壁肿胀。胸痛是提示慢性脓胸患者发生脓胸相关淋巴瘤的有用征象;疼痛不是脓胸常见的表现。当肿瘤侵犯脊髓时,患者可表现为下肢瘫痪。

（三）影像学表现

1. 胸部 X 线　X 线胸片的主要表现为单侧或双侧性胸腔积液,伴或不伴有胸膜增厚。80%～100% 霍奇金淋巴瘤患者会有胸腔积液。在非霍奇金淋巴瘤的患者中,20%～70% 会有淋巴结病变。50% 的患

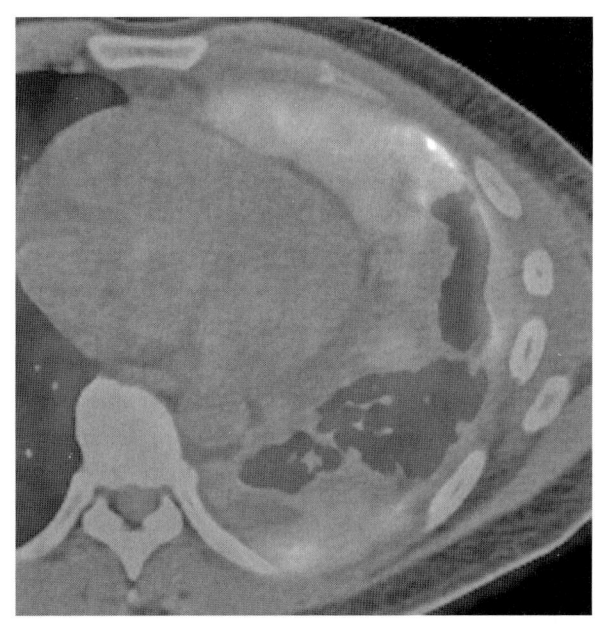

图 74.26　胸膜转移的 PET-CT。融合轴面 PET-CT 显示左侧胸腔广泛的胸膜增厚,大多数肿块样的区域 FDG 代谢增高。FDG PET-CT 可鉴别胸膜恶性和良性病变,对转移性病变的评估具有较高的敏感性和特异性。（见彩色插页）

者为双侧胸腔积液。继发性胸膜淋巴瘤偶尔会表现为孤立性结节或弥漫性肿瘤浸润。和纵隔内霍奇金淋巴结治疗后可以钙化一样,许多胸膜下淋巴瘤浸润灶治疗后也会钙化。当淋巴瘤引起胸腔积液时,X 线胸片通常显示纵隔内同时也有病变,据报道在80%～100% 的霍奇金淋巴瘤患者中会出现这种情

况,20%～70%的非霍奇金淋巴瘤中会出现这种情况。

2. CT　CT最典型表现为胸腔积液,50%患者为双侧胸腔积液。约占4%的患者会有肿瘤侵犯壁层胸膜和胸膜外间隙,约25%的患者会显示胸膜增厚。胸膜增厚可以为局灶性或弥散性,结节状或光滑的增厚(图74.27),常累及壁层胸膜。多数患者有后纵隔淋巴结肿大。这与壁层胸膜和胸壁的淋巴引流方式有关。胸膜、胸膜外间隙及椎旁区域的淋巴管与后纵隔(脊柱旁、主动脉旁及食管旁)淋巴结相通,然后引流至胸导管和乳糜池。这也解释了为什么淋巴瘤能引起乳糜胸。

脓胸相关性淋巴瘤表现为体腔内的积液,而没有实性瘤体。最常累及胸膜腔,其次是心包腔和腹膜腔。脓胸相关淋巴瘤的CT表现为不均质的软组织肿块。在诊断时病灶局限于胸腔内,超过50%的病例表现为>10 cm的胸膜肿块,可以出现肋骨破坏。慢性脓胸不强化,所以增强检查有助于鉴别淋巴瘤和脓胸。通常没有淋巴结肿大,而有慢性脓胸的表现。

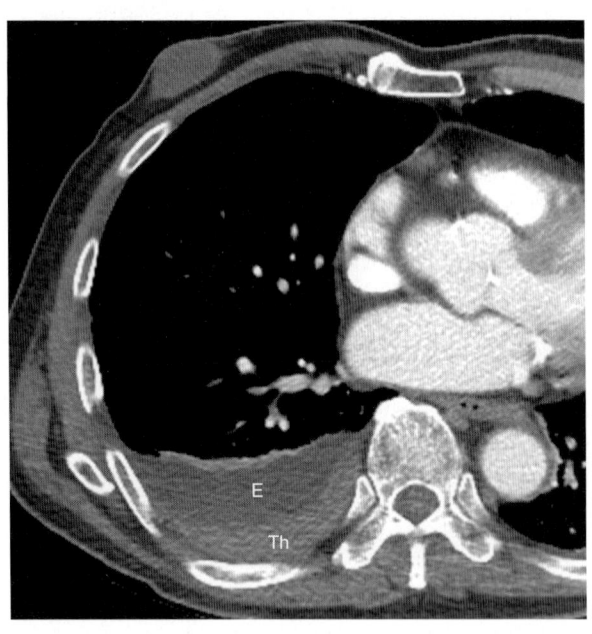

图74.27　淋巴瘤胸膜浸润。轴面增强CT显示右侧胸腔积液(E)和胸膜增厚(Th)。前胸壁偶然发现一个皮脂腺囊肿。淋巴瘤浸润胸膜时,最常见的表现是胸腔积液,胸膜增厚可以是局灶性或弥漫性、结节状或光滑的。

(四)治疗　与原发淋巴瘤一样,继发性胸膜淋巴瘤的治疗也是化疗和放疗。脓胸相关性淋巴瘤的预后与患者年龄和身体状况相关,预后很差。需要完整的手术切除,患者可能还需要放疗和化疗,但是出现症状后整体的平均生存期约5个月。

要点:胸膜腔淋巴瘤

- 霍奇金淋巴瘤和非霍奇金淋巴瘤均可累及胸膜
- 原发性积液性淋巴瘤罕见,多发于免疫功能低下的个体。表现为体腔积液,无软组织肿块
- 脓胸相关淋巴瘤发生于患有慢性脓胸或用人工气胸治疗肺结核引起的长期胸膜炎症患者。它的典型表现是胸膜软组织肿块

推荐阅读

Armato SG 3rd, Blyth KG, Keating JJ, Katz S, Tsim S, Coolen J, Gudmundsson E, Opitz I, Nowak AK. Imaging in pleural mesothelioma: a review of the 13th International Conference of the International Mesothelioma Interest Group. Lung Cancer. 2016;101:48-58.

Bibby AC, Tsim S, Kanellakis N, Ball H, Talbot DC, Blyth KG, Maskell NA, Psallidas I. Malignant pleural mesothelioma: an update on investigation, diagnosis and treatment. Eur Respir Rev. 2016;25(142):472-486.

Galateau-Salle F, Churg A, Roggli V, Travis WD, World Health Organization Committee for Tumors of the Pleura. The 2015 World Health Organization Classification of Tumors of the Pleura: advances since the 2004 classification. J Thorac Oncol. 2016;11(2):142-154.

Kruse M, Sherry SJ, Paidpally V, Mercier G, Subramaniam RM. FDG PET/CT in the management of primary pleural tumors and pleural metastases. AJR Am J Roentgenol. 2013;201(2):W215-W226.

Mordenti P, Di Cicilia R, Delfanti R, Capelli P, Paties C, Cavanna L. Solitary fibrous tumors of the pleura: a case report and review of the literature. Tumori. 2013;99(4):e177-e183.

参考文献见 *ExpertConsult.com*.

第 **15** 部分

纵 隔

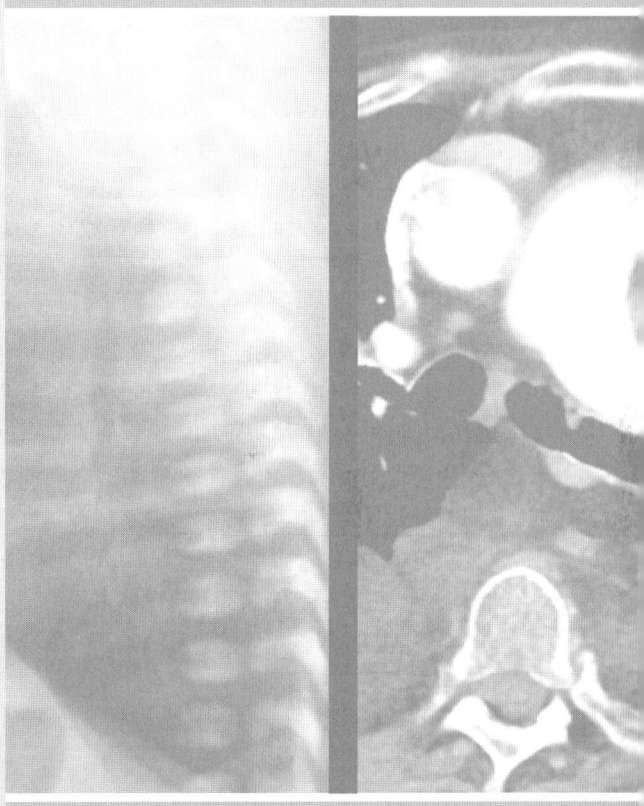

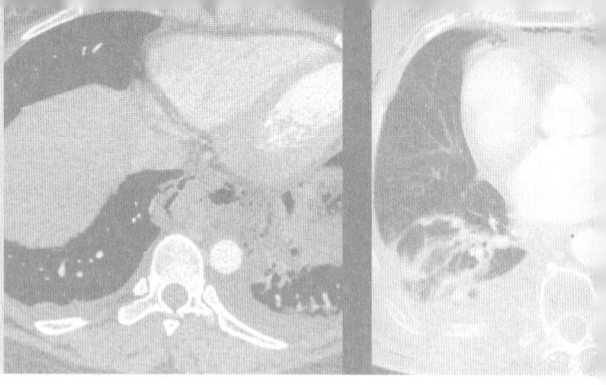

第75章

纵隔气肿

Tomás Franquet

（一）病因、发病率及流行病学　纵隔气肿是指纵隔腔内存在游离空气或其他气体。病理上，空气进入纵隔的主要来源是：①穿透皮肤和胸壁，常见于穿透性创伤；②来自颈部；③食管或气管撕裂或缺损，使空气直接进入纵隔；④来自肺泡破裂；⑤来自腹腔。

大部分纵隔气肿与肺泡破裂有关，临床上可分为两类：自发性纵隔气肿、气压性创伤，即在正压通气时或有其他外加膨胀性压力时发生的纵隔气肿。纵隔气肿通常是指纵隔内存在不正常的空气而没有相关的感染。然而，在产气微生物引起的急性细菌性纵隔炎或与食管（如布尔哈夫综合征）、呼吸道（如坏死性肺炎）交通或头颈部软组织感染（如颈部淋巴结炎）时，纵隔内也会形成气体。此外，急性纵隔炎也可能发生于心血管或其他胸外科手术。

原发性纵隔气肿也称为自发性纵隔气肿，总的来说是良性病变，表现为青少年胸腔内压力骤然变化时发生。它可能发生在呼吸模式的被动改变后，如哮喘、剧烈咳嗽或呕吐及运动比赛。其他与自发性纵隔气肿有关的情况包括癫痫、喉炎、吸食大麻或可卡因、一氧化二氮吸入、肺炎、糖尿病酮症酸中毒、弥漫性间质性肺纤维化及分娩。大多数自发性纵隔气肿患者都有导致肺泡压力突然升高进而致肺泡破裂的易感因素。

特发性自发性纵隔气肿（Hamman 综合征或 Macklin 综合征）是一种罕见的自限性疾病，发病于无潜在诱发病因且 CT 示肺实质正常的年轻男性。体格检查通常在胸骨上切迹发现皮下气体和 Hamman 征，这是一种与心跳同步的咯吱声或滴答声，在左侧卧位听得最清楚。

长久以来，呼气末正压机械通气引起的创伤被公认为是导致 ICU 患者纵隔气肿的创伤性因素。在某些情况下，来自破裂肺泡的肺泡外空气可能出现在膈肌下方，称为气腹或腹膜后积气。此外，来自前纵隔的气体可以通过横膈膜进入前腹部腹膜外腔，类似于腹腔积气。在急性肺损伤的新生儿或 ARDS 机械通气可发生胸部空气聚集。气压创伤相关的张力性后纵隔气肿是机械通气的新生儿心脏填塞的罕见原因。此外，在 X 线胸片上，由于张力性纵隔气肿导致心脏变平心脏影可能被遮盖（消失的心脏）。

继发性纵隔气肿是一种特殊的伤害或特定病理条件，如钝挫伤或穿透性损伤、近期食管或气管支气管的介入性操作、空腔脏器破裂、自发性气胸的组织切开、肺或纵隔产气菌感染。

纵隔气肿的病因见表 75.1，表 75.2 列出了已报道的与肺泡破裂有关的临床情况。

（二）临床表现　自发性纵隔气肿常因其临床表现不明确而被误诊，胸痛或不适的患者自发性纵隔气肿必须作为鉴别诊断之一。80%～90%的自发性纵隔气肿患者会有胸痛，也是有突发性胸痛或气促的年轻健康患者入院治疗第二大常见原因。临床表现取决于纵隔内积气量及有无相关感染。胸痛的特征性表现为胸骨后胸痛，且会随呼吸和体位改变而加重。大约50%的患者伴有呼吸困难，偶见无症状患者。发生于机械通气中患者的纵隔气肿可能引起严重后果，因其常与张力性气胸相关。在这种临床情况下，如果患者突然出现低血压和肺动脉压增高，情况恶化，则提示可能有纵隔气肿。

表 75.1 纵隔气肿的病因

头部和颈部

  鼻咽、食管和气管穿孔(医源性或创伤性)
  面部骨折(颧上颌)
  面部手术
  口腔操作
  颈部手术(甲状腺、扁桃体、气管切开术)

纵隔

  气管、支气管或食管穿孔(贲门失弛缓症,Boerhaave 征)
  纵隔手术,纵隔镜检查,胸骨骨髓抽吸
  肺移植

腹部

  腹膜内或腹膜后肠穿孔(穿孔性憩室炎、穿孔性腹膜后疝、穿孔性十二指肠溃疡、直肠乙状结肠手术、创伤、直肠异物)
  结肠镜检查后或息肉切除术后

肺

相关的肺实质异常

  肺不张
  肺炎(麻疹、流感、天花、水痘、肺孢子菌)
  肺结核
  肺脓肿
  急性呼吸窘迫综合征
  矽肺
  肺气肿
  特发性肺纤维化

相关的气道异常

  哮喘
  异物
  喉疾病
  急性阻塞性喉炎
  先天性狭窄

肺泡内压升高相关的临床异常

  辅助通气
  麻醉
  胸部钝伤
  海姆利克急救法
  潜水员病
  癫痫发作
  糖尿病酮症酸中毒
  大麻、可卡因或海洛因的使用
  神经性厌食症

无临床异常的肺泡内压升高

  咳嗽
  呕吐
  腹泻,如儿童或感染时
  分娩
  特发性

改编自 Rohlfing BM, Webb WR, Schlobohm RM. Ventilator-related extra-alveolar air in adults. *Radiology.* 1976;121:25 - 31.

表 75.2 与肺泡破裂相关的临床情况

自发性的

故意改变呼吸模式

  吸食大麻和可卡因
  肺功能测试
  爬山
  管乐器演奏
  大喊大叫,唱歌

紧张和其他不自觉的呼吸模式改变

  分娩
  呕吐
  癫痫发作、癫痫持续状态
  猛烈的咳嗽、打喷嚏、打嗝
  负重、体育比赛
  大便用力

相关肺部疾病

"特发性"(Hamman 征)

由外部压力变化引起的(气压伤)

减压:气体膨胀

  潜水
  航空旅行

胸腔外正压

  正压
  异物
  喉部疾病
  急性梗阻性喉炎
  先天性狭窄

肺泡内压力升高相关的临床异常

  机械通气
  持续正压通气
  在复苏、麻醉或移植过程中进行人工呼吸
  麻醉或氧疗时设备故障或连接错误
  海姆利克急救法
  减速伤

改编自 Rohlfing BM, Webb WR, Schlobohm RM. Ventilator-related extra-alveolar air in adults. *Radiology.* 1976;121:25 - 31.

张力性纵隔气肿是一种罕见的、潜在致命的并发症,由纵隔内大量积气和纵隔内压力的大幅增加引起的,可导致血流动力学异常。虽然不常见,张力纵隔气肿可导致急性心脏舒张功能障碍、心脏压塞、静脉回流至心脏受阻以及气道变形,阻碍空气流通。发生心脏压塞前在 CT 引导下经皮插入纵隔引流管是一项有效的治疗方法。

(三)病理学和病理生理学　纵隔气肿的病理生理学取决于它发生的不同临床背景。在解剖学上,纵隔与部分结构相连,包括下颌下间隙、咽后间隙及颈部血管鞘。有一个组织平面从前纵隔穿过胸肋延伸到腹膜后隙,附着于横膈膜。这个间隙与纵隔两侧相连并且延伸到盆腔。纵隔膜也通过主动脉旁和食管周围筋膜直接与腹膜后相连。

当肺泡和间质之间存在压力梯度时,肺泡破裂空气从肺泡进入血管周围和支气管周围筋膜鞘。Macklin效应涉及3个病理生理阶段:钝性外伤性肺泡破裂,气体沿着支气管血管鞘,使肺间质内的空气扩散至纵隔。通常情况下,由于纵隔内的平均压力与肺实质内的压力相比是负压,也许是由于呼吸的抽吸作用,使得空气向心性移动。有时,空气会从周围散开,致胸膜下含气囊肿。肺间质性肺气肿是短暂现象,它很少持续,CT有助于诊断。

自发性纵隔气肿通常好发于健康年轻男性,由于肺泡压力的突然增大(如Valsalva动作、咳嗽、呕吐)导致边缘的肺泡破裂。偶尔可见哮喘患者并发无症状的自发性胸膜外气肿。

钝性胸部创伤通常同时伴有邻近结构的损伤,如大血管、食管及骨结构。不到1%的钝性胸部创伤患者会发生气管支气管损伤。创伤患者的纵隔气肿可能发生于肺泡破裂或中央气道的破裂。因为紧邻近其他主要结构,如大血管、单独的气管-支气管损伤不常见,但有报道显示年轻人的血管顺应性更强。机动车事故或高空坠落导致的突发减速伤可能导致左、右主支气管撕裂或完全断裂。由于隆突相对固定,大多数气道损伤都在距隆突3cm以内。纵隔气肿也可能是支气管镜检查、气管切开术、气管插管及气管插管套管气囊过度充气,气管或支气管撕裂的结果。

上消化道内镜检查时食管穿孔,食入腐蚀性物质如百草枯后,或发生自发性食管破裂,如Boerhaave综合征,也可发生纵隔气肿。使用血管内镜硬化法治疗食管静脉曲张也可能造成纵隔气肿。

连续的筋膜平面将颈部软组织与纵隔、腹膜后连接起来,使得任何一个区域的异常气体都可以扩散到其他部位。各种头颈部感染可能继发空气向下移动至纵隔,而导致纵隔气肿。最常见的病因包括咽后或牙齿脓肿、颈部淋巴结炎、唾液腺感染、扁桃体炎及面部骨质的骨髓炎。涉及上呼吸道的外科手术可能通过口咽黏膜或气管的破口在颈部产生气体。

纵隔空气也可以来自于横膈膜下。在空腔脏器穿孔、溃疡性结肠炎、乙状结肠憩室炎、肠壁囊样积气、直肠气压伤以及乙状结肠镜、结肠镜及钡灌肠等

手术后,气体可从腹膜后间隙进入纵隔。

(四)影像学表现

1. 胸部X线　X线胸片诊断纵隔气肿的敏感性较低。典型的X线胸片表现是间隙内线状的气体影。沿组织界面的空气分离可能在侧位X线片上显示更明显,显示为胸骨后间隙增宽和透亮度增加。纵隔气肿的患者X线胸片也可表现为条状灰白密度影分离纵隔胸膜和纵隔内结构,或局灶性泡状或大量聚集的气体,勾勒出纵隔结构的轮廓(图75.1)。异常纵隔内气体表现为在纵隔影的外侧缘的,垂直的条状透亮影。壁层胸膜与纵隔结构分开,形成与心脏和纵隔分离,并与心脏和纵隔平行的线状透亮气体影;这条线状影在左侧位观察最明显,但容易被忽略(图75.2,图75.3)。此外,心脏、主动脉和胸腺的边缘轮廓更加清晰。纵隔内气体产生的条状透亮区有时在侧位X线片观察得更为清晰。

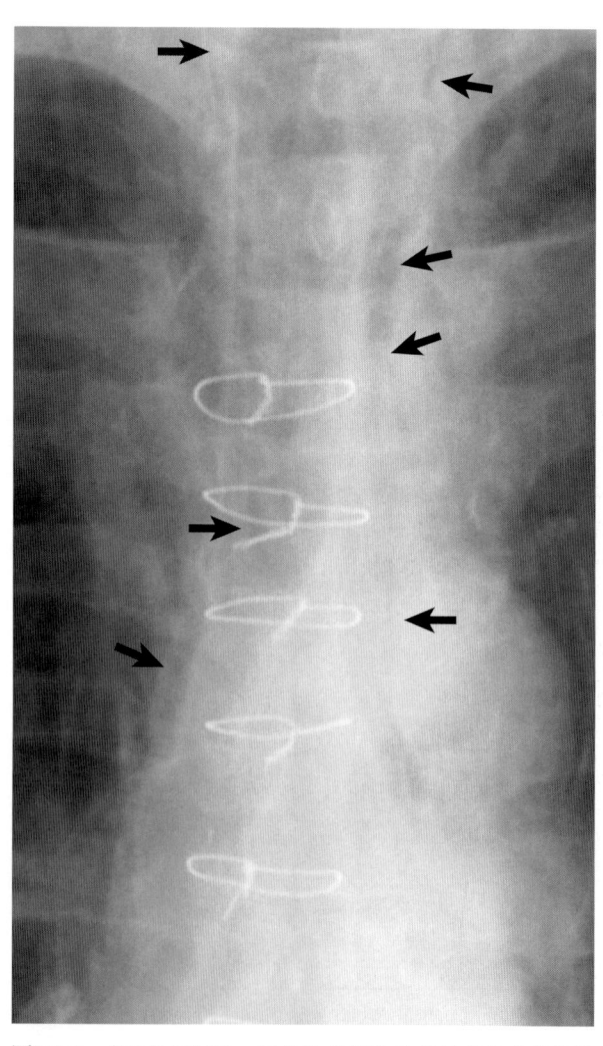

图75.1　术后纵隔气肿。后前位X线胸片显示多发条状气体影勾勒出纵隔结构(箭)。

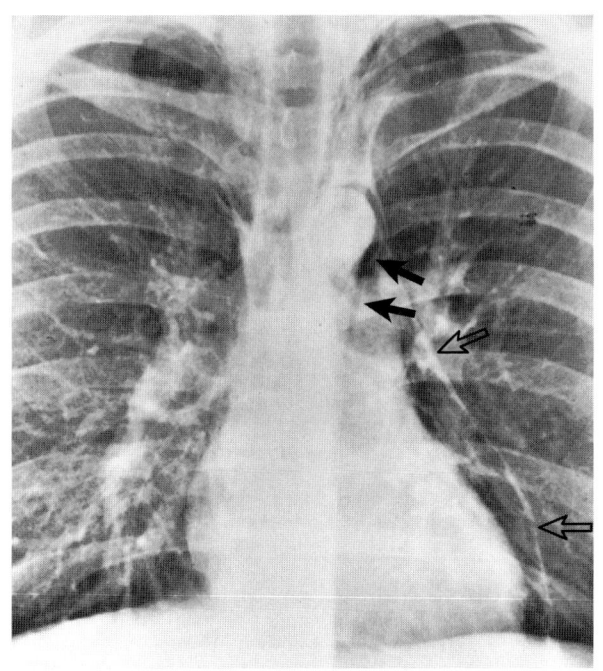

图 75.2 自发性纵隔气肿,年轻患者突发严重胸骨后胸痛。后前位 X 线胸片显示一条大致平行于左心缘的条状影(空箭),该条状影表示纵隔胸膜移位。主动脉弓周围和降主动脉近端有大量气体(实箭)。(引自 Müller NL, Fraser RS, Colman NC, et al. *Radiologic Diagnosis of Diseases of the Chest.* Philadelphia: Saunders; 2001.)

有时,影像学上可发现支气管周围鞘内的气体,这最常见于缺乏表面活性物质的早产儿。与支气管充气征不同,肺间质性肺气肿不呈分支状,通常是细小紊乱的。新生儿包裹性纵隔积气表现为圆形的高透亮的囊性病变,毗邻或覆盖在纵隔上(图 75.4)。

用于治疗 ARDS 的高气道压力可导致肺泡破裂,引起周围间质气体聚集,形成"胸膜下含气囊灶"。这些薄壁、圆形的含气囊灶是肺气压性伤的早期表现,偶可在 X 线片上发现。虽然这些表现在 X 线片上很难识别,但在 CT 图像上很容易显示(图 75.5,图 75.6)。

以上描述了纵隔气肿的各种 X 线胸片的特征总结如下。①横膈连续征:可见沿着横膈和心脏下方的纵隔气体,使得膈肌的中央部分与侧面部分相连续,导致出现连续横膈征(图 75.7);②纵行的线状阴影与心脏边缘平行(图 75.2,图 75.3);③Naclerio V 征:纵隔内气体延伸至壁层胸膜和左半侧膈肌的中间部分,形成"V"字形的气体影,勾勒出降主动脉的轮廓;④动脉周围指环征:在右侧位 X 线片上可见右侧肺动脉周围的环形气体影(图 75.8);⑤胸腺三角帆征:纵隔内气体使胸腺的一个叶移位,形成新月形的形状(图 75.9);⑥心脏消失征:大量纵隔内积气压迫,并使心脏向前移位,而导致心影消失。

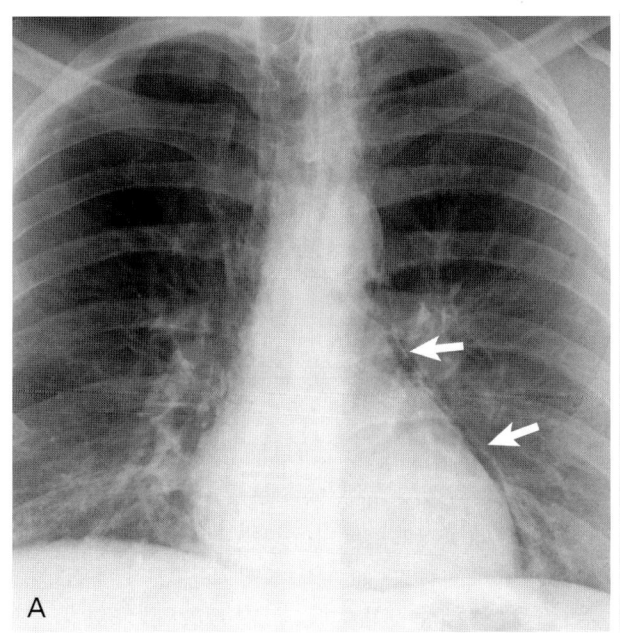
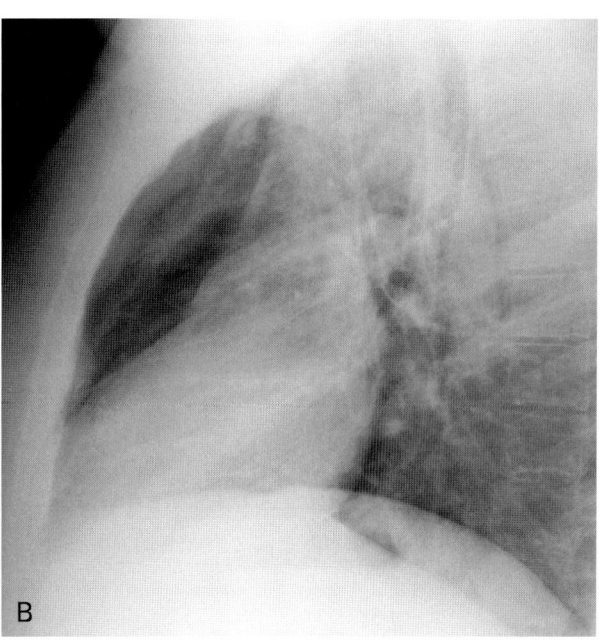

图 75.3 食管狭窄球囊扩张术后纵隔气肿。(A)后前位 X 线胸片显示沿左心缘呈线状局灶性的气体(箭),勾勒出降主动脉。(B)侧位 X 线胸片显示纵隔内气体勾勒出胸骨后血管结构和脂肪。

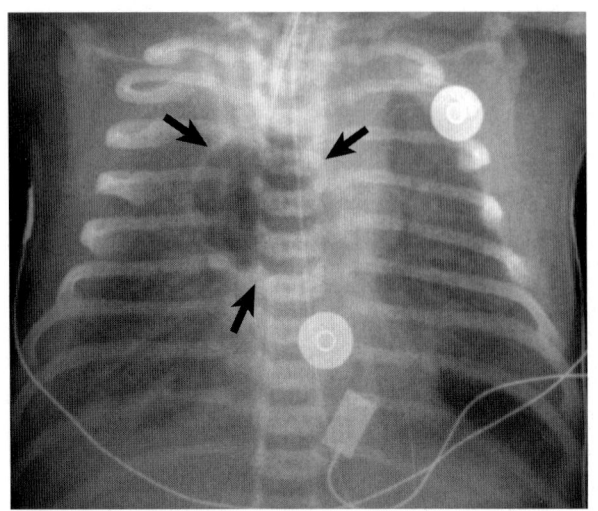

图 75.4 呼吸窘迫综合征婴儿的包裹性纵隔气肿。婴儿出生后 5 d 的正位 X 线胸片显示一圆形透亮影(箭)覆盖在纵隔区域。在两天前的 X 线胸片上没有显示这个透亮影(未显示)。

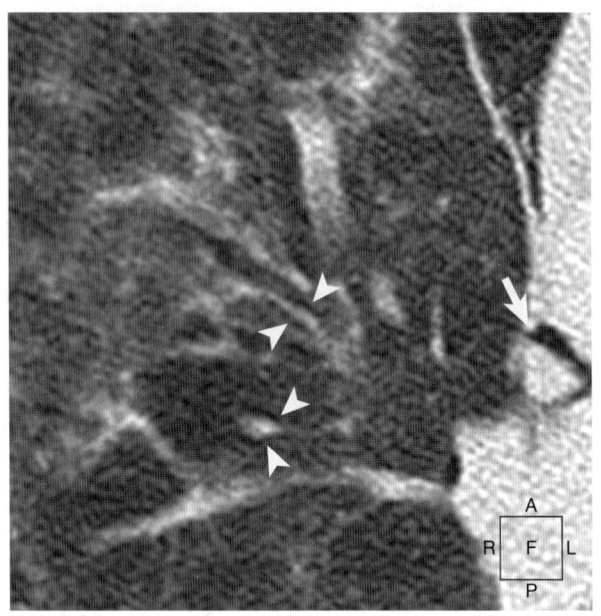

图 75.6 间质性肺气肿。CT 显示间质性肺气肿围绕着支气管血管结构(箭头)。纵隔血管周围也可见气体(箭)。

或心包腔,分别导致气胸和心包积气。

要点:纵隔气肿的影像学表现

- 胸骨后间隙增宽和透亮影
- 条状灰白密度影分离纵隔胸膜和纵隔内结构
- 局灶性泡状或大量聚集的气体,勾勒出纵隔内结构的轮廓
- 纵隔旁圆形的透亮影(包裹性纵隔积气)
- 纵行的线状阴影与心脏边缘平行
- 横膈连续征
- Naclerio V 征
- 动脉周围指环征
- 胸腺三角帆征
- 心脏消失征

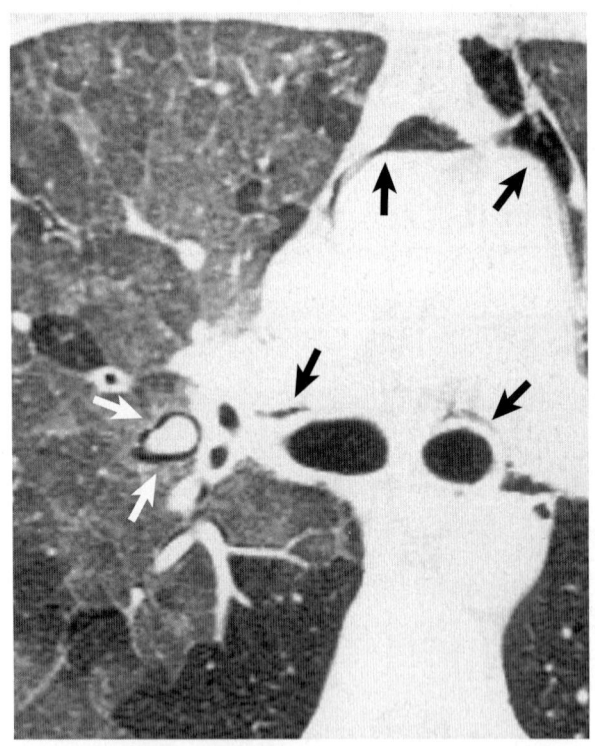

图 75.5 患有获得性免疫缺陷综合征和卡氏肺囊虫肺炎的年轻男性患者,CT 显示纵隔气肿位于前纵隔和主支气管周围(黑箭)。肺内血管周围也可见气体(白箭)。间质性肺气肿直接导致纵隔气肿(Macklin effect)。

纵隔气肿常向上减压至颈部和胸壁软组织。气体也可向下进入肠系膜和肠壁,导致肠壁囊样积气,甚至可以突破腹膜或结肠系膜产生游离的腹腔积气,类似于空腔脏器穿孔。有时,纵隔气肿会进入胸膜腔

2. CT　25%～44%的自发性纵隔气肿患者有潜在的肺部疾病。异常积聚的气体在 CT 上很容易识别。肺间质内的空气可导致纵隔气肿,可能与严重肺部基础疾病有关,如 ARDS(图 75.10)、干细胞移植后的慢性移植物抗宿主反应或特发性肺纤维化(图75.11)。CT 是评估临床怀疑有自发性气压伤和正常或非特异性影像学表现的患者,以及评估怀疑有ARDS 并发症或钝性胸部创伤的金标准。在外伤性患者中,肺实质的小撕裂伤可能导致纵隔气肿(图

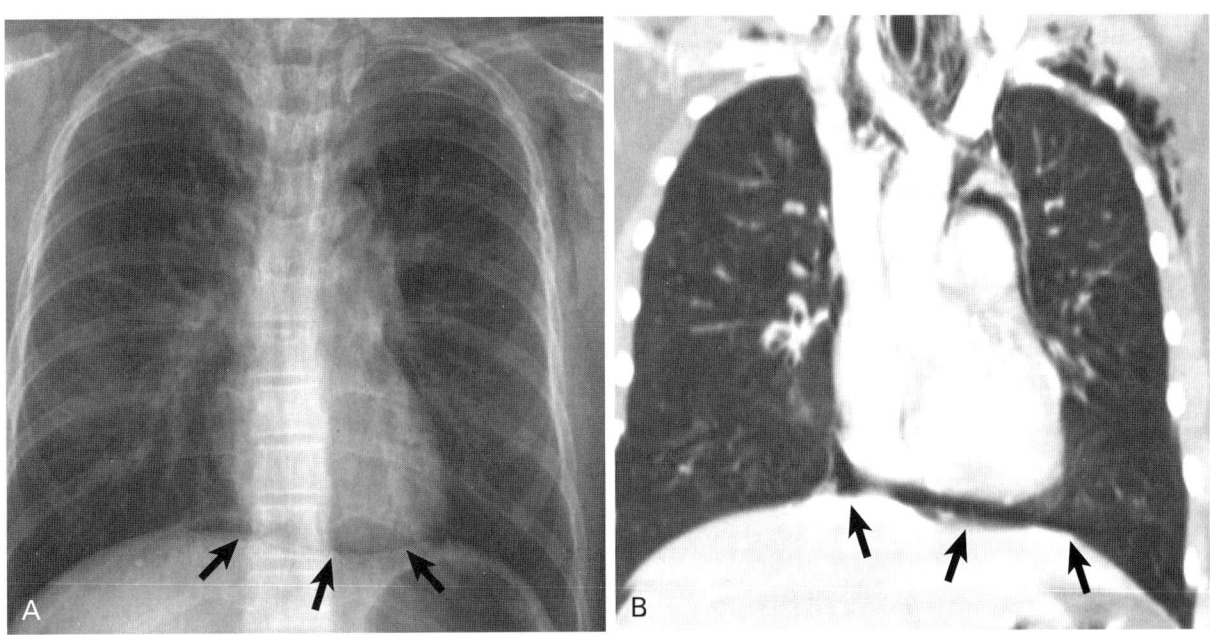

图75.7 钝性胸部创伤后纵隔气肿伴连续横膈征。后前位 X 线胸片(A)和冠状面 CT(B)显示纵隔气肿(箭)勾勒出膈肌中间部分的轮廓,这一表现称为连续横膈征。

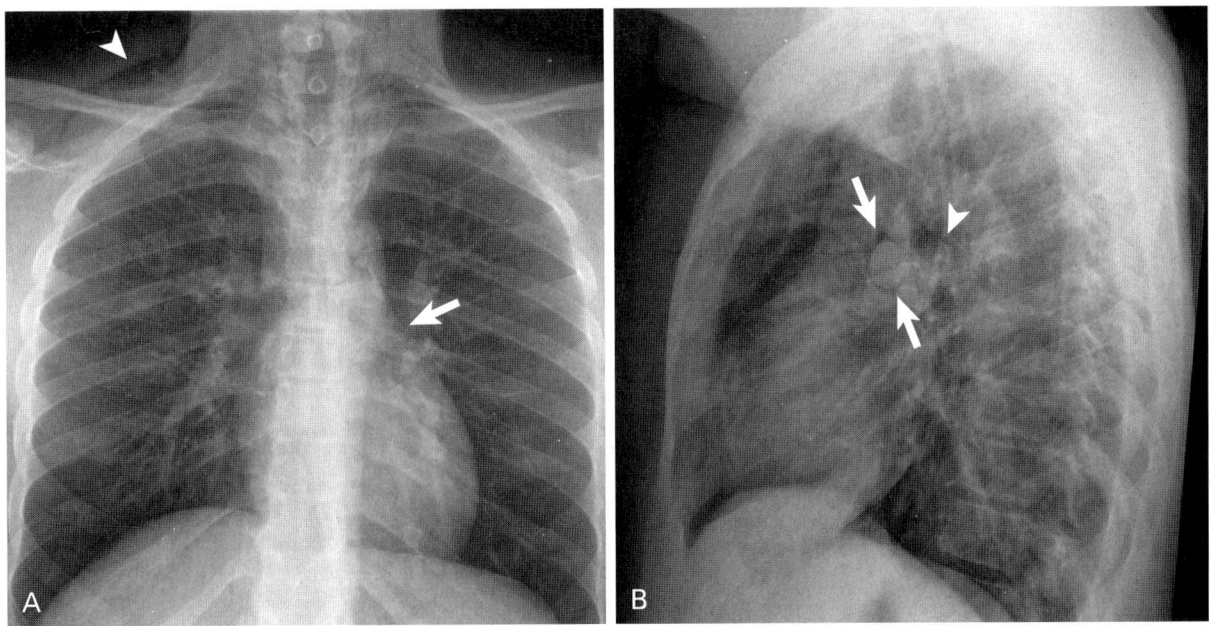

图75.8 纵隔气肿和动脉周围指环征。(A)后前位 X 线胸片显示左心缘旁有少许纵隔气肿(箭),右颈部皮下气肿(箭头)。(B)侧位 X 线胸片显示右肺动脉周围的气体(箭),左肺动脉周围也有少量气体(箭头)。胸骨后纵隔内也有气体。

75.12)。张力性纵隔气肿十分罕见,心脏可被纵隔气体压迫(图 75.13)。确认张力性纵隔气肿的患者,CT 引导下经皮纵隔置管引流术是一个有用的辅助治疗方法。

内镜操作后,如食管静脉曲张硬化治疗或狭窄球囊扩张,对临床怀疑有食管穿孔,而 X 线片表现正常的患者,应行 CT 检查(图 75.14)。CT 也有助于心血管术后感染的早期诊断。

(五)鉴别诊断 由于"马赫带"现象,在健康人的心脏边缘和主动脉经常可见一条明显的线状透亮影。马赫带可能被认为是纵隔气肿。在有些病例,胸腺移位很明显,以至于它的外侧缘达到了胸壁。这些表现可能与肺上叶实变或萎陷相混淆。胸腺周围有气体是纵隔气肿的特异性征象。当皮下有大量气体

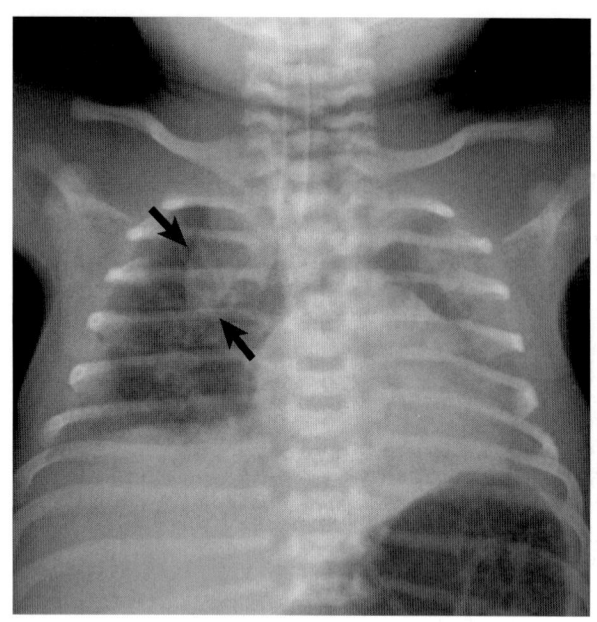

图75.9 纵隔气肿和三角帆征。后前位X线胸片显示一个新月形帆状阴影(箭)延伸到右肺上方,代表上升和移位的胸腺右叶。

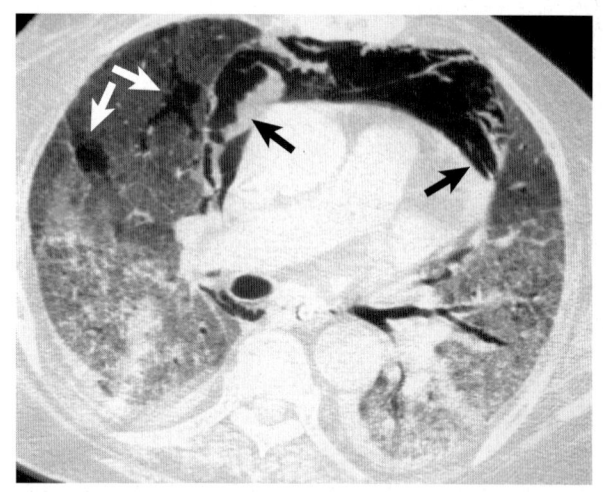

图75.10 创伤所致ARDS的纵隔气肿。HRCT显示双侧弥漫的磨玻璃影以及重叠的线状影("铺路石"征)。右肺上叶不规则的透亮区,即为肺撕裂伤的区域(白箭)。同时可见广泛的纵隔气肿(黑箭)和双侧少量胸腔积液。

时,纵隔气肿可能被忽略。扩张食管中的空气有时可能与纵隔气肿相似。

在X线胸片上,根据气体的解剖范围,可能很难将纵隔气肿与气胸或心包积气区分开来。在侧卧位成像时,纵隔气肿不会迅速移动,而气胸或心包积气则会迅速移动到非固定的部位(除非是包裹性积气)。心包积气通常从横膈延伸至主动脉弓下方,但不会延

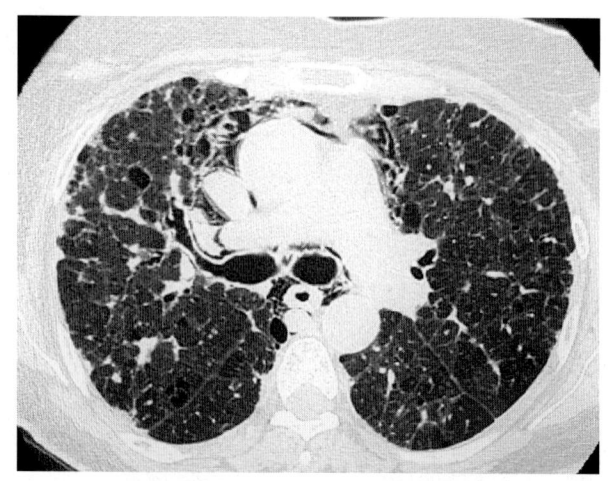

图75.11 肺纤维化性纵隔气肿。HRCT显示隆突水平的肺纤维化,广泛的纵隔气体围绕大气道、血管及食管。

伸至主动脉弓周围或进入上纵隔。在没有穿透性创伤或医源性干预的情况下,心包积气是非常罕见的。

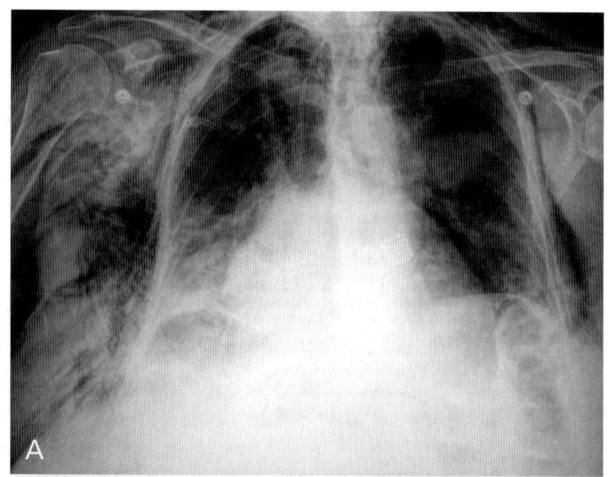

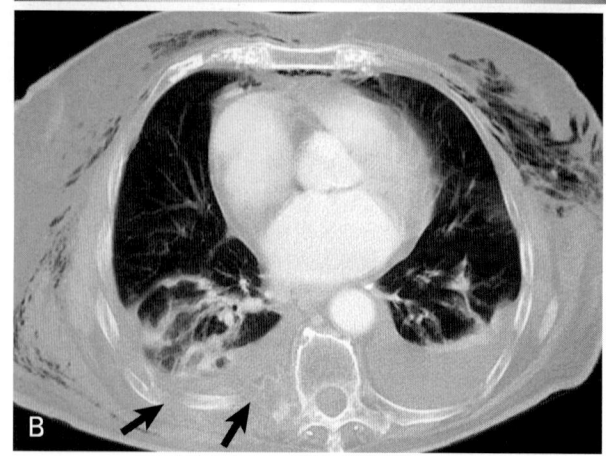

图75.12 胸部钝性创伤后纵隔气肿。(A)正位X线胸片显示软组织内弥漫性气体影。(B)相应的CT显示纵隔气肿,皮下气肿,双侧胸腔积血,可见双侧肋骨骨折(箭)。

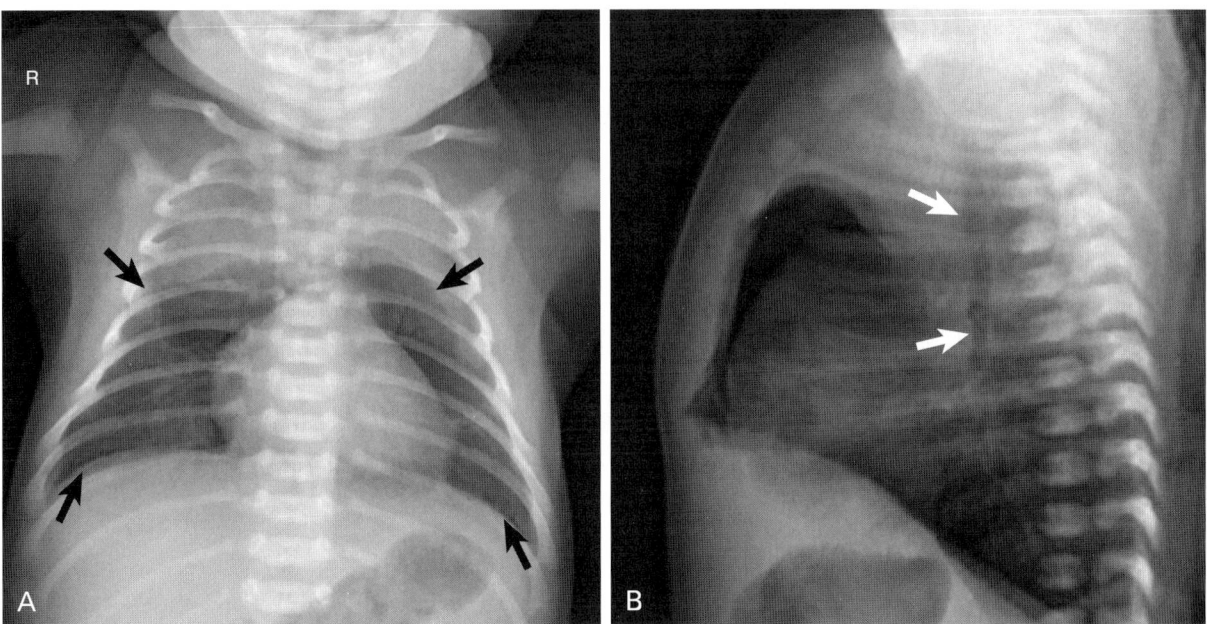

图 75.13 大量张力性气胸。(A)正位 X 线胸片显示大量的积气(箭)覆盖在纵隔心血管结构上。(B)侧位 X 线片上,肺和气管(箭)受压向后移位。

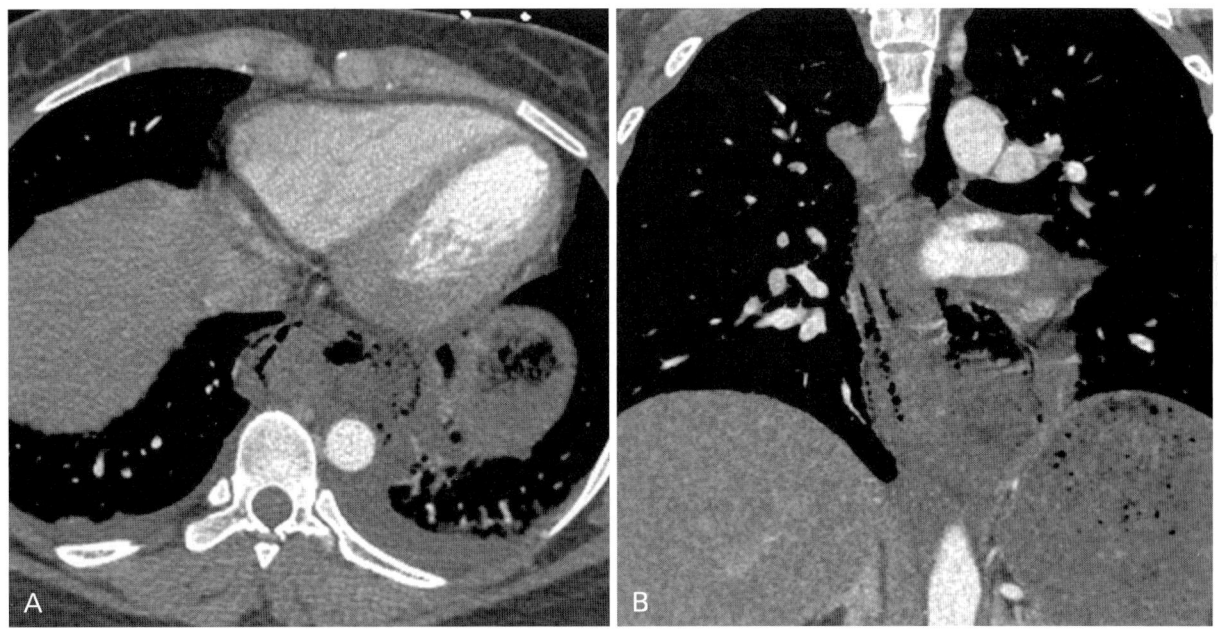

图 75.14 外伤性食管破裂后局灶性食管周围血肿及纵隔气肿。轴面(A)和冠状面(B)CT 显示心脏后方的纵隔肿块,由不规则的实性成分(血肿和胃内容物)和条线状、气泡样的气体聚集(纵隔气肿)组成。透视检查证实食管撕裂(未显示)。

最后,区分有连续横膈征的纵隔气肿和有圆顶征的游离腹腔内积气很重要的。圆顶征通常有一个弯曲的界面,而连续横膈征常是直的。

(六)影像检查的选择 对于 X 线胸片诊断为纵隔气肿且临床病史没有提示胸腔脏器穿孔或其他潜在严重疾病的患者,不需要进一步检查。如果怀疑纵隔气肿,而胸片表现不能诊断,建议行胸部 CT 扫描。

怀疑食管穿孔的患者需要进一步的评估,如水溶性或钡剂食管造影,或口服对比剂后行 CT 检查,通常还需要食管镜检查。

(七)治疗方案概要 纵隔气肿通常会自行吸收。急性干预,如针刺减压、包裹性纵隔积气 CT 引导下的置管引流以及辅助通气都很少需要。然而,重要的是要找出导致纵隔气肿的根本原因,因为在许多病例中,引起纵隔气肿的原因可能需要急性干预和治疗。需要排除的主要情况是创伤、产气病菌的感染及食管穿孔。任何有呕吐史、随后有胸痛及纵隔气肿的患者都必须考虑 Boerhaave 综合征的可能。

要点

- 气体可从破裂的肺泡、纵隔内的气道、食管或颈部,偶尔从腹腔到达纵隔
- 纵隔气肿最常见的原因是肺泡破裂;气体进入血管周围或支气管周围的间质,穿过间质组织到达肺门和纵隔
- 纵隔气肿的常见原因包括哮喘、剧烈咳嗽或呕吐、吸食大麻或可卡因、机械通气及创伤
- 患者可无症状或可出现不同程度的胸部不适
- 有时,纵隔内大量积气可导致张力性纵隔气肿,并伴有急性心脏舒张功能障碍、心脏压塞及静脉回心受阻
- 纵隔气肿的 X 线胸片可表现为条状透亮影或局灶性泡状或更大量聚集的气体,勾勒出纵隔内结构的轮廓
- 纵隔气肿使纵隔胸膜向外侧移位(最常见为左侧),形成平行于心缘的纵行线状影
- 纵隔气肿相关的征象包括连续横膈征、Naclerio V 征、动脉指环征及胸腺三角帆征
- 纵隔气肿和心包积气的影像学区别如下:
  - 心包积气不会延伸至主动脉弓上方或上纵隔
  - 卧位时心包内气体可自由移动

推荐阅读

Caceres M, Ali SZ, Braud R, Weiman D, Garrett HE Jr. Spontaneous pneumomediastinum: a comparative study and review of the literature. Ann Thorac Surg. 2008;86 (3):962 – 966.

Zylak CM, Standen JR, Barnes GR, Zylak CJ. Pneumomediastinum revisited. Radiographics. 2000;20(4):1043 – 1057. Erratum in *Radiographics* 2001;21(6):1616.

参考文献见 ExpertConsult . com .

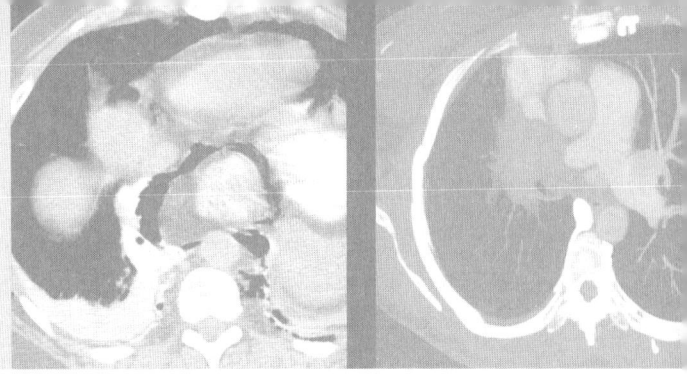

第76章

纵隔炎

Tomás Franquet

纵隔炎是指纵隔内组织的局部或弥漫性炎症。纵隔位于左右胸膜腔之间，从胸腔入口延伸至横膈。纵隔炎可分为急性和慢性两种形式。急性纵隔炎是一种非常严重的疾病，表现为突然、急剧的发生，若延迟诊断病死率很高。慢性纵隔炎（纤维性纵隔炎）包括一系列的病变，从活动性肉芽肿性炎到纵隔纤维化。

纵隔炎的病因有感染性和非感染性两种。纵隔感染是通过直接感染、血行和淋巴播散，或由头、颈、肺、胸膜、胸壁和腹膜的感染蔓延而来。临床表现是多变的，取决于基础疾病的慢性程度。急性纵隔炎常由细菌引起，慢性纵隔炎常与结核或真菌感染有关。

一、急性纵隔炎

（一）病因、发病率及流行病学　急性纵隔炎根据病因可分为术后、继发于食管穿孔、邻近骨的骨髓炎蔓延、头颈部感染的直接蔓延和感染的血行播散。急性纵隔炎是一种潜在的致命性的疾病，需要积极的手术干预、纵隔引流及广谱抗生素的积极治疗。病死率10%～50%，延误诊断和治疗会使病死率急剧增加。

急性纵隔炎最常见的原因（90%）是在诊断性、治疗性的内镜手术中发生的医源性食管穿孔（表76.1）。食管穿孔是一种不常见的危及生命的急症，经常发生在使用内镜器械和胸外科手术过程中。据报道，每1 000名接受内镜检查的患者中有1人出现这种并发症。及时积极治疗，由食管破裂引起的急性纵隔炎的病死率仍为5%～30%。穿孔往往发生在

表76.1　急性纵隔炎的病因
食管穿孔或破裂 ● 医源性：诊断性或治疗性内镜手术、食管静脉曲张硬化治疗、外科手术 ● 自发性：Boerhaave综合征、分娩、哮喘发作 ● 直接穿透或钝器创伤 ● 异物的影响 ● 腐蚀：腐蚀性摄食、食管癌、坏死性感染、放射性食管炎 **呼吸道穿孔或破裂** ● 直接穿透或钝器创伤 ● 医源性：插管、支气管镜检查 ● 异物 ● 气管结石症 ● 浸润：支气管癌 **血管穿孔** ● 医源性：留置中心静脉导管 **直接蔓延** ● 邻近组织：口咽感染、牙周组织、棘突旁脓肿、腹膜后及膈下感染 ● 前胸壁：药物滥用、闭式胸心肺复苏 ● 腹膜后：胰腺炎 **感染** ● 肺结核 **手术后** ● 心胸外科、食管外科为主 ● 吸入炭疽：出血性纵隔炎

硬性食管镜、狭窄扩张术、贲门失弛缓症气囊扩张术、静脉曲张硬化以及食管置管后（鼻饲和Sengstaken-Blakemore）。在一篇关于114例食管穿孔的综述中，医源性食管穿孔占55%。食管穿孔也可发生于有坏死的食管癌、放射性食管炎及溃疡性食管裂孔疝。食

管穿孔的转归取决于损伤的原因和位置、发生食管损伤与开始治疗之间的时间间隔。由食管穿孔引起的急性纵隔炎晚期并发症包括食管皮肤瘘、食管胸膜瘘及食管支气管瘘。

感染性纵隔炎也可继发于外伤或器械导致的大气道穿孔,引起急性纵隔炎的其他原因包括牙源性感染、中心静脉置管导致的上腔静脉穿孔及肠外营养的中心静脉置管移位渗漏。

心胸手术胸廓正中切开的患者,术后急性纵隔炎的发生率约 0.5%～5%。在美国,每年近 70 万例胸骨正中切开术,约 8 300 例发生胸骨深层伤口感染。肥胖、胰岛素依赖型糖尿病、内乳动脉-冠状动脉搭桥术(特别是双侧)及再次手术都会增加感染的风险。常见的致病菌包括表皮葡萄球菌、金黄色葡萄球菌、革兰阴性细菌、真菌及非典型分枝杆菌。

Boerhaave 综合征是指食管内压力突然迅速增高后发生剧烈的呕吐而造成的食管自发性穿孔。对不明原因的纵隔炎患者的诊断仍是一个难题。有明显胸膜和纵隔污染的患者发生败血症和全身炎症反应综合征的风险很高。

下行性坏死性纵隔炎是口咽感染的主要并发症,可以通过解剖学上的筋膜平面和颈部间隙蔓延至纵隔(椎前、腹膜后、气管前、咽后)。胰腺炎可以从腹膜后延伸到纵隔而发生纵隔炎。有时,脊柱和肋骨的骨髓炎也可导致纵隔炎。在 2001 年美国生物恐怖袭击中,11 例患者中有 5 例是因吸入性炭疽而发生出血性纵隔炎。

(二)临床表现 急性纵隔炎的特征性临床表现包括突发急剧的寒战、高热、心动过速、呼吸急促及虚脱。患者常见的症状是胸骨后疼痛且疼痛随呼吸和咳嗽加重,常会放射到颈部和耳部。Hamman 征是心脏收缩期在前胸壁听到嘎吱声,可继发于急性纵隔炎合并的纵隔气肿。准确诊断取决于临床诊断时的警惕性。大多数患者有潜在的诱发因素和病史,但没有这些因素的患者也有发生急性纵隔炎的可能。由于临床症状可能与心肌梗死、主动脉夹层及肺血栓栓塞的症状相似,因此可能延误诊断。回顾分析 54 例由胃镜导致食管穿孔的患者,约 94% 的患者在 2 h 内诊断为穿孔。下行性坏死性纵隔炎与发病率和病死率密切相关,因此早期诊断这种潜在致死性的纵隔炎是预后良好的重要因素。

急性纵隔炎有一个特征性临床表现是继发于剧烈呕吐所致的食管破裂(Boerhaave 综合征)。在6 000 例患者中大约有 1 例患者发生于这种情况。典型的破裂发生在食管背侧,靠近左侧膈肌脚的地方。在临床上有呕吐、胸痛、发热、皮下气肿的病史应高度怀疑食管穿孔。自发性食管穿孔中(Boerhaave 综合征)吐血也是常见表现。

2001 年 10—11 月,美国公共卫生当局调查 11 例在生物恐怖袭击中吸入炭疽的患者。临床上,这些患者表现为双相性疾病特点,最初出现类似流感的症状,表现为发热、不适、肌痛、干咳,持续 2～4 d。随后出现暴发性急性纵隔炎伴呼吸窘迫和胸痛,5 例死亡的患者出现血性胸膜积液和出血性纵隔炎。免疫组化检测显示在纵隔淋巴结、周围软组织及胸膜中有丰富的细胞内和细胞外杆菌、杆菌片段及颗粒抗原染色。

(三)病理表现和病理生理学 在病因学上急性纵隔炎通常是感染所致,而且有时会进展形成脓肿。不同原因导致的急性纵隔炎所检出的病原体有所不同。需氧菌和厌氧菌所致的混合感染常见于食管穿孔和口咽感染引起的急性纵隔炎。厌氧菌常来源于食管穿孔和口咽的感染。念珠菌性纵隔炎是心胸外科手术的一种罕见并发症,有较高的病死率。

(四)影像学表现

1. 胸部 X 线 在急性纵隔炎中,X 线胸片可显示上纵隔边界不清,伴或不伴纵隔气肿(图 76.1)。颈部软组织也可见皮下气肿。

急性纵隔炎多由食管穿孔所致。放射学诊断食管穿孔依赖于间接征象,包括纵隔气肿、左侧气胸和胸腔积液。纵隔气肿典型的影像学特点是胸膜的轮廓表现为纵隔两旁的白线、纵隔及颈部软组织内线状透亮影、胸骨后局灶性气体影、胸膜外线状气体影勾勒出膈肌的轮廓("连续横膈征")及脊柱旁、左侧膈肌正上方局灶性边界清晰的透亮影(Naclerio V 征)(图76.2)。虽然对比增强食管造影是诊断食管穿孔的标准方法,但是 10% 的患者会出现假阴性。口服对比剂外渗到纵隔或胸膜腔是穿孔的明确表现(图 76.3,图 76.4)。胸骨裂开的 X 线表现包括移位、旋转及连续 X 线胸片上胸骨的骨折线。

2. CT 对怀疑急性纵隔炎、纵隔脓肿的患者,CT 是首选的影像学检查方法(图 76.1)。食管穿孔的常见 CT 表现包括食管增厚、食管腔外气体、胸腔积液、单个或多个脓肿、食管对比剂渗漏(图 76.5～图 76.7)。医源性食管穿孔多在食管中段,胸腔积液多在右侧,自发性食管穿孔多在食管远段,胸腔积液多在左侧。在食管穿孔的检查中,使用可溶性对比剂的 CT 食管造影比透视食管造影更敏感。

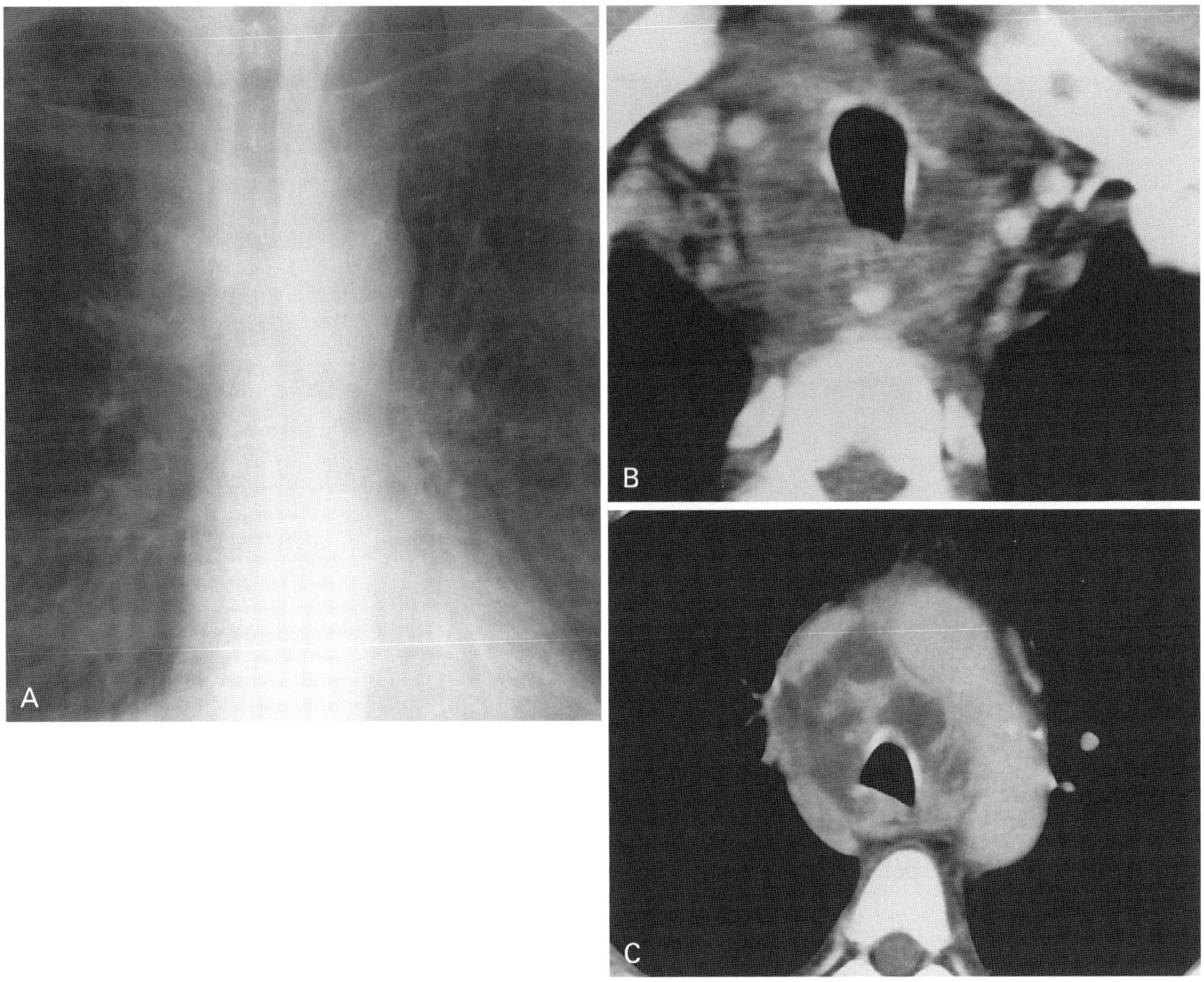

图 76.1 中年男性患者,继发于咽后脓肿的急性纵隔炎,表现为急性吞咽困难和高热。(A)近距离后前位 X 线胸片显示上纵隔光滑、增宽。(B)胸廓入口水平层面增强 CT 显示气管周围区域密度不均匀。(C)主动脉弓水平层面 CT 显示气管前方和侧边的局灶性密度减低区,符合脓肿。(引自 Müller NL, Fraser RS, Colman NC, et al. *Radiologic Diagnosis of Diseases of the Chest.* Philadelphia: Saunders; 2001.)

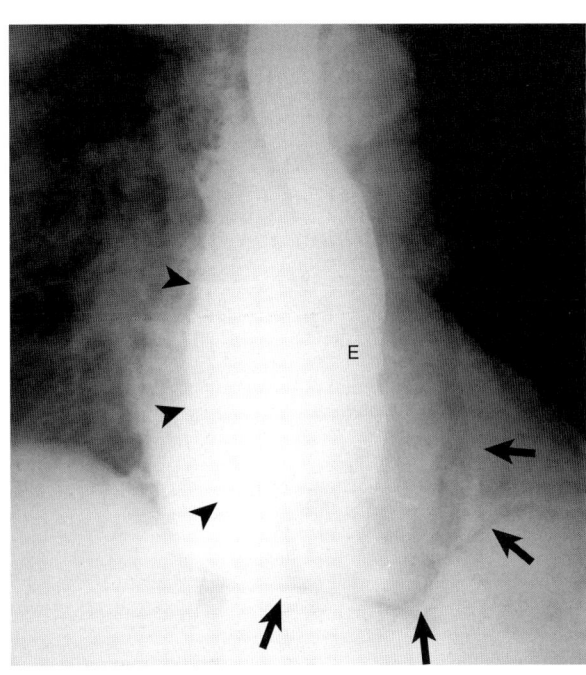

图 76.2 外伤性食管破裂伴纵隔气肿。食管造影显示食管破裂,食管右侧旁可见对比剂外漏(箭头)。长条状的纵隔气体和胸膜外气体(箭)勾勒出膈肌的轮廓(连续横膈肌征)。E,食管。(引自 Giménez A, Franquet T, Erasmus JJ, et al. Thoracic complications of esophageal disorders. *Radiographics.* 2002; 22:S247 - S258.)

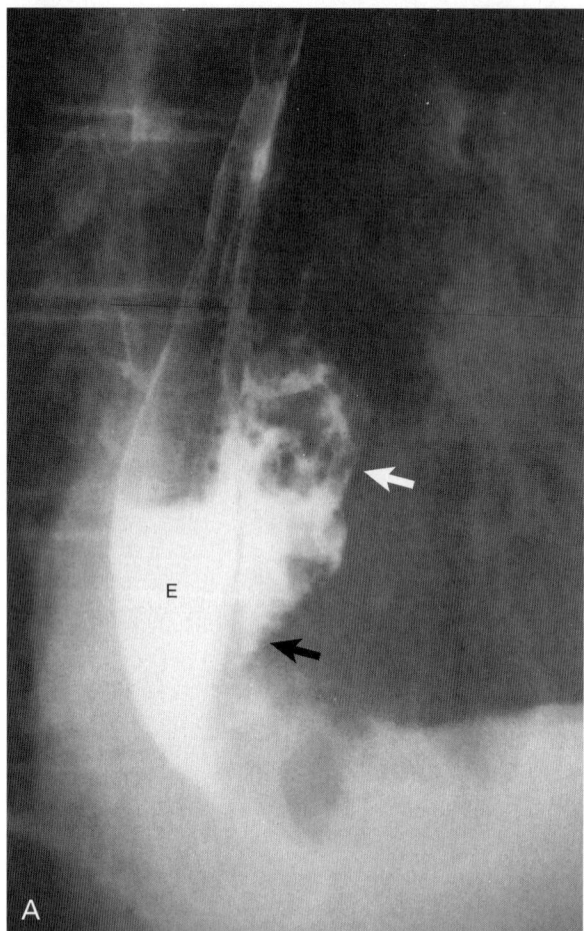

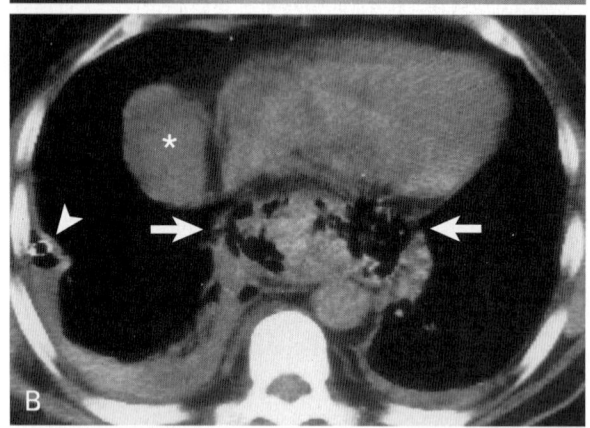

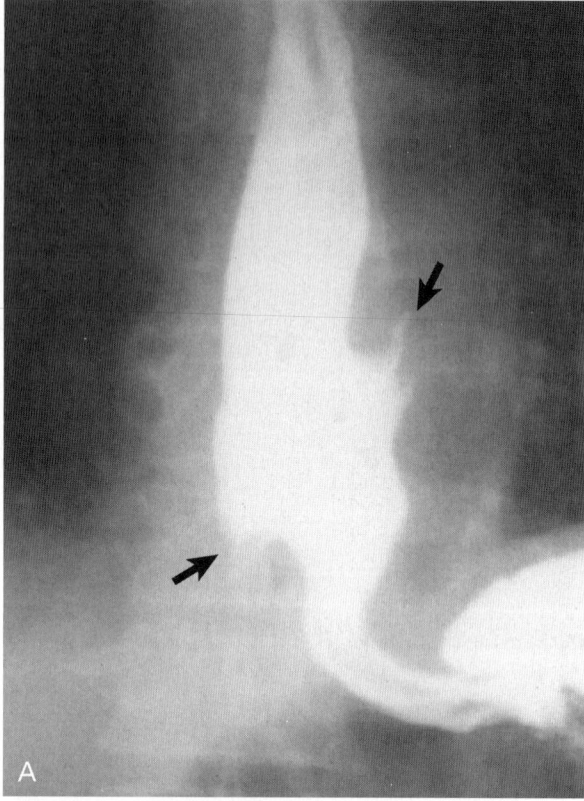

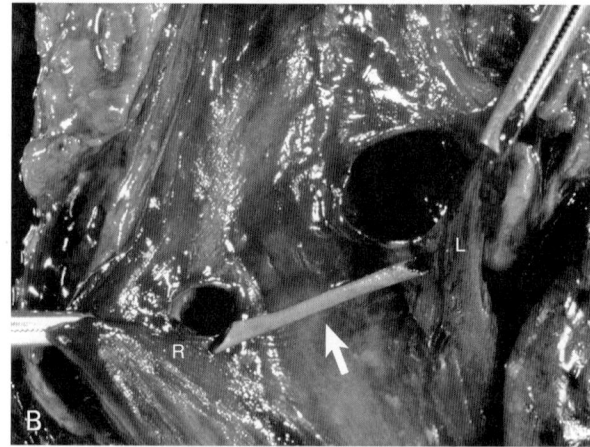

图76.3 自发性食管穿孔(Boerhaave综合征)伴纵隔脓肿、胸骨后灼烧痛1例。(A)食管造影显示大量钡剂漏入左下纵隔(箭)。E,食管。(B)CT显示食管周围纵隔脓肿(箭)伴双侧胸腔积液,可见右侧胸导管(箭头)和心脏右侧旁聚集物(星号)。(引自 Giménez A, Franquet T, Erasmus JJ, et al. Thoracic complications of esophageal disorders. *Radiographics*. 2002; 22:S247 - S258.)

图76.4 女性患者,因鸡骨嵌顿引起的多灶性食管穿孔,伴有异物感觉、吞咽困难、吞咽痛和流口水。(A)食管钡剂检查显示双侧食管撕裂(箭)。(B)尸检标本照片显示鸡骨(箭)和食管穿孔。L,左侧穿孔;R,右侧穿孔。(引自 Giménez A, Franquet T, Erasmus JJ, et al. Thoracic complications of esophageal disorders. *Radiographics*. 2002;22:S247 - S258.)

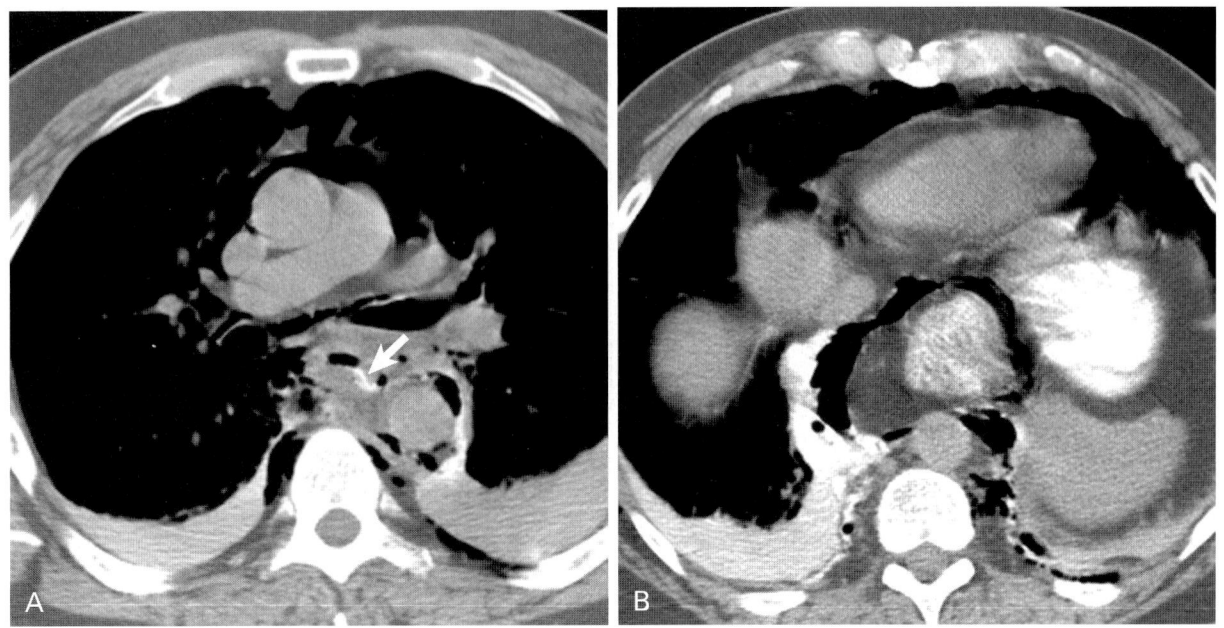

图76.5 食管穿孔继发急性纵隔炎。右肺动脉水平(A)和肺基底部水平(B)的轴面CT显示广泛的纵隔气肿和食管中段后壁对比剂外漏(箭),可见胸膜腔和纵隔内的对比剂。

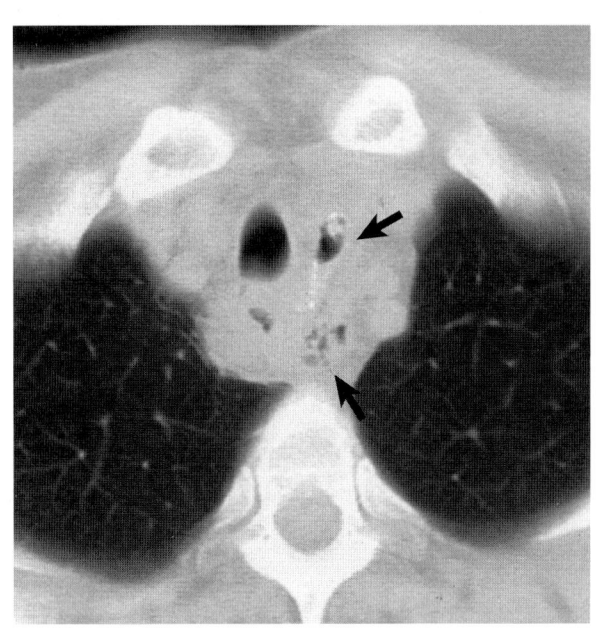

图76.6 食管穿孔继发急性纵隔炎。CT示上纵隔多发气体影(箭)。

下行性坏死性纵隔炎的CT表现为颈部单发或多发积液,可与其他聚集物相连;筋膜炎、蜂窝织炎或肌炎导致正常的脂肪密度增高,脂肪间隙消失。CT也可显示相关异常,如胸膜、心包积液及静脉血栓形成、淋巴结增大。

CT是诊断胸骨切开术后并发症的重要方法,因为它能准确地反映伤口感染的范围和深度(图76.8)。术后早期常见的征象是积气、积液、血肿、胸腔积液及纵隔脂肪密度增高(图76.9)。在术后的最初几天很难或不可能从CT上区分正常的术后表现与并发的感染。CT检查的时机对影像学表现的临床价值很重要,如胸骨和邻近的胸锁关节皮质破坏、关节间隙变宽、胸骨轮廓不规则、胸膜软组织肿胀、气体或液体积聚等。在临床怀疑纵隔炎的50例患者中,术后14d内CT上的表现无特异性,若这些征象出现在术后2周以后,则高度提示纵隔炎。

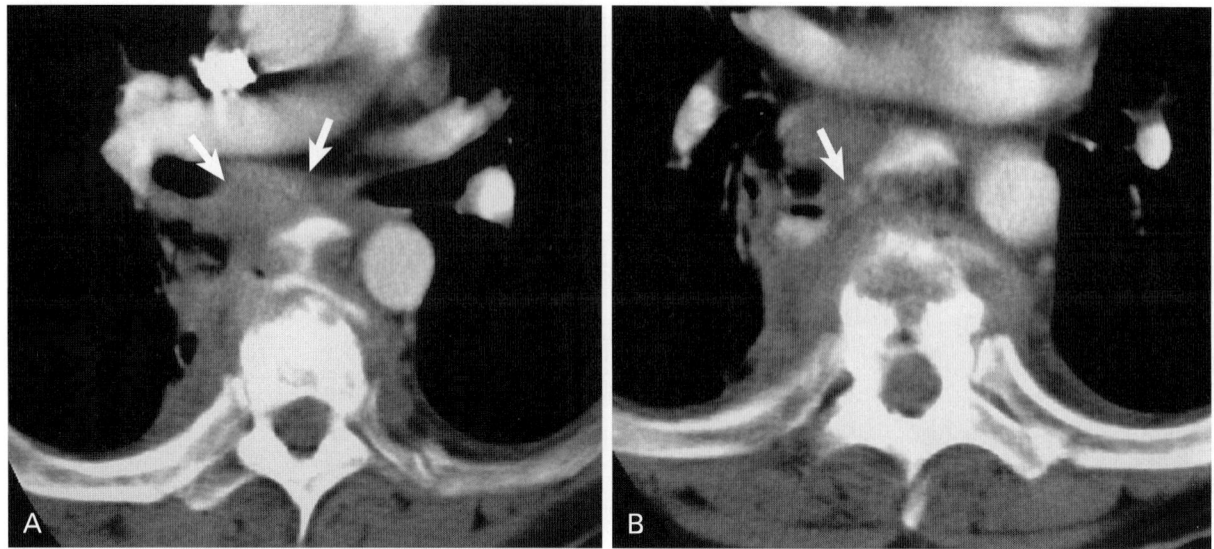

图76.7 男性患者,有霍奇金淋巴瘤(结节性硬化)、食管肺和食管纵隔瘘。(A)CT增强显示纵隔淋巴结病变(箭)并累及食管,可见食管纵隔瘘。(B)CT增强显示食管肺瘘(箭)。椎体广泛受累。(引自 Giménez A, Franquet T, Erasmus JJ, et al. Thoracic complications of esophageal disorders. *Radiographics*. 2002;22:S247 – S258.)

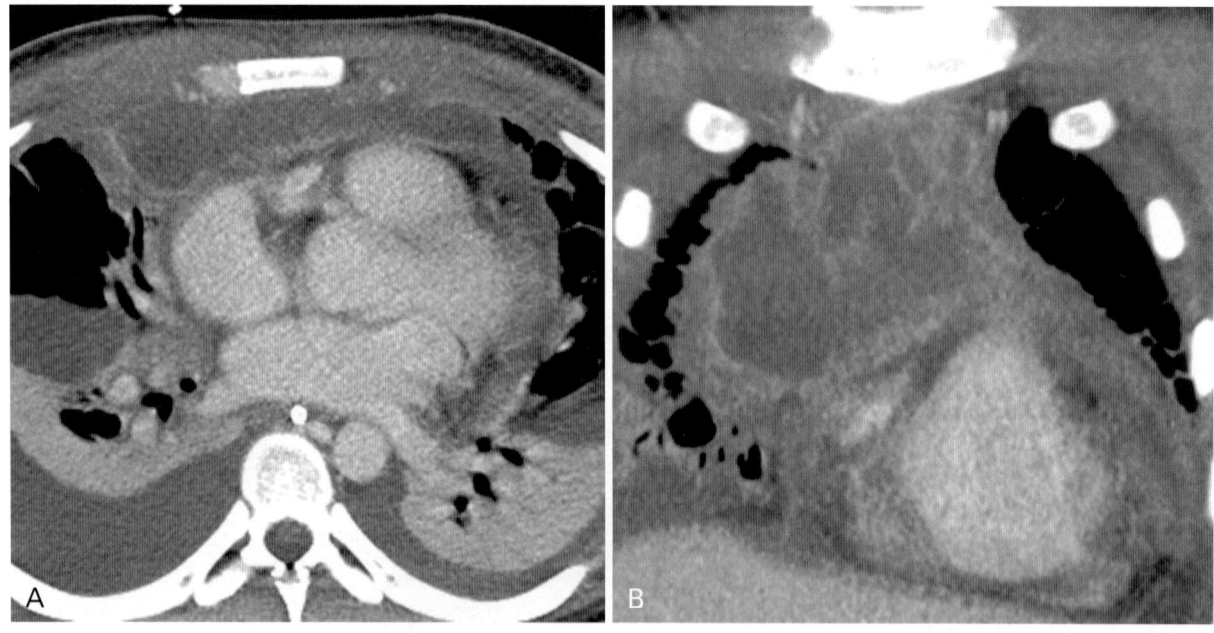

图76.8 纵隔炎。轴面(A)和冠状面(B)CT增强显示前纵隔(血管前纵隔)有多房结构的积液影,伴边缘强化,符合纵隔炎和脓肿形成的表现,可见双侧胸腔积液伴肺不张。

CT在纵隔脓肿和积液的处理中也有一定的价值。在CT引导下经皮导管抽吸术和纵隔积液引流术是一种有效的诊断和治疗方法。

(五)影像检查的选择 大多数急性纵隔炎患者,根据临床和影像学表现可作出准确的诊断。急性纵隔炎主要发生于两种主要的临床情况:器械操作的并发症(食管破裂或穿孔)及颈部邻近组织感染的蔓延。X线胸片可显示纵隔增宽、纵隔内和颈部软组织

内积气。食管使用水溶性对比剂检查,如泛影葡胺(胃肠显影剂),是安全有效的评估食管排除食管穿孔的方法。钡剂也可以安全地进行食管造影。经典的食管造影方案是使用水溶性对比剂检查以排除直接破裂,然后稀释钡剂食管造影以增加显示小的食管漏口的敏感性。

横断面成像通常用于诊断和评估纵隔受累的部位和范围。CT主要是用于评估临床怀疑急性纵隔

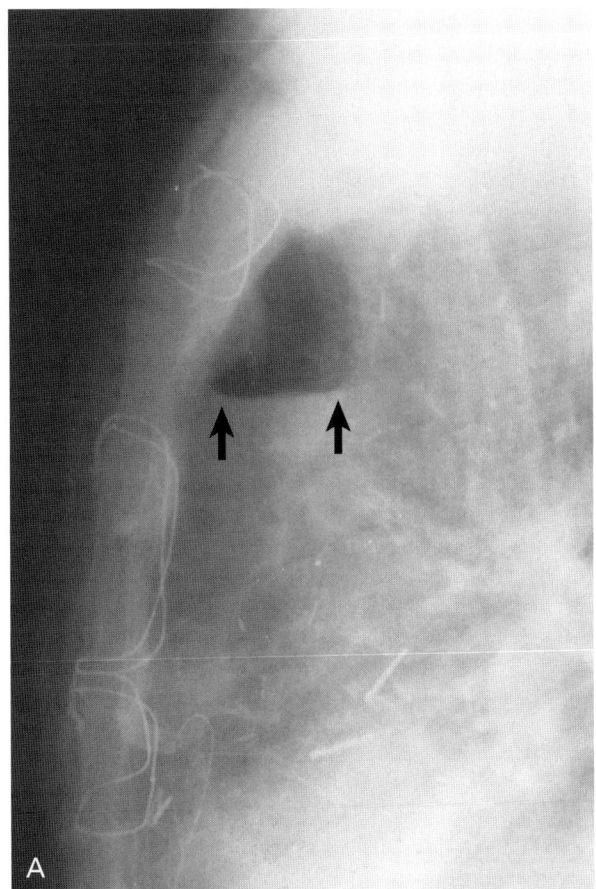

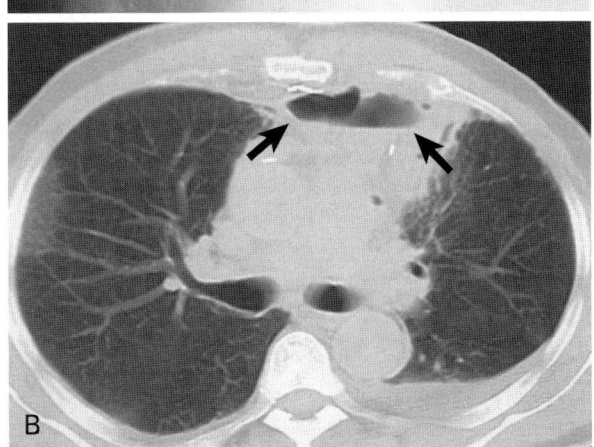

图 76.9　胸骨切开搭桥手术后纵隔炎。(A)侧位 X 线胸片显示胸骨后有气-液平(箭)。(B)CT 显示纵隔内有大量气体和液体(箭),也可见左侧胸腔积液。

炎和 X 线胸片表现正常或不典型的患者。在胸骨正中切开术及闭合性钝性胸部创伤的并发症中,CT 对于判断感染是否局限于胸骨前组织、前纵隔或两者都有,有很重要的价值。CT 和 MRI 也可以指导最佳治疗方法的选择。

(六)鉴别诊断　影像检查在诊断急性纵隔炎中的主要作用是确认纵隔异常是否与临床诊断相一致。影像学表现为纵隔增宽、临床有发热及胸膜炎性胸痛

时强烈提示急性纵隔炎。

二、纤维性纵隔炎

(一)病因、发病率和流行病学　纤维性纵隔炎也称为硬化性纵隔炎、纵隔纤维化,是一种较少见的疾病,其特征是过度纤维化反应,常由肉芽肿性感染引起的,最常见的是组织胞浆菌病和结核病,也可以是特发性或继发于美西麦角的使用(表 76.2)。不常见的病因是矽肺、结节病、自身免疫性疾病、免疫球蛋白 G4(IgG4)相关疾病及家族性多灶性纤维硬化症。

表 76.2　纵隔纤维化的病因

感染
- 组织胞浆菌(主要在美国)
- 肺结核
- 放线菌
- 皮炎芽生菌
- 接合菌
- 曲霉
- 梅毒螺旋体
- 班氏吴策线虫
- 马红球菌

结节病
矽肺病
白塞综合征
药物:二甲麦角新碱
恶性肿瘤
放射治疗
创伤
医源性:心脏起搏器、中心静脉导管
结缔组织病:系统性红斑狼疮、类风湿病

　　X 线胸片上最常见的表现是纵隔增宽,在气管右侧旁最明显。一般对血管和支气管的压迫是光滑的。肺静脉和动脉阻塞可引起局部水肿、肺心病及死亡。

(二)病理表现和病理生理学　纤维性纵隔炎是一种少见的良性病变,是因为广泛的纤维组织遍布内脏或中纵隔,压迫、包绕、侵犯主支气管、SVC、肺静脉和食管。潜在的病因不同,其组织学表现不同。大多数纤维性纵隔炎是由组织胞浆菌病(尤其是北美)或结核引起的,组织学表现为坏死性肉芽肿性炎症。

　　有时发病机制尚不清楚,与其他结构的纤维性炎症和自身免疫性疾病有关。回顾性分析 15 例连续的组织胞浆菌病或肉芽肿病相关的纤维性纵隔炎的外科活组织检查,结果显示 1/3 的病例有相同临床和放射学特征,都表现出 IgG4 相关疾病的组织病理学特征。尚不确定这些变化是宿主对组织胞浆菌病的免

疫应答反应还是 IgG4 相关疾病的表现。在未发现感染的病例中,肉芽肿成分很少或不存在,异常组织主要由成熟的纤维组织组成,伴有单核炎性细胞浸润。

有感染的肉芽肿性纵隔炎和纤维性纵隔炎患者的病因尚不完全明确。据推测感染可能原发于肺部的一个病灶,引流至纵隔淋巴结,导致纵隔淋巴结炎。受累淋巴结渗出坏死物质,继而引起纵隔感染和继发性纤维化。纤维性纵隔炎也被认为是由受累淋巴结释放的抗原物质导致的超敏反应而引起的。

特发性纤维性纵隔炎用于描述微生物培养和特殊染色结果为阴性的病例。

(三)临床表现 临床表现多样,并取决于侵犯和压迫纵隔结构的程度。主要以青年患者为主,典型症状表现为上腔静脉(SVC)、主要的肺血管、中央气道、纵隔神经和食管的阻塞、压迫症状。在某些病例中,有一个以上的上述纵隔结构受累。

中央气道受累最常见的临床表现为呼吸困难、咳嗽和咯血。食管受累可导致吞咽困难和胸痛。包绕或压迫喉返神经可引起声音嘶哑,累及一侧或两侧膈神经可引起膈肌麻痹。压迫自主神经或神经节可产生霍纳综合征。累及胸导管可引起乳糜胸和乳糜性心包积液。

SVC 综合征最常见的原因是恶性肿瘤,在良性 SVC 阻塞中最常见的病因是纤维性纵隔炎和医源性损伤,特别是随着血管内设备的使用越来越多。由于阻塞是逐渐发展的,附属的静脉会产生静脉分流,症状包括面部或颈部肿胀、上肢肿胀、呼吸困难、咳嗽及胸壁静脉丛扩张。静息状态下呼吸困难、咳嗽及胸痛较恶性肿瘤引起的 SVC 综合征患者少见。

一侧或两侧主动脉阻塞可导致肺动脉高压、肺心病及难治性右心衰。中心肺静脉狭窄临床表现与重度二尖瓣狭窄相似(假二尖瓣狭窄综合征)。经皮支架植入术已被用于治疗纤维性纵隔炎继发肺动脉狭窄。

(四)影像学表现

1. 胸部 X 线　X 线胸片通常没有特异性改变,而且经常会低估纵隔病变的范围。肉芽肿性纵隔炎常继发于组织胞浆菌病或结核感染,特征性表现为气管右侧旁区域局限性钙化肿块(图 76.10)。非感染性纤维性纵隔炎表现为非特异性的纵隔增宽,伴有正常纵隔结构扭曲变形、阻塞。一些局灶性或弥漫性病变中纵隔轮廓是正常的,其影像学表现是由气管或主支气管变窄、肺静脉或动脉阻塞、食管变窄产生的(图 76.11)。SVC 受累时常表现为左侧肋间上静脉扩张

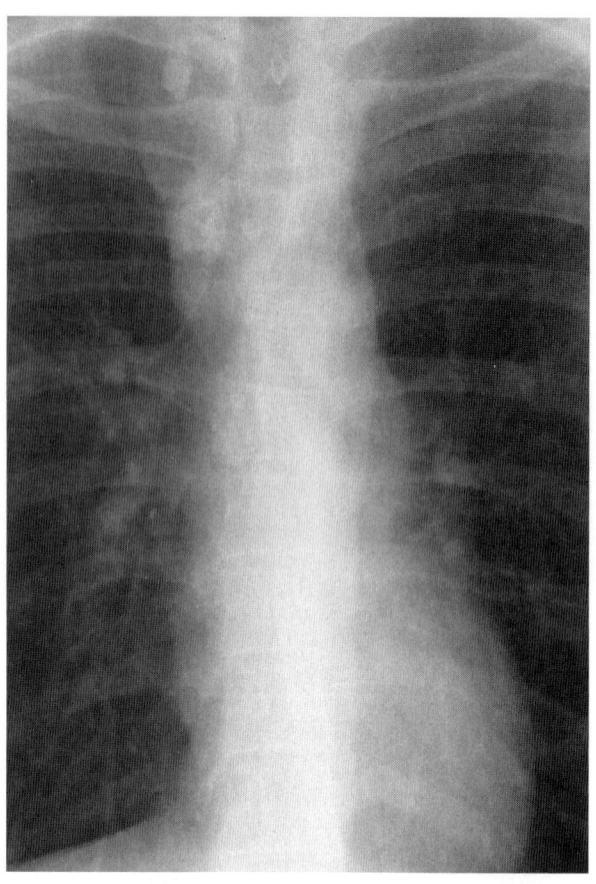

图 76.10　与组织胞浆菌病相关的纤维性纵隔炎。X 线胸片显示右侧气管旁淋巴结肿大和钙化。患者表现为上腔静脉综合征。(鸣谢 Dr. Robert Tarver, Indiana University Medical Center, Indianapolis, IN; from Müller NL, Fraser RS, Colman NC, et al. *Radiologic Diagnosis of Diseases of the Chest.* Philadelphia: Saunders; 2001.)

所致的主动脉结突出。

2. CT　CT 能评估纵隔软组织浸润的程度和钙化,可以评估气管支气管树的狭窄程度。纤维性纵隔炎有两种明显不同的 CT 表现:一种是局灶型,经常有钙化灶;另一种是弥漫型,不含钙化灶(图 76.12)。局灶性纤维性纵隔炎的表现为软组织肿块浸润纵隔,多见于气管旁区域,并导致邻近血管或气道狭窄或闭塞(图 76.13)。60%~90% 的病例可见钙化灶。弥漫型 CT 表现为软组织弥漫性浸润性肿块,正常纵隔脂肪间隙消失,包绕或侵犯邻近结构(图 76.14)。局灶性纤维性纵隔炎常继发于肉芽肿感染,弥漫型常继发于其他原因,如药物反应和自身免疫性疾病。CT 可以评估血管、气道狭窄的位置和范围。支气管狭窄最常见于右主支气管,其次为左主支气管、中段支气管、右肺上叶支气管、左肺上叶支气管、右肺中叶支气管。支气管阻塞常伴有阻塞性肺炎、肺不张或两者都有。增强 CT 多平面重建有助于确定肺动脉、静脉和

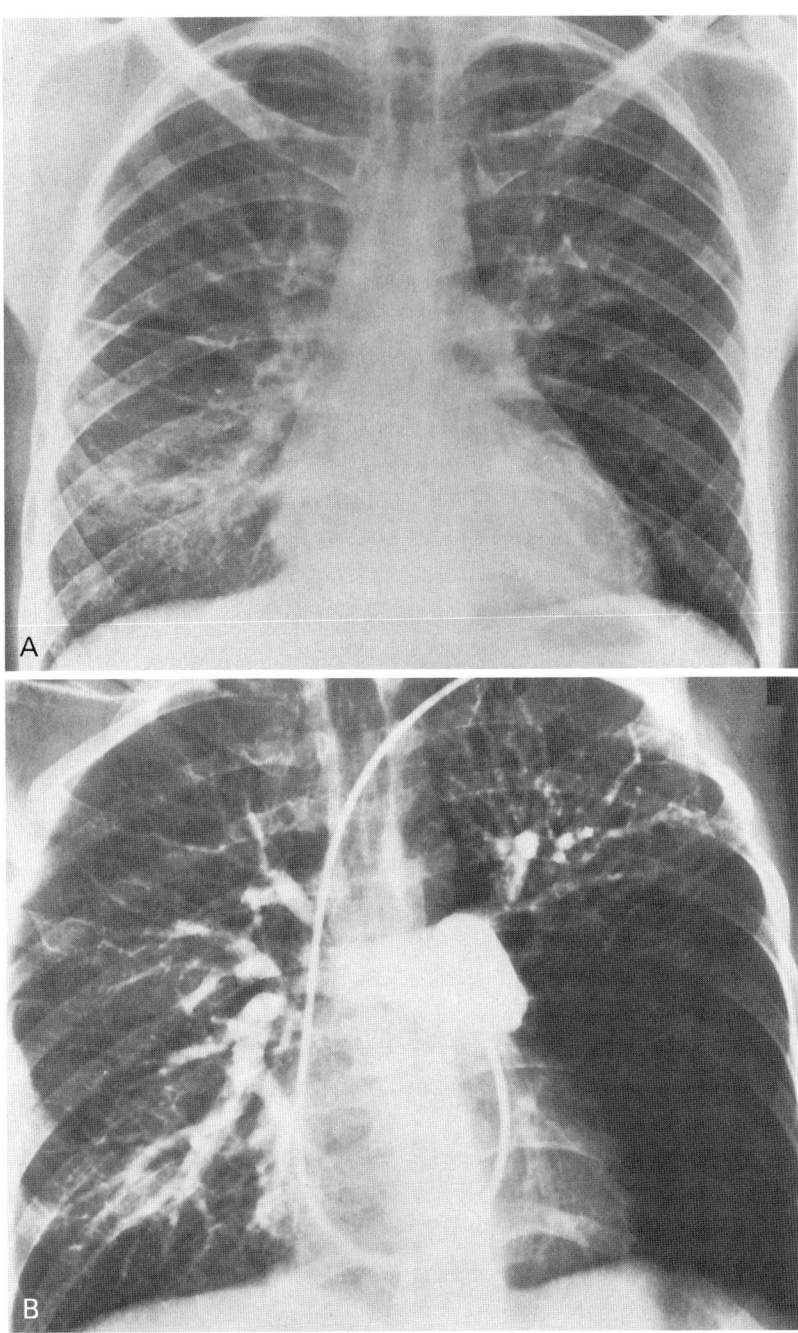

图 76.11　纤维性纵隔炎伴肺动脉和静脉包绕。(A)后前位 X 线胸片显示右肺和左肺上叶的间质性肺水肿。右侧肋膈角可见间隔线。两肺下半部的密度差别很大，左侧透亮度增高，肺血减少。(B)肺动脉造影显示左叶间动脉几乎完全闭塞，而左肺下叶和舌段几乎没有灌注。虽然右侧肺动脉显示良好，但前部的动脉干和叶间动脉显示从中心向肺门的同心性狭窄。血管造影没有静脉期，但几乎可以肯定肺静脉也受到同样的影响，导致静脉高压和间质水肿在 X 线胸片上很明显。纤维化的原因是组织胞浆菌感染。(鸣谢 Dr. M. J. Palayew, Jewish General Hospital, Montreal, Quebec, Canada; from Müller NL, Fraser RS, Colman NC, et al. *Radiologic Diagnosis of Diseases of the Chest*. Philadelphia: Saunders; 2001.)

SVC 阻塞的严重程度以及是否同时有血栓。肺动脉阻塞或狭窄可导致局部区域透亮度减低、血管增多、体积减小或血栓形成。肺静脉高压的表现包括小叶间隔增厚和肺水肿(图 76.13)。

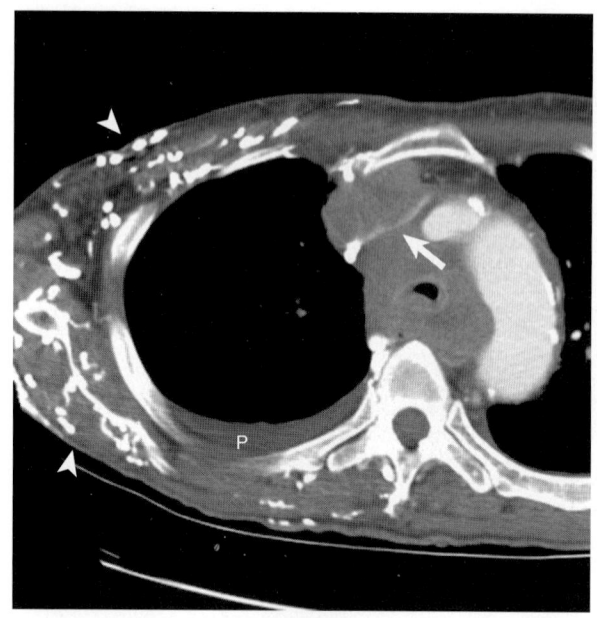

图 76. 12 广泛的纤维性纵隔炎伴头臂静脉包绕及 SVC 狭窄。主动脉弓水平层面增强 CT 显示纵隔广泛纤维化伴左侧头臂静脉明显狭窄（箭）和 SVC 狭窄。注意右侧皮下有明显的侧支循环形成（箭头）。P，胸腔积液。

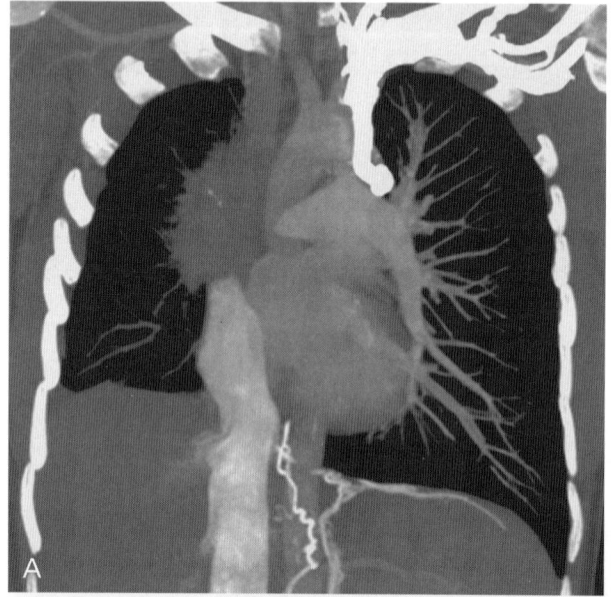

图 76. 13 继发于组织胞浆菌病的局灶型纤维性纵隔炎。（A）冠状面 CT MIP 重建显示右侧纵隔肿块，伴钙化和明显的静脉侧支循环。（B）CT 轴面 MIP 重建显示右侧纵隔肿块阻塞 SVC，使中间支气管狭窄。（C）轴面 CT 显示右肺上叶体积缩小和肺静脉阻塞继发的间隔线。患者 2 年前曾因组织胞浆菌病接受治疗。（鸣谢 Dr. Renata Romano, Clínica de Diagnósticos e Prognósticos por Imagem, Rio de Janeiro, Brazil.）

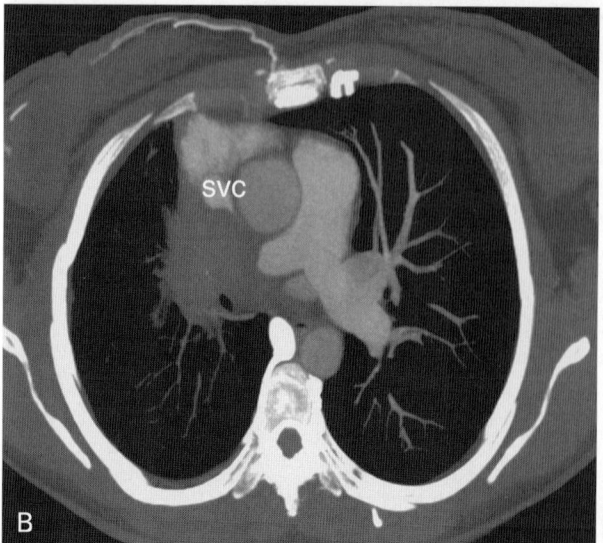

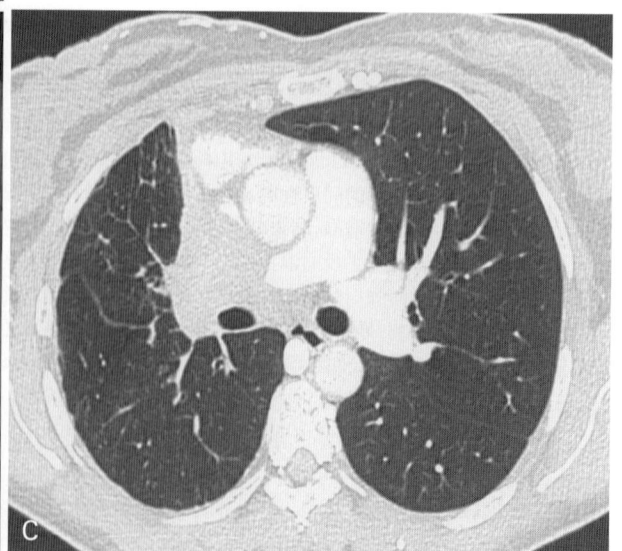

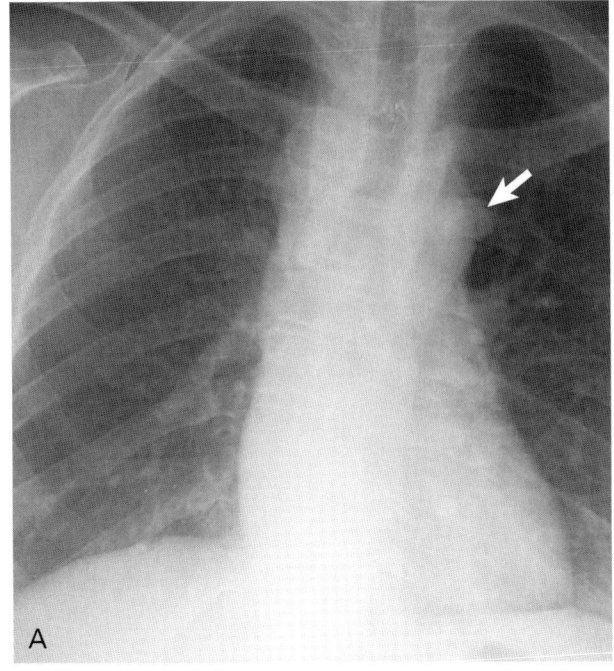

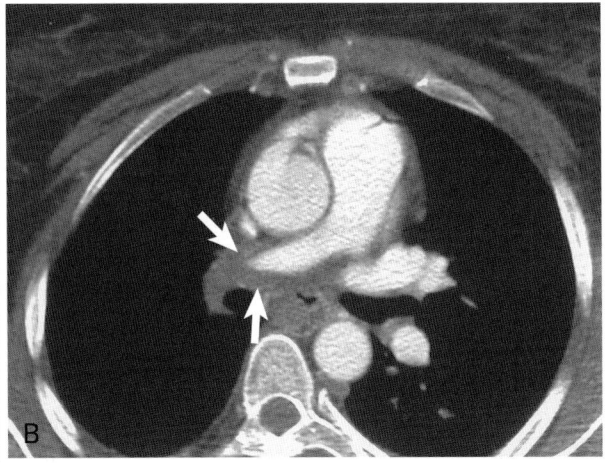

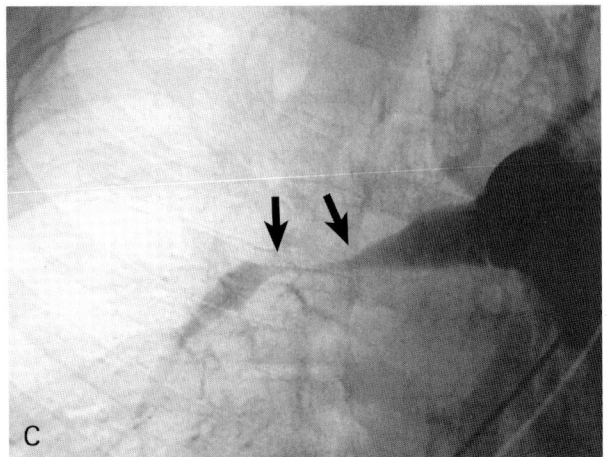

图 76.14 组织胞浆菌病引起的纤维性纵隔炎。(A)后前位 X 线胸片显示弥漫性纵隔增宽。圆形钙化影突出于主动脉弓(箭)。(B)增强 CT 显示纵隔浸润性病变(箭)包围右肺动脉并致其狭窄。(C)动脉造影证实右肺动脉明显狭窄(箭)。(鸣谢 Eric Stern, Seattle, WA.)

3. MRI　MRI 评估气道受累与 CT 相似,但评估血管受累优于 CT。MRI 的主要缺点是对钙化不敏感,钙化灶常提示纤维性纵隔炎的病因是组织胞浆菌病或结核的感染。MRI 在诊断评估中的价值有限。纤维性纵隔炎的典型 MRI 表现为 T1WI 和 T2WI 上信号不均匀。

4. ¹⁸F-FDG PET-CT　¹⁸F-FDG PET-CT 无法鉴别纤维性纵隔炎和肿瘤,因为两者都有 FDG 代谢增高。对已确诊的纤维性纵隔炎患者,FDG 摄取被用于监测治疗效果。

5. DSA　DSA 主要用于 SVC 阻塞的治疗。SVC 血管成形术不论支架放置与否,都可快速解除梗阻,恢复静脉回流。

(五)鉴别诊断　肺动脉的慢性阻塞可由多种疾病引起,包括慢性血栓栓塞性疾病、纤维性纵隔炎及肿瘤。肺门纤维化可类似血栓栓塞性肺动脉高压、肺静脉阻塞性疾病及肺静脉高压症。大血管动脉炎是另一种引起肺动脉阻塞的罕见病因,很难与上述病变鉴别。SVC 梗阻的主要鉴别诊断是肺癌和其他纵隔恶性肿瘤,如淋巴瘤。

CT 是评估纤维性纵隔炎患者的常规检查。在特定的临床情况下,有钙化的局限性纵隔软组织肿块,可诊断为肉芽肿性纤维性纵隔炎,而不再需要组织活检。如果肿块无钙化,临床、影像学表明疾病进展,则可能需要活检以排除肿瘤。

要点

- 急性纵隔炎最常见的原因是食管穿孔
- 慢性(纤维化)纵隔炎最常见的原因是组织胞浆菌感染
- 急性纵隔炎的常见 CT 表现包括软组织密度增高,软组织边缘模糊,纵隔脓肿形成增强后表现为环形强化
- 临床表现提示纤维性纵隔炎的患者,其纵隔软组织肿块伴钙化,则可诊断患者是继发于组织胞浆菌病或肺结核的纤维性纵隔炎

推荐阅读

Akman C, Kantarci F, Cetinkaya S. Imaging in

mediastinitis: a systematic review based on aetiology. Clin Radiol. 2004;59:573 – 585.

Exarhos DN, Malagari K, Tsatalou EG, et al. Acute mediastinitis: spectrum of computed tomography findings. Eur Radiol. 2005;15:1569 – 1574.

Giménez A, Franquet T, Erasmus JJ, et al. Thoracic complications of esophageal disorders. Radiographics. 2002;22:S247 – S258.

McNeeley MF, Chung JH, Bhalla S, Godwin JD. Imaging of granulomatous fibrosing mediastinitis. AJR Am J Roentgenol. 2012;199(2):319 – 327.

Rossi SE, McAdams HP, Rosado-de-Christenson ML, et al. Fibrosing mediastinitis. Radiographics. 2001;21:737 – 757.

参考文献见 ExpertConsult.com.

第77章

纵隔肿块[*]

Brett W. Carter

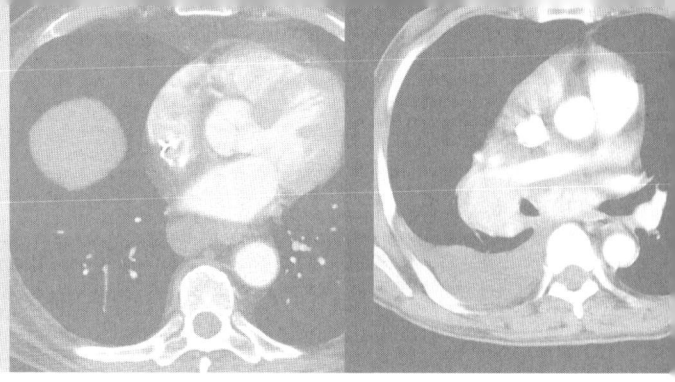

纵隔肿块相对少见,包括各种各样的肿瘤、先天性、血管及淋巴源性病变,大多数放射科医师很少遇到。影像学在纵隔病变的诊断和评估中起着至关重要的作用,有助于鉴别诊断和临床治疗方案的选择。在部分病例中,纵隔肿块的影像学特征可提示一个特定的诊断;在部分情况下,仅凭影像学表现不能得到肯定的诊断,而是需要结合相关临床资料来决定下一步的处理。

以往将纵隔划分为特定的区域有助于识别和描述纵隔肿块与其他异常。几种不同的分区系统已经被解剖学家、外科医生及放射科医生确立及使用。临床中最常用的是 Shields 分区系统,而传统的 Fraser、Paré、Felson、Heitzman、Zylak 及 Whitten 分区在临床放射中也有不同程度的应用。有人提出了一种分区,以综合各种分区之间的差异。在这些系统中,纵隔分区的方法和术语的根本差异导致了医生在评估患者的纵隔肿块时存在混淆和误解。

目前在临床放射学中使用的分区,主要基于非解剖的侧位 X 线胸片对胸部进行任意划分。基于横断面成像技术的分区,主要是 CT、MRI 及 FDG PET-CT,因其常用于评估和诊断纵隔异常,所以是非常必要的;由于在 CT 肺癌筛查、心脏检查及其他应用的普及,越来越多的病变被发现。2014 年,日本胸腺研究协会(JART)根据 445 个经病理证实的纵隔肿块的回顾性研究,提出了基于 CT 的四分区法。国际胸腺恶性肿瘤兴趣小组(the International Thymic Malignancy Interest Group, ITMIG)在与纵隔疾病领域专家讨论的基础上,对 JART 的分区法进行了修改,并引入了横断面成像在纵隔分区应用的新定义,已成为公认的新标准。

本章将介绍基于横断面成像的新的 ITMIG 纵隔分区系统,并详细介绍各种肿块和其他可能在纵隔中遇到的异常,以及它们在影像学中的主要表现。

(一) ITMIG 对纵隔分区的定义

ITMIG 分区包括特定的血管前(前)、内脏(中)和椎旁(后)区(表 77.1),它们的分区边界和所包含的解剖结构在横断面成像上很容易识别(图 77.1)。

表 77.1　ITMIG 的纵隔分区

分区	界限	主要成分
血管前	上界:胸廓入口 下界:横膈 前界:胸骨 侧界:壁层纵隔胸膜 后界:以曲线形式包裹心脏的心包前部	胸腺 脂肪 淋巴结 左头臂动脉 静脉
内脏器官	上界:胸廓入口 下界:横膈 前界:血管前区的后界 后界:各胸椎椎体前缘向后 1 cm 的连线,即内脏器官纵隔的后界和椎旁纵隔的前界	非血管:气管、隆突、食管、淋巴结 血管源性:心脏、主动脉、上腔静脉、心包内肺动脉、胸导管
脊柱旁	上界:胸廓入口 下界:横膈 前界:内脏器官区的后界 后外侧:垂直于胸椎横突外侧缘连线的垂直面	胸椎 脊椎旁软组织

* 编者和出版社感谢 Kiminori Fujimoto 博士为本书上一版相关主题提供的材料。这是本章的基础。

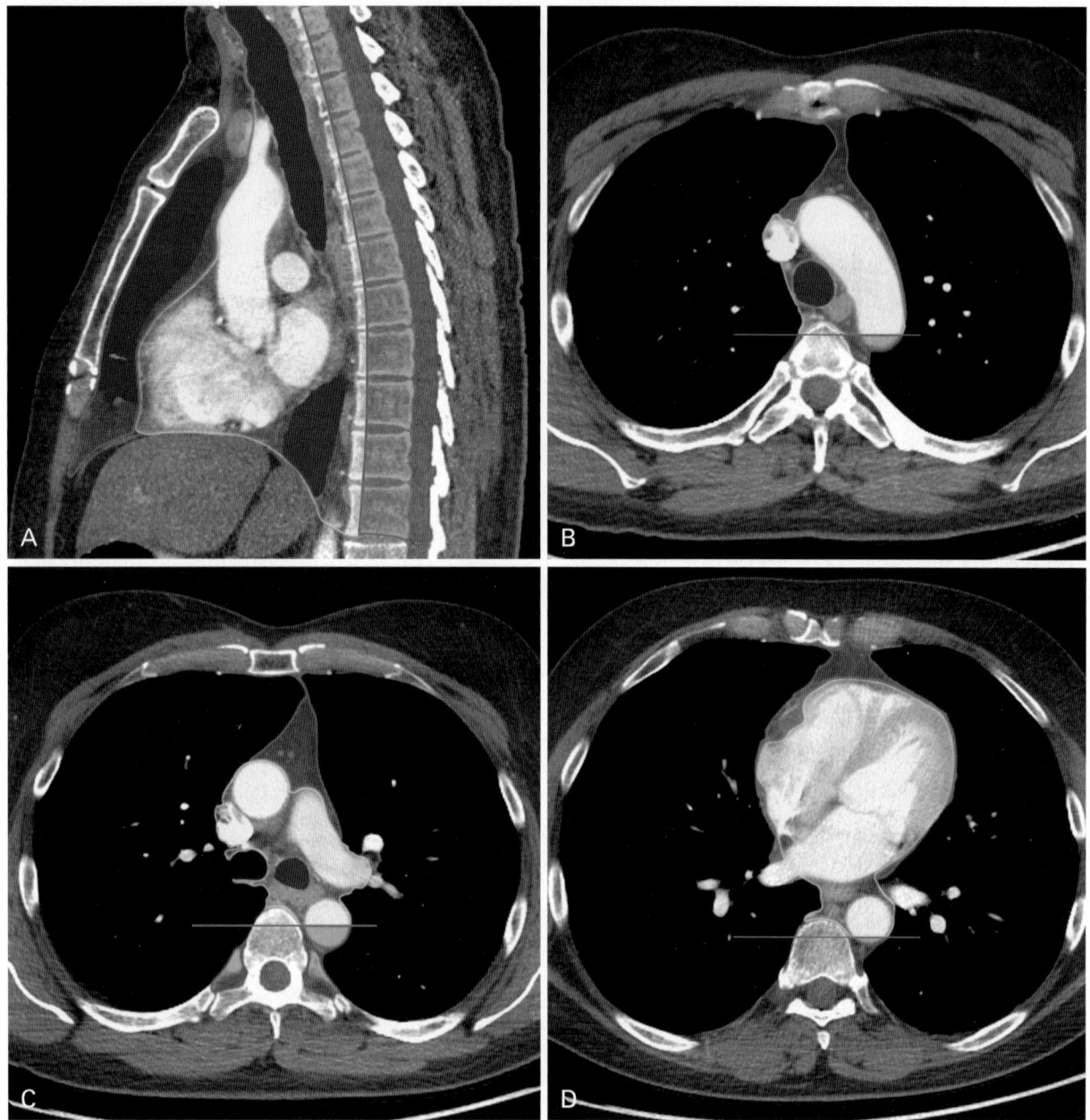

图 77.1 ITMIG 的纵隔分区。矢状面 CT 重组（A）和主动脉弓水平（B）、左肺动脉水平（C）、左心房水平（D）的轴面 CT 显示 ITMIG 的纵隔分区。蓝色，血管前区；黄色，内脏区；紫色，椎旁区；绿线，内脏区-椎旁区的界限。（见彩色插页）

1. 血管前区　血管前区的边界包括：①上界为胸廓入口；②下界为横膈；③前界为胸骨后缘/皮质；④外侧界为纵隔胸膜壁层；⑤后界为心包前缘（表 77.1）。血管前区包含胸腺、脂肪、淋巴结及左侧头臂静脉。因此，血管前区最常见的异常包括胸腺病变（囊肿、增生及胸腺上皮肿瘤，如胸腺瘤、胸腺癌及胸腺类癌）、生殖细胞肿瘤、淋巴瘤、转移性疾病及胸内甲状腺肿。

2. 内脏区　内脏区的边界如下。①上界：胸腔

入口；②下界：膈肌；③前界：血管前区的后界；④后界：各胸椎椎体前缘向后 1 cm 的连线，即内脏纵隔的后界和椎旁纵隔的前界（表 77.1）。内脏区包括血管结构，如心脏、SVC、胸主动脉、心包内肺动脉、胸导管，以及非血管结构，包括气管、隆突、食管、淋巴结。需要注意的是在 ITMIG 分区中，内脏区包括所有被心包包裹的结构。心包外肺动脉和静脉被认为是肺的结构，不包括在内脏器官区。内脏纵隔内最常见的病变包括由淋巴瘤或转移性疾病引起的淋巴结病变、

食管重复囊肿、食管肿瘤及心血管异常。

3. 椎旁区 椎旁纵隔的边界如下。①上界：胸廓入口；②下界：隔肌；③前界：内脏纵隔的后界；④后外侧：垂直于胸椎椎体横突外侧缘连线的垂直面(表77.1)。椎旁纵隔包含胸椎和椎旁软组织。因此，发生于椎间孔附近的背根神经节/神经元的神经源性肿瘤构成了椎旁区的大多数病变。其他可能遇到的异常包括感染性(椎间盘炎/骨髓炎)或外伤性(血肿)病变，以及其他情况，如髓外造血。

(二)纵隔肿块的影像学表现 超过一半的纵隔肿块起源于前/血管前区，而1/4的肿块分别位于中/内脏器官区和后/椎旁区。在很多情况下，利用CT根据纵隔异常的位置和特征足以作出诊断。在其他病例中，影像检查结果与临床情况的相关性，以及其他的影像检查，如MRI和PET-CT，以及通过影像引导下或手术活检进行的组织学取样，对于得到明确诊断和指导进一步治疗是必要的。

1. 胸部X线 胸部X线摄影是最常用的影像检查，也常是首次发现有纵隔病变的检查方法。小病变可能无法显示或导致纵隔线、条纹及界面的细微异常。例如，胸腺上皮肿瘤在前纵隔可能只导致前连接线增厚。因此，在X线片中仔细评估这些标志是必要的。侧位X线胸片可用于发现在后前位X线胸片上无法显示的异常，例如仅出现于胸骨后间隙或叠加于上胸椎的病变。大病变可有多种表现形式，包括更广泛的纵隔轮廓或界面的不规则、一个或多个软组织肿块。

多种X线表现可以提醒放射科医生可能存在纵隔肿块。其中一种是轮廓征，它描述了胸腔内结构的正常边界消失，可以帮助放射科医生识别各种纵隔异常。例如，位于右前纵隔的肿块可能使右心边缘模糊不清，而位于后纵隔的肿块可能导致正常的椎旁线消失。肺门覆盖征可能有助于区分纵隔病变与其他异常，如心脏扩大或肺血管增粗。

2. CT CT是识别、定位及描绘纵隔肿块的首选影像方法，影像学特征常足够使放射科医师仅凭影像就能确定主要的鉴别诊断。Tomiyama等评估了127例不同病因的血管前区纵隔肿块，并证明CT在大部分病变(除了胸腺囊肿)的诊断价值与MRI相当或优于MRI。

关于纵隔肿块的具体信息应在CT上记录并报告：①位置、大小及形态；②密度、不均匀性及强化；③脂肪、囊性成分、软组织及钙化；④与相邻结构相连或者浸润。其中一些发现比其他更具诊断意义。例

如，CT上血管前区纵隔肿块中的脂肪高度提示少数病变，如成熟畸胎瘤、胸腺脂肪瘤等，而钙化是非特异性的，可能与良性或恶性病变相关。

3. MRI MRI很少是第一个用来评估胸部症状或者在X线胸片发现异常的影像学方法，但却是最有效地区分囊性和实性病变(如鉴别胸腺囊肿与实性肿瘤)，确定实性病变内囊性和(或)坏死成分，确定囊性病变内分隔和(或)软组织成分，并区分胸腺增生、正常胸腺及实性肿瘤。当患者因严重过敏和(或)肾功能受损而无法接受CT静脉造影时，可采用具有特异性液体敏感序列的MRI来评估纵隔肿块并确定血管受累。最后，化学位移MRI使用同相位和反相位的序列是诊断胸腺增生的技术，以区分胸腺增生和胸腺瘤及其他胸腺肿瘤，胸腺增生的特点是因在胸腺组织中含有少量显微镜下的脂肪成分，在反相位图像信号强度减低。

4. FDG PET-CT FDG PET-CT在纵隔肿块评估中的价值尚有争议，已有多项研究探讨其在鉴别良恶性病变和特殊恶性肿瘤类型方面的价值。Kubota等的研究发现，恶性纵隔肿瘤对FDG的摄取显著高于良性肿瘤，鉴别两者的最大摄取值(SUV_{max})的阈值为3.5。其他的研究使用了更高的SUV_{max}阈值，认为PET-CT是传统成像方式(如CT)的补充，但仍需要组织学取样来确认PET-CT的发现。Luzzi等研究表明恶性肿瘤的FDG最大摄取值大部分重叠，包括高风险胸腺上皮肿瘤(WHO B2型和B3型)、淋巴瘤、副神经节瘤及非精原性生殖细胞肿瘤(NSGCT)。胸腺上皮肿瘤往往在PET-CT上显示不同程度的FDG摄取，一些病变显示很少甚至没有FDG摄取。Sung等的研究表明PET-CT可用于区分低风险胸腺瘤(WHO A型、AB型和B1型)和胸腺癌，其他研究显示PET-CT可区分低风险胸腺瘤和高风险胸腺瘤(WHO B2型和B3型)和胸腺癌。然而，其他的研究没有那么明确，PET-CT在分期方面没有明显的优势。

5. 纵隔肿块定位 虽然纵隔肿块定位对于特定的纵隔区病变诊断是十分重要的，但在某些情况下，确定准确的纵隔病变起源是比较困难的。例如，大的病变可能涉及多个纵隔区，或从一个区延伸到另一个区，这使得准确定位病灶的起源具有挑战性。ITMIG已经定义并推荐使用两种特殊的方法来帮助病灶定位：①"中心法"；②"结构移位法"。中心法，病变的中心，定义为轴面CT上肿块的最大径线层面的中心点，定位到一个特定的纵隔区。这种方法应用于

JART 的研究中,所有 445 个纵隔病变的定位都是准确的。较大纵隔病变使其他纵隔区的脏器移位时,结构移位法特别有用。例如,一个非常大的血管前纵隔肿块可能导致其后方的内脏纵隔区器官移位,如气管或心脏。

(三) 血管前区的影像

1. 胸腺上皮肿瘤　胸腺上皮肿瘤是恶性肿瘤,发病率在美国 0.13/10 万,是血管前/前纵隔最常见的非淋巴瘤的原发肿瘤。最常见的胸腺上皮肿瘤包括胸腺瘤、胸腺癌及胸腺神经内分泌肿瘤。

(1) 胸腺瘤:胸腺瘤是最常见的胸腺上皮性肿瘤和血管前纵隔原发性恶性肿瘤,在美国每年每百万人有 ~5 例发病。与西班牙裔和白种人相比,亚裔和非裔美国人的发病率更高,男性和女性的发病率相同。胸腺瘤的发病率随着年龄的增长而增加,40 岁以上最常见,但 60 岁以后发病率开始下降。胸腺瘤是典型的生长缓慢的肿瘤,但可能表现出侵袭性,如侵犯邻近结构、累及胸膜和心包;然而,远处转移罕见。

有症状患者的临床症状通常与原发肿瘤对周围的影响有关,包括吞咽困难、膈肌麻痹或由于压迫和侵犯邻近结构而导致的 SVC 综合征。大约 1/3 的患者有胸痛、呼吸困难或咳嗽的症状。有研究显示由于肿瘤释放激素、抗体及细胞因子而引起的全身症状和副肿瘤综合征。胸腺瘤最常见的副肿瘤综合征是重症肌无力。虽然 30%～50% 的胸腺瘤患者表现出重症肌无力的临床体征和症状,但只有 10%～15% 的重症肌无力患者有胸腺瘤。其他相关的副肿瘤综合征包括低丙球蛋白血症(约 10%)和纯红细胞再生障碍(约 5%)。一些自身免疫性疾病可能与胸腺瘤相关,包括 SLE、多发性肌炎及心肌炎。

CT 是评估胸腺瘤的首选影像方法,并有助于和其他血管前区肿块鉴别。胸腺瘤的典型表现是一个软组织肿块,边缘光滑或分叶状,直径 1～10 cm,虽也可以累及双侧血管前纵隔(图 77.2),但其特征性起源于胸腺的一个叶。静脉注射对比剂后,胸腺瘤通常呈均匀强化,但约 1/3 的患者可由于坏死、囊变和(或)出血而密度不均匀。钙化有几种形式,包括点状钙化及沿着包膜和病变内的线状钙化。胸腺瘤可侵犯邻近血管,直接征象包括血管轮廓不规则、血管强化或闭塞、腔内软组织影等。其他 CT 表现,如广泛的纵隔淋巴结肿大、胸腔积液及肺转移,更典型的有其他胸部恶性肿瘤的征象,如肺癌,或其他侵袭更强的胸腺上皮肿瘤(胸腺癌和胸腺神经内分泌肿瘤)。Tomiyama 等的研究表明胸腺瘤可表现为边缘分叶

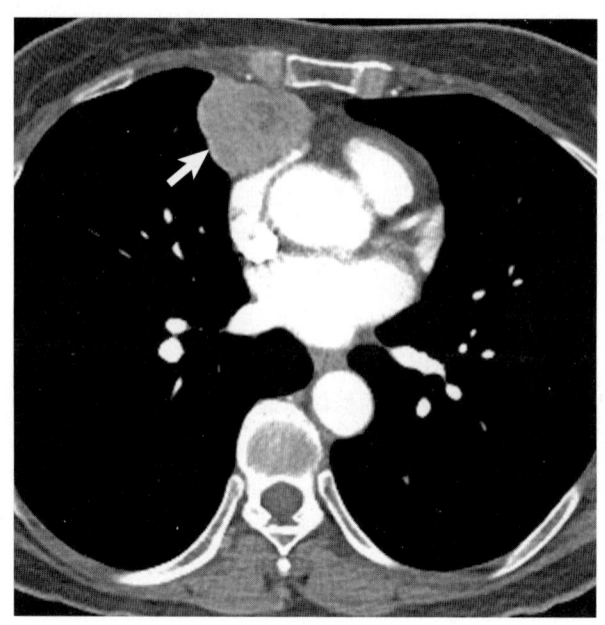

图 77.2 胸腺瘤。62 岁女性,有胸痛和重症肌无力,增强 CT 显示右侧血管前纵隔的软组织肿块(箭)。活检显示为胸腺瘤。如临床显示有副肿瘤综合征,如重症肌无力、低球蛋白血症或纯红细胞发育不全,以及血管前纵隔肿块,应考虑胸腺瘤。

状或不规则形、低密度区及多灶性钙化,提示为侵袭性胸腺瘤。另一项研究发现,肿瘤大于 7 cm,周围脂肪浸润,边缘分叶是晚期胸腺瘤的征象,而晚期胸腺瘤通常需采用新辅助化疗。国际肺癌研究协会(IASLC)和 ITMIG 最近开发了标准化的 TNM(原发肿瘤、淋巴结、转移)分期。

MRI 上胸腺瘤在 T1WI 上表现为低到中等信号,而在 T2WI 上表现为高信号。由于胸腺瘤的信号可能接近脂肪的信号,T2WI 上的脂肪抑制技术有助于区分胸腺瘤与相邻纵隔脂肪。囊性变和坏死在 T1WI 上呈低信号,T2WI 呈高信号。瘤内的纤维性间隔和结节表现为低信号,而出血则表现为随时间变化的信号异常。

(2) 胸腺癌和胸腺神经内分泌肿瘤:胸腺癌是第二常见的胸腺上皮性肿瘤(仅次于胸腺瘤),占此类病变的 20%。临床表现中最常见的症状是由病变压迫和侵犯邻近结构导致的。胸腺神经内分泌肿瘤是胸腺上皮性肿瘤中最少见的类型,大部分为类癌。大约 25% 的病变发生在多发性内分泌腺瘤综合征 1 型患者。大多数患者有症状,临床症状包括咳嗽、呼吸困难、胸痛、SVC 综合征及声音嘶哑。患者可能有与副肿瘤综合征相关的症状,其中最常见的是库欣综合征,以异常的促肾上腺皮质激素产生为特征;肢端肥大症及不相称的抗利尿激素综合征并不常见,类癌综

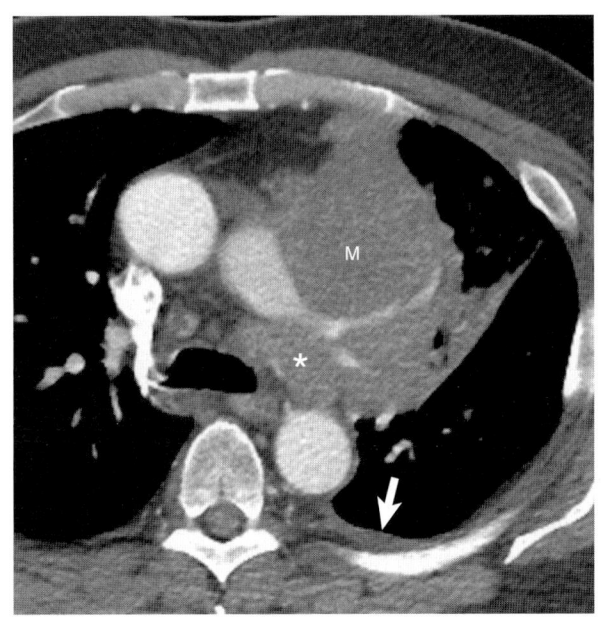

图 77.3　胸腺癌。53 岁，男性，有胸痛，轴面增强 CT 显示左血管前纵隔有一个很大的软组织肿块（M），侵犯左肺动脉和左肺上叶，并延伸到内脏区（星号）。活检显示为胸腺癌。可见左侧胸腔少量积液（箭）。与胸腺瘤相反，胸腺癌和胸腺神经内分泌肿瘤往往表现出侵袭性特征，如局部侵袭、胸腔内淋巴结转移及远处转移。

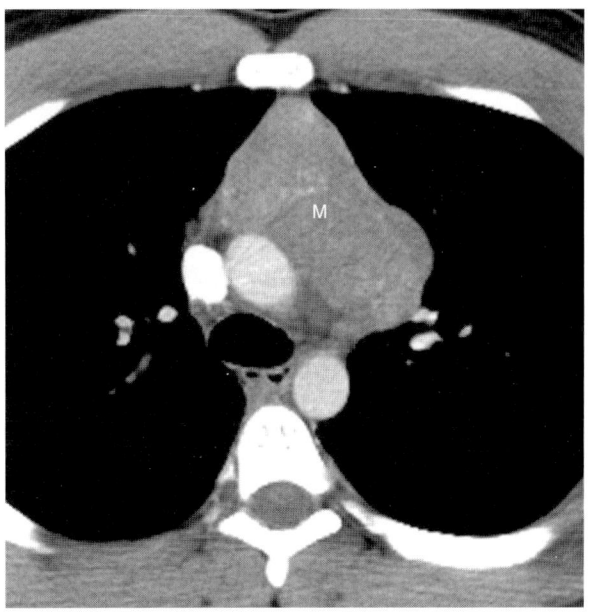

图 77.4　胸腺类癌。39 岁，男性，轴面增强 CT 显示血管前纵隔不均质强化的软组织肿块（M）。胸腺神经内分泌肿瘤，如类癌，在静脉注射对比剂后呈不均匀强化或明显强化。

合征也很少见。与胸腺瘤相反，胸腺癌和胸腺神经内分泌肿瘤往往表现出侵袭性特征，如局部侵袭、纵隔淋巴结肿大及远处转移。

　　在 CT 上胸腺癌表现为软组织肿块，由于病灶内的坏死/囊变、出血和钙化密度，比胸腺瘤的密度更不均匀（图 77.3）。胸腺神经内分泌肿瘤可侵犯纵隔脂肪或血管结构而导致 SVC 综合征，静脉注射对比剂后可出现不均匀强化或明显强化（图 77.4）。淋巴结肿大和远处转移提示恶性肿瘤，如胸腺癌或胸腺神经内分泌肿瘤，但是胸膜转移较胸腺瘤少见。

　　在 MRI 上，胸腺癌和胸腺神经内分泌肿瘤通常在 T1WI/T2WI 上表现为较肌肉对比为高信号。可出现继发于囊性变、坏死和出血的病灶内的信号不均匀。与胸腺癌相比，类癌在静脉注射对比剂后可表现为明显强化。

　　2. 含脂性肿块　含脂的纵隔肿块在 CT 上显示肉眼可见大块的脂肪密度，CT 值在 −120～−40 HU之间。最常见的含有肉眼可见病灶内脂肪的血管前区域肿块，包括成熟畸胎瘤、胸腺脂肪瘤、脂肪瘤和脂肪肉瘤。

　　（1）成熟畸胎瘤：成熟畸胎瘤是一种良性肿瘤，CT 上通常包含脂肪、液体、钙化及软组织，50% 的病灶内含脂肪（图 77.5）。脂-液平对诊断有很高的特

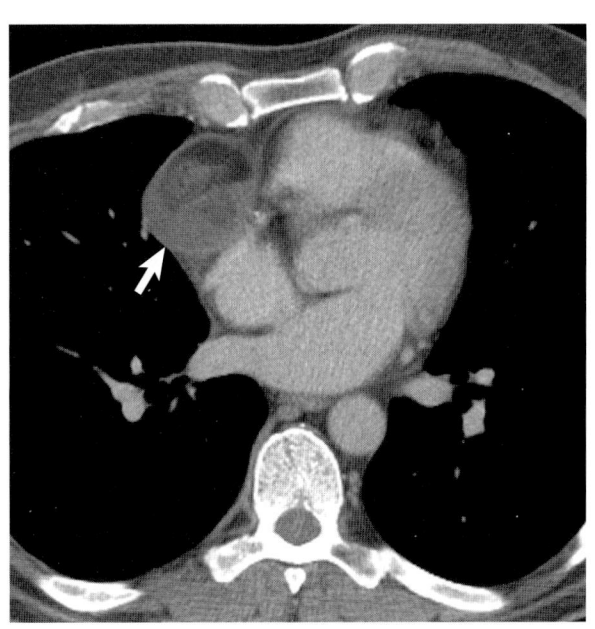

图 77.5　成熟畸胎瘤。57 岁，男性，轴面增强 CT 显示右侧血管前纵隔不均质肿块（箭头），内可见脂肪、液体及少量软组织。血管前纵隔含有脂肪、液体、钙化和（或）软组织的肿块，最可能的诊断是成熟畸胎瘤。

异性，但并不常见。骨骼和牙齿样成分很少见。在10～19 岁的患者中，成熟畸胎瘤占血管前肿块的25%。在 MRI 上，T1WI 上脂肪呈明显的高信号，而T1WI 抑脂序列上信号减低。含高蛋白质的液体和出血在 T1WI 上呈高信号。液体或囊性成分在 T1WI上呈低信号，而在 T2WI 上呈高信号。

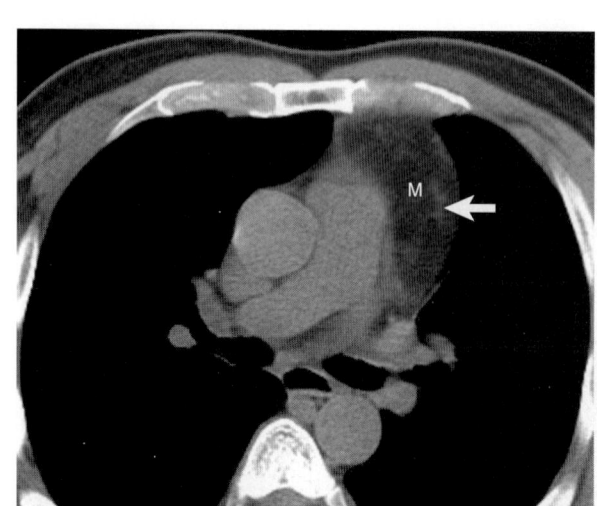

图 77.6 胸腺脂肪瘤。48 岁,男性,轴面增强 CT 显示左侧血管前纵隔含大量脂肪的肿块(M),内有少量软组织(箭)。由于患者有胸痛的症状,手术切除显示为胸腺脂肪瘤。胸腺脂肪瘤是一种主要由脂肪组成的肿块,有分散的软组织和纤维间隔,常见于心膈角。

(2) 胸腺脂肪瘤:胸腺脂肪瘤是一种良性有包膜的肿瘤,CT 上常见位于心膈角区,由 50%～85% 的脂肪和散在的软组织及纤维间隔组成(图 77.6)。胸腺脂肪瘤在所有年龄组的血管前纵隔肿块中占不到 5%,而且发现时体积很大,平均大小为 20 cm。在 MRI 上,T1WI 上脂肪呈明显的高信号,而 T1WI 抑脂序列上信号减低。软组织在 T1WI 和 T2WI 上呈中等信号,可见与胸腺直接相连。

(3) 脂肪瘤和脂肪肉瘤:脂肪瘤占所有原发性纵隔肿瘤的 2%,CT 表现为以脂肪为主、少量软组织及血管有包膜的病变。虽然脂肪肉瘤也主要由脂肪构成,但因含有大量软组织、局部侵犯、胸腔内淋巴结肿大和转移瘤,可与脂肪瘤、胸腺脂肪瘤及其他含脂肪病变鉴别开来。在 MRI 上,脂肪瘤在所有序列上均与皮下脂肪的信号相同。在 T1/T2WI 上,薄的包膜和分隔呈低信号。相比之下,脂肪肉瘤表现为更不均质的肿块,其软组织成分在静脉注射对比剂后通常有强化。

3. 胸腺增生　正常胸腺组织可见于年轻人的血管前纵隔,并且随着年龄的增长而减少。在大多数情况下,40 岁前可完全的脂肪化;但胸腺增生可导致弥漫性胸腺增大或胸腺区局部软组织肿块。胸腺增生有两种组织学类型:真性胸腺增生和胸腺淋巴(或滤泡)增生。真性胸腺增生常发生在接受过化疗、放疗

或皮质类固醇治疗、暴露于烧伤或外伤等压力情况下的患者。这种形式的胸腺增生也被称为"反弹性增生",定义为在受到应激后胸腺体积比基线增加 50% 以上,见于大约 10%～25% 的化疗患者。滤泡性增生的特征是淋巴滤泡增多,这可能与腺体大小增加有关,也可能与腺体大小增加无关,通常与免疫性疾病有关,如重症肌无力、甲状腺功能亢进、胶原血管疾病或人类免疫缺陷病毒(HIV)感染。

真性胸腺增生在 CT 上表现为胸腺弥漫性对称性增大,而滤泡性增生胸腺的外观可以是正常、胸腺增大或胸腺区域的局灶性软组织肿块。罕见的情况是,增生性胸腺组织之间有脂肪沉积,而在 CT 上表现为可见不均质的血管前区低密度纵隔肿块。胸腺增生有时表现为局灶性软组织肿块,类似胸腺上皮性肿瘤和其他肿瘤,可以通过化学位移成像来反映镜下或体素内脂肪(图 77.7)。研究表明化学位移成像可将胸腺增生和正常胸腺,与其他明显的软组织肿块区分开来,前者由于非肿瘤性胸腺组织内的显微脂肪成分受到抑制而出现反相位信号减低,而后者则不然。化学位移比(chemical shift ratio, CSR)是一种用来计算信号减低的方法,定义如下:CSR＝(胸腺 SI OP/椎旁肌肉 SI OP)/(胸腺 SI IP/椎旁肌肉 SI IP),其中 SI＝信号强度,IP＝同相位序列,OP＝反相位序列。胸腺增生和正常胸腺的信号丢失导致 CSR 为 0.5～0.6,而胸腺上皮肿瘤、淋巴瘤和其他病变的 CSR 为 0.9～1.0。

(1) 囊性病变:纵隔囊性病变 CT 表现为水或液体密度,在 0～20 HU 之间。无软组织成分或内部分隔的纯囊性血管前纵隔肿块,可诊断为单房胸腺囊肿。当囊性病变包含软组织成分或内部分隔时,鉴别诊断包括多房性胸腺囊肿、囊性畸胎瘤、淋巴管瘤及囊性胸腺瘤。

(2) 胸腺囊肿:胸腺囊肿可以是先天性单房性、后天性单房性或多房性。后天性胸腺囊肿通常由炎症引起;医源性,如手术、放射治疗或化疗;或恶性肿瘤。血管前纵隔胸腺区的边界清楚、密度均匀的病变,在 CT 上呈圆形、椭圆形或囊状,可能是胸腺囊肿,尽管有时病变可能由于出血或蛋白性成分导致内部信号增高。由于 MRI 能够区分囊性和实性病变,并能识别实性内部成分,所以应该用 MRI 评估此类病变(图 77.8)。胸腺囊肿典型的表现为血管前纵隔内边界清楚的肿块,T1 加权序列呈低信号,T2 加权序列呈高信号。伴有出血或感染的囊肿,可见 T1 加权序列上的高信号区。囊肿壁在 T2 加权图像上表

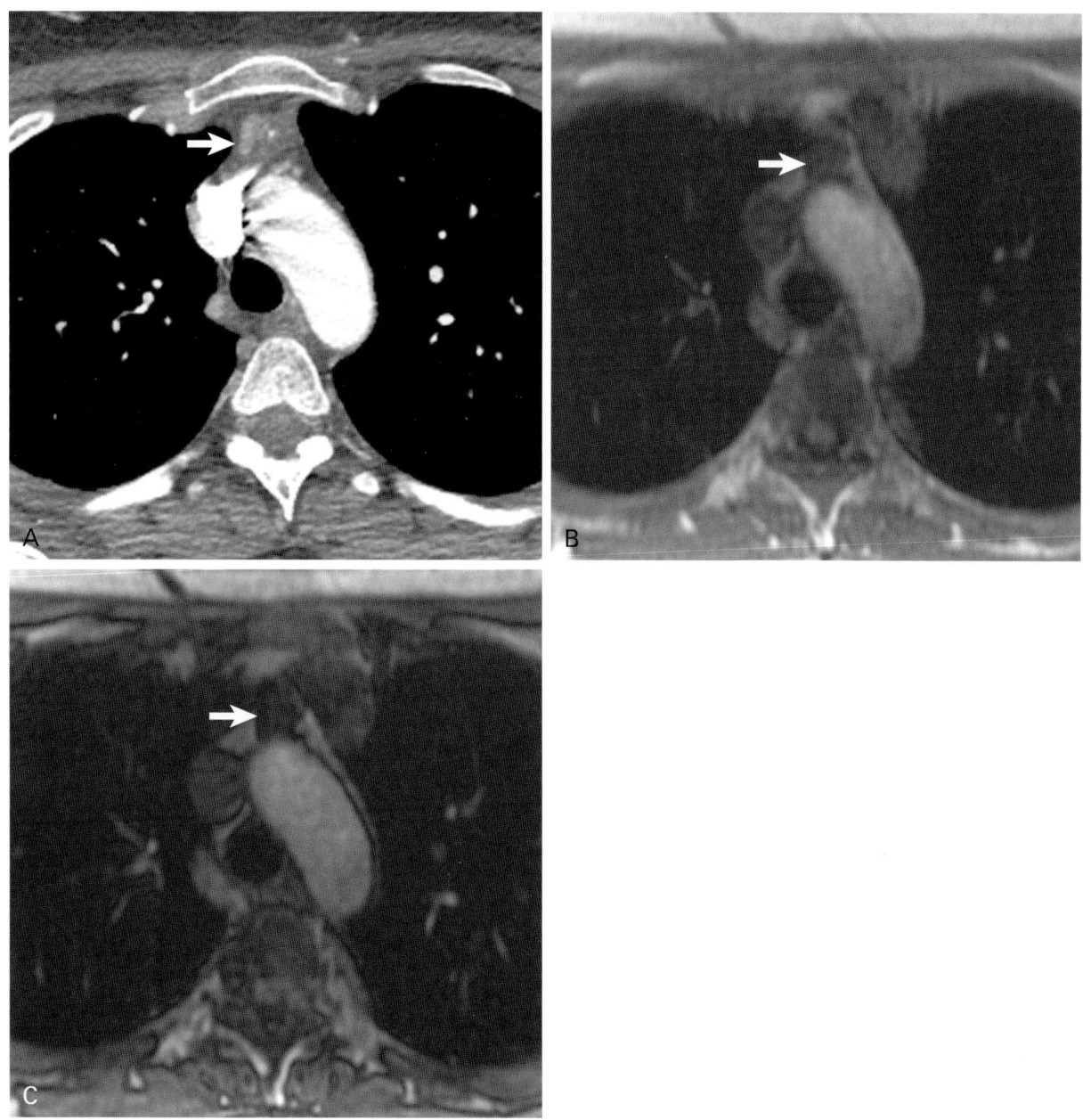

图 77.7 胸腺增生。32 岁,女性,轴面增强 CT 显示血管前纵隔不均质的肿块(箭),内有低密度区。同一患者轴面同相位和反相位 MR,反相位图像显示病灶内信号减低,这符合胸腺增生的轻微的或体素内的脂肪。化学位移 MRI 可以将胸腺增生和正常胸腺,与其他明显的软组织肿块区分开来,因为前者表现出反相序列信号减低,这是由于散布在非肿瘤胸腺组织间的脂肪受到抑制所致,而后者则没有。

现为一个低信号的边缘。无内部分隔和(或)软组织成分提示单房胸腺囊肿,并可与其他病变鉴别。沿着囊肿边缘可以看到轻微的强化,但内部成分不强化。胸腺囊肿的治疗方案尚有争议且多变。有软组织的囊性病变通常通过活检和(或)手术切除来评估。根据我们的经验,单纯的囊性病变可 MRI 随访。

(3)成熟畸胎瘤:虽然成熟畸胎瘤通常表现为不同含量脂肪、液体、软组织及钙化的不均质肿块,但大部分病变表现为主要或完全位于血管前纵隔的单房或多房薄壁囊性肿块。与单纯性囊肿不同,囊性畸胎瘤通常伴有其他特征,如内部分隔和注射对比剂后可能强化的软组织成分。

(4)其他囊性病变:边界清楚的单房液体密度肿物,位于心包角处,壁薄或不易察觉,可确定诊断为心包囊肿。这些良性非肿瘤性病变来自体腔或体腔形成的畸变,并出现在肋膈角,右侧较左侧多见;然而,

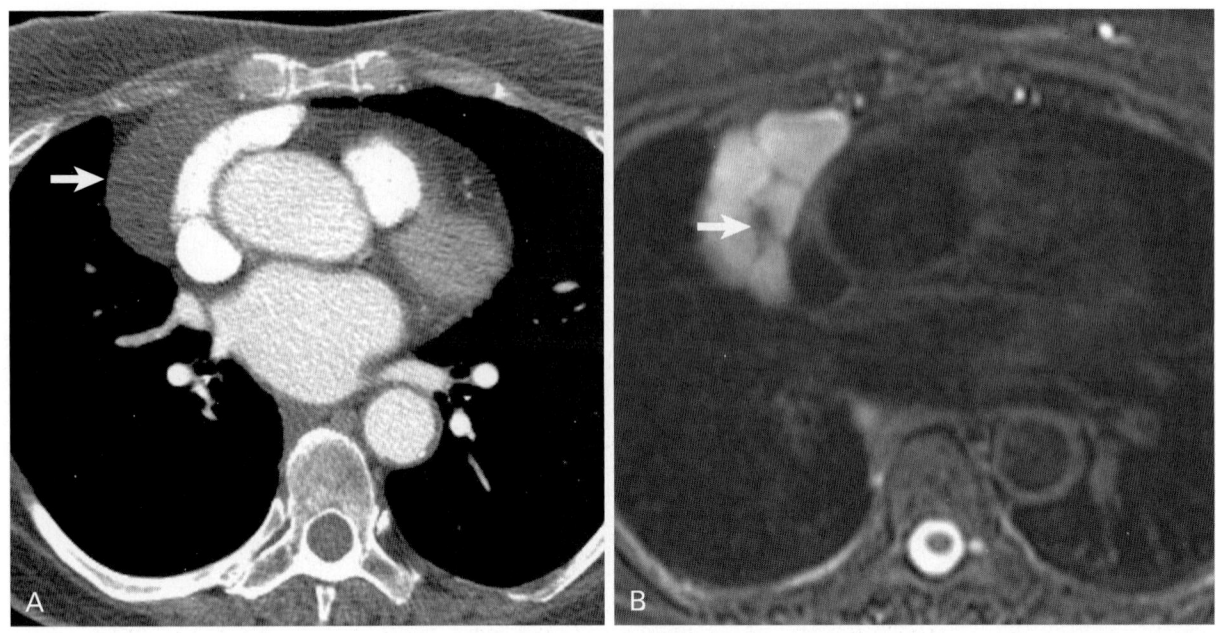

图 77.8 胸腺囊肿。（A）轴面增强 CT 显示右侧血管前纵隔均匀低密度肿块（箭）。（B）轴面短时间反转恢复磁共振成像显示病灶为高信号（箭），病灶内低信号代表多房胸腺囊肿中的多个分隔。胸腺囊肿可以是单房的，也可以是多房的，前者通常是先天性的，后者与炎症、医源性（如手术、放射治疗或化疗）或恶性肿瘤有关。

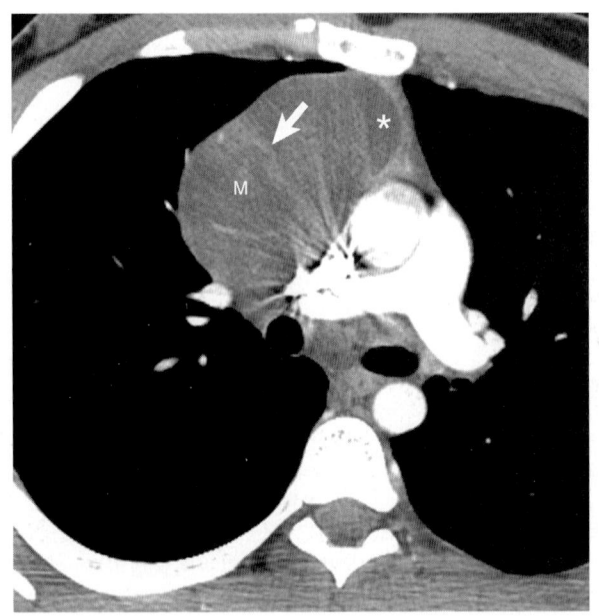

图 77.9 淋巴管瘤。19 岁，女性，轴面增强 CT 显示右侧血管前纵隔均匀低密度肿块（M），有局灶性高密度区和低密度区（＊），线状强化区（箭）。淋巴管瘤的特征是肉眼可见或显微镜下可见囊性病灶，可为单房或多房。

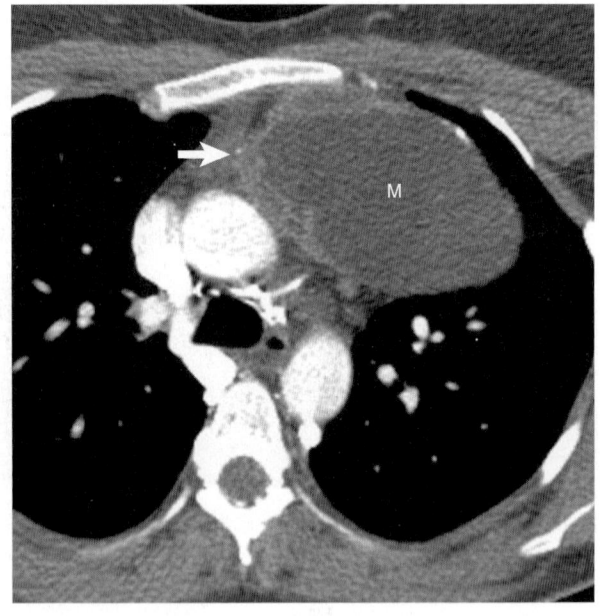

图 77.10 囊性胸腺瘤。30 岁，女性，胸痛伴重症肌无力，CT 增强显示左侧血管前纵隔区低密度囊性肿块（M），周围可见软组织影（箭）。临床上出现重症肌无力或其他副肿瘤综合征又有血管前纵隔囊性肿块时，应考虑囊性胸腺瘤。

在近端主动脉和肺动脉水平的心包囊肿可高达心包隐窝。虽然心包囊肿与心包相连，但只有少数病例在手术时才能发现。当大的多房性囊性病变内有间隔和（或）软组织成分并延伸到颈部、腋窝或胸壁时，应考虑淋巴管瘤的诊断（图 77.9）。淋巴管瘤是淋巴系

统的畸形，以囊肿为特征，可以是宏观的或微观的，占成人纵隔肿瘤的 0.7%～4.5%。在临床上出现与重症肌无力或其他副肿瘤综合征，伴有血管前囊性包块相关的症状时，尤其当内部有分隔和（或）软组织成分时，应考虑为囊性胸腺瘤（图 77.10，图 77.11）。

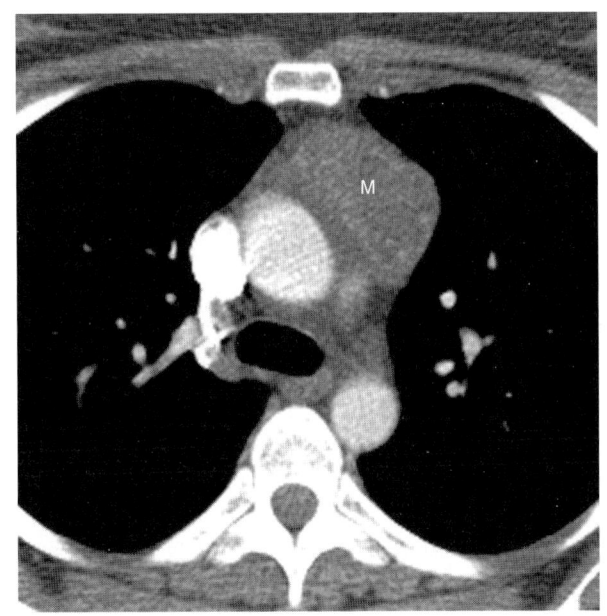

图 77.11 囊性胸腺瘤。36 岁，女性，轴面增强 CT 显示左血管前纵隔不均质的肿块，主要是含软组织，但也包含囊性成分。虽然囊性胸腺瘤可能以囊性病变为主，但有些病变可能表现出明显的软组织成分。

4. 淋巴瘤　纵隔霍奇金淋巴瘤和非霍奇金淋巴瘤可作为原发性恶性肿瘤或全身性疾病的表现，可表现为局灶性血管前纵隔肿块的淋巴瘤，包括霍奇金淋巴瘤和原发性纵隔非霍奇金淋巴瘤、弥漫性大 B 细胞淋巴瘤、灰区淋巴瘤及 T 细胞淋巴母细胞淋巴瘤。

在 CT 上，当血管前纵隔出现轻度增强分叶状软组织肿块或一组淋巴结肿大时，特别是在颈部、腋窝或身体其他部位出现淋巴结肿大时，应怀疑是淋巴瘤。虽然淋巴瘤和其他软组织纵隔肿块的鉴别有挑战性，但某些类型的淋巴瘤浸润能与胸腺上皮肿瘤和生殖细胞肿瘤区分开来。在许多病例中，淋巴瘤包裹或包围血管结构，但不会浸润。若轻患者出现 B 型症状，如发热、体重减轻、盗汗（约 50% 的病例中有此类症状）时，高度提示纵隔淋巴瘤的诊断。通常采用芯针活检结合流式细胞术或手术活检进一步评估。

大多数未治疗的淋巴瘤在 T1WI 和 T2WI 上表现为均匀的低信号，但淋巴瘤的 MRI 表现取决于淋巴瘤的类型和治疗过程。静脉注射对比剂后，通常是均匀强化，如发生病灶内坏死可出现不均匀强化。治疗中和治疗后，水含量减少，胶原或纤维含量增加导致 T2 信号减低，增强后强化程度降低。FDG PET-CT 已成为不同类型淋巴瘤分期和再分类的首选方法，因为它在检测淋巴结受累方面比 CT 更准确，敏感性 94%，特异性 100%，而 CT 的敏感性为 88%，特异性为 86%（图 77.12）。此外，PET-CT 有效地显示结内、结外病变及体内终末器官受累，其敏感性为 88%，特异性为 100%，而 CT 的敏感性为 50%，特异性为 90%。

5. 非畸胎瘤性生殖细胞肿瘤　最常见的非畸胎瘤生殖细胞肿瘤包括精原细胞瘤和 NSGCT，在 CT 上表现为血管前纵隔巨大的软组织肿块。这些病变较难与淋巴瘤鉴别；但许多病例，临床和血清学资料有助于诊断。大多数精原细胞瘤发生在 10～39 岁的年轻男性，10% 的患者表现出血清 β-人绒毛膜促性腺激素（β-HCG）水平轻微升高。虽然一般都会有血清乳酸脱氢酶水平升高，但这是一种非特异性的表现，也可见于其他病变。与精原细胞瘤相比，90% NSGST 患者的血清 α-胎蛋白或 β-HCG 水平显著升高。

CT 上精原细胞瘤表现为血管前纵隔内大的、分叶、密度均匀的软组织肿块（图 77.13）。常见肺转移，胸腔积液罕见。NSGCT 表现为密度更加不均质（图 77.14）。在 MRI 上精原细胞瘤表现为血管前纵隔内的均匀肿块，静脉注射对比剂后强化，T2WI 上呈低信号。在 CT 上，NSGCT 表现为大的强化不均匀的肿块。内部出血区在 T1WI 上呈高信号。

6. 甲状腺及甲状旁腺病变

（1）甲状腺肿：甲状腺肿通常表现为密度较高的不均质纵隔肿块（由于碘的存在，CT 值 70～85 HU），静脉注射对比剂后表现出明显的持续强化，并与颈部甲状腺相连（图 77.15）。囊变表现为内部的低密度区，并可见钙化。对于不能确定与颈部甲状腺有关的甲状腺肿，CT 上的其他表现应强烈提示此诊断。当纵隔甲状腺肿伴有侵袭性特征时，如纵隔组织平面消失或相关的颈部或纵隔淋巴结肿大时，应怀疑甲状腺恶性肿瘤，并行进一步检查。

（2）甲状旁腺腺瘤：当患者有原发性甲状旁腺功能亢进、血清钙水平升高和（或）血清甲状旁腺激素升高的临床病史，无论有或无手术切除甲状旁腺，CT 检查发现血管前纵隔软组织结节时，应考虑甲状旁腺腺瘤。虽然甲状旁腺腺瘤可发生在纵隔，但大多数在甲状腺附近。高分辨率彩色多普勒超声（US）、99mTc 甲氧基异丁基异腈、SPECT、CT 及 MRI 均可用于这些病变的评估。最近的研究表明，对于腺瘤的术前识别和定位，四维 CT 比 US 和闪烁扫描更敏感，其特征性表现包括动脉期明显强化，延迟期对比剂退出，CT 上呈低密度。

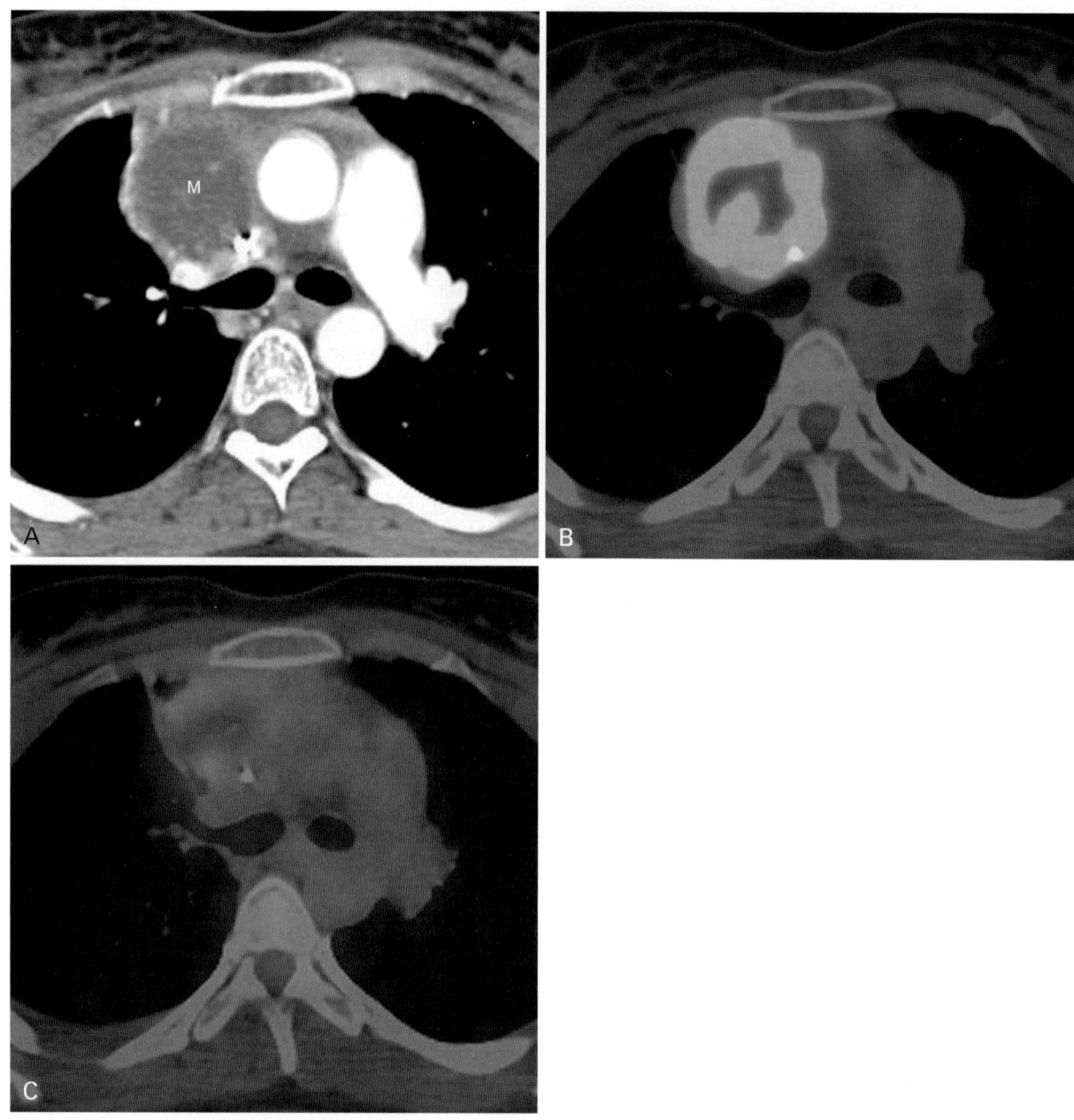

图 77.12 淋巴瘤。(A)37 岁,女性,轴面增强 CT 显示右侧血管前纵隔有不均质但以低密度为主的肿块(M)。活检显示为弥漫性大 B 细胞淋巴瘤。(B)矢状面 FDG PET-CT 显示肿块外周 FDG 高摄取和中心坏死区的低摄取。(C)在一个疗程的化疗后进行融合 FDG PET-CT 显示,病灶的体积明显缩小,FDG 摄取显著降低。(见彩色插页)

(四)内脏纵隔区的影像学表现

1. 前肠重复囊肿 最常见的内脏器官纵隔囊性病变包括支气管源性囊肿和食管重复囊肿。支气管囊肿是由胚胎发育过程中原始前肠异常出芽而引起的,通常发生在靠近隆突的内脏纵隔,较少发生在右侧气管旁区域。食管重复囊肿是一种罕见的发育异常,位于食管附近或与食管壁相关。重复囊肿在 CT 上表现为液体或水的密度,通常很容易识别(图 77.16,

图 77.17)。出血、蛋白质成分或囊肿感染导致 CT 上表现不典型,呈不均质表现。在这种情况下,MRI 可用于确认病变是否为囊性,无论其他内容物如何,T2WI 上呈高信号,且出血、蛋白质或黏液在 T1WI 上的信号多变(图 77.18)。支气管源性囊肿的壁表现多变,可强化或有钙化。相反,食管重复囊肿的壁往往较厚。

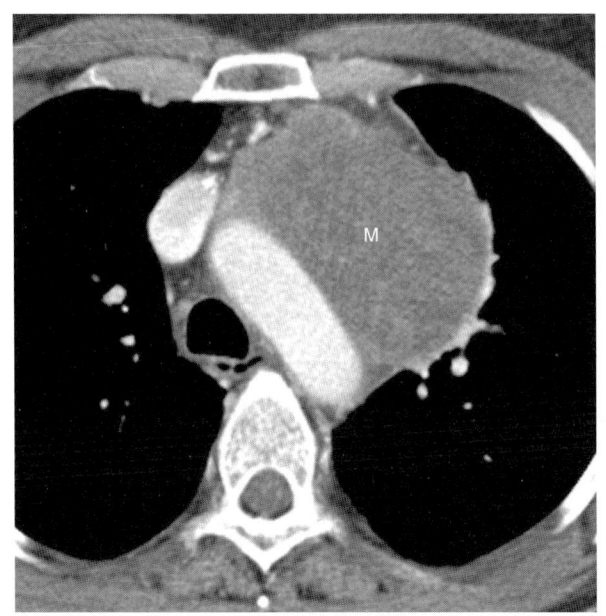

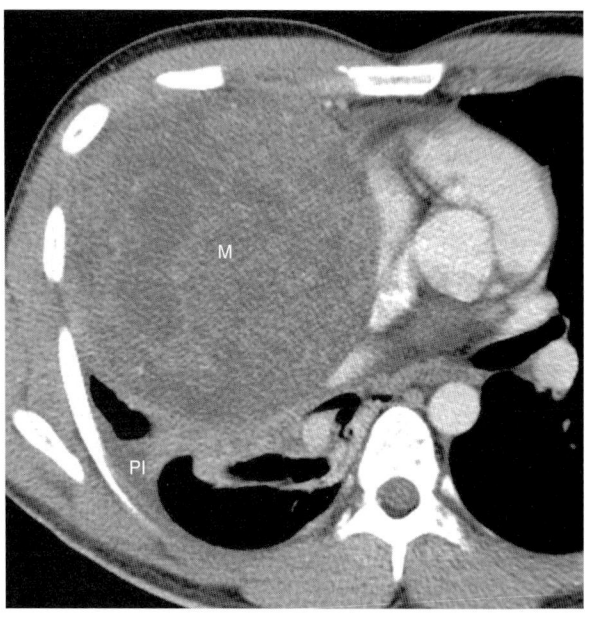

图 77.13 精原细胞瘤。28 岁,男性,血清 β-人绒毛膜促性腺激素水平升高,轴面增强 CT 显示血管前纵隔均质的软组织肿块(M)。活检显示为精原细胞瘤。大多数精原细胞瘤发生在 10～39 岁的年轻男性,CT 表现为均质的软组织肿块。

图 77.14 非精原细胞性生殖细胞肿瘤。33 岁,男性,轴面增强 CT 显示来自右侧血管前纵隔的巨大不均质肿块(M)。可见右侧胸腔少量积液(Pl)。与精原细胞瘤相反,非精原细胞性生殖细胞瘤往往体积更大,也更加不均质。

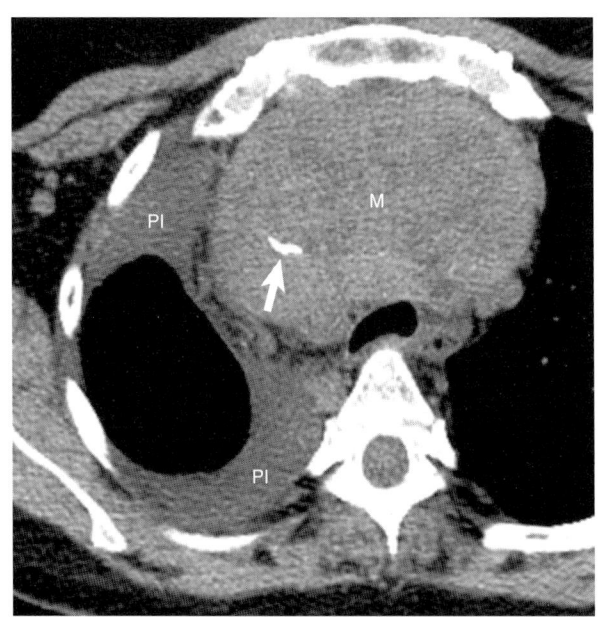

图 77.15 甲状腺肿。61 岁,女性,轴面 CT 显示血管前纵隔高密度伴钙化的大肿块(箭),符合胸腔内甲状腺肿。右侧胸腔积液(Pl)。

2. 食管癌和其他肿块　当发现食管壁增厚或局部软组织肿块时,需考虑食管恶性肿瘤。虽然食管的任何部分都可受累,但由于胃食管反流疾病的腺癌发

生率增加,食管远段更常见。但是,CT 可能无法区分食管的恶性和良性病变,最终需要进一步的上消化道内镜和内镜超声行组织活检确诊。然而,一些良性病变,如脂肪瘤和纤维血管息肉,可能与食管癌有所不同,前者表现为管腔内边缘光滑的肿块,且这两种良性病变因含有脂肪成分,病灶内可出现脂肪密度;而多数食管癌的边界不规则,边缘分叶。

MRI 在食管癌评估中的应用越来越多。通过心脏及呼吸门控技术获得的高分辨率 T2WI 可以显示食管癌的不同层面,显示食管癌的浸润程度,从而可进行肿瘤的分期。平滑肌瘤是最常见的食管良性肿瘤,T2WI 上呈稍高信号,增强呈均匀强化,无坏死。

3. 强化病变　当增强肿块位于内脏纵隔区时,应考虑多种病变,包括副神经节瘤、巨淋巴结增生症及淋巴结转移性。副神经节瘤或肾上腺外嗜铬细胞瘤是富血管性肿瘤,起源于主动脉旁神经节的嗜铬组织,可分泌儿茶酚胺,尽管大多数是无功能的。临床症状包括声音嘶哑、吞咽困难、呼吸短促及胸痛。在 CT 上,副神经节瘤表现为明显均匀强化的肿块,有时可见内部坏死,导致密度不均匀(图 77.19)。MRI 上,这些肿瘤 T1WI 上呈中等信号,T2WI 上呈高信号。

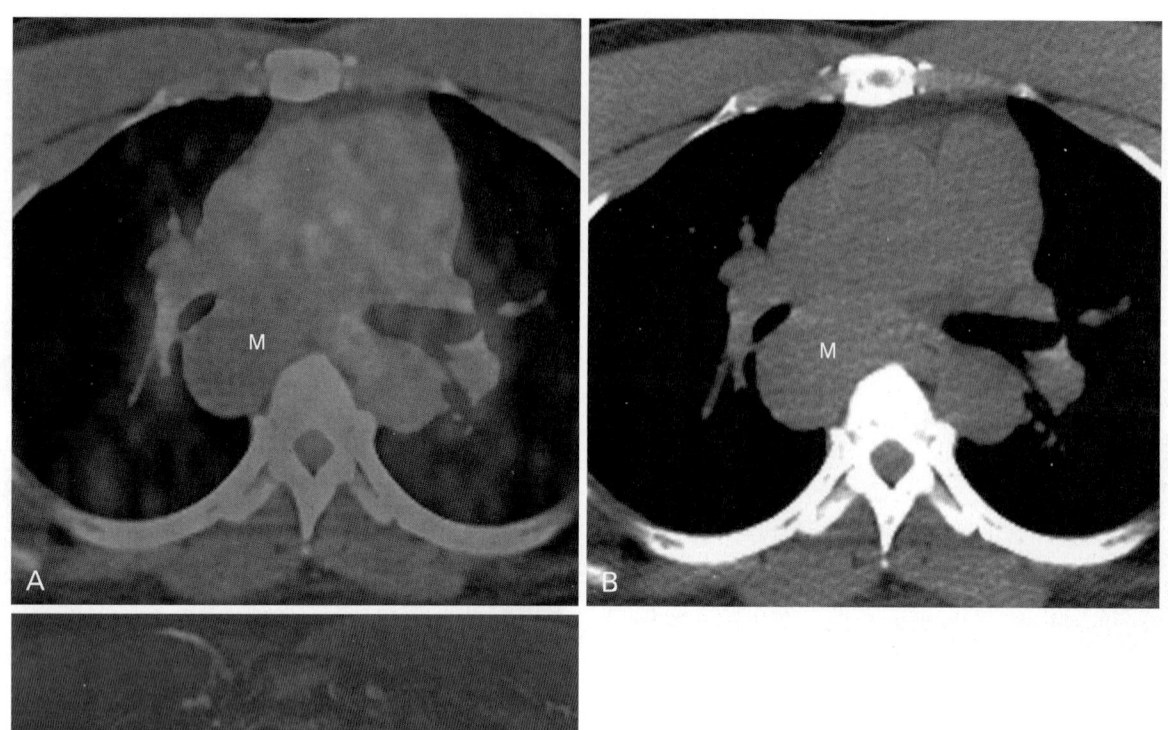

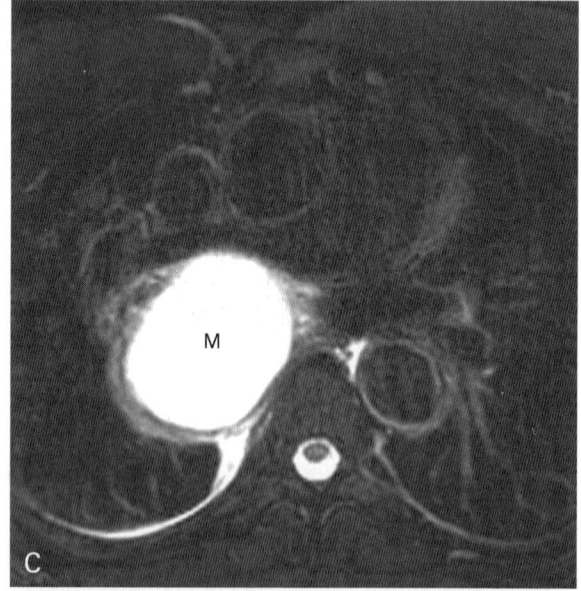

图77.16 支气管囊肿。(A)68岁,男性,肺癌分期行FDG PET-CT检查,显示隆突下巨大肿块(M),无FDG摄取。(B)相应的CT平扫定位图像显示均质肿块(M),密度与骨骼肌相似。(C)轴面短时间反转恢复MRI显示病灶呈均匀高信号,符合支气管囊肿(M)。支气管囊肿多发生在隆突下和气管右侧旁,50%病变的密度接近软组织。(见彩色插页)

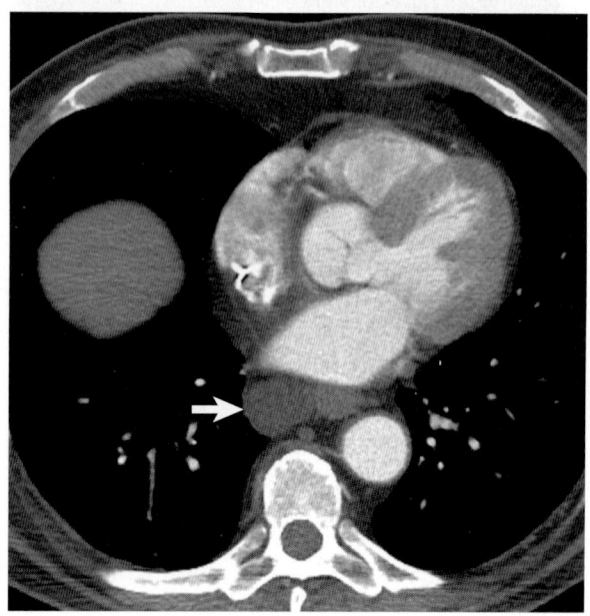

图77.17 食管重复囊肿。32岁,男性,轴面增强CT示邻近食管远端的内脏纵隔区的边界清楚、均匀低密度的肿块(箭)。食管重复囊肿表现为与食管相邻或与食管壁相关联的,液体或水密度的病变。

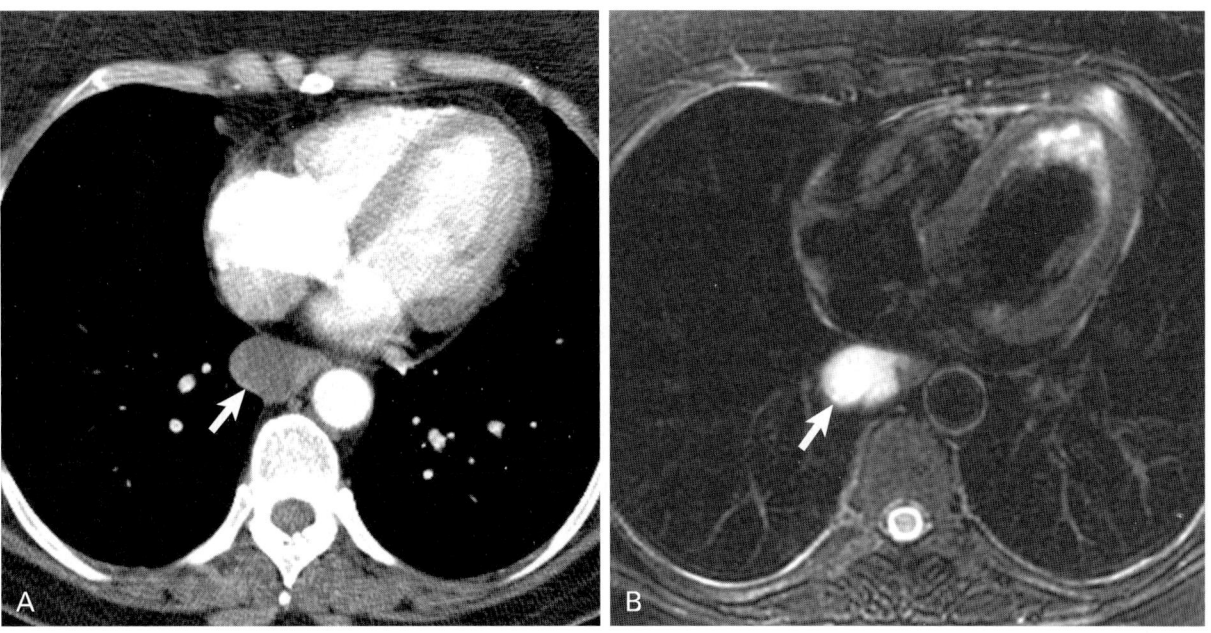

图 77.18 食管重复囊肿。(A)41 岁,女性,轴面增强 CT 显示靠近食管远端的内脏器官区的不均质的肿块(箭)。内部的 CT 值不符合单纯的囊肿,并进一步进行了 MRI 评估。(B)轴向短 T1 反转恢复(STIR)MRI 显示病灶内均匀的高信号(箭),符合食管重复囊肿。出血或蛋白质成分或囊肿感染可能导致 CT 上的密度不均匀,也不呈典型的水样密度,MRI 可确定病变为囊性。

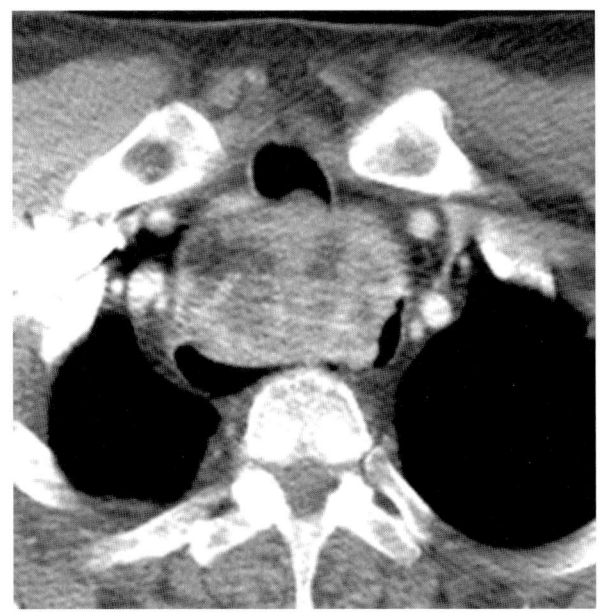

图 77.19 食管副神经节瘤。轴面增强 CT 显示与食管密切相关,富血供不均质强化肿块,类似胸腔内甲状腺的外观。

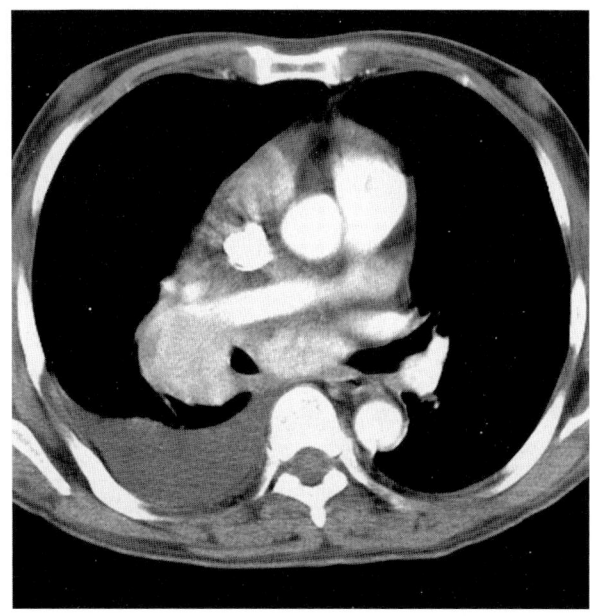

图 77.20 Castleman 病。轴面增强 CT 显示隆突下和右肺门淋巴结肿大,呈明显强化。主要需要鉴别的包括 Castleman 病和恶性肿瘤如肾细胞癌的富血供转移。(转自 Walker CM. Unilateral hilar mass. In: Stern EJ, Gurney JW, Walker CM, et al, eds. *ExpertDDX: Chest*. 1st ed.. Philadelphia: Amirsys; 2011.)

　　Castleman 病是一种非克隆性淋巴结增生,分为透明血管型、浆细胞型及人疱疹病毒 8 型,可为单发或多发。单发透明血管型是最常见的形式,可表现为纵隔局灶性强化肿块,浸润性肿块伴淋巴结病变,或静脉注射对比剂后淋巴结病变呈明显不均质强化(图77.20)。

强化的转移淋巴结可见于多种富血供的原发恶性肿瘤,如肾细胞癌、甲状腺肿瘤、黑色素瘤、绒毛膜癌及部分肉瘤,当有临床病史时,可以诊断。如果没有这样的病史,需要进一步的组织学检查;但活检时应十分小心,因为纵隔富血管病变的活检可能导致严重的出血。

(五)椎旁纵隔的影像学表现

1. 神经源性肿瘤　70%~80%的神经源性肿瘤为良性,是椎旁纵隔肿块最常见的原因,分别占成人和儿童纵隔肿块的20%和35%。周围神经鞘肿瘤典型的起源是脊柱或近端肋间神经,较少发生于迷走神经、喉返神经或膈神经,占纵隔神经源性肿瘤的70%。周围神经鞘肿瘤在CT上表现为哑铃状,与椎管相通。囊性变或出血可致病灶内不均质。其他相关表现如相邻肋骨或椎体的良性受压侵蚀和神经孔扩大。神经纤维瘤病1型(NF-1)患者可能有大量神经源性肿瘤(图77.21)。

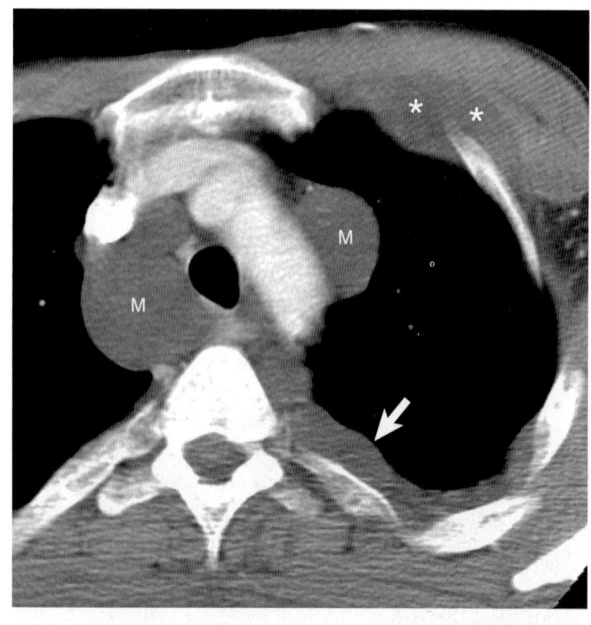

图77.21　神经纤维瘤。33岁,男性,神经纤维瘤1型,轴面增强CT显示多发神经纤维瘤(M)起源于血管前和内脏区,左侧椎旁区(箭)和左侧胸壁(星)。

MRI能很好地显示椎管内/硬膜外延伸的范围及骨改变。神经鞘瘤在T1WI上信号多变,而在T2WI上表现为中至高信号。静脉注射对比剂后,可呈均匀的或不均匀强化,这取决于细胞和非细胞成分的区域(图77.22)。神经纤维瘤在T1WI上表现为不同的信号强度,而中心胶原蛋白可呈高信号;在T2WI上表现为中高信号强度,而位于中心的胶原蛋白可呈低信号。

周围神经鞘瘤的常见影像学征象包括"束状征"和"靶征"。束状征为多个低信号、小环状结构,与束状相对应,通常与神经鞘瘤相关。"靶征"以中央低信号和周围高信号为特征,神经纤维瘤较神经鞘瘤常见。当原先稳定的神经纤维瘤突然增大,形成不均匀区域和(或)侵犯邻近组织时,应怀疑良性周围神经鞘瘤向恶性周围神经鞘肿瘤(MPNST)转变。10%的NF-1的患者可能发展为恶性周围神经鞘瘤。MPNST在T1WI上信号多变,在T2WI上呈中低信号,尽管有高信号的囊变区,病灶信号强度取决于胶原的数量。FDG PET-CT对鉴别良、恶性周围神经鞘瘤的有一定帮助,敏感性为95%,特异性为72%。另一项研究显示诊断恶性周围神经鞘瘤的敏感性为97%,特异性为87%;病变$SUV_{max} < 2.5$提示为良性,而SUV_{max}摄取值>3.5提示为恶性,SUV_{max} 2.5~3.5时应随访观察。

其他可能起源于纵隔椎旁区的神经源性肿瘤包括交感神经节肿瘤(如神经节瘤、神经节神经母细胞瘤及神经母细胞瘤)和神经内分泌肿瘤(如副神经节瘤)。神经节瘤表现为均匀的肿块,在T1WI和T2WI上呈中等信号,呈均匀强化。T2WI上的高信号区域对应黏液基质。副神经节瘤在T1WI上表现为高信号并伴有流空血管影,T2WI上表现为相对肝脏为高信号,并在静脉注射对比剂后有强化。

2. 脊柱感染　典型的胸椎感染是由细菌引起的,主要的危险因素包括糖尿病、自身免疫性疾病、恶性肿瘤、免疫抑制及静脉用药。患者可能会出现背痛、发热及不适等症状,当出现边界不清的软组织影、液体和/或椎旁纵隔出现局部液体积聚时,就应考虑脊柱感染诊断。早期CT表现为脂肪浸润和椎间盘密度减低,而晚期可能出现骨质破坏、椎间隙变窄及死骨形成(图77.23)。

在免疫缺陷的情况下,如HIV感染,应考虑脊柱结核。约60%的HIV阳性结核病患者有骨骼受累,脊柱是最常见的受累部位。结核多累及椎体后柱结构,存在与骨质破坏程度不成比例的椎前和椎旁软组织影,以及椎间盘间隙狭窄,可鉴别结核和化脓性感染。有钙化,而无新骨形成或硬化强烈提示Pott病的诊断。

MRI上骨髓炎可导致骨髓水肿,T1WI上呈低信号,液体敏感序列呈高信号,受累骨呈弥漫性强化。异常多开始于终板,T1WI显示得最好。脊髓旁水肿和蜂窝织炎导致脊髓旁脂肪和肌肉呈高信号。静脉注射对比剂后,蜂窝织炎呈弥漫性强化。可形成脓

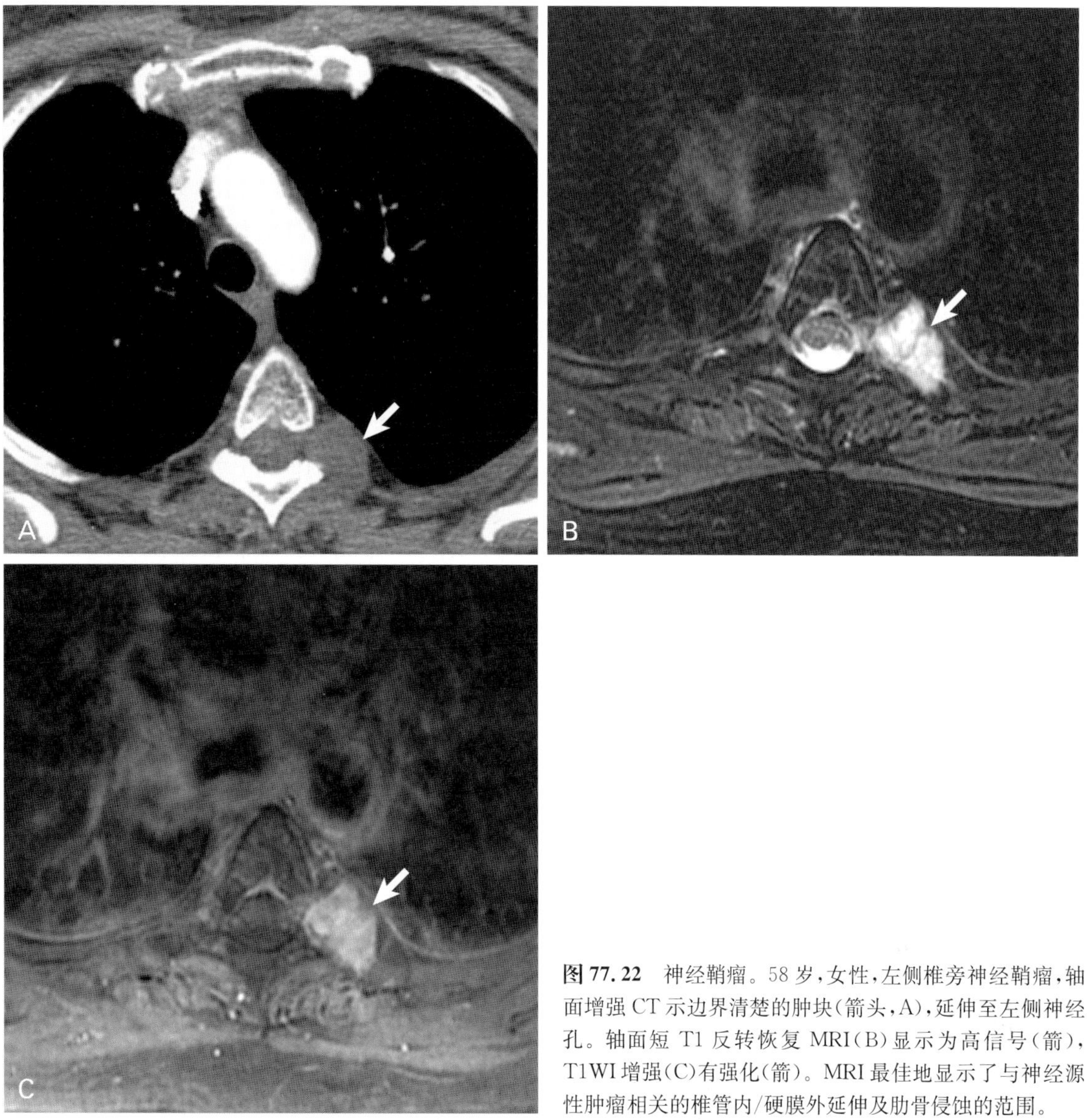

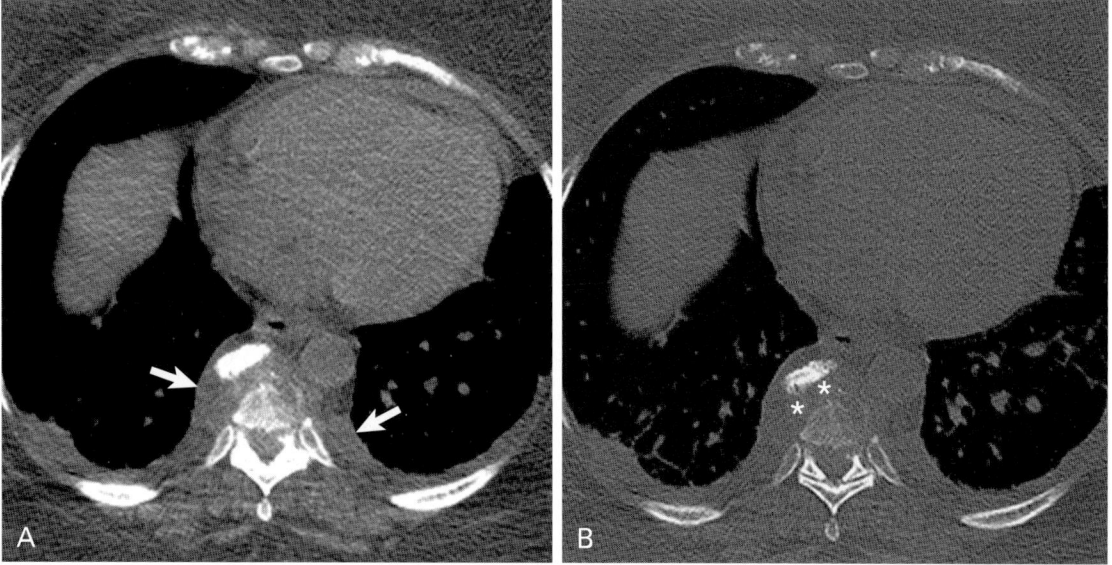

图 77.22　神经鞘瘤。58 岁,女性,左侧椎旁神经鞘瘤,轴面增强 CT 示边界清楚的肿块(箭头,A),延伸至左侧神经孔。轴面短 T1 反转恢复 MRI(B)显示为高信号(箭),T1WI 增强(C)有强化(箭)。MRI 最佳地显示了与神经源性肿瘤相关的椎管内/硬膜外延伸及肋骨侵蚀的范围。

图 77.23　椎间盘炎/骨髓炎。56 岁,女性,轴面 CT 软组织窗(A)和骨窗(B)显示椎旁软组织边界不清(箭,A)和骨质破坏(星,B),符合椎间盘炎和骨髓炎。椎间盘炎/骨髓炎的早期可显示为脂肪浸润和椎间盘密度减低,而晚期可能存在骨侵蚀、椎间盘间隙狭窄及死骨形成。

肿,表现为局灶性 T1WI 上低信号(相对肌肉)和流体敏感序列上呈高信号。静脉注射对比剂后,特征是周围强化。后部椎体受累者,椎前和椎旁软组织影与骨质破坏程度不成比例,椎间隙狭窄可区分结核和化脓性感染。

3. 囊性病变

(1)胸腔内脑脊膜膨出:胸腔内脑膜膨出是通过椎间孔或椎体缺损引起的软脑膜异常突出,通常与 NF-1 相关。这种异常在 CT 上表现为脊柱旁纵隔的单房囊性肿块。相关表现包括椎间孔扩大和椎体和(或)肋骨异常、脊柱侧凸。MRI 显示胸腔内脑膜膨出 T1WI 上呈低信号,T2WI 上呈高信号,静脉注射对比剂后无强化(图 77.24)。也可在椎管内注射对比剂后进行成像,显示脑膜膨出的充盈缺损。

(2)神经管源肠囊肿:神经管源肠囊肿是由衬着肠黏膜的椎管内囊肿,最常累及胸椎,并伴有椎体异常,如椎体分裂和融合异常。这些病变边界清楚,T1WI 上呈液体信号,根据其内蛋白质和粘蛋白含量,与脑脊液呈等或高信号。在 T2WI 上,神经管源肠囊肿表现为液体信号,与脑脊液相比呈低信号或等信号。

(3)其他囊性病变:当术后患者或食管穿孔时,CT 显示脊柱旁纵隔有密度肿块,或邻近胸腔有感染时,应考虑纵隔脓肿。病灶内可能有局灶性气体影,并可能与同时存在的膈下脓肿或脓胸有关。在大多数情况下,临床病史可以明确诊断;然而,在某些病例中,可能需要经皮穿刺活检,以鉴别脓肿和其他术后积液,如血清肿或血肿。

如果有胰腺炎的病史,短时间出现的椎旁囊性肿块,可能为胰腺炎假性囊肿。这些病变包括胰腺分泌物、血液及坏死物质,通过食管或主动脉裂孔蔓延,多至纵隔下部。假性囊肿通常表现为薄壁肿物,根据其内容物的不同可表现为低密度或高密度。

4. 髓外造血 当血液系统疾病(骨髓纤维化或慢性骨髓性白血病)、溶血性贫血(地中海贫血、镰状细胞贫血或遗传性球形细胞增多症)导致骨髓转换,患者 CT 上发现椎旁、邻近胸椎和/或肋骨有肿块时,应考虑髓外造血。这些病变可大或小,单侧或双侧,通常在静脉注射对比剂后因富血供而明显强化(图 77.25)。在铁沉积的情况下可以看到不均匀的密度和(或)增强,而慢性病变可以显示脂肪浸润(图 77.26)。功能成像 ^{99m}Tc 硫胶体骨髓扫描和 SPECT-CT 骨髓扫描可在诊断不明确时,无创评估造血组织功能。

（六）结论 纵隔肿块相对少见,包括各种各样的异常,大多数放射科医师很少遇到。虽然胸部 X 线片可能是发现纵隔病变存在的第一种影像检查方法,但 CT 是诊断和鉴别诊断大多数纵隔肿块的首选检查方法。此外,MRI 的应用也在不断扩大。放射科医师必须熟悉评估纵隔肿块的每种成像方法的优点和局限性,以及基于横断面成像的新纵隔 ITMIG 分区,以准确地与医疗保健医生沟通并请他们指导合适的处理。

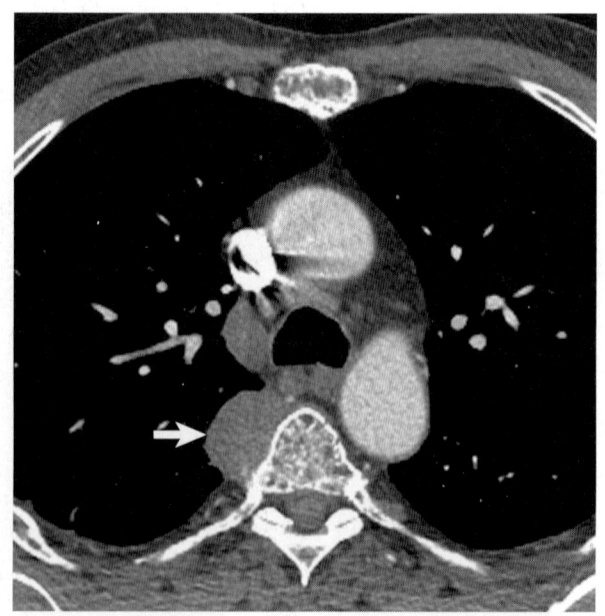

图 77.25 髓外造血。34 岁,男性,骨髓纤维化,轴面增强 CT 显示右侧脊柱旁纵隔区均质的软组织肿块(箭)。髓外造血通常见于血液系统疾病患者,导致骨髓转换(骨髓纤维化或慢性骨髓性白血病)或溶血性贫血(地中海贫血、镰状细胞贫血或遗传性球形红细胞增多症)。

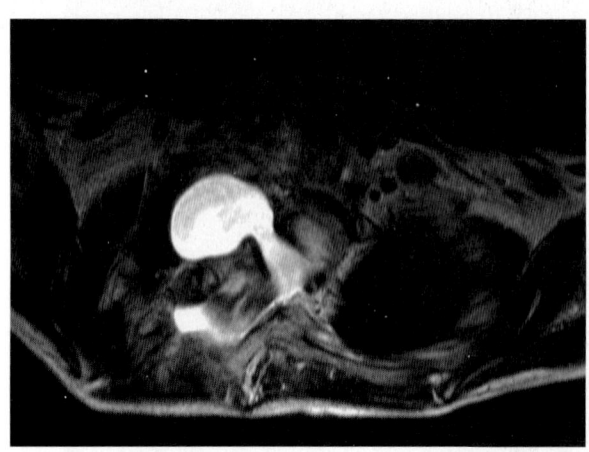

图 77.24 1 型神经纤维瘤病患者的胸腔外侧脑脊膜膨出。轴面 T2WI 显示囊性病变从椎管延伸到右侧椎旁纵隔。注意随之而来的胸椎侧凸。(引自 Walker CM. Cystic mediastinal mass. In: Stern EJ, Gurney JW, Walker CM, et al, eds. *ExpertDDX: Chest*. 1st ed. Philadelphia: Amirsys; 2011.)

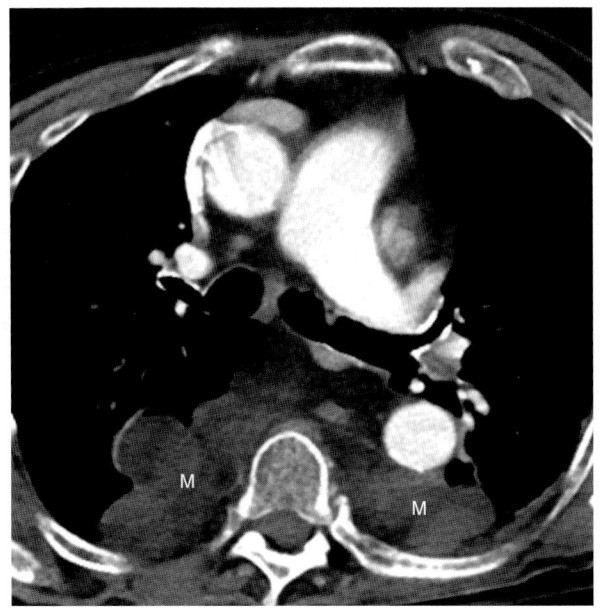

图 77.26 髓外造血。62 岁,女性,髓外造血,轴面增强 CT 显示椎旁边缘分叶状、含有脂肪、呈不均质强化的软组织肿块。这些病变在慢性铁沉积和脂肪浸润时可表现为密度和(或)强化不均匀。

推荐阅读

Carter BW, Benveniste M, Madan R, et al. ITMIG/IASLC staging system and lymph node map for thymic epithelial neoplasms. Radiographics. 2017;37(3):758–776.

Carter BW, Benveniste M, Madan R, et al. ITMIG classification of mediastinal compartments and multidisciplinary approach to mediastinal masses. Radiographics. 2017;37 (3):758–776.

Carter BW, Tomiyama N, Bhora FY, et al. A modern definition of mediastinal compartments. J Thorac Oncol. 2014;9(9 suppl 2):S97–S101.

Tomiyama N, Müller NL, Ellis SJ, et al. Invasive and noninvasive thymoma: distinctive CT features. J Comput Assist Tomogr. 2001;25(3):388–393.

参考文献见 ExpertConsult.com.

第 16 部分

横膈和胸壁

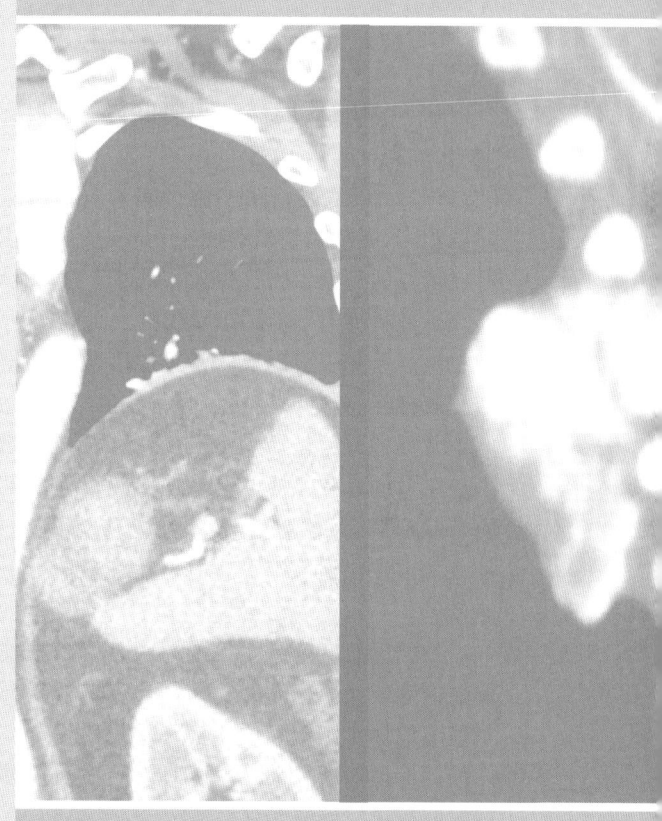

第78章

横　膈

Christopher M. Walker | Jonathan H. Chung | J. David Godwin

一、膈肌运动异常：膈肌麻痹、膈肌无力及膈膨升

（一）病因、发病率和流行病学　膈肌是呼吸的主要肌肉，膈肌功能障碍是一个未被充分认识的引起呼吸困难的病因。膈肌功能障碍可分为膈肌麻痹、膈肌无力及膈膨升，通常在 X 线胸片上表现为一侧膈肌抬高。单侧膈肌麻痹的常见原因包括肿瘤压迫或侵犯膈神经、分娩时的医源性损伤和开胸心脏手术。其他常见的原因包括外伤（自然的或手术导致的）和心脏手术的心脏停搏（"膈冻伤"）。较不常见的病因有带状疱疹、西尼罗病毒、颈椎病、脊髓灰质炎、肌萎缩性侧索硬化症及肺炎。但是在许多情况下病因是未知的。

双侧膈肌麻痹最常见的原因是脊髓损伤。双侧膈肌麻痹或无力也可由全身性神经肌肉综合征引起，如肌萎缩性脊髓侧索硬化症和重症肌无力。心脏手术使用停搏液后偶有双侧膈肌麻痹，这种麻痹通常一段时间后可以慢慢恢复。

膈膨升是一种先天性畸形，由单侧或双侧的部分或全部膈肌发育障碍所致。病理学检查上，完全性膈膨升有一层周围附着于从胸腔起源的正常肌肉薄膜。完全性膈膨升几乎只发生在左侧。部分膈膨升比完全膈膨升常见。男女发病率相仿。常累及右侧膈肌的前内侧部，很少累及左侧膈肌，但也可累及任何一侧膈肌的中央部。

（二）临床表现　单侧膈肌麻痹或无力患者常无症状，多因各种其他原因行 X 线胸片检查而偶然发现。有肺部基础疾病的患者可发生轻中度呼吸困难。双侧膈肌麻痹或无力患者常有严重的呼吸系统症状，主要是呼吸困难和端坐呼吸，有时仰卧或沉入水中时有窒息感。大多数患者最终会发展为呼吸衰竭。双侧膈肌无力也可发生在长时间机械通气后，这预示患者无法脱离呼吸机。

膈膨升常无症状，如果膨升范围较大或患者肥胖，则可有症状，因为肥胖可使腹内压增高，膈肌功能进一步受损。

（三）膈肌功能障碍的影像学表现

1. **X 线摄片和 X 线透视检查**　膈肌麻痹或无力时膈肌被抬高，在后前位 X 线片上表现为圆顶样改变。侧位 X 线片最能显示一侧膈肌后部的抬高（图 78.1），是有助于诊断一侧膈肌麻痹或无力的影像学特征，但在大范围膈膨升时常不显示。麻痹膈肌旁边的肺组织常因膈肌抬高和运动减少而发生肺段不张。如果左侧膈肌麻痹，膈肌下面紧贴结肠脾曲和胃，常显示含有比正常更多的气体。

一侧膈肌的完全膨升是一种罕见的先天性异常，几乎总发生在左侧。膈肌局部膨升较常见，可以是后天的，患者年龄常大于 60 岁，一般累及右侧膈肌的前内侧部。在本章的其余部分，将使用膨升来表示部分膨升。一个小的膨升常在侧位投影上显示有两个明显的弧线，较高的弧线代表膈肌变薄的部分（图 78.2）。大范围的膨升可被误认为是一侧膈肌麻痹或无力，但两者抬高的模式不同：膈膨升时一侧膈肌呈较陡的弧线，并向后方下降至正常高度，而膈肌麻痹或无力的一侧膈肌呈较浅的弧线，并一直向后抬高至胸壁。膈膨升时靠近抬高一侧膈肌的肺段不张，常不如膈肌麻痹时范围大，因为膈膨升时一侧膈肌常保持一定程度的运动。

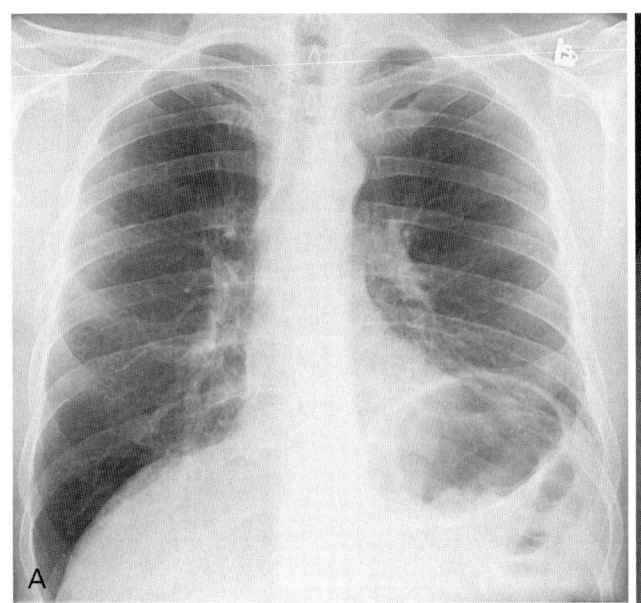

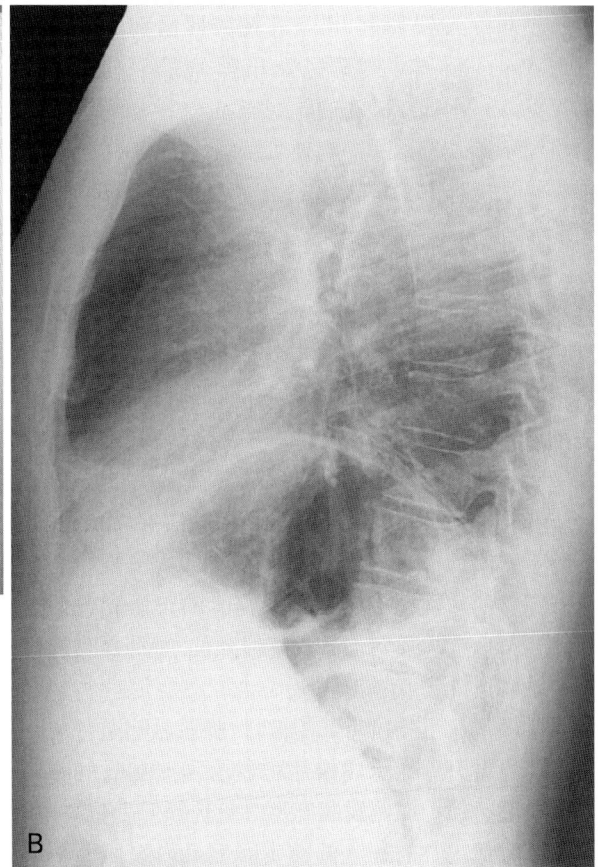

图 78.1　膈肌麻痹。后前位(A)和侧位(B)X 线胸片显示左侧膈肌抬高。左肺基底部可见线状肺不张。在侧位 X 线片上,膈肌抬高一直延伸到后胸壁,这不像大的膈膨升。透视(未显示)显示深吸气时没有向下运动,鼻吸试验时左侧膈肌呈反常的向上运动。

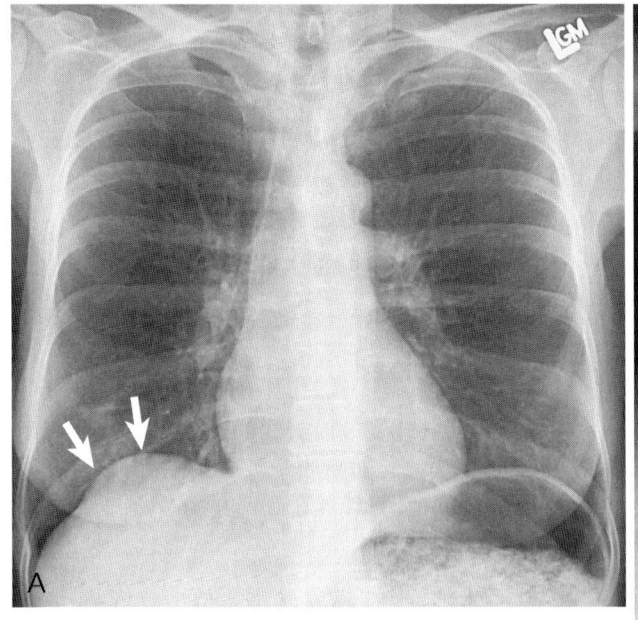

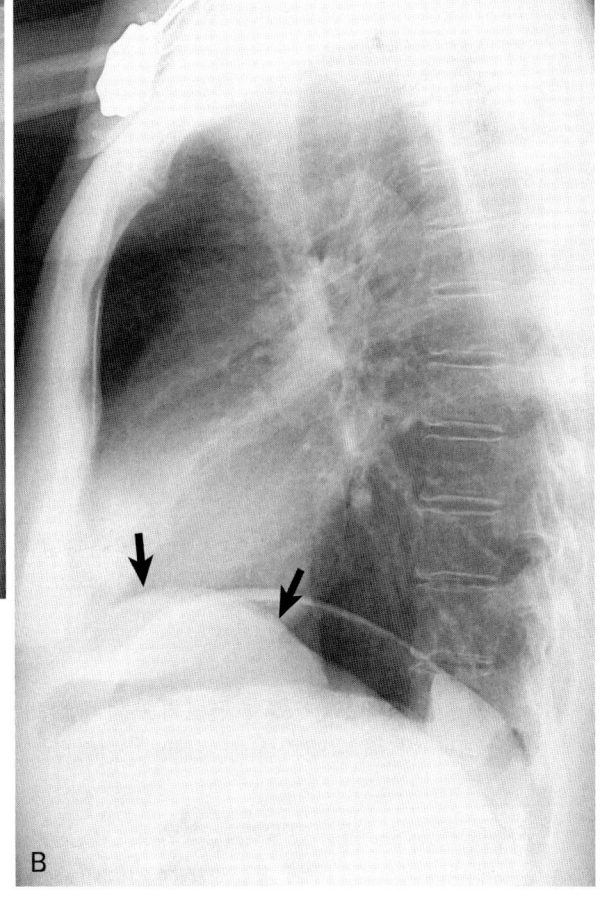

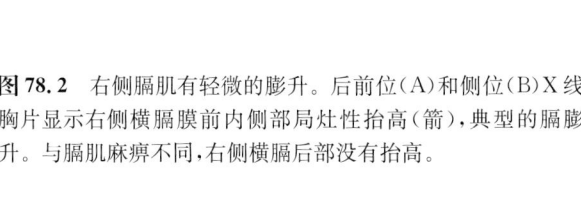

图 78.2　右侧膈肌有轻微的膨升。后前位(A)和侧位(B)X 线胸片显示右侧横膈膜前内侧部局灶性抬高(箭),典型的膈膨升。与膈肌麻痹不同,右侧横膈后部没有抬高。

在侧位 X 线片上,累及右侧膈肌前部的膨升可以与 Morgagni 疝的轮廓区分开来,膈膨升的轮廓清晰可见,而 Morgagni 疝的轮廓被疝内容物和周围纵隔组织所遮盖。诊断一侧膈肌麻痹、无力和膨升的常规影像学检查方法是 X 线透视,也可用超声检查、动态 MRI 检查。

膈肌透视检查常被称为鼻吸试验,其并不能诊断膈肌麻痹。膈肌麻痹的诊断需要观察静态相和深吸气相。缓慢深吸气时膈肌没有向下运动是膈肌麻痹的重要征象。鼻吸试验可以看作是一种压力测试,它能诱发一侧膈肌的相对无力(不仅仅是麻痹)。在让一侧膈肌对抗另一侧膈肌时,鼻吸试验类似于掰手腕,在掰手腕时,较强壮对手的手臂向前推,而较弱对手的手臂向后推,尽管较弱的手臂并没有瘫痪。

完整的透视检查包括观察膈肌的正面和侧面成像,患者直立位,通常也需观察仰卧位,特别是当患者在平卧时主诉呼吸困难需要考虑双侧膈肌麻痹。需要侧位像来显示膈肌后部的偏移,膈肌后部通常比膈肌前部更有力。侧位成像还可显示胸壁在吸气时向前和向上运动。双侧膈肌麻痹时应选择仰卧位,在直立位上看似正常的膈肌偏移实际上是因腹肌的被动运动所致。仰卧位也可显示膈肌无力,因为仰卧位提供了膈肌的压力测试,使其对抗腹部的力量。

(1)透视的鼻吸试验

1)该检查包括正位和侧位,然后是半仰卧位和完全仰卧位。在透视前练习呼吸。指导患者张开嘴,慢慢深吸一口气,然后吐出,不要用力,也不要噘起嘴唇。然后指导病人鼻吸,在缓慢地深呼一口气后,患者应闭上嘴,用鼻子尽可能用力、快速、深的吸气。注意,这个动作应该是一次长鼻吸,而不是一系列短鼻吸。

2)患者直立,调整准直显示整个胸部。观察几次平静的呼吸。

3)然后观察一个缓慢的深呼吸。("深吸一口气……现在呼出来。")

4)观察第二次深呼吸,呼气结束后,告诉病人闭上嘴用鼻吸气。("深吸一口气……现在呼出来……。现在闭上嘴巴,以鼻吸气")。

5)重复第三和第四步。

6)将患者转为侧位,双臂置于视野外。观察两次平静的呼吸,然后观察两次深呼吸,第二次用鼻吸气。重复。

7)将患者转回正位。观察两次深呼吸。然后观察两次平静的呼吸,并在呼气结束时记录两侧膈肌的静止位置。

8)将透视台倾斜到 45°。观察两次深呼吸,然后两次平静的呼吸,呼气结束时再次记录两侧膈肌的静止位置。

9)将透视台倾斜至仰卧位。观察两次深呼吸,然后两次平静的呼吸,呼气结束时再次记录两侧膈肌的静止位置。

10)检查数据可以通过视频记录下来,发送到图像存档和通信系统(PACS),或者刻录到光盘上。

(2)解读透视下鼻吸试验的结果

1)正常表现

A. 平静吸气和深吸气时,两侧膈肌向下移动,同时前胸壁向上移动。偏移幅度通常是一个或多个肋间隙。侧位观的偏移通常在后方较大,特别是右侧;可能略微不对称,右侧可滞后,尤其是前部。

B. 鼻吸试验吸气时,两侧膈肌向下移动,同时胸壁向上移动(与缓慢深吸气相比,胸壁运动可能减弱),后侧的活动度也更大。有时不对称常见,右侧膈肌可滞后,特别是前部。甚至可能出现短暂的向上(矛盾运动)运动,特别是在右侧膈肌的前部。

C. 当患者降至 45°仰卧位及完全仰卧位,两侧膈肌的偏移通常小于患者直立时。同时,膈肌静止位置也常会向上移位 1~2 cm。

2)一侧膈肌麻痹

A. 在深呼吸时膈肌几乎或完全没有向下移位。在深呼吸和平静呼吸时可能会有向上(矛盾)运动,而在吸气时纵隔常会从麻痹的一侧移开。

B. 鼻吸试验吸气时通常有向上(矛盾)运动。

C. 在仰卧位时,可能会出现一侧膈肌静止位置的过度抬高。

3)双侧膈肌麻痹

A. 两侧膈肌均升高,常伴有肺底组织不张。

B. 在某些情况下,前胸壁的运动可导致吸气时两侧膈肌向上移动,即与胸壁方向相同(向上),而不是相反(向下或直立)。重要的是要认识到当膈肌与胸壁同向运动时,其实是在矛盾运动。

C. 如果患者腹肌运动使膈肌被动地运动,那么从直立位上看,两侧膈肌的移动似乎是正常的。(呼气时收紧腹部肌肉推动横膈向上,吸气时放松腹部肌肉则允许横膈向下。)从仰卧位和半仰卧位的角度看,这一机制被破坏,膈肌的运动严重减少。

D. 在仰卧位时,双侧膈肌静止位置均抬高。

4)一侧或双侧膈肌无力

A. 深吸气膈肌向下移动小于一个肋间隙。在深呼吸甚至平静呼吸时，可能会有向上（矛盾的）运动。在快速深吸气时，一侧膈肌无力往往变得更加明显，较弱的一侧膈肌落后于正常的一侧。

B. 鼻吸试验吸气时可能有向上（矛盾）运动。

C. 仰卧位可使一侧膈肌静止位置抬高。

5）膈膨升

A. 在深呼吸时，膨升部分膈肌的移动比膈肌的其余部分要少。在深呼吸甚至平静呼吸时，可能会有短暂的向上运动。

B. 在鼻吸试验时，该节段可呈向上（矛盾）运动。

侧位片可发生摇摆运动，前方的膨升部分向上移动，后侧部分向下移动。

C. 在仰卧位时，膈肌的膨升部分在静止位时可能会过度抬高。

同样，由于鼻吸试验时向上（矛盾）运动可反映膈肌无力、膨升和麻痹，所以透视诊断一侧膈肌麻痹不是基于鼻吸试验，而是基于缓慢深吸气时没有向下运动。超过 90% 的单侧膈肌麻痹患者在横膈透视检查中呈阳性。表 78.1 总结了各种情况的透视结果。

表 78.1 横膈透视的表现

症状	深吸气	鼻吸试验	试验表现
正常	向下运动>1 个肋间隙	通常向下运动	鼻吸试验强烈吸气时偶见右前侧横膈短暂向上运动
单侧膈肌无力	向下运动<1 个肋间隙	可以向上或向下运动	无力在快速深吸气时更明显，较弱的侧膈肌落后于正常侧
单侧膈肌麻痹	无向上或向下运动	通常向上运动	邻近基底部肺不张；CT 显示同侧膈脚变薄
双侧膈肌麻痹	无向下运动或双侧向上运动	通常向上运动	邻近基底部肺不张；必须仰卧位摄片显示无运动；CT 显示双侧膈脚变薄
膈膨升	受累处的膈肌向下运动减少；通常向上运动	受累处的膈肌向上或向下运动	CT 显示同侧膈脚厚度正常

2. CT CT 在评估膈肌麻痹患者时的重要作用是排除肿瘤、淋巴结肿大、动脉瘤和其他可能损害膈神经的病变（图 78.3）。CT 的主要作用是鉴别膈肌的局灶性隆起和疝，甚至肿瘤。膈膨升时膈肌虽然薄，但仍可见连续的一层膈肌覆盖在隆起的腹部脏器和腹膜后或大网膜脂肪上。在膈膨升的边缘常呈急剧的转变和向下（图 78.4）。

CT 在评估膈肌厚度方面也很重要。最容易观察到肌肉厚度的部位是膈脚。左侧的膈肌脚通常较右侧稍薄。膈肌麻痹时会有膈脚萎缩，但膈膨升时没有（图 78.5）。因此，膈脚厚度正常时的一侧膈肌升高很可能是膈膨升，而不是膈肌麻痹。如果两侧膈肌位置均升高，但膈脚的厚度正常，则不太可能是双侧膈肌麻痹，而更有可能是引起腹胀的某些原因，如肿块、腹水和脂肪过多。

3. MRI 动态 MRI 可评估膈肌运动的正常、异常及膈肌麻痹。MRI 的优点是避免了电离辐射，以及筛查可侵犯膈神经的胸部中央肿瘤，但它的缺点是

价格高、推广困难。

4. 超声 超声检查可评估正常、异常膈肌运动及膈肌麻痹，儿童和青年常首选超声检查。超声检查膈肌呈一条较厚的回声线。M 型超声用于检测膈肌运动，其结果的解读类似于透视。麻痹的一侧膈肌在吸气时缺乏向下运动，在鼻吸试验时可见矛盾运动。超声检查评估膈肌厚度以及呼吸作用下膈肌厚度变化的作用较透视检查更有优势。超声检查可用于检测插管患者的膈肌变薄，该因素可影响患者脱离呼吸机。

（四）治疗 保守治疗主要用于无症状的患者，一侧膈肌无力和麻痹。膈肌折叠术通常用于有症状的、不可逆的单侧膈神经功能障碍和大范围膈膨升的患者。肺癌累及膈神经或心脏、纵隔或肺手术中发现膈神经损伤时，也可行预防性膈肌折叠术。膈神经刺激可使膈神经功能完整且无肌肉病变的患者受益，如高位颈椎损伤导致双侧膈肌麻痹的患者。

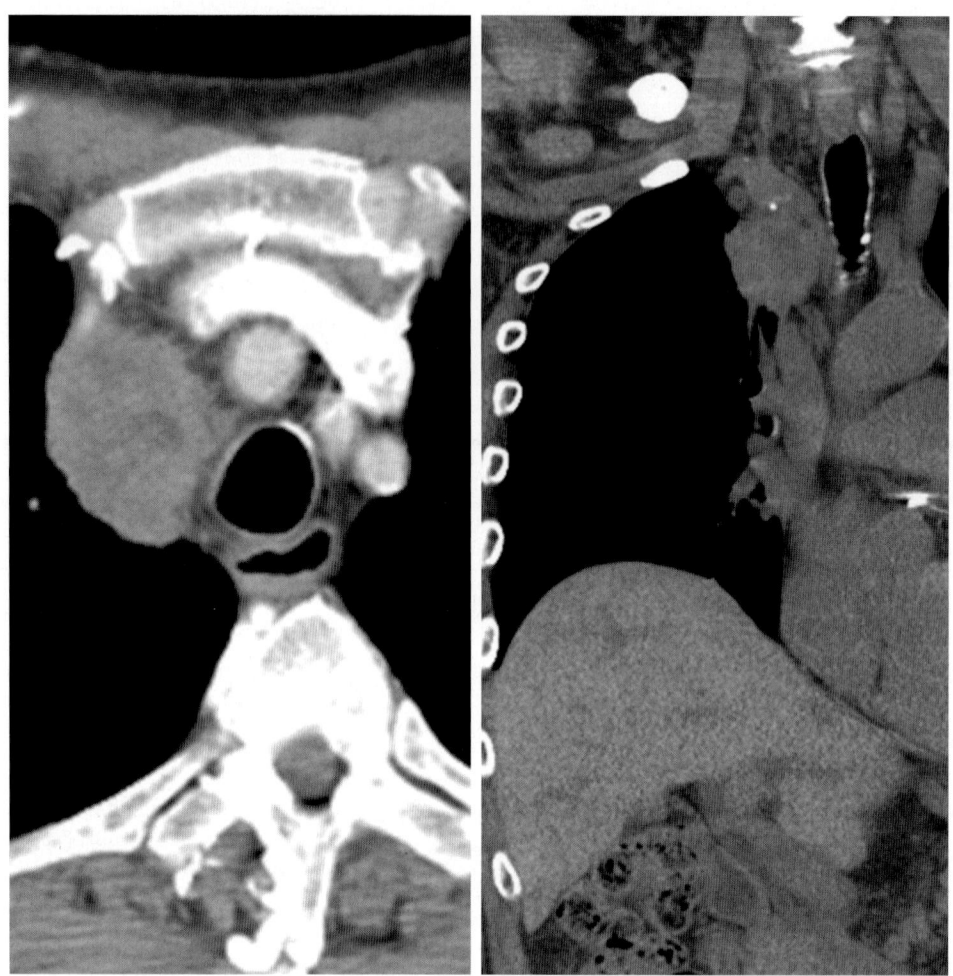

图 78.3 肺癌致膈神经损伤致右侧膈肌麻痹。轴面及冠状面 CT 显示巨大的右肺上叶肿块侵犯邻近纵隔，损伤膈神经，合并右侧膈肌麻痹。(冠状面重建图像引自 Nason LK, Walker CM, McNeely MF, et al. Imaging of the diaphragm: anatomy and function. *Radiographics*. 2012;32:E51 - E70.)

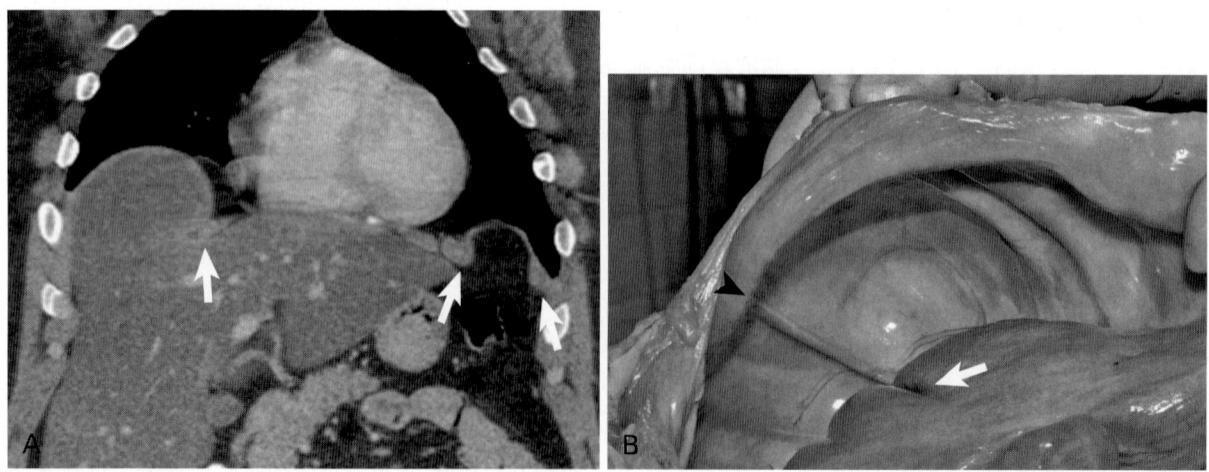

图 78.4 双侧膈膨升。(A)冠状面 CT 显示两侧膈肌的局灶性抬高，边缘向下(箭)形成蘑菇样外观。蘑菇样外观也可见于膈疝，但膈膨升膈肌变薄，仍是连续的。(B)非同一患者的标本照片显示右侧膈肌的内侧(箭头)和外侧肌束带，对应肝脏中的沟(箭)。在 CT 上(未显示)，内侧肌束形成了膈膨升的边缘。(引自 Nason LK, Walker CM, McNeely MF, et al. Imaging of the diaphragm: anatomy and function. *Radiographics*. 2012;32:E51 - E70.)

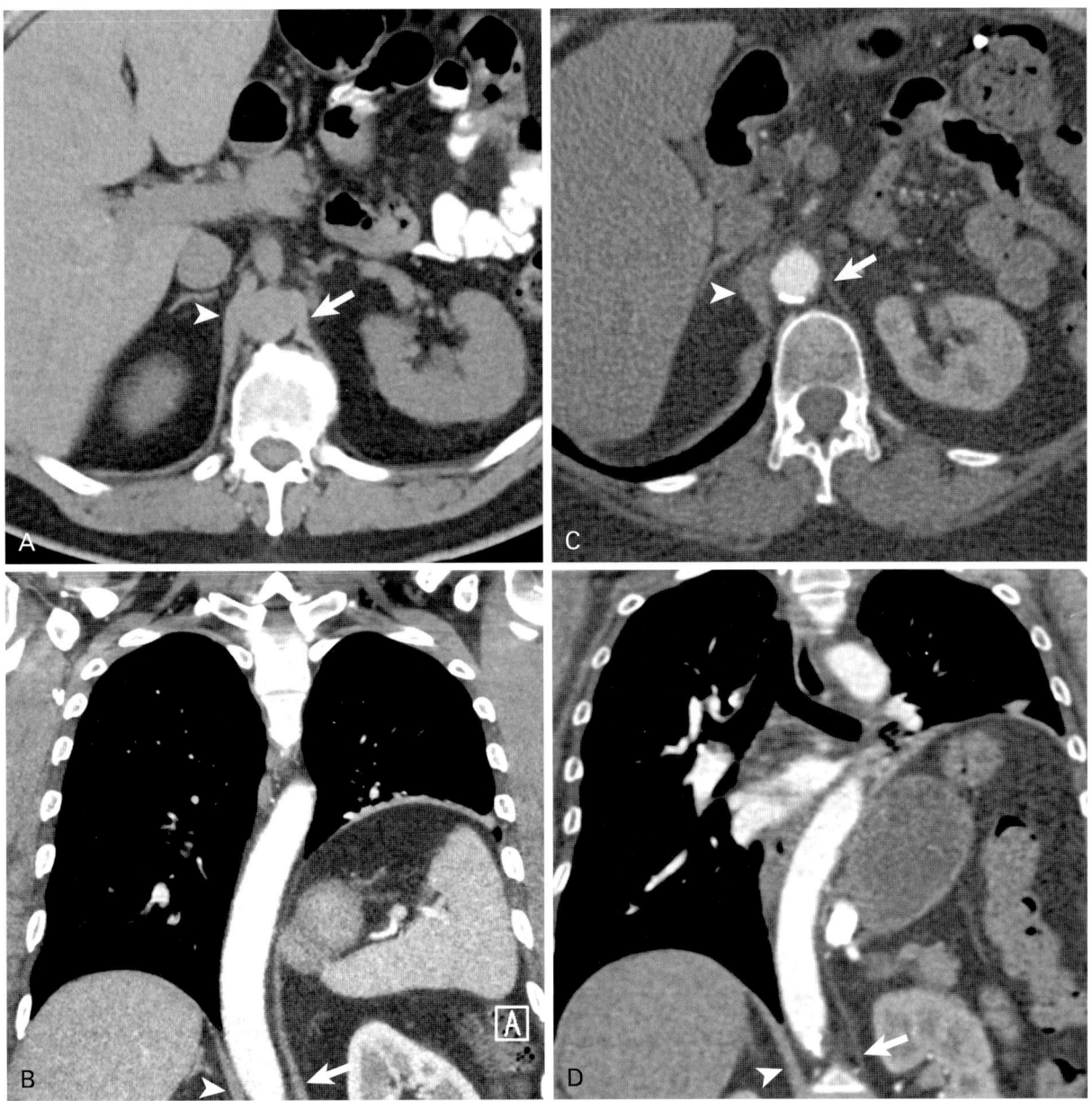

图78.5 膈膨升和膈肌麻痹膈脚的厚度。轴面CT(A)近腹腔动脉水平和冠状面重组(B)显示膈膨升患者左侧膈肌大范围膨升，右侧膈脚(箭头)和左侧膈脚(箭)的厚度正常。左侧膈脚常比右侧膈脚略薄。左侧膈肌麻痹患者相同水平的轴面(C)和冠状面重组CT(D)显示左侧膈脚(箭)相对于右侧膈脚(箭头)变薄。左侧膈肌的抬高与膈膨升相似，但膈脚变薄有助于诊断膈肌麻痹。

二、膈疝

（一）病因、发病率及流行病学 腹部或腹膜后器官或组织通过先天性膈肌薄弱区、后天薄弱区或创伤性撕裂疝入胸腔。最常见的非创伤性膈疝是食管裂孔疝；胸腹膜疝（Bochdalek疝）和胸骨旁疝（Morgagni疝）较少见。

食管裂孔疝的发病率随年龄增长而增加：该病变在CT上表现明显，约5%的患者小于40岁，30%患者40～59岁，65%患者60～79岁。大多数食管裂孔疝是无症状的，因其他不相关的病症而在X线或CT上发现。

在婴儿中，持续性胚胎胸腹膜疝（即先天性Bochdalek疝）是最常见也是最严重的膈疝形式，在2200例活产婴儿中大概有一例患有此病；75%～90%发生在左边。缺损的大小各不相同。当缺损较小时，内衬胸膜的囊包含腹膜后脂肪、脾脏或肾脏的一部分，或仅包含大网膜。当缺损较大，一侧膈肌几乎或完全消失时，大量腹腔内容物（包括胃）可进入左

要点:膈肌运动异常

- 对麻痹的诊断依赖于缓慢深吸气时没有向下移动,而不是鼻吸试验时的反常运动。如果吸气时出现任何形式的向下运动,则膈肌不会是麻痹,但可能是无力或膨升。
- 如果怀疑双侧麻痹,必须行仰卧位检查,以防止因使用腹肌而使膈肌被动运动,产生误解。
- 单侧膈肌麻痹
  - 常见原因:肿瘤、外伤、手术侵犯或损伤膈神经
  - 影像学表现:侧位X线片上抬高的膈肌一直向后方延伸;常见基底部肺不张;透视深呼吸时无向下移动,鼻吸试验时无运动或向上(矛盾)运动;CT显示单侧膈脚变薄
- 单侧膈肌无力
  - 影像学表现:侧位X线片上抬高的膈肌一直向后方延伸;在透视深吸气时向下运动减少或延迟,在鼻吸试验时有或无矛盾的向上运动。

- 双侧膈肌麻痹
  - 常见原因:脊髓损伤、全身性神经肌肉疾病
  - 影像学表现:双侧膈肌抬高;透视(仰卧时)深吸气时无向下运动;鼻吸试验时向上(矛盾的)运动;常见基底部肺不张;CT显示双侧膈肌脚变薄。
- 膈膨升
  - 先天性一侧或两侧膈肌部分肌肉发育不良:通常在成人中为获得性障碍
  - 成人多为单侧
  - 影像学表现:膨升的膈肌多累及右侧膈肌的前内侧部分;鼻吸试验时膨升的部分可显示向上(矛盾)运动;基底部肺不张常较轻微;膈肌后侧常降至正常高度,深吸气时可正常移动;CT示膈脚厚度正常

侧胸腔,妨碍发育,可导致肺发育不全。大多数大的疝没有腹膜囊,所以胸膜腔和腹膜腔之间是开放的。大的疝病死率高,即使手术矫正成功,仍会由于肺发育不全和肺动脉高压而导致死亡,病死率约为30%。

成人小的Bochdalek疝比婴儿更常见;在5%～10%的成人CT上可发现小的Bochdalek疝,但很少有症状。与儿童一样,大部分位于左侧,这可能是因为肝脏覆盖并保护了右侧胸腹膜管。成人Bochdalek疝的发病率随年龄增长而增加;40岁以下的患者很少见,40～49岁的患者约占5%,50～69岁的患者约占15%,70岁以上的患者约占35%。随年龄进展表明它们可能是获得性的,可能是由于持续性胸腹膜管增大而发病。

Morgagni(胸骨旁)疝比Bochdalek疝少见。大部分位于右侧,可能是因为左侧的孔被心脏覆盖。虽然潜在的缺陷是发育性的,但疝在成人中比在儿童中更常见,通常与腹部肥胖和其他引起腹内压力增加的原因有关,如严重的外力作用和创伤。与Bochdalek疝相反,在大多数胸骨旁疝病例中有腹膜疝囊的存在。疝囊内容物随概率降低依次为大网膜、结肠、胃、肝和小肠。

外伤性膈疝在钝性创伤住院的患者中占1%～8%,在接受剖腹或开胸手术的患者中约占5%。回顾980例患者的1000个膈肌损伤显示,75%的膈肌破裂是由钝性创伤引起的,25%是由穿透性创伤引起的。钝性创伤破裂的主要机制可能是胸腔内或腹腔内对固定的膈肌压力的突然增加引起的。大部分外伤性疝位于左侧,大多数发生在胚胎融合线的后外侧。不典型的位置是由穿透性创伤或肋骨骨折引起的。

(二)临床表现　大部分膈疝是无症状的。食管裂孔疝可引起灼心感和反流,慢性反流可导致食管下段瘢痕形成、狭窄,甚至食管阻塞。成年Morgagni疝和Bochdalek疝患者通常无症状,但有些患者会有上腹部或下胸骨处的不适,有时会有心肺或胃肠症状。

创伤性膈疝的症状和体征可迅速出现或延迟出现。隔膜撕裂边缘的出血远不足以严重至产生血流动力学改变。呼吸窘迫可由机械性肺移位或胸腔内的腹部内脏破裂所致气胸引起。窄性腹部脏器疝可引起恶心和呕吐。

(三)影像学表现

1. 胸部X线　食管裂孔疝影像学表现为心影后的肿块,常含有气体或气-液平(图78.6)。胃大部疝入食管裂孔的患者,胃可发生扭转,导致出现一个含有双气-液平的巨大肿块;可发生嵌顿和绞窄,但并不常见。胃是最常见的疝内容物,另一些结构,如横结肠、网膜、部分肝脏组织也可疝入。

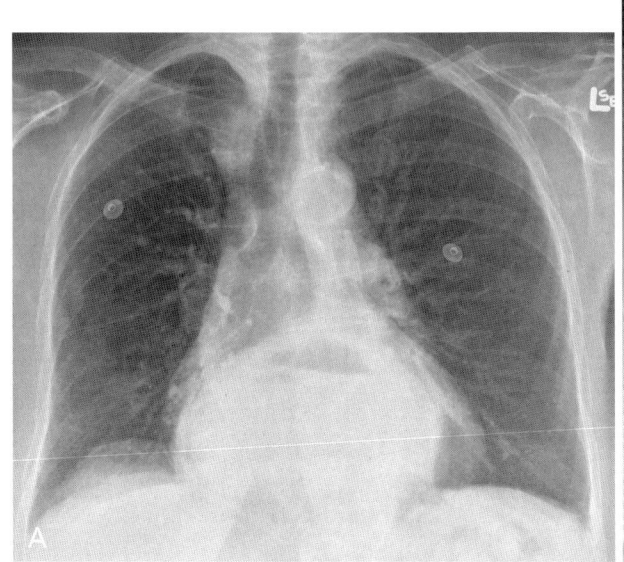
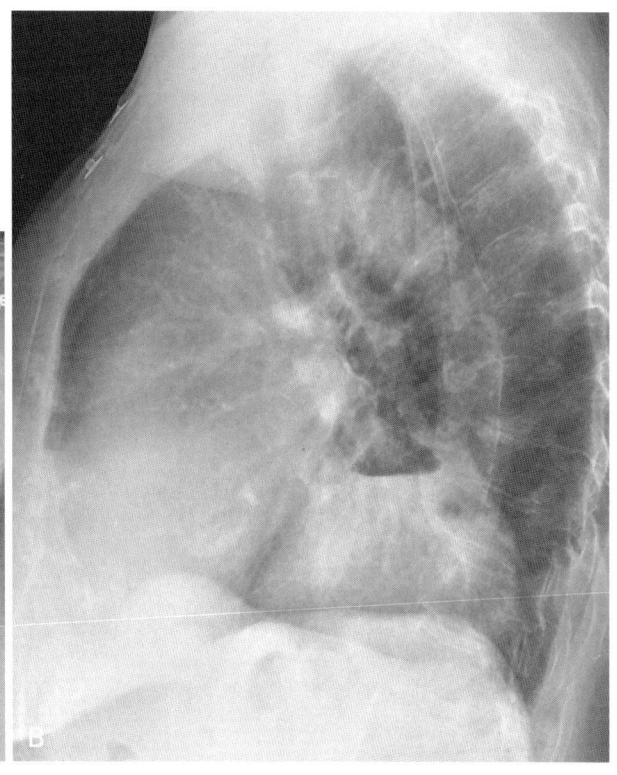

图 78.6　食管裂孔疝,后前位(A)和侧位(B)X 线胸片显示心影后巨大肿块伴液平。

Bochdalek 疝可以表现为一侧膈肌后部的局部隆起或任一侧膈肌近后中部肿块。根据肿块典型的部位,X 线片上常可提示 Bochdalek 疝的诊断,但该表现与肺、胸膜、纵隔和脊椎旁的肿块非常相似。CT 通常可以确诊。Bochdalek 疝的发病率随年龄增长而上升,因此,患者的既往 X 线片可正常(图 78.7)。

Morgagni 疝常表现为右前侧心膈角区边缘光滑、边界清楚的阴影。大多情况下密度是均匀的(图 78.8),但如果含有肠道或脂肪,密度也可不均匀(图 78.9)。后者可能包含网膜,CT 显示横结肠位于腹部高处,进入疝内横结肠位于前上方,这是诊断 Morgagni 疝的特征性表现。在罕见的情况下,疝进入心包腔内,可在心影前方看到含气的肠管影。

创伤性膈疝的表现包括胸部可见疝入的胃和肠管,在正常膈水平上方见向头侧延伸的胃(图 78.10)。有时在 X 线胸片上所见的诊断性表现是胃和肠管的局部缩窄(衣领征),是其穿过膈肌缺损的边缘部位所致。有提示性意义的表现包括膈肌轮廓的不规则或模糊、持续的基底部模糊影(可与肺不张或膈疝肿块表现相似)、一侧膈肌抬高(较对侧抬高>4 cm)、纵隔向对侧移位而无大量胸腔积液或气胸。右侧膈肌破裂后,部分肝脏经损伤处疝入右侧胸腔形成蘑菇样肿块,根据结肠肝曲的位置,提示肝下缘位置较高时应怀疑这一诊断。

X 线胸片诊断创伤性膈疝的敏感性相对较低。回顾 50 例经手术证实的膈肌破裂患者,其中 44 例左侧膈肌破裂患者,X 线胸片仅诊断了 20 例(46%),另有 8 例 X 线胸片提示需进一步的检查(18%);6 例右侧膈肌破裂患者的 X 线胸片中高度提示该诊断的仅 1 例(17%)。有贯穿伤的患者,X 线胸片诊断的敏感性更低。复查 X 线胸片有助于发现最初被肺或胸膜异常和正压通气掩盖的膈肌破裂。

2. CT　CT 冠状面和矢状面重组图像是目前评估膈疝最有效和有用的成像技术。食管裂孔疝,扩大的食管裂孔使胃、大网膜,偶尔还有其他器官进入胸腔(图 78.11)。食管裂孔在中线的左边,与左右膈脚交界,它是椭圆形的,宽度(两内侧膈脚之间的距离)通常是 15 mm 或更小。

食管裂孔疝分为滑动型(Ⅰ型)和食管旁型(Ⅱ～Ⅳ型)。Ⅰ型最常见,约占所有病例的 90%～95%。其特征是胃贲门沿胃食管交界处疝入下纵隔,并保持胃上方的位置。Ⅱ型或单纯的食管旁疝是罕见的,其特征是胃底疝入下纵隔,食管裂孔下方胃食管交界处仍处于正常位置。Ⅲ型是第二常见的类型,合并食管

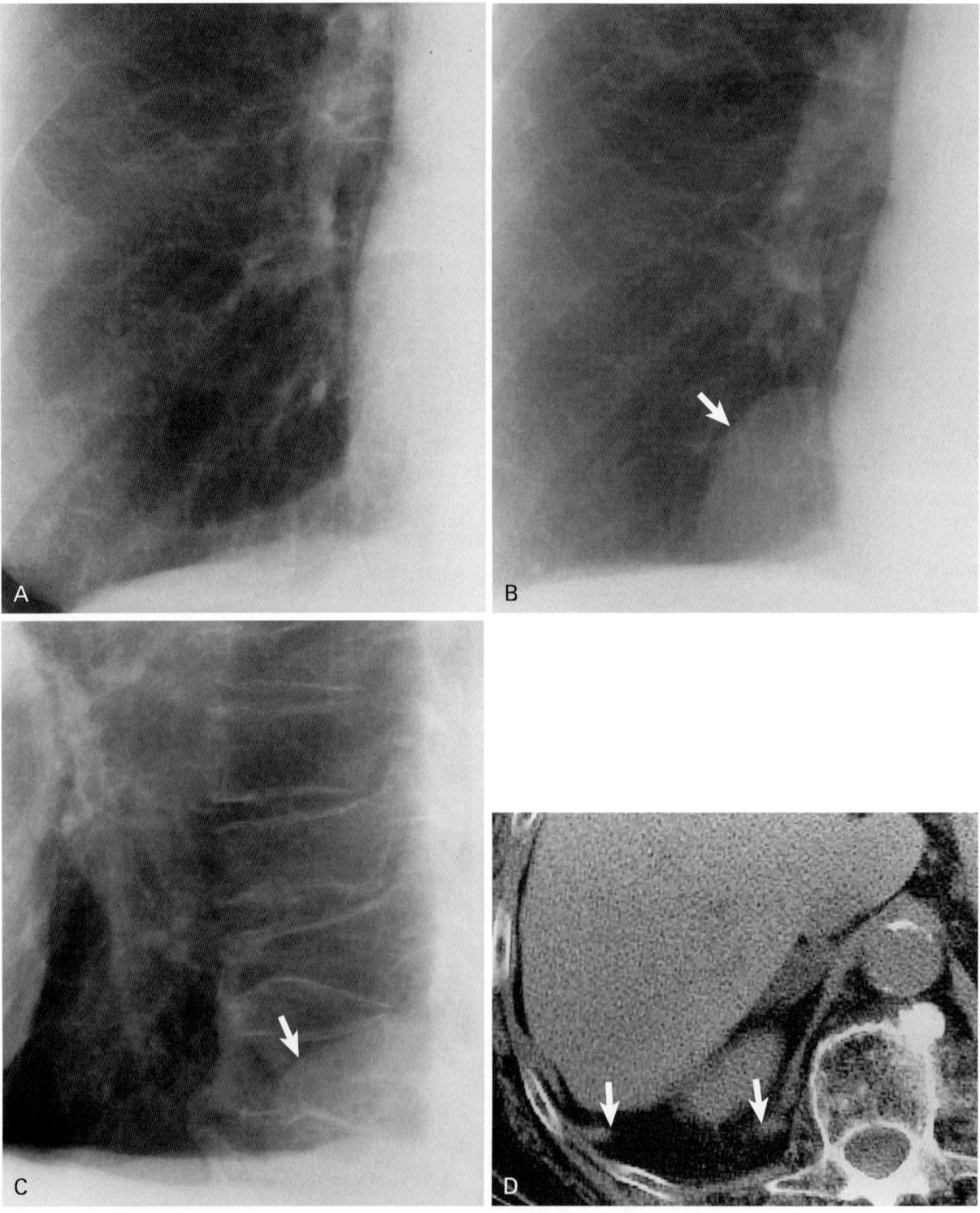

图 78.7 老年女性患者 Bochdalek 疝的进展变化。后前位 X 线胸片（A）可见右下胸部无明显异常。5 年后，后前位（B）和侧位（C）X 线胸片示近右侧膈肌后内部较大肿块（箭）。（D）CT 显示右膈后部局灶性缺损并伴有大网膜脂肪疝（箭头）。膈疝没有任何症状。（引自 Müller NL, Fraser RS, Colman NC, Paré PD. *Radiologic Diagnosis of Diseases of the Chest*. Philadelphia: WB Saunders; 2001.）

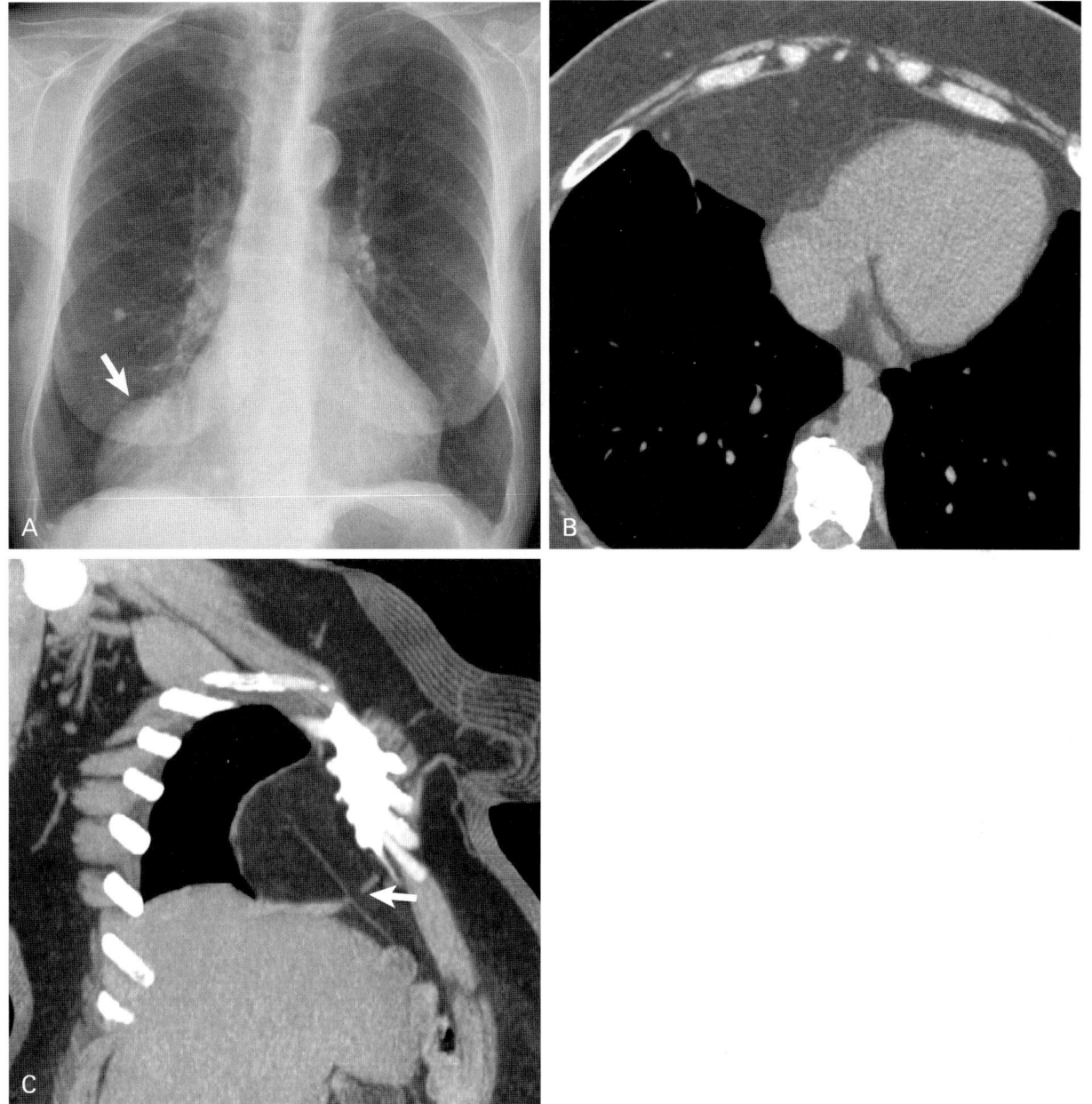

图 78.8　大网膜脂肪 Morgagni 疝。后前位(A)X 线胸片显示右侧肋膈角处肿块(箭)。轴面 CT(B)和斜位最大密度投影 CT(C)显示大网膜脂肪和血管疝通过右下胸骨旁区膈肌疝入(箭),诊断为 Morgagni 疝。

旁疝和滑动疝,胃底部和胃食管交界处疝入纵隔;Ⅲ型与Ⅰ型的区别在于胃底的任何部分位于胃食管交界处之上。Ⅳ型的特征是其他脏器(结肠、网膜、胰腺)随胃进入纵隔。

　　成人 Bochdalek 疝位于膈脚外侧(图 78.12,图

78.7)。它们大多仅含有肾周脂肪,但如果很大,可包含部分肾脏,甚至胃和小肠。Morgagni 疝位于膈肌与肋骨和胸骨附着处之间的前内侧(图 78.13,图 78.8),多位于右边,大部分只包含大网膜脂肪,但如果较大,也可包含部分肝脏、结肠(图 78.13)、小肠。

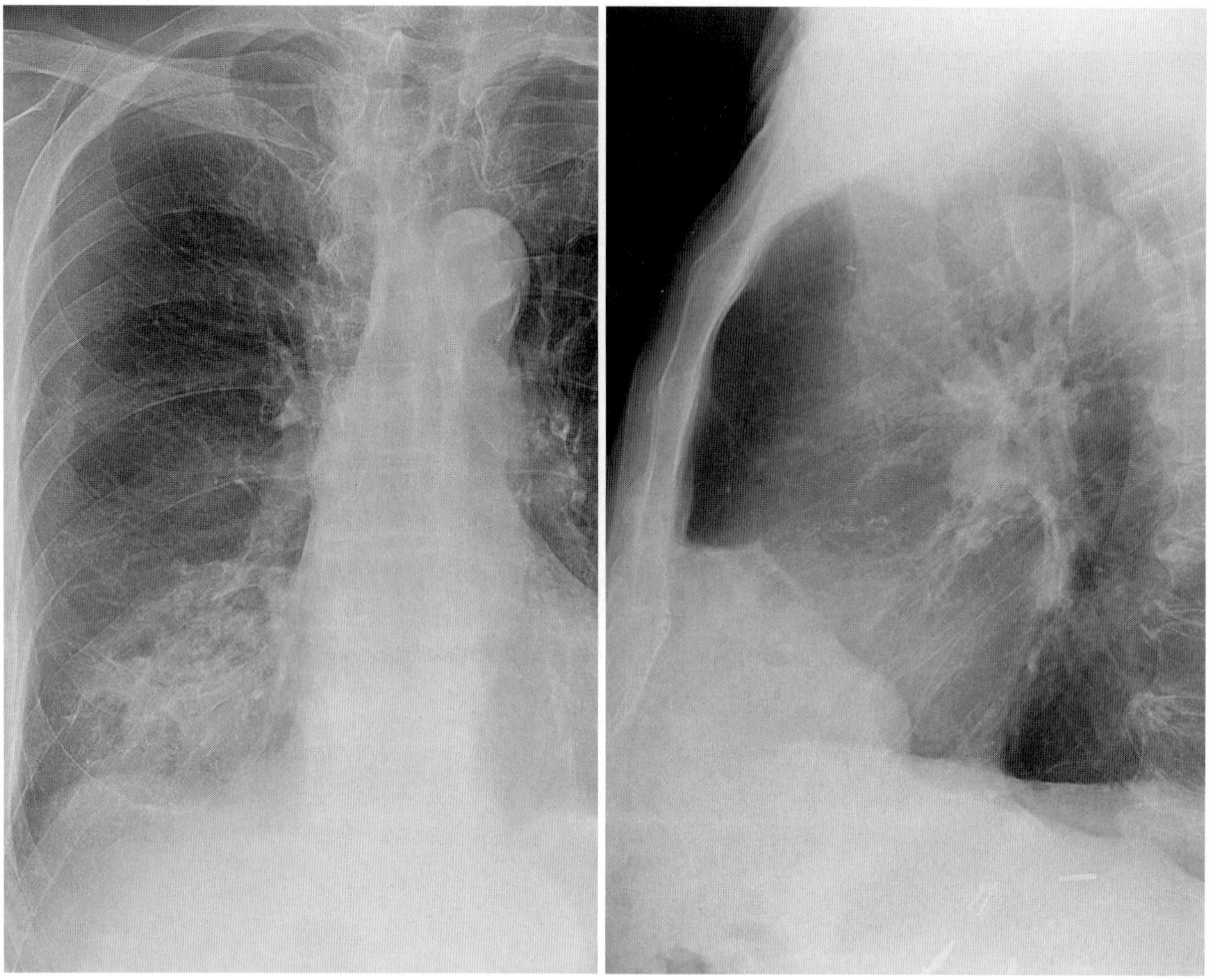

图 78.9　横结肠 Morgagni 疝。后前(左)和侧位(右)X 线胸片显示右侧心膈角肿块。CT 证实(未显示)其密度不均质是由结肠内气体引起的。

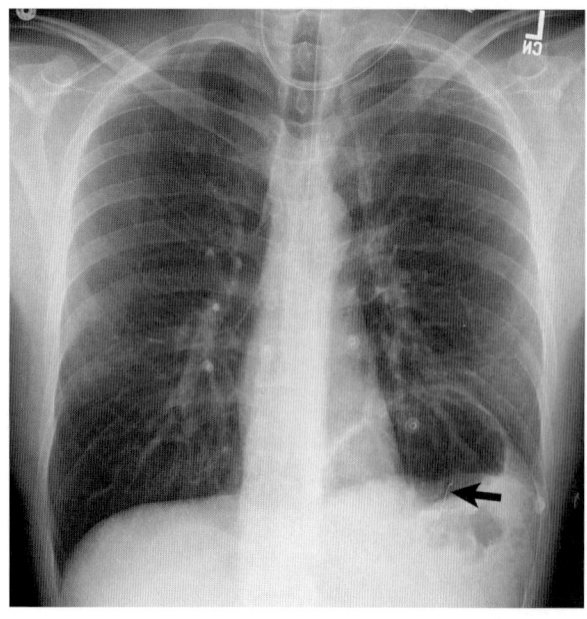

图 78.10　创伤性膈疝的延迟表现。正位 X 线胸片显示胸廓内胃向头侧延伸(箭)。

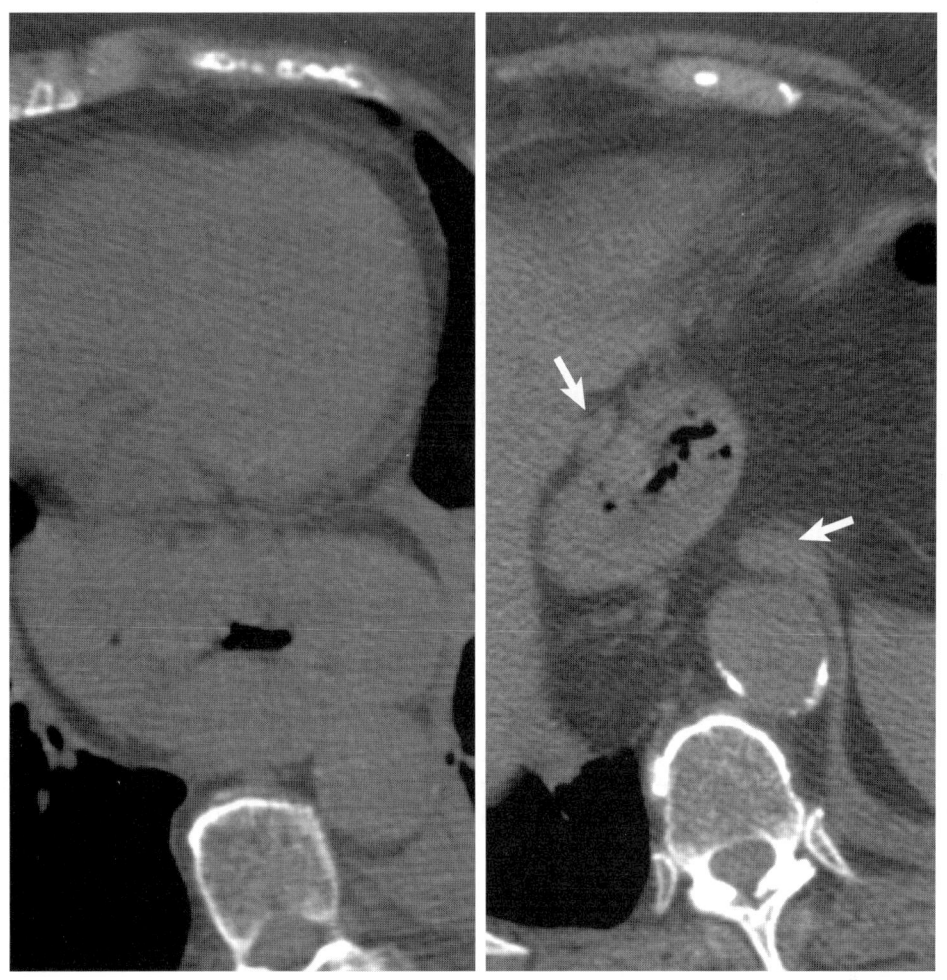

图 78.11 食管裂孔疝。轴面 CT 显示胃和网膜疝入心脏后的纵隔。左图显示心脏后面的疝出的胃。右图显示食管裂孔水平,胃进入左、右侧膈脚之间的增宽间隙(箭)。

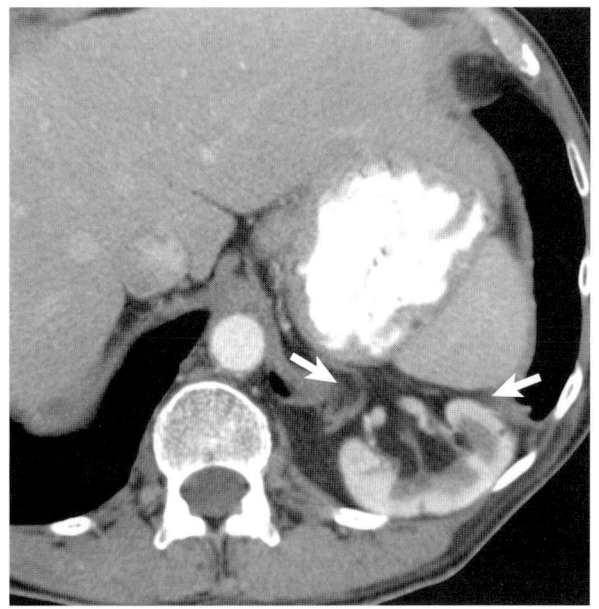

图 78.12 Bochdalek 疝。轴面增强 CT 显示左侧膈肌(箭)局部不连续,肾周脂肪和部分左肾疝出。成人 Bochdalek 疝一般是获得性的,其发病率随着年龄的增长而增加。

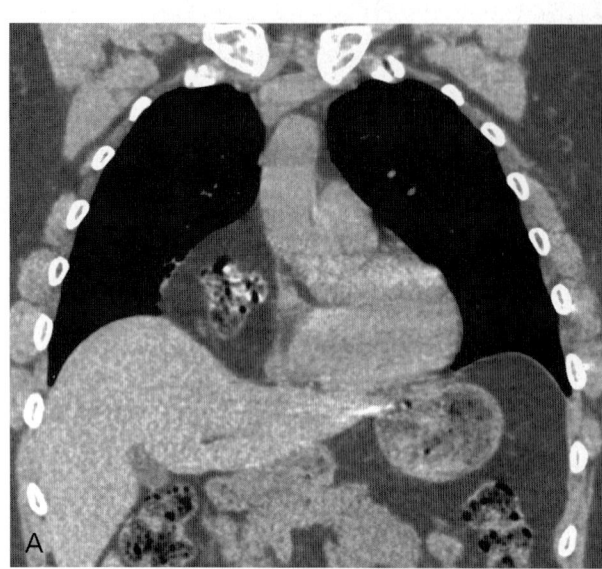
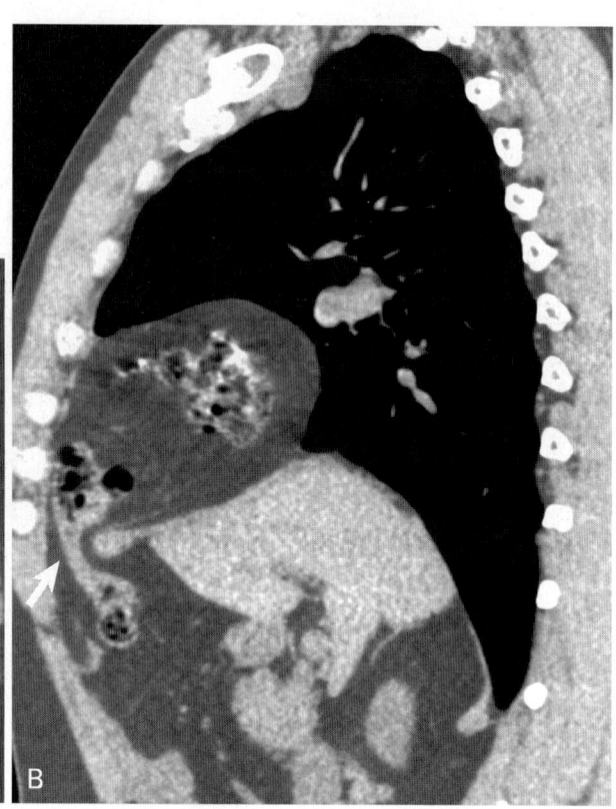

图78.13　Morgagni疝的CT表现。(A)冠状面CT显示脂肪和结肠邻近心脏的右侧缘。(B)矢状面CT显示大网膜和结肠(箭)疝入胸部。矢状面和冠状面图像通常比轴面图像可以更好地显示膈肌缺损以及从腹部延伸到胸部连续的血管和肠管。

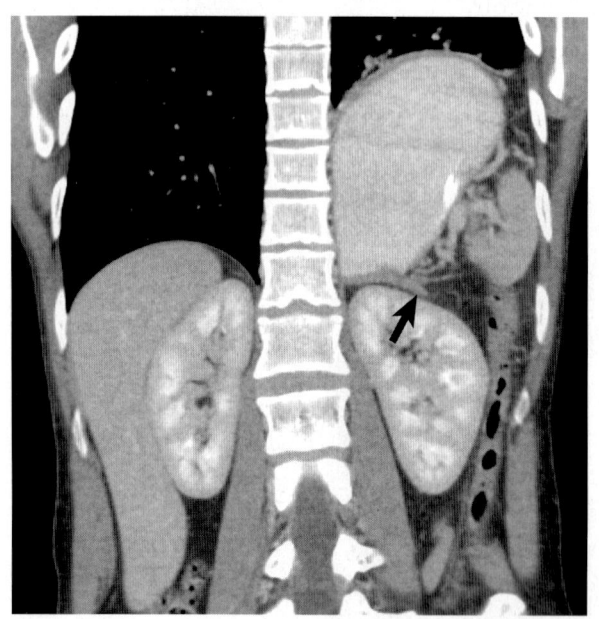

图78.14　创伤性膈疝的CT表现。冠状面增强CT显示左侧膈肌局灶性撕裂(箭)，胃、大网膜、脾脏及部分结肠脾曲疝出。

创伤性膈疝CT的特征性表现包括膈肌连续性突然中断(图78.14)、腹腔脏器疝出、膈肌模糊遮挡(膈肌消失征)、疝口处肠或胃的收缩(衣领征)及后肋紧贴胃、肠或肝脏的上三分之一(内脏依靠征)(图78.15)。CT上局灶性膈肌不连续见于17%～80%的膈肌破裂患者；类似的缺损偶见于健康人，特别是老年人，这降低了该征象的特异性。更可靠的征象是大网膜脂肪或腹部脏器的疝出，见于50%～60%的创伤性膈疝患者。胃、肠或肝脏在疝口处"束腰样"的狭窄(衣领征)见于16%～63%的患者，有时是CT显示唯一异常表现。

内脏依靠征是CT上横膈破裂最敏感的征象之一，后肋紧贴胃、肠或肝脏的上三分之一。28例腹部钝性伤患者行腹部CT检查和随后紧急剖腹手术，其中10例有膈肌破裂，"内脏依靠征"见于100%的左侧膈肌破裂和83%的右侧膈肌破裂。

在大多数情况下，可通过横断面CT诊断外伤性膈疝。42例确诊横膈损伤的研究显示，CT可显示57%的横膈损伤，诊断左侧横膈损伤的准确率高于右侧。在显示小型横膈撕裂伤和膈疝时，矢状面和冠状面重组的图像要优于横断面图像(图78.14，图78.15)。

胸腔内脾植入是一种不常见的胸腹创伤伴横膈破裂的并发症。种植脾是脾组织自动种植入胸腔，常继发于脾破裂后。胸部种植脾可发生于膈、脾联合损

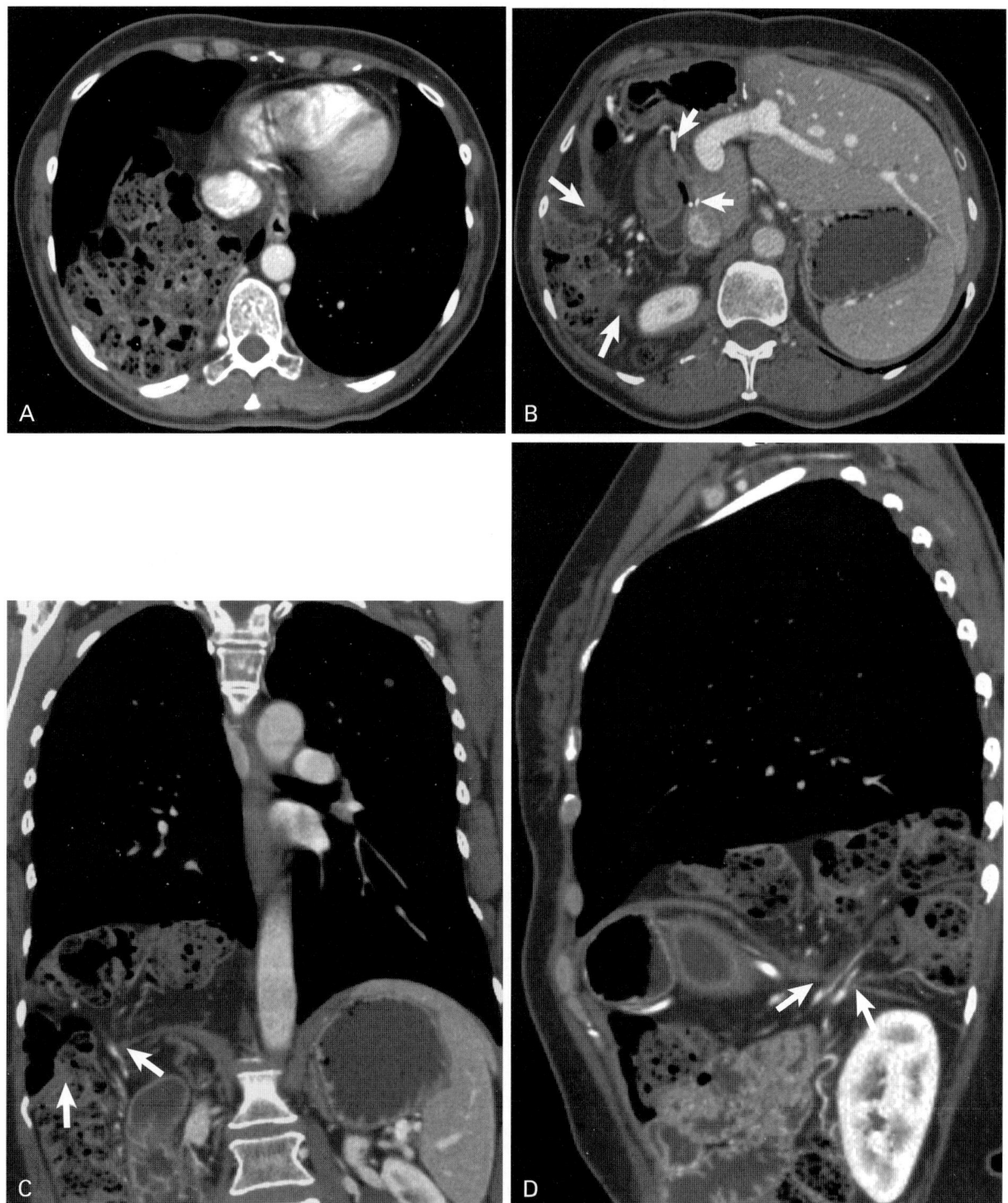

图 78.15 肝癌部分肝切除术后医源性膈疝。(A)轴面增强 CT 显示右侧胸腔肠管和大网膜。肠管紧贴后肋骨(内脏依靠征)。(B)肝脏水平轴面 CT 显示手术夹(小箭)、右侧膈肌不连续(大箭)、疝入胸腔的大网膜和肠管。冠状面(C)和矢状面(D)CT 能较好地显示右侧膈肌的不连续性(箭)和疝出的脏器。

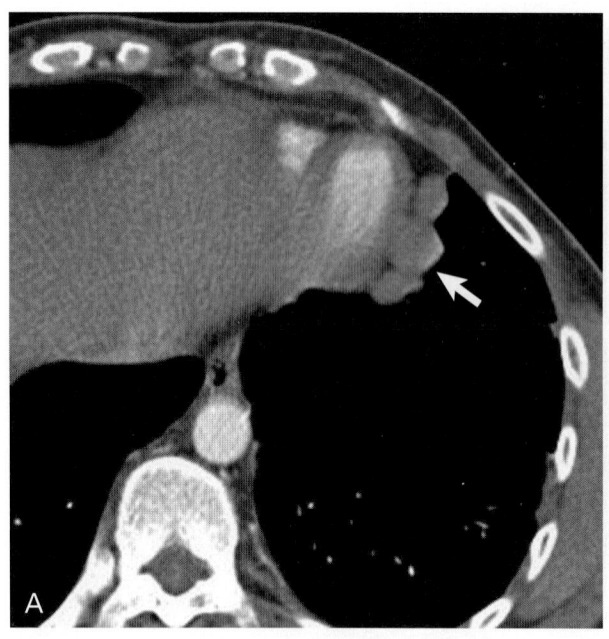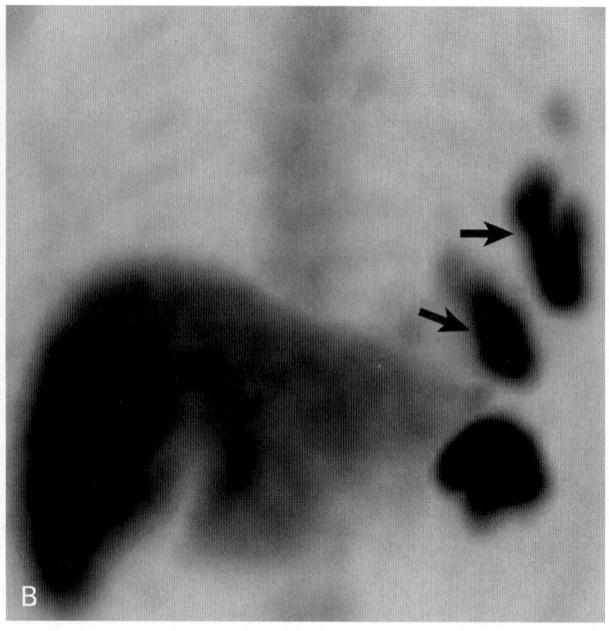

图78.16 既往受枪伤后发生胸内脾种植。(A)轴面CT示左侧胸腔前下部多发结节(箭)。(B)用锝-99m标记的热损伤红细胞获得的冠状面核素图像证实胸膜结节(箭)为脾组织。放射性示踪剂在左侧膈下积聚表明腹部脾种植,通常伴随胸内脾种植。(经许可后转自 Walker CM, Takasugi JE, Chung JH, et al. Tumorlike conditions of the pleura. *Radiographics*. 2012;32:971-985.)

伤后,见于18%的膈、脾联合损伤患者,常于联合伤后数年发现。脾结节可单发或多发,常位于左侧胸膜表面,偶见于皮下组织。X线和CT表现是非特异性的,包括单个或多个胸膜或椎旁的软组织结节(图78.16)。异位脾的密度和脾脏相仿。可以通过使用铟-111(^{111}In)标记的血小板、锝-99m(^{99m}Tc)标记的硫胶体、^{99m}Tc标记的白细胞和^{99m}Tc标记的热损伤红细胞进行网状内皮核素扫描而诊断。^{99m}Tc标记的热损伤红细胞检测被认为是最具特异性的检测脾组织的标记。另一种检查方法是过氧化物增强MRI。氧化二铁是超顺磁性的氧化铁,可被网状内皮系统清除。

3. MRI　MRI可诊断膈疝。虽然MRI很少用于评估疝和急性胸部损伤,但对病情稳定患者和CT上存在诊断可疑时,MR很有价值(图78.17)。

三、膈肌肿瘤

(一)病因、发病率和流行病学 膈肌的原发性肿瘤较少。大多数起源于肌腱和肌肉前部。常见的良性肿瘤类型是脂肪瘤、神经源性肿瘤、平滑肌瘤、血管瘤,其他软组织肿瘤少见。由于脂肪垫和大网膜脂肪疝在横膈区域很常见,因此诊断脂肪瘤时需要确认病灶被一个真正的囊包裹。纤维肉瘤是横膈最常见的恶性肿瘤;其他软组织肿瘤很少见。偶见其他非肿瘤的结节或肿块,如淋巴管瘤和子宫内膜异位(图78.18)。

要点:膈疝

- 食管裂孔疝
  - 发病率随年龄增长而增加;常无症状
  - 根据解剖位置分为Ⅰ～Ⅳ型:Ⅰ型(滑动)和Ⅲ型(滑动＋食管旁)最常见
- Bochdalek疝
  - 先天性:疝囊通过胸腹膜裂孔疝出;发病率1/2 000例新生儿;75%～90%位于左侧;与严重的呼吸窘迫有关
  - 获得性:疝囊通过小的膈肌缺损疝出;见于5%～10%的大于40岁的成人;发病率随年龄增长而升高;常无症状
- Morgagni疝
  - 不常见;与肥胖、严重外力、创伤有关
- 创伤性膈疝
  - 见于1%～8%的胸部钝性伤患者;多位于左侧
  - X线片表现:膈肌轮廓不规则、胃或肠疝入、纵隔向对侧移位
  - CT表现:锐利的不连续膈肌、大网膜脂肪或腹内脏器疝入、束腰样狭窄的内脏疝(衣领征)及胃、肠、肝脏的上三分之一与后肋紧贴(内脏依靠征)

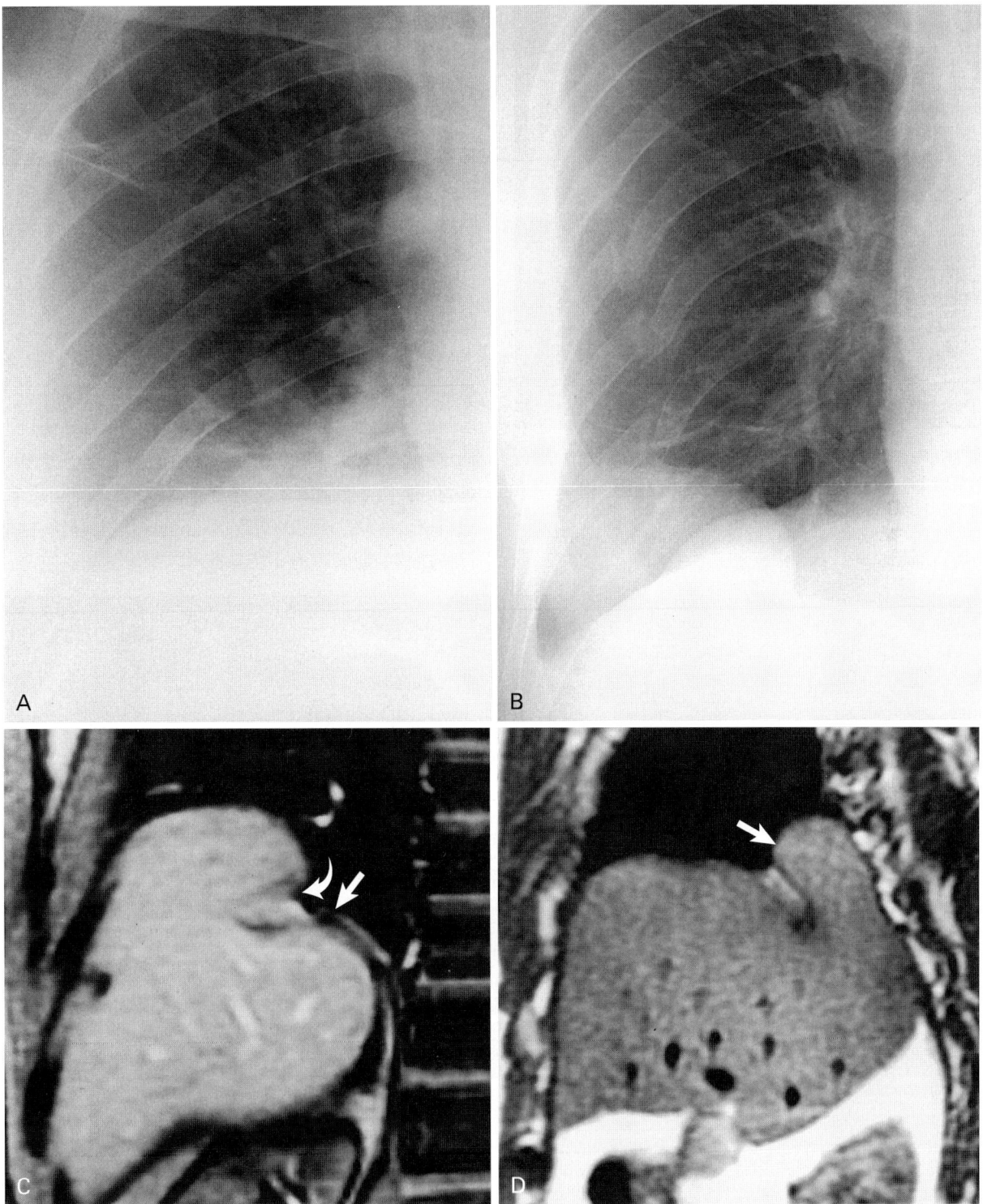

图 78.17 创伤性膈疝的 MRI 表现。(A)机动车事故后正位 X 线胸片显示右侧肋骨骨折、胸腔积液、右侧膈肌明显抬高。患者没有进一步检查评估就痊愈出院了。在右上腹部疼痛 4 个月后,外伤 11 个月后,后前位 X 线胸片(B)显示在右下胸部出现蘑菇形肿块、肋骨陈旧性骨折和右侧膈肌明显变钝。(C)自旋回波 T1 加权冠状面 MRI 显示右侧膈肌不连续(直箭)和肝脏穿过膈肌撕裂处形成的束腰样收缩(弯箭)。(D)矢状面 MRI 显示肝脏疝出的后部位置(箭)。(引自 Müller NL, Fraser RS, Colman NC, Paré PD. *Radiologic Diagnosis of Diseases of the Chest*. Philadelphia: WB Saunders; 2001.)

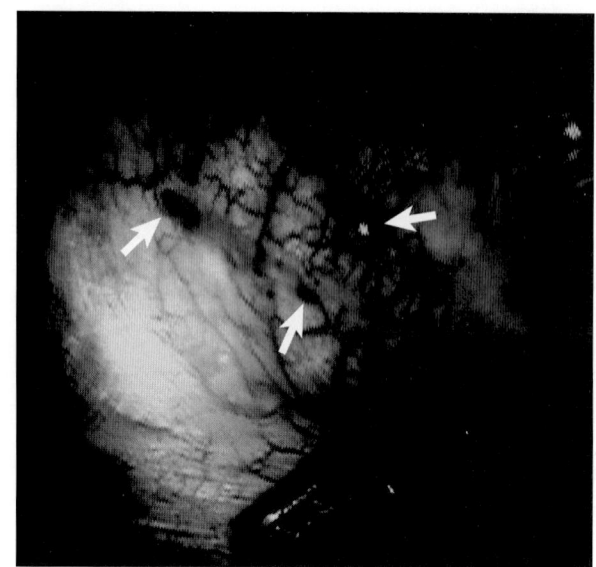

图 78.18　右侧横膈子宫内膜植入导致反复发生月经性气胸。胸腔镜手术图像显示右侧横膈上有圆形棕色的子宫内膜植入物(箭)。(经许可后转自 Walker CM, Takasugi JE, Chung JH, et al. Tumorlike conditions of the pleura. *Radiographics.* 2012;32:971 - 985.)(见彩色插页)

继发性肿瘤累及横膈,常见的是肺癌和间皮瘤经基底部胸膜的直接扩散。淋巴瘤、任何转移到胸膜的肿瘤及累及肺基底部、肝脏、膈下腹膜的肿瘤都可以转移到横膈。

(二)临床表现　良性肿瘤常不引起症状,除非体积太大,可引起呼吸短促,甚至呼吸衰竭的症状。大多数原发性恶性肿瘤患者会有上腹部或胸部疼痛、咳嗽、呼吸困难、胃肠道不适。

(三)影像学表现

1. 胸部 X 线　大多数横膈肿瘤 X 线表现为光滑或分叶状的软组织肿块在肺下部形成凹陷或突入肺下部。如果肿瘤侵犯了足够大范围的横膈,它可能会类似于膈肌抬高,并常合并胸腔积液。

2. CT　CT 是检查膈肌肿块最简单的方法(图 78.19)。当肿瘤很大时,可能无法确定其起源于膈、胸膜、肺、肝脏。在 CT 上,横膈脂肪瘤表现为均质的脂肪密度肿块(≈ −100 HU)。其他 CT 上原发性和转移性膈肿瘤表现为非特异性的软组织肿块。

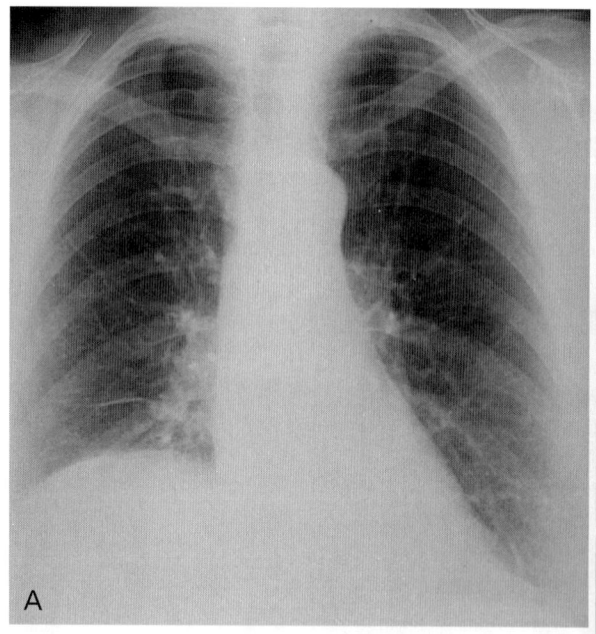

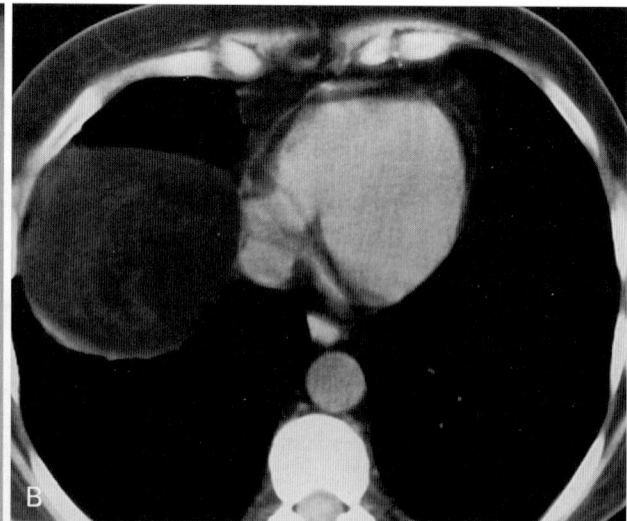

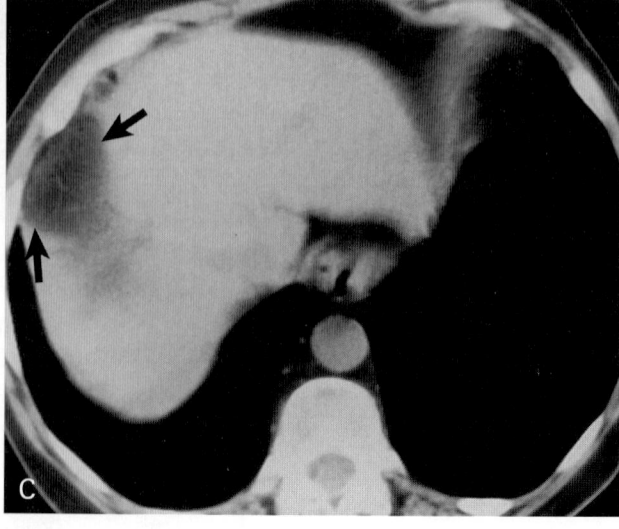

图 78.19　横膈脂肪瘤。(A)后前位 X 线胸片显示右侧横膈明显抬高。(B)轴面 CT 显示右侧下胸部一个大的圆形肿块。肿块主要由脂肪组成,有少量血管。(C)更靠近脚侧的轴面 CT 显示病灶的最低水平位置(箭)。手术切除肿瘤后证实为脂肪瘤。(引自 Müller NL, Fraser RS, Colman NC, Paré PD. *Radiologic Diagnosis of Diseases of the Chest.* Philadelphia: WB Saunders; 2001.)

推荐阅读

Desir A, Ghaye B. CT of blunt diaphragmatic rupture. Radiographics. 2012;32(2):477-498.

McCool FD, Tzelepis GE. Dysfunction of the diaphragm. N Engl J Med. 2012;366(10):932-942.

Nason LK, Walker CM, McNeeley MF, Burivong W, Fligner CL, Godwin JD. Imaging of the diaphragm: anatomy and function. Radiographics. 2012;32(2):E51-E70.

Walker CM, Takasugi JE, Chung JH, Reddy GP, Done SL, Pipavath SN, Schmidt RA, Godwin JD 2nd. Tumorlike conditions of the pleura. Radiographics. 2012;32(4):971-985.

参考文献见ExpertConsult.com.

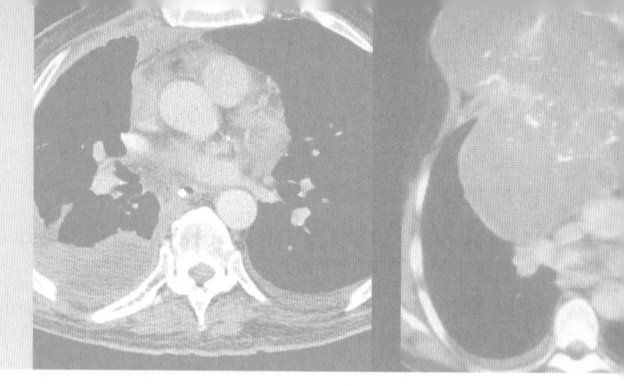

第79章

胸　壁

Tomás Franquet | Jaume Llauger

胸壁是由肌肉、骨骼、关节和软组织构成的复杂解剖结构,位于人体颈部和腹部之间。胸壁疾病包括先天性疾病和发育异常、外伤、炎症和感染性疾病,以及软组织疾病和骨肿瘤。由于胸壁疾病患者的临床表现多种多样且非特异性,因此影像学检查在胸壁疾病的确定诊断中起着关键作用。胸片对胸壁疾病的诊断价值有限。横断面影像检查,如 CT 和 MR 检查可精确定位病变部位,有些病例可明确诊断。[18]F-FDG PET-CT 可为胸壁肿块的诊断提供代谢信息。

要点:胸壁

- 由肌肉、骨骼、关节和软组织构成,位于人体颈部和腹部之间
- 胸壁疾病包括发育异常、外伤、炎症和感染性疾病以及肿瘤
- 胸壁肿瘤起源于骨骼或软组织

一、正常变异、先天性疾病和胸壁畸形

1%～2%的 X 线胸片检查可发现先天性肋骨畸形。这些畸形多为偶然发现,散在发生且无临床意义。它们主要包括颈肋、叉状肋、肋骨融合、肋骨发育不全、第 1 肋骨假关节和胸腔内肋骨。

颈肋常起源于第 7 颈椎(图 79.1),是一个额外的肋骨。其发生率约占总人口的 0.5%,其中双侧不对称的颈肋约占 45%～70%。单侧发生时,常在右侧。大多数颈肋为偶然发现,其可与第 1 肋骨的上面相连接,但无临床症状。仅不到 10%的患者可出现

胸廓出口综合征,这是由于颈肋压迫胸廓上口的神经和血管而产生的症状,包括感觉异常、疼痛、肌肉萎缩和同侧肢体活动受限。胸廓出口综合征的其他解剖因素包括斜角肌疾病、斜角肌先天性束带、第 7 颈椎横突过长。

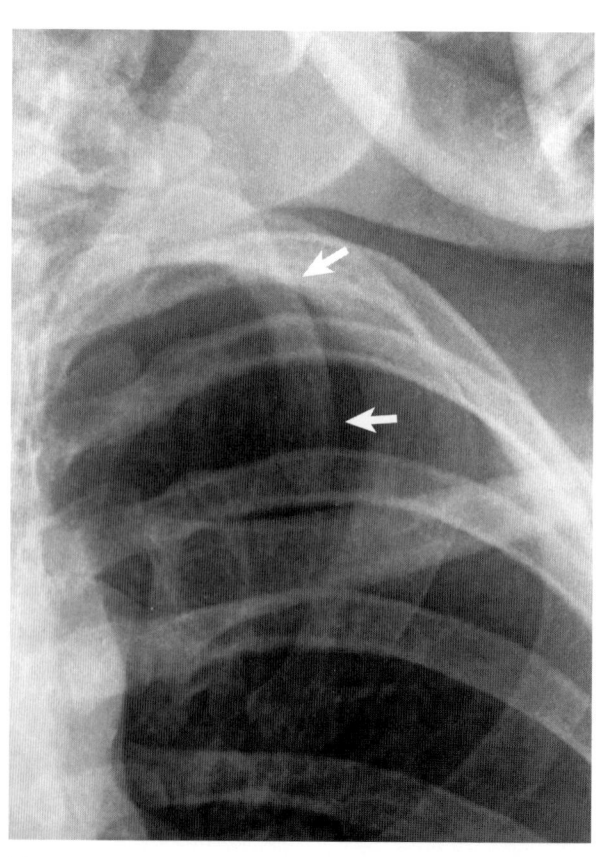

图 79.1 颈肋。X 线胸片局部放大图像显示:第 7 颈椎左侧发出多余的肋骨(箭)。

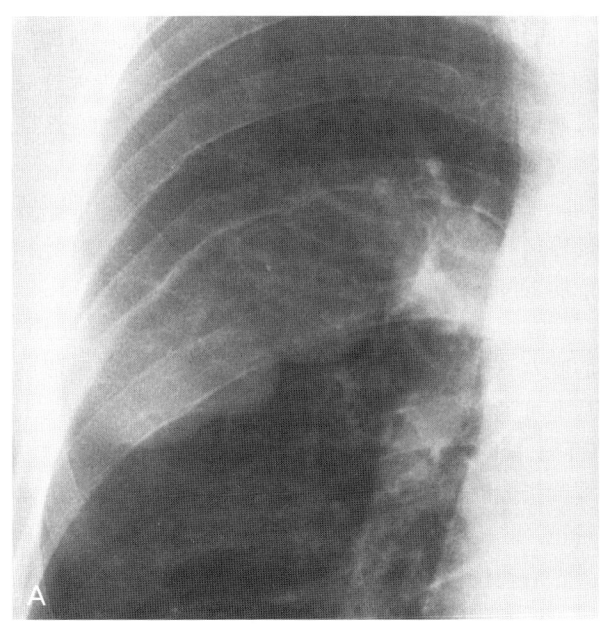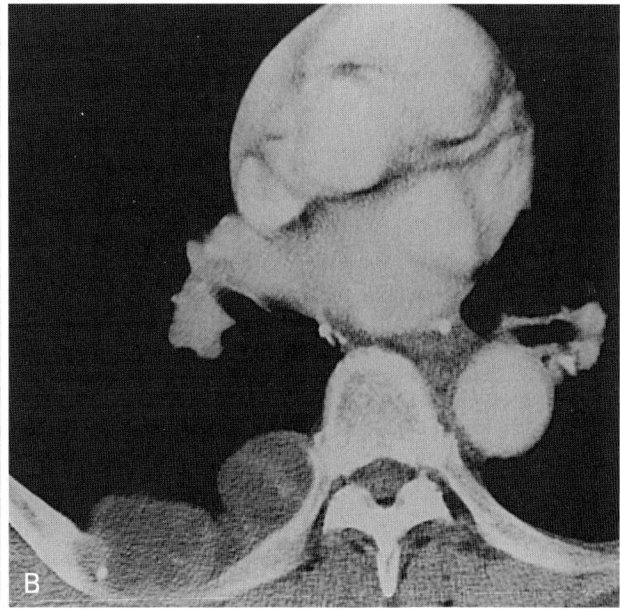

图 79.2 肋间神经鞘瘤。(A)前后位 X 线胸片上,右胸的放大图像显示相邻且平行于右侧第 7 肋骨软组织肿瘤。还注意到切迹和肋骨下表面的硬化,第 7、8 肋间隙的增宽。(B)增强 CT 显示肿瘤内可见不均匀的密度减低、囊性区,可见第 7 后肋骨的侵蚀。病理证实为肋间神经鞘瘤。(鸣谢 *Dr. Eun-Young Kang, Department of Radiology, Korea University Guro Hospital, Seoul, Republic of Korea. From Müller NL, Fraser RS, Colman NC, et al.* Radiologic Diagnosis of Diseases of the Chest. Philadelphia: Saunders; 2001.)

肋骨切迹常见于一个或多个肋骨下缘。胸主动脉缩窄是引起肋骨切迹最常见且最重要的原因。主动脉缩窄时,肋间后动脉血流增多,动脉扩张纡曲压迫肋骨形成切迹。这些动脉异常扭曲,并可延伸和侵蚀临近肋骨的上面。主动脉缩窄继发的肋骨切迹少见于 6~7 岁以下的患者,常在 10 岁左右形成。局灶性肋骨压迹也可由肋间神经瘤引起(图 79.2)。

要点:胸廓出口综合征

- 临床症状:颈肩部疼痛、麻木和上肢肌力减弱
- 发病机制:胸廓上口的神经(90%)和(或)血管受压
- 病因:创伤、长期姿势不良和先天性疾病(颈肋、斜角肌间隙异常、先天性斜角肌束带)
- 鉴别诊断:腕管综合征、脊髓神经根受压、脊髓肿瘤、臂丛疾病和神经肌肉疾病
- MRA:如怀疑锁骨下血管受压,它是有用、无创、安全的方法

(一) Poland 综合征 Poland 综合征是一种罕见的常染色体隐性遗传病,它包括一侧胸大肌部分或完全缺失和同侧短指并指畸形。其在活婴中的发病率据估计在 1:30 000~1:80 000。双侧发生罕见。男婴的发病率是女婴的 3 倍,75% 的患婴发生于右侧。相关疾病包括同侧手骨发育不全(短中指畸形伴并指、两节指骨、先天性缺指)、漏斗胸、上肢畸形、前胸壁其他畸形(胸小肌缺失、背阔肌和前锯肌发育不全、乳头和乳腺发育不全或不发育、肺疝、一侧胸廓及肋骨发育不全)。据报道,这些患者的白血病、非霍奇金淋巴瘤、肺癌和乳腺癌的发病率增加。

X 线胸片常可显示患侧正常腋窝褶皱缺失而形成的一侧高透亮区(图 79.3),偶见肋骨畸形。CT 或 MRI 检查常可确诊,两者均可显示胸大肌肉的缺失或发育不全(图 79.3)。这些技术可发现胸大肌胸肋端的缺失,也可清晰显示与胸壁缺损相关的畸形。

X 线胸片上一侧肺野弥漫性透亮度增高疾病的鉴别诊断包括 X 线伪影、患者运动、肺外疾病(Poland 综合征、乳腺切除、对侧胸腔积液和对侧软组织增厚)、气胸和肺部疾病(Swyer-James-McLeod 综合征、过度充气、由于血管畸形或局部支气管阻塞所致一侧肺血减少)。

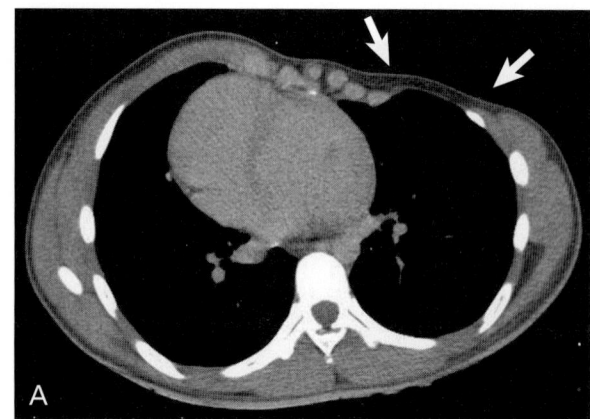

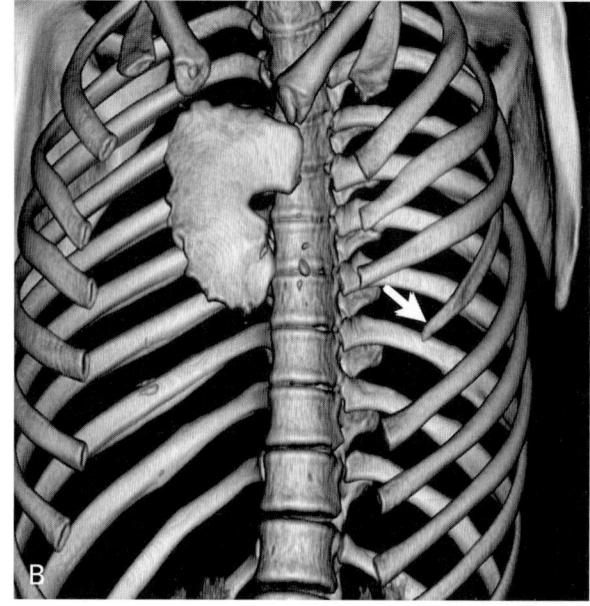

图79.3 Poland 综合征。(A)CT 可见左侧胸大肌缺如(箭)。(B)容积三维重建可见左侧肋骨发育不全(箭)。

要点:Poland 综合征特征

- 单侧部分或全部胸大肌缺失
- 常伴胸壁或同侧上肢的其他畸形
- 胸部正位片上可见一侧胸腔透过度增加
- CT 和 MR 检查有助于外科手术重建计划的制订

（二）漏斗胸 漏斗胸为前胸壁的凹陷,按凹陷程度可分为轻度、中度和重度。它是胸壁最常见的畸形,在活婴中的发病率约为1:1000,男性为主(3:1～5:1)。漏斗胸约占胸壁发育疾病患者中的90%。35%～45%的病例有家族史。漏斗胸在出生或出生后不久即可出现。漏斗胸为渐进性进展,胸骨凹陷的深度随着患者生长而增加,尤其是在青春期。

漏斗胸可与其他先天性畸形有关,包括脊柱侧弯(15%)、成骨不全症、Ehlers-Danlos 综合征、膈肌畸形和二尖瓣脱垂(20%～60%)。2%的患者与先天性心脏畸形有关,此类患者中约2%有马方综合征,这些患者通常是漏斗胸的最严重类型。

漏斗胸患者通常无临床症状或表现为胸部或背部疼痛,频繁运动会加剧症状。体检发现胸骨凹陷,前肋较胸骨向前突出。

在后前位 X 线胸片,漏斗胸会使右心缘模糊。心脏左移和转位而误以为心脏增大。在侧位 X 线胸片上可见典型的胸骨下部的凹陷和畸形(图79.4)。CT 或 MRI 检查可准确地确定缺陷的严重程度。"漏斗胸指数"(胸廓横径/胸廓前后径)>3.25 需要手术矫正。

后前位 X 线胸片右心缘模糊的鉴别诊断包括右肺中叶不张、右肺中叶肺炎、较大的右侧心包脂肪垫和先天性胸骨旁疝。在所有这些疾病中,侧位 X 线胸片均显示胸骨正常。

（三）鸡胸 鸡胸是一种前胸壁胸骨前部移位形成的突出畸形。它可以包含胸骨体,或者更罕见的包含胸骨柄(软骨柄突出)。鸡胸较漏斗胸少见(1:5),占胸壁畸形的5%～7%。男性较女性常见(4:1);存在胸壁畸形家族史的患者中其发病率约25%。

鸡胸患者常无临床症状,可出现劳力性呼吸困难或心律失常。体格检查即可确诊。侧位 X 线胸片显示胸骨前部突出。

（四）脊柱后侧凸 脊柱后侧凸是一种胸椎向后方(驼背)和一侧(脊柱侧弯)的异常弯曲。约80%的病例是先天性的。先天性的因素包括神经纤维瘤病Ⅰ型、半椎体、Friedreich 型共济失调、肌营养不良症、Morquio 综合征和马方综合征。继发于脊髓灰质炎、肌营养不良症或脑瘫的脊柱畸形可产生麻痹症状。

严重的脊柱后侧凸可导致肺和胸壁的顺应性下降,进而引起通气不足的限制性肺疾病,缺氧性血管收缩,并且最终导致肺动脉高压、肺心病、呼吸衰竭。在严重脊柱侧后凸畸形病例中,由于胸部和心脏的转位,X 线胸片将难以评估。脊柱侧凸弯曲通常凸出向右侧。约60%的神经纤维瘤病Ⅰ型患者可出现脊柱后侧凸,常累及下段胸椎的小段。

二、胸部钝器伤

钝性胸部创伤常由高能机械力所致,例如机动车事故、摩托车碰撞和跌倒。机动车辆撞击占钝性胸部创伤的80%,并与大面积创伤有关,其中许多创伤可

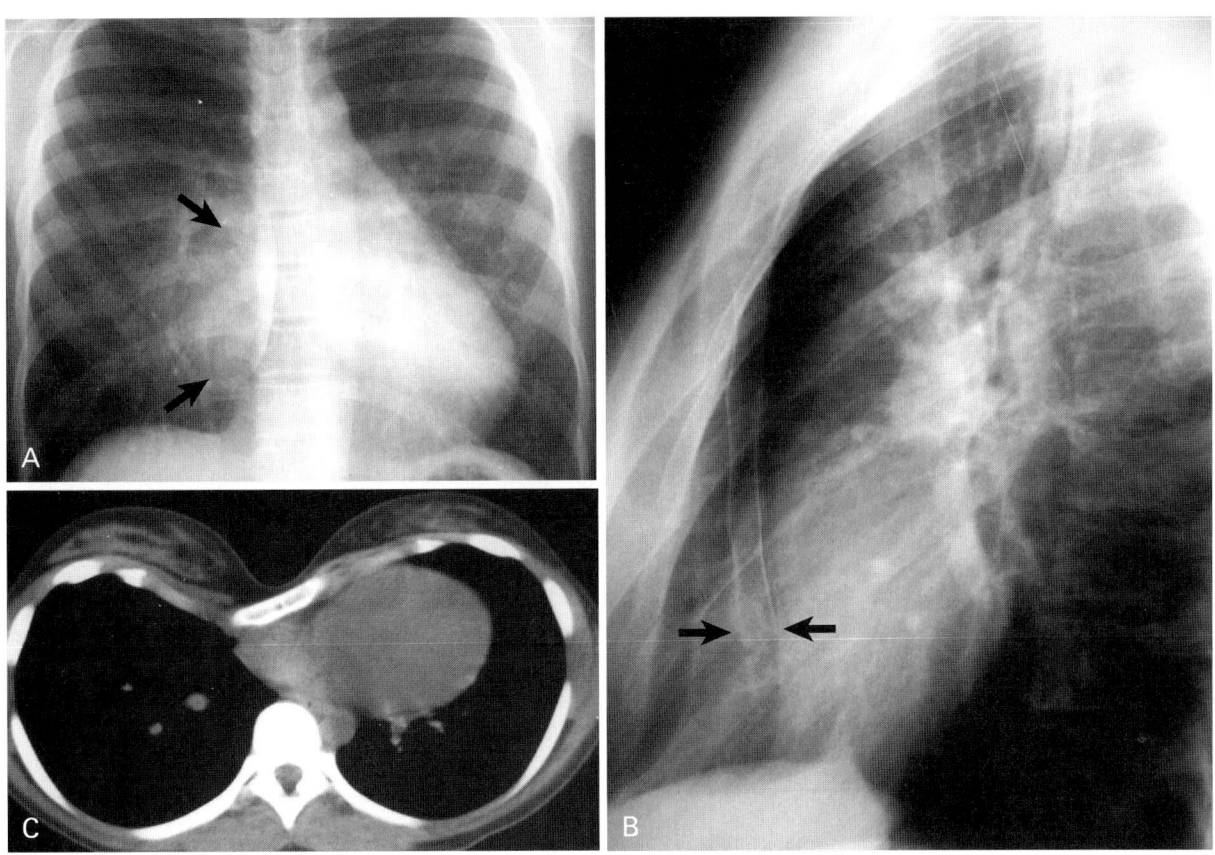

图 79.4 漏斗胸(A)后前位 X 线胸片显示右心缘模糊(箭)和心脏左移。(B)侧位 X 线胸片显示胸骨后移(箭)。(C)CT 显示重度漏斗胸,可见双肺受压和心脏左移。

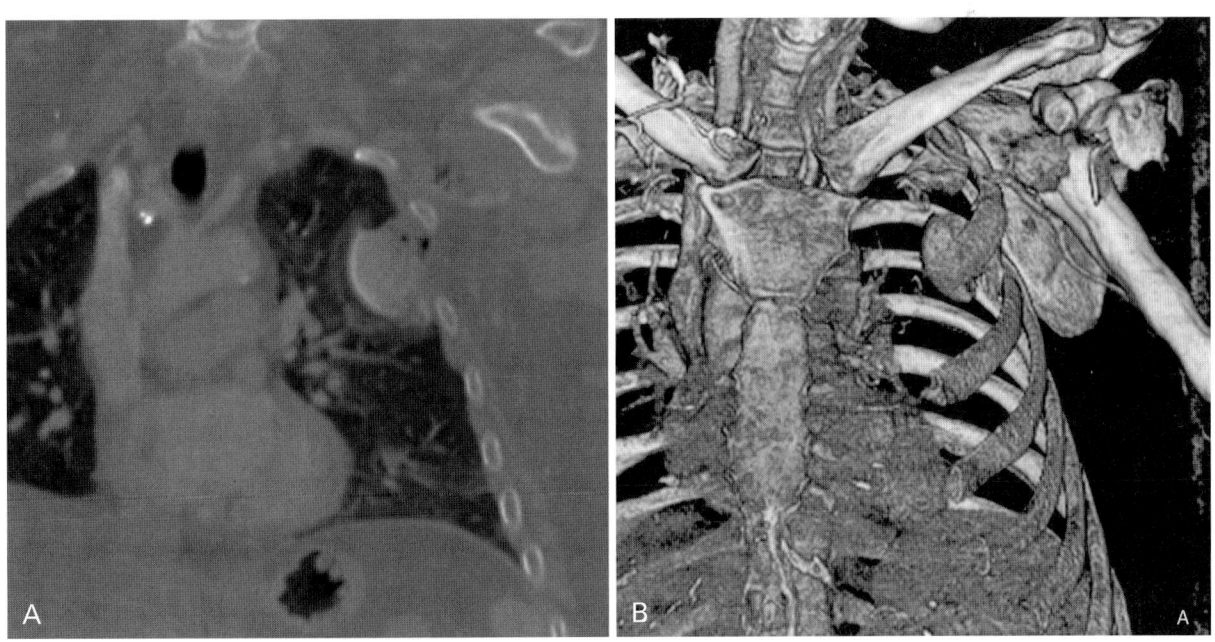

图 79.5 胸壁创伤后,胸廓内肱骨头骨折和脱位。冠状面 CT(A)和三维重建图像(B)显示左肱骨头骨折并向胸廓内移位。

危及生命(图 79.5)。肋骨骨折是最常见的胸部损伤,占钝性胸部外伤的 10% 和约 40% 的患者中,有 40% 患有严重创伤。后前位 X 线胸片应当是首先(常是唯一)在轻度创伤后可疑肋骨骨折患者中的检查方式。在高能钝性创伤患者的检查中,CT 比 X 线胸片敏感,它可显示"正常"X 线胸片上的创伤。钝性胸部创伤在第67章有进一步的详细论述。

三、炎症和感染性疾病

发生在胸壁上的炎症和感染性疾病多种多样。这些病变的范围包括从不明病因炎症到急性或慢性感染性病变,可累及骨、关节或软组织。感染包括化脓性、结核性、真菌性和一些其他少见感染。胸壁最常见的感染是胸骨正中切开术后的感染。感染和血肿可累及胸骨前方(蜂窝织炎、窦道、脓肿)、胸骨(骨髓炎)或胸骨后区(纵隔炎、脓肿)。尽管X线胸片检查依然是可疑胸壁感染病例的首选影像学检查方法,超声、CT和MRI对诊断感染也十分有价值,而且可以互补。CT可更准确地发现骨质破坏,而超声和MRI可较好地显示软组织病变。胸骨柄或胸骨后区的感染表现为粘连、窦道、软组织增厚伴气泡,或周边强化的包裹积液(脓肿)。当软组织异常,伴骨质破坏、骨间裂隙或严重脱钙时应考虑胸骨骨髓炎(图79.6)。

原发性胸壁软组织感染罕见,可发生于直接感染(刺伤)或其他部位播散,偶尔可因感染血行播散所致。软组织感染可分为坏死性筋膜炎(累及皮下脂肪及浅筋膜)和化脓性肌炎(仅累及肌肉组织)。

坏死性筋膜炎是一种在皮下组织迅速蔓延的感染,其特点是产生自发性坏疽和气体。CT扫描能提供疾病范围和有关积液方面的信息,有利于疾病的正确诊断和治疗(图79.7)。

自溃性脓胸是因脓肿经胸膜渗漏引起,其内层物进入胸壁的皮下组织(图79.8)。虽然肺结核是最常见的引起脓胸的病因,其他病原体,如放线菌、金黄色葡萄球菌、鸟-胞内分枝杆菌和烟曲霉也可引起该病。

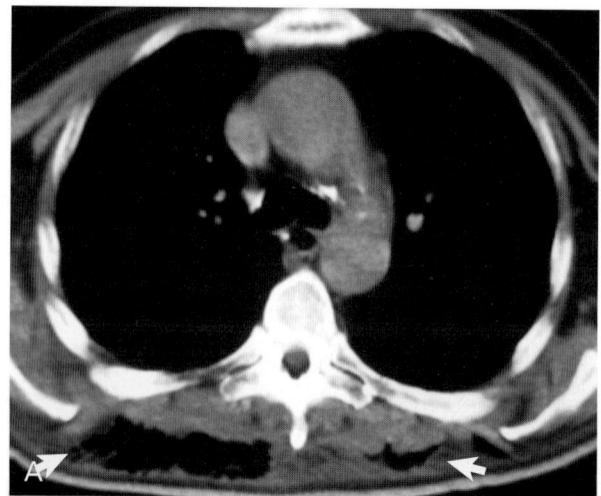

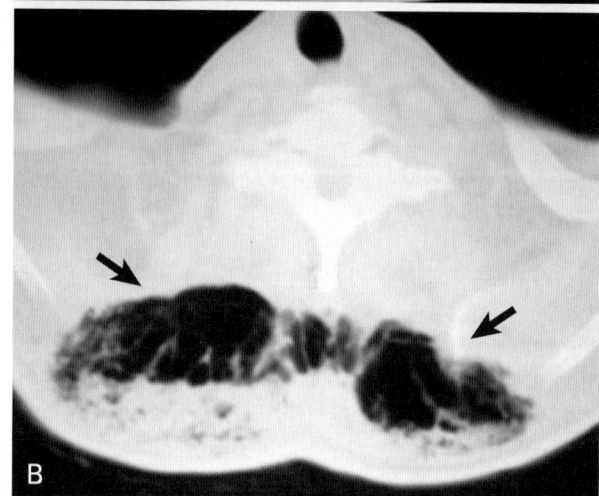

图79.7 坏死性筋膜炎。(A)和(B)CT显示大量气体积聚(箭)分离后胸壁筋膜层。

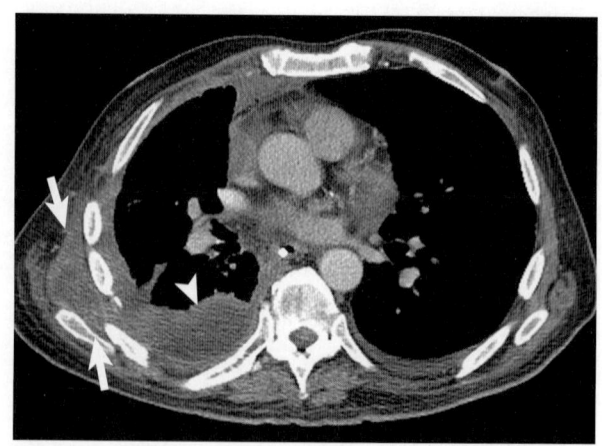

图79.8 肺结核引起的脓胸。增强CT显示右胸腔积液(箭头),右胸壁病变呈双凸状,病灶中央可见密度减低区(箭),与局灶性结核性胸壁脓肿一致。

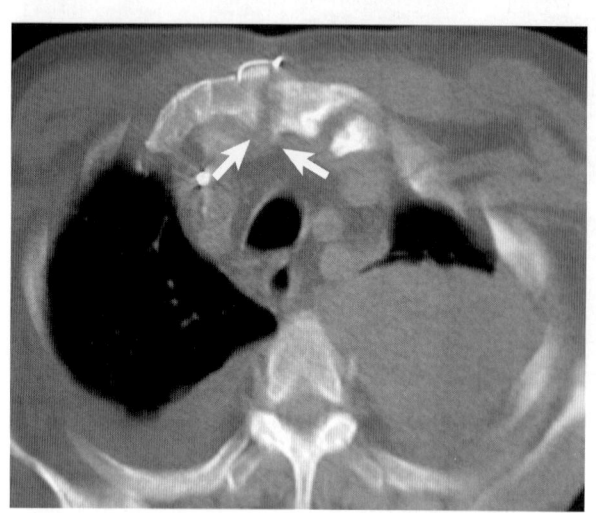

图79.6 冠状动脉搭桥术后,胸骨裂开及金黄色葡萄球菌感染。CT显示胸骨裂开(箭),也可见双侧胸腔积液。

（一）SAPHO 综合征 SAPHO 综合征（滑膜炎、痤疮、脓疱病、骨质增生、骨髓炎）是一种罕见的慢性自身免疫疾病，表现为化脓性汗腺炎、严重的痤疮，有时可见特殊的无菌性骨关节疾病。SAPHO 综合征发病率无性别差异，可发生于任何年龄，但主要见于中青年人。SAPHO 综合征的临床表现各异。骨关节疾病可引起疼痛和软组织肿胀，可不伴有皮肤损伤。

损伤最常见的部位是肋-胸-锁骨区域，可见于 70%～90%的患者。典型的影像学表现包括骨质增生和骨质硬化伴关节间隙变窄或关节强直（图 79.9），也可见骨质破坏，包括溶骨区和侵蚀，累及脊柱、骶髂关节或长管状骨较少见。鉴别诊断包括骨髓炎、脊椎炎、骨肉瘤、尤因肉瘤、Paget 病、转移瘤和骨缺血性坏死。

要点：SAPHO 综合征
滑膜炎、痤疮、脓疱病、骨质增生、骨髓炎 • 病因不清 • 累及胸锁区域的骨肥厚和骨硬化 • 脊柱及附件也可累及 • 皮肤病变可能不存在或出现在骨骼病变之前或之后

（二）Paget 病 Paget 病（PD）也称畸形性骨炎，是一种病因不明的慢性代谢性骨骼疾病，多发生在 40 岁以上人群中，约占总人群中的 3%～4%。PD 易发生于中轴骨骼，它也可以侵袭骨骼系统中任意部位。Paget 病可以侵袭单一骨（单骨型），也可以侵袭多处骨（多骨型）。单骨型 Paget 病常在 X 线检查其他病变时偶然发现。最常见的受累部位是骨盆（占所有病例的 30%～75%），其次是脊柱（占所有病例的 29%～75%），累及肋骨（1%～4%）、肩胛骨、锁骨少见。也有报道脊椎或肋骨的 Paget 病肉瘤样恶变为骨肉瘤。

X 线可为 Paget 病的诊断提供足够的特征性表现：受累骨的增粗和骨小梁粗大稀疏（图 79.10）。锝-99（^{99m}Tc）标记的双磷酸盐比 X 线片更易诊断 Paget 病。肋骨硬化的鉴别诊断包括慢性骨髓炎、SAPHO 综合征、Paget 病、骨软骨瘤、骨纤维结构不良和硬化型转移瘤。

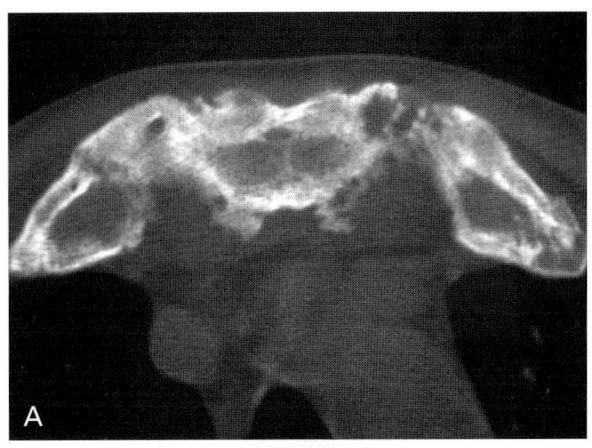

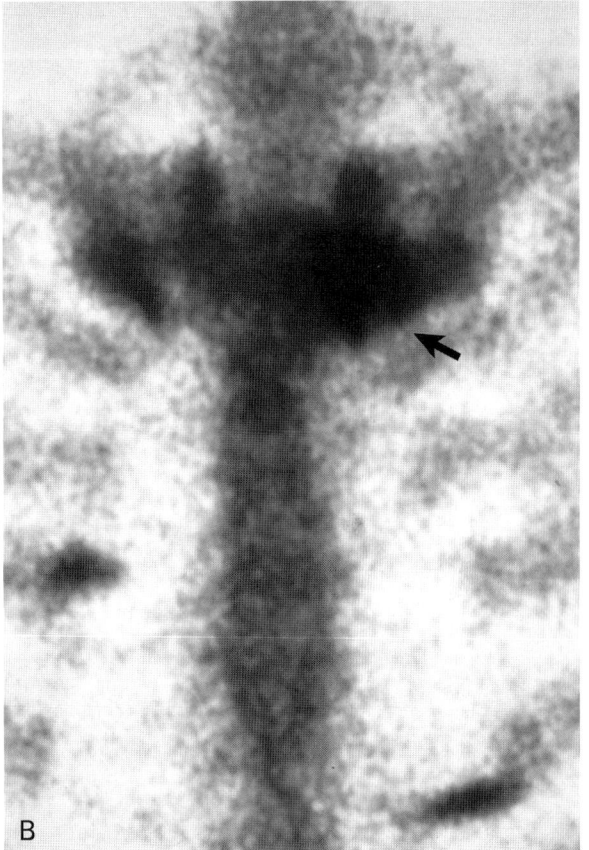

图 79.9 SAPHO 综合征（滑膜炎、痤疮、脓疱病、骨质增生、骨髓炎）。（A）CT 显示胸骨和锁骨内侧骨质增生及硬化。（B）^{99m}Tc 骨扫描显示标记物在胸锁关节区浓聚（箭）。

四、胸壁肿瘤

胸壁肿瘤少见，约占胸腔恶性肿瘤的 5%。它可以发生于胸壁的任何组织：骨、软骨、肌肉、脂肪、纤维结缔组织、神经和脉管（血管或淋巴管）。手术前很难区分肿瘤的良、恶性。虽然 X 线片可发现 20%以上的病变，但是横断面检查（CT 和 MRI）是诊断胸壁肿瘤的主要检查方式。结合临床、放射和病理诊断可明确诊断。在成人中，最常见的良性胸壁肿瘤是脂肪瘤

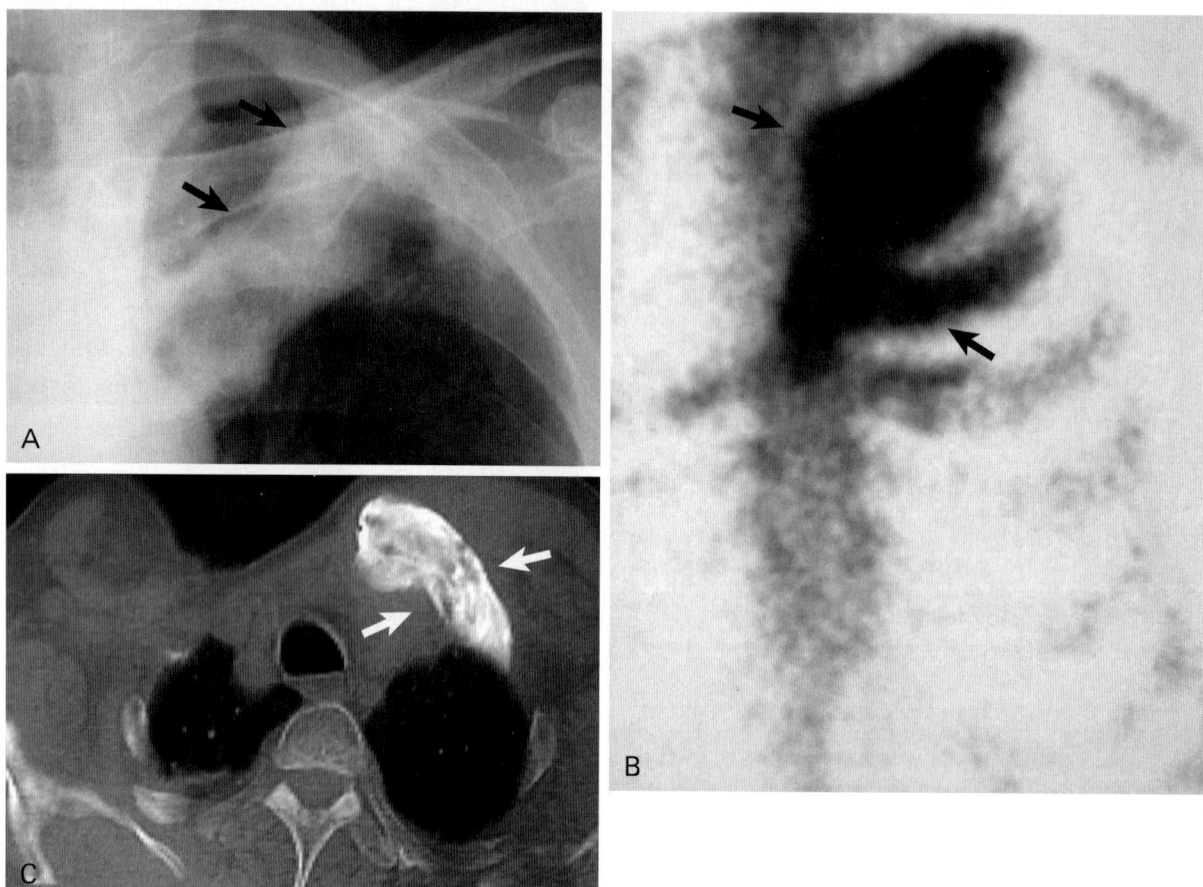

图 79.10 胸壁 Paget 病。(A)第 1 肋骨 Paget 病。X 线胸片放大图像显示特征性骨质受累,肋骨膨大,密度增高,骨皮质增厚,骨髓腔变窄(箭)。(B)左锁骨 Paget 病。99mTc 骨扫描显示左锁骨和相邻的肋骨浓聚(箭)。(C)左锁骨 Paget 病。在相应的上胸部 CT 上,可见锁骨内 1/3 增大,骨小梁增粗和骨皮质增厚(箭)。

和骨软骨瘤,最常见的恶性胸壁肿瘤是未分化多形性肉瘤(原恶性纤维组织细胞瘤)。在儿童中,最常见的原发性胸壁恶性肿瘤是小圆细胞肿瘤,包括周围型神经外胚层肿瘤(PNET)和横纹肌肉瘤。

(一)良性骨肿瘤 胸壁良性骨肿瘤比恶性骨肿瘤少见。它们起源于血管、神经、骨、软骨或脂肪组织。一些肿瘤具有特征性影像学表现,可以术前诊断。在其他病例中,影像在肿瘤治疗方面起重要作用,包括分期、活检术路径的制订和随访评估。纤维异常增殖症和骨软骨瘤是最常见的胸壁良性骨病变。较少见的病变包括内生软骨瘤、软骨黏液纤维瘤、骨样骨瘤、动脉瘤性骨囊肿和骨巨细胞瘤(图 79.11)。

1. 骨纤维异常增殖症 骨纤维异常增殖症是一种非遗传性骨骼疾病,是由于在骨骼生长期间,其髓质骨被纤维组织所取代所致。骨纤维异常增殖症是最常见的胸壁原发性骨骼疾病,约占良性骨骼疾病的 30%。全身各部位骨骼均可以发生。它有两种形式:

单骨型(总病例的 80%)和多骨型(总病例的 20%)。多骨型可为 McCune-Albright 综合征(骨纤维异常增殖症、斑片状皮肤色素沉着、性早熟)或 Mazabraud 综合征(骨纤维结构不良及其邻近肌肉黏液瘤)的一部分。

单骨型骨纤维异常增殖症最常发生在肋骨(28%)、股骨(23%)、胫骨或颅面骨(10%~25%)。其常见的并发症是病理性骨折和骨骼畸形。

纤维异常增殖症的常见放射学表现包括骨髓腔内溶骨性病变,扇形骨内膜伴或骨膨胀(图 79.12)。通常无骨膜反应。病变部位被一层厚而增生硬化骨(壳征)包绕。病变基底部常平滑且密度一致,呈磨玻璃样。可见不规则的硬化区,可伴或不伴钙化。CT 和 MRI 可更精确评估病变的形态、位置和范围。

2. 骨软骨瘤 骨软骨瘤是最常见的原发性骨肿瘤,占骨肿瘤 10%~15%。它的特点是从受累骨的表面呈骨性生长并覆盖软骨帽。其中央的骨髓与受

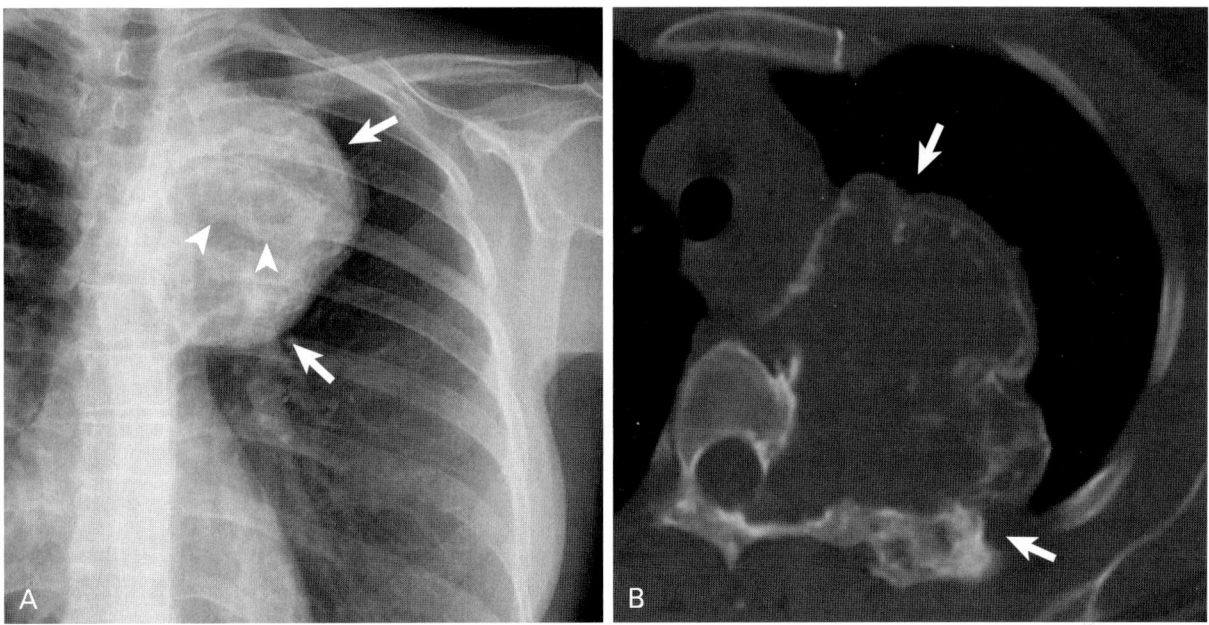

图 79.11 巨细胞瘤。(A)X 线胸片局部放大图像显示左侧胸椎与肋骨交界处(箭)一较大、分叶状高密度肿块,可见左后第 5 肋(箭头)的增大和密度增高。(B)CT 可见直径较大的肿块,呈溶骨性,位于肋骨与脊椎交界处(箭)。

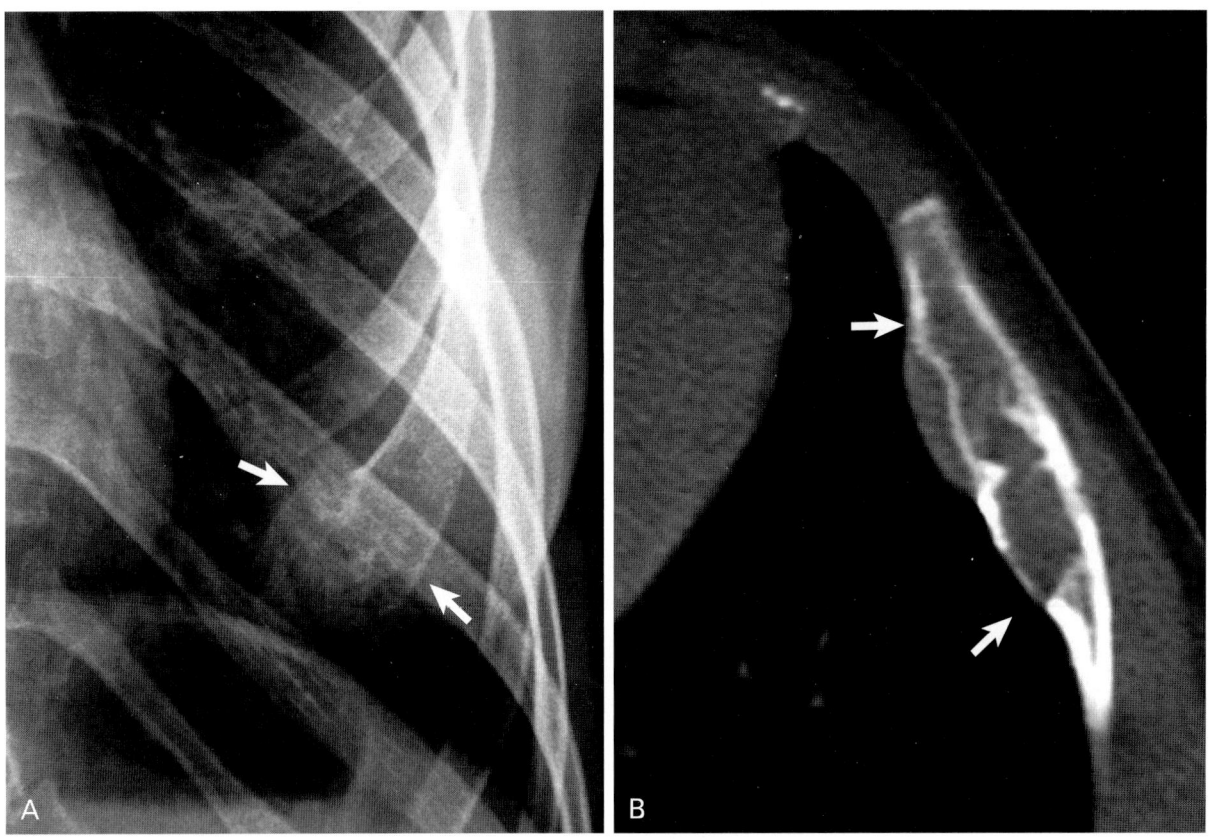

图 79.12 纤维异常增殖症。(A)X 线胸片局部放大图像显示第 6 前肋膨胀性、溶骨性病变(箭)。(B)相应 CT 可见肋骨上较大溶骨性病变。病变引起骨皮质变薄和肋骨膨胀(箭)。

累骨的骨髓相连,其外周由与受累骨相连续的骨皮质和骨膜所包绕。大多数骨软骨瘤生长在长骨的干骺端。患者常在10~20岁明确诊断。

在肋骨良性病变中,骨软骨瘤是继骨纤维异常增殖症之后的最常见病变。孤立性胸壁软骨瘤少见。但在遗传性多发性骨软骨瘤患者中,近一半有肋骨或肩胛骨骨软骨瘤。X线胸片上骨软骨瘤表现为伴有软骨帽钙化的肋骨畸形或肋骨膨胀性改变。CT对脊椎、肋骨或肩胛骨骨软骨瘤(图79.13)的评估非常有价值。继发于肋骨骨软骨瘤少见的并发症包括自

发性血胸、脓胸、硬膜外脊髓压迫、Horner综合征以及恶变。

3. 软骨黏液样纤维瘤 软骨黏液样纤维瘤是一种罕见、生长缓慢的良性骨肿瘤,占良性骨肿瘤的0.5%~1%。它常见于大龄儿童及青年人的长管状骨,尤其是靠近膝关节的胫骨和股骨。胸壁和肋骨的软骨黏液样纤维瘤极其罕见。在X线片上,软骨黏液样纤维瘤表现为边界清晰的溶骨性病变。肿瘤常可见骨硬化边,呈分叶状(图79.14)。鉴别诊断包括软骨肉瘤和骨膜软骨瘤。与其他常见软骨病变不同,

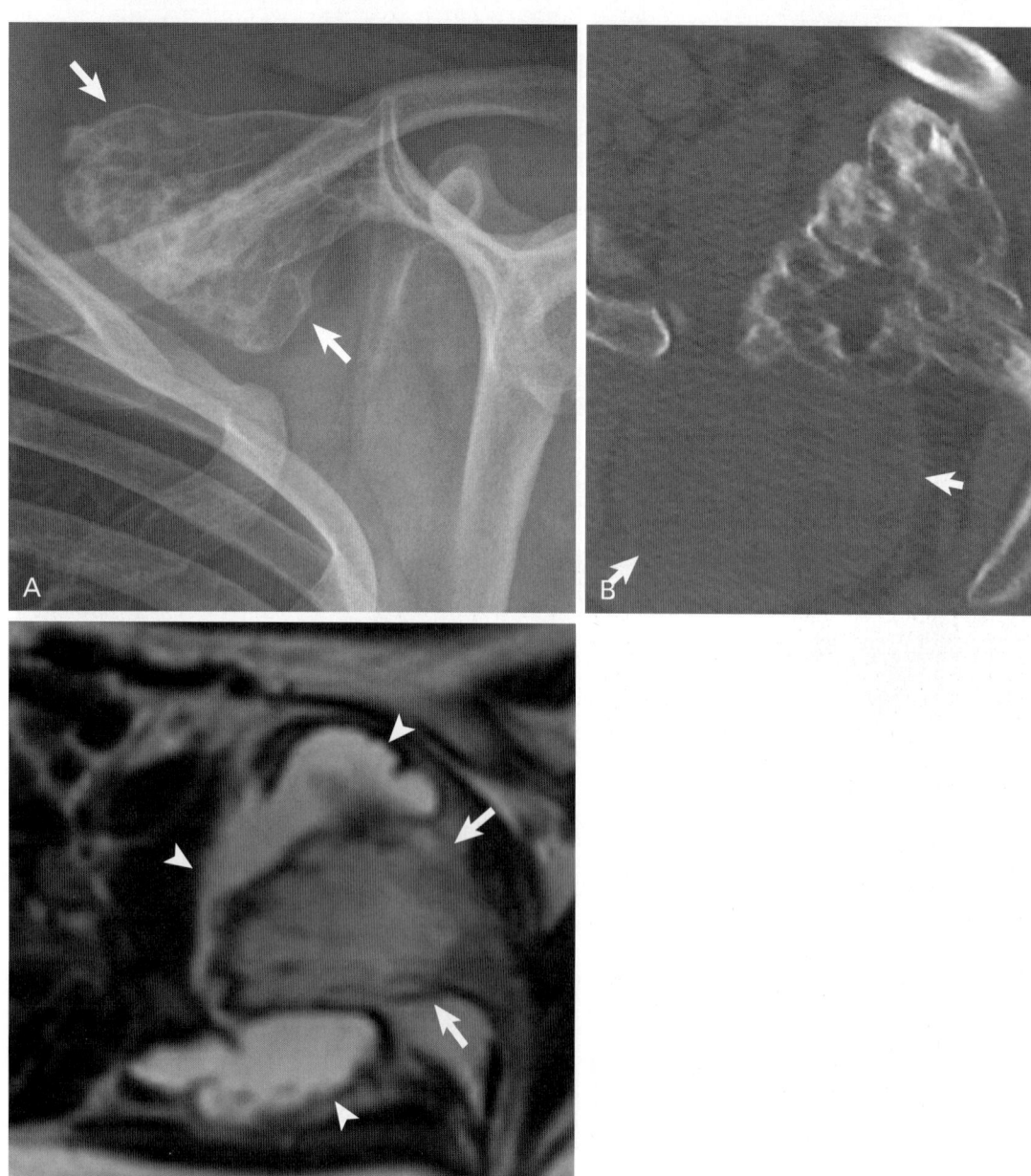

图79.13 肩胛骨骨软骨瘤。(A)常规X线片显示一个较大、分叶状肿块影(箭)与肩胛骨相连。(B)CT可清楚地显示病灶的骨皮质、髓质与肩胛骨(长箭)相连。并可见与之相关的积液,提示滑囊炎(短箭)。(C)轴面T2WI可见外生性骨疣(箭)和病灶周围积液(箭头)。

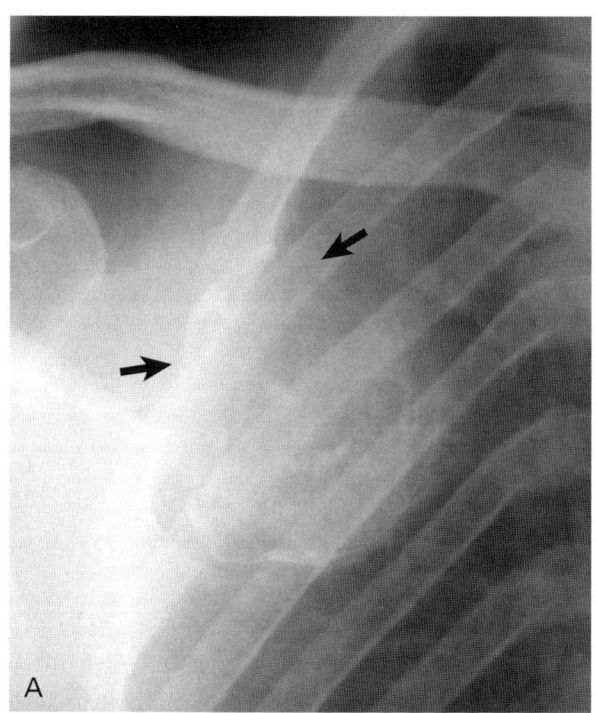

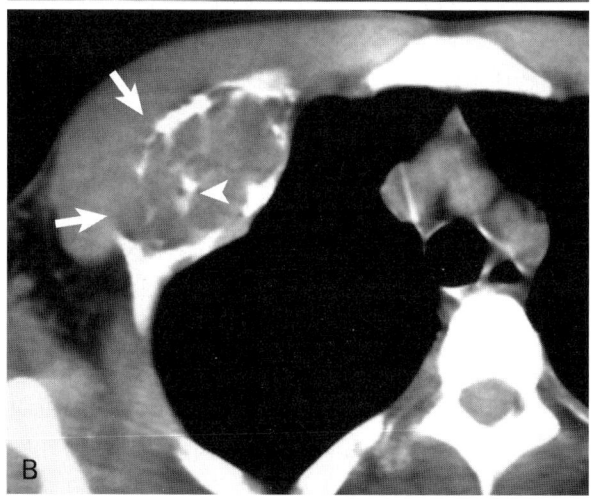

图 79.14 肋骨纤维软骨瘤。(A)X 线胸片局部放大图像显示肋骨膨胀性溶骨性病变(箭)。(B)CT 显示前胸壁膨胀性、溶骨性肿块。肿瘤引起骨质膨胀和骨皮质变薄(箭),其内可见较大钙化灶(箭头)。

在软骨黏液纤维瘤病例中仅 2%～13% 可见钙化。MRI 表现为 T1 信号相对均匀,T2 高信号,增强后呈不均匀强化。软骨黏液纤维瘤伴继发性动脉瘤样骨囊肿的区域可见液-液平面,表现为多种成分混杂。

(二) 恶性骨肿瘤 软骨肉瘤是肋骨最常见的原发性恶性肿瘤,其次是浆细胞和淋巴瘤。骨肉瘤和未分化多形性肉瘤(以往称恶性纤维组织细胞瘤)较少见。在临床上,恶性胸壁肿瘤常表现为肿瘤体积较大,疼痛,迅速生长。

要点:胸部良性骨肿瘤

少见病变

- 常在 X 线胸片上偶然发现病灶
- 骨纤维结构不良常累及肋骨
- 骨软骨瘤是胸壁最常见的良性骨肿瘤
- 遗传性多发性骨软骨瘤患者常可见胸壁软骨瘤

(三) 软骨肉瘤 软骨肉瘤是最常见的胸壁原发性恶性骨肿瘤,占原发性恶性骨肿瘤的 30%,以及所有原发肋骨肿瘤的 33%。大多数软骨肉瘤为原发,起源于骨髓腔。继发性软骨肉瘤起源于良性软骨肿瘤,如内生软骨瘤或骨软骨瘤。原发性软骨肉瘤患者常见于 40～60 岁。

与良性软骨肿瘤不同,软骨肉瘤好发于躯干骨,最常于长管状骨(45%)和中轴骨骼(骨盆 25%),较常于肋骨(8%)、肩胛骨(5%)和胸骨(2%)。约 90% 的胸部软骨肉瘤发生于前肋或肋软骨交界处,常见于 5 根肋骨。

肋骨或胸骨软骨肉瘤的 X 线片常显示一个较大的矿物质沉积的肿块,伴特征性环-弧形钙化。CT 和 MRI 表现出含较大软组织肿块的骨质破坏病变(图 79.15)。在 MRI 上,软组织区在 T1WI 上呈类似于骨骼肌的等信号。在 T2WI,软骨部分呈高信号,被低信号隔膜所包绕(图 79.16)。在所有扫描序列上,钙化呈低信号。增强后,可见特征性外周和分隔强化。

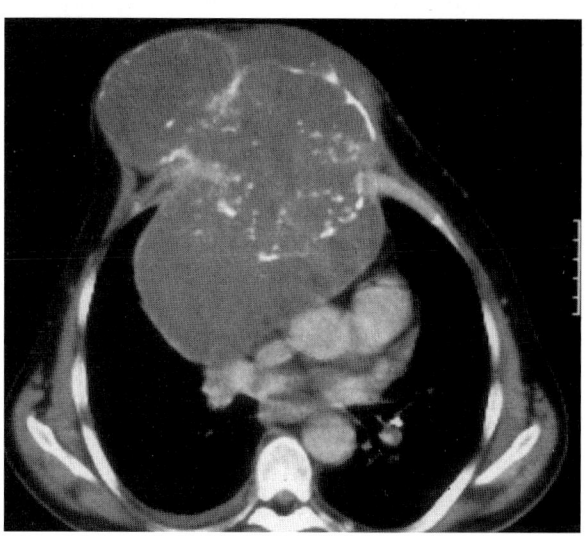

图 79.15 胸骨软骨肉瘤。增强 CT 可见较大、低密度和部分钙化的肿块替代了胸骨,并使纵隔结构移位。

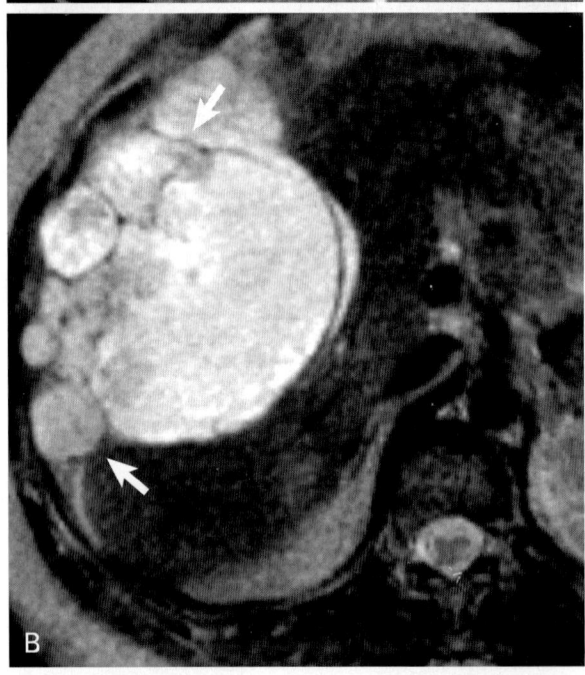

图 79.16 胸壁软骨肉瘤。男性,伴无痛、缓慢生长的胸壁肿块。(A)肝脏水平增强 CT 显示肝右叶和胸壁之间混杂、低密度肿块伴部分软骨钙化(箭头)。(B)T2WI 显示高信号、不均质、分叶状肿块,其内可见分隔,呈低信号(箭)。

总之,这些肿瘤对化疗或放疗无反应,完整广泛的局部手术切除是主要的治疗手段。肿瘤的大小和部位决定手术切除的范围,包括病灶累及的相邻结构,如肺组织、心包或血管。

(四)骨肉瘤 骨肉瘤为一组具有恶性骨肿瘤共同表现的若干疾病,这些恶性肿瘤具有恶性间质细胞产生的骨样组织或未成熟骨。骨肉瘤是骨骼系统中

> **要点:软骨肉瘤**
>
> **胸壁最常见的原发恶性肿瘤**
> - 大多数胸壁病变伴软骨钙化的为软骨肉瘤
> - 肋骨病变通常起源于肋骨软骨交界处
> - 肿瘤可见较大的骨质破坏伴环状和拱形钙化
> - CT 或 MRI 是该病的主要检查方式

最常见的原发性肉瘤,约占所有原发性骨肉瘤的 20%。大多数骨肉瘤患者在 20~30 岁发病,这段时间是骨骼生长的活跃期。最典型的发病部位有股骨(42%)、胫骨(19%)和肱骨(10%)。仅 1%~2% 的原发性骨肉瘤发生于胸壁。肋骨和肩胛骨是胸壁受累最常见部位。

通常,骨肉瘤为髓腔内硬化区与溶骨区相互融合的混合表现。病理上显示侵袭性表现:骨皮质中断、侵袭性骨膜反应和软组织肿块。偶尔骨肉瘤可为完全成骨性或完全溶骨性表现。肋骨骨肉瘤的 X 线表现是胸膜外肿块伴肋骨骨质破坏。CT 表现包括为中心骨化、坏死和出血的混杂性肿块。如果 CT 发现肋骨中心肿块内部致密钙化,应考虑骨肉瘤(图 79.17)。MRI 可显示大量软组织成分特征,表现为与肌肉相比,T1 高信号,T2 混杂信号到高信号,基质矿化信号丢失。

(五)原发神经内分泌肿瘤 胸部的原发神经内分泌肿瘤罕见,它是小圆形细胞、生长迅速的肿瘤,预后差。它常见于儿童和青少年,在组织学、免疫组织化学和细胞遗传学方面,它与尤因肉瘤相似。男性发病率是女性的两倍。约 40% 的尤因肉瘤侵犯扁平骨,最常见于骨盆、肩胛骨、肋骨(6%)。肿瘤累及扁平骨或短管状骨,肿瘤常可见溶骨区与硬化区相间存在的混合区。骨皮质破坏、骨膜反应和软组织肿块是病变的常见表现。在传统放射学上,常见溶骨性病变,伴骨质破坏的范围不成比例的较大的软组织肿块(图 79.18)。在 CT 上,许多肿瘤显示病变较大,密度混杂,代表病灶内出血、坏死或囊变。原发神经内分泌肿瘤在 T1WI 上常可见与肌肉等信号或呈高信号。在 T2WI 上,肿瘤常显示不均匀高信号(图 79.19)。在儿童和青少年原发神经内分泌肿瘤的鉴别诊断上应包括神经母细胞瘤、横纹肌肉瘤和非霍奇金淋巴瘤。

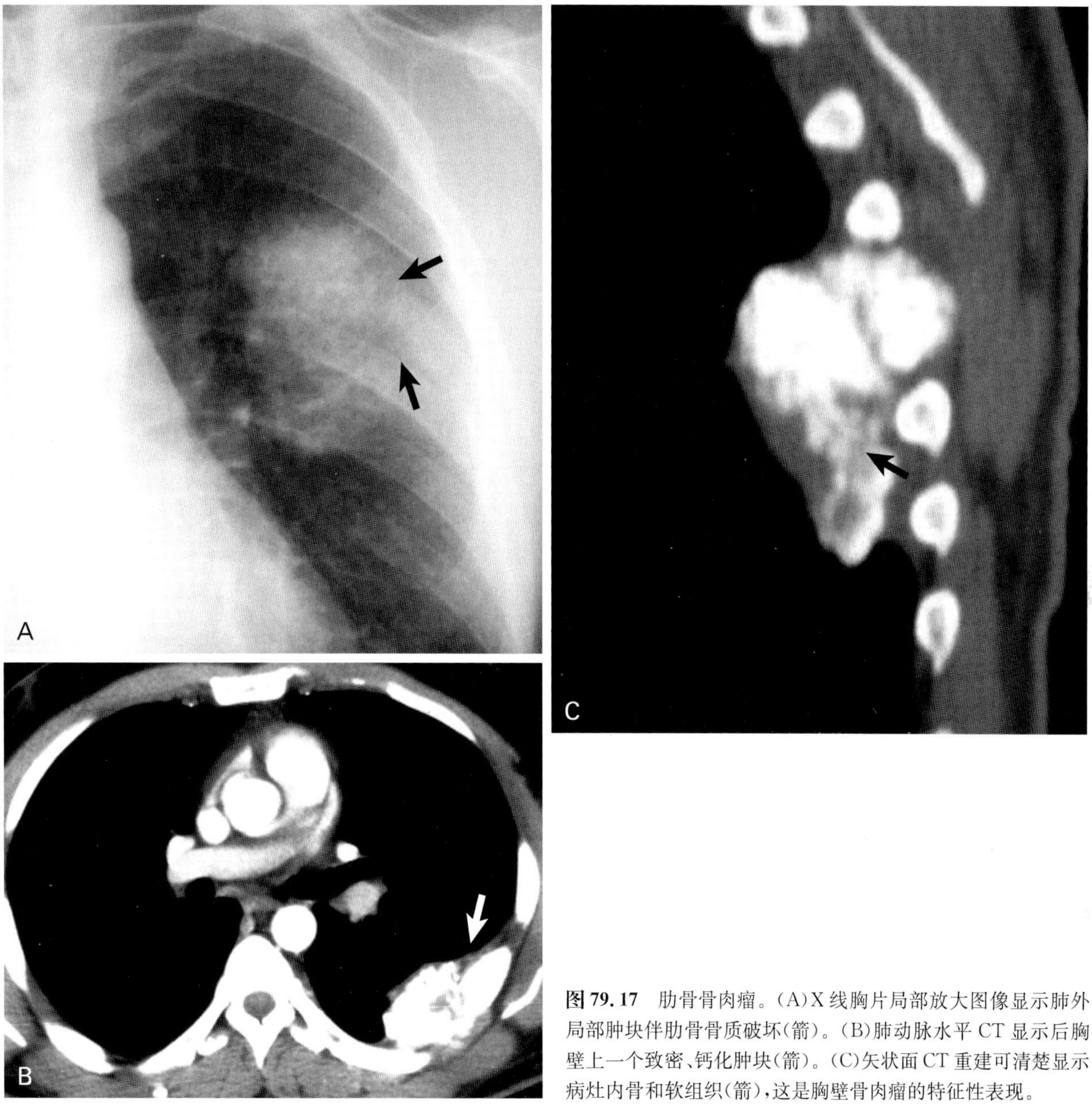

图 79.17　肋骨骨肉瘤。(A)X 线胸片局部放大图像显示肺外局部肿块伴肋骨骨质破坏(箭)。(B)肺动脉水平 CT 显示后胸壁上一个致密、钙化肿块(箭)。(C)矢状面 CT 重建可清楚显示病灶内骨和软组织(箭),这是胸壁骨肉瘤的特征性表现。

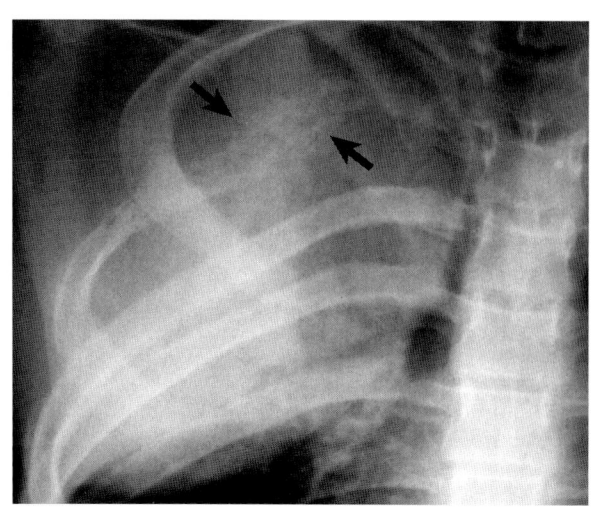

图 79.18　16 岁男孩肋骨原发性神经外胚层瘤。X 线胸片局部放大图像显示肺外肿块,伴相邻肋骨骨质破坏(箭)。

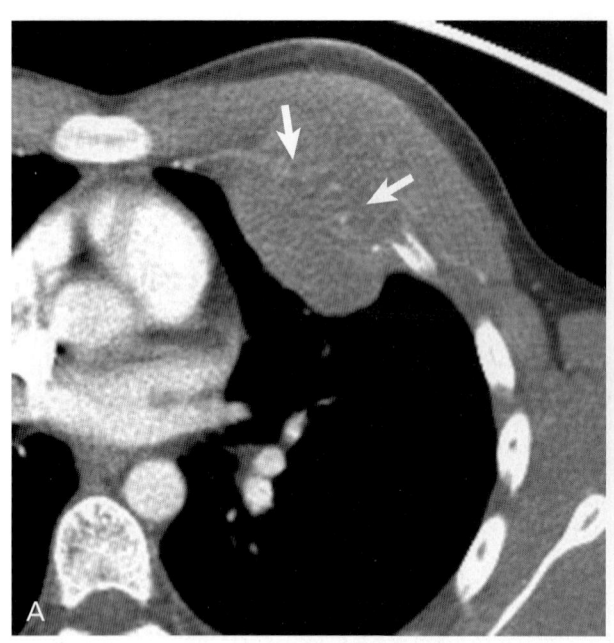 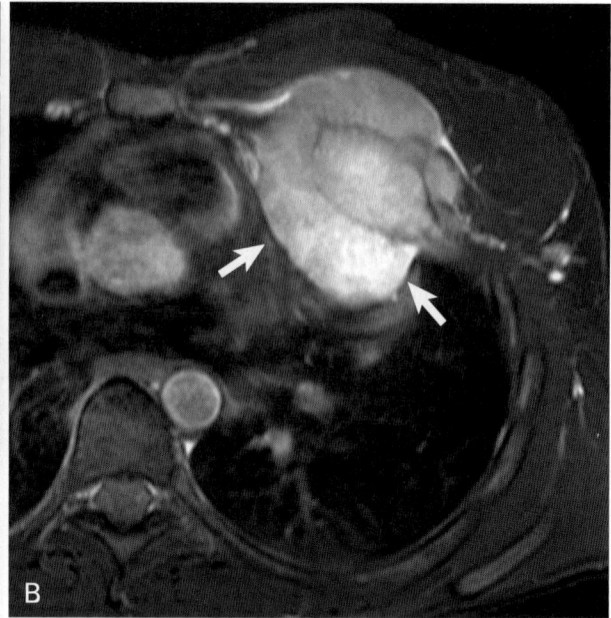

图 79. 19 肋骨原发性神经外胚层瘤。(A)增强 CT 显示一个起源于左侧胸壁的软组织肿块。肋骨受累表现为肋骨骨质破坏(箭)。(B)增强后,T1 加权脂肪抑制像显示肿瘤呈弥漫、一致性强化(箭)。

> **要点:原发神经内分泌肿瘤**
>
> **儿童胸壁最常见的原发性恶性肿瘤**
> - 可见于肋骨、肩胛骨、胸骨、锁骨或骨骼外部位
> - 常见于脊椎旁区域
> - 它可产生导胸腔内和胸腔外的巨大软组织肿块,包括肺和胸膜受累
> - CT 或 MRI 可准确评价病变

(六) 单发和多发骨髓瘤 单发和多发骨髓瘤是浆细胞肿瘤,以浆细胞肿瘤性增殖、骨质破坏和血液和尿液中单克隆免疫球蛋白和轻链蛋白的增加为特征。单发骨髓瘤在影像学上表现为一多囊膨胀性肿块或单一、无膨胀、局灶性溶骨灶(图 79.20)。

多发骨髓瘤是老年人最常见的原发性骨肿瘤。病理学上表现为骨髓中浆细胞的异常集聚。发病的平均年龄为 60～70 岁。平均年龄 66 岁。多发性骨髓瘤常表现为多发"虫蚀"状溶骨性病变。主要累及中轴骨骼。最常见的受累部位有脊柱(66%)、肋骨(44%)、颅骨(41%)、骨盆(28%)、股骨(24%)、锁骨(10%)、肩胛骨(10%)。放射学在评价早期病变的价值有限,多发骨髓瘤表现为穿凿样溶骨性病变,无硬化环。在多发骨髓瘤的溶骨性病变检查方面,全身低剂量 CT 优于传统放射学,并可替代之。

在首诊时,MRI 和[18]F-FDG PET-CT 检查有助于明确多发骨髓瘤的范围;FDG PET-CT 还可评价治疗效果。

(七) 原发性骨骼肌肉淋巴瘤 骨骼肌肉系统的原发性淋巴瘤罕见,可累及骨骼、皮下组织和肌肉。骨淋巴瘤常显示侵袭性骨破坏,可伴软组织肿块。可见明显的骨皮质破坏以及骨和邻近软组织之间的紧密联系(图 79.21)。胸壁的原发性恶性淋巴瘤占软组织肿瘤的 2% 以下。最典型的发病部位是股骨(27%),骨盆(15%)和胫骨/腓骨(13%)。

(八) 骨转移瘤 转移瘤是骨骼系统中最常见的恶性肿瘤。癌比肉瘤更易转移到骨。最易转移到骨骼的癌症,包括乳腺癌、肺癌、前列腺癌、甲状腺癌和肾癌。虽然病变发生在骨骼系统的任何地方,中轴骨骼较四肢骨骼更易侵犯,部分原因是前者中红骨髓的持续存在。肋骨、骨盆和脊柱最易发生转移,四肢骨很少发生转移。

骨转移患者最常见的临床表现是疼痛、病理性骨折和高钙血症。

在 X 线片上,骨转移可为溶骨性、成骨性或混合性。以溶骨转移瘤最常见,特别是乳腺癌和肺癌发生的骨转移。某些原发部位(肾细胞癌或甲状腺癌)发生的骨转移灶几乎都是溶骨性转移,而其他原发部位(前列腺癌)发生的转移灶以成骨性转移为主。最常见的影像学特点是髓腔内可见边界不清的溶骨性破

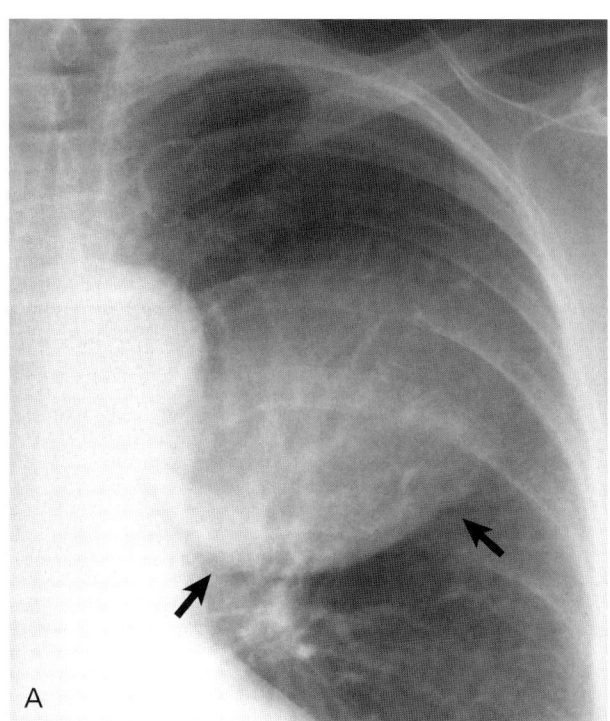

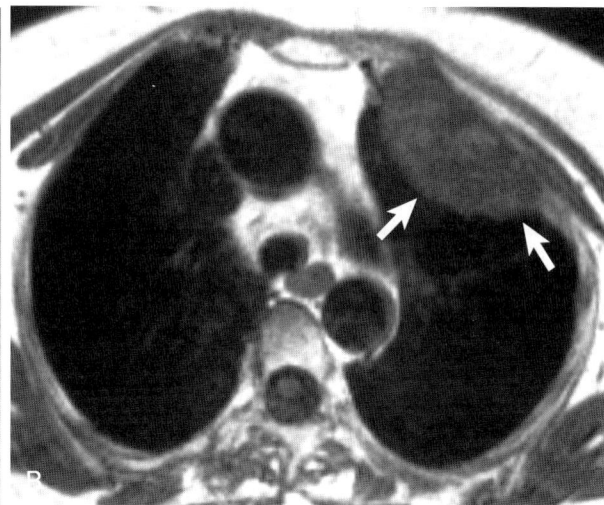

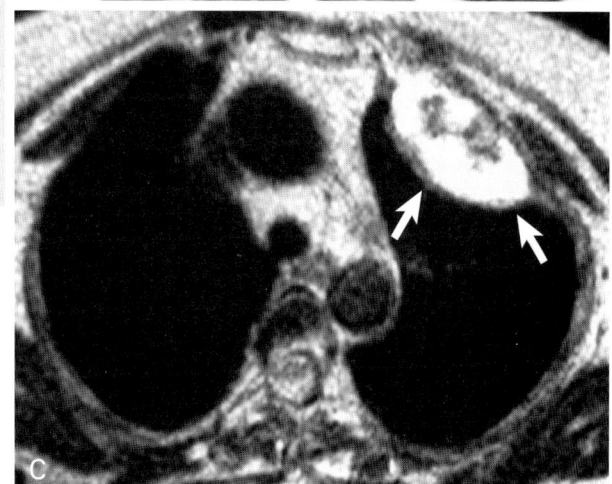

图 79.20 前胸壁孤立性骨髓瘤。(A)前后位 X 线胸片显示左胸一个较大肺外肿块(箭)。(B)T1WI 显示均质、等信号病变(箭)。(C)T2WI 显示左前胸壁高信号、不均质的肿块(箭)。

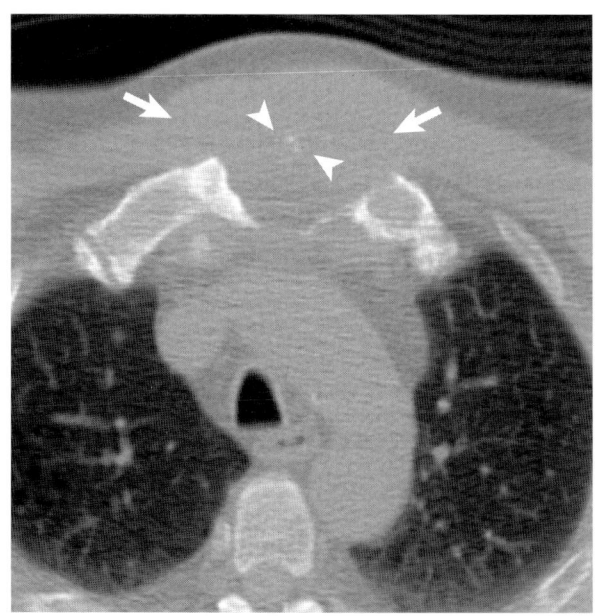

图 79.21 胸骨原发淋巴瘤。CT 显示胸骨侵袭性骨质破坏伴软组织肿块(箭),在软组织内可见局部钙化(箭头)。

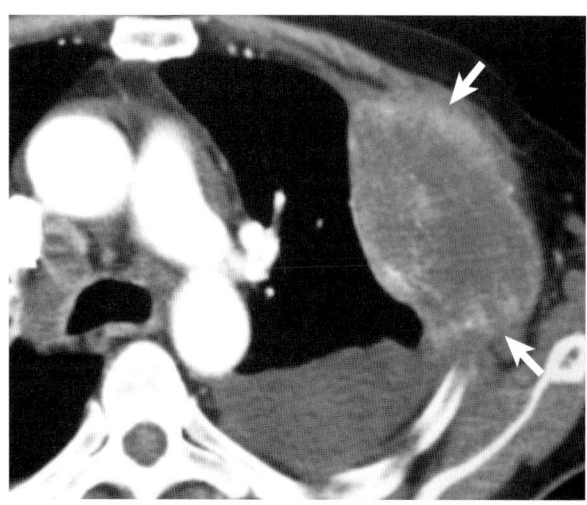

图 79.22 结肠癌肋骨转移瘤。增强 CT 显示软组织肿块(箭)伴左前胸壁肋骨骨质破坏。肿块边缘呈环状强化,其中央因坏死而呈低密度。

坏、骨皮质受侵并常侵犯周围软组织(图79.22)。病理性骨折常见。

在X线胸片上,肋骨转移常表现为转移肋骨的骨质破坏和边界清晰的肺外肿块。在骨转移灶检测方面,全身MRI检查比同位素骨显像更敏感。

要点:骨转移瘤

- 转移瘤是最常见的恶性骨肿瘤
- 乳腺癌、前列腺癌和肺癌是最常见的原发肿瘤
- 转移瘤呈溶骨性、成骨性或混合性
- 脊柱最常受累

五、良性软组织肿瘤

软组织是由脂肪、骨骼肌、纤维组织、周围神经系统及其供血血管构成。软组织肿瘤多为良性,主要包括脂肪瘤类(脂肪瘤及脂肪瘤变体,蛰伏脂肪)、纤维组织细胞瘤、结节性筋膜炎、血管瘤、韧带样型纤维瘤病、神经源性肿瘤、腱鞘巨细胞瘤。

胸壁良性软组织肿瘤相对少见,常表现为无痛、生长缓慢、可触及的肿块。MRI由于其具有多维度观察以及良好的对比度特性,是评估软组织肿瘤首选的检查方法。一般情况下,这些病变具有明显的影像征象,可明确诊断。这些征象主要包括:在所有扫描序列中,病灶与脂肪等信号(脂肪瘤),靶样表现伴神经源性证据(神经纤维瘤),以及在所有扫描序列中非常低的信号区域(韧带样纤维瘤病)。

在良性软组织肿瘤中,弹力纤维瘤和纤维瘤病主要侵犯躯干部位。脂肪瘤是最常见的软组织肿瘤。脂肪瘤是由成熟的脂肪细胞组成,常呈囊状。在MRI上,脂肪瘤的信号强度与皮下脂肪相似。在脂肪瘤中,以浅表脂肪瘤和皮下脂肪瘤最为常见。它们常体积小且与邻近的皮下脂肪难以分开。在一些病例中,可见呈低信号包绕脂肪瘤的薄层纤维膜。肌肉内脂肪瘤常体积较大,边界不清,可见肿瘤的脂肪浸润于骨骼肌纤维内。在一些病例中,MRI可显示肿块内的脂肪、病灶边界不清,有时可见低信号薄纤维分隔。

冬眠瘤是一种罕见的良性肿瘤,无恶性倾向,起源于残存的胎儿棕色脂肪。病变易发生在成人四肢近端或躯干。大体上,它表现为边界清晰、可移动、囊状、软组织密度、油腻状到橡胶样硬度、棕色到黄色的分叶状肿块。冬眠瘤与其他脂肪瘤很难区分。在

X线胸片上,它表现为低密度肿块,无骨质异常或钙化。当脂肪瘤样肿块在CT上呈中等密度或在MR上,T1和T2均呈高信号,伴与不完整的脂肪抑制(图79.23)时,需要考虑冬眠瘤。当其内出现明显的非脂肪细胞的软组织肿块时,要考虑脂肪肉瘤。有时,可见钙化或骨化。然而,因为它在FDG PET-CT上代谢摄取的缘故,可出现假阳性。

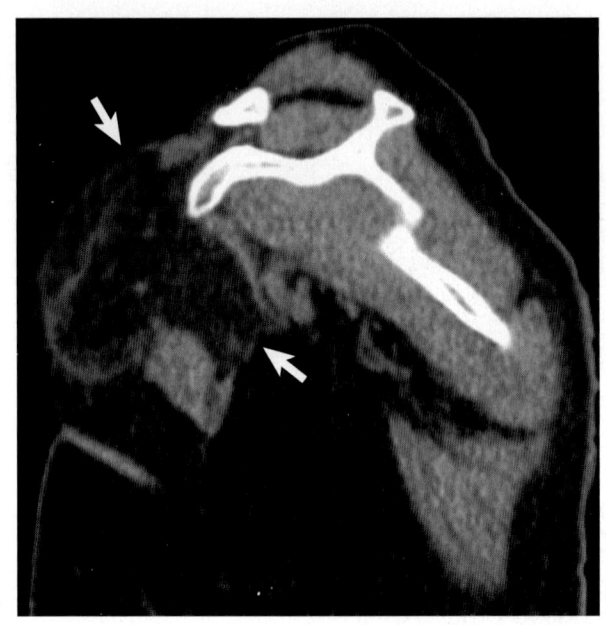

图79.23 肩胛骨周围冬眠瘤。CT显示脂肪密度肿块(箭),与周围皮下脂肪相比,其密度略高。

海绵状血管瘤是一种良性血管肿瘤,由充满血液扩张腔隙伴内衬血管内皮组成。大多数海绵状血管瘤含非血管成分,如脂肪、平滑肌、纤维组织、骨骼,含铁血黄素和血栓。在X线片上,钙化的血栓表现为静脉石,这是其特征性表现。海绵状血管瘤或动静脉畸形内反应性脂肪过度增生是其组织学和放射学的突出特征(图79.24)。海绵状血管瘤常表现为肌肉内边界不清的肿块。在T1WI上,海绵状血管瘤表现为低到中等信号的肿块。当脂肪出现时,表现为周围分布为主的线样或结节样高信号区。在T2WI,大多数血管瘤可表现出特征性影像学表现。病变区边界清晰,呈分叶状。流速缓慢区常呈高信号的环状或边缘呈锯齿状,其内可见由纤维组织形成的低信号区域分隔开。

(一) 弹力纤维瘤 弹力纤维瘤是一种缓慢生长的、良性、不明发病机制的软组织假瘤,常发生于老年女性的肩胛下区。这种疾病的病因不清。肩胛骨与肋骨机械摩擦所致的反复性创伤被认为是引起该病的原因。多达66%患者表现为双侧病变。所有年

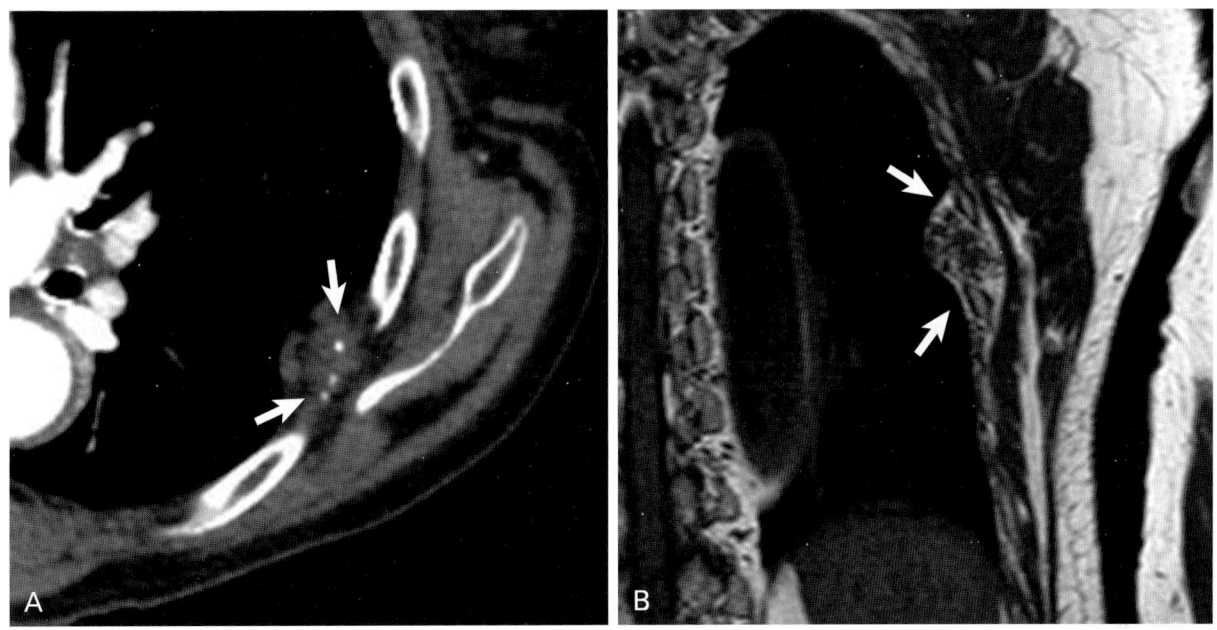

图 79.24 血管瘤。(A)增强 CT 显示边缘不规则、密度不均的肋间隙肿块(箭),其内可见脂肪和点状钙化,点状钙化提示静脉石。(B)冠状面 T1WI 可见病灶内高信号,提示病灶内存在脂肪(箭)。

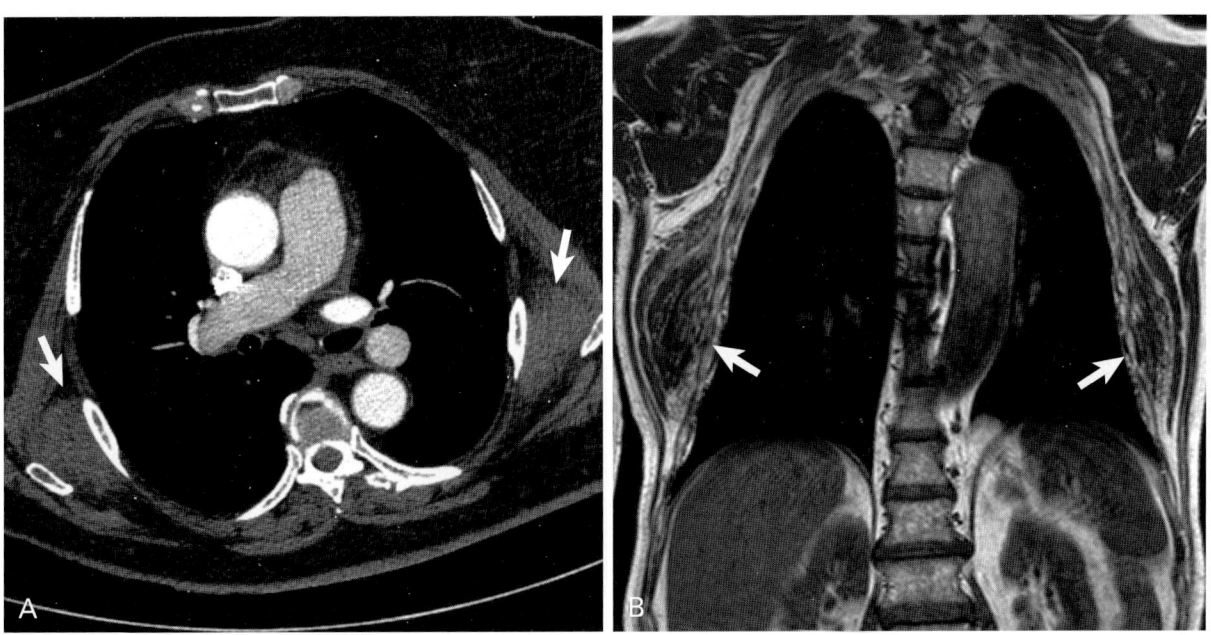

图 79.25 弹力纤维瘤。(A)增强 CT 显示双侧对称性弹性纤维瘤,表现为双侧、均质、透镜状、边缘清晰的肿块(箭),出现在特定的肩胛下区。(B)冠状面 T1WI 显示双侧、条纹状、边缘模糊的软组织肿块(箭)与肋间肌紧密相连。

龄均可发生,但以老年人为主。在临床上,患者常表现为肩胛下区一个大且边界清楚的肿瘤,大多数不与其上皮肤粘连。

CT 上病灶呈透镜状,无包膜的软组织肿块,病灶内的骨骼肌密度中散在脂肪密度条带。在 MR 图像上,弹力纤维瘤呈透镜状或卵圆形,条纹状表现,这代表了纤维束之间陷入的脂肪组织(图 79.25)。在所有扫描序列中,病灶内脂肪信号皮下组织信号相似;纤维成分在 T2WI 上显示低信号。在 FDG PET-CT 上,大多数肿瘤扩散代谢活动≤肝血池。

(二)肌肉骨骼系统纤维瘤病　肌肉骨骼系统纤维瘤病是一组具有相似病理学表现的纤维母细胞肿瘤和肌纤维母细胞肿瘤的统称。肌肉骨骼系统纤维瘤病可分为浅表性或深部型。成人浅表性纤维瘤病(手掌和足底)和儿童浅表性纤维瘤病(钙化性腱膜纤维瘤、脂肪纤维瘤病、包含体纤维瘤病)常体积较小且生长缓慢。成人深部纤维瘤病(硬纤维瘤和腹壁肌腱膜纤维瘤病)和儿童(颈部纤维瘤病、肌纤维瘤和肌纤维瘤病)常体积较大,生长迅速,是一种非转移性肿瘤。Gardner综合征(家族性腺瘤性息肉病)中包含纤维瘤病。10%～28%深部肌肉腱膜纤维瘤病患者可出现胸壁病变。肩部是该病变最常出现的部位(图79.26)。女性发病率高于男性。大多数患者在10～40岁发病。该病变表现为边界不清软组织肿块,可单发或多发,术后局部复发较常见。6%～30%的深部肌肉腱膜纤维瘤病患者可出现骨骼病变。该病在T1WI上显示为均匀低到中等信号(图79.27);在

T2WI上,病变更加多样化,根据胶原蛋白和梭形细胞的不同比例可表现出较低、中等或较高信号。

六、软组织肉瘤

与良性软组织肿瘤相比,软组织肉瘤少见,约占所有恶性肿瘤的1%。胸壁软组织肉瘤罕见,典型表现为疼痛且生长迅速的肿块。胸壁软组织肉瘤为高级别肉瘤,包括未分化高级多形性肉瘤(UHPS,以前称为恶性纤维组织细胞瘤)、平滑肌肉瘤、脂肪肉瘤、骨肉瘤、滑膜肉瘤、横纹肌肉瘤、纤维肉瘤和恶性周围

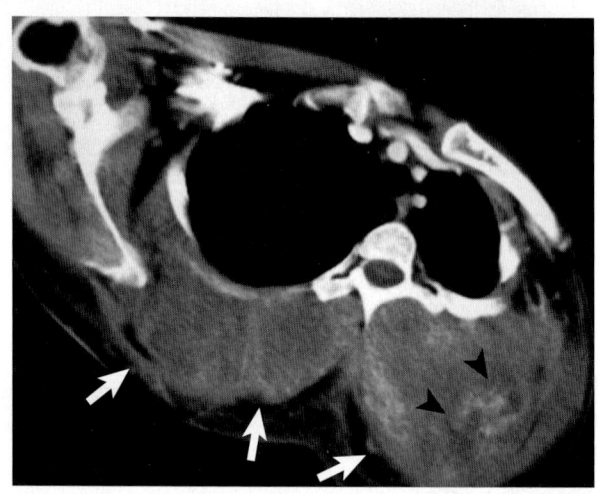

图79.26　36岁,女性,患有Gardner综合征、胸部和腹部纤维瘤病。增强CT显示胸壁明显强化的肿块(箭头),可见病灶延伸至右胸(箭)。

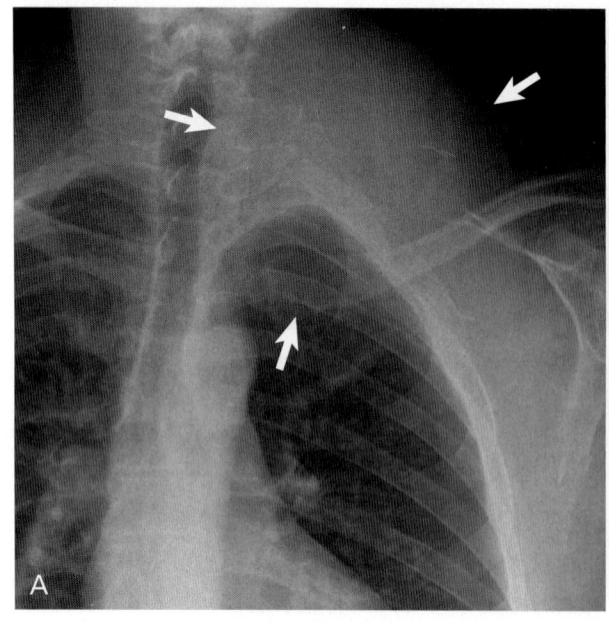

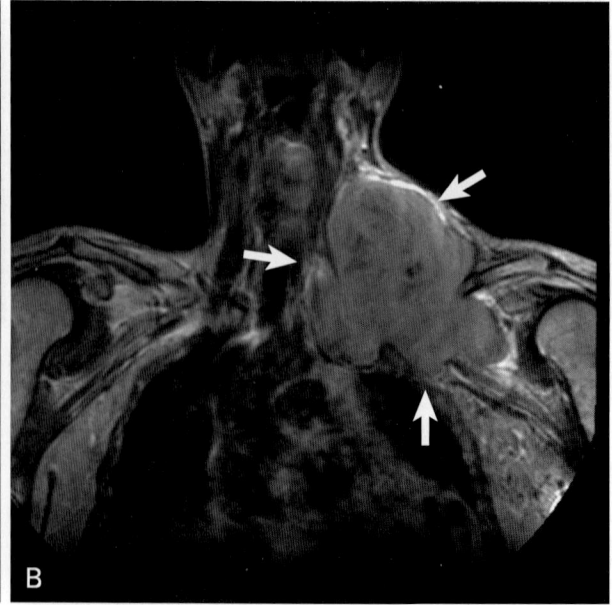

图79.27　左侧颈胸交界处韧带样纤维瘤病。(A)后前位X线胸片显示在近左颈胸交界处软组织肿块(箭)。(B)增强冠状面T1WI显示分叶状肿块(箭),其内可见多发低信号区,代表致密的胶原纤维。

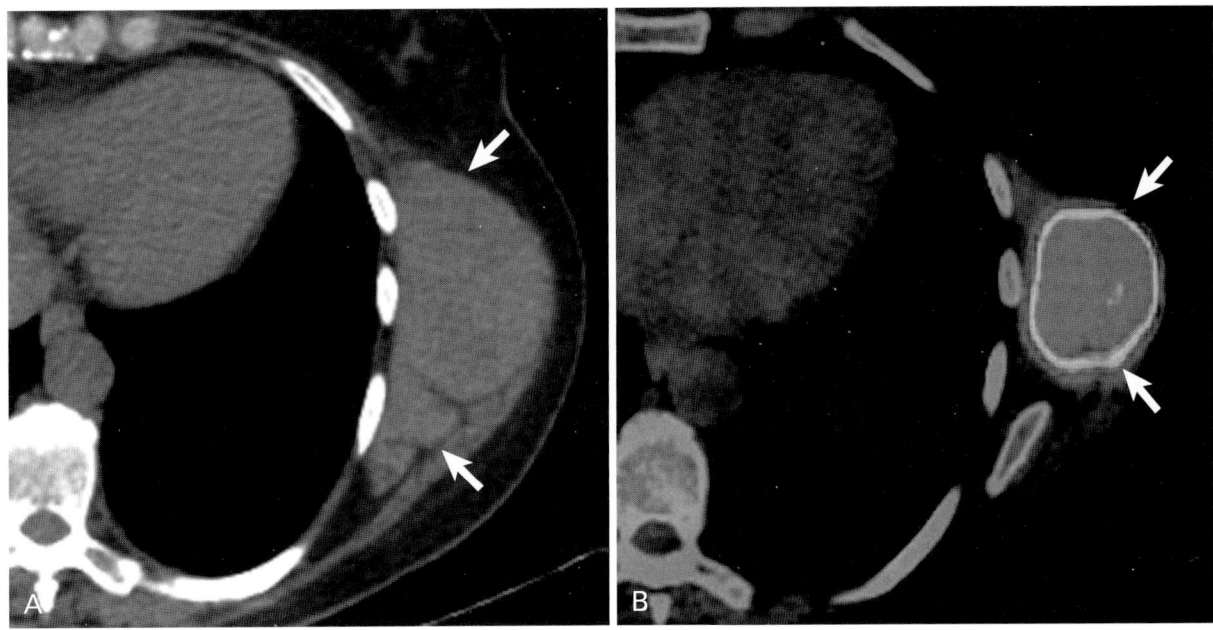

图 79.28 未分化多形性肉瘤。(A)平扫 CT 显示左侧腋下分叶状软组织肿块。(B)PET-CT 显示病灶呈均匀高摄取(箭)。(见彩色插页)

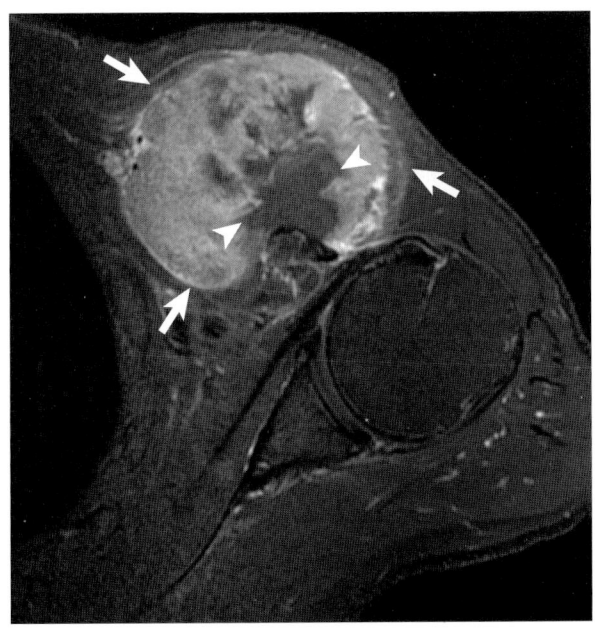

图 79.29 未分化多形性肉瘤。增强 T1WI 脂肪抑制图像显示边缘清晰的肿瘤(箭),其内可见多个低信号区(箭头),提示病灶内坏死。

神经鞘膜瘤。在影像学上,这些不同类型的肉瘤常难以区分。胸壁高分化脂肪肉瘤是脂肪肉瘤最常见的组织类型。

在 MRI 上,这种肿瘤表现为脂肪为主的肿块,含不规则的分隔和(或)T1 低信号和 T2 高信号的软组织区域。黏液样脂肪肉瘤,如含圆形细胞,多形性和去分化的成分,常无明显的脂肪成分。这些肿瘤多为

低到中级别病变,可显示异质性且无显特异性的影像学表现。黏液样脂肪肉瘤中约 25% 病例呈"囊样"表现,边界清晰,密度均一,T2WI 上呈高信号。UHPS 是老年人中最常见的软组织肉瘤,占软组织肉瘤的 20%~30%。发病年龄 10~90 岁,平均发病年龄约 60 岁,男性为主。约 75% 的软组织 UHPS 发生在四肢,最常累及一侧大腿。较少见的病例可累及后腹膜(15%)、头颈(5%)或其他较少见部位。UHPS 在胸部少见,常起源于胸壁软组织(图 79.28,图 79.29)。

X 线胸片上仅表现为软组织肿块,无其他特殊表现。5%~20% 病例可见钙化或骨化。与其他类型的软组织肉瘤相比,UHPS 病例常可见骨皮质受侵或明显的骨质破坏。UHPS 典型表现为 T2WI 上呈低、中和高信号,反映了细胞成分、黏液组织、钙化、纤维化、坏死和出血的不同比例。病灶内出血常为 UHPS 的主要表现,表现为 T1 和 T2 高信号或出现液-液平面。

推荐阅读

Carter BW, Benveniste MF, Betancourt SL, et al. Imaging evaluation of malignant chest wall neoplasms. Radiographics. 2016;36(5):1285 - 1306.

Jeung MY, Gangi A, Gasser B, et al. Imaging of chest wall disorders. Radiographics. 1999;19:617 - 637.

Nam SJ, Kim S, Lim BJ, et al. Imaging of primary chest wall tumors with radiologic-pathologic correlation. Radiographics. 2011;31(3):749 - 770.

参考文献见 *ExpertConsult.com*.

彩色插页

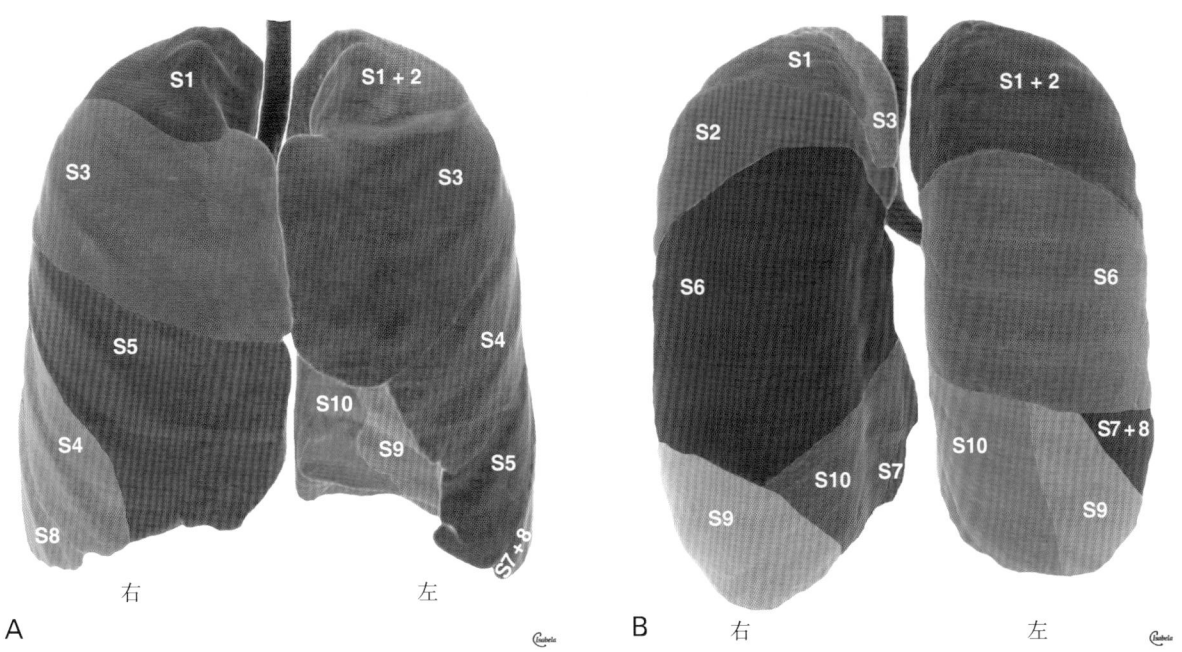

图 1.16 (A)肺叶和肺段:前面观。多排 CT 三维重建:双肺肺叶和肺段前面示意图。构成右肺前表面的肺段包括:右肺上叶尖段(S1)和前段(S3)、右肺中叶外侧段(S4)和内侧段(S5)、右肺下叶前基底段(S8)。构成左肺前表面的肺段包括:左肺上叶尖后段(S1+2)、前段(S3)和左肺上叶上舌段(S4)、下舌段、前内基底段(S7+8)。由于心脏从原始图像中移除,故左肺下叶外基底段(S9)和后基底段(S10)也显示在图中。(B)肺叶和肺段:后面观。构成右肺后表面的肺段包括:右肺上叶尖段(S1)、后段(S2)、前段(S3)和右肺下叶背段(S6)、外基底段(S9)、后基底段(S10)及(邻近心脏,未显示)右肺下叶内基底段(S7)。构成左肺后表面的肺段包括左肺上叶尖后段(S1+2)、左肺下叶背段(S6)、前内基底段(S7+8)、外基底段(S9)和后基底段(S10)。

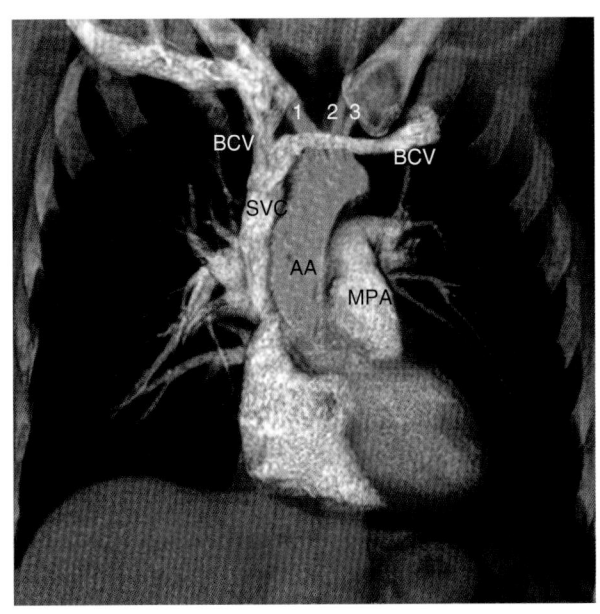

图 1.43 三维容积重建(3D)。冠状面三维容积重建图像可见纵隔和胸廓入口的正常结构。1,右头臂静脉;2,左颈总动脉;3,左锁骨下动脉。AA,升主动脉;BCV,头臂静脉;MPA,肺动脉主干;SVC,上腔静脉。

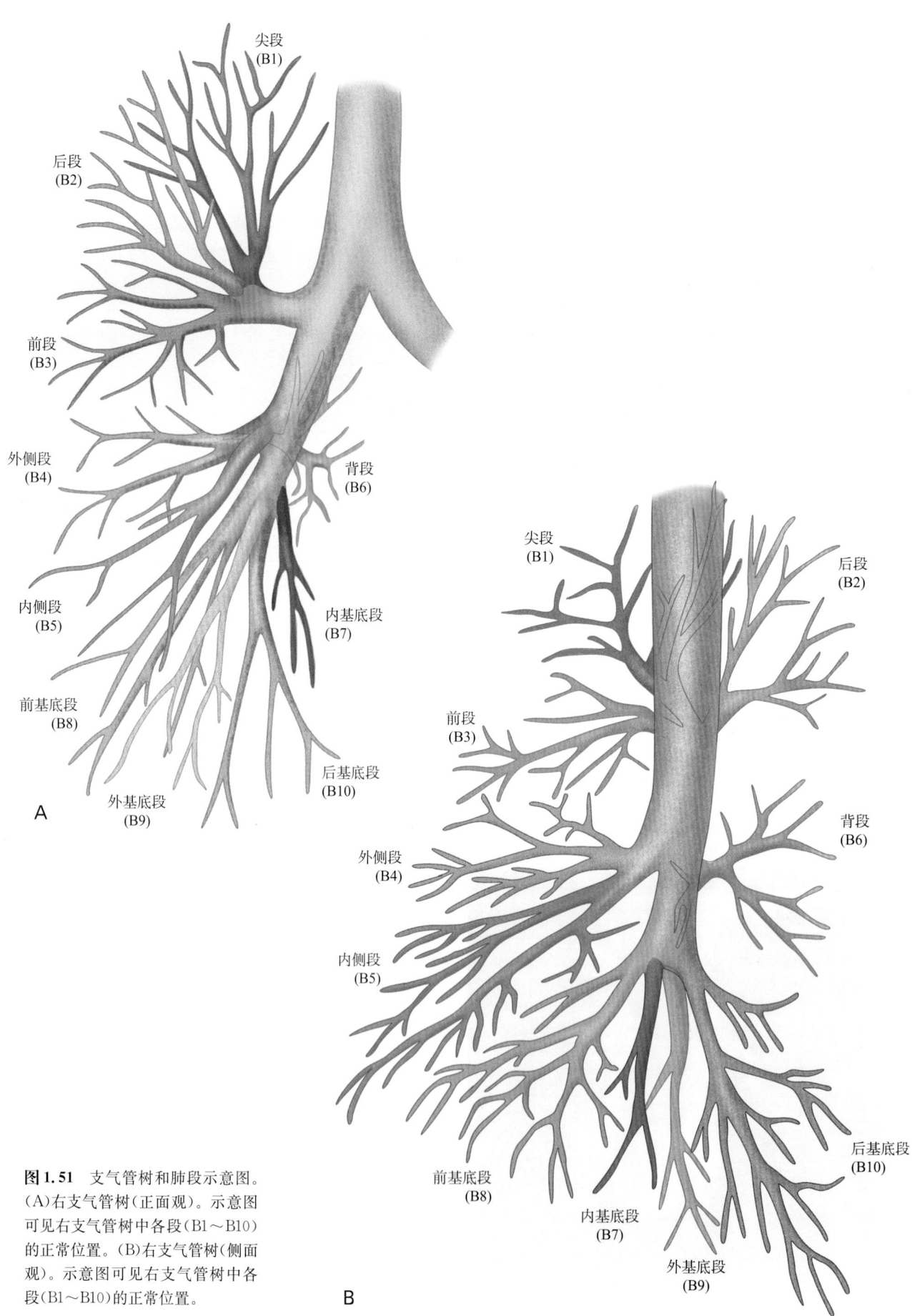

图 1.51 支气管树和肺段示意图。(A)右支气管树（正面观）。示意图可见右支气管树中各段（B1～B10）的正常位置。(B)右支气管树（侧面观）。示意图可见右支气管树中各段（B1～B10）的正常位置。

图 1.51(续) （C）左支气管树（正面观）。示意图可见左支气管树中各段（B1～B10）的正常位置。（D）左支气管树（侧面观）。示意图可见左支气管树中各段（B1～B10）的正常位置。

尖后段
(B1 + B2)

前段
(B3)

上舌段
(B4)

背段
(B6)

下舌段
(B4)

后基底段
(B10)

前内基底段
(B7 + B8)

外基底段
(B9)

C

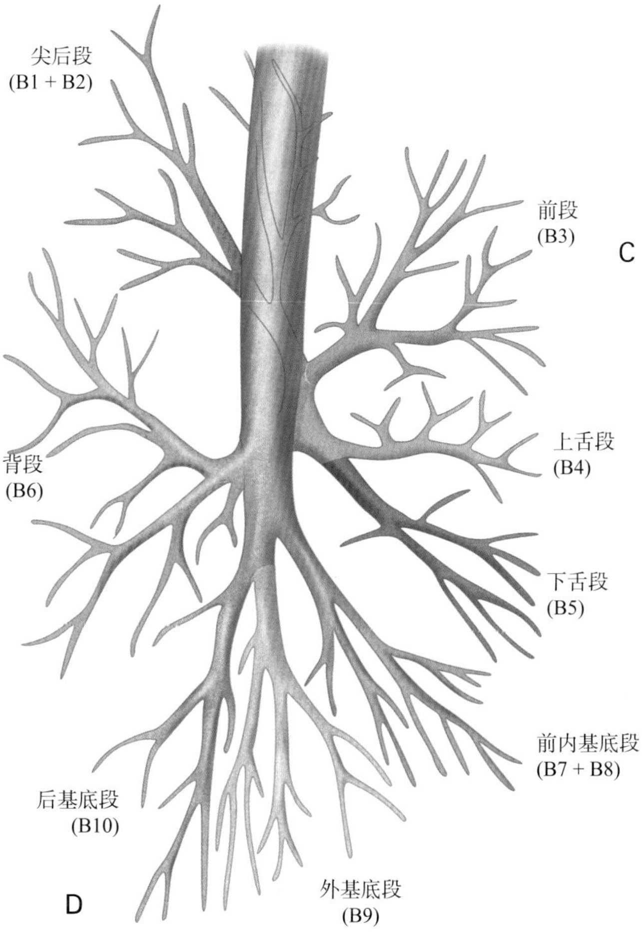

尖后段
(B1 + B2)

前段
(B3)

上舌段
(B4)

背段
(B6)

下舌段
(B5)

前内基底段
(B7 + B8)

后基底段
(B10)

外基底段
(B9)

D

尖后段
(B1 + B2)

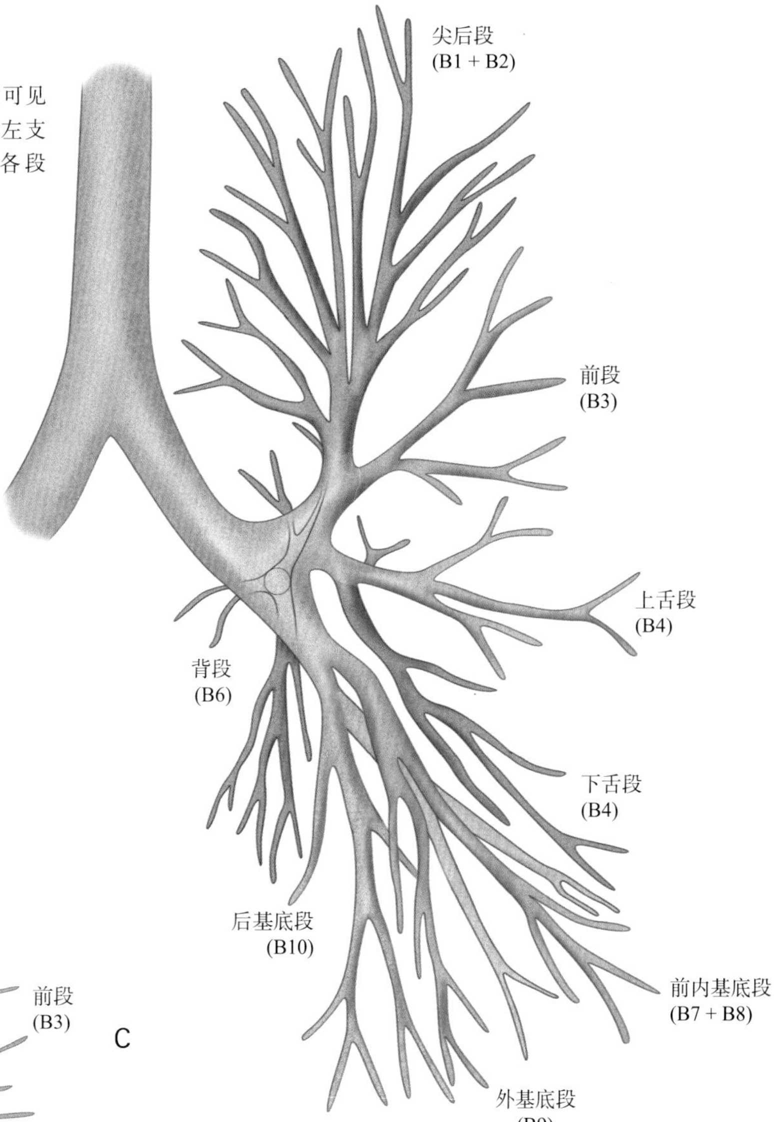

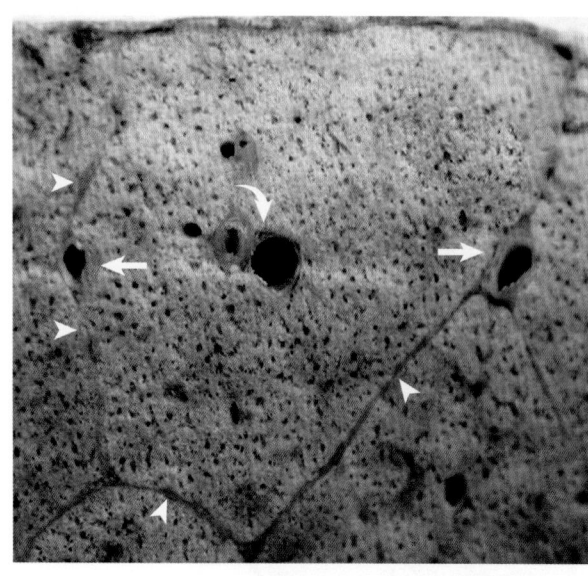

图1.59　正常肺小叶。肺标本中可见被结缔组织分隔的次级肺小叶（箭头）。小叶细支气管和肺动脉（弯箭）位于小叶中央，引流肺静脉（直箭）位于小叶间隔。（鸣谢 Dr. Reynaldo T. Rodrigues，Federal University of São Paulo，São Paulo，Brazil.）

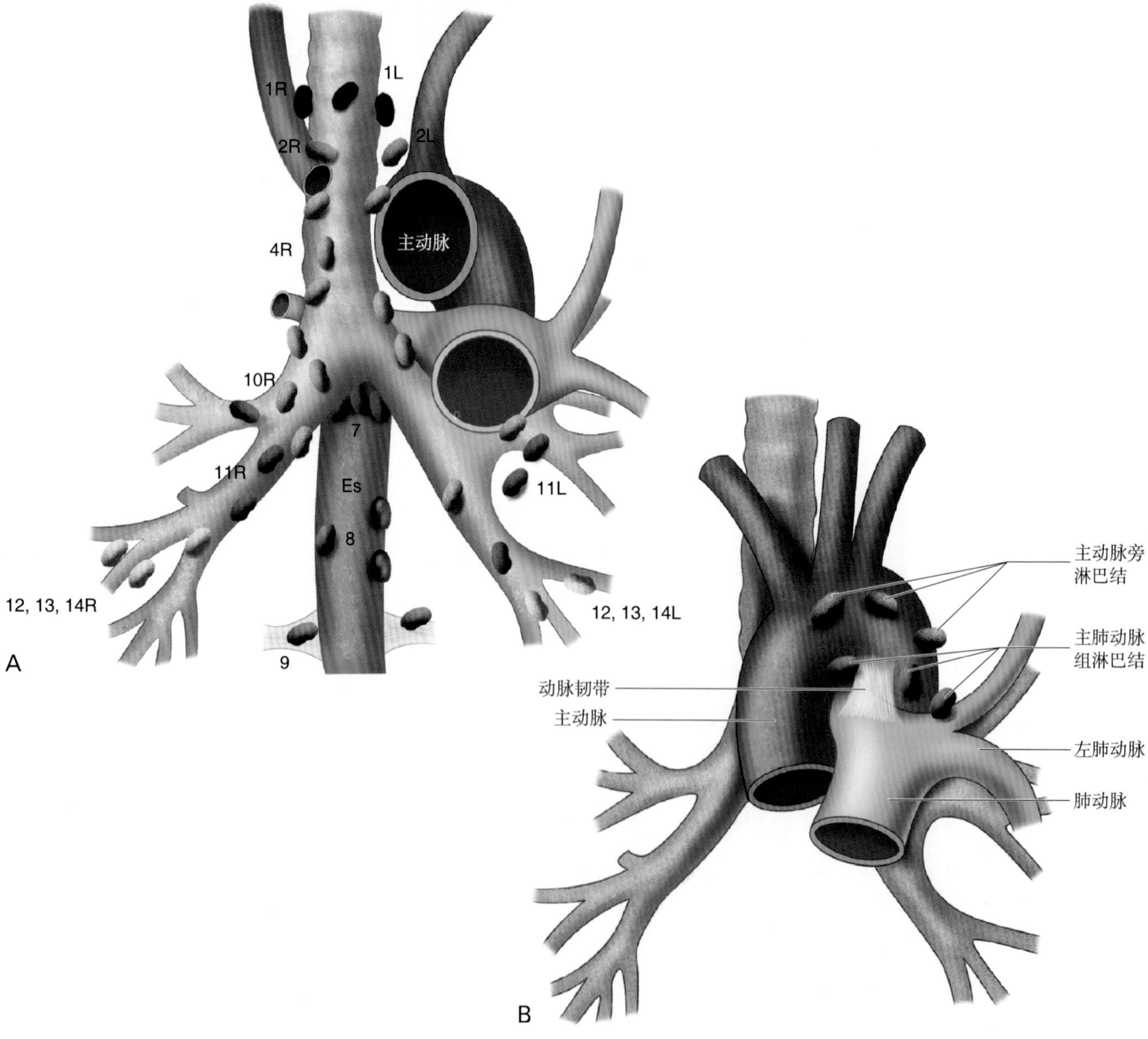

图1.75　纵隔和肺门淋巴结图谱。（A）和（B）示意图可见纵隔和肺门淋巴结分组。AP，主-肺动脉；Es，食管。（修改自 Mountain CF, Dresler CM: Regional lymph node classification for lung cancer staging. Chest. 111:1719,1997.）

锁骨上区
1.下颈部，锁骨上和胸骨切迹淋巴结

纵隔上区
2R-上气管旁淋巴结（右）
2L-上气管旁淋巴结（左）
3a-血管前淋巴结
3p-气管后淋巴结
4R-下气管旁淋巴结（右）
4L-下气管旁淋巴结（左）

主肺动脉区
5-主动脉下淋巴结
6-主动脉旁淋巴结

隆突下区
7-隆突下淋巴结

纵隔下区
8-食管旁淋巴结
9-肺韧带淋巴结

肺门/叶间区
10-肺门淋巴结
11-叶间淋巴结

肺周围区
12-肺叶淋巴结
13-肺段淋巴结
14-亚段淋巴结

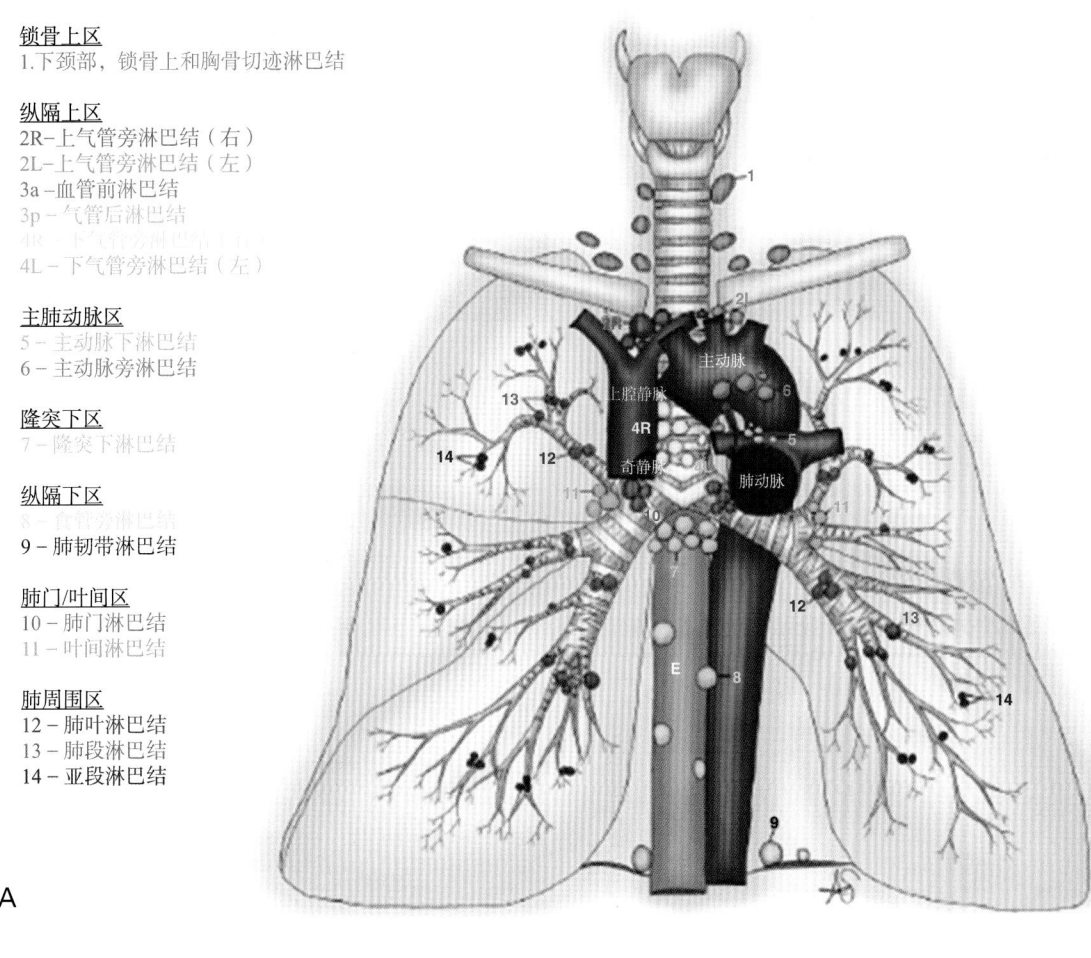

A

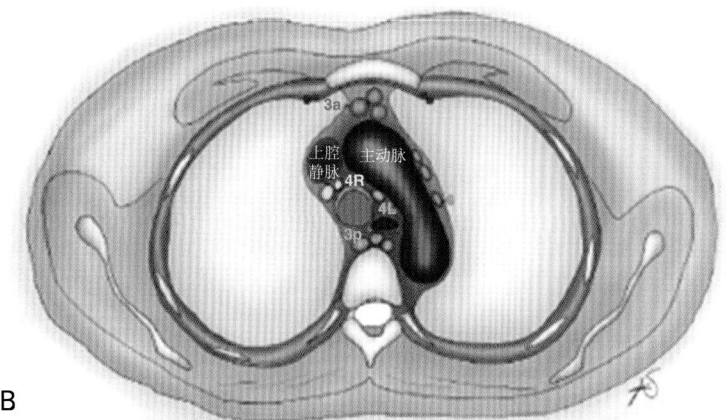

B

图1.76 国际肺癌研究协会淋巴结图示意图。（A）显示了新分类系统定义的淋巴结分布和位置。（B）显示了主动脉弓水平胸部轴面图像以及该水平上相对于纵隔器官的淋巴结分组位置。有关淋巴结的解剖细节见表1.1。Ao,主动脉；AP,主-肺动脉；Az,奇静脉；PA,肺动脉；SVC,上腔静脉。（引自 Jawad H, Sirajuddin A, Chung JH. Review of the International Association for the Study of Lung Cancer Lymph Node Classification System: localization of lymph node stations on CT imaging. Clin Chest Med. 2013;34: 353-363;图2.）

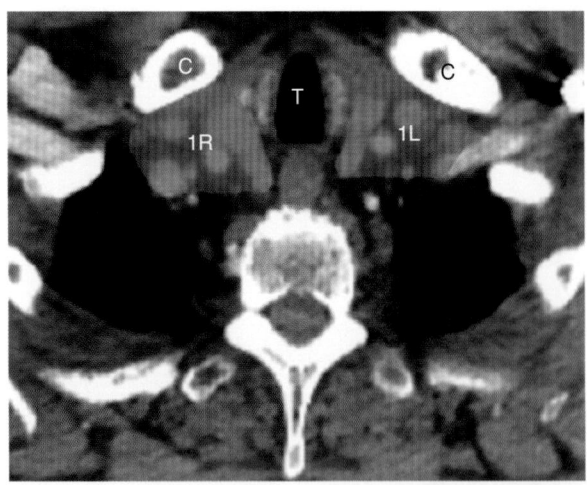

图1.77　胸廓入口水平轴面CT图像显示1组淋巴结(锁骨上区)。1组淋巴结位于锁骨(C)后面,胸骨切迹上方(粉红色高亮区)。L,左;R,右。(引自 Jawad H, Sirajuddin A, Chung JH. Review of the International Association for the Study of Lung Cancer Lymph Node Classification System: localization of lymph node stations on CT imaging. Clin Chest Med. 2013;34:353-363;图3A。)

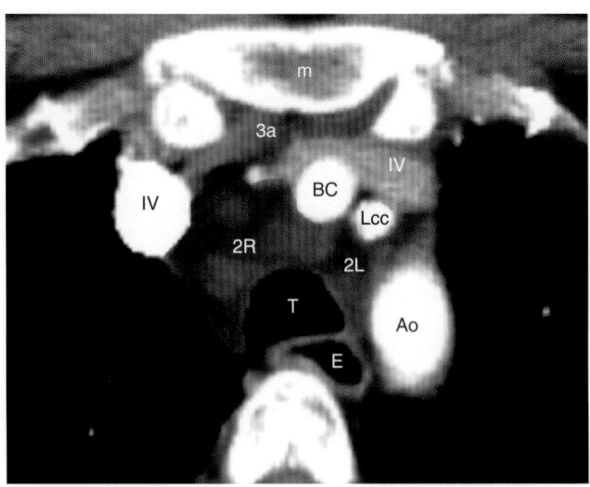

图1.78　上纵隔胸锥轴面CT图像可见2组和3组淋巴结的位置。2R和2L组(上气管旁、右和左)位于胸骨柄上缘(m)下方,胸骨柄是这些淋巴结和1组淋巴结间的解剖标志。血管前淋巴结(3a)位于胸骨后方,上腔静脉和无名静脉(IV)前方。Ao,主动脉;BC,头臂动脉;E,食管;Lcc,左颈总动脉;T,气管。(引自 Jawad H, Sirajuddin A, Chung JH. Review of the International Association for the Study of Lung Cancer Lymph Node Classification System: localization of lymph node stations on CT imaging. Clin Chest Med. 2013;34:353-363;图4。)

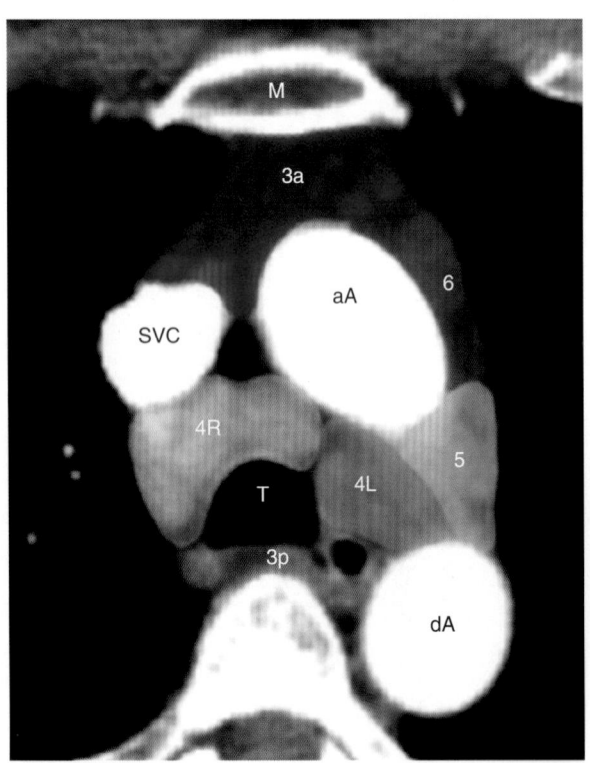

图1.79　3a、3p、4R、4L、5和6组淋巴结的位置。在主肺窗水平胸部轴面CT图像可见3a、3p、4R、4L、5和6组淋巴结的位置。aA,升主动脉;dA,降主动脉;M,胸骨柄;SVC,上腔静脉;T,气管。(引自 Jawad H, Sirajuddin A, Chung JH. Review of the International Association for the Study of Lung Cancer Lymph Node Classification System: localization of lymph node stations on CT imaging. Clin Chest Med. 2013;34:353-363;图7a。)

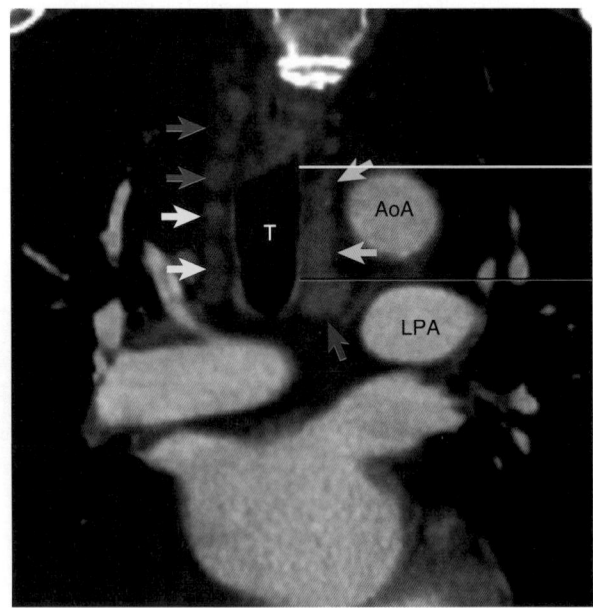

图1.80　胸部冠状面CT可见2R(红箭)、4R(黄箭)和4L(蓝箭头)组淋巴结。主动脉弓上缘(上线)为4L组淋巴结的上缘;左主肺动脉(LPA)上缘(下线)为4L组淋巴结的下缘。LPA上缘以下,气管分叉前淋巴结的手术治疗与纵隔淋巴结相似,因此尽管国际肺癌分类研究协会(4组、洋红色箭)未明确规定,但通常归入下气管旁淋巴结。AoA,主动脉弓;LPA,左主肺动脉;T,气管。(修改自 Jawad H, Sirajuddin A, Chung JH. Review of the International Association for the Study of Lung Cancer Lymph Node Classification System: localization of lymph node stations on CT imaging. Clin Chest Med. 2013;34:353-363;图9。)

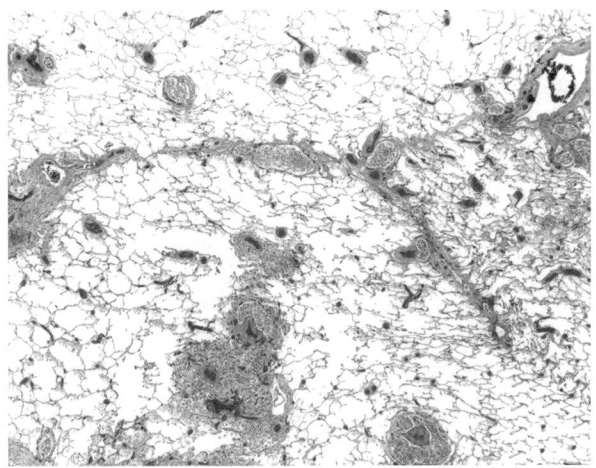

图5.9　癌性淋巴管炎引起的间隔增厚。组织学标本显示小叶间隔被肿瘤细胞填充（结节样增厚）。（鸣谢 Dr. Julia Flint, Department of pathology Vancouver General, Vancover, Canada.）

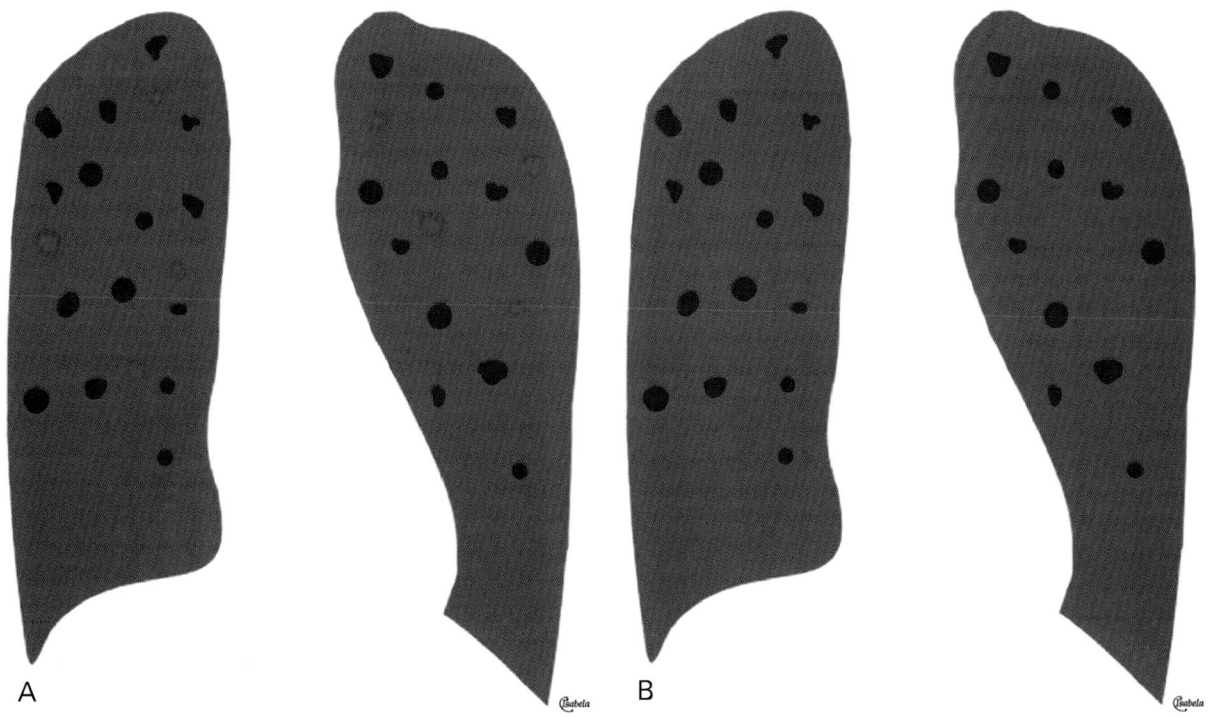

图5.28　囊性病变及其分布示意图。（A）和（B）肺朗格汉斯细胞组织细胞增生症的特点是结节和囊腔（A），在病程后期阶段，仅在中、上肺存在囊腔，肺基底部见相对空白区（B）。

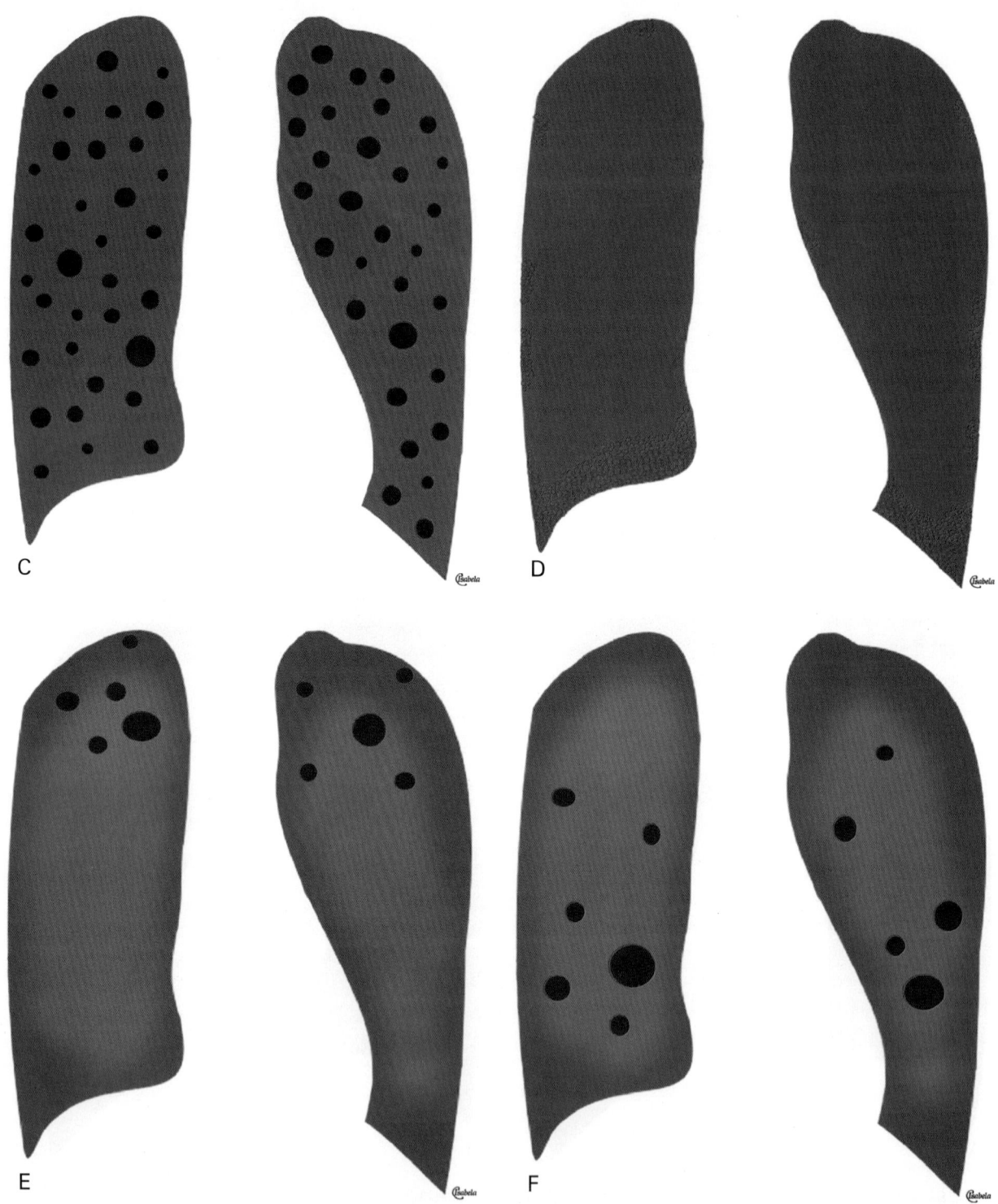

图 5.28(续) (C)淋巴管肌瘤病的囊腔为双肺随机分布。(D)蜂窝影主要累及肺周边部和基底部。(E)肺孢子菌肺炎的囊肿典型地叠加在磨玻璃样阴影上,以上叶为主。(F)淋巴细胞性间质性肺炎和亚急性过敏性肺炎的囊肿呈随机分布,但通常发生于磨玻璃样阴影区,多累及肺中下叶。

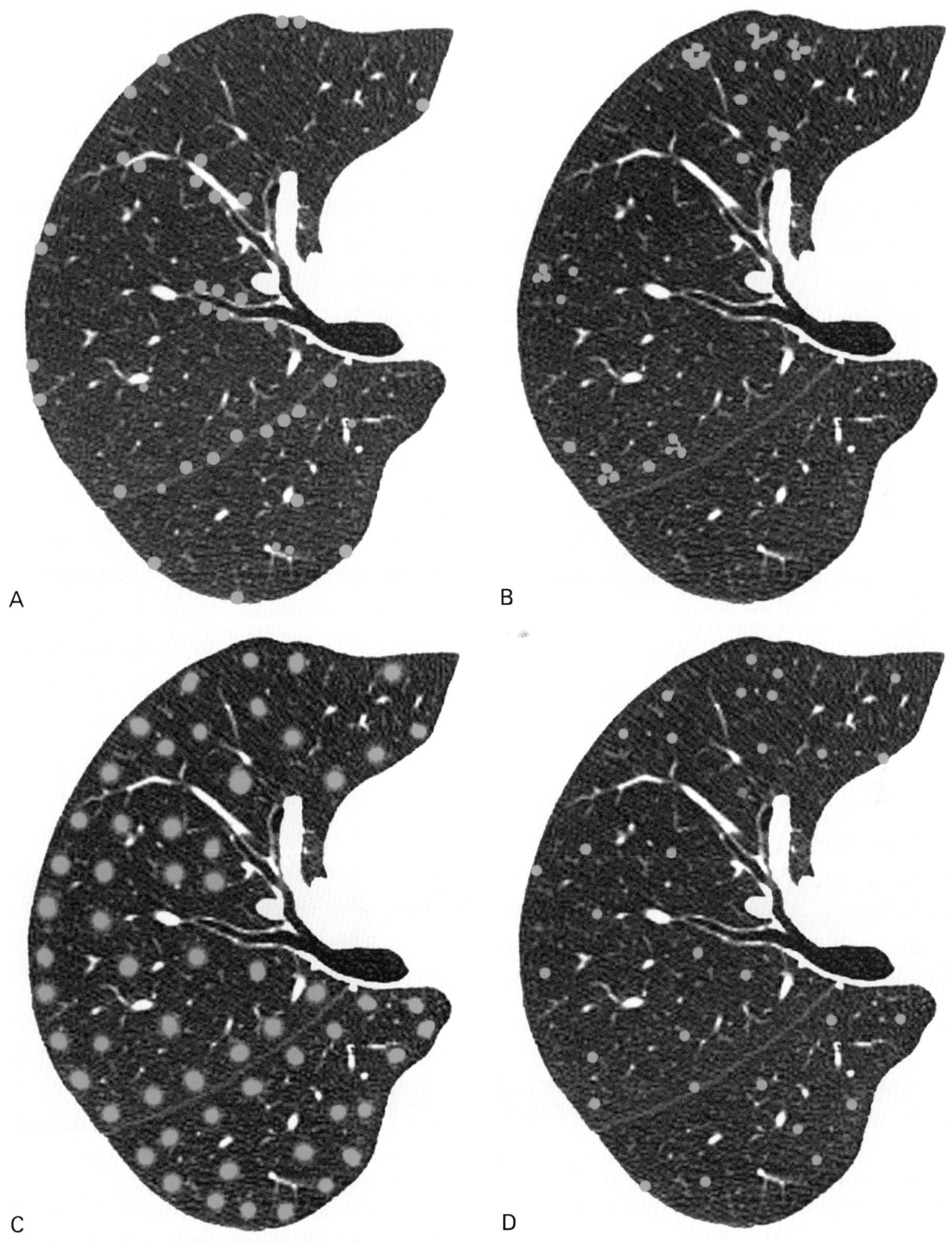

图 5.29 结节影及其分布示意图。(A)淋巴管周围型结节分布沿支气管血管间质、小叶间隔和胸膜下结节为主。(B)和(C)小叶中心分布结节以小叶间隔、肺胸膜、叶间裂隙、大血管和支气管几毫米处出现结节为特征。小叶中心性结节边界清楚、树芽征表现和斑片状分布(B)最常见于感染性细支气管炎。边界不清的小叶中央性结节阴影(C)最常见于支气管中心性肺泡炎,如过敏性肺炎和呼吸性细支气管炎。(D)结节随机分布的特点是结节分布于整个次级肺小叶,无区域倾向性。一些结节可能表现为小叶中央型,而另一些则表现为淋巴管周围型。

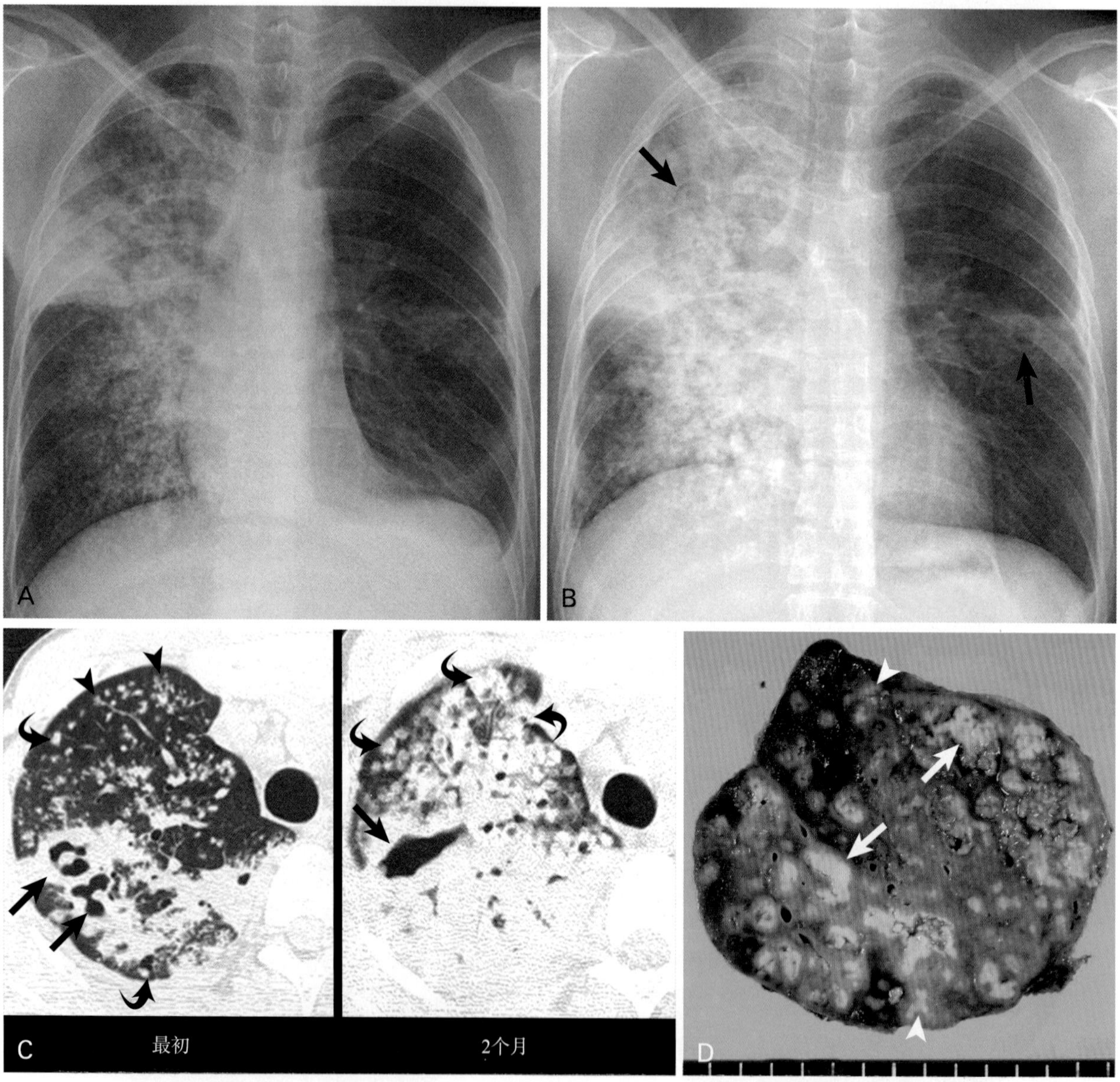

图10.3 患病2个月的空洞性肺结核患者,耐多药性肺结核的进展期。(A)胸部X线片最初表现为两肺广泛的小结节聚集。同时右上肺段性肺实变和左侧少量胸腔积液。(B)2个月后的随访X线胸片示两肺病变增大伴以气腔实变为主的阴影。也要注意空洞病变(箭)。(C)第一次CT和X线胸片(左图),两个月后的第二次X线胸片(右图),示右肺上叶空洞(箭)和非空洞性实变,树芽征(三角箭),大小不一的结节灶(弯箭)。(D)右肺切除后病理切片示,小叶中心处含有淡黄色脂质坏死物质、结节和小结节的脓肿(箭)及结节分枝病灶(三角箭)。分支状提示病变位于气道中心。

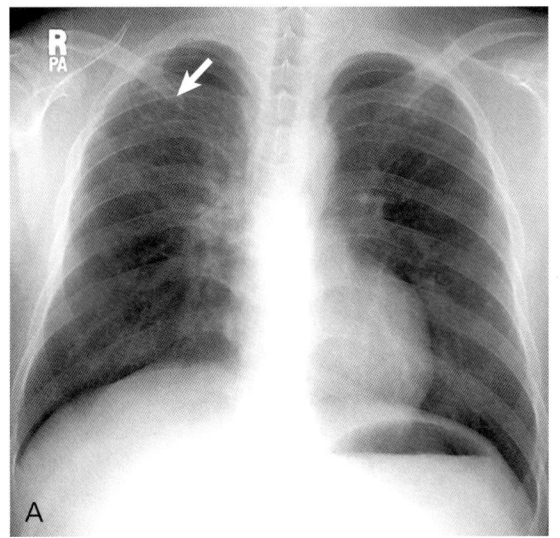

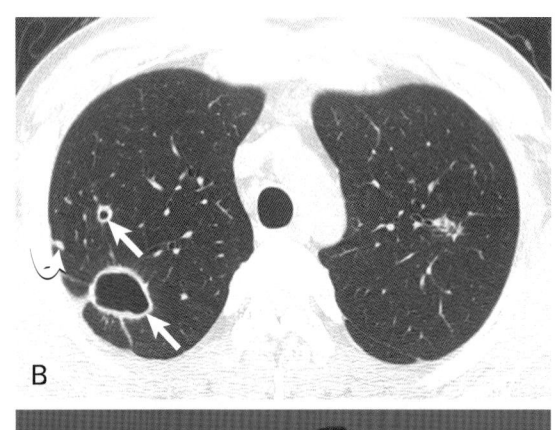

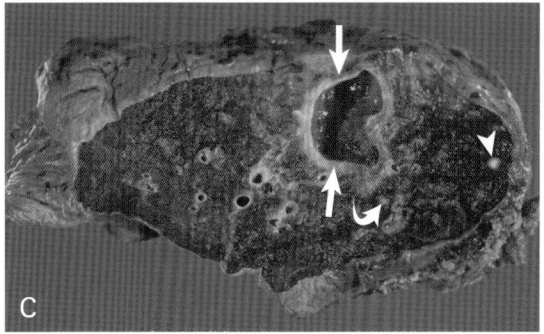

图 10.4 耐多种药空洞性肺结核患者。(A)胸部 X 线片显示两肺结节和空洞形成(箭)。(B)主动脉弓水平的 CT 显示薄壁空洞(箭)和小叶中心结节(弯箭)。下叶图像(未显示)显示树芽征,表明感染在支气管内扩散。(C)右肺上叶切除标本的连续矢状面病理切片示右上肺的空洞(箭)、钙化(三角箭)及未钙化的小结节(弯箭)。

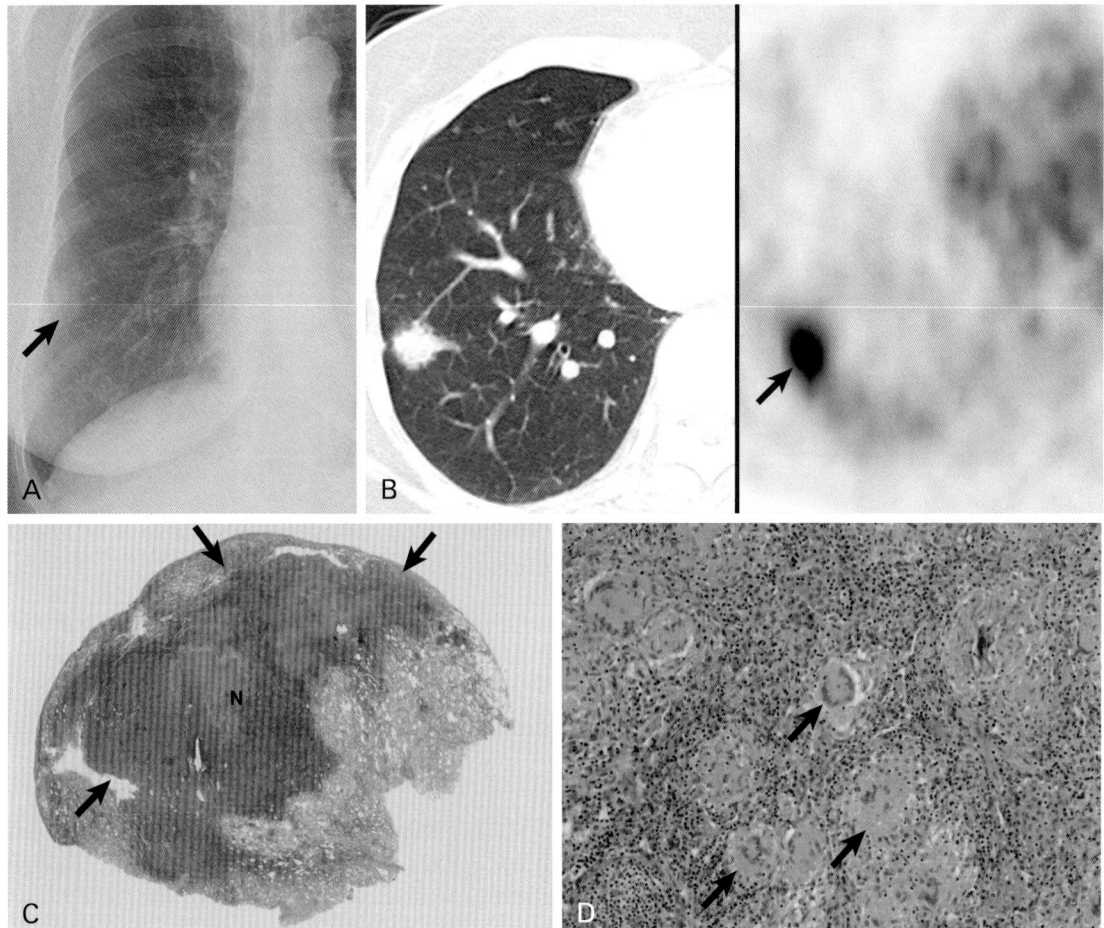

图 10.5 结核球患者。(A)胸部 X 线片示右肺下叶边界不清的结节(箭)。(B)基底段支气管层面处的 CT(左图),同层面(^{18}F)FDG-PET 示右肺下叶背侧基底段一 FDG 摄取增高的结节。(C)楔形肺叶切除后显微镜下病理切片示结核球(箭)内含干酪样坏死区(N)。(D)将肉芽肿放大后证实上皮样组织细胞渗出和多核巨细胞(箭)。

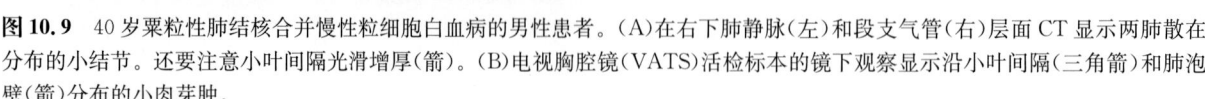

图 10.9　40 岁粟粒性肺结核合并慢性粒细胞白血病的男性患者。（A）在右下肺静脉（左）和段支气管（右）层面 CT 显示两肺散在分布的小结节。还要注意小叶间隔光滑增厚（箭）。（B）电视胸腔镜（VATS）活检标本的镜下观察显示沿小叶间隔（三角箭）和肺泡壁（箭）分布的小肉芽肿。

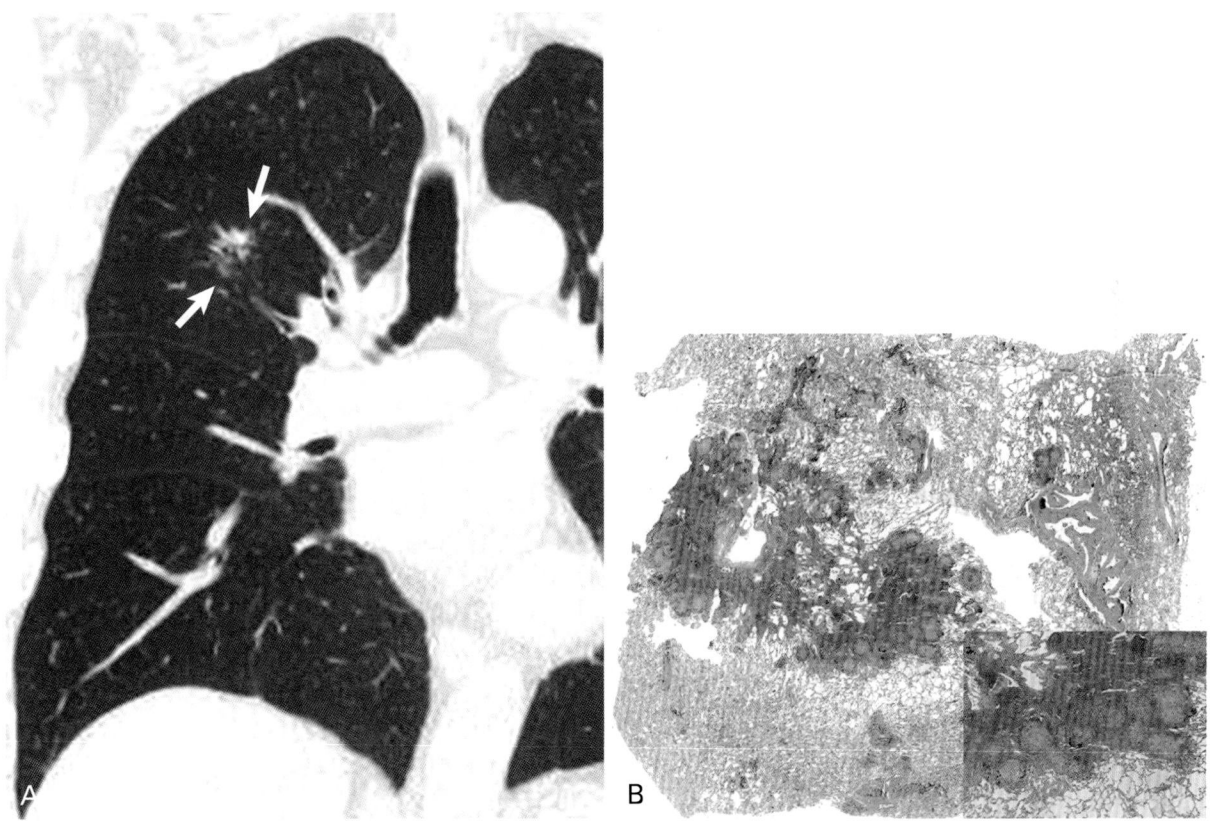

图 10.16　活动性肺结核的 CT 卫星征。(A)冠状面 CT 显示右肺上叶一个较大的结节和周围较小的卫星结节(箭)。(B)低倍显微照片显示小肉芽肿聚集形成 CT 的卫星征。插图:高倍显微镜下的多发性结核肉芽肿。

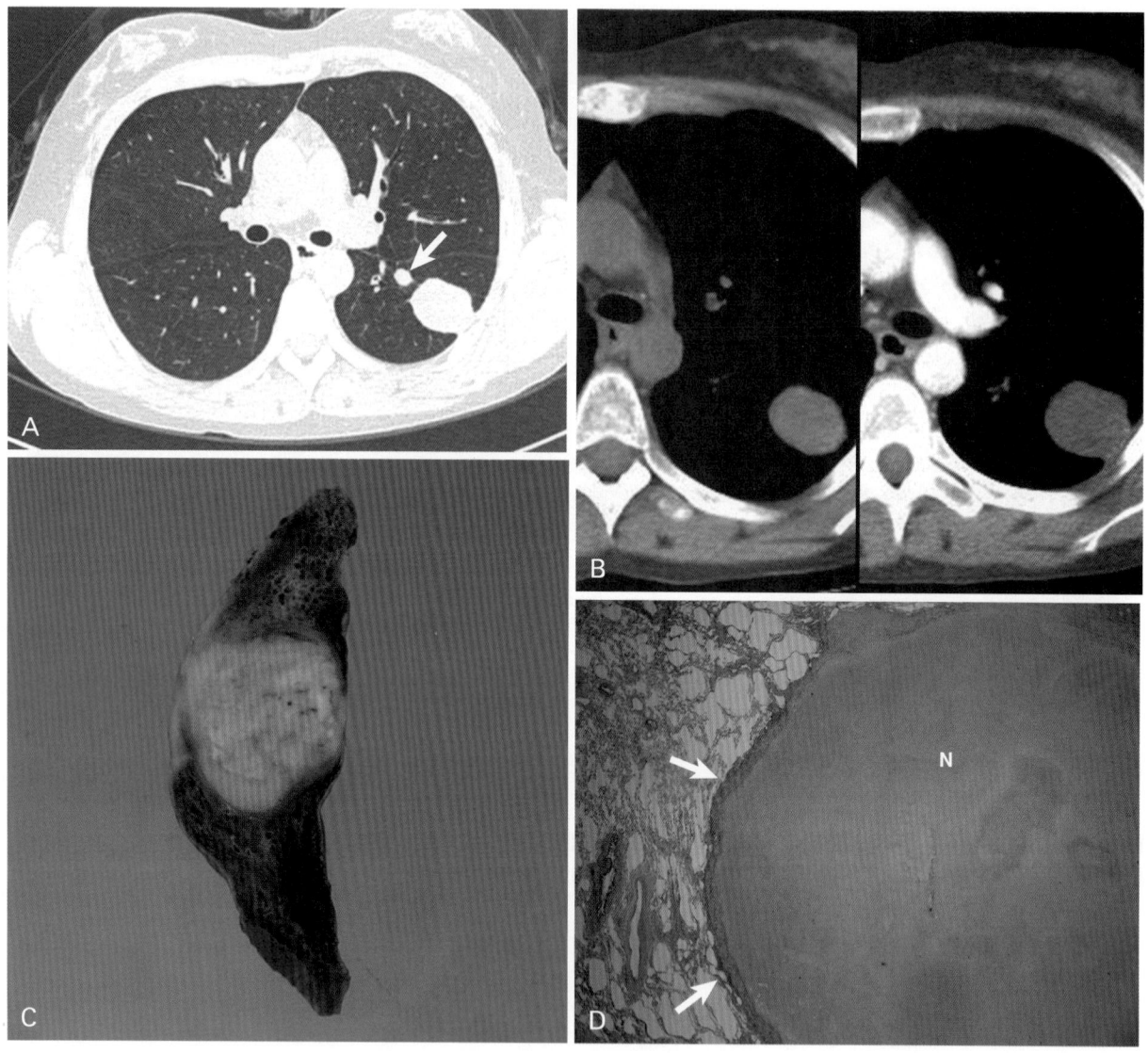

图 10.18 结核球。(A)右中间支气管层面 CT 显示左肺下叶边界清楚的肿块和卫星结节(箭)。(B)CT 平扫(左图像)和增强(右图像)CT 显示肿块无强化。(C)楔形切除病理标本显示,肿块包含颗粒状和干酪样物质。(D)楔形切除病理标本的显微照片(苏木精和伊红,×12.5)显示含干酪坏死(N)区的结核球(箭)。

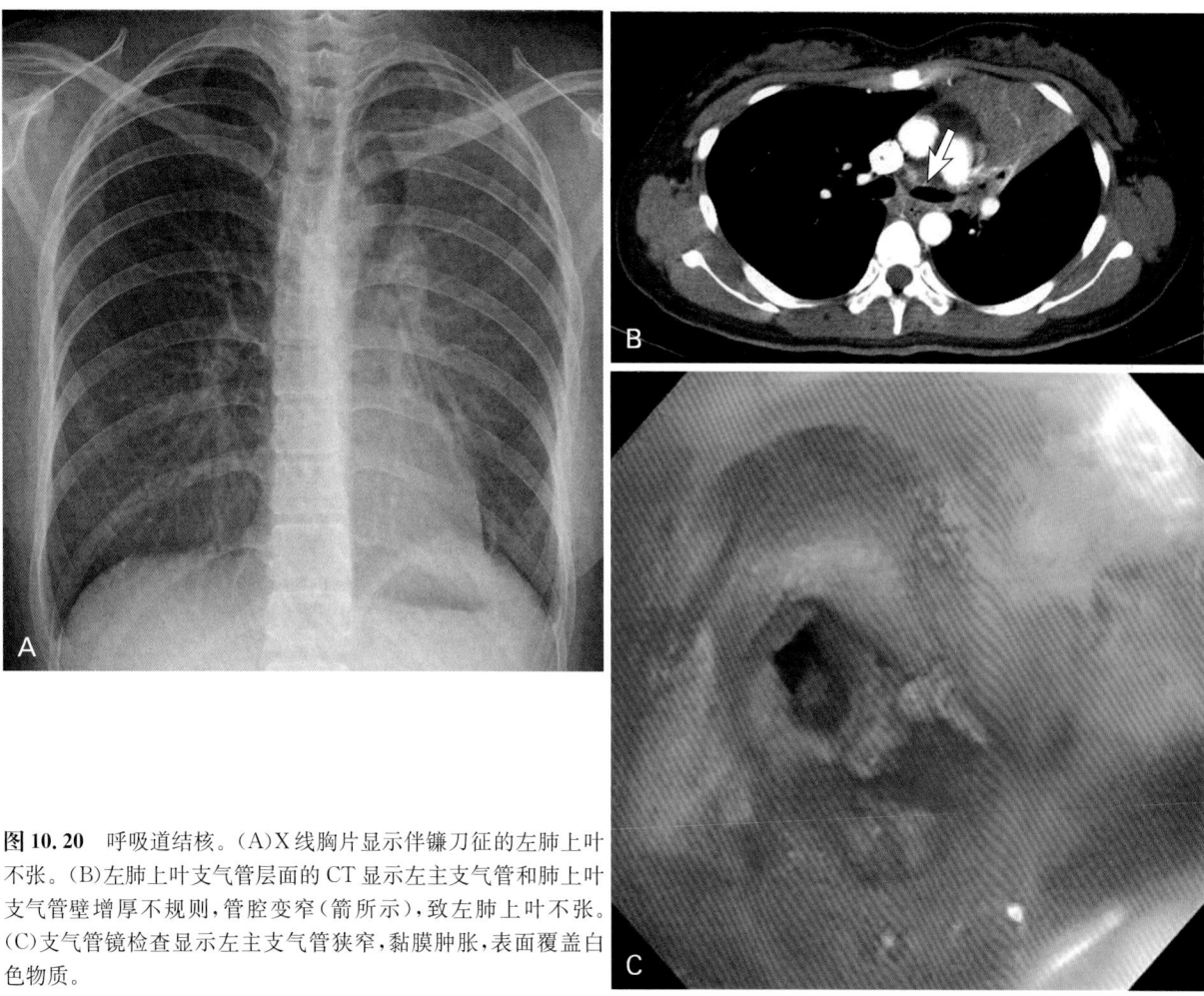

图 10.20　呼吸道结核。(A)X 线胸片显示伴镰刀征的左肺上叶不张。(B)左肺上叶支气管层面的 CT 显示左主支气管和肺上叶支气管壁增厚不规则,管腔变窄(箭所示),致左肺上叶不张。(C)支气管镜检查显示左主支气管狭窄,黏膜肿胀,表面覆盖白色物质。

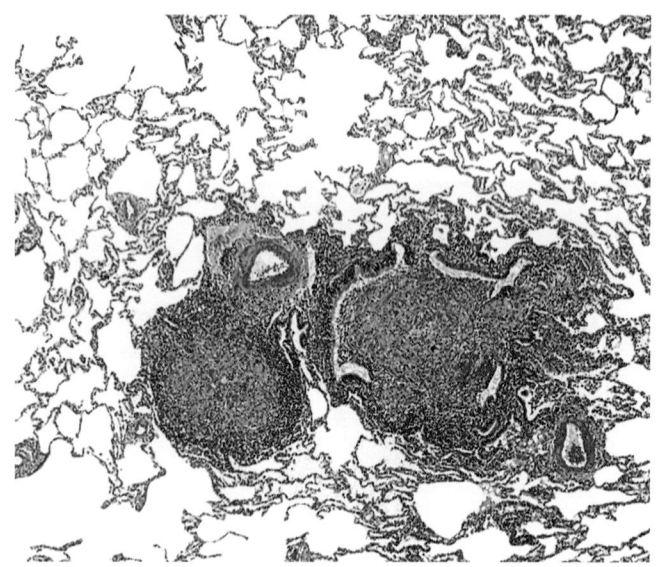

图 11.1 支气管周围肉芽肿。肺活检标本的低倍显微照片显示鸟胞内分枝杆菌感染患者以支气管血管束为中心的肉芽肿，右侧的肉芽肿阻塞了细支气管腔。（Dr. Thomas V. Colby, Mayo Clinic, Scottsdale, AZ.）

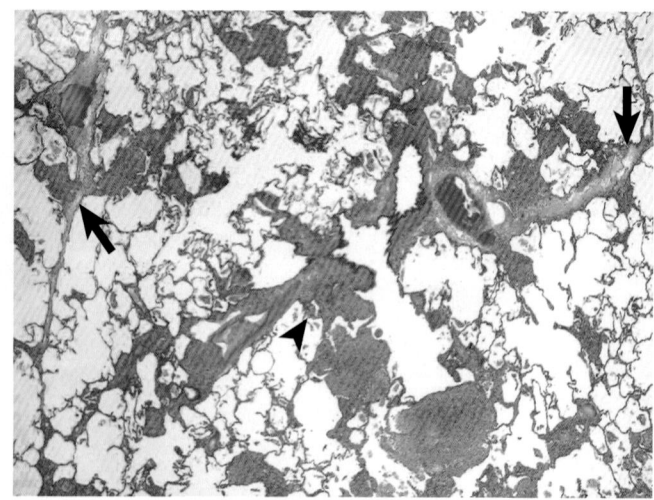

图 11.11 热浴肺病的病理学表现。肺手术活检标本显示大量非坏死性肉芽肿，伴有中度慢性间质性炎性浸润。非坏死性肉芽肿无明确解剖优势分布，病理显示沿肺小叶间隔（箭）和支气管血管束（箭头）分布。（Dr. Andrew Churg, University of British Columbia, Vancouver, Canada. 提供）

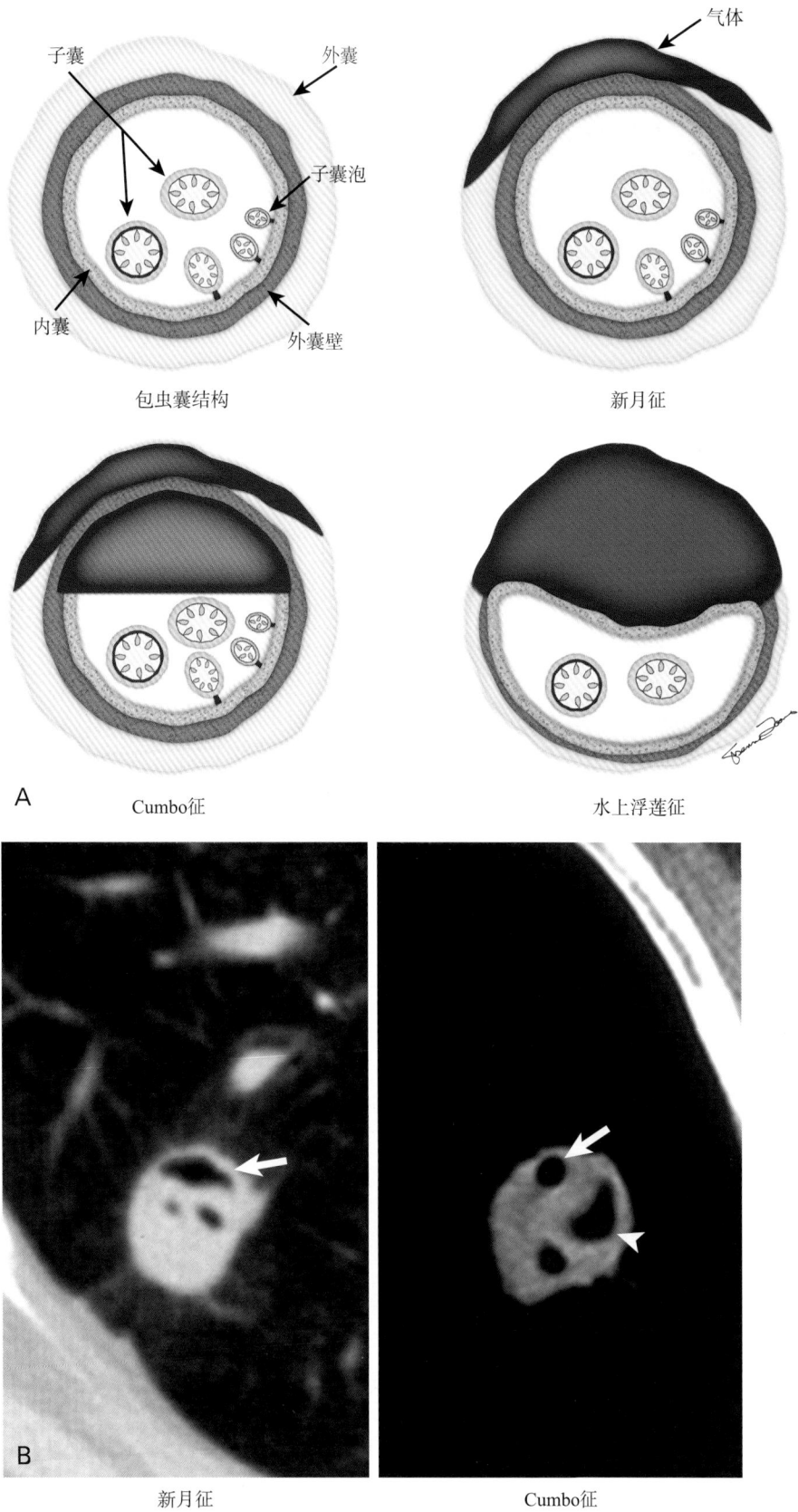

图 14.6 肺包虫病影像征象。(A)图中可见正常包虫囊肿和新月征,Cumbo 征和水上浮莲征。(B)组合图中可见气体存在于外囊与外囊壁(箭)之间,符合新月征。内囊中的液气平面(右图中的箭头)加上新月征(右图中的箭)形成 Cumbo 征。(图 A 鸣谢 S. Loomis, REMS Media Services, Mass General Imaging, Boston, MA; B courtesy S. Rossi, Buenos Aires, Argentina. 引自 Walker CM, Abbott GF, Greene RE, et al. Imaging pulmonary infection: classic signs and patterns. AJR Am J Roentgenol. 2014;202:479 - 492.)

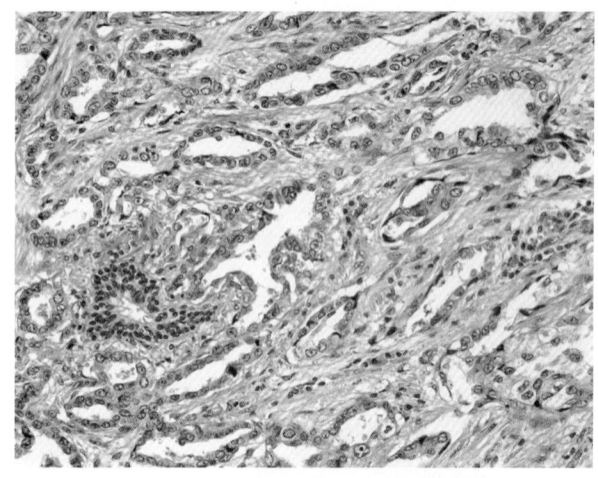

图17.1 腺癌:病理。腺癌病理特征是腺体形态不规则,成纤维细胞基质中瘤细胞表现为不规则核深染。

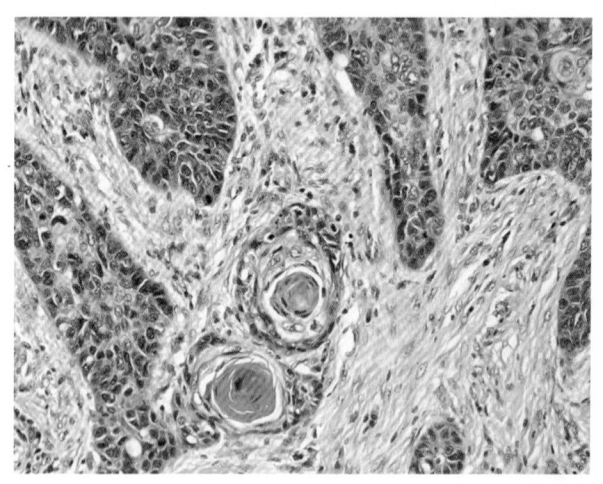

图17.2 鳞状细胞癌:病理。鳞状细胞癌侵犯纤维基质。鳞状细胞分化明显(角化珠),多形、深染的细胞核(非典型性)为恶性细胞表现。

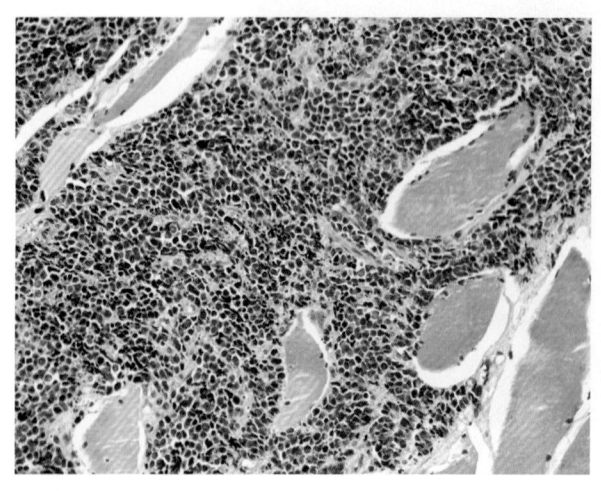

图17.3 小细胞癌:病理。浸润骨骼肌的小细胞癌,其特征是瘤细胞小而密集,胞质少,染色质呈细颗粒状,无核仁,核型易识别,亦见大量核分裂象和凋亡细胞。

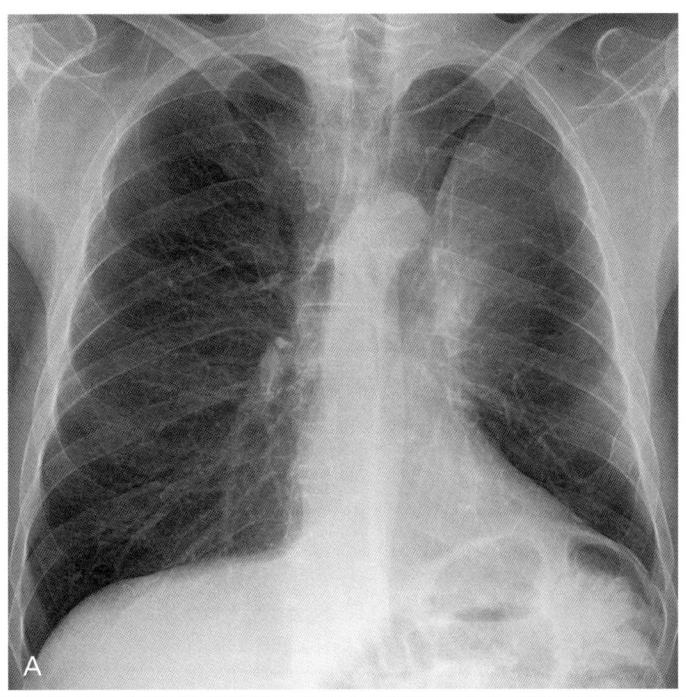

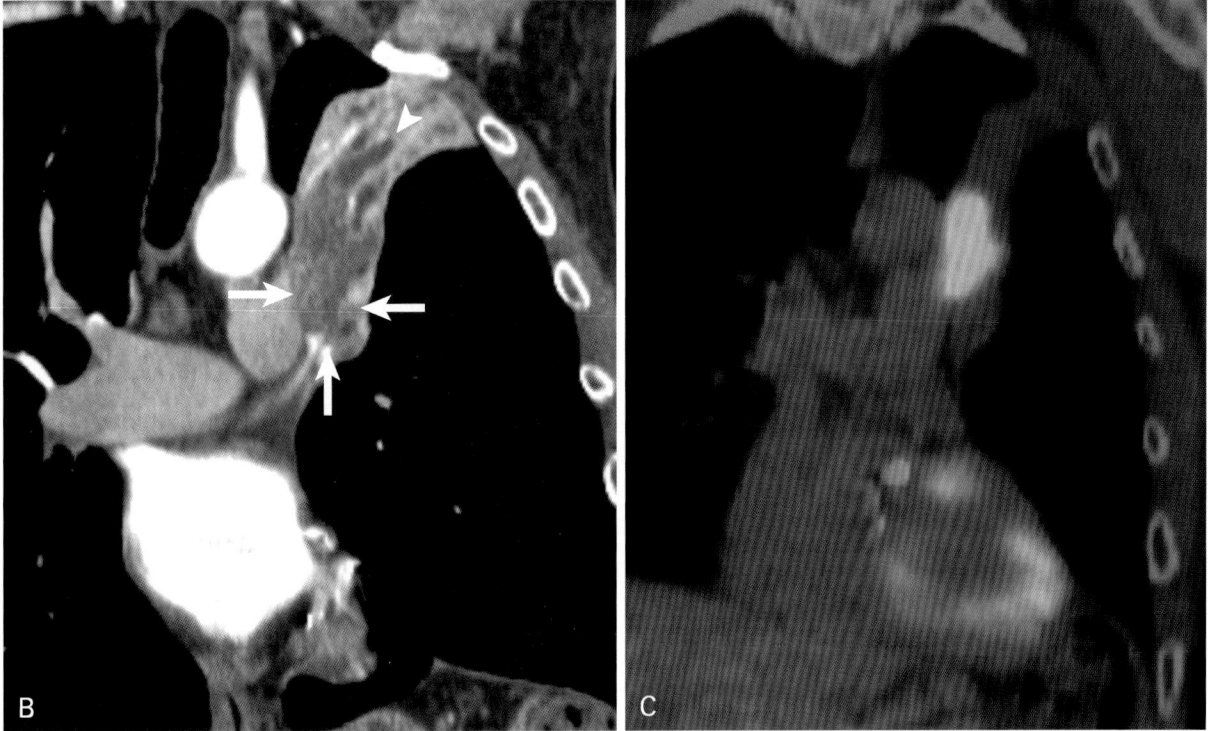

图17.6 鳞癌继发左肺上叶不张。(A)后前位X线片显示左肺上叶萎陷,主动脉弓旁透光度增高,符合镰刀征。(B)冠状面CT显示左肺上叶内侧肿块(箭),伴左肺上叶支气管闭塞、左肺上叶不张。因远端支气管内分泌物潴留致萎陷肺内管状低密度结构(箭头)。(C)PET-CT显示肿块内明显的氟脱氧葡萄糖摄取,而邻近肺不张摄取极少。支气管镜检查证实鳞状细胞癌。

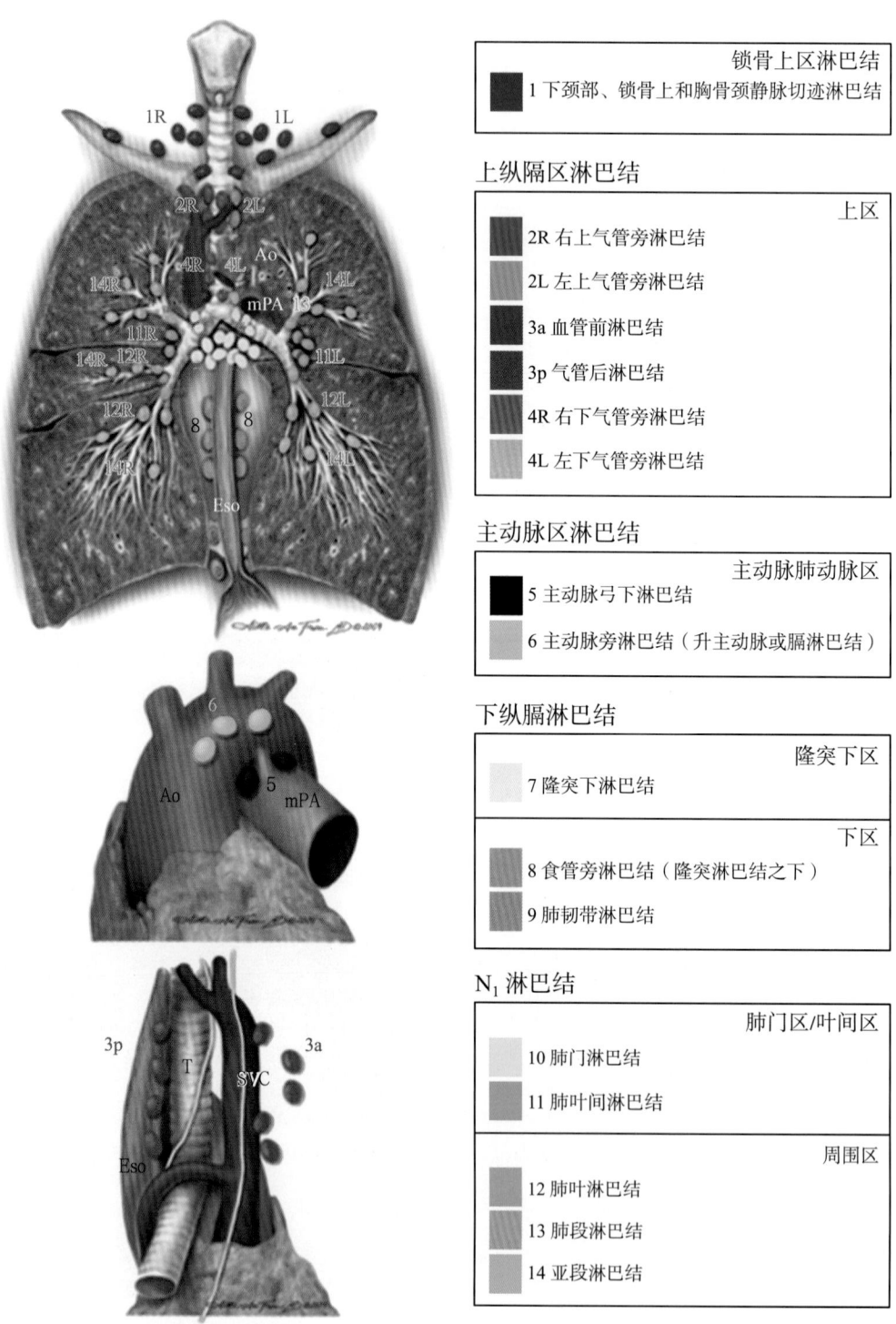

锁骨上区淋巴结
■ 1 下颈部、锁骨上和胸骨颈静脉切迹淋巴结

上纵隔区淋巴结

上区
■ 2R 右上气管旁淋巴结
■ 2L 左上气管旁淋巴结
■ 3a 血管前淋巴结
■ 3p 气管后淋巴结
■ 4R 右下气管旁淋巴结
■ 4L 左下气管旁淋巴结

主动脉区淋巴结

主动脉肺动脉区
■ 5 主动脉弓下淋巴结
■ 6 主动脉旁淋巴结（升主动脉或膈淋巴结）

下纵隔淋巴结

隆突下区
■ 7 隆突下淋巴结

下区
■ 8 食管旁淋巴结（隆突淋巴结之下）
■ 9 肺韧带淋巴结

N₁ 淋巴结

肺门区/叶间区
■ 10 肺门淋巴结
■ 11 肺叶间淋巴结

周围区
■ 12 肺叶淋巴结
■ 13 肺段淋巴结
■ 14 亚段淋巴结

图 18.7　国际肺癌研究协会（IASLC）淋巴结图，包括将淋巴结站分组为"区域"，以进行预后分析。Ao，主动脉；AP，主肺区；Eso，食管；mPA，主要肺动脉；SVC，上腔静脉；T，气管。（经国际肺癌研究协会许可转载。IASLC 肺癌项目。A proposal for a new international lymph node map in the forthcoming seventh edition of the TNM classification for lung cancer. *J Thoracic Oncol*. 2009;4:568-577.）

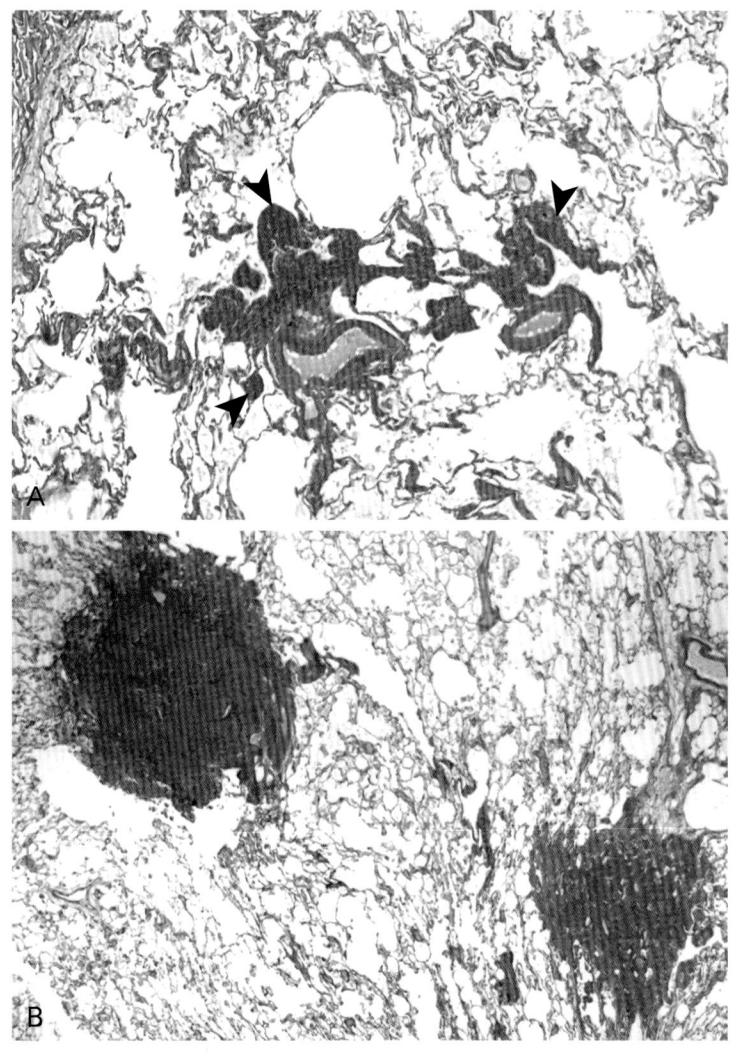

图 19.3　弥漫性特发性肺神经内分泌细胞增生。（A）肺活检标本显示支气管血管鞘内局灶性神经内分泌细胞增殖（箭头）。（B）另一地区的组织学标本显示类癌性肿瘤。女性，72 岁，弥漫性特发性肺神经内分泌细胞增生，伴多发肺肿瘤、类癌性肿瘤和收缩性细支气管炎。（鸣谢 Dr. John English，Department of Pathology，Vancouver General Hospital，Vancouver，Canada。）

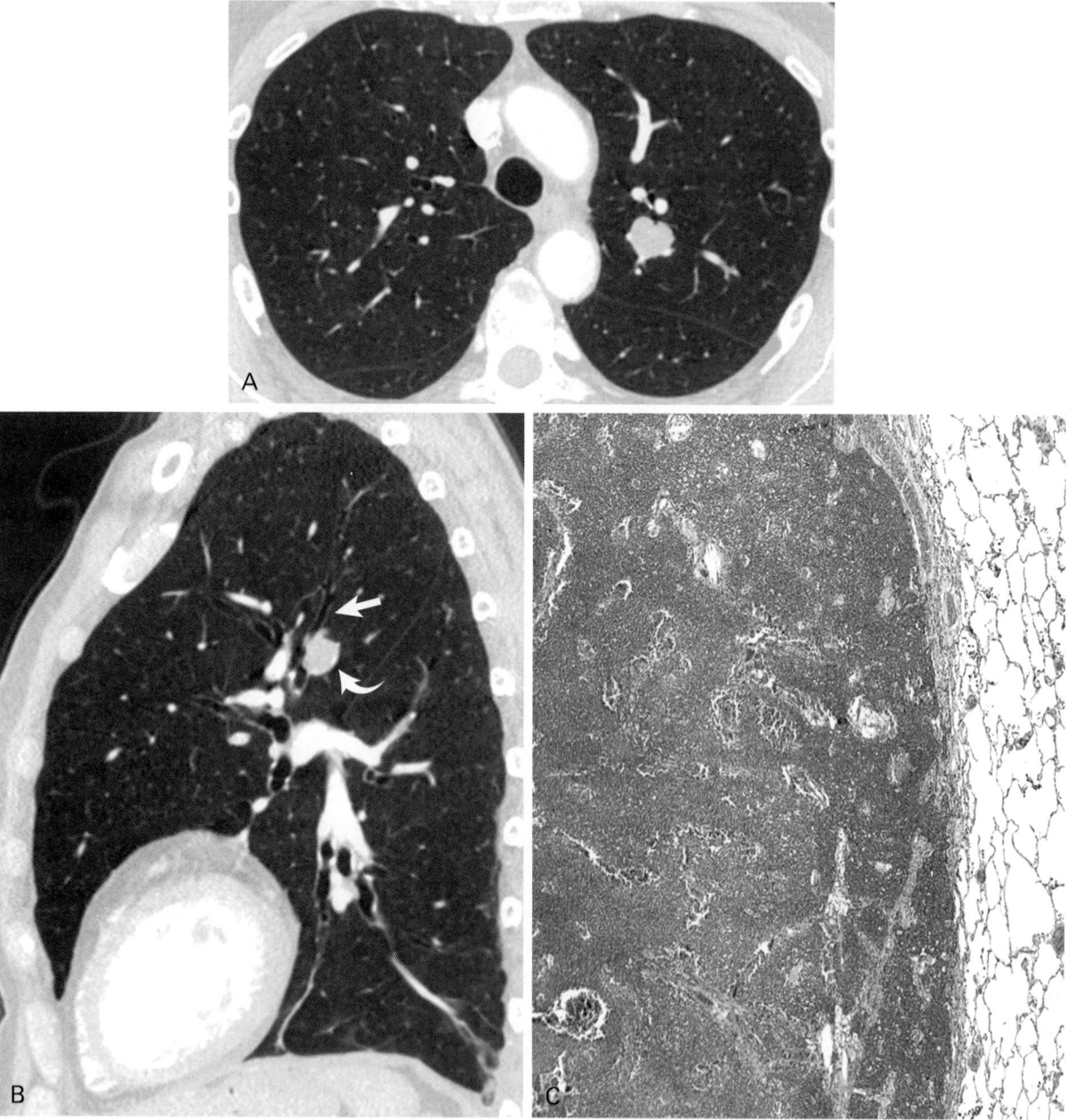

图 19.9 外周型类癌肿瘤。轴面(A)和矢状面(B)CT 显示左肺上叶小肿瘤(弯箭)与亚节段支气管(箭)的关系。(C)来自不同患者的手术标本显示典型类癌的特征:细胞胞质适中,细胞核小,核仁小,有丝分裂像少见。神经内分泌标志物、突触素、染色粒蛋白免疫组化阳性。(鸣谢 Dr. John English, Department of Pathology. Vancouver General Hospital, Vancouver, Canada.)

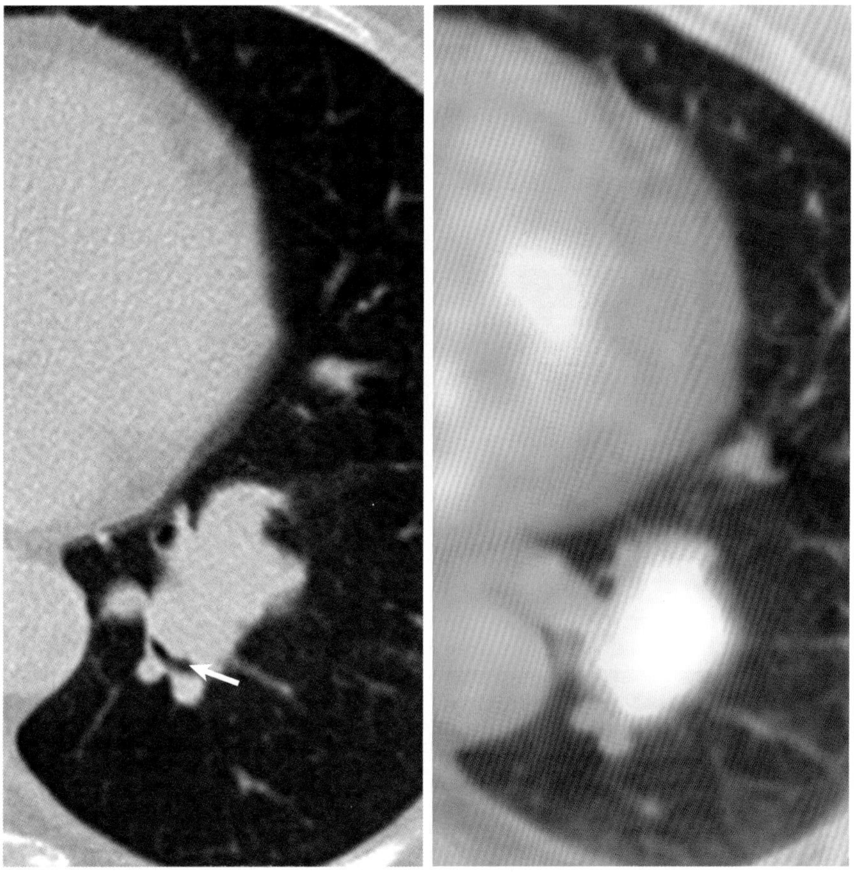

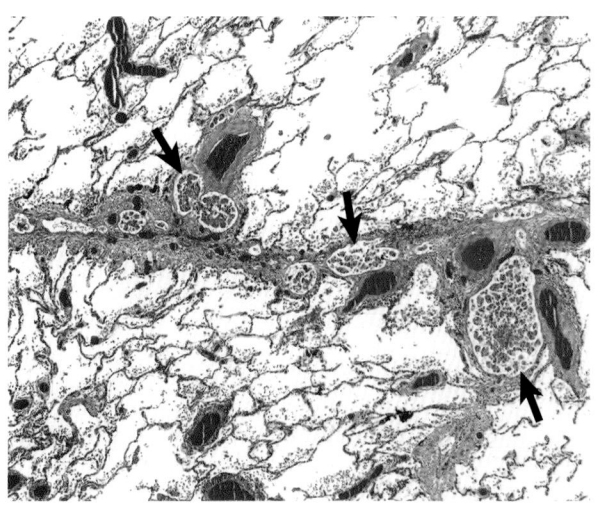

图19.14　不典型类癌 PET-CT 表现。轴面 CT(左)和轴面的 FDG-PET-CT(右)显示左肺下叶 FDG 高摄取的肿块,向支气管内突出(箭)。(鸣谢 Emily Tsai, Carol Wu. Atypical carcinoid. In: Rosado-de-Christenson ML, Carter BW. Specialty Imaging: Thoracic Neoplasms. 1st ed. Philadelphia: Elsevier; 2015.)

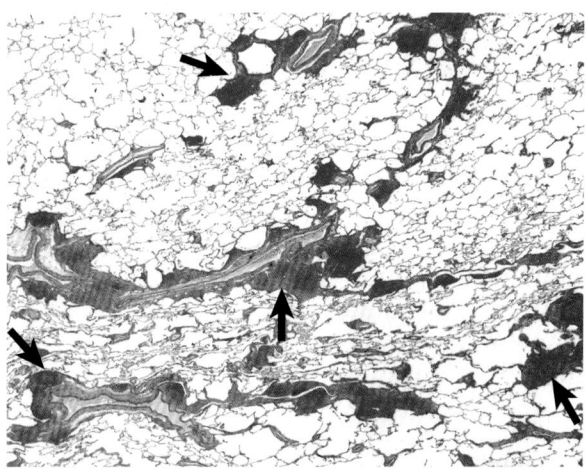

图22.1　癌性淋巴管炎:病理学表现。病理标本显示小叶间隔增厚,水肿和扩张淋巴管内肿瘤细胞(箭)局灶性聚集。(鸣谢 Dr. John English, Department of Pathology, Vancouver General Hospital, Vancouver, Canada.)

图23.1　类风湿关节炎:肺淋巴样组织增生病理表现。低倍镜显示增生的淋巴样滤泡(箭)沿支气管血管束分布。(鸣谢 Dr. John English, Department of Pathology, Vancouver General Hospital, Vancouver, Canada.)

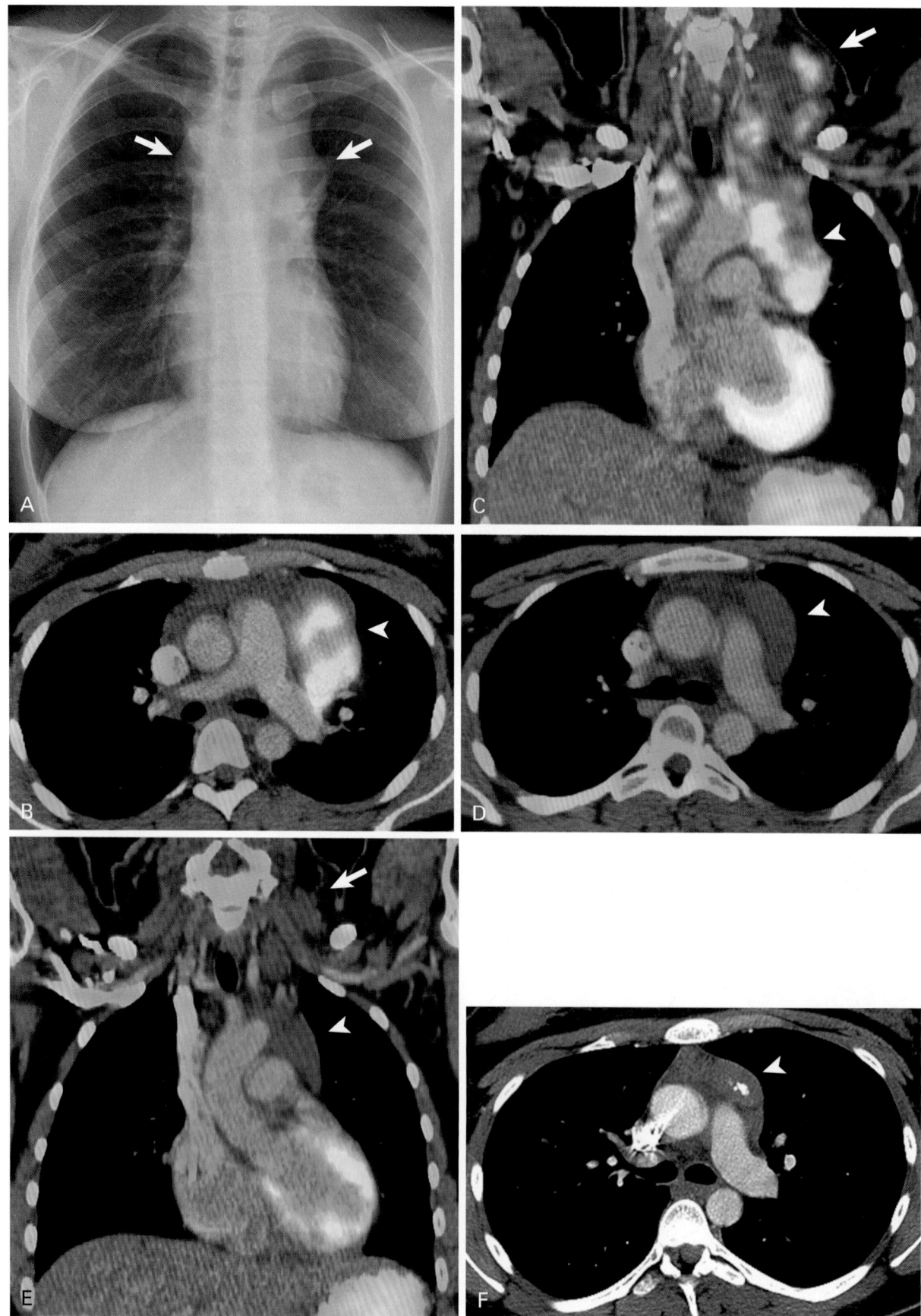

图 25.1 女性,21 岁,典型 HL 合并颈部和胸腔内淋巴结病变。(A)X 线胸片显示上纵隔增宽(箭)。(B)和(C)轴面和冠状面融合的 FDG PET-CT 显示 FDG 阳性的颈部(箭)和血管前(箭头)淋巴结病变。(D)和(E)治疗后轴面和冠状面融合的 FDG PET-CT 显示颈部(箭)和纵隔(箭头)淋巴结体积缩小,FDG 摄取减少。(F)治疗后增强 CT 显示纵隔淋巴结间有粗大钙化(箭头)。

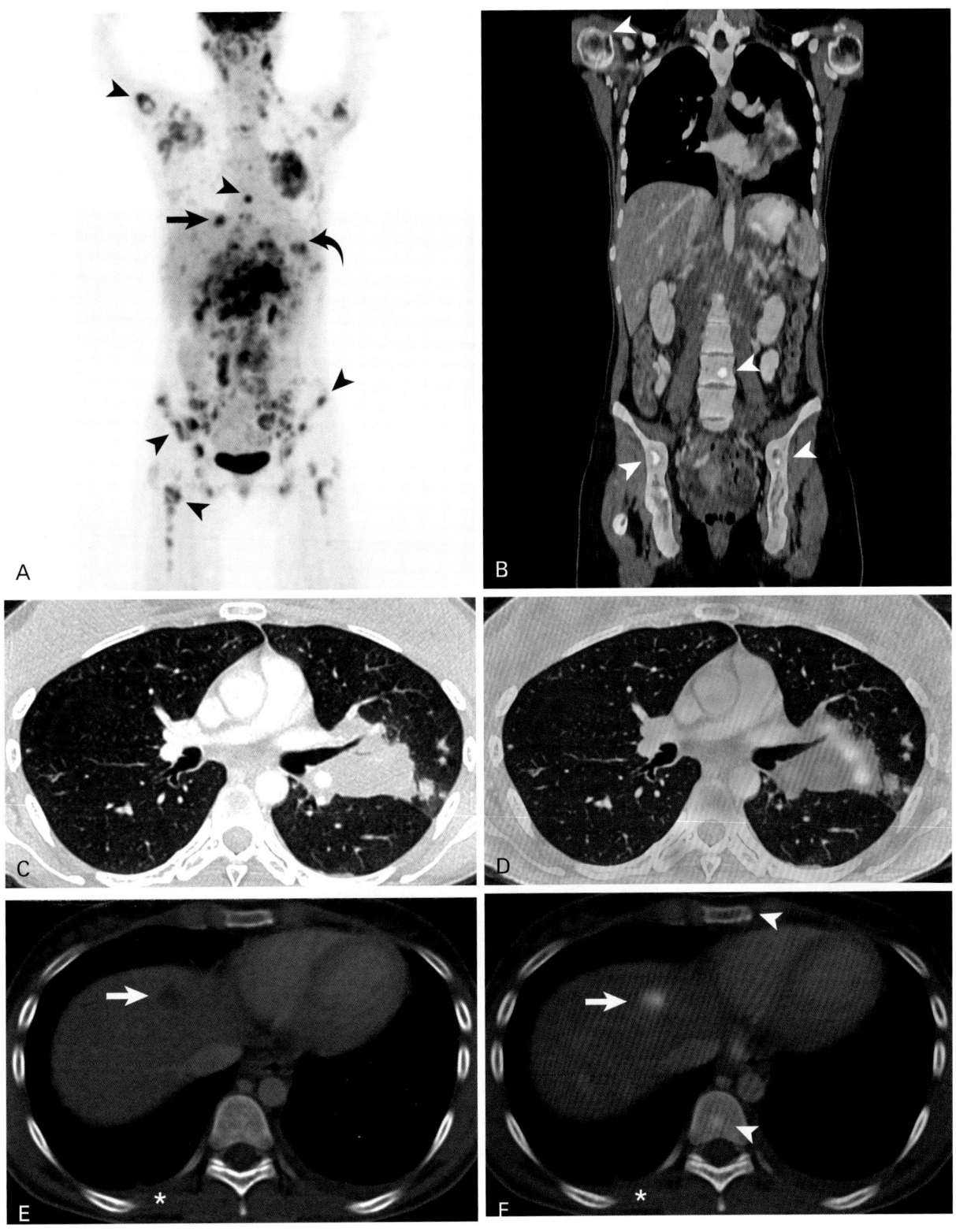

图25.10　女性,38岁,病情复发。(A)和(B)冠状面 FDGPET 和融合 FDG PET-CT 显示广泛的病变累及颈、胸和腹部淋巴结、左肺、肝(箭)、脾脏(弯曲箭)、中轴和附件骨结构(箭头)。(C)和(D)增强 CT 和融合 FDG PET-CT 显示左肺上叶肿块 FDG PET-CT 明显增强。(E)和(F)增强 CT 和融合的 FDG PET-CT 显示,右肺下叶胸膜下 FDG-avid 结节(星号),显著的 FDG-avid 肝病变(箭),胸骨和椎体的 FDG-avid 病灶(箭头)。

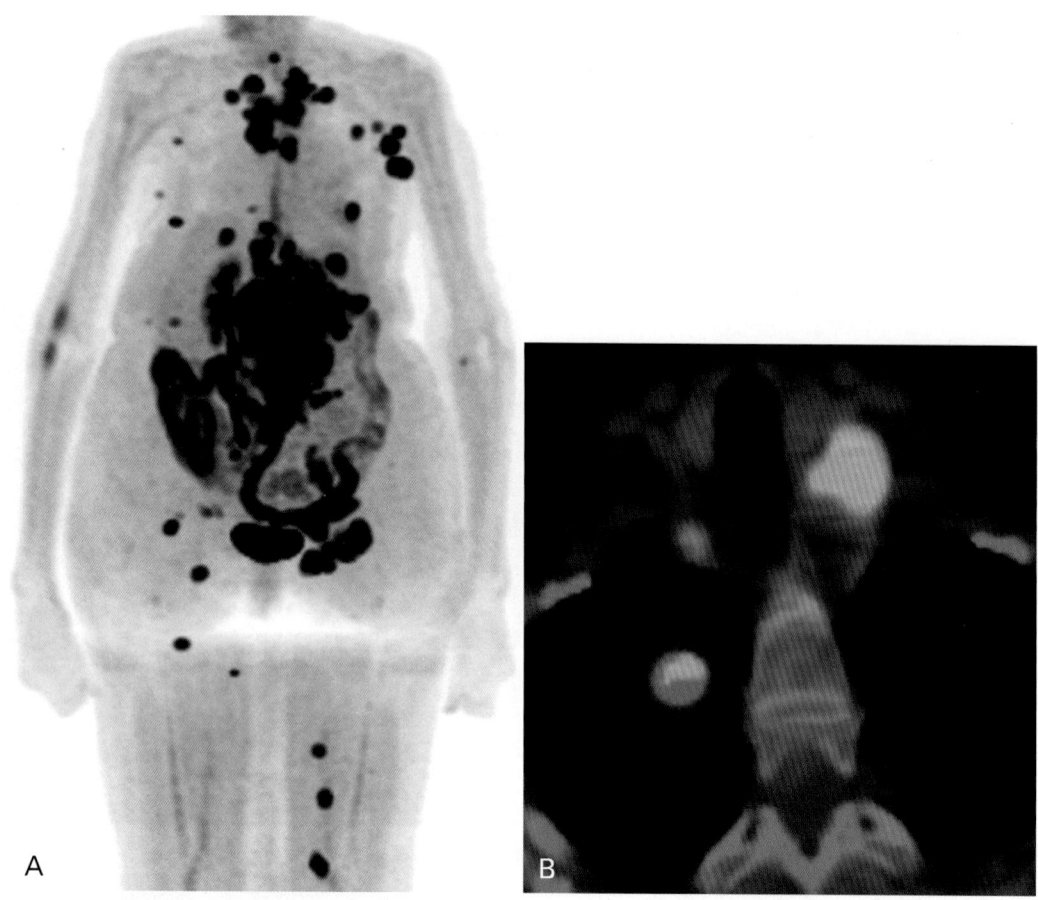

图 26.6 74 岁，女性，髓外急性髓性白血病和髓系肉瘤，伴有腹部疼痛和疲劳。（A）全身 PET 显示颈部、胸部、腹部和骨盆的淋巴结有 FDG 浓聚病变，以及多处肌肉和皮下沉积 FDG；（B）轴面 PET-CT 显示右上叶结节和双侧锁骨上淋巴结肿大（左锁骨上淋巴结的最大标准摄取值为 19.7）有 FDG 浓聚。左锁骨上淋巴结活检证实为髓系肉瘤。PET-CT 可用于对怀疑有髓外浸润或急性白血病复发的患者进行分期，以及确定活检目标。

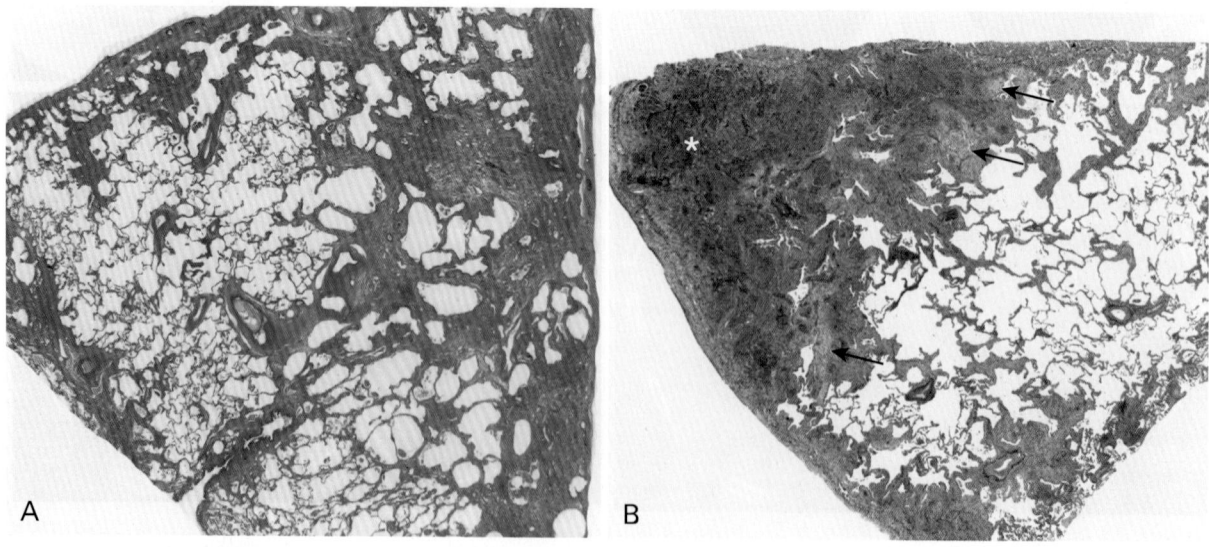

图 27.1 特发性肺纤维化：病理表现。（A）低倍镜下显示普通性间质性肺炎的特征性表现，即正常肺组织区、慢性炎症和纤维化区，以及蜂窝状结构。纤维化主要位于肺周围部（HE 染色）。（B）病理学标本显示胸膜下陈旧性纤维化、肌纤维增生（星号）与靠近小叶中心的正常肺、几乎正常肺组织（莫瓦特五色染色）间的成纤维化灶（蓝色区域，箭）。（鸣谢 Dr. John English, Department of Pathology, Vancouver General Hospital, Vancouver, Canada.）

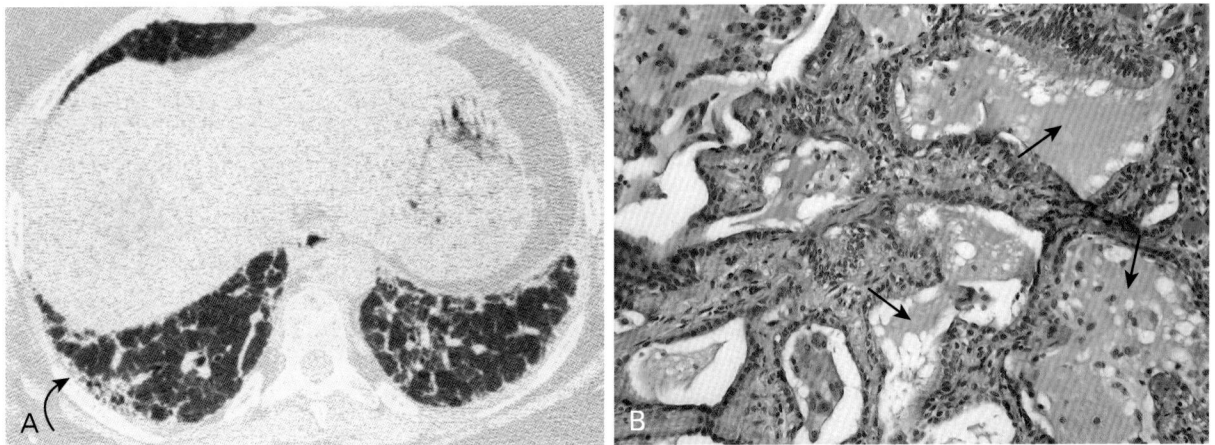

图 27.11　特发性肺纤维化:继发于纤维化的磨玻璃影。(A)HRCT 显示胸膜下磨玻璃影(箭)和少量网状影。(B)CT 所示磨玻璃影区的组织病理学图片示细微蜂窝状结构、气腔内充满黏液及炎症细胞(箭)。(引自 Souza CA, Müller NL, Flint J, et al: Idiopathic pulmonary fibrosis: spectrum of high-resolution CT findings. AJR Am J Roentgenol. 2005;185:1531 – 1539.)

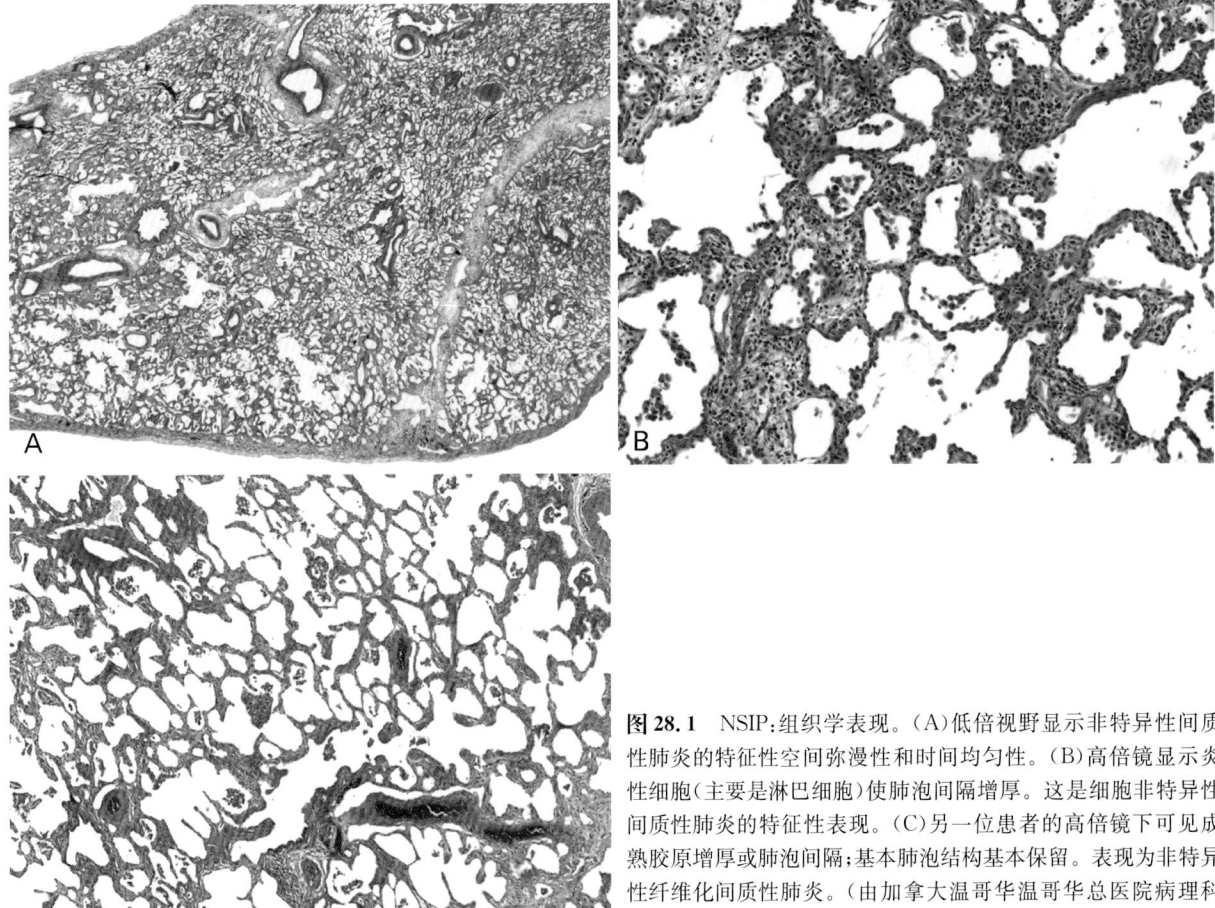

图 28.1　NSIP:组织学表现。(A)低倍视野显示非特异性间质性肺炎的特征性空间弥漫性和时间均匀性。(B)高倍镜显示炎性细胞(主要是淋巴细胞)使肺泡间隔增厚。这是细胞非特异性间质性肺炎的特征性表现。(C)另一位患者的高倍镜下可见成熟胶原增厚或肺泡间隔;基本肺泡结构基本保留。表现为非特异性纤维化间质性肺炎。(由加拿大温哥华温哥华总医院病理科 John English 博士提供)

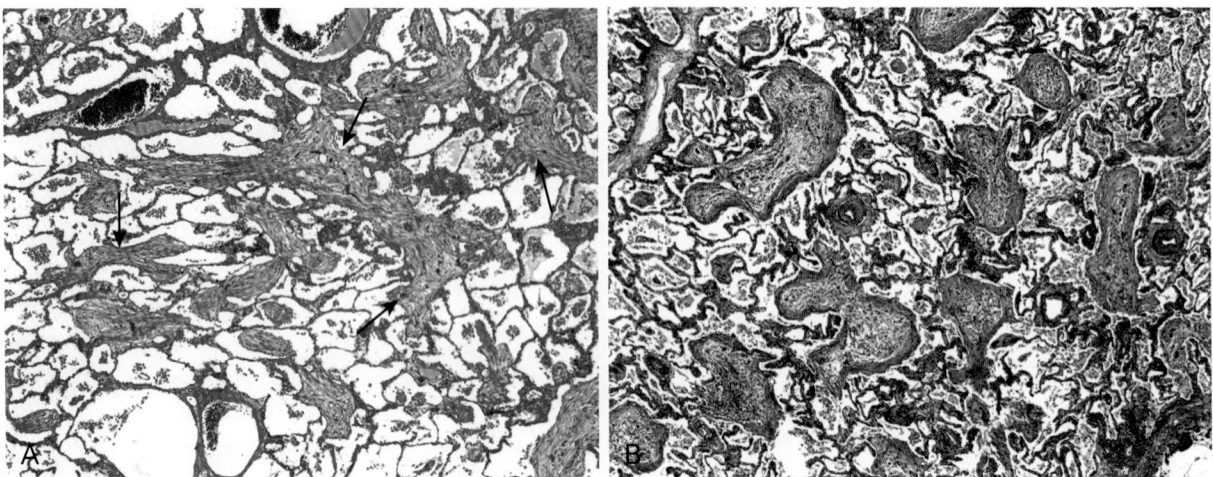

图 29.1　OP:典型的组织学表现。(A)低倍显微照片显示肺泡和邻近气腔中的特征性肉芽组织息肉(箭),也显示有轻度间质炎症;(B)Mavat 五氯苯酚染色以蓝色突出肉芽组织息肉。(鸣谢 Dr. John English, Department of Pathology, Vancouver General Hospital, Vancouver, Canada.)

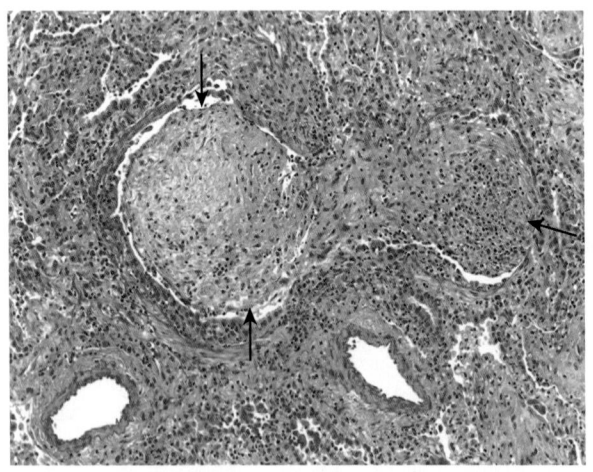

图 29.2　OP:组织学表现。高倍镜显示细支气管腔内的肉芽组织息肉(Masson 体)(箭)。(鸣谢 Dr. John English, Department of Pathology, Vancouver General Hospital, Vancouver, Canada.)

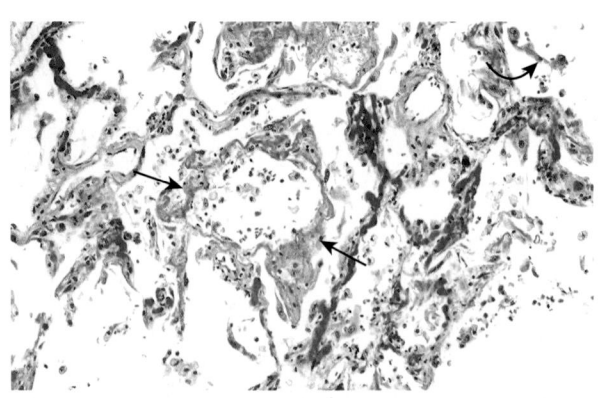

图 30.1　AIP:组织学表现。显微照片示透明膜(直箭)和增大的肺泡内皮细胞(弯箭),典型的弥漫性肺泡损伤(HE 染色,×200)。(鸣谢 Dr. Andrew Churg, Department of Pathology, University of British Columbia, Vancouver, Canada.)

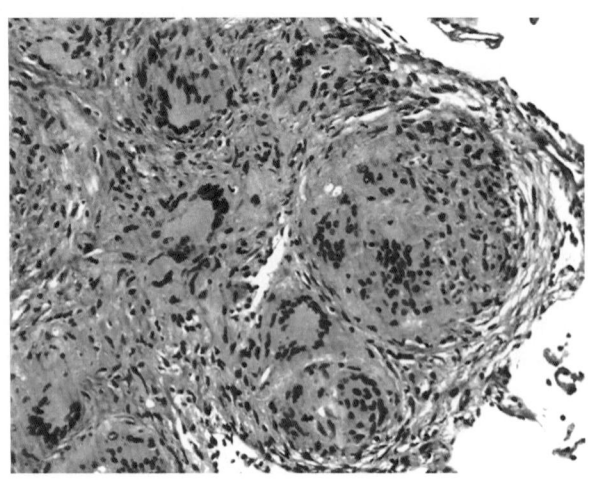

图 31.1　结节病肉芽肿。组织学标本显示特征性形态良好的结节病肉芽肿,其中央为紧密聚集的上皮样组织细胞和偶见的多核巨细胞被数量不等的纤维母细胞和胶原蛋白所包绕。(鸣谢 Dr. Patrick O'Connor, Department of Pathology, Vancouver General Hospital, Vancouver, Canada.)

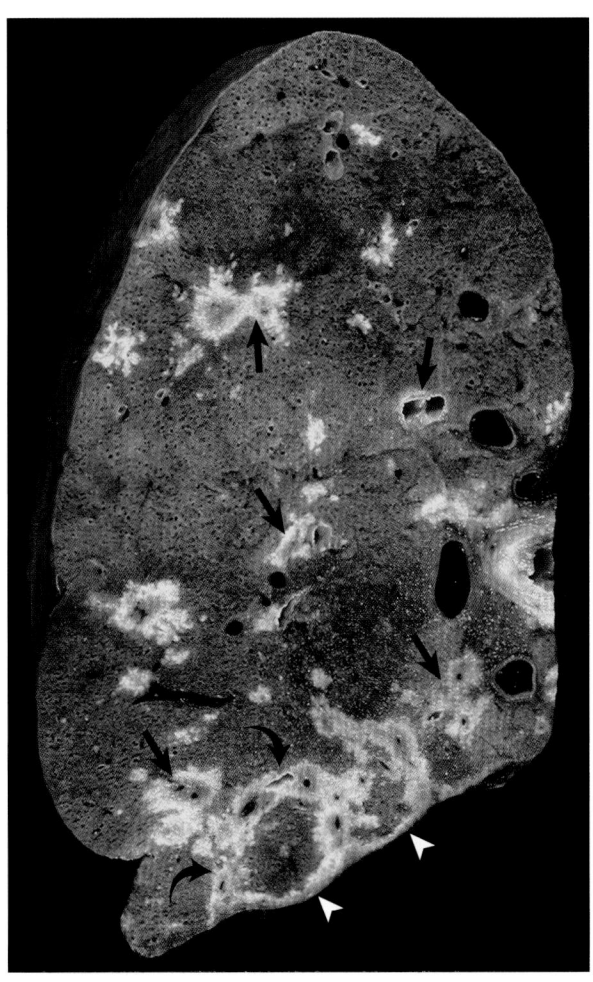

图31.2　淋巴管周围分布的结节病肉芽肿。外科肺叶切除结节病患者活检标本,可见沿支气管和血管束(直箭)、小叶间隔(弯箭)及叶间裂(箭头)的淋巴管周围特征性分布的肉芽肿。(修改自 Müller NL, Miller RR: Computed tomography of chronic diffuse infiltrative lung disease, part 2. Am Rev Respir Dis 1990;142:1440-1448.)

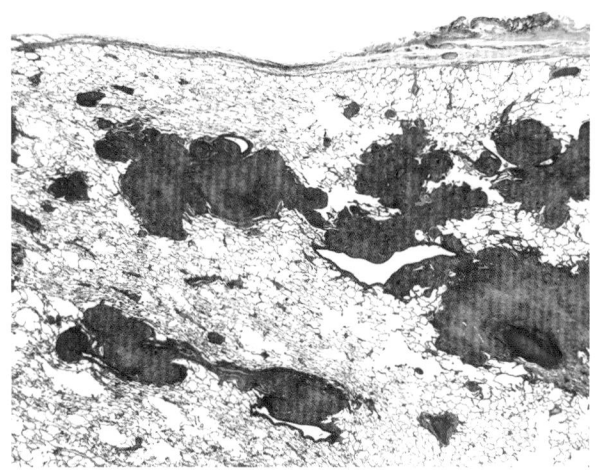

图31.3　支气管周围分布为主的结节病肉芽肿。组织学标本可见细支气管周围分布、形态良好的非干酪样肉芽肿。(鸣谢 Dr. John English, Department of Pathology, Vancouver General Hospital, Vancouver, Canada.)

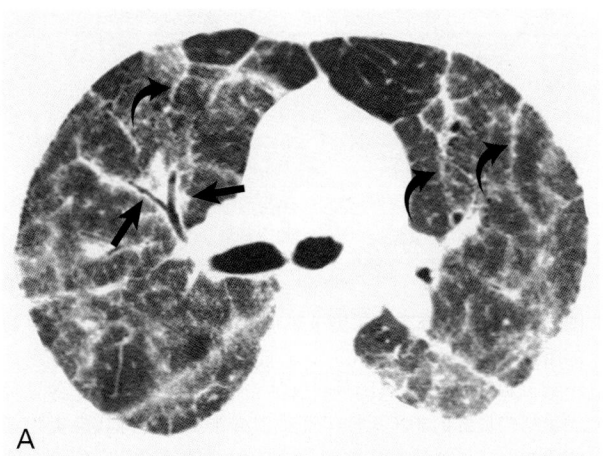

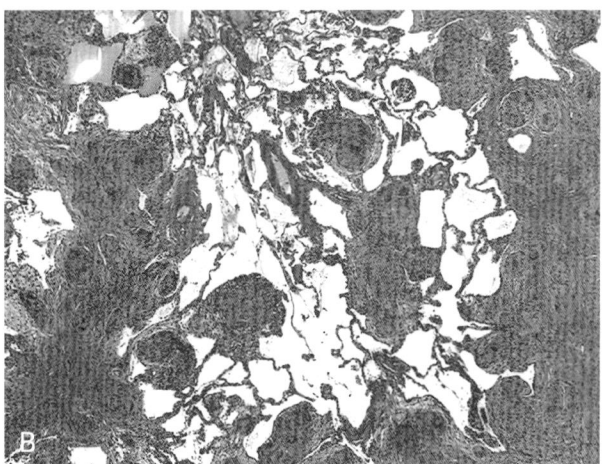

图31.20　结节病:HRCT可见弥漫磨玻璃影和小结节影。(A)HRCT可见广泛、双侧磨玻璃影和因肉芽肿而形成的小结节影。还可见支气管(直箭)、小叶间隔(弯箭)和叶间裂增厚。(B)外科活检的组织学标本可见小叶间隔和间质肉芽肿。磨玻璃影和小结节影因间质性肉芽肿形成。无肺泡炎表现。

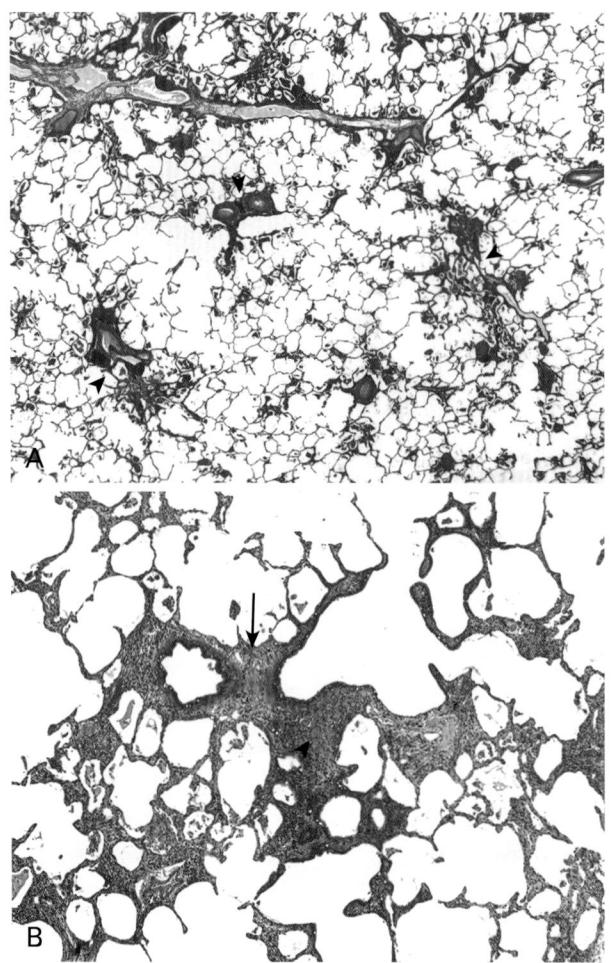

图32.3 亚急性过敏性肺炎的病理表现。(A)外科肺活检标本的显微照片显示,中度慢性淋巴细胞性炎症的间质性浸润,主要在细支气管束周围分布(箭头)。(B)高倍镜下显示,支气管周围分布慢性淋巴细胞炎症性间质浸润、细胞性细支气管炎(箭)和松散的肉芽肿(箭头)。这些是过敏性肺炎的特征性表现,且与HRCT上界限不清的小叶中心性结节相关。(鸣谢 Dr. John English, Department of Pathology, Vancouver General Hospital, Vancouver, Canada.)

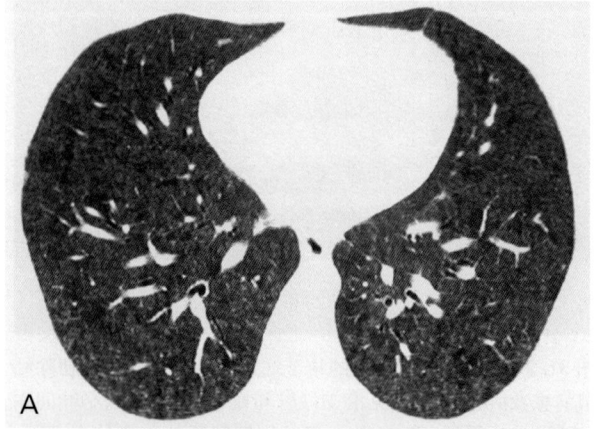

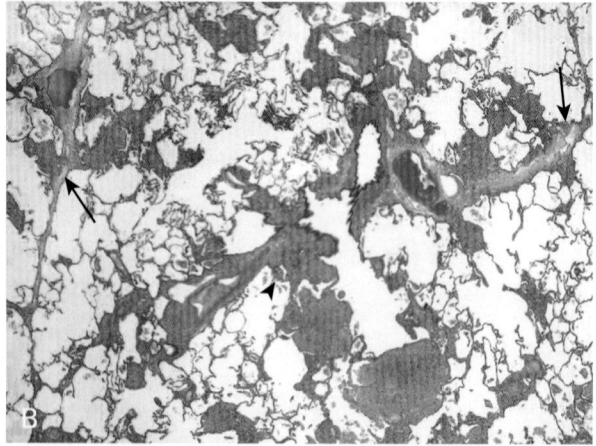

图32.15 反复暴露于污染了热水浴缸的鸟分枝杆菌复合生物的浴盆肺患者。(A)HRCT 显示直径约为 1~2 mm 的弥漫性小结节和磨玻璃影。(B)外科肺活检标本的中度放大图像显示大量结构良好的非坏死性肉芽肿伴有中度慢性间质性炎症细胞浸润。非坏死性肉芽肿的分布无明显的特点。它们沿小叶间隔(箭)和支气管血管束(箭头)呈随机性分布。CT 显示与非坏死性肉芽肿相关的小结节,与慢性间质炎性浸润相关的磨玻璃影。

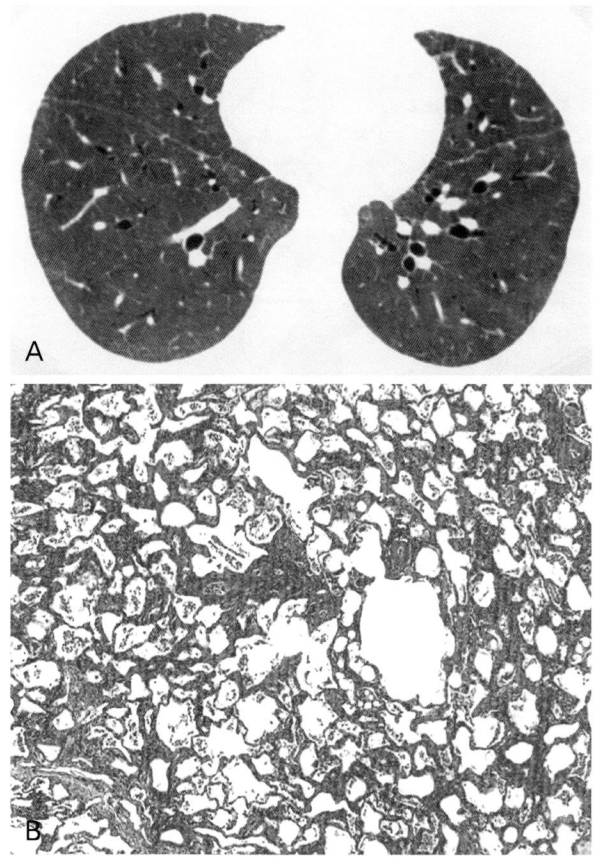

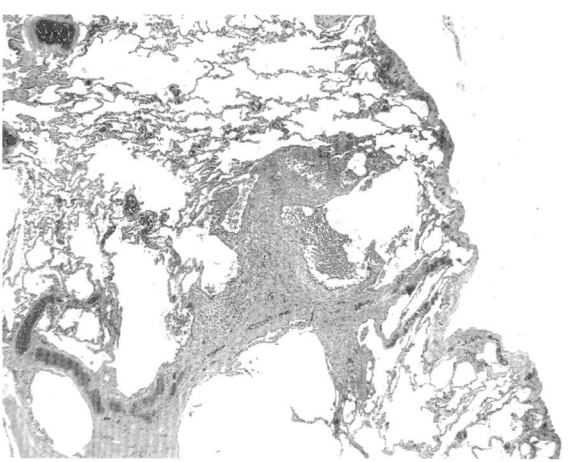

图32.16　亚急性过敏性肺炎的磨玻璃影：病理的相关性。（A）HRCT 显示广泛的磨玻璃影。（B）外科肺活检标本显示中度弥漫性慢性淋巴细胞性间质浸润，对应 CT 上的磨玻璃影。（图 B，鸣谢 Dr. John English, Department of Pathology, Vancouver General Hospital, Vancouver, Canada.）

图33.1　肺 LCH。低倍镜显示间质增厚，细胞密度增加和囊性空腔。（鸣谢 Dr. R. Dinas, Hammersmith Hospital.）

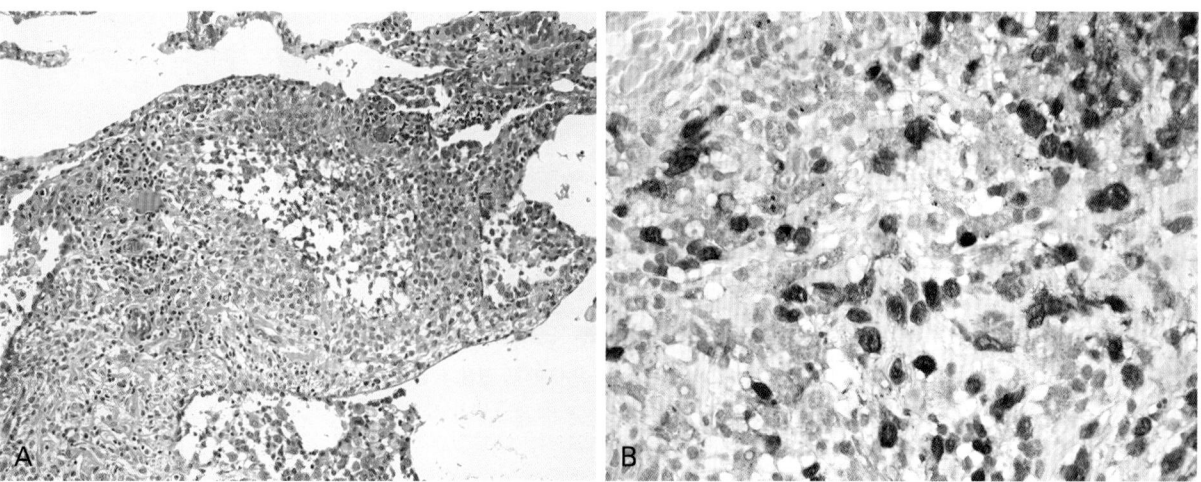

图33.2　肺 LCH。高倍镜（A）显示，朗格汉斯细胞的 CD1a 免疫组织化学染色阳性（B）。（鸣谢 Dr. R. Dinas, Hammersmith Hospital.）

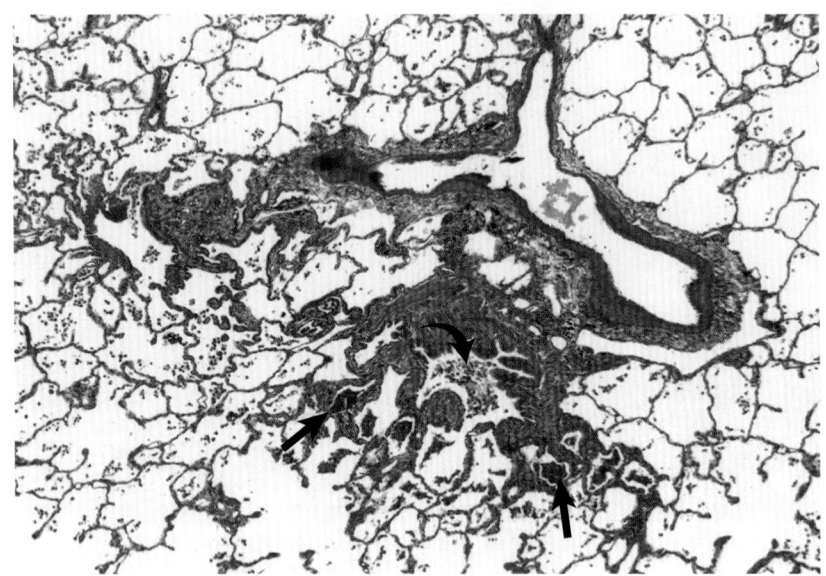

图 34.1 RB:组织学表现。病理标本显示呼吸性细支气管的腔内巨噬细胞增加(弯箭)和管壁的炎症。注意延伸到周围肺泡的炎症和巨噬细胞(直箭)。(鸣谢 Dr. John English, Department of Pathology, Vancouver General Hospital, Vancouver, Canada.)

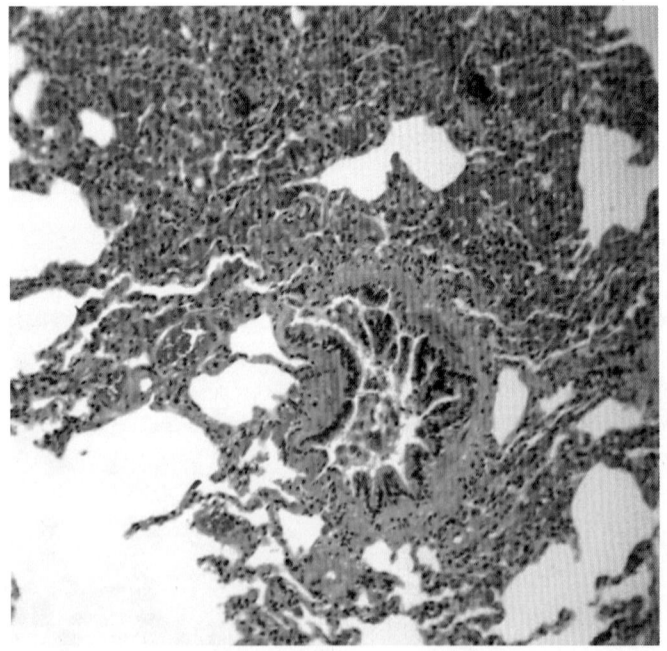

图 34.2 RB-ILD:组织学表现。RB-ILD 的病理标本显示色素巨噬细胞在肺泡和细支气管广泛性聚集,其呈细支气管中心性分布。(鸣谢 Dr. S. R. Desai.)

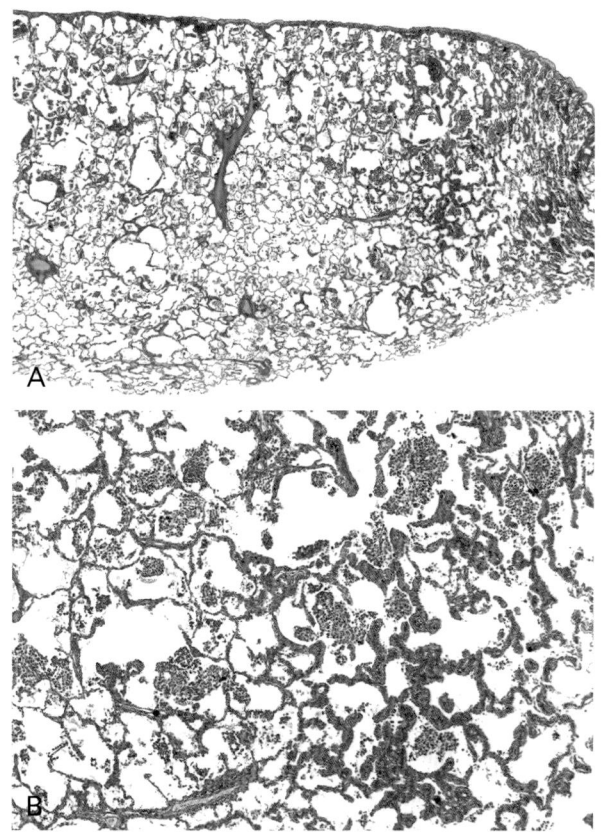

图 34.9 DIP:病理结果。(A)低倍图显示,在肺泡内的空气腔中,相对均匀的内含有许多色素巨噬细胞。这些表现呈弥漫性细支气管中心分布,呼吸性细支气管炎-间质性肺病的典型表现。(B)高倍视图显示色素巨噬细胞和轻度炎症及肺泡壁增厚。(鸣谢Dr.John English, Department of Pathology, Vancouver General Hospital, Vancouver, Canada.)

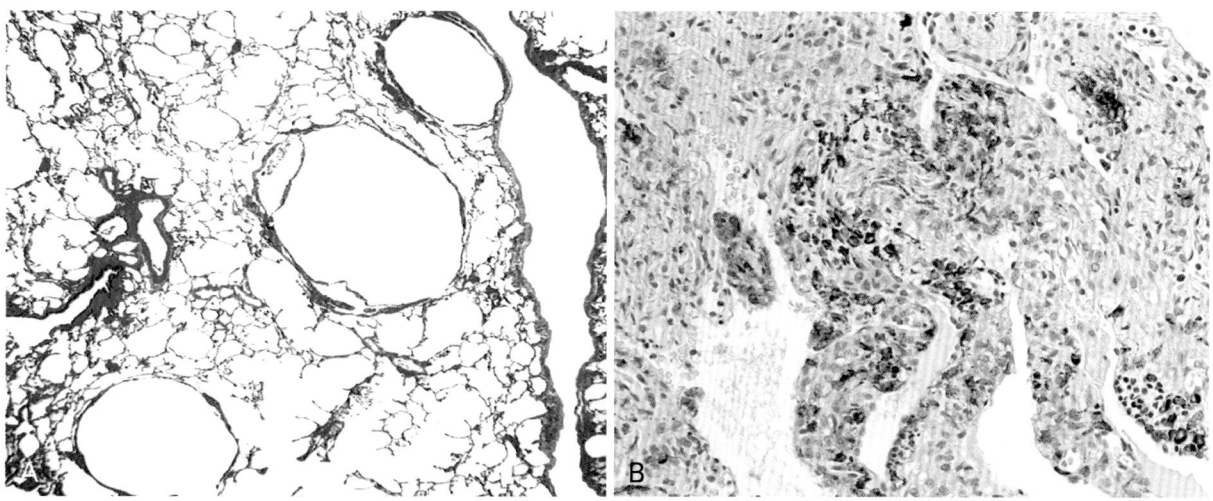

图 35.4 LAM,微观特征。(A)低倍镜照片显示在其他正常的实质中有几个薄壁囊肿。(B)囊肿壁上的梭形细胞表现为斑片状,但病变的梭形细胞内的 HMB45 显示强染色(棕色),这是 LAM 的典型特征。

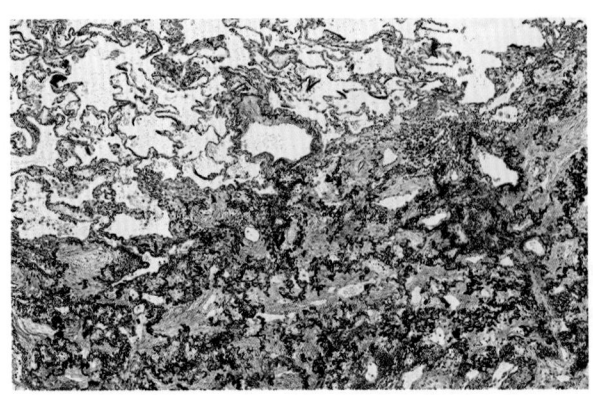

图36.1 胸膜纤维弹性变性:组织学发现。显微照片为以4倍放大倍数拍摄的 Movat 染色切片,显示右下角胸膜下实质的弹性纤维变化,与左上角保留的正常肺结构形成对比。黄色对应于纤维化肺的成熟胶原,而黑色突出了纤维化中嵌入的弹性蛋白纤维的数量和碎片的增加。(鸣谢 Dr. Steve Groshong, Department of Pathology, National Jewish Health, Denver, Colorado.)

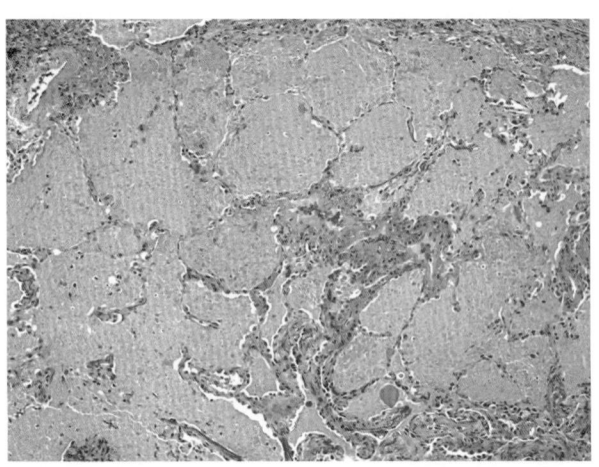

图38.1 肺泡蛋白沉积症。组织学切片显示肺泡被细颗粒状嗜酸性脂蛋白样物质充盈。(鸣谢 Dr. John English, Department of Pathology, Vancouver General Hospital, Vancouver, Canada.)

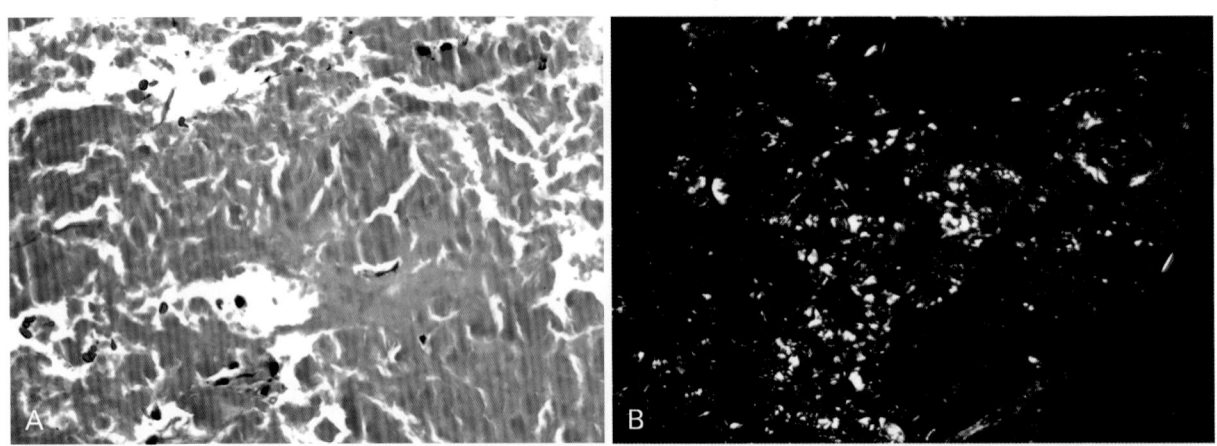

图38.6 淀粉样变。(A)组织标本切片显示细胞外的无定型的嗜酸性物质。(B)标本切片用刚果红染色且在偏光显微镜下检查显示特征性的苹果绿双折射。

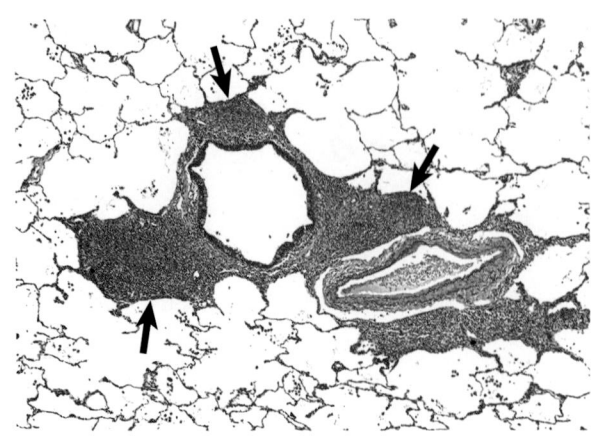

图39.2 滤泡性细支气管炎。组织学标本证明沿支气管血管束分布淋巴滤泡增生(箭),为支气管相关淋巴组织增生特征性表现。(引自 Dr. John English, Department of Pathology, Vancouver General Hospital, Vancouver, Canada.)

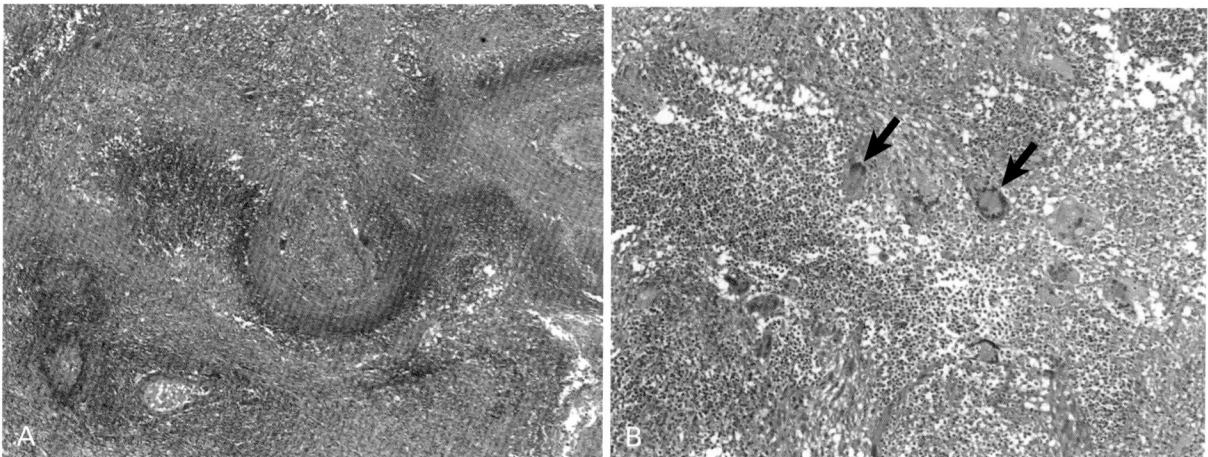

图46.1 GPA:地图样坏死。(A)组织学标本显示边缘不规则的嗜碱性坏死区域,形成地图状外观。坏死区域被混合炎症浸润包围。(B)高倍镜示肉芽肿性炎症和多核巨细胞(箭)。(鸣谢 Dr. John English, Department of Pathology, Vancouver General Hospital, Canada.)

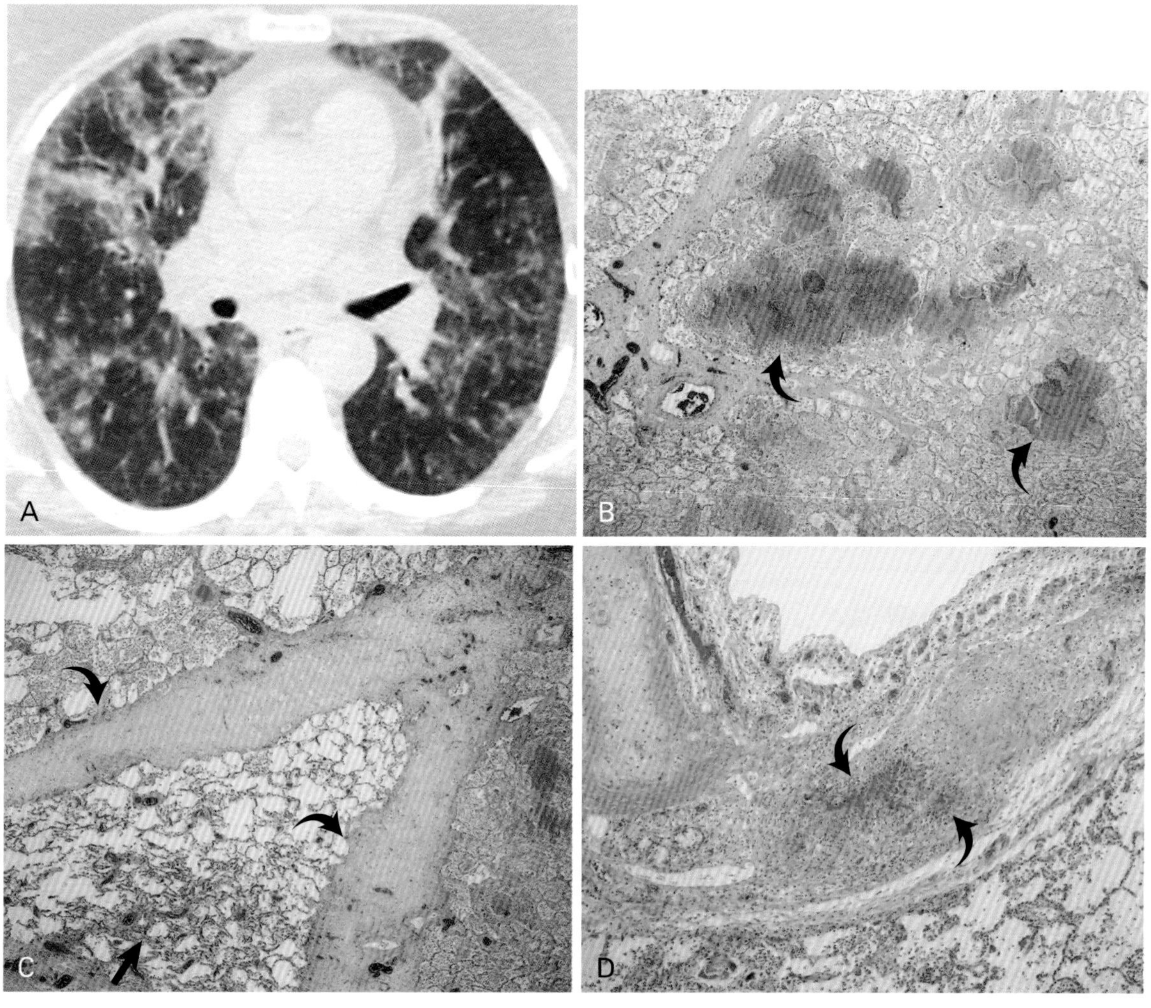

图46.14 eGPA:CT 和组织学表现。(A)CT 显示以双侧周围为主的磨玻璃影。肺上叶可见小范围实变。右上叶前部可见小叶间隔增厚。(B)组织病理标本的显微照片显示嗜酸性肺炎伴大量部分坏死的嗜酸性粒细胞(弯箭)。(C)另一个患者的显微照片显示水肿和纤维化的小叶间隔(弯箭)。非常早期的嗜酸性肺炎病灶位于小叶间隔之间(直箭)。如此小的病灶可致边界不清的小叶中央磨玻璃结节。增厚的中隔右侧可见发育良好的嗜酸性粒细胞肺炎伴嗜酸性粒细胞坏死。(D)显微照片显示大支气管管壁坏死灶(弯箭)。(Silva CI, Müller NL, Fujimoto K, et al. Churg-Strauss syndrome: high-resolution CT and pathologic findings. J. Thorac Imaging. 2005;20:74-80.)

图52.8 静脉滑石肺:组织学表现。静脉滑石肺患者的肺组织活检标本显示滑石特征性的不规则双折射结晶体。

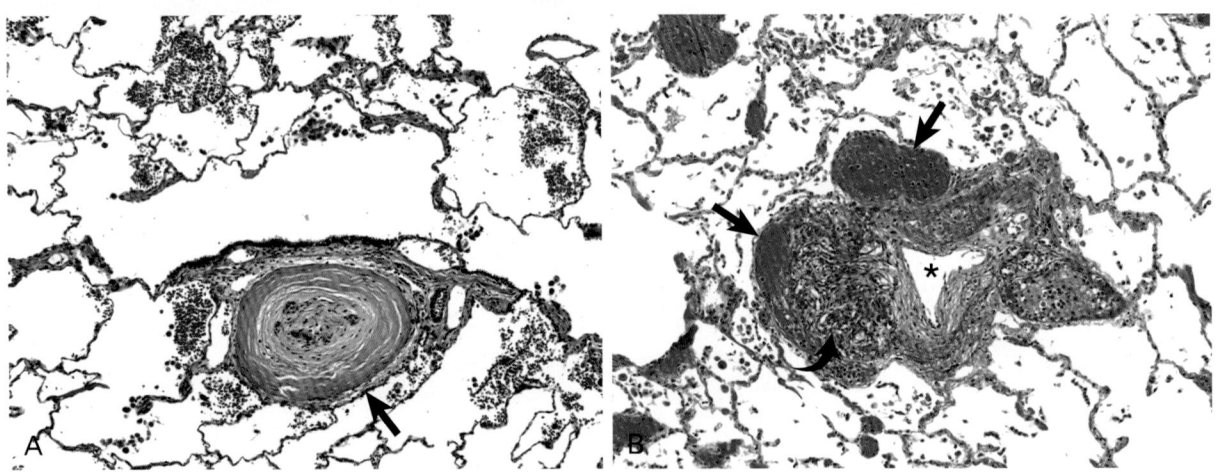

图53.1 PAH的组织学表现。(A)PAH患者组织学标本(苏木精-伊红染色,原放大率×100)呈同心层间质纤维化。正常肺动脉(ARO)被集中排列的肌成纤维细胞和胶原组成的内膜增生所取代,血管腔闭塞,中膜萎缩。(B)组织学标本(苏木精-伊红染色,原放大率×100)呈网状和扩张性病变。束状病变(弯曲箭)由肺动脉瘤样段(星号)组成,其中典型的血管内皮样细胞呈结状增生。它的外观类似于肾小球。细胞程度可能不同,有时可见血栓。扩张病变(直箭)在其特征位置周围的丛状病变,可能代表后梗阻性或旁路微动脉瘤。(鸣谢 John English, Department of Pathology, Vancouver General Hospital, Vancouver, Canada.)

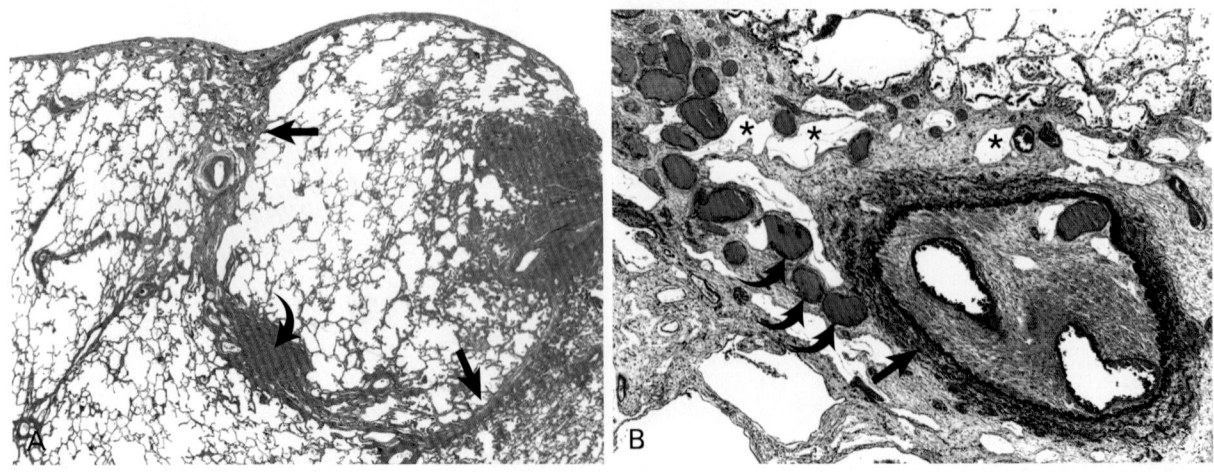

图53.3 闭塞性疾病。(A)低倍显微照片(苏木精-伊红染色,原始放大倍数12.5倍)显示小叶间隔增厚(直箭)。在增厚的隔膜内是一条静脉,该静脉完全被陈旧性的血栓组织(弯曲箭)阻塞。(B)中倍率显微照片(Movat五色染色)显示小叶间隔的静脉(直箭),其中包含一个陈旧的组织血栓,并带有多个再通管腔。周围的静脉束缚着扩张的和充血的小静脉(弯曲箭)和扩张的淋巴通道(星号)。与静脉相邻的一些纤维化的肺实质。(鸣谢 John John, Department of Pathology, Vancouver General Hospital, Vancouver, Canada.)

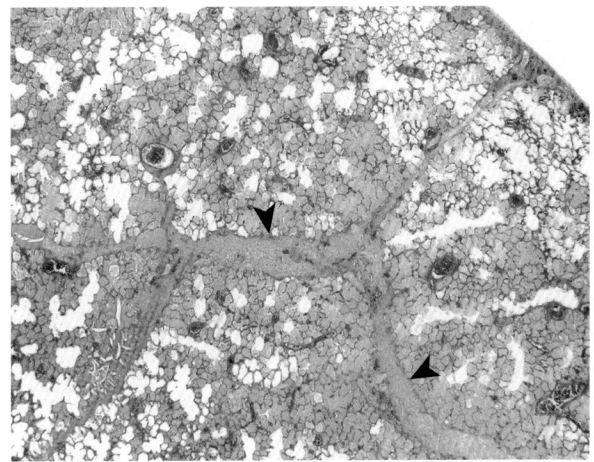

图 54.1　肺水肿病理表现。组织学标本显示小叶间隔增厚（箭头）和肺泡腔内液体填充（鸣谢 Dr. John English, Department of Pathology, Vancouver General Hospital, Vancouver, Canada.）

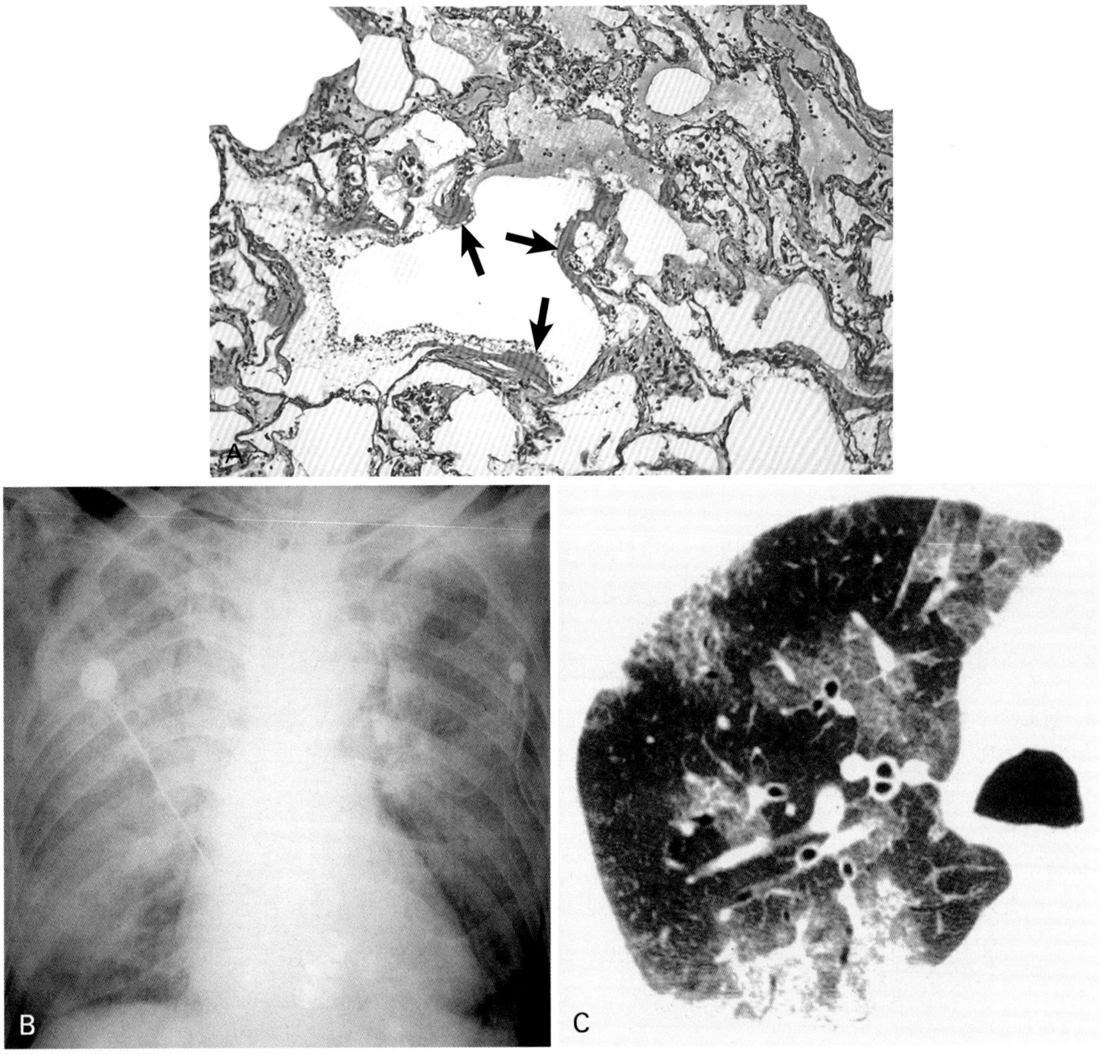

图 55.1　急性渗出期脓毒症引起弥漫性肺泡损伤。(A)病理标本显示特征性的肺泡内透明膜（箭）和渗出物。(B)胸部 X 线片显示双侧广泛的磨玻璃影和实变。(C)右上肺叶 HRCT 显示斑片状磨玻璃影,以次级小叶为界限,并伴有重力依赖性实变。

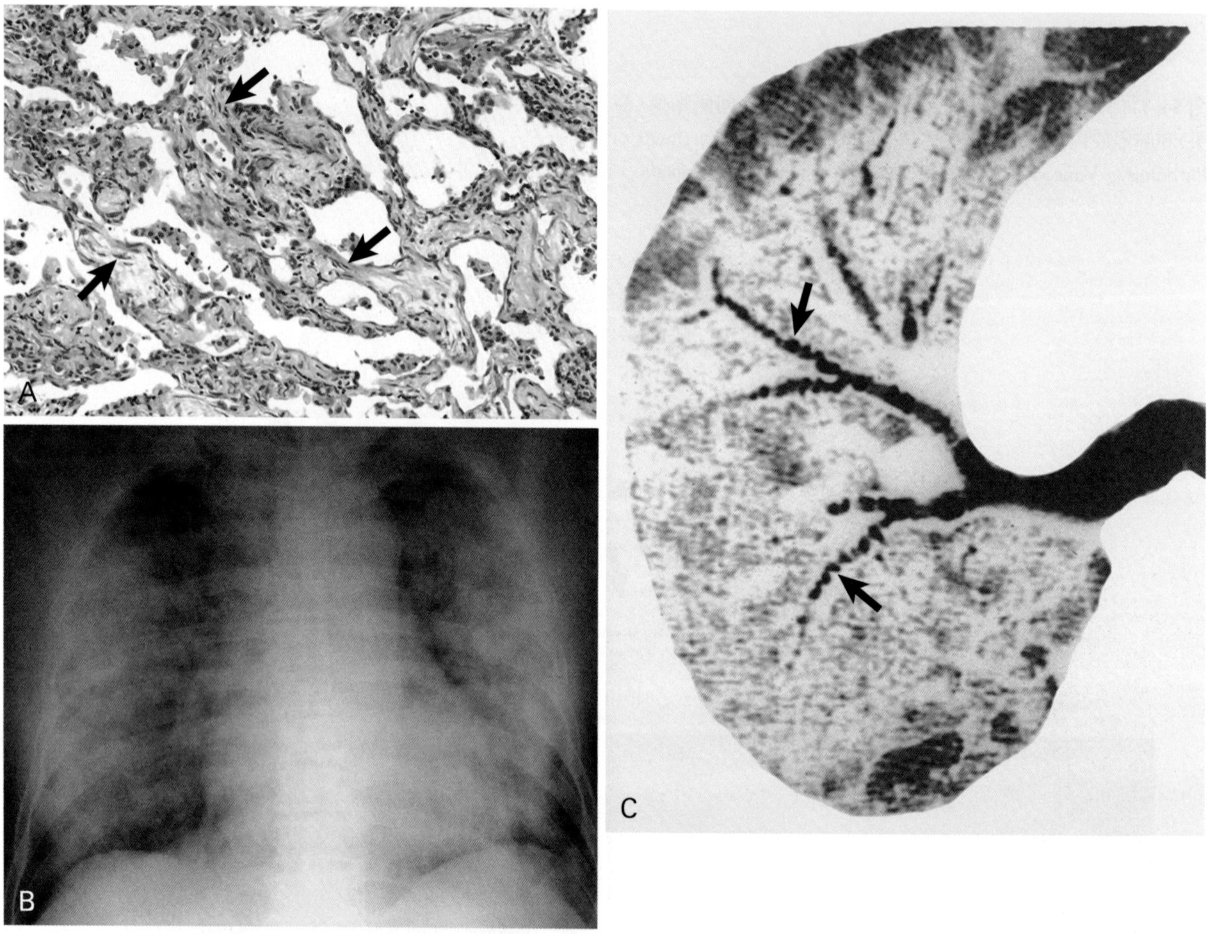

图 55.2 病毒性肺炎引起的弥漫性肺泡损害的亚急性增殖期(肺损伤发病后 3~7 d)。(A)病理标本显示间质弥漫性纤维母细胞增生(箭)并有组织的透明膜。(B)X 线胸片显示双侧磨玻璃影,实变,肺容量减低。(C)右上叶支气管 HRCT 显示广泛的磨玻璃影,并伴有网状结构和牵拉性支气管扩张(箭)。

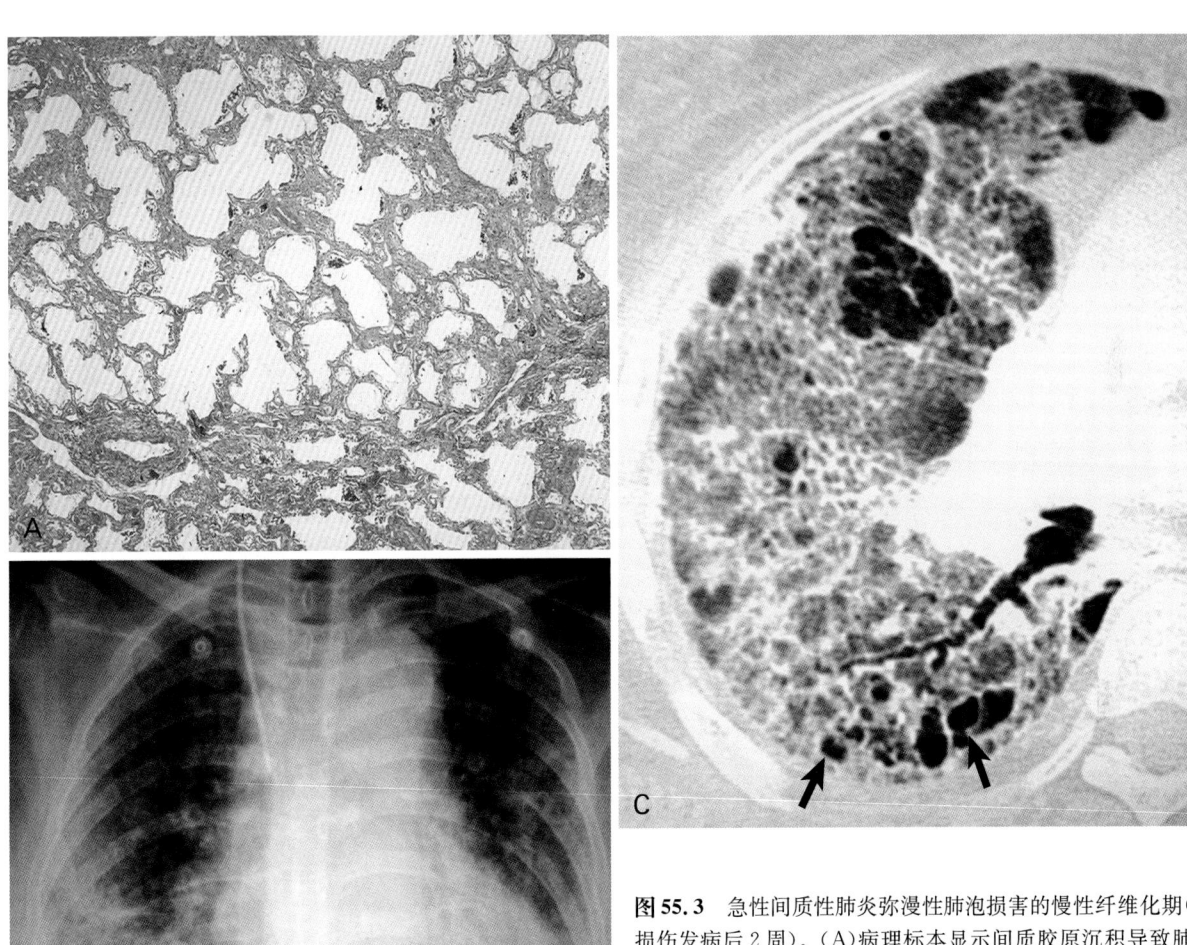

图 55. 3　急性间质性肺炎弥漫性肺泡损害的慢性纤维化期（肺损伤发病后 2 周）。(A)病理标本显示间质胶原沉积导致肺泡腔扩张和结构扭曲。(B)X 线胸片显示肺容积减低,双侧肺中下区主要为磨玻璃样阴影和粗网状结构。(C)右肺中叶 HRCT 显示广泛的磨玻璃影伴网状(铺路石征),牵拉性支气管扩张和囊性变(箭)。

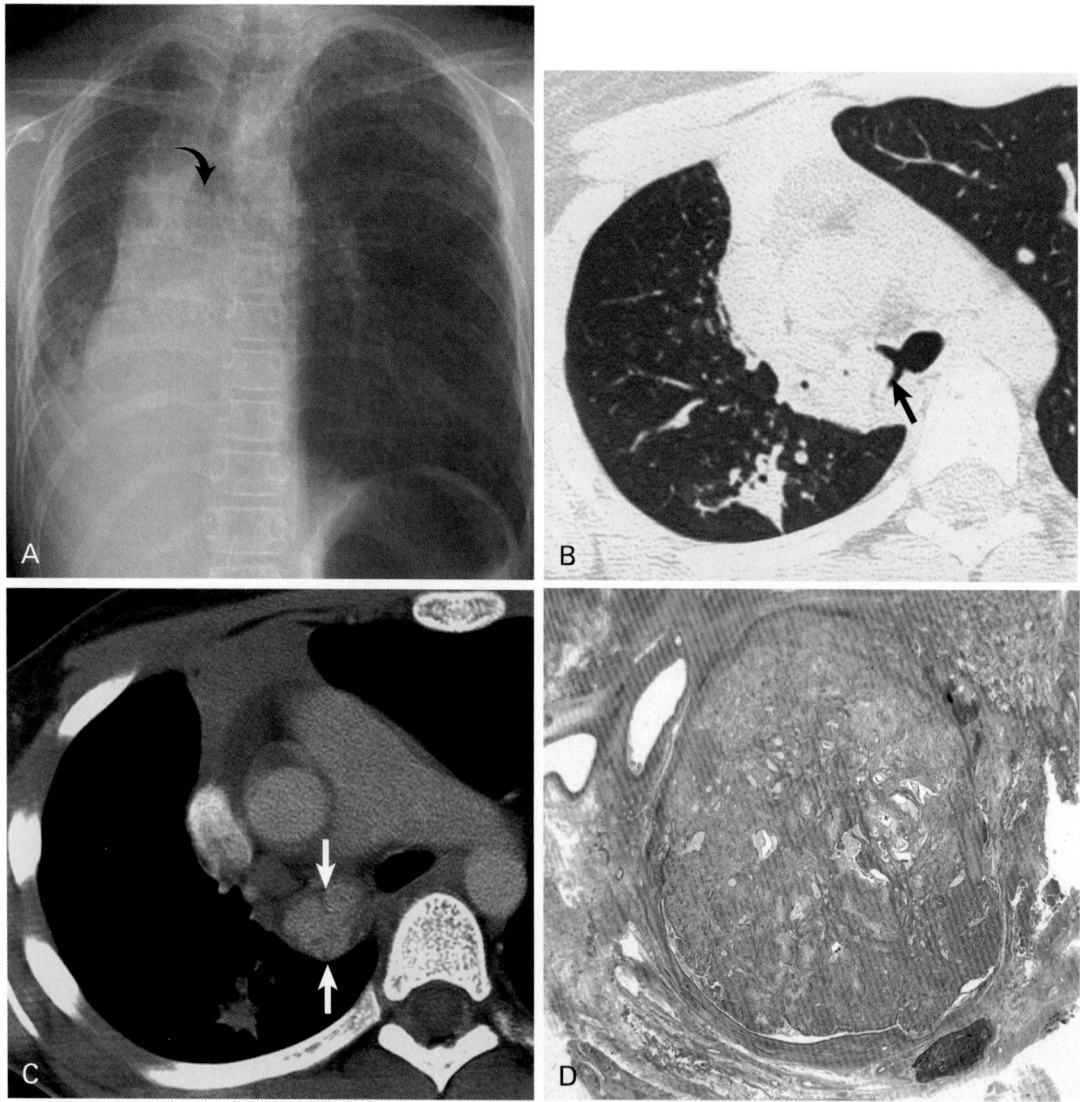

图 56.7 起源于右主支气管的黏液表皮样癌（mucoepidermoid carcinoma，MEC）。（A）X 线胸片示右主支气管内边界不清的软组织肿块（箭），右肺体积明显缩小，纵隔同侧移位，右侧横膈抬高。（B）CT 显示支气管内肿块（箭），右主支气管几乎完全闭塞，右肺容积缩小。（C）软组织窗 CT 显示支气管内肿块（箭）。（D）肺切除术后手术标本的低倍视图显示支气管内 MEC。（鸣谢 Dr. Joungho Han, Department of Pathology, Samsung Medical Center, Sungkyunkwan. University School of Medicine, Seoul, Republic of Korea.）

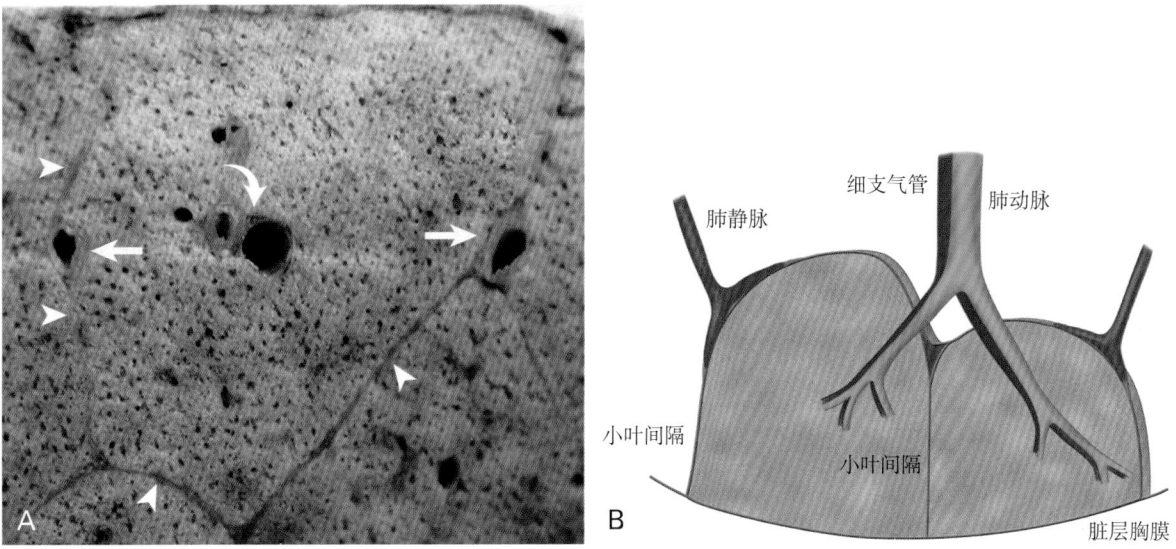

图 59.2 正常肺小叶。(A)肺标本显示继发性结缔组织隔包围肺小叶(箭头)。小叶细支气管和肺动脉(弯箭)位于小叶中央,肺静脉引流(直箭)位于小叶间隔。(B)显示两个相邻肺叶的正常解剖结构。(图 A,鸣谢 Dr. Reynaldo T. Rodrigues, Federal University of São Paulo, São Paulo, Brazil.)

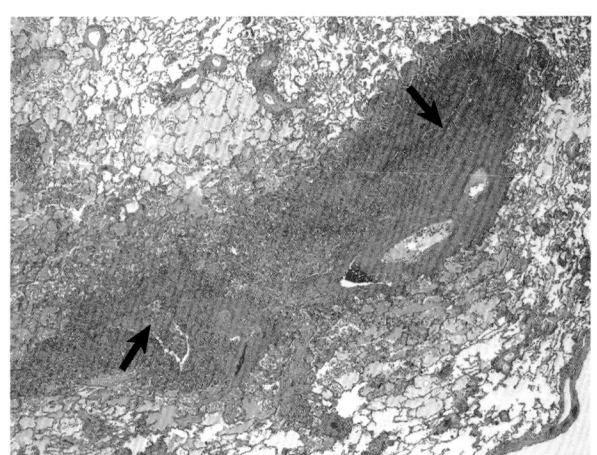

图 59.7 感染性细支气管炎:组织学表现。低倍镜显示严重的细支气管炎伴支气管壁和气道周围淋巴浆细胞浸润。细支气管腔(箭)含有中性粒细胞。(鸣谢 Dr. Andrew Churg, Department of Pathology, University of British Columbia, Vancouver, Canada.)

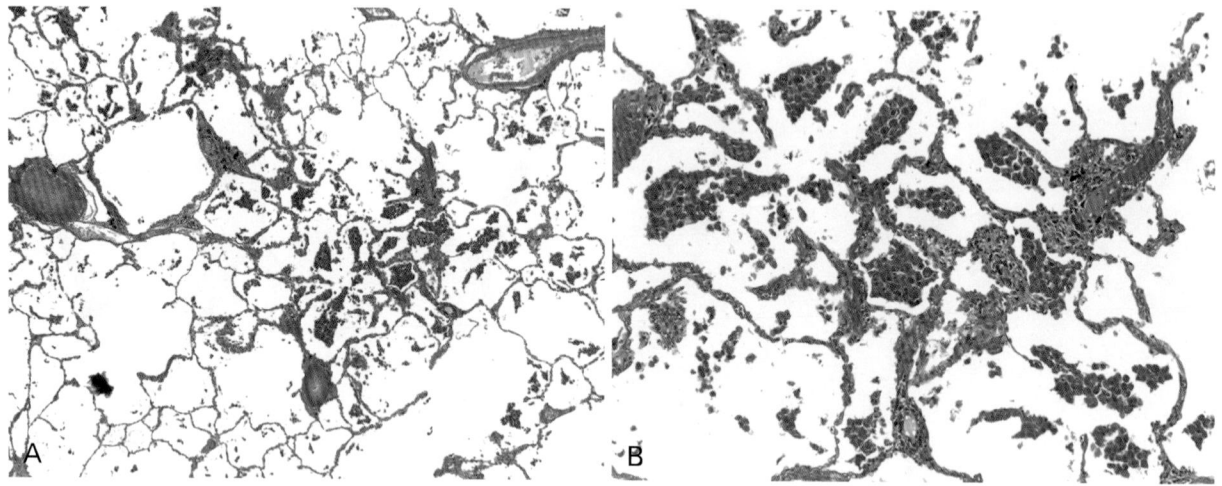

图 59.11 呼吸性细支气管炎:组织学表现。(A)组织学标本显示细支气管周围有成簇的色素(吸烟者)巨噬细胞。表现为呼吸性细支气管炎。(B)放大后的图像更好地显示巨噬细胞色素沉着典型外观。(鸣谢 Dr. John English, Department of Pathology, Vancouver General Hospital, Vancouver, Canada.)

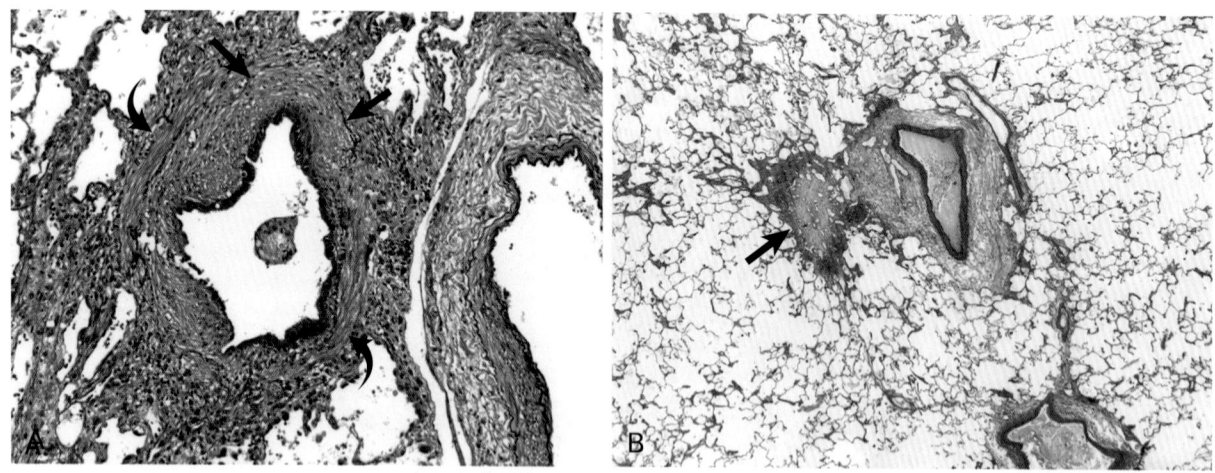

图 59.15 缩窄性细支气管炎:2 例患者的组织学表现。(A)组织学标本(Movat-pentachrome 染色)显示固有层内酸性黏多糖基质蛋白沉积(直箭)和轻度细支气管周围纤维化(弯曲箭)引起的细支气管狭窄。(B)组织学标本(苏木精-伊红染色)显示嗜酸性纤维化完全闭塞细支气管腔(箭)。此外,还可见闭塞气道周围的淋巴聚集,提示结缔组织疾病。(鸣谢 Dr. John English, Department of Pathology, Vancouver General Hospital, Vancouver, Canada.)

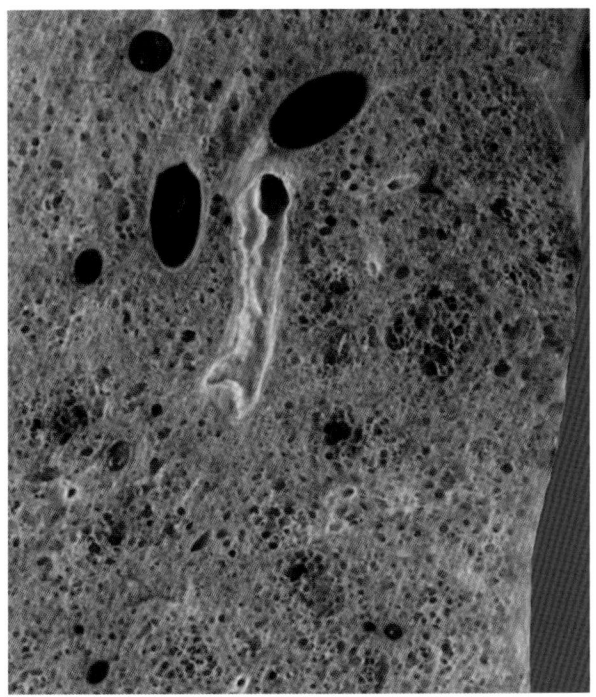

图 60.1 小叶中心型肺气肿。低倍镜下肺标本显示靠近次级肺小叶中心的气腔局灶性扩大。这种表现是小叶中心型肺气肿的典型特征。（鸣谢 Dr. John English, Department of Pathology, Vancouver General Hospital, Vancouver, Canada.）

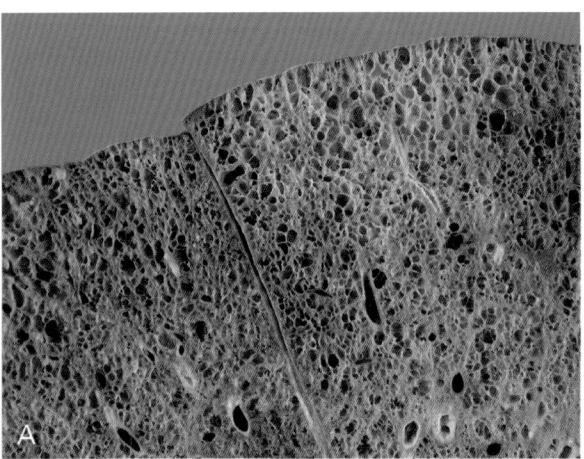

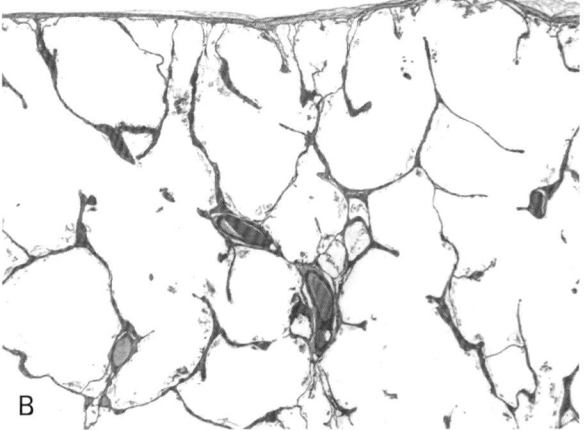

图 60.2 全小叶型肺气肿。（A）低倍镜下肺标本显示气腔均匀扩大。（B）组织学标本显示整个腺泡内肺泡均匀一致的弥漫性扩大和破坏。这种表现是全小叶型肺气肿的特征。（鸣谢 Dr. John English, Department of Pathology, Vancouver General Hospital, Vancouver, Canada.）

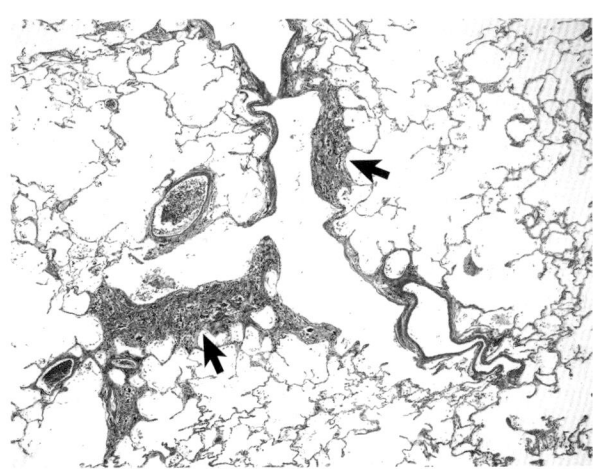

图 61.1 石棉引起的细支气管周围纤维化。组织学标本显示气管壁增厚（箭）是由细支气管周围纤维化和粉尘色素沉着所致。（鸣谢 Dr. Andrew Churg, Department of Pathology, University of British Columbia, Vancouver, Canada.）

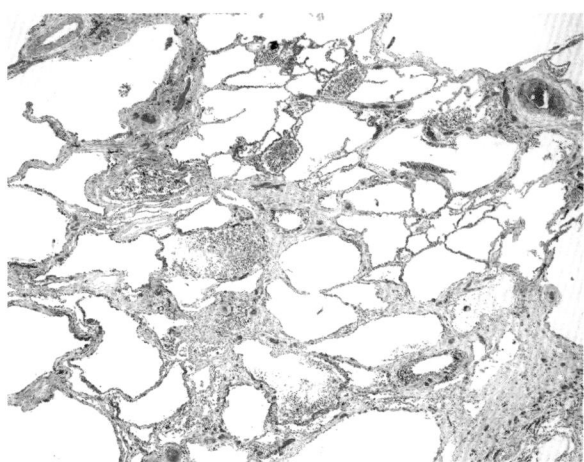

图 61.2 石棉肺。低倍镜显示弥漫性纤维化。（鸣谢 Dr. Andrew Churg, Department of Pathology, University of British Columbia, Vancouver, Canada.）

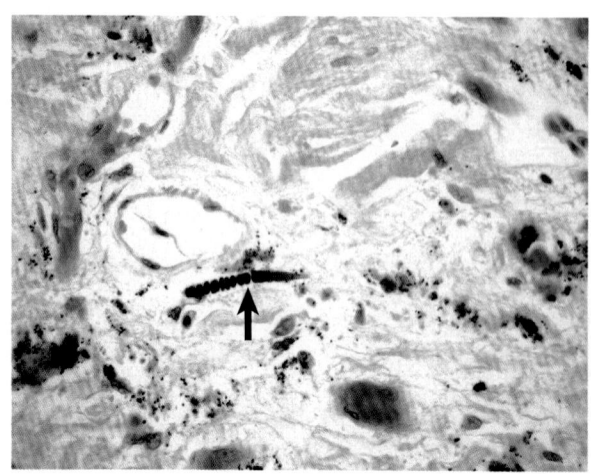

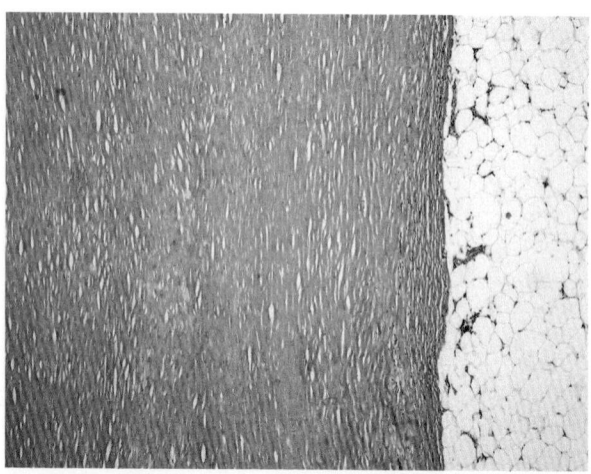

图 61.3 石棉小体。病理标本同图 61.1，呈典型的串珠状外观，石棉小体呈金黄色（箭）。（鸣谢 Dr. Andrew Churg, Department of Pathology, University of British Columbia, Vancouver, Canada.）

图 61.4 胸膜斑。组织学标本显示无细胞胶原和具有胸膜斑特征的篮网编织样结构。（鸣谢 Dr. Andrew Churg, Department of Pathology, University of British Columbia, Vancouver, Canada.）

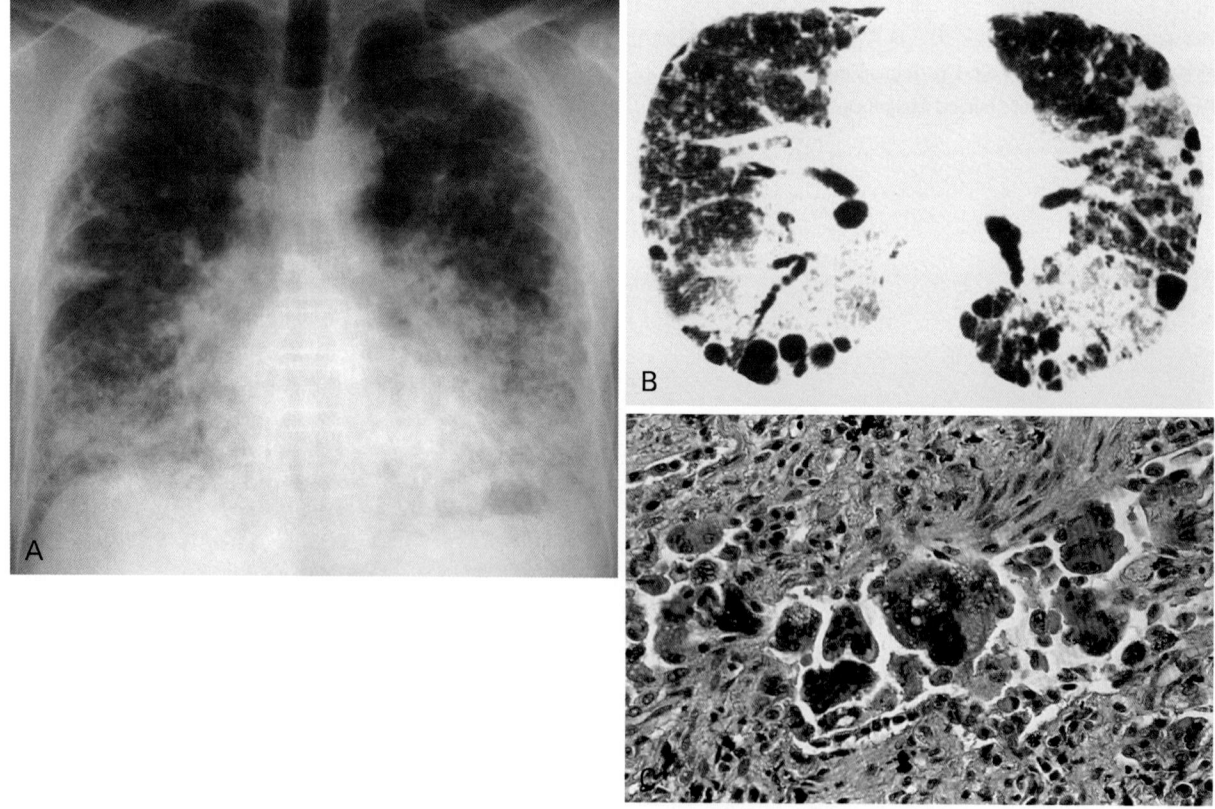

图 63.1 硬金属间质性肺病。（A）后前位 X 线胸片可见粗网格和斑片状磨玻璃影，主要累及肺外周和下肺野。（B）HRCT 可见广泛、双侧磨玻璃影、局灶实变、小叶中心结节、轻度网格影、牵拉性支气管扩张和数个肺大疱。（C）尸检获得的肺组织标本可见异形多核巨细胞伴肺泡间质炎症和纤维化。

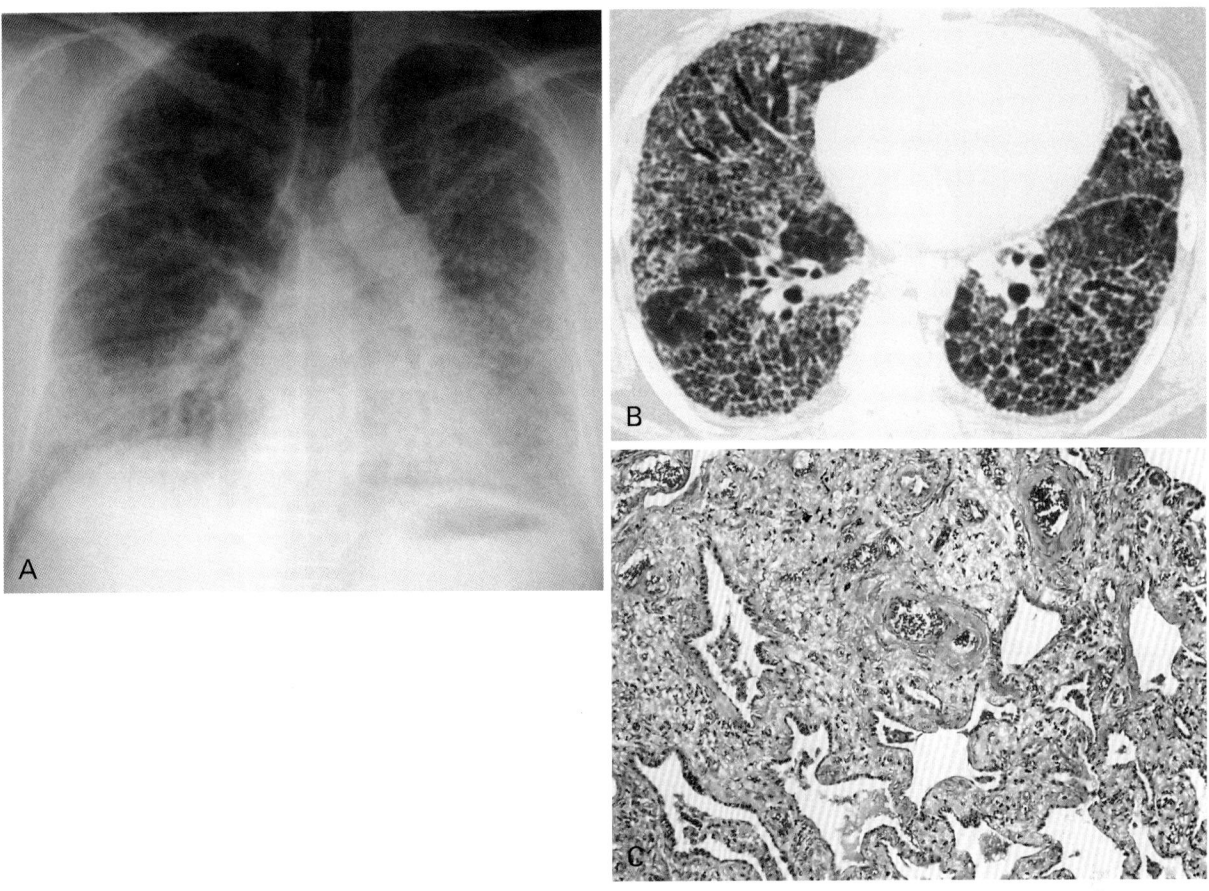

图 63.4 铝尘肺。(A)X 线胸片可见广泛的双侧网格结节影。(B)HRCT 可见广泛的网格影,牵拉性支气管扩张,牵拉性细支气管扩张和蜂窝肺。(C)外科肺活检获得组织学标本可见肺间质纤维化伴单核细胞浸润。

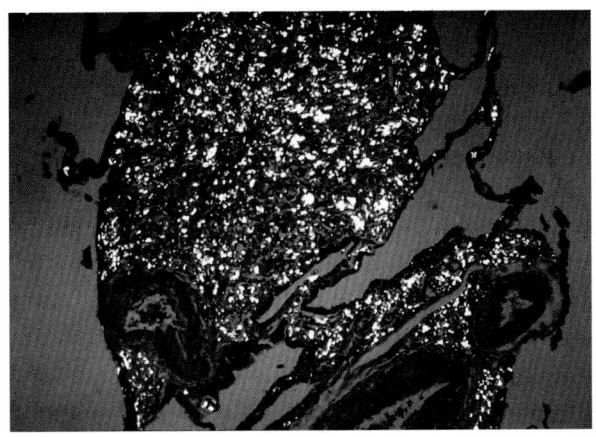

图 63.6 滑石尘肺。尸检肺标本偏振光显微镜可见明显的双折射尘颗粒。

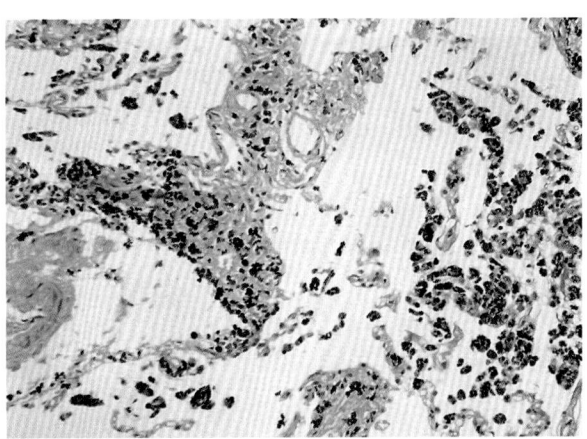

图 63.9 电焊工尘肺。经支气管肺活检获得的肺组织学标本显示肺泡气腔内可见大量含铁巨噬细胞,与小血管和气道周围的纤维组织有关。

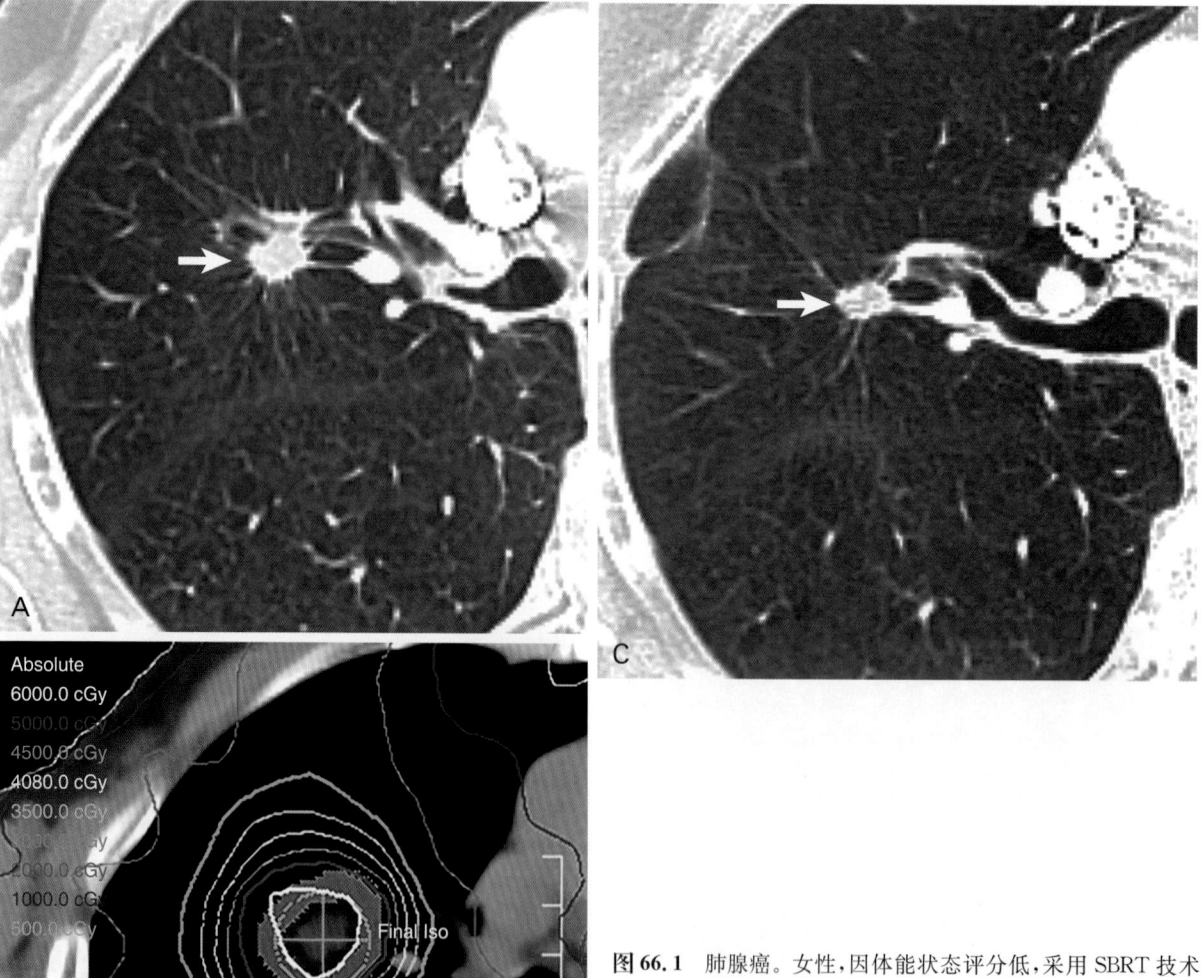

图 63.13 电焊工尘肺。(A)CT 可见左上叶胸膜下高密度结节影。肺窗（未显示）也可见双肺小叶中心性结节。(B)经支气管活检标本可见组织内含铁质沉积。

图 66.1 肺腺癌。女性，因体能状态评分低，采用 SBRT 技术行根治性放疗。(A)放疗前 CT 可见右肺上叶结节伴毛刺征（箭）。(B)轴面重建放射治疗计划图像可见红色和绿色的肿瘤靶区，肿瘤周围的白线界定了 6 000 cGy 的最高剂量区域。远离肿瘤的每一条等剂量线标定为逐渐降低的照射剂量区。(C)放射治疗结束后 16 个月的 CT 可见肺癌原发灶体积缩小（箭）。此外，放射野内见稍高密度影，与放射性肺病相对应。需强调如何精准勾画靶区以降低照射剂量和周围组织损伤。

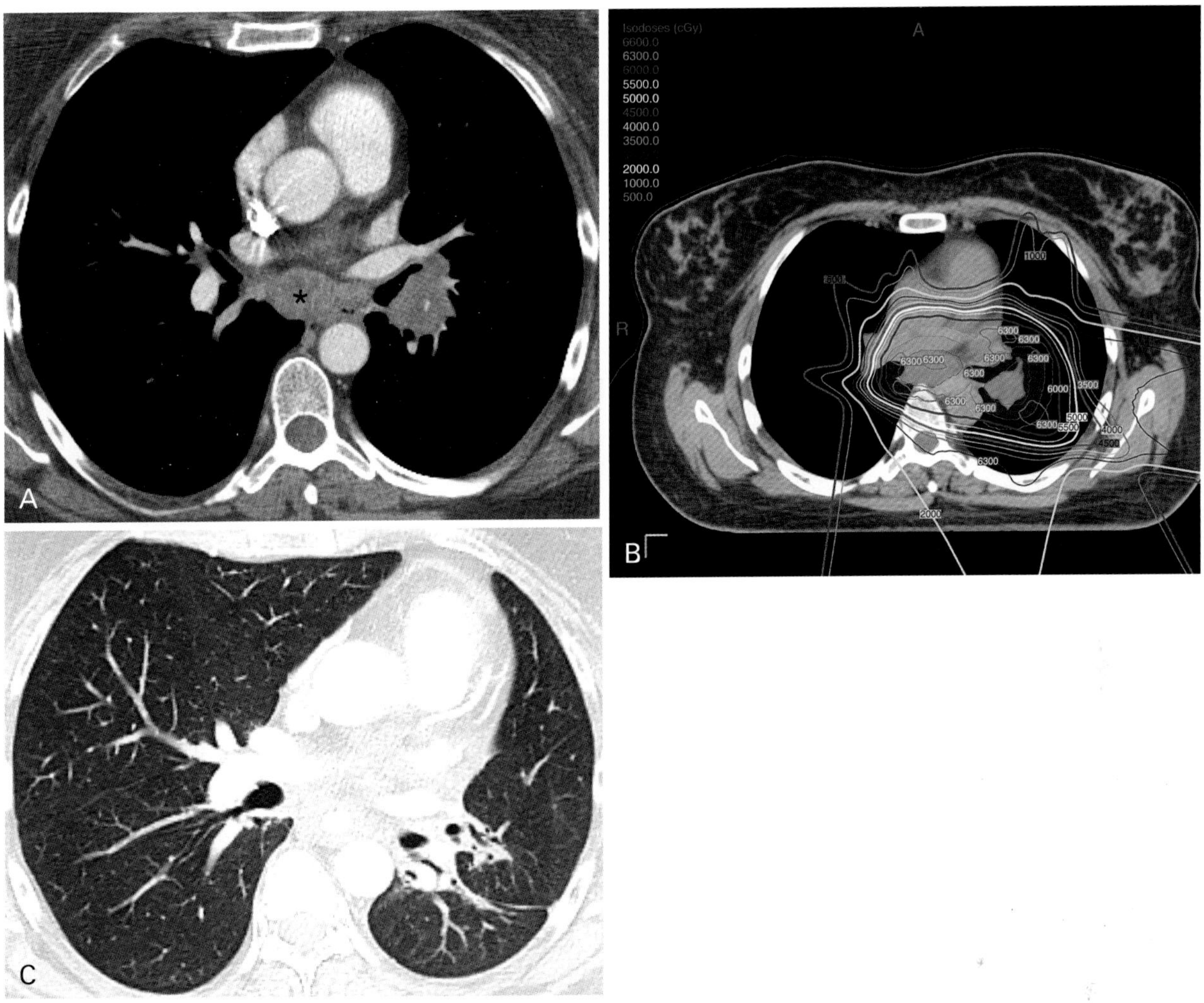

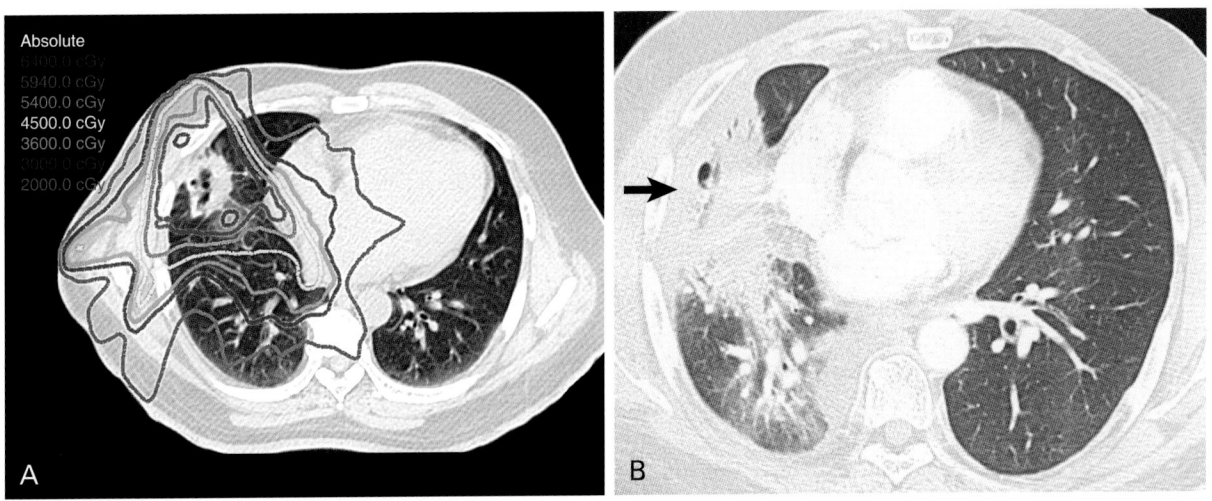

图 66.2　肺腺癌。女性，质子放射治疗。（A）治疗前 CT 可见左肺下叶肿块延伸至左肺门区，伴有隆突下淋巴结转移（星号）。（B）质子放射治疗计划的轴面剂量重建图像可见原发肺恶性肿瘤和转移淋巴结的最大等剂量线（6 600 cGy）。（C）放射治疗后 3 年的 CT 可见局限于放射野和邻近正常肺组织的局灶性肺部阴影。

图 66.8　放射性纤维化。男性，NSCLC IMRT 治疗后。（A）IMRT 放疗计划的轴面剂量重建图像可见右肺中叶肿块。红色的最高剂量（59.4 Gy）线包绕肿块区域。可见 IMRT 技术将最高剂量输送至肿瘤区，而常规放射治疗技术下最高剂量也许位于胸壁。（B）放射治疗结束后 5 个月的 CT 可见放射性肺损伤（箭）所致的肺实变，其与 IMRT 放疗计划的剂量重建图像上最高剂量区域一致。可见右肺下叶的肺容量缩小和局灶性实变，以及紧邻椎体的分隔样胸膜腔积液。

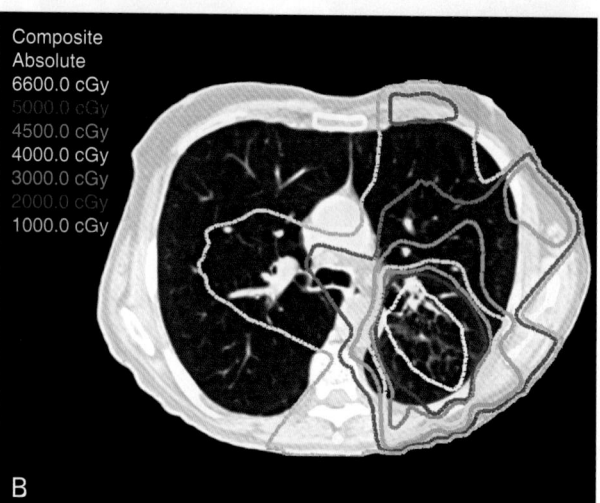

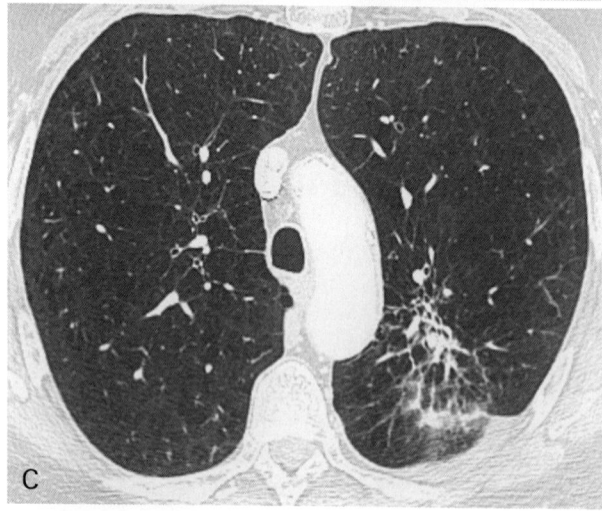

图 66.9　放射性肺病。男性，Ⅰ期 NSCLC 和肺气肿患者，因肺功能减低行 3D-CRT。（A）治疗前 CT 可见左肺上叶小结节（箭）。（B）3D-CRT 剂量重建图像可见肺部最高剂量（66 Gy）区的白色等剂量线围绕肺结节。（C）放射治疗结束后 3 年的 CT 可见肺局灶性阴影，其与肺最高剂量区相对应，符合放射性肺纤维化特征。

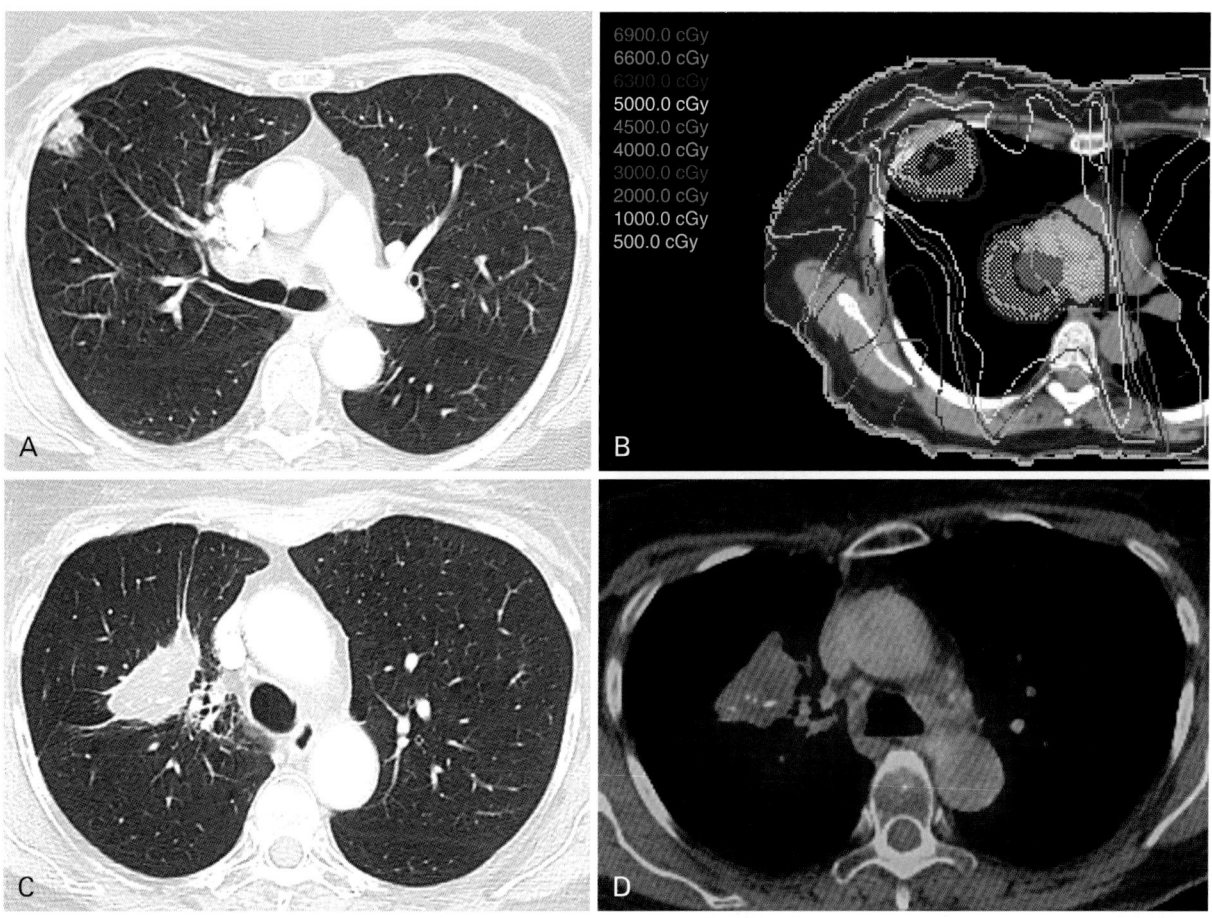

图 66.11 放射性肺病(肿块型)。女性,NSCLC IMRT。(A)治疗前 CT 可见右肺上叶结节,符合肺原发恶性肿瘤。右肺门转移性淋巴结肿大未显示。(B)IMRT 放疗计划的轴面剂量重建图像可见肺原发肿瘤和右肺门肿大淋巴结在保护脊髓的前提下接受最大剂量。(C)IMRT 结束后 6 年的 CT 可见放射性肺损伤所致的肿块型阴影。可见如何防止将放射治疗计划相关的肿块样阴影误诊为恶性肿瘤。(D)放射治疗结束后 6 年的 PET-CT 可见放射性肺损伤所致肿块型纤维化呈低 FDG 摄取,而无明确肿瘤复发征象。可见局灶性纤维化内的营养不良性钙化。

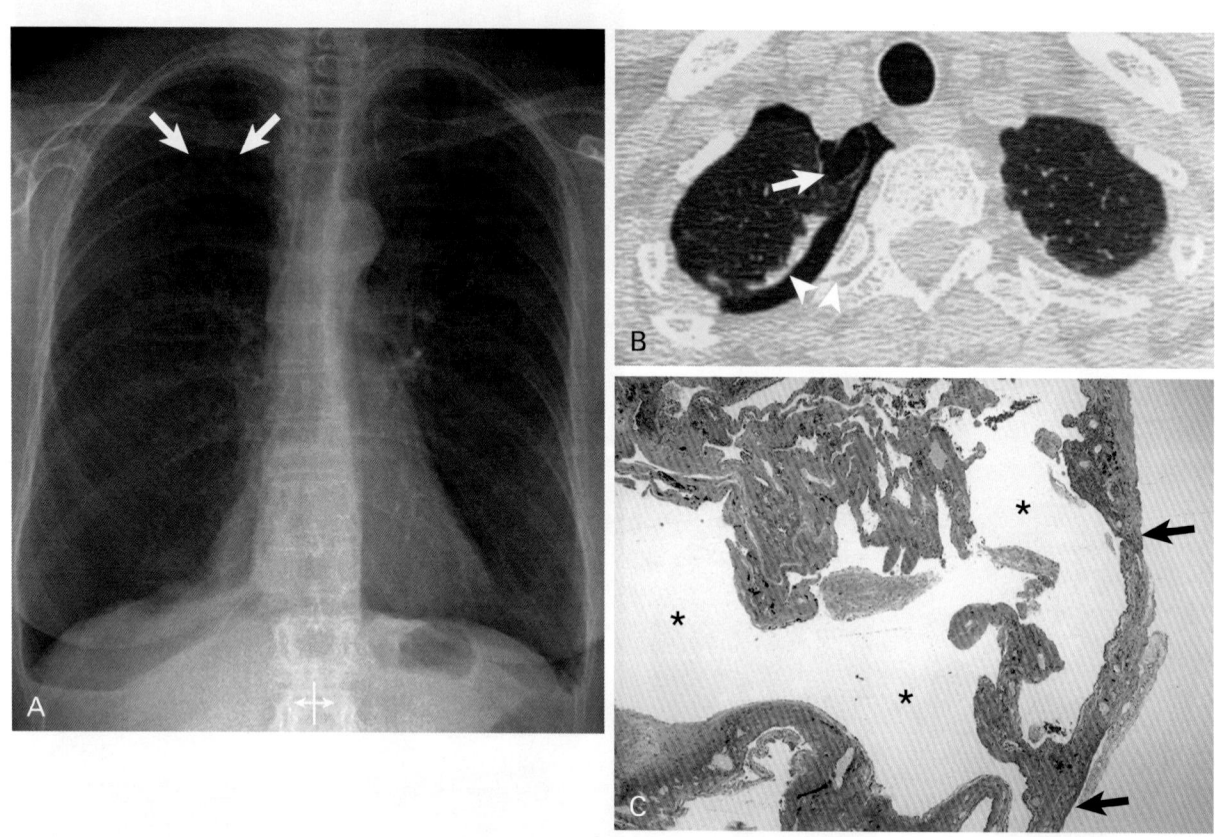

图 71.2 肺大疱和气胸。（A）吸气相后前位 X 线胸片可见右侧中等量气胸以及肺尖部肺大疱（箭），它被胸膜腔内的气体勾画出轮廓。右侧肋膈角可见少量胸腔积液。（B）另一例右侧复发性自发性气胸患者薄层 CT 可见肺尖部肺大疱（箭），并且气胸使增厚、纤维化脏层胸膜（箭头）移位。（C）病理切片：气肿性肺大疱。肺大疱切除标本，较大的肺气肿腔隙（星）紧贴脏层胸膜（箭）。

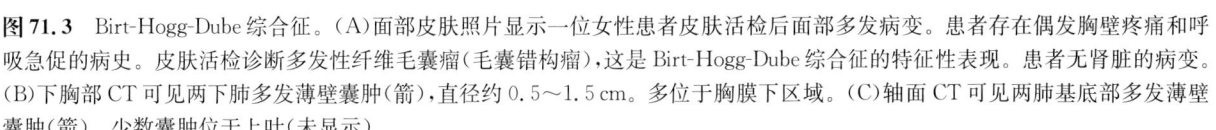

图 71.3　Birt-Hogg-Dube 综合征。(A)面部皮肤照片显示一位女性患者皮肤活检后面部多发病变。患者存在偶发胸壁疼痛和呼吸急促的病史。皮肤活检诊断多发性纤维毛囊瘤(毛囊错构瘤)，这是 Birt-Hogg-Dube 综合征的特征性表现。患者无肾脏的病变。(B)下胸部 CT 可见两下肺多发薄壁囊肿(箭)，直径约 0.5～1.5 cm。多位于胸膜下区域。(C)轴面 CT 可见两肺基底部多发薄壁囊肿(箭)。少数囊肿位于上叶(未显示)。

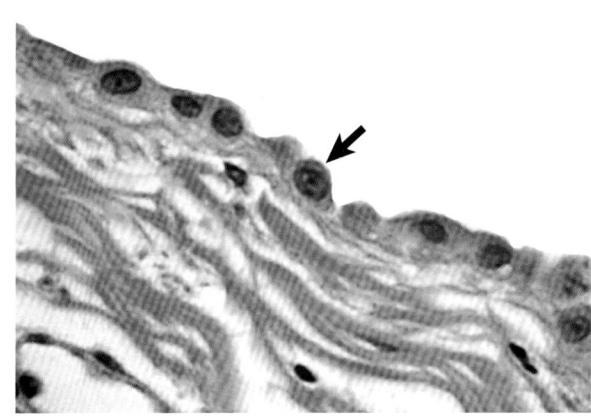

图 71.4　病理切片:正常脏层胸膜。间皮细胞(箭)和脏层胸膜的血管层也显示在此病理切片上。可见立方形的间皮细胞。

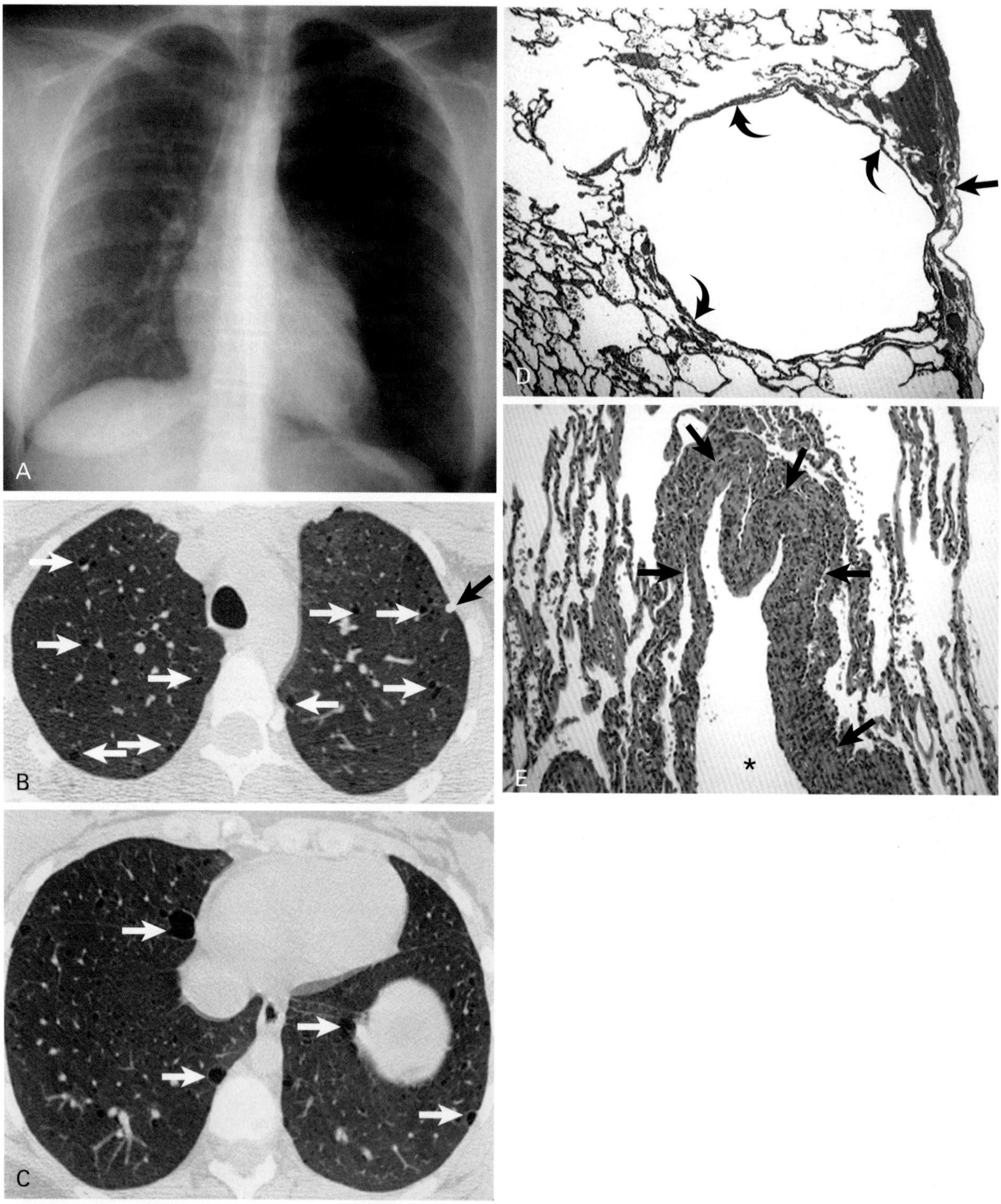

图 71.15 淋巴管平滑肌瘤病。(A)后前位 X 线胸片可见左侧大量气胸。无间质性肺病表现。(B)HRCT 可见双肺上叶散在薄壁囊肿（白箭），无肺结节。左侧气胸已经小胸管（黑箭）引流。(C)近肺底部 CT 可见近肋膈角处的囊肿（白箭）。此为淋巴管平滑肌瘤病的典型表现。(D)胸膜部分切除术后的病理切片可见紧连脏层胸膜（曲箭）的囊性灶（直箭）。(E)另一患者切片可见增殖的梭形细胞（平滑肌）（箭）围绕着胸膜下囊肿（星），符合淋巴管平滑肌瘤病。

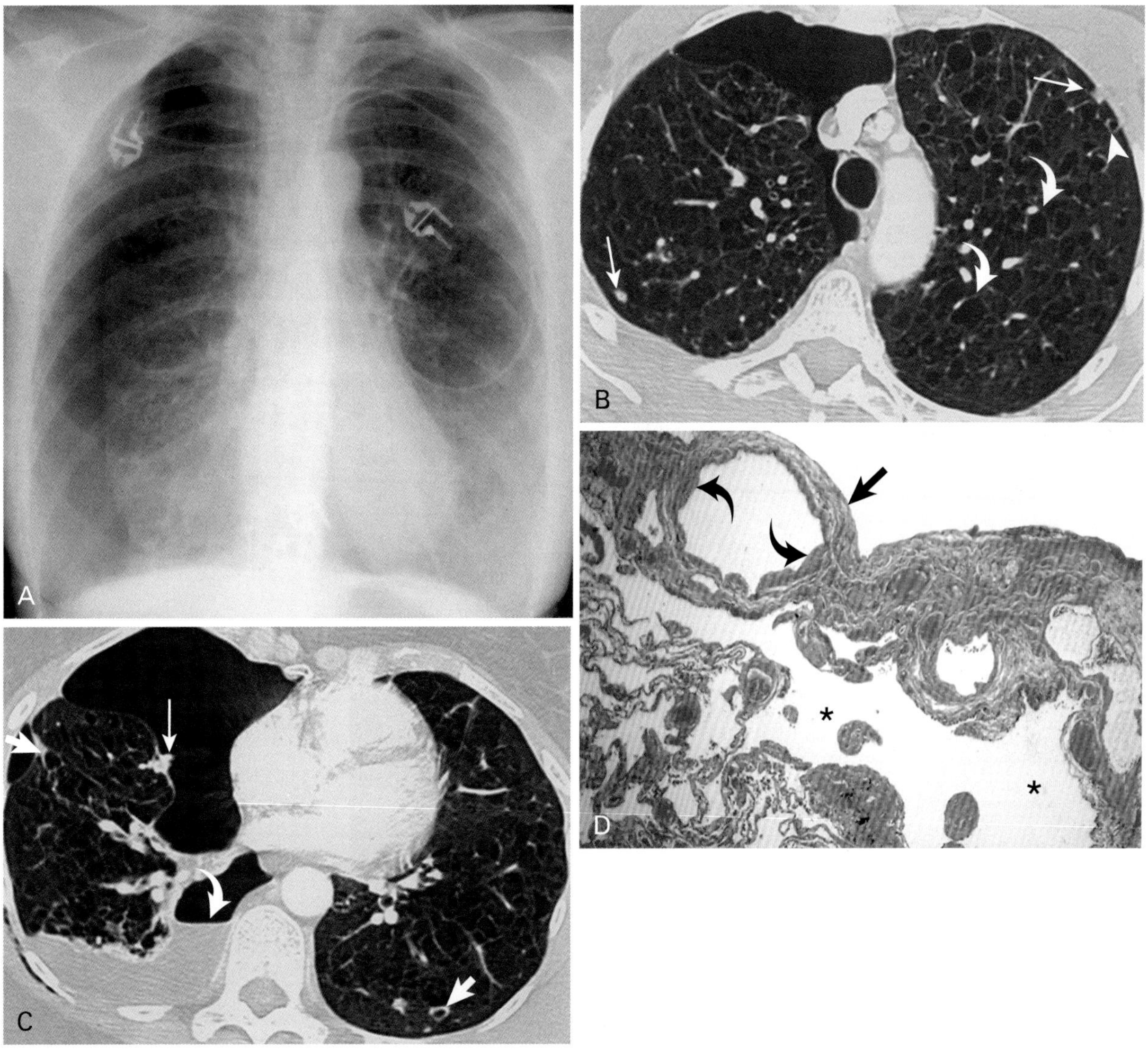

图 71.16 HCL,重度吸烟史患者。(A)正位 X 线胸片可见右侧胸腔大量的自发性气胸伴间质改变,而肺底未受累。(B)薄层 CT 可见右侧气胸,广泛肺气肿(曲箭),几个小结节(细箭)及一个薄壁空洞结节(箭头)。(C)靠近肺底部的 CT 可见右侧胸腔大量积气伴中等量胸腔积液(液气胸;弯箭)。右肺中叶胸膜下结节部分进入右侧胸膜腔(细箭)。可见另外两个含空洞的结节(粗箭)。患者因持续性漏气行胸膜切除术和右肺上叶、右肺中叶楔形切除术。(D)病理切片可见一个沿着脏层胸膜(直箭)的囊肿(弯箭)。清晰可见肺气肿样改变(星)。在其他地方发现纤维化卫星结节(未显示),符合 LCH。

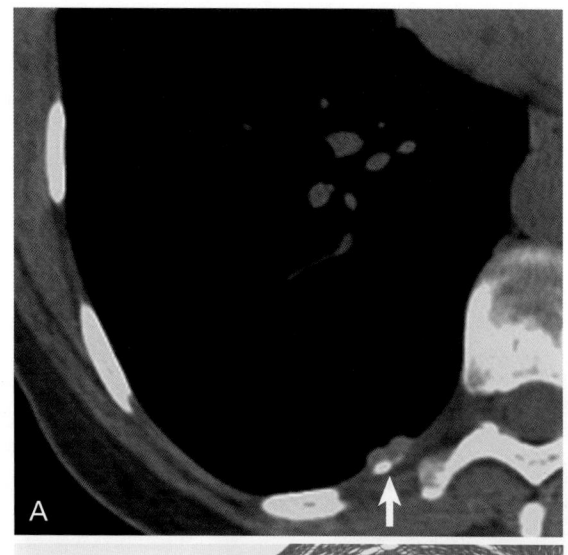

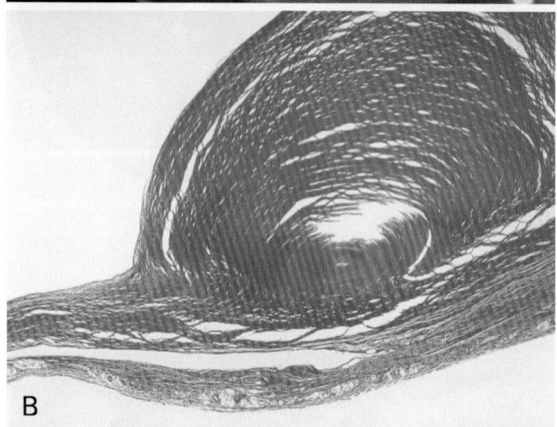

图 73.8　胸膜斑。(A)右下肺叶层面的 CT 放大图像显示单个部分钙化的胸膜斑(箭)。患者出现自发性气胸，因此进行了胸膜切除术。没有外伤史。(B)病理切片显示胸膜斑的全层。胶原斑块显示典型的非细胞的胶原束形成波浪编织状外观。

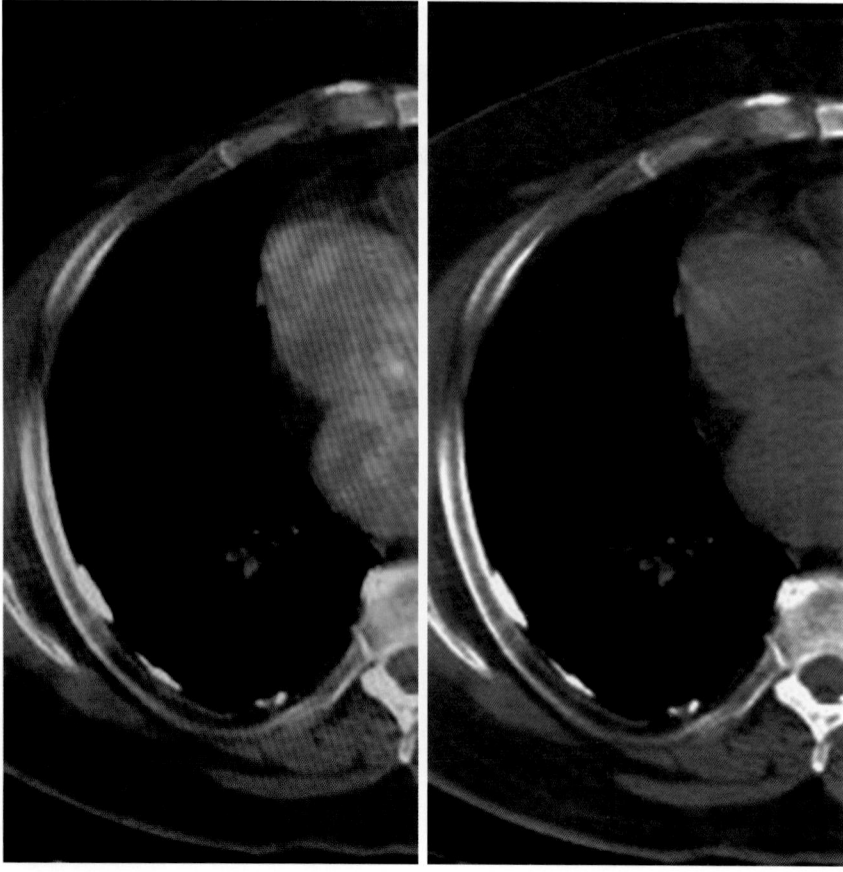

图 73.17　石棉相关胸膜疾病。FDG PET-CT(左)和轴面 CT(右)的复合图像显示右后侧胸膜斑未见明显的 FDG 摄取。

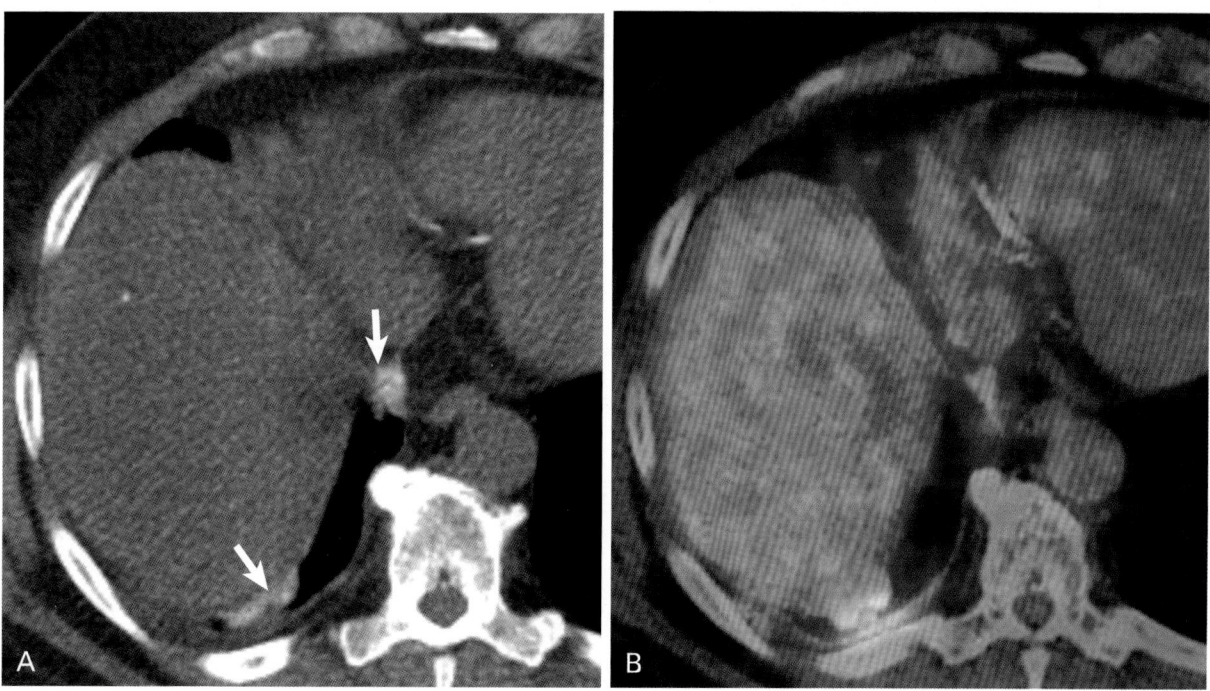

图 73.20　滑石粉胸膜固定术。(A)CT 显示沿着横膈和纵隔胸膜的高密度的滑石粉沉积灶(箭)。滑石粉沉积灶的密度低于钙化的胸膜斑。(B)PET-CT 融合图像显示滑石粉沉积灶由于滑石粉引起的炎症反应,致局部 FDG 代谢增高。

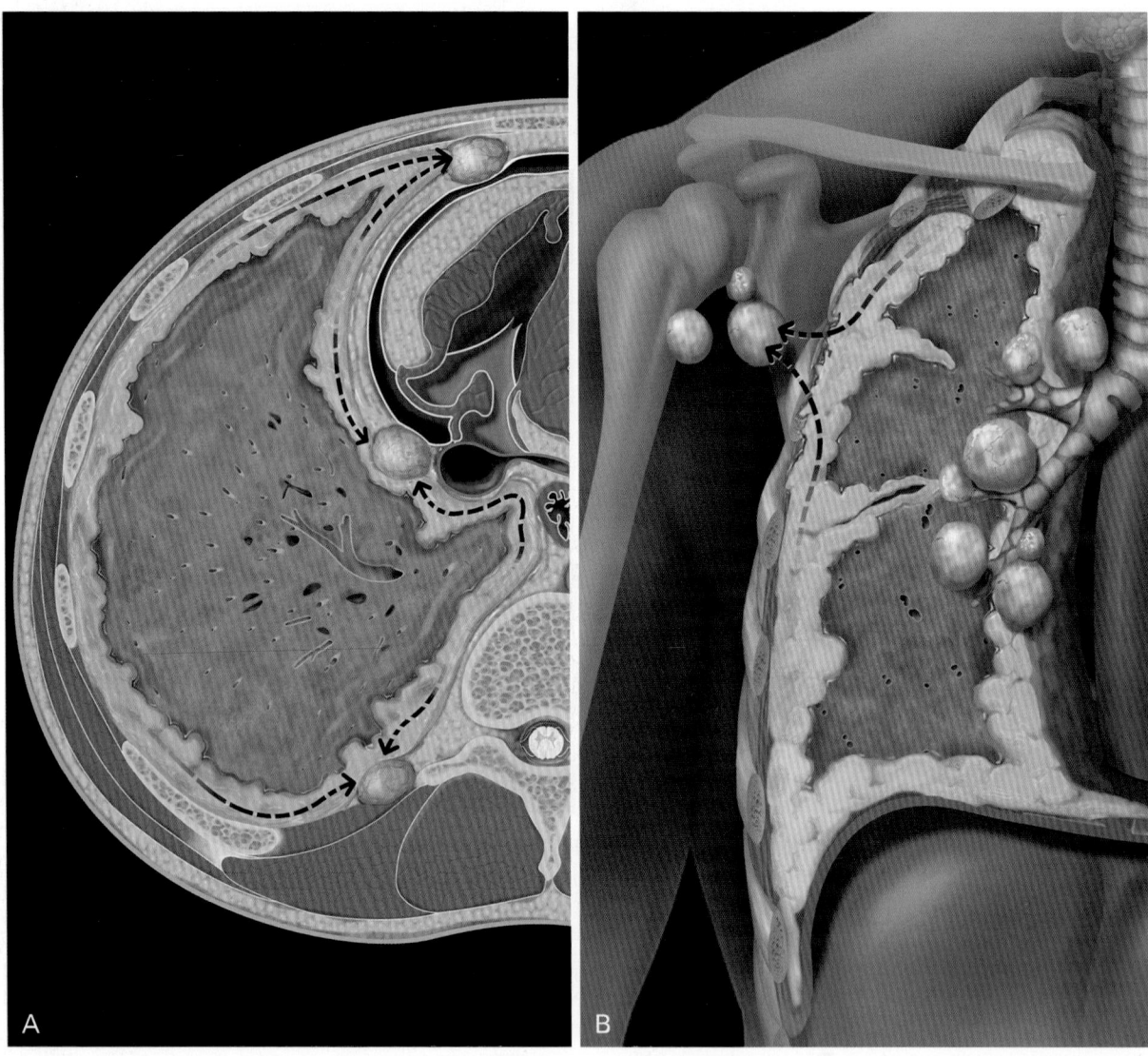

图74.9   MPM 淋巴结转移的模式。（A）显示 MPM 进展的引流方式，累及下部胸膜和横膈（未显示）。前胸膜/隔膜引流至前、中部膈肌周围淋巴结。后胸膜引流到肋间后淋巴结。（B）显示 MPM，周围胸膜增厚，侵犯胸壁，并有相应的淋巴引流。本例侵犯胸壁淋巴引流至同侧腋窝淋巴结，符合转移性疾病（M1 期）。（引自 Walker CW. Pathways of lymph node spread for mesothelioma. In: Rosado-de-Christenson ML, Carter BW, eds. *Specialty Imaging: Thoracic Neoplasms*. 1st ed. Philadelphia: Elsevier Amirsys; 2015.）

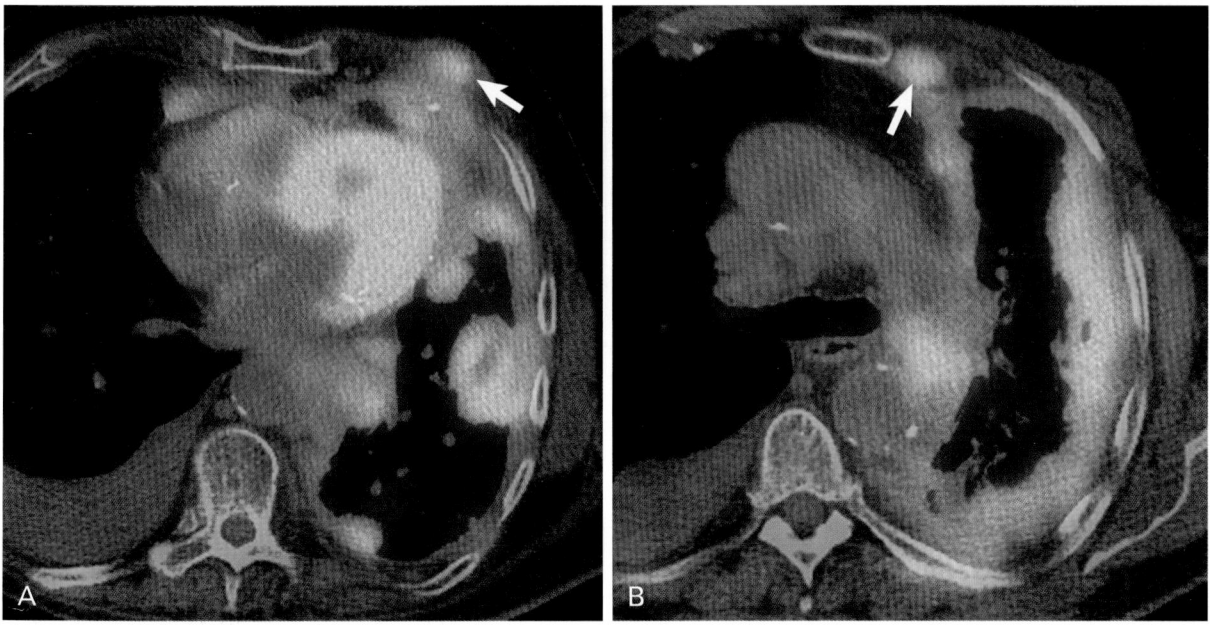

图74.12 MPM 的 PET-CT。融合轴面 FDG PET-CT 图像显示左侧胸腔 FDG 高代谢的，广泛的胸膜增厚、结节及肿块，并有局灶性侵犯胸壁（箭，A）和左侧内乳淋巴结 FDG 高代谢，符合左侧内乳淋巴结转移（箭，B）。

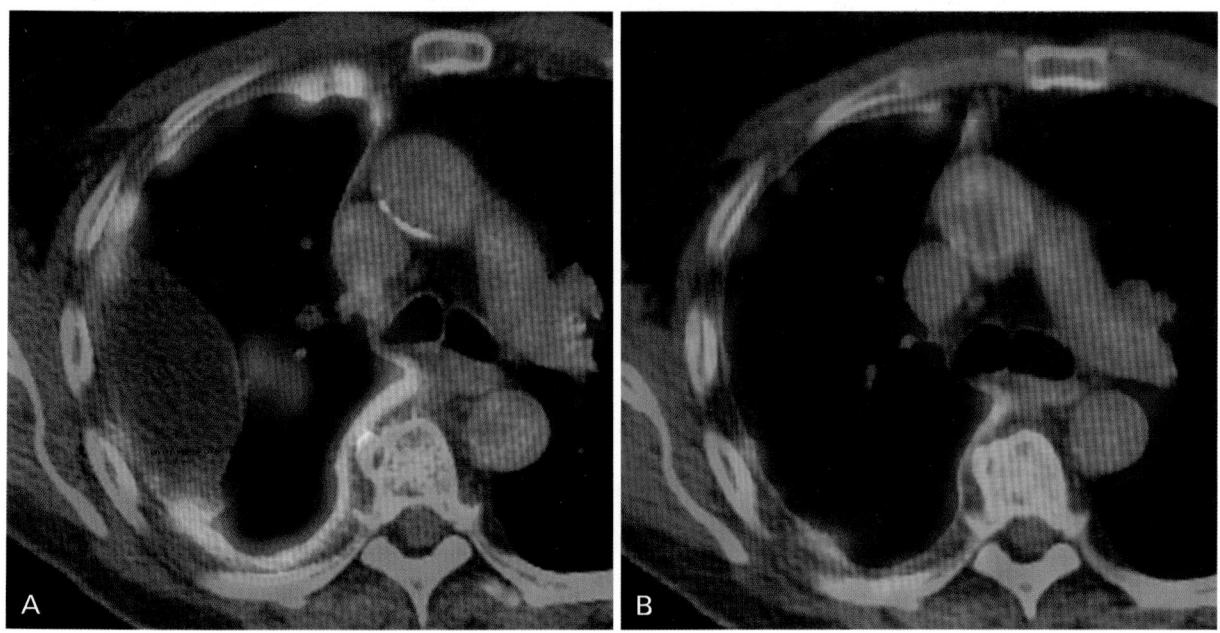

图74.13 PET-CT 对 MPM 治疗后反应的评估。基线（A）和化疗一个周期后（B）融合轴面 FDG PET-CT 图像显示右侧胸膜增厚伴 FDG 高代谢，治疗后改善。

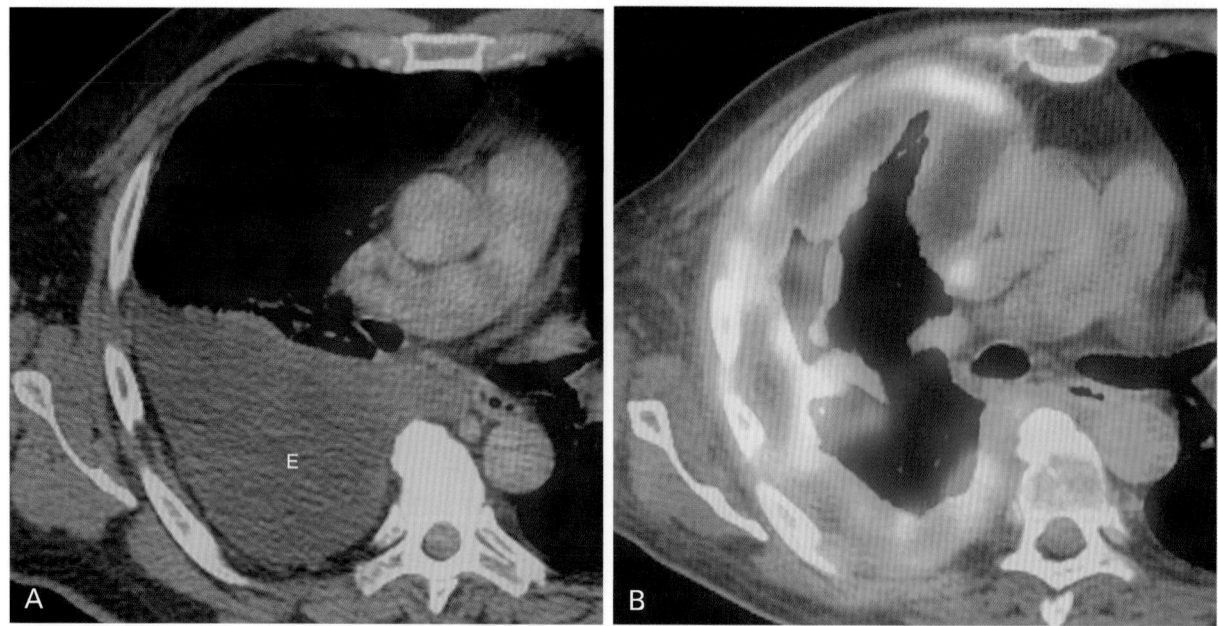

图 74.14   PET-CT 对 MPM 治疗后反应的评估。基线（A）和 6 个月随访时，融合轴面 FDG PET-CT 图像显示右侧胸腔积液（E）和进展为右侧胸腔广泛的 FDG 高代谢的胸膜增厚（B）。

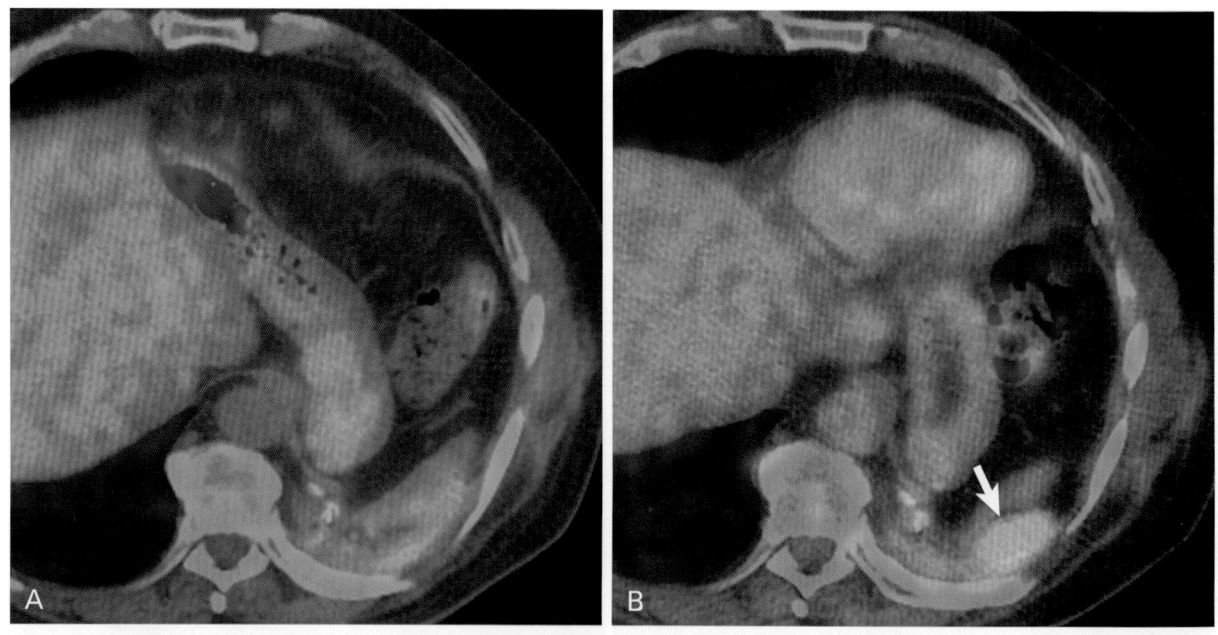

图 74.15   复发性 MPM 的 PET-CT。首次接受手术，放疗治疗后（A）和 12 个月随访时，融合轴面 FDG PET-CT 图像显示在治疗部位 FDG 高代谢的复发（箭，B）。

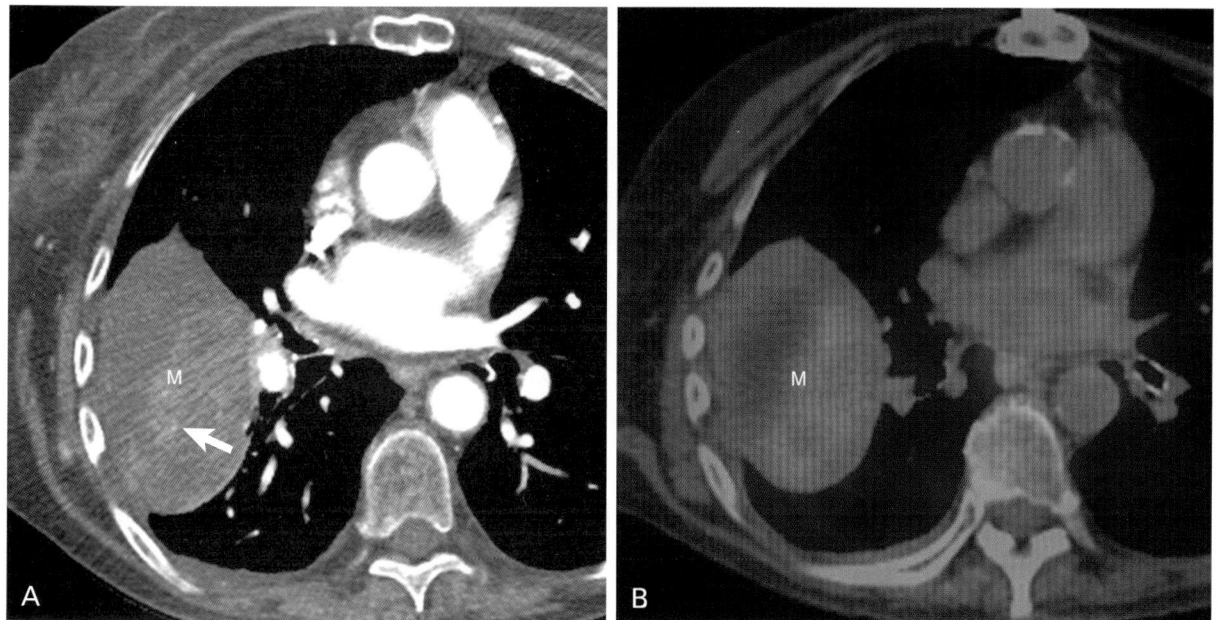

图 74.20　胸膜孤立性纤维性肿瘤:PET-CT 征象。(A)轴面增强 CT 显示在右侧胸腔密度不均匀肿块(M),内有血管(箭)。(B)FDG PET-CT 显示肿块中 FDG 低摄取。在 PET-CT 上良性孤立性纤维瘤常表现为低度的 FDG 摄取,而恶性孤立性纤维性肿瘤通常比良性的 FDG 摄取更高。

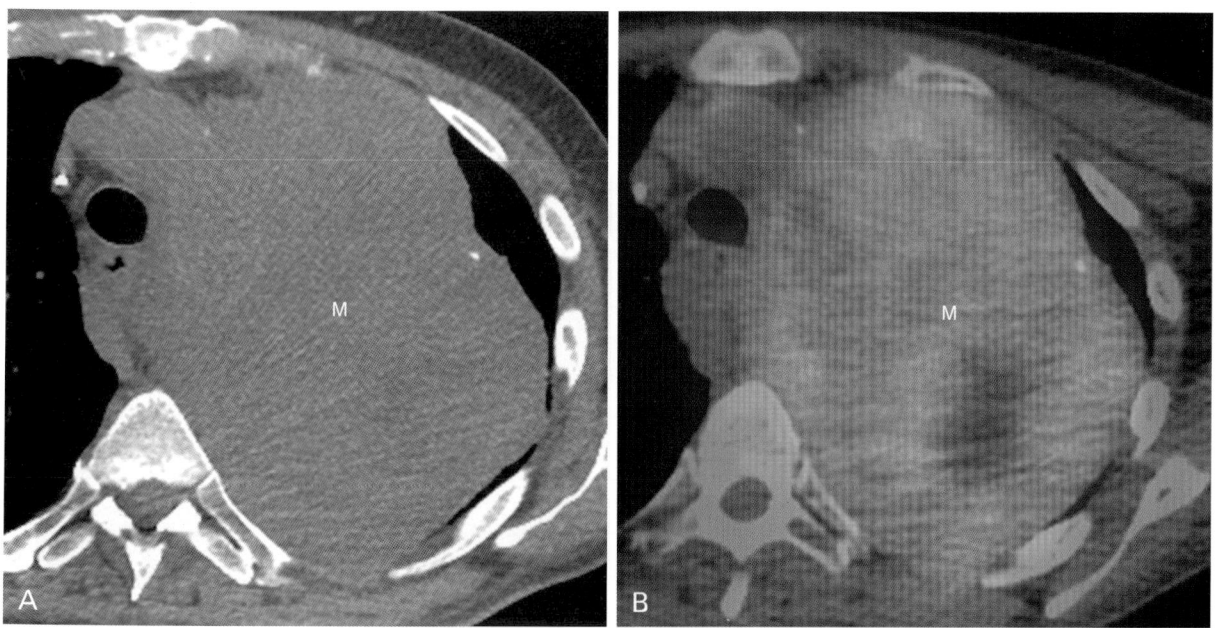

图 74.23　胸膜肉瘤。轴面平 T(A)和融合轴面 FDG PET-CT(B)显示左胸有一个巨大的软组织肿块(M),是 FDG 高代谢,符合恶性肿瘤。CT 引导下穿刺活检显示胸膜肺的肉瘤。

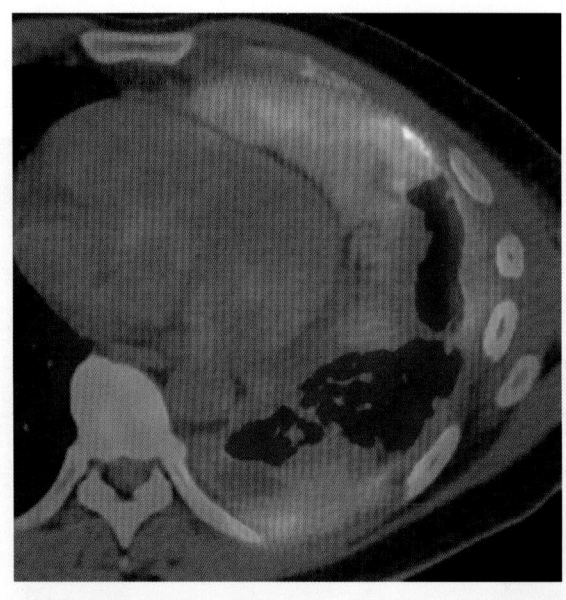

图 74.26 胸膜转移的 PET-CT。融合轴面 PET-CT 显示左侧胸腔广泛的胸膜增厚，大多数肿块样的区域 FDG 代谢增高。FDG PET-CT 可鉴别胸膜恶性和良性病变，对转移性病变的评估具有较高的敏感性和特异性。

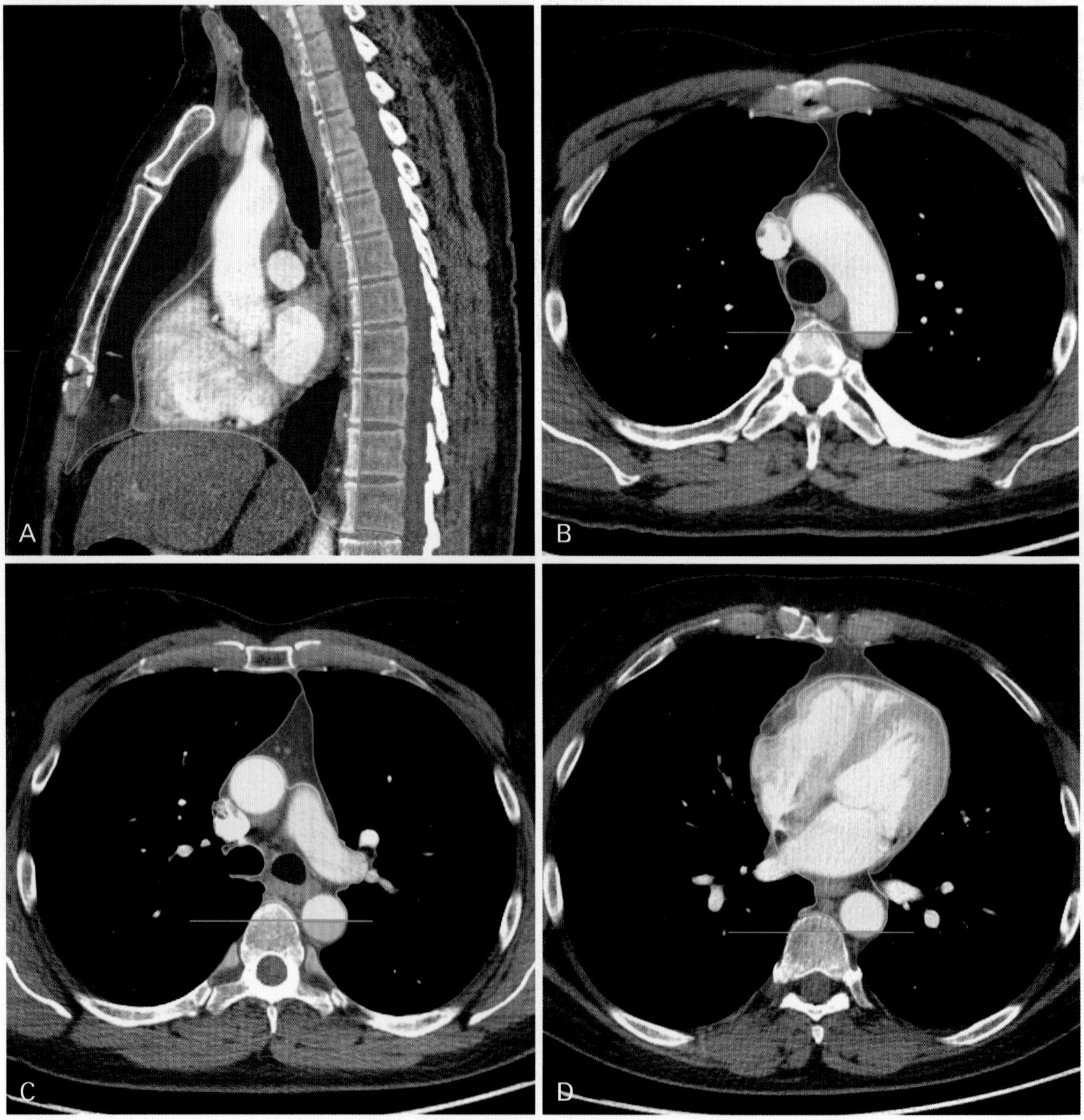

图 77.1 ITMIG 的纵隔分区。矢状面重组 CT（A）和主动脉弓水平（B）、左肺动脉水平（C）、左心房水平（D）的轴面 CT 显示 ITMIG 的纵隔分区。蓝色，血管前区；黄色，内脏区；紫色，椎旁区；绿线，内脏区-椎旁区的界限。

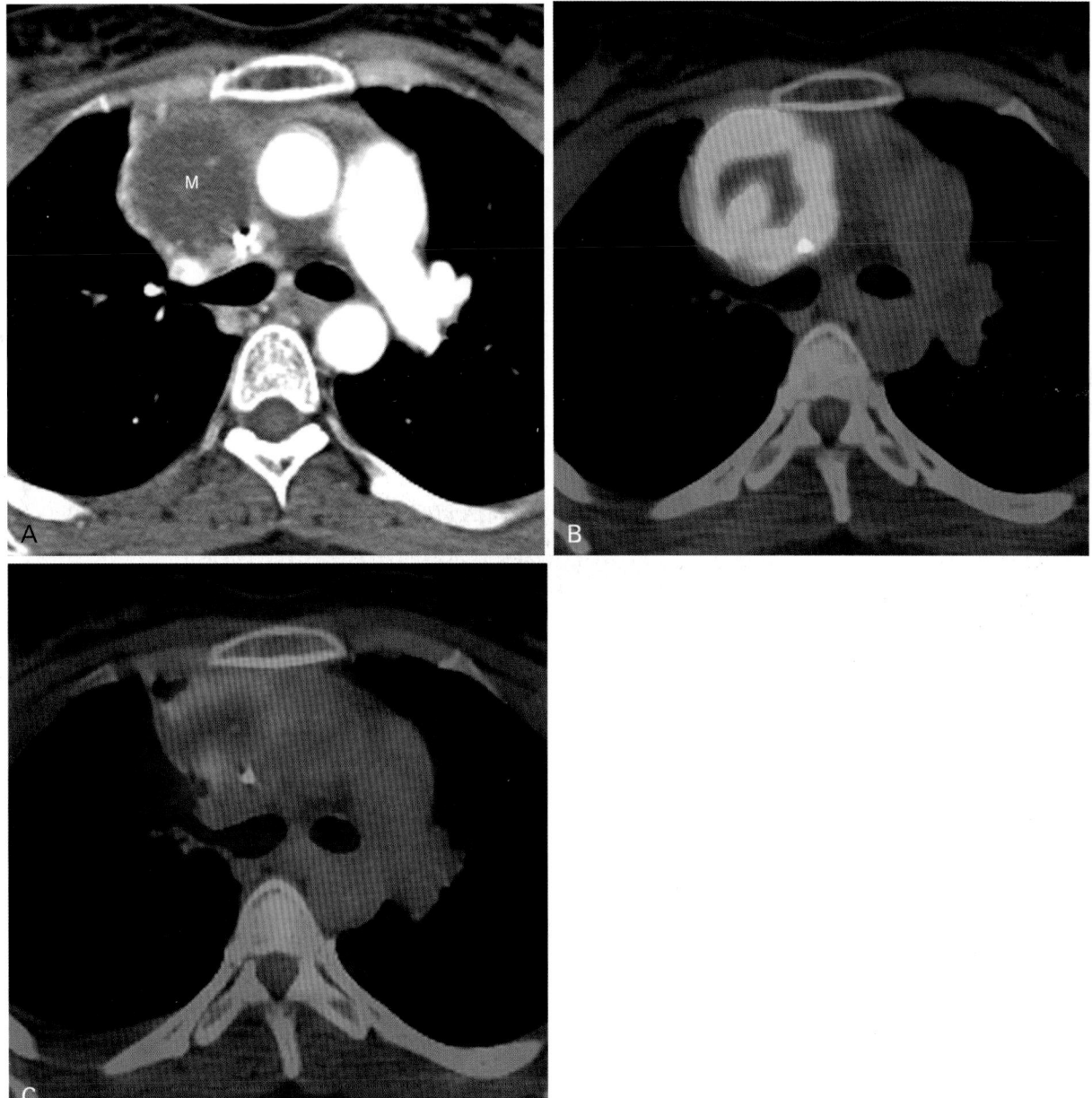

图 77.12　淋巴瘤。(A)37 岁,女性,轴面增强 CT 显示右侧血管前纵隔有不均质但以低密度为主的肿块(M)。活检显示为弥漫性大 B 细胞淋巴瘤。(B)矢状面 FDG PET-CT 显示肿块外周 FDG 高摄取和中心坏死区的低摄取。(C)在一个周期的化疗后进行融合 FDG PET-CT 显示,病灶的体积明显缩小,FDG 摄取显著降低。

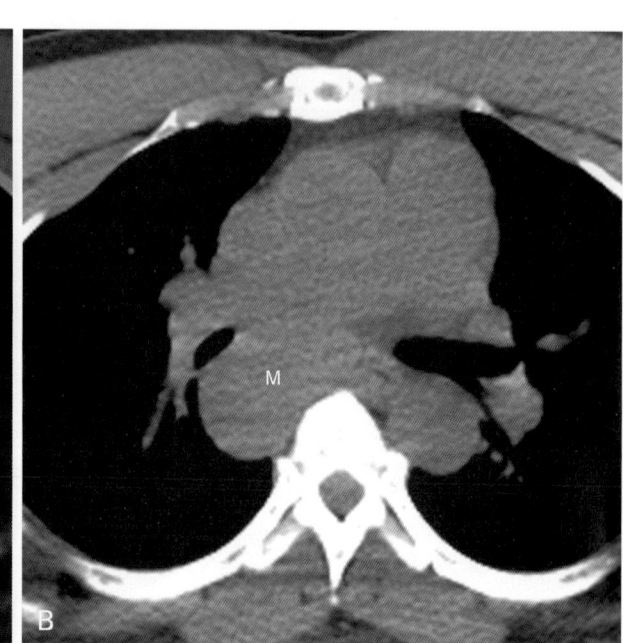

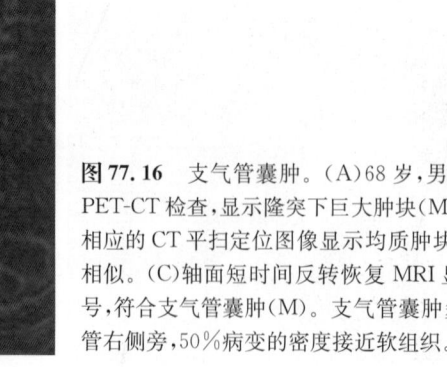

图 77.16 支气管囊肿。（A）68 岁，男性，肺癌分期行 FDG PET-CT 检查，显示隆突下巨大肿块（M），无 FDG 摄取。（B）相应的 CT 平扫定位图像显示均质肿块（M），密度与骨骼肌相似。（C）轴面短时间反转恢复 MRI 显示病灶呈均匀高信号，符合支气管囊肿（M）。支气管囊肿多发生在隆突下和气管右侧旁，50％病变的密度接近软组织。

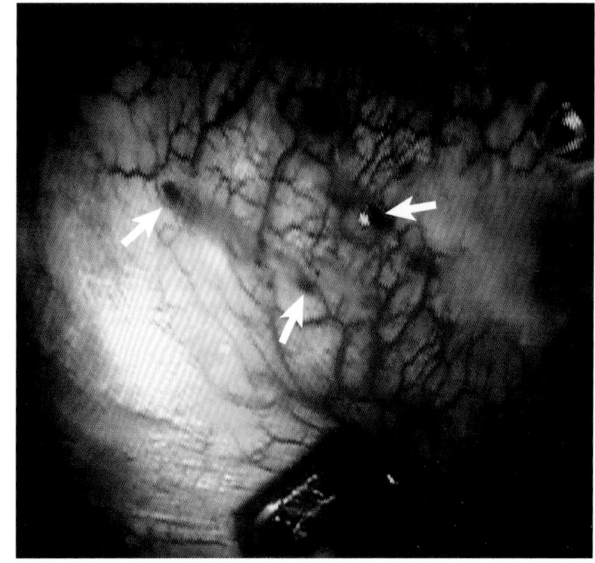

图 78.18　右侧横膈子宫内膜植入导致反复发生月经性气胸。胸腔镜手术图像显示右侧横膈上有圆形棕色的子宫内膜植入物（箭）。（经准许后转自 Walker CM, Takasugi JE, Chung JH, et al. Tumorlike conditions of the pleura. *Radiographics*. 2012; 32:971 - 985.）

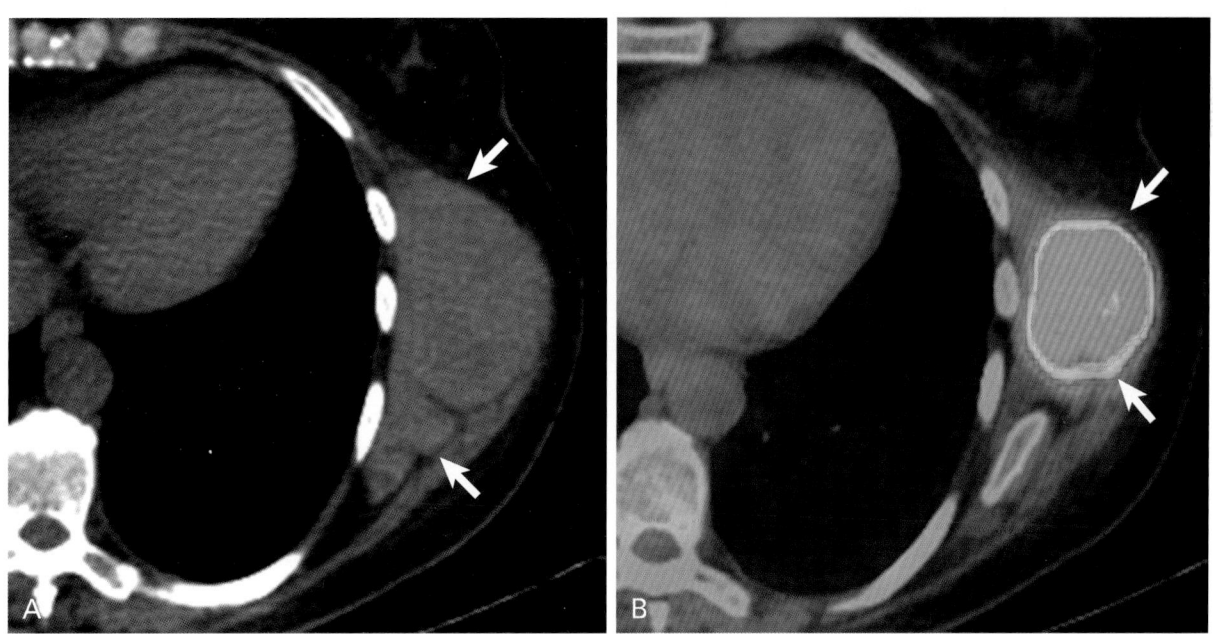

图 79.28　未分化多形性肉瘤。(A)平扫 CT 显示左侧腋下分叶状软组织肿块。(B)PET-CT 显示病灶呈均匀高摄取(箭)。